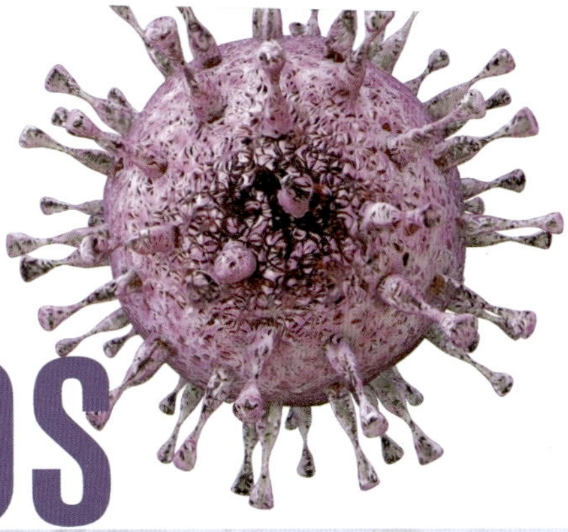

PORTH

Fundamentos de fisiopatología

5.ª EDICIÓN

TOMMIE L. NORRIS, DNS, RN
AACN Leadership for Academic Nursing Fellow
Dean, Benjamín León School of Nursing
Miami Dade College
Miami, Florida

Coautor:

RUPA LALCHANDANI TUAN, PhD
Assistant Professor
Department of Cellular and Molecular Pharmacology
University of California, San Francisco
San Francisco, California

Wolters Kluwer

Philadelphia • Baltimore • New York • London
Buenos Aires • Hong Kong • Sydney • Tokyo

Wolters Kluwer

Av. Carrilet, 3, 9.a planta, Edificio D - Ciutat de la Justícia
08902 L'Hospitalet de Llobregat, Barcelona (España)
Tel.: 93 344 47 18 Fax: 93 344 47 16 e-mail: consultas@wolterskluwer.com

Revisión científica
Mayra Elena Castañeda Jiménez
Médico Familiar. Docente de la Facultad de Medicina de la Universidad Nacional Autónoma de México (UNAM), México

Jorge de la Cruz Tapia
Profesor Titular del Departamento de Fisiopatología, Universidad Autónoma de Guadalajara, México

María de los Ángeles Martínez Torres
Docente de la Facultad de Medicina de la UNAM, México

Lilian Ruth López Muñoz
Jefe del Departamento de Fisiopatología, Facultad de Medicina, Universidad Autónoma de Guadalajara, México

Hena Guadalupe Pineda Rivera
Especialista en Medicina Familiar. Docente de la Facultad de Medicina de la UNAM, México

Manuel de Jesús Ornelas Sánchez
Cirujano ortopedista. Profesor de Fisiopatología, Facultad de Medicina, Universidad Autónoma de Guadalajara, México

Karina G. Pérez Rubio
Docente del Instituto de Terapéutica Experimental y Clínica, Centro Universitario de Ciencias de la Salud, Universidad de Guadalajara, México

Grisel Emilia Uribe Martínez
Docente de la Facultad de Medicina de la UNAM, México

Traducción:
Mónica Consuelo Ayala Gómez
Félix García Roig
Alma Rosa Higuera
Luz María Méndez Álvarez
Ana Leticia Pacheco Perdiz
Pedro Sánchez Rojas

Dirección editorial: *Carlos Mendoza*
Editora de desarrollo: *Núria Llavina*
Gerente de mercadotecnia: *Simon Kears*
Cuidado de la edición: *Doctores de Palabras*
Diseño de portada: *Jesús Esteban Mendoza*
Impresión: *C&C Offset Printing Co. Ltd. / Impreso en China*

ISBN de la edición en español: 978-84-17949-72-3
Depósito legal: M-17682-2020
Edición en español de la obra original en lengua inglesa *Porth's Essentials of Pathophysiology*, 5.ª ed., editada por Tommie L. Norris, publicada por Wolters Kluwer

Two Commerce Square
2001 Market Street
Philadelphia, PA 19103
ISBN de la edición original: 978-1-9751-0719-2

CCS0920

A mi esposo, Stephen Sr., y a mis hijos, Richie, Robby,
Stephen Jr. y Rachel, que siempre me inspiran.
A aquellos que buscan o continúan amando la atención médica,
con un agradecimiento especial por su dedicación, compasión
y generosidad.

Colaboradores

Colaboradores de *Porth. Fundamentos de fisiopatología*, 4.ª edición

Jacqueline M. Akert, RNC, MSN, WHNP-BC
Nurse Practitioner
Women's Health Aurora Health Care
Waukesha, Wisconsin
(Chapters 40, 41 with Patricia McCowen Mehring)

Diane Book, MD
Associate Professor, Neurology
Co-Director Stroke & Neurovascular Program
Froedtert Hospital & Medical College of Wisconsin
Milwaukee, Wisconsin
(Chapter 37)

Freddy W. Cao, MD, PhD
Clinical Associate Professor
College of Nursing
University of Wisconsin–Milwaukee
Milwaukee, Wisconsin
(Chapters 18, 34)

Paula Cox-North, PhD, ARNP
Clinical Assistant Professor
Hepatitis & Liver Clinic
Harborview Medical Center
University of Washington School of Nursing
Seattle, Washington
(Chapters 29, 30)

Herodotos Ellinas, MD, FAAP, FACP
Assistant Professor
Department of Anesthesiology
Med–Anesthesia and PGY-1 Program Director
Medical College of Wisconsin
Milwaukee, Wisconsin
(Chapters 11, 12, 13)

Jason R. Faulhaber, MD
Assistant Program Director, Fellowship in Infectious Diseases
Division of Infectious Diseases, Carilion Clinic
Assistant Professor, Virginia Tech, Carilion School of Medicine
Adjunct Professor, Department of Biomedical Sciences, Jefferson College of Health Sciences
Roanoke, Virginia
(Chapters 15, 16)

Anne M. Fink, RN, PhD
Postdoctoral Research Associate
College of Nursing
University of Illinois–Chicago
Chicago, Illinois
(Chapters 19, 20 with Karen M. Vuckovic)

Susan A. Fontana, PhD, APRN-BC
Associate Professor and Family Nurse Practitioner
College of Nursing
University of Wisconsin–Milwaukee
Milwaukee, Wisconsin
(Chapter 38)

Kathleen E. Gunta, MSN, RN, OCNS-C
Clinical Nurse Specialist
Aurora St. Luke's Medical Center
Milwaukee, Wisconsin
(Chapter 43)

Nathan A. Ledeboer, PhD, D(ABMM)
Associate Professor of Pathology
Medical College of Wisconsin
Milwaukee, Wisconsin
(Chapter 14)

Kim Litwack, PhD, RN, FAAN, APNP
Associate Dean for Academic Affairs
Family Nurse Practitioner
Advanced Pain Management
University of Wisconsin–Milwaukee
Milwaukee, Wisconsin
(Chapter 35)

Glenn Matfin, MSc (Oxon), MB, ChB, FACE, FACP, FRCP
Medical Director
International Diabetes Center
Clinical Professor of Medicine
University of Minnesota
Minneapolis, Minnesota
(Chapters 10, 31, 32, 33, 39)

Patricia McCowen Mehring, RNC, MSN, WHNP
Nurse Practitioner
Women's Health
Milwaukee, Wisconsin
(Chapters 40, 41 with Jacqueline M. Akert)

Carrie J. Merkle, PhD, RN, FAAN
Associate Professor
College of Nursing
The University of Arizona
Tucson, Arizona
(Chapters 1, 2, 3, 4, 7)

Kathleen Mussatto, PhD, RN
Nurse Scientist
Herma Heart Center
Children's Hospital of Wisconsin
Assistant Clinical Professor of Surgery
Medical College of Wisconsin
Milwaukee, Wisconsin
(Chapter 19, Heart Disease in Infants and Children)

Debra Bancroft Rizzo, RN, MSN, FNP-BC
Nurse Practitioner
Division of Rheumatology
University of Michigan
Ann Arbor, Michigan
(Chapter 44)

Jonathan Shoopman, MD
Assistant Professor of Anesthesiology and Critical Care
Medical College of Wisconsin
Milwaukee, Wisconsin
(Chapters 22, 23)

Gladys Simandl, RN, PhD
Professor
Columbia College of Nursing
Milwaukee, Wisconsin
(Chapters 45, 46)

Aoy Tomita-Mitchell, PhD
Associate Professor
Department of Surgery
Children's Research Institute
Medical College of Wisconsin
Milwaukee, Wisconsin
(Chapters 5, 6)

Karen M. Vuckovic, RN, PhD, ACNS-BC
Assistant Clinical Professor
College of Nursing
University of Illinois–Chicago
Chicago, Illinois
(Chapters 19, 20 with Anne M. Fink)

Jill M. Winters, RN, PhD, FAHA
President and Dean
Columbia College of Nursing
Milwaukee, Wisconsin
(Chapter 9)

Colaboradores de *Porth. Fisiopatología*, 10.ª edición

Sawsan Abuhammad, PhD
Assistant Professor, Maternal and Child Health
Jordan University of Science and Technology
Irbid, Jordan
Chapter 42: Structure and Function of the Male Genitourinary System

Maeghan Arnold, MNSc, APRN, AGACNP-BC
Clinical Instructor
Practice Department
College of Nursing
University of Arkansas for Medical Sciences
Little Rock, Arkansas
Chapter 20: Disorders of Hearing and Vestibular Function

Michele R. Arwood, DNP, MSN, BSN, CNS-BC, NE-BC, CJCP
System Director, Quality and Accreditation
Baptist Memorial Health Care Corporation
Memphis, Tennessee
Chapter 8: Disorders of Fluid and Electrolyte and Acid Base Balance
Chapter 29: Structure and Function of the Respiratory System

Trina Barrett, DNP, RN, CNE, CCRN
Assistant Professor
College of Nursing
University of Tennessee Health Science Center
Memphis, Tennessee
Chapter 3: Cellular Adaptation, Injury, and Death

Cynthia Bautista, PhD, CCRN, SCRN, CCNS, ACNS-BC, FNCS
Associate Professor
Marion Peckham Egan School of Nursing and Health Studies
Fairfield University
Fairfield, Connecticut
Chapter 13: Organization and Control of Neural Function
Chapter 14: Somatosensory Function, Pain, Headache, and Temperature
Chapter 15: Disorders of Motor Function
Chapter 16: Disorders of Brain Function

Hallie Bensinger, DNP, APN, FNP-BC
Kaplan Nurse Consultant
New York, New York
Chapter 44: Structure and Function of the Female Reproductive System
Chapter 45: Disorders of the Female Reproductive System

Jami S. Brown, DHEd, RN, CNN
Assistant Professor
College of Nursing
University of Tennessee Health Science Center
Memphis, Tennessee
Chapter 34: Acute Kidney Injury and Chronic Kidney Disease

Melissa Brown, MS, RN
Instructional Academic Staff
College of Nursing
University of Wisconsin–Milwaukee
Milwaukee, Wisconsin
Chapter 43: Disorders of the Male Reproductive System

Jacqueline Rosenjack Burchum, DNSc, FNP-BC, CNE
Associate Professor
College of Nursing
University of Tennessee Health Science Center
Memphis, Tennessee
Chapter 21: Blood Cells and Hematopoietic System
Chapter 23: Disorders of Red Blood Cells

Kathy Diane Butler, DNP, APRN, FNP/GNP-BC, NP-C
Clinical Associate Professor
College of Nursing
University of Memphis
Memphis, Tennessee
Chapter 49: Disorders of Musculoskeletal Function: Developmental and Metabolism Disorders, Activity Intolerance, and Fatigue

Freddy W. Cao, MD, PhD
Clinical Associate Professor
College of Nursing
University of Wisconsin–Milwaukee
Milwaukee, Wisconsin
Chapter 36: Structure and Function of the Gastrointestinal System
Chapter 37: Disorders of Gastrointestinal Function
Chapter 38: Disorders of Hepatobiliary and Exocrine Pancreas Function

Jaclyn Conelius, PhD, FNP-BC, FHRS
Associate Professor & FNP Track Coordinator
Marion Peckham Egan School of Nursing & Health Studies Fairfield University
Fairfield, Connecticut
Chapter 28: Disorders of Cardiac Conduction and Rhythm

Herodotos Ellinas, MD, FAAP/FACP
Associate Professor
Department of Anesthesiology
Residency Program Director
Medical College of Wisconsin
Milwaukee, Wisconsin
Chapter 27: Disorders of Cardiac Function, and Heart Failure and Circulatory Shock

Deena Garner, DNP, RN
Clinical Instructor
Practice Department
College of Nursing
University of Arkansas for Medical Sciences
Little Rock, Arkansas
Chapter 20: Disorders of Hearing and Vestibular Function

Sandeep Gopalakrishnan, PhD
Assistant Professor
College of Nursing
University of Wisconsin–Milwaukee
Milwaukee, Wisconsin
Chapter 7: Stress and Adaptation
Chapter 9: Inflammation, Tissue Repair, and Wound Healing
Chapter 12: Disorders of the Immune Response

Lisa Hight, EdD
Professor of Biology
General Education–Biomedical Sciences – Biology
Baptist College of Health Sciences
Memphis, Tennessee
Chapter 51: Structure and Function of the Skin
Chapter 52: Disorders of Skin Integrity and Function

Deborah L. Hopla, DNP, APRN-BC, FAANP
Associate Professor
Director MSN/FNP and DNP Programs
Amy V. Cockcroft Leadership Fellow
Department of Nursing
School of Health Sciences
Francis Marion University
Florence, South Carolina
Chapter 46: Sexually Transmitted Infections

Teresa Kessler, PhD, RN, ACNS-BC, CNE
Professor, Kreft Endowed Chair for the Advancement of Nursing Science
College of Nursing and Health Professions
Valparaiso University
Valparaiso, Indiana
Chapter 8: Disorders of Fluid, Electrolyte, and Acid–Base Balance

Christine Paquin Kurtz, DNP
Associate Professor
Nursing and Health Professions
College of Nursing
Valparaiso University
Valparaiso, Indiana
Chapter 17: Sleep and Sleep-Wake Disorders

Elizabeth M. Long, DNP, APRN-BC, CNS
Assistant Professor
School of Nursing
Lamar University
Beaumont, Texas
Chapter 18: Disorders of Thought, Emotion, and Memory

Tracy McClinton, DNP, AG-ACNP, BC
Assistant Professor
College of Nursing
University of Tennessee Health Science Center
Memphis, Tennessee
Chapter 30: Respiratory Tract Infections, and Neoplasms
Chapter 31: Disorders of Ventilation and Gas Exchange

Linda C. Mefford, PhD, MSN, APRN, NNP-BC, RNC-NIC
Associate Professor of Nursing
Lansing School of Nursing and Clinical Sciences
Bellarmine University
Louisville, Kentucky
Chapter 26: Disorders of Blood Flow and Blood Pressure Regulation
Chapter 32: Structure and Function of the Kidney
Chapter 33: Disorders of Renal Function
Chapter 40: Mechanisms of Endocrine Control
Chapter 41: Disorders of Endocrine Control

Sarah Morgan, PhD, RN
Clinical Associate Professor
College of Nursing
University of Wisconsin–Milwaukee
Milwaukee, Wisconsin
Chapter 47: Structure and Function of the Musculoskeletal System
Chapter 48: Disorders of Musculoskeletal Function: Trauma, Infection, Neoplasms
Chapter 50: Disorders of Musculoskeletal Function: Rheumatic Disorders

Nancy A. Moriber, PhD, MSN, BSN, CRNA, APRN
Assistant Professor
Nurse Anesthesia
School of Nursing
Fairfield University
Fairfield, Connecticut
Chapter 11: Innate and Adaptive Immunity

Emma Murray, DNP, APRN, ACNP-BC
Assistant Professor
College of Nursing
University of Tennessee Health Science Center
Memphis, Tennessee
Chapter 30: Respiratory Tract Infections, Neoplasms, and Childhood Disorders
Chapter 31: Disorders of Ventilation and Gas Exchange

Cheryl Neudauer, PhD, MEd
Faculty
Department of Biology
Minneapolis Community and Technical College
Minneapolis, Minnesota
Chapter 2: Cell and Tissue Characteristics

Stephanie Nikbakht, DNP, PPCNP-BC
Assistant Professor
College of Nursing
University of Tennessee Health Science Center
PNP, Division of Genetics
Le Bonheur Children's Hospital
Memphis, Tennessee
Chapter 30: Respiratory Tract Infections, Neoplasms, and Childhood Disorders

Alyssa Norris, MS, RD, LDN, CLC
Clinical Dietitian II
Nutrition Therapy
Le Bonheur Children's Hospital
Memphis, Tennessee
Chapter 39: Alterations in Nutritional Status

Keevia Porter, DNP, NP-C
Assistant Professor
College of Nursing
University of Tennessee Health Science Center
Memphis, Tennessee
Chapter 35: Disorders of the Bladder and Lower Urinary Tract

Michelle Rickard, DNP, CPNP-AC
Assistant Professor
College of Nursing
University of Tennessee Health Science Center
Memphis, Tennessee
Chapter 6: Neoplasia

Archie Sims, MSN
Nurse Practitioner
Hospitalist
Palmetto Health Tuomey
Sumter, South Carolina
Chapter 1: Concepts of Health and Disease

Diane Smith, DNP, FNP-BC
Clinical Professor
University of Wisconsin–Milwaukee
Milwaukee, Wisconsin
Chapter 19: Disorders of Visual Function

Ansley Grimes Stanfill, PhD, RN
Assistant Professor
College of Nursing
University of Tennessee Health Science Center
Memphis, Tennessee
Chapter 4: Genetic Control of Cell Function and Inheritance
Chapter 5: Genetic and Congenital Disorders

Sharon Stevenson, DNP, APRN, PPCNP-BC
Clinical Assistant Professor
Practice Department
College of Nursing
University of Arkansas for Medical Sciences
Little Rock, Arkansas
Chapter 20: Disorders of Hearing and Vestibular Function

James Mark Tanner, DNP, RN
Assistant Clinical Professor
BSN Program Director
UAMS College of Nursing
University of Arkansas for Medical Sciences
Little Rock, Arkansas
Chapter 25: Structure and Function of the Cardiovascular System

Janet Tucker, PhD, RNC-OB
Assistant Professor
Loewenberg College of Nursing
University of Memphis
Memphis, Tennessee
Chapter 39: Alterations in Nutritional Status

Reba A. Umberger, PhD, RN, CCRN-K
Assistant Professor
College of Nursing
University of Tennessee Health Science Center
Memphis, Tennessee
Chapter 10: Mechanisms of Infectious Disease
Chapter 32: Structure and Function of the Kidney
Chapter 33: Disorders of Renal Function

Melody Waller, PhD, RN
Assistant Professor
College of Nursing
University of Tennessee Health Science Center
Memphis, Tennessee
Chapter 44: Structure and Function of the Female Reproductive System
Chapter 45: Disorders of the Female Reproductive System

Paige Wimberley, PhD, APRN, CNS-BC, CNE
Associate Professor
College of Nursing and Health Professions
Arkansas State University
Jonesboro, Arkansas
Chapter 22: Disorders of Hemostasis
Chapter 24: Disorders of White Blood Cells and Lymphoid Tissues

Sachin Yende, MD, MS
Professor
Department of Critical Care Medicine and Clinical and Translational Sciences
University of Pittsburgh
Pittsburgh, Pennsylvania
Chapter 10: Mechanisms of Infectious Disease

Revisores

Jennifer Armfield, DNP, RN, ACNP-BC
Assistant Clinical Professor
School of Nursing
Northern Arizona University
Flagstaff, Arizona

Debbie Ciesielka, DEd, MSN, ANP-BC
Associate Professor, MSN Program Coordinator
Department of Nursing
Clarion University
Clarion, Pennsylvania

Karen Cooper, MSN
Assistant Professor
Research College of Nursing
Kansas City, Missouri

Catherine Hogan, PhD, MPH, RN
Assistant Professor
Catherine MacAuley School of Nursing
Maryville University
St. Louis, Missouri

Angela Jupiter-McCon, PhD
Associate Professor
Joseph and Nancy Fail School of Nursing
William Carey University
Hattiesburg, Mississippi

Katie R. Katz, DNP, FNP-BC, RN
Assistant Professor
School of Nursing
Radford University
Radford, Virginia

Keerat Kaur, PhD
Adjunct Professor
School of Nursing & Healthcare Professions
College of New Rochelle
New Rochelle, Texas

Christine Kessel, PhD, MSN, RN, ONC
Interim Dean, Professor
Department of Nursing
Trinity College of Nursing & Health Sciences
Rock Island, Illinois

Heather LaPoint, RN, MSN-Ed, CNE, CCRN-E
Assistant Professor
Department of Nursing
State University of New York at Plattsburgh
Plattsburgh, New York

Debra Marsala, DNS, ANP
Adjunct Instructor
Division of Nursing
Keuka College
Keuka Park, New York

Sandra Nash, PhD, RN
Assistant Professor
Western Illinois University
Macomb, Illinois

Catherine Pankonien, DNP, RNC-NIC
Assistant Professor
Wilson School of Nursing
Midwestern State University
Wichita Falls, Texas

Diane Ryan, PhD, AGPCNP
Associate Professor
Department of Nursing
Daemen College
Amherst, New York

Jennifer Sipe, MSN, CRNP
Assistant Professor
School of Nursing and Health Sciences
La Salle University
Philadelphia, Pennsylvania

Monica Sousa, EdD, ACNS-BC, APRN
Associate Professor
Department of Nursing
Western Connecticut State University
Danbury, Connecticut

Ann Tritak, EdD, RN
Associate Dean, DNP Program Director
School of Nursing
Felician University
Lodi, New Jersey

Renee Wenzlaff, DNP, RN
Associate Professor
School of Nursing
Milwaukee School of Engineering
Milwaukee, Wisconsin

Jean Yockey, PhD, FNP, RN, CNE
Assistant Professor
Department of Nursing
University of South Dakota
Vermillion, South Dakota

Prefacio

Este libro fue escrito con la intención de presentar la Fisiopatología como la base de todos los estudios futuros en ciencias de la salud. El texto proporciona el contenido necesario para que los alumnos principiantes vayan construyendo su conocimiento, al mismo tiempo que sirve a aquellos más avanzados en su educación, al reforzar el vínculo entre la comprensión del proceso complejo de la enfermedad y la toma de decisiones clínicas. Este texto servirá como referencia mucho después de que se complete el trabajo del curso.

Esta nueva edición integra muchos de los avances tecnológicos que actualmente permiten a los médicos hacer diagnósticos de forma más temprana y precisa. Una variedad de colaboradores de Porth. Fisiopatología, 10.ª edición (texto del cual deriva este libro) fueron seleccionados con base en su experiencia en la materia.

Este texto se centra en la base científica sobre la cual se basan los componentes de práctica de las profesiones de la salud. La información basada en evidencia proporciona datos para las mejores prácticas, lo que mejora en última instancia los resultados de la atención médica.

Un marco conceptual holístico utiliza los aparatos y los sistemas corporales como esquema de trabajo de organización y demuestra cómo se interrelacionan entre sí. La selección de contenidos partió de las causas frecuentes de morbilidad y mortalidad a lo largo de la vida y de los avances recientes en los campos de genética, epigenética, inmunología, microbiología y biología molecular. Los conceptos se presentan de manera lógica y comprensible para los estudiantes. Uno de los objetivos de la nueva edición es ofrecer información crítica, necesaria para comprender alteraciones de salud complejas, pero en un formato amigable, de fácil lectura. Los capítulos se disponen de tal manera que conceptos fundamentales como adaptación, inflamación y reparación celular, control genético de la función celular y la herencia, y procesos inmunitarios aparecen en los primeros capítulos, antes de abordar estados patológicos específicos.

Entre las fortalezas probadas del texto se incluyen capítulos extensos sobre salud y enfermedad, nutrición, sueño y trastornos del sueño, pediatría, gerontología y trastornos del pensamiento, la emoción y el estado de ánimo. Los avances en la atención de la salud se presentan mediante la inclusión de estudios internacionales, directrices de la Organización Mundial de la Salud (OMS), estándares actualizados y variantes de salud en diversas poblaciones.

Organización

Muchas de las unidades cuentan con un capítulo introductorio que contiene información esencial sobre la estructura y la función de los aparatos y sistemas corporales que serán abordados en la unidad. Cada capítulo de este tipo proporciona la base para comprender el contenido fisiopatológico que se presenta en los capítulos subsecuentes. El bosquejo del capítulo que aparece al principio provee una visión general del contenido y organización del capítulo.

Características de este libro

Este libro incluye las siguientes características especiales que ayudan a dominar el contenido esencial.

Objetivos de aprendizaje (en línea)

Los objetivos que se incluyen en el apartado en línea de este libro, todos ellos descargables por capítulo, ayudan a abordar de forma clara lo que se busca conseguir con el estudio. Después de haber terminado cada una de estas áreas de contenido, es posible que desee volver a consultarlos para verificar que se han cumplido cada uno de los objetivos.

> **Objetivos de aprendizaje**
>
> **Al concluir el capítulo, el lector cumplirá los siguientes objetivos:**
>
> 1. Comparar las alteraciones debidas a la herencia multifactorial con las causadas por gen único.
> 2. Mencionar el período en la vida intrauterina más susceptible al desarrollo de defectos producidos por agentes teratógenos.
> 3. Mencionar las precauciones necesarias al considerar el uso de fármacos durante el embarazo, incluyendo los posibles efectos del abuso de alcohol y la vitamina A, así como la falta de ácido fólico, sobre el desarrollo fetal.
> 4. Describir el proceso de asesoramiento genético.
> 5. Describir los métodos de cribado empleados para el diagnóstico prenatal, incluyendo su **especificidad y sus riesgos.**

Glosario y términos clave (en línea)

A lo largo del texto, se encontrará con algunos términos resaltados en negritas. Esto significa que una palabra y las ideas asociadas con ella son importantes de aprender. Además, se incluye un glosario para ayudarle a ampliar su vocabulario y mejorar su comprensión de la lectura. El glosario contiene definiciones concisas de términos frecuentes. Si no está seguro del significado de un término que encuentre en su lectura, revise el glosario en línea antes de continuar.

> Los lisosomas desempeñan un papel importante en el metabolismo normal de ciertas sustancias en el cuerpo. En algunas enfermedades hereditarias conocidas como *alteraciones de almacenamiento lisosómico*, una enzima lisosómica específica está ausente o inactiva, lo cual previene la digestión de ciertas sustancias celulares[6] y les permite el desarrollo en la célula. Hay aproximadamente 50 alteraciones del almacenamiento lisosómico, cada una causada por la falta de activi-

Cuadros de texto

Los cuadros se utilizan a lo largo del libro para resumir y resaltar la información clave.

Cuadros de "Puntos clave"

Una buena forma de aprender consiste en concentrarse en las principales ideas o conceptos, en lugar de tratar de memorizar una larga lista de información, que puede o no estar relacionada. Los proveedores de atención médica deben aplicar los conceptos que aprenden en el ámbito clínico, lo cual requiere la comprensión de la etiología subyacente, la histología, los síntomas, los factores de riesgo y las características particulares de una determinada enfermedad. Como usted probablemente ya ha descubierto, es imposible memorizar todo lo que se encuentra en una determinada sección o capítulo del libro. No solo el cerebro tiene dificultades para tratar de almacenar toda esta información desfragmentada, sino que realmente será más complicado recuperar estos datos cuando los necesite. Lo más importante es que las listas de contenido, memorizadas rara vez (quizá nunca), puedan aplicarse de manera directa en una situación clínica real. Los cuadros de "Puntos clave" guían en la identificación de las principales ideas o conceptos que forman la base para entender las principales áreas de contenido. Cuando usted entiende los conceptos de los "Puntos clave", tiene un marco para recordar y utilizar los datos proporcionados en el texto.

PUNTOS CLAVE

Adaptaciones celulares

- Las células son capaces de adaptarse a demandas crecientes de trabajo o amenazas a su supervivencia mediante el cambio de tamaño (atrofia e hipertrofia), número (hiperplasia) y forma (metaplasia).
- La adaptación celular normal tiene lugar en respuesta a un estímulo adecuado y cesa una vez que la necesidad de adaptación ha desaparecido.

Cuadros de "Resumen"

Estos cuadros, que se encuentran al final de cada sección, proporcionan una revisión y un reforzamiento de los contenidos importantes incluidos en el texto. Utilice los resúmenes para verificar que ha cubierto y entendido lo que leyó.

RESUMEN

Los neonatos están protegidos frente a los antígenos en una fase temprana de la vida, como resultado de la transferencia pasiva de anticuerpos de tipo IgG maternos a través de la placenta y de anticuerpos IgA en el calostro. Con el envejecimiento se presentan muchos cambios, pero los mecanismos subyacentes precisos no se conocen del todo. No obstante, la población de adultos mayores es más propensa a infecciones y afecciones autoinmunes resultado de una respuesta alterada en la función inmunitaria tanto innata como adaptativa.

Cuadros de "Comprensión"

Estos cuadros se centran en los procesos fisiológicos y los fenómenos que constituyen la base para comprender las alteraciones presentadas en el texto. Esta herramienta divide un proceso o fenómeno en sus diferentes componentes y los presenta de manera secuencial, por lo que brinda una visión de las numerosas oportunidades que tienen los procesos patológicos de alterar esa secuencia.

COMPRENSIÓN → Sistema del complemento

El sistema del complemento provee uno de los principales mecanismos efectores, tanto de la inmunidad humoral como de la innata. Está constituido por un grupo de proteínas (proteínas del complemento C1-C9), que de manera habitual están presentes en el plasma de forma inactiva. La activación del sistema del complemento es un proceso altamente regulado; implica la degradación secuencial de sus proteínas para generar una cascada de productos fragmentados capaces de tener actividad enzimática proteolítica. Ello permite una amplificación enorme, toda vez que cada molécula enzimática activada por cada uno de los pasos puede generar varias moléculas enzimáticas activadas en el paso siguiente. La activación del complemento es inhibida por la actividad de proteínas presentes en las células normales del hospedero; así, sus acciones se limitan a los microbios y a otros antígenos que carecen de estas proteínas inhibidoras.

Las reacciones del sistema del complemento pueden dividirse en tres fases: **1)** la de activación inicial, **2)** las respuestas inflamatorias de los pasos iniciales y **3)** las respuestas de ataque a la membrana de los pasos finales.

1 **Fase de activación inicial.** Existen tres vías para el reconocimiento de los microbios y la activación del sistema del complemento: 1) la vía alterna, que es activada en las superficies de la célula microbiana en ausencia de anticuerpos y constituye un componente de la inmunidad innata, 2) la vía clásica, que es activada por ciertos tipos de anticuerpos unidos a antígeno, y que forma parte de la inmunidad humoral, y 3) la vía de la lectina, que es activada por la acción de una lectina plasmática que se une a la manosa ubicada en los microbios y activa la vía clásica del sistema en ausencia de anticuerpos.

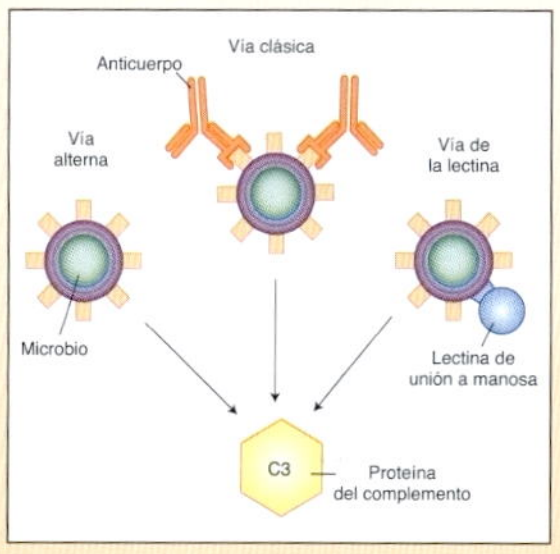

Tablas y cuadros

Las tablas y los cuadros están diseñados para presentar información compleja en un formato que hace más significativa la información y facilita su evocación. Las tablas, que tienen dos o más columnas, se utilizan con el fin de comparar o contrastar la información, mientras que los cuadros, de una sola columna, se utilizan para resumirla.

TABLA 20-1 Alteraciones frecuentes que afectan al sistema vestibular

Tipo de alteración	Patología
Neurinoma del acústico	Tumor benigno en el nervio vestibulococlear
Vértigo postural paroxístico benigno (VPPB)	Alteración de los otolitos
Enfermedad de Ménière	Desprendimiento de otolitos que participan en la función receptora del sistema vestibular
Mareo por movimiento	Estimulación repetida del sistema vestibular, como durante un viaje en automóvil, por aire y en barco
Laberintitis	Infección aguda vírica o bacteriana de las vías vestibulares
Migraña vestibular	Se presenta mareo o vértigo con o sin cefalea; se relaciona con la serotonina

Ilustraciones y fotografías

Las ilustraciones detalladas, a todo color, le ayudarán a construir su propia imagen mental del contenido que se presenta. Cada dibujo se desarrolló para apoyar y construir las ideas del texto. Algunas de las ilustraciones se utilizan para ayudarse a formar una imagen de las complejas interacciones entre los múltiples fenómenos que intervienen en el desarrollo de una determinada enfermedad; otras pueden ayudar a visualizar la función normal o comprender los mecanismos que permiten a los procesos patológicos ejercer sus efectos. Además, las fotografías proporcionan una visión realista de lesiones y procesos patológicos seleccionados.

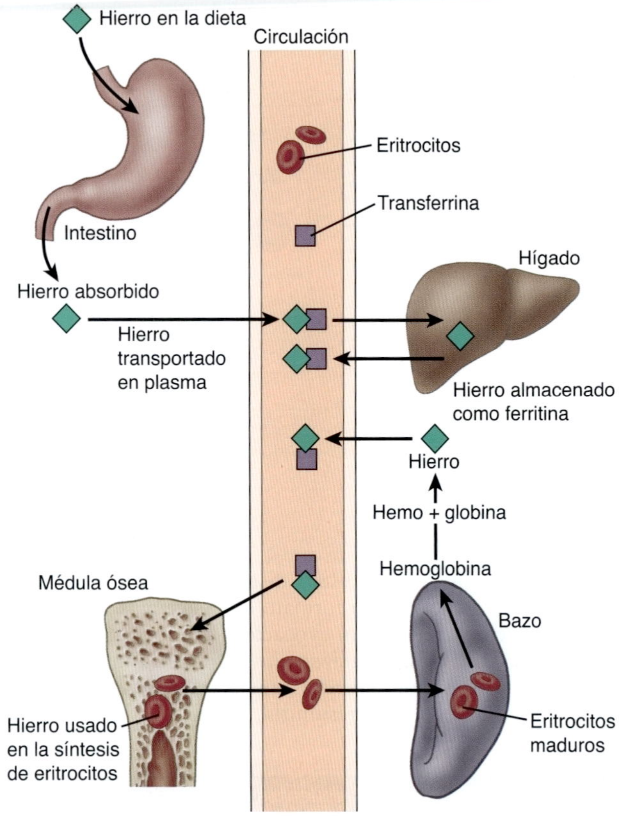

FIGURA 23-3. Esquema del ciclo del hierro, que incluye su absorción desde el tubo digestivo, transporte en la circulación, almacenamiento en el hígado, reciclado de eritrocitos maduros destruidos en el bazo y empleo en la síntesis de eritrocitos en la médula ósea.

Alerta sobre el dominio de conceptos

Esta herramienta permite aclarar conceptos fundamentales en la atención del paciente, a fin de mejorar la comprensión lectora sobre temas potencialmente confusos, identificados como tales por la herramienta *Misconception Alerts en Lippincott's Adaptive Learning Powered by prepU.*

Alerta sobre el dominio de conceptos

Fumar es un factor de riesgo independiente para el desarrollo de arteriopatía coronaria y debe evitarse, pero no se ha identificado como una causa directa de hipertensión.

Recursos interactivos de aprendizaje (en línea)

Las herramientas de aprendizaje interactivo en línea permiten enriquecer lo aprendido y se identifican con algunos íconos dentro del texto.

- Las animaciones recrean procesos fisiológicos y fisiopatológicos, por lo que permiten comprender conceptos difíciles de entender (en inglés).
- Los tutoriales interactivos incluyen gráficos y animaciones, así como algunos ejercicios de revisión interactivos (en inglés).

Ejercicios de revisión (en línea)

Los ejercicios de revisión de cada capítulo, en línea y descargables, están diseñados para integrar y sintetizar el material y ayudar a verificar su comprensión. Si usted no puede responder a una pregunta, lea de nuevo la sección correspondiente en el capítulo (las respuestas están disponibles para los docentes en http://thepoint.lww.com/espanol-Porthfundamentos5e).

Ejercicios de revisión

1. Hombre de 36 años de edad ingresa al servicio de urgencias por inicio repentino de cólico abdominal intenso e interminente que le produce náuseas. Refiere que el dolor se origina en la ingle izquierda y se irradia hacia el flanco. El análisis miscroscópico de la orina muestra eritrocitos. Su temperatura es normal y no tiene signos de sepsis.

A. ¿Cuál es la causa más probale del dolor de este paciente?

B. ¿Qué método diagnóstico se puede utilizar para confirmar la causa de su dolor?

C. Una placa simple muestra un cálculo renal de 4-5 mm en el uréter izquierdo. ¿Cuáles son las probabilidades de que el cálculo salga de forma espontánea?

D. Una vez que sale el cálculo, ¿qué medidas se pueden adoptar para prevenir su recurrencia?

2. Niño de 6 años de edad es diagnosticado con glomerulonefritis aguda que se desarrolla tras una faringitis estreptocócica. Se presenta con el siguiente cuadro clínico: menor gasto urinario, aumento de letargia, hiperventilación y edema generalizado. Se detectan trazas de proteína en la orina. El análisis de sangre revela lo siguiente: pH = 7.35, HCO_3 = 18 mEq/L, hematócrito = 29%, Na = 132 mEq/L, K = 5.6 mEq/L, BUN = 62 mg/dL, creatinina = 4.1 mg/dL y albúmina = 2 g/dL.

Apéndice

El apéndice "Valores de laboratorio" proporciona un acceso rápido a los valores normales de numerosas pruebas de laboratorio, así como una descripción de los prefijos, los símbolos y los factores (p. ej., micro μ, 10^{-6}) que se utilizan para describir estos valores. El conocimiento de los valores normales puede ayudarle a poner en contexto valores fuera de rango.

Ilustraciones y fotografías

Las ilustraciones detalladas, a todo color, le ayudarán a construir su propia imagen mental del contenido que se presenta. Cada dibujo se desarrolló para apoyar y construir las ideas del texto. Algunas de las ilustraciones se utilizan para ayudarse a formar una imagen de las complejas interacciones entre los múltiples fenómenos que intervienen en el desarrollo de una determinada enfermedad; otras pueden ayudar a visualizar la función normal o comprender los mecanismos que permiten a los procesos patológicos ejercer sus efectos. Además, las fotografías proporcionan una visión realista de lesiones y procesos patológicos seleccionados.

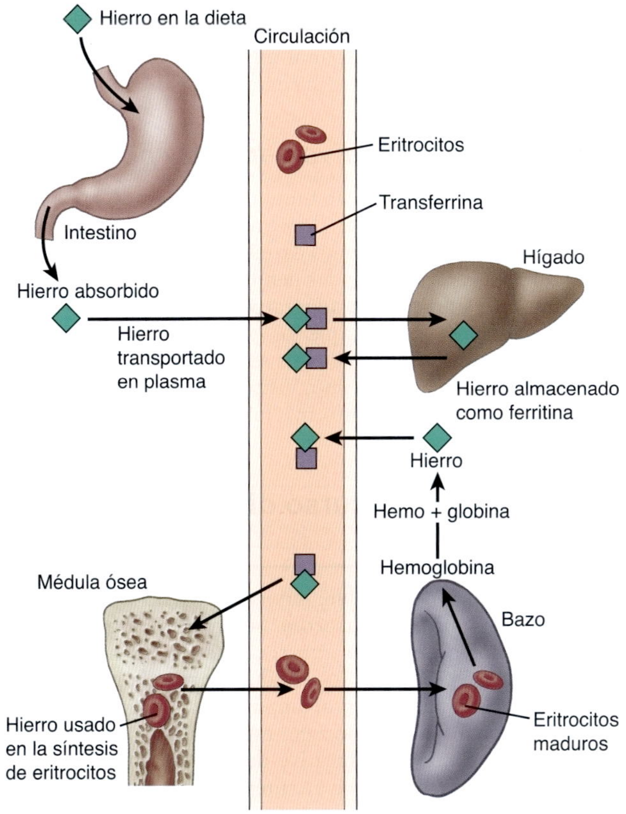

FIGURA 23-3. Esquema del ciclo del hierro, que incluye su absorción desde el tubo digestivo, transporte en la circulación, almacenamiento en el hígado, reciclado de eritrocitos maduros destruidos en el bazo y empleo en la síntesis de eritrocitos en la médula ósea.

Alerta sobre el dominio de conceptos

Esta herramienta permite aclarar conceptos fundamentales en la atención del paciente, a fin de mejorar la comprensión lectora sobre temas potencialmente confusos, identificados como tales por la herramienta *Misconception Alerts en Lippincott's Adaptive Learning Powered by prepU.*

Alerta sobre el dominio de conceptos

Fumar es un factor de riesgo independiente para el desarrollo de arteriopatía coronaria y debe evitarse, pero no se ha identificado como una causa directa de hipertensión.

Recursos interactivos de aprendizaje (en línea)

Las herramientas de aprendizaje interactivo en línea permiten enriquecer lo aprendido y se identifican con algunos íconos dentro del texto.

- Las animaciones recrean procesos fisiológicos y fisiopatológicos, por lo que permiten comprender conceptos difíciles de entender (en inglés).
- Los tutoriales interactivos incluyen gráficos y animaciones, así como algunos ejercicios de revisión interactivos (en inglés).

Ejercicios de revisión (en línea)

Los ejercicios de revisión de cada capítulo, en línea y descargables, están diseñados para integrar y sintetizar el material y ayudar a verificar su comprensión. Si usted no puede responder a una pregunta, lea de nuevo la sección correspondiente en el capítulo (las respuestas están disponibles para los docentes en http://thepoint.lww.com/espanol-NorrisFund5e).

1. Hombre de 36 años de edad ingresa al servicio de urgencias por inicio repentino de cólico abdominal intenso e interminente que le produce náuseas. Refiere que el dolor se origina en la ingle izquierda y se irradia hacia el flanco. El análisis miscroscópico de la orina muestra eritrocitos. Su temperatura es normal y no tiene signos de sepsis.
   A. ¿Cuál es la causa más probale del dolor de este paciente?
   B. ¿Qué método diagnóstico se puede utilizar para confirmar la causa de su dolor?
   C. Una placa simple muestra un cálculo renal de 4-5 mm en el uréter izquierdo. ¿Cuáles son las probabilidades de que el cálculo salga de forma espontánea?
   D. Una vez que sale el cálculo, ¿qué medidas se pueden adoptar para prevenir su recurrencia?
2. Niño de 6 años de edad es diagnosticado con glomerulonefritis aguda que se desarrolla tras una faringitis estreptocócica. Se presenta con el siguiente cuadro clínico: menor gasto urinario, aumento de letargia, hiperventilación y edema generalizado. Se detectan trazas de proteína en la orina. El análisis de sangre revela lo siguiente: pH = 7.35, HCO_3 = 18 mEq/L, hematócrito = 29%, Na = 132 mEq/L, K = 5.6 mEq/L, BUN = 62 mg/dL, creatinina = 4.1 mg/dL y albúmina = 2 g/dL.

Apéndice (en línea)

El apéndice "Valores de laboratorio" proporciona un acceso rápido a los valores normales de numerosas pruebas de laboratorio, así como una descripción de los prefijos, los símbolos y los factores (p. ej., micro μ, 10^{-6}) que se utilizan para describir estos valores. El conocimiento de los valores normales puede ayudarle a poner en contexto valores fuera de rango.

Paquete integral para la enseñanza y el aprendizaje

Para facilitar aún más la enseñanza y el aprendizaje, se ha desarrollado un paquete adicional cuidadosamente diseñado para ayudar a docentes y estudiantes.

Recursos para los docentes

Las herramientas para ayudarle con su curso están disponibles desde la adquisición del libro en http://thepoint.lww.com/espanol-NorrisFund5e.

- Un **generador de pruebas** ofrece preguntas estilo NCLEX adecuadas a los objetivos de aprendizaje del capítulos.
- Se proporciona una extensa colección de materiales para cada capítulo del libro:
  - Los **acertijos previos a la clase** (y sus respuestas) permiten comprobar la lectura de los estudiantes.
  - Las **presentaciones de PowerPoint** constituyen un método sencillo para integrar el libro de texto con la experiencia en el aula de los estudiantes; se incluyen preguntas de opción múltiple y otras de falso/verdadero para promover la participación en clase.
  - Los **apuntes de clase dirigidos** lo guían a través de cada objetivo de aprendizaje del capítulo, en los que se integran referencias a las presentaciones de PowerPoint.
  - Los **temas de debate** (y respuestas sugeridas) pueden utilizarse en el aula o en foros de debate en línea para facilitar la interacción con los estudiantes.
  - Las **tareas** (y respuestas sugeridas) grupales, escritas, clínicas y en línea permiten involucrar a los estudiantes en diversas actividades y evaluar su aprendizaje.
  - Los **estudios de caso** ofrecen a los estudiantes la oportunidad de aplicar su saber en casos prácticos, similares a los que podrían ver en la práctica.
  - Las **respuestas a los ejercicios de revisión** en el libro facilitan al docente la labor de verificar las respuestas de los estudiantes.
- Se proporcionan ejemplos de planes de estudio para cursos de 14 y 28 semanas.
- El **banco de imágenes** permite usar las fotografías e ilustraciones del libro en sus materiales didácticos.
- El **ebook** resulta de gran utilidad.
- Las **estrategias para una enseñanza eficaz** dan consejos generales para los docentes relacionados con la preparación de sus materiales para satisfacer las necesidades del estudiante.
- Las **monografías de fármacos** y las **pruebas para el cálculo de dosis** son referencias valiosas.
- También se proporciona acceso a todos los **recursos para los estudiantes** para que pueda comprender su experiencia y utilice estas herramientas en su curso.

Recursos para los estudiantes

A la par del libro, se encuentran disponibles un conjunto de interesantes recursos de aprendizaje gratuitos, que ayudan a los estudiantes a revisar y aplicar conceptos vitales. Se han optimizado los motores de búsqueda multimedia para que los estudiantes puedan acceder a muchos de estos recursos en sus dispositivos móviles. Para acceder a todas estas herramientas en línea, los estudiantes solo deben ingresar a http://thepoint.lww.com/espanol-NorrisFund5e utilizando los códigos impresos en la parte frontal de sus libros de texto.

- Objetivos de aprendizaje al principio de cada capítulo.
- Ejercicios de revisión al final de cada capítulo.
- Glosario con los términos más importantes para ayudar a ampliar el vocabulario y mejorar la comprensión de la lectura.
- Las **preguntas de tipo NCLEX** de cada capítulo ayudan a los estudiantes a repasar conceptos importantes y a practicar para este examen.
- Los **recursos de aprendizaje interactivo** toman en cuenta la variedad que existe en los estilos de aprendizaje. Como se mencionó anteriormente, los iconos en el texto dirigen a los lectores hacia los recursos relevantes:
  - Las **animaciones** recrean procesos fisiológicos y fisiopatológicos, por lo que permiten comprender conceptos difíciles de entender.
  - Los **tutoriales interactivos** incluyen gráficos, animaciones y ejercicios de revisión interactivos.
- Los **artículos de revistas** ofrecen acceso a ensayos actuales con temas relevantes para el capítulo, disponibles en publicaciones de Wolters Kluwer, a fin de familiarizar a los estudiantes con la bibliografía de enfermería.
- Los **objetivos de aprendizaje** tomados del libro.
- Un **glosario de audio español-inglés** provee términos y frases útiles para tratar con pacientes que hablan español.

Aprendizaje adaptativo generado por PrepU

El aprendizaje adaptativo de Lippincott, generado por prepU, ayuda a que cada estudiante logre aprender más, a la vez que proporciona a los docentes los datos que necesitan para vigilar los avances, las fortalezas y las debilidades de cada estudiante. El sistema de aprendizaje adaptativo permite a los docentes asignar exámenes, o bien, que los estudiantes tomen sus exámenes por sí mismos, ya que estos se adaptan al nivel de dominio personalizado de cada uno. Visite http://thePoint.lww.com/prepU para obtener más información.

Una solución de curso digital completa e integral

La misma solución confiable, innovadora y de soporte que se espera de *Lippincott CoursePoint* se ha mejorado con herramientas de aprendizaje más atractivas y análisis más detallados que ayudarán a preparar a los estudiantes para la práctica. Esta solución de aprendizaje digital ampliamente integrada combina las herramientas de aprendizaje, estudios de casos, datos en tiempo real y contenido educativo de enfermería más confiable del mercado para hacer que el aprendizaje en todo el plan de estudios sea más eficiente y para conocer a los estudiantes en su proceso de aprendizaje. ¡Y ahora es más fácil de usar que nunca!

Lippincott CoursePoint integra lo siguiente:

- Una variedad de herramientas de aprendizaje para involucrar a los estudiantes de todos los estilos de aprendizaje.
- Un enfoque de aprendizaje más personalizado, que brinda a los estudiantes el contenido y las herramientas que necesitan en el momento en que lo requieren, con datos para un apoyo más enfocado y ayudando a aumentar su confianza y competencia.
- Herramientas que incluyen estudios de casos de complejidad variable y actividades de aprendizaje interactivo y adaptativo con la tecnología de PrepU: esto ayuda a los estudiantes a profundizar en el pensamiento crítico y a desarrollar habilidades de juicio clínico que les ayuden a convertirse en profesionales de la enfermería preparados para la práctica.
- Informes que permiten monitorizar datos variados de todos los estudiantes, para así analizar el progreso de todos ellos y ayudar a identificar fortalezas y debilidades.
- Soporte tecnológico que incluye capacitación para la formación, capacitación para comprender el producto y consultores de educación en enfermería para ayudar a educadores y estudiantes a implementar CoursePoint con facilidad.

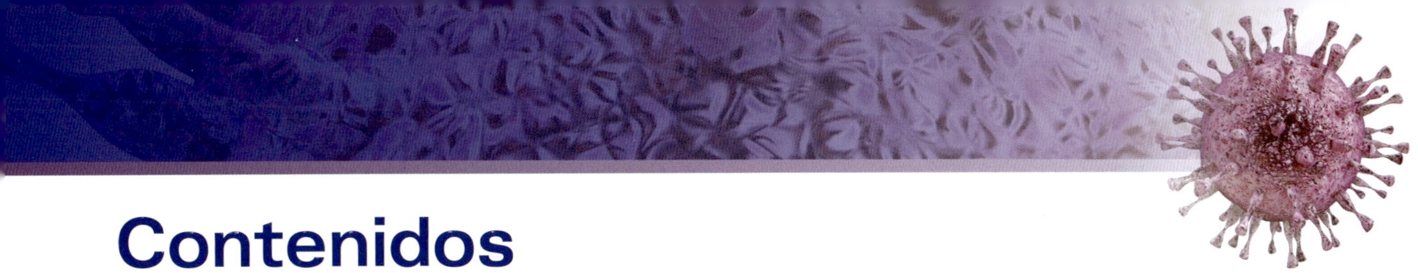

Contenidos

UNIDAD 1 • CONCEPTOS DE SALUD Y ENFERMEDAD

Capítulo 1 Conceptos de salud y enfermedad 1

Conceptos de salud y enfermedad 1
Salud y enfermedad en poblaciones 5

UNIDAD 2 • FUNCIÓN Y CRECIMIENTO CELULAR

Capítulo 2 Características de células y tejidos 9

Componentes funcionales de la célula 9
Integración de la función y replicación celular 15
Movimiento a través de la membrana celular y potenciales de membrana 20
Tejidos corporales 27

Capítulo 3 Adaptación, daño y muerte celular 35

Adaptación celular 35
Daño y muerte celular 40

Capítulo 4 Control genético de la función celular y la herencia 50

Control genético de la función celular 50
Cromosomas 55
Patrones de herencia 59
Tecnología génica 61

Capítulo 5 Alteraciones genéticas y congénitas 65

Alteraciones genéticas y cromosómicas 65
Alteraciones debidas a factores ambientales 75
Diagnóstico y asesoramiento 78

Capítulo 6 Neoplasias 81

Características de neoplasias malignas y benignas 81
Etiología del cáncer 88
Manifestaciones clínicas 95
Detección precoz, diagnóstico y tratamiento 97
Cánceres pediátricos 103

UNIDAD 3 • ALTERACIONES DE LA FUNCIÓN INTEGRADORA

Capítulo 7 Estrés y enfermedad 105

Homeostasis 105
Estrés y adaptación 107
Trastornos de la respuesta al estrés 114

Capítulo 8 Alteraciones del equilibrio hidroelectrolítico y acidobásico 118

Composición y distribución compartimental de los líquidos corporales 118
Equilibrio del sodio y el agua 125
Equilibrio del potasio 137
Equilibrio del calcio, el fósforo y el magnesio 143
Mecanismos del equilibrio acidobásico 154
Alteraciones del equilibrio acidobásico 161

UNIDAD 4 • INFECCIÓN, INFLAMACIÓN E INMUNIDAD

Capítulo 9 Inflamación, reparación tisular y cicatrización de heridas 171

Respuesta a inflamatoria 171
Reparación tisular y cicatrización de heridas 183

Capítulo 10 Mecanismos de la enfermedad infecciosa 191

Enfermedades infecciosas 191
Mecanismos de infección 199
Diagnóstico y tratamiento de las enfermedades infecciosas 205
Bioterrorismo y enfermedades infecciosas emergentes a escala mundial 210

Capítulo 11 Inmunidad innata y adaptativa 212

Respuesta inmunitaria 212
Inmunidad innata 217
Inmunidad adaptativa 222
Aspectos del desarrollo del sistema inmunitario 236

Capítulo 12 Alteraciones de la respuesta inmunitaria, incluido el VIH/sida 238

Alteraciones de la respuesta inmunitaria 238
Inmunodeficiencias 238
Alteraciones por hipersensibilidad 248
Inmunopatología del trasplante 257
Enfermedad autoinmunitaria 260
Síndrome de inmunodeficiencia adquirida/virus de inmunodeficiencia humana 264
La epidemia de sida y la transmisión de la infección por VIH 264
Fisiopatología y curso clínico 266
Prevención, diagnóstico y tratamiento 272
Infección por VIH durante el embarazo y en neonatos, lactantes y niños 273

UNIDAD 5 • ALTERACIONES DE LA FUNCIÓN NEUROLÓGICA

Capítulo 13 Organización y control de la función neural 275
Células del tejido nervioso 275
Neurofisiología 278
Organización del desarrollo del sistema nervioso 284
Estructura y función de la médula espinal y el encéfalo 291
Sistema nervioso autónomo 304

Capítulo 14 Función somatosensitiva, dolor, cefalea y regulación de la temperatura 311
Organización y control de la función somatosensitiva 311
Dolor 317
Alteraciones en la sensibilidad del dolor y tipos especiales de dolor 328
Cefalea y dolor asociado 330
Dolor en niños y adultos mayores 332
Regulación de la temperatura corporal 334
Incremento de la temperatura corporal 337
Disminución de la temperatura corporal 343

Capítulo 15 Alteraciones de la función motora 346
Organización y control de la función motora 346
Alteraciones de la unidad motora 354
Alteraciones del cerebelo y los núcleos basales 361
Alteraciones de la motoneurona superior 366

Capítulo 16 Alteraciones de la función cerebral 378
Manifestaciones y mecanismos de la lesión cerebral 378
Lesión cerebral traumática 388
Enfermedad cerebrovascular 392
Infecciones y neoplasias 400
Trastornos convulsivos 403

Capítulo 17 Sueño y trastornos del sueño 408
Neurobiología del sueño 408
Trastornos del sueño 412
Sueño y trastornos del sueño en niños y adultos mayores 421

Capítulo 18 Trastornos del pensamiento, las emociones y la memoria 423
Trastornos psiquiátricos 423
Tipos de trastornos psiquiátricos 426
Trastornos de la memoria y la cognición 433

UNIDAD 6 • ALTERACIONES DE LAS FUNCIONES SENSORIALES ESPECIALES

Capítulo 19 Alteraciones de la función visual 441
Alteraciones de las estructuras accesorias del ojo 441
Alteraciones de la conjuntiva, la córnea y la úvea 445
Presión intraocular y glaucoma 449
Alteraciones del cristalino y de su función 452
Alteraciones del vítreo y la retina 455
Alteraciones de las vías nerviosas y los centros corticales 464
Alteraciones del movimiento ocular 467

Capítulo 20 Alteraciones de la audición y la función vestibular 473
Alteraciones del aparato auditivo 473
Alteraciones de la función vestibular 486

UNIDAD 7 • ALTERACIONES DEL SISTEMA HEMATOPOYÉTICO

Capítulo 21 Elementos formes y sistema hematopoyético 493
Composición de la sangre y formación de los elementos formes 493
Pruebas diagnósticas 499

Capítulo 22 Alteraciones de la hemostasia 501
Mecanismos de la hemostasia 501
Estados de hipercoagulabilidad 504
Alteraciones hemorrágicas 509

Capítulo 23 Alteraciones de los eritrocitos 516
Eritrocitos 516
Tipos sanguíneos y tratamiento de transfusión 521
Anemia 527
Policitemia 535
Cambios eritrocíticos relacionados con la edad 536

Capítulo 24 Alteraciones de los leucocitos y los tejidos linfáticos 540
Tejido hematopoyético y linfático 540
Alteraciones no neoplásicas de los leucocitos 544
Alteraciones neoplásicas de origen linfático y hematopoyético 547

UNIDAD 8 • ALTERACIONES DE LA FUNCIÓN CARDIOVASCULAR

Capítulo 25 Estructura y función del sistema cardiovascular 559
El corazón como bomba 559
Organización del sistema circulatorio 567
Principios del flujo sanguíneo 568
Circulación sistémica y control del flujo sanguíneo 573
Microcirculación y sistema linfático 577
Control neural de la función circulatoria 580

Capítulo 26 Alteraciones del flujo sanguíneo y la regulación de la presión arterial 583
Estructura y función de los vasos sanguíneos 583
Regulación de la presión arterial sistémica 584
Alteraciones del flujo sanguíneo arterial sistémico 590
Alteraciones de la circulación venosa sistémica 604
Alteraciones de la regulación de la presión arterial 608

Capítulo 27 Alteraciones de la función cardíaca e insuficiencia cardíaca y choque circulatorio 615

Alteraciones de la función cardiovascular 615
Alteraciones del pericardio 615
Arteriopatía coronaria 618
Miocardiopatías 630
Alteraciones infecciosas e inmunitarias 635
Cardiopatía valvular 638
Insuficiencia cardíaca y choque circulatorio 644
Insuficiencia cardíaca en adultos 644
Cardiopatía en lactantes y niños 656
Insuficiencia cardíaca en niños y adultos mayores 668
Insuficiencia circulatoria (choque) 671

Capítulo 28 Alteraciones de la conducción y el ritmo cardíacos 683

Sistema cardíaco de conducción 683
Alteraciones del ritmo y la conducción cardíacos 689

UNIDAD 9 • ALTERACIONES DE LA FUNCIÓN RESPIRATORIA

Capítulo 29 Estructura y función del sistema respiratorio 701

Organización estructural del sistema respiratorio 701
Intercambio de gases entre la atmósfera y los pulmones 710
Intercambio y transporte de gases 718
Control de la respiración 727

Capítulo 30 Infecciones, neoplasias y alteraciones pediátricas de las vías respiratorias 731

Infecciones de las vías respiratorias 731
Cáncer pulmonar 745
Enfermedades respiratorias en niños 748

Capítulo 31 Alteraciones de la ventilación y el intercambio de gases 755

Efectos fisiológicos de las alteraciones de la ventilación y la difusión 755
Alteraciones de la insuflación de los pulmones 759
Alteraciones obstructivas de las vías respiratorias 763
Enfermedades pulmonares intersticiales crónicas 774
Alteraciones de la circulación pulmonar 777
Alteraciones respiratorias agudas 782

UNIDAD 10 • ALTERACIONES DE LA FUNCIÓN RENAL

Capítulo 32 Estructura y función de los riñones 787

Estructura y función de los riñones 787
Pruebas de la función renal 800

Capítulo 33 Alteraciones de la función renal 804

Alteraciones congénitas y hereditarias de los riñones 804
Alteraciones obstructivas 808
Infecciones de vías urinarias 812
Alteraciones de la función glomerular 817
Alteraciones tubulointersticiales 824
Tumores malignos del riñón 827

Capítulo 34 Lesión renal aguda y enfermedad renal crónica 829

Lesión renal aguda 829
Enfermedad renal crónica 833
Enfermedad renal crónica en niños y adultos mayores 843

Capítulo 35 Alteraciones de la vejiga y las vías urinarias inferiores 845

Control de la eliminación urinaria 845
Alteraciones de la función vesical 849
Cáncer de vejiga 857

UNIDAD 11 • ALTERACIONES DE LA FUNCIÓN DIGESTIVA

Capítulo 36 Estructura y función del sistema digestivo 859

Estructura y organización del sistema digestivo 859
Motilidad 863
Funciones hormonales, secretoras y digestivas 869
Digestión y absorción 873
Inmunidad digestiva 876

Capítulo 37 Alteraciones de la función gastrointestinal 878

Manifestaciones frecuentes de las alteraciones gastrointestinales (anorexia, náuseas y vómitos) 878
Alteraciones del esófago 879
Alteraciones del estómago 884
Alteraciones de los intestinos delgado y grueso 890

Capítulo 38 Alteraciones de la función hepatobiliar y el páncreas exocrino 909

Hígado y sistema hepatobiliar 909
Alteraciones de las funciones hepática y biliar 916
Alteraciones de la vesícula biliar y el páncreas exocrino 932

Capítulo 39 Alteraciones del estado nutricional 939

Estado nutricional 939
Requerimientos nutricionales 942
Sobrepeso y obesidad 946
Desnutrición y trastornos alimentarios 950

UNIDAD 12 • ALTERACIONES DE LA FUNCIÓN ENDOCRINA

Capítulo 40 Mecanismos de control endocrino 955

Sistema endocrino 955

Capítulo 41 Alteraciones del control endocrino del crecimiento y el metabolismo 966

Aspectos generales de las alteraciones de la función endocrina 966
Hipófisis y alteraciones del crecimiento 967

Alteraciones tiroideas 974
Alteraciones de la función de la corteza suprarrenal 980
Aspectos generales de las alteraciones en la regulación de la glucosa 987
Diabetes mellitus y síndrome metabólico 991
Complicaciones de la diabetes mellitus 996

UNIDAD 13 • ALTERACIONES DE LA FUNCIÓN GENITOURINARIA Y REPRODUCTIVA

Capítulo 42 Estructura y función del aparato genitourinario masculino 1001
Estructura del aparato reproductor masculino 1001
Espermatogénesis y regulación hormonal de la función reproductiva masculina 1004
Regulación neurológica de la función sexual y sus cambios con el envejecimiento 1007

Capítulo 43 Alteraciones del aparato reproductor masculino 1010
Alteraciones del pene 1010
Alteraciones del escroto y los testículos 1015
Alteraciones de la próstata 1021

Capítulo 44 Estructura y función del aparato reproductor femenino 1027
Estructuras reproductivas 1027
Ciclo menstrual 1030
Mamas 1035

Capítulo 45 Alteraciones del aparato reproductor femenino 1037
Alteraciones de los genitales externos y la vagina 1037
Alteraciones del cuello y el cuerpo uterinos 1040
Alteraciones de las trompas uterinas y los ovarios 1046
Alteraciones del sostén pélvico y la posición uterina 1051
Alteraciones del ciclo menstrual 1053
Alteraciones de las mamas 1056
Infecundidad 1060

Capítulo 46 Infecciones de transmisión sexual 1063
Infecciones de los genitales externos 1063
Infecciones vaginales 1067
Infecciones vaginales-urogenitales sistémicas 1070
Otras infecciones 1074

UNIDAD 14 • ALTERACIONES DE LA FUNCIÓN MUSCULOESQUELÉTICA

Capítulo 47 Estructura y función del sistema musculoesquelético 1075
Estructuras óseas del sistema esquelético 1075
Articulaciones 1081

Capítulo 48 Traumatismos, infecciones y neoplasias de las estructuras musculoesqueléticas 1084
Lesiones y traumatismos de las estructuras musculoesqueléticas 1084
Infecciones óseas 1099
Osteonecrosis 1102
Neoplasias 1103

Capítulo 49 Alteraciones metabólicas y del desarrollo musculoesquelético, intolerancia a la actividad y fatiga 1108
Alteraciones del crecimiento y el desarrollo óseos 1108
Osteopatía metabólica 1120
Intolerancia a la actividad y fatiga 1127

Capítulo 50 Enfermedades reumáticas 1132
Enfermedades reumáticas autoinmunitarias sistémicas 1132
Espondiloartropatías seronegativas 1139
Síndrome de artrosis 1142
Artropatías inducidas por cristales 1146
Enfermedades reumáticas en niños y adultos mayores 1147

UNIDAD 15 • ALTERACIONES DE LA FUNCIÓN TEGUMENTARIA

Capítulo 51 Estructura y función de la piel 1151
Estructura y función de la piel 1151

Capítulo 52 Alteraciones de la integridad y la función de la piel 1159
Manifestaciones de las alteraciones de la piel 1159
Alteraciones primarias de la piel 1162
Lesiones por radiación ultravioleta, calor y presión 1181
Nevos y cáncer de piel 1188
Manifestaciones cutáneas relacionadas con la edad 1192

Apéndice 1197
Índice alfabético de materias 1200

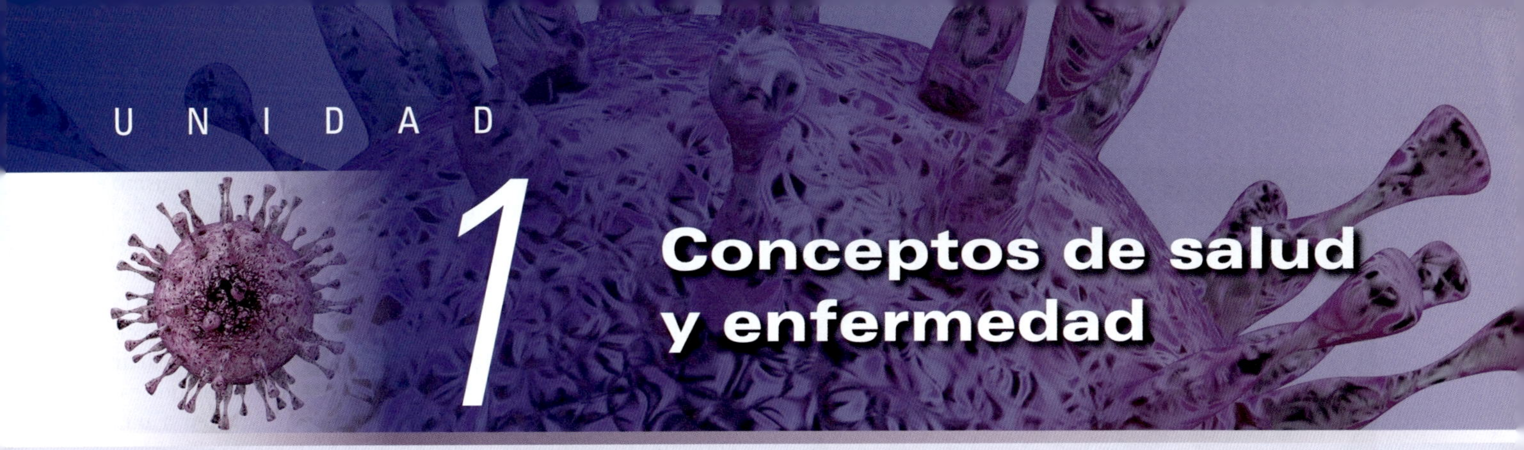

UNIDAD 1 Conceptos de salud y enfermedad

CAPÍTULO 1

Conceptos de salud y enfermedad

El término *fisiopatología*, que constituye el eje de este libro, se define como la fisiología de la salud alterada. El término combina las palabras *fisiología* y *patología*. La patología (del griego *pathos*, que significa "enfermedad") se ocupa del estudio de los cambios estructurales y funcionales en las células, tejidos y órganos del cuerpo que causan o son causados por una enfermedad. La fisiología se ocupa de las funciones del cuerpo humano; por lo tanto, estudia no solo los cambios de los órganos que ocurren con la enfermedad, sino también los efectos que estos cambios tienen sobre la función corporal total (fig. 1-1). Ejemplos como la atrofia cerebral (*véase* la fig. 1-1A) y la hipertrofia del miocardio (*véase* la fig. 1-1B) muestran los cambios fisiopatológicos por un ictus o accidente cerebrovascular debido a una hipertensión de larga duración no tratada y la forma en la que esto afecta al miocardio. La fisiopatología también se enfoca en los mecanismos de la enfermedad subyacente y proporciona información para ayudar a planificar medidas tanto preventivas como terapéuticas y prácticas, por ejemplo, seguir una dieta saludable, hacer ejercicio y cumplir con los medicamentos prescritos. Este capítulo tiene como objetivo orientar al lector acerca de los conceptos de salud y enfermedad, diversos términos que se utilizan a lo largo del libro, las fuentes de datos y lo que significan, así como los aspectos más amplios de la fisiopatología en términos de salud y bienestar de la población.

Conceptos de salud y enfermedad

Con frecuencia, es difícil determinar lo que significa la salud y la enfermedad. Esto se debe a la forma en la que diferentes personas ven el tema. Muchos factores determinan lo que se define como salud; entre ellos se incluyen la genética, la edad, el sexo, las diferencias culturales y étnicas, así como las expectativas individuales, grupales y gubernamentales. Es importante mencionar que la salud es lo que el individuo percibe que es, y esta percepción puede variar con el paso de los años y los factores mencionados

Salud

En 1948, el preámbulo de la Constitución de la Organización Mundial de la Salud (OMS) definió la *salud* como "un estado de completo bienestar físico, mental y social, y no solo la ausencia de enfermedad", definición que no se ha cambiado desde entonces.[1] Aunque es el ideal para muchas personas, se trata de una meta poco realista. El Department of Health and Human Services de los Estados Unidos describe en *Healthy People 2020* los determinantes de la salud como:

1. Lograr vidas libres de enfermedad prevenible, discapacidad, lesión y muerte repentina.
2. Lograr el equilibrio en la salud y eliminar las desigualdades.
3. Fomentar la buena salud para todos.
4. Promover conductas saludables durante toda la vida.[2]

Cada 10 años, en su informe, el Department of Health and Human Services encabeza iniciativas para facilitar los objetivos de la nueva década, como el actual *Healthy People 2020*. Estos informes de consenso se desarrollan de manera específica para ayudar en la prevención de algunos problemas de salud y ofrecer consejo para promover la salud como la define la OMS.

Enfermedad

Una *enfermedad* se considera como un padecimiento agudo o crónico que se adquiere o con el que se nace, el cual causa una alteración fisiológica en uno o más sistemas corporales.

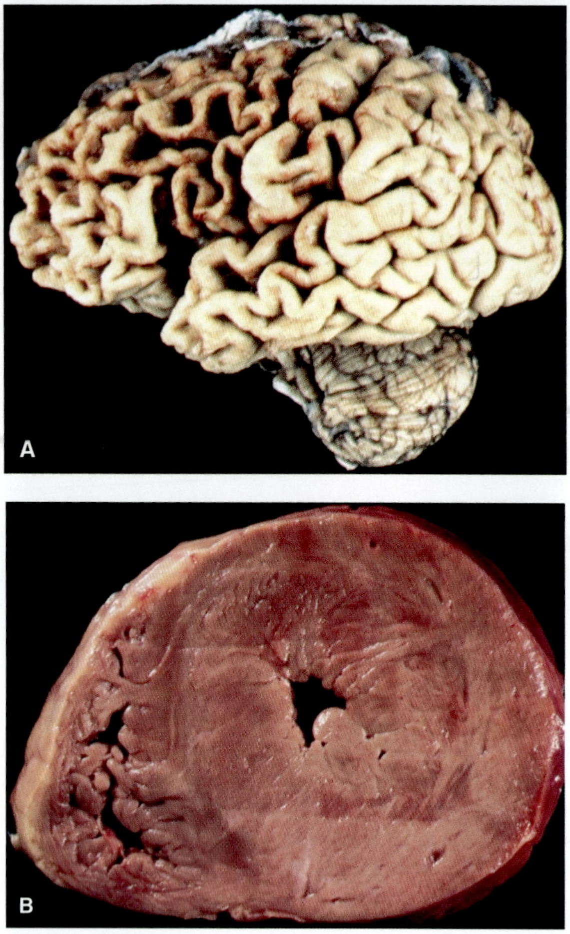

FIGURA 1-1. **A.** Atrofia del lóbulo frontal del cerebro. Las circunvoluciones están delgadas y los surcos son demasiado amplios. **B.** Hipertrofia del miocardio. Esta sección transversal del corazón ilustra la hipertrofia ventricular izquierda debida a una hipertensión de larga evolución. Tomado de: Strayer D. S., Rubin R. (2015). *Rubin's pathology: Clinicopathologic foundations of medicine* (7th ed., p. 16). Philadelphia, PA: Lippincott Williams & Wilkins.

Por lo general, cada enfermedad tiene signos y síntomas específicos que caracterizan su patología y etiología identificable. Los aspectos del proceso patológico incluyen su etiología, patogenia, cambios morfológicos, manifestaciones clínicas, diagnóstico y curso clínico.

Etiología

Las causas de una enfermedad se conocen como *factores etiológicos*. Entre los factores etiológicos reconocidos están los biológicos (p. ej., bacterias, virus), las fuerzas físicas (p. ej., traumatismos, quemaduras, radiación), los químicos (p. ej., venenos, alcohol), la propia herencia genética y los excesos o déficits nutricionales.

La mayoría de los factores causantes de enfermedad son inespecíficos y muchos provocan la enfermedad de un solo órgano. Por otro lado, a veces un solo factor o acontecimiento traumático conduce a la enfermedad de varios órganos o sistemas. Por ejemplo, en la **fibrosis quística** (**mucoviscidosis**), la anemia drepanocítica y la hipercolesterolemia familiar, un solo aminoácido, **molécula** transportadora o proteína receptora produce una amplia enfermedad. Aunque un agente patológico afecte a más de un órgano y varios agentes patológicos dañen el mismo órgano, la mayoría de los estados de enfermedad no tienen una causa única. Más bien, la mayoría de las patologías son de origen multifactorial. Esto es particularmente cierto en enfermedades como el cáncer, la cardiopatía y la diabetes. Ello se ilustra en la figura 1-2, que traza las cinco causas del cáncer y la fisiopatología que evoluciona a partir de los mecanismos de enfermedad desencadenados por estas causas. Los múltiples factores que predisponen a una enfermedad particular se denominan *factores de riesgo*.

Una forma de ver los factores que causan enfermedad es agruparlos en categorías con base en si están presentes al nacer o se adquieren más tarde a lo largo de la vida. Las *alteraciones congénitas* son defectos que están presentes desde el nacimiento, aunque no sean evidentes hasta más tarde o nunca se manifiesten. Las alteraciones congénitas se deben a influencias genéticas, factores ambientales (p. ej., infecciones víricas o consumo de fármacos en la madre, radiación o la posición gestacional *in utero*) o una combinación de factores genéticos y ambientales. Los *defectos adquiridos* son aquellos ocasionados por acontecimientos que ocurren después del nacimiento. Estos incluyen lesión, exposición a agentes infecciosos, nutrición inadecuada, falta de oxígeno, respuesta inmunitaria inadecuada y neoplasia. Se considera que muchas enfermedades son el resultado de una predisposición genética y un acontecimiento o acontecimientos ambientales que sirven de desencadenantes para iniciar el desarrollo de la enfermedad. Existen 35 000 genes en el genoma humano, de 1 a 10 millones de proteínas y de 2 000 a 3 000 metabolitos del metaboloma humano.[3] Los grandes avances en la biología molecular y la amplia variabilidad de las personas han conducido a la evolución en biología de sistemas y medicina personalizada. Esto ayudará en la identificación de la etiología de la enfermedad y en el desarrollo de intervenciones individualizadas.[3]

Patogenia

Mientras la etiología describe lo que pone en movimiento el proceso patológico, la *patogenia* explica la forma en la que evoluciona este proceso. En otras palabras, la patogenia es la secuencia de acontecimientos celulares y **tisulares** que suceden desde el momento del contacto inicial con un factor etiológico hasta la expresión última de la enfermedad. Aunque *etiología* y *patogenia* son dos términos que se utilizan como sinónimos, sus significados son bastante diferentes. Por ejemplo, a menudo se cita la ateroesclerosis como la etiología (o causa) de la enfermedad de la arteria coronaria. En realidad, la progresión del proceso inflamatorio desde una estría grasa hasta la lesión oclusiva de un vaso en las personas con arteriopatía coronaria representa la patogenia de la enfermedad. La verdadera etiología de la ateroesclerosis sigue siendo, en gran medida, desconocida.

Morfología e histología

La **morfología** se refiere a la estructura fundamental o forma de las células y los tejidos. Los *cambios morfológicos* comprenden los cambios tanto macroscópicos como microscópicos característicos de una enfermedad. La **histología** estudia las células y la **matriz** extracelular de los tejidos corporales.

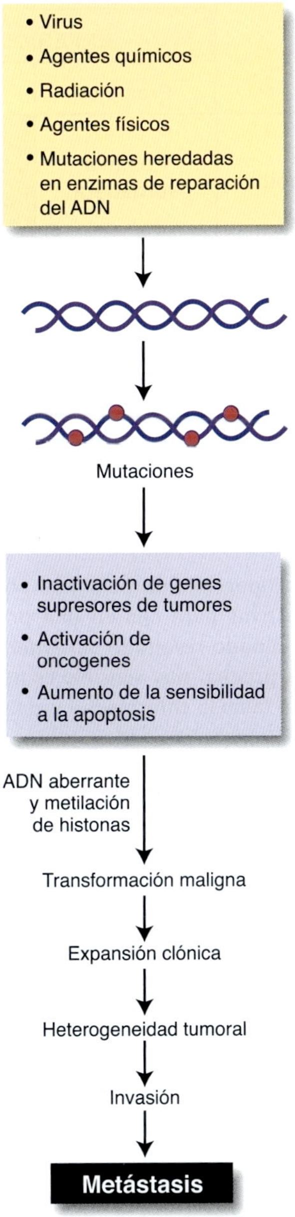

FIGURA 1-2. Mecanismos generales del cáncer. Tomado de: Strayer D. S., Rubin R. (2015). *Rubin's pathology: Clinicopathologic foundations of medicine* (7th ed., p. 231). Philadelphia, PA: Lippincott Williams & Wilkins.

El método que se utiliza con mayor frecuencia en el estudio de los tejidos es la preparación de cortes histológicos, que son cortes delgados, translúcidos de tejidos y órganos humanos, que se examinan con la ayuda de un microscopio. Los cortes histológicos tienen un papel importante en el diagnóstico de muchos tipos de cáncer. La patología diagnóstica ha evolucionado bastante en los últimos años hasta incluir herramientas inmunitarias y de biología molecular para estudiar los estados de enfermedad (fig. 1-3).[4]

Manifestaciones clínicas

Las enfermedades se manifiestan de diversas maneras. En ocasiones, el padecimiento produce manifestaciones, como la fiebre, que demuestran que la persona está enferma. En

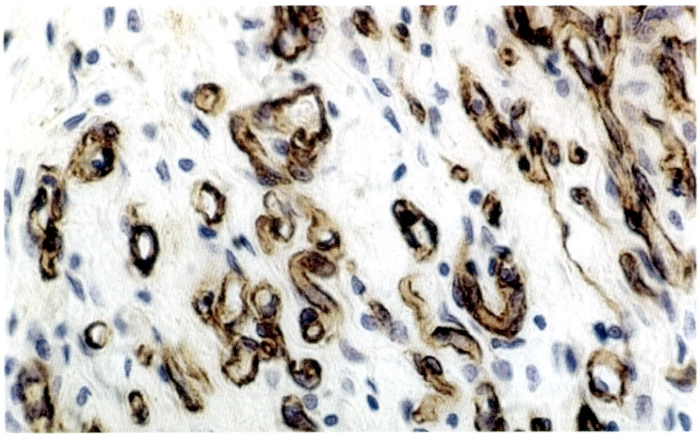

FIGURA 1-3. Tejido de granulación. Una microfotografía de tejido de granulación muestra los tubos capilares de paredes delgadas inmunoteñidos para resaltar el colágeno de la membrana basal. Los capilares infiltrantes penetran en una matriz de tejido conjuntivo suelta que contiene células mesenquimatosas y células inflamatorias ocasionales. Tomado de: Strayer D. S., Rubin R. (2015). *Rubin's pathology: Clinicopathologic foundations of medicine* (7th ed., p. 113. Fig. 3-9). Philadelphia, PA: Lippincott Williams & Wilkins.

otros casos, la enfermedad es silenciosa al inicio y se detecta durante estudios que tienen otros propósitos o cuando la enfermedad está muy avanzada.

Los *signos* y *síntomas* son términos que se utilizan para describir los cambios estructurales y funcionales que acompañan a una enfermedad. Un *síntoma* es una molestia subjetiva que observa la persona con alguna alteración, mientras que un *signo* es una manifestación que nota un observador. El dolor, la dificultad para respirar y el mareo son síntomas de una enfermedad. La temperatura elevada, una extremidad tumefacta y cambios en el tamaño de la pupila son signos objetivos que observa alguien que no es la persona enferma. Los signos y síntomas están relacionados con la afección primaria o, en ocasiones, representan el intento del cuerpo de compensar una función alterada causada por el estado de enfermedad. Un **síndrome** es un conjunto de signos y síntomas (p. ej., síndrome de fatiga crónica) que son característicos de un estado patológico específico. Las *complicaciones* son posibles **extensiones** adversas de una enfermedad o el resultado del tratamiento. Las *secuelas* son lesiones o alteraciones que siguen a una enfermedad o son causados por ella.

Diagnóstico

Un *diagnóstico* es la designación de la naturaleza o la causa de un problema de salud (p. ej., neumonía bacteriana o ictus hemorrágico). El proceso diagnóstico requiere de una historia clínica minuciosa, una exploración física (EF) y las pruebas diagnósticas. La anamnesis es útil para obtener los datos de los síntomas de una persona y su progresión, y los factores que contribuyen a un diagnóstico. La EF se realiza para observar en busca de signos de estructura o función corporal alterados. Las pruebas diagnósticas se ordenan para comprobar lo que se piensa que es el problema. Se llevan a cabo también para determinar otros posibles problemas de salud que no se obtuvieron a partir de la anamnesis y la EF, pero que es posible que estén presentes dados los signos y síntomas identificados.

El desarrollo de un diagnóstico implica analizar posibilidades en competencia y seleccionar la más probable de entre los padecimientos que podrían ser los responsables de la presentación clínica de una persona. La probabilidad clínica de una enfermedad dada en una persona de determinada edad, sexo, procedencia étnica, estilo de vida, antecedentes genéticos y localización geográfica frecuentemente ayuda a llegar al diagnóstico de presunción. Las pruebas de laboratorio y de imagen se utilizan para confirmar el diagnóstico.

Un factor importante cuando se interpretan los resultados de una prueba diagnóstica es la determinación de si son normales o anómalos. ¿Está el hemograma (biometría hemática) por arriba de lo normal, dentro del rango normal o por debajo de este? Lo que se denomina *valor normal* para una prueba de laboratorio se establece estadísticamente a partir de los resultados de la prueba obtenidos de una muestra seleccionada de personas. Un valor normal representa los resultados de la prueba que caen dentro de la curva de campana o la distribución del 95%. Así, las concentraciones normales de sodio sérico (136-145 mEq/L) representan la concentración sérica media para la población de referencia ±2 desviaciones estándar. El valor normal de algunas pruebas de laboratorio se ajusta al sexo, otras enfermedades concurrentes o la edad. Por ejemplo, el rango normal de la hemoglobina para las mujeres es de 12.0-16.0 g/dL y para los hombres de 14.0-17.4 g/dL.[5] La concentración de creatinina sérica a menudo se ajusta para la edad en los adultos mayores y los valores normales del fosfato sérico difieren entre adultos y niños.

Los parámetros de laboratorio se interpretan con base en la confiabilidad, la validez, la sensibilidad y la especificidad de la medición.[5,6] La *validez* se refiere al grado al cual una herramienta de medición determina lo que se intenta medir. Por ejemplo, la validez de las mediciones de presión arterial realizadas mediante esfigmomanómetro se compara con las obtenidas mediante los hallazgos intraarteriales, que son mediciones llevadas a cabo a través de catéteres arteriales invasivos insertados en la arteria radial de personas con enfermedad grave. *Confiabilidad* es el grado al cual una observación, si se repite, ofrece el mismo resultado. Una máquina mal calibrada para medir la presión arterial proporciona mediciones irregulares, en particular de las presiones en los rangos alto o bajo. La confiabilidad depende también de la capacidad de la persona para tomar la medición. Por ejemplo, las mediciones de presión arterial varían de una persona a otra debido a la técnica que se utiliza (p. ej., diferentes observadores desinflan el manguito a diferente velocidad, con lo que se obtienen diferentes valores), la forma en la que se leen los números en el manómetro o las diferencias en la **agudeza** auditiva.

En el campo de las mediciones de laboratorio clínico, la *estandarización* busca aumentar la certeza y confiabilidad de los valores medidos. La estandarización se basa en el empleo de estándares escritos, procedimientos de referencia para la medición y materiales de referencia.[7] En Estados Unidos, la Food and Drug Administration (FDA) revisa la información para decidir si es posible comercializar el producto en dicho país.

Las mediciones de sensibilidad y especificidad están encargadas de determinar hasta qué punto la prueba u observación podrá identificar correctamente a personas con la enfermedad y personas sin esta (fig. 1-4).[5,6] La *sensibilidad* se refiere a la proporción de personas con una enfermedad que son positivas para ella en una prueba u observación dada (denominado resultado *verdadero positivo*). Si el resultado de una prueba muy sensible es negativo, nos dice que la persona no tiene la enfermedad y esta puede excluirse o "descartarse". La *especificidad* se refiere a la proporción de las personas sin la enfermedad que son negativas en una prueba u observación dada (denominado resultado *negativo verdadero*). La especificidad se calcula solo de entre las personas que no tienen la enfermedad. Una prueba que es 95% específica identifica de forma correcta a 95 de cada 100 personas normales. El otro 5% representa los resultados *falsos positivos*. Un resultado de prueba falso positivo llega a ser indebidamente estresante para la persona que se somete a la prueba, mientras que un resultado de prueba *falso negativo* retrasa el diagnóstico y compromete el resultado del tratamiento.

		ENFERMEDAD	
		Presente	**Ausente**
PRUEBA	**Positiva**	**Positiva verdadera** a	Positiva falsa b
	Negativa	Negativa falsa c	**Negativa verdadera** d

FIGURA 1-4. Relación entre el resultado de una prueba de diagnóstico y la aparición de una enfermedad. Hay dos posibilidades para que el resultado de la prueba sea correcto (verdadero positivo y verdadero negativo) y dos posibilidades para que el resultado sea incorrecto (falso positivo y falso negativo). Tomado de: Fletcher R. H., Fletcher S. W., (2014). *Clinical epidemiology: The essentials* (5th ed., p. 109). Philadelphia, PA: Lippincott Williams & Wilkins.

El *valor predictivo* es el grado al cual una observación o resultado de prueba es capaz de pronosticar la presencia de una enfermedad dada.[8] Un *valor predictivo positivo* se refiere a la proporción de resultados positivos verdaderos que se presenta en una población dada. En un grupo de mujeres en las que se encuentran "nódulos mamarios sospechosos" mediante un programa de detección precoz de cáncer, la proporción que después se determina que tiene cáncer de mama constituiría el valor predictivo positivo. Un *valor predictivo negativo* se refiere a las observaciones negativas verdaderas en una población. En una prueba de detección precoz de cáncer de mama, el valor predictivo negativo representa la proporción de mujeres sin nódulos sospechosos que no tienen cáncer de mama. Aunque los valores predictivos se basan en parte en la sensibilidad y especificidad, dependen más de la prevalencia de la enfermedad en la población. A pesar de la sensibilidad y especificidad sin cambio, el valor predictivo positivo de una observación se eleva con la **prevalencia**, mientras que el valor predictivo negativo disminuye.

Curso clínico

El *curso clínico* describe la evolución de una enfermedad. La alteración puede tener un curso agudo, subagudo o crónico. Una *enfermedad aguda* es aquella que es relativamente grave, pero autolimitada. La *enfermedad crónica* implica un proceso continuo y prolongado; en ocasiones, tiene un curso continuo o es posible que presente **exacerbaciones** (empeoramiento de los síntomas y gravedad de la enfermedad) y **remisiones** (un período durante el cual existe una disminución en la gravedad de los síntomas). La *enfermedad subaguda* es intermedia o se encuentra entre la aguda y la crónica. No es tan grave como una enfermedad aguda ni tan prolongada como una crónica.

El espectro de gravedad para las enfermedades infecciosas, como la hepatitis B, va desde la infección preclínica hasta la infección crónica persistente. Durante la *etapa preclínica*, la enfermedad no es clínicamente evidente, pero está destinada a progresar hasta enfermedad clínica. Como en el caso de la hepatitis B, es posible la transmisión de un virus durante la etapa preclínica. En la *enfermedad subclínica* no hay evidencia clínica presente y no progresará a tener datos clínicos. Se diagnostica mediante pruebas de anticuerpos o cultivos. La mayoría de los casos de tuberculosis no son clínicamente evidentes y su presencia se confirma mediante pruebas cutáneas. La *enfermedad clínica* se manifiesta por signos y síntomas. Una enfermedad infecciosa crónica persistente permanece durante años, en ocasiones durante toda la vida. El *estado de portador* se refiere a una persona que alberga un organismo, pero que no está infectada, como lo demuestra su respuesta a los anticuerpos o las manifestaciones clínicas. Esta persona es capaz de infectar a otros. El estado de portador en ocasiones tiene una duración limitada y en otras es crónico, con una duración de meses o años.

Salud y enfermedad en poblaciones

La salud de las personas tiene un vínculo estrecho con la salud de la comunidad y de la población que la comprende. La capacidad de atravesar continentes en cuestión de horas ha abierto el mundo a problemas de poblaciones a nivel global. Las enfermedades que antes se confinaban a áreas locales en el mundo ahora son una amenaza para poblaciones en todo el planeta. El foco de la atención médica también ha empezado a surgir como una sociedad en la cual se pide a las personas que asuman una mayor responsabilidad por su propia salud.

Epidemiología y patrones de enfermedad

La *epidemiología* es el estudio de la aparición de enfermedad en poblaciones humanas.[8] Se desarrolló en un principio para explicar la diseminación de las enfermedades infecciosas durante las epidemias y ha surgido como una ciencia para estudiar los factores de riesgo para enfermedades multifactoriales, como la cardiopatía y el cáncer. La epidemiología busca patrones en las personas afectadas por una alteración particular, como edad, procedencia étnica, hábitos de dieta, estilo de vida o localización geográfica. En contraste con los investigadores biomédicos que estudian los mecanismos que inician la enfermedad, los epidemiólogos se preocupan más por lo que pasa que por la forma en la que pasa. Gran parte del conocimiento acerca de una enfermedad proviene de los estudios epidemiológicos. Se utilizan métodos epidemiológicos para determinar la forma en la que se disemina una enfermedad, cómo controlarla, la manera de prevenirla y cómo eliminarla. Los estudios epidemiológicos también se emplean para revisar la evolución natural de la enfermedad, evaluar nuevas estrategias preventivas y de tratamiento, explorar el impacto de diferentes patrones de salud y atención médica, y pronosticar las necesidades futuras de atención médica. Como tales, los estudios epidemiológicos sirven de base para la toma de decisiones clínicas, la asignación de fondos para la atención médica y el desarrollo de políticas relacionadas con problemas de salud pública.

Incidencia y prevalencia

Las mediciones de la frecuencia de una enfermedad son un aspecto importante de la epidemiología. Establecen un medio para predecir qué enfermedades están presentes en una población y proporcionan una indicación de la velocidad a la que aumentan o disminuyen. Un *caso de enfermedad* puede ser un caso existente o el número de episodios nuevos de una enfermedad particular que se diagnostican dentro de cierto período. La **incidencia** refleja la cantidad de casos nuevos que surgen en una población en riesgo durante un tiempo específico. Se considera que la población en riesgo está formada por aquellas personas sin la enfermedad, pero que tienen mayores probabilidades de desarrollarla. Se determina mediante la división del número de casos nuevos de una enfermedad entre la población en riesgo de desarrollarla durante el mismo período (p. ej., nuevos casos por cada 1000 o 100 000 personas en la población que está en riesgo). La incidencia acumulada calcula el riesgo de desarrollar la enfermedad durante ese período de estudio. La **prevalencia** es una medida de la enfermedad que existe en una población en un momento dado (p. ej., número de casos existentes divididos entre la población actual).[8] La prevalencia no es un cálculo del riesgo de desarrollar una enfermedad porque es una función tanto de los casos nuevos como de cuánto tiempo permanecen los casos en la población. La incidencia y la prevalencia se informan siempre como tasas (p. ej., casos por cada 100 o casos por cada 100 000).

Morbilidad y mortalidad

Las estadísticas de morbilidad y mortalidad proporcionan información acerca de los efectos funcionales (morbilidad) y los que producen la muerte (mortalidad) característicos de una enfermedad. Estas estadísticas son útiles en términos de que anticipan las necesidades de atención médica, planificación de programas de educación pública, dirección de los esfuerzos de investigación en salud y asignación de fondos para la atención médica.

La **morbilidad** describe los efectos que tiene una enfermedad sobre la vida de la persona. Muchas enfermedades, como la artritis, tienen bajas tasas de muerte, pero un impacto significativo sobre la vida de la persona. La morbilidad no se preocupa solamente por la aparición o la incidencia de una enfermedad, sino por la persistencia y las consecuencias a largo plazo de cualquier alteración.

Las estadísticas de *mortalidad* proporcionan información acerca de las causas de muerte en una población dada. En la mayoría de los países, las personas tienen la obligación legal de registrar ciertos hechos, como edad, sexo y causa de muerte, en un acta de defunción. Se utilizan los procedimientos de clasificación en acuerdos internacionales (*International Classification of Diseases* [ICD] de la OMS) para codificar la causa de la muerte y los datos se expresan como tasas de mortalidad.[1] Las tasas de mortalidad cruda (el número de muertes en un período dado) no toman en cuenta la edad, sexo, procedencia étnica, estado socioeconómico ni otros factores. Por esta razón, la mortalidad se expresa frecuentemente como tasas de mortalidad para una población específica, como la tasa de mortalidad infantil. La mortalidad se describe también en términos de causas principales de muerte según la edad, sexo y procedencia étnica. Por ejemplo, entre todas las personas de 65 años de edad y mayores, las cinco principales causas de muerte en los Estados Unidos son cardiopatía, enfermedad maligna, enfermedad de vías respiratorias inferiores crónica y enfermedades cerebrovasculares.[9]

Determinación de factores de riesgo

Las condiciones que se sospecha contribuyen al desarrollo de una enfermedad se denominan *factores de riesgo*. En ocasiones son inherentes a la persona (presión arterial alta o sobrepeso) o externos (tabaquismo o alcoholismo). Existen diferentes tipos de estudios que se utilizan para determinar los factores de riesgo, que incluyen los estudios transversales, los estudios de casos y controles, y los estudios de cohorte.

Estudios transversales y de casos y controles

Los *estudios transversales* utilizan la obtención simultánea de la información necesaria para clasificar la exposición y el estado del desenlace clínico. Se emplean para comparar la prevalencia de una enfermedad en quienes tienen el factor (o la exposición) con la prevalencia de una enfermedad en quienes no están expuestos al factor, por ejemplo, comparar la prevalencia de cardiopatía coronaria en fumadores y no fumadores. Los *estudios de casos y controles* están diseñados para comparar a las personas que se sabe que tienen el desenlace de interés (*casos*) y los que se sabe que no lo tienen (*controles*).[8] Después se recaba la información sobre exposición o características de interés en las personas de ambos grupos. Por ejemplo, se comparan las características del consumo materno de alcohol en los lactantes nacidos con síndrome alcohólico fetal (casos) con las de los lactantes nacidos sin el síndrome (controles).

Estudios de cohorte

Una *cohorte* es un grupo de personas que nacieron aproximadamente al mismo tiempo o que comparten algunas características de interés.[8] Las personas incluidas en un estudio de cohorte (también denominado *estudio longitudinal*) se siguen durante un período para observar un desenlace clínico específico.

Estudio Framingham

Uno de los mejores ejemplos de un estudio de cohorte es el *Framingham Study*, que se realizó en Framingham, Massachusetts.[10] Este estudio longitudinal, que se inició en 1950, fue organizado por el Public Health Service de los Estados Unidos con el objetivo de estudiar las características de las personas que más tarde desarrollarían cardiopatía coronaria. El estudio incluyó a 5 000 personas, de entre 30 y 59 años de edad, seleccionadas al azar y seguidas durante un período inicial de 20 años. Durante este tiempo se pronosticó que 1500 de ellas desarrollarían cardiopatía coronaria. La ventaja de un estudio como este es que explora varios factores de riesgo al mismo tiempo y determina la importancia relativa de cada uno. Otra ventaja es que más tarde es posible relacionar los factores de riesgo con otros padecimientos, como el ictus o accidente cerebrovascular (ACV).

Nurses' Health Study

Otro estudio de cohorte bien conocido es el *Nurses' Health Study*, el cual desarrolló la Universidad de Harvard y el Brigham and Women's Hospital. El estudio empezó en 1976 con una cohorte de 121 700 enfermeras, de entre 30 y 55 años de edad, que vivían en los Estados Unidos.[11] El estudio se amplió en 1989 para incluir a un grupo de 238 000 enfermeras.[11] En un principio estaba diseñado para explorar la relación entre los anticonceptivos orales y el cáncer de mama; las enfermeras en el estudio ofrecieron respuestas a preguntas detalladas acerca de su ciclo menstrual, tabaquismo, dieta, peso y medida de la cintura, patrones de actividad, problemas de salud y consumo de medicamentos. Proporcionaron muestras de orina y sangre, e incluso los recortes de las uñas de los pies. Para seleccionar la cohorte, se pensó que las enfermeras estarían bien organizadas, serían exactas y observadoras en sus respuestas y que no serían fisiológicamente diferentes de otros grupos de mujeres. También se anticipó que sus patrones reproductivos, de alimentación y tabaquismo serían similares a los de otras mujeres trabajadoras.

Evolución natural de la enfermedad

La *evolución natural* de una enfermedad se refiere al desarrollo y desenlace clínico proyectado de la enfermedad sin intervención médica. Al estudiar los patrones de una enfermedad a lo largo del tiempo en las poblaciones, los epidemiólogos comprenden mejor su evolución natural. Este conocimiento se utiliza para determinar el desenlace clínico de la enfermedad, establecer prioridades para los servicios de atención médica, determinar los efectos de los programas de tamizaje y detección temprana sobre el desenlace clínico de la enfermedad y comparar los resultados de tratamientos nuevos con el desenlace esperado sin tratamiento.

Existen ciertas enfermedades para las cuales no existen métodos eficaces de tratamiento o las medidas terapéuticas actuales son eficaces solo en ciertas personas. En este caso, se utiliza la evolución natural de la enfermedad como factor pronóstico del desenlace. Por ejemplo, la evolución de la hepatitis C indica que del 75% al 85% de las personas infectadas con el virus no lo eliminan y progresan hacia una infección crónica.[12] La información acerca de la evolución natural de una enfermedad y la disponibilidad de métodos de tratamiento eficaces provee indicaciones para las medidas preventivas. En el caso de la hepatitis C, se recurre al tamizaje cuidadoso de las donaciones de sangre y la educación de los consumidores de fármacos intravenosos para prevenir la transferencia del virus.

El *pronóstico* se refiere al probable desenlace clínico y prospecto de recuperación de la enfermedad. Se determina como oportunidades de recuperación completa, posibilidad de complicaciones o tiempo de supervivencia anticipado. Con frecuencia, el pronóstico se presenta en relación con las opciones de tratamiento, es decir, los desenlaces esperados o las probabilidades de supervivencia con o sin cierto tipo de tratamiento. El pronóstico relacionado con un tipo dado de tratamiento suele presentarse junto con el riesgo relacionado con el tratamiento.

Prevención de la enfermedad

Existen tres tipos fundamentales de prevención: primaria, secundaria y terciaria (fig. 1-5).[8] Es importante observar que los tres niveles se orientan a la prevención.

La *prevención primaria* está dirigida a evitar que la enfermedad se presente mediante la eliminación de todos los factores de riesgo. Los ejemplos de prevención primaria incluyen la administración de ácido fólico a las embarazadas y mujeres con posibilidad de embarazarse para prevenir defectos del tubo neural en el feto, vacunar a los niños para prevenir enfermedades contagiosas y aconsejar a las personas que adopten un estilo de vida saludable como medio para evitar la cardiopatía.[8]

La *prevención secundaria* detecta temprano la enfermedad cuando todavía es asintomática y las medidas de tratamiento proporcionan una curación o detienen el desarrollo de la enfermedad. Utilizar el estudio de Papanicoláu para la detección temprana del cáncer cervical es un ejemplo de prevención secundaria. Los estudios incluyen también realizar una anamnesis (preguntar si la persona fuma), EF (medición de la presión arterial), pruebas de laboratorio (determinación de la concentración de colesterol) y otros procedimientos (colonoscopia) que es posible "aplicar de manera razonablemente rápida a personas asintomáticas".[8] La *prevención terciaria* está dirigida a las intervenciones clínicas que previenen un mayor deterioro o reducen las complicaciones de una enfermedad una vez que se ha diagnosticado. Un ejemplo es el consumo de fármacos β-adrenérgicos para disminuir el riesgo de muerte en personas que han tenido un ataque cardíaco.[8] Otro ejemplo son los grupos de apoyo para personas con adicción al alcohol.

Práctica basada en la evidencia y directrices para la práctica

La práctica basada en la evidencia y las directrices para la práctica basadas en la evidencia han ganado popularidad entre la comunidad médica, los practicantes de la salud pública,

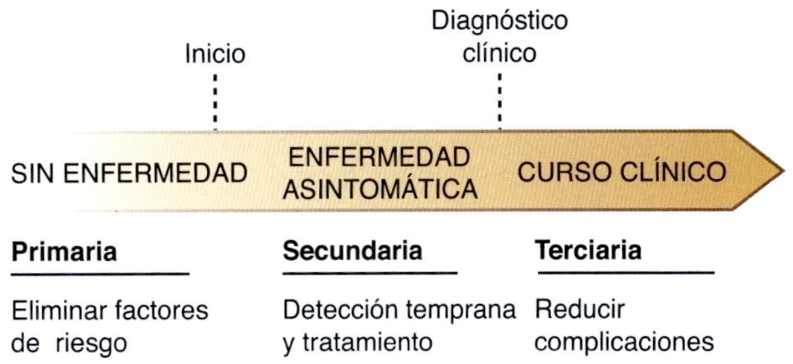

FIGURA 1-5. Niveles de prevención. La prevención primaria evita que se presente la enfermedad. La prevención secundaria detecta y cura la enfermedad en la fase asintomática. La prevención terciaria reduce las complicaciones de la enfermedad. Tomado de: Fletcher R. H., Fletcher S. W., (2014). *Clinical epidemiology: The essentials* (5th ed., p. 153). Philadelphia, PA. Lippincott Williams & Wilkins.

las organizaciones para el cuidado de la salud y el público como un medio para mejorar la calidad y la eficiencia de la atención médica.[13] Su desarrollo se debió, por lo menos en parte, a la enorme cantidad de información publicada acerca de las medidas diagnósticas y de tratamiento de diversas enfermedades, así como las demandas de una atención médica mejor y más rentable.

La *práctica basada en la evidencia* se refiere a tomar decisiones en la atención médica con base en datos científicos que hayan mostrado una forma específica de manejar una enfermedad, los síntomas y las molestias del paciente. La práctica basada en la evidencia estipula que los médicos no pueden practicar su profesión de acuerdo con solo "su" manera de hacerlo o según la "forma en que siempre se hizo antes".[13]

Las *directrices para la práctica clínica* son pautas desarrolladas de manera sistemática con la intención de informar a los médicos y las personas que toman las decisiones acerca de la atención médica para circunstancias clínicas específicas.[6,13] Al aplicar estas pautas, los proveedores deben considerar los beneficios frente a los riesgos o el impacto en la calidad de vida. El desarrollo de directrices para la práctica basadas en la evidencia a menudo usa métodos como el metaanálisis para combinar la evidencia proveniente de diferentes estudios para producir un cálculo más preciso de la exactitud de un método diagnóstico o los efectos de un método de intervención.[14] Los profesionales con experiencia trabajando con contenido clínico, expertos en el desarrollo de guías, así como los posibles usuarios de dichas guías, son los mejores candidatos para evaluarlas.[13]

Una vez desarrolladas, las directrices para la práctica deben revisarse de manera continua y cambiarse para mantener el paso con los nuevos hallazgos de la investigación y nuevos métodos diagnósticos y terapéuticos. Por ejemplo, tanto las *Guidelines for the Prevention, Evaluation, and Treatment of High Blood Pressure*, que desarrolló en 1972 el Joint National Committee, como las *Guidelines for the Diagnosis and Management of Asthma*,[15] formuladas primero en 1991 por el Expert Panel, han sufrido múltiples revisiones conforme evolucionan nuevas evidencias procedentes de la investigación.

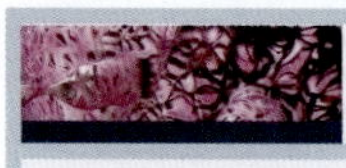

RESUMEN

Epidemiología se refiere al estudio de la enfermedad en poblaciones. Busca patrones como edad, procedencia étnica y hábitos de la dieta de las personas afectadas con una patología particular. Estos patrones se usan para determinar bajo qué circunstancia ocurrirá una patología. *Incidencia* es el número de casos nuevos que surgen en una población dada durante un tiempo específico. *Prevalencia* es el número de personas en una población que tienen una enfermedad particular en un tiempo o período dados. La incidencia y la prevalencia se informan como proporciones o tasas (p. ej., casos por cada 100 o 100000 habitantes). La *morbilidad* describe los efectos que tiene una enfermedad sobre la vida de una persona. Incluye tanto de la incidencia como la persistencia de la enfermedad y sus consecuencias a largo plazo. Las estadísticas sobre *mortalidad* y muerte proveen información acerca de las causas de muerte predominantes en una población dada.

Las condiciones que se sospecha contribuyen al desarrollo de una enfermedad se denominan *factores de riesgo*. Los estudios utilizados para determinar los factores de riesgo incluyen estudios transversales, estudios de casos y controles, y estudios de cohorte. *Evolución natural* se refiere al desarrollo y desenlace proyectado de una enfermedad sin intervención médica. *Pronóstico* es el término utilizado para designar el probable desenlace clínico y el proceso de recuperación de una enfermedad.

Los tres tipos fundamentales de prevención son primaria, secundaria y terciaria. La *prevención primaria*, como las vacunaciones, está dirigida a eliminar los factores de riesgo de manera que no ocurra la enfermedad. La *prevención secundaria*, como el estudio de Papanicoláu, detecta la enfermedad cuando aún es asintomática y curable con tratamiento. La *prevención terciaria*, como el consumo de β-adrenérgicos para reducir el riesgo de muerte en personas que han tenido un ataque al corazón, se enfoca en intervenciones clínicas que previenen un mayor deterioro o reducen las complicaciones de una enfermedad.

La *práctica basada en la evidencia* y las *directrices para la práctica basada en la evidencia* son mecanismos que utilizan la mejor evidencia actual para la toma de decisiones acerca de la atención médica de las personas. Se basan en la experiencia del médico individual integrada con la mejor evidencia clínica proveniente de la revisión sistemática de estudios de investigación fidedignos. Las directrices de la práctica toman forma de algoritmos, los cuales son métodos paso a paso para resolver un problema, directrices escritas o una combinación de ellos.

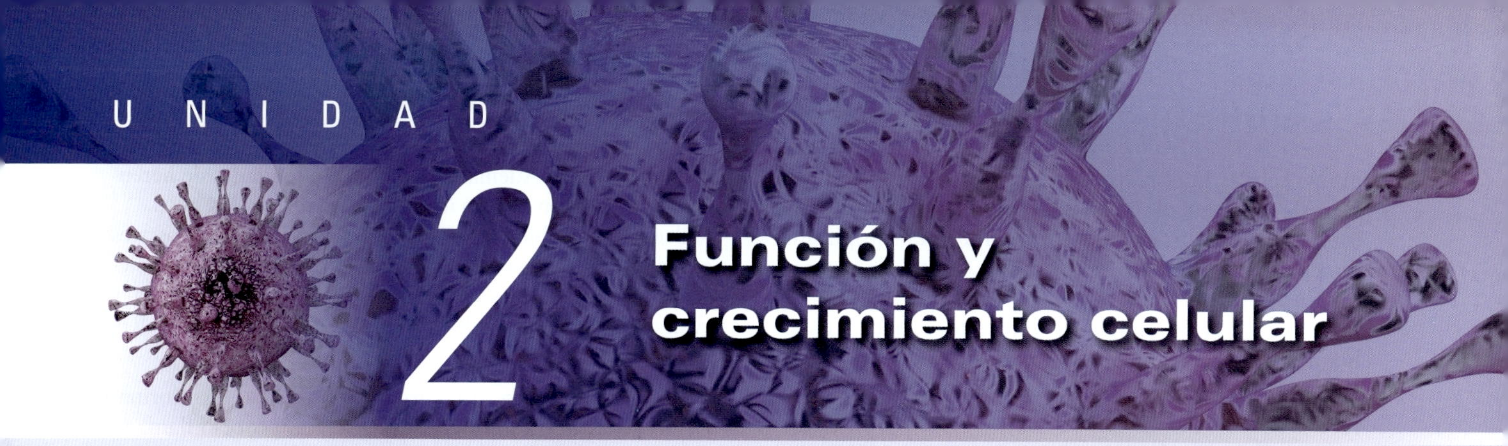

UNIDAD 2 Función y crecimiento celular

CAPÍTULO 2

Características de células y tejidos

En la mayoría de los organismos, la célula es la unidad funcional más pequeña que posee las características necesarias para la vida. Las células están organizadas en unidades funcionales más grandes denominadas tejidos, basadas en su origen embrionario. Estos tejidos a su vez se combinan para formar los órganos corporales. Aunque las células de diferentes tejidos y órganos difieren en su estructura y función, ciertas características son comunes a todas las células. Debido a que la mayoría de los procesos patológicos inician a nivel celular, es de gran importancia comprender la función celular para entender el proceso patológico. Este capítulo analiza los componentes estructurales y funcionales de las células, la integración de la función y crecimiento celular, el movimiento de moléculas, por ejemplo iones, a través de la membrana celular y los tipos de tejido parenquimatoso.

Componentes funcionales de la célula

La mayoría de los organismos, incluidos los humanos, contienen células eucariotas que están formadas por compartimentos internos unidos a la membrana llamados *organelos* ("órganos pequeños" dentro de las células); un ejemplo de un organelo es el núcleo. Esto contrasta con los procariotas, como las bacterias, que no contienen organelos unidos a la membrana. Cuando se observan bajo el microscopio, se hacen evidentes tres componentes principales de la célula: el núcleo, el citoplasma y la membrana celular (fig. 2-1).

Protoplasma

Los biólogos denominan *protoplasma* a la matriz interna de la célula. El protoplasma se compone de agua, proteínas, lípidos, hidratos de carbono y electrólitos.[1]

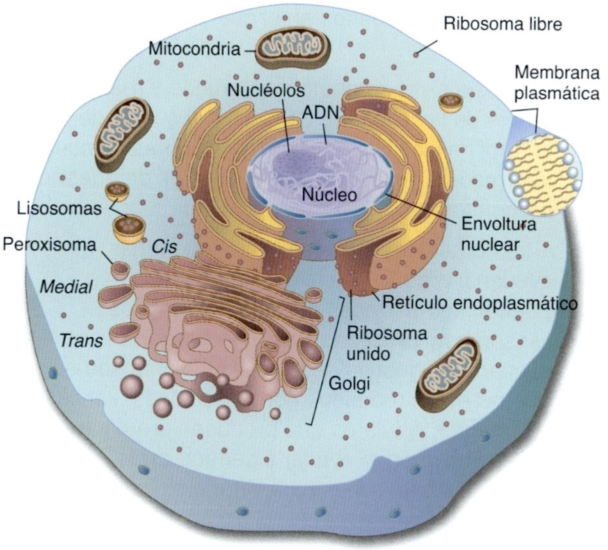

FIGURA 2-1. Organelos celulares. ADN, ácido desoxirribonucleico. Reimpreso de: Leeper-Woodford. (2016). *Lippincott Illustrated Reviews: Integrated systems* (Fig. 2-1, p. 39). Philadelphia, PA: Wolters Kluwer, con autorización.

- El agua constituye el 70-85% del protoplasma celular.[1]
- Las proteínas constituyen el 10-20% del protoplasma. Las proteínas son polares e hidrosolubles. Los ejemplos de proteínas incluyen enzimas necesarias para reacciones celulares, proteínas estructurales, canales iónicos y receptores.[1]
- Los lípidos constituyen el 2-3% del protoplasma. Los lípidos son no polares e insolubles en agua. Conforman la parte principal de las membranas celulares que rodean el exterior y el interior de las células. Los ejemplos de lípidos incluyen fosfolípidos y colesterol. Algunas células también contienen grandes cantidades de triglicéridos.

En las células grasas, los triglicéridos constituyen hasta el 95% del total de la masa celular.[1] Los hidratos de carbono representan alrededor del 1% del protoplasma. Sirven principalmente como una fuente de energía rápida.[1]

- Los iones de potasio, magnesio, fosfato, sulfato y bicarbonato son los principales electrólitos intracelulares. Pequeñas cantidades de iones de sodio, cloruro y calcio también están presentes en la célula. Estos electrólitos participan en reacciones que son necesarias para el **metabolismo** celular, y ayudan en la generación y transmisión de impulsos electroquímicos en las células nerviosas y musculares.

Existen dos regiones distintas de protoplasma en la célula:

- El **carioplasma** o nucleoplasma está dentro del núcleo.
- El citoplasma está fuera del núcleo. El citosol es el líquido del citoplasma (citoplasma = citosol + organelos).

PUNTOS CLAVE

Organización funcional de la célula

- Los organelos en el citoplasma realizan funciones dentro de las células de manera similar a como funcionan los órganos en el cuerpo de un organismo.
- El núcleo es el organelo más grande y más visible de la célula. Se considera el centro de control celular. En las células eucariotas, contiene información genética que heredamos de nuestros progenitores.[1]
- Otros organelos incluyen las mitocondrias, que ayudan a producir moléculas de energía que pueden ser utilizadas por las células, y los lisosomas y **proteasomas**, que funcionan como el aparato digestivo de la célula. Los ribosomas, que no están rodeados por membranas, son las estructuras celulares que producen proteínas, las cuales pueden ayudar a generar otras moléculas necesarias para la función celular.

Núcleo

El núcleo de la célula aparece como una estructura redondeada o alargada cercana al centro de la célula (*véase* la fig. 2-1). Todas las células eucarióticas tienen por lo menos un núcleo. Algunas células contienen más de un núcleo; los osteoclastos (un tipo de célula ósea) generalmente contienen 12 núcleos o más.[1]

El núcleo se considera el centro de control de la célula porque contiene las instrucciones para fabricar proteínas, las cuales pueden generar otras moléculas necesarias para mantenerla viva.[1] El núcleo contiene ácido desoxirribonucleico (ADN), que contiene los genes, los cuales a su vez tienen las instrucciones para la función celular y la supervivencia. Por ejemplo, el gen de insulina cuenta con instrucciones para producir insulina. Además, los genes son unidades de herencia que transmiten información de los padres a los hijos.

El núcleo también es el sitio para la **síntesis** de los tres tipos principales de ácido ribonucleico (ARN). Estas moléculas de ARN se mueven desde el núcleo al citoplasma y llevan a cabo la síntesis de proteínas. Los tres tipos de ARN son los siguientes:

- El ARN mensajero (ARNm), que está hecho de información genética transcrita del ADN en un proceso llamado *transcripción*. El ARNm viaja a los ribosomas en el citoplasma, por lo que estas instrucciones pueden usarse para fabricar proteínas.
- El ARN ribosómico (ARNr) es el componente de ARN de los ribosomas, el sitio de producción de proteínas.
- El ARN de transferencia (ARNt) transporta aminoácidos a los ribosomas para que el ARNm se pueda convertir en una secuencia de aminoácidos. Este proceso, conocido como *traducción*, usa la plantilla de ARNm para unir aminoácidos con el propósito de sintetizar proteínas.[1]

Citoplasma y organelos

El citoplasma incluye el líquido y los organelos fuera del núcleo, pero dentro de la membrana celular que rodea la célula. El citoplasma es una solución que contiene agua, electrólitos, proteínas, grasas e hidratos de carbono.[1] Los pigmentos también pueden acumularse en el citoplasma. Algunos pigmentos son componentes normales de las células. Un ejemplo es la melanina, que da color a la piel. Algunos pigmentos no son parte normal de las células. Por ejemplo, cuando el cuerpo descompone los eritrocitos viejos, los pigmentos en los eritrocitos se cambian al pigmento bilirrubina, que el cuerpo puede excretar. Dentro del citoplasma se encuentran diversos organelos, los cuales funcionan como los órganos de la célula. Además del núcleo, que se discutió en la sección anterior, estos organelos incluyen los ribosomas, el retículo endoplasmático (RE), el aparato de Golgi, los lisosomas, los **peroxisomas**, los proteasomas y las mitocondrias.[1]

Ribosomas

Los ribosomas sirven como sitios de síntesis de proteínas en la célula. Hay dos subunidades de ribosomas que están formadas por ARNr y proteínas. Durante la síntesis de proteínas, las dos subunidades ribosómicas se mantienen unidas por una cadena de ARNm.[1] Estos ribosomas activos permanecen dentro del citoplasma (fig. 2-2) o se unen a la membrana del RE según el sitio donde se utilizará la proteína.[1]

Retículo endoplasmático

El RE es un amplio sistema de membranas pareadas y **vesículas** planas que conectan diversas partes del interior de la célula (*véase* la fig. 2-2).[1] Existen dos formas de RE en las células: rugoso y liso.

El RE rugoso está cubierto de ribosomas que en el microscopio se observan como estructuras "rugosas" en la membrana del RE. Las proteínas producidas por el RE rugoso generalmente se convierten en parte de los organelos o membranas celulares, o se secretan de las células, como

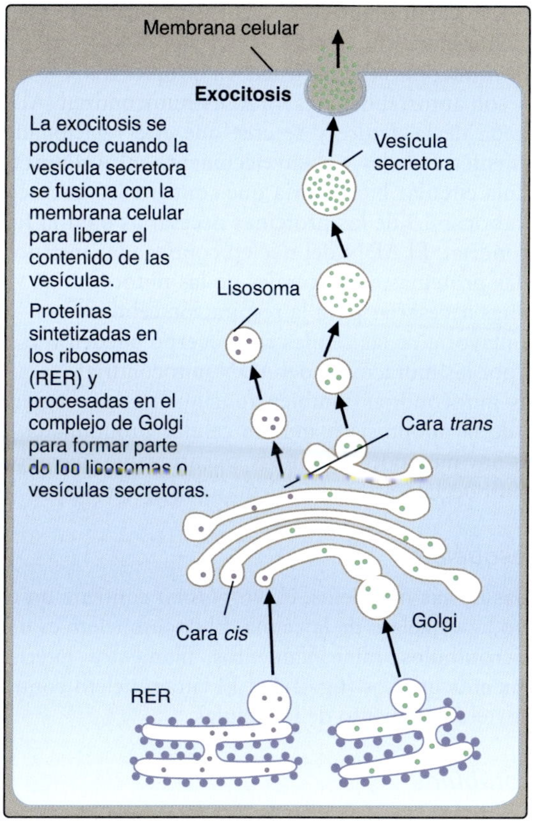

FIGURA 2-2. Retículo endoplasmático (RE), ribosomas y aparato de Golgi. El RE rugoso (RER) consiste en membranas intrincadamente plegadas repletas de ribosomas. Los ribosomas están hechos de proteínas y ARNr organizados juntos. El aparato de Golgi procesa proteínas sintetizadas sobre los ribosomas. Tomado de: Leeper-Woodford. (2016). *Lippincott Illustrated Reviews: Integrated systems* (Fig. 2-3, p. 41). Philadelphia, PA: Wolters Kluwer, con autorización.

una proteína. Por ejemplo, el RE rugoso produce enzimas digestivas que se hallan en los lisosomas y proteínas que se secretan, como la hormona proteica insulina.

El RE liso está libre de ribosomas y tiene una estructura lisa cuando se mira a través de un microscopio. Debido a que no tiene ribosomas unidos, el RE liso no participa en la síntesis de proteínas. En cambio, está involucrado en la síntesis de lípidos, incluidas las hormonas esteroideas. El RE liso del hígado está involucrado en el almacenamiento de la glucosa adicional como glucógeno, así como en el metabolismo de algunos medicamentos hormonales.

Si las proteínas se acumulan en el RE más rápido de lo que se pueden eliminar, se dice que la célula experimenta "estrés RE". La célula responde disminuyendo la síntesis de proteínas y restaurando la homeostasis. Las respuestas anómalas al estrés RE, que pueden causar inflamación e incluso muerte celular, han sido implicadas en la enfermedad intestinal inflamatoria,[2] una forma genética de diabetes mellitus[3] y una alteración del **músculo esquelético** conocida como miositis,[4] así como muchas otras enfermedades.

Aparato de Golgi

El aparato de Golgi, en ocasiones denominado complejo de Golgi, consta de cuatro o más pilas de vesículas o sacos delgados y aplanados (fig. 2-3).[1] Las sustancias producidas en

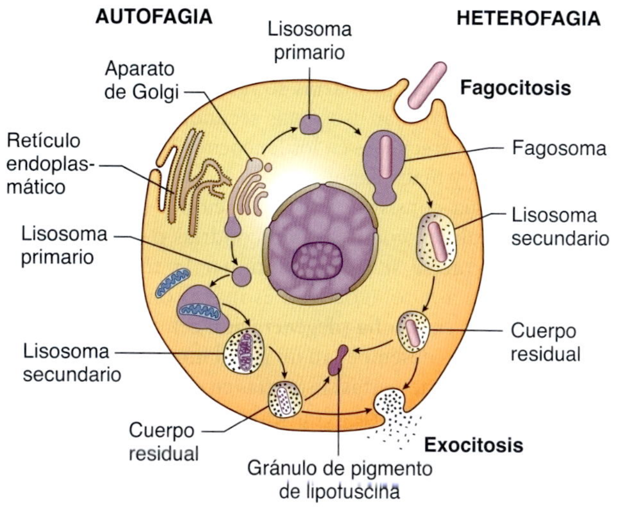

FIGURA 2-3. Los procesos de autofagia y heterofagia, donde se muestran los lisosomas primario y secundario, los cuerpos residuales, la extrusión del contenido del cuerpo residual desde la célula y los cuerpos residuales que contienen lipofuscina.

el RE se transportan al complejo de Golgi en pequeñas vesículas de transferencia recubiertas con una membrana. El complejo de Golgi modifica estas sustancias y las empaqueta dentro de **gránulos secretores** o vesículas. Además de producir gránulos secretores, se piensa que el complejo de Golgi forma moléculas grandes de hidratos de carbono que se combinan con proteínas producidas en el RE rugoso para formar glucoproteínas. El aparato de Golgi puede recibir proteínas y otras sustancias de la superficie celular mediante un mecanismo de transporte **retrógrado**. Varias toxinas bacterianas, como las toxinas Shiga y del cólera, y las toxinas vegetales, como la ricina, que tienen objetivos citoplasmáticos, han explotado esta vía retrógrada.[1]

Lisosomas y peroxisomas

Los lisosomas son como el aparato digestivo de la célula. Estos pequeños sacos envueltos en membranas contienen potentes enzimas que pueden descomponer el exceso y las partes desgastadas de la célula, así como sustancias extrañas que se introducen en esta (p. ej., bacterias absorbidas por **fagocitosis**). Todas las enzimas lisosómicas requieren un ambiente ácido, y los lisosomas mantienen un pH cercano a 5 en su interior en comparación con el pH del citoplasma, que es de aproximadamente 7.2, protegiendo así a otras estructuras celulares de ser descompuestas por estas enzimas en caso de fuga. Los **lisosomas primarios** son organelos intracelulares fijados a la membrana que contienen una variedad de enzimas hidrolíticas que no han entrado aún en el proceso digestivo. Reciben sus enzimas y membranas del aparato de Golgi. Los lisosomas primarios se convierten en **lisosomas secundarios** después de que se funden con vacuolas fijadas en la membrana que contienen material que será digerido. Los lisosomas desintegran el material fagocitado ya sea por **heterofagia** o por **autofagia** (*véase* la fig. 2-3).

La *heterofagia* (*hetero*, diferente; *fagia*, comer) se refiere a la digestión de una sustancia fagocitada del entorno externo de la célula.[5] Una invaginación de la membrana celular toma los materiales internos y los lleva hacia el interior de la célula para formar una vesícula fagocítica que los rodea, o **fagosoma.** Los lisosomas primarios se fusionan después con los fagosomas para formar lisosomas secundarios. La heterofagocitosis es más frecuente en los leucocitos fagocíticos, como los neutrófilos y macrófagos.

La autofagia consiste en la separación y eliminación de organelos celulares, como las mitocondrias o el RE, los cuales deben extraerse si ha de continuar la función normal de la célula.[5] La autofagocitosis es más pronunciada en las células que sufren **atrofia** (**degeneración** celular).

Los lisosomas desempeñan un papel importante en el metabolismo normal de ciertas sustancias en el cuerpo. En algunas enfermedades hereditarias conocidas como *alteraciones de almacenamiento lisosómico*, una enzima lisosómica específica está ausente o inactiva, lo cual previene la digestión de ciertas sustancias celulares[6] y les permite el desarrollo en la célula. Hay aproximadamente 50 alteraciones del almacenamiento lisosómico, cada una causada por la falta de actividad de una o más enzimas lisosómicas, y cada una es rara.

En la enfermedad de Tay-Sachs, una alteración autosómica recesiva, hay una deficiencia de la hexosaminidasa A, que es la enzima lisosómica que se necesita para degradar el gangliósido GM_2 que se encuentra en las membranas de las células nerviosas. Su acumulación en el sistema nervioso y la retina del ojo causa el mayor daño.[6]

Más pequeños que los lisosomas, los organelos esféricos fijados a la membrana llamados *peroxisomas* contienen una enzima especial que degrada los peróxidos (p. ej., peróxido de hidrógeno) en el control de los radicales libres.[6] En las células hepáticas, las enzimas peroxisómicas participan en la formación de los ácidos biliares.[5]

Proteasomas

Tres mecanismos celulares importantes participan en el desdoblamiento de las proteínas o **proteólisis**,[5] uno de ellos mediante la ya mencionada **degradación** endosómica lisosómica. El segundo mecanismo es la **ruta de la caspasa**, que participa en la muerte celular apoptótica. El tercer método de proteólisis ocurre dentro de un organelo llamado *proteasoma*. Los proteasomas son pequeños organelos formados por complejos de proteínas en el citoplasma y el núcleo. Estos organelos reconocen proteínas mal formadas y mal plegadas que han sido elegidas como diana para la degradación.

Mitocondrias

Las mitocondrias son las "plantas de energía" de la célula, pues cuentan con enzimas que pueden convertir los nutrientes que contienen carbono en energía que las células pueden utilizar fácilmente. Este proceso de varias etapas a menudo se denomina *respiración celular* porque requiere oxígeno.[1] Las células almacenan la mayor parte de esta energía como enlaces fosfato de alta energía en sustancias como el trifosfato de adenosina (ATP, *adenosine triphosphate*), y utilizan este último como energía en diversas actividades celulares. Las mitocondrias se encuentran cerca del sitio de uso de energía en la célula (p. ej., cerca de las **miofibrillas** en las células musculares). Un gran aumento de mitocondrias se observa en el músculo esquelético estimulado repetidamente para contraerse.

Las mitocondrias contienen su propio ADN y ribosomas, y son autorreplicantes. El ADN mitocondrial (ADNmt) se hereda de la madre y se cree que está relacionado con ciertas enfermedades y el envejecimiento. El *ADNmt* es una molécula circular bicatenaria que contiene las instrucciones para fabricar 13 de las proteínas necesarias para la función mitocondrial. El ADN del núcleo contiene las instrucciones para las proteínas estructurales de las mitocondrias y otras proteínas necesarias para la respiración celular.[5,7]

La mayoría de las células en el cuerpo pueden verse afectadas por las mutaciones del ADN mitocondrial.[5]

Las mitocondrias también funcionan como reguladores clave de la apoptosis o muerte celular programada. En el cáncer hay muy poca apoptosis, mientras que en enfermedades neurodegenerativas hay demasiada apoptosis.

Citoesqueleto

Además de sus organelos, el *citoplasma* contiene un citoesqueleto, o esqueleto de la célula. El citoesqueleto es una red de microtúbulos, microfilamentos, filamentos intermedios y filamentos gruesos (fig. 2-4).[5] El citoesqueleto controla la forma y el movimiento de las células.

Microtúbulos

Los microtúbulos se forman a partir de subunidades de proteínas llamadas *tubulina*. Los microtúbulos son estructuras largas, rígidas y huecas con forma de cilindros.[7] Los microtúbulos pueden desmontarse rápidamente en una ubicación y volver a ensamblarse en otra. Este reensamblado constante forma elementos del citoesqueleto al acortar y alargar continuamente los **dímeros** de tubulina, un proceso conocido como inestabilidad dinámica.[6]

Los microtúbulos contribuyen al desarrollo y mantenimiento de la formación celular. Los microtúbulos participan en los mecanismos de transporte dentro de las células, incluido el transporte de materiales en los axones largos de las neuronas y la melanina en las células de la piel. Los microtúbulos también son parte de otras estructuras celulares, por ejemplo, **cilios**[7] y flagelos (fig. 2-5).

Otra función importante de los microtúbulos es participar en la **mitosis** (división celular). Algunos medicamentos contra el cáncer (p. ej., vinblastina y vincristina) se unen a los microtúbulos e inhiben la división celular.[8]

Cilios y flagelos

Los **flagelos** y los **cilios** son extensiones celulares rellenas de microtúbulos rodeadas por una membrana que es continua con la membrana celular. Las células flageladas eucariotas generalmente se clasifican como con un solo flagelo, mientras que las células ciliadas suelen tener una gran cantidad de cilios.[7] En los humanos, las células espermáticas son el único tipo de célula con flagelos. Los cilios se encuentran en superficies de muchos revestimientos epiteliales, incluidos los senos nasales y los bronquios en el aparato respiratorio superior. El daño a los cilios o células ciliadas causa tos, que entonces se utiliza para ayudar a eliminar estas sustancias de las vías respiratorias.

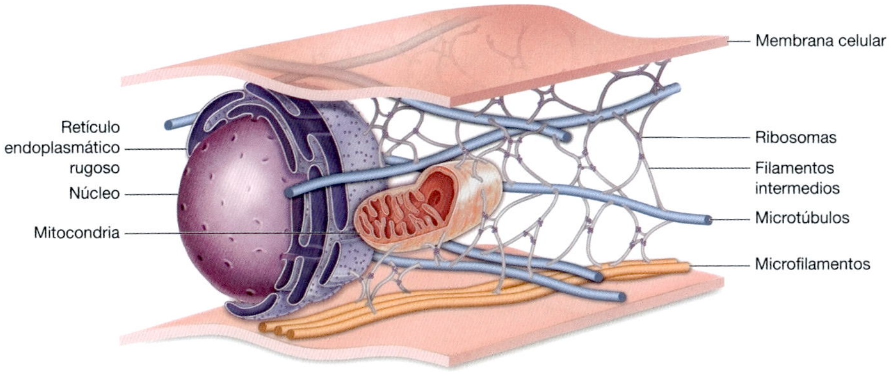

FIGURA 2-4. Citoesqueleto. El citoesqueleto está hecho de microfilamentos, microtúbulos y filamentos intermedios. Reimpreso con autorización de: Wingerd B. (2014). *The human body* (3rd ed., Fig. 3-10, p. 55). Philadelphia, PA: Wolters Kluwer.

Los defectos genéticos pueden conducir a un ensamblaje incorrecto de los cilios.[7] Por ejemplo, la discinesia ciliar primaria (DCP), también llamada ***síndrome de los cilios inmóviles***, causa problemas en los cilios de las vías respiratorias, por lo que las bacterias inhaladas no se pueden eliminar, lo que produce una enfermedad pulmonar crónica llamada ***bronquiectasia***. Los defectos genéticos también pueden provocar problemas de fertilidad al afectar los cilios en las trompas uterinas o los flagelos en los espermatozoides.[7,9] Una afección llamada ***enfermedad de riñón poliquístico*** está relacionada con un defecto genético en los cilios de las células tubulares renales.

Microfilamentos

Los microfilamentos son estructuras citoplasmáticas delgadas con forma de hilo. Hay tres clases de microfilamentos:

1. Microfilamentos delgados, que son similares a los filamentos delgados de actina en el músculo.
2. Filamentos intermedios, que son un grupo de filamentos con diámetros entre los filamentos gruesos y delgados.
3. Filamentos gruesos de miosina, que se encuentran en las células musculares, pero también pueden existir temporalmente en otras células.[5]

La contracción muscular depende de la interacción entre los filamentos de actina delgada y los filamentos de miosina gruesa. Los microfilamentos también están presentes en las microvellosidades intestinales. Los filamentos intermedios ayudan al soporte y mantenimiento de la forma de las células.[5] La maraña neurofibrilar que se observa en el cerebro en la enfermedad de Alzheimer está formada por proteínas asociadas con microtúbulos agregados y origina citoesqueletos anómalos en las neuronas.

Membrana celular (plasmática)

La célula está rodeada por una membrana delgada que separa el contenido intracelular del ambiente extracelular, lo que difiere de una pared celular. Las paredes celulares agregan estructura y fuerza. Las células humanas no tienen paredes celulares debido al desarrollo de tejidos, órganos y sistemas de órganos, que deben tener la capacidad de comunicarse.

La membrana celular es una de las partes más importantes de la célula. Actúa como una estructura **semipermeable** que ayuda a determinar lo que puede entrar y salir de las células. La membrana celular contiene receptores para hormonas, neurotransmisores y otras señales químicas, así como transportadores, que permiten que los iones crucen la membrana durante la señalización eléctrica en las células (como con las neuronas y las células musculares). También ayuda a regular el crecimiento y la división celular.

La membrana celular es una estructura dinámica y fluida formada por lípidos, hidratos de carbono y proteínas organizados (fig. 2-6). La parte principal de la membrana es la bicapa lipídica, compuesta sobre todo por fosfolípidos, con glucolípidos y colesterol.[7] Esta bicapa lipídica es una barrera impermeable para todas las sustancias, excepto las liposolubles.

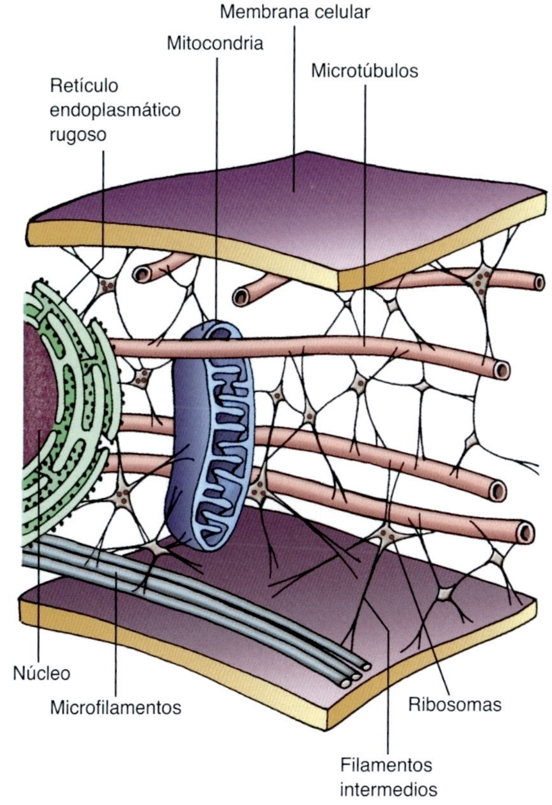

FIGURA 2-5. Microtúbulos y microfilamentos de la célula. Los microfilamentos están relacionados con la superficie interna de la célula y ayudan en la motilidad celular. Los microtúbulos forman el citoesqueleto y mantienen la posición de los organelos.

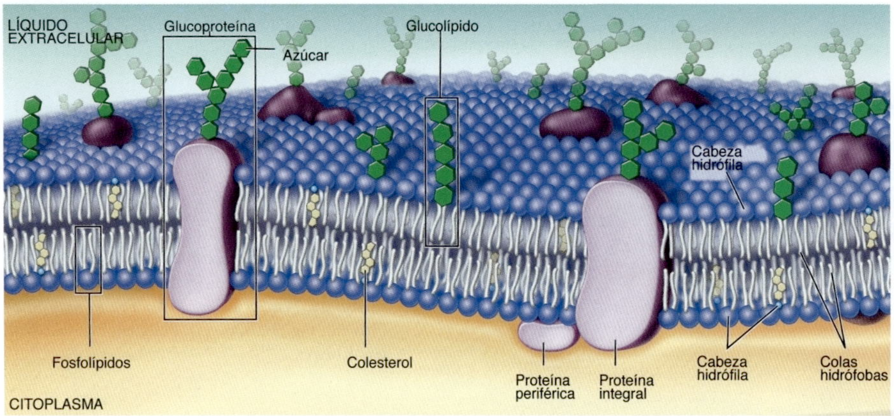

FIGURA 2-6. Estructura de la membrana celular en la que se muestran las cabezas hidrófilas (polares) y las colas hidrófobas (ácidos grasos). Tomado de: McConnell T. H., Hull K. L. (2011). *Human form, human function: Essentials of anatomy & physiology* (p. 67). Philadelphia, PA: Lippincott Williams & Wilkins.

Las moléculas de fosfolípidos están dispuestas de manera que sus cabezas **hidrófilas** miran hacia afuera en cada lado de la membrana, donde hay un líquido acuoso extracelular o intracelular, y sus colas **hidrófobas** se proyectan hacia el centro de la membrana.

Aunque la doble capa de lípidos constituye la estructura básica de la membrana celular, las proteínas llevan a cabo la mayor parte de las funciones específicas. La manera en la que las proteínas se relacionan con la membrana celular a menudo determina su función. Las **proteínas integrales**, también denominadas proteínas transmembrana, cruzan toda la bicapa lipídica y actúan en ambos lados de la membrana o transportan moléculas a través de ella. Muchas proteínas transmembrana forman canales iónicos y son selectivas para las sustancias que se mueven a través de ellas. Las mutaciones en las proteínas del canal, con frecuencia llamadas **canalopatías**, pueden causar alteraciones genéticas.[10] Por ejemplo, en la fibrosis quística el defecto primario reside en un canal anómalo del cloruro, que produce un aumento en la reabsorción de sodio y agua que da como resultado secreciones espesas que ocluyen las vías respiratorias. Los canales de agua o poros llamados *acuaporinas* también son proteínas transmembrana en la membrana celular. Los cambios en el transporte de agua a través de las acuaporinas pueden causar enfermedades, incluida la diabetes insípida. Los portadores son otro tipo de proteína transmembrana que permite que las sustancias crucen las membranas. Los transportadores de glucosa son ejemplos de portadores, y los cambios en el movimiento de la glucosa a través de estos canales están implicados en la diabetes mellitus.[8]

Las **proteínas periféricas** se encuentran unidas temporalmente a un lado o al otro de la membrana, y no pasan a la bicapa lipídica. Estas proteínas tienen funciones relacionadas con el lado interno o externo de la membrana donde se encuentran. Varias proteínas periféricas son receptores de señales químicas o están involucradas en los sistemas de señalización intracelular.

RESUMEN

La célula es una estructura autónoma que funciona de una manera muy similar a la del organismo en su totalidad. En la mayoría de las células, un solo núcleo controla el funcionamiento celular. Este contiene ADN, el cual proporciona la información necesaria para la síntesis de las diversas proteínas que la célula debe producir para mantenerse con vida y para transmitir la información de una generación a otra. El núcleo también es el sitio de la síntesis de los tres tipos de ARN (ARNm, ARNr y ARNt) que se mueven al citoplasma y llevan a cabo la síntesis de proteínas.

El citoplasma contiene los organelos de la célula y el citoesqueleto. Los ribosomas sirven como sitios de síntesis de proteínas en la célula. El RE transporta sustancias de un sitio a otro de la célula y realiza la síntesis de proteínas (RE rugoso), hidratos de carbono y lípidos (RE liso). Los cuerpos de Golgi modifican los materiales sintetizados en el RE y los empacan en gránulos secretores para su transporte dentro de la célula o para su exportación desde la célula. Los lisosomas, los cuales se consideran como el aparato digestivo de la célula, contienen enzimas que digieren porciones celulares desgastadas y materiales extraños. El proteasoma digiere las proteínas malformadas y mal dobladas. Las mitocondrias sirven como plantas de energía para la célula porque transforman la energía de los alimentos en ATP para obtener la energía para las actividades celulares. Las mitocondrias contienen su propio ADN, importante en la síntesis de ARN mitocondrial, y proteínas que se utilizan en el metabolismo oxidativo. Aparte de sus organelos, el citoplasma contiene una red de microtúbulos, microfilamentos, filamentos intermedios y filamentos gruesos. Los microtúbulos ayudan a dar forma a la célula, proporcionan un medio para mover los organelos dentro del citoplasma y efectuar el movimiento de los cilios y los cromosomas durante la división celular. Los microfilamentos de actina y los filamentos delgados de miosina participan en la contracción muscular.

La membrana celular es una doble capa de lípidos que rodea a la célula y la separa del ambiente externo que la rodea. Aunque la doble capa de lípidos proporciona la estructura básica de la membrana celular, las proteínas realizan la mayor parte de las funciones específicas. Las proteínas periféricas a menudo funcionan como sitios receptores para las moléculas de señalización, mientras que las proteínas transmembrana frecuentemente funcionan como transportadores de iones y otras sustancias.

Integración de la función y replicación celular

Comunicación celular

Las células de los organismos multicelulares necesitan comunicarse entre sí para coordinar su función y controlar su crecimiento. El cuerpo humano tiene varias formas de enviar información entre las células, incluidas la comunicación directa entre las células vecinas a través de las uniones, la señalización autocrina y **paracrina**, y la señalización endocrina o sináptica.[7]

- La señalización **autocrina** ocurre cuando una célula libera un químico en el líquido extracelular que afecta su propia actividad (fig. 2-7).
- La señalización paracrina actúa principalmente en las células cercanas.
- La señalización endocrina se basa en las hormonas transportadas en el torrente sanguíneo a las células de todo el cuerpo.
- La señalización sináptica tiene lugar en el sistema nervioso, donde los neurotransmisores se liberan de las neuronas para actuar solo en las células adyacentes en la **sinapsis**.

PUNTOS CLAVE

Comunicación celular

- Las células se comunican entre sí y con el ambiente interno y externo mediante varios mecanismos, incluidos sistemas de señalización eléctrica y química que controlan los potenciales eléctricos, la función general de una célula, así como la actividad de los genes necesaria para la división celular y la replicación celular.
- Los mensajeros químicos se fijan a las proteínas de la membrana celular o receptores en un proceso denominado ***señal de transducción***.
- Las células regulan sus respuestas a los mensajeros químicos mediante el aumento o disminución del número de receptores.

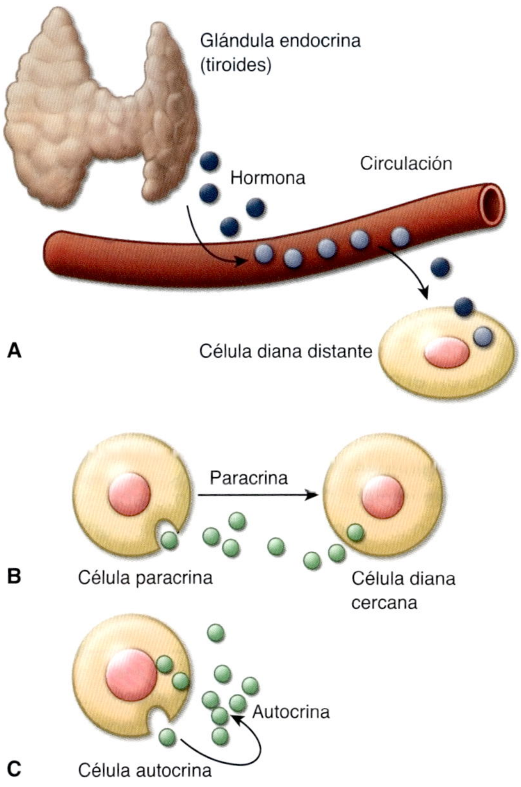

FIGURA 2-7. Ejemplos de secreciones endocrina (**A**), paracrina (**B**) y autocrina (**C**).

Receptores celulares

Los sistemas de señalización incluyen receptores que se hallan en la membrana celular (receptores de la superficie celular) o dentro de las células (receptores intracelulares). Los receptores se activan mediante una variedad de señales químicas extracelulares o primeros mensajeros, incluidos neurotransmisores, hormonas, factores de crecimiento y otros mensajeros químicos. Los receptores son proteínas y los químicos que se unen a ellos se denominan *ligandos*.

Los sistemas de señalización también incluyen transductores y efectores que están implicados en cambiar la señal en una respuesta. La ruta puede incluir moléculas intracelulares adicionales llamadas *segundos mensajeros*.[7] Numerosas moléculas involucradas en la transducción de señales son proteínas, porque estas pueden cambiar su forma o conformación, modificando su función y consecuentemente las funciones de la célula. A menudo, durante la transducción de señales, las enzimas llamadas proteínas cinasas catalizan la adición de un fosfato a las proteínas para cambiar su estructura y función.[7]

Receptores de la superficie celular

Cada tipo de célula en el cuerpo contiene un conjunto único de receptores de superficie que le permiten responder de una manera específica a una serie de moléculas de señalización. Estas proteínas pueden aumentar o disminuir en número según las necesidades de la célula. Cuando existe un exceso de mensajeros químicos, el número de receptores activos disminuye en un proceso denominado *regulación por decremento*;

cuando existe una deficiencia de mensajeros, el número de receptores activos aumenta a través de una regulación por incremento. Las tres clases de proteínas receptoras de la superficie celular se encuentran unidas a proteínas G, canales iónicos y enzimas.[5]

Receptores enlazados a la proteína G

Con más de mil miembros, los receptores ligados a la proteína G son la familia más grande de receptores de superficie celular.[5] Estos receptores se basan en la actividad de las proteínas reguladoras intracelulares unidas a la membrana para convertir señales externas (primeros mensajeros) en señales internas (segundos mensajeros). Debido a que estas proteínas reguladoras se unen al difosfato de guanina (GDP, *guanine diphosphate*) y al trifosfato de guanina (GTP, *guanine triphosphate*), se denominan *proteínas G*. Los receptores ligados a la proteína G participan en las respuestas celulares para numerosos tipos de primeros mensajeros.[5]

Aunque hay diferencias entre los receptores ligados a la proteína G, todos comparten una serie de características.[7] Todos tienen una parte de receptor extracelular que se une a la señal química (primer mensajero) y experimentan cambios de forma cuando el receptor se une a la señal; este cambio activa la proteína G intracelular. Las proteínas G utilizan un ciclo de GTPasa, que funciona como un interruptor molecular. En su estado activo (encendido), la proteína G se une a GTP, y en su estado inactivo (apagado), se fija a GDP.[5]

Cuando la GTP está unida, la proteína G está activa. La proteína G activada tiene actividad GTPasa, que cambia la GTP unida (con tres grupos fosfato) a GDP (con dos grupos fosfato), y la proteína G cambia a su estado inactivo. La activación del receptor hace que la subunidad α se separe del receptor y de las subunidades β y γ, y envíe la señal del primer mensajero a su proteína efectora.

A menudo, el efector es una enzima que convierte una molécula precursora inactiva en un segundo mensajero, que se difunde en el citoplasma y lleva la señal más allá de la membrana celular. Un segundo mensajero habitual es el monofosfato de adenosina cíclico (cAMP, *cyclic adenosine monophosphate)*. Es activado por la enzima adenilil-ciclasa, que genera cAMP al transferir grupos fosfato de ATP a otras proteínas.[1] Esta transferencia cambia la forma y la función de estas proteínas. Estos cambios producen eventualmente la respuesta celular al primer mensajero, ya sea una secreción, una contracción o relajación muscular, un cambio en el metabolismo o la apertura de los canales iónicos.

Receptores ligados a enzimas

Al igual que los receptores unidos a proteínas G, los receptores unidos a enzimas son proteínas transmembrana con su sitio de unión al ligando en la superficie externa de la membrana celular.[5] En lugar de tener una parte intracelular que se asocia con una proteína G, su parte intracelular tiene actividad enzimática o se une directamente con una enzima.

Existen varias clases de receptores ligados a enzimas, incluidos aquellos que activan o tienen actividad de tirosina cinasa. Los receptores ligados a enzimas estimulan respuestas celulares como la entrada de calcio en las células, un mayor intercambio de sodio y potasio a través de la membrana celular y la estimulación de la entrada de glucosa y aminoácidos en las células. La insulina, por ejemplo, actúa uniéndose a un receptor de superficie con actividad tirosina cinasa. Las cascadas de señalización intracelular estimuladas por la activación de los receptores de tirosina cinasa también están implicadas en la función de los factores de crecimiento.

Todos los factores de crecimiento funcionan al unirse a receptores específicos que envían señales a las células diana. Estas señales tienen dos efectos generales: 1) estimulan la síntesis de proteínas de muchos genes que se encontraban silenciosos en las células en reposo, y 2) estimulan las células a fin de que entren en el ciclo para la división celular.

Receptores ligados a los canales de iones

Los receptores ligados al canal iónico están involucrados en la señalización rápida entre las células que se estimulan con electricidad, como las neuronas y las células musculares.[5] Ya que los iones tienen carga, cuando se mueven a través de la membrana, cambian las cargas locales o los voltajes, y se presenta una señal eléctrica en las células. Muchos neurotransmisores estimulan este tipo de señalización abriendo o cerrando los canales iónicos en la membrana celular.

Receptores intracelulares

Algunas señales, como la hormona tiroidea y las hormonas esteroideas, no se unen a los receptores de la superficie celular, sino que se mueven a través de la membrana celular y se unen a los receptores intracelulares, e influyen en la actividad del ADN. Muchas de estas hormonas se unen a un receptor citoplasmático y el complejo receptor-hormona ingresa en el núcleo. En el núcleo, el complejo receptor-hormona se une al ADN para cambiar la síntesis de proteínas.[1]

Ciclo celular y división celular

El ciclo de vida de una célula se llama *ciclo celular*. Por lo general, se divide en cinco fases (fig. 2-8):

1. La fase G_0 es cuando la célula puede abandonar el ciclo celular y permanecer en un estado de inactividad o volver a ingresar al ciclo celular en otro momento.
2. La fase G_1 es cuando la célula comienza a prepararse para la mitosis aumentando las proteínas, los organelos y los elementos del citoesqueleto.
3. La fase S es la fase de síntesis, cuando se produce la síntesis o replicación del ADN y los centríolos comienzan a replicarse.
4. La fase G_2 es la fase premitótica, similar a G_1 en términos de actividad de ARN y síntesis de proteínas.
5. La fase M ocurre cuando se produce la mitosis celular.[7]

Los tejidos pueden estar constituidos principalmente por células en G0, pero la mayoría de los tejidos contienen una combinación de células que se mueven de forma continua a través del ciclo celular y otras que ocasionalmente entran en el ciclo celular. Las células que no se dividen, como las neuronas y las células musculares esqueléticas y cardíacas, han abandonado el ciclo celular y son incapaces de realizar una división mitótica en la vida posnatal.[7]

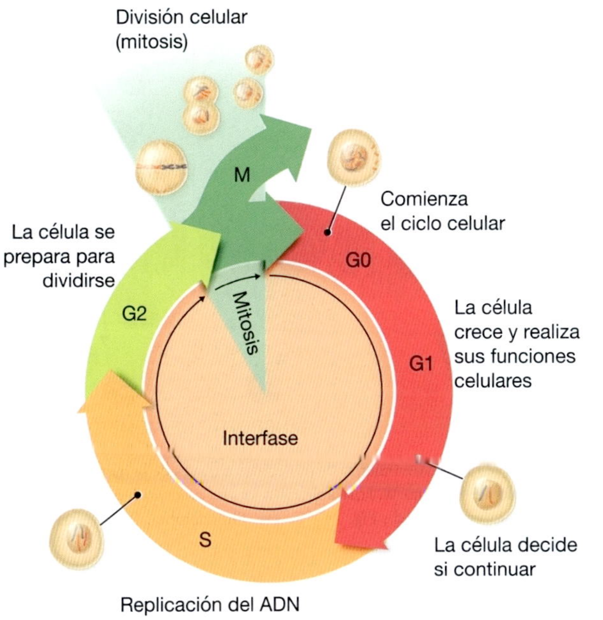

FIGURA 2-8. Ciclo celular. G_0, célula sin división; G1, célula en crecimiento; S, replicación del ADN; G_2, síntesis de proteínas; M, mitosis. Tomado de: Wingerd B. (2014). *The human body. Concepts of anatomy and physiology* (3rd ed.). Philadelphia, PA: Lippincott Williams & Wilkins.

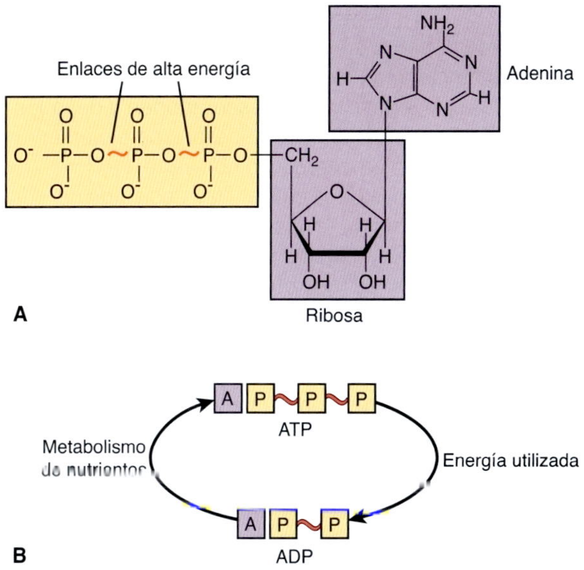

FIGURA 2-9. El trifosfato de adenosina (ATP) es la principal fuente de energía celular. **A.** Cada molécula de ATP tiene dos uniones de alta energía, cada una de las cuales contiene cerca de 12 kcal de energía potencial. **B.** Las uniones ATP de alta energía están en flujo constante. Son generadas por el metabolismo de sustratos (glucosa, aminoácidos o grasas) y se consumen conforme se gasta la energía. ADP, difosfato de adenosina.

Metabolismo celular y fuentes de energía

La *energía* es la capacidad para realizar un trabajo. Las células utilizan el oxígeno para transformar los nutrientes en la energía necesaria para la contracción muscular, el **transporte activo** de iones y otras moléculas a través de las membranas celulares y la síntesis de enzimas, hormonas y otras macromoléculas. El *metabolismo energético* se refiere a los procesos mediante los cuales las grasas, proteínas e hidratos de carbono que contienen calorías de los alimentos que ingerimos se convierten en energía o fuentes de energía en la célula. El **catabolismo** y el **anabolismo** son las dos fases del metabolismo. El catabolismo descompone los nutrientes y los tejidos corporales para producir energía. El anabolismo construye moléculas más complejas a partir de las más simples.

El portador especial de la energía celular es el ATP. Las moléculas de ATP son: adenosina, una base nitrogenada; ribosa, un azúcar de cinco carbonos; y tres grupos fosfato (fig. 2-9). Los grupos fosfato están unidos por dos enlaces de alta energía.[7] Cuando se escinde el ATP, se liberan grandes cantidades de energía para formar difosfato de adenosina (ADP, *adenosine diphosphate*), que contiene dos grupos fosfato. La energía libre proveniente de la hidrólisis del ATP se utiliza para impulsar reacciones que requieren de energía libre. La energía de los nutrientes se utiliza para cambiar de nuevo el ADP en ATP. Dado que la energía se puede "guardar o gastar" utilizando ATP, a menudo se le llama la *moneda energética* de la célula.

La transformación de energía ocurre dentro de la célula a través de dos tipos de vías de producción de energía:

- La ruta glucolítica **anaeróbica** (sin oxígeno) tiene lugar en el citoplasma.
- La ruta **aeróbica** (con oxígeno) tiene lugar en las mitocondrias.

RESUMEN

Las células se comunican entre sí mediante sistemas de mensajería química. En algunos tejidos, los mensajeros químicos se mueven de una célula a otra a través de uniones sin entrar en el líquido extracelular. Otros tipos de mensajeros químicos se unen a la superficie celular o a los receptores intracelulares. Las tres clases de proteínas receptoras de la superficie celular están unidas a proteínas G, canales iónicos y enzimas.[5] Los receptores unidos a proteínas G se basan en moléculas llamadas proteínas G que funcionan como un interruptor de encendido y apagado para convertir señales externas (primeros mensajeros) en señales internas (segundos mensajeros). La señalización vinculada al canal iónico abre o cierra los canales iónicos formados en la membrana celular. Los receptores ligados a enzimas activan las enzimas intracelulares. Los receptores intracelulares se unen al ADN para cambiar la síntesis de proteínas.

El ciclo de vida de una célula se denomina *ciclo celular*. Por lo general, se divide en cinco fases: G_0, o fase de reposo; G_1, durante la que la célula comienza a prepararse para la división; fase S o sintética, en la que se produce la replicación del ADN; G_2, que es la fase premitótica y es similar a G_1; y fase M, durante la cual se produce la división celular. La *división celular*, o *mitosis*, es el proceso durante el cual una célula madre se divide en dos células hijas, y cada una de ellas recibe un par idéntico de cromosomas.

El metabolismo es el proceso por el que los hidratos de carbono, las grasas y las proteínas de los alimentos que ingerimos se descomponen y después se transforman en la energía necesaria para ejercer la función celular. La energía se convierte a ATP, la moneda energética de la célula. Hay dos sitios de conversión de energía en las células: la vía glucolítica anaeróbica en el citoplasma y las vías aeróbicas en la mitocondria. La más eficiente de estas vías es el ciclo aeróbico del ácido cítrico y la cadena de transporte de electrones en las mitocondrias. Esta vía requiere oxígeno y genera dióxido de carbono y agua como productos finales. La vía glucolítica en el citoplasma implica la descomposición de la glucosa para formar ATP. Esta vía puede funcionar sin oxígeno al producir ácido láctico.

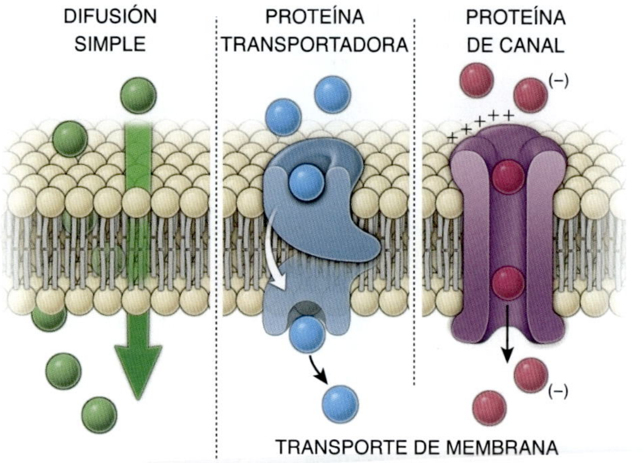

FIGURA 2-10. Movimiento de moléculas a través de la membrana plasmática. Tomado de: Pawlina W. *Histology: A text and atlas with correlated cell and molecular biology* (7th ed., Fig. 2-7, p. 31). Philadelphia, PA: Wolters Kluwer, con autorización.

Movimiento a través de la membrana celular y potenciales de membrana

La membrana celular sirve como una barrera que controla qué sustancias entran y salen de la célula. Esta barrera permite que las sustancias que son esenciales para la función celular ingresen en la célula mientras mantienen las sustancias dañinas en el exterior. La mayoría de las membranas celulares son semipermeables, lo que significa que algunas sustancias como el agua pueden cruzar la membrana (la membrana es **permeable** a estas sustancias), pero otras no (la membrana es *impermeable* a estas sustancias).

La membrana celular es responsable de las diferencias en la composición de los líquidos intracelulares y extracelulares. Por ejemplo, el líquido extracelular generalmente tiene concentraciones más altas de iones de sodio, calcio y cloruro en comparación con el líquido intracelular, y el líquido intracelular generalmente tiene concentraciones más altas de potasio en comparación con el líquido extracelular.

Movimiento de sustancias a través de la membrana celular

El movimiento a través de la membrana celular se produce esencialmente de tres maneras:

- Por **difusión** simple siguiendo el **gradiente** de concentración.
- Por proteínas transportadoras, que son responsables del transporte de un solo tipo de molécula y pueden estar involucradas en el transporte activo.
- Por proteínas de canal, que transfieren moléculas solubles en agua y sirven como filtro de selectividad de iones (fig. 2-10).

El transporte vesicular hace posible que la membrana celular permanezca intacta y al mismo tiempo permite que las moléculas pasen a través de ella. Este proceso se logra mediante la **endocitosis**, que lleva los materiales a la célula, y la **exocitosis**, que elimina sustancias de la célula (fig. 2-11). La membrana celular también puede envolver una partícula, formando una vesícula unida a la membrana; esta vesícula recubierta con membrana se mueve hacia el interior de la célula por endocitosis. Las sustancias también pueden salir de la célula cuando una vesícula unida a la membrana se fusiona con la membrana durante la exocitosis.[5]

Transporte pasivo

El **transporte pasivo** de sustancias a través de la membrana celular se ve afectado por gradientes químicos o eléctricos y no requiere gasto de energía. Una diferencia en el número de partículas en cada lado de la membrana crea un gradiente químico, y una diferencia en partículas cargadas o iones crea

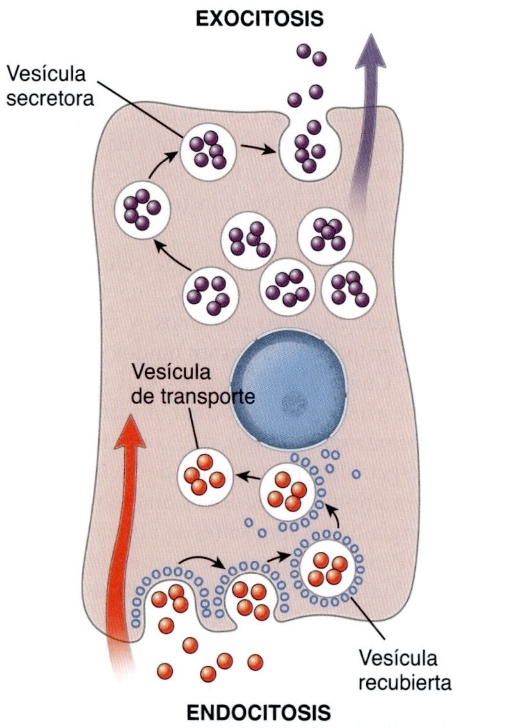

FIGURA 2-11. La endocitosis y la exocitosis son dos formas importantes de transporte vesicular. Tomado de: Pawlina W. *Histology: A text and atlas with correlated cell and molecular biology* (7th ed., Fig. 2-8, p. 32). Philadelphia, PA: Wolters Kluwer, con autorización.

un gradiente eléctrico. Los gradientes químicos y eléctricos a menudo se unen y se llaman *gradientes electroquímicos*.[1] Por ejemplo, el sodio cargado positivamente es más abundante fuera de la célula en comparación con el interior, y esto crea un gradiente químico (mayor concentración) y un gradiente eléctrico (mayor carga).

Difusión

La *difusión* es el proceso por el cual las sustancias se dispersan ampliamente y alcanzan una concentración uniforme debido a la energía de sus movimientos cinéticos espontáneos (fig. 2-12A). Las sustancias se mueven desde un área de mayor a un área de menor concentración. Un ejemplo de difusión es cuando las moléculas odorantes se mueven de una olla de sopa a la nariz cuando se prepara un alimento.[1] Las sustancias lipófilas (liposolubles), como el oxígeno, el dióxido de carbono, el alcohol y las hormonas esteroideas, pueden difundirse a través de la capa lipídica de la membrana celular. Las sustancias hidrófilas (hidrosolubles) no pueden pasar a través de los lípidos de la membrana; en su lugar, se difunden a través de pasajes llenos de agua en la membrana celular (p. ej., las proteínas integrales comentadas previamente, como canales iónicos, acuaporinas y transportadores).

Difusión facilitada

Como se describió anteriormente, algunas sustancias lipófilas de pequeño tamaño pueden pasar a través de los lípidos en las membranas celulares. Algunos compuestos, como la glucosa, no pueden pasar a través de la membrana celular porque no son lipófilos o son demasiado grandes. Estas sustancias necesitan ayuda para atravesar la membrana, y esta difusión es coadyuvada por proteínas de transporte.

Las sustancias se mueven desde áreas de mayor concentración hasta áreas de menor concentración, y esto no requiere aporte de energía (*véase* la fig. 2-12C). Por ejemplo, los iones de sodio pueden difundirse a través de los canales iónicos desde el exterior de las células, donde tienen una mayor concentración, hacia el interior de las células, donde presentan una menor concentración.

Las sustancias se pueden mover a través de los canales de proteínas (como los canales iónicos o las acuaporinas) o mediante los transportadores. Cuando las sustancias se mueven a través de proteínas transportadoras, se unen al transportador en la superficie externa de la membrana, se llevan a través de la membrana unidas al transportador y después se liberan en el interior de la célula.

La velocidad a la que una sustancia se mueve a través de la membrana depende de la diferencia de concentración entre sus dos lados. También son importantes la disponibilidad de proteínas de transporte y el tiempo que tarda la sustancia en atravesar la membrana. La insulina, que estimula el transporte de glucosa a las células, actúa aumentando el número de portadores de glucosa en las membranas celulares.

Ósmosis

El agua generalmente atraviesa las membranas a través de canales llamados acuaporinas hacia el gradiente de menor concentración de agua (*véase* la fig. 2-12B). Este proceso se llama *ósmosis* y es impulsado por la presión osmótica.[1]

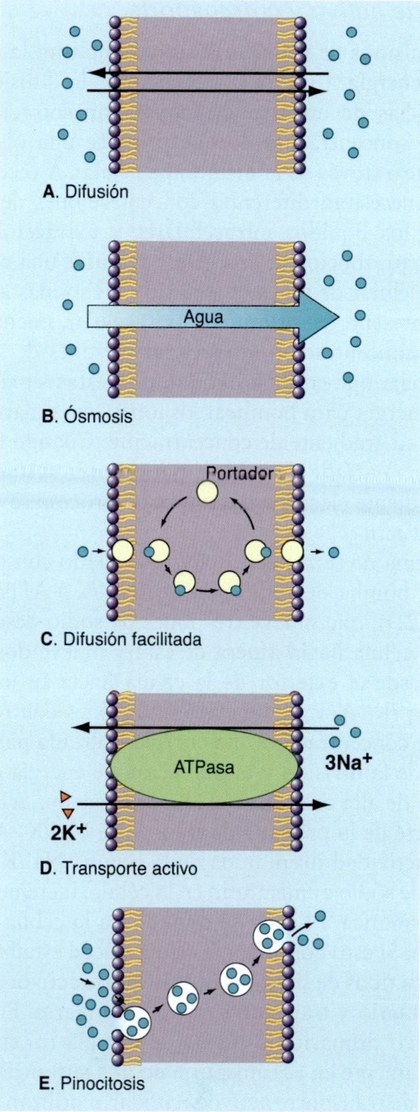

FIGURA 2-12. Mecanismos de transporte de membrana. **A.** En la difusión, las partículas se mueven de manera libre hasta estar distribuidas de forma equitativa a ambos lados de la membrana. **B.** En la ósmosis, las partículas osmóticamente activas regulan el flujo de agua. **C.** La difusión facilitada utiliza un sistema transportador. **D.** En el transporte activo, las moléculas seleccionadas se transportan a través de la membrana utilizando la bomba accionada por la energía (Na^+/K^+-ATPasa). **E.** En la pinocitosis, la membrana forma una vesícula que envuelve la partícula y la transporta a través de la membrana, donde se libera.

La ósmosis es regulada por la concentración de sustancias (además del agua) en ambos lados de una membrana que no pueden difundirse a través de esta (p. ej., si no hay canales de sodio abiertos, el sodio no puede difundirse a través de la membrana). Cuando hay una diferencia en la concentración de sustancias impermeables a través de una membrana, el agua puede moverse a través de acuaporinas desde el lado con la menor concentración de partículas hacia el lado con la mayor concentración (y, en efecto, moviéndose desde el lado con mayor concentración de agua al lado con menor concentración). El movimiento del agua continúa hasta que la concentración de sustancias en ambos lados de la membrana se diluye por igual, o hasta que la presión osmótica se opone al flujo de agua.

Transporte activo y cotransporte

Los mecanismos de transporte activo implican la entrada y el uso de energía. Como ya se mencionó, la difusión mueve las sustancias de un área de mayor concentración a una de menor concentración, lo que produce una distribución equivalente a través de la membrana celular. A veces, sin embargo, se necesitan diferentes concentraciones de una sustancia en los líquidos intracelulares y extracelulares. Por ejemplo, para funcionar, una célula requiere una concentración intracelular de iones de potasio mucho más alta que la que está presente en el líquido extracelular, mientras mantiene una concentración intracelular de iones de sodio mucho más baja que en dicho líquido. En estas situaciones, se requiere energía para bombear los iones "cuesta arriba" o en contra de su gradiente de concentración. Cuando las células utilizan una entrada de energía para mover sustancias contra un gradiente eléctrico o químico, el proceso se denomina *transporte activo*.[1,7]

El sistema de transporte activo estudiado con mayor detalle es la bomba de sodio-potasio (Na^+/K^+)-ATPasa (*véase* la fig. 2-12D), que mueve tres iones de sodio desde el interior de la célula hacia afuera de esta y mueve dos iones de potasio desde el exterior de la célula hacia su interior. La bomba Na^+/K^+-ATPasa mueve ambos iones contra sus gradientes de concentración.[7] La energía utilizada para hacerlo proviene de la división y la liberación de energía del enlace de fosfato de alta energía en ATP por la enzima ATPasa, que forma parte de la proteína de transporte Na^+/K^+-ATPasa. Si hay una actividad disminuida de la bomba Na^+/K^+-ATPasa, los iones de sodio aumentarán en la célula, incrementando la presión osmótica. El agua se difundirá a la célula causando hinchazón. Si esto continúa, la célula puede estallar y morir.

Hay dos tipos de sistemas de transporte activo: **transporte activo primario** y **transporte activo secundario**. En el transporte activo primario, la fuente de energía (p. ej., ATP) se usa directamente en el transporte de una sustancia. Los mecanismos de transporte activo secundario utilizan la energía del transporte de una sustancia para el **cotransporte** de una segunda sustancia. Por ejemplo, cuando los iones de sodio se difunden en las células, la energía de este movimiento se emplea para impulsar el transporte de una segunda sustancia contra su gradiente de concentración. De forma similar a la difusión asistida por proteínas, los mecanismos secundarios de transporte activo emplean proteínas de transporte de membrana. Los sistemas de transporte secundario se clasifican en dos grupos: sistemas de cotransporte o **simporte**, en los que las sustancias se transportan en la misma dirección, y sistemas de **contratransporte** o **antiporte**, en los que las sustancias se transportan en la dirección opuesta (fig. 2-13).[7] Un ejemplo de cotransporte se produce en el intestino, donde la absorción de glucosa y aminoácidos está relacionada con el transporte de sodio.

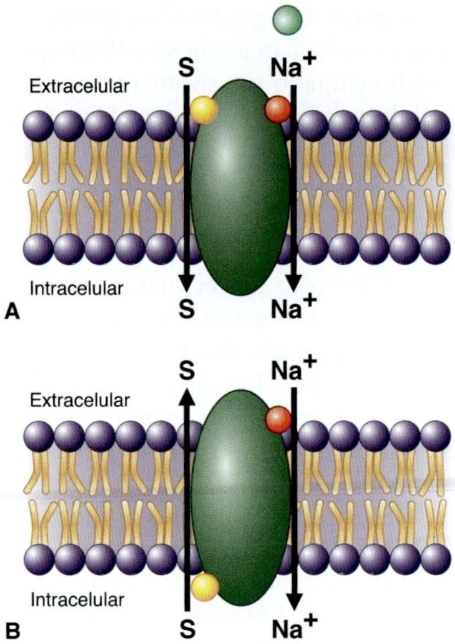

FIGURA 2-13. Sistemas de transporte activo secundario. **A.** El simporte o cotransporte lleva los solutos transportados (S) en la misma dirección que el ion sodio (Na^+). **B.** El antiporte o contratransporte lleva el soluto y el Na^+ en dirección opuesta.

Endocitosis y exocitosis

La endocitosis es el proceso por el cual las células rodean y absorben los materiales de su entorno. Las sustancias son envueltas por pequeñas vesículas rodeadas de membrana para su movimiento hacia el citoplasma. La endocitosis incluye la pinocitosis y la fagocitosis. La **pinocitosis** (bebida celular) implica la ingesta de pequeñas partículas sólidas o líquidas (como proteínas y soluciones de electrólitos; *véase* la fig. 2-12E).[5]

La fagocitosis (alimentación celular) consiste en incorporar y posteriormente matar o degradar microorganismos u otras partículas. Durante la fagocitosis, una partícula entra en contacto con la superficie celular y está rodeada por todos lados por la membrana celular, formando una *vesícula fagocítica o fagosoma*. El fagosoma se fusiona con un lisosoma y el material ingerido se descompone mediante enzimas lisosómicas. Ciertos leucocitos, como los macrófagos y los neutrófilos, utilizan la fagocitosis para eliminar los organismos invasores, las células dañadas y las partes extracelulares innecesarias.[5]

Algunas sustancias ingresan en las células mediante **endocitosis mediada por un receptor**, que requiere que las sustancias se unan a un receptor de la superficie celular para estimular la endocitosis.[5,7] Un ejemplo son las **lipoproteínas** de baja densidad (LDL, *low-density lipoproteins*), que transportan el colesterol desde el hígado a las células para su uso. Los problemas con estos receptores pueden evitar que las LDL entren en las células, lo que produce un aumento de LDL en los líquidos extracelulares (incluida la circulación sanguínea).

La exocitosis es el mecanismo para la secreción de sustancias intracelulares hacia los espacios extracelulares. Es el proceso inverso a la endocitosis en cuanto a que funde gránulos secretores en el lado interno de la membrana celular y crea una abertura. Esta abertura permite que el contenido del gránulo se libere hacia el espacio extracelular. La exocitosis es importante para eliminar detritos celulares y liberar sustancias, como hormonas peptídicas y neurotransmisores, sintetizadas y almacenadas en la célula.[5]

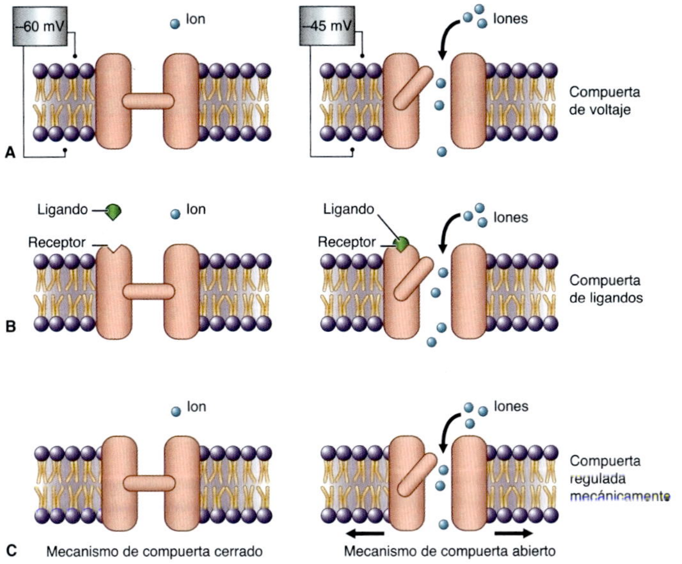

FIGURA 2-14. Canales iónicos cerrados que se abren en respuesta a un estímulo específico. **A.** Los canales controlados por voltaje se regulan mediante un cambio en el potencial de membrana. **B.** Los canales activados por ligando se controlan mediante la unión de un ligando a un receptor. **C.** Los canales bloqueados mecánicamente, que son modificados por estímulos mecánicos como el estiramiento, a menudo tienen enlaces que se conectan al citoesqueleto.

Canales de iones

La carga eléctrica de los iones pequeños, como el sodio y el potasio, dificulta que estos se muevan a través de la capa de lípidos de la membrana. Sin embargo, para muchos tipos de funciones celulares, como la actividad nerviosa, se requiere que estos iones se muevan con rapidez. Lo anterior se logra mediante la difusión facilitada a través de canales de iones selectivos.[7]

Los canales son proteínas que atraviesan la membrana celular con un centro acuoso para que los iones y otras sustancias hidrófilas puedan permanecer en contacto con la solución acuosa que llena el canal. Los canales que permanecen abiertos se llaman *canales de fuga*. Otros canales son de compuerta y algunos estímulos específicos hacen que estos experimenten cambios. Los canales de compuerta se pueden cerrar y estimular para que se abran, o se pueden abrir y estimular para que se cierren (fig. 2-14).[7]

Hay tres tipos principales de canales de compuerta presentes en las membranas celulares:

- **Canales regulados por voltaje**, que se abren o cierran con cambios en el potencial de membrana.
- **Canales regulados por ligando** o *canales regulados químicamente,* que se abren o cierran cuando los productos químicos se unen a los canales; estos canales también son receptores y los productos químicos que se unen a los receptores se llaman *ligandos* (p. ej., el neurotransmisor acetilcolina).
- **De compuerta regulados mecánicamente**, que se abren o se cierran en respuesta a estímulos mecánicos, tales como vibraciones, estiramiento del tejido, temperatura o presión (*véase* la fig. 2-14).[7]

Estas compuertas son las que abren o cierran los canales iónicos. Una vez que los canales están abiertos, los iones específicos pueden moverse a través de ellos. En el caso de los canales cerrados en las membranas celulares, la clave puede ser algún cambio de voltaje, la unión de ligandos o estímulos mecánicos. El resultado final de la apertura de estas compuertas es el movimiento de iones.

Potenciales de membrana

Como se mencionó anteriormente, las concentraciones de iones a menudo son diferentes en los dos lados de la membrana celular, y esto conduce a diferencias en la carga a ambos lados de la membrana. Estas diferencias crean potenciales eléctricos a través de las membranas celulares de la mayoría de las células del cuerpo denominados *potenciales de membrana*.[5]

En las células nerviosas o musculares, los cambios en el potencial de membrana son necesarios para llevar a cabo los impulsos nerviosos y la contracción muscular. En otros tipos de células, como las glandulares, los cambios en el potencial de membrana estimulan la secreción de la hormona y otras funciones (p. ej., la secreción de insulina de las células β en el páncreas).

Los potenciales eléctricos se miden en voltios (V) o milivoltios (mV; *véase* más abajo). Los potenciales eléctricos describen la capacidad de las cargas eléctricas separadas de polaridad contraria (+ y −) para realizar un trabajo. La diferencia de potencial es la diferencia entre las cargas separadas. Los términos *diferencia de potencial* y *voltaje* son sinónimos.[5]

El voltaje siempre se mide al comparar dos puntos en un sistema. Por ejemplo, el voltaje en una batería de automóvil (6 o 12 V) es la diferencia de potencial entre las dos terminales de la batería. Debido a que la cantidad total de carga que puede ser separada por una membrana celular es pequeña, las diferencias potenciales en las células son pequeñas y se miden en milivoltios (mV) o 1/1 000 de voltio (fig. 2-15).

Las diferencias de potenciales a través de la membrana celular pueden medirse insertando un electrodo muy fino en la célula y otro en el líquido extracelular que la rodea, y conectando los dos electrodos a un voltímetro. Si las células no son estimuladas y se encuentran en reposo, esta diferencia se denomina *potencial de membrana en reposo* (PMR). Se dice que la célula está polarizada en reposo porque los dos lados de la membrana tienen diferentes voltajes. En la mayoría de las células en reposo, los iones de sodio, calcio y cloruro son

COMPRENSIÓN → Potenciales de membrana

Los potenciales electroquímicos están presentes en todas las membranas de casi todas las células del cuerpo. Algunas, como las células nerviosas y musculares, son capaces de generar impulsos eléctricos que cambian con rapidez, y estos impulsos se utilizan para transmitir señales a lo largo de sus membranas. En otras células, como las glandulares, los potenciales de membrana se emplean para señalar la liberación de hormonas o activar otras funciones de la célula. La generación de potenciales de membrana recae en: **1)** la difusión de iones portadores de corriente, **2)** el desarrollo de un equilibrio electroquímico, **3)** el establecimiento de un PMR y **4)** el desencadenamiento de potenciales de acción.

1

Potenciales de difusión. Un potencial de difusión es una diferencia de potencial generada a través de una membrana cuando un ion portador de corriente, como el ion potasio (K^+), difunde según su gradiente de concentración. Se necesitan dos condiciones para que esto ocurra: 1) la membrana debe ser selectivamente permeable a un ion en particular y 2) la concentración del ion difusible debe ser mayor de un lado de la membrana que del otro.

La magnitud del potencial de difusión, medido en mV, depende del tamaño del gradiente de concentración. El signo (+ o −) o la polaridad del potencial depende del ion que difunde. Es negativo en el interior cuando un ion con carga positiva, por ejemplo el K^+, difunde del interior hacia el exterior de la membrana, portando con él su carga.

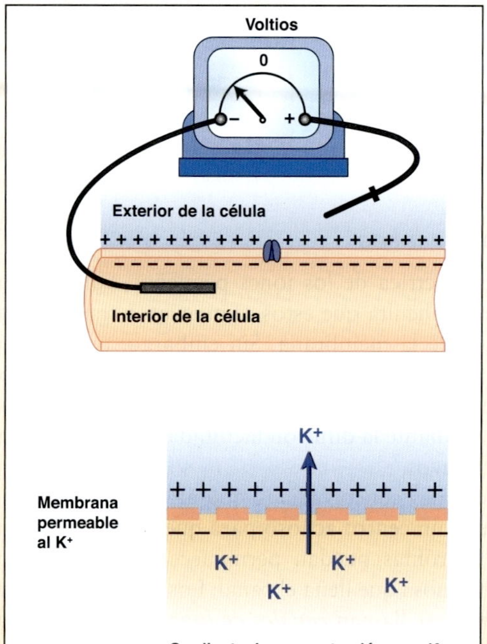

2

Potenciales de equilibrio. Un potencial de equilibrio es el potencial de membrana que se equilibra de forma exacta y se opone a la difusión neta de un ion hacia su gradiente de concentración. Conforme un catión difunde hacia su gradiente de concentración, lleva consigo su carga positiva a través de la membrana, con lo que genera una fuerza eléctrica que con el tiempo retardará y detendrá la difusión. Un equilibrio electroquímico es aquel en el cual las fuerzas químicas que impulsan la difusión y las fuerzas eléctricas que la repelen se equilibran con exactitud de manera que ya no ocurra más difusión. El potencial de equilibrio (FEM, fuerza electromotriz) se calcula mediante la inserción de las concentraciones iónicas dentro y fuera de la célula, en la ecuación de Nernst.

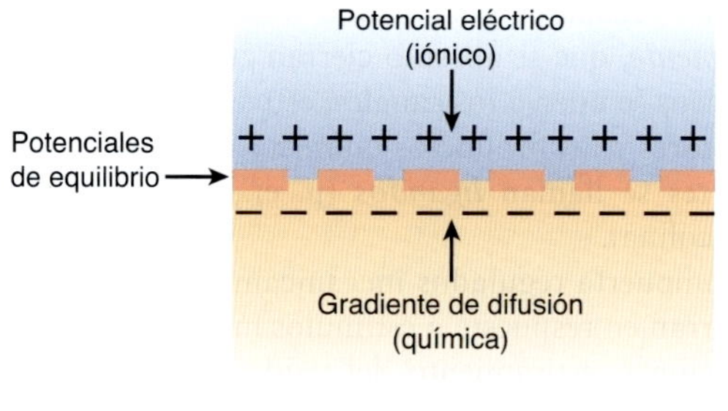

Ecuación de Nernst

$$\text{FEM (mV)} = -61 \times \log_{10} (\text{concentración de iones al interior/concentración de iones al exterior})$$

Ecuación de Nernst para calcular un potencial de equilibrio

La siguiente ecuación, conocida como la *ecuación de Nernst*, se puede emplear para calcular el potencial de equilibrio (FEM en mV de un ion univalente a una temperatura corporal de 37 °C).

2

FEM (mV) = −61 × $\log_{10}$ (concentración de iones en el interior/concentración de iones en el exterior)

Por ejemplo, si la concentración de un ion dentro de la membrana es de 100 mmol/L y la concentración fuera de la membrana es de 10 mmol/L, la FEM (mV) para ese ion sería −61 × $\log_{10}$ (100/10 [$\log_{10}$ de 10 es 1]). Por lo tanto, se necesitarían 61 mV de carga dentro de la membrana para equilibrar el potencial de difusión creado por la diferencia de concentración a través de la membrana para este ion.

La FEM para iones de potasio utilizando una concentración intracelular normal estimada de 140 mmol/L y una concentración extracelular normal de 4 mmol/L es −94 mV:

−94 mV = −61 × $\log_{10}$ (14 mmol al interior/4 mmol al exterior)

Este valor asume que la membrana es permeable solo al potasio. Este valor se aproxima al *PMR* de −70 a −90 mV para las fibras nerviosas medidas en estudios de laboratorio.

Cuando una membrana es permeable a varios iones diferentes, el potencial de difusión refleja la suma de los potenciales de equilibrio para cada uno de los iones.

3

Potencial de membrana en reposo. El PMR, necesario para la excitabilidad eléctrica, está presente cuando la célula no está transmitiendo impulsos. Debido a que la membrana en reposo es permeable al K^+, es en esencia un potencial de equilibrio de K^+. Esto se explica en términos de un alto gradiente de concentración de K^+ (p. ej., 140 mEq/L en el interior y 4 mEq/L en el exterior), lo que causa que el K+ con carga positiva difunda hacia fuera, dejando atrás a los aniones no difusibles, con carga negativa (A^-). Esto causa que la membrana se polarice, con cargas negativas alineadas a lo largo del interior y cargas positivas a lo largo del exterior. La bomba de membrana de Na^+/K^+, que saca tres Na^+ del interior al tiempo que regresa solo dos K^+ al interior, contribuye al mantenimiento del PMR.

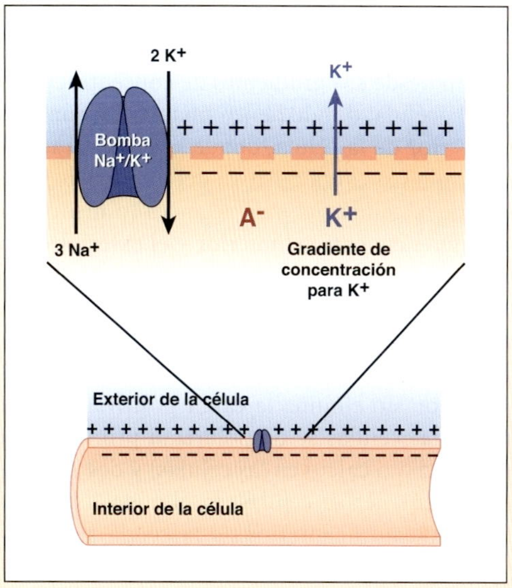

4

Potencial de acción. Los potenciales de acción implican cambios rápidos en el potencial de membrana. Cada potencial de acción inicia con un cambio repentino desde un PMR negativo a un potencial de umbral positivo, lo que causa la apertura de los canales de membrana para el Na^+ (u otros iones del potencial de acción). La apertura de los canales de Na^+ permite que grandes cantidades de iones Na^+ con carga positiva difundan hacia el interior de la célula, causando que el potencial de membrana sufra una despolarización o un cambio rápido a positivo en el interior y negativo en el exterior. Esto va seguido rápidamente del cierre de los canales de Na^+ y la apertura de los canales de K^+, lo cual conduce a la salida rápida de K^+ desde el interior de la célula, con lo que se reestablece el PMR.

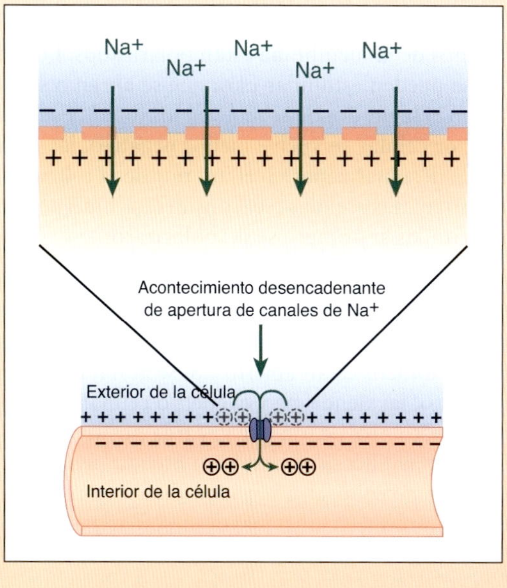

más abundantes fuera de la célula y el potasio es más abundante dentro de esta.

Si se estimula la apertura de los canales de sodio o calcio en las células en reposo, estos iones con carga positiva difundirán sus gradientes de concentración desde el exterior de la célula, donde tienen una mayor concentración, hasta el interior de la célula, donde tienen una menor concentración. Esto genera carga positiva en la célula, lo que hace que esta sea menos negativa (o más positiva). Ahora, la diferencia entre el interior y el exterior de la célula es menor, por lo que está menos polarizada. Esto se llama ***despolarización***.

Si se estimula la apertura de los canales de cloruro en las células en reposo, los iones cloruro cargados negativamente también se difundirán desde el exterior hacia el interior de la célula. Sin embargo, esto genera una carga negativa en la célula, lo que hace que sea más negativa (o menos positiva). Ahora, la diferencia entre el interior y el exterior de la célula es mayor, por lo que está más polarizada. Esto se llama *hiperpolarización*.

Si se estimula la apertura de los canales de potasio en las células en reposo, los iones de potasio cargados positivamente se difundirán desde sus gradientes de concentración desde el interior de la célula, donde tienen una mayor concentración, hacia el exterior de la célula, donde la concentración es menor. Esto elimina la carga positiva del interior de la célula, lo que hace que la célula sea más negativa (o menos positiva). Ahora la diferencia entre el interior y el exterior de la célula es mayor, por lo que está más polarizada. Esto también es hiperpolarización (al igual que con la difusión de cloruro, el interior de la célula es más negativo, pero el cloruro agrega una carga negativa al interior de la célula, mientras que la difusión de potasio elimina la carga positiva del interior de la célula). Si las células se despolarizan primero (p. ej., por difusión de sodio o calcio en las células) y después el potasio se difunde fuera de las células, la eliminación de la carga positiva de potasio al interior de la célula se denominaría *repolarización*.

Para resumir, en reposo, los iones específicos tienen concentraciones más altas en un lado de la membrana, lo que produce diferencias en la carga y los gradientes químicos en cada lado de la membrana. Esto establece el PMR, donde los dos lados de la membrana están polarizados. Los canales de iones se pueden estimular para que se abran o se cierren, cambiando el lugar donde se mueven los iones (y sus cargas). Si el interior celular se vuelve menos negativo, las células se consideran despolarizadas. Si el interior de la célula se torna más negativo, las células se consideran hiperpolarizadas (o repolarizadas si primero se despolarizaron).

Potenciales graduados

En las neuronas, las **dendritas** reciben señales que cambian qué canales iónicos están abiertos. Si se abren los canales de sodio o calcio, las dendritas y el cuerpo celular se despolarizan, ya que esto provocaría que la carga positiva se desplace hacia la célula. Ello se denomina *potencial graduado* porque se clasifica según la intensidad de la señal (las señales más fuertes producen una mayor despolarización). Si hay suficiente señal y despolarización, entonces se estimula un potencial de acción en el axón para que esta señal pueda pasar a la siguiente célula.

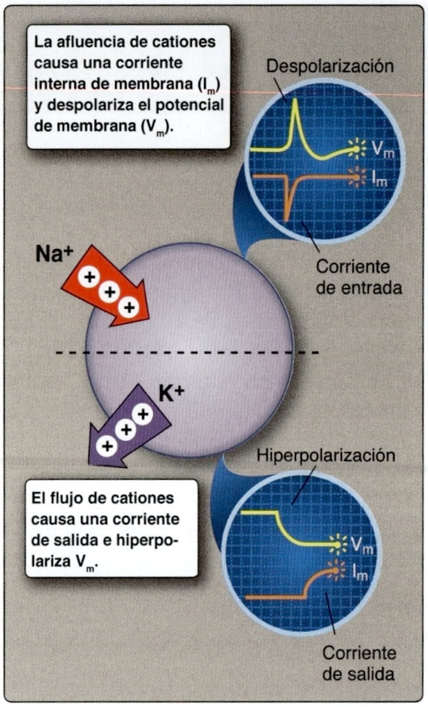

FIGURA 2-15. Cambios de potencial de membrana y corrientes iónicas. Tomado de: Preston R. R., Wilson T. (2013). *Lippincott Illustrated Reviews: Physiology* (Fig. 2-8, p. 20). Philadelphia, PA: Wolters Kluwer, con autorización.

Potencial de acción

En las neuronas, si un potencial graduado es lo suficientemente fuerte, entonces se genera un potencial de acción en el axón de la neurona. El movimiento de iones en potenciales graduados causa cambios en el voltaje, y esto estimula los canales de sodio dependientes de voltaje para abrirse en el axón. Los iones de sodio se difunden en el axón, haciendo que sea menos negativo, lo cual resulta en despolarización. Esto estimula la apertura de los canales de potasio dependientes de voltaje, y los iones de potasio provocan una carga positiva, que ocasiona repolarización. Esta secuencia continúa hasta que la señal alcanza el terminal del axón. Algunas neuronas en el sistema nervioso central (SNC) tienen uniones comunicantes con las neuronas diana, y los iones se difunden en la neurona diana para estimularla. En el terminal del axón, la despolarización del potencial de acción hace que se abran los canales de calcio. El calcio se difunde para estimular una cadena de reacciones que estimula la exocitosis del neurotransmisor.

RESUMEN

El movimiento de materiales a través de la membrana celular es esencial para la supervivencia de la célula. La *difusión* es un proceso con el que algunas sustancias como los iones se mueven de un área de mayor concentración a una de menor concentración. La *ósmosis* se refiere a la difusión de las moléculas de agua a través de una membrana semipermeable a favor de un gradiente de concentración, desde donde el agua está más concentrada (donde hay menos solutos) hasta donde su concentración es menor (donde hay más solutos). La difusión asistida por proteínas permite que pequeñas sustancias hidrófilas (polares), como los iones o la glucosa, crucen la membrana de la célula con la ayuda de una proteína de transporte que atraviesa la membrana (un canal o una proteína transportadora). Otro tipo de transporte, llamado *transporte activo*, requiere que la célula aporte energía para mover sustancias contra un gradiente de concentración, desde un área de menor concentración a una donde la concentración es mayor. Existen dos tipos de transporte activo, primario y secundario, que requieren proteínas portadoras. La bomba Na^+/K^+–ATPasa es el transportador activo más conocido. La endocitosis es un proceso con el que las células envuelven materiales del medio circundante. Las partículas pequeñas se ingieren mediante un proceso llamado *pinocitosis* y las partículas más grandes mediante *fagocitosis*. Algunas partículas requieren la unión con un ligando, y este proceso se llama *endocitosis mediada por receptor*. La exocitosis implica la eliminación de partículas grandes de la célula y es esencialmente lo contrario de la endocitosis.

Los canales iónicos son proteínas transmembrana integrales que abarcan el ancho de la membrana celular y están abiertos (canales de fuga) o se pueden cerrar y abrir (canales activados por ligando, voltaje y mecánicamente).

Los potenciales electroquímicos existen a través de las membranas de muchas células en el cuerpo porque hay concentraciones más altas de iones específicos a cada lado de la membrana celular. Por ejemplo, en la mayoría de las células en reposo, los iones de sodio, calcio y cloruro son más abundantes fuera de la célula y el potasio es más abundante dentro de la célula. Cuando la mayoría de las células están en reposo, hay más carga negativa dentro de la célula que en el exterior, y se dice que la célula está polarizada. Esto es el PMR, establecido por la diferencia en la carga eléctrica y los gradientes químicos. Cuando se estimulan las células, los canales iónicos pueden abrirse o cerrarse, cambiando la capacidad de difusión de los iones específicos. La difusión de iones que hace que el interior de la célula se vuelva más positiva causa la despolarización. La difusión de iones que hace que el interior de la célula se vuelva más negativo produce una hiperpolarización o repolarización si la célula se despolarizó por primera vez.

Tejidos corporales

Aunque todas las células comparten ciertas características, tienen estructuras y funciones especializadas de acuerdo con su localización en el cuerpo. Por ejemplo, las células musculares, cutáneas y nerviosas son estructuralmente distintas y realizan funciones muy diferentes. Los grupos de células que funcionan juntas se llaman *tejidos*. Existen cuatro categorías de tejidos:

1. Tejido epitelial
2. Tejido conjuntivo y de sostén
3. Tejido muscular
4. Tejido nervioso

Estos tejidos no existen en unidades aisladas, sino que se combinan con otros tejidos para formar los órganos del cuerpo. Esta sección ofrece una breve descripción general de las células en cada uno de estos cuatro tipos de tejido, las estructuras que mantienen unidas a estas células y la matriz extracelular en la que viven.

Diferenciación celular

Después de la concepción, el ovocito fertilizado experimenta una serie de divisiones celulares, lo que genera cerca de 200 tipos de células diferentes. La formación de diferentes tipos de células y su ubicación en distintos tipos de tejidos se denomina ***diferenciación celular***, un proceso controlado por un sistema que activa genes (para aumentar la transcripción) y los desactiva (para disminuir la transcripción).

Las células embrionarias deben diferenciarse (hacerse diferentes) para convertirse en todos los diversos tipos de células y sistemas de órganos. Las células deben seguir siendo diferentes después de que la señal que dio inicio a la **diferenciación** celular haya desaparecido. El proceso de diferenciación celular está controlado por la memoria celular, que se mantiene mediante proteínas en las células individuales de un tipo de célula particular. Esto significa que, después de que se ha producido la diferenciación, el tipo de tejido no vuelve a una etapa anterior de diferenciación.

Aunque la mayoría de las células se diferencian en tipos celulares especializados, muchos tejidos contienen algunas **células madre** parcialmente diferenciadas.[1] Estas células madre, que todavía son capaces de tener división celular, sirven como fuente de reserva de células especializadas a lo largo de la vida del organismo y posibilitan la regeneración en algunos tejidos.

PUNTOS CLAVE

Organización de las células en tejidos

- Las células se organizan en unidades funcionales más grandes llamadas *tejidos*. Los tejidos se asocian con otros tejidos para formar los diversos órganos del cuerpo.

Origen embrionario de los tipos de tejido

Los casi 200 tipos diferentes de células corporales se pueden clasificar en cuatro tejidos básicos o primarios: epitelial, conjuntivo, muscular y nervioso (tabla 2-1). Estos tipos de tejido básicos se describen con frecuencia por su origen embrionario. El embrión es una estructura tubular de tres capas (fig. 2-16):

1. La capa exterior del tubo se llama **ectodermo**.
2. La capa media del tubo se denomina **mesodermo**.
3. La capa interna del tubo se conoce como **endodermo**.

Todos los tejidos corporales adultos se desarrollan a partir de estas tres capas celulares. Los tejidos epiteliales se forman a partir de las tres capas embrionarias; el tejido conjuntivo y el tejido muscular se desarrollan principalmente a partir del mesodermo; y el tejido nervioso se forma a partir del ectodermo.

Tejido epitelial

El tejido epitelial cubre la superficie externa del cuerpo y reviste las cavidades internas cerradas (incluidos los vasos sanguíneos) y los tubos corporales que se conectan con el exterior del cuerpo (tubo digestivo, vías respiratorias y genitourinarias). El tejido epitelial también forma la porción secretora de las glándulas y sus conductos.

El tejido epitelial se desarrolla a partir de las tres capas embrionarias.[5]

La mayoría de los epitelios de la piel, la boca, la nariz y el ano se desarrollan a partir del ectodermo externo:

1. El revestimiento endotelial de los vasos sanguíneos se desarrolla a partir del mesodermo medio.
2. Los revestimientos de las vías del aparato respiratorio, el tubo digestivo y las glándulas del aparato digestivo se forman a partir del endodermo interno.
3. Muchos tipos de tejido epitelial conservan la capacidad de diferenciarse y atraviesan una rápida **proliferación** para reemplazar las células lesionadas.

Las células que forman el tejido epitelial tienen tres características generales:

- Tienen tres superficies distintas: una superficie libre o superficie apical, una superficie **lateral** (en los lados de las células) y una superficie **basal** (en la base del tejido).
- La superficie basal de las células epiteliales está unida a una membrana basal (debajo de las células epiteliales, como un sótano está debajo de una casa).
- Las células en los tejidos epiteliales están muy cerca de las células vecinas y se unen a ellas mediante moléculas de adhesión intercelular (fig. 2-17).[5]

El tejido epitelial es avascular (*a*, sin; *vascular*, se refiere a los vasos sanguíneos); por lo tanto, los tejidos epiteliales reciben oxígeno y nutrientes de los capilares del tejido conjuntivo en el que descansa el tejido epitelial (*véase* la fig. 2-17).

Para sobrevivir, el tejido epitelial debe mantenerse húmedo. Incluso el **epitelio** de la piel, que parece seco, se mantiene húmedo mediante una capa impermeable de células de la piel llamadas **queratinocitos**, que producen **queratina**, la cual evita la evaporación de la humedad de las células más profundas de la piel.

TABLA 2-1 Clasificación de los tipos de tejido

Tipo de tejido	Localización
Tejido epitelial	
Recubrimiento y revestimiento de superficies corporales	
Epitelio simple	
Plano	Revestimiento de los vasos sanguíneos, cavidades corporales, alvéolos de los pulmones
Cúbico	Túbulos colectores de los riñones; recubrimiento de los ovarios
Cilíndrico	Revestimiento del intestino y la vesícula biliar
Epitelio estratificado	
Plano queratinizado	Piel
Plano no queratinizado	Membranas mucosas de la boca, esófago y vagina
Cúbico	Conductos de las glándulas sudoríparas
Cilíndrico	Conductos grandes de las glándulas salivales y mamarias; también se encuentra en la conjuntiva
De transición	Vejiga, uréteres, pelvis renal
Seudoestratificado	Tráquea y vías respiratorias
Glandular	
Endocrino	Glándula hipofisaria, tiroidea, suprarrenal y otras
Exocrino	Glándulas sudoríparas y del tubo digestivo
Neuroepitelio	Mucosa olfativa, retina, lengua
Epitelio reproductivo	Túbulos seminíferos de los testículos; porción cortical de los ovarios
Tejido conjuntivo	
Tejido conjuntivo embrionario	
Mesenquimatoso	Mesodermo embrionario
Mucoso	Cordón umbilical (jalea de Wharton)
Tejido conjuntivo adulto	
Laxo o areolar	Áreas subcutáneas
Denso regular	Tendones y ligamentos
Denso irregular	Dermis de la piel
Adiposo	Cojinetes de grasa, capas subcutáneas
Reticular	Armazón de los órganos linfoides, médula ósea, hígado
Tejido conjuntivo especializado	
Hueso	Huesos largos, huesos planos
Cartílago	Anillos traqueales, oído externo, superficies articulares
Hematopoyético	Células sanguíneas, tejido mieloide (médula ósea)
Tejido muscular	
Esquelético	Músculos esqueléticos
Cardíaco	Músculos del corazón
Liso	Tubo digestivo, vasos sanguíneos, bronquios, vejiga y otros
Tejido nervioso	
Neuronas	Neuronas centrales y periféricas y fibras nerviosas
Células de soporte	Células de la neuroglía y ependimarias en el SNC; células de Schwann y satélite en el SNP

SNC, sistema nervioso central; SNP, sistema nervioso periférico.

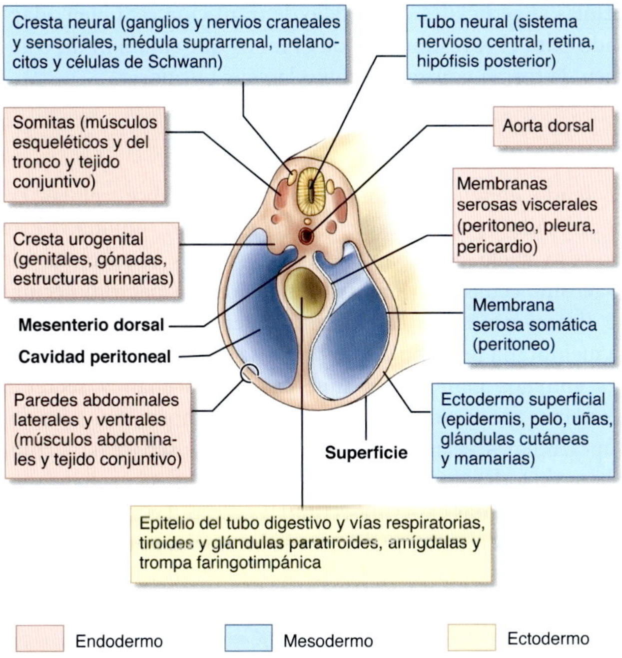

FIGURA 2-16. Sección transversal de embrión humano que ilustra el desarrollo de las estructuras somáticas y viscerales.

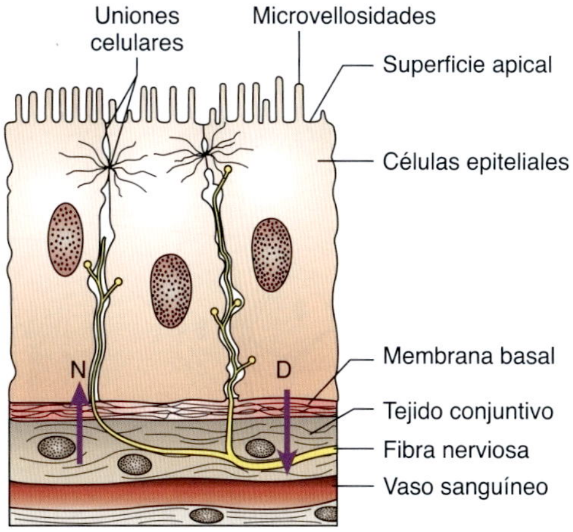

FIGURA 2-17. Distribución típica de las células epiteliales en relación con los tejidos subyacentes y el riego sanguíneo. El tejido epitelial no tiene riego sanguíneo propio, sino que depende de los vasos sanguíneos en el tejido conjuntivo subyacente para nutrirse (N) y eliminar los desechos (D).

Membrana basal

Debajo de todo tipo de tejido epitelial existe una matriz extracelular, denominada *membrana basal*. Una membrana basal consiste en la lámina basal y una capa reticular subyacente. Los términos **lámina basal** y membrana basal con frecuencia se utilizan de manera indistinta.[6]

Uniones celulares y adhesiones intercelulares

Las células del tejido epitelial están fuertemente unidas a través de uniones especializadas. Estas permiten que las células formen barreras al movimiento de agua, solutos y células de un compartimento corporal al siguiente. En los tejidos epiteliales se observan tres tipos básicos de uniones intercelulares (fig. 2-18):

1. **Uniones intercelulares herméticas o zona de oclusión (zónula de oclusión).** Se hallan solo en el tejido epitelial; sellan las membranas superficiales de las células adyacentes. Este tipo de unión intercelular evita que materiales como las macromoléculas en el contenido intestinal entren en el espacio intercelular.[5]
2. **Uniones adherentes o intermedias.** Representan los sitios de adhesión fuerte entre las células. El papel principal de estas uniones es evitar la separación de las células. Las uniones adherentes no están restringidas al tejido epitelial; también proporcionan adherencia entre las células musculares cardíacas adyacentes.
3. **Uniones intercelulares comunicantes (*nexus*).** Son estructuras de fuerte adherencia entre las membranas celulares adyacentes con la formación de canales que unen el citoplasma de las dos células (como un túnel entre las células). Las uniones comunicantes no se encuentran solo en el tejido epitelial, sino que desempeñan un papel esencial en muchos tipos de comunicación intercelular. Por ejemplo, las uniones comunicantes permiten que los iones se muevan entre las células como parte de las señales eléctricas (como ocurre entre las células en las capas de músculo liso o entre las células musculares cardíacas).[5,7]

Tipos de epitelio

Los tejidos epiteliales se clasifican según:

1. La forma de las células: plano (delgado y plano), cúbico (en forma de cubo) y cilíndrico (que se asemeja a una columna).
2. El número de capas que están presentes: simple, estratificado y **seudoestratificado** (fig. 2-19).[6]

Epitelio simple

El epitelio simple contiene una sola capa de células, y todas ellas reposan sobre la membrana basal. El epitelio simple plano (escamoso) está adaptado para la función de **filtración**. En la filtración, algunas sustancias pueden pasar, mientras que otras no.

- Este epitelio se encuentra en el recubrimiento de los vasos sanguíneos, los ganglios linfáticos y los alvéolos pulmonares.
- La capa simple de epitelio plano que reviste el corazón y los vasos sanguíneos se conoce como *endotelio*.
- Un tipo similar de capa forma las membranas serosas que revisten las cavidades pleural, pericárdica y peritoneal, y recubren los órganos de estas cavidades. Este tipo de capa se denomina *mesotelio*.
- El **epitelio simple cúbico** se encuentra en la superficie del ovario y la tiroides.
- El **epitelio cilíndrico simple** reviste el intestino.
- Una forma de epitelio cilíndrico simple tiene proyecciones semejantes a cabellos, denominados cilios, a menudo con células especializadas secretoras de moco, denominadas *células caliciformes*. Esta forma de epitelio cilíndrico simple se puede encontrar revistiendo las vías del aparato respiratorio.[5]

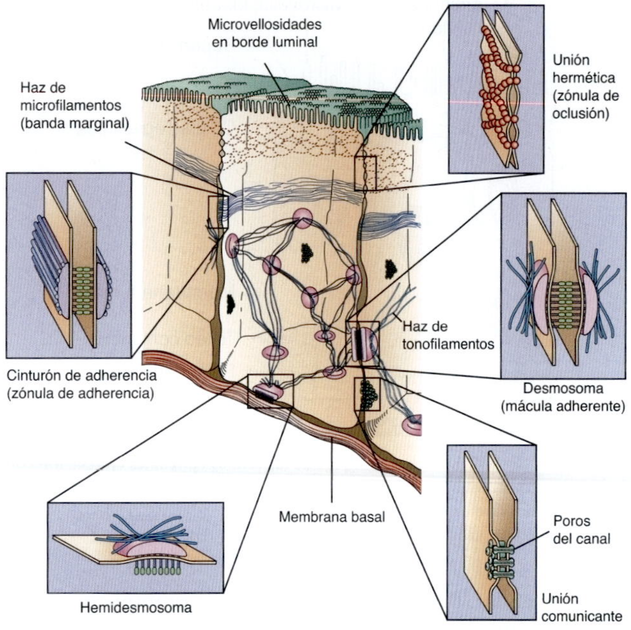

FIGURA 2-18. En el tejido epitelial se encuentran tres tipos de uniones intercelulares: la unión hermética (zónula de oclusión); la unión adherente, que incluye el cinturón de adhesión (zónula de adherencia), los desmosomas (mácula adherente) y los hemidesmosomas; y la unión comunicante.

El **epitelio estratificado** contiene más de una capa de células, y solo la capa más profunda yace sobre la membrana basal. Su diseño permite proteger la superficie corporal.

El **epitelio estratificado plano** queratinizado constituye la epidermis de la piel. La *queratina* es una proteína fibrosa y dura que se halla en las células más externas de la piel. Un epitelio estratificado plano queratinizado está hecho de muchas capas.

- Las capas más cercanas a los tejidos subyacentes son cúbicas o cilíndricas.
- Las células se tornan más irregulares y delgadas conforme se mueven más cerca de la superficie.
- Las células superficiales se llenan por completo de queratina y mueren, se descaman y las reemplazan las células más profundas.

En las superficies húmedas, como la boca y la lengua, se encuentra un epitelio estratificado plano no queratinizado. Los epitelios estratificados cúbico y cilíndrico se hallan en los conductos de las glándulas salivales y los conductos más grandes de las glándulas mamarias.[5] En los fumadores, las células epiteliales ciliadas cilíndricas normales de la tráquea y los bronquios a menudo se reemplazan con células epiteliales estratificadas planas que son capaces de soportar mejor los efectos irritantes del humo del cigarrillo.

El **epitelio seudoestratificado** es un tipo de epitelio en el que todas las células están en contacto con la matriz celular subyacente, aunque algunas no se extienden hasta la superficie. Un epitelio cilíndrico ciliado seudoestratificado con células caliciformes forma el revestimiento de la mayor parte de las vías respiratorias superiores. El **epitelio de transición** es un epitelio estratificado que se caracteriza por células que cambian de forma y se vuelven más delgadas cuando se estira el tejido. Este tejido se estira sin que se separen las células superficiales. El epitelio de transición está bien adaptado para el revestimiento de órganos que cambian de volumen de forma constante, como la vejiga urinaria.

Epitelio glandular

El tejido epitelial glandular está formado por células especializadas para producir una secreción líquida.[5] Este proceso suele acompañarse de la síntesis intracelular de macromoléculas. Lo habitual es que estas macromoléculas se almacenen en las células en pequeñas vesículas fijadas a la membrana denominadas *gránulos secretores*. Por ejemplo, los epitelios glandulares sintetizan, almacenan y secretan proteínas (p. ej., insulina), lípidos (p. ej., hormonas corticosuprarrenales, secreciones de las glándulas sebáceas) y complejos de hidratos de carbono y proteínas (p. ej., saliva).

Las **glándulas exocrinas**, como las glándulas sudoríparas y las glándulas mamarias durante la lactancia, usan conductos

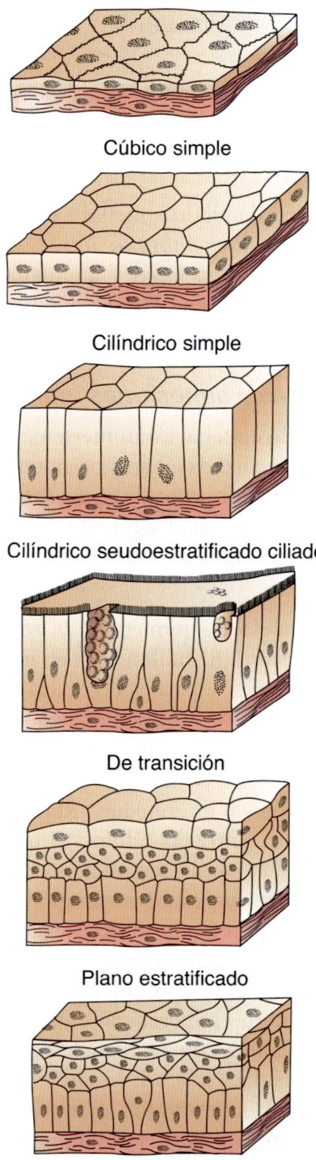

FIGURA 2-19. Diferentes tipos de tejidos epiteliales.

para secretar sustancias fuera del cuerpo o en cavidades corporales. Las **glándulas endocrinas** no usan conductos y secretan hormonas directamente en el torrente sanguíneo.

Tejido conjuntivo y de sostén

El tejido conjuntivo o de sostén es el más abundante en el cuerpo. Como su nombre lo indica, conecta y une, o sostiene los diversos tejidos.[5] El tejido conjuntivo es singular en cuanto a que sus células producen la matriz extracelular que sostiene y mantiene unidos los tejidos. Las cápsulas que rodean los órganos del cuerpo están compuestas de tejido conjuntivo. El tejido conjuntivo adulto se puede dividir en dos tipos: 1) propio, que incluye tejido conjuntivo laxo (areolar), adiposo, reticular y denso, y 2) especializado, que funciona para dar soporte a los tejidos blandos del cuerpo y almacenar grasa (cartílago, hueso y células sanguíneas).

Tejido muscular

El tejido muscular, cuya función principal es la contracción, es el responsable del movimiento del cuerpo y sus partes, así como de los cambios en el tamaño y la forma de los órganos internos. El tejido muscular contiene dos tipos de fibras que son responsables de la contracción: los filamentos delgados y los gruesos. Los filamentos delgados están compuestos principalmente de actina, mientras que los filamentos gruesos están compuestos de miosina. Los dos tipos de miofilamentos ocupan el grueso del citoplasma, el cual se denomina *sarcoplasma* en las células musculares.[7]

Existen tres tipos de tejidos musculares: esquelético, cardíaco y liso. Los músculos esquelético y cardíaco son **estriados**, en los cuales los filamentos de actina y miosina están distribuidos en grandes haces paralelos, **sarcómeras**, lo que le da el aspecto estriado o rayado a las fibras musculares cuando se observan con el microscopio. El músculo liso carece de estriaciones y se localiza en el iris del ojo, las paredes de los vasos sanguíneos, órganos huecos como el estómago y la vejiga urinaria, así como en tubos huecos, como los uréteres y el conducto colédoco, que conectan órganos internos.[7]

Tanto el músculo esquelético como el cardíaco son incapaces de realizar la actividad mitótica necesaria para reemplazar las células lesionadas. Sin embargo, el músculo liso puede proliferar y tener actividad mitótica. Algunos aumentos en el músculo liso son fisiológicos, como ocurre en el útero durante el embarazo. Otros, como el aumento del músculo liso que ocurre en las arterias de personas con hipertensión crónica, son patológicos.

Músculo esquelético

El músculo esquelético es el tejido más abundante en el cuerpo: constituye el 40-45% del peso corporal total.[7] La mayoría de los músculos esqueléticos están sujetos a los huesos y su contracción es la responsable de los movimientos. Cada músculo esquelético es un órgano aislado formado por cientos o miles de fibras musculares (las células del músculo esquelético también se llaman fibras musculares). Aunque predominan las fibras musculares, también hay una buena cantidad de tejido conjuntivo, vasos sanguíneos y fibras nerviosas.

La estructura de las fibras/células del músculo esquelético a menudo comienza con el prefijo *sarco*. Por ejemplo, el citoplasma se denomina *sarcoplasma* y está contenido dentro del **sarcolema** (la membrana celular). Las células del músculo esquelético tienen muchos núcleos. Dentro del sarcoplasma se encuentran los elementos contráctiles actina y miosina, que están ordenados en haces paralelos denominados *miofibrillas* (fig. 2-20A). Estas contienen filamentos delgados de actina y gruesos de miosina. Cada miofibrilla consiste en unidades que se repiten de forma regular a lo largo de la miofibrilla, llamadas sarcómeros (*véase* la fig. 2-20B).[7] Los sarcómeros son las unidades estructurales y funcionales de los músculos cardíaco y esquelético. Los sarcómeros se observan como estrías (rayas) bajo el microscopio.

El retículo sarcoplasmático, comparable al RE liso (*véase* la fig. 2-20C,D), almacena el calcio que se libera durante la contracción muscular. La concentración de iones calcio en las cisternas es 10 000 veces mayor que en el sarcoplasma.

Los **túbulos transversos** o **túbulos T** son extensiones de la membrana plasmática y corren perpendiculares a la fibra muscular. La porción hueca o luz del túbulo transverso se continúa con el compartimento de líquido extracelular. Los potenciales de acción, que se conducen con rapidez sobre la superficie de la fibra muscular, a su vez se propagan mediante los túbulos T hacia el retículo sarcoplasmático. Después, este último libera calcio y comienza la contracción muscular. La membrana del retículo sarcoplasmático también incluye un mecanismo de transporte activo para bombear el calcio de regreso al retículo y detener la contracción muscular.

Contracción del músculo esquelético

La miosina es el elemento principal del filamento grueso. La miosina consiste en una delgada cola que proporciona una columna estructural para el filamento, y una cabeza globular (en forma de globo). Cada cabeza globular contiene un lugar de fijación capaz de unirse a un sitio para la actina y un sitio activo separado que cataliza el desdoblamiento del ATP, y proporciona la energía necesaria para mover la cabeza de miosina y que ésta pueda tirar del filamento de actina durante la contracción muscular.

Los filamentos delgados están constituidos principalmente por actina, una proteína globular alineada en dos filas que se tuercen una sobre la otra para formar un filamento helicoidal. Existen dos proteínas reguladoras asociadas con la actina: la **tropomiosina** y la **troponina** (fig. 2-21A).

En el estado no contraído, la tropomiosina bloquea los lugares de unión a la miosina en los filamentos de actina.

Durante un potencial de acción, los iones de calcio que han sido liberados desde el **retículo sarcoplasmático** en el sarcoplasma se unen a la troponina (*véase* la fig. 2-21B). La fijación del calcio a la troponina mueve la tropomiosina para que la miosina pueda unirse a la actina.[5]

Cuando se activan con el ATP, los puentes transversales de miosina-actina giran, como los remos de un bote, a medida que se unen al filamento de actina. Durante la contracción, la miosina se une y libera actina una y otra vez, bajando un filamento de actina. Esto tira de los filamentos delgados y gruesos uno del otro para acortar los sarcómeros,

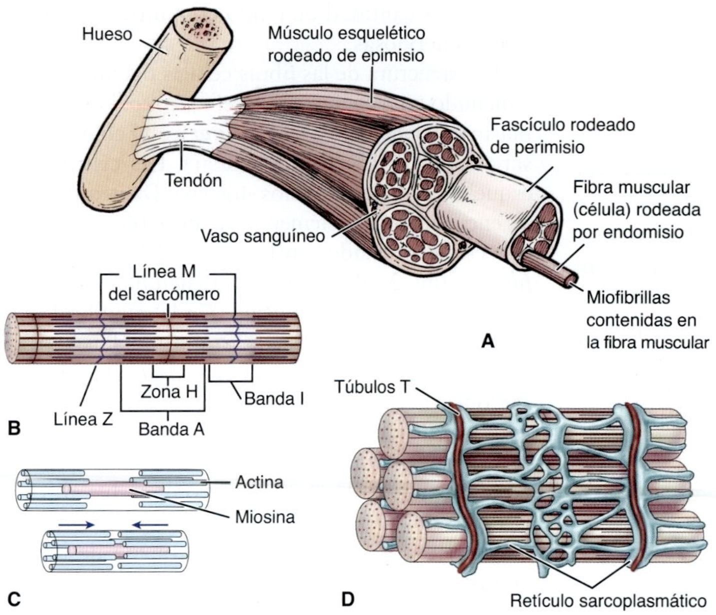

FIGURA 2-20. A. Componentes del tejido conjuntivo del músculo esquelético. **B.** Estriaciones de la miofibrilla que muestran la superposición de proteínas contráctiles y las bandas A e I, la zona H y las líneas Z y M. **C.** Estados de relajación y contracción de la miofibrilla que muestran la posición de los filamentos de actina (*azul*) entre los filamentos de miosina (*rosa*) en el músculo relajado (*arriba*) y cuando jalan las membranas Z una hacia la otra (*abajo*) al momento que se contrae el músculo. **D.** Retículo sarcoplasmático con túbulos T.

lo que acorta las fibras musculares, lo que a su vez acorta los músculos (*véase* la fig. 2-21C).

Cuando se detiene la estimulación de los músculos, la concentración de calcio en el sarcoplasma disminuye conforme el calcio se transporta de forma activa al retículo sarcoplasmático mediante una bomba de membrana que utiliza energía a partir de ATP.

Músculo cardíaco

El músculo cardíaco es la parte principal del corazón. Al igual que las células del músculo esquelético, los filamentos de actina y miosina, así como las proteínas asociadas, se organizan en sarcómeros, y estos se observan estriados (rayados) bajo un microscopio.

Los discos intercalados también son visibles bajo el microscopio. Los discos intercalados son el lugar donde se unen las células del músculo cardíaco, y estas contienen uniones comunicantes que permiten que los iones pasen entre las células del músculo cardíaco para la contracción coordinada del corazón.

Las células musculares cardíacas también se llaman *fibras musculares cardíacas* o *cardiomiocitos*. Existen dos tipos de células musculares cardíacas:

1. Las células autorrítmicas o células marcapasos constituyen aproximadamente el 1% de las células musculares cardíacas y se encuentran en los nódulos sinoauricular (SA) y auriculoventricular (AV). Estas células pasan automáticamente por los potenciales de acción sin la estimulación del sistema nervioso.
2. Las células contráctiles cardíacas forman el resto de las células musculares cardíacas y son las responsables de la contracción del corazón.

Músculo liso

Al músculo liso a menudo se le denomina **músculo involuntario** debido a que su actividad surge de manera espontánea o por la actividad del sistema nervioso autónomo (los sistemas nerviosos simpático y parasimpático). Las contracciones del músculo liso son más lentas y más sostenidas que las del músculo esquelético o cardíaco.

Las células musculares lisas no contienen sarcómeros y, por lo tanto, no aparecen estriadas bajo un microscopio. Los haces de filamentos no son paralelos entre sí, sino que se entrecruzan a través de la célula. En los músculos lisos, los filamentos de actina están unidos a estructuras llamadas *cuerpos densos* (fig. 2-22).[5,10]

La falta de superposición regular de los filamentos contráctiles proporciona un mayor rango de desarrollo de tensión en el músculo liso. Esto es importante en órganos huecos que experimentan cambios en el volumen, con los cambios resultantes en la longitud de las fibras musculares lisas en sus paredes. Incluso con la distensión de un órgano hueco, la fibra muscular lisa conserva cierta capacidad para desarrollar tensión, mientras que esta distensión estiraría el músculo esquelético más allá del área donde se superponen los filamentos gruesos y delgados.

Al igual que con los músculos cardíaco y esquelético, la contracción del músculo liso se inicia por un aumento del calcio intracelular. El músculo liso depende de la entrada del calcio extracelular y su liberación desde el retículo sarcoplasmático para que se efectúe la contracción muscular.[5] Además, el músculo liso carece de troponina, la reguladora que fija el calcio que se halla en el músculo esquelético y el cardíaco. En vez de ella, depende de otra proteína fijadora de calcio denominada *calmodulina*. El complejo calcio-calmodulina se fija a y activa los filamentos gruesos que contienen miosina, los cuales interactúan con la actina.

Tipos de músculo liso

El músculo liso se divide en dos categorías amplias según el modo de activación. El **músculo liso de multiunidad** es estimulado por un solo nervio y depende del sistema nervioso autónomo para su activación. Un ejemplo es el músculo liso

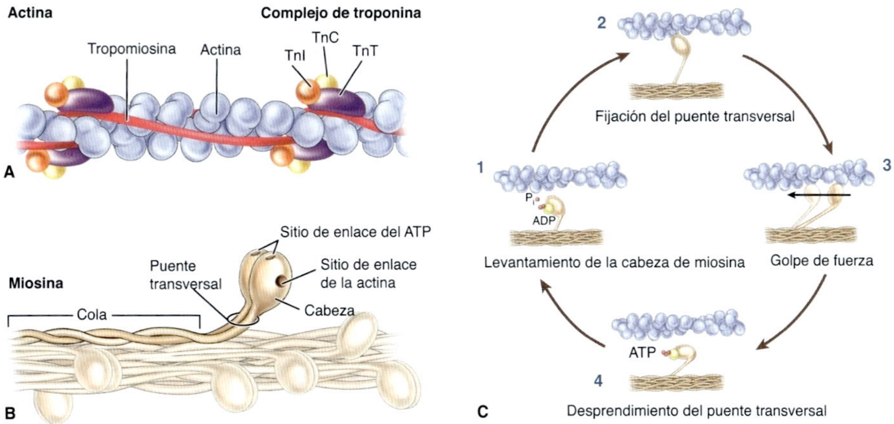

FIGURA 2-21. A. Estructura molecular del filamento delgado de actina del músculo estriado. B. Filamento grueso de miosina del músculo estriado. El filamento delgado es un doble filamento helicoidal de moléculas de actina con moléculas de tropomiosina y troponina que descansan a lo largo de las hendiduras de los filamentos de actina. C. Secuencia de acontecimientos implicados en el deslizamiento de los filamentos adyacentes de actina y miosina: *1)* inclinación de la cabeza de miosina conforme el ATP se convierte en ADP; *2)* fijación del puente transversal; *3)* golpe de fuerza durante el cual la cabeza de la miosina se dobla conforme mueve la actina hacia delante; y *4)* desprendimiento del puente transversal cuando un nuevo ATP se fija a la cabeza de miosina.

en el iris. El músculo liso de monounidad se contrae sin estimulación externa. Un ejemplo es el músculo liso que se halla en el útero.

Tejido nervioso

El tejido nervioso está distribuido en todo el cuerpo como un sistema de comunicación integrado. Anatómicamente, el sistema nervioso se divide en sistema nervioso central (SNC), que consiste en el encéfalo y la médula espinal, y el sistema nervioso periférico (SNP), compuesto por las fibras nerviosas y ganglios que existen fuera del SNC. Las células nerviosas están altamente diferenciadas y, por lo tanto, carecen de capacidad de regeneración en la vida posnatal. Estructuralmente, el tejido nervioso consiste en dos tipos celulares: 1) células nerviosas, llamadas *neuronas*, y 2) células gliales o de sostén.

La mayoría de las células nerviosas se componen de las siguientes partes:

1. Soma o cuerpo celular, que contiene el núcleo y la mayoría de los organelos.
2. Dendritas, que son múltiples extensiones alargadas que reciben y transportan estímulos del entorno, de las células epiteliales sensoriales y de otras neuronas a la célula.
3. Axones, que se encuentran especializados en la generación y conducción de potenciales de acción desde el cuerpo celular hasta otras células nerviosas, musculares y glandulares.

Las neuronas periféricas se pueden clasificar como neuronas aferentes y eferentes, según su función:

1. Las neuronas aferentes o sensitivas llevan información hacia el sistema nerviosos central; participan en la recepción de información sensitiva del entorno externo e interno del cuerpo.
2. Las neuronas eferentes o motoras transmiten la información fuera del SNC; son necesarias para el control de las fibras musculares y las glándulas endocrinas y exocrinas.

La comunicación entre las neuronas y otras células, por ejemplo, otras neuronas o células musculares, ocurre en estructuras especializadas denominadas *sinapsis*. Una sinapsis química contiene lo siguiente: el terminal del axón de una neurona, el área de la membrana celular que contiene receptores en la célula diana y el espacio entre estas dos células. En la sinapsis química, los neurotransmisores se unen al receptor en las células diana, como otra neurona o célula muscular. Además, existen sinapsis eléctricas donde las neuronas están unidas mediante uniones comunicantes que permiten que los iones pasen de una célula a otra.

La *neuroglía* (*glía* significa "pegamento") o *células gliales* son las células de soporte de las neuronas. Algunos ejemplos de células gliales encontradas en el SNC incluyen los siguientes:

1. Los astrocitos, las células gliales más abundantes, tienen muchas extensiones largas que rodean los vasos sanguíneos en el SNC. Proporcionan soporte estructural para las neuronas, y sus extensiones forman una barrera sellada que protege el SNC.

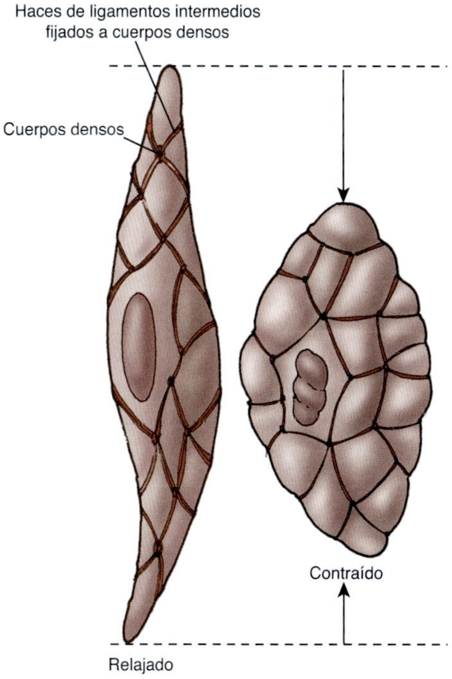

FIGURA 2-22. Estructura del músculo liso que muestra los cuerpos densos. En el músculo liso, la fuerza de contracción se transmite a la membrana celular mediante haces de fibras intermedias.

2. Los oligodendrocitos rodean los axones de las neuronas del SNC para formar mielina, que aísla las neuronas y acelera los potenciales de acción.
3. La microglía son células fagocíticas.
4. Las células ependimarias recubren las cavidades del cerebro y la médula espinal y se encuentran en contacto con el líquido cefalorraquídeo.

Ejemplos de células gliales en el SNP incluyen los siguientes:

1. Las células de Schwann (como los oligodendrocitos en el SNC) rodean los axones de las neuronas del SNP para formar mielina, que aísla las neuronas y acelera los potenciales de acción.
2. Las células satélite incluyen y protegen los ganglios de la raíz dorsal y las células **ganglionares** autónomas.

Matriz extracelular

El análisis hasta ahora se ha centrado en las células de los diferentes tipos de tejidos. Dentro de los tejidos, las células se mantienen unidas por uniones celulares, el espacio entre las células se llena con una matriz extracelular y las moléculas de adhesión forman contactos intercelulares.

Los tejidos no están formados únicamente por células. Una gran parte del volumen del tejido se compone de una matriz extracelular. Esta matriz está formada por una variedad de proteínas y polisacáridos (*poli*, muchos; *sacárido*, azúcar; un polisacárido es una molécula formada por muchos azúcares).[6] Estas proteínas y polisacáridos son secretados por las células a los tejidos y se organizan en una red de soporte en estrecha asociación con las células que los formaron. La cantidad y la composición de la matriz varía con los diferentes tejidos y sus funciones. Por ejemplo, en el hueso hay más matrices que las células que lo rodean; en el cerebro hay más células y la matriz es solo una parte menor.[5]

Dos clases principales de macromoléculas extracelulares forman la matriz extracelular:

1. Cadenas de polisacáridos de una clase llamada **glucosaminoglucanos**, que generalmente se encuentran vinculadas a proteínas como **proteoglucanos** (proteína + azúcar).
2. Proteínas fibrosas (tipo fibra) (**colágeno**, **elastina**, fibronectina y laminina) que se encuentran en la membrana basal.

El colágeno es la proteína más abundante en el cuerpo. Es una fibra blanca, dura e inerte que da estructura a la piel, los **ligamentos**, los tendones y muchas otras estructuras. La elastina actúa como una banda de goma; después de ser estirada, vuelve a su forma original. Hay muchas fibras de elastina en estructuras que se estiran con frecuencia, como la aorta y algunos ligamentos.[5]

RESUMEN

Las células corporales están organizadas en cuatro tipos de tejido básicos: epitelial, conjuntivo, muscular y nervioso.

- El epitelio reviste las superficies corporales y forma los componentes funcionales de las estructuras glandulares. El tejido epitelial se clasifica en tres tipos según la forma de las células y el número de capas presentes: simple, estratificado y seudoestratificado. Las células en el tejido epitelial se mantienen juntas mediante tres tipos de uniones intercelulares: herméticas, adherentes y comunicantes.
- El tejido conjuntivo sostiene y conecta las estructuras corporales; forma los huesos y el sistema esquelético, las estructuras articulares, las células sanguíneas y las sustancias intercelulares. El tejido conjuntivo propio se divide en cuatro tipos: laxo o areolar, que llena los espacios corporales y se caracteriza por la abundancia de sustancia básica; adiposo, que almacena grasa; reticular, que forma la armazón arquitectónica en muchas estructuras corporales; y el denso, regular e irregular, que forma estructuras como los tendones y ligamentos (regular) y la dermis de la piel (irregular).
- El muscular es un tejido especializado que está diseñado para la contractilidad. Existen tres tipos de tejido muscular: esquelético, cardíaco y liso. Las células musculares esqueléticas y cardíacas tienen actina, miosina y otras proteínas dispuestas en sarcómeros, que aparecen como estrías (rayas) bajo el microscopio. Las células musculares cardíacas están conectadas por uniones, lo que permite que los iones pasen entre las células para una contracción coordinada. Los músculos lisos tienen actina y miosina en una distribución diferente, por lo que no están estriados (y aparecen lisos). Los filamentos de actina y miosina interactúan para producir el acortamiento del músculo, un proceso activado por la presencia de calcio. En el músculo esquelético, se libera el calcio desde el retículo sarcoplasmático en respuesta a un potencial de acción. Los músculos lisos y cardíacos a menudo se llaman músculo involuntario porque se contraen de manera espontánea o a través de la actividad del sistema nervioso autónomo. El retículo sarcoplasmático está menos definido y depende de la entrada de iones de calcio extracelulares para la contracción muscular.
- El tejido nervioso consta de dos tipos de células: nerviosas (llamadas neuronas) y gliales, que son las células de soporte. El tejido nervioso se localiza en todo el cuerpo y forma parte de su sistema de comunicación. Anatómicamente, el sistema nervioso se divide en SNC, el cual consta del encéfalo y la médula espinal, y SNP, que está formado por las fibras nerviosas y ganglios que existen fuera del SNC.
- La matriz extracelular está formada por una variedad de proteínas y polisacáridos. La cantidad y composición de la matriz varía según los diferentes tejidos y sus funciones.

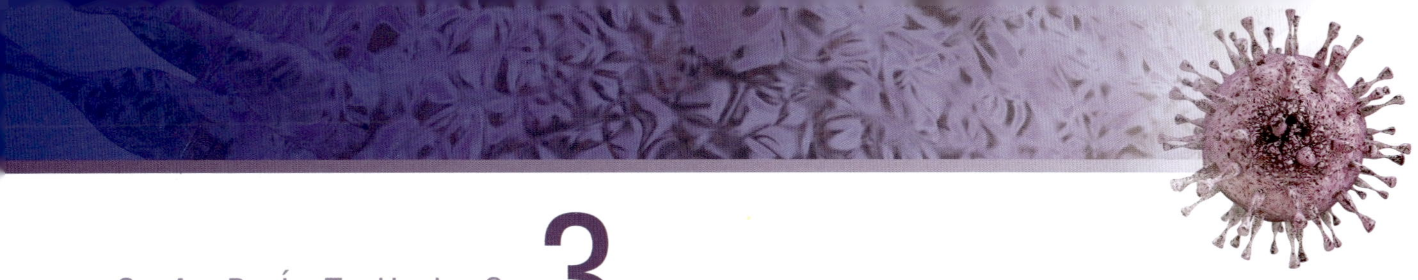

C A P Í T U L O 3

Adaptación, daño y muerte celular

La adaptación celular es un mecanismo de protección para prevenir el daño celular y tisular por estresores. Cuando la célula enfrenta agresiones que ponen en peligro su estructura y función normales, sufre cambios de adaptación que le permiten sobrevivir y mantener su función, u homeostasis. Solo cuando la agresión es sobrecogedora o la **adaptación** es ineficaz, tienen lugar el daño y la muerte celular.

ADAPTACIÓN CELULAR

Las células se adaptan a los cambios en el ambiente interno, igual que el organismo total se adapta a los cambios en el ambiente externo. Las adaptaciones celulares se realizan mediante cambios en el tamaño, número y tipo. Estos cambios, que tienen lugar uno por uno o en combinación, en ocasiones conducen a:

- Atrofia
- Hipertrofia
- Hiperplasia
- Metaplasia
- Displasia

Las respuestas de adaptación celular también incluyen las acumulaciones intracelulares y el almacenamiento de productos en cantidades anómalas.[1]

Existen numerosos mecanismos moleculares que median la adaptación celular, que incluyen factores producidos por otras células o por ellas mismas. Estos mecanismos dependen en gran medida de señales transmitidas a través de mensajeros químicos que ejercen sus efectos alterando la función de los genes. Por lo general, los genes son genes operativos, que son necesarios para la función celular normal, o genes que determinan la función especializada (diferenciación) de un tipo celular en particular. En las respuestas celulares adaptativas es común que el gen operativo no se vea afectado a pesar de que haya alteración de los genes de función especializada (diferenciación).

Una vez que los estímulos de adaptación desaparecen, la célula vuelve a su estado previo de función especializada. El que los cambios de adaptación celular sean normales o anómalos depende de que la respuesta sea iniciada por un estímulo adecuado. Después de que se ha eliminado la necesidad, cesa la respuesta de adaptación.

PUNTOS CLAVE

Adaptaciones celulares

- Las células son capaces de adaptarse a demandas crecientes de trabajo o amenazas a su supervivencia mediante el cambio de tamaño (atrofia e hipertrofia), número (hiperplasia) y forma (metaplasia).
- La adaptación celular normal tiene lugar en respuesta a un estímulo adecuado y cesa una vez que la necesidad de adaptación ha desaparecido.

Atrofia

Cuando se enfrentan a una disminución en las demandas de trabajo o a condiciones ambientales adversas, la mayoría de las células son capaces de revertirse a un tamaño menor y a un nivel de funcionamiento más bajo y más eficiente compatible con su supervivencia. Esta disminución en el tamaño celular se denomina *atrofia* y se ilustra en la figura 3-1 (con respecto a la atrofia del endometrio). Las células atrofiadas reducen su consumo de oxígeno y otras funciones celulares mediante la disminución del número y el tamaño de sus organelos y otras estructuras; tienen menos mitocondrias, miofilamentos y estructuras del retículo endoplasmático. Cuando un número suficiente de células está afectado, el tejido o músculo completo se atrofia.

El tamaño celular, en particular en el tejido muscular, está relacionado con la carga de trabajo. Conforme disminuye la carga de trabajo de una célula, se reduce el consumo de oxígeno y la síntesis de proteínas. Además, la masa muscular adecuada se mantiene a través de una cantidad suficiente de insulina y factor de crecimiento insulinoide 1 (IGF-1, *insulin-like growth factor 1*).[2] El IGF-1 y la insulina son factores críticos de la masa muscular debido a su capacidad para estimular el crecimiento y limitar la degradación de las proteínas. Cuando las concentraciones de insulina y de IGF-1 son bajas o se estimulan los procesos para descomponer las moléculas grandes en moléculas más pequeñas, se presentan señales catabólicas y tiene lugar la atrofia muscular. La atrofia

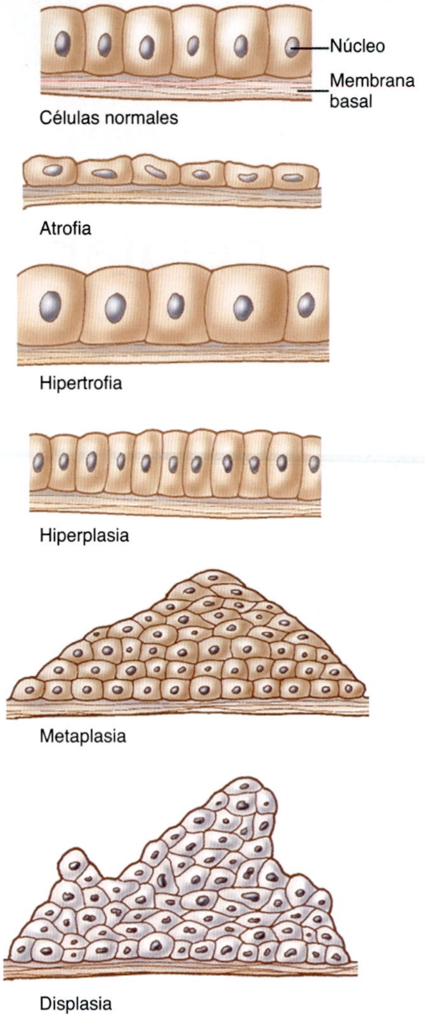

FIGURA 3-1. Respuestas adaptativas de células y tejidos que implican un cambio en el tamaño celular (hipertrofia y atrofia), el número (hiperplasia), el tipo celular (metaplasia) o el tamaño, la forma y la organización (displasia). Tomado de: Anatomical Chart Company. *Atlas of pathophysiology* (p. 4). Springhouse, PA: Springhouse; 2002.

provocada por una disminución en el tamaño celular se debe a la descomposición del citoesqueleto a través de la ubiquitina (proteína)-proteasoma (complejo proteico) para indicar la descomposición de la proteína.[3,4] Una disminución en el tamaño por número de células se produce principalmente por apoptosis. Las causas generales de atrofia se agrupan en cinco categorías:

1. Desuso
2. Desinervación
3. Pérdida de la estimulación endocrina
4. Nutrición inadecuada
5. Isquemia o disminución del flujo de sangre

La atrofia por falta de uso ocurre cuando hay una reducción en el empleo del músculo esquelético. Un ejemplo extremo se observa en los músculos de las extremidades en las que se colocan férulas de yeso o escayolas para inmovilización. Debido a que la atrofia es adaptativa y reversible, el tamaño del músculo se restablece después de que se quita la férula y se reanuda el empleo del músculo. La atrofia por desinervación es una forma de atrofia por falta de uso que tiene lugar en los músculos de las extremidades paralizadas.[3,5] La falta de estimulación endocrina produce otra forma de atrofia por falta de uso. En las mujeres, la pérdida de estimulación estrogénica durante la menopausia provoca cambios atróficos en los órganos reproductores. Con la desnutrición y la disminución del flujo de sangre, las células reducen su tamaño y los requerimientos de energía como un medio de supervivencia.

Hipertrofia

La hipertrofia representa un aumento en el tamaño de la célula y, a menudo en la cantidad de masa de tejido. Es el resultado de un aumento en la carga de trabajo impuesta sobre un órgano o parte del cuerpo, y se observa con frecuencia en los tejidos musculares cardíaco y esquelético, los cuales no pueden adaptarse al aumento en la carga de trabajo a través de la división mitótica y la formación de un mayor número de células.[1] La hipertrofia implica un aumento en los componentes funcionales de la célula que permite lograr un equilibrio entre la demanda y la capacidad funcional. Por ejemplo, conforme se hipertrofian las células musculares, se sintetizan filamentos adicionales de actina y miosina, enzimas celulares y trifosfato de adenosina (ATP, *adenosine triphosphate*).[1,5]

La hipertrofia ocurre como resultado de condiciones fisiológicas normales o patológicas anómalas. El aumento en la masa muscular relacionado con el ejercicio es un ejemplo de hipertrofia fisiológica. La hipertrofia patológica se produce como resultado de padecimientos y puede ser de adaptación o de compensación. La causa más común de hipertrofia de la cámara del corazón es la hipertrofia del ventrículo izquierdo ocasionada por hipertensión (fig. 3-2). La hipertrofia compensatoria es el crecimiento del remanente de un órgano o tejido después de que se ha extirpado quirúrgicamente una porción o se ha desactivado. Por ejemplo, si se extirpa un riñón, el otro crece para compensar la pérdida (fig. 3-3).

Los signos iniciales de hipertrofia parecen ser complejos y están relacionados con la disminución de ATP, fuerzas mecánicas como el estiramiento de las fibras musculares, activación de los productos de degradación celulares y factores hormonales.[5] Un ejemplo de cambios hormonales en el corazón hipertrofiado es el aumento de la glucólisis. Con una velocidad glucolítica acelerada, la fuente de energía incrementada mejora el potencial de adaptaciones en el corazón hipertrofiado.[6] En el caso del corazón, los signos iniciales se pueden dividir en dos categorías amplias:[6]

1. Tensión biomecánica
2. Factores neurohumorales

Los eventos de señalización regulan la elasticidad cardíaca. La investigación muestra que las cascadas de señalización intracelular promueven la síntesis de proteínas y la estabilidad de las proteínas en las que ambas pueden aumentar el tamaño de los cardiomiocitos. Los mecanismos exactos de cómo se transducen las señales biomecánicas a través de la membrana celular no están claros. La bibliografía médica sugiere que los mecanismos involucran canales iónicos sensibles al estiramiento, integrinas y otras proteínas estructurales. La red compleja enlaza la matriz extracelular,

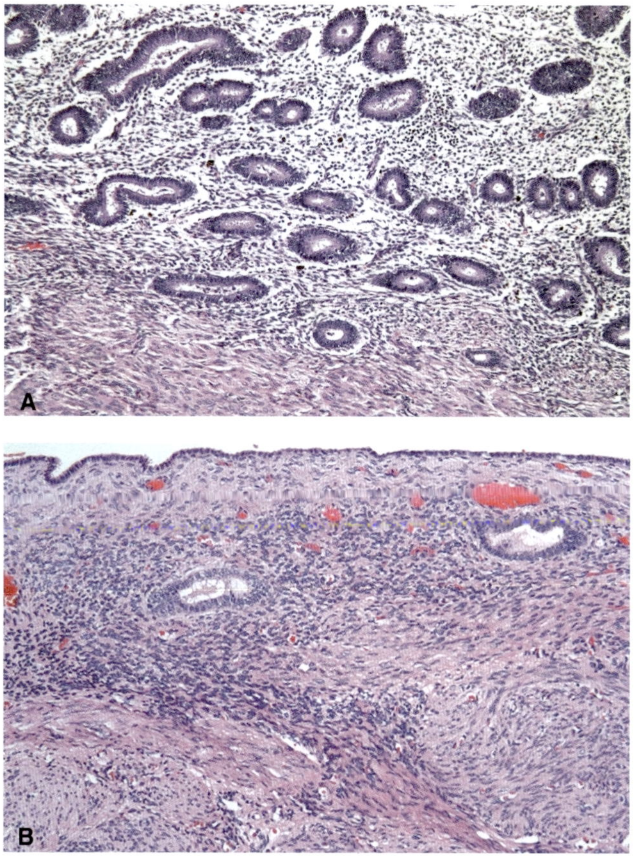

FIGURA 3-2. Atrofia de las células del endometrio. **A.** Sección del útero normal de una mujer en edad reproductiva con un endometrio grueso formado por glándulas proliferativas dentro de un estroma abundante. **B.** Endometrio de una mujer de 75 años de edad (se muestra con el mismo aumento), delgado y con solo unas pocas células atróficas y glándulas quísticas. Tomado de: Rubin R., Strayer D. (2015). *Rubin's pathology: Clinicopathologic foundations of medicine* (7th ed., Fig. 1-19, p. 17). Philadelphia, PA: Lippincott Williams & Wilkins.

el citoesqueleto, el sarcómero, las proteínas de transporte de Ca^{2+} y el núcleo.[6] Finalmente, se alcanza un límite más allá del cual el agrandamiento de la masa tisular ya no puede compensar el aumento de las demandas de trabajo.

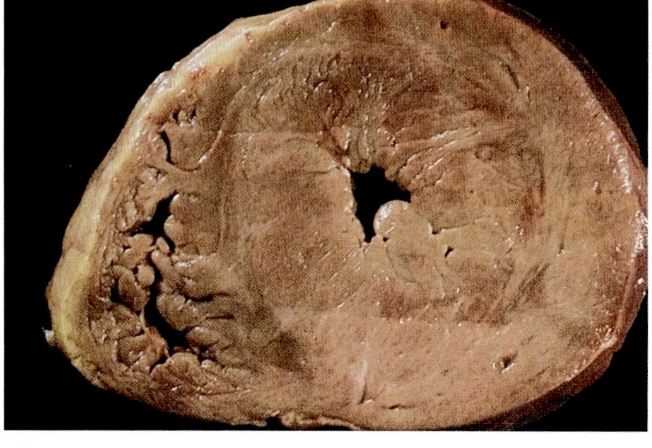

FIGURA 3-3. Hipertrofia del miocardio. Sección transversal del corazón de un paciente con hipertensión de larga duración que muestra hipertrofia ventricular izquierda concéntrica y pronunciada. Tomado de: Rubin R., Strayer D. (2015). *Rubin's pathology: Clinicopathologic foundations of medicine* (7th ed., p. 16). Philadelphia, PA: Lippincott Williams & Wilkins.

Es posible que los factores limitantes para la hipertrofia continua estén relacionados con limitaciones en el flujo sanguíneo. En la hipertensión, por ejemplo, el aumento de la carga de trabajo requerida para bombear la sangre en contra de la presión arterial elevada en la aorta produce un aumento progresivo en la masa muscular del ventrículo izquierdo y la necesidad de flujo sanguíneo coronario.

Aún existe interés en las vías de señalización que controlan la distribución de los elementos contráctiles en la hipertrofia del miocardio. La investigación indica que ciertas moléculas de señalización alteran la expresión del gen que controla el tamaño y la disposición de las proteínas contráctiles en las células hipertrofiadas del miocardio. Por ejemplo, las células del miocardio hipertrofiadas de atletas bien entrenados tienen un aumento proporcional a lo ancho y largo. Esto contrasta con la hipertrofia que se desarrolla con la enfermedad, en la que hay un aumento no proporcional de ancho y largo. Por ejemplo, en la miocardiopatía dilatada, las células hipertrofiadas tienen un aumento relativamente mayor del largo que del ancho. En la sobrecarga de presión, como ocurre en la hipertensión, las células hipertrofiadas son más anchas que largas.[6] Se espera que las explicaciones más profundas sobre las vías de señalización que determinan las características de adaptación y de no adaptación de la hipertrofia cardíaca conducirán a nuevas metas de tratamiento.

Hiperplasia

Hiperplasia se refiere a un aumento en el número de células en un órgano o tejido. Ocurre en los tejidos con células que son capaces de división mitótica, como la epidermis, el epitelio intestinal y el tejido glandular.[1] Ciertas células, como las neuronas, rara vez se dividen, lo que limita el crecimiento hiperplásico. La hiperplasia implica la activación de genes que controlan la proliferación celular y la presencia de mensajeros intracelulares que controlan la replicación y el crecimiento celular. Al igual que con otras respuestas de adaptación normales, la hiperplasia es un proceso controlado que tiene lugar en respuesta a un estímulo adecuado y cesa después de que el estímulo desaparece.

Los estímulos que inducen hiperplasia pueden ser fisiológicos o no fisiológicos. Los dos tipos de hiperplasia fisiológica son la hormonal y la compensadora. El crecimiento de las mamas y el útero durante el embarazo son ejemplos de una hiperplasia fisiológica provocada por estimulación estrogénica. La regeneración del hígado que tiene lugar después de una extirpación parcial de este órgano es un ejemplo de hiperplasia compensadora. La hiperplasia también es una respuesta importante del tejido conjuntivo en la cicatrización de las heridas, durante la cual la proliferación de fibroblastos y vasos sanguíneos contribuye a la reparación de la herida. Aunque la hipertrofia y la hiperplasia son dos procesos distintos, en ocasiones se presentan juntos y a menudo los desencadena el mismo mecanismo.[1] Por ejemplo, el útero gestante sufre tanto hipertrofia como hiperplasia como resultado de la estimulación estrogénica.

La mayoría de las formas de hiperplasia no fisiológica se deben a una estimulación hormonal excesiva o a los efectos de factores de crecimiento sobre los tejidos diana.[2] Por ejemplo, la producción excesiva de estrógenos causa hiperplasia endometrial y sangrado menstrual anómalo, lo que aumenta las probabilidades de desarrollar cáncer endometrial.[7] Las verrugas de la piel son otro ejemplo de hiperplasia causada por factores de crecimiento producidos por ciertos virus, como los del papiloma.

Metaplasia

Metaplasia se refiere a un cambio reversible en el que un tipo de célula adulta (epitelial o mesenquimatosa) es reemplazada por otra célula adulta de diferente tipo. Se considera que la metaplasia implica la reprogramación de células troncales indiferenciadas que están presentes en el tejido que sufre los cambios metaplásicos.[1]

La metaplasia suele presentarse como respuesta a una irritación e inflamación crónicas y permite la sustitución por células que son mejores para sobrevivir bajo circunstancias en las que un tipo de célula más frágil tal vez muera. Sin embargo, la conversión de los tipos celulares permanece con el tipo de tejido primario (p. ej., un tipo de célula epitelial tal vez se convierta en otro tipo de célula epitelial, pero no en una célula de tejido conjuntivo). Un ejemplo de metaplasia es la sustitución adaptativa de células epiteliales planas estratificadas por células epiteliales cilíndricas ciliadas en la tráquea y las vías respiratorias altas en el fumador habitual. El cuello uterino también sufre metaplasia debido a cambios hormonales en la pubertad o a irritación crónica. La metaplasia suele ser completamente reversible cuando se elimina el irritante.[1]

Displasia

La **displasia** se caracteriza por el crecimiento celular desordenado de un tejido específico que da como resultado la presencia de células de diferentes tamaños, formas y organización. Los grados menores de displasia están relacionados con irritación crónica o inflamación. Este patrón se observa con mayor frecuencia en las áreas con epitelio plano metaplásico de las vías respiratorias y el cuello uterino. Aunque la metaplasia es anómala, es adaptativa en cuanto a que es potencialmente reversible después de que se elimina la causa de la irritación. La displasia está implicada fuertemente como precursora del cáncer.[1] En los cánceres de las vías respiratorias y el cuello uterino se han encontrado cambios displásicos adyacentes al foco de transformación cancerosa. Mediante el empleo de un frotis de Papanicoláu se ha comprobado que el cáncer del cuello uterino se desarrolla a través de una serie de cambios epiteliales que van en aumento desde una displasia grave hasta cáncer invasor.[7] Sin embargo, la displasia es un proceso de adaptación y como tal no conduce necesariamente a cáncer.

Acumulaciones intracelulares

Las acumulaciones intracelulares constituyen una aglomeración de sustancias que las células no pueden utilizar o eliminar de inmediato. Estas sustancias se acumulan en el citoplasma (con frecuencia en los lisosomas) o en el núcleo. En algunos casos, se almacena una sustancia anómala que la célula ha producido y, en otros, la célula reúne materiales **exógenos** o productos que son el resultado de procesos patológicos originados en otro sitio del cuerpo. Un ejemplo sería la acumulación de fragmentos de β-amiloide, los cuales progresan hasta dar lugar a una alteración del músculo esquelético denominada *miositis*.[8]

Estas sustancias se acumulan de forma transitoria o permanente y pueden ser inocuas o, en algunos casos, tóxicas. Las acumulaciones intracelulares se clasifican en tres categorías:

1. Sustancias corporales normales, como lípidos, proteínas, hidratos de carbono, melanina y bilirrubina, que están presentes en cantidades inusualmente grandes.
2. Productos **endógenos** anómalos, como los que son resultado de errores congénitos del metabolismo.
3. Productos exógenos, como agentes ambientales y pigmentos, que la célula no puede desintegrar.[1]

La acumulación de constituyentes celulares normales ocurre cuando una sustancia se produce a una velocidad que supera su metabolismo o eliminación. Un ejemplo de este tipo de proceso son los cambios grasos en el hígado debido a la acumulación intracelular de triglicéridos. Es normal que las células hepáticas contengan cierta cantidad de grasa, la cual se oxida, se utiliza como energía o se convierte en triglicéridos. Esta grasa se deriva de los ácidos grasos libres liberados del tejido adiposo. La acumulación anómala tiene lugar cuando se aumenta el transporte de ácidos grasos libres al hígado, como en la inanición y la diabetes mellitus, o cuando existe una alteración del metabolismo intrahepático de lípidos, como en el alcoholismo.

La acumulación intracelular en ocasiones es el resultado de alteraciones genéticas que afectan el metabolismo de sustancias específicas. Una enzima anómala reemplaza a una normal, lo que provoca la formación de una sustancia que no es posible utilizar o eliminar de la célula, o falta una enzima de manera que un producto intermedio se acumula en la célula. Por ejemplo, existen al menos diez alteraciones genéticas que afectan el metabolismo del glucógeno, la mayoría de las cuales conduce a la acumulación intracelular de dicha sustancia. En la forma más frecuente de esta alteración, la enfermedad de Von Gierke, grandes cantidades de glucógeno se acumulan en el hígado y los riñones debido a una insuficiencia de la enzima glucosa-6-fosfatasa. Sin esta enzima, el glucógeno no se desintegra para formar glucosa. Esta enfermedad no solo lleva a una acumulación de glucógeno, sino también a una reducción en las concentraciones de glucosa en sangre. En la enfermedad de Tay-Sachs, otra alteración genética, se acumulan lípidos anómalos en el cerebro y otros tejidos, lo que causa un deterioro motor, y mental que empieza alrededor de los 6 meses de edad, seguido de la muerte a los 2-5 años de edad. De manera similar, otros defectos enzimáticos conducen a la acumulación de otras sustancias.

Los pigmentos son sustancias de color que se acumulan en las células. Pueden ser endógenos (surgen desde dentro del cuerpo) o exógenos (surgen fuera del cuerpo). La *ictericia* se caracteriza por una coloración amarillenta del tejido debido a la retención de bilirrubina, un pigmento biliar endógeno. Este padecimiento es el resultado de un aumento en

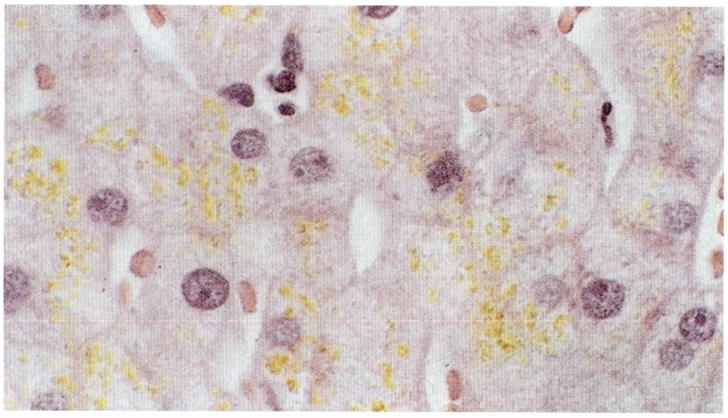

FIGURA 3-4. Acumulación intracelular de lipofuscina. Una microfotografía del hígado de un varón de 80 años de edad que muestra gránulos citoplasmáticos dorados, los cuales representan el almacenamiento lisosómico de lipofuscina. Tomado de: Rubin R., Strayer D. (2015). *Rubin's pathology: Clinicopathologic foundations of medicine* (7 ed., p. 11). Philadelphia, PA: Lippincott Williams & Wilkins.

la producción de bilirrubina proveniente de la destrucción de eritrocitos, la obstrucción del paso de la bilis hacia el intestino o enfermedades tóxicas que afectan la capacidad del hígado para eliminar la bilirrubina de la sangre. La lipofuscina es un pigmento pardo amarillento que es el resultado de la acumulación de residuos no digeribles producidos durante el recambio normal de estructuras celulares (fig. 3-4). La acumulación de lipofuscina aumenta con la edad y en ocasiones se denomina *pigmento del deterioro por desgaste*. Es más frecuente en las células del corazón, nervios e hígado que en otros tejidos y se observa más a menudo en padecimientos relacionados con la atrofia de estos órganos.

Uno de los pigmentos exógenos más frecuentes es el carbono en forma de polvo de carbón. En las personas que trabajan como mineros de carbón o que están expuestas a ambientes muy contaminados, la acumulación de polvo de carbón oscurece el tejido pulmonar y llega a causar enfermedad pulmonar grave. La formación de una línea azul de plomo a lo largo del margen de las encías es una de las características diagnósticas de la intoxicación por plomo. Los tatuajes son el resultado de pigmentos insolubles introducidos en la piel, donde son engullidos por los macrófagos y persisten durante toda la vida.

La importancia de las acumulaciones intracelulares depende de la causa y la gravedad del padecimiento. Muchas aglomeraciones, como la de lipofuscina y el cambio graso del hígado, no tienen efectos sobre la función celular. Algunos padecimientos, como la hiperbilirrubinemia que causa ictericia, son reversibles. Otras afecciones, como las enfermedades del almacenamiento de glucógeno, producen acumulaciones que causan disfunción orgánica y otras alteraciones de la función fisiológica.

Calcificaciones patológicas

La calcificación patológica implica un depósito anómalo de sales de calcio en el tejido, junto con cantidades más pequeñas de hierro, magnesio y otros minerales. Se conoce como *calcificación distrófica* cuando se presenta en tejido muerto o moribundo, y como *calcificación metastásica* cuando ocurre en tejido normal.

Calcificación distrófica

La calcificación distrófica representa el depósito **macroscópico** de sales de calcio en tejido lesionado.[9] A menudo es visible a simple vista como depósitos que van desde granos arenosos hasta material duro parecido a una roca. La patogenia de la calcificación distrófica implica la formación de fosfato de calcio cristalino intracelular o extracelular. Los componentes de los depósitos de calcio se derivan de los cuerpos de células muertas o moribundas, así como de la circulación y el líquido **intersticial**.

La calcificación distrófica se observa con frecuencia en las lesiones ateromatosas de la ateroesclerosis avanzada, áreas de lesión en la aorta y grandes vasos, y válvulas cardíacas dañadas.[9] Las calcificaciones distróficas se presentan en tejidos humanos en ausencia de desequilibrios conocidos de calcio o fosfato (p. ej., en tejidos necrosados o placas ateroscleróticas) y, cuando se encuentran, se usan para el tratamiento a largo plazo de la insuficiencia venosa crónica.[10]

Calcificación metastásica

En contraste con la calcificación distrófica, la cual se produce en tejidos lesionados, la metastásica tiene lugar en tejidos normales como resultado del aumento en las concentraciones séricas de calcio (hipercalcemia). Casi cualquier enfermedad que aumente la concentración del calcio sérico conduce a la calcificación en sitios inadecuados, como los pulmones, los túbulos renales y los vasos sanguíneos.[9] Las principales causas de hipercalcemia son el hiperparatiroidismo, ya sea primario o secundario a la retención de fosfato en la insuficiencia renal; aumento de la movilización de calcio desde los huesos, como en la enfermedad de Paget, el cáncer con lesiones óseas metastásicas o la inmovilización; e intoxicación por vitamina D.[10]

RESUMEN

Las células se adaptan a los cambios en su ambiente y en las demandas de trabajo modificando su tamaño, número y características. Estas transformaciones de adaptación concuerdan con las necesidades de la célula y se producen en respuesta a un estímulo adecuado. Los cambios suelen ser reversibles una vez que el estímulo ha desaparecido.[1]

Cuando se enfrentan a una disminución en las demandas de trabajo o a condiciones ambientales adversas, las células se atrofian o reducen su tamaño, y se revierten a un nivel de funcionamiento más bajo y más eficiente. La **hipertrofia** es el resultado del aumento en las demandas de trabajo y se caracteriza por un incremento en el tamaño del tejido, el cual es producto del aumento en el tamaño de la célula y los componentes funcionales intracelulares. Al aumento en el número de células en un órgano o tejido que aún es capaz de hacer división celular se le denomina **hiperplasia**.[9,11] La metaplasia ocurre en respuesta a la irritación crónica y consiste en la sustitución de un tipo de células por otro tipo mejor adaptado para sobrevivir bajo las circunstancias en las cuales una célula de un tipo más frágil moriría. La displasia se caracteriza por el crecimiento celular desordenado de un tejido específico que provoca que las células varíen en tamaño, forma y aspecto. A menudo, es precursora de cáncer.

Bajo ciertas circunstancias, las células acumulan cantidades anómalas de diversas sustancias. Si la acumulación refleja una alteración **sistémica** corregible, como la hiperbilirrubinemia que causa ictericia, el depósito de estas sustancias es reversible.[10] Si el padecimiento no se corrige, como sucede a menudo con muchos errores congénitos del metabolismo, las células se sobrecargan, lo que produce lesión y muerte celular.

La calcificación patológica implica el depósito anómalo de sales de calcio en el tejido. La calcificación distrófica tiene lugar en el tejido muerto o moribundo. Aunque la presencia de calcificación distrófica solo indica un daño celular previo, también es una causa frecuente de disfunción orgánica (p. ej., cuando afecta a las válvulas cardíacas). La calcificación metastásica se produce en tejidos normales como resultado del incremento de las concentraciones del calcio sérico. Casi cualquier padecimiento que aumente la concentración de calcio sérico conduce a la calcificación en sitios inadecuados, como los pulmones, los túbulos renales y los vasos sanguíneos.

Daño y muerte celular

Las células se lesionan de muchas maneras. La medida en la que un agente nocivo puede afectar a una célula depende de la intensidad y la duración de la lesión y el tipo de célula afectada. El daño celular suele ser reversible hasta cierto punto, después del cual la lesión es irreversible y hay muerte celular. El daño de una lesión específica depende de la intensidad de la agresión y de variables como flujo sanguíneo, estado nutricional y capacidad de regeneración. La lesión y muerte celular son procesos constantes, y en un estado de salud están equilibradas mediante la renovación celular.

PUNTOS CLAVE

Daño celular

- Las células se dañan de varias maneras, como traumatismos físicos, temperaturas extremas, lesión eléctrica, exposición a químicos dañinos, daño por radiación, lesión por agentes biológicos y factores nutricionales.
- Los agentes más nocivos ejercen sus efectos dañinos a través de la producción no controlada de radicales libres, deterioro del transporte o empleo de oxígeno, o los efectos destructivos de la liberación no controlada de calcio intracelular.

Causas de daño celular

El daño celular se presenta de muchas maneras. Con propósitos de análisis, las formas por las cuales las células se lesionan se han agrupado en cinco categorías:

1. Lesión por agentes físicos
2. Lesión por radiación
3. Lesión por químicos
4. Lesión por agentes biológicos
5. Lesión por desequilibrios nutricionales

Lesión por agentes físicos

Los agentes físicos responsables de daño celular y tisular incluyen fuerzas mecánicas, temperaturas extremas y fuerzas eléctricas. Estas son causas frecuentes de lesiones provocadas por exposición ambiental, accidentes laborales y de transportación, así como violencia física y asaltos.

Fuerzas mecánicas

La lesión o traumatismo provocado por fuerzas mecánicas es resultado del impacto del cuerpo contra otro objeto. El cuerpo o la masa está en movimiento o, como sucede en ocasiones, ambos están en movimiento al momento del impacto. Este tipo de lesiones abre y desgarra el tejido, fractura huesos, lesiona vasos sanguíneos y altera el flujo sanguíneo.

Temperaturas extremas

El calor y el frío extremos causan daño a la célula, sus organelos y sus sistemas de enzimas. La exposición a calor de baja intensidad (43-46 °C), como en el caso de las quemaduras de grosor parcial y el golpe de calor grave, provoca daño celular al inducir una lesión vascular, lo que acelera el metabolismo de la célula, desactiva las enzimas termosensibles y afecta la membrana celular. Con calor más intenso, se produce la **coagulación** de los vasos sanguíneos y las proteínas tisulares. La exposición al frío aumenta la **viscosidad** de la sangre e induce vasoconstricción mediante acción directa sobre los vasos sanguíneos y a través de la actividad refleja del sistema nervioso simpático. La disminución de la irrigación sanguínea resultante conduce a una lesión tisular hipóxica, dependiendo del grado y la duración de la exposición al frío. Es probable que la lesión por congelamiento sea resultado de una combinación de formación de cristales de hielo y vasoconstricción. La reducción del flujo sanguíneo lleva a estasis capilar y trombosis arteriolar y capilar. El **edema** se debe al aumento de la permeabilidad capilar.

Lesiones eléctricas

Las lesiones eléctricas afectan el cuerpo a través de amplias lesiones tisulares y la disrupción de los impulsos neurales y cardíacos. El voltaje, tipo de corriente, amperaje, trayecto de

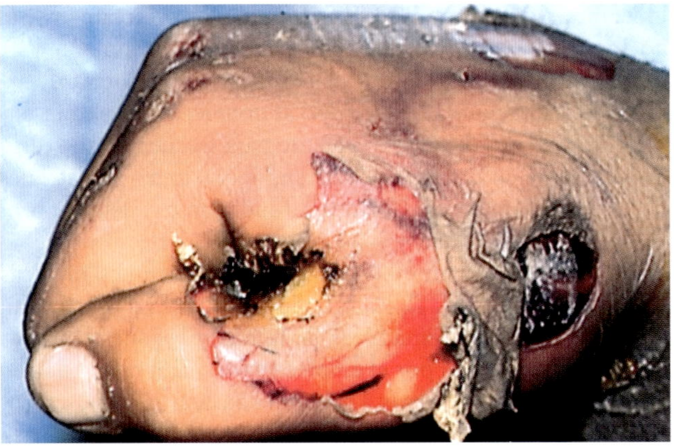

FIGURA 3-5. Quemadura de la piel por electrocución. La víctima se electrocutó después de intentar evitar caerse de una escalera sujetándose de un cable de alto voltaje. Tomado de: Strayer D. S., Rubin E. (2015). Cell injury. En Rubin R., Strayer D. S. (Eds.), *Rubin's pathology: Clinicopathologic foundations of medicine* (7th ed., Fig. 8-21, p. 352). Philadelphia, PA: Lippincott Williams & Wilkins.

la corriente, resistencia del tejido e intervalo de la exposición determinan el efecto de la electricidad en el cuerpo.[12]

La corriente alterna suele ser más peligrosa que la corriente directa porque causa contracciones musculares violentas, evita que la persona se libere de la fuente eléctrica y, en ocasiones, causa fracturas y luxaciones. En las lesiones eléctricas, el cuerpo actúa como conductor de la corriente.[12] La corriente entra en el cuerpo desde la fuente de electricidad, como un alambre expuesto, y pasa a través para salir por otro conductor, como la humedad del suelo o un trozo de metal que la persona sostiene. El trayecto de la corriente es crucial porque la energía eléctrica altera los impulsos en los tejidos excitables. El flujo de corriente a través del cerebro interrumpe los impulsos desde los centros respiratorios en el tronco del encéfalo y el flujo de corriente a través del tórax causa una arritmia cardíaca mortal.

La resistencia al flujo de corriente en los circuitos eléctricos transforma la energía eléctrica en calor. Esta es la razón por la que los elementos en los calentadores eléctricos están hechos de metales muy resistentes. Gran parte del daño tisular causado por las lesiones eléctricas se debe a la producción de calor en los tejidos que tienen una mayor resistencia eléctrica. La resistencia a la corriente eléctrica varía de mayor a menor en hueso, grasa, tendones, piel, músculos, sangre y nervios. La lesión tisular más grave suele ocurrir en los sitios de la piel por donde entra y sale la corriente (fig. 3-5). Después de que la electricidad ha penetrado la piel, pasa con rapidez a través del cuerpo a lo largo de las líneas de menor resistencia (los líquidos corporales y nervios). Puede presentarse la degeneración de las paredes de los vasos y que se formen trombos conforme la corriente fluye a lo largo de los vasos sanguíneos. Esto causa amplias lesiones musculares y de tejidos profundos. La piel gruesa y seca es más resistente al flujo de electricidad que la piel húmeda y delgada. Se considera que, por lo general, a mayor resistencia de la piel, mayor la cantidad de quemadura local, y a menor resistencia, mayores son los efectos profundos y sistémicos.

Lesión por radiación

La radiación electromagnética incluye un amplio espectro de energía propagada en ondas, que va desde los rayos γ ionizantes hasta las ondas de radiofrecuencia (fig. 3-6). Un *fotón* es una partícula de energía de radiación. La energía de radiación por arriba del rango ultravioleta (UV) se denomina *radiación ionizante* porque los fotones tienen suficiente energía para desprender electrones de los átomos y moléculas. La *radiación no ionizante* se refiere a la energía de radiación en frecuencias menores que las de la luz visible. La *radiación UV* representa la porción del espectro de radiación electromagnética justo por arriba del rango visible.[12] Contiene rayos energéticos con suficiente poder para interrumpir las uniones intracelulares y causar quemaduras por sol.

Radiación ionizante

La radiación ionizante altera el cuerpo al causar ionización de las moléculas y átomos en la célula. Esto se logra mediante la liberación de radicales libres que destruyen las células o por el impacto directo contra las moléculas diana en la célula.[13] Como consecuencia, mata las células de inmediato, interrumpe la replicación celular o causa una variedad de mutaciones genéticas, las cuales, en ocasiones, llegan a ser mortales. La mayoría de las lesiones por radiación son causadas por la irradiación localizada que se utiliza para el tratamiento del cáncer. Excepto por circunstancias inusuales, como el empleo de radiación de dosis altas que precede al trasplante de médula ósea, la exposición de cuerpo entero a la radiación es rara.

Los efectos nocivos de la radiación ionizante varían con la dosis, su frecuencia (una sola dosis causa mayor lesión que si se divide o se aplica en dosis fraccionadas) y la sensibilidad diferencial del tejido expuesto a la lesión por radiación. Debido a los efectos sobre la síntesis de ácido desoxirribonucleico (ADN) y la interferencia con la mitosis, las células que se dividen con rapidez en la médula ósea y el intestino son mucho más vulnerables a la lesión por radiación que los tejidos como el hueso o el músculo esquelético. Con el tiempo, la exposición laboral o accidental a la radiación ionizante provoca un aumento en el riesgo de desarrollo de diversos

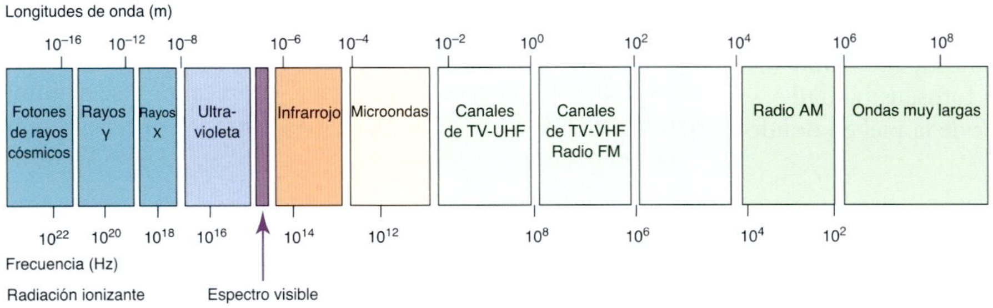

FIGURA 3-6. Espectro de la radiación electromagnética.

tipos de cáncer, incluidos cáncer de piel, leucemia, sarcomas osteogénicos y cáncer pulmonar. Esto es especialmente cierto cuando la persona se expuso a radiación durante la niñez.[13]

Muchas de las manifestaciones clínicas de la lesión por radiación son resultado del daño celular agudo, los cambios dependientes de la dosis en los vasos sanguíneos que suministran a los tejidos irradiados y el reemplazo por tejido fibrótico. La respuesta inicial de la célula a la radiación incluye tumefacción, daño a las mitocondrias y otros organelos, alteraciones en la membrana celular y cambios importantes en el núcleo. Las células endoteliales en los vasos sanguíneos son particularmente sensibles a la irradiación. Durante el período inmediato después de la irradiación, solo es aparente la dilatación del vaso (p. ej., el **eritema** inicial de la piel después de radioterapia). Más tarde, o con niveles de radiación más altos, se producen cambios destructivos en los vasos sanguíneos pequeños, como los capilares y las vénulas. La **necrosis** aguda reversible está representada por alteraciones como la cistitis por radiación, dermatitis y diarrea por enteritis. El daño más persistente se atribuye a la necrosis aguda de células tisulares que son incapaces de regenerarse y la isquemia crónica. Los efectos crónicos de la radiación se caracterizan por **fibrosis** y formación de cicatrices en los tejidos y órganos en el área irradiada (p. ej., fibrosis intersticial en corazón y pulmones después de irradiación torácica). Debido a que es inevitable que la radiación aplicada en la radioterapia viaje a través de la piel, con frecuencia se presenta dermatitis por radiación. Es posible que exista necrosis de la piel, cicatrización anómala de la herida y dermatitis crónica por radiación.

Radiación ultravioleta

La radiación ultravioleta causa quemaduras y fomenta el riesgo de cáncer de la piel. El riesgo depende del tipo de rayos UV, la intensidad de la exposición y la cantidad de pigmento de melanina protectora en la piel. Se piensa que el daño producido por la radiación UV es causado por especies reactivas de oxígeno y por el daño a los procesos productores de melanina en la piel.[14] La radiación UV también daña el ADN, lo que provoca la formación de dímeros de pirimidina (inserción de dos bases pirimidina idénticas, en vez de una, en el ADN en replicación). Otras formas de daño al ADN incluyen la producción de roturas en una de las cadenas y la formación de enlaces transversales. Por lo general, los errores que tienen lugar durante la replicación del ADN son solucionados por enzimas que quitan la sección defectuosa del ADN y reparan el daño. La importancia de la reparación del ADN en la protección contra la radiación UV se confirma por la vulnerabilidad de las personas que carecen de las enzimas necesarias para reparar el daño del ADN inducido por UV. En la *xerodermia pigmentaria*, una alteración genética, falta una enzima necesaria para reparar el daño al ADN inducido por la luz solar. Esta alteración autosómica recesiva se caracteriza por una fotosensibilidad extrema y un aumento del riesgo de cáncer de la piel en donde esta se expone al sol.[14]

Radiación no ionizante

La radiación no ionizante incluye la luz infrarroja, ecografía, microondas y energía láser. A diferencia de la radiación ionizante, que rompe los enlaces químicos directamente, la no ionizante ejerce sus efectos al causar la vibración y la rotación de átomos y moléculas.[12] Toda esta energía de vibración o rotación con el tiempo se convierte en energía térmica. La radiación no ionizante de baja frecuencia se utiliza ampliamente en radares, televisión, operaciones industriales (p. ej., calentamiento, soldadura, fundición de metales, procesamiento de madera y plástico), aparatos electrodomésticos (p. ej., hornos de microondas) y aplicaciones médicas (p. ej., diatermia). En el ámbito industrial se han presentado casos aislados de quemaduras de la piel y lesiones térmicas de tejidos profundos por el empleo inadecuado de hornos de microondas para el hogar. La lesión causada por estas fuentes es sobre todo térmica y, debido a la penetración profunda de los rayos infrarrojos y de microondas, tiende a implicar una lesión dérmica y del tejido **subcutáneo**.

Lesión por químicos

A todo nuestro derredor hay químicos capaces de dañar las células: la contaminación del aire y el agua que contiene sustancias químicas que pueden causar una lesión tisular, al igual que el humo del tabaco y algunos alimentos procesados o en conserva. En nuestro ambiente se hallan algunos de los químicos más dañinos, que incluyen gases como el monóxido de carbono, insecticidas y metales pesados, como el plomo.

Los agentes químicos lesionan la membrana y otras estructuras celulares, bloquean vías enzimáticas, coagulan las proteínas celulares y trastornan el equilibrio osmótico y iónico de la célula. Las sustancias corrosivas, como los ácidos y bases fuertes, destruyen las células cuando entran en contacto con el cuerpo. Otros químicos lesionan células en el proceso de metabolismo o eliminación. El tetracloruro de carbono (CCl_4), por ejemplo, causa poco daño hasta que las enzimas hepáticas lo metabolizan y se forma un radical libre altamente reactivo ($CCl_3\bullet$). El tetracloruro de carbono es extremadamente tóxico para las células hepáticas.[13]

Fármacos/drogas

Muchas sustancias, como alcohol, fármacos de prescripción y venta libre y drogas ilegales, pueden dañar los tejidos de manera directa o indirecta. El alcohol etílico daña la mucosa gástrica, el hígado, al feto en desarrollo y otros órganos. Los antineoplásicos e inmunodepresores lesionan de forma directa las células. Otros medicamentos producen metabolitos que son tóxicos para las células. El paracetamol, un fármaco de consumo frecuente y venta libre como analgésico, se metaboliza en el hígado, donde pequeñas cantidades del fármaco se convierten en un metabolito altamente tóxico. El metabolito se desintoxica mediante una vía metabólica que utiliza una sustancia (glutatión) que normalmente se encuentra presente en el hígado. Cuando se ingieren grandes cantidades del fármaco, esta vía se sobrecarga y se acumulan los metabolitos tóxicos, lo que causa una necrosis masiva del hígado.

Intoxicación por plomo

El plomo es un metal particularmente tóxico. Se acumula en pequeñas cantidades hasta alcanzar concentraciones tóxicas. Existen innumerables fuentes de plomo en el ambiente, como pintura resquebrajada, polvo y suelos contaminados, tubérculos contaminados, tuberías de agua o uniones soldadas de plomo, barniz de cerámica, tinta del periódico y juguetes fabricados en países extranjeros. Los adultos a menudo encuentran el plomo a través de la exposición ocupacional. Los niños están expuestos al plomo a través de la ingesta de pintura que se resquebraja, al respirar el polvo de la pintura con plomo o jugar en suelos contaminados. Existe una disminución en las concentraciones de plomo en sangre tanto en los adultos como en los niños desde que se eliminó el plomo en los combustibles y en las latas soldadas para alimentos.[15] Sin embargo las altas concentraciones de plomo en sangre aún son un problema, en particular entre los niños. La investigación ha encontrado que concentraciones bajas de plomo en la sangre pueden producir deficiencias cognitivas e intelectuales devastadoras, así como problemas neuroconductuales en los niños. Este hallazgo llevó a que la Advisory Committee on Childhood Lead Poisoning Prevention (ACCLPP) de 2012 disminuyera la referencia del plomo en sangre de 10 a 5 µg/dL.[15]

El plomo se absorbe a través del tubo digestivo o los pulmones hacia la sangre. La insuficiencia de calcio, hierro o cinc aumenta la absorción de plomo. En los niños, la mayor parte del plomo se absorbe a través de los pulmones. Aunque su ingesta sea igual o menor, la absorción en los lactantes y niños es mayor; es por ello que son más vulnerables a la intoxicación por plomo.[15,16] El plomo cruza la placenta, lo que expone al feto a concentraciones de este elemento comparables a las de la madre. El plomo se almacena en el hueso y se elimina a través de los riñones. Aunque la vida media del plomo es de horas a días, los depósitos en hueso sirven como un almacén desde el cual se mantienen las concentraciones en sangre. En un sentido, el hueso protege otros tejidos, pero el recambio lento mantiene las concentraciones en sangre durante meses y años.

La intoxicación por plomo está relacionada con sus múltiples efectos bioquímicos. Tiene la capacidad de desactivar enzimas, compite con el calcio para su incorporación al hueso e interfiere con la transmisión nerviosa y el desarrollo cerebral. Los principales objetivos de la intoxicación por plomo son los eritrocitos, el tubo digestivo, los riñones y el sistema nervioso.

La anemia es un signo característico de intoxicación por plomo. Este compuesto compite con las enzimas que se requieren para la síntesis de hemoglobina y con las relacionadas con la membrana que evitan la hemólisis de los eritrocitos. Los eritrocitos resultantes son hipocrómicos y presentan un punteado grueso, parecido a lo que se observa en la anemia por insuficiencia de hierro. La vida del eritrocito también disminuye. El tubo digestivo es la principal fuente de síntomas en el adulto. Estos se caracterizan por el "cólico del plomo", una forma de dolor abdominal agudo mal localizado. En el margen de las encías aparece una línea formada por la precipitación de sulfito de plomo. La línea de plomo rara vez se observa en los niños. Los riñones son la ruta principal para la excreción de plomo. Este causa un daño renal difuso que con el tiempo lleva a insuficiencia renal. Aun sin signos francos de daño renal, la intoxicación por plomo lleva a hipertensión.

En el sistema nervioso, la intoxicación por plomo se caracteriza por desmielinización de la sustancia blanca cerebral y cerebelosa, y la muerte de células corticales. Cuando esto ocurre en la niñez temprana, afecta el desarrollo neuroconductual y provoca calificaciones más bajas en el cociente intelectual (CI) y un mal desempeño en el aula.[16] La neuropatía periférica desmielinizante se presenta en los adultos. La manifestación más grave de intoxicación por plomo es la encefalopatía aguda. Se manifiesta como vómitos persistentes, **ataxia**, convulsiones, papiledema, alteración del estado de consciencia y coma. La encefalopatía aguda se manifiesta de forma repentina o en ocasiones va precedida de otros signos de intoxicación por plomo, como los cambios de conducta o molestias abdominales.

Debido al déficit cognitivo y neuroconductual de larga evolución que tiene lugar en los niños aun con concentraciones de plomo moderadamente elevadas, los Centers for Disease Control and Prevention han publicado recomendaciones para la detección de plomo en la niñez.[15,16] Aún no se tiene certeza de la cantidad segura de plomo en sangre. En algún momento se consideró que 25 µg/dL era seguro. Las encuestas han mostrado CI irregulares bajos en niños con concentraciones de plomo desde 10-15 µg/dL.

La detección de intoxicación por plomo implica el empleo de sangre capilar obtenida mediante una punción del dedo para medir la protoporfirina eritrocitaria (PE) libre. Las concentraciones elevadas de PE son el resultado de la inhibición que produce el plomo de las enzimas que se requieren para la síntesis de hemo en los eritrocitos. La prueba de PE es útil en la detección de concentraciones altas de plomo, aunque no suele detectar los niveles menores de 20-25 µg/dL, por lo que se requiere confirmación a partir de una muestra de sangre venosa. El tratamiento implica eliminar la fuente de plomo y, en casos de intoxicación grave, la administración de un agente quelante. Los niños asintomáticos con concentraciones sanguíneas de entre 45 y 69 µg/ dL suelen recibir tratamiento.[16,17] Un equipo de salud pública debe identificar la fuente de plomo, ya que se requiere de una eliminación meticulosa.

Intoxicación por mercurio

Durante cientos de años, el mercurio se ha utilizado con propósitos médicos e industriales. El mercurio es tóxico y son bien conocidos los riesgos laborales y accidentales relacionados con la exposición a este elemento. En la actualidad el mercurio y el plomo son los metales más tóxicos. El mercurio es tóxico en cuatro formas principales: vapor de mercurio, mercurio divalente inorgánico, metil mercurio y etil mercurio.[16] Según la forma de exposición, es posible que se presente una intoxicación que comprometa el sistema nervioso central y los riñones.[16]

En el caso de las oclusiones dentales (amalgamas), la inquietud surge del vapor de mercurio que se libera hacia la boca. Sin embargo, esta cantidad de vapor liberada desde las oclusiones es muy pequeña. La principal fuente de exposición a metil mercurio es por el consumo prolongado de peces como el atún y el pez espada. Los peces concentran el mercurio proveniente del sedimento en el agua. Sin embargo, solo ciertos tipos de peces representan un riesgo potencial y algunos tipos como el salmón tienen cantidades minúsculas o nada de mercurio. Como el cerebro en desarrollo es más susceptible al daño inducido por mercurio, se recomienda que los niños pequeños y las mujeres embarazadas o en lactancia eviten el consumo de pescado que se sabe tiene un alto contenido de mercurio. El timerosal es un conservador que contiene etil mercurio que ayuda a evitar el crecimiento de microorganismos en la vacunas. Debido a las inquietudes que rodean a este conservador, en los Estados Unidos casi nunca se utiliza.

Lesión por agentes biológicos

Los agentes biológicos difieren de otros agentes nocivos en que son capaces de replicarse y continuar produciendo sus efectos nocivos. Estos agentes van desde los virus submicroscópicos hasta los parásitos más grandes. Los agentes biológicos lesionan las células a través de diferentes mecanismos. Los virus entran en la célula y se incorporan a su maquinaria de síntesis de ADN. Ciertas bacterias elaboran exotoxinas que interfieren con la producción celular de ATP. Otras bacterias, como los bacilos gramnegativos, liberan endotoxinas que causan daño celular y aumento de la permeabilidad capilar.

Lesión por desequilibrios nutricionales

Los excesos nutricionales y las insuficiencias nutricionales predisponen a las células a sufrir lesión. Se piensa que la obesidad y las dietas con alto contenido de grasas saturadas predisponen a las personas a la ateroesclerosis. El cuerpo requiere de más de 60 sustancias orgánicas e inorgánicas en cantidades que van desde microgramos hasta gramos. Estos nutrientes incluyen minerales, vitaminas, ciertos ácidos grasos y aminoácidos específicos. Las insuficiencias en la dieta se presentan en forma de inanición, en la cual existe una insuficiencia de todos los nutrientes y vitaminas, o debido a insuficiencia selectiva de un nutriente o vitamina. La anemia por insuficiencia de hierro, el escorbuto, el beriberi y la pelagra son ejemplos de lesiones causadas por la falta de vitaminas o minerales específicos. Las insuficiencias de proteínas y calorías que tienen lugar con la inanición causan un daño tisular diseminado.

Mecanismos de daño celular

Los mecanismos por los cuales los agentes nocivos causan daño y muerte celular son complejos. Algunos agentes, como el calor, provocan daño celular directo. Otros factores, como las alteraciones genéticas, producen sus efectos de manera indirecta a través de trastornos metabólicos y respuestas inmunitarias alteradas.[12] Parece que existen tres mecanismos principales por los que la mayoría de los agentes nocivos ejercen sus efectos:

- Formación de radicales libres
- **Hipoxia** y disminución de ATP
- Trastorno de la homeostasis del calcio intracelular (fig. 3-7)

Daño por radicales libres

Muchos agentes nocivos ejercen sus efectos dañinos a través de especies químicas reactivas conocidas como *radicales libres*.[18] Los radicales libres son compuestos químicos altamente reactivos con un electrón libre en la última órbita (valencia) de la molécula.[12] El electrón libre causa que los radicales libres sean inestables y altamente reactivos, de manera que reaccionan de forma inespecífica con moléculas que se encuentran cerca. Además, los radicales libres establecen reacciones en cadena que consisten en muchos acontecimientos que generan nuevos radicales libres. En las células y los tejidos, los radicales libres reaccionan con las proteínas, lípidos e hidratos de carbono, con lo que dañan las membranas celulares, desactivan las enzimas y dañan los ácidos nucleicos que constituyen el ADN. Las acciones de los radicales libres trastornan y dañan a las células y los tejidos.

Las *especies reactivas de oxígeno* (ERO) son moléculas que contienen oxígeno con radicales libres, como el superóxido y el radical hidroxilo (OH•), y no radicales, como el peróxido de hidrógeno (H_2O_2).[12] Estas moléculas se producen de forma endógena mediante procesos metabólicos o actividades celulares, como el estallido metabólico que acompaña a la fagocitosis. Sin embargo, las causas exógenas, que incluyen la radiación ionizante y UV, producen ERO en el cuerpo. El *estrés oxidativo* es un estado que tiene lugar cuando la generación de ERO supera la capacidad del cuerpo de neutralizar y eliminar estos compuestos.[12] El estrés oxidativo conduce a la oxidación de los componentes celulares, activación de las vías de transducción de señales y cambios en la expresión de genes y proteínas. La modificación del ADN y el daño pueden producirse como resultado del estrés oxidativo. Aunque las ERO y el estrés oxidativo están claramente relacionados con el daño celular y tisular, la evidencia muestra que las ERO no siempre actúan de una manera aleatoria y nociva. Estudios recientes han encontrado que las ERO también son moléculas de señalización importantes que utilizan las células sanas para regular y mantener actividades y funciones normales, como vías de señalización.[18] El daño oxidativo se ha implicado en muchas enfermedades. Las mutaciones en el gen para la superóxido dismutasa (*SOD*) están vinculadas con la **esclerosis** lateral amiotrófica (ELA, también conocida como enfermedad de Lou Gehrig).[19] Se piensa que el estrés oxidativo desempeña un papel importante en el desarrollo del cáncer.[12] El restablecimiento de la irrigación sanguínea después de la pérdida de **perfusión**, como sucede durante un ataque al corazón e ictus, está relacionado con una lesión oxidativa de órganos vitales.[20] Se piensa que el estrés oxidativo causa en parte la disfunción endotelial que contribuye al desarrollo, progresión y pronóstico de la enfermedad cardiovascular.[20] Además de las muchas enfermedades y estados de salud alterados relacionados con el daño oxidativo, el estrés oxidativo se ha asociado con un descenso funcional vinculado con la edad que acentúa el proceso de envejecimiento.[21]

Los *antioxidantes* son moléculas naturales y sintéticas que inhiben las reacciones de ERO con estructuras biológicas o previenen la formación descontrolada de ERO. Los antioxidantes incluyen compuestos enzimáticos y no enzimáticos.[12] La catalasa cataliza la reacción que forma agua a partir de peróxido de hidrógeno. Los antioxidantes no enzimáticos incluyen carotenos (vitamina A), tocoferoles (vitamina E), ascorbato (vitamina C), glutatión, flavonoides, selenio y cinc.[12]

Lesión celular por hipoxia

La hipoxia priva a la célula de oxígeno e interrumpe el metabolismo oxidativo y la generación de ATP. El tiempo real necesario para producir daño celular irreversible depende del

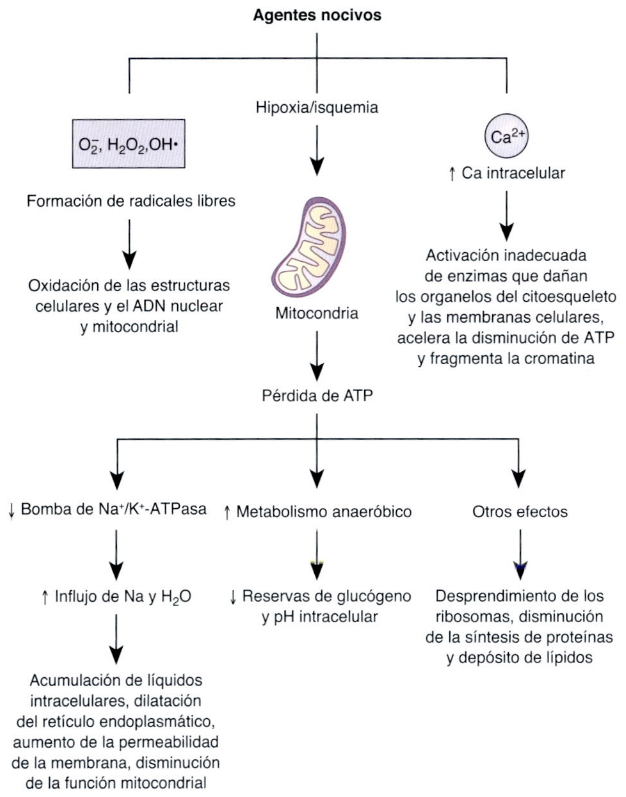

FIGURA 3-7. Mecanismos de daño celular. Los agentes nocivos tienden a causar hipoxia/isquemia (la *flecha de en medio* ilustra las manifestaciones que desencadenan el desarrollo del metabolismo anaeróbico y el daño celular). También en el lado izquierdo de la figura, la formación de radicales libres causa oxidación de las estructuras celulares que llevan a una disminución del ATP y, en el lado derecho, el aumento en el calcio intracelular daña muchos aspectos de la célula que también causa disminución del ATP. Estos tres caminos ilustran la forma en la que los agentes nocivos causan lesión y muerte celular. ADN, ácido desoxirribonucleico.

grado de privación de oxígeno y los requerimientos metabólicos de la célula. Algunas células, como las del corazón, cerebro y riñones, requieren de grandes cantidades de oxígeno para proporcionar la energía necesaria para realizar sus funciones. Las células cerebrales, por ejemplo, empiezan a sufrir daño permanente después de 4-6 min de privación de oxígeno. Existe un delgado margen entre el tiempo implicado en el daño celular reversible e irreversible. Durante los estados hipóxicos, los factores inducibles por hipoxia (FIH) causan la expresión de genes que estimulan la formación de eritrocitos, producen ATP en ausencia de oxígeno y aumentan la **angiogénesis** (la formación de nuevos vasos sanguíneos).[19,20]

La hipoxia puede ser el resultado de una cantidad inadecuada de oxígeno en el aire, enfermedad respiratoria, isquemia (disminución del flujo sanguíneo por vasoconstricción u obstrucción vascular), anemia, edema o incapacidad de las células para utilizar el oxígeno. La isquemia se caracteriza por el deterioro del transporte de oxígeno y de la eliminación de los productos metabólicos como el ácido láctico. En contraste con la hipoxia pura, que depende del contenido de oxígeno en la sangre y afecta a todas las células del cuerpo, la isquemia con frecuencia afecta el flujo sanguíneo a través de un número limitado de vasos sanguíneos y produce lesión tisular local. En algunos casos de edema, la distancia para la difusión del oxígeno se convierte en un factor limitante en el transporte de este compuesto.[20] En los estados hipermetabólicos, las células requieren de más oxígeno del que es posible suministrar mediante la función respiratoria y el transporte de oxígeno normales. La hipoxia también sirve como la causa última de la muerte celular en otras lesiones. Por ejemplo, un agente físico como el frío causa vasoconstricción intensa e impide el flujo sanguíneo.

La hipoxia causa una deficiencia de energía en la célula, con efectos extensos en sus componentes estructurales y funcionales. Conforme disminuye la tensión de oxígeno, cesa el metabolismo oxidativo y la célula se revierte a un metabolismo anaeróbico, por lo que utiliza sus reservas limitadas de glucógeno en un intento por mantener las funciones vitales de la célula. El pH celular disminuye conforme se acumula el ácido láctico en la célula. Esta reducción del pH tiene efectos adversos en las estructuras intracelulares y las reacciones bioquímicas. El pH bajo altera las membranas celulares y causa que se aglomere la cromatina y la célula se encoja.

Un efecto importante de la reducción del ATP es la tumefacción aguda de la célula causada por la disfunción de la bomba membranaria de sodio/potasio, (Na^+/K^+)-ATPasa, que extrae sodio y regresa potasio a la célula. Con la disfunción de esta bomba, las concentraciones intracelulares de potasio disminuyen y el sodio y el agua se acumulan en la célula. El movimiento de agua y iones dentro de la célula está relacionado con múltiples cambios que incluyen la ampliación del retículo endoplasmático, la permeabilidad de la membrana y la disminución de la función mitocondrial.[12] En algunos casos, los cambios celulares debidos a isquemia son reversibles si se restablece el oxígeno. Sin embargo, si el suministro de oxígeno no se restablece, existe una pérdida continua de enzimas, proteínas y ácido ribonucleico a través de la membrana celular hiperpermeable. La lesión de las membranas de los lisosomas provoca la filtración de enzimas lisosómicas destructivas hacia el citoplasma y la digestión enzimática de los componentes celulares. La filtración de enzimas intracelulares a través de la membrana celular permeable hacia el líquido extracelular proporciona una indicación clínica importante de lesión y muerte celular.

Deterioro de la homeostasis del calcio

El calcio funciona como un segundo mensajero importante y como señal citosólica para muchas respuestas celulares. Diversas proteínas que se fijan al calcio, como la troponina y la calmodulina, actúan como transductores para la señal citosólica del calcio. Las cinasas dependientes de calcio/calmodulina median de forma indirecta los efectos del calcio sobre respuestas como la contracción del músculo liso y el desdoblamiento del glucógeno. Por lo general, las concentraciones del ion de calcio intracelular se mantienen muy bajas en comparación con las extracelulares. Las bajas concentraciones de calcio intracelular se mantienen mediante los sistemas de intercambio de calcio/magnesio relacionados con la membrana, (Ca^{2+}/Mg^{2+})-ATPasa. La isquemia y ciertas toxinas llevan al aumento del calcio citosólico causado por el incremento del influjo a través de la membrana celular y la liberación de calcio proveniente de las reservas intracelulares. El aumento en la concentración de calcio activa de manera inadecuada a varias de las enzimas con efectos potencialmente dañinos. Estas enzimas incluyen las

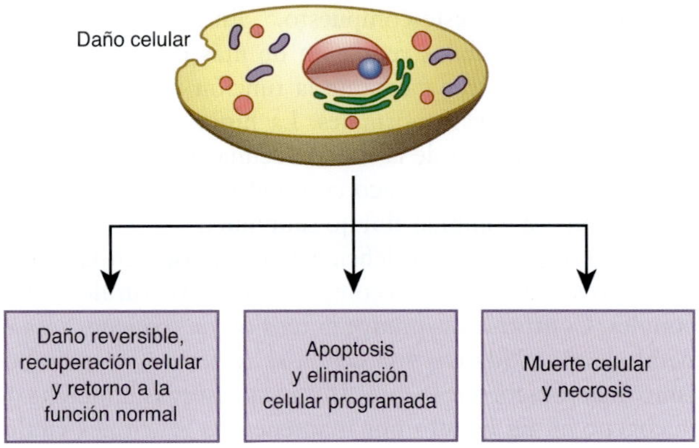

FIGURA 3-8. Resultados del daño celular: daño celular reversible, apoptosis y eliminación celular programada, y muerte celular y necrosis.

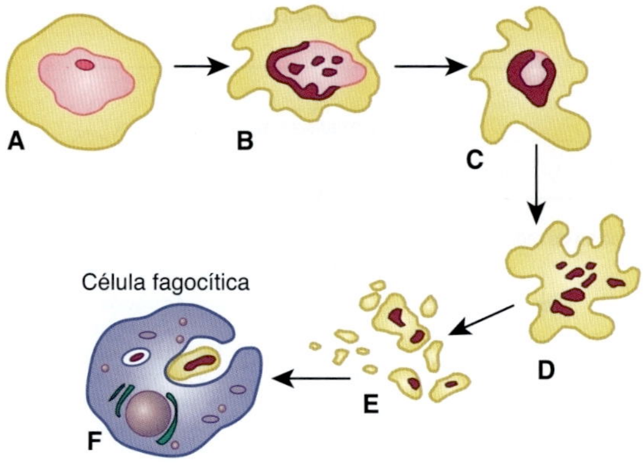

FIGURA 3-9. Eliminación apoptótica de la célula: encogimiento de las estructuras celulares (*A*) y fragmentación de la cromatina nuclear (*B* y *C*), separación de los fragmentos nucleares y organelos citoplasmáticos en cuerpos apoptóticos (*D* y *E*), englobamiento de los fragmentos apoptóticos por una célula fagocítica (*F*).

fosfolipasas, responsables del daño a la membrana celular; proteasas que dañan el citoesqueleto y las proteínas de la membrana; las ATPasas que desdoblan el ATP y aceleran su disminución; y las endonucleasas que fragmentan la cromatina. Aunque se sabe que las células lesionadas acumulan calcio, no está del todo claro si esta es la causa última del daño celular irreversible.

Daño celular reversible y muerte celular

Los mecanismos activados por el daño celular en ocasiones pueden producir daño celular submortal y reversible, o llevar a lesión irreversible con destrucción o muerte celular (fig. 3-8). La destrucción y eliminación celular implican uno de dos mecanismos:

- Apoptosis, que está diseñada para eliminar células lesionadas o desgastadas.
- Muerte celular o necrosis, que tiene lugar en las células dañadas de forma irreversible.[1]

Daño celular reversible

El daño celular reversible, aunque deteriora la función celular, no causa la muerte de la célula. A través del microscopio se observan dos patrones de daño celular reversible: la tumefacción celular y el cambio graso. La tumefacción celular se produce con el deterioro de la bomba de membrana de Na^+/K^+-ATPasa, por lo general, como resultado de daño celular hipóxico.

Los cambios grasos están vinculados con la acumulación intracelular de grasa. Cuando se presentan cambios grasos, pequeñas vacuolas de grasa se dispersan en todo el citoplasma. El proceso suele ser más ominoso que la tumefacción celular y, aunque es reversible, suele indicar lesión grave. Estos cambios se deben a que las células normales se presentan con un aumento de carga de grasa o porque las células lesionadas son incapaces de metabolizar de manera adecuada la grasa. En las personas con obesidad, a menudo se presentan infiltrados de grasa dentro y entre las células del hígado y el corazón debido a un aumento de la carga de grasa. Las vías del metabolismo de la grasa se deterioran por el daño celular y la grasa se acumula en la célula conforme la producción supera el empleo y el transporte. El hígado, donde se sintetizan y metabolizan la mayoría de las grasas, es particularmente susceptible al cambio graso, aunque también es posible que los cambios grasos se produzcan en los riñones, el corazón y otros órganos.

Muerte celular programada

En la mayoría de las células normales no tumorales, el número de células en los tejidos está regulado por el equilibrio entre la proliferación y la muerte celular. Esta última se produce mediante necrosis o una forma de muerte celular programada denominada apoptosis.[1]

La *apoptosis* es un proceso altamente selectivo que elimina las células lesionadas y envejecidas, con lo que se controla la regeneración tisular. Las células que sufren apoptosis presentan características morfológicas especiales, así como ciertos cambios bioquímicos. Como se observa en la figura 3-9, se presenta una reducción del tamaño y condensación del núcleo y el citoplasma. La cromatina se congrega

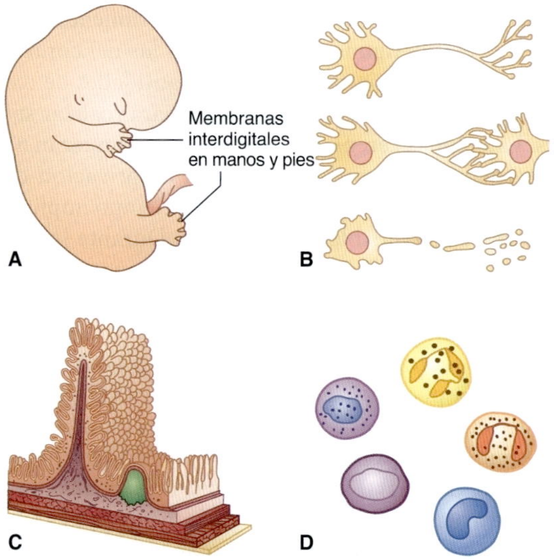

FIGURA 3-10. Ejemplos de apoptosis. **A.** Separación de los dedos de manos y pies que estaban unidos por membranas interdigitales en el embrión. **B.** Desarrollo de conexiones neurales; las neuronas que no establecen conexiones sinápticas ni reciben factores de supervivencia en ocasiones se inducen apoptosis. **C.** Eliminación de células de las vellosidades intestinales; de manera continua se forman nuevas células epiteliales en la cripta, las cuales migran hacia la punta de las vellosidades conforme envejecen y sufren apoptosis en la punta al final de su vida. **D.** Eliminación de células sanguíneas senescentes.

en la **membrana nuclear** y el ADN se fragmenta. Después, la célula se fragmenta en múltiples cuerpos apoptóticos de una manera que mantiene la integridad de la **membrana plasmática** y no ocasiona inflamación. Los cambios en la membrana plasmática inducen la fagocitosis de los cuerpos apoptóticos por los macrófagos y otras células, con lo que se completa el proceso de degradación.

Se piensa que la apoptosis es responsable de varios procesos fisiológicos normales, que incluyen la destrucción programada de células durante el desarrollo embrionario, la **involución** de tejidos dependientes de hormonas, la muerte de células inmunitarias, la muerte celular mediante linfocitos T citotóxicos y la muerte celular de poblaciones celulares en proliferación. Durante la embriogénesis, en el desarrollo de varios órganos (p. ej., el corazón, el cual empieza como un tubo pulsátil y que gradualmente se modifica hasta convertirse en una bomba de cuatro cámaras), la muerte celular apoptótica permite el paso a la siguiente etapa de desarrollo del órgano. También permite la separación de los dedos de las manos y los pies que presentan membranas interdigitales en el embrión en desarrollo (fig. 3-10). La muerte celular apoptótica tiene lugar en la involución de las células endometriales dependiente de hormonas durante el ciclo menstrual y en la regresión del tejido mamario después del destete de la alimentación al seno materno. El control del número de células inmunitarias y la destrucción de los linfocitos T autorreactivos en el timo se han adjudicado a la apoptosis. Se piensa que los linfocitos T citotóxicos y las células citolíticas naturales destruyen células diana mediante la inducción de la muerte celular apoptótica.

Alerta sobre el dominio de conceptos

La involución que se produce en las células dependientes de hormonas, como en el tejido mamario después del destete, es resultado de la muerte celular programada o apoptosis.

La apoptosis se encuentra asociada con muchos procesos patológicos y enfermedades. Por ejemplo, se sabe que la interferencia con la apoptosis es el mecanismo que contribuye a la **carcinogénesis**.[22] Es posible que también esté implicada en los trastornos neurodegenerativos como la enfermedad de Alzheimer, la enfermedad de Parkinson y la esclerosis lateral amiotrófica. Sin embargo, siguen en investigación los mecanismos exactos causantes de estas enfermedades.

Se han descrito dos vías básicas para la apoptosis (fig. 3-11). Estas son la vía extrínseca, que es dependiente del receptor de muerte, y la vía **intrínseca**, independiente del receptor de muerte. La fase de ejecución de ambas vías se lleva a cabo mediante enzimas proteolíticas denominadas *caspasas*, que están presentes en las células como *procaspasas* y se activan mediante la escisión de una porción inhibidora de su cadena de **polipéptidos**.

La *vía extrínseca* incluye la activación de receptores como los del factor de necrosis tumoral (TNF, *tumor necrosis factor*) y el receptor de ligando Fas.[21] El ligando Fas se expresa en la superficie de ciertas células, como los linfocitos T citotóxicos o aparecen en forma soluble. Cuando el ligando Fas

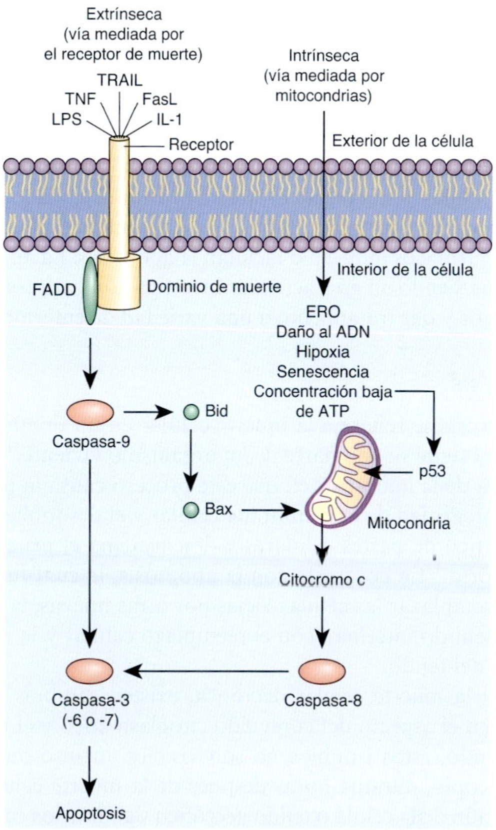

FIGURA 3-11. Vías extrínseca e intrínseca de la apoptosis. La vía extrínseca se activa mediante señales, como el ligando Fas (FasL) que, al fijarse al receptor Fas, forma un complejo inductor de muerte al unir el dominio de muerte relacionado con Fas (FADD) con el dominio de muerte del receptor Fas. La vía intrínseca se activa mediante señales, como las especies reactivas de oxígeno (ERO) y el daño al ADN, que inducen la liberación de citocromo *c* desde las mitocondrias al citoplasma. Ambas vías activan las caspasas para ejecutar la apoptosis. ATP, trifosfato de adenosina; DNA, ácido desoxirribonucleico; ERO, especies reactivas de oxígeno; IL, interleucina; LPS, lipopolisacárido; TNF, factor de necrosis tumoral; TRAIL, ligando inductor de apoptosis relacionada con TNF.

se fija a su receptor, se conjuntan las proteínas en el extremo citoplasmático del receptor Fas para formar un complejo de inicio de muerte. El complejo entonces convierte la procaspasa-8 en caspasa-8. Esta a su vez activa una cascada de caspasas que ejecutan el proceso de apoptosis.[2,21] El resultado final incluye la activación de endonucleasas que causan la fragmentación del ADN y la muerte celular. Además del TNF y el ligando Fas, las moléculas de señalización primaria conocidas por activar la vía extrínseca incluyen el ligando inductor de apoptosis relacionada con TNF (TRAIL), la **citocina** interleucina 1 (IL-1) y el lipopolisacárido (LPS), la endotoxina que se halla en la membrana celular externa de las bacterias gramnegativas.

La *vía intrínseca*, o *vía inducida por la mitocondria*, de la apoptosis se activa por condiciones como daño del ADN, ERO, hipoxia, disminución de las concentraciones de ATP, **senescencia** celular y activación de la proteína p53 por daño del ADN.[21] Implica la abertura de los poros de permeabilidad de la membrana mitocondrial con la liberación de citocromo *c* desde las mitocondrias hacia el citoplasma. El citocromo citoplasmático activa las caspasas, que incluyen la caspasa-3. La activación de la caspasa-3 es un paso en común entre las vías extrínseca e intrínseca. Además, la activación o el aumento de las concentraciones de las proteínas proapoptóticas, como Bid y Bax, después de la activación de la caspasa-8 en la vía extrínseca en ocasiones conduce a la liberación de citocromo *c* mitocondrial, con lo que se unen las dos vías para la apoptosis. Se conocen muchos inhibidores de la apoptosis dentro de las células y se considera que contribuyen al cáncer y las enfermedades autoinmunitarias.[2] Las acciones terapéuticas de ciertos fármacos inducen o facilitan la apoptosis. La apoptosis continúa siendo un área activa de investigación para comprender mejor y dar tratamiento a una variedad de enfermedades.

Necrosis

La *necrosis* se refiere a la muerte celular en un órgano o tejido que sigue siendo parte de un organismo viviente.[12] Se diferencia de la apoptosis en que este proceso causa la pérdida de la integridad de la membrana celular y el desdoblamiento enzimático de partes celulares y desencadena el proceso inflamatorio.[1] En contraste con la apoptosis, la cual funciona para reemplazar las células viejas por otras nuevas, la necrosis a menudo interfiere con el reemplazo celular y la regeneración del tejido.

Con la muerte celular necrótica, existen cambios importantes en el aspecto del contenido citoplasmático y el núcleo. A menudo, estos cambios no son visibles, incluso mediante microscopio, durante horas después de la muerte celular. La disolución de la célula o tejido necrótico sigue varios caminos. La célula en ocasiones sufre licuefacción (necrosis por licuefacción); otras veces se transforma en una masa dura de color gris (necrosis por coagulación); o es posible que se convierta en un material caseoso mediante la infiltración de sustancias semejantes a grasas (necrosis caseosa).[1] La *necrosis por licuefacción* se produce cuando algunas células mueren, pero sus enzimas catalíticas no se destruyen.[1] Un ejemplo de necrosis por licuefacción es el reblandecimiento del centro de un absceso con secreción de su contenido. Durante la *necrosis por coagulación*, se desarrolla acidosis y se desnaturalizan las proteínas enzimáticas y estructurales de la célula. Este tipo de necrosis es característico de la lesión hipóxica y se observa en las áreas infartadas.[1] El infarto (o la muerte tisular) se presenta cuando una arteria que irriga un órgano o parte del cuerpo se ocluye y no existe otra fuente de suministro sanguíneo. Como regla, la forma del infarto es cónica y corresponde a la distribución de la arteria y sus ramas. Una arteria puede ocluirse por un émbolo, un trombo, la enfermedad de la pared arterial o la presión desde afuera del vaso.

La *necrosis caseosa* es una forma característica de necrosis por coagulación en la cual las células muertas persisten de manera indefinida.[1] Se observa con mayor frecuencia en el centro de los granulomas por tuberculosis o tubérculos.[1]

Gangrena

El término *gangrena* se aplica cuando una masa considerable de tejido sufre necrosis. La gangrena se clasifica en seca o húmeda. En la gangrena seca, la parte se vuelve seca y se enjuta, la piel se arruga y su color cambia a pardo oscuro o negro. La diseminación de la gangrena seca es lenta y sus síntomas no son tan marcados como los de la gangrena húmeda. La irritación causada por el tejido muerto produce una línea de reacción inflamatoria (línea de demarcación) entre el tejido muerto, el área gangrenada y el tejido sano. La gangrena seca suele ser el resultado de una interferencia con la irrigación sanguínea arterial a una parte sin interferencia del retorno venoso y es una forma de necrosis por coagulación.

En la gangrena húmeda, el área se encuentra fría, tumefacta y sin pulso. La piel está húmeda, negra y bajo tensión. En la superficie se forman ampollas, ocurre licuefacción y la acción bacteriana produce un mal olor. No existe línea de demarcación entre el tejido normal y el enfermo, y la diseminación del daño tisular es rápida. Los síntomas sistémicos suelen ser graves y la muerte se produce a menos que sea posible detener el padecimiento. La gangrena húmeda es el resultado principalmente de la interferencia del retorno venoso desde la parte afectada. La invasión bacteriana desempeña un papel importante en el desarrollo de la gangrena húmeda y es la responsable de muchos de sus síntomas característicos. La gangrena seca está confinada casi exclusivamente a las extremidades, pero la gangrena húmeda puede afectar a órganos internos o extremidades. Si las bacterias invaden el tejido necrótico, la gangrena seca puede convertirse en gangrena húmeda.

La *gangrena gaseosa* es un tipo especial de gangrena causada por la infección de tejidos desvitalizados por una de varias bacterias *Clostridium*; la más frecuente es *C. perfringens*.[1] Estos microorganismos anaerobios formadores de esporas se encuentran diseminados en la naturaleza, en particular en los suelos. La gangrena gaseosa tiende a presentarse en los traumatismos y fracturas compuestas en las cuales están incrustadas tierra y partículas. Algunas especies se han aislado en el estómago, vesícula biliar, intestino, vagina y piel de personas sanas. Lo característico de este padecimiento son las burbujas de sulfuro de hidrógeno gaseoso que se forman en el músculo. La gangrena gaseosa es una enfermedad grave, potencialmente mortal. Se utilizan antibióticos para tratar la infección y métodos quirúrgicos para extirpar el tejido infectado. Posiblemente se requiera de amputación para evitar la diseminación de la infección que afecta una extremidad. Se ha utilizado el tratamiento con oxígeno hiperbárico, aunque los datos clínicos que apoyan su eficacia no se han evaluado de forma rigurosa.

Envejecimiento celular

Al igual que la adaptación y la lesión, el envejecimiento es un proceso que afecta a las células y los tejidos del cuerpo. Se han propuesto varias teorías para explicar la causa del envejecimiento. Estas teorías no son mutuamente excluyentes y es muy probable que el envejecimiento sea un proceso complejo con causas múltiples. Las principales teorías del envejecimiento se clasifican con base en explicaciones evolutivas, moleculares, celulares y a nivel de sistemas.[1]

Las *teorías basadas en la evolución* se enfocan en la variación genética y el éxito reproductivo. Después de que han pasado los años reproductivos, no está del todo claro que la longevidad continuada contribuya a la salud de la especie. Por ello, los genes "antienvejecimiento" no necesariamente se seleccionan, conservan ni son prevalentes en el acervo génico.

Las *teorías moleculares* del envejecimiento celular se centran en las mutaciones o cambios en la expresión génica. Debido a que el aspecto, propiedades y función de las células dependen de la expresión génica, es probable que este aspecto esté implicado en el envejecimiento a cierto nivel. Recientemente, se ha puesto atención a los llamados *genes de envejecimiento* identificados en sistemas modelo.

Existen varias *teorías celulares de la senescencia* que actualmente están en investigación, entre las que se incluyen las que se enfocan en el acortamiento del telómero, la lesión por radicales libres y la apoptosis. Desde mediados de la década de 1960 se sabe que muchas células en cultivo muestran un límite en su capacidad de replicación, el denominado *límite Hayflick* de cerca de 50 duplicaciones de la población. Este límite parece estar relacionado con la longitud de los telómeros, que son secuencias del ADN en los extremos de los cromosomas. Cada vez que se divide la célula, se acortan los telómeros hasta que se tiene una longitud mínima crítica, se inicia la senescencia y ya no se produce más replicación celular. Algunas células tienen telomerasa, una enzima que "reconstruye" los telómeros y disminuye o evita su acortamiento. Las células cancerosas tienen concentraciones altas de telomerasa, la cual evita la senescencia y contribuye a la inmortalidad celular que caracteriza al cáncer. El acortamiento de los telómeros parece estar relacionado con otras teorías de causas celulares de envejecimiento. Por ejemplo, los radicales y el daño oxidativo matan las células y aceleran el acortamiento de los telómeros. La restricción calórica, la cual parece aumentar la longevidad, tal vez está relacionada con una menor generación de radicales libres en las mitocondrias debido a la reducción de la ingesta de metionina u otros aminoácidos dietéticos.[23-25]

Las teorías a nivel de sistemas se centran en un descenso en las funciones de integración de los sistemas orgánicos, como el inmunitario y el neuroendocrino, que son necesarios para el control general de otros sistemas corporales. El sistema inmunitario se deteriora con la edad y es menos eficaz en la protección del cuerpo de la infección o el cáncer. Asimismo, las mutaciones y la manipulación de genes como *daf-2*, que es similar a los genes del receptor de insulina/IGF-1 humano, en el modelo de gusano envejecido *Caenorhabditis elegans* causan cambios significativos en la longevidad.[26] Las vías relacionadas con *daf-2* tal vez sean las responsables de las relaciones entre la restricción calórica y la vida prolongada en los roedores y otros animales. Los mecanismos que regulan el envejecimiento probablemente son complejos y multifactoriales, como cualquier intervención para prolongar el envejecimiento.[27]

RESUMEN

El daño celular es causado por varios factores, entre los que se incluyen agentes físicos, químicos, biológicos y factores nutricionales. Entre los agentes físicos que generan daño celular se encuentran las fuerzas mecánicas debidas a traumatismos tisulares, las temperaturas extremas, la electricidad, la radiación y las alteraciones nutricionales. Los agentes químicos causan daño celular a través de varios mecanismos, por ejemplo, el bloqueo de vías enzimáticas, la coagulación de tejidos o la alteración del equilibrio osmótico o iónico de la célula. Los agentes biológicos difieren de otros factores nocivos en que son capaces de replicarse y continuar produciendo lesiones. Entre los factores nutricionales que contribuyen al daño celular están los excesos y las deficiencias de nutrientes, vitaminas y minerales.

Los agentes nocivos ejercen sus efectos en gran medida a través de la generación de radicales libres, la producción de hipoxia celular o la alteración de la regulación de las concentraciones de calcio intracelular. Las especies de oxígeno parcialmente reducido denominadas **radicales libres** son mediadores importantes del daño celular en muchos padecimientos. Son una causa importante de daño celular en la hipoxia y después de la exposición a radiación y ciertos agentes químicos. La falta de oxígeno subyace la patogenia del daño celular en la hipoxia y la isquemia. La hipoxia es el resultado de oxígeno insuficiente en el aire, una enfermedad cardiorrespiratoria, anemia o la incapacidad de las células para utilizar el oxígeno. El aumento del calcio intracelular activa varias enzimas con efectos que pueden ser dañinos.

Los agentes nocivos producen daño celular submortal y reversible o llegan a conducir a daño irreversible y muerte celular. Esta última implica dos mecanismos: apoptosis y necrosis. La apoptosis consiste en la destrucción controlada de la célula y es el medio por el cual el cuerpo elimina y reemplaza las células que se han producido en exceso, se han desarrollado de manera inadecuada, tienen daño genético o ya están gastadas. La necrosis se refiere a la muerte celular que se caracteriza por tumefacción de la célula, rotura de la membrana celular e inflamación.

Al igual que la adaptación y el daño, el envejecimiento es un proceso que afecta a las células y los tejidos del cuerpo. Se han propuesto varias teorías para explicar las causas complejas del envejecimiento, entre las que se incluyen aquellas que se basan en mecanismos de la evolución, que explican el envejecimiento como consecuencia de la selección natural, un proceso en el que los rasgos que maximizan la capacidad reproductiva de un individuo se seleccionan sobre los que maximizan la longevidad; las teorías moleculares, como las que explican el envejecimiento como un resultado de los cambios de expresión de los genes; las teorías celulares, que explican la senescencia celular en relación con la longitud de los telómeros o acontecimientos moleculares, daño por radicales libres, acumulación de desgaste o apoptosis; y las teorías de sistemas, que atribuyen el envejecimiento celular a un descenso en las funciones de integración de los sistemas orgánicos, como los sistemas neuroendocrino e inmunitario.

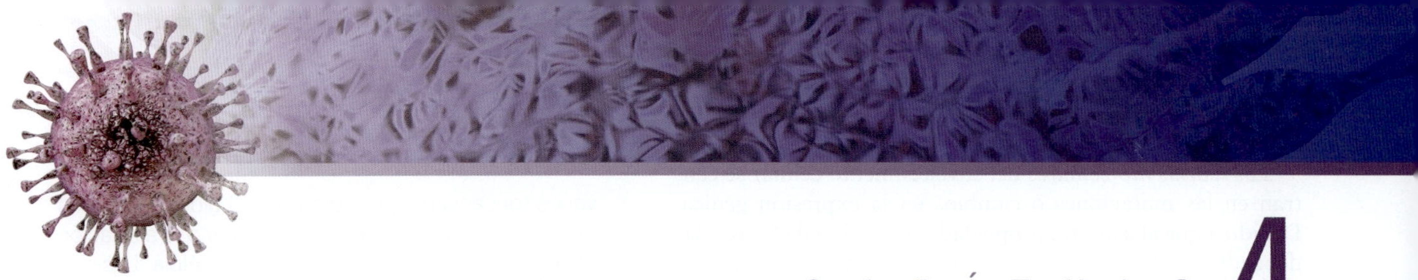

C A P Í T U L O 4

Control genético de la función celular y la herencia

Nuestra información genética se almacena en la estructura del ácido desoxirribonucleico (ADN), una macromolécula muy estable. La información genética dirige la función de las células de nuestro cuerpo, determina nuestro aspecto físico y la forma en la que respondemos a nuestro ambiente, y sirve como la unidad de la herencia que se pasa de una generación a otra. Los genes también determinan nuestra susceptibilidad a la forma en la que reaccionamos a los fármacos.

En el último siglo, ha crecido enormemente la comprensión del papel que desempeña la genética en la patogenia de la enfermedad. Esto se debe a la finalización del *Human Genome Project* en 2003, en el que se secuenció todo el genoma humano. Sobre esta información, los investigadores han podido demostrar que muchas enfermedades comunes, tales como el cáncer, la diabetes y las enfermedades cardiovasculares, tienen un componente genético. En el caso del cáncer, los avances recientes en genética han llevado al desarrollo de nuevos métodos de detección precoz y tratamientos más eficaces. Los avances en la tecnología del ADN recombinante han proporcionado los métodos para producir insulina, hormona del crecimiento y factores de coagulación humanos. Este capítulo incluye información sobre el control genético de la función celular, los cromosomas, los patrones de la herencia y la tecnología génica.

Control genético de la función celular

El ADN que contiene nuestra información genética es una molécula muy estable. Debido a la estabilidad de su estructura, la información genética que se lleva en el ADN sobrevive a todas las etapas de la división celular y al proceso diario de renovación celular y crecimiento tisular. Esta estructura también permite que la información sobreviva a los muchos procesos de división de reducción que implica la formación de los gametos (es decir, el óvulo y el espermatozoide), el proceso de fertilización y las divisiones mitóticas que participan en la formación de un nuevo organismo a partir de un óvulo fertilizado unicelular denominado *cigoto*.

Un segundo tipo de ácido nucleico, el *ácido ribonucleico*, participa en la síntesis de las proteínas celulares. La información contenida en un gen dado se transcribe primero a partir del ADN hacia el ARN, es procesado en el núcleo y después se transporta al citoplasma, en donde se traduce y se sintetiza para obtener proteínas.

Aunque el ADN y el ARN han recibido mucha atención, son las proteínas que codifican los genes las que forman la mayoría de las estructuras celulares y realizan la mayoría de las funciones vitales. Las proteínas son las responsables de la diversidad funcional de las células, realizan casi todas las funciones biológicas y es a este nivel que se llevan a cabo muchos procesos de regulación, donde tienen lugar muchos procesos patológicos y se encuentran los objetivos de la mayoría de los fármacos.

Alerta sobre el dominio de conceptos

El proteoma define al conjunto completo de proteínas codificadas por un genoma. La proteómica, el estudio del proteoma, usa métodos tecnológicos altamente sofisticados para evaluar los eventos moleculares y bioquímicos en una célula.

PUNTOS CLAVE

El papel del ADN en el control de la función celular

- La información necesaria para el control de la estructura y función celular está integrada en la información genética codificada dentro de la molécula de ADN.
- Aunque cada célula del cuerpo contiene la misma información genética, cada tipo de célula usa solo una parte de la información, dependiendo de su función específica en el cuerpo.

Estructura y función del ADN

La molécula de ADN que almacena la información genética en el núcleo es una larga estructura helicoidal bicatenaria. El ADN se compone de **nucleótidos**, que constan de ácido fosfórico, un azúcar de cinco átomos de carbono llamado *desoxirribosa* y una de cuatro bases nitrogenadas (fig. 4-1). Las bases nitrogenadas portan la información genética y están divididas en dos grupos: las *bases pirimidina*, timina (T) y citosina (C), que tienen un anillo de nitrógeno, y las *bases purina*, adenina (A) y guanina (G), que poseen dos anillos nitrogenados. La

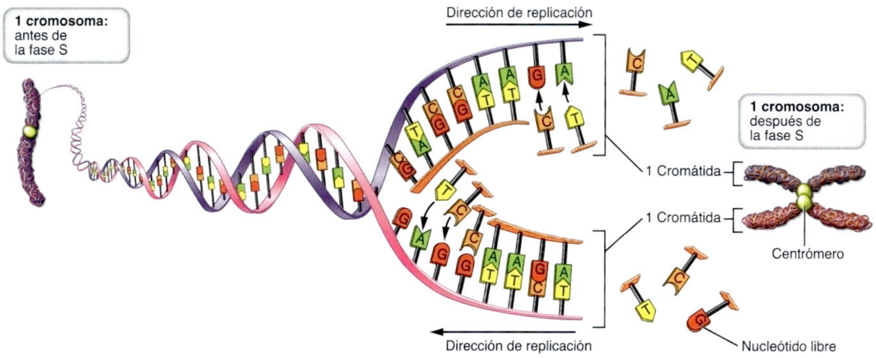

FIGURA 4-1. Una hélice de ADN en replicación: la hélice del ADN se abre y operan las reglas de acoplamiento de bases (A con T y G con C) para ensamblar una nueva cadena de ADN sobre cada una de las cadenas originales. En el ADN después de terminada la replicación, cada molécula de ADN (cromátida) consta de una cadena vieja y una nueva cadena sintetizada. Se unen en el centrómero. Tomado de: McConnell T., Hull K. (2011). *Human form human function: Essentials of anatomy & physiology* (p. 78). Philadelphia, PA: Lippincott Williams & Wilkins.

columna vertebral del ADN consiste en grupos alternados de azúcar y ácido fosfórico, con las bases pareadas proyectadas hacia adentro desde los costados de la molécula de azúcar.

Doblo hélice y emparejamiento de bases

La estructura nativa del ADN, como la dilucidaron James Watson y Frances Crick en 1953, es la de una escalera en espiral, con las bases acopladas representando los escalones (*véase* la fig. 4-1). En la molécula de ADN bicatenario se observa un emparejamiento **complementario** preciso de bases purina y pirimidina, en el cual la adenina se empareja con la timina (A-T) y la guanina se empareja con la citosina (G-C). Las bases pareadas en las cadenas de ADN opuestas están unidas entre sí por enlaces de hidrógeno estables. La estructura bicatenaria de las moléculas de ADN les permite replicarse con precisión a través de la separación de las dos cadenas, y también permite la reparación eficiente y correcta de las moléculas de ADN dañadas.

Antes de la división celular, las dos cadenas de la hélice se separan y una molécula complementaria se duplica junto a cada cadena original. Cada dos cadenas se vuelven cuatro cadenas. Durante la división celular, las moléculas bicatenarias recién duplicadas se separan en pares compuestos por una hebra vieja y una hebra nueva. Un par se coloca en cada una de las dos células hijas por la mecánica de la mitosis (fig. 4-2)[1].

Empaquetamiento del ADN

El genoma o contenido genético total se distribuye en los cromosomas. Cada célula somática humana (células que no son gametos [espermatozoide y óvulo]) tiene 23 pares de cromosomas diferentes, un par derivado de la madre y el otro del padre. Veintidós de estos pares son **autosomas**, mientras que el último par está formado por los cromosomas sexuales (XX [femenino] o XY [masculino]). Los genes se acomodan de forma lineal a lo largo del cromosoma. Cada cromosoma contiene una hélice lineal continua de ADN. El ADN en el cromosoma más largo tiene más de 7 cm de largo. Si el ADN de los 46 cromosomas se situara uno después de otro, el ADN total cubriría una distancia de cerca de 2 m.

Debido a su gran tamaño, las moléculas de ADN se combinan con varios tipos de proteínas y pequeñas cantidades de ARN en una estructura enrollada denominada *cromatina*. Un grupo específico de proteínas conocidas como *histonas* controlan la forma en la que se doblan las cadenas de ADN.[2] La figura 4-3 ilustra cómo los cromosomas se enrollan en cromatina y después se enrollan alrededor de las histonas.

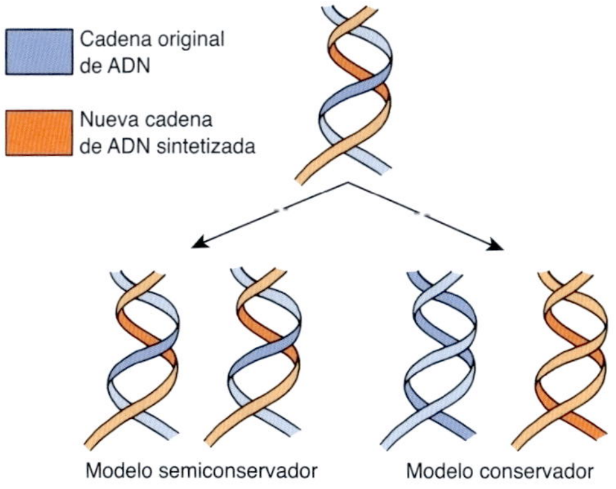

FIGURA 4-2. Modelos semiconservador y conservador de replicación del ADN, según lo propuesto por Meselson y Stahl en 1958. En la replicación del ADN semiconservadora, las dos cadenas originales de ADN se desenrollan y se forma una cadena complementaria a lo largo de cada cadena original.

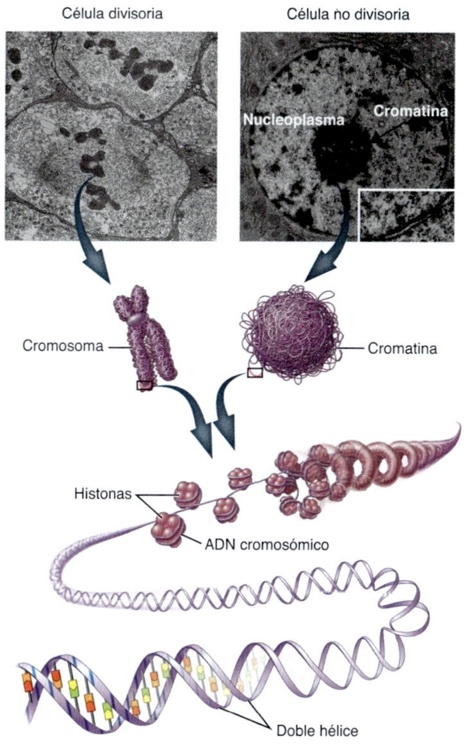

FIGURA 4-3. Organización de la cadena de ADN. Las cadenas de ADN se muestran en los cromosomas para las células en división y en la cromatina para las células que no se están dividiendo y están enrolladas alrededor de las histonas. Tomado de: McConnell T. H., Hull K. L. (2011). *Human form human function: Essentials of anatomy & physiology* (p. 71, Fig. 3.5). Philadelphia, PA: Lippincott Williams & Wilkins.

Este plegado resuelve un doble problema. Hacer que el ADN esté tan compactado y organizado permite que la gran cantidad de ADN se ajuste al núcleo y también permite una replicación fiel durante la división celular. El enrollado y el empaquetado también pueden funcionar (junto con otros mecanismos) para evitar el acceso a ciertos genes cuando no son necesarios. Cuando se necesita un gen específico, se debe inducir a la cromatina para que cambie su estructura, un proceso llamado *remodelación de la cromatina.*[3] El gen puede activarse por la acetilación de una proteína de histona, mientras que la metilación de otras proteínas de histona se correlaciona con la inactivación de genes.

Reparación del ADN

En raras ocasiones, tienen lugar errores accidentales en la duplicación del ADN. Estos errores se denominan *mutaciones*. Las mutaciones son el resultado de la sustitución de un par de bases por otro, la pérdida o adición de uno o más pares de bases o el reacomodo de pares de bases. Muchas de estas mutaciones se presentan de manera espontánea, mientras que otras ocurren por agentes ambientales, químicos y radiación. Las mutaciones surgen en las células somáticas o en las células germinales. Únicamente se heredan los cambios del ADN que tienen lugar en las células germinales.

Variabilidad genética

La secuencia del genoma humano es casi exactamente (99.9%) la misma en todas las personas. Se piensa que es la pequeña variación (0.01%) en la secuencia genética la que es responsable de las diferencias individuales en los rasgos físicos, las conductas y la susceptibilidad a enfermedades. Estas variaciones en ocasiones se denominan polimorfismos (por la existencia de más de una forma o morfología corporal en una población). Se ha organizado un esfuerzo internacional para desarrollar un mapa (HapMap) de estas variaciones con la intención de proporcionar un vínculo entre las variaciones genéticas y enfermedades complejas comunes.[4]

De genes a proteínas

Aunque el ADN determina el tipo de producto bioquímico que necesita la célula y dirige su síntesis, es el ARN, a través del proceso de traducción, el responsable del ensamblaje de los productos. El ARN ensambla los aminoácidos en proteínas funcionales mediante el proceso de traducción.

Estructura y función del ARN

El ARN, como el ADN, es una molécula grande formada por una cadena larga de nucleótidos. Sin embargo, difiere del ADN en tres aspectos de su estructura. Primero, el ARN es una molécula que tiene una sola cadena en lugar de dos. Segundo, el azúcar en cada nucleótido de ARN es una ribosa en vez de desoxirribosa. Tercero, la base pirimidínica timina en el ADN es reemplazada por uracilo en el ARN.

Aquí se analiza el ARN mensajero (ARNm), el ARN ribosómico (ARNr) y el ARN de transferencia (ARNt). Los tres tipos de ARN se sintetizan en el núcleo mediante enzimas ARN polimerasas y después pasan al citoplasma, donde se lleva a cabo la síntesis de las proteínas.

ARN mensajero

El ARN mensajero es la plantilla para la síntesis de proteínas. Es una molécula larga que contiene de varios cientos a varios miles de nucleótidos. Como se mencionó anteriormente, cuatro bases (guanina, adenina, citosina y timina [en el ADN] o uracilo [en el ARN]) conforman el alfabeto del código genético. Una secuencia de tres de estas bases en el ARN forma el código de triplete fundamental utilizado en la transmisión de la información genética necesaria para la síntesis de proteínas. Este código de triplete se denomina *codón* (tabla 4-1). El código genético es un lenguaje universal utilizado por la mayoría de las células vivas (el código para el aminoácido triptófano es el mismo en una bacteria, una planta y el ser humano). Varios de los posibles tripletes codifican para el mismo aminoácido; por lo tanto, se dice que el código genético es *redundante* o *degenerado*. Por ejemplo, los codones AAA y AAG codifican el aminoácido lisina. Los codones que especifican el mismo aminoácido se llaman *sinónimos*. Por lo general, los sinónimos tienen las mismas dos primeras bases, pero difieren en la tercera, definida como *oscilante*.

El ARN mensajero se forma a través de un proceso denominado *transcripción*. En este proceso, los enlaces débiles de hidrógeno del ADN se rompen de manera que los nucleótidos del ARN se puedan parear con sus contrapartes expuestas del ADN sobre una cadena significativa de la molécula de ADN (fig. 4-4). Al igual que con el emparejamiento de bases con las cadenas del ADN, las bases complementarias del ARN se emparejan con las bases del ADN. En el ARN, el uracilo (U) reemplaza a la timina y se acopla con adenina. Como con el ADN, la guanina se acopla con citosina.

ARN ribosómico

El ribosoma es la estructura física en el citoplasma donde se lleva a cabo la síntesis de proteínas. El ARN ribosómico forma un poco más de la mitad del ribosoma, y el resto está compuesto por proteínas estructurales y enzimas necesarias para la síntesis de proteínas. Al igual que los otros tipos de ARN, el ARNr se sintetiza en el núcleo. A diferencia de los otros dos tipos de ARN, el ARNr se produce en una estructura nuclear especializada denominada *nucléolo*. El ARNr formado se combina con las proteínas ribosómicas en el núcleo para producir el ribosoma, el cual es transportado hacia el citoplasma. Al llegar al citoplasma, la mayoría de los ribosomas se fijan al retículo endoplasmático y comienzan la tarea de la síntesis de proteínas.

ARN de transferencia

El *ARN de transferencia* es una molécula en forma de trébol y su función es transportar la forma activada de un aminoácido hasta la proteína que se está sintetizando en los ribosomas. Se conocen por lo menos 20 tipos diferentes de ARNt, y cada uno reconoce y se fija solo a un tipo de aminoácido. Cada molécula de ARNt tiene dos sitios de reconocimiento: el primero es complementario para el codón del ARNm y el segundo para el aminoácido. Cada tipo de ARNt porta su propio aminoácido específico a los ribosomas, donde se lleva a cabo la síntesis de proteínas; ahí reconoce el codón adecuado en el ARNm y entrega el aminoácido a la molécula de proteína que se está formando.

TABLA 4-1 Códigos de tripletes para aminoácidos

Aminoácido	Codones de ARN					
Ácido aspártico	GAU	GAC				
Ácido glutámico	GAA	GAG				
Alanina	GCU	GCC	GCA	GCG		
Arginina	CGU	CGC	CGA	CGG	AGA	AGG
Asparagina	AAU	AAC				
Cisteína	UGU	UGC				
Fenilalanina	UUU	UUC				
Glutamina	CAA	CAG				
Glicina	GGU	GGC	GGA	GGA		
Histidina	CAU	CAC				
Isoleucina	AUU	AUC	AUA			
Leucina	CUU	CUC	CUA	CUG	UUA	UUG
Lisina	AAA	AAG				
Metionina	AUG					
Prolina	CCU	CCC	CCA	CCG		
Serina	UCU	UCC	UCA	UCG	AGC	AGU
Treonina	ACU	ACC	ACA	ACG		
Triptófano	UGG					
Tirosina	UAU	UAC				
Valina	GUU	GUC	GUA	GUG		
Inicio (CI)	AUG					
Terminación (CT)	UAA	UAG	UGA			

Transcripción

La transcripción tiene lugar en el núcleo de la célula e implica la síntesis de ARN a partir de la plantilla de ADN (*véase* la fig. 4-4). Los genes se transcriben a través de enzimas denominadas *ARN polimerasas* que generan un ARN idéntico en secuencia (con excepción de U en vez de T) a una de las cadenas de ADN. Se inicia mediante el ensamblado de un complejo de transcripción compuesto por ARN polimerasa y otros factores relacionados. Este complejo se fija al ADN bicatenario en un sitio específico conocido como *región promotora*. Dentro de la región promotora, se localiza la llamada *caja TATA*, que contiene la secuencia de nucleótido timina-adenina-timina-adenina, que reconoce la ARN polimerasa y a la cual se fija. Esta fijación también requiere de factores de transcripción, un sitio de inicio de la transcripción y otras proteínas. La transcripción continúa copiando la cadena significativa en un ARN de una sola cadena conforme viaja a lo largo del gen, deteniéndose solo cuando llega al sitio de finalización con un codón de terminación. Al llegar a la señal de alto, la enzima ARN polimerasa deja el gen y libera la cadena de ARN. La cadena de ARN se procesa después en una molécula de ARNm madura.

El procesamiento comprende la adición de ciertos ácidos nucleicos al final de la cadena de ARN, y cortar y empalmar ciertas secuencias internas. El empalme comprende la eliminación de trozos de ARN. Debido al proceso de empalme, la secuencia final del ARNm es diferente del ADN plantilla original. Las regiones de codificación de proteína retenidas de las secuencias de ARNm se denominan *exones,* y las regiones entre exones se conocen como *intrones*. Aunque no se utilizan para elaborar el producto proteico, los intrones siguen siendo importantes.

El empalme permite a las células producir una variedad de moléculas de ARNm a partir de un solo gen. Al variar los segmentos de empalme del ARNm inicial, se forman diferentes moléculas de ARNm. Por ejemplo, en una célula muscular, el ARNm de tropomiosina original se empalma hasta de 10 maneras diferentes, lo que da diferentes productos proteínicos. Esto permite que diferentes proteínas se expresen a partir de un solo gen y reduce la forma en la que el ADN debe estar contenido en el genoma.

Traducción

Después de que el ARNm es procesado (agregando ácidos nucleicos a los extremos y empalmando los exones), se convierte en molécula madura y pasa al citoplasma de la célula, donde se produce la traducción. La traducción es la síntesis de una proteína utilizando la plantilla de ARNm. Todas las proteínas están hechas de aminoácidos, que se unen de extremo a extremo para formar las largas cadenas polipeptídicas de las moléculas de proteína. Cada cadena polipeptídica puede tener más de 300 aminoácidos. La traducción requiere las acciones coordinadas del ARNm, ARNr y ARNt para crear una molécula así de compleja (fig. 4-5). El ARNm brinda la información necesaria para colocar los aminoácidos en el orden correcto para cada tipo específico de proteína. Durante la síntesis de proteínas, el ARNm entra en contacto y pasa a través del ribosoma (unión a ARNr), en el cual se "leen" las instrucciones para la síntesis proteínica. A medida que el ARNm atraviesa el ribosoma, el ARNt administra los aminoácidos apropiados para unirse a la cadena polipeptídica en crecimiento. Cada una de las 20 moléculas de ARNt diferentes transporta su aminoácido específico al ribosoma para su incorporación en la molécula de proteína en desarrollo.

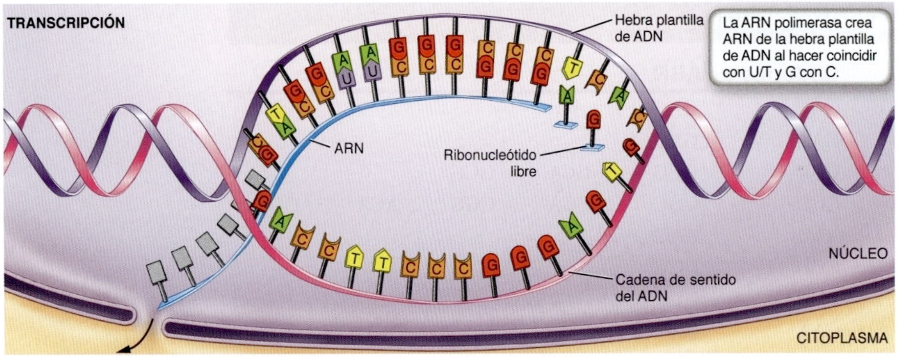

FIGURA 4-4. La hélice del ADN y la transcripción del ARN mensajero (ARNm). La hélice del ADN se desenrrolla y se construye una nueva cadena de ARNm sobre la cadena de plantilla del ADN. El ARNm contiene la misma secuencia de bases que la cadena de ADN excepto que las bases T se reemplazan con las bases U. El ARNm deja el núcleo a través de poros en la membrana nuclear. Tomado de: McConnell T., Hull K. (2011). *Human form human function: Essentials of anatomy & physiology* (p. 83). Philadelphia, PA: Lippincott Williams & Wilkins.

A continuación, esta nueva cadena polipeptídica debe plegarse en su conformación tridimensional característica. El plegamiento de muchas proteínas se hace más eficiente con las clases especiales de proteínas llamadas *chaperonas moleculares,*[5] que también ayudan en el transporte al lugar en la célula donde la proteína lleva a cabo su función y ayuda a evitar el plegamiento incorrecto de las proteínas existentes. La interrupción de estos mecanismos de acompañamiento hace que las moléculas intracelulares se vuelvan desnaturalizadas e insolubles. Estas proteínas desnaturalizadas tienden a adherirse unas a otras, se precipitan y forman cuerpos de inclusión, que es un proceso patológico que se presenta en las enfermedades de Parkinson, Alzheimer y Huntington.

Durante el plegado, pueden observarse otras modificaciones. Una cadena polipeptídica recién sintetizada también puede necesitar combinarse con una o más cadenas polipeptídicas del mismo cromosoma o de uno adyacente, unirse a pequeños cofactores para su actividad o someterse a una modificación adecuada de la enzima. Otras modificaciones pueden implicar la escisión de la proteína, que puede suceder para eliminar una secuencia de aminoácidos específica o para dividir la molécula en cadenas más pequeñas.

Regulación de la expresión génica

Solo alrededor del 2% del genoma codifica las instrucciones para la síntesis de proteínas; el resto consiste en regiones no codificantes que son estructurales o que sirven para determinar dónde, cuándo y en qué cantidad se hacen las proteínas. El grado en que un gen o un grupo particular de genes se transcriben activamente se denomina *expresión génica*. Un fenómeno denominado *inducción* es un proceso importante por el cual se incrementa la expresión génica. La *represión de un gen* es un proceso que permite a un gen regulador actuar para reducir o prevenir la expresión de otro gen. Los sitios activadores y represores por lo general controlan las cantidades del producto sintetizado y regulan la transcripción de genes a través de un mecanismo de retroalimentación negativa. Cuando las concentraciones del producto disminuyen, se induce la transcripción de los genes, y cuando aumentan, se reprime.

Aunque el control de la expresión génica ocurre de muchas maneras, gran parte de los eventos regulatorios tienen lugar a nivel de la transcripción. El inicio y la regulación de la transcripción requieren la colaboración de una batería de proteínas, denominadas colectivamente *factores de transcripción*.[6] Los factores de transcripción son una clase de proteínas que se unen a su propia región específica de ADN y sirven para aumentar o disminuir la actividad transcripcional de los genes. Los factores de transcripción son un componente que permite que las neuronas y las células hepáticas utilicen el mismo ADN y que, a la vez, tengan estructuras y funciones completamente diferentes. Algunos de estos, denominados *factores generales de transcripción*, son necesarios para la transcripción de todos los genes. Otros, llamados *factores de transcripción específicos*, tienen funciones más

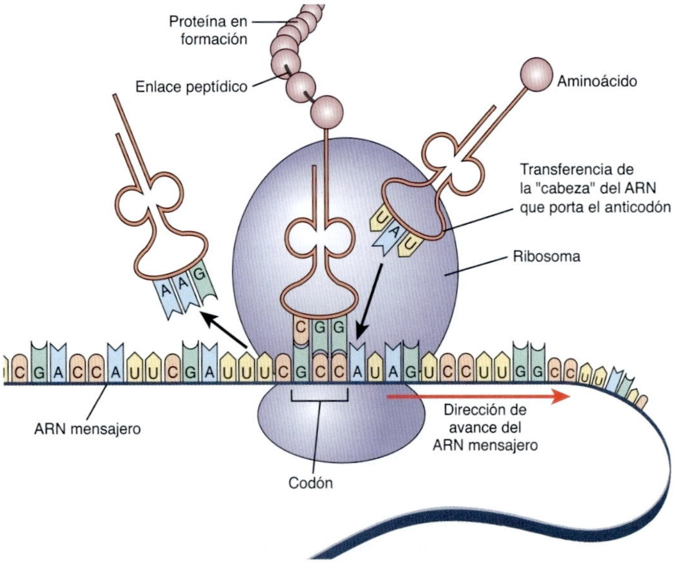

FIGURA 4-5. Síntesis de proteínas. Se muestra una cadena de ARN mensajero (ARNm) moviéndose a lo largo de una pequeña subunidad ribosómica en el citoplasma. Conforme el codón de ARNm pasa a lo largo del ribosoma, se agrega un nuevo aminoácido a la cadena peptídica en crecimiento mediante el ARN de transferencia (ARNt), que lleva el anticodón para el aminoácido designado para el ARNm. Conforme cada aminoácido se fija al siguiente mediante un enlace peptídico, se libera su ARNt.

especializadas, activando genes solo en etapas específicas del desarrollo. Por ejemplo, la familia PAX de factores de transcripción está involucrada en el desarrollo de tejidos embrionarios como el ojo y partes del sistema nervioso.[7]

RESUMEN

Los genes determinan los tipos de proteínas y enzimas producidas por la célula y, por lo tanto, controlan tanto la herencia como la función celular del día a día. La información genética se almacena en una macromolécula estable llamada *ADN*. El código genético está determinado por la disposición de las bases nitrogenadas de los cuatro nucleótidos (adenina, guanina, timina [uracilo en el ARN] y citosina). Las mutaciones genéticas son errores accidentales en la duplicación, reorganización o eliminación de partes del código genético. Por suerte, la mayoría se corrigen por los mecanismos de reparación del ADN en la célula. La gran mayoría del ADN es idéntico en todas las poblaciones humanas; solo un 0.01% crea las diferencias individuales en los rasgos físicos y el comportamiento.

Se utiliza un segundo tipo de ácido nucleico llamado ARN para crear una proteína a partir del código de ADN. Existen tres tipos principales de ARN: mensajero, ribosómico y de transferencia. La transcripción del ARN mensajero es iniciada por la ARN polimerasa y otros factores asociados que se unen al ADN en un sitio específico llamado *región promotora*. Una vez transcrito, el ARN mensajero se procesa antes de pasar al citoplasma de la célula. La traducción se produce en el citoplasma cuando el ARNm se une al ribosoma (ARN ribosómico) para crear un polipéptido. El ARN de transferencia actúa como un sistema portador para administrar los aminoácidos apropiados a los ribosomas.

El grado en el que un gen o un grupo particular de genes se transcriben de forma activa se denomina *expresión génica*. La expresión génica implica un conjunto de interrelaciones complejas, que incluyen la transcripción de ARN y el procesamiento posterior a la traducción. La iniciación y regulación de la transcripción de ARN están controladas por factores de transcripción que se unen a regiones específicas de ADN y funcionan para regular la expresión génica de los muchos tipos diferentes de células en el cuerpo. El procesamiento postraduccional implica el plegamiento adecuado de la cadena polipeptídica recién sintetizada en su conformación tridimensional única. Clases especiales de proteínas llamadas *chaperonas moleculares* hacen que el plegamiento de muchas proteínas sea más eficiente. El procesamiento postraduccional también puede implicar la combinación de cadenas polipeptídicas del mismo cromosoma o de uno adyacente, la unión de pequeños cofactores o la modificación de la enzima.

Cromosomas

La mayor parte de la información genética en una célula se organiza, almacena y recupera en estructuras llamadas *cromosomas*. Aunque los cromosomas son visibles solo en las células en camino a dividirse, conservan su integridad entre las divisiones celulares. Los cromosomas están dispuestos en pares donde uno de los dos se hereda del padre y el otro de la madre. Cada especie tiene un número característico de cromosomas. En el ser humano, se encuentran 46 cromosomas, y estos se organizan en 23 pares. De los 23 pares de cromosomas humanos, 22 se llaman *autosomas*, y cada uno ha recibido una designación numérica para propósitos de clasificación (fig. 4-6). Los pares de cromosomas autosómicos contienen cada uno genes y secuencias similares y, por lo tanto, se denominan *cromosomas homólogos*. Sin embargo, no son idénticos, porque uno proviene del padre y el otro de la madre.

Los cromosomas sexuales, que forman el par 23 de los cromosomas, determinan el sexo de una persona. Los hombres tienen un cromosoma X y uno Y (un cromosoma X de la madre y un cromosoma Y del padre); las mujeres tienen dos cromosomas X (uno de cada progenitor). El cromosoma Y, mucho más pequeño, contiene la *región específica masculina* (RMS) que determina el sexo masculino.[8] En la mujer, solo un cromosoma X es activo en el control de la expresión de rasgos genéticos. Si el cromosoma X activo se deriva de la madre o el padre, se determina pocos días después de la concepción. La selección de cualquiera de las X es aleatoria para cada línea celular posible. Por lo tanto, los tejidos de las mujeres normales tienen en promedio un 50% de cromosomas X activos de origen materno y 50% de origen paterno. Esto se conoce como el *principio de Lyon*.[9]

División celular

Dos tipos de división celular ocurren en humanos y muchos otros animales: mitosis y meiosis. La mitosis implica la replicación del ADN para duplicar las células somáticas en el cuerpo y está representada por el ciclo celular (fig. 4-7). Cada una de las dos células resultantes debe tener un conjunto idéntico de 23 pares de cromosomas. La meiosis se limita a replicar células germinales (fig. 4-8). Da como resultado la formación de gametos o células reproductivas (óvulo y espermatozoide), cada uno de los cuales tiene un solo conjunto de 23 cromosomas. La meiosis se divide típicamente en dos fases distintas: meiosis I y meiosis II. Como en la mitosis, el primer paso de la meiosis I es replicar el ADN durante la interfase. Durante la metafase I, todos los cromosomas autosómicos homólogos se emparejan, formando una tétrada de *bivalentes*. Los cromosomas X y Y no son homólogos y no forman bivalentes. Debido a que los bivalentes están alineados, se puede producir un intercambio de segmentos de cromátidas en la metafase I. Este proceso se denomina *recombinación mitótica* (fig. 4-9). La recombinación mitótica permite nuevas combinaciones de genes, lo que aumenta la variabilidad genética. Después de la telofase I, cada una de las dos células hijas contiene un miembro de cada par de

COMPRENSIÓN

El ácido desoxirribonucleico (ADN) dirige la síntesis de muchas miles de proteínas que están contenidas en las diferentes células del cuerpo. Un segundo tipo de ácido nucleico, el ácido ribonucleico (ARN), participa en la propia síntesis de las proteínas celulares.

Existen tres tipos de ARN: mensajero (ARNm), ribosómico (ARNr) y de transferencia (ARNt), que participan en **(1)** la transcripción de las instrucciones del ADN para la síntesis de proteínas y **(2)** la traducción de esas instrucciones en el ensamblaje de los polipéptidos que forman las diversas proteínas.

El código genético es un triplete de cuatro bases (adenina [A], timina [T], guanina [G] y citosina [C]; la timina en el ADN es reemplazada por uracilo [U] en el ARN) que controlan la secuencia de aminoácidos en una molécula de proteína que se está sintetizando. Este código de triplete se denomina *codón*.

1

Transcripción. La transcripción se produce cuando el ADN se copia en una cadena complementaria de ARNm. Este proceso inicia por la acción de una enzima llamada *ARN polimerasa*, que se une a un sitio promotor en el ADN. Muchas otras proteínas, incluidos los factores de transcripción, funcionan para aumentar o disminuir la actividad transcripcional de los genes. Una vez que se ha transcrito el ARNm, se separa del ADN y se procesa agregando secuencias de nucleótidos al principio y al final de la molécula, y los intrones se eliminan. Los cambios en el empalme permiten la producción de una variedad de moléculas de ARNm a partir de un gen único. Una vez que se ha procesado el ARNm, se difunde a través de los poros nucleares hacia el citoplasma, donde se traduce en proteínas.

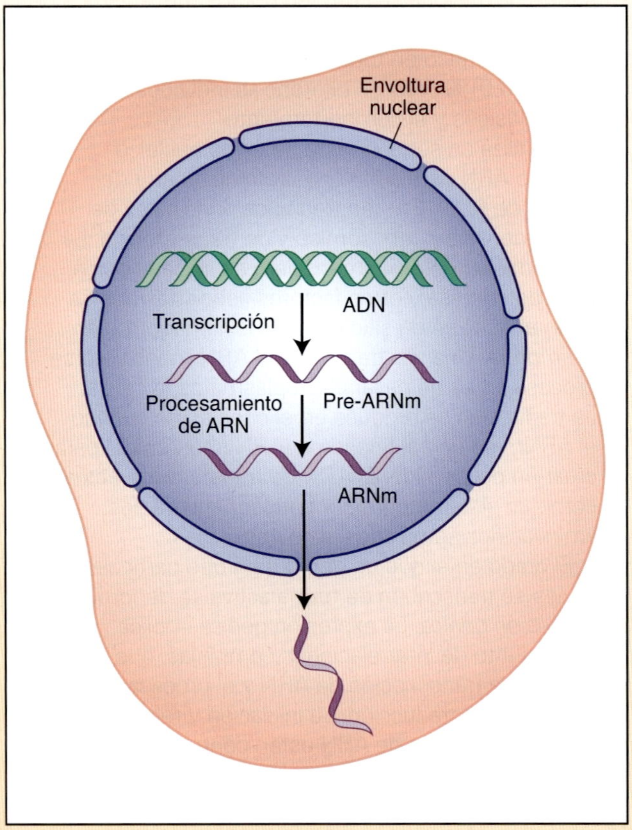

Síntesis de proteínas dirigida por el ADN

2

Traducción. La traducción comienza cuando el ARNm que lleva las instrucciones para una proteína particular entra en contacto con un ribosoma y se une a una pequeña subunidad del ARNr. Después viaja a través del ribosoma mientras el ARNt libera y transfiere el aminoácido correcto a su posición adecuada en la cadena peptídica en crecimiento. Hay 20 tipos de ARNt, uno para cada uno de los 20 tipos diferentes de aminoácidos. Para ser funcional, la proteína recién sintetizada debe plegarse en su forma funcional, modificarse más y luego dirigirse a su posición final en la célula.

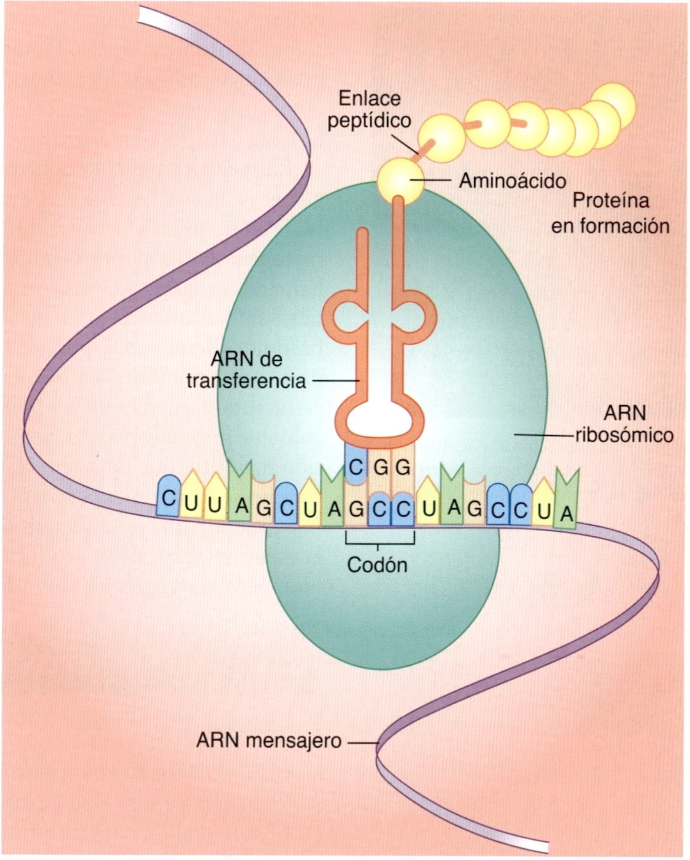

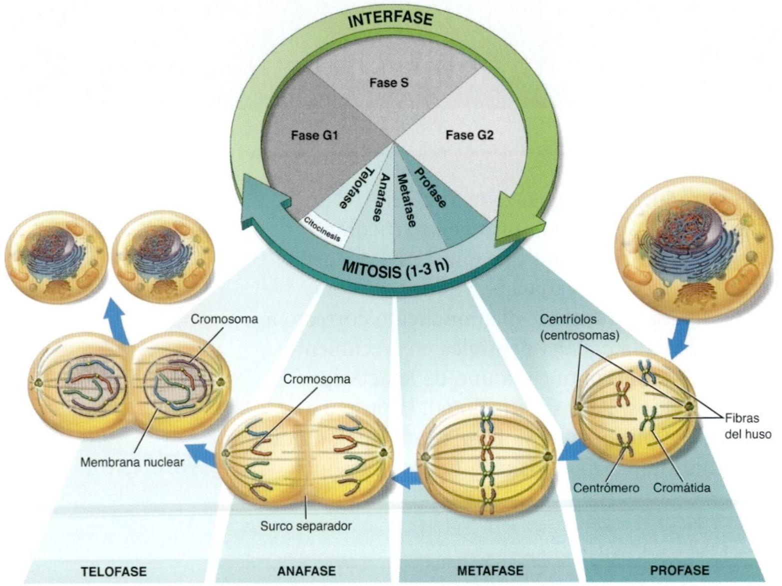

FIGURA 4-7. Mitosis. La mitosis consiste en la división del núcleo y se compone de cuatro pasos: telofase, anafase, metafase y profase. Tomado de: McConnell T. H., Hull K. L. (2011). *Human form human func- tion: Essentials of anatomy & physiology* (pp. 79, Fig. 3.12). Philadelphia, PA: Lippincott Williams & Wilkins.

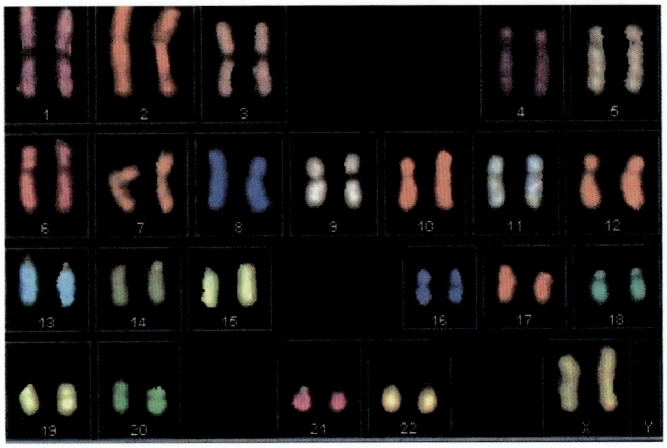

FIGURA 4-6. Cariotipo de cromosomas humanos. Tomado de: Rubin R., Strayer D. (Eds.) (2012). *Rubin's pathology: Clinicopathologic foundations of medicine* (6th ed., pp. 221). Philadelphia, PA: Lippincott Williams & Wilkins.

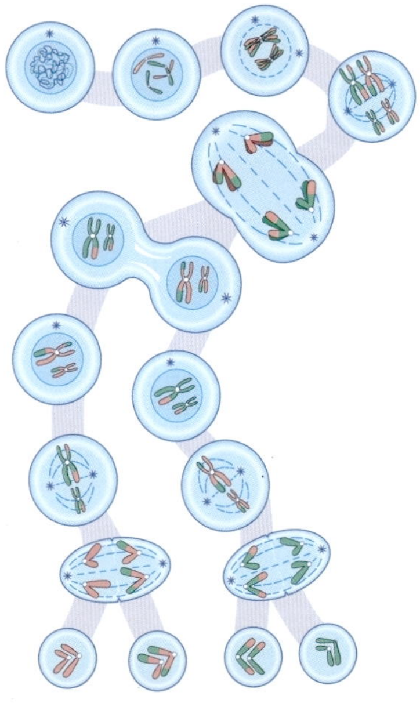

FIGURA 4-8. Meiosis. Tomado de: *Stedman's medical dictionary* (2015). Philadelphia, PA: Lippincott Williams & Wilkins.

cromosomas homólogos y un cromosoma sexual (23 cromosomas de doble cadena). Durante la anafase de la **meiosis II**, los 23 cromosomas bicatenarios (dos **cromátidas**) se dividen en sus centrómeros. Cada célula hija subsiguiente recibirá 23 cromátidas monocatenarias.

La meiosis, que solo ocurre en las células productoras de gametos en los testículos u ovarios, tiene un resultado diferente en hombres y mujeres. En los hombres, la meiosis (espermatogénesis) da como resultado cuatro células hijas viables llamadas *espermátides* que se diferencian en células espermáticas. En las mujeres, la formación de gametos (**ovogénesis**) es bastante diferente. Después de la primera división meiótica de un **ovocito** primario, se forman un ovocito secundario y otra estructura llamada *cuerpo polar*. Este pequeño cuerpo polar contiene poco citoplasma, pero puede sufrir una segunda división meiótica, que da como resultado dos cuerpos polares. El ovocito secundario experimenta su segunda división meiótica, produciendo un ovocito maduro y otro cuerpo polar. Durante la espermatogénesis se producen cuatro espermatozoides viables, pero la ovogénesis solo produce un óvulo.

PUNTOS CLAVE

Cromosomas

- El ADN está organizado en 23 pares de cromosomas. Hay 22 pares de autosomas, que son iguales para hombres y mujeres, y un par de cromosomas sexuales, con pares XX (mujeres) y XY (hombres).
- La división celular requiere la duplicación de cromosomas. La duplicación de cromosomas en una línea celular somática se completa con el proceso de mitosis, en el que cada célula hija recibe 23 pares de cromosomas. La meiosis se limita a replicar células germinales y da como resultado células hijas que tienen un conjunto único de 23 cromosomas.

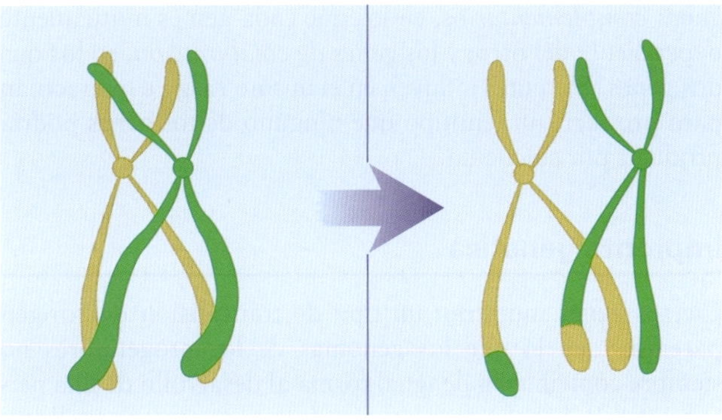

FIGURA 4-9. Recombinación del ADN en el momento de la meiosis.

Estructura del cromosoma

La citogenética es el estudio de la estructura y las características numéricas de los cromosomas de las células. Los estudios de cromosomas pueden realizarse en cualquier tejido o célula que crezca y se divida en cultivo, pero para este propósito se usan con frecuencia leucocitos o muestras **bucales** (mejillas). Después de que se cultivan las células, se usa un medicamento llamado *colchicina* para detener la mitosis en metafase, de modo que los cromosomas se puedan ver fácilmente. La diseminación cromosómica se prepara fijando y extendiendo los cromosomas en un portaobjetos, y se tiñen para mostrar los patrones de bandas específicos de cada cromosoma. Los cromosomas se fotografían y las fotomicrografías de cada uno de los cromosomas se recortan y se organizan en pares de acuerdo con un sistema de clasificación estándar (*véase* la fig. 4-7). La imagen completa se llama **cariotipo**, al igual que el procedimiento para preparar la imagen.

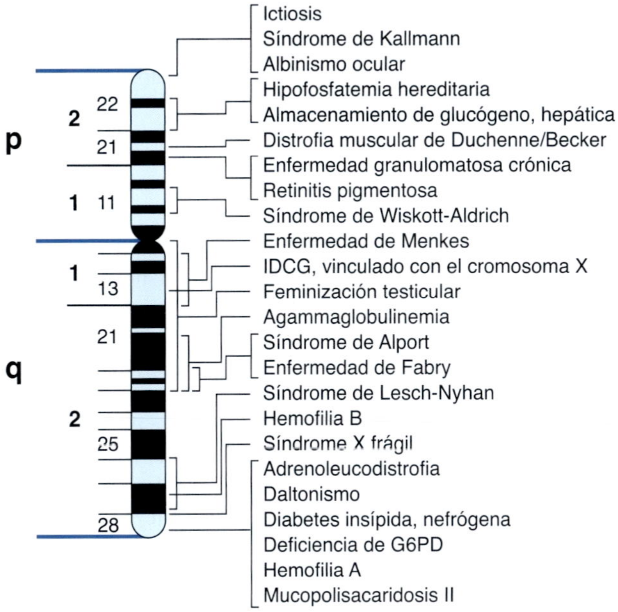

FIGURA 4-10. Localización de enfermedades hereditarias representativas en el cromosoma X. G6PD, glucosa-6-fosfato deshidrogenasa; IDCG, inmunodeficiencia combinada grave (síndrome). Tomado de: Rubin R., Strayer D. (Eds.) (2015). *Rubin's pathology: Clinicopathologic foundations of medicine* (7th ed., Fig. 6.32, p. 282). Philadelphia, PA: Lippincott Williams & Wilkins.

En la propagación de la metafase, cada cromosoma toma la forma de un patrón en "X" o de espoleta. Las dos cromátidas están conectadas por un *centrómero*. Los cromosomas humanos se dividen en tres tipos según la posición del centrómero. Si el centrómero está en el centro y los brazos tienen aproximadamente la misma longitud, se dice que el cromosoma es *metacéntrico*; si no está centrado y los brazos tienen longitudes claramente diferentes, es *submetacéntrico*; y si está cerca de un extremo, es *acrocéntrico*. El brazo corto del cromosoma se designa "p" de "pequeño", y el brazo largo se designa "q", solo por ser la siguiente letra del alfabeto.[10] Los brazos del cromosoma están indicados por el número de cromosoma seguido de la designación p o q (p. ej., 15p). Los cromosomas 13, 14, 15, 21 y 22 tienen pequeñas masas de cromatina llamadas *satélites* unidas a sus brazos cortos por tallos estrechos. En los extremos de cada cromosoma hay secuencias especiales de ADN denominadas *telómeros*. Los telómeros permiten que el final de la molécula de ADN se replique completamente.

Los patrones de bandas de un cromosoma se utilizan para describir la posición de un gen en el cromosoma. Cada brazo se divide en regiones, que están numeradas desde el centrómero hacia afuera (p. ej., 1, 2). Las regiones se dividen en bandas, que también están numeradas (fig. 4-10). Estos números se emplean para designar la posición de un gen en un cromosoma. Por ejemplo, Xp22 se refiere a la banda dos, región dos del brazo corto (p) del cromosoma X.

RESUMEN

La mayor parte de la información genética en una célula se organiza en estructuras llamadas *cromosomas*. En los humanos, los 46 cromosomas están dispuestos en 23 pares. Veintidós de estos pares son autosomas. El par 23 son los cromosomas sexuales. Se producen dos tipos de división celular, la meiosis y la mitosis. La división mitótica ocurre en células somáticas y da como resultado dos células hijas, cada una con 23 pares de cromosomas. La meiosis se limita a replicar células germinales y da como resultado la formación de gametos o células reproductivas (óvulo y espermatozoide), cada una de las cuales tiene un solo conjunto de 23 cromosomas. Un cariotipo es la disposición fotográfica de los cromosomas de una persona. Se prepara mediante técnicas de laboratorio especiales en las que las células se cultivan, se fijan y se tiñen para mostrar patrones de bandas identificables.

Patrones de herencia

Las características heredadas de los padres de un individuo se localizan dentro de los genes que se encuentran a lo largo del trayecto de los cromosomas. Pueden existir formas alternativas del mismo gen y cada una puede producir un aspecto diferente de un rasgo hereditario.

Definiciones

La genética tiene su propio conjunto de definiciones. El **genotipo** de una persona consiste en la información genética almacenada en la secuencia de pares de bases. El **fenotipo** se refiere a los rasgos reconocibles, físicos o bioquímicos, que se encuentran asociados con un genotipo específico. Sin embargo, más de un genotipo puede tener el mismo fenotipo. Algunas personas con ojos de color pardo son portadoras del código para los ojos azules, mientras que otros individuos de ojos pardos no lo son. Fenotípicamente, estos dos tipos de personas de ojos pardos parecen iguales, pero genotípicamente son diferentes.

La posición de un gen en un cromosoma se denomina *locus*, y las formas alternativas de un gen en el mismo locus se llaman **alelos**. Cuando solo un par de genes está involucrado en la transmisión de información, se utiliza el término *rasgo de gen único*. Los rasgos de gen único siguen las leyes mendelianas de la herencia.

La *herencia poligénica* involucra múltiples genes en diferentes locus, y cada gen ejerce un pequeño efecto en la determinación de un rasgo. Múltiples pares de genes, muchos de ellos con códigos alternativos, determinan la mayoría de los rasgos humanos. Los rasgos poligénicos son predecibles, pero con menos confiabilidad que los rasgos de gen único. La herencia *multifactorial* es similar a la herencia poligénica en la que alelos múltiples en diferentes locus afectan el resultado; la diferencia es que la herencia multifactorial también incluye los efectos ambientales en los genes.

Se conocen muchas otras interacciones gen-gen, incluidas la *epistasis*, en la que un gen enmascara los efectos fenotípicos de otro gen; los *alelos múltiples*, en los que más de un alelo afecta el mismo rasgo (p. ej., tipos de sangre ABO); los *genes complementarios*, en los que cada gen es mutuamente dependiente del otro; y los *genes de colaboración*, en los que dos genes diferentes influyen en el mismo rasgo e interactúan para producir un fenotipo que ninguno de los genes podría producir por su cuenta.

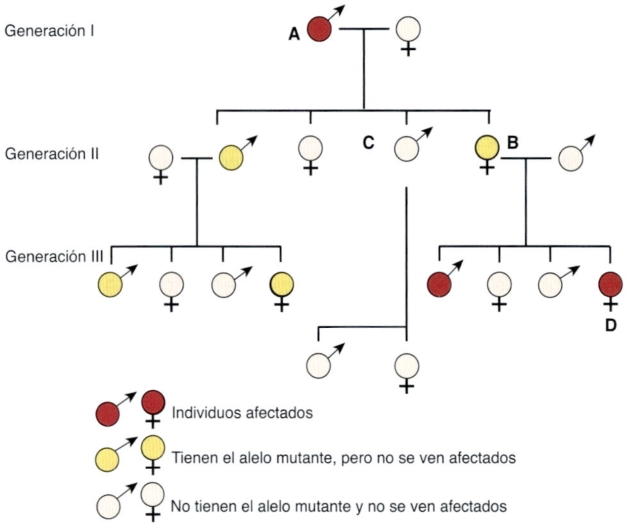

FIGURA 4-11. Un árbol genealógico de tres generaciones de impronta genética. En la generación I, el *A* masculino heredó un alelo mutante de su madre afectada (no se muestra); el gen se "apaga" durante la espermatogénesis y, por lo tanto, ninguno de sus descendientes (generación II) expresará el alelo mutante, independientemente de si son portadores o no. Sin embargo, el gen se "activará" nuevamente durante la ovogénesis en cualquiera de sus hijas (*B*) que heredan el alelo. Todos los descendientes (generación III) que heredan el alelo mutante se verán afectados. Toda la descendencia de niños normales (*C*) producirá descendientes normales. Los hijos de mujeres D expresarán la mutación si heredan el alelo.

Impronta genética

Ciertos genes muestran un tipo de transmisión de "origen parental", en la que los genomas de los progenitores no siempre contribuyen de igual forma al desarrollo de una persona (fig. 4-11). La transmisión de este fenómeno se llama *impronta genética*. Aunque es raro, se estima que aproximadamente 100 genes exhiben una impronta genética.

Una alteración cromosómica relacionada es la *disomía uniparental*. Esto ocurre cuando dos cromosomas del mismo número se heredan de un padre. Por lo general, esto no es un problema, excepto en los casos en los que un cromosoma resulta de la improntación de uno de los progenitores. En este caso, la descendencia solo tendrá una copia funcional del cromosoma, lo que dará lugar a posibles problemas.

PUNTOS CLAVE

Transmisión de información genética

- La transmisión de información de una generación a la siguiente se debe al material genético transferido de cada padre en el momento de la concepción.
- Los patrones de herencia mendelianos, o de un gen único, se transmiten de los padres a sus descendientes de manera predecible. La herencia poligénica, que involucra múltiples genes, y la herencia multifactorial, que involucra múltiples genes junto con los factores ambientales, son menos predecibles.

Leyes de Mendel

Una de las características principales de la herencia es la previsibilidad: dadas ciertas condiciones, la probabilidad de ocurrencia o recurrencia de un rasgo específico en la descendencia es notablemente predecible. Las unidades de herencia son los genes, y el patrón de transmisión de un gen único a menudo se puede predecir mediante las leyes de Mendel de transmisión genética. Desde que se publicó el trabajo original de Gregor Mendel en 1865, los nuevos descubrimientos han llevado a algunas modificaciones de las leyes originales, pero muchos de los principios básicos son todavía válidos.

Mendel descubrió el patrón básico de herencia al realizar experimentos cuidadosamente planificados con simples chícharos (guisantes/arvejas) del jardín. Al experimentar con varios rasgos fenotípicos en estas leguminosas, Mendel propuso que los rasgos heredados se transmiten de padres a hijos por medio de factores heredados de forma independiente, ahora conocidos como genes, y que estos factores se

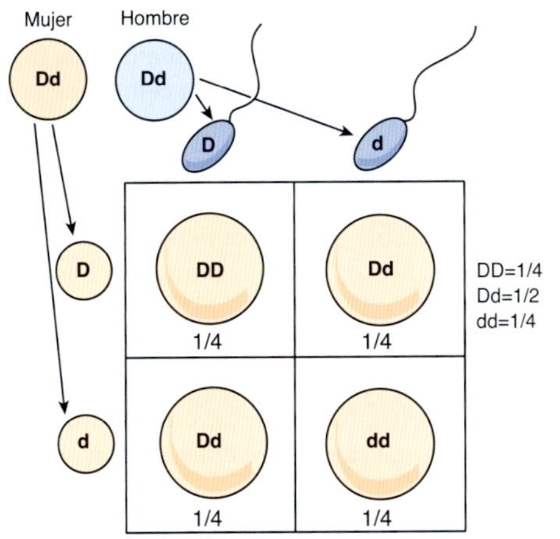

FIGURA 4-12. El cuadro de Punnett muestra todas las combinaciones posibles para la transmisión de un rasgo de un solo gen (mejillas con hoyuelos). El ejemplo que se muestra es cuando ambos padres son heterocigotos (Dd) para el rasgo. Los alelos que lleva la madre están a la izquierda, y los que lleva el padre están en la parte superior. El alelo D es dominante, y el alelo d es recesivo. Los descendientes DD y Dd tienen hoyuelos, y los descendientes dd no.

transmiten como rasgos recesivos y dominantes. Mendel etiquetó los factores dominantes (sus chícharos redondos) “A” y los factores recesivos (sus chícharos arrugados) “a”. Los genetistas continúan usando letras mayúsculas para designar rasgos dominantes y letras minúsculas para identificar rasgos recesivos. Las posibles combinaciones que pueden presentarse con la transmisión de rasgos dominantes y recesivos de un gen único se describen trazando una figura llamada *cuadro de Punnett* con el uso de letras mayúsculas y minúsculas (fig. 4-12).

Los rasgos observables de la herencia de un gen único son heredados por los hijos de los progenitores. Las células germinales (espermatozoide y óvulo) de ambos padres se someten a meiosis, en la que el número de cromosomas se divide a la mitad (de 46 a 23) y cada célula germinal recibe solo un alelo de cada par (primera ley de Mendel). Según la segunda ley de Mendel, los alelos de los diferentes locus génicos se segregan de forma independiente y se recombinan aleatoriamente en la descendencia. Las personas en las que ambos alelos de un par dado son iguales (AA o aa) reciben el nombre de *homocigotos*. Los *heterocigotos* tienen diferentes alelos (Aa) en un locus genético. Un *rasgo recesivo* es uno que se expresa solo en un par **homocigótico** (aa); un *rasgo dominante* es uno que se expresa tanto en el par homocigótico (AA) como en el **heterocigótico** (Aa). Si el rasgo sigue una herencia mendeliana simple, entonces todas las personas con un alelo dominante en una o dos copias mostrarán el fenotipo de ese rasgo. Por ejemplo, los genes para el cabello rubio son recesivos y los del cabello castaño son dominantes. Por lo tanto, solo las personas con un genotipo que tienen dos alelos para cabello rubio serían rubias; las personas con uno o dos alelos castaños tendrían cabello castaño.

A veces, la persona que es heterocigótica para un rasgo recesivo (Aa) se denomina *portador*. Ese individuo no exhibirá el fenotipo para el rasgo recesivo, sino que “porta” el alelo del rasgo recesivo. Si tiene descendencia con alguien que exhibe y es homocigoto para el rasgo recesivo, o con alguien que también es portador, entonces esa descendencia también podría exhibir el rasgo recesivo. Tal situación puede ocurrir cuando dos personas que tienen un fenotipo de ojos pardos tienen un niño con ojos azules. Los ojos pardos (B) son dominantes a los ojos azules (b), por lo que ambos padres tenían que ser genotípicamente heterocigotos (Bb).

Árbol genealógico

Un árbol genealógico constituye un método gráfico (*véanse* las figs. 4-11 y 4-12) para representar un historial familiar de un rasgo heredado. Se construye a partir de una historia familiar cuidadosamente obtenida y es útil para rastrear el patrón de herencia para un rasgo particular.

RESUMEN

Los patrones de herencia pueden calcular la probabilidad de la aparición o recurrencia de un rasgo genético específico. El genotipo se refiere a la información almacenada en el código genético de una persona, mientras que el fenotipo representa los rasgos reconocibles, físicos y bioquímicos, asociados con el genotipo. La región específica de la molécula de ADN donde se localiza un gen en particular se llama un *locus* del gen. Las formas alternativas de un gen se denominan *alelos*. Los rasgos pueden ser recesivos o dominantes. Un rasgo recesivo es uno expresado solo cuando están presentes dos copias (homocigoto) del alelo recesivo. Los rasgos dominantes se expresan cuando está presente una de las copias (heterocigoto) o dos (homocigoto) del alelo dominante. Un **árbol genealógico** es un método gráfico para representar el historial familiar de un rasgo heredado.

Tecnología génica

Las últimas décadas han visto avances fenomenales en el campo de la genética. Estos avances han incluido la finalización del *Human Genome Project*, el establecimiento del International *HapMap Project* para cartografiar (mapear) los haplotipos de variaciones en el genoma humano y el desarrollo de métodos para aplicar la tecnología de estos proyectos al diagnóstico y tratamiento de enfermedades. Muchas profesiones del cuidado de la salud también han establecido competencias clínicas para sus profesiones específicas con respecto a la genética, porque la aplicación de la tecnología genética es cada vez más evidente en todas las áreas de detección y tratamiento de enfermedades. Se están utilizando múltiples diagnósticos genéticos nuevos que pueden evaluar a las personas para detectar diversas alteraciones genéticas. La información obtenida de estas tecnologías ayuda enormemente a planificar la atención y el tratamiento farmacológico de muchos tipos de enfermedades. Los profesionales de la salud deben poder responder preguntas y explicar a las personas y sus familias los resultados de las pruebas y cómo este conocimiento puede o no influir en el curso de la salud.

Cartografía genética

La cartografía genética (o mapeo genético) es la asignación de genes a un locus específico o a partes específicas del cromosoma. Otro tipo de estrategia cartográfica, el mapa de *haplotipo*, se enfoca en la identificación de ligeras variaciones en el genoma humano que afectan la susceptibilidad de una persona a enfermedades y respuestas a factores ambientales como microbios, toxinas y fármacos.

Human Genome Project

El *Human Genome Project*, iniciado en 1990 y completado en 2003, buscó identificar todos los genes en el genoma humano. El proyecto internacional se encargó de determinar las localizaciones precisas de los genes y también de explorar tecnologías que permitirían la secuenciación de grandes cantidades de ADN con alta precisión y bajo costo. Parte de lo que se descubrió fue bastante inesperado, incluida la revelación de que los humanos tienen apenas 30 000 genes, en lugar de los 100 000 que se predijo inicialmente a partir de la cantidad de proteínas diferentes en nuestro cuerpo. Otro hallazgo sorprendente fue mencionado anteriormente en este capítulo. En promedio, cualquier par de personas no relacionadas comparten el 99.9% de su secuencia de ADN, lo que indica que la notable diversidad entre las personas se transmite en aproximadamente el 0.1% de nuestro ADN.

Métodos de cartografía genética

Se han utilizado numerosos métodos para desarrollar mapas genéticos. Los más importantes son los estudios de ligamiento familiar, los métodos de dosificación genética y los estudios de hibridación. Con frecuencia, la asignación específica de un locus genético se realiza utilizando información de varias técnicas de cartografía.

Estudios de ligamiento

Los estudios de ligamiento suponen que los genes se producen en una matriz lineal a lo largo de los cromosomas. Durante la meiosis, los cromosomas pareados de las células germinales a veces intercambian material genético debido a la recombinación (*véase* la fig. 4-8). En general, este intercambio involucra más de un gen; por lo regular, se intercambian grandes bloques de genes (que representan grandes porciones del cromosoma). Aunque el punto en el que un bloque se separa de otro ocurre al azar, mientras más cerca estén dos genes en el mismo cromosoma, mayor será la probabilidad de que se transmitan juntos a la descendencia. Cuando dos rasgos heredados se presentan juntos a una tasa mayor de lo que pasarían solos por casualidad, se dice que están *ligados*. El análisis de ligamiento puede usarse clínicamente para identificar a las personas afectadas en una familia con un defecto genético conocido.

Estudios de hibridación

Un descubrimiento biológico reciente reveló que dos células somáticas de diferentes especies, cuando crecen juntas en el mismo cultivo, ocasionalmente se fusionan para formar una nueva célula híbrida. En los estudios genómicos se utilizan dos tipos de métodos de hibridación: la hibridación de células somáticas y la hibridación *in situ*.

La *hibridación de células somáticas* implica la fusión de células somáticas humanas con las de una especie diferente (típicamente, el ratón) para producir una célula que contiene los cromosomas de ambas especies. Debido a que estas células híbridas son inestables, comienzan a perder los cromosomas de ambas especies durante las subsiguientes divisiones celulares. Lo anterior hace posible obtener células con diferentes combinaciones parciales de cromosomas humanos. Las proteínas de estas células posteriormente se estudian con el entendimiento de que, para que se produzca una proteína, debe estar presente cierto cromosoma y, por lo tanto, la codificación de esa proteína debe estar localizada en ese cromosoma.

La *hibridación in situ* implica el uso de secuencias específicas de ADN o ARN para localizar genes que no se expresan en el cultivo de células. El ADN y el ARN pueden etiquetarse químicamente con marcadores radiactivos o fluorescentes. Estas secuencias de ADN o ARN marcadas químicamente se utilizan como sondas para detectar la localización del gen. Si la sonda coincide con el ADN complementario de un segmento de cromosoma, se hibrida y permanece en la localización precisa (de ahí el término *in situ*) en un cromosoma. Se utilizan marcadores radiactivos o fluorescentes para encontrar la localización de la sonda.

Cartografía de haplotipos

A medida que avanzaba el trabajo en el *Human Genome Project*, muchos investigadores intuyeron que sería posible identificar los patrones comunes de las variaciones de secuencia de ADN en el genoma humano. El proyecto internacional conocido como *International HapMap Project* se organizó con la intención de desarrollar un mapa de haplotipos de estas variaciones.[4] Los sitios en la secuencia de ADN donde las personas difieren en una sola base se llaman *polimorfismos de nucleótido único* (PNU, también llamados "snips"). Un haplotipo consiste en los muchos PNU estrechamente vinculados en un solo cromosoma que generalmente se pasan como un bloque de una generación a otra en una población particular. Uno de los factores motivadores detrás del proyecto HapMap fue la constatación de que la identificación de unos pocos PNU era suficiente para identificar de forma particular los haplotipos en un bloque. Los PNU específicos que identifican los haplotipos se denominan *PNU etiqueta*. Este abordaje reduce la cantidad de PNU necesarios para examinar un genoma completo y hace que los métodos de exploración del genoma sean mucho más eficientes para encontrar regiones con genes que contribuyan al desarrollo de la enfermedad. Se ha prestado mucha atención al uso de PNU que indican la susceptibilidad a la enfermedad en una población en comparación con otra, así como a la determinación de los medicamentos y terapias adecuados con base en el genotipo.

Tecnología de ADN recombinante

El término *ADN recombinante* se refiere a una combinación de moléculas de ADN que no se encuentran juntas en la naturaleza. La tecnología de ADN recombinante hace posible identificar la secuencia de ADN en un gen y generar el producto proteico codificado por ese gen. La secuencia de nucleótidos específica de un fragmento de ADN puede identificarse a menudo analizando la secuencia de aminoácidos y el codón de ARNm de su producto proteico. Las secuencias cortas de pares de bases pueden sintetizarse, marcar radiactivamente y, después, utilizarse para identificar su secuencia complementaria. De esta manera, es posible identificar estructuras genéticas tanto normales como anómalas.

Aislamiento y clonación de genes

Los métodos de aislamiento y clonación de genes utilizados en la tecnología del ADN recombinante se sustentan en el hecho de que los genes de todos los organismos, desde las bacterias hasta los mamíferos, se basan en una organización molecular similar. La *clonación del gen* requiere cortar una molécula de ADN, modificar y reensamblar sus fragmentos, y producir copias del ADN modificado, su ARNm y su producto genético. La molécula de ADN se corta mediante el uso de una enzima bacteriana, llamada *enzima de restricción*, que se une al ADN donde se encuentra una secuencia corta particular de pares de bases y escinde la molécula en un sitio de nucleótidos específico. De esta manera, una molécula de ADN larga se puede descomponer en fragmentos más pequeños y discretos, uno de los cuales contiene el gen de interés. Se dispone de forma comercial de numerosas enzimas de restricción que cortan el ADN en diferentes sitios de reconocimiento.

Los fragmentos de ADN a menudo se pueden replicar a través de la inserción en un organismo unicelular, como una bacteria. Para hacer esto, se usa un vector de clonación, como un virus bacteriano o un pequeño círculo de ADN que se encuentra en la mayoría de las bacterias, llamado *plásmido*. Los vectores víricos y plásmidos se replican de forma autónoma en la célula bacteriana hospedera. Durante la clonación de genes, un vector bacteriano y el fragmento de ADN se mezclan y se unen a través de una enzima especial llamada *ADN ligasa*. Los vectores recombinantes formados se introducen después en un cultivo adecuado de bacterias y se permite que estas se repliquen y expresen el gen del vector recombinante.

Aplicaciones farmacéuticas

Los métodos de tecnología de ADN recombinante también se pueden usar en el tratamiento de enfermedades. Por ejemplo, la tecnología de ADN recombinante se utiliza en la fabricación de insulina humana empleada para tratar la diabetes mellitus. El ADN recombinante correspondiente a la cadena A de la insulina humana se aisló y se insertó en plásmidos que, a su vez, se utilizaron para transformar *Escherichia coli*. Las bacterias después sintetizaron la cadena de insulina. Se usó un método similar para obtener las cadenas B. Posteriormente, las cadenas A y B se mezclaron y se dejaron plegar y formar enlaces disulfuro, produciendo moléculas de insulina activa. También se ha producido la hormona del crecimiento humano en *E. coli*. Las proteínas más complejas se forman en cultivos de células de mamíferos empleando técnicas de ADN recombinante. Estas proteínas incluyen la eritropoyetina, que se usa para estimular la producción de eritrocitos; el factor VIII, que sirve para tratar la hemofilia; y el activador tisular del plasminógeno, que se administra con frecuencia después de un ataque cardíaco para disolver los trombos.

Huella del ADN

La técnica de huella del ADN también utiliza tecnología de ADN recombinante, así como principios básicos de genética médica.[11] Con el uso de enzimas de restricción, el ADN se escinde primero en regiones específicas (fig. 4-13). Los fragmentos se separan según el tamaño por electroforesis y se desnaturalizan (calentando o tratando químicamente) de manera que todo el ADN sea de una sola hebra. El ADN monocatenario se transfiere luego a papel de nitrocelulosa, se hornea para fijar el ADN al papel y se trata con una serie de sondas radiactivas. Una vez que se ha permitido que las sondas radiactivas se unan con el ADN desnaturalizado, se utiliza una radiografía para revelar los fragmentos de ADN marcados.

Cuando se usa en la patología forense, este procedimiento se aplica a muestras del sospechoso y la muestra forense. Esto se puede hacer incluso con muestras muy pequeñas de ADN (un solo cabello o una gota de sangre o saliva) usando amplificación mediante *reacción en cadena de la polimerasa*. Los patrones de bandas de ADN entre muestras se analizan para ver si coinciden. Con los métodos convencionales de análisis de la sangre y las enzimas séricas, existe una probabilidad de 1 en 100 a 1000 de que las dos muestras coincidan por obra de la casualidad. Con la huella del ADN, estas probabilidades son de 1 en 100 000 a 1 millón.

Terapia génica

Aunque es bastante diferente insertar material genético en un microorganismo unicelular, como las bacterias, existen técnicas para la inserción de genes en el genoma intacto de plantas y animales multicelulares. Los vehículos de entrega más prometedores para estos genes son los adenovirus. Representan vehículos ideales porque su ADN no se integra dentro del genoma del hospedero. Sin embargo, a menudo se necesitan inoculaciones repetidas porque el sistema inmunitario del cuerpo generalmente ataca a las células que expresan proteínas de adenovirus. Este tipo de terapia es todavía uno de los métodos más prometedores para el tratamiento de alteraciones genéticas como la fibrosis quística, ciertos tipos de cáncer y numerosas enfermedades infecciosas.

Se utilizan dos abordajes principales en la terapia génica: los genes transferidos pueden reemplazar genes defectuosos, o pueden inhibir selectivamente la expresión de genes nocivos. Las secuencias de ADN clonadas suelen ser los compuestos utilizados en la terapia génica. Sin embargo, la introducción del gen clonado en el organismo multicelular puede influir solo en las pocas células que obtienen el gen. Una respuesta a este problema sería la inserción del gen en un espermatozoide u óvulo; después de la fertilización, el gen se replicaría en todos los tipos de células diferenciadoras. Aun así, las técnicas para la inserción celular son limitadas. No solo se trata de cuestiones morales y éticas, sino que estas técnicas no pueden hacer que el ADN insertado se adhiera a un cromosoma en particular o que suplante un gen existente al eliminarlo de su lugar.

Tecnología de interferencia del ARN

Un abordaje de la terapia génica se centra en el reemplazo descrito previamente de genes faltantes. Sin embargo, varias

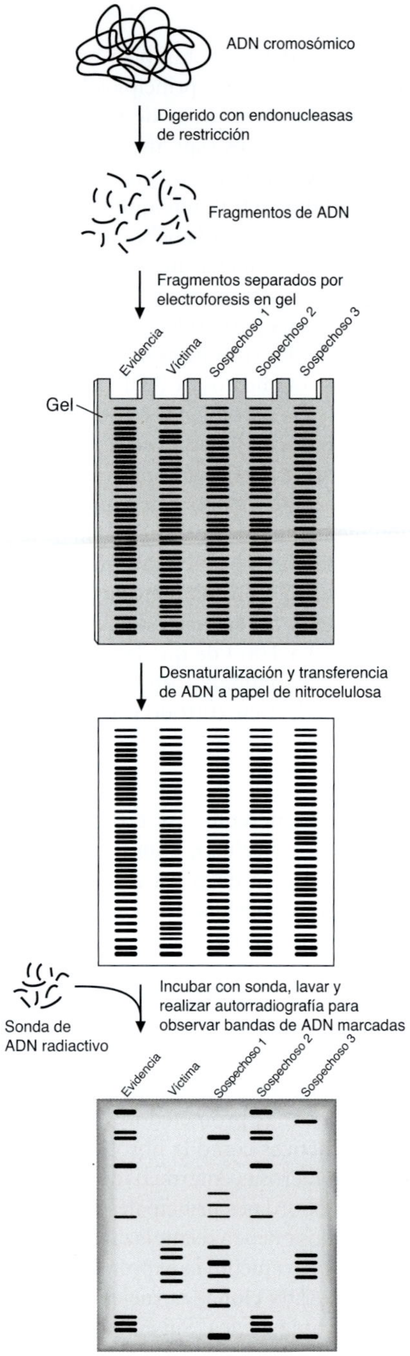

FIGURA 4-13. Huella del ADN. Las enzimas de restricción se usan para romper el ADN cromosómico en fragmentos, que después se separan mediante electroforesis en gel, se desnaturalizan y se transfieren a papel de nitrocelulosa; las bandas de ADN se marcan con una sonda radiactiva y se observan mediante autorradiografía. Modificado de: Smith C., Marks A. D., Lieberman M. (2005). *Marks' basic medical biochemistry* (2nd ed., pp. 309). Philadelphia, PA: Lippincott Williams & Wilkins.

alteraciones genéticas se deben no a genes faltantes, sino a una actividad genética defectuosa. Con esto en cuenta, algunos científicos están abordando el problema utilizando *ARN de interferencia* (ARNi) para evitar que los genes produzcan proteínas de enfermedades no deseadas.[12] El ARNi es un proceso que tiene lugar en la naturaleza, en el que pequeños trozos de ARN bicatenario (ARN pequeño de interferencia [ARNpi]) suprimen la expresión del gen. Los científicos consideran que el ARNi tal vez se originó como una defensa contra las infecciones víricas e invasores genómicos potencialmente dañinos. En las infecciones víricas, el ARNi serviría para controlar la infección al prevenir la síntesis de proteínas víricas.

Con el perfeccionamiento continuo de las técnicas para silenciar genes, el ARNi ya ha tenido un gran impacto en la biología molecular. Por ejemplo, ha brindado a los científicos la capacidad de practicar la genómica inversa, en la que se puede inferir la función de un gen mediante el silenciamiento de su expresión. Cada vez más, las compañías farmacéuticas están utilizando el ARNi para identificar objetivos de medicamentos relacionados con enfermedades. También existe un interés considerable en aprovechar el ARNi con fines terapéuticos, incluido el tratamiento de la infección por el virus de la inmunodeficiencia humana (VIH) y la hepatitis C. Sin embargo, antes de que esto pueda ocurrir, los métodos terapéuticos deben demostrar ser seguros y eficaces, y deben superarse los obstáculos

para la administración del ARNi en las células diana. Es difícil para el ARN atravesar la membrana celular, y las enzimas en la sangre se descomponen rápidamente.

RESUMEN

La cartografía o mapeo genómico es un método utilizado para asignar genes a cromosomas particulares o partes de un cromosoma. Los estudios de ligamiento asignan una ubicación cromosómica a los genes en función de su estrecha asociación con otros genes de localización conocida o su tendencia a heredarse juntos. Un haplotipo consiste en los muchos PNU estrechamente vinculados en un solo cromosoma que suelen pasarse como un bloque de una generación a otra en una población particular. El **International HapMap Project** se desarrolló para cartografiar los PNU en el genoma humano con la esperanza de que pueda ser útil en la predicción y el tratamiento de las enfermedades.

La ingeniería genética ha proporcionado los métodos para manipular ácidos nucleicos y genes recombinantes (ADN recombinante) en moléculas híbridas que pueden insertarse en organismos unicelulares y reproducirse muchas veces. Como resultado, las proteínas que antes solo estaban disponibles en pequeñas cantidades ahora se pueden producir en grandes cantidades una vez que se han aislado sus genes respectivos. Las huellas de ADN, que se basan en tecnologías de ADN recombinante y de cartografía genética, a menudo se utilizan en investigaciones forenses. Una nueva estrategia para el tratamiento de las alteraciones genéticas se centra en silenciar a los genes mediante el uso de ARNi para evitar que los genes produzcan proteínas de enfermedades no deseadas.

CAPÍTULO 5

Alteraciones genéticas y congénitas

Las *alteraciones congénitas*, también denominadas defectos de nacimiento, son anomalías de la estructura, función o metabolismo del cuerpo que están presentes al nacer. Cada año afectan a más de 185 000 lactantes dados de alta hospitalaria en los Estados Unidos y son la primera causa de muerte de ese grupo etario.[1] Los defectos de nacimiento son producidos por factores genéticos o factores ambientales que están activos durante el desarrollo embrionario o fetal. Aunque los defectos congénitos están presentes al nacer, las alteraciones genéticas en ocasiones aparecen más tarde a lo largo de la vida. Este capítulo proporciona una revisión general de las alteraciones genéticas y congénitas, y se divide en tres partes:

1. Alteraciones genéticas y cromosómicas
2. Alteraciones debidas a factores ambientales
3. Diagnóstico y asesoramiento

Alteraciones genéticas y cromosómicas

La mayoría de las alteraciones genéticas se deben a cambios en la secuencia del ácido desoxirribonucleico (ADN), lo que afecta la síntesis de un solo producto génico. Otras son resultado de aberraciones cromosómicas que desencadenan errores de deleción o duplicación, o se deben a un número anómalo de cromosomas.

Los genes en cada cromosoma están acomodados en estricto orden, en el que cada gen ocupa un sitio específico o *locus*. Los dos miembros de un par de genes, uno heredado de la madre y otro del padre, se denominan *alelos*. Si los miembros de un par de genes son idénticos (codifican exactamente el mismo producto génico), la persona es homocigoto, y si los dos miembros son diferentes, la persona es heterocigoto. La composición genética de un individuo se denomina *genotipo*, mientras que el fenotipo es la expresión observable de un genotipo en términos de rasgos físicos o bioquímicos. Si el rasgo se observa fenotípicamente en el heterocigoto, se dice que el alelo es *dominante*. Si se presenta fenotípicamente solo en el homocigoto, el alelo es *recesivo*. Muchos genes tienen más de un alelo normal (formas alternativas) en el mismo locus, esto se denomina *polimorfismo*. Aunque la mayoría de los rasgos siguen un patrón dominante o recesivo, es posible que ambos alelos de un par de genes se expresen fenotípicamente en el heterocigoto, un estado conocido como *codominancia*. La herencia del grupo sanguíneo (p. ej., AO, BO, AB) es un ejemplo de codominancia y polimorfismo.

La *mutación* de un gen es un acontecimiento bioquímico, como un cambio, deleción o inserción de nucleótidos que produce un nuevo alelo. Un único gen con mutación puede expresarse en muchas partes diferentes del cuerpo. El síndrome de Marfan, por ejemplo, es un defecto genético en una proteína del tejido conjuntivo que tiene efectos generalizados que involucran estructuras óseas, oculares y cardiovasculares. La alteración puede heredarse como un rasgo familiar o surgir como un caso esporádico debido a una nueva mutación.

Alteraciones de gen único

Las alteraciones de gen único son causadas por un alelo defectuoso o con una mutación (mutante) en un locus de un gen específico y siguen los patrones de herencia mendelianos. Estas alteraciones se caracterizan por sus patrones de transmisión, que generalmente se obtienen a través de un historial genético familiar. Los patrones de herencia dependen de si el fenotipo es dominante o recesivo, y si el gen en cuestión está localizado en un cromosoma autosómico o sexual. Además de las alteraciones causadas por mutaciones de genes hallados en los cromosomas dentro del núcleo, otra clase de alteraciones (pero más raras) involucra al genoma mitocondrial y muestra un patrón materno de herencia.

Prácticamente todas las alteraciones de gen único conducen a la formación de una proteína anómala o la disminución de la síntesis de un producto génico. Estos cambios pueden dar lugar a muchos tipos diferentes de alteraciones sistémicas. La tabla 5-1 enumera algunas de las afecciones de gen único más frecuentes y sus manifestaciones.

Alteraciones autosómicas dominantes

En las alteraciones autosómicas dominantes, un solo alelo con una mutación de un progenitor afectado se transmite a una descendencia sin importar el sexo. El progenitor afectado tiene un 50% de probabilidad de transmitir la afección a cada descendiente (fig. 5-1). Los familiares no afectados de los padres o los hermanos no afectados de la descendencia no transmiten la alteración. En muchos casos, la edad de inicio se retrasa, y los signos y síntomas de la alteración no aparecen hasta más tarde en la vida.

Las alteraciones autosómicas dominantes también pueden manifestarse como resultado de una nueva mutación. Muchas mutaciones autosómicas dominantes se acompañan de una capacidad reproductiva reducida; por lo tanto, el defecto no se perpetúa en las generaciones futuras. Si un defecto autosómico se acompaña de una incapacidad total de reproducción, en esencia todos los casos nuevos de la alteración se deberán a mutaciones nuevas. Si el defecto no afecta la capacidad reproductiva, es muy probable que sea heredado.

Aunque hay un 50% de probabilidades de heredar una alteración genética dominante de un padre afectado, existe una amplia variación en la **penetración del gen** y su expresión. Cuando una persona hereda un gen dominante con una mutación pero no la expresa, se dice que el rasgo tiene una *reducción de la penetrancia*. La persona que tiene un gen con una mutación, pero no lo expresa, es una excepción importante a la regla de las personas no afectadas que no transmiten el rasgo autosómico dominante. Estas personas llegan a transmitir el gen a sus descendientes y así se omite una generación. Las alteraciones autosómicas dominantes también pueden mostrar *expresividad variable*, lo que significa que pueden expresarse de manera diferente en personas que portan el gen con mutación. La polidactilia o dedos supernumerarios, por ejemplo, se expresa ya sea en los dedos de las manos o de los pies.[2] A continuación, se describen otras alteraciones de herencia autosómica dominante: el síndrome de Marfan y la neurofibromatosis (NF).

Síndrome de Marfan

El síndrome de Marfan es una alteración autosómica dominante del tejido conjuntivo. La anomalía bioquímica esencial en el síndrome de Marfan afecta a la *fibrilina I*, un componente primordial de las microfibrillas encontradas en la matriz extracelular.[3] La fibrilina I está codificada por el gen *FBNI*, que cartografía (mapea) al cromosoma 15q21. La prevalencia del síndrome de Marfan se estima en 1 por cada 5 000. Cerca del 70-80% de los casos son familiares, y el resto, esporádicos, debido a nuevas mutaciones en las células germinales de los padres.[3]

Este síndrome afecta varios sistemas de órganos, incluyendo los ojos, el sistema cardiovascular y el sistema óseo (huesos y articulaciones).[3] Existe un amplio rango de variación en el fenotipo de la alteración. Las deformidades óseas incluyen cuerpo largo y delgado con extremidades excepcionalmente largas y dedos largos que terminan en punta, a los que en ocasiones se les denomina *aracnodactilia* o *dedos de araña;* articulaciones hiperextensibles; y una variedad de deformaciones en la columna vertebral que incluyen **cifosis** y escoliosis (fig. 5-2). Las deformidades torácicas, como el tórax en embudo (*pectus excavatum*; esternón profundamente deprimido) o el tórax en quilla (*pectus carinatum*), a menudo están presentes y en ocasiones requieren de cirugía. La alteración ocular más frecuente es la luxación bilateral del cristalino a causa de la debilidad de los ligamentos suspensorios. La miopía y la predisposición al desprendimiento de retina también son frecuentes. Sin embargo, los aspectos más graves de la alteración son los defectos cardiovasculares, como el **prolapso** de la válvula mitral, la dilatación progresiva del anillo de la válvula aórtica y la debilidad de la aorta y otras arterias. La disección y rotura de la aorta pueden llevar a una muerte prematura.

TABLA 5-1 Algunas alteraciones de herencia mendeliana o de gen único, y su importancia

Alteración	Importancia
Autosómica dominante	
Acondroplasia	Enanismo de miembros cortos
Nefropatía poliquística en el adulto	Enfermedad renal crónica
Corea de Huntington	Alteración neurodegenerativa
Hipercolesterolemia familiar	Ateroesclerosis prematura
Síndrome de Marfan	Alteración del tejido conjuntivo con anomalías óseas, oculares y cardiovasculares
Neurofibromatosis	Tumores neurogénicos (tumores fibromatosos de la piel, lesiones cutáneas pigmentadas y nódulos oculares en la NF-1; neurinomas del acústico bilaterales en NF-2)
Osteogénesis imperfecta	Enfermedad de huesos quebradizos debida a defectos en la síntesis del colágeno
Esferocitosis	Alteración de los eritrocitos
Enfermedad de Von Willebrand	Alteración hemorrágica
Autosómica recesiva	
Fibrosis quística	Alteración del transporte de membrana de iones cloruro en las glándulas exocrinas que causa enfermedad pulmonar y pancreática
Enfermedades del almacenamiento del glucógeno	Exceso de acumulación de glucógeno en hígado e hipoglucemia (enfermedad de Von Gierke); acumulación de glucógeno en músculo estriado en las formas miopáticas
Albinismo oculocutáneo Fenilcetonuria	Hipopigmentación de piel, cabello y ojos como resultado de la incapacidad para sintetizar melanina
Drepanocitosis	Carencia de fenilalanina hidroxilasa con hiperfenilalaninemia y deterioro del desarrollo cerebral
Drepanocitosis	Defecto de los eritrocitos
Enfermedad de Tay-Sachs	Insuficiencia de hexosaminidasa A; deterioro mental y físico grave que empieza en la infancia
Recesiva vinculada al cromosoma X	
Hipogammaglobulinemia tipo Bruton	Inmunodeficiencia
Hemofilia A	Alteración hemorrágica
Distrofia de Duchenne	Distrofia muscular
Distrofia muscular	Discapacidad intelectual

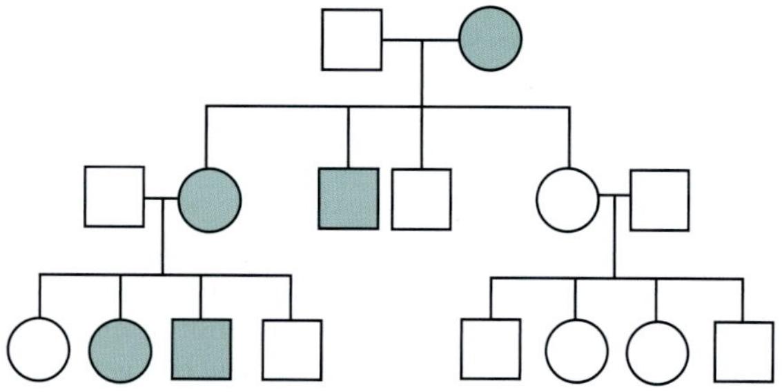

FIGURA 5-1. Árbol genealógico simple para la herencia de un rasgo autosómico dominante. Los *cuadrados* representan hombres, los *círculos* representan mujeres. Los *símbolos sombreados* representan un padre afectado con un gen mutante. Un padre afectado con un rasgo autosómico dominante tiene un 50% de probabilidad de transmitir el gen mutante a cada niño, independientemente de su sexo.

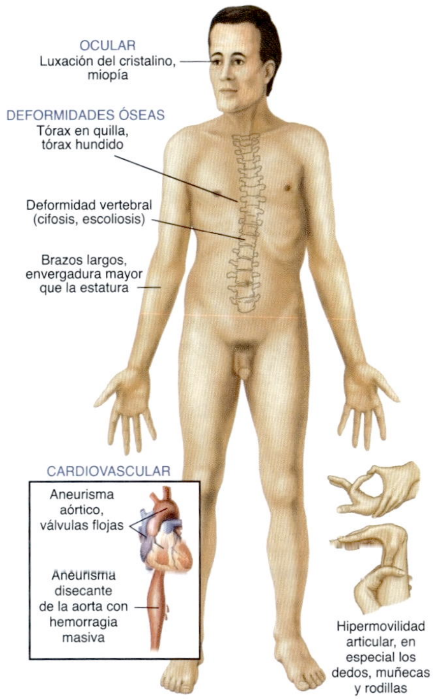

FIGURA 5-2. Características clínicas del síndrome de Marfan.

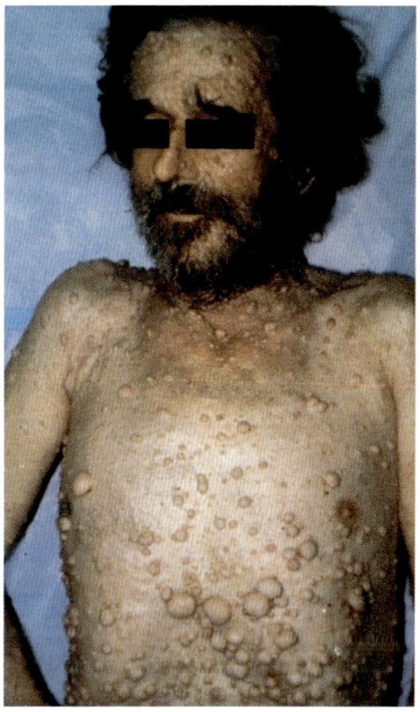

FIGURA 5-3. Neurofibromatosis de tipo 1. Múltiples neurofibromas cutáneos que se observan en la cara y el tórax. Tomado de: Strayer D. S., Rubin E. (Eds.) (2015). *Rubin's pathology: Clinicopathologic foundations of medicine* (7th ed., Fig. 6-20C, p. 269). Philadelphia, PA: Lippincott Williams & Wilkins.

El diagnóstico del síndrome de Marfan se basa en criterios diagnósticos mayores y menores, incluidas deformidades óseas y signos cardiovasculares y oculares. Actualmente no hay cura para el síndrome de Marfan. Los planes de tratamiento incluyen una evaluación periódica de los sistemas en riesgo.

Neurofibromatosis

La neurofibromatosis es una enfermedad que hace que se desarrollen tumores a partir de las células de Schwann del sistema neurológico.[4] Existen al menos dos formas genética y clínicamente distintas de la alteración:

1. NF de tipo 1 (NF-1), también conocida como *enfermedad de Von Recklinghausen*.
2. NF acústica bilateral de tipo 2 (NF-2).[4,5]

Ambas alteraciones son resultado de un defecto genético en un gen supresor tumoral que regula la diferenciación y crecimiento celular. El gen para la NF-1 se ha cartografiado en el brazo largo del cromosoma 17, y el gen para la NF-2, en el cromosoma 22.[4,6]

La NF-1 es una alteración frecuente, caracterizada por el desarrollo de neurofibromas **cutáneos** y subcutáneos en la infancia tardía o la adolescencia.[4] Los neurofibromas cutáneos, que varían en número de unos pocos a muchos cientos, se manifiestan como lesiones **pedunculadas** y suaves que se proyectan desde la piel. Son el tipo más frecuente de lesión, a menudo no son evidentes hasta la pubertad y están presentes en mayor densidad sobre el tórax (fig. 5-3). Las lesiones subcutáneas crecen justo debajo de la piel, son firmes, redondas y pueden ser dolorosas. Los neurofibromas plexiformes afectan a los nervios periféricos más grandes. Tienden a formar tumores grandes que causan desfiguración grave de la cara, crecimiento excesivo de una extremidad o deformidades óseas como la escoliosis. Los nódulos pigmentados del iris (nódulos de Lisch), que son característicos de la NF-1, generalmente están presentes después de los 6 años de edad.[7] No representan ningún problema clínico, pero son útiles para establecer un diagnóstico.

Otro componente principal de la NF-1 es la presencia de pigmentaciones cutáneas planas grandes (generalmente ≥ 15 mm de diámetro), conocidas como *manchas de café con leche*. Por lo general, son uniformes, de color pardo claro en caucásicos y de color pardo más oscuro en las personas de color, con bordes fuertemente demarcados. Aunque en niños normales se pueden encontrar pequeñas lesiones, las más grandes o un número de manchas igual o mayor a seis de 1.5 cm de diámetro sugieren NF-1.[8] Las pigmentaciones de la piel se hacen más evidentes con la edad a medida que los melanosomas en las células epidérmicas acumulan melanina.

Los niños con NF-1 también son susceptibles a complicaciones neurológicas tales como una mayor incidencia de problemas de aprendizaje, alteraciones por déficit de atención, anomalías en el habla y crisis convulsivas tónico-clónicas parciales y generalizadas complejas. Las neoplasias malignas también son un problema importante en las personas con NF-1. Una de las principales complicaciones de la NF-1, que tiene lugar en el 3-5% de las personas, es la aparición de un neurofibrosarcoma en un neurofibroma, generalmente un neurofibroma plexiforme más grande.[4] La NF-1 también se asocia con un aumento en la incidencia de otros tumores neurogénicos, incluidos los meningiomas, los gliomas ópticos y los feocromocitomas.

La NF-2 se caracteriza por tumores del nervio acústico. Más a menudo, la alteración es asintomática durante los primeros 15 años de vida. Este tipo de NF se presenta con menos frecuencia, a una tasa de 1 por cada 50 000 personas. Los síntomas más habituales son cefaleas, pérdida de audición y **acúfenos**. Puede haber meningiomas intracraneales y espinales asociados.

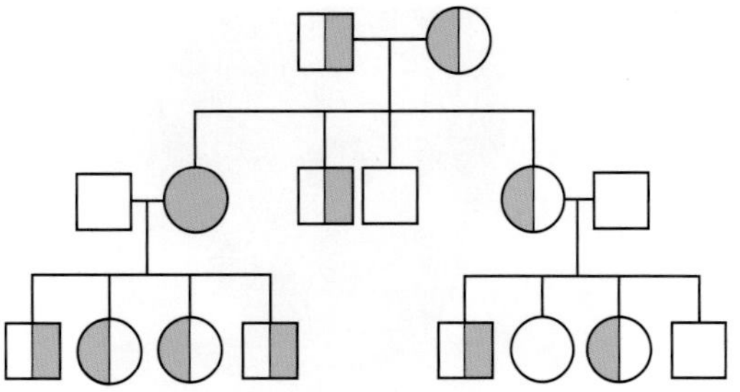

FIGURA 5-4. Árbol genealógico de la herencia de un rasgo autosómico dominante. Los *cuadrados* representan hombres, los *círculos*, mujeres. Los símbolos *sombreados a la mitad* son portadores de un rasgo autosómico recesivo. Cuando ambos padres son portadores, en cada concepción hay un 25% de probabilidad de tener un hijo afectado (*sombreado completo*), 50% de que sea portador y 25% de que no sea afectado ni sea portador, sin importar el sexo.

Alteraciones autosómicas recesivas

Las alteraciones autosómicas recesivas se manifiestan solo cuando ambos miembros del par de genes (uno de cada progenitor) se hallan alterados (homocigotos). En este caso, ambos padres pueden no verse afectados, pero son portadores del gen defectuoso. Las alteraciones autosómicas recesivas afectan a ambos sexos. Los riesgos de aparición en cada embarazo son uno de cada cuatro para un niño afectado, dos de cada cuatro para un niño portador y uno de cada cuatro para un niño homocigoto normal (no portador, no afectado; fig. 5-4). El *matrimonio consanguíneo* (la unión de dos personas de la misma familia), o endogamia, incrementa la probabilidad de que dos personas que se unan sean portadores de una alteración autosómica recesiva.

Con las alteraciones autosómicas recesivas, la edad de inicio a menudo ocurre en los primeros años de vida. Además, la sintomatología tiende a ser más uniforme que con las alteraciones autosómicas dominantes. Asimismo, estas alteraciones son causadas de forma característica por mutaciones con pérdida de la función, muchas de las cuales deterioran o eliminan la función de una enzima. En el caso de un portador heterocigoto, la presencia de un gen con una mutación no suele producir síntomas porque se sintetizan cantidades iguales de enzima normal que de defectuosa. Este "margen de seguridad" garantiza que las células con la mitad de su cantidad usual de enzima funcionen de manera normal. En contraste, la desactivación de ambos alelos en un homocigoto causa la pérdida completa de la actividad enzimática. Las alteraciones autosómicas recesivas incluyen casi todos los errores congénitos del metabolismo. Las alteraciones enzimáticas que deterioran las vías catabólicas provocan la acumulación de sustancias de la dieta (p. ej., fenilcetonuria [FCU]) y constituyentes celulares (p. ej., enfermedades de almacenamiento lisosómico). Otras alteraciones son resultado de un defecto en la síntesis de una proteína mediada por enzima (p. ej., el regulador de la conductancia transmembrana en la fibrosis quística). Dos ejemplos de alteraciones autosómicas recesivas que no se cubren en otro sitio de este libro son la FCU y la enfermedad de Tay-Sachs.

Fenilcetonuria

La FCU es una alteración metabólica autosómica recesiva rara, que afecta a 1 de cada 10 000-15 000 lactantes en los Estados Unidos. Se debe a una deficiencia de la enzima hepática fenilalanina hidroxilasa, lo que permite que se acumulen concentraciones tóxicas de fenilalanina en tejidos y sangre.[9] Si se deja sin tratamiento, provoca discapacidad intelectual, microcefalia, retraso en el lenguaje y otros signos de disminución del desarrollo neurológico.

Debido a que los síntomas de la FCU se desarrollan de forma gradual y es difícil valorarlos, todos los lactantes son evaluados en busca de concentraciones anómalas de fenilalanina sérica.[5] Los lactantes con la alteración se tratan con una dieta especial que restringe la ingesta de fenilalanina para prevenir la discapacidad intelectual y los efectos neurodegenerativos. Los lactantes con concentraciones elevadas de fenilalanina deben iniciar el tratamiento entre los 7 y 10 días de vida, por lo que se requiere de un diagnóstico temprano.[9]

Enfermedad de Tay-Sachs

La enfermedad de Tay-Sachs es una variante de una clase de afecciones de almacenamiento lisosómico conocidas como *gangliosidosis*, en las que existe un fallo en la desintegración de los gangliósidos GM2 de las membranas celulares.[10] La enfermedad de Tay-Sachs se hereda como rasgo autosómico recesivo y se produce con 10 veces mayor frecuencia en la descendencia de los judíos de Europa oriental (asquenazis) en comparación con la población general.[11]

En la enfermedad de Tay-Sachs, se acumula el gangliósido GM2 en los lisosomas de todos los órganos, aunque es más prominente en las neuronas cerebrales y la retina.[10] El estudio microscópico revela neuronas abombadas con vacuolas citoplasmáticas, cada una de las cuales constituye un lisosoma muy distendido lleno de gangliósidos.[10] Con el tiempo, ocurre la destrucción progresiva de las neuronas dentro de la sustancia cerebral, que incluye el cerebelo, ganglios basales, tronco del encéfalo, médula espinal y sistema nervioso autónomo. El compromiso de la retina se detecta mediante oftalmoscopia como una mancha de color rojo cereza en la mácula.[10]

Los lactantes con enfermedad de Tay-Sachs tienen un aspecto normal al nacer, pero entre los 6 y 10 meses de edad se manifiesta una debilidad progresiva, flacidez muscular y disminución de la atención.[10] Esto va seguido del deterioro de la función motora y mental, a menudo con desarrollo de convulsiones generalizadas. El compromiso retiniano ocasiona deterioro visual y, con el tiempo, ceguera. La muerte suele sobrevenir entre los 4 y 5 años de edad.[10] El análisis de sangre de la enzima lisosómica sérica, la hexosaminidasa A, que es deficiente en la enfermedad de Tay-Sachs, permite la identificación precisa de los portadores genéticos de la enfermedad.[11]

Alteraciones recesivas ligadas al cromosoma X

Las alteraciones ligadas al sexo están casi siempre relacionadas con el cromosoma X y el patrón de herencia es predominantemente recesivo. Es importante recordar que los cromosomas sexuales en las mujeres son XX y en los hombres son XY. Debido a la presencia de un gen X normal pareado, las mujeres heterocigotas (portadoras) rara vez presentan los efectos del gen defectuoso, mientras que todos los varones que reciben el gen suelen estar afectados, dado que solo poseen la copia mutada.

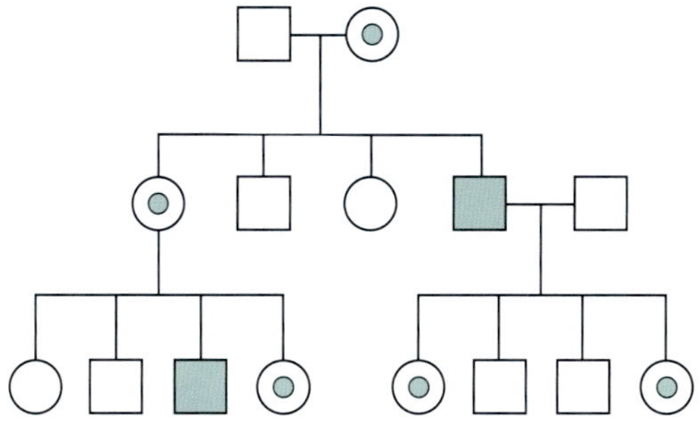

FIGURA 5-5. Árbol genealógico simple para la herencia de un rasgo recesivo vinculado con el cromosoma X. Los rasgos recesivos relacionados con el cromosoma X se expresan fenotípicamente en la descendencia del sexo masculino. Un pequeño círculo sombreado representa una portadora femenina, y el cuadrado sombreado, el hombre afectado. Una mujer portadora transmitirá su estatus de portadora al 50% de sus hijas y el 50% de sus hijos se verán afectados. El varón afectado transmite el gen mutante a todas sus hijas, que se convierten en portadoras del rasgo. El varón afectado no tendrá hijos con la alteración.

El patrón habitual de herencia implica que la madre no afectada es portadora de un alelo normal y uno con mutación en el cromosoma X. Ella no se ve afectada porque tiene un cromosoma X normal que es dominante sobre el X recesivo mutante. Debido a que aportará uno de estos dos cromosomas a cada uno de sus hijos varones, tendrá un 50% de probabilidades de transmitirles el gen mutante (ya que solo tienen una X y se verán afectados), mientras que sus hijas tienen un 50% de probabilidades de ser portadoras del gen con una mutación (ya que tienen dos cromosomas X y, por lo tanto, no se verán afectadas por la presencia de una X anómala; fig. 5-5).

Cuando el hijo afectado procrea, solo tiene su X mutante o una Y normal para pasar a la siguiente generación. Cuando tiene una hija, el padre dona su único cromosoma X, que se combina con uno de los dos cromosomas X de la madre, dando como resultado una hija XX. Debido a que su X está mutado, transmite el gen mutante al 100% de sus hijas, que luego se convierten en portadoras. Dado que los genes del cromosoma Y no se ven alterados, el varón afectado no transmite el defecto a ninguno de sus hijos, quienes no serán portadores ni transmitirán la alteración.

Aunque es raro, las mujeres pueden verse afectadas con una alteración recesiva vinculada con el cromosoma X. Para que esto suceda, un hombre afectado necesitaría tener un hijo con una mujer portadora. En este caso, el 50% de los hijos y el 50% de las hijas se verían afectadas. Las hijas restantes serían portadoras como su madre. Las alteraciones recesivas vinculadas con el cromosoma X incluyen daltonismo, deficiencia de glucosa-6-fosfato deshidrogenasa, hemofilia A y **agammaglobulinemia** ligada al X.

Alteraciones dominantes ligadas al cromosoma X

Las alteraciones *dominantes* vinculadas con el cromosoma X no son tan frecuentes como las recesivas, y afectan tanto a hombres como a mujeres que heredan una copia del cromosoma X mutado. Para las mujeres, el cromosoma X mutante es dominante sobre el cromosoma X normal. Aunque ambos sexos resultan afectados, muchas veces la mutación será letal tanto para los hombres en la etapa embrionaria (que solo tienen el X mutado y un Y normal) como para las mujeres homocigotas. Las mujeres afectadas que son heterocigotas con un cromosoma X mutante y un cromosoma X normal transmitirán la alteración al 50% de su descendencia, independientemente del sexo. Los varones afectados tendrán un 100% de hijas afectadas o un 100% de hijos normales. Esto es así porque todos los hijos heredaron el cromosoma Y de su padre, pero las hijas heredaron el cromosoma X mutado de su padre. Los ejemplos de alteraciones dominantes vinculadas con el cromosoma X incluyen el síndrome del X frágil y el síndrome de Rett.

Síndrome del cromosoma X frágil

El síndrome del X frágil es una alteración de un solo gen que causa discapacidad intelectual.[12] La mutación se presenta en el Xq27 en el sitio frágil y se caracteriza por la amplificación de una repetición de citosina, guanina, guanina (CGG). [13] La alteración, que afecta aproximadamente a 1 de cada 1250 hombres y a 1 de cada 2500 mujeres, es la forma más frecuente de discapacidad intelectual hereditaria.[12]

Patogenia

El gen X frágil se ha cartografiado en el brazo largo del cromosoma X, designado como *FMR1* (retraso mental del X frágil).[13] El producto génico, la proteína del retraso mental X frágil (FMRP), es una proteína citoplasmática extensamente expresada. Es más abundante en el cerebro y los testículos, los órganos más afectados por la alteración. Cada gen contiene una región promotora y una región de instrucción que lleva las indicaciones para la síntesis de proteínas. La región promotora del gen *FMR1* contiene repeticiones de un código triplete específico CGG, que, cuando es normal, controla la actividad génica. Una vez que la cantidad de repeticiones exceden el rango para la enfermedad, no se produce FMRP, lo que da lugar al fenotipo X frágil.[13]

Manifestaciones clínicas y diagnóstico

Los niños afectados tienen discapacidades intelectuales y comparten un fenotipo físico común que incluye una cara larga con mandíbula grande y orejas grandes evertidas. Las articulaciones hiperextensibles, el paladar arqueado alto y el prolapso de la válvula mitral, que se observan en algunos casos, simulan una alteración del tejido conjuntivo.[12] Algunas anomalías físicas pueden ser sutiles o estar ausentes. Debido a que las niñas tienen dos cromosomas X, es más probable que tengan un desarrollo cognitivo relativamente normal o pueden mostrar una discapacidad de aprendizaje en un área en particular.

El diagnóstico del síndrome de X frágil se basa en las características físicas y mentales. Se pueden hacer pruebas de ADN para confirmar la presencia de un gen *FMR1* anómalo. La prueba de X frágil a menudo se ofrece junto con la prueba prenatal de rutina para determinar si la mujer es portadora.

PUNTOS CLAVE

Alteraciones de gen único

- Las alteraciones genéticas pueden heredarse como autosómicas dominantes, en las que el fenotipo se observa tanto en el genotipo homocigoto dominante como en el heterocigoto, o como autosómicas recesivas, en las que el fenotipo solo se expresa con el genotipo homocigoto recesivo.

- Las alteraciones relacionadas con el sexo casi siempre están asociadas con el cromosoma X y son predominantemente recesivas.

Alteraciones de herencia multifactorial

Las alteraciones multifactoriales se deben a la influencia de múltiples genes junto con factores ambientales. Estos rasgos no siguen el mismo patrón claro de herencia que las alteraciones de gen único porque la aparición del fenotipo de la afección depende de cambios ambientales además de las mutaciones genéticas. Las alteraciones de herencia multifactorial pueden estar presentes al nacer o expresarse más adelante en la vida. Las afecciones congénitas que se piensa que surgen por herencia multifactorial incluyen labio leporino o paladar hendido, pie equinovaro, luxación congénita de la cadera, cardiopatía congénita, **estenosis** pilórica y malformación de las vías urinarias. Se considera que los factores ambientales desempeñan un papel aún mayor en las alteraciones de herencia multifactorial que se desarrollan en la vida adulta, como la enfermedad coronaria, la diabetes mellitus, la hipertensión y el cáncer.

Aunque los rasgos multifactoriales no pueden predecirse con el mismo grado de precisión que las mutaciones mendelianas de gen único, existen patrones característicos para las alteraciones congénitas. Primero, las malformaciones congénitas multifactoriales tienden a involucrar un solo órgano o tejido derivado del mismo campo de desarrollo embrionario. Segundo, el riesgo de recurrencia en embarazos futuros es alto para el mismo defecto o un defecto similar. Por ejemplo, esto significa que los padres de un niño con un defecto del paladar hendido tienen un mayor riesgo de tener otro hijo con el mismo defecto. En tercer lugar, los familiares de primer grado de una persona afectada tienen un mayor riesgo (en comparación con la población general) de tener un hijo con la enfermedad. El riesgo aumenta con números crecientes de la incidencia del defecto entre los familiares.

Labio leporino y paladar hendido

El labio leporino con o sin paladar hendido es uno de los defectos congénitos más frecuentes, y se presenta en aproximadamente el 0.1% de todos los embarazos.[14] También es uno de los defectos de nacimiento más conspicuos, lo que da lugar a una apariencia facial anómala y habla defectuosa.

En el desarrollo, el defecto tiene su origen aproximadamente a los 35 días de gestación, cuando las prominencias frontales de las estructuras craneofaciales se fusionan con el proceso **maxilar** para formar el labio superior.[14] Este proceso está bajo el control de numerosos genes, y las alteraciones en estos (ya sean hereditarias o ambientales) pueden dar origen al labio leporino con o sin paladar hendido (fig. 5-6). El defecto también puede ser causado por **teratógenos** (p. ej., rubéola, anticonvulsivos) y con frecuencia se observa en niños con anomalías cromosómicas.

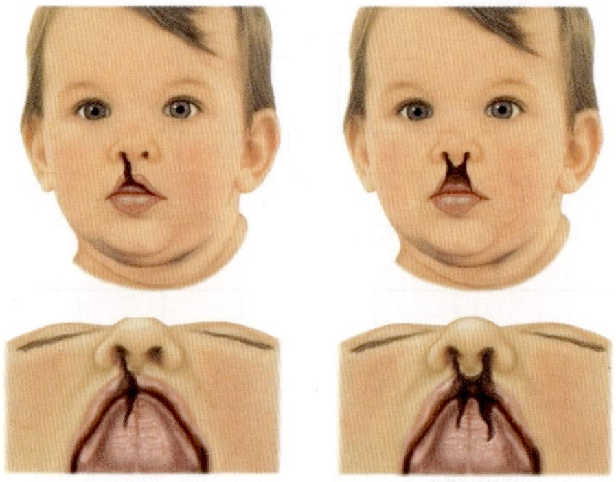

FIGURA 5-6. Labio leporino y paladar hendido.

Los defectos del labio y paladar hendido pueden variar desde una pequeña muesca en el borde bermellón del labio superior hasta la separación completa que afecta al paladar y se extiende al suelo de la nariz. Las fisuras pueden ser unilaterales o bilaterales y afectar la cresta alveolar. La afección puede ir acompañada de dientes deformados, supernumerarios o ausentes. El paladar hendido aislado tiene lugar en la línea media y puede afectar de forma exclusiva a la úvula o extenderse hacia o a través de los paladares blandos y duros.

Un niño con labio leporino o paladar hendido puede requerir años de tratamiento especial por parte de especialistas médicos y dentales. El problema inmediato en un bebé con paladar hendido es la alimentación. La lactancia en el seno o el pezón depende de la succión desarrollada al presionar el pezón contra el paladar duro con la lengua. Aunque los bebés con labio leporino generalmente no tienen problemas con la alimentación, quienes tienen paladar hendido suelen requerir pezones artificiales especialmente construidos, con aberturas grandes y un biberón comprimible. A medida que el niño crece, el desarrollo del habla puede verse afectado debido a estos problemas.

Los principales avances en el cuidado de los niños nacidos con labio y paladar hendido han tenido lugar en el último cuarto del siglo XX.[15] El cierre quirúrgico del labio generalmente se realiza a los 3 meses de nacido y el cierre del paladar se lleva a cabo antes del primer año de edad. Dependiendo de la extensión del defecto, es posible que se requiera cirugía adicional a medida que el niño crece.

Alteraciones cromosómicas

Las alteraciones cromosómicas forman una categoría importante de afecciones genéticas que dan lugar a una gran proporción de abortos espontáneos, malformaciones congénitas y discapacidad intelectual. El estudio de estas alteraciones se denomina *citogenética.*

Durante la mitosis en las células somáticas humanas, los cromosomas se replican de manera que cada célula recibe un total de 23 pares de cromosomas. En las células germinales que sufren meiosis, estos pares se reducen de modo que cada célula hija solo recibe 23 cromosomas individuales. Durante la concepción, el conjunto de 23 cromosomas individuales en el óvulo y el conjunto de 23 cromosomas individuales en el espermatozoide se unen para producir una descendencia con 23 pares, o 46 cromosomas totales.

Por lo general, las anomalías cromosómicas se describen de acuerdo con la descripción abreviada del cariotipo. En este sistema, primero se da el número total de cromosomas, seguido del complemento del cromosoma sexual y luego la descripción de cualquier anomalía. Por ejemplo, un hombre con trisomía 21 se designa 47,XY,+21.

Anomalías cromosómicas estructurales

Las aberraciones subyacentes a las alteraciones cromosómicas pueden ser un número anómalo de cromosomas, pero también puede haber alteraciones en la estructura de uno o más cromosomas. Los cambios estructurales en los cromosomas generalmente resultan de la rotura en uno o más de los cromosomas durante la meiosis, seguido de un reordenamiento o eliminación de partes del cromosoma. Entre los factores que se considera que causan esta rotura se encuentran la exposición a fuentes de radiación, como los rayos X, la influencia de ciertos químicos, los cambios extremos en el entorno celular y las infecciones víricas.

Se presentan varios patrones de rotura y reacomodo de cromosomas (fig. 5-7). Puede haber una *eliminación* de la parte rota del cromosoma. Cuando hay un cromosoma involucrado, las partes rotas pueden estar *invertidas*. La *formación de isocromosomas* tiene lugar cuando el centrómero del cromosoma se separa horizontalmente en lugar de verticalmente. La *formación en anillo* resulta cuando la eliminación viene seguida por la unión de las cromátidas para formar un anillo. La *translocación* se produce cuando hay interrupciones simultáneas en dos cromosomas de diferentes pares, con intercambio de partes. Con una translocación recíproca equilibrada, no se pierde información genética; por lo tanto, las personas con translocaciones suelen ser normales.

La *fusión céntrica* o *translocación robertsoniana* implica dos cromosomas acrocéntricos en los que el centrómero se encuentra cerca del extremo, por lo general en los cromosomas 13 y 14, o 14 y 21. Habitualmente, la rotura se produce cerca del centrómero que afecta al brazo corto en un cromosoma y al brazo largo en el otro. La transferencia de los fragmentos cromosómicos conduce a un fragmento largo y uno extremadamente corto. Por lo general, el fragmento corto se pierde durante las divisiones posteriores. En este caso, la persona tiene solo 45 cromosomas, pero la cantidad de material genético que se pierde es tan pequeña que a menudo pasa inadvertida. La dificultad, sin embargo, surge durante la meiosis; el resultado son gametos con un número desequilibrado de cromosomas. La principal importancia clínica de este tipo de translocación es que los portadores de una translocación robertsoniana que involucra el cromosoma 21 tienen un alto riesgo de tener un hijo con síndrome de Down.

Las manifestaciones de las aberraciones en la estructura del cromosoma dependen en gran medida de la cantidad de material genético que se pierde o se desplaza. Muchas células que soportan roturas importantes no restauradas se eliminan en los siguientes ciclos de replicación debido a deficiencias que, en sí mismas, pueden ser letales. Esto es beneficioso porque evita que las células dañadas se conviertan en una parte permanente del organismo o, si se presenta en los gametos, den lugar a cigotos extremadamente defectuosos.

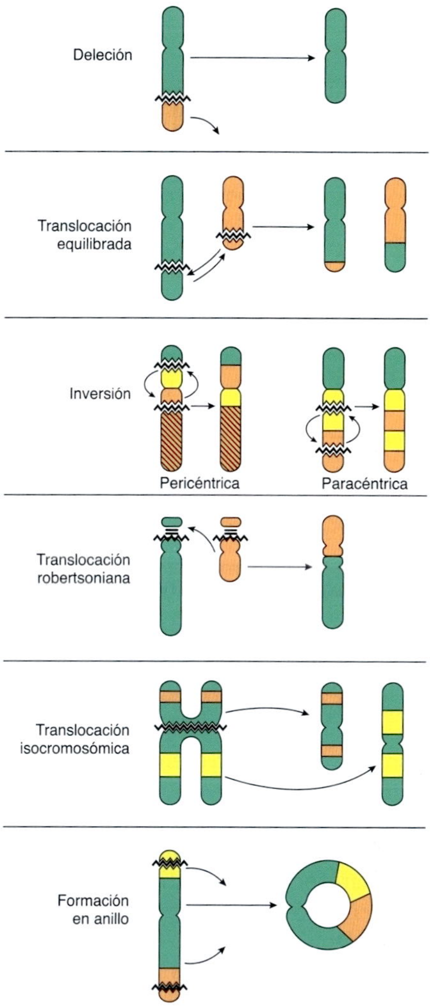

FIGURA 5-7. Anomalías estructurales en el cromosoma humano. La eliminación de parte de un cromosoma causa su acortamiento y pérdida de material genético. Una **translocación recíproca** implica roturas en dos cromosomas no homólogos con intercambio del segmento acéntrico. Una **inversión** requiere dos roturas en un solo cromosoma: si están en lados opuestos del centrómero, es **pericéntrica**; si están en el mismo brazo, es **paracéntrica**. Una **translocación robertsoniana** ocurre cuando dos cromosomas acrocéntricos no homólogos se rompen cerca de sus centrómeros y los brazos largos se fusionan para formar un gran cromosoma metacéntrico. Los **isocromosomas** surgen de una división defectuosa del centrómero que causa la duplicación del brazo largo y la eliminación del corto, o al revés (iso p). Los cromosomas en anillo se forman por roturas en ambas porciones teloméricas de un cromosoma, eliminación de los fragmentos acéntricos y fusión de la porción céntrica restante. Tomado de: Rubin R, Strayer D. S., (Eds.) (2015). *Rubin's pathology: Clinicopathologic foundations of medicine* (7th ed., Fig. 6-8, p. 253). Philadelphia, PA: Lippincott Williams & Wilkins.

Alteraciones numéricas que afectan a los autosomas

Un número anómalo de cromosomas se conoce como **aneuploidia**. Muchas veces, esto sucede cuando los cromosomas no se separan durante la ovogénesis o la espermatogénesis. Ello puede ocurrir en los autosomas o en los cromosomas sexuales y se llama *no disyunción* (fig. 5-8). La no disyunción da lugar a células germinales que tienen un número par de cromosomas.[16,17] Los productos de la concepción formados a partir de este número par de cromosomas tienen un número desigual de cromosomas, 45 o 47. La *monosomía* se refiere a la presencia de un solo miembro de un par de cromosomas. Los defectos asociados con la monosomía de los

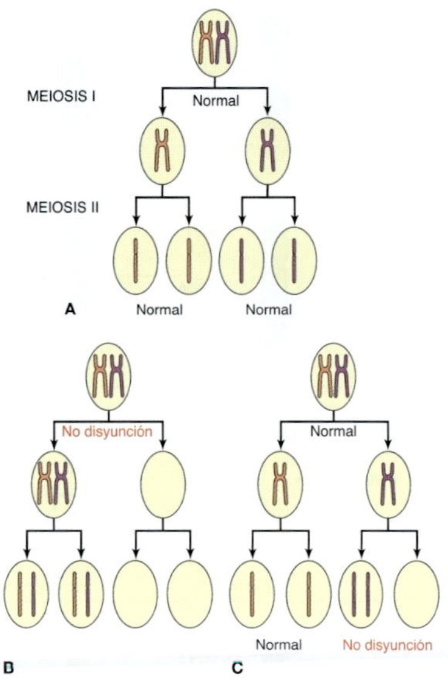

FIGURA 5-8. La no disyunción como causa de alteraciones de los números cromosómicos. **A.** Distribución normal de los cromosomas durante la meiosis I y II. **B.** Si no se produce una disyunción en la meiosis I, los gametos contienen un par de cromosomas o una falta de cromosomas. **C.** Si no se produce una disyunción en la meiosis II, los gametos afectados contienen dos copias de un cromosoma parental o falta de cromosomas.

autosomas son graves y con frecuencia causan aborto espontáneo *in utero*.

La *polisomía*, o la presencia de más de dos cromosomas en un grupo, tiene lugar cuando una célula germinal (ya sea óvulo o espermatozoide) que contiene más de 23 cromosomas participa en la concepción. Sin embargo, a diferencia del síndrome de Down, la mayoría de las otras trisomías son mucho más graves, y estos bebés rara vez sobreviven más allá de los primeros años de vida.[6]

Síndrome de Down

Descrito por primera vez en 1866 por John Langdon Down, la trisomía 21 o síndrome de Down causa una combinación de defectos de nacimiento que incluyen cierto grado de discapacidad intelectual, rasgos faciales característicos y otros problemas de salud. Es la alteración cromosómica más frecuente.

Cerca del 95% de los casos de síndrome de Down son causados por una falta de disyunción o un error en la división celular durante la meiosis, lo que produce una trisomía del cromosoma 21. Se puede presentar una forma rara de síndrome de Down en la descendencia de personas en las que ha habido una translocación robertsoniana (*véase* la fig. 5-7) que involucra el brazo largo del cromosoma 21q y el brazo largo de uno de los cromosomas acrocéntricos (con mayor frecuencia 14 o 22). La translocación se suma al brazo largo normal del cromosoma 21. Por lo tanto, la persona con este tipo de síndrome de Down tiene 46 cromosomas, pero una trisomía del brazo largo del cromosoma 21 (21q).[18]

El riesgo de tener un hijo con síndrome de Down aumenta con la edad materna. Se desconoce la razón de la correlación entre la edad materna y la no disyunción, pero se considera que refleja algún aspecto del envejecimiento del ovocito. Aunque los hombres continúan produciendo espermatozoides a lo largo de su vida reproductiva, las mujeres nacen con todos los ovocitos que tendrán. Estos ovocitos pueden cambiar como resultado del proceso de envejecimiento y es probable que presenten anomalías cromosómicas.

Un niño con síndrome de Down tiene características físicas distintivas que son evidentes desde el nacimiento. Estas características incluyen una cabeza pequeña y bastante cuadrada. Hay un perfil facial plano, con una nariz pequeña y un puente nasal algo deprimido; pequeños pliegues en los cantos oculares internos (pliegues epicánticos) y una inclinación hacia arriba de los ojos; orejas pequeñas, bajas y mal formadas; una almohadilla de grasa en la parte posterior del cuello; boca abierta; y lengua grande y prominente (fig. 5-9). Las manos del niño generalmente son cortas y regordetas, con los dedos que se doblan hacia adentro y, por lo general, hay un solo pliegue palmar (simiano). En los pies se observa un espacio excesivo entre los dedos primero y segundo. A menudo, presentan defectos cardíacos congénitos y un mayor riesgo de malformaciones gastrointestinales. Además, existe un mayor riesgo de enfermedad de Alzheimer entre las personas mayores con síndrome de Down.

Existen varias pruebas de detección prenatal que pueden realizarse para determinar el riesgo de tener un hijo con síndrome de Down.[19] Los más utilizados son los análisis de sangre que miden las concentraciones séricas maternas de α-fetoproteína (AFP), gonadotropina coriónica humana (hCG, *human chorionic gonadotropin*), estriol **no conjugado**, inhibina A y proteína plasmática asociada con el embarazo (PAPP-A, *pregnancy associated plasmatic protein A*; *véase* la sección sobre diagnóstico y asesoramiento). Los resultados de tres o cuatro de estas pruebas, junto con la edad materna, a menudo se usan para determinar la probabilidad de que una mujer embarazada tenga un hijo con síndrome de Down. Entre las 10 y 13 semanas, las mujeres pueden tener una ecografía que evalúa la translucidez nucal (espacio sonolucente en la parte posterior del cuello

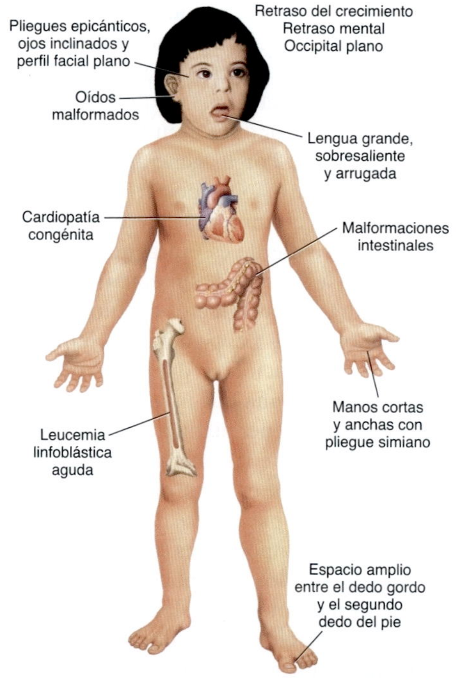

FIGURA 5-9. Características clínicas de un niño con síndrome de Down.

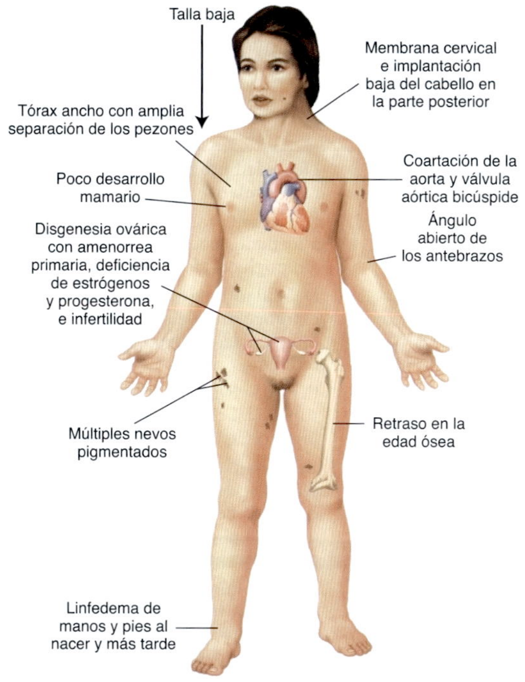

FIGURA 5-10. Características clínicas del síndrome de Turner en una mujer.

fetal). El feto con síndrome de Down tiende a tener un área mayor de translucidez en comparación con un bebé cromosómicamente normal. Pero el diagnóstico definitivo del síndrome de Down en el feto es a través del análisis cromosómico utilizando vellosidad coriónica, amniocentesis o muestreo percutáneo de sangre umbilical, que se analiza más adelante en este capítulo.

Alteraciones numéricas que afectan a los cromosomas sexuales

Las alteraciones cromosómicas asociadas con los cromosomas sexuales son mucho más frecuentes que las relacionadas con los autosomas, a excepción de la trisomía 21. Además, los desequilibrios en el número (ya sean excesos o eliminaciones) son mucho mejor tolerados que las anomalías cromosómicas que afectan a los autosomas. Esto se relaciona en gran parte con dos factores que son peculiares de los cromosomas sexuales:

1. Todos menos un cromosoma X es inactivado.
2. Hay muy pocos genes que se transportan en el cromosoma Y.

Aunque las mujeres normalmente reciben un cromosoma X paterno y materno, las manifestaciones clínicas de las anomalías del cromosoma X pueden ser muy variables debido al proceso de inactivación de X. En las células somáticas de las mujeres, solo un cromosoma X es transcripcionalmente activo y crea proteínas a partir de la plantilla de ADN. El otro cromosoma está inactivo. El proceso de inactivación de X, que es aleatorio, tiene lugar temprano en la vida embrionaria y generalmente se completa al final de la primera semana de desarrollo. Después de que un cromosoma X se haya inactivado en una célula, todas las células que descienden de esa célula tendrán el mismo cromosoma X activo e inactivo. Aunque gran parte de un cromosoma X está inactivo en las mujeres, varias regiones contienen genes que escapan de la inactivación y pueden continuar siendo expresados por ambos cromosomas X. Estos genes pueden explicar algunas de las variaciones en los síntomas clínicos observados en casos de anomalías numéricas del cromosoma X.

Síndrome de Turner

El síndrome de Turner describe una ausencia de todo (45, X/0) o parte del cromosoma X. Algunas mujeres con síndrome de Turner pueden tener parte del cromosoma X y otras pueden mostrar un **mosaicismo** en el que una o más líneas celulares adicionales están activas. Esta alteración afecta aproximadamente a 1 de cada 2 500 nacidos vivos y es la alteración genética más frecuente en las mujeres.[20]

Por lo general, una mujer con el síndrome de Turner es baja en estatura, pero sus proporciones corporales son normales (fig. 5-10). Las mujeres con síndrome de Turner pierden la mayoría de sus ovocitos a la edad de 2 años. Por lo tanto, no menstrúan y no muestran signos de caracteres sexuales secundarios. Existen variaciones en el síndrome, con anomalías que van desde esencialmente un fenotipo normal hasta anomalías cardíacas, como la válvula aórtica bicúspide y la **coartación** de la aorta, y un pequeño cuello palmeado.[20]

Debido a que el fenotipo puede ser algo variable, el diagnóstico del síndrome de Turner a menudo se retrasa hasta la última infancia o la adolescencia temprana en las niñas que no presentan todas las características clásicas del síndrome. Es importante diagnosticar a las niñas con síndrome de Turner lo antes posible para que los planes de tratamiento puedan implementarse y administrarse durante toda su vida. La terapia con hormona del crecimiento generalmente puede dar lugar a una ganancia de 6-10 cm en estatura final. La terapia con estrógenos, que se instituye alrededor de la edad normal de la pubertad, se utiliza para promover el desarrollo y el mantenimiento de los caracteres sexuales secundarios.[20]

Síndrome de Klinefelter

El síndrome de Klinefelter es un estado de **disgenesia** testicular acompañado por la presencia de uno o más cromosomas X adicionales además del complemento XY masculino normal.[19] La mayoría de los hombres con síndrome de Klinefelter tienen un cromosoma X adicional (47,XXY). En casos raros, puede haber más de un cromosoma X adicional (48,XXXY). La presencia del cromosoma X adicional en el varón 47,XXY es el resultado de una no disyunción durante la división meiótica en uno de los padres, pero se desconoce la causa de la no disyunción. La edad materna avanzada aumenta el riesgo, pero solo un poco. El síndrome de Klinefelter ocurre en aproximadamente 1 de cada 700 recién nacidos.[19]

Aunque la presencia del cromosoma adicional es bastante habitual, todavía es un diagnóstico infrecuente, ya que el fenotipo también es variable. Muchos hombres viven sus vidas sin ser conscientes de que tienen un cromosoma adicional. Por esta razón, se ha sugerido que el término *síndrome de Klinefelter* se reemplace con *47,XXY masculino*.[19]

Los cambios fenotípicos usuales del síndrome de Klinefelter incluyen senos agrandados (ginecomastia), vello facial y corporal escaso, testículos pequeños e incapacidad para producir esperma (fig. 5-11). Independientemente del número de cromosomas X presentes, se conserva el fenotipo

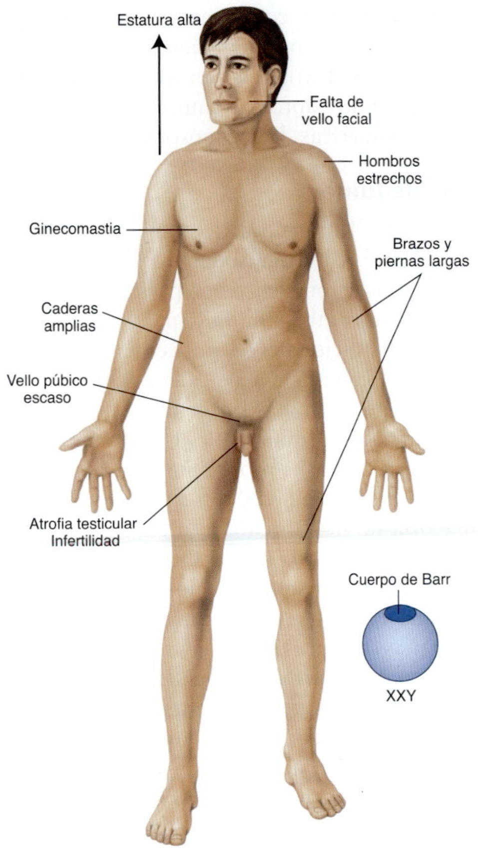

FIGURA 5-11. Características clínicas del síndrome de Turner en un hombre.

masculino. La afección a menudo no se detecta al nacer. El bebé suele tener genitales masculinos normales, pero en la pubertad, los testículos no responden a la estimulación de las gonadotropinas y degeneran. Esto conduce a una estatura alta con proporciones corporales anómalas en las que la parte inferior del cuerpo es más larga que la parte superior. Más adelante en la vida, la complexión del cuerpo puede volverse pesada, con una distribución femenina de grasa subcutánea y grados variables de aumento de tamaño de los senos. Puede haber caracteres sexuales masculinos secundarios deficientes, como una voz que permanece femenina en el tono y barba y vello púbico escasos. Aunque el intelecto suele ser normal, la mayoría de los varones 47,XXY tienen algún grado de deterioro del lenguaje.[19]

El tratamiento adecuado del síndrome de Klinefelter requiere una valoración integral del desarrollo neurológico. Los varones con síndrome de Klinefelter tienen hipogonadismo congénito y reducción del recuento espermático. El tratamiento con **andrógenos** generalmente se inicia cuando hay evidencia de un déficit de testosterona. Si hay presencia de espermatozoides, la crioconservación puede ser útil para la planificación familiar futura.[19] Sin embargo, se recomienda el asesoramiento genético debido al mayor riesgo de anomalías cromosómicas autosómicas y sexuales.

Alteraciones de genes mitocondriales

Las mitocondrias contienen su propio ADN, que es distinto del ADN contenido en el núcleo celular. Aunque la mayoría de las alteraciones hereditarias provienen de anomalías en el ADN nuclear, existen múltiples reordenamientos que causan enfermedades y mutaciones que pueden tener lugar en el ADN mitocondrial (ADNmt). Este ADN está empaquetado en un cromosoma circular de doble cadena y contiene 37 genes: 2 genes de ARN ribosómico (ARNr), 22 genes de ARN de transferencia (ARNt) y 13 genes estructurales que codifican subunidades de las enzimas mitocondriales de la cadena respiratoria, que participan en la fosforilación oxidativa y la generación de trifosfato de adenosina.

TABLA 5-2 Algunas alteraciones de sistemas orgánicos relacionados con las mutaciones del ADN mitocondrial

Alteración	Manifestaciones
Autosómica dominante	
Oftalmoplejía externa progresiva crónica	Debilidad progresiva de los músculos extraoculares
Sordera	Sordera neurosensorial progresiva, a menudo asociada con antibióticos aminoglucósidos
Síndrome de Kearns-Sayre	Debilidad progresiva de los músculos extraoculares de inicio temprano con bloqueo del corazón, pigmentación retiniana
Neuropatía óptica hereditaria de Leber	Pérdida visual bilateral, indolora, subaguda, con puntos ciegos centrales (escotomas) y visión alte rada del color
Enfermedad de Leigh	Debilidad muscular proximal, neuropatía sensorial, retraso del desarrollo, ataxia, convulsiones, demencia y deterioro visual debido a la degeneración del pigmento retiniano
MELAS	*En*cefalomiopatía *mi*tocondrial (cambios estructurales en el cerebro), *ac*idosis *l*áctica y *s*índrome semejante al ictus, así como otras anomalías clínicas y de laboratorio; en ocasiones solo se manifiesta como diabetes mellitus
MERRF	*E*pilepsia *m*ioclónica, *f*ibras *r*ojas *i*rregulares en el músculo, ataxia, sordera neurosensorial
Epilepsia mioclónica con fibras rojas irregulares	Convulsiones mioclónicas, ataxia cerebelosa, miopatía mitocondrial (debilidad muscular, fatiga)

Debido a que el ADNmt solo se hereda de la madre, todas las alteraciones de este ácido también se heredan en la línea materna. Los óvulos contienen numerosas mitocondrias en su abundante citoplasma, mientras que los espermatozoides contienen pocas o ninguna mitocondria. Por lo tanto, el ADNmt en el cigoto se deriva únicamente de la madre. El cigoto y sus células hijas tienen muchas mitocondrias, lo que permite una mezcla de ADN normal y mutante. La expresión clínica de una enfermedad producida por una mutación dada de ADNmt depende del contenido total de los genes mitocondriales y la proporción de mutantes.

Las mutaciones del ADN mitocondrial generalmente afectan a los tejidos que dependen de la fosforilación oxidativa para satisfacer sus altas necesidades de energía metabólica. Por lo tanto, estas mutaciones con frecuencia afectan el sistema neuromuscular y producen afecciones como encefalopatías, miopatías, degeneración retiniana, pérdida de la función muscular extraocular y sordera. Sin embargo, el rango de enfermedades mitocondriales es amplio y puede incluir disfunción hepática, insuficiencia de la médula ósea y disfunción de las células de los islotes pancreáticos y diabetes, entre otras alteraciones. La tabla 5-2 describe ejemplos de alteraciones debidas a mutaciones en el ADNmt.

RESUMEN

Las alteraciones genéticas pueden afectar a un único gen (herencia mendeliana) o varios genes (herencia poligénica). Las mutaciones de gen único pueden estar presentes en un autosoma o en el cromosoma X, y pueden expresarse como un rasgo dominante o recesivo. En las alteraciones autosómicas dominantes, el padre afectado tiene un 50% de probabilidades de transmitir la alteración a cada descendiente. Las alteraciones autosómicas recesivas se manifiestan solo cuando ambos miembros del par de genes se ven afectados (homocigotos). En este caso, ambos padres pueden no verse afectados, pero son portadores del gen defectuoso. Sus probabilidades de tener un hijo afectado son de 1 en 4; de tener un hijo portador, 2 en 4; y de tener un hijo no afectado, no portador, 1 en 4. Las alteraciones recesivas ligadas a X (asociadas con el cromosoma X) generalmente se transmiten por una madre portadora no afectada que porta un cromosoma X normal y un cromosoma X con una mutación. Tiene un 50% de probabilidad de transmitir el gen defectuoso a sus hijos afectados, y sus hijas tienen un 50% de probabilidad de ser portadoras del gen con una mutación. Debido a un gen pareado normal, los heterocigotos femeninos rara vez experimentan los efectos de un gen defectuoso. Las alteraciones dominantes vinculadas con el cromosoma X no son tan frecuentes como las recesivas. Las alteraciones hereditarias multifactoriales son causadas por múltiples genes y, en muchos casos, por factores ambientales.

Las alteraciones cromosómicas resultan de un cambio en el número o la estructura del cromosoma. Un cambio en el número de cromosomas se llama *aneuploidía*. La *monosomía* implica la presencia de un solo miembro de un par de cromosomas; se observa en el síndrome de Turner, en el que existe una monosomía del cromosoma X. La *polisomía* se refiere a la presencia de más de dos cromosomas en un conjunto. Las alteraciones en la estructura del cromosoma implican la eliminación o adición de material genético, o una translocación de material genético de un par de cromosomas a otro.

Las mitocondrias contienen su propio ADN, distinto del contenido en el núcleo celular. Este ADNmt solo se hereda de forma materna. Las alteraciones de los genes mitocondriales interfieren con la fosforilación oxidativa y la producción de energía celular. El rango de alteraciones genéticas mitocondriales es diverso, predominando las alteraciones neuromusculares.

Alteraciones debidas a factores ambientales

El embrión en desarrollo está sujeto a muchas influencias no genéticas. Después de la concepción, el desarrollo se ve afectado por los factores ambientales que el embrión comparte con la madre. El estado fisiológico de la madre: su equilibrio hormonal, estado general de salud, estado nutricional y medicamentos que toma, sin duda, influyen en el desarrollo del feto. Por ejemplo, el tabaquismo materno se asocia con un peso neonatal inferior al normal. Se sabe que el empleo materno de alcohol provoca anomalías fetales. Varios medicamentos pueden causar aborto involuntario temprano. El sarampión y otros agentes infecciosos producen malformaciones congénitas. Otros agentes, como la radiación, pueden ocasionar defectos cromosómicos y genéticos y generar alteraciones del desarrollo.

Período de vulnerabilidad

El desarrollo del embrión se altera con mayor facilidad durante el período en el que se produce la diferenciación y el desarrollo de los órganos. Este intervalo de tiempo, que a menudo se conoce como *período de organogénesis*, se extiende desde el día 15 hasta el día 60 después de la concepción. Las influencias ambientales durante las primeras 2 semanas después de la fertilización pueden interferir con la implantación y conducir a un aborto o **reabsorción** temprana de los productos de la concepción. Cada órgano tiene un período crítico durante el cual es altamente susceptible a las alteraciones ambientales (fig. 5-12).

Agentes teratógenos

Un teratógeno es un agente químico, físico o biológico que produce anomalías durante el desarrollo embrionario o fetal. La enfermedad materna o el estado metabólico alterado también pueden afectar el desarrollo del embrión o el feto. Teóricamente, los agentes teratógenos pueden causar defectos de nacimiento de tres formas:

1. Por exposición directa de la mujer embarazada y el embrión o feto al agente.
2. A través de la exposición de la mujer poco antes de quedar embarazada a un agente que tiene una tasa de eliminación lenta, de manera que se retiene una dosis teratógena durante el inicio del embarazo.
3. Como resultado de los efectos **mutagénicos** de un agente ambiental que tiene lugar antes del embarazo y causan daño permanente a las células reproductoras de una mujer o de un hombre.

Con propósito de análisis, los agentes teratógenos se han dividido en tres grupos: radiación, medicamentos y sustancias químicas, y agentes infecciosos. En el cuadro 5-1 se enumeran los agentes generalmente identificados en cada uno de estos grupos.

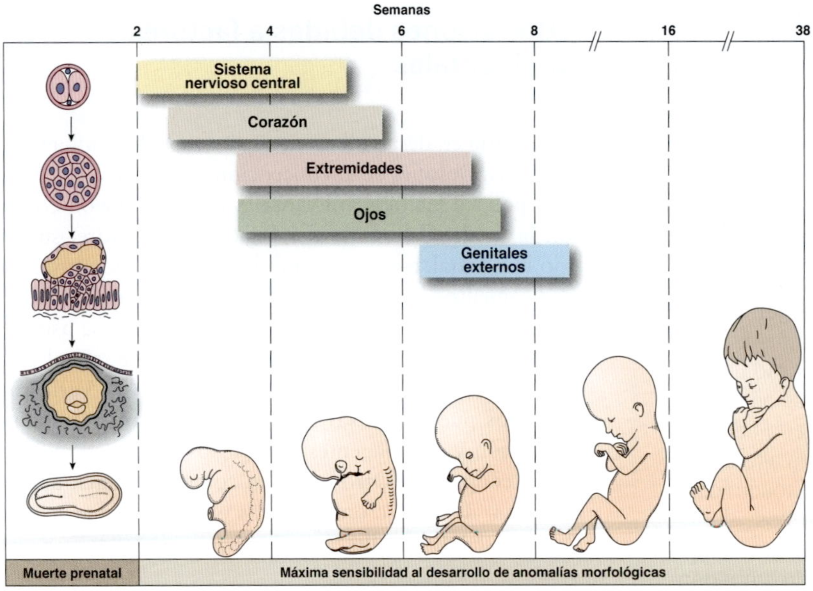

FIGURA 5-12. Sensibilidad de órganos específicos a agentes teratógenos en períodos críticos en la embriogénesis. La exposición a factores adversos en las etapas de desarrollo preimplantación y postimplantación temprana (*extremo izquierdo*) conduce a la muerte prenatal. Los períodos de sensibilidad máxima a los teratógenos (*barras horizontales*) varían para diferentes sistemas de órganos, pero en general están limitados a las primeras 8 semanas de embarazo. Tomado de: Strayer D. S., Rubin E. (Eds.) (2015). *Rubin's pathology: Clinicopathologic foundations of medicine* (7th ed., Fig. 6-2, p. 246). Philadelphia, PA: Lippincott Williams & Wilkins.

CUADRO 5-1

AGENTES TERATÓGENOS*

Radiación
Medicamentos y sustancias químicas
- Alcohol
- Anticoagulantes
  - Warfarina
- Antibióticos
  - Quinolonas
  - Tetraciclina
- Antiepilépticos
- Antihipertensivos
  - Inhibidores de la enzima convertidora de angiotensina, antagonistas del receptor de angiotensina II
- Antipsicóticos
  - Litio
- Medicamentos contra el cáncer
  - Aminopterina
  - Metotrexato
  - 6-mercaptopurina
- Isotretinoína
- Talidomida

Agentes infecciosos
- Virus
  - Citomegalovirus
  - Virus del herpes simple
  - Sarampión (rubéola)
  - Paperas
  - Virus de varicela zóster
- Factores no víricos
  - Sífilis
  - Toxoplasmosis

*No se incluyen todos.

Radiación

Las dosis elevadas de radiación ionizante son teratógenas y mutagénicas, y pueden ocasionar cambios hereditarios en los materiales genéticos. Específicamente, se ha demostrado que los niveles excesivos de radiación causan microcefalia, malformaciones óseas y discapacidad intelectual. No existe evidencia de que los niveles de radiación *diagnóstica* (p. ej., placa torácica) causen anomalías congénitas, pero se adoptan todas las medidas para proteger al feto cuando sea posible. En situaciones donde es necesario un estudio sobre la salud de la mujer, los beneficios de tener una imagen diagnóstica adecuada deben superar los posibles riesgos teóricos para el feto.

Sustancias químicas y medicamentos

Los productos químicos ambientales, medicamentos y drogas pueden atravesar la placenta y causar daño al embrión o al feto en desarrollo. Algunos de los teratógenos ambientales mejor documentados son los mercuriales orgánicos, que causan déficits neurológicos y ceguera. Ciertas fuentes de agua y peces pueden estar contaminados por mercurio. Los mecanismos precisos por los cuales las sustancias químicas, medicamentos y drogas ejercen sus efectos teratógenos son en gran parte desconocidos. Pueden producir efectos citotóxicos (muerte celular), antimetabólicos o inhibidores del crecimiento para el desarrollo embrionario y fetal.

Los medicamentos encabezan la lista de teratógenos químicos. Muchos fármacos pueden atravesar la placenta y exponer al feto a los efectos farmacológicos y teratógenos. Los factores que afectan la transferencia de la placenta y los efectos del fármaco en el feto incluyen: la velocidad a la que atraviesa la placenta, la duración de la exposición y la etapa del desarrollo placentario y fetal en el momento de la exposición. Los fármacos solubles en lípidos tienden a atravesar la placenta más fácilmente y entran en la circulación fetal. El peso molecular de un medicamento también influye en la velocidad y la cantidad de este que es transferida a través de la placenta.

Varios fármacos se consideran teratógenos. Sin embargo, tal vez el mejor conocido sea la talidomida, que ha demostrado dar lugar a una amplia gama de malformaciones, incluida la focomelia (apéndices cortos similares a aletas) de las cuatro extremidades. Otras sustancias que se sabe que causan anomalías fetales son aquellas que se usan en el tratamiento del cáncer, el anticoagulante warfarina, varios medicamentos anticonvulsivos, el alcohol etílico y la cocaína. Recientemente, la vitamina A y sus derivados (los retinoides) han sido objeto de preocupación debido a su potencial teratógeno. La preocupación por los efectos teratógenos de los derivados de la vitamina A surgió con la introducción del medicamento contra el acné isotretinoína.

En 1983, la Food and Drug Administration de los Estados Unidos estableció un sistema para clasificar los medicamentos según los riesgos probables para el feto. Según este sistema, los medicamentos se clasifican en cinco categorías: A, B, C, D y X. Los medicamentos de la categoría A son los menos peligrosos, mientras que las categorías B, C y D son cada vez más peligrosas. Aquellos en la categoría X están contraindicados durante el embarazo debido a su teratogenicidad comprobada. Recientemente, la FDA añadió modificaciones a las categorías con descripciones narrativas y posibles riesgos reproductivos.[21]

Debido a que se sospecha que muchas sustancias causan anomalías fetales, e incluso las que antes se consideraban seguras ahora se están analizando de manera crítica, se recomienda que las mujeres en sus años fértiles eviten el uso innecesario de medicamentos. Esto se aplica tanto a las mujeres no embarazadas como a las embarazadas, porque muchos defectos de desarrollo se producen al principio del embarazo.

Síndrome alcohólico fetal

Una sustancia de la que se abusa con frecuencia y puede tener efectos nocivos en el feto es el alcohol. El término *síndrome alcohólico fetal* (SAF) se refiere a un grupo de anomalías físicas, conductuales y cognitivas fetales que se producen como consecuencia del consumo de alcohol durante el embarazo.[21] El alcohol, que es soluble en lípidos y tiene un peso molecular de entre 600 y 1000, pasa libremente a través de la barrera placentaria. Las concentraciones de alcohol en el feto son al menos tan altas como en la madre. A diferencia de muchos otros teratógenos, los efectos dañinos del alcohol no se limitan al período sensible de la gestación temprana, sino que se extienden durante todo el embarazo.

El alcohol tiene efectos ampliamente variables sobre el desarrollo fetal. Puede haber retraso del crecimiento prenatal o posnatal; afectación del sistema nervioso central (SNC), incluidas anomalías neurológicas, retrasos en el desarrollo, disfunción del comportamiento, deterioro intelectual y malformación del cráneo y cerebro; así como un conjunto característico de rasgos faciales, incluidas **fisuras** palpebrales pequeñas (la abertura de los ojos), un borde bermellón (labio superior) delgado y una cara media y filtro alargados y planos (el surco en la porción media del labio superior; fig. 5-13).[22] Las características faciales del SAF no son tan evidentes en el recién nacido, pero se vuelven más prominentes conforme el bebé se desarrolla. A medida que los niños crecen hasta la edad adulta, los rasgos faciales se vuelven más sutiles, lo que dificulta el diagnóstico de SAF en las personas mayores. Cada uno de estos defectos puede variar en gravedad, lo que probablemente refleje el momento del consumo de alcohol en términos del período de desarrollo fetal, la cantidad de alcohol consumido y las influencias ambientales hereditarias y de otro tipo.

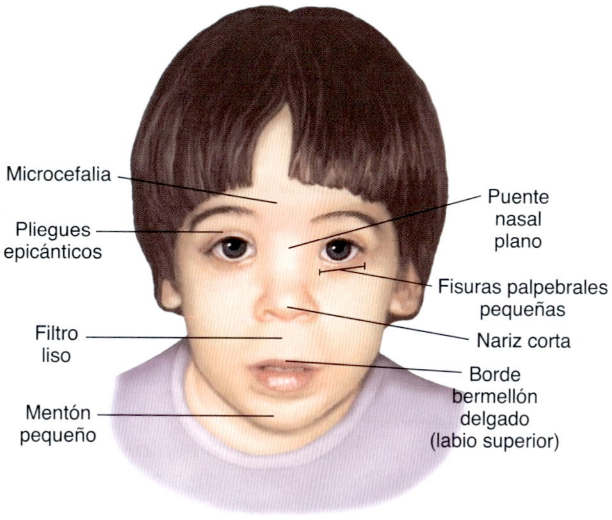

FIGURA 5-13. Características clínicas del síndrome alcohólico fetal.

Se desconoce la cantidad de alcohol que se puede consumir de manera segura durante el embarazo. Incluso pequeñas cantidades de alcohol consumidas durante períodos críticos del desarrollo fetal pueden ser teratógenos. Por ejemplo, si se consume alcohol durante el período de la organogénesis, puede producirse una variedad de defectos óseos y orgánicos. Si el alcohol se consume más tarde en la gestación, cuando el cerebro experimenta un rápido desarrollo, puede haber alteraciones conductuales y cognitivas en ausencia de anomalías físicas. El consumo crónico de alcohol durante el embarazo puede generar una variedad de efectos, que van desde anomalías físicas hasta retraso del crecimiento y funcionamiento del sistema nervioso central comprometido. La evidencia sugiere que las altas concentraciones de alcohol de corta duración, como las que se presentan con el consumo excesivo de alcohol, pueden ser particularmente significativas, y las anomalías son exclusivas del período de exposición.[22] Debido al posible efecto sobre el feto, se recomienda que las mujeres se abstengan completamente del consumo de alcohol durante el embarazo.

Agentes infecciosos

Muchos microorganismos atraviesan la placenta y entran en la circulación fetal, a menudo produciendo múltiples malformaciones. Las siglas TORCH corresponden a *t*oxoplasmosis, *o*tros virus, *r*ubéola (sarampión alemán), *c*itomegalovirus y *h*erpes, que son los agentes implicados con mayor frecuencia en las anomalías fetales.[16] Otras infecciones que pueden causar anomalías fetales incluyen la infección por el virus de la varicela zóster, listeriosis, leptospirosis, infección por el virus de Epstein-Barr, tuberculosis y sífilis.[16] El virus de la inmunodeficiencia humana (VIH) y el parvovirus humano (B19) se han sugerido como otras posibles adiciones a la lista. Las manifestaciones clínicas y patológicas habituales incluyen retraso en el crecimiento y anomalías del cerebro (microcefalia, hidrocefalia), ojo, oído, hígado, sistema hematopoyético (anemia, trombocitopenia), pulmones (neumonitis) y corazón (miocarditis, alteraciones congénitas del corazón).[16] Sin embargo, estas manifestaciones varían entre los recién nacidos sintomáticos, y solo unos pocos presentan anomalías multisistémicas.

PUNTOS CLAVE

Agentes teratógenos

- Los agentes teratógenos, como la radiación, las sustancias químicas y medicamentos, y los organismos infecciosos son agentes que producen anomalías en el desarrollo del embrión.
- La etapa de desarrollo del embrión determina la susceptibilidad a los teratógenos. El período durante el cual el embrión es más susceptible a los agentes teratógenos es durante la etapa de la diferenciación rápida y el desarrollo de los órganos y tejidos corporales, generalmente en los 15-60 días posteriores a la concepción.

Insuficiencia de ácido fólico

Aunque la mayoría de los defectos de nacimiento están relacionados con la exposición a un teratógeno, las deficiencias de nutrientes y vitaminas también pueden ser un factor. La deficiencia de ácido fólico se ha implicado en el desarrollo de defectos del tubo neural (DTN; p. ej., anencefalia, espina bífida, encefalocele). Los estudios han demostrado una disminución significativa en las enfermedades del tubo neural cuando las mujeres en edad reproductiva toman ácido fólico a largo plazo. Por lo tanto, se recomienda que todas las mujeres en edad fértil reciban 400 µg (0.4 mg) de ácido fólico diariamente y después continúen al embarazarse.

RESUMEN

Un agente teratógeno es aquel que produce anomalías durante la vida embrionaria o fetal. Los agentes ambientales son más propensos a producir sus efectos nocivos en el embrión en desarrollo durante la primera parte del embarazo (15-60 días después de la concepción). Una serie de agentes ambientales pueden dañar al feto, incluidos la radiación, los medicamentos y sustancias químicas, y los agentes infecciosos. Debido a que muchos medicamentos pueden causar anomalías fetales, a menudo en una etapa temprana del embarazo, se recomienda que las mujeres en edad fértil eviten el uso innecesario de fármacos.

Diagnóstico y asesoramiento

Valoración genética

La evaluación del riesgo genético y el pronóstico generalmente están dirigidos por un genetista clínico, a menudo con la ayuda de laboratorios y especialistas clínicos. Se incluye un historial familiar detallado (árbol genealógico), antecedentes de embarazo y relatos detallados del proceso de nacimiento y la salud y el desarrollo posnatal. Por lo general, se necesita una exploración física cuidadosa del niño afectado y de los padres y hermanos. Las pruebas de laboratorio, que incluyen análisis cromosómicos y estudios bioquímicos, con frecuencia preceden a un diagnóstico definitivo.

Detección y diagnóstico prenatal

El propósito de la detección precoz y diagnóstico prenatal no es solo detectar anomalías fetales, sino también aliviar la ansiedad y brindar asistencia con el objeto prepararse para un niño con una discapacidad específica. Los estudios prenatales no son útiles para descartar todas las posibles anomalías fetales. Se limitan a determinar si el feto tiene (o existe probabilidad de que tenga) afecciones predeterminadas según lo indicado por la edad materna tardía, los antecedentes familiares o factores de riesgo bien definidos.

Existen múltiples métodos que pueden ayudar a diagnosticar un feto con respecto a alteraciones genéticas, como ecografía, pruebas de detección del suero materno (sangre), amniocentesis, muestreo de vellosidades coriónicas y muestreo percutáneo de sangre umbilical del feto (fig. 5-14). El diagnóstico prenatal también puede proporcionar la información necesaria para prescribir el tratamiento prenatal para el feto o hacer planes apropiados para el nacimiento de un niño con una enfermedad conocida.

Ecografía

La ecografía es un método de diagnóstico no invasivo que utiliza reflejos de ondas de sonido de alta frecuencia para visualizar estructuras de tejidos blandos. Desde su introducción en 1958, se ha utilizado durante el embarazo con el propósito de determinar el tamaño, la posición y el número de fetos, la cantidad de líquido amniótico y la ubicación de la placenta. Sin embargo, la resolución mejorada y las unidades en tiempo real han mejorado la capacidad de los sistemas de ecografía para detectar anomalías congénitas. La ecografía hace posible el diagnóstico *in utero* de defectos cardíacos, hidrocefalia, espina bífida, defectos faciales, defectos cardíacos congénitos, hernias diafragmáticas congénitas, alteraciones del tubo digestivo, anomalías óseas y varios otros defectos. La ecografía tridimensional (3D) se ha vuelto útil para evaluar mejor los perfiles faciales y los defectos de la pared abdominal. Se puede realizar un ecocardiograma fetal como seguimiento de posibles anomalías cardíacas. La resonancia magnética (RM) fetal puede ser útil para evaluar mejor las anomalías óseas, neurológicas y otras. El diagnóstico intrauterino de anomalías congénitas permite una mejor monitorización, un mayor seguimiento y planificación con

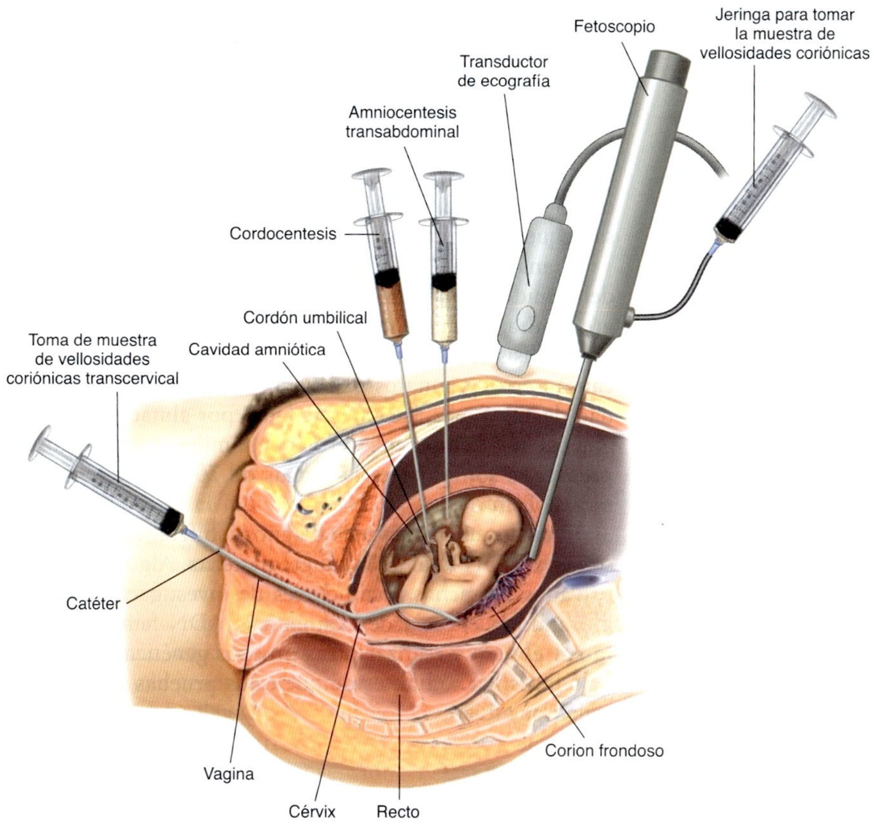

FIGURA 5-14. Métodos para la detección precoz prenatal.

especialidades apropiadas, parto prematuro para la corrección temprana, selección de cesárea para reducir la lesión fetal y, en algunos casos, tratamiento intrauterino.

Marcadores séricos maternos

Las pruebas de sangre materna comenzaron a principios de la década de 1980. Las pruebas maternas actuales favorecen la evaluación del primer trimestre para todas las mujeres entre las semanas 11 y 13 que combinan la translucidez nucal observada en la ecografía con valores de PAPP-A y hCG y edad materna para determinar el riesgo de trisomía 21, 13 y 18. Se ha demostrado que la PAPP-A, que es secretada por la placenta, desempeña un papel importante en la promoción de la diferenciación y proliferación celular en varios sistemas corporales. Cuando se utiliza junto con la edad materna, la β-hCG libre y la medición ecográfica de la translucidez de la nuca, las concentraciones séricas de PAPP-A detectan el 85-95% de los embarazos afectados con una tasa de pruebas falsas positivas de cerca del 5%.

La prueba de detección cuádruple busca marcadores de cuatro sustancias: AFP, hCG, estriol e inhibina A, lo cual proporciona una fórmula para la probabilidad de que el bebé tenga una anomalía cromosómica.

La AFP es una proteína plasmática fetal importante producida inicialmente en el saco vitelino, el tubo digestivo y el hígado. Las concentraciones plasmáticas fetales de AFP alcanzan un máximo alrededor de las 10-13 semanas de gestación y disminuyen hasta el tercer trimestre, cuando vuelven a aumentar. Las concentraciones de AFP en el líquido materno y amniótico se elevan en los embarazos en los que el feto tiene un DTN u otras malformaciones, como un defecto de la pared abdominal anterior. Si bien, los DTN se asocian con valores altos de AFP, su disminución se vincula con el síndrome de Down.

Una glucoproteína compleja, la hCG, se produce exclusivamente en la capa exterior del trofoblasto poco después de la implantación en la pared uterina. Aumenta de manera rápida en las primeras 8 semanas de gestación, disminuye de forma constante hasta las 20 semanas y después se estabiliza. El marcador de suero materno individual que produce la tasa de detección más alta para el síndrome de Down es un valor elevado de hCG. La inhibina A, que es secretada por el cuerpo lúteo y la unidad fetoplacentaria, también es un marcador de suero materno para el síndrome de Down fetal.

La placenta produce estriol no conjugado a partir de precursores proporcionados por las glándulas suprarrenales fetales y el hígado. Aumenta de manera constante durante el embarazo a una concentración más alta que la producida habitualmente por el hígado. Los valores de estriol no conjugado disminuyen en el síndrome de Down y la trisomía 18.

PUNTOS CLAVE

Diagnóstico y asesoramiento

- La ecografía, el cribado del primer trimestre, el cribado cuádruple, la amniocentesis, el muestreo de las vellosidades coriónicas y el muestreo percutáneo de sangre del cordón umbilical (MPSCU) son procedimientos importantes que permiten el diagnóstico y tratamiento prenatal.

TABLA 6-1 Nombres de algunos tumores benignos y malignos según el tipo de tejido

Tipo de tejido	Tumores benignos	Tumores malignos
Epitelial		
De superficie	Papiloma	Carcinoma espinocelular
Glandular	Adenoma	Adenocarcinoma
Conjuntivo		
Fibroso	Fibroma	Fibrosarcoma
Adiposo	Lipoma	Liposarcoma
Cartílago	Condroma	Condrosarcoma
Hueso	Osteoma	Osteosarcoma
Vasos sanguíneos	Hemangioma	Hemangiosarcoma
Vasos linfáticos	Linfangioma	Linfangiosarcoma
Tejido linfático		Linfosarcoma
Músculo		
Liso	Leiomioma	Leiomiosarcoma
Estriado	Rabdomioma	Rabdomiosarcoma
Nervioso		
Célula nerviosa	Neuroma	Neuroblastoma
Tejido de la neuroglía	Glioma	Glioblastoma, astrocitoma, meduloblastoma, oligodendroglioma
Vainas nerviosas	Neurinoma	Sarcoma de la vaina de Schwann
Meninges	Meningioma	Sarcoma meníngeo
Hemático		
Granulocítico		Leucemia mielocítica
Eritrocítico		Leucemia eritrocítica
Células plasmáticas		Mieloma múltiple
Linfocítico		Leucemia linfocítica o linfoma
Monocítico		Leucemia monocítica
Endotelial		
Vasos sanguíneos	Hemangioma	Hemangiosarcoma
Vasos linfáticos	Linfangioma	Linfangiosarcoma

localizados en su sitio de origen; carecen de la capacidad de infiltrar, invadir o metastatizar sitios distantes. Debido a que se expanden con lentitud, desarrollan un borde de tejido conjuntivo comprimido que los rodea, denominado *cápsula fibrosa*.[5] La cápsula es la responsable de la demarcación definida entre el tumor benigno y los tejidos adyacentes, un factor que facilita la extirpación quirúrgica.

Los tumores benignos suelen ser una amenaza mucho menor para la salud y el bienestar que los tumores malignos, y no suelen causar la muerte, a menos que interfieran con las funciones vitales debido a su localización anatómica. Por ejemplo, un tumor benigno que crece en la cavidad craneal con el tiempo puede producir la muerte por ejercer compresión sobre las estructuras cerebrales. Los tumores benignos también causan alteraciones en la función de estructuras adyacentes o distantes al ejercer presión sobre los tejidos, vasos sanguíneos o nervios. Algunos tumores benignos se conocen por su capacidad de provocar alteraciones en la función corporal mediante la producción anómala de hormonas.

TABLA 6-2 Características de neoplasias malignas y benignas

Características	Benignas	Malignas
Características de las células	Células bien diferenciadas que se parecen a las células del tejido de origen.	Células indiferenciadas, con anaplasia y estructura atípica que a menudo tiene poco parecido con las células del tejido de origen.
Tasa de crecimiento	Suele ser progresivo y lento; en ocasiones se detiene o involuciona.	Variable y depende del nivel de diferenciación; entre más indiferenciadas las células, más rápida la tasa de crecimiento.
Modo de crecimiento	Crece por expansión sin invadir los tejidos circundantes; suele estar encapsulado.	Crece por invasión, manda prolongaciones que infiltran los tejidos circundantes.
Metástasis	No se disemina mediante metástasis.	Entra en los canales sanguíneos y linfáticos para metastatizar otras áreas del cuerpo.

PUNTOS CLAVE

Neoplasias benignas y malignas

- Una neoplasia, benigna o maligna, representa un crecimiento nuevo.
- Las neoplasias benignas son tumores bien diferenciados que se asemejan a los tejidos de origen, pero que han perdido la capacidad de controlar la proliferación celular. Crecen mediante expansión, están contenidos en una cápsula fibrosa y no causan la muerte, a menos que su localización sea tal que interrumpa las funciones vitales del cuerpo.
- Las neoplasias malignas son tumores menos diferenciados que han perdido la capacidad de controlar tanto la proliferación como la diferenciación celular. Crecen de una manera desorganizada y descontrolada hasta invadir los tejidos circundantes, tienen células que se liberan y viajan a sitios distantes para formar metástasis e, inevitablemente, causan sufrimiento y la muerte a menos que su crecimiento se controle mediante tratamiento.

Neoplasias malignas

El cáncer es una alteración de la diferenciación y crecimiento celular. El proceso resultante se llama *neoplasia*, que significa "nuevo crecimiento". A diferencia de los cambios en el crecimiento del tejido que se producen con la hipertrofia y la hiperplasia, en una neoplasia este tiende a ser descoordinado y relativamente autónomo, ya que carece de controles reguladores normales sobre el crecimiento y la división celular.

Las neoplasias malignas, que invaden y destruyen los tejidos circundantes y se dispersan a otras partes del cuerpo, tienden a crecer con rapidez y diseminarse ampliamente, y tienen el potencial de causar la muerte. Debido a su rápida tasa de crecimiento, los tumores malignos llegan a comprimir los vasos sanguíneos y superan su irrigación sanguínea, con lo que causan isquemia y lesión tisular. Algunas neoplasias malignas secretan hormonas y citocinas, liberan enzimas y toxinas, o inducen una respuesta inflamatoria que lesiona el tejido normal, así como el tumor mismo.

Existen dos categorías de neoplasias malignas: tumores sólidos y cánceres hemáticos. Los tumores sólidos inicialmente se limitan a un tejido u órgano específico. A medida que el crecimiento del tumor primario sólido progresa, las células se desprenden de la masa tumoral original, invaden el tejido circundante y entran en los sistemas sanguíneos y linfáticos para propagarse a sitios distantes, un proceso denominado **metástasis** (fig. 6-1). Los cánceres hemáticos afectan células que normalmente se encuentran en la sangre y la linfa, lo que hace que sean enfermedades **diseminadas** desde el principio (fig. 6-2).

El *carcinoma in situ* es una lesión preinvasora localizada. Como ejemplo, en el carcinoma ductal *in situ* de mama, las células no han cruzado la membrana basal. En función de su localización, las lesiones *in situ* pueden extirparse quirúrgicamente o tratarse de manera que las probabilidades de recurrencia sean pocas. Por ejemplo, el carcinoma *in situ* del cuello uterino es esencialmente un 100% curable.

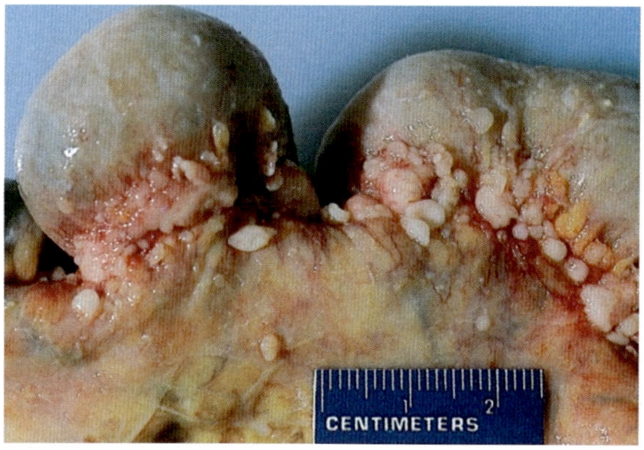

FIGURA 6-1. Carcinomatosis peritoneal. El mesenterio, que se fija a una parte del intestino delgado, tiene adheridos pequeños nódulos de carcinoma ovárico metastásico. Tomado de: Strayer D. S., Rubin R. (Eds.) (2015). *Rubin's pathology: Clinicopathologic foundations of medicine* (7th ed., Fig. 5.8, p. 175). Philadelphia, PA: Lippincott Williams & Wilkins.

Características de las células cancerosas

Las células cancerosas se identifican por dos características principales: proliferación anómala y rápida, y pérdida de la diferenciación. La pérdida de la diferenciación significa que no presentan las características y propiedades normales de las células diferenciadas y, por ello, son más similares a las células embrionarias.

El término **anaplasia** describe la pérdida de diferenciación celular en el tejido canceroso.[5] Las células cancerosas indiferenciadas están marcadas por varios cambios morfológicos. Las células de los tumores indiferenciados generalmente muestran un mayor número de células en la mitosis debido a su alta tasa de proliferación. También muestran figuras mitóticas atípicas, extrañas, que en ocasiones producen husos (fig. 6-3B). Las células cancerosas anaplásicas, cualquiera que sea su tejido de origen, empiezan a parecerse a células indiferenciadas o embrionarias más que a su tejido de origen. La determinación del grado citológico/histológico de los tumores se basa en el grado de diferenciación

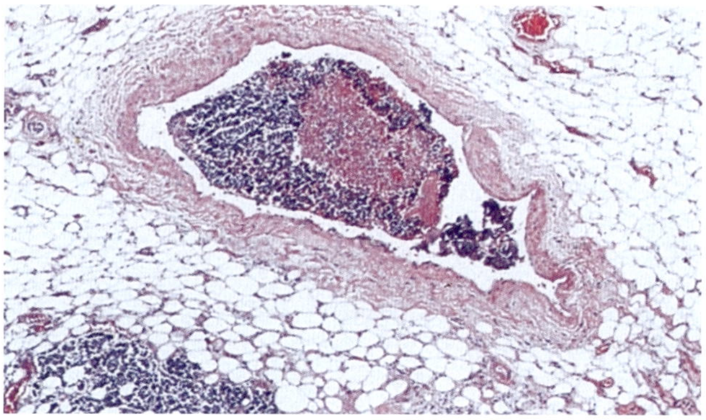

FIGURA 6-2. Diseminación hematógena del cáncer. Un tumor maligno (*fondo*) se ha adherido al tejido adiposo y penetrado dentro de una vena. Tomado de: Strayer D. S., Rubin R., (Eds.) (2015). *Rubin's pathology: Clinicopathologic foundations of medicine* (7th ed., Fig. 5.9, p. 175). Philadelphia, PA: Lippincott Williams & Wilkins.

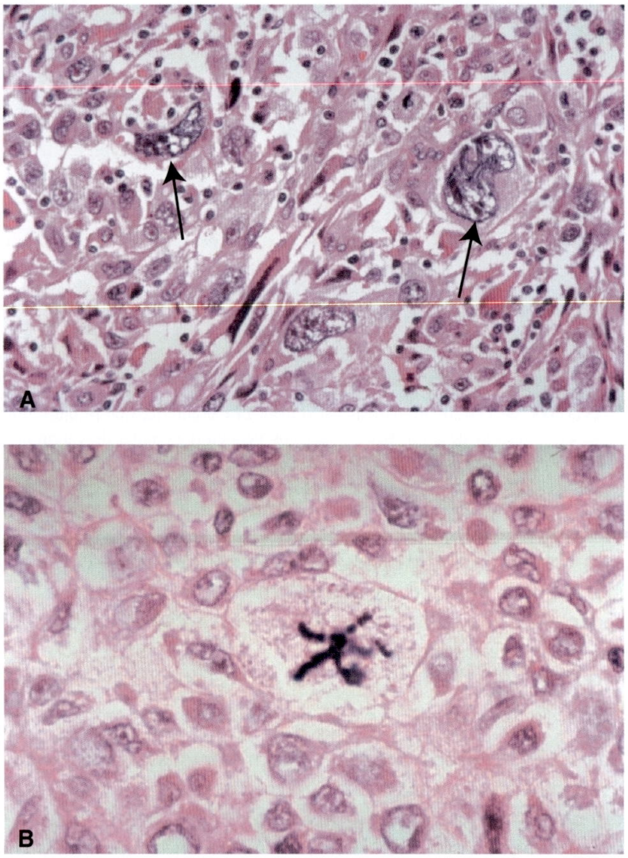

FIGURA 6-3. Características anaplásicas de los tumores malignos. **A.** Las células de este carcinoma anaplásico son altamente pleomórficas (varían en tamaño y forma). Los núcleos son hipercrómicos y son grandes en relación con el citoplasma. Existen células gigantes tumorales multinucleadas (flechas). **B.** Una célula maligna en metafase exhibe una figura mitótica anómala. Tomado de: Strayer D. S., Rubin R., (Eds.) (2015). *Rubin's pathology: Clinicopathologic foundations of medicine* (7th ed., Fig. 5.2, p. 171). Philadelphia, PA: Lippincott Williams & Wilkins.

TABLA 6-3 Características de las células normales y cancerosas

Características	Células normales	Células cancerosas
Crecimiento	Regulado	No regulado
Diferenciación	Alta	Baja
Estabilidad genética	Estable	Inestable
Dependencia del factor de crecimiento	Dependientes	Independientes
Dependiente de la densidad	Alta	Inhibición baja
Adhesión célula a célula	Alta	Baja
Dependencia del anclaje	Alta	Baja
Comunicación célula a célula	Alta	Baja
Expectativa de vida de las células	Limitada	Ilimitada
Expresión antigénica	Ausente	Posiblemente presente
Producción de sustancias (proteasas, hormonas)	Normal	Anómala
Composición y arreglo citoesqueléticos	Normales	Anómalos

y el número de células en proliferación. Entre más se parecen las células tumorales a los tejidos normales comparables, tanto de forma morfológica como funcional, menor su grado. Según esto, en una escala que va del grado I al IV, las neoplasias del grado I están bien diferenciadas y las del grado IV están mal diferenciadas y muestran una anaplasia marcada.[5]

Las características de proliferación y diferenciación alteradas están relacionadas con cambios diversos en las características y función de la célula que distinguen a las células cancerosas de sus contrapartes normalmente diferenciadas. Estos cambios se enumeran en la tabla 6-3.

Inestabilidad genética

La mayoría de las células cancerosas muestran una característica denominada *inestabilidad genética* que a menudo se considera como un patognomónico del cáncer. El concepto surgió después del hallazgo de que en las células normales son raras las mutaciones no corregidas porque numerosos mecanismos celulares las evitan. Para explicar la elevada frecuencia de mutaciones en las células cancerosas, se cree que estas tienen un "fenotipo de mutación" con inestabilidad genética que contribuye al desarrollo y progresión del cáncer.[5] Las características de la inestabilidad genética incluyen aneuploidía, en la que se pierden o ganan cromosomas; inestabilidad intracromosómica, que incluye inserciones, deleciones y amplificaciones; inestabilidad del microsatélite, que comprende secuencias cortas y repetitivas del ADN; y mutaciones puntuales.

Independencia del factor de crecimiento

Otra característica de las células cancerosas es su capacidad para proliferar incluso en ausencia de factores de crecimiento. Las células del cáncer de mama que no expresan receptores de estrógenos son un ejemplo. Algunas células cancerosas producen sus propios factores de crecimiento, mientras que otras tienen receptores anómalos o proteínas de señalización que activan de manera inadecuada las vías de señalización del crecimiento en las células.

Inhibición dependiente de la densidad celular

Las células cancerosas a menudo pierden la *inhibición dependiente de la densidad celular,* que es el cese del crecimiento cuando alcanzan una densidad particular. En ocasiones a esto se le denomina *inhibición de contacto,* porque las células dejan de crecer cuando se ponen en contacto unas con otras. En la cicatrización de heridas, la inhibición de contacto causa que el crecimiento tisular se detenga en el punto en donde los bordes de la herida se unen. Sin embargo, las células cancerosas tienden a crecer de manera desenfrenada sin considerar el tejido adyacente.

Dependencia del anclaje

Las células cancerosas también difieren de sus contrapartes normales en el logro de la independencia del anclaje. Las células epiteliales normales deben estar ancladas a las células vecinas o a la matriz extracelular subyacente para vivir y crecer. Sin embargo, las cancerosas con frecuencia permanecen viables y se multiplican sin las fijaciones normales a otras células y la matriz extracelular. Aunque el proceso de independencia del anclaje es complejo y no se comprende del todo, estudios recientes han progresado en la comprensión de los genes y las vías mecánicas implicadas.[7]

Comunicación intercelular

Otra característica de las células cancerosas es una mala comunicación intercelular, la cual a su vez contribuye a otros rasgos de estas células. El deterioro de la comunicación intercelular interfiere con la formación de conexiones intercelulares y la respuesta a las señales derivadas de la membrana. Por ejemplo, en algunos tipos de cáncer se han descrito cambios en las proteínas de la unión de la distancia interoclusal, que permiten la continuidad citoplasmática y la comunicación entre las células.[8]

Expectativa de vida de las células

Las células cancerosas difieren de las normales por poseer una expectativa de vida ilimitada. Si las células normales se cosechan del cuerpo y se cultivan, la mayoría se divide un número limitado de veces y ya no se dividen más. En contraste, las células cancerosas se dividen un número infinito de veces. Los telómeros se acortan con cada división celular. Cuando la longitud ha disminuido lo suficiente, los cromosomas ya no se replican y no tiene lugar la división celular. La mayoría de las células cancerosas mantienen concentraciones altas de telomerasa, una enzima que evita el acortamiento de los telómeros. Esto evita que envejezcan y lleguen a la longitud mínima crítica, que está relacionada con la senescencia replicativa celular.

Expresión antigénica

Las células cancerosas también expresan varias moléculas de la superficie celular o **antígenos** que se identifican inmunitariamente como extraños. Los genes de una célula codifican estos *antígenos tisulares*. Numerosas células cancerosas transformadas se revierten a los patrones embrionarios de expresión génica y producen antígenos que son inmunitariamente distintos de aquellos que expresan las células del tejido bien diferenciado del cual se originó el cáncer. Algunos cánceres expresan antígenos fetales que no se producen en células similares en el adulto. Los antígenos tumorales son útiles en la clínica como marcadores para indicar la presencia, recurrencia o crecimiento progresivo de un cáncer.

Producción de enzimas, hormonas y otras sustancias

Las células cancerosas producen sustancias que las células normales del tejido de origen no sintetizan o secretan en cantidades menores. Es posible que también secreten enzimas de degradación que favorecen la invasión y la diseminación metastásica. Las células cancerosas también sintetizan hormonas o producen y secretan sustancias procoagulantes que afectan los mecanismos de coagulación.

Cambios citoesqueléticos

Por último, las células cancerosas en ocasiones muestran cambios y anomalías citoesqueléticas. Estas incluyen la aparición de tipos de filamento intermedio anómalo o cambios en los filamentos de actina y microtúbulos que facilitan la invasión y la metástasis. La actina, los microtúbulos y sus proteínas reguladoras siguen siendo el foco de numerosas investigaciones relacionadas con el cáncer.

Invasión y metástasis

A diferencia de los tumores benignos, que crecen por expansión y suelen estar rodeados por una cápsula, el cáncer se disemina mediante la invasión y extensión directas, lo que siembra las células cancerosas en las cavidades corporales y mediante la diseminación metastásica a través de las vías sanguíneas y linfáticas. La palabra *cáncer* se deriva del latín "cangrejo", porque crecen y se diseminan enviando prolongaciones con forma de cangrejo hacia los tejidos circundantes. La mayoría de los cánceres sintetizan y secretan enzimas que desintegran proteínas y contribuyen a la infiltración, invasión y penetración de los tejidos circundantes. La falta de una línea de demarcación nítida que los separe de los tejidos que los rodean dificulta su extirpación quirúrgica completa en comparación con los tumores benignos. A menudo, es necesario que el cirujano extirpe porciones de tejido aparentemente normal que rodea al tumor para que el patólogo establezca que están presentes márgenes libres de cáncer alrededor del tumor extirpado, con lo que se asegura que el tejido remanente no tenga cáncer.

La *siembra* de células cancerosas en las cavidades corporales se presenta cuando un tumor desprende células dentro de estos espacios. Lo más frecuente es que se comprometa la cavidad peritoneal, aunque también pueden afectarse otros espacios, como la cavidad pleural y la pericárdica, y los espacios articulares. La siembra hacia la cavidad peritoneal es particularmente frecuente con los cánceres de ovario. De manera similar a los cultivos de tejido, los tumores en estos sitios crecen en masas y con frecuencia se relacionan con acumulación de líquido (p. ej., **ascitis**, **derrame** pleural).[5] A menudo, la siembra de cánceres hacia otras áreas del cuerpo es una complicación postoperatoria de la extirpación de un cáncer. Se utiliza el término *metástasis* para describir el desarrollo de un tumor secundario en un sitio distante al tumor primario.[5] Puesto que, con frecuencia, los tumores metastásicos retienen muchas de las características del tumor primario del que se derivaron, es posible determinar el sitio de origen a partir de las características del tumor metastásico. Algunos tumores tienden a metastatizar al principio de su evolución, mientras que otros no lo hacen hasta más tarde.

Las metástasis tienen lugar a través de los conductos linfáticos y los vasos sanguíneos.[5] En muchos tipos de cáncer, la primera evidencia de enfermedad diseminada es la presencia de células tumorales en los ganglios linfáticos que drenan el área del tumor. Si sobreviven y crecen, las células cancerosas se diseminan desde los ganglios linfáticos más distantes hacia el conducto torácico y entonces obtienen acceso a la circulación sanguínea.

Se utiliza el término *ganglio centinela* para describir el primer ganglio linfático al que drena el tumor primario.[5] Debido a que la metástasis inicial del cáncer de mama casi siempre es linfática, la diseminación linfática y, por lo tanto, el grado de la enfermedad se determinan a través de un mapeo (cartografía) linfático y biopsia del ganglio centinela. Esto se hace mediante la inyección de un marcador radiactivo o una tinta azul dentro del tumor para determinar el primer ganglio linfático en la vía del drenaje linfático proveniente del cáncer. Una vez que se ha identificado el ganglio centinela, se examina para determinar la presencia o ausencia de células cancerosas. Este procedimiento también se utiliza para mapear la dispersión del melanoma u otros cánceres que tienen una diseminación metastásica inicial a través del sistema linfático.

Con la diseminación hematógena, las células cancerosas dispersadas a través de la sangre entran en el flujo venoso que drena el sitio de la neoplasia primaria. Las células cancerosas también entran en los vasos sanguíneos relacionados con el tumor que lo infiltran o que se encuentran en su periferia. Antes de entrar en la circulación general, la sangre venosa proveniente del tubo digestivo, páncreas y bazo van a la vía de la vena porta hasta el hígado. Por lo tanto, es un sitio frecuente para la diseminación metastásica de los cánceres que se originan en estos órganos. Aunque el sitio de dispersión hematógena suele estar relacionado con el drenaje vascular del tumor primario, algunos metastatizan a distancia y a sitios no relacionados. Una explicación es que las células de tumores diferentes tienden a metastatizar a órganos diana específicos que proporcionan el microambiente adecuado con sustancias, como citocinas o factores de crecimiento, que necesitan para su supervivencia.[5] Por ejemplo, se ha encontrado que la transferrina, una sustancia promotora del crecimiento que se aísla del tejido pulmonar, estimula el crecimiento de células malignas que es típico que metastaticen a los pulmones. Otros órganos que son sitios preferenciales para las metástasis contienen citocinas particulares, factores de crecimiento y otras características microambientales que facilitan la supervivencia y crecimiento del tumor metastásico.

Para metastatizar, una célula cancerosa debe ser capaz de desprenderse del tumor primario, invadir la matriz extracelular circundante, entrar en un vaso sanguíneo, sobrevivir el paso en el torrente sanguíneo, salir de la circulación sanguínea en un sitio favorable, invadir el tejido circundante, empezar a crecer y establecer una irrigación sanguínea (fig. 6-4). Sin embargo, también hay evidencia creciente del papel significativo del ecosistema de la célula cancerosa, que incluye, aunque no se limita a, la matriz extracelular, células nerviosas, leucocitos, células endoteliales, adipocitos, fibroblastos y macrófagos, para permitir que las células cancerosas se establezcan en los sitios metastásicos (fig. 6-5).[5]

Crecimiento tumoral

Una vez que las células tienen un suministro de sangre adecuado, la tasa de crecimiento tisular depende de tres factores:

1. La cantidad de células que se dividen o mueven activamente a través del ciclo celular.
2. La duración del ciclo celular.
3. El número de células que se pierden en relación con el número de células que se producen.

Una de las razones por la que los tumores cancerosos a menudo parecen crecer tan rápido se relaciona con el tamaño del conjunto de células que participa de forma activa en los ciclos. Se ha mostrado que el tiempo del ciclo

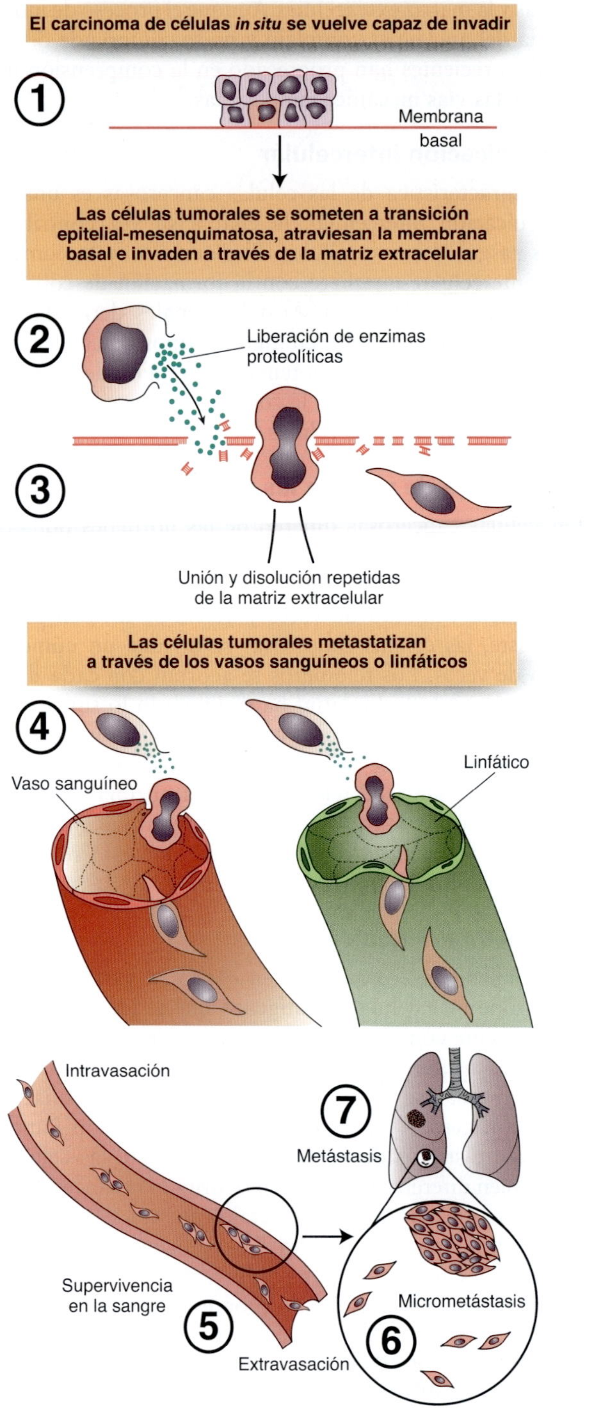

FIGURA 6-4. Mecanismos de la metástasis tumoral. El mecanismo por el cual un tumor maligno penetra inicialmente en una membrana basal confinante y luego invade el entorno extracelular circundante implica varios pasos. **1.** Primero, el tumor adquiere la capacidad de fijarse a componentes de la matriz extracelular. Estas interacciones están mediadas por la expresión de varias moléculas de adhesión. **2.** El tumor sufre una transición epitelial-mesenquimatosa y atraviesa la membrana basal. **3.** Las enzimas proteolíticas se liberan de las células tumorales y la matriz extracelular se degrada. **4.** Después de moverse a través del ambiente extracelular, el cáncer invasor penetra en los vasos sanguíneos y linfáticos por los mismos mecanismos. **5.** Después de la supervivencia en los vasos sanguíneos o linfáticos, el tumor sale del sistema vascular. **6.** Establece micrometástasis en el sitio donde abandona la vasculatura. **7.** Estas micrometástasis crecen en masas gruesas de tumor metastásico. Tomado de: Strayer D. S., Rubin R. (Eds.) (2015). *Rubin's pathology: Clinicopathologic foundations of medicine* (7th ed., Fig. 5.31, p. 196). Philadelphia, PA: Lippincott Williams & Wilkins.

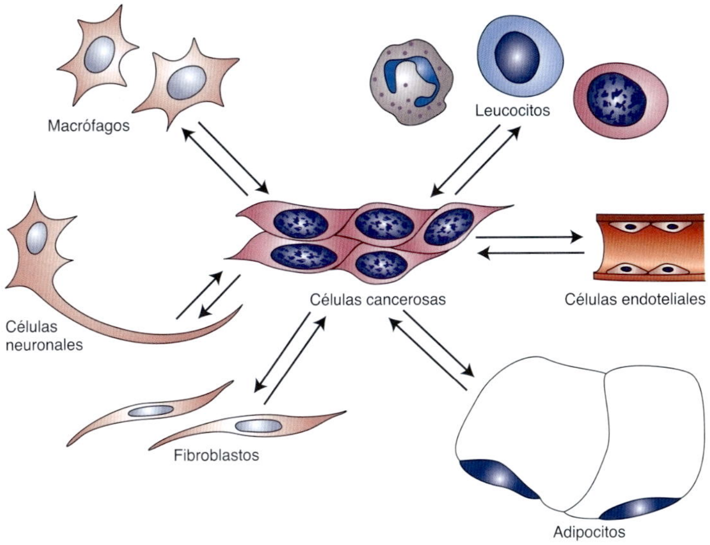

FIGURA 6-5. Ecosistema de la célula cancerosa. Las nuevas células cancerosas interactúan con las células no malignas en su ambiente a través de la producción de mediadores solubles y otros. Tomado de: Strayer D. S., Rubin R., (Eds.) (2015). Rubin's pathology: Clinicopathologic foundations of medicine (7th ed., Fig. 5.32, p. 197). Philadelphia, PA: Lippincott Williams & Wilkins.

celular en la célula del tejido canceroso no necesariamente es más corto que el de las normales. Más bien, las células cancerosas no mueren en el tiempo previsto y los factores de crecimiento evitan que salgan del ciclo celular y entren en la fase G_0. De ahí que un mayor porcentaje de células participen de forma activa en el ciclo en comparación con el tejido normal.

La proporción de células en división y en reposo en una masa de tejido se denomina *fracción de crecimiento*. El *tiempo de duplicación* es el lapso necesario para que se duplique la masa total de células de un tumor. Conforme aumenta la fracción de crecimiento, disminuye el tiempo de duplicación. Cuando los tejidos normales alcanzan su tamaño adulto, se llega al equilibrio entre el nacimiento y la muerte celular. Sin embargo, las células cancerosas continúan dividiéndose hasta que las limitaciones en el suministro de sangre y nutrientes inhiben su crecimiento.

RESUMEN

Las neoplasias pueden ser benignas o malignas. Los tumores benignos y malignos difieren en términos de las características de sus células, forma de crecimiento, tasa de crecimiento, potencial para metástasis, capacidad de producir efectos generalizados, tendencia a provocar destrucción tisular y capacidad para causar la muerte. El crecimiento de un tumor benigno se restringe al sitio de origen y no suele causar la muerte, a menos que interfiera con las funciones vitales. Las neoplasias malignas crecen de una manera descontrolada, que carece de organización normal, se diseminan a partes distantes del cuerpo y causan la muerte, a menos que se inhiba o se detenga el crecimiento tumoral y las metástasis mediante tratamiento. Existen dos tipos básicos de cáncer: tumores sólidos y neoplasias hemáticas. En los sólidos, el tumor primario en un principio se encuentra confinado a un órgano o tejido específico, mientras que los cánceres hemáticos se diseminan desde el inicio.

El cáncer es una afección de la diferenciación y el crecimiento celular alterado. El término ***anaplasia*** se emplea para describir la pérdida de la diferenciación celular en el tejido canceroso. Las células cancerosas indiferenciadas se caracterizan por varios cambios morfológicos, que incluyen variaciones en su tamaño y forma, lo que se denomina ***pleomorfismo***. Las características de la proliferación alterada y la diferenciación se relacionan con otros cambios en las propiedades y funciones celulares, que incluyen la inestabilidad genética; la dependencia del factor de crecimiento; la pérdida de la inhibición dependiente de la densidad celular y la independencia de la cohesión y la adhesión, así como el anclaje; la comunicación anómala entre las células; una expectativa de vida celular indefinida; la expresión de antígenos tisulares alterados; la secreción anómala de enzimas de degradación que permiten la invasión y la diseminación metastásica o la producción **ectópica** de hormonas; y las características anómalas del citoesqueleto.

La diseminación del cáncer sucede a través de tres vías: la invasión y extensión directa; la siembra de células cancerosas en las cavidades del cuerpo; y la diseminación metastásica a través de las vías vascular o linfática. Solo un clon proporcionalmente pequeño de células cancerosas es capaz de hacer metástasis. Para metastatizar, una célula cancerosa debe ser capaz de desprenderse del tumor primario, invadir la matriz extracelular circundante, llegar al interior de un vaso sanguíneo, sobrevivir el paso en el torrente sanguíneo, salir de la circulación en una localización favorable, invadir el tejido circundante y empezar a crecer. La tasa de crecimiento del tejido canceroso depende de la proporción entre las células que se están dividiendo y las que están en reposo (fracción de crecimiento), y el tiempo que les lleva en duplicar el número total de células de un tumor (tiempo de duplicación).

Etiología del cáncer

Las causas de los cánceres son muy diversas y complejas. Es útil analizar la etiología en términos de:

1. Los mecanismos genéticos y moleculares que participan y que caracterizan la transformación de las células normales en células cancerosas.
2. Los factores externos y más contextuales, como edad, herencia y agentes ambientales, que contribuyen al desarrollo y progresión del cáncer.

Juntos, estos mecanismos contribuyen a una red causal multidimensional por medio de la cual los cánceres se desarrollan y progresan con el tiempo.

Bases genéticas y moleculares del cáncer

Se piensa que la patogenia molecular de la mayoría de los cánceres se origina con una mutación o daño genético, cuyos cambios resultantes en la fisiología celular transforman una célula que funciona con normalidad en una célula cancerosa. También es posible que en la patogenia molecular del cáncer participen factores epigenéticos implicados en el silenciamiento de uno o varios genes. En años recientes, se identificó un papel importante de las células madre del cáncer en su patogenia y continúa estudiándose. Por último, el microambiente celular, que incluye múltiples tipos celulares, un medio complejo de citocinas y factores de crecimiento y la matriz extracelular, hoy en día, se reconoce como contribuyente importante para el desarrollo, el crecimiento y la progresión del cáncer.

Genes relacionados con el cáncer

La mayoría de los genes relacionados con el cáncer se clasifican en dos categorías amplias dependiendo de si la actividad excesiva o insuficiente del gen aumenta el riesgo del cáncer. La categoría asociada con la actividad excesiva del gen incluye a los *protooncogenes,* los cuales son genes normales que se convierten en **oncogenes** causantes de cáncer si tienen alguna mutación. Los protooncogenes codifican las proteínas celulares normales, como los factores de crecimiento, los receptores del factor de crecimiento, las moléculas de señalización del factor de crecimiento y los factores de transcripción que favorecen el crecimiento celular o aumentan la señalización dependiente del factor de crecimiento.

La categoría vinculada con la actividad insuficiente del gen incluye los *genes supresores de tumor*, los cuales, al ser menos activos, crean un ambiente en el que se promueve el cáncer. Los genes supresores de tumor incluyen el del retinoblastoma (*RB*), que habitualmente evita la división celular, y el gen *TP53*, que se activa en las células con ADN dañado para iniciar la apoptosis.[5,9] La pérdida de la actividad del *RB* acelera el ciclo celular y conduce a un aumento en la proliferación celular,[9] mientras que la inactividad del *TP53* aumenta la supervivencia de las células con ADN dañado. El gen *TP53* se ha convertido en un indicador pronóstico confiable.[10] Existen varios acontecimientos genéticos que conducen a la formación de oncogenes o la pérdida de la función del gen supresor de tumores.

Acontecimientos genéticos que conducen a la formación o activación del oncogén

Las translocaciones cromosómicas se han asociado de forma tradicional con cánceres como el linfoma de Burkitt y la leucemia mielógena crónica (LMC). En el primer caso, el **protooncogén** *myc*, que codifica una proteína de señalización de crecimiento, presenta una translocación de su posición normal en el cromosoma 8 al cromosoma 14 (fig. 6-6C).[5] El resultado de la translocación en la LMC es la aparición del denominado *cromosoma Philadelphia*, que involucra a los cromosomas 9 y 22 y la formación de una proteína de fusión anómala, una proteína oncógena híbrida (bcr-abl)

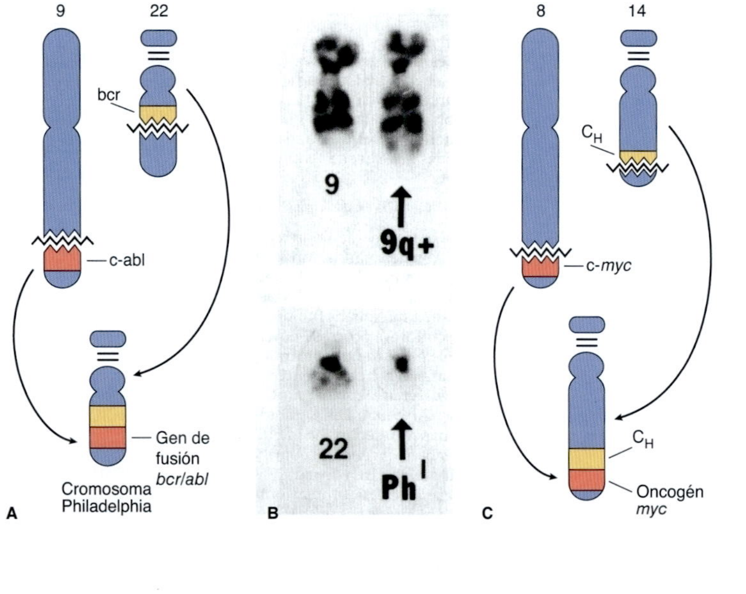

FIGURA 6-6. Activación del oncogén mediante translocación cromosómica. **A.** Leucemia mielógena crónica. Tiene lugar la translocación recíproca que se rompe en los extremos de las ramas largas de los cromosomas 9 y 22. Esto da como resultado el cromosoma Philadelphia (Ph^1), que contiene un nuevo gen de fusión que codifica una proteína oncógena híbrida (bcr-abl), que se cree está implicada en la patogenia de la leucemia mielógena crónica. **B.** Cariotipo de un paciente con LMC que muestra los resultados de las translocaciones recíprocas entre los cromosomas 9 y 22. El cromosoma Philadelphia se reconoce por un cromosoma 22 más pequeño de lo normal (22q-). El cromosoma 9 (9q+) es de mayor tamaño que su contraparte normal. **C.** Linfoma de Burkitt. Roturas cromosómicas que afectan las ramas largas de los cromosomas 8 y 14. El gen c-*myc* en el cromosoma 8 está translocado a una región del cromosoma 14 adyacente al gen que codifica para la región constante de la cadena pesada de una inmunoglobulina (C_H). Tomado de: Rubin R., Strayer D. S. (Eds.) (2012). *Rubin's pathology: Clinicopathologic foundations of medicine* (6th ed., p. 174). Philadelphia, PA: Lippincott Williams & Wilkins.

que promueve la proliferación celular (fig. 6-6A,B). La biotecnología y la genómica han logrado la identificación de las translocaciones del gen y una mejor comprensión de la forma en la que estas translocaciones, incluso dentro del mismo cromosoma, contribuyen a la génesis tumoral mediante la creación de proteínas de fusión anómalas que promueven la proliferación celular.

Otro suceso genético frecuente en el cáncer es la amplificación de un gen. Las copias múltiples de ciertos genes conducen a una expresión excesiva, con concentraciones mayores de lo normal de proteínas que aumentan la proliferación celular. Por ejemplo, el gen del receptor 2 del factor de crecimiento epidérmico humano (*HER-2/neu*) está amplificado en muchos cánceres de mama; su presencia indica un tumor agresivo de mal pronóstico.[11]

Acontecimientos genéticos que conducen a la pérdida de la función del gen supresor de tumor

Los genes supresores de tumor inhiben la proliferación de las células en un tumor. Cuando este tipo de gen está desactivado, se quita una señal génica que normalmente inhibe la proliferación celular, con lo que se causa que se inicie un crecimiento no regulado. Se han encontrado múltiples genes supresores de tumor, asociados con diversos tipos de cáncer.[5] Reviste interés particular en este grupo el gen *TP53*, que está en el brazo corto del cromosoma 17 y codifica la proteína p53. Las mutaciones en el gen *TP53* se han relacionado con cáncer de pulmón, mama y colon.[10] Este gen también parece iniciar apoptosis en las células tumorales dañadas por radiación y quimioterapia.

Aunque una sola mutación por lo general desempeña un papel importante en la activación del oncogén, la disfunción de los genes supresores de tumor requiere de "dos golpes" para contribuir a una pérdida total de la función, como lo indica la *hipótesis de los dos golpes* en la carcinogénesis (fig. 6-7).[5] El primer "golpe" puede ser un punto de mutación en un alelo de un cromosoma particular; más tarde, ocurre un segundo "golpe" que afecta el alelo compañero del gen.

Mecanismos epigenéticos

Además de los mecanismos que implican cambios estructurales en el ADN y los cromosomas, existen mecanismos moleculares y celulares, denominados *mecanismos epigenéticos*, los cuales incluyen cambios en los patrones de expresión génica, sin un cambio en el ADN. Los mecanismos epigenéticos en ocasiones "silencian" a los genes, como los supresores de tumor, de manera que, aunque el gen esté presente, no se expresa y no se produce la proteína supresora de cáncer. Los mecanismos epigenéticos que alteran la expresión de los genes relacionados con el cáncer aún están en investigación.

Vías celulares y moleculares

Existen numerosos mecanismos moleculares y celulares con un gran número de vías relacionadas y genes que se sabe o se sospecha que facilitan el desarrollo del cáncer. Los genes que aumentan la susceptibilidad al cáncer o lo facilitan incluyen defectos en los mecanismos de reparación del ADN y en las vías de señalización del factor de crecimiento; evasión de la apoptosis y la senescencia celular; desarrollo de angiogénesis sostenida, y metástasis e invasión. Además, las mutaciones génicas relacionadas permiten la invasión de y la supervivencia en el tejido circundante, así como la evasión de la detección y el ataque inmunitarios.

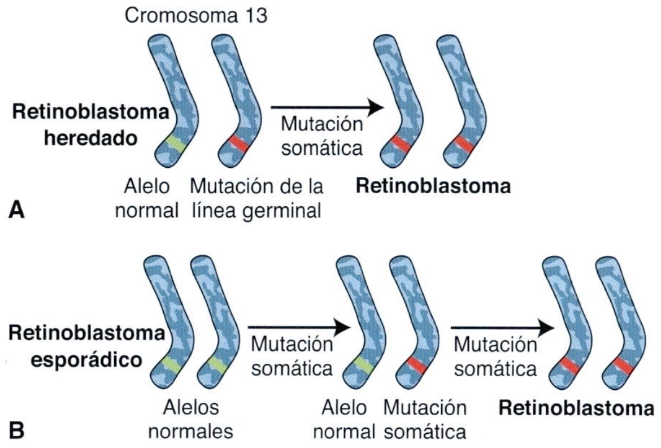

FIGURA 6-7. Origen mediante "dos golpes" del retinoblastoma. **A.** Un niño con una forma hereditaria de retinoblastoma nace con una mutación en línea germinal en un alelo del gen *RB* localizado en la rama larga del cromosoma 13. Esta mutación no es suficiente para la tumorigénesis, pero la ausencia de dos alelos de tipo salvaje debilita la protección frente al desarrollo del tumor en caso de que el alelo restante se altere. Una segunda mutación somática en la retina conduce a la desactivación del alelo *RB* con función normal y el desarrollo posterior de retinoblastoma. **B.** En los casos esporádicos (no hereditarios) de retinoblastoma, el niño nace con dos alelos *RB* normales. Se requiere de dos mutaciones somáticas independientes para desactivar la función del gen *RB* y permitir la aparición del clon neoplásico. Tomado de: Strayer D. S., Rubin R. (Eds.) (2015). *Rubin's pathology: Clinicopathologic foundations of medicine* (7th ed., Fig. 5.40, p. 208). Philadelphia, PA: Lippincott Williams & Wilkins.

Defectos en la reparación del ADN

En el proceso de oncogenia se ha implicado a los mecanismos génicos que regulan la reparación del ADN dañado (fig. 6-8). Los genes de reparación del ADN afectan la proliferación celular y la supervivencia de manera indirecta a través de su capacidad para reparar el daño en los protooncogenes, genes que influyen en la apoptosis y genes supresores de tumor.[5]

Defectos en las vías de señalización del factor de crecimiento

Una manera relativamente frecuente en la cual las células cancerosas obtienen crecimiento autónomo es a través de mutaciones en genes que controlan las vías de señalización del factor de crecimiento. Estas vías conectan los receptores del factor de crecimiento con sus objetivos nucleares.[5] La vía que regula el crecimiento y la división génica se explica en la figura 6-9.

Evasión de la apoptosis

Los mecanismos apoptósicos defectuosos desempeñan un papel importante en el cáncer. El fallo de las células cancerosas de sufrir apoptosis de manera normal tal vez se deba a varios problemas. Es posible que exista una señalización alterada de supervivencia celular, proteínas Ras con actividad excesiva, mutaciones *TP53*, regulación por disminución de los receptores de muerte (p. ej., TRAIL), estabilización de las mitocondrias, desactivación de las proteínas proapoptósicas (p. ej., metilación de la caspasa-8), actividad excesiva del factor nuclear κB (NF-κB, *nuclear factor* κB), producción

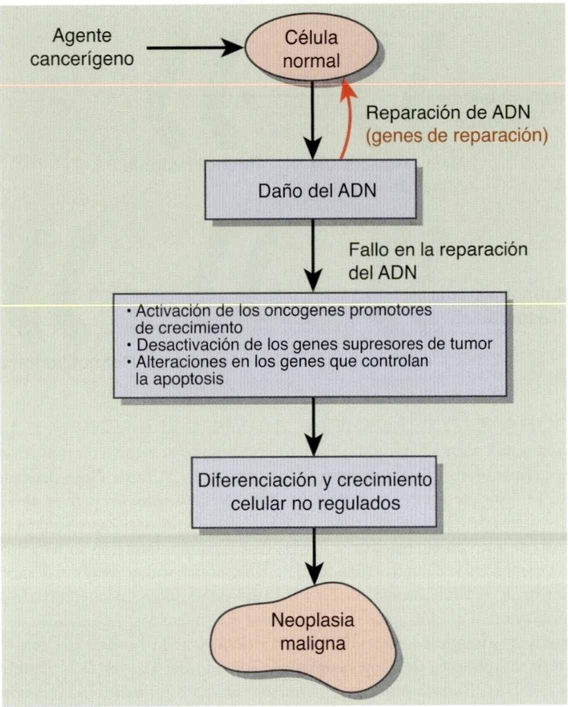

FIGURA 6-8. Diagrama de flujo que muestra las etapas en el desarrollo de neoplasias malignas provocadas por exposición a un agente oncógeno que produce daño en el ADN. Cuando los genes de reparación del ADN están presentes (*flecha roja*), se repara el ADN y no tiene lugar la mutación genética.

de proteína de choque térmico o incapacidad de las células inmunitarias para inducir la muerte celular.[12] En muchos cánceres se han encontrado alteraciones en las vías apoptósica y antiapoptósica, genes y proteínas.

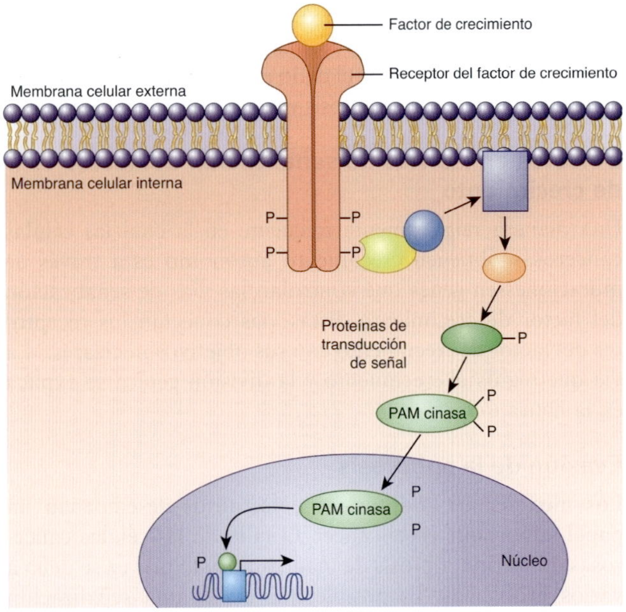

FIGURA 6-9. Vía para los genes que regulan el crecimiento y la replicación celular. El estímulo de un factor de crecimiento en una célula normal provoca la activación del receptor del factor de crecimiento y las proteínas de señalización que transmiten la señal de promoción de crecimiento al núcleo, en donde se modula la transcripción genética y la progresión a través del ciclo celular. Muchas de estas proteínas de señalización ejercen sus efectos a través de enzimas denominadas *cinasas* que fosforilan proteínas. PAM, proteína activada por mitógenos.

Evasión de la senescencia celular

Otra respuesta celular normal al daño del ADN es la senescencia celular. Como se mencionó antes, las células cancerosas se caracterizan por su larga vida debida a concentraciones altas de telomerasa, que evita el envejecimiento y la senescencia de la célula. Lo anterior y la prevención del acortamiento de los telómeros también contribuyen al cáncer y su progresión, ya que la senescencia se considera una respuesta normal al daño del ADN en las células, así como un mecanismo supresor de tumor y, en los sistemas modelo, los telómeros cortos limitan el crecimiento del cáncer.[13]

Desarrollo de angiogénesis sostenida

Incluso con todas las anomalías genéticas mencionadas antes, los tumores no crecen a menos que ocurra angiogénesis y se les suministren los vasos sanguíneos necesarios para la supervivencia. Se requiere de la angiogénesis no solo para continuar el crecimiento tumoral, sino también para las metástasis. Se desconoce la base molecular para el interruptor angiogénico, aunque parece que implica un aumento en la producción de factores angiogénicos o la pérdida de sus inhibidores. La mutación del gen *TP53* parece promocionar la angiogénesis. La angiogénesis es afectada por la hipoxia y la liberación de proteasas que participan en la regulación del equilibrio entre los factores angiogénicos y los antiangiogénicos.[5]

Invasión y metástasis

Por último, se sabe que múltiples genes y vías celulares y moleculares participan en la invasión y metástasis. Existe evidencia de que las células cancerosas con propiedades invasoras son en realidad miembros de la población de células madre de cáncer. Esta evidencia indica que programas genéticos que son operativos normalmente en las células madre durante el desarrollo embrionario se vuelven operativos en las células madre de cáncer, lo que les permite desprenderse, cruzar límites tisulares, escapar de la muerte desprendiéndose del tejido al que pertenecen (**anoikis**) y colonizar nuevos tejidos. El protooncogén *MET*, el cual se expresa tanto en las células madre como en las células cancerosas, es un regulador clave del crecimiento invasor. Los hallazgos indican que las condiciones adversas, como la hipoxia tisular, presente con frecuencia en los tumores cancerosos, desencadenan su conducta invasora mediante la activación del receptor MET tirosina cinasa.

Papel del microambiente

Tradicionalmente, la biología molecular y celular del cáncer se enfocaba en el cáncer mismo. En fechas más recientes, se describió el importante papel del microambiente en el desarrollo del cáncer y las metástasis. El microambiente de la célula cancerosa consiste en múltiples tipos celulares, que incluyen macrófagos, fibroblastos, células endoteliales y una variedad de células inmunitarias e inflamatorias; la matriz extracelular; y las sustancias de señalización primaria, como las citocinas, quimiocinas y hormonas. Por ejemplo, se sabe que la señalización de la citocina factor de crecimiento transformante (TGF-β, *transforming growth factor* β) es importante en la vía celular que conduce a la formación o supresión de la célula cancerosa.[14] Sin embargo, la capacidad del TGF-β de causar que el cáncer progrese y escale a metástasis depende del microambiente de los diversos tipos celulares y el intercambio de señales entre los tipos celulares. En algunos casos, el fenotipo de una célula cancerosa llega a normalizarse cuando se retira del microambiente tumoral y se sitúa en un ambiente normal y viceversa. Por último, los pasos esenciales necesarios para el crecimiento tumoral y las metástasis, como la angiogénesis y la supervivencia del tumor metastásico, dependen del microambiente.

Carcinogénesis

Se tiene la hipótesis de que el proceso por medio del cual los carcinógenos o agentes cancerígenos (causantes de cáncer) provocan que células normales se conviertan en células cancerosas es un mecanismo de pasos múltiples que se divide en tres etapas: iniciación, promoción y progresión (fig. 6-10). La *iniciación* es el primer paso y describe la exposición de las células a un agente cancerígeno que las hace vulnerables a la transformación cancerosa.[5] Los carcinógenos pueden ser químicos, físicos o biológicos, y producen cambios irreversibles en el genoma de una célula previamente normal. Debido a que los efectos de los agentes de iniciación son irreversibles, múltiples dosis divididas logran el mismo efecto que una sola exposición con la misma dosis total o con pequeñas cantidades de sustancias altamente cancerígenas. Las células más susceptibles a las alteraciones mutágenas son aquellas que sintetizan ADN de forma activa.

La *promoción* es el segundo paso que permite el crecimiento abundante de células; puede ser desencadenado por múltiples factores de crecimiento y químicos.[5] La promoción es reversible si se elimina la sustancia promotora. Las células que se han iniciado de manera irreversible se promueven aun después de períodos de latencia prolongados. El período de latencia varía con el tipo de fármaco, dosis y características de las células diana. Muchos cancerígenos químicos se denominan *carcinógenos completos*, porque inician y promueven la transformación neoplásica. La *progresión* es el último paso del proceso; se manifiesta cuando las células tumorales adquieren los cambios fenotípicos malignos que promueven la capacidad de invasión, competencia metastásica, tendencias de crecimiento autónomo y aumento en la inestabilidad cariotípica.

Factores del hospedero y del ambiente

Debido a que el cáncer no es una sola enfermedad, es razonable suponer que no tiene una sola causa. Lo más probable es que el cáncer se produzca debido a interacciones entre múltiples factores de riesgo o la exposición repetida a un agente cancerígeno. Entre los factores de riesgo tradicionales que se han vinculado con el cáncer se encuentran la herencia, factores hormonales, mecanismos inmunitarios y agentes ambientales como químicos, radiación y virus causantes de cáncer. En fechas más recientes, se ha presentado un interés en la obesidad como un factor de riesgo de cáncer: se ha informado una relación fuerte y constante entre la obesidad y la mortalidad por todos los cánceres en hombres y mujeres.[15] Las personas con obesidad tienden a producir una mayor cantidad de andrógenos, una porción de los cuales se convierte en la forma activa de estrógenos en el tejido adiposo, lo que causa un estado funcional de hiperestrogenismo. Debido a la relación de los estrógenos con el cáncer de mama posmenopáusico y el endometrial, la relación es más fuerte en las mujeres que en los hombres.[16]

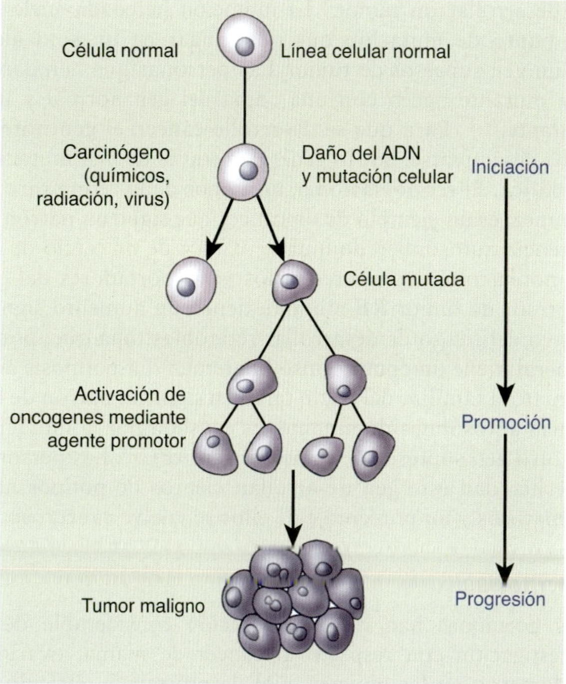

FIGURA 6-10. Iniciación, promoción y progresión de la evolución clonal de los tumores malignos. La iniciación implica la exposición de las células a dosis adecuadas de un carcinógeno; la promoción es el crecimiento no regulado y acelerado de las células mutadas; y la progresión es la adquisición de características malignas en las células tumorales.

Herencia

Se ha observado una predisposición hereditaria en las familias a casi 50 tipos de cáncer. El cáncer de mama, por ejemplo, se presenta con mayor frecuencia en mujeres cuyas abuelas, madres, tías o hermanas han presentado también una neoplasia maligna de mama. Se ha documentado una predisposición genética al desarrollo de cáncer para varias lesiones cancerosas y precancerosas que sigue los patrones de herencia mendeliana. Se han identificado dos genes supresores de tumor, denominados *BRCA1* (carcinoma mamario 1) y *BRCA2* (carcinoma mamario 2), en la susceptibilidad genética al cáncer de mama y de ovario.[2] Las personas que portan una mutación *BRCA* tienen un riesgo a lo largo de la vida (si viven hasta los 85 años) del 80% para desarrollar cáncer de mama. El riesgo a lo largo de la vida de desarrollar cáncer de ovario es del 10-20% para las portadoras de mutaciones del *BRCA2* y del 40-60% para las mutaciones *BRCA1*.[5] Estos genes también se han relacionado con un aumento en el riesgo de cáncer de próstata, pancreático, de colon y otros.

Varios cánceres presentan un patrón de herencia autosómica dominante que aumenta en gran medida el riesgo de desarrollar un tumor.[5] La mutación heredada suele ser un punto de mutación que tiene lugar en un solo alelo de un gen supresor de tumor. Las personas que heredan el gen mutante nacen con una copia del gen normal y una mutante.[12,17] Para que se desarrolle cáncer, el gen normal debe desactivarse, por lo general, a través de una mutación somática. El retinoblastoma, un tumor de la retina raro de la niñez, es un ejemplo de un cáncer que sigue un patrón de herencia autosómico dominante. Cerca de un tercio de los retinoblastomas son hereditarios y los portadores del gen supresor de tumor *RB* mutante tienen un aumento significativo del riesgo de desarrollar retinoblastoma que, por lo general, tiene un compromiso bilateral.[18] La poliposis adenomatosa familiar del colon también sigue un patrón de herencia autosómica dominante. Es causada por la mutación de otro gen supresor de tumor, el gen *APC*.[19] Las personas que heredan este gen desarrollan cientos de **pólipos** adenomatosos y un porcentaje de ellos se vuelve canceroso.[19]

Hormonas

Las hormonas han recibido atención considerable de la investigación con respecto al cáncer de mama, ovario y endometrio en las mujeres, y el de próstata y testículo en los hombres. Aunque el vínculo entre las hormonas y el desarrollo de cáncer no está del todo claro, se ha indicado que tal vez resida en la capacidad de las hormonas de impulsar la división celular de un fenotipo maligno. Debido a la evidencia de que las hormonas endógenas incrementan el riesgo de estos cánceres, existe la inquietud con respecto a los efectos sobre el riesgo de cáncer si se administran las mismas hormonas u otras relacionadas con propósitos terapéuticos.

Mecanismos inmunitarios

Existe evidencia sustancial sobre la participación del sistema inmunitario en la resistencia frente a la progresión y diseminación del cáncer. El concepto central, conocido como *hipótesis de la vigilancia inmunitaria*, propuesto por primera vez en 1909, postula que el sistema inmunitario desempeña un papel central en la resistencia en contra del desarrollo de tumores.[5,14] Además de las interacciones cáncer-hospedero como un mecanismo para el desarrollo del cáncer, los procesos inmunitarios proporcionan un medio para la detección, la clasificación y la evaluación del pronóstico de los cánceres, así como un posible método de tratamiento. La *inmunoterapia* es una modalidad de tratamiento para el cáncer que aumenta las respuestas inmunitarias generales de la persona con el fin de incrementar la destrucción tumoral.

Se ha indicado que es posible que el desarrollo del cáncer esté relacionado con un deterioro o descenso de la capacidad de vigilancia del sistema inmunitario. Por ejemplo, se ha observado un aumento en la incidencia de cáncer en las personas con enfermedades con inmunodeficiencia y en aquellos con trasplante de órgano que reciben fármacos inmunosupresores. La incidencia del cáncer también se incrementa en los adultos mayores, en quienes existe una disminución en la actividad inmunitaria. La relación del sarcoma de Kaposi con el síndrome de inmunodeficiencia adquirida enfatiza aún más el papel del sistema inmunitario en la prevención de la proliferación de las células malignas.

Se ha mostrado que la mayoría de las células tumorales tienen configuraciones moleculares que es posible reconocer de manera específica mediante linfocitos T y anticuerpos, y de ahí que se denominen *antígenos tumorales*. Los antígenos tumorales más relevantes caen en dos categorías: los antígenos singulares, específicos del tumor que se encuentran solo en las células tumorales, y los antígenos relacionados con el tumor, localizados en las células tumorales y normales.

Casi todos los componentes del sistema inmunitario tienen el potencial de erradicar las células cancerosas, incluidos los linfocitos T y B, anticuerpos, macrófagos y células citolíticas naturales (NK, *natural killer*). La respuesta del linfocito T es sin duda una de las respuestas más importantes del hospedero para controlar el crecimiento de las células tumorales antigénicas. Es responsable de matar a las células tumorales mediante la activación de otros componentes del sistema inmunitario y directamente. La inmunidad de los linfocitos T a las células cancerosas refleja la función de dos subgrupos de estas células: los linfocitos T cooperadores $CD4^+$ y los linfocitos T citotóxicos $CD8^+$. El hallazgo de anticuerpos reactivos al tumor en el suero de personas con cáncer apoya el papel de los linfocitos B como miembro del equipo de vigilancia inmunitaria. Los anticuerpos destruyen las células cancerosas a través de mecanismos mediados por el complemento o de citotoxicidad celular dependiente de anticuerpos, en la cual el anticuerpo une la célula cancerosa a otra célula efectora, como la célula NK, que logra la muerte real de la célula cancerosa. Las células NK no requieren de reconocimiento de antígeno y destruyen una amplia variedad de células diana. La actividad citotóxica de estas células aumenta mediante las citocinas **interleucina** (IL) 2 e **interferón** y su actividad se amplifica mediante las respuestas inmunitarias de los linfocitos T. Los macrófagos son importantes en la inmunidad tumoral como células presentadoras de antígeno para iniciar la respuesta inmunitaria y como posibles células efectoras para participar en la lisis de la célula tumoral.

Carcinógenos químicos

Un *carcinógeno* es un agente capaz de causar cáncer. Los carcinógenos químicos se dividen en dos grupos: 1) actúan de forma directa y no requieren de activación en el cuerpo para volverse cancerígenos; y 2) de reacción indirecta, denominados *procarcinógenos* o *iniciadores*, que se vuelven activos solo después de su conversión metabólica. Los iniciadores de acción directa o indirecta forman una especie altamente reactiva (electrófilos y radicales libres) que se fija a los residuos nucleófilos en el ADN, ARN o proteínas celulares. La acción de estas especies reactivas tiende a causar mutación celular o alteración en la síntesis de enzimas celulares y proteínas estructurales de una manera que afecta la replicación celular e interfiere con los controles reguladores celulares. La capacidad de algunos químicos para producir cáncer aumenta con los agentes denominados *promotores*, que por sí mismos tienen poca o ninguna capacidad de causar cáncer. Se cree que los promotores ejercen su efecto mediante el cambio de expresión del material genético en una célula, lo que aumenta la síntesis del ADN, mejora la amplificación génica (el número de copias que se hacen del gen) y altera la comunicación intercelular.

La exposición a muchos carcinógenos químicos está relacionada con factores de riesgo de estilo de vida como fumar, factores dietéticos y consumo de alcohol. El humo del cigarrillo contiene tanto procarcinógenos como promotores. Está relacionado de forma directa con el cáncer pulmonar y laríngeo, y también se ha relacionado con muchos otros tipos de neoplasia. Masticar tabaco o productos de tabaco aumenta el riesgo de cáncer de la cavidad bucal y el esófago. Se ha estimado que el 40% de todos los cánceres diagnosticados en los Estados Unidos están relacionados con el consumo de tabaco.[20] El fumador no solo está en riesgo, sino que otros se exponen de forma pasiva al humo del cigarrillo. El humo de tabaco ambiental se ha clasificado como un carcinógeno del "grupo A" según el sistema de clasificación de carcinógenos de la Environmental Protection Agency de los Estados Unidos.

También hay pruebas sólidas de que ciertos elementos de la dieta contienen sustancias químicas que contribuyen al riesgo de padecer cáncer. Muchos de estos carcinógenos se producen de forma natural en las plantas (p. ej., aflatoxinas) o se usan para conservar alimentos.[21] Por ejemplo, el benzo[α]pireno y otros hidrocarburos policíclicos se convierten en carcinógenos cuando los alimentos se fríen en grasa que se ha reutilizado varias veces. Entre los más potentes de los procarcinógenos se encuentran los hidrocarburos aromáticos policíclicos, los cuales son de particular interés porque se producen a partir de la grasa animal en el proceso de las carnes asadas al carbón y están presentes en las carnes y el pescado ahumados. También se producen en la combustión del tabaco y están presentes en el humo del cigarrillo. El cáncer de colon se ha asociado con una alta ingesta dietética de grasa y carnes rojas y una baja ingesta de fibra dietética. Se ha considerado que una dieta rica en grasas es carcinogénica porque aumenta el flujo de ácidos biliares primarios que se convierten en ácidos biliares secundarios en presencia de bacterias anaeróbicas en el colon, lo que produce carcinógenos. Los estudios han identificado que la obesidad y la actividad física disminuida aumentan el riesgo de padecer cáncer de colon.[15,22]

El alcohol está relacionado con una variedad de cánceres; los mecanismos causales son muy complejos. El primer metabolito del alcohol, y el más tóxico, es el acetaldehído, que causa puntos de mutación en algunas células.[5] Además, el etanol altera la metilación del ADN e interfiere con el metabolismo de los retinoides, el cual es importante en los mecanismos antioxidantes. El efecto cancerígeno del humo del cigarrillo aumenta con el consumo concomitante de alcohol; las personas que fuman o beben cantidades considerables de alcohol están en mayor riesgo de desarrollar cáncer de la cavidad bucal, laringe y esófago.

Los efectos de los agentes cancerígenos suelen ser dependientes de la dosis: entre mayor la dosis o más larga la duración de la exposición, mayor el riesgo de desarrollar cáncer. Algunos carcinógenos químicos actúan en conjunto con otros factores cancerígenos, como virus y radiación, para inducir una neoplasia. Suele existir un retraso temporal de entre 5 y 30 años desde el momento de la exposición a un carcinógeno químico y el desarrollo de cáncer franco. Esto es desafortunado porque muchas personas se expusieron al agente y sus efectos cancerígenos antes de que se reconociera esta relación. Esto sucedió, por ejemplo, con la utilización del dietilestilbestrol, que se utilizó ampliamente en los Estados Unidos desde la mitad de la década de 1940 hasta 1970 para evitar abortos, aunque no fue hasta finales de la década de 1960 que se encontró que muchos casos de adenosis vaginal y adenocarcinomas en mujeres jóvenes eran el resultado de su exposición *in utero* al dietilestilbestrol.[23]

Consulte el cuadro 6-1 para obtener una lista de compuestos químicos y ambientales cancerígenos para los humanos.

CUADRO 6-1

AGENTES QUÍMICOS Y AMBIENTALES CANCERÍGENOS EN HUMANOS

Hidrocarburos policíclicos
Hollín, alquitrán y aceites
Humo de cigarrillo

Agentes industriales
Anilina y tintas azo
Compuestos de arsénico
Asbesto
β-naftilamina
Benceno
Benzo[α]pireno
Tetracloruro de carbono
Insecticidas, fungicidas
Compuestos de níquel y cromo
Bifenilos policlorados
Cloruro de vinilo

Alimentos y fármacos
Alimentos ahumados
Nitrosaminas
Aflatoxina B_1
Dietilestilbestrol
Fármacos anticáncer (p. ej., agentes alquilantes, ciclofosfamida, clorambucil, nitrosourea)

Radiación

Los efectos de la *radiación ionizante* en la carcinogénesis están bien documentados en los supervivientes de la bomba atómica, en personas expuestas por estudios diagnósticos y en trabajadores industriales, científicos y médicos que se expusieron durante su trabajo. Los epiteliomas malignos de la piel y la leucemia se elevaron de manera significativa en estas poblaciones. Entre 1950 y 1970, la tasa de muerte por leucemia sola en los grupos de población con mayor exposición de los supervivientes de la bomba atómica en Hiroshima y Nagasaki fue de 147 por cada 100 000 habitantes, 30 veces la tasa esperada.[24]

El tipo de cáncer desarrollado dependió de la dosis de radiación, el sexo de la persona y la edad a la cual ocurrió la exposición. Por ejemplo, aproximadamente de 25-30 años después de la irradiación total del cuerpo o del tórax, existió un aumento en la incidencia de leucemia y cánceres de mama, pulmón, estómago, tiroides, glándulas salivales, aparato digestivo y tejidos linfoides. El lapso entre la exposición y el inicio del cáncer está relacionado con la edad de la persona. Por ejemplo, los niños expuestos a radiación ionizante *in utero* tienen un aumento de riesgo de desarrollar leucemias y tumores de la niñez, en particular, 2-3 años después del nacimiento. Este período de latencia para la leucemia se amplía a 5 y 10 años si el niño se expone después del nacimiento y a 20 años para ciertos tumores sólidos.[25] Como otro ejemplo, el período de latencia para el desarrollo de cáncer tiroideo en lactantes y niños pequeños que recibieron radiación en cabeza y cuello para disminuir el tamaño de las amígdalas o el timo es de hasta 35 años después de la exposición.

Desde hace más de 100 años se ha informado sobre la relación entre la luz solar y el desarrollo de cáncer de piel. La *radiación ultravioleta* consiste en rayos de energía relativamente baja que no penetran muy profundo en la piel. La evidencia que apoya el papel de la radiación ultravioleta como causa del cáncer de piel incluye el hecho de que este tipo de cáncer se desarrolle sobre todo en las áreas de la piel más expuestas a la luz solar (p. ej., cabeza y cuello, brazos, manos y piernas), una mayor incidencia en personas de piel clara que carecen del pigmento de la piel que filtra la luz ultravioleta (la melanina) y que la intensidad de la exposición a la luz ultravioleta se encuentra directamente relacionada con la incidencia del cáncer de piel, como lo muestran las tasas más altas que se observan en Australia y el sudoeste de los Estados Unidos.[26] Algunos estudios también indican que la exposición intensa, episódica, a la luz solar, en particular durante la niñez, está más conectada con el desarrollo de melanoma que la exposición prolongada de baja intensidad. Al igual que con otros carcinógenos, los efectos de la radiación ultravioleta suelen ser aditivos y, por lo general, existe un retraso prolongado entre el tiempo de exposición y la detección del cáncer.

Virus oncógenos

Un virus *oncógeno* es aquel que tiene la capacidad de inducir cáncer. Desde hace tiempo se tiene la sospecha de que los virus desempeñan un papel importante en el desarrollo de ciertas formas de cáncer, en particular la leucemia y el linfoma. El interés en el campo de la oncología vírica, en particular en las poblaciones humanas, floreció con el descubrimiento de la transcriptasa inversa y el desarrollo de la tecnología del ADN recombinante, y en fechas más recientes con el descubrimiento de los oncogenes y los genes supresores de tumor.

Los virus, que son pequeñas partículas que contienen material genético (ADN o ARN), entran en una célula hospedera, se incorporan a su ADN cromosómico y toman el control de la maquinaria de la célula con el propósito de producir proteínas víricas. Un gran número de virus de ADN y ARN (p. ej., retrovirus) han mostrado ser oncógenos en animales. Sin embargo, solamente unos cuantos virus se han vinculado con cáncer en humanos.

Se han identificado cuatro virus de ADN en los cánceres humanos: el virus del papiloma humano (VPH), el virus de Epstein-Barr (VEB), el virus de la hepatitis B (VHB) y el virus del herpes humano 8 (VHH-8),[2] el cual causa el sarcoma de Kaposi en personas con sida. Existen más de 60 tipos genéticamente diferentes del VPH. Se ha mostrado que algunos tipos (p. ej., los tipos 1, 2, 4 y 7) causan papilomas espinocelulares benignos (verrugas). Los VPH también se han implicado en el desarrollo de carcinoma espinocelular del cuello uterino y la región anogenital. Los VPH de tipo 16 y 18 se consideran como los que tienen mayor relación con el cáncer de cuello uterino y, con menor frecuencia, los VPH de los tipos 31, 33, 35 y 51 se encuentran en cerca del 85% de los carcinomas espinocelulares del cuello uterino y se presume que son precursores (displasia cervical grave y carcinoma *in situ*).[2] Actualmente, se dispone de dos vacunas para proteger contra tipos específicos de VPH para las mujeres y hombres jóvenes.

El VEB es un miembro de la familia de los virus del herpes. Se ha implicado en la patogenia de cuatro cánceres humanos: el linfoma de Burkitt, el cáncer nasofaríngeo, los linfomas de linfocitos B en personas inmunosuprimidas (como quienes padecen sida) y en algunos casos de linfoma de Hodgkin. El linfoma de Burkitt, un tumor de linfocitos B, es endémico en algunas partes del este de África y se presenta de manera esporádica en otras áreas del mundo. En las personas con función inmunitaria normal, la proliferación de linfocitos B ocasionada por el VEB se controla con facilidad y la persona se vuelve asintomática o presenta un episodio autolimitado de mononucleosis infecciosa. En las regiones del mundo en donde el linfoma de Burkitt es endémico, el paludismo concurrente u otras infecciones causan un deterioro de la función inmunitaria, lo que permite una proliferación sostenida de linfocitos B. Se observa un aumento del riesgo de padecer linfomas de linfocitos B en personas con sistemas inmunitarios suprimidos por fármacos, como en aquellos con trasplante de órganos.

El VHB es el agente etiológico en el desarrollo de la hepatitis B, la cirrosis y el carcinoma hepatocelular. Se ha encontrado una correlación significativa entre las tasas elevadas del carcinoma hepatocelular en el mundo entero y la prevalencia de portadores de VHB.[5] Otros factores etiológicos también contribuyen al desarrollo del cáncer de hígado. No se ha determinado el mecanismo preciso por el cual el VHB induce el cáncer hepatocelular, aunque se ha indicado que es posible que sea el resultado de daño prolongado y regeneración hepáticos inducidos por VHB.

Aunque existen varios retrovirus (virus de ARN) que causan cáncer en animales, el virus de la leucemia de linfocitos T humano 1 (VLLTH-1) es el único retrovirus que se sabe causa cáncer en humanos. El VLLTH-1 se encuentra asociado con una forma de leucemia de linfocitos T que es endémica en ciertas partes de Japón y se encuentra de forma esporádica en otras áreas del mundo.[27] De manera similar al virus de la inmunodeficiencia humana (VIH) responsable del sida, el VLLTH-1 es atraído hacia los linfocitos T $CD4^+$ y, por lo tanto, este subgrupo de células es el principal objetivo de la transformación cancerosa. El virus requiere de la transmisión de linfocitos T infectados a través de las relaciones sexuales, la sangre infectada o la leche materna.

RESUMEN

Las causas del cáncer son muy complejas y se analizan desde dos perspectivas: 1) los orígenes moleculares y celulares, y sus mecanismos; y 2) los factores causantes externos, que incluyen la edad, herencia y agentes ambientales, que influyen en su inicio y crecimiento. En la mayoría de los casos, se piensa que la patogenia molecular del cáncer tiene su origen en el daño o mutación genética que cambia la fisiología celular y transforma una célula con funcionamiento normal en una cancerosa. Sin embargo, la complejidad de la causa y patogenia del cáncer cada vez es más evidente conforme se aprende más acerca de los papeles de los mecanismos epigenéticos, células madre del cáncer y microambiente en la tumorigenia.

Los tipos de genes implicados en el cáncer son numerosos y sus dos categorías principales son los protooncogenes, los cuales controlan el crecimiento y replicación celular, y los genes supresores de tumor, los cuales son genes reguladores que inhiben el crecimiento. Los mecanismos genéticos y moleculares que aumentan la susceptibilidad al cáncer o lo facilitan incluyen defectos en los mecanismos de reparación del ADN y en las vías de señalización del factor de crecimiento, evasión de la apoptosis, desarrollo de angiogénesis sostenida, e invasión y metástasis. Debido a que el cáncer no es una enfermedad única, es probable que interactúen múltiples factores a nivel molecular y celular para transformar las células normales en células cancerosas. Es posible que el daño genético y epigenético sea el resultado de interacciones entre múltiples factores de riesgo o exposición repetida a un carcinógeno único. Entre los factores de riesgo tradicionales que se han vinculado con el cáncer están la herencia, factores hormonales, mecanismos inmunitarios y agentes ambientales como químicos, radiación y virus causantes de cáncer.

Manifestaciones clínicas

Es probable que no exista una sola función que no esté afectada por la presencia del cáncer. Debido a que las células tumorales reemplazan el tejido parenquimatoso de funcionamiento normal, las manifestaciones iniciales del cáncer suelen reflejar el sitio de compromiso primario. Por ejemplo, el cáncer pulmonar en un principio produce deterioro de la función respiratoria; conforme el tumor crece y metastatiza, se afectan otras estructuras del cuerpo. El cáncer también produce manifestaciones generalizadas como fatiga, **anorexia** y **caquexia**, anemia, disminución de la resistencia a las infecciones y síntomas no relacionados con el sitio del tumor (síndromes **paraneoplásicos**; tabla 6-4). Muchas de estas manifestaciones se componen de los efectos secundarios de los métodos utilizados para tratar la enfermedad. En sus etapas tardías, el cáncer a menudo causa dolor. El dolor es el aspecto más temido de esta enfermedad y su control es una de las principales inquietudes con respecto al tratamiento para las personas con cánceres incurables.

Integridad tisular

El cáncer destruye la integridad tisular. Conforme crece, comprime y erosiona los vasos sanguíneos, y causa **ulceración** y necrosis junto con un sangrado franco y en ocasiones hemorragia. Una de las señales tempranas de advertencia del cáncer colorrectal es la sangre en las heces. Es posible que las células cancerosas produzcan enzimas y toxinas metabólicas que destruyen los tejidos circundantes. Por lo general, el tejido dañado por crecimiento canceroso no cicatriza de forma normal. Más bien, el área dañada persiste y a menudo continúa creciendo; una úlcera que no cicatriza es otra señal de advertencia de cáncer. El cáncer no respeta los límites anatómicos normales; conforme crece, invade y comprime las estructuras adyacentes. El cáncer abdominal, por ejemplo, comprime las vísceras y causa obstrucción intestinal.

A menudo, el signo de presentación de algunos tumores es el desarrollo de derrames o líquido en los espacios pleurales pericárdico y peritoneal.[5] El compromiso directo de la superficie serosa parece ser el factor causal más importante, aunque muchos otros mecanismos, como la obstrucción del flujo linfático, desempeñen cierto papel. Se ha informado que casi el 50% de los derrames no diagnosticados en personas que no se sabe que tienen cáncer se deben a una neoplasia maligna. Los cánceres pulmonares, de mama y linfomas provocan cerca del 75% de los derrames pleurales malignos.[5,28] La mayoría de las personas con derrames pleurales malignos se presentan con síntomas como dolor torácico, disnea y tos. Los cánceres ováricos están relacionados más que ninguna otra neoplasia maligna con la acumulación de líquido en la cavidad peritoneal. La molestia abdominal, tumefacción y sensación de pesantez y aumento en la circunferencia abdominal (que refleja la presencia de derrame peritoneal o ascitis), disnea y respiración difícil son síntomas de presentación frecuentes en el cáncer ovárico.[29]

Manifestaciones sistémicas

Muchas de las manifestaciones clínicas del cáncer, que incluyen anorexia, caquexia, fatiga, trastornos del sueño y anemia, no están relacionadas de forma directa con la presencia de una masa tumoral, sino con vías metabólicas alteradas, presencia de citocinas y otros mediadores circulantes. Aunque la investigación ha proporcionado conocimientos increíbles sobre las causas y las curas del cáncer, todavía se necesita mucho con respecto al tratamiento de los efectos secundarios relacionados con la enfermedad.[5]

Anorexia y caquexia

Muchos cánceres están relacionados con adelgazamiento y consunción de la grasa corporal y el tejido muscular,

TABLA 6-4 Síndromes paraneoplásicos frecuentes

Tipo de síndrome	Tipo de tumor relacionado	Mecanismo propuesto
Endocrino		
SIADH	Cáncer pulmonar microcítico, otros	Producción y liberación de ADH por el tumor
Síndrome de Cushing-ACTH	Cáncer pulmonar microcítico, cánceres carcinoides bronquiales	Producción y liberación de ACTH por el tumor
Hipercalcemia humoral	Cánceres espinocelulares del pulmón, cabeza, cuello, ovario	Producción y liberación de factor polipeptídico con relación cercana a la PTH
Hemático		
Trombosis venosa	Cánceres pancreático, pulmonar, la mayoría de los tumores metastásicos sólidos	Producción de factores procoagulación
Endocarditis trombolítica no bacteriana y anemia de malignidad	Cánceres avanzados	
Neurológico		
Síndrome de Eaton-Lambert	Cáncer pulmonar microcítico	Producción de anticuerpos contra las estructuras de la placa motora terminal
Miastenia grave	Timoma	Autoinmunitario que genera transmisión neuronal anómala
Cutáneo		
Síndromes cutáneos	Carcinoma gástrico y otro	Causados posiblemente por la producción de factores de crecimiento (epidérmico) por las células tumorales
Acantosis pigmentaria	Cánceres	En ocasiones se presenta antes del cáncer
Pénfigo		
Ictiosis		
Paget extramamario		
Renal		
Síndrome nefrótico	Cánceres renales	Daño al glomérulo renal

SIADH, síndrome de secreción inadecuada de hormona antidiurética; ACTH, corticotropina; ADH, vasopresina; PTH, hormona paratiroidea.

acompañados de una debilidad profunda, anorexia y anemia. Este síndrome de consunción a menudo se denomina *síndrome de caquexia-anorexia del cáncer.*[30] Es una manifestación frecuente de la mayoría de los tumores sólidos, con excepción del cáncer de mama. Se ha calculado que es una causa importante de morbilidad y mortalidad en el 50-80% de las personas con cáncer avanzado y es responsable de la muerte de hasta el 20% de los casos.[31] Este estado es más frecuente en niños y adultos mayores, y se hace más pronunciado conforme progresa la enfermedad. Además, las personas con caquexia del cáncer responden menos a la quimioterapia y tienen más propensión a sus efectos secundarios tóxicos.

Aunque la anorexia, la disminución en la ingesta de alimentos y las anomalías en el sentido del gusto son frecuentes en personas con cáncer y a menudo se acentúan por los métodos de tratamiento, el grado de adelgazamiento y de consunción de proteínas no se explica solo en términos de disminución de la ingesta de alimento. En contraste con la inanición debida a la falta de ingesta de alimento, en la que el peso se pierde de manera preferente a partir del compartimento de grasa, en la caquexia se pierde el compartimento tanto de grasa como de músculo esquelético.[30] Asimismo, la pérdida de proteína que ocurre con la inanición se divide igual entre las proteínas del músculo esquelético y las **viscerales**, mientras que en la caquexia las proteínas viscerales están relativamente bien conservadas. Por último, y más importante, el adelgazamiento que produce la inanición suele revertirse con la realimentación, mientras que la complementación nutricional oral o parenteral no revierte la caquexia.

Los mecanismos de la caquexia del cáncer parecen residir en el estado hipermetabólico y el metabolismo alterado de nutrientes que son específicos del estado con tumores. La producción de glucosa (**gluconeogénesis**) a partir del lactato contribuye al estado hipermetabólico de estas personas. El incremento en la expresión mitocondrial de proteínas no acopladas que desacoplan el proceso de fosforilación oxidativa resulta en una pérdida de energía en forma de calor. También se han informado anomalías en el metabolismo de grasas y proteínas. En las personas con caquexia por cáncer, los aminoácidos no se respetan y existe una disminución de la masa corporal magra, un estado que se considera contribuye a la disminución del tiempo de supervivencia.

Se sabe que la respuesta de fase aguda se activa mediante citocinas, como el factor de necrosis tumoral α (TNF-α, *tumor necrosis factor* α), IL-1 e IL-6, lo que indica que es posible que estas también desempeñen un papel en la caquexia del cáncer.[25] En algunas personas con cáncer, se han observado concentraciones séricas altas de estas citocinas que parecen correlacionarse con la progresión del tumor. El TNF-α, secretado primordialmente por los macrófagos en respuesta al crecimiento de células tumorales o a infecciones por bacterias gramnegativas, fue la primera citocina que se identificó en relación con la caquexia y la consunción. Causa anorexia mediante la supresión de los centros de saciedad en el hipotálamo y el aumento de la síntesis de lipoproteína lipasa, una enzima que facilita la liberación de los ácidos grasos de las lipoproteínas de manera que las utilicen los tejidos. Las IL-1 y IL-6 comparten muchas de las características del TNF-α en términos de la capacidad de iniciar la caquexia.

Fatiga y trastornos del sueño

La fatiga y los trastornos del sueño son dos de los efectos secundarios más frecuentes que presentan las personas con cáncer.[27] La fatiga relacionada con el cáncer se caracteriza por la sensación de cansancio, debilidad y falta de energía, y es distinta del cansancio normal que siente la persona sana en cuanto a que no se alivia con el reposo o el sueño. Tiene lugar tanto como una consecuencia del cáncer como por un efecto secundario del tratamiento para esta alteración. La fatiga relacionada con el cáncer en ocasiones es un síntoma temprano de la enfermedad maligna y más de una tercera parte de las personas lo refiere al momento del diagnóstico.[27] Además, el síntoma a menudo permanece durante meses o incluso años después del tratamiento.

A pesar de que la fatiga y los trastornos del sueño relacionados con el cáncer son padecimientos distintos, están estrechamente vinculados en términos de prevalencia y síntomas.[27] Las personas con cáncer tienen mala calidad del sueño, trastorno en el inicio y mantenimiento del sueño, sueño insuficiente, despertares nocturnos y sueño intranquilo. Como con la fatiga, los factores precipitantes incluyen el diagnóstico del cáncer, su tipo y etapa, el dolor y los efectos secundarios del tratamiento (p. ej., náuseas y vómitos).

Anemia

La anemia es frecuente en las personas con diversos tipos de cáncer. Es posible que se relacione con hemorragia, hemólisis, deterioro de la producción de eritrocitos o efectos del tratamiento.[5] Por ejemplo, los fármacos que se utilizan en el tratamiento son citotóxicos y disminuyen la producción de eritrocitos. Además, existen muchos mecanismos a través de los cuales se deteriora la producción de eritrocitos en personas con neoplasias malignas, que incluyen insuficiencias nutricionales y de la médula ósea y una respuesta disminuida de la eritropoyetina a la hipoxia. Las citocinas inflamatorias generadas en respuesta a los tumores disminuyen la elaboración de eritropoyetina, lo que provoca una disminución en la producción de eritrocitos.

RESUMEN

Es probable que no quede una sola función corporal que no sea afectada por la presencia del cáncer. Debido a que las células tumorales reemplazan al tejido parenquimatoso que funciona normalmente, las manifestaciones iniciales del cáncer suelen reflejar el sitio primario de afectación. El cáncer comprime los vasos sanguíneos, obstruye el flujo de la linfa, altera la integridad tisular, invade las cavidades serosas y comprime los órganos viscerales. En ocasiones provoca el desarrollo de derrame (líquido) en el espacio pleural, pericárdico o peritoneal y manifestaciones generalizadas como anorexia y caquexia, fatiga y trastornos del sueño, así como anemia. A muchas de estas manifestaciones se les agregan los efectos secundarios de los métodos utilizados para tratar la enfermedad.

Detección precoz, diagnóstico y tratamiento

Detección precoz

Los estudios de detección precoz representan una medida de prevención secundaria para el reconocimiento temprano del cáncer en una población que, por lo demás, es asintomática.[2] Se logra a través de la observación (p. ej., piel, boca, genitales externos), palpación (p. ej., mama, tiroides, recto y ano, próstata, ganglios linfáticos) y pruebas de laboratorio, así como procedimientos (p. ej., Papanicoláu, colonoscopia, mastografía). Se requiere de pruebas que detecten de forma específica los cánceres tempranos o preneoplasias malignas, sean rentables y que lleven a mejores desenlaces clínicos y terapéuticos.[5] Para la mayoría de los cánceres, la etapa al momento de la presentación está relacionada con la durabilidad y se informa que las tasas más altas son cuando el tumor es pequeño y no existe evidencia de metástasis. Sin embargo, para algunos tumores la metástasis sucede temprano, incluso proveniente de un tumor primario pequeño. Hoy en día se están desarrollando métodos de detección precoz más sensibles, como los marcadores tumorales, para las formas de cáncer. La American Cancer Society desarrolló directrices para el cáncer de pulmón y recomienda el inicio de entrevistas con personas sanas de 55-74 años de edad que tengan antecedentes de tabaquismo mínimo de 30 paquetes/año y hayan dejado de fumar en los últimos 15 años o continúen haciéndolo.[32]

Los cánceres para los cuales los estudios de detección actuales o la detección precoz han conducido a una mejoría en los desenlaces clínicos incluyen cánceres de mama (mastografía), cuello uterino (Papanicoláu), colon y recto (tacto rectal, prueba de sangre oculta en heces y colonoscopia), próstata (prueba de antígeno prostático específico [APE] y ecografía transrectal) y melanoma maligno (autoexploración). Aunque no está definido con claridad, se recomienda que los estudios de detección para otros tipos de cáncer, como de tiroides, testículos, ovarios, ganglios linfáticos y cavidad bucal, se hagan al momento de las revisiones de salud periódicas.

Métodos diagnósticos

Los métodos utilizados en el diagnóstico y estadificación del cáncer se determinan en gran medida por la localización

TABLA 6-5 Marcadores tumorales

Marcador	Fuente	Cánceres relacionados
Antígenos		
AFP	Saco vitelino fetal y estructuras gastrointestinales en etapa temprana de la vida fetal	Cánceres primarios de hígado; cáncer de células germinales del testículo
CA 153	Proteína de tejido mamario	Marcador tumoral para seguir al cáncer de mama; hígado, pulmón
CA 2729	Proteína de tejido mamario	Recurrencia y metástasis de cáncer de mama
ACE	Tejidos embrionarios en intestino, páncreas, hígado y mama	Cáncer colorrectal y cánceres del páncreas, pulmón y estómago
Hormonas		
hCG	Hormona producida normalmente en la placenta	Tumores gestacionales del trofoblasto; cáncer de células germinales del testículo
Calcitonina	Hormona producida por las células parafoliculares de tiroides	Cáncer tiroideo
Catecolaminas (adrenalina, noradrenalina) y metabolitos	Hormonas producidas por las células cromafines de las glándulas suprarrenales	Feocromocitoma y tumores relacionados
Proteínas específicas		
Inmunoglobulina monoclonal	Inmunoglobulina anómala producida por células neoplásicas	Mieloma múltiple
APE	Producido por las células epiteliales que revisten los acinos y los conductos de la próstata	Cáncer de próstata
Mucinas y otras glicoproteínas		
CA 125	Producido por las células müllerianas del ovario	Cáncer de ovario
CA 199	Producido por el epitelio del tubo digestivo	Cáncer del páncreas, colon
Conjunto de diferenciación		
Antígenos CD	Presentes en los leucocitos	Utilizados para determinar el tipo y nivel de diferenciación de los leucocitos implicados en diferentes tipos de leucemia y linfoma

ACE, antígeno carcinoembrionario; AFP, α-fetoproteína; APE, antígeno prostático específico; CA, antígeno de cáncer; CD, conjunto de diferenciación; hCG, gonadotropina coriónica humana.

y el tipo de cáncer que se sospeche. Se emplean varios procedimientos en el diagnóstico del cáncer, que incluyen pruebas en sangre, exploraciones endoscópicas, ecografía, radiografías, resonancia magnética (RM), tomografía computarizada (TC) y tomografía por emisión de positrones (PET, *positron emission tomography*).

Marcadores tumorales

Los marcadores tumorales son antígenos que se expresan en la superficie de las células tumorales o sustancias liberadas de las células normales en respuesta a la presencia de tumores.[5,33] Algunas sustancias, como hormonas y enzimas, que son producidas normalmente por el tejido afectado se expresan con exceso como resultado del cáncer. Otros marcadores tumorales, como las proteínas oncofetales, se sintetizan durante el desarrollo fetal y se inducen a reaparecer más tarde a lo largo de la vida como resultado de neoplasias benignas y malignas. Los marcadores tumorales se utilizan para detectar, establecer pronóstico, vigilar el tratamiento y detectar enfermedades recurrentes.[33] La tabla 6-5 identifica algunos de los marcadores tumorales que se usan con mayor frecuencia y resume su fuente y los cánceres relacionados.

Los marcadores séricos que han probado ser los más útiles en la práctica clínica son la gonadotropina coriónica humana (hCG, *human chorionic gonadotropin*), el antígeno de cáncer (CA, *cancer antigen*) 125, el APE, la α-fetoproteína (AFP), el antígeno carcinoembrionario (ACE) y los antígenos de células sanguíneas del *conjunto de diferenciación* (CD).[5] Una hormona que se produce normalmente en la placenta, la hCG, se utiliza como marcador para el diagnóstico, prescripción de tratamiento y seguimiento del curso de la enfermedad en personas con alto riesgo de tumores gestacionales del trofoblasto. El APE se emplea como marcador en el cáncer de próstata y el CA 125, en el cáncer de ovario. Los marcadores para leucemia y linfomas se agrupan en los llamados antígenos del conjunto de diferenciación. Los antígenos CD ayudan a distinguir entre los linfocitos T y B, monocitos, granulocitos y células NK, así como las variantes inmaduras de estas células.[5]

Algunos cánceres expresan antígenos fetales que por lo general están presentes solo durante el desarrollo embrionario.[5] Los dos que se ha comprobado son útiles como marcadores fetales son AFP y ACE. La AFP se sintetiza en el hígado, saco vitelino y tubo digestivo fetales y es la proteína sérica principal en el feto. Se encuentran concentraciones elevadas en personas con cánceres primarios de hígado y también se ha observado en algunos cánceres testiculares, ováricos, pancreáticos y gástricos. El ACE se produce normalmente en el tejido embrionario del intestino, páncreas e hígado, y lo elaboran varios cánceres diferentes. Dependiendo de la concentración sérica adoptada como elevación significativa, el ACE está elevado en un 60-90% de los carcinomas colorrectales, un 50-90% de los cánceres pancreáticos y un 25-50% de los tumores gástricos y de mama.[5] Al igual que con la mayoría de los marcadores tumorales, también se encuentran concentraciones elevadas del ACE y la AFP en otros padecimientos no cancerosos, y ambas concentraciones dependen del tamaño del tumor, de manera que ninguno es útil como prueba de detección precoz del cáncer.

Como herramientas diagnósticas, los marcadores tumorales tienen limitaciones. Casi todos los marcadores se elevan en padecimientos benignos y la mayoría no aumentan en la etapa temprana de la neoplasia maligna. De ahí que estos marcadores tengan un valor limitado como pruebas de detección. Además, no son en sí mismos lo suficientemente específicos para permitir un diagnóstico de neoplasia maligna, aunque una vez diagnosticada, y si se demuestra que está relacionada con concentraciones elevadas de un marcador tumoral, es posible utilizarlos para valorar la respuesta al tratamiento. Entre los marcadores tumorales que ayudan a evaluar la respuesta de las personas al tratamiento y la reaparición de cáncer de mama, se encuentran el CA 15-3 y el CA 27-29; ambos antígenos están en el tejido mamario.[3] Las concentraciones muy altas de un marcador tumoral indican un mal pronóstico o la necesidad de un tratamiento más agresivo. Los valores más altos de estos marcadores se observan durante la vigilancia en el tratamiento de personas con cáncer diseminado. La concentración de la mayoría de los marcadores tumorales tiende a disminuir con una terapia exitosa y aumenta con la recurrencia o diseminación del tumor.

Métodos citológicos e histológicos

Los estudios histológicos y citológicos son métodos de laboratorio que se utilizan para examinar los tejidos y las células. Se dispone de varias estrategias para la toma de muestra, que incluyen frotis citológicos, biopsias de tejido y aspiración con aguja.[5]

Prueba de Papanicoláu

Esta prueba es un método citológico que se utiliza para detectar células cancerosas. Consiste en el examen microscópico de una laminilla con una preparación adecuada realizada por un citotécnico o un patólogo a fin de detectar la presencia de células anómalas. La utilidad de esta prueba se basa en el hecho de que las células cancerosas carecen de propiedades de cohesión y uniones intercelulares, que son características del tejido normal. Sin estas características, las células cancerosas tienden a exfoliarse y se mezclan con las secreciones que rodean al crecimiento tumoral. Aunque la prueba de Papanicoláu se utiliza ampliamente para la detección precoz del cáncer cervical, es posible realizarla en otras secreciones corporales, que incluyen secreción del pezón, lavados anales, líquido pleural o peritoneal y lavados gástricos.

Biopsia de tejido

La biopsia de tejido, la cual reviste una importancia crucial en el diagnóstico correcto del cáncer y su histología, consiste en la extirpación de una muestra de tejido para estudio microscópico. Las biopsias se obtienen de varias maneras, que incluyen biopsia con aguja o métodos endoscópicos (broncoscopia o citoscopia), los cuales implican el paso de un endoscopio a través de un orificio y dentro de la estructura afectada, o métodos laparoscópicos. En algunos casos, se hace una incisión quirúrgica de la cual se toman muestras para biopsia. Las biopsias excisionales son aquellas en las que se extirpa el tumor completo. Los tumores suelen ser masas pequeñas, sólidas y palpables. Si el tumor es demasiado grande para extirparse completo, se toma una cuña de tejido de la masa para su análisis. La conservación adecuada de la muestra incluye la inmersión pronta en solución de fijación (p. ej., formalina), pero se conserva una porción en un fijador especial para microscopía electrónica o la pronta refrigeración para permitir el análisis óptimo de hormonas, receptores y otros tipos de análisis moleculares. Es posible hacer un corte rápido congelado para determinar la naturaleza de la masa o evaluar los márgenes del tumor extirpado para confirmar que se ha extraído la neoplasia completa.[5]

La aspiración con aguja fina es otra estrategia que se utiliza ampliamente. El procedimiento incluye la aspiración de células y líquido acompañante con una aguja de calibre pequeño. El método se usa con mayor frecuencia para la evaluación de lesiones fácilmente palpables en sitios como la tiroides, mama y ganglios linfáticos. Las técnicas modernas de imagenología también han permitido que el método se amplíe a estructuras más profundas, como los ganglios linfáticos pélvicos y el páncreas.

Inmunohistoquímica

La inmunohistoquímica consiste en el empleo de anticuerpos para facilitar la identificación de productos celulares o marcadores de superficie.[5] Por ejemplo, ciertos carcinomas anaplásicos, linfomas malignos, melanomas y sarcomas tienen un aspecto muy similar bajo el microscopio, pero deben identificarse con exactitud porque su tratamiento y pronóstico son bastante diferentes. Los anticuerpos en contra de los filamentos intermedios han probado ser útiles en tales casos porque las células tumorales a menudo contienen filamentos intermedios característicos de su tejido de origen.[5] También es posible utilizar la inmunohistoquímica para determinar el sitio de origen de tumores metastásicos. Muchas personas con cáncer presentan metástasis. En los casos en los cuales es oscuro el origen de las metástasis, la detección inmunoquímica de antígenos específicos de tejido o de un órgano ayuda a identificar el origen del tumor. La inmunohistoquímica también se emplea para detectar moléculas que tienen importancia pronóstica o terapéutica. Por ejemplo, la detección de receptores de estrógenos en las células de cáncer mamario es de significancia pronóstica, porque estos tumores responden al tratamiento con antiestrógenos.

Tecnología de micromatrices

Esta tecnología utiliza las micromatrices multigénicas (genochips) con las que es posible realizar de manera simultánea estudios miniatura para detectar y cuantificar la expresión de un gran número de genes.[5] La ventaja de la tecnologías de micromatrices es la capacidad de analizar un gran número de cambios en las células cancerosas para determinar los patrones generales de conducta que no se lograron evaluar mediante medios convencionales. Hoy en día, las micromatrices de ADN se encuentran comercialmente para ayudar a tomar decisiones clínicas con respecto al tratamiento del cáncer de mama. Además de identificar los tipos de tumores, las micromatrices se han empleado para determinar un pronóstico y la respuesta al tratamiento, examinar los cambios tumorales después del tratamiento y clasificar los tumores hereditarios.[5]

Estadificación y gradación de los tumores

Los dos métodos básicos para clasificar los cánceres son la *gradación* según las características histológicas o celulares del tumor y la *estadificación* según la diseminación clínica de la enfermedad. Ambos métodos se utilizan para determinar el curso de la enfermedad y ayudan en la selección del tratamiento adecuado o el plan terapéutico. La gradación de los tumores incluye el examen microscópico de las células cancerosas para determinar su nivel de diferenciación y el número de mitosis. Los cánceres se clasifican como grados I, II, III y IV según la anaplasia creciente o la falta de diferenciación. La estadificación de los cánceres emplea métodos para determinar la extensión y diseminación de la enfermedad. Se recurre a la cirugía para determinar el tamaño del tumor y la invasión a ganglios linfáticos.

La estadificación clínica del cáncer tiene el propósito de agrupar a las personas según la extensión de su enfermedad. Es útil en la determinación de las opciones de tratamiento para la persona individual, calcular su pronóstico y comparar los resultados de los diferentes regímenes de tratamiento. En la mayoría de las instituciones de salud se utiliza el sistema TNM del American Joint Committee on Cancer (AJCC).[31] Este sistema, que se describe brevemente en el cuadro 6-2, clasifica la enfermedad en etapas empleando tres componentes tumorales:

- *T* se refiere al tamaño y diseminación local del tumor primario.
- *N* se refiere al compromiso de los ganglios linfáticos regionales.
- *M* describe el grado de compromiso metastásico.

Al momento de hacer la estadificación, esta se indica como diagnóstica-clínica (cTNM), posquirúrgica-patológica de la resección (pTNM), de evaluación quirúrgica (rTNM, *retreatment TNM*) y estadificación según autopsia (aTNM).[34]

CUADRO 6-2

SISTEMA DE CLASIFICACIÓN TNM

T (tumor)

Tx	Tumor que no es posible valorar de forma adecuada
T0	Sin evidencia de tumor primario
Tis	Carcinoma *in situ*
T14	Aumento progresivo en el tamaño del tumor o el compromiso

N (nódulos/ganglios)

Nx	No es posible evaluar los ganglios regionales
N0	Sin evidencia de metástasis a ganglios regionales
N13	Creciente compromiso de ganglios linfáticos regionales

M (metástasis)

Mx	No se evaluó
M0	Sin metástasis a distancia
M1	Metástasis a distancia, especificar sitios

Tratamiento contra el cáncer

Los objetivos de los métodos de tratamiento del cáncer caen dentro de tres categorías: curativo, de control y paliativo. Las modalidades más frecuentes son cirugía, radioterapia, quimioterapia, tratamiento hormonal y bioterapia. El tratamiento del cáncer incluye el empleo de un programa cuidadosamente planificado que combina los beneficios de múltiples modalidades de tratamiento y la experiencia de un equipo multidisciplinario de especialistas que incluye oncólogos médicos, quirúrgicos y de radiación; personal de enfermería clínica especializado y practicante; farmacéuticos y una amplia gama de personal auxiliar.

Cirugía

La cirugía es el tratamiento más antiguo del cáncer y se emplea para el diagnóstico y estadificación de la enfermedad, extirpación del tumor y paliación (alivio de los síntomas) cuando no se puede lograr una cura. La extensión de la enfermedad, su localización y estructuras afectadas, la tasa de crecimiento tumoral, la capacidad de invasión, el riesgo quirúrgico del paciente y la calidad de vida que tendrá después de la cirugía determinan el tipo de cirugía que se utiliza. La cirugía es a menudo el primer tratamiento que se realiza con los tumores sólidos. Si el tumor es pequeño y tiene márgenes bien definidos, con frecuencia es posible extirparlo completo. Sin embargo, si el tumor es grande o compromete tejidos vitales, se dificulta o imposibilita su extirpación quirúrgica. También se ha puesto un mayor énfasis en el desarrollo de técnicas quirúrgicas para conservar la imagen y la forma corporal sin comprometer la función esencial. Si es posible, las cirugías de conservación de nervios y tejidos son el método principal que se emplea incluso si la extirpación del tumor es el objetivo.

Radioterapia

La radioterapia es uno de los métodos de tratamiento del cáncer que se usan con mayor frecuencia.[5] Se puede utilizar solo como método de tratamiento principal o como terapia complementaria con cirugía, quimioterapia o ambos. Es posible emplearla como tratamiento paliativo para reducir síntomas como el dolor óseo provocado por metástasis en personas con cánceres avanzados.

La radioterapia utiliza partículas u ondas de alta energía para destruir o dañar las células cancerosas. La absorción de energía proveniente de la radiación en los tejidos conduce a la ionización de moléculas o la creación de radicales libres. También produce efectos indirectos al interactuar con el agua (la cual constituye cerca del 80% del volumen celular) para generar radicales libres, que dañan las estructuras celulares. La radiación interrumpe el proceso del ciclo celular, mata células o daña el ADN en las células.[5] Esta forma de terapia debe provocar roturas de la cadena doble en el ADN para matar a las células debido a la alta capacidad celular para reparar las roturas de una sola cadena.

Los efectos terapéuticos de la radioterapia derivan de que las células de un tumor canceroso proliferan con rapidez y están mal diferenciadas, por lo que tienen mayor probabilidad de lesionarse que las células de tejido normal que proliferan con mayor lentitud. Sin embargo, hasta cierto grado, la radiación es nociva para todas las células que proliferan con rapidez, incluso las de la médula ósea y el revestimiento mucoso del tubo digestivo. El tejido normal suele recuperarse con mayor facilidad del daño provocado por la radiación que el tejido canceroso.

Administración

La radiación terapéutica se aplica en una de tres formas: haz externo o teleterapia, con rayos generados a cierta distancia y apuntados al tumor en una persona; braquiterapia, en la cual se coloca una fuente radiactiva sellada cerca o directamente en el sitio tumoral; y tratamiento sistémico, cuando se administran radioisótopos por vía oral o se inyectan dentro del sitio tumoral.[5] La radiación de cualquier fuente disminuye en intensidad en función del cuadrado de la distancia desde la fuente. La teleterapia, que se utiliza con mayor frecuencia para la radioterapia, mantiene la intensidad sobre un gran volumen de tejido al aumentar la distancia fuente a superficie. En la braquiterapia, la distancia fuente a superficie es pequeña, por lo que el volumen de tratamiento eficaz es pequeño.

Efectos adversos

La radioterapia afecta de forma negativa el tejido normal que es rápidamente proliferativo, de manera similar a las células malignas. Los tejidos dentro de los campos de tratamiento que se afectan con mayor frecuencia son la piel, el revestimiento mucoso del tubo digestivo y la médula ósea. La anorexia, náuseas, vómitos y diarrea son frecuentes con la irradiación abdominal y pélvica. Estos síntomas suelen controlarse con medicamentos y medidas en la dieta. El efecto sistémico principal es la fatiga. La mayoría de estos efectos secundarios son temporales y reversibles.

La radiación también causa supresión de médula ósea, en especial cuando se aplica en sitios esqueléticos. Como consecuencia, se afecta la biometría hemática completa, lo que provoca una disminución inicial en el número de leucocitos, seguida de una reducción en las plaquetas y, por último, los eritrocitos. Esto predispone a la persona a infección, sangrado y anemia, respectivamente. Cada tipo de radiación presenta diferentes efectos adversos, y profesionales y pacientes deben valorar los pros y los contras de cada uno.

Quimioterapia

La quimioterapia contra el cáncer ha evolucionado como una de las principales modalidades para su tratamiento sistémico. A diferencia de la cirugía y la radiación, la quimioterapia es una terapia sistémica que permite que los fármacos lleguen al sitio del tumor, así como a otros sitios distantes. En ocasiones, los fármacos quimioterápicos son la forma primaria de tratamiento, o es posible que se utilicen como parte de un plan de terapia multimodal. Es el tratamiento principal para la mayoría de los tumores hemáticos y algunos sólidos. En las personas con enfermedad ampliamente diseminada, la quimioterapia solo proporciona tratamiento paliativo en vez de curativo.

Los fármacos para quimioterapia se clasifican según el sitio y el mecanismo de su acción. Los fármacos quimioterápicos contra el cáncer ejercen su efecto a través de varios mecanismos. En el nivel celular, ejercen su acción letal al hacer blanco en los procesos que evitan el crecimiento y la replicación celular. La quimioterapia mata las células cancerosas al detener la síntesis del ADN, ARN y proteínas, al influir sobre la producción de enzimas y mediante la prevención de la mitosis celular de manera general.[5] Bajo condiciones ideales, los fármacos antineoplásicos pueden erradicar las células cancerosas sin dañar los tejidos normales, aunque están en proceso de desarrollo, en este momento no se cuenta con agentes que ataquen al cáncer sin producir otros efectos tóxicos.

Agentes de interacción directa con el ADN

Los agentes de interacción directa con el ADN incluyen los alquilantes, antibióticos tumorales e inhibidores de la topoisomerasa. Como clase, los alquilantes ejercen su efecto citotóxico mediante el traslado de su grupo alquilo a muchos constituyentes celulares.[35] Es probable que la alquilación del ADN dentro del núcleo celular sea la principal interacción que causa la muerte celular. Se pueden producir daños tisulares en el sitio de inyección, así como toxicidades sistémicas.

Los *antibióticos antitumorales* son sustancias producidas por bacterias que en la naturaleza parecen brindar protección frente a microorganismos hostiles. Como clase, se fijan directamente al ADN y con frecuencia sufren reacciones de traslado de electrones para generar radicales libres en la cercanía del ADN, lo que provoca daño en la forma de roturas únicas o entrecruzamientos. Con este tratamiento, pueden producirse cardiotoxicidad la mielosupresión.

Los *inhibidores de la topoisomerasa* del ADN bloquean la división celular mediante la interferencia con la acción de las enzimas topoisomerasas que rompen y vuelven a unir los enlaces fosfodiéster en las cadenas del ADN para prevenir que se enreden durante la separación y desenrollo de la doble hélice.[36]

Agentes de interacción indirecta con el ADN

Los agentes de acción indirecta con el ADN incluyen los antimetabolitos e inhibidores del huso mitótico. Los antimetabolitos (antagonistas del ácido fólico y antagonistas de la purina y pirimidina) interrumpen las vías bioquímicas relacionadas con la síntesis de los nucleótidos y el ácido nucleico. Los antimetabolitos causan daño al ADN de manera indirecta a través de la incorporación incorrecta en el ADN, la síntesis del ADN en el momento inadecuado o al causar un funcionamiento anómalo de las enzimas biosintéticas purina y pirimidina.[36] Los efectos secundarios frecuentes incluyen estomatitis, diarrea y mielosupresión.

Los alcaloides vegetales, que incluyen los alcaloides de vinca y taxanos, son fármacos que afectan las estructuras de microtúbulos que se requieren para la formación del citoesqueleto y el huso mitótico.[37] Las toxicidades asociadas con los alcaloides de vinca incluyen náuseas y vómitos, supresión de médula ósea y alopecia. La principal toxicidad limitante de la dosis es la neurotoxicidad. Los taxanos difieren de los alcaloides de vinca en que estabilizan los microtúbulos en contra de la despolimerización. Las reacciones de hipersensibilidad, mielosupresión y neurotoxicidad periférica son posibles efectos secundarios.

Quimioterapia combinada

Se ha encontrado que la quimioterapia combinada es más eficaz que el tratamiento con un solo fármaco. La quimioterapia combinada crea un ambiente más hostil para el crecimiento de células tumorales a través de concentraciones de fármacos más altas y evita el desarrollo de clones resistentes de las células cancerosas. Con este método, se utilizan varios fármacos con diferentes mecanismos de acción, vías metabólicas, tiempos de inicio de acción y recuperación, efectos secundarios y momento de inicio de los efectos secundarios.

Tratamiento hormonal

El tratamiento hormonal consiste en la administración de fármacos diseñados para alterar el ambiente hormonal de las células cancerosas. Las acciones de las hormonas y antihormonas dependen de la presencia de receptores específicos en el tumor. Los tumores que se sabe responden a la manipulación hormonal son los de mama, próstata y endometrio. Además, otros cánceres como el sarcoma de Kaposi y el cáncer renal, hepático, ovárico y pancreático se tratan mediante terapia hormonal. La teoría detrás de la mayoría de los tratamientos antineoplásicos con base en hormonas es privar a las células cancerosas de las señales hormonales que de otra manera las estimularían a dividirse.

Bioterapia

La bioterapia consiste en la utilización de inmunoterapia y modificadores de la respuesta biológica como un medio para cambiar la respuesta inmunitaria de la propia persona al cáncer.[38] Los principales mecanismos por los cuales la bioterapia ejerce sus efectos son las modificaciones de las respuestas del hospedero o la biología de la célula tumoral.

Inmunoterapia

El uso de la inmunoterapia ha demostrado ser una estrategia de tratamiento eficaz de la malignidad y tiene menos toxicidad que los regímenes de quimioterapia.[39] La inmunoterapia es un tratamiento que usa el sistema inmunitario para tratar el cáncer, ya sea estimulándolo para que ataque las células cancerosas o mejorándolo.[40] La inmunoterapia se puede emplear como una terapia de agente único o en combinación con otras modalidades de tratamiento.[40]

Los tipos de inmunoterapia del cáncer incluyen anticuerpos monoclonales, inhibidores inmunitarios, vacunas contra el cáncer e inmunoterapias inespecíficas.[40] Los *anticuerpos monoclonales* se producen en el laboratorio y se dirigen a proteínas o antígenos específicos que se encuentran a menudo en las células cancerosas, lo que permite un ataque en células específicas.[40] Los *inhibidores inmunitarios* permiten que el cuerpo reconozca las moléculas en células inmunitarias específicas para crear una respuesta de inmunidad.[40] Las *vacunas contra el cáncer* son uno de los últimos modificadores de la respuesta biológica que actúan estimulando al sistema inmunitario para combatir una infección o enfermedad específica y la mayoría de los virus causantes de cáncer, como VHB y VPH.[41,42]

Modificadores de la respuesta biológica

Los modificadores de la respuesta biológica se pueden agrupar en tres tipos: citocinas, que incluyen los interferones e IL; anticuerpos monoclonales (AcM); y factores de crecimiento hematopoyéticos. Los interferones parecen inhibir la replicación vírica y también participan en la inhibición de la síntesis de proteína tumoral y la prolongación del ciclo celular, con lo que se aumenta el porcentaje de células en la fase G_0. Los interferones estimulan las células NK y los linfocitos T citotóxicos. El interferón γ se aprobó para el tratamiento de la tricoleucemia, el sarcoma de Kaposi relacionado con el sida y la LMC, así como tratamiento complementario para las personas en alto riesgo de padecer melanoma recurrente.[5,43]

Las IL son citocinas que afectan la comunicación entre las células al fijarse a los sitios del receptor en las membranas de la superficie celular de las células diana. De 18 IL conocidas, IL-2 es la que más se ha estudiado. La Food and Drug Administration aprobó una IL-2 humana recombinante (aldesleucina) utilizada para tratar el carcinoma metastásico de células renales y melanoma.[43]

RESUMEN

Los métodos utilizados en el diagnóstico del cáncer varían con el tipo de cáncer y su localización. Debido a que muchos cánceres son curables si se diagnostican a tiempo, las prácticas de atención médica diseñadas para promover la detección precoz son importantes. Se realizan estudios histológicos en el laboratorio empleando células o muestras de tejidos. Existen dos métodos básicos de clasificación de los tumores: la determinación del grado según las características histológicas o del tejido y la estadificación clínica según la diseminación de la enfermedad. El sistema TNM para la estadificación clínica del cáncer toma en cuenta el tamaño del tumor, el compromiso de los ganglios linfáticos y la presencia de metástasis.

Los planes de tratamiento que utilizan más de un tipo de terapia, a menudo en combinación, proporcionan curación para varios cánceres que hace unas cuantas décadas tenían mal pronóstico y aumentan la esperanza de vida en otros tipos de neoplasia. Los procedimientos quirúrgicos son más precisos y menos invasivos, conservan la función del órgano y dan como resultado una mejor calidad de vida. Equipos más nuevos y técnicas novedosas de radiación permiten una destrucción mayor y más controlada de las células cancerosas al mismo tiempo que conservan los tejidos normales. La quimioterapia contra el cáncer ha evolucionado como una de las principales modalidades para su tratamiento sistémico. A diferencia de la cirugía y la radiación, la quimioterapia es un tratamiento sistémico que permite que los fármacos lleguen al sitio del tumor, así como a otros lugares distantes. Las principales clasificaciones de los fármacos quimioterápicos son los agentes de interacción directa con el ADN (alquilantes, antibióticos tumorales e inhibidores de la topoisomerasa) y los agentes de interacción indirecta con el ADN (antimetabolitos e inhibidores del huso mitótico). Los fármacos quimioterápicos contra el cáncer también se clasifican como específicos o inespecíficos del ciclo celular, dependiendo de si ejercen su acción durante una fase particular del ciclo celular. Otros agentes sistémicos incluyen los fármacos hormonales y aquellos dirigidos molecularmente, que bloquean enzimas específicas y factores de crecimiento implicados en el crecimiento de las células cancerosas.

Cánceres pediátricos

El cáncer en niños es relativamente raro: constituye cerca del 1% de todas las neoplasias malignas en los Estados Unidos.[1] Aunque raro, sigue siendo la segunda causa de muerte en niños de 1-14 años de edad en dicho país.[1] Los cánceres pediátricos más frecuentes incluyen leucemia, linfoma no hodgkiniano y de Hodgkin y cánceres de hueso (osteosarcoma y sarcoma de Ewing). La tasa de supervivencia general para los niños es del 85%.[2]

Incidencia y tipos

El espectro de los cánceres pediátricos difiere de manera importante de los que afectan a los adultos. Aunque la mayoría de los cánceres del adulto se originan en células epiteliales (cáncer pulmonar, de mama y colorrectal), los pediátricos difieren en que por lo general afectan al sistema hematopoyético, sistema nervioso, tejidos blandos, hueso y riñones.[44]

Durante el primer año de vida, los tumores embrionarios como el tumor de Wilms, retinoblastoma y neuroblastoma son los tipos más frecuentes. Los tumores embrionarios junto con la leucemia aguda, linfoma no hodgkiniano y gliomas, tienen una incidencia máxima en niños de 2-5 años de edad. Conforme los niños crecen, en especial después de la pubertad, las neoplasias malignas, como el linfoma de Hodgkin, tumores de células germinales **gonadales** (carcinomas testicular y ovárico) y diversos carcinomas (cáncer tiroideo y melanoma maligno), aumentan su incidencia.

Tumores embrionarios

Varios tumores de la infancia y niñez temprana son de origen embrionario, lo que significa que presentan características de organogénesis similares a las del desarrollo embrionario. Debido a esta característica, estos tumores con frecuencia se designan con el sufijo “blastoma” (p. ej., nefroblastoma [tumor de Wilms], retinoblastoma y neuroblastoma).[2] El tumor de Wilms y el neuroblastoma son particularmente ilustrativos de este tipo de tumor de la niñez.

Neuroblastoma

El neuroblastoma surge del tejido de la cresta neural primordial en el sistema nervioso simpático y la médula suprarrenal.[45] Es la segunda neoplasia maligna sólida más frecuente en la niñez, después de los tumores cerebrales. El neuroblastoma también es una neoplasia extremadamente maligna, en particular en niños con enfermedad avanzada. En los niños menores de 2 años, el neuroblastoma se presenta por lo general con grandes masas abdominales, fiebre y, posiblemente, adelgazamiento. El dolor óseo indica enfermedad metastásica. Cerca del 90% de los tumores, sin importar su localización, secretan **catecolaminas**, lo cual es una característica diagnóstica importante (concentraciones elevadas de catecolaminas en sangre y de metabolitos de catecolaminas en orina).[45]

Biología de los cánceres pediátricos

Al igual que con los cánceres del adulto, es probable que no exista una causa única del cáncer pediátrico. Aunque un número de padecimientos genéticos están relacionados con el cáncer en la niñez, tales afecciones son relativamente raras, lo que indica una interacción entre la susceptibilidad genética y las exposiciones ambientales. Existen algunas enfermedades hereditarias que aumentan la susceptibilidad al cáncer de la niñez e incluso del adulto. Un ejemplo es el síndrome de Down, el cual en realidad aumenta el riesgo de leucemia linfoblástica aguda (LLA) y leucemia mielógena aguda (LMA).[2,46]

Aunque constituyen solo un pequeño porcentaje de los cánceres de la niñez, la biología de muchos de estos tumores ilustra varios aspectos biológicos importantes de las neoplasias, como la teoría de los dos golpes de los genes recesivos supresores de tumor (p. ej., la mutación del gen *RB* en el retinoblastoma), defectos en la reparación del ADN y las similitudes histológicas entre organogénesis y oncogénesis. Los síndromes relacionados con defectos en la reparación del ADN incluyen la xerodermia pigmentaria, en la cual existe un aumento en el riesgo de cánceres de la piel debido a defectos en la reparación del ADN dañado por la luz ultravioleta. El desarrollo de los cánceres de la niñez también se ha vinculado con la impronta genómica. La desactivación determina si el gen es heredado de la madre o del padre, por ejemplo, el alelo materno para el gen del factor de crecimiento insulinoide 2 (IGF-2, *insulin-like growth factor 2*), que suele estar desactivado (impronta). En algunos tumores de Wilms, la pérdida de la impronta (reexpresión del alelo materno) se demuestra por la expresión excesiva de la proteína del IGF-2, la cual es un factor de crecimiento embrionario.[47]

Diagnóstico y tratamiento

La detección precoz a menudo conduce a una terapia más breve y mejores resultados. Debido a los síntomas generalizados que experimentan los niños, como fiebre prolongada, fatiga y dolor en los huesos, el diagnóstico se retrasa con frecuencia. Cuando estos síntomas se experimentan en el contexto de una linfadenopatía persistente, pérdida de peso inexplicable, masas en crecimiento (especialmente en asociación con la pérdida de peso) y anomalías de la función del SNC, deben considerarse signos de advertencia de cáncer en los niños. Debido a que estos signos y síntomas de cáncer a menudo son similares a los de las enfermedades infantiles habituales, es fácil pasar por alto un diagnóstico de cáncer en las etapas iniciales.

El diagnóstico de cánceres de la niñez implica muchos de los mismos métodos utilizados en los adultos. El examen histológico suele ser una parte esencial del procedimiento diagnóstico. Es especialmente útil una estadificación precisa de la enfermedad en los cánceres pediátricos, en los cuales los posibles beneficios del tratamiento deben ponderarse con cuidado frente a los posibles efectos a largo plazo.

En estos casos el tratamiento es complejo, intensivo, prolongado y evoluciona de manera continua. Suele implicar tratamientos adecuados multidisciplinarios y multimodales, así como la evaluación de la enfermedad recurrente y los efectos tardíos de la afección y las terapias utilizadas en su tratamiento.

En el tratamiento del cáncer pediátrico se utilizan con frecuencia dos modalidades, la quimioterapia y la cirugía, seguidas por la radioterapia y el tratamiento con agentes biológicos. La quimioterapia se usa más ampliamente en los niños con cáncer que en los adultos porque estos toleran mejor los efectos adversos agudos y, en general, los tumores pediátricos responden mejor a la quimioterapia que los de los adultos.[48]

Con la mejoría en los métodos de tratamiento, el número de niños que sobrevive a un cáncer de la niñez continúa en aumento. Por desgracia, la terapia en ocasiones produce secuelas tardías, como crecimiento deteriorado, disfunción neurológica y hormonal, miocardiopatía, fibrosis pulmonar y riesgo de una segunda neoplasia maligna. Por ello, uno de los crecientes retos es proporcionar una atención médica adecuada a los sobrevivientes de los cánceres de la niñez y la adolescencia.[49]

Radioterapia

La radioterapia supone un riesgo de efectos a largo plazo para los sobrevivientes del cáncer pediátrico. Los efectos tardíos dependen de los órganos y tejidos incluidos en el campo de tratamiento, el tipo de radiación administrada, la dosis diaria fraccionada y acumulada de radiación, así como la edad al momento del tratamiento. Existe un aumento en el riesgo de melanoma y carcinoma espinocelular y basocelular. También son frecuentes los cambios musculoesqueléticos después de la radiación. Incluso con los métodos actuales, los sobrevivientes tienen cambios que les provocan dolor y alteraciones en la función musculoesquelética.

Quimioterapia

La quimioterapia supone un riesgo de efectos a largo plazo para los sobrevivientes del cáncer pediátrico. Los posibles efectos tardíos de los alquilantes incluyen lesión gonadal relacionada con la dosis (hipogonadismo, infertilidad y menopausia temprana).[49] El tratamiento con fármacos alquilantes se ha vinculado con la leucemia mielógena aguda secundaria relacionada con la dosis, fibrosis pulmonar, nefropatía y alteraciones vesicales. Las antraciclinas, que incluyen doxorrubicina y daunomicina, las cuales se usan ampliamente en el tratamiento de los cánceres de la niñez, en ocasiones provocan miocardiopatía y, con el tiempo, insuficiencia cardíaca congestiva.[49] Los efectos tardíos del cisplatino y carboplatino, los alquilantes no clásicos utilizados con mayor frecuencia, son nefrotoxicidad, ototoxicidad y neurotoxicidad. Aunque la quimioterapia combinada aumenta la eficacia del tratamiento, es posible que se relacione con un incremento del riesgo de los efectos secundarios si los agentes tienen un espectro semejante de toxicidad. Se sabe que la quimioterapia intratecal combinada para prevenir la recaída de LLA en el SNC, el cual es un santuario para las células LLA, causa deterioro persistente y significativo en muchos niños.

RESUMEN

Aunque la mayoría de los cánceres del adulto tienen su origen en células epiteliales, la mayoría de los cánceres pediátricos suelen afectar el sistema hematopoyético, sistema nervioso o tejido conjuntivo. Las formas hereditarias de cáncer tienden a tener una edad de inicio más temprana, una frecuencia más alta de lesiones multifocales en un solo órgano y el compromiso bilateral de órganos pares o tumores primarios múltiples. El diagnóstico temprano de los cánceres pediátricos a menudo se pasa por alto porque los signos y síntomas imitan los de otras enfermedades de la niñez. Con la mejoría en los métodos de tratamiento, el número de niños que sobreviven a un cáncer continúa en aumento. Conforme estos niños se acercan a la edad adulta, existe una inquietud continua de que el tratamiento que les salvó la vida durante la niñez produzca efectos tardíos, como deterioro del crecimiento, disfunción cognitiva, disfunción hormonal, miocardiopatía, fibrosis pulmonar y riesgo de segundas neoplasias malignas.

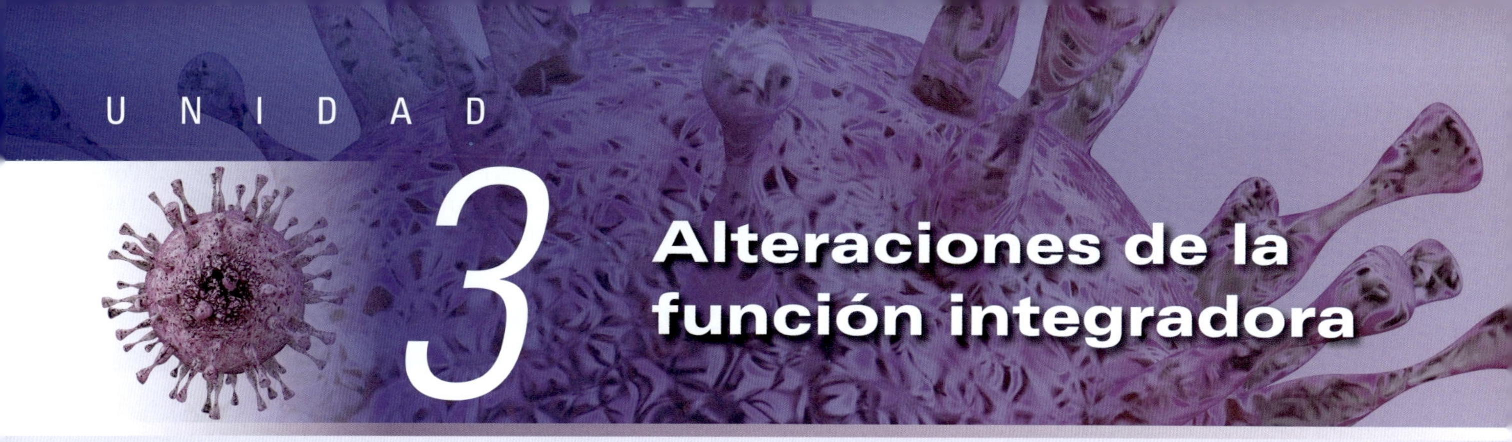

UNIDAD 3

Alteraciones de la función integradora

CAPÍTULO 7

Estrés y enfermedad

El estrés es un tema cada vez más discutido en el mundo actual. El concepto se analiza de forma extensa en los campos de la atención de la salud y se encuentra en la economía, ciencia política, actividad empresarial y educación. En la prensa popular, la respuesta fisiológica al estrés suele implicarse como un factor que contribuye a diversos desafíos físicos y mentales individuales, así como a problemas sociales. La encuesta *Stress in America*™ de la American Psychological Association (APA) identificó en 2017 varias fuentes de estrés y su efecto en la salud general y el bienestar de quienes habitan en los Estados Unidos. De forma interesante, el 57% de los entrevistados informaron que el clima político actual es una fuente importante de estrés. Otros factores estresantes importantes fueron la falta de seguridad personal y el futuro, la violencia policial contra las minorías, el trabajo y la economía, el terrorismo, los tiroteos en masa y la violencia con armas de fuego. La tecnología y las redes sociales han cambiado la forma en la que las personas de todo el mundo acceden a la información. De acuerdo con la APA, 8 de cada 10 estadounidenses viven conectados a sus dispositivos y buscan información en ellos, y esta relación constante con la tecnología se considera una fuente de estrés. Los factores estresantes mencionados anteriormente afectan la salud de nuestra sociedad; el porcentaje de encuestados que afirmaron tener al menos un síntoma de estrés (dolor de cabeza, ansiedad, depresión, etc.) aumentó del 71% en agosto de 2016 al 80% en enero de 2017.[1]

En 1910, cuando Sir William Osler publicó sus *Lumleian Lectures* sobre la "angina de pecho", describió la relación entre el estrés y la tensión con la angina de pecho.[2] Alrededor de 15 años después, Walter Cannon, bien conocido por su trabajo en fisiología, comenzó a utilizar la palabra estrés en relación con sus experimentos de laboratorio sobre la respuesta de "lucha o huida". Parece posible que el término surgiera de su trabajo sobre las características homeostáticas de los seres vivos y su tendencia a "presentar rebote" y "resistirse a la disrupción" al enfrentar la acción de una "fuerza externa".[3] Cannon se refirió al concepto de un entorno interno estable como homeostasis, que se logra a través de un sistema de procesos fisiológicos cuidadosamente coordinados que se oponen al cambio.[4] Cannon señaló que estos procesos fueron en gran medida automáticos y enfatizó que la homeostasis implica resistencia a las perturbaciones internas y externas. Cannon se refirió al concepto de un entorno interno estable como homeostasis, que se alcanza por medio de un sistema de procesos fisiológicos coordinados de forma cuidadosa que se oponen al cambio.[4] Cannon señaló que estos procesos eran en gran medida automáticos e hizo énfasis en que la homeostasis implica la resistencia a las perturbaciones tanto internas como externas.

Casi al mismo tiempo, Hans Selye, quien se hizo conocido por su investigación y sus publicaciones sobre el estrés, comenzó a utilizar el término *estrés* de un modo muy especial para referirse a una serie orquestada de respuestas corporales a cualquier variante de estímulo nocivo.[5]

El contenido de este capítulo se organiza en tres secciones: homeostasis, respuesta y adaptación al estrés, y trastornos de la respuesta al estrés.

Homeostasis

Los conceptos de estrés y adaptación tienen su origen en la complejidad del cuerpo humano y las interacciones entre las células y sus muchos sistemas orgánicos. Estas interacciones obligan a tener un nivel de homeostasis o constancia, que ha de mantenerse durante los numerosos cambios que ocurren en los ambientes interno y externo. Para lograr un estado constante, la homeostasis requiere sistemas de control de retroalimentación que regulan la función celular e integran el desempeño de los diferentes sistemas corporales.

Constancia del ambiente interno

Claude Bernard, un fisiólogo del siglo XIX, fue el primero en describir con claridad la importancia central de tener un ambiente interno estable, que él denominó *milieu intérieur*.[6] Bernard reconocía que los líquidos corporales que rodean las células (líquidos extracelulares) y los distintos sistemas orgánicos aportan los medios para el intercambio entre los ambientes externo e interno. A partir de este ambiente interno, las células reciben sus nutrientes y es hacia este líquido que secretan sus desechos. Incluso los contenidos del aparato digestivo y los pulmones no se vuelven parte del ambiente interno hasta que se absorben y pasan hacia el líquido extracelular. Un organismo multicelular es capaz de sobrevivir sólo en tanto la composición del ambiente interno es compatible con las necesidades de supervivencia de cada una de las células. Por ejemplo, incluso un cambio menor del pH de los líquidos corporales puede alterar los procesos metabólicos de cada una de las células.

Sistemas de control

La capacidad del organismo para funcionar y mantener la homeostasis bajo condiciones de cambio en los ambientes interno y externo depende de miles de *sistemas de control* fisiológico que regulan la función corporal. Un sistema de control homeostático consiste en una serie de elementos interconectados que actúan para mantener relativamente constante un parámetro corporal físico o químico. Los sistemas de control orgánicos regulan la función celular, controlan los procesos de vida e integran las funciones de los distintos sistemas corporales.

Son de interés reciente los sistemas de control neuroendocrinos que influyen sobre el comportamiento. Los mensajeros bioquímicos que existen en el cerebro sirven para controlar la actividad neuronal, regular el flujo de información y, por último, influir sobre la conducta.[7] Estos sistemas de control median las reacciones físicas, emocionales y conductuales ante los factores estresantes, y todas ellas, al considerarse en conjunto, se denominan *respuesta al estrés*.

Como cualquier sistema de control, cada respuesta al estrés implica la existencia de un *sensor* que detecta el cambio, un *integrador* que conjunta todos los datos que se reciben y los compara con lo "normal," y *efectores* que tratan de revertir el cambio. Por ejemplo, los ojos (sensor) de una senderista ven una serpiente (factor de estrés), y su corteza cerebral (integrador) determina que la serpiente es una amenaza y activa al corazón, los músculos respiratorios y muchos otros órganos (efectores) para ayudarla a escapar.

Los factores estresantes más complejos invocan sistemas de control más complejos y, en ocasiones, la respuesta al estrés no puede restaurar el equilibrio y la homeostasis. Un ejemplo son las experiencias físicas y psicológicas negativas durante el período prenatal y la niñez que pueden tener impacto sobre la salud durante la edad adulta.[8] El impacto puede aparecer décadas después, en la forma de problemas de salud mental, cáncer e incluso debilitamiento óseo.[8] Por ende, es importante identificar las experiencias negativas tempranas y tratarlas, no solo para la salud actual del niño, sino también para la salud futura del adulto.[9]

PUNTOS CLAVE

Homeostasis

- La *homeostasis* es el mantenimiento intencional de un ambiente interno estable mediante procesos fisiológicos coordinados que se oponen al cambio.
- Los sistemas de control fisiológico que se oponen al cambio operan por mecanismos de retroalimentación negativa que consisten en un sensor que detecta el cambio, un integrador/comparador que suma y compara los datos entrantes con un punto de ajuste y un sistema efector que devuelve la función detectada dentro del rango del punto de ajuste.

Sistemas de retroalimentación

La mayoría de los sistemas corporales operan mediante *mecanismos de retroalimentación negativa*, que funcionan de modo similar al termostato de un sistema de calefacción. Cuando la función o el valor que se vigila cae por debajo del valor de referencia del sistema, el mecanismo de retroalimentación hace que la función o el valor se incremente. Cuando la función o el valor se incrementa por encima de este punto de referencia, el mecanismo de retroalimentación genera su descenso (fig. 7-1). Por ejemplo, en el mecanismo de retroalimentación negativo que controla la glucemia, una mayor concentración de glucosa en la sangre estimula el aumento de insulina, que facilita la eliminación de la glucosa del torrente sanguíneo. Cuando la glucosa es captada por las células y se reducen las concentraciones de azúcar en la sangre, la secreción de insulina se inhibe y el glucagón y otros mecanismos contrarreguladores estimulan la liberación de glucosa del hígado, lo que hace que la glucemia recupere la normalidad. Lo mismo es válido para todas las hormonas de los órganos endocrinos que se conectan con la hipófisis para obtener su hormona estimuladora y con el hipotálamo para obtener su hormona liberadora. Por ejemplo, cuando la cantidad de tiroxina (T_4) en la tiroides es escasa, ello impulsa a la hipófisis para aumentar la hormona estimulante de la tiroides (TSH, *thyroid stimulating hormone*), que a su vez aumenta con el objetivo de estimular la secreción de T_4 a partir de la glándula.

La razón por la que la mayoría de los sistemas de control fisiológico funcionan con mecanismos de retroalimentación negativa en lugar de *positiva* es que estos últimos causan inestabilidad en los sistemas. Un sistema de retroalimentación positiva consiste en un ciclo en el que el estímulo iniciador produce más de lo mismo. Por ejemplo, en un sistema hipotético de retroalimentación positiva, la exposición al

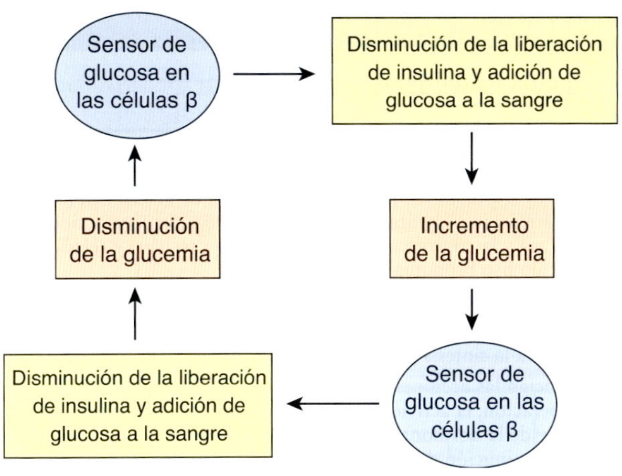

FIGURA 7-1. Ilustración de los mecanismos de control mediante retroalimentación negativa en la que se utiliza la glucosa como ejemplo.

aumento en la temperatura ambiental iniciaría mecanismos compensatorios diseñados para aumentar, en lugar de disminuir, la temperatura corporal.

RESUMEN

La adaptación fisiológica y psicológica implica la capacidad para mantener la constancia del ambiente interno (homeostasis), así como el comportamiento ante una gran diversidad de cambios en los ambientes interno y externo. Comprende sistemas de control y retroalimentación negativa que modulan la función celular, controlan los procesos de vida, regulan el comportamiento e integran la función de los distintos sistemas corporales.

Estrés y adaptación

Una mayor atención en la promoción de la salud fomentó el interés en las funciones que el estrés y sus respuestas bioconductuales desempeñan en el desarrollo de las enfermedades. El estrés puede contribuir de modo directo a la producción o exacerbación de una enfermedad o favorecer el desarrollo de conductas como el tabaquismo, el consumo excesivo de alimentos y el abuso de drogas, que incrementan el riesgo de enfermedad.[10]

Respuesta al estrés

A principios de la década de 1930, el endocrinólogo de renombre mundial Hans Selye fue el primero en describir un grupo de cambios anatómicos específicos que ocurrieron en ratas que fueron expuestas a una variedad de diferentes estímulos experimentales. Comprendió que estos cambios eran manifestaciones del intento del cuerpo por adaptarse a los estímulos. Selye describió el *estrés* como "un estado que se manifiesta por un síndrome específico del cuerpo, desarrollado en respuesta a cualquier estímulo que imponga una demanda sistémica intensa".[11] Como joven estudiante de medicina, Selye observó que en las ratas que usaba para sus estudios aparecía una tríada de agrandamiento suprarrenal, atrofia del timo y úlceras gástricas. Estos mismos tres cambios se desarrollaron en respuesta a muchos desafíos experimentales diferentes o inespecíficos. Asumió que el eje hipotalámico-hipofisario-suprarrenal (HHS) desempeñaba un papel fundamental en el desarrollo de esta respuesta. Para Selye, la respuesta a los factores estresantes fue un proceso que permitió a las ratas resistir el desafío experimental mediante el uso de la función del sistema más capaz de responder a él. Calificó la respuesta como *síndrome de adaptación general* (SAG): *general*, porque el efecto es una reacción sistémica general; *adaptativo*, porque la respuesta fue ante un factor estresante; y *síndrome*, porque las manifestaciones físicas fueron coordinadas y dependientes entre sí.[11]

Según Selye, el SAG consta de tres fases: alarma, resistencia y agotamiento. La *fase de alarma* se caracteriza por una estimulación generalizada del sistema nervioso simpático y el eje HHS, lo que da origen a la liberación de catecolaminas y cortisol. Durante la *fase de resistencia*, el organismo selecciona los canales más eficaces y económicos de defensa. Durante esta fase, las concentraciones elevadas de cortisol, presentes durante la primera fase, caen, toda vez que ya no se requieren. Si el factor de estrés persiste o excede la capacidad del cuerpo para defenderse, tiene lugar la *fase de agotamiento*, durante la cual se acaban los recursos y aparecen signos de "desgaste y degradación" o daño sistémico.[12] Selye sostenía que muchas dolencias, como distintas enfermedades emocionales, cefaleas poco molestas, insomnio, anomalías digestivas, úlceras gástricas y duodenales, ciertos tipos de enfermedades reumáticas y afecciones cardiovasculares y renales, parecían ser desencadenadas o impulsadas por "el cuerpo mismo, debido a sus reacciones de adaptación inapropiadas ante agentes con potencial lesivo".[13]

Los acontecimientos o agentes ambientales responsables de iniciar la respuesta al estrés se denominaron *factores estresantes*. De acuerdo con Selye, los factores que generan estrés pueden ser endógenos, que derivan del interior del organismo, o exógenos, que se generan fuera de él.[13] Al explicar la respuesta al estrés, Selye propuso que dos factores determinaban la naturaleza de la respuesta: las propiedades del factor estresante y el condicionamiento de la persona que sufre el trastorno. Selye indicó que no todo el estrés generaba daño; de ahí que acuñara los términos *eustrés* y *distrés*.[12] Sugirió que los períodos leves, breves y controlables de estrés podían percibirse como estímulos positivos para el crecimiento y desarrollo emocional e intelectual. Son las situaciones graves, prolongadas y no controladas de distrés psicológico y físico las que afectan la salud.[13] Por ejemplo, la alegría de convertirse en nuevo padre y el sufrimiento por perder un progenitor son experiencias del todo distintas, pero el efecto de estrés que generan (la demanda inespecífica de ajuste a la nueva situación) puede ser similar.

Cada vez está más claro que la respuesta fisiológica al estrés es mucho más compleja que lo que puede explicarse a partir de un mecanismo clásico estímulo-respuesta. Los factores de estrés tienden a generar respuestas diversas en personas diferentes o en una misma persona en ocasiones distintas, lo que revela la influencia de la capacidad de adaptación del

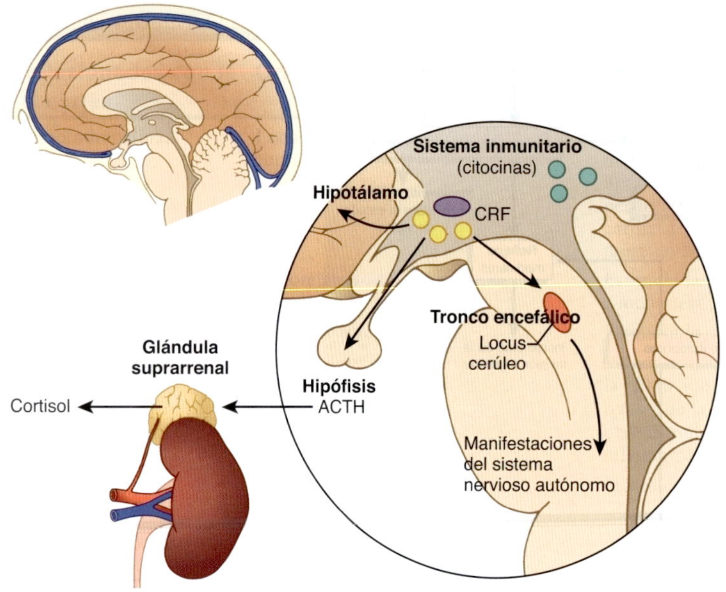

FIGURA 7-3. Regulación de la respuesta al estrés mediada por el sistema neuroendocrino inmunitario. ACTH, corticotropina; CRF, factor liberador de corticotropina.

de la angiotensina II (T_1A) tienen distribución amplia en el hipotálamo y el LC. Por medio de estos receptores, la angiotensina II potencia la síntesis y liberación del CRF, contribuye a la liberación de ACTH a partir de la hipófisis, incrementa la liberación inducida por estrés de la vasopresina a partir de la hipófisis posterior y estimula la liberación de la NA a partir del LC.[15]

Otras hormonas

Muchas otras hormonas, como la del crecimiento, las tiroideas y las reproductivas, también muestran una respuesta ante las situaciones de estrés. Los sistemas responsables de la reproducción, el crecimiento y la inmunidad tienen un vínculo directo con el sistema de estrés, y los efectos hormonales de la respuesta al estrés ejercen una influencia profunda sobre estos sistemas. Los estudios han demostrado que, en las mujeres, el estrés y los traumatismos graves pueden causar irregularidades menstruales, anovulación y amenorrea.[14] En los hombres, el estrés puede inducir inhibición de la espermatogénesis, alteraciones de la eyaculación, disminución de las concentraciones de testosterona y esterilidad.[16]

Aunque la hormona del crecimiento aumenta en un inicio cuando se presenta el estrés, la presencia prolongada de cortisol lleva a la supresión de esta hormona, el factor de crecimiento insulinoide 1 (IGF-1, *insulin-like growth factor 1*) y otros factores de este tipo, ejerciendo un efecto inhibidor crónico sobre el crecimiento. Además, el CRF incrementa de forma directa la somatostatina, que a su vez inhibe la secreción de hormona del crecimiento. Aunque no se ha podido confirmar esta relación, los efectos del estrés sobre esta hormona podrían ser uno de los vínculos vitales para comprender la falta de crecimiento y desarrollo en los niños.

La secreción de cortisol inducida por el estrés también se vincula con la disminución en las concentraciones de la hormona estimulante de la tiroides e inhibición de la conversión de tiroxina (T_4) a triyodotironina biológicamente activa (T_3) en los tejidos periféricos. Ambos cambios pueden servir como un medio para conservar energía en momentos de estrés.

La liberación de hormona antidiurética (ADH, *antidiuretic hormone*) a partir de la hipófisis posterior también participa en la respuesta al estrés, en particular cuando se debe a hipotensión o pérdida del volumen hídrico. La ADH, también conocida como *vasopresina*, incrementa la retención de agua en los riñones y constriñe los vasos sanguíneos. Además, la ADH que se sintetiza en las neuronas del núcleo parvocelular del hipotálamo y se transporta hacia la hipófisis anterior parece tener un efecto sinérgico al del CRF para estimular la liberación de ACTH.

El neurotransmisor serotonina o 5-hidroxitriptamina (5-HT) también interviene en la respuesta al estrés por medio de las neuronas que inervan el hipotálamo, la amígdala y otras estructuras del sistema límbico. La administración de **agonistas** de los receptores de 5-HT a animales de laboratorio incrementa la secreción de varias hormonas de estrés. Otras hormonas que tienen un posible papel en la respuesta al estrés incluyen el péptido intestinal vasoactivo, el neuropéptido Y, la colecistocinina y la sustancia P. Estas hormonas tienen funciones fisiológicas bien caracterizadas en la periferia, pero también se encuentran en el SNC y la bibliografía médica apoya que están involucradas en la respuesta al estrés.[17]

La oxitocina es un neuropéptido o neurohormona producida en el NPV y el núcleo supraóptico (NSO) del hipotálamo. Numerosos estudios sugieren que la oxitocina desempeña un papel importante en la reducción de las consecuencias fisiológicas relacionadas con el estrés. La administración exógena de oxitocina por vía intranasal ha mostrado reducir la reactividad al estrés psicosocial, el miedo y la ansiedad, y aumenta el procesamiento de recompensas.[18]

Respuestas inmunitarias

El sello distintivo de la respuesta al estrés, como fue descrito por primera vez por Selye, son las interacciones endocrinas-inmunitarias (p. ej., el aumento de la producción de corticoesteroides y la atrofia del timo) que se sabe suprimen la respuesta de inmunidad. En conjunto, estos dos componentes del sistema de estrés, a través de vías endocrinas y neurotransmisoras, producen los cambios físicos y de comportamiento diseñados para adaptarse al estrés agudo. Gran parte de la bibliografía sobre el estrés y la respuesta inmunitaria se centra en el papel causal de aquel en las enfermedades relacionadas con el sistema inmunitario. También se ha sugerido que puede suceder lo contrario, es decir, las manifestaciones emocionales y psicológicas de la respuesta al estrés pueden ser un reflejo de las alteraciones en el SNC que resultan de la respuesta inmunitaria (*véase* la fig. 7-3). Las células inmunitarias, como los monocitos y los linfocitos, pueden penetrar la barrera hematoencefálica y establecerse en el cerebro, donde secretan mensajeros químicos denominados *citocinas* que influyen en la respuesta al estrés.

El mecanismo exacto con el que el estrés produce su efecto en la respuesta inmunitaria es desconocido y probablemente varíe de persona a persona, según los factores genéticos y ambientales. Los argumentos más significativos para la interacción entre los sistemas neuroendocrino e inmunitario se derivan de la evidencia de que ambos sistemas comparten vías comunes de señal (p. ej., moléculas mensajeras y receptores), las hormonas y los neuropéptidos pueden alterar la función de las células inmunitarias, y el sistema inmunitario y sus mediadores pueden modular la función neuroendocrina.[15] Según se informa, se han encontrado receptores de varias hormonas controladas por el SNC y neuromediadores en los linfocitos. Entre ellos se hallan los receptores para glucocorticoides, insulina, testosterona, prolactina, catecolaminas, estrógenos, acetilcolina y hormona del crecimiento, lo que sugiere que estas hormonas y neuromediadores influyen en la función de los linfocitos. Por ejemplo, se sabe que el cortisol suprime la función inmunitaria, y las dosis farmacológicas de cortisol se usan para suprimir la respuesta inmunitaria. Se ha observado que el eje HHS es activado por citocinas como la interleucina (IL) 1, la IL-6 y el factor de necrosis tumoral α que se liberan de las células inmunitarias.

Una segunda vía posible para la regulación neuroendocrina de la función inmunitaria es a través del sistema nervioso simpático y la liberación de catecolaminas. Los ganglios linfáticos, el timo y el bazo están inervados por fibras del SNA. El CRF de acción central activa el SNA por medio de vías multisinápticas descendentes y la adrenalina circulante actúa de forma sinérgica con el CRF y el cortisol para inhibir la función del sistema inmunitario.

El grado de expresión inmunitaria no solamente se modifica por efecto del estrés, también lo hace la calidad de la respuesta. Las hormonas del estrés estimulan de manera diferencial la proliferación de subtipos de linfocitos T cooperadores. Puesto que estos subtipos de células T secretan diferentes citocinas, también estimulan diferentes aspectos de la respuesta inmunitaria. Un subtipo tiende a estimular los linfocitos T y la respuesta inmunitaria mediada por células, en tanto que un segundo subtipo tiende a activar los linfocitos B y las respuestas inmunitarias de mediación humoral.[15]

PUNTOS CLAVE

Estrés y adaptación

- El estrés es un estado que se manifiesta por síntomas que surgen de la activación coordinada de los sistemas neuroendocrino e inmunitario, que Selye denominó *síndrome general de adaptación.*
- Las hormonas y los neurotransmisores (catecolaminas y cortisol) que se liberan durante la respuesta al estrés sirven para alertar al individuo respecto a una amenaza o reto a la homeostasis, para intensificar la actividad cardiovascular y metabólica con el objetivo de controlar el factor que genera estrés y para concentrar la energía del organismo al suprimir la actividad de otros sistemas que no se requieren de manera inmediata.
- La adaptación es la capacidad de responder a los desafíos de la homeostasis física o psicológica y volver a un estado de equilibrio.
- La capacidad para adaptarse está influida por el aprendizaje previo, reserva fisiológica, tiempo, peculiaridades genéticas, edad, estado de salud y nutrición, ciclos sueño-vigilia y factores psicosociales.

Afrontamiento y adaptación al estrés

La capacidad para adaptarse a una gran variedad de ambientes y factores estresantes no es exclusiva de los humanos. De acuerdo con René Dubos (microbiólogo que destaca por su estudio de las respuestas humanas al ambiente en su totalidad), "la adaptabilidad se encuentra en todo lo viviente y es quizá el atributo que distingue con mayor claridad el mundo de la vida del mundo de la materia inanimada".[19] Los organismos vivientes, sin importar qué tan primitivos sean, no se someten con pasividad al impacto de las fuerzas ambientales.

Adaptación

Los seres humanos, por efecto de su sistema nervioso e intelecto tan desarrollados, suelen tener mecanismos alternativos para la adaptación y cuentan con la capacidad para controlar muchos aspectos de su ambiente. La disponibilidad de agentes antisépticos, vacunas y antibióticos elimina la necesidad de responder a los agentes infecciosos más frecuentes. Al mismo tiempo, la tecnología actual crea nuevos retos de adaptación y aporta nuevas fuentes de estrés, como el ruido y la contaminación ambiental. Son de particular interés las diferencias en la respuesta corporal a los acontecimientos que amenazan la integridad del ambiente fisiológico del cuerpo y psicosocial de la persona. Muchas de las respuestas del organismo a las alteraciones fisiológicas se controlan a cada momento mediante mecanismos de retroalimentación que limitan su aplicación y duración. Por ejemplo, el incremento barorreflejo de la frecuencia cardíaca que se presenta cuando una persona pasa de la posición en decúbito a la erecta es casi instantáneo y cede en pocos segundos. Por otra parte, la respuesta a las alteraciones fisiológicas que amenazan la integridad del ambiente interno resulta específica para la amenaza; el cuerpo no suele elevar la temperatura corporal cuando se requiere un aumento de la frecuencia cardíaca. En contraste, la respuesta a los cambios psicológicos no está regulada con el mismo grado de especificidad y control por retroalimentación. En vez de ello, el efecto puede ser inapropiado y sostenido.

Factores que afectan la capacidad de adaptación

La adaptación implica que un individuo ha generado de forma exitosa un equilibrio nuevo entre el factor estresante y la capacidad para enfrentarlo. Los medios que se usan para lograr este equilibrio se denominan *estrategias* o *mecanismos de afrontamiento*. Los mecanismos de afrontamiento son respuestas emocionales y conductuales que se utilizan para controlar las amenazas a la homeostasis fisiológica y psicológica del ser humano. De acuerdo con Lazarus, la forma en la que el ser humano afronta los sucesos estresantes depende del modo en los que los percibe e interpreta.[20] ¿Se percibe el acontecimiento como una amenaza de daño o pérdida? ¿Se percibe como un reto, más que una amenaza? La reserva fisiológica, el tiempo, la genética, la edad, el estado de salud, la nutrición, los ciclos sueño-vigilia, la resistencia y los factores psicosociales influyen sobre la apreciación que tiene una persona sobre un factor de estrés y los mecanismos de afrontamiento que emplea para adaptarse a la nueva situación (fig. 7-4).

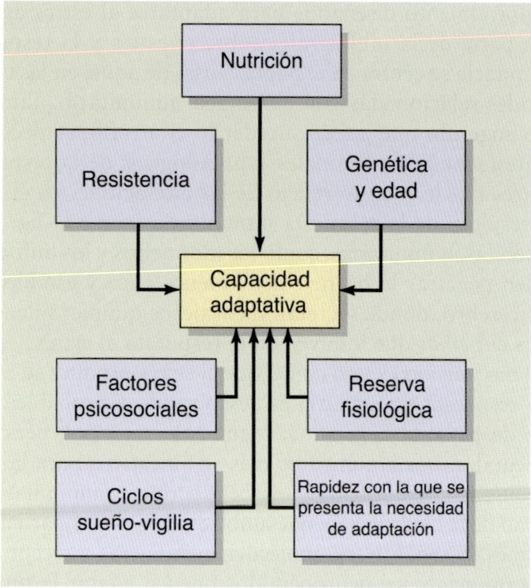

FIGURA 7-4. Factores que afectan la adaptación.

Reserva fisiológica y anatómica

El margen de seguridad para la adaptación de la mayoría de los sistemas corporales es bastante superior al que se requiere para las actividades normales. Los eritrocitos portan una cantidad mayor de oxígeno de la que pueden usar los tejidos; el hígado y los adipocitos almacenan un excedente de nutrientes, y las reservas de calcio en el tejido óseo exceden la cantidad necesaria para lograr una función neuromuscular normal. La capacidad de los sistemas corporales para incrementar su función dada la necesidad de adaptarse se conoce como *reserva fisiológica*. Muchos de los órganos corporales, como los pulmones, los riñones y las glándulas suprarrenales, existen en pares para proveer también una reserva anatómica. No se requieren los dos órganos para asegurar la continuidad de la existencia y el mantenimiento del ambiente interno. Muchas personas tienen un desempeño normal con solo un pulmón o un riñón. En el caso de la nefropatía, por ejemplo, los signos de insuficiencia renal no se presentan hasta que se destruye alrededor del 80% de las nefronas funcionales.

Tiempo

La adaptación es más eficiente cuando los cambios tienen lugar de manera gradual y no de forma repentina. Por ejemplo, es posible perder 1 L o más de sangre por una hemorragia gastrointestinal crónica en el transcurso de una semana sin que se manifiestan signos de choque. Sin embargo, una hemorragia repentina que causa la pérdida rápida de un volumen de sangre idéntico tiene probabilidad de producir hipotensión y choque.

Genética

La adaptación también se ve afectada por la disponibilidad de respuestas adaptativas y la flexibilidad para seleccionar la respuesta más apropiada y económica. A mayor número de respuestas disponibles, más eficaz es la capacidad para adaptarse. La genética puede asegurar que los sistemas que son esenciales para la adaptación funcionen de modo adecuado. Incluso un gen con efectos deletéreos puede permitir la adaptación en algunos ambientes. En África, el gen de la anemia de células falciformes persiste en algunas poblaciones porque determina cierta resistencia a la infección por el parásito que causa el paludismo.

Edad

La capacidad para adaptarse disminuye en los extremos de la edad. Dicha capacidad está comprometida por la inmadurez de un neonato o lactante, en igual grado que lo está ante el descenso de la reserva funcional secundaria a la edad. Por ejemplo, los neonatos y los lactantes tienen dificultad para concentrar la orina por efecto de la inmadurez de sus estructuras renales y, por ende, son menos capaces que un adulto para adaptarse a la disminución del consumo de agua o su pérdida excesiva. Una situación similar se observa en el adulto mayor como consecuencia de los cambios de la función renal relacionados con la edad.

Sexo

En la última década, sobre todo por la inclusión de las mujeres en las ciencias básicas y las investigaciones clínicas, se han identificado diferencias entre los sexos en cuanto a las funciones cardiovascular, respiratoria, endocrina, renal y neurofisiológica, y se integró la hipótesis de que las hormonas sexuales son la base de estas diferencias. Sin embargo, los avances tecnológicos en biología celular y molecular han aclarado que existen diferencias fundamentales en la ubicación y regulación de genes específicos en el genoma del varón y la mujer. Estas diferencias tienen implicaciones generales para la prevención, el diagnóstico y el tratamiento de la enfermedad, así como implicaciones específicas para la comprensión de las diferencias de la respuesta por sexos a los factores de estrés de la vida.

Dada la naturaleza de las diferencias que dependen del sexo, no es de sorprender que existan otras correspondientes en la respuesta fisiológica al estrés tanto en el eje HHS como en el SNA. Las mujeres premenopáusicas tienden a desarrollar una activación menor del sistema nervioso simpático que los varones en respuesta a los factores estresantes. Las diferencias basadas en el sexo en cuanto a la activación de la respuesta al estrés pueden explicar en parte las diferencias en la susceptibilidad a las enfermedades en las que la respuesta al estrés podría desempeñar un papel etiológico. Estos resultados de investigación no son definitivos, pero resultan intrigantes y pueden servir de trampolín a la investigación posterior.

Estado de salud

El estado de salud física y mental determina las reservas fisiológicas y psicológicas, y constituye un determinante sólido de la capacidad para adaptarse. Por ejemplo, las personas con cardiopatía tienen menos capacidad para ajustarse a las tensiones que requieren el reclutamiento de respuestas cardiovasculares. El estrés emocional intenso con frecuencia produce disrupción fisiológica y limita la capacidad para hacer elecciones apropiadas relacionadas con las necesidades de adaptación a largo plazo. Quienes han trabajado con personas con una enfermedad que amenaza la vida saben que el deseo de vivir muchas veces tiene influencia profunda en la supervivencia.

Nutrición

Existen entre 50 y 60 nutrientes esenciales, incluidos minerales, lípidos, ciertos ácidos grasos, vitaminas y aminoácidos específicos. Las deficiencias o los excesos de cualquiera de estos nutrientes pueden alterar el estado de salud de la persona y comprometer su capacidad para adaptarse. La importancia de la nutrición para la función enzimática, la respuesta inmunitaria y la cicatrización de las heridas se conoce bien. En todo el mundo, la desnutrición puede ser una de las causas más frecuentes de inmunodeficiencia.

Entre los problemas que se relacionan con el exceso dietético están la obesidad y el consumo excesivo de alcohol. La obesidad es un problema frecuente que predispone a la persona a distintos problemas de salud, como ateroesclerosis e hipertensión. El alcohol a menudo se consume en exceso. Afecta de forma aguda la función cerebral y, con su consumo prolongado, puede alterar con intensidad la función del hígado, el cerebro y otras estructuras vitales.

Ritmo circadiano

El sueño se considera una función de recuperación en la que se restaura la energía y se regeneran los tejidos.[21] Se lleva a cabo de manera cíclica y se alterna con períodos de alerta y aumento del consumo de energía. Los ritmos biológicos desempeñan una función importante en la adaptación al estrés, el desarrollo de enfermedades y la respuesta al tratamiento médico. Muchos ritmos, como el reposo y la actividad, el trabajo y el tiempo de ocio, y el consumo de alimentos y bebidas, oscilan con una frecuencia similar a la de un día solar de 24 h, con luz y oscuridad. El término **circadiano**, que deriva del latín *circa* ("alrededor") y *dies* ("día"), se utiliza para describir estos ritmos **diurnos** de 24 h.

Está demostrado que los trastornos del sueño y las alteraciones del ciclo sueño-vigilia modifican la función inmunitaria, el patrón circadiano normal de secreción hormonal y el desempeño físico y psicológico.[21,22] Las dos manifestaciones más frecuentes de una alteración del ciclo sueño-vigilia son el insomnio y la privación de sueño o incremento de la somnolencia. En algunas personas, el estrés puede generar trastornos del sueño y, en otras, estos trastornos pueden conducir al estrés. El estrés agudo y las anomalías ambientales, la pérdida de un ser querido, la recuperación después de una intervención quirúrgica y el dolor son causas frecuentes de insomnio transitorio y a corto plazo. Los viajes por aire y el desequilibrio por cambio de huso horario (*jet lag*) constituyen causas adicionales de alteración de los ciclos sueño-vigilia, lo mismo que los empleos con cambios de turno.

Resistencia

Los estudios realizados por los psicólogos se han concentrado en las reacciones emocionales de los individuos ante las situaciones que generan estrés y sus mecanismos de afrontamiento para determinar las características que ayudan a algunos a permanecer saludables, a pesar de enfrentarse a niveles elevados de factores estresantes. Por ejemplo, el concepto de *resistencia* describe una característica personal que incluye una sensación de tener control sobre el ambiente, de tener propósito en la vida y la capacidad para conceptualizar los factores estresantes como un reto más que como una amenaza.[23] Muchos estudios realizados por personal de enfermería y psicólogos sociales sugieren que la resistencia se correlaciona con resultados de salud positivos.[24]

Factores psicosociales

El interés científico en el ambiente social como causa de estrés se ha ampliado de manera gradual para incluir el ambiente social como fuente que modula la relación entre el estrés y la salud. Los estudios sugieren que el apoyo social tiene efectos positivos directos e indirectos en la salud y el bienestar, y sirve como *amortiguador* o modificador de los efectos físicos y psicosociales del estrés.[25] El apoyo social se ha visto en términos del número de relaciones que tiene una persona y su percepción de estas relaciones. Las relaciones cercanas con otros pueden implicar efectos positivos, así como la posibilidad de conflicto y, en algunas situaciones, pueden dejar a la persona menos capaz de hacer frente a los factores estresantes de la vida.

RESUMEN

La respuesta al estrés implica la activación de varios sistemas fisiológicos (sistema nervioso simpático, eje HHS y sistema inmunitario) que actúan de manera coordinada para proteger el organismo frente al daño que deriva de las demandas intensas que se le imponen. Selye denominó esta respuesta *síndrome general de adaptación*. La respuesta al estrés se divide en tres fases: *fase de alarma*, con activación del sistema nervioso simpático y el eje HHS; *fase de resistencia*, durante la cual el cuerpo selecciona las defensas más eficaces; y *fase de agotamiento*, durante la cual los recursos fisiológicos se agotan y aparecen signos de daño sistémico.

La activación y el control de la respuesta al estrés están mediados por los esfuerzos combinados de los sistemas nervioso y endocrino. Los sistemas neuroendocrinos integran las señales que reciben por medio de vías neurosensitivas y a partir de mediadores circulantes que son llevados por la sangre. Además, el sistema inmunitario afecta y a la vez es afectado por esta respuesta al estrés.

La adaptación recibe influencia de distintos factores, entre los que se incluyen la experiencia y el aprendizaje previo, la rapidez con la que se presenta la necesidad de adaptarse, la provición genética y la edad, el estado de salud, la nutrición, los ciclos sueño-vigilia, la fortaleza y los factores psicosociales.

Trastornos de la respuesta al estrés

En general, la respuesta al estrés pretende ser aguda y limitada en el tiempo. La naturaleza temporal del proceso convierte los efectos metabólicos e inmunosupresores acompañantes en una ventaja. Es la cronicidad de la respuesta la que, se piensa, genera daño a la salud física y mental.

Los factores estresantes asumen distintos patrones en relación con el tiempo. Pueden clasificarse como agudos con límite temporal, crónicos intermitentes o crónicos sostenidos. Un factor de estrés agudo limitado en el tiempo es aquel que se verifica en un período corto y no reincide. Un factor de estrés crónico intermitente es uno al que una persona se expone de modo prolongado. La frecuencia o la cronicidad de las circunstancias a las que el cuerpo debe reaccionar a menudo determinan la disponibilidad y eficiencia de las respuestas al estrés. La respuesta del sistema inmunitario, por ejemplo, es más rápida y eficiente en una segunda exposición a un patógeno que en la primera. A pesar de esto, la exposición crónica a un factor que genera estrés puede inducir fatiga del sistema y comprometer su eficacia.

Efectos del estrés agudo

Las reacciones al estrés agudo son aquellas que se relacionan con el SNA, la respuesta de lucha o huida. Las manifestaciones de la respuesta al estrés (cefalea pulsátil, piel fría y húmeda y cuello rígido) son parte de la respuesta aguda al estrés. En el nivel central existe facilitación de las vías neuronales que median el despertar, el estado de alerta, la vigilancia, la cognición y la atención dirigida, así como un nivel de agresividad apropiada. La respuesta aguda al estrés puede derivar de acontecimientos amenazantes, ya sean psicológicos o fisiológicos. En situaciones de traumatismos que ponen en riesgo la vida, estas respuestas agudas pueden salvar la vida en el sentido de que derivan la sangre de las funciones menos a las más esenciales del organismo. Un incremento en el estado de alerta y del desempeño cognitivo permite un procesamiento rápido de la información y el surgimiento de una solución más apropiada a la situación amenazante.

Sin embargo, para las personas con habilidades de afrontamiento limitadas, como consecuencia de su salud física o mental, la respuesta aguda al estrés puede ser dañina (cuadro 7-1). Esto es válido para los individuos con cardiopatía preexistente, en quienes las conductas simpáticas avasallantes que se relacionan con la respuesta al estrés pueden inducir arritmias. En las personas con otros problemas crónicos de salud, como cefalea, el estrés agudo puede precipitar una recurrencia. En personas saludables, la respuesta aguda al estrés puede redirigir la atención de los comportamientos que promueven la salud, como la ingesta de alimentos apropiados y la obtención de una cantidad suficiente de sueño. Para quienes presentan problemas de salud, puede interferir con el apego a los regímenes farmacológicos y los programas de ejercicio. En algunas circunstancias, la condición de alerta aguda en realidad puede amenazar la vida al inmovilizar físicamente a la persona en situaciones en las que el movimiento podría evitar la catástrofe (p. ej., quitarse de la trayectoria de un automóvil que se acerca con rapidez).

CUADRO 7-1

PROBLEMAS DE SALUD QUE PODRÍAN SER INDUCIDOS POR EL ESTRÉS

- Alteraciones del estado de ánimo
- Ansiedad
- Depresión
- Trastorno por estrés postraumático (TEPT)
- Trastornos alimentarios
- Trastornos del sueño
- Diabetes mellitus de tipo 2
- Hipertensión
- Infección
- Exacerbación de enfermedades autoinmunitarias
- Problemas gastrointestinales
- Dolor
- Obesidad
- Dermatitis
- Cáncer
- Ateroesclerosis
- Migraña

Efectos del estrés crónico

La respuesta al estrés está diseñada para ser una respuesta aguda, autolimitada, en la que la activación del SNA y el eje HHS está controlada por mecanismos de retroalimentación negativa. Como sucede con todos los sistemas de retroalimentación negativa, es posible que se presenten cambios fisiopatológicos en el sistema de respuesta al estrés. La función puede modificarse de distintas maneras, lo que incluye el momento del fallo en uno de los componentes del sistema, cuando las conexiones neuronales y hormonales entre los componentes del sistema presentan disfunción, y cuando el estímulo original para la activación del sistema se prolonga o alcanza tal magnitud que sobrepasa la capacidad del sistema para responder de manera apropiada. En estos casos, el sistema puede desarrollar actividad excesiva o insuficiente.

La cronicidad y la activación excesiva de la respuesta al estrés pueden derivar de enfermedades crónicas y también contribuyen al desarrollo de problemas de salud a largo plazo. La activación crónica de la respuesta al estrés es un problema importante de salud pública tanto desde la perspectiva de la salud como de sus costos. El estrés se vincula con una miríada de alteraciones de la salud, como las enfermedades de los sistemas cardiovascular, gastrointestinal, inmunitario y nervioso, así como con la depresión, el alcoholismo crónico y el consumo excesivo de drogas, los trastornos de la alimentación, los accidentes y el suicidio.

Síndrome de estrés postraumático

El trastorno por estrés postraumático (TEPT) es un síndrome incapacitante causado por la activación crónica de la respuesta al estrés como resultado de experimentar un episodio traumático significativo. La persona puede recordar el suceso traumático, o bien, el TEPT se produce sin que se recuerde una experiencia estresante temprana. El TEPT que se manifiesta 6 meses después del episodio traumático se llama TEPT con inicio demorado.[26] Anteriormente, el TEPT se llamaba *neurosis bélica* o *neurosis de combate*, porque se caracterizó por primera vez en los soldados que regresaban de la guerra. Si bien la guerra aún es una causa relevante de TEPT, otros acontecimientos catastróficos mayores, como los desastres relacionados con los fenómenos ambientales (huracanes, terremotos e inundaciones), los accidentes aéreos, los bombardeos terroristas y la violación o el maltrato infantil también pueden dar lugar al desarrollo del trastorno. En los Estados Unidos, los episodios traumáticos notificados con mayor frecuencia incluyen agresiones físicas y sexuales (con una prevalencia del 52%) y accidentes (con una prevalencia del 50%).[26] Las personas que están expuestas a acontecimientos traumáticos también corren el riesgo de desarrollar depresión mayor, trastorno de pánico, trastorno de ansiedad generalizada y abuso de sustancias.[26] También pueden tener síntomas físicos y enfermedades (p. ej., hipertensión, asma y síndromes de dolor crónico).

El TEPT se caracteriza por una constelación de síntomas que se experimentan como estados de intrusión, evitación y alerta excesiva. La *intrusión* se refiere a la presentación de "escenas retrospectivas" durante las horas de vigilia o pesadillas en las que se vuelve a vivir el suceso traumático pasado, muchas veces con detalles vívidos y alarmantes. La *evitación* es el embotamiento emocional que acompaña a este trastorno e interrumpe las relaciones interpersonales importantes. Puesto que una persona con TEPT no ha sido capaz de resolver los sentimientos dolorosos que se asocian con el episodio traumático, es frecuente que la depresión forme parte del cuadro clínico. La culpa del sobreviviente también puede ser producto de situaciones traumáticas en las que el individuo sobrevive al desastre, pero sus personas amadas no lo hacen. La *alerta excesiva* hace referencia a un aumento de la irritabilidad, dificultad para concentrarse y exageración del reflejo de sobresalto, así como un incremento de la vigilancia e inquietud acerca de la seguridad. Además, las personas con TEPT a menudo experimentan problemas de memoria, trastornos del sueño y ansiedad excesiva.

Para establecer el diagnóstico de TEPT, la persona debe haber sufrido, atestiguado o confrontado un suceso traumático que produce una respuesta individual que incluye horror y miedo. Los tres síntomas de intrusión, evitación y alerta excesiva que caracterizan el TEPT deben tener lugar en coincidencia durante al menos un mes y el trastorno debe haber generado una tensión clínica significativa.[26] Si bien la fisiopatología del TEPT no se conoce en su totalidad, la revelación de los cambios fisiológicos relacionados con el trastorno aclaró la razón por la cual algunas personas se recuperan de él, en tanto que otras no. Estudios neuroanatómicos recientes han identificado alteraciones en los sistemas neuronales que forman parte de la amígdala y el hipocampo que tienen un papel importante en el aprendizaje del miedo, la detección de amenazas, la función ejecutiva y la regulación de las emociones y el procesamiento contextual.[26] Las diferencias de la función del hipocampo y los procesos de memoria sugieren una base neuroanatómica para los problemas intensos que sufren las personas con diagnóstico de TEPT. Los pacientes con TEPT muestran disminución de las concentraciones de cortisol, aumento de la sensibilidad de los receptores de cortisol e incremento de la inhibición de la retroalimentación negativa de la liberación de cortisol en la prueba de supresión con dexametasona, la cual imita los efectos del cortisol e inhibe de manera directa la acción del CRF y la ACTH.

Se sabe poco acerca de los factores de riesgo que predisponen a las personas a desarrollar el TEPT. Los profesionales de la salud necesitan ser conscientes de que las personas que se presentan con síntomas de depresión, ansiedad y consumo excesivo de alcohol o drogas pueden estar sufriendo TEPT. La anamnesis del paciente debe incluir preguntas relativas a experiencias de violencia, pérdidas mayores o sucesos traumáticos en la vida de la persona.

El proceso de desahogo o la práctica de hablar del suceso traumático en el momento en el que tiene lugar suele ser un instrumento terapéutico eficaz. Con frecuencia resulta útil la administración concurrente de tratamiento farmacológico con antidepresivos y ansiolíticos, que ayudan al individuo a participar de manera más integral en el tratamiento.

Tratamiento e investigación de los trastornos por estrés

El cambio que tiene lugar en el sistema bioquímico de respuesta al estrés en las personas que experimentaron algún tipo de maltrato durante la niñez y no fueron capaces de responder de modo eficaz a los factores estresantes posteriores se denomina *respuesta traumática al estrés*.[27] La evidencia respalda el hecho de que la intervención temprana puede ayudar a la persona a adoptar mecanismos de adaptación nuevos y eficaces para controlar de mejor forma el estrés en el futuro.[27] Además, un estudio conducido con cuidadores de algún cónyuge o miembro de la familia demostró que las personas que refirieron niveles más altos de estrés por el papel de cuidador también tenían una percepción de su propia salud más deficiente. Cuando se aplicaron intervenciones tempranas para el manejo del estrés a estos cuidadores, hubo menos conductas identificadas como negativas por los propios individuos.[28] Varios estudios respaldan el uso de intervenciones tempranas para ayudar al manejo del estrés. De hecho, uno de ellos describe la forma en la que se condujo el desarrollo de resiliencia entre personal de enfermería de servicios de oncología para disminuir su desgaste. Los hallazgos del estudio revelan que el programa tuvo éxito y recomiendan que se implemente para todo el personal de enfermería.[28]

Tratamiento

El tratamiento del estrés debe dirigirse a ayudar a las personas para que eviten comportamientos de adaptación que les impongan un riesgo para la salud y a proveerles estrategias alternativas para la reducción del estrés. Las personas que se sienten rebasadas por el número de factores estresantes a los que se han expuesto pueden recurrir a la determinación intencional de prioridades y a la resolución de problemas. Otras estrategias no farmacológicas que se utilizan para reducir el estrés son las técnicas de relajación, la formación guiada de imágenes, la musicoterapia, el masaje y la biorretroalimentación.

Relajación

Las prácticas para evocar una respuesta de relajación son numerosas. Se encuentran en casi todas las culturas y se les da crédito por la inducción de una disminución generalizada de la actividad del sistema nervioso simpático y la tensión musculoesquelética. Herbert Benson, un médico que trabajó en el desarrollo de la técnica, describió cuatro elementos integrales a las diversas técnicas de relajación: dispositivo mental repetitivo, actitud pasiva, disminución del tono mental y entorno tranquilo. Desarrolló un método no cultural que se usa habitualmente para lograr la relajación.[29]

La relajación muscular progresiva es una técnica para aliviar la tensión. La tensión puede definirse desde la perspectiva fisiológica como una contracción inapropiada de las fibras musculares. La relajación muscular progresiva, que ha sido modificada por distintos terapeutas, consiste en la contracción y relajación sistemáticas de grupos musculares importantes. Conforme la persona aprende a relajarse, se combinan los distintos grupos musculares. Por último, el individuo aprende a relajar grupos musculares específicos sin contraerlos antes.

Imaginación guiada

La imaginación guiada es otra técnica que puede aplicarse para lograr la relajación. Un método es la visualización de escenas, en la que se solicita a la persona que se siente recargada hacia atrás, cierre los ojos y se concentre en una escena que describe el terapeuta. Siempre que sea posible, se hacen participar los cinco sentidos. La persona trata de observar, sentir, oír, oler y probar distintos elementos de la experiencia visual. Otros tipos de formación de imágenes incluyen imaginar la aparición de cada uno de los grupos musculares importantes y la forma en la que se perciben durante la tensión y la relajación.

Musicoterapia

La musicoterapia se utiliza por sus efectos tanto fisiológicos como psicológicos. Implica el uso de piezas musicales específicas como medio para aliviar la ansiedad o el estrés, reducir el dolor, disminuir los sentimientos de soledad y aislamiento, amortiguar el ruido y facilitar la expresión de las emociones. La música suele seleccionarse con base en la preferencia del individuo y sus experiencias previas con la música.

Biorretroalimentación

Es una técnica en la que una persona aprende a controlar su desempeño fisiológico. Implica la monitorización electrónica de una o más respuestas fisiológicas al estrés, con la retroalimentación inmediata de la respuesta específica a la persona que se somete al tratamiento. Se utilizan varios tipos de respuestas: electromiografía (EMG), electrotérmica y electrodérmica.[30] La respuesta de la EMG implica la medición de potenciales eléctricos de los músculos, generalmente el extensor de antebrazos o el frontal. Esto se usa para ganar control sobre la contracción de los músculos esqueléticos que se produce con la ansiedad y la tensión. Los sensores electrodérmicos vigilan la temperatura de la piel en los dedos de manos y pies. El sistema nervioso simpático ejerce un control significativo sobre el flujo sanguíneo en las partes distales del cuerpo, como los dedos de las manos y los pies. En consecuencia, la ansiedad a menudo se manifiesta por una disminución de la temperatura de la piel en los dedos de las manos y los pies. Los sensores electrodérmicos miden la conductividad de la piel (generalmente las manos) en respuesta a la ansiedad.

Masoterapia

El masaje es la manipulación de los tejidos blandos del cuerpo para promover la relajación y el alivio de la tensión muscular. La técnica que se utiliza puede implicar un golpeteo suave a lo largo del músculo (*effleurage*), aplicación de presión a lo ancho de un músculo (*petrisage*), movimiento de masaje profundo aplicado por un movimiento circular de los pulgares o dedos (fricción), apretar a través del ancho de un músculo (amasar) o usar palmadas ligeras y cortas (palmoteo con el canto de la mano).[31]

Investigación

La investigación se ha centrado en informes personales de la situación de estrés y las respuestas fisiológicas a este. Una serie de guías de entrevista e instrumentos escritos están disponibles para medir las respuestas personales al estrés y el afrontamiento en adultos.

Las mediciones de los signos vitales, la ACTH, los glucocorticoides (cortisol) y la glucosa, así como los recuentos inmunológicos forman parte de los estudios de investigación actuales relacionados con el estrés.

La investigación que intenta establecer un vínculo entre la respuesta al estrés y la enfermedad debe interpretarse con cautela debido a la influencia que tienen las diferencias individuales en la forma en la que las personas responden al estrés. No todos los que experimentan sucesos estresantes de la vida desarrollan una enfermedad. La evidencia de un vínculo entre el sistema de respuesta al estrés y el desarrollo de enfermedades en personas susceptibles es convincente pero no concluyente.

RESUMEN

El estrés solo no es negativo o perjudicial para la salud. La respuesta al estrés está diseñada para tener un límite temporal y ser protectora, pero en situaciones en las que la activación de la respuesta es prolongada como consecuencia de factores de estrés excesivos o crónicos, puede ocasionar daño a la salud. El TEPT es un ejemplo de activación crónica de la respuesta al estrés, que se deriva de la vivencia de un trauma intenso. En este trastorno, la memoria del suceso parece intensificarse. Las escenas retrospectivas del acontecimiento se acompañan de una activación intensa del sistema neuroendocrino.

El tratamiento del estrés debe dirigirse a ayudar a las personas a evitar comportamientos de afrontamiento que afecten en sentido adverso su salud y proveerlas con otras estrategias para reducir el estrés. Las técnicas no farmacológicas usadas para el manejo del estrés incluyen las que producen relajación, formación guiada de imágenes, musicoterapia, masoterapia y biorretroalimentación.

La investigación en estrés se ha centrado en informes personales de la situación de estrés y sus respuestas fisiológicas. Una serie de guías de entrevista e instrumentos por escrito están disponibles para medir las respuestas personales al estrés y el afrontamiento en adultos. Entre los métodos que se utilizan para el estudio de las manifestaciones fisiológicas de la respuesta al estrés están el registro electrocardiográfico de la frecuencia cardíaca, la medición de la presión arterial y la resistencia eléctrica de la piel relacionada con la sudoración, y los análisis bioquímicos para medir las concentraciones hormonales.

CAPÍTULO 8

Alteraciones del equilibrio hidroelectrolítico y acidobásico

Los electrólitos inciden de forma importante en todas las funciones celulares y sus concentraciones se mantienen dentro de un rango estrecho principalmente gracias a los riñones. La concentración de hidrógeno (H^+) se controla mediante amortiguadores, y un desequilibrio provoca acidosis o alcalosis. Los líquidos y electrólitos están presentes en las células del organismo, en los espacios de los tejidos entre las células y en la sangre que llena el compartimento vascular. Los líquidos corporales transportan gases, nutrientes y desechos; ayudan a generar la actividad eléctrica necesaria para activar las funciones corporales; participan en la transformación de alimentos en energía; y, en otras palabras, mantienen todas las funciones del cuerpo. El volumen y la composición de los líquidos se mantienen relativamente constantes en presencia de una amplia diversidad de cambios en su captación y salida. Por ejemplo, condiciones ambientales adversas y enfermedades interfieren con los mecanismos que regulan el volumen, la composición y la distribución de los líquidos. Este capítulo trata sobre la composición y la distribución compartimental de los líquidos corporales y el equilibrio del sodio, el agua, el potasio, el calcio, el fósforo y el magnesio, así como de las alteraciones en el equilibrio hidroelectrolítico.

El contenido relacionado con el equilibrio de H^+ se ha organizado en dos secciones: mecanismos de equilibrio acidobásico y sus alteraciones.

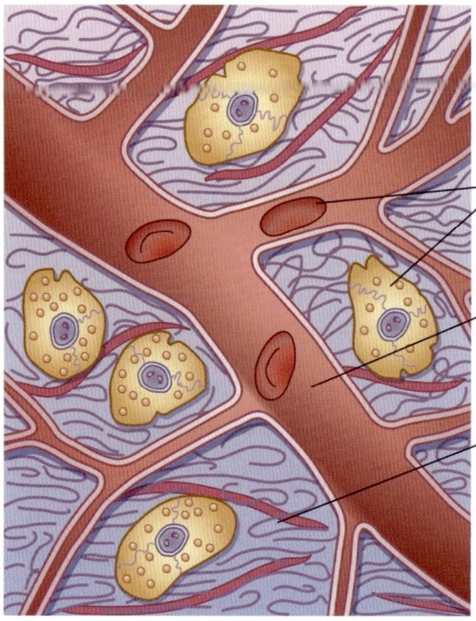

FIGURA 8-1. Distribución del agua corporal. El espacio extracelular incluye el compartimento vascular y los espacios intersticiales.

Composición y distribución compartimental de los líquidos corporales

Los líquidos corporales se distribuyen entre los compartimentos de líquido intracelular (LIC) y extracelular (LEC). El *compartimento de LIC* consiste en el líquido contenido dentro de todos los miles de millones de células del cuerpo. Es el más grande de los dos compartimentos, con cerca de dos terceras partes del agua corporal de un adulto saludable. La tercera parte restante se encuentra en el *compartimento del LEC*, que contiene todos los líquidos fuera de las células, incluidos los que están en los espacios intersticiales, o de los tejidos, y los vasos sanguíneos (fig. 8-1).

El LEC, incluido el plasma de la sangre y los líquidos intersticiales, contiene grandes cantidades de sodio y cloruro, así como cantidades moderadas de bicarbonato y solamente pequeñas cantidades de potasio, magnesio, calcio y fósforo. El LIC casi no contiene calcio, pero sí cantidades pequeñas de sodio, cloruro, bicarbonato y fósforo, cantidades moderadas de magnesio y grandes cantidades de potasio (tabla 8-1).[1] El potasio es el electrólito intracelular más abundante.

La membrana celular funciona como una barrera primaria frente al movimiento de las sustancias entre los compartimentos del LEC y el LIC. Las sustancias solubles en lípidos (p. ej., oxígeno [O_2] y dióxido de carbono [CO_2]) que se disuelven en la bicapa lipídica de la membrana celular pasan de manera directa a través de esta, en tanto que muchos otros iones (p. ej., sodio [Na^+] y potasio [K^+]) dependen de los mecanismos de transporte, como la bomba de Na^+/K^+ que se localiza en la membrana celular, para atravesarla.[2] Como la bomba de Na^+/K^+ depende del trifosfato de adenosina (ATP, *adenosine triphosphate*) y de la enzima ATPasa para conseguir la energía, a menudo se le llama bomba de Na^+/K^+-ATPasa de la membrana. El agua atraviesa la membrana celular por ósmosis y, para hacerlo, utiliza los canales especiales de proteínas transmembrana llamados *acuaporinas*.[3]

TABLA 8-1 Concentraciones de electrólitos extracelulares e intracelulares en adultos

Electrólito	Concentración extracelular		Concentración intracelular	
	Unidades convencionales	Unidades SI	Unidades convencionales	Unidades SI
Sodio	135-145 mEq/L	135-145 mmol/L	10-14 mEq/L	10-14 mmol/L
Potasio	3.5-5.0 mEq/L	3.5-5.0 mmol/L	140-150 mEq/L	140-150 mmol/L
Cloruro	98-106 mEq/L	98-106 mmol/L	3-4 mEq/L	3-4 mmol/L
Bicarbonato	24-31 mEq/L	24-31 mmol/L	7-10 mEq/L	7-10 mmol/L
Calcio	8.5-10.5 mg/dL	2.1-2.6 mmol/L	< 1 mEq/L	< 0.25 mmol/L
Fósforo	2.5-4.5 mg/dL	0.8-1.45 mmol/L	Variable	Variable
Magnesio	1.8-3.0 mg/dL	0.75-1.25 mmol/L	40 mEq/kg†	20 mmol/L

**Los valores pueden variar entre laboratorios según el método que utilicen en el análisis.*
†Los valores varían entre varios tejidos y de acuerdo con el estado nutricional.

Disociación de los electrólitos

Los líquidos corporales contienen agua y electrólitos. Los *electrólitos* son sustancias que se disocian en una solución para formar partículas con carga, es decir, *iones*. Por ejemplo, una molécula de cloruro de sodio (NaCl) se disocia para formar sodio con carga positiva (Na^+) y un ion cloro con carga negativa (Cl^-). Las partículas que no se disocian en iones, como la glucosa y la urea, se denominan *no electrólitos*. Los iones con carga positiva se conocen como *cationes*, porque son atraídos al cátodo de una celda eléctrica húmeda, y los iones con carga negativa se nombran *aniones*, porque son atraídos al ánodo. Los iones que están en los líquidos corporales llevan una carga (ion monovalente) o dos cargas (ion divalente). Los cationes con carga positiva siempre están acompañados por aniones con carga negativa. Por lo tanto, todos los líquidos corporales contienen cantidades iguales de aniones y cationes. No obstante, los cationes y los aniones pueden ser intercambiados por otros, siempre que lleven la misma carga. Por ejemplo, un ion H^+ puede ser intercambiado por un ion K^+ y un ion HCO_3^- se puede intercambiar por un ion Cl^-.

Difusión y ósmosis

Difusión

La difusión es el movimiento de partículas con y sin carga a lo largo de un gradiente de concentración. Todas las moléculas e iones están en constante movimiento aleatorio. El movimiento de estas partículas, en el que todas chocan entre sí, es lo que proporciona la energía para la difusión. Como hay más moléculas en movimiento constante en una solución concentrada, las partículas se mueven desde la zona de concentración más alta hasta la de concentración más baja. Las unidades de medida utilizadas para describir la cantidad de electrólitos y solutos en los líquidos corporales se analizan en el cuadro 8-1.

Ósmosis

La ósmosis es el movimiento de agua a través de una membrana semipermeable (que es permeable al agua, pero impermeable a la mayoría de los solutos). El agua se difunde según su gradiente de concentración, por lo que se desplaza desde el lado de la membrana con el menor número de partículas y mayor concentración de agua hasta el lado con una cantidad mayor de partículas y menor concentración de agua (fig. 8-2). Cuando el agua se desplaza al otro lado de la membrana semipermeable, se genera una *presión osmótica*. La magnitud de la presión osmótica representa la *presión hidrostática* (medida en milímetros de mercurio [mm Hg]) que se requiere para oponerse al movimiento del agua a través de la membrana.

La actividad osmótica que realizan las partículas indifusibles al atraer el agua desde un lado de la membrana semipermeable al otro se mide con una unidad llamada *osmol*. El osmol se deriva del peso molecular gramo de una sustancia (el peso molecular de 1 g de una sustancia que no se difunde y no está ionizada es igual a 1 osmol). Por lo general, en el entorno clínico, la actividad osmótica se expresa en miliosmoles (la milésima parte de un osmol) por litro. La cantidad de las partículas que no se difunden es lo que determina la actividad osmótica de una solución.

La actividad osmótica de una solución puede expresarse en términos de osmolaridad u osmolalidad. La *osmolaridad* se refiere a la concentración osmolar en 1 L de solución (mOsm/L), y la *osmolalidad*, a la concentración osmolar en 1 kg de agua (mOsm/kg de H_2O). En general, la osmolaridad se refiere a los líquidos fuera del cuerpo, y la osmolalidad, a los de su interior. Como 1 L de agua pesa 1 kg, los términos ***osmolaridad*** y ***osmolalidad*** se usan a menudo como si fueran sinónimos.

La osmolalidad sérica, que varía entre 275 mOsm/kg y 295 mOsm/kg, se calcula mediante la siguiente ecuación:[4]

$$\text{Osmolalidad (mOsm/kg)} = 2[\text{Na}^+ \text{ (mEq/L)}] + \frac{\text{glucosa (mg/dL)*}}{18} + \frac{\text{BUN (mg/dL)*}}{2.8}$$

$$1 \text{ mOsm de glucosa} = 180 \text{ mg L}$$

$$\text{y } 1 \text{ mOsm de urea} = 28 \text{ mg/L}$$

Por lo general, la osmolalidad calculada y la medida están a menos de 10 mOsm una de otra. La diferencia entre estas se denomina *brecha osmolar*. Una brecha osmolar mayor de 10 mOsm hace pensar en la presencia de una sustancia sin medir osmóticamente activa, como el alcohol, la acetona o el manitol. La osmolalidad de la orina se aborda en el cuadro 8-2.

CUADRO 8-1

La cantidad de electrólitos y solutos en los líquidos corporales se expresa como una concentración o cantidad de soluto en un volumen dado de líquido, como miligramos por decilitro (mg/dL), miliequivalentes por litro (mEq/L) o milimoles por litro (mmol/L). La unidad de medida de miligramos por decilitro expresa el peso del soluto en una décima de litro (dL) o 100 mL de solución. La concentración de electrólitos, como calcio, fosfato y magnesio, a menudo se expresa en miligramos por decilitro (mg/dL).

El miliequivalente se utiliza para expresar la equivalencia de carga para un peso dado de un electrólito. La electroneutralidad requiere que el número total de cationes en el cuerpo sea igual al número total de aniones. Cuando los cationes y los aniones se combinan, lo hacen de acuerdo con su carga iónica, no con su peso atómico. Por lo tanto, 1 mEq de sodio tiene el mismo número de cargas que 1 mEq de cloruro, independientemente del peso molecular (aunque el sodio es positivo y el cloruro es negativo). El número de miliequivalentes de un electrólito en un litro de solución se puede obtener con la siguiente ecuación:

$$\text{mEq} = \frac{\text{mg/100 mL} \times 10 \times \text{valencia}}{\text{peso atómico}}$$

Las unidades del sistema internacional (SI) expresan el contenido de electrólitos de los líquidos corporales en milimoles por litro (mmol/L). Un milimol es la milésima parte de un mol, o el peso molecular de una sustancia expresada en miligramos. El número de milimoles de un electrólito en un litro de solución se puede calcular con la siguiente ecuación:

$$\text{mmol/L} = \frac{\text{mEq/L}}{\text{valencia}}$$

Para los electrólitos monovalentes, como el sodio y el potasio, los valores de mmol y mEq son idénticos. Por ejemplo, 140 mEq es igual a 140 mmol de sodio.

Alerta sobre el dominio de conceptos

La osmolalidad de la orina refleja la capacidad de los riñones para producir orina concentrada o diluida de acuerdo con la osmolalidad del suero y la necesidad de conservar o excretar agua.

CUADRO 8-2

OSMOLALIDAD DE LA ORINA

La proporción de la osmolalidad en la orina con respecto a la del suero en una muestra de orina de 24 h generalmente pasa de 1:1, y después de un período de privación de agua durante la noche, debe ser superior a 3:1. Una persona deshidratada (con pérdida de agua) puede tener una relación orina-suero que se aproxima a 4:1. En estos casos, la osmolalidad de la orina puede superar los 1000 mOsm/kgH_2O. En personas con dificultad para concentrar la orina (p. ej., con diabetes insípida o insuficiencia renal crónica), la proporción orina-suero a menudo es menor o igual a 1:1.

La densidad relativa de la orina compara su peso con el del agua y proporciona un índice para la concentración de soluto. Se considera que en el agua es 1.000. Un cambio en la densidad relativa de 1.010 a 1.020 significa un aumento de 400 mOsm/kg H_2O. Cuando el sodio se agota, por lo general, los riñones tratan de conservarlo, la densidad relativa de la orina es normal y las concentraciones urinarias de sodio y cloruro son bajas.

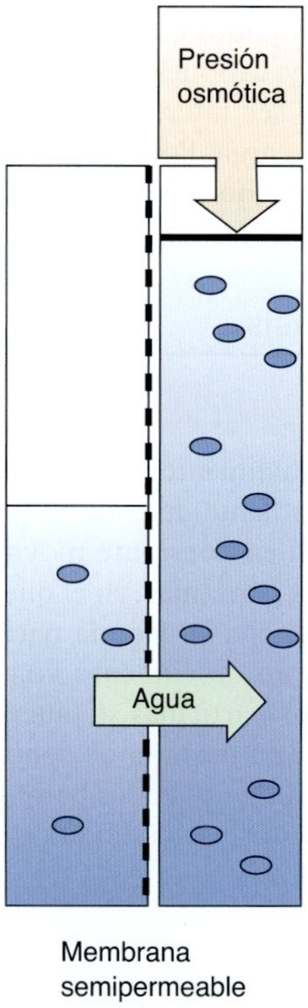

FIGURA 8-2. Movimiento del agua a través de una membrana semipermeable. El agua se desplaza desde el lado que tiene menos partículas que no son difusibles hasta el lado en el que hay más. La presión osmótica es igual a la presión hidrostática necesaria para oponerse al movimiento del agua a través de la membrana.

Tonicidad

Un cambio en el contenido de agua hace que las células se distiendan o se contraigan. El término *tonicidad* se refiere a la tensión o el efecto que ejerce la presión osmótica efectiva de una solución con solutos impermeables sobre las dimensiones de las células debido al desplazamiento del agua de un lado al otro de la membrana celular. Un *osmol efectivo* es aquel que ejerce una fuerza osmótica, pero no puede permear o atravesar la membrana celular, en tanto que un *osmol inefectivo* es el que ejerce una fuerza osmótica y cruza la membrana celular. La tonicidad se determina a través de solutos efectivos, como la glucosa, que es incapaz de penetrar la membrana celular, lo que genera una fuerza osmótica que extrae agua de la célula. En contraste, la urea, que es osmóticamente activa, pero soluble en lípidos, tiende a distribuirse por igual a través de la membrana celular. Por lo tanto, cuando las concentraciones de urea en el LEC son altas, también lo son en el LIC. En consecuencia, se considera que la urea es un osmol inefectivo.

Las soluciones a las que están expuestas las células corporales pueden clasificarse como isotónicas, hipotónicas e hipertónicas. Esto depende de si hacen que las células se dilaten o se contraigan (fig. 8-3). Las células colocadas en una solución isotónica (con la misma osmolalidad efectiva que el LIC [280 mOsm/L]) no se contraen ni se distienden. Un ejemplo de solución isotónica es el NaCl al 0.9%. Cuando las células se ponen en una solución hipotónica (con una osmolalidad efectiva inferior a la del LIC), se hinchan porque el agua entra en la célula. Si se colocan en una solución hipertónica (con una osmolalidad efectiva mayor que la del LIC), se contraen porque el agua es extraída de la célula.

Distribución compartimental de los líquidos corporales

El agua del cuerpo en el hombre adulto promedio es de alrededor del 60% de su peso corporal (casi 42 L de agua). Como las mujeres adultas tienen más tejido adiposo, solo cerca del 50% de su peso corporal está formado por agua.[2] En el adulto, el líquido en el compartimento del LIC constituye alrededor del 40% del peso corporal, y en el LEC, cerca del 20%.[2] El líquido en el compartimento del LEC se divide, además, en dos espacios principales: el compartimento de plasma, que conforma aproximadamente una cuarta parte del LEC, y el compartimento de líquido intersticial, que forma cerca de tres cuartos del LEC (fig. 8-4).[2]

Una tercera subdivisión del compartimento del LEC es el espacio transcelular. Este incluye al líquido cefalorraquídeo y al que está contenido en varios espacios del cuerpo, como la cavidad peritoneal, los espacios de las articulaciones y el tubo digestivo. Por lo general, alrededor del 1% del LEC está en el espacio transcelular. Esta cantidad aumenta de manera considerable en ciertas afecciones en las que se derraman grandes cantidades de líquido en la cavidad peritoneal. Cuando el compartimento del líquido transcelular se agranda, se denomina *tercer espacio*, porque este líquido no está disponible para intercambiarse con el resto del LEC.

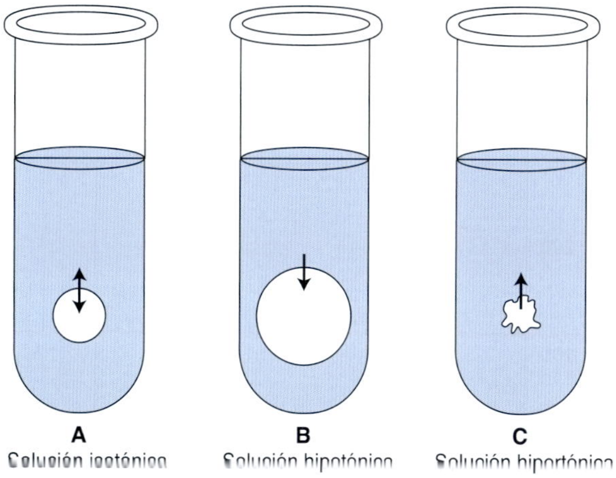

FIGURA 8-3. Ósmosis. **A.** Los eritrocitos no cambian sus dimensiones en las soluciones isotónicas. **B.** Los eritrocitos aumentan su tamaño en las soluciones hipotónicas. **C.** Los eritrocitos disminuyen sus dimensiones en las soluciones hipertónicas.

Volumen de líquido intracelular

El volumen de LIC está regulado por proteínas y compuestos orgánicos dentro de las células corporales, así como por agua y solutos que se desplazan entre el LEC y el LIC. En la mayoría de las células, la membrana es muy permeable al agua. Por lo tanto, esta se desplaza entre el LEC y el LIC como resultado de la ósmosis. En cambio, las proteínas activamente osmóticas y otros compuestos orgánicos son incapaces de atravesar la membrana. La entrada de agua a las células está regulada por estas sustancias osmóticamente activas y por solutos, como el sodio y potasio, que atraviesan la membrana celular. Muchas de las proteínas intracelulares tienen cargas negativas y atraen iones con carga positiva, como K^+, lo que explica su mayor concentración en el LIC. El Na^+, que tiene una mayor concentración en el LEC que en el LIC, tiende a entrar en la célula por difusión. El Na^+ es osmóticamente activo, y si no se regulara, su entrada llevaría agua a la célula hasta que explote. Esto se previene porque la bomba de la membrana de Na^+/K^+-ATPasa elimina de forma continua tres iones de Na^+ de la célula por cada dos de K^+ que regresan a ella. Las alteraciones que dañan la función de la bomba de Na^+/K^+-ATPasa, como la hipoxia, hacen que las células se hinchen debido a la acumulación de iones de Na^+.

Volumen de líquido extracelular

El LEC se divide entre los compartimentos de líquido vascular, intersticial y transcelular. El compartimento vascular contiene sangre, que es esencial para transportar sustancias como electrólitos, gases, nutrientes y productos de desecho por todo el cuerpo. El líquido que se encuentra en los espacios intersticiales transporta gases, nutrientes, desechos y otros materiales que se desplazan entre el compartimento vascular y las células corporales. El líquido intersticial también sirve como almacén con el cual se puede conservar el volumen vascular durante períodos de hemorragia o pérdida de líquidos vasculares. Un gel tisular, que es un material similar a una esponja, compuesto por grandes cantidades de filamentos de proteoglucanos, rellena los espacios de los tejidos e incluso ayuda en la distribución del líquido intersticial

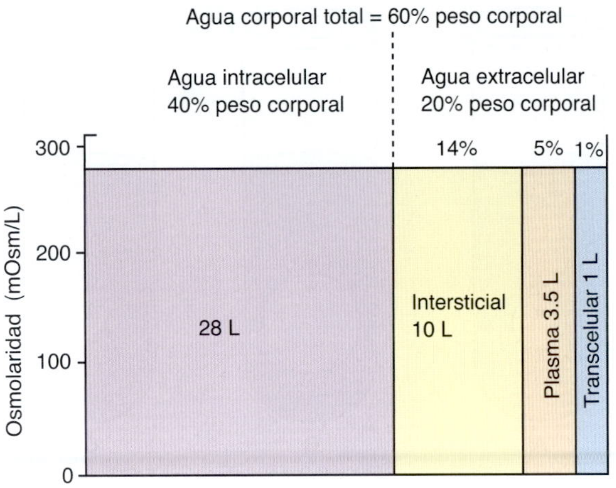

FIGURA 8-4. Dimensiones aproximadas de los compartimentos corporales en un adulto de 70 kg.

(*véase* la fig. 8-1).[2] La mayor parte del líquido en el intersticio se encuentra en forma de gel, que tiene una consistencia más firme que el agua, se opone a la salida de agua desde los capilares y ayuda a evitar su acumulación en los espacios intersticiales.

Intercambio de líquido capilar-intersticial

La transferencia de agua entre los compartimentos vascular e intersticial se realiza a nivel capilar. Cuatro fuerzas controlan el movimiento del agua entre los espacios capilar e intersticial:

1. La presión de filtración capilar, que empuja el agua hacia afuera de los capilares y hacia adentro de los espacios intersticiales.
2. La presión osmótica coloidal de los capilares, que trae el agua de regreso a los capilares.
3. La presión hidrostática intersticial, que se opone al movimiento del agua hacia afuera del capilar.
4. La presión osmótica coloidal del tejido, que atrae al agua afuera del capilar y adentro de los espacios intersticiales.[2]

La combinación de estas cuatro fuerzas es tal, que solo un pequeño exceso de líquido permanece en el compartimento intersticial. Este exceso se elimina del intersticio mediante el sistema linfático y regresa a la circulación sistémica.

La *filtración capilar* se refiere al movimiento del agua por los poros capilares debido a una fuerza mecánica más que a una osmótica. La presión de filtración capilar (alrededor de 30-40 mm Hg en el extremo arterial, 10-15 mm Hg en el extremo venoso y 25 mm Hg en la parte intermedia), a veces llamada *presión hidrostática capilar*, es la presión que empuja al agua para que salga de los capilares y entre en los espacios intersticiales. Representa las presiones arterial y venosa, las resistencias precapilares (arteriolas) y poscapilares (vénulas), así como la fuerza de gravedad.[2] Un aumento en la presión arterial o venosa incrementa la presión capilar. La fuerza de gravedad aumenta la presión capilar en las partes declive del cuerpo. En una persona de pie, absolutamente quieta, el peso de la sangre en la columna vascular ocasiona un incremento de 1 mm Hg de presión por cada 13.6 mm de distancia a partir del corazón.[2] Esta presión es resultado del peso del agua y, por lo tanto, se denomina *presión hidrostática*. En el adulto de pie y absolutamente quieto, la presión en las venas de los pies alcanza los 90 mm Hg y, entonces, se transmite a los capilares.

La *presión osmótica coloidal capilar* (de casi 28 mm Hg) se refiere a la presión osmótica que generan las proteínas plasmáticas demasiado grandes para atravesar los poros de la pared capilar.[2] La *presión osmótica coloidal* difiere de la presión osmótica, la cual se desarrolla en la membrana celular debido a la presencia de electrólitos y no electrólitos. Puesto que, por lo general, las proteínas plasmáticas no entran en los poros capilares y dado que su concentración es mayor en el plasma que en los líquidos intersticiales, la presión osmótica coloidal capilar es la que atrae a los líquidos de regreso al interior de los capilares.

La presión del líquido intersticial (alrededor de −3 mm Hg) y la presión osmótica coloidal de los tejidos (cerca de 8 mm Hg) contribuyen a que el agua entre y salga de los espacios intersticiales.[2] La presión del líquido intersticial, que por lo general es negativa, ayuda a la salida del agua que está dentro de los espacios intersticiales. La presión osmótica coloidal de los tejidos, que refleja la pequeña cantidad de proteínas plasmáticas que casi siempre entran a los espacios intersticiales desde los capilares, también impulsa el agua hacia afuera de los capilares y la dirige hacia los espacios de los tejidos.

El sistema linfático es una vía accesoria por donde regresa a la circulación el líquido de los espacios intersticiales. Lo más importante es que proporciona un medio para eliminar las proteínas plasmáticas y las partículas osmóticamente activas de los espacios en los tejidos, ya que ninguna de estas sustancias puede ser reabsorbida en los capilares.

Edema

El *edema* se puede definir como la inflamación palpable producida por la expansión del volumen del líquido intersticial. Los espacios del líquido intersticial se adecuan para contener de 10 a 30 L adicionales de líquido.[2] Los mecanismos fisiológicos que contribuyen a la formación de edema incluyen factores que aumentan la presión de filtración capilar, disminuyen la presión osmótica coloidal capilar, incrementan la permeabilidad capilar o producen la obstrucción del flujo linfático.[2] Las causas de edema se resumen en el cuadro 8-3.

Aumento de la presión de filtración capilar

Cuando aumenta la presión de filtración capilar, también se incrementa el movimiento del líquido vascular en los espacios intersticiales. Entre los factores que elevan la presión capilar están: 1) aumento de la presión arterial o menor resistencia al flujo a través de los esfínteres precapilares, 2) aumento de la presión venosa o de la resistencia a la salida del flujo en el esfínter poscapilar, y 3) distensión capilar debido a un aumento en el volumen vascular.

El edema puede ser local o generalizado. El primero se presenta en un espacio anatómico limitado. Por ejemplo, la tromboflebitis obstruye el flujo venoso, lo que causa un

CUADRO 8-3

Aumento de la presión capilar
Mayor volumen vascular
Insuficiencia cardíaca
Enfermedad renal crónica
Retención de sodio premenstrual
Embarazo
Estrés por calor ambiental
Tratamiento con tiazolidinedionas (p. ej., pioglitazona, rosiglitazona)
Obstrucción venosa
Hepatopatía con obstrucción de la vena porta
Edema pulmonar agudo
Trombosis venosa (tromboflebitis)
Menor resistencia arteriolar
Sensibilidad a los fármacos antagonistas de los canales del calcio
Menor resistencia arteriolar
Sensibilidad a los fármacos antagonistas de los canales del calcio
Reducción de la presión osmótica coloidal capilar
Mayores pérdidas de proteínas plasmáticas
Renopatías en las que se pierden proteínas
Quemaduras extensas
Menor producción de proteínas plasmáticas
Hepatopatía
Inanición, desnutrición
Aumento de la permeabilidad capilar
Inflamación
Reacciones alérgicas (p. ej., exantema)
Enfermedades malignas (p. ej., ascitis y derrame pleural)
Lesiones en los tejidos y quemaduras
Obstrucción del flujo linfático
Obstrucción maligna de estructuras linfáticas
Extirpación quirúrgica de ganglios linfáticos

aumento de la presión venosa y edema de la parte afectada, por lo general, uno de los miembros inferiores.

Con frecuencia, el edema generalizado (llamado *anasarca*) deriva de un aumento del volumen vascular. El edema generalizado es frecuente en afecciones como la insuficiencia cardíaca congestiva, que produce retención de líquidos y congestión venosa. En la insuficiencia cardíaca derecha, la sangre se concentra en todo el sistema venoso, lo que genera congestión orgánica y edema de los miembros inferiores.

Debido a los efectos de la gravedad, el edema producido por el aumento en la presión capilar generalmente causa que el líquido se acumule en las partes declives del cuerpo, una afección conocida como *edema en las áreas declive*. Por ejemplo, el edema en los tobillos y los pies se vuelve más intenso cuando se permanece de pie durante períodos prolongados.

Reducción de la presión osmótica coloidal capilar

Las proteínas del plasma ejercen la fuerza osmótica necesaria para atraer el líquido de regreso al capilar desde los espacios tisulares. Las proteínas plasmáticas incluyen albúmina, globulinas y fibrinógeno.

Por lo general, el edema causado por la disminución de la presión osmótica coloidal capilar se debe a la producción insuficiente o pérdida anómala de proteínas plasmáticas, sobre todo albúmina. Las proteínas del plasma se pierden en el hígado debido al deterioro en la síntesis de albúmina en la hepatopatía grave, en los riñones debido a la pérdida de albúmina en la orina, y por lesión capilar como resultado de quemaduras.[1]

Aumento de la permeabilidad capilar

Cuando se agrandan los poros capilares o se daña la integridad de la pared capilar, aumenta la permeabilidad capilar. Si esto sucede, las proteínas del plasma y otras partículas osmóticamente activas se filtran a los espacios intersticiales, por lo que la presión osmótica coloidal se incrementa y contribuye a la acumulación de líquido intersticial. Las afecciones que aumentan la permeabilidad capilar incluyen las lesiones por quemaduras, la congestión capilar, la inflamación y las respuestas inmunitarias.

Obstrucción del flujo linfático

Las proteínas plasmáticas osmóticamente activas y otras partículas grandes que no son reabsorbidas a través de los poros en la membrana capilar dependen del sistema linfático para el desplazamiento de vuelta al sistema circulatorio. El edema generado por un flujo linfático deteriorado a causa de una enfermedad o malformación del sistema linfático surge como resultado de la hinchazón por las proteínas acumuladas en una zona del cuerpo y se conoce como *linfedema*.[5] La afectación maligna de estructuras linfáticas y la extirpación de los ganglios linfáticos al momento de la intervención quirúrgica por cáncer son causas frecuentes de linfedema.[6] Otras causas incluyen la infección y los traumatismos que afectan los canales y los ganglios linfáticos.

Manifestaciones clínicas

Los efectos del edema están determinados en gran medida por su ubicación. El edema en cerebro, laringe o pulmones es una afección aguda potencialmente mortal. En otros casos, aunque el edema no represente una amenaza, puede interferir con el movimiento, limitando las articulaciones. A nivel de los tejidos, el edema aumenta la distancia para la difusión de O_2, nutrientes y desechos. Por lo general, los tejidos edematosos son más susceptibles de lesiones y daño tisular isquémico, incluidas las úlceras por presión. El *edema con fóvea* es aquel que se presenta cuando la acumulación de líquido intersticial sobrepasa la capacidad de absorción del gel del tejido. En esta forma de edema, el agua del tejido se vuelve móvil y puede desplazarse con la presión ejercida por un dedo. Por lo general, el *edema sin fóvea* refleja una afección en la que se acumulan y coagulan las proteínas plasmáticas en los espacios tisulares.

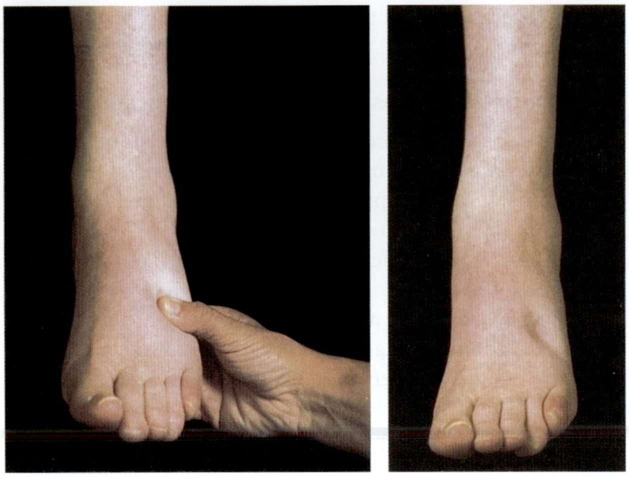

FIGURA 8-5. Edema con fóvea 3+. Tomado de: Bickley L. S. (2017). *Bates' guide to physical examination and history taking* (12th ed., Figs. 1224 y 1225, p. 529). Philadelphia, PA: Wolter Kluwer.

A menudo, se detecta en zonas localizadas de infección o con traumatismos. Con frecuencia, esta zona se encuentra firme y decolorada.

Valoración y tratamiento

Entre los métodos para valorar el edema están el peso diario, la evaluación visual, la medición de la parte afectada y la aplicación de presión con el dedo para verificar si efectivamente se trata de edema con fóvea. Determinar el peso diario a una hora determinada proporciona un indicio útil de la ganancia de agua (1 L de agua pesa 1 kg) a causa del edema. La inspección visual y la medición de la circunferencia de una extremidad también se utilizan para evaluar el grado de hinchazón. Se puede emplear la presión con un dedo para evaluar el grado de edema con fóvea. Si se mantiene una fosita después de retirar el dedo, se diagnostica edema con fóvea. Se evalúa según una escala de +1 (mínima) a +4 (grave; fig. 8-5).

Por lo general, cuando la hinchazón afecta estructuras vitales, el tratamiento del edema se dirige a mantener la vida mediante la corrección o control de la causa, o previniendo una lesión en el tejido. El edema de los miembros inferiores puede ser sensible a medidas simples, como elevar los pies. A menudo, se administra tratamiento con diuréticos para resolver el edema relacionado con el incremento en el volumen de LEC. Se miden las concentraciones de albúmina sérica y esta proteína se puede administrar por vía intravenosa para aumentar la presión osmótica coloidal del plasma cuando el edema es causado por hipoalbuminemia.

Acumulación en el tercer espacio

La *acumulación en el tercer espacio* representa la pérdida o el atrapamiento del LEC dentro del espacio transcelular. Las cavidades serosas son parte del compartimento transcelular (tercer espacio) localizado en zonas corporales estratégicas donde hay movimiento continuo de las estructuras corporales: el saco pericárdico y las cavidades peritoneal y pleural. El intercambio de LEC entre los capilares, los espacios intersticiales y el espacio transcelular de la cavidad serosa aplica los mismos mecanismos que en los capilares de cualquier parte del cuerpo. Las cavidades serosas están relacionadas de manera estrecha con los sistemas de drenaje linfático. La acción de extracción de las estructuras en movimiento, como los pulmones, obliga continuamente a las proteínas plasmáticas y al líquido a regresar a la circulación, de manera que estas cavidades se conservan vacías. Cualquier obstrucción al flujo linfático causa su acumulación en las cavidades serosas. Los líquidos del tercer espacio representan una acumulación o atrapamiento de líquidos corporales que contribuyen al peso corporal, pero no a la reserva o función de los líquidos. Algunas causas del tercer espacio son el síndrome de respuesta sistémica inflamatoria o síndrome de los capilares con filtraciones en la pancreatitis, la hipoalbuminemia que se presenta con la insuficiencia hepática grave y las quemaduras de tercer grado.[7]

El prefijo *hidro* se puede emplear para indicar la presencia excesiva de líquido; por ejemplo, *hidrotórax*, que significa que hay líquido en exceso en la cavidad pleural. La acumulación de líquido en la cavidad peritoneal se llama *ascitis*. La trasudación de líquido en las cavidades serosas también se conoce como *derrame*. El derrame puede contener sangre, proteínas plasmáticas, células inflamatorias (pus) y LEC.

RESUMEN

Los líquidos corporales, que contienen agua y electrólitos, se distribuyen entre los compartimentos del LIC y LEC. Dos terceras partes del líquido corporal se encuentran contenidas en las células corporales que forman parte del compartimento del LIC y una tercera parte está en los espacios vasculares, intersticiales y zonas del tercer espacio en el compartimento del LEC. El LIC tiene concentraciones altas de potasio, calcio, fósforo y magnesio, y el LEC, concentraciones altas de sodio, cloruro y bicarbonato.

Los electrólitos y los no electrólitos se desplazan por difusión a través de las membranas celulares que separan los compartimentos del LIC y el LEC. El agua cruza la membrana celular por ósmosis; para hacerlo, utiliza canales proteínicos especiales llamados *acuaporinas*. Se mueve desde el lado de la membrana que tiene el menor número de partículas y la mayor concentración de agua hacia el lado que tiene la mayor cantidad de partículas y menor concentración de agua. La tensión osmótica o el efecto que ejerce una solución sobre el volumen celular para hacer que la célula se hinche o se contraiga se denomina *tonicidad*.

El edema representa un aumento en el volumen del líquido intersticial. Los mecanismos fisiológicos que contribuyen a la formación de edema son factores que: 1) aumentan la presión de filtración capilar; 2) disminuyen la presión capilar osmótica coloidal; 3) incrementan la permeabilidad capilar, y 4) obstruyen el flujo linfático. El efecto que ejerce el edema sobre la función corporal está determinado por su ubicación. El edema en cerebro, laringe o pulmones es una alteración aguda potencialmente mortal, en tanto que la inflamación de tobillos y pies es una molestia que se manifiesta en temporadas calurosas. El líquido también se acumula en el compartimento transcelular, es decir, en los espacios articulares, el saco pericárdico y las cavidades peritoneal y pleural. Como este líquido no se intercambia con facilidad con el resto del LEC, a menudo se le conoce como líquido del tercer espacio.

Equilibrio del sodio y el agua

El movimiento de los líquidos corporales en los compartimentos del LIC y el LEC se realiza en la membrana celular y depende de las concentraciones de agua y sodio del LEC. Casi el 93% del líquido corporal es agua; las sales de sodio representan alrededor del 90-95% de los solutos del LEC.[2] Los cambios equivalentes en sodio y agua son tales que el volumen y la osmolalidad del LEC se mantienen dentro de sus valores normales. Como la concentración de sodio regula la osmolalidad del LEC, los cambios en este electrólito equivalen a cambios simultáneos y proporcionales en el volumen del agua.

Equilibrio del agua corporal

El agua corporal total (ACT) varía según el sexo y el peso, lo que se explica por las diferencias en la grasa corporal que, en esencia, está libre de agua (la grasa es casi 10% agua por composición en comparación con el 75% del músculo esquelético). En los hombres jóvenes, el ACT se aproxima al 60% del peso corporal, en tanto que en las mujeres jóvenes, el ACT es de casi el 50%.[1] El ACT tiende a disminuir conforme aumenta la edad debido a que hay más tejido adiposo y menos músculo.[1] La obesidad causa una disminución mayor del ATC porque el tejido adiposo solo contiene alrededor del 10% de agua.[1]

En general, los lactantes tienen más ACT que los niños más grandes o los adultos. El ATC constituye casi el 75% del peso corporal en los lactantes de término y una proporción mayor en los prematuros.[1] Los lactantes tienen más de la mitad de su ACT en el compartimento del LEC, lo que se explica por su mayor índice metabólico, área superficial más grande en relación con la masa corporal e incapacidad para concentrar la orina debido a las estructuras inmaduras de los riñones. Como el LEC del cuerpo se pierde con mayor facilidad, los lactantes son más vulnerables a un déficit de líquidos que los niños más grandes y los adultos. A medida que crece un lactante, disminuye el ATC, y alrededor del segundo año de vida, los porcentajes y la distribución del agua corporal se aproximan a los de un adulto.[8]

Ganancias y pérdidas

Independientemente de la edad, todas las personas saludables requieren alrededor de 100 mL de agua por cada 100 calorías (cal) metabolizadas para disolver y eliminar los desechos metabólicos. El índice metabólico aumenta cerca del 12% por cada 1 °C (7% por cada 1 °F) que aumenta la temperatura corporal.[2] La fiebre también incrementa la frecuencia respiratoria, lo que da como resultado una mayor pérdida de vapor de agua a través de los pulmones.

La principal fuente de obtención de agua es la ingesta por vía oral y el metabolismo de los nutrientes. El agua, incluso la obtenida de los alimentos líquidos y sólidos, es absorbida desde el tubo digestivo. La alimentación por sonda y los líquidos que se administran por vía parenteral también son fuentes de agua. Asimismo, los procesos metabólicos generan una pequeña cantidad de agua.

Por lo regular, la mayor pérdida de agua se lleva a cabo a través de los riñones, aunque también se pierde una cantidad menor por medio de la piel, los pulmones y el tubo digestivo. Incluso cuando se suspenden los líquidos por vía oral o parenteral, los riñones siguen produciendo orina como un medio para liberar al cuerpo de desechos producidos por el metabolismo (*gasto urinario obligatorio*). La pérdida de orina obligatoria es de casi 300-500 mL/día. Las pérdidas de agua que ocurren a través de la piel y los pulmones se denominan *pérdidas insensibles de agua*. Las ganancias y pérdidas de agua corporal se resumen en la tabla 8-2.

Equilibrio del sodio

El sodio es el catión más abundante en el cuerpo; su valor promedio aproximado es de 60 mEq/kg del peso corporal.[1] La mayor parte del sodio del cuerpo se encuentra en el compartimento del LEC (135-145 mEq/L [135-145 mmol/L]), y una pequeña fracción (10-14 mEq/L [10-14 mmol/L]) se localiza en el compartimento del LIC. La membrana celular en reposo es relativamente impermeable al sodio; el que entra en la célula sale de ella contra un gradiente electroquímico a través de la bomba de membrana de Na^+/K^+-ATPasa.

TABLA 8-2 Fuentes de agua corporal, ganancias y pérdidas en el adulto

Ganancias		Pérdidas	
Ingesta oral		Orina	1500 mL
Agua	1000 mL	Pérdidas insensibles	
Alimentos	1300 mL	Pulmones	300 mL
		Piel	500 mL
Agua de oxidación	200 mL	Heces	200 mL
Total	2 500 mL	Total	2 500 mL

COMPRENSIÓN → Intercambio del líquido capilar

El movimiento de líquido entre el compartimento vascular y el del líquido intersticial que rodea las células corporales se realiza a nivel capilar. La dirección y la cantidad de líquido que cruza la pared capilar están determinadas por: **1)** la presión hidrostática de los dos compartimentos, **2)** las presiones osmóticas coloidales de los dos compartimentos, y **3)** la extracción del líquido en exceso y las partículas osmóticamente activas de los espacios intersticiales del sistema linfático.

1 **Presión hidrostática.** La presión hidrostática es la fuerza de empuje que ejerce un líquido. Dentro de los capilares, la presión hidrostática es igual a la presión de filtración capilar: alrededor de 30 mm Hg en el extremo arterial y 10 mm Hg en el extremo venoso. La presión del líquido intersticial es la fuerza del líquido en los espacios intersticiales que empuja contra el exterior de la pared capilar. La evidencia hace pensar que la presión intersticial es levemente negativa (–3 mm Hg), lo que contribuye al movimiento hacia afuera desde el capilar.

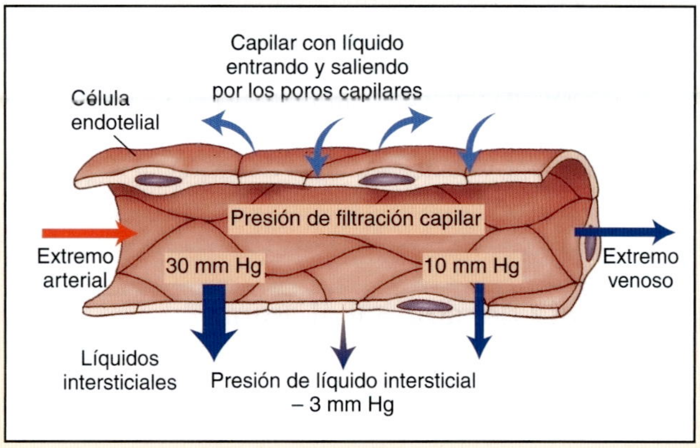

2 **Presión osmótica coloidal.** La *presión osmótica coloidal* es la fuerza de tracción creada por la presencia de partículas uniformemente dispersas, como las proteínas plasmáticas, que no pueden pasar a través de los poros de la membrana capilar. La presión osmótica coloidal capilar por lo general es de unos 28 mm Hg en toda la longitud del lecho capilar. La presión osmótica coloidal intersticial (alrededor de 8 mm Hg) es la presión de extracción ejercida por las pequeñas cantidades de proteínas plasmáticas que se filtran a través de los poros de la pared capilar hacia los espacios intersticiales. La presión osmótica coloidal capilar, que es mayor que la presión hidrostática en el extremo venoso del capilar y la presión osmótica coloidal intersticial, es en gran parte responsable del movimiento del líquido hacia el capilar.

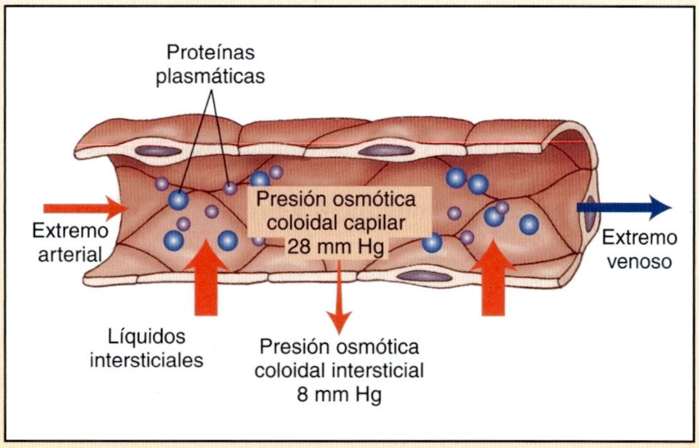

3 **Drenaje linfático.** El sistema linfático es un sistema accesorio mediante el cual el líquido puede ser devuelto al sistema circulatorio. Por lo general, las fuerzas que mueven el líquido fuera del capilar hacia el intersticio son mayores que las que devuelven el líquido al capilar. Cualquier exceso de líquidos y proteínas plasmáticas osmóticamente activas filtrado al intersticio es recogido por los vasos del sistema linfático y devuelto a la circulación. Sin el sistema linfático, se acumularían cantidades excesivas de líquido en los espacios intersticiales.

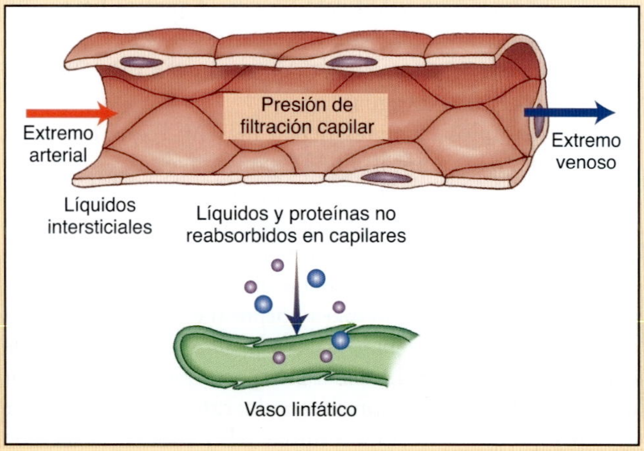

PUNTOS CLAVE

Equilibrio del sodio y el agua

- La cantidad de agua y su efecto en la concentración de sodio en el LEC sirven para regular la distribución del líquido entre los compartimentos del LIC y el LEC.
- La hiponatremia o la hipernatremia causada por pérdidas o ganancias desproporcionadas de sodio o de agua ejerce su efecto en el compartimento del LIC y hace que el agua entre o salga de las células corporales. Muchas de las manifestaciones de cambios en la concentración de sodio reflejan modificaciones en el volumen intracelular de las células, particularmente en las del sistema nervioso.

La función del sodio consiste, sobre todo, en regular el volumen del LEC. Como catión principal en el compartimento del LEC, el Na^+ y sus aniones acompañantes (Cl^- y HCO_3^-) tienen entre el 90 y 95% de la actividad osmótica en el LEC. Como el sodio es parte de la molécula del bicarbonato de sodio, es importante en la regulación del equilibrio acidobásico. Como ion que transporta corriente, el Na^+ contribuye al funcionamiento del sistema nervioso y otros tejidos excitables.

Ganancias y pérdidas

Por lo general, el sodio entra en el cuerpo a través del tubo digestivo y es eliminado por los riñones o se pierde por la piel o el tubo digestivo. Como norma, la ingesta de sodio deriva de la dieta. A menudo, las necesidades corporales de sodio se cumplen con tan solo 500 mg/día. La ingesta de sal promedio es de alrededor de 6-15 g/día, es decir, 12-30 veces la cantidad necesaria diaria. Las fuentes de sodio son la ingesta en la dieta, las infusiones salinas intravenosas y los medicamentos que incluyen este elemento.

La mayoría de las pérdidas de sodio ocurren a través de los riñones. Estos son muy eficientes para regular la salida de sodio, y cuando se requiere conservarlo, también son capaces de reabsorber casi todo el sodio que ha sido filtrado por el glomérulo. Esto da como resultado orina sin sodio. En cambio, las pérdidas por la orina aumentan cuando se incrementa la ingesta.

Por lo general, menos del 10% de la ingesta de sodio se pierde a través del tubo digestivo y la piel. Si bien la concentración de sodio en los líquidos en la parte superior del tubo digestivo se aproxima a la del LEC, el sodio se reabsorbe cuando los líquidos se mueven por la parte inferior del intestino, de modo que su concentración en las heces es de solo unos 40 mEq/L (40 mmol/L). Las pérdidas de sodio aumentan cuando se presentan vómitos, diarrea, drenaje por **fístula** y succión gastrointestinal, condiciones que lo eliminan del tubo digestivo. El sodio sale de la piel a través de las glándulas sudoríparas. El *sudor* es una solución hipotónica que contiene tanto sodio como cloruro. Si bien, por lo general, las pérdidas de sodio causadas por el sudor son insignificantes, aumentan en gran medida durante el ejercicio y los períodos de exposición a ambientes cálidos.[2]

Mecanismos de regulación

El principal regulador del equilibrio de sodio y agua es la conservación del *volumen circulante efectivo*, también conocido como *volumen de sangre arterial efectivo*. Este es el lecho vascular que perfunde el cuerpo. Un volumen circulante efectivo bajo activa los mecanismos de retroalimentación que producen un aumento en el sodio renal y retención de agua, y un volumen circulante efectivo alto desencadena mecanismos de retroalimentación que reducen la retención de sodio y agua.

El volumen circulante efectivo es vigilado por varios sensores que se localizan tanto en el sistema vascular como en los riñones. Estos sensores se conocen como **barorreceptores** porque responden al estiramiento de las paredes de los vasos inducido por la presión.[1] Existen barorreceptores localizados en el lado de baja presión de la circulación (paredes de las aurículas cardíacas y grandes vasos de los pulmones) que son sensibles sobre todo a una circulación llena. Asimismo, existen barorreceptores en el lado arterial de alta presión de la circulación (arco aórtico y seno carotídeo) que son sensibles principalmente a cambios en la presión arterial. La actividad de ambos tipos de receptores regula la eliminación de agua mediante la modulación de la salida de flujo del sistema nervioso simpático y la secreción de vasopresina (también conocida como hormona antidiurética [ADH, *antidiuretic hormone*]).[1] El sistema nervioso simpático responde a los cambios en la presión arterial y el volumen sanguíneo mediante el ajuste del índice de filtración glomerular y, por consiguiente, la velocidad a la que se filtra el sodio procedente de la sangre. La actividad simpática también regula la reabsorción de sodio de los túbulos y la liberación de renina. Otro mecanismo relacionado con la excreción del sodio renal es el péptido natriurético auricular, que, al ser liberado de las células en las aurículas del corazón en respuesta a la dilatación auricular y al exceso de llenado, aumenta la excreción de sodio realizada por el riñón, lo que a su vez saca más agua.[1]

Los receptores del riñón, sensibles a la presión, sobre todo en las arteriolas aferentes, responden de manera directa a los cambios en la presión arterial a través de la estimulación del sistema nervioso simpático y liberan renina, activando el sistema renina-angiotensina-aldosterona.[1] Este sistema actúa a través de la angiotensina II y la aldosterona. La renina es una pequeña enzima proteínica que libera el riñón en respuesta a los cambios de la presión arterial, el índice de filtración glomerular y la cantidad de sodio en el líquido tubular. La mayor parte de la renina liberada deja el riñón y entra en el torrente sanguíneo, donde interactúa enzimáticamente para transformar una proteína circulante del plasma llamada *angiotensinógeno* en angiotensina I.

La enzima convertidora de angiotensina (ECA) transforma con rapidez la angiotensina I en angiotensina II en los vasos pequeños del pulmón. Esta última actúa de manera directa sobre los túbulos renales para incrementar la reabsorción del sodio, así como para contraer los

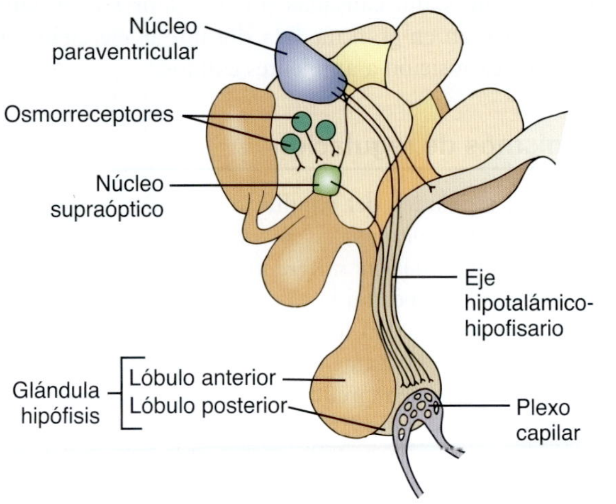

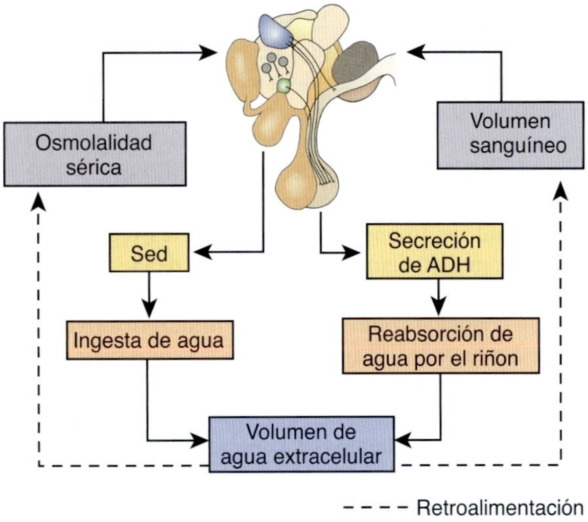

FIGURA 8-6. Efectos del exceso y el déficit de líquido isotónico, así como de la hiponatremia y la hipernatremia en el movimiento de agua entre los compartimentos de LEC y LIC. *ADH, hormona antidiurética.*

vasos sanguíneos renales. De este modo, disminuye el índice de filtración glomerular y se hace más lento el flujo sanguíneo renal, de forma que se filtra menos sodio y se reabsorbe más.

La angiotensina II también es un potente regulador de la *aldosterona*, una hormona secretada por la corteza suprarrenal. Actúa a nivel de los túbulos corticales colectores de los riñones para incrementar la reabsorción de sodio, a la vez que aumenta la eliminación de potasio.[1]

Sed y hormona antidiurética

Otros dos mecanismos que contribuyen de forma directa a la regulación del agua corporal y de manera indirecta a la regulación del sodio son la sed y la ADH. La sed es en esencia un regulador del consumo de agua, y la ADH, de su salida. Tanto la sed como la ADH son sensibles a los cambios de la osmolalidad extracelular y el volumen circulante efectivo resultante (fig. 8-6).[1]

Alteraciones de la sed

La sed es la sensación consciente de la necesidad de obtener y beber líquidos con alto contenido de agua. El consumo de agua u otros líquidos se debe con frecuencia a hábitos o razones distintas a la sed.

La sed se controla con la acción del centro de la sed en el hipotálamo. Hay dos estímulos para la sed verdadera con base en la necesidad de agua: 1) **deshidratación** celular causada por un aumento en la osmolalidad del LEC y 2) disminución en el volumen de sangre, lo que puede estar relacionado con una reducción en la osmolalidad sérica. Las neuronas sensoriales, llamadas *osmorreceptores*, se localizan en el centro de la sed o cerca de él, en el hipotálamo; son sensibles a los cambios en la osmolalidad del LEC y se hinchan o se encogen ante ellos (fig. 8-7). Por lo regular, se siente sed cuando hay un cambio hasta del 1-2% en la osmolalidad sérica.[9] Los receptores del estiramiento previamente descritos en el sistema vascular, que vigilan el volumen circulante efectivo, también ayudan a regular esta sensación. La sed es uno de los primeros síntomas de una hemorragia y, a menudo, se presenta antes de que aparezcan otros signos.

Un tercer estímulo importante para la sed es la angiotensina II, cuya concentración aumenta en respuesta a un volumen sanguíneo y presión arterial bajos. El mecanismo de renina-angiotensina contribuye a la sed no osmótica. Se considera que este sistema es un respaldo para la sed si fallan otros sistemas.

Hipodipsia

La hipodipsia es una disminución en la capacidad para sentir sed. Por lo general, se relaciona con lesiones en la zona del hipotálamo, como traumatismo en la cabeza, meningiomas, hidrocefalia oculta y hemorragia subaracnoidea. Hay evidencia de que la sed y la ingesta de agua se reducen en los adultos mayores (> 80 años de edad) a pesar del sodio en plasma y los niveles de osmolalidad altos.[10] La incapacidad para percibir y responder a la sed se presenta en adultos mayores que han tenido ictus y puede empeorar por factores como confusión, déficits sensoriales y problemas motores.

Polidipsia

La sed excesiva es normal cuando está acompañada de un déficit de agua. El aumento de la sed y la conducta de beber se clasifican en tres categorías: 1) sed sintomática o verdadera; 2) sed inapropiada o falsa, que se presenta a pesar de las concentraciones normales de agua corporal y osmolalidad sérica, y 3) consumo compulsivo de agua. La *sed sintomática* se presenta cuando se pierde agua corporal y se resuelve una vez que se ha repuesto la pérdida. Entre las causas más frecuentes de sed sintomática están las pérdidas de agua por diarrea, vómitos y diabetes mellitus y diabetes insípida (DI). La *sed inapropiada* o *falsa* puede persistir a pesar de la hidratación suficiente. Es habitual en personas con insuficiencia cardíaca congestiva, diabetes mellitus y enfermedad renal crónica. Además, a menudo la sed es motivo de consulta de pacientes con xerostomía debida a un déficit en la función salival o por tratamientos con fármacos de acción anticolinérgica (p. ej., antihistaminas, atropina), que causan un menor flujo de saliva.

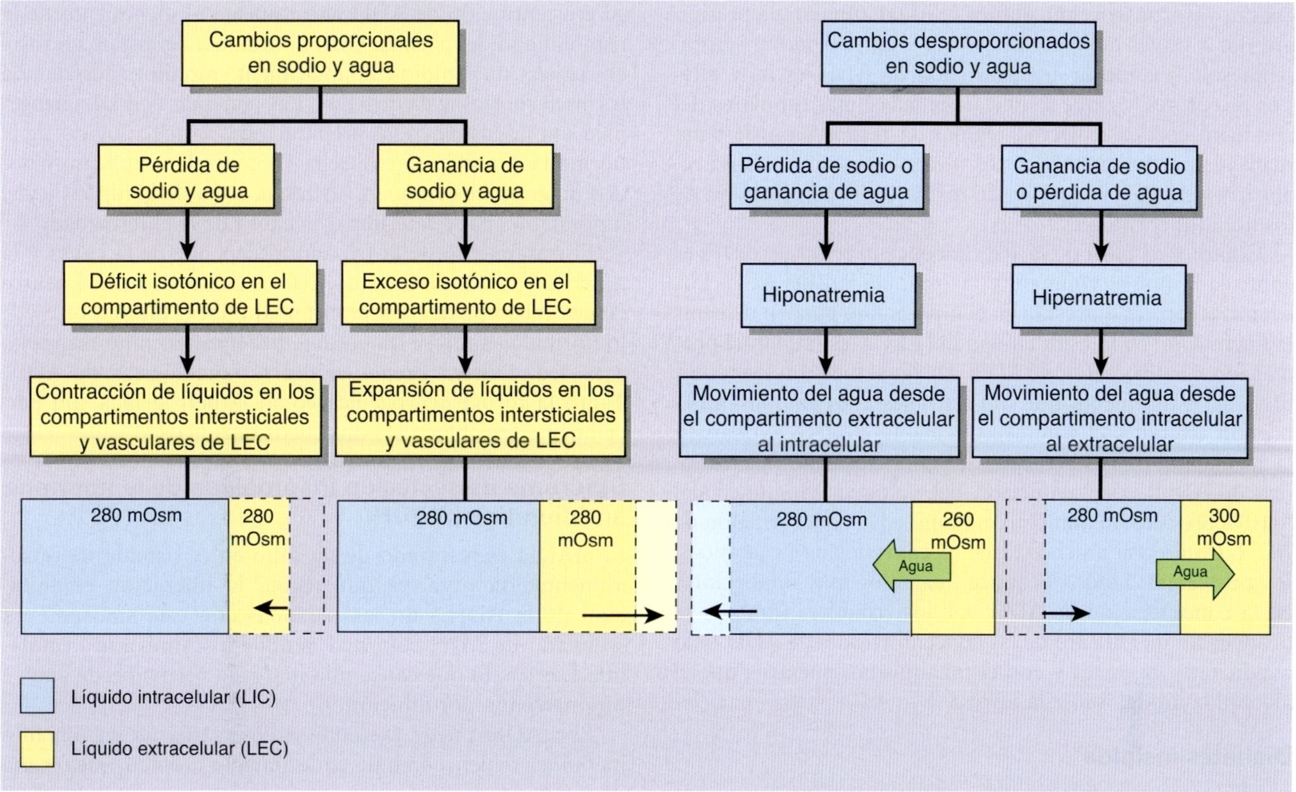

FIGURA 8-7. (*Arriba*) Corte sagital a través de la hipófisis e hipotálamo anterior. La hormona antidiurética (ADH) se forma, sobre todo, en el núcleo supraóptico y, en menor grado, en el núcleo paraventricular del hipotálamo. Luego es transportada al conducto hipotalamohipofisario y almacenada en gránulos secretores en la parte posterior de la hipófisis, desde donde es liberada en la sangre. (*Abajo*) Vías de regulación del volumen del agua extracelular mediante la sed y la ADH.

En la *polidipsia psicógena* se observa que las personas beben agua de forma compulsiva y suele detectarse en pacientes con trastornos psiquiátricos, más a menudo en la esquizofrenia.[11] Las personas con esta afección beben grandes cantidades de agua y excretan grandes cantidades de orina. Se desconoce la causa de esta forma excesiva de beber agua, pero puede ser el resultado de una combinación de medicamentos antipsicóticos que aumentan la concentración de ADH e interfieren con la excreción de agua, de lo que se encargan los riñones. En individuos con polidipsia psicógena, la ingesta excesiva de agua, junto con el deterioro de su excreción (o la ingesta rápida, a una velocidad que supera la excreción renal) causa intoxicación hídrica.

Alteraciones causadas por la hormona antidiurética

La *vasopresina* regula la reabsorción de agua por parte de los riñones. Esta hormona es sintetizada por células en los núcleos supraóptico y paraventricular del hipotálamo y luego es transportada a lo largo de la vía neural (eje hipotalamohipofisario) hasta la glándula hipófisis posterior, donde es almacenada. Tras la estimulación de los núcleos supraóptico y paraventricular del hipotálamo con el incremento en la osmolalidad sérica u otros factores, los impulsos nerviosos viajan al eje hipotalamohipofisario en la hipófisis posterior, lo que causa que la ADH almacenada sea liberada a la circulación (*véase* la fig. 8-7; tabla 8-3).[12]

La acción de la ADH se lleva a cabo mediante dos tipos de receptores de vasopresina (V), a saber: los receptores V_1 y V_2. Los primeros, que se localizan en el músculo liso vascular,

TABLA 8-3 Fármacos que afectan la concentración de la hormona antidiurética*

Fármacos que disminuyen la concentración/acción de ADH	Fármacos que incrementan la concentración/acción de ADH
Anfotericina B	Antineoplásicos (vincristina y ciclofosfamida)
Demeclociclina	Carbamazepina
Etanol	Clorpropamida
Foscarnet	Clofibrato
Litio	Anestésicos generales (la mayoría)
Antagonistas de la morfina	Opiáceos (morfina y meperidina)
	Nicotina
	Antiinflamatorios no esteroideos
	Antipsicóticos de fenotiacina
	Inhibidores selectivos de la recaptación de serotonina (ISRS)
	Diuréticos tiazídicos (clorotiazida)
	Tiotixeno (antipsicótico)
	Antidepresivos tricíclicos

*No se incluyen todos.
ADH, hormona antidiurética.

causan vasoconstricción. Si bien la ADH aumenta la presión arterial a través de los receptores V_1, esta respuesta se presenta solo cuando la concentración de ADH es muy alta. Los receptores V_2, que se ubican en las células tubulares del conducto cortical colector, regulan la reabsorción de agua realizada por los riñones. Estos mecanismos renales para reabsorber el agua se ocupan de mantener la osmolalidad de los líquidos corporales.[2]

Como en el caso de la sed, la concentración de ADH es controlada por el volumen y la osmolalidad del LEC. Los osmorreceptores que están en el hipotálamo pueden detectar la fluctuación en la osmolalidad del LEC y estimulan la producción y la liberación de ADH. De igual manera, los receptores del estiramiento que son sensibles a los cambios en la presión arterial y el volumen circulante efectivo ayudan en la regulación de la liberación de ADH (secreción no osmótica de ADH). Una reducción del volumen sanguíneo del 5-10% produce un aumento máximo en la concentración de ADH. Como con muchos otros mecanismos homeostáticos, los problemas agudos producen cambios más importantes en la concentración de ADH que los crónicos. También se produce un incremento de las concentraciones de ADH bajo condiciones de estrés y con el tabaquismo, mientras que el alcohol la inhibe (*véase* la tabla 8-3).

Diabetes insípida

La diabetes insípida es ocasionada por la insuficiencia de ADH o por una respuesta reducida a esta hormona.[2] Las personas con DI son incapaces de concentrar su orina durante períodos de restricción de agua y excretan grandes volúmenes de orina, por lo general, 3-20 L/día según el grado de insuficiencia de ADH o de insensibilidad renal a esta hormona. Este gasto urinario tan grande se acompaña de una sed excesiva. Las personas con DI están en riesgo de deshidratación hipertónica e incremento de la osmolalidad sérica.

Existen dos tipos de DI: la neurogénica o central, que se presenta debido a un defecto en la síntesis o la liberación de ADH, y la nefrogénica, que ocurre porque los riñones son insensibles a la ADH.[2] La mayoría de los individuos con DI neurogénica presentan una forma incompleta del padecimiento y conservan cierta capacidad de concentrar la orina. La DI temporal puede ser posterior a una lesión en la cabeza o una intervención quirúrgica cerca del eje hipotalamohipofisario. La DI nefrogénica se caracteriza por la capacidad deficiente para concentrar orina y conservar agua libre. Las causas adquiridas de DI nefrogénica son las sustancias como el litio y las alteraciones electrolíticas, como la pérdida de potasio o la hipercalcemia crónica. Se cree que el litio y las alteraciones electrolíticas interfieren en las acciones de los posreceptores de ADH sobre la permeabilidad de los conductos colectores. La causa puede ser también un rasgo genético que afecta al receptor V_2.

El diagnóstico de DI incluye el registro del gasto urinario de 24 h. Se tiene que documentar que la diuresis osmótica no sea causada por la presencia de glucosa o afecciones como una renopatía. La valoración posterior se basa en la cuantificación de las concentraciones de ADH, junto con la osmolalidad del plasma y orina antes y después de un período de privación de líquidos o infusión de solución salina hipertónica. Las personas con DI nefrogénica no aumentan su concentración de ADH en respuesta al incremento de la osmolalidad del plasma. Otro abordaje diagnóstico consiste en realizar un estudio cuidadosamente monitorizado de una forma farmacológica de ADH. Las personas con DI nefrogénica son insensibles a las preparaciones farmacológicas de la hormona. Cuando se sospecha DI central, se aplican métodos diagnósticos como la RM de la zona de la hipófisis y el hipotálamo, para determinar la causa de la enfermedad.[13]

El tratamiento de la DI central depende de la causa y la gravedad de la enfermedad. Muchas personas con DI neurogénica incompleta conservan un equilibrio hídrico cerca de lo normal cuando se les permite beber agua como respuesta a la sed. Existen preparaciones farmacológicas de ADH. Tanto la forma neurogénica como la nefrogénica son parcialmente sensibles a los diuréticos tiazídicos.[13]

Síndrome de secreción inapropiada de la hormona antidiurética (SIADH)

El SIADH es resultado de un fallo en el sistema de retroalimentación negativa que regula la liberación e inhibición de la ADH.[2] En las personas con este síndrome, la secreción de ADH continúa aunque disminuya la osmolalidad sérica, lo que causa una marcada retención de agua e hiponatremia por dilución.

El SIADH puede presentarse como una alteración momentánea o bien, como un padecimiento crónico, que resulta de enfermedades como tumores en los pulmones o el cerebro. Algunos estímulos, como intervenciones quirúrgicas, dolor, estrés y cambios en la temperatura, pueden desencadenar la liberación de ADH a través de la acción del SNC. Los fármacos inducen el SIADH de diferentes maneras. Se considera que algunos aumentan la producción hipotalámica y liberan ADH, y que otros actúan de forma directa en los túbulos renales para mejorar la acción de la hormona. Otras formas crónicas de SIADH pueden ser resultado de tumores en pulmones, lesiones en el tórax y problemas en el SNC. Los tumores, sobre todo los carcinomas broncogénicos y los cánceres del tejido linfático, próstata y páncreas, son conocidos por producir y liberar ADH de manera independiente a los mecanismos normales de control hipotalámico. Otras afecciones intratorácicas, como tuberculosis avanzada, neumonía grave y respiración con presión positiva, también causan SIADH. El mecanismo propuesto para este síndrome en la ventilación con presión positiva es la activación de los barorreceptores (barorreceptores aórticos, receptores cardiopulmonares), que son sensibles a cambios notables en la presión intratorácica. Las enfermedades y las lesiones del SNC causan presión directa en las estructuras del hipotálamo-hipófisis posterior o su afectación directa.[14] Entre los ejemplos están tumores cerebrales, hidrocefalia, lesión en la cabeza, meningitis y encefalitis. La infección por el virus de inmunodeficiencia humana (VIH) es una causa ya determinada de SIADH (asociada con infecciones, tumores y fármacos concomitantes).

Las manifestaciones de SIADH son las de la hiponatremia por dilución. La osmolalidad de la orina es alta, y la del suero, baja. El gasto urinario disminuye a pesar de la adecuada ingesta de líquidos o de su incremento. El hematócrito y el sodio en plasma y nitrógeno en sangre (BUN, *blood urea nitrogen*) se reducen debido a la expansión del volumen del

LEC. Solo debe considerarse el diagnóstico de SIADH si se cumplen estas cinco características: 1) hiponatremia hipotónica; 2) natriuresis (> 20 mEq/L [20 mmol/L]); 3) osmolalidad de la orina mayor a la del plasma; 4) ausencia de edema y reducción del volumen; y 5) función renal, tiroidea y suprarrenal normales.[2]

En los casos leves, el tratamiento consiste en la restricción de líquidos. Se pueden administrar diuréticos como manitol y furosemida para propiciar la diuresis y el aclaramiento del agua libre. El litio y el antibiótico demeclociclina inhiben la acción de la ADH en los conductos colectores renales. En casos graves de intoxicación hídrica se puede administrar una solución de NaCl hipertónica (p. ej., al 3%) por vía intravenosa. Los **antagonistas** recién perfeccionados para la acción antidiurética de ADH (acuaréticos) son antagonistas específicos del receptor de V_2 de la ADH y dan como resultado la acuaresis (excreción ahorradora de electrólitos del agua libre).

Alteraciones del equilibrio del sodio y el agua

Las alteraciones del equilibrio del sodio y el agua se pueden dividir en dos categorías principales:

1. Contracción o expansión isotónica del volumen de LEC.
2. Dilución hipotónica (hiponatremia) o concentración hipertónica (hipernatremia) del sodio extracelular ocasionada por cambios en el agua extracelular (*véase* la fig. 8-6).

Por lo general, las alteraciones isotónicas están confinadas al compartimento del LEC y ocasionan una contracción (déficit del volumen del líquido) o expansión (exceso de volumen del líquido) de los líquidos intersticial y vascular. Los problemas a causa de la concentración de sodio producen un cambio en la osmolalidad del LEC, con movimiento de agua del compartimento del LEC al compartimento del LIC (hiponatremia) o viceversa (hipernatremia).

Déficit de volumen de líquido isotónico

El déficit de volumen de líquido isotónico se caracteriza por una reducción en el LEC, incluido el volumen de sangre circulante. La expresión *déficit del volumen de líquido isotónico* se utiliza para diferenciar este tipo de déficit de líquido, en el que hay pérdidas proporcionales de sodio y agua, del déficit de agua y el estado hiperosmolar asociado con la hipernatremia. A menos que estén presentes otros desequilibrios hidroelectrolíticos, la concentración de electrólitos del plasma permanece sin cambios esenciales. Cuando el volumen sanguíneo circulante efectivo está comprometido, la alteración se denomina *hipovolemia*.

Etiología

El déficit de volumen de líquido isotónico surge cuando se pierden agua y electrólitos en proporciones isotónicas (tabla 8-4). La causa es casi siempre una pérdida de líquidos corporales, con frecuencia acompañada de una ingesta reducida de líquidos. Se presenta debido a pérdidas de líquidos gastrointestinales, poliuria o sudoración. El consumo de líquidos puede ser bajo a causa de la falta de acceso a estos, la falta de sed, la inconsciencia, los traumatismos bucales,

TABLA 8-4 Causas y manifestaciones de déficit de volumen de líquido isotónico

Causas	Manifestaciones
Consumo insuficiente de líquidos	Adelgazamiento agudo (% de peso corporal)
Traumatismo bucal o incapacidad para deglutir	Déficit leve del volumen de líquidos: 2%
Incapacidad para obtener líquidos (p. ej., movilidad reducida)	Déficit moderado del volumen de líquidos: 2-5%
Ausencia de la sensación de sed	Déficit grave de líquidos: 8% o más
Retención terapéutica de líquidos	**Incremento compensador en la hormona antidiurética**
Inconsciencia o incapacidad para expresar sed	Gasto urinario menor
Pérdidas excesivas de líquidos gastrointestinales	Osmolalidad y densidad relativa aumentada
Vómitos	**Osmolalidad sérica incrementada**
Diarrea	Sed
Aspiración gastrointestinal	Hematócrito y nitrógeno ureico en sangre altos
Fístula gastrointestinal de drenaje	**Volumen vascular reducido**
Pérdidas renales excesivas	Hipotensión postural
Tratamiento con diuréticos	Taquicardia, pulso débil y filiforme
Diuresis osmótica (**hiperglucemia**)	Llenado de venas reducido y mayor tiempo para rellenar las venas
Insuficiencia suprarrenal (enfermedad de Addison)	Hipotensión y choque
Nefropatía perdedora de sal	**Volumen de LEC reducido**
Pérdidas excesivas por la piel	Fontanela deprimida en un lactante
Fiebre	Ojos hundidos y globos oculares suaves
Exposición a clima cálido	**Regulación de la temperatura insuficiente**
Quemaduras y heridas que eliminan piel	Temperatura corporal elevada
Pérdidas en el tercer espacio	
Obstrucción intestinal	
Edema	
Ascitis	
Quemaduras (primeros días)	

la incapacidad para deglutir o debido a problemas neuromusculares que impidan tener acceso a líquidos.

La pérdida excesiva de sodio y agua también puede ocurrir a través del riñón. Ciertas nefropatías se caracterizan por la pérdida de sales debido a una reabsorción insuficiente de sodio. El déficit de volumen de líquidos también puede deberse a la diuresis osmótica o el uso imprudente de diuréticos. La glucosa en el filtrado de orina impide que los túbulos renales reabsorban agua, lo que ocasiona una pérdida de sodio y agua. En la enfermedad de Addison, o insuficiencia corticosuprarrenal crónica, hay una pérdida descontrolada de sodio por la orina y la reducción resultante de LEC. Esto se acompaña de una mayor retención de potasio.

La piel actúa como una superficie de intercambio de calor y como una barrera frente al vapor para evitar que el agua salga del cuerpo. Las pérdidas de sodio y agua por la superficie corporal aumentan cuando hay sudoración excesiva o grandes zonas de la piel dañadas. En los climas cálidos, las pérdidas de agua por la sudoración se pueden incrementar hasta 1-3 L/h.[2] Con fiebre, pueden perderse hasta 3 L de agua en un solo día. Las quemaduras son otra causa de pérdida excesiva de líquidos. Las pérdidas por evaporación aumentan 10 veces con las quemaduras graves: 3-5 L/día.[2]

Las pérdidas del tercer espacio ocasionan secuestro de LEC en las cavidades serosas, los espacios extracelulares en tejidos lesionados o la luz del intestino.[7] Como el líquido permanece en el cuerpo, el déficit de volumen de líquido causado por el tercer espacio generalmente no produce adelgazamiento.

Manifestaciones clínicas

Las manifestaciones del déficit de volumen de líquidos reflejan una disminución de volumen de LEC. Entre ellas se incluyen sed, adelgazamiento, conservación de agua por los riñones, deterioro de la regulación de la temperatura y signos de reducción de volumen intersticial y vascular (*véase* la tabla 8-4).

Las pérdidas en el volumen de líquido se acompañan de una reducción en el peso corporal. Un litro de agua pesa 1 kg. Cuando la pérdida de peso equivale al 2% del peso corporal, hay un déficit leve de LEC. Puesto que el LEC está atrapado en el cuerpo de las personas con pérdidas en el tercer espacio, su peso corporal puede no disminuir.

La sed es un síntoma frecuente del déficit de líquidos, aunque no siempre se presenta en las primeras etapas del déficit de líquido isotónico. Se manifiesta cuando el volumen circulatorio efectivo disminuye a tal punto que estimula el mecanismo de la sed. El gasto urinario se reduce y la osmolalidad y la densidad relativa de la orina aumentan cuando se elevan las concentraciones de ADH debido al decremento del volumen vascular. Aunque hay una pérdida isotónica de líquido del compartimento vascular, los otros componentes de la sangre, como eritrocitos y BUN, se vuelven más concentrados.

El contenido de líquido de los tejidos corporales disminuye cuando este es eliminado de los espacios intersticiales. Cuando se reduce el contenido de líquido de la cámara anterior del ojo, los ojos se tornan hundidos y se sienten más suaves de lo normal. Los líquidos confieren flexibilidad y elasticidad a la piel y los tejidos subyacentes (*turgencia de la piel* o *de los tejidos*). La turgencia del tejido se valora tomando un pliegue de piel entre el dedo pulgar y el índice. Al soltar la piel, esta debe regresar de inmediato a su posición original.[15] Si los niños pierden el 3-5% de agua corporal, la turgencia es casi normal; no obstante, si pierden del 6-9%, hay poca turgencia y se hunde la **fontanela** anterior.[8] La falta de turgencia de los tejidos es un factor menor para predecir el déficit de líquido en las personas adultas mayores (> 65 años de edad) debido a la pérdida de la elasticidad de los tejidos. En el caso de los lactantes, el déficit de líquidos es evidente al hundirse la fontanela anterior debido a una menor cantidad de líquido cefalorraquídeo.

Los volúmenes arterial y venoso se reducen durante los períodos de déficit de líquidos, como lo hace el llenado de la circulación capilar. Cuando baja el volumen en el sistema arterial, disminuye la presión arterial, aumenta la frecuencia cardíaca y el pulso es débil y filiforme. La hipotensión ortostática es un signo precoz de déficit de líquidos. Las venas se vuelven menos prominentes. Cuando la disminución del volumen se torna grave, aparecen los signos de choque hipovolémico y colapso vascular.

Diagnóstico y tratamiento

El diagnóstico de déficit de volumen de líquidos se basa en los antecedentes de afecciones que predisponen a las pérdidas de sodio y agua, adelgazamiento y hallazgos de función fisiológica alterada, que señalan un volumen reducido de líquidos. Las mediciones de los egresos y los ingresos representan un medio para evaluar el equilibrio de líquidos. No obstante, a veces estas mediciones no representan las pérdidas y ganancias reales, en gran medida porque a menudo las mediciones exactas de ingresos y egresos son difíciles de obtener y las pérdidas insensibles son difíciles de calcular.

Medir la frecuencia cardíaca y la presión arterial proporciona información útil sobre el volumen vascular. Una prueba sencilla para determinar el tiempo que tarda en volverse a llenar una vena consiste en comprimir el extremo distal de una vena en la cara dorsal de la mano sin que esté en posición declive. La vena luego se vacía al enviar la sangre hacia el corazón. La vena se debe llenar nuevamente casi de inmediato cuando se retira el dedo que la ocluye. En el caso de un volumen venoso reducido, como sucede en el déficit de líquidos, aumenta el tiempo que tarda la vena en volverse a llenar. También se incrementa el tiempo de llenado de un capilar. El llenado capilar se evalúa ejerciendo presión en la uña de un dedo durante 5 s; luego, se suelta la uña y se mide el tiempo (por lo general, de 1-2 s) que tarda en volver el color normal.[16]

El tratamiento del déficit de volumen de líquidos consiste en reponer los líquidos y tomar medidas para corregir la causa subyacente. Por lo general, se utilizan soluciones isotónicas de electrólitos para reponer los líquidos.

Exceso de volumen de líquido isotónico

El exceso de volumen de líquidos representa una expansión isotónica del compartimento del LEC con incrementos tanto del volumen intersticial como del vascular. A pesar de que el

TABLA 8-5 Causas y manifestaciones de exceso de volumen de líquido isotónico

Causas	Manifestaciones
Eliminación insuficiente de sodio y agua	**Adelgazamiento agudo (% de peso corporal)**
Insuficiencia cardíaca congestiva	Exceso leve de volumen de líquidos (2%)
Insuficiencia renal	Exceso moderado de volumen de líquidos (5%)
Aumento en la concentración de corticoesteroides	Exceso grave de líquidos: 8% o más
Hiperaldosteronismo	**Volumen incrementado del líquido intersticial**
Enfermedad de Cushing	Edema postural y generalizado
Insuficiencia hepática (p. ej., cirrosis)	**Volumen vascular incrementado**
Consumo excesivo de sodio en relación con la eliminación	Pulso lleno y saltón
Ingesta excesiva en la dieta	Distensión venosa
Consumo excesivo de medicamentos y remedios caseros que contienen sodio	Edema pulmonar
Administración excesiva de líquidos parenterales que contienen sodio	Dificultades respiratorias
Ingesta excesiva de líquidos en relación con la eliminación	Crepitantes
Ingesta de líquidos mayor que la eliminación	Disnea
Administración de líquidos parenterales o sangre a una velocidad excesiva	Tos

aumento de volumen de líquido a menudo resulta de una enfermedad, puede haber una expansión isotónica compensadora de líquidos corporales en personas saludables durante la temporada de calor como un mecanismo para aumentar la pérdida de calor del cuerpo.

Etiología

El exceso de volumen de líquidos isotónicos casi siempre es resultado de un aumento del sodio corporal total, que está acompañado por un incremento proporcional del agua corporal. Aunque tiene lugar como resultado de un consumo excesivo de sodio, la causa más frecuente es una menor eliminación renal de agua y sodio.

Entre las causas de este descenso en la eliminación de sodio y agua están las alteraciones de la función renal, insuficiencia cardíaca, insuficiencia hepática y exceso de corticoesteroides (tabla 8-5). La insuficiencia cardíaca causa una reducción en el volumen circulante efectivo y el flujo renal, así como un incremento compensador en la retención de sodio y agua. Las personas con insuficiencia cardíaca congestiva grave conservan un equilibrio precario de sodio y agua. Pequeños aumentos en la ingesta de sodio desencadenan un estado de exceso de volumen de líquidos y el empeoramiento de la insuficiencia cardíaca. Como resultado del aumento en el volumen de sangre sobreviene una alteración llamada *sobrecarga circulatoria*; se presenta durante la infusión de líquidos o la transfusión de sangre si la cantidad o la rapidez de administración son excesivas. La insuficiencia hepática daña el metabolismo de la aldosterona y reduce el volumen circulante efectivo y la perfusión renal, lo que causa un aumento en la retención de sal y agua. Los corticoesteroides aumentan la reabsorción de sodio por los riñones. Las personas que toman medicamentos con estas hormonas, así como aquellas con la enfermedad de Cushing, con frecuencia tienen problemas por retención de sodio.

Manifestaciones clínicas

El exceso de volumen de líquidos isotónicos se manifiesta por un incremento en el líquido intersticial y vascular. Se caracteriza por un aumento de peso en poco tiempo. Un exceso de volumen de líquido leve representa un aumento del 2% de peso; uno moderado, del 5%; uno grave, del 8% o más (*véase* la tabla 8-5).[8] La presencia de edema es característica del exceso de líquidos isotónicos. Cuando este exceso se acumula de manera gradual, como sucede en las enfermedades debilitantes y la inanición, el líquido del edema puede ocultar la pérdida de masa de los tejidos. Puede haber una disminución del BUN y el hematócrito como resultado de la dilución a causa de la expansión del volumen del plasma. Un aumento en el volumen vascular es evidente por la distensión de las venas del cuello, vaciamiento lento de las venas periféricas, pulso lleno y saltón, y aumento en la presión venosa central. Cuando el exceso de líquido se acumula en los pulmones, las personas refieren dificultad para respirar, crepitantes y tos productiva. En caso de un exceso grave de líquidos, puede haber ascitis y derrame pleural.

Diagnóstico y tratamiento

Por lo general, el diagnóstico del exceso de volumen de líquidos se apoya en los antecedentes de factores que predisponen a la retención de sodio y agua, aumento de peso y manifestaciones como edema y síntomas cardiovasculares que indican un volumen de LEC expandido.

El tratamiento del exceso de volumen de líquidos se centra en proporcionar un equilibrio más favorable entre la entrada y la salida de sodio y agua. Con frecuencia, se prescribe una dieta baja en sodio como medio para reducir las concentraciones de sodio y agua extracelulares. A menudo, se emplea el tratamiento con diuréticos para aumentar la eliminación de sodio. Cuando hay necesidad de administración por vía intravenosa de líquido o transfusión de los componentes de la sangre, el procedimiento requiere una vigilancia cuidadosa para evitar la sobrecarga de líquidos.

Hiponatremia

La concentración normal de sodio en plasma varía de 135 mEq/L a 145 mEq/L (135-145 mmol/L). Puesto que el sodio y los aniones que lo acompañan conforman el 90-95% de la osmolalidad del LEC, la osmolalidad sérica (intervalo normal: 275-295 mOsm/kg) cambia habitualmente con las modificaciones en la concentración de sodio en plasma.

La hiponatremia se refiere a una concentración de sodio en plasma menor de 135 mEq/L (135 mmol/L). Es uno de los desequilibrios electrolíticos más frecuentes en los pacientes generales de un hospital y en la población ambulatoria. Varios fenómenos relacionados con la edad hacen que la población de adultos mayores sea más vulnerable a la hiponatremia, sin olvidar la disminución en la función renal acompañada por limitaciones en la conservación del sodio. Aunque la población mayor mantiene la homeostasis del líquido corporal en la mayoría de las circunstancias, su capacidad para soportar el estrés ambiental y asociado con fármacos, así como las enfermedades, se vuelve progresivamente limitada.

Tipos y etiología

Debido a los efectos de las partículas osmóticamente activas, la hiponatremia se presenta como un estado hipotónico o hipertónico.[2] La *hiponatremia hipertónica (translocacional)* se debe a un desplazamiento osmótico del agua desde el compartimento del LIC al del LEC, como el que tiene lugar en la hiperglucemia. En este caso, el sodio en el LEC se diluye cuando el agua sale de las células en respuesta a los efectos osmóticos de la concentración elevada de glucosa en sangre. La *hiponatremia hipotónica (por dilución)*, el tipo más frecuente, es causada por la retención de agua. Se puede clasificar como hipovolémica, euvolémica o hipervolémica con base en el volumen de líquido que acompaña al LEC.[2,12] Debido a su efecto tanto en el sodio como en la eliminación de agua, el tratamiento con diuréticos causa hiponatremia hipovolémica o euvolémica.

La *hiponatremia hipotónica hipovolémica* se presenta cuando hay pérdidas de agua y sodio que ocasionan una menor concentración plasmática de este último, pero en menor grado.[17] Entre las causas de hiponatremia hipovolémica está la sudoración excesiva en climas cálidos, en particular durante el ejercicio intenso, lo que hace que se pierdan sal y agua. La hiponatremia se presenta cuando se utiliza agua en lugar de líquidos que contienen electrólitos para reemplazar las pérdidas provocadas por el sudor. Otra causa potencial de hiponatremia hipovolémica es la pérdida de sodio desde el tubo digestivo por la realización de irrigaciones gastrointestinales frecuentes con agua destilada. La pérdida de líquido isotónico, como la que tiene lugar cuando hay vómitos o diarrea, no reduce las concentraciones de sodio plasmático, a menos que este sea reemplazado con cantidades desproporcionadas de agua ingerida o administrada por vía parenteral. Las pérdidas de líquido gastrointestinal y la ingesta de fórmula diluida en exceso son causas frecuentes de hiponatremia aguda en lactantes y niños más grandes. La hiponatremia hipovolémica también es una complicación frecuente de la insuficiencia corticosuprarrenal y se atribuye a la reducción de las concentraciones de aldosterona. La carencia de esta hormona aumenta las pérdidas renales de sodio y la insuficiencia de cortisol causa mayor liberación de ADH con retención de agua.

La *hiponatremia hipotónica euvolémica* o *normovolémica* es la retención de agua con dilución de sodio a la vez que se mantiene el volumen de LEC dentro de los valores normales. Es el tipo más frecuente, representa hasta el 60% de todos los casos de hiponatremia y generalmente es resultado del SIADH.[17] El riesgo de hiponatremia normovolémica aumenta durante el período postoperatorio, cuando las concentraciones de ADH con frecuencia son altas, lo que causa un incremento en la reabsorción de agua por parte de los riñones. Casi siempre, estas concentraciones elevadas se resuelven en 72 h, pero pueden persistir hasta 5 días. La hiponatremia se vuelve exagerada cuando se utilizan líquidos sin electrólitos para reponer líquidos.

La *hiponatremia hipervolémica hipotónica* ocurre cuando la hiponatremia se acompaña de alteraciones relacionadas con el edema, como en la insuficiencia cardíaca descompensada, la enfermedad hepática y la insuficiencia renal. Aunque el sodio total del cuerpo aumenta en la insuficiencia cardíaca, con frecuencia los barorreceptores detectan que el volumen circulante efectivo es insuficiente (llenado arterial insuficiente relativo), lo que deriva en un aumento en las concentraciones de ADH (secreción de ADH que no es osmótica).[17]

Manifestaciones clínicas

Las manifestaciones de la hiponatremia hipotónica están muy relacionadas con la dilución de sodio (tabla 8-6). La osmolalidad del suero está reducida y se presenta dilatación de las células debido al movimiento del agua desde el compartimento de LEC al de LIC. Las manifestaciones dependen de la rapidez de inicio y la gravedad de la dilución de sodio. Los signos y síntomas pueden ser agudos (inicio en menos de 48 h), como en los casos graves de intoxicación hídrica, o más graduales y menos graves al inicio, como en la hiponatremia crónica. Dado el movimiento del agua, la hiponatremia produce un incremento en el agua intracelular. El edema con fóvea es un signo de exceso intracelular de agua, y se observa presionando firmemente con el dedo sobre la superficie ósea del esternón durante 15-30 s. Se diagnostica edema con fóvea cuando la huella del dedo permanece en la parte del esternón donde se aplicó la presión.

Los calambres musculares, la debilidad y la fatiga reflejan los efectos de la hiponatremia en el funcionamiento del músculo esquelético y, con frecuencia, son signos tempranos de hiponatremia. Por lo general, estos efectos se detectan cuando la hiponatremia se presenta durante el ejercicio intenso en climas cálidos. Puede haber manifestaciones digestivas, como náuseas y vómitos, cólicos abdominales y diarrea.

Alerta sobre el dominio de conceptos

Las células del cerebro y el sistema nervioso son las más afectadas por los aumentos en el agua intracelular. Los síntomas incluyen apatía, letargia y dolor de cabeza, que pueden progresar a desorientación, confusión, debilidad motora gruesa y depresión de los reflejos tendinosos profundos.

Las convulsiones y el coma se presentan cuando las concentraciones de sodio en plasma alcanzan valores muy bajos. Estos efectos graves, causados por la inflamación del cerebro, pueden ser irreversibles. Si la enfermedad avanza poco a poco, sus signos y síntomas no se manifiestan sino hasta que las concentraciones de sodio se aproximan a 120 mEq/L (120 mmol/L; hiponatremia grave).[2] El término *intoxicación hídrica* se utiliza a menudo para describir los efectos neurológicos de la hiponatremia hipotónica.

Diagnóstico y tratamiento

El diagnóstico de hiponatremia se basa en los informes de laboratorio de disminución en la concentración de sodio plasmático, osmolalidad de plasma y orina y concentración de sodio en orina; la valoración de la situación del volumen en la persona; la presencia de anomalías que predisponen a

TABLA 8-6 Causas y manifestaciones de hiponatremia

Causas	Manifestaciones
Hiponatremia hipotónica *Hipovolémica (menor sodio sérico y volumen reducido de LEC)* Empleo de fórmula para lactantes excesivamente diluida Administración de soluciones parenterales sin sodio Pérdidas gastrointestinales Vómitos, diarrea Sudoración con reemplazo de líquidos sin sodio Irrigación repetida de cavidades corporales con soluciones sin sodio Irrigación de sondas gastrointestinales con agua destilada Enemas con agua de la llave Soluciones sin electrólitos para irrigación durante cirugías de la próstata Tercer espacio (íleo paralítico, pancreatitis) Utilización de diuréticos Insuficiencia de mineralocorticoides (enfermedad de Addison) Nefritis con pérdida de sales *Euvolémica (sodio sérico bajo con volumen de LEC normal)* Aumento en la concentración de ADH Traumatismo, estrés, dolor SIADH Consumo de fármacos que aumentan la ADH Utilización de diuréticos Insuficiencia de glucocorticoides Hipotiroidismo Polidipsia psicógena Ejercicio de resistencia Abuso de MDMA ("éxtasis") *Hipervolémica (sodio sérico bajo con volumen de LEC incrementado)* Insuficiencia cardíaca descompensada Enfermedad avanzada del hígado Insuficiencia renal sin nefrosis	**Valores de laboratorio** Concentración de sodio sérico menor de 135 mEq/L (135 mmol/L) Hiponatremia hipotónica Osmolalidad sérica de 280 mOsm/kg Dilución de los componentes de la sangre, incluyendo hematócrito, nitrógeno ureico en sangre Hiponatremia hipertónica Osmolalidad sérica > 280 mOsm/kg **Signos relacionados con hipoosmolalidad de LEC y movimiento del agua en las células cerebrales y tejido neuromuscular** Calambres musculares Debilidad Cefalea Depresión Angustia, sentimiento de muerte inminente Cambios de personalidad Letargia Estupor, coma **Manifestaciones digestivas** Anorexia, náuseas, vómitos Cólicos abdominales, diarrea **Incremento de LIC** Edema con fóvea
Hiponatremia hipertónica (desplazamiento osmótico de agua desde el compartimento de LIC al compartimento de LEC) Hiperglucemia	Manifestaciones muy relacionadas con hiperosmolalidad de los LEC

ADH, hormona antidiurética; BUN, nitrógeno ureico en sangre; LEC, líquido extracelular; LIC, líquido intracelular; MDMA, 3,4-metilendioximetanfetamina; SIADH, síndrome de secreción inapropiada de la hormona antidiurética.

la pérdida de sodio o a la retención de agua, y los signos y síntomas que indican el padecimiento.

El tratamiento de la hiponatremia por exceso de agua se centra en la causa subyacente. Cuando la causa es la intoxicación hídrica, a veces basta con limitar el consumo de agua o suspender los medicamentos que contribuyen al SIADH. La administración de una solución salina se aplica cuando la hiponatremia se debe a una insuficiencia de sodio. A menudo, la hiponatremia sintomática (p. ej., con manifestaciones neurológicas) se trata con solución salina hipertónica y un diurético de asa, como la furosemida, para aumentar la eliminación de agua. Los antagonistas del receptor V_2 de ADH específicos para la acción antidiurética de ADH (acuaréticos) ofrecen un método terapéutico para la hiponatremia euvolémica.[15]

Hipernatremia

La hipernatremia es una concentración de sodio en plasma superior a 145 mEq/L (145 mmol/L) y una osmolalidad sérica mayor de 295 mOsm/kg. Dado que funcionalmente el sodio es un soluto impermeable, contribuye a la tonicidad e induce el movimiento del agua a través de las membranas celulares. La hipernatremia se caracteriza por hipertonicidad del LEC y, casi siempre, causa deshidratación celular.[2]

Etiología

La hipernatremia representa un déficit de agua en relación con la cantidad de sodio en el cuerpo debido a una pérdida neta de agua o ganancia de sodio. La pérdida neta de agua ocurre a través de la orina, el tubo digestivo, los pulmones o la piel. Un defecto en el mecanismo de la sed o la incapacidad para obtener o beber agua interfiere con su reemplazo. La ingesta rápida o la infusión de sodio con tiempo u oportunidad insuficientes para la ingesta de agua originan una ganancia desproporcionada de sodio (tabla 8-7). Esto sucede en las personas con enfermedades críticas que tienen múltiples necesidades de reanimación con líquidos y reposición del equilibrio electrolítico. De hecho, la hipernatremia es un factor de riesgo independiente íntimamente relacionado con un aumento de la mortalidad.[17]

La hipernatremia casi siempre tiene lugar después de la pérdida de líquidos corporales con una concentración de sodio más baja de lo normal, de modo que se pierde más agua

TABLA 8-7 Causas y manifestaciones de hipernatremia

Causas	Manifestaciones
Deshidratación excesiva	**Valores de laboratorio**
Diarrea acuosa	Concentración de sodio sérico mayor de 145 mEq/L (145 mmol/L)
Sudoración excesiva	
Aumento de respiración debido a afecciones como traqueobronquitis	Osmolalidad sérica incrementada
Alimentación hipertónica por sonda	Hematócrito y BUN altos
Diabetes insípida	**Sed y signos de concentración alta de ADH**
Menor ingesta de agua	Polidipsia
Falta de acceso a agua	Oliguria o anuria
Traumatismo bucal o incapacidad para tragar	Alta densidad relativa de la orina
Falta de sensación de sed	**Deshidratación intracelular**
Retención de agua por razones terapéuticas	Piel y membranas mucosas secas
	Turgencia reducida de los tejidos
Inconsciencia o incapacidad para expresar sed	Lengua áspera y fisurada
	Poca salivación y lagrimeo
Consumo excesivo de sodio	**Signos relacionados con la hiperosmolalidad de los LEC y salida del agua de las células cerebrales**
Administración rápida o excesiva de soluciones parenterales que contienen sodio	
Episodios de casi ahogamiento en agua salada	Dolor de cabeza
	Agitación e inquietud
	Reflejos lentos
	Convulsiones y coma
	Deshidratación extracelular y volumen vascular bajo
	Taquicardia
	Pulso débil y filiforme
	Presión arterial baja
	Colapso vascular

ADH, hormona antidiurética; BUN, nitrógeno ureico en sangre; LEC, líquido extracelular.

que sodio. Lo anterior puede ser resultado del incremento en las pérdidas desde las vías respiratorias debido a fiebre o ejercicio extenuante, diarrea acuosa o cuando se ofrecen alimentos osmóticamente activos administrados por sonda con cantidades insuficientes de agua. Con la pérdida de agua pura, cada compartimento de líquido corporal pierde un porcentaje igual de su volumen. Ya que casi una tercera parte del agua está en el compartimento del LEC, y dos terceras partes en el LIC, se pierde más volumen real de agua del compartimento del LIC que del de LEC.[2]

En general, la carencia de agua estimula la sed e incrementa el consumo de agua. Por lo tanto, es más probable que la hipernatremia se presente en lactantes y personas que no pueden expresar que tienen sed o conseguir agua para beber. Con la hipodipsia, o sed deteriorada, la necesidad de ingerir líquidos no activa la respuesta de la sed. La hipodipsia es predominante entre los adultos mayores. Las personas con DI presentan hipernatremia cuando el mecanismo de la sed está dañado o no hay acceso al agua.

Manifestaciones clínicas

Las manifestaciones de hipernatremia causada por deshidratación son en gran medida las de la pérdida de LEC y deshidratación celular (*véase* la tabla 8-7). La gravedad de los signos y síntomas es mayor cuando el aumento en el sodio plasmático es considerable y se presenta con rapidez. El peso corporal disminuye de manera proporcional a la cantidad de agua que se ha perdido. Como el plasma sanguíneo es casi 90-93% agua, la concentración de elementos formes de la sangre y otros componentes de esta aumentan cuando disminuye el agua del LEC.

La sed es un síntoma temprano de que falta agua, lo que sucede cuando las pérdidas de líquido son iguales al 0.5% del agua corporal. El gasto urinario disminuye y la osmolalidad de la orina se incrementa debido a los mecanismos renales para conservar el agua. Con frecuencia, la temperatura corporal aumenta y la piel se calienta y enrojece; también disminuye el volumen vascular, el pulso se vuelve rápido y saltón, y baja la presión arterial. La hipernatremia ocasiona un aumento en la osmolalidad del suero y, en consecuencia, el agua es extraída de las células corporales. Como resultado, se secan la piel y las membranas mucosas, y disminuyen la salivación y el lagrimeo. La boca se seca y se vuelve pegajosa, y la lengua se torna áspera y se fisura. Deglutir se vuelve difícil. Los tejidos subcutáneos adquieren una textura firme, como de caucho. Y lo más importante, el agua se extrae de las células del sistema nervioso central, lo que ocasiona reflejos lentos, agitación, cefalea e inquietud. Si la hipernatremia progresa, puede haber coma y convulsiones.

Diagnóstico y tratamiento

El diagnóstico de hipernatremia se basa en los antecedentes, los hallazgos de la exploración física de deshidratación y los resultados de las pruebas de laboratorio. El tratamiento de la hipernatremia incluye el tratamiento de la causa subyacente y la terapia de reemplazo de líquidos para resolver la deshidratación concomitante. Se prefiere la vía oral para administrar los líquidos de reemplazo. Un aspecto grave del déficit de volumen de líquidos es la deshidratación del cerebro y las células nerviosas. La osmolalidad sérica se debe corregir de manera lenta en los casos de hipernatremia crónica. Si la hipernatremia se corrige demasiado rápido, antes de que los osmolitos hayan tenido la oportunidad de disiparse, el plasma puede volverse relativamente hipotónico con respecto a la osmolalidad de las células del cerebro. Cuando lo anterior sucede, el agua se desplaza hacia adentro de las células cerebrales, lo que causa edema cerebral y daño neurológico que puede ser potencialmente grave.

RESUMEN

Los líquidos corporales están distribuidos entre los compartimentos del LIC y el LEC. La regulación del volumen de líquido, la concentración de solutos y la distribución entre los dos compartimentos depende del equilibrio entre el agua y el sodio. El agua proporciona aproximadamente el 90-93% del volumen del líquido, y las sales de sodio el 90-95% de los solutos extracelulares. Tanto el agua como el sodio son absorbidos en el tubo digestivo y son eliminados por los riñones. El principal regulador del sodio y el agua es el mantenimiento del volumen de sangre circulante efectivo, que es vigilado por los receptores de estiramiento del sistema vascular, que actúan a través de la ADH y el sistema nervioso simpático, y por los receptores de los riñones, que actúan a través del sistema nervioso simpático y el sistema renina-angiotensina-aldosterona. El agua corporal y la osmolalidad del suero también están regulados por la sed, que controla la ingesta de agua, y la ADH, que controla la concentración de la orina y su salida en los riñones.

Las alteraciones del líquido isotónico son resultado de la contracción o expansión del volumen del LEC ocasionadas por pérdidas proporcionales de sodio y agua. El *déficit del volumen de líquidos isotónicos* se caracteriza por un decremento del volumen del LEC. Causa sed, volumen vascular y función circulatoria reducidos, gasto urinario bajo e incremento de la densidad relativa de la orina. El *exceso de volumen de líquidos isotónicos* se caracteriza por un aumento del volumen del LEC. Se manifiesta por signos de volumen vascular incrementado y edema.

Las alteraciones en la concentración del sodio extracelular son ocasionadas por una ganancia (hiponatremia) o pérdida (hipernatremia) desproporcionadas de agua. El sodio controla la osmolalidad del LEC y su efecto en el volumen celular. La hiponatremia se manifiesta como una *hiponatremia hipertónica*, en la que el agua sale de la célula en respuesta a concentraciones altas de glucosa en sangre, o como una *hiponatremia hipotónica*, que se presenta cuando el cuerpo retiene agua por encima del sodio. La hiponatremia hipotónica, que se manifiesta como un estado hipovolémico, euvolémico o hipervolémico, se caracteriza por que el agua es llevada hacia adentro de la célula desde el compartimento del LEC, lo que hace que se expanda la célula. Causa calambres musculares y debilidad, náuseas, vómitos, cólicos abdominales y diarrea, así como signos del SNC, como cefalea, letargia, depresión de los reflejos tendinosos, convulsiones y coma.

La hipernatremia representa una pérdida desproporcionada de agua corporal en relación con el sodio. Se caracteriza por que el agua intracelular es llevada hacia el compartimento del LEC, lo que hace que la célula se encoja o contraiga. Esto se manifiesta por la sensación de sed y menor gasto urinario, boca seca y menor turgencia de los tejidos, signos de volumen vascular reducido (taquicardia, debilidad y pulso saltón) y signos del SNC, como reflejos bajos, agitación, cefalea y, en casos graves, convulsiones y coma.

Equilibrio del potasio

Regulación del equilibrio del potasio

El potasio ocupa el segundo lugar entre los cationes más abundantes en el cuerpo y es el principal en el compartimento del LIC. Alrededor del 98% del potasio corporal está dentro de las células, con una concentración intracelular de 140-150 mEq/L (140-150 mmol/L).[2] El contenido de potasio del LEC (3.5-5 mEq/L [3.5-5 mmol/L]) es considerablemente inferior. Puesto que el potasio es un ion intracelular, sus depósitos totales en el cuerpo están relacionados con las dimensiones corporales y la masa muscular. En los adultos, el potasio corporal total es de cerca de 50 mEq/kg del peso corporal.[2]

Ganancias y pérdidas

La ingesta de potasio se deriva generalmente de la dieta. Con frecuencia, el equilibrio del potasio se mantiene por una ingesta diaria de 50-100 mEq en las personas saludables. En períodos de estrés o en casos de traumatismos, se requieren cantidades adicionales.

Mecanismos de regulación

Habitualmente, la concentración de potasio en el LEC está regulada con precisión a casi 4.2 mEq/L (4.2 mmol/L). El control preciso es necesario porque muchas de las funciones celulares son sensibles a cambios mínimos en las concentraciones de potasio en el LEC. Un aumento de 0.3-0.4 mEq/L (0.30.4 mmol/L) causa graves arritmias cardíacas y hasta la muerte. Una sola comida puede contener hasta 50 mEq, lo que significa que la ingesta diaria puede ser tan alta como 200 mEq/L. Por lo tanto, es importante que los riñones eliminen rápidamente este potasio extracelular para evitar complicaciones graves.[2]

El potasio en plasma está regulado en gran medida por dos mecanismos: 1) regulación renal que conserva o elimina potasio, y 2) cambios transcelulares entre los compartimentos de LIC y LEC.

Regulación renal

La principal vía de eliminación del potasio es el riñón. Al contrario de otros electrólitos, la regulación de la eliminación del potasio está controlada por su secreción desde la sangre hacia el filtrado tubular y no mediante la reabsorción del filtrado tubular en la sangre. El potasio se filtra en el glomérulo, se reabsorbe junto con sodio y agua en el túbulo **proximal** y con el sodio y el cloruro en la rama ascendente gruesa del asa de Henle, y luego es secretado en los túbulos

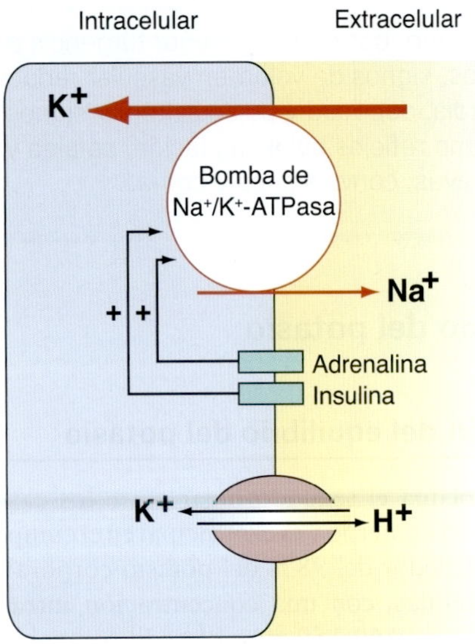

FIGURA 8-8. Mecanismos que regulan los desplazamientos transcelulares en el potasio.

distal final y colector cortical para eliminarlo con la orina. Este último mecanismo sirve para "afinar" la concentración de potasio en el LEC.

La aldosterona desempeña una función esencial en la regulación de la eliminación renal del potasio por un mecanismo de intercambio de Na^+/K^+ localizado en los túbulos distal final y colector cortical de los riñones. En presencia de aldosterona, el Na+ es llevado de regreso a la sangre y el K^+ es secretado en el filtrado tubular, para eliminarlo con la orina. También existe un mecanismo de intercambio K^+/H^+ en los túbulos colectores corticales del riñón. Cuando aumenta la concentración de potasio en plasma, se secreta K^+ en la orina y el H^+ se reabsorbe en la sangre, lo que causa una disminución del pH y acidosis metabólica. En cambio, cuando la concentración de potasio es baja, el K^+ se reabsorbe y el H+ se secreta en la orina, lo que causa alcalosis metabólica.

Movimientos extracelulares-intracelulares

Con el fin de evitar un aumento de potasio extracelular, el exceso de potasio se pasa temporalmente a los eritrocitos y otras células, como las del músculo, el hígado y el hueso. Este movimiento es controlado por la bomba de Na^+/K^+-ATPasa de la membrana y la permeabilidad de los canales iónicos en la membrana celular.

Entre los factores que alteran la distribución intracelular-extracelular de potasio están la osmolalidad sérica, los desequilibrios acidobásicos, la insulina y la estimulación por β-adrenérgicos. Los aumentos agudos de la osmolalidad del suero obligan al agua a dejar la célula. La deshidratación de la célula provoca un aumento de potasio intracelular, lo que ocasiona que este salga de la célula y entre en el LEC.

Los iones H^+ y K^+ que tienen carga positiva pueden intercambiarse entre el LIC y el LEC en un recambio de cationes (fig. 8-8). En la acidosis metabólica, por ejemplo, el H^+ entra en las células del cuerpo para amortiguar, lo que hace que el K^+ salga y entre al LEC.[8] Tanto la insulina como las catecolaminas aumentan la captación celular de K^+ mediante el incremento de la actividad de la bomba de Na^+/K^+-ATPasa de la membrana.[1] El efecto de los agonistas β-adrenérgicos, como la seudoefedrina y el albuterol, es similar en la distribución del potasio.

El ejercicio también produce desplazamientos del potasio entre compartimentos. Las contracciones repetidas de los músculos liberan potasio en el LEC, especialmente cuando este es extenuante.

PUNTOS CLAVE

Equilibrio del potasio

- El potasio es sobre todo un ion intracelular con solo una pequeña pero vital cantidad presente en el LEC.
- La distribución de potasio entre los compartimentos intracelular y extracelular regula los potenciales eléctricos de membrana que controlan la excitabilidad de las células de los nervios y los músculos, así como la contractibilidad del músculo esquelético, cardíaco o liso.
- Dos mecanismos principales funcionan para controlar el potasio sérico: 1) regulación renal que conserva o elimina potasio, y 2) sistemas amortiguadores transcelulares que eliminan potasio del suero o que lo liberan en el suero, según la necesidad. Las enfermedades que modifican la función de cualquiera de estos mecanismos causan una alteración grave en las concentraciones de potasio en el suero.

Alteraciones del equilibrio del potasio

Por ser el principal catión intracelular, el potasio es esencial para desempeñar numerosas funciones corporales. Está involucrado en una gran diversidad de funciones, incluido el mantenimiento de la integridad osmótica de las células, el equilibrio acidobásico y la capacidad de los riñones para concentrar la orina. El potasio es necesario para el crecimiento y participa en intrincadas reacciones químicas que transforman hidratos de carbono en energía, cambian glucosa en glucógeno y convierten aminoácidos en proteínas. El potasio también desempeña un papel decisivo en la conducción de los impulsos nerviosos y la excitabilidad del músculo esquelético, cardíaco y liso mediante la regulación de los siguientes factores:

- Potencial de la membrana en reposo.
- Abertura de los canales del sodio que controlan el flujo de corriente durante el potencial de acción.
- Índice de repolarización de membrana.

Los cambios en la excitabilidad de los nervios y los músculos son particularmente importantes en el corazón,

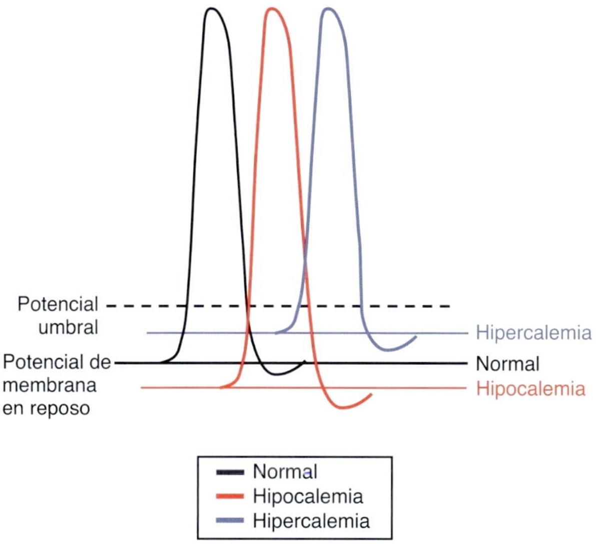

FIGURA 8-9. Efecto de los cambios en el plasma con hipocalemia (*rojo*) e hipercalemia (*azul*) sobre el potencial de membrana en reposo, activación y abertura de los canales del calcio en el potencial de umbral y la rapidez de repolarización en un potencial de acción en el nervio.

TABLA 8-8 Causas y manifestaciones de hipocalemia

Causas	Manifestaciones
Consumo insuficiente	**Valores de laboratorio**
Dieta baja en potasio Incapacidad para comer Administración de soluciones parenterales sin potasio	Concentración de potasio sérico menor de 3.5 mEq/L (3.5 mmol/L)
Pérdidas renales excesivas	**Incapacidad para concentrar la orina**
Tratamiento con diuréticos (excepto diuréticos ahorradores de potasio) Fase diurética de insuficiencia renal Concentración alta de mineralocorticoides Hiperaldosteronismo primario Tratamiento con corticoesteroides	Poliuria Orina con osmolalidad y densidad relativa bajas Polidipsia
	Manifestaciones gastrointestinales
	Anorexia, náuseas, vómitos Estreñimiento Distensión abdominal Íleo paralítico
Pérdidas gastrointestinales excesivas	**Manifestaciones neuromusculares**
Vómitos Diarrea Aspiración gastrointestinal Fístula gastrointestinal de drenaje	Flacidez, debilidad y cansancio muscular Calambres musculares y dolor a la palpación Parestesias Parálisis
Desplazamiento transcompartimental	**Manifestaciones cardiovasculares**
Administración de agonistas β-adrenérgicos (p. ej., albuterol) Administración de insulina para tratar cetoacidosis diabética Alcalosis, metabólica o respiratoria	Hipotensión postural Aumento en la sensibilidad a la toxicidad por digitálicos Cambios en la electrocardiografía Arritmias cardíacas
	Manifestaciones del SNC
	Confusión Depresión
	Desequilibrios acidobásicos
	Alcalosis metabólica

donde las alteraciones en el potasio plasmático causan arritmias cardíacas graves y defectos de conducción. Los cambios en el potasio plasmático también afectan los músculos esqueléticos y el músculo liso de los vasos sanguíneos y el tubo digestivo.

El *potencial de membrana en reposo* está determinado por la relación entre la concentración de potasio en el LIC y el LEC (fig. 8-9). Una disminución del potasio plasmático causa que el potencial de membrana en reposo se vuelva más negativo y se aleje del umbral de excitación. Por lo tanto, se requiere un estímulo mayor para alcanzar el umbral y abrir los canales del sodio que se ocupan del potencial de acción. Un aumento en el potasio plasmático causa que el potencial de membrana en reposo se vuelva más positivo y se acerque al umbral. La hipercalemia grave puede causar una despolarización prolongada que puede reducir la excitabilidad. El *índice de repolarización* varía según las concentraciones de potasio plasmático. Es más rápido en la hipercalemia y se atrasa en la hipocalemia. Tanto la inactivación de los canales del sodio como el índice de repolarización de la membrana son importantes porque predisponen a arritmias cardíacas o defectos de conducción. La hipercalemia es una de las alteraciones electrolíticas que ponen en riesgo la vida, sobre todo en los niños.[18]

Hipocalemia

La *hipocalemia* se refiere a una disminución en las concentraciones de potasio en el plasma por debajo de 3.5 mEq/L (3.5 mmol/L). Debido a los desplazamientos transcelulares, pueden presentarse cambios temporales en el potasio plasmático como resultado del movimiento entre los compartimentos del LIC y el LEC.

Etiología

Las causas del déficit de potasio se pueden agrupar en tres categorías: 1) ingesta deficiente; 2) pérdidas excesivas gastrointestinales, renales y cutáneas; y 3) redistribución entre los compartimentos de LIC y LEC (tabla 8-8).[2]

Ingesta deficiente. La ingesta deficiente es una causa frecuente de hipocalemia. Por día, se requiere una ingesta de potasio de, por lo menos, 40-50 mEq/día. Una ingesta insuficiente en la dieta puede deberse a la incapacidad para obtener o ingerir alimentos, o por una dieta baja en potasio. A menudo, su ingesta es insuficiente en personas que siguen las dietas de moda y en aquellas con trastornos alimentarios. Los adultos mayores tienen mayores probabilidades de padecer insuficiencia de potasio debido a malos hábitos alimenticios, un ingreso limitado y dificultades al masticar.

Pérdidas excesivas. Los riñones son el principal lugar donde se pierde potasio, carecen del mecanismo homeostático necesario para conservar potasio durante períodos de ingesta insuficiente. Por lo general, después de traumatismos o situaciones de estrés, las pérdidas de potasio en la orina aumentan y causan hipocalemia grave.[2] Las pérdidas renales también aumentan con el empleo de medicamentos como tiazidas, la alcalosis metabólica, la insuficiencia de magnesio y las concentraciones altas de aldosterona. Algunos antibióticos, en particular la anfotericina B y la gentamicina, son aniones impermeables que requieren la presencia de iones con carga positiva para ser eliminados con la orina. Lo anterior provoca que se deseche potasio. La falta de magnesio (a menudo debido al tratamiento con diuréticos o diarrea) causa pérdida renal de potasio. Sin embargo, lo más importante es la incapacidad para corregir la deficiencia de potasio cuando tampoco hay magnesio.

El tratamiento con diuréticos, con excepción de los ahorradores de potasio, es la causa más frecuente de hipocalemia. Tanto los diuréticos tiazídicos como los de asa aumentan la pérdida de potasio por la orina.[2]

Las pérdidas renales de potasio se agravan con la aldosterona y el cortisol. Estas aumentan en situaciones como traumatismos e intervenciones quirúrgicas, que producen un incremento asociado con el estrés en estas hormonas. El aldosteronismo primario, causado por un tumor o hiperplasia de las células de la corteza suprarrenal que secretan aldosterona, genera pérdidas graves de potasio y una disminución en las concentraciones de potasio plasmático.[2] El cortisol se une a los receptores de aldosterona y causa efectos similares sobre la eliminación del potasio.

Otros padecimientos genéticos raros que también causan hipocalemia son los síndromes de Bartter, Gitelman y Liddle. El *síndrome de Bartter*, que está relacionado con el cotransportador $Na^+/K^+/2Cl^-$ en la rama gruesa del asa de Henle, se manifiesta con alcalosis metabólica, hipercalciuria (pérdida excesiva de calcio en la orina) y presión arterial *normal*.[2] Las manifestaciones del *síndrome de Gitelman*, que se relaciona con el transportador Na^+/Cl^- en el túbulo distal, son similares a las del síndrome de Bartter, pero con hipocalciuria e hipomagnesemia, debido al desecho renal de magnesio.[2] Las manifestaciones del *síndrome de Liddle* son similares a las del síndrome de Bartter, pero con presión arterial *elevada* debido a la reabsorción excesiva de sodio.[2]

Aunque son mínimas, las pérdidas de potasio en la piel y el tubo digestivo se vuelven excesivas bajo ciertas circunstancias. Por ejemplo, las quemaduras incrementan las pérdidas superficiales de potasio. Al incrementarse la secreción de aldosterona durante la aclimatación al calor, aumenta la pérdida de potasio en la orina y el sudor. Las pérdidas digestivas también pueden volverse excesivas; esto sucede en casos de vómitos y diarrea, así como cuando se aplica aspiración gastrointestinal. Por ejemplo, el contenido de potasio en las heces líquidas es de entre 40 y 60 mEq/L (40-60 mmol/L).

Movimientos transcelulares. Debido a la proporción elevada entre el potasio intracelular y el extracelular, las afecciones que causan una redistribución del potasio del compartimento de LEC al LIC ocasionan una disminución marcada en la concentración de potasio en el plasma (*véase* la fig. 8-8). La insulina aumenta el movimiento de glucosa y potasio en las células; y bloqueadores β_2-adrenérgicos desplazan el potasio en las células y provocan hipocalemia momentánea.

Manifestaciones clínicas

Entre las manifestaciones de la hipocalemia se encuentran algunas alteraciones de las funciones renal, digestiva, cardiovascular y neuromuscular (*véase* la tabla 8-8). Estas manifestaciones reflejan tanto las funciones intracelulares del potasio como el intento del cuerpo por regular las concentraciones de este electrólito del LEC dentro del estrecho margen necesario para conservar la actividad eléctrica normal de tejidos excitables como las células nerviosas y musculares. Los signos y síntomas de la insuficiencia de potasio rara vez se manifiestan antes de que las concentraciones plasmáticas hayan disminuido a valores inferiores a 3 mEq/L (3 mol/L). Las manifestaciones al inicio son graduales, por lo que el padecimiento permanece sin ser detectado durante cierto tiempo.

Los procesos renales que conservan el potasio durante la hipocalemia interfieren con la capacidad del riñón para concentrar la orina. El gasto urinario y la osmolalidad del plasma aumentan, la densidad relativa de la orina disminuye y el paciente manifiesta que a menudo experimenta poliuria, nicturia y sed. La alcalosis metabólica y la eliminación renal de cloruro son signos de hipocalemia grave.[2]

Los signos y síntomas asociados con la función digestiva incluyen anorexia, náuseas y vómitos. La atonía del músculo liso gastrointestinal causa estreñimiento, distensión abdominal y, si hay hipocalemia grave, íleo paralítico. Cuando los síntomas digestivos surgen de manera gradual y no son graves, a menudo dañan la ingesta de potasio y empeoran el padecimiento.

Los efectos más graves de la hipocalemia son aquellos que afectan la función cardiovascular. La hipotensión ortostática es frecuente. La mayoría de las personas con concentraciones de potasio en plasma inferiores a 3 mEq/L (3 mmol/L) muestran cambios electrocardiográficos (ECG) característicos de la hipocalemia. Entre estos se encuentran la prolongación del intervalo PR, la depresión del segmento ST, el aplanamiento de la onda T y un aspecto prominente de la onda U (fig. 8-10). Por lo general, el potasio sale de la célula durante la fase de repolarización del potencial de acción, que regresa el potencial de membrana a su valor de reposo normal. La hipocalemia reduce la permeabilidad de la membrana celular al potasio y, por consiguiente, causa una reducción en el flujo de salida de potasio que prolonga la tasa de repolarización, alarga el período refractario relativo, y produce una onda U. Si bien estos cambios en la actividad eléctrica del corazón no suelen ser graves, pueden predisponer a bradicardia sinusal y arritmia ventricular ectópica. Toxicidad en las personas tratadas con digital y un mayor riesgo de producir arritmias ventriculares son factores de riesgo en personas con una cardiopatía subyacente. Los peligros asociados con la toxicidad digitálica están combinados en las personas que toman diuréticos que aumentan la pérdida de potasio.

Los síntomas de debilidad, fatiga y calambres musculares, sobre todo durante el ejercicio, son frecuentes en la hipocalemia moderada (potasio en plasma de 3-2.5 mEq/L [3-2 mmol/L]). Puede haber **parálisis** muscular con insuficiencia respiratoria que pone en peligro la vida en caso de hipocalemia grave menor de 2.5 mEq/L [2.5 mmol/L]). Los músculos de las piernas, en particular los cuádriceps, son los más afectados. Algunas personas mencionan dolor a la palpación en los músculos y **parestesias**, pero no debilidad. En caso de insuficiencia crónica de potasio, la atrofia muscular puede contribuir a la debilidad muscular.

En una rara enfermedad genética denominada *parálisis periódica familiar hipocalémica*, los episodios de hipocalemia causan ataques de debilidad muscular grave y parálisis **flácida** que, de no tratarse, dura 6-48 h.[19] La parálisis puede desencadenarse por situaciones que ocasionan hipocalemia grave al producir un desplazamiento intracelular del potasio, como la ingesta de una comida con alto contenido en hidratos de carbono, o la administración de insulina, epinefrina o glucocorticoides. Con frecuencia, la parálisis se puede revertir mediante un tratamiento de reemplazo de potasio.

Tratamiento

Cuando sea posible, la hipocalemia se trata aumentando la ingesta de alimentos con alto contenido de potasio, como carnes, frutos secos, jugos (zumos) de frutas (en especial, de naranja) y plátanos (bananas). Los suplementos se prescriben a personas cuya ingesta de potasio es deficiente en relación con las pérdidas, especialmente en el caso de personas que están bajo tratamiento con diuréticos y en aquellas que toman digital.

Se administra potasio intravenoso cuando la vía oral no está disponible o se requiere su reemplazo rápido. Es necesario medir de forma constante las concentraciones séricas de magnesio, porque una persona con hipocalemia a menudo tiene insuficiencia de magnesio.

Hipercalemia

La *hipercalemia* es el aumento en las concentraciones plasmáticas de potasio superiores a 5 mEq/L (5 mmol/L). Rara vez se presenta en personas saludables, porque el cuerpo es muy eficaz para prevenir la acumulación de un exceso de potasio en el LEC.

Etiología

Las tres causas principales de exceso de potasio son: 1) eliminación renal reducida, 2) administración demasiado rápida y 3) desplazamiento de potasio desde el compartimento del LIC al del LEC (tabla 8-9).[20] Puede presentarse una seudohipercalemia después de liberar potasio de los depósitos intracelulares luego de tomar una muestra de sangre, por hemólisis de eritrocitos al agitar demasiado la muestra de sangre, venopunción traumática o aplicación prolongada de un torniquete durante la venopunción.[21]

La causa más frecuente de hipercalemia es la función renal reducida. La hipercalemia crónica casi siempre se relaciona con insuficiencia renal. Por lo general, el índice de filtración glomerular tiene que bajar a menos de 10 mL/min antes de que se detecte hipercalemia. Algunas afecciones renales, como las nefropatías drepanocítica y por plomo y la nefritis lúpica, dañan de forma selectiva la secreción tubular de potasio, sin causar insuficiencia renal. Además, la acidosis disminuye la eliminación de potasio del riñón. La insuficiencia renal aguda acompañada de acidosis láctica o cetoacidosis aumenta el riesgo de presentar hipercalemia.

La aldosterona actúa a nivel del sistema de intercambio de Na^+/K^+ del túbulo distal para aumentar la excreción de potasio, y facilita la reabsorción de sodio. La reducción en la eliminación de potasio mediada por la aldosterona puede deberse a insuficiencia suprarrenal, menor liberación de aldosterona por una disminución en la renina o angiotensina II, o bien, daño en la capacidad de los riñones para responder

TABLA 8-9 Causas y manifestaciones de hipercalemia

Causas	Manifestaciones
Consumo excesivo	**Valores de laboratorio**
Ingesta excesiva	Concentración de potasio sérico mayor de 5.0 mEq/L (5.0 mmol/L)
Tratamiento con suplementos orales de potasio	**Manifestaciones digestivas**
Infusión excesiva o rápida de líquidos parenterales que contienen potasio	Náuseas y vómitos
Liberación desde el compartimento intracelular	Calambres intestinales
Traumatismo en los tejidos	Diarrea
Quemaduras	**Manifestaciones neuromusculares**
Lesiones por aplastamiento	Parestesias
Ejercicio extremo o convulsiones	Debilidad, mareos
Eliminación insuficiente por los riñones	Calambres musculares
Insuficiencia renal	**Manifestaciones cardiovasculares**
Insuficiencia suprarrenal (enfermedad de Addison)	Cambios en la electrocardiografía
Terapia con diuréticos ahorradores de potasio	Riesgo de paro cardíaco con el exceso exagerado
Terapia con inhibidores de ECA o ARA	

BRA, bloqueador del receptor de angiotensina II; ECA, enzima convertidora de angiotensina

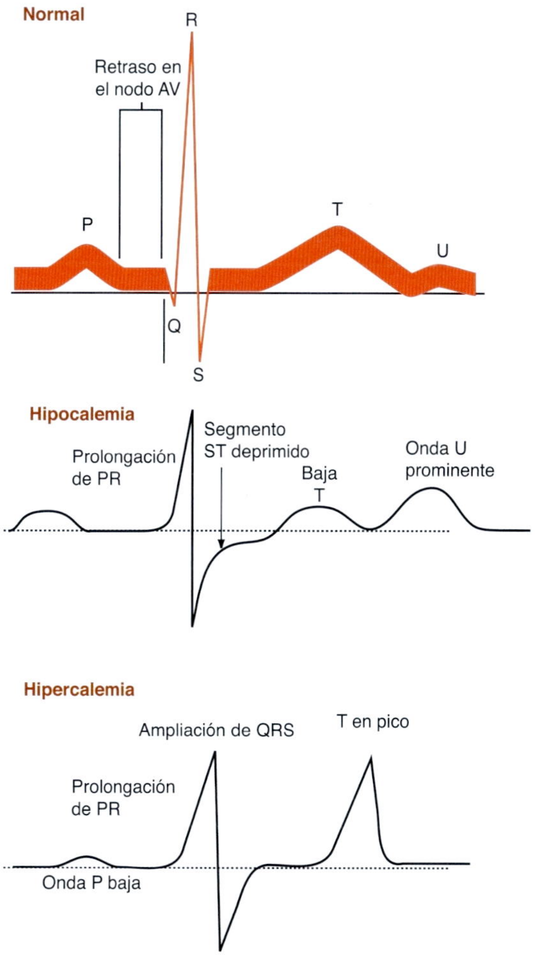

FIGURA 8-10. Cambios en el electrocardiograma en la hipocalemia e hipercalemia. *AV, auriculoventricular.*

a la aldosterona. Los diuréticos ahorradores de potasio causan hipercalemia a través del último mecanismo. Debido a su capacidad para reducir las concentraciones de aldosterona, los inhibidores de ECA y ARA también incrementan las concentraciones plasmáticas de potasio.

El exceso de potasio puede deberse a su ingesta o administración por vía intravenosa excesivas. Es difícil aumentar la ingesta de potasio hasta el punto de causar hipercalemia cuando la función renal es adecuada y funciona el sistema de intercambio de Na^+/K^+ de la aldosterona. Se han presentado incidentes graves y mortales de hipercalemia por infundir demasiado rápido soluciones de potasio intravenosas. Como los riñones controlan la eliminación de potasio, las soluciones que contienen este electrólito no deben administrarse por vía intravenosa mientras no se evalúe el gasto urinario y se haya considerado si la función renal es apropiada.

La salida de potasio de las células del cuerpo para entrar en el LEC, tal como la que ocurre con las lesiones tisulares, también eleva las concentraciones plasmáticas de potasio. Por ejemplo, las quemaduras y las lesiones por aplastamiento ocasionan la muerte de células y liberan potasio en el LEC. Con frecuencia, las mismas lesiones disminuyen la función renal, lo que contribuye a que se desarrolle hipercalemia. Puede haber una hipercalemia momentánea inducida por el ejercicio extenuante o durante las convulsiones, cuando las células musculares son permeables al potasio. En una rara enfermedad autosómica dominante llamada *parálisis periódica hipercalémica*, la hipercalemia puede generar períodos momentáneos de debilidad muscular y parálisis después del ejercicio, exposición al frío u otras situaciones que obliguen al potasio a salir de las células. Estos períodos de parálisis inducidos tienden a ser de corta duración.[22]

Manifestaciones clínicas

Los signos y síntomas de exceso de potasio están estrechamente relacionados con una disminución en la excitabilidad neuromuscular (*véase* la tabla 8-9) y normalmente comienza cuando la concentración plasmática sobrepasa los 6 mEq/L (6 mmol/L). Por lo general, el primer síntoma es la parestesia. Las personas refieren debilidad muscular generalizada o disnea secundaria a la debilidad de los músculos de la respiración.

El efecto más grave de la hipercalemia es la conducción cardíaca. Los primeros cambios son los mayores: se estrechan las ondas T y se amplía el complejo QRS. Si las concentraciones plasmáticas siguen aumentando, el intervalo PR se prolonga y desaparecen las ondas P (*véase* la fig. 8-10). La frecuencia cardíaca puede ser lenta. La **fibrilación** ventricular y el paro cardíaco son acontecimientos terminales. Los efectos perjudiciales de la hipercalemia en el corazón son más agudos cuando la concentración plasmática de potasio aumenta con rapidez. Es importante tener en cuenta que la acumulación de transfusiones de eritrocitos causan hipercalemia y, si las transfusiones son administradas a velocidad alta, pueden ser mortales.[23]

Diagnóstico y tratamiento

El diagnóstico de hipercalemia se basa en los antecedentes completos, la exploración física para detectar debilidad muscular y signos de insuficiencia de volumen, concentraciones de potasio plasmático y hallazgos en el ECG. La historia clínica debe incluir preguntas sobre la dieta, el consumo de diuréticos ahorradores de potasio, los antecedentes de renopatía y los episodios recurrentes de debilidad muscular.

El tratamiento del exceso de potasio varía según el grado de aumento en el plasma y si hay manifestaciones neuromusculares y en el ECG. El calcio restaura la excitabilidad hacia su estado normal, pero este efecto protector de la administración de calcio es de corta duración (15-30 min) y debe ir acompañado de otros métodos para disminuir la concentración de potasio en el LEC. La administración de bicarbonato de sodio, bloqueadores β-adrenérgicos o insulina distribuye el potasio dentro del compartimento del LIC y disminuye con rapidez la concentración del LEC. Con este fin, a menudo se utilizan infusiones intravenosas de insulina y glucosa.

Otras medidas menos apremiantes se centran en disminuir o limitar la ingesta o la absorción mediante el aumento de la excreción renal y de la captación de las células. En la mayoría de los sustitutos de la sal, el ingrediente principal es el cloruro de potasio; estos sustitutos no se deben ofrecer a los pacientes con problemas renales. Con frecuencia, es más difícil aumentar la excreción de potasio. Las personas con insuficiencia renal pueden requerir hemodiálisis o **diálisis** peritoneal para reducir las concentraciones de potasio en plasma.

RESUMEN

El potasio es el principal catión del LIC. Contribuye con el mantenimiento de la osmolalidad intracelular; desempeña una función determinante en la conducción de los impulsos nerviosos y en la excitabilidad de los músculos esquelético, cardíaco y liso, e influye en el equilibrio acidobásico. El potasio se ingiere con la dieta y se elimina a través del riñón. Puesto que no se conserva en el cuerpo, se requiere una ingesta diaria suficiente. Un desplazamiento transcelular genera una redistribución del potasio entre los compartimentos del LEC y el LIC, lo que obliga a aumentar o disminuir las concentraciones sanguíneas.

La hipocalemia es una disminución del potasio en el plasma a valores inferiores de 3.5 mEq/L (3.5 mmol/L). Es resultado de una ingesta insuficiente, pérdidas excesivas o redistribución entre los compartimentos del LIC y el LEC. El déficit de potasio puede provocar alteraciones en las funciones renal, del sistema musculoesquelético, digestivo y cardiovascular, entre otras, lo que refleja el papel determinante del potasio en el metabolismo celular y la función neuromuscular.

La *hipercalemia* es el incremento de potasio plasmático a valores mayores de 5 mEq/L

(5 mmol/L). Rara vez se presenta en personas saludables porque el cuerpo es muy eficaz para prevenir la acumulación de un exceso de potasio en el LEC. Entre las causas principales del exceso de potasio se encuentran una menor eliminación de potasio por los riñones, su administración excesivamente rápida por vía intravenosa y el desplazamiento transcelular de potasio hacia afuera de la célula hacia el compartimento del LEC. El efecto más grave de la hipercalemia es el paro cardíaco.

Equilibrio del calcio, el fósforo y el magnesio

Mecanismos que regulan el equilibrio del calcio, el fósforo y el magnesio

El calcio, el fósforo y el magnesio son los principales cationes del cuerpo. Se ingieren con la dieta, se absorben en el intestino, se filtran en el glomérulo del riñón y son reabsorbidos por los túbulos renales y eliminados por la orina. Alrededor del 99% del calcio, un 85% del fósforo y el 50-60% del magnesio están en los huesos. La mayor parte del resto del calcio (cerca del 1%), fósforo (casi el 14%) y magnesio (40-50%) están dentro de las células. Solo una pequeña cantidad de estos tres iones se encuentra en el LEC. Esta cantidad, pequeña pero vital, de calcio, fósforo y magnesio del LEC está regulada por la vitamina D y la hormona paratiroidea (PTH, *parathyroid hormone*). Se piensa que la calcitonina, una hormona producida por las células C en la tiroides, actúa en los riñones y los huesos para eliminar el calcio de la circulación extracelular.

Vitamina D

Aunque se clasifica como una vitamina, funciona como una hormona. Su papel es conservar las concentraciones normales de calcio y fósforo en el plasma, lo que consigue al aumentar su absorción en el intestino; también es necesaria para que los huesos se formen de manera adecuada. La vitamina D se sintetiza con la irradiación con luz ultravioleta del 7-deshidrocolesterol, que está presente en la piel o se obtiene de los alimentos de la dieta.

Hormona paratiroidea

La PTH, un regulador primordial del calcio y el fosfato plasmáticos, es secretada por las glándulas paratiroides. Las cuatro glándulas paratiroides se encuentran sobre la superficie dorsal de la glándula tiroides. El regulador dominante de la PTH es la concentración de calcio en el plasma. Un receptor exclusivo de calcio en la membrana celular de la paratiroides responde con rapidez a los cambios en la concentración del calcio plasmático.[2] Cuando esta última es alta, se inhibe la PTH y el calcio se deposita en los huesos. Cuando

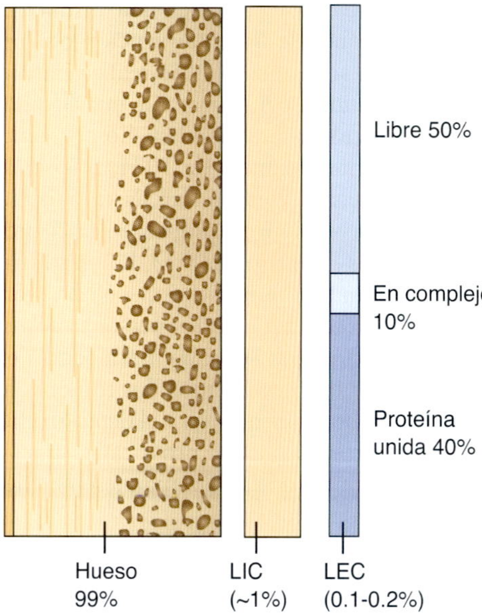

FIGURA 8-11. Distribución del calcio del cuerpo entre el sistema óseo y los compartimentos del líquido intracelular (LIC) y líquido extracelular (LEC). Se señalan los porcentajes de calcio libre, formando complejos y unido a proteínas en el LEC.

la concentración es baja, la secreción de PTH aumenta y el calcio es movilizado desde los huesos. La secreción, la síntesis y la acción de PTH se ven afectadas por el magnesio. Este sirve como un cofactor para la generación de energía celular y es importante en la función de sistemas de segundos mensajeros.

La principal función de la PTH es conservar la concentración de calcio del LEC. La realiza al propiciar la liberación de calcio desde el hueso, incrementar la activación de vitamina D como un recurso para intensificar la absorción intestinal de calcio y estimular el riñón para que conserve el calcio, a la vez que aumenta la excreción de fosfato (fig. 8-11). La PTH actúa en el hueso para acelerar la movilización y la transferencia de calcio al LEC. La respuesta ósea a la PTH es un proceso de dos pasos. Hay una respuesta inmediata en la que el calcio presente en el líquido del hueso se libera hacia el LEC, y una segunda respuesta que se genera con mayor lentitud, en la que el hueso, completamente mineralizado, se reabsorbe, lo que deriva en la liberación tanto de calcio como de fósforo. Las acciones de la PTH relacionadas con la reabsorción requieren concentraciones normales tanto de vitamina D como de magnesio. La presencia de PTH incrementa la activación de vitamina D por parte del riñón. Al activarse la vitamina D, la PTH aumenta la absorción intestinal de calcio y fósforo, así como su acción sobre el riñón para incrementar la reabsorción tubular de calcio y magnesio, a la vez que se aumenta la eliminación de fósforo. La mayor eliminación de fósforo garantiza que su liberación desde el hueso no cause hiperfosfatemia ni aumente el riesgo de depósito de cristales de fosfato de calcio en el tejido liso.

Hipoparatiroidismo

Este padecimiento refleja una secreción insuficiente de PTH, lo que da como resultado hipocalcemia. Esta insuficiencia puede ser ocasionada por la carencia congénita de todas las glándulas paratiroideas. Puede haber una insuficiencia adquirida de PTH después de una intervención quirúrgica en el cuello, sobre todo si la operación se realiza para extirpar un adenoma paratiroideo, o si se trata de una tiroidectomía, o bien, de una resección bilateral del cuello por cáncer. Una forma temporal de insuficiencia de PTH, que se presenta después de 1 o 2 días y puede durar hasta 5 días, ocurre después de una intervención quirúrgica en la tiroides para inhibir las glándulas paratiroides.[2] El hipoparatiroidismo puede tener un origen autoinmunitario, con anticuerpos antiparatiroideos detectados en algunas personas con diabetes de tipo 1, enfermedad de Graves y enfermedad de Hashimoto. Los daños por metales pesados, los tumores metastásicos, los procedimientos quirúrgicos y el deterioro funcional de la función paratiroidea pueden provocar insuficiencia de magnesio. La corrección de la hipomagnesemia lleva a la desaparición rápida del problema.

Las manifestaciones de hipoparatiroidismo agudo debidas a una disminución del calcio plasmático son, entre otras, tetania con calambres musculares, espasmo carpopedal y convulsiones. Casi siempre se presentan parestesias, como hormigueo en la zona peribucal, manos y pies. La concentración baja de calcio puede causar prolongación del intervalo QT, resistencia a los digitálicos, hipotensión e insuficiencia cardíaca refractaria. Entre los síntomas de insuficiencia crónica de PTH se incluyen **letargia**, ansiedad y cambios de personalidad. Puede haber visión borrosa debido a cataratas que se desarrollan a lo largo de varios años y signos **extrapiramidales**, como los que se observan en la enfermedad de Parkinson por la calcificación de los ganglios basales. El tratamiento eficaz de la hipocalcemia puede mejorar el problema y, a veces, en las radiografías se asocia con una reducción de la calcificación en los ganglios basales. Los dientes pueden presentar defectos si la anomalía tuvo lugar durante la infancia.

El diagnóstico de hipoparatiroidismo se basa en concentraciones plasmáticas bajas de calcio, elevadas de fosfato y bajas de PTH. Por lo general, las concentraciones plasmáticas de magnesio se miden para verificar si hay hipomagnesemia. La tetania hipoparatiroidea aguda se trata con gluconato de calcio por vía intravenosa, seguido de administración por vía oral de sales de calcio y vitamina D. Se utilizan suplementos de magnesio cuando el problema es causado por una insuficiencia de magnesio. Las personas con hipoparatiroidismo crónico se tratan con calcio oral y vitamina D. Las concentraciones plasmáticas de calcio se miden a intervalos regulares (por lo menos cada 3 meses) para mantenerlo con valores ligeramente bajos, pero sin síntomas. Conservar el calcio plasmático dentro de estos valores ayuda a evitar la hipercalciuria y el daño renal.

El seudohipoparatiroidismo es una enfermedad familiar rara que se caracteriza por resistencia específica del tejido a la PTH. Sus características son hipocalcemia, aumento de la función paratiroidea y una variedad de defectos congénitos en el crecimiento y desarrollo óseos, como estatura baja y huesos metacarpianos y metatarsianos cortos. Hay variantes de la enfermedad, como las que se presentan en personas que padecen seudohipoparatiroidismo con defectos congénitos y aquellas que presentan defectos congénitos y concentraciones normales de calcio y fosfato. Las manifestaciones de la afección se deben, sobre todo, a la hipocalcemia crónica. El tratamiento es similar al del hipoparatiroidismo.

Hiperparatiroidismo

El hiperparatiroidismo es provocado por la hipersecreción de PTH. Se manifiesta como un problema primario causado por hiperplasia (15%), adenoma (85%) y, rara vez, carcinoma de las glándulas paratiroides, o como un padecimiento secundario que se observa en personas con insuficiencia renal crónica o malabsorción crónica de calcio. Los adenomas paratiroideos y la hiperplasia se presentan en diversas enfermedades familiares distintas (p. ej., neoplasia endocrina múltiple [NEM] de tipos 1 y 2a).

El hiperparatiroidismo primario se detecta con mayor frecuencia después de los 50 años de edad y es más prevalente en mujeres que en hombres.[20] El hiperparatiroidismo causa hipercalcemia y aumento de calcio en el filtrado de la orina, lo que da como resultado hipercalciuria y formación potencial de cálculos renales. La resorción ósea crónica puede producir desmineralización difusa, fracturas patológicas y lesiones óseas quísticas. Puede realizarse un estudio de los huesos mediante absorciometría con rayos X de doble energía (DEXA, *dual-energy X-ray absorptiometry*) para evaluar la densidad mineral ósea (DMO). Los signos y síntomas de la alteración se relacionan con anomalías óseas y exposición de los riñones a concentraciones altas de calcio, en especial el plasmático. En la actualidad, la mayoría de las personas con hiperparatiroidismo primario manifiestan un problema asintomático que es descubierto durante la realización de pruebas de química sanguínea de rutina.

Se utilizan procedimientos diagnósticos, que incluyen concentraciones plasmáticas de calcio e intactas de PTH, para diferenciar entre las dos causas más frecuentes de hipercalcemia: hiperparatiroidismo primario e hipercalcemia tumoral (HT). En los estudios de PTH intacta, se utilizan dos anticuerpos que se unen a lugares diferentes de la PTH y miden la hormona intacta, biológicamente activa. En el hiperparatiroidismo primario, las concentraciones de PTH intacta están elevadas en el 75-90% de las personas afectadas o que son "normales" en la hipercalcemia, cuando deberían estar inhibidas. En la HT, las concentraciones de PTH intacta están inhibidas.[2] Por lo general, la operación paratiroidea es el tratamiento de elección.

El hiperparatiroidismo secundario se relaciona con hiperplasia de las glándulas paratiroideas y se presenta en personas con insuficiencia renal.[2] Cuando apenas inicia la insuficiencia, el aumento de la PTH se debe a concentraciones bajas de calcio plasmático y vitamina D. A medida que avanza la enfermedad, hay una reducción de receptores de vitamina D y de calcio, lo que hace que las glándulas paratiroideas sean más resistentes a la regulación por retroalimentación por concentración de calcio plasmático y vitamina D. Las concentraciones altas de fosfato plasmático resultantes inducen hiperplasia de las glándulas paratiroideas, independiente del calcio y la vitamina D activada. La enfermedad ósea que se detecta en personas con hiperparatiroidismo secundario a causa de insuficiencia renal se conoce como *alteración mineral ósea-enfermedad renal crónica* (*AMO-ERC*). Esta enfermedad tiene tres manifestaciones fisiopatológicas principales, incluido el metabolismo anómalo de calcio, fosfato, vitamina D o PTH; la calcificación de tejido liso o vasos; y las anomalías en el recambio óseo.[24] La AMO-ERC también se conoce como *osteodistrofia renal*.[25] La evidencia apunta a que con AMO-ERC, las concentraciones altas de fósforo causan ateroesclerosis porque aumentan el espesor de la media-íntima de la carótida.[25]

El tratamiento del hiperparatiroidismo incluye resolver la hipercalcemia mediante un consumo abundante de líquidos. A las personas con enfermedad leve se les recomienda mantenerse activas, beber suficientes líquidos y evitar antiácidos que contienen calcio, vitamina D y diuréticos tiazídicos, que aumentan la reabsorción de calcio en el riñón. Se puede recomendar la paratiroidectomía en las personas con hiperparatiroidismo sintomático, cálculos renales o enfermedad ósea. Los calcimiméticos se usan para reducir la producción de PTH.

PUNTOS CLAVE

Equilibrio del calcio

- El calcio del LEC está constituido por fracciones libres (ionizadas), las que forman complejos y las unidas a proteínas. Solo el Ca^{2+} desempeña un papel esencial en la excitabilidad neuromuscular y cardíaca.
- Las concentraciones de calcio sérico están reguladas por PTH y mecanismos renales en los que las concentraciones séricas de calcio y fosfato se regulan de manera recíproca para evitar dañar el depósito de cristales de fosfato de calcio en los tejidos lisos del cuerpo.

Alteraciones del equilibrio del calcio

El calcio entra en el cuerpo a través del tubo digestivo, se absorbe desde el intestino mediante la influencia de la vitamina D, se almacena en huesos y se excreta por el riñón. Alrededor del 99% del calcio corporal está en los huesos, a los que proporciona fuerza y estabilidad, y funciona como una fuente intercambiable para mantener las concentraciones de calcio extracelular. La mayor parte del calcio restante (casi el 1%) está dentro de las células y solo entre el 0.1 y 0.2% (cerca de 8.5-10.5 mg/dL [2.1-2.6 mmol/L]) del calcio restante está en el LEC.

El calcio del LEC existe en tres formas: 1) enlazado a proteínas, 2) formando complejos y 3) ionizado (*véase* la fig. 8-11). Alrededor del 40% del calcio del LEC está unido a proteínas plasmáticas, casi siempre albúmina, y no se difunde ni atraviesa la pared capilar para abandonar el compartimento vascular. Otro 10% forma complejos (está **quelado**) con sustancias como citrato, fosfato y sulfato. Esta forma no está ionizada. El 50% restante del calcio del LEC está en la forma ionizada y es libre de dejar el compartimento vascular y participar en las funciones celulares. La concentración plasmática de calcio total fluctúa con los cambios de albúmina en plasma y de pH. El calcio ionizado participa en muchas reacciones enzimáticas; produce un importante efecto en los potenciales de membrana y excitabilidad neuronal; es necesario para la contracción en el músculo del esqueleto, cardíaco y liso; participa en la liberación de hormonas, neurotransmisores y otros mensajeros químicos; determina la contractilidad cardíaca y la automaticidad a través de los canales del calcio lentos, y es esencial para la coagulación de la sangre. La utilización de fármacos antagonistas de los canales del calcio en los padecimientos circulatorios demuestra la importancia de los iones de Ca^{2+} en el funcionamiento normal del corazón y los vasos sanguíneos. El calcio es necesario en todos los pasos de la ruta intrínseca de la coagulación de la sangre, salvo los dos primeros. Dada su capacidad para unirse al calcio, a menudo se utiliza el citrato para evitar que se coagule la sangre que se usará en transfusiones. Las concentraciones de calcio **ionizado** (Cai) en personas que ingresan en el hospital críticamente enfermas debido a traumatismos son un factor que predice la necesidad de realizar transfusiones múltiples; además, las concentraciones de Cai bajas son un factor pronóstico de mortalidad.[2,26]

Ganancias y pérdidas

Las principales fuentes de calcio en la dieta son la leche y los productos lácteos. Solo el 30-50% del calcio de la dieta se absorbe en el duodeno y el yeyuno superior, el resto se elimina con las heces. Desde la sangre, entran en el intestino aproximadamente 150 mg/día de calcio. La absorción neta de calcio es la cantidad absorbida desde el intestino menos la cantidad que se desplaza en él. El equilibrio del calcio se vuelve negativo cuando su ingesta y absorción en la dieta es menor que la secreción en el intestino.

El calcio se deposita en los huesos y se excreta por medio de los riñones, la mayoría del cual es reabsorbido pasivamente en el túbulo proximal. El túbulo contorneado distal es donde la PTH y, posiblemente, la vitamina D, estimulan la reabsorción de calcio para controlar la excreción renal del calcio. Los diuréticos tiazídicos aumentan la reabsorción de calcio. Otros factores que pueden influir en su reabsorción en esta área son las concentraciones de fosfato, glucosa e insulina.

Hipocalcemia

La *hipocalcemia* es una concentración de calcio plasmático menor de 8.5 mg/dL (2.1 mmol/L). Se presenta en muchas enfermedades graves y llega a afectar al 70% de los pacientes en las unidades de cuidados intensivos.[27]

Etiología

La hipocalcemia puede deberse a: 1) incapacidad para mover el calcio desde los depósitos de los huesos, 2) pérdidas anómalas de calcio desde el riñón, 3) mayor enlace con proteínas o quelación, de tal modo que hay mayores proporciones de calcio en la forma no ionizada, y 4) secuestro en tejido liso (tabla 8-10). La seudohipocalcemia es causada

TABLA 8-10 Causas y manifestaciones de la hipocalcemia

Causas	Manifestaciones
Capacidad deteriorada para movilizar el calcio desde el hueso	**Valores de laboratorio**
Hipoparatiroidismo Resistencia a la acción de la PTH Hipomagnesemia	Concentración de calcio sérico menor de 8.5 mg/dL (2.1 mmol/L)
Ingesta o absorción reducidas	**Manifestaciones neuromusculares (mayor excitabilidad)**
Malabsorción Deficiencias de vitamina D Incapacidad para activar la vitamina Hepatopatía Enfermedad renal crónica Medicamentos que dañan la activación de la vitamina D (p. ej., fenitoína)	Parestesias, sobre todo aturdimiento, hormigueo Calambres musculoesqueléticos Espasmos y calambres abdominales Reflejos hiperactivos Espasmo carpopedal Tetania Espasmo laríngeo Signos positivos de Chvostek y de Trousseau
Pérdidas renales anómalas	**Manifestaciones cardiovasculares**
Insuficiencia renal e hiperfosfatemia	Hipotensión Signos de insuficiencia cardíaca Insensibilidad a fármacos que actúan mediante mecanismos mediados por calcio Prolongación del intervalo QT que predispone a arritmias ventriculares
Mayor enlace o quelación de proteínas	**Manifestaciones esqueléticas (deficiencia crónica)**
Mayor pH Aumento de ácidos grasos Transfusión rápida de sangre con citratos Mayor secuestro Pancreatitis aguda	Osteomalacia Dolor óseo, deformidades y fracturas

por la hipoalbuminemia. En este caso, una persona desnutrida puede tener concentraciones séricas bajas de calcio total, pero sin síntomas.

El calcio plasmático está en equilibrio dinámico con el calcio de los huesos. La capacidad para mover el calcio desde el hueso depende de tener las concentraciones correctas de PTH. Las concentraciones bajas de PTH pueden deberse a formas primarias o secundarias de hipoparatiroidismo. La liberación de PTH también puede verse inhibida cuando la concentración de vitamina D es alta. La insuficiencia de magnesio inhibe la liberación de PTH y daña su acción en la reabsorción de hueso. Esta forma de hipocalcemia es difícil de tratar solo con suplementos de calcio, por lo que requiere corrección de la insuficiencia de magnesio.

Existe una relación inversa entre la excreción de calcio y fosfato en los riñones. La eliminación de fosfato está deteriorada en la enfermedad renal crónica, lo que hace que disminuyan las concentraciones plasmáticas de calcio. La hipocalcemia y la hiperfosfatemia surgen cuando el índice de filtración glomerular desciende a menos de 59 mL/min.

Solo la forma ionizada de calcio es capaz de salir de los capilares y participar en las funciones corporales. Los cambios del pH alteran la proporción de calcio que hay en las formas enlazadas y ionizadas. Un pH ácido disminuye el enlace de calcio con las proteínas, lo que ocasiona un aumento desproporcionado de calcio ionizado, en tanto que el calcio total en el plasma permanece sin cambios. Un pH alcalino tiene el efecto contrario. Los ácidos grasos libres también aumentan la unión del calcio con la albúmina, lo que origina una disminución en el calcio ionizado en situaciones estresantes que hacen que suban las concentraciones de adrenalina, glucagón, hormona del crecimiento, corticotropina, heparina, β-adrenérgicos y alcohol.

El citrato, que forma complejos con el calcio, a menudo se utiliza como anticoagulante en las transfusiones de sangre. El exceso de citrato en la sangre de un donador puede combinarse con el calcio de la sangre de quien la va a recibir, lo que produciría una caída considerable de calcio ionizado. Por lo general, esta situación no se presenta porque el hígado elimina el citrato del donante en cuestión de minutos, especialmente cuando se administran transfusiones a una velocidad baja.[2]

La hipocalcemia es frecuente en individuos con pancreatitis aguda. La inflamación del páncreas ocasiona que se liberen enzimas proteolíticas y lipolíticas. Se considera que el Ca^{2+} se combina con los ácidos grasos libres producidos por la lipólisis en el páncreas, lo que forma anomalías y retira el calcio de la circulación.

La insuficiencia de calcio a causa de una dieta deficiente ejerce sus efectos en los depósitos óseos, más que en la concentración del calcio extracelular. Es muy probable que haya deficiencia de vitamina D en los estados de desnutrición, como obstrucción biliar, insuficiencia pancreática y enfermedad celíaca, en la que la capacidad para absorber grasa y vitaminas solubles en grasa está deteriorada. La incapacidad para activar la vitamina D es otra causa de hipocalcemia. Los anticonvulsivos, sobre todo la fenitoína, afectan la activación inicial de la vitamina D en el hígado. El paso final de la activación de la vitamina D falla en personas con enfermedad renal crónica. Por suerte, la forma activada de la vitamina D, el calcitriol, se ha sintetizado y se puede utilizar en el tratamiento de la deficiencia de calcio en personas con enfermedad renal crónica.

Manifestaciones clínicas

La hipocalcemia se manifiesta como una afección aguda o crónica. Las manifestaciones de hipocalcemia aguda se reflejan en la excitabilidad neuromuscular y el aumento en los efectos cardiovasculares por una disminución del calcio ionizado (*véase* la tabla 8-10). El calcio ionizado estabiliza la excitabilidad neuromuscular, con lo que vuelve a las células nerviosas menos sensibles ante los estímulos. Los nervios expuestos a bajas concentraciones de calcio ionizado muestran umbrales menores para la excitación, respuestas repetidas a un solo estímulo y, en casos extremos, actividad continua. La gravedad de las manifestaciones depende de la causa subyacente, la rapidez de inicio, las alteraciones de los electrólitos acompañantes y el pH extracelular. El aumento en la excitabilidad neuromuscular se manifiesta como parestesias (hormigueo alrededor de la boca, manos y pies) y tetania (espasmos de los músculos del rostro, manos y pies).[28] La hipocalcemia grave causa espasmos en la laringe, convulsiones e incluso la muerte.

Entre los efectos cardiovasculares de la hipocalcemia aguda están hipotensión, insuficiencia cardíaca, arritmias cardíacas e insensibilidad a fármacos que actúan a través de mecanismos mediados por calcio.

Las pruebas de Chvostek y Trousseau se utilizan para valorar el incremento en la excitabilidad neuromuscular y la tetania.[28] El signo de Chvostek se provoca dando golpecitos en el rostro, justo abajo de la sien, en el punto donde sale el nervio facial. Esto causa espasmo en el labio, la nariz o el rostro cuando el resultado de la prueba es positivo. En la prueba del signo de Trousseau se utiliza un manguito inflado para presión arterial que se infla a 10 mm Hg por encima de la presión sistólica durante 3 min. La contracción de dedos y manos (espasmo carpopedal) indica la presencia de tetania.

Con frecuencia, la hipocalcemia crónica está acompañada por manifestaciones esqueléticas y cambios en la piel. Puede haber dolor óseo, fragilidad, deformidades y fracturas. La piel puede estar seca y escamosa, las uñas quebradizas y el cabello seco. Es frecuente la formación de cataratas.

Tratamiento

La hipocalcemia aguda es una urgencia que requiere tratamiento inmediato. Se administra una infusión intravenosa con calcio cuando se presentan tetania o síntomas agudos, o se prevén debido a la reducción de la concentración plasmática de calcio.[29]

La hipocalcemia crónica se trata mediante la ingesta de calcio. El tratamiento a largo plazo puede requerir preparaciones de vitamina D, sobre todo en personas con hipoparatiroidismo y enfermedad renal crónica. La forma activa de la vitamina D se administra cuando están dañados los mecanismos necesarios del hígado o los riñones para activar la hormona. La PTH sintética (1-34) se administra mediante inyecciones subcutáneas como tratamiento de reemplazo en casos de hipoparatiroidismo.

Hipercalcemia

La hipercalcemia es la concentración total de calcio plasmático mayor de 10.5 mg/dL (2.6 mmol/L). Las concentraciones falsamente altas de calcio son resultado de extracciones prolongadas de sangre con un torniquete demasiado apretado. El aumento de proteínas en plasma a veces incrementa el calcio total en plasma; sin embargo, no afecta la concentración de calcio ionizado.

Etiología

Hay hipercalcemia cuando el movimiento de este electrólito en la circulación satura las hormonas reguladoras de calcio o supera la capacidad del riñón para eliminar el exceso de sus iones (tabla 8-11). Las dos causas más frecuentes de hipercalcemia son el aumento en la resorción ósea a causa de neoplasias y el hiperparatiroidismo.[2] Esta alteración es una complicación frecuente de los tumores, y se presenta en alrededor del 10-20% de las personas con enfermedad avanzada; se denomina hipercalcemia tumoral (HCT).[30] Algunos tumores malignos, como el carcinoma pulmonar, se han vinculado con hipercalcemia. Otros destruyen el hueso o generan factores **humorales** que estimulan la actividad osteoclástica, aumentan la resorción ósea, o bien, inhiben su formación.[30]

TABLA 8-11 Causas y manifestaciones de la hipercalcemia

Causas	Manifestaciones
Absorción intestinal incrementada	**Valores de laboratorio**
Exceso de vitamina D	Concentración de calcio sérico mayor de 10.5 mg/dL (2.6 mmol/L)
Exceso de calcio en la dieta	
Síndrome de leche y alcalinos	**Capacidad deteriorada para concentrar orina y exposición de los riñones a una mayor concentración de calcio**
Aumento en la resorción ósea	
Mayor concentración de PTH	Poliuria
Neoplasias malignas	Polidipsia
Inmovilización prolongada	Dolor en los flancos
Eliminación reducida	Signos de insuficiencia renal aguda y crónica
Diuréticos tiazídicos	Signos de cálculos renales
Terapia con litio	**Manifestaciones gastrointestinales**
	Anorexia
	Náuseas, vómitos
	Estreñimiento
	Manifestaciones neuromusculares (excitabilidad neuromuscular reducida)
	Debilidad muscular y atrofia
	Ataxia e hipotonía muscular
	Manifestaciones esqueléticas
	Osteopenia
	Osteoporosis
	Manifestaciones del SNC
	Letargia
	Cambios en personalidad y conducta
	Estupor y coma
	Manifestaciones cardiovasculares
	Hipertensión
	Acortamiento del intervalo QT
	Bloqueo auriculoventricular en electrocardiografía

Las causas menos frecuentes de hipercalcemia son inmovilización prolongada, aumento de la absorción intestinal de calcio, dosis excesivas de vitamina D, o bien, los efectos de fármacos como el litio y los diuréticos tiazídicos. Los niños con hipercalcemia necesitan excretar de manera acelerada el calcio por la orina; este es el principal objetivo del tratamiento.[31] La inmovilización prolongada y la incapacidad para soportar peso generan desmineralización ósea y liberan calcio en el torrente sanguíneo. La absorción intestinal de calcio aumenta por las dosis excesivas de vitamina D o como resultado de una enfermedad llamada *síndrome de leche y alcalinos*. Este síndrome es causado por la ingesta excesiva de calcio (con frecuencia, en forma de leche) y antiácidos absorbibles, y ocurre en mujeres muy proclives a tomar preparaciones de calcio para prevenir la osteoporosis. La suspensión de los antiácidos repara la alcalosis y aumenta la eliminación de calcio.

Diversos fármacos aumentan las concentraciones de calcio. El litio ha causado hipercalcemia e hiperparatiroidismo. Los diuréticos tiazídicos incrementan la reabsorción de calcio en el túbulo contorneado distal de los riñones, y, aunque rara vez producen hipercalcemia, son capaces de ocultarla cuando ocurre por otras causas, como afecciones óseas subyacentes y enfermedades que aumentan la resorción ósea.

Manifestaciones clínicas

Los signos y síntomas relacionados con el exceso de calcio reflejan: 1) cambios en la excitabilidad neural; 2) alteraciones en la función del músculo liso y cardíaco; y 3) exposición de los riñones a altas concentraciones de calcio (*véase* la tabla 8-11). La excitabilidad neural disminuye en los pacientes con hipercalcemia. Puede haber embotamiento de la consciencia, **estupor**, debilidad y flacidez muscular. Los cambios en la conducta pueden ir desde alteraciones leves en la personalidad hasta psicosis agudas. El corazón responde a concentraciones altas de calcio con aumento de la contractilidad y arritmias ventriculares. Los síntomas digestivos reflejan una disminución en la actividad del músculo liso e incluyen estreñimiento, anorexia, náuseas y vómitos, entre otros. El alto contenido de calcio en la orina afecta la capacidad del riñón para concentrar orina, porque interfiere con la acción de la ADH. Esto causa diuresis de sal y agua y un aumento en la sensación de sed. La hipercalciuria también predispone a la formación de cálculos renales. La pancreatitis es otra complicación potencial de la hipercalcemia y es probable que esté relacionada con cálculos en los conductos pancreáticos.

La *crisis hipercalcémica* describe un aumento agudo en la concentración del calcio plasmático debido a tumores e hiperparatiroidismo.[8] En la crisis hipercalcémica, las arritmias cardíacas, oliguria, sed excesiva, déficit de volumen, fiebre, niveles alterados de consciencia y alteración del estado mental se presentan junto con otros signos característicos de exceso de calcio.[8] La hipercalcemia sintomática se relaciona con una alta mortalidad, y con frecuencia la muerte es causada por un paro cardíaco.

Tratamiento

Por lo general, el tratamiento para el exceso de calcio se centra en la rehidratación y la aplicación de medidas para incrementar la excreción urinaria de calcio.[2,8] Es necesario el reemplazo de líquidos en situaciones de déficit de volumen. La excreción de sodio ocurre junto con la de calcio. Los diuréticos y el NaCl se administran para aumentar la eliminación urinaria de calcio después de que se restaura el volumen de LEC. Se utilizan los diuréticos de asa y se evitan los tiazídicos, que aumentan la reabsorción de calcio. La reducción en las concentraciones de calcio viene seguida por medidas para inhibir la resorción ósea. También puede emplearse la diálisis en pacientes con hipercalcemia e insuficiencia renal, así como en personas con insuficiencia cardíaca, en quienes la sobrecarga de líquidos es un problema.

Alteraciones del equilibrio del fósforo

El fósforo es sobre todo un anión intracelular. Cerca el 85% del fósforo está contenido en los huesos y la mayor parte del resto (14%) se encuentra en las células. Alrededor del 1% está en el compartimento del LEC, y de este, únicamente una proporción mínima se halla en el plasma. En el adulto, la cantidad de fósforo está entre 2.5 y 4.5 mg/dL (0.8 y 1.45 mmol/L). Estos valores son ligeramente superiores en los lactantes (3.7-8.5 mg/dL, 01.2-02.7 mmol/L) y niños (4-5.4 mg/dL, 1.3-1.7 mmol/L), quizá debido a que hay más hormona del crecimiento y menos hormonas de las gónadas.

El fósforo existe en dos formas dentro del cuerpo: inorgánico y orgánico. La inorgánica (fosfato [$H_2PO_4^-$ o HPO_4^{2-}]) es la principal forma circulante de fósforo y es la que se mide de manera obligada (y se anota como fósforo) en los estudios de laboratorio.[2] La mayor parte del fósforo intracelular (alrededor del 90%) está en forma orgánica (p. ej., ácidos nucleicos, fosfolípidos, ATP). La entrada de fósforo a las células mejora después de consumir glucosa, porque este elemento está incorporado en los intermediarios fosforilados del metabolismo de la glucosa. Las lesiones en las células o la atrofia celular causan una pérdida de componentes celulares que contienen fosfato orgánico; la regeneración de estos componentes celulares conduce al retiro de fosfato inorgánico del compartimento del LEC.

El fósforo tiene un papel primordial en la formación del hueso; es esencial en ciertos procesos metabólicos, como la formación de ATP y las enzimas necesarias para el metabolismo de la glucosa, grasas y proteínas; es un componente indispensable de varias partes vitales de la célula, ya que está incorporado en los ácidos nucleicos de ADN y ARN y en los fosfolípidos de la membrana celular, y funciona como un amortiguador acidobásico en el LEC y en la excreción renal de iones hidrógeno. El abastecimiento de O_2 que realizan los eritrocitos depende del fósforo orgánico en el ATP y el 2,3-difosfoglicerato (2,3-DFG). Además, el fósforo es necesario para el funcionamiento normal de otros elementos formes de la sangre, como los leucocitos y las plaquetas.

Ganancias y pérdidas

El fósforo se ingiere en la dieta y se elimina en la orina. Proviene de muchas fuentes, como la leche y las carnes. Casi el 80% del fósforo ingerido se absorbe en el intestino, sobre todo en el yeyuno. La absorción disminuye cuando se ingieren a la vez sustancias que se unen al fósforo, como calcio, magnesio y aluminio.

El fosfato no se une a las proteínas plasmáticas y, en esencia, todo el que está presente en el plasma se filtra en el glomérulo.[2] La eliminación del fosfato en los riñones está regulada por un mecanismo de rebosamiento, en el que la cantidad de fosfato perdido con la orina se relaciona de manera directa con las concentraciones de fosfato en la sangre. De hecho, todo el fosfato filtrado es reabsorbido cuando sus concentraciones son bajas; cuando las concentraciones plasmáticas de fosfato se elevan por arriba del nivel crítico, el exceso se elimina con la orina. El fosfato es reabsorbido desde el filtrado en las células epiteliales del túbulo proximal, a través de la acción de un cotransportador de sodio-fosfato (NPT2). La PTH tiene un papel importante al regular la reabsorción del fosfato inhibiendo la síntesis y la expresión del transportador de NPT2. Por lo tanto, siempre que aumente la PTH, disminuye la reabsorción tubular de fosfato y este se pierde más con la orina. El NPT2 también es inhibido por las hormonas *fosfatoninas*.[32] Las fosfatoninas más importantes son dos: el factor de crecimiento de los fibroblastos 23 (FCF 23) y la proteína 4 secretada

TABLA 8-12 Causas y manifestaciones de la hipofosfatemia

Causas	Manifestaciones
Absorción intestinal reducida	**Valores de laboratorio**
Antiácidos (aluminio y calcio)	Concentración sérica inferior a 2.5 mg/dL (0.8 mmol/L) en adultos y 4.0 mg/dL (1.3 mmol/L) en niños
Diarrea grave	
Falta de vitamina D	
Eliminación renal incrementada	**Manifestaciones neurales**
Alcalosis	Temblor intencional
Hiperparatiroidismo	Ataxia
Cetoacidosis diabética	Parestesias
Defectos en la absorción de los túbulos renales	Confusión, estupor, coma
	Convulsiones
Desnutrición y movimientos intracelulares	**Manifestaciones musculoesqueléticas**
Alcoholismo	Debilidad muscular
Hiperalimentación parenteral total	Rigidez en las articulaciones
Recuperación de desnutrición	Dolor de huesos
Administración de insulina durante la recuperación de cetoacidosis diabética	Osteomalacia
	Alteraciones hemáticas
	Anemia hemolítica
	Disfunción plaquetaria con trastornos hemorrágicos
	Función deficiente de los leucocitos

relacionada con la familia *Frizzled* (sFRP4).[33] Cuando hay una producción excesiva de estas hormonas, como en el caso de la osteomalacia inducida por tumor, hay una hipofosfatemia muy marcada, debido a una menor absorción intestinal de fosfato. Además, el aumento de fosfatonina causa una degradación excesiva de calcitriol (vitamina D activa), lo que deriva en osteomalacia o raquitismo.[32]

Hipofosfatemia

La *hipofosfatemia* es una concentración de fósforo plasmático menor de 2.5 mg/dL (0.8 mmol/L) en adultos; se considera grave cuando la concentración es menor de 1 mg/dL (0.32 mmol/L).[2] Puede haber hipofosfatemia, a pesar de los depósitos de fosfato normales en el cuerpo, como resultado del movimiento desde el compartimento del LEC al LIC. Puede presentarse una deficiencia grave de fósforo con concentraciones plasmáticas bajas, normales o altas.

Etiología

Las causas frecuentes de hipofosfatemia son deficiencia de fósforo debida al deterioro de la absorción intestinal, cambios compartimentales y aumento de las pérdidas renales (tabla 8-12). A menos que la ingesta de alimentos esté restringida de manera rigurosa, la dieta y la absorción intestinal de fósforo son adecuadas. La absorción intestinal se puede inhibir mediante la administración de glucocorticoides, concentraciones muy altas de magnesio en la dieta e hipotiroidismo. La ingesta prolongada de antiácidos también puede interferir con la absorción intestinal. Los antiácidos que contienen hidróxido de aluminio, carbonato de aluminio y carbonato de calcio se unen al fosfato, lo que causa un aumento en las pérdidas de este último con las heces. Dada su capacidad para unirse al fosfato, a veces los antiácidos elaborados con calcio se usan como tratamiento para reducir las concentraciones de fosfato en plasma en las personas con enfermedad renal crónica.

El alcoholismo es una causa frecuente de hipofosfatemia y puede estar relacionado con desnutrición, aumento en los índices de excreción renal o hipomagnesemia. La desnutrición y la cetoacidosis diabética incrementan la excreción de fosfato y la pérdida de fósforo del cuerpo.[34] Las pérdidas en la orina pueden ser causadas por fármacos como corticoesteroides y diuréticos de asa, que incrementan la excreción renal.

La hipofosfatemia también se presenta durante la administración prolongada de glucosa o la hiperalimentación. La glucosa ocasiona la liberación de insulina, que permite el transporte de glucosa y fósforo al interior de la célula. Los fenómenos catabólicos que se presentan en la cetoacidosis diabética también agotan los depósitos de fósforo. La administración de soluciones de hiperalimentación sin fósforo suficiente produce un flujo rápido de fósforo a la masa muscular, en particular si el tratamiento inicia después de un período de catabolismo del tejido. La alcalosis respiratoria debida a hiperventilación prolongada produce hipofosfatemia por concentraciones reducidas de calcio ionizado a causa del aumento de la unión con proteínas, una mayor liberación de PTH y una mayor excreción de fosfato.

Manifestaciones clínicas

La deficiencia de fósforo puede provocar una disminución en los depósitos celulares de energía debido a la insuficiencia de ATP y el transporte insuficiente de O_2, a causa de menos 2,3-DPG de los eritrocitos. La hipofosfatemia ocasiona alteraciones en la función neural y musculoesquelética, además de enfermedades hemáticas (*véase* la tabla 8-12).

La deficiencia de fósforo daña el metabolismo de los eritrocitos; las células se vuelven rígidas, sufren mayor hemólisis y tienen menos ATP y 2,3-DPG. También se ven afectadas las funciones quimiotácticas y fagocíticas de los leucocitos, así como las funciones hemostáticas de las plaquetas. La hipofosfatemia aguda grave (0.1-0.2 mg/dL) causa anemia hemolítica aguda, con un aumento en la fragilidad de los eritrocitos, mayor susceptibilidad a las infecciones y disfunción de plaquetas, con hemorragias **petequiales**. Puede haber anorexia y **disfagia**. Las manifestaciones neurales, aunque raras, son de gravedad. La insuficiencia respiratoria que resulta de la función deteriorada de los músculos respiratorios se presenta en personas con hipofosfatemia grave.

La deficiencia crónica de fósforo interfiere con la mineralización de la matriz ósea recién formada. En los niños en desarrollo, esto provoca crecimiento endocondral anómalo y manifestaciones clínicas de raquitismo. En los adultos, la alteración ocasiona rigidez en las articulaciones, dolor óseo y deformidades esqueléticas consistentes con osteomalacia.

Tratamiento

Por lo general, el tratamiento se centra en la profilaxis mediante una dieta alta en fósforo o con soluciones de reemplazo por vía oral o intravenosa. En casos de hiperparatiroidismo, enfermedad renal crónica e hipercalcemia, a menudo están contraindicados los suplementos de fósforo, dado el mayor riesgo de calcificaciones extracelulares.

Hiperfosfatemia

La hiperfosfatemia es una concentración plasmática de fósforo por arriba de 4.5 mg/dL (1.45 mmol/L) en los adultos. Los niños en crecimiento tienen, por lo regular, valores de fosfato plasmático superiores a los de los adultos.

Etiología

La hiperfosfatemia se debe a la incapacidad de los riñones para excretar el exceso de fosfato, la redistribución rápida del fosfato intracelular al compartimento del LEC y el consumo excesivo de fósforo.[2] La causa más frecuente es la insuficiencia renal (tabla 8-13).

La hiperfosfatemia es una alteración electrolítica frecuente en personas con enfermedad renal crónica, a pesar de los aumentos compensadores de PTH. Existe un incremento de la calcificación cardiovascular y la mortalidad en las personas con enfermedad renal crónica y concentraciones elevadas de fósforo.[2] La liberación de fósforo intracelular deriva de lesión masiva de tejidos, ictus, deficiencia de potasio y convulsiones. La quimioterapia es capaz de aumentar las concentraciones plasmáticas de fosfato, dada la rápida destrucción de células tumorales (síndrome de lisis tumoral).

La administración excesiva de antiácidos, laxantes o enemas que contienen fosfato es otra causa de hiperfosfatemia, con una disminución en el volumen vascular y un índice bajo de filtración glomerular. Debido a que causan diarrea, los laxantes y los enemas que contienen fosfato predisponen a la hipovolemia y a un índice bajo de filtración glomerular, lo que aumenta el riesgo de hipofosfatemia.

Manifestaciones clínicas

La hiperfosfatemia ocurre de forma paralela a una reducción del calcio plasmático. Muchos de los signos y síntomas de un exceso de fosfato están relacionados con una deficiencia de calcio (*véase* la tabla 8-13). El tratamiento incorrecto de la hiperfosfatemia en la enfermedad crónica causa hiperparatiroidismo secundario, osteodistrofias renales o alteraciones minerales óseas y calcificaciones extraóseas en tejidos lisos.

Tratamiento

El tratamiento de la hiperfosfatemia se centra en la causa de la alteración. Se pueden aplicar restricciones de alimentos con alto contenido de fósforo, así como quelantes de fosfato elaborados con calcio. En las personas con enfermedad renal crónica se aplica hemodiálisis para disminuir la concentración de fosfato.

TABLA 8-13 Causas y manifestaciones de la hiperfosfatemia

Causas	Manifestaciones
Sobrecarga aguda de fosfato	**Valores de laboratorio**
Laxantes y enemas que contienen fósforo Complementos intravenosos de fosfato	Concentración sérica superior a 4.5 mg/dL (1.45 mmol/L) en adultos y 5.4 mg/dL (1.7 mmol/L) en niños
Desplazamiento intracelular a extracelular	**Manifestaciones neuromusculares (disminución recíproca del calcio sérico)**
Traumatismo masivo Golpe de calor Convulsiones Rabdomiólisis Síndrome de lisis tumoral Deficiencia de potasio	Parestesias Tetania **Manifestaciones cardiovasculares** Hipotensión Arritmias cardíacas
Deterioro de la eliminación	
Insuficiencia renal Hipoparatiroidismo	

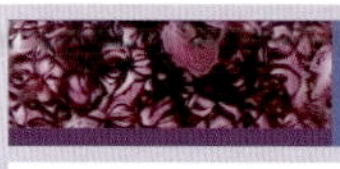

PUNTOS CLAVE

Equilibrio del fósforo

- Alrededor del 85% del fósforo está contenido en el hueso. La mayor parte del fósforo restante está incorporado en compuestos orgánicos como los ácidos nucleicos, compuestos de alta energía (p. ej., ATP) y coenzimas que son de vital importancia en la función celular.
- La concentración de fósforo está regulada por los riñones, que eliminan o retienen fosfato cuando se modifica la concentración en el suero. Las concentraciones séricas de calcio y fosfato se regulan de manera recíproca para evitar el depósito dañino de cristales de fosfato de calcio en los tejidos lisos del cuerpo. Muchas de las manifestaciones de hiperfosfatemia reflejan un decremento en la concentración sérica de calcio.

Alteraciones del equilibrio del magnesio

El magnesio ocupa el cuarto lugar entre los cationes más abundantes en el cuerpo y el segundo entre los cationes intracelulares; el primero es del potasio. Solo el 1% está disperso en el LEC.[2] En plasma, la concentración normal de magnesio es de 1.8-3.0 mg/dL (0.75-1.25 mmol/L).

Hace apenas poco tiempo que se reconoció la importancia del magnesio en todas las funciones del cuerpo. El magnesio actúa como cofactor en una gran cantidad de reacciones enzimáticas intracelulares, como la transferencia de grupos fosfato de alta energía en la generación de ATP a partir de difosfato de adenosina (ADP, *adenosine diphosphate*). Es, por lo tanto, esencial en cada etapa relacionada con la copia y transcripción del ADN y para la traducción del ARN mensajero. Se requiere en el metabolismo en la célula, para el funcionamiento de la bomba de membrana Na^{+}/K^{+}-ATPasa, la estabilización de la membrana, la conducción nerviosa, el transporte de iones y la actividad de los canales de potasio y calcio.[2] Los canales del potasio, incluido el canal de potasio sensible a la acetilcolina, dependen de la presencia de concentraciones intracelulares adecuadas. El magnesio bloquea el movimiento de salida del potasio en las células cardíacas.

Cuando el valor de magnesio es bajo, el canal permite el flujo la salida del potasio, lo que causa concentraciones bajas de este dentro de la célula. Numerosos canales del calcio también dependen del magnesio. Las concentraciones altas de magnesio en el LIC inhiben el transporte del calcio hacia las células y su liberación desde el retículo sarcoplasmático. En consecuencia, el magnesio tiende a actuar como un relajante del músculo liso y tiene un efecto anticonvulsivo. El mecanismo de acción podría ser la vasodilatación cerebral o la prevención del daño neuronal isquémico por medio del bloqueo de los receptores de *N*-metil-D-aspartato (NMDA) en el cerebro. Es el fármaco de primera línea para tratar la eclampsia en las mujeres embarazadas.[35] Con frecuencia se emplea como neuroprotector en los lactantes. En efecto, la evidencia indica que, cada año, se podrían evitar cerca de 1000 casos de parálisis cerebral en los Estados Unidos si durante el trabajo de parto se utilizara magnesio de manera sistemática.[35]

Ganancias y pérdidas

El magnesio se ingiere con la dieta, es absorbido en el intestino y excretado por los riñones. La absorción intestinal no está demasiado regulada, por lo que se absorbe alrededor del 25-65% del magnesio de la dieta. El magnesio está contenido en todos los vegetales verdes, cereales, nueces, pescados y mariscos. También está presente en gran parte del agua subterránea de los Estados Unidos y Canadá.

El riñón es el principal órgano de regulación del magnesio. Filtra alrededor del 70-80% del magnesio plasmático y excreta casi el 6%.[2] Solo cerca del 12-20% de la cantidad filtrada es reabsorbida en el túbulo proximal,[2] con el 65% reabsorbido de manera pasiva en la rama ascendente gruesa del asa de Henle.[2] La reabsorción activa de este tiene lugar en el túbulo contorneado distal y representa casi el 10% de la carga filtrada. La PTH estimula la reabsorción de magnesio, y esta se reduce en presencia de valores plasmáticos altos de magnesio y calcio.

Hipomagnesemia

La insuficiencia de magnesio se refiere al agotamiento de los depósitos corporales totales de magnesio, en tanto que la hipomagnesemia es una concentración plasmática de magnesio inferior a 1.8 mg/dL (0.75 mmol/L).[36] Se detecta en situaciones en las que se limita la ingesta o hay un aumento en las pérdidas intestinales o renales; es un hallazgo frecuente en las salas de urgencia y en unidades de cuidados intensivos.

Etiología

La insuficiencia de magnesio es resultado de una ingesta insuficiente, pérdidas excesivas, o bien, movimiento entre los compartimentos del LEC y LIC (tabla 8-14). Se debe a afecciones que restringen la ingesta de manera directa, como desnutrición, inanición o mantenimiento prolongado de nutrición parenteral sin magnesio, así como otros problemas, como diarrea, síndromes de malabsorción, aspiración nasogástrica prolongada, exceso de laxantes o menor absorción intestinal. Otra causa frecuente de insuficiencia de magnesio es el alcoholismo crónico. Numerosos factores contribuyen a la hipomagnesemia en el alcoholismo, incluida una ingesta inadecuada y pérdidas gastrointestinales. Los efectos de la hipomagnesemia aumentan de modo exagerado con otros desequilibrios electrolíticos, como hipocalemia, hipocalcemia y acidosis metabólica.

TABLA 8-14 Causas y manifestaciones de la hipomagnesemia

Causas	Manifestaciones
Consumo o absorción deficiente Alcoholismo Desnutrición o inanición Malabsorción Procedimiento quirúrgico de derivación del intestino delgado Hiperalimentación parenteral con cantidades insuficientes de magnesio Ingesta alta de calcio en la dieta sin cantidades correspondientes de magnesio	**Valores de laboratorio** Concentración de magnesio sérico inferior a 1.8 mg/dL (0.75 mmol/L) **Manifestaciones neuromusculares** Cambios de personalidad Movimientos atetoides o coreiformes Nistagmo Tetania Signos positivos de Babinski, Chvostek, Trousseau
Aumento de las pérdidas Tratamiento con diuréticos Hiperparatiroidismo Hiperaldosteronismo Cetoacidosis diabética Nefropatía consuntiva de magnesio	**Manifestaciones cardiovasculares** Taquicardia Hipertensión Arritmias cardíacas

Aunque los riñones son capaces de defenderse frente a la hipermagnesemia, su capacidad para conservar el magnesio y evitar la hipomagnesemia es menor. Las pérdidas por la orina aumentan en la cetoacidosis diabética, el hiperparatiroidismo y el hiperaldosteronismo. Algunas sustancias aumentan las pérdidas renales de magnesio, como los diuréticos de asa y tiazídicos, y los fármacos nefrotóxicos. Varias enfermedades genéticas raras producen hipomagnesemia.

También puede haber hipomagnesemia relativa en situaciones que propician el movimiento de magnesio entre los compartimentos del LEC y el LIC, como administración rápida de glucosa, soluciones parenterales que contienen insulina y alcalosis. Aunque son transitorias, estas situaciones ocasionan graves alteraciones en las funciones corporales.

Manifestaciones clínicas

La insuficiencia de magnesio se presenta junto con hipocalcemia e hipocalemia, lo que provoca manifestaciones neurológicas y cardiovasculares relacionadas (*véase* la tabla 8-14). La hipocalcemia es característica de la hipomagnesemia grave. La mayoría de las personas con hipocalcemia relacionada con hipomagnesemia tienen concentraciones reducidas de PTH, quizá como resultado de mecanismos dañados que dependen del magnesio y que controlan la liberación y síntesis de PTH. La hipomagnesemia podría reducir la liberación de calcio óseo tanto dependiente como independiente de PTH. En la hipomagnesemia, los iones de magnesio (Mg^{2+}) se liberan desde el hueso a cambio de la captación incrementada de calcio desde el LEC.

La hipomagnesemia causa una reducción de potasio intracelular y deteriora la capacidad de los riñones para conservarlo. Cuando hay hipomagnesemia, la hipocalemia es insensible al tratamiento de reemplazo de potasio.

El magnesio es vital para el metabolismo de los hidratos de carbono y la generación tanto del metabolismo aeróbico como del anaeróbico. Muchas de las manifestaciones del déficit de magnesio son causadas por desequilibrios electrolíticos relacionados, como hipocalemia e hipocalcemia. Esta última se manifiesta con cambios en la personalidad e irritabilidad neuromuscular junto con **temblor**, movimientos atetoides o coreiformes y signos de Chvostek y Trousseau positivos. Entre las manifestaciones cardiovasculares están la taquicardia, la hipertensión y las arritmias ventriculares. Puede haber cambios en el ECG, como ampliación del complejo QRS, aparición de ondas T máximas, prolongación del intervalo PR, inversión de la onda T y surgimiento de ondas U. Las arritmias ventriculares, sobre todo ante el consumo de digitálicos, pueden ser difíciles de tratar, a menos que se normalicen las concentraciones de magnesio.

La insuficiencia persistente de magnesio es un factor de riesgo para osteoporosis y osteomalacia, en particular en personas con alcoholismo crónico, diabetes mellitus y síndrome de malabsorción.

Tratamiento

El tratamiento consiste en el reemplazo de magnesio. Con frecuencia, el magnesio se administra a manera de terapia para tratar arritmias cardíacas, infarto de miocardio, angina, asma bronquial y embarazo complicado por preeclampsia o eclampsia.

PUNTOS CLAVE

Equilibrio del magnesio

- La mayor parte del magnesio del cuerpo está dentro de las células, donde se encarga de regular la actividad enzimática, generar ATP y transportar calcio. El magnesio es necesario para la función de la PTH; la hipomagnesemia es una causa frecuente de hipocalcemia.
- El magnesio se elimina a través de los riñones, que ajustan la excreción urinaria como un recurso para mantener las concentraciones séricas de magnesio. Los diuréticos tienden a alterar los mecanismos reguladores de los riñones e incrementan las pérdidas de magnesio en la orina.

Hipermagnesemia

La hipermagnesemia es el aumento del magnesio total del cuerpo y de su concentración plasmática por arriba de 3.0 mg/dL (1.25 mmol/L). La hipermagnesemia es una alteración rara, porque el riñón normal tiene la capacidad de excretar este electrólito.

TABLA 8-15 Causas y manifestaciones de la hiperfosfatemia

Causas	Manifestaciones
Consumo excesivo	**Valores de laboratorio**
Administración intravenosa de magnesio para tratar la preeclampsia	Concentración de magnesio sérico superior a 3.0 mg/dL (1.25 mmol/L)
Uso excesivo de medicamentos por vía oral que contienen magnesio	**Manifestaciones neuromusculares**
Excreción deficiente	Letargia
Enfermedad renal	Hiporreflexia
Glomerulonefritis	Confusión
Enfermedad tubulointersticial del riñón	Coma
Insuficiencia renal aguda	**Manifestaciones cardiovasculares**
	Hipotensión
	Arritmias cardíacas
	Paro cardíaco

Etiología

La hipermagnesemia, por lo general, está relacionada con la insuficiencia renal y el consumo imprudente de medicamentos que contienen magnesio, como antiácidos, suplementos minerales o laxantes (tabla 8-15). Los adultos mayores están en mayor riesgo, porque sus funciones renales disminuyen al avanzar la edad y tienden a consumir más medicamentos con este electrólito. El sulfato de magnesio se utiliza para tratar la toxemia en el embarazo y el trabajo de parto prematuro; en estos casos, es esencial la vigilancia en busca de signos de hipermagnesemia.

Manifestaciones clínicas

La hipermagnesemia afecta la función neuromuscular y cardiovascular (*véase* la tabla 8-15). Puesto que el magnesio inhibe la secreción de PTH, se puede presentar hipocalcemia e hipermagnesemia. Por lo general, los signos y los síntomas se presentan solo cuando los valores de magnesio plasmático sobrepasan los 4.8 mg/dL (2 mmol/L).[36]

La hipermagnesemia disminuye la función neuromuscular, lo que causa hiporreflexia, debilidad muscular y confusión. El magnesio reduce la liberación de acetilcolina en la unión neuromuscular y puede generar bloqueo neuromuscular y parálisis respiratoria. Las manifestaciones cardiovasculares se relacionan con los efectos de los antagonistas de los canales del calcio que ejerce el magnesio. La presión arterial es baja y la ECG muestra un acortamiento del intervalo QT, anomalías en la onda T y prolongación de los intervalos QRS y PR. La hipermagnesemia grave (> 12 mg/dL) se relaciona con parálisis muscular y respiratoria, bloqueo cardíaco completo y paro cardíaco.

Tratamiento

El tratamiento de la hipermagnesemia incluye la suspensión de la administración de magnesio. El calcio es un antagonista directo del magnesio, por lo que se puede administrar por vía intravenosa. Puede ser necesario aplicar diálisis o hemodiálisis peritoneal.

COMPRENSIÓN ➜ Transporte de dióxido de carbono

El metabolismo corporal da como resultado una producción continua de dióxido de carbono (CO_2). Cuando el CO_2 se forma durante el proceso metabólico, se difunde fuera de las células corporales a los espacios tisulares y luego a la circulación. Se transporta en la circulación en tres formas: **1)** disuelto en plasma, **2)** como bicarbonato y **3)** unido a hemoglobina.

1

Plasma. Cerca del 10% del CO_2 producido se transporta en estado disuelto a los pulmones y luego se exhala. La cantidad de CO_2 disuelto que puede transportarse en el plasma está determinada por la presión parcial del gas (PCO_2) y su coeficiente de solubilidad (0.03 mL/100 mL de plasma por cada 1 mm Hg de PCO_2). Por lo tanto, cada 100 mL de sangre arterial con PCO_2 de 40 mm Hg contendrían 1.2 mL de CO_2 disuelto. El ácido carbónico (H_2CO_3) es formado por la hidratación de CO_2, el cual contribuye al pH de la sangre.

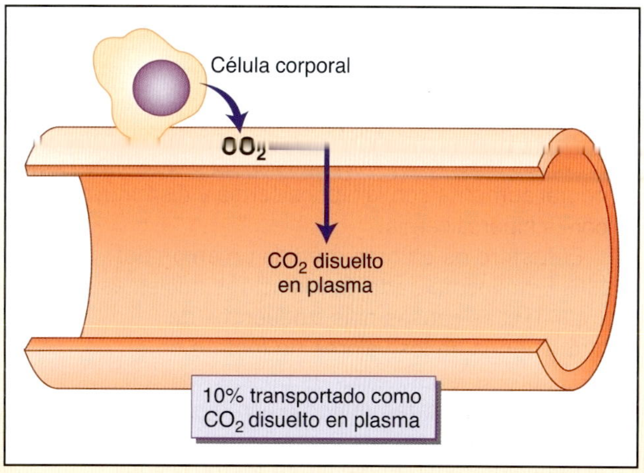

2

Bicarbonato. El dióxido de carbono que excede la capacidad de transporte en el plasma se mueve hacia los eritrocitos, donde la enzima anhidrasa carbónica (AC) cataliza su conversión en ácido carbónico (H_2CO_3). El H_2CO_3, a su vez, se disocia en H^+ y HCO_3^-. El H+ se combina con hemoglobina y el HCO_3^- se difunde hacia el plasma, donde participa en la regulación acidobásica. El movimiento del HCO_3^- hacia el plasma es posible mediante un sistema de transporte en la membrana del eritrocito en la que los iones HCO_3^- se intercambian por iones cloruro (Cl^-). La ventilación y regulación renal del HCO_3^- determinan las concentraciones de este compuesto en el plasma.[7]

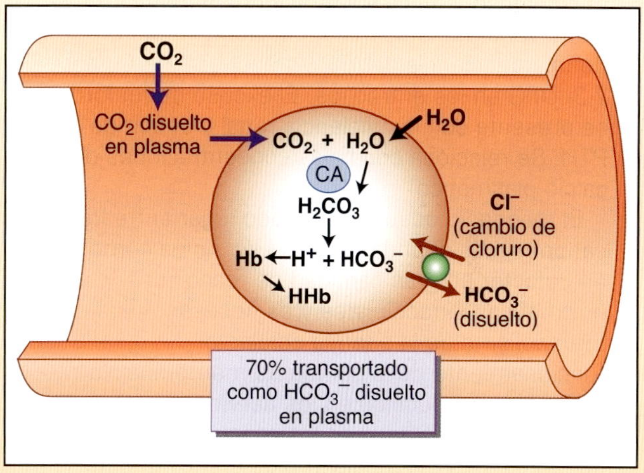

3

Hemoglobina. El CO_2 remanente en los eritrocitos se combina con hemoglobina para formar carbaminohemoglobina ($HbCO_2$).[2] Esta reacción reversible crea un enlace débil, de modo que el CO_2 puede liberarse en los capilares alveolares y exhalarse.

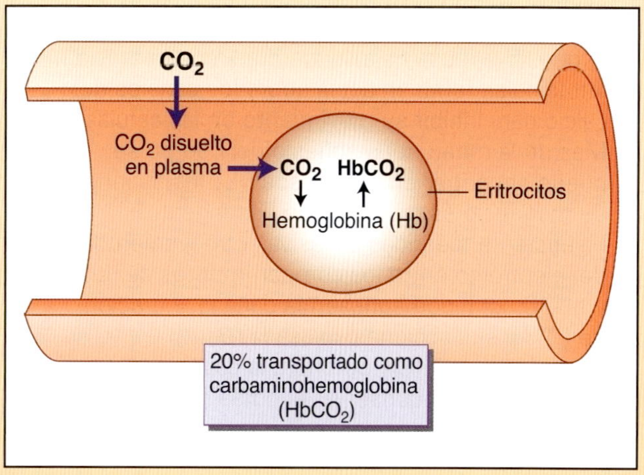

RESUMEN

El calcio, el fósforo y el magnesio son los principales iones divalentes del cuerpo. Alrededor del 99% del calcio del cuerpo está en el hueso; menos del 1% se encuentra en el compartimento de LEC. El calcio óseo está en equilibrio dinámico con el calcio del LEC. De las tres formas de calcio del LEC (enlazado con proteínas, en forma de complejos y ionizado), solo la ionizada es capaz de cruzar la membrana celular y contribuir a la función celular. El calcio ionizado desempeña varias funciones. Contribuye a la función neuromuscular, tiene un papel vital en el proceso de coagulación de la sangre y participa en varias reacciones enzimáticas. La excitabilidad neural aumenta con la hipocalcemia y disminuye con la hipercalcemia.

El fósforo es en gran medida un anión del LIC. Está incorporado en los ácidos nucleicos y el ATP. Las causas más frecuentes de alteraciones en los valores de fosfato en el LEC son las modificaciones en la absorción intestinal, desplazamientos o cambios transcompartimentales y alteraciones en la eliminación renal. El déficit de fósforo causa disfunción neural, deterioro de la función musculoesquelética y alteraciones hemáticas. La mayoría de estas manifestaciones resultan de una deficiencia de ATP y transporte de O_2 por 2,3- DFG en los eritrocitos. El exceso de fósforo se presenta con insuficiencia renal y déficit de PTH. Se relaciona con bajas concentraciones de calcio plasmático.

El magnesio ocupa el segundo lugar entre los cationes más abundantes del LIC. Actúa como un cofactor en gran cantidad de reacciones enzimáticas intracelulares y es necesario para el metabolismo de la energía celular, el funcionamiento de la bomba de membrana Na^+/K^+-ATPasa, la conducción en los nervios, el transporte de iones y la actividad en los canales del calcio y del potasio. El magnesio impide el movimiento hacia afuera del potasio en las células del corazón; cuando las concentraciones de magnesio son bajas, los canales permiten que salga el potasio, lo que lleva a una baja concentración de potasio intracelular. También actúa sobre los canales del calcio para inhibir su movimiento en las células. Más de la mitad del magnesio del cuerpo se puede encontrar en los huesos.[2] La insuficiencia de magnesio es resultado de una ingesta insuficiente, pérdidas excesivas o movimientos del electrólito entre los compartimentos del LEC y el LIC. La hipomagnesemia daña la liberación de PTH y sus acciones; causa la reducción del potasio del LIC y deteriora la capacidad de los riñones para conservar el potasio. Por lo general, la hipermagnesemia se relaciona con insuficiencia renal y con el empleo imprudente de medicamentos que contienen magnesio, como antiácidos, suplementos minerales o laxantes. Causa disfunción neuromuscular con hiporreflexia, debilidad muscular y confusión. El magnesio reduce la liberación de acetilcolina en la unión neuromuscular y puede generar bloqueo neuromuscular y parálisis respiratoria.

Mecanismos del equilibrio acidobásico

La concentración de ácidos y bases corporales está regulada de manera que el pH de los líquidos corporales extracelulares se mantenga dentro del intervalo 7.35-7.45. Este equilibrio se mantiene por medio de mecanismos que generan, amortiguan y eliminan ácidos y bases. Esta sección se centra en la química acidobásica, la producción y regulación de ácidos metabólicos y bicarbonato, el cálculo del pH y las pruebas de laboratorio del equilibrio acidobásico.

Química acidobásica

Un *ácido* es una molécula que puede liberar un H^+, y una *base* es un ion o molécula que puede aceptar o combinarse con un H^+.[37-39] Por ejemplo, el ácido clorhídrico (HCl) se disocia en agua para formar iones hidrógeno (H^+) y cloruro (Cl^-). El ion bicarbonato (HCO_3^-) se considera una base porque puede combinarse con H^+ para formar ácido carbónico (H_2CO_3). Casi todos los ácidos y bases del cuerpo son débiles, los más importantes son el *ácido carbónico* (H_2CO_3), un ácido débil derivado del dióxido de carbono (CO_2), y el *bicarbonato* (HCO_3^-), una base débil.

Los ácidos y las bases existen como pares de soluciones o sistemas amortiguadores: una mezcla de ácido débil y su base conjugada o una base débil y su ácido conjugado. La concentración de H^+ en los líquidos corporales es baja en comparación con otros iones.[1] Por ejemplo, el ion sodio (Na^+) se presenta en una concentración aproximada de 3.5 millones de veces la de H^+. Como es difícil trabajar con números tan pequeños, la concentración de H^+ suele expresarse en términos del *pH*. Específicamente, el pH representa el logaritmo negativo (log_{10}) de la concentración de H^+ expresada en miliequivalentes por litro (mEq/L).[1,3] Así, un valor de pH de 7.0 significa una concentración de H^+ de 10^{-7} (0.0000001 mEq/L). Puesto que el valor de pH se relaciona de modo inverso con la concentración de H^+, un pH bajo indica una concentración alta de H^+, y un pH alto señala una concentración baja.

En general, existen tres formas de evaluar los cambios en el equilibrio acidobásico: 1) el método más tradicional del abordaje de Henderson-Hasselbalch (fisiológico), que analiza la relación entre HCO_3^- y PCO_2; 2) el abordaje estándar de exceso de base (SBE, *standard base excess*); y 3) el abordaje de Stewart (cuantitativo), que analiza las fuertes diferencias iónicas y los ácidos débiles totales.[40,41]

PUNTOS CLAVE

Mecanismos del equilibrio acidobásico

- El pH se regula mediante sistemas extracelulares e intracelulares que amortiguan cambios de pH que de otro modo tendrían lugar como resultado de la producción metabólica de ácidos volátiles y no volátiles.

Producción metabólica de ácido y bicarbonato

Los ácidos se generan continuamente como subproductos de procesos metabólicos (fig. 8-12). En términos fisiológicos, estos ácidos se clasifican en dos grupos: el *ácido volátil* H_2CO_3 y los otros *ácidos no volátiles* o *fijos*. La diferencia entre los dos tipos de ácidos surge de que el H_2CO_3 está en equilibrio con el CO_2 ($H_2CO_3 \leftrightarrow CO_2 + H_2O$), que es volátil y sale del organismo por los pulmones. Por lo tanto, los pulmones y su capacidad para exhalar CO_2 determinan la concentración de H_2CO_3. Los pulmones no eliminan los *ácidos fijos* o *no volátiles* (p. ej., sulfúrico, clorhídrico, fosfórico). En cambio, son amortiguados por proteínas corporales o soluciones amortiguadoras extracelulares (como HCO_3^-) y después son eliminados por el riñón.

Producción de dióxido de carbono y bicarbonato

El metabolismo corporal produce alrededor de 15 000 mmol de CO_2 por día.[42] El dióxido de carbono se transporta en la circulación de tres formas:

1. Como un gas disuelto
2. Como bicarbonato
3. Como carbaminohemoglobina (*véase* la sección *Comprensión. Transporte de dióxido de carbono*)

En conjunto, el CO_2 y el HCO_3^- disueltos dan cuenta de alrededor del 77% del CO_2 que se transporta en el LEC; el CO_2 restante viaja como carbaminohemoglobina.[37] Aunque el CO_2 es un gas y no un ácido, un pequeño porcentaje se combina con agua para formar H_2CO_3. La reacción que genera el H_2CO_3 es catalizada por una enzima llamada *anhidrasa carbónica*, que se presenta en grandes cantidades en los eritrocitos, las células tubulares renales y otros tejidos. La presencia de anhidrasa carbónica incrementa aproximadamente 5 000 veces la tasa de reacción entre el CO_2 y el agua. Si no fuera por esta enzima, la reacción se realizaría con demasiada lentitud para tener alguna importancia en el mantenimiento del equilibrio acidobásico.

Ya que es casi imposible cuantificar el H_2CO_3, por lo general se emplean las mediciones de CO_2 para calcular el pH. El contenido de H_2CO_3 de la sangre puede determinarse multiplicando la presión parcial del CO_2 (PCO_2) por su coeficiente de solubilidad (0.03). La concentración de H_2CO_3 en la sangre arterial, que generalmente tiene una PCO_2 aproximada de 40 mm Hg, es 1.20 mEq/L ($40 \times 0.03 = 1.20$), y la de la sangre venosa, que en general tiene una PCO_2 cercana a 45 mm Hg, es 1.35 mEq/L.

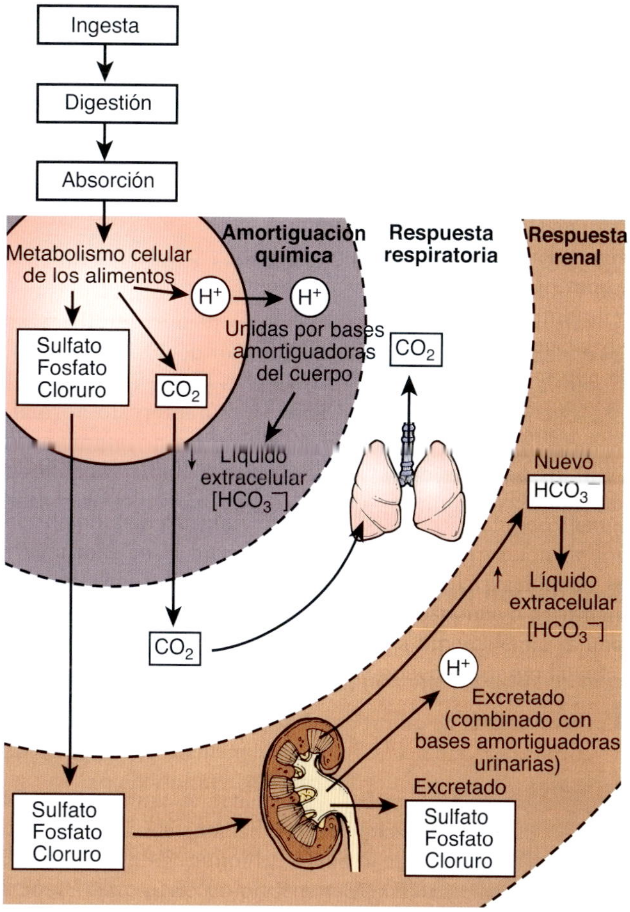

FIGURA 8-12. Mantenimiento del pH sanguíneo normal por medio de soluciones amortiguadoras químicas, el aparato respiratorio y los riñones. En una dieta mixta, el pH se ve amenazado por la producción de ácidos fuertes (sulfúrico, clorhídrico y fosfórico), sobre todo como resultado del metabolismo de proteínas. Estos ácidos fuertes se amortiguan en el cuerpo mediante bases amortiguadoras químicas, como el bicarbonato (HCO_3–) del líquido extracelular (LEC). Los riñones eliminan iones hidrógeno (H+) combinados con amortiguadores urinarios y aniones en la orina. Al mismo tiempo, agregan nuevo HCO_3– al LEC para reemplazar el que se consumió en la amortiguación de ácidos fuertes. El aparato respiratorio elimina el dióxido de carbono (CO_2). Tomado de: Rhodes R. A., Bell D. R. (2017). *Medical physiology principles for clinical medicine* (5th ed., Fig. 24.2, p. 488). Philadelphia, PA: Wolters Kluwer.

Producción de ácidos fijos o no volátiles y bases

El metabolismo de las proteínas dietéticas y otros nutrientes genera ácidos fijos o no volátiles y bases.[39,43] La oxidación de aminoácidos que contienen azufre da como resultado la síntesis de ácido sulfúrico. La oxidación de arginina y lisina produce HCl, y la de ácidos nucleicos que contienen fósforo, ácido fosfórico. La oxidación incompleta de glucosa da lugar a la formación de ácido láctico, y la de grasas, a la de cetoácidos. La fuente principal de bases es el metabolismo de aminoácidos como el aspartato y el glutamato, así como de ciertos aniones orgánicos. En condiciones normales, la producción de ácido es mayor que la de bases durante la descomposición de los alimentos consumidos.[3] Una dieta normal produce 50-100 mEq de H^+ por día en la forma de ácido sulfúrico no volátil.[6] El resultado de una dieta vegetariana que contiene grandes cantidades de aniones orgánicos es la producción neta de bases.[39]

Medición del Ph

El pH plasmático puede calcularse con la *ecuación de Henderson-Hasselbalch*, que utiliza el pK_a del sistema amortiguador de bicarbonato (6.1), y el log_{10} de la relación entre el HCO_3^- y el H_2CO_3:[37-39]

$$pH = 6.1 + log_{10} (HCO_3^- /PCO_2 \times 0.03)$$

La designación de pH se creó para expresar con mayor facilidad los valores tan bajos de H^+.[2] El pH plasmático disminuye cuando la relación es menor de 20:1 y se incrementa cuando la relación es mayor de 20:1 (fig. 8-13). Como la relación de HCO_3^- o CO_2 es la que determina el pH, este puede permanecer dentro de un intervalo normal, siempre que los cambios en el HCO_3^- se acompañen de cambios similares en el CO_2, o viceversa. El pH plasmático solo indica el equilibrio o proporción, más no el origen de los problemas.[9]

Regulación del pH

El pH de los líquidos corporales (o el cambio en la concentración de H^+) está regulado por tres mecanismos principales:

1. Los sistemas de amortiguadores químicos de los líquidos corporales, que se combinan de inmediato con excesos de ácidos o bases para evitar cambios grandes de pH.
2. Los pulmones, que controlan la eliminación de CO_2.
3. Los riñones, que eliminan H^+ y reabsorben y generan más HCO_3^-.

Sistemas amortiguadores químicos

La regulación momento a momento del pH depende de sistemas de amortiguadores químicos en los líquidos intracelular y extracelular. Según el análisis anterior, un *sistema amortiguador* consiste en una base débil y su par ácido conjugado, o un ácido débil y su par, una base conjugada. En el proceso de impedir grandes cambios de pH, el sistema intercambia un ácido fuerte por un ácido débil o una base fuerte por una base débil.

Los tres sistemas amortiguadores principales que protegen el pH de los líquidos corporales son:

1. Sistema amortiguador de bicarbonato
2. Proteínas
3. Sistema de intercambio de H^+/K^+ transcelular[37,39]

Estos sistemas amortiguadores actúan de inmediato para combinarse con los ácidos o las bases que se encuentran en cantidades excesivas y evitar que ocurran grandes cambios en el pH durante el tiempo que toman los mecanismos respiratorios y renales para volverse eficaces. Incluso cuando estos sistemas de amortiguación actúan de forma inmediata, tienen un efecto limitado en el pH y no pueden corregir cambios grandes o de largo plazo.

El hueso representa una fuente adicional de amortiguación acidobásica.[10] El exceso de iones H^+ puede intercambiarse por Na^+ y K^+ en la superficie ósea, y la disolución de los minerales óseos, con liberación de compuestos como bicarbonato de sodio ($NaHCO_3$) y carbonato de calcio ($CaCO_3$) en el LEC, puede emplearse para amortiguar el exceso de ácidos. Hasta el 40% de la amortiguación de una carga aguda de ácido tiene lugar en el hueso. La función de las soluciones amortiguadoras óseas es todavía mayor en caso de acidosis crónica. Las consecuencias de la amortiguación ósea incluyen la desmineralización del hueso y una predisposición al desarrollo de cálculos renales por incremento de la excreción urinaria de calcio. Las personas con enfermedad renal crónica se encuentran en mayor riesgo de pérdida de calcio óseo debido a la retención de ácido.

Sistema amortiguador de bicarbonato

El sistema amortiguador de HCO_3^-, que es la solución amortiguadora de LEC más poderosa, utiliza H_2CO_3 como ácido débil y una sal de bicarbonato (p. ej., $NaHCO_3$) como su base débil.[37,38] Este sistema sustituye el H_2CO_3 débil por un ácido fuerte, como el ácido clorhídrico ($HCl + NaHCO_3 \times H_2CO_3 + NaCl$), o la base de bicarbonato débil por una base fuerte, como el hidróxido de sodio ($NaOH + H_2CO_3 \times NaHCO_3 + H_2O$). El sistema amortiguador de bicarbonato es muy eficaz porque sus componentes pueden agregarse o eliminarse con facilidad del cuerpo.[37-39] El metabolismo provee un suministro amplio de CO_2, que puede reemplazar cualquier H_2CO_3 que se haya perdido cuando se agrega base en exceso, y el CO_2 puede eliminarse con facilidad cuando se agrega ácido en exceso. Asimismo, el riñón puede conservar o formar nuevo HCO_3^- cuando se agrega ácido en exceso y excretar HCO_3^- cuando hay bases en exceso.

Sistema amortiguador de proteínas

Las proteínas son los sistemas amortiguadores corporales más grandes.[37,38] Las proteínas son **anfotéricas** (pueden funcionar como ácidos o bases) y contienen muchos grupos ionizables que pueden liberar o unirse a H^+. Las soluciones amortiguadoras de proteínas se localizan en gran medida en las células, y los iones H^+ y el CO_2 se difunden por las membranas celulares para ser amortiguados por proteínas intracelulares. Debido a la lentitud del movimiento del H^+ y HCO_3^- a través de las membranas celulares, el amortiguamiento de los desequilibrios acidobásicos extracelulares se retrasa durante varias horas.[37] La albúmina y las globulinas plasmáticas son las principales soluciones amortiguadoras en el compartimento vascular.

Intercambio hidrógeno-potasio

El intercambio transcompartimental de H^+ y K^+ constituye otro importante sistema para regular el equilibrio acidobásico. Ambos iones tienen cargas positivas y se mueven libremente entre los compartimentos de LIC y LEC. El exceso H^+ en el LEC se mueve hacia el LIC a cambio de K^+, y el exceso de K^+ en el LEC se mueve hacia el LIC a cambio de H^+. Así, las alteraciones en las concentraciones de K^+ pueden afectar el equilibrio acidobásico y es posible que los cambios en este último afecten a su vez las concentraciones de K^+. Los cambios de K^+ tienden a ser más pronunciados en la acidosis metabólica que en la respiratoria.[3] La acidosis metabólica causada por la acumulación de ácidos no orgánicos (p. ej., HCl en la diarrea y ácido fosfórico en la enfermedad renal crónica) produce un mayor incremento en las concentraciones extracelulares de K^+ que la acidosis

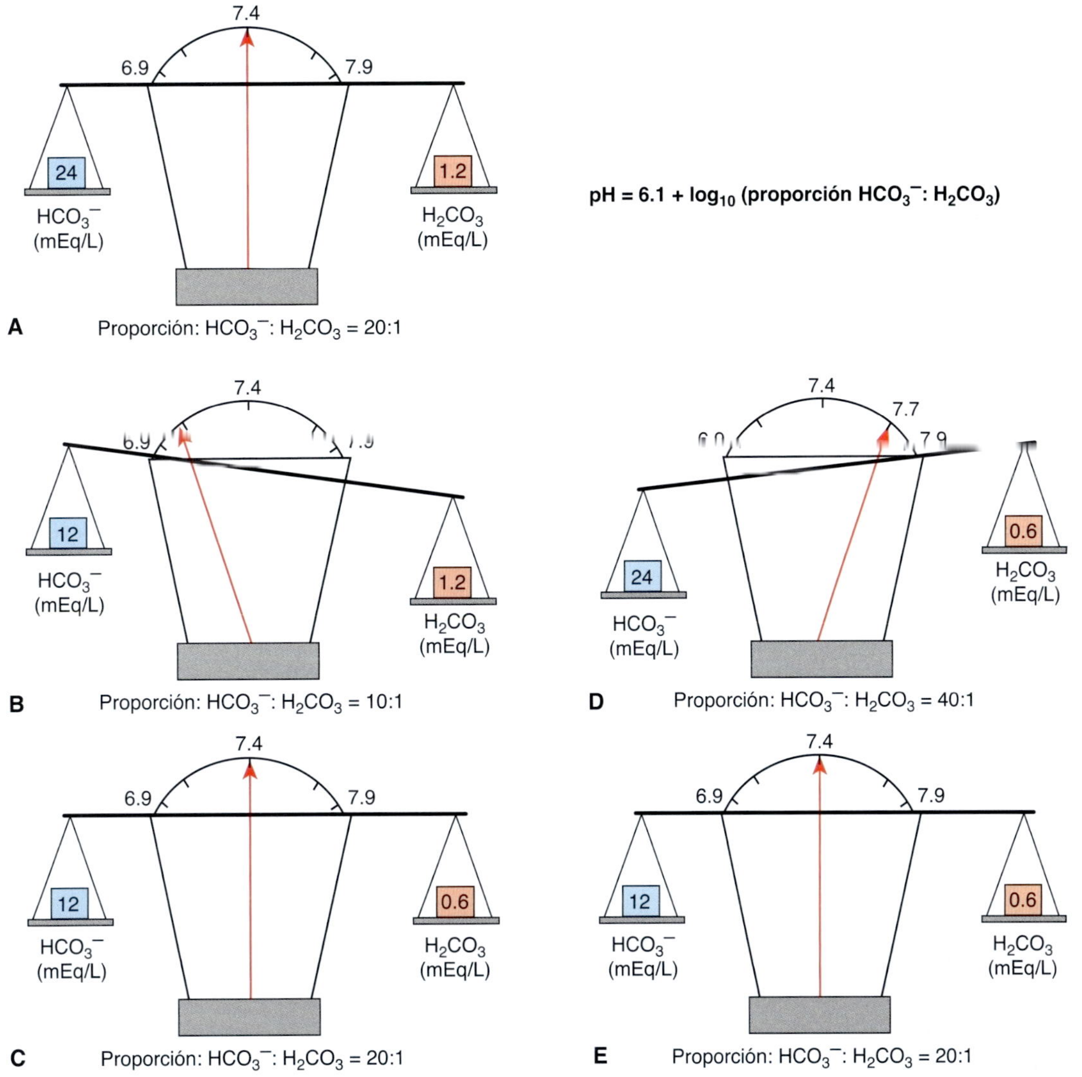

FIGURA 8-13. Estados normales y compensados de pH y equilibrio acidobásico representados como una balanza. **A.** Cuando la proporción entre bicarbonato (HCO_3−) y ácido carbónico (H_2CO_3, CO2 arterial × 0.03) es de 20:1, el pH = 7.4. **B.** Acidosis metabólica con una proporción de HCO_3−:H_3CO_3 de 10:1 y un pH de 7.1. **C.** La compensación respiratoria disminuye el H_2CO_3 a 0.6 mEq/L y regresa la proporción de HCO_3−:H_2CO_3 a 20:1 y el pH a 7.4. **D.** Alcalosis respiratoria con una proporción de HCO_3−:H_2CO_3 de 40:1 y un pH de 7.7. **E.** La compensación renal elimina HCO_3−, lo que reduce los valores séricos a 12 mEq/L y regresa la proporción de HCO_3−:H_2CO_3 a 20:1 y el pH a 7.4. En condiciones normales, estos mecanismos compensatorios son capaces de amortiguar grandes cambios del pH, pero no regresan en su totalidad el pH a su valor normal, como se ilustra aquí.

ocasionada por la acumulación de ácidos orgánicos (p. ej., ácido láctico y cetoacidosis).

Mecanismos respiratorios de control

La segunda línea de defensa frente a las alteraciones acidobásicas cuando los amortiguadores químicos no disminuyen los cambios de H^+ es el control del CO_2 extracelular por los pulmones.[38,42] El aumento en la ventilación disminuye la PCO_2, mientras que su reducción la incrementa. La PCO_2 sanguínea y el pH son reguladores importantes de la ventilación. Los **quimiorreceptores** en el tronco encefálico y en los cuerpos carotídeo y aórtico detectan cambios en la PCO_2 y el pH, y alteran la frecuencia ventilatoria.

Cuando la concentración de H+ excede lo normal, se estimula al aparato respiratorio y aumenta la ventilación. Este control de pH tiene lugar en minutos y alcanza sus valores más altos en 12-24 h. Aunque la respuesta respiratoria es rápida, el pH no regresa por completo a la normalidad. Su eficacia como sistema amortiguador es de un 50-75%.[37,38] Sin embargo, actuar con rapidez evita que se presenten grandes cambios de pH mientras se espera que respondan los riñones, mucho más lentos en reaccionar.

Mecanismos renales de control

Los riñones son la tercera línea de defensa frente a las alteraciones acidobásicas y desempeñan tres funciones principales en la regulación del equilibrio acidobásico.[38,39] La primera es la excreción de H^+ de los ácidos fijos que resultan del metabolismo de las proteínas y los lípidos. La segunda la realiza mediante la reabsorción del HCO_3^- que se filtra en el glomérulo, de modo que esta solución amortiguadora importante no se pierda en la orina. La tercera es la producción

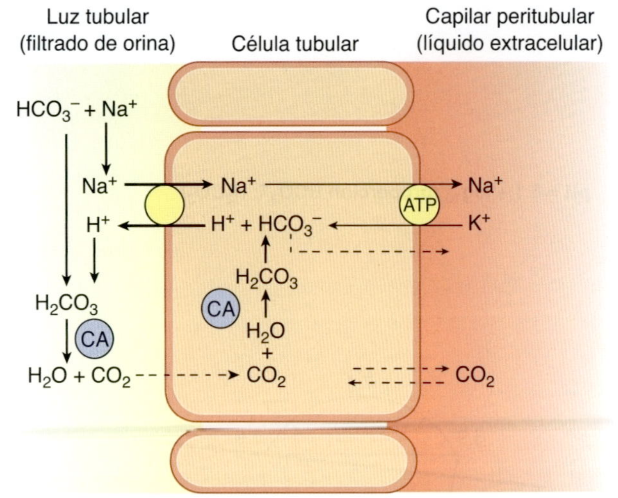

FIGURA 8-14. Secreción de iones hidrógeno (H^+) y reabsorción de iones bicarbonato (HCO_3^-) en una célula tubular renal. El dióxido de car bono (CO_2) se difunde desde el filtrado de la sangre o la orina hacia la célula tubular, donde se combina con agua en una reacción catalizada por la anhidrasa carbónica (AC) que produce ácido carbónico (H_2CO_3). El H_2CO_3 se disocia para formar H+ y HCO_3^-. El H^+ se secreta en el líquido tubular a cambio de Na^+. El Na^+ y el HCO_3^- entran al LEC. *ATP, trifosfato de adenosina.*

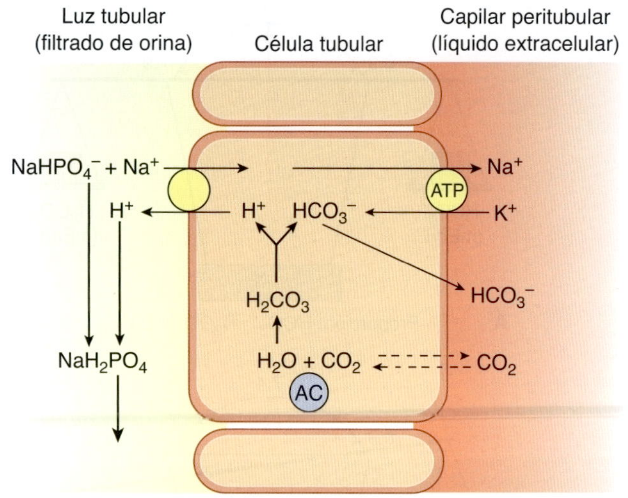

FIGURA 8-15. Sistema amortiguador de fosfato renal. El ion monohidrógeno de fosfato (HPO_4^{2-}) entra en el líquido tubular renal del glomérulo. Un H^+ se combina con HPO_4^{2-} para formar $H_2PO_4^-$ y luego se excreta en la orina en combinación con Na^+. El HCO_3^- se mueve hacia el LEC junto con el Na^+ que se intercambia durante la secreción de H^+. *AC, anhidrasa carbónica; ATP, trifosfato de adenosina.*

de HCO_3^- nuevo que se libera de vuelta hacia la sangre.[37-39] Los riñones también desempeñan una función en el control del pH: en condiciones de carga ácida, la producción y excreción de amonio (NH_4^+) permite la secreción de ácido y la regularización del pH.[38] Los mecanismos renales para la regulación del equilibrio acidobásico comienzan a ajustar el pH en horas y continúan funcionando durante días, hasta que el pH vuelve al intervalo normal o casi normal.

Eliminación del ion hidrógeno y conservación del bicarbonato

Los riñones regulan el pH excretando el exceso de H^+, reabsorbiendo el HCO_3^- y produciendo nuevo HCO_3^-. El bicarbonato se filtra libremente en el glomérulo y se reabsorbe en los túbulos.[37,39] La pérdida de cantidades pequeñas de HCO_3^- afecta la capacidad del cuerpo para amortiguar su carga diaria de ácidos metabólicos. Ya que la cantidad de H^+ que puede filtrarse en los glomérulos es relativamente pequeña en comparación con el HCO_3^-, su eliminación depende de la secreción de H^+ de la sangre hacia el filtrado urinario en los túbulos.

La mayor parte de la secreción de H^+ y la reabsorción de HCO_3^- se lleva a cabo en el túbulo proximal.[42] El proceso comienza con un sistema de transporte Na^+/H^+ acoplado en el que el H^+ se secreta en el líquido tubular y el Na^+ se reabsorbe en la célula tubular (fig. 8-14). El H^+ secretado se combina con el HCO_3^- filtrado para formar H_2CO_3. Este último se descompone en CO_2 y H_2O. El CO_2 y el H_2O que se forman atraviesan con facilidad la membrana luminal y entran en la célula tubular. Dentro de la célula, las reacciones se producen a la inversa: el CO_2 y el H_2O se combinan para formar una nueva molécula de H_2CO_3 en una reacción mediada por la anhidrasa carbónica. A su vez, el H_2CO_3 se disocia en HCO3⁻ e H^+. Después, el HCO_3^- se reabsorbe en la sangre junto con el Na^+, y el H^+ recién generado se secreta hacia el líquido tubular para comenzar otro ciclo. Por lo general, solo unos cuantos de los iones H^+ secretados permanecen en el líquido tubular, porque la secreción de H^+ es casi equivalente al número de iones HCO_3^- filtrados en el glomérulo.

Sistemas amortiguadores tubulares

Puesto que un filtrado urinario demasiado ácido sería lesivo para las estructuras de las vías urinarias, el pH mínimo de la orina es cercano a 4.5.[37,38] Una vez que el pH de la orina alcanza este nivel de acidez, cesa la secreción de H^+. Esto limita la cantidad de H^+ no amortiguado eliminado por el riñón y ocurre mediante la combinación de iones H^+ con soluciones amortiguadoras intratubulares antes de que sean excretados en la orina. Hay dos sistemas de amortiguadores intratubulares importantes: los sistemas amortiguadores de fosfato y amoníaco.[37,43] El HCO_3^- que se genera mediante estos dos sistemas amortiguadores es HCO_3^- nuevo, lo que demuestra una de las maneras en las que el riñón es capaz de reabastecer los depósitos de HCO_3^-.

El *sistema amortiguador de fosfato* utiliza el HPO_4^{2-} y el $H_2PO_4^-$ que están presentes en el filtrado tubular. Ambas formas de fosfato se vuelven concentradas en el líquido tubular como resultado de su absorción relativamente insuficiente y de la reabsorción de agua del líquido tubular. Otro factor que hace al fosfato tan eficaz como solución amortiguadora urinaria es el hecho de que el pH de la orina es cercano al pK del sistema amortiguador de fosfato. El proceso de secreción de H^+ en los túbulos es el mismo que el que se emplea para la reabsorción de HCO_3^-. Siempre que hay un exceso de HCO_3^- en el líquido tubular, la mayor parte del H^+ secretado se combina con HCO_3^-. Sin embargo, una vez que todo el HCO_3^- se ha absorbido y ya no está disponible para combinarse con H^+, cualquier exceso de H^+ se combina con HPO_4^{2-} para formar H2PO$_4^-$ (fig. 8-15). Una vez que el H^+ se combina con HPO_4^{2-}, puede excretarse como NaH_2PO_4, llevándose el exceso de H^+ con él.

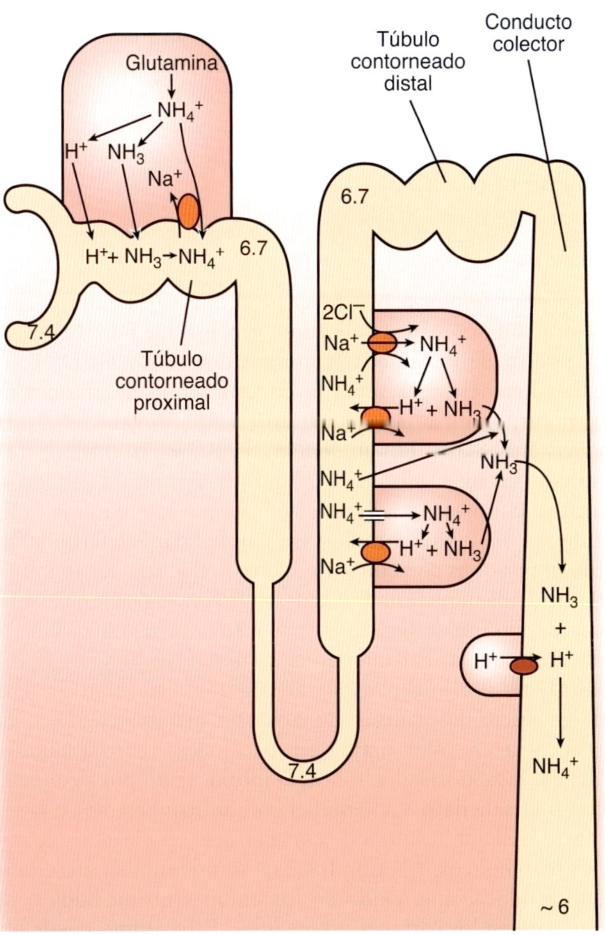

FIGURA 8-16. Acidificación a lo largo de la nefrona. El pH de la orina tubular disminuye a lo largo del túbulo contorneado proximal, aumenta a lo largo de la extremidad descendente del asa de Henle, cae a lo largo de la extremidad ascendente y alcanza sus valores más bajos en los conductos colectores. El amoníaco (NH_3 + NH_4) se produce sobre todo en las células del túbulo proximal y se secreta en la orina tubular. El NH_4 se reabsorbe en la extremidad ascendente gruesa y se acumula en la médula renal. El NH_3 se difunde en la orina ácida de recolección, donde se atrapa como NH_4. Tomado de: Rhodes R. A., Bell D. R. (2017). *Medical physiology: Principles for clinical medicine* (5th ed., Fig. 24.5, p. 492). Philadelphia, PA: Wolters Kluwer.

Otro sistema amortiguador importante pero más complejo es el *sistema amortiguador de amoníaco*. La excreción de H^+ y la generación de HCO_3^- por el sistema amortiguador de amoníaco se producen en tres pasos principales:

1. Síntesis de amoníaco (NH_4^+) a partir del aminoácido glutamina en el túbulo proximal
2. Reabsorción y reciclado de NH_4^+ dentro de la porción medular del riñón
3. Amortiguación de iones H^+ por el NH_3 en los túbulos recolectores[37,39]

El resultado del metabolismo del glutamato en el túbulo proximal es la formación de dos iones NH_4^+ y dos iones HCO_3^- (fig. 8-16).[1,3] Los dos iones NH_4^+ son secretados en el líquido tubular por un mecanismo de contratransporte a cambio de Na^+. Los dos iones HCO_3^- salen de la célula tubular junto con el Na^+ reabsorbido para entrar en el sistema capilar peritubular. Así, por cada molécula de glutamina que se metaboliza en el túbulo proximal, se secretan dos iones NH_4^+ en el filtrado tubular y se reabsorben dos iones HCO_3^- en la sangre. El HCO_3^- generado por este proceso constituye el nuevo HCO_3^-.

Una porción significativa del NH_4^+ secretado por las células tubulares proximales se reabsorbe en el asa de Henle ascendente gruesa, donde el NH_4^+ sustituye al K^+ en el cotransportador $Na^+/K^+/2Cl^-$.[43] El NH_4^+ no es liposoluble y, por lo tanto, queda atrapado en el líquido tubular y se excreta en la orina. Nótese que la fuente del H^+ secretado por las células de los túbulos recolectores es el CO_2 y el H_2O. Así, por cada H^+ que se produce en las células y se secreta, se genera un nuevo HCO_3^- adicional y se agrega a la sangre.

En condiciones normales, la cantidad de H^+ eliminado por el sistema amortiguador de amoníaco es aproximadamente 50% del ácido acético excretado y 50% del nuevo HCO_3^- regenerado.[37] Sin embargo, con la acidosis crónica, puede volverse el mecanismo dominante para la excreción de H^+ y la generación de nuevo HCO_3^-. La brecha aniónica (BA), que es un método indirecto para determinar las concentraciones de NH_4^+ de la orina, puede ser útil para valorar la función renal en términos de eliminación de H^+.

Intercambio hidrógeno-potasio

La hipocalemia es un potente estímulo para la secreción de H^+ y la reabsorción de HCO_3^-. Cuando bajan las concentraciones plasmáticas de K^+, hay movimiento de K^+ del LIC al compartimento del LEC y un movimiento recíproco de H^+ del LEC al compartimento del LIC. Un proceso similar ocurre en los túbulos distales del riñón, donde la bomba de intercambio H^+/K^+-adenosina trifosfatasa (ATPasa) reabsorbe de forma activa el K^+, así como las secreciones de H^+.[37,39] Una elevación de las concentraciones plasmáticas de K^+ tiene el efecto contrario. Las concentraciones plasmáticas de K^+ son alteradas de manera similar por el equilibrio acidobásico. Por lo tanto, la acidosis tiende a aumentar la eliminación de H^+ y disminuir la de K^+, con un incremento de las concentraciones plasmáticas de potasio, mientras que la alcalosis tiende a disminuir la eliminación de H^+ e incrementar la de K^+, con una disminución de las concentraciones plasmáticas de K^+.[45]

La aldosterona también influye en la eliminación renal de H^+. Actúa en el conducto colector para estimular la secreción de H^+ de manera indirecta, al tiempo que incrementa la reabsorción de Na^+ y la secreción de K^+.

Intercambio cloruro-bicarbonato

Otro mecanismo que utilizan los riñones para regular el HCO_3^- es el intercambio de aniones cloruro-bicarbonato que tiene lugar en asociación con la reabsorción de Na^+. El Cl^- se absorbe junto con el Na^+ a través de los túbulos. En situaciones de déficit de volumen, los riñones son forzados a sustituir el HCO_3^- por el Cl^-, lo que incrementa su absorción de HCO_3^-. La *alcalosis hipoclorémica* se refiere a un aumento de pH inducido por la reabsorción excesiva de HCO_3^- debida a la disminución en las concentraciones de Cl^-. La *acidosis hiperclorémica* designa una reducción del pH como resultado de la disminución de la reabsorción de HCO_3^- secundaria al incremento de las concentraciones de Cl^-.

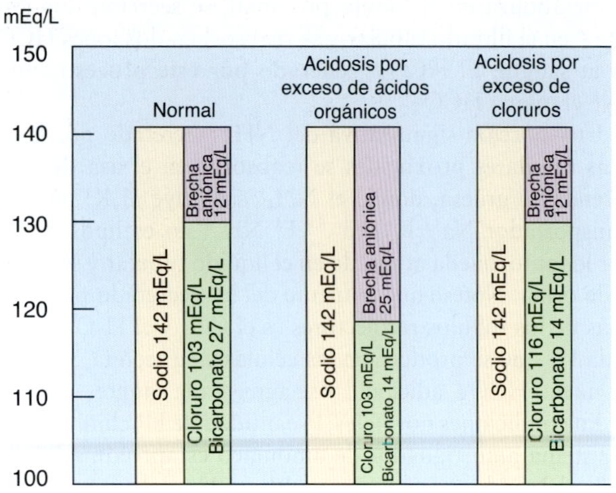

FIGURA 8-17. Brecha aniónica en la acidosis por los excesos en los ácidos metabólicos y la concentración plasmática de cloruro. Los aniones no medidos, como fosfatos, sulfatos y ácidos orgánicos, incrementan la brecha aniónica porque reemplazan el bicarbonato. Se asume que no hay ningún cambio en el contenido de sodio.

Pruebas de laboratorio

Las pruebas de laboratorio que se utilizan para valorar el equilibrio acidobásico incluyen gasometría arterial y pH, contenido de CO_2 y concentraciones de HCO_3^-, exceso o déficit de bases y brechas aniónicas sanguíneas y urinarias. Aunque son útiles para determinar si hay acidosis o alcalosis, las mediciones del pH sanguíneo brindan poca información sobre la causa de la alteración acidobásica.

Concentraciones de dióxido de carbono y bicarbonato

La PCO_2 de la gasometría arterial proporciona un medio para valorar el componente respiratorio del equilibrio acidobásico. Los gases sanguíneos arteriales se utilizan porque los gases venosos son muy variables, en función de las demandas metabólicas de los distintos tejidos que confluyen en la vena de la que se extrae la muestra. Las concentraciones de H_2CO_3 pueden determinarse a partir de las mediciones de gases sanguíneos arteriales por medio de la PCO_2 y el coeficiente de solubilidad de CO_2 (la PCO_2 arterial normal es de 35-45 mm Hg). Los gases sanguíneos arteriales proveen también una medida de las concentraciones de oxígeno sanguíneo (PO_2). Esta medida puede ser importante para valorar la función respiratoria.

El contenido de CO_2 se refiere al CO_2 total en la sangre, incluido el CO_2 disuelto, que está contenido en el HCO_3^-, y que se une a la hemoglobina (carbaminohemoglobina [CO_2HHb]). El intervalo normal para la concentración venosa de HCO_3^- es de 24-31 mEq/L (24-31 mmol/L) y para la arterial es de 22-26 mEq/L.

Exceso o déficit de bases

El exceso o déficit total de bases, llamado también *base amortiguadora sanguínea total*, mide la concentración de todos los sistemas amortiguadores de la sangre: hemoglobina, proteína, fosfato y HCO_3^-. El exceso o déficit de base describe la cantidad de ácido fijo o base que debe agregarse a una muestra de sangre para alcanzar un pH de 7.4 (normal ± 2 mEq/L). El exceso o déficit de base puede considerarse una medida del exceso o déficit de HCO_3^- e indica un cambio no respiratorio en el equilibrio acidobásico. Un exceso de base indica alcalosis metabólica; un déficit de base, acidosis metabólica.

Brecha aniónica

La *brecha aniónica* (BA) describe la diferencia entre la concentración plasmática del catión principal medido (Na^+ y K^+) y la suma de los aniones cuantificados (Cl^- y HCO_3^-).[37,44] Esta diferencia representa la concentración de aniones no medidos, como fosfatos, sulfatos, ácidos orgánicos y proteínas (fig. 8-17). Por lo general, la BA varía entre 8 y 16 mEq/L (un intervalo de 12-20 mEq/L es normal cuando se incluye el potasio en el cálculo).[45] Como la albúmina es un anión, a menudo se mide y se emplea para determinar la BA en personas con concentraciones reducidas de albúmina. Por cada disminución de 1 g/dL en la concentración plasmática de albúmina, debe añadirse un factor de corrección al intervalo que se calcula con la fórmula: $BA = Na^+ - (Cl^- + HCO_3^-)$.[46] Por lo general, la brecha aniónica se utiliza para diagnosticar las causas de acidosis metabólica.[39,47,48] Se encuentra un valor mayor en afecciones como la acidosis láctica, la acidosis alcohólica, la intoxicación por sustancias como el salicilato y el etilenglicol (anticongelante) y la cetoacidosis, que resultan de concentraciones elevadas de ácidos metabólicos.[37,44] Una BA baja se presenta en afecciones que producen una caída en los aniones no medidos o un aumento en los cationes no medidos. Esto último puede observarse en caso de hipercalemia, hipercalcemia, hipermagnesemia, intoxicación por litio o mieloma múltiple (cuando se produce una inmunoglobulina anómala).[44]

RESUMEN

La función corporal normal depende de la regulación precisa del equilibrio acidobásico. El pH del LEC se mantiene generalmente dentro de un intervalo fisiológico estrecho de 7.35-7.45. Los procesos metabólicos generan ácidos metabólicos fijos o no volátiles que deben amortiguarse y eliminarse del organismo. El ácido no volátil H_2CO_3 está en equilibrio con el CO_2 disuelto, que se elimina a través de los pulmones. Los ácidos metabólicos no volátiles, que se derivan sobre todo del metabolismo de las proteínas y el metabolismo incompleto de los hidratos de carbono y las grasas, son excretados por los riñones. Es la relación de la concentración entre HCO_3^- y CO_2 disuelto (concentración de H_2CO_3) la que determina el pH de los LEC. Cuando esta relación es de 20:1, el pH es 7.4.

La capacidad del cuerpo para mantener el pH dentro del intervalo fisiológico normal depende de

TABLA 8-16 Resumen de alteraciones acidobásicas simples y sus respuestas compensatorias

Desequilibrio acidobásico	Alteración primaria	Conmensación respiratoria y respuesta predicha*	Ccompensación renal y respuesta predicha*,†
Acidosis metabólica	$\downarrow$ pH y HCO_3^- HCO_3– < 22 mEq/L	$\uparrow$ ventilación y $\downarrow$ PCO_2 *1 mEq/L* *$\downarrow$ HCO_3^- $\rightarrow$ 1-1.2 mm Hg $\downarrow$ PCO_2*	$\uparrow$ excreción de H^+ y reabsorción de $\uparrow$ *HCO_3^-* en caso de ausencia de enfermedad renal
Alcalosis metabólica	$\uparrow$ pH y HCO_3^- HCO_3– > 26 mEq/L	$\downarrow$ ventilación y $\uparrow$ PCO2 *1 mEq/L* *$\uparrow$ HCO_3^- $\rightarrow$0.7mm Hg $\uparrow$ PCO_2*	$\downarrow$ excreción de H^+ y $\downarrow$ reabsorción de *HCO_3^-* en ausencia de enfermedad renal
Acidosis respiratoria	$\downarrow$ pH y $\uparrow$ PCO_2 PCO_2 > 45 mm Hg	Ninguna	$\uparrow$ excreción de H^+ y $\uparrow$ reabsorción de HCO_3^- *Aguda: 1 mm Hg $\uparrow$ PCO_2 $\rightarrow$ 0.1 mEq/L $\uparrow$ HCO_3^-* *Crónica: 1 mm Hg $\uparrow$ PCO_2 $\rightarrow$ 0.3 mEq/L $\uparrow$ HCO_3*
Alcalosis respiratoria	$\uparrow$ pH y $\downarrow$ PCO_2 PCO_2 < 35 mm Hg	Ninguna	$\downarrow$ excreción de H+ y $\downarrow$ reabsorción de HCO_3^- *Aguda: 1 mm Hg $\downarrow$ PCO_2 $\rightarrow$ 0.2 mEq/L $\downarrow$ HCO_3^-* *Crónica: 1 mm Hg $\downarrow$ PCO_2 $\rightarrow$ 0.4 mEq/L $\downarrow$ HCO_3^-*

Nota: las respuestas compensatorias predichas están en *cursivas*.

*Si los valores sanguíneos son los mismos que los valores compensatorios predichos, se trata de una alteración acidobásica simple; si los valores son diferentes, es una alteración acidobásica mixta.[1]

†*Compensación renal aguda* se refiere a una duración de minutos a varias horas; *compensación renal crónica* designa una duración de varios días.[1]

los mecanismos respiratorios y renales, así como de las soluciones amortiguadoras químicas en el LIC y el LEC, de los que el más importante es el sistema amortiguador HCO_3^-. La regulación respiratoria del pH es rápida, pero el pH no regresa completamente a su valor normal. Los riñones contribuyen a la regulación del pH al eliminar iones H^+, conservar iones HCO_3^- y producir nuevos iones HCO_3^-. En el proceso de eliminación de H^+ se utilizan los sistemas amortiguadores de fosfato y amoníaco. La distribución de cationes intercambiables (K^+ y H^+) y aniones (Cl^- y HCO_3^-) también afecta el pH corporal.

Las pruebas de laboratorio que se emplean para valorar el equilibrio acidobásico incluyen la gasometría arterial, el contenido de CO_2 y las concentraciones de HCO_3^-, el exceso o déficit de bases y la brecha aniónica. El *exceso* o *déficit de bases* describe la cantidad de un ácido fijo o base que debe agregarse a una muestra de sangre para alcanzar un pH de 7.4. La *brecha aniónica* describe la diferencia entre la concentración plasmática del catión principal medido (Na^+ y K^+) y la suma de los aniones (Cl^- y HCO_3^-). Esta diferencia representa la concentración de aniones no medidos que están presentes.

Alteraciones del equilibrio acidobásico

Los términos *acidosis* y *alcalosis* describen los padecimientos clínicos que surgen como resultado de cambios en las concentraciones de CO_2 y HCO_3^- disueltos. Un *álcali* representa una combinación de uno o más metales alcalinos, como Na^+ o K^+, con un ion muy básico, como un ion hidroxilo (OH^-). El bicarbonato de sodio es el álcali principal en el LEC. Aunque las definiciones difieren un poco, los términos *álcali* y *base* a menudo se emplean de modo intercambiable.[37] Por consiguiente, el término *alcalosis* significa lo opuesto a *acidosis*. La *alcalosis* es la eliminación excesiva de iones H^+ de los líquidos corporales, mientras que la *acidosis* es la adición excesiva de iones H^+. Por lo general, los desequilibrios acidobásicos producen acidosis. La alcalosis suele ser compensatoria.

Alteraciones acidobásicas metabólicas o respiratorias

Existen dos tipos de alteraciones acidobásicas: metabólicas y respiratorias (tabla 8-16). Las *alteraciones metabólicas* producen una alteración en la concentración plasmática de HCO_3^- y resultan de la adición o pérdida de un ácido no volátil o álcali del LEC. Una reducción del pH a causa de una disminución de HCO_3^- se denomina *acidosis metabólica*, y una elevación del pH secundaria a niveles incrementados de HCO_3^- se conoce como *alcalosis metabólica*. Las *alteraciones respiratorias* conllevan una alteración de la PCO_2 que refleja el incremento o la disminución de la ventilación alveolar. La *acidosis respiratoria* se caracteriza por un descenso del pH, que refleja una disminución de la ventilación y un incremento de la PCO_2. La *alcalosis respiratoria* implica un incremento del pH que es consecuencia de un aumento de la ventilación alveolar y una disminución de la PCO_2.

Mecanismos compensatorios

Por lo general, la acidosis y la alcalosis implican un *fenómeno primario* o *iniciador* y un *estado compensatorio* o *adaptativo* que se deriva de mecanismos homeostáticos que intentan corregir o evitar grandes cambios en el pH. Por ejemplo, una persona puede tener acidosis metabólica

CUADRO 8-4

LA BRECHA ANIÓNICA EN EL DIAGNÓSTICO DIFERENCIAL DE LA ACIDOSIS METABÓLICA

Brecha aniónica reducida (< 8 mEq/L)[52]

Hipoalbuminemia (disminución de aniones no medidos)

Mieloma múltiple (aumento de paraproteínas de IgG catiónicas no medidas)

Aumento de cationes no medidos (hipercalemia, hipercalcemia, hipermagnesemia, intoxicación por litio)

Brecha aniónica incrementada (> 16 mEq/L)[52]

Presencia de anión metabólico no medido
- Cetoacidosis diabética
- Cetoacidosis alcohólica
- Acidosis láctica
- Inanición
- Insuficiencia renal

Presencia de fármaco o anión químico
- Intoxicación por salicilato
- Intoxicación por metanol
- Intoxicación por etilenglicol

Brecha aniónica normal (8-16 mEq/L)[52]

Pérdida de bicarbonato
- Diarrea
- Pérdida de líquido pancreático
- Ileostomía (no adaptada)

Retención de cloruro
- Acidosis tubular renal
- Vejiga ileal
- Nutrición parenteral (arginina, histidina y lisina)

primaria como resultado de la sobreproducción de cetoácidos y alcalosis respiratoria a causa de un incremento compensatorio de la ventilación (*véase* la tabla 8-16).

Los mecanismos compensatorios constituyen un medio para controlar el pH cuando la corrección es imposible o no puede lograrse de inmediato. Con frecuencia, estos mecanismos son medidas temporales que permiten la supervivencia mientras el cuerpo intenta corregir el problema primario. La compensación requiere el empleo de mecanismos que son diferentes de los que causaron el problema primario. El cuerpo puede emplear mecanismos renales para compensar cambios de pH inducidos por problemas respiratorios y mecanismos respiratorios para compensar los cambios inducidos por el metabolismo en el equilibrio acidobásico. Como los mecanismos compensatorios se vuelven más eficaces con el tiempo, a menudo hay diferencias entre el nivel de cambio de pH que se presenta en las alteraciones acidobásicas agudas y las crónicas. Existe una distinción entre alteraciones acidobásicas respiratorias agudas y crónicas, pero no entre las alteraciones acidobásicas metabólicas.[39] Esta diferencia se debe al hecho de que la compensación renal para un problema respiratorio puede tomar días, pero la compensación respiratoria para un problema metabólico se da dentro de minutos a horas.[39]

Alteraciones acidobásicas simples o mixtas

Hasta aquí se han analizado las alteraciones acidobásicas como si existieran como un solo problema primario, como la acidosis metabólica que se acompaña de una respuesta compensatoria predicha. Sin embargo, las personas con frecuencia experimentan más de un problema primario o uno "mixto".[39] Por ejemplo, una persona puede presentarse con una concentración plasmática baja de HCO_3^- debida a acidosis metabólica y una PCO_2 alta secundaria a enfermedad pulmonar crónica. Los valores para las respuestas compensatorias renales o respiratorias predichas pueden emplearse en el diagnóstico de estas alteraciones acidobásicas mixtas (*véase* la tabla 8-16).[39] Si los valores para la respuesta compensatoria caen fuera de los valores plasmáticos predichos, puede concluirse que hay más de una alteración. Debido a que la respuesta respiratoria a los cambios en el HCO_3^- ocurre casi de inmediato, solo hay una respuesta compensatoria pronosticada para las alteraciones del ácido metabólico primario. Las alteraciones respiratorias primarias, por otro lado, tienen dos rangos de valores predichos, uno para la respuesta aguda y otro para la respuesta crónica. La compensación renal toma varios días para ser totalmente eficaz. La respuesta compensatoria aguda representa las concentraciones de HCO_3^- antes de que se haya presentado la compensación renal y de que haya ocurrido la respuesta crónica. Así, los valores para el pH plasmático tienden a ser más normales en la fase crónica.

PUNTOS CLAVE

Desequilibrio acidobásico respiratorio

- La acidosis metabólica puede definirse como una disminución plasmática de HCO_3^- y pH que es causada por exceso de producción o acumulación de ácidos fijos o pérdida de ion HCO_3^-. Las respuestas compensatorias incluyen incremento de la ventilación y eliminación de CO_2 y reabsorción y generación de bicarbonato por el riñón.
- La alcalosis metabólica puede definirse como un incremento plasmático de HCO_3^- y pH que es iniciado por la pérdida excesiva de ion H^+ o la ganancia de HCO_3^- y mantenido por padecimientos que deterioran la capacidad renal para excretar el exceso de ion HCO_3^-. Las respuestas compensatorias incluyen reducción de la frecuencia respiratoria con retención de PCO_2 e incremento de la eliminación de HCO_3^- por el riñón.

Acidosis metabólica

La acidosis metabólica conlleva un descenso de la concentración plasmática de HCO_3^- junto con una disminución del pH. Es la alteración acidobásica más frecuente. En la acidosis metabólica, el cuerpo compensa la disminución de pH incrementando la frecuencia respiratoria en un esfuerzo por disminuir las concentraciones de PCO_2 y H_2CO_3. Puede esperarse que la PCO_2 disminuya 1.3 mm Hg por cada disminución de 1 mEq/L de HCO_3^{-3} con un rango de 1-1.5 mm Hg por cada mEq/L de caída del HCO_3^-.

Etiología

La acidosis metabólica puede deberse a uno o más de los siguientes mecanismos:

1. Mayor producción de ácidos metabólicos fijos o ingesta de ácidos fijos, como el ácido salicílico.
2. Incapacidad renal para excretar los ácidos fijos producidos por el metabolismo normal.
3. Pérdida excesiva de bicarbonato a través de los riñones o el tubo digestivo.
4. Incremento de la concentración plasmática del ion cloruro Cl^-.[37,46]

La brecha aniónica es útil para determinar la causa de la acidosis metabólica (cuadro 8-4). La presencia de un exceso de ácidos metabólicos produce un incremento en la brecha aniónica cuando la sal sódica del ácido causal reemplaza el bicarbonato. La diarrea es la causa más frecuente de acidosis metabólica con BA normal.[1] Cuando la acidosis es resultado de un incremento en las concentraciones plasmáticas de Cl^- (p. ej., acidosis hiperclorémica), la brecha aniónica también permanece dentro de los niveles normales. La regla nemotécnica "MUDPILES" puede emplearse para recordar las causas más frecuentes de acidosis con BA alta (*m*etanol, *u*remia, cetoacidosis *d*iabética, *p*araldehído, *i*soniazida, ácido *l*áctico, *e*tanol [etilenglicol] y *s*alicilatos [inanición]). Las causas de la acidosis metabólica se resumen en la tabla 8-17.[49] La acidosis no relacionada con BA a menudo es causada por la pérdida de grandes cantidades de bases debido a una diarrea profusa o la administración de grandes cantidades de soluciones que contienen Cl^-, lo que hace que la BA caiga dentro de los límites normales.[37]

TABLA 8-17 Causas y manifestaciones de la acidosis metabólica

Causas	Manifestaciones
Exceso de ácidos metabólicos (aumento de la brecha aniónica)	**pH sanguíneo, HCO_3^-, CO_2**
Producción excesiva de ácidos metabólicos	pH disminuido
Acidosis láctica (p. ej., ejercicio extenuante)	HCO_3^- (primario) disminuido
Cetoacidosis diabética	PCO_2 (compensatoria) disminuida
Cetoacidosis alcohólica	**Función gastrointestinal**
Ayuno e inanición	Anorexia
Intoxicación (p. ej., isoniazida, salicilato, metanol, paraldehído, etilenglicol)	Náuseas y vómitos
Eliminación deteriorada de ácidos metabólicos	Dolor abdominal
Insuficiencia o disfunción renal	**Función neural**
Acidosis urémica (p. ej., insuficiencia renal grave)	Debilidad
Pérdida excesiva de bicarbonato (brecha aniónica normal)	Letargia
Pérdida de secreciones intestinales	Malestar general
Diarrea (grave)	Confusión
Aspiración gastrointestinal	Estupor
Fístula intestinal o biliar	Coma
Incremento de las pérdidas renales	Depresión de las funciones vitales
Acidosis tubular renal	**Función cardiovascular**
Tratamiento con inhibidores de la anhidrasa carbónica	Vasodilatación periférica
Hipoaldosteronismo	Frecuencia cardíaca disminuida
Aumento en las concentraciones de cloruro (brecha aniónica normal)	Arritmias cardíacas
Reabsorción excesiva de cloruro por los riñones	**Piel**
Infusiones de cloruro de sodio	Caliente y ruborizada
Tratamiento con cloruro de amonio	**Sistema óseo**
Hiperalimentación parenteral	Enfermedad ósea (p. ej., acidosis crónica)
	Signos de compensación
	Aumento de la frecuencia y la profundidad de la respiración (respiración de Kussmaul)
	Hipercalemia
	Orina ácida
	Incremento de amoníaco en la orina

Acidosis láctica

La acidosis láctica aguda es el tipo más frecuente de acidosis metabólica en personas hospitalizadas y se desarrolla cuando hay producción excesiva o eliminación reducida de ácido láctico de la sangre. El ácido láctico se produce mediante el metabolismo anaeróbico de la glucosa. La mayoría de los casos de acidosis láctica se deben al aporte inadecuado de oxígeno, como en el choque o el paro cardíaco.[50] Estos padecimientos no solo incrementan la producción de ácido láctico, sino que tienden a deteriorar su eliminación como resultado de la perfusión hepática y renal insuficiente. Las tasas de mortalidad son altas para personas con acidosis láctica debido a choque o hipoxia tisular.[51] A menudo, la **septicemia** grave también se relaciona con la acidosis láctica.[45] Esta afección puede presentarse durante períodos de ejercicio intenso en los que las necesidades metabólicas de los músculos exceden su capacidad aeróbica para producir ATP, lo que causa que se revierta el metabolismo anaeróbico y la producción de ácido láctico.[51]

La acidosis láctica se relaciona con problemas en los que no parece estar presente la hipoxia tisular. Se ha descrito en personas con leucemia, linfomas y otros cánceres, aquellas con diabetes mal controlada y en quienes tienen insuficiencia hepática grave. Los mecanismos que causan acidosis láctica en estas afecciones se entienden muy poco. Algunos padecimientos, como las neoplasias, pueden ocasionar incrementos locales del metabolismo tisular y la producción de lactato, o interferir con el flujo sanguíneo a células no cancerosas. Los fármacos como el medicamento antidiabético metformina pueden producir acidosis láctica potencialmente mortal al inhibir ciertas funciones en el hígado.

Cetoacidosis

Los cetoácidos son la fuente de combustible para muchos tejidos corporales. Se observa una sobreproducción de cetoácidos cuando las reservas de hidratos de carbono son inadecuadas o cuando el cuerpo no puede utilizar los hidratos de carbono disponibles. Los ácidos grasos se movilizan del tejido adiposo y se liberan en el hígado, donde se convierten en cetonas. La cetoacidosis se desarrolla cuando la producción de cetona en el hígado excede el empleo tisular.[42]

La causa más frecuente de cetoacidosis es la diabetes mellitus no controlada, en la que una deficiencia de insulina conduce a la liberación de ácidos grasos de células adiposas con producción subsecuente de exceso de cetoácidos. La cetoacidosis también puede desarrollarse como resultado de un ayuno o privación de alimento, proceso durante el cual la falta de hidratos de carbono produce un estado autolimitado de cetoacidosis.[53]

Las cetonas se forman durante la oxidación del alcohol, un proceso que se efectúa en el hígado. En ocasiones aparece una afección llamada *cetoacidosis alcohólica* en personas que consumen alcohol en exceso y puede ser clínicamente mortal.[53,54] Por lo general, sigue a la ingesta prolongada de alcohol, en particular si se acompaña de baja ingesta alimentaria y vómitos, cuyo resultado es el empleo de ácidos grasos como fuente de energía.

Toxicidad por salicilatos

Los salicilatos son otra fuente potencial de ácidos metabólicos. El ácido acetilsalicílico se absorbe con facilidad en el estómago y el intestino delgado, y, entonces, se convierte con rapidez en ácido salicílico en el cuerpo. Aunque el ácido acetilsalicílico es la causa más frecuente de toxicidad por salicilatos, otras preparaciones como el ácido salicílico pueden producir efectos similares. La sobredosis de salicilatos causa efectos tóxicos graves, incluso la muerte. Las concentraciones de salicilato sérico junto con los hallazgos clínicos son importantes para predecir la morbilidad y la mortalidad después de la ingesta.[55]

Con la toxicidad por salicilatos se presentan diversas alteraciones acidobásicas. Estos cruzan la barrera hematoencefálica y estimulan de modo directo el centro respiratorio, causando hiperventilación y alcalosis respiratoria. Los riñones compensan mediante la secreción de mayores cantidades de HCO_3^-, K^+ y Na^+, lo que contribuye al desarrollo de acidosis metabólica. Los salicilatos también interfieren con el metabolismo de los hidratos de carbono, con la resultante producción de ácidos metabólicos.

Toxicidad por metanol y etilenglicol

La ingesta de metanol y etilenglicol da lugar a la producción de ácidos metabólicos y causa acidosis metabólica. Ambos producen un intervalo osmolar debido a su tamaño pequeño y propiedades osmóticas. El metanol (alcohol de la madera) puede absorberse por la piel o el tubo digestivo, o inhalarse a través de los pulmones. Además de acidosis metabólica, el metanol causa toxicidad grave del nervio óptico y el sistema nervioso central. El daño al sistema orgánico se presenta después de un período de 24 h, en el cual el metanol se convierte en formaldehído y ácido fórmico. El *etilenglicol* es un solvente que se encuentra en productos que van desde anticongelantes y soluciones descongelantes hasta limpiadores de alfombras y telas. Su sabor dulce ayuda a su potencial abuso y toxicidad. La acidosis tiene lugar conforme el etilenglicol se convierte en ácido oxálico y láctico.

Función renal disminuida

La enfermedad renal crónica es la causa más frecuente de acidosis metabólica crónica. En condiciones normales, los riñones conservan HCO_3^- y secretan iones H^+ en la orina como medio para regular el equilibrio acidobásico. En la enfermedad renal crónica, hay pérdida de la función glomerular y tubular, con retención de residuos de nitrógeno y ácidos metabólicos. El efecto más notable de estos cambios se observa en el sistema musculoesquelético. En un padecimiento llamado *acidosis tubular renal*, la función glomerular es normal, pero la secreción tubular de H^+ o la reabsorción de HCO_3^- son anómalas.[56]

Aumento de las pérdidas de bicarbonato

El aumento en la pérdida de HCO_3^- ocurre junto con la pérdida de líquidos corporales ricos en bicarbonato o el deterioro de la capacidad del riñón para conservar HCO_3^-. Las secreciones intestinales tienen una concentración alta de HCO_3^-. En consecuencia, puede haber pérdida excesiva de HCO_3^- en caso de diarrea grave; el drenaje de fístulas de intestino delgado, páncreas, o biliares; en una ileostomía, y la aspiración intestinal. En la diarrea de origen microbiano, el HCO_3^- secretado neutraliza los ácidos metabólicos producidos por los patógenos que causan la diarrea.[57]

Acidosis hiperclorémica

La acidosis hiperclorémica se observa cuando las concentraciones de Cl^- se incrementan fuera de proporción con el Na^+.[46] Como el Cl^- y el HCO_3^- son aniones intercambiables, el HCO_3^- plasmático disminuye cuando hay un incremento del Cl^-. La acidosis hiperclorémica puede ser resultado de la absorción anómala de Cl^- por los riñones o por el tratamiento con fármacos que contienen cloruro (p. ej., NaCl, soluciones de aminoácidos-cloruro y cloruro de amonio). El cloruro de amonio se descompone en NH_4^+ y Cl^-. El NH_4^+ se convierte en urea en el hígado; de esta manera deja el Cl^- libre para reaccionar con el H^+ y formar HCl. La administración de cloruro de sodio intravenoso o soluciones de hiperalimentación parenteral que contienen una combinación de aminoácidos-cloruro también puede causar acidosis.[12] En la acidosis hiperclorémica, la brecha aniónica permanece dentro de la normalidad, mientras que los valores plasmáticos de Cl^- se incrementan y los de HCO_3^- disminuyen.

Manifestaciones clínicas

La acidosis metabólica se caracteriza por la disminución del pH (< 7.35) y de las concentraciones de HCO_3^- (< 22 mEq/L) debido a uns ganancia de H^+ o pérdida de HCO_3^-. Por lo general, la acidosis produce un incremento compensatorio de la frecuencia respiratoria con una disminución de PCO_2.

Las manifestaciones clínicas de la acidosis metabólica caen en tres categorías:

1. Signos y síntomas de la afección que causa la acidosis.
2. Cambios en la función corporal relacionados con el reclutamiento de mecanismos compensatorios.

3. Alteraciones de la función cardiovascular, neurológica y musculoesquelética resultantes de la disminución del pH (*véase* la tabla 8-17).

Los signos y síntomas de la acidosis metabólica suelen aparecer cuando la concentración plasmática de HCO_3^- disminuye a 20 mEq/L o menos. Una caída de pH a menos de 7.1-7.2 puede reducir el gasto cardíaco y predisponer a arritmias cardíacas potencialmente mortales.

La acidosis metabólica pocas veces es una alteración primaria. Casi siempre se desarrolla durante el curso de otra enfermedad.[42] Las manifestaciones de acidosis metabólica a menudo se superponen a los síntomas del problema de salud contribuyente. Con la cetoacidosis diabética, que es una causa frecuente de acidosis metabólica, hay un incremento de la glucosa en la sangre y la orina, y un olor característico de cetonas en el aliento. En la acidosis metabólica que acompaña a la enfermedad renal crónica, se elevan las concentraciones de BUN y otras pruebas de la función renal dan resultados anómalos.

Las manifestaciones clínicas relacionadas con los mecanismos compensatorios respiratorio y renal suelen verse en etapas tempranas de la acidosis metabólica. En situaciones de acidosis metabólica aguda, el aparato respiratorio compensa la disminución de pH incrementando la ventilación (por medio de respiraciones profundas y rápidas) para reducir la PCO_2. En la cetoacidosis diabética, este patrón de respiración se denomina *respiración de Kussmaul.* El paciente puede informar dificultad para respirar o disnea de esfuerzo. La compensación respiratoria de la acidosis aguda tiende a ser un poco mayor que la de la acidosis crónica. Cuando la función renal es normal, la excreción de H^+ se incrementa de inmediato en respuesta a la acidosis y la orina se vuelve más ácida.

Los cambios de pH tienen un efecto directo en la función corporal que puede producir signos y síntomas frecuentes para la mayoría de los tipos de acidosis metabólica, sin importar la causa. Las personas con acidosis metabólica a menudo refieren debilidad, fatiga, malestar general y cefalea intensa. También pueden tener anorexia, náuseas, vómitos y dolor abdominal. Cuando hay déficit de líquido junto con la acidosis, se afecta la turgencia tisular y se seca la piel. En personas con diabetes mellitus no diagnosticada, las náuseas, vómitos y síntomas abdominales pueden atribuirse erróneamente a gastroenteritis vírica u otra enfermedad abdominal. La acidosis deprime la excitabilidad neuronal y disminuye el enlace de calcio a proteínas plasmáticas, así que hay más calcio libre disponible para disminuir la actividad neuronal. Conforme avanza la acidosis, el nivel de consciencia disminuye y se manifiestan estupor y coma. Con frecuencia, la piel se calienta y ruboriza porque los vasos sanguíneos se vuelven menos sensibles a la estimulación del sistema nervioso simpático y pierden su tono.

Cuando el pH cae a 7.1-7.2, la contractilidad cardíaca y el gasto cardíaco disminuyen, el corazón se vuelve menos sensible a las catecolaminas (adrenalina y noradrenalina) y pueden presentarse arritmias, incluso arritmias ventriculares mortales. La disminución de la función ventricular puede ser particularmente importante para perpetuar la acidosis láctica inducida por choque y es posible que se requiera corrección parcial de la acidemia antes de que pueda restablecerse la perfusión tisular.

La acidemia crónica, como en la insuficiencia renal crónica, puede causar diversos problemas musculoesqueléticos, algunos de los cuales son resultado de la liberación de calcio y fosfato durante el amortiguamiento óseo del exceso de iones H^+.[39] De particular importancia es la alteración del desarrollo en lactantes y niños, en que la acidemia puede relacionarse con diversos síntomas inespecíficos como anorexia y pérdida de peso. Es posible que la debilidad muscular y la apatía sean consecuencia de alteraciones en el metabolismo muscular.

Tratamiento

El tratamiento de la acidosis metabólica se centra en corregir la causa de la alteración y restablecer los líquidos y electrólitos que salieron del cuerpo. El bicarbonato de sodio ($NaHCO_3$) suplementario es el pilar del tratamiento para algunas formas de acidosis con brecha aniónica normal.[58] En la mayoría de las personas con choque circulatorio, paro cardíaco o sepsis, un suministro deficiente de oxígeno es la causa principal de la acidosis láctica.[39] Con la acidosis láctica, se requieren medidas terapéuticas para mejorar la perfusión tisular, y con la acidosis relacionada con sepsis, el tratamiento de la infección es esencial.

Alcalosis metabólica

La *alcalosis metabólica* es una alteración sistémica causada por el incremento del pH plasmático debido a un exceso primario de HCO_3^-.[37,47] Puede ser el resultado de diversas situaciones que incluyen la ingesta de antiácidos, vómitos y pérdida renal de H^+.

Etiología

La alcalosis metabólica puede deberse a factores que generan una pérdida de ácidos fijos o una ganancia de bicarbonato, así como a aquellos que mantienen la alcalosis al interferir con la excreción del exceso de bicarbonato (tabla 8-18). Estos factores incluyen:

1. Ganancia de bases por vía oral o intravenosa
2. Pérdida de ácidos fijos desde el estómago
3. Mantenimiento de los valores altos de bicarbonato (por contracción del volumen de LEC, hipocalemia e hipocloremia)

Carga de exceso de base

Puesto que el riñón normal es muy eficiente para excretar HCO_3^-, la ingesta de un exceso de bases rara vez causa alcalosis metabólica crónica importante. La alcalosis aguda transitoria ocurre con bastante frecuencia durante o justo después de la ingesta excesiva de antiácidos que contienen HCO_3^-, de la infusión intravenosa de $NaHCO_3$ o un equivalente de bases (p. ej., acetato en las soluciones de

TABLA 8-18 Causas y manifestaciones de la alcalosis metabólica

Causas	Manifestaciones
Ganancia excesiva de bicarbonato o álcali	**pH sanguíneo, HCO_3^-, CO_2**
Ingesta o administración de $NaHCO_3$	Aumento del pH
Administración de soluciones de hiperalimentación que contienen acetato	Aumento del HCO_3^- (primario)
Administración de soluciones parenterales que contienen lactato	Aumento de la PCO_2 (compensatorio)
Administración de transfusiones sanguíneas que contienen citrato	**Función neural**
	Confusión
	Reflejos hiperactivos
	Tetania
	Convulsiones
Pérdida excesiva de iones hidrógeno	**Función cardiovascular**
Vómitos	Hipotensión
Aspiración gástrica	Arritmias
Síndrome de purga compulsiva	**Función respiratoria**
Insuficiencia de potasio (grave)	Acidosis respiratoria debido a frecuencia respiratoria reducida
Tratamiento con diuréticos	
Hiperaldosteronismo	
Síndrome de leche y alcalinos	**Signos de compensación**
Retención incrementada de bicarbonato	Frecuencia reducida y profundidad de la respiración
Pérdida de cloruro con retención de bicarbonato	Aumento del pH urinario
Contracción de volumen	
Pérdida de líquidos corporales	
Tratamiento con diuréticos	

hiperalimentación, lactato en el Ringer lactato y citrato en las transfusiones sanguíneas). El *síndrome de leche y alcalinos* es una afección en la que la ingesta crónica de leche o antiácidos de carbonato de calcio produce hipercalcemia y alcalosis metabólica. Hoy en día, la afección se denomina *síndrome de calcio y álcali*.[13,58] En este caso, los antiácidos elevan la concentración de HCO_3^- en plasma, mientras que la hipercalcemia impide la excreción urinaria de HCO_3^-. En la actualidad, la causa más frecuente es la administración crónica de carbonato de calcio para la **dispepsia** y la enfermedad por **reflujo** gastroesofágico (ERGE), así como un suplemento con vitamina D para mujeres posmenopáusicas y adultos mayores para la prevención de la osteoporosis.[59]

Pérdida de ácidos fijos

La pérdida de ácidos fijos ocurre sobre todo a través de la excreción de ácido del estómago y de cloruro en la orina. Los vómitos y la eliminación de secreciones gástricas por aspiración nasogástrica son causas frecuentes de alcalosis metabólica en personas muy enfermas u hospitalizadas. Las secreciones gástricas contienen concentraciones altas de HCl y más bajas de KCl. Cuando el Cl^- es tomado de la sangre y secretado hacia el estómago, es sustituido por HCO_3^-. Así, la pérdida de secreciones gástricas a través de los vómitos o la succión gástrica es causa frecuente de alcalosis metabólica. El agotamiento del volumen de LEC, la hipocloremia y la hipocalemia acompañantes sirven para mantener la alcalosis metabólica mediante el aumento de la reabsorción del HCO_3^- por los riñones (fig. 8-18).

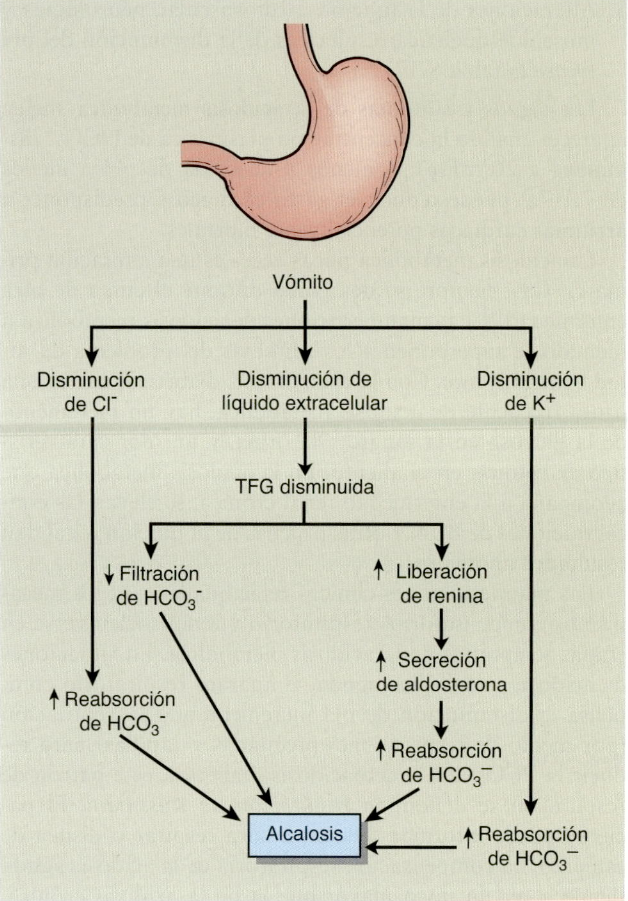

FIGURA 8-18. Mecanismos renales para la reabsorción de bicarbonato (HCO_3^-) y el mantenimiento de la alcalosis metabólica después de la pérdida de volumen de LEC, cloruro (Cl^-) y potasio (K^+) debido a vómitos. *TFG, tasa de filtración glomerular.*

Los diuréticos de asa y tiazídicos suelen relacionarse con la alcalosis metabólica. La reducción de volumen y la pérdida de H^+ en la orina contribuyen al problema. Esta última se debe sobre todo al aumento en la secreción de H^+ en el túbulo distal. Aunque la aldosterona disminuye la pérdida de Na^+, también acelera la secreción de K^+ y H^+. La pérdida resultante de K^+ también intensifica la reabsorción de HCO_3^-.

Asimismo, la alcalosis metabólica puede presentarse con la corrección abrupta de la acidosis respiratoria en personas cuya afección es crónica. Esta se relaciona con una pérdida compensatoria de H^+ y Cl^- en la orina junto con la retención de HCO_3^-. Cuando la acidosis respiratoria se corrige de modo abrupto, por ejemplo, con la ventilación mecánica, puede surgir alcalosis metabólica "posthipercápnica" porque, si bien la PCO_2 disminuye rápido, la concentración plasmática de HCO_3^- permanece elevada.

Mantenimiento de la alcalosis metabólica

El mantenimiento de la alcalosis metabólica depende del riñón y su capacidad para eliminar el exceso de HCO_3^-. Muchos de los padecimientos que acompañan al desarrollo de la alcalosis metabólica (p. ej., déficit del volumen de LEC, hipocloremia e hipocalemia) también incrementan la

TABLA 8-19 Causas y manifestaciones de la acidosis respiratoria

Causas	Manifestaciones
Depresión del centro respiratorio	**pH sanguíneo, CO_2, HCO_3^-**
Sobredosis de fármacos	Disminución del pH
Lesión cefálica	Aumento de la PCO_2 (primario)
Enfermedad pulmonar	Aumento del HCO_3^- (compensatorio)
Asma bronquial	**Función neural**
Enfisema	Dilatación de vasos cerebrales y depresión de la función neural
Bronquitis crónica	Cefalea
Neumonía	Debilidad
Edema pulmonar	Cambios de conducta
Síndrome de dificultad respiratoria	Confusión
Obstrucción de vías respiratorias, alteraciones de pared torácica y músculos respiratorios	Depresión
Parálisis de músculos respiratorios	Paranoia
Lesiones torácicas	Alucinaciones
Cifoescoliosis	Temblores
Obesidad extrema	Parálisis
Tratamiento con fármacos paralíticos	Estupor y coma
Respirar aire con alto contenido de CO_2	**Piel**
	Caliente y ruborizada
	Signos de compensación
	Orina ácida

reabsorción de HCO_3^- por el riñón y contribuyen así a su mantenimiento.

Manifestaciones clínicas

La alcalosis metabólica se caracteriza por un pH superior a 7.45, HCO_3^- mayor de 26 mEq/L (26 mmol/L) y exceso de bases por arriba de 2 mEq/L (2 mmol/L; *véase* la tabla 8-18). La alcalosis metabólica a menudo permanece asintomática o tiene signos vinculados con déficit del volumen de LEC o hipocalemia. Los signos y síntomas neurológicos se observan con menos frecuencia en la alcalosis metabólica que en otros desequilibrios acidobásicos porque el HCO_3^- entra en el LEC más lentamente que el CO_2. Cuando las manifestaciones neurológicas tienen lugar incluyen confusión mental, reflejos hiperactivos, tetania y espasmo carpopedal. La alcalosis metabólica también conduce a hipoventilación compensatoria con desarrollo de varios grados de hipoxemia y acidosis respiratoria. La alcalosis metabólica grave (pH > 7.55) causa morbilidad significativa, la cual incluye insuficiencia respiratoria, arritmias cardíacas, convulsiones y coma.

Tratamiento

El tratamiento se dirige a corregir la causa de la afección. El déficit de Cl^- requiere corrección. KCl casi siempre es el tratamiento elegido cuando hay una deficiencia concomitante de K^+. Cuando el KCl se emplea como tratamiento, el anión Cl^- reemplaza al anión HCO_3^- y el K^+ corrige la deficiencia de potasio, lo que permite que los riñones retengan H^+ mientras eliminan K^+. La restitución de líquido con solución salina normal o solución salina al 0.45% a menudo es útil en el tratamiento de la alcalosis por déficit de volumen.

Acidosis respiratoria

La acidosis respiratoria se presenta en padecimientos que deterioran la ventilación alveolar y causan un incremento de la PCO_2 plasmática (**hipercapnia**), junto con una disminución del pH. La acidosis respiratoria puede desarrollarse como una alteración aguda o crónica, pero con mayor frecuencia es consecuencia de una reducción en la ventilación.[47] La insuficiencia respiratoria aguda se relaciona con una elevación rápida de la PCO_2 arterial con incremento mínimo de HCO_3^- plasmático y disminución notable de pH. La acidosis respiratoria crónica se caracteriza por un incremento sostenido de la PCO_2 arterial, que ocasiona adaptación renal con aumento más marcado de HCO_3^- plasmático y menor descenso de pH.

Etiología

La acidosis respiratoria se presenta en afecciones agudas o crónicas que deterioran la ventilación alveolar efectiva y producen acumulación de PCO_2 (tabla 8-19). La ventilación puede deteriorarse como resultado de un impulso respiratorio reducido, enfermedad pulmonar o afecciones de la pared torácica y los músculos respiratorios. Con menor frecuencia, se debe a la sobreproducción de CO_2.

Alteraciones agudas de la ventilación

La acidosis respiratoria aguda puede deberse al deterioro de la función del centro respiratorio en la médula (como en la sobredosis de opiáceos), enfermedad pulmonar, lesión torácica, debilidad de los músculos respiratorios u obstrucción de las vías respiratorias. Casi todas las personas con acidosis respiratoria aguda estarán hipoxémicas si se encuentran respirando aire del ambiente. A menudo, los signos de hipoxemia se desarrollan antes que los de acidosis respiratoria porque el CO_2 se difunde a través de la membrana capilar alveolar 20 veces más rápido que el O_2.[37]

Alteraciones crónicas de la ventilación

La acidosis respiratoria crónica es una alteración frecuente en la enfermedad pulmonar obstructiva crónica (EPOC), en la que la elevación persistente de la PCO_2 estimula la secreción de H^+ y la reabsorción de HCO_3^- renales. A menudo, estos mecanismos compensatorios pueden regresar el pH a valores casi normales siempre que las concentraciones de oxígeno se mantengan dentro de un rango que no suprima el control quimiorreceptor de la respiración.

Se puede desarrollar un episodio agudo de acidosis respiratoria en personas con enfermedad pulmonar crónica que reciben oxigenoterapia a una tasa de flujo que es suficiente para elevar su PO_2 hasta una concentración que produzca una disminución de la ventilación. En estas personas, el centro respiratorio medular está adaptado a los valores altos de CO_2 y no responde a los incrementos de PCO_2. En su lugar,

TABLA 8-20 Causas y manifestaciones de la alcalosis respiratoria

Causas	Manifestaciones
Ventilación excesiva	**pH, CO_2, HCO_3^- sanguíneos**
Ansiedad e hiperventilación psicógena	pH incrementado
Hipoxia y estimulación refleja de la ventilación	PCO_2 reducida (primaria)
Enfermedad pulmonar que causa estimulación refleja de la ventilación	HCO_3^- reducido (compensatorio)
Estimulación del centro respiratorio	**Función neural**
Concentración alta de amoníaco en sangre	Constricción de vasos cerebrales y excitabilidad neuronal incrementada
Toxicidad por salicilatos	Desvanecimiento, pánico, mareo
Encefalitis	Tetania
Fiebre	Entumecimiento y hormigueo de los dedos de manos y pies
Ventilación mecánica	Signos positivos de Chvostek y de Trousseau
	Convulsiones
	Función cardiovascular
	Arritmias cardíacas

una disminución de la PO_2 se vuelve el estímulo principal de la respiración. Si se administra O_2 a un flujo que es suficiente para suprimir este estímulo, la frecuencia y la profundidad de la respiración disminuyen y la PCO_2 aumenta. Cualquier individuo que necesite oxígeno adicional debe recibirlo a un flujo que no deprima el impulso respiratorio.

Aumento en la producción de dióxido de carbono

El CO_2 es un producto de los procesos metabólicos corporales y genera una cantidad sustancial de ácido que deben excretar los pulmones y los riñones para evitar la acidosis. La producción de CO_2 puede incrementarse como resultado de numerosos procesos, incluidos ejercicio, fiebre, septicemia y quemaduras. La nutrición también afecta la producción de dióxido de carbono. Una dieta rica en hidratos de carbono produce mayores cantidades de CO_2 que una con cantidades razonables de proteína y grasa. Aunque la sobreproducción de CO_2 puede causar un incremento de la PCO_2, pocas veces sucede. En personas sanas, un incremento del CO_2 suele corresponder a un aumento en su eliminación por los pulmones. En contraste, las personas con enfermedades respiratorias pueden ser incapaces de eliminar el exceso de CO_2.

Manifestaciones clínicas

La acidosis respiratoria se relaciona con un pH menor de 7.35 y una PCO_2 superior a 45 mm Hg (*véase* la tabla 8-19). Las manifestaciones clínicas de la acidosis respiratoria dependen de la rapidez del inicio y de si la afección es aguda o crónica. Como la acidosis respiratoria a menudo se acompaña de hipoxemia, sus manifestaciones se mezclan frecuentemente con las del déficit de oxígeno. El dióxido de carbono cruza con facilidad la barrera hematoencefálica y cambia el pH de los líquidos cerebrales. Las concentraciones elevadas de CO_2 producen vasodilatación de los vasos sanguíneos cerebrales, la cual causa cefalea, visión borrosa, irritabilidad, espasmo muscular y trastornos psicológicos. Si la afección es grave y prolongada, puede ocasionar aumento de la presión del LCR y papiledema. El deterioro de la consciencia, que va desde letargia hasta coma, se presenta cuando la PCO_2 sube a valores extremos. Otra posibilidad de la parálisis de las extremidades, lo mismo que la depresión respiratoria. Las formas más graves de acidosis a menudo se acompañan de piel caliente y rubor, debilidad y taquicardia.

Tratamiento

El tratamiento de la acidosis respiratoria aguda y crónica se dirige a mejorar la ventilación. En casos graves puede requerirse ventilación mecánica.

PUNTOS CLAVE

Desequilibrio acidobásico respiratorio

- La acidosis respiratoria, o hipercapnia, es el incremento de la PCO_2 y una disminución del pH plasmático a causa de la reducción de la ventilación alveolar eficaz. Los mecanismos compensatorios incluyen conservación y aumento en la producción de HCO_3^- y eliminación de H^+ por el riñón.
- La alcalosis respiratoria, o hipocapnia, es un incremento de la PCO_2 y un aumento del pH plasmático debido al incremento de la ventilación alveolar eficaz. Los mecanismos compensatorios incluyen eliminación incrementada de HCO_3^- y conservación de H^+ por el riñón.

Alcalosis respiratoria

La *alcalosis respiratoria* es una alteración sistémica caracterizada por la disminución primaria de la PCO_2 plasmática, denominada también **hipocapnia**, que produce una elevación del pH y una reducción subsecuente del HCO_3^-. Como la alcalosis respiratoria puede iniciar de modo repentino, es posible que la disminución compensatoria de la concentración de HCO_3^- no se presente antes de que ocurra la corrección respiratoria.

Etiología

La alcalosis respiratoria es causada por la hiperventilación o frecuencia respiratoria mayor de la necesaria para mantener valores plasmáticos normales de PCO_2 (tabla 8-20). Puede deberse a la estimulación central o de las vías periféricas (p. ej., quimiorreceptor carotídeo) del centro respiratorio medular; sin embargo, rara vez es resultado de una afección patológica física.[37]

Puede ser que la ventilación mecánica produzca alcalosis respiratoria si la frecuencia y el volumen corriente se establecen de manera que la eliminación de CO_2 exceda su producción. La alcalosis respiratoria puede emplearse como un tratamiento con el ventilador para personas intubadas que experimentan presión intracraneal (PIC) alta para intentar bajarla.

La estimulación central del centro respiratorio medular se presenta en estados de ansiedad, dolor, embarazo, **fiebre**, septicemia, encefalitis y toxicidad por salicilatos. La alcalosis respiratoria se reconoce desde hace mucho como un desequilibrio acidobásico en personas críticamente enfermas y es un hallazgo constante en la embolia pulmonar y la insuficiencia cardíaca congestiva.

Una de las causas más frecuentes de la alcalosis respiratoria es la hiperventilación, que se caracteriza por episodios recurrentes de respiración excesiva. A menudo, se asocia con esfuerzo voluntario, ansiedad, estimulación directa del centro respiratorio por una anomalía como fiebre e intoxicación por salicilato, e hipoxia por anemia grave.[39] Las personas que experimentan ataques de pánico se presentan frecuentemente en el servicio de urgencias con manifestaciones de alcalosis respiratoria aguda.

Se puede observar un tipo fisiológico de alcalosis respiratoria cuando una persona escala a grandes altitudes.[39] El menor contenido de O_2 en el aire estimula la frecuencia respiratoria, lo que causa pérdida de CO_2 y produce una forma leve de alcalosis respiratoria. Generalmente, el cuerpo compensará esto por medio de los riñones aumentando la excreción de HCO_3^-.[37,39]

La hipoxemia desempeña su efecto en el pH mediante los quimiorreceptores periféricos en los cuerpos carotídeos. La estimulación de los quimiorreceptores periféricos tiene lugar en padecimientos que causan hipoxemia con transporte de CO_2 relativamente deteriorado, como la exposición a grandes alturas.

Manifestaciones clínicas

La alcalosis respiratoria se manifiesta con un descenso de la PCO_2 y un déficit de H_2CO_3 (*véase* la tabla 8-20). El pH es mayor de 7.45, la PCO_2 es menor de 35 mm Hg y las concentraciones de HCO_3^- suelen estar por debajo de 22 mEq/L (22 mmol/L).

Los signos y síntomas de la alcalosis respiratoria se relacionan con hiperexcitabilidad del sistema nervioso y disminución del flujo sanguíneo cerebral. La alcalosis incrementa la unión de proteínas al calcio extracelular, lo que reduce las concentraciones de calcio ionizado y ocasiona un incremento de la excitabilidad neuromuscular. La reducción del contenido de CO_2 en la sangre causa constricción de los vasos sanguíneos cerebrales. Dado que el CO_2 cruza la barrera hematoencefálica con rapidez, las manifestaciones de alcalosis respiratoria aguda suelen ser de inicio repentino. A menudo, la persona experimenta mareo, hormigueo y adormecimiento de los dedos de manos y pies. Estas manifestaciones pueden venir acompañadas de transpiración, palpitaciones, pánico, falta de aire y disnea. Los signos de Chvostek y Trousseau pueden estar presentes, y puede haber tetania y convulsiones. Como el CO_2 brinda el estímulo para la regulación a corto plazo de la respiración, las personas con episodios agudos de hiperventilación pueden presentar períodos cortos de **apnea**.

Tratamiento

Debido a que la alcalosis respiratoria casi siempre es un estado compensatorio, y su tratamiento consiste en medidas para corregir la causa subyacente. La hipoxia puede corregirse con la administración de O_2 complementario. Los ajustes cambiantes del ventilador pueden evitar o tratar la alcalosis respiratoria en quienes reciben ventilación mecánica. Las personas con hiperventilación pueden beneficiarse si se les tranquiliza, respiran en una bolsa de papel durante los ataques sintomáticos y se presta atención al estrés psicológico.

RESUMEN

La acidosis implica una disminución del pH; la alcalosis, su incremento. Las alteraciones acidobásicos pueden ser ocasionadas por cambios en los ácidos volátiles corporales (acidosis o alcalosis respiratorias) o ácidos no volátiles o fijos (acidosis o alcalosis metabólicas). La acidosis y la alcalosis por lo general incluyen un fenómeno primario, o iniciador, y un estado compensatorio, o adaptativo, consecuencia de mecanismos homeostáticos que intentan prevenir o corregir grandes cambios del pH. Una alteración acidobásica mixta es aquella en la que hay un cambio primario y uno compensatorio en el equilibrio acidobásico.

La acidosis metabólica se define como una disminución del pH por descenso de la concentración de HCO_3^-, y la alcalosis metabólica como un incremento de la concentración de HCO_3^-. Lo anterior es ocasionado por la sobreproducción de ácidos metabólicos no volátiles, como el ácido láctico o los cetoácidos; una menor excreción de ácidos por el riñón; la pérdida excesiva de HCO_3^-, como en la diarrea; o un incremento del Cl^-. La acidosis metabólica puede presentarse con un aumento en la brecha aniónica en el que el bicarbonato de sodio es reemplazado por la sal de sodio del anión problemático o con una brecha aniónica normal cuando el HCO_3^- es sustituido por Cl^-. La alcalosis metabólica implica el aumento del pH y las concentraciones de HCO_3^- por pérdida de H^+, o ganancia de HCO_3^- y mantenimiento del estado de alcalosis por insuficiencia renal para eliminar el exceso de HCO_3^- por la contracción del volumen de LEC acompañante y concentraciones aumentadas de aldosterona y reducidas de Cl^- y K^+.

La acidosis respiratoria refleja un incremento de los niveles de PCO_2 y es causada por afecciones que deterioran la ventilación alveolar. Se presenta como una alteración aguda en la cual hay un aumento rápido de la PCO_2, un incremento mínimo del HCO_3^- plasmático y una gran disminución del pH. La alcalosis respiratoria es ocasionada por padecimientos que causan hiperventilación y reducción de los niveles de PCO_2. Dado que la alcalosis respiratoria inicia frecuentemente de modo repentino, es posible que no ocurra una disminución compensatoria de los valores de HCO_3^- antes de que se realicen las correcciones.

Los signos y síntomas de acidosis y alcalosis reflejan anomalías de la función corporal relacionadas con las alteraciones acidobásicas, el efecto del cambio del pH en la función corporal y el intento del organismo para corregir y mantener el pH dentro de un intervalo fisiológico normal. En general, la excitabilidad neuromuscular se reduce en la acidosis y se incrementa en la alcalosis.

U N I D A D

4 Infección, inflamación e inmunidad

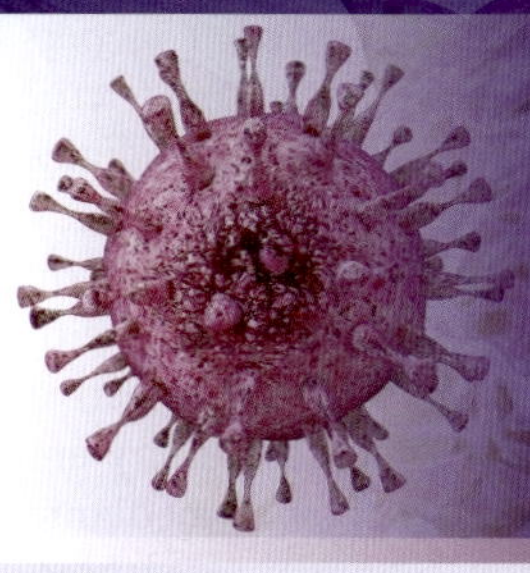

C A P Í T U L O 9

Inflamación, reparación tisular y cicatrización de heridas

La inflamación implica una amplia variedad de respuestas fisiológicas y patológicas destinadas a eliminar la causa inicial de la lesión celular, extraer el tejido dañado y generar nuevo tejido. Esto se logra mediante la destrucción, la digestión enzimática, la formación de paredes o la neutralización por otros medios de los agentes lesivos, como toxinas, agentes extraños u organismos infectantes.[1] Estos procesos definen el escenario para los acontecimientos que, con el tiempo, permiten que sane el tejido dañado. Así, la inflamación está entrelazada de forma íntima con el proceso de reparación que reemplaza el tejido dañado o rellena los defectos residuales con tejido cicatricial fibroso.

La patogenia de numerosas enfermedades se vincula con la respuesta inflamatoria.[2-4] Por ejemplo, la respuesta inflamatoria se atribuye a la producción de asma bronquial discapacitante, la generación de placas ateroescleróticas que conducen al infarto de miocardio y los efectos paralizantes de la diabetes, las enfermedades autoinmunitarias y las afecciones neurodegenerativas. Este capítulo se centra en las manifestaciones morfológicas y funcionales de la inflamación aguda y crónica, la reparación tisular y la cicatrización de las heridas.

Respuesta inflamatoria

La *inflamación* es la reacción de los tejidos vascularizados a una lesión. Se caracteriza por la presencia de mediadores inflamatorios como complemento, factor de necrosis tumoral α (TNF-α, *tumor necrosis factor*-α), factor de crecimiento del endotelio vascular (VEGF, *vascular endothelial growth factor*), neutrófilos y amiloide sérico, así como el desplazamiento de líquidos, ya sea dentro de las células o del líquido intersticial. Por lo general, la inflamación localiza y elimina microbios, partículas extrañas y células anómalas, y prepara el camino para la reparación del tejido lesionado.[5] Con frecuencia, las afecciones inflamatorias se denominan agregando el sufijo *-itis* al órgano o sistema afectado. Por ejemplo, la *apendicitis* se refiere a la inflamación del apéndice; la *pericarditis*, a la inflamación del pericardio; y la *neuritis*, a la inflamación de un nervio. Expresiones más descriptivas del proceso inflamatorio pueden revelar si el proceso es agudo o crónico y qué tipo de exudado se forma.

La reacción local de una lesión se conoce como *signos cardinales de la inflamación*.[1] Estos signos son *rubor* (enrojecimiento), *tumor* (hinchazón), *calor* y *dolor*. Además de los signos cardinales que aparecen en el sitio de la lesión, pueden presentarse manifestaciones sistémicas o constitucionales (p. ej., fiebre) al tiempo que los mediadores químicos (como las citocinas) que se sintetizan en el sitio de la inflamación entran en el sistema circulatorio. Las manifestaciones sistémicas que pueden presentarse durante la inflamación aguda se conocen como *respuesta de fase aguda*.

El grado de respuesta inflamatoria recibe el influjo de múltiples factores, como la duración de la agresión, el tipo de agente extraño, el grado de lesión y el microambiente.[1] La inflamación puede dividirse en aguda y crónica.[1] La *inflamación aguda* tiene una duración más bien corta, que va de unos cuantos minutos a varios días, y se caracteriza por el exudado de líquido y componentes del plasma, así como por la migración de los leucocitos, principalmente neutrófilos, hacia los tejidos extravasculares. La *inflamación crónica* tiene una duración mayor, de días a años, y se asocia con presencia de linfocitos y macrófagos, proliferación de vasos sanguíneos, fibrosis y necrosis tisular. A menudo, estas formas básicas de inflamación se traslapan y muchos factores pueden influir sobre su evolución.

Inflamación aguda

La inflamación aguda es la respuesta protectora temprana (que aparece en cuestión de minutos a horas) de los tejidos locales y sus vasos sanguíneos a la lesión, y es fundamental para la restauración de la homeostasis del tejido.[6] Por lo general, se produce antes de que se establezca la inmunidad adaptativa destinada principalmente a eliminar el agente dañino y limitar la extensión del daño tisular. La inflamación aguda puede ser provocada por una variedad de estímulos, incluyendo infecciones, reacciones inmunitarias, traumatismos contusos y penetrantes, agentes físicos o químicos (p. ej., quemaduras, congelación, radiación, sustancias químicas cáusticas) y necrosis tisular debida a cualquier causa.

Células inflamatorias

La inflamación aguda involucra dos componentes principales: las etapas vascular, que conduce a un aumento del flujo sanguíneo; y celular, que causa la migración de leucocitos.[6] Muchos tejidos y células participan en estas reacciones, incluyendo las células endoteliales que recubren los vasos sanguíneos, los leucocitos circulantes, las células del tejido conjuntivo (mastocitos, fibroblastos, macrófagos tisulares y linfocitos) y componentes de la matriz extracelular (MEC; fig. 9-1). La MEC consiste en proteínas fibrosas (colágeno y elastina), glucoproteínas adhesivas y proteoglucanos. A nivel bioquímico, los mediadores inflamatorios, actuando juntos o en secuencia, amplifican la respuesta inicial e influyen en su evolución al regular las respuestas vasculares y celulares posteriores.

Células endoteliales

Las *células endoteliales* constituyen el revestimiento epitelial de los vasos sanguíneos; son células gruesas que forman una barrera permeable selectiva entre la sangre circulante en los vasos y los tejidos circundantes. Producen agentes antiplaquetarios y antitrombóticos, que mantienen la permeabilidad de los vasos, y vasodilatadores y vasoconstrictores, que regulan el flujo sanguíneo.[8] Las células endoteliales también son actores clave en la respuesta inflamatoria y experimentan una patología significativa en personas con afecciones inflamatorias.[9] Las células endoteliales funcionales proporcionan una barrera de permeabilidad selectiva a los estímulos inflamatorios exógenos (microbianos) y endógenos, regulan la **extravasación** de leucocitos mediante la expresión de moléculas de adhesión celular y receptores, contribuyen a la regulación y modulación de las respuestas inmunitarias mediante la síntesis y la liberación de mediadores inflamatorios, y regulan la proliferación de células inmunitarias a través de la secreción de factores estimulantes de colonias (CSF, *colony-stimulating factor*) hematopoyéticas. Las células endoteliales también participan en el proceso de reparación que acompaña a la inflamación a través de la producción de factores de crecimiento que estimulan la angiogénesis (formación de nuevos vasos sanguíneos) y la síntesis de la MEC.[8,9] Las células endoteliales circulantes pueden usarse como un indicador confiable de disfunción vascular en las personas con lupus eritematoso sistémico (LES), inclusive en ausencia de enfermedad cardiovascular.[10]

Plaquetas

Las *plaquetas* o *trombocitos* son los elementos formes que circulan en la sangre y están involucrados en los mecanismos celulares de la hemostasia primaria. Las plaquetas activadas también liberan varios mediadores inflamatorios potentes, lo que aumenta la permeabilidad vascular y altera las propiedades quimiotácticas, adhesivas y proteolíticas de las células endoteliales.[11] Cuando una plaqueta es activada, se liberan más de 300 proteínas. Aunque solo se ha identificado una proporción relativamente pequeña de mediadores, parece que un número significativo son inflamatorios. Existen cada vez más datos que sugieren el papel significativo de las plaquetas en las respuestas inflamatorias e inmunitarias.[11]

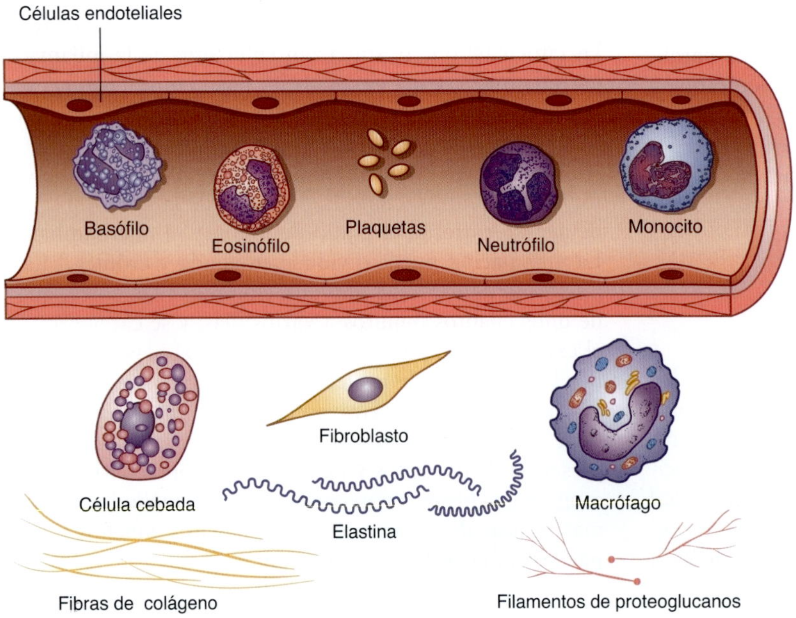

FIGURA 9-1. Células de la inflamación aguda.

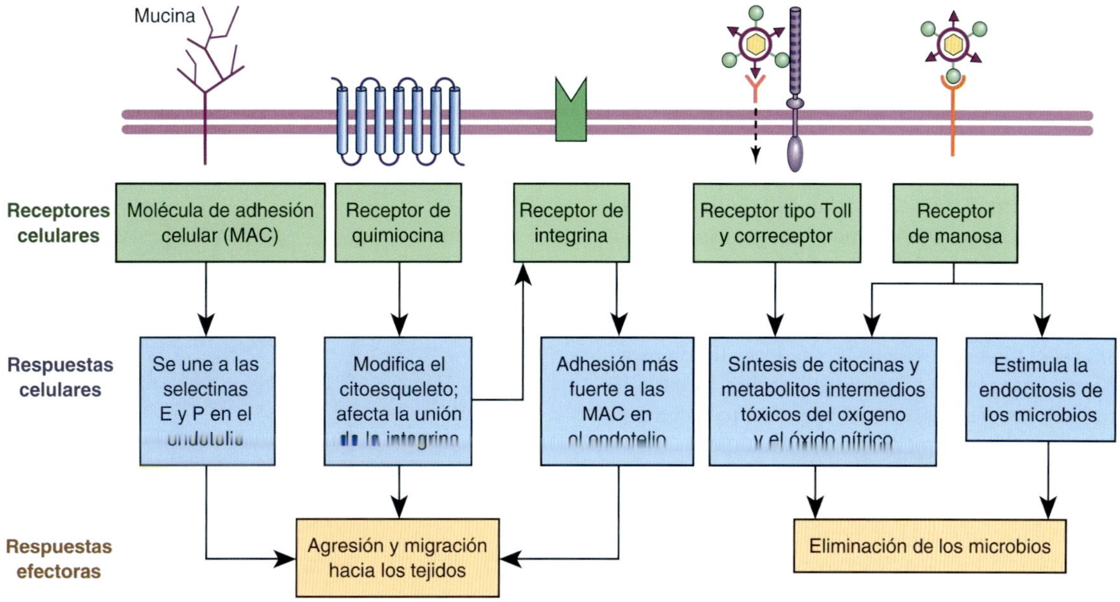

FIGURA 9-2. Activación leucocítica. Distintas clases de receptores de superficie celular de los leucocitos reconocen estímulos diversos. Los receptores dan inicio a respuestas que median las funciones de los leucocitos.

La asociación entre plaquetas y enfermedades inflamatorias se destaca por el número de procesos de enfermedades inflamatorias (p. ej., ateroesclerosis, dolor de cabeza por migraña, LES) que han mostrado relación con la activación plaquetaria.[11]

Neutrófilos y monocitos/macrófagos

Tanto los neutrófilos como los macrófagos son leucocitos fagocíticos que expresan una serie de receptores de superficie y moléculas que participan en su activación (fig. 9-2).

El *neutrófilo* es el fagocito primario que llega temprano al sitio de inflamación, por lo general dentro de los 90 min posteriores a la lesión.[1] Estos leucocitos tienen núcleos que se dividen en tres a cinco lóbulos. Por lo tanto, a menudo se les conoce como *leucocitos polimorfonucleares* (PMN) o *neutrófilos segmentados* (segs). Un leucocito que se identifica por gránulos citoplasmáticos distintivos se denomina *granulocito*. Los gránulos citoplasmáticos de los granulocitos, que se resisten a la tinción y conservan un color neutro, contienen enzimas y material antibacteriano que se utilizan para destruir a los microbios y el tejido muerto endocitados.[12] Los neutrófilos son capaces de generar productos de oxígeno (peróxido de hidrógeno) y nitrógeno (óxido nítrico [NO]) que facilitan la destrucción de los detritos endocitados.[12]

A menudo, el recuento de neutrófilos en la sangre se incrementa en gran medida durante el proceso inflamatorio, en particular en las infecciones bacterianas. Después de liberarse de la médula ósea, los neutrófilos circulantes tienen un período de vida cercano a tan solo 10 h, por lo que deben ser sustituidos de manera constante para que su número siga siendo apropiado. Lo anterior requiere el incremento de los leucocitos circulantes, situación denominada *leucocitosis*, que a menudo aumenta con las infecciones bacterianas y la lesión tisular.[1] Ante la demanda excesiva de fagocitos, se liberan de la médula ósea formas inmaduras de neutrófilos. Estas células inmaduras se denominan muchas veces *bandas*, dada la configuración en herradura de sus núcleos.

Los monocitos circulantes, que tienen un núcleo único con forma de riñón y son los leucocitos circulantes de mayor tamaño, constituyen entre el 3 y 8% del recuento leucocítico. Los monocitos se liberan de la médula ósea para actuar como macrófagos.[1,12] Las células mononucleares llegan al sitio de la inflamación poco después que los neutrófilos y llevan a cabo sus funciones fagocíticas durante varios días.[1]

Los monocitos y los macrófagos sintetizan mediadores vasoactivos potentes, entre otros, prostaglandinas y leucotrienos, factor activador de plaquetas (PAF, *platelet activating factor*), citocinas inflamatorias y factores de crecimiento que promueven la regeneración de los tejidos. En comparación con los neutrófilos, los macrófagos endocitan porciones y cantidades mayores de material extraño. Estos fagocitos con vida más prolongada ayudan a destruir al agente causal, facilitan los procesos de señalización de la inmunidad, sirven para resolver el proceso inflamatorio y contribuyen al inicio de los procesos de cicatrización. También desempeñan un papel importante en la inflamación crónica, en la que pueden rodear con una pared el material extraño que no puede digerirse.

Eosinófilos, basófilos y células cebadas

Los eosinófilos, los basófilos y las células cebadas producen mediadores lipídicos y citocinas que inducen inflamación. Aunque los tres tipos celulares tienen características específicas, contienen gránulos citoplasmáticos que derivan en inflamación. Son particularmente importantes en la inflamación que se asocia con reacciones de hipersensibilidad inmediata y alteraciones alérgicas.

Los eosinófilos circulan en la sangre y son reclutados hacia los tejidos, en un proceso similar al que ocurre con los neutrófilos. Estos granulocitos aumentan en la sangre durante las reacciones alérgicas y las infecciones parasitarias. Los gránulos de los eosinófilos, que adquieren un tono rojo con la tinción ácida eosina, contienen una proteína muy tóxica para los helmintos parásitos grandes que no pueden

COMPRENSIÓN → Inflamación aguda

1

Fase vascular. La fase vascular de la inflamación aguda se caracteriza por cambios en los vasos sanguíneos pequeños en el sitio de la lesión, que está marcado por edema tisular. Comienza con una vasoconstricción momentánea, a la que sigue rápidamente la vasodilatación, regulada en parte por mediadores lipídicos y productos vasoactivos.[6] La vasodilatación afecta a las arteriolas y las vénulas, con un incremento secundario del flujo sanguíneo capilar, que genera calor y eritema, dos de los signos cardinales de la inflamación. Estos signos se acompañan de un aumento en la permeabilidad vascular, con salida de líquido rico en proteínas (exudado) hacia los espacios extravasculares. La pérdida de proteínas reduce la presión osmótica capilar e incrementa la presión osmótica intersticial. Esto, aunado al incremento de la presión capilar, genera un flujo de salida intenso del líquido y su acumulación en los espacios tisulares, lo que produce tumefacción, dolor y anomalías de la función que corresponden al resto de los signos cardinales de la inflamación aguda. Mientras el líquido se desplaza hacia afuera de los vasos sanguíneos, se presentan la estasis del flujo sanguíneo y la coagulación. Esto ayuda a limitar la diseminación de los microorganismos infecciosos.

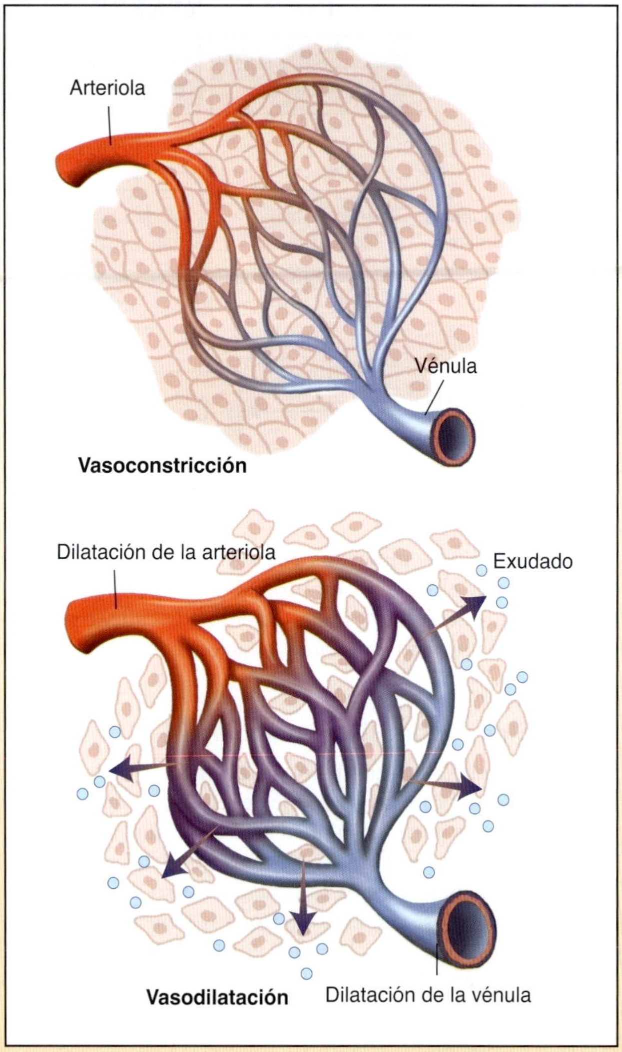

2

Fase celular: marginación, adhesión y migración leucocíticas. La fase celular de la inflamación aguda implica la provisión de leucocitos, en especial neutrófilos polimorfonucleares, hacia el sitio de la lesión, de manera que puedan realizar sus funciones normales de defensa del hospedero a través de la fagocitosis. El proceso de llegada y la activación de los leucocitos puede dividirse en los siguientes pasos: adhesión y marginación, migración (o transmigración) y quimiotaxis. El reclutamiento de los leucocitos hacia las vénulas precapilares, desde donde salen de la circulación, se facilita por la disminución de la velocidad del flujo sanguíneo y la marginación a lo largo de la superficie del vaso. La adhesión y la migración de los leucocitos a partir del espacio vascular hacia el tejido extravascular la facilitan moléculas de adhesión complementarias (p. ej., selectinas, integrinas) en las superficies del leucocito y el endotelio. Después de la extravasación, los leucocitos migran por los tejidos hasta el sitio de la lesión mediante quimiotaxis o locomoción orientada, siguiendo un gradiente químico.

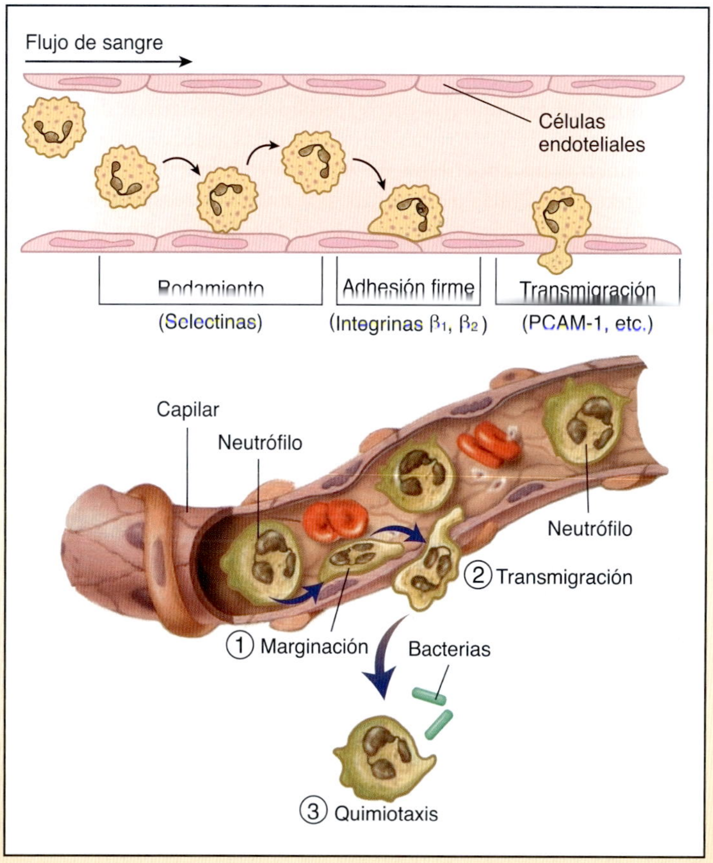

3

Activación leucocítica y fagocitosis. Una vez que ocurre la lesión tisular, los productos que genera desencadenan distintas respuestas leucocíticas, entre otras, fagocitosis y eliminación celular. La opsonización de los microbios por el factor C3b del complemento y los anticuerpos facilita su reconocimiento por los receptores C3b y Fc del anticuerpo en los neutrófilos. La activación de los receptores desencadena la señalización intracelular y el ensamblaje de actina en el neutrófilo, lo que conduce a la formación de seudópodos que circundan al microbio al interior de un fagosoma. El fagosoma se funde entonces con un lisosoma intracelular para constituir un fagolisosoma, en el que se liberan enzimas lisosómicas y radicales de oxígeno para matar y degradar al microbio.[6,7]

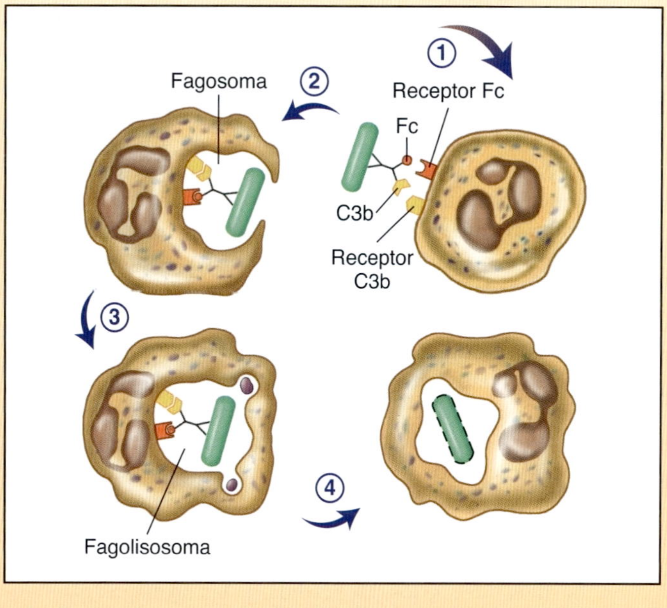

fagocitarse. También tienen una participación importante en las reacciones alérgicas al controlar la liberación de mediadores químicos específicos.

Los basófilos son granulocitos de la sangre con similitudes estructurales y funcionales con las células cebadas del tejido conjuntivo. Derivan de **progenitores** de la médula ósea y circulan en el torrente sanguíneo. Los gránulos de los *basófilos*, que adquieren un color azul con la tinción básica, contienen histamina y otros mediadores bioactivos de la inflamación. Tanto los basófilos como las células cebadas se unen a un anticuerpo, la inmunoglobulina E (IgE), que secretan las células plasmáticas, por medio de receptores en su superficie celular.[13] La unión de la IgE desencadena la liberación de la histamina y agentes vasoactivos a partir de los gránulos basófilos.

Las células cebadas derivan de las mismas células troncales hematopoyéticas que los basófilos. Sin embargo, no se desarrollan hasta que dejan la circulación y se alojan en los espacios tisulares. La activación de las células cebadas da lugar a la liberación de los contenidos preformados de sus gránulos (histamina, proteoglucanos, proteasas y citocinas como el TNF-α y la interleucina [IL] 16), a la síntesis de mediadores lipídicos derivados de precursores de la membrana celular (metabolitos del ácido araquidónico, como las prostaglandinas y el PAF) y a la estimulación de la síntesis de citocinas y quimiocinas a cargo de otras células inflamatorias, como los monocitos y los macrófagos. Las células cebadas participan en las reacciones desencadenadas por IgE y en las infecciones causadas por helmintos.[14]

Etapa vascular

Los cambios vasculares que se presentan con la inflamación afectan las arteriolas, los capilares y las vénulas de la microcirculación. Estos cambios comienzan poco después de la lesión y se caracterizan por vasodilatación, alteraciones en el flujo sanguíneo, incremento de la permeabilidad vascular y salida del líquido hacia los tejidos extravasculares.[1]

La vasodilatación, una de las manifestaciones más tempranas de la inflamación, sigue a una constricción transitoria de las arteriolas que dura unos cuantos segundos. La vasodilatación afecta primero a las arteriolas y, luego, da origen a la apertura de los lechos capilares en el área. Como consecuencia, la región se congestiona y genera enrojecimiento (eritema) y aumento de la temperatura relacionados con la inflamación aguda. La vasodilatación es inducida por la acción de distintos mediadores, como la histamina y el NO.[6]

Pronto, la vasodilatación viene seguida por un aumento de la permeabilidad de la microvasculatura, con la salida de un líquido rico en proteínas (**exudado**) hacia los espacios extravasculares. La pérdida de líquido origina un incremento en la concentración de los constituyentes de la sangre (eritrocitos, leucocitos, plaquetas y factores de la coagulación), la estasis del flujo y la coagulación de la sangre en el sitio de la lesión. Esto ayuda a limitar la diseminación de los microorganismos infecciosos. La pérdida de las proteínas plasmáticas reduce la presión oncótica intracapilar e incrementa la presión oncótica del líquido intersticial, lo que hace que el líquido se desplace hacia los tejidos y se generen tumefacción (edema), dolor y deterioro de la función. El exudado de líquido hacia los espacios tisulares también sirve para diluir al agente agresor.[6,8]

La mayor permeabilidad que caracteriza a la inflamación aguda deriva de la formación de brechas endoteliales en las vénulas de la microcirculación. La unión de los mediadores químicos a los receptores del endotelio provoca la contracción de las células endoteliales y la separación de las uniones intercelulares. Este es el mecanismo más habitual de la filtración vascular, y es inducido por histamina, bradicinina, leucotrienos y muchas clases más de mediadores químicos.[1]

Patrones de respuesta vascular

Con base en la gravedad de la lesión, los cambios vasculares que se observan en la inflamación siguen uno de tres patrones de respuesta.[15] El primero es una *respuesta inmediata transitoria*, que se presenta con una lesión menor. Se desarrolla con rapidez después de la lesión y suele ser reversible y de corta duración (15-30 min). Por lo general, esta clase de filtración afecta a las vénulas de 20-60 µm de diámetro, pero no a los capilares ni a las arteriolas.[15] El segundo patrón es una *respuesta sostenida inmediata*, que tiene lugar en las lesiones más graves y persiste varios días. Afecta arteriolas, capilares y vénulas, y, por lo general, se debe al daño directo del endotelio. Los neutrófilos que se adhieren a este también pueden lesionar las células endoteliales.

El tercer patrón es una *respuesta hemodinámica tardía*, en la que se presenta un aumento de la permeabilidad de las vénulas y los capilares. Una respuesta tardía es frecuente en las lesiones por radiación, como las quemaduras solares. Se desconoce el mecanismo de filtración, pero puede derivar del efecto directo del agente lesivo, lo que conduce al daño tardío en las células endoteliales.

Etapa celular

La fase celular de la inflamación aguda está marcada por cambios en el recubrimiento de células endoteliales de la vasculatura y el desplazamiento de los leucocitos fagocíticos hacia el área de lesión o infección. Si bien se ha concentrado la atención en el reclutamiento de los leucocitos a partir de la sangre, una respuesta rápida también hace necesaria la liberación de mediadores químicos a partir de las células tisulares (células cebadas y macrófagos), que ya están ubicadas en los tejidos. La secuencia de acontecimientos en la respuesta celular a la inflamación incluye:

1. Marginación y adhesión leucocíticas al endotelio
2. Migración leucocítica a través del endotelio
3. Quimiotaxis
4. Activación y fagocitosis

Marginación, adhesión y migración

Durante las etapas tempranas de la respuesta inflamatoria, los leucocitos se concentran a lo largo de la pared endotelial. El intercambio de información entre los leucocitos de la sangre y el endotelio vascular define un suceso inflamatorio definitivo y garantiza una adhesión y detención seguras de los leucocitos a lo largo del endotelio.[5,8,15] Como consecuencia, los leucocitos reducen su velocidad de migración, se adhieren con fuerza al endotelio y comienzan a desplazarse a lo largo de la periferia de los vasos sanguíneos. Este proceso de acumulación de los leucocitos se conoce como *marginación*. La liberación subsecuente de moléculas para la comunicación celular, denominadas *citocinas*, provoca que el recubrimiento de células endoteliales de los vasos exprese moléculas de adhesión celular, como las *selectinas*, que se unen a los hidratos de carbono que se encuentran en los leucocitos.[13] Esta interacción reduce su velocidad de flujo y causa que los leucocitos se desplacen a lo largo de la superficie de las células endoteliales con un movimiento de rodamiento para, finalmente, detenerse y adherirse con fuerza a las moléculas de adhesión intercelular (ICAM, *intercellular adhesion molecule*), con lo que se fijan al endotelio.[1,13] La adhesión hace que se separen las células endoteliales, lo que permite a los leucocitos extender sus seudópodos y *migrar* a través de la pared del vaso sanguíneo y después, bajo la influencia de factores quimiotácticos, migrar hacia los espacios tisulares. En el reclutamiento de los leucocitos participan varias familias de moléculas de adhesión, entre otras, las selectinas, las integrinas (VLA-5) y la superfamilia de las inmunoglobulinas.[5,8,15]

Quimiotaxis

La *quimiotaxis* es el proceso dinámico y controlado mediante energía de la migración celular dirigida.[1] Una vez que los leucocitos salen del capilar, viajan por el tejido orientados por un gradiente de quimioatrayentes secretados, como quimiocinas, detritos bacterianos y celulares, y fragmentos proteicos generados por la activación del sistema del complemento (p. ej., C3a, C5a). Las *quimiocinas*, un subgrupo importante de citocinas quimiotácticas, son proteínas pequeñas que dirigen el tránsito de los leucocitos durante las fases tempranas de la inflamación o la lesión.[16] Varias células inmunitarias (p. ej., macrófagos) y no inmunitarias secretan estos quimioatrayentes para garantizar el movimiento dirigido de los leucocitos hacia el sitio de la infección.

Activación leucocítica y fagocitosis

Durante la fase final de la respuesta celular, monocitos, neutrófilos y macrófagos tisulares se activan para endocitar y degradar las bacterias y los detritos celulares en un proceso denominado *fagocitosis*,[1] que incluye tres pasos distintos: 1) reconocimiento y adhesión, 2) endocitosis y 3) eliminación intracelular. La fagocitosis comienza por el reconocimiento y la unión de partículas a receptores específicos en la superficie de las células fagocíticas. Esta unión es esencial para atrapar al agente, lo que desencadena su endocitosis y activa el potencial de eliminación de la célula. Los microbios pueden unirse de forma directa a la membrana de las células fagocíticas mediante distintos tipos de receptores de reconocimiento de patrones (p. ej., receptores de tipo *Toll* y de manosa) o de manera indirecta por receptores que reconocen a los microbios recubiertos con lectinas de unión a hidratos de carbono, anticuerpos o complementos. El recubrimiento de un antígeno con anticuerpo o complemento para facilitar su unión se denomina *opsonización*. La endocitosis mediada por receptores se desencadena por medio de la opsonización y la unión del agente a los receptores de superficie celular del fagocito. La endocitosis se logra mediante la formación de extensiones citoplasmáticas (seudópodos) que circundan y encierran la partícula en una vesícula fagocítica limitada por una membrana o *fagosoma*. Una vez dentro del citoplasma celular, el fagosoma se funde con un lisosoma citoplasmático que contiene moléculas y enzimas antibacterianas que pueden matar y digerir al microbio.

La eliminación intracelular de patógenos se logra por medio de varios mecanismos, incluyendo productos tóxicos del oxígeno y el nitrógeno, lisozimas, proteasas y defensinas. Las vías del estallido metabólico, que generan productos tóxicos de oxígeno y nitrógeno, necesitan oxígeno y enzimas metabólicas. Las vías independientes de oxígeno generan varios tipos de enzimas digestivas y moléculas antimicrobianas (p. ej., defensinas). Las personas que nacen con defectos genéticos en algunas de estas enzimas presentan alteraciones de inmunodeficiencia que las hacen susceptibles a las infecciones bacterianas repetidas.

Mediadores inflamatorios

Si bien la infección y la lesión precipitan la inflamación, sus signos y síntomas derivan de mediadores químicos. Los mediadores pueden originarse ya sea en el plasma o en las células (fig. 9-3). Los mediadores que derivan del plasma, que se sintetizan en el hígado, incluyen los factores de la coagulación y las proteínas del complemento. Estos mediadores se encuentran en el plasma en forma de precursores, que deben activarse por medio de una serie de procesos proteolíticos para adquirir sus propiedades biológicas. Los mediadores derivados de células, por lo general, se encuentran secuestrados en gránulos intracelulares que necesitan segregarse (p. ej., la histamina de las células cebadas) o que se sintetizan en el momento (p. ej., citocinas) en respuesta a un estímulo. Aunque las fuentes principales de estos mediadores son las plaquetas, los neutrófilos, los monocitos/macrófagos y las células cebadas, las células endoteliales, las células del músculo liso, los fibroblastos y la mayoría de las células epiteliales pueden ser inducidas para sintetizar algunos de los mediadores.[17,18]

Los microbios o las proteínas del hospedero desencadenan la síntesis de mediadores activos, como los de los sistemas del complemento, la cinina o la coagulación, que son activados por microbios o tejidos dañados. Los mediadores pueden actuar sobre una o unas cuantas células diana, tener diversos objetivos o generar efectos divergentes sobre distintos tipos de células. Una vez activados y liberados de la célula, casi todos los mediadores tienen una vida corta. Pueden transformarse en metabolitos inactivos, inactivarse por la acción de enzimas o capturarse o degradarse por otras vías.

Según su función, los mediadores inflamatorios pueden clasificarse en: 1) aquellos con propiedades vasoactivas y de constricción del músculo liso, como la histamina, los metabolitos del ácido araquidónico (prostaglandinas y leucotrienos) y el PAF; 2) las proteasas plasmáticas que activan a los miembros del sistema del complemento, los factores de la cascada de la coagulación y los péptidos vasoactivos del sistema de la cinina; 3) los factores quimiotácticos, como los fragmentos del complemento y las quimiocinas; y 4) las moléculas reactivas y las citocinas que se liberan a partir de los leucocitos, que al salir al ambiente extracelular pueden afectar el tejido y las células circundantes.

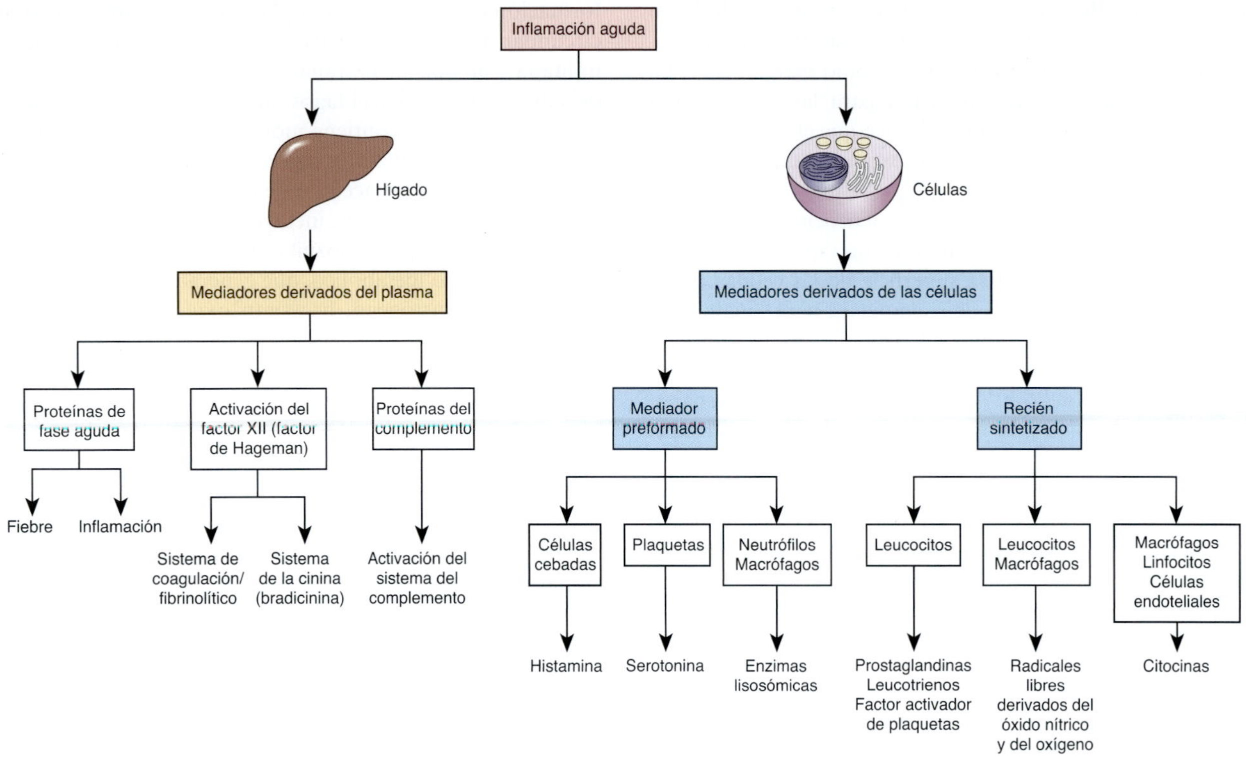

FIGURA 9-3. Mediadores de la inflamación aguda derivados del plasma y de las células.

Histamina

La histamina se encuentra a manera de reserva preformada en las células y, por lo tanto, es uno de los primeros mediadores que se liberan durante una reacción de inflamación aguda. La histamina preformada tiene una amplia distribución en los tejidos y sus concentraciones más altas se identifican en el tejido conjuntivo adyacente a los vasos sanguíneos. También se presenta en las plaquetas y los basófilos circulantes, en los gránulos de las células cebadas y se libera en respuesta a distintos estímulos, como los traumatismos y las reacciones inmunitarias que implican la unión de anticuerpos de tipo IgE. La histamina genera dilatación de las arteriolas e incrementa la permeabilidad de las vénulas. Actúa en la microcirculación al unirse a los receptores de histamina de tipo 1 (H_1) en las células endoteliales y se considera el mediador principal de la fase transitoria inmediata de aumento en la permeabilidad vascular de la respuesta inflamatoria aguda. Los antihistamínicos (antagonistas de los receptores H_1), que se unen a los receptores H_1, actúan a través de un mecanismo competitivo para antagonizar muchos de los efectos de la respuesta inflamatoria inmediata.

Metabolitos del ácido araquidónico

El ácido araquidónico es un ácido graso insaturado de 20 carbonos que se encuentra en los fosfolípidos de las membranas celulares. La liberación de ácido araquidónico por la acción de las fosfolipasas da inicio a una serie de reacciones complejas que conducen a la síntesis de mediadores inflamatorios de la familia de los *eicosanoides* (prostaglandinas, leucotrienos y metabolitos relacionados). La síntesis de eicosanoides sigue una de dos vías: la de la ciclooxigenasa, que culmina con la síntesis de prostaglandinas, y la vía de la lipooxigenasa, que culmina en la síntesis de leucotrienos (fig. 9-4).[19-21]

Se sintetizan muchas prostaglandinas a partir del ácido araquidónico.[1] Las prostaglandinas y el tromboxano A_2 promocionan la agregación plaquetaria y la vasoconstricción. El ácido acetilsalicílico y los antiinflamatorios no esteroideos (AINE) reducen la inflamación al desactivar la primera enzima de la vía de la ciclooxigenasa para la síntesis de las prostaglandinas.

Los leucotrienos se sintetizan a partir del ácido araquidónico, pero por la vía de la lipooxigenasa. A pesar de que la histamina y los leucotrienos son complementarios en su acción, la histamina se libera con rapidez y de manera transitoria mientras se sintetizan los leucotrienos más potentes. También se refiere que los leucotrienos afectan la permeabilidad de las vénulas poscapilares, las propiedades de adhesión de las células endoteliales y la extravasación y la quimiotaxis de los neutrófilos, los eosinófilos y los monocitos. Los leucotrienos LTC_4, LTD_4 y LTE_4, que en conjunto se conocen como *sustancia de reacción lenta de la anafilaxia* (SRS-A, *slow-reacting substance of anaphylaxis*), producen una constricción lenta y sostenida de los bronquiolos, y son mediadores inflamatorios importantes en el asma bronquial y la anafilaxia.

La modificación de la respuesta inflamatoria con la dieta, mediante el consumo de ácidos grasos poliinsaturados omega-3 (ω-3), de manera específica el ácido eicosapentaenoico y el ácido docosahexaenoico, que solo están presentes en el pescado grasoso y el aceite de pescado, puede resultar eficaz para la prevención de algunas manifestaciones negativas de la inflamación.[22-24] El ácido α-linolénico, que se encuentra en la semilla del lino, el aceite de canola, los

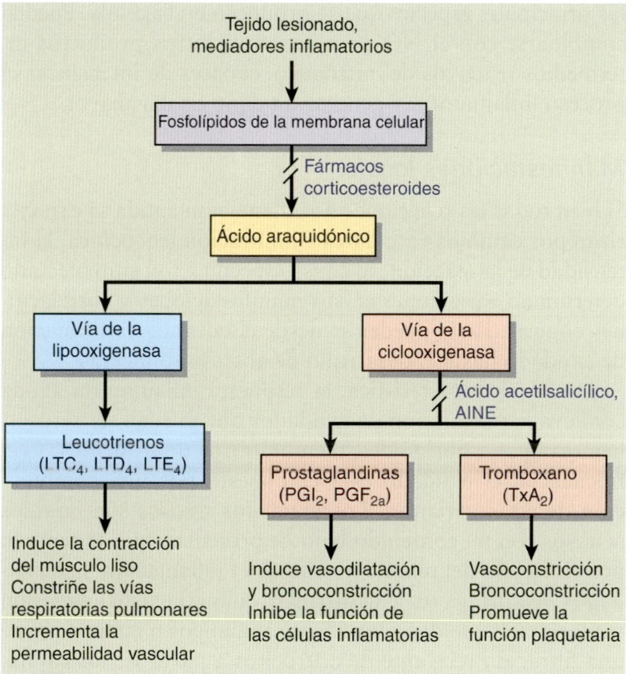

FIGURA 9-4. Vías de la ciclooxigenasa y la lipooxigenasa, y sitios en los que los corticoesteroides y los antiinflamatorios no esteroideos (AINE) ejercen su acción.

vegetales de hojas verdes, la nuez de nogal y el grano de soya (soja), es otra fuente de ácidos grasos ω-3. De manera característica, las membranas celulares de las células inflamatorias contienen grandes proporciones de ácido araquidónico ω-6, que es la fuente de los mediadores inflamatorios de prostaglandinas y leucotrienos. El consumo de pescado grasoso y otros alimentos ricos en ácidos grasos ω-3 da origen a una sustitución parcial del ácido araquidónico en las membranas de las células inflamatorias por ácido eicosapentaenoico, un cambio que conduce a la disminución de la síntesis de mediadores inflamatorios derivados del ácido araquidónico. La investigación en animales y humanos demuestra que el consumo de aceite de pescado induce una supresión de la síntesis de citocinas proinflamatorias y disminuye la expresión de moléculas de adhesión que participan en la respuesta inflamatoria.[25]

Factor activador de plaquetas

El PAF, generado a partir de un lípido complejo que se almacena en las membranas celulares, afecta a distintos tipos de células e induce la agregación plaquetaria. Activa los neutrófilos y es un quimioatrayente potente para los eosinófilos. Cuando se inyecta en la piel, el PAF provoca una reacción de ronchas y eritema, así como el infiltrado leucocítico característico de las reacciones de hipersensibilidad inmediata. Cuando se inhala, el PAF induce broncoespasmo, infiltración eosinofílica e hiperreactividad bronquial inespecífica.

Proteínas plasmáticas

Distintos fenómenos de la respuesta inflamatoria están mediados por proteínas plasmáticas que pertenecen a tres sistemas interrelacionados: los sistemas de la coagulación, del complemento y de la cinina.

El sistema de coagulación contribuye a la fase vascular de la inflamación, sobre todo por medio de los fibrinopéptidos que se producen durante los pasos finales del proceso de coagulación. La proteasa trombina, que se une a los receptores denominados *receptores activados por proteasa* (PAR, *protease-activated receptors*), constituye el enlace final entre el sistema de la coagulación y la inflamación.[26] La ocupación del denominado receptor de tipo 1 activado por proteasas (PAR-1), en particular la trombina, desencadena varias respuestas que inducen inflamación, como la síntesis de quimiocinas, expresión de moléculas de adhesión endoteliales, inducción de la síntesis de prostaglandinas y producción de PAF.

El sistema del complemento está conformado por 20 proteínas, que se encuentran en mayor concentración en el plasma en sus formas inactivas. Muchas de ellas se activan para convertirse en enzimas proteolíticas que degradan a otras proteínas del complemento, de manera que forman una cascada que desempeña un papel importante tanto en la inmunidad como en la inflamación.[27-29] Las proteínas del complemento facilitan la cascada de la inflamación al incrementar la permeabilidad vascular, mejorar la fagocitosis e inducir vasodilatación.

El sistema de la cinina genera péptidos vasoactivos a partir de proteínas plasmáticas denominadas *cininógenos*, mediante la acción de proteasas llamadas *calicreínas*.[30] La activación del sistema de la cinina propicia la liberación de bradicinina, que incrementa la permeabilidad vascular y provoca la contracción del músculo liso, la dilatación de los vasos sanguíneos y el dolor al inyectarse en la piel. La acción de la bradicinina es breve, puesto que se inactiva con rapidez por efecto de una enzima denominada *cininasa* o por la enzima convertidora de angiotensina en el pulmón.[30]

Citocinas y quimiocinas

Las citocinas son proteínas producidas por muchos tipos de células que modulan la función de otras células.[1] Aunque se conocen de forma detallada por su papel en las respuestas inmunitarias, estos productos también desempeñan un papel importante tanto en la inflamación aguda como en la crónica.

El TNF-α y la IL-1 son dos de las principales citocinas que median la inflamación (fig. 9-5). La fuente celular fundamental del TNF-α y la IL-1 son los macrófagos activados. La IL-1 también se produce en muchos tipos celulares distintos a los macrófagos, como neutrófilos, células endoteliales y células epiteliales. La secreción de TNF-α e IL-1 puede ser estimulada por las endotoxinas y otros productos microbianos, las células inmunitarias, las lesiones y distintos estímulos inflamatorios. El TNF-α y la IL-1 inducen a las células endoteliales a emitir moléculas de adhesión y liberar citocinas, quimiocinas y especies reactivas de oxígeno. Las características de estas respuestas sistémicas incluyen fiebre, hipotensión y aumento de la frecuencia cardíaca, anorexia, liberación de neutrófilos hacia la circulación y elevación en las concentraciones de las hormonas corticoesteroides.

Las citocinas quimiotácticas, o quimiocinas, son una familia de proteínas pequeñas que actúan para reclutar y dirigir la migración de las células inmunitarias e inflamatorias.[31] Las quimiocinas generan un gradiente quimiotáctico al unirse a

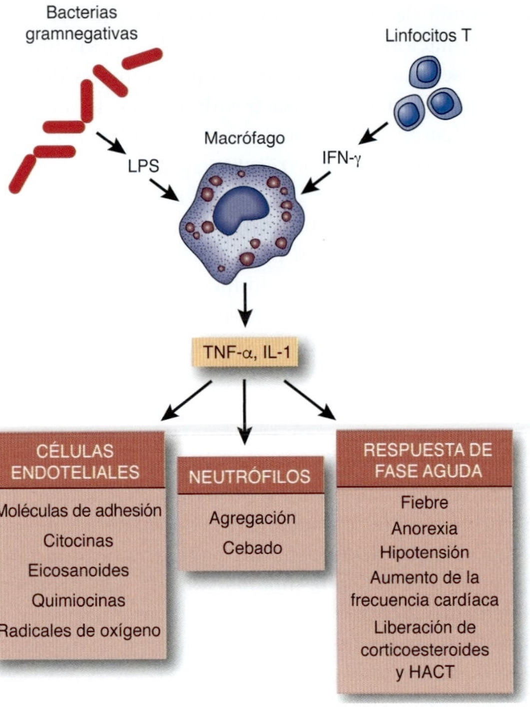

FIGURA 9-5. Papel central de la interleucina 1 (IL-1) y el factor de necrosis tumoral α (TNF-α) en la respuesta inflamatoria aguda. El lipopolisacárido (LPS) y el interferón-γ (IFN-γ) activan a los macrófagos para liberar citocinas inflamatorias, en particular IL-1 y TNF-α, responsables de dirigir la respuesta inflamatoria tanto local como sistémica. HACT, hormona adrenocorticotrópica. Tomado de: Rubin E., Strayer D. S. (Eds.) (2015). *Rubin's pathology: Clinicopathologic foundations of medicine* (7th ed., Fig. 2-14, p. 68). Philadelphia, PA: Lippincott Williams & Wilkins.

los proteoglucanos en la superficie de las células endoteliales o en la MEC. Como consecuencia, las concentraciones elevadas de quimiocinas persisten en los sitios de lesión tisular o infección. Se han identificado dos clases de quimiocinas: las inflamatorias y las de localización. Las primeras se sintetizan en respuesta a las toxinas bacterianas y a las citocinas inflamatorias, y reclutan a los leucocitos durante una respuesta inflamatoria. Las quimiocinas de localización dirigen la quimiotaxis hacia las células sensibles.[31]

Radicales libres derivados del óxido nítrico y del oxígeno

Los radicales libres derivados del óxido nítrico (NO) y el oxígeno desempeñan un papel importante en la respuesta inflamatoria. El NO tiene múltiples funciones en la inflamación, entre otras, la relajación del músculo liso y el antagonismo de la adhesión, la agregación y la desgranulación de las plaquetas; además, sirve como un reclutador de leucocitos.[32,33] El NO y sus derivados también tienen acciones antimicrobianas, lo que los convierte en un mediador del hospedero contra la inflamación.

Los radicales libres de oxígeno pueden liberarse hacia el medio extracelular a partir de los leucocitos después de la exposición a microbios, citocinas y complejos inmunitarios, o durante el proceso de fagocitosis que ocurre durante la fase celular del proceso inflamatorio. El radical superóxido, el peróxido de hidrógeno y el radical hidroxilo son las principales especies que se producen en la célula. Pueden combinarse con el NO para constituir otros productos intermedios reactivos del nitrógeno, capaces de intensificar el proceso inflamatorio y generar un daño tisular mayor.

Manifestaciones locales

Si bien todas las reacciones de inflamación aguda se caracterizan por cambios vasculares e infiltración leucocítica, la intensidad de la reacción, su causa específica y el sitio afectado determinan variaciones en sus manifestaciones y correlaciones clínicas. Estas pueden ir desde el edema y la formación de exudado hasta el desarrollo de abscesos o úlceras.

De forma característica, la respuesta inflamatoria aguda conlleva la producción de exudados que pueden ser serosos, hemorrágicos, fibrinoides, membranosos o **purulentos**. Con frecuencia, el exudado está compuesto por una combinación de estas variantes. Los *exudados serosos* son líquidos acuosos con un contenido bajo de proteínas, que se generan por el ingreso del plasma al sitio de la inflamación. Los *exudados hemorrágicos* se desarrollan cuando existe una lesión tisular grave que daña los vasos sanguíneos o cuando existe una filtración relevante de eritrocitos a partir de los capilares. Los *exudados fibrinosos* contienen grandes cantidades de fibrinógeno y forman una red espesa y adherente, en gran medida como las fibras de un coágulo sanguíneo. Los *exudados membranosos* o *seudomembranosos* tienen lugar en las superficies de las membranas mucosas y se componen de células necróticas inmersas en un exudado fibropurulento.

Un *exudado purulento* o *supurativo* contiene pus, compuesto por leucocitos degradados, proteínas y detritos celulares. Ciertos microorganismos, como *Staphylococcus*, tienen una mayor tendencia que otros a inducir una inflamación supurativa local. Un *absceso* es una zona localizada de inflamación que contiene un exudado purulento que puede estar circundado por una capa de neutrófilos (fig. 9-6). Con el tiempo, los fibroblastos pueden ingresar al área y formar una pared en torno al absceso. Puesto que los agentes antimicrobianos no pueden penetrar esta pared, pudiera requerirse una incisión quirúrgica y drenaje para permitir la curación.

Una *ulceración* hace referencia a un punto de inflamación en el que una superficie epitelial (p. ej., piel o epitelio gastrointestinal) desarrolla necrosis y se erosiona, con frecuencia en asociación con la inflamación subepitelial. La ulceración puede presentarse como consecuencia de una lesión traumática de la superficie epitelial (p. ej., úlcera péptica) o por efecto del compromiso vascular (p. ej., úlceras en pie relacionadas con la diabetes).

PUNTOS CLAVE

Respuesta inflamatoria

- Las manifestaciones de una respuesta inflamatoria aguda pueden atribuirse a los cambios vasculares que se presentan inmediatamente (vasodilatación e incremento de la permeabilidad capilar), el flujo de llegada de células inflamatorias (como los neutrófilos) y, en algunos casos, los efectos

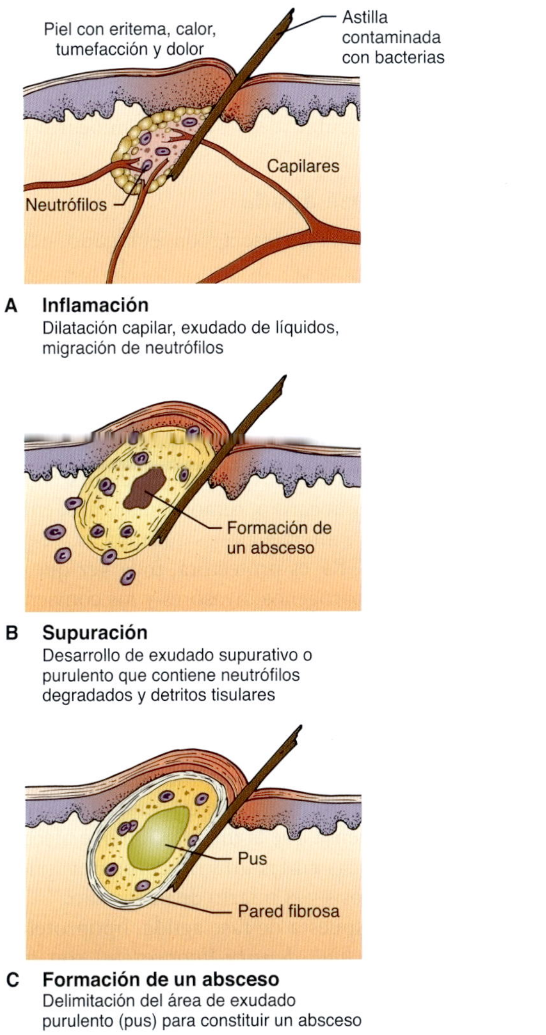

FIGURA 9-6. Formación de un absceso. **A.** Invasión bacteriana y desarrollo de inflamación. **B.** Desarrollo bacteriano persistente, migración de neutrófilos, necrosis tisular por licuefacción y desarrollo de un exudado purulento. **C.** Contención del área inflamada y su exudado purulento con una pared para constituir un absceso.

diseminados de los mediadores inflamatorios, que causan fiebre y otros signos y síntomas sistémicos.

- Las manifestaciones de la inflamación crónica derivan de la infiltración con macrófagos, linfocitos y fibroblastos, lo que lleva a inflamación persistente, proliferación de los fibroblastos y formación de cicatrices.

Inflamación crónica

En contraste con la inflamación aguda, que suele ser autolimitada y de corta duración, la crónica se autoperpetúa y puede durar semanas, meses o incluso años. Puede desarrollarse como consecuencia de un proceso inflamatorio agudo recurrente o progresivo, o por respuestas repentinas y de bajo grado incapaces de evocar una respuesta aguda.

La característica de la inflamación crónica es la infiltración por células mononucleares (macrófagos) y linfocitos en vez del flujo de llegada de neutrófilos que se observa con frecuencia en la inflamación aguda. La inflamación crónica también implica la proliferación de fibroblastos en vez de la formación de exudados. En consecuencia, el riesgo de cicatrización y deformidad suele ser mayor que en la inflamación aguda. Los agentes que de manera característica provocan la inflamación crónica son las infecciones persistentes de bajo grado o los irritantes que no pueden penetrar a profundidad o diseminarse con rapidez.[34] Entre las causas de la inflamación crónica se encuentran los cuerpos extraños, como talco, sílice, asbesto y los materiales quirúrgicos para sutura. Numerosos virus inducen respuestas inflamatorias crónicas, al igual que ciertas bacterias, hongos y parásitos mayores con virulencia moderada o baja. Algunos ejemplos son el bacilo de la tuberculosis y el treponema de la sífilis. La presencia de tejido lesionado, como el que circunda a una fractura en consolidación, también puede incitar la inflamación crónica. Se piensa que los mecanismos inmunitarios desempeñan un papel importante en la inflamación crónica. Los dos patrones de este tipo de inflamación son la inflamación crónica inespecífica y la inflamación granulomatosa.

Inflamación crónica inespecífica

La inflamación crónica inespecífica conlleva una acumulación difusa de macrófagos y linfocitos en el sitio de la lesión. La quimiotaxis persistente hace que los macrófagos infiltren el sitio inflamado, donde se acumulan debido a su supervivencia prolongada y su inmovilización. Estos mecanismos conducen a la proliferación de fibroblastos, con formación subsecuente de una cicatriz, que en numerosas ocasiones sustituye al tejido conjuntivo normal o a los tejidos parenquimatosos funcionales en las estructuras afectadas. Por ejemplo, el tejido cicatricial que deriva de la inflamación crónica del intestino induce el estrechamiento de su luz.[35]

Inflamación granulomatosa

Una *lesión granulomatosa* es una variedad específica de inflamación crónica. Por lo general, un *granuloma* es una lesión pequeña de 1-2 mm en la que existe una acumulación de macrófagos circundados por linfocitos. Estos macrófagos modificados se asemejan a las células epiteliales y a veces se denominan *células epitelioides*.[1] Al igual que otros macrófagos, las células epitelioides derivan de los monocitos de la sangre. La inflamación granulomatosa se relaciona con cuerpos extraños como astillas, suturas, sílice y asbesto, y con microorganismos que inducen tuberculosis, sífilis, sarcoidosis, infecciones micóticas profundas y brucelosis. Estos tipos de agentes tienen un aspecto en común: se digieren de manera deficiente y no suelen controlarse con facilidad mediante otros mecanismos inflamatorios.[36] En la inflamación granulomatosa, las células epitelioides pueden acumularse hasta formar una masa o fusionarse, y constituir así una célula gigante multinucleada que intenta circundar al agente extraño (fig. 9-7). Con el tiempo, una membrana densa de tejido conjuntivo encapsula la lesión y la aísla. A menudo, estas células se denominan *células gigantes de cuerpo extraño*.

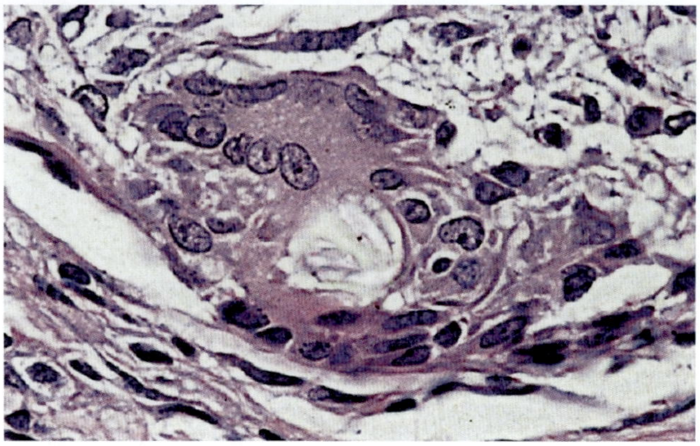

FIGURA 9-7. Tipos de granulomas. Célula gigante de cuerpo extraño con numerosos núcleos dispuestos al azar en el citoplasma y material extraño en el centro. Tomado de: Rubin E., Farber J. L. (Eds.) (2015). *Rubin's pathology: Clinicopathologic foundations of medicine* (7th ed., Fig. 2.42C, p. 92). Philadelphia, PA: Lippincott Williams & Wilkins.

Manifestaciones sistémicas de la inflamación

En condiciones óptimas, la respuesta inflamatoria se mantiene confinada en una zona específica. Sin embargo, en algunos casos la lesión local puede generar manifestaciones sistémicas prominentes, al tiempo que los mediadores inflamatorios se liberan hacia la circulación. Las manifestaciones sistémicas más importantes de la inflamación incluyen la respuesta de fase aguda, anomalías del recuento leucocítico y fiebre. La inflamación aguda y crónica localizada puede extenderse hacia el sistema linfático y originar una reacción en los ganglios linfáticos que drenan el área afectada.

Respuesta de fase aguda

La respuesta de fase aguda, que suele comenzar en el transcurso de horas o días desde el inicio de la inflamación o la infección, incluye cambios en la concentración de las proteínas plasmáticas (proteínas de la fase aguda), catabolismo del músculo esquelético, equilibrio nitrogenado negativo, aumento de la velocidad de sedimentación globular (VSG) e incremento del número de leucocitos. Estas respuestas se generan por la liberación de citocinas, en particular IL-1, IL-6 y TNF-α. Estas citocinas afectan el centro termorregulador del hipotálamo para inducir fiebre, el signo más evidente de la respuesta de fase aguda. La IL-1 y otras citocinas inducen un incremento del número y la inmadurez de los neutrófilos circulantes al estimular su producción en la médula ósea. Otras manifestaciones de la respuesta de fase aguda incluyen anorexia, somnolencia y malestar general, quizá por efecto de las acciones de la IL-1 y el TNF-α sobre el sistema nervioso central. Los cambios metabólicos, como el catabolismo del músculo esquelético, aportan aminoácidos que pueden utilizarse en la respuesta inmunitaria y para la reparación tisular. En general, la respuesta de fase aguda sirve para coordinar los distintos cambios en la función corporal necesarios para permitir una respuesta óptima en el hospedero.

En las infecciones bacterianas graves (septicemia), el gran porcentaje de microorganismos en la sangre provoca una respuesta inflamatoria descontrolada, con síntesis y liberación de cantidades enormes de citocinas inflamatorias (entre las que destacan IL-1 y TNF-α), así como el desarrollo de lo que se denomina *síndrome de respuesta inflamatoria sistémica*.[37] Estas citocinas inducen vasodilatación generalizada, incremento de la permeabilidad vascular, pérdida del volumen intravascular, depresión del miocardio y choque circulatorio.

Proteínas de fase aguda

Durante la respuesta de fase aguda, el hígado incrementa de forma radical la síntesis de proteínas de fase aguda, como fibrinógeno, proteína C reactiva (CRP, *C-reactive protein*) y proteína amiloide sérica de tipo A (SAA, *serum amyloid A*).[1] La síntesis de proteínas sufre regulación positiva por la acción de las citocinas, en particular TNF-α, IL-1 (para la SAA) e IL-6 (para el fibrinógeno y la CRP).

La CRP es una proteína de fase aguda y un importante biomarcador inflamatorio en diversas afecciones clínicas, como infarto agudo de miocardio, tumores malignos, enfermedades autoinmunitarias e intervenciones quirúrgicas.[38] Se piensa que la función de la CRP es protectora, toda vez que se une a la superficie de los patógenos invasores y los convierte en diana para que sean destruidos por el complemento y mediante fagocitosis.[38] Aunque todas las personas mantienen concentraciones bajas de CRP, estas se elevan cuando existe una respuesta inflamatoria aguda. En fechas recientes, el interés se centró en la utilización de la CRP de alta sensibilidad (hs-CRP, *high-sensitivity CRP*) como marcador del aumento en el riesgo de infarto de miocardio en personas con cardiopatía coronaria.[39] Se piensa que la inflamación que afecta a las placas ateroescleróticas en las arterias coronarias puede predisponer a la trombosis y el infarto de miocardio.[39]

Durante la respuesta de fase aguda, lipoproteínas de alta densidad (HDL, *high-density lipoprotein*) son transferidas desde las células hepáticas hasta los macrófagos, que entonces pueden utilizarlas para la obtención de energía. El incremento del fibrinógeno provoca que los eritrocitos formen pilas (redondas) que se sedimentan más rápido que los eritrocitos aislados. Esta es la base de la aceleración de la VSG, que se observa en condiciones patológicas caracterizadas por una respuesta inflamatoria sistémica.

Respuesta leucocítica

La *leucocitosis*, o incremento del número de leucocitos en la sangre, es un signo frecuente de una respuesta inflamatoria, en particular la que deriva de la infección bacteriana. Con frecuencia, el recuento de leucocitos se incrementa de un valor normal de 4 000-10 000 células/μL a 15 000-20 000 células/μL en condiciones de inflamación aguda. Después de liberarse de la médula ósea, los neutrófilos circulantes tienen un período de vida de tan solo 10 h, por lo que deben ser sustituidos de manera constante para que su número continúe siendo apropiado. Ante la demanda excesiva de fagocitos, las formas inmaduras de los neutrófilos (bandas) se liberan a partir de la médula ósea. Las infecciones bacterianas inducen un incremento con selectividad relativa de los neutrófilos (neutrofilia), en tanto las respuestas parasitarias y alérgicas inducen eosinofilia. Las infecciones víricas tienden a inducir la disminución de los neutrófilos (**neutropenia**) y el aumento de los linfocitos (linfocitosis). Es posible una disminución del recuento de leucocitos (leucopenia) cuando existen infecciones avasallantes o compromiso de la capacidad para la formación de leucocitos.

Linfadenitis

La inflamación aguda y crónica puede conducir al desarrollo de una reacción en los ganglios linfáticos que drenan el área afectada. Se trata de una respuesta inespecífica a los mediadores que libera el tejido lesionado o de una respuesta inmunitaria contra un antígeno específico. La mayoría de las veces, las adenomegalias dolorosas se relacionan con procesos inflamatorios, en tanto que las indoloras son más características de las neoplasias.

RESUMEN

La inflamación describe una respuesta local a la lesión tisular y puede presentarse como una condición aguda o crónica. Los signos clásicos de una respuesta inflamatoria aguda son eritema, tumefacción, calor local, dolor y pérdida de la función. La inflamación aguda es orquestada por las células endoteliales que recubren los vasos sanguíneos, los leucocitos fagocíticos (en particular neutrófilos y monocitos) que circulan en la sangre y las células tisulares (macrófagos, células cebadas) que dirigen las respuestas tisulares. La inflamación aguda incluye una fase hemodinámica, en la que aumentan el flujo sanguíneo y la permeabilidad capilar, y una fase celular, durante la cual los leucocitos fagocíticos se desplazan hacia el área para endocitar y degradar el agente causal. La respuesta inflamatoria es organizada por la presencia de mediadores químicos, como citocinas y quimiocinas, histamina, prostaglandinas, PAF, fragmentos del complemento y moléculas reactivas liberadas por los leucocitos. La inflamación aguda puede implicar la producción de exudados que contienen líquido seroso (exudado seroso), eritrocitos (exudado hemorrágico), fibrinógeno (exudado fibrinoide) o detritos tisulares y productos de la degradación leucocítica (exudado purulento).

En contraste con la inflamación aguda, que es autolimitada, la inflamación crónica es prolongada y suele derivar de irritantes que persisten, la mayoría de los cuales son insolubles y resisten la fagocitosis y otros mecanismos inflamatorios. La inflamación crónica se caracteriza por la presencia de células mononucleares (linfocitos y macrófagos) más que de granulocitos.

Las manifestaciones sistémicas de la inflamación incluyen los efectos sistémicos de la respuesta de fase aguda, como fiebre y letargia; elevación de la VSG y de las concentraciones de hsCRP y otras proteínas de fase aguda; leucocitosis o, en algunos casos, leucopenia; y aumento del tamaño de los ganglios linfáticos que drenan el área afectada.

Reparación tisular y cicatrización de heridas

Reparación tisular

La reparación tisular, que se traslapa al proceso inflamatorio, es una respuesta a la lesión tisular y constituye un esfuerzo por mantener la estructura y la función normales del cuerpo. Puede tomar la forma de regeneración, en la que las células lesionadas son reemplazadas con células del mismo tipo, a veces sin dejar rastro residual de la lesión anterior, o puede tomar la forma de restitución por tejido conjuntivo, lo que deja una cicatriz permanente. Tanto la regeneración como la reparación por restitución de tejido conjuntivo están determinadas por mecanismos similares que incluyen la migración, proliferación y diferenciación celular, así como la interacción con la MEC.[40]

Regeneración tisular

Los órganos y los tejidos corporales están compuestos por dos tipos de estructuras: parénquima y **estroma**. Los tejidos parenquimatosos contienen las células funcionales de un órgano o parte corporal (p. ej., hepatocitos, células del túbulo renal). Los tejidos del estroma están conformados por tejidos conjuntivos de soporte, vasos sanguíneos, MEC y fibras nerviosas.

La regeneración tisular implica la restitución del tejido lesionado con células del mismo tipo, lo que deja escasa o nula evidencia de lesión previa. La capacidad de regeneración varía según el tejido y el tipo celular. Las células corporales se dividen en tres tipos de acuerdo con su capacidad para regenerarse: lábiles, estables o permanentes.[40] Las *células lábiles* son aquellas que siguen dividiéndose y multiplicándose durante toda la vida, a fin de restituir las células que se destruyen de manera continua. Incluyen las células de la superficie epitelial de la piel, la cavidad bucal, la vagina y el cuello uterino; el epitelio cilíndrico del tubo digestivo, el útero y las trompas uterinas (de Falopio); el epitelio transicional de las vías urinarias, y las células de la médula ósea. Las *células estables* son aquellas que por lo general dejan de dividirse cuando cesa el crecimiento. Sin embargo, pueden regenerarse cuando se les confronta con un estímulo apropiado y, por lo tanto, pueden reconstituir el tejido original. Este grupo incluye a las células parenquimatosas del hígado y el riñón, las células del músculo liso y las del endotelio vascular. Las *células permanentes* o *fijas* no pueden sufrir división mitótica; incluyen a las neuronas, las células del músculo esquelético y las del músculo cardíaco. En general, no se regeneran; una vez que se destruyen, son sustituidas por tejido cicatricial fibroso que carece de las características funcionales del tejido destruido.

Reparación con tejido fibroso

La lesión intensa o persistente con daño tanto a las células parenquimatosas como a la MEC determina una situación en la que la reparación no puede lograrse tan solo con regeneración. En estas condiciones, la reparación ocurre mediante la restitución con tejido conjuntivo, un proceso

COMPRENSIÓN → Cicatrización de heridas

La cicatrización de las heridas implica la restauración de la integridad del tejido lesionado. La cicatrización de las heridas cutáneas, que se utiliza con frecuencia para ilustrar los principios generales de la cicatrización de heridas, suele dividirse en tres fases: **1)** inflamatoria, **2)** proliferativa y **3)** de contracción de la herida y remodelación. Cada fase es mediada por citocinas y factores de crecimiento.

1

Fase inflamatoria. La fase inflamatoria comienza al momento de la lesión, con la formación de un coágulo sanguíneo y la migración de leucocitos fagocíticos hacia el sitio de la herida. Las primeras células en llegar, los neutrófilos, ingieren y eliminan a las bacterias y los detritos celulares. Después de 24 h, a los neutrófilos se les unen los macrófagos, que siguen ingiriendo detritos celulares y desempeñan un papel esencial en la producción de factores de crecimiento para la fase proliferativa.

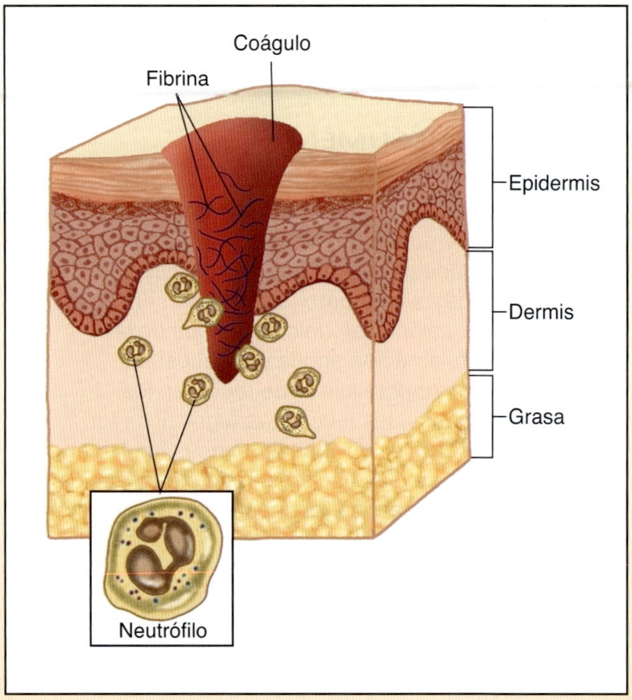

2

Fase proliferativa. Durante la fase proliferativa, los procesos principales se concentran en la construcción de un tejido nuevo para rellenar el espacio de la herida. En este proceso, la célula clave es el *fibroblasto*, una célula del tejido conjuntivo que sintetiza y secreta colágeno, los proteoglucanos y las glucoproteínas que se requieren para la cicatrización de la herida. Los fibroblastos también producen una familia de factores de crecimiento que inducen la angiogénesis (crecimiento de vasos sanguíneos nuevos), la proliferación y la migración de las células endoteliales. El componente final de la fase proliferativa es la epitelización, durante la cual las células epiteliales en los bordes de la herida proliferan para constituir una capa de superficie nueva similar a la que fue destruida por la lesión.

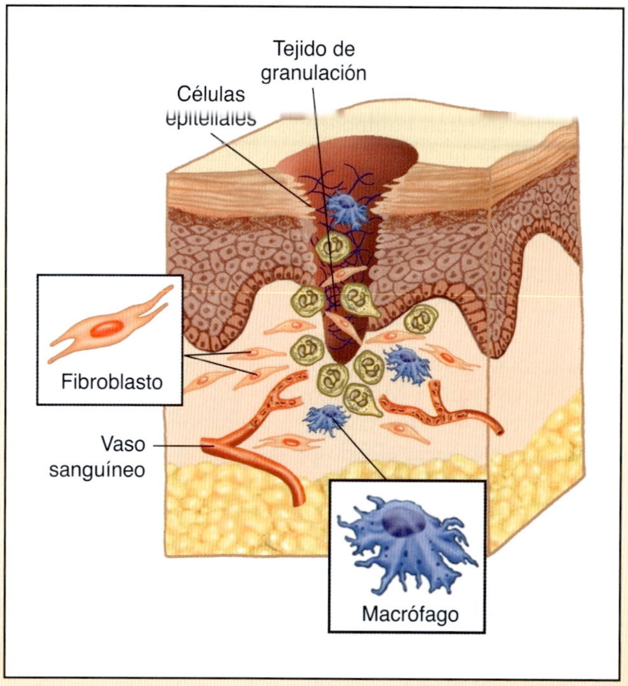

3

Contracción de la herida y fase de remodelación. Esta fase comienza con el desarrollo de la cicatriz fibrosa aproximadamente 3 semanas después de la lesión y puede persistir durante 6 meses o más, en función de la extensión de la herida. Durante esta fase, existe una disminución de la vascularidad y una remodelación persistente del tejido cicatricial por la síntesis simultánea de colágeno a cargo de los fibroblastos y la lisis que ejercen las enzimas colagenasas. Como resultado de estos dos procesos, la arquitectura de la cicatriz logra incrementar su fuerza tensil y la cicatriz se retrae, de manera que es menos visible.

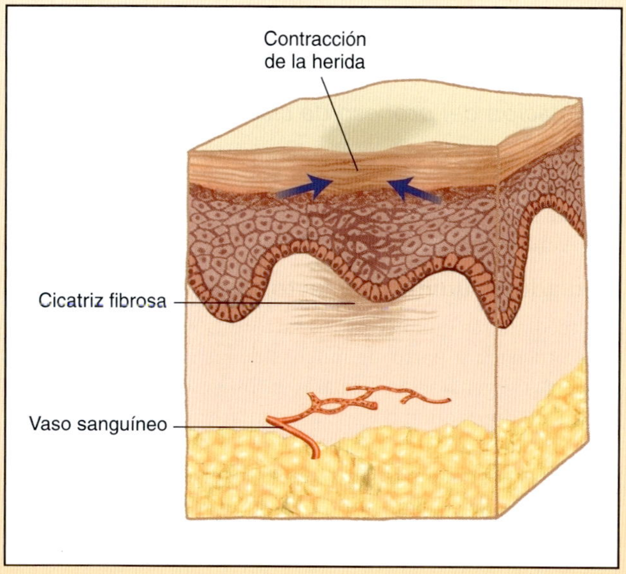

que implica la generación de tejido de granulación y la formación de cicatriz.

El tejido de granulación es un tejido conjuntivo húmedo de color rojo brillante que contiene capilares de formación reciente, fibroblastos en proliferación y células inflamatorias residuales. El desarrollo del tejido de granulación implica el crecimiento de capilares nuevos (angiogénesis), fibrogénesis e involución hacia la formación de tejido cicatricial. La angiogénesis lleva implícita la generación y el brote de vasos sanguíneos nuevos a partir de los vasos preexistentes. Estos brotes capilares tienden a sobresalir de la superficie de la herida como gránulos rojos diminutos, de lo cual deriva el nombre del tejido de granulación. Por último, partes del lecho capilar nuevo se diferencian para constituir arteriolas y venas.

La fibrogénesis supone la llegada de fibroblastos activados que secretan componentes de la MEC, como fibronectina, ácido hialurónico, proteoglucanos y colágeno. La fibronectina y el ácido hialurónico son los primeros que se depositan en la herida en cicatrización; los proteoglucanos aparecen después. Debido a que los proteoglucanos son hidrófilos, su acumulación contribuye al aspecto edematoso de la herida. El inicio de la síntesis de colágeno contribuye a la formación subsecuente de tejido cicatricial.

La formación de la cicatriz depende de la estructura de los vasos nuevos y de la MEC laxa del tejido de granulación. El proceso ocurre en dos fases: (1) migración y proliferación de fibroblastos hacia el sitio de la lesión; y (2) depósito de MEC por la actividad de estas células. Al mismo tiempo que avanza la cicatrización, disminuye el número de fibroblastos y vasos nuevos en proliferación, y aumenta la síntesis y el depósito de colágeno. La síntesis de colágeno es importante para el desarrollo de la resistencia en la zona de la herida. Por último, el andamiaje del tejido de granulación se convierte en una cicatriz compuesta por fibroblastos muy inactivos de forma ahusada, fibras densas de colágeno, fragmentos de tejido elástico y otros componentes de la MEC. Mientras la cicatriz madura, la degeneración vascular termina por transformar el tejido de granulación con gran vascularidad en una cicatriz pálida y en gran parte avascular.

Regulación del proceso de cicatrización

La cicatrización tisular se regula a partir de las acciones de mediadores químicos y factores de crecimiento que controlan este proceso y organizan las interacciones entre la matriz extracelular y la celular.[40-43]

Mediadores químicos y factores de crecimiento

Los mediadores químicos y los factores son liberados de manera ordenada a partir de muchas de las células que participan en la regeneración tisular y el proceso de cicatrización. Los mediadores químicos incluyen interleucinas, interferones, TNF-α y derivados del ácido araquidónico (prostaglandinas y leucotrienos) que participan en la respuesta inflamatoria.[19] Los factores de crecimiento son moléculas similares a hormonas que interactúan con receptores específicos de la superficie celular para controlar los procesos involucrados en la reparación tisular y la cicatrización de las heridas.[44] Pueden actuar sobre las células adyacentes o sobre la que los sintetiza. Los factores de crecimiento se designan según su tejido de origen, su actividad biológica o las células sobre las que actúan.[44] Los factores de crecimiento controlan la proliferación, la diferenciación y el metabolismo de las células durante el proceso de cicatrización de la herida. Los factores de crecimiento ayudan a regular el proceso inflamatorio, sirven como quimioatrayentes para neutrófilos, monocitos (macrófagos), fibroblastos y células epiteliales, estimulan la angiogénesis y contribuyen a la generación de la MEC.

Matriz extracelular

La MEC se secreta en el sitio y constituye una red de espacios que circundan a las células tisulares. Existen tres componentes básicos en la MEC: proteínas fibrosas estructurales (p. ej., fibras de colágeno y de elastina), geles hidratados (p. ej., proteoglucanos y ácido hialurónico) que permiten la resiliencia y la lubricación, y glucoproteínas adhesivas (p. ej., fibronectina y laminina) que conectan los elementos de la matriz entre sí y con las células. La MEC existe en dos formas básicas: 1) la *membrana basal* que circunda a las células epiteliales, endoteliales y del músculo liso; y 2) la *matriz intersticial*, que se encuentra en los espacios entre las células en el tejido conjuntivo y entre el epitelio y las células de soporte de los vasos sanguíneos.

La MEC confiere turgencia al tejido blando y rigidez al hueso, provee el sustrato para la adhesión celular, participa en la regulación del crecimiento, el movimiento y la diferenciación de las células que la circundan, y permite el almacenamiento y la presentación de las moléculas reguladoras que controlan el proceso de reparación. La MEC también provee el andamiaje para la renovación tisular. Aunque las células de numerosos tejidos pueden regenerarse, la lesión no siempre deriva en la restauración de la estructura normal, a menos que la MEC se conserve intacta. En particular, la integridad de la membrana basal subyacente es vital para la regeneración del tejido. Cuando se interrumpe la membrana basal, las células proliferan de manera desordenada, lo que origina tejidos desorganizados y no funcionales.

La transición de tejido de granulación a tejido cicatricial, que implica cambios de la composición de la MEC, es fundamental para el proceso de cicatrización de la herida. En el proceso de transición, los componentes de la MEC son degradados por proteasas (enzimas) que se secretan en el sitio a partir de distintas células (fibroblastos, macrófagos, neutrófilos, células sinoviales y epiteliales). Algunas de las proteasas, como las colagenasas, son muy específicas y escinden proteínas específicas en un número limitado de sitios.[45] Esto permite que se conserve la integridad estructural de la MEC, al tiempo que se da la migración de células. Debido a su potencial para producir destrucción tisular, las acciones de las proteasas se encuentran bajo control estrecho. La investigación se ha concentrado en la acción desregulada de las proteasas en alteraciones como la degradación de la matriz tisular en la artritis y la neuroinflamación en la esclerosis múltiple, así como en la rigidez arterial que propicia el aumento de la resistencia periférica.[45]

Cicatrización de heridas

Los tejidos lesionados se reparan a partir de la regeneración de las células del parénquima o mediante reparación con tejido conjuntivo en la que el tejido cicatricial sustituye las células parenquimatosas del tejido lesionado. El objetivo principal del proceso de cicatrización es llenar la brecha generada por la destrucción tisular y restaurar la continuidad estructural de la parte lesionada. Cuando no es posible la regeneración, la cicatrización por reemplazo con una cicatriz de tejido conjuntivo ofrece los medios para mantener esta continuidad. Aunque el tejido cicatricial llena el vacío creado por la muerte del tejido, no repara la estructura con células parenquimatosas funcionales. Debido a que las capacidades regenerativas de la mayoría de los tejidos son limitadas, la cicatrización de la herida generalmente implica una reparación del tejido conjuntivo. Los temas presentados a continuación aluden en particular a las heridas cutáneas.

Cicatrización por primera y segunda intención

En función de la extensión de la pérdida tisular, se presenta el cierre de la herida y la cicatrización, ya sea por *primera* o *segunda intención* (fig. 9-8). Una incisión quirúrgica suturada constituye un ejemplo de cierre por primera intención. Las heridas más grandes (p. ej., quemaduras y heridas en superficies grandes) que presentan una pérdida importante de tejido y contaminación cicatrizan mediante segunda intención. La cicatrización por segunda intención es más lenta que por primera intención y da origen a la formación de una cantidad mayor de tejido cicatricial. Una herida que pudo haber cerrado por primera intención puede infectarse y cicatrizar por segunda intención.

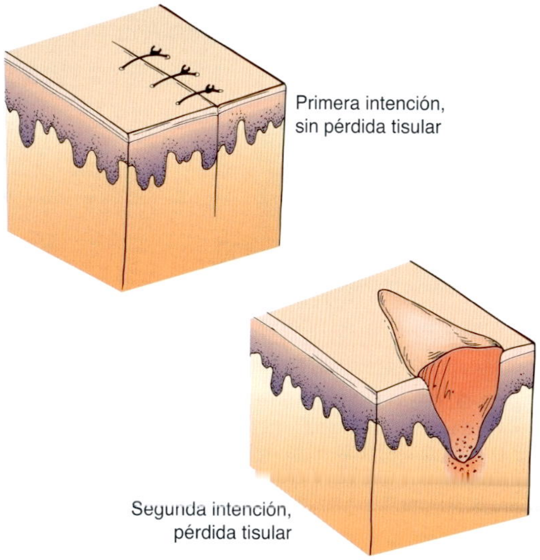

FIGURA 9-8. Cicatrización de una herida cutánea por primera y segunda intención.

Fases de la cicatrización de las heridas

La cicatrización de las heridas se divide con frecuencia en tres fases: 1) inflamatoria, 2) proliferativa y 3) de maduración o remodelación.[1,28] La duración de las fases es bastante predecible en las heridas que cierran por primera intención. En las que cicatrizan por segunda intención, el proceso depende de la extensión de la lesión y del ambiente para la cicatrización.

Fase inflamatoria

La fase inflamatoria de la cicatrización de la herida inicia en el momento de la lesión y constituye un período crítico, puesto que prepara el ambiente de la herida para la cicatrización. Incluye la hemostasia y las fases vascular y celular de la inflamación. Los procesos hemostáticos se activan de inmediato en el momento de la lesión. Se presenta constricción de los vasos sanguíneos lesionados y se desencadena la coagulación de la sangre por efecto de la activación y la agregación plaquetarias. Después de un breve período de constricción, los mismos vasos se dilatan y los capilares incrementan su permeabilidad, lo que permite a los componentes del plasma y la sangre salir hacia el área lesionada. En las heridas superficiales pequeñas, el coágulo pierde líquido y se convierte en una escara (costra) dura y seca que protege el área.

A continuación, ocurre la fase celular de la inflamación y se manifiesta por la migración de leucocitos fagocíticos que digieren y eliminan a los organismos invasores, la **fibrina**, los detritos extracelulares y la materia extraña. Los neutrófilos son las primeras células en llegar y suelen estar ausentes para el tercer o cuarto día. Después de aproximadamente 24 h, los macrófagos, las células fagocíticas más grandes, ingresan en el área de la herida y permanecen durante un período prolongado. Sus funciones incluyen la fagocitosis y la liberación de factores de crecimiento que estimulan el desarrollo de las células epiteliales y la angiogénesis, y atraen a los fibroblastos. Cuando existe un defecto grande en tejidos más profundos, se requiere que los neutrófilos y los macrófagos retiren los detritos y faciliten el cierre de la herida. Si bien una herida puede sanar en ausencia de neutrófilos, no puede cicatrizar cuando los macrófagos no están presentes.

Fase proliferativa

La fase proliferativa de la cicatrización suele comenzar en el transcurso de 2 o 3 días de producida la lesión, y puede durar hasta 3 semanas en heridas que cicatrizan por primera intención. Durante este período, los procesos principales se concentran en la construcción de tejido nuevo para rellenar el espacio de la herida. En esta fase, desempeña un papel determinante el *fibroblasto*, una célula del tejido conjuntivo que sintetiza y secreta colágeno y otros elementos intercelulares que se requieren para que cicatrice la herida. Los fibroblastos también producen una familia de factores de crecimiento que inducen la angiogénesis, así como la proliferación y la migración de las células endoteliales.

En un lapso de 24-48 h después de la lesión, los fibroblastos y las células endoteliales vasculares comienzan a proliferar para constituir el tejido de granulación, que sirve como cimiento para el desarrollo del tejido cicatricial. Este tejido es frágil y sangra con facilidad por efecto de sus numerosos brotes capilares de desarrollo reciente. Las heridas que cierran por segunda intención tienen una mayor cantidad de detritos necróticos y exudado que deben retirarse y contienen más tejido de granulación. Los vasos sanguíneos recién formados son semipermeables y permiten que las proteínas plasmáticas y los leucocitos salgan hacia los tejidos.

El componente final de la fase proliferativa es la epitelización, que consiste en la migración, la proliferación y la diferenciación de las células epiteliales en los bordes de la herida para constituir una capa superficial nueva similar a la destruida por la lesión. En las heridas que cicatrizan por

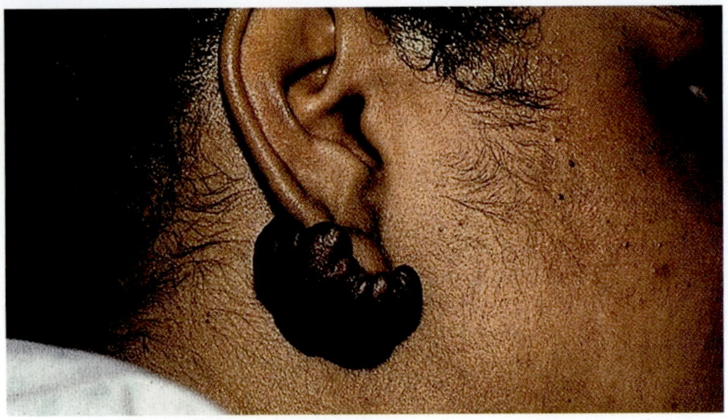

FIGURA 9-9. Queloide. Mujer afroamericana con piel clara que desarrolló una cicatriz queloide después de una perforación del pabellón auricular. Tomado de: Strayer D. E., Rubin R. (Eds.) (2015). *Rubin's pathology: Clinicopathologic foundations of medicine* (7th ed., Fig. 3.18A, p. 129). Philadelphia, PA: Lippincott Williams & Wilkins.

primera intención, estas células epidérmicas proliferan y sellan la herida en el transcurso de 24-48 h.[41] Dado que la migración de células epiteliales requiere una superficie vascular húmeda en la herida y es obstaculizada cuando la superficie se encuentra seca o necrótica, la epitelización se retrasa en las heridas abiertas hasta que se forma un lecho de tejido de granulación. Cuando se forma una escara en la herida, las células epiteliales migran entre esa estructura y el tejido viable subyacente; cuando una porción significativa de la herida queda cubierta por tejido epitelial, la costra se levanta.

En ocasiones, una cantidad excesiva de tejido de granulación, denominado *excrecencia carnosa*, se forma y extiende por encima de los bordes de la herida, lo que impide que se produzca la reepitelización. La extirpación quirúrgica o la cauterización química del defecto permite que prosiga la cicatrización.

Al mismo tiempo que avanza la fase proliferativa, existe una acumulación persistente de colágeno y proliferación de fibroblastos. La síntesis de colágeno alcanza su máximo en el transcurso de 5-7 días y continúa durante varias semanas en función de la dimensión de la herida. Para la segunda semana, los leucocitos se han retirado en gran medida del área, el edema ha disminuido y la herida comienza a palidecer, mientras que los vasos sanguíneos pequeños se trombosan y degeneran.

Fase de remodelación

La tercera fase de la cicatrización de las heridas, el proceso de remodelación, empieza alrededor de 3 semanas después de la lesión y puede continuar durante 6 meses o más, según la extensión del daño. Como lo conlleva el término, existe una remodelación persistente del tejido cicatricial por la síntesis simultánea de colágeno en los fibroblastos y la lisis por enzimas colagenasas. El resultado de estos dos procesos es que la arquitectura de la cicatriz se reorienta para incrementar la fuerza tensil en la herida. La mayoría de las heridas no recuperan la fuerza tensil original de la piel íntegra una vez que se completa la cicatrización.

Una lesión que cierra por segunda intención sufre una contracción de la herida durante las fases proliferativa y de remodelación. La consecuencia es que la cicatriz que se forma es bastante menor que la herida original. Desde la perspectiva cosmética, esto pudiera ser deseable porque reduce el tamaño del defecto visible. Sin embargo, la contracción del tejido cicatricial sobre las articulaciones y otras estructuras del cuerpo tiende a limitar el movimiento y generar deformidad. Debido a la pérdida de la elasticidad, el tejido cicatricial que se estira no puede recuperar su longitud original.

Una anomalía de la cicatrización que puede presentarse es la formación de *queloides*, masas similares a los tumores que se forman a partir de una producción excesiva de tejido cicatricial (fig. 9-9). La tendencia a desarrollar queloides es más frecuente en afroamericanos y parece tener una base genética.

PUNTOS CLAVE

Reparación tisular y cicatrización de heridas

- Los tejidos lesionados pueden repararse a partir de la regeneración de las células del tejido lesionado con células del mismo tejido o de tipo parenquimatoso, o por procesos de reparación conectivos en los que se utiliza tejido cicatricial para lograr la reparación.
- La cicatrización de la herida se compromete cuando se presentan afecciones que disminuyen el flujo sanguíneo y la provisión de oxígeno, limitan el aporte de nutrientes y otros materiales necesarios en este proceso, y deprimen las respuestas inflamatoria e inmunitaria; también puede verse afectada por la infección, la dehiscencia de la herida, la presencia de cuerpos extraños y el aumento de la edad.

Factores que afectan la cicatrización de las heridas

Numerosos factores locales y sistémicos influyen en la cicatrización de las heridas. Entre las causas que propician anomalías en la cicatrización se encuentran desnutrición, aporte deteriorado de flujo sanguíneo y de oxígeno, anomalías en las respuestas inflamatoria e inmunitaria, infección, dehiscencia de la herida y presencia de cuerpos extraños, así como efectos del envejecimiento.[40,42] La diabetes mellitus, la arteriopatía periférica, la insuficiencia venosa y los trastornos nutricionales son alteraciones específicas que reducen la velocidad de la cicatrización. Aunque existen numerosos factores que comprometen la cicatrización, la ciencia ha encontrado pocas formas para acelerar el proceso normal de reparación de la herida.

Desnutrición

La cicatrización exitosa de una herida depende en parte de la presencia de reservas adecuadas de proteínas, hidratos de carbono, lípidos, vitaminas y minerales.[46] La insuficiencia proteica prolonga la fase inflamatoria de la cicatrización y limita la proliferación de los fibroblastos, la síntesis de colágeno y de matriz proteica, la angiogénesis y la remodelación de la herida. Los hidratos de carbono son necesarios como fuente de energía para los leucocitos; además, tienen un efecto protector para las proteínas y ayudan a evitar el consumo de aminoácidos como combustible cuando se necesitan en el proceso de cicatrización. Los lípidos, constituyentes esenciales de las membranas celulares, son indispensables para la formación de células nuevas.

Aunque la mayoría de las vitaminas son cofactores básicos para las funciones cotidianas del organismo, las vitaminas A y C desempeñan un papel esencial en el proceso de cicatrización. La vitamina C se requiere para la síntesis del colágeno. En caso de insuficiencia, los productos colaterales de la síntesis del colágeno no se retiran a partir de la célula, las heridas nuevas no cicatrizan bien y las antiguas presentan dehiscencia. La vitamina A actúa al estimular y ofrecer respaldo a la epitelización, la formación de capilares y la síntesis de colágeno. Las vitaminas del complejo B son cofactores importantes en las reacciones enzimáticas que contribuyen al proceso de cicatrización de las heridas. La vitamina K desempeña un papel indirecto en la cicatrización al impedir alteraciones hemorragíparas que contribuyen a la formación de **hematomas** e infecciones subsecuentes.

Los macrominerales, incluyendo el sodio, el potasio, el calcio y el fósforo, así como los microminerales, por ejemplo, el cobre y el cinc, deben estar presentes para permitir la función celular normal. El cinc es un cofactor en distintos sistemas enzimáticos responsables de la proliferación celular. En estudios en animales, se encontró que el cinc ayuda a la reepitelización.

Flujo sanguíneo y provisión de oxígeno

A fin de lograr la cicatrización, las heridas deben tener un flujo sanguíneo adecuado para aportar los nutrientes necesarios y retirar los desechos derivados, las toxinas locales, las bacterias y otros detritos. La cicatrización de la herida puede verse comprometida por un flujo sanguíneo insuficiente derivado de las condiciones de la herida (p. ej., edema) o de problemas de salud preexistentes. La enfermedad arterial y la patología venosa son causas bien documentadas de cicatrización deficiente. En casos de traumatismo, la disminución del volumen sanguíneo puede inducir reducción del flujo hemático hacia los tejidos lesionados.

Se requiere del oxígeno molecular para la síntesis de colágeno. La hipoxia es un factor grave que impide la cicatrización de las heridas, pues se ha demostrado que disminuye el crecimiento de los fibroblastos, la producción de colágeno y la angiogénesis.[47,48] Las heridas en el tejido isquémico desarrollan infección con mayor frecuencia que las que se ubican en un tejido bien vascularizado. Los PMN y los macrófagos requieren oxígeno para destruir los microorganismos que invaden el área. Aunque estas células pueden lograr la fagocitosis en un ambiente con anoxia relativa, no pueden digerir las bacterias.

Supresión de las respuestas inflamatorias e inmunitarias

La inflamación es esencial en la primera fase de cicatrización de la herida, mientras que los mecanismos inmunitarios evitan las infecciones que comprometen la cicatrización. Entre las afecciones que alteran las funciones inflamatoria e inmunitaria se encuentran las alteraciones de la función fagocítica, la diabetes mellitus y la administración terapéutica de fármacos corticoesteroides.

Los padecimientos fagocíticos pueden dividirse en defectos extrínsecos e intrínsecos. Los extrínsecos son aquellos que reducen el número total de células fagocíticas (p. ej., fármacos inmunosupresores), alteran la atracción de las células fagocíticas hacia la herida, interfieren con la endocitosis de bacterias y agentes extraños que realizan las células fagocíticas (p. ej., opsonización) o suprimen el número de fagocitos (p. ej., fármacos inmunosupresores). Los defectos fagocíticos intrínsecos derivan de carencias de la vía metabólica para destruir las bacterias ingeridas por la célula fagocítica. Estas alteraciones incluyen la enfermedad granulomatosa crónica, una enfermedad hereditaria ligada al cromosoma X, en la que existe una insuficiencia de la mieloperoxidasa o de las oxidasas del NADPH. Las carencias de estos compuestos impiden la generación del superóxido y el peróxido de hidrógeno que se requieren para la eliminación de las bacterias.

Gran cantidad de personas con diabetes mellitus que presentan heridas no responden bien a los métodos tradicionales para su tratamiento debido a concentraciones elevadas de glucosa en sangre.[48] La evidencia demuestra que, en estos casos, existe retraso en la cicatrización de las heridas y complicaciones como infecciones prolongadas por la disminución en sus funciones quimiotáctica y fagocítica.[49] La enfermedad en los vasos sanguíneos pequeños también es frecuente entre las personas con diabetes; esto compromete la provisión de células inflamatorias, oxígeno y nutrientes al sitio de la herida.

Infección, dehiscencia de la herida y cuerpos extraños

La contaminación y la dehiscencia de la herida, así como los cuerpos extraños, retrasan su cicatrización. La infección compromete todas las dimensiones de la cicatrización,[49] prolonga la fase inflamatoria, altera la formación de tejido de granulación e inhibe la proliferación de los fibroblastos y el depósito de fibras de colágeno. Todas las heridas están contaminadas al producirse la lesión. Aunque las defensas del organismo pueden controlar la invasión de los microorganismos en el momento en el que se genera la herida, las heridas muy contaminadas pueden rebasar las defensas del hospedero. Los traumatismos y el compromiso de sus defensas también pueden contribuir al desarrollo de las infecciones en las heridas.

La aproximación de los bordes de la herida (p. ej., la sutura de una herida incisional) facilita en gran medida la cicatrización e impide su infección. Factores mecánicos, como el incremento de la presión local o la **torsión**, pueden hacer que los bordes de las heridas se separen o presenten *dehiscencia*. Los cuerpos extraños tienden a propiciar la contaminación bacteriana y a retrasar la cicatrización. Las suturas también son cuerpos extraños, y aunque son necesarias para el cierre de las heridas quirúrgicas, constituyen un impedimento para la cicatrización. Esta es la razón por la cual las suturas se retiran tan pronto como sea posible después de una cirugía.

Heridas por mordedura

Las mordeduras de animales y humanos son en particular problemáticas desde la perspectiva de la infección.[50] El animal que efectúa la mordida, su localización y el tipo de lesión constituyen determinantes relevantes para el desarrollo de una infección. Las mordeduras de gato (30-50%) tienen más tendencia a infectarse con *Pasteurella multocida* en comparación con las humanas.[50] Las mordeduras caninas, por razones no esclarecidas, se infectan solo en cerca del 5% de los casos y, por lo general, se debe a *P. multocida* o *Capnocytophaga canimorsus*.[50] Las mordeduras causadas por niños suelen ser superficiales y rara vez se infectan, en tanto que las realizadas por adultos tienen una tasa mucho más alta de infección. Las heridas por punción tienen más probabilidad de desarrollar infección que las laceraciones, quizá debido a que estas últimas son más fáciles de irrigar y desbridar.

Efecto de la edad sobre la cicatrización de las heridas

Cicatrización de heridas en neonatos y niños

La cicatrización de las heridas en los niños es similar a la que se observa en los adultos.[51] El niño tiene una mayor capacidad para la reparación que el adulto; sin embargo, puede carecer de las reservas necesarias para garantizar una cicatrización apropiada. La falta de reservas se hace evidente cuando el desequilibrio electrolítico, el cambio súbito de la temperatura y la diseminación rápida de la infección suceden con facilidad. El neonato y el niño pequeño pueden tener un sistema inmunitario inmaduro y carecer de experiencia antigénica con respecto a los organismos que contaminan las heridas. Mientras más pequeño sea el niño, existe mayor probabilidad de que su sistema inmunitario no esté desarrollado del todo.

La cicatrización exitosa de las heridas también depende de una nutrición adecuada. Los niños requieren calorías suficientes para mantener su crecimiento y la cicatrización de las heridas. Con frecuencia, el neonato prematuro nace con sistemas orgánicos inmaduros y reservas energéticas mínimas, pero con requerimientos metabólicos elevados, una situación que predispone al compromiso de la cicatrización de las heridas.

Los niños con ciertas afecciones comórbidas, como diabetes y problemas por malabsorción, tienen un mayor riesgo de complicación de las heridas. De igual manera, tienen mayor tendencia a desarrollar pérdida de la integridad de la piel o úlceras por presión. La escala Q de Braden es útil para valorar la pérdida de continuidad de la piel y está diseñada específicamente para su uso en niños.[52]

Cicatrización de heridas en adultos mayores

En la piel de personas de mayor edad, se presentan distintos cambios estructurales y funcionales, incluyendo reducción del grosor dérmico, disminución del contenido de colágeno y pérdida de elasticidad.[53] Los cambios que se observan en la piel al avanzar la edad se complican por los efectos de la exposición al sol. Puesto que estos efectos son acumulativos, los adultos mayores muestran más modificaciones en la estructura cutánea.

Se piensa que la cicatrización de las heridas se deteriora de manera progresiva al avanzar la edad. Los adultos mayores muestran disminución en la síntesis de colágeno y fibroblastos, compromiso de la contracción de las heridas y reepitelización más lenta de heridas abiertas.[54] Aunque la cicatrización de una herida puede retrasarse, la mayoría cicatriza, incluso en el adulto mayor debilitado que atraviesa procedimientos quirúrgicos mayores.

En comparación con personas más jóvenes, los adultos mayores son más vulnerables al desarrollo de heridas crónicas, en especial úlceras por presión, diabéticas e isquémicas, que cicatrizan con mayor lentitud. Sin embargo, más que la edad, es más probable que estas heridas se deban a otras afecciones, como inmovilidad, diabetes mellitus o vasculopatías.[54]

RESUMEN

La capacidad de los tejidos para reparar el daño provocado por una lesión depende de la facultad del organismo para restituir las células parenquimatosas y organizarlas con base en la estructura original. La *regeneración* describe el proceso por el cual el tejido es sustituido por células de tipo y función similares. La cicatrización por regeneración se limita al tejido con células capaces de dividirse y sustituir a las células lesionadas. Las células del organismo se dividen en varios tipos, en función de su capacidad para regenerarse: células lábiles, como las células epiteliales de la piel y el tubo digestivo, que siguen regenerándose durante toda la vida; células estables, como las del hígado, que no es normal que se dividan, pero que son capaces de regenerarse si se les confronta con un estímulo apropiado; y células permanentes o fijas, como las neuronas, que son incapaces de regenerarse. La reparación con tejido cicatricial implica la sustitución por tejido conjuntivo fibroso del tejido lesionado que no puede repararse mediante regeneración.

La cicatrización de la herida puede darse por primera o segunda intención y, por lo general, se divide en tres fases: inflamatoria, proliferativa y de maduración o remodelación. En las heridas que cicatrizan por primera intención, la duración de las fases es bastante predecible. En las que cicatrizan por segunda intención, el proceso depende de la extensión de la lesión y del ambiente para la cicatrización. La cicatrización puede comprometerse o complicarse ante factores como desnutrición, limitaciones del flujo sanguíneo y la provisión de oxígeno, disminución de las respuestas inflamatorias e inmunitarias, e infección, dehiscencia de la herida y presencia de cuerpos extraños. En lactantes y niños pequeños, la cicatrización de las heridas, por lo general, no se ve afectada, a menos que exista un problema de higiene; los adolescentes tienden a presentar sequedad cutánea que puede limitar la velocidad de la cicatrización de las heridas.[55] Los adultos mayores experimentan sequedad cutánea y disminución de la grasa subcutánea, lo que puede prolongar el tiempo de la cicatrización.[54]

CAPÍTULO 10

Mecanismos de la enfermedad infecciosa

Todos los organismos vivos comparten dos objetivos finales: la supervivencia y la reproducción. Este principio se aplica por igual a todos los miembros del mundo viviente, incluyendo bacterias, virus, hongos y protozoarios. A fin de satisfacer estas metas, los organismos deben extraer del ambiente los nutrientes esenciales para su crecimiento y proliferación.[1] La mayoría de los organismos que se encuentran en el cuerpo humano viven en el tubo digestivo (más de 300 especies diferentes) y, por lo general, se conocen como *microflora normal*. Hoy en día se sabe que la diversidad microbiana tiene una función en la respuesta inmune y el desarrollo de algunas enfermedades inmunitarias.[2] Cuando los patógenos superan las barreras de defensa del hospedero (p. ej., piel y membranas mucosas), y el sistema inmunitario es incapaz de erradicarlos, pueden producir consecuencias dañinas y potencialmente mortales. Las consecuencias de estas invasiones se denominan de manera colectiva *enfermedades infecciosas*.

Enfermedades infecciosas

Conceptos de enfermedades infecciosas

El estudio de las enfermedades infecciosas está estrechamente relacionado con las disciplinas de microbiología, inmunología y epidemiología. Cada una de estas áreas de estudio (aunque existe una superposición) se centra en un aspecto del conocido modelo de la tríada de la enfermedad (fig. 10-1), que describe la relación entre el agente, el hospedero y el entorno. Este modelo se utilizó por primera vez para el estudio de las enfermedades infecciosas. La respuesta inmunitaria del hospedero (que se describe detalladamente en el siguiente capítulo) y los factores ambientales que participan en el desarrollo de enfermedades infecciosas se describen en otra sección más adelante en este capítulo.

Cualquier organismo capaz de proporcionar los requerimientos nutricionales y de crecimiento físico para otro se denomina *hospedero* o *huésped*. En ocasiones, los términos *infección* y *colonización* se emplean de manera intercambiable. Sin embargo, el término *infección* describe la presencia y multiplicación de otro organismo viviente en un hospedero, mientras que *colonización* describe el acto de un microorganismo de establecerse, un paso necesario en el proceso multifacético de la infección.

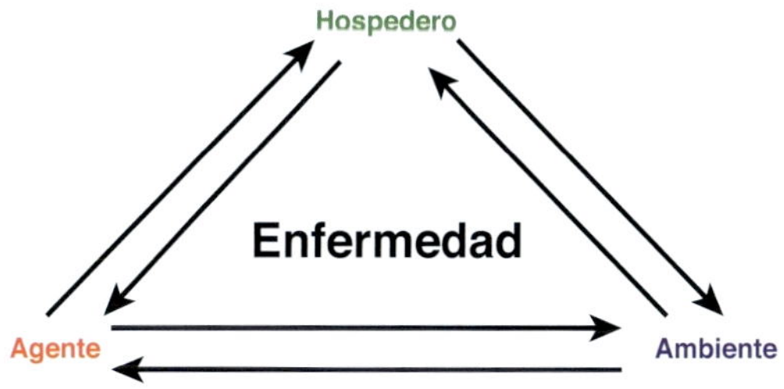

FIGURA 10-1. Tríada del modelo de la enfermedad infecciosa. Las enfermedades infecciosas son el resultado de la interacción entre un agente, un hospedero susceptible y las condiciones ambientales que promueven la infección.

Debe eliminarse la concepción errónea de que todas las interacciones entre los microorganismos y los humanos son dañinas. En condiciones normales y sin que se presente ningún daño, las superficies interna y externa del cuerpo humano están habitadas por una multitud de bacterias que de manera colectiva se denominan *microflora normal*. Si bien las bacterias colonizadoras adquieren sustancias nutricionales, el hospedero no resulta afectado de modo adverso por esta relación. Una interacción como esta se conoce como *comensalismo*, y los microorganismos colonizadores en ocasiones se denominan *flora comensal*. El término *mutualismo* se aplica a una interacción en la que tanto el microorganismo como el hospedero obtienen beneficios de la interacción. Por ejemplo, ciertos habitantes del tubo intestinal del humano extraen nutrientes del hospedero y secretan productos colaterales vitamínicos esenciales para el metabolismo (p. ej., vitamina K) que el hospedero absorbe y utiliza. Una *relación parasitaria* es aquella en la que solo el organismo infeccioso se beneficia de la relación, en tanto que el hospedero no gana nada o sufre una lesión por la interacción. Si el hospedero sufre una lesión o daño patológico en respuesta a una infección parasitaria, el proceso se denomina *enfermedad infecciosa*.

La gravedad de una enfermedad infecciosa puede variar desde leve hasta poner en riesgo la vida. Esto depende de muchas variables, incluidas la salud del hospedero al momento de la infección y la *virulencia* (potencial de generación de enfermedad) del microorganismo y de las condiciones ambientales. Los microorganismos capaces

TABLA 10-1 Patógenos más frecuentes

Patógenos	Caas estructurales	Características funcionales	Tratamiento	Enfermedades frecuentes
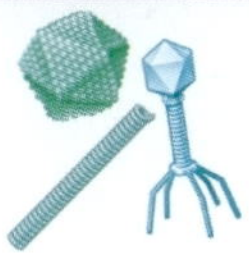 Virus	ADN/ARN y cubierta proteica	No pueden reproducirse fuera de las células	Antivirales, pues reducen la velocidad de la multiplicación vírica	Influenza (gripe), resfriado común, sarampión, VIH/sida
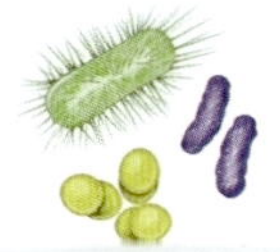 Bacterias	Célula microscópica sin núcleo	Frecuentes en teclados, fuentes de agua, baños	Antibióticos, pues reducen la velocidad de la reproducción bacteriana	Faringitis estreptocócica, algunas infecciones sinusales y pulmonares, algunos tipos de intoxicación alimentaria
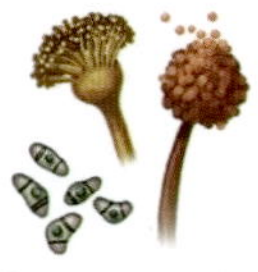 Hongos	Microscópicos, unicelulares (levaduras) o multicelulares (hongos filamentosos)	Suelen infectar superficies y orificios corporales	Antimicóticos, pues destruyen las paredes celulares	Pie de atleta, infecciones por levaduras
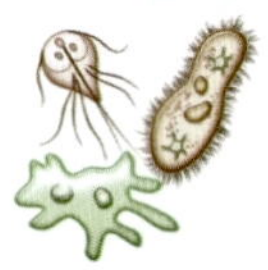 Protozoarios	Microscópicos, unicelulares	Frecuentes en las fuentes de agua en los países en desarrollo	Antiparasitarios, pues interfieren con el metabolismo de los protozoarios	Paludismo, enfermedad del sueño
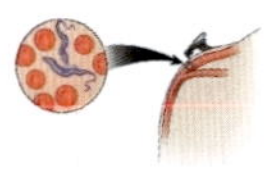 Helmintos	Multicelulares	Prefieren vivir en espacios y células corporales	Antihelmínticos, pues interfieren con el metabolismo del gusano	Gusanos redondos, gusanos planos (helmintos)
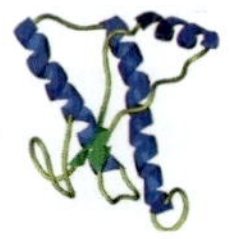 Priones	La proteína (PrP) se encuentra en todo el cuerpo; sin embargo, la PrP^{SC} está mal plegada en el material infectado	Proteínas que se encuentran en animales infectados	Actualmente se realizan investigaciones en busca de un tratamiento eficaz	Enfermedad de Creutzfeldt-Jakob (asociada con otras enfermedades neurodegenerativas)

Adaptado con autorización de: McConnell T. H., Hull K. L. (2011). *Human form, human function: Essentials of anatomy & physiology.* Philadelphia, PA: Lippincott Williams & Wilkins. La imagen del prion es de: Knipe, D. M., Howley, P. M., (2013). *Fields virology* (6th ed., Fig. 76.6, p. 2426). Philadelphia, PA: Lippincott Williams & Wilkins.

TABLA 10-2 Comparación de las características de los patógenos microbianos humanos

Mincroorganismo	Núcleo definido	Material genómico	Tamaño*	Intracelular o extracelular	Motilidad
Priones	No	Se desconoce	55 kDa	E	–
Virus	No	ADN o ARN	0.02-0.3	I	–
Bacterias	No	ADN	0.5-15	I/E	±
Micoplasmas	No	ADN	0.2-0.3	E	–
Espiroquetas	No	ADN	6-15	E	+
Rickettsiaceae	No	ADN	0.2-2	I	–
Chlamydiaceae	No	ADN	0.3-1	I	–
Levaduras	Sí	ADN	2-60	I/E	–
Hongos filamentosos	Sí	ADN	2-15 (ancho de las hifas)	E	–
Protozoarios	Sí	ADN	1-60	I/E	+
Helmintos	Sí	ADN	2 mm o > 1 m	E	+

*µm, a menos que se indique lo contrario.

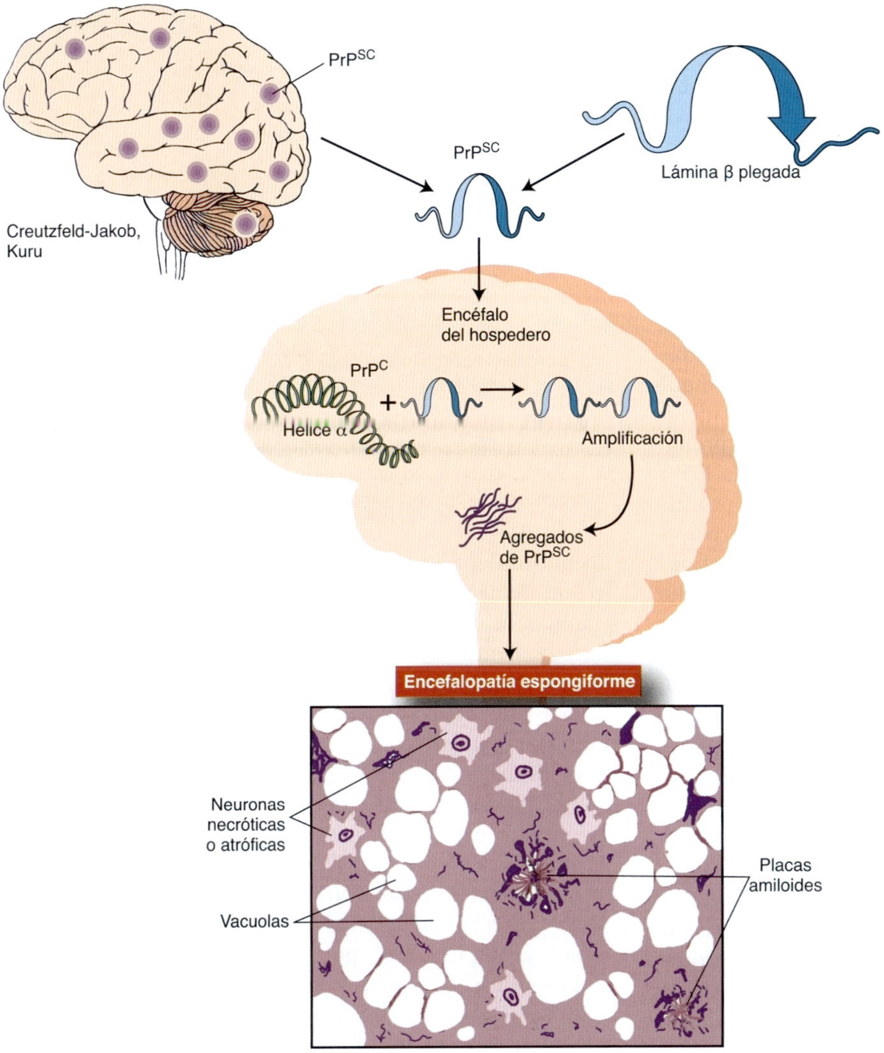

FIGURA 10-2. Patogenia molecular de las alteraciones causadas por priones. Tomado de: Strayer D. S., Rubin R. (Eds.) (2015). *Rubin's pathology: Clinicopathologic foundations of medicine* (7th ed., Fig. 32.71, p. 1452). Philadelphia, PA: Wolters Kluwer Health.

de causar infecciones se denominan *patógenos*. Algunos microorganismos son sumamente virulentos y con frecuencia causan enfermedades cuando un hospedero es expuesto a estos. La tabla 10-1 incluye una lista de patógenos frecuentes que causan enfermedades infecciosas en los humanos. Por fortuna, existen pocos patógenos humanos en el mundo microbiano. La mayoría de los microorganismos son *saprófitos*, organismos de vida libre que obtienen los elementos para crecer del material orgánico muerto o en descomposición que se halla en el ambiente. Todos los microorganismos, aun los saprófitos y los miembros de la flora normal, pueden ser *patógenos oportunistas* capaces de ocasionar una enfermedad infecciosa cuando la salud y la inmunidad del hospedero se debilitan de forma intensa por enfermedad, desnutrición o tratamiento médico.

Agentes que causan enfermedad infecciosa

Los agentes que producen enfermedades infecciosas incluyen priones, virus, bacterias, hongos y parásitos. En la tabla 10-2 se presenta un resumen de las características sobresalientes de estos patógenos microbianos.

Priones

En el pasado, los *microbiólogos* pensaban que todos los agentes infecciosos debían poseer un plan maestro genético (un genoma de ácido ribonucleico [ARN] o ácido desoxirribonucleico [ADN]) que codificaba la síntesis de las proteínas y enzimas esenciales para la supervivencia y la reproducción.[3] Los *priones*, descubiertos en 1982 y que alguna vez se consideró que eran virus de lento crecimiento, son partículas de proteínas que pueden transmitir una infección por autopropagación.[3,4] Se han identificado distintas enfermedades relacionadas con priones, como la enfermedad de Creutzfeldt-Jakob, atrofia sistémica múltiple y kuru en el ser humano. También pueden afectarse los animales, como en la encefalopatía espongiforme bovina en las reses (EEB o enfermedad de las vacas locas).[5] Las distintas enfermedades relacionadas con priones generan procesos patológicos y síntomas muy similares en sus hospederos y de manera colectiva se denominan *enfermedades neurodegenerativas transmisibles* (fig. 10-2). Todas se caracterizan por una degeneración neuronal no inflamatoria de evolución lenta que conduce a la pérdida de la coordinación (ataxia), demencia y muerte en un período que varía de meses a años.

La conversión de una proteína precursora celular (PrP^{C}) en una proteína plegada de forma anómala (PrP^{SC}) hace que la proteína se comporte de manera distinta. La PrP^{SC} es resistente a la acción de las proteasas (enzimas que degradan las proteínas excedentes o deformadas). La acumulación de estas proteínas mal plegadas se vuelve tóxica para las células; sin embargo, a medida que se agregan, se vuelven menos tóxicas para la célula y después se pueden capturar en placas, ovillos o cuerpos de inclusión.[4]

Las enfermedades por priones presentan retos importantes para su tratamiento debido a que la estructura patógena de la PrP^{SC} es muy estable y, por lo tanto, resistente al tratamiento. Los estudios que investigaron la transmisión de las enfermedades por priones en animales demostraron con claridad que los priones se multiplican, lo que condujo a los investigadores a analizar la forma en la que las proteínas podían reproducirse en ausencia de material genético.[3] Se cree que la PrP^{SC} se une a la PrPC en la superficie celular y hace que se procese para convertirse en PrP^{SC}, forma agregados que son placas similares a amiloide en el cerebro y después se disemina por el interior de los axones de las neuronas, lo que produce un daño cada vez mayor en las neuronas del hospedero y, por último, discapacidad. La transmisión en humanos se presenta principalmente al consumir carne infectada o al recibir un trasplante de córnea o de algún órgano infectado.

Virus

Los *virus* son los patógenos intracelulares obligados más pequeños. No tienen estructuras celulares organizadas, sino que están constituidos por una capa proteica o cápside que circunda el centro de ácido nucleico o genoma de ARN o ADN (pero nunca de ambos; fig. 10-3). Algunos virus se encuentran encapsulados dentro de una cubierta lipoproteínica derivada de la membrana citoplasmática de la célula del hospedero parasitada. Los virus con cubierta incluyen

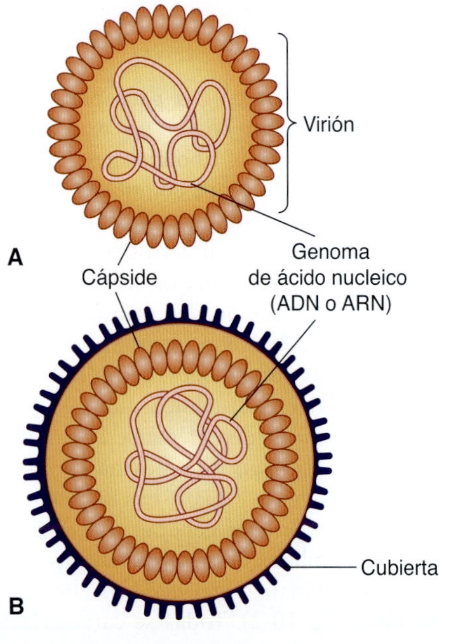

FIGURA 10-3. **A.** La estructura básica de un virus incluye una cubierta de proteínas que circunda el núcleo interior formado por ácido nucleico (ADN o ARN). **B.** Algunos virus también pueden estar circundados por una cubierta externa de lipoproteínas.

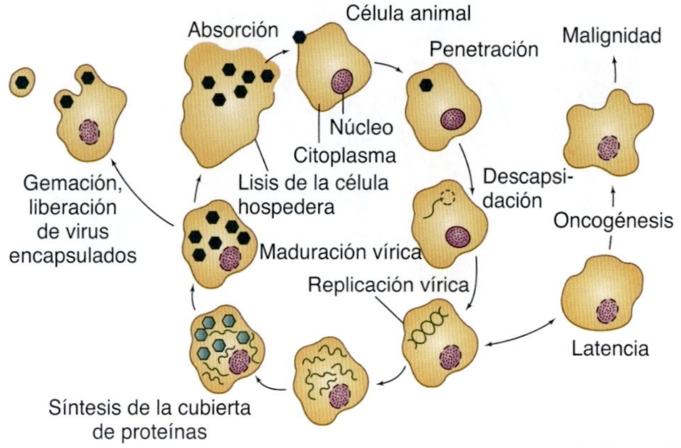

FIGURA 10-4. Representación esquemática de las muchas consecuencias posibles de la infección vírica de las células del hospedero, incluyendo lisis celular (poliovirus), liberación continua de partículas víricas por gemación o latencia (herpesvirus) y oncogénesis (papovavirus).

miembros del grupo de los herpesvirus y los paramixovirus (p. ej., influenza y poxvirus). Ciertos virus con cubierta se eliminan de manera continua de la superficie de la célula infectada envueltos en estructuras gemantes que se desprenden de la membrana celular.

Los virus de los humanos y los animales se clasifican de forma un tanto arbitraria con base en sus distintas características, las cuales incluyen el tipo de genoma vírico (ADN de una o dos cadenas, o ARN), características físicas (p. ej., tamaño, presencia o ausencia de cubierta membranosa), mecanismo de multiplicación (p. ej., retrovirus), modo de transmisión (p. ej., virus transmitidos por artrópodos, enterovirus), tejido diana y tipo de enfermedad que produce (p. ej., virus de la hepatitis A, B, C, D y E), por nombrar algunas.

Los virus son incapaces de multiplicarse fuera de una célula viva. Deben penetrar en una célula viviente susceptible y emplear su estructura biosintética para producir una progenie vírica.[3] El proceso de multiplicación vírica se muestra en la figura 10-4. No todos los agentes víricos generan lisis y muerte de la célula del hospedero durante su multiplicación. Algunos virus ingresan en la célula del hospedero e insertan su genoma en el cromosoma de esta célula, donde permanecen en estado latente y sin multiplicarse durante períodos prolongados, sin causar enfermedad. El virus puede experimentar multiplicación activa y produce síntomas de enfermedad meses o años después. Los miembros del grupo de los herpesvirus y los adenovirus son ejemplos de virus latentes. El reinicio de la multiplicación del virus latente puede producir síntomas de enfermedad primaria (p. ej., herpes genital) o una sintomatología del todo distinta (p. ej., herpes zóster en vez de varicela; fig. 10-5).

Una familia de virus que ha llamado la atención es la de *Orthomyxoviridae* o virus de la influenza (gripe). La atención se ha concentrado en la variedad hemaglutinina (H) de subtipo 5 y neuraminidasa (N) de subtipo 1 (H5N1), habitualmente conocida como *virus de la gripe aviar*, y la variedad H1N1, que de ordinario se conoce como *virus de la gripe porcina*.[6] Los Centers for Disease Control and Prevention (CDC) recomiendan pruebas rápidas de diagnóstico de gripe mediante la reacción en cadena de la polimerasa (PCR, *polymerase chain reaction*) en tiempo real realizadas por personal capacitado.[6]

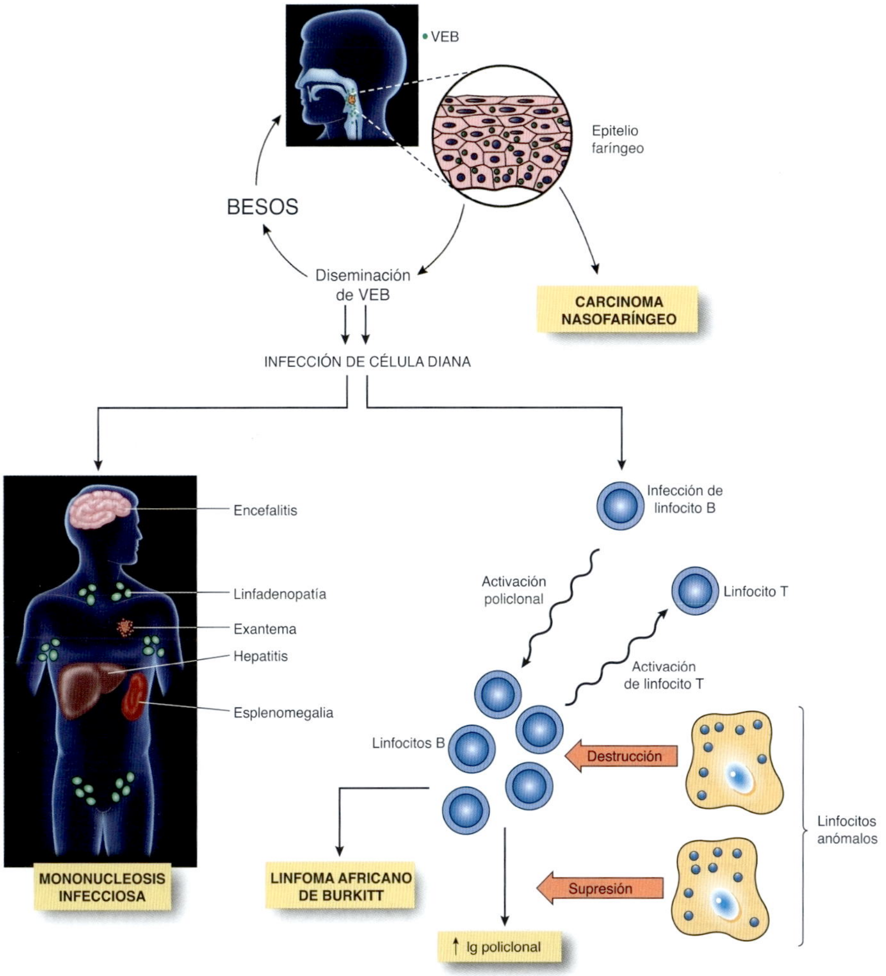

FIGURA 10-5. Papel del virus de Epstein-Barr (VEB) en la mononucleosis infecciosa (MI), el carcinoma nasofaríngeo y el linfoma de Burkitt. El VEB invade las glándulas salivales o el epitelio faríngeo y se multiplica en ellos, para después liberarse a la saliva y las secreciones respiratorias. Además, en algunas personas el virus transforma las células epiteliales de la faringe, que después pueden dar origen a un carcinoma nasofaríngeo. En otros individuos que no cuentan con inmunidad por exposición durante la niñez, el VEB puede producir MI. El VEB puede infectar los linfocitos B y estimular la producción de linfocitos atípicos, que eliminan los linfocitos B infectados por el virus e inhiben la síntesis de inmunoglobulinas. Algunos linfocitos B infectados pueden transformarse en linfocitos malignos del linfoma de Burkitt. Tomado de: Strayer D. S., Rubin R. (Eds.) (2015). *Rubin's pathology: Clinicopathologic foundations of medicine* (7th ed., Fig. 9.9, p. 383). Philadelphia, PA: Wolters Kluwer Health.

Las prácticas tempranas de control de infecciones son importantes para prevenir la propagación de la influenza.[6]

Los retrovirus tienen un mecanismo de multiplicación único. Después de ingresar en la célula del hospedero, el genoma vírico de ARN origina primero una copia de ADN mediante la acción de una enzima vírica denominada *transcriptasa inversa*. La copia del ADN vírico se integra después al cromosoma del hospedero, donde permanece en estado latente, de manera similar a los herpesvirus. Su reactivación y multiplicación requieren la reversión completa del proceso. Algunos retrovirus lisan la célula del hospedero durante el proceso de multiplicación. En el caso del VIH, cuando las células infectadas (linfocitos T $CD4^+$) se activan, liberan virus por gemación o fusión intercelular. La lisis de las células $CD4^+$ también libera el VIH en el torrente sanguíneo, lo que produce una reducción del recuento de $CD4^+$ y la supresión de la respuesta inmunitaria.[3]

Además de ocasionar enfermedades infecciosas, ciertos virus también tienen la capacidad de transformar las células normales del hospedero en células malignas durante su ciclo de multiplicación. Este grupo de virus se denomina *oncogénico* e incluye ciertos retrovirus y virus de ADN, como los herpesvirus, adenovirus y papovavirus. Los virus del papiloma humano (VPH), miembros de la familia de los papovavirus, generan verrugas cutáneas y genitales, y varios de sus genotipos se relacionan con el cáncer cervicouterino.

Bacterias

Las *bacterias* son microorganismos unicelulares que se multiplican de forma autónoma y se denominan *procariotas* porque carecen de un núcleo organizado. En comparación con las células eucariotas nucleadas, la célula bacteriana es pequeña y su estructura es más bien primitiva.[3] Son las células más pequeñas de todas, no contienen organelos intracelulares organizados y su genoma consta de un solo cromosoma circular de doble cadena de ADN, que está asociado con ARN y proteínas.[3] La célula **procariota** se organiza en un compartimento interno conocido como *citoplasma*, que contiene la maquinaria reproductiva y metabólica de la célula. El citoplasma está rodeado por una membrana lipídica flexible, llamada *membrana citoplasmática*[3] que, a su vez, está dentro de una pared celular rígida. La estructura y la síntesis de la pared celular determinan el aspecto microscópico de la bacteria (p. ej., esféricas [cocos], helicoidales [espiroquetas] o elongadas [bacilos]). Además, las bacterias se pueden dividir en dos tipos (grampositivos y gramnegativos) en función de sus propiedades de tinción de Gram. Las bacterias grampositivas sintetizan una pared celular compuesta por un polímero distintivo conocido como *peptidoglucano*. Este polímero es sintetizado solo por los procariotas y es un objetivo atractivo para el tratamiento antibacteriano. Las bacterias gramnegativas producen una membrana externa compuesta por lipopolisacárido (LPS), que puede inducir un choque en el hospedero.[3] Varias bacterias sintetizan una cápsula extracelular compuesta por proteínas o hidratos de carbono. La cápsula protege al microorganismo de los riesgos ambientales, como las defensas inmunitarias del hospedero.[3] La figura 10-6 muestra la variedad de morfologías bacterianas.

Algunas bacterias son móviles, ya que cuentan con apéndices externos similares a látigos denominados *flagelos*. Los flagelos rotan como una hélice y transportan al microorganismo por el ambiente líquido. Las bacterias también pueden sintetizar estructuras similares a pelos que se proyectan desde la superficie celular y se denominan *pili* o *fimbrias*, y les permiten adherirse a superficies como las mucosas o a otras bacterias.

La mayoría de los procariotas se reproducen por medios asexuales mediante **división celular simple**. Cuando los cocos se dividen en cadenas, se denominan *estreptococos*; en pares, *diplococos*; y en racimos, *estafilococos*.[3] La velocidad de crecimiento de las bacterias difiere mucho entre las distintas especies y depende en gran medida de las condiciones físicas de crecimiento y la disponibilidad de nutrientes.

En la naturaleza, las bacterias rara vez permanecen como células aisladas que flotan en un entorno acuoso. Más bien prefieren adherirse y colonizar las superficies ambientales, con lo que producen comunidades estructuradas denominadas *biopelículas*.[7] La organización y estructura de las biopelículas les permite acceder a los nutrientes disponibles y eliminar sus desechos metabólicos. Dentro de una biopelícula, cada uno de los microorganismos recurre a señales químicas como mecanismo de comunicación intercelular primitivo para reconocer el estado del ambiente. Esto se conoce como *percepción de quórum*. Estas señales informan a los miembros de la comunidad el momento en el que se dispone de nutrientes suficientes para proliferar o cuándo las condiciones justifican su permanencia en estado de latencia o su evacuación. Los ejemplos de biopelículas son abundantes en la naturaleza y se identifican en las superficies de los entornos acuáticos y en los humanos.

Las bacterias son formas de vida sumamente adaptables y tienen una serie bien definida de parámetros de crecimiento (p. ej., nutrición, temperatura, luz, humedad y atmósfera). Las bacterias con requerimientos de crecimiento muy estrictos se denominan *con requisitos especiales de cultivo*. Por ejemplo, *Neisseria gonorrhoeae*, bacteria que causa la gonorrea, no puede vivir durante períodos prolongados fuera del cuerpo humano.[8] Algunas bacterias requieren oxígeno para su crecimiento y metabolismo (*aerobias*). Otras no pueden sobrevivir en un ambiente con oxígeno (*anaerobias*). Un microorganismo capaz de adaptar su metabolismo a las condiciones aerobias o anaerobias se conoce como *anaerobio facultativo*.

Otro medio para clasificar las bacterias con base en sus propiedades de tinción microscópica es la *tinción ácido alcohol resistente*. Por su contenido único de ácidos grasos en la membrana celular y su composición, ciertas bacterias se resisten a la decoloración de una tinción primaria cuando se tratan con una solución de ácido alcohol. Estos microorganismos se denominan *ácido alcohol resistentes* e incluyen distintos patógenos humanos relevantes, entre los que destacan *Mycobacterium tuberculosis*.[8]

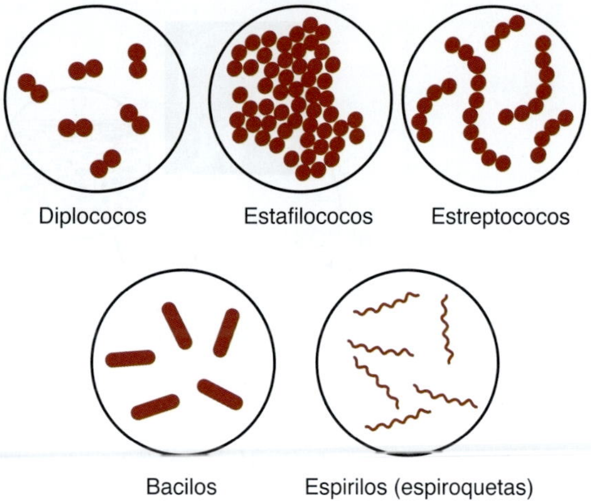

FIGURA 10-6. Variedad de la morfología bacteriana. Ejemplos de enfermedades relacionadas con las bacterias: los estreptococos son microorganismos aerobios grampositivos que causan infecciones de la piel, como impétigo, escarlatina, faringitis, endocarditis, neumonía y choque tóxico potencialmente mortal y septicemia. Tanto *Salmonella* como *E. coli* son bacterias gramnegativas con forma de bacilo que producen enfermedades transmitidas por los alimentos. Las especies de *Spirillum* son bacterias gramnegativas que causan diarrea bacteriana y úlceras pépticas. Tomado de: Houser H. J., Sesser J. R. (2016). *LWW's medical assisting exam review for CMA, RMA, and CMAS certification*. Philadelphia, PA: Wolters Kluwer.

Con fines taxonómicos (de identificación y clasificación), cada miembro del reino bacteriano se clasifica dentro de un grupo pequeño de microorganismos con relación bioquímica y genética que se denomina *género* y se subdivide en individuos específicos al interior del género a los que se llama *especies*. El género y la especie asignados al microorganismo se reflejan en su nombre (p. ej., *Staphylococcus* [género] *aureus* [especie]).

Espiroquetas

Las *espiroquetas* son una categoría particular de bacterias que se menciona por separado debido a su morfología celular inusual y mecanismo distintivo de motilidad. Desde la perspectiva técnica, las espiroquetas son bacilos gramnegativos, pero son únicos en el sentido de que la forma de la célula es helicoidal y la longitud del microorganismo excede por mucho su ancho. Una serie de filamentos se enrolla en torno a la pared celular y se extiende por toda la longitud de la célula. Estos filamentos impulsan al microorganismo a través de un ambiente acuoso con un movimiento en sacacorchos.

Las espiroquetas son microorganismos anaerobios e incluyen a los géneros: *Leptospira*, *Borrelia* y *Treponema*. Cada género tiene cepas saprófitas y patógenas. Las leptospiras patógenas infectan un gran número de animales silvestres y domésticos. Los animales infectados liberan los microorganismos al ambiente a través de las vías urinarias. La transmisión a humanos tiene lugar por el contacto con animales infectados o entornos contaminados con orina. Las leptospiras acceden al hospedero de forma directa a través de las membranas mucosas o por sitios de pérdida de continuidad en la piel y pueden producir una enfermedad grave y potencialmente mortal que se conoce como *síndrome de Weil*. En contraste, las borrelias se transmiten a los humanos a partir de animales infectados mediante la mordedura de un artrópodo vector, como los piojos o las garrapatas. El género *Borrelia* incluye los agentes que causan la fiebre recurrente (*B. recurrentis*) y la enfermedad de Lyme (*B. burgdorferi*).

Las especies patógenas de *Treponema* no requieren intermediarios y se diseminan de una persona a otra por contacto directo. El miembro más importante del género es *T. pallidum*, el agente causal de la sífilis.

Micoplasmas

Los micoplasmas son procariotas unicelulares capaces de multiplicarse de forma independiente. Estos microorganismos tienen menos de una tercera parte del tamaño de una bacteria. Las células se componen de citoplasma rodeado por una membrana, pero, a diferencia de las bacterias, los micoplasmas no sintetizan una pared celular rígida de peptidoglucanos. En consecuencia, el aspecto microscópico de la célula es muy variable, desde una configuración cocoide hasta una filamentosa, y además son resistentes a los antibióticos que inhiben la síntesis de la pared celular, como las penicilinas y las cefalosporinas.

Los micoplasmas que afectan a los humanos se dividen en tres géneros: *Mycoplasma*, *Ureaplasma* y *Acholeplasma*. Los dos primeros requieren colesterol para sintetizar su membrana celular; los acoleplasmas, no. En el hospedero humano, los micoplasmas son comensales. Sin embargo, distintas especies son capaces de producir enfermedades graves, entre otras neumonía (*M. pneumoniae*), infecciones genitales (*M. hominis* y *U. urealyticum*) e infecciones respiratorias en neonatos con peso bajo al nacer transmitidas por la madre (*U. urealyticum*) y posibles complicaciones durante el embarazo.[8,9]

PUNTOS CLAVE

Agentes transmisores de enfermedad infecciosa

- Los microorganismos pueden dividirse en eucariotas (p. ej., hongos y parásitos), que contienen un núcleo rodeado por una membrana, y procariotas (p. ej., bacterias), en los que el núcleo no está separado.
- Los eucariotas y los procariotas se consideran organismos porque contienen todas las enzimas y el equipo biológico necesario para multiplicarse y aprovechar la energía metabólica.

Rickettsiaceae, *Anaplasmataceae*, *Chlamydiaceae* y *Coxiella*

Este interesante grupo de microorganismos combina las características de los virus y las bacterias para causar enfermedad en el humano. Todos son patógenos intracelulares obligados, como los virus, pero sintetizan una pared celular rígida de peptidoglucanos, se reproducen asexualmente por división celular y contienen ARN y ADN, de manera similar a las bacterias.[2]

Los miembros de *Rickettsiaceae* dependen de la célula del hospedero para obtener las vitaminas y los nutrientes esenciales, pero los de *Chlamydiaceae* parecen atrapar productos intermedios del metabolismo energético, como el trifosfato de adenosina (ATP, *adenosine triphosphate*). Las *Rickettsiaceae* infectan las células de ciertos artrópodos, como las pulgas, las garrapatas y los piojos, pero no les producen enfermedad.[8] Los microorganismos se transmiten de manera accidental al humano por la mordedura del artrópodo (el vector) y producen distintas enfermedades con potencial mortal, como la fiebre maculosa de las Montañas Rocosas y el tifo epidémico. Esta fiebre (transmitida a los humanos a través de la garrapata) es una enfermedad de informe obligatorio cuya frecuencia se incrementó durante la última década. Sin embargo, la tasa de muerte ha disminuido hasta cerca de un 0.5%.[10]

Las *Chlamydiaceae* son un poco más pequeñas que las *Rickettsiaceae*, pero tienen una estructura similar y se transmiten de forma directa entre los vertebrados susceptibles sin un hospedero artrópodo intermediario. La transmisión y multiplicación de las *Chlamydiaceae* se presenta en un ciclo de vida definido. La forma infecciosa, denominada *cuerpo elemental*, se adhiere a la célula del hospedero e ingresa en ella, donde se transforma en un *cuerpo reticulado* más grande.[11] Este se somete a multiplicación activa para constituir cuerpos elementales numerosos, que después se liberan hacia el ambiente extracelular para dar inicio a otro ciclo infeccioso. La transmisión ocurre por contacto estrecho de una persona con otra. *Chlamydia trachomatis* se transmite sexualmente (es una de las principales enfermedades de transmisión sexual en hombres y mujeres) y causa conjuntivitis en el neonato.[8] Aproximadamente el 1% de los casos de neumonía adquirida en la comunidad son causados por *C. psittaci*.[12]

Los microorganismos que pertenecen a la familia *Anaplasmataceae* también son intracelulares obligados que se asemejan a los de *Rickettsiaceae* en su estructura y producen distintas enfermedades en animales y humanos, algunas de las cuales tienen como vector una garrapata. Estos microorganismos tienen como objetivo los leucocitos mononucleares y polimorfonucleares del hospedero para lograr la infección y, de manera similar a las *Chlamydiaceae*, se multiplican en el citoplasma de los leucocitos infectados dentro de vacuolas denominadas *mórulas*. No obstante, a diferencia de las *Chlamydiaceae*, las *Anaplasmataceae* no tienen un ciclo de vida definido y son independientes de la célula del hospedero para la producción de energía. Las infecciones más frecuentes ocasionadas por *Anaplasmataceae* son la erliquiosis monocítica y granulocítica del humano. La erliquiosis monocítica humana es una enfermedad causada por *Ehrlichia chaffeensis* y *E. canis* que puede confundirse fácilmente con la fiebre maculosa de las Montañas Rocosas.

La gravedad de la enfermedad clínica varía desde cuadros leves hasta los que ponen en riesgo la vida.[13] Sus manifestaciones comprenden malestar general, anorexia y náuseas, fiebre y cefalea. Los síntomas inician entre 1 y 2 semanas después de la mordida de la garrapata. Puede presentarse una erupción (más a menudo en los niños), así como síntomas gastrointestinales. Con frecuencia se observan disminuciones del recuento leucocitario (leucopenia) y plaquetario (trombocitopenia). Las complicaciones graves incluyen insuficiencia respiratoria grave, sepsis grave y choque séptico (que puede conducir a insuficiencia renal aguda), así como meningitis y meningoencefalitis.[13] La enfermedad suele ser más grave en adultos mayores y personas con función inmunitaria deprimida. La erliquiosis granulocítica humana, causada por dos especies (*Anaplasma phagocytophilum* y *Ehrlichia ewingii*), también es transmitida por garrapatas. Los síntomas son similares a los que se observan en la erliquiosis monocítica humana.

El género *Coxiella* incluye una sola especie: *C. burnetii*. Como sus contrapartes rickettsias, se trata de un microorganismo intracelular gramnegativo que infecta distintos animales, entre otros el ganado bovino, ovino y caprino.[14] En el humano, la infección por *Coxiella* produce una enfermedad denominada *fiebre Q*, caracterizada por un cuadro febril inespecífico que suele acompañarse de cefalea, escalofríos y síntomas leves similares a los de la neumonía. El microorganismo tiene una forma muy resistente, parecida a las esporas, que se transmiten al humano cuando entra en contacto con aerosoles de tejido animal contaminado (p. ej., durante el procesamiento de la carne) o por la ingesta de leche contaminada. También puede transmitirse por la exposición a animales infectados.[14]

Hongos

Los hongos son saprófitos eucariotas de vida libre que se distribuyen en todos los hábitats de la tierra. Algunos son miembros de la microflora humana normal. Por fortuna, pocos hongos son capaces de causar enfermedades en los humanos y casi todas son infecciones incidentales autolimitadas de la piel y el tejido subcutáneo. Las infecciones micóticas graves son raras y suelen iniciarse por heridas por punción o inhalación. A pesar de su naturaleza inocua ordinaria, los hongos pueden producir infecciones oportunistas que ponen en riesgo la vida cuando la capacidad de defensa del hospedero está deprimida.

Los hongos pueden dividirse en dos grupos, levaduras y hongos filamentosos (mohos), con base en diferencias rudimentarias de su morfología. Las levaduras son microorganismos de una sola célula, con un tamaño aproximado al de los eritrocitos, que se reproducen por gemación. Las gemaciones se separan de la célula progenitora y maduran para constituir células hijas idénticas. Los hongos filamentosos producen filamentos largos, huecos y ramificados denominados *hifas*. Algunos mohos forman paredes transversales, que segregan las hifas en compartimentos, mientras que otros no. Algunos cuantos hongos pueden crecer en forma de levaduras a una temperatura y como mohos en otra. Estos microorganismos se denominan *hongos dimórficos* e incluyen cierto número de patógenos humanos, como los agentes que producen la blastomicosis (*Blastomyces dermatitidis*), histoplasmosis (*Histoplasma capsulatum*) y coccidioidomicosis (*Coccidioides immitis*).

El aspecto de una colonia micótica tiende a reflejar su composición celular. Las colonias de levaduras suelen tener un aspecto liso y una textura cérea o cremosa. Los hongos filamentosos tienden a producir colonias algodonosas o polvosas compuestas por parches de hifas que se denominan de manera colectiva *micelio*. El micelio puede penetrar la superficie de crecimiento o proyectarse por encima de la colonia como las raíces y las ramas de un árbol. Las levaduras y los hongos filamentosos sintetizan una pared celular rígida que no guarda relación química con el peptidoglucano de las bacterias y, por lo tanto, no es susceptible a los efectos de los antibióticos semejantes a la penicilina.

La mayoría de los hongos son capaces de reproducirse de manera sexual o asexual. El primer proceso implica la fusión de los cigotos con la generación de una cigospora recombinante. La reproducción asexual implica la formación de esporas con gran resistencia denominadas *conidios* o *esporangiosporas*, que son llevadas por estructuras especializadas que derivan de las hifas. Los hongos filamentosos se identifican en el laboratorio por el aspecto microscópico característico de sus estructuras asexuales arborescentes y con esporas.

Al igual que los patógenos bacterianos del humano, los hongos pueden producir enfermedad en el hospedero solo si son capaces de crecer a la temperatura del sitio corporal infectado. Por ejemplo, distintos patógenos micóticos denominados *dermatofitos* son incapaces de desarrollarse a la temperatura corporal central (37 °C) y la infección se limita a las superficies cutáneas más frías. Las enfermedades causadas por estos microorganismos, entre las que se incluyen la tiña de la piel, el pie de atleta y la tiña inguinal (todos ejemplos de tiña), se denominan en conjunto *micosis superficiales*.[3] Las infecciones por hongos también pueden ser infecciones cutáneas, subcutáneas, profundas e invasoras. Las micosis sistémicas son infecciones micóticas graves de los tejidos profundos y, por definición, se deben a microorganismos capaces de crecer a 37 °C. Las levaduras como *Candida albicans* son parte de la flora comensal de la piel, las mucosas y el tubo digestivo, y tienen la capacidad de desarrollarse en un intervalo más amplio de temperatura. La candidosis se considera una infección oportunista en personas inmunodeprimidas; sin embargo, es una causa de infección en personas no neutropénicas. La candidosis en sangre (*candidemia*) y en el abdomen (candidosis intraabdominal) son una causa frecuente de infección en la unidad de cuidados intensivos.[15] Además, la aspergilosis es un forma letal de neumonía.[15] Los mecanismos inmunitarios intactos y la competencia por los nutrientes proporcionada por la flora bacteriana en general mantienen bajo control a los hongos colonizadores. Las alteraciones de alguno de estos componentes por estados de enfermedad o por la utilización de tratamiento antibiótico pueden modificar el equilibrio, lo que permite el sobrecrecimiento micótico y establece el escenario para que surjan las infecciones oportunistas.

Parásitos

En sentido estricto, cualquier organismo que obtenga beneficios de su relación biológica con otro es un parásito. En el estudio de la microbiología clínica, sin embargo, el término *parásito* evolucionó para designar los miembros del reino animal que infectan y causan enfermedad en otros animales, e incluye protozoarios, helmintos y artrópodos. La microbiota intestinal ejerce un efecto inmunorregulador sobre la respuesta inmunitaria del hospedero en el contexto de los parásitos intestinales.[16]

Los protozoarios son animales unicelulares con el conjunto completo de maquinaria celular eucariota, lo que incluye un núcleo bien definido y organelos. Su reproducción puede ser sexual o asexual, y sus ciclos de vida pueden ser simples o complejos, con varias fases de maduración que requieren más de un hospedero para completarse. Casi todos son saprófitos, pero unos cuantos se han adaptado para habitar en el ambiente humano y producir distintas enfermedades, como paludismo, disentería amebiana y giardiosis.[3] Las infecciones por protozoarios pueden transmitirse de forma directa de un hospedero a otro, por contacto sexual, de manera indirecta por agua o alimentos contaminados o por medio de algún vector artrópodo. La transmisión directa o indirecta deriva de la ingesta de quistes o esporas con gran resistencia que se eliminan en las heces del hospedero infectado. Cuando los quistes alcanzan el intestino, maduran y se transforman en sus formas vegetativas denominadas *trofozoítos,* los cuales son capaces de reproducirse por vía asexual o formar quistes. La mayoría de los trofozoítos pueden desplazarse mediante flagelos, cilios o movimiento ameboide.

Los helmintos son un conjunto de parásitos similares a los gusanos, incluidos nematodos o gusanos redondos, cestodos o gusanos planos, y trematodos o duelas. Los helmintos se reproducen por vía sexual al interior del hospedero definitivo y algunos requieren un hospedero intermedio para el desarrollo y maduración de su progenie. Los humanos pueden servir como hospederos definitivos o intermedios y, en ciertas enfermedades como la triquinosis, como ambos. La transmisión de enfermedades helmínticas se presenta sobre todo por la ingesta de huevos fertilizados o la penetración de las fases larvarias a través de la piel de manera directa o con ayuda de algún vector artrópodo. Las infecciones helmínticas pueden afectar muchos sistemas orgánicos y estructuras, como hígado y pulmón, aparatos urinario e intestinal, sistemas circulatorio y nervioso central, y músculo. Si bien la mayoría de las enfermedades producidas por helmintos se han erradicado de los Estados Unidos, aún constituyen un problema de salud importante en las naciones en desarrollo.

Los artrópodos parasitarios de humanos y animales comprenden los vectores de enfermedades infecciosas (p. ej., garrapatas, mosquitos, moscas chupadoras) y los ectoparásitos. Los ectoparásitos infestan las superficies corporales externas y causan daño tisular localizado o inflamación secundaria a la mordedura o la acción de enterramiento del artrópodo. Los ectoparásitos humanos más prominentes son ácaros (escabiosis), niguas, piojos (de la cabeza, el cuerpo y el pubis) y pulgas.[3] Los ectoparásitos se transmiten de manera directa por contacto con las formas inmaduras o maduras del artrópodo o sus huevos que se encuentran en un hospedero infestado, en la ropa personal o de cama del hospedero, o bien en artículos de arreglo personal como peines y cepillos. Muchos de los ectoparásitos son vectores de otras enfermedades infecciosas, incluyendo el tifo endémico y la peste bubónica (pulgas), y el tifo epidémico (piojos).

RESUMEN

A lo largo de su vida, los humanos se exponen de manera continua e inocua y son colonizados por una multitud de microorganismos. Esta relación se mantiene bajo control por los mecanismos de defensa intactos del hospedero (p. ej., barreras mucosas y cutáneas, función inmunitaria normal) y la naturaleza inofensiva de la mayoría de los microorganismos ambientales. Los factores que debilitan la resistencia del hospedero o incrementan la virulencia de los microorganismos colonizadores pueden trastornar el equilibrio de la relación y causar enfermedad. Existe una gran diversidad de microorganismos procariotas y eucariotas capaces de generar enfermedades infecciosas en el humano. La inmunosupresión (relacionada con las alteraciones médicas subyacentes, con la terapia inmunosupresora o el envejecimiento [conocida como *inmunosenescencia*]) aumenta el riesgo de infecciones relacionadas con patógenos oportunistas y de otros tipos. Sin embargo, la mayoría de las enfermedades infecciosas en los humanos son todavía causadas por solo una pequeña fracción de los organismos que forman el mundo microscópico.

Mecanismos de infección

Epidemiología de las enfermedades infecciosas

La *epidemiología* es el estudio de los factores, acontecimientos y circunstancias que influyen en la transmisión de las enfermedades infecciosas entre los humanos.[17] Mientras que la epidemiología descriptiva se centra en el patrón de la enfermedad, la epidemiología analítica examina los factores asociados con la enfermedad.[18] Para interrumpir o eliminar la propagación de un agente infeccioso, se deben considerar los factores relacionados con el hospedero, el agente y el ambiente, la conocida tríada de la enfermedad (*véase* la fig. 10-1), así como las formas de transmisión. El término *incidencia* se emplea para describir el número de casos nuevos de una enfermedad infecciosa en una población definida (p. ej., por 100 000 personas) en un período determinado (p. ej., cada mes, cada trimestre, cada año). La *prevalencia* de la enfermedad indica el número de casos activos en cualquier momento dado. Una enfermedad se considera *endémica* de una región geográfica específica si su incidencia y prevalencia son esperadas y más o menos estables. Una *epidemia* describe un incremento abrupto e inesperado de la incidencia de la enfermedad que supera las tasas endémicas. Una *pandemia* se refiere a la diseminación de la enfermedad más allá de los límites continentales. El advenimiento de los viajes rápidos por todo el mundo incrementó el riesgo de transmisión pandémica de microorganismos patógenos.

Modalidades de transmisión

Las modalidades de transmisión incluyen mecanismos directos e indirectos. El *portal de entrada* se refiere al proceso por el que un patógeno ingresa en el cuerpo, accede a los tejidos susceptibles y produce enfermedad. Entre las *modalidades de transmisión* se encuentran penetración, contacto directo, ingesta e inhalación. El portal de entrada no determina el sitio de la infección. Los patógenos ingeridos pueden penetrar a través de la mucosa intestinal, diseminarse por el sistema circulatorio y causar enfermedades en otros órganos, como el pulmón o el hígado. Cualquiera que sea al mecanismo de entrada, la transmisión de agentes infecciosos guarda relación directa con el número de agentes que adquiere el hospedero.

Penetración

Cualquier pérdida de la continuidad de la barrera superficial del cuerpo (piel o mucosas) es un sitio potencial para la invasión de microorganismos. La interrupción puede ser resultado de una lesión accidental que genera **abrasiones**, quemaduras o heridas penetrantes; de procedimientos médicos, como una intervención quirúrgica o cateterismo; o de un proceso infeccioso primario que produce lesiones superficiales, como la varicela o el impétigo. También puede ocurrir la translocación de bacterias desde el aparato digestivo. La inoculación directa por el consumo de fármacos intravenosos o por mordedura de animales o artrópodos también es posible.

Contacto directo

Algunos patógenos se transmiten directamente desde el tejido infectado o las secreciones hacia las mucosas intactas expuestas. Esto es particularmente cierto para determinadas infecciones de transmisión sexual (ITS, también conocidas como *enfermedades de transmisión sexual* [ETS]), como gonorrea, sífilis, clamidiosis y herpes genital, en las que la exposición de las membranas no infectadas a los patógenos tiene lugar durante el contacto íntimo.

La transmisión de las ITS no se limita al contacto sexual. La *transmisión vertical* de estos agentes, de la madre al hijo, es factible a través de la placenta o durante el parto, cuando las mucosas del niño entran en contacto con las secreciones vaginales infectadas de la madre. Cuando una enfermedad infecciosa se transmite de la madre al hijo durante la gestación o el parto se clasifica como *infección congénita*. Las infecciones congénitas que se observan con mayor frecuencia incluyen toxoplasmosis (generada por el parásito *Toxoplasma gondii*), sífilis, rubéola, infección por citomegalovirus e infecciones por VHS (infecciones del complejo TORCH), virus de la varicela zóster (varicela), parvovirus B19, estreptococos del grupo B (*Streptococcus agalactiae*) y VIH. De estas, el citomegalovirus es por mucho la causa más frecuente de infección congénita en los Estados Unidos, y se presenta en el 0.5-22% de todos los nacimientos vivos.[19]

La gravedad de los defectos congénitos que se relacionan con estas infecciones depende en gran medida de la edad gestacional del feto al momento en el que tiene lugar la transmisión, pero la mayoría de estos agentes pueden inducir retraso mental profundo y déficits neurosensitivos, como ceguera y pérdida auditiva. El VIH rara vez produce signos y síntomas evidentes en el neonato infectado y en ocasiones se requieren años para que se manifiesten los efectos de la enfermedad.

Ingesta

La entrada de microorganismos patógenos o sus productos tóxicos a través de la cavidad bucal y el tubo digestivo constituye uno de los medios más eficientes de transmisión de enfermedad en el humano. Numerosas infecciones bacterianas, víricas y parasitarias, como cólera, fiebre tifoidea, disentería (amebiana y bacilar), intoxicación alimentaria, diarrea del viajero, criptosporidiosis y hepatitis A, comienzan con la ingesta de alimentos y agua contaminados. Este mecanismo de transmisión requiere que un agente infeccioso sobreviva al pH bajo y la actividad enzimática de las secreciones gástricas, así como a la acción peristáltica de los intestinos, en número suficiente para establecer una infección, lo que determina la *dosis infecciosa*. Para los microorganismos como *Vibrio cholerae*, las secreciones de ácido gástrico reducen la dosis infecciosa; sin embargo, algunos agentes, como los quistes de *Shigella* y *Giardia*, causan infecciones con una dosis más baja debido a su resistencia al ácido gástrico.[19] Los patógenos ingeridos también deben competir con éxito con la flora bacteriana normal del intestino por sus requerimientos nutricionales. Las personas con acidez gástrica disminuida por efecto de alguna enfermedad o consumo de medicamentos son más susceptibles a la infección por esta vía porque el número de microorganismos ingeridos que sobrevive al ambiente gástrico es mayor.

Inhalación

Las vías respiratorias de las personas saludables están dotadas con un sistema de defensa constituido por elementos múltiples para impedir que los patógenos potenciales ingresen en los pulmones. La superficie del árbol respiratorio está recubierta por una capa de moco que se desplaza de manera continua y se aleja de los pulmones para dirigirse hacia la boca mediante el movimiento rítmico de las células epiteliales ciliadas. La humidificación del aire inspirado incrementa el tamaño de las partículas de aerosol, que son filtradas de manera eficaz por las membranas mucosas de la vía respiratoria superior. La tos también ayuda a eliminar las partículas de las vías respiratorias inferiores. Las secreciones respiratorias contienen anticuerpos y enzimas capaces de inactivar los agentes infecciosos. Las células fagocíticas eliminan las partículas y los microorganismos que logran llegar al pulmón.

A pesar de esta impresionante disposición de mecanismos protectores, cierto número de patógenos puede invadir el cuerpo humano a través de las vías respiratorias, incluyendo agentes que producen neumonía bacteriana (*Streptococcus pneumoniae*, *Legionella pneumophila*), meningitis (*Neisseria meningitidis*, *Haemophilus influenzae*) y tuberculosis, así como los virus que causan sarampión, parotiditis, varicela, influenza y resfriado común. Los defectos de la función pulmonar o la depuración mucociliar ocasionados por procesos no infecciosos, como la fibrosis quística, el enfisema o el tabaquismo, pueden incrementar el riesgo de desarrollar enfermedades adquiridas por inhalación.

Alerta sobre el dominio de conceptos

La varicela se disemina a través del aire.

PUNTOS CLAVE

Epidemiología de las enfermedades infecciosas

- La epidemiología se concentra en la incidencia (número de casos nuevos) y prevalencia (número de casos activos en cualquier momento) de una enfermedad infecciosa; la fuente de la infección y su portal de entrada, el sitio de la infección y los factores de virulencia de los microorganismos infecciosos; así como los signos y síntomas de la enfermedad y su evolución.
- Las metas finales de los estudios epidemiológicos son la interrupción de la diseminación de las enfermedades infecciosas y su erradicación.

Fuente

La fuente de una enfermedad infecciosa se refiere a la ubicación, hospedero, objeto o sustancia a partir del cual se adquiere el agente infeccioso: en esencia, el "quién, qué, dónde y cuándo" de la transmisión de la enfermedad. La fuente puede ser endógena (adquirida de la microflora propia del hospedero, como en el caso de alguna infección oportunista) o exógena (que se adquiere de fuentes en el ambiente externo, como el agua, alimentos, tierra o aire). La fuente del agente infeccioso también puede ser otro ser humano, como la madre para el hijo durante la gestación (infecciones congénitas), un objeto inanimado, un animal o un artrópodo que muerde (*vector*). Los objetos inanimados que portan un agente infeccioso se conocen como *fómites*. Por ejemplo, los rinovirus y muchos otros **virus que carecen de cubierta** pueden diseminarse mediante el contacto con fómites, como los pañuelos y los juguetes. La zoonosis es una categoría de enfermedades infecciosas que se transmiten de otras especies animales al humano. Cuando una enfermedad se origina en los seres humanos y se trasmite a los animales, se conoce como "zoonosis inversa".[19] Las zoonosis representan un gran porcentaje (hasta el 70% de las enfermedades víricas emergentes) de las enfermedades infecciosas emergentes. Algunos ejemplos de zoonosis son la enfermedad por arañazo de gato, el VIH, la rabia, la plaga y la influenza.[19] Otra vía de diseminación de las enfermedades infecciosas (como la enfermedad de Lyme o el virus del oeste del Nilo [VON]) es a través de la mordedura de vectores artrópodos.

El término fuente puede denotar un lugar. Por ejemplo, las infecciones que se desarrollan en personas mientras están hospitalizadas se denominan **intrahospitalarias** o *infecciones asociadas con los servicios de salud*, y las que se adquieren fuera de las instituciones sanitarias se conocen como *adquiridas en la comunidad*. Las definiciones utilizadas para distinguir entre las enfermedades adquiridas en los servicios de salud y las adquiridas en la comunidad involucran el momento de la infección (su desarrollo en menos de 48 h define la enfermedad adquirida en la comunidad), así como la hospitalización previa, diálisis y atención de heridas. La fuente también puede hacer referencia a la sustancia corporal que tiene más probabilidad de servir como vehículo para la transmisión, como las heces, la sangre, los líquidos corporales, las secreciones respiratorias y la orina. Las infecciones pueden transmitirse de una persona a otra al compartir objetos inanimados (fómites) contaminados con líquidos corporales infectados. Un ejemplo de este mecanismo de transmisión incluiría la diseminación del VIH y el virus de la hepatitis B por la utilización de jeringas compartidas por consumidores de drogas intravenosas. La infección también puede diseminarse mediante una combinación compleja de fuente, portal de entrada y vector. El control de la fuente es un aspecto importante de la prevención y el tratamiento.

Manifestaciones clínicas

El término *manifestaciones clínicas* se refiere al grupo de signos y síntomas que expresa el hospedero durante la evolución de la enfermedad. También se conoce como *cuadro clínico* o *presentación de la enfermedad* y puede ser característico de algún agente infeccioso. En términos de la fisiopatología, los síntomas son la expresión externa de la lucha entre los microorganismos invasores y las respuestas de defensa inflamatorias e inmunitarias llevadas a cabo por el hospedero. Los síntomas de una enfermedad infecciosa pueden ser específicos y corresponder al sitio de la infección (p. ej., diarrea, exantema, convulsiones, hemorragia y neumonía). Por el contrario, los síntomas como fiebre, mialgias, cefalea y letargia son más bien inespecíficos y es posible que los compartan distintas enfermedades infecciosas. Los síntomas de un hospedero enfermo pueden ser evidentes, como en el caso de la varicela o el sarampión. Las manifestaciones ocultas, como el incremento del recuento leucocitario, requieren pruebas de laboratorio para su detección. El reconocimiento preciso y el registro de la sintomatología pueden facilitar el diagnóstico de una enfermedad infecciosa.

Evolución de la enfermedad

La evolución de cualquier enfermedad infecciosa se divide en varias fases distinguibles después del *momento* en el que el patógeno potencial ingresa en el hospedero. Estas fases son el período de incubación, la fase prodrómica, la fase aguda, la fase de convalecencia y la fase de resolución (fig. 10-7). Las fases dependen del avance e intensidad de los síntomas del hospedero en el tiempo. La duración de cada fase y el patrón de la enfermedad general pueden ser específicos para distintos patógenos, lo que contribuye al diagnóstico de un padecimiento infeccioso.

El *período de incubación* es la fase durante la cual el patógeno comienza su replicación activa sin producir síntomas reconocibles en el hospedero. El período de incubación puede ser corto, como en el caso del cólera (hasta 24 h), o prolongado, como con la hepatitis B (hasta 180 días) o el VIH (meses a años).[3] La duración del período de incubación puede verse afectada por factores adicionales, como la salud general del hospedero, el portal de entrada y la dosis infecciosa del patógeno.

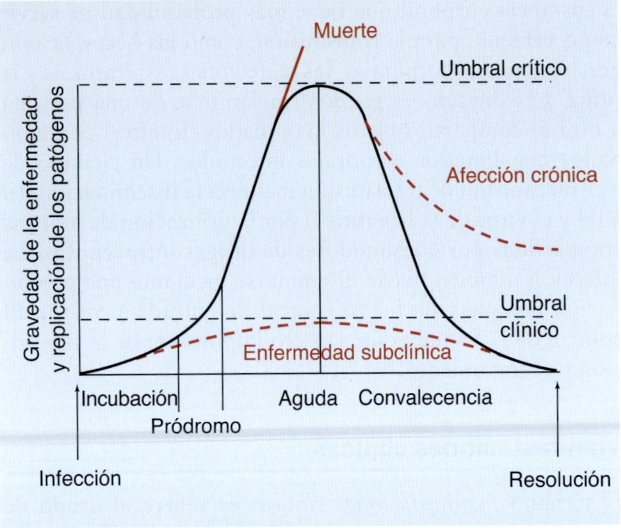

FIGURA 10-7. Etapas de una enfermedad infecciosa primaria en orden de aparición en relación con la gravedad de los síntomas y el número de agentes infecciosos. El umbral clínico corresponde a la expresión inicial de los síntomas reconocibles, mientras que el umbral crítico representa la cúspide de intensidad de la enfermedad.

El marco de referencia de la *fase prodrómica* es la aparición inicial de los síntomas en el hospedero, aunque es posible que la presentación clínica durante este período sea solo una sensación vaga de malestar. El hospedero puede experimentar febrícula, mialgias, cefalea y fatiga. Se trata de cambios constitucionales que comparten un gran número de procesos patológicos. La duración de la fase prodrómica puede variar de manera considerable de un hospedero a otro.

La *fase aguda* es el período durante el cual el hospedero experimenta el impacto máximo del proceso infeccioso, que corresponde a la proliferación rápida y la diseminación del patógeno. Durante esta fase, los productos colaterales tóxicos del metabolismo microbiano, la lisis celular y la respuesta inmunitaria que produce el hospedero se combinan para generar daño tisular e inflamación. Los síntomas del hospedero son pronunciados y más específicos que en la fase prodrómica, y por lo general permiten identificar el patógeno y los sitios afectados.

El *período de convalecencia* se caracteriza por la contención de la infección, la eliminación progresiva del patógeno, la reparación del tejido dañado y la resolución de los síntomas acompañantes. De modo similar al período de incubación, el tiempo necesario para que se complete la convalecencia puede ser de días, semanas o meses, según el tipo de patógeno y la voracidad de la respuesta inmunitaria del hospedero. La *resolución* es la eliminación total del patógeno del cuerpo sin que existan signos o síntomas residuales de enfermedad. En ocasiones, las infecciones pueden causar un estado *crónico* infeccioso.

Se reconocen varias excepciones notables a la presentación clásica de un proceso infeccioso. Las enfermedades infecciosas crónicas tienen una evolución muy prolongada y en ocasiones irregular. El hospedero puede experimentar síntomas del proceso infeccioso de manera continua o esporádica durante meses o años sin que exista una fase de convalecencia. En contraste, la enfermedad *subclínica* o *subaguda* evoluciona desde la infección hasta la resolución sin la presencia de síntomas clínicos evidentes. Una enfermedad se denomina de *progreso lento* si la fase prodrómica es prolongada; una enfermedad *fulminante* se distingue por el inicio abrupto de los síntomas, con **pródromo** escaso o nulo. Las infecciones mortales son variantes de una evolución patológica típica.

Lugar de la infección

La inflamación de un sitio anatómico suele designarse agregando el sufijo *-itis* al nombre del tejido afectado (p. ej., bronquitis, inflamación de los bronquios; encefalitis, inflamación cerebral; carditis, inflamación del corazón). Sin embargo, se trata de términos generales que se aplican por igual a la inflamación de origen infeccioso o no infeccioso. El sufijo *-emia* se utiliza para designar la presencia de alguna sustancia en la sangre (p. ej., *bacteriemia*, *viremia* y *fungemia* describen la presencia de estos agentes infecciosos en el torrente sanguíneo). El término *sepsis* o *septicemia* se ha utilizado para hacer referencia a la presencia de toxinas microbianas en la sangre. Durante las últimas tres décadas, la definición de septicemia se centró en las manifestaciones clínicas específicas de la inflamación sistémica (fiebre/hipotermia, taquicardia, taquipnea y leucocitosis/leucopenia/bandemia) en el entorno de una infección confirmada o de la que se sospecha. El término *septicemia grave* se ha utilizado para la septicemia con insuficiencia orgánica y el término *choque séptico* se empleó para la insuficiencia orgánica con hipotensión que no responde a la reanimación con líquidos. Ahora comprendemos que la septicemia es una respuesta descontrolada del hospedero a una infección acompañada de alteración orgánica que pone en riesgo la vida.[20]

El tipo de patógeno, el portal de entrada y la competencia del sistema de defensa inmunitario del hospedero determinan, por último, el sitio en el que se presenta una enfermedad infecciosa. Muchos microorganismos patógenos tienen una capacidad restringida para invadir el cuerpo humano. *Mycoplasma pneumoniae*, los virus de la influenza y *Legionella pneumophila* rara vez producen enfermedad fuera de las vías respiratorias; las infecciones causadas por *Neisseria gonorrhoeae* suelen confinarse al aparato genitourinario; la shigelosis y la giardiosis en contados casos se extienden más allá del aparato digestivo.[3] Estas enfermedades infecciosas se consideran localizadas. La bacteria *Helicobacter pylori* es un ejemplo extremo de patógeno específico de sitio. *H. pylori* es una causa importante de úlceras gástricas, pero no se ha implicado en procesos de enfermedad en otros sitios del cuerpo humano. Bacterias como *Neisseria meningitidis,* causante de la enfermedad meningocócica, un patógeno prominente en niños y adultos jóvenes; *Salmonella typhi*, la causa de la fiebre tifoidea; y *Borrelia burgdorferi*, el agente de la enfermedad de Lyme, tienden a diseminarse a partir del sitio de infección primario para afectar otras regiones y sistemas orgánicos. Todos estos son ejemplos de patógenos sistémicos que se diseminan por el cuerpo a través del sistema circulatorio. *Staphylococcus aureus* puede causar diferentes tipos de infecciones (p. ej., neumonía, infección en vías urinarias, endocarditis, **celulitis**).

TABLA 10-3 Ejemplos de factores de virulencia producidos por microorganismos patógenos

Factor	Categoría	Microorganismo	Efecto sobre el hospedero
Toxina colérica	Exotoxina	*Vibrio cholerae* (bacteria)	Diarrea secretora
Toxina diftérica	Exotoxina	*Corynebacterium diphtheriae* (bacteria)	Inhibición de la síntesis de proteínas
Lipopolisacárido	Endotoxina	Muchas bacterias gramnegativas	Fiebre, hipotensión, choque
Toxina del choque tóxico	Enterotoxina	*Staphylococcus aureus* (bacteria)	Erupción, diarrea, vómitos, hepatitis
Hemaglutinina	Adherencia	Virus de la influenza	Establecimiento de la infección
Pilos	Adherencia	*Neisseria gonorrhoeae* (bacteria)	Establecimiento de la infección
Leucocidina	Evasiva	*S. aureus*	Eliminación de fagocitos
Proteasa IgA	Evasiva	*Haemophilus influenzae* (bacteria)	Inactivación de anticuerpos
Cápsula	Evasiva	*Cryptococcus neoformans* (levadura)	Restricción de la fagocitosis
Colagenasa	Invasiva	*Pseudomonas aeruginosa* (bacteria)	Penetración tisular
Proteasa	Invasiva	*Aspergillus* (hongo filamentoso)	Penetración tisular
Fosfolipasa	Invasiva	*Clostridium perfringens* (bacteria)	Penetración tisular
Toxina botulínica	Exotoxina	*Clostridium botulinum* (bacteria)	Neuroparálisis, inhibición de la liberación de acetilcolina
Neumolisina	Exotoxina	*Streptococcus pneumoniae* (bacteria)	Neuroparálisis, inhibición de la liberación de acetilcolina

Un absceso es una acumulación localizada de infección compuesta por tejido desvitalizado, microorganismos y células leucocitarias fagocíticas del hospedero. En este caso, la diseminación del patógeno es contenida por el hospedero, pero la función de las células leucocitarias dentro del ambiente tóxico del absceso está obstaculizada y la eliminación de los microorganismos se hace más lenta, si no es que se detiene.

Factores de virulencia

Los factores de virulencia son sustancias o productos generados por medio de los agentes infecciosos que potencian su capacidad para producir enfermedad. Si bien un gran número de productos microbianos se ajusta a esta descripción, por lo general pueden agruparse en cuatro categorías: toxinas, factores de adhesión, factores de evasión y factores de invasión (tabla 10-3).

Toxinas

Las *toxinas* son sustancias que alteran o destruyen la función normal del hospedero o sus células. La producción de toxinas es una característica que monopolizan sobre todo los patógenos bacterianos, aunque ciertos patógenos micóticos y protozoarios también elaboran sustancias tóxicas para los humanos. Las toxinas bacterianas tienen un espectro diverso de actividad y ejercen sus efectos sobre una amplia variedad de células diana del hospedero. Sin embargo, con fines de clasificación, las toxinas bacterianas pueden dividirse en dos tipos principales: *exotoxinas* y *endotoxinas*.

Exotoxinas

Las exotoxinas son proteínas que libera la célula bacteriana durante su crecimiento que pueden dañar a las células del hospedero. Las toxinas bacterianas han desarrollado diferentes mecanismos específicos a ciertas cepas para escapar del sistema inmunitario.[21] *Neurotoxinas*, *enterotoxinas* y *citotoxinas* son términos habituales que se utilizan para describir exotoxinas que actúan sobre las neuronas, el aparato digestivo y las células, respectivamente.[3] Aunque estas exotoxinas se describieron por primera vez de acuerdo con su actividad, ahora se sabe que muchas son superantígenos.[22] Los superantígenos provocan una respuesta mediante la interacción tanto con el sistema inmunitario innato como con el adaptativo. Interactúan con los principales antígenos de histocompatibilidad en las células presentadoras de antígenos y en los linfocitos T para inducir una potente respuesta inflamatoria que puede actuar de manera local o sistémica.[21] Las exotoxinas bacterianas inactivan o modifican enzimáticamente los componentes celulares clave, lo que conduce a la muerte o alteración celular. La toxina diftérica, por ejemplo, inhibe la síntesis de proteínas celulares.

Endotoxinas

En comparación con las exotoxinas, las endotoxinas no contienen proteínas, no se liberan de forma activa de la bacteria a lo largo de su crecimiento y carecen de actividad enzimática. Más bien, las endotoxinas son moléculas complejas compuestas por lípidos y polisacáridos que se encuentran en la pared celular de las bacterias gramnegativas. Los estudios de distintas endotoxinas han demostrado que la región lipídica de la molécula les confiere propiedades tóxicas. Las endotoxinas son activadoras potentes de distintos sistemas reguladores en los seres humanos. Una cantidad pequeña de endotoxinas en el sistema circulatorio (endotoxemia) puede inducir coagulación, hemorragia, inflamación, hipotensión y fiebre. La suma de las reacciones fisiológicas a las endotoxinas en ocasiones se denomina *choque endotóxico*.[23]

Factores de adhesión

Ninguna interacción entre los microorganismos y los humanos puede avanzar hasta convertirse en una infección o enfermedad si el patógeno no es capaz de adherirse al hospedero y colonizarlo. El proceso de adhesión microbiana puede ser específico para el sitio (p. ej., mucosas, superficies cutáneas) o para la célula (p. ej., linfocitos T, epitelio respiratorio o intestinal) o inespecífico (p. ej., regiones húmedas, superficies con carga). En cualquiera de estos casos, la adhesión requiere una interacción positiva entre las superficies de las células del hospedero y el agente infeccioso.

El sitio al que se adhieren los microorganismos se denomina *receptor* y la molécula recíproca o sustancia que se une al receptor se conoce como ligando o **adhesina**. Los receptores pueden ser proteínas, hidratos de carbono, lípidos o moléculas complejas compuestas por los tres primeros. De manera similar, los ligandos pueden ser moléculas simples o complejas y, en algunos casos, estructuras muy específicas. Los ligandos que se unen a hidratos de carbono específicos se denominan *lectinas*. Después de su unión inicial, algunos agentes bacterianos se incrustan en una matriz gelatinosa de polisacáridos llamada *limo* o *capa mucosa*. La capa de limo tiene dos propósitos: primero, sirve como un anclaje que sujeta al agente con firmeza a las superficies tisulares del hospedero y, después, funciona como protección frente a las defensas inmunitarias de este último.[24]

Muchos agentes víricos, como los virus de la influenza, de la parotiditis, del sarampión y el adenovirus, producen apéndices filamentosos o espinas conocidas como *hemaglutininas*, que reconocen los receptores de hidratos de carbono que se encuentran en la superficie de células específicas en la vía respiratoria superior del hospedero.

Factores de evasión

Distintos factores producidos por los microorganismos incrementan su virulencia al evadir diversos componentes del sistema inmunitario del hospedero. Los polisacáridos extracelulares, como las cápsulas, el limo y las capas mucosas, dificultan la endocitosis y la desintegración de los patógenos por parte de los leucocitos fagocíticos del hospedero (p. ej., neutrófilos y macrófagos). Los microorganismos encapsulados, como *S. agalactiae*, *S. pneumoniae*, *N. meningitidis* y *H. influenzae* de tipo b (antes de la existencia de la vacuna), son una causa de morbilidad y mortalidad significativas en neonatos y niños que carecen de anticuerpos anticapsulares protectores. Ciertos patógenos bacterianos, micóticos y parasitarios evitan la fagocitosis mediante la excreción de toxinas del tipo de la leucocidina C, que produce un daño específico y mortal a la membrana celular de los neutrófilos y los macrófagos del hospedero. Otros patógenos, como los agentes bacterianos que causan la salmonelosis, la listeriosis y la enfermedad del legionario, están adaptados para sobrevivir y reproducirse en el interior de los leucocitos fagocíticos tras su ingesta, evitando o neutralizando los productos generalmente mortales que contienen los lisosomas de la célula. *H. pylori*, que es el agente etiológico infeccioso de la gastritis y las úlceras gástricas, produce una enzima ureasa en su pared celular externa.[3] La ureasa convierte la urea gástrica en amoníaco, con lo que neutraliza el ambiente ácido del estómago y permite que el microorganismo sobreviva en ese ambiente hostil.

Otras estrategias particulares a las que recurren los microbios patógenos para evadir la vigilancia inmunitaria se desarrollaron tan solo para evitar el reconocimiento por parte de los anticuerpos del hospedero. Algunas cepas de *S. aureus* sintetizan una proteína de superficie (proteína A) que inmoviliza a la inmunoglobulina (Ig) G y mantiene la región de unión con el antígeno a una distancia que resulta segura para los microorganismos. Este patógeno también secreta una enzima única denominada *coagulasa*. La coagulasa convierte los factores solubles de la coagulación del humano en un coágulo sólido, que cubre y protege al microorganismo de las células fagocíticas del hospedero y sus anticuerpos. *H. influenzae* y *N. gonorrhoeae* secretan enzimas que dividen e inactivan la IgA secretora, con lo que neutralizan la defensa primaria de los aparatos respiratorio y genital en el sitio de la infección. Las especies de *Borrelia*, que incluyen a los agentes que producen la enfermedad de Lyme y la fiebre recurrente, alteran los antígenos de superficie durante la evolución de la enfermedad para evitar ser detectados por el sistema inmunitario. Al parecer, la capacidad para implementar sistemas de defensa estratégicos y tecnologías de acción furtiva no se limita al humano.

Factores de invasión

Los factores de invasión son productos que sintetizan los agentes infecciosos y facilitan la penetración de las barreras anatómicas y los tejidos del hospedero. La mayoría de los factores invasivos son enzimas capaces de destruir las membranas (como fosfolipasas), el tejido conjuntivo (elastasas, colagenasas), las matrices intracelulares (hialuronidasa) y los complejos de proteínas estructurales (proteasas).[23] Los efectos combinados de los factores invasivos, toxinas y sustancias antimicrobianas inflamatorias que las células del hospedero liberan para contrarrestar la infección son los que median el daño tisular y la fisiopatología de las enfermedades infecciosas.

RESUMEN

La epidemiología es el estudio de los factores, acontecimientos y circunstancias que influyen sobre la transmisión de una enfermedad. La *incidencia* se refiere al número de casos nuevos de una enfermedad infecciosa que se presentan en una población definida, mientras que la *prevalencia* designa el número de casos activos presentes en cualquier momento. Las enfermedades infecciosas se consideran endémicas para un área geográfica en caso de que su incidencia y prevalencia sean esperadas y también estables. El término *epidemia* hace referencia a un incremento abrupto e inesperado de la incidencia de una enfermedad por encima de las tasas endémicas, en tanto que una *pandemia* corresponde a la diseminación de la enfermedad más allá de los límites continentales.

El fin de la epidemiología y los estudios epidemiológicos es implementar estrategias para interrumpir o eliminar la diseminación de las enfermedades infecciosas. Para lograrlo, las enfermedades infecciosas se clasifican con base en su incidencia, portal de entrada, fuente, síntomas, evolución de la enfermedad, sitio de infección y factores de virulencia.

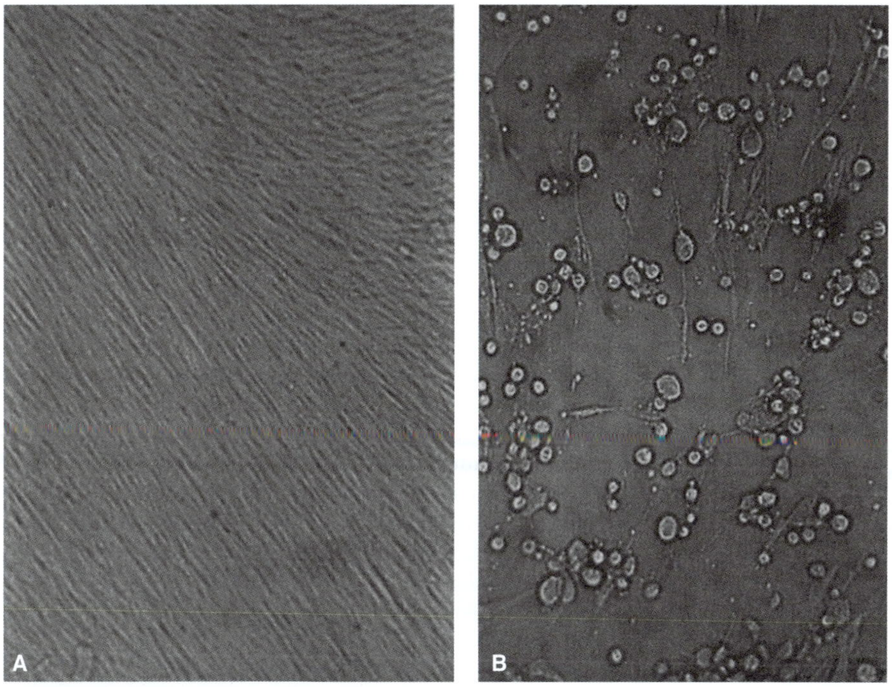

FIGURA 10-8. Aspecto microscópico de la monocapa de fibroblastos humanos sin infección desarrollados en un cultivo celular (**A**) y mismas células después de la infección por VHS (**B**), en las que se observa el efecto citopático inducido por la multiplicación vírica y la lisis celular concurrente.

Diagnóstico y tratamiento de las enfermedades infecciosas

Diagnóstico

El diagnóstico de una enfermedad infecciosa debe cubrir dos criterios: la recuperación de un patógeno probable o la evidencia de su presencia a partir de los sitios infectados de un hospedero enfermo y la documentación precisa de los signos y los síntomas clínicos compatibles con un proceso infeccioso. En el laboratorio, el diagnóstico de un agente infeccioso se establece mediante tres técnicas básicas: cultivo, serología o detección de antígenos, secuencias genómicas o metabolitos característicos sintetizados por el patógeno.

Cultivo

El término *cultivo* designa la propagación de un microorganismo fuera del cuerpo, por lo general en un medio de crecimiento artificial, como las placas de agar o el caldo. La muestra del hospedero se inocula en el caldo o la superficie de una placa de agar y el cultivo se sitúa en un ambiente controlado, como una incubadora, hasta que pueda detectarse el crecimiento de los microorganismos. En el caso de un patógeno bacteriano, su identificación se basa en su aspecto microscópico y en la reacción con la tinción de Gram, el aspecto, la textura y el color (morfología) de las colonias y por un panel de reacciones que revelan las características bioquímicas del microorganismo. Ciertas bacterias, como *Mycobacterium leprae*, el agente de la lepra, y *T. pallidum*, la espiroqueta de la sífilis, no crecen en los medios artificiales y se requieren métodos adicionales para identificarlas. Los hongos y los micoplasmas se cultivan casi de la misma forma que las bacterias; sin embargo, se depende más de la morfología microscópica y de las colonias para su identificación. Algunos hongos crecen de manera muy lenta y pueden tardar semanas en identificarse por medio de cultivo.

Chlamydiaceae, *Rickettsiaceae* y todos los virus humanos son patógenos intracelulares obligados.[3] Como consecuencia, la **propagación** de estos agentes en el laboratorio requiere de la inoculación de células eucariotas que crecen en cultivo (cultivos celulares). Un *cultivo celular* consiste en una placa que contiene una sola capa, o monocapa, de células eucariotas que cubre el fondo y a su vez que se cubre con un caldo que contiene nutrientes esenciales y factores de crecimiento. Cuando un virus infecta y se multiplica al interior de las células eucariotas cultivadas, produce cambios patológicos en el aspecto de la célula que en conjunto se denominan *efecto citopático* (ECP; fig. 10-8). El ECP puede detectarse mediante microscopia, y el patrón y grado de destrucción celular a menudo son característicos de un virus específico.

Aunque en el laboratorio se han desarrollado medios de cultivo para el crecimiento de ciertos protozoarios y helmintos que afectan al humano, el diagnóstico de las enfermedades parasitarias tradicionalmente depende de la microscopia o, en el caso de los gusanos, de la identificación visual directa de los microorganismos, quistes o huevos de muestras obtenidas del paciente infectado.

Serología

La *serología* es un medio indirecto para identificar agentes infecciosos mediante la cuantificación de anticuerpos en el hospedero. Es posible establecer un diagnóstico tentativo si la concentración de anticuerpos, también denominada *título de anticuerpos*, frente a un patógeno específico se eleva durante la fase aguda de la enfermedad y cae durante la convalecencia. La identificación serológica de un agente infeccioso no es tan precisa como un cultivo, pero puede resultar útil, en particular para el diagnóstico de enfermedades ocasionadas por patógenos, como el virus de la hepatitis B, que no puede cultivarse. La medición de títulos de anticuerpo tiene otra ventaja en el sentido de que los tipos específicos de anticuerpos, como IgM e IgG, se sintetizan en el hospedero durante fases distintas del proceso infeccioso. Los anticuerpos IgM específicos suelen producirse y caer durante la fase aguda de la enfermedad, en tanto que la síntesis de anticuerpos IgG se incrementa durante la fase aguda y permanece elevada hasta la resolución o después de esta.[25] La cuantificación de anticuerpos de tipos específicos también resulta útil para el diagnóstico de infecciones congénitas. Los anticuerpos IgM no atraviesan la placenta, pero ciertos anticuerpos IgG se transfieren de manera pasiva de la madre al hijo durante el último trimestre de la gestación. En consecuencia, la elevación de anticuerpos IgM específicos frente a un patógeno en el suero del neonato debe haberse originado en el niño y, por lo tanto, revela una infección congénita. Un aumento similar del título de IgG en un neonato no permite diferenciar la infección congénita de la materna.[25]

La detección de antígenos incorpora características del cultivo y la serología, pero reduce notablemente el tiempo que se requiere para el diagnóstico. En principio, este método depende de anticuerpos purificados para detectar antígenos de agentes infecciosos en muestras obtenidas del hospedero enfermo. La fuente de anticuerpos utilizados para la detección de antígenos puede ser de animales inmunizados contra un patógeno particular o **hibridomas**. La fusión de células esplénicas normales productoras de anticuerpos obtenidas de un animal inmunizado con células malignas de mieloma crea hibridomas. El híbrido resultante sintetiza grandes cantidades de anticuerpos. Un anticuerpo producido por un hibridoma se denomina *anticuerpo monoclonal* y es muy específico contra un solo antígeno y un solo patógeno.[26] Cualquiera que sea la fuente, los anticuerpos se marcan con una sustancia que permita su detección microscópica o macroscópica al unirse a un patógeno o sus productos. En general, los tres tipos de productos para marcado que se utilizan con este propósito son tinciones fluorescentes, enzimas y partículas como cuentas de látex. Los anticuerpos fluorescentes permiten visualizar el agente infeccioso con ayuda de un microscopio de fluorescencia. Los anticuerpos marcados con enzimas son enzimas capaces de convertir un compuesto incoloro en una sustancia con color, lo que permite detectar el anticuerpo unido a un agente infeccioso sin emplear microscopia de fluorescencia. Las partículas cubiertas con anticuerpos se unen, o aglutinan, cuando el antígeno apropiado está presente en una muestra. La aglutinación de partículas es en especial útil al examinar líquidos corporales infectados, por ejemplo, orina, suero o líquido cefalorraquídeo. Además, las tecnologías más recientes permiten el análisis simultáneo de múltiples antígenos en un pequeño volumen de muestra mediante el uso de perlas recubiertas de anticuerpos, un sistema de detección fluorescente y un *software* para la cuantificación.

Secuenciación de ADN y ARN

Los métodos para identificar agentes infecciosos mediante la detección de secuencias de ADN o ARN únicas para un solo agente han tenido un desarrollo rápido reciente y cada vez se utilizan más. Se han implementado varias técnicas para lograr esta meta, cada una con grados distintos de sensibilidad en relación con el número de microorganismos que deben estar presentes en una muestra para ser detectados. El primero de estos métodos se denomina *hibridación de sondas de ADN*. Fragmentos pequeños de ADN se cortan del genoma de un patógeno específico y se marcan con compuestos (químicos fotoemisores o antígenos) que posibilitan su detección. Las sondas de ADN marcadas se agregan a las muestras de un hospedero infectado. Si el patógeno está presente, la sonda se une a la cadena complementaria de ADN en el genoma del agente infeccioso, lo que permite un diagnóstico rápido. El uso de sondas marcadas ha hecho posible la visualización de agentes específicos al interior y alrededor de células individuales en cortes histológicos.

Un segundo método, más sensible, para la detección del ADN es la reacción en cadena de la polimerasa (PCR, *polymerase chain reaction*; fig. 10-9).[25] Este método hace múltiples copias de un segmento de ADN específico usando cebadores, un par específico de oligonucleótidos y una polimerasa de ADN estable al calor.

La denominada PCR en tiempo real recurre a los mismos principios que la PCR, pero incluye una sonda marcada con fluorescencia que se une específicamente a la secuencia de ADN diana entre los iniciadores de oligonucleótidos. Conforme el ADN se multiplica por la acción de la polimerasa, se mide la fluorescencia de la reacción. Si la fluorescencia se incrementa más allá de un umbral mínimo, se considera que la PCR es positiva y revela la presencia del ADN diana en la muestra.[27]

Numerosas tecnologías para la detección de genes se adaptaron para la medición de ADN o ARN diana en muestras de suero de pacientes infectados por virus como el VIH y el virus de la hepatitis C. Si el tratamiento es eficaz, se suprime la multiplicación vírica y se reduce la carga vírica (cantidad de genoma vírico) en la sangre periférica. Por el contrario, si las mutaciones del genoma vírico conducen a la aparición de cepas resistentes o si el tratamiento antiviral no es eficaz, la replicación vírica persiste y la persona presenta incremento de su carga vírica, lo que señala la necesidad de modificar la estrategia antibiótica.

La biología molecular revolucionó el diagnóstico médico. Con técnicas como la PCR, los laboratorios pueden detectar inclusive un solo virus o bacteria en una muestra, lo que hace posible el diagnóstico de infecciones causadas por microorganismos cuyo crecimiento es difícil o imposible en el cultivo. Estos métodos tienen mayor sensibilidad, a la vez que disminuyen el tiempo que se requiere para identificar el agente etiológico de la enfermedad infecciosa. Por ejemplo, en un cultivo vírico estándar pueden requerirse días o semanas para lograr el desarrollo del virus y correlacionarlo con el ECP. Utilizando técnicas de biología molecular, los laboratorios son capaces de completar este mismo trabajo en pocas horas.

Recientemente, la técnica se ha acoplado con la PCR-espectrometría de masas mediante ionización por electroaerosol (PCR/ESI-MS), que permite la detección de más de 800 patógenos diferentes en cerca de 6 h.[28] La prueba

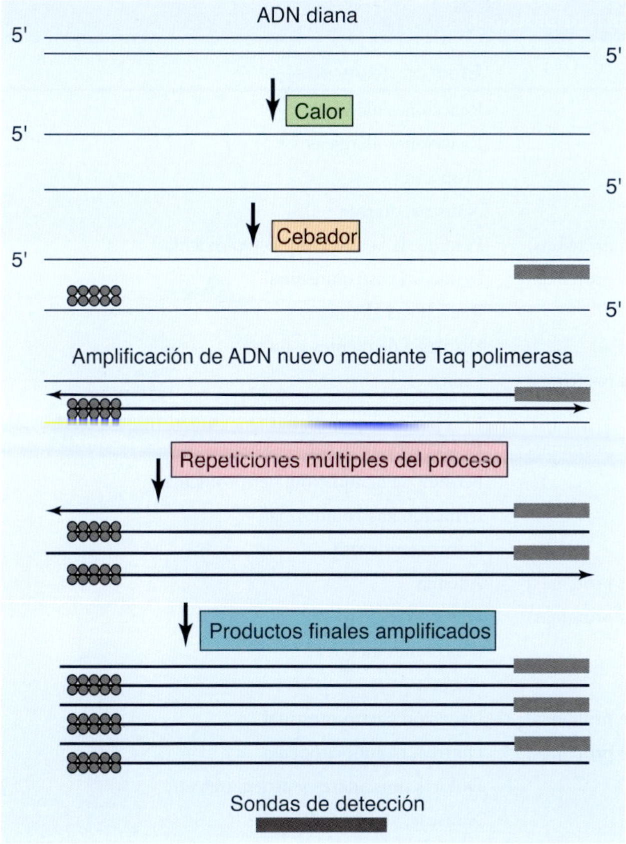

FIGURA 10-9. Reacción en cadena de la polimerasa. El ADN diana se desnaturaliza primero utilizando calor (por lo general, alrededor de 94 °C) para separar las cadenas de ADN. Se permite que los iniciadores (*primers* o cebadores) que reconocen secuencias específicas en el ADN diana se unan conforme se enfría el componente. Mediante el empleo de una polimerasa termoestable única de ADN denominada *Taq* y una gran cantidad de trifosfatos de desoxinucleósido, se amplifican cadenas nuevas de ADN a partir del punto de unión del iniciador. El proceso se repite muchas veces (proceso denominado *ciclos*) hasta que se producen millones de copias del ADN, todas ellas con la misma longitud definida por la distancia (en pares de bases) que existe entre los sitios de unión del iniciador. Estas copias son detectadas después por electroforesis y tinción o con sondas de ADN marcadas que, de manera similar a los iniciadores, reconocen una secuencia específica ubicada en la sección amplificada del ADN.

de sensibilidad a los antibióticos no es posible con esta técnica, pero puede detectar marcadores de resistencia a los antibióticos. La PCR/ESI-MS es una técnica altamente sensible para detectar patógenos con rapidez y una sensibilidad tres veces mayor que el cultivo estándar.[28]

PUNTOS CLAVE

Diagnóstico y tratamiento de las enfermedades infecciosas

- El diagnóstico definitivo de una enfermedad infecciosa requiere la recuperación e identificación del microorganismo infeccioso mediante la observación microscópica del agente en tinciones de muestras o cortes de tejido; el aislamiento en cultivo y la identificación de los agentes; la demostración de respuestas inmunitarias mediadas por anticuerpos o células contra un agente infeccioso; o la identificación del ADN o ARN de los agentes infecciosos.
- El tratamiento de una enfermedad infecciosa se dirige a la eliminación del microorganismo infeccioso y la promoción de la recuperación de la persona infectada. El tratamiento consiste en administrar fármacos antimicrobianos, inmunoterapia y, de ser necesaria, intervención quirúrgica (p. ej., drenaje de abscesos).

Tratamiento

El objetivo del tratamiento de una enfermedad infecciosa es la eliminación completa del patógeno del hospedero y la restauración de la fisiología normal en los tejidos dañados. Casi todas las enfermedades infecciosas en el humano son autolimitadas, en el sentido de que requieren tratamiento médico escaso o nulo para su curación. Cuando un proceso infeccioso sobrepasa las defensas del cuerpo, resulta esencial una intervención terapéutica. La opción de tratamiento puede ser médica, a través del empleo de fármacos antimicrobianos; inmunitaria, con la aplicación de preparaciones de anticuerpos, vacunas o sustancias que estimulan y mejoran la función inmunitaria del hospedero; o quirúrgica, en la que se retiran los tejidos infectados. La decisión acerca de la modalidad o combinación terapéuticas que se utilicen se basa en la extensión, urgencia y localización del proceso patológico, el patógeno y la disponibilidad de fármacos antimicrobianos eficaces.

Fármacos antimicrobianos

No fue sino hasta la Segunda Guerra Mundial, después de la introducción de las sulfonamidas y la penicilina, que el desarrollo de los compuestos antimicrobianos maduró. La mayoría de los compuestos antimicrobianos pueden clasificarse de manera general con base en el mecanismo de su actividad antiinfecciosa, su naturaleza química y el patógeno diana (p. ej., antibacteriano, antiviral, antimicótico o antiparasitario).

Fármacos antibacterianos

Los fármacos antibacterianos suelen llamarse *antibióticos*. En realidad, la mayoría de los antibióticos se producen mediante otros microorganismos, sobre todo bacterias y hongos, como productos colaterales de su metabolismo. Los antibióticos suelen ser eficaces solo contra otros microorganismos procariotas. Un antibiótico se considera **bactericida** si genera un daño irreversible y mortal al patógeno bacteriano y **bacteriostático** si sus efectos inhibidores sobre el crecimiento bacteriano pueden revertirse una vez que se elimina el fármaco. Los antibióticos pueden clasificarse en familias de compuestos con estructura química y actividad relacionadas (tabla 10-4).

No todos los antibióticos son eficaces contra todas las bacterias patógenas. Algunos fármacos solo tienen eficacia

TABLA 10-4 Clasificación y actividad de los fármacos antibacterianos (antibióticos)

Familia	Ejemplo	Blanco de acción	Efectos adversos
Penicilinas	Ampicilina	Pared celular	Reacciones alérgicas
Cefalosporinas	Cefalexina	Pared celular	Reacciones alérgicas
Monobactámicos	Aztreonam	Pared celular	Erupción
Carbapenémicos	Imipenem	Pared celular	Náuseas, diarrea
Aminoglucósidos	Tobramicina	Ribosomas (síntesis de proteínas)	Pérdida de la audición, nefrotoxicidad
Tetraciclinas	Doxiciclina	Ribosomas (síntesis de proteínas)	Irritación gastrointestinal
			Reacciones alérgicas
			Displasia de dientes y hueso
Macrólidos	Claritromicina	Ribosomas (síntesis de proteínas)	Colitis
			Reacciones alérgicas
Glucopéptidos	Vancomicina	Ribosomas (síntesis de proteínas)	Reacciones alérgicas
			Pérdida de la audición, nefrotoxicidad
Quinolonas	Ciprofloxacino	Síntesis de ADN	Irritación gastrointestinal
			Rotura tendinosa
Diversos	Cloranfenicol	Ribosomas (síntesis de proteínas)	Anemia
	Rifampicina	Ribosomas (síntesis de proteínas)	Hepatotoxicidad
	Trimetoprima	Síntesis de ácido fólico	Reacciones alérgicas
Sulfonamidas	Sulfadiazina	Síntesis de ácido fólico	Anemia
Oxazolidinonas	Linezolid	Ribosomas (síntesis de proteínas)	Irritación gastrointestinal
Estreptograminas	Quinupristina/dalfopristina	Ribosomas (síntesis de proteínas)	Diarrea, trombocitopenia
			Dolores musculares y articulares
Glucilcilina	Tigeciclina	Ribosomas	Náuseas, vómitos, diarrea
Polimixinas	Colistina	Membrana	Confusión, alteraciones visuales, vértigo, daño renal
Lipopéptidos	Daptomicina	Despolarización de la membrana	Náuseas, vómitos, estreñimiento, diarrea, cefalea

contra bacterias gramnegativas y otros son específicos frente a microorganismos grampositivos (p. ej., vancomicina). Los antibióticos denominados de amplio espectro, como la clase más reciente de cefalosporinas, son activos contra una gran variedad de bacterias grampositivas y gramnegativas. Los miembros del género *Mycobacterium*, al que pertenece *M. tuberculosis*, son en extremo resistentes a los efectos de los grupos principales de antibióticos y se requieren fármacos con un espectro completamente distinto para el tratamiento. Los cuatro mecanismos básicos de la acción antibiótica son interferencia de un paso específico de la síntesis de la pared celular bacteriana (p. ej., penicilinas, cefalosporinas, glucopéptidos, monobactámicos, carbapenémicos), inhibición de la síntesis de proteínas bacterianas (p. ej., aminoglucósidos, macrólidos, cetólidos, tetraciclinas, cloranfenicol, oxazolidinonas, estreptograminas y rifampicina), interrupción de la síntesis de ácidos nucleicos (p. ej., fluoroquinolonas, ácido nalidíxico) e interferencia del metabolismo normal (p. ej., sulfonamidas, trimetoprima).[27]

A pesar de la falta de actividad antibiótica frente a células eucariotas, numerosos fármacos producen efectos colaterales indeseables o tóxicos en el humano, incluidas respuestas alérgicas (penicilinas, cefalosporinas, sulfonamidas, glucopéptidos), disfunción auditiva y renal (aminoglucósidos) y toxicidad hepática o en médula ósea (cloranfenicol, fluoroquinolonas, vancomicina). De mayor preocupación es el aumento en la prevalencia de bacterias resistentes a antibióticos. Las vías por las que las bacterias desarrollan esta resistencia están volviéndose tan numerosas como los tipos de antibióticos. Los mecanismos de resistencia bacterianos incluyen la producción de enzimas que inactivan los antibióticos (como las β-lactamasas), las mutaciones genéticas que alteran los sitios de unión del antibiótico, las vías metabólicas alternativas que esquivan la actividad antibiótica y los cambios en las características de permeabilidad de la pared celular bacteriana, que impiden el acceso de los antibióticos al sitio diana en el organismo.

Fármacos antivirales

Hasta fechas recientes se disponía de pocos fármacos antivirales eficaces para el tratamiento de las infecciones en el humano. La razón es la toxicidad para el hospedero. La replicación vírica requiere el empleo de enzimas de las células eucariotas del hospedero y es probable que los medicamentos que interrumpen de manera eficaz la multiplicación vírica también interfieran con la reproducción de la célula hospedera. Sin embargo, en respuesta a la epidemia del sida, ha tenido lugar un desarrollo masivo, aunque tardío, de antirretrovirales. Casi todos los compuestos antivirales son sintéticos y, con pocas excepciones, su blanco principal es la síntesis del ARN o el ADN vírico. Los fármacos como el aciclovir, ganciclovir, vidarabina y ribavirina imitan los bloques nucleósidos de construcción del ARN y el ADN.[27] Durante la multiplicación vírica activa, los análogos nucleósidos inhiben la polimerasa del ADN vírico, lo que impide la duplicación del genoma vírico y la diseminación de la progenie infecciosa hacia otras células susceptibles del hospedero. De manera semejante a la especificidad de los antibióticos, los antivirales pueden ser activos solo frente a virus de ADN, virus de ARN o, en ocasiones, contra ambos. Otra clase de antivirales desarrollados solo para el tratamiento de las infecciones por VIH son los *inhibidores de la proteasa* (p. ej., indinavir, ritonavir, saquinavir, tipranavir, atazanavir, nelfinavir). Estos medicamentos inhiben una enzima específica del VIH necesaria para los episodios de maduración tardíos del ciclo de vida del virus.[27]

Aunque el tratamiento de las infecciones víricas con fármacos antimicrobianos es un ámbito más bien reciente, son muy frecuentes los informes de mutaciones víricas que generan cepas resistentes. Esto es particularmente problemático en el caso del VIH, en el que ya se describe la resistencia a antivirales relativamente nuevos, como a los **análogos** nucleósidos e inhibidores de la proteasa, lo que determina la necesidad de contar con un tratamiento combinado o alternante con fármacos antirretrovirales múltiples.

Fármacos antimicóticos

El *sitio* diana de las dos familias más importantes de antimicóticos son las membranas citoplasmáticas de las levaduras o los hongos filamentosos. Las membranas micóticas difieren de las membranas celulares humanas en que contienen el esterol ergosterol en vez de colesterol. La familia poliénica de compuestos antimicóticos (p. ej., anfotericina B, nistatina) se une de manera preferencial al ergosterol y forma orificios en la membrana citoplasmática, lo que permite la fuga de los contenidos de la célula micótica y, por último, la lisis celular.[27] La clase imidazólica de fármacos (p. ej., fluconazol, itraconazol, voriconazol, posaconazol) inhibe la síntesis de ergosterol, con lo que compromete la integridad de la membrana citoplasmática del hongo.[27] Los dos tipos de fármacos se unen en cierto grado al componente colesterol de las membranas celulares del hospedero e inducen distintos efectos tóxicos adversos en los pacientes tratados. El análogo nucleósido 5-fluorocitosina (5-FC) interrumpe la síntesis del ARN y ADN micóticos, pero carece de la toxicidad que se relaciona con los fármacos poliénicos e imidazólicos. Por desgracia, la 5-FC muestra actividad antimicótica escasa o nula frente a mohos u hongos dimórficos y se reserva sobre todo para las infecciones producidas por levaduras.

Una clase de compuestos antimicóticos, denominados *equinocandinas*, ha recibido atención considerable porque inhiben la síntesis del β-1,3-glucano, un polisacárido importante de la pared celular que se encuentra en muchos hongos, incluidos *C. albicans*, especies de *Aspergillus* y *Pneumocystis carinii*.[27] Los medicamentos que pertenecen a esta clase son caspofungina, micafungina y anidulafungina. Estos inhibidores están disponibles para el tratamiento de personas con infecciones micóticas, como candidosis o aspergilosis invasoras, que son resistentes al tratamiento con otros fármacos antimicóticos.

Fármacos antiparasitarios

De forma similar a lo que ocurre con otras infecciones causadas por microorganismos eucariotas, el tratamiento de las enfermedades parasitarias se basa en la explotación de los componentes esenciales del metabolismo o la anatomía celular del parásito que no comparte el hospedero. Cualquier relación entre el sitio diana del parásito y las células del hospedero incrementa la probabilidad de reacciones tóxicas en el segundo.

La resistencia entre parásitos de los humanos al tratamiento estándar eficaz es un problema importante. Las cepas resistentes requieren tratamiento más complejo, costoso y potencialmente tóxico con una combinación de fármacos.

Inmunoterapia

La inmunoterapia implica la complementación o estimulación de la respuesta inmunitaria del hospedero de manera que la diseminación de un patógeno se limite o revierta. Se dispone de varios productos para este propósito, incluyendo la inmunoglobulina intravenosa (IgIV) y las citocinas. La IgIV es una preparación de anticuerpos obtenidos de donadores humanos saludables e inmunes. Las preparaciones de inmunoglobulinas hiperinmunes, que también están disponibles en el mercado, contienen títulos altos de anticuerpos contra patógenos específicos, como el virus de la hepatitis B, citomegalovirus, virus de la rabia y virus varicela zóster.

Las citocinas son sustancias que sintetizan distintas células y que, en cantidades pequeñas, estimulan la multiplicación de los leucocitos, la fagocitosis y la producción de anticuerpos, así como la inducción de fiebre, inflamación y reparación tisular (todas ellas contrarrestan los agentes infecciosos y aceleran la recuperación). Con el advenimiento de la ingeniería genética y la clonación se producen en el laboratorio muchas citocinas, incluyendo interferones e interleucinas, y están evaluándose por medios experimentales como fármacos antiinfecciosos. Uno de los medios más eficaces, pero con frecuencia ignorado, para la prevención de las enfermedades infecciosas es la inmunización. El apego apropiado y oportuno a los esquemas de vacunación recomendados para niños y las vacunaciones de refuerzo en adultos reducen de forma eficaz la diseminación sin sentido de enfermedades prevenibles mediante vacunación, como sarampión, parotiditis, tos ferina y rubéola, que aún ocurren con una frecuencia alarmante.

Intervención quirúrgica

Antes del descubrimiento de los fármacos antimicrobianos, la extirpación quirúrgica de los tejidos, órganos o extremidades infectados en ocasiones era la única opción disponible para prevenir la muerte del hospedero. En la actualidad, el tratamiento médico con antibióticos y otros fármacos antiinfecciosos constituye una solución eficaz para la mayoría de las enfermedades infecciosas. Sin embargo, la intervención quirúrgica aún es una opción importante para los casos en los que el patógeno es resistente a los tratamientos disponibles. Puede recurrirse a las intervenciones quirúrgicas para acelerar el proceso de recuperación al permitir el acceso de los antimicrobianos a un sitio infectado (drenaje del absceso), la limpieza del sitio (desbridamiento) o la eliminación de los órganos o el tejido infectado (p. ej., apendicectomía). En algunas situaciones, la cirugía puede ser el único medio para lograr una curación completa, como en el caso de la endocarditis secundaria a la infección de una válvula cardíaca, en la que la válvula afectada debe sustituirse por una mecánica o biológica para restablecer la función normal. En otras situaciones, la contención quirúrgica de un proceso infeccioso con avance rápido, como la gangrena gaseosa, puede ser el único medio para salvar la vida de la persona.

RESUMEN

El resultado final de cualquier interacción entre los microorganismos y el hospedero humano se decide a partir de una serie de variables complejas y siempre cambiantes que incluyen la salud general y función normal del hospedero, y la virulencia y dosis infecciosa del microbio. En muchos casos la enfermedad es una consecuencia inevitable; sin embargo, con los avances continuos de la ciencia y la tecnología, la mayoría de los casos actualmente pueden eliminarse o curarse con rapidez con el tratamiento apropiado. La intención de quienes estudian las enfermedades infecciosas es comprender a profundidad el patógeno, la evolución de la enfermedad, los mecanismos de su transmisión y la respuesta del hospedero a la infección. Este conocimiento conducirá al desarrollo de técnicas diagnósticas mejoradas, estrategias revolucionarias para el tratamiento antiinfeccioso y la erradicación o control de los agentes microscópicos que generan una devastación alarmante y pérdida de vidas en todo el mundo.

Bioterrorismo y enfermedades infecciosas emergentes a escala mundial

Bioterrorismo

El carbunco es una enfermedad ancestral causada por inoculación cutánea, inhalación o ingesta de esporas de *Bacillus anthracis*, un bacilo grampositivo. El carbunco se conoce con mayor frecuencia como una enfermedad propia de los herbívoros que puede transmitirse al humano por contacto con las secreciones, el suelo o los productos animales infectados. Es una enfermedad rara en los Estados Unidos y el incremento repentino de casos en un período corto constituyó una indicación escalofriante de que la diseminación del microorganismo había sido intencional.

Para prepararse frente al riesgo de ataques terroristas, en los Estados Unidos, los CDC, junto con otras agencias federales, estatales y locales, crearon la Laboratory Response Network (LRN).[29,30]

Los agentes potencialmente útiles para el bioterrorismo se han clasificado en tres niveles (A, B y C) con base en el riesgo de utilización, transmisibilidad, invasividad y tasa de mortalidad. Los agentes que se ubican en el nivel de amenaza más alta por bioterrorismo incluyen a *B. anthracis*, *Yersinia pestis* (el agente etiológico de la peste bubónica), *Francisella tularensis* (el agente causal de la tularemia), el virus de la viruela (el agente etiológico de la viruela) y varios virus de la fiebre hemorrágica (Ébola, Marburg, Lassa y Junin). La toxina del microorganismo grampositivo anaerobio *Clostridium botulinum*, que causa la parálisis neuromuscular denominada *botulismo*, también se enumera como un agente de categoría A. Los agentes de la categoría B incluyen los que producen enfermedades que se transmiten por medio de los alimentos y el agua (*Salmonella*, *Shigella*, *Vibrio cholerae*, *E. coli* O157:H7), infecciones zoonóticas, (*Brucella* spp., *C. burnetii*, *Burkholderia mallei*) y encefalitis víricas (virus de la encefalitis venezolana y de las encefalitis equina del oeste y el este), así como las toxinas de *S. aureus*, *Clostridium perfringens* y *Ricinus communis* (semilla del ricino). Los agentes de la categoría C se definen como patógenos en surgimiento y riesgos potenciales a futuro, incluso si muchos de estos microorganismos son la etiología de enfermedades ancestrales. Entre los agentes de la categoría C se encuentran *M. tuberculosis*, el virus Nipah, el hantavirus, los virus transmitidos por garrapatas y de la fiebre amarilla y el único protozoario del grupo, *Cryptosporidium parvum*.

Enfermedades infecciosas mundiales

Con ayuda del mercado mundial y las facilidades para los viajes internacionales, los primeros años del siglo XXI han sido testigos de la importación o el surgimiento de una serie de enfermedades infecciosas nuevas. A finales del verano e inicios del otoño de 1999, se identificó al virus del oeste del Nilo (VON; un flavivirus transmitido por artrópodos) como causa de una epidemia que afectó a 56 personas en el área de la ciudad de Nueva York.[31] Este brote, que causó siete muertes (sobre todo entre adultos mayores), fue la primera ocasión en la que se identificó el VON en el hemisferio occidental desde su descubrimiento en Uganda cerca de 60 años antes. Puesto que el VON causa una enfermedad transmitida por mosquitos y se contagia a distintos hospederos aviares (p. ej., arrendajo azul, cuervo y halcón) y equinos, se valoró de forma temprana su potencial de diseminación rápida y sostenida en todos los Estados Unidos. Para el otoño de 2002, una red de vigilancia nacional había detectado actividad del VON en 2 289 condados de 44 estados, incluido el condado de Los Ángeles, e identificado más de 3 000 casos en humanos. La enfermedad varía en intensidad desde un cuadro febril inespecífico hasta una meningoencefalitis fulminante. Tan solo en 2002 se identificaron 3 389 casos de enfermedad relacionada con VON en los Estados Unidos, con 201 muertes, lo que hizo de este el brote de meningoencefalitis por arbovirus de mayor dimensión descrito en el hemisferio occidental. En la actualidad, los esfuerzos para prevenir la diseminación de la enfermedad se centran en la vigilancia de la enfermedad relacionada con el VON en aves, humanos y otros mamíferos, así como en el control de los mosquitos.[31]

En el invierno de 2002, surgió el SRAG como una amenaza global. El primer indicio de una amenaza inminente se manifestó cuando el ministerio de salud chino informó sobre 305 casos de una enfermedad misteriosa y virulenta de las vías respiratorias que apareció en la provincia de

Guangdong, en el sur de China, en un período de 4 meses. La diseminación de la enfermedad a los contactos en el hogar de las personas enfermas y el personal médico que cuidaba de los individuos que cursaban con el cuadro la identificó como muy transmisible. En un período muy corto, se reconoció la presencia de personas con síntomas compatibles en Hong Kong y Vietnam. La Organización Mundial de la Salud (OMS) emitió con rapidez una alerta global y comenzó una vigilancia internacional para los pacientes con sintomatología típica con antecedentes de viaje a esta región endémica. El virus del Zika es un flavivirus transmitido por mosquitos. Se detectó por primera vez en 1947 entre los monos rhesus en Uganda. Los casos en humanos se informaron por primera vez en África en la década de 1960, sin embargo, en 2015, se relacionó un grupo de casos de microcefalia congénita con el Zika.[32,33] Muchos de los enfermos tenían síntomas leves y era poco probable que buscaran atención médica, por lo que se desconoce la cantidad de personas que contrajeron Zika. La respuesta de salud pública proporcionó mensajes de prueba, control de vectores y prevención (p. ej., mosquiteros, dietiltoluamida [DEET], ropa que cubre las extremidades). El Zika se ha detectado en varios líquidos corporales y también puede transmitirse sexualmente.[32] Para obtener más detalles sobre estos y otros casos interesantes de trabajo de detección de enfermedades infecciosas, consulte estos excelentes sitios web: **www.who.int/en/** y **www.cdc.gov**. La International Society for Infectious Diseases mantiene una lista de notificaciones conocida como ProMED-mail, que ofrece alertas tempranas y rápida difusión sobre brotes de enfermedades infecciosas: **http://www.promedmail.org.**

RESUMEN

Los desafíos asociados con el mantenimiento de la salud en una comunidad global son cada vez más evidentes. Bajo el impulso de un mercado global y la facilidad de los viajes internacionales, la última década ha sido testigo de la importación y aparición de una serie de nuevas enfermedades infecciosas. También existe la amenaza potencial del empleo deliberado de microorganismos como armas de bioterrorismo.

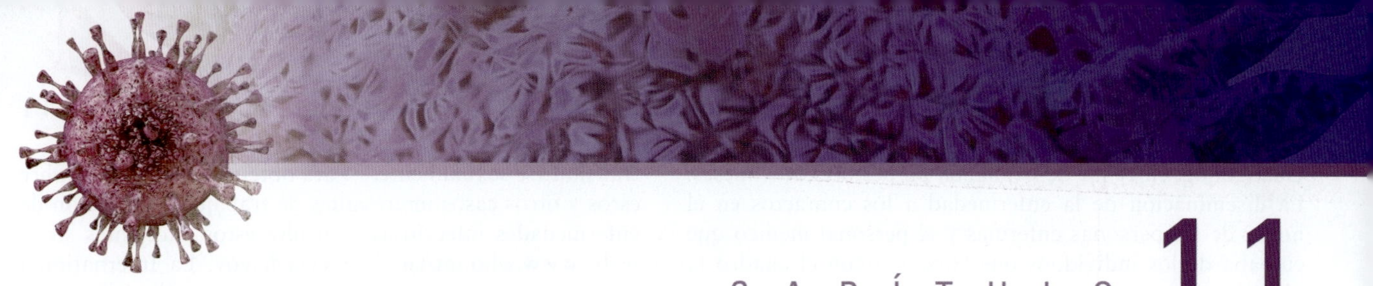

CAPÍTULO 11

Inmunidad innata y adaptativa

El cuerpo humano está expuesto de manera constante a microorganismos y a sustancias extrañas con potencial dañino. Por esta razón, ha desarrollado un complejo sistema compuesto por mecanismos complementarios e interrelacionados para defenderse frente a la invasión de bacterias, virus y otras sustancias extrañas. Mediante el reconocimiento de patrones moleculares, el sistema inmunitario puede distinguir al organismo propio de las sustancias extrañas y es capaz de discriminar entre los agentes potencialmente dañinos de aquellos que no lo son. Además, puede defenderse de células y moléculas anómalas que se desarrollan de manera periódica. La piel y sus capas epiteliales, junto con los procesos inflamatorios normales del organismo, constituyen la primera línea de defensa del cuerpo y le confieren una *inmunidad innata* o *natural* al hospedero. Una vez que estas barreras protectoras son rebasadas, el organismo depende de una segunda línea de defensa para erradicar la infección que generan los organismos invasores, la cual se conoce como *respuesta inmunitaria adaptativa*. Esta se desarrolla con lentitud, pero permite la generación de anticuerpos que tienen como objetivo a microorganismos y sustancias extrañas específicos en caso de que se suscite una segunda exposición.

Este capítulo analiza la inmunidad y el sistema inmunitario, lo que incluye un abordaje completo de la inmunidad innata y la adaptativa. También se presentan conceptos relacionados con la función celular, los sistemas de reconocimiento y las respuestas efectoras clave que integran el sistema inmunitario. Además, se tratan aspectos vinculados con el desarrollo del sistema inmunitario.

Respuesta inmunitaria

La *inmunidad* se define como la capacidad del organismo para defenderse frente a patógenos específicos o sustancias extrañas responsables del desarrollo de enfermedades. La respuesta inmunitaria es una reacción compleja iniciada por medio de los diversos sistemas de defensa del cuerpo. Algunas de estas respuestas se activan casi de manera inmediata, mientras que otras se desarrollan con lentitud. Es la interacción coordinada de estos mecanismos lo que permite al cuerpo humano mantener una homeostasis interna normal. Sin embargo, cuando estos mecanismos se deprimen o muestran actividad excesiva, pueden presentarse enfermedades.

La inmunidad innata y la inmunidad adaptativa son procesos complementarios que actúan para proteger al organismo. La *inmunidad innata*, la primera línea de defensa del cuerpo, se activa de forma temprana y con mayor rapidez en respuesta a las sustancias extrañas, mientras que la inmunidad adaptativa suele activarse de forma tardía, a menos que el hospedero haya tenido una exposición previa al patógeno (tabla 11-1).

Los mecanismos inmunitarios innatos conservados resultan esenciales para dar inicio a la respuesta inmunitaria adaptativa, y requieren la comunicación entre los dos sistemas. Las células dendríticas (DC, *dendritic cells*) son un componente fundamental tanto de la inmunidad innata como de la adaptativa, y sirven como vínculo entre las dos formas de respuesta inmunitaria por efecto de la liberación de sustancias que derivan de esas células, como las citocinas y las quimiocinas.[1] En consecuencia, las células de la inmunidad innata son capaces de transferir información importante sobre las características clave del microorganismo invasor o de la sustancia extraña a los linfocitos B y T que participan en la inmunidad adaptativa. Estas células inmunitarias, a su vez, reclutan y activan fagocitos y moléculas adicionales del sistema inmunitario innato para defender al hospedero.

Citocinas y su papel en la inmunidad

Las citocinas, sustancias solubles con actividad biológica y acción corta, son un componente esencial de los mecanismos de defensa del hospedero y el medio principal por el que interactúan las células de la inmunidad innata y la adaptativa. Las *quimiocinas* son un subgrupo de citocinas constituidas por moléculas proteicas pequeñas que participan tanto en las respuestas inmunitarias como en las inflamatorias.[2] Son responsables de dirigir la migración leucocítica hacia las regiones de la lesión y los sitios en los que dan inicio las respuestas inmunitarias primarias, como los ganglios linfáticos, el bazo, las placas de Peyer y las amígdalas.[2] Las quimiocinas pueden trabajar juntas para antagonizar o activar los receptores de quimiocinas. La fuente y la función de las principales citocinas que participan en la inmunidad innata y la adaptativa se resumen en la tabla 11-2.

TABLA 11-1 Características de la inmunidad innata y adaptativa

Característica	Innata	Adaptativa
Tiempo de respuesta	Inmediata (min/h)	Depende de la exposición (primera: tardía; segunda: inmediata por producción de anticuerpos)
Diversidad	Limitada a clases o grupos de microbios	Muy amplia; específica para cada antígeno
Reconocimiento de microbios	Patrones generales en microbios; inespecífico	Específica frente a microbios y antígenos particulares (complejos antígeno-anticuerpo)
Reconocimiento de agentes extraños	Sí	Sí
Respuesta a la infección repetida	Similar en cada exposición	Memoria inmunitaria; más rápida y eficaz con la exposición subsecuente
Defensa	Epitelio (piel, membranas mucosas), fagocitos, inflamación, fiebre	Eliminación celular; marcado de antígenos por anticuerpos para su eliminación
Componentes celulares	Fagocitos (monocitos/macrófagos, neutrófilos), linfocitos NK, DC	Linfocitos T y B, macrófagos, DC, linfocitos NK
Componentes moleculares	Citocinas, proteínas del complemento, proteínas de la fase aguda, mediadores solubles	Anticuerpos, citocinas, sistema del complemento

DC, célula dendrítica; NK, citolíticos naturales.

TABLA 11-2 Citocinas y quimocinas de la inmunidad innata y la inmunidad adaptativa

Citocinas	Fuente	Función
Interleucina 1 (IL-1)	Macrófagos, células endoteliales, algunas células epiteliales	Gran variedad de efectos biológicos; activa el endotelio en la inflamación; induce fiebre y respuesta de la fase aguda; estimula la producción de neutrófilos.
Interleucina 2 (IL-2)	Linfocitos T $CD4^+$, $CD8^+$	Factor de crecimiento para los linfocitos T activados; induce la síntesis de otras citocinas; activa los linfocitos T citotóxicos y los linfocitos NK.
Interleucina 3 (IL-3)	Linfocitos T $CD4^+$	Factor de crecimiento para las células hematopoyéticas progenitoras.
Interleucina 4 (IL-4)	Linfocitos T_2H $CD4^+$, mastocitos	Promueve el crecimiento y la supervivencia de los linfocitos T, B y mastocitos; induce la diferenciación de los linfocitos T_2H; activa los linfocitos B y los eosinófilos; induce las respuestas de tipo IgE.
Interleucina 5 (IL-5)	Linfocitos T_2H CD4+	Induce el crecimiento y el desarrollo de los eosinófilos.
Interleucina 6 (IL-6)	Macrófagos, células endoteliales, linfocitos T	Estimula el hígado para sintetizar mediadores de la respuesta inflamatoria de la fase aguda; induce la proliferación de las células productoras de anticuerpos mediante el sistema de la inmunidad adaptativa.
Interleucina 7 (IL-7)	Células del estroma de la médula ósea	Función principal en la inmunidad adaptativa; estimula el desarrollo y la proliferación de los linfocitos pre-B y los timocitos.
Interleucina 8 (IL-8)	Macrófagos, células endoteliales	Función principal en la inmunidad adaptativa; quimioatrayente para neutrófilos y linfocitos T; regula el establecimiento linfocitario y la infiltración por neutrófilos.
Interleucina 10 (IL-10)	Macrófagos, algunos linfocitos T cooperadores	Inhibidor de macrófagos activados y DC; disminuye la inflamación al inhibir los linfocitos T_1H y liberar IL-12 de los macrófagos.
Interleucina 12 (IL-12)	Macrófagos, DC	Potencia la citotoxicidad de los linfocitos NK en la inmunidad innata; induce la diferenciación de linfocitos T_1H en la inmunidad adaptativa.
Interferones de tipo I (IFN-α, IFN-β)	Macrófagos, fibroblastos	Inhibe la multiplicación vírica; activa las células NK; incrementa la expresión de las moléculas MHC-I en las células infectadas por virus.
Interferón-γ (IFN-γ)	Linfocitos NK, linfocitos T $CD4^+$ y $CD8^+$	Activa los macrófagos tanto en la respuesta innata como en la adaptativa mediada por células; incrementa la expresión de MHC-I y MHC-II, y el procesamiento y presentación de antígenos.
Factor de necrosis tumoral-α (TNF-α)	Macrófagos, linfocitos T	Induce inflamación, fiebre y respuesta de la fase aguda; activa neutrófilos y células endoteliales; elimina células por medio de la apoptosis.
Quimiocinas	Macrófagos, células endoteliales, linfocitos T	Gran familia de citocinas con similitud estructural que estimula el movimiento de los leucocitos y regula la migración de estos últimos desde la sangre y hacia los tejidos.
CSF de granulocitos monocitos (GM-CSF, *granulocyte-monocyte CSF*)	Linfocitos T, macrófagos, células endoteliales, fibroblastos	Promueve la maduración y el crecimiento de neutrófilos, eosinófilos y monocitos; activa los granulocitos maduros.
CSF de granulocitos (G-CSF, *granulocyte CSF*)	Macrófagos, fibroblastos, células endoteliales	Promueve el crecimiento y la maduración de los neutrófilos que se consumen en las reacciones inflamatorias.
CSF de monocitos (M-CSF, *monocyte CSF*)	Macrófagos, linfocitos T activados, células endoteliales	Promueve el crecimiento y la maduración de los fagocitos mononucleares.

CSF, factor estimulante colonias; DC, célula dendrítica; Ig, inmunoglobulina; MHC, complejo mayor de histocompatibilidad; NK, citolíticos naturales; T_1H, linfocito T cooperador de tipo 1; T_2H, linfocito T cooperador de tipo 2.

COMPRENSIÓN ➔ Inmunidad innata y adaptativa

Los sistemas inmunitarios innatos y adaptativos controlan las defensas del cuerpo a través de un sistema integrado en el que numerosas células y moléculas actúan en conjunto para proteger al organismo frente a invasores externos. El sistema inmunitario innato estimula a la inmunidad adaptativa.

Si bien recurren a mecanismos distintos para el reconocimiento de los patógenos, los dos tipos de inmunidad utilizan muchos de los mismos mecanismos efectores, lo que incluye la destrucción del patógeno mediante la fagocitosis y el sistema de complemento para eliminar el organismo del cuerpo.

1

Inmunidad innata. La inmunidad innata (también denominada *inmunidad natural*) está constituida por defensas celulares y bioquímicas que ya existen antes de que tenga lugar un encuentro con un agente infeccioso, y aportan protección rápida frente a la infección. Los principales componentes efectores de la inmunidad innata incluyen a las células epiteliales, que bloquean el ingreso de los agentes infecciosos y secretan enzimas, proteínas y péptidos con actividad antimicrobiana; a los neutrófilos fagocíticos y macrófagos, que engullen y digieren a los microbios; a los linfocitos citolíticos naturales (NK, *natural killer*), que eliminan a los microbios intracelulares y a los agentes extraños; y al sistema del complemento, que amplifica la respuesta inflamatoria y utiliza la respuesta de ataque a la membrana para lisar a los macrófagos. Las células del sistema inmunitario innato también sintetizan mensajeros químicos que estimulan e influyen sobre la respuesta inmunitaria adaptativa.

El sistema inmunitario innato utiliza los sistemas de reconocimiento de patrones (SRP) que identifican las estructuras microbianas que comparten los microbios y que con frecuencia son necesarias para su supervivencia, pero que no existen en las células humanas. Así, el sistema inmunitario innato es capaz de distinguir entre lo propio y lo ajeno, pero es incapaz de identificar a los diferentes agentes.

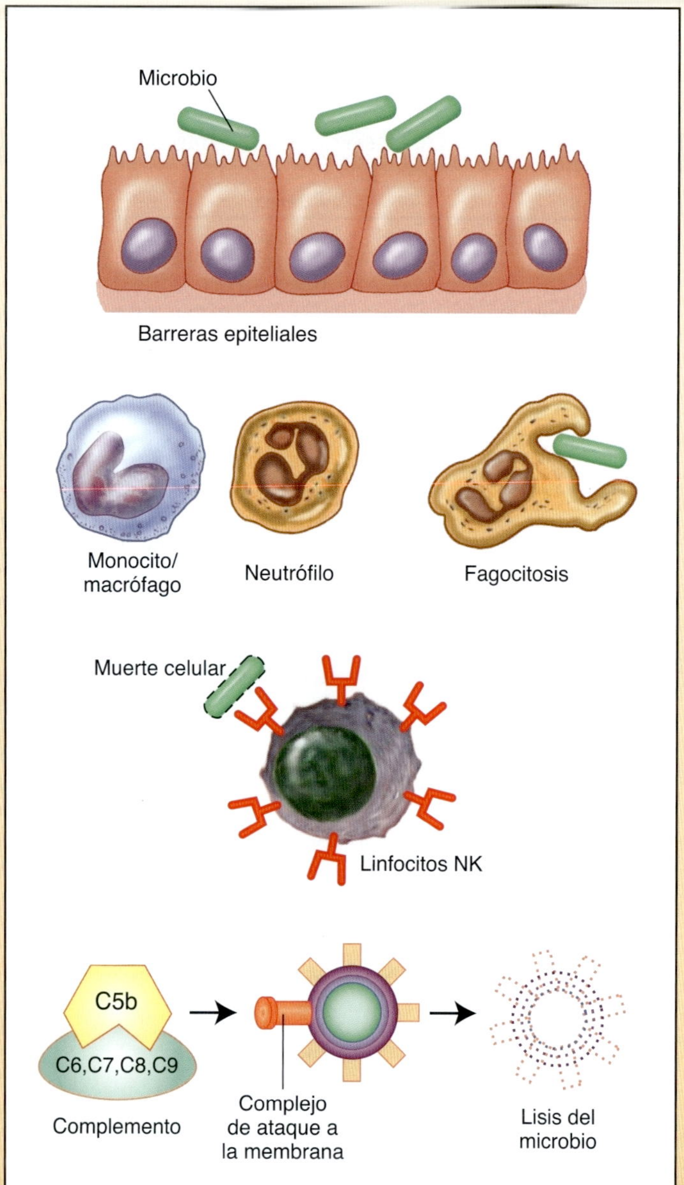

2

Inmunidad adaptativa. La inmunidad adaptativa (o *inmunidad adquirida*) es aquella que se desarrolla a partir de la exposición previa a agentes infecciosos o extraños de otros tipos. Una característica definitoria de la inmunidad adaptativa es su capacidad para distinguir no solo lo propio de lo ajeno, sino para reconocer y destruir agentes extraños específicos, con base en sus propiedades antigénicas distintas. Los componentes del sistema inmunitario adaptativo son los linfocitos T y B y sus productos. Existen dos tipos de respuesta inmunitaria adaptativa: la inmunidad humoral y la mediada por células, que actúan para eliminar a los distintos tipos de microbios.

La inmunidad humoral se encuentra mediada por los linfocitos B y constituye la defensa principal frente a los microbios extracelulares y sus toxinas. Los linfocitos B se diferencian en células plasmáticas secretoras de anticuerpos. Los anticuerpos circulantes interactúan entonces con los microbios que se encuentran en la sangre o las superficies mucosas y los destruyen.

La inmunidad mediada por células, o celular, está mediada por los linfocitos T citotóxicos y actúa para eliminar los patógenos intracelulares (p. ej., virus). Los linfocitos T desarrollan receptores que reconocen a los péptidos víricos que se presentan en la superficie de las células infectadas, y después emiten señales para la destrucción de las células infectadas.

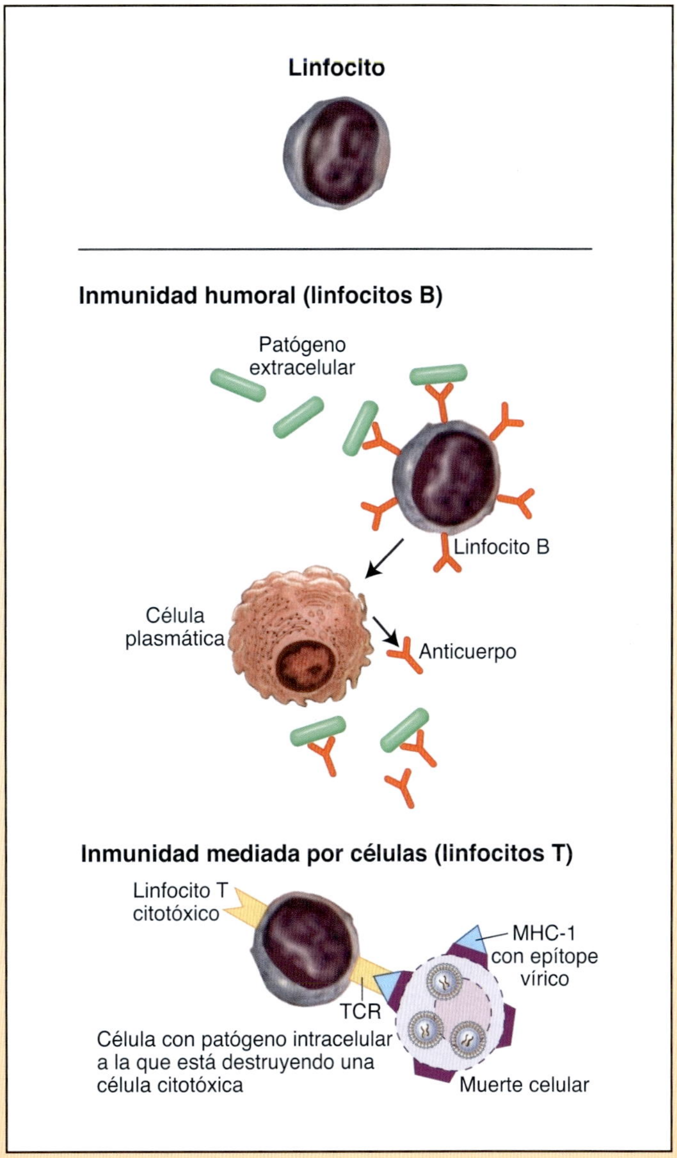

Propiedades generales de las citocinas

Las *citocinas* son proteínas de peso molecular bajo con funciones reguladoras y actividad proinflamatoria o antiinflamatoria que son sintetizadas por las células del sistema inmunitario innato y el adaptativo, y que median muchas acciones de estas células. La mayoría de las citocinas con relevancia funcional incluyen las interleucinas (IL), los interferones (IFN) y el factor de necrosis tumoral α (TNF-α, *tumor necrosis factor alpha*). Las citocinas generan sus respuestas al unirse a receptores específicos en sus células diana y activan receptores acoplados a proteínas G.[3]

Las interleucinas son sintetizadas tanto por macrófagos como por linfocitos en respuesta a la presencia de algún microorganismo invasor o la activación del proceso inflamatorio. Su principal función consiste en potenciar la respuesta inmunitaria adquirida o regular por medio de la supresión o potenciación general del proceso inflamatorio. Los IFN son citocinas que protegen de manera fundamental al hospedero frente a las infecciones víricas y desempeñan un papel en la modulación de la respuesta inflamatoria. Cada tipo de IFN se produce por medio de una célula específica de la respuesta inmunitaria.[4]

Todas las citocinas se secretan durante períodos breves y autolimitados. Rara vez se almacenan como moléculas preformadas, y más bien se sintetizan por medio de la transcripción como consecuencia de la activación celular. Las acciones de las citocinas muchas veces son *pleiotrópicas*, lo que significa que tienen capacidad para permitir que una sola citocina actúe sobre distintos tipos de células.[5] Cuando estas defensas no funcionan apropiadamente, pueden surgir procesos patológicos que se originan en estos tejidos, como el asma y la psoriasis.

Alerta sobre el dominio de conceptos

Las citocinas tienen la capacidad de actuar sobre diferentes tipos de células; por lo tanto, son *pleiotrópicas*, no específicas de las células. También tienen la capacidad de estimular los mismos factores biológicos que otras citocinas o de superponer sus efectos. Esto se conoce como redundancia.

Además de tener cualidades pleiotrópicas y redundantes, distintos tipos de células son capaces de sintetizar una misma citocina. Esto permite que las citocinas puedan tener una actividad amplia. Por ejemplo, la IL-1 es una citocina proinflamatoria que se produce sobre todo en macrófagos, pero puede sintetizarse en casi todos los leucocitos, células endoteliales y fibroblastos. Por último, las citocinas también actúan para dar inicio a funciones en cascada, proceso en el que una citocina influye sobre la síntesis y las acciones de otras. Estos efectos pueden ser locales o sistémicos después de que las citocinas se secretan al torrente sanguíneo y se transportan hasta su sitio de acción. Los factores estimulantes de colonias (CSF, *colony stimulating factors*) son un subconjunto particular de citocinas que participan en la hematopoyesis y estimulan la producción de grandes cantidades de plaquetas maduras, eritrocitos, linfocitos, neutrófilos, monocitos, eosinófilos, basófilos y DC. Los CSF se nombraron de acuerdo con el tipo de célula diana en la que actúan (*véase* la tabla 11-2). Aunque los CSF son necesarios para la producción normal de células sanguíneas, su exceso se asocia con varios procesos patológicos, como la enfermedad pulmonar obstructiva crónica (EPOC).[6] El CSF recombinante se está utilizando para aumentar las tasas de éxito de los trasplantes de médula ósea.

Quimiocinas

Son moléculas proteicas pequeñas que participan en las respuestas celulares inmunitarias e inflamatorias, y que durante la respuesta inmunitaria actúan para controlar la migración de los leucocitos hasta su sitio de acción principal.[2] Existen cuatro clases distintas de quimiocinas que se designan C, CC, CXC y CX_3C.[7] Las quimiocinas CC atraen monocitos, linfocitos y eosinófilos hacia los sitios de inflamación crónica. Las quimiocinas CXC atraen a los neutrófilos hacia los sitios de inflamación aguda.

Las quimiocinas se comunican con sus células diana mediante la activación de receptores acoplados a proteínas G en las células. En consecuencia, son capaces de activar distintas poblaciones de leucocitos, según las necesidades existentes.[7] Las quimiocinas están relacionadas con distintas enfermedades agudas y crónicas, entre otras, la ateroesclerosis, artritis reumatoide, enfermedad intestinal inflamatoria, asma alérgica y bronquitis crónica, esclerosis múltiple, lupus eritematoso sistémico e infección por VIH. También desempeñan un papel en la respuesta inmunitaria del organismo frente a las células cancerosas, mediante la acción de linfocitos T activados y otras proteínas de origen tumoral.[8,9]

RESUMEN

La inmunidad es la defensa del cuerpo frente a la enfermedad y los microorganismos invasores. Los mecanismos inmunitarios pueden separarse en dos tipos: innatos y adaptativos. La inmunidad innata es la primera línea de defensa y puede distinguir entre lo propio y lo ajeno mediante el reconocimiento de patrones moleculares en las sustancias extrañas y microbios. La inmunidad adaptativa forma parte de la segunda línea de defensa e incluye tanto mecanismos humorales como celulares, los cuales responden ante sustancias específicas de las células llamadas *antígenos*. La respuesta inmunitaria adaptativa es capaz de amplificar y mantener su respuesta, distinguir lo propio de lo ajeno y, por último, de tener memoria, en el sentido de que, de repetirse la exposición, puede reconocer al antígeno en los encuentros subsecuentes para generar con rapidez una respuesta más intensa a este. Ambas respuestas actúan de forma conjunta para asegurar el mantenimiento de la homeostasis.

No obstante, tanto las células del sistema inmunitario innato como del adaptativo comparten información vital sobre el microorganismo o patógeno invasor mediante el contacto celular; muchas interacciones y respuestas celulares dependen de la secreción de mediadores químicos en forma de citocinas, quimiocinas y CSF. Las citocinas son proteínas solubles que secretan las células tanto del sistema inmunitario innato como del adaptativo, y que median muchas de las funciones de estas células. Las quimiocinas son citocinas que estimulan la migración y la activación de distintas células inmunitarias e inflamatorias. Los CSF estimulan el crecimiento y la diferenciación de las células inmunitarias progenitoras de la médula ósea, y desempeñan un papel clave en la hematopoyesis.

Inmunidad innata

PUNTOS CLAVE

Inmunidad innata

- La inmunidad innata se compone de defensas físicas, químicas, celulares y moleculares que se encuentran listas para su activación, y median una protección rápida inicial frente a la infección.
- La respuesta inmunitaria innata depende de la capacidad del cuerpo para distinguir las estructuras presentes en la superficie de los patógenos conocidas como patrones moleculares asociados con patógenos (PAMP, *pathogen-associated molecular patterns*) de las estructuras en las células humanas.
- Las células fagocíticas de la respuesta innata expresan receptores de reconocimiento de patrones (RRP) que se unen con patrones amplios compartidos por grupos de microbios, pero que no están en las células de los mamíferos. Los receptores de tipo Toll (RTT), una variedad importante de RRP, se expresan en los fagocitos y son activadores potentes de las células y las moléculas del sistema inmunitario innato.
- Las citocinas y las quimiocinas que se liberan de los leucocitos activados regulan las actividades de la inmunidad innata, estimulan el proceso inflamatorio e inician la respuesta inmunitaria adaptativa.

Barreras epiteliales

En todas las puertas de entrada al organismo se encuentran barreras físicas, mecánicas y bioquímicas frente a la invasión microbiana, lo que incluye a la piel y las vías respiratorias, gastrointestinales y urogenitales. Debido a su diseño, la piel íntegra es por mucho la barrera física más formidable de la que se dispone contra la infección. Se compone de células de forma estrecha, que se organizan en capas múltiples y se desprenden de manera continua. Además, la piel está cubierta por una capa protectora de proteína conocida como *queratina*. La piel cuenta con químicos simples que generan un ambiente inespecífico, salado y ácido, así como proteínas antibacterianas, como la enzima lisozima, que impiden la colonización por microorganismos y facilitan su destrucción.[10]

Las células epiteliales destruyen a los organismos invasores al secretar enzimas, proteínas y péptidos con actividad antimicrobiana. Células especializadas en estas cubiertas, como las células caliciformes en el tubo digestivo, secretan material viscoso constituido por glucoproteínas de alto peso molecular, conocidas como *mucinas*, que al hidratarse dan origen al *moco*. Las mucinas se unen a los patógenos, con lo que atrapan y arrastran a los potenciales invasores. En las vías respiratorias inferiores, estructuras móviles similares al pelo, denominadas *cilios*, protruyen a partir de las células epiteliales y ayudan a desplazar a los microbios atrapados en el moco en dirección proximal por el árbol traqueobronquial y hacia la faringe. Las respuestas fisiológicas de tos y estornudo facilitan en gran medida su eliminación del cuerpo.

Entonces, los microorganismos que quedan atrapados en el moco se sujetan a la acción de distintas defensas químicas en todo el cuerpo, incluidas las lisozimas y el sistema del complemento. La lisozima es una enzima hidrolítica que se encuentra en las lágrimas, la saliva y la leche humana, y es capaz de escindir las paredes de las células bacterianas. El complemento se encuentra en la sangre y resulta esencial para la actividad de los anticuerpos. Está compuesto por 20 precursores de enzimas diferentes que, cuando se activan por medio de complejos antígeno-anticuerpo, hacen que las bacterias se agrupen para que sean más susceptibles a las células inmunitarias fagocíticas (fig. 11-1). Además, una investigación reciente demostró que el complemento desempeña un papel clave en la comunicación entre la respuesta inmunitaria innata y la adaptativa por efecto de la liberación de la proteína del complemento C3.[11] En el estómago y el intestino, los microbios mueren como consecuencia de la acción de enzimas digestivas, las condiciones ácidas y la secreción de *defensinas*, péptidos catiónicos pequeños que en pocos minutos eliminan microorganismos tanto grampositivos como gramnegativos mediante la disrupción de su membrana celular.

Cuando los patógenos rebasan las defensas epiteliales, se activa la respuesta inmunitaria innata a través de los leucocitos, los cuales reconocen los receptores de superficie comunes que existen entre los microorganismos invasores.

Células de la inmunidad innata

Las células de la respuesta inmunitaria innata son capaces de reconocer microbios que comparten características comunes en sus receptores de superficie. Una vez reconocidas, las células inmunitarias innatas inician un amplio espectro de respuestas dirigidas a los microorganismos invasores. Las células clave de la inmunidad innata incluyen los neutrófilos, macrófagos, DC, linfocitos NK y linfocitos intraepiteliales.

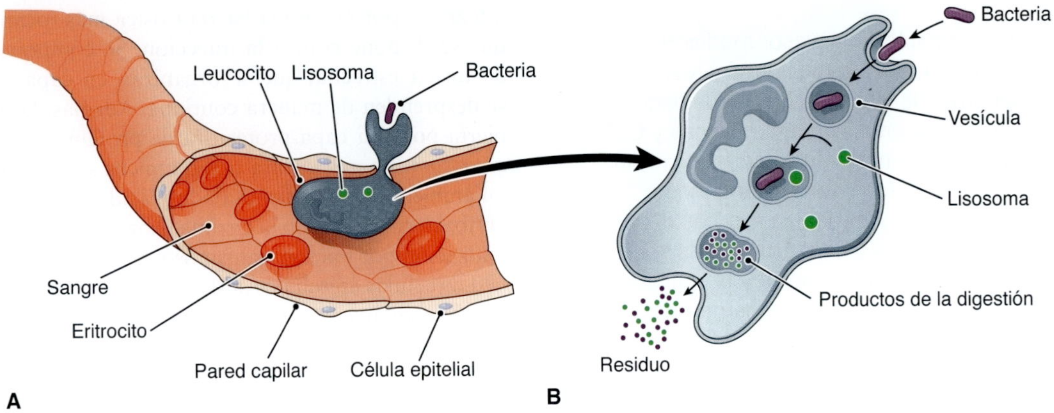

FIGURA 11-1. Fagocitosis. A. Un leucocito fagocítico se desplaza por un capilar que se encuentra en un área infectada y endocita a la bacteria. B. El lisosoma digiere a la bacteria que se encontraba en la vesícula. Tomado de: Cohen B. J. (2013). *Memmler's the human body in health and disease* (12th ed.). Philadelphia, PA: Lippincott Williams & Wilkins.

Estas células tienen efectos proinflamatorios y antiinflamatorios en sus objetivos y desempeñan un papel importante en la preparación de respuestas inmunitarias adaptativas.[12,13]

Neutrófilos y macrófagos

Los leucocitos implicados en la respuesta inmunitaria innata derivan de células progenitoras mieloides y se subdividen en dos grupos distintos, con base en la presencia o la ausencia de gránulos con tinción específica en su citoplasma. Los leucocitos que contienen gránulos se clasifican como *granulocitos*, e incluyen los neutrófilos, eosinófilos y basófilos. Las células que carecen de gránulos se conocen como *agranulocitos,* e incluyen los linfocitos, monocitos y macrófagos. Sin embargo, los linfocitos se derivan de precursores linfoides y no forman parte de la respuesta inmunitaria innata.

Los neutrófilos, denominados de esta manera por sus gránulos con tinción neutra, son los granulocitos más abundantes en el organismo y constituyen alrededor del 55% de todos los leucocitos. También se conocen como neutrófilos polimorfonucleares (PMN). Son células fagocíticas con movimiento ameboide, lo que les permite migrar a través del cuerpo. Actúan como células de respuesta temprana en la inmunidad innata. Son raras en los tejidos y en las cavidades corporales, y permanecen de manera predominante en estado de latencia en la sangre y la médula ósea hasta que se les requiere en la respuesta inmunitaria.[14] Los eosinófilos cuentan con gránulos gruesos y grandes, y en general comprenden solo entre el 1 y 4% del recuento leucocitario total. En contraste con los neutrófilos, estas células no ingieren detritos celulares, sino más bien complejos antígeno-anticuerpo y virus. Con frecuencia se activan en las infecciones parasitarias y en las respuestas alérgicas. Los basófilos constituyen menos del 1% del recuento leucocitario total y contienen gránulos que liberan un gran número de sustancias, entre otras, histamina y enzimas proteolíticas. Su función no se conoce del todo, pero se piensa que desempeñan algún papel en la alergia y en la infección parasitaria.

Los agranulocitos vinculados con la inmunidad innata forman parte del sistema fagocítico mononuclear (SFM) e incluyen los monocitos y macrófagos. Los monocitos son los leucocitos de la sangre de mayor dimensión, pero solo constituyen entre el 3% y 7% del recuento leucocitario total. Se liberan a partir de la médula ósea hacia el torrente sanguíneo, a partir del cual emigran hacia los tejidos, y maduran para convertirse en macrófagos y DC, para participar en la respuesta inflamatoria y fagocitar las sustancias extrañas y los detritos celulares. Los macrófagos tienen un período de vida prolongado, residen en los tejidos y actúan como el primer fagocito que encuentran los organismos invasores al ingresar en el hospedero.[14]

Los macrófagos son esenciales para la eliminación de las bacterias que atraviesan la barrera epitelial en el intestino y otros sistemas orgánicos. También tienen una flexibilidad notable, que les permite responder de forma eficaz a las señales ambientales. Una vez que se activan, estas células engullen y digieren a los microbios que se unen a su membrana celular. La capacidad de estas células fagocíticas para iniciar una respuesta depende del reconocimiento de estructuras repetitivas conocidas como *patrones moleculares asociados a patógenos* (PAMP, *pathogen-associated molecular patterns*) y los receptores que pueden reconocerlos, conocidos como *receptores de reconocimiento de patrones* (RRP). La fagocitosis de los microorganismos invasores ayuda a limitar la diseminación de la infección hasta que las respuestas inmunitarias adaptativas logran activarse en su totalidad.

Además de la fagocitosis, los macrófagos y las DC procesan y presentan los antígenos al inicio de la respuesta inmunitaria para actuar como un desencadenante central de la respuesta inmunitaria adaptativa.[1] Estas células secretan sustancias que inician y coordinan la respuesta inflamatoria o activan a los linfocitos. Los macrófagos también pueden eliminar los complejos antígeno-anticuerpo o, bajo la influencia de los linfocitos T, destruir células malignas del hospedero o las células infectadas por virus.

Células dendríticas

Las *DC* son leucocitos especializados derivados de la médula ósea que se encuentran en el tejido linfoide y constituyen el puente entre los sistemas de inmunidad innata y adaptativa. Las DC son células más bien raras que se localizan sobre todo en los tejidos expuestos a ambientes externos, como los aparatos respiratorio y digestivo.[1] Sobre todo, se encuentran presentes en una forma inmadura que está disponible para detectar de manera directa a los patógenos, capturar agentes extraños y transportarlos hacia tejidos linfoides secundarios.[1] Una vez activadas, las DC sufren un proceso de maduración complejo para desempeñarse como células presentadoras de antígeno (CPA) capaces de desencadenar la inmunidad adaptativa.[1] Son responsables del procesamiento y la presentación de antígenos extraños a los linfocitos. Al igual que los macrófagos, las DC liberan varias moléculas de comunicación que determinan la naturaleza de las respuestas inmunitarias adaptativas.

Linfocitos NK y linfocitos intraepiteliales

Los linfocitos citolíticos (asesinos) naturales (NK, *natural killer*) y las células intraepiteliales son otras variedades celulares implicadas en la respuesta inmunitaria innata. Los *linfocitos NK* se denominan así debido a su capacidad para eliminar microorganismos diana de modo espontáneo. Ambos tipos celulares dependen del reconocimiento de PAMP específicos en la superficie celular del patógeno.

Los linfocitos NK son una población **heterogénea** de linfocitos de la inmunidad innata que median la toxicidad espontánea frente a las células infectadas.[15] Debido a que tienen la capacidad única de atacar a los microorganismos diana sin exposición previa, se les considera parte de la respuesta inmunitaria innata, a pesar de ser de origen linfoide. Parecen linfocitos granulosos grandes y son capaces de eliminar a ciertos tipos de células tumorales o infectadas sin exposición previa a antígenos de superficie. Sin embargo, se ha demostrado que desempeñan un papel de la misma importancia al limitar la diseminación de la infección y facilitar el desarrollo de las respuestas inmunitarias adaptativas por medio de la síntesis de citocinas.[15] Los linfocitos NK pueden ser excitadores o inhibidores, lo que garantiza que solo se destruyan las células extrañas (fig. 11-2).[15] Además de su papel como fagocitos, los linfocitos NK ayudan en la polarización de los linfocitos T, la maduración de las DC y el control inmunitario innato de la infección vírica a través de la secreción de moduladores inmunitarios y citocinas antivirales. Los linfocitos NK comprenden aproximadamente el 10-15% de los linfocitos de la sangre periférica, pero no portan receptores de linfocitos T (RLT) o inmunoglobulinas (Ig) de superficie celular.

Reconocimiento de patógenos

La respuesta inmunitaria innata desempeña un papel vital en la respuesta proinflamatoria ante la infección y depende de la capacidad de las defensas del hospedero para diferenciar lo propio de lo ajeno, de tal forma que solo se enfrenta a los organismos invasores. Los leucocitos involucrados en esta respuesta reconocen ciertos patrones que se conservaron a lo largo de la evolución y se ubican en la superficie de los patógenos, y en respuesta a estos se unen a la membrana y destruyen al organismo invasor mediante fagocitosis (fig. 11-3).

Patrón de reconocimiento

Los patógenos tienen estructuras conservadas en sus membranas celulares denominadas *PAMP*, que son reconocidas por las células del sistema inmunitario innato, ya que poseen un número limitado de *RRP* codificados en su línea germinal. Una vez que se reconoce un PAMP, los RRP entran en contacto con la superficie celular y envían señales intracelulares al hospedero, lo que desencadena respuestas proinflamatorias y antimicrobianas que incluyen la síntesis y liberación de citocinas, quimiocinas y moléculas de adhesión celular.[16] Los PAMP están constituidos por una combinación de azúcares, moléculas lipídicas, proteínas o patrones de ácidos nucleicos modificados, y resultan esenciales para el funcionamiento y la infectividad del patógeno.

La capacidad de la respuesta inmunitaria innata para limitar a los microbios en una fase temprana del proceso infeccioso deriva de la unión de los patógenos a los RRP ubicados en los leucocitos, lo que a su vez da inicio a los actos de señalización que llevan a la activación del complemento, fagocitosis y autofagia. Una vez que inician, los leucocitos, neutrófilos y monocitos migran de la sangre a los tejidos, junto con otros

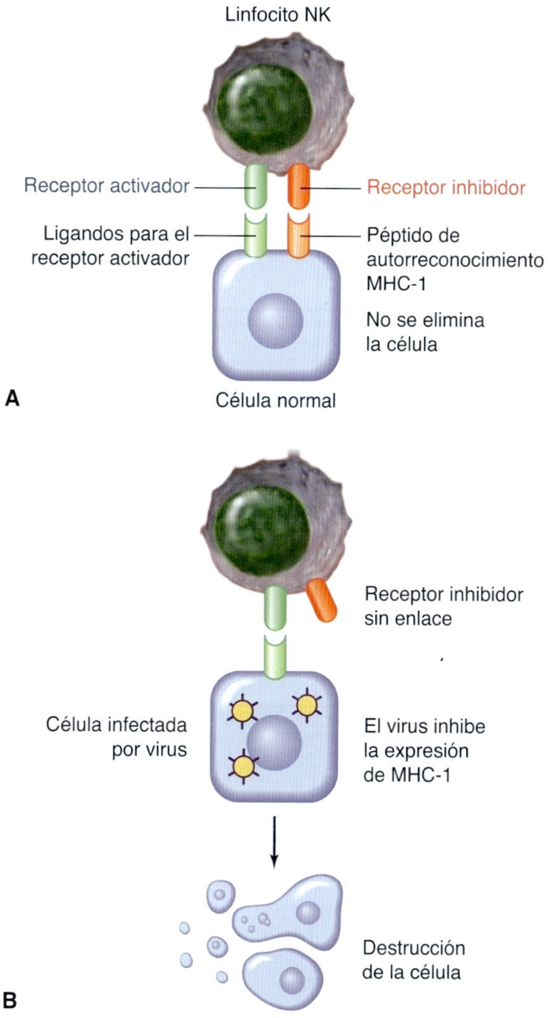

FIGURA 11-2. Receptores de la célula NK. **A.** Los linfocitos NK expresan receptores activadores que responden a ligandos de células lesionadas o infectadas por virus, así como receptores inhibidores que se unen a las moléculas de autorreconocimiento del complejo mayor de histocompatibilidad de clase I (MHC-I) que expresan las células normales. Estas no son eliminadas debido a que las señales inhibidoras derivadas de las moléculas del MHC-I normales se sobreponen a las señales de activación. **B.** En las células infectadas por virus o tumorales el aumento de la expresión de los ligandos para los receptores de activación y la disminución de la expresión de las moléculas MHC o su modificación interrumpe las señales inhibidoras, lo que permite la activación de los linfocitos NK y la lisis de las células diana.

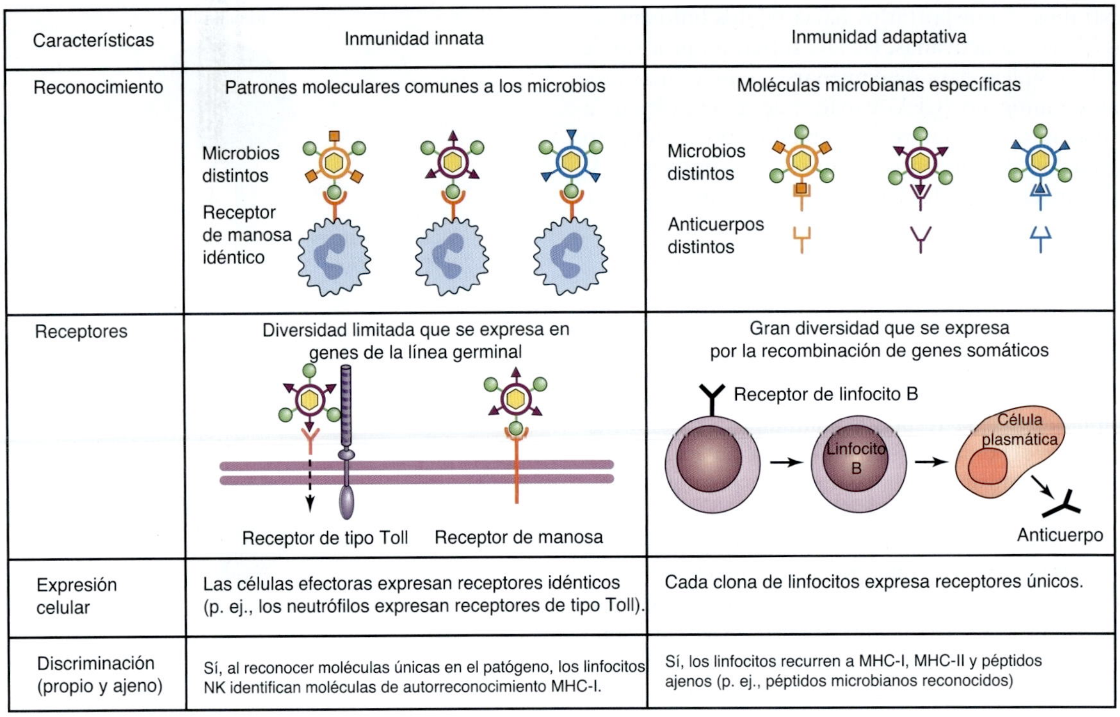

FIGURA 11-3. Sistemas de reconocimiento de la inmunidad innata y la adaptativa. *MHC, complejo mayor de histocompatibilidad; NK, citolíticos naturales.*

líquidos corporales, para inducir edema periférico. Los monocitos maduran para convertirse en macrófagos, al mismo tiempo que atraviesan los tejidos y se unen a los macrófagos y las DC que ya se encuentran ahí. Los RRP incluidos en estas células se activan, lo que amplifica la respuesta inflamatoria.

Receptores de tipo Toll

Los RTT reciben su nombre a partir del estudio de la proteína Toll en las moscas *Drosophila melanogaster,* responsable de la resistencia de *Drosophila* a las infecciones bacterianas y micóticas.[16] Desde la perspectiva estructural, los *RTT* son glucoproteínas integrales que poseen un sitio de unión al ligando extracelular o luminal que contiene repeticiones ricas en leucina y un dominio citoplasmático de señalización Toll/IL-1.[16] La unión de un PAMP a un RTT induce un cambio de conformación en el receptor que desencadena los procesos intracelulares. Los RTT tienen una función esencial en el mantenimiento de la homeostasis tisular mediante la cicatrización de heridas y reparación y regeneración de tejidos. Los RTT pueden encontrarse en casi todas las células de la médula ósea, lo que incluye macrófagos, DC, neutrófilos, linfocitos T y B, y células que no pertenecen a la médula ósea, entre otras, las epiteliales y los fibrocitos. En el humano, se han identificado diez RTT distintos, y cada uno reconoce diferentes PAMP derivados de varios microorganismos, como bacterias, virus, hongos y protozoarios.[17]

Mediadores solubles de la inmunidad innata

Si bien las células del sistema inmunitario innato comparten información vital sobre los microorganismos invasores y estructuras ajenas por medio del contacto directo entre células, los mediadores solubles también son esenciales para muchos otros aspectos de la respuesta inmunitaria innata. El desarrollo de esta respuesta depende en gran medida de la secreción de moléculas solubles, como opsoninas, citocinas y proteínas de la fase aguda.

Opsoninas

Las opsoninas son moléculas que recubren a las partículas con carga negativa ubicadas en las membranas celulares y que, en consecuencia, facilitan el reconocimiento y la unión de las células fagocíticas a los microorganismos. El proceso por el cual se recubren las partículas celulares de los microbios se denomina *opsonización*. Una vez que la opsonina se une al microbio es capaz de activar al fagocito después de su unión a un RRP en la célula fagocítica. Existen varias opsoninas relevantes para la inmunidad innata y el proceso inflamatorio agudo, entre otras, las proteínas de la fase aguda, las lectinas y el complemento. Los componentes de la respuesta inmunitaria adaptativa también pueden actuar como opsoninas. Por ejemplo, cuando se activa la respuesta humoral, los anticuerpos IgG e IgM pueden recubrir algunas partículas celulares ubicadas sobre los patógenos y unirse a los receptores Fc en los neutrófilos y los macrófagos, lo que potencia la función fagocítica de las células de la inmunidad innata.

Citocinas inflamatorias

Las citocinas son proteínas con peso molecular bajo que sirven como mensajeros químicos solubles y median la interacción entre las células inmunitarias y tisulares. Forman parte de una red integral de señales con varias funciones, tanto en las defensas inmunitarias innatas (inespecíficas) como en las adaptativas. Las citocinas involucradas en la inmunidad innata incluyen el TNF-α y la linfotoxina, IFN-γ, IFN-α y IFN-β; IL-1,

IL-6 y IL-12; y quimiocinas (*véase* la tabla 11-2). Estas sustancias modulan la inmunidad innata al estimular el desarrollo de células que participan en ambos tipos de inmunidad al inducir la quimiotaxis de los leucocitos, estimular la síntesis de proteínas de la fase aguda e inhibir la multiplicación vírica. Una vez que un fagocito de la inmunidad innata se activa por la vía RRP-PAMP ante un patógeno, las citocinas se liberan en los tejidos circundantes, donde ejercen su efecto. Si se activa un número mayor de células, las citocinas son capaces de estimular procesos inflamatorios en los tejidos alejados del sitio de infección inicial. En circunstancias normales, la actividad de las citocinas tiene una duración relativamente corta, lo que impide una respuesta inmunitaria prolongada.

El TNF-α y las linfotoxinas son citocinas cuya estructura está relacionada, y muestran actividades citotóxicas similares.[18] Las dos citocinas difieren en el sentido de que el TNF-α puede ser secretado por distintas células inmunitarias, en tanto que las linfotoxinas son secretadas de manera predominante por linfocitos activados y linfocitos NK. Estas citocinas regulan el desarrollo de los tejidos linfoides y el proceso inflamatorio al mejorar la adhesión de las células inmunitarias a los patógenos y estimular la liberación de otras citocinas/quimiocinas.[18] Los IFN son otra familia de citocinas con un papel fundamental en la iniciación y la potenciación de la respuesta inmunitaria celular ante la infección vírica de las células del hospedero. Además, desempeñan una función clave en la amplificación de la presentación de los antígenos a células específicas.[18] Los interferones de tipo I (IFN-α y IFN-β) son secretados por células infectadas por virus, mientras que el de tipo II o IFN-γ es secretado sobre todo por los linfocitos T, linfocitos NK y macrófagos.[18] Los IFN activan los macrófagos, inducen a los linfocitos B a modificar su tipo de Ig, alteran la respuesta de los linfocitos T cooperadores, inhiben el crecimiento celular, promueven la apoptosis e inducen un estado antiviral en las células sin infección. Por último, las IL ayudan a regular la respuesta inmunitaria al incrementar la expresión de moléculas de adhesión en las células endoteliales, estimular la migración de los leucocitos hacia los tejidos infectados y promover la síntesis de anticuerpos en las células de la respuesta inmunitaria adaptativa.

Proteínas de la fase aguda

Dos proteínas de la fase aguda que tienen que ver con la defensa frente a las infecciones son la lectina de unión a la manosa (MBL, *mannose-binding lectin*) y la proteína C reactiva (CRP, *C-reactive protein*). La MBL y la CRP se sintetizan en el hígado y se liberan en respuesta a la activación de lesiones del tejido e inflamación.[19,20] La MBL se une de manera específica a los residuos de manosa, en tanto que la CRP se une tanto a fosfolípidos como a azúcares ubicados en la superficie de los microbios. Estas sustancias favorecen la unión de las células fagocíticas a los microorganismos invasores que muestran opsonización insuficiente. También actúan como activadores de la vía alterna del complemento.

Sistema del complemento

El sistema del complemento es un potente mecanismo efector, tanto de la inmunidad innata como de la adaptativa, que permite al organismo localizar la infección y destruir a los microorganismos invasores. Está compuesto por un grupo de proteínas que se encuentran en la circulación y en distintos líquidos extracelulares. De manera habitual, las proteínas del sistema del complemento circulan como precursores inactivos. Al activarse dan inicio a una serie de interacciones proteolíticas y entre proteínas, que al final culmina en la opsonización de los patógenos invasores, la migración de los leucocitos hasta el sitio de la invasión, el inicio de una reacción inflamatoria localizada y la lisis definitiva del patógeno.[21] Para que se presente una reacción mediada por el complemento, sus componentes deben activarse en la secuencia apropiada. Las proteínas inhibidoras y la inestabilidad de las proteínas del complemento activadas en cada paso del proceso impiden la activación descontrolada del sistema del complemento.

Existen tres vías paralelas pero independientes que dan origen a la activación del sistema del complemento en la respuesta inmunitaria innata: la clásica, la de lectina y la vía alterna. Las reacciones del sistema del complemento pueden dividirse en tres fases:

1. Inicio o activación
2. Amplificación o inflamación
3. Respuesta de ataque a la membrana de etapa tardía

Las tres vías difieren por las proteínas que se utilizan en la fase temprana de la activación, pero al final todas convergen en la proteína clave del complemento C3, que es esencial para la etapa de amplificación. Activada la C3, se activan todas las moléculas subsecuentes del complemento (C5-C9), lo que permite la lisis final de las células.

La ruta clásica es iniciada por un complejo antígeno-anticuerpo (ya sea mediado por IgG o IgM), que produce el "descubrimiento" de un sitio reactivo específico del anticuerpo para que pueda unirse directamente a la molécula C1 en el sistema del complemento.[22] Al inicio, se sintetizan pocas enzimas, pero con la activación sucesiva de proteínas del complemento de forma progresiva y creciente, se generan concentraciones cada vez mayores de enzimas proteolíticas. Este proceso se conoce como *amplificación*. En la vía de la lectina o la vía alterna se activan proteínas del complemento circulantes inactivas tras exponerse a polisacáridos de la superficie del microbio, MBL, CRP y otros mediadores solubles, que son parte integral de la inmunidad innata.[23] Al igual que la vía clásica, las vías de la lectina y la alterna generan una serie de reacciones enzimáticas que rompen proteínas sucesivas del complemento en la vía.

Durante la fase de activación de la cascada del complemento, la rotura de C3 da origen a los productos C3a y C3b. C3b es una opsonina clave que recubre a las bacterias y permite que sean fagocitadas después de su unión al receptor del complemento de tipo I en los leucocitos. La presencia de C3 desencadena la migración de los neutrófilos hacia los tejidos, para fomentar la respuesta inflamatoria. La producción de C3a, C4a y C5a también conduce a la activación de las células cebadas y los basófilos, lo que les lleva a liberar histamina, heparina y otras sustancias. Estos mediadores de la respuesta inflamatoria aumentan el flujo de sangre tisular e incrementan la permeabilidad capilar de manera localizada permitiendo un incremento de la filtración de líquidos y proteínas hacia el área. Además, estimulan cambios en las células endoteliales para favorecer la quimiotaxis de los neutrófilos y los macrófagos hacia el sitio de la inflamación.

Durante la fase tardía de la cascada del complemento, la rotura de C5 propicia el ensamblaje del complejo de ataque a la membrana a partir de las proteínas C5-C9. El complejo que resulta genera una estructura similar a un tubo, que penetra la membrana de la célula microbiana y permite el paso de iones, moléculas pequeñas y agua hacia el interior de la célula, lo que provoca que esta finalmente estalle. Las funciones múltiples y complementarias del sistema del complemento lo convierten en un componente integral de la inmunidad innata y la inflamación. También actúa como puente esencial entre las respuestas innata y humoral. Las manifestaciones fisiopatológicas relacionadas con la insuficiencia del complemento van desde el aumento de la susceptibilidad a las infecciones hasta las alteraciones tisulares inflamatorias y autoinmunitarias, que derivan de una eliminación anómala de factores del complemento activados.

RESUMEN

El sistema inmunitario innato es un sistema complejo que funciona de manera organizada y rápida, pero inespecífica, como primera línea de defensa del cuerpo frente a una invasión. Está conformado por las células epiteliales de la piel y las membranas mucosas; células fagocíticas, como neutrófilos, macrófagos y linfocitos NK, y una serie de proteínas plasmáticas, como citocinas, quimiocinas y proteínas del sistema del complemento. Estas defensas existen antes de que el cuerpo se enfrente a un microorganismo invasor y se activan de manera independiente a la respuesta humoral adaptativa. Las células epiteliales de la piel y las membranas mucosas bloquean el ingreso de los agentes infecciosos y segregan enzimas, proteínas y péptidos antimicrobianos, en un esfuerzo por impedir que los microorganismos invadan el ambiente interno.

Los fagocitos de la respuesta inmunitaria innata engullen y digieren a los agentes infecciosos. Utilizan RRP, que se localizan en sus membranas, a fin de reconocer y unirse a un gran número de patrones moleculares (PAMP) que comparten los microbios y que son esenciales para su supervivencia. De entre todos los RRP, los RTT son los más estudiados, y se expresan en muchas de las células del sistema inmunitario innato. Los RTT participan en las respuestas a tipos muy diversos de moléculas que de manera habitual se expresan en los microbios, pero no en los tipos celulares del mamífero.

El desarrollo de una respuesta inmunitaria innata saludable no solo depende de la actividad coordinada de los leucocitos, sino de la secreción de mediadores químicos y moléculas solubles, como opsoninas, citocinas, proteínas de la fase aguda y complemento. Las opsoninas se unen a los microorganismos y los marcan para permitir que los fagocitos las reconozcan de manera más eficaz. Los leucocitos activados liberan citocinas que estimulan la migración de otros leucocitos hacia el sitio de la inflamación, estimulan la producción de proteínas de la fase aguda y potencian la fagocitosis.

El sistema del complemento es un sistema efector primario que actúa como parte de las respuestas inmunitarias innata y adaptativa. Está compuesto por una serie de proteínas que se activan mediante tres vías distintas, pero convergentes: la clásica, la vía de la lectina y la alterna. Sus funciones principales son la promoción de la inflamación y la destrucción de microbios.

Inmunidad adaptativa

El sistema inmunitario adaptativo es la línea final de defensa frente a la infección; se activa una vez que la respuesta inmunitaria innata desencadena el proceso inflamatorio. En contraste con la inmunidad innata, la respuesta inmunitaria adaptativa es capaz de dirigirse contra células u organismos específicos que reconoce como ajenos al cuerpo mediante la activación de distintos linfocitos y sus productos, entre otros, los anticuerpos. Los linfocitos implicados en la inmunidad adaptativa tienen la capacidad única de recordar a un patógeno específico y montar una respuesta inmunitaria intensificada durante las exposiciones repetidas. Cada exposición deriva en una respuesta más rápida y agresiva. Las sustancias presentes en la superficie de los patógenos u otras sustancias extrañas que inducen respuestas inmunitarias adaptativas se denominan *antígenos*. La inmunidad adaptativa incluye dos mecanismos distintos pero interconectados: la respuesta humoral y la mediada por células. La *inmunidad humoral* está mediada por la activación de los *linfocitos B* y la síntesis subsecuente de anticuerpos. Constituye la principal defensa frente a los microbios extracelulares y las toxinas. En contraste, la *inmunidad mediada por células* abarca la activación de *linfocitos T* específicos (linfocitos T cooperadores y linfocitos T citotóxicos), responsables de la defensa del organismo contra los microbios intracelulares, como los virus.

PUNTOS CLAVE

Inmunidad adaptativa

- La respuesta inmunitaria adaptativa implica una serie compleja de interacciones entre los componentes del sistema inmunitario y los antígenos de un patógeno extraño. Es capaz de distinguir entre lo propio y lo ajeno, reconocer y reaccionar de manera específica frente a un gran número de microbios y patógenos distintos, además de recordar a agentes específicos.

- La inmunidad humoral consiste en la protección provista por las células plasmáticas que derivan de linfocitos B, que sintetizan anticuerpos que viajan en la sangre e interactúan con los antígenos circulantes y aquellos ubicados en la superficie celular.
- La inmunidad mediada por células provee protección por medio de los linfocitos T citotóxicos, que protegen de las células infectadas por virus o de las cancerosas.

Antígenos

Los *antígenos*, o *inmunógenos*, son sustancias o moléculas extrañas al organismo, pero que cuando se introducen desencadenan la producción de anticuerpos en los linfocitos B, lo que origina la destrucción final del invasor. Suelen ser macromoléculas grandes, como proteínas, polisacáridos, lípidos y ácidos nucleicos libres. Los antígenos son reconocidos por receptores específicos existentes en la superficie de los linfocitos, así como por los *anticuerpos* o *inmunoglobulinas* que se secretan en respuesta al antígeno. Pueden tomar la forma de cualquier sustancia extraña, entre otras, bacterias, hongos, virus, protozoarios, parásitos y agentes distintos a los microbios, como polen, veneno de insectos y órganos trasplantados.

Desde la perspectiva inmunológica, los antígenos poseen sitios activos denominados *determinantes antigénicos*, o **epítopes**. Se trata de componentes más pequeños y discretos del antígeno que tienen una configuración molecular única, a la que puede reconocer y unirse un receptor de Ig específico ubicado en la superficie del linfocito o el sitio de unión a antígenos de un anticuerpo secretado (fig. 11-4). No es infrecuente que un solo antígeno posea varios determinantes antigénicos y, por lo tanto, sea capaz de estimular a varios linfocitos T y B distintos.[24]

Las moléculas de bajo peso molecular pueden contener determinantes antigénicos, pero de forma aislada rara vez son capaces de estimular una respuesta inmunitaria. Estas moléculas se conocen como **haptenos**. Cuando forman un complejo con algún portador inmunogénico (por lo general, una proteína), tienen la capacidad para actuar como antígenos. Existen muchos haptenos en la naturaleza y con frecuencia generan problemas a los humanos. El urushiol es una toxina que se encuentra en los aceites de la hiedra venenosa; es responsable de desencadenar una reacción alérgica.[25] Una respuesta alérgica a la penicilina constituye un ejemplo de reacción con relevancia médica derivada de la formación de complejos hapteno-portador. La molécula de la penicilina es muy pequeña y, por lo general, no es antigénica. Sin embargo, en personas susceptibles puede formar complejos con proteínas portadoras en el organismo, que entonces se reconocen como "ajenas" y pueden provocar una reacción antígeno-anticuerpo.

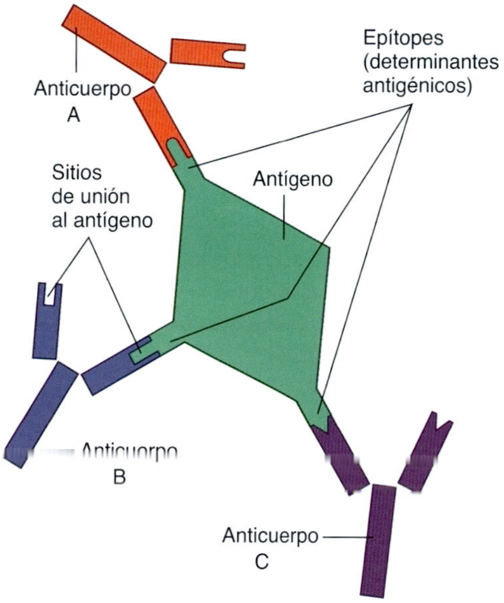

FIGURA 11-4. Diversos epítopes en un antígeno complejo, a los que están reconociendo sus anticuerpos respectivos (*A*, *B*, *C*).

Células de la inmunidad adaptativa

Las principales células del sistema inmunitario adaptativo son los linfocitos, las células presentadoras de antígenos (CPA) y las células efectoras.

Linfocitos

Constituyen alrededor del 36% del recuento total de leucocitos y son las células primordiales de la respuesta inmunitaria adaptativa. Derivan de la línea de células troncales linfoides en la médula ósea; se diferencian en dos tipos celulares distintos, pero interrelacionados: linfocitos B y T. Los primeros son responsables de la síntesis de los anticuerpos que proveen la inmunidad humoral, en tanto que los linfocitos T se encargan de la inmunidad mediada por células. Los linfocitos T y B son únicos, en el sentido de que son las únicas células del organismo capaces de reconocer antígenos específicos presentes en la superficie de los agentes microbianos y otros patógenos. En consecuencia, los procesos inmunitarios adaptativos son específicos contra el microorganismo y poseen memoria.

El reconocimiento de antígenos de superficie específicos por los linfocitos es posible gracias a la presencia de receptores específicos o anticuerpos en la superficie de los linfocitos B y T. Los investigadores han podido identificar estas proteínas específicas y correlacionarlas con una función celular específica. Esto ha llevado al desarrollo de un sistema de clasificación para estas moléculas de superficie que se conocen como *conglomerados de diferenciación* (CD). La nomenclatura para las proteínas de superficie recurre a las letras CD seguidas por un número que especifica las proteínas de superficie que definen a un tipo celular específico o una fase de diferenciación celular, y que son reconocidas por un conglomerado o grupo de anticuerpos. La utilización de esta nomenclatura se ha extendido a otras células inmunitarias y citocinas. Todas ellas contribuyen a la respuesta inmunitaria adquirida.

COMPRENSIÓN → Sistema del complemento

El sistema del complemento provee uno de los principales mecanismos efectores, tanto de la inmunidad humoral como de la innata. Está constituido por un grupo de proteínas (proteínas del complemento C1-C9), que de manera habitual están presentes en el plasma de forma inactiva. La activación del sistema del complemento es un proceso altamente regulado; implica la degradación secuencial de sus proteínas para generar una cascada de productos fragmentados capaces de tener actividad enzimática proteolítica. Ello permite una amplificación enorme, toda vez que cada molécula enzimática activada por cada uno de los pasos puede generar varias moléculas enzimáticas activadas en el paso siguiente. La activación del complemento es inhibida por la actividad de proteínas presentes en las células normales del hospedero; así, sus acciones se limitan a los microbios y a otros antígenos que carecen de estas proteínas inhibidoras.

Las reacciones del sistema del complemento pueden dividirse en tres fases: **1)** la de activación inicial, **2)** las respuestas inflamatorias de los pasos iniciales y **3)** las respuestas de ataque a la membrana de los pasos finales.

1

Fase de activación inicial. Existen tres vías para el reconocimiento de los microbios y la activación del sistema del complemento: 1) la vía alterna, que es activada en las superficies de la célula microbiana en ausencia de anticuerpos y constituye un componente de la inmunidad innata, 2) la vía clásica, que es activada por ciertos tipos de anticuerpos unidos a antígeno, y que forma parte de la inmunidad humoral, y 3) la vía de la lectina, que es activada por la acción de una lectina plasmática que se une a la manosa ubicada en los microbios y activa la vía clásica del sistema en ausencia de anticuerpos.

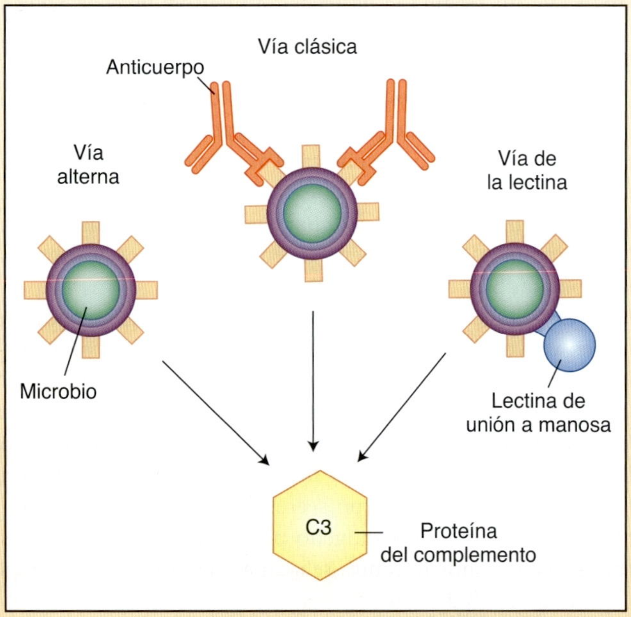

2 **Respuestas inflamatorias de los pasos iniciales.** El componente central del complemento para las tres vías es la activación de la proteína C3 del complemento, así como su rotura enzimática en un fragmento C3b mayor y un fragmento C3a más pequeño. Este último estimula la inflamación, al actuar como quimioatrayente para los neutrófilos. El fragmento C3b, más grande, se adhiere al microbio y sirve como opsonina para la fagocitosis. También actúa como una enzima para romper la proteína C5 en dos componentes: un fragmento C5a, que induce vasodilatación e incrementa la permeabilidad vascular, y un fragmento C5b, que propicia las respuestas de ataque a la membrana de los pasos finales.

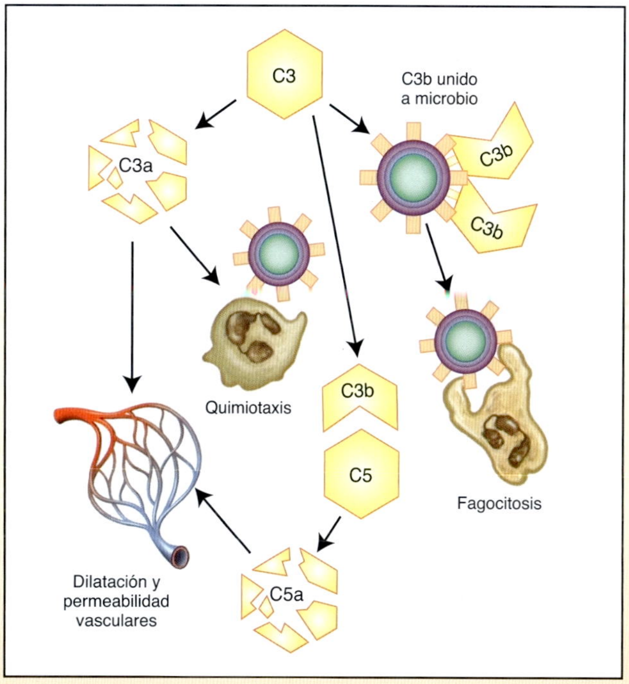

3 **Ataque a la membrana de los pasos finales.** En la respuesta de los pasos finales, el fragmento C3b se une a otras proteínas del complemento para formar una enzima que rompe C5, dando lugar a dos fragmentos, C5a y C5b. El fragmento C5a estimula el flujo de neutrófilos y la fase vascular de inflamación aguda. El fragmento C5b, que permanece unido al patógeno, inicia la formación de un complejo del complemento formado por las proteínas C6, C7, C8 y C9, que dan lugar a una proteína de complejo de ataque a la membrana, o poro, a través del cual entran líquidos y iones, ocasionando la lisis de la célula.

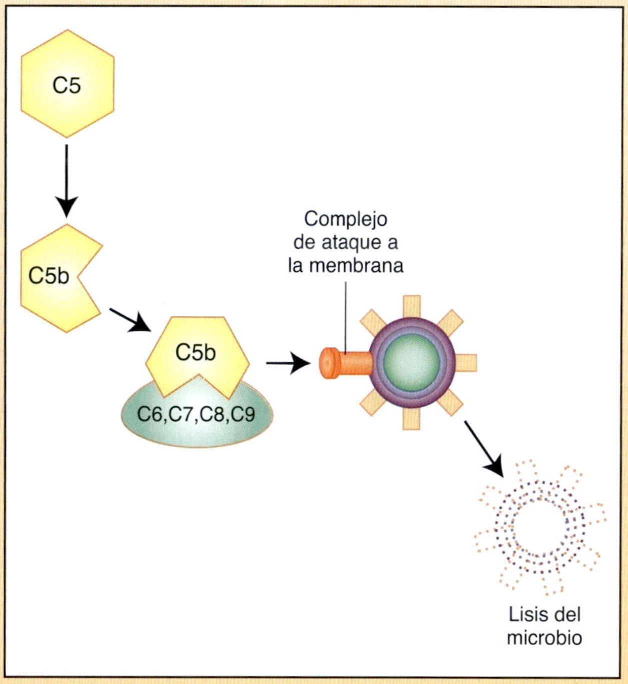

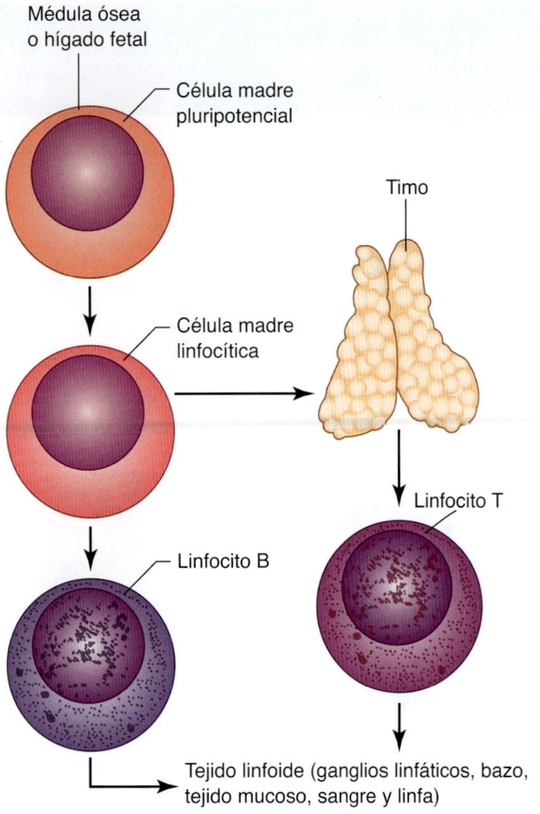

FIGURA 11-5. Vía de diferenciación de los linfocitos T y B.

Los leucocitos implicados en la respuesta inmunitaria innata, como los macrófagos y las DC, también desempeñan un papel clave en la inmunidad adaptativa, ya que actúan como CPA. Son capaces de procesar antígenos complejos en epítopes, que después se presentan en sus membranas celulares a fin de activar los linfocitos apropiados. Desde el punto de vista funcional, existen dos tipos de células inmunitarias: las reguladoras y las efectoras. Las *células reguladoras* ayudan a organizar y controlar la respuesta inmunitaria, mientras que las *células efectoras* llevan a cabo la eliminación del antígeno. En el organismo, los linfocitos T cooperadores activan a otros linfocitos y fagocitos, en tanto que los linfocitos T reguladores mantienen a estas células en línea, para evitar que se presente una respuesta inmunitaria exagerada. Los linfocitos T citotóxicos, los macrófagos y otros leucocitos actúan como células efectoras en distintas respuestas inmunitarias.

Los linfocitos T y B se generan a partir de las células troncales linfoides en la médula ósea, pero no permanecen en ella para madurar. Los linfocitos inmaduros indiferenciados migran hacia los tejidos linfoides, donde se desarrollan para constituir tipos distintos de linfocitos maduros (fig. 11-5). Los linfocitos T migran primero hacia el timo, donde se dividen con rapidez y desarrollan una gran diversidad en relación con su capacidad para reaccionar contra distintos antígenos.[26,27] Cada linfocito T desarrolla especificidad frente a un antígeno determinado. Una vez que tiene lugar esta diferenciación, los linfocitos dejan el timo y migran por el torrente sanguíneo hacia el tejido linfoide periférico. En ese momento ya están programados para no atacar los tejidos propios del organismo; sin embargo, se piensa que en muchas enfermedades autoinmunitarias este proceso tiene algún defecto. Por el contrario, los *linfocitos B* maduran sobre todo en la médula ósea; son esenciales para la inmunidad humoral o *inmunidad mediada por anticuerpos*. A diferencia de los linfocitos T, cuya célula entera participa en la respuesta inmunitaria, los linfocitos B segregan anticuerpos, que luego actúan como un agente reactivo en el proceso inmunitario. Por lo tanto, los linfocitos se distinguen por su función y respuesta contra el antígeno, sus moléculas y receptores de membrana celular, los tipos de proteínas que segregan y su localización tisular. En el tejido linfoide de todo el cuerpo se identifican concentraciones elevadas de linfocitos maduros, como en los ganglios linfáticos, el bazo, la piel y los tejidos mucosos.

Los linfocitos T y B poseen todas las características necesarias para la respuesta inmunitaria adaptativa (especificidad, diversidad, memoria y reconocimiento de lo propio y lo ajeno). Cuando los antígenos entran en contacto con los linfocitos en los tejidos linfoides del cuerpo, linfocitos T específicos se activan y linfocitos B específicos son estimulados para sintetizar anticuerpos. Una vez que tiene lugar el primer encuentro, estas células pueden reconocer con exactitud a un microorganismo específico o una molécula extraña, puesto que cada linfocito T es capaz de dirigirse contra un antígeno específico y diferenciar al invasor de lo propio o de otras sustancias que pudieran ser similares. La inmunidad mediada por células y de tipo humoral es capaz de responder a millones de antígenos cada día, puesto que existe una enorme variedad de linfocitos programados y seleccionados durante el desarrollo celular. Una vez que se elimina la sustancia o el microorganismo invasor, los linfocitos "recuerdan" al antígeno presentado y pueden responder con rapidez durante el encuentro siguiente. Estos linfocitos se denominan linfocitos T y B de "memoria". Permanecen en el organismo durante un período mayor que sus predecesores y, en consecuencia, pueden responder con mayor rapidez si se repite la exposición. El sistema inmunitario suele responder con tal eficacia contra los microorganismos que a menudo ni nos percatamos de la respuesta.

La activación de los linfocitos B y T es desencadenada por la presentación de antígenos a receptores de superficie únicos (fig. 11-6). El receptor de antígenos que existe en el linfocito B está constituido por moléculas de Ig unidas a la membrana que pueden enlazarse con un epítope específico. Sin embargo, para que los linfocitos B sinteticen anticuerpos se requiere la ayuda de linfocitos T específicos, denominados *linfocitos T cooperadores*. Mientras que los linfocitos B se unen a un determinante (o hapteno) en una molécula antigénica, el linfocito T cooperador específico contra el antígeno lo reconoce y se une a otro determinante conocido como "portador". El *portador* es una CPA que recogió antes el antígeno específico. Esta interacción (linfocito B-linfocito T-CPA) se restringe ante la presencia de proteínas de autorreconocimiento conocidas como moléculas del complejo mayor de histocompatibilidad (MHC, *major histocompatibility complex*) lo que permite al linfocito diferenciar entre los péptidos propios y extraños.

Una vez que los linfocitos B y T se activan y amplifican por efecto de las citocinas liberadas como parte de la

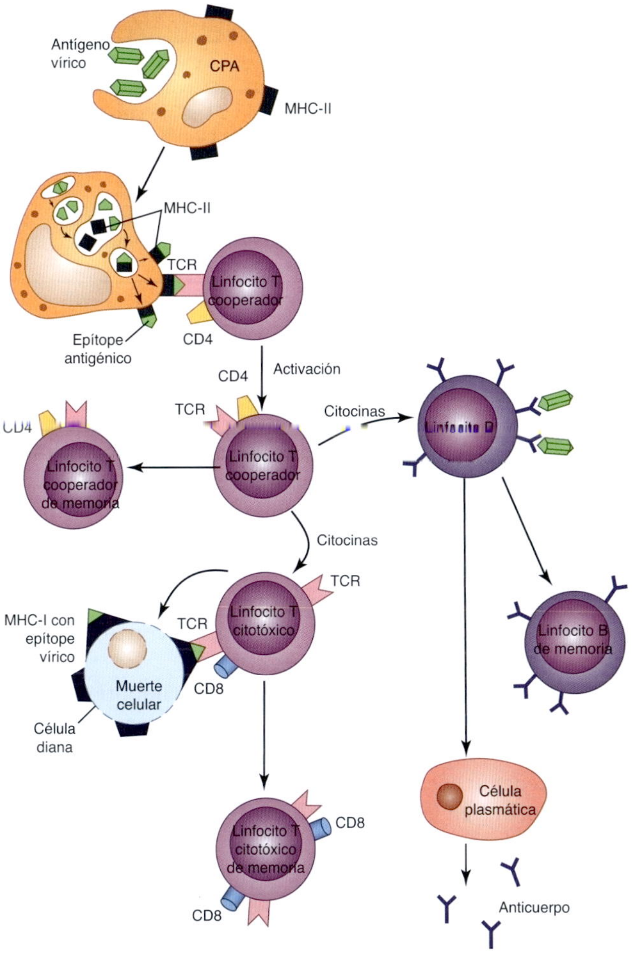

FIGURA 11-6. Vía para la participación de las células inmunitarias en una respuesta inmunitaria. *CPA, célula presentadora de antígeno; MHC, complejo mayor de histocompatibilidad; TCR, receptor de linfocitos T.*

respuesta innata, los linfocitos se dividen varias veces para constituir poblaciones o clonas de células que continúan diferenciándose en varios tipos de células efectoras y de memoria. En la respuesta inmunitaria adaptativa, las células efectoras destruyen a los antígenos y las células de memoria retienen la capacidad para dirigirse contra el antígeno en encuentros futuros.

Moléculas del complejo mayor de histocompatibilidad

Para que la respuesta inmunitaria adaptativa funcione de manera apropiada, debe ser capaz de discriminar entre las moléculas que son nativas del organismo y las que son extrañas o dañinas. Los linfocitos T están diseñados para responder frente a un número ilimitado de antígenos, pero al mismo tiempo deben ser capaces de ignorar a los antígenos propios expresados en los tejidos. Las moléculas del MHC permiten a los linfocitos hacer justo esto. El MHC es un conglomerado grande de genes ubicado en el brazo corto del cromosoma 6.[27] El complejo ocupa alrededor de 4 millones de pares de bases y contiene 128 genes diferentes, de los cuales solo algunos desempeñan algún papel en la respuesta inmunitaria. Los genes del MHC se dividen en tres clases de acuerdo con su función subyacente: I, II y III (fig. 11-7).

Los genes de las clases I y II del MHC son responsables de codificar los antígenos leucocitarios humanos (HLA, *human leukocyte antigens*): proteínas que se ubican en las superficies celulares y definen el tipo tisular de la persona. Estas moléculas se encuentran en las glucoproteínas de superficie celular que forman la base para la tipificación del tejido humano. Cada persona cuenta con un conjunto único de proteínas del MHC que afecta las respuestas inmunitarias y también la susceptibilidad a distintas enfermedades. Ante el número de genes del MHC y la posibilidad de que existan varios alelos para cada gen, es casi imposible que dos individuos tengan un perfil de MHC idéntico.

Los genes de las clases I y II del MHC codifican proteínas que desempeñan un papel importante en la presentación de antígenos. Fragmentos de proteína que provienen del interior de la célula se presentan en el MHC en la superficie celular, lo que permite al sistema inmunitario diferenciar entre los tejidos propios del cuerpo y las sustancias extrañas. Las células que presentan fragmentos peptídicos en la superficie celular que no resultan familiares son atacadas y destruidas por los linfocitos B y T. Los genes de la clase III del MHC codifican muchos de los componentes del sistema del complemento y tienen un papel significativo en el proceso de inmunidad innata.

Los complejos moleculares del MHC-I son glucoproteínas de la superficie celular que tienen la capacidad de acoplarse a un fragmento peptídico. Las moléculas del MHC-I que interactúan con los linfocitos T citotóxicos solo pueden activarse si se les presenta un péptido antigénico extraño. Los complejos MHC-I pueden presentar fragmentos degradados de proteínas víricas que obtienen de células infectadas. Se encuentran en casi todas las células nucleadas en el cuerpo y son capaces de señalizar al sistema inmunitario en respuesta a todos los cambios celulares.[28] Las moléculas de *clase II*

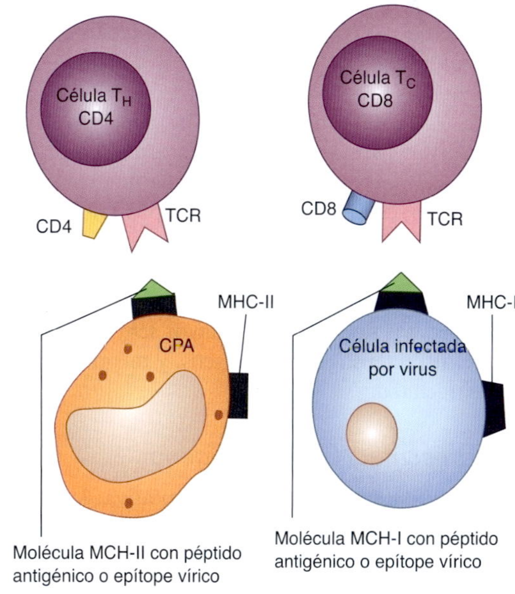

FIGURA 11-7. Reconocimiento por medio de un receptor de linfocitos T en un linfocito T cooperador $CD4^+$ (T_H) de un epítope asociado con una molécula del complejo mayor de histocompatibilidad (MHC) en una célula presentadora de antígeno (CPA) y por medio de un receptor de linfocitos T (TCR) en un linfocito T citotóxico $CD8^+$ (T_C) de un epítope asociado con una molécula MHC de clase I en una célula infectada por virus.

TABLA 11-3 Propiedades de las moléculas del MHC de clase I y II

Propiedades	Antígenos HLA	Distribución	Funciones
MHC clase I	HLA-A, HLA-B, HLA-C	Casi todas las células nucleadas	Presentan antígeno procesado a los linfocitos T citotóxicos CD8+; restringen la citólisis a las células infectadas por virus, las células tumorales y las células trasplantadas.
MHC clase II	HLA-DR, HLA-DP, HLA-DQ	Células inmunitarias, células presentadoras de antígenos, linfocitos B y macrófagos	Presentan fragmentos antigénicos procesados a los linfocitos T CD4+; necesarias para la interacción efectiva entre las células inmunitarias.

HLA, antígeno leucocitario humano; MHC, complejo mayor de histocompatibilidad.

del MHC (MHC-II) se encuentran solo en las CPA fagocíticas, células inmunitarias que engullen partículas extrañas, como bacterias y otros microbios. Esto incluye a los macrófagos, las DC y los linfocitos B, que se comunican con el receptor de antígeno y la molécula CD4 en los linfocitos T cooperadores.

Al igual que las proteínas de clase I del MHC, las de clase II tienen una hendidura o surco que se une a un fragmento del antígeno. Sin embargo, a ellas se unen fragmentos de patógenos que fueron endocitados y digeridos durante el proceso de fagocitosis. El patógeno engullido se degrada para obtener fragmentos peptídicos libres dentro de las vesículas citoplasmáticas y después se utilizan para formar complejos con las moléculas del MHC-II en la superficie de las células. Los linfocitos T cooperadores reconocen a estos complejos en la superficie de las CPA y se activan.

Las primeras proteínas humanas del MHC en ser descubiertas se conocen como *HLA* porque se identificaron en la superficie de los leucocitos. Los HLA son un blanco central que participa en el rechazo del trasplante de órganos; en consecuencia, en ellos se concentra gran parte de la investigación sobre la inmunología. El análisis reciente de los genes de las moléculas de los HLA ha permitido comprender de forma más precisa las proteínas que participan en esta respuesta (tabla 11-3).

Los genes del HLA se heredan como una unidad completa que se denomina *haplotipo,* ya que los genes del MHC-I y II se encuentran formando un vínculo estrecho en un cromosoma. Dado que cada persona hereda un cromosoma de cada progenitor, cuenta con dos haplotipos HLA. En la medicina forense y en el trasplante de órganos, la tipificación de los tejidos incluye la identificación de estos haplotipos. En el trasplante de órganos o tejidos, entre mayor correspondencia exista entre los tipos de HLA, mayor será la probabilidad de que cuente con antígenos idénticos, y menor la de que se presente el rechazo.[29,30]

Células presentadoras de antígeno

Durante la respuesta inmunitaria adaptativa, la activación de los linfocitos T requiere el reconocimiento de un péptido extraño (antígeno) unido a una molécula propia del MHC. Este proceso necesita que se emitan señales estimuladoras de forma simultánea al linfocito T a partir de otra célula especializada, conocida como *célula presentadora de antígeno.* Por lo tanto, las CPA desempeñan un papel clave al formar un puente entre los sistemas inmunitarios innato y adaptativo. Las células que actúan como CPA deben ser capaces de expresar las dos clases de moléculas del MHC, e incluyen a las DC, los monocitos, los macrófagos y los linfocitos T que residen en los folículos linfoides. Bajo ciertas condiciones, las células endoteliales también pueden actuar como CPA. Se ha demostrado que estas células desempeñan un papel importante en el desarrollo de alteraciones autoinmunitarias y ateroesclerosis. Los linfocitos T activados parecen ser proaterógenos; en modelos experimentales, la disminución de CPA y linfocitos T se ha relacionado con una reducción de la ateroesclerosis de hasta el 80%.[31]

Los macrófagos actúan como una CPA importante. Son células clave del sistema fagocítico mononuclear y endocitan y digieren a los microbios y otras sustancias extrañas que logran acceder al cuerpo. Dado que los macrófagos derivan de los monocitos en la sangre, pueden desplazarse con libertad por todo el organismo hasta un sitio de acción apropiado. Los macrófagos tisulares están diseminados en el tejido conjuntivo o se acumulan en órganos como los pulmones, el hígado, el bazo, los ganglios linfáticos, el peritoneo, el sistema nervioso central y en otras áreas. Los macrófagos se activan durante la respuesta inmunitaria innata, en cuyo caso engullen y degradan los antígenos complejos para obtener fragmentos peptídicos. Estos elementos pueden entonces asociarse con las moléculas MHC-II para presentarse a las células de la respuesta "mediada por células", de tal modo que pueda darse el reconocimiento propio y ajeno a la par de la activación de la respuesta inmunitaria.

Las DC también son responsables de la presentación de antígenos procesados a los linfocitos T activados. La estructura similar a la de una estrella que poseen las DC define un área de superficie amplia y rica en moléculas MHC-II, importantes para el inicio de la inmunidad adaptativa. Las DC se ubican en todo el organismo, en los tejidos por los que el antígeno entra en el cuerpo y en los tejidos linfoides periféricos. Tanto las DC como los macrófagos son capaces de "especializarse", lo que depende de su ubicación en el organismo. Por ejemplo, las células de Langerhans son DC especializadas en la piel, en tanto que las DC foliculares se hallan en los ganglios linfáticos. Las células de Langerhans trasportan antígenos que se ubican en la piel hasta los ganglios linfáticos cercanos, para ser destruidos. Además, participan en el desarrollo de las reacciones inmunitarias mediadas por células, como en la dermatitis por contacto alérgica de tipo IV. Por último, las DC se localizan en el recubrimiento mucoso del intestino, y se les ha relacionado con el desarrollo de enfermedad intestinal inflamatoria, como la enfermedad de Crohn y la colitis ulcerativa.

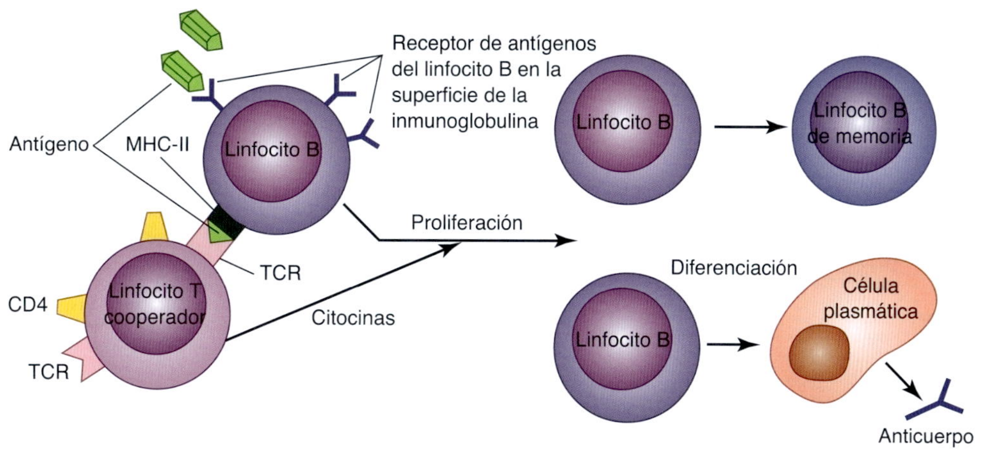

FIGURA 11-8. Vía para diferenciación de los linfocitos B. *MHC, complejo mayor de histocompatibilidad; TCR, receptor de tipo Toll.*

Linfocitos B e inmunidad humoral

La respuesta inmunitaria humoral es mediada por anticuerpos sintetizados por los linfocitos B. Sus funciones principales son la eliminación de microbios extracelulares y toxinas, y la "memoria" subsecuente para lograr una respuesta más intensa en los encuentros posteriores. En la defensa frente a los microbios con cápsulas ricas en polisacáridos y toxinas lipídicas, la inmunidad humoral es más importante que la celular, ya que solo los linfocitos B pueden responder y sintetizar anticuerpos específicos contra muchos de estos tipos de moléculas. Los linfocitos T, mediadores de la inmunidad celular, responden sobre todo a los antígenos proteicos de superficie.

Los linfocitos B se producen en la médula ósea y se clasifican con base en sus proteínas MHC-II, Ig y receptores del complemento que se expresan en la membrana celular. En cada fase del desarrollo, se expresa un patrón de genes para Ig específico de la célula, que posteriormente sirve para designar el tipo de célula productora de anticuerpos. Las células progenitoras de los linfocitos B se conocen como *pro-B* y *pre-B*, y se desarrollan tanto en linfocitos B maduros como en los vírgenes, en la médula ósea. Los linfocitos B vírgenes (o inmaduros) muestran IgM en su superficie celular. Estas células inmaduras responden a los antígenos de manera distinta a como lo hacen los linfocitos B maduros. Pueden eliminarse funcionalmente del organismo como resultado de una interacción con un antígeno propio, mediante muerte celular programada (apoptosis) o por el proceso de anergia, en el que dejan de responder en presencia del antígeno. Los linfocitos B vírgenes pueden salir de la médula ósea y migrar hacia tejidos periféricos o linfoides secundarios, como el bazo y los ganglios linfáticos, donde terminan su proceso de maduración. Una vez que los linfocitos B maduran en su totalidad, pueden expresar IgD, además de la IgM que existe en la superficie de su membrana celular. Los linfocitos B maduros pueden responder de manera total contra los antígenos y para interactuar con los linfocitos T.

Las líneas de linfocitos B se comprometen con un antígeno específico cuando encuentran antígenos que coinciden con su receptor de Ig de superficie codificado. Ante la presentación del antígeno de los linfocitos T cooperadores, experimentan una serie de cambios de conformación que los transforman en células plasmáticas secretoras de anticuerpos o en linfocitos B de memoria (fig. 11-8). Los dos tipos celulares son necesarios para alcanzar el éxito definitivo de la respuesta humoral. Los anticuerpos que sintetizan las células plasmáticas se liberan hacia la linfa y la sangre, donde pueden unirse y eliminar su antígeno específico con la ayuda de otras células efectoras inmunitarias y moléculas. Los linfocitos B de memoria tienen un período de vida mayor y se distribuyen hacia los tejidos periféricos a fin de prepararse para la exposición subsecuente a antígenos.

Inmunoglobulinas

Los anticuerpos son moléculas proteicas que también se conocen como *inmunoglobulinas* (Ig). Con base en el papel que desempeñan en los mecanismos de defensa humoral, las Ig se clasifican en cinco categorías distintas: IgG, IgA, IgM, IgD e IgE (tabla 11-4). La estructura clásica de las Ig está conformada por cuatro cadenas polipeptídicas con al menos dos sitios de unión al antígeno idénticos (fig. 11-9). Cada Ig se compone de dos cadenas ligeras (L) idénticas y dos cadenas pesadas (P) idénticas, que constituyen una molécula característica en forma de "Y". Los extremos en "Y" de la molécula de Ig alojan los sitios de unión para el antígeno y se denominan *fragmentos de unión a antígeno* (Fab, *antigen binding fragment*). La cola de la molécula, que se conoce como *fragmento Fc*, determina las características biológicas y funcionales de la clase de Ig.

La IgG (gammaglobulina) es la más abundante de las inmunoglobulinas y constituye hasta el 75% de los anticuerpos circulantes totales. Es una molécula grande y está compuesta por dos tipos distintos de cadena polipeptídica. La IgG posee propiedades antivirales, antibacterianas y contra toxinas. Se encuentra en todos los líquidos corporales, ingresa con facilidad en los tejidos y es capaz de atravesar la placenta para conferir inmunidad al feto. Con la ayuda de las CPA, la IgG se une a las células diana y también a los receptores Fc de los linfocitos NK y los macrófagos, conduciendo a la lisis de la célula diana. Existen cuatro subtipos de IgG (IgG1, IgG2, IgG3 e IgG4) con especificidad frente a ciertas clases de antígenos. Por ejemplo, la IgG2 parece responder ante bacterias encapsuladas con una capa de lipopolisacáridos, como *Streptococcus pneumoniae*.[32,33]

TABLA 11-4 Clases y caraterísticas de las inmunoglobulinas

Figura	Clase	Porcentaje del total	Características
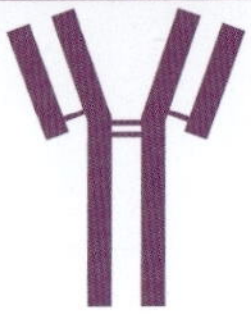	IgG	75.0	Muestra propiedades antivirales, contra toxinas y bacterias; única Ig que atraviesa la placenta; responsable de la protección del neonato; activa el complemento y se une a los macrófagos.
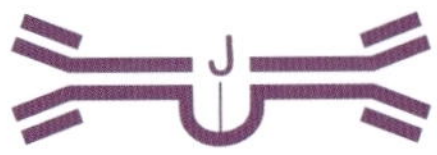	IgA	15.0	Predominante en las secreciones corporales, como saliva, secreciones nasales y respiratorias, así como en la leche materna; protege las membranas mucosas.
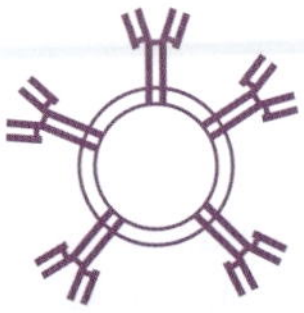	IgM	10.0	Constituye los anticuerpos naturales, como los dirigidos contra los antígenos ABO de la sangre; prominente en las respuestas inmunitarias tempranas; activa el complemento.
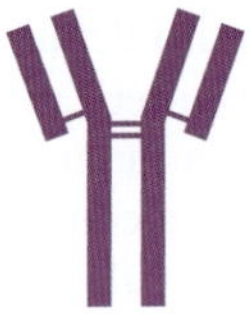	IgD	0.2	Se encuentra en los linfocitos B; se requiere para la maduración de estas células.
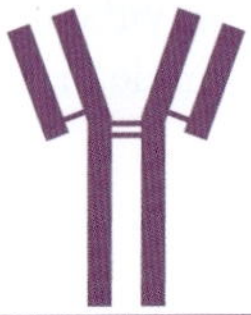	IgE	0.004	Se une a los mastocitos y a los basófilos; involucrada en las infecciones parasitarias, las reacciones alérgicas y de hipersensibilidad.

Ig, inmunoglobulina.

La *IgA* está compuesta por dos moléculas idénticas y es la segunda inmunoglobulina más abundante en el suero, al representar aproximadamente el 15% de todos los anticuerpos. Es sobre todo una inmunoglobulina secretora; se encuentra en la saliva, las lágrimas y el calostro (la primera leche que produce la madre en la lactancia), y en secreciones bronquiales, gastrointestinales, prostáticas y vaginales. Dado que se halla especialmente en las secreciones, su función primordial es la inmunidad local en las superficies mucosas. La IgA evita la adherencia de los virus y las bacterias a las células epiteliales.

La *IgM* corresponde a cerca del 10% de todos los anticuerpos circulantes. De manera habitual, existe como una macromolécula de cinco miembros con cadenas pesadas y cadenas ligeras idénticas. También actúa como un anticuerpo *aglutinante* eficaz, con la capacidad de formar agregados de organismos para su eventual lisis y eliminación. La IgM es el primer anticuerpo que se sintetiza en el feto en desarrollo y en los linfocitos B inmaduros.

La *IgD* se encuentra, sobre todo, en las membranas celulares de los linfocitos B, donde actúa como receptor para el antígeno. Circula en el suero en concentraciones extremadamente bajas, donde su función es en esencia desconocida, pero puede desempeñar un papel en la diferenciación de los linfocitos B.

La *IgE* es la inmunoglobulina menos abundante en el suero, dado que se une con gran solidez a los receptores Fc en los basófilos y las células cebadas. Participa en la inflamación y las respuestas alérgicas al inducir la desgranulación de las células cebadas y liberar mediadores químicos como la histamina. La IgE también es esencial para combatir las infecciones parasitarias.

Inmunidad humoral

La inmunidad humoral requiere la presencia de linfocitos B maduros capaces de reconocer antígenos, que al final puedan convertirse en células plasmáticas secretoras de anticuerpos. La respuesta última de la formación del complejo antígeno-anticuerpo puede tomar varias formas, entre otras, la precipitación del complejo antígeno-anticuerpo, la **aglutinación** de los patógenos, la neutralización de las toxinas, la fagocitosis o la lisis de los organismos invasores, la activación de células inmunitarias y la activación del complemento.

En el desarrollo de la inmunidad humoral tienen lugar dos respuestas interrelacionadas pero independientes: una respuesta primaria y una secundaria (fig. 11-10). Se desarrolla una *respuesta inmunitaria primaria* cuando el cuerpo encuentra al antígeno por primera vez. El antígeno entra en contacto con diferentes CPA, lo que incluye a macrófagos, DC y linfocitos B. El antígeno se procesa en estas células al asociarse con las moléculas MHC-II en la superficie celular, y después se presenta a los linfocitos para iniciar el proceso inmunitario. Al igual que los macrófagos, también secretan IL, esenciales para la activación de los linfocitos T $CD4^{+}$. Los linfocitos T $CD4^{+}$ activados inducen a los linfocitos B

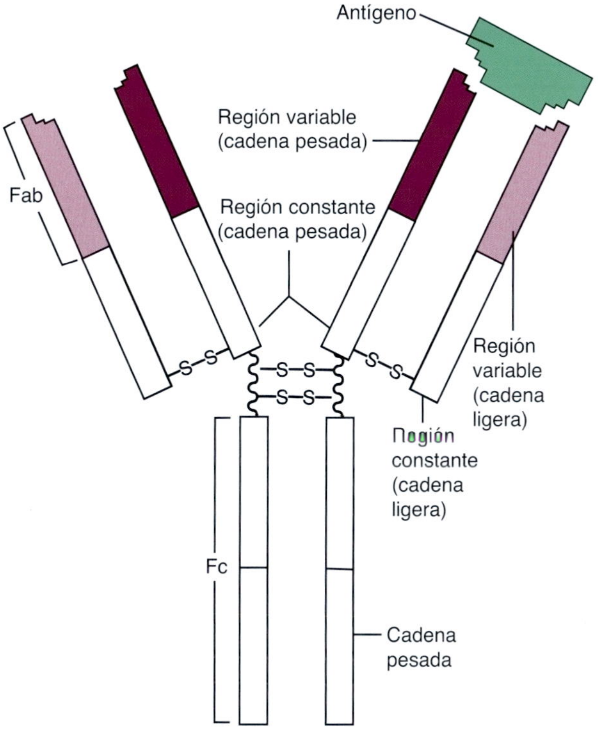

FIGURA 11-9. Molécula de inmunoglobulina G (IgG) que muestra las regiones constantes y variables de las cadenas ligeras y pesadas.

para proliferar y diferenciarse en células plasmáticas que sintetizan anticuerpos. La respuesta inmunitaria primaria requiere entre 1 y 2 semanas para integrarse, pero una vez que se genera, las concentraciones detectables de anticuerpos siguen elevándose durante varias semanas, incluso si se ha resuelto el proceso infeccioso. La *fase de memoria* o *respuesta inmunitaria secundaria* tiene lugar ante la exposición subsecuente al antígeno. Durante la respuesta secundaria, el aumento del anticuerpo ocurre con mayor rapidez y alcanza una concentración mayor debido a la disponibilidad de células de memoria.

Durante la respuesta primaria, los linfocitos B proliferan y se diferencian en células plasmáticas secretoras de anticuerpos. Una parte de los linfocitos B activados no sufre diferenciación, permanece intacta para constituir una reserva de linfocitos B de memoria que después se mantienen disponibles para responder con eficiencia a la invasión durante una exposición subsecuente. Los linfocitos T activados también generan respuestas inmunitarias primarias y secundarias mediadas por células, y al mismo tiempo inducen el desarrollo concurrente de linfocitos T de memoria.

El proceso de inmunización apela a las respuestas inmunitarias primaria y secundaria. La vacunación inicial da lugar a la producción tanto de células plasmáticas como de células de memoria. Las primeras destruyen al organismo o toxina invasor; por su parte, las células de memoria aportan la defensa contra alguna exposición posterior. Las vacunas de "refuerzo" causan una respuesta inmediata antígeno-anticuerpo que estimula el incremento inmediato de las concentraciones de anticuerpos.

Linfocitos T e inmunidad celular

Los linfocitos T tienen muchas funciones en el sistema inmunitario, como la activación de otros linfocitos T y B, el control de las infecciones víricas intracelulares, el rechazo del injerto de tejido ajeno, la activación de los procesos autoinmunitarios y la activación de las reacciones de hipersensibilidad tardía. Estos procesos constituyen la *inmunidad celular* o *mediada por células* del organismo. Los linfocitos T y los macrófagos llevan a cabo la fase efectora de la inmunidad mediada por células.

Los linfocitos T derivan de células troncales linfoides en la médula ósea, pero, a diferencia de los linfocitos B, migran hacia el timo, donde tiene lugar su proceso de maduración. El timo tiene una inervación rica y produce varias hormonas peptídicas, como la *timulina* y la *timopoyetina*, que se piensa participan en la maduración de los linfocitos T. Sus precursores son atraídos por el timo, por efecto de la *timotaxina*, un factor quimiotáctico que secretan las células epiteliales de este órgano, convirtiéndose en linfocitos $CD4^+$ (cooperadores) y $CD8^+$ (citotóxicos). Estos son los linfocitos predominantes en el cuerpo humano. Los linfocitos T maduros dejan el timo y migran hacia los tejidos linfoides periféricos, donde se multiplican y diferencian en linfocitos T de memoria y varios linfocitos maduros más al encontrarse con un antígeno.

Linfocitos T cooperadores y citocinas en la inmunidad adaptativa

La activación de los linfocitos T cooperadores es el hecho central para que dé inicio la respuesta inmunitaria humoral y mediada por células. Los linfocitos T cooperadores (T_H, de *helper*) sirven como reguladoras maestras del sistema inmunitario. Se activan cuando sus TCR interactúan con antígenos que forman complejos con las moléculas MHC-II en la superficie de las CPA. Una vez que se activan los linfocitos $CD4^+$, las citocinas que secretan como respuesta influyen sobre la función de casi todas las demás células del sistema inmunitario. Según la citocina específica que libere el linfocito T $CD4^+$, se activa la respuesta inmunitaria subsecuente. Estas citocinas pueden activar y regular los linfocitos B, los linfocitos T citotóxicos, los linfocitos NK y otras células inmunitarias. La primera citocina que se produce en los linfocitos T

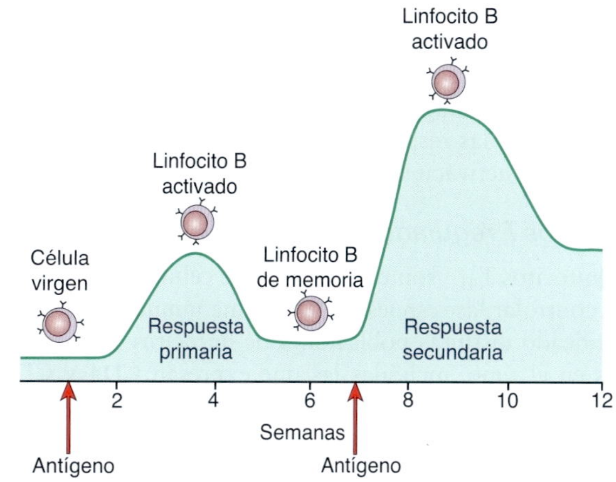

FIGURA 11-10. Fase primaria y secundaria o de memoria de la respuesta inmunitaria humoral frente a un mismo antígeno.

TABLA 11-5 Comparación de los subtipos de los linfocitos T cooperadores 1 (T_1H) y 2 (T_2H)

	T_1H	T_2H
Estímulo para la diferenciación del subtipo T_H	Microbios	Alérgenos y gusanos parásitos
Células y citocinas que influyen en la maduración del subtipo T_H	IL-12 sintetizada por macrófagos y DC	IL-4 sintetizada por mastocitos y linfocitos T
Citocinas secretadas por el subtipo T_H	IFN-γ, IL-2	IL-4, IL-5
Funciones efectoras	Defensa mediada por fagocitos frente a infecciones, en particular por microbios intracelulares; estimula la síntesis de IgG	Reacciones inmunitarias mediadas por IgE y eosinófilos/mastocitos; estimula la síntesis de IgE

DC, célula dendrítica; IFN, interferón; Ig, imunoglobulina; IL, interleucina; NK, citolítico natural.

CD4⁺ después de su activación es la IL-2. La IL-2 desempeña un papel importante en la inmunidad mediada por células y es necesaria para la proliferación y función de los linfocitos T cooperadores, los linfocitos T citotóxicos, los linfocitos B y los linfocitos NK. Existen otras citocinas que no son sintetizadas por los linfocitos CD4+, pero son esenciales para su funcionamiento. La IL-1 se sintetiza en las células inflamatorias y es responsable de incrementar la expresión de las moléculas de adhesión en las células endoteliales, lo que permite la migración de los leucocitos y estimula la producción de anticuerpos.[18]

El linfocito T cooperador activado puede diferenciarse en dos subpoblaciones distintas (T_1H o T_2H) de acuerdo con las citocinas secretadas por las CPA en el sitio de activación (tabla 11-5). Los macrófagos y las DC sintetizan IL-12, que dirige la maduración de los linfocitos T cooperadores $CD4^+$ para convertirse en el subtipo T_1H, mientras que los mastocitos y los linfocitos T sintetizan IL-4, que induce su diferenciación hacia el subtipo T_2H. Los linfocitos T_2H presentan el antígeno a los linfocitos B, estimulando la diferenciación en células plasmáticas productoras de anticuerpos. Como parte de la respuesta alérgica o de hipersensibilidad, los linfocitos T_2H dirigen a los linfocitos B para cambiar de clase y producir los anticuerpos IgE.

El patrón distintivo de secreción de citocinas de los linfocitos T_1H y T_2H maduros define si finalmente tendrá lugar una respuesta humoral o mediada por células. Los linfocitos T_1H activados sintetizan las citocinas IL-2 e IFN-γ, mientras que los linfocitos T_2H producen IL-4 e IL-5. La IL-5 es una activadora de los eosinófilos que, junto con la IgE, actúa en el control de las infecciones por helmintos (parásitos intestinales). Algunas de las citocinas (p. ej., IL-10) que sintetizan los linfocitos T_2H son antiinflamatorias, inhiben la activación de los macrófagos y suprimen otras respuestas T_1H. En la mayoría de las respuestas inmunitarias, ocurre un equilibrio entre la activación de los linfocitos T_1H y T_2H.

Linfocitos T reguladores

Los linfocitos T_{REG} son un subgrupo de células T que actúan para controlar las respuestas del sistema inmunitario. Se han identificado distintas poblaciones de linfocitos T_{REG} producidos en el timo, incluidas las que expresan CD4 y CD25 en su superficie. Estas células representan a un subgrupo de linfocitos $CD4^+$ que actúan como "reguladores negativos" del proceso inmunitario, porque suprimen las actividades celulares inmunitarias.[34] Los linfocitos T_{REG} inhiben la proliferación de otros linfocitos autorreactivos potencialmente dañinos para limitar la inflamación y el daño tisular. La producción de linfocitos T_{REG} depende en gran medida de la presencia de antígenos, la activación de un TCR por parte del antígeno y la liberación de citocinas. Existe evidencia reciente de la existencia de linfocitos T $CD8^+$ reguladores que pueden ejercer una regulación negativa selectiva sobre los linfocitos T activados por antígenos propios o extraños. Estas células se diferencian en linfocitos T reguladores durante la respuesta inmunitaria primaria y actúan para suprimir la respuesta inmunitaria secundaria. Por lo tanto, los linfocitos $CD8^+$ están involucrados de manera primordial en la discriminación de lo propio y lo ajeno. La capacidad de los linfocitos T_{REG} para controlar muchos aspectos de la respuesta inmunitaria tiene implicaciones significativas para la práctica clínica. Existen hallazgos promisorios en el control de la enfermedad intestinal inflamatoria, la encefalitis alérgica experimental y la diabetes de origen autoinmunitario.

Linfocitos T citotóxicos

La función principal de los linfocitos T citotóxicos ($CD8^+$) es vigilar la actividad de todas las células del organismo y destruir a cualquiera que amenace su integridad. Los linfocitos T citotóxicos $CD8^+$ reconocen antígenos que se presentan en la superficie celular por medio de las moléculas derivadas del MHC-I, que toman muestras de péptidos producidos a partir de la degradación de proteínas que se da al interior de las células infectadas por virus o transformadas por el cáncer (fig. 11-11).[35] La capacidad de los linfocitos T $CD8^+$ para reconocer los complejos MHC-I/antígeno en las células diana infectadas garantiza que las células vecinas del hospedero que no presentan infección y expresan moléculas de MHC-I solas o con péptidos propios no se destruyan de manera indiscriminada. Los linfocitos T citotóxicos $CD8^+$ destruyen a las células diana mediante diversos mecanismos, como la liberación de enzimas citolíticas, citocinas tóxicas o al activar moléculas de la membrana y la apoptosis intracelular. La *apoptosis* es un proceso biológico normal que elimina las células que se encuentran en exceso, son peligrosas o causan daño en el organismo. Los linfocitos T $CD8^+$ desempeñan un papel importante en el control de los virus y las bacterias intracelulares en fase de multiplicación, puesto que los anticuerpos no pueden penetrar con facilidad la membrana de las células vivas.

Inmunidad mediada por células

A fin de que la respuesta inmunitaria mediada por células realice su función, se requieren linfocitos T $CD4^+$ y $CD8^+$

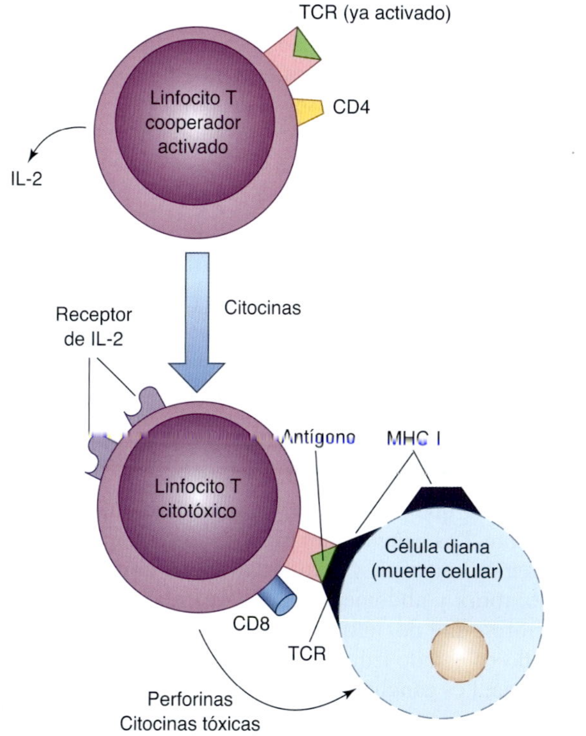

FIGURA 11-11. Destrucción de la célula diana a través del linfocito T citotóxico. Las citocinas liberadas de los linfocitos T cooperadores activados aumentan el potencial de los linfocitos T citotóxicos en la destrucción de las células diana. *CD, conglomerado de diferenciación; IL, interleucina; MHC, complejo mayor de histocompatibilidad; TCR, receptor de tipo Toll.*

saludables. Los linfocitos T cooperadores CD4+ activados liberan distintas citocinas (p. ej., IFN-γ) que reclutan y activan otros linfocitos T citotóxicos, macrófagos y células inflamatorias. Las citocinas (p. ej., quimiocinas) estimulan la migración de distintos tipos de células inflamatorias, lo que potencia aún más las funciones fagocíticas, metabólicas y enzimáticas de la respuesta inmunitaria mediada por células. Esto causa una destrucción más rápida y eficiente de las células infectadas. Este tipo de defensa es importante frente a muchos patógenos intracelulares, como *Mycobacterium* y *Listeria monocytogenes,* aunque por desgracia participa en las reacciones de hipersensibilidad tardía. La dermatitis alérgica de contacto (hipersensibilidad retardada de tipo IV) deriva de la activación de ambos precursores de linfocitos, CD4+ y CD8+, en los ganglios linfáticos que drenan el sitio donde se presenta el antígeno. Estos "péptidos haptenados" estimulan el reclutamiento de linfocitos T en el sitio de la presentación de antígenos al inducir señales inflamatorias y la apoptosis de las células epidérmicas, lo que conduce al desarrollo de inflamación, liberación de mediadores químicos y manifestación de síntomas clínicos.

En las respuestas inmunitarias mediadas por células predominan las acciones de los linfocitos T y los macrófagos efectores. El fagocito más agresivo y abundante, el macrófago, se activa después de exponerse a las citocinas de los linfocitos T, en particular el IFN-γ.[3] Las fases iniciales de la inmunidad mediada por células se desencadenan cuando una CPA presenta un complejo antígeno peptídico-MHC de clase I o II al linfocito T cooperador CD4+ y lo activa. Entonces, el linfocito T cooperador activado sintetiza IL-2, IL-4 y otras citocinas que estimulan el aumento en la producción de linfocitos T cooperadores CD4+, que amplían la respuesta. La liberación adicional de citocinas promueve la actividad de los linfocitos T citotóxicos y los macrófagos efectores.

Órganos linfoides

Los órganos linfoides centrales y periféricos son responsables de la producción, maduración y almacenamiento de un gran número de células sistémicas inmunitarias, entre otras, linfocitos B y T. Estos órganos y tejidos tienen distribución amplia en todo el organismo y cumplen funciones distintas, pero con frecuencia sobrepuestas (fig. 11-12). Los órganos linfoides centrales son la médula ósea y el timo, responsables de la producción y maduración de células inmunitarias. Los tejidos y las células del sistema linfoide periférico almacenan las células del sistema inmunitario, donde actúan para concentrar y procesar antígenos, y para dar soporte a los procesos celulares necesarios para el desarrollo de respuestas inmunitarias adaptativas con funcionalidad completa. Los tejidos linfoides periféricos incluyen los ganglios linfáticos, el bazo, las amígdalas, el apéndice, las placas de Peyer en el intestino y los tejidos linfoides relacionados con la mucosa en los aparatos respiratorio, digestivo y reproductor. Redes de canales linfáticos, vasos sanguíneos y capilares conectan a los órganos linfáticos y transportan células inmunitarias, antígenos y desechos celulares por todo el organismo.

Timo

El timo es una estructura elongada y bilobulada que se localiza en el **mediastino**, por encima del corazón, y sirve como un órgano inmunitario especializado. Cada lóbulo está rodeado

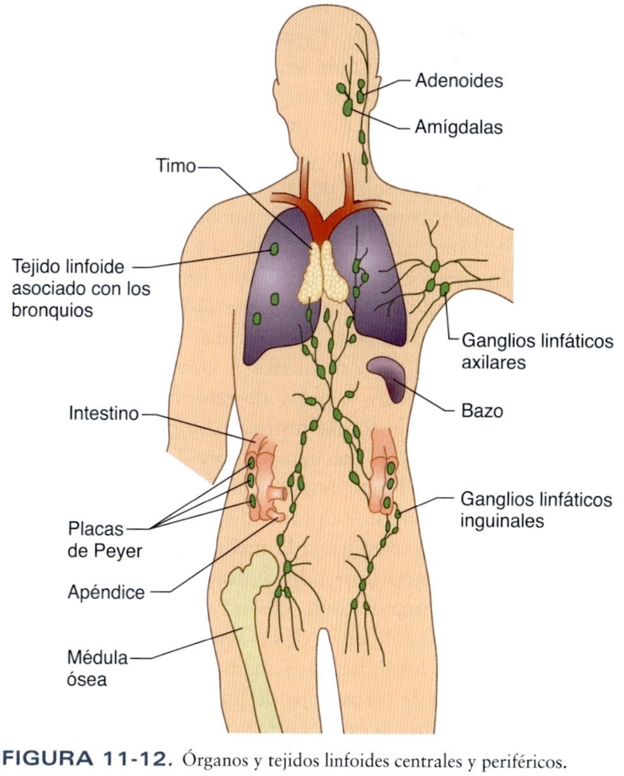

FIGURA 11-12. Órganos y tejidos linfoides centrales y periféricos.

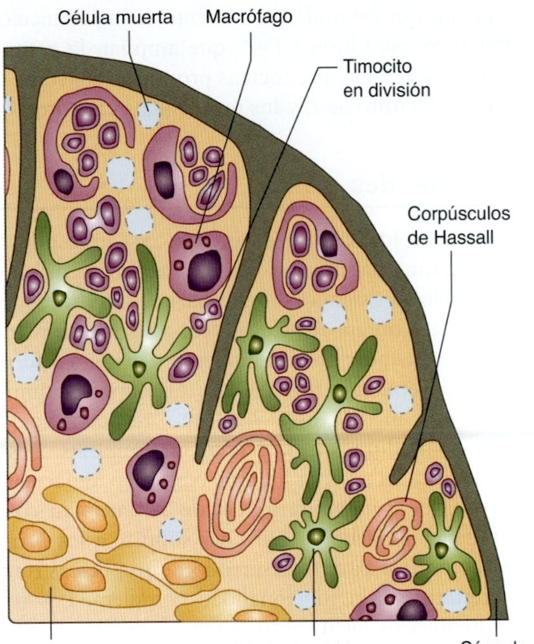

FIGURA 11-13. Características estructurales de la glándula tímica. El timo se divide en lobulillos que contienen una corteza externa con células abundantes, timocitos en proceso de división o linfocitos T prematuros, y una médula interna con linfocitos T maduros, macrófagos, células dendríticas y corpúsculos de Hassall.

por una cápsula de tejido conjuntivo y se divide en **lobulillos**. Los lobulillos pueden dividirse en una corteza externa y una médula central, que desempeñan funciones distintas en el proceso de la maduración de los linfocitos T. La corteza externa contiene una población densa de linfocitos T inmaduros (timocitos). La médula interna es un área menos densa de tejido que contiene un menor número de linfocitos, pero con una histología más madura. La médula se compone de **corpúsculos** de Hassall, pero también alberga DC y macrófagos (fig. 11-13). La función de los corpúsculos de Hassall no está clara, pero sirve como una potente fuente de citocinas.

El timo es esencial para el desarrollo del sistema inmunitario, ya que es responsable de la producción de linfocitos T maduros e inmunocompetentes. Es un órgano con desarrollo completo al momento del nacimiento y pesa alrededor de 15-20 g. Tiene mayor actividad durante los períodos neonatal y previo a la adolescencia. Durante la pubertad, cuando las células inmunitarias están establecidas en los tejidos linfoides periféricos, el timo comienza a atrofiarse y es sustituido por tejido adiposo. A pesar de esto, la producción de linfocitos T persiste de forma residual durante toda la vida adulta. Los linfocitos T precursores (pre-T) ingresan en el timo como linfocitos T funcionales con fenotipo inmaduro. A partir de entonces, maduran durante distintos ciclos y después se desplazan de la corteza hacia la médula, hasta que se liberan para dirigirse hacia los tejidos linfoides periféricos. En la corteza se presenta una división celular rápida, la maduración y la selección bajo la influencia de las hormonas del timo y las citocinas. Mientras los linfocitos T maduran, desarrollan TCR que las diferencian de otros tipos de linfocitos T. La mayoría de los timocitos mueren en la corteza durante el proceso de reacomodo genético y maduración, dado que falla en ellos el desarrollo de tipos de receptores apropiados en su membrana celular. Solo se permite la maduración de los linfocitos T capaces de reconocer antígenos extraños presentados por las MHC propias. Este proceso se denomina *selección tímica*. Los linfocitos T citotóxicos y cooperadores maduros inmunocompetentes dejan el timo en 2 o 3 días, y viajan a los tejidos linfoides periféricos por medio de la sangre.

Ganglios linfáticos

Los ganglios linfáticos son pequeños cúmulos de tejido linfoide ubicados a lo largo de los vasos linfáticos en todo el cuerpo. Los vasos linfáticos llevan linfa, un líquido claro, en ocasiones con coloración amarillenta, que contiene distintos leucocitos (linfocitos de forma predominante) y transporta detritos celulares y organismos hacia los ganglios linfáticos para eliminarlos del organismo. Cada ganglio linfático procesa la linfa que proviene de un sitio anatómico limitado y adyacente. Los ganglios linfáticos se congregan en las axilas y la región inguinal, y a lo largo de los grandes vasos del cuello, tórax y abdomen. Reciben la linfa de los conductos colectores, que por último drenan en el conducto torácico ubicado en el lado izquierdo del tórax a la altura de la vena subclavia. Los ganglios linfáticos tienen dos funciones: eliminar el material extraño de la linfa antes de que ingrese en el torrente sanguíneo y servir como centros para la proliferación y respuesta de las células inmunitarias.

Los ganglios linfáticos son tejidos encapsulados en forma de haba, de alrededor de 0.5-1 cm de diámetro. La linfa ingresa en el ganglio a través de los canales linfáticos aferentes y sale por los vasos linfáticos eferentes que se ubican en la hendidura profunda ubicada en el hilio. Los linfocitos y los macrófagos se desplazan con lentitud por los ganglios linfáticos, de tal manera que cuentan con tiempo suficiente para engullir a los microorganismos e interactuar con el antígeno circulante. El sistema linfático provee una superficie amplia sobre la cual los macrófagos y las DC pueden presentar con mayor facilidad antígenos a los linfocitos T.

Los ganglios linfáticos se dividen en tres regiones diferentes y especializadas: una corteza externa, una paracorteza y una médula interna (fig. 11-14). Los linfocitos T predominan en la paracorteza, mientras que los linfocitos B son más abundantes en los **folículos** y los centros germinales en la corteza externa. Los linfocitos T proliferan cuando los antígenos entran en la paracorteza de un ganglio linfático. Entonces, migran hacia la corteza externa; así, pueden interactuar con los linfocitos B que están almacenados. Dentro de los folículos, los linfocitos siguen madurando, multiplicándose e interactuando con las CPA presentes en los ganglios (macrófagos y DC foliculares). Los linfocitos T activados migran en este momento hacia la médula del ganglio linfático, donde completan su maduración para convertirse en células plasmáticas. Se liberan entonces grandes cantidades de anticuerpos hacia la circulación sistémica.

Bazo

Es un órgano linfoide secundario grande y ovoide; se ubica en la parte alta del cuadrante superior izquierdo de la cavidad abdominal, entre el diafragma y el estómago. El bazo filtra los antígenos de la sangre y desempeña un papel importante

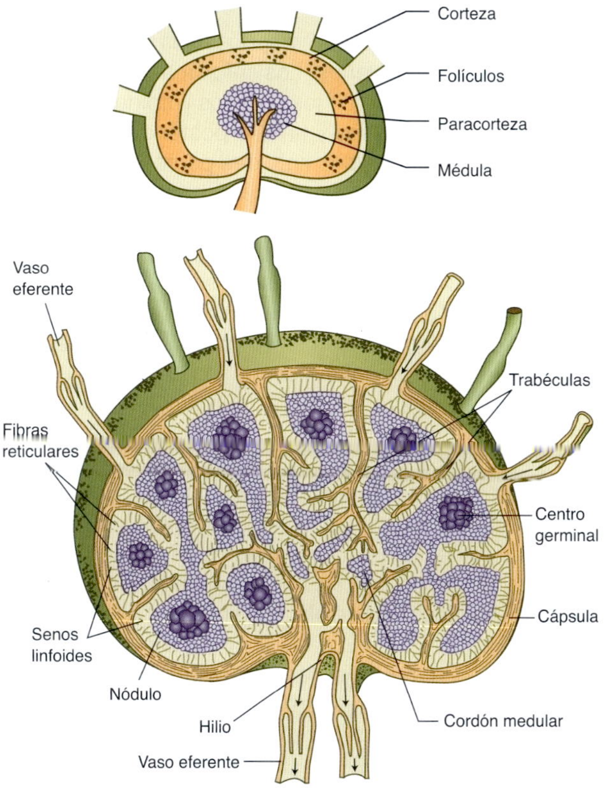

FIGURA 11-14. Características estructurales de un ganglio linfático. Las bacterias que logran ingresar en el organismo se extraen de la linfa cuando esta pasa por el ganglio linfático.

en la respuesta a las infecciones sistémicas. Se divide en dos sistemas: la pulpa blanca y la pulpa roja. La *pulpa roja* tiene una provisión abundante de arterias y sinusoides venosos y es el área donde se eliminan los eritrocitos senescentes (envejecidos biológicamente) y lesionados. La *pulpa blanca* contiene nódulos linfáticos y tejido linfoide difuso, donde existen áreas de concentración de linfocitos B y T permeadas por macrófagos y DC. Los linfocitos (en particular, los linfocitos T) que rodean a las arteriolas centrales constituyen un área denominada *vaina linfática periarterial*. También existe una zona marginal difusa que contiene folículos y centros germinales, y es rica en linfocitos B. Esta separa a la pulpa blanca de la pulpa roja y permite a los linfocitos desplazarse con facilidad entre la sangre y el tejido linfático. En el bazo hay una secuencia de acontecimientos de activación similar a la que se observa en los ganglios linfáticos.

Otros tejidos linfoides secundarios

Otros tejidos linfoides secundarios son los *tejidos linfoides asociados con la mucosa,* conformados por racimos no encapsulados de tejido linfoide que se disponen en torno a las membranas que recubren las vías respiratoria, digestiva y urogenital. Estos sistemas orgánicos entran en contacto de manera regular con patógenos y toxinas y, por lo tanto, requieren la presencia de células inmunitarias para responder a la potencial invasión de los patógenos y las sustancias dañinas. En algunos tejidos, los linfocitos se organizan en racimos laxos y mal definidos, pero en otros, como en las amígdalas, las placas de Peyer en el intestino y el apéndice, su estructura muestra una mayor organización. Estos tejidos contienen todos los componentes celulares (linfocitos T y B, macrófagos y DC) que se requieren para montar una respuesta inmunitaria. La inmunidad en las capas mucosas ayuda a eliminar a muchos patógenos del organismo y, como resultado, protege a las estructuras internas de mayor importancia.

Comparación entre inmunidad activa y pasiva

El objetivo del sistema inmunitario consiste en proteger al hospedero frente a la invasión de patógenos potencialmente peligrosos, sustancias extrañas y otras fuentes de antígenos nocivos. Las respuestas inmunitarias adaptativas logran esta meta mediante la activación de respuestas mediadas por células y humorales. Este tipo de protección puede inducirse mediante uno de dos mecanismos:

1. Después de la exposición a la sustancia agresora y la activación de los linfocitos B y T (inmunidad activa).
2. Mediante la transferencia directa al hospedero de anticuerpos frente a un antígeno (inmunidad pasiva).

La *inmunidad activa* se adquiere cuando el hospedero monta una respuesta inmunitaria frente a un antígeno, ya sea mediante el proceso de vacunación o por exposición ambiental. Se denomina *inmunidad activa* porque requiere que el propio sistema inmunitario del hospedero despliegue una respuesta inmunitaria que incluya el desarrollo de memoria. La inmunidad activa suele ser duradera, pero se necesitan algunos días o semanas después de la primera exposición para que ocurra una respuesta inmunitaria apropiada que culmine en la destrucción del antígeno. Sin embargo, ante la exposición subsecuente, el sistema inmunitario se activa por completo con rapidez por la presencia de linfocitos B y T de memoria y anticuerpos circulantes. El proceso por el que se desarrolla la inmunidad activa a partir de la administración de una vacuna se denomina *inmunización*. Una respuesta inmunitaria adquirida puede mejorar después de la exposición repetida a un antígeno inyectado (vacunas de refuerzo) o a una infección natural.

La *inmunidad pasiva* es aquella que se transfiere a partir de otra fuente. La variante más frecuente de inmunidad pasiva es la que confiere la madre al feto. Durante el desarrollo fetal, se transfieren anticuerpos de tipo IgG de la madre al feto a través de la placenta. Después del nacimiento, el neonato también recibe anticuerpos IgG de la madre en la leche materna o el calostro. Como consecuencia, los neonatos consiguen cierto grado de protección frente a las infecciones durante un período de 3-6 meses, lo que da a su sistema inmunitario tiempo para madurar. La administración de mezclas de Ig obtenidas a partir de fuentes humanas o animales también puede proveer cierto grado de protección frente a las enfermedades infecciosas. La inmunidad pasiva permite una protección a corto plazo, que dura de semanas a meses.

Regulación de la respuesta inmunitaria adaptativa

Para que un organismo permanezca saludable, el sistema inmunitario debe tener un funcionamiento apropiado. Una respuesta inmunitaria debilitada puede conducir al desarrollo de inmunodeficiencia, pero una respuesta inadecuada o excesiva puede inducir reacciones alérgicas y enfermedades autoinmunitarias. De esta manera, el sistema inmunitario debe ser capaz de autorregularse. El proceso por el que el organismo se regula no está lo suficientemente claro, pero debe implicar todos los aspectos de las respuestas inmunitarias innatas y adaptativas.

Cada exposición a un antígeno induce una respuesta predecible a partir del sistema inmunitario. Una vez que este se activa, la respuesta se amplifica hasta que alcanza un máximo y cede con el paso del tiempo. Esto es así porque las respuestas inmunitarias normales del cuerpo son autolimitadas. Una vez que el antígeno se destruye y finaliza la acción de los mediadores químicos, cesa la respuesta inmunitaria. Se piensa que las citocinas antiinflamatorias y los linfocitos T reguladores desempeñan algún papel en este proceso.[36]

La *tolerancia* también desempeña un papel en la autorregulación de la respuesta inmunitaria. Es la capacidad del sistema inmunitario para reaccionar frente a antígenos extraños y para permanecer sin reacción ante los antígenos propios. La tolerancia a los antígenos propios protege al cuerpo de respuestas autoinmunitarias nocivas. Esto es en extremo importante en los órganos vitales como el cerebro, así como en testículos, ovarios y ojos, donde un daño inmunitario puede ser mortal para el organismo.

Numerosas enfermedades autoinmunitarias, como la tiroiditis de Hashimoto y la diabetes mellitus dependiente de insulina, se producen por una disfunción de los linfocitos B y T (de forma específica, los citotóxicos) que genera daño celular directo porque el sistema inmunitario ya no es capaz de distinguir lo "propio" de lo "ajeno".[37,38]

RESUMEN

La inmunidad adaptativa incluye dos procesos distintos pero interrelacionados: la inmunidad mediada por células y la humoral. Juntas responden frente a antígenos extraños, amplifican y sostienen las respuestas inmunitarias, distinguen lo propio de lo ajeno y confieren "memoria", lo que hace que pueda iniciarse una respuesta más intensa ante una exposición subsecuente al mismo organismo. Los antígenos suelen ser sustancias ajenas al hospedero capaces de estimular una respuesta inmunitaria. Poseen sitios de unión antigénicos específicos para las células del sistema inmunitario, denominados *epítopes.* Estos permiten al sistema inmunitario adaptativo distinguir a los antígenos extraños de las sustancias celulares normales, cuya destrucción sería en detrimento del organismo. La inmunidad adaptativa puede adquirirse de forma activa o pasiva. La inmunidad activa se desarrolla a través de la inmunización o al tener una enfermedad, mientras que la inmunidad pasiva se desarrolla cuando el hospedero recibe anticuerpos o células inmunitarias de otra fuente. Una respuesta inmunitaria adquirida puede mejorar después de la exposición repetida a un antígeno inyectado o a una infección natural.

Las principales células del sistema inmunitario adaptativo son los linfocitos B y T, las CPA y las células efectoras que son responsables de la eliminación de antígenos. Los linfocitos se producen y maduran en los órganos linfoides centrales (médula ósea y timo) y posteriormente se almacenan en los tejidos linfoides periféricos. Los linfocitos B se diferencian en células plasmáticas, que producen anticuerpos y eliminan microbios en el líquido extracelular (inmunidad humoral), y células de memoria, que son responsables de la respuesta inmunitaria rápida con la exposición repetida. Los linfocitos T se diferencian en linfocitos reguladores (TH y T_{REG}) y efectores (linfocitos T citotóxicos). Las CPA son macrófagos y DC que procesan y presentan antígenos peptídicos a los linfocitos T cooperadores $CD4^+$.

Durante el proceso de maduración celular, los linfocitos T expresan moléculas específicas en sus superficies celulares que permiten distinguir entre los distintos tipos celulares y ayudan a determinar la funcionalidad de la célula. Los linfocitos T cooperadores $CD4^+$ ayudan a modular la respuesta inmunitaria y son esenciales para diferenciar a los linfocitos B en células plasmáticas productoras de anticuerpos y a los linfocitos T en linfocitos T citotóxicos $CD8^+$. Estos últimos eliminan los microbios intracelulares, por ejemplo, los virus y otros patógenos. Las células, tanto de la respuesta inmunitaria innata como de la adaptativa, sintetizan citocinas que influyen sobre las respuestas inmunitarias adaptativas. Estas citocinas actúan como moléculas para la comunicación entre los linfocitos B y T, estimulan la proliferación y diferenciación celular, y garantizan el desarrollo apropiado de células citotóxicas efectoras y de memoria.

Las personas inmunodeprimidas deben ser evaluadas con frecuencia para determinar la relación riesgo/beneficio al administrar vacunas. Por lo general, las vacunas inactivas son seguras y pueden requerir un refuerzo. En el caso de las personas inmunodeprimidas no relacionadas con el VIH o con la inmunodepresión planificada, como la inmunodeficiencia congénita, normalmente no se administran las vacunas de virus vivos. La inmunosupresión afecta a los linfocitos B o T causando una respuesta de anticuerpos disminuida o ausente para la vacuna. Las personas infectadas por VIH necesitan una evaluación y pruebas antes de que se administren las vacunas de virus vivos.[39]

Aspectos del desarrollo del sistema inmunitario

El desarrollo del sistema inmunitario comienza en una fase temprana de la vida fetal, entre las 5 y 6 semanas de gestación, cuando se inicia un proceso activo de hematopoyesis en el hígado fetal. Casi al mismo tiempo (6 semanas de gestación), se forma el timo a partir del tercer arco branquial, cuya corteza deriva del ectodermo y la médula del endodermo.[40] En las siguientes 2 o 3 semanas, las células linfoides empiezan a migrar a partir del saco vitelino y el hígado fetal, y luego de la médula ósea, para colonizar el timo fetal.[40] El desarrollo de los órganos linfoides secundarios (p. ej., bazo, ganglios linfáticos y tejidos linfoides asociados con la mucosa) comienza poco después. Los órganos linfoides secundarios son más bien pequeños, pero están bien desarrollados al momento del nacimiento y maduran con rapidez después de la exposición a los microbios durante el período posnatal. El timo es el tejido linfoide más grande en el neonato, en relación con su tamaño corporal, y de manera habitual alcanza su peso maduro al año de edad.

Transferencia de inmunidad de madre a hijo

El sistema inmunitario del neonato presenta inmadurez funcional al momento del nacimiento, de tal manera que la protección contra la infección y las sustancias tóxicas se da por efecto de la transferencia de anticuerpos IgG maternos. Durante el desarrollo fetal, estos anticuerpos atraviesan con facilidad la placenta y conservan su funcionalidad en el neonato durante los primeros meses de vida extrauterina, para aportar inmunidad pasiva hasta que se encuentra bien establecida la síntesis de Ig. La IgG es la única clase de Ig capaz de atravesar la placenta. La IgG transferida por la madre es eficaz frente a casi todos los microorganismos y los virus que encuentra el neonato. Por lo tanto, la vacunación materna puede ofrecer inmunidad pasiva fetal y neonatal contra infecciones frecuentes, como la gripe o el herpes zóster.[41] La mayor parte de IgG atraviesa la placenta durante las últimas semanas del embarazo y se almacena en los tejidos fetales. Los neonatos prematuros pueden mostrar insuficiencia de anticuerpos maternos y, por lo tanto, son más susceptibles a la infección. Por efecto de la transferencia de anticuerpos IgG al feto, un neonato que nace de una mujer infectada por el VIH presenta un resultado positivo de anticuerpos frente al virus; no obstante, pudiera no cursar con infección vírica.

En general, la sangre del cordón umbilical no contiene IgM o IgA. Si los presenta, estos anticuerpos son de origen fetal y representan la exposición a una infección intrauterina, puesto que la IgM e IgA de la madre no atraviesan la placenta con facilidad. En condiciones normales, el neonato comienza a sintetizar anticuerpos de tipo IgM poco después del nacimiento, como consecuencia de la exposición al inmenso número de antígenos que de manera habitual se encuentran en el ambiente circundante. Sin embargo, esta IgM tiene una afinidad y una eficacia menores contra un número limitado de antígenos. También se ha demostrado que los neonatos prematuros pueden sintetizar IgM tan bien como los neonatos de término. Alrededor de los 6 días de edad, la IgM se incrementa de forma aguda, y este aumento persiste hasta cerca del año de edad, cuando se alcanza la concentración del adulto.

En condiciones normales, no hay IgA en el suero al momento del nacimiento, pero se detecta alrededor de 13 días después. Las concentraciones de IgA se incrementan durante la fase temprana de la niñez y alcanzan sus cifras definitivas entre los 6 y 7 años de edad. Mientras tanto, la IgA materna no se transfiere a lo largo de la vida *in utero*, sino que pasa al neonato en el calostro durante la lactancia. Ya que los anticuerpos IgA se asocian con las membranas mucosas, estos anticuerpos proveen inmunidad local para el tubo digestivo durante la fase temprana de la vida.

Respuesta inmunitaria en el adulto mayor

Conforme envejecemos, la capacidad del sistema inmunitario para proteger al cuerpo de los patógenos y las toxinas ambientales disminuye; esto se da como resultado un descenso general de la capacidad de la respuesta inmunitaria que deriva de cambios las respuestas mediadas por células y humorales. En consecuencia, los adultos mayores son más susceptibles a las infecciones, presentan mayor evidencia de alteraciones autoinmunitarias (y por complejos inmunitarios) y muestran una incidencia más alta de cáncer que las personas más jóvenes. Además, el sistema inmunitario en los adultos mayores tiene menores probabilidades de responder de forma apropiada a la inmunización. Como resultado, tienen una respuesta más débil a la vacunación. Con frecuencia, los adultos mayores también presentan alteraciones concomitantes que comprometen la función inmunitaria normal y su respuesta inmunitaria.

La causa de las anomalías de la respuesta en los adultos mayores es multifactorial. Hay una disminución persistente del tamaño del timo, que inicia a partir de la pubertad y afecta la producción y la función general de los linfocitos T. La dimensión del timo disminuye hasta el 15% o menos de la máxima alcanzada. También puede presentarse una reducción del número de linfocitos en el tejido linfoide periférico. El hallazgo más frecuente es un decremento ligero de la proporción de linfocitos T con respecto a otros linfocitos y un descenso de los linfocitos $CD4^+$ y $CD8^+$.

El envejecimiento también induce cambios cualitativos en la función linfocítica. Los linfocitos parecen mostrar respuestas alteradas después de la estimulación con antígenos y una proporción mayor deja de responder ante la activación. Al parecer, el linfocito T $CD4^+$ es afectado con mayor intensidad, ya que disminuye la síntesis de citocinas que estimulan la proliferación de linfocitos y la expresión de receptores específicos que interactúan con las citocinas circulantes. De manera específica, las concentraciones de IL-2, IL-4 e IL-12 disminuyen en los adultos mayores. Aunque la función real de los linfocitos B y T se compromete con la edad, no se modifica el número de antígenos que pueden reconocer estas células.

RESUMEN

Los neonatos están protegidos frente a los antígenos en una fase temprana de la vida, como resultado de la transferencia pasiva de anticuerpos de tipo IgG maternos a través de la placenta y de anticuerpos IgA en el calostro. Con el envejecimiento se presentan muchos cambios, pero los mecanismos subyacentes precisos no se conocen del todo. No obstante, la población de adultos mayores es más propensa a infecciones y afecciones autoinmunes resultado de una respuesta alterada en la función inmunitaria tanto innata como adaptativa.

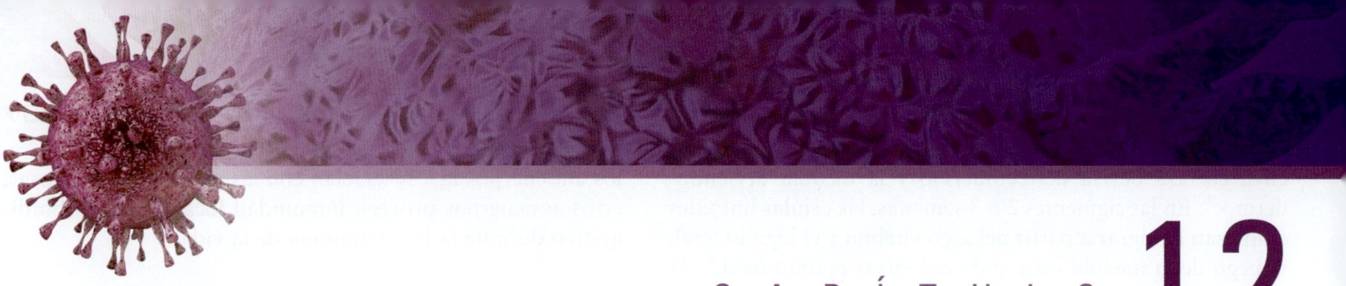

CAPÍTULO 12

Alteraciones de la respuesta inmunitaria, incluido el VIH/sida

ALTERACIONES DE LA RESPUESTA INMUNITARIA

El sistema inmunitario humano es un sistema complejo y multidimensional diseñado para proteger al hospedero contra la invasión de sustancias extrañas, microorganismos y toxinas. Además, ayuda a proteger frente a la proliferación de células neoplásicas y desempeña un papel fundamental en el proceso de inflamación y cicatrización de heridas. Sin embargo, bajo ciertas circunstancias, el sistema inmunitario puede volverse ineficiente o hiperactivo, lo que ocasiona el desarrollo de alteraciones debilitantes o peligrosas para la vida. Estos procesos patológicos pueden manifestarse como alteraciones por inmunodeficiencia, reacciones alérgicas o de hipersensibilidad, rechazo de trasplantes y enfermedades autoinmunitarias.

Inmunodeficiencias

La *inmunodeficiencia* se define como una anomalía en uno o más de los componentes del sistema inmunitario que se traduce en un aumento en la susceptibilidad a los estados patológicos que en circunstancias normales se erradicarían gracias a una respuesta inmunitaria con función apropiada. Los síndromes por inmunodeficiencia pueden clasificarse en primarios o secundarios (que se desarrollan en una fase posterior de la vida). Las inmunodeficiencias primarias pueden ser congénitas o heredarse como un rasgo relacionado con el sexo, ya sea autosómico dominante o recesivo. Las alteraciones por inmunodeficiencia secundaria se desarrollan en una fase posterior de la vida a causa de otros estados fisiopatológicos. Las manifestaciones clínicas y el efecto sobre el desempeño cotidiano del paciente dependen de la alteración por inmunodeficiencia específica y el grado de disfunción del sistema inmunitario. En el cuadro 12-1 se resumen las distintas categorías de las inmunodeficiencias.

El sistema inmunitario está constituido por dos sistemas distintos pero interrelacionados: el innato y el adaptativo. Ambos actúan de manera conjunta para proteger al organismo de la infección y la enfermedad. El sistema inmunitario innato constituye la primera línea de defensa del organismo frente a la infección. Recurre a respuestas celulares y químicas rápidas pero inespecíficas. Entre ellas se encuentran los leucocitos fagocíticos (p. ej., neutrófilos, macrófagos), los linfocitos citolíticos naturales (linfocitos NK, *natural killer*), los mediadores químicos, como las quimiocinas y las citocinas, y el sistema del complemento. El sistema inmunitario adaptativo difiere del innato en cuanto a su capacidad de "memoria" sobre los organismos invasores y las sustancias tóxicas. La respuesta inmunitaria adaptativa se desarrolla con mayor lentitud, pero con gran especificidad. Los linfocitos T y B del sistema inmunitario innato tienen la capacidad de expresar sus receptores (linfocitos T) y sintetizar inmunoglobulinas (Ig; linfocitos B) en miles de millones de combinaciones distintas, lo que les permite tener como diana a una cantidad similar de epítopes, virus y microorganismos distintos.

La capacidad del sistema inmunitario adaptativo para actuar de manera eficaz depende de la interacción de dos mecanismos diferentes, pero en conexión íntima: la respuesta humoral (mediada por linfocitos B) y la mediada por células (linfocitos T). La respuesta inmunitaria humoral depende de la capacidad de los linfocitos B para sintetizar inmunoglobulinas específicas contra ciertos antígenos y células de "memoria". En contraste, la respuesta mediada por células depende de la capacidad de los linfocitos T para sintetizar distintas citocinas, presentar antígenos a los linfocitos B para ser destruidos y, en el caso de los linfocitos T citotóxicos, eliminar células infectadas con microorganismos intracelulares.

Aunque las inmunodeficiencias primarias (IP) son causadas por anomalías genéticas del sistema inmunitario, este grupo consiste en más de 130 procesos patológicos aislados.[1] Cálculos recientes colocan la prevalencia general de las IP en los Estados Unidos en 1:2 000.[2] Alrededor del 65% de estos casos se presentan como un síndrome primario por insuficiencia de anticuerpos. Un incremento en la incidencia se atribuye a una mayor consciencia sobre las IP y, por lo tanto, a su diagnóstico y no a un aumento real del número de casos nuevos.[3] La mayoría de estas alteraciones se heredan como rasgos autosómicos recesivos, varias están asociadas con el sexo y se deben a mutaciones del cromosoma X; las causas de algunas otras aún no se identifican.[3] El origen de muchas de las IP implica mutaciones que afectan las vías de señalización (p. ej., citocinas y señalización para citocinas, subunidades de receptores y vías metabólicas) que determinan el desarrollo y la función de las células inmunitarias. Con

CUADRO 12-1

ESTADOS DE INMUNODEFICIENCIA

Inmunodeficiencia humoral (linfocitos B)

Primaria

Hipogammaglobulinemia ligada al cromosoma X

Inmunodeficiencia común variable

Deficiencia selectiva de IgG, IgA e IgM

Secundaria

Aumento en las pérdidas de inmunoglobulina (síndrome nefrótico)

Inmunodeficiencia celular (linfocitos T)

Primaria

Aplasia congénita del timo (síndrome de DiGeorge)

Síndrome de hipergammaglobulinemia M

Secundaria

Enfermedad maligna (linfoma de Hodgkin y otras)

Supresión transitoria de la producción y función de los linfocitos T secundaria a infección vírica aguda

VIH/sida

Inmunodeficiencias combinadas de linfocitos T y B

Primaria

Alteración de inmunodeficiencia combinada grave ligada al cromosoma X

Autosómica recesiva (insuficiencia de ADA, insuficiencia de Jak3)

Síndrome de Wiskott-Aldrich

Ataxia-telangiectasia

Síndrome de inmunodeficiencia combinada

Secundaria

Radiación

Supresión inmunitaria y fármacos citotóxicos

Alteraciones del sistema del complemento

Primaria

Insuficiencia hereditaria de proteínas del complemento

Insuficiencia hereditaria del inhibidor C1 (angioedema)

Secundaria

Alteraciones adquiridas con el consumo de factores del complemento

Alteraciones de la fagocitosis

Primaria

Enfermedad granulomatosa crónica

Síndrome de Chédiak-Higashi

Secundaria

Inducidos por fármacos (corticoesteroides y tratamiento inmunosupresor)

Diabetes mellitus

frecuencia, la autoinmunidad se relaciona con las IP, dado que la capacidad del sistema inmunitario para diferenciar lo propio de lo ajeno también se ve afectada.[1,3]

Para los neonatos que nacen con inmunodeficiencia combinada grave de linfocitos T y B, el diagnóstico temprano resulta esencial antes de que desarrollen infecciones graves y se les administren vacunas con virus vivos atenuados, que pueden tener consecuencias devastadoras y que son peligrosas para la vida.[4] Los niños con IP a menudo presentan antecedentes de infecciones recurrentes graves refractarias al tratamiento. De hecho, la edad promedio de referencia para realizar pruebas inmunitarias después de una infección recurrente grave es alrededor de los 6 meses de edad.[4] Por lo general, las infecciones afectan las vías respiratorias y derivan de organismos que de forma tradicional no se identifican en esta población. Estas pueden incluir cuadros recurrentes de infecciones óticas y sinusales, neumonía por un período de 1 año que no responde a un ciclo largo (1 o 2 meses) de antibióticos, la detención del crecimiento y el desarrollo durante la lactancia, la persistencia de moniliasis bucal o infecciones micóticas, la formación recurrente de abscesos en la piel o en otros órganos y el antecedente familiar de inmunodeficiencia primaria. Dado que estas alteraciones con frecuencia son hereditarias, el antecedente de un familiar positivo puede facilitar el diagnóstico. Se demostró que las áreas del mundo donde existen tasas elevadas de consanguinidad (descendencia de un mismo ancestro) cuentan con una tasa de prevalencia mucho mayor que la que se identifica en la población general. Además, la identificación del microorganismo infectante puede hacer más fácil el establecimiento del diagnóstico de una variante específica de IP.[5] La tabla 12-1 resume los tipos de infecciones que se producen con los distintos tipos de alteraciones por inmunodeficiencia primaria.

Alteraciones de la inmunidad humoral (linfocitos B)

Las inmunodeficiencias humorales se relacionan de manera primordial con la disfunción de los linfocitos B y la disminución de la síntesis de Ig. Puesto que los linfocitos B son esenciales para que exista una defensa normal frente a la invasión bacteriana, las personas con inmunodeficiencias humorales tienen mayor riesgo de presentar infecciones recurrentes por *S. pneumoniae*, *H. influenzae*, *Staphylococcus aureus* y varios microorganismos gramnegativos, incluidos *Pseudomonas*.[6,7] La inmunidad humoral no suele ser tan importante en la defensa contra bacterias intracelulares (micobacterias), hongos y protozoarios, por lo que resulta habitual la infección recurrente por estos microorganismos. Ya que la función de los linfocitos T no se ve afectada, la respuesta del organismo ante la infección vírica es normal.

Hipogammaglobulinemia transitoria de los lactantes

Al momento del nacimiento, los neonatos se encuentran protegidos de la infección por los anticuerpos IgG de la madre que atravesaron la placenta durante el desarrollo fetal. En condiciones normales, muestran insuficiencia de IgA, IgM, IgD e IgE, debido a que estas Ig no suelen atravesar

TABLA 12-1 Microorganismos infecciosos asociados con las principales categorías de alteraciones por inmunodeficiencia

Inmunodeficiencias	Virus	Bacterias	Hongos	Protozoarios
Inmunodeficiencia humoral (linfocitos B)	Enterovirus, *poliovirus*	*Streptococcus pneumoniae, Staphylococcus aureus, Haemophilus influenzae*	No	*Giardia lamblia*
Inmunodeficiencia mediada por células (linfocitos T)	Herpesvirus	*Salmonella typhi,* todas las micobacterias	*Candida albicans, Coccidioides immitis, Histoplasma capsulatum, Aspergillus fumigatus*	
Inmunodeficiencias combinadas de linfocitos T y B	Todos	*S. pneumoniae, S. aureus, H. influenzae, Neisseria meningitidis, Mycoplasma hominis,* flora entérica	*C. albicans, Pneumocystis jirovecii* (antes *carinii*)	*Toxoplasma gondii*
Alteraciones del sistema del complemento		*S. pneumoniae, S. aureus, H. influenzae*		
Alteraciones de la fagocitosis (neutrófilos y monocitos)		*S. aureus, flora entérica, P. aeruginosa,* todas las micobacterias	*A. fumigatus, C. albicans, Nocardia asteroides*	

Tomado de: Alder R., Kalumuck K. (2013). Immunodeficiency disorders. *Magill's medical guide (online edition)* [serial online]. Disponible en: Research Starters, Ipswich, MA. Accessed May 4, 2018; Nazi N., Ladomenou F. (2018). Gastrointestinal manifestations of primary immune deficiencies in children. *International Reviews of Immunology*, 37(2), 111–118; Preston R. R., Wilson T. (2013). *Lippincott's illustrated reviews:* Physiology. Philadelphia, PA: Wolters Kluwer; Rhoades R. A., Bell D. R. (2018). Medical physiology (5th ed.). Philadelphia, PA: Wolter Kluwers.

la placenta. Durante los primeros 6 meses de vida, las concentraciones maternas de anticuerpos decrecen de manera gradual al mismo tiempo que el sistema inmunitario humoral del lactante se encarga de la síntesis de anticuerpos para alcanzar las concentraciones del adulto entre el primer y segundo año de edad.

Las manifestaciones clínicas que se presentan con mayor frecuencia incluyen infecciones de las vías respiratorias superiores e inferiores (entre otras, neumonía), alergias y asma alérgica.[8] En general, el tratamiento de la HTL consiste en administrar antibióticos profilácticos, pero existe cierta evidencia de que el tratamiento con inmunoglobulina intravenosa (IgIV) puede desempeñar algún papel en el mejoramiento de la calidad de vida y la detención del ciclo de infección que con frecuencia se identifica en estos niños.[9] La mayoría de los casos de HTL se resuelven de modo espontáneo alrededor de los 3 años de edad, aunque algunos persisten hasta la adolescencia y a menudo se relacionan con otros síndromes de inmunodeficiencia primaria.

Inmunodeficiencias humorales primarias

Las alteraciones de inmunodeficiencia primaria que afectan la diferenciación de los linfocitos B y la síntesis de anticuerpos derivan de anomalías de la diferenciación y maduración de las células madre linfoides en la médula ósea. Los linfocitos B inmaduros o vírgenes que expresan IgM (IgM+) en su superficie salen de la médula ósea y migran hacia los tejidos linfoides periféricos. Después de la estimulación por antígenos y linfocitos T, sufren un "cambio de clase" en el que pierden la IgM de la superficie y se convierten en linfocitos B plasmáticos secretores que expresan otros tipos de Ig, como IgG, IgA e IgE (fig. 12-1).[10] Las inmunodeficiencias humorales primarias pueden interrumpir la síntesis de una o todas las Ig en cualquier punto a lo largo del ciclo de diferenciación y maduración.

Agammaglobulinemia ligada al cromosoma X

La agammaglobulinemia ligada al cromosoma X (ALX) es una alteración hereditaria recesiva ligada al sexo que afecta a uno de cada 250 000 varones. Es una inmunodeficiencia humoral primaria que deriva de un defecto en el desarrollo temprano de los linfocitos B, la cual determina una disminución intensa en la formación, maduración y supervivencia de los linfocitos B maduros. El resultado final es una hipogammaglobulinemia profunda y susceptibilidad grave a la infección. Los varones afectados tienden a contraer infecciones por bacterias encapsuladas, como *S. pneumoniae*, *H. influenzae* de tipo b, *Giardia lamblia*, meningocócicas y por distintos enterovirus.[11,12] La mutación genética de la ALX se ubica en la región Xq21.3-Xq22, que codifica una cinasa de señalización intracelular denominada *cinasa de la tirosina de Bruton* (Btk, *Bruton tyrosine kinase*).[13]

Casi todos los niños con ALX son asintomáticos al nacer debido a la presencia de anticuerpos maternos circulantes. Una vez que estas concentraciones comienzan a disminuir, los varones afectados desarrollan infecciones que ponen en riesgo la vida y son resistentes al tratamiento con antibióticos. El diagnóstico se basa en la demostración de concentraciones bajas o ausentes de Ig. El tratamiento actual, que incluye la administración crónica de IgIV y de antibióticos profilácticos, solo tiene eficacia parcial, es costoso y se relaciona con complicaciones graves a largo plazo. Actualmente, se evalúan nuevos tratamientos que optan por la terapia génica para promover la expresión específica de la Btk en el linaje B, los cuales han tenido cierto éxito.[14]

Inmunodeficiencia común variable

Otra variante de la inmunodeficiencia primaria humoral que se asocia con anomalías en la diferenciación de los linfocitos B y la síntesis de anticuerpos es la *inmunodeficiencia común variable* (ICV). Todos los pacientes tienen concentraciones séricas bajas de IgG, aunque algunos también presentan concentraciones reducidas de IgA, IgM, o ambas, lo que origina el compromiso de la respuesta de los anticuerpos frente a infecciones específicas y al desafío de vacunación.[15] La ICV es una alteración heterogénea; afecta a hombres y mujeres por igual, y no se ha identificado en ella alguna mutación genética específica. Este trastorno es el resultado de

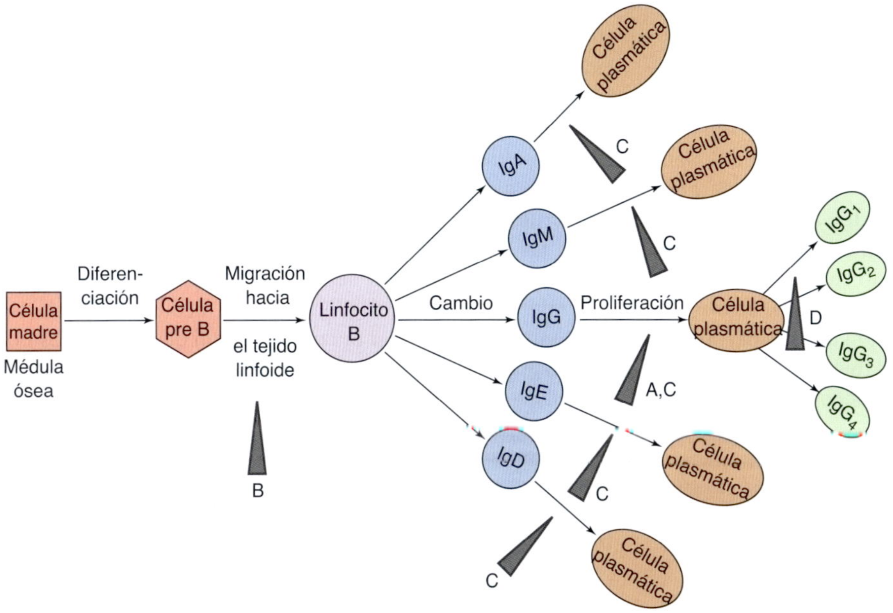

FIGURA 12-1. Evolución de células madre a células plasmáticas maduras secretoras de inmunoglobulinas. Las *flechas* indican la fase del proceso de maduración que se interrumpe en (*A*) la hipogammaglobulinemia transitoria, (*B*) la agammaglobulinemia ligada al cromosoma X, (*C*) la inmunodeficiencia común variable y (*D*) la insuficiencia de subclase de IgG.

un fallo en el cambio de clase en los linfocitos B vírgenes durante el período de maduración tardío.[15] En condiciones normales, los linfocitos B circulantes expresan IgM e IgD de superficie y, después de ser estimulados por antígenos y linfocitos T en los tejidos linfoides, pierden estos marcadores y expresan IgG, IgA o IgE. Los linfocitos B de memoria también expresan el marcador de superficie CD27 o el miembro 7 de la subfamilia de receptores del factor de necrosis tumoral.[16] De esta manera, las personas con ICV tienen un número relativamente normal de linfocitos B no funcionales. Los linfocitos T CD4 o CD8 no suelen afectarse, pero en muchos pacientes el recuento general de linfocitos T puede encontrarse disminuido, en especial como consecuencia de la pérdida de linfocitos T $CD4^+$ vírgenes.[16]

Las manifestaciones clínicas de la ICV pueden comenzar en cualquier momento de la vida, y la mayoría de las veces incluyen infecciones bacterianas y víricas recurrentes de las vías respiratorias.[15] En personas con ICV es frecuente observar enfermedad autoinmunitaria (27%) relacionada tanto con una reducción del recuento general de linfocitos T reguladores como con anomalías de su función.[15,16] Las alteraciones autoinmunitarias que se presentan o diagnostican con mayor frecuencia son la **púrpura** trombocitopénica inmunitaria y la anemia hemolítica autoinmunitaria, aunque se informan casos de artritis inflamatoria seronegativa aséptica no erosiva, enfermedad intestinal inflamatoria y vasculitis. Alrededor del 10% de las personas desarrollan alguna alteración linfoproliferativa en algún momento de su vida.[16]

Las estrategias terapéuticas para la ICV son similares a las que se utilizan en otras inmunodeficiencias humorales primarias, cuya base de tratamiento es la IgIV.

Insuficiencia selectiva de inmunoglobulina A

La insuficiencia selectiva de IgA (ISIGA) es la alteración por inmunodeficiencia primaria más frecuente; se describió por primera vez en niños con ataxia-telangiectasia (AT); la incidencia mundial varía de acuerdo con el origen étnico.[17] El síndrome se caracteriza por una reducción moderada o intensa de las concentraciones de IgA sérica y secretora. En el organismo, la IgA secretora se une a los patógenos intestinales y los neutraliza, así como a sus productos tóxicos, de tal manera que este tipo de anticuerpo por lo general no se encuentra en el torrente sanguíneo, a menos que ocurra una invasión por la flora bacteriana. En la mayoría de los casos de ISIGA, las manifestaciones clínicas son leves o nulas, dado que las concentraciones de IgG e IgM son normales y la respuesta humoral a la infección tiende es adecuada. Sin embargo, la variante fulminante de esta alteración ocasiona un aumento en la susceptibilidad a las infecciones, en particular las de las vías respiratorias.[17] En las personas diagnosticadas con ISIGA, se ha informado que la frecuencia de anticuerpos anti-IgA circulantes es del 20% al 40%, por lo que la anafilaxia y las reacciones alérgicas a los productos sanguíneos son una verdadera preocupación para los profesionales.[18] En las personas con ISIGA, los linfocitos B expresan IgA de superficie, pero las células parecen detener su desarrollo, de manera que no ocurre la diferenciación final en células plasmáticas secretoras de IgA. El mecanismo preciso de la insuficiencia de IgA se desconoce, pero en muchos casos se han identificado mutaciones en el gen *TACI*.[19] La ISIGA muestra un vínculo genético con la ICV; las dos alteraciones parecen derivar de un mismo defecto molecular.[18] Muchos niños con ISIGA desarrollan ICV más adelante en la vida y viceversa. La ISIGA se presenta tanto en varones como en mujeres y en miembros de generaciones sucesivas en familias. Esto sugiere una herencia autosómica con expresión variable, puesto que muchas personas tienen antecedente familiar de ISIGA o ICV.[18]

No existe un tratamiento definitivo para la ISIGA, a menos que haya una reducción concurrente en las concentraciones de IgG.

Insuficiencia de subclases de inmunoglobulina G

Los anticuerpos de tipo IgG pueden dividirse en cuatro subclases (IgG1-IgG4) con base en su función y estructura subyacente. Las personas pueden presentar insuficiencia de una o más subclases de IgG, aunque en general cuenten con concentraciones séricas normales de esta inmunoglobulina.

Las más frecuentes son las insuficiencias de IgG1 e IgG2.[20] La mayoría de las IgG circulantes pertenecen a las subclases IgG1 (70%) e IgG2 (20%). En general, los anticuerpos que se dirigen contra las proteínas antigénicas pertenecen a las subclases IgG1 e IgG3, mientras que aquellos dirigidos contra hidratos de carbono y antígenos polisacáridos son sobre todo de la subclase IgG2. En consecuencia, las personas con insuficiencia de anticuerpos IgG2 pueden tener mayor riesgo de desarrollar sinusitis, otitis media y neumonía por microorganismos de polisacárido encapsulado como *S. pneumoniae*, *H. influenzae* de tipo b y *Neisseria meningitidis*. Sin embargo, puede haber disminución de anticuerpos de una o más subclases en personas saludables. El tratamiento de la insuficiencia de subclases de IgG depende del defecto específico y la presentación clínica.

PUNTOS CLAVE

Inmunodeficiencias

- Las inmunodeficiencias primarias son anomalías hereditarias de la función inmunitaria que hacen a una persona susceptible a padecer enfermedades que en condiciones normales previene el sistema inmunitario intacto. Pueden clasificarse como mediadas por linfocitos B, mediadas por linfocitos T o combinadas, que afectan todos los aspectos de la respuesta inmunitaria humoral y la mediada por células.
- Las alteraciones de la inmunodeficiencia mediada por linfocitos B y T afectan la síntesis de anticuerpos e inhiben la capacidad del sistema inmunitario para defender al organismo frente a las infecciones bacterianas y las toxinas que circulan en los líquidos corporales (IgM e IgG) o ingresan en el organismo a través de la superficie mucosa de las vías respiratorias o gastrointestinal (IgA).
- Las alteraciones de la inmunodeficiencia mediada por linfocitos T derivan de la expresión deficiente del complejo del receptor de linfocitos T (TCR, *T-cell receptor*), la producción insuficiente de citocinas y los defectos para la activación de los linfocitos T. Comprometen la capacidad del sistema inmunitario para proteger al organismo contra infecciones por hongos, protozoarios, virus y bacterias intracelulares (linfocitos T citotóxicos $CD8^+$).
- Las alteraciones combinadas de inmunodeficiencia de linfocitos T y B afectan todos los aspectos del sistema inmunitario y su función.

Inmunodeficiencias humorales secundarias

Existen numerosas causas por las que se presenta la hipogammaglobulinemia secundaria, entre otras, desnutrición, quemaduras, pérdida gastrointestinal, síndrome nefrótico, enfermedad maligna y consumo de ciertos fármacos (como efecto colateral).[21] Estas condiciones pueden derivar de una intensificación de la pérdida de Ig, disminución de su síntesis o ambas. Por ejemplo, el síndrome nefrótico se relaciona con pérdida de la IgG sérica como consecuencia de una filtración glomerular anómala y su eliminación subsecuente en la orina. La IgA y la IgM conservan concentraciones normales o se elevan un tanto, pues se trata de moléculas grandes con peso molecular alto que no pueden filtrarse a través del glomérulo.[21] En contraste, varias enfermedades malignas, como las leucemias y los linfomas, se relacionan con insuficiencia de anticuerpos debido a que disminuye la síntesis general de estas moléculas. Numerosos medicamentos de uso frecuente pueden alterar la concentración de anticuerpos por cualquiera de estos mecanismos, entre otros, distintos anticonvulsivos, antihipertensivos y glucocorticoides. Por lo general, los efectos suelen revertirse al retirar el fármaco.

Inmunodeficiencia mediada por células (linfocitos T)

Las deficiencias en la inmunidad mediada por células constituyen un grupo heterogéneo de alteraciones que derivan de defectos en uno o más de los componentes de la respuesta inmunitaria celular. Mientras que los linfocitos B pasan por una vía definitiva de diferenciación que culmina con la síntesis de anticuerpos, las funciones de los linfocitos T maduros son diversas desde la perspectiva inmunitaria. Los linfocitos T están constituidos por dos subpoblaciones distintas: linfocitos T cooperadores $CD4^+$ y linfocitos T citotóxicos $CD8^+$. Estas subpoblaciones trabajan en conjunto para proteger frente a las infecciones por hongos, protozoarios, virus y bacterias intracelulares, controlar la proliferación de las células malignas y coordinar la respuesta inmunitaria en general. Así, los defectos de los distintos componentes del sistema pueden dar origen a una variedad extensa de respuestas inmunitarias.

Alteraciones por insuficiencia primaria de la inmunidad mediada por células

De todas las inmunodeficiencias primarias, se considera que las alteraciones que dependen de los linfocitos T son las más graves. Quienes son afectados mueren por infecciones víricas, micóticas y oportunistas graves en los primeros meses de vida.[22] La presencia de anticuerpos maternos no ofrece ventaja alguna contra estas alteraciones. Los niños con los defectos más graves dependientes de los linfocitos T, como la *inmunodeficiencia combinada grave* (ICG), rara vez sobreviven más allá de la infancia porque son propensos a infecciones oportunistas y no oportunistas.[22] Otros defectos de los linfocitos T identificados recientemente, como el síndrome por exceso de IgM ligado al cromosoma X, tienen una evolución más favorable con un tratamiento mínimo o sin él.

Las inmunodeficiencias primarias relacionadas con los linfocitos T derivan de una expresión insuficiente del complejo del TCR, síntesis deficiente de citocinas y defectos de la activación de los linfocitos T. El diagnóstico suele establecerse con base en la presentación clínica y los antecedentes familiares. En las variantes más graves de inmunodeficiencia mediada por células, la evaluación inmunitaria revela disminución del número de subgrupos de linfocitos, incluidos los linfocitos T, B y NK en los frotis de sangre periférica, así como depresión en la respuesta de los linfocitos T tras la estimulación con antígenos.[23]

De manera tradicional, el trasplante de médula ósea ha sido el tratamiento de elección en los niños con las variantes más graves de inmunodeficiencia relacionada con linfocitos T. Sin embargo, en años recientes se ha vuelto cada vez más popular el tratamiento para la restitución inmunitaria mediante el trasplante de células madre hematopoyéticas (TCMH) alogénicas[22] y la terapia génica[24] para alteraciones específicas de los linfocitos T.

Síndrome de DiGeorge

También conocido como *síndrome velocardiofacial,* es un defecto del desarrollo embrionario relacionado con la deleción de la región cromosómica 22q11.2.[25,26] Se presenta en cerca de 1:4 000 nacimientos. La incidencia de esta alteración se encuentra en aumento debido a que en la actualidad muchos de los afectados tienen hijos que también padecen el síndrome. Se piensa que este defecto se desarrolla antes de la semana 12 de la gestación, cuando se encuentran en desarrollo el timo, las glándulas paratiroides y partes de la cabeza, el cuello y el corazón. Los niños con síndrome de DiGeorge presentan un amplio complejo de defectos, incluyendo inmunodeficiencia leve o moderada que deriva de la ausencia congénita del timo, anomalías cardíacas y renales, defectos faciales, hipoparatiroidismo, defectos esqueléticos y retraso en el desarrollo. Debido a la presencia de un número limitado de células tímicas en sitios aberrantes, la disfunción de los linfocitos T varía en intensidad, desde la ausencia de elementos circulantes hasta los valores normales. La alteración afecta a ambos sexos.

Cuando no hay ausencia de timo, pero la glándula es muy pequeña y se ubica fuera del mediastino, puede haber crecimiento y desarrollo del timo, así como estimulación normal del sistema inmunitario. Las alteraciones faciales pueden incluir hipertelorismo (incremento de la distancia entre los ojos), micrognatia (mandíbula pequeña), pabellones auriculares de implantación baja y angulación posterior con pérdida auditiva concurrente, úvula bífida, paladar ojival o hendido y debilidad de los músculos bucofaríngeos y nasofaríngeos.[26] Las anomalías renales afectan a cerca de una tercera parte de los niños con síndrome de DiGeorge. La displasia y la **agenesia** renales son complicaciones que requieren diálisis inmediata; por fortuna, rara vez se presentan. La hipocalcemia y la tetania pueden desarrollarse en el transcurso de 24 h del nacimiento debido a la ausencia o hipoplasia de las glándulas paratiroides.

El sistema inmunitario se encuentra afectado en el 75% de los niños con síndrome de DiGeorge como consecuencia de la hipoplasia del timo.[26] Los niños con disfunción grave de los linfocitos T tienen una mayor tendencia a padecer infecciones recurrentes o crónicas por virus, hongos y bacterias intracelulares. El deterioro de los linfocitos T cooperadores compromete la presentación de antígenos a los linfocitos B y la síntesis subsecuente de anticuerpos. Este fenómeno parece limitarse al niño, dado que no existe evidencia de que el riesgo de infección aumente en los adultos.

El tratamiento del síndrome de DiGeorge depende de los síntomas que se presenten. Las anomalías cardíacas suelen repararse poco después del nacimiento. En los niños con **aplasia** verdadera del timo y ausencia congénita de linfocitos T, el tratamiento de elección para la reconstitución de la inmunidad celular consiste en un trasplante de timo o un trasplante de linfocitos T con compatibilidad completa. Al igual que en cualquier tipo de inmunodeficiencia primaria, la autoinmunidad es un posible problema. Por lo tanto, deben tomarse precauciones durante el trasplante o el tratamiento transfusional para prevenir la enfermedad de injerto contra hospedero.

Inmunodeficiencia ligada al cromosoma X con hiperinmunoglobulinemia

Los síndromes por hiperinmunoglobulinemia M (HIGM) son un grupo heterogéneo de alteraciones por inmunodeficiencia primaria; derivan de defectos en la recombinación para cambio de clase de las Ig durante la maduración de los linfocitos B, lo que conduce a una insuficiencia de IgG, IgA e IgE, pero concentraciones elevadas de IgM.[27] Solo se presentan en varones. La alteración deriva de la incapacidad de los linfocitos T para emitir señales a los linfocitos B con el fin de que experimenten un cambio de isotipo y se conviertan en IgG e IgA. De esta manera, siguen expresando tan solo la subclase IgM. La mayoría de los casos se deben a una mutación genética que tiene como consecuencia la insuficiencia del ligando CD40. Su causa primaria es un defecto en la inmunidad celular.

Las manifestaciones clínicas de la HIGM se identifican en una fase temprana de la vida, a una edad promedio de inicio menor de 12 meses.[28] Los niños suelen presentar infecciones sinusales y pulmonares recurrentes que pueden avanzar hasta desembocar en bronquiectasias y neumonía. En alrededor del 40% de los casos, el síntoma de presentación es una infección oportunista, como la neumonía por *Pneumocystis jiroveci*.[29] Por desgracia, estos niños enfrentan un riesgo particular de desarrollar alteraciones autoinmunitarias y afecciones malignas del árbol biliar, intestino y sistema neuroendocrino por defectos en la vía de señalización CD40. El tratamiento suele consistir en la restitución de Ig y la administración de antibióticos profilácticos.

Alteraciones por insuficiencia secundaria de la inmunidad mediada por células

Estas alteraciones tienen mayor prevalencia que las insuficiencias primarias y a menudo se asocian con infecciones víricas agudas (p. ej., virus del sarampión, citomegalovirus) y con ciertas afecciones malignas, como el linfoma de Hodgkin y otros linfomas. Es frecuente que las infecciones víricas alteren la inmunidad celular debido a la infección directa de subpoblaciones específicas de linfocitos T (p. ej., linfocitos cooperadores). Los virus linfotrópicos, como el VIH y el virus del herpes simple (VHS) de tipo 6, disminuyen de forma selectiva el subtipo celular que invaden, lo que causa una pérdida concurrente de la función inmunitaria en relación con ese subtipo. Las personas con neoplasias pueden presentar anomalías de la función de los linfocitos T por una proliferación no regulada o disminución de un tipo celular específico. Algunos casos de insuficiencia de la inmunidad mediada por linfocitos T carecen de etiología conocida, pero se adquieren en una fase posterior de la vida. La linfocitopenia **idiopática** de linfocitos T $CD4^+$ es una alteración rara que se caracteriza por un defecto intenso y persistente de estas células que predispone al desarrollo de infecciones oportunistas graves en ausencia de otros defectos inmunitarios.[30] De manera independiente a su etiología, las personas con disfunción secundaria de la inmunidad celular pueden mostrar aumento en la susceptibilidad a las infecciones generadas por patógenos de ordinario inocuos (infecciones oportunistas) o ser incapaces de montar reacciones de hipersensibilidad tardía (**anergia**). Las personas con anergia presentan disminución o ausencia de reacción ante un antígeno, incluso en presencia de una infección reconocida.

Inmunodeficiencias combinadas de linfocitos T y B

Las inmunodeficiencias combinadas de linfocitos T y B se manifiestan por defectos en la respuesta inmunitaria humoral y celular. De manera colectiva, se conocen como *síndrome de inmunodeficiencia combinada* (SIDC), pero corresponden a un grupo diverso derivado de mutaciones en un gran número de genes que influyen en el desarrollo o la respuesta de los linfocitos, incluidos los receptores linfocíticos, las citocinas o los antígenos del complejo mayor de histocompatibilidad (MHC, *major histocompatibility complex*), lo que puede llevar a una inmunodeficiencia combinada. El resultado final es una disfunción de las vías de comunicación entre las células de los sistemas inmunitarios humoral y celular y un fallo en la respuesta inmunitaria adaptativa. El espectro de enfermedad que deriva de las alteraciones por inmunodeficiencia combinada (AIC) varía desde los cuadros leves y graves hasta los mortales.

Alteraciones por inmunodeficiencia combinada grave

Las alteraciones por ICG son un grupo diverso de afecciones que se caracterizan por la insuficiencia grave de linfocitos T y B y, en algunas variantes, de linfocitos NK, con la pérdida subsecuente de la inmunidad tanto humoral como celular.[22] Según se informa, la incidencia de las ICG es de 1:100 000 nacidos vivos y generan de manera colectiva cerca del 20% de las inmunodeficiencias primarias.[31] Los lactantes afectados presentan linfopenia y carecen de linfocitos T, que suelen constituir el 70% de los linfocitos circulantes totales. La evolución de la enfermedad es similar a la del síndrome de inmunodeficiencia adquirida (sida), con retraso en el crecimiento, diarrea crónica e infecciones oportunistas graves. Las ICG suelen causar la muerte en el transcurso de los dos primeros años de vida, a menos que se logre reconstituir el sistema inmunitario mediante un trasplante de médula ósea o TCMH. El diagnóstico temprano resulta esencial, dado que las posibilidades de éxito terapéutico son mayores en lactantes que no han experimentado infecciones oportunistas graves.[31]

Las mutaciones ligadas al cromosoma X explican casi el 45% de los casos como consecuencia de defectos en la cadena gamma común del receptor de citocinas.[32] El compromiso de la función del receptor origina una diferenciación y producción insuficiente de linfocitos T. Si bien la generación de linfocitos B no se ve afectada, la síntesis de anticuerpos sí se obstaculiza debido a la ausencia de los linfocitos T cooperadores. Las mutaciones que se transmiten como rasgos autosómicos recesivos generan la mayoría de los casos remanentes de ICG, incluyendo mutaciones de los genes que codifican la adenosina-desaminasa (*ADA*), la cinasa de tipo 3 de Janus (*JAK3*), la cadena α del receptor de interleucina-7 (IL-7Rα [también conocida como CD127]) y los genes de activación-recombinación 1 y 2 (*RAG1* y *RAG2*).[31] Muchas de estas mutaciones generan defectos que comprometen la maduración de los linfocitos T, incluidos defectos en el receptor de citocinas que controla la diferenciación de linfocitos T, la disposición del receptor de antígenos en los linfocitos T y B o cualquier otra función de algún componente del receptor antigénico de los linfocitos T necesario para su desarrollo normal.

Alteraciones por inmunodeficiencia combinada

Las AIC son menos graves que las ICG porque se manifiestan con una disminución, más que ausencia, de la función de los linfocitos T, así como de la producción de anticuerpos en los linfocitos B. Al igual que las ICG, las AIC son un grupo heterogéneo de afecciones con causas genéticas diversas. Con frecuencia se asocian con otras alteraciones, como AT y síndrome de Wiskott-Aldrich (SWA).[33]

Como en todas las inmunodeficiencias primarias, los niños con AIC tienden a desarrollar infecciones recurrentes, lo que incluye las pulmonares, cutáneas y de las vías urinarias. También presentan una incidencia más alta de diarrea crónica y otras alteraciones gastrointestinales, así como septicemia por gramnegativos. Aunque suelen sobrevivir más tiempo que los niños con ICG, si no reciben tratamiento, presentan detención del crecimiento y el desarrollo y, con frecuencia, tienen una esperanza de vida menor.

Ataxia-telangiectasia

La AT es una alteración autosómica recesiva rara causada por una mutación genética (ataxia-telangiectasia mutada [ATM]) localizada en el cromosoma 11q22-23, con una prevalencia mundial estimada entre 1:40 000 y 1:100 000 nacimientos vivos.[34] La ATM codifica una cinasa de serina/treonina grande que participa en la respuesta celular a la segmentación de la doble cadena de la hélice del ADN. Esta alteración multisistémica está caracterizada por la neurodegeneración que ocurre principalmente en el cerebelo y la telangiectasia oculocutánea. Pese a ser la característica neurodegenerativa predominante, la ataxia suele pasarse por alto hasta que el niño comienza a caminar. Se asocia con deficiencias inmunitarias y humorales, con reducción de los recuentos linfocitarios totales y de la proporción entre linfocitos T cooperadores CD4 y linfocitos T supresores CD8. La linfopenia, la hipogammaglobulinemia y la disfunción inmunitaria mediada por células tienen como consecuencia la aparición recurrente de infecciones sinusales y pulmonares. Las personas con esta alteración tienen un mayor riesgo de experimentar cáncer y sensibilidad a la radiación. Las enfermedades malignas que se observan con mayor frecuencia en esta condición son de origen linfoide, pero a menudo se informan tumores sólidos del riñón (tumor de Wilms).[34]

El desarrollo cognitivo es normal en la fase temprana de la enfermedad, pero se desfasa durante la niñez y se detiene antes de los 10 años de edad. La mayoría de los pacientes presentan insuficiencia de IgA, IgE e IgG; las subclases IgG2 e IgG4 son las más afectadas. Entre los niños con esta afección, un 95% presenta elevación en las concentraciones séricas de α-fetoproteína (AFP).[34]

Síndrome de Wiskott-Aldrich

El SWA es una alteración grave y compleja ligada al cromosoma X; se caracteriza por trombocitopenia, inmunodeficiencia, infecciones recurrentes, eccema y aumento en el riesgo de desarrollar alteraciones autoinmunitarias y linfomas. Este síndrome afecta aproximadamente a 1-4 casos por cada millón de nacimientos en varones y se debe a mutaciones del gen *WAS*.[35] Para los niños que no expresan la proteína WAS (WASp), la esperanza de vida es de alrededor de 15 años. La WASp es una reguladora fundamental del ensamblaje de la actina en todas las células hematopoyéticas (incluidas las plaquetas), en respuesta a señales que derivan de la membrana celular. La hemorragia, que va desde cuadros leves hasta los que ponen en riesgo la vida, es frecuente y tiene lugar en más del 80% de los casos. Las anomalías de la inmunidad humoral incluyen disminución de las concentraciones séricas de IgM y elevación marcada de las de IgA e IgE. La disfunción de los linfocitos T es limitada al inicio, pero se intensifica con el paso del tiempo, lo que provoca una susceptibilidad creciente a la infección y al desarrollo de malignidades del sistema fagocítico mononuclear, entre otras el linfoma de Hodgkin y la leucemia.[35,36]

El tratamiento de las personas con SWA se concentra en eliminar el eccema y controlar las infecciones y los episodios hemorragíparos. En la actualidad, el único tratamiento definitivo es el TCMH alogénico, pero se relaciona con un riesgo considerable de complicaciones: rechazo del trasplante y muerte, entre ellas.[37]

Alteraciones del sistema del complemento

El sistema del complemento es una parte integral de la respuesta inmunitaria innata y es esencial para la integridad del sistema inmunitario, lo que incluye la respuesta adaptativa. La activación del sistema del complemento tiene lugar por una de tres vías: clásica, mediada por la lectina y alterna. Independientemente de la vía, la activación del sistema del complemento promueve la quimiotaxis, opsonización y fagocitosis de los patógenos invasores, así como la lisis bacteriana. Las alteraciones de cualquier componente de este sistema pueden generar aumento en la susceptibilidad a las enfermedades infecciosas y al desarrollo de un proceso autoinmunitario en el hospedero.

Alteraciones primarias del sistema del complemento

Las alteraciones primarias del sistema del complemento pueden transmitirse como rasgos autosómicos recesivos, dominantes o codominantes. En el caso de la codominancia, los heterocigotos suelen tener un gen funcional, y en casi todos los casos, las concentraciones del complemento resultan suficientes para prevenir la enfermedad. La mayoría de las alteraciones que se asocian con el sistema del complemento derivan de una activación y regulación inapropiadas de las proteínas del complemento, y no necesariamente de insuficiencias de las proteínas.[38] De hecho, rara vez se identifican estas insuficiencias en las vías clásica y alterna. Las deficiencias de proteínas de la vía de la lectina, aunque más frecuentes, no constituyen una causa importante de alteraciones primarias del complemento.

Las alteraciones primarias de este sistema pueden afectar a una o más proteínas, receptores o moléculas de control, o a todas ellas en cualquier punto a lo largo de la cascada del complemento. Sin embargo, la presentación clínica depende del componente afectado. Por ejemplo, los defectos en la vía clásica derivan de un aumento en la incidencia de la autoinmunidad y la infección por patógenos virulentos, mientras que los defectos en la vía de la lectina se relacionan con un incremento en el riesgo de infección por patógenos inusuales, como *Cryptosporidium* y *Aspergillus*.[39] Puesto que las tres vías convergen en la activación de C3, los defectos que afectan a este componente o a las proteínas posteriores en la cascada comprometen la activación del complemento por medio de las tres vías y se asocian con un incremento intenso en la tasa de infección por patógenos virulentos, como *Neisseria gonorrhoeae* y *N. meningitides*, o por el síndrome urémico hemolítico y la degeneración macular de inicio en el adulto.[40]

En la actualidad, se sabe que el sistema del complemento desempeña un papel clave en el control de la respuesta inmunitaria adaptativa. Los sujetos con deficiencia de proteínas del complemento con frecuencia muestran defectos importantes en la respuesta inmunitaria adaptativa. Las deficiencias de C1q, C3 y C4 se relacionan con una disminución en la respuesta inmunitaria, en particular contra antígenos dependientes de linfocitos T.[39] Además, tienen una actividad insuficiente en los centros germinales y una mala memoria inmunitaria. En la subunidad C1, C1q resulta esencial para la unión de los complejos inmunitarios y las células en apoptosis, lo que promueve su eliminación esporádica de la circulación.[38] Así, estos pacientes tienen mayor riesgo de infección por bacterias encapsuladas, en particular *S. pneumoniae*. Además presentan un mayor riesgo de desarrollar procesos autoinmunitarios, en especial lupus eritematoso sistémico (LES) y otras variantes de vasculitis.

Los defectos de la vía de la lectina se definieron solo en fecha reciente para incluir a la proteína esencial de la lectina de unión a manosa (LUM). La LUM no requiere la presentación de anticuerpos para activarse, como sucede con C1 en la vía clásica. La LUM posee un núcleo central y brazos radiados con una estructura de colágeno en cadena entrelazada capaces de unirse a los polisacáridos de la superficie bacteriana. Un defecto genético único que se porta como rasgo autosómico dominante determina un enroscado inapropiado de la molécula de LUM y concentraciones plasmáticas bajas de esta proteína (menos de 2 μg/mL).[38]

Casi todas las alteraciones del complemento derivan de defectos en los receptores y las moléculas involucrados en el control de este sistema. Puesto que la regulación estricta de C3 resulta esencial para prevenir el daño al tejido del hospedero, un gran número de sustancias receptoras participan en el proceso. La insuficiencia o la activación inapropiada pueden generar enfermedad significativa, a pesar de la existencia de concentraciones normales circulantes de las proteínas del complemento. En circunstancias normales, la unión de C3b a una diana tiene dos funciones: la continuación de la cascada del complemento y la opsonización. Los factores H e I son básicos para la inactivación de C3b en el plasma y en los eritrocitos. El factor H es un cofactor para la segmentación de C3 y su insuficiencia total se relaciona con glomerulonefritis, síndrome urémico hemolítico atípico, degeneración macular asociada con la edad y síndrome de hemólisis, elevación de enzimas hepáticas y trombocitopenia (HELLP, *hemolytic anemia, elevated liver enzymes, low platelets*) durante el embarazo.[41] El factor 1 es un cofactor para la escisión tanto de C4 como de C3. Su insuficiencia completa se relaciona con concentraciones circulantes bajas de C3 e infecciones oportunistas.[42]

Angioedema hereditario

El angioedema hereditario (AEH) es una alteración rara del complemento potencialmente mortal; afecta de 1:10000 a 1:150000 personas, y deriva de una insuficiencia cuantitativa (de tipo I) o cualitativa (de tipo II) del inhibidor de C1 (C1-INH).[43] Se trata de una alteración hereditaria autosómica dominante que causa mutaciones en el gen *SERPING1*, ubicado en la región q12-q13.1 del cromosoma 11.[44] En el sistema del complemento, el C1-INH de manera habitual inhibe los componentes C1r y C1s activados en la vía clásica, así como los primeros pasos de la vía de la lectina. También sirve como un inhibidor de las vías de la coagulación, fibrinolítica y de las cininas, mediante la inactivación de la calicreína y el factor XIIa en el plasma. Las insuficiencias del C1-INH traen consigo la liberación descontrolada de distintas sustancias vasoactivas que promueven la permeabilidad vascular. El resultado neto es el desarrollo de episodios espontáneos de edema tisular profundo localizado en los tejidos subcutáneos de las extremidades, cara y torso o en los tejidos submucosos de las vías respiratorias superior y el tubo digestivo.[44]

El edema laríngeo es una manifestación potencialmente mortal que puede conducir a la obstrucción completa de las vías respiratorias y a la muerte si no se interviene. El edema de las estructuras de la mucosa gastrointestinal se relaciona con náuseas intensas, vómitos y diarrea. En algunos pacientes, las crisis pueden venir precedidas por el desarrollo de *eritema marginado*, una erupción eritematosa macular y no pruriginosa. El AEH suele manifestarse durante los primeros años de la niñez y tener gravedad progresiva hasta la adolescencia. Los síntomas pueden alcanzar un máximo en 1.5 días y después se resuelven en un período similar. El tratamiento incluye la intervención de urgencia en casos de obstrucción grave de la vía respiratoria, como intubación o traqueostomía, administración de concentrados de C1-INH, antagonistas de los receptores B2 de bradicinina o inhibidor de la calicreína. Por lo general, el tratamiento preventivo consiste en evitar los factores precipitantes y administrar andrógenos atenuados y antifibrinolíticos o concentrados de C1-INH.[45]

Alteraciones secundarias del sistema del complemento

Las insuficiencias secundarias del complemento se presentan como consecuencia de una activación rápida o recambio de los componentes de este sistema, a pesar de tener concentraciones normales, como ocurre con las alteraciones del complejo inmunitario. También se identifican en casos de hepatopatía crónica y malnutrición, cuando la síntesis de proteínas del complemento recibe un impacto negativo. Independientemente de su causa, las manifestaciones de estas alteraciones dependen de los componentes de las vías del complemento afectadas.

Alteraciones de la fagocitosis

El sistema fagocítico se compone sobre todo de leucocitos polimorfonucleares (p. ej., neutrófilos y eosinófilos) y fagocitos mononucleares (p. ej., monocitos circulantes y tisulares y macrófagos fijos). Estas células son responsables de la eliminación de microorganismos, toxinas y desechos celulares del cuerpo humano. Cuando son activadas por factores quimiotácticos, las células fagocíticas migran hacia el sitio de acción y envuelven a los microorganismos invasores o sustancias extrañas. Además, producen sustancias microbicidas, como enzimas y productos colaterales del metabolismo, que matan a los patógenos o permiten su digestión. Después de la resolución del proceso infeccioso, las células fagocíticas (p. ej., neutrófilos) sufren muerte celular programada, o apoptosis, a fin de impedir el daño a las células del hospedero como consecuencia de la exposición a las proteasas microbicidas activadas y las sustancias quimiotácticas.[46] Un defecto de cualquiera de estas funciones o una reducción del número absoluto de células disponibles puede comprometer la capacidad del sistema fagocítico para desempeñarse de manera eficaz. Las personas con alteraciones de la fagocitosis son en extremo susceptibles a las infecciones bacterianas y micóticas, entre otras, las producidas por *Candida*. Sin embargo, el microorganismo preciso varía según el proceso patológico específico. Al igual que con otras alteraciones de la función inmunitaria, los defectos de la fagocitosis pueden ser alteraciones primarias o secundarias.

Alteraciones primarias de la fagocitosis

Las alteraciones primarias de la fagocitosis afectan la adhesión leucocítica (p. ej., déficit de adhesión leucocítica [DAL]), la síntesis y actividad de sustancias microbicidas (p. ej., enfermedad granulomatosa crónica [EGC]) y el proceso de desgranulación celular (p. ej., síndrome de Chédiak-Higashi [SCH]).

El DAL corresponde a un grupo raro de alteraciones genéticas (≤ 1:1000000 de nacimientos) que comparten un defecto común en la adhesión de los neutrófilos. En la actualidad, se han asociado tres mutaciones genéticas distintas en la región cromosómica 21q22.3 con el desarrollo del DAL, con el DAL de tipo I (DAL-I) como la variante más frecuente, con infecciones bacterianas recurrentes potencialmente mortales y úlceras que no cicatrizan. El DAL-II deriva de un defecto en el metabolismo de la fucosa, responsable de la ausencia de glucanos fucosilados en la superficie de la membrana celular y de la adhesión mediada por selectinas. El DAL-III parece deberse a una activación fallida de varias integrinas necesarias para la expresión de CD18.[47] Estas mutaciones alteran la expresión de CD18 en los neutrófilos, lo que origina defectos de la quimiotaxis, la marginación y la adherencia. Además, hay una disminución de la función de los linfocitos NK y los linfocitos T citotóxicos.[48] En las fases tempranas de la infección, la adhesión de los neutrófilos al endotelio poscapilar es débil debido a las interacciones con las selectinas durante el rodamiento. Al mismo tiempo que se constituye la respuesta inmunitaria, las interacciones con la integrina-β fortalecen la adherencia y permiten que los neutrófilos migren hacia los tejidos circundantes. Pueden presentarse defectos con relevancia clínica en cualquier punto de este proceso.

La enfermedad granulomatosa crónica es una de las variantes más frecuentes de la disfunción primaria de la fagocitosis; se presenta en cerca de 1:200 000 nacimientos. Tiene como consecuencia un aumento en la susceptibilidad tanto a las infecciones bacterianas como a las micóticas y, también, al desarrollo de lesiones granulomatosas. La EGC se caracteriza por defectos en la síntesis de oxidantes microbicidas, de manera específica las oxidasas fagocíticas generadoras de superóxido, que se conocen como *phox* e incapacitan a los individuos afectados para fagocitar microorganismos. La molécula de la oxidasa *phox* está constituida por seis subunidades distintas que derivan del complejo de la oxidasa del fosfato de dinucleótido de nicotinamida y adenina.[49] Cada una se halla por separado en el citoplasma o en las vesículas de la membrana en los neutrófilos en reposo. Una vez ocurrida la estimulación a los neutrófilos, en condiciones normales estas subunidades se unen para constituir oxidasas activas en las membranas de los fagosomas, con lo que generan un ambiente intracelular capaz de eliminar a los microbios ingeridos. Las personas con EGC tienen mutaciones en los genes que codifican componentes esenciales de la subunidades *phox* que dan origen a la formación de *phox* inactivas. Existen cuatro variantes genéticas distintas de EGC y un 75% de los casos se heredan como un rasgo ligado a X (mutaciones en la subunidad $gp91^{phox}$).[50] Por lo tanto, la mayoría de los casos se diagnostican en varones.

Los niños con EGC presentan infecciones crónicas y agudas que incluyen neumonía, abscesos subcutáneos y en distintos órganos, celulitis, osteomielitis, septicemia y adenitis supurativa, a pesar del tratamiento antibiótico profiláctico y de la terapéutica agresiva.[51] Estas infecciones suelen iniciar durante los primeros 2 años de vida. Un gran número de hongos y bacterias son responsables de las infecciones, entre otros, *S. aureus*, *Burkholderia cepacia*, *B. pseudomallei*, *Serratia marcescens*, *Escherichia coli*, *Candida albicans*, *Granulibacter bethesdensis* y especies de *Aspergillus*. La infección y la inflamación crónicas traen consigo el desarrollo de masas granulomatosas fibróticas que, de manera esporádica, pueden requerir una resección quirúrgica o que generan daño en los órganos diana. También se relacionan defectos cognitivos con la EGC, pero se ignora el mecanismo preciso mediante el que actúan. El trasplante de médula ósea es la única cura conocida para la EGC. Los cuidados de soporte incluyen el consumo de interferón γ recombinante y tratamiento antibiótico profiláctico.[50,51]

El *síndrome de Chédiak-Higashi* , una alteración autosómica recesiva rara (< 500 casos), se caracteriza por inmunodeficiencia grave, aumento en la susceptibilidad a las infecciones, tendencia hemorragípara, albinismo oculocutáneo parcial y disfunción neurológica progresiva.[52] En los granulocitos de la sangre y la médula ósea es posible observar con facilidad gránulos anómalos grandes y disfuncionales; también pueden estar, entre otras células, en melanocitos, fibroblastos y células endoteliales, células de Schwann y neuronas. El SCH se debe a mutaciones de un solo gen ubicado en la región cromosómica 1q42-43, que codifica el regulador de tráfico lisosómico (LYST).[52] Las células afectadas muestran defectos de la quimiotaxis, reducción de la movilidad y la actividad microtubulares, así como disminución de la actividad bactericida.

El SCH se manifiesta durante la infancia y la niñez temprana y pocos pacientes sobreviven hasta la adolescencia. Cierto tiempo después del primer cuadro de infección, entre el 50 y 85% de las personas entran en una "fase acelerada", que se caracteriza por la infiltración linfocítica de los principales órganos del cuerpo.[53] Mientras que los microorganismos responsables de las infecciones que se identifican en el SCH suelen ser de tipo bacteriano, el desencadenante de la fase acelerada parece ser una reactivación de una infección vírica, quizá por el virus de Epstein-Barr (VEB). Las personas con SCH son incapaces de eliminar la infección por VEB, lo que conduce a un estado de linfoproliferación constante, insuficiencia orgánica terminal y muerte. El tratamiento profiláctico del SCH es sintomático y consiste en la administración de antibióticos, pero no puede prevenir el desarrollo de sus complicaciones. El trasplante alogénico de células hematopoyéticas sigue siendo el tratamiento de elección para restituir la función hemática e inmunitaria, pero no previene o revierte ninguna de las demás complicaciones asociadas.[53]

Alteraciones secundarias de la fagocitosis

Las insuficiencias secundarias del sistema fagocítico pueden derivar de numerosas alteraciones, como leucemia, desnutrición, infecciones víricas o diabetes mellitus. Las personas con diabetes mellitus son más proclives a desarrollar una función fagocítica insuficiente debido a una alteración de la quimiotaxis celular. El mecanismo preciso de la disfunción se desconoce, pero no parece relacionarse con la edad o la gravedad de la alteración endocrina. Existe cierta evidencia de que la disfunción fagocítica se hereda con mayor frecuencia de forma concurrente en personas con diabetes. Los fármacos que comprometen o impiden la inflamación y la función de linfocitos T, como los corticoesteroides o la ciclosporina, también alteran la respuesta fagocítica como consecuencia de la modulación de las citocinas.

Trasplante de células madre

Para la mayoría de las alteraciones por inmunodeficiencia primaria, el TCMH obtenido de donantes alogénicos (hermanos) con HLA compatible constituye el tratamiento de elección, ya que permite una reconstitución inmunitaria eficaz y mejora la supervivencia en cerca del 90% de los casos.[54]

RESUMEN

La respuesta inmunitaria es un proceso complejo y multidimensional que requiere actividades coordinadas tanto del sistema inmunitario innato como del adaptativo. Dada su complejidad, no es raro que se alteren uno o más de los procesos normales. La *inmunodeficiencia* se define como la pérdida absoluta o parcial de la respuesta inmunitaria normal, lo que coloca a la persona en riesgo de desarrollar alguna infección o malignidad. Las alteraciones del sistema inmunitario pueden clasificarse en primarias o secundarias. Las primeras son hereditarias, puesto que el defecto genético subyacente existe al momento de nacer, en tanto que las alteraciones secundarias se desarrollan en algún momento posterior, en respuesta a otra entidad o estado patológico. El grado en el que uno o todos estos componentes se comprometen determina la gravedad de la inmunodeficiencia.

Las inmunodeficiencias pueden afectar cualquier componente de la respuesta inmunitaria celular o humoral. Las alteraciones por inmunodeficiencia relacionada con los linfocitos B o humoral pueden afectar a todas las inmunoglobulinas circulantes y causar agammaglobulinemia, o afectar a una sola Ig (p. ej., inmunodeficiencia de IgA). Los defectos de la inmunidad humoral incrementan el riesgo de infecciones piógenas recurrentes, pero tienen un impacto limitado sobre las defensas contra las bacterias intracelulares (micobacterias), los hongos, los protozoarios y la mayoría de los virus, excepto los que generan infección gastrointestinal. La inmunidad mediada por linfocitos T es responsable de la protección frente a las infecciones por hongos, protozoarios, virus y bacterias intracelulares; del control de la proliferación de las células malignas, y de la coordinación de la respuesta inmunitaria en general. Las alteraciones inmunitarias que afectan a los linfocitos T o la inmunidad mediada por células pueden presentarse como estados de inmunodeficiencia selectiva de linfocitos T, o como alteraciones de inmunodeficiencia combinada de linfocitos T y B. Los niños que nacen con ICG cursan con infecciones oportunistas graves y tienen una evolución patológica similar a la del sida. La mayoría de estos niños mueren antes del primer año de edad, a menos que se logre la reconstitución del sistema inmunitario mediante un TCMH.

El sistema del complemento y las células fagocíticas son componentes integrales de la inmunidad innata y también pueden verse afectados en las alteraciones por inmunodeficiencia. El sistema del complemento desempeña un papel clave en la promoción de la quimiotaxis, la opsonización y la fagocitosis de los patógenos invasores. Los déficits de proteínas del complemento, sus moléculas de control o receptores pueden determinar un aumento en la susceptibilidad a las enfermedades infecciosas y las alteraciones autoinmunitarias, en particular el LES. Las personas con alteraciones de la fagocitosis son en extremo susceptibles a las infecciones bacterianas y micóticas, incluidas aquellas producidas por *Candida*. Las alteraciones primarias de la fagocitosis incluyen afecciones por DAL, afecciones de la desgranulación y defectos de la actividad microbicida.

Alteraciones por hipersensibilidad

En condiciones normales, la activación del sistema inmunitario genera la movilización y coordinación de la actividad de los linfocitos T y B para proteger al cuerpo humano de los microorganismos invasores y las sustancias tóxicas. Sin embargo, este sistema también es capaz de producir daño grave cuando no funciona de forma adecuada. La *hipersensibilidad* se define como una respuesta anómala y excesiva del sistema inmunitario activado que ocasiona lesión y daño a los tejidos del hospedero. En conjunto, las alteraciones producidas por las respuestas inmunitarias se denominan *reacciones de hipersensibilidad*. Estas se clasifican en cuatro tipos: de tipo I, alteraciones mediadas por IgE; de tipo II, alteraciones mediadas por anticuerpos; de tipo III, alteraciones mediadas por el complemento; y de tipo IV, alteraciones mediadas por linfocitos T (*véase* la tabla 12-1). Estas difieren en cuanto a los componentes específicos de la respuesta inmunitaria iniciada, el desarrollo de síntomas y el mecanismo eventual de la lesión.

Tipo I: alteraciones por hipersensibilidad inmediata

Las reacciones de hipersensibilidad de tipo I están mediadas por IgE y se desarrollan con rapidez en caso de exposición al antígeno. Estas reacciones representan una respuesta alérgica clásica y, en este contexto, los antígenos se denominan *alérgenos*. Los alérgenos ambientales, médicos y farmacológicos pueden iniciar una reacción de hipersensibilidad de tipo I. Entre los alérgenos más frecuentes están las proteínas del polen, los ácaros del polvo, la caspa animal, los alimentos, los químicos caseros y los fármacos, como el antibiótico penicilina. La exposición al alérgeno puede darse mediante inhalación, ingesta, inyección o contacto cutáneo. Según el portal de entrada, las reacciones de tipo I pueden localizarse en un área discreta del organismo (p. ej., dermatitis de contacto) o ser sistémicas y generar una patología significativa (p. ej., asma) y anafilaxia, que es potencialmente mortal.[55-57]

Dos tipos de células desempeñan un papel clave en el desarrollo de las reacciones de hipersensibilidad de tipo I: los linfocitos T cooperadores de tipo 2 (T_2H, *type 2 helper T*) y los mastocitos y basófilos. Se desarrollan dos subtipos distintos de linfocitos T cooperadores (T_1H o T_2H) a partir de los que ya están activados ($CD4^+$) según las citocinas que expresan las células presentadoras de antígenos (CPA) en el sitio de la activación. Los macrófagos y las células dendríticas sintetizan IL-12, que dirige la maduración de los linfocitos T cooperadores $CD4^+$ para convertirse en el subtipo T_1H, mientras que los mastocitos y los linfocitos T sintetizan IL-4, que

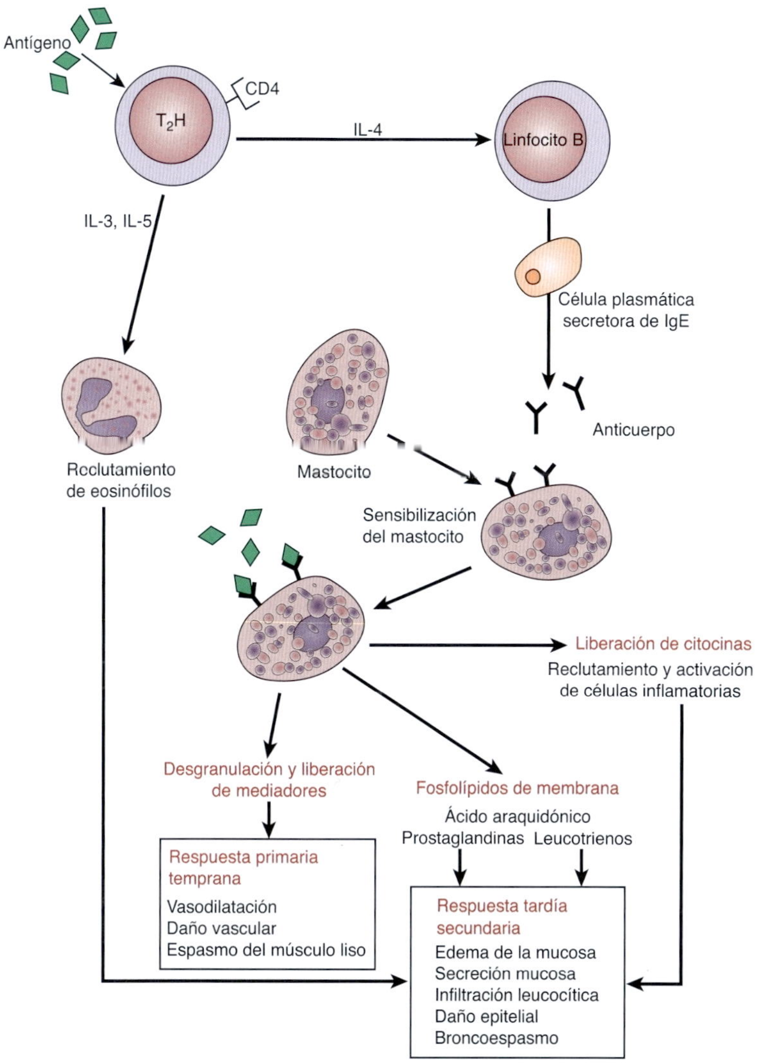

FIGURA 12-2. Reacción de hipersensibilidad de tipo I mediada por IgE. La diferenciación de los linfocitos B por efecto de un linfocito T_2H estimulado por un antígeno conduce a la producción de IgE en las células plasmáticas y a la sensibilización de los mastocitos. La unión subsecuente del antígeno desencadena la desgranulación de las células cebadas sensibilizadas, con liberación de mediadores preformados que inducen una respuesta primaria o de fase temprana. El reclutamiento de eosinófilos a cargo de los linfocitos T_2H a la par de la liberación de citocinas y fosfolípidos de membrana a partir de la célula cebada lleva a una respuesta secundaria o de fase tardía.

induce su diferenciación hacia el subtipo T_2H. Los linfocitos T_1H estimulan la diferenciación de los linfocitos B en células plasmáticas productoras de IgM e IgG. Como parte de la respuesta alérgica o de hipersensibilidad, los linfocitos T_2H dirigen a los linfocitos B para cambiar de clase y producir los anticuerpos IgE. Además, las citocinas sintetizadas por los linfocitos T_2H son responsables de la movilización y activación de las células cebadas, los basófilos y los eosinófilos, e inducen respuestas inflamatorias diferentes a las reacciones mediadas por los linfocitos T_1H.[56]

Los mastocitos, los basófilos y los eosinófilos son esenciales para el desarrollo de las reacciones de hipersensibilidad de tipo I. Son miembros del grupo de los leucocitos denominado *granulocitos*, ya que contienen gránulos ricos en mediadores químicos, como histamina y heparina. Estos mediadores pueden sintetizarse de antemano o activarse por medios enzimáticos, en respuesta a las señales T_2H. Una vez que se liberan, son capaces de inducir una gran variedad de respuestas celulares. Los mastocitos y los basófilos derivan de las células progenitoras $CD34^+$ y tienen histología similar.[58] Sin embargo, los basófilos están confinados al torrente sanguíneo y los mastocitos se distribuyen en todo el tejido conjuntivo, en particular bajo la piel y las membranas mucosas de los aparatos respiratorio, digestivo y genitourinario, y adyacentes a los vasos sanguíneos y linfáticos.[58] Esto coloca a los mastocitos en proximidad estrecha a las superficies con exposición frecuente a los alérgenos. Los mastocitos en distintas partes del organismo, e incluso en un solo sitio, pueden tener diferencias relevantes en cuanto al contenido de mediadores y la sensibilidad a los agentes que inducen su desgranulación.

Las reacciones de hipersensibilidad de tipo I dependen de la activación mediada por IgE derivada de los mastocitos y los basófilos (fig. 12-2). Durante la exposición inicial a un antígeno, se sintetiza una IgE específica como parte de la respuesta humoral normal, así como una para los receptores de afinidad alta por IgE, conocidos como FcεRI, que se expresan en la superficie de los mastocitos y los basófilos.[59,60] En contraste, linfocitos, eosinófilos y plaquetas se unen a la IgE mediante receptores FcεRII de baja afinidad.[61] En la exposición subsecuente a un alérgeno, se forman enlaces cruzados multiméricos entre los anticuerpos IgE, constituyendo un puente entre dos moléculas de esta inmunoglobulina. Cuando se agregan los receptores de IgE, inducen una transducción de señales que estimula la desgranulación de los mastocitos y la liberación de mediadores químicos vasoactivos, la síntesis y la secreción de factor activador de plaquetas (FAP) y leucotrienos, y la liberación de muchos factores de crecimiento, citocinas y quimiocinas.[61]

La mayoría de las reacciones de hipersensibilidad de tipo I, como el asma bronquial, se desarrollan en dos fases distintas y bien definidas: 1) una fase primaria o inicial de respuesta que se caracteriza por vasodilatación, filtración vascular y contracción del músculo liso, y 2) una fase secundaria o de respuesta tardía, cuya peculiaridad es la infiltración intensa de los tejidos por eosinófilos y otras células de la inflamación aguda y crónica, así como la destrucción tisular que se manifiesta por daño a las células epiteliales.

La fase de respuesta primaria o inicial suele comenzar con la exposición durante 5-30 min a un alérgeno y cede en un período de 60 min. Está mediada por la desgranulación aguda de los mastocitos y la liberación de mediadores preformados que se activan por vía enzimática o de ambos tipos. Estos mediadores incluyen histamina, serotonina, acetilcolina, adenosina, mediadores quimiotácticos, factores de crecimiento y proteasas neutras, como la quimasa y la tripsina, que desencadenan la generación de cininas. La histamina es el mediador más reconocido de las reacciones de hipersensibilidad de tipo I. Es una amina vasoactiva potente que incrementa la síntesis del óxido nítrico, relaja el músculo liso vascular, aumenta la permeabilidad de los capilares y las vénulas, e induce la contracción del músculo liso y los bronquios. La acetilcolina imita muchas de las acciones de la histamina e induce la contracción del músculo liso bronquial y la dilatación de los vasos sanguíneos pequeños mediante la activación del sistema nervioso parasimpático. Las cininas son un grupo de péptidos inflamatorios potentes que una vez activados mediante modificación enzimática generan vasodilatación, además de contracción del músculo liso.

La fase secundaria o tardía de la respuesta de hipersensibilidad de tipo I tiene lugar entre 2 y 8 h después de la resolución de la fase inicial y puede persistir durante varios días. En algunos casos, puede mostrar prolongación significativa o resolverse solamente de manera parcial, como en el caso del asma bronquial no controlada. Se debe a la acción de mediadores lipídicos y citocinas que se liberan a partir de las células inmunitarias como parte del proceso inflamatorio normal. Los mediadores lipídicos, que derivan de los fosfolípidos contenidos en las membranas de los mastocitos, se degradan para formar ácido araquidónico durante el proceso de desgranulación de esas células. El ácido araquidónico se utiliza entonces para la síntesis de leucotrienos y prostaglandinas, que inducen efectos similares a los de la histamina y la acetilcolina en los órganos diana, excepto que tienen un inicio y una duración de acción más prolongados. Los mastocitos también sintetizan citocinas y factores quimiotácticos que promueven la migración de los eosinófilos y los leucocitos hasta el sitio de la exposición al alérgeno, lo que contribuye a la respuesta de fase tardía.

Es importante señalar que no todas las reacciones mediadas por IgE tienen como consecuencia el desarrollo de hipersensibilidad o enfermedad. La respuesta de anticuerpos mediada por IgE es un constituyente normal de la respuesta inmunitaria contra la infección parasitaria. Durante la fase tardía de la respuesta, los anticuerpos de tipo IgE se dirigen contra las larvas parasitarias y estimulan el reclutamiento de grandes volúmenes de células inflamatorias, como los eosinófilos, y producen citotoxicidad mediada por células. Este tipo de reacción de hipersensibilidad es particularmente importante en países en desarrollo, donde gran parte de la población tiene infección por parásitos intestinales.

Reacciones anafilácticas (sistémicas)

La *anafilaxia* es una reacción de hipersensibilidad sistémica catastrófica potencialmente mortal que es mediada por IgE y se relaciona con una liberación generalizada de histamina a la circulación sistémica, la cual induce vasodilatación masiva, hipotensión, hipoxia arterial y edema en las vías respiratorias.[62] Deriva incluso de la presencia de cantidades minúsculas de alérgenos que se introducen al organismo a través de la vía respiratoria, piel, sangre o mucosa gastrointestinal. Por lo tanto, la gravedad de la reacción depende del grado preexistente de sensibilización y no de un factor cuantitativo de la exposición.

Las manifestaciones clínicas muestran un continuo en cuanto a gravedad, y pueden calificarse en una escala de I a IV.[62] Las reacciones de grado I suelen limitarse a manifestaciones en los tejidos cutáneo y mucoso, a manera de eritema y urticaria, con o sin angioedema. Las reacciones de grado II evolucionan para incluir signos multisistémicos moderados, como hipotensión, taquicardia, disnea y alteraciones gastrointestinales (p. ej., náuseas, vómitos, diarrea y cólicos abdominales por edema de la mucosa). Las reacciones de grado III amenazan la vida por efecto del desarrollo de broncoespasmo, arritmias cardíacas y colapso cardiovascular. Una vez que la reacción de hipersensibilidad alcanza el grado IV, puede presentarse paro cardíaco y su tratamiento es exclusivamente de reanimación.

La prevención de la exposición a los potenciales desencadenantes que inducen la anafilaxia resulta esencial, ya que cualquier reacción puede ser peligrosa para la vida. A todas las personas con potencial de desarrollar anafilaxia se les debe recomendar llevar consigo un brazalete, una placa o algún otro tipo de identificación de alerta para informar al personal de urgencias sobre la posibilidad de que desarrollen la reacción. Además, quienes tengan antecedentes de anafilaxia deben recibir jeringas precargadas con epinefrina, así como instrucción sobre su uso.

El tratamiento inicial de la anafilaxia depende de la fase en la que se presente la persona, pero siempre debe concentrarse en la eliminación del agente nocivo, mantenimiento de la permeabilidad de las vías respiratorias, establecimiento de un acceso intravenoso apropiado, reanimación mediante líquidos y administración de epinefrina.[63] Es importante explicar a las personas con potencial de desarrollar anafilaxia que, en caso de presentar una reacción y autoadministrarse epinefrina, resulta esencial que busquen atención profesional de inmediato, independientemente de la respuesta inicial al tratamiento aplicado, ya que las reacciones pueden reincidir.

Reacciones atópicas (locales)

Las reacciones de hipersensibilidad local suelen aparecer cuando el alérgeno nocivo está confinado a un sitio específico de exposición. El término *atopia* se usa con frecuencia para describir estas reacciones y alude a una predisposición genética al desarrollo de manifestaciones inmediatas de hipersensibilidad de tipo I mediadas por IgE después de la exposición a antígenos ambientales habituales, como pólenes, alimentos o caspa animal. La mayoría de las veces, las reacciones atópicas se manifiestan como dermatitis urticariana (urticaria), rinitis alérgica y dermatitis atópica, así como asma bronquial. Las personas con tendencia a la atopia muchas veces desarrollan reacciones contra más de un alérgeno ambiental y manifiestan síntomas en distintos períodos a lo largo del año.

La incidencia de las reacciones de hipersensibilidad inmediata tiende a ser más alta en personas con antecedentes familiares de **atopia**, aunque la base genética de estas afecciones no se comprende en su totalidad. Debido a las diferencias genéticas subyacentes en los pacientes con hipersensibilidad de tipo I, ha sido difícil definir sus características genómicas precisas. Sin embargo, se ha demostrado que varias regiones cromosómicas contienen secuencias genéticas asociadas con el desarrollo de asma y atopia, incluido el grupo de las citocinas en el brazo cromosómico 5q, el *interferon-γ* (IFN-γ) y regiones STAT6 en 12q e IL4R en 16p.[64] Las personas con alergias atópicas tienden a presentar concentraciones séricas totales altas de IgE específicas contra el alérgeno, así como aumento del número de eosinófilos, basófilos y mastocitos. Si bien la respuesta que desencadena la IgE puede constituir un factor clave en la fisiopatología de las alteraciones alérgicas atópicas, no es el único factor y puede no ser responsable del desarrollo de todas las variantes de dermatitis atópica y asma.

Rinitis alérgica

Es una alteración frecuente de hipersensibilidad de la vía respiratoria superior que afecta a entre el 20% y el 40% de la población occidental. Sus síntomas incluyen rinorrea (secreción nasal acuosa), obstrucción nasal, estornudos, prurito nasal y epífora (por conjuntivitis).[65] El diagnóstico de rinitis se establece con base en la presentación clínica del paciente y en una prueba positiva de punción cutánea, o bien, la presencia de anticuerpos séricos IgE específicos contra alérgenos en el aire. Las personas con rinitis alérgica con frecuencia muestran otras variantes de atopia, como asma alérgica y **urticaria**.[66] Las crisis graves pueden acompañarse de malestar general, fatiga, cefalea y dolor muscular secundario a estornudos. No hay fiebre. Los alérgenos asociados con el desarrollo de rinitis alérgica se transportan en el aire y, por lo tanto, se depositan de forma directa en la mucosa nasal. Entre los alérgenos típicos se encuentran los pólenes de la ambrosía, pastos, árboles y hierbas, las esporas micóticas, los ácaros del polvo, la caspa animal y las plumas.

Las manifestaciones clínicas dependen del tiempo e intensidad de la exposición. En personas con exposición crónica a alérgenos, los síntomas pueden persistir todo el año. Esta variante de atopia se conoce como *rinitis perenne*. En contraste, se dice que quienes presentan síntomas solo cuando se exponen a concentraciones elevadas de alérgenos, durante el otoño o la primavera, por ejemplo, padecen *rinitis alérgica estacional*. Los síntomas que se intensifican durante la noche sugieren que hay un alérgeno en el hogar y aquellos que desaparecen los fines de semana sugieren exposición laboral.

La respuesta alérgica en la rinitis alérgica se localiza de manera específica en la mucosa nasal. Cuando se inhalan alérgenos transportados por el aire, se depositan sobre todo en la mucosa de la nariz, donde son presentados a los linfocitos T por las CPA. Ante las citocinas celulares, se da un cambio de clase de los linfocitos B, lo que causa un incremento en la síntesis de IgE.[65,66] Una vez que se forma el complejo alérgeno-IgE, tiene lugar una infiltración de la mucosa nasal por linfocitos T_2H, mastocitos, basófilos, eosinófilos y células de Langerhans, lo que induce una respuesta inmunitaria completa mediada por células.

El tratamiento de la rinitis alérgica se centra en la institución de medidas para evitar la exposición y el control sintomático. Siempre que sea posible, debe eliminarse del ambiente el alérgeno o mantenerse la exposición al mínimo. La mayoría de los síntomas pueden controlarse con antihistamínicos de venta libre y con descongestionantes nasales tópicos. Después de la administración crónica de estos últimos pueden presentarse tolerancia y congestión nasal de rebote, de manera que su uso debe limitarse a un período menor de 1 semana. Es posible que los síntomas más intensos requieran el consumo de medicamentos prescritos, incluida la aplicación de corticoesteroides (p. ej., mometasona) y antihistamínicos (p. ej., clorhidrato de azelastina) nasales tópicos. Los estabilizadores de los mastocitos, como el cromolín sódico intranasal, que impiden la desgranulación de las células cebadas locales y la liberación de mediadores intracelulares, pueden ser útiles, en particular cuando se utilizan como profilaxis. Las personas cuyos síntomas no pueden controlarse con estas medidas pueden iniciar un programa de desensibilización conocido como *inmunoterapia* ("vacunas contra la alergia"). La *desensibilización* implica la administración frecuente de cantidades crecientes del antígeno(s) ofensor(es). Los antígenos estimulan la síntesis de concentraciones elevadas de anticuerpos de tipo IgG, capaces de combinarse con el antígeno e impedir la activación de los anticuerpos IgE unidos a las células.

Alergias alimentarias

La alergia alimentaria es muy frecuente en los países occidentales y a menudo se manifiesta con complicaciones potencialmente mortales. De hecho, la anafilaxia inducida por alimentos es la causa principal de ingresos al servicio de urgencias, en particular en niños.[67] En la actualidad, la tasa de prevalencia de alergia alimentaria se ubica entre el 3 y 6% y, de acuerdo con los Centers for Disease Control and Prevention (CDC), esto representa un incremento del 18% respecto a la década anterior.[67,68] La razón precisa del aumento de estos casos se desconoce. Cualquier alimento es capaz de inducir una reacción de hipersensibilidad en personas susceptibles, y ocurre cuando un alérgeno alimentario específico entra en contacto con el anticuerpo IgE en la mucosa intestinal. La mayoría de las veces ocurre por maníes, nueces y moluscos. Además, en los niños, la leche está implicada con frecuencia.[67,68] Las personas con asma, los adolescentes y aquellos con antecedentes personales o familiares de alergia alimentaria tienen un riesgo mayor de presentar reacciones graves.

Las manifestaciones clínicas de la alergia alimentaria dependen de muchos factores, entre otros, la cantidad de alimento ingerido, la ingesta con estómago vacío, la enfermedad concomitante y el consumo de medicamentos, la práctica de ejercicio y la fase del ciclo menstrual.[67,68] Las reacciones pueden diferir en una sola persona durante distintas exposiciones, pero los síntomas principales se identifican en la piel, el tubo digestivo y el aparato respiratorio en alrededor del 80% de los casos. La capacidad de un alimento específico para desencadenar una reacción de hipersensibilidad de tipo I puede modificarse con el proceso de cocción, ya que el calentamiento puede cambiar (desnaturalizar) la estructura proteica de un alérgeno, de tal manera que ya no sea capaz de desencadenar la respuesta humoral. Los alérgenos alimentarios pueden causar tanto reacciones agudas (urticaria y anafilaxia) como crónicas (asma, dermatitis atópica y alteraciones digestivas).

Las reacciones anafilácticas a los alérgenos alimentarios son usuales y su presentación puede diferir entre adultos y niños. De manera característica, los adultos presentan síntomas graves, como colapso cardiovascular, mientras que el dolor abdominal intenso, ronchas, rinitis alérgica, conjuntivitis y eritema facial son más frecuentes en niños.[67,68] En la población pediátrica, las sibilancias y el estridor son más frecuentes en los niños pequeños y mayores, en tanto que la urticaria y los vómitos suelen observarse en los lactantes.[69] La mayoría de las reacciones se manifiestan en el transcurso de 1 h después de la exposición, aunque puede haber reacciones tardías secundarias a la absorción retardada del alérgeno. Una variante rara de anafilaxia que se asocia con los alimentos se conoce como *anafilaxia dependiente de alimentos inducida por el ejercicio.* En esta, tanto el ejercicio como los alérgenos alimentarios se toleran de manera independiente y los síntomas no se desarrollan en ausencia de ejercicio. Su fisiopatología no se comprende del todo, pero parece sugerir que existe un estado de tolerancia inmunitaria flexible en personas susceptibles. Las alteraciones de la osmolaridad plasmática y el pH, la actividad enzimática tisular, la distribución del flujo sanguíneo y la permeabilidad gastrointestinal son posibles durante el ejercicio, lo que, en consecuencia, vuelve más fácil el reconocimiento y la unión del alérgeno.[70,71]

El diagnóstico de las alergias alimentarias es multifacético y depende de una anamnesis cuidadosa sobre los antecedentes alimentarios, así como de pruebas de inducción con dieta. Estas implican la eliminación sistemática del alérgeno o alérgenos sospechosos de la dieta durante algún tiempo para determinar si desaparecen los síntomas, para después reintroducirlos e identificar si reaparecen las manifestaciones.

El tratamiento de la alergia alimentaria se enfoca de manera específica en evitar el alérgeno nocivo. Sin embargo, esto puede ser difícil, debido a la contaminación accidental con la fuente de alérgenos. Las personas con alergias graves o antecedente de anafilaxia deben ser capacitadas para llevar consigo una Epipen® (autoinyector de solución de epinefrina) y solicitar atención de urgencia inmediata después de una exposición.

Tipo II: alteraciones mediadas por anticuerpos

Las reacciones de hipersensibilidad de tipo II o *hipersensibilidad citotóxica* son mediadas por anticuerpos IgG e IgM dirigidos contra antígenos diana específicos en superficies celulares o tejidos determinados del hospedero. Los antígenos pueden ser intrínsecos (parte inherente de la célula del hospedero) o extrínsecos (incorporados a la superficie celular después de la exposición a una sustancia extraña o un agente infeccioso). Así, los tejidos que expresan los antígenos diana determinan las manifestaciones clínicas de las reacciones de hipersensibilidad de tipo II. Estos antígenos se conocen como *antígenos específicos del tejido.*[72] Existen cuatro mecanismos generales por los que pueden propagarse las reacciones de hipersensibilidad de tipo II, pero independientemente de la vía siempre inician a partir de la unión de un anticuerpo IgG o IgM a antígenos específicos del tejido. Estos mecanismos incluyen destrucción celular activada por el complemento, citotoxicidad celular mediada por anticuerpos, inflamación mediada por complemento y anticuerpos, y modulación dependiente de anticuerpos de los receptores de superficie celular normales (fig. 12-3).[72]

Destrucción celular activada por el complemento

La destrucción de células diana en las reacciones de hipersensibilidad de tipo II puede presentarse como consecuencia de la activación del sistema del complemento mediante la vía clásica. En primer lugar, la formación del complejo de ataque a la membrana (CAM) por la activación de C5-C9 permite el paso de iones, moléculas pequeñas y agua hacia el interior de la célula, lo que induce su lisis directa. Además, la IgG y el fragmento C3b del complemento actúan como opsoninas al unirse a los receptores ubicados en las superficies celulares de los macrófagos. Este proceso activa a los macrófagos que entonces destruyen a las células diana mediante fagocitosis. Así, la activación del sistema del complemento genera una respuesta doble que culmina en la destrucción celular.

En las personas con anemia hemolítica autoinmunitaria, los autoanticuerpos se dirigen contra epítopes ubicados en los eritrocitos.[73] Los eritrocitos cubiertos por estos autoanticuerpos son destruidos por fagocitos en el hígado o el bazo. Algunos tipos de autoanticuerpos, pero no todos, también inducen fagocitosis y lisis celular por mediación del sistema del complemento. El mismo proceso se observa *in utero* durante el desarrollo de la *eritroblastosis fetal* o la incompatibilidad por Rh. Las mujeres con Rh negativo carecen del antígeno RhD en sus eritrocitos, pero sintetizan anticuerpos anti-D. En el feto Rh positivo, los anticuerpos maternos anti-D recubren a los eritrocitos que contienen RhD, lo que los lleva a ser eliminados de la circulación fetal por la fagocitosis mediada por macrófagos y monocitos.[74]

Citotoxicidad celular dependiente de anticuerpos

La citotoxicidad celular dependiente de anticuerpos (CCDA) incorpora componentes de las respuestas inmunitarias innata y adaptativa para la destrucción de las células diana, pero no depende de la activación o utilización de proteínas del complemento. Más bien, el mecanismo depende de la actividad de linfocitos NK inespecíficos, aunque se ha implicado a otras células, como los macrófagos y los eosinófilos. El fragmento Fc del anticuerpo IgG se une al receptor (FcγR) en la superficie de la célula efectora, y

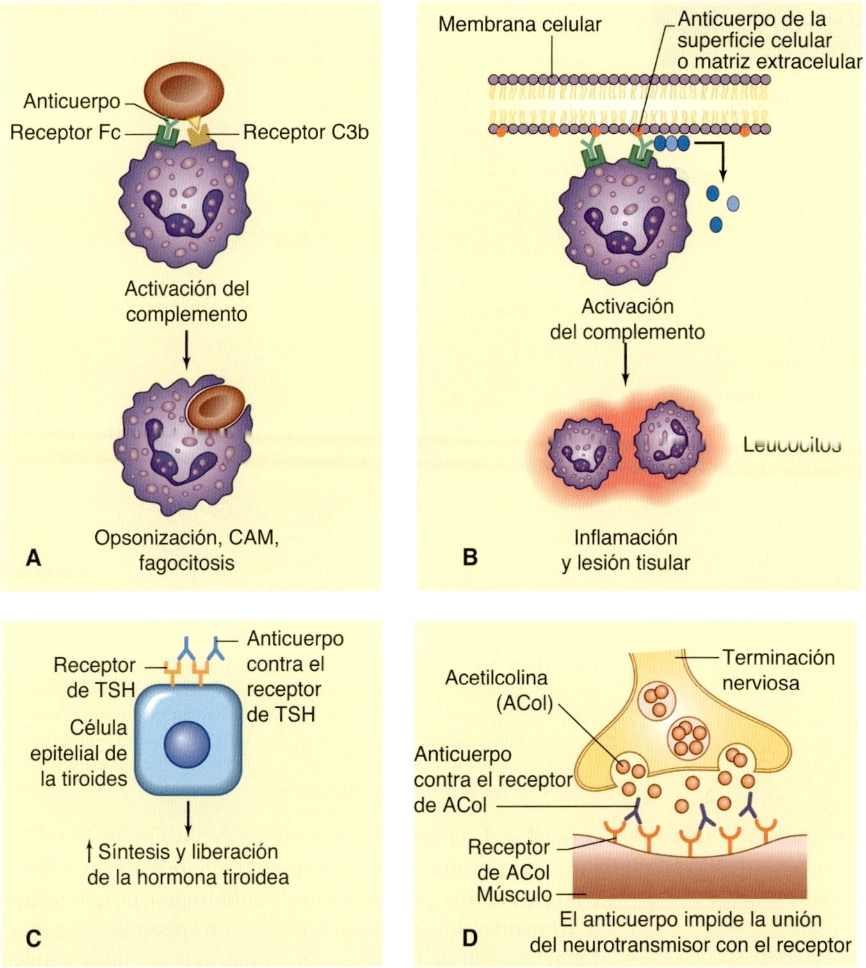

FIGURA 12-3. Las reacciones de hipersensibilidad de tipo II son consecuencia de la unión de anticuerpos a antígenos de superficie normales o alterados. **A.** Opsonización y fagocitosis mediada por complemento o receptor de anticuerpos, o lisis celular por medio del complejo de ataque a la membrana (CAM). **B.** Inflamación mediada por complemento o receptor de anticuerpos, que deriva del reclutamiento y la activación de los leucocitos inductores de inflamación (neutrófilos y monocitos). **C.** Disfunción celular mediada por anticuerpos, en la que el anticuerpo contra el receptor de la hormona estimulante de la tiroides o tirotropina (TSH, *thyroid-stimulating hormone*) incrementa la síntesis de hormonas tiroideas. **D.** El anticuerpo contra el receptor de acetilcolina inhibe la unión del neurotransmisor a esa estructura en la miastenia grave.

el fragmento variable se une al epítope en la superficie de la célula diana, lo que induce la liberación de sustancias quimiotácticas y la destrucción de la célula.[75] La CCDA es un mecanismo antiviral frecuente. Se le ha asociado con el desarrollo de varias alteraciones autoinmunitarias, entre otras, el *pénfigo vulgar.*

Inflamación mediada por el complemento y los anticuerpos

Cuando los antígenos que normalmente se expresan en las paredes vasculares o circulan en el plasma se depositan en la superficie de las células endoteliales o los tejidos extracelulares, las manifestaciones son consecuencia de la inflamación localizada y no de la destrucción celular. La presencia de anticuerpos en los tejidos activa la cascada del complemento, lo que conlleva la liberación de las proteínas activadas del complemento C3a y C5a, que a su vez atraen a los neutrófilos hacia el área y estimulan el depósito de la proteína del complemento C3b. Los neutrófilos se unen al fragmento Fc del anticuerpo o a C3b, pero más que destruir las células mediante fagocitosis, inducen desgranulación y liberación de los mediadores químicos (enzimas y oxidasas) involucrados en la respuesta inflamatoria. La inflamación mediada por anticuerpos es responsable de la lesión tisular que se presenta en la enfermedad de Goodpasture, caracterizada por la presencia de autoanticuerpos contra el dominio α3NC1 del colágeno de tipo IV, una proteína esencial en las membranas basales de riñones y pulmones.[76] De no iniciarse un tratamiento inmunosupresor, la activación de los neutrófilos mediada por anticuerpos induce el desarrollo de glomerulonefritis, insuficiencia renal aguda y neumopatía hemorrágica.

Disfunción celular mediada por anticuerpos

En algunas reacciones de tipo II, la unión del anticuerpo a receptores celulares diana hace que la célula muestre alguna disfunción en vez de desencadenar el proceso de destrucción celular. El complejo anticuerpo-receptor que se forma modula la función del receptor al impedir o intensificar sus interacciones con los ligandos normales, al reemplazar al ligando y estimular de manera directa a los receptores o al destruir por completo al receptor. Los síntomas de las reacciones de hipersensibilidad de tipo II que derivan de la disfunción celular mediada por anticuerpos dependen del receptor o receptores específicos afectados. En la enfermedad de Graves existen autoanticuerpos conocidos como *Ig inhibidora de la unión de tirotropina*, que se unen a los receptores de la hormona estimulante de la tiroides en las células tiroideas y los activan, con lo que estimulan la síntesis de tiroxina y el desarrollo de hipertiroidismo.[77]

> **PUNTOS CLAVE**
>
> **Alteraciones alérgicas y por hipersensibilidad**
>
> - Las reacciones de hipersensibilidad de tipo I dependen de la activación de las células cebadas y los basófilos, que median la IgE, así como la liberación subsecuente de los mediadores químicos de la respuesta inflamatoria.
> - La hipersensibilidad de tipo II o *hipersensibilidad citotóxica* está mediada por anticuerpos de tipo IgG o IgM que se dirigen contra antígenos diana en las superficies celulares o los tejidos específicos del hospedero, y conllevan la fagocitosis mediada por el complemento y la lesión celular.
> - La hipersensibilidad de tipo III deriva de la formación de complejos inmunitarios antígeno-anticuerpo en el torrente sanguíneo que, de manera subsecuente, se depositan en el epitelio vascular o los tejidos extravasculares y activan el sistema del complemento, induciendo una respuesta inflamatoria masiva.
> - La hipersensibilidad de tipo IV (mediada por células) implica un daño tisular en el que las respuestas inmunitarias mediadas por células que derivan de linfocitos T sensibilizados generan daño celular y tisular. Si bien todas estas reacciones se encuentran mediadas por los linfocitos T, los mecanismos fisiopatológicos y las poblaciones de linfocitos T sensibilizadas que participan son diferentes.

Tipo III: alteraciones mediadas por complejos inmunitarios

Estas alteraciones alérgicas se deben a la formación de complejos inmunitarios antígeno-anticuerpo en el torrente sanguíneo, que más tarde se depositan en el epitelio vascular o en los tejidos extravasculares (fig. 12-4). El depósito de estos complejos en los tejidos activa el sistema del complemento e induce una respuesta inflamatoria masiva. Al igual que las reacciones de hipersensibilidad de tipo II, los anticuerpos IgG e IgM activan las alteraciones mediadas por complejos inmunitarios. Sin embargo, en las reacciones de tipo III, primero se forman en el plasma complejos antígeno-anticuerpo y después se depositan en los tejidos. Así, las manifestaciones clínicas pueden tener poca relación con la diana antigénica específica y más bien depender del sitio en el que se depositan los complejos inmunitarios. Si se forman en la circulación, estos complejos pueden generar daño en las estructuras vasculares de cualquier órgano terminal, entre ellas, las que irrigan el glomérulo renal, piel, pulmones y articulaciones sinoviales. Las alteraciones pueden ser generalizadas, cuando los complejos inmunitarios se depositan en muchos órganos, o limitarse a un solo órgano, como los riñones, articulaciones o vasos sanguíneos

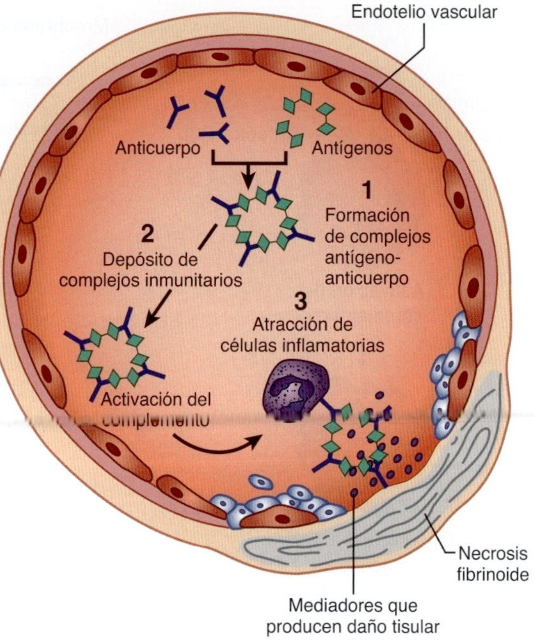

FIGURA 12-4. Reacciones de tipo III por complejos inmunitarios que implican la participación de inmunoglobulinas de tipo IgG o IgM activadoras del complemento con *1)* formación de complejos inmunitarios transportados por la sangre que *2)* se depositan en los tejidos. La activación del complemento en el sitio en el que se deposita el complejo inmunitario *3)* atrae a los leucocitos responsables de la lesión vascular y tisular.

pequeños de la piel. Una vez que se depositan, los complejos inmunitarios inducen una respuesta inflamatoria al activar el complemento y generar factores quimiotácticos que reclutan a los neutrófilos y otras células de la respuesta inflamatoria. La activación de las células inflamatorias por los complejos inmunitarios y el complemento, a la par de la liberación de mediadores inflamatorios potentes, es la responsable directa de la lesión. Las reacciones de tipo III son las causantes de la vasculitis de muchas alteraciones autoinmunitarias, entre otras, el *LES* y la glomerulonefritis aguda.

Alteraciones sistémicas por complejos inmunitarios

La enfermedad del suero es un síndrome clínico que deriva de la formación de complejos inmunitarios antígeno-anticuerpo insolubles en presencia de un exceso de antígeno y su depósito generalizado subsecuente en los tejidos diana, como vasos sanguíneos, articulaciones, corazón y riñones. Los complejos inmunitarios depositados activan la cascada del complemento, incrementan la permeabilidad vascular y estimulan el reclutamiento de células fagocíticas. El resultado neto es el daño tisular y el edema generalizados. Entre sus manifestaciones clínicas se encuentran erupción, fiebre, linfadenopatía generalizada y artralgias, que suelen iniciar alrededor de 1 o 2 semanas después de la exposición inicial al antígeno y ceden después del retiro del agente nocivo. En personas con sensibilización previa, se informan reacciones graves potencialmente mortales. La enfermedad del suero fue descrita por primera vez en personas que recibían suero extraño, como el de caballo, para el tratamiento de la difteria y la escarlatina. Esta carga antigénica era capaz de estimular la producción de grandes cantidades de complejos inmunitarios que se depositaban en los tejidos y generaban la activación de mastocitos, monocitos, leucocitos polimorfonucleares y plaquetas. En la actualidad, distintos fármacos, entre otros, los antibióticos betalactámicos y las sulfonamidas, son capaces de inducir reacciones similares.[78]

El tratamiento de la enfermedad del suero se centra en el retiro del agente sensibilizador y la provisión de alivio sintomático. Esto puede incluir la administración de ácido acetilsalicílico para el control del dolor articular y de antihistamínicos para el **prurito**. Para las reacciones graves pueden utilizarse epinefrina o corticoesteroides sistémicos.

Reacciones localizadas por complejos inmunitarios

La *reacción de Arthus* es una reacción localizada del complejo inmunitario; se relaciona con necrosis tisular discreta, por lo general, en la piel. Se debe a la exposición local repetida a un antígeno, en la que existen concentraciones elevadas de anticuerpos circulantes preformados. Los síntomas suelen comenzar en el transcurso de 1 h después de la exposición y alcanzan su máximo en un lapso de 6-12 h.[69] De forma característica, las lesiones se observan eritematosas, elevadas e inflamadas. Es frecuente la formación de úlceras en el centro por efecto de la liberación de citocinas inflamatorias. El mecanismo del que deriva la reacción de Arthus no se conoce por completo, pero se piensa que resulta del contacto localizado del antígeno inyectado con anticuerpos IgG circulantes. Esta reacción es el prototipo para el desarrollo de la vasculitis localizada que se asocia con ciertas reacciones farmacológicas en el humano.

Tipo IV: alteraciones de hipersensibilidad mediada por células

Las reacciones de hipersensibilidad de tipo IV difieren del resto en que son tardías y mediadas por células, más que inmediatas y mediadas por anticuerpos (fig. 12-5). De manera habitual, la respuesta inmunitaria mediada por células es el principal mecanismo de defensa frente a diversos microorganismos, incluidos patógenos intracelulares como *Mycobacterium tuberculosis* y virus, así como agentes extracelulares como hongos, protozoarios y parásitos. Sin embargo, puede causar muerte celular y lesión tisular en personas sensibilizadas en respuesta a la administración tópica de antígenos químicos (dermatitis de contacto), la exposición a antígenos sistémicos o como parte del proceso autoinmunitario.

Las reacciones de hipersensibilidad de tipo IV corresponden a un espectro de alteraciones que varían en su presentación clínica desde leve hasta grave. Si bien todas están mediadas por linfocitos T, los mecanismos fisiopatológicos y las poblaciones de linfocitos T sensibilizados difieren. Dada la heterogeneidad de las reacciones de hipersensibilidad tardías, en la actualidad, los expertos en inmunología dividen estas reacciones en cuatro subtipos (IVA, IVb, IVc y IVd) de acuerdo con la respuesta inmunitaria, la población de linfocitos T y las características patológicas implicadas.[79] Además, con base en la reacción, es posible que se activen distintos subgrupos de linfocitos T con funciones citotóxicas y reguladoras diversas en varias fases del proceso patológico.

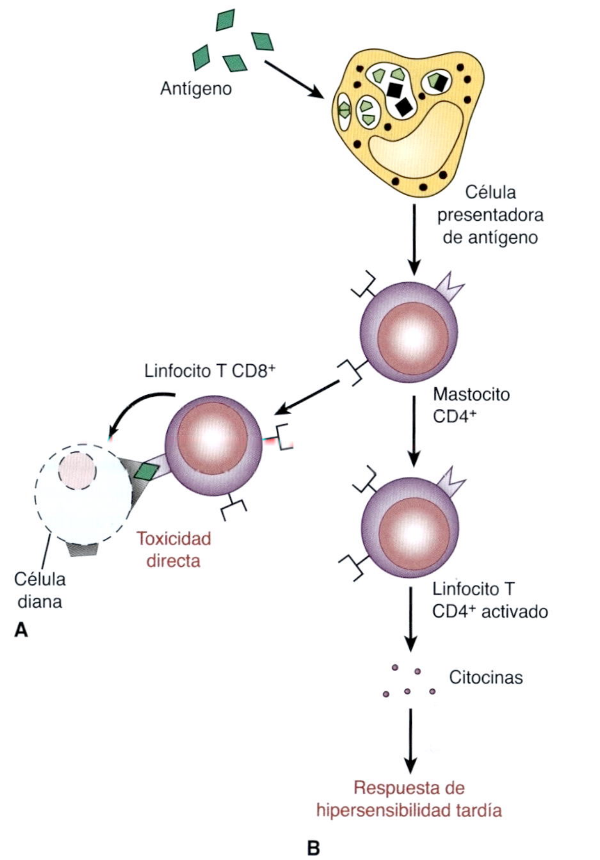

FIGURA 12-5. Reacciones de hipersensibilidad de tipo IV. **A.** Citotoxicidad directa mediada por células, en la que los linfocitos T CD8$^+$ eliminan las células diana que muestran el antígeno. **B.** Reacciones de hipersensibilidad de tipo tardío en las que las células CD4$^+$ sensibili- zadas liberan de forma previa citocinas que causan daño celular.

En las reacciones de hipersensibilidad de tipo IVa (p. ej., eccema), las células CD4$^+$-T$_1$H activan los monocitos y los macrófagos mediante la secreción de grandes cantidades de *interferón* γ (IFN-γ). Los monocitos activados estimulan la producción de anticuerpos fijadores del complemento, activan respuestas proinflamatorias (p. ej., factor de necrosis tumoral α [TNF-α, *tumor necrosis factor* α] e IL-12) y de CD8$^+$. [72] Dado que las respuestas de tipo IVa requieren de la síntesis de moléculas efectoras, pueden necesitar hasta 24-72 h para desarrollarse, razón por la cual se denominan alteraciones de hipersensibilidad de tipo tardío.

Las reacciones de tipo IVb y IVd también se consideran de hipersensibilidad tardía. Las reacciones de tipo IVb (p. ej., exantema maculopapular y exantema ampolloso) derivan de la activación de linfocitos T$_2$H y la infiltración eosinofílica de los tejidos. Los linfocitos T$_2$H secretan las citocinas IL-4 e IL-5, necesarias para la activación de las células cebadas y las respuestas eosinofílicas. Además, estas citocinas desactivan a los macrófagos y promueven la síntesis de IgE e IgG en los linfocitos B. Las reacciones de tipo IVd son muy raras e implican el reclutamiento y la activación de neutrófilos por la acción de linfocitos T, que secretan de manera específica IL-8. La única alteración de este subtipo es la *pustulosis exantematosa aguda generalizada*, que se manifiesta con pústulas estériles cutáneas repletas de neutrófilos, fiebre y leucocitosis masiva. [80]

Las reacciones de hipersensibilidad son respuestas citotóxicas mediadas por linfocitos $CD4^+$ y $CD8^+$ que secretan perforina y granzima B.[81] Los linfocitos citotóxicos (LCT) se unen a fragmentos de antígenos que se observan en las moléculas MHC que se encuentran en la superficie de las CPA. Los péptidos que derivan de los antígenos citosólicos (p. ej., víricos) se presentan mediante las moléculas MHC-I y activan a los linfocitos T $CD8^+$, que eliminan cualquier célula que muestre el antígeno extraño. Los péptidos que derivan de las proteínas degradadas como consecuencia de la ingesta fagocítica (p. ej., bacterias) surgen en las moléculas MHC-II, que activan a los linfocitos T $CD4^+$. Una vez activados, los linfocitos T $CD4^+$ pueden considerarse citotóxicos, ya que son capaces de activar otras células efectoras, incluidas células $CD8^+$, citotóxicas, macrófagos y linfocitos B.

En las infecciones víricas, el daño celular con frecuencia es resultado de las respuestas de los LCT, más que de los efectos citotóxicos del microorganismo invasor. Mientras algunos virus, denominados *citopáticos,* causan lesión directa a las células infectadas, otros no lo hacen. Ya que los LCT no pueden distinguir entre los virus citopáticos y los que no lo son, destruyen casi todas las células infectadas, independientemente de si el virus es peligroso. En ciertas variantes de hepatitis, por ejemplo, la destrucción de los hepatocitos se debe a la respuesta del hospedero mediada por LCT y no al virus.

Dermatitis alérgica de contacto

La *dermatitis alérgica de contacto* es una reacción de hipersensibilidad de tipo IV que se asocia con la activación de linfocitos T_1H y cooperadores. La respuesta inflamatoria tiene lugar en dos fases: la de sensibilización y la de evocación. Suele confinarse a sitios de la piel que entran en contacto directo con el hapteno (p. ej., cosméticos, tintes para el cabello, metales, fármacos tópicos, aceites vegetales). Durante la fase de sensibilización, los haptenos son capturados por células dendríticas, que después migran hacia los ganglios linfáticos regionales y estimulan la producción de linfocitos T. Además, los queratinocitos locales detectan a los haptenos y desencadenan y amplifican la respuesta inmunitaria local. La exposición repetida al hapteno específico induce con rapidez el reclutamiento y la activación de los linfocitos T de memoria específicos. La variante más frecuente de esta alteración es la dermatitis que se presenta después de tener un contacto estrecho con los antígenos de la hiedra venenosa; no obstante, muchas otras sustancias pueden desencadenar una reacción.

Las manifestaciones clínicas de la dermatitis de contacto incluyen un exantema eritematoso, papular y vesicular que se relaciona con prurito intenso y exudación (lesión llorosa).[82] El área afectada con frecuencia desarrolla edema y aumento de la temperatura, formación de exudado y costras. No es raro que se desarrolle una infección secundaria. La localización de las lesiones muchas veces provee una clave en torno al antígeno que induce la alteración. Sin embargo, en los mismos casos de dermatitis de contacto (p. ej., por hiedra venenosa), el alérgeno puede diseminarse sin conocimiento de una parte del organismo a otra. La gravedad de las reacciones varía desde las leves hasta las intensas, lo que depende del individuo y el alérgeno. Los síntomas suelen aparecer entre 12 y 24 h después de la exposición. Según el antígeno y la duración de la exposición, la reacción puede durar días o semanas.

El diagnóstico de la dermatitis de contacto se establece con base en las características y la distribución del exantema, así como a partir de la relación temporal de la exposición al alérgeno sospechoso.[82] Pueden realizarse pruebas de parche para confirmar el diagnóstico. El tratamiento incluye la eliminación del agente agresor después de la aplicación de preparaciones tópicas (p. ej., ungüentos, cremas con corticoesteroides) para aliviar las lesiones cutáneas sintomáticas y prevenir las infecciones bacterianas secundarias. Las reacciones graves pueden hacer necesaria la administración de tratamiento sistémico con corticoesteroides.

Neumonitis por hipersensibilidad

La neumonitis por hipersensibilidad, también conocida como *alveolitis alérgica extrínseca,* es una variante de neumopatía inflamatoria que deriva de una respuesta inmunitaria exagerada después de la exposición a diversas partículas orgánicas inhaladas o antígenos relacionados con el medio laboral.[83] El mecanismo fisiopatológico preciso de la neumonitis por hipersensibilidad aún no es claro, pero la evidencia respalda la participación de respuestas inmunitarias de los tipos III y IV. Las personas muestran concentraciones altas de IgG específica contra el antígeno en el suero, además de infiltración celular mixta y formación de granulomas. Los linfocitos T_1H parecen desempeñar un papel esencial en el desarrollo de la enfermedad, debido a la producción y liberación de TNF, IFN-γ, IL-12 e IL-18 en el tejido pulmonar.[83] Los síntomas, que incluyen esfuerzo respiratorio, tos seca, escalofríos y fiebre, cefalea y malestar general, suelen comenzar varias horas después de la exposición y desaparecen en cuestión de horas, tras la eliminación de los antígenos sensibilizadores. Sin embargo, se informan secuelas a largo plazo.

El diagnóstico de la neumonitis por hipersensibilidad se basa en la existencia de un antecedente adecuado de exposición a antígenos potenciales. La tomografía computarizada (TC) del tórax revela áreas de vascularidad lobular y presencia de nódulos centrolobulillares. La eliminación del agente lesivo y la administración oral de corticoesteroides son los únicos tratamientos disponibles.

Alergia al látex

Con la institución de medidas preventivas universales en la década de 1980, el uso de productos con látex de caucho natural se incrementó de manera radical. El látex se produce a partir de la savia lechosa del árbol *Hevea brasiliensis.* En este material se han aislado por lo menos 13 proteínas alergénicas, y cualquiera de estas puede inducir una respuesta alérgica en las personas susceptibles.[84] Además, es un componente conocido de más de 40 000 productos que se utilizan en la vida cotidiana. En consecuencia, la alergia al látex se ha ubicado como un problema médico relevante en las sociedades occidentalizadas.

Si bien la exposición al látex es necesaria para la sensibilización, otros factores desempeñan un papel clave en el desarrollo de la alergia. Las personas con antecedentes de reacciones atópicas, alergias alimentarias y reacciones por hipersensibilidad tardía tienen mayor riesgo de manifestar una respuesta alérgica al látex. Las proteínas que se encuentran en este producto se presentan de manera natural en muchas sustancias, como pólenes de árboles, aguacate (palta), plátano (banana), apio y peras, por lo que es posible la sensibilización cruzada.[84]

La exposición al látex puede darse por distintos mecanismos, entre los que se incluyen el contacto con la piel y las membranas mucosas, la inhalación, el contacto con tejidos internos o mediante la inyección intravascular. Las reacciones más graves derivan del contacto de las proteínas del látex con las membranas mucosas de la boca, la vagina, la uretra o el recto.[85] Se han presentado reacciones anafilácticas por la exposición de los órganos internos a los guantes de látex durante la cirugía.

La alergia al látex puede manifestarse como una reacción de hipersensibilidad de tipo I mediada por IgE, hipersensibilidad de tipo IV mediada por células o una combinación de ambos tipos. Con frecuencia, el mecanismo fisiopatológico preciso no queda claro debido al vínculo tan íntimo entre la activación de las respuestas inmunitarias humorales y celulares.

Las reacciones de hipersensibilidad de tipo I mediadas por IgE se desarrollan en respuesta a la sensibilización a una o más proteínas específicas del látex. Estas reacciones son inmediatas y con frecuencia ponen en riesgo la vida al desencadenarse pocos minutos después de la exposición. Las manifestaciones clínicas varían de cuadros leves a graves, e incluyen urticaria, sibilancias, congestión nasal, rinorrea acuosa, rinoconjuntivitis, broncoespasmo, hipotensión sistémica, anafilaxia y colapso cardiovascular.

Las reacciones de hipersensibilidad de tipo IV a los guantes de látex son la variante más frecuente de alergia a esta sustancia. En ellas, las personas suelen desarrollar, en el transcurso de 48-96 h después de la exposición, dermatitis de contacto causada por uno de los aditivos químicos, más que por las proteínas del látex. Con frecuencia, la dermatitis de contacto afecta el **dorso** de las manos y se caracteriza por un exantema vesicular pruriginoso.

El diagnóstico de la alergia al látex se basa en los antecedentes de la persona y en la presencia de síntomas después de la exposición a productos con esta sustancia.[85] El diagnóstico definitivo se establece mediante la prueba de punción cutánea o la inyección intradérmica del alérgeno, y se confirma con inmunoanálisis para detección de IgE específica contra el látex en el suero.[86]

El tratamiento de la alergia al látex consiste sobre todo en medidas para evitar el contacto con este compuesto y requiere una capacitación intensiva para la persona sensible al látex y su familia. Los individuos con reacciones de hipersensibilidad de tipo I mediadas por IgE deben ser instruidos para conseguir y utilizar un brazalete o una placa de alerta médica. Si se presentan reacciones de tipo I, se tratan con epinefrina, antihistamínicos (bloqueadores H1 y H2) y corticoesteroides sistémicos a fin de mantener la permeabilidad de la vía respiratoria y recuperar la estabilidad hemodinámica.[85]

RESUMEN

Las reacciones de hipersensibilidad son respuestas inmunitarias exageradas a antígenos ambientales, alimentarios o farmacológicos que no afectan a la mayor parte de la población. Existen cuatro categorías básicas para las respuestas de hipersensibilidad: 1) respuestas de tipo I, mediadas por inmunoglobulinas IgE que incluyen el choque anafiláctico, la fiebre del heno y el asma bronquial; 2) respuestas de tipo II, que comprenden la destrucción celular activada por el complemento (incompatibilidad por Rh), la CCDA, la inflamación mediada por complemento y anticuerpos (p. ej., enfermedad de Goodpasture) y la disfunción celular mediada por anticuerpos (p. ej., enfermedad de Graves y miastenia grave); 3) de tipo III, alteraciones por hipersensibilidad mediada por complejos inmunitarios, que implican la formación y depósito de complejos antígeno-anticuerpo insolubles en los vasos sanguíneos, los cuales generan el desarrollo de vasculitis y daño orgánico, como en el caso del LES o la glomerulonefritis aguda, la enfermedad sistémica por complejos inmunitarios (enfermedad del suero) y la enfermedad local por complejos inmunitarios (reacción de Arthus); y 4) de tipo IV, reacciones de hipersensibilidad mediadas por células, que se dividen en cuatro subtipos distintos de acuerdo con la población de linfocitos T implicada y la respuesta fisiopatológica.

Inmunopatología del trasplante

De manera tradicional, el trasplante puede definirse como el proceso de tomar células, tejidos u órganos, denominados *injerto*, de una persona y trasplantarlos a otro individuo, en el que llevan a cabo la función normal de los tejidos sustituidos. Los injertos que se obtienen a partir de otra persona se llaman *aloinjertos*. En ciertas circunstancias, los injertos pueden tomarse de una parte del cuerpo y trasplantarse a otra en la misma persona. Estos injertos se denominan *autoinjertos*. A quien aporta el injerto se le llama *donante*, en tanto el individuo que recibe el injerto se conoce como *recipiente* u *hospedero*. El trasplante tisular se ha convertido en un procedimiento de rutina gracias al avance de la tecnología médica, pero aún se presentan complicaciones graves. La más importante de estas es el rechazo del injerto mediado por el sistema inmunitario del hospedero.

Para que un trasplante sea exitoso, resulta esencial que el sistema inmunitario del hospedero reconozca el injerto como "propio" más que como "ajeno". Una de las funciones de los linfocitos T consiste en responder a un número ilimitado de antígenos, mientras que, al mismo tiempo, ignoran a los antígenos propios expresados en los tejidos. Las moléculas del MHC o de los HLA que se expresan en la superficie de las células permiten a los linfocitos realizar esta tarea. Los linfocitos B y T circulantes destruyen las células que expresan fragmentos peptídicos no familiares en el MHC. El tejido trasplantado puede clasificarse como injerto *autólogo* (autoinjerto) si el donante y el receptor son la misma persona, *sinérgico* si el donante y el receptor son gemelos idénticos, y *alogénico* si el donante y el receptor no tienen relación familiar, pero comparten una expresión tisular similar de HLA. Las moléculas de HLA que se reconocen como extrañas en los aloinjertos se denominan *aloantígenos*. Los donantes de órganos sólidos para trasplante pueden estar vivos o muertos (donante cadavérico) y tener o no relación familiar (trasplante heterólogo). La posibilidad de rechazo varía en relación indirecta con el grado de similitud que hay entre el HLA del donante y el del receptor.

Mecanismos involucrados en el rechazo del trasplante

El proceso de rechazo de un injerto implica una respuesta inmunitaria compleja pero coordinada mediada por células y anticuerpos. Mientras que los linfocitos T han recibido la mayor parte de la atención como mediadores del rechazo de los trasplantes, en la actualidad se sabe que los linfocitos B, macrófagos, eosinófilos y linfocitos NK tienen un impacto significativo en la calidad y la intensidad del proceso de rechazo. De hecho, cuando se recurre a regímenes para la disminución de linfocitos T antes del trasplante, la importancia de estas células en el proceso de rechazo se hace más evidente.[87] Existen tres variantes clásicas de rechazo: mediado por células, mediado por anticuerpos y crónico; no obstante, también existe un patrón mixto.

La variante más frecuente de rechazo agudo de aloinjerto se da por medio de los linfocitos T y se conoce como *rechazo celular*. Se desencadena por la presentación de aloantígenos del donante a los linfocitos T del hospedero a cargo de las células dendríticas presentadoras de antígenos y los macrófagos. Las CPA pueden provenir del tejido del receptor o del donante. Cuando derivan del donante, se dice que la activación de los linfocitos T tiene lugar por la vía directa. Cuando las CPA son células innatas del receptor, se dice que la activación de los linfocitos T ocurre por la *vía indirecta*, que se asemeja al mecanismo habitual implicado en el reconocimiento de sustancias extrañas. La mayor parte del aloantígeno se presenta asociado con las moléculas del MHC-I o MHC-II, lo que tiene como consecuencia la destrucción de las células del injerto por la acción de linfocitos T citotóxicos $CD8^+$ o el inicio de una reacción de hipersensibilidad tardía provocada por linfocitos T cooperadores $CD4^+$.[88]

Los linfocitos T del receptor reconocen a las moléculas alogénicas del MHC en la superficie de las CPA que migraron hacia el tejido linfoide o se encuentran en el injerto mismo. Las células $CD8^+$ reconocen a las moléculas del MHC-I y se diferencian en LCT maduros, los cuales eliminan de forma directa el tejido injertado, como lo harían con cualquier sustancia extraña. Los linfocitos T cooperadores $CD4^+$ reconocen a las moléculas del MHC-II y se diferencian en linfocitos T cooperadores efectores, que secretan citocinas que influyen sobre casi todas las otras células de la respuesta inmunitaria; esto incluye a linfocitos B, linfocitos T citotóxicos ($CD8^+$), macrófagos y linfocitos NK. Además, las citocinas inducen un incremento de la permeabilidad vascular y la acumulación local y activación de los macrófagos, causando de forma eventual daño al injerto. Aunque de manera tradicional se pensaba que los linfocitos T_1H cooperadores mediaban el rechazo y que los T_2H promovían la tolerancia, ahora se sabe que estos últimos pueden por sí mismos ser responsables del rechazo del injerto mediado por la activación de los eosinófilos.[88]

El rechazo mediado por anticuerpos, o humoral, se debe a la proliferación de los linfocitos B y su diferenciación en células plasmáticas que sintetizan anticuerpos específicos contra el donante. Estos anticuerpos pueden encontrarse ya sintetizados si el sistema inmunitario se expuso antes del trasplante, o pueden producirse *de novo* una vez realizado el procedimiento. Los linfocitos B también desempeñan un papel independiente de los anticuerpos en el rechazo del injerto, debido a la secreción de citocinas y quimiocinas proinflamatorias y a su participación en la presentación de antígenos.[87] El rechazo mediado por anticuerpos puede ser hiperagudo o agudo en su origen. El *rechazo hiperagudo* se presenta casi de inmediato, después de la reperfusión vascular del tejido injertado. Los anticuerpos preformados contra los HLA se depositan en el endotelio tisular y la microvasculatura, donde activan la vía clásica del complemento e inducen necrosis tisular y lesión del injerto.[88] El rechazo hiperagudo se considera una respuesta de hipersensibilidad de tipo III. El *rechazo agudo mediado por anticuerpos* tiene lugar en el transcurso de días o semanas después del trasplante. El lapso depende de si el receptor recibió terapia inmunosupresora antes del trasplante. La responsable de esto es la exposición previa a HLA relevantes, pero, a diferencia del rechazo hiperagudo, no existen concentraciones elevadas de anticuerpos circulantes al momento del trasplante.[89] Durante un período de días se generan títulos altos de anticuerpos fijadores de complemento que, mediante distintos mecanismos, inducen lesiones como citotoxicidad dependiente del complemento, inflamación y citotoxicidad mediada por células y dependiente de anticuerpos. Independientemente del mecanismo, la diana inicial de estos anticuerpos en el rechazo parece ser la vasculatura del injerto.

El *rechazo crónico* implica una lesión inflamatoria de mediación inmunitaria contra un injerto que se desarrolla en un período prolongado. La mayoría de las veces se debe a la incapacidad para mantener una inmunosupresión adecuada, necesaria para controlar los linfocitos T o anticuerpos residuales circulantes dirigidos contra el injerto. El rechazo crónico se manifiesta por un descenso progresivo de la función tisular, que suele derivar de una lesión vascular y el compromiso de la irrigación sanguínea.[90] Los linfocitos T y los macrófagos infiltran el injerto y establecen una respuesta inmunitaria crónica que genera hipertrofia celular y engrosamiento subendotelial. El rechazo mediado por anticuerpos puede ser responsable del rechazo crónico en pacientes con concentraciones bajas no detectadas preexistentes o nuevas de anticuerpos específicos contra el donante. En el trasplante renal, se caracteriza por un incremento gradual de la creatinina sérica en un período de 4-6 meses.

Enfermedad de injerto contra hospedero

La enfermedad de injerto contra hospedero (EICH) es una complicación importante que la mayoría de las veces se presenta después de un trasplante de células madre alogénicas. Existen tres requisitos fundamentales para su desarrollo:

1. El injerto debe contener células competentes desde la perspectiva inmunitaria.
2. Las células del receptor deben expresar antígenos que no existen en las células del donante.
3. El receptor debe mostrar compromiso inmunitario y ser incapaz de montar una respuesta inmunitaria eficaz.

También se informan casos de EICH en otras situaciones, cuando los tejidos que contienen linfocitos T, como hemoderivados, médula ósea u órganos sólidos (hígado), se trasplantan a personas con inmunocompromiso.[91]

La EICH tiene lugar cuando los linfocitos T del donante reaccionan contra los HLA existentes en las células del hospedero. La incidencia de EICH aguda guarda una correlación directa con el grado de incompatibilidad entre las proteínas de los HLA del receptor y el donante. Las proteínas de los HLA de clase I (A, B y C) se expresan en casi todas las células nucleadas del cuerpo humano. Las de la clase II (DR, DQ y DP) se expresan sobre todo en las células hematopoyéticas, incluidos los linfocitos B, las células dendríticas y los monocitos. La expresión de proteínas de los HLA de clase II también puede ser estimulada en otro tipo de células durante la inflamación y la lesión de tejidos. La expresión de estas proteínas se estudia en donantes y receptores para identificar su correspondencia en torno a los HLA de clase I (A, B y C) y los antígenos CRB1 de clase II, a fin de disminuir la posibilidad de que se presente el rechazo. Sin embargo, incluso cuando existe correspondencia tisular, un 40% de los receptores de injerto con HLA idéntico desarrollan signos de EICH sistémica, lo que hace necesario el tratamiento con dosis elevadas de esteroides. Se piensa que la EICH se debe a diferencias genéticas en los genes que codifican proteínas de histocompatibilidad menores.[91,92]

El desarrollo de la EICH implica un proceso de tres pasos: 1) activación de las CPA del receptor; 2) activación, proliferación, diferenciación y migración de los linfocitos T del donante, y 3) destrucción del tejido diana. Antes del trasplante, las CPA del hospedero se encuentran en un estado de activación exacerbada a consecuencia del proceso patológico subyacente y de los regímenes de acondicionamiento para el TCMH. Como resultado de lo anterior, estas células muestran una expresión amplificada de las moléculas de adhesión, antígenos del MHC y moléculas coestimuladoras. Después del trasplante, los linfocitos T del donante entran en contacto con estas CPA "con sensibilidad exacerbada" y activan los linfocitos T $CD4^+$ y $CD8^+$. El resultado final es la estimulación de una cascada compleja de mediadores celulares y agentes inflamatorios solubles que amplifican la lesión tisular y promueven la destrucción del tejido.

La EICH puede ser aguda o crónica. La primera suele desarrollarse en el transcurso de 100 días después del trasplante, en tanto que la crónica se presenta algún tiempo después. Sin embargo, se informan casos de EICH aguda de inicio tardío, y en algunas situaciones se presentan características de ambas reacciones. Los signos y síntomas suelen manifestarse primero en la piel, lo que coincide con el prendimiento de las células del donante. Se presenta una erupción maculopapular pruriginosa que comienza en las manos y los pies, pero que al final se extiende a todo el cuerpo. En los casos graves, la piel puede desarrollar ampollas y ulceraciones. Entre los síntomas digestivos se observan náuseas, anorexia, diarrea y dolor abdominal. La hemorragia digestiva es un signo ominoso, que revela la ulceración de la mucosa. La hepatopatía es frecuente, pero muchas veces es difícil de diferenciar de la afectación hepática que normalmente se observa después del trasplante. Puede avanzar hasta complicarse con enfermedad venooclusiva, toxicidad farmacológica, infección vírica, sobrecarga de hierro, obstrucción biliar extrahepática, septicemia y coma. La gravedad de la EICH aguda depende de la afectación de los tres órganos diana que se lesionan de manera primordial (piel, aparato digestivo e hígado). La EICH grave se relaciona con un pronóstico malo y una tasa de supervivencia a largo plazo del 5%.[91,92]

La EICH crónica es una causa tardía importante de muerte después de recibir dosis altas de quimioterapia mieloablativa. Puede progresar hasta la variante aguda de la enfermedad, reincidir algún tiempo después de la resolución del proceso agudo o desarrollarse *de novo*. Los factores de riesgo más significativos para el desarrollo de la EICH crónica son edad avanzada del receptor y antecedente de EICH aguda. Los signos y síntomas de la EICH crónica son típicos de un proceso autoinmunitario y pueden afectar a los principales sistemas orgánicos.

La prevención de la EICH se centra en los regímenes que disminuyen de manera específica los linfocitos T del donante. Los fármacos inmunosupresores o antiinflamatorios, como la ciclosporina y el tacrólimus, o los glucocorticoides, pueden utilizarse para bloquear la activación de los linfocitos T y la acción de las citocinas.[91,92]

RESUMEN

El *trasplante* puede definirse como el proceso en el que se toman células, tejidos u órganos, denominados *injerto*, de una persona para trasplantarlos a otro individuo, en el que se encargan de la función normal de los tejidos sustituidos. Si bien los avances en la medicina han mejorado de forma radical la supervivencia a largo plazo después del trasplante, el rechazo aún se presenta como una barrera importante para el éxito. El *rechazo* es un proceso por el cual el sistema inmunitario del receptor reconoce al injerto como ajeno, integra una respuesta inmunitaria y destruye el tejido. La destrucción de las células o los tejidos del injerto puede ser mediada por células o por anticuerpos, o derivar de una combinación de ambos procesos. El rechazo hiperagudo mediado por anticuerpos tiene lugar casi de manera inmediata después del trasplante y se debe a la existencia en el receptor de anticuerpos contra los antígenos del injerto, los cuales dan inicio a una reacción de hipersensibilidad inmediata en los vasos sanguíneos del tejido injertado. El *rechazo agudo mediado por anticuerpos* se presenta en el transcurso de días o semanas después del trasplante. La exposición previa a HLA relevantes es la responsable, pero a diferencia del rechazo hiperagudo, no existen concentraciones elevadas de anticuerpos circulantes al momento del procedimiento. El rechazo crónico tiene ocurre durante un período largo y deriva de las citocinas sintetizadas por los linfocitos T que estimulan la fibrosis del tejido injertado.

La EICH ocurre cuando se trasplantan células inmunocompetentes del donante a receptores con compromiso inmunitario. Existen tres requisitos básicos para el desarrollo de la EICH: 1) las células del donante son inmunocompetentes, 2) el tejido del receptor muestra antígenos extraños para las células del donante y 3) el receptor presenta compromiso inmunitario, de modo que no puede destruir las células trasplantadas.

Enfermedad autoinmunitaria

Las enfermedades autoinmunitarias son un grupo heterogéneo de alteraciones que se presentan cuando el sistema inmunitario del organismo no puede diferenciar lo "propio" de lo "ajeno" e integra una respuesta inmunitaria contra los tejidos del hospedero. Las enfermedades autoinmunitarias pueden afectar a casi cualquier tipo de célula, tejido o sistema orgánico. Algunas alteraciones autoinmunitarias, como la tiroiditis de Hashimoto, son específicas de un tejido. Otras, como el LES, son de tipo sistémico y afectan a múltiples órganos y sistemas. En el cuadro 12-2 se muestran algunas de las alteraciones autoinmunitarias más frecuentes.

CUADRO 12-2

ENFERMEDADES AUTOINMUNITARIAS PROBABLES*

Sistémicas

Enfermedad mixta del tejido conjuntivo
Polimiositis-dermatomiositis
Artritis reumatoide
Esclerodermia
Síndrome de Sjögren
Lupus eritematoso sistémico

Hemáticas

Anemia hemolítica autoinmunitaria
Neutropenia y linfopenia autoinmunitarias
Púrpura trombocitopénica idiopática

Otros órganos

Polineuritis idiopática aguda
Gastritis atrófica y anemia perniciosa
Adrenalitis autoinmunitaria
Síndrome de Goodpasture
Tiroiditis de Hashimoto
Diabetes mellitus de tipo 1
Miastenia grave
Insuficiencia gonadal prematura (ovárica)
Cirrosis biliar primaria
Oftalmia simpática
Arteritis temporal
Tirotoxicosis (enfermedad de Graves)
Enfermedad de Crohn, colitis ulcerosa

*Los ejemplos no constituyen un listado completo.

Tolerancia inmunitaria

Una característica clave del sistema inmunitario es su capacidad para distinguir los antígenos extraños de los propios. Esta capacidad del sistema inmunitario para diferenciar lo propio de lo ajeno se denomina *autotolerancia*. El desarrollo de la autotolerancia depende de dos procesos coordinados: la *tolerancia central*, que consiste en la eliminación de los linfocitos autorreactivos durante su maduración en los tejidos linfoides centrales, y la *tolerancia periférica*, que consiste en la supresión funcional de los linfocitos autorreactivos en los tejidos periféricos una vez que escapan a la destrucción en el timo.[93] La *autorreactividad* es el proceso por el que un organismo actúa contra su propio tejido.

Tolerancia de los linfocitos B

En circunstancias normales, los linfocitos B circulantes no sintetizan anticuerpos contra los tejidos del hospedero. En condiciones apropiadas, la síntesis de anticuerpos en los linfocitos B se mantiene bajo control con la ayuda de los linfocitos T cooperadores $CD4^+$.[94] Además, los linfocitos B autorreactivos pueden eliminarse mediante apoptosis en los tejidos linfoides centrales, bazo y ganglios linfáticos periféricos, o pueden sufrir inactivación funcional mediante un proceso conocido como *anergia*. Sin embargo, en muchos estados de autoinmunidad, el sistema inmunitario pierde su capacidad para reconocerse y sintetiza anticuerpos, también conocidos como *autoanticuerpos*, contra los tejidos del hospedero. Por ejemplo, en la enfermedad de Graves, el hipertiroidismo es resultado de la hiperactividad inducida por anticuerpos del receptor de TSH (*véase* la fig. 12-3).

Tolerancia de los linfocitos T

El mecanismo principal de la tolerancia de los linfocitos T implica un proceso de selección positiva y negativa de los linfocitos en maduración (fig. 12-6). Cuando los linfocitos

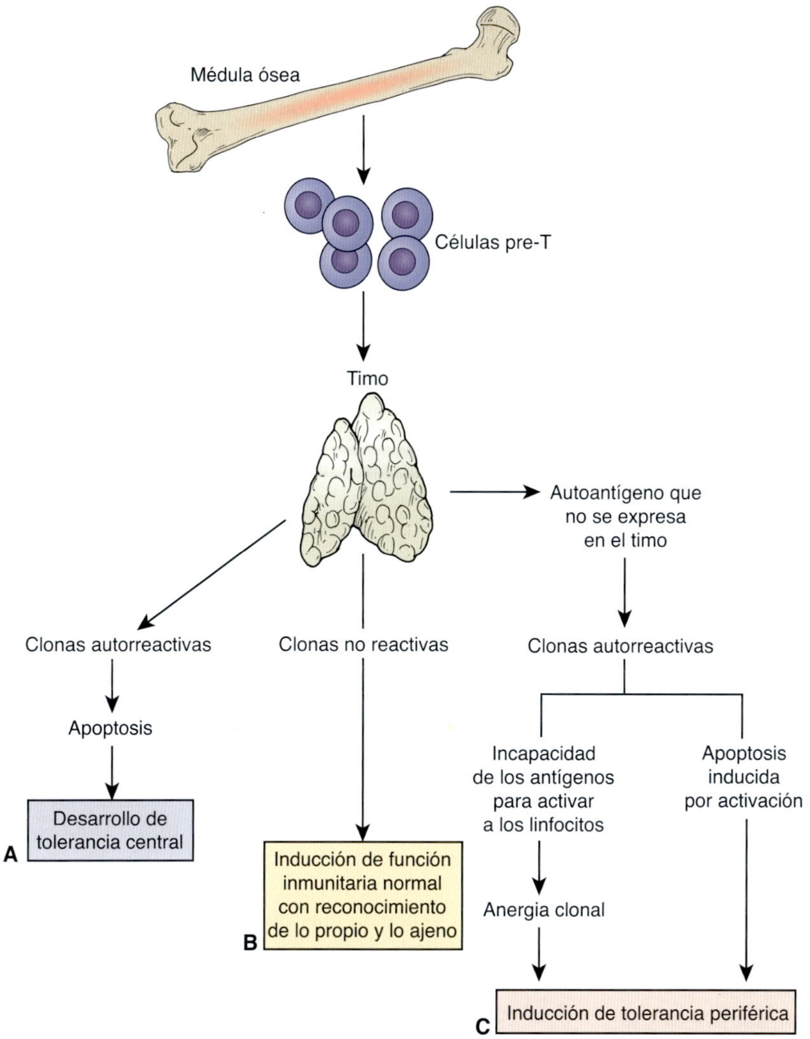

FIGURA 12-6. Desarrollo de la tolerancia inmunitaria. **A.** Desarrollo de la tolerancia central con deleción de los linfocitos T autorreactivos en el timo. **B.** Linfocitos no reactivos con desarrollo de función inmunitaria normal. **C.** Inducción de tolerancia periférica en las células autorreactivas que no son eliminadas en el timo.

inmaduros migran hacia el timo, el linaje de linfocitos T experimenta un reacomodo genético del TCR en los locus α y β.[93] En ese momento, los linfocitos pueden madurar para convertirse en células $CD4^+$ o $CD8^+$, y se considera que tienen positividad doble ($CD4^+/8^+$). Después del reacomodo, los linfocitos T con TCR que responden de forma apropiada a los complejos propios péptidos-MHC y poseen poca afinidad por el antígeno reciben señales mediadas por la liberación de citocinas y quimiocinas para migrar hacia la médula del timo y madurar a fin de convertirse en linfocitos $CD4^+/8^-$ y $CD4^-/8^+$ o con positividad única. Esto se conoce como *selección positiva*. En contraste, los linfocitos T con TCR que poseen afinidad elevada por los propios complejos péptidos-MHC son llevados a la apoptosis o muerte celular programada. Esto se conoce como *deleción clonal* o *selección negativa*, y también tiene lugar en la médula del timo. Mientras los procesos que gobiernan la selección y la maduración de los linfocitos T son numerosos, los linfocitos T autorreactivos pueden escapar hacia la periferia, situación en la que los mecanismos periféricos para el desarrollo de la autotolerancia cobran importancia.

Se dispone de varios mecanismos periféricos para enfrentar a las células autorreactivas que escapan a la selección central. Un mecanismo importante inicia con el desarrollo de una subpoblación especializada de linfocitos T. Los linfocitos T reguladores $CD4^+/CD25^+$son un subgrupo de linfocitos T producidos en el timo que regulan la tolerancia a antígenos específicos. Estos linfocitos T reguladores actúan contra los linfocitos T autorreactivos que se liberaron hacia la circulación periférica y abolen su respuesta al interrumpir la síntesis y liberación de IL-2. Los linfocitos T reguladores también son capaces de inducir tolerancia a antígenos extraños al bloquear la activación y proliferación de linfocitos T $CD4^+$ vírgenes en respuesta a un antígeno.[93]

La actividad de los linfocitos T autorreactivos también puede inhibirse mediante factores anatómicos y fisiológicos locales. Algunos linfocitos T se ubican en regiones del organismo en las que no pueden entrar en contacto con sus antígenos correspondientes (p. ej., barrera hematoencefálica), de tal manera que, desde la perspectiva inmunitaria, se mantienen inactivos. En otros casos, los linfocitos T autorreactivos se encuentran con sus antígenos correspondientes, pero no existen los factores coestimuladores necesarios para su activación. La activación periférica de los linfocitos T requiere la presentación de un antígeno peptídico asociado con las moléculas MHC en las CPA, así como una serie de factores coestimuladores secundarios. Dado que en la mayoría de los tejidos normales las señales coestimuladoras no se expresan con intensidad, el encuentro de los linfocitos T autorreactivos con sus antígenos específicos no puede dar inicio a una respuesta inmunitaria, lo que origina el desarrollo de anergia.

Otro mecanismo esencial para el mantenimiento de la tolerancia funcional implica la muerte de los linfocitos T autorreactivos por apoptosis cuando ha tenido lugar una activación excesiva o repetida de los TCR. Este proceso se denomina *muerte celular inducida por activación* (MCIA).[95] La MCIA es necesaria para impedir que los linfocitos T activados induzcan una respuesta autoinmunitaria. Se trata de un proceso normal del sistema inmunitario diseñado para mantener una homeostasis interna. La MCIA está mediada por la interacción entre un receptor apoptótico de superficie celular (denominado *FAS*), que se ubica en el linfocito T, y una molécula mensajera de membrana que se conoce como *ligando FAS* (FasL, CD95L). La unión del ligando FAS/FAS activa los procesos intracelulares que propician la muerte celular programada. La expresión del receptor FAS se incrementa de forma notable en las superficies de los linfocitos T activados. Por lo tanto, la expresión de la molécula mensajera para el FAS en la misma cohorte de linfocitos T autorreactivos activados puede causar la eliminación de la población de la circulación.

PUNTOS CLAVE

Tolerancia inmunitaria

- La tolerancia inmunitaria es la capacidad del sistema inmunitario para distinguir entre los antígenos propios y los ajenos. Está mediada por mecanismos centrales y periféricos que eliminan las células inmunitarias autorreactivas o las vuelven incapaces de responder a un antígeno propio.
- El desarrollo de la autotolerancia depende de dos procesos coordinados: la tolerancia central, que consiste en la eliminación de los linfocitos autorreactivos durante su maduración en los tejidos linfoides centrales, y la tolerancia periférica, que comprende la supresión funcional de los linfocitos autorreactivos en los tejidos periféricos una vez que escapan a la destrucción en el timo.

Mecanismos de la enfermedad autoinmunitaria

Si bien está claro que la alteración autoinmunitaria deriva de la pérdida de la autotolerancia, sus mecanismos precisos se desconocen en gran medida. Las enfermedades autoinmunitarias son un grupo heterogéneo de alteraciones en las que una combinación de factores genéticos y ambientales desempeña un papel significativo. El sexo también puede ser un factor contribuyente. Muchas de las alteraciones autoinmunitarias, como el LES, se observan de modo predominante en mujeres, lo que sugiere que algunas hormonas femeninas como los estrógenos desempeñan algún papel en el desarrollo de este tipo de padecimientos. Se ha comprobado que los estrógenos tienen efectos inmunomoduladores potentes, como la estimulación de los linfocitos B autorreactivos para la síntesis de anticuerpos y el incremento de la adhesión leucocitaria a las células endoteliales y de la producción de citocinas.[96]

Herencia

Aunque la fisiopatología de la enfermedad autoinmunitaria es compleja e implica factores tanto ambientales como genéticos, se sabe que la herencia tiene un impacto significativo sobre la prevalencia de estas alteraciones. Las enfermedades autoinmunitarias no se heredan con el patrón tradicional, como sucede con una mutación genética única. Más bien, las personas con estas alteraciones tienen *genes de susceptibilidad,* que actúan de manera concertada o con los factores ambientales para incrementar el riesgo de la persona de desarrollar el proceso patológico.[97,98] Además, muchos de estos genes son compartidos por alteraciones autoinmunitarias con características subyacentes similares. Por ejemplo, el IFN de tipo I es un mediador central de la respuesta inmunitaria innata que estimula la maduración de los monocitos y de las células plasmáticas, el cambio de clase de Ig, así como la actividad de los linfocitos T citotóxicos. Los pacientes con LES o esclerosis sistémica muestran defectos en el gen del factor regulador de IFN de tipo 5 (*FR15*), que da origen a una transcripción anómala del IFN. En otros casos hay cambios hereditarios ocasionados por modificaciones de la expresión genética, más que cambios en la secuencia del ADN. A esto se le denomina *epigenética*. Es resultado de la metilación de las bases de desoxicitosina (dC) en los pares de bases citosina-guanina del ADN. Como consecuencia de lo anterior, la estructura de la cromatina se modifica de tal forma que no puede accederse a ella durante los procesos normales de transcripción del ADN, y cesan las funciones codificadas por esa secuencia específica.

Las altas tasas de concordancia entre parientes de primer grado y gemelos monocigóticos son evidencia sólida del papel que desempeña la herencia en las alteraciones autoinmunitarias. Los parientes en primer grado de personas con artritis reumatoide tienen un riesgo relativo de dos a cuatro veces mayor de padecerla en comparación con la población general. Los estudios realizados en gemelos monocigóticos y dicigóticos muestran que la artritis reumatoide tiene una probabilidad de heredarse del 65%, y muchas de las personas afectadas comparten los alelos para el mismo anticuerpo contra el péptido cíclico citrulinado (anti-PCC). Resulta claro que la autoinmunidad no se desarrolla en todas las personas con predisposición genética.[96] Por ello, otros factores conocidos como "acontecimientos desencadenantes" interactúan para precipitar la condición inmunitaria alterada. En la mayoría de los casos, el suceso o sucesos que desencadenan el desarrollo de una respuesta autoinmunitaria se desconocen, pero, al parecer, en un grupo significativo de pacientes el "desencadenante" puede ser una infección vírica, sustancia química o antígeno propio de algún tejido corporal que se mantuvo oculto del sistema inmunitario durante su desarrollo y se expresa de manera repentina.

Factores ambientales

El papel del ambiente en el desarrollo de la enfermedad autoinmunitaria es complejo. La incidencia de algunas alteraciones autoinmunitarias, como la diabetes mellitus de tipo 1, se incrementó en años recientes con mayor rapidez de lo que se esperaría solo a partir de los mecanismos genéticos, lo que sugiere un aumento del impacto de los factores ambientales en las personas con susceptibilidad genética.[99] Estos factores, entre otros la infección vírica, falta de exposición a los anticuerpos por medio de la leche materna, tabaquismo materno y exposición a químicos peligrosos, parecen estar implicados en la patogenia de las afecciones autoinmunitarias, pero se desconoce en gran medida su papel preciso en la incitación de la respuesta autorreactiva. Varios factores actúan en conjunto, dando como resultado la pérdida de la tolerancia, lo que incluye la falta de anergia en los linfocitos T, liberación de antígenos secuestrados, mimetismo molecular y desarrollo de superantígenos.

Pérdida de la anergia de los linfocitos T

La *anergia* es un estado que se caracteriza por la disminución en la función de los linfocitos T, en el cual una célula de este tipo específica para un antígeno es incapaz de responder a un estímulo apropiado. La anergia puede desarrollarse ante la pérdida de los factores coestimuladores normales en presencia de una activación normal de los linfocitos T, o bien, por anomalías o cronicidad de la estimulación de los TCR. La anergia primaria de los linfocitos T $CD4^+$ y $CD8^+$ se caracteriza por defectos en la producción de IFN-γ y TNF-α.[100] Además, los linfocitos T reguladores controlan la activación de linfocitos T al no expresar las citocinas inflamatorias estimuladoras de estas células. La mayoría de los tejidos normales no expresan moléculas coestimuladoras y, en consecuencia, se encuentran protegidos de los linfocitos T autorreactivos circulantes. Sin embargo, si se induce a las células normales para expresar factores coestimuladores, se inhibe la anergia y puede desarrollarse autoinmunidad. Esto puede ocurrir después de una infección o en situaciones en las que hay necrosis tisular e inflamación local.

Liberación de antígenos secuestrados

Bajo circunstancias normales, el organismo no produce anticuerpos contra los antígenos propios. Si algunos de estos antígenos se han mantenido secuestrados en su totalidad durante el desarrollo de los linfocitos T y vuelven a presentarse al sistema inmunitario, existe la posibilidad de que sean tratados como antígenos extraños. Esto se ha documentado en casos de uveítis y orquitis postraumática después de la liberación sistémica de espermatozoides y antígenos oftálmicos.[101] En otras ocasiones, los antígenos propios pueden modificar su estructura y, al entrar en contacto con los linfocitos T, dejar de ser reconocidos como innatos. Una vez que da inicio un proceso de autoinmunidad, tiende a amplificarse y avanzar, en ocasiones con recaídas y remisiones esporádicas. Esto sucede porque el proceso inflamatorio inicial libera los antígenos propios alterados en un sitio donde entran en contacto con las células del sistema inmunitario. La consecuencia es una activación persistente de linfocitos nuevos, los cuales identifican los epítopes antes ocultos.

Mimetismo molecular

El *mimetismo molecular* es una teoría postulada para describir los mecanismos mediante los cuales los agentes infecciosos u otras sustancias extrañas desencadenan una respuesta inmunitaria contra los antígenos propios. Si un hospedero susceptible se expone a un antígeno extraño que presenta similitud inmunitaria con sus propios antígenos (epítopes compartidos), pero difiere en grado suficiente para desencadenar una respuesta inmunitaria, es posible que se presente reactividad cruzada entre los dos antígenos y se dañen los tejidos del hospedero. Por ejemplo, el mimetismo molecular se ha utilizado para explicar el daño cardíaco relacionado con la fiebre reumática aguda después de una infección por estreptococos β-hemolíticos del grupo A y la lesión por desmielinización en la esclerosis múltiple.[102] No todas las personas expuestas a estos microorganismos desarrollan autoinmunidad, muy probablemente debido a diferencias en cuanto a la expresión de HLA.

Superantígenos

Los superantígenos son una familia de sustancias relacionadas que incluyen exotoxinas estafilocócicas y estreptocócicas; inducen la proliferación y la activación descontroladas de los linfocitos T, lo que genera fiebre, choque y muerte. A diferencia de los antígenos, los superantígenos se unen como moléculas completas a una gran variedad de moléculas del MHC-II en las CPA y después al TCR en la región variable de la cadena β (TCR Vβ). Cada superantígeno es capaz de unirse a un gran subgrupo de dominios TCR Vβ y, como resultado, activan hasta un 20% de todos los linfocitos T.[103] Los superantígenos están involucrados en distintas alteraciones, entre otras, la intoxicación alimentaria y el síndrome de choque tóxico.

Diagnóstico y tratamiento de la enfermedad autoinmunitaria

El diagnóstico de las alteraciones autoinmunitarias no siempre es sencillo, debido a cuadros clínicos sobrepuestos y manifestaciones inespecíficas. El diagnóstico se establece con base en la evidencia de autoinmunidad, según lo revelan los antecedentes clínicos y los hallazgos físicos y serológicos. Dado que la etiología de la inmunidad es multifactorial, es poco probable que una sola prueba genética específica permita determinar un diagnóstico con una certeza del 100%.[104]

La base de la mayoría de los análisis serológicos es la demostración de anticuerpos dirigidos contra antígenos tisulares o componentes celulares. Los resultados de las pruebas serológicas se correlacionan con los hallazgos físicos durante el proceso de valoración diagnóstica. Por ejemplo, un niño con antecedentes crónicos o agudos de fiebre, artritis y exantema macular y que presenta concentraciones elevadas de anticuerpos antinucleares tiene un diagnóstico probable de LES. La detección de autoanticuerpos en el laboratorio suele lograrse mediante uno de tres métodos: análisis con anticuerpos fluorescentes indirectos (AFI), análisis de inmunoadsorción enzimática (ELISA, *enzyme-linked immunosorbent assay*) o aglutinación de partículas de algún tipo. Cada técnica se basa en la especificidad del anticuerpo contra el antígeno. En el caso del ELISA y el AFI, se diluye el suero de la persona y se permite que reaccione con una superficie recubierta con antígenos, de tal forma que el anticuerpo en la muestra se una al antígeno. El anticuerpo sérico se enlaza entonces con una enzima o anticuerpo secundario para producir una reacción visible que permita cuantificar la cantidad de anticuerpos presentes. Los análisis por aglutinación de partículas son mucho más simples, ya que la unión del anticuerpo de la persona a las partículas recubiertas con antígeno induce una reacción de aglutinación visible, y no se requiere una reacción secundaria.[104]

El tratamiento de las alteraciones autoinmunitarias depende de la magnitud de los signos de presentación y los mecanismos que subyacen el proceso patológico. Como en muchos casos los mecanismos fisiopatológicos no siempre se conocen, el tratamiento puede ser solo sintomático. Los corticoesteroides y los fármacos inmunosupresores son la piedra angular del tratamiento que se prescribe para detener o revertir el daño celular inducido por la respuesta autoinmunitaria. En casos graves, se ha recurrido a la **plasmaféresis**, a fin de retirar las células autorreactivas de la circulación.[105]

El tratamiento de las alteraciones autoinmunitarias se centra en atacar a los linfocitos y citocinas específicos que participan en la respuesta autoinmunitaria; sin embargo, el éxito de estos tratamientos ha sido irregular.

RESUMEN

Las enfermedades autoinmunitarias se deben a la pérdida de la tolerancia inmunitaria que conduce al daño en los tejidos corporales. Las enfermedades autoinmunitarias son un grupo heterogéneo de alteraciones y, según la diana que tengan los linfocitos autorreactivos, pueden afectar casi cualquier célula o tejido del organismo. La capacidad del sistema inmunitario para diferenciar entre lo propio y lo ajeno se denomina *autotolerancia,* y por lo general se mantiene mediante mecanismos centrales que eliminan a los linfocitos autorreactivos antes de que entren en contacto con algún antígeno propio. Las células que escapan a la eliminación por los mecanismos centrales pueden ser suprimidas o inactivadas en la periferia. Los defectos de cualquiera de estos mecanismos pueden ser responsables del desarrollo de enfermedades autoinmunitarias.

La actividad de los linfocitos T se modula mediante la expresión del complejo HLA-MHC en las superficies celulares. En condiciones normales, los antígenos se presentan a los TCR después de combinarse con moléculas del MHC. Esta interacción activa diversos procesos inmunitarios que culminan en la destrucción del "antígeno extraño". La alteración de cualquier paso en el proceso de reconocimiento de antígenos puede traer consigo la pérdida de la autotolerancia, lo que incluye el abatimiento de la anergia de los linfocitos T, la liberación de antígenos secuestrados, el mimetismo molecular y el desarrollo de superantígenos. El diagnóstico de la enfermedad autoinmunitaria se establece con base en la evidencia de autoinmunidad, según lo revelan los antecedentes y los hallazgos físicos y serológicos.

SÍNDROME DE INMUNODEFICIENCIA ADQUIRIDA/VIRUS DE INMUNODEFICIENCIA HUMANA

El síndrome de inmunodeficiencia adquirida (sida) es una enfermedad producida por la infección del virus de la inmunodeficiencia humana (VIH), y se caracteriza por una inmunosupresión profunda que se asocia con infecciones oportunistas, enfermedades malignas, desgaste y degeneración del sistema nervioso central (SNC). Hoy en día, el sida se considera una enfermedad crónica.

La epidemia de sida y la transmisión de la infección por VIH

De acuerdo con el último informe de vigilancia del VIH publicado por los CDC, a finales del 2015, aproximadamente 1.1 millones de personas mayores de 13 años de edad estaban infectadas con el VIH en los Estados Unidos, incluidas alrededor de 162 500 (15%) personas cuyas infecciones no habían sido diagnosticadas.[1,106-110]

Transmisión de la infección por VIH

El VIH es un retrovirus que ataca de forma selectiva a los linfocitos T $CD4^+$, las células inmunitarias responsables de orquestar y coordinar la respuesta inmunitaria contra la infección. Como consecuencia, las personas con infección por VIH muestran deterioro del sistema inmunitario y, por lo tanto, son más susceptibles a las infecciones graves causadas por microorganismos de ordinario inocuos.[111] El responsable de la mayoría de los casos de infección por VIH en todo el mundo se denomina *VIH de tipo 1* (VIH-1). Un segundo tipo, el *VIH de tipo 2* (VIH-2), es endémico en muchos países del oeste de África, pero rara vez se identifica en otras partes del mundo. Las personas con VIH-2 no suelen desarrollar sida.[2,3]

El VIH se transmite de una persona a otra por medio del contacto sexual, mediante la sangre o por vía perinatal. La clasificación de los CDC con base en la transmisión del VIH en niños incluye la vía perinatal y otras. Las clasificaciones para el adulto incluyen el contacto sexual entre varones y heterosexual, el consumo de drogas intravenosas y otras vías.[3]

Varios estudios que incluyeron a más de 1000 contactos cercanos de personas con infección por VIH con los que no tenían encuentros sexuales y sin la infección (como hermanos, progenitores e hijos) no arrojaron evidencia de transmisión casual. La transmisión puede presentarse cuando la sangre, el semen o las secreciones vaginales infectadas de una persona se depositan en una membrana mucosa o en el torrente sanguíneo de otro individuo. El contacto sexual es la modalidad de transmisión más frecuente para el VIH.[112] Este virus se encuentra en el semen y en las secreciones vaginales. Existe riesgo de transmisión del VIH cuando estas secreciones entran en contacto con alguna parte corporal que le permite ingresar al torrente sanguíneo. Esto incluye la mucosa vaginal y la anal, las laceraciones superficiales, las heridas o las úlceras cutáneas. En la mayoría de las ciudades de los Estados Unidos, la transmisión sexual del VIH se relaciona sobre todo con el coito vaginal o anal. Sin embargo, el empleo de preservativos es muy eficaz para prevenir la transmisión del VIH.

Puesto que el VIH se encuentra en la sangre, el empleo de agujas, jeringas y otros dispositivos para inyección intravenosa constituye una vía directa para la transmisión. Entre los casos informados de sida en los Estados Unidos, alrededor del 25% se presentan en individuos que se inyectan drogas.[112] Las transfusiones de sangre entera, plasma, plaquetas o células hemáticas antes de 1985 permitieron la transmisión del VIH. Entre las personas con hemofilia tratadas con complementos del factor VIII antes de 1985, del 70 al 80% se infectaron con VIH.[112] Desde 1985, toda donación de sangre en los Estados Unidos se somete a detección del virus, de tal manera que ya no constituye un riesgo de transmisión. Otros hemoderivados, como la γ-globulina o la inmunoglobulina contra el virus de la hepatitis B, no se han implicado en la transmisión del VIH.

La transmisión de la madre al neonato es la modalidad más frecuente en la que los niños adquieren la infección por VIH. Este virus se puede transmitir de las mujeres infectadas a sus hijos de forma intrauterina, durante el trabajo de parto y el parto, o por medio de la lactancia materna.[7] De los niños infectados, el 90% adquirieron el virus de su madre.

La infección ocupacional por VIH se identifica con poca frecuencia en los profesionales de la salud. Deben aplicarse precauciones universales para la manipulación de la sangre y los líquidos corporales al proveer cuidados a todas las personas en el ámbito de la atención de la salud, puesto que debe asumirse que todo individuo puede padecer una infección transmisible. El riesgo laboral de infección para los profesionales de la salud se asocia la mayoría de las veces con la inoculación percutánea (p. ej., punción con aguja) de sangre proveniente de una persona con la infección por VIH. La transmisión se relaciona con el tamaño de la aguja, la cantidad de sangre presente, la profundidad de la lesión, el tipo de líquido contaminante, la fase en la que se encuentra la enfermedad y su carga vírica.

Los individuos con otras enfermedades de transmisión sexual (ETS, también llamadas *infecciones de transmisión sexual* [ITS]) presentan un riesgo más alto de infección por VIH. El riesgo de transmisión del VIH aumenta en presencia de ETS con ulceración genital (p. ej., sífilis, infección por virus del herpes simple y chancroide) y no ulcerativas (p. ej., gonorrea, infección por clamidia y tricomonosis). El VIH prolonga la duración y la recurrencia de las lesiones de las ETS, los fracasos terapéuticos y la presentación atípica de las alteraciones ulcerativas genitales, debido a la supresión del sistema inmunitario.

La persona con infección por VIH es contagiosa incluso si no presenta síntomas. El momento en el que una persona infectada deja de ser negativa en cuanto a la presencia de anticuerpos contra el VIH en la sangre y se vuelve positiva se denomina *seroconversión*. La seroconversión de ordinario ocurre en el transcurso de 1-3 meses después de la exposición al VIH, pero puede tomar hasta 6 meses.[3] El período que transcurre entre la infección y la seroconversión se conoce como *período de ventana*. Durante este período, los resultados de la prueba de anticuerpos contra el VIH son negativos. En casos aislados, puede presentarse infección por la transfusión de sangre sometida a detección de anticuerpos contra VIH e identificada como negativa, por efecto de una infección reciente en el donante y su permanencia en el período de ventana. En consecuencia, la Food and Drug Administration solicita a los bancos de sangre realizar un tamizaje de los donantes potenciales por medio de entrevistas diseñadas para identificar comportamientos reconocidos como riesgosos para la infección por VIH.

PUNTOS CLAVE

La epidemia de sida y la transmisión de la infección por VIH

- El sida es producido por el VIH.
- El VIH se transmite por medio de la sangre, el semen, las secreciones vaginales y la leche materna.
- Las personas con infección por VIH transmiten el virus incluso si se encuentran asintomáticas.

RESUMEN

El sida es una enfermedad infecciosa que afecta al sistema inmunitario ocasionada por el VIH, un retrovirus que induce inmunosupresión intensa. La gravedad de la enfermedad clínica y la ausencia de una cura o vacuna preventiva incrementaron la consciencia y la preocupación públicas. La mayor incidencia de VIH durante el período 2010-2015 se presentó en hombres y personas entre los 25 y 34 años de edad.[1] El VIH se transmite de una persona a otra a través del contacto sexual, de la sangre o por vía perinatal. La transmisión puede presentarse cuando la sangre, el semen o las secreciones vaginales infectadas de una persona se depositan en una membrana mucosa o en el torrente sanguíneo de otro individuo. Las vías principales para la transmisión son el coito, el consumo de drogas intravenosas y la transmisión de la madre al lactante. Las transfusiones sanguíneas y de otros hemoderivados siguen siendo vías de transmisión en algunos países no desarrollados. La exposición laboral en el ámbito de la atención a la salud solamente genera un porcentaje diminuto de los casos de transmisión del VIH. La infección por VIH no se transmite por medio del contacto casual o a través de insectos vectores. Existe evidencia creciente de una asociación entre la infección por VIH y otras ETS. Los individuos infectados pueden transmitir el virus a otros incluso antes de que se detecten sus propias infecciones por medio de pruebas de anticuerpos.

Fisiopatología y curso clínico

Características moleculares y biológicas del VIH

El VIH-1 es un miembro de la familia de los retrovirus con envoltura, de manera específica, de la subfamilia de los lentivirus.[4] Todos los virus de esta familia pueden generar enfermedades mortales de evolución lenta, entre las que se encuentran los síndromes consuntivos y la degeneración del SNC. Se han aislado dos variantes del VIH con diferencia genética pero con relación antigénica, el VIH-1 y el VIH-2, en las personas con sida. El VIH-1 es la variante que se relaciona con el mayor número de casos de sida en los Estados Unidos, Europa y África central, en tanto que el VIH-2 induce una enfermedad similar sobre todo en el oeste de África. El VIH-2 parece transmitirse de la misma forma que el VIH-1; también puede ocasionar inmunodeficiencia, como lo evidencian la reducción del número de linfocitos T CD4⁺ y el desarrollo de sida. Aunque el espectro de enfermedad de la infección por VIH-2 es similar al del VIH-1, se disemina más despacio y genera enfermedad con evolución más lenta. En la actualidad, se dispone de pruebas específicas para el VIH-2, y la sangre que se obtiene para transfusión se somete por rutina a pruebas para este virus. Como la mayoría de las personas con VIH presentan la variante 1, el análisis que se realiza a continuación se concentra en este virus.

El VIH infecta a un número limitado de tipos celulares en el organismo humano, incluido un subgrupo de linfocitos denominados *linfocitos T CD4⁺* (también conocidos como *linfocitos T cooperadores* o *linfocitos CD4⁺*), macrófagos y células dendríticas.[10] Los linfocitos T CD4⁺ son necesarios para tener una función inmunitaria normal. Entre otras actividades, los linfocitos T CD4⁺ reconocen antígenos extraños y ayudan a activar a los linfocitos B productores de anticuerpos.[10] También orquestan la inmunidad mediada por células, en la que los linfocitos T CD8⁺ citotóxicos y los linfocitos NK destruyen de manera directa a las células infectadas por el virus, a los bacilos tuberculosos y a los antígenos extraños. La función fagocítica de los monocitos y los macrófagos también se ve influida por los linfocitos T CD4⁺.

Al igual que otros retrovirus, el VIH porta su información genética en forma de ácido ribonucleico (ARN) y no como ácido desoxirribonucleico (ADN). El virión del VIH tienen forma esférica y contiene un centro electrodenso circundado por una cubierta o envoltura lipídica (fig. 12-7). El núcleo o cápside del virus contiene la proteína principal de la cápside p24, dos copias de ARN genómico y tres enzimas víricas (proteasa, transcriptasa inversa e integrasa). Debido a que la

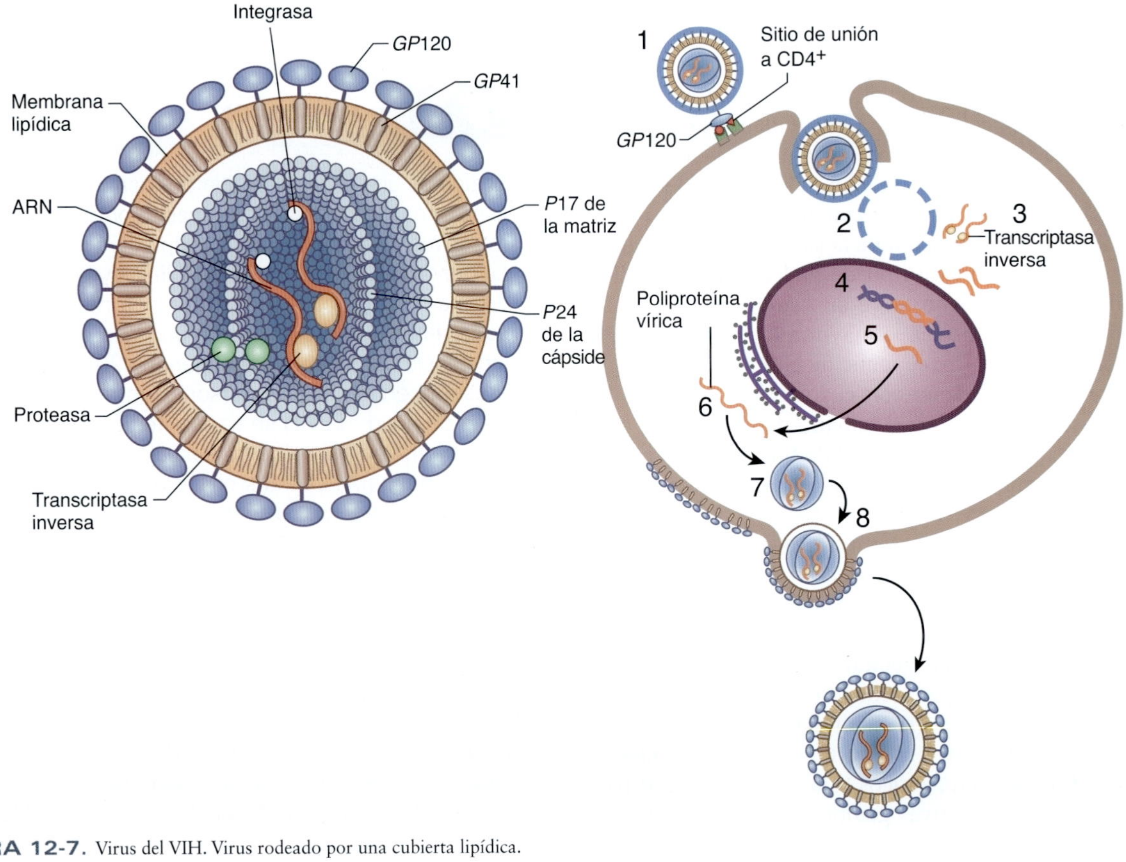

FIGURA 12-7. Virus del VIH. Virus rodeado por una cubierta lipídica.

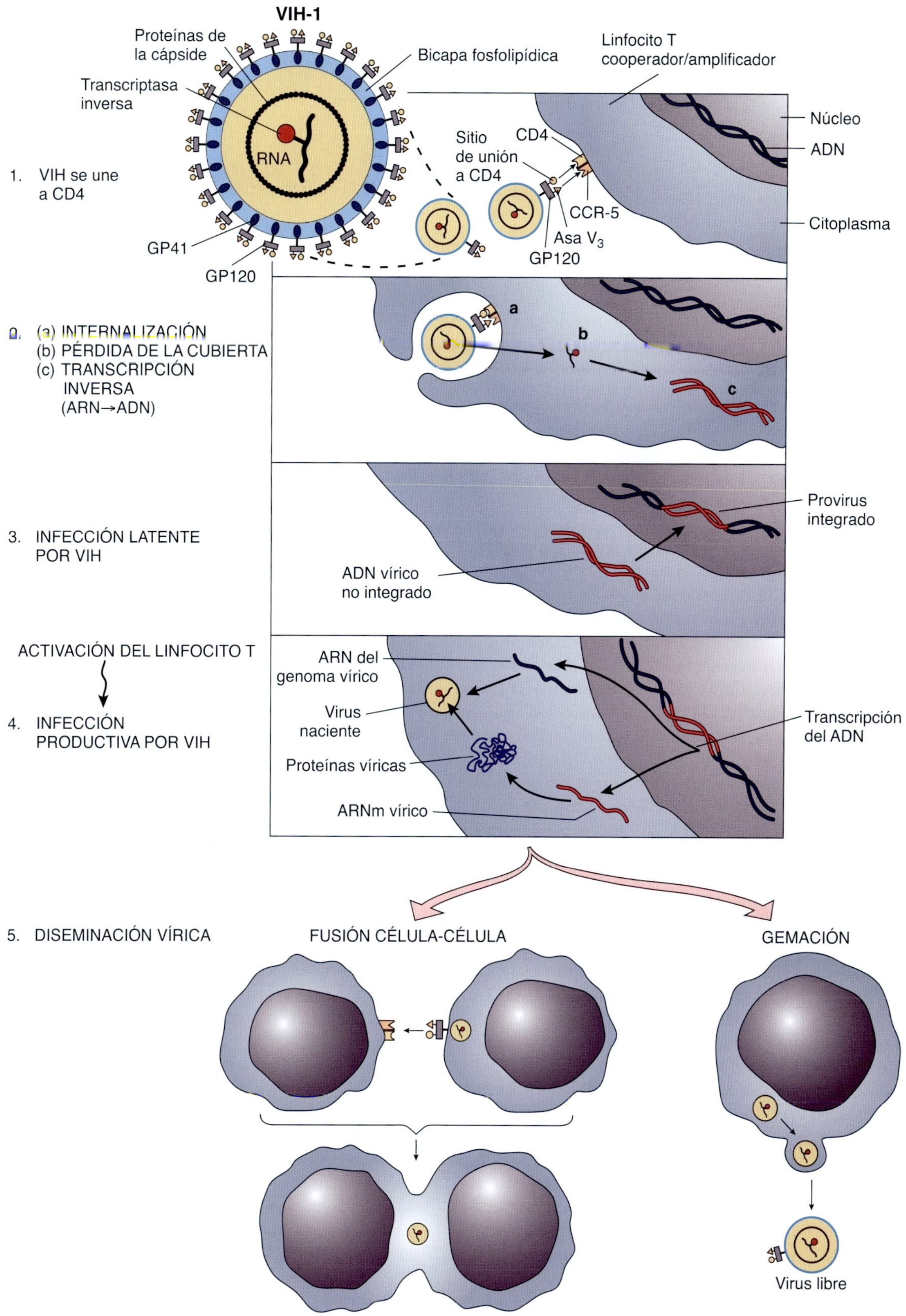

FIGURA 12-8. El ciclo de vida del VIH-1 es un proceso de varios pasos, incluidos: 1) unión del receptor CD4 con el receptor de quimiocinas (p. ej., CCR5); 2) internalización, pérdida de la cubierta y transcripción inversa; 3) integración en el ADN del hospedero como un factor en el que persiste en un estado de latencia; 4) replicación en conjunto con la activación de linfocitos T del hospedero, y 5) diseminación. Tomado de: Strayer D. S., Rubin R. (Eds.) (2015). *Rubin's clinicopathologic foundations of medicine* (7th ed., Fig. 4.23, p. 161). Philadelphia, PA: Lippincott Williams & Wilkins.

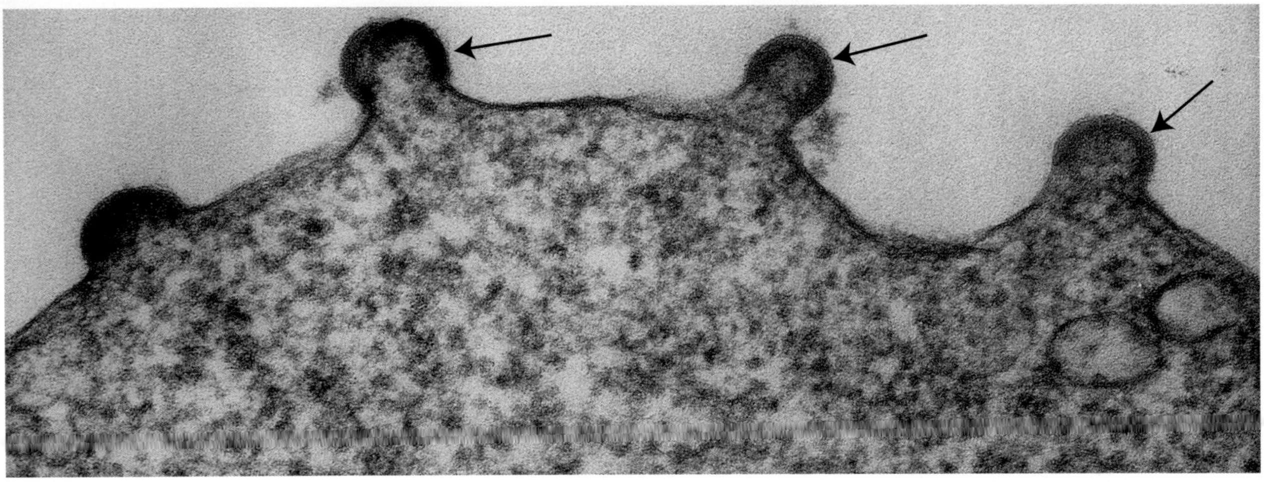

FIGURA 12-9. Viriones del virus de la inmunodeficiencia humana de tipo 1. Los viriones se observan gemando de las células infectadas (*flechas*). Tomado de: Strayer D. S., Rubin R. (Eds.) (2015). *Rubin's clinico- pathologic foundations of medicine* (7th ed., Fig. 4.24, p. 162). Philadelphia, PA: Lippincott Williams & Wilkins.

proteína p24 es el antígeno que se identifica con mayor facilidad, constituye la diana de los anticuerpos utilizados para la detección de la infección por VIH. El núcleo vírico está rodeado por una proteína de matriz conocida como p17, que se ubica por debajo de la cubierta vírica. Esta última está cubierta por dos glucoproteínas víricas, gp120 y gp41, que son críticas para la infección de las células.

La multiplicación del VIH se esquematiza en la figura 12-8 (p. 267). Cada uno de estos pasos provee información para el desarrollo de las estrategias utilizadas en la prevención o el tratamiento de la infección. El *primer paso* incluye la unión del virus con el linfocito T CD4$^+$. Una vez que el VIH ingresa en el torrente sanguíneo, se adhiere a la superficie de los linfocitos T CD4$^+$ al enlazarse con un receptor CD4 con afinidad alta por el VIH. Sin embargo, esta unión no es suficiente para la infección; el virus también debe enlazarse con otras moléculas de superficie, que se unen a las glucoproteínas gp120 y gp41 de la cubierta. Este proceso se conoce como *acoplamiento*. El *segundo paso* permite la internalización del virus. Después del acoplamiento, los péptidos de la cubierta vírica se funden con la membrana del linfocito T CD4$^+$. La fusión da origen a la ***pérdida de la cubierta*** del virus, lo que permite que el contenido de la cápside vírica (dos segmentos de ARN monocatenario vírico y las enzimas transcriptasa inversa, integrasa y proteasa) ingrese en la célula del hospedero. Los correceptores de quimiocinas son componentes críticos para el proceso de infección del VIH.

El *tercer paso* consiste en la síntesis de ADN. Para poder reproducirse, el VIH debe lograr la conversión de su ARN. Lo lleva a cabo utilizando la enzima *transcriptasa inversa*. Esta enzima hace una copia del ARN vírico y, después, a la inversa, sintetiza otra copia con imagen en espejo. El resultado es un ADN de doble cadena que codifica las instrucciones para la multiplicación vírica. El *cuarto paso* se denomina *integración*. Durante la integración, el ADN nuevo ingresa en el núcleo del linfocito T CD4$^+$ y, con la ayuda de la integrasa, se inserta en el ADN original de la célula. El *quinto paso* implica la *transcripción* del ADN vírico de doble cadena para constituir un ARN mensajero (ARNm) monocatenario, con las instrucciones para la integración de virus nuevos. La transcripción implica la activación del linfocito T y la inducción de factores de transcripción del hospedero, como factor nuclear κB (NFκB).[4] Para terminar el ciclo, el ARN ribosómico (ARNr) utiliza las instrucciones del ARNm para generar una cadena de proteínas y enzimas denominada *poliproteína*. Estas poliproteínas contienen los componentes necesarios para las fases siguientes de la construcción de viriones nuevos. El *séptimo paso* se denomina *escisión*. Durante la escisión, la proteasa corta la cadena de poliproteínas para obtener proteínas independientes que permitirán constituir los nuevos virus. Por último, las proteínas y el ARN vírico se ensamblan para conformar viriones de VIH nuevos que se liberan del linfocito T CD4$^+$.

El tratamiento del VIH/sida depende del empleo de fármacos que interrumpen los pasos del proceso de multiplicación del VIH. En la actualidad, existen numerosas clases farmacológicas de antivirales. La administración de terapia antirretroviral de gran actividad (HAART, *highly active antiretroviral therapy*), también conocida como *terapia antirretroviral combinada* (TARC), que de forma característica incluye una combinación de tres o cuatro fármacos antivirales, se ha convertido en el estándar de atención actual.[3]

La multiplicación del VIH implica la eliminación del linfocito T CD4$^+$ y la liberación de las copias del VIH en el torrente sanguíneo. Estas partículas víricas, o *viriones*, invaden a otros linfocitos T CD4$^+$, lo que permite que la infección avance (fig. 12-9). Cada día se destruyen millones de linfocitos T CD4$^+$ infectados para liberar miles de millones de partículas víricas hacia el torrente sanguíneo. No obstante, casi todos los linfocitos T CD4$^+$ se sustituyen a diario y casi todas las partículas víricas se destruyen. El problema es que al transcurrir los años, el recuento de linfocitos T CD4$^+$ disminuye de manera gradual por efecto de este proceso y el número de virus que se detectan en la sangre de las personas con infección por VIH aumenta.[3]

Hasta que el recuento de linfocitos T CD4$^+$ se reduce a una concentración muy baja, la persona con infección por VIH puede permanecer asintomática. Sin embargo, todavía está ocurriendo la replicación vírica activa y las pruebas serológicas son capaces de identificar anticuerpos contra el

VIH.[12] Por desgracia, estos anticuerpos no confieren protección contra el virus. Si bien los síntomas no son evidentes, la infección procede en el nivel microbiológico, incluida la invasión y destrucción selectiva de linfocitos T $CD4^+$. La disminución continua de los linfocitos T $CD4^+$ pone a la persona con infección por VIH en riesgo elevado de desarrollar cáncer u otras infecciones.

PUNTOS CLAVE

Fisiopatología del VIH/sida

- El VIH es un retrovirus que destruye el sistema inmunitario del organismo al invadir y destruir a los linfocitos T $CD4^+$.
- En el proceso de invasión del linfocito T $CD4^+$, el virus se acopla a los receptores de los linfocitos T $CD4^+$, se fusiona a la célula e ingresa a ella, incorpora su ARN al ADN del linfocito y lo utiliza para producir grandes cantidades de virus que se liberan hacia la sangre.
- Al tiempo que disminuye el número de linfocitos $CD4^+$, el organismo se vuelve susceptible a las infecciones oportunistas.

Fases de la infección por VIH

La progresión característica de la infección por VIH se define por tres fases que generalmente se desarrollan en un período de 8-12 años. Estas etapas corresponden a la fase de infección primaria, la fase asintomática crónica o fase de latencia, y la fase de sida evidente.[6]

Muchas personas al infectarse de forma inicial con el VIH desarrollan un síndrome agudo similar a la mononucleosis conocido como *infección primaria* y puede durar unas cuantas semanas. Esta fase aguda puede caracterizarse por fiebre, fatiga, mialgias, dolor de garganta, sudores nocturnos, problemas gastrointestinales, linfadenopatía, erupción maculopapular y cefalea. Durante la fase de infección primaria existe un incremento de la multiplicación del virus que conduce al desarrollo de cargas víricas muy altas, en ocasiones superiores a 1 000 000 de copias por mililitro, y a una disminución del recuento de linfocitos T $CD4^+$. Los signos y síntomas de la infección primaria por VIH suelen manifestarse alrededor de un mes después de la exposición al virus, pero pueden aparecer con mayor rapidez.[6] Después de varias semanas, el sistema inmunitario actúa para controlar la multiplicación del virus y reduce la carga vírica hasta el nivel más bajo, con el cual suele permanecer durante varios años.

A la fase primaria le sigue la de latencia, durante la cual una persona carece de signos o síntomas de enfermedad. La mediana de duración de esta fase es de alrededor de 10 años. Durante este período, el recuento de linfocitos T $CD4^+$ cae de forma gradual desde un intervalo normal de 800-1 000 células/μL hasta 200 células/ μL o menos. Datos más recientes sugieren que esta disminución puede no ocurrir siguiendo una pendiente constante con base en las concentraciones de ARN del VIH, y los factores relacionados con la variabilidad de la disminución de las células $CD4^+$ se encuentran bajo investigación. Algunos individuos experimentan un aumento de volumen de los ganglios linfáticos en este período. La linfadenopatía generalizada persistente (LGP) se define como la persistencia de adenomegalias durante más de 3 meses en por lo menos dos sitios, sin incluir la región inguinal. Los ganglios linfáticos pueden mostrar hipersensibilidad o ser identificables a simple vista.

La tercera fase, el sida evidente, se presenta cuando una persona tiene un recuento de linfocitos T $CD4^+$ inferior a 200 células/ μL o padece alguna enfermedad terminal del sida.[16] Sin la terapia antirretroviral, esta fase puede conducir a la muerte en el transcurso de 2 o 3 años, o en algunos casos con mayor rapidez. El riesgo de desarrollar infecciones oportunistas y muerte se incrementa de forma significativa cuando el recuento de células $CD4^+$ cae por debajo de 200 células/μL (fig. 12-10).

Curso clínico

El curso clínico de la infección por VIH varía de una persona a otra. La mayoría de los afectados (60-70%) desarrollan sida en el transcurso de 10-11 años de la infección. Estos individuos son quienes presentan una *progresión típica*. Otro 10-20% de las personas infectadas evolucionan con rapidez y desarrollan sida en menos de 5 años, lo que se denomina *progresión rápida*. El 5-15% restante muestran una *progresión lenta*, y en estos individuos no se desarrolla el sida por más de 15 años.[7] Existe un subgrupo de personas con progresión lenta en quienes se identifica la *falta de progresión a largo plazo*, que corresponde al 1% de todos los infectados por VIH. Estos individuos se han mantenido infectados durante al menos 8 años, no han recibido tratamiento con antirretrovirales, cuentan con recuentos elevados de células $CD4^+$ y suelen tener cargas víricas muy bajas. En este grupo hay personas que desarrollan una supresión vírica espontánea y sostenida sin el consumo de antirretrovirales. Este grupo de individuos con infección por VIH actualmente está en investigación para ayudar a determinar las interacciones inmunitarias y virológicas que les permiten mantener la supresión del virus.[7]

Pueden presentarse inmunodeficiencias graves e incluso la muerte si el VIH no se trata o no se detecta. Los antibióticos profilácticos han reducido los casos de neumonía por *P. jiroveci (P. carinii)*. Sin embargo, las personas con sida siguen siendo susceptibles a la infección por *Legionella*. La alteración gastrointestinal más frecuentemente asociada con el VIH/sida es la diarrea, que se presenta en el 75% de los casos; *Cryptosporidium*, *Isospora belli* y *Giardia lamblia* son los protozoarios más habituales; *Salmonella* y *M. avium* son las causas bacterianas que se presentan con regularidad. Cuando el recuento de CD4 se reduce a menos de 50 células/mm^3, el paciente puede presentar colitis. Las complicaciones del sistema nervioso incluyen meningitis criptococócica, toxoplasmosis cerebral, linfoma del SNC y leucoencefalopatía multifocal causada por el virus JC. La enfermedad cutánea más frecuente

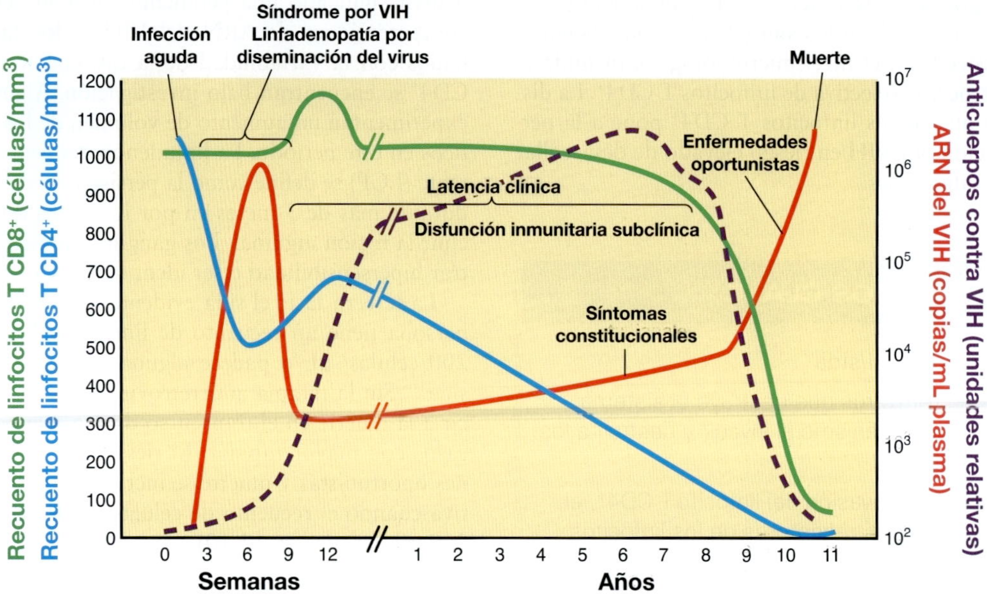

FIGURA 12-10. Evolución general de la infección por VIH-1. El marco temporal ilustra acontecimientos importantes en el desarrollo de la infección por VIH-1, como el síndrome clónico, las cargas víricas y la dinámica de la población de linfocitos CD4+ y CD8+ con el paso del tiempo. Tomado de: Strayer D. S., Rubin R. (Eds.) (2015). *Rubin's clinicopathologic foundations of medicine* (7th ed., Fig. 4.26, p. 164). Philadelphia, PA: Lippincott Williams & Wilkins.

se debe a *Staphylococcus aureus*, que causa impétigo ampolloso y ectima. Las alteraciones cutáneas habituales incluyen el herpes simple mucocutáneo crónico y el virus del papiloma humano (VPH). Las enfermedades malignas asociadas con el VIH/sida incluyen una neoplasia maligna, el sarcoma de Kaposi (SK). La presencia de SK en personas menores de 60 años de edad genera altas sospechas de VIH/sida. Las enfermedades linfoproliferativas de linfocitos B, tanto congénitas como adquiridas, muestran una linfadenopatía generalizada. Las proliferaciones de linfocitos B o los linfomas monoclonales por linfocitos B se asocian con el virus de Epstein-Barr. Las infecciones oportunistas que ocurren con el VIH se muestran en la figura 12-11.[5]

Infecciones oportunistas

Las infecciones oportunistas comienzan a manifestarse en el momento en el que el sistema inmunitario desarrolla un compromiso grave. El recuento de linfocitos T CD4+ guarda una correlación directa con el riesgo de desarrollar infecciones oportunistas. Además, la cifra basal de ARN del VIH contribuye y actúa como factor de riesgo independiente.[113] Las infecciones oportunistas incluyen microorganismos frecuentes que no generan infección, a menos que exista compromiso de la función inmunitaria. Si bien una persona con sida puede vivir muchos años después de su primera enfermedad grave, cuando falla el sistema inmunitario, estas enfermedades oportunistas se vuelven cada vez más graves y difíciles de tratar.

Las infecciones oportunistas se clasifican la mayoría de las veces según el tipo de microorganismo que las causa (p. ej., micóticas, por protozoarios, bacterianas y micobacterianas, víricas). Las infecciones oportunistas por bacterias y micobacterias incluyen la neumonía bacteriana, salmonelosis, bartonelosis y las producidas por *M. tuberculosis* y el complejo *Mycobacterium avium-intracellulare*. Entre las infecciones oportunistas micóticas se encuentran la candidosis, coccidioidomicosis, criptococosis, histoplasmosis, peniciliosis y neumocistosis. Las infecciones oportunistas por protozoarios incluyen la criptosporidiosis, microsporidiosis, isosporiosis y toxoplasmosis. Las infecciones víricas derivan del CMV, de los virus del herpes simple y varicela zóster, de los virus del papiloma humano y del virus JC, el agente causal de la leucoencefalopatía multifocal progresiva (LMP).

RESUMEN

El VIH es un retrovirus que infecta a los linfocitos T CD4+ y a los macrófagos. El material genético del VIH se integra al ADN de la célula del hospedero, de tal manera que pueda sintetizar nuevas partículas del virus.

Las manifestaciones de la infección, como síntomas similares a un cuadro agudo de mononucleosis, pueden presentarse poco después de la infección; a esto le sigue una fase latente que puede durar muchos años. El final del estado latente queda marcado por el desarrollo de infecciones oportunistas y cánceres al tiempo que a la persona se le diagnostica sida. Las complicaciones de estas infecciones pueden manifestarse en los sistemas respiratorio, digestivo y nervioso, e incluir neumonía, esofagitis, diarrea, gastroenteritis, desarrollo de tumores, síndrome de emaciación, alteración del estado mental, convulsiones, déficits motores y alteraciones metabólicas.

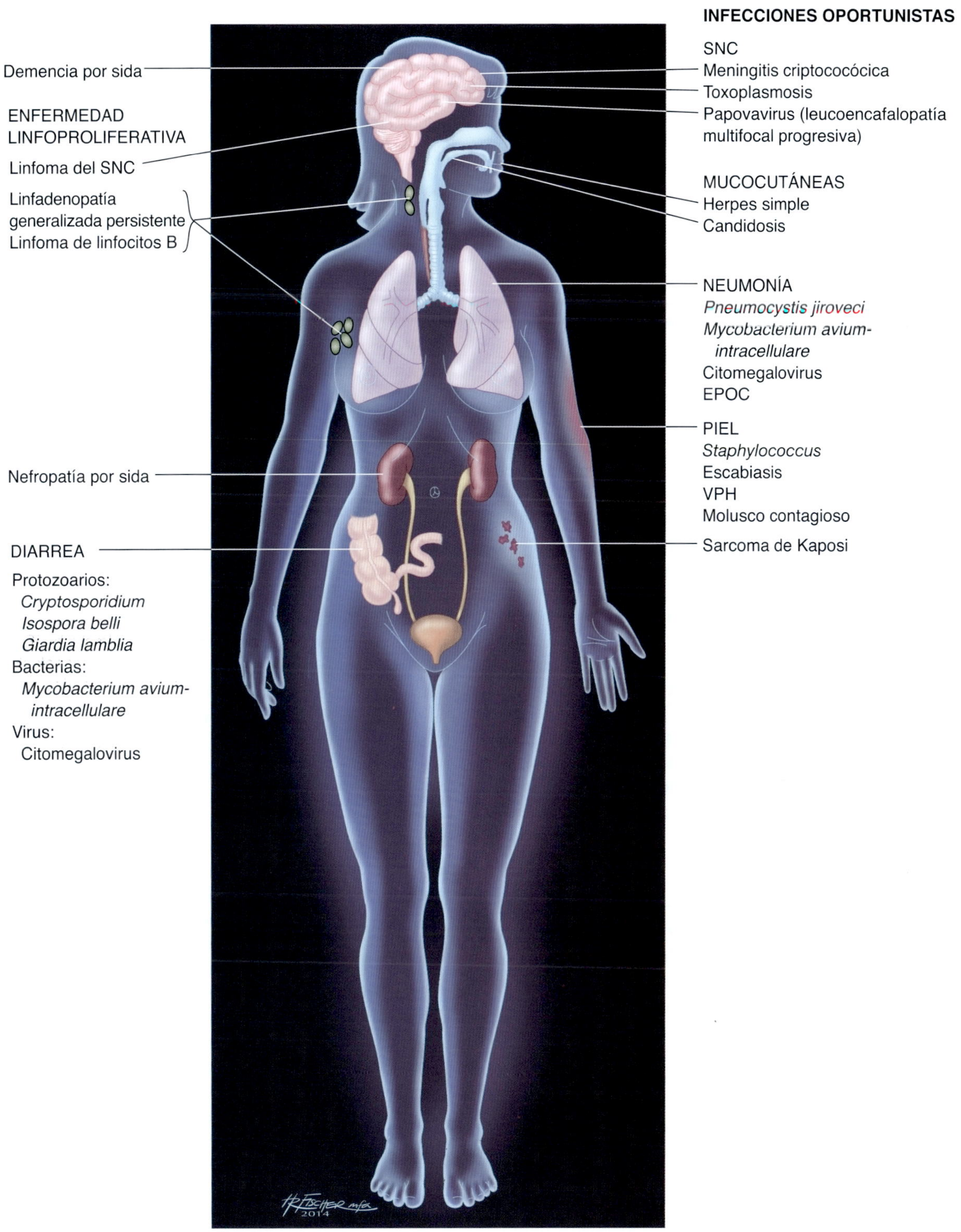

FIGURA 12-11. La destrucción del sistema inmunitario celular por el VIH-1 evoluciona a sida. Las complicaciones infecciosas y neoplásicas del sida pueden afectar todos los sistemas orgánicos. *SNC, sistema nervioso central; EPOC, enfermedad pulmonar obstructiva crónica; VPH, virus del papiloma humano.* Tomado de: Strayer D. S., Rubin R. (Eds.) (2015). *Rubin's clinicopathologic foundations of medicine* (7th ed., Fig. 4.25, p. 163). Philadelphia, PA: Lippincott Williams & Wilkins.

Prevención, diagnóstico y tratamiento

Prevención

Puesto que no existe una cura para la infección por VIH o el sida, la adopción de conductas libres/bajas de riesgo es la mejor protección contra la enfermedad. La abstinencia y las relaciones monógamas a largo plazo entre dos personas sin infección son las mejores alternativas para evitar la infección por VIH y otras ETS. El empleo correcto y constante de preservativos de látex puede ofrecer protección frente al VIH al no permitir el contacto con el semen o las secreciones vaginales durante el coito.

Para la prevención del VIH, es importante evitar el consumo de drogas intravenosas y, en particular, el empleo de jeringas utilizadas por otros individuos. Las autoridades médicas y de salud pública recomiendan que quienes deciden inyectarse drogas utilicen una jeringa estéril nueva para cada inyección o, cuando esto no sea posible, las limpien de forma cuidadosa utilizando un producto blanqueador casero. Otras sustancias que alteran las inhibiciones pueden conducir a la adopción de conductas sexuales de riesgo e incrementar la posibilidad de exposición al VIH. La naturaleza adictiva de muchas formas de drogas recreativas puede inducir a un incremento en la frecuencia de la adopción de conductas sexuales inseguras y del número de parejas, ya que el usuario participa en prácticas sexuales a manera de intercambio por dinero o drogas. Las personas preocupadas en relación con su riesgo deben ser motivadas a obtener información y asesoramiento, y someterse a pruebas para determinar si están infectadas.

Cualquier persona con riesgo persistente de infección por VIH debe someterse a estudios por lo menos una vez al año. Quienes se encuentran en riesgo elevado, entre ellos los usuarios de drogas intravenosas y sus parejas, las personas que intercambian sexo por dinero o drogas y cualquiera que haya tenido más de una pareja sexual desde su última prueba para VIH, deben someterse a estudios con mayor frecuencia. Entre los elementos esenciales para cualquier interacción para la prevención/asesoramiento relativos al VIH están la valoración del riesgo y la integración de un plan preventivo personalizado. La capacitación e intervención conductual siguen siendo las bases de los programas preventivos contra el VIH. La valoración del riesgo personal y la instrucción relativa a la transmisión del VIH, así como en cuanto a técnicas o habilidades potenciales para su prevención, se ponen a disposición de las personas con riesgo elevado de contraer la infección tanto en el ámbito clínico como en el comunitario. La educación a toda la comunidad tiene lugar en escuelas, ámbitos laborales y medios de comunicación. La capacitación de los profesionales puede tener impacto sobre la diseminación del VIH y constituye un elemento importante para la prevención.

Métodos diagnósticos

Los métodos diagnósticos que se utilizan en caso de infección por VIH incluyen los análisis de laboratorio que permiten identificar la infección y las estrategias clínicas diseñadas para valorar el avance de la enfermedad. La estrategia más precisa y económica para identificar la infección por VIH es la prueba para detección de anticuerpos contra el virus. Los primeros análisis comerciales para la detección del VIH se introdujeron en 1985 con el objetivo de hacer detecciones en la sangre donada. A partir de entonces, el uso de pruebas para detección de anticuerpos se ha extendido a fin de permitir la evaluación de personas con riesgo elevado de sufrir infección por VIH. El procedimiento para la detección de anticuerpos contra VIH consiste en realizar un *inmunoanálisis enzimático* (IAE), también conocido como ELISA, al que le sigue una prueba de confirmación, el análisis Western blot (o electroinmunotransferencia), el cual se solicita cuando se tiene un resultado positivo de IAE.[45] En vista de las cuestiones psicológicas relacionadas con la infección por VIH y el sida, la implementación de la prueba debe realizarse con sensibilidad y confidencialidad.[8]

La *reacción en cadena de la polimerasa* (PCR, *polymerase chain reaction*) es una técnica para la detección del ADN del VIH. La PCR detecta la presencia del virus y no tanto del anticuerpo, que es detectado tanto por el IAE como por el Western blot. La PCR es útil para establecer el diagnóstico de infección por VIH en lactantes de mujeres infectadas, puesto que estos pacientes cuentan con anticuerpos contra VIH de su madre de manera independiente a si padecen o no la infección. Como la cantidad de ADN vírico en las células infectadas por VIH es pequeña en comparación con la cantidad de ADN humano, es difícil la detección directa del material genético vírico. La PCR es una técnica para amplificar del ADN del virus hasta un millón de veces o más con el fin de mejorar la probabilidad de detectarlo.

Tratamiento

No existe cura para la infección por VIH. Los medicamentos que se encuentran disponibles en la actualidad para el tratamiento de la infección por VIH disminuyen la cantidad de virus en el organismo, pero no lo erradican. Una vez que se confirma la infección por VIH, debe realizarse una evaluación inicial. Esta valoración debe incluir la realización de un interrogatorio clínico y una exploración física completos, así como la solicitud de pruebas de laboratorio iniciales que incluyan un hemograma (biometría) completo con diferencial. Los cuidados de rutina para el seguimiento de una persona estable y asintomática con infección por VIH deben incluir la anamnesis y exploración física, aunadas a la realización de pruebas para recuento de células CD4+ y carga vírica cada 3 o 4 meses.[112,114,115] Las personas sintomáticas pueden requerir atención más frecuente.

Las intervenciones terapéuticas se determinan con base en el grado de actividad de la enfermedad según lo definen la carga vírica, la gravedad de la inmunodeficiencia que revela el recuento de células $CD4^+$ y la aparición de infecciones oportunistas específicas. Los National Institutes of Health revisan cada año el *Use of antiretroviral agents for HIV-1-infected adults and adolescents*. Debido a los avances frecuentes en el tratamiento de la infección por VIH, los proveedores de atención primaria deben estar preparados para actualizar su conocimiento en cuanto al diagnóstico, las pruebas, la evaluación y la intervención médica.

Tratamiento farmacológico

Debido a que los distintos fármacos actúan sobre fases distintas del ciclo de multiplicación, el tratamiento óptimo incluye una combinación de medicamentos. La FDA ha autorizado un número creciente de medicamentos para el tratamiento de esta infección. En la actualidad se cuenta con cinco clases de fármacos antirretrovirales contra el VIH y cada tipo de fármaco trata de interrumpir la replicación vírica en un punto distinto:

- Inhibidores de la transcriptasa inversa
- Inhibidores de la proteasa
- Inhibidores de la fusión o entrada
- Inhibidores de la integrasa
- Productos combinados con varios fármacos

Cada tipo de fármaco trata de interrumpir la replicación vírica en un punto distinto.

RESUMEN

Puesto que no existe una cura para la infección por VIH, la mejor protección son las conductas seguras o de bajo riesgo. Las siguientes recomendaciones son esenciales para detener la transmisión del VIH: la abstinencia o las relaciones sexuales monógamas a largo plazo entre dos personas sin infección, el empleo de preservativos, evitar el consumo de drogas y la utilización de jeringas estériles en caso de no poderse evitar el consumo de drogas.

En 2014, la FDA aprobó análisis que consisten en pruebas combinadas para detectar antígenos y anticuerpos del VIH y aquellas que diferencian al VIH-1 de los anticuerpos del VIH- 2. El análisis comienza con la prueba para detectar los anticuerpos del VIH-1/VIH-2 y el antígeno p24 del VIH-1.[8] El diagnóstico y tratamiento de las alteraciones cognitivas y afectivas son una parte esencial de la atención permanente para las personas con infección por VIH. Debe ponerse a disposición un tratamiento apropiado cuando se identifican la dependencia de alcohol o de otras drogas.

El tratamiento de la infección por VIH y el sida incorpora cinco clases distintas de fármacos, que incluyen el tratamiento combinado con HAART, reconocimiento y terapia tempranos de las infecciones oportunistas y de otras alteraciones clínicas, así como la vigilancia del perfil del VIH.

Infección por VIH durante el embarazo y en neonatos, lactantes y niños

Casi todos los niños que se infectan con el VIH a una edad temprana en los Estados Unidos contraen la infección por vía perinatal. De los 2.1 millones de niños infectados con VIH en todo el mundo, la mayoría reciben el retrovirus de su madre, ya sea a través de la lactancia materna o durante el parto.[9] Las mujeres infectadas pueden transmitir el virus a sus hijos de forma intrauterina, en el trabajo de parto, el parto, o por medio de la leche materna. El riesgo de transmisión del VIH de madre a hijo puede reducirse al no amamantar, la detección temprana y el parto por cesárea o la administración en el hijo de fármacos contra el VIH durante 4-6 semanas.[10,116]

PUNTOS CLAVE

Infección por VIH durante el embarazo y en lactantes y niños

- El VIH puede transmitirse de la madre al hijo durante el trabajo de parto y el parto o en la lactancia materna.
- El curso de la infección por VIH difiere entre niños y adultos.

Prevención de la transmisión perinatal del VIH

Se recomienda aplicar pruebas para determinar el estado del VIH para todas las mujeres cuando quedan embarazadas y en el trabajo de parto y el parto, ya que es crucial que reciban fármacos contra el VIH si tienen la infección. Se descubrió que las mujeres que reciben medicamentos contra el VIH disminuyen el riesgo de transmisión perinatal. Estos fármacos se consideran seguros durante el embarazo y son un aspecto importante a conversar durante el asesoramiento prenatal.[10] Los beneficios de las pruebas voluntarias en madres y neonatos incluyen la disminución de la morbilidad por la posibilidad de administrar tratamiento intensivo y de sostén a la salud, la oportunidad de que la madre y el hijo reciban un tratamiento antirretroviral temprano y la información relativa al riesgo de transmisión por medio de la leche materna.[117,118]

Diagnóstico de la infección por VIH en niños

Los análisis virológicos que detectan el VIH de forma directa se utilizan en lactantes y niños menores de 18 meses expuestos al virus; no se emplean pruebas de anticuerpos contra el VIH. Los lactantes con alto riesgo de transmisión perinatal del VIH y 2-4 semanas después de interrumpir los antirretrovirales deben someterse a pruebas virológicas adicionales. La infección por VIH se diagnostica con dos pruebas virológicas positivas de muestras de sangre separadas en los niños menores de 18 meses. La ausencia de infección por VIH a los 12-18 meses puede determinarse mediante pruebas virológicas negativas, lo que implica la pérdida de anticuerpos maternos contra el VIH. El diagnóstico de VIH-1 en niños de 24 meses o más se basa en las pruebas de anticuerpos o antígenos contra el VIH.[11,119]

Presentación clínica de la infección por VIH en niños

El VIH puede tener una presentación clínica diferente en los niños. El retraso y la falta de crecimiento o la atrofia indican la infección en niños cuando no hay alteraciones metabólicas y endocrinas. Los retrasos en el desarrollo, en especial del lenguaje expresivo, indican el avance del VIH si se descarta la malnutrición. La encefalopatía por VIH o las infecciones oportunistas pueden causar una afección del SNC, que en los niños mayores se demuestra a través de la dificultad con la memoria y la concentración. Conforme aumenta el recuento de CD4, incrementan las manifestaciones cutáneas (sobre todo infecciones las mucocutáneas, como *C. albicans)*. La presencia de herpes zóster puede exigir evaluar la infección por VIH. Las infecciones bacterianas recurrentes y por varicela zóster se observan en el sida pediátrico por la respuesta anómala de los linfocitos B.[12,120]

RESUMEN

Las mujeres infectadas por el VIH pueden transmitir el virus a sus hijos de forma intrauterina, durante el trabajo de parto y el parto, o por medio de la leche materna. Se recomienda que todas las mujeres embarazadas se sometan a pruebas para detección del VIH al momento del diagnóstico del embarazo, y de nuevo durante el trabajo de parto y el parto. El diagnóstico de la infección por VIH en niños que nacen de madres infectadas por VIH se complica por la presencia de anticuerpos maternos contra el VIH que atraviesan la placenta y llegan al feto. Estos anticuerpos suelen desaparecer en el transcurso de 18 meses en los niños sin infección. La administración del tratamiento antirretroviral a la madre (durante el embarazo, el trabajo de parto y el parto) y al lactante al nacer disminuye la transmisión perinatal.

UNIDAD 5

Alteraciones de la función neurológica

CAPÍTULO 13

Organización y control de la función neural

Las principales funciones del sistema nervioso son detectar, analizar y transmitir información. El sistema sensitivo, coordinado por el encéfalo, genera las señales para que los sistemas motores y autónomos controlen el movimiento y las funciones viscerales y endocrinas. Estas acciones son controladas por las neuronas, las cuales forman una red de señalizadores que incluye un sistema motor y uno sensitivo.[1]

El sistema nervioso se puede dividir en dos componentes: el sistema nervioso central (SNC) y el sistema nervioso periférico (SNP). El SNC consta del encéfalo y la médula espinal. El SNP está constituido por nervios craneales (NC), que se originan en el encéfalo, y nervios raquídeos, que surgen en la médula espinal. Las células nerviosas tanto del SNC como del SNP forman vías sensoriales entrantes (aferentes) y vías motoras salientes (eferentes).

Células del tejido nervioso

El tejido nervioso contiene dos tipos de células: neuronas y células neurogliales. Las neuronas son las células funcionales del sistema nervioso. Muestran excitabilidad y conducen los impulsos para que este funcione. Las células neurogliales protegen al sistema nervioso y dan apoyo a las neuronas.

PUNTOS CLAVE

Organización estructural del sistema nervioso

- El sistema nervioso está dividido en dos partes: el SNC, que está compuesto por el encéfalo y la médula espinal (localizados en el cráneo y la columna vertebral, respectivamente), y el SNP, que se sitúa fuera de estas estructuras.
- El sistema nervioso contiene dos tipos principales de células: las neuronas, que son las células funcionales del sistema nervioso, y las células neurogliales, que protegen al sistema nervioso y proporcionan apoyo metabólico.

Neuronas

Las neuronas son las células funcionales del sistema nervioso. Las aferentes (o sensitivas) transmiten información al SNC, mientras que las eferentes (o motoras) envían la información que sale del SNC (fig. 13-1). Intercaladas entre las neuronas aferentes y eferentes se encuentra una red de neuronas interconectadas (también llamadas *interneuronas* o *neuronas intercaladas*).

Las neuronas constan de tres partes: el cuerpo celular, las dendritas y los axones. Estas estructuras forman conexiones funcionales, o sinapsis, con otras células nerviosas, con células receptoras o con células efectoras. Los procesos axónicos están diseñados especialmente para lograr una comunicación rápida con otras neuronas y tejidos.

El cuerpo celular (o soma) de una neurona contiene un núcleo vesicular grande con uno o más núcleos distintos y un **retículo endoplasmático rugoso** bien desarrollado. El núcleo de una neurona tiene el mismo contenido de ácido desoxirribonucleico (ADN) y código genético que el de otras células del cuerpo. Su nucléolo, compuesto por partes de diversos cromosomas, produce el ácido ribonucleico (ARN) necesario para la síntesis proteica. El citoplasma contiene grandes masas de ribosomas que son prominentes en la mayoría de las neuronas. Estas masas ácidas de ARN, que participan en la síntesis de proteínas, se tiñen de oscuro

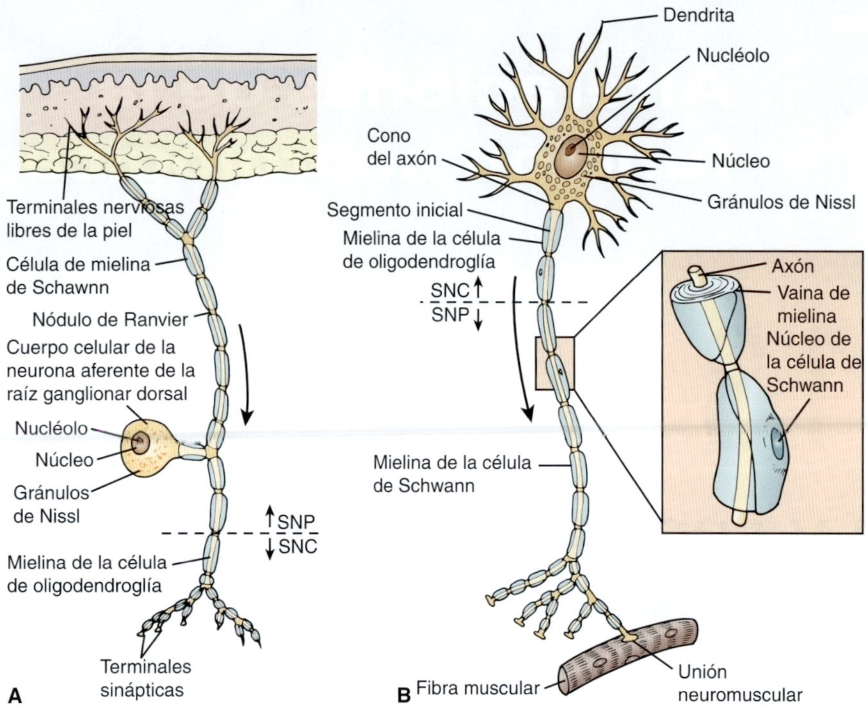

FIGURA 13-1. Neuronas aferentes (**A**) y eferentes (**B**) que muestran el soma o cuerpo celular, las dendritas y el axón. Las flechas indican la conducción de los potenciales de acción. *SNC, sistema nervioso central; SNP, sistema nervioso periférico.*

como los gránulos de Nissl con los colorantes histológicos básicos (*véase* la fig. 13-1).

Las dendritas son múltiples ramificaciones cortas del cuerpo de la célula nerviosa. Transmiten la información hacia el soma y son la principal fuente de información para la neurona. Las dendritas y el cuerpo celular están repletos de terminales sinápticas que se comunican con los axones y las dendritas de otras neuronas.

Los axones son largas prolongaciones eferentes que salen del cuerpo celular. La mayoría de las neuronas solo tienen un axón. Sin embargo, estos pueden exhibir múltiples ramificaciones que dan como resultado varias terminales axónicas. El axón de una neurona lleva los impulsos nerviosos desde el cuerpo celular hasta su sinapsis. También proporciona un conducto físico para el transporte de materiales entre el cuerpo celular y las terminales sinápticas del axón. El cuerpo celular de la neurona está preparado para llevar a cabo un alto nivel de actividad metabólica, dado que debe sintetizar los elementos citoplasmáticos y membranarios que se necesitan para mantener la función del cuerpo celular, el axón y las terminales sinápticas. Los axones pueden ser muy cortos (0.1 mm) o muy largos (3.0 m),[2] y su diámetro puede variar. Los de diámetro grande conducen los impulsos con rapidez y los de diámetro pequeño lo hacen más despacio.

El transporte de los materiales ocurre desde el cuerpo celular hasta las terminales de los axones (transporte anterógrado) y en menor medida en la dirección opuesta (transporte retrógrado). El componente anterógrado consta de elementos rápidos y lentos. Los sistemas anterógrados rápidos transportan moléculas, como gránulos neurosecretores, mediante un sistema dependiente de energía a una tasa de 100-400 mm/día.[2] El componente anterógrado lento transporta material como enzimas tubulinas y citoplasmáticas a una tasa de 0.1-3.0 mm/día.[2] Un componente retrógrado rápido del transporte axónico lleva material que es devuelto al cuerpo celular para su degradación o reutilización y que también puede proporcionar señales al cuerpo celular.

En el proceso de transporte participan dos proteínas motoras: la cinesina y la dineína. Las cinesinas, por lo general, son proteínas motoras dirigidas a los extremos positivos que transportan su carga anterógrada hacia la sinapsis. Las dineínas transportan su carga de forma retrógrada hacia el cuerpo celular.

Células neurogliales

Las células neurogliales del sistema nervioso protegen a las neuronas y les proporcionan soporte metabólico. Las células neurogliales separan a las neuronas en compartimentos metabólicos aislados, lo que es necesario para la función nerviosa normal. Algunos tipos de células neurogliales (los astrocitos) ayudan a formar la barrera hematoencefálica que impide que los materiales tóxicos que se encuentran en la sangre entren en el encéfalo.

Dos tipos de células neurogliales (los oligodendrocitos en el SNC y las células de Schwann en el SNP) producen la mielina que se emplea para aislar los procesos celulares nerviosos y aumentar la velocidad de los impulsos nerviosos. La mielina tiene un alto contenido de lípidos, lo que le da un color blanquecino y por ello se le llama *sustancia blanca* a las masas de fibras mielinizadas de la médula espinal y el encéfalo. Además de su función en el aumento de la velocidad de conducción, la vaina de mielina es esencial para la supervivencia de los procesos neuronales más grandes, quizá por la secreción de los compuestos neurotróficos.

En algunas alteraciones patológicas, la mielina se puede degenerar o destruir, lo cual deja a una sección del proceso axónico sin mielina (desmielinizada), mientras que las células oligodendrogliales o de Schwann quedan intactas. A menos que se produzca una remielinización, el axón morirá.

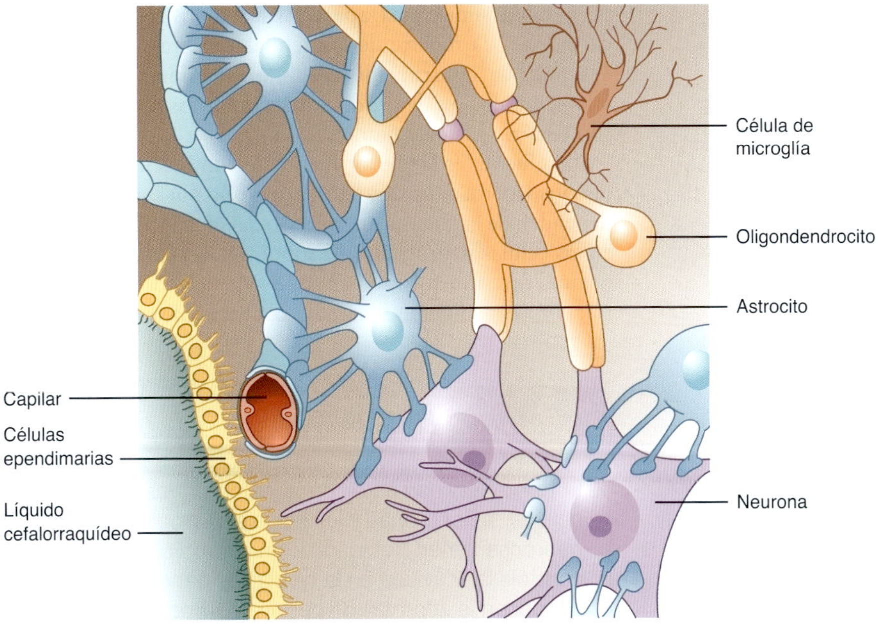

FIGURA 13-2. Células de soporte del SNC. Vista esquemática de las relaciones existentes entre los elementos neurogliales (astrocito, oligodendrocito, célula de microglía y células ependimarias), los capilares, el LCR y los cuerpos celulares de las neuronas del SNC.

La evidencia científica sigue sugiriendo la necesidad de remielinización en la esclerosis múltiple (una enfermedad que se caracteriza por lesiones [o placas] en el SNC). Este tipo de terapia es posible para aquellas personas que padecen la enfermedad, especialmente en sus fases tempranas o en las personas afectadas que aún son jóvenes.[3]

Células neurogliales del sistema nervioso central

Las células neurogliales del SNC están compuestas por oligodendrocitos, astrocitos, microglía y células ependimarias (fig. 13-2). Los *oligodendrocitos* sintetizan la mielina del SNC. Estas células llevan a cabo diversos procesos, por lo que se enrollan y conforman un segmento multicapa de mielina alrededor de varios axones diferentes, lo que aumenta la velocidad de la conducción nerviosa.

Los *astrocitos*, las células neurogliales más numerosas, son particularmente prominentes en la sustancia gris del SNC. Estas células grandes tienen muchos procesos, algunas llegan a la superficie de los capilares, otras a la superficie de las células nerviosas y otras más llenan la mayor parte del espacio intercelular dentro del SNC. Los astrocitos mantienen un vínculo importante entre las neuronas (especialmente entre las sinapsis) y el flujo sanguíneo capilar. También ayudan a mantener la concentración correcta de iones de potasio en el espacio extracelular que hay entre las neuronas. Dado que los astrocitos son sumamente permeables al potasio, pueden tomar el exceso de esta sustancia y proteger así a otras neuronas. Además, los astrocitos toman neurotransmisores de las zonas sinápticas después de su liberación y ayudan así a regular la actividad sináptica. Las investigaciones sugieren que los astrocitos también desempeñan un papel importante en la regulación del flujo sanguíneo a la sustancia gris.[4] También son las principales células responsables de reparar y formar cicatrices en el encéfalo. Pueden llenar su citoplasma con microfibrillas (astrocitos fibrosos) y masas de estas células forman el tipo especial de tejido cicatricial que se desarrolla en el SNC cuando se destruye. Este proceso se llama *gliosis*.

Un tercer tipo de célula neuroglial, la *microglía*, es una pequeña célula fagocítica cuya función consiste en limpiar los desechos que quedan después del daño, infección o muerte celular. El cuarto tipo de célula, la *célula ependimaria*, forma el revestimiento de la cavidad del tubo neural, esto es, el sistema ventricular. En algunas zonas, estas células se combinan con una rica red vascular para formar el *plexo coroideo*, donde tiene lugar la producción del líquido cefalorraquídeo (LCR).

Células neurogliales del sistema nervioso periférico

Las células satélite y las de Schwann son los dos tipos de células neurogliales del SNP. Las satélite son células capsulares planas que segregan una membrana de fondo que protege al cuerpo celular de la difusión de moléculas grandes. Una única capa de células satélite separa cada uno de los cuerpos celulares

Las células de Schwann son parientes cercanas de las células satélite. Las células de Schwann rodean los procesos de las neuronas aferentes y eferentes más grandes. Durante la mielinización, la célula de Schwann se enrolla varias veces alrededor de cada proceso nervioso (fig. 13-3). Las células de Schwann se alinean a lo largo del proceso neuronal y cada una de ellas forma su propio pequeño segmento de mielina. Las células de Schwann sucesivas están separadas por pequeñas interrupciones de líquido extracelular, llamadas *nódulos de Ranvier*, donde falta la mielina y se concentran canales de sodio dependientes del voltaje (fig. 13-4). Los nódulos de Ranvier aumentan la conducción nerviosa, ya que permiten que el impulso salte de un nódulo a otro a través del líquido extracelular en un proceso llamado *conducción saltatoria*. De esta manera, el impulso puede viajar con mayor rapidez que si se tuviera que mover de manera sistemática a lo largo de todo el proceso nervioso. El breve tiempo de reacción es especialmente importante en el caso de los nervios periféricos con largas distancias (a veces de 1-1.5 m) para la conducción entre el SNC y los órganos efectores distantes.

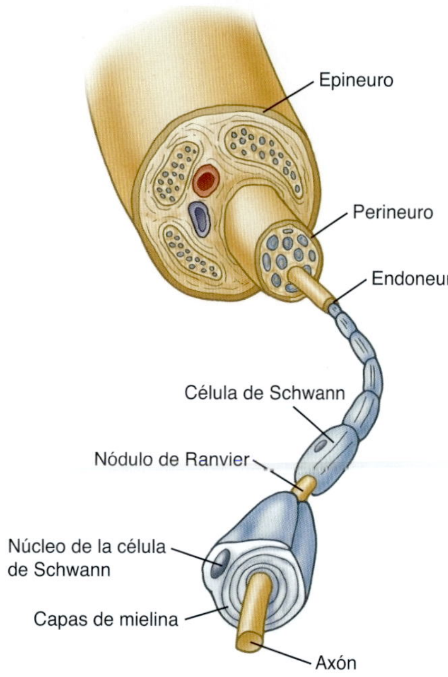

FIGURA 13-3. Sección de un nervio periférico que contiene neuronas motoras aferentes (sensitivas) y eferentes (motoras). Las células de Schwann forman una cubierta de mielina alrededor de las fibras nerviosas más grandes del SNP. Las siguientes células de Schwann se separan mediante pequeños saltos de líquido intracelular llamados nódulos de Ranvier, donde falta la mielina y se concentran los canales de sodio regulados por el voltaje.

Cada una de las células de Schwann que se encuentran a lo largo de un nervio periférico está encapsulada en un tubo continuo de la membrana basal, que a su vez está rodeado de una vaina de capas múltiples de tejido conjuntivo laxo conocida como el *endoneuro* (*véase* la fig. 13-3). La vaina endoneural, que es esencial para la regeneración de los nervios periféricos, proporciona un tubo de colágeno mediante el cual un axón regenerador puede llegar otra vez a su objetivo anterior. Se piensa que la ausencia de estas vainas es un factor importante en la regeneración axónica limitada de los nervios del SNC en comparación con los del SNP.

Las vainas endoneurales se unen con los vasos sanguíneos en pequeños haces o racimos de nervios llamados *fascículos*. En el nervio, otra cubierta protectora llamada perineuro rodea los fascículos. La *vaina epineural* del nervio periférico rodea los fascículos. Las capas protectoras que rodean los procesos nerviosos periféricos son continuas con la cápsula de tejido conjuntivo de las terminaciones nerviosas sensitivas y el que rodea las estructuras efectoras. Las capas de tejido conjuntivo continúan a lo largo de las raíces ventrales y dorsales del nervio, y se fusionan con las meninges que rodean la médula espinal y el encéfalo.

Requisitos metabólicos del tejido nervioso

El encéfalo recibe el 15-20% (cerca de 750 mL/min) del total del gasto cardíaco en reposo y consume un 20% de su oxígeno.[5] A pesar de sus importantes requisitos de energía, el encéfalo no puede almacenar oxígeno o participar de manera eficaz en el metabolismo anaeróbico. Una interrupción en el suministro de sangre u oxígeno al encéfalo lleva rápidamente a signos y síntomas clínicamente observables. Casi de manera simultánea aparecen la inconsciencia y el paro cardíaco, y la muerte de las células cerebrales comienza en 4-6 min. La interrupción del flujo sanguíneo también lleva a la acumulación de productos secundarios metabólicos que son tóxicos para el tejido neuronal.

La glucosa es la mayor fuente de combustible del sistema nervioso, pero, dado que las neuronas no pueden almacenarla, dependen de la glucosa en sangre o del glucógeno almacenado en las células neurogliales de soporte. Las cetonas pueden satisfacer determinados requisitos energéticos de forma temporal, pero estas fuentes se agotan con rapidez.

RESUMEN

El tejido nervioso está compuesto por dos tipos de células: las neuronas y las células neurogliales. Las neuronas tienen tres partes: un cuerpo celular, que controla la actividad en la célula; las dendritas, que conducen la información hacia el cuerpo celular; y el axón, que lleva los impulsos desde el cuerpo celular. Los mecanismos de transporte axónico proporcionan los medios para llevar los materiales desde y hasta el cuerpo celular y las terminales del axón. Las células neurogliales protegen y proporcionan soporte metabólico a las neuronas, ayudan a regular el flujo sanguíneo y sirven de ayuda para separarlas en compartimentos aislados, lo cual es necesario para lograr la función neuronal normal. La función del sistema nervioso demanda un gran porcentaje de energía metabólica. El encéfalo constituye solo el 2% del peso corporal, pero recibe el 15-20% del gasto cardíaco en reposo. La glucosa es el combustible principal del sistema nervioso.

Neurofisiología

Las neuronas se caracterizan por su capacidad para comunicarse con otras células del mismo tipo mediante impulsos eléctricos o *potenciales de acción*. Transfieren información de un lugar a otro mediante la frecuencia y el patrón de los potenciales de acción.

Potenciales de acción

Las señales nerviosas se transmiten a través de potenciales de acción, que son cambios abruptos y por pulsos en el potencial de la membrana con una duración aproximada de 5 ms.[2] Las membranas celulares del tejido excitable, incluidas las de las células nerviosas y musculares, contienen canales de iones que son responsables de generar estos potenciales de acción. Existen canales dependientes del voltaje separados para los iones de sodio, potasio y calcio, y cada tipo del canal de iones tiene un potencial de membrana característico que abre y cierra sus puertas. También hay canales dependientes de ligando que responden a mensajeros químicos, canales controlados mecánicamente que responden a cambios físicos, y

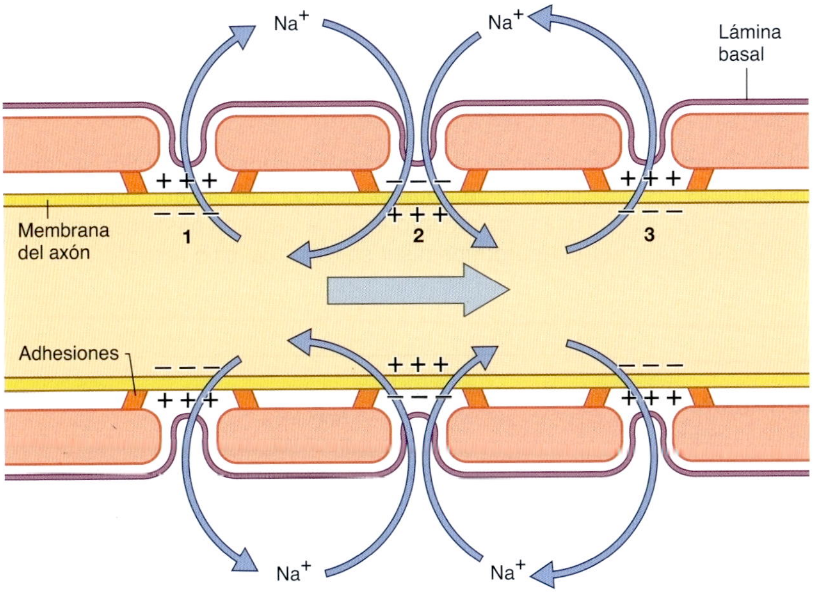

FIGURA 13-4. Sección longitudinal de un axón mielinizado del SNP. Las células de Schwann aíslan el axón, disminuyendo el flujo a través de la membrana. Los potenciales de acción ocurren en los nódulos de Ranvier, los cuales son áreas desmielinizadas de la lámina basal que se encuentran entre las células de Schwann. Los impulsos saltan de nodo en nodo en un proceso llamado *conducción saltatoria*, la cual aumenta de gran manera la velocidad de conducción. Se representan: 1) la región hiperpolarizada que queda detrás del potencial de acción, 2) la región hipopolarizada en el potencial de acción y 3) el área hiperpolarizada que va delante del potencial de acción. Las adhesiones de las células de Schwann (*en naranja*) hacia la membrana plasmática del axón bloquean la fuga de corriente debajo de la mielina.

canales dependientes de la luz que responden a las fluctuaciones en los niveles lumínicos.

La excitabilidad de las neuronas puede verse afectada por las condiciones que alteran el potencial de la membrana en reposo, que la acercan o alejan del potencial umbral. La *hipopolarización* aumenta la excitabilidad de la neurona postsináptica al acercar el potencial de membrana a su umbral, de tal forma que es necesario un estímulo subsecuente más pequeño para hacer que la neurona lance una señal. La *hiperpolarización* aleja el potencial de membrana de su umbral y tiene el efecto opuesto, es decir, inhibe al disminuir la probabilidad de que se genere un potencial de acción.

Los potenciales de acción se pueden dividir en tres etapas: el estado de reposo (o polarización), la despolarización y la repolarización (fig. 13-5).

Potencial de reposo de membrana

El *potencial de reposo de la membrana* (alrededor de –70 mV para las fibras nerviosas grandes) es el período durante el cual el nervio no transmite impulsos. Durante este estado, se dice que la membrana está *polarizada* debido a la gran separación de la carga. La fase de reposo del potencial de membrana continúa hasta que algún suceso hace que aumente su permeabilidad al sodio. Un *potencial umbral* (aproximadamente –55 mV en las fibras nerviosas grandes) representa el estado en el que las neuronas u otros tejidos excitables se estimulan para lanzar una señal.[6] Cuando se alcanza el potencial umbral, las estructuras en forma de compuertas de los canales de iones se abren. Estas compuertas funcionan en una base de todo o nada: se encuentran totalmente abiertas o cerradas. El estímulo umbral es suficiente para abrir muchos canales de iones, lo que pone en marcha la despolarización masiva de la membrana.

Despolarización

La *despolarización* se caracteriza por el flujo de iones positivos. La entrada rápida de iones de sodio produce corrientes locales positivas, lo cual hace que los canales de sodio de esta parte de la membrana se abran. En las neuronas, las compuertas de iones de sodio permanecen abiertas cerca de un cuarto de milisegundo. Durante esta etapa del potencial de acción, la cara interna de la membrana se hace positiva (alrededor de +30 mV).

Repolarización

La *repolarización* es la etapa durante la cual se restablece la polaridad del potencial en reposo de la membrana. Esto se logra con el cierre de los canales de sodio y la apertura de los canales de potasio. La salida de iones de potasio cargados positivamente a través de la membrana celular devuelve

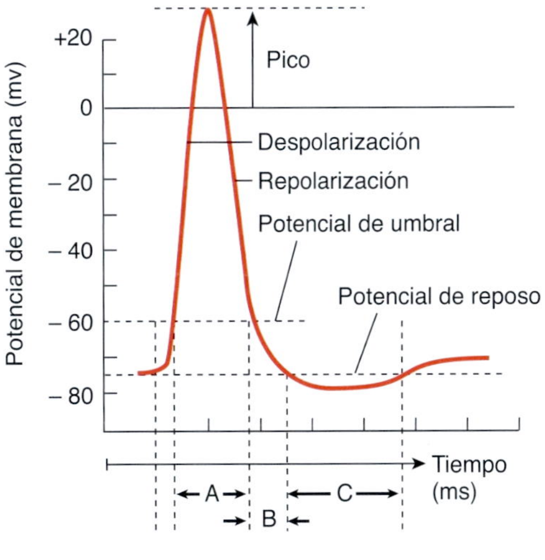

FIGURA 13-5. Línea de tiempo del potencial de acción registrado en un punto de un axón con un electrodo dentro y uno fuera de la membrana plasmática. **A.** La parte ascendente del potencial de acción se llama *pico*. La fase ascendente más aproximadamente la primera mitad de la fase de repolarización es el *período refractario absoluto*. **B.** La parte de la fase de repolarización que se extiende desde el potencial de umbral hasta el potencial de reposo de la membrana representa el *período refractario relativo*. **C.** La parte restante de la fase de repolarización hasta el potencial de reposo de la membrana es el pospotencial negativo. El período refractario relativo es el tiempo que tarda la membrana en hiperpolarizarse a medida que el potencial desciende por debajo del potencial de membrana.

COMPRENSIÓN → Transmisión sináptica

Las neuronas se comunican entre sí mediante sinapsis químicas y neurotransmisores. Las sinapsis químicas consisten en una neurona presináptica, una hendidura sináptica y una neurona postsináptica. Este proceso depende de **1)** que una neurona presináptica sintetice y libere el neurotransmisor, **2)** que el neurotransmisor se una a los receptores de la neurona postsináptica y **3)** que el neurotransmisor se retire del sitio receptor.

1

Síntesis y liberación de los neurotransmisores. Los neurotransmisores se sintetizan en la neurona presináptica y luego se almacenan en las vesículas sinápticas. La comunicación entre las dos neuronas comienza con un impulso nervioso que estimula la neurona presináptica, seguido por el movimiento de las vesículas sinápticas hasta la membrana celular y la liberación del neurotransmisor en la hendidura sináptica.

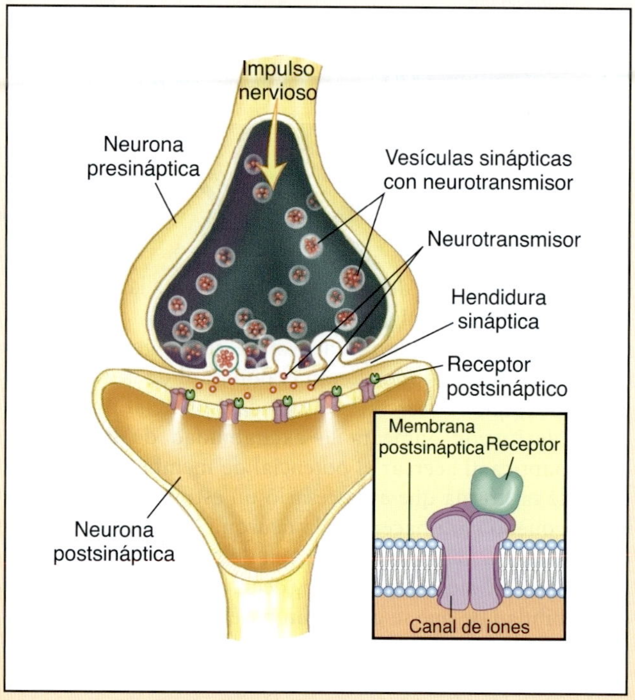

2

Fijación con el receptor. Una vez liberado de la neurona presináptica, el neurotransmisor pasa por la hendidura sináptica y se une a los receptores de la neurona postsináptica. La acción de un neurotransmisor está determinada por el tipo de receptor al que se une. Muchas neuronas presinápticas también tienen receptores a los que se une un neurotransmisor. Los receptores presinápticos funcionan a manera de retroalimentación negativa para inhibir que se sigan liberando el neurotransmisor.

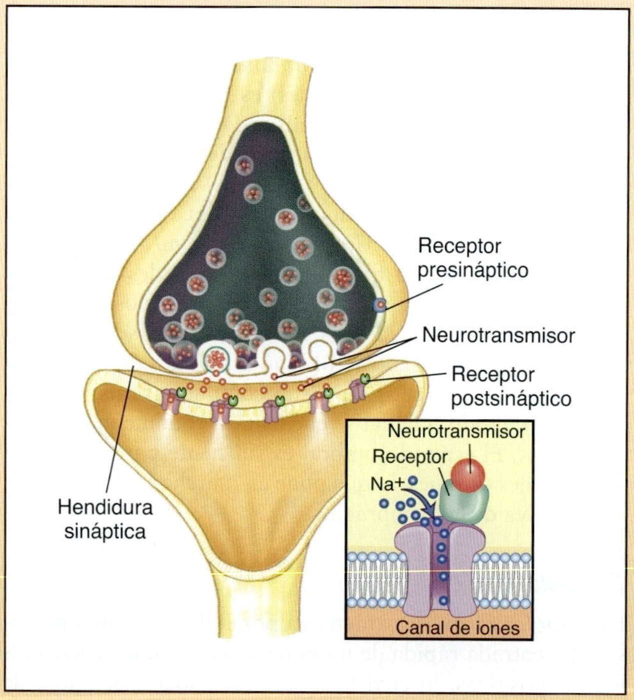

3

Retiro de los neurotransmisores. El control preciso de la función sináptica depende del retiro rápido del neurotransmisor de la sinapsis. Un neurotransmisor liberado puede 1) regresar a la neurona en un proceso llamado recaptación, 2) salir por difusión de la hendidura sináptica o 3) descomponerse por la acción de enzimas.

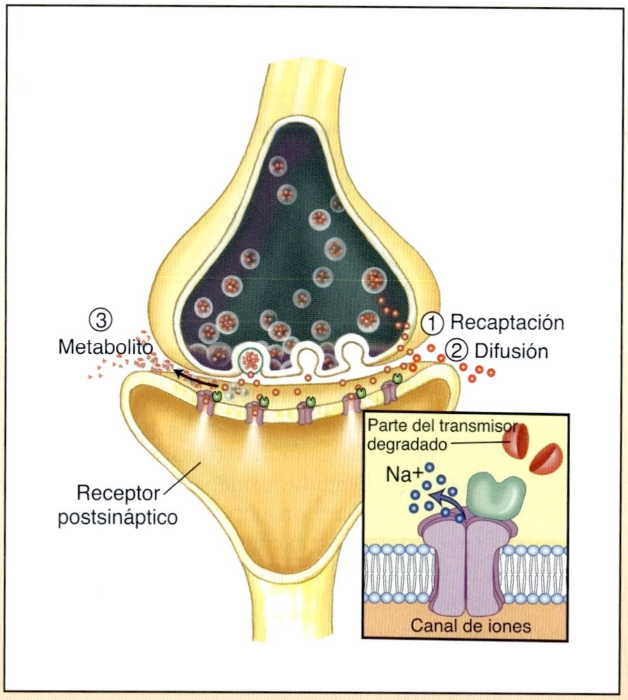

el potencial de membrana a su estado negativo. La bomba sodio-potasio adenosina trifosfatasa restablece de forma gradual las concentraciones iónicas de reposo en cada lado de la membrana. Las membranas de las células excitables deben repolarizarse lo suficiente antes de que puedan volver a excitarse. Durante la repolarización, la membrana sigue siendo refractaria hasta que dicho proceso esté aproximadamente a un tercio de completarse. Este período, que dura de 0.4-4 ms, se llama *período refractario absoluto*. Durante una parte del período de recuperación, el *período refractario relativo*, la membrana se puede excitar, aunque solo por un estímulo más fuerte de lo normal.

Transmisión sináptica

Las neuronas se comunican entre sí mediante estructuras llamadas *sinapsis*. En el sistema nervioso hay dos tipos de sinapsis: eléctricas y químicas. Las *sinapsis eléctricas* permiten el paso de iones portadores de corriente a través de pequeñas aperturas denominadas *uniones comunicantes* que permiten que la corriente viaje en cualquier dirección. Las uniones comunicantes permiten que un potencial de acción pase de forma directa y rápida de una neurona a otra.

El tipo más habitual es la *sinapsis química*, en la que las membranas presinápticas y postsinápticas especiales están separadas por una hendidura sináptica. La terminal presináptica segrega moléculas químicas transmisoras, que se difunden a través de la hendidura sináptica y se unen a los receptores de la membrana postsináptica. Las sinapsis químicas se dividen en dos tipos: excitatorias e inhibitorias. En las primeras, la unión del neurotransmisor con el receptor produce la despolarización de la membrana postsináptica. La unión del neurotransmisor con el receptor en una sinapsis inhibitoria reduce la capacidad de la neurona postsináptica de generar un potencial de acción.

Las sinapsis químicas son el componente más lento en la comunicación neurona a neurona: cada acontecimiento sucesivo en la sinapsis química (la secreción de transmisores, la difusión a través de la hendidura sináptica, la interacción con los receptores postsinápticos y la generación de un potencial de acción subsiguiente en la neurona postsináptica) consume tiempo.

El cuerpo celular de una neurona y las dendritas están cubiertas de miles de sinapsis y cualquiera de estas puede estar activa en un momento determinado. Debido a la interacción de esta rica entrada sináptica, cada neurona se parece a un pequeño integrador.

Las sinapsis químicas muestran varias relaciones. Los axones pueden formar sinapsis con las dendritas (axodendríticas), con el cuerpo celular (axosomáticas) o con el axón (axoaxónicas). Las dendritas pueden formar sinapsis con los axones (dendroaxónicas), con otras dendritas (dendrodendríticas) o con el cuerpo celular de otras neuronas (dendrosomáticas). También se han observado sinapsis entre el cuerpo celular nervioso y los axones (sinapsis somatoaxónicas). Las sinapsis que ocurren entre el cuerpo celular de neuronas vecinas (somatosomáticas) son poco frecuentes, excepto entre algunos núcleos eferentes. El mecanismo de comunicación entre la neurona presináptica y la postsináptica es similar en todos los tipos de sinapsis.

Potenciales postsinápticos excitatorios e inhibitorios

Un neurotransmisor puede causar un potencial graduado excitatorio o inhibitorio. Cuando la combinación de un neurotransmisor con un sitio receptor causa una despolarización parcial de la membrana postsináptica, se llama *potencial excitatorio postsináptico* (PEPS). En otras sinapsis, la combinación de un transmisor con el sitio de un receptor es inhibitoria en el sentido de que causa que la membrana nerviosa local se hiperpolarice y sea menos excitable. A esto se le denomina *potencial inhibitorio postsináptico* (PIPS).

Los potenciales de acción comienzan en el segmento inicial del axón, cerca del *cono del axón* (*véase* la fig. 13-1), el cual se encuentra justo antes del primer segmento de mielina. El cono del axón es más excitable que el resto de la neurona. Las corrientes locales que resultan de un PEPS son, por lo general, insuficientes para llegar al umbral y causar la despolarización del segmento inicial del axón. Si suceden varios PEPS de forma simultánea, el área de despolarización puede llegar a ser lo suficientemente grande y las corrientes en el segmento inicial pueden ser lo bastante fuertes como para exceder el potencial umbral e iniciar un potencial de acción. Esta suma de todas las áreas despolarizadas se llama *suma espacial*. Los PEPS también pueden sumarse y provocar un potencial de acción si ocurren en una sucesión rápida. Este aspecto temporal de la ocurrencia de dos o más PEPS se llama *suma temporal*.

Los PIPS también pueden experimentar suma espacial y temporal entre sí y con los PEPS en una suma algebraica normal. Si la suma de PEPS y PIPS mantiene la despolarización en el segmento inicial por debajo de los niveles umbral, entonces no se da el potencial de acción.

La suma espacial y temporal durante la actividad sináptica sirve como un interruptor sensible y complicado que requiere la combinación correcta de actividad de entrada antes de que la célula pueda obtener un potencial de acción. La ocurrencia y la frecuencia de los potenciales de acción en los axones constituyen una situación de todo o nada, la cual varía solo según la presencia o ausencia de dichos impulsos y su frecuencia.

Moléculas mensajeras

La función del sistema nervioso depende de los mensajeros químicos. Estos mensajeros incluyen los neurotransmisores, los neuromoduladores y los factores neurotróficos o de crecimiento nervioso.

Neurotransmisores

Los neurotransmisores son sustancias químicas que excitan, inhiben o modifican la respuesta neuronal. Incluyen aminoácidos, neuropéptidos y monoaminas. Los *aminoácidos* glutamina, glicina y ácido γ-aminobutírico (GABA, *gamma-aminobutyric acid*) funcionan como neurotransmisores en la mayoría de las sinapsis del SNC. El GABA media la mayor parte de la inhibición sináptica en el SNC. Los *neuropéptidos* son moléculas de bajo peso molecular formadas por dos o más aminoácidos. Incluyen la sustancia P, las endorfinas y las encefalinas, que participan en la sensación y la percepción del dolor. Una *monoamina* es una molécula **amina** que contiene un solo grupo amina (NH_2). La serotonina, dopamina, noradrenalina y adrenalina son monoaminas sintetizadas a partir de aminoácidos.

Los neurotransmisores se sintetizan en el citoplasma de la terminal axónica. La síntesis de los transmisores puede requerir uno o más pasos con enzimas catalizadoras. Después de la síntesis, las moléculas neurotransmisoras se almacenan en la terminal axónica en diminutos sacos unidos a la membrana llamados *vesículas sinápticas*. Estas vesículas protegen a los neurotransmisores de ser destruidos por las enzimas en la terminal nerviosa. Puede haber miles de vesículas en una única terminal, cada una de ellas con 10 000-100 000 moléculas transmisoras. La llegada de un impulso a una terminal nerviosa hace que las vesículas se muevan hacia la membrana celular y liberen sus moléculas transmisoras en el espacio sináptico.

Los neurotransmisores ejercen sus acciones mediante proteínas específicas, llamadas *receptores*, incrustadas en la membrana postsináptica. La interacción entre un transmisor y un receptor da como resultado una respuesta fisiológica específica. La acción de un transmisor está determinada por el tipo de receptor al cual se une. Los receptores se nombran según el tipo de neurotransmisor con el que interactúan (p. ej., un *receptor colinérgico* es aquel que se une con la acetilcolina).

Para mantener el control preciso de la transmisión neuronal, es necesario que el transmisor se elimine con rapidez. Un transmisor liberado puede sufrir uno de estos tres procesos:

1. Las enzimas lo pueden descomponer en sustancias inactivas.
2. Puede regresar a la neurona presináptica en un proceso llamado *recaptación*.
3. Se puede difundir en el líquido intracelular hasta que su concentración sea demasiado baja como para influir en la excitabilidad postsináptica.

Neuromoduladores

Otro tipo de moléculas mensajeras, conocidas como *neuromoduladores*, también pueden liberarse de las terminales axónicas. Las moléculas neuromoduladoras reaccionan con receptores presinápticos o postsinápticos para alterar la liberación de los neurotransmisores o la respuesta ante ellos. Los neuromoduladores pueden actuar en los receptores postsinápticos para producir cambios más lentos y de mayor duración en la excitabilidad de la membrana. Esto altera la acción de las moléculas neurotransmisoras de actuación más rápida incrementando o disminuyendo su eficacia. Al combinarse con autorreceptores en su propia membrana presináptica, un transmisor puede actuar como un neuromodulador para aumentar o inhibir más la actividad nerviosa. En algunos nervios, como los simpáticos periféricos, una molécula mensajera puede tener funciones transmisoras y moduladoras.

Factores neurotróficos

Se requieren factores neurotróficos o de crecimiento de los nervios para mantener la supervivencia a largo plazo de la célula postsináptica, y son secretados por terminales axónicas independientes de los potenciales de acción. También se han demostrado factores tróficos desde las células diana que entran en el axón y que son necesarios para la supervivencia a largo plazo de las neuronas presinápticas. Los factores tróficos desde la célula diana hasta las neuronas probablemente tengan mucha importancia en la formación de conexiones neuronales específicas durante el desarrollo embrionario normal.

RESUMEN

Las neuronas se caracterizan por su capacidad para comunicarse con otras neuronas y células corporales mediante señales eléctricas llamadas *potenciales de acción*. Las membranas celulares de las neuronas contienen canales de iones que son responsables de generar estos potenciales. Las compuertas dependientes del voltaje (que se abren y cierran con los cambios que suceden en el potencial de la membrana) controlan estos canales. Los potenciales de acción se dividen en tres partes: el potencial de membrana en reposo, durante el cual la membrana está polarizada, pero no hay actividad eléctrica; la etapa de despolarización, durante la cual se abren los canales de sodio, permitiendo una entrada rápida de los iones que generan el impulso eléctrico; y la etapa de repolarización, durante la cual la membrana es permeable a los iones de potasio, lo que permite el flujo de iones de potasio y el retorno al potencial de membrana en reposo.

Las sinapsis son estructuras que permiten la comunicación entre neuronas. Se han identificado dos tipos de sinapsis: eléctricas y químicas. Las primeras constan de uniones comunicantes entre las células adyacentes que permiten que los potenciales de acción se muevan con rapidez de una célula a otra. Las sinapsis químicas tienen estructuras presinápticas y postsinápticas especiales, separadas por una hendidura sináptica. Dependen de mensajeros químicos, liberados por la neurona presináptica, que cruzan la hendidura sináptica y luego interactúan con los receptores de la neurona postsináptica.

Los neurotransmisores son mensajeros químicos que controlan la función neuronal. Provocan la excitación o inhibición de los potenciales de acción de manera selectiva. Se conocen tres tipos principales de neurotransmisores: aminoácidos, neuropéptidos y monoaminas. Los neurotransmisores interactúan con los receptores de la membrana celular para producir acciones excitatorias o inhibitorias. Los neuromoduladores son mensajeros químicos que reaccionan con los receptores de las membranas para producir cambios más lentos y de mayor duración en la permeabilidad de la membrana. Se requieren factores neurotróficos o de crecimiento, que también se liberan desde las terminales presinápticas, para mantener la supervivencia a largo plazo de las neuronas postsinápticas.

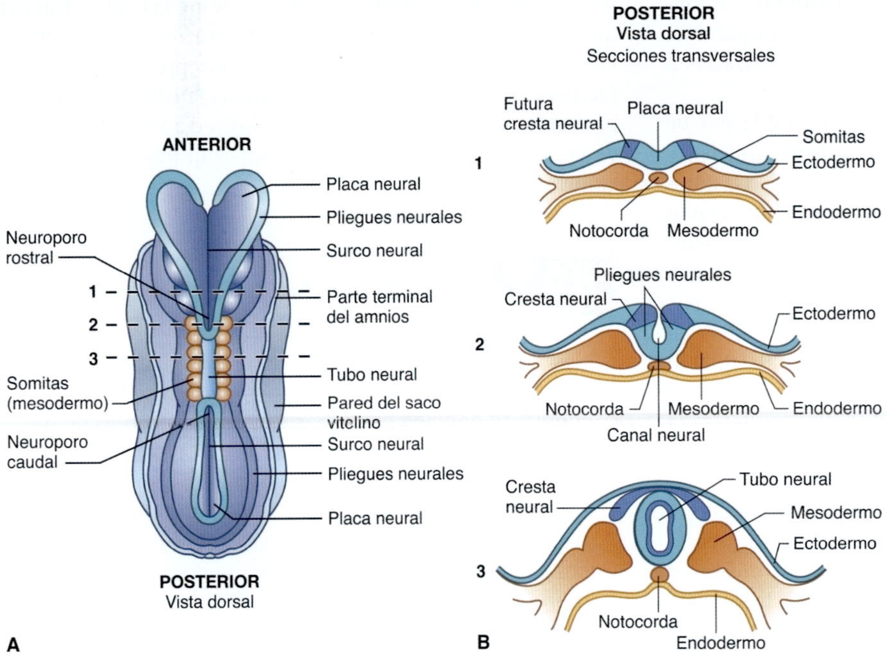

FIGURA 13-6. Pliegues del tubo neural. **A.** Vista dorsal de un embrión de seis somitas (22-23 días) que muestra los pliegues neurales, el surco neural y el tubo neural fusionado. El neuroporo anterior cierra aproximadamente en el día 25 y el posterior cerca del día 27. **B.** Tres secciones transversales tomadas en los niveles indicados en **A.** Las secciones indican dónde se está empezando a formar el tubo neural.

Organización del desarrollo del sistema nervioso

La organización del sistema nervioso se puede describir en términos de su desarrollo, en el cual como resultado de la modificación y aumento de estructuras más primitivas surgen funciones nuevas y de mayor complejidad. Así, el extremo rostral o cefálico del SNC se especializó, por lo que retiene la organización más antigua en el tronco del encéfalo y la médula espinal. La dominancia del extremo frontal del SNC se refleja en lo que ha sido denominado una *jerarquía de control* en la que el prosencéfalo controla el tronco encefálico y este último controla la médula espinal. Conforme las funciones nuevas se concentraron en el extremo **rostral** del sistema nervioso, también se hicieron más vulnerables a las lesiones. Esto se ejemplifica con el estado vegetativo persistente, que ocurre cuando alguna lesión cerebral grave causa un daño irreversible a los centros corticales superiores, mientras que los centros raquídeos inferiores, como los del control de la respiración, siguen siendo funcionales.

Desarrollo embrionario

Todos los tejidos y órganos corporales se desarrollan a partir de las tres capas embrionarias (ectodermo, mesodermo y endodermo) que aparecen durante la tercera semana de la vida embrionaria. El cuerpo se organiza en el soma y las vísceras. El soma, o pared corporal, incluye todas las estructuras derivadas del ectodermo embrionario, como la epidermis de la piel y el SNC. Los tejidos conjuntivos mesodérmicos del soma incluyen la dermis de la piel, los músculos esqueléticos, los huesos y el recubrimiento externo de las cavidades corporales (la pleura parietal y el peritoneo). El sistema nervioso inerva todas las estructuras somáticas más las estructuras internas que forman las vísceras. Las *vísceras* incluyen los grandes vasos sanguíneos derivados del mesodermo intermedio, el sistema urinario y las estructuras de las gónadas. También incluye el recubrimiento interior de las cavidades corporales, como la pleura visceral y el peritoneo, y los tejidos mesodérmicos que rodean el intestino cubierto de endodermo y sus órganos derivados (p. ej., pulmones, hígado, páncreas).

El sistema nervioso aparece durante la tercera semana del desarrollo embrionario, lo que influye en el crecimiento y la organización de muchos otros sistemas corporales. La organización del sistema nervioso retiene muchos patrones que se establecieron a lo largo de la vida embrionaria. Este patrón temprano de desarrollo segmentario en el embrión es el que se presenta como un marco para entender el sistema nervioso.

Durante la segunda semana de desarrollo, el tejido embrionario consta de dos capas: el endodermo y el ectodermo. A principios de la tercera semana, el ectodermo comienza a invaginarse y migra entre las dos capas, lo que forma una tercera capa llamada *mesodermo* (fig. 13-6). El mesodermo forma, a lo largo de toda la línea media del embrión, una banda especializada de tejido embrionario llamada *notocorda*. La notocorda y el mesodermo adyacente proporcionan la señal de inducción necesaria para que el excesivo ectodermo se diferencie y forme una estructura engrosada llamada *placa neural*, el primigenio del sistema nervioso. Dentro de la placa neural se desarrolla un surco axial (el surco neural) y se hunde en el mesodermo subyacente, lo que permite que sus paredes se fusionen por la parte superior y formen un tubo ectodérmico llamado *tubo neural*. Este proceso, llamado *cierre*, ocurre durante la tercera y cuarta semana de gestación y es vital para la supervivencia del embrión.

Durante el desarrollo embrionario, el tubo neural se desarrolla para formar el SNC, mientras que la notocorda se convierte en la base alrededor de la cual se desarrollará

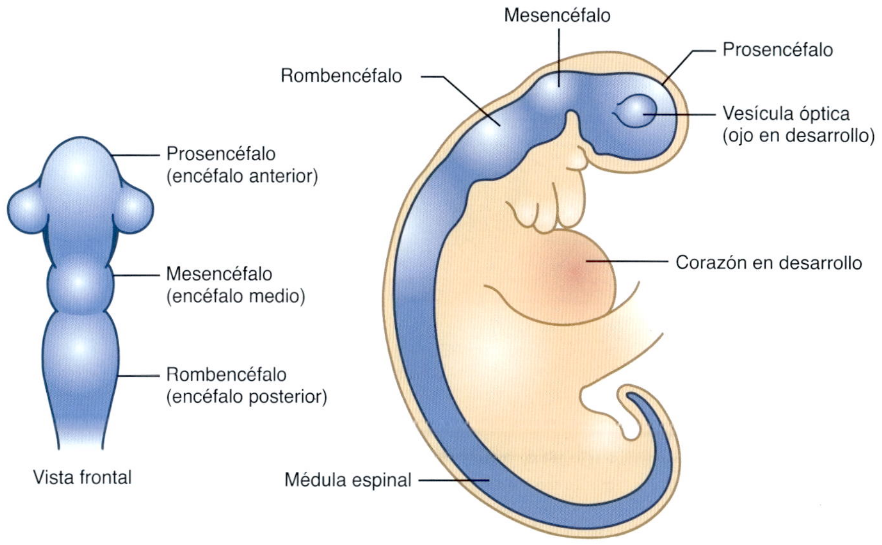

FIGURA 13-7. Vistas frontal y lateral de un embrión en la quinta semana. Se muestran las vesículas cerebrales y las tres divisiones embrionarias del encéfalo y del tronco encefálico.

finalmente la columna vertebral. El ectodermo superficial se separa del tubo neural y se fusiona en la parte superior, de esta manera se convierte en la capa externa de la piel. El cierre inicial del tubo neural comienza en los niveles cervicales y torácicos altos, y se cierra rostralmente hacia el extremo **cefálico** del embrión y **caudalmente** hacia el sacro. El cierre completo ocurre alrededor del día 25 en el extremo más rostral del encéfalo y alrededor del día 27 en la región lumbosacra.

A medida que se cierra el tubo neural, las células ectodérmicas, llamadas *crestas neurales*, migran separándose de la superficie dorsal del tubo neural para convertirse en progenitoras de las neuronas y de las células de soporte del SNP. Moléculas adhesivas a las células neuronales (MACN) disminuyen la migración de las células de las crestas neurales, y moléculas de fibronectina aumentan la formación de vías que guíen las células de la cresta neural. Algunas de estas células se agrupan para formar los *ganglios de la raíz dorsal* a los lados de cada segmento de la médula espinal y *los ganglios craneales* que están presentes en la mayoría de los segmentos cerebrales. Las neuronas de estos ganglios se convierten en neuronas aferentes o sensitivas del SNP.

Otras células de la cresta neural se convierten en células pigmentarias de la piel o contribuyen a la formación de las meninges, muchas estructuras de la cara y las células de los ganglios periféricos del sistema nervioso autónomo (SNA), incluidas las de la corteza suprarrenal.

Durante el desarrollo, las partes más rostrales del tubo neural embrionario (aproximadamente 10 segmentos) sufren una gran modificación y aumento para formar el encéfalo (fig. 13-7). Se desarrollan tres protuberancias, o vesículas primarias: prosencéfalo, que contiene los dos primeros segmentos; el mesencéfalo, o encéfalo medio, que se desarrolla a partir del tercer segmento; y el rombencéfalo, que se desarrolla de los segmentos 4 a 10. El tronco encefálico se forma por las modificaciones de los 10 segmentos rostrales de la pared del tubo neural. En el prosencéfalo, se desarrollan dos pares de divertículos laterales: la copa óptica, que se convierte en el nervio óptico y la retina, y las vesículas telencefálicas, que se convierten en los hemisferios cerebrales. Dentro del prosencéfalo, el conducto central hueco se expande para convertirse en unas cavidades llenas de líquido cefalorraquídeo, es decir, los ventrículos primero y segundo (laterales). El resto de la parte diencefálica del tubo neural se desarrolla para formar el tálamo y el hipotálamo. La neurohipófisis (hipófisis posterior) crece como un brote ventral de la línea media en las uniones de los segmentos 1 y 2. Un brote dorsal, el cuerpo pineal, se desarrolla entre los segmentos 2 y 3.

Todos los segmentos cerebrales, excepto el segmento 2, retienen parte de la organización segmentaria básica del sistema nervioso. El desarrollo evolutivo del encéfalo se refleja en los nervios segmentarios craneales y cervicales. Esto refleja el patrón original de un tubo neural segmentado, en el que cada segmento tiene ramificaciones pareadas múltiples que contienen un agrupamiento de axones. Un segmento tendría ramificaciones pareadas a los músculos del cuerpo y otro grupo a las estructuras viscerales, y así sucesivamente. El patrón clásico de organización de los nervios raquídeos, que consiste en un par de raíces dorsales y un par de raíces ventrales, es un desarrollo evolutivo tardío que no ocurre en los nervios craneales (NC). En consecuencia, los NC, que están numerados de manera arbitraria del 1 al 12, mantienen el patrón antiguo, con más de un NC que se ramifica a partir de un único segmento. El patrón nervioso verdaderamente segmentario de los NC está alterado porque faltan todas las ramificaciones desde el segmento 2 y la mayor parte de las ramificaciones del segmento 1. El NC II, también llamado *nervio óptico*, no es un nervio segmentario, es un conducto cerebral que conecta la retina (encéfalo modificado) con el primer segmento prosencéfalico del cual se desarrolla.

PUNTOS CLAVE

Organización del desarrollo del sistema nervioso

- En el proceso de desarrollo, el modelo organizacional básico es el de una serie longitudinal de segmentos, en el que cada uno tiene el mismo patrón básico fundamental de organización: una pared corporal o soma que contiene el esqueleto axial y un tubo neural, el cual se desarrolla para formar el sistema nervioso.

- Conforme se desarrolla el sistema nervioso, este se segmenta con un patrón repetitivo de axones de neuronas aferentes, que forman las raíces dorsales de cada nervio segmentario posterior, y de neuronas eferentes, que salen y forman las raíces ventrales de cada nervio segmentario posterior.

Organización segmentaria

En el desarrollo, el modelo organizacional básico del cuerpo es el de una serie longitudinal de segmentos, cada uno de los cuales repite el mismo patrón fundamental. Aunque los sistemas muscular, esquelético, vascular y excretor temprano, así como los nervios que suministran las estructuras somáticas y viscerales, tienen el mismo patrón segmentario, es el sistema nervioso el que más claramente retiene esta organización en la vida posnatal. El SNC y sus nervios periféricos asociados constan de aproximadamente 43 segmentos: 33 de ellos forman la médula espinal y los nervios raquídeos y 10 el encéfalo y sus NC.

Los pares bilaterales de fibras nerviosas atadas, o raíces (un par ventral y un par dorsal), acompañan a cada segmento del SNC (fig. 13-8). Las raíces dorsales pareadas conectan un par de ganglios de raíces dorsales y su segmento del SNC correspondiente. Los ganglios de las raíces dorsales contienen muchos cuerpos celulares de nervios aferentes, cada uno de los cuales tiene dos procesos parecidos a los axones: uno que termina en un receptor periférico y otro que entra en el segmento neuronal central. Estos procesos parecidos a los axones que entran en el segmento neuronal central se comunican con neuronas llamadas *neuronas de asociación de entrada* (AE). Las *neuronas aferentes somáticas* (AS) transmiten información desde el soma a las *neuronas somáticas de asociación de entrada* (SAE), y las *neuronas aferentes viscerales* (AV) transmiten la información desde la víscera a las *neuronas viscerales de asociación de entrada* (VAE). Las raíces ventrales pareadas de cada segmento son haces de axones que proporcionan una salida eferente a los sitios efectores como los músculos y las células glandulares del segmento corporal.

En un corte transversal, el tubo neural hueco embrionario se puede dividir en un conducto central (o ventrículo), que contiene LCR, y la pared del tubo. Este último evoluciona a una parte celular gris interna que se divide funcionalmente en columnas longitudinales de neuronas llamadas *columnas celulares*, las cuales contienen cuerpos celulares nerviosos rodeados por una región superficial de sustancia blanca que contiene los sistemas longitudinales del tracto del SNC. Estos sistemas del tracto están compuestos de muchos procesos de células nerviosas. La mitad dorsal, o *asta dorsal,* de la sustancia gris contiene neuronas aferentes. La parte ventral, o *asta ventral*, contiene neuronas eferentes que se comunican mediante las raíces ventrales con las células efectoras del segmento corporal. Muchas neuronas del SNC desarrollan axones que crecen longitudinalmente como sistemas de tracto que se comunican entre los segmentos adyacentes y distales del tubo neural.

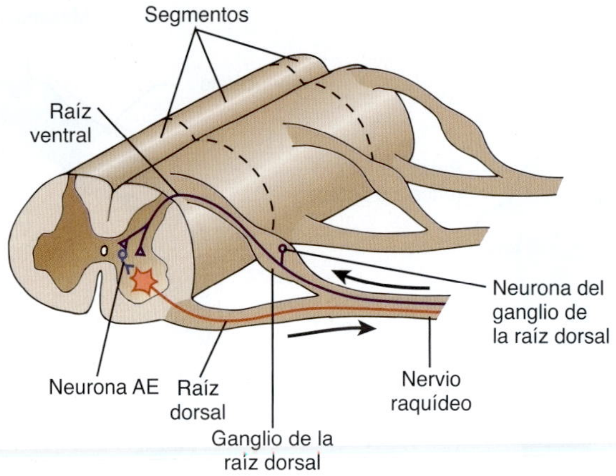

FIGURA 13-8. En este diagrama de tres segmentos de la médula espinal, entran tres raíces dorsales en la superficie dorsal lateral de la médula y salen tres raíces ventrales. El ganglio de la raíz dorsal contiene células ganglionares de la raíz dorsal, cuyos axones se bifurcan: un proceso entra en la médula espinal en la raíz dorsal, y el otro se extiende periféricamente para suministrar a la piel y los músculos del cuerpo. La raíz ventral está formada de axones provenientes de las motoneuronas de la médula espinal. *AE, asociación de entrada del impulso.*

Columnas celulares

La estructura organizacional del sistema nervioso se puede describir como un patrón en el que las neuronas específicas del SNC y SNP se repiten como columnas celulares paralelas que corren a lo largo del sistema nervioso. En este patrón, las neuronas aferentes, las células del asta dorsal y las células del asta ventral se organizan como una serie bilateral de 11 columnas celulares.

Las columnas celulares que se encuentran a cada lado se pueden seguir agrupando según su ubicación en el SNP: cuatro en los ganglios de las raíces dorsales que contienen neuronas sensitivas, cuatro en el asta dorsal que contiene neuronas sensitivas de AE y tres en el asta ventral que contiene motoneuronas (fig. 13-9). Cada columna de ganglios de raíces dorsales se proyecta a su columna particular de neuronas de AE en el asta dorsal, las cuales después distribuyen la información aferente a los circuitos de reflejos locales y a los segmentos más rostrales y complejos del SNC. Las astas ventrales contienen neuronas de asociación de salida (ASa) y motoneuronas inferiores (MNI). Estas últimas proporcionan el circuito final para organizar la actividad nerviosa eferente.

Entre las neuronas de AE y las de ASa existen redes de pequeñas neuronas intercalares (interneuronales) ordenadas en circuitos complejos. Gran parte de los miles de millones de células del SNC que se encuentran en la médula espinal y la sustancia gris del encéfalo son neuronas intercalares.

Columnas celulares de las astas dorsales

Cuatro columnas de las neuronas aferentes (sensitivas) de los ganglios de las raíces dorsales inervan directamente las cuatro columnas correspondientes de neuronas de AE en el asta dorsal. Estas columnas se clasifican como aferentes especiales y generales: aferente somática especial (ASE),

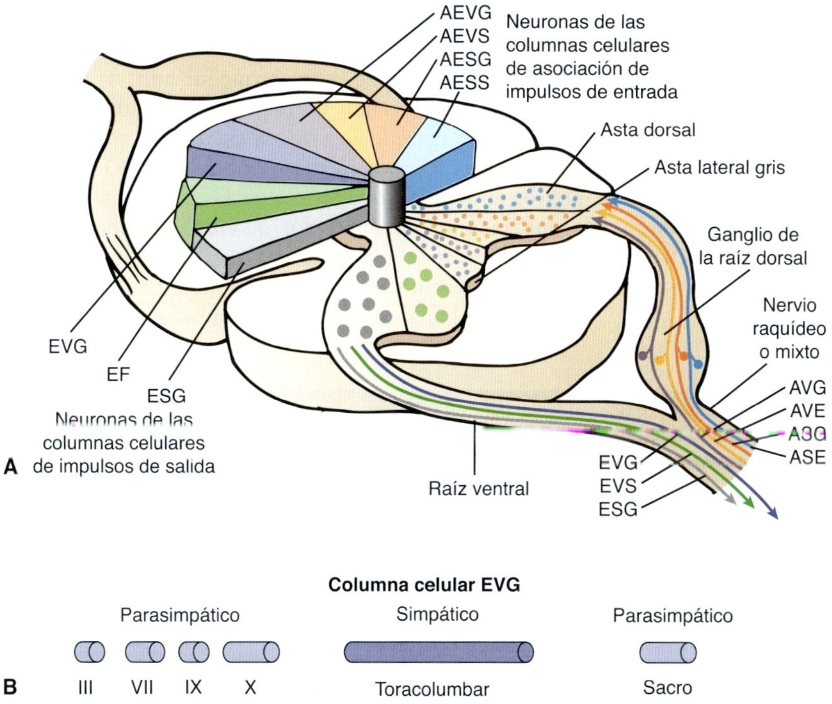

FIGURA 13-9. **A.** Columnas de células del SNC. Las columnas celulares del asta dorsal contienen neuronas de asociación de entrada (AE) de impulsos para los siguientes tipos de neuronas: aferente visceral general (AVG), aferente visceral especial (AVE), aferente sensitiva especial (ASE) y aferente somática general (ASG) con cuerpos celulares en el ganglio de la raíz dorsal. Las columnas celulares del asta ventral contienen las neuronas eferente visceral general (EVG), eferente faríngea (EF) y eferente somática general (ESG), y sus neuronas de asociación de salida de impulsos (ASa). **B.** Esquema de las columnas celulares de las neuronas EVG donde se muestran los componentes simpáticos y parasimpáticos. La columna no es continua, sino que está interrumpida en el tronco encefálico porque solo los núcleos de los nervios craneales III, VII, IX y X contienen neuronas parasimpáticas preganglionares. La columna se interrumpe nuevamente hasta los niveles T1 a L1 o L2, en los que las neuronas preganglionares de la porción simpática se encuentran en el asta lateral de la médula espinal. Otra hendidura se hace evidente hasta la porción sacra del sistema nervioso parasimpático.

aferente somática general (ASG), aferente visceral especial (AVE) y aferente visceral general (AVG; *véase* la fig. 13-9).

Las fibras aferentes somáticas *especiales* se encargan de la información sensitiva interna, como la sensación de articulaciones y tendones. Las neuronas de las columnas celulares somáticas especiales de asociación de entrada transmiten su información a los reflejos locales referentes a la postura y al movimiento; al cerebelo, lo que contribuye a la coordinación de los movimientos; y al prosencéfalo, lo cual contribuye a la experiencia. Las aferentes que inervan el laberinto y los órganos derivados de las terminales auditivas del oído interno también pertenecen a la categoría de ASE.

Las aferentes somáticas *generales* inervan la piel y otras estructuras somáticas y responden a estímulos como los que producen presión o dolor. Las columnas celulares somáticas generales de asociación de entrada transmiten la información sensitiva a los circuitos protectores y de otros reflejos, y proyectan la información al prosencéfalo, donde se percibe como dolorosa, cálida, fría y semejantes.

Las células aferentes viscerales *especiales* inervan los receptores especializados relacionados con el intestino, como las papilas gustativas y los receptores de la mucosa olfativa. Sus procesos centrales se comunican con las neuronas de la columna AVE que se proyectan para reflejar los circuitos que producen la salivación, masticación, deglución y otras respuestas. Las fibras de proyección del prosencéfalo que surgen de estas células de asociación proporcionan las sensaciones del gusto y el olfato.

Las neuronas aferentes viscerales *generales* inervan las estructuras viscerales como el tubo digestivo, la vejiga urinaria, el corazón y los grandes vasos. Proyectan a la columna AVG, que transmite información a los circuitos de los reflejos vitales y envía información al prosencéfalo en relación con las sensaciones viscerales, como tener el estómago lleno, la presión de la vejiga y la experiencia sexual.

Columnas celulares de las astas ventrales

El asta ventral contiene tres columnas celulares longitudinales: eferentes viscerales generales, eferentes faríngeas y eferentes somáticas generales (*véase* la fig. 13-9). Cada una de estas columnas celulares contiene ASa y neuronas eferentes. Las neuronas de ASa coordinan e integran la función de las neuronas eferentes motoras de su columna.

Las *neuronas eferentes viscerales generales* transmiten la salida del SNA y se llaman *neuronas preganglionares*. Estas neuronas se dividen estructural y funcionalmente en los sistemas nerviosos simpático y parasimpático. Sus axones se proyectan a través de raíces ventrales segmentarias para inervar el músculo liso y cardíaco, y las células glandulares del cuerpo, gran parte de las cuales están en las vísceras. En las vísceras, otras tres columnas celulares derivadas de las crestas neurales están presentes a cada lado del cuerpo. Estas se convierten en las neuronas posganglionares del SNA. En el sistema nervioso simpático, los ganglios y la serie de ganglios paraventriculares asociados con la aorta dorsal representan las columnas. En el caso del sistema parasimpático, estos se convierten en el **plexo** entérico en la pared de los órganos derivados del intestino y en una serie de ganglios en la cabeza.

Las *neuronas eferentes faríngeas* inervan los músculos esqueléticos del arco branquial: los músculos de la masticación y la expresión facial, y los de la faringe y laringe. Las neuronas eferentes faríngeas también inervan los músculos responsables del movimiento de la cabeza.

Las *neuronas eferentes somáticas generales* abastecen a los músculos del cuerpo y la cabeza derivados de las somitas, que incluyen a los músculos esqueléticos del cuerpo y las extremidades, la lengua y los músculos oculares extrínsecos. Estas neuronas eferentes transmiten los comandos del SNC a los efectores periféricos, los músculos esqueléticos. Son las "neuronas finales con una vía en común" en la secuencia que lleva a la actividad motora. Se les suele llamar *motoneuronas inferiores* porque se encuentran bajo control de los niveles más altos del SNC. Las MNI tienen sus cuerpos celulares en el tronco encefálico y la médula espinal.

Nervios periféricos

Los nervios periféricos, incluso los nervios craneales y raquídeos, contienen procesos aferentes y eferentes de más de una de las cuatro columnas celulares aferentes y de las tres eferentes. Esto es la base para la valoración de la función de cualquier nervio periférico (tabla 13-1).

Tractos longitudinales

La sustancia gris de las columnas celulares en el SNC está rodeada por haces de axones mielinizados y axones desmielinizados que viajan de manera longitudinal a todo lo largo del eje neural. Esta sustancia blanca puede dividirse en tres capas: interior, media y exterior (fig. 13-10). La capa interior, o *arquicorteza*, contiene fibras cortas que proyectan un máximo de alrededor de cinco segmentos antes de volver a entrar a la sustancia gris. La capa media, o *paleocorteza*, proyecta seis o más segmentos. Las fibras de la arquicorteza y la paleocorteza tienen muchas ramificaciones, o

TABLA 13-1 Nervios segmentales y sus componentes

Segmento y nervio	Componente	Inervación	Función
1. Prosencéfalo			
I. Olfatorio	AVE	Receptores en la mucosa olfativa	Reflejos, olfato (oler)
2. II. Óptico		Nervio óptico y retina (parte del sistema cerebral, no es un nervio periférico)	
3. Mesencéfalo			
V. Trigémino (V1), división oftálmica	ASE	Músculos: parte superior de la cara (frente, párpado superior)	Expresión facial, propiocepción Somestesia
	ASG	Piel, tejido celular subcutáneo; conjuntiva; senos frontal y etmoidal	Reflejos (parpadeo)
III. Oculomotor	EVG	Esfínter del iris Músculo ciliar	Constricción pupilar Acomodación
4. Protuberancia			
V. Trigémino (V2), división maxilar	ASE	Músculos: expresión facial	Propiocepción
	ASG	Piel, mucosa bucal, dientes superiores, paladar duro, seno maxilar	
V. Trigémino (V3), división mandibular	ASE	Mandíbula inferior, músculos: masticación	Propiocepción, reflejo mandibular
	ASG EF	Piel, mucosas, dientes, dos tercios anteriores de la lengua Músculos: masticación Tensor del tímpano Tensor del velo palatino	Reflejos, somestesia Masticación: habla Protege al oído de sonidos intensos Tensa el paladar blando
IV. Troclear	ESG	Músculos extrínsecos del ojo	Mueve el ojo hacia abajo y adentro
5. Protuberancia caudal			
VIII. Vestibular, coclear (vestibulococlear)	ASE	Órganos vestibulares terminales Órgano de Corti	Reflejos, sensación de la posición de la cabeza Reflejos, audición
VII. Facial, porción intermedia	ASG AVG AVE EVG	Conducto auditivo externo Nasofaringe Papilas gustativas de los dos tercios anteriores de la lengua Nasofaringe Glándulas lagrimales, sublinguales, submandibulares	Somestesia Reflejo nauseoso: sensación Reflejos: gusto (sabores) Secreción de moco, reflejos Secreción lagrimal, salivación
Facial	EF	Músculos: expresión facial, estapedio	Expresión facial Protege al oído de sonidos intensos
VI. Motor ocular externo	ESG	Músculos extrínsecos del ojo	Desviación lateral del ojo
6. Médula media			
IX. Glosofaríngeo	ASE ASG AVE AVG EVG EF	Músculo estilofaríngeo Oído externo posterior Papilas gustativas del tercio posterior de la lengua Bucofaringe Glándulas parótidas; mucosa faríngea Músculo estilofaríngeo	Propiocepción Somestesia Gusto (sabores) Reflejo nauseoso: sensación Reflejo de salivación: secreción de moco Ayuda en la deglución
7-10. Médula caudal			
X. Vago	ASE ASG AVE	Músculos: faringe, laringe Oído externo posterior Papilas gustativas, faringe, laringe	Propiocepción Somestesia Reflejos, gustación

TABLA 13-1 Nervios segmentales y sus componentes (*continuación*)

Segmento y nervio	Componente	Inervación	Función
	AVG EVG EF	Órganos viscerales (esófago a colon medio y transverso, hígado, páncreas, corazón, pulmones) Órganos viscerales, como se mencionó anteriormente Músculos: faringe, laringe	Reflejos sensación Parasimpático eferente Deglución, fonación, vómitos
XII. Hipogloso	ESG	Músculos de la lengua	Movimientos de la lengua, reflejos
Segmentos raquídeos *Cervical superior C1-C4*	EF	Músculos: esternocleidomastoideo, trapecio	Movimientos de la cabeza y del hombro
XI. Nervio accesorio (XI) Nervios raquídeos	ASE ASG ESG	Músculos del cuello Cuello, parte posterior de la cabeza Músculos del cuello	Propiocepción, reflejos tendinosos profundos Somestesia Movimientos de la cabeza y del hombro
Cervical inferior C5-C8	ASE ASG ESG	Músculos del miembro superior Miembros superiores Músculos del miembro superior	Propiocepción, reflejos tendinosos profundos Reflejos, somestesia Movimiento, postura
Torácico T1-L2, lumbar superior	ASE ASG AVG EVG ESG	Músculos: tórax, pared abdominal Tórax, pared abdominal Todas las vísceras Todas las vísceras Músculos: tórax, pared abdominal, espalda	Propiocepción Reflejos, somestesia Reflejos y sensación Reflejos simpáticos, control vasomotor, sudoración, piloerección Movimiento, postura, respiración
Lumbar inferior L2-S1, sacro superior	ASE ASG ESG	Músculos de los miembros inferiores Tórax inferior, extremidades, espalda Músculos: tórax, miembros inferiores, espalda	Propiocepción, reflejos tendinosos profundos Reflejos, somestesia Movimiento, postura
Sacro inferior S2-S4	ASE ASG AVG EVG	Músculos: pelvis, perineo Pelvis, genitales Intestino distal, vejiga, útero Intestino distal, órganos viscerales	Propiocepción Reflejos, somestesia Reflejos, sensación Reflejos viscerales, defecación, micción, erección
Sacro inferior S5-Co2, coccígeo	ASE ASG ESG	Músculos perineales Sacro inferior, ano Músculos perineales	Propiocepción Reflejos, somestesia Reflejos, postura

Componentes aferentes (sensitivos): ASE, aferente somático especial; ASG, aferente somático general; AVE, aferente visceral especial; AVG, aferente visceral general. Componentes eferentes (motores): EVG, eferente visceral general (sistema nervioso autónomo); EF, eferente faríngeo; ESG, eferente somático general.

colaterales, que entran en la sustancia gris de los segmentos que intervienen. En la capa exterior, o *neocorteza*, se encuentran axones de diámetro amplio que pueden viajar a lo largo de todo el sistema nervioso (tabla 13-2). El término *suprasegmentario* alude a los niveles altos del SNC, tales como el tronco encefálico, el cerebro y las estructuras superiores de cierto segmento del SNC. Las fibras de la paleocorteza y la neocorteza tienen proyecciones suprasegmentarias.

Las capas longitudinales se acomodan en haces, o tractos fibrosos, que contienen axones que tienen el mismo destino, origen y función (fig. 13-11). Estos tractos longitudinales se nombran de forma sistemática para reflejar su origen y destino; primero se menciona su origen y, después, su destino.

Capa interna

Muy dentro de la sustancia gris superficial, la capa interna de la sustancia blanca contiene los axones de las neuronas que conectan segmentos vecinos del sistema nervioso. Los axones de esta capa permiten a las motoneuronas de varios segmentos funcionar juntas como una unidad funcional. También permiten a las neuronas aferentes de un segmento desencadenar reflejos que activan unidades motoras en segmentos vecinos, o en el segmento de origen. Desde el punto de vista del desarrollo evolutivo, esta es la más antigua de las tres capas, y a veces se le conoce como *arquicorteza*. Es la primera capa longitudinal que se vuelve funcional y su

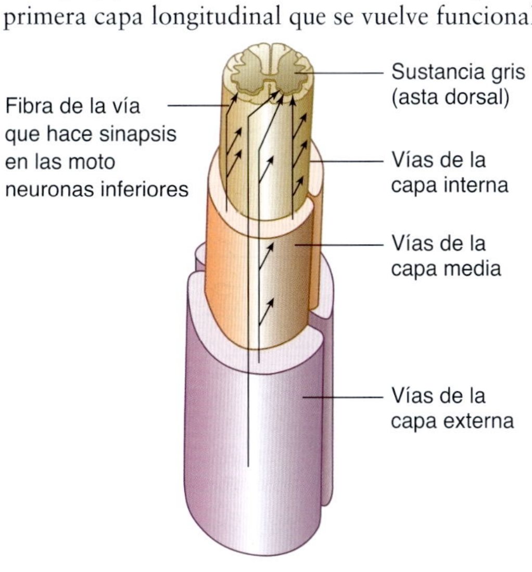

FIGURA 13-10. Subdivisiones concéntricas de los sistemas de las vías de la sustancia blanca. La migración de las neuronas a la capa interna la convierte en la formación reticular de la sustancia blanca.

TABLA 13-2 Características de las subdivisiones concéntricas de las vías longitudinales de la sustancia blanca del sistema nervioso central

Característica	Vías de la capa interna	Vías de la capa media	Vías de la capa externa
Extensión segmentaria	Intersegmentarias (< 5 segmentos)	Suprasegmentarias (≥ 5 segmentos)	Suprasegmentarias
Número de sinapsis	Multisinápticas	Multisinápticas pero menos que en las vías de la capa interna	Monosinápticas con estructuras objetivo
Velocidad de conducción	Muy lentas	Rápidas	Las más rápidas
Ejemplos de sistemas funcionales	Circuitos de reflejo flexor de retirada	Tracto espinotalámico	Tracto corticoespinal

circuito puede limitarse a los movimientos de tipo reflejo, incluso los movimientos reflejos del feto (la percepción de la madre del primer movimiento del feto) que comienzan durante el quinto mes de vida intrauterina.

La capa interior de la sustancia blanca se diferencia de las otras dos por un elemento importante. Muchas neuronas en la sustancia gris embriónica llegan a esta capa, lo que produce una mezcla rica de neuronas y fibras locales llamada *formación reticular*. El circuito de la mayoría de los reflejos está contenido en la formación reticular. En el tronco encefálico, la formación reticular se vuelve un tanto grande y contiene porciones importantes de reflejos vitales, tales como las que controlan la respiración, la función cardiovascular, la deglución y el vómito. Un sistema funcional llamado *sistema de activación reticular* opera en las porciones laterales de la formación reticular del bulbo raquídeo, la protuberancia y, en especial, el mesencéfalo. La información derivada a partir de todas las modalidades sensitivas, incluso las de los nervios somatoestésicos, auditivos, visuales y AV, bombardean a las neuronas de este sistema.

El sistema activador reticular tiene porciones descendentes y ascendentes. La porción descendente se comunica con todos los niveles segmentarios espinales a través de los tractos reticuloespinales de los niveles más antiguos y facilita muchos reflejos a nivel medular. Por ejemplo, acelera el tiempo de reacción y estabiliza los reflejos posturales. La porción ascendente acelera la actividad cerebral, en particular la talámica y la cortical. Esto se refleja con la aparición de patrones en la actividad de las ondas cerebrales, como los que se manifiestan al despertar. Los estímulos repentinos producen posturas protectoras y de atención, así como un mayor estado de alerta.

Capa media

La capa media de la sustancia blanca contiene la mayoría de los sistemas de tractos fibrosos importantes que se requieren para la sensación y el movimiento, lo que incluye a los tractos ascendentes espinorreticular y espinotalámico. Esta capa consiste en fibras suprasegmentarias más largas y de diámetro más amplio, que ascienden al tronco encefálico y son mayormente funcionales en el nacimiento. Estos tractos son un tanto viejos desde el punto de vista evolutivo, de tal manera que a esta capa se le conoce algunas veces como *paleocorteza*. Facilita muchas funciones primitivas, por ejemplo, el reflejo acústico de sobresalto, que ocurre como reacción a ruidos fuertes. Este reflejo consiste en girar la cabeza y el cuerpo hacia donde proviene el sonido, dilatación de las pupilas, detención de la respiración y aceleración del pulso.

Capa externa

La capa externa de los sistemas del tracto es la más nueva de las tres capas con respecto al desarrollo evolutivo y a veces se le conoce como *neocorteza*. Se vuelve funcional aproximadamente dentro del segundo año de vida e incluye las vías necesarias para el entrenamiento de la vejiga. La mielinización de estos tractos suprasegmentarios, que incluyen muchas vías

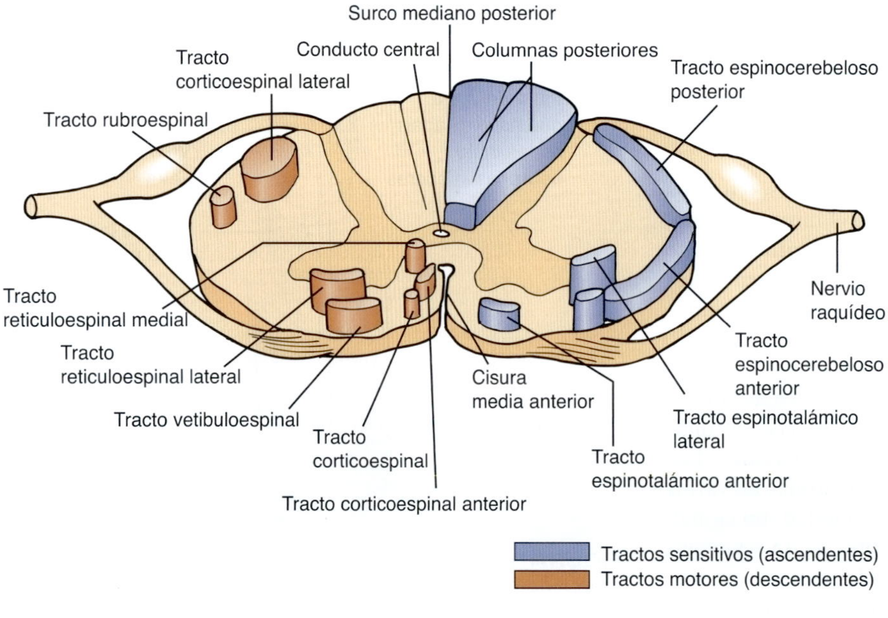

FIGURA 13-11. Sección transversal de la médula espinal que muestra las vías sensitivas y motoras. Las vías son bilaterales, pero se indican solo en una mitad de la médula.

requeridas para habilidades finas y de gran coordinación, no se concluye hasta aproximadamente el quinto año de vida. Esto incluye el desarrollo de vías necesarias para habilidades finas y de gran coordinación. Los tractos de la neocorteza son los sistemas cuya evolución es más reciente y, debido a que se encuentran más cerca de la superficie del cerebro y la médula espinal, son los más vulnerables a las lesiones. Cuando estos se dañan, los tractos de la paleocorteza y la arquicorteza suelen permanecer funcionales, y los métodos de rehabilitación pueden conducir al empleo eficaz de los sistemas más antiguos. La fineza y la sutileza de los movimientos pueden perderse, pero las funciones básicas prevalecen.

Vías de comunicación colaterales

Los axones en la arquicorteza y la paleocorteza tienen la característica de poseer muchas ramificaciones colaterales que se mueven dentro de las columnas celulares grises o hacen sinapsis con las fibras de formación reticular a medida que el axón pasa por cada segmento sucesivo del SNC. En caso de que un axón importante sea destruido en algún punto a lo largo de su trayecto, estos colaterales proporcionan vías multisinápticas alternativas que se saltan el daño local. Los tractos de la neocorteza no cuentan con estos colaterales, pero en cambio se proyectan principalmente hacia las neuronas con las que se comunican. Debido a esto, el daño a los tractos de la neocorteza provoca la pérdida permanente de la función. Al daño a los sistemas de la arquicorteza o la paleocorteza suele seguirlo un retorno lento de la función, al parecer a través de las conexiones colaterales.

RESUMEN

El SNC se desarrolla desde el ectodermo del embrión temprano mediante la formación de un tubo hueco que se cierra en su eje longitudinal y se hunde bajo la superficie. Este tubo hueco forma los ventrículos del encéfalo y del conducto raquídeo, y la pared lateral se desarrolla para formar el tronco encefálico y la médula espinal. El desarrollo del SNC requiere la producción coordinada de muchos factores embrionarios inductivos. El tronco encefálico y la médula espinal se subdividen en el asta dorsal, que contiene neuronas receptoras y procesadoras de información sensitiva entrantes o aferentes, y el asta ventral, que contiene motoneuronas eferentes. El SNP se desarrolla a partir de células ectodérmicas llamadas células de la cresta neural que migran de la superficie dorsal del tubo neural en formación.

A lo largo de la vida, la organización del sistema nervioso mantiene muchos patrones establecidos durante la vida embrionaria temprana. Este patrón segmentario del crecimiento embrionario se retiene en el sistema nervioso desarrollado por completo. Cada uno de los 43 o más segmentos corporales se conecta al segmento del SNC o del tubo neural correspondiente mediante neuronas segmentarias aferentes y eferentes. Los procesos neuronales aferentes entran al SNC a través de las raíces dorsales y sus ganglios. Las neuronas aferentes de los ganglios de las raíces dorsales son de cuatro tipos: AS generales, AS especiales, AV generales y AV especiales. Cada una de estas neuronas aferentes hace sinapsis con sus neuronas AE apropiadas en las columnas celulares del asta dorsal (p. ej., las AS generales hacen sinapsis con las neuronas en las columnas celulares AS de AE). Las fibras eferentes de las motoneuronas en el asta ventral salen del SNC en las raíces ventrales. Las neuronas eferentes somáticas generales son MNI que inervan los músculos esqueléticos derivados de somitas y las neuronas aferentes viscerales generales son fibras preganglionares que hacen sinapsis con fibras posganglionares que inervan estructuras viscerales. Este patrón de neuronas aferentes y eferentes, que suele repetirse en cada segmento del cuerpo, forma columnas celulares paralelas que pasan longitudinalmente a través del SNC y el SNP.

La comunicación longitudinal entre los segmentos del SNC es abastecida por neuronas que envían sus axones a segmentos cercanos mediante la capa más interna de la sustancia blanca, el antiguo sistema de fibras de la arquicorteza. Estas células proporcionan coordinación entre segmentos adyacentes. Las neuronas han invadido esta capa y la mezcla de estas células y axones se conoce como *formación reticular*. En la formación reticular se encuentran muchos circuitos importantes de reflejos de la médula espinal y el tronco encefálico. Los tractos de la paleocorteza, ubicados fuera de la arquicorteza, proporcionan la comunicación longitudinal entre segmentos más distantes del sistema nervioso. Esta capa incluye la mayoría de los tractos ascendentes y descendentes más importantes. Los sistemas recién evolucionados de la neocorteza, que se vuelven funcionales durante la infancia y la niñez, viajan por fuera de la sustancia blanca y proporcionan los medios para las funciones finas y discriminativas. La posición externa de los tractos de la neocorteza, y su falta de vías colaterales y redundantes, los hacen los más vulnerables a las lesiones

Estructura y función de la médula espinal y el encéfalo

Médula espinal

En los adultos, la médula espinal se extiende desde el agujero magno en la base del cráneo a una terminación con figura de cono, el cono medular, por lo general, a nivel de la primera

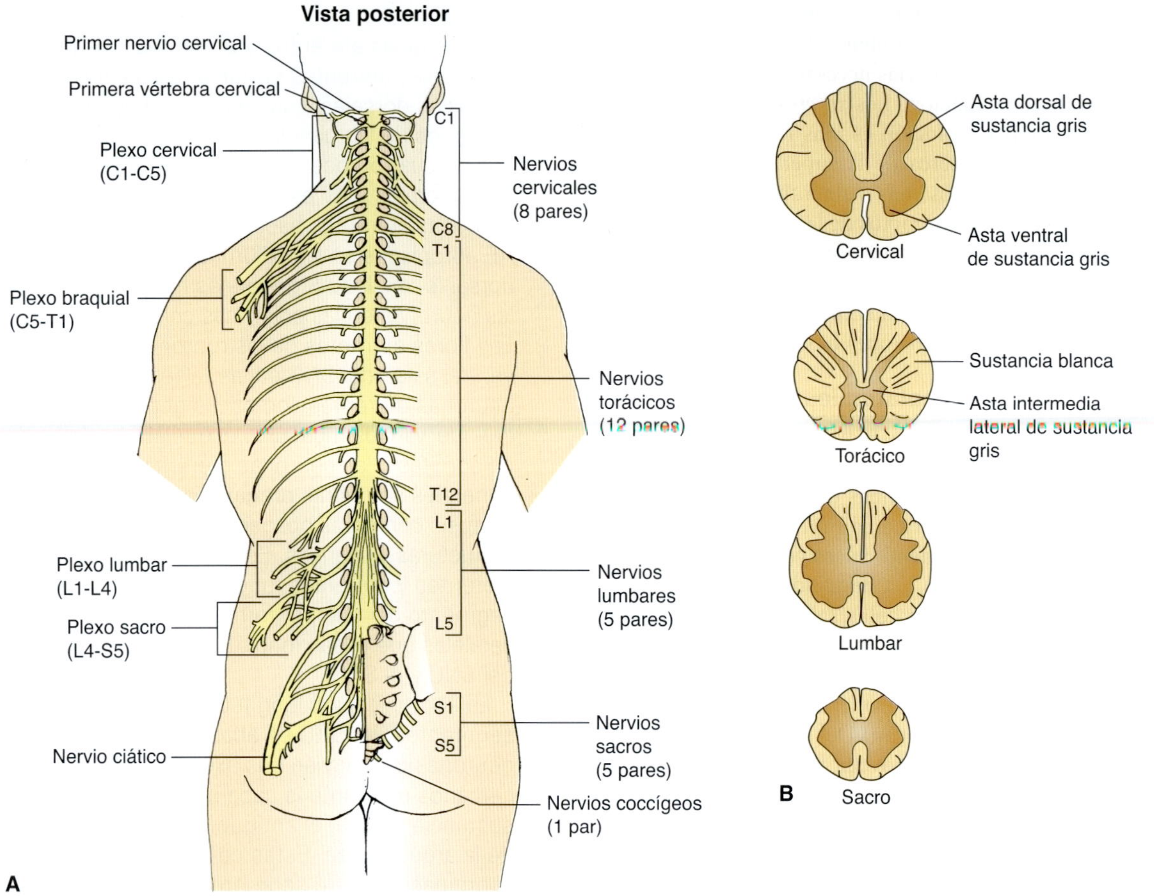

FIGURA 13-12. A. Vista posterior de la médula espinal, incluyendo segmentos de los nervios raquídeos principales y algunos de los componentes de los plexos nerviosos principales. B. Vistas de corte transversal de la médula espinal que muestra las variaciones en la sustancia gris y el incremento de la sustancia blanca conforme asciende la médula.

o segunda vértebra lumbar (L1 o L2; fig. 13-12).[2] Las raíces dorsales y ventrales de las porciones más caudales de la médula se alargan hacia abajo desde esta, con lo que se forma la *cauda equina* (del latín "cola de caballo"). El *filum terminal*, que se compone de tejidos no neuronales y la piamadre, continúa hacia la parte posterior y se une a la segunda vértebra sacra (S2).

La médula espinal se observa un tanto ovalada cuando se corta de forma transversal. Por dentro, la sustancia gris tiene la apariencia de una mariposa o de la letra "H" cuando se hace un corte cruzado (*véase* la fig. 13-12). Algunas neuronas que forman la sustancia gris de la médula tienen procesos o axones que dejan la médula, entran en los nervios periféricos y abastecen a tejidos como los ganglios autónomos o los músculos esqueléticos. La sustancia blanca de la médula que rodea a la sustancia gris contiene haces de fibras nerviosas de axones ascendentes o descendentes que transmiten información entre segmentos de la médula o desde niveles más superiores del SNC, tales como el tronco encefálico o el cerebro.

En la parte interna, a las extensiones de la sustancia gris que forman la letra "H" se les conoce como *astas*. Las que se extienden de forma posterior se denominan *astas dorsales* y las que se extienden anteriormente se llaman *astas ventrales*. Las astas dorsales contienen neuronas de AE que reciben impulsos aferentes a través de las raíces dorsales y otras neuronas enlazadas. Las astas ventrales contienen neuronas de ASa y las MNI que dejan la médula a través de las raíces ventrales. A la porción central de la médula, que conecta a las astas dorsales y ventrales, se le llama *sustancia gris intermedia*, que rodea el canal central. En el área torácica, las proyecciones pequeñas y delgadas que emergen de la sustancia gris intermedia se conocen como las *columnas intermediolaterales* de las astas. Estas columnas contienen las neuronas de ASa viscerales y las neuronas eferentes del sistema nervioso simpático.

La cantidad de sustancia gris es proporcional a la cantidad de tejido inervado por cierto segmento de la médula (*véase* la fig. 13-12). Cantidades grandes de sustancia gris están presentes en los segmentos lumbar inferior y sacro superior, que abastecen a los miembros inferiores, y desde el quinto segmento cervical hasta el primer segmento torácico, que abastece a los miembros superiores. La sustancia blanca en la médula espinal aumenta de forma progresiva hacia el cerebro a medida que pasan más fibras ascendentes y descendentes.

La médula espinal y las raíces dorsal y ventral están cubiertas por una capa de tejido conjuntivo, la piamadre, que también contiene los vasos sanguíneos que abastecen a las sustancias blanca y gris de la médula (fig. 13-13). En las caras laterales de la médula espinal, unas extensiones de la piamadre, los ligamentos dentados, unen los lados de la médula a las paredes óseas del conducto raquídeo. Así, la

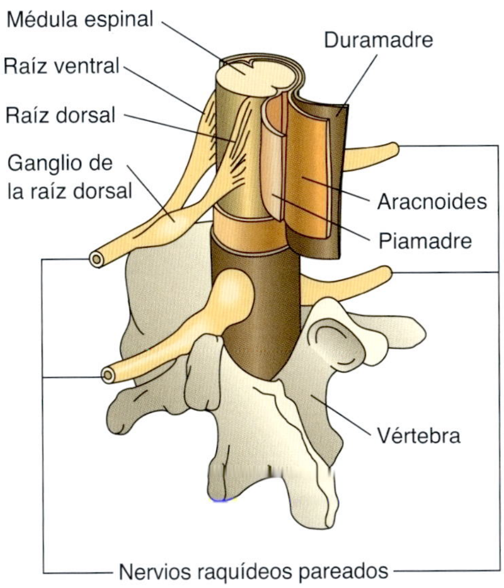

FIGURA 13-13. Médula espinal y meninges.

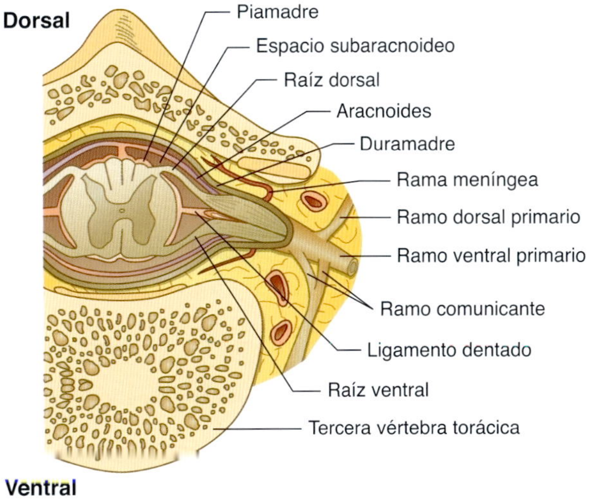

FIGURA 13-14. Corte transversal de la columna vertebral a nivel de la tercera vértebra torácica, que muestra las meninges, la médula espinal y el origen del nervio raquídeo y sus ramos.

médula queda suspendida por los ligamentos dentados y los nervios segmentarios. Un espacio epidural lleno de grasa y vasos se interpone entre la duramadre raquídea y la pared interna del conducto raquídeo.

La médula espinal, los nervios raquídeos y sus estructuras de soporte son protegidos por la columna vertebral. El cuerpo vertebral es la parte anterior más grande del hueso que da fuerza a la columna vertebral y soporta el peso corporal. Cada cuerpo vertebral tiene dos pedículos que se extienden posteriormente y soportan las apófisis transversas orientadas de forma lateral a las láminas, que se arquean medialmente y se funden para continuar como apófisis espinosas. El arco vertebral y la superficie posterior del cuerpo vertebral forman la pared del agujero vertebral. La sucesión de agujeros en la columna vertebral articulada forma el conducto vertebral (conducto raquídeo), que contiene la médula espinal, meninges, grasa y raíces de nervios raquídeos. Los espacios entre los cuerpos vertebrales están llenos de discos fibrocartilaginosos y se estabilizan con ligamentos rígidos. El agujero intervertebral se halla entre cada uno de los dos pedículos, lo que permite la salida de los nervios segmentarios y el paso de los vasos sanguíneos.

En la vida fetal temprana, la médula espinal se extiende a lo largo de toda la columna vertebral y los nervios raquídeos salen a través de los agujeros (forámenes) intervertebrales cerca de sus niveles de origen. Debido a que la columna vertebral y la duramadre espinal crecen con mayor rapidez que la médula espinal, se desarrolla una disparidad entre cada segmento sucesivo de la médula y la salida de sus raíces nerviosas dorsales y ventrales a través de sus agujeros intervertebrales correspondientes. En el neonato, la médula se termina en el nivel vertebral L2 o L3, mientras que la médula del adulto termina en el borde inferior de L1. Además, la aracnoides y su espacio subaracnoide adjunto, que está lleno de LCR, no se cierran en el filum terminal hasta que alcanzan la segunda vértebra sacra. Ello causa la formación de una bolsa de LCR, la ***cisterna** dural espinal*, que se extiende aproximadamente desde L2 hasta S2. Debido a que contiene un suministro abundante de LCR y la médula espinal no se extiende hasta ella, esta área (L3 o L4) suele utilizarse para realizar punciones lumbares y obtener muestras de LCR.

Nervios raquídeos

Los nervios periféricos que llevan información hacia y desde la médula espinal se llaman *nervios raquídeos* o *espinales*. Están presentes 31 pares de nervios raquídeos (8 cervicales, 12 torácicos, 5 lumbares, 5 sacros y 1 coccígeo). Se nombra a cada par según el segmento de la médula espinal del que sale. Debido a que el nervio raquídeo cervical sale de la médula espinal justo por arriba de la primera vértebra cervical (C1), se le proporciona el número de la vértebra ósea que se encuentra justo debajo de él. Sin embargo, la numeración cambia para todos los niveles inferiores. El octavo nervio cervical (C8) sale por arriba de la vértebra T1 y cada nervio subsecuente se numera según la vértebra que esté justo arriba de su punto de salida (*véase* la fig. 13-12).

Cada parte de la médula espinal se comunica con su segmento corporal correspondiente a través de los nervios raquídeos segmentarios pareados (*véase* la fig. 13-8). Cada nervio raquídeo, acompañado por vasos sanguíneos que abastecen a la médula espinal, entra al conducto raquídeo a través del agujero intervertebral, donde se divide en dos ramificaciones o ramas. Una ramificación entra a la superficie dorsolateral de la médula (la raíz dorsal), con lo que lleva a los axones de neuronas aferentes dentro del SNC. La otra rama sale de la superficie ventrolateral de la médula (la raíz ventral), con lo que lleva a los axones de neuronas aferentes hacia la periferia. Estas dos ramificaciones o raíces se funden en el agujero intravertebral, de esta manera forman el nervio raquídeo o "mixto", llamado así porque tiene axones tanto aferentes como eferentes.

Después de emerger de la columna vertebral, el nervio raquídeo se divide en dos ramificaciones o ramos: una ramificación dorsal primaria pequeña y una ramificación ventral primaria más grande (fig. 13-14). Los nervios raquídeos torácicos y los lumbares superiores también producen la ramificación comunicante, que contiene axones simpáticos que abastecen a los vasos sanguíneos, al aparato genitourinario

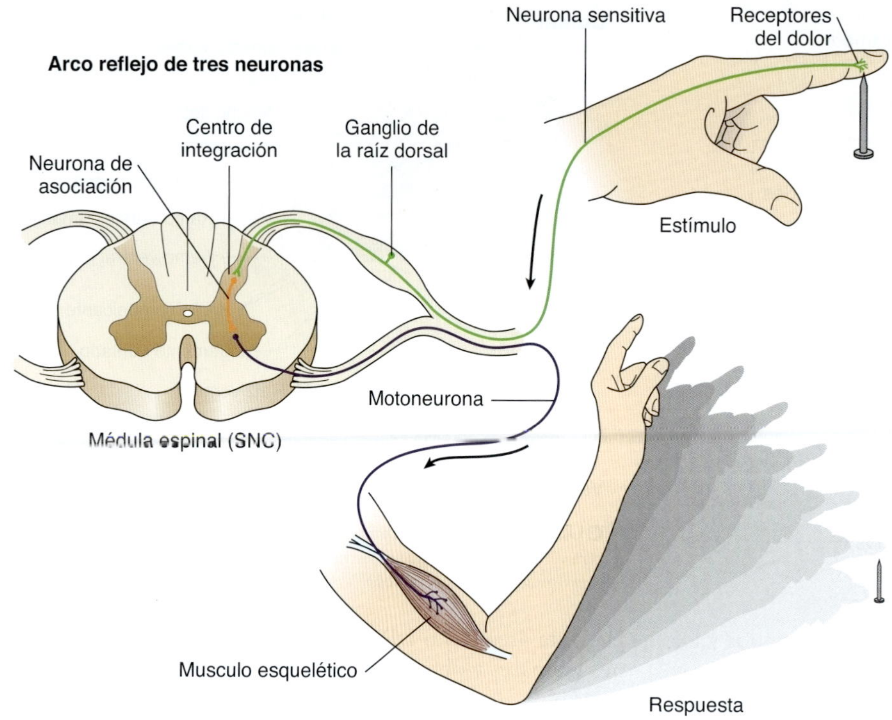

FIGURA 13-15. Diagrama de un reflejo de retirada, que muestra los elementos esenciales del arco reflejo medular: un receptor en una neurona sensorial, un centro de integración con una neurona de asociación y un efector (músculo esquelético).

y al aparato digestivo. La ramificación dorsal primaria contiene las fibras sensitivas de la piel y las fibras motoras dirigidas hacia los músculos de la espalda. La ramificación ventral primaria contiene fibras motoras que inervan a los músculos esqueléticos de la pared corporal anterior, así como de las piernas y los brazos.

Los nervios raquídeos no se dirigen directamente a la piel y las fibras musculares; en cambio, forman redes nerviosas complejas llamadas *plexos* (*véase* la fig. 13-11). Un plexo es el lugar donde se entremezclan ramificaciones nerviosas. Muchos nervios raquídeos entran en un plexo y se conectan con otros nervios raquídeos antes de salir de él. Los nervios que emergen de un plexo forman ramificaciones cada vez más pequeñas que abastecen a la piel y los músculos. El SNP contiene cuatro plexos principales: cervical, braquial, lumbar y sacro.

Reflejos medulares

Un *reflejo* es una respuesta entre un estímulo y una réplica motora. Su base anatómica consiste en una neurona aferente (sensitiva), interneuronas del SNC y una neurona eferente (motora). Dos tipos importantes de reflejos motores espinales son el de retirada y el miotático.

El reflejo de retirada es provocado por un estímulo nocivo (nociceptivo) y hace que el cuerpo se aleje de ese estímulo con rapidez, por lo general, mediante la flexión de una extremidad (fig. 13-15). Este reflejo es una respuesta poderosa que precede a otros reflejos asociados con la locomoción. Cualquiera de las articulaciones principales puede estar involucrada según el sitio de estimulación aferente. Todas las articulaciones de una extremidad (p. ej., dedos, muñecas, codo y hombro) suelen estar involucradas. Este reflejo complejo y polisináptico también transfiere el soporte postural hacia el lado contrario del cuerpo mediante un reflejo extensor cruzado y a la vez alerta al prosencéfalo acerca del estímulo agresor. El reflejo de retirada también puede provocar la contracción de otros músculos además de las extremidades. Por ejemplo, la irritación de una víscera abdominal puede causar la contracción de los músculos abdominales.

El reflejo miotático o de estiramiento controla el tono muscular y ayuda a mantener la postura corporal. Las terminales nerviosas sensoriales especializadas de los músculos esqueléticos y tendones transmiten información al SNC acerca del estiramiento muscular y la tensión de las articulaciones. Esta información, que controla los mecanismos reflejos posturales, también se transmite al tálamo y a la corteza sensorial y se experimenta como **propiocepción**, es decir, el sentido del movimiento y la posición del cuerpo.

Encéfalo

Con base en su desarrollo embrionario, el encéfalo se puede dividir en tres regiones: el rombencéfalo, el mesencéfalo y el prosencéfalo (fig. 13-16A). El rombencéfalo incluye el bulbo raquídeo (médula oblongada), la protuberancia (puente) y su prolongación dorsal, el cerebelo. Las estructuras del mesencéfalo consisten en dos pares de prominencias dorsales: los colículos superiores e inferiores. El prosencéfalo, que se divide en dos hemisferios y está cubierto por la corteza cerebral, contiene masas centrales de sustancia gris (los núcleos basales) y el extremo rostral del tubo neural (el diencéfalo) junto con sus derivados adultos: el tálamo y el hipotálamo.

El término *tronco encefálico* suele utilizarse para referirse al mesencéfalo, la protuberancia y el bulbo raquídeo. Estas regiones del tubo neural están organizadas como los segmentos medulares espinales, excepto que hay más presencia de columnas celulares longitudinales, lo que refleja la mayor complejidad de los nervios segmentarios craneales (fig. 13-16B). En la protuberancia y en el bulbo raquídeo, la formación reticular contiene redes que controlan las funciones básicas de la respiración, la deglución y la locomoción. La integración de estas funciones en un nivel mayor ocurre en el mesencéfalo. La formación reticular está rodeada por los sistemas de tractos largos que conectan al prosencéfalo con partes inferiores del SNC.

Rombencéfalo

El rombencéfalo está conformado por el metencéfalo (cerebelo y protuberancia) y el mielencéfalo (bulbo raquídeo). Esta área del encéfalo asiste en el control de la actividad motora, la postura, la respiración y la circulación sanguínea. Los trastornos del sueño y los ictus son alteraciones que con frecuencia afectan el rombencéfalo.

Bulbo raquídeo

El bulbo raquídeo (médula oblongada) representa los cinco segmentos caudales de la parte encefálica del tubo neural. Las ramificaciones de los NC que entran y salen de él tienen funciones similares a las de los nervios segmentarios. Aunque el área que ocupan las astas ventrales en el bulbo es un tanto pequeña, las áreas de las astas dorsales son grandes, pues procesan una gran cantidad de información que sale de los NC. Los componentes segmentarios de los nervios periféricos del bulbo raquídeo pueden dividirse en aquellos que dejan el tubo neural por la parte ventromedial o por la dorsolateral. Debido a que los signos y síntomas patológicos reflejan la segregación espacial de los componentes del bulbo raquídeo, a los síndromes neurológicos que se originan de traumatismos, tumores, **aneurismas** e ictus se les suele clasificar como síndromes ventrales o dorsolaterales.

Las MNI eferentes somáticas generales de los segmentos inferiores del bulbo inervan a los músculos extrínsecos e intrínsecos de la lengua mediante el *nervio hipogloso* (NC XII). El daño al nervio hipogloso da como resultado debilidad o parálisis de los músculos de la lengua. Los axones del nervio hipogloso salen del bulbo raquídeo cerca de dos surcos longitudinales largos que recorren la superficie **inferomedial** del bulbo. Estos surcos, llamados *pirámides*, contienen las fibras corticoespinales, la mayoría de las cuales se cruzan para descender en la columna lateral hacia el lado opuesto de la médula espinal. Las lesiones de la superficie ventral del bulbo caudal causan el síndrome de hemiplejía hipoglótica alterna. Estas lesiones se caracterizan por signos de desinervación homolateral (del mismo lado) de la lengua y debilidad **contralateral** (del lado opuesto) o parálisis de los miembros superiores e inferiores.

El *nervio vago* (NC X) tiene varios componentes aferentes y eferentes. Los componentes sensitivos y motores del nervio inervan la faringe, el tubo digestivo, el corazón, el bazo y los pulmones.[2] La pérdida unilateral de la función vagal puede producir la disminución de la motilidad gastrointestinal, la aparición permanente de ronquera y la desviación de la úvula lejos del lado dañado. La pérdida bilateral de la función vagal puede dañar con gravedad la conservación de los reflejos cardiovasculares y respiratorios. La deglución se puede volver difícil y, en ocasiones, la parálisis de las estructuras laríngeas provoca una obstrucción de las vías respiratorias que pone en peligro la vida.

El esternocleidomastoideo, un músculo poderoso que permite girar la cabeza, y el músculo trapecio, que eleva los hombros, son inervados por el *nervio accesorio* (NC XI) con MNI en los cuatro segmentos raquídeos cervicales superiores. Las raíces pequeñas intermedias de estos niveles segmentarios se combinan y entran en la cavidad craneal a través del agujero magno y salen del agujero yugular con los NC IX y X. La pérdida de la función del nervio accesorio espinal causa la caída del hombro del lado dañado cuando se gira la cabeza hacia el lado contrario.

El *glosofaríngeo* (NC IX) es un nervio dorsolateral que contiene los mismos componentes que el nervio vago, pero en un segmento más rostral del tubo digestivo y la faringe. Este nervio proporciona la inervación sensorial visceral especial de las papilas gustativas de la faringe bucal y la parte posterior de la lengua; la inervación aferente de la bucofaringe y de los barorreceptores del seno carotídeo; la inervación eferente del ganglio ótico, que controla la función salivatoria de la glándula parótida; y la inervación eferente de los músculos estilofaríngeos de la faringe. Aunque no ocurre con frecuencia, cuando se daña este NC, se desarrolla anestesia de la faringe bucal **homolateral**, junto con xerostomía a causa de la disminución de la salivación.

El *vestibulococlear* (NC VIII) es un nervio aferente sensorial especial que está unido a la parte lateral de la unión del bulbo raquídeo y la protuberancia. Consta de dos divisiones sensitivas, la coclear y la vestibular. Las células corporales en la cóclea del oído interno producen fibras de división coclear, que transmiten impulsos relacionados con el sentido de la audición. La división vestibular se forma a partir de dos ganglios que inervan a los cuerpos celulares del utrículo, el sáculo y los canales semicirculares, y transmite impulsos relacionados con el posicionamiento de la cabeza y el movimiento corporal en el espacio. La irritación de la división produce acúfenos (zumbido en los oídos), y la destrucción del nervio causa sordera neural. La lesión de la división vestibular provoca **vértigo**, **nistagmo** y algo de inestabilidad postural.

El *facial* (NC VII) y su componente inmediato (el nervio intermedio) es un nervio mixto que tiene elementos tanto aferentes como eferentes. Emerge de la unión de la protuberancia y el bulbo raquídeo. El nervio intermedio, que contiene neuronas de AS generales, AV especiales y generales, y eferentes viscerales generales inerva la nasofaringe y las papilas gustativas del paladar. También inerva los dos tercios anteriores de la lengua, las glándulas salivales submandibular y sublingual, las glándulas lagrimales y las membranas mucosas de la nariz y del techo de la boca. La pérdida de esta ramificación del nervio facial puede provocar sequedad ocular con riesgo de cicatrización de la córnea y ceguera. Las MNI eferentes faríngeas del nervio facial inervan los músculos que controlan expresiones faciales, como fruncir el entrecejo y sonreír. La pérdida unilateral de la función del nervio facial causa la parálisis flácida de los músculos de la mitad de la cara, conocida como *parálisis de Bell*.

Protuberancia

La protuberancia (puente) se desarrolla en el quinto segmento del tubo neural. El canal central de la médula espinal forma el cuarto ventrículo (*véase* la fig. 13-16B). Un área ensanchada en la superficie ventral de la protuberancia

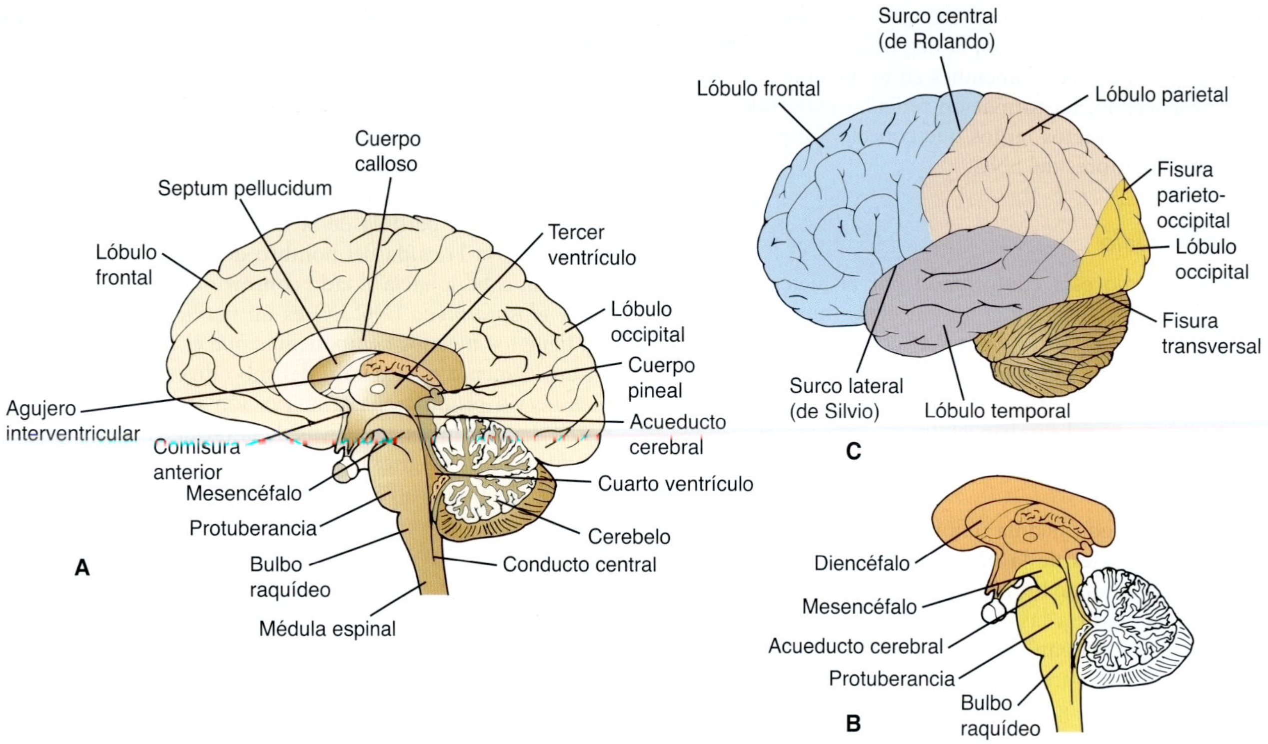

FIGURA 13-16. **A.** Sección mediosagital del encéfalo que muestra las estructuras del prosencéfalo, mesencéfalo y metencéfalo. **B.** Diencéfalo, bulbo raquídeo y acueducto cerebral que conectan el tercer y cuarto ventrículos. **C.** Vista lateral de los hemisferios cerebrales.

contiene a los núcleos pontinos que reciben información desde todas partes de la corteza cerebral. Los axones de estas neuronas forman un haz que entra en el cerebelo. En la protuberancia, la formación reticular es grande y contiene el circuito para masticar comida y controlar los movimientos maxilares durante el habla.

El *nervio motor ocular externo* (NC VI), o *abducens*, que surge de la protuberancia caudal, envía MNI por la parte ventral de cualquier lado de las pirámides y, después, en dirección anterior hacia la órbita para inervar el músculo recto lateral del ojo. Como su nombre lo indica, este nervio abduce el ojo (rotación lateral o hacia fuera). El daño periférico a este nervio produce estrabismo medial, que es la debilidad o pérdida de la **abducción** ocular.

El *nervio trigémino* (NC V), que tiene subdivisiones sensitivas y motoras, sale del tronco encefálico lateralmente. Este es el principal nervio sensitivo de la transmisión de las sensaciones de dolor, temperatura, tacto y propiocepción hacia las regiones superficiales y profundas de la cara. Las regiones inervadas incluyen la piel anterior del cuero cabelludo y la cara; las conjuntivas y las órbitas; las meninges; los senos paranasales, y la boca, incluidos los dientes y los dos tercios anteriores de la lengua. Las MNI del nervio trigémino inervan a los músculos esqueléticos relacionados con la masticación y contribuyen a la deglución y el habla, a los movimientos del paladar blando y a la tensión de la membrana timpánica a través del músculo tensor del tímpano.

Cerebelo

El cerebelo se encuentra en la **fosa** posterior del cráneo, arriba de la protuberancia (*véase* la fig. 13-16A). Está separado de los hemisferios cerebrales por un pliegue de duramadre, la tienda del cerebelo. El cerebelo consiste en una pequeña porción media sin par, el *vermis*, y dos masas laterales grandes, los *hemisferios cerebelosos*.[2] El cerebelo tiene una corteza externa de sustancia gris que recubre la sustancia blanca. Varias masas de materia gris, llamadas *núcleos cerebelosos profundos*, rodean el techo del cuarto ventrículo. Las células de la corteza cerebelosa y los núcleos profundos interactúan; los axones de estos núcleos envían información hacia varias regiones, incluyendo la corteza motora, mediante un relevo talámico. Las funciones **sinérgicas** del cerebelo contribuyen al movimiento de las extremidades, el tórax, la cabeza, la laringe y los ojos. Durante los movimientos que requieren una gran habilidad, la corteza motora envía señales al cerebelo para informarle acerca del movimiento que está por hacerse. El cerebelo hace ajustes continuos, lo que da como resultado la fluidez del movimiento, en particular durante maniobras complejas.

El cerebelo recibe impulsos propioceptivos del sistema vestibular; retroalimentación de los músculos, tendones y articulaciones; y señales indirectas de los sistemas somatestésico, visual y auditivo que proporcionan información en segundo plano para el movimiento que se lleva a cabo. Se envía información sensitiva y motora desde cierta área del cuerpo hacia la misma área en el cerebelo. De esta manera, el cerebelo puede valorar de forma continua la posición, la velocidad de movimiento y las fuerzas opuestas al movimiento. Después, transmite las señales correctoras necesarias de vuelta al sistema motor, con lo que lo instruye para incrementar o disminuir la actividad de los grupos musculares que participan de manera que se puedan realizar movimientos fluidos y precisos.

Otra función del cerebelo es moderar el movimiento muscular. Todos los movimientos musculares son pendulares en esencia (un balanceo de atrás hacia adelante). Con el inicio del movimiento se desarrolla un impulso que debe superarse para poder detener el desplazamiento. El cerebelo analiza la información propioceptiva para predecir la posición futura de las partes que se mueven, la rapidez y el tiempo estimado de movimiento. Esto permite al cerebelo inhibir los músculos agonistas y estimular a los antagonistas cuando el desplazamiento se aproxima al objetivo pretendido.

Mesencéfalo

El mesencéfalo se desarrolla a partir del cuarto segmento del tubo neural y su organización es similar a la del segmento espinal. Por dentro, el conducto central se vuelve a establecer como acueducto cerebral, de esta manera une al cuarto y el tercer ventrículo (*véase* la fig. 3-16B). Dos NC eferentes somáticos generales, el nervio oculomotor (NC III) y el nervio troclear (NC IV), salen del mesencéfalo.

Dos haces prominentes de fibras nerviosas, los *pedúnculos cerebrales*, pasan a lo largo de la superficie ventral del mesencéfalo.[2] Estas fibras incluyen los tractos corticoespinales y son las vías motoras principales entre el prosencéfalo y la protuberancia. En la superficie dorsal, los colículos *superiores* e *inferiores* constituyen áreas de formación cortical. Los colículos inferiores se relacionan con los giros direccionales y con la percepción de la procedencia del sonido, mientras que los colículos superiores son esenciales para los mecanismos reflejos que controlan los movimientos conjugados durante la inspección visual del entorno.

La sustancia gris central ventral (el asta ventral) del mesencéfalo contiene las MNI que inervan a la mayoría de los músculos esqueléticos que mueven el globo ocular y elevan los párpados. Estos axones dejan el mesencéfalo a través del nervio oculomotor (NC III). Este nervio también contiene MNI parasimpáticas que controlan la constricción pupilar y la focalización del cristalino a cargo del músculo ciliar (*véase* la tabla 13-1). El daño al NC III y al pedúnculo cerebral adyacente causa parálisis del movimiento ocular y hemiplejía contralateral.

Un grupo pequeño de células en la parte ventral de la sustancia gris central caudal contiene al nervio troclear (NC IV), que inerva al músculo oblicuo superior ocular. Este músculo mueve la parte superior del ojo hacia abajo y hacia la nariz cuando este se aduce o vuelve hacia adentro. El nervio troclear sale de la superficie dorsal del mesencéfalo y se decusa (cruza al otro lado) antes de salir del tronco encefálico. Las lesiones del nervio troclear afectan la mirada hacia abajo en el lado contrario al del músculo desinervado, lo que produce diplopia o visión doble. Bajar las escaleras se vuelve particularmente difícil. Debido a que la función principal del músculo oblicuo superior es la rotación hacia adentro del globo ocular, las personas con daño en el nervio troclear suelen inclinar sus cabezas hacia el lado dañado.

Prosencéfalo

El prosencéfalo consiste en el telencéfalo y el diencéfalo. El primero constituye los hemisferios cerebrales, y el diencéfalo da lugar al núcleo del prosencéfalo.

Diencéfalo

Tres de los segmentos cerebrales más anteriores forman un asta dorsal ensanchada y un asta ventral con un conducto central angosto, profundo y ensanchado (el tercer ventrículo) que separa ambos lados. Esta región se llama *diencéfalo*. La parte del asta dorsal del diencéfalo es el tálamo y el subtálamo, y la del asta ventral es el hipotálamo (fig. 13-17). El nervio óptico (NC II) y la retina son excrecencias del diencéfalo.

El tálamo consiste en dos masas grandes en forma de huevo, una en cada lado del tercer ventrículo. Se divide en muchas partes principales y cada una se separa en núcleos distintos, que son las estaciones principales de relevo de la información que se dirige y viene de la corteza cerebral. Todas las vías sensitivas tienen proyecciones directas a los núcleos talámicos, que transmiten información a áreas restringidas de la corteza sensitiva. La coordinación e integración de los estímulos sensitivos periféricos ocurren en el tálamo, así como la interpretación un tanto burda de percepciones auditivas muy emocionales que ocurren y pueden recordarse.

El tálamo tiene un papel en el relevo de información crucial acerca de las actividades motoras de áreas seleccionadas de la corteza motora. Dos circuitos neuronales son significativos en este sentido. Uno es la vía que va desde la corteza cerebral hacia la protuberancia y el cerebelo y, después, por medio del tálamo, vuelve a la corteza motora. El segundo es el circuito de retroalimentación que viaja desde la corteza hacia los núcleos basales, luego al tálamo y después vuelve a la corteza. El subtálamo también contiene sistemas de control de movimiento relacionados con los núcleos basales.

A través de sus conexiones con el sistema activador reticular ascendente, el tálamo procesa influencias neurales que son básicas para los ritmos excitatorios corticales, para los ciclos esenciales de sueño-vigilia y para los procesos de respuesta a estímulos. Los núcleos talámicos también se conectan entre ellos y con estructuras encefálicas adyacentes. Mediante sus conexiones con el sistema límbico, algunos núcleos talámicos están implicados en la relación entre los estímulos y las respuestas emocionales que desencadenan.

El hipotálamo se encuentra debajo del tálamo y representa la porción del asta ventral del diencéfalo. También rodea al tercer ventrículo e incluye la neurohipófisis (el lóbulo posterior de la glándula hipófisis). El hipotálamo es el área de integración del nivel de dominio máximo del control homeostático del ambiente interno del cuerpo a través del mantenimiento de las concentraciones de gas sanguíneo, el equilibrio hídrico, el consumo de alimentos y los aspectos principales del control endocrino y del SNA.

La cápsula interna es una banda amplia de fibras de proyección que yace entre el tálamo y los núcleos basales (*véase* la fig. 13-17). Contiene todas las fibras que conectan a la corteza cerebral con estructuras más profundas, como los núcleos basales, el tálamo, el mesencéfalo, la protuberancia, el bulbo raquídeo y la médula espinal.

Hemisferios cerebrales

Los dos hemisferios cerebrales son excrecencias laterales del diencéfalo. Internamente, los hemisferios cerebrales contienen los ventrículos laterales, que están conectados al tercer ventrículo del diencéfalo por un agujero pequeño llamado *agujero interventricular* (*véase* la fig. 13-16A). Los axones del nervio olfatorio (NC I) terminan en la porción más antigua del cerebro, el bulbo olfatorio, donde ocurre el procesamiento

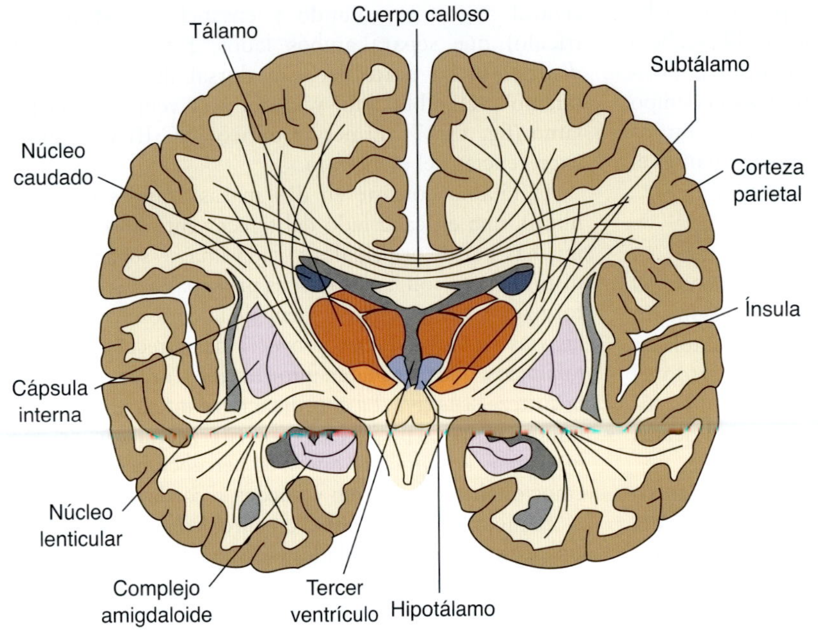

FIGURA 13-17. Sección frontal del encéfalo que pasa por el tercer ventrículo, mostrando el tálamo, subtálamo e hipotálamo, la cápsula interna, el cuerpo calloso y los núcleos basales (núcleo caudado, núcleo lenticular), el complejo amigdalino, la ínsula y la corteza parietal.

inicial de la información olfativa. Los axones de proyección del bulbo olfatorio transmiten información a través de los tractos olfatorios hacia el tálamo y otras partes de la corteza cerebral (p. ej., la corteza orbitaria), donde ocurren reflejos relacionados con el olfato y las percepciones olfativas.

Un área gruesa de axones mielinizados llamada *cuerpo calloso* conecta la corteza cerebral de ambos lados del cerebro (*véase* la fig. 13-17). Dos comisuras más pequeñas, las comisuras anterior y posterior, conectan ambos lados de las regiones más especializadas del cerebro y el diencéfalo.

Las superficies de los hemisferios son lateral, medial y basal. En la superficie de los hemisferios se encuentran muchos rebordes y surcos. Una *circunvolución* o *giro* es un reborde entre dos surcos y a los surcos también se les conoce como *cisuras* o *fisuras*. La corteza cerebral se divide de manera arbitraria en lóbulos nombrados como los huesos que los cubren: frontal, parietal, temporal y occipital (*véase* la fig. 13-16C).

Núcleos basales

Los núcleos basales son masas profundas de sustancia gris que rodean al ventrículo lateral (*véase* la fig. 13-17) y que yacen en cualquier lado de la cápsula interna, justo en la parte lateral del tálamo. Están constituidos por el *núcleo caudado* ("con cola"), que tiene forma de coma, el *putamen*, que parece un escudo, y el *globus pallidus* ("globo pálido"). El término *striatum* ("cuerpo estriado") se refiere al núcleo caudado más el putamen. Juntos, el globo pálido y el putamen forman el *núcleo lenticular* ("con forma de lente").[2]

Los núcleos basales permiten la realización de las posturas y movimientos aprendidos o no aprendidos con anterioridad, los cuales aumentan y añaden gracia a los movimientos manipulativos controlados por las motoneuronas superiores (MNS). Estos movimientos en segundo plano se conocen como *movimientos asociados*. Los núcleos basales intactos y funcionales permiten el balanceo del brazo al caminar y correr, y también están implicados en los movimientos de seguimiento posteriores al lanzamiento de una pelota o al mover un palo. Así como en la corteza motora, los núcleos del lado izquierdo controlan el movimiento del lado derecho del cuerpo y viceversa. Los circuitos que conectan a la corteza premotora y la corteza motora suplementaria, los núcleos basales, así como algunas partes del tálamo, permiten la realización de los movimientos asociados requeridos para acciones que exigen mucha habilidad. La enfermedad de Parkinson, la corea de Huntington y algunas formas de parálisis cerebral, entre otras alteraciones que involucran a los núcleos basales, conducen a patrones anómalos del movimiento. Si el daño a los núcleos basales se encuentra de un lado, los movimientos ocurren en el lado contrario del cuerpo. Estos patrones de movimiento automático solo se detienen durante el sueño, pero en algunas situaciones, los movimientos son tan violentos que conciliar el sueño se vuelve difícil.

Lóbulo frontal

El lóbulo frontal se extiende desde el polo frontal hasta las cisuras central y lateral (fisuras). Cada lóbulo frontal puede subdividirse rostralmente en las circunvoluciones superior, media e inferior, que continúan por la superficie interna sobre los ojos y forman la corteza orbitaria. Estas áreas se asocian con los núcleos talámicos mediales, que también se relacionan con el sistema límbico. Se piensa que la función de la corteza prefrontal tiene que ver con la anticipación y la predicción de las consecuencias de la conducta.

La circunvolución precentral (área 4), junto a la **cisura** central, es la *corteza motora primaria* (fig. 13-18). Esta área de la corteza permite el control de los movimientos precisos de los músculos flexores de manos y pies, y del aparato fonador, necesario para el habla. Justo enfrente de la circunvolución precentral está una región de la corteza frontal llamada *corteza de asociación premotora* o *motora*. Esta región (área 8 y área rostral 6) se relaciona con la planificación de patrones de movimientos aprendidos complejos, y el daño a estas áreas causa dispraxia o **apraxia**. Esto no impide la manipulación de un

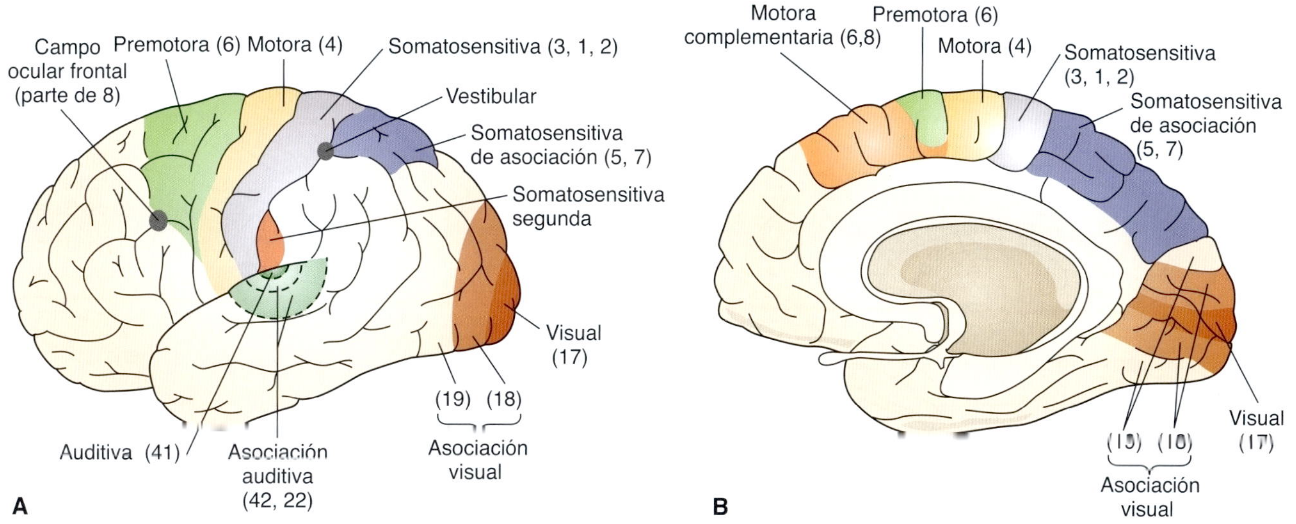

FIGURA 13-18. Áreas motoras y sensitivas de la corteza cerebral. **A.** Vista lateral izquierda de la corteza cerebral. **B.** Este diagrama representa las áreas del encéfalo que se han seccionado en el plano medio.

desarmador, pero sí la de su empleo apropiado para aflojar un tornillo. La corteza motora primaria y la corteza motora de asociación se conectan con núcleos talámicos laterales, a través de los cuales reciben retroalimentación de los núcleos basales y el cerebelo. En la superficie medial del hemisferio, el área premotora incluye una corteza motora suplementaria relacionada con el control de los patrones de movimiento bilateral que requieren de mucha destreza.

Lóbulo parietal

El lóbulo parietal del cerebro se encuentra detrás de la cisura central (circunvolución postcentral) y por arriba de la lateral. La franja de corteza que rodea a la cisura central se conoce como *corteza somatosensitiva primaria* (áreas 3, 1 y 2) porque recibe información sensitiva muy específica desde los núcleos laterales del tálamo. Justo por detrás de la corteza sensitiva primaria está la *corteza de asociación somestésica* (áreas 5 y 7), que se conecta con los núcleos talámicos y con la corteza sensitiva primaria (*véase* la fig. 13-18). Esta región es necesaria para la percepción somatestética, en especial con respecto a la percepción de "dónde" está el estímulo en el espacio y en relación con las partes corporales. Las lesiones localizadas de esta región pueden conducir a la incapacidad de reconocer la importancia de un objeto (una alteración conocida como *agnosia*). Con los ojos cerrados, una persona puede sentir un desarmador y describirlo en términos de su figura y textura. Sin embargo, no podrá integrar la información sensitiva requerida para identificarlo como un desarmador.

Lóbulo temporal

El lóbulo temporal se encuentra por debajo de la cisura lateral y consiste en un polo temporal y tres circunvoluciones primarias: la superior, la media y la inferior. La corteza auditiva primaria (área 41) incluye la parte de la circunvolución temporal superior que se extiende hasta la cisura lateral (*véase* la fig. 13-18). Esta área es de particular importancia para la discriminación de sonidos que entran en oídos diferentes. Recibe proyecciones de impulsos auditivos mediante el colículo inferior del mesencéfalo y un núcleo talámico ventrolateral. La parte más expuesta de la circunvolución temporal superior corresponde al área de percepción auditiva o de asociación (área 22). Los aspectos de la audición que dan significado a algunos patrones sonoros requieren que esta área funcione apropiadamente. La descripción de las porciones restantes de la corteza cerebral no es tan completa, pero parecen ser importantes para los recuerdos de la memoria de largo plazo. Esto es cierto en particular con respecto a la percepción y memoria de patrones sensitivos complejos como las figuras geométricas y rostros.

Lóbulo occipital

El lóbulo occipital se localiza por detrás de los lóbulos temporal y parietal (*véase* la fig. 13-18). La superficie medial contiene un surco profundo que se extiende desde el lóbulo límbico hasta el polo occipital, la *cisura calcarina*, rodeada por la corteza visual primaria (área 17).[2] Justo arriba y por debajo de esta corteza se encuentra la *corteza visual de asociación* (áreas 18 y 19). Esta área está estrechamente conectada con la corteza visual primaria y con núcleos complejos del tálamo. La integridad de la corteza de asociación es necesaria para la experiencia visual, tales como las experiencias de color, movimiento, percepción profunda, patrones, formas y localización espacial.

Las áreas neocorticales del lóbulo parietal contribuyen a relacionar la textura y la localización de un objeto con su imagen visual. Entre las áreas de asociación auditiva y visual se localiza la *región parietooccipital* necesaria para relacionar el significado de un sonido y una imagen con un objeto o persona.

Sistema límbico

El *sistema límbico* yace por debajo del lóbulo temporal medial e incluye diversas estructuras corticales y subcorticales (fig. 13-19). El lóbulo límbico establece conexiones recíprocas con los núcleos medial e intralaminar del tálamo, los núcleos profundos del cerebro (núcleos amigdalinos, núcleos septales) y el hipotálamo. En general, esta región del

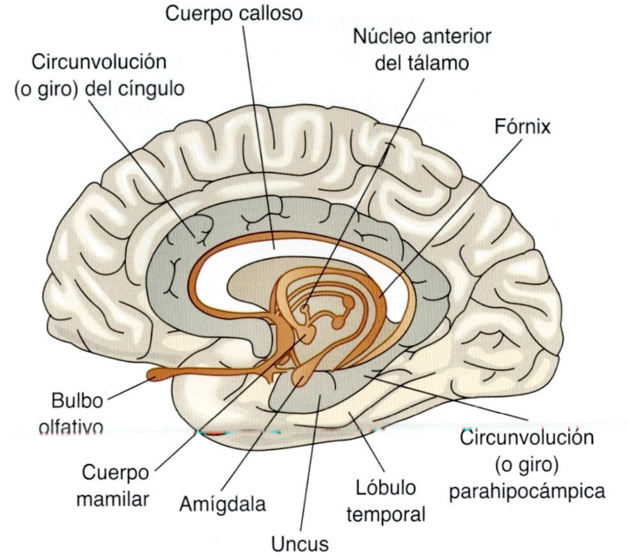

FIGURA 13-19. El sistema límbico incluye la corteza límbica (circunvolución del cíngulo, circunvolución parahipocámpica y uncus) y las estructuras subcorticales asociadas (tálamo, hipotálamo, amígdala).

cerebro está relacionada con la experiencia emocional y el control de la conducta relacionada con la emoción. La estimulación de áreas específicas de este sistema puede generar sensaciones de miedo, ansiedad marcada o placer intenso. También puede producir conductas violentas, como ataque, defensa o lenguaje explosivo y emocional.

Meninges

En el interior del cráneo y de la columna vertebral, el encéfalo y la médula espinal están libremente suspendidos y protegidos por varias capas de tejido conjuntivo denominadas *meninges* (fig. 13-20). Todas las superficies de la médula espinal, el encéfalo y los nervios segmentarios están cubiertas por una delicada capa de tejido conjuntivo llamada

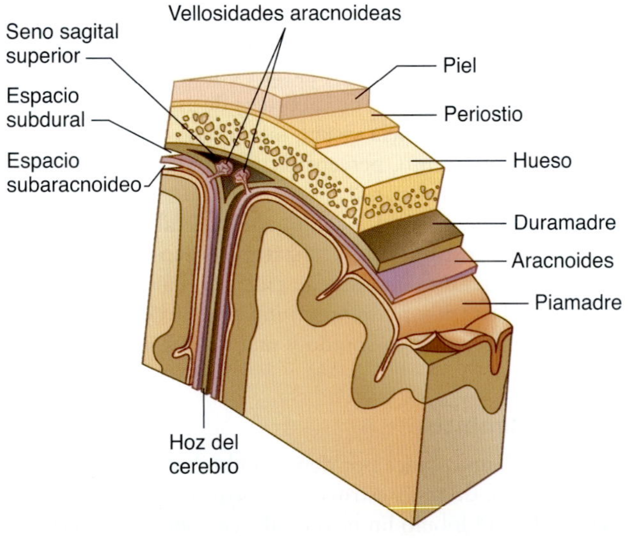

FIGURA 13-20. Meninges craneales. Las vellosidades aracnoideas, mostradas dentro del seno sagital superior, son uno de los sitios de la absorción del líquido cefalorraquídeo (LCR) hacia la sangre.

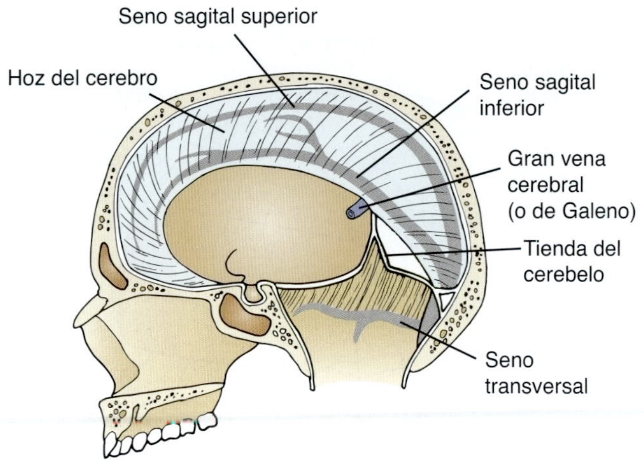

FIGURA 13-21. Duramadre craneal. El cráneo está abierto para mostrar la hoz del cerebro y las porciones derecha e izquierda de la tienda del cerebelo, así como algunos senos venosos craneales.

piamadre. Esta capa tisular protectora recubre los vasos sanguíneos superficiales y aquellos que ingresan en el cerebro y en la médula espinal. Una segunda capa muy delicada, avascular y hermética, llamada *aracnoides*, recubre la totalidad del SNC. El líquido cefalorraquídeo está contenido en el espacio subaracnoideo. Justo por fuera de la aracnoides se observa una vaina continua de tejido conjuntivo resistente, la *dura madre*, que confiere máxima protección al cerebro y a la médula espinal. La duramadre craneal a menudo se divide en dos capas, y la capa más externa actúa como periostio de la superficie interna del cráneo.

La capa interna de la duramadre forma dos pliegues principales (fig. 13-21). La *hoz del cerebro* se sitúa en la cisura interhemisférica y separa ambos hemisferios cerebrales. Se sujeta a la parte frontal de la cresta del hueso etmoidal y termina de manera continua con la *tienda del cerebelo*. Esta última es un amplio tabique semicircular que actúa como una hamaca que sostiene los lóbulos occipitales arriba del cerebelo y ancla el cerebro al cráneo. La hoz del cerebro se sujeta a la tienda del cerebelo y la sostiene, ello le confiere un aspecto de carpa. La tienda del cerebelo se fija a la porción petrosa del hueso temporal y a la silla dorsal del suelo craneal, con la formación de una brecha o hendidura semicircular en la línea media para permitir el pasaje del cerebro medio desde la fosa posterior. También forma un tabique resistente que separa las fosas craneales anterior y media, las cuales contienen los hemisferios cerebrales, desde la fosa posterior, que se localiza en la parte interior, y contiene el tronco encefálico y el cerebelo. Esta compartimentalización es el fundamento racional de los términos *supratentorial* (arriba de la tienda) e *infratentorial* (debajo de la tienda).

En general, la tienda del cerebelo y la hoz del cerebro sostienen y protegen el encéfalo, que flota en el LCR dentro de un espacio cerrado. Sin embargo, ciertos traumatismos violentos pueden hacer que los afilados bordes de estos pliegues causen daño. Algunas lesiones, tales como tumores o hematomas en vías de expansión, pueden comprimir el encéfalo contra estos bordes o a través de la hendidura de la tienda del cerebelo (hernia). Esto puede provocar la compresión,

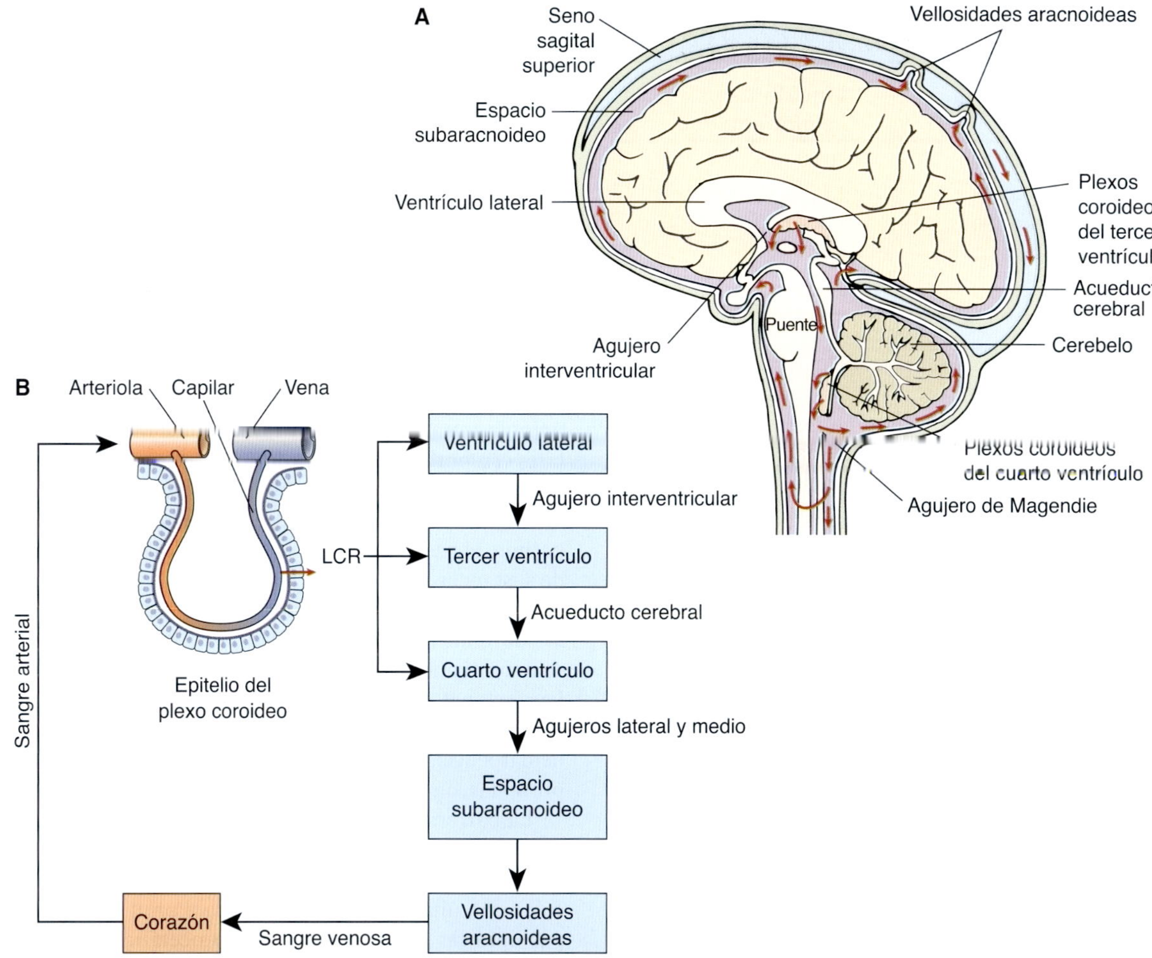

FIGURA 13-22. **A.** Flujo de líquido cefalorraquídeo (LCR) desde el momento de su formación a partir de la sangre en los plexos coroideos hasta su retorno a la sangre en el seno sagital superior. Los plexos de los ventrículos laterales no aparecen en la ilustración. **B.** El LCR es un filtrado sanguíneo producido por el epitelio de los plexos coroideos que se encuentran en cada ventrículo cerebral. El LCR fluye desde los ventrículos laterales a través del agujero interventricular, o de Monro, hacia el tercer ventrículo. Desde el tercer ventrículo, el LCR es transportado al cuarto ventrículo a través del acueducto cerebral (de Silvio). Tres aberturas, un agujero de Magendie en la línea media y dos pequeños agujeros laterales (o de Luschka) llevan el LCR hacia el espacio subaracnoideo, desde donde regresa a la circulación venosa a través de las vellosidades aracnoideas.

contusión o destrucción del tejido cerebral, con déficits resultantes que, a menudo, son permanentes.

Sistema ventricular y líquido cefalorraquídeo

El sistema ventricular está compuesto por una serie de cavidades cerebrales ocupadas por LCR (fig. 13-22). El LCR sostiene y protege al cerebro y a la médula espinal inmersos en él. Contribuye al mantenimiento de un medio iónico constante que facilita la difusión de nutrientes, electrólitos y productos finales del metabolismo hacia el líquido extracelular que rodea las neuronas y la neuroglía del SNC. Dado que ocupa el espacio subaracnoideo que rodea al SNC, en cierta medida contribuye a distribuir y amortiguar toda fuerza física que ejerza un impacto en el cráneo o la columna vertebral.

Una delgada capa de neurogliocitos, que en conjunto se denomina *epéndimo*, cubre los ventrículos y el conducto central de la médula espinal. En el techo de los ventrículos laterales, tercero y cuarto, el epéndimo experimenta una notable expansión. El LCR es producido por masas rojizas diminutas de ependimocitos y capilares especializados, llamadas *plexo coroideo*, que se proyectan hacia el interior de los ventrículos. El LCR es un ultrafiltrado de plasma sanguíneo, formado en su mayoría por agua y otros elementos, y su composición es similar a la del líquido extracelular del encéfalo (tabla 13-3). La cantidad de LCR que se produce al día es de aproximadamente 500 mL. La cantidad de LCR en el sistema ventricular en un momento dado es de 125-150 mL, lo que implica que el LCR se absorbe de forma continua.

El LCR que se produce en los ventrículos debe fluir a través del agujero interventricular, el tercer ventrículo, el acueducto cerebral y el cuarto ventrículo para salir del sistema ventricular. Tres agujeros permiten el paso del LCR hacia el espacio subaracnoideo. Dos de estos orificios, o agujeros de Luschka, se localizan en los ángulos laterales del cuarto ventrículo. El tercer orificio, o agujero medial de Magendie, se localiza en la línea media en el extremo caudal del cuarto ventrículo (fig. 13-23). Después, el LCR desciende hacia el espacio subaracnoideo que rodea la médula espinal, sobre todo en su parte dorsal, y retorna hacia la cavidad craneal a lo largo de su superficie ventral.

La reabsorción del LCR hacia el sistema vascular se produce a lo largo de los lados del seno sagital superior en las fosas anteriores y media. El espacio subaracnoideo emite

TABLA 13-3 Composición del líquido cefalorraquídeo y el plasma

Sustancia	Plasma	Líquido cefalorraquídeo
Proteína (mg/dL)	6000.00	20.00
Na^+ (mEq/L)	135.00	131.00
Cl^- (mEq/L)	101.00	124.00
K^+ (mEq/L)	4.50	2.90
HCO_3^- (mEq/L)	25.00	24.00
pH	7.4	7.32
Glucosa (mg/dL)	92.00	61.00

proyecciones, denominadas *vellosidades aracnoideas*, que atraviesan la duramadre interna y las paredes venosas del seno sagital superior. La reabsorción del LCR hacia el sistema vascular se produce en respuesta a un gradiente de presión. La presión normal del LCR es de alrededor de 60-180 mm H_2O.[7] La microestructura de las vellosidades aracnoideas determina que si la presión del LCR disminuye por debajo de alrededor de 50 mm H_2O, los conductos se colapsan y bloquean el flujo invertido. De este modo, las vellosidades aracnoideas actúan como válvulas unidireccionales que permiten el flujo de LCR hacia la circulación sanguínea del seno sagital e impiden su retorno al espacio subaracnoideo.

Barreras hematoencefálica y del líquido cefalorraquídeo y el encéfalo

El mantenimiento de un medio ambiente químicamente estable es esencial para la función del encéfalo. En la mayoría de las regiones del cuerpo, el líquido extracelular experimenta pequeñas fluctuaciones del pH y la concentración de hormonas, aminoácidos e iones de potasio durante las actividades habituales diarias, tales como la ingesta de alimentos y el ejercicio. Si estas mismas fluctuaciones se produjeran en el cerebro, tendría lugar una actividad nerviosa descontrolada, dado que ciertas sustancias, como los aminoácidos, actúan como neurotransmisores y ciertos iones, como el potasio, afectan el umbral para la descarga nerviosa. Dos barreras, la hematoencefálica y la presente entre el LCR y el encéfalo, contribuyen a mantener la estabilidad química del ambiente cerebral. Las únicas sustancias que ingresan al cerebro con relativa facilidad son el agua, el dióxido de carbono y el oxígeno. El transporte de otras sustancias entre el cerebro y la sangre es un proceso más lento y controlado.

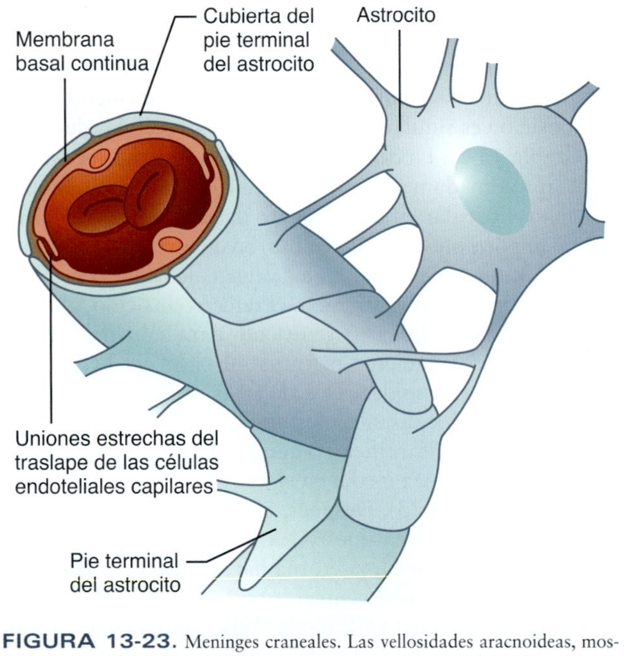

FIGURA 13-23. Meninges craneales. Las vellosidades aracnoideas, mostradas dentro del seno sagital superior, son uno de los sitios de la absorción del líquido cefalorraquídeo (LCR) hacia la sangre.

La barrera hematoencefálica depende de las características singulares de los capilares cerebrales. Las células endoteliales de los capilares cerebrales están conectadas entre sí por uniones estrechas continuas. Además, la mayoría de los capilares cerebrales están rodeados por una membrana basal y las prolongaciones de células de sostén cerebral, denominadas *astrocitos* (*véase* la fig. 13-23). La barrera hematoencefálica permite el paso de compuestos esenciales y bloquea el ingreso de sustancias indeseables. Los sistemas de transporte invertidos eliminan sustancias desde el medio cerebral. Las moléculas de gran tamaño, como las proteínas y los péptidos, en su mayoría no pueden atravesar la barrera hematoencefálica. Las lesiones cerebrales agudas, como traumatismos e infecciones, inducen un aumento de la permeabilidad de la barrera hematoencefálica y alteran las concentraciones cerebrales de proteínas, agua y electrólitos.

La barrera hematoencefálica impide el ingreso al encéfalo de numerosos fármacos. La mayoría de los compuestos muy hidrosolubles son excluidos del cerebro, sobre todo moléculas con una carga iónica elevada. Por el contrario, las capas lipídicas de la barrera hematoencefálica son permeables a numerosos compuestos liposolubles. Algunos fármacos, como el antibiótico cloranfenicol, son muy liposolubles y, por lo tanto, ingresan en el cerebro con facilidad. Algunas sustancias que ingresan al endotelio capilar son convertidas mediante procesos metabólicos en una forma química que no puede ingresar en el cerebro.

Los capilares cerebrales son mucho más permeables al nacer que durante la edad adulta, y la barrera hematoencefálica madura durante los primeros años de vida. En los neonatos con ictericia marcada, la bilirrubina puede atravesar la barrera hematoencefálica inmadura y provocar kernícterus (encefalopatía bilirrubínica) y daño cerebral. En los adultos, la barrera hematoencefálica impide que la bilirrubina ingrese en el cerebro, por lo que no afecta al sistema nervioso.

Las células ependimarias, que cubren el plexo coroideo, están interconectadas por uniones estrechas y forman una barrera entre la sangre y el LCR. El transporte de agua a través de las células epiteliales coroideas tiene lugar por ósmosis. El oxígeno y el dióxido de carbono pasan al LCR por difusión, lo que determina que las presiones parciales de estos gases en el LCR sean aproximadamente equivalentes a las del plasma. Las concentraciones elevadas de sodio y potasio en el LCR están sujetas a una regulación activa y se mantienen con valores relativamente constantes. Los lípidos y las hormonas no peptídicas difunden con relativa facilidad a través de la barrera, pero las moléculas de gran tamaño, como las proteínas, péptidos, muchos antibióticos y otros fármacos, en general no ingresan en el LCR. El epitelio coroideo utiliza energía en la forma de trifosfato de adenosina (ATP, *adenosine triphosphate*) para la secreción activa de muchos compuestos, como proteínas, iones de sodio y diversos micronutrientes, como las vitaminas C, B_6 (piridoxina) y folato. Dado que el LCR resultante presenta un nivel relativamente elevado de sodio, el cloruro y el bicarbonato de cargas negativas difunden hacia el interior del LCR en respuesta a un gradiente iónico. Las células coroideas también generan bicarbonato a partir del dióxido de carbono presente en la sangre. Este bicarbonato es importante para la regulación del pH del LCR.

Hay mecanismos que facilitan el transporte de otras moléculas, como la glucosa, sin gasto de energía. El amoníaco, un metabolito tóxico de la actividad nerviosa, se convierte en glutamina por la acción de los astrocitos. La glutamina pasa al plasma a través del epitelio coroideo por un proceso de difusión facilitada. Dado que el cerebro y la médula espinal están desprovistos de conductos linfáticos, el LCR cumple esta función de eliminación de productos de deshecho tóxicos del SNC.

Numerosas áreas específicas del cerebro no poseen barrera hematoencefálica. Una de estas áreas está representada por el extremo caudal del cuarto ventrículo (área postrema), donde los receptores especializados que perciben el nivel de dióxido de carbono del LCR regulan la función respiratoria. Otra área desprovista de barrera hematoencefálica es la pared del tercer ventrículo, que permite a las neuronas hipotalámicas vigilar las concentraciones de glucosa en sangre. Aunque la mayoría de las células que recubren el tercer ventrículo son células ependimarias, también se observan células ependimarias modificadas denominadas *tanicitos*. Los procesos de los tanicitos se extienden a través de los elementos neurogliales que envuelven el tercer ventrículo y finalizan en los vasos sanguíneos, las neuronas o las células neurogliales del tejido encefálico circundante.

RESUMEN

En el adulto, la médula espinal se localiza en las dos terceras partes superiores del conducto vertebral. En corte transversal, la médula espinal tiene forma ovalada. En el interior, la sustancia gris tiene la apariencia de una mariposa o de la letra "H". El asta dorsal contiene las neuronas AE y recibe información aferente de la raíz posterior y de otras neuronas conectoras. El asta ventral contiene las neuronas ASa y MNI eferentes, que salen de la médula por las raíces anteriores. Hay 31 pares de nervios raquídeos (8 cervicales, 12 torácicos, 5 lumbares, 5 sacros y 1 coccígeo). Cada par se comunica con su segmento corporal correspondiente. Los nervios raquídeos y los vasos sanguíneos que suministran la médula espinal entran en el conducto vertebral a través del agujero intervertebral. Después, se dividen en dos ramos, o raíces, uno de los cuales ingresa en la superficie transversa de la médula espinal (la raíz dorsal), transportando los axones de las neuronas aferentes hacia el SNC. El otro ramo sale de la superficie ventrolateral de la médula (la raíz ventral), llevando los axones de neuronas aferentes hacia la periferia. Estas dos raíces se fusionan en el agujero intervertebral y forman los nervios raquídeos mixtos.

Un reflejo proporciona una relación altamente confiable entre un estímulo y una respuesta motora. Su base anatómica está conformada por una neurona aferente (sensitiva), la conexión entre las neuronas del SNC que se comunican con la neurona eferente (motora) y la neurona eferente que inerva un músculo o un órgano. Los reflejos permiten una vía sensitiva para la respuesta motora involuntaria a un estímulo.

El cerebro puede dividirse en tres partes: el rombencéfalo, el mesencéfalo y el prosencéfalo. El rombencéfalo, compuesto por el bulbo raquídeo, la protuberancia y el cerebelo, contiene los circuitos neuronales encargados de las funciones de ingesta de alimentos, respiración y locomoción, indispensables para la supervivencia. Los nervios craneales III y IV se originan en el mesencéfalo, y los XII, XI, X, IX, VIII, VII, VI y V están albergados en el rombencéfalo. El prosencéfalo está formado por el diencéfalo y el telencéfalo. La parte del diencéfalo correspondiente al asta dorsal comprende el tálamo y el subtálamo, y la parte del asta ventral es el hipotálamo. Los hemisferios cerebrales son los crecimientos laterales del diencéfalo.

Los hemisferios cerebrales se dividen en lóbulos que reciben sus nombres de los huesos craneales que los recubren. El lóbulo frontal contiene al área premotora prefrontal y la corteza motora primaria; la corteza parietal está formada por la corteza sensitiva primaria y el área de asociación somatestésica; el lóbulo temporal consiste en la corteza auditiva primaria y el área de asociación auditiva; y el lóbulo occipital incluye la corteza visual primaria y el área de asociación visual. El sistema límbico, relacionado con la experiencia emocional y la liberación de conductas emocionales, se localiza en la porción media del encéfalo. Estas áreas corticales mantienen interconexiones recíprocas con núcleos talámicos subyacentes mediante la cápsula interna. La participación del tálamo es esencial para lograr una función cerebral normal.

El encéfalo se encuentra recubierto y protegido por la piamadre, la aracnoides y la duramadre. El LCR que rodea al encéfalo y la médula espinal protege a estas estructuras frente a traumatismos de intensidad baja y moderada. El LCR se excreta en el interior de los ventrículos a través de las células ependimarias del plexo coroideo, circula a través del sistema ventricular y se reabsorbe hacia el interior del sistema venoso a través de las vellosidades aracnoideas. Las barreras hematoencefálica y la presente entre el LCR y el encéfalo protegen al cerebro de sustancias sanguíneas que podrían interferir con la función cerebral.

Sistema nervioso autónomo

El mantenimiento de la homeostasis y la capacidad para llevar a cabo las actividades cotidianas en un medio físico sujeto a cambios constantes depende en gran medida del sistema nervioso autónomo (SNA). El SNA está relacionado con la regulación, la corrección y la coordinación de funciones viscerales vitales, tales como la presión arterial y el flujo sanguíneo, la temperatura corporal, la respiración, la digestión, el metabolismo y la eliminación de productos de desecho. Es sumamente sensible a influencias emocionales: rubor, palidez, palpitaciones, transpiración excesiva de las palmas de las manos y sequedad bucal representan expresiones emocionales mediadas por el SNA. Se han utilizado técnicas de biorretroalimentación y ejercicios de relajación para modificar las funciones subconscientes del SNA.

Al igual que el sistema nervioso somático, el SNA está representado en el SNC y el SNP. Los impulsos eferentes provenientes del SNA se dividen en dos: el sistema nervioso simpático y el sistema nervioso parasimpático.[8] Se piensa que las dos divisiones del SNA cumplen acciones opuestas y antagónicas. Las excepciones, como la sudoración y la regulación del diámetro de los vasos arteriales, son funciones controladas por una sola división del SNA, en este caso el sistema nervioso simpático.

Las funciones del sistema nervioso simpático incluyen el mantenimiento de la temperatura corporal y la corrección del flujo sanguíneo y la presión arterial para cubrir las necesidades cambiantes del cuerpo. El sistema simpaticoadrenal también puede activarse en presencia de una amenaza para la integridad del individuo, la cual se conoce con el nombre de *respuesta de lucha o huida*. Durante una situación de estrés tiene lugar la aceleración de la frecuencia cardíaca; aumento de la presión arterial; desplazamiento del flujo sanguíneo desde la piel y el tubo digestivo hacia los músculos esqueléticos y el cerebro; aumento de la glucemia; dilatación de los bronquiolos y las pupilas; constricción de los esfínteres gástrico e intestinales, así como del esfínter interno de la uretra; y reducción de la tasa de secreción de las glándulas exocrinas implicadas en la digestión. Las situaciones de emergencia, en general, se acompañan de vasoconstricción y un desplazamiento de la sangre desde la piel hacia los músculos y el cerebro, mecanismos que limitan la pérdida de sangre en caso de que se produzca una herida y preservan las funciones vitales necesarias para la supervivencia. La función simpática a menudo se clasifica como "catabólica" debido a que predomina durante períodos de gasto de energía elevado, como ocurre frente a una amenaza potencialmente letal.

A diferencia del sistema nervioso simpático, el sistema nervioso parasimpático se relaciona con la conservación de energía, la reposición y el almacenamiento de recursos y la preservación de la función orgánica durante períodos de actividad mínima (la *respuesta de descanso y digestión*). El sistema nervioso parasimpático reduce la frecuencia cardíaca, estimula la función gastrointestinal y la secreción glandular relacionada, promueve la evacuación intestinal y vesical, e induce la constricción de las pupilas para proteger la retina del exceso de luz durante períodos en los que la función visual no es esencial para la supervivencia.

Los sistemas nerviosos simpático y parasimpático mantienen una actividad constante. El efecto de esta actividad continua o basal se denomina *tono*. El tono de un órgano o *sistema efector* puede aumentar o disminuir y, en general, es regulado por una sola división del SNA (p. ej., el tono del músculo liso vascular es controlado por el sistema nervioso simpático). El aumento de la actividad simpática produce vasoconstricción local secundaria ante un aumento del tono del músculo liso vascular, y la disminución de la actividad simpática conduce a la vasodilatación secundaria ante una reducción del tono vascular. En estructuras como el nodo sinoauricular y el nodo auriculoventricular del corazón, que son inervados por ambas divisiones del SNA, el tono es controlado de forma predominante por una de estas divisiones. En este caso, el sistema nervioso parasimpático ejerce un efecto desacelerador o de freno, y la abolición de los impulsos parasimpáticos, parecida a soltar un freno, se acompaña de una aceleración de la frecuencia cardíaca. El aumento de la frecuencia cardíaca observado después de la interrupción de los estímulos vagales puede aumentar aún más mediante la estimulación simpática. La tabla 13-4 describe las respuestas de los órganos efectores a los impulsos simpáticos y parasimpáticos.

PUNTOS CLAVE

Sistema nervioso autónomo

- El SNA es responsable del mantenimiento de las funciones homeostáticas del cuerpo.
- El SNA posee dos divisiones: simpática y parasimpática. Aunque ambas actúan en conjunto, en general se les considera como responsables de efectos opuestos y antagónicos.

Vías eferentes autónomas

Los impulsos eferentes de ambas divisiones del SNA incluyen una vía compuesta por dos neuronas. La primera de estas motoneuronas, denominada *neurona preganglionar*, se localiza en la columna celular intermediolateral del asta ventral de la médula espinal o su localización equivalente en el tronco encefálico. La segunda motoneurona, denominada *neurona posganglionar*, establece sinapsis con una neurona preganglionar en un ganglio autónomo del SNP. Ambas divisiones del SNA se diferencian por la localización de los cuerpos celulares preganglionares, la longitud relativa de las fibras preganglionares, el tipo de respuestas periféricas y los neuromediadores preganglionares y posganglionares (*véase* la tabla 13-4). Esta vía eferente de dos neuronas y las interneuronas de los ganglios autónomos, que también contribuyen a la modulación del SNA, representan una organización muy diferente a la del sistema nervioso motor somático.

La mayoría de los órganos viscerales reciben inervación de fibras simpáticas y parasimpáticas (fig. 13-24). Algunas excepciones a esta regla son los vasos sanguíneos y las glándulas sudoríparas, que reciben impulsos provenientes de una sola división. Las fibras del sistema nervioso simpático se

TABLA 13-4 Características de los sistemas nerviosos simpático y parasimpático

Característica	Flujo de salida simpático	Flujo de salida parasimpático
Ubicación de los cuerpos celulares preganglionares	T1-T12, L1 y L2.	Nervios craneales: III, VII (intermedios), IX y X; segmentos sacros 2, 3 y 4.
Longitud relativa de la fibra preganglionar	Corta: a la cadena paravertebral de ganglios o a los ganglios aórticos prevertebrales.	Larga: a las células ganglionares cercanas o en el órgano inervado.
Función general	Catabólica: moviliza recursos en anticipación a retos de supervivencia (preparación para una respuesta de "huida o lucha").	Anabólica: relacionada con la conservación, renovación y almacenamiento de recursos.
Naturaleza de la respuesta periférica	Generalizada.	Localizada.
Transmisor entre neuronas terminales preganglionares y posganglionares	Acetilcolina (ACo).	ACo.
Transmisor de la neurona posganglionar	ACo (glándulas sudoríparas y fibras musculares vasodilatadoras); noradrenalina (la mayoría de las sinapsis), noradrenalina y adrenalina (secretadas por la glándula suprarrenal).	ACo.

dirigen hacia efectores de todo el cuerpo y, por este motivo, los efectos simpáticos tienden a ser más difusos que los del sistema nervioso parasimpático, en el que la distribución de las fibras es más localizada. Las fibras preganglionares del sistema nervioso simpático pueden viajar a través de distancias considerables y pasar por varios ganglios antes de establecer sinapsis con neuronas posganglionares, y las terminales de estas fibras entran en contacto con numerosas fibras posganglionares. La relación de células preganglionares/posganglionares puede ser de 1:20. Las neuronas posganglionares del sistema nervioso parasimpático se localizan muy cerca del órgano inervado o en el interior de estos órganos.

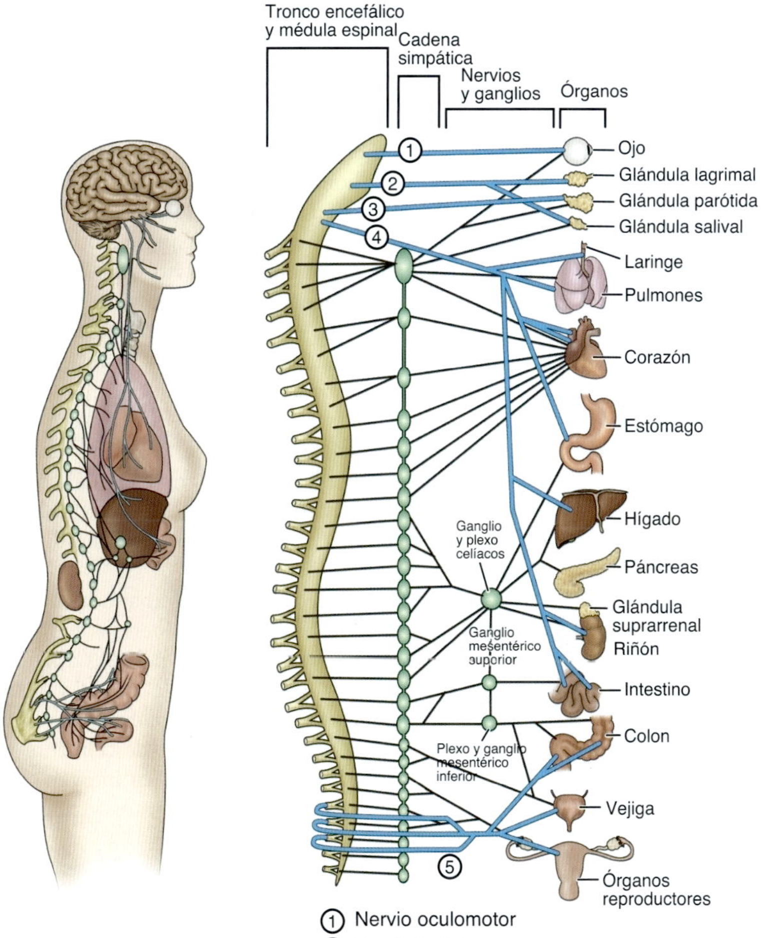

FIGURA 13-24. Anatomía del sistema nervioso autónomo. Tomado de: Hinkle J. L., Cheever, K. H. (2018). *Brunner & Suddarth's textbook of medical-surgical nursing* (4th ed., Fig. 65.10, p. 1954). Philadelphia, PA: Lippincott Williams & Wilkins.

Dado que la relación células preganglionares/posganglionares a menudo es de 1:1, los efectos de la estimulación del sistema nervioso parasimpático son mucho más localizados.

Sistema nervioso simpático

Las neuronas del sistema nervioso simpático, también denominado *división toracolumbar* del SNA, se localizan sobre todo en la columna celular intermediolateral de los segmentos torácicos y lumbares altos (T1 a L2).[8] Estas neuronas preganglionares poseen axones que en su mayoría son mielínicos y relativamente cortos. Las neuronas posganglionares del sistema nervioso simpático se ubican en los ganglios paravertebrales de la cadena ganglionar simpática situada a ambos lados de la columna vertebral o en los ganglios simpáticos prevertebrales, como los ganglios celíacos. Los ganglios simpáticos también contienen neuronas internunciales de axón corto similares a las presentes en los circuitos complejos del cerebro y la médula espinal. Muchas de estas neuronas inhiben la transmisión desde las neuronas preganglionares hacia las posganglionares.

Los axones de las neuronas preganglionares abandonan la médula espinal a través de la raíz ventral de los nervios raquídeos (T1 a L2), ingresan en los ramos primarios ventrales y dejan el nervio raquídeo a través de los ramos blancos de los comunicantes para llegar a la cadena ganglionar paravertebral (fig. 13-25). En la cadena ganglionar simpática, las fibras preganglionares pueden establecer sinapsis con neuronas del ganglio al que ingresan, ascender o descender por la cadena y crear sinapsis con uno o más ganglios o pasar a través de la cadena y dirigirse hacia un nervio esplácnico para finalizar en los ganglios prevertebrales distribuidos a lo largo de la aorta torácica y sus ramas.

Las fibras preganglionares provenientes de los segmentos torácicos de la médula espinal se dirigen hacia arriba para formar la cadena cervical que conecta los ganglios simpáticos cervicales inferior, medio y superior con el resto de la cadena simpática en los niveles inferiores. Los axones simpáticos posganglionares, provenientes de los ganglios de la cadena cervical y lumbosacra inferior, se distribuyen mediante plexos nerviosos a lo largo de prolongaciones de los grandes vasos. Las estructuras craneales, sobre todo los vasos sanguíneos, reciben inervación de axones posganglionares a lo largo de las arterias carótidas externa e interna que se dirigen hacia la cara y la cavidad craneal. Las fibras simpáticas provenientes de T1 en general ascienden por la cadena simpática hasta la cabeza; las que provienen de T2 se dirigen hacia el cuello; las provenientes de T1-T5 se dirigen hacia el corazón; las de T3, T4, T5 y T6 inervan las vísceras torácicas; las de T7, T8, T9, T10 y T11 inervan las vísceras abdominales, y las de T12, L1, L2 y L3 se dirigen hacia los riñones y los órganos de la pelvis. Numerosas fibras preganglionares derivadas del quinto al último segmento toracolumbar pasan a través de los ganglios paraventriculares para continuar como los nervios esplácnicos. La mayoría de estas fibras no establecen sinapsis antes de alcanzar los ganglios celíaco o mesentérico superior; otras se dirigen hacia la médula suprarrenal.

La médula suprarrenal, que forma parte integral del sistema nervioso simpático, contiene neuronas simpáticas posganglionares que secretan neurotransmisores simpáticos directamente en la circulación sanguínea. Algunas fibras posganglionares amielínicas abandonan la cadena ganglionar paravertebral y reingresan en el nervio segmentario a través de ramos amielínicos, llamados *ramos grises*. Estos nervios segmentarios inervan todas las porciones de la pared corporal mediante ramos de nervios raquídeos. Estas fibras inervan las glándulas sudoríparas, los músculos piloerectores de los folículos pilosos, todos los vasos sanguíneos de la piel y los músculos esqueléticos y el SNC propiamente dicho.

Sistema nervioso parasimpático

Las fibras preganglionares del sistema nervioso parasimpático, también conocidas como *división craneosacra*, nacen en algunos segmentos sacros y del tronco encefálico de la médula espinal.[8] Los impulsos eferentes del cerebro medio se dirigen mediante el nervio motor ocular común (NC III) hacia el ganglio ciliar localizado en la órbita detrás del ojo; inervan el músculo del esfínter pupilar de ambos ojos y los músculos ciliares que controlan el espesor del cristalino durante la acomodación. De las fibras provenientes de la protuberancia caudal se originan las fibras preganglionares del componente intermedio del nervio facial (NC VIII). Estas fibras eferentes establecen sinapsis en los ganglios submaxilares, desde donde parten fibras posganglionares que inervan las glándulas submaxilares y sublinguales. Además, las fibras preganglionares se distribuyen en los ganglios pterigopalatinos para hacer sinapsis en las neuronas posganglionares que suministran a las glándulas lagrimales y nasales. Las fibras del nervio glosofaríngeo (NC IX) establecen sinapsis en los ganglios óticos, que inervan las glándulas parótidas. El nervio vago es responsable de la inervación parasimpática del corazón, la tráquea, los pulmones, el esófago, el estómago, el intestino delgado, la mitad proximal del colon, el hígado, la vesícula biliar, el páncreas, los riñones y el segmento superior de los uréteres. El tubo digestivo posee su propia red intrínseca de células ganglionares que se localiza entre las capas del músculo liso, llamada *sistema nervioso entérico*, el cual controla los movimientos peristálticos y la función secretora locales. La acción del sistema nervioso entérico puede modificarse por medio de la actividad del SNA.

Los axones preganglionares sacros abandonan los nervios segmentarios S2-S4 para formar los nervios pélvicos, también llamados *erigentes*. Los nervios pélvicos abandonan el plexo sacro a ambos lados de la médula espinal y distribuyen sus fibras periféricas en la vejiga, útero, uretra, próstata, mitad distal del colon transverso, colon descendente y recto. Las fibras parasimpáticas sacras también inervan el sistema venoso que drena a los genitales externos y promueven la función eréctil.

Salvo por los NC III, VII y IX, que establecen sinapsis en ganglios separados, las fibras preganglionares parasimpáticas largas se transforman sin interrupción en fibras posganglionares cortas que inervan las paredes de los órganos. Aquí, las neuronas posganglionares envían axones hacia el músculo liso y las células glandulares para modular las funciones de estas estructuras.

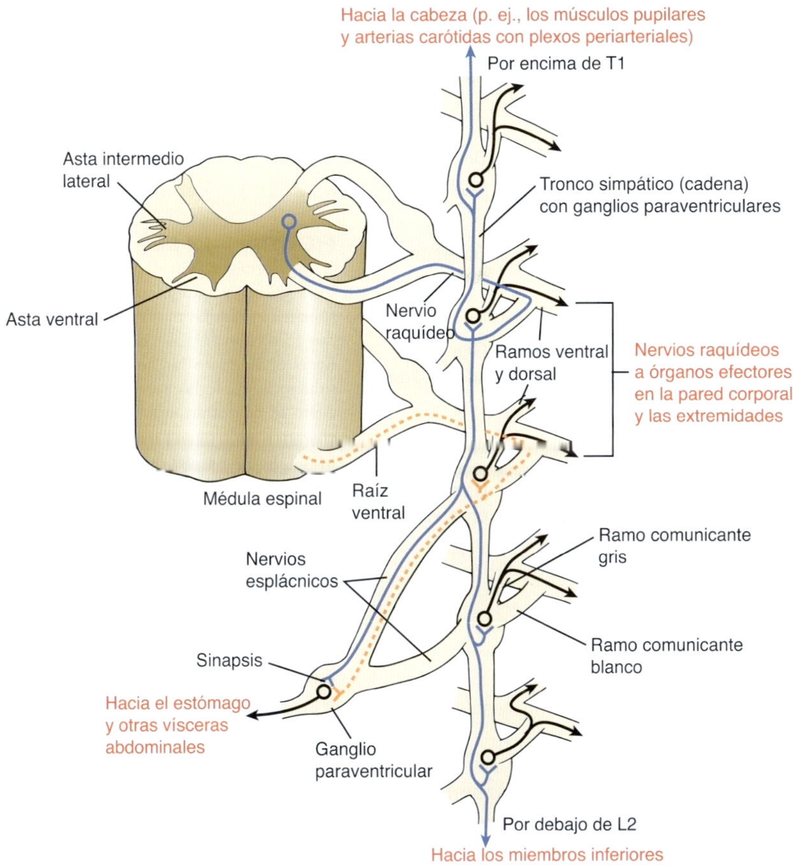

FIGURA 13-25. Vías simpáticas. Las fibras simpáticas preganglionares (*azul*) dejan la médula espinal a través de la raíz ventral de los nervios raquídeos, entran en los ramos ventrales primarios y pasan a través de los ramos blancos hasta los ganglios prevertebrales o paravertebrales de la cadena simpática, donde hacen sinapsis con las neuronas posganglionares (*negro*). Otras neuronas posganglionares (*líneas rojas punteadas*) viajan directamente a su destino en los diversos órganos efectores.

Vías integradoras centrales

Las fibras AV generales acompañan los impulsos simpáticos y parasimpáticos en el interior de los nervios raquídeos y craneales, y transmiten información quimiorreceptiva, barorreceptiva, de estiramiento de las cápsulas orgánicas y nociceptiva desde las vísceras hacia el tronco encefálico y la médula espinal toracolumbar y sacra. Los circuitos reflejos locales que comunican las vías aferentes viscerales con las eferentes autónomas se integran en un sistema de control jerárquico de la médula espinal y el tronco encefálico. La mayoría de los reflejos viscerales contienen fibras provenientes de las MNI que inervan los músculos esqueléticos como parte integral de sus patrones de respuesta.

El hipotálamo sirve como el principal centro de control para la mayoría de las funciones mediadas de forma autónoma. Establece conexiones con la corteza cerebral, el sistema límbico y la glándula hipófisis, y está perfectamente capacitado para recibir, integrar y transmitir información hacia otras áreas del sistema nervioso. Las señales del hipotálamo pueden tener efecto en casi todos los centros de control del tronco encefálico. Por ejemplo, la estimulación de ciertas áreas, sobre todo en el hipotálamo posterior, puede causar que los centros de control cardiovascular aumenten la presión arterial a más del doble de lo normal. Oros centros hipotalámicos controlan la temperatura corporal y aumentan la salivación y la actividad gastrointestinal.

Las correcciones reflejas de las funciones cardiovascular y respiratoria tienen lugar en el tronco encefálico. Un ejemplo claro de este fenómeno es el barorreflejo del seno carotídeo. El incremento de la presión arterial en el seno carotídeo induce un aumento de la descarga de fibras aferentes que se dirigen hacia centros cardiovasculares del tronco encefálico a través del NC IX. Estos centros aumentan la actividad de fibras vagales eferentes descendentes que reducen la frecuencia cardíaca e inhiben las fibras simpáticas que la incrementan, así como al tono vascular. El SNA puede modificar rápida e intensamente la función visceral. Puede aumentar la frecuencia cardíaca hasta alrededor del doble del valor inicial en 3-5 s. El tono del músculo liso bronquial está controlado en gran medida por fibras parasimpáticas transportadas a través del nervio vago, que provoca una constricción leve a moderada de los bronquiolos.

Otros reflejos importantes del SNA se localizan a nivel de la médula espinal, cuya regulación depende de los impulsos provenientes de centros superiores. En presencia de una pérdida de comunicación entre los centros superiores y los reflejos medulares, como sucede cuando tiene lugar una lesión de la médula espinal, estos reflejos se manifiestan de forma descontrolada. Esto determina un cuadro de sudoración excesiva, inestabilidad vasomotora y función refleja del intestino y la vejiga.

Neurotransmisión autónoma

La generación y la transmisión de impulsos en el SNA es igual que en otras neuronas, con potenciales de acción autopropagados y transmisión de los impulsos a través de sinapsis y otras uniones tisulares mediante transmisores.

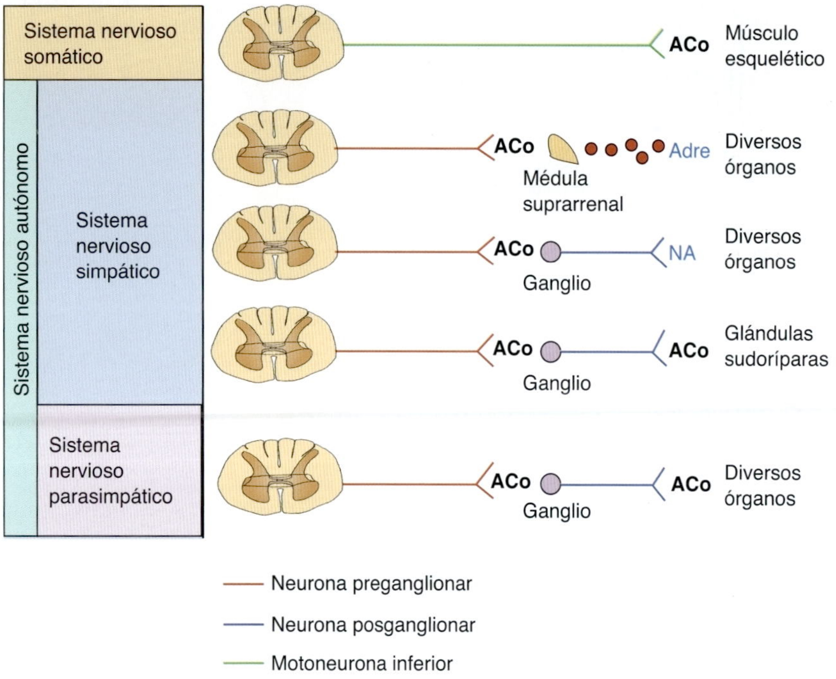

FIGURA 13-26. Comparación entre la neurotransmisión de los sistemas nerviosos somático y autónomo. En el sistema nervioso somático, todas las motoneuronas inferiores liberan acetilcolina (ACo) como su neurotransmisor. En el SNA, tanto las neuronas preganglionares simpáticas como las parasimpáticas liberan ACo como su neurotransmisor. Las neuronas posganglionares parasimpáticas liberan ACo en el sitio de inervación del órgano. La mayoría de las neuronas posganglionares del sistema nervioso simpático liberan noradrenalina (NA) en el sitio de inervación del órgano. El principal neurotransmisor que libera la glándula suprarrenal es la adrenalina, la cual viaja al sitio de inervación del órgano a través de la corriente sanguínea. Las neuronas posganglionares que inervan las glándulas sudoríparas son fibras simpáticas que utilizan la ACo como su neurotransmisor.

No obstante, las motoneuronas somáticas que inervan los músculos esqueléticos se dividen en numerosos ramos, y cada uno de estos ramos inerva una fibra muscular aislada; por el contrario, las fibras posganglionares del SNA conforman un plexo nervioso difuso en el sitio de la inervación. Las membranas de las células de muchas fibras musculares lisas están interconectadas por puentes protoplasmáticos conductivos, llamados *uniones comunicantes*, que permiten la conducción rápida de los impulsos a través de láminas de músculo liso. Los neurotransmisores autónomos liberados cerca de una fracción limitada de estas fibras ejercen una función moduladora que abarca numerosas células efectoras, como ocurre en las capas musculares lisas del intestino delgado y la vejiga. A veces, el SNA inerva de forma individual células musculares lisas aisladas, tales como las células piloerectoras responsables de la erección del pelo durante la exposición al frío.

Los principales neurotransmisores del SNA son la acetilcolina y las catecolaminas (adrenalina y noradrenalina; fig. 13-26).[8] La acetilcolina se libera en todas las sinapsis preganglionares de los ganglios autónomos de las fibras nerviosas simpáticas y parasimpáticas, y desde sinapsis posganglionares de todas las terminaciones nerviosas parasimpáticas. También se libera en las terminaciones nerviosas simpáticas que inervan las glándulas sudoríparas y las fibras vasodilatadoras colinérgicas presentes en el músculo esquelético. La noradrenalina se libera en la mayoría de las terminaciones nerviosas simpáticas. La médula suprarrenal, que representa un ganglio simpático prevertebral modificado, produce adrenalina y pequeñas cantidades de noradrenalina. La dopamina, un producto intermedio de la síntesis de noradrenalina, también actúa como neurotransmisor. Es el principal inhibidor de las neuronas internunciales de los ganglios simpáticos. Si se administra por vía intravenosa, también ejerce efectos vasodilatadores sobre los vasos sanguíneos renales, esplácnicos y coronarios, y a veces se utiliza para el tratamiento del choque.

Acetilcolina y receptores colinérgicos

La acetilcolina se sintetiza en las neuronas colinérgicas a partir de la colina y la acetil coenzima A (acetil CoA; fig. 13-27A). Después de su liberación en las terminales nerviosas colinérgicas, la acetilcolina experimenta una rápida degradación por la enzima acetilcolinesterasa. La molécula de colina es transportada nuevamente hacia la terminal nerviosa, donde se reutiliza para la síntesis de acetilcolina.

Los receptores que fijan acetilcolina se denominan *colinérgicos*. Se conocen dos tipos de receptores colinérgicos: los muscarínicos y los nicotínicos. Los primeros se encuentran en los órganos efectores de las fibras posganglionares del sistema nervioso parasimpático y las glándulas sudoríparas, que reciben inervación del sistema nervioso simpático. Los nicotínicos están presentes en los ganglios autónomos y en las placas terminales del músculo esquelético. La acetilcolina excita la mayoría de los receptores muscarínicos y nicotínicos, salvo los localizados en el corazón y el tercio inferior del esófago, en los que ejerce un efecto inhibitorio. La atropina es un fármaco antimuscarínico que previene la acción de la acetilcolina en los sitios con receptores muscarínicos (pero no nicotínicos).

Catecolaminas y receptores adrenérgicos

Las catecolaminas, que incluyen la noradrenalina, la adrenalina y la dopamina, se sintetizan en el axoplasma o las terminales nerviosas simpáticas a partir del aminoácido tirosina (fig. 13-27B). La tirosina es hidroxilada (adición de un grupo hidroxilo) para formar DOPA, la cual experimenta un proceso de descarboxilación (eliminación de un grupo carboxilo) para formar dopamina. A su vez, la dopamina pasa por una hidroxilación para formar noradrenalina. En la glándula suprarrenal tiene lugar un paso adicional de metilación (se agrega un grupo metilo) a la noradrenalina para formar adrenalina.

Cada paso de la síntesis de neurotransmisores simpáticos requiere la participación de una enzima distinta, y el tipo de neurotransmisor producido depende de las enzimas disponibles. La adrenalina es responsable de alrededor del 80% de las catecolaminas liberadas desde las glándulas suprarrenales. La síntesis de adrenalina por la médula suprarrenal depende de la secreción de glucocorticoides desde la corteza suprarrenal. Estas hormonas son transportadas mediante una red vascular intrasuprarrenal desde la corteza hacia la médula suprarrenal, donde aumenta la producción de adrenalina de las neuronas simpáticas mediante el incremento de la actividad enzimática. Por lo tanto, cualquier situación de estrés que provoque un aumento de la concentración de glucocorticoides también se acompaña de un incremento de la concentración de adrenalina. A medida que se sintetizan, las catecolaminas se almacenan en vesículas, donde tiene lugar el paso final de la síntesis de noradrenalina. Estas vesículas representan un medio para el almacenamiento concentrado de las catecolaminas y las protegen de las enzimas citoplasmáticas que degradan los neurotransmisores.

Además de la síntesis en las neuronas, existe otro mecanismo importante para la reposición de noradrenalina en las terminales nerviosas simpáticas: entre un 50 y 80% de la noradrenalina liberada durante un potencial de acción es recuperada activamente por la terminal axónica. Este proceso interrumpe la acción del neurotransmisor y permite que sea reutilizado. El resto de las catecolaminas liberadas difunde hacia el líquido tisular circundante o es degradado por dos enzimas especiales: la catecol-O-metiltransferasa, que se encuentra diseminada en todos los tejidos, y la monoaminooxidasa (MAO), presente en las terminaciones nerviosas. Se piensa que algunos fármacos, como los antidepresivos tricíclicos, inducen un aumento en la concentración de catecolaminas en las terminaciones nerviosas cerebrales mediante el bloqueo del proceso de recaptación. Otros, como los inhibidores de la MAO, aumentan la concentración de neurotransmisores mediante la reducción de la degradación enzimática de estos compuestos.

Las catecolaminas pueden estimular o inhibir la contracción del músculo liso en función del sitio de acción, la dosis y el tipo de receptores presentes. La noradrenalina ejerce

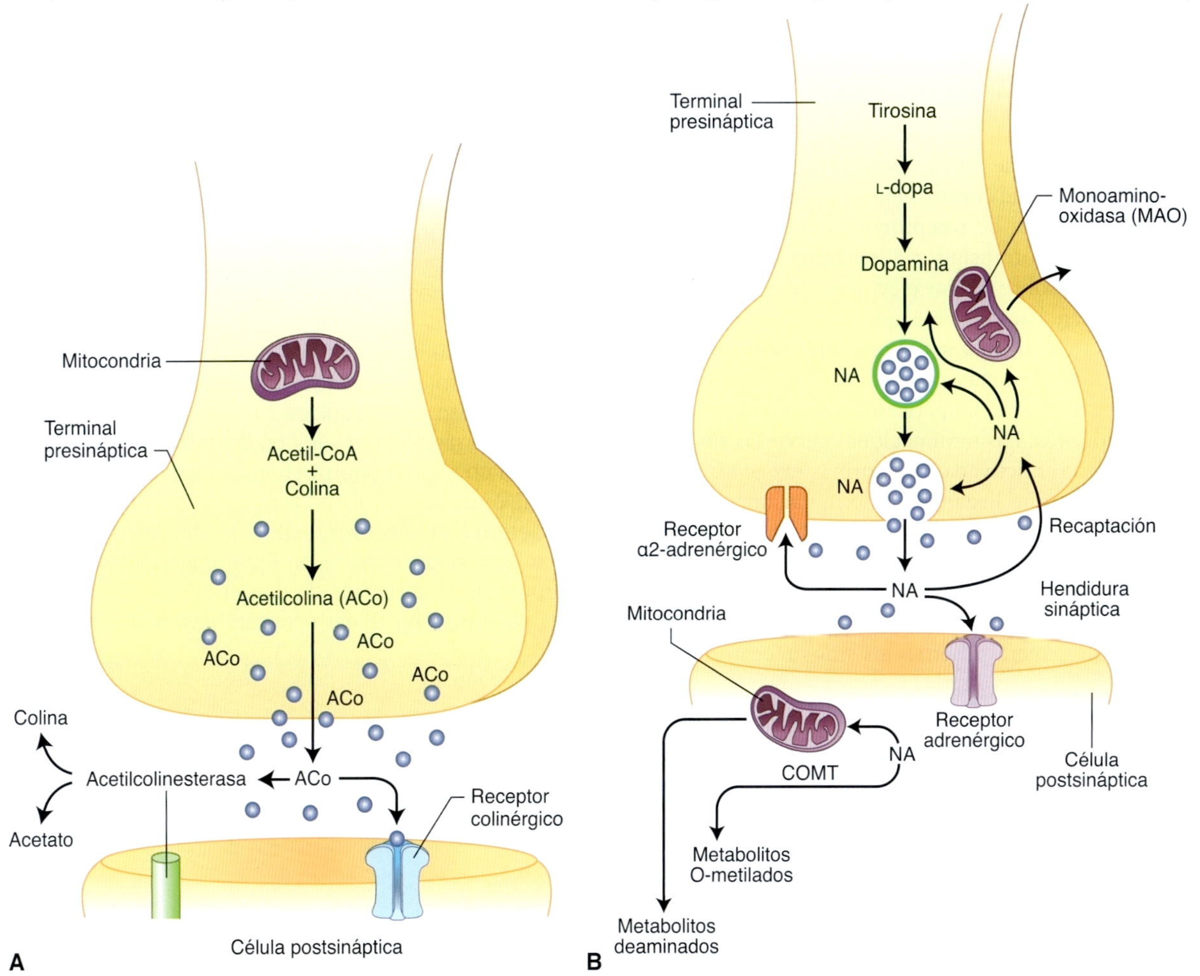

FIGURA 13-27. Neurotransmisores parasimpáticos colinérgicos (A) y simpáticos noradrenérgicos (B). Liberación, enlace al receptor, degradación del neurotransmisor y transporte de metabolitos hacia la neurona presináptica (acetilcolina) o recaptación (noradrenalina). *COMT, catecol-O-metiltransferasa.*

una actividad excitatoria potente y una inhibitoria reducida. La adrenalina ejerce una potente actividad tanto excitatoria como inhibitoria.

En el músculo liso vascular, la excitación de los receptores α induce vasoconstricción, mientras que la de los receptores β provoca vasodilatación.[8] La noradrenalina, ya sea endógena o exógena (norepinefrina), induce una vasoconstricción marcada de los vasos sanguíneos cutáneos, renales y esplácnicos que poseen receptores α. Los receptores β predominan en el corazón, los vasos sanguíneos de los músculos esqueléticos y los bronquiolos. Los vasos sanguíneos de los músculos esqueléticos poseen receptores α y β, y las concentraciones elevadas de noradrenalina inducen vasoconstricción; las concentraciones reducidas, vasodilatación. Se piensa que los valores bajos ejercerían un efecto dilutorio en las concentraciones de noradrenalina en las arterias de estos vasos sanguíneos, lo que posibilita el predominio del efecto β.

Los receptores α-adrenérgicos se subdividen en receptores α_1 y α_2, y los β-adrenérgicos en β_1 y β_2. Los receptores β_1-adrenérgicos se localizan sobre todo en el corazón y pueden experimentar un bloqueo selectivo por la acción de fármacos bloqueadores de los receptores β_1. Los receptores β_2-adrenérgicos se localizan en los bronquiolos y en otros sitios con funciones mediadas por receptores β. Los receptores α_1-adrenérgicos se localizan especialmente en sitios efectores postsinápticos y median las respuestas del músculo liso vascular. Los receptores α_2-adrenérgicos se encuentran particularmente en los sitios presinápticos y pueden inhibir la liberación de noradrenalina desde las terminaciones nerviosas simpáticas. Los receptores α_2-adrenérgicos están presentes de forma abundante en el SNC, donde se piensa que afectan el control central de la presión arterial.

Las diversas clases de receptores adrenérgicos permiten que un mismo neurotransmisor adrenérgico ejerza distintos efectos selectivos sobre células efectoras diferentes. Este mecanismo también hace posible que los neurotransmisores presentes en la circulación sanguínea induzcan los mismos efectos. Las catecolaminas producidas y liberadas por las terminaciones nerviosas simpáticas se denominan *neuromediadores endógenos*. Las terminaciones nerviosas simpáticas también pueden ser activadas por formas *exógenas* de estos neuromediadores que llegan a las terminaciones nerviosas por vía hematógena después de su administración por vía percutánea u oral. Estos fármacos simulan la acción de los neuromediadores y se considera que ejercen una acción **simpaticomimética**. Otros medicamentos poseen la capacidad de bloquear de manera selectiva los sitios receptores en las neuronas y evitar de forma transitoria que el neurotransmisor ejerza su acción.

RESUMEN

El SNA es responsable de la regulación, corrección y coordinación de las funciones vitales del cuerpo, y se divide en los sistemas simpático y parasimpático. Las vías eferentes de los sistemas nerviosos simpático y parasimpático constituyen una vía de dos neuronas compuesta por una neurona preganglionar del SNC y una neurona posganglionar localizada fuera del SNC. Las fibras nerviosas simpáticas abandonan el SNC en el nivel toracolumbar y las parasimpáticas en el nivel craneosacro. Los sistemas nerviosos simpático y parasimpático pueden tener efectos opuestos sobre la función visceral: si uno de ellos excita, el otro inhibe. El hipotálamo actúa como el principal centro de control de la mayoría de las funciones del SNA; los circuitos reflejos locales que relacionan las actividades aferente visceral y eferente autónoma se integran mediante un sistema de control jerárquico en la médula espinal y el tronco encefálico.

Los principales neurotransmisores del SNA incluyen la acetilcolina y las catecolaminas (adrenalina y noradrenalina). La acetilcolina es el neurotransmisor de todas las neuronas preganglionares, parasimpáticas posganglionares y simpáticas posganglionares seleccionadas. Las catecolaminas son los neurotransmisores de la mayoría de las neuronas simpáticas posganglionares. Los neurotransmisores ejercen sus acciones mediante receptores de superficie celular especializados: los receptores colinérgicos fijan la acetilcolina, y los adrenérgicos, las catecolaminas. Los receptores colinérgicos se dividen en nicotínicos y muscarínicos, y los adrenérgicos, en α y β. Los distintos receptores para un mismo neurotransmisor en diferentes regiones de un mismo tejido o en tejidos distintos determinan diversas respuestas tisulares a un mismo neurotransmisor. Esta organización también permite la utilización de compuestos farmacológicos que actúan en sitios receptores específicos.

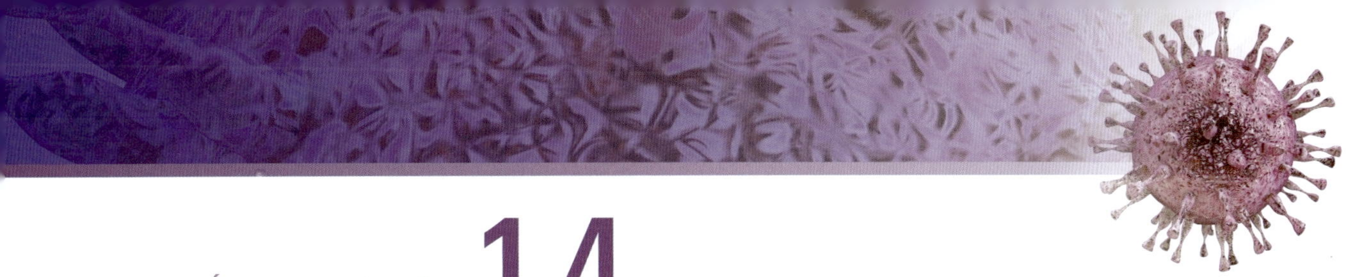

CAPÍTULO 14

Función somatosensitiva, dolor, cefalea y regulación de la temperatura

El componente somatosensitivo del sistema nervioso aporta la consciencia de sensaciones corporales como el tacto, la temperatura, la posición corporal y el dolor. Los receptores sensitivos para la función somatosensitiva constan de pequeñas terminaciones nerviosas en la piel y otros tejidos del cuerpo. Cerca de 2-3 millones de neuronas sensitivas liberan una corriente constante de información codificada, la mayoría de las cuales regula mecanismos reflejos y autónomos.

Organización y control de la función somatosensitiva

El sistema somatosensitivo está diseñado para llevar al sistema nervioso central (SNC) información del tacto, temperatura, posición corporal y dolor. Las neuronas sensitivas se pueden dividir en tres tipos, que varían en distribución y sensación detectada: somática general, somática especial y visceral general. Las *neuronas aferentes somáticas generales* tienen ramificaciones con una amplia distribución en todo el cuerpo y muchos tipos de receptores distintos que permiten sentir sensaciones como dolor, tacto y temperatura.[1,2] Las *neuronas aferentes somáticas especiales* cuentan con receptores localizados principalmente en músculos, tendones y articulaciones.[1,2] Estos receptores perciben la posición y movimiento del cuerpo. Las *neuronas aferentes viscerales generales* tienen receptores en varias estructuras viscerales que perciben la sensación de plenitud y malestar.[1,2]

Sistemas sensitivos

Los sistemas sensitivos se pueden conceptualizar como una sucesión seriada de neuronas que constan de un primer, segundo y tercer orden. Las *neuronas de primer orden* transmiten información sensitiva de la periferia al SNC. Las *neuronas de segundo orden* se comunican con varias redes reflejas y vías sensitivas en la médula espinal y viajan directamente al tálamo. Las *neuronas de tercer orden* llevan información del tálamo a la corteza cerebral (fig. 14-1).

Estos tres niveles principales de integración neuronal conforman el marco organizacional del sistema somatosensitivo:

- Unidades sensitivas (las cuales contienen los receptores sensitivos)
- Vías ascendentes
- Centros de procesamiento central en el tálamo y la corteza cerebral

Por lo general, la información sensitiva se libera y es procesada en un sentido cefálico (hacia la cabeza) por las neuronas de los tres órdenes. Gran cantidad de interneuronas procesan y modifican la información sensitiva a nivel de las neuronas de segundo y tercer orden, y otras más participan antes de que se lleve a cabo una respuesta de movimiento. El número de neuronas que forman parte de este proceso aumenta de manera exponencial del nivel primario al secundario y del secundario al terciario.

PUNTOS CLAVE

Sistema somatosensitivo

- El sistema somatosensitivo transmite información de cuatro modalidades principales: tacto, temperatura, posición corporal y dolor.
- La información somatosensitiva es transmitida de manera secuencial por tres tipos de neuronas: neuronas de primer orden, las cuales transmiten información de los receptores sensitivos a las neuronas del cuerno posterior; neuronas de segundo orden de asociación del SNC, que comunican con circuitos reflejos y transmiten información al tálamo; y neuronas de tercer orden, que reenvían la información del tálamo a la corteza sensitiva.

Unidad sensitiva

La experiencia somatosensitiva surge de la información proporcionada por varios receptores distribuidos en todo el cuerpo. Estos receptores monitorizan la discriminación de estímulos y sensaciones táctil, térmica y de posición.[1]

La información somatosensitiva proveniente de las extremidades y el tórax comparte una clase común de neuronas sensitivas llamada *neuronas del ganglio de la raíz posterior o dorsal*.[2] La información somatosensitiva proveniente de la cara y de las estructuras craneales se transmite

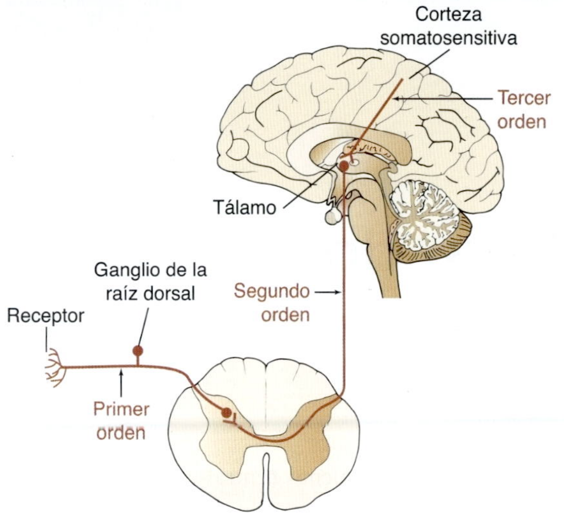

FIGURA 14-1. Disposición de las neuronas de primero, segundo y tercer orden del sistema somatosensitivo.

a través de las neuronas sensitivas trigeminales, que funcionan de similar forma que las neuronas del ganglio de la raíz dorsal. El cuerpo celular de la neurona del ganglio de la raíz dorsal, su ramificación periférica (que inerva un área pequeña de la periferia) y su axón central (que se proyecta al SNC) forman lo que se conoce como *unidad sensitiva*.

Las fibras de las neuronas de los ganglios de la raíz dorsal conducen impulsos a velocidades que varían de 0.5 a 120 m/s.[1] Hay tres tipos de fibras nerviosas que transmiten información somatosensitiva: A, B y C.[3] Las de tipo A son mielínicas y tienen la mayor velocidad de conducción. Transmiten información sobre la presión cutánea, sensación de tacto, frío, dolor mecánico y dolor por calor. Las de tipo B, que también son mielínicas, proporcionan información de los mecanorreceptores cutáneos y subcutáneos.[4] Las de tipo C, amielínicas, tienen el menor diámetro y velocidad de conducción. Transmiten las sensaciones de calor y dolor mecánico y químico, así como del dolor inducido por calor y frío. Uno de los mayores problemas para el tratamiento del dolor es identificar su etiología. Un neurómetro puede evaluar la participación de fibras nerviosas específicas, lo que permite un diagnóstico más completo de la función sensorial.[5]

Patrón dermatómico de la inervación de la raíz dorsal

La inervación somatosensitiva del cuerpo y la cabeza, tiene un patrón organizacional básico por segmentos que se establece durante el desarrollo embrionario. Existen 33 pares de nervios raquídeos que proveen inervación sensitiva y motora a la pared corporal, las extremidades y las vísceras. El impulso sensitivo de cada segmento de la médula espinal es aportado por neuronas sensitivas con cuerpos celulares en los ganglios de la raíz dorsal.

Una región de la pared corporal que es inervada por un solo par de los ganglios de la raíz dorsal se denomina *dermatoma*. Estas bandas inervadas por los ganglios de la raíz dorsal se presentan en una secuencia regular que se mueve hacia arriba desde el segundo segmento coccígeo hasta los segmentos cervicales, por lo que reflejan la organización segmentaria básica del cuerpo y el sistema nervioso (fig. 14-2). Los nervios craneales que inervan la cabeza envían sus axones a núcleos equivalentes en el tronco cerebral. Los dermatomas cercanos se superponen unos con otros en un grado suficiente, de manera que la pérdida de una raíz dorsal o ganglio de la raíz provoca la reducción, y no la pérdida total, de la inervación sensitiva de un dermatoma (fig. 14-3). Por medio de los mapas de dermatomas se puede interpretar el nivel y la extensión de los déficits sensitivos por daño a un nervio segmentario o a la médula espinal. La información obtenida de este ejercicio puede ayudar a determinar el plan de tratamiento más eficaz para el dolor.

Circuito espinal y vías neurales ascendentes

Al entrar en la médula espinal, los axones de las neuronas somatosensitivas se ramifican ampliamente y se proyectan a neuronas en la sustancia gris de la médula espinal. Algunas ramificaciones se involucran en los reflejos locales de la médula espinal e inician directamente los reflejos motores. Dos vías paralelas, la *vía discriminativa* y la *vía anterolateral*, llevan la información de la médula espinal hasta el nivel talámico de la sensibilidad. La vía discriminativa cruza en la base de la médula y la vía anterolateral cruza dentro de los primeros segmentos que entran en la médula espinal. Estas vías transmiten información hacia el cerebro con tres objetivos: percepción, excitación y control motor. Las ventajas de tener un sistema de dos vías incluyen lo siguiente:

- La información sensitiva se puede conducir de dos maneras distintas.
- Si se daña una vía, la otra aún puede proporcionar información.

Vía discriminativa

Esta también se conoce como la *vía del cordón posterior-lemnisco medial*; se utiliza para la transmisión rápida de información sensitiva.[1] Contiene ramificaciones de axones aferentes primarios que viajan en los cordones posteriores ipsilaterales (del mismo lado) de la sustancia blanca en la médula espinal y hacen sinapsis con neuronas de asociación de información, altamente evolucionadas, en la médula. La vía discriminativa utiliza solo tres neuronas para transmitir información de un receptor sensitivo a la banda somatosensitiva de la corteza cerebral parietal del lado opuesto (es decir, contralateral) del cerebro:

1. La neurona del ganglio de la raíz dorsal primaria, que proyecta su axón central hacia los ganglios del cordón posterior.
2. La neurona del cordón posterior, que envía su axón a través de un tracto de conducción rápido, llamado el *lemnisco medial*. Después cruza en la base de la médula y viaja al tálamo del lado opuesto del cerebro, en donde comienza la sensibilidad básica.
3. La neurona talámica, que proyecta sus axones a través de la irradiación somatosensitiva hacia la corteza sensitiva primaria (fig. 14-4A).[1]

El lemnisco medial está unido por fibras del núcleo sensitivo del nervio trigémino (nervio craneal [NC] V) que inerva el rostro. La información que llega a la corteza sensitiva por

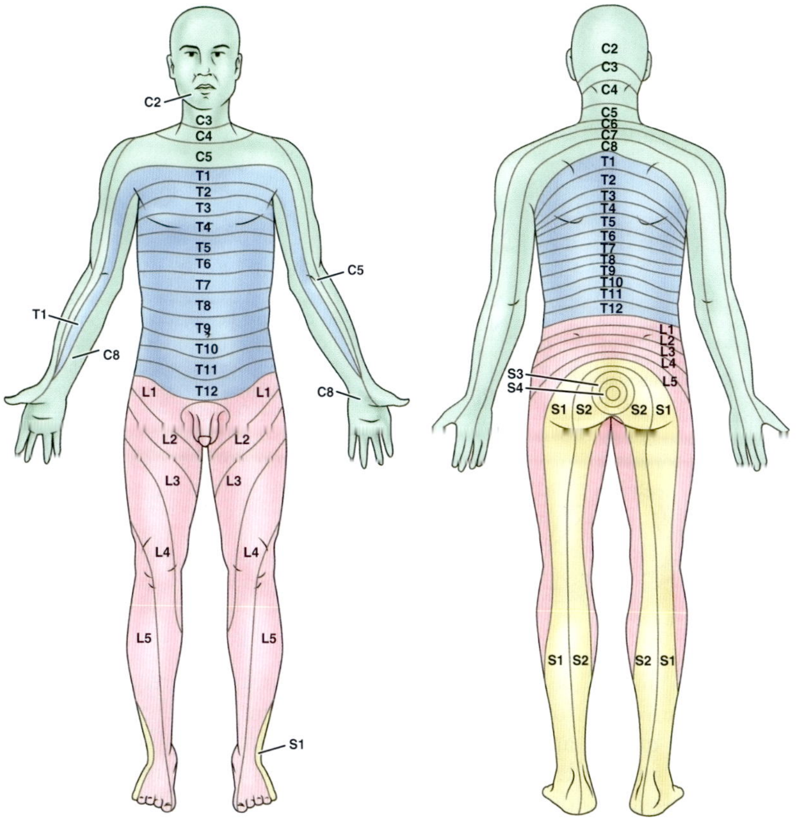

FIGURA 14-2. Distribución de dermatomas. Tomado de: Hinkle J. L., Cheever K. H. (2018). *Brunner & Suddarth's textbook of medical-surgical nursing* (14th ed., Fig. 65.9, p. 1953). Philadelphia, PA: Lippincott Williams & Wilkins.

esta vía puede localizarse con exactitud y ser discriminada en términos de intensidad.

La vía discriminativa transmite información precisa acerca de la orientación espacial. Esta es la única vía para las sensaciones del movimiento de músculos y articulaciones, vibración y tacto fino discriminativo (discriminación de dos puntos). Una función importante de la vía discriminativa es integrar el impulso proveniente de múltiples receptores. La sensación de la forma y el tamaño de un objeto sin visualizarlo se llama *estereognosia* y requiere información aferente precisa proveniente del músculo, los tendones y los receptores articulares. Esta compleja percepción interpretativa requiere la función tanto del sistema discriminativo como de la corteza de asociación parietal de orden más alto. Si la vía somatosensitiva discriminativa es funcional, pero la corteza de asociación parietal se ha dañado, la persona puede describir el objeto correctamente; sin embargo, no lo identifica. Este déficit se conoce como ***astereognosia***.

Vía anterolateral

Las vías anterolaterales (vías espinotalámicas anterior y lateral) constan de tractos bilaterales, multisinápticos, de conducción lenta. Estas vías transmiten información sensitiva como el dolor, las sensaciones térmicas, el tacto grueso y la presión que no requieren de la localización exacta de la fuente de la señal o de una discriminación fina de la intensidad. Las fibras de la vía anterolateral se originan en los cuernos posteriores a nivel del nervio segmentario, donde las neuronas entran en la médula espinal. Estas se cruzan en la comisura anterior, a unos cuantos segmentos del origen, hasta la vía anterolateral opuesta, donde ascienden hacia el cerebro. Las fibras del tracto espinotalámico hacen sinapsis con varios núcleos en el tálamo, pero en la vía emiten numerosas ramificaciones que viajan al sistema de activación reticular del tronco encefálico. Estas proyecciones aportan las bases para una mayor vigilia o consciencia después de la estimulación somatosensitiva fuerte y para la reacción de sobresalto generalizada que se presenta con un estímulo súbito e intenso. También estimulan las respuestas del sistema nervioso autónomo, como la elevación de la frecuencia cardíaca y de la presión arterial y la activación de las glándulas sudoríparas.

Existen dos subdivisiones en la vía anterolateral: los *tractos neoespinotalámico* y *paleoespinotalámico* (fig. 14-4B).[1] El tracto neoespinotalámico consta de una secuencia de

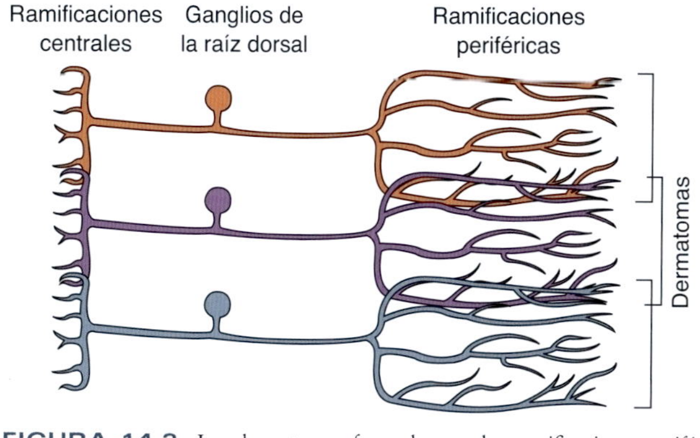

FIGURA 14-3. Los dermatomas formados por las ramificaciones periféricas de nervios raquídeos adyacentes se superponen sobre la superficie corporal. Las ramificaciones centrales de estas fibras también se superponen en su distribución raquídea.

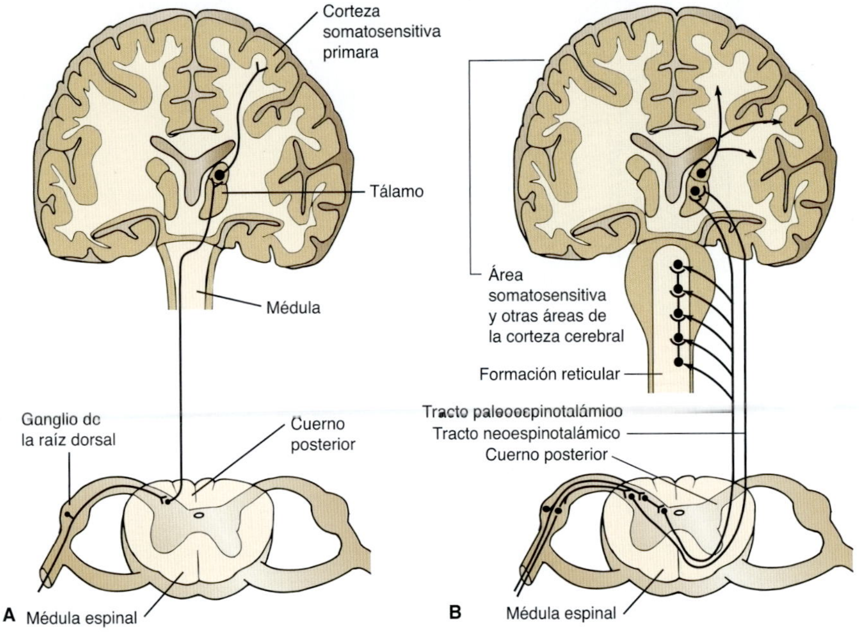

FIGURA 14-4. **A.** Vía discriminativa de transmisión rápida (cordón posterior-lemnisco medial) que lleva axones que median la sensibilidad táctil y la propiocepción. **B.** Subdivisiones neoespinotalámica y paleoespinotalámica de la vía sensitiva anterolateral. Las neuronas de las vías anterolaterales se cruzan dentro del mismo segmento que el cuerpo celular y ascienden en el lado contralateral de la médula espinal. El tracto neoespinotalámico viaja principalmente a los núcleos talámicos que tienen fibras de tercer orden proyectándose a la corteza somatosensitiva. El tracto paleoespinotalámico envía colaterales a la formación reticular y otras estructuras, desde las cuales se proyectan otras fibras hacia el tálamo.

por lo menos tres neuronas con axones largos. Aporta una transmisión relativamente rápida de información sensitiva al tálamo. El tracto paleoespinotalámico, más antiguo que el sistema neoespinotalámico desde el punto de vista filogenético, consiste en tractos bilaterales multisinápticos de conducción lenta que transmiten señales sensitivas que no requieren localización o discriminación exacta de las gradaciones finas de intensidad. También se proyecta hacia los núcleos intralaminales del tálamo, que tienen conexiones cercanas con los sistemas corticales límbicos. El circuito aporta al tacto los aspectos afectivos o emocionales, como el placer peculiar de las cosquillas y del frote sutil sobre la piel.

Procesamiento central de la información somatosensitiva

La percepción incluye la consciencia del estímulo, su localización y la discriminación de sus características, así como la interpretación de su significado. En el tálamo, se localiza la información sensitiva general y se percibe como una sensación burda. La localización completa, la discriminación de la intensidad y la interpretación del significado del estímulo requieren el procesamiento por parte de la corteza somatosensitiva.

La corteza somatosensitiva se localiza en el lóbulo parietal (fig. 14-5). La tira de corteza parietal que limita el surco central se llama *corteza somatosensitiva primaria* porque recibe información sensitiva muy específica desde los núcleos laterales del tálamo. El *homúnculo sensitivo* refleja la densidad de las neuronas corticales encargadas del estímulo sensitivo proveniente de las áreas periféricas correspondientes. La mayor parte de la superficie cortical está encargada de áreas del cuerpo como las extremidades, las puntas de los dedos, los labios y la lengua, donde la discriminación del tacto fino y de la presión es esencial para tener un funcionamiento normal.

Paralelas y justo por debajo de la corteza somatosensitiva primaria (hacia la corteza occipital), se encuentran las áreas de asociación somatosensitiva, que se requieren para transformar la información de la sensibilidad cruda en percepción aprendida significativa. Casi todos los aspectos perceptivos de la sensibilidad corporal, o somestesia, requieren la función de esta corteza de asociación parietal. El aspecto perceptivo, o significativo, de un patrón de estímulos incluye la integración de la sensación presente con el aprendizaje pasado.

Modalidades sensitivas

La experiencia somatosensitiva se puede dividir en *modalidades*, las cuales incluyen el tacto, el calor y el dolor, que requieren el funcionamiento de los receptores sensitivos y las estructuras del prosencéfalo en el tálamo y la corteza cerebral. La experiencia sensitiva también incluye la capacidad para distinguir entre diferentes grados de estimulación sensitiva.

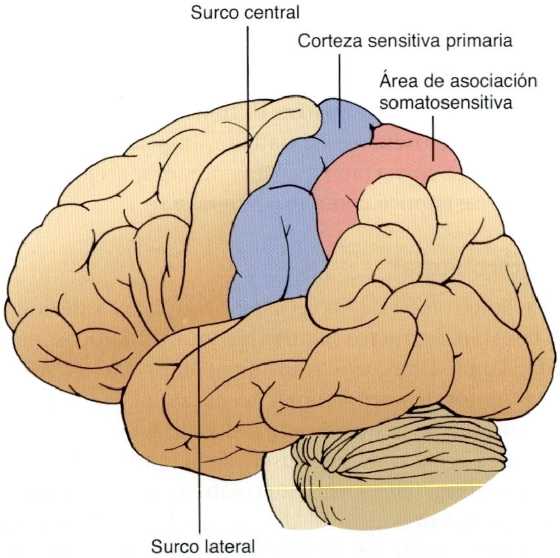

FIGURA 14-5. Corteza somatosensitiva primaria y área de asociación somatosensitiva.

Las terminaciones receptivas de diferentes neuronas aferentes son sensibles a la energía física y química, y generalmente se ajustan para ser diferencialmente sensibles a bajos niveles de un tipo particular de energía. La estimulación de la terminación con corriente eléctrica o con presión fuerte también puede provocar potenciales de acción. Sin embargo, la cantidad de energía requerida es mucho mayor de la que se necesita para un cambio de temperatura. Otras terminales sensitivas aferentes son más sensibles a ligeras hendiduras de la piel, y sus señales son interpretadas de forma subjetiva como tacto. Las diferencias entre el frío y el calor, entre el dolor agudo y el sordo, y entre el tacto suave y la presión profunda se basan en diferentes poblaciones de neuronas aferentes o en la integración central de estímulos simultáneos de varias vías aferentes calibradas de manera distinta.

Cuando la información proveniente de diferentes vías primarias aferentes llega al prosencéfalo, donde se percibe la experiencia subjetiva, las diferencias cualitativas entre el calor y el tacto se denominan *modalidades sensitivas*. Aunque la información detectada por el receptor es transmitida al tálamo y a la corteza por distintas vías, la experiencia de la modalidad, como el frío frente al calor, es totalmente subjetiva.

Discriminación de estímulos

La capacidad para discriminar la ubicación de un estímulo somestésico se conoce como *agudeza* y se basa en el campo sensitivo de un dermatoma inervado por una neurona aferente. Una agudeza elevada requiere una alta densidad de inervación por neuronas aferentes. Por ejemplo, la agudeza es mayor en los labios y las mejillas, pero es menor en el brazo o la espalda. La agudeza mayor también requiere un sistema de proyección que preserve las diferencias entre los niveles de actividad en campos sensitivos cercanos. Los receptores o terminaciones receptivas de las neuronas aferentes primarias difieren según la intensidad a la que comienzan a activarse. Por ejemplo, es posible valorar la discriminación de dos puntos con los extremos de un clip abierto. Cuando se colocan en los labios, la persona detecta con rapidez dos puntos de contacto con una distancia de 5 mm entre ellos. En la espalda, los extremos del clip se deben mover progresivamente más lejos antes de que se puedan detectar los dos puntos de contacto.

Sensación táctil

El sistema táctil, que transmite información sensitiva de tacto, presión y vibración, se considera el sistema somatosensitivo básico. Mientras que la pérdida de la sensibilidad al dolor evita que la persona tenga consciencia de una deficiencia, con la pérdida del sistema táctil se presenta la anestesia de la parte del cuerpo afectada.

La sensación del tacto es resultado de la estimulación de los receptores táctiles en la piel y en tejidos que están inmediatamente debajo de la piel, de la presión por la deformación de los tejidos más profundos y de la vibración por señales sensitivas rápidamente repetitivas. Hay, por lo menos, seis tipos de receptores táctiles especializados en la piel y estructuras más profundas: las terminaciones nerviosas libres, los corpúsculos de Meissner, los discos de Merkel, los corpúsculos de Pacini, las terminaciones de los folículos pilosos y las terminaciones de Ruffini (fig. 14-6).[1]

Las *terminaciones nerviosas libres* se encuentran en la piel y otros tejidos, incluida la córnea. Detectan el tacto y la presión. Los *corpúsculos de Meissner* son terminaciones nerviosas alargadas y encapsuladas que están en las partes lampiñas de la piel. Son abundantes en las puntas de los dedos, los labios y otras áreas en donde el sentido del tacto está altamente desarrollado. Los *discos de Merkel* son receptores en forma de domo que se hallan en la piel. En contraste con los corpúsculos de Meissner, que se adaptan dentro de una fracción de segundo, los discos de Merkel transmiten una señal inicial fuerte que disminuye de intensidad, pero es de adaptación lenta. Los corpúsculos de Meissner son sensibles al movimiento de objetos muy ligeros sobre la superficie de la piel y a la vibración de baja frecuencia. Los discos de Merkel son responsables de dar señales equilibradas que permiten la determinación continua del tacto sobre la piel.

El *corpúsculo de Pacini* está localizado justo debajo de la piel y en un plano profundo en los tejidos **aponeuróticos** del cuerpo. Es estimulado por movimientos rápidos de los tejidos, se adapta en unas cuantas centésimas de segundo y es importante para detectar cambios directos de presión y vibración de tejidos.[2] La *terminación del folículo piloso* se compone de fibras amielínicas aferentes entrelazadas alrededor del folículo piloso. Estos receptores se adaptan con rapidez y detectan movimiento en la superficie del cuerpo. Las *terminaciones de Ruffini* se localizan en la piel y en estructuras más profundas, incluidas las cápsulas articulares. Tienen terminaciones encapsuladas multirramificadas y poca capacidad de adaptación. También son importantes para la señalización de estados continuos de **deformación**, como el tacto intenso y continuo y la presión, dado que son sensibles al estiramiento de la piel.[2]

Casi todos los receptores especializados del tacto, como los discos de Merkel, los corpúsculos de Meissner, las terminaciones de los folículos pilosos, los corpúsculos de Pacini y las terminaciones de Ruffini, transmiten sus señales en fibras nerviosas mielínicas largas que tienen velocidades de transmisión que varían de 30 a 70 m/s.[1] Casi todas las terminaciones nerviosas libres transmiten señales por medio de fibras mielínicas pequeñas con velocidades de conducción de 5 a 30 m/s.[1]

La información sensitiva de la sensación táctil entra en la médula espinal por medio de las raíces dorsales de los nervios raquídeos. Todas las sensaciones táctiles que requieren la transmisión rápida se envían a través de la vía discriminativa hacia el tálamo por medio del lemnisco medial. Esto incluye la sensibilidad de tacto que requiere un alto grado de localización o gradaciones finas de intensidad, sensación de vibración y aquella que indica un movimiento contra la piel. La sensación táctil también utiliza la vía anterolateral más primitiva y burda. Los axones aferentes que llevan la información táctil hacia los cordones posteriores tienen numerosas ramificaciones o colaterales, y algunas de estas hacen sinapsis en el cuerno posterior cerca del nivel de entrada. Los axones se proyectan hacia ambos lados de la médula espinal hacia el tálamo. Pocas fibras viajan todo el trayecto hacia el tálamo. La mayoría hacen sinapsis en las neuronas de la formación reticular que envían después sus axones hacia el tálamo. Los núcleos laterales del tálamo son capaces de

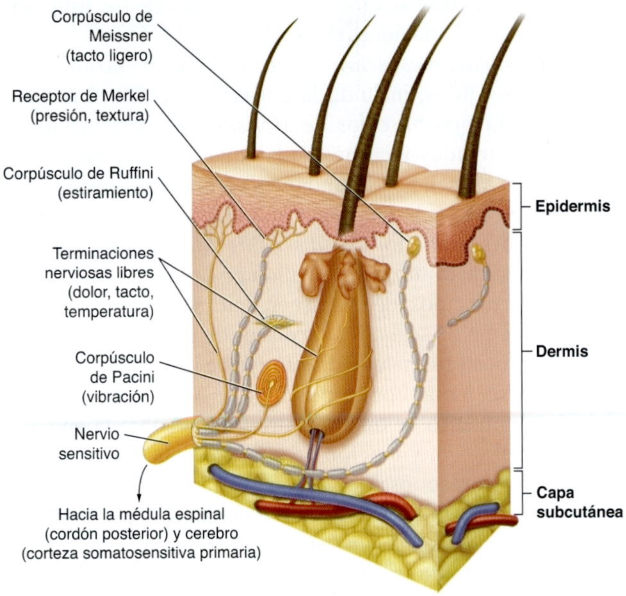

FIGURA 14-6. Receptores sensitivos somáticos en la piel. Terminaciones nerviosas libres, terminaciones nerviosas modificadas y células que perciben los estímulos táctiles. Tomado de: McConnell T. H., Hull K. L. (2011). *Human form, human function: essentials of anatomy & physiology.* Philadelphia, PA: Lippincott Williams & Wilkins.

contribuir con una sensación burda, poco localizada, proveniente del lado opuesto del cuerpo. Desde el tálamo, algunas proyecciones viajan hacia la corteza somatosensitiva, en especial hacia el lado contralateral del estímulo.

La destrucción total de la vía anterolateral ocurre pocas veces. Este sistema alternativo burdo resulta esencial solo cuando se daña la vía discriminativa. En este caso, a pesar de la proyección de la información del sistema anterolateral hacia la corteza somatosensitiva, solo persiste un sentido del tacto poco localizado, de umbral alto, lo que causa pérdida de la sensibilidad del movimiento articular y muscular, posición corporal y discriminación entre dos puntos.

Sensación térmica

La sensibilidad térmica es discriminada por tres tipos de receptores: frío, calor y dolor. Los receptores del frío y el calor están localizados inmediatamente debajo de la piel en puntos discretos. En algunas áreas, hay más receptores para el frío que para el calor (p. ej., los labios tienen 15-25 receptores de frío por centímetro cuadrado, en comparación con los 3-5 receptores en un área del mismo tamaño en el dedo).[1] Los receptores del calor responden de manera proporcional a los aumentos de la temperatura de la piel entre 32 y 48 °C, y los receptores del frío ante temperaturas de entre 10 y 40 °C.[4] Los receptores térmicos del dolor son estimulados solo por temperaturas extremas como "frío que congela" (temperaturas por debajo de 10 °C) y "calor que quema" (temperaturas por arriba de 48 °C).[4] Los receptores térmicos responden con rapidez a los cambios súbitos en la temperatura y, después, se adaptan en pocos minutos. Aunque no se adaptan por completo, siguen respondiendo a estados constantes de temperatura. Por ejemplo, la sensación de calor que se siente al entrar en una tina de agua caliente o de frío cuando se sale al exterior en un día frío es la respuesta inicial a un cambio en la temperatura, seguido de una adaptación en la cual se acostumbra al cambio de temperatura, pero aún se siente el calor o el frío porque los receptores no se han adaptado por completo.

Los aferentes térmicos, con terminaciones térmicas receptivas en la piel, envían sus axones centrales hasta el cuerno posterior segmentario de la médula espinal. Luego, las señales térmicas son procesadas por neuronas de asociación de segundo orden, que activan neuronas de proyección cuyos axones cruzan contralateralmente y ascienden en el sistema anterolateral multisináptico, de conducción lenta, hacia el lado opuesto del cerebro. Las regiones talámica y somatosensitiva cortical para la temperatura están mezcladas con las de la sensibilidad táctil.

La conducción de la información térmica a través de los nervios periféricos es lenta en comparación con las aferentes táctiles rápidas que viajan a través del sistema discriminativo. Si una persona introduce el pie en una tina de agua caliente, se presenta una sensación táctil antes de la sensación de quemadura, y el reflejo de retirada local actuará antes de que se perciba un exceso de calor. Los anestésicos locales bloquean las aferentes de diámetro pequeño que llevan la información sensitiva térmica antes de que bloqueen los axones de gran diámetro que transmiten la información táctil discriminativa.

Sensación de posición

La *sensación de posición* se refiere a la sensibilidad del movimiento y la posición de una extremidad y del cuerpo sin utilizar la visión. Está mediada por estímulos de los receptores propioceptivos (receptores fusiformes musculares y órganos tendinosos de Golgi) que se encuentran principalmente en músculos, tendones y cápsulas articulares. Hay dos submodalidades de propiocepción: el componente estático (posición de la extremidad) y los aspectos dinámicos (**cinestesia**). Ambos dependen de la transmisión constante de información hacia el SNC acerca del grado de angulación de todas las articulaciones y el nivel de cambio en la angulación. Los receptores sensibles al estiramiento dentro de la piel (terminaciones de Ruffini, corpúsculos de Pacini y células de Merkel) también envían señales sobre la información postural. Las señales provenientes de estos receptores son procesadas por medio de la vía del cordón posterior-lemnisco medial. Transmiten señales de la periferia a la corteza cerebral por vía del tálamo. Las lesiones que afectan la columna posterior alteran el sentido de posición. El sistema vestibular también tiene una participación crítica en el sentido de posición.

Valoración clínica de la función somatosensitiva

La valoración neurológica de la función somatosensitiva incluye hacer pruebas de los nervios raquídeos segmentarios. Un punto preciso presionado en la planta del pie que provoca un reflejo de retirada. Una queja de dolor cutáneo confirma la integridad funcional de las terminales aferentes en la piel, la vía completa a través de los nervios periféricos del pie, la pierna y el muslo hacia el ganglio de la raíz dorsal sacra (S1) y a través de la raíz dorsal hacia el segmento de la médula espinal. Esto confirma que las células de asociación de información somatosensitiva, que reciben esta información, son funcionales y que el circuito del reflejo de los segmentos medulares (L5-S2) funciona. De igual manera, las motoneuronas inferiores del cuerno anterior, de L4 a S1 y sus axones a través de las raíces anteriores se pueden considerar intactos y funcionales. La comunicación entre la motoneurona inferior y las células musculares es funcional y estos músculos tienen respuesta y fuerza normales.

Las pruebas se realizan en cada nivel segmentario o dermatoma, moviéndose hacia arriba desde los segmentos coccígeos hacia los niveles cervicales para probar la integridad funcional de todos los nervios raquídeos. Dermatomas similares cubren la cara y el cuero cabelludo, y estos se prueban de la misma manera, aunque estén inervados por los nervios craneales segmentarios.

El reflejo de retirada normal descarta alteraciones del nervio periférico, la raíz y ganglios dorsales, la unión neuromuscular y el músculo. La función refleja indica que numerosos tractos descendentes principales del SNC están funcionando dentro de los límites normales. Asimismo, si la sensación y la localización de un pinchazo se ubican de forma precisa, esto es indicativo de que muchos de los sistemas ascendentes están funcionando con normalidad, así como los mecanismos básicos de la inteligencia y el lenguaje.

La integridad de la vía discriminativa del cordón posterior-lemnisco medial en comparación con las vías táctiles anterolaterales se prueba (con los ojos cerrados) frotando la piel con algodón, tocando un área con uno o dos puntos agudos, tocando partes correspondientes del cuerpo a cada lado de manera simultánea o en una secuencia al azar, e inclinando lentamente el dedo de la persona. Si solo es funcional la vía anterolateral, el umbral táctil es marcadamente elevado, se pierde la discriminación entre dos puntos y la propiocepción, y la persona tiene dificultades para discriminar qué lado del cuerpo recibe el estímulo.

RESUMEN

El componente somatosensitivo del sistema nervioso permite la consciencia de sensaciones corporales como el tacto, la temperatura, el sentido de posición y el dolor. Hay tres niveles primarios de integración neural en el sistema somatosensitivo: las unidades sensitivas, las vías ascendentes y los centros de procesamiento central. Una unidad sensitiva consta de una sola neurona del ganglio de la raíz dorsal, sus receptores y su axón central que termina en el cuerno posterior de la médula espinal. El área inervada por las neuronas aferentes somatosensitivas de un grupo de ganglios de la raíz dorsal se denomina *dermatoma*. Las vías ascendentes incluyen la vía discriminativa, que se cruza en la base de la médula, y la vía anterolateral, que se decusa pronto después de entrar en la médula espinal. La percepción incluye los centros en el tálamo y la corteza somatosensitiva. En el tálamo, la información sensitiva se localiza y se percibe generalmente como una sensación burda. La localización completa, la discriminación de la intensidad y la interpretación del significado del estímulo requieren el procesamiento por parte de la corteza somatosensitiva. El *homúnculo sensitivo* refleja la densidad de neuronas corticales encargadas del estímulo sensitivo proveniente de las vías aferentes en las áreas periféricas correspondientes.

El sistema táctil transmite las sensaciones de tacto, presión y vibración. Utiliza dos vías anatómicamente independientes (la vía discriminativa del cordón posterior y la vía anterolateral) que transmiten información del tacto hacia el lado opuesto del prosencéfalo. Las sensaciones de tacto fino, vibración, posición y movimiento utilizan la vía discriminativa para alcanzar el tálamo, donde se da la transmisión de tercer orden hacia la franja somatosensitiva primaria de la corteza parietal. La sensación táctil burda es transportada por la vía anterolateral bilateral de conducción lenta. La sensibilidad a la temperatura de cálido a caliente y de fresco a frío es resultado de la estimulación de receptores térmicos de unidades sensitivas que se proyectan hacia el tálamo y la corteza a través del sistema anterolateral en el lado opuesto del cuerpo. La *propiocepción* es el sentido de movimiento y posición de las extremidades y el cuerpo sin utilizar la visión. La información propioceptiva es procesada por medio de la vía del cordón posterior-lemnisco medial de transmisión rápida. Las pruebas del sistema del cordón posterior ipsilateral (tacto discriminativo) o del sistema de proyección de temperatura contralateral permiten el análisis diagnóstico del nivel y la extensión del daño en las vías somatosensitivas.

Dolor

La International Association for the Study of Pain define al dolor como una "experiencia sensitiva y emocional molesta relacionada con daño real o potencial a los tejidos".[6] El *dolor* ocurre cuando una persona reacciona ante estímulos al eliminar el factor desencadenante que provoca la estimulación nociva.[1] La respuesta ante el dolor está muy influida por la reacción ante el dolor más que por su intensidad real. Muchos factores pueden modificar la reacción de la persona ante el dolor, incluyendo la ansiedad, la cultura y las experiencias anteriores.

El dolor es un síntoma frecuente que varía ampliamente en intensidad y no respeta ningún grupo de edad. Cuando el dolor es muy intenso, altera la conducta de la persona. El dolor es el síntoma más frecuente por el cual la gente busca atención médica. Tanto el dolor agudo como el crónico pueden ser problemas de salud mayores. El dolor agudo a menudo es resultado de lesiones, operaciones o procedimientos médicos que implican penetración corporal. También puede ser un síntoma de presentación de algunas infecciones. El dolor crónico puede ser síntoma de una amplia variedad de problemas de salud. Un estimado de 76.5 millones de estadounidenses han reportado dolor de cualquier tipo que persiste durante más de 24 h.[7]

La experiencia de dolor depende de la percepción y la estimulación sensitiva. La percepción del dolor puede estar muy influida por el sistema de analgesia endógeno que modula la sensación de dolor (p. ej., cuando los soldados lesionados no perciben lesiones mayores consideradas como dolorosas hasta que dejan el campo de batalla). La estimulación sensitiva se refiere a los procesos por los cuales una persona experimenta dolor. Un ejemplo de esto puede ser el dolor nociceptivo o neuropático. Los receptores de dolor (nociceptores) son terminaciones nerviosas libres.[8] Cuando los nociceptores se activan en respuesta a una lesión real o inminente de tejidos, la consecuencia es el *dolor nociceptivo*. El *dolor neuropático* surge de la lesión directa o disfunción de los axones sensitivos de los nervios periféricos o centrales.[9] La lesión de tejidos y nervios puede provocar una amplia variedad de síntomas. Entre ellos se encuentra el dolor por estímulos en la piel que no son resultado de lesiones (*alodinia*), sensibilidad extrema al dolor (*hiperalgesia*) y ausencia de dolor por estímulos que normalmente serían dolorosos (*analgesia*).[10] La última, aunque no es dolorosa, puede ser extremadamente importante, porque no existe un sistema de alarma protector para detectar la presencia de lesiones en los tejidos.

Teorías del dolor

De manera tradicional, hay dos teorías para explicar las bases fisiológicas para la experiencia dolorosa: de la especificidad y del patrón. La *teoría de la especificidad* considera al dolor como una modalidad sensitiva independiente evocada por la actividad de receptores específicos que transmiten información a los centros o regiones del dolor en el prosencéfalo, donde se experimenta el dolor.[11] Esta teoría describe qué tan dolorosa puede ser una lesión aguda específica, pero no toma en consideración los sentimientos de la persona con respecto a cómo sintió o experimentó el dolor en el pasado.[12] La *teoría del patrón* es un grupo de teorías que propone que los receptores del dolor comparten terminaciones o vías con otras modalidades sensitivas, pero que diferentes patrones de actividad de las mismas neuronas señalan estímulos dolorosos y no dolorosos.[11] Por ejemplo, si bien el tacto ligero produce estimulación de baja frecuencia, la presión intensa produce dolor por medio de la estimulación de alta frecuencia del mismo receptor. Las teorías de especificidad y del patrón se enfocan en las bases neurofisiológicas del dolor y puede ser que ambas sean correctas. Se han identificado aferentes nociceptivos específicos, y, si se aplican con una frecuencia muy alta, pueden experimentarse como dolorosos.

En 1965, la *teoría de la compuerta de control* fue propuesta por Melzack y Wall, quienes postularon la presencia de mecanismos de compuerta neurales a nivel de la médula espinal segmentaria para explicar las interacciones entre el dolor y otras modalidades sensitivas.[13] La teoría original de la compuerta de control propuso una red de transmisión a nivel de la médula espinal o las células de proyección y las neuronas internunciales, de manera que se forma un mecanismo de compuerta a nivel segmentario que podría bloquear la proyección de la información dolorosa hacia el cerebro.

Según la teoría de control de compuertas, las neuronas internunciales involucradas en el mecanismo de compuerta son activadas por fibras de gran diámetro, de propagación más rápida, que llevan información táctil. La estimulación de fibras de tacto de gran diámetro pueden bloquear impulsos desde las fibras de dolor de diámetro pequeño.[13] Los terapeutas del dolor han sabido durante mucho tiempo que la intensidad del dolor se puede reducir temporalmente durante la estimulación táctil activa. Por ejemplo, el deslizamiento de un cepillo de cerdas suaves sobre o cerca de un área adolorida reduce el dolor durante varios minutos a horas.

Se sabe que la modulación del dolor es un fenómeno bastante más complejo que el propuesto inicialmente. La información táctil es transmitida por fibras de pequeño y gran tamaño. Se presentan interacciones mayores entre las modalidades sensitivas en varios niveles del SNC superiores al segmento del estímulo. El estímulo aplicado localmente que puede bloquear la experiencia dolorosa durante periodos prolongados ha sido difícil de explicar con base en tales teorías. Otros factores importantes incluyen el efecto de los opioides endógenos y sus receptores a nivel segmentario y del tronco encefálico, la modulación de retroalimentación descendente, la alteración de la sensibilidad, el aprendizaje y la cultura. A pesar de esta complejidad, la teoría de Melzack y Wall provocó interés en el dolor y estimuló la investigación y la actividad clínica relacionada con los sistemas de modulación del dolor.

Melzack desarrolló la *teoría de la neuromatriz* para definir mejor la participación del cerebro en el dolor, así como sus múltiples dimensiones y determinantes.[14] La teoría de la neuromatriz es particularmente útil para comprender el dolor crónico y del miembro fantasma, en el cual no hay una simple relación uno a uno entre la lesión tisular y la experiencia dolorosa. Propone que el cerebro contiene una red neural ampliamente distribuida, llamada *neuromatriz corporal*, que contiene componentes somatosensitivos, límbicos y talamocorticales. Las influencias genéticas y sensitivas determinan la arquitectura sináptica de la neuromatriz de un individuo que integra múltiples fuentes de impulsos y conduce al patrón de neurodistinción que evoca las dimensiones sensitivas, afectivas y cognitivas de la experiencia, así como conducta dolorosa. Estas múltiples fuentes incluyen:

- Impulsos somatosensitivos.
- Otros impulsos sensitivos que afectan la interpretación de la situación.
- Impulsos fásicos y tónicos provenientes del cerebro que se enfocan en la atención, la expectativa, la cultura y la personalidad.
- Modulación inhibidora neural intrínseca.
- Varios componentes de los sistemas de regulación del estrés.

La teoría de la neuromatriz puede abrir nuevas áreas enteras de investigación, como la comprensión de la participación del cortisol en el dolor crónico, el efecto de los estrógenos en el dolor mediado por la liberación de citocinas periféricas y el aumento informado en el dolor crónico que se presenta con la edad.[14]

Mecanismos y vías del dolor

Por lo general, el dolor se considera en el contexto de una lesión de los tejidos (el término *nocere* significa "lesionar" en latín). Los estímulos nociceptivos pueden causar daño tisular, y el reflejo de retirada se emplea para determinar cuándo un estímulo es nociceptivo. Los estímulos utilizados incluyen presión con un objeto puntiagudo, corriente eléctrica o aplicación de calor o frío en la piel. A bajos niveles de intensidad, estos estímulos nocivos activan a los nociceptores, pero solo se perciben como dolorosos cuando la intensidad alcanza un nivel en el cual hay daño tisular o cuando este es inminente.

Las vías nociceptivas están compuestas por neuronas de primero, segundo y tercer orden (fig. 14-7). Las terminaciones receptivas de las neuronas de primer orden detectan estímulos que amenazan la integridad de los tejidos inervados. Las neuronas de segundo orden están localizadas en la médula espinal y procesan información nociceptiva. Las neuronas de tercer orden proyectan información dolorosa al cerebro. El tálamo y la corteza somatosensitiva integran y modulan el dolor, así como la reacción subjetiva de la persona ante la experiencia dolorosa.

Receptores y mediadores del dolor

Desde el punto de vista estructural, estas terminaciones receptivas de las fibras periféricas del dolor son terminaciones nerviosas libres que están ampliamente distribuidas en la piel, la pulpa dental, el periostio, las meninges y algunos órganos internos. Traducen el estímulo nocivo en potenciales de acción que se transmiten por un ganglio de la raíz dorsal hacia el cuerno posterior de la médula espinal.

Los potenciales de acción nociceptivos son transmitidos por medio de fibras mielínicas Aδ y fibras C amielínicas. Las fibras Aδ más largas transmiten impulsos a una velocidad de 6-30 m/s.[1] Las fibras C son las más pequeñas de todas las fibras de nervios periféricos y transmiten impulsos a una velocidad de 0.5-2.0 m/s.[1] El dolor conducido por las fibras Aδ (*dolor rápido*) por lo general se desencadena por estímulos mecánicos o térmicos. El dolor por fibras C (*dolor de onda lenta*) es de inicio más lento y dura más tiempo, y se desencadena por estímulos químicos o por estímulos mecánicos o térmicos persistentes. Los potenciales postexcitatorios lentos generados por las fibras C son responsables de la sensibilización central para el dolor crónico.

Estimulación de nociceptores

Algunos nociceptores responden a un solo tipo de estímulo y otros (llamados *receptores polimodales*) lo hacen a los tres tipos de estímulos (mecánicos, térmicos y químicos). Los estímulos mecánicos pueden surgir de la presión aplicada a la piel, una contracción violenta o estiramiento extremo de un músculo. Los extremos de temperatura pueden estimular a los nociceptores. Los estímulos químicos surgen de varias fuentes, como traumatismos tisulares, isquemia e inflamación. Una variedad de mediadores químicos se libera de los tejidos lesionados e inflamados y estimulan nociceptores o los sensibilizan ante los efectos del estímulo nociceptivo. Esto perpetúa las respuestas inflamatorias que provocan la liberación de químicos que actúan como estímulos nociceptivos, o incita reflejos neurógenos que aumentan la respuesta a estímulos. El trifosfato de adenosina (ATP, *adenosine triphosphate*), la acetilcolina y las plaquetas sensibilizan a los nociceptores a través de químicos como las prostaglandinas. El ácido acetilsalicílico y otros antiinflamatorios no esteroideos (AINE) bloquean la enzima necesaria para la síntesis de prostaglandinas y son eficaces para controlar el dolor.

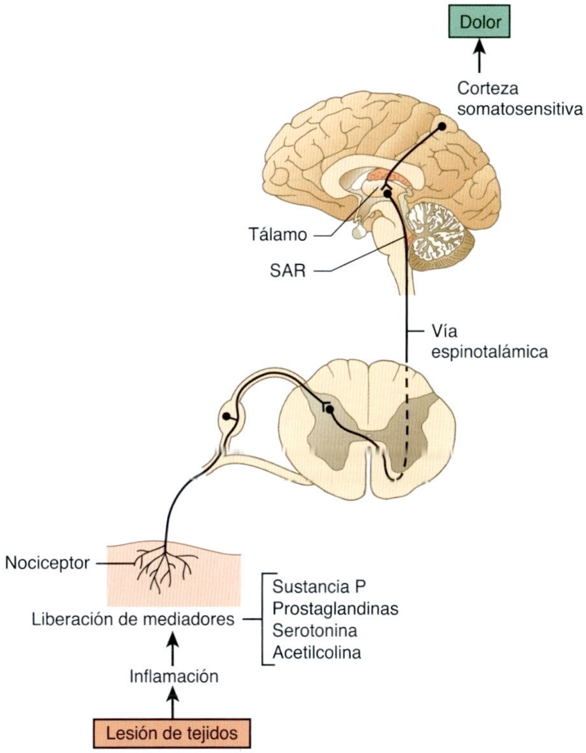

FIGURA 14-7. Mecanismo del dolor agudo. La lesión del tejido provoca la liberación de mediadores inflamatorios con la subsecuente estimulación nociceptiva. Después, los impulsos dolorosos se transmiten hacia el cuerno posterior de la médula espinal, donde hacen contacto con las neuronas de segundo orden que cruzan hacia el lado opuesto de la médula y ascienden por el tracto espinotalámico hacia el sistema de activación reticular (SAR) y el tálamo. La localización y significado del dolor se procesan a nivel de la corteza somatosensitiva.

La estimulación nociceptiva activa a las fibras C de modo que provoquen *inflamación neurógena,* la cual produce vasodilatación y una mayor liberación de mediadores químicos ante los cuales responden los nociceptores.[1] El mecanismo de la fibra C es mediado por un reflejo de neurona de raíz dorsal que produce transporte retrógrado y liberación de mediadores químicos, lo que ocasiona un aumento de la inflamación de tejidos periféricos. Este reflejo tiene implicaciones para el dolor persistente y la hiperalgesia.[9]

Mediadores en la médula espinal

La transmisión de impulsos entre las neuronas nociceptivas y las del cuerno posterior es mediada por neurotransmisores químicos liberados de las terminaciones nerviosas centrales de las neuronas nociceptivas. Estos neurotransmisores pueden ser aminoácidos, derivados de aminoácidos, o péptidos de bajo peso molecular. El aminoácido glutamato es un neurotransmisor excitatorio importante liberado desde las terminaciones nerviosas de las neuronas nociceptivas. La sustancia P es un neuropéptido que también se libera en el cuerno posterior

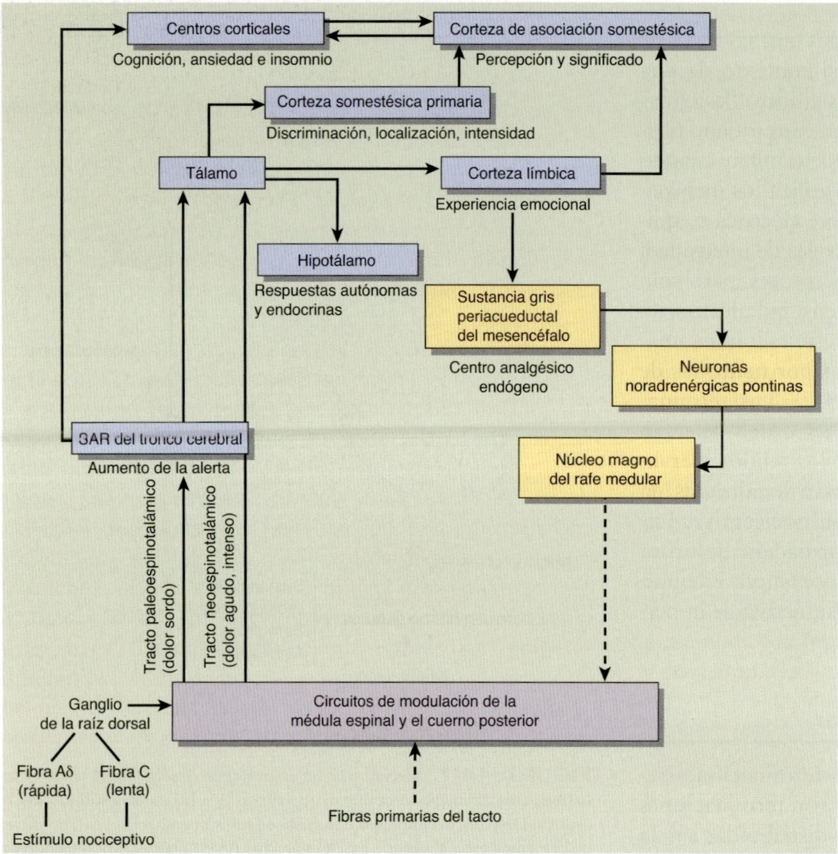

FIGURA 14-8. Vías primarias del dolor. La transmisión de impulsos nociceptivos aferentes es modulada por el circuito del cuerno posterior que recibe estímulos provenientes de receptores de tacto primarios y de las vías descendentes que incluyen los sistemas corticales límbicos (corteza frontal orbitaria, amígdala e hipotálamo), el centro analgésico endógeno periacueductal en el mesencéfalo, las neuronas noradrenérgicas pontinas y el núcleo magno del rafe en la médula. Las *líneas punteadas* indican inhibición o modulación de la transmisión del dolor por proyecciones de neuronas del cuerno posterior. *SAR, sistema activador reticular.*

por medio de las fibras C en respuesta al estímulo nociceptivo. La sustancia P causa potenciales excitadores lentos en las neuronas del cuerno posterior. Mientras que el glutamato está confinado al área de la terminal sináptica, algunos neuropéptidos pueden difundirse a cierta distancia porque no son inactivados por los mecanismos de recaptación. Esto puede explicar la excitabilidad y la naturaleza difusa de muchas condiciones dolorosas. Los neuropéptidos parecen prolongar y fomentar la acción del glutamato, y si estos transmisores se liberan en grandes cantidades o durante períodos prolongados, pueden provocar hiperalgesia secundaria, un estado en el que las neuronas de segundo orden son demasiado sensibles a bajos niveles de estimulación nociva.[1]

PUNTOS CLAVE

Sensación de dolor

- La vía para el dolor agudo discriminado con rapidez se mueve desde el receptor hacia la médula espinal por medio de fibras Aδ mielínicas y desde la médula espinal hasta el tálamo por medio del tracto neoespinotalámico.
- La vía para el dolor lento, que se conduce continuamente, se transmite a la médula espinal por medio de fibras C amielínicas y desde la médula espinal hacia el tálamo por medio del tracto paleoespinotalámico, que es más intrincado y de conducción más lenta.

Circuito y vías de la médula espinal

Al entrar en la médula espinal por medio de las raíces dorsales, las fibras de dolor se bifurcan y ascienden o descienden uno o dos segmentos antes de hacer sinapsis con neuronas de asociación en el cuerno posterior. Desde el cuerno posterior, los axones de las neuronas de proyección de asociación se cruzan a través de la comisura anterior hasta el lado opuesto y después ascienden en las vías neoespinotalámica y paleoespinotalámica (fig. 14-8).

Las fibras de conducción más rápida en el tracto neoespinotalámico se asocian principalmente con la transmisión de información de dolor agudo-rápido al tálamo. Después de establecer sinapsis en este último, la vía continúa hacia el área somatosensitiva parietal contralateral para dar la ubicación precisa del dolor.

El área paleoespinotalámica es un tracto multisináptico de conducción lenta encargado de sensaciones difusas, sordas y molestas que por lo general se relacionan con el dolor crónico y visceral. Esta información viaja a través de fibras pequeñas amielínicas de tipo C, las cuales también se proyectan hacia la vía anterolateral contralateral para terminar en varias regiones talámicas, algunas de las cuales se proyectan al sistema límbico. Esto se relaciona con los aspectos emocionales o afectivos-motivacionales del dolor. Las fibras espinorreticulares de esta vía se proyectan bilateralmente hacia la formación reticular del tronco encefálico, y facilita los reflejos de evasión a todos los niveles. También contribuye a un aumento en la actividad electroencefalográfica relacionada con la alerta e influye indirectamente en las funciones hipotalámicas como el aumento de la frecuencia cardíaca y la presión arterial. Esto podría explicar los tremendos efectos de excitación de ciertos estímulos dolorosos.

Las neuronas del cuerno posterior (segundo orden) están divididas principalmente en dos tipos: neuronas de rango dinámico amplio (RDA), que responden a diferentes estímulos de baja intensidad, y neuronas nociceptivas específicas, que responden solo a estímulos nocivos o nociceptivos. Cuando los estímulos aumentan a un nivel nocivo, las neuronas RDA responden con mayor intensidad. Con un daño más intenso en los aferentes sensitivos periféricos, las fibras Aδ y C responden con mayor fuerza. Cuando las fibras C se estimulan de manera repetida (una vez por segundo), cada estímulo produce una respuesta progresivamente mayor. Esta amplificación se ha llamado *sensibilización* y podría explicar el motivo por el que la sensación dolorosa parece aumentar con la estimulación repetida. La sensibilización de las neuronas del cuerno posterior tiene implicaciones para el tratamiento adecuado y temprano o incluso preventivo del dolor, a fin de evitar hipersensibilidad o descarga espontánea de las neuronas de la médula espinal.[4]

Centros cerebrales y percepción del dolor

La información proveniente de la lesión se envía de la médula espinal a los centros cerebrales en el tálamo, donde se presenta la sensibilidad básica de dolor (fig. 14-9). En el sistema neoespinotalámico, las interconexiones entre el tálamo lateral y la corteza somatosensitiva son necesarias para dar precisión y significado a la sensación dolorosa. El sistema paleoespinotalámico se proyecta de forma difusa desde los núcleos intralaminares del tálamo hasta áreas amplias de la corteza límbica y está asociado con la molestia y la alteración del estado de ánimo y el efecto de disminución de la atención, propias del dolor. La magnetoencefalografía ha mostrado la representación cortical de la sensación del dolor: la estimulación aferente nociceptiva Aδ activa la corteza somatosensitiva aferente, en tanto que la estimulación aferente C activa las cortezas somatosensitivas secundarias y la corteza cingulada anterior.[15]

Vías centrales para la modulación del dolor

Las vías neuroanatómicas surgen en el mesencéfalo y el tronco cerebral, descienden a la médula espinal y modulan los impulsos dolorosos ascendentes. Una de estas vías comienza en la *sustancia gris periacueductal* (SGPA) del mesencéfalo. Se encontró que la estimulación eléctrica de las regiones de SGPA produce un estado de analgesia que dura muchas horas. Posteriormente, se encontró que había receptores opioides altamente concentrados en esta y otras regiones del SNC donde la estimulación eléctrica provocó la analgesia. Debido a estos hallazgos, el área de SGPA del mesencéfalo a menudo se conoce como *sistema de analgesia*.[1]

El área de SGPA recibe impulsos de áreas grandes del SNC, y está íntimamente conectada con el sistema límbico, que se relaciona con la experiencia emocional. Las neuronas de la SGPA tienen axones que descienden al *núcleo magno del rafe* (NMR) en la médula superior. Los axones de estas neuronas se proyectan al cuerno posterior de la médula espinal, donde terminan en las mismas capas que las fibras de dolor primarias (*véase* la fig. 14-8). La serotonina es un neurotransmisor en el núcleo del NMR, y los antidepresivos tricícilicos, que aumentan los efectos de la serotonina al bloquear su captación presináptica, son eficaces en el tratamiento de ciertos tipos de dolor crónico.[16]

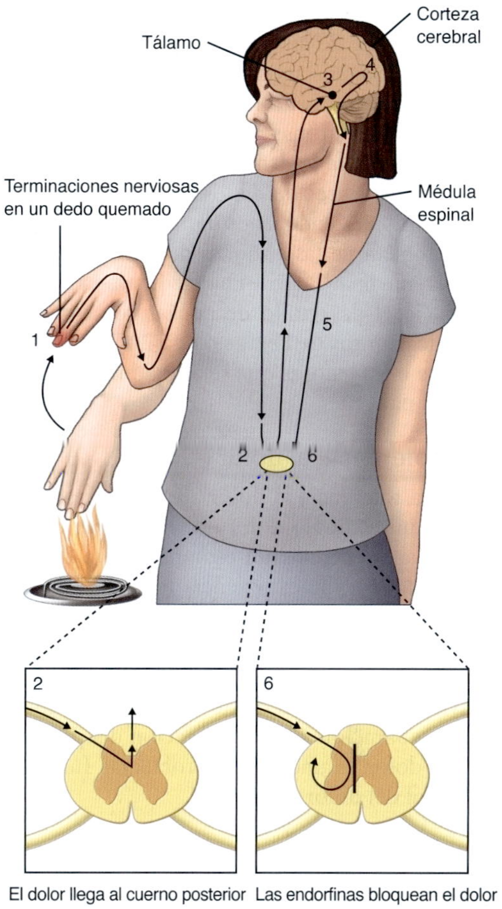

FIGURA 14-9. Transmisión del dolor. **1.** El dolor comienza como un mensaje recibido por las terminaciones nerviosas, como sucede con un dedo quemado. **2.** La liberación de la sustancia P, la bradicinina y las prostaglandinas sensibiliza las terminaciones nerviosas, lo que ayuda a transmitir el dolor desde el sitio de la lesión hasta el cerebro. **3.** Entonces, la señal del dolor viaja como un impulso electroquímico por todo el trayecto del nervio hasta el cuerno posterior de la médula espinal, una región que recibe señales de todo el cuerpo. **4.** La médula espinal envía el mensaje hacia el tálamo y, después, a la corteza. **5.** El alivio del dolor comienza con señales desde el cerebro que descienden por la médula espinal. **6.** Aquí, se liberan sustancias químicas, como endorfina S en el cuerno posterior, para disminuir el mensaje de dolor. Tomado de: Jensen S. (2015). *Nursing health assessment: a best practice approach* (2nd ed., Fig. 6.1, p. 114). Philadelphia, PA: Lippincott Williams & Wilkins.

Mecanismos analgésicos endógenos

Los receptores y los péptidos opioides se encuentran en las ramificaciones periféricas de las neuronas aferentes primarias y muchas regiones del SNC (*véase* la fig. 14-9). Las familias de péptidos opioides endógenos incluyen las encefalinas, las endorfinas y las dinorfinas. Cada familia se deriva de un precursor polipeptídico y tiene una distribución anatómica característica. Aunque, en general, cada familia está localizada en diferentes tipos de neuronas, de manera ocasional se presenta más de una familia en la misma neurona.

Los opioides endógenos parecen funcionar como neurotransmisores, pero su papel en el control del dolor y otras funciones fisiológicas no está del todo claro. Los estudios de laboratorio, aunque de alguna manera son contradictorios, han encontrado que los agonistas opioides inhiben los conductos de calcio en las neuronas de la raíz dorsal, el ganglio del trigémino y las neuronas aferentes primarias. Esta inhibición podría prevenir la transmisión sináptica de los impulsos dolorosos. La identificación de los receptores que se unen a los péptidos opioides endógenos ha facilitado una comprensión más completa de las acciones de los opiáceos disponibles, como la morfina. También ha facilitado la investigación continua hacia el desarrollo de nuevas presentaciones, incluidos medicamentos de liberación en 24 h, parches dérmicos y bombas intravenosas que se autoadministran según la necesidad del paciente.

Umbral y tolerancia al dolor

El umbral y la tolerancia al dolor afectan la respuesta de la persona ante un estímulo doloroso. El *umbral del dolor* es el punto al cual se percibe un estímulo como doloroso. La *tolerancia al dolor* es la experiencia total de dolor y se define como una menor "respuesta a un medicamento debido a su administración repetitiva".[17] Los factores psicológicos, familiares, culturales y ambientales influyen de manera significativa en la cantidad de dolor que puede tolerar una persona. La separación y la identificación del papel de estos aspectos del dolor es uno de los problemas fundamentales para el control del dolor.

Tipos de dolor

El dolor puede clasificarse según su duración (agudo o crónico), ubicación (cutáneo o profundo y visceral) y sitio de referencia. La clasificación con base en el diagnóstico médico relacionado (p. ej., cirugía, traumatismo, y cáncer) también es muy útil para planificar la mejor acción para las intervenciones terapéuticas.

Dolor agudo y crónico

La investigación sobre el dolor enfatiza la diferenciación entre dolor agudo y dolor crónico. El diagnóstico y el tratamiento para cada uno son distintos porque tienen causas, función, mecanismos y secuelas psicológicas diferentes (tabla 14-1).

Típicamente, la distinción entre dolor agudo y crónico se basa en un solo continuo de tiempo. Algunas alteraciones, como la artrosis, presentan dimensiones de dolor agudo y crónico.

Dolor agudo

El *dolor agudo* es provocado por una lesión de los tejidos corporales y la activación de estímulos nociceptivos en el sitio de daño local.[1] Por lo general, es de corta duración y se resuelve cuando se soluciona el proceso patológico.[1] El dolor agudo alerta a la persona de daño tisular real o inminente. La ubicación del dolor, la irradiación, la intensidad, su duración, así como los factores que lo agravan o lo alivian, aportan pistas diagnósticas esenciales.

Por lo general, las intervenciones que alivian el dolor resuelven otros problemas concurrentes, como ansiedad y espasmos musculoesqueléticos. El dolor tratado de forma inadecuada puede provocar respuestas que alteran la circulación y el metabolismo tisular, e incrementar la actividad simpática refleja. El dolor agudo tratado de manera inadecuada tiende a disminuir la movilidad y los movimientos respiratorios, al grado que pueden complicar o retrasar la recuperación.

Dolor crónico

El dolor crónico persiste durante más tiempo del que se puede esperar de forma razonable después del acontecimiento que lo provocó. Se mantiene por factores que son patológica y físicamente lejanos a la causa original. El dolor crónico puede continuar por años. Puede ser insoportable y demasiado intenso, como el dolor óseo metastásico, o relativamente continuo con o sin períodos de escalamiento, como en algunos tipos de lumbalgia. Los episodios recurrentes de dolor agudo son particularmente problemáticos porque tienen características de dolor agudo y crónico (como en las crisis drepanocíticas y las cefaleas por migraña).

El dolor crónico es una causa principal de discapacidad, y no suele tener una función útil. Implica estrés fisiológico, psicológico, familiar y económico, y puede agotar los recursos de una persona. Las influencias psicológicas y ambientales participan en el desarrollo de las conductas relacionadas con el dolor crónico.

Los factores biológicos que influyen en el dolor crónico incluyen mecanismos periféricos, periféricos-centrales y centrales. Los primeros son resultado de la estimulación persistente de nociceptores y están involucrados sobre todo con las alteraciones musculoesqueléticas, viscerales y vasculares. Los mecanismos periféricos-centrales están relacionados con una función anómala de las porciones periféricas y centrales del sistema somatosensitivo, como los que son resultado de la pérdida parcial o completa de las vías inhibidoras descendentes o la estimulación espontánea de las fibras nerviosas regeneradas (como la causalgia y el dolor de miembro fantasma). Los mecanismos de dolor central se relacionan con enfermedad o lesión del SNC y se caracterizan por ardor, dolor y otras sensaciones anómalas (como en lesiones talámicas, la lesión de la médula espinal, la interrupción quirúrgica de las vías del dolor y la esclerosis múltiple).

Las personas con dolor crónico pueden no presentar las conductas somáticas, autónomas o afectivas que a menudo se relacionan con el dolor agudo. Conforme el dolor se prolonga y continúa, las respuestas del sistema nervioso autónomo tienden a disminuir. El dolor crónico a menudo se asocia con pérdida de apetito, trastornos del sueño y depresión. La depresión se alivia una vez que se resuelve el dolor. El vínculo entre depresión y disminución de la tolerancia al dolor puede deberse a la manera en la que ambos responden a los cambios en los sistemas serotoninérgico y noradrenérgico. Los antidepresivos tricíclicos y otros medicamentos con efectos serotoninérgicos y noradrenérgicos han demostrado aliviar varios síndromes de dolor crónico.[17]

Dolor somático cutáneo y profundo

El dolor también se puede clasificar según su localización. El *dolor cutáneo* surge de las estructuras superficiales; es un dolor agudo con una cualidad ardorosa que puede ser abrupto o de inicio lento. Se puede localizar y se puede distribuir a lo largo de dermatomas. Por lo general, debido a

TABLA 14-1 Características del dolor agudo y crónico

Característica	Dolor agudo	Dolor crónico
Inicio	Reciente	Continuo o intermitente
Duración	Corta (< 6 meses)	6 meses o más
Respuestas autónomas	Congruente con respuesta simpática de lucha o huida* Aumento de la frecuencia cardíaca Incremento del volumen sistólico Aumento de la presión arterial Mayor dilatación pupilar Aumento de la tensión muscular Disminución de la motilidad intestinal Reducción del flujo salival (xerostomía)	Ausencia de respuestas autónomas
Componente psicológico	Relacionado con ansiedad	Aumento de la irritabilidad Asociado con depresión Preocupación somática Retirada de intereses externos Disminución de la compenetración de las relaciones
Otros tipos de respuesta		Disminución del sueño Disminución de la libido Cambios del apetito

*Las respuestas son aproximadamente proporcionales a la intensidad del estímulo.

una superposición de las fibras nerviosas entre los dermatomas, los límites del dolor no son tan claros como indican los diagramas de dermatomas.

El *dolor somático profundo* se origina en las estructuras corporales profundas. Es más difuso que el dolor cutáneo. Varios estímulos, como una presión fuerte sobre un hueso, isquemia muscular y daño tisular, pueden provocar dolor somático profundo, el cual puede irradiarse desde el sitio de la lesión (como en un esguince en el tobillo).

Dolor visceral

El *dolor visceral* es uno de los dolores más frecuentemente producidos por una enfermedad. Existe una baja densidad de nociceptores en las vísceras en comparación con la piel. Hay una divergencia funcional del impulso visceral dentro del SNC: las neuronas de segundo orden responden a un estímulo desde una sola aferente visceral. Una diferencia importante entre el dolor superficial y el visceral es el tipo de daño que producen. Las contracciones, la distensión o la isquemia de las paredes viscerales pueden inducir dolor intenso. Las aferentes nociceptivas viscerales provenientes del tórax y el abdomen viajan a lo largo de las vías nerviosas craneales y espinales del sistema nervioso autónomo.

Dolor referido

El *dolor referido* se percibe en un sitio distinto de su punto de origen, pero que está inervado por el mismo segmento espinal. Se ha planteado la hipótesis de que las neuronas aferentes viscerales y somáticas convergen en las mismas neuronas de proyección del cuerno posterior (fig. 14-10), lo que dificulta que el cerebro pueda identificar de manera correcta la fuente del dolor. El dolor que se origina en las vísceras abdominales o torácicas es difuso y mal localizado, y, a menudo, se percibe en un sitio lejano del área afectada. Por ejemplo, el dolor relacionado con el infarto de miocardio se percibe generalmente en el brazo izquierdo, el cuello y el tórax.

El dolor referido puede surgir solo o de forma concurrente con el dolor localizado en el origen del estímulo nocivo. Esta falta de correspondencia entre la ubicación del dolor y la del estímulo doloroso puede dificultar el diagnóstico. Aunque el término *referido* se aplica generalmente al dolor que se origina en las vísceras y se experimenta como si se originara en la pared del cuerpo, también puede aplicarse al dolor que surge de estructuras somáticas. La comprensión de la referencia del dolor es vital para el diagnóstico de enfermedades. El patrón típico de referencia del dolor puede derivarse de nuestra comprensión de que las neuronas aferentes del tejido visceral o somático profundo entran en la médula espinal al mismo nivel que las neuronas aferentes provenientes de áreas cutáneas a las que se refiere el dolor (fig. 14-11).

Los sitios de dolor referido se determinan embriológicamente: las estructuras viscerales y somáticas comparten el mismo sitio de entrada de la información sensitiva en el SNC. Por ejemplo, una persona con peritonitis (inflamación del peritoneo que cubre la parte central del diafragma) se queja de

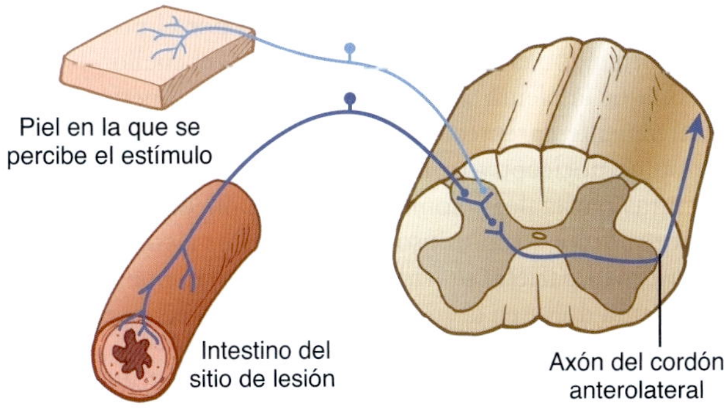

FIGURA 14-10. Convergencia de estímulos cutáneos y viscerales en la misma proyección neuronal de segundo orden en el cuerno posterior de la médula espinal. Aunque casi todos los impulsos viscerales convergen con estímulos cutáneos, casi ninguno de los cutáneos converge con otros estímulos sensitivos.

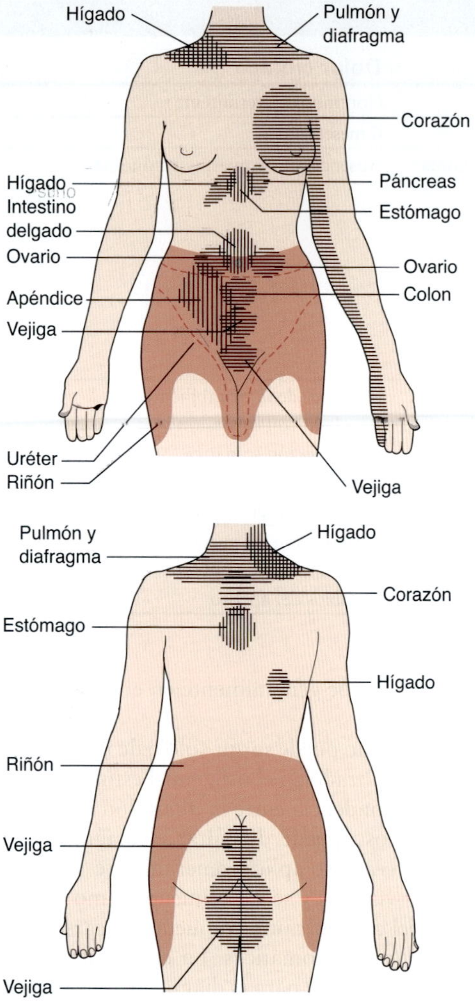

FIGURA 14-11. Áreas de dolor referido. Vista anterior (*arriba*). Vista posterior (*abajo*).

dolor en el hombro. En el embrión, el diafragma se origina en el cuello y su porción central es inervada por el nervio frénico, el cual entra en la médula espinal a nivel del tercer y quinto segmentos (C3-C5). El diafragma desciende a su posición en el adulto entre las cavidades torácica y abdominal, mientras que mantiene su patrón embrionario de inervación. De esta forma, las fibras que entran en la médula espinal en C3-C5 llevan información del área cervical y del diafragma, y el dolor diafragmático es interpretado por el prosencéfalo como originado en el área del hombro o del cuello.

Aunque la pleura visceral, el pericardio y el peritoneo son relativamente carentes de fibras dolorosas, reaccionan ante estímulos nociceptivos. La inflamación visceral incluye estructuras parietales y somáticas, lo que puede provocar que aparezca dolor local difuso o referido. Por ejemplo, cuando el peritoneo parietal se irrita por apendicitis, por lo general, se presenta dolor en el cuadrante inferior derecho, por lo que evoca un dolor referido al área umbilical.

Se observa *espasmo muscular*, o *defensa abdominal*, en caso de resultar afectadas las estructuras somáticas. La defensa abdominal es una rigidez refleja protectora que puede provocar compresión de los vasos sanguíneos y generar dolor por isquemia muscular, lo que causa dolor local y referido.

PUNTOS CLAVE

Tipos de dolor

- El dolor se puede clasificar según la duración, la ubicación y el sitio de referencia.
- El dolor agudo es un dolor autolimitado que dura menos de 6 meses.
- El dolor crónico es persistente y dura más de 6 meses, carece de las respuestas autónomas y somáticas relacionadas con el dolor agudo y se acompaña de pérdida del apetito, alteraciones del sueño, depresión y otras respuestas debilitantes.

Valoración del dolor

La valoración cuidadosa del dolor ayuda a los médicos en el diagnóstico, el tratamiento y el alivio del dolor de la persona. La valoración incluye aspectos como la naturaleza, intensidad, localización e irradiación del dolor. Es preferible eliminar la causa que tratar simplemente el síntoma. Una historia clínica cuidadosa suele aportar información acerca de los factores desencadenantes y el sitio del estímulo nociceptivo. La anamnesis del dolor debe incluir lo siguiente:

- Inicio del dolor
- Descripción, localización, irradiación, intensidad, cualidad y patrón del dolor
- Cualquier aspecto que lo alivie o lo agrave
- Reacción personal del paciente ante el dolor

Se han desarrollado varios métodos para cuantificar el dolor de una persona con base en un informe personal. Entre ellos están la intensidad numérica del dolor, la escala visual análoga y las escalas de descripción verbal. Casi todos los cuestionarios de dolor valoran un solo aspecto, como la intensidad. Por ejemplo, una escala *numérica de intensidad del dolor* requiere que la persona seleccione un número que represente mejor la intensidad de su dolor, donde 0 representa ausencia de dolor, y 10, el dolor más intenso imaginable. La escala *visual análoga* es una línea recta, a menudo de 10 cm de longitud, con una descripción escrita (p. ej., "ausencia de dolor" y "el dolor más intenso imaginable"); cada uno de los extremos de la línea representa el continuo de intensidad de dolor. La respuesta se puede cuantificar al medir la línea para determinar la distancia de la marca, medida en milímetros, desde el extremo de "ausencia de dolor" de la línea. Las escalas de *descripción verbal* constan de varias opciones calificadas numéricamente como ninguno = 0, ligero = 1, leve = 2, moderado = 3 e intenso = 4. La palabra elegida se utiliza para determinar la representación numérica de la intensidad del dolor en una escala ordinaria.

Tratamiento del dolor

Los métodos terapéuticos para control del dolor agudo y crónico difieren en gran medida. En el dolor agudo, el tratamiento está dirigido a proporcionar alivio al interrumpir el estímulo nociceptivo. Dado que el dolor se resuelve conforme sanan los tejidos lesionados, por lo general no se requiere tratamiento a largo plazo. El tratamiento del dolor crónico es mucho más complejo y se basa en múltiples consideraciones, incluida la expectativa de vida.

Tratamiento del dolor agudo

El dolor agudo debe controlarse de manera profunda y se deben administrar medicamentos antes de que el dolor se vuelva intenso. Esto permite que la persona esté más cómoda y asuma la responsabilidad principal de su propio cuidado. Los trabajadores de la salud pueden ser renuentes a proporcionar un alivio adecuado al dolor agudo debido al temor a la adicción. Sin embargo, se dice que, cuando se prescriben para el dolor agudo, la adicción a los opiáceos es prácticamente inexistente. Por lo general, se requiere menos medicamento cuando se administra antes de que el dolor sea intenso y se sensibilicen las vías de transmisión del dolor.

Tratamiento del dolor crónico

El tratamiento del dolor crónico requiere atención temprana para evitar el dolor y un control inadecuado de los brotes agudos. El tratamiento específico depende de la causa, la evolución del problema de salud subyacente, así como la expectativa de vida de la persona. Si la enfermedad orgánica que provoca el dolor no se puede curar, entonces el tratamiento esencial son los métodos no curativos de control del dolor. Los métodos terapéuticos para el dolor crónico incluyen bloqueo neural, modalidades eléctricas (p. ej., estimulación nerviosa eléctrica transcutánea [TENS, *transcutaneous electrical nerve stimulation*]), fisioterapia, intervenciones cognitivo-conductuales y opiáceos y no opiáceos. Los no opiáceos, como los antidepresivos tricíclicos, anticonvulsivos y AINE, son complementos útiles de los opiáceos para el tratamiento de diferentes tipos de dolor crónico. Este tipo de dolor se trata mejor con la intervención de un equipo multidisciplinario que incluya especialistas en áreas de anestesiología, enfermería, fisioterapia, servicios sociales y cirugía. El cáncer es una causa frecuente de dolor crónico y la Organización Mundial de la Salud (OMS) ha creado la escalera analgésica para el dolor por cáncer que ayuda a los médicos a elegir el analgésico adecuado.[18]

Tratamiento no farmacológico del dolor

Existen varios métodos no farmacológicos para el tratamiento del dolor que a menudo se utilizan junto con analgésicos, entre los cuales se incluyen intervenciones cognitivo-conductuales, factores físicos y electroanalgesia.

Intervenciones cognitivo-conductuales

Estas intervenciones incluyen relajación, distracción, valoración cognitiva, imaginación, meditación y biorretroalimentación. Si la persona está sujeta a una operación o procedimiento doloroso, es ideal enseñar estas técnicas antes de que comience el dolor. Si la persona ya tiene dolor intenso, el empleo de estas intervenciones debe basarse en la capacidad de la persona para dominar la técnica, así como su respuesta a la intervención. Por ejemplo, el empleo de música relajante puede ser un complemento más adecuado para los analgésicos en una persona con enfermedad terminal con dolor intenso que tratar de enseñarle una intervención que requiera más atención Se necesita una evaluación adecuada para determinar el nivel de dolor y qué otras intervenciones pueden ser necesarias.

La *relajación* es uno de los métodos cognitivo-conductuales mejor evaluados para aliviar el dolor. Las estrategias relativamente fáciles, como la respiración lenta y rítmica y los procedimientos de relajación de la mandíbula, han tenido éxito en la disminución del dolor autorreferido y el consumo de analgésicos.

La *distracción* (p. ej., enfocar la atención de una persona en otros estímulos distintos al dolor o las emociones negativas) no elimina el dolor, pero puede hacer que sea más tolerable. Puede servir como un tipo de escudo sensitivo por el cual se disminuye la atención al dolor para concentrarse en otros estímulos que se perciben con mayor facilidad. Algunos ejemplos de distracción incluyen contar, repetir frases o poemas e involucrarse en actividades que requieren concentración. La *valoración cognitiva* es una forma de autodistracción o control cognitivo en la cual las personas enfocan su atención en aspectos positivos de la experiencia y lejos del dolor. Las personas que utilizan la distracción parecen no tener dolor intenso.

Las *imágenes guiadas* consisten en el uso de la imaginación de la persona para crear una imagen mental. En el tratamiento del dolor, se recurre a la imaginación guiada terapéutica (imagen terapéutica orientada a objetivos). Se puede utilizar sola o en conjunto con otras intervenciones cognitivo-conductuales para crear imágenes sensitivas que disminuyan la intensidad percibida de dolor. También se pueden emplear para disminuir la ansiedad y reducir la tensión muscular. La *meditación* también es útil, pero requiere práctica y la capacidad para concentrarse.

La *biorretroalimentación* proporciona retroalimentación a la persona acerca del estado actual de alguna función corporal (p. ej., temperatura del dedo, pulsación de la arteria temporal, presión arterial o tensión muscular). Incluye un proceso de aprendizaje diseñado para hacer que la persona sea consciente de ciertas funciones con el fin de modificarlas a nivel consciente. El interés en la biorretroalimentación aumentó con la posibilidad de utilizar esta modalidad terapéutica en el tratamiento de la migraña y las cefaleas tensionales o para otros dolores que tienen un componente de tensión muscular.

Factores físicos

El frío y el calor son factores físicos que se utilizan para aliviar el dolor. Esta opción depende del tipo de dolor y, en muchos casos, de la preferencia personal. El *calor* dilata los vasos sanguíneos y aumenta el flujo sanguíneo local. También puede influir en la transmisión de impulsos dolorosos y aumentar la extensibilidad del colágeno. El aumento de la circulación disminuye el nivel de estimulación nociceptiva al reducir la isquemia local provocada por el espasmo muscular o la tensión; aumenta la eliminación de metabolitos y mediadores inflamatorios que actúan como estímulos nociceptivos, y ayuda a reducir la inflamación y aliviar la presión en las terminaciones nociceptivas locales. La sensación de calor es transportada al cuerno posterior de la médula espinal y puede ejercer su efecto al modular la transmisión del dolor. También puede desencadenar la liberación de opioides endógenos. El calor, asimismo, altera la viscosidad de las fibras de colágeno en los ligamentos, los tendones y las estructuras articulares, de manera que se puedan extender con mayor facilidad y estirar más antes de que se estimulen las terminaciones nociceptivas. Por lo tanto, el calor a menudo se aplica antes del tratamiento para estirar las estructuras articulares y aumentar la amplitud de movimiento. Cuando se utiliza calor excesivo, este se convierte por sí mismo en un estímulo nocivo, lo que provoca daño real o inminente en los tejidos y dolor. En ciertas condiciones, aplicar calor es controvertido y en otras, en las que el aumento del flujo sanguíneo o del metabolismo serían dañinos, está contraindicado.

Al igual que con el calor, la aplicación de *frío* puede producir una reducción importante del dolor. El frío ejerce su efecto en el dolor por medio de mecanismos circulatorios y neurales. La respuesta inicial a la aplicación local de frío es la vasoconstricción local, seguida por períodos alternantes de vasodilatación y vasoconstricción durante los cuales el cuerpo determina un nivel normal de flujo sanguíneo para evitar daño tisular local. La vasoconstricción es causada por la estimulación local de fibras simpáticas y enfriamiento directo de los vasos sanguíneos, y la **hiperemia**, por mecanismos autorreguladores locales. En situaciones de lesión aguda, el frío se emplea para producir vasoconstricción y evitar la extravasación de sangre a los tejidos. El alivio del dolor es resultado de la disminución de la inflamación y la estimulación de terminaciones nociceptivas. La vasodilatación que sigue puede ser útil para eliminar sustancias que estimulan las terminales nociceptivas.

El frío también tiene un efecto marcado y radical en el dolor que es resultado de la acumulación de metabolitos en el músculo inducida por el espasmo. El frío puede reducir la actividad aferente que llega al cuerno posterior de la médula espinal al modular el estímulo sensitivo. El frío es un estímulo nocivo y puede provocar la liberación de opioides endógenos provenientes del área de la SGPA. Las compresas frías son flexibles para adaptarse a las partes del cuerpo, se envuelven de forma adecuada para proteger la piel y se aplican durante 15-20 min cada vez.

Analgesia inducida por los estímulos

Este tipo de analgesia es uno de los métodos conocidos más antiguos de alivio del dolor. Los métodos de estimulación eléctrica incluyen TENS, electroacupuntura y neuroestimulación. La TENS se refiere a la transmisión de energía eléctrica a través de la superficie de la piel hasta las fibras de los nervios periféricos. Las unidades TENS son prácticas, de fácil transporte y relativamente económicas.

Por lo general, el sistema consta de tres partes: un par de electrodos, los cables de guía y un estimulador. El estímulo eléctrico se libera de una forma pulsada que puede variar en términos de rango del pulso, profundidad y velocidad. El tipo de estimulación utilizada varía con el tipo de dolor. La comprensión de los mecanismos y las vías fisiológicas del dolor determinan la colocación del electrodo. Se pueden situar al lado del área dolorida, sobre el dermatoma afectado, sobre un nervio periférico afectado en donde es más superficial o sobre un tronco nervioso (los electrodos a menudo se colocan a cada lado de la incisión cuando se trata dolor postoperatorio).

No hay una explicación simple de los efectos fisiológicos de la TENS. La TENS tiene la ventaja de que no implica penetración corporal, la persona la regula con facilidad y es eficaz en algunas formas de dolor agudo y crónico. Se puede enseñar al paciente a utilizarla antes de una cirugía, lo cual es posible que ayude a reducir el consumo de analgésicos postoperatorios y a evitar el desarrollo de dolor persistente.

Acupuntura

La acupuntura incluye la introducción de agujas en puntos específicos de la superficie corporal para aliviar el dolor. Algunas veces se recurre a la palpación. La acupuntura es altamente difundida en las clínicas del dolor, a pesar de la falta de grandes estudios aleatorizados, de alta calidad, acerca de los efectos de esta técnica sobre el dolor crónico.

Neuroestimulación

La neuroestimulación proporciona estimulación eléctrica de bajo voltaje a la médula espinal o nervio periférico afectado para bloquear la sensación de dolor. Melzack y Wall (teoría de la compuerta) propusieron que la estimulación activa el sistema de inhibición del dolor del cuerpo. En el sistema totalmente implantable, la fuente de energía (batería) y las terminales se implantan por vía quirúrgica.

Tratamiento farmacológico del dolor

Un medicamento *analgésico* actúa en el sistema nervioso para disminuir o eliminar el dolor sin inducir pérdida de la consciencia. Los analgésicos no curan la causa subyacente, pero consumirlos de manera adecuada puede evitar que el dolor agudo se vuelva crónico. Los analgésicos permiten el movimiento de la persona después de una cirugía, cuando se requieren los ejercicios como toser y respirar profundamente.

El analgésico ideal debe ser eficaz, no provocar adicción y ser económico, y debe producir efectos adversos mínimos y no afectar el estado de consciencia de la persona. Aunque el tratamiento a largo plazo con opiáceos puede provocar tolerancia y dependencia física, esto no se debe confundir con una adicción. Se deben estudiar las necesidades y las circunstancias únicas presentadas por cada persona que tiene dolor para lograr un tratamiento satisfactorio de este. El consumo de analgésicos es solamente una parte de un programa integral de tratamiento del dolor en el caso del dolor agudo y más aún con el crónico.

Analgésicos no opiáceos

Los analgésicos orales no opiáceos incluyen el ácido acetilsalicílico, otros AINE y el paracetamol. El ácido acetilsalicílico bloquea la transmisión de impulsos dolorosos. Tiene propiedades antipiréticas y antiinflamatorias. El ácido acetilsalicílico y otros AINE inhiben la acción de las enzimas ciclooxigenasa (COX), que median la biosíntesis de prostaglandinas. Los AINE también disminuyen la sensibilidad de los vasos sanguíneos a la bradicinina y la histamina, afectan la producción de citocinas por parte de los linfocitos T, revierten la vasodilatación y disminuyen la liberación de mediadores inflamatorios de los granulocitos, los mastocitos y los basófilos.[17] El paracetamol es una alternativa para los AINE; aunque por lo general se considera equivalente al ácido acetilsalicílico como analgésico y antipirético, carece de propiedades antiinflamatorias.

Analgésicos opiáceos

El término *opiáceo* o *narcótico* se utiliza para referirse a un grupo de medicamentos, naturales o sintéticos, que tienen acciones semejantes a la morfina.[17] El término antiguo *opiáceo* se empleaba para designar medicamentos derivados del opio (morfina, codeína y muchos otros congéneres semisintéticos de la morfina). Los opiáceos se emplean para aliviar el dolor de corto plazo y para el consumo a largo plazo en condiciones como el dolor por cáncer. Existe una fuerte evidencia de que los opiáceos administrados antes de que comience el dolor (analgesia preventiva) o de que se vuelva extremo son más eficaces que cuando se administran de forma esporádica. Las personas que se tratan de esta manera requieren menos dosis y son capaces de regresar a sus actividades regulares más rápido.

Los analgésicos opiáceos se caracterizan por su interacción con tres tipos de receptores opioides, los cuales han sido designados mu (μ, para "morfina"), delta (δ) y kappa (κ).[17] La morfina y casi todos los opiáceos que se emplean en la clínica ejercen sus efectos a través del receptor μ. Los opiáceos de receptor κ son analgésicos eficaces, pero presentan molestos efectos secundarios y el impacto clínico de los opiáceos de receptor δ ha sido insignificante.

Los receptores μ modulan tanto el efecto del tratamiento con la analgesia como los efectos secundarios, por ejemplo, depresión respiratoria, **miosis**, disminución de la motilidad gastrointestinal (que provoca estreñimiento), sensación de bienestar o euforia, así como dependencia física. Los receptores μ se encuentran en sitios presinápticos y postsinápticos en el cuerno posterior y también en las vías ascendentes del tronco cerebral, el tálamo y la corteza, así como en el sistema inhibidor descendente que modula el dolor en la médula espinal. Su ubicación espinal se utiliza en la clínica para la inyección, infusión o dispositivos intratecales implantables (bombas), que brindan analgesia regional y disminuyen los efectos secundarios adversos que se presentan cuando se administran por vía sistémica. Los receptores μ también se encuentran en las neuronas sensitivas periféricas después de la inflamación, lo cual fundamenta la exploración y utilización clínica de opiáceos aplicados localmente (p. ej., instilación intraarticular de opiáceos después de la cirugía de rodilla).

Analgésicos complementarios

Los analgésicos complementarios incluyen medicamentos como los antidepresivos tricíclicos, anticonvulsivos y ansiolíticos neurolépticos. El sistema de supresión del dolor posee sinapsis no endorfínicas, lo que aumenta la posibilidad de que medicamentos potentes de acción central, no opiáceos, puedan aliviar el dolor. La serotonina también tiene una participación importante en la generación de analgesia. Los antidepresivos tricíclicos que bloquean la eliminación de serotonina de la cresta sináptica alivian el dolor en algunas personas, lo cual es útil en algunas condiciones de dolor crónico (p. ej., la neuralgia postherpética).[16,17]

Ciertos anticonvulsivos, como la carbamazepina y la gabapentina, tienen efectos analgésicos en algunas condiciones dolorosas. Estos fármacos suprimen la activación neuronal espontánea y son útiles para el tratamiento del dolor que se presenta después de una lesión nerviosa (dolor neuropático), incluida la neuropatía diabética y el síndrome de dolor crónico regional. Otros fármacos, como los corticoesteroides, se pueden utilizar para disminuir la inflamación y el estímulo nociceptivo responsable del dolor.[17]

Intervención quirúrgica

Si la cirugía elimina el problema que causa el dolor, puede ser curativa. También puede utilizarse la cirugía para el tratamiento de los síntomas. La cirugía para el dolor intenso e intratable de origen periférico o central ha tenido cierto éxito. La cirugía puede eliminar la causa o bloquear la transmisión de dolor intratable por miembro fantasma, neuralgia intensa, algunos tipos de cáncer que son imposibles de operar y causalgia.

RESUMEN

El dolor es un fenómeno vago y complejo; es un síntoma frecuente en gran cantidad de enfermedades. Es una experiencia altamente individualizada que se ajusta a las experiencias previas de la persona y cuya medición es difícil. Científicamente, el dolor se observa dentro del contexto de la *nocicepción*. Los nociceptores son terminaciones nerviosas y receptivas que responden a estímulos nocivos (mecánicos, térmicos y químicos). Las neuronas nociceptivas transmiten impulsos a las neuronas del cuerno posterior por medio de neurotransmisores químicos. Las vías neoespinotalámica y paleoespinotalámica se utilizan para transmitir información referente al dolor hacia el cerebro. Varias vías neuroanatómicas, así como péptidos opioides endógenos, modulan el dolor en el SNC.

El dolor se puede clasificar de acuerdo con su duración, ubicación y referencia, así como por los diagnósticos médicos relacionados. El dolor agudo se autolimita y termina cuando el tejido lesionado sana, mientras que el crónico dura mucho más que el tiempo de curación anticipado de la causa subyacente. El dolor puede surgir de sitios de la piel somáticos, profundos o viscerales. El referido es el dolor que se percibe en un sitio distinto a su origen. El umbral del dolor, la tolerancia a este, la edad, el sexo y otros factores afectan la reacción personal al dolor.

Las modalidades de tratamiento para el dolor incluyen la utilización de medidas fisiológicas, cognitivas y conductuales, el calor y el frío, los métodos analgésicos inducidos por estimulación y los fármacos. Incluso en el dolor crónico, el método más eficaz es el tratamiento temprano o la prevención. El mayor éxito en su valoración y tratamiento se logra con el empleo de un abordaje interdisciplinario.

Alteraciones en la sensibilidad del dolor y tipos especiales de dolor

Alteraciones en la sensibilidad del dolor

La sensibilidad y la percepción del dolor varían entre personas y en el mismo individuo bajo distintas condiciones y en diferentes partes del cuerpo. La irritación, la hipoxia leve y la compresión suave de un nervio periférico a menudo provocan hiperexcitabilidad de las fibras nerviosas sensitivas de los cuerpos celulares. Esto se aprecia como una hipersensibilidad molesta (*hiperestesia*) o aumento del dolor (*hiperalgesia*). La hiperalgesia *primaria* describe la sensibilidad al dolor que se presenta directamente en los tejidos dañados. La hiperalgesia *secundaria* se presenta en el tejido no lesionado circundante. Las posibles causas de hiperalgesia incluyen el aumento de la sensibilidad a estímulos nocivos, la disminución del umbral de nociceptores, el incremento del dolor producido por estímulos por arriba del umbral y el fenómeno de sensibilización.[19]

La *hiperpatía* es un síndrome en el cual se eleva el umbral sensitivo, pero cuando se alcanza, la estimulación continua, especialmente cuando se repite, provoca una experiencia prolongada y molesta. Este dolor puede ser explosivo y se irradia a través de la distribución del nervio periférico. Se relaciona con cambios patológicos en los nervios periféricos. Las sensaciones espontáneas y molestas, llamadas *parestesias*, se presentan con irritación más intensa. El término general *disestesia* se da a las distorsiones de la sensación somestésica que típicamente acompañan a la pérdida parcial de inervación sensitiva.

Los procesos patológicos graves pueden causar reducción o pérdida de las sensaciones de tacto (p. ej., *hipoestesia*, *anestesia*), temperatura (p. ej., *hipotermia*, *atermia*) y sensibilidad al dolor (p. ej., *hipoalgesia*). La *analgesia* es la ausencia de dolor o el alivio del dolor sin pérdida de la consciencia. La *indiferencia congénita* es cuando la transmisión de impulsos nerviosos parece normal, pero la apreciación de estímulos dolorosos a niveles más altos parece estar ausente. La *insensibilidad congénita* es cuando aparentemente hay un defecto en un nervio periférico, de manera que la transmisión de los impulsos dolorosos no da pie a la percepción de dolor. Las personas que carecen de la capacidad para sentir dolor se encuentran en constante riesgo de daño tisular porque el dolor no desempeña su función protectora.[20]

Alodinia es un fenómeno complejo de dolor que se presenta después de un estímulo no nocivo en la piel aparentemente normal. En ocasiones, se debe a una mayor respuesta dentro de la médula espinal (sensibilización central) o una reducción en el umbral para activación del nociceptor (sensibilización periférica). La alodinia puede incluir *puntos desencadenantes*, que son sitios bien localizados en la piel o mucosas que pueden producir dolor intenso inmediato, en el sitio o cualquier parte, por una leve estimulación táctil. Los puntos desencadenantes miofasciales son sitios de dolor muy intenso que se encuentran en los músculos y que pueden ser responsables de dolor proyectado a sitios lejanos de los puntos sensibles. Los puntos desencadenantes están distribuidos en la parte posterior de la cabeza y el cuello y en las regiones lumbar y torácica. Provocan síndromes de dolor miofasciales reproducibles en músculos específicos. Estos síndromes dolorosos son la principal fuente de dolor en personas que se encuentran en los centros de tratamiento de dolor crónico.

Tipos especiales de dolor

Dolor neuropático

El dolor neuropático se desencadena por alteraciones del sistema neurológico. Cuando los nervios periféricos resultan afectados por una lesión o enfermedad, pueden provocarse alteraciones sensoriales infrecuentes y, algunas veces, intratables. Las características notables que apuntan a procesos neuropáticos como causa del dolor incluyen dolor diseminado que no se explica de otra forma y evidencia de déficit sensorial. El dolor neuropático se distingue de otras condiciones dolorosas porque el estímulo comienza en tejidos no neuronales.

Las situaciones que pueden causar dolor neuropático se clasifican según la extensión de la afectación del nervio periférico. El daño a los nervios periféricos en una sola área incluye atrapamiento, compresión nerviosa por una masa tumoral y varias neuralgias. El daño a los nervios periféricos en un área amplia incluyen diabetes mellitus, consumo crónico de alcohol e hipotiroidismo. La diabetes provoca con frecuencia neuropatía dependiente de la longitud (esto significa que los axones más largos en un nervio periférico son los más vulnerables). La lesión a un nervio también puede originar un síndrome con varios síntomas y en múltiples sistemas conocido como *síndrome del dolor regional complejo*. El daño nervioso relacionado con la amputación es una causa de dolor de miembro fantasma.

El dolor neuropático puede variar con la extensión y la localización de la enfermedad o la lesión. Puede haber alodinia o dolor que es punzante, ardoroso o fulgurante, el cual puede ser persistente o intermitente. El diagnóstico depende del tipo de inicio, la distribución de sensaciones anómalas, la cualidad del dolor y otras afecciones médicas relevantes. La lesión de nervios periféricos algunas veces provoca dolor que persiste más allá del tiempo requerido para que sanen los tejidos. Los procesos patológicos periféricos y la plasticidad neural son las principales hipótesis para explicar el dolor neuropático persistente.

Los métodos de tratamiento incluyen medidas dirigidas a restablecer o prevenir mayor daño nervioso e intervenciones para la paliación del dolor. Aunque se utilizan muchos analgésicos complementarios para el dolor neuropático, el control del dolor con frecuencia es difícil. El método inicial es probar medicamentos en secuencia y después en combinación, así como con intervenciones no farmacológicas. Los analgésicos complementarios pueden dividirse en dos tipos, incluidos el dolor neuropático y óseo. A menudo, la categoría neuropática del dolor se trata con antidepresivos tricíclicos, antiepilépticos, anestésicos locales y bloqueadores α_2-adrenérgicos, y el dolor óseo se trata por medio de glucocorticoides, bisfosfonatos, inhibidores de osteoclastos y relajantes musculares.[16]

El control inadecuado del dolor o los efectos secundarios inaceptables provocan que se utilicen otros medicamentos.

También pueden emplearse opiáceos, sin embargo, deben considerarse los efectos secundarios y la remota posibilidad de adicción. Cuando se empleen opiáceos, se recomiendan los de acción prolongada con un plan para el avance del dolor para dirigirse a la naturaleza típicamente continua del dolor neuropático. Se recurre a tratamientos no farmacológicos en caso de dolor neurógeno, entre los cuales se incluye la estimulación eléctrica del nervio periférico o la médula espinal (útil en las radiculopatías y neuralgias).

Neuralgia

La neuralgia se caracteriza por ataques breves, intensos y, a menudo, repetitivos de dolor fulgurante o pulsátil. Se presenta a lo largo de la distribución de un nervio raquídeo o craneal y, por lo general, se precipita por la estimulación de la región cutánea inervada por ese nervio.

Neuralgia del trigémino

La neuralgia del trigémino, o *tic doloroso*, es una de las neuralgias más frecuentes y graves. Se caracteriza por dolor recurrente, súbito o agudo, y fulgurante sin entumecimiento en uno o más ramos del quinto nervio craneal.[3] Se cree que la fisiopatología de la neuralgia del trigémino se debe a la desmielinización de axones en el ganglio, la raíz y el nervio.[16]

El tratamiento de la neuralgia del trigémino incluye modalidades farmacológicas y quirúrgicas. Otras intervenciones comprenden evadir los factores precipitantes y las lesiones oculares por irritación, así como proveer nutrición adecuada y evitar el aislamiento social. La carbamazepina (un anticonvulsivo) se reconoce como el fármaco de primera línea para el tratamiento de la neuralgia del trigémino.[16] La liberación quirúrgica de los vasos sanguíneos, las estructuras de la duramadre o el tejido cicatricial alrededor del ganglio semilunar de la raíz en la fosa craneal media a menudo elimina los síntomas.

Neuralgia postherpética

El herpes zóster (*culebrilla*) es provocado por el mismo virus del herpes (virus de varicela zóster) que produce la varicela. Se considera una infección recurrente y localizada por dicho virus que ha permanecido latente en el ganglio de la raíz dorsal.[16] La reactivación de la replicación vírica se relaciona con un descenso en la inmunidad celular. La probabilidad de desarrollar herpes zóster aumenta después de los 60 años de edad.[16]

Durante el ataque agudo de herpes zóster, el virus reactivado viaja desde el ganglio sensitivo afectado y el nervio periférico hasta la piel del dermatoma correspondiente, por lo que causa una erupción vesicular unilateral localizada e hiperpatía. En la infección aguda, se destruye una proporción mayor de fibras nerviosas grandes. Las fibras regeneradas parecen tener diámetros menores. Dado que existe una pérdida relativa de fibras grandes con la edad, los adultos mayores son particularmente propensos a sufrir esta alteración por el cambio en la proporción de fibras nerviosas de gran diámetro por las de menor diámetro. Las personas con neuralgia postherpética sufren dolor constante ("quemante, doloroso y punzante"), intermitente ("punzante, fulgurante") y evocado por estímulos (alodinia).

El tratamiento temprano del herpes con antivirales como aciclovir o valaciclovir, que inhiben la replicación del ácido desoxirribonucleico (ADN), puede reducir la gravedad del herpes zóster. Al principio, la neuralgia postherpética puede tratarse con un anestésico tópico, crema de lidocaína-prilocaína o gel de lidocaína al 5%. Es posible utilizar un antidepresivo tricíclico como amitriptilina o desipramina para aliviar el dolor. Se ha empleado el bloqueo nervioso regional con éxito limitado. Existe una vacuna de virus vivos atenuados para adultos mayores de 60 años de edad que ofrece una protección aproximada de un 60% frente al herpes zóster y la neuralgia postherpética.[16]

Dolor del miembro fantasma

El *dolor del miembro fantasma* es un tipo de dolor neurológico que se presenta después de la amputación de una extremidad o parte de una extremidad. El dolor puede empezar como hormigueo, presión o pesadez seguido de dolor ardoroso, con calambres o punzante.[21] Puede desaparecer espontáneamente o persistir durante muchos años. Son múltiples las teorías que han intentado explicar las causas del dolor del miembro fantasma, entre las cuales se incluyen el daño a un nervio en regeneración, la activación espontánea de las neuronas de la médula espinal con un estímulo sensorial anómalo, y que el dolor por miembro fantasma puede surgir en el cerebro en sí mismo. El tratamiento se ha logrado mediante la utilización de bloqueos simpáticos, TENS de las aferentes mielínicas grandes que inervan el área, hipnosis y entrenamiento de relajación.

RESUMEN

El dolor puede presentarse con o sin un estímulo adecuado o estar ausente en presencia de este. Puede haber analgesia (ausencia de dolor), hiperalgesia (aumento de la sensibilidad al dolor), hipoalgesia (disminución de la sensibilidad al estímulo doloroso), hiperpatía (una respuesta molesta y prolongada ante el dolor), hiperestesia (un aumento anómalo en la sensibilidad a la sensación), hipoestesia (una disminución anómala en la percepción de sensaciones), parestesia (sensación de tacto anómalo como hormigueo o "agujas y alfileres" en ausencia de estímulo externo) o alodinia (dolor provocado por estímulos que normalmente no provocan dolor).

El dolor neuropático se puede deber a un traumatismo o enfermedad de neuronas en un área local o en una distribución más generalizada. La neuralgia se caracteriza por ataques intensos, breves, a menudo repetitivos de dolor fulgurante o pulsátil que se presenta a lo largo de la distribución de un nervio raquídeo o craneal. Por lo general, es precipitada por la estimulación de la región cutánea inervada por este nervio. La *neuralgia del trigémino*, o *tic doloroso*, es una de las neuralgias más frecuentes y graves. Se manifiesta por tics o espasmos faciales. La neuralgia postherpética es un dolor crónico que se presenta después del herpes, una infección de los ganglios de la raíz dorsal y áreas correspondientes de inervación por el virus de la varicela zóster. El dolor del miembro fantasma es un tipo de dolor neurológico que se presenta después de la amputación de una extremidad o parte de esta.

Cefalea y dolor asociado

Cefalea

Cada año, más de 18 millones de estadounidenses visitan a su proveedor de atención sanitaria por esta causa.[16] Aunque la cefalea y el dolor facial tienen características que los distinguen de otras alteraciones dolorosas, también comparten muchas de las mismas características.

La cefalea es provocada por varias afecciones. Algunas representan alteraciones primarias y otras se presentan secundarias a otras enfermedades, en las que el dolor de cabeza es un síntoma. Los tipos más frecuentes de cefaleas primarias o crónicas son la migraña, la cefalea tensional, la cefalea en racimo y la cefalea crónica diaria (CCD). Aunque casi todas las causas de cefalea secundaria son benignas, algunas son indicaciones de alteraciones importantes como meningitis, tumor cerebral o aneurisma cerebral. Otras veces, una persona puede presentar cefalea postraumática. La investigación sugiere que las personas con daño cerebral traumático (DCT) leve tienen más problemas de cefalea que aquellas con DCT moderado a grave.[22] El inicio repentino de la cefalea intensa e intratable en una persona que por lo demás está sana a menudo se relaciona con una alteración intracraneal importante, como hemorragia subaracnoidea o meningitis, más que una alteración de cefalea crónica. Las cefaleas que alteran el sueño, las cefaleas por esfuerzo y las cefaleas que se acompañan de síntomas neurológicos como somnolencia, alteraciones visuales o de las extremidades, o cambios del estado mental también son indicativas de lesiones intracraneales subyacentes u otros procesos patológicos. Otras señales importantes para la cefalea secundaria incluyen un cambio fundamental o progresión en el patrón del dolor o una nueva cefalea en personas con cáncer o inmunosupresión, embarazo, o mayores de 50 años de edad.[23,24] Los adultos mayores necesitan una valoración completa de cualquier cefalea si no habían tenido esta afección antes.[25]

El diagnóstico y clasificación de las cefaleas requiere una historia clínica completa y una exploración física para descartar causas secundarias. La historia clínica debe incluir factores que precipitan el dolor de cabeza, como alimentos y aditivos alimenticios, saltarse comidas, medicamentos, consumo de alcohol y el período menstrual. Es útil llevar un diario de las cefaleas en el cual la persona registra sus dolores y acontecimientos concurrentes o antecedentes para identificar factores que contribuyen al inicio de la cefalea.

En 2013, la International Headache Society (IHS) publicó la 3.ª edición de *The International Classification of Headache Disorders* (ICHD-3).[24] Este sistema de clasificación se divide como sigue: 1) cefaleas primarias, 2) cefaleas secundarias y 3) neuropatías craneales dolorosas, otros dolores faciales y otras cefaleas.[24]

Migraña

La migraña afecta a 38 millones de personas en Estados Unidos. Las migrañas tienden a presentarse en familias y pueden ser hereditarias, como un rasgo autosómico dominante con penetración incompleta.

Etiología y patogenia

Los mecanismos fisiopatológicos del dolor relacionado con migrañas siguen sin comprenderse del todo. Está bien establecido que, durante una migraña, se activa el NC V.[26] La estimulación de las fibras sensitivas del NC V pueden causar la liberación de neuropéptidos, por lo que se origina una inflamación neurógena dolorosa dentro de la vasculatura meníngea. También pueden causar la vasodilatación neurógena de los vasos sanguíneos meníngeos, que pueden contribuir al desarrollo de procesos inflamatorios. Como respaldo de las bases neurógenas de la migraña, está la presencia de síntomas premonitorios antes de que comience la cefalea: alteraciones neurológicas **focales** que no pueden explicarse por flujo sanguíneo cerebral.[27]

Las variaciones hormonales, en particular las concentraciones de estrógenos, tienen una participación importante en el patrón de los ataques de migraña. Para gran cantidad de mujeres, las migrañas coinciden con sus períodos menstruales. Las sustancias alimenticias, como el glutamato monosódico, el queso añejo y el chocolate, también pueden precipitar las migrañas. Los desencadenantes reales para la migraña son los químicos en los alimentos, no los alérgenos.

Manifestaciones clínicas

La ICHD-3 clasifica las migrañas en migraña sin aura y con aura.[24] La migraña sin aura es una cefalea pulsátil, unilateral, que por lo general dura 1-2 días y que se agrava por la actividad física rutinaria. La cefalea está acompañada por náuseas y vómitos, así como sensibilidad a la luz y al sonido. Las alteraciones visuales se presentan con frecuencia y constan de alucinaciones visuales como estrellas, chispas y destellos de luz. La migraña con aura tiene síntomas similares, pero con la adición de síntomas visuales reversibles que incluyen características positivas (p. ej., luces parpadeantes, manchas o líneas) o características negativas (pérdida de la visión); síntomas sensoriales completamente reversibles, que incluyen características positivas (sensación de agujas y alfileres) o características negativas (entumecimiento); y alteraciones del lenguaje completamente reversibles o síntomas neurológicos que preceden a la cefalea.[24] Por lo general, la aparición del aura dura un período de 5-20 min y el fenómeno propiamente dicho dura 5 min a 1 h. Un pequeño porcentaje de personas con migraña presentan aura antes del ataque, pero muchos de aquellos sin aura tienen síntomas prodrómicos, como fatiga e irritabilidad, que preceden el ataque por horas o incluso días.[26]

Otros subtipos de migraña según la ICHD-3 son: migraña crónica, complicaciones de la migraña, migraña probable y síndromes transitorios que pueden estar asociados con migraña.[24] Las migrañas retinianas son una variante rara de esta afección que se caracterizan por ataques recurrentes de destellos completamente reversibles (chispas o destellos de luz), escotomas (manchas ciegas visuales) o ceguera que afecta a un ojo, seguidas en la siguiente hora por migraña. Una migraña se clasifica como crónica cuando la cefalea, que cumple con los criterios de migraña, está presente 15 o más días al mes durante 3 meses o más, en ausencia de abuso de medicamentos. El infarto migrañoso es una presentación poco frecuente en la que uno o más síntomas de aura persisten más de 1 h y las neuroimágenes confirman infarto isquémico. Cuando se aplican de manera estricta, estos criterios distinguen esta alteración del ictus, el cual debe descartarse.[24]

La migraña también puede presentarse como una cefalea mixta, que incluye síntomas que se relacionan con las cefaleas tensional o sinusal. Esta se denomina *migraña transformada* y es difícil de clasificar. Aunque los síntomas nasales no son uno de los criterios diagnósticos para la migraña, con frecuencia acompañan a la migraña y quizá se deban a la activación parasimpática craneal. El dolor sinusal podría indicar una cefalea por inflamación sinusal o migraña.

Antes de la pubertad, la migraña se distribuye por igual en ambos sexos. Los criterios diagnósticos para la migraña en niños es la presencia de cefaleas recurrentes separadas por períodos sin dolor. Por lo general, el diagnóstico se basa en la presencia de tres de los siguientes síntomas: dolor abdominal, náuseas o vómitos, cefalea pulsátil, ubicación unilateral, aura relacionada, alivio durante el sueño y antecedentes familiares positivos. Los síntomas varían ampliamente en los niños, desde aquellos que interrumpen las actividades, hasta los detectables solo por interrogatorio directo. Una característica habitual de la migraña en niños son las náuseas y vómitos intensos. Los vómitos se relacionan con dolor abdominal y fiebre, por lo tanto, puede confundirse con otras afecciones. Dado que las cefaleas en niños pueden ser un síntoma de otra alteración grave, es importante que se descarten otras causas de cefalea.

Tratamiento

El tratamiento de la migraña incluye medidas preventivas y abortivas, farmacológicas y no farmacológicas. El tratamiento no farmacológico incluye la evasión de los desencadenantes, como alimentos o aromas que precipitan el ataque. Gran cantidad de personas con migraña se benefician con el mantenimiento de una alimentación regular, buenos hábitos de sueño y el control del estrés. Durante un ataque, muchas personas encuentran útil retirarse a un lugar tranquilo y oscuro hasta que desaparezcan los síntomas. El tratamiento farmacológico incluye terapia abortiva para los ataques agudos y terapia preventiva. Los fármacos de primera línea incluyen ácido acetilsalicílico; combinaciones de paracetamol, ácido acetilsalicílico y cafeína; los AINE; agonistas del receptor de serotonina ($5\text{-}HT_1$); derivados de la ergotamina, y antieméticos.[16,27] Las vías de administración no orales pueden ser las preferidas en aquellos individuos que desarrollan dolor intenso con rapidez o al despertar, o aquellos que tienen náuseas y vómitos intensos. El consumo frecuente de medicamentos abortivos para la cefalea puede provocar cefalea de rebote.

Es posible que se requiera tratamiento farmacológico preventivo si las cefaleas se tornan incapacitantes, si se presentan más de dos o tres veces al mes, si el tratamiento abortivo se utiliza más de dos veces a la semana o si la persona tiene migraña hemipléjica, migraña con aura prolongada o infarto migrañoso.[16,27] En la mayoría de los casos, el tratamiento preventivo debe tomarse diariamente durante meses a años. Los fármacos de primera línea incluyen los bloqueadores β-adrenérgicos, antidepresivos y anticonvulsivos.[16] La discontinuación del tratamiento preventivo debe ser gradual. Hay otros medicamentos eficaces disponibles; sin embargo, pueden tener efectos secundarios (p. ej., los agonistas del receptor $5\text{-}HT_1$ incrementan el riesgo de vasoespasmo coronario, por lo que deberían evitarse en las personas con arteriopatía coronaria).

Cefalea en racimos

Las cefaleas en racimo son relativamente raras y se presentan con mayor frecuencia en los hombres. Por lo general, comienzan en la tercera década de la vida.[28] Estas cefaleas tienden a presentarse en racimos durante semanas o meses, seguidas de un período de remisión prolongado. Esta afección es un tipo de cefalea neurovascular primaria que, por lo general, incluye dolor intenso, insoportable y unilateral.

Etiología y patogenia

Los mecanismos fisiopatológicos subyacentes de las cefaleas en racimo no se conocen del todo, aunque un gen autosómico dominante puede desempeñar un papel en la patogenia. Los mecanismos fisiopatológicos más probables incluyen la interrelación de factores vasculares, neurógenos, metabólicos y humorales. La activación del sistema trigeminovascular y de los reflejos parasimpáticos autónomos craneales explica el dolor y los síntomas autónomos. Se ha implicado el papel de los centros reguladores en el hipotálamo anterior en esta afección por observaciones de cambios biológicos circadianos y alteraciones neuroendocrinas. La resonancia magnética ha mostrado dilatación de las arterias intracraneales en el lado donde hay dolor, quizás debido a un defecto en la inervación perivascular simpática.

Manifestaciones clínicas

El dolor relacionado con la cefalea en racimos es de inicio rápido y alcanza su punto más alto en aproximadamente 10-15 min, con una duración de 15-180 min. El dolor detrás del ojo se irradia al nervio trigémino ipsilateral. La cefalea se relaciona con inquietud o agitación, enrojecimiento conjuntival, lagrimeo de un lado, congestión nasal, rinorrea, sudoración de la frente y de la cara, miosis, ptosis y edema de los párpados.

Tratamiento

Los tratamientos más eficaces son los que actúan con rapidez. La inhalación de oxígeno puede estar indicada para consumo doméstico. Los medicamentos profilácticos para las cefaleas en racimos incluyen verapamilo, carbonato de litio, corticoesteroides y valproato de sodio.[27]

Cefalea de tipo tensional

El tipo más frecuente de cefalea es la tensional y, por lo general, esta cefalea no es tan grave como para interferir con las actividades diarias.

Etiología y patogenia

Los mecanismos exactos de la cefalea tensional no se conocen. Esta cefalea puede ser resultado de la tensión sostenida de los músculos del cuero cabelludo y el cuello o por la transformación gradual de la migraña en cefalea crónica de tipo tensional. Las cefaleas tensionales también pueden ser provocadas por disfunción bucomandibular, estrés, ansiedad, depresión o el abuso de analgésicos o cafeína.

Manifestaciones clínicas

Por lo general, las cefaleas de tipo tensional se describen como dolor sordo y difuso que se presenta en una banda que rodea la cabeza y no se relacionan con náuseas y vómitos ni empeoran con la actividad. Pueden ser poco frecuentes, transitorias o crónicas.

Tratamiento

Este tipo de cefaleas a menudo responde mejor a técnicas no farmacológicas, como biorretroalimentación, masaje, acupuntura, relajación, imaginación guiada y fisioterapia, que las otras cefaleas. Puede ayudar una combinación de ejercicios de amplitud de movimiento, relajación y mejoría de la postura.

Los fármacos de elección para el tratamiento agudo de las cefaleas tensionales son los analgésicos como el ácido acetilsalicílico, el paracetamol y los AINE.[16,27] Estos fármacos deben usarse con precaución porque se pueden causar cefaleas de rebote cuando se toman con regularidad.

Cefalea crónica diaria

El término *cefalea crónica diaria* se utiliza para referirse a las cefaleas que se presentan 15 días o más al mes, durante más de 3 meses.[27] Poco se sabe acerca de la prevalencia e incidencia de la CCD. Los criterios diagnósticos para este tipo de cefalea no se presentan en el sistema de clasificación de la IHS.

Etiología y patogenia

Se desconoce la causa de la CCD, aunque existen varias hipótesis. Estas incluyen la cefalea migrañosa transformada, la tensional evolucionada, la persistente diaria reciente y la postraumática. Aunque el consumo excesivo de medicamentos sintomáticos se ha relacionado con la CCD, existe un grupo de personas en las cuales esta no se asocia con el consumo excesivo de estos fármacos.

Manifestaciones clínicas

En gran cantidad de personas, la CCD tiene ciertas características de la migraña, mientras que en otras se parece a la cefalea de tipo tensional. La CCD se relaciona con la cefalea crónica y transitoria de tipo tensional. La cefalea persistente diaria reciente puede tener un inicio rápido, sin antecedente de migraña, cefalea de tipo tensional, traumatismos o estrés psicológico.

Tratamiento

El tratamiento puede incluir tanto intervenciones farmacológicas como conductuales. Entre las técnicas no farmacológicas se incluyen la biorretroalimentación, el masaje, la acupuntura, la relajación, la imaginación guiada y la terapia física. La reducción o la eliminación de medicamentos, incluida la cafeína, pueden ser útiles.

Dolor de la articulación temporomandibular

Una causa frecuente de dolor de cabeza es el síndrome de la articulación temporomandibular (ATM). Por lo general, es causado por un desequilibrio en el movimiento articular por una mordida insuficiente, bruxismo o problemas articulares.[27] El dolor casi siempre es referido y, por lo general, se presenta como dolor muscular facial, cefalea o dolor de cuello o de oído. El dolor se agrava al poner en funcionamiento la mandíbula. Estas cefaleas son comunes en todas las edades, y pueden provocar problemas crónicos.

El tratamiento del dolor de la ATM se dirige a corregir el problema. La terapia inicial debe dirigirse al alivio del dolor y a la mejoría de la función. El alivio del dolor a menudo se logra con el consumo de AINE. Los relajantes musculares pueden ser útiles cuando el espasmo muscular es un problema.

RESUMEN

La cefalea es una alteración frecuente causada por varias afecciones. Algunas cefaleas representan alteraciones primarias y otras se presentan secundarias a otras enfermedades. Las alteraciones por cefalea primaria incluyen migraña, cefalea de tipo tensional, cefalea en racimos y CCD. Aunque casi todas las causas de cefalea secundaria son benignas, algunas son indicaciones de alteraciones importantes, como meningitis, tumor cerebral o aneurisma cerebral. El síndrome de ATM es una de las principales causas de cefaleas. Por lo general, es originado por un desequilibrio en el movimiento articular por mala mordida, rechinido de dientes o problemas articulares, como inflamación, traumatismos y cambios degenerativos.

Dolor en niños y adultos mayores

Con frecuencia, el dolor no se detecta ni se trata de manera adecuada en los niños y los adultos mayores. Los obstáculos habituales para un tratamiento adecuado del dolor incluyen la preocupación acerca de los efectos de la analgesia en el estado respiratorio y la adicción a opiáceos. Entre los factores adicionales se incluyen la extrema dificultad para valorar la ubicación y la intensidad del dolor en personas que son cognitivamente inmaduras o que tienen alteración cognitiva.[19]

Dolor en niños

La respuesta humana al estímulo doloroso comienza en el período neonatal y continúa durante toda la vida. Las vías del dolor, los centros corticales y subcorticales, y las respuestas neuroquímicas relacionadas con la transmisión del dolor son funcionales en el último trimestre del embarazo. Los recién nacidos perciben claramente el dolor, como se demuestra por su respuesta fisiológica integrada ante estímulos nociceptivos. Las neuronas del cuerno posterior en los recién nacidos tienen un campo receptivo más amplio y menor umbral excitatorio que las de los niños mayores.

La respuesta ante el dolor evoluciona con la maduración cognitiva y de desarrollo. Los niños sienten dolor, lo informan de manera precisa y recuerdan el dolor. Esto está comprobado en estudios de niños con cáncer, cuya agitación durante los procedimientos dolorosos aumenta con el tiempo sin intervención, y en recién nacidos que muestran respuestas protectoras de retirada ante un pinchazo en el talón después de episodios repetidos.

Valoración del dolor

Es esencial la valoración continua de la presencia del dolor y respuesta al tratamiento.[16] El autoinforme es considerado como el cálculo más confiable del dolor. En los niños mayores de 8 años de edad, pueden emplearse las escalas numéricas y las escalas gráficas con palabras. En los niños de 3-8 años de edad, las escalas con caras de niños o de caricaturas pueden servir para obtener un informe del dolor. Otra estrategia complementaria para valorar el dolor del niño es emplear un contorno corporal y pedirle al niño que indique dónde se ubica el dolor. Debe tenerse especial cuidado cuando se valoren los informes de los niños porque pueden estar influidos por factores como la edad, la ansiedad y el temor, además de la presencia de los padres. Algunas medidas fisiológicas, como la frecuencia cardíaca, son convenientes para medir y responder con rapidez a un estímulo nociceptivo leve, pero son inespecíficas. Confiar en los indicadores de la actividad del sistema nervioso simpático y las conductas puede ser un problema porque pueden ser provocadas por otras causas y no siempre acompañan al dolor, en particular al crónico.

Tratamiento del dolor

El tratamiento del dolor de un niño tiene dos categorías: farmacológico y no farmacológico. Entre las intervenciones farmacológicas se incluyen muchos de los analgésicos utilizados en los adultos, que pueden usarse de manera segura y eficaz en niños y adolescentes. Es importante determinar si el fármaco ha sido aprobado para su consumo en niños y que se dosifique según el peso y el nivel de desarrollo fisiológico del paciente pediátrico. Las diferencias relacionadas con la edad en el funcionamiento fisiológico afectan la acción farmacológica. Los recién nacidos y los lactantes tienen menores cantidades de las enzimas hepáticas necesarias para metabolizar muchos analgésicos. Las concentraciones de estas enzimas aumentan a los valores de los adultos en los primeros meses de vida. La excreción renal de medicamentos depende del flujo sanguíneo renal, la filtración glomerular y la secreción tubular; todos ellos están disminuidos en los recién nacidos, sobre todo en los prematuros.

El principio predominante en todos los casos de tratamiento del dolor pediátrico es manejar cada caso de manera individual y ajustar el analgésico con la causa y nivel de dolor. Un segundo principio incluye mantener el equilibrio de manera que se obtenga una mejoría con la menor cantidad de opiáceos y sedación posible. Una estrategia es programar la administración del analgésico de manera que se alcance una concentración sanguínea estable y, siempre que sea posible, se evite el dolor. Esto requiere que el niño reciba analgesia en un esquema de dosificación regular, no "por razón necesaria". Además, gran cantidad de medicamentos tienen una presentación para consumo en adultos, y el cálculo de la dosis y las diluciones seriadas pueden predisponer a errores en la medicación.

Las estrategias no farmacológicas pueden ser muy eficaces en la reducción de la cantidad total de dolor y de analgesia utilizada. Además, algunas estrategias no farmacológicas pueden reducir la ansiedad y aumentar el nivel de autocontrol del niño durante el dolor. Es posible enseñar a los niños a emplear la distracción sencilla, así como otras técnicas (como la aplicación de calor y frío). Es posible enseñar otras técnicas no farmacológicas al niño a fin de brindar una preparación psicológica para un procedimiento o cirugía dolorosos. Estas técnicas incluyen pensamiento motivacional, imaginación, terapia lúdica, modelación y ensayo. Las intervenciones no farmacológicas deben ser adecuadas según el desarrollo y, si es posible, el niño y los padres deben aprender estas técnicas cuando el niño no tenga dolor, de manera que sea más fácil practicar la técnica.

Dolor en adultos mayores

La prevalencia de dolor en la población general aumenta con la edad. Algunas diferencias aparentes asociadas con la edad en cuanto al dolor se deben a diferencias en la disposición de informarlo, y no a diferencias reales en el dolor. Es importante que el médico realice preguntas específicas a los adultos mayores acerca de su dolor para obtener la información correcta, de manera que se proporcione el mejor tratamiento.[29]

Valoración del dolor

Cuando es posible, el informe de dolor de la persona es el estándar, pero deben considerarse los signos conductuales de dolor. El diagnóstico exacto cuando una persona tiene numerosos problemas de salud o cierta disminución en la función cognitiva puede ser un reto. El *Assessment for Discomfort in Dementia Protocol* incluye criterios conductuales para evaluar el dolor y recomienda intervenciones.[30]

Tratamiento del dolor

Cuando se prescribe el tratamiento del dolor en adultos mayores, se debe tener cuidado en considerar la causa, el estado de salud de la persona, los tratamientos concurrentes y el estado mental. El riesgo de efectos adversos es mayor en la población de adultos mayores, y las opciones no farmacológicas generalmente son menos costosas y producen menos efectos adversos.

Las técnicas de relajación, el masaje y la biorretroalimentación también pueden ser intervenciones no farmacológicas. La fisioterapia y la terapia, como el empleo de férulas, cambios en la biomecánica y ejercicio, y todos han demostrado conducir a un alivio en el dolor.

Aunque la eficacia es importante, también deben tomarse en cuenta el costo y la seguridad. Los aspectos de seguridad en los adultos mayores a tener en mente incluyen cambios en el metabolismo farmacológico, otras enfermedades concomitantes y la polifarmacia. Los adultos mayores tienen cambios fisiológicos que afectan la farmacocinética de los medicamentos prescritos, entre los cuales se incluyen la disminución del flujo sanguíneo a órganos, el retraso de la motilidad gástrica, la reducción de la función renal y una menor cantidad de la albúmina asociada con una mala nutrición.[17] La adición de analgésicos a un régimen complejo de medicamentos tiene todavía mayores probabilidades de causar interacciones farmacológicas y de complicar el cumplimiento en los adultos mayores. Sin embargo, estas consideraciones no deben evitar el consumo adecuado de analgésicos para lograr el alivio del dolor. Por lo general, los medicamentos no opiáceos son la primera línea de tratamiento para los casos leves a moderados y, de estos, el paracetamol es la primera opción porque es relativamente seguro en los adultos mayores.[16] Los opiáceos se utilizan para el dolor más intenso y para los cuidados paliativos. Los analgésicos complementarios se emplean con eficacia para el tratamiento del dolor en los adultos mayores. Es esencial el uso de alguna herramienta para valorar el nivel de dolor y la eficacia del tratamiento, junto con la vigilancia en busca de efectos adversos.

RESUMEN

Los niños sienten y recuerdan el dolor, e incluso los más pequeños pueden referir su dolor de manera exacta y confiable. El reconocimiento de esto ha cambiado la práctica clínica de los profesionales de la salud involucrados en la valoración del dolor del niño. Las intervenciones farmacológicas y las no farmacológicas han demostrado eficacia en los niños. Las técnicas no farmacológicas deben basarse en el nivel de desarrollo del paciente pediátrico y enseñarse tanto a los niños como a sus padres.

El dolor es un síntoma frecuente en los adultos mayores. Su valoración, diagnóstico y tratamiento en esta población puede ser complicado. Los adultos mayores en ocasiones se rehúsan o tienen incapacidad cognitiva para referir su dolor. El diagnóstico y el tratamiento pueden ser difíciles debido a las enfermedades concurrentes y los cambios relacionados con la edad en la función cognitiva y fisiológica.

Regulación de la temperatura corporal

La mayoría de los procesos bioquímicos en el organismo reciben influencia de los cambios de la temperatura. Los procesos metabólicos se aceleran o se hacen más lentos según se incrementa o baja la temperatura corporal. Por lo general, la *temperatura corporal central* se mantiene en un rango de 36.0-37.5 °C (97.0-99.5 °F).[31] Dentro de este rango existen diferencias individuales. Por ejemplo, la temperatura central en la mayoría de las mujeres se eleva alrededor de 0.5-1 °C durante la fase del ciclo menstrual que sigue a la ovulación.[31] También existen variaciones diurnas. Las temperaturas centrales internas alcanzan su punto máximo entre las 15:00 y las 18:00 h y su punto mínimo entre las 3:00 y las 6:00 h (fig. 14-12).[31]

La temperatura corporal refleja la diferencia entre la producción y la pérdida de calor, y varía con el ejercicio y los extremos de la temperatura ambiental. Por ejemplo, el ejercicio puede aumentar hasta 10 veces la producción de calor metabólico, y las respuestas termorreguladoras, como la diaforesis evitan que la temperatura corporal se eleve hasta valores peligrosos.[31] Los escalofríos incrementan la producción de calor metabólico. Esta respuesta termorreguladora puede oponerse al aumento de la pérdida de calor secundaria a las condiciones de un entorno frío. En tanto esté bien protegido e hidratado, el cuerpo puede ejecutar sus funciones en condiciones ambientales que se encuentran en un rango de −50 °C (−58 °F) a +50 °C (122 °F). La incapacidad para controlar de manera apropiada la producción del calor o su pérdida da origen a consecuencias devastadoras. Se pueden formar cristales de hielo en los tejidos expuestos a temperaturas ambientales muy frías y húmedas, y, en el otro extremo, las temperaturas muy altas (> 45 °C, 113 °F) pueden hacer que las proteínas se coagulen o se agreguen. Como se analiza más adelante en este capítulo, los cambios sistémicos muy menores de la temperatura corporal pueden ser devastadores en igual medida y provocar daño tisular, insuficiencia orgánica, coma e incluso la muerte.[32]

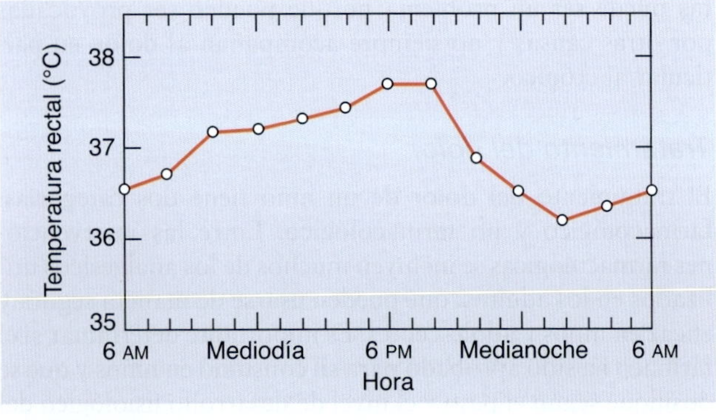

FIGURA 14-12. Variaciones diurnas normales de la temperatura corporal.

PUNTOS CLAVE

Termorregulación

- La temperatura corporal central es un reflejo del equilibrio entre la ganancia y la pérdida de calor que ocurren en el organismo. Los procesos metabólicos producen calor, que debe disiparse.
- El hipotálamo es el centro de control térmico del cuerpo: recibe información de los termorreceptores periféricos y centrales, y la compara con su valor de referencia de temperatura.
- El incremento de la temperatura central es efecto de la vasoconstricción y el estremecimiento, en tanto que su disminución es resultado de la vasodilatación y sudoración.

La mayor parte del calor corporal se genera en los tejidos centrales más profundos (p. ej., músculos y vísceras), que se encuentran aislados del entorno y protegidos contra la pérdida de calor por una cubierta exterior de tejidos subcutáneos y la piel (fig. 14-13). En un entorno cálido, el flujo sanguíneo se incrementa, lo que permite una mayor disipación de calor. En un entorno frío, los vasos sanguíneos que aportan el flujo sanguíneo a la piel y los tejidos subyacentes se constriñen, lo que ayuda a reducir la pérdida de calor central del organismo. La capa de grasa subcutánea contribuye al valor de aislamiento de la cubierta exterior porque su grosor y su capacidad de conducción del calor tienen apenas una tercera parte de la eficiencia de otros tejidos.

La temperatura difiere en distintas partes del cuerpo. La temperatura rectal se considera el parámetro más preciso para medir la temperatura central.[1] Esta suele variar entre 37.3 °C (99.1 °F) y 37.6 °C (99.6 °F). La temperatura central también puede cuantificarse en el esófago mediante un termómetro flexible, o a partir de un catéter arterial pulmonar. Las temperaturas de la arteria pulmonar y el esófago reflejan de forma más cercana las temperaturas del corazón y los órganos torácicos.

Alerta sobre el dominio de conceptos

El catéter arterial pulmonar es la técnica de medición preferida cuando las temperaturas corporales cambian con rapidez y necesitan seguimiento preciso en una persona con enfermedad aguda en un ámbito de cuidados intensivos.

La temperatura bucal, que se toma por vía sublingual, suele ser de 0.2 °C (0.36 °F) a 0.51 °C (0.9 °F) menor que la rectal, pero sigue de manera estrecha los cambios de la temperatura central. La temperatura axilar también puede emplearse para estimar la temperatura central, pero las paredes de la fosa axilar deben comprimirse para entrar en contacto estrecho durante un período prolongado (entre 5 y 10 min para un termómetro de vidrio), porque este método requiere que se acumule una cantidad considerable de calor antes de que se alcance la temperatura definitiva.

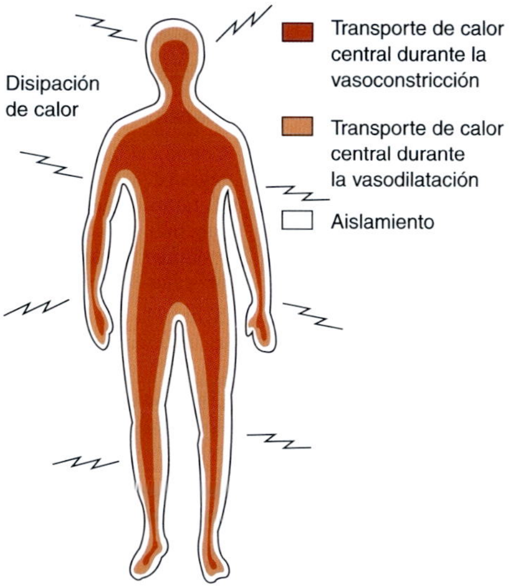

FIGURA 14-13. Control de la pérdida de calor. El calor corporal se produce en los tejidos centrales más profundos del organismo, que se encuentran aislados por los tejidos subcutáneos y la piel para protegerlos de la pérdida de calor. En caso de vasodilatación, la sangre circulante transporta el calor hacia la superficie cutánea, donde lo disipa hacia el área circundante. La vasoconstricción disminuye el transporte del calor central hacia la superficie cutánea y la vasodilatación lo incrementa.

La cuantificación de la temperatura en el oído recurre a un sensor infrarrojo para medir el flujo de calor de la membrana timpánica y el conducto auditivo.[33] Es popular en todos los ámbitos de la atención debido a su facilidad y velocidad, por ser aceptable para todas las personas y por ahorrar gastos derivados del tiempo de atención del personal que se requiere para tomar la temperatura. Sin embargo, aún se debate la precisión de este método.[34]

Las temperaturas corporales central y cutánea son identificadas e integradas en regiones termorreguladoras del hipotálamo y otras estructuras cerebrales (tálamo y corteza cerebral). Los canales iónicos sensibles a la temperatura presentes en las neuronas sensitivas periféricas y centrales se activan ante los estímulos inocuos (tibio y fresco) y nocivos (calor y frío).[35] Las señales periféricas se inician por medio de cambios en los potenciales de membrana locales, que se transmiten hasta el cerebro por los ganglios de las raíces dorsales.[35] El *valor de referencia* del centro termorregulador hipotalámico se encuentra establecido de tal manera que la temperatura central del organismo se regula dentro del rango normal de 36.0 °C (96.8 °F) a 37.5 °C (99.5 °F). Cuando la temperatura corporal comienza a elevarse por encima de ese valor de referencia, el hipotálamo envía señales a los sistemas nerviosos central y periférico a fin de que inicien conductas para disipar el calor. Cuando la temperatura cae por debajo de ese valor, las señales del hipotálamo inducen comportamientos fisiológicos que incrementan la conservación y la producción de calor. La temperatura central superior a 41 °C (105.8 °F) o inferior a 34 °C (93.2 °F) implica alteración de la termorregulación. Las respuestas corporales que se producen para conservar y disipar el calor se describen en la tabla 14-2. Las lesiones de la médula espinal que producen una sección medular en el segmento T6 o por

TABLA 14-2 Respuestas de ganancia y pérdida de calor que se utilizan en la regulación de la temperatura corporal

Ganancia de calor		Pérdida de calor	
Respuesta corporal	**Mecanismo de acción**	**Respuesta corporal**	**Mecanismo de acción**
Constricción de los vasos sanguíneos superficiales	Confina el flujo sanguíneo a la región central del organismo, en tanto la piel y los tejidos subcutáneos actúan como aislamiento para prevenir la pérdida del calor central.	Dilatación de los vasos sanguíneos superficiales	Permite la llegada de sangre que se calienta en la región central del cuerpo a la periferia, donde el calor se disipa por radiación, conducción y convección.
Contracción de los músculos piloerectores que circundan los vellos de la piel	Reduce la superficie de pérdida de calor en la piel.	Transpiración	Incrementa la pérdida de calor por evaporación.
Adopción de la posición en cuclillas al tiempo que las extremidades se mantienen cerca del tórax	Disminuye el área disponible para la pérdida de calor.		
Escalofríos	Incrementan la producción de calor por medio de los músculos.		
Incremento en la síntesis de adrenalina	Aumenta la producción de calor relacionada con el metabolismo.		
Aumento en la síntesis de hormona tiroidea	Se trata de un mecanismo a largo plazo que incrementa el metabolismo y la producción de calor.		

encima de este pueden comprometer de modo grave la regulación de la temperatura, toda vez que los centros termorreguladores del hipotálamo ya no pueden controlar el flujo sanguíneo hacia la piel y la transpiración.

Además de los mecanismos reflejos y automáticos de termorregulación, los seres humanos adoptan conductas voluntarias para regular la temperatura corporal con base en su sensación consciente de tener demasiado calor o frío. Estos comportamientos incluyen la selección de ropa adecuada y la regulación de la temperatura ambiental con sistemas de calentamiento y aire acondicionado. Las posiciones del cuerpo que permiten mantener las extremidades cerca del tronco impiden la pérdida de calor, y a menudo se asumen en el entorno frío.

Mecanismos de producción de calor

El metabolismo es la fuente principal del organismo para la producción de calor o termogénesis. Muchos factores tienen impacto sobre la tasa metabólica, entre otros, los siguientes:

- La tasa metabólica de cada célula.
- Cualquier factor que incremente la tasa metabólica basal (TMB), como la actividad muscular.
- El metabolismo adicional generado por hormonas, como la tiroxina, la hormona del crecimiento o la testosterona.
- Cualquier metabolismo adicional consecuencia de la estimulación celular que ejerce el sistema nervioso simpático.
- El metabolismo adicional que deriva del incremento de la actividad química celular.
- El efecto termógeno de la digestión, absorción o almacenamiento de los alimentos.[1]

Ocurre una elevación de 0.55 °C (1 °F) en la temperatura corporal por cada incremento del 7% en el metabolismo. Los neurotransmisores simpáticos (adrenalina y noradrenalina), que se liberan cuando se requiere un aumento de la temperatura corporal, actúan a nivel celular para desplazar el metabolismo corporal hacia la producción de calor. Esta puede ser una de las razones por las que la fiebre genera sensaciones de debilidad y fatiga. La hormona tiroidea aumenta el metabolismo celular; sin embargo, esta respuesta requiere varias semanas para alcanzar su mayor eficacia.

Las acciones involuntarias finas, como los escalofríos y el chasquido de los dientes, pueden elevar de tres a cinco veces la temperatura corporal. Los *escalofríos* inician por impulsos que provienen del hipotálamo a causa de un incremento de la temperatura corporal y mayor consumo de oxígeno.[36]

El escalofrío se desencadena con un incremento general del tono muscular, al que sigue un temblor rítmico oscilatorio que implica un reflejo medular que controla el tono de los músculos. El ejercicio físico incrementa la temperatura corporal. Los músculos convierten la mayor parte de su energía en combustible que consumen para producir calor. Con el ejercicio extenuante, más de tres cuartas partes del aumento del metabolismo secundario a la actividad muscular aparecen como calor en el organismo y el resto se manifiesta como trabajo mecánico.[37]

Mecanismos de pérdida de calor

La mayoría de las pérdidas corporales de calor ocurren en la superficie cutánea. Existen anastomosis arteriovenosas (AV) numerosas bajo la superficie cutánea que permiten que la sangre pase de modo directo del sistema arterial al venoso.[3] Estas anastomosis son en gran medida como los radiadores de un sistema de calentamiento. Cuando los cortocircuitos se abren, el calor corporal se disipa con libertad hacia la piel y el entorno circundante; cuando se cierran, el calor se retiene en el cuerpo. El flujo sanguíneo de las anastomosis AV está controlado casi exclusivamente por el sistema nervioso simpático en respuesta a cambios de la temperatura central y ambiental. La contracción de los *músculos piloerectores* de la piel, que levantan el vello cutáneo y generan la llamada *piel de gallina*, también ayuda a conservar calor al reducir el área de superficie disponible para su pérdida.

El calor del organismo se pierde por radiación, conducción y convección en la superficie cutánea; evaporación del sudor y transpiración insensible; exhalación del aire caliente y humidificado; y pérdida de calor en la orina y las heces. De estos mecanismos, solo las pérdidas de calor que se presentan en la superficie cutánea están bajo el control directo del hipotálamo.

Radiación

La radiación es la transferencia de calor por el aire o un vacío. El calor del sol se transmite por radiación. La temperatura del entorno debe ser menor que la del cuerpo para que se presente una pérdida de calor. Una persona desnuda dentro de una habitación con temperatura normal pierde alrededor del 60% del calor corporal por radiación.[1]

Conducción

La conducción es la transferencia directa de calor de una molécula a otra. La sangre porta, o conduce, el calor desde el núcleo interno del organismo hasta la superficie cutánea. Solo una pequeña cantidad de calor corporal se pierde por conducción hacia una superficie más fría. Los cobertores o colchones de enfriamiento que se utilizan para reducir la fiebre dependen de la conducción del calor de la piel a la superficie fría del colchón. El calor también puede conducirse en la dirección opuesta: del entorno hacia la superficie corporal. Por ejemplo, la temperatura corporal puede aumentar un poco después de un baño caliente.

Debido a su elevado calor específico, el agua absorbe cantidades mucho mayores de calor que el aire. La pérdida de calor corporal puede poner en riesgo la vida en situaciones de inmersión en agua fría o exposición al frío mientras se viste ropa empapada o húmeda.

La conducción del calor hacia la superficie corporal recibe influencia del volumen sanguíneo. En climas cálidos, el cuerpo incrementa el volumen sanguíneo para disipar el calor. Un edema leve de los tobillos cuando hay clima cálido constituye evidencia de la expansión del volumen sanguíneo. La exposición al frío genera diuresis por frío y reducción del volumen sanguíneo como medio para controlar la transferencia de calor hacia la superficie corporal.[38]

Convección

La convección se refiere a la transferencia del calor a través de la circulación de corrientes de aire. En condiciones normales, una capa de aire tibio tiende a permanecer cerca de la superficie corporal. La convección produce el retiro continuo de la capa tibia y su sustitución con aire proveniente del entorno circundante. El factor de sensación térmica que a menudo se incluye en el informe del estado del tiempo combina el efecto de la convección por el viento con la temperatura del aire estático.

Evaporación

La evaporación implica el empleo del calor corporal para convertir el agua de la piel en vapor de agua. El agua difundida a través de la piel independiente de la diaforesis se denomina *transpiración insensible*. Las pérdidas por transpiración insensible alcanzan su máximo en un entorno seco. La sudoración ocurre a través de las glándulas sudoríparas y está bajo el control del sistema nervioso simpático, y está mediada por la acetilcolina. Esto difiere de otras funciones de mediación simpática en que las catecolaminas sirven como mediadores. La consecuencia es que los anticolinérgicos, como la atropina, pueden interferir con la pérdida de calor al interrumpir la transpiración.

Las pérdidas de calor por evaporación incluyen la transpiración insensible y la diaforesis. Se pierden 0.58 kcal por cada gramo de agua evaporada.[1] Cuando la temperatura corporal sea mayor que la atmosférica, el calor se pierde por radiación. Sin embargo, cuando la temperatura del entorno circundante excede la de la piel, la evaporación es la única alternativa del organismo para liberarse del calor. Cualquier alteración que impida este mecanismo induce un incremento de la temperatura corporal.

RESUMEN

La temperatura corporal central suele mantenerse en un rango de 36-37.5 °C (97.0-99.5 °F). Las temperaturas central y cutánea se detectan e integran en regiones termorreguladoras en el hipotálamo y otras estructuras cerebrales cuyas funciones modifican la producción de calor y su pérdida. Los procesos metabólicos que se presentan al interior de las estructuras centrales más profundas del cuerpo (músculos y vísceras) producen la mayor parte del calor corporal. Los neurotransmisores simpáticos y la hormona tiroidea actúan a nivel celular para desplazar el metabolismo orgánico hacia la producción de calor, el estremecimiento y el chasquido de los dientes utilizan el calor liberado por los movimientos musculares involuntarios para aumentar la temperatura corporal. La mayoría de las pérdidas de calor en el organismo tienen lugar en la superficie cutánea. El calor que deriva de la sangre se desplaza por la piel y, desde ahí, hacia el entorno circundante. El calor se pierde de la piel por medio de radiación, conducción, convección y evaporación de la transpiración y el sudor. La contracción de los *músculos piloerectores* de la piel favorece la conservación del calor al reducir el área de superficie disponible para su pérdida.

Incremento de la temperatura corporal

Tanto la fiebre como la hipertermia describen estados en los que la temperatura corporal está por encima del rango normal. La fiebre se debe a un desplazamiento del punto de referencia térmico del centro termorregulador en el hipotálamo hacia valores superiores. En la hipertermia, el valor de referencia no se modifica, pero los mecanismos que controlan la temperatura corporal son ineficaces para mantener la temperatura del organismo dentro de un intervalo normal en situaciones en las que la producción de calor excede la capacidad del cuerpo para disiparlo.

Fiebre

La *fiebre,* o *pirexia,* describe la elevación de la temperatura corporal que se debe a un desplazamiento del punto de referencia térmico del centro termorregulador del hipotálamo hacia valores superiores. La modificación de la temperatura es una de las respuestas fisiológicas más frecuentes que deben vigilarse durante la enfermedad.

PUNTOS CLAVE

Fiebre

- La fiebre representa un incremento de la temperatura corporal secundario a una elevación del valor de referencia del centro termostático del hipotálamo inducida por las citocinas.
- La fiebre es una respuesta inespecífica mediada por pirógenos endógenos liberados de las células del hospedero en respuesta a alteraciones infecciosas o de otros tipos.

Mecanismos

Muchas proteínas, productos de degradación de proteínas y ciertas sustancias distintas liberadas de las membranas celulares de las bacterias pueden ocasionar un cambio en el valor de referencia térmico y elevarlo. La fiebre se resuelve cuando se elimina la alteración que la causó. La fiebre que es regulada por el hipotálamo no suele ser superior a 41 °C (105.8 °F). Las temperaturas que superan ese nivel suelen ser resultado de una actividad sobrepuesta, como convulsiones, estados hipertérmicos o disfunción directa del centro de control de la temperatura.

Los *pirógenos* son sustancias exógenas o endógenas que causan fiebre. Los pirógenos *exógenos* provienen del exterior del organismo e incluyen sustancias como productos bacterianos, toxinas bacterianas o microorganismos completos. Los pirógenos exógenos inducen a las células del hospedero a producir mediadores generadores de fiebre, conocidos como *pirógenos endógenos.* Cuando las bacterias o los productos de su degradación se encuentran en la sangre o los tejidos, las células fagocíticas del sistema inmunitario las ingieren. Entonces, las células fagocíticas liberan citocinas pirógenas hacia el torrente sanguíneo para transportarlas hacia el hipotálamo, donde ejercen su acción.[3] Estas citocinas inducen la prostaglandina E_2 (PGE_2).[31]

En este punto, la PGE_2 se une a los receptores en el hipotálamo para inducir una elevación del valor de referencia termostático. El hipotálamo inicia el estremecimiento y la vasoconstricción que aumentan la temperatura corporal central hasta alcanzar el nuevo valor de referencia, y la fiebre se establece.

Además de sus acciones generadoras de fiebre, los pirógenos endógenos median distintas respuestas adicionales. Por ejemplo, la IL-1 y el TNF-α son mediadores inflamatorios que producen otros signos de inflamación, como leucocitosis, anorexia y malestar general. Gran cantidad de alteraciones que no son infecciosas, como el infarto de miocardio, la embolia pulmonar o el traumatismo de la cirugía, pueden producir lesión celular que desencadena la producción de pirógenos endógenos. Las células malignas de la leucemia y el linfoma de Hodgkin secretan mediadores químicos que se desempeñan como pirógenos endógenos.

Una fiebre con origen en el sistema nervioso central en ocasiones se denomina *fiebre neurógena.* Suele derivar del daño al hipotálamo por traumatismos en el sistema nervioso central, hemorragia intracerebral o aumento de la presión intracraneal. La fiebre neurógena se caracteriza por una temperatura elevada resistente al tratamiento antipirético y no se asocia con transpiración.

Propósito

No se conoce totalmente el propósito de la fiebre. Sin embargo, es un índice valioso del estado de salud. Es probable que la fiebre por debajo de los 40 °C (104 °F) no sea dañina. De hecho, estudios en animales constataron una ventaja clara de supervivencia en los miembros infectados que presentaban fiebre en comparación con los que no eran capaces de generarla. Las elevaciones discretas de la temperatura, como las que se presentan en la fiebre, intensifican la función inmunitaria mediante la proliferación de los linfocitos T.[3] Muchos de los agentes microbianos que causan infección crecen mejor a una temperatura corporal normal y su crecimiento se inhibe ante aquellas ubicadas en el intervalo de la fiebre.

Una fiebre moderada puede ser nociva en numerosas situaciones, como en los adultos mayores, porque induce una mayor demanda de oxígeno. Por cada elevación de 1 °C de la temperatura, la TMB se incrementa un 7% y aumenta el trabajo cardíaco. La fiebre también puede causar confusión, taquicardia y taquipnea. Es posible que se presente daño celular cuando las temperaturas se elevan por encima de 42.2 °C (108 °F) y, por último, esto puede ocasionar acidosis, hipoxia e hipercalemia potencialmente mortales.[38]

Patrones

Los patrones de cambio de la temperatura en las personas con fiebre son variables (fig. 14-14).[32] Una *fiebre intermitente* es aquella en la que la temperatura recupera la normalidad por lo menos una vez cada 24 h; en la *fiebre remitente,* esta no regresa a la normalidad y varía unos cuantos grados en cualquier dirección; en la *sostenida* o *continua,* la temperatura permanece por arriba del valor normal con variaciones mínimas (en general, < 0.55 °C o 1 °F). La *fiebre recurrente* o *recidivante* es aquella en la que se presentan uno o más episodios de fiebre, cada uno con duración hasta de varios días, con períodos de uno o más días con temperatura normal entre los episodios.

La mayoría de las personas responden a un aumento de la temperatura con un incremento apropiado de la frecuencia cardíaca. Una elevación de la temperatura a la que no

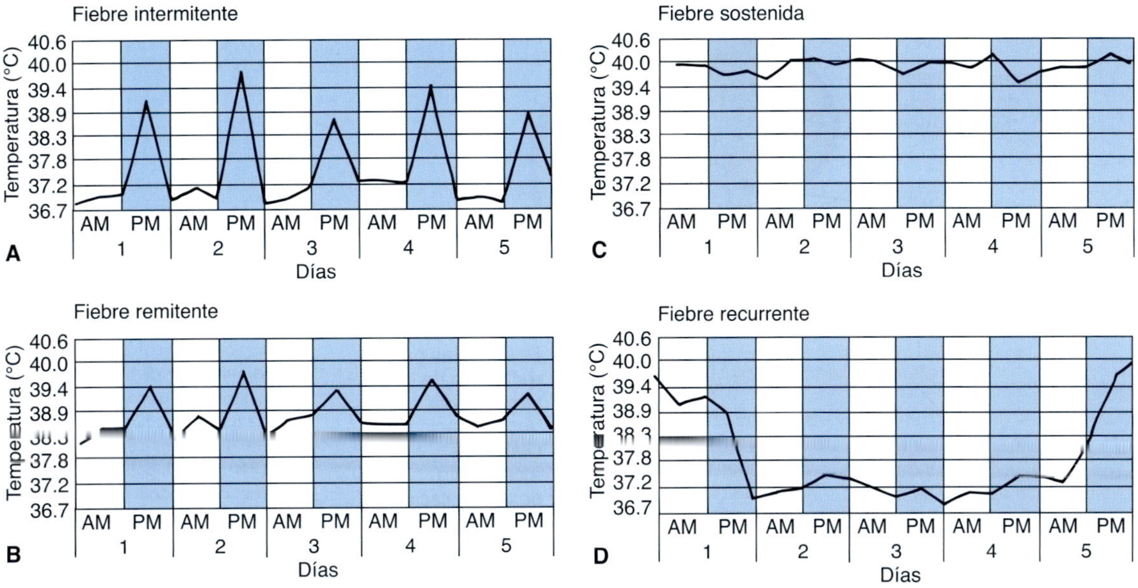

FIGURA 14-14. Representación esquemática de los patrones febriles. **A.** Intermitente. **B.** Remitente. **C.** Sostenida. **D.** Recurrente o recidivante.

acompaña el cambio anticipado de la frecuencia cardíaca puede aportar información útil acerca de la causa de la fiebre: en la enfermedad del legionario y la fiebre medicamentosa puede identificarse una frecuencia cardíaca más lenta que la esperada, en tanto que una frecuencia cardíaca superior a la anticipada puede ser una manifestación de hipertiroidismo y embolia pulmonar.

Manifestaciones clínicas

Los comportamientos fisiológicos que se presentan durante el desarrollo de la fiebre pueden dividirse en cuatro fases sucesivas: fase prodrómica, fase de escalofríos (durante la que se incrementa la temperatura), fase de rubicundez y fase de defervescencia (fig. 14-15).

Durante la *primera fase*, o *prodrómica,* hay molestias inespecíficas, como cefalea leve y fatiga, malestar general y dolor. Durante la *segunda fase* o *escalofríos*, existe una sensación incómoda de tener frío e inicia un temblor generalizado (estremecimiento), aunque la temperatura va en aumento. La vasoconstricción y la piloerección suelen preceder al inicio del estremecimiento. La piel se observa pálida y hay una urgencia por mantener el calor corporal. Cuando la temperatura corporal alcanza el nuevo valor de referencia del centro de control de la temperatura, el temblor cesa y se desarrolla una sensación de calidez. En ese momento comienza la *tercera fase,* o *rubicundez,* durante la cual se presenta vasodilatación cutánea y la piel se mantiene caliente y rubicunda. La *cuarta fase*, o *defervescencia*, se caracteriza por el inicio de la transpiración. No todas las personas pasan por las cuatro fases del desarrollo de la fiebre.

Algunas manifestaciones clínicas frecuentes de la fiebre son anorexia, mialgias, artralgias y fatiga, que se intensifican cuando la temperatura se eleva con rapidez o excede los 39.5 °C (103.1 °F). La respiración aumenta y la frecuencia cardíaca suele elevarse. Se presenta deshidratación por efecto de la sudoración y el incremento de la pérdida de vapor secundario a la frecuencia respiratoria rápida. Muchas de las manifestaciones de la fiebre se relacionan con incrementos de la tasa metabólica, las demandas de oxígeno y consumo de proteínas corporales como fuente de energía. La fiebre prolongada aumenta la degradación de las reservas endógenas de lípidos, lo que resulta en acidosis metabólica.

A menudo, la cefalea acompaña a la fiebre y se piensa que es resultado de la vasodilatación cerebral que se presenta con la fiebre. Cuando la temperatura excede los 40 °C (104 °F), puede presentarse **delírium**. En adultos mayores, la confusión y el delírium pueden tener lugar después de elevaciones moderadas de la temperatura. La función pulmonar puede convertirse en un factor limitante del hipermetabolismo que acompaña a la fiebre en las personas mayores. Con frecuencia, la confusión, la falta de coordinación y la agitación revelan hipoxemia cerebral. Las lesiones herpéticas, o fuegos, que se desarrollan en algunas personas durante la fiebre derivan de una infección independiente por el virus del herpes simple de tipo 1, establecido en estado de latencia en los ganglios regionales y que se reactiva ante la elevación de la temperatura corporal.

Diagnóstico

Una fiebre prolongada cuya causa es difícil de confirmar suele denominarse *fiebre de origen desconocido* (FOD). La FOD se define como una elevación de la temperatura de 38.3 °C (101 °F) o más que se presenta durante 3 semanas o más e incluye una semana de pruebas diagnósticas integrales que no permiten establecer un diagnóstico.[27] Entre las causas de la FOD se encuentran las enfermedades malignas; infecciones como la generada por el virus de la inmunodeficiencia humana, tuberculosis o infecciones con abscesos, y la fiebre de origen medicamentoso. Las enfermedades malignas son causas importantes de FOD en los adultos mayores. La cirrosis hepática es otra causa de esta forma de fiebre.

Las fiebres recurrentes o periódicas pueden presentarse en intervalos predecibles o sin un patrón temporal discernible. Es posible que se relacionen con alguna causa identificable

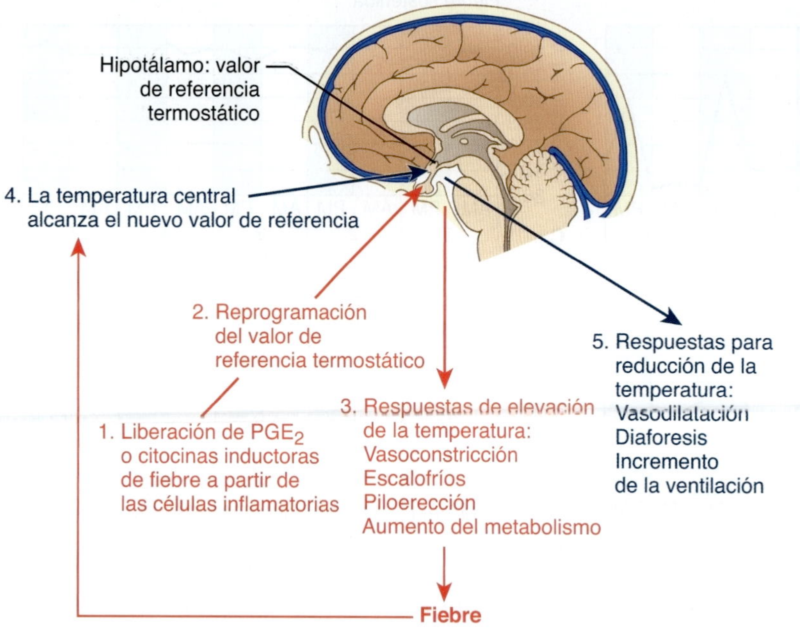

FIGURA 14-15. Mecanismos de la fiebre. **1.** Liberación de prostaglandina E2 (PGE2) o citocinas inductoras de fiebre a partir de las células inflamatorias. **2.** Reprogramación del valor de referencia termostático en el hipotálamo en un nivel más alto (pródromo). **3.** Generación de respuestas mediadas por el hipotálamo que incrementan la temperatura corporal (escalofríos). **4.** Desarrollo de fiebre con elevación de la temperatura corporal hasta el nuevo valor de referencia termostático. **5.** Producción de respuestas para disminuir la temperatura (rubicundez y defervescencia) y recuperar la temperatura corporal a un nivel más bajo.

o que sean el síntoma de presentación de distintas enfermedades graves. La fiebre mediterránea familiar es una alteración autosómica recesiva que se caracteriza por el establecimiento a edad temprana (< 20 años) de brotes transitorios agudos de peritonitis y fiebre elevada, con una duración promedio menor de 2 días. Se observa pleuritis, pericarditis y artritis. La complicación crónica principal es la presencia de anticuerpos séricos que ocasionan insuficiencia renal o cardíaca. Otras alteraciones que se observan con fiebres recurrentes que ocurren en intervalos irregulares son las infecciones víricas o bacterianas de repetición, las infecciones parasitarias o micóticas, y algunas enfermedades inflamatorias, como el lupus eritematoso o la enfermedad de Crohn. El reto clínico está en el diagnóstico diferencial de la fiebre periódica o recurrente. Se requiere la realización de una anamnesis detallada para descartar las afecciones médicas más graves cuya manifestación inicial sea la fiebre.

Tratamiento

El tratamiento de la fiebre se concentra en modificaciones para incrementar la transferencia del calor del ambiente interno al externo, brindar respaldo al estado hipermetabólico que acompaña a la fiebre, proteger los órganos y sistemas corporales vulnerables, y tratar la infección o la afección que causa la fiebre. Puesto que la fiebre es un síntoma de una enfermedad, su manifestación sugiere que es necesario diagnosticar y tratar la causa primaria.

La modificación del entorno facilita la transferencia del calor para disiparlo del organismo. Los baños de esponja con agua fría o una solución de alcohol pueden incrementar las pérdidas de calor por evaporación, pero se requiere cautela para que la persona no se enfríe con demasiada rapidez. Puede lograrse un enfriamiento más profundo con el uso de sábanas de aire forzado o un colchón de enfriamiento. Debe tenerse cuidado para que la estrategia de enfriamiento no produzca vasoconstricción y estremecimiento que disminuyan la pérdida de calor y aumenten su producción.

Se requiere una cantidad adecuada de líquidos y volumen suficiente de hidratos de carbono simples para respaldar el estado hipermetabólico y prevenir la degradación tisular que caracteriza a la fiebre. Es necesaria la restitución de líquidos para reponer las pérdidas por sudoración y equilibrar las pérdidas insensibles de agua a través de los pulmones que acompañan al incremento de la frecuencia respiratoria. Los líquidos también son necesarios para mantener un volumen vascular suficiente que permita el transporte de calor hacia la superficie cutánea.

Los antipiréticos, como el ácido acetilsalicílico, el ibuprofeno y el paracetamol, se utilizan con frecuencia para aliviar los malestares de la fiebre y proteger órganos vulnerables, como el cerebro, de las elevaciones extremas de la temperatura corporal. Se piensa que estos medicamentos restablecen el valor de referencia del centro regulador de la temperatura en el hipotálamo hasta un nivel más bajo al bloquear la actividad de la COX, una enzima necesaria para la conversión de ácido araquidónico en PGE2. La administración sistemática de antipiréticos no disminuye la duración de la fiebre o la enfermedad.[36,39] Debido al riesgo de síndrome de Reye, los Centers for Disease Control and Prevention, la FDA y el Committee on Infectious Diseases de la American Academy of Pediatrics recomiendan evitar el consumo de ácido acetilsalicílico y otros salicilatos en niños con gripe o varicela.

Fiebre en niños

La fiebre se presenta con frecuencia en lactantes y niños pequeños. Los lactantes y los niños pequeños tienen una función inmunitaria limitada y también se infectan más a menudo con microorganismos virulentos. El mecanismo para el control de la temperatura no está tan bien desarrollado en los lactantes como en los niños mayores y los adultos. Los lactantes con fiebre no parecen enfermos, pero esto no implica que no haya enfermedad. En los lactantes menores de 3 meses de edad, una elevación leve de la temperatura puede indicar una infección grave.

Casi todos los niños con fiebre presentan alguna infección subyacente. Las causas más frecuentes son infecciones menores o más graves del sistema respiratorio, el tubo digestivo, las vías urinarias o el sistema nervioso central. La epidemiología de la enfermedad bacteriana grave se ha modificado de manera notable con la introducción de las vacunas contra *Haemophilus influenzae* y *Streptococcus pneumoniae* en los países desarrollados. La *H. influenzae* de tipo b casi se ha eliminado y la incidencia de la enfermedad neumocócica causada por los serotipos vacunales y los de reacción cruzada con los vacunales ha disminuido en grado sustancial. La fiebre en lactantes y niños puede clasificarse como de bajo riesgo o de alto riesgo, lo que depende de la probabilidad de que la infección avance hacia **bacteriemia** o meningitis y tenga manifestaciones de toxicidad. Debe considerarse que los neonatos de menos de 28 días de edad que presentan fiebre cursan con una infección bacteriana que causa bacteriemia o meningitis. Los signos de toxicidad incluyen letargia, rechazo de la alimentación, hipoventilación y **cianosis**. Para determinar la causa de la fiebre, suelen realizarse recuentos de leucocitos con diferencial y hemocultivos en lactantes y niños con riesgo elevado. Debe obtenerse una radiografía de tórax en los lactantes febriles menores de 3 meses de edad con por lo menos un signo de enfermedad respiratoria.[27] Los niños febriles menores de 1 año de edad y las niñas de entre 1 y 2 años de edad deben considerarse en riesgo de infección de vías urinarias.[27]

El tratamiento de una fiebre sin origen determinado depende de la edad del menor. Los lactantes de alto riesgo y los neonatos suelen hospitalizarse para evaluación y tratamiento de la fiebre.[27]

Fiebre en adultos mayores

En los adultos mayores, incluso las alzas ligeras de la temperatura pueden indicar una infección o enfermedad grave, la mayoría de las veces producida por alguna bacteria. Esto se debe a que los adultos mayores a menudo tienen una temperatura basal inferior, y los incrementos de la temperatura pueden no alcanzar el nivel equivalente a la fiebre relevante.[27,40] El patrón circadiano de variación de la temperatura muchas veces se alteran en el adulto mayor. La fiebre en el paciente mayor sí incrementa su respuesta inmunitaria, pero, por lo general, se trata de una respuesta mucho más débil en comparación con la de las personas más jóvenes.[40]

Los adultos mayores con infecciones pueden tener una respuesta febril débil o ausente, quizás debido a una anomalía para la detección de la temperatura en el centro termorregulador del hipotálamo, anomalías en la liberación de pirógenos endógenos e incapacidad para inducir respuestas como la vasoconstricción cutánea, el incremento de la producción de calor y el estremecimiento, que elevan la temperatura corporal durante la respuesta febril.

La ausencia de fiebre puede retrasar el diagnóstico y el inicio del tratamiento antimicrobiano. Por lo tanto, es importante llevar a cabo un interrogatorio y una exploración física detallados que se concentren en los signos de infección y septicemia, incluyendo cambios inexplicables de la capacidad funcional, el estado mental, la fuerza y pérdida ponderal.

Otro factor que puede retrasar el reconocimiento de la fiebre en los adultos mayores es el método para medir la temperatura. Los métodos de medición rectal y timpánico son más eficaces para la detección de la fiebre en el adulto mayor. Esto se debe a que las alteraciones como la respiración oral, los temblores linguales y la agitación muchas veces dificultan la obtención de lecturas sublinguales precisas en los adultos mayores.

Hipertermia

La hipertermia es un incremento de la temperatura corporal que ocurre sin que exista un cambio en el valor de referencia del centro termorregulador del hipotálamo. Se presenta cuando los mecanismos termorreguladores son excedidos por la producción de calor, el calor ambiental excesivo o una disipación ineficaz del calor.[40] Incluye (en orden ascendente de gravedad) calambres por calor, agotamiento por calor y golpe de calor e insolación. La hipertermia maligna se refiere a una alteración genética rara relacionada con la anestesia. La hipertermia también puede presentarse como consecuencia de una reacción a fármacos.

Si se practica ejercicio muscular durante períodos prolongados en un entorno cálido, se generan cargas de calor excesivas. Una función circulatoria adecuada resulta esencial para que el calor se disipe, las personas mayores y quienes padecen enfermedad cardiovascular se encuentran en un riesgo más alto de desarrollar hipertermia. Los medicamentos que incrementan el tono muscular y el metabolismo, o que reducen la pérdida de calor, pueden comprometer la termorregulación. Los lactantes y los niños pequeños que se quedan en un auto cerrado durante un día caluroso, aun por períodos cortos, son víctimas potenciales de la hipertermia.

La mejor estrategia para el tratamiento de las alteraciones relacionadas con el calor es la prevención, sobre todo evitando la actividad en entornos cálidos, incrementando el consumo de líquidos y utilizando ropa apropiada. La capacidad para tolerar un entorno cálido depende tanto de la temperatura como de la humedad. Una humedad relativa alta retrasa la pérdida de calor por transpiración y evaporación, y disminuye la capacidad de enfriamiento del organismo. El *índice de calor* es la temperatura que el cuerpo detecta cuando se combina la temperatura con la humedad.

PUNTOS CLAVE

Hipertermia

- La hipertermia es un incremento patológico de la temperatura corporal central sin que el valor de referencia hipotalámico se modifique. El centro termorregulador es rebasado ya sea por el exceso de producción de calor, su pérdida anómala o el calor ambiental excesivo.
- La hipertermia maligna es una afección autosómica dominante en la que la liberación

anómala de reservas intracelulares de calcio causa contracciones musculoesqueléticas descontroladas, cuyo resultado es un aumento rápido de la temperatura corporal central. Esto suele ocurrir en respuesta a un anestésico.

Calambres por calor

Los calambres por calor son calambres lentos y dolorosos que coinciden con espasmos, que duran entre 1 y 3 min. Los músculos desarrollan hipersensibilidad y la piel suele encontrarse húmeda. La generación de calambres deriva de la disminución de sal que se presenta cuando las pérdidas hídricas por una sudoración intensa se restituyen con agua simple. La temperatura corporal puede ser normal o estar ligeramente alta. Casi siempre existe antecedente de actividad vigorosa, que precede al inicio de los síntomas.

Agotamiento por calor

El *agotamiento por calor* se relaciona con una pérdida gradual de sal y agua, por lo general, después de realizar ejercicio prolongado e intenso en un entorno cálido. Los síntomas incluyen sed, fatiga, náuseas, oliguria, aturdimiento y, por último, delírium. Es frecuente el desarrollo de síntomas gastrointestinales similares a los de la gripe. La hiperventilación puede contribuir a los calambres por calor y a la tetania mediante la inducción de alcalosis respiratoria. La piel está húmeda, la temperatura rectal es de 37.8 °C (100 °F) a 40 °C (104 °F), y la frecuencia cardíaca se eleva. Los signos de calambres por calor pueden acompañar al agotamiento por calor.

Golpe de calor e insolación

El golpe de calor es una insuficiencia de los mecanismos termorreguladores que deriva de un incremento excesivo de la temperatura corporal (temperatura central superior a 40 °C [104 °F]) acompañado de piel caliente y seca, ausencia de sudoración y posibles anomalías del sistema nervioso central, como delírium, convulsiones y pérdida del estado de consciencia.[41] El riesgo de desarrollar golpe de calor e insolación en respuesta a la tensión que produce el calor se incrementa cuando existen ciertas afecciones y con el consumo de fármacos que comprometen la vasodilatación y la transpiración.[41]

Se piensa que la fisiopatología del golpe de calor es resultado de un efecto directo del calor sobre las células corporales y la liberación de citocinas a partir de células endoteliales, leucocitos y células epiteliales que sufren estrés derivado del calor. La combinación de respuestas inflamatorias locales y sistémicas pueden inducir síndrome de dificultad respiratoria aguda, insuficiencia renal aguda, coagulación intravascular diseminada y alteraciones multiorgánicas.

Los síntomas del golpe de calor incluyen taquicardia, hiperventilación, mareo, debilidad, náuseas y vómitos, confusión, delírium, visión borrosa, convulsiones y coma. La piel se encuentra caliente y suele estar seca, y, por lo general, el pulso es intenso al inicio. La presión arterial puede estar elevada en primer lugar, pero se desarrolla hipotensión conforme evoluciona el padecimiento. Al tiempo que se presenta el colapso vascular, la piel se vuelve fría. Las anomalías relacionadas incluyen daño cardíaco, alteraciones de la coagulación sanguínea, disminución de potasio y sodio, y signos de daño hepático.

El tratamiento consiste en apoyo a la función de los órganos vitales mientras se instituyen procedimientos de enfriamiento que producen una reducción rápida de la temperatura central. Debe tenerse cuidado de que los métodos de enfriamiento empleados no causen vasoconstricción o estremecimiento y, por lo tanto, disminuyan la velocidad de enfriamiento o induzcan la producción de calor.

Fiebre causada por fármacos

La *fiebre por fármacos* es aquella que coincide con la administración de un medicamento o desaparece una vez que este se suspende.[32] Los medicamentos pueden inducir fiebre interfiriendo con la disipación del calor, alterando la regulación térmica, actuando directamente como pirógenos, dañando directamente los tejidos o induciendo una respuesta inmunitaria.

Las hormonas tiroideas de origen exógeno incrementan la tasa metabólica y pueden aumentar la producción de calor y la temperatura corporal. El propiltiouracilo (PTU) puede inducir fiebre y causar neumonía intersticial.[42] La disipación periférica del calor puede verse comprometida con el consumo de atropina y anticolinérgicos, antihistamínicos, antipsicóticos del tipo de las fenotiazinas y antidepresivos tricíclicos, que disminuyen la transpiración, o bien, con anfetaminas, cocaína y fármacos simpaticomiméticos, por vía de una vasoconstricción periférica.[2] Los fármacos intravenosos pueden conducir a flebitis por infusión con generación de pirógenos celulares que causan fiebre. El tratamiento con fármacos antineoplásicos puede desencadenar la liberación de pirógenos endógenos a partir de las células que se destruyen. La sobredosis de inhibidores de la recaptación de serotonina o su administración a personas que reciben inhibidores de la monoaminooxidasa (IMAO) puede desencadenar agitación, hiperactividad e hipertermia.[32]

La causa más frecuente de fiebre medicamentosa es la *reacción por hipersensibilidad*. Las fiebres por hipersensibilidad farmacológica se desarrollan después de varias semanas de exposición a un medicamento, no pueden explicarse por la acción farmacológica de la sustancia, no guardan relación con la dosis del fármaco, desaparecen cuando este se suspende y reaparecen cuando se administra de nuevo. El patrón febril se manifiesta en picos y exhibe un ritmo diurno normal. Las personas con fiebre medicamentosa suelen experimentar otros signos de reacción de hipersensibilidad, como artralgias, urticaria, mialgias, malestar gastrointestinal y exantemas.

Las temperaturas de 38.9-40.0 °C (101.8-104.0 °F) son frecuentes en la fiebre medicamentosa. La persona puede no estar consciente de la fiebre y la ausencia de un incremento apropiado de la frecuencia cardíaca en relación con el grado de elevación de la temperatura es una clave importante para el diagnóstico. Es frecuente que una fiebre preceda a otros efectos más graves de una reacción al fármaco, por lo que el reconocimiento temprano es importante. Debe sospecharse que se trata de este tipo de fiebre siempre que la elevación térmica sea inesperada y ocurra a pesar del mejoramiento de la enfermedad para la que se prescribe el fármaco.

Hipertermia maligna

La *hipertermia maligna* es una alteración metabólica autosómica dominante en la que el calor generado por la contracción descontrolada del músculo esquelético puede inducir hipertermia intensa y potencialmente mortal.[32] La contracción muscular es secundaria a la liberación anómala del calcio intracelular del retículo sarcoplasmático, que conduce al desarrollo de una tasa metabólica alta sostenida y a la pérdida subsecuente de la integridad celular. El hipermetabolismo persistente conduce a la producción excesiva de lactato, el consumo elevado de trifosfato de adenosina, el aumento del consumo de oxígeno y de la producción de dióxido de carbono y la elevación de la producción de calor.

La hipertermia maligna se desencadena ante la exposición a ciertos factores estresantes o agentes anestésicos generales.[43] La mayoría de las veces, el síndrome se relaciona con los agentes anestésicos halogenados y el relajante muscular suxametonio. También existen distintos factores precipitantes no quirúrgicos diversos, como traumatismos, ejercicio, estrés por calor ambiental e infección. El padecimiento es en particular peligroso en una persona joven con masa muscular abundante para generar calor.

Un signo inicial de la alteración cuando ocurre durante la anestesia es la rigidez del músculo esquelético. Las arritmias cardíacas y un estado hipermetabólico se siguen en secuencia rápida, a menos que el suceso desencadenante se suspenda de inmediato. El tratamiento incluye medidas para enfriar el cuerpo, soporte cardiopulmonar y administración de un relajante muscular para bloquear la liberación de calcio del retículo sarcoplasmático.

Síndrome neuroléptico maligno

El *síndrome neuroléptico maligno* se relaciona con el consumo de medicamentos neurolépticos (psicofármacos) y puede presentarse hasta en el 0.02-3.23% de las personas que los reciben.[32] La hipertermia se debe a alteraciones de la función del centro termorregulador hipotalámico. El síndrome suele tener un inicio explosivo y se caracteriza por hipertermia, rigidez muscular, alteraciones del estado de consciencia y disfunción del sistema nervioso autónomo. La hipertermia se acompaña de taquicardia, arritmias cardíacas, labilidad de la presión arterial, disnea y taquipnea.[32]

El tratamiento del síndrome neuroléptico maligno incluye la suspensión inmediata del fármaco neuroléptico, medidas para disminuir la temperatura corporal y medidas terapéuticas para controlar las arritmias y otras complicaciones. Se pueden utilizar bromocriptina (un agonista de la dopamina) y dantroleno (un relajante muscular) como parte del régimen terapéutico.

RESUMEN

Fiebre e hipertermia se refieren a un incremento de la temperatura corporal fuera del intervalo normal. La fiebre verdadera es una alteración de la termorregulación en la que se eleva el valor de referencia para el control de la temperatura. En la hipertermia, el valor de referencia no se modifica; sin embargo, el daño en la regulación térmica excede la capacidad del centro termorregulador para controlar la temperatura corporal. La fiebre puede ser causada por microorganismos, traumatismos y fármacos o químicos, y todos incitan la liberación de pirógenos endógenos. Las reacciones que se presentan durante la fiebre se verifican en cuatro fases: prodrómica, de escalofríos, de rubicundez y de defervescencia. La fiebre puede seguir un patrón intermitente, remitente, sostenido o recurrente. Las manifestaciones de la fiebre se relacionan en gran medida con deshidratación e incremento de la tasa metabólica. La febrícula en lactantes de riesgo alto o en adultos mayores puede revelar una infección grave.

El tratamiento de la fiebre se centra en la modificación del ambiente externo, brindar apoyo al estado hipermetabólico que acompaña a la fiebre, proteger los tejidos corporales y tratar la infección o enfermedad que ocasiona la fiebre.

La hipertermia, que varía en gravedad con base en el nivel de elevación de la temperatura central y la intensidad de la afectación cardiovascular y del sistema nervioso, incluye calambres por calor, agotamiento por calor y golpe de calor e insolación. Entre los factores que contribuyen al desarrollo de la hipertermia se incluyen la ejercitación prolongada en un entorno cálido, las alteraciones que comprometen la disipación del calor y las reacciones de hipersensibilidad a fármacos. La hipertermia maligna es un alteración autosómica dominante que puede producir un incremento intenso y potencialmente mortal de la temperatura central. La alteración suele ser desencadenada por agentes anestésicos generales y relajantes musculares que se utilizan durante la cirugía. El síndrome neuroléptico maligno se asocia con el tratamiento con fármacos neurolépticos y se piensa que es resultado de alteraciones en la función del centro termorregulador o de una contracción muscular descontrolada.

Disminución de la temperatura corporal

Hipotermia

La hipotermia se define como una temperatura central menor de 35 °C (95 °F).[44] La hipotermia accidental puede definirse como una disminución espontánea de la temperatura central, por lo general, en un entorno frío y en asociación con algún problema agudo, pero sin una alteración primaria del centro regulador de la temperatura. En niños, el proceso rápido de enfriamiento, puede explicar la sorprendentemente alta tasa de supervivencia después de la sumersión bajo agua.

La hipotermia sistémica puede deberse a la exposición prolongada al frío. Ya que el agua conduce el calor con mayor facilidad que el aire, la temperatura corporal cae con rapidez cuando el organismo se sumerge en agua fría o cuando la ropa se moja. En personas con anomalías de la homeostasis secundarias a debilitamiento o enfermedad, la hipotermia puede ocurrir después de la exposición a reducciones relativamente pequeñas de la temperatura atmosférica.

Gran cantidad de alteraciones subyacentes pueden contribuir al desarrollo de hipotermia. La desnutrición disminuye el combustible disponible para la generación de calor y la pérdida de la grasa corporal reduce el aislamiento tisular. El alcohol y los fármacos sedantes embotan la consciencia mental ante el frío y comprometen el juicio. El alcohol también inhibe los escalofríos. Los individuos con enfermedad cardiovascular o cerebrovascular, lesión de la médula espinal e hipotiroidismo también están predispuestos a la hipotermia.

Hipotermia neonatal

Los neonatos tienen un riesgo particular de desarrollar hipotermia. En relación con el peso, el área de la superficie corporal de un neonato es tres veces la de un adulto y la capa aislante de grasa subcutánea es más delgada en los neonatos con peso bajo al nacer. El neonato prematuro tiene el riesgo más alto de pérdida de calor e hipotermia.[31] En las condiciones normales de la sala de partos (20-25 °C [68-77 °F]), la temperatura de la piel del lactante cae alrededor de 0.3 °C/min, y la temperatura en la profundidad del organismo, cerca de 0.1 °C/min. La temperatura corporal inestable de un lactante prematuro puede caer de forma precipitada después del nacimiento y esta hipotermia se vincula con un incremento de la morbilidad y la mortalidad.

El neonato cuenta con la habilidad para la termogénesis sin estremecimiento que tiene lugar sobre todo en el hígado, la grasa parda y el cerebro.[1] La grasa parda cuenta con abundantes mitocondrias y se localiza en el cuello y la región superior de la espalda. La grasa parda tiene una proteína de desacoplamiento denominada *UCP1* (termogenina), que permite la oxidación de los ácidos grasos para producir calor. La temperatura en extremo fría estimula la liberación de adrenalina y hormona estimulante de la tiroides, que causa la liberación de triyodotironina (T_3) y tiroxina (T_4). La T_3 actúa en la grasa parda para liberar la oxidación mitocondrial de la fosforilación. Esto, a su vez, origina una mayor producción de calor.[1]

Hipotermia perioperatoria

Los procedimientos quirúrgicos incrementan el riesgo de sufrir hipotermia, particularmente importante en personas delgadas, debilitadas, intoxicadas y de mayor edad. La hipotermia perioperatoria deriva del entorno frío y el compromiso de los mecanismos termorreguladores que provocan los anestésicos y otros fármacos. Es importante tener consciencia de que, por cada grado de temperatura que se pierde, las demandas metabólicas del organismo disminuyen un 7%.[45,46] Los agentes anestésicos tanto generales como regionales interfieren con muchos de los mecanismos termorreguladores del cuerpo. Los anestésicos generales reducen la tasa metabólica y disminuyen los umbrales de vasoconstricción y escalofríos. Los escalofríos postanestésicos son una complicación frecuente de la anestesia moderna. Los escalofríos postanestésicos se relacionan con distintas complicaciones que pueden ser peligrosas, como aumento del consumo de oxígeno y la producción de dióxido de carbono, incremento del esfuerzo cardiorrespiratorio y efectos del aumento de la liberación de catecolaminas. Estos efectos pueden imponer un problema para la recuperación en poblaciones vulnerables.

La vigilancia de la temperatura central, acompañada de métodos pasivos y activos para mantener la temperatura corporal dentro de la normalidad, debe formar parte de la monitorización transoperatoria sistemática. En numerosos casos se necesita alguna variante de recalentamiento activo. En el preoperatorio se valora de forma cuidadosa a los pacientes para detectar cualquier tipo de infección y, si se identifica alguna, se pospone el procedimiento.

Manifestaciones clínicas

Los síntomas de la hipotermia incluyen coordinación deficiente, amnesia, alucinaciones, disminución de la frecuencia respiratoria e irregularidad del pulso. En caso de hipotermia leve, los escalofríos intensos generan calor y la actividad del sistema nervioso se incrementa. La vasoconstricción puede ser intensa, la frecuencia cardíaca se acelera y el volumen latido se incrementa. La presión arterial aumenta un poco y la hiperventilación es frecuente. El flujo urinario incrementa antes de una caída de la temperatura. La deshidratación y el incremento del hematócrito pueden desarrollarse en pocas horas, intensificados por un desplazamiento del agua del medio extracelular al intracelular.

En la hipotermia moderada, los escalofríos disminuyen de manera gradual y los músculos se tornan rígidos. La frecuencia cardíaca y el volumen sistólico se reducen, y la presión arterial y la tasa metabólica caen. También se reducen el consumo de oxígeno y la producción de dióxido de carbono. La producción reducida de dióxido de carbono produce un descenso de la frecuencia respiratoria. Se produce un deterioro gradual de la frecuencia cardíaca y el gasto cardíaco conforme la hipotermia avanza. La presión arterial aumenta al inicio y luego cae de modo gradual. El riesgo de que se desarrollen arritmias se incrementa. La fibrilación ventricular es una causa importante de muerte en la hipotermia.

El metabolismo de los hidratos de carbono y la actividad de la insulina disminuyen, lo que causa una hiperglucemia proporcional al grado de enfriamiento. La pérdida de la integridad de la membrana celular inducida por frío permite que los líquidos intravasculares se desplacen hacia la piel, lo que les da un aspecto tumefacto. Las alteraciones acidobásicas ocurren con mayor frecuencia a temperaturas menores de 25 °C (77 °F), a menos que se mantenga una ventilación adecuada. Las concentraciones extracelulares de sodio y potasio disminuyen y las de cloruro aumentan. Existe una pérdida temporal del plasma de la circulación junto con aumento de la viscosidad de la sangre como consecuencia de su atrapamiento en los vasos sanguíneos pequeños y la piel.

Diagnóstico y tratamiento

La temperatura bucal es muy imprecisa durante un cuadro de hipotermia por efecto de la vasoconstricción grave y el flujo sanguíneo lento. Existen termómetros electrónicos con sondas flexibles para medir las temperaturas rectal, vesical y esofágica. Se requiere un termómetro que registre temperaturas hasta de 25 °C (77 °F) o una sonda eléctrica con termistor para vigilar la temperatura en las personas con hipotermia. El tratamiento consiste en recalentamiento, apoyo de las funciones vitales y prevención y tratamiento de las complicaciones.

Hipotermia terapéutica

La hipotermia controlada puede utilizarse después del daño cerebral y en ciertos tipos de cirugía para disminuir la inflamación y el metabolismo cerebral. Es útil en personas que presentan paro cardíaco por fibrilación ventricular en cuanto a que mejora su evolución neurológica.[47] En el intraoperatorio, se mantiene a los pacientes en hipotermia entre 28 y 32 °C para disminuir sus demandas metabólicas y prevenir una lesión isquémica.[45] La isquemia miocárdica se previene mediante la inyección de una solución fría para cardioplejía a una temperatura de 4 °C en el interior de la raíz aórtica bajo presión.[45] Esta solución contiene concentraciones altas de potasio y produce asistolia e hipotermia para proteger el miocardio.[45] Además, a fin de mantener la hipotermia miocárdica, se administra por vía tópica solución salina normal semicongelada. Sin embargo, existen algunas complicaciones potenciales de la cardioplejía con frío, como arritmias ventriculares, disminución del flujo sanguíneo cerebral y depresión miocárdica posquirúrgica.[45] Después de terminar la intervención quirúrgica, la sangre calentada se infunde a los pacientes que se mantuvieron hipotérmicos durante el procedimiento. El recalentamiento debe ser lento. Se hacen esfuerzos para prevenir los escalofríos.[45] Si hay algún problema de sangrado después de la cirugía, la persona necesita que la temperatura corporal se restaure con tanta rapidez y seguridad como sea posible. En la actualidad, existe gran controversia en cuanto al empleo de la hipotermia en situaciones como lesión cerebral traumática, paro cardíaco, lesión de la médula espinal, ictus, incremento de la presión intracraneal y encefalopatía hepática.[47]

RESUMEN

La hipotermia es una alteración que puede poner en riesgo la vida. En esta, la temperatura central del organismo cae por debajo de 35 °C (95 °F). La hipotermia accidental puede desarrollarse en personas saludables durante una exposición accidental y en adultos mayores o personas discapacitadas con anomalías de la percepción o la respuesta al frío. El alcoholismo, las enfermedades cardiovasculares, la desnutrición y el hipotiroidismo contribuyen al riesgo de hipotermia. Esta afección también es un fenómeno frecuente en neonatos, en particular los que nacen de manera prematura, y en personas que se someten a intervenciones quirúrgicas. El efecto más intenso de la hipotermia es la reducción de la tasa metabólica, que conduce a disminución de la producción de dióxido de carbono y la frecuencia respiratoria. Las manifestaciones clínicas de la hipotermia incluyen coordinación deficiente, tropiezos al caminar, dificultad para hablar, irracionalidad, juicio deficiente, amnesia, alucinaciones, cianosis y tumefacción cutáneas, dilatación pupilar, disminución de la frecuencia respiratoria, pulso débil e irregular, estupor y coma. El tratamiento de la hipotermia consiste en el recalentamiento pasivo o activo, el apoyo a las funciones vitales y prevención y el tratamiento de las complicaciones.

CAPÍTULO 15

Alteraciones de la función motora

Los músculos esqueléticos son esenciales para la realización de movimientos suaves, dirigidos y armoniosos. Los movimientos descontrolados y alterados pueden ser tan discapacitantes como la ausencia de movimiento. Este capítulo brinda una introducción a la organización y el control de la función motora, seguida de una exposición de sus afecciones, incluida la distrofia muscular y las alteraciones de la unión neuromuscular, nervios periféricos, núcleos basales, cerebelo y motoneuronas superiores (MNS).

PUNTOS CLAVE

Sistemas motores

- Los sistemas motores requieren de las MNS, que se proyectan desde la corteza motora hasta el tronco encefálico o la médula espinal, donde de manera directa o indirecta inervan a las motoneuronas inferiores (MNI) de los músculos que se contraen; la retroalimentación sensitiva de los músculos involucrados, que se transmite de forma continua al cerebelo, núcleos basales y corteza sensitiva; y una unión neuromuscular funcional, que une la actividad del sistema nervioso central con la contracción muscular.
- El sistema motor piramidal, que se origina en la corteza motora, controla el movimiento muscular fino, y el sistema extrapiramidal, que se origina en los núcleos basales, aporta la base para los patrones de movimiento más burdos, de soporte.
- La eficiencia del movimiento depende, por parte del sistema motor, del tono muscular aportado por el reflejo de estiramiento y del estímulo del sistema vestibular para mantener un soporte postural estable.

Organización y control de la función motora

La función motora requiere de desplazamientos y mantenimiento de la postura. Esto último se describe como tener una buena postura corporal.[1] El sistema neuromuscular se compone de la unidad motora (motoneuronas y fibras musculares que inervan); la médula espinal, que contiene el circuito reflejo básico para la postura y el movimiento; y las vías descendentes desde los circuitos del tronco encefálico, el cerebelo, los núcleos basales y la corteza motora.

Organización del movimiento

Los sistemas motores se encuentran organizados mediante una jerarquía funcional (fig. 15-1). El nivel menor de la jerarquía está en la médula espinal, que contiene el circuito reflejo básico necesario para coordinar las unidades motoras involucradas en el movimiento planificado. Por arriba de la médula espinal se encuentra el tronco del encéfalo, y luego el cerebelo y los núcleos basales (estructuras que modifican las acciones de los sistemas del tronco encefálico). La supervisión de estas estructuras supraespinales está a cargo de los centros motores de la corteza cerebral. El nivel más alto de funcionamiento se localiza a nivel de la corteza frontal, la cual se encarga del movimiento dirigido y planificado.

Médula espinal

La médula espinal contiene los circuitos neuronales que controlan varios reflejos y movimientos rítmicos automáticos. En el tronco del encéfalo existen circuitos similares que gobiernan los movimientos reflejos de la cara y la boca. Casi todos los reflejos son polisinápticos e involucran una o más interneuronas interpuestas. Las interneuronas y las motoneuronas también reciben impulsos de los axones descendentes. Estas señales supraespinales pueden modificar las respuestas reflejas ante estímulos periféricos, y pueden coordinar los movimientos a través de estas.

Tronco del encéfalo

El tronco del encéfalo contiene dos sistemas descendentes: las vías mediales y laterales (fig. 15-2). Las vías mediales aportan los sistemas de control postural básico que emplean las áreas motoras corticales para organizar movimientos altamente diferenciados. Los tractos de la vía medial descienden en las columnas ventrales ipsilaterales de la médula espinal y terminan en interneuronas que influyen en las motoneuronas de los músculos axiales y proximales, que son responsables de los reflejos posturales,

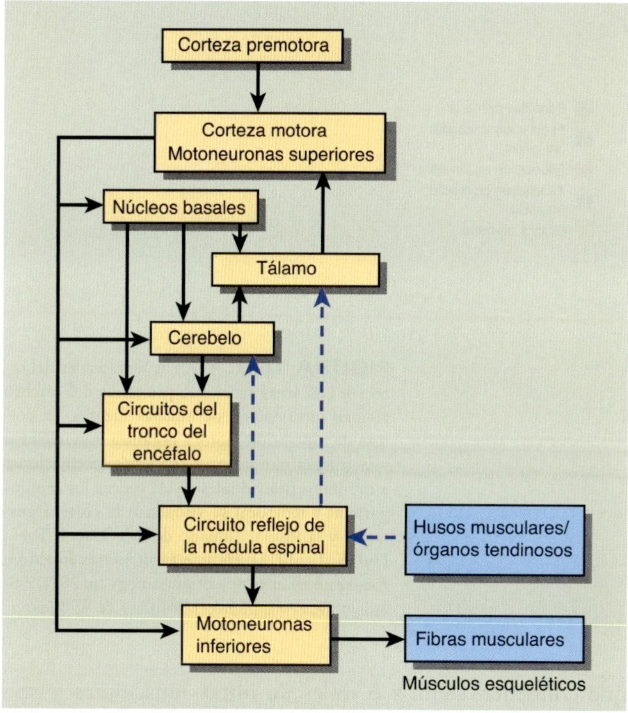

FIGURA 15-1. Sistema de control motor. La vía final común transmite todas las instrucciones del sistema nervioso central a los músculos esqueléticos. Esta vía resulta afectada por el impulso sensitivo de los husos musculares y los órganos tendinosos (líneas punteadas), así como las señales descendentes de la corteza cerebral y el tronco del encéfalo. El cerebelo y los núcleos basales influyen en la función motora de forma indirecta mediante las vías corticales y del tronco del encéfalo.

como los que se requieren para dar pasos durante la marcha o la carrera y para recuperar la postura cuando se altera el equilibrio.

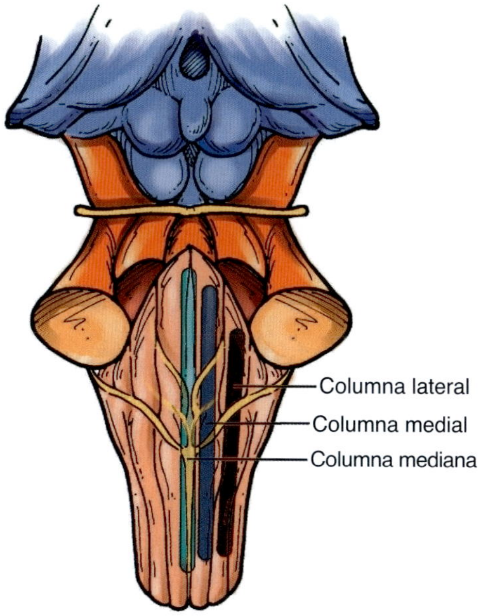

FIGURA 15-2. Columnas mediana, medial y lateral de la formación reticular. Tomado de: Hickey J. V. (2014). *The clinical practice of neurological and neurosurgical nursing* (7th ed). Philadelphia, PA: Wolters Kluwer.

Las vías laterales del tronco del encéfalo se encargan de los movimientos dirigidos a un objetivo. Terminan en las interneuronas de la parte dorsolateral de la sustancia gris espinal y, por lo tanto, influyen en las motoneuronas que controlan los músculos distales de las extremidades. Estas vías descendentes modifican la actividad de las motoneuronas extensoras y flexoras para producir movimientos motores complejos como caminar y correr.

Corteza motora

La corteza representa el nivel más alto de la función motora. Las cortezas motoras primaria, premotora y complementaria, ubicadas en la parte posterior del lóbulo frontal, inician y controlan el movimiento preciso, especializado e intencional de los músculos distales y, en especial, de los flexores de las extremidades y el aparato fonador (fig. 15-3).[2] Estas áreas motoras reciben información del tálamo y de la corteza somatosensorial e, indirectamente, del cerebelo y de los núcleos basales.

La corteza motora primaria (*franja motora*), está localizada en la superficie superior y las porciones adyacentes del surco central.[2] La corteza motora primaria controla las secuencias de movimiento muscular específico, y también es el primer nivel de control descendente para los movimientos finos. Las neuronas en la corteza motora primaria están dispuestas de una forma somatotrópica o como mapa distorsionado del cuerpo, llamado *homúnculo motor* (fig. 15-4).[3] Las regiones del cuerpo que requieren la mayor destreza tienen las áreas más grandes. Más de la mitad de la corteza motora primaria se encarga del control de los músculos de las manos, la expresión facial y el lenguaje.

La corteza premotora está localizada de forma anterior a la corteza primaria motora e inerva principalmente la franja motora primaria. La corteza premotora crea *patrones* complejos de movimiento. Por ejemplo, el patrón de movimiento para lograr un objetivo particular, como levantar un tenedor, es programado por la corteza de asociación prefrontal y los núcleos talámicos asociados.

La corteza motora complementaria se ubica en la superficie medial del hemisferio en la región premotora. Está íntimamente relacionada con la ejecución de movimientos complejos y especializados que incluyen ambos lados del cuerpo.

Cerebelo y núcleos basales

El cerebelo y los núcleos basales (o *ganglios basales*) forman circuitos de retroalimentación que regulan las áreas motoras corticales y del tronco encefálico.[2] Reciben estímulos de varias áreas de la corteza y se proyectan hacia la corteza motora a través del tálamo. El cerebelo y los núcleos basales actúan de forma directa en las motoneuronas del tronco del encéfalo.

Tanto el cerebelo como los núcleos basales todavía son necesarios para realizar el movimiento fino y mantener la postura. Los núcleos basales proporcionan gracia (elegancia) y postura de apoyo para ejecutar movimientos altamente entrenados. Los circuitos cerebelosos están involucrados con el momento y la coordinación de movimientos durante su

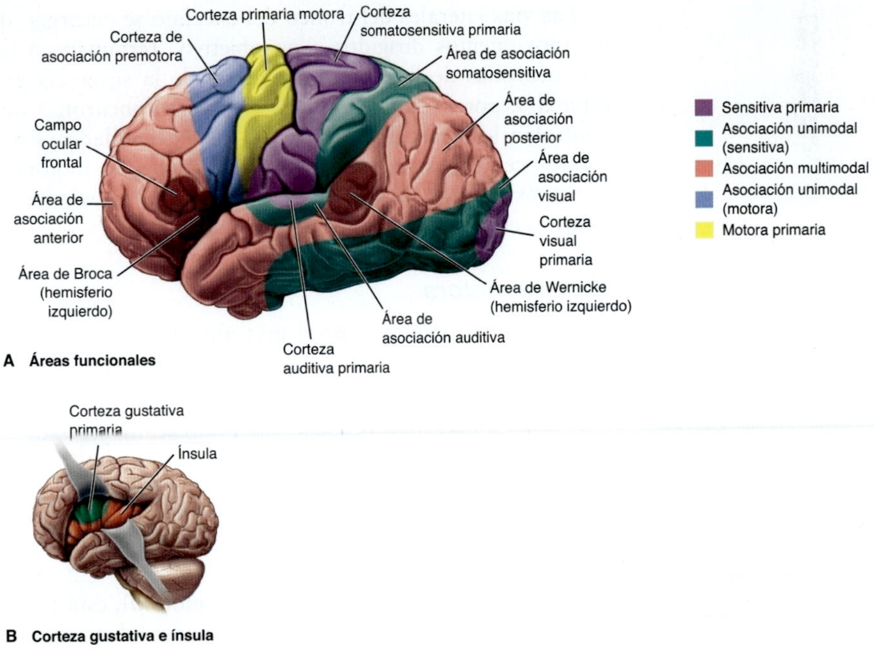

FIGURA 15-3. **A.** Áreas funcionales del cerebro. Las áreas sensitivas primarias del cerebro reciben información de muchas fuentes. La corteza de asociación motora organiza movimientos y la corteza motora primaria envía instrucciones a músculos individuales. **B.** Al retirar los lóbulos parietal y temporal se visualizan la corteza gustativa y la ínsula. Tomado de: McConnell T. H., Hull K. L. (2011). *Human form human function: Essentials of anatomy & physiology* (p. 297). Philadelphia, PA: Lippincott Williams & Wilkins.

ejecución, así como con el aprendizaje de habilidades motoras. El daño al cerebelo produce ataxia cerebelosa, una pérdida característica de la coordinación y la exactitud del movimiento de las extremidades.

Unidad motora

La motoneurona y el grupo de fibras musculares que inerva un músculo se conocen como *unidad motora*. Cuando la motoneurona desarrolla un potencial de acción, todas las fibras musculares en la unidad motora que inerva también lo desarrollan, causando su contracción simultánea. Por lo tanto, una motoneurona y las fibras musculares que inerva funcionan como una sola unidad: la unidad básica del control motor.

Cada motoneurona se ramifica en numerosas ocasiones, lo que hace posible que una sola inerve a varios cientos de fibras musculares. En general, los músculos grandes que contienen cientos o miles de fibras musculares y son responsables del movimiento burdo tienen unidades motoras grandes. Los músculos que controlan los movimientos de manos, lengua y ojos tienen unidades motoras pequeñas que permiten un control muy preciso.[4]

Las motoneuronas que inervan una unidad motora se ubican en el cuerno anterior de la médula espinal y son llamadas *motoneuronas inferiores*. Las MNS ejercen control sobre las MNI, se proyectan desde la franja motora en la corteza cerebral hasta el cuerno anterior y forman parte del sistema nervioso central (SNC; fig. 15-5).

Reflejos medulares

Los *reflejos* son respuestas motoras involuntarias que inician por un estímulo aplicado a los receptores periféricos. Algunos reflejos inician movimientos para evitar situaciones riesgosas. Otros integran los movimientos motores de manera

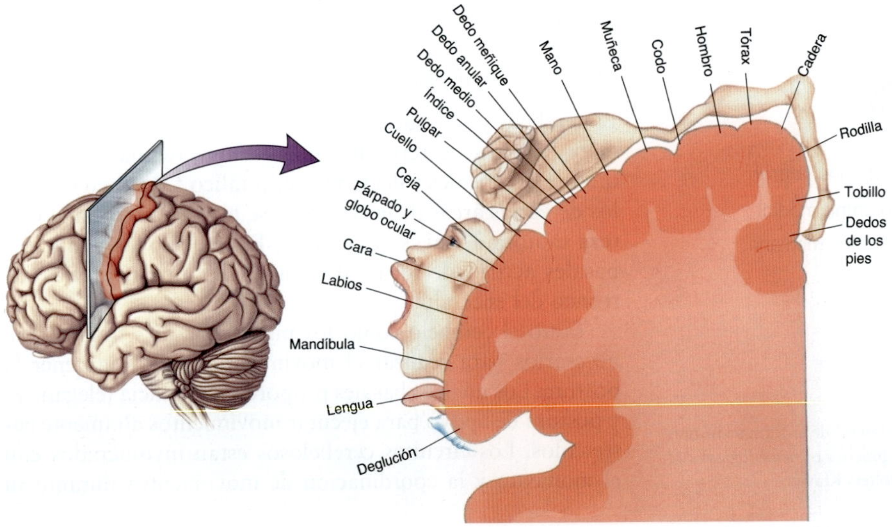

FIGURA 15-4. Homúnculo motor. Las funciones están organizadas de la cabeza a los pies en ambos lados, izquierdo y derecho, similar a una persona que está colgando hacia abajo. Tomado de: Jensen S. (2015). *Nursing health assessment: A best practice approach* (p. 651). Philadelphia, PA: Lippincott Williams & Wilkins.

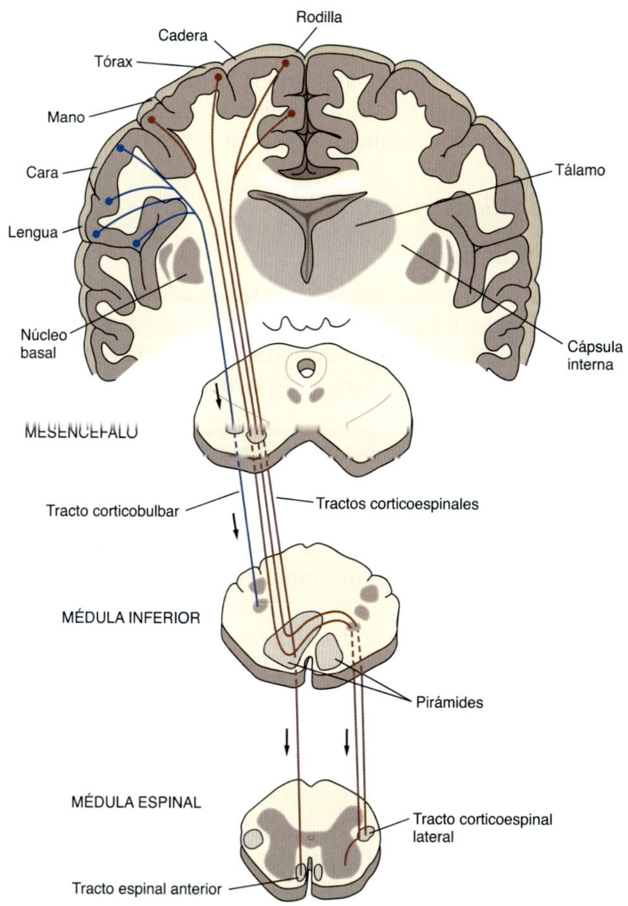

FIGURA 15-5. Vías motoras. Los tractos descendentes llevan información motora y muscular de la corteza a los nervios craneales y periféricos. Tomado de: Jensen S. (2015). *Nursing health assessment: A best practice approach* (p. 651). Philadelphia, PA: Lippincott Williams & Wilkins.

coordinada. Desde el punto de vista anatómico, el reflejo es una neurona aferente que hace sinapsis, ya sea de forma directa con una neurona efectora o con una interneurona que hace sinapsis con una neurona efectora. Un reflejo puede involucrar neuronas en un solo segmento de la médula, varios o muchos segmentos o estructuras en el cerebro.

Existe una cantidad importante de circuitos reflejos en la médula espinal para el control coordinado de los movimientos, en particular de aquellos estereotipados encargados de la locomoción. Muchos de estos reflejos trabajan siempre y cuando la médula espinal esté intacta. Otros reflejos medulares requieren la actividad del cerebro para su ejecución exitosa. Al cerebro llegan señales de muchos tipos de actividades reflejas de la médula espinal y, por lo tanto, las puede inhibir o favorecer.

Reflejos de estiramiento y tendinosos profundos

Para que el músculo esquelético trabaje, el cerebro debe ser informado continuamente del estado actual de los músculos, los cuales deben presentar tono (resistencia al estiramiento activo y pasivo en reposo). Esto depende de la transmisión de información acerca del sentido de la posición corporal, el movimiento y el tono muscular al SNC. La información proveniente de estos aferentes sensitivos se transmite al cerebelo y la corteza cerebral y se experimenta como *propiocepción* (sentido de movimiento y posición corporal), que es independiente de la visión. Los músculos y tendones están inervados por dos tipos de receptores: los husos musculares y los órganos tendinosos de Golgi. Los husos musculares se distribuyen en todo el cuerpo del músculo y transmiten información sobre la longitud muscular y el grado de estiramiento. Los *órganos tendinosos de Golgi* se localizan en los tendones musculares y transmiten información en cuanto a la tensión muscular en la unión del músculo y el tendón que se une al hueso. El tono muscular normal depende de los reflejos de estiramiento iniciados en los husos musculares, que controlan la longitud muscular.

El reflejo de estiramiento, una contracción de las fibras musculares que se presenta cuando se estira un músculo, es esencial para el control del tono muscular y el mantenimiento de la postura (*véase* la sección *Comprensión. Reflejo de estiramiento y tono muscular*). Los reflejos de estiramiento son evaluados durante la exploración física para el diagnóstico de alteraciones neurológicas. Los reflejos de estiramiento tienden a ser hipoactivos o ausentes en los casos de daño nervioso periférico o en las lesiones del cuerno anterior. Son hiperactivos cuando las lesiones del tracto corticoespinal (p. ej., lesión de la médula espinal [LME]) reducen o alteran el efecto inhibidor del cerebro en la médula espinal.

Los husos musculares consisten en un grupo de fibras de músculo esquelético miniatura especializadas (*fibras intrafusales*) que se localizan dentro de una cápsula de tejido conjuntivo y se unen a las fibras extrafusales de los músculos esqueléticos. Las fibras musculares intrafusales funcionan como receptores de estiramiento. Cuando se estira un músculo esquelético, el huso y sus fibras intrafusales también se estiran, lo que provoca una mayor activación de sus fibras nerviosas aferentes. Los axones de estas neuronas aferentes entran en la médula espinal a través de varias ramificaciones de la raíz posterior. Algunas ramificaciones terminan en el segmento de entrada, mientras otras ascienden a segmentos adyacentes, y otras más ascienden en la columna blanca posterior de la médula espinal hacia la médula. Las ramificaciones segmentarias establecen conexiones que después pasan directamente a la sustancia gris anterior de la médula espinal y establecen contacto monosináptico con las MNI que tienen unidades motoras en el músculo con el receptor del huso. Esto produce una contracción muscular opuesta. Otra ramificación segmentaria de la misma neurona aferente inerva una neurona internuncial que es inhibidora para las unidades motoras de los grupos musculares antagonistas. Esta vía disináptica inhibidora es la base para la actividad recíproca de músculos agonistas y antagonistas (p. ej., cuando se estira un músculo agonista, los antagonistas se relajan). La inervación recíproca es útil, no solo para el reflejo de estiramiento, sino también para los movimientos voluntarios. La relajación del músculo antagonista favorece la velocidad y la eficiencia.[2]

Las fibras ascendentes provenientes del reflejo de estiramiento informan al cerebelo y la corteza cerebral acerca de la longitud muscular. Cuando un músculo esquelético se alarga o se acorta contra tensión, las motoneuronas gamma (γ) proporcionan un mecanismo de retroalimentación, de manera que la longitud de la fibra fusiforme se ajusta para coincidir con la longitud de la fibra del músculo extrafusal. Las fibras descendentes hacen sinapsis y activan las motoneuronas alfa (α) y γ, de manera que la sensibilidad de las fibras fusiformes se coordine con el movimiento muscular.

El control central de las motoneuronas también permite cambios en el tono muscular para anticiparse a los cambios en la fuerza del músculo. El SNC, a través de su control coordinado en las motoneuronas α en el músculo y γ en el huso, puede inhibir el reflejo de estiramiento. Esto ocurre durante los movimientos programados a nivel central que requieren un músculo para producir un arco completo de movimiento sin oposición. Sin este ajuste programado, cualquier movimiento tiene una oposición inmediata y se evita.

Vías motoras

La corteza motora primaria tiene muchas capas de neuronas de salida en forma de pirámide que:

- Transmiten a las áreas premotoras y somatosensitivas en el mismo lado de la corteza.
- Transmiten al lado opuesto de la corteza.
- Descienden a las estructuras subcorticales, como los núcleos basales y el tálamo.

Las células piramidales grandes localizadas en la quinta capa transmiten al tronco encefálico y la médula espinal. Los axones de estas MNS transmiten a través de la sustancia blanca subcortical y la cápsula interna hacia el tronco encefálico, atraviesan el puente y llegan a la superficie anterior de la médula, donde forman una *pirámide*. Alrededor del 90% de los axones corticoespinales cruzan la línea media en la unión de la médula oblongada y la médula espinal cervical para formar el tracto corticoespinal lateral en la sustancia blanca lateral de la médula espinal, la cual se extiende a lo largo de la médula espinal.[4] El 10% de las fibras sin cruzar viajan hacia abajo a la columna anterior de la médula, principalmente a niveles cervicales, en donde se cruzan e inervan a las MNI contralaterales.[4]

Los tractos motores se clasifican en vías motoras piramidal (directa) y extrapiramidal (indirecta). La vía piramidal consta de las vías motoras desde la corteza motora y terminan en las fibras corticobulbares en el tronco encefálico y las fibras corticoespinales en la médula espinal. Otras fibras provenientes de la corteza y los núcleos basales se proyectan de la formación reticular del tronco encefálico y las vías reticuloespinales a las MNI de los músculos proximales y extensores. Estas fibras no se decusan en las pirámides, de ahí el nombre de *sistema extrapiramidal*. Las alteraciones de los tractos piramidales (p. ej., ictus) se caracterizan por espasticidad y parálisis, en tanto que los que afectan los tractos extrapiramidales (p. ej., enfermedad de Parkinson) dan como resultado movimientos involuntarios, rigidez muscular e inmovilidad sin parálisis.

Valoración de la función motora

La valoración del sistema motor debe incluir posición corporal, movimientos involuntarios, características del músculo (fuerza, volumen y tono), reflejos medulares y coordinación.[5]

Posición corporal y movimientos involuntarios

Se observa la posición corporal de una persona cuando se mueve y cuando está en reposo. Se determina de manera continua la presencia de movimientos involuntarios, notando su ubicación, cualidad, velocidad y ritmo.

Características musculares

Fuerza muscular

La fuerza se mide moviendo cada extremidad contra la gravedad y resistencia. Las anomalías en cualquier parte de la vía motora pueden producir alteraciones de la fuerza o debilidad muscular. *Parálisis* se refiere a la pérdida de movimiento, y *paresia*, a la debilidad o pérdida incompleta de la fuerza. El patrón de debilidad puede ser útil en la ubicación de la lesión.

- La *monoparesia* o *monoplejía*: destrucción de la inervación de la MNS piramidal de una extremidad.
- La *hemiparesia* o *hemiplejía*: destrucción de la inervación de la MNS piramidal de ambas extremidades en un solo lado.
- La *disparesia, diplejía, paraparesia* o *paraplejía*: destrucción de la inervación de la MNS piramidal de ambos miembros superiores o inferiores.
- La *tetraparesia* o *tetraplejía*, también llamada *cuadriplejía*: destrucción de la inervación de la MNS piramidal de los cuatro miembros.

La paresia o la parálisis se pueden designar de acuerdo con el origen de la MNS o MNI. Por lo general, las lesiones de la MNS afectan a los extensores de los miembros superiores, y los flexores en los miembros inferiores. En las alteraciones de la MNI o de los nervios periféricos, la debilidad predomina en la extremidad distal, en tanto que en las alteraciones musculares, la función de la extremidad proximal puede resultar afectada antes que la función de la extremidad distal.

Masa muscular

El tamaño del músculo también ayuda a localizar la lesión o aporta pistas de los procesos patológicos. La atrofia muscular, o pérdida de la masa muscular, por lo general se debe a las lesiones de la MNI, o a enfermedades de los músculos. La hipertrofia se refiere a un aumento en el tamaño muscular con un incremento proporcional en la fuerza. La seudohipertrofia, como sucede con la distrofia muscular de Duchenne (DMD), es el aumento de tamaño sin el incremento acompañante en la fuerza.

Las *fasciculaciones* son movimientos de torsión de las fibras musculares que se observan debajo de la piel. Son provocadas por contracciones espontáneas de todas las fibras musculares en una unidad motora por irritación e hiperexcitabilidad del cuerpo celular y su motoneurona, y sugiere enfermedad de la MNI.

Tono muscular

El tono muscular es el estado normal de tensión muscular y se palpa tocando el músculo en reposo y durante su estiramiento pasivo. El examinador realiza el arco normal de movimiento de las articulaciones (flexión y extensión). Las alteraciones del tono del músculo esquelético son características de numerosas lesiones del sistema nervioso. La interrupción de la vía refleja de estiramiento en cualquier punto del nervio periférico, unión neuromuscular funcional, médula espinal o sistema corticoespinal puede causar alteraciones del tono muscular.

Las anomalías del tono muscular se describen como hipotonía (menor de lo normal), flacidez (ausente) o hipertonía, rigidez, espasticidad o tetania (todas indican tono mayor de lo normal). Típicamente, las lesiones de la MNS producen un aumento del tono, en tanto que las lesiones de la MNI causan su disminución. El incremento de la resistencia, que varía y por lo general empeora en los extremos del arco de movimiento, se llama *espasticidad*. La resistencia que empeora a lo largo del arco de movimiento en ambas direcciones se denomina *rigidez*. La disminución de la resistencia sugiere enfermedad de la MNI o las etapas agudas de la lesión de la médula espinal. Una flacidez marcada indica músculos hipotónicos.

Actividad refleja medular

La evaluación de los reflejos tendinosos profundos (RTP) (*véase* la sección *Comprensión. Reflejo de estiramiento y tono muscular*) puede proporcionar información importante acerca del estado del SNC. Los reflejos hiperactivos sugieren una alteración de la MNS. El *clono* es la contracción rítmica y la relajación alternada de una extremidad que es provocada al estirar de forma repentina un músculo y se mantiene suavemente en esa posición. Se observa en la hipertonía de espasticidad relacionada con las lesiones de la MNS, como la lesión de médula espinal. La *hiporreflexia*, o *arreflexia*, sugiere una lesión de la MNI. La distribución de la anomalía en los reflejos también es útil para determinar la ubicación de la lesión. Por ejemplo, la hiperreflexia en ambos miembros inferiores sugiere una lesión en la médula espinal, en tanto que la hiporreflexia de un lado del cuerpo sugiere una lesión en la MNS a lo largo de la vía motora.

Coordinación del movimiento

La coordinación del movimiento muscular requiere de la función integrada de cuatro áreas del sistema nervioso: sistema motor para la fuerza muscular, sistema cerebeloso para el movimiento rítmico y la postura estable, sistema vestibular para la postura y el equilibrio, y sistema sensitivo para el sentido de posición.

En la enfermedad cerebelosa, los movimientos resultan lentos, irregulares, torpes, inestables y con una variación inadecuada de velocidad, fuerza y dirección. La *disdiadococinesia* es una realización inadecuada de movimientos rápidos alternados. *Ataxia* es un término que se utiliza para describir inexactitudes de movimiento que impiden alcanzar una meta específica. *Dismetría* describe las imprecisiones en los movimientos que llevan al fracaso en la obtención de un objetivo específico. Es posible medir la dismetría haciendo que la persona toque el dedo del examinador y luego el suyo de forma alternada. Al pedir que la persona toque el dedo del examinador con el brazo extendido y el dedo, primero con los ojos abiertos y después cerrados, se evalúa el sentido de posición. La desviación sistemática hacia un lado que es peor con los ojos cerrados, sugiere enfermedad cerebelosa o vestibular.

La *corea* (movimientos de torsión anómalos), la distonía (contracciones simultáneas irregulares de los músculos agonistas y antagonistas, lo que provoca posturas anormales), el temblor (movimientos rítmicos de una parte específica del cuerpo), la bradicinesia (movimientos lentos) y el **mioclono** (movimientos de sacudidas involuntarias) indican anomalías de los núcleos basales, aunque la localización exacta puede ser difícil de determinar.

RESUMEN

La función motora, ya sea que involucre caminar, correr o hacer movimientos precisos de los dedos, requiere de desplazamientos y mantenimiento de la postura. El sistema consiste en la MNI, que está localizada en el cuerno anterior de la médula espinal y el grupo de fibras musculares que inerva; el circuito de la médula espinal y los reflejos; y la MNS que se proyecta de la corteza motora al lado opuesto de la médula, donde cruzan la línea media para conformar el tracto corticoespinal lateral en la médula espinal. Las cortezas motoras premotora y complementaria tienen el control voluntario de la función motora dirigido por la corteza. La corteza motora primaria es responsable de la ejecución de un movimiento, la premotora de generar un plan de movimiento, y la complementaria de practicar las secuencias motoras de un movimiento. Los sistemas motores están organizados por jerarquía funcional, de la base a la punta: la médula espinal, el tronco encefálico y la corteza motora, cada una con circuitos que, por medio de las conexiones de entrada y de salida, pueden contribuir a la organización y regulación de respuestas motoras complejas.

El control de la función muscular requiere la acción del circuito reflejo que vigila el estado funcional de las fibras musculares en cada momento, junto con la excitación del músculo por las MNI ubicadas en la médula espinal. Los husos musculares del reflejo de estiramiento sirven para vigilar y corregir los cambios en la longitud muscular cuando las fibras extrafusales se acortan o alargan.

La valoración de la fuerza, masa y tono muscular, así como de los reflejos motores, los patrones de movimiento y la postura, permite determinar la ubicación de las afecciones de la función motora. Las paresias (debilidad) y las parálisis (pérdida de movimiento muscular) reflejan una pérdida de fuerza muscular. Las lesiones de la MNS tienden a producir parálisis espástica, y las de la MNI, parálisis flácida. Los cambios en el tamaño muscular se caracterizan por la pérdida (atrofia) o aumento (hipertrofia) de la masa muscular. El tono muscular se mantiene a través del trabajo conjunto del reflejo de estiramiento de la médula espinal, y los centros superiores vigilan y amortiguan la inervación de

COMPRENSIÓN

El reflejo de estiramiento se puede dividir en tres pasos: **1)** activación de los receptores de estiramiento, **2)** integración del reflejo en la médula espinal y **3)** regulación de la sensibilidad refleja por centros superiores en el cerebro. La prueba del reflejo rotuliano es una forma de valorarlo.

1

Receptores reflejos de estiramiento. Los músculos esqueléticos están compuestos por fibras extrafusales, que controlan el movimiento, y fibras intrafusales, que controlan el tono muscular. Las fibras intrafusales están encapsuladas en vainas y forman un huso muscular que corre paralelo a las fibras extrafusales. Cada fibra extrafusal está inervada por una fibra nerviosa sensitiva Ia que rodea la porción central no contráctil de la fibra para formar la llamada *terminación anuloespiral*. Dado que los husos están orientados en paralelo a las fibras musculares extrafusales, el estiramiento de las fibras extrafusales también ocurre en las fibras del huso y estimula las terminaciones receptivas de una neurona aferente Ia.

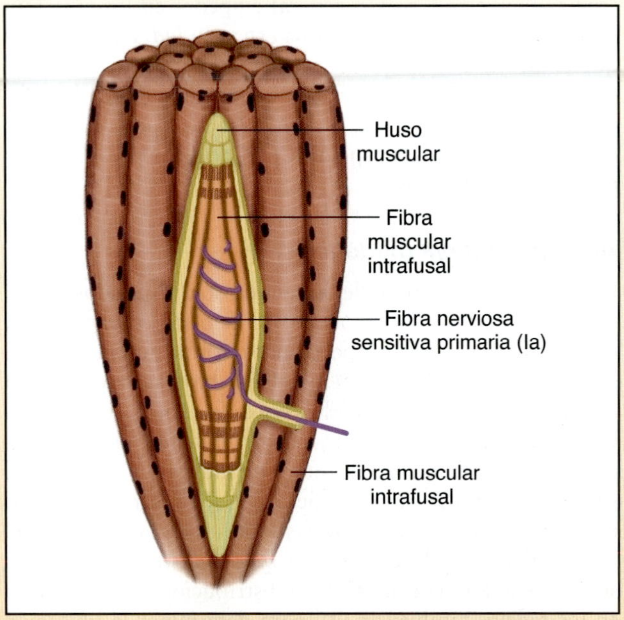

2

Centros reflejos medulares. Los impulsos aferentes de la fibra sensitiva Ia del huso muscular viajan a la médula espinal, donde hacen sinapsis con motoneuronas α del músculo estirado para formar un *arco reflejo monosináptico*: solo una sinapsis separa el impulso sensitivo primario del de la motoneurona. La contracción muscular refleja que sigue resiste un mayor estiramiento del músculo. De forma simultánea, se transmiten impulsos que dan información de la longitud del músculo a los centros superiores en el cerebro. La actividad coordinada de todos los reflejos monosinápticos que inervan las fibras extrafusales en el músculo esquelético da el tono muscular necesario para el movimiento organizado.

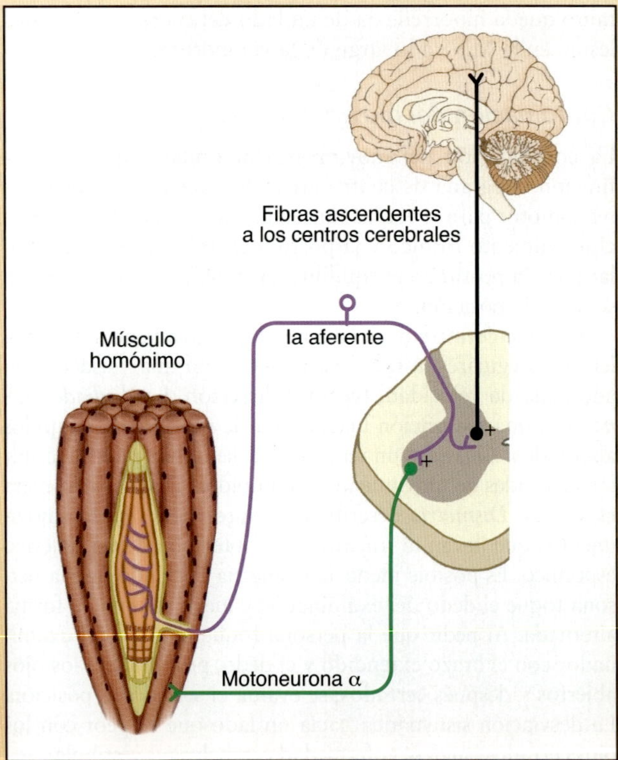

Reflejo de estiramiento y tono muscular

3

Conexiones de centros cerebrales. La sensibilidad del reflejo medular se ajusta en los centros superiores del cerebro. Las fibras extrafusales reciben motoneuronas α grandes que provocan la contracción muscular. Las intrafusales reciben con motoneuronas γ más pequeñas, que controlan la sensibilidad del reflejo de estiramiento. Las vías motoras hacen sinapsis con las motoneuronas α y γ, mientras que los impulsos se envían de forma simultánea a las fibras extrafusales grandes e intrafusales para mantener la tensión del huso muscular (y su sensibilidad) durante la contracción muscular.

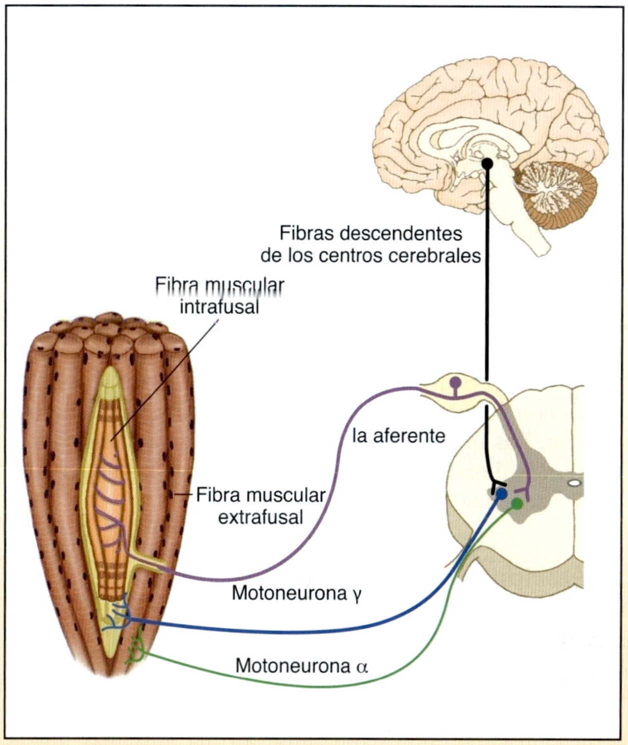

4

Reflejo rotuliano. El reflejo rotuliano sirve para probar el arco reflejo de estiramiento en el cuádriceps. El estiramiento de las fibras extrafusales que tiene lugar al golpear con un martillo para reflejos provoca el alargamiento de las fibras intrafusales y la activación de la neurona aferente de tipo Ia. Los impulsos de la fibra Ia entran en el cuerno posterior de la médula espinal y hacen contacto monosináptico con la motoneurona α del cuerno anterior que inerva las fibras extrafusales en el músculo cuádriceps. La contracción refleja resultante del cuádriceps causa el tirón de la rodilla. Estos reflejos musculares se llaman *reflejos tendinosos profundos* (RTP) o *miotáticos*. Se pueden probar en las muñecas, codos, rodillas y tobillos como medio para valorar los componentes del reflejo de estiramiento en diferentes segmentos medulares.

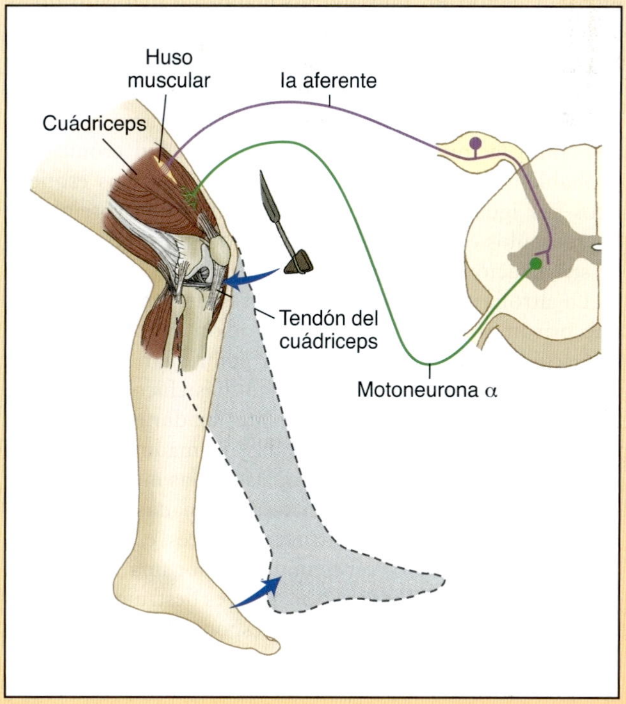

MNS de las MNI. La hipotonía se refiere a un tono muscular menor de lo normal y la hipertonía o espasticidad es una condición de tono excesivo. Los movimientos y posturas anómalos e incoordinados sugieren un proceso patológico cerebeloso o de los núcleos basales.

Alteraciones de la unidad motora

La mayoría de las enfermedades de la unidad motora provocan debilidad y atrofia de los músculos esqueléticos, y varían en función de qué componentes de la unidad motora se afectan primordialmente (el cuerpo celular de la motoneurona, su axón, la unión neuromuscular o las fibras musculares).[6,7] Las alteraciones que afectan el cuerpo celular nervioso se conocen con frecuencia como *alteraciones de la motoneurona inferior*. Las que dañan el axón se denominan *neuropatías periféricas*. Por último, las que perjudican a las fibras musculares se llaman *miopatías*.

Alteraciones del músculo esquelético

Atrofia muscular

El mantenimiento de la fuerza muscular requiere movimientos relativamente frecuentes contra resistencia. La reducción en su aplicación causa atrofia muscular que se caracteriza por una disminución del diámetro de las fibras musculares debido a la pérdida de los filamentos proteínicos.[7] Cuando un músculo normalmente inervado no se utiliza durante períodos prolongados, las células musculares reducen su diámetro y, aunque no mueren, pierden gran parte de sus proteínas contráctiles y se debilitan. Esto se llama *atrofia por falta de uso*; se presenta en condiciones como la inmovilización o la enfermedad crónica. Es probable que no toda la atrofia de los músculos esqueléticos sea igual, dado que el intercambio de proteínas de los músculos esqueléticos está regulado por diferentes vías de señalización.[8]

La atrofia muscular grave se presenta en alteraciones que privan al músculo de su inervación (*atrofia por desinervación*). Durante el desarrollo embrionario temprano, los nervios esqueléticos que quedan más chicos inervan de forma parcial a las células musculares maduras. Las células musculares que no están inervadas no maduran y, con el tiempo, mueren. En este proceso, las células musculares que se contraen de forma aleatoria son dominadas por las neuronas que las inervan y, a partir de entonces, estas células se contraen solo cuando son estimuladas por una neurona en particular. Si la MNI muere o su axón es destruido, la célula comienza a tener contracciones espontáneas temporales, llamadas *fibrilaciones*. En contraste con las fasciculaciones previamente descritas, las fibrilaciones no son visibles y se pueden detectar solo por electromiografía (EMG). El músculo también comienza a perder sus proteínas contráctiles y, después de varios meses, si no es reinervado, se reemplaza por tejido conjuntivo fibroso, lo que dificulta la rehabilitación. La atrofia de desinervación a menudo puede retrasarse mediante la estimulación eléctrica periódica del músculo mientras se determina si se regenera la fibra nerviosa dañada.

Distrofia muscular

Se llama *distrofia muscular* a la alteración genética que produce un deterioro progresivo de los músculos esqueléticos por hipertrofia, atrofia y necrosis de células musculares; estas incluyen de forma predominante enfermedades del tejido muscular y probablemente no afectan el sistema nervioso. A medida que el músculo se necrosa, la grasa y el tejido conjuntivo sustituyen a las fibras nerviosas (*seudohipertrofia*), lo que aumenta el tamaño del músculo y provoca debilidad (fig. 15-6). La debilidad muscular tiene un inicio gradual, pero progresa de forma continua, variando con el tipo de alteración.

La forma más frecuente de esta enfermedad es la distrofia muscular de Duchenne (DMD), que se presenta en uno de cada 3 500 nacidos vivos.[9] La DMD es un defecto recesivo de un solo gen en el cromosoma X y se transmite de la madre a la descendencia masculina. Se puede presentar una variante espontánea en las niñas. La *distrofia muscular de Becker* también está ligada a X, pero se manifiesta más adelante en la infancia o la adolescencia y tiene una evolución más lenta.

Etiología y patogenia

La DMD es provocada por mutaciones en un gen ubicado en el brazo corto del cromosoma X que codifica una proteína llamada *distrofina*. La distrofina es una proteína citoplasmática grande localizada en la superficie interna del sarcolema o membrana de la fibra muscular. Las moléculas de distrofina están concentradas sobre las bandas Z del músculo, donde forman un lazo fuerte entre los filamentos de actina del aparato contráctil intracelular y la matriz de tejido conjuntivo extracelular.[6,7] Es probable que las anomalías en el complejo proteínico relacionado con la distrofina comprometan la integridad del sarcolema, en particular con las contracciones sostenidas. Esta alteración de la integridad puede ser responsable del aumento de la fragilidad del músculo distrófico, la entrada excesiva de iones de calcio y la liberación de enzimas musculares solubles, como la creatina cinasa, en el suero. El proceso degenerativo en la DMD consiste en una necrosis de las fibras musculares, acompañada de un proceso continuo de reparación, regeneración y fibrosis progresiva. El proceso degenerativo sobrepasa con el tiempo la capacidad regenerativa del músculo, causando una sustitución gradual de las fibras musculares por tejido conjuntivo fibrograso. La etapa final se caracteriza por la pérdida casi completa de las fibras de músculo esquelético, con una conservación relativa de las fibras intrafusales de los husos musculares.[7]

Manifestaciones clínicas

Los signos de debilidad muscular, que se manifiestan con caídas frecuentes, por lo general se hacen evidentes al inicio, cuando el niño tiene 2-3 años de edad. Los músculos posturales de las caderas y los hombros casi siempre son los primeros en resultar afectados, seguido de seudohipertrofia de los músculos de la pantorrilla. El desequilibrio

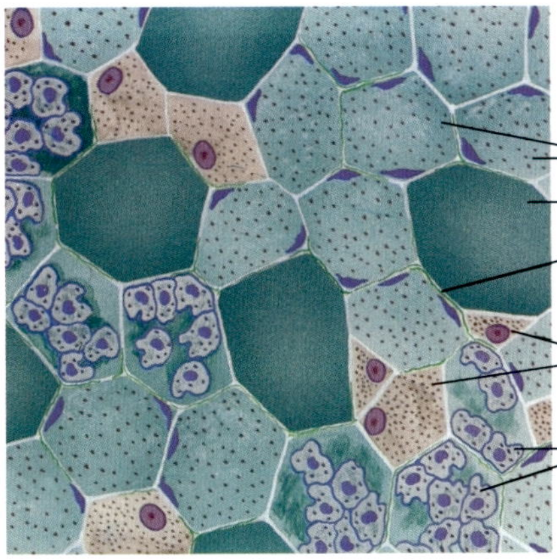

FIGURA 15-6. Distrofia muscular de Duchenne. Cambios patológicos en el músculo esquelético: algunas fibras son ligeramente más largas y oscuras de lo normal. Estas representan segmentos sobrecontraídos del sarcoplasma situado entre los segmentos degenerados. Otras fibras están empaquetadas con macrófagos que eliminan el sarcoplasma degenerado. Algunas son más pequeñas de lo normal y tienen sarcoplasma granular. Estas fibras tienen núcleos agrandados, vesiculares con nucléolos prominentes y representan fibras en regeneración. La fibrosis endomisial en desarrollo se representa por los depósitos de colágeno alrededor de las fibras musculares individuales. Los cambios son los propios de una miopatía no inflamatoria activa crónica. Tomado de: Strayer D. S., Rubin E., Saffitz J. E., et al. (Eds.) (2015). *Rubin's pathology: Clinicopathologic foundations of medicine* (7th ed., Chapter 31). Philadelphia, PA: Lippincott Williams & Wilkins.

entre los músculos agonistas y antagonistas provoca posturas anómalas y el desarrollo de contracturas e inmovilidad articular. La escoliosis es frecuente. La función de los músculos distales, en general, se conserva lo suficiente de manera que el niño puede seguir usando cubiertos para comer y el teclado de una computadora. La función de los músculos extraoculares también se conserva, así como la del músculo liso que controla la actividad vesical e intestinal. La incontinencia es un acontecimiento poco frecuente y tardío. La afectación de músculos respiratorios provoca que haya tos débil e ineficaz, infecciones respiratorias frecuentes y disminución de la reserva respiratoria. También afecta al músculo cardíaco y la miocardiopatía es una característica habitual de la enfermedad. La gravedad de la afección cardíaca no necesariamente se correlaciona con la debilidad del músculo esquelético, y se extiende desde miocardiopatía mortal a una función cardíaca adecuada hasta las etapas terminales de la enfermedad. Por lo general, la muerte por daño de los músculos respiratorios y cardíacos sucede en la edad adulta temprana.

Diagnóstico

Datos importantes para el diagnóstico de esta enfermedad incluyen la observación de los movimientos involuntarios del niño y los antecedentes familiares completos. Las concentraciones séricas de la enzima creatina-cinasa, que se filtra del músculo dañado, pueden ser un dato útil para el diagnóstico. El diagnóstico se establece por medio de la biopsia muscular que se caracteriza por una mezcla de degeneración y regeneración de células musculares y revela sustitución por grasa y tejido cicatricial. Para valorar la función cardíaca se recurre a la electrocardiografía y a la radiografía torácica. Es posible establecer un diagnóstico genético molecular específico al demostrar la distrofina defectuosa por medio de la tinción inmunohistoquímica de cortes de biopsia muscular o por reacción en cadena de la polimerasa (PCR, *polymerase chain reaction*) del ácido desoxirribonucleico (ADN) genómico derivado de leucocitos. El análisis de ADN se utiliza en muestras de sangre para establecer el estado de portador en familiares del sexo femenino en riesgo, como hermanas y primas.

Tratamiento

No existe una cura conocida para la DMD. El tratamiento de la enfermedad se dirige a mantener la ambulación y evitar deformidades via el estiramiento pasivo, la corrección de la postura y las férulas. Se deben tomar precauciones para evitar las infecciones respiratorias.

Alteraciones de la unión neuromuscular

La unión neuromuscular funciona como una sinapsis entre una motoneurona y una fibra de músculo esquelético. Consta de las terminales axónicas de una motoneurona y una región especializada de membrana muscular llamada *placa motora*. La transmisión de impulsos en la unión neuromuscular es mediada por la liberación de *acetilcolina* de las terminales axónicas, que se une con los receptores nicotínicos de ACh en la región de la placa motora para provocar la contracción del músculo (fig. 15-7). Este neurotransmisor se encuentra activo en la unión neuromuscular solo durante el breve lapso que tarda en generar un potencial de acción en la célula muscular inervada. En el espacio sináptico hay grandes cantidades de la enzima *acetilcolinesterasa*, la cual destruye a la acetilcolina pocos milisegundos después de que se libera. La rápida activación de la acetilcolina permite contracciones musculares repetidas y gradaciones de la fuerza contráctil.

Alteraciones inducidas por fármacos y toxinas

Varios medicamentos pueden alterar la unión neuromuscular al cambiar la liberación, inactivación o unión con el receptor de la acetilcolina. Un fármaco que actúa en la membrana posterior a la unión de la placa motora, para evitar el efecto despolarizante del neurotransmisor, es el curare. Los fármacos de tipo curare bloquean la transmisión neuromuscular y relajan la musculatura involucrada durante procedimientos quirúrgicos. La fisostigmina y la neostigmina inhiben la acción de la acetilcolinesterasa y permiten que la acetilcolina se acumule y prolongue su acción.[10] Estos medicamentos se emplean en el tratamiento de la miastenia grave.

Las neurotoxinas que causan el botulismo (*Clostridium botulinum*) producen parálisis al bloquear la liberación de acetilcolina.[7] Los *clostridios* son bacilos anaerobios, grampositivos y formadores de esporas que se encuentran en todo el mundo: en suelo, sedimentos de agua salada y dulce y en los intestinos de muchos animales.[7] Las esporas están latentes, son resistentes al calor y germinan en medios con poca acidez y baja cantidad de nitratos. La ingesta de esporas provoca la síntesis de toxinas y su absorción desde el tubo digestivo. El botulismo por heridas ocurre por la colonización con *C. botulinum*.[7] El botulismo en lactantes se debe

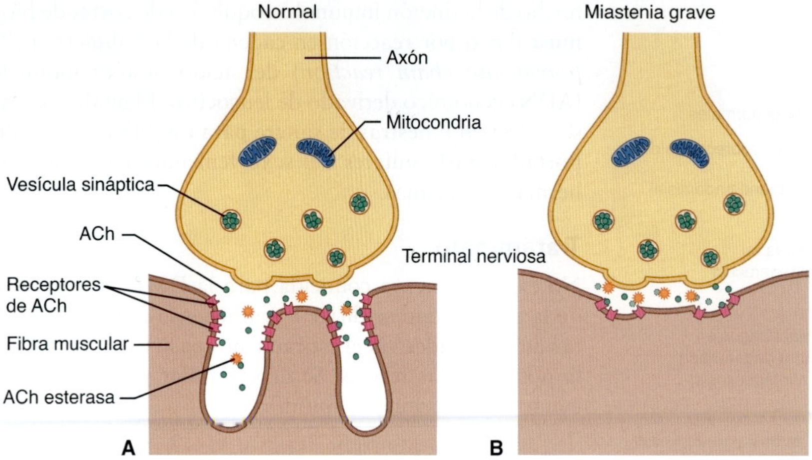

FIGURA 15-7. Unión neuromuscular. **A.** La acetilcolina (ACh) liberada de las motoneuronas en la unión mioneural cruza el espacio sináptico para alcanzar los receptores que están concentrados en los pliegues de la placa motora de la fibra muscular. Una vez liberada, la ACh es degradada rápidamente por la enzima acetilcolinesterasa (ACh esterasa). **B.** Disminución de los receptores de ACh en la miastenia grave.

a la ingesta de esporas de *C. botulinum*.[11] El tubo digestivo inmaduro de un lactante permite que las esporas germinen y elaboren las toxinas botulínicas. En general, los lactantes desarrollan botulismo por ingerir las esporas de *C. botulinum* que se hallan en el suelo o derivados de la miel.[11]

Las características clínicas de la afección incluyen estreñimiento, anomalías de los nervios craneales, hipotonía, hiperreflexia y dificultad respiratoria. Otros síntomas frecuentes incluyen dificultad para hablar, disfagia, parálisis y retención urinaria. El estreñimiento puede presentarse en los lactantes y precede a la debilidad por varias semanas. En promedio, los síntomas aparecen dentro de las 18-36 h de la ingesta. Sin embargo, los síntomas pueden aparecer prácticamente 6 h y hasta 10 días después de ingerir la bacteria.

Existen preparaciones farmacológicas de la toxina botulínica para el tratamiento de las alteraciones del movimiento del párpado y del ojo, así como para el tratamiento de la tortícolis espasmódica, la **disfonía** espasmódica y otras distonías.[7] El fármaco se inyecta en el músculo afectado mediante la actividad eléctrica registrada en la punta de una aguja de EMG. El tratamiento no es permanente y, por lo general, necesita repetirse.

Los aminoglucósidos evitan la liberación de acetilcolina de las terminaciones nerviosas y pueden producir una alteración clínica similar al botulismo. Una vez que el fármaco se elimina, por lo general, los síntomas desaparecen. El medicamento es muy peligroso para las personas con alteraciones previas de la transmisión neuromuscular (p. ej., miastenia grave).

Los organofosfatos se unen a la acetilcolinesterasa y evitan la degradación de la acetilcolina. Producen una acción excesiva y prolongada con un bloqueo de la despolarización de receptores colinérgicos, incluidos los de la unión neuromuscular.[12] Los organofosfatos se absorben de forma adecuada desde piel, pulmones, intestino y conjuntiva del ojo, lo que los hace particularmente eficaces como insecticidas, pero peligrosos para los seres humanos. Ciertos organofosfatos se metabolizan con rapidez a productos inactivos en seres humanos y se consideran seguros. Otros organofosfatos se desarrollaron como *gases nerviosos* con uso militar. Si se absorben en altas concentraciones, tienen efectos mortales por el bloqueo de la despolarización y pérdida de la función de los músculos respiratorios.

Miastenia grave

La *miastenia grave* es una alteración de la transmisión en la unión neuromuscular por un ataque mediado por anticuerpos en la AChR nicotínica o en la tirosina cinasa específica del músculo (MuSK, *muscle-specific tyrosine kinase*).[9] Esta enfermedad autoinmunitaria se presenta a cualquier edad, pero la mayor incidencia ocurre en la etapa adulta temprana y es tres veces más frecuente en mujeres que en hombres. Se presenta un segundo pico, más pequeño, más adelante en la vida que afecta más a hombres que a mujeres. El síndrome miasténico de Lambert-Eaton es una enfermedad autoinmunitaria de las sinapsis colinérgicas periféricas que se observa con el carcinoma pulmonar microcítico.[9] La miastenia grave neonatal, causada por una transferencia placentaria del anticuerpo del receptor de acetilcolina, se presenta en el 10% de los hijos de madres afectadas. Por lo general, la resolución espontánea de los síntomas se presenta a los pocos meses del nacimiento.[9]

Etiología y patogenia

Aunque no se conoce el mecanismo que desencadena esta respuesta, se piensa que es provocada por los linfocitos T cooperadores sensibilizados y un ataque dirigido por anticuerpos, en el receptor de la acetilcolina, en la unión neuromuscular (*véase* la fig. 15-7B). El ataque de anticuerpos causa diseminación de la pérdida de las porciones terminales ricas en receptores de acetilcolina en los pliegues de la placa motora de la fibra muscular, una disminución en la cantidad de receptores y una separación del espacio sináptico que altera la transmisión de señales. Los anticuerpos no bloquean de forma directa la unión de la acetilcolina para evitar la transmisión neuromuscular. Cerca del 70% de las personas con miastenia grave también tienen anomalías del timo, como timoma o hiperplasia del timo.[9]

Manifestaciones clínicas

En personas con miastenia grave, un área de membrana postsináptica reducida y menos receptores de acetilcolina, cada liberación de acetilcolina desde la membrana presináptica causa un potencial de la placa motora de menor amplitud. Esto provoca debilidad muscular y fatiga con el esfuerzo sostenido. Los más afectados son los músculos oculares y periorbitarios, con ptosis por debilidad del párpado o diplopia por debilidad de los músculos extraoculares como síntoma inicial. La masticación y la deglución son difíciles. Por lo general, la debilidad y el movimiento de las extremidades son más pronunciados en las partes proximales que en las distales de la extremidad, de manera que subir escaleras y levantar objetos es difícil. Conforme progresa la enfermedad, los músculos de la parte inferior de la cara resultan afectados, lo que causa una alteración del lenguaje. En muchas personas, los síntomas son menos evidentes por las mañanas, pero empeoran con el esfuerzo y conforme avanza el día.

En las personas con miastenia grave ocurre una exacerbación repentina de los síntomas y debilidad conocida como *crisis miasténica*. Estas crisis se presentan cuando la debilidad muscular altera la ventilación, al grado de requerir soporte ventilatorio y protección de las vías respiratorias. Las crisis miasténicas, por lo general, se asocian con un período de estrés. Las crisis colinérgicas son resultado de una dosis inadecuada o excesiva de anticolinesterásicos para el tratamiento de la miastenia grave.

Diagnóstico y tratamiento

El diagnóstico de la miastenia grave se basa en la historia clínica, la exploración física, la prueba de la anticolinesterasa, los estudios de estimulación nerviosa y una prueba para anticuerpos receptores de acetilcolina. La prueba de anticolinesterasa consiste en inyectar bromuro de neostigmina o edrofonio para inhibir la acetilcolinesterasa. Si la debilidad se debe a la miastenia grave, hay una mejoría transitoria importante en la función muscular. La EMG con fibra única detecta retrasos o ausencias de la transmisión neuromuscular en las fibras musculares inervadas por una sola fibra nerviosa. Se puede utilizar una prueba de inmunoanálisis para detectar anticuerpos antirreceptores de acetilcolina circulantes en la sangre. La investigación ha encontrado que el virus de Epstein-Barr, un virus del herpes humano linfotrópico, está presente en el timo de numerosas personas con miastenia grave.[13] Casi todos los niños diagnosticados con miastenia grave tienen anticuerpos para los receptores de acetilcolina y su grado de enfermedad está asociado con su genética y el entorno.[14]

Los métodos terapéuticos incluyen consumo de fármacos; tratamiento inmunosupresor; control de las crisis miasténicas; timectomía y plasmaféresis o inmunoglobulina intravenosa. Se deben evitar los medicamentos que puedan exacerbar la miastenia grave, como los aminoglucósidos. El tratamiento farmacológico con anticolinesterásicos reversibles inhibe la degradación de acetilcolina en la unión neuromuscular. La piridostigmina y la neostigmina son los medicamentos de elección. Los corticoesteroides suprimen la respuesta inmunitaria y se emplean en casos de respuesta inadecuada a los anticolinesterásicos y a la timectomía. También se emplean los inmunosupresores, a menudo en combinación con plasmaféresis.

La plasmaféresis elimina anticuerpos de la circulación y proporciona una mejoría clínica a corto plazo. Se utiliza sobre todo para estabilizar la condición de personas con crisis miasténica o para el tratamiento a corto plazo en pacientes sometidos a timectomía. La inmunoglobulina intravenosa también produce una mejora temporal, que puede durar semanas o meses. Las indicaciones para su consumo son similares a las de la plasmaféresis. Se desconoce el mecanismo de acción de la inmunoglobulina intravenosa. La timectomía, o eliminación quirúrgica del timo, se emplea como tratamiento para la miastenia grave. Dado que se ignora el mecanismo por el cual esta operación ejerce su efecto, el tratamiento es controvertido. La eliminación del timo se recomienda para personas jóvenes con miastenia grave quienes, por lo general, tienen una progresión menor de la miastenia.

Alteraciones de la motoneurona inferior

Las enfermedades de la MNI son alteraciones neurológicas progresivas que afectan de forma selectiva las células del cuerno anterior de la médula espinal y las motoneuronas de los nervios craneales (NC).[7] Un ejemplo de una afección que solo involucra a una MNI es el conjunto distintivo de alteraciones degenerativas que comienzan en la infancia o la adolescencia llamadas *atrofia muscular espinal* (AME). La debilidad y la atrofia muscular son hallazgos prominentes en todas las variantes de la afección. Es probable que sea heredada de forma autosómica recesiva, y es provocada por una deleción en el gen de supervivencia de la motoneurona 1 (*SMN1, survival motor neuron-1*). Esta alteración se clasifica como de tipo I (enfermedad de Werdnig-Hoffman), de tipo II (intermedia) y de tipo III (enfermedad de Kugelberg-Welander).[7] Algunas variantes de AME son resultado de la degeneración de las células del cuerno anterior, pero no son causadas por la deleción del gen *SMN1*. La variante más grave puede ser sintomática en el nacimiento o en los primeros meses de vida. Además de la hipotonía en el lactante, las personas con frecuencia mueren por insuficiencia respiratoria.[7]

Alteraciones de los nervios periféricos

La neuropatía periférica es cualquier alteración primaria de los nervios periféricos. El resultado, por lo general, es debilidad muscular, con o sin atrofia y cambios sensitivos.

En comparación con los nervios en el SNC, los nervios periféricos son fuertes y resistentes. Contienen una serie de vainas de tejido conjuntivo que envuelven sus fibras nerviosas. Una capa externa llamada (*epineuro*) rodea a los nervios de tamaño mediano. Dentro, una vaina denominada *perineuro* envuelve a cada fascículo de las fibras nerviosas. Al interior de cada fascículo, hay una vaina de tejido conjuntivo (*endoneuro*) que rodea a cada fibra nerviosa. Dentro de la vaina endoneural están las células de Schwann, que producen la vaina de mielina que rodea a los nervios periféricos. Cada célula de Schwann solo puede dar mielina a un segmento de un axón. Por lo tanto, la mielinización de un axón completo requiere la participación de muchas células.

Lesión y reparación de los nervios periféricos

Los dos tipos principales de lesiones de nervios periféricos son desmielinización segmentaria, que afecta a la célula de Schwann, y degeneración axónica, que afecta al cuerpo celular neuronal o su axón. Las afecciones de nervios periféricos pueden comprometer un nervio raquídeo

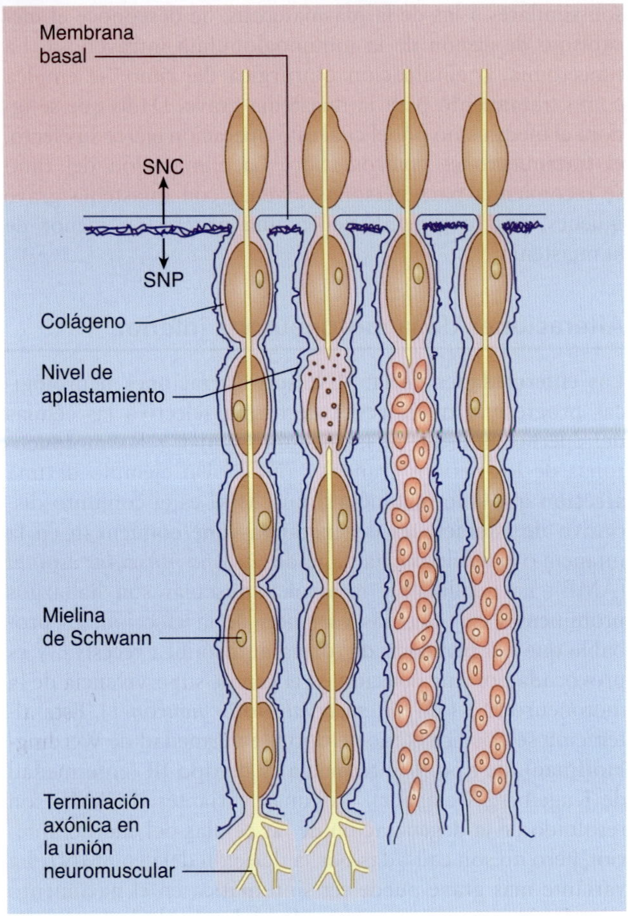

FIGURA 15-8. Etapas secuenciales en la degeneración y regeneración de un axón eferente dentro de su tubo endoneural después de una lesión nerviosa periférica por aplastamiento. *SNC, sistema nervioso central; SNP, sistema nervioso periférico.*

o raíz nerviosa, un plexo nervioso, un tronco nervioso periférico (mononeuropatías) o múltiples nervios periféricos (polineuropatías).

Desmielinización segmentaria

La desmielinización segmentaria se presenta cuando hay una alteración de la célula de Schwann o daño a la vaina de mielina, sin una anomalía primaria del axón.[7] El axón denudado provee un estímulo para la remielinización, y la población de células en el endoneuro puede sustituir a las células de Schwann lesionadas. Estas células proliferan y rodean al axón y remielinizan la porción denudada. La nueva vaina de mielina es delgada en proporción con el axón y, con el tiempo, muchas neuropatías desmielinizantes crónicas dan lugar a la lesión axónica.[7]

Degeneración axónica

La degeneración axónica es provocada por una lesión primaria del cuerpo celular neuronal o su axón. El daño al axón se debe a un accidente en algún punto en toda la distribución del nervio o a una anomalía más generalizada que afecta al cuerpo celular neuronal.

El daño al axón de un nervio periférico da como resultado cambios degenerativos, seguidos de la degradación de la vaina de mielina y las células de Schwann. En la degeneración axónica distal, el axón proximal y el cuerpo celular neuronal, que sintetiza el material necesario para nutrir y mantener el axón, permanecen intactos. En las neuropatías y las lesiones por aplastamiento, en las cuales el tubo endoneural permanece intacto, la fibra crecerá dentro de este tubo con dirección a su objetivo original (fig. 15-8). Es posible que tarde semanas a meses para que la fibra en crecimiento alcance su órgano. Se requiere más tiempo para que las células de Schwann formen nuevos segmentos de mielina y para que el axón recupere su diámetro original y velocidad de conducción.

La regeneración de una fibra nerviosa en el sistema nervioso periférico depende de muchos factores. Si una fibra nerviosa es destruida cerca del cuerpo celular, es probable que esta célula muera; en caso de hacerlo, no será sustituida. Si se presenta una lesión por aplastamiento, hay una recuperación parcial de la función o, con frecuencia, completa. Si se produce un traumatismo por seccionamiento, se forma tejido cicatricial conjuntivo con rapidez alrededor de la herida. Solo los ramos axónicos de regeneración más rápida pueden comunicarse con los tubos endoneurales distales intactos. Las neuropatías que afectan al cuerpo celular neuronal son menos frecuentes y existe poco potencial de recuperación de la función debido a que la muerte de las células neuronales evita la regeneración axónica.

Mononeuropatías

Las mononeuropatías a menudo se producen por condiciones localizadas, como traumatismos, compresión o infección, que afectan a un solo nervio raquídeo, plexo o tronco nervioso periférico. Los huesos fracturados pueden lacerar o comprimir nervios. Los torniquetes apretados pueden lesionar de forma directa los nervios o producir una lesión isquémica. Las infecciones pueden afectar a una sola distribución de un nervio aferente segmentario. Por lo general, la recuperación de la función nerviosa es completa después de las lesiones por compresión, y es incompleta o ausente después de la transección nerviosa.

Síndrome del túnel carpiano

El síndrome del túnel carpiano es una mononeuropatía por compresión frecuente.[7] Es causado por la compresión del nervio mediano en su trayecto con los tendones flexores a través de un canal formado por los huesos del carpo y el ligamento carpiano transverso. Es provocado por varias alteraciones que producen una reducción en la capacidad del túnel carpiano o un aumento en el volumen del contenido del túnel. La mayoría de los casos se deben a la ejercitación repetida de la muñeca.

Manifestaciones clínicas. El síndrome del túnel carpiano se caracteriza por dolor, parestesia y entumecimiento del pulgar y los dedos índice, medio y mitad del anular, dolor en la muñeca y la mano que empeora de noche, atrofia del músculo abductor del pulgar y debilidad en la sujeción precisa. Todas estas anomalías pueden contribuir a la torpeza de la actividad motora fina.

Diagnóstico y tratamiento. El diagnóstico, por lo general, se basa en las alteraciones sensitivas confinadas a la distribución del nervio mediano y un signo positivo de Tinel o Phalen.[15] El *signo de Tinel* es el desarrollo de una sensación de entumecimiento que se irradia a la palma de la mano y que es provocada por una percusión ligera sobre el nervio mediano en la muñeca. La *maniobra de Phalen* se realiza al pedir que la persona sostenga la muñeca en flexión completa durante aproximadamente 1 min. Si se presenta adormecimiento o parestesia a lo largo del nervio mediano o si es exagerada, se considera que esta prueba es positiva. La EMG y los estudios de conducción nerviosa a menudo pueden confirmar el diagnóstico y excluir otras causas de la afección.

El tratamiento incluye evitar los movimientos que causan compresión nerviosa, colocación de férula durante la noche y antiinflamatorios. Se deben tomar medidas para disminuir los movimientos repetitivos causantes. Cuando el empleo de una férula es ineficaz, pueden inyectarse corticoesteroides en el túnel carpiano para reducir la hinchazón y el edema. La intervención quirúrgica consiste en la sección de los ligamentos carpianos palmares como medio para aliviar la presión en el nervio mediano.

Polineuropatías

Las polineuropatías incluyen la desmielinización o degeneración axónica de múltiples nervios periféricos que causan déficits simétricos sensitivos, motores o mixtos. Los axones más largos son los que se afectan primero y los síntomas comienzan en la parte distal de las extremidades. Si se afecta el sistema nervioso autónomo, puede haber hipotensión postural, estreñimiento e impotencia. Las polineuropatías son el resultado de mecanismos inmunitarios (p. ej., síndrome de Guillain-Barré), productos tóxicos (p. ej., arsénico, plomo o alcohol) y enfermedades metabólicas (como diabetes mellitus, uremia). Diferentes causas afectan a los axones de varios diámetros y a las neuronas sensitivas, en distintos grados.

Síndrome de Guillain-Barré

Este síndrome es una polineuropatía inmunitaria aguda.[16] Hay varios índices del trastorno que incluyen degeneración axónica motora pura y de nervios motores y sensitivos.[7] La alteración se debe a la infiltración de células mononucleares alrededor de los capilares de las neuronas periféricas, edema del compartimento endoneural y desmielinización de las raíces espinales anteriores. La causa del síndrome de Guillain-Barré quizá tenga un componente inmunitario. La mayoría de las personas refieren haber tenido una enfermedad aguda semejante a la gripe antes del inicio de los síntomas. Además, casi un tercio de las personas con síndrome de Guillain-Barré tienen anticuerpos contra los gangliósidos nerviosos.

Manifestaciones clínicas. La alteración se caracteriza por debilidad progresiva y ascendente de los músculos de las extremidades, lo que produce parálisis flácida simétrica. Los síntomas de parestesia y adormecimiento a menudo acompañan a la pérdida de la función motora. Si la parálisis involucra músculos respiratorios, se requiere un respirador o ventilador. Es frecuente la afectación del sistema nervioso autónomo, que causa hipotensión postural, arritmias, congestión facial, anomalías de la transpiración y retención urinaria. El dolor es otra característica frecuente. Este síndrome se caracteriza por un desarrollo rápido de insuficiencia ventilatoria o puede presentarse como un proceso lento e insidioso. Si se afectan los NC, pueden causar debilidad facial, oculomotora o bulbar. La gravedad y la duración del síndrome de Guillain-Barré pueden ir desde una debilidad leve hasta una recuperación espontánea, desarrollando una dependencia tetrapléjica y ventilatoria sin signos de recuperación durante varios meses o más.[17]

Tratamiento. El tratamiento incluye soporte de las funciones vitales y prevención de complicaciones como lesiones cutáneas o tromboflebitis. El tratamiento es más eficaz si se inicia al principio de la enfermedad.[17] La piedra angular del tratamiento es la plasmaféresis y la inmunoglobulina intravenosa en dosis altas.

Lumbalgia

La lumbalgia afecta a casi el 70% de las personas por lo menos una vez en sus vidas.[15] Afecta a mujeres y hombres por igual, con inicio entre los 30 y 50 años de edad.[15] Los factores de riesgo incluyen levantar objetos pesados, tabaquismo, obesidad y síntomas depresivos.[18] Aunque la lumbalgia aguda se resuelve en 3-6 semanas en casi todos los afectados, las recurrencias son habituales.[15]

La lumbalgia es resultado de varios problemas interrelacionados que afectan las estructuras espinales y las raíces nerviosas raquídeas. Las personas con lumbalgia experimentan con frecuencia lesiones musculoligamentarias y cambios degenerativos relacionados con la edad en los discos y las articulaciones facetarias. Otras causas incluyen hernia de disco, o herniación del núcleo pulposo, y estenosis espinal, que se caracteriza por estrechamiento del conducto central, en general por cambios degenerativos hipertróficos.[15]

El diagnóstico incluye la historia clínica y la exploración física y neurológica. Por lo general, la RM o la radiografía no se recomiendan al inicio de la lumbalgia. El reto diagnóstico es identificar a las personas que requieren una evaluación adicional para problemas más graves.

El tratamiento de la lumbalgia consta de analgésicos, relajantes musculares y capacitación en cuanto a los mecanismos correctos para levantar objetos y métodos para proteger la espalda.[15] En general, el alivio del dolor se logra mediante antiinflamatorios no esteroideos, otros analgésicos y relajantes musculares. Entre las comorbilidades se incluyen trastornos del sueño; es importante que estas también sean tratadas.[19]

Hernia de disco intervertebral

Los discos intervertebrales se consideran el componente más importante de las estructuras de soporte de peso de la columna vertebral. Se componen de un centro gelatinoso (*núcleo pulposo*), que está rodeado por un fuerte anillo de fibrocartílago (*anillo* fibroso).[2] El disco absorbe los impactos, cambia su forma y permite el movimiento. El núcleo pulposo puede salirse de su lugar y herniarse hacia el anillo fibroso, una afección conocida como disco *herniado*, *roto* o *deslizado* (fig. 15-9A,B).

Etiología y patogenia

El disco intervertebral puede dejar de funcionar por traumatismos, efectos del envejecimiento o alteraciones degenerativas de la columna vertebral. Los traumatismos son resultado de actividades como levantar objetos mientras se adopta una

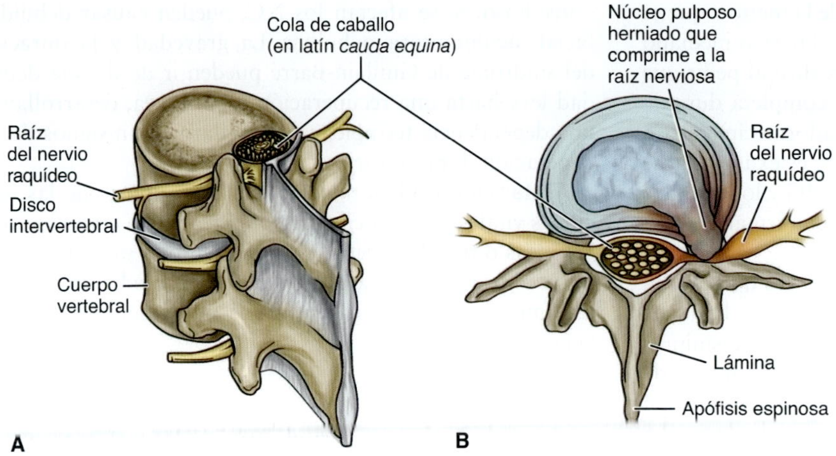

FIGURA 15-9. A. Vértebra lumbar normal, discos intervertebrales y raíz del nervio raquídeo. B. Disco vertebral roto. Tomado de: Hinkle J. L., Cheever K. H. (2014). *Brunner & Suddarth's textbook of medical-surgical nursing,* 13th ed., p. 2074. Philadelphia, PA: Lippincott Williams & Wilkins.

posición flexionada, o simplemente reprimir un estornudo. Con el envejecimiento, el centro gelatinoso del disco se seca y pierde gran parte de su elasticidad, lo que lo hace susceptible a desgarros. Los procesos degenerativos, como la artrosis o la espondilitis anquilosante, predisponen a una mala alineación de la columna vertebral.

La cervical y la lumbar son las regiones más flexibles de la columna vertebral y las que sufren hernias de disco con mayor frecuencia. Por lo general, este problema surge en los niveles inferiores, donde la masa que se soporta y la inclinación de la columna son mayores. Casi todos los casos se presentan en las regiones de L4 o L5-S1. La mayor parte de las hernias de la columna cervical se producen en los niveles C6-C7 y C5-C6. La protrusión del núcleo pulposo, por lo general, se observa en un sentido posterior y hacia el agujero intervertebral y la raíz de nervio raquídeo que contiene (*véase* la fig. 15-9B).

Cuando una lesión ocurre en el área lumbar, solo las fibras nerviosas de la cola de caballo resultan afectadas. Dado que las raíces vertebrales alargadas anterior y posterior contienen tubos endoneurales de tejido conjuntivo, es probable que exista regeneración de las fibras nerviosas. Se requieren varias semanas o meses para la recuperación total debido a la distancia del músculo o piel inervado en los miembros inferiores.

Manifestaciones clínicas. Los signos y síntomas se localizan en el área del cuerpo inervada por las raíces nerviosas e incluyen manifestaciones motoras y sensitivas (fig. 15-10). El dolor es el primer síntoma y el más frecuente. Las raíces nerviosas de L4, L5, S1, S2 y S3 causan un síndrome de lumbalgia que se disemina hacia la pierna y la planta del pie. El dolor se intensifica con actividades normales como toser, estirarse, detenerse, levantarse y caminar. Los déficits sensitivos más frecuentes por la compresión de la raíz del nervio raquídeo son parestesias y adormecimiento, en particular de la pierna o el pie. Un disco herniado puede diferenciarse de otras causas de lumbalgia aguda.

Diagnóstico

Las medidas diagnósticas incluyen la anamnesis y la exploración física. La prueba de la pierna estirada se realiza en decúbito supino y de forma pasiva al levantar la pierna de la persona o al extender la rodilla mientras la persona se sienta con ambas rodillas y caderas flexionadas a 90°. La maniobra aplica tracción a lo largo de la raíz nerviosa, lo que exacerba el dolor si esta tiene inflamación aguda. En condiciones normales, se puede elevar la pierna aproximadamente 90° sin causar molestia de los músculos de la corva. La prueba es positiva si se produce dolor cuando se eleva la pierna a 60° o menos.[15] Otros métodos incluyen radiografías de la espalda, RM, tomografía computarizada (TC) y mielografía con TC.

Tratamiento

Por lo general, el tratamiento consiste en analgésicos y capacitación sobre cómo proteger la espalda. El alivio del dolor se puede lograr con antiinflamatorios no esteroideos, aunque en ocasiones se requiere el empleo a corto plazo de opiáceos para el dolor intenso. Los relajantes musculares se utilizan a corto plazo. Para el tratamiento inicial, las recomendaciones sugieren un tratamiento no farmacológico que incluye calor superficial, masaje, acupuntura o manipulación espinal. El tratamiento no farmacológico del dolor crónico de lumbalgia también puede incluir ejercicio, *tai chi*, yoga, relajación progresiva, terapia cognitivo-conductual o manipulación espinal.[20] El tratamiento quirúrgico está indicado cuando se documenta la hernia, dolor constante o déficit neurológico compatible que no ha respondido al tratamiento conservador.

Lumbalgias agudas

Aunque la lumbalgia aguda es, por lo general, una afección no peligrosa para la vida, en algunas personas puede ser una manifestación de una patología importante. Las catástrofes vasculares, neoplasias, síndromes de compresión de la médula espinal y procesos infecciosos pueden presentarse como lumbalgia aguda.

Los hallazgos clínicos que indican la posibilidad de una enfermedad más grave, frecuentemente llamados *alertas rojas* o *signos de alarma*, incluyen inicio gradual del dolor, edad menor de 20 años o mayor de 50 años, lumbalgia torácica, antecedentes de traumatismos, fiebre, escalofríos, sudores nocturnos, inmunodepresión o malignidad; pérdida de peso no intencional, bacteriemia y antecedentes de consumo de drogas intravenosas.[15]

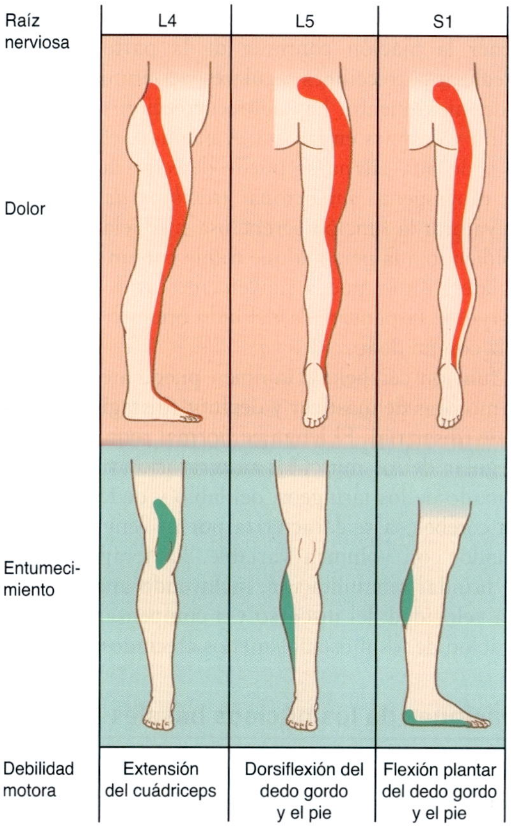

FIGURA 15-10. Dermatomas de la pierna (de L1 a S5) en donde se presenta dolor y entumecimiento con la irritación de la raíz espinal.

El inicio gradual del dolor puede ser indicativo de una neoplasia o una infección. La lumbalgia que inicia antes de los 20 años de edad sugiere una afección congénita o del desarrollo; es muy probable que el inicio reciente del dolor a los 50 años de edad o más sea una manifestación de una afección grave, como un aneurisma aórtico, neoplasia o fractura por compresión. El dolor que se agrava al acostarse es una señal de neoplasia o infección, y el dolor que mejora al sentarse o con la flexión leve de la columna vertebral sugiere la presencia de estenosis del conducto raquídeo. Los datos de síntomas nerviosos, como parestesias, debilidad motora, incontinencia urinaria o fecal o anomalías de la marcha, requieren pruebas diagnósticas adicionales para descartar la compresión de la médula espinal.

RESUMEN

La unidad motora se compone de la MNI, la unión neuromuscular y el músculo esquelético que inerva ese nervio. Las alteraciones de la unidad neuromuscular incluyen la distrofia muscular y la miastenia grave. El término *distrofia muscular* describe varias alteraciones que producen un deterioro progresivo del músculo esquelético seguido de la sustitución por tejido fibrograso. Una forma, la DMD, se hereda como un rasgo ligado al cromosoma X y se transmite de la madre a su descendencia del sexo masculino. La *miastenia grave* es una afección de la unión neuromuscular por una deficiencia de los receptores funcionales de acetilcolina, lo que provoca debilidad de los músculos esqueléticos. Dado que la enfermedad afecta la unión neuromuscular, no hay pérdida de la función sensitiva. Las manifestaciones más frecuentes son debilidad de los músculos oculares, con ptosis y diplopia.

Las alteraciones nerviosas periféricas incluyen neuronas motoras y sensitivas fuera del SNC. Hay dos tipos de lesión nerviosa periférica con base en el sitio dañado: la desmielinización segmentaria que afecta a la célula de Schwann y la degeneración axónica que afecta el axón o al cuerpo celular. Las alteraciones del nervio periférico incluyen mononeuropatías, que afectan a un solo nervio raquídeo, plexo o nervio periférico, y las polineuropatías, que incluyen la desmielinización o regeneración axónica de múltiples nervios periféricos que causan déficits sensitivos, motores o mixtos simétricos. El síndrome del túnel carpiano es una mononeuropatía causada por la compresión del nervio mediano que pasa a través del túnel carpiano en la muñeca. El síndrome de Guillain-Barré es una polineuropatía subaguda que provoca manifestaciones motoras ascendentes progresivas, sensitivas y del sistema nervioso autónomo. En ocasiones se presenta afectación respiratoria que requiere ventilación mecánica.

La lumbalgia aguda es, con mayor frecuencia, debido a la distensión muscular. El tratamiento se centra en medidas para mejorar la tolerancia a la actividad. Un disco intervertebral herniado se caracteriza por la protrusión del núcleo pulposo en el conducto raquídeo con irritación o compresión de la raíz nerviosa. Por lo general, la hernia se presenta en niveles inferiores de las regiones lumbar y sacra (L4 o L5-S1) y cervical (C6-C7 y C5-C6) de la columna vertebral. Los síntomas de un disco herniado se localizan en el área del cuerpo inervada por las raíces nerviosas afectadas e incluyen dolor y manifestaciones motoras y sensitivas.

Alteraciones del cerebelo y los núcleos basales

Alteraciones del cerebelo

El cerebelo se localiza en la fosa posterior y está unido al puente, la médula espinal y el mesencéfalo por tres pares de pedúnculos cerebelares.[2,7] Esta estructura es especialmente importante durante las actividades musculares rápidas, como correr, escribir en el teclado e incluso hablar. La pérdida de la función cerebelosa provoca falta de coordinación total de estas funciones aunque no se presente parálisis.

Las funciones del cerebelo están integradas en vías aferentes y eferentes conectadas en todo el cerebro. La vía aferente *corticopontinocerebelosa* se origina en las cortezas motora y premotora, así como en la corteza somatosensitiva. Otra vía aferente importante une al cerebelo con los impulsos de los núcleos basales, información de tensión muscular y articular de los receptores de estiramiento, impulso visual de los ojos y sensación de equilibrio del sistema vestibular en el oído interno. Existen tres vías eferentes generales que llegan al cerebelo:

- *Vía vestibulocerebelosa.* Funciona en asociación estrecha con el núcleo vestibular del tronco encefálico para mantener el equilibrio y la postura.
- *Vía espinocerebelosa.* Forma el circuito para coordinar los movimientos de las porciones distales de las extremidades, en especial las manos y los dedos.
- *Vía cerebrocerebelosa.* Transmite impulsos en la dirección superior, hacia el cerebro, y funciona como retroalimentación con los sistemas motor y somatosensorial para coordinar movimientos secuenciales del cuerpo y las extremidades.

Alteraciones del movimiento asociadas con el cerebelo

La disfunción cerebelosa puede agruparse en: alteraciones vestibulocerebelosas, ataxia cerebelosa (o descomposición del movimiento) y temblor cerebeloso. Estas afecciones aparecen del lado del daño cerebeloso y son provocadas por defectos congénitos, ictus o tumores en crecimiento. La inspección visual del movimiento no puede compensar los defectos cerebelosos, y las anomalías del movimiento se presentan sin importar que los ojos estén abiertos o cerrados.

El daño en la parte del cerebelo relacionada con el sistema vestibular provoca dificultad o incapacidad para mantener una postura constante del tórax. Esta inestabilidad del tórax (*ataxia troncal*) puede ser tan grave que la persona sea incapaz de ponerse de pie. La capacidad para fijar los ojos en un objeto también se ve afectada. Se presenta un reajuste conjugado constante de la posición de los ojos, llamado *nistagmo*, que dificulta en extremo la lectura, en especial cuando los ojos se desvían hacia el lado del daño cerebeloso.

La ataxia y el temblor cerebeloso son aspectos diferentes de los defectos de las funciones regulares en corrección continua. La distaxia cerebelosa o ataxia se caracteriza por una descomposición del movimiento: cada componente subsiguiente de un movimiento complejo se presenta por separado en lugar de estar mezclado en una acción que proceda de forma continua. El etanol afecta de manera específica la función cerebelosa y las personas que están embriagadas a menudo tienen una marcha tambaleante e inestable. Los movimientos alternantes rápidos son erráticos y se realizan con lentitud. Estirarse para alcanzar un objeto provoca que el dedo o el dedo del pie se mueva bruscamente hacia el objetivo, errando, corrigiendo en la otra dirección y empeorando a medida que se acerca al objetivo. Esto se llama *extralimitación* o *dismetría*. La esclerosis múltiple (EM) es la causa más frecuente de ataxia cerebelosa.[21] La ataxia cerebelosa postinfecciosa aguda puede ocurrir con un antecedente de varicela en niños en edad preescolar.[22]

El temblor cerebeloso es resultado de la incapacidad para mantener la fijación continua de la parte del cuerpo y para realizar correcciones regulares y continuas en la trayectoria del movimiento; hay sobrecorrección primero en una dirección y después en la otra. A menudo, el temblor de un brazo o de una pierna se puede detectar durante el inicio de un movimiento intencional (*temblor de intención*). Se puede valorar la función cerebelosa si se relaciona con temblor pidiendo a la persona que toque con un talón la rodilla contralateral, que mueva suavemente los dedos de los pies a lo largo de la pantorrilla del lado opuesto o que se toque la nariz con un dedo.

La función cerebelosa también puede afectar las habilidades motoras de masticar y deglutir (disfagia), así como de lenguaje (disartria). El lenguaje normal requiere de un control regular de los músculos respiratorios y uno altamente coordinado de los laríngeos, del labio y de la lengua. La disartria cerebelosa se caracteriza por un lenguaje lento, mal articulado, con volumen variable. La terapia de lenguaje puede brindar rehabilitación, incluyendo aprender a disminuir la velocidad del discurso y a compensar a través de la ejercitación de los músculos menos afectados.

Alteraciones de los núcleos basales

Los núcleos basales son un grupo de núcleos subcorticales que son esenciales en el control del movimiento. Funcionan en la organización de programas de movimiento hereditarios y altamente aprendidos, más que en los automáticos, en especial los que afectan el tórax y las extremidades proximales. Los núcleos basales son particularmente importantes para comenzar, detener y controlar movimientos ordenados y ejecutados por la corteza, en especial los relativamente lentos y sostenidos o estereotipados, como el balanceo de brazos durante la caminata. Ayudan a regular la intensidad de estos, e inhiben movimientos antagonistas o innecesarios. Los núcleos basales también están involucrados en funciones cognitivas y perceptuales.

Los componentes estructurales de los núcleos basales incluyen el núcleo caudado, el putamen y el globo pálido.[2] Están localizados al lado y abajo del tálamo. El núcleo caudado y el putamen forman una región en forma de cuña conocida como *núcleo lentiforme*. La *sustancia negra* del mesencéfalo y el *núcleo subtalámico* del diencéfalo, se consideran parte de los núcleos basales (fig. 15-11).[2] La parte dorsal de la sustancia negra contiene células que son ricas en un pigmento negro llamado *melanina*, de ahí su nombre. Los axones de la sustancia negra forman la *vía nigroestriada*, que aporta dopamina al cuerpo estriado. El núcleo subtalámico está debajo del tálamo y arriba de la porción anterior de la sustancia negra. Las células glutaminérgicas de este núcleo son proyecciones excitadoras solo para los núcleos basales.

Varios núcleos talámicos están asociados con los basales. Cada región de la corteza cerebral está interconectada con un núcleo talámico ventral específico. Los circuitos de retroalimentación de la corteza al tálamo y del tálamo a la corteza son excitadores y, si no se modulan, producen hiperactividad del área cortical, ocasionando rigidez de la cara, cuerpo y extremidades y, si se alternan, un temblor

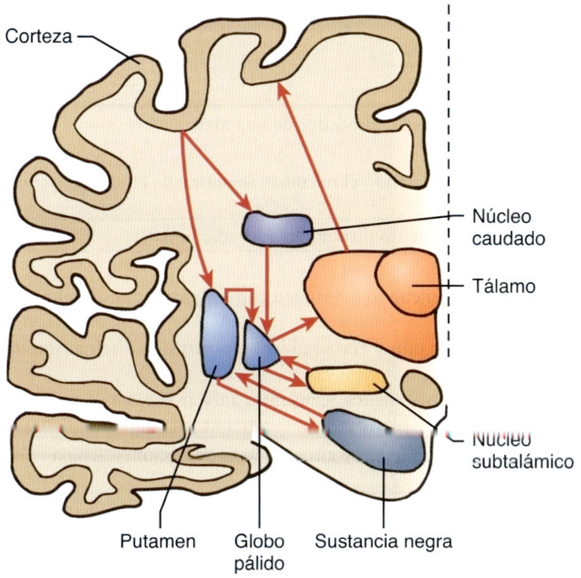

FIGURA 15-11. Estructuras y circuito neural basal de los núcleos basales.

continuo. La excitabilidad del tálamo es modulada por la inhibición de los núcleos basales. Estos últimos forman un componente mayor de un trayecto inhibidor de cada región cortical específica. Los trayectos inhibidores discretos de la corteza a los núcleos basales y del tálamo a la corteza modulan la función de todas las regiones de la corteza cerebral.

Los núcleos basales tienen estructuras de entrada que reciben información aferente, circuitos internos que conectan varios núcleos basales y circuitos de salida que liberan información a otros centros cerebrales. El cuerpo estriado representa la principal estructura de ingreso para los núcleos basales. Todas las vías principales para ejecutar movimientos aprendidos pasan a través del cuerpo estriado.

Los circuitos internos dentro de los núcleos basales equilibran e integran información. Por ejemplo, la *vía estriatonigral* envía proyecciones gabaérgicas erráticas desde el cuerpo estriado a la sustancia negra, y la *vía nigrostriatal* envía axones dopaminérgicos desde la sustancia negra de vuelta al cuerpo estriado. La enfermedad de Parkinson es una deficiencia en estas neuronas dopaminérgicas. La función del cuerpo estriado también incluye interneuronas colinérgicas locales. La destrucción de estas interneuronas está relacionada con los movimientos coreiformes de la enfermedad de Huntington.

Las funciones de salida de los núcleos basales son principalmente inhibitorias. Los núcleos de salida de los núcleos basales, el globo pálido y la sustancia negra, inhiben tónicamente sus núcleos objetivo en el tálamo. Los núcleos basales también controlan la información sensorial que entra al cerebro y la aplican a la información almacenada en la memoria.

Este control cognitivo de las actividades motoras determina en segundos qué patrones de movimiento serán necesarios. El núcleo caudado recibe información de las áreas de asociación del cerebro y juega un papel importante en el control cognitivo de la actividad motora.

Alteraciones del movimiento asociadas con los núcleos basales

Las alteraciones de los núcleos basales son un grupo de afecciones motoras que se caracterizan por temblor y otros movimientos involuntarios, cambios de la postura y del tono muscular y deficiencia y lentitud del movimiento. Incluyen temblores y tics y alteraciones hipocinéticas e hipercinéticas (tabla 15-1).

Las afecciones hipocinéticas e hipercinéticas se pueden explicar por la patología en las vías directas o indirectas que unen los núcleos basales con el circuito talamocortical motor. La hiperactividad de la vía indirecta relativa a la vía directa puede causar alteraciones hipocinéticas, como la enfermedad de Parkinson. La falta de actividad de la vía indirecta daría como resultado alteraciones hipercinéticas, como la corea y el **balismo**.

Enfermedad de Parkinson

La enfermedad de Parkinson es una alteración degenerativa de los núcleos basales que produce combinaciones variables de temblor, rigidez, **acinesia**/bradicinesia y cambios posturales. La afección se caracteriza por la destrucción progresiva de la vía nigroestriada, con una subsecuente reducción en la dopamina estriatal. La prevalencia de enfermedad de Parkinson en los Estados Unidos se calcula en un 1.0% de la población mayor de 65 años de edad.[15] La media de inicio de la enfermedad de Parkinson es de 57 años de edad, con aproximadamente 60 000 nuevos casos diagnosticados cada año.

El síndrome clínico que surge de los cambios degenerativos en la función de los núcleos basales a menudo se denomina *parkinsonismo*. En la enfermedad de Parkinson, también conocida como *parkinsonismo idiopático*. El parkinsonismo también puede presentarse como un síndrome postencefalítico como efecto secundario del tratamiento con antipsicóticos que bloquean a los receptores de dopamina, como una reacción tóxica a un químico o como resultado de una intoxicación grave por monóxido de carbono. Los síntomas de parkinsonismo surgen tras ocurrir el daño a la vía nigroestriada en condiciones como enfermedad vascular cerebral, tumores cerebrales, traumatismo craneoencefálico repetido o enfermedad neurológica degenerativa.

La principal anomalía cerebral encontrada en la enfermedad de Parkinson es la degeneración de las neuronas dopaminérgicas nigroestriadas (fig. 15-12).[15] Algunas células nerviosas residuales son atróficas y unas cuantas contienen *cuerpos de Lewy*, que son visualizados como inclusiones citoplasmáticas esféricas, eosinofílicas. Los cuerpos de Lewy se producen dentro de las neuronas degeneradas en muchas personas con enfermedad de Parkinson o con parkinsonismo.[15]

Etiología y patogenia

Se piensa que la causa de la enfermedad de Parkinson es una interacción entre factores ambientales y genéticos. Se han identificado varios procesos patológicos (p. ej., estrés oxidativo, apoptosis y alteraciones mitocondriales) que pueden ocasionar degeneración. También se han encontrado algunos factores ambientales que aumentan el riesgo de sufrir esta

TABLA 15-1 Características de las alteraciones del movimiento asociadas con los núcleos basales

Alteraciones del movimiento	Características
Temblor	Contracciones involuntarias oscilatorias de grupos musculares opuestos alrededor de una articulación. Por lo general, es uniforme en frecuencia y amplitud. Se puede presentar como temblor en reposo y postural, que ocurre cuando el miembro se mantiene en una posición estable.
Alteraciones hipocinéticas	Lentitud para iniciar el movimiento, y amplitud y fuerza del movimiento disminuidos (bradicinesia).
Corea	Movimientos de contorsión y retorsión. Son acentuados por el movimiento y la estimulación ambiental; a menudo interfieren con los patrones normales de movimiento. Pueden ser muecas en la cara, elevación de las cejas, círculos de los ojos y enroscamiento, protrusión y retracción de la lengua. En las extremidades, los movimientos son distales. Puede haber movimientos semejantes a tocar el piano, con flexión y extensión alternadas de los dedos.
Atetosis	Movimientos continuos, semejantes a los que hacen los gusanos, de torsión y giros de las articulaciones de una extremidad o del cuerpo.
Balismo	Movimientos violentos y amplios de lanzamiento, en especial de las extremidades de un lado del cuerpo (hemibalismo).
Distonía	Mantenimiento de una postura anómala debido a la torsión y flexión de las extremidades, el cuello o el tórax. Con frecuencia es resultado de la contracción simultánea de músculos agonistas y antagonistas. Puede provocar posturas grotescas y retorcidas.
Discinesias	Movimientos extraños de contorsión y retorsión. Con frecuencia afectan la cara, la boca, la mandíbula y la lengua provocando gestos, labios fruncidos o protrusión de la lengua. Las extremidades se afectan con menor frecuencia. La discinesia tardía es una reacción indeseable que se puede desarrollar con el consumo crónico de algunos antipsicóticos.

afección, incluyendo el contacto con pesticidas agrícolas específicos y la vida rural con pozos privados, en especial si el área se ha rociado con herbicidas y pesticidas. Fumar cigarrillos y tomar café están relacionados con un riesgo menor de contraer esta enfermedad.[23] Numerosos genes demuestran que hay diferentes tipos de enfermedad de Parkinson: la forma recesiva causa un conjunto de síntomas más leves que la dominante, la cual se asemeja a la forma más compleja y grave de la enfermedad de Parkinson con cuerpos de Lewy.[24] La α-sinucleína es uno de los principales componentes de los cuerpos de Lewy.[7,24] Las mutaciones en un segundo gen que codifica la proteína *parkina* se relacionan con una variante autosómica recesiva de inicio temprano. La parkina actúa como una enzima en el sistema de conjugación de la ubicuitina, que tiene como objetivo destruir proteínas defectuosas y con plegamiento anómalo. Se postula que la pérdida de la función normal de la parkina hace que proteínas anómalas se agreguen y provoquen cambios degenerativos.[7] Existen varias herramientas diagnósticas disponibles que emplean moléculas genómicas, proteómicas, transcriptómicas, lipidómicas y metabolómicas y vías de señalización.[24] También hay síndromes que pueden causar parkinsonismo, pero no la enfermedad de Parkinson idiopática, a saber, el parkinsonismo inducido por 1 metil-4 fenil 1-1,2,3,6-tetrahidropiridina (MPTP), parkinsonismo postinfeccioso, degeneración nigroestriada y parálisis supranuclear progresiva, en la cual el hallazgo más frecuente es la pérdida de neuronas dopaminérgicas pigmentadas en la sustancia negra.[7]

Manifestaciones clínicas

El temblor es la manifestación más visible; afecta principalmente las manos y los pies, la cabeza, el cuello, la cara, los labios y la lengua o la mandíbula. Se caracteriza por movimientos alternados de flexión y contracción (4-6 por minuto) que se parecen a la acción de rodar una pelota entre el pulgar y el índice. Inicialmente, el temblor es unilateral, se presenta cuando la extremidad está con soporte y en reposo y desaparece con el movimiento y al dormir. A menudo progresa bilateralmente.

La *rigidez* es la resistencia al movimiento de flexores y extensores en toda la amplitud de movimiento. Es más evidente durante el movimiento articular pasivo e incluye sacudidas y movimientos en rueda dentada que requieren considerable energía para su realización. Como consecuencia de la rigidez, se presentan contracciones en flexión. Al igual que con el temblor, por lo general la rigidez comienza de un lado y progresa de forma bilateral.

La bradicinesia se caracteriza por la lentitud para iniciar y realizar movimientos, y por la dificultad para detener los movimientos voluntarios de manera repentina e inesperada. Se presentan movimientos asociativos inconscientes en pasos desconectados en lugar de hacerlo de una forma regular y coordinada. Las personas con esta afección al caminar se detienen en un lugar y sienten como si los pies estuvieran pegados al piso, en especial cuando se mueven para atravesar una entrada o al prepararse para girar. Cuando caminan, se inclinan hacia adelante para mantener su centro de gravedad y dan pasos pequeños y arrastrados sin balancear los brazos, y tienen dificultad para cambiar el ritmo. Las personas con enfermedad avanzada están en riesgo de caídas, fluctuaciones en la función motora y trastornos neuropsiquiátricos y del sueño. La pérdida de reflejos posturales predispone a las caídas, con frecuencia hacia atrás. Los movimientos faciales emocionales y voluntarios se limitan y se vuelven lentos conforme progresa la enfermedad, y la expresión facial se torna rígida y en forma de máscara. Hay pérdida del

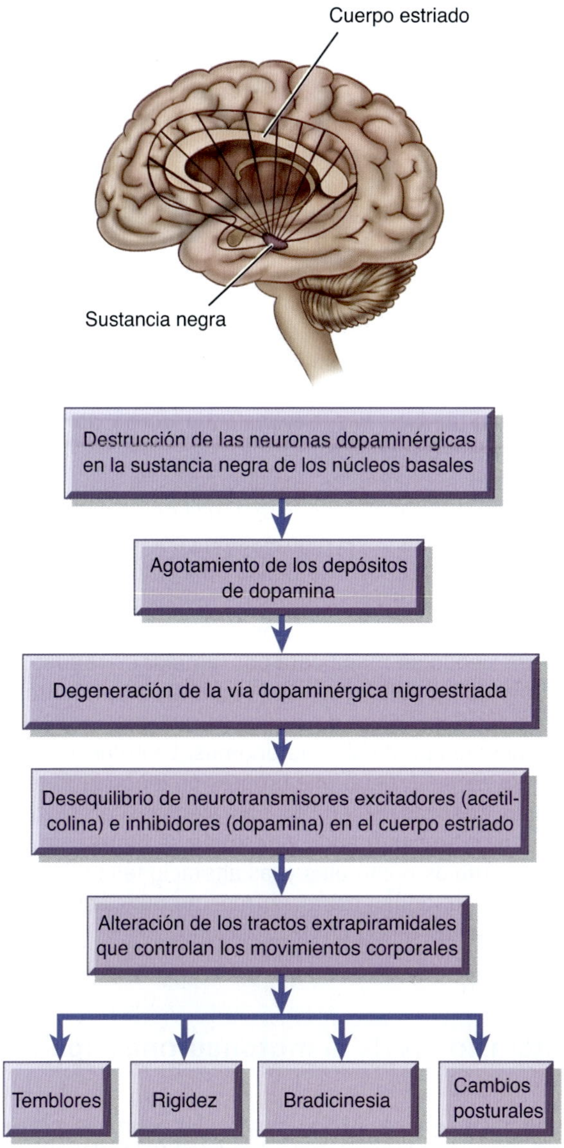

FIGURA 15-12. Fisiopatología de la enfermedad de Parkinson. Los núcleos en la sustancia negra proyectan fibras al cuerpo estriado. Las fibras nerviosas llevan dopamina al cuerpo estriado. Se piensa que la pérdida de neuronas dopaminérgicas de la sustancia negra es la responsable de los síntomas de parkinsonismo. Tomado de: Hinkle J. L., Cheever K. H. (2014). *Brunner & Suddarth's textbook of medical-surgical nursing* 13th ed., p. 2063. Philadelphia, PA: Lippincott Williams & Wilkins.

reflejo de parpadeo y falta de expresión emocional. Los músculos de la lengua, el paladar y la garganta se ponen rígidos. La persona babea debido a la dificultad para desplazar la saliva y deglutirla. El lenguaje se torna lento y monótono, sin modulación y con mala articulación.

Debido a que los núcleos basales también influyen en el sistema nervioso autónomo, las personas con enfermedad de Parkinson a menudo tienen transpiración, secreción de glándulas sebáceas y salivación excesivas e incontrolables. Puede haber síntomas autónomos, como lagrimeo, disfagia, hipotensión ortostática, regulación térmica, estreñimiento, impotencia e incontinencia urinaria, sobre todo en la etapa avanzada de la enfermedad.

La disfunción cognitiva puede ser una característica importante relacionada con la enfermedad de Parkinson. La demencia grave se observa en cerca del 20% de las personas con esta enfermedad. Los déficits de discriminación visuoespacial, función ejecutiva del lóbulo frontal y recuperación de recuerdos son más típicos de la disfunción cognitiva que se observa en personas con enfermedad de Parkinson. Los déficits en la función ejecutiva pueden estar entre los primeros signos de disminución cognitiva, lo que se pone de manifiesto por la dificultad para planificar, comenzar y llevar a cabo tareas. La demencia por lo general es una manifestación tardía de la enfermedad y la velocidad de deterioro es lenta en comparación con la enfermedad de Alzheimer.

Tratamiento

El tratamiento de la enfermedad se debe individualizar. El tratamiento solo controla los síntomas; no hay tratamiento que prevenga completamente la progresión de la enfermedad.[15] Las intervenciones no farmacológicas incluyen soporte grupal, educación, ejercicio diario y nutrición adecuada. Las inyecciones de toxina botulínica pueden ser útiles para tratar distonías como el espasmo del párpado y las distonías de extremidades que se relacionan con la enfermedad de Parkinson. Por lo general, las personas con parkinsonismo distinto a la enfermedad no responden de forma significativa a los medicamentos desarrollados para esta afección.

En general, el tratamiento farmacológico se determina de acuerdo con la gravedad de los síntomas. Los medicamentos que mejoran la función del sistema dopaminérgico incluyen los que aumentan las concentraciones de dopamina (levodopa), estimulan los receptores de dopamina (agonistas del receptor de dopamina) o retrasan la degradación de dopamina (inhibidores de la monoaminooxidasa). Dado que la difusión de dopamina está alterada en la enfermedad de Parkinson, hay un predominio de la actividad colinérgica que se puede tratar con anticolinérgicos.[25]

La dopamina no cruza la barrera hematoencefálica. La levodopa, un precursor de la dopamina, cruza la barrera hematoencefálica y sigue siendo el medicamento más eficaz para el tratamiento de la enfermedad de Parkinson. La levodopa se absorbe del tubo digestivo, cruza la barrera hematoencefálica y se convierte en dopamina mediante la dopadescarboxilasa de acción central. Cuando la levodopa (un inhibidor de la descarboxilasa) se administra junto con carbidopa, se reduce el metabolismo periférico del primero, aumentan las concentraciones plasmáticas de levodopa y su vida media es mayor, más levodopa está disponible para entrar en el cerebro y se requiere una dosis menor.[25] Un efecto adverso tardío del tratamiento con levodopa es el llamado *fenómeno de fluctuaciones paroxísticas* (*on-off*), en el cual se presentan cambios frecuentes, abruptos e impredecibles del desempeño motor durante el día. Estas fluctuaciones incluyen períodos de "encendido" con discinesia y períodos de "apagado" con bradicinesia. Algunas fluctuaciones reflejan el momento de la administración del medicamento; en este caso la respuesta de "encendido" coincide con las concentraciones máximas del fármaco y la respuesta de "apagado" con las bajas.

El tratamiento con agonistas de la dopamina estimula de manera directa a los receptores de esta molécula.[25] El agonista de la dopamina rotigotina se presenta en un sistema transdérmico, mientras que la apomorfina se administra por vía intravenosa. La bromocriptina, el pramipexol y el ropinirol se emplean como tratamiento inicial o complementario y se pueden administrar en combinación con carbidopa/ levodopa. La selegilina y la rasagilina son inhibidores de la monoaminooxidasa de tipo B que inhiben la degradación metabólica de dopamina y se pueden utilizar como tratamiento complementario para reducir las fluctuaciones paroxísticas como respuesta a la ingesta de levodopa.[15]

Se piensa que los anticolinérgicos restablecen el *equilibrio* entre la reducción de dopamina y las neuronas colinérgicas desinhibidas en el cuerpo estriado. Los anticolinérgicos disminuyen los temblores y la rigidez y logran cierta mejoría en la función. Sin embargo, su potencia parece disminuir con el tiempo y el aumento de la dosis aumenta los efectos secundarios, como visión borrosa, xerostomía, problemas intestinales y vesicales, disfunción cognitiva y alucinaciones.[15]

El tratamiento quirúrgico de la enfermedad de Parkinson está limitado a la talamotomía y la palidotomía, en que parte del tálamo o el globo pálido en los núcleos basales se destruye por medio de la estimulación eléctrica o con una punta supercongelada de una sonda metálica. Se realiza una cartografía (mapeo) cerebral durante la cirugía para identificar y evitar lesionar los tractos sensitivos y motores. La talamotomía y la palidotomía, por lo general, están confinadas a un lado del cerebro debido a los efectos adversos relacionados con los procedimientos que lesionan ambos lados.

En los Estados Unidos, la estimulación cerebral profunda, que incluye el implante de electrodos en los núcleos subtalámicos o en la porción interna del globo pálido, se realiza con mayor frecuencia para el tratamiento de la enfermedad de Parkinson, ya que se considera no destructiva y reversible.[15] Los electrodos se conectan a un generador de impulsos implantado quirúrgicamente que libera estimulación eléctrica para bloquear la actividad anómala del nervio que provoca temblor y actividad motora anómala. La estimulación se programa para controlar los síntomas, y los parámetros de estimulación se pueden cambiar con el tiempo conforme progresa la enfermedad. La estimulación cerebral profunda se utiliza para personas con enfermedad de Parkinson que responden a la levodopa, pero que presentan efectos secundarios relacionados con ella. No es una cura, pero sirve para aumentar la duración de los períodos de "encendido", permite una reducción en las dosis de los medicamentos y mejora su funcionamiento.

RESUMEN

Las alteraciones en la coordinación y los movimientos anómalos son resultado de enfermedades del cerebelo y los núcleos basales. Las funciones del cerebelo, que son especialmente importantes durante los movimientos musculares rápidos, utilizan impulsos aferentes de varias fuentes, incluidos los receptores de estiramiento, propioceptores, receptores táctiles de la piel, impulsos visuales y sistema vestibular. Las alteraciones cerebelosas incluyen disfunción vestibulocerebelosa y ataxia y temblor cerebelosos.

Los núcleos basales organizan las secuencias básicas de movimiento en patrones más complejos, lo que da elegancia a los movimientos finos controlados que inician en la corteza. Las afecciones de los núcleos basales se caracterizan por movimientos involuntarios y alteraciones en el tono muscular y la postura. Estas afecciones incluyen temblor, tics, hemibalismo, corea, *atetosis*, distonías y discinesias.

El parkinsonismo es una alteración de los núcleos basales que se caracteriza por la destrucción de la vía nigroestriada con una reducción subsecuente de las concentraciones estriatales de dopamina. Esto provoca un desequilibrio entre inhibición y excitación. La enfermedad se manifiesta por temblor en reposo, aumento del tono muscular y rigidez, movimiento lento y alteraciones de la marcha y de las respuestas posturales autónomas. La enfermedad, por lo general, tiene una progresión lenta durante varias décadas. El temblor casi siempre comienza en una o ambas manos y después se generaliza. Los cambios posturales y las alteraciones de la marcha continúan hasta ser más pronunciados, produciendo una gran discapacidad.

Alteraciones de la motoneurona superior

Las alteraciones de la MNS afectan a las neuronas que están contenidas completamente dentro del SNC. Incluyen motoneuronas que surgen de áreas motoras de la corteza y sus fibras conforme se proyectan a través del cerebro y descienden en la médula espinal. La ELA es una alteración mixta de las motoneuronas superior e inferior. Las alteraciones que afectan la MNS incluyen la EM.

Esclerosis lateral amiotrófica

La ELA también se conoce como *enfermedad de Lou Gehrig*, una alteración neurológica devastadora que afecta de forma selectiva la función motora. La ELA tiene una incidencia anual de 1 por cada 100 000 personas.[7] La ELA afecta con mayor frecuencia a personas después de los 50 años de edad; los hombres presentan la enfermedad casi en el doble de los casos que las mujeres.

La ELA afecta a las motoneuronas de la médula espinal (MNI), los núcleos motores del tronco encefálico, en particular los núcleos hipoglosos, y las MNS de la corteza cerebral.[7] La enfermedad es más extensa en las partes distales de los tractos afectados y no en las partes proximales, lo que sugiere que las neuronas afectadas primero sufren degeneración en sus terminales distales y que la enfermedad procede hasta que muere la célula nerviosa precursora. Una característica importante de la enfermedad es que todo el sistema sensitivo, los mecanismos de control y coordinación de movimiento y el intelecto permanecen intactos. Las neuronas para la movilidad ocular y parasimpáticas en la médula espinal sacra también se conservan.

La muerte de las MNI provoca desinervación, reducción de la musculatura y la atrofia de fibras musculares (*amiotrofia*). La pérdida de fibras nerviosas en las columnas blancas *laterales* de la médula espinal y la gliosis fibrilar, ocasiona la firmeza o la *esclerosis* en este tejido del SNC.

Etiología y patogenia

La causa de la destrucción de las motoneuronas inferiores y superiores en la esclerosis lateral amiotrófica se desconoce. El 5% de los casos son familiares, y se cree que el resto son esporádicos.[7] El gen para un subgrupo de la ELA familiar es la superóxido dismutasa 1 (*SOD1*) en el cromosoma 21.[7] Las proteínas de neurofilamento, usadas para el transporte axónico, se destruyen en la ELA. Otro mecanismo sugerido para la patogenia de la ELA es la lesión exotóxica a través de la activación de los canales iónicos mediados por glutamato, los cuales se distinguen por su sensibilidad para el *N*-metil-D-ácido aspártico. Aunque se ha sugerido la autoinmunidad como causa de la ELA, la afección no responde a los inmunodepresores.

Manifestaciones clínicas

Los síntomas de la ELA se relacionan con la alteración de las motoneuronas inferiores y superiores. Las manifestaciones del daño a las MNS incluyen debilidad, espasticidad o rigidez y alteración del control motor.[7] La disfagia, disartria y la disfonía pueden ser resultado de la afectación de las MNI del tronco encefálico o por disfunción de las MNS que descienden al tronco encefálico. Las manifestaciones de la destrucción de las MNI incluyen fasciculaciones, debilidad, atrofia muscular e hiporreflexia.[7] Los calambres musculares que afectan la parte distal de las piernas a menudo son un síntoma temprano. La presentación clínica más frecuente es la debilidad lenta y progresiva y la atrofia de los músculos distales del miembro superior, seguida de la diseminación regional de la debilidad clínica. Después, resultan afectadas la MNS y la MNI relacionadas con las extremidades y la cabeza. En etapas más avanzadas, los músculos de paladar, faringe, lengua, cuello y hombros están afectados, lo que provoca dificultades para masticar, deglutir y hablar. La disfagia con broncoaspiración recurrente y debilidad de los músculos respiratorios produce las complicaciones agudas más importantes de la enfermedad. La muerte ocurre por el daño de los nervios craneales y de la musculatura respiratoria.

Tratamiento

En la actualidad, no hay cura para la ELA. El tratamiento es un reto y requiere un equipo multidisciplinario. Las medidas para los síntomas, el estado nutricional y la debilidad de los músculos respiratorios permiten que las personas con esta alteración sobrevivan más tiempo. El riluzol reduce la acumulación de glutamato y prolonga la supervivencia.[26] Los estudios clínicos se centran en programas de ejercicio, intervenciones nutricionales, trasplante de células madre y terapia antisentido.[26]

Esclerosis múltiple

La EM es la inflamación y destrucción principalmente de la mielina de la sustancia blanca del SNC.[16,27] El sistema nervioso periférico está intacto y, por lo general, no hay evidencia de una enfermedad sistémica relacionada. Se estima que la EM afecta a 400 000 personas en los Estados Unidos.[28] Por lo general, la edad de inicio está entre los 20 y 30 años, y afecta a las mujeres con el doble de frecuencia que a los hombres.[15] La EM causa una incapacidad funcional importante.

Etiología

La EM se presenta con mayor frecuencia en personas de ascendencia europea y es poco habitual en Asia, África y la zona norte de América del Sur.[28] La enfermedad es más frecuente en el hemisferio norte, quizá por la migración selectiva de personas con un antecedente genético susceptible hacia estas regiones.[28]

El riesgo de desarrollar EM es de 1/40 cuando la enfermedad está presente en un pariente de primer grado.[28] El riesgo sin tener ningún familiar es de 1/1000.[7] Las personas con el haplotipo HLA-DR2 del antígeno leucocitario humano son particularmente susceptibles.[29]

Patogenia

Se piensa que la EM es una alteración mediada por la inmunidad que se presenta en personas genéticamente susceptibles. Aunque no se ha identificado el antígeno, los datos sugieren una respuesta inmunitaria a una proteína en el SNC.

Las lesiones de la EM consisten en parches desmielinizados duros, de bordes agudos, que son visibles a través de la sustancia blanca y, algunas veces, de la sustancia gris del SNC (fig. 15-13).[7] Estas lesiones, que son el resultado final de la degradación aguda de la mielina, se denominan *placas*. Las lesiones tienen una predilección por los nervios ópticos, la sustancia blanca periventricular, el tronco encefálico, el cerebelo y la sustancia blanca de la médula espinal.[7] En una placa activa, se observa evidencia de degradación continua de la mielina. Las lesiones contienen pequeñas cantidades de proteínas básicas de mielina y aumento en el número de enzimas proteolíticas, macrófagos, linfocitos y células plasmáticas.

Hay disminución de los oligodendrocitos y pueden estar ausentes, en especial en las lesiones más antiguas. Las lesiones agudas, subagudas y crónicas a menudo se observan en numerosos sitios a lo largo del SNC.

La RM ha demostrado que las lesiones de la EM se presentan en dos etapas:

1. La primera etapa incluye el desarrollo secuencial de pequeñas lesiones inflamatorias.

2. La segunda etapa consiste en la expansión y la consolidación de las lesiones, así como en la desmielinización y la gliosis (formación de cicatriz).

Se desconoce si el proceso inflamatorio, presente durante la primera etapa, está dirigido contra la mielina o contra los oligodendrocitos que la producen.

Manifestaciones clínicas y evolución

La fisiopatología de la EM incluye la desmielinización de fibras nerviosas en la sustancia blanca del cerebro, la médula espinal y el nervio óptico. En el SNC, la mielina es formada por los oligodendrocitos, principalmente los que se localizan entre las fibras nerviosas. Las propiedades de la vaina de mielina (alta resistencia eléctrica y baja capacitancia) permiten que funcione como un aislante eléctrico. Las fibras nerviosas desmielinizadas presentan una variedad de anomalías de la conducción que varían desde disminución de la velocidad de conducción hasta su bloqueo. La interrupción de la conducción neural en los nervios desmielinizados se manifiesta mediante varios síntomas según la ubicación y extensión de la lesión. Las áreas habitualmente afectadas en la EM son el nervio óptico (campo visual), áreas corticobulbares (lenguaje y deglución), tractos corticoespinales (fuerza muscular), tractos cerebelosos (marcha y coordinación), tractos espinocerebelosos (equilibrio), fascículos longitudinales mediales (función de la mirada conjugada) y columnas celulares posteriores de la médula espinal (posición y sensación vibratoria). Por lo general, una persona por lo demás sana se presenta con un episodio agudo o subagudo de parestesias, neuritis óptica, diplopia o tipos específicos de parálisis de la mirada.

Las parestesias se manifiestan como adormecimiento, hormigueo, sensación de ardor o presión en la cara o en las extremidades afectadas con síntomas que varían desde molestos hasta intensos. El dolor por espasticidad también puede ser un factor que se alivia con ejercicios de estiramiento adecuados. Otros síntomas frecuentes son marcha anómala, disfunción vesical y sexual, vértigo, nistagmo, fatiga y alteraciones del lenguaje. Por lo general, estos síntomas duran varios días y después se resuelven por completo o de forma parcial. Después de un período de función relativamente normal, aparecen nuevos síntomas. Las manifestaciones psicológicas, como variaciones del estado de ánimo, pueden representar una reacción emocional a la enfermedad o afectación de la sustancia blanca de la corteza cerebral. Es posible encontrar depresión, euforia, falta de atención, apatía, olvido y pérdida de la memoria. La fatiga es uno de los problemas más frecuentes y es una sensación de poca energía generalizada que no se relaciona con depresión y es diferente de la debilidad. La fatiga tiene un impacto dañino en las actividades de la vida diaria y en la actividad física. Suele ser útil recurrir a intervenciones como espaciar actividades y establecer prioridades.

El curso de la enfermedad puede clasificarse en una de estas cuatro categorías: La variante *recurrente-remitente* de la enfermedad se caracteriza por episodios de empeoramiento agudo con recuperación en un curso estable entre las recidivas. La *enfermedad secundaria progresiva* incluye un deterioro neurológico gradual con o sin recidivas agudas superimpuestas en una persona con enfermedad previa recurrente-remitente. La *enfermedad primaria progresiva* se caracteriza por un deterioro neurológico casi continuo desde el inicio de los síntomas. La categoría *recurrente progresiva* incluye deterioro neurológico gradual desde el inicio de los síntomas, pero con recaídas superimpuestas subsecuentes.[7,15]

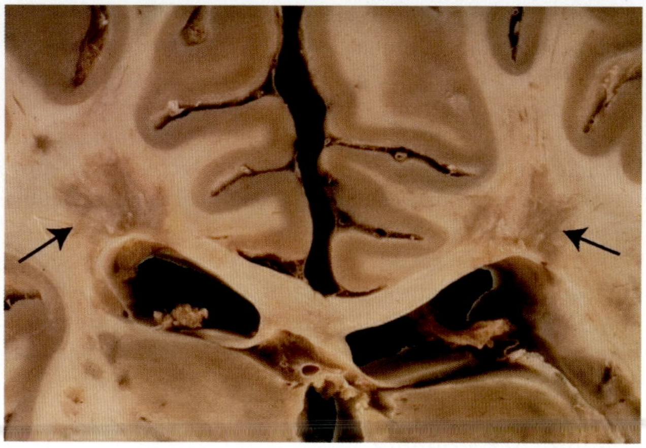

FIGURA 15-13. Esclerosis múltiple. Esta sección coronal fresca muestra los tonos más oscuros de las placas periventriculares irregulares (*flechas*), reflejando la pérdida de mielina, la cual da la apariencia normal blanco brillante de la sustancia blanca. Tomado de: Strayer D. S., Rubin E., Saffitz J. E., et al. (Eds.) (2015). *Rubin's pathology: Clinicopathologic foundations of medicine* (7th ed., Ch. 32). Philadelphia, PA: Lippincott Williams & Wilkins.

Diagnóstico

El diagnóstico de la EM se basa en criterios clínicos establecidos y de laboratorio. No existe una prueba diagnóstica definitiva. Un diagnóstico definitivo de EM requiere evidencia de uno de los siguientes patrones:

- Dos o más episodios de exacerbación separados por un mes o más, y que dure más de 24 h, con recuperación subsecuente.
- Historia clínica de exacerbaciones y remisiones claramente definidas, con o sin recuperación completa, seguida de progresión de los síntomas durante un período de por lo menos 6 meses.
- Progresión lenta y gradual de signos y síntomas durante un período de por lo menos 6 meses.[15]

La EM primaria progresiva se sugiere por una evolución gradual que dura más de 6 meses. Una persona que ha tenido una recaída o progresión de síntomas se describe como portadora de EM estable.

Los estudios de RM pueden detectar y medir el tamaño de las lesiones incluso cuando las TC parecen normales. Muchas áreas nuevas de mielina anómala son asintomáticas. Es posible realizar estudios seriados de RM para detectar lesiones asintomáticas, vigilar las lesiones existentes y evaluar la eficacia del tratamiento. Aunque la RM puede dar evidencia de las lesiones diseminadas en personas con la enfermedad, los hallazgos normales no descartan el diagnóstico. Las valoraciones electrofisiológicas y las TC pueden ayudar a la identificación y documentación de las lesiones.

Un gran porcentaje de personas con este padecimiento tienen concentraciones elevadas de inmunoglobulina G (IgG) en el LCR, y algunos tienen patrones oligoclonales incluso con concentraciones normales de IgG. Las concentraciones de proteína total o de linfocitos pueden estar ligeramente elevadas en el LCR. Estos resultados se pueden presentar en varias alteraciones nerviosas inflamatorias y no son específicos de la EM.

Tratamiento

Casi todas las medidas de tratamiento para la EM se dirigen a la modificación de la evolución y el control de los síntomas primarios. Las personas que tienen una afectación mínima por la enfermedad no requieren tratamiento específico, y debe alentarse al paciente para que mantenga un estilo de vida saludable, incluyendo buena nutrición, reposo y relajación adecuados. La fisioterapia puede ayudar a mantener el tono muscular. La fatiga excesiva, el deterioro físico, el estrés emocional, las infecciones víricas y la temperatura ambiental extrema pueden precipitar una exacerbación de la enfermedad.

Los fármacos que se utilizan en el tratamiento de la EM se clasifican en tres categorías: 1) para los ataques agudos de los episodios desmielinizantes iniciales; 2) para modificar la evolución de la enfermedad; y 3) para tratar los síntomas de la afección.

Los corticoesteroides son la piedra angular del tratamiento de los ataques agudos de la EM. Estos medicamentos reducen la inflamación, mejoran la conducción nerviosa y tienen efectos inmunitarios importantes. La administración a largo plazo no parece alterar el curso de la enfermedad y tiene efectos secundarios dañinos. La plasmaféresis y la inmunoglobulina intravenosa también han probado tener beneficios en algunos casos.

Los fármacos que se utilizan para modificar el curso de la enfermedad incluyen interferón β, acetato de glatirámero y mitoxantrona, que han demostrado cierto beneficio en la reducción de las exacerbaciones en personas con EM recurrente-remitente. El interferón β es una citocina que actúa como potenciador inmunitario. Se administra por inyección y, por lo general, es bien tolerado. Los efectos secundarios más frecuentes son síntomas semejantes al resfriado durante 24-48 h después de cada inyección y estos, por lo general, desaparecen luego de 2-3 meses de tratamiento. El acetato de glatirámero es un polipéptido sintético que simula partes de la proteína básica de mielina. Aunque se desconoce el mecanismo exacto de acción, el medicamento parece bloquear los linfocitos T que dañan la mielina al actuar como un señuelo para esta. El fármaco se administra todos los días por inyección subcutánea.[16]

La mitoxantrona es un antineoplásico que evita la ligadura de las cadenas de ADN y, de esta manera, retrasa la progresión del ciclo celular y tiene propiedades inmunomoduladoras. Los efectos secundarios agudos incluyen náuseas y alopecia. Se ha aprobado el anticuerpo humanizado monoclonal natalizumab para la EM recurrente-remitente.[25]

Entre los medicamentos utilizados para controlar los problemas crónicos relacionados con la EM se incluyen dantroleno, baclofeno o diazepam para la espasticidad, colinérgicos para los problemas vesicales y antidepresivos para la depresión. Se recomienda una dieta alta en fibra para mejorar el estreñimiento.

Lesión vertebral y de la médula espinal

La LME se refiere al daño de los elementos nerviosos de la médula espinal. La mayoría de las lesiones ocurre en el grupo de edad de 29-42 años.[30] En los Estados Unidos, hay 282 000 personas con LME.[30] La causa más frecuente son los accidentes de tránsito, seguido de violencia (principalmente heridas por arma de fuego), caídas y actividades deportivas recreativas.[30] La expectativa de vida para las personas con LME sigue aumentando, pero es menor que para aquellos que no la padecen. Los índices de mortalidad son significativamente mayores durante el primer año después, en particular en las personas con lesiones graves.[30]

Casi todas las LME incluyen daño a la columna vertebral o a los ligamentos de soporte, así como a la médula espinal. Dados los sistemas extensos de tractos que conectan a las neuronas aferentes sensitivas y a la MNI con los centros cerebrales superiores, la LME, por lo general, afecta la función sensitiva y motora. Aunque este capítulo se enfoca en la LME traumática, gran parte del contenido aplica para las LME causadas por otras alteraciones.

Lesión de la columna vertebral

Las lesiones de la columna vertebral incluyen fracturas, luxaciones y **subluxaciones**. Se puede presentar una fractura en cualquier parte de las vértebras, provocando fragmentación del hueso. Con mayor frecuencia incluye los pedículos, láminas o facetas. La luxación o subluxación causa que los cuerpos vertebrales se desplacen anteponiéndose entre sí y desalineen la columna vertebral. El daño a los ligamentos o cuerpos vertebrales puede provocar que la columna sea inestable. En una columna inestable, el movimiento sin soporte puede afectar el tracto espinal y causar compresión o sobreestiramiento del tejido nervioso.

Casi todas las LME se presentan por una combinación de movimientos de torsión y una fuerza de compresión. Las lesiones por flexión ocurren cuando la persona se inclina hacia adelante, sobrepasando los límites del movimiento normal. Las lesiones por flexión se observan cuando la cabeza es golpeada desde atrás. Las lesiones por extensión se deben a una inclinación forzada excesiva de la columna hacia atrás. Una lesión por extensión típica incluye una caída en la cual el mentón o la cara es el punto de impacto, lo que provoca hiperextensión del cuello.

Alerta sobre el dominio de conceptos

Las lesiones por flexión y extensión se presentan con mayor frecuencia en la columna cervical (C4-C6) que en cualquier otra área. Las limitaciones impuestas por las costillas, las apófisis espinosas y las cápsulas articulares en la columna torácica y lumbar hacen que esta área sea menos flexible y, por lo tanto, menos susceptible a las lesiones por flexión y extensión que la columna cervical.

La lesión por compresión, que causa que los cuerpos vertebrales se destrocen, exploten o incluso se aplasten, se

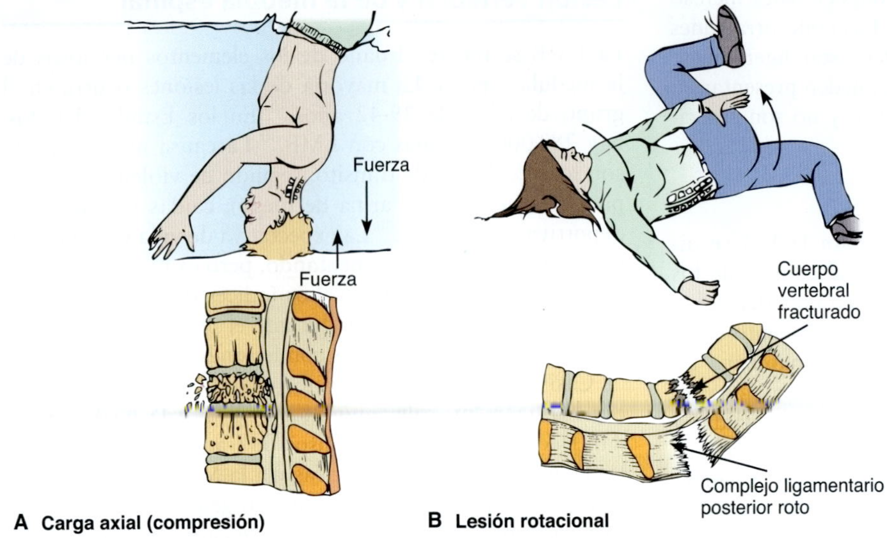

FIGURA 15-14. A. Fractura vertebral por compresión secundaria a una carga axial, como sucede cuando una persona cae sentada desde una altura considerable. B. Lesión rotacional, en la cual hay una fractura concurrente y desgarro del complejo ligamentario posterior; es causada por una flexión lateral extrema o torsión del cuello o la cabeza. Tomado de: Morton P. G., Fontaine D. K. (2018). *Critical care nursing: A holistic approach* (11th ed., p. 941). Philadelphia, PA: Lippincott Williams & Wilkins.

presenta cuando hay una carga en la columna por un golpe de alta velocidad en la punta de la cabeza, como una lesión por buceo (fig. 15-14A). Las lesiones por compresión se presentan cuando las vértebras se debilitan por afecciones como la osteoporosis y el cáncer con metástasis óseas. Las lesiones por rotación axial ocasionan lesiones altamente inestables. La rotación axial máxima ocurre en la región cervical, en especial entre C1 y C2, y en la articulación lumbosacra (fig. 15-14B). El acoplamiento de los movimientos vertebrales es frecuente en las lesiones cuando se presentan dos o más movimientos individuales (p. ej., inclinación lateral y rotación axial).

Lesión aguda de la médula espinal

La LME implica el daño a los elementos nerviosos de la médula espinal, que puede ser resultado del traumatismo directo por heridas penetrantes o indirecto por fracturas vertebrales, fracturas-luxaciones o subluxaciones de la columna vertebral. Es posible que la médula espinal sufra contusiones en y alrededor del sitio de la lesión, causando que se inflame. La pérdida de flujo sanguíneo a la médula puede desencadenar un infarto.

La transección repentina y completa de la médula espinal causa la pérdida total de la función motora, sensitiva, refleja y autónoma por debajo del nivel de la lesión (*choque medular*). Se caracteriza por parálisis flácida con pérdida de los reflejos tendinosos, ausencia de sensación somática y visceral, ambos por debajo del nivel de la lesión, y pérdida de la función intestinal y vesical. La pérdida del tono vasomotor simpático sistémico provoca vasodilatación, aumento de la capacidad venosa e hipotensión. Estas manifestaciones se presentan sin importar si el nivel de la lesión más adelante producirá parálisis espástica (MNS) o flácida (MNI). El choque medular puede durar horas, días o semanas. Si regresa la función refleja cuando la persona llega al hospital, los cambios neuromusculares son reversibles. En las personas en quienes persiste la pérdida de reflejos, la hipotensión y la bradicardia pueden tornarse críticas, pero controlables. En general, mientras más alto sea el nivel de la lesión (T6 y hacia arriba), mayor será el efecto.

Fisiopatología

La fisiopatología de la LME aguda puede dividirse en dos tipos: primaria y secundaria.[2] La *lesión nerviosa primaria* se presenta al momento de la lesión mecánica y es irreversible. Se caracteriza por pequeñas hemorragias en la materia gris de la médula espinal, seguidas de cambios edematosos en la sustancia blanca que provocan necrosis del tejido nervioso. Esta lesión es resultado de fuerzas de compresión, estiramiento y cizallamiento relacionadas con la fractura, compresión o luxación de las vértebras y contusiones. Las lesiones penetrantes producen laceraciones y traumatismo directo a la médula y se presentan con o sin daño en la columna vertebral. Las laceraciones se observan cuando hay un corte o desgarro de la médula espinal que lesiona el tejido nervioso y causa sangrado y edema.

Las *lesiones secundarias* siguen a las lesiones primarias y promueven la diseminación de la lesión. Las lesiones vasculares pueden causar isquemia, aumento de la permeabilidad vascular y edema. El flujo sanguíneo se altera más por el choque medular que se presenta por pérdida del tono vasomotor y de los reflejos nerviosos por debajo del nivel de la lesión. La liberación de sustancias vasoactivas desde la herida provoca vasoespasmo e impide el flujo sanguíneo en la microcirculación, produciendo más necrosis de los vasos sanguíneos y las neuronas. La liberación de enzimas proteolíticas y lipolíticas de las células dañadas causa inflamación, desmielinización y necrosis en el tejido nervioso de la médula espinal.

Tratamiento

El objetivo del tratamiento de la LME aguda es reducir el déficit neurológico y evitar cualquier pérdida adicional de la función nerviosa. Casi todas las lesiones traumáticas de la columna vertebral obligan a tomar medidas como inmovilización o limitación del movimiento en personas en riesgo o con LME comprobada. Toda persona con traumatismos múltiples o lesión cefálica se trata de forma automática como si tuviera una lesión de la médula cervical hasta que se descarte mediante estudios de imagen.

En las lesiones inestables de la columna cervical, la tracción mejora y restablece la alineación espinal, descomprime las estructuras nerviosas y facilita la recuperación. Las fracturas y luxaciones de las vértebras torácicas y lumbares pueden estabilizarse al principio restringiendo a la persona a reposo en cama. Las heridas por arma de fuego o arma blanca en la columna vertebral pueden provocar inestabilidad estructural y no requieren inmovilización.

La meta del tratamiento quirúrgico temprano para la columna vertebral inestable es proporcionar estabilidad esquelética interna, de manera que haya movilización y rehabilitación tempranas. Uno de los aspectos más importantes de la atención aguda para la LME es la prevención y el tratamiento del choque medular o sistémico, y la hipoxia relacionada con la respiración alterada. La médula se debe perfundir para prevenir la hipoxia.[31,32]

Tipos y clasificación de las lesiones de la médula espinal

Las alteraciones en la función corporal que resultan de una LME dependen del nivel de la lesión y del grado de afectación de la médula. La *tetraplejía*, algunas veces llamada *cuadriplejía*, es la alteración o pérdida de la función motora o sensitiva (o ambas) después del daño a las estructuras nerviosas en los segmentos cervicales de la médula espinal.[31] Causa una alteración de la función en brazos, tórax, piernas y órganos pélvicos. La *paraplejía* se refiere a la alteración o pérdida de la función motora o sensitiva (o ambas) en los segmentos torácico, lumbar o sacro de la médula espinal por daño de los elementos nerviosos en el tracto espinal. Con la paraplejía, la función de los brazos está conservada, pero dependiendo del nivel de la lesión, el funcionamiento del tórax, las piernas y los órganos pélvicos puede estar alterado. La paraplejía incluye lesiones medulares y de la cola de caballo.

Las *lesiones completas* son resultado de secciones medulares, alteración de las fibras nerviosas, o interrupción del aporte sanguíneo a ese segmento, lo que provoca la destrucción completa del tejido nervioso y parálisis de MNS y MNI. Con las lesiones completas, no se conserva la función motora o sensitiva en los segmentos sacros S4-S6. La LME incompleta implica que hay cierta función motora o sensitiva residual por debajo del nivel de la lesión. El pronóstico de recuperación de la función es mejor en una lesión incompleta por la conservación de la función axónica. Las lesiones incompletas pueden ser clasificadas en los patrones o *síndromes* que se presentan con mayor frecuencia y reflejan el área predominante de la médula que está afectada.

Síndrome de la médula central

El *síndrome de la médula central* se presenta cuando la lesión se encuentra de forma predominante en la sustancia gris o blanca central de la médula espinal (fig. 15-15).[33] Parte de la transmisión axónica externa permanece intacta porque las fibras del tracto corticoespinal que controlan los brazos están localizadas más centralmente, y las que controlan las piernas tienen una ubicación más lateral. La función motora de los miembros superiores está afectada, pero la de los inferiores no lo está (o lo está en menor grado), con parte de la sensibilidad sacra conservada. Por lo general, las funciones intestinal, vesical y

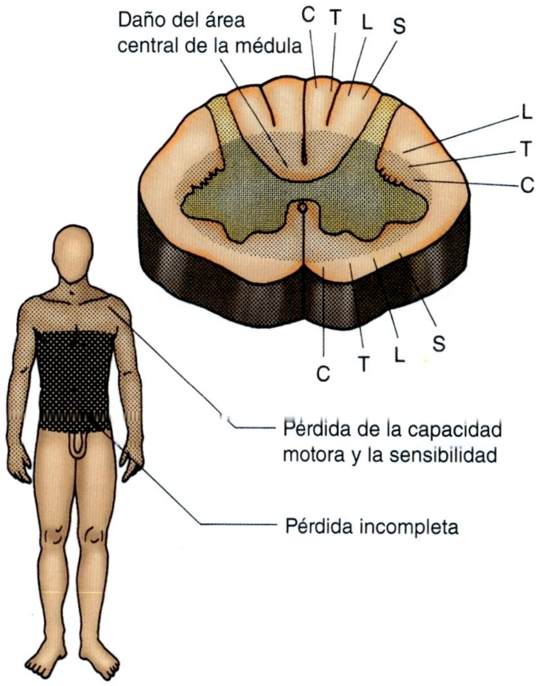

FIGURA 15-15. Síndrome centromedular. La sección transversal de la columna muestra el daño central y la pérdida sensitiva y motora asociada. C, *cervical;* L, *lumbar;* S, *sacra;* T, *torácica.* Tomado de: Hickey J. V. (2014). *The clinical practice of neurological and neurosurgical nursing* (7th ed., primera figura del cuadro 17-2, p. 398). Philadelphia, PA: Lippincott Williams & Wilkins.

sexual se encuentran afectadas y esto podría ser paralelo al daño de los miembros inferiores. Este síndrome se presenta casi de forma exclusiva en la médula cervical (lesión de la MNS con parálisis espástica). El daño a la médula central es más frecuente en adultos mayores con estrechamiento o cambios estenóticos en el tracto espinal que se relacionan con artritis. El daño también puede observarse en personas con estenosis congénita.

Síndrome de Brown-Séquard

La afección llamada *síndrome de Brown-Séquard* es resultado del daño a una hemisección de la médula anterior y posterior (fig. 15-16).[33] El efecto es una pérdida ipsilateral de la función motora voluntaria del tracto corticoespinal y de la propiocepción con ausencia de la sensibilidad al dolor y la temperatura contralaterales proveniente de los tractos espinotalámicos de todos los niveles por debajo de la lesión.

Síndrome medular anterior

Por lo general, este síndrome es causado por un daño debido al infarto de la arteria espinal anterior, lo que provoca lesión de los dos tercios anteriores de la médula espinal (fig. 15-17).[1] Los déficits incluyen pérdida de la función motora por lesión de los tractos corticoespinales y de la sensibilidad al dolor y temperatura por daño a los tractos espinotalámicos laterales. El tercio posterior de la médula está relativamente conservado, por lo que se preservan los axones de la columna posterior que transmiten la sensación de posición, vibración y tacto.

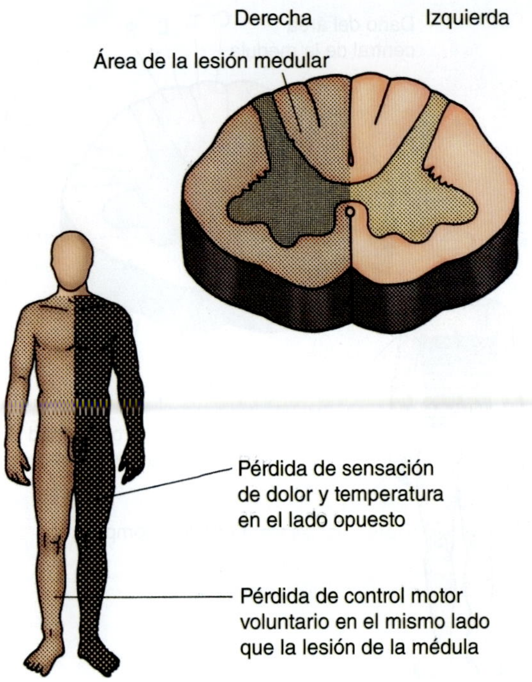

FIGURA 15-16. Síndrome de Brown-Séquard. Se ilustra el daño en la columna y la pérdida motora y sensitiva relacionada. Tomado de: Hickey J. V. (2014). *The clinical practice of neurological and neurosurgical nursing* (7th ed., tercera figura del cuadro 17-2, p. 399). Philadelphia, PA: Lippincott Williams & Wilkins.

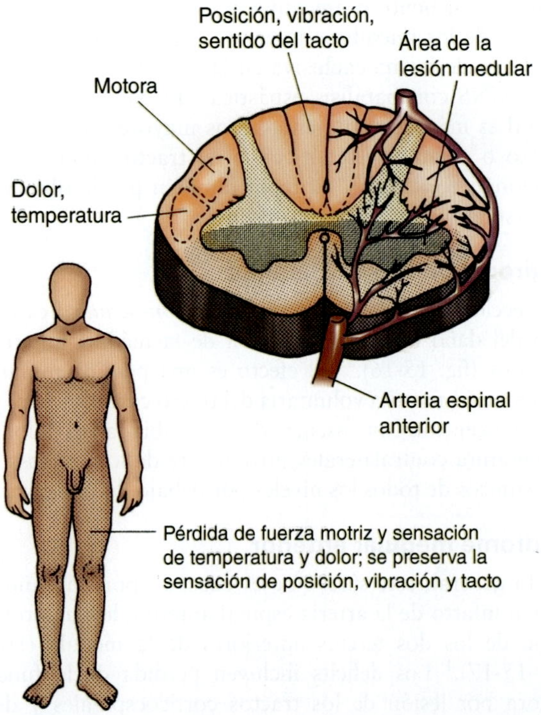

FIGURA 15-17. Síndrome espinal anterior. Se ilustra el daño en la columna y la pérdida motora y sensitiva relacionada. Tomado de: Hickey J. V. (2014). *The clinical practice of neurological and neurosurgical nursing* (7th ed., segunda figura del cuadro 17-2, p. 398). Philadelphia, PA: Lippincott Williams & Wilkins.

Síndrome del cono medular y de la cola de caballo

Este síndrome incluye daño al cono medular o la médula sacra y raíces nerviosas lumbares en el tracto nervioso. Los déficits funcionales por este tipo de lesión en general provocan intestino y vejiga flácidos y alteración de la función sexual. Los segmentos sacros ocasionalmente presentan reflejos preservados si solo el cono está afectado. La función motora en las piernas y pies puede estar afectada sin una alteración sensitiva importante. El síndrome de la cola de caballo se observa cuando el daño a las raíces nerviosas lumbosacras en el tracto espinal provoca daño a la MNI y la neurona sensitiva. Los déficits funcionales se presentan como varios patrones de parálisis flácida asimétrica, alteración sensitiva y dolor intenso y asimétrico. Está indicada la cirugía de urgencia para el síndrome de cola de caballo.

Alteración de la función somatosensorial y de los músculos esqueléticos

Las habilidades funcionales después de una LME están sujetas a varios grados de pérdida de la función somatosensitiva del músculo esquelético y alteración de la actividad refleja con base en el nivel de la lesión medular y la extensión del daño medular (tabla 15-2).

Función motora y somatosensitiva

La función motora en las lesiones cervicales varía de una completa dependencia a la independencia con o sin dispositivos de asistencia. Los niveles funcionales de lesión cervical se relacionan con la inervación de C5, C6, C7 o C8. A nivel de C5, la función del deltoides y del bíceps está conservada, lo que permite el control total de la cabeza, cuello y diafragma con fuerza adecuada del hombro y flexión completa del codo. A nivel de C6, la dorsiflexión de la muñeca por los extensores de la muñeca es funcional, permitiendo la tenodesis (la inclinación natural hacia el interior y la flexión de los dedos cuando la muñeca está extendida e inclinada hacia atrás). La tenodesis se puede utilizar para levantar objetos cuando el movimiento del dedo está ausente. Una lesión funcional en C7 permite la flexión y la extensión completas del codo, la flexión de la muñeca y cierto control de los dedos. A nivel de C8, se agrega la flexión de los dedos.

Las lesiones de T1-T12 permiten el control completo del miembro superior con control limitado a completo de los músculos intercostales y del tórax, así como del equilibrio. La lesión a nivel de T1 permite el control motor fino de los dedos. El nivel de lesión se determina, por lo general, mediante pruebas del nivel sensitivo.

La capacidad funcional en las inervaciones de L1-L5 permite la flexión y la abducción de la cadera (L1-L3), el movimiento de las rodillas (L2-L5) y la dorsiflexión del tobillo (L4-L5). La inervación sacra (S1-S5) permite el control total de la pierna, el pie y el tobillo, así como la inervación de la musculatura perineal para las funciones intestinal, vesical y sexual.

Actividad refleja

Los reflejos de la médula espinal están completamente integrados en este órgano y pueden funcionar de manera

TABLA 15-2 Capacidades funcionales por nivel de lesión medular

Nivel de lesión	Función sensorimotora segmentaria	Vestido, alimentación	Eliminación	Movilidad
C1	Sensibilidad o control de cabeza y cuello escasos o ausentes; sin control del diafragma; requiere ventilación continua	Dependiente	Dependiente	Limitada. Silla de ruedas eléctrica controlada por la voz, por soplido o aspiración
C2-C3	Sensibilidad de cabeza y cuello; cierto control cervical; independencia de ventilación mecánica durante períodos cortos	Dependiente	Dependiente	Igual que en C1
C4	Sensibilidad y control motor de cabeza y cuello adecuados; cierta elevación de los hombros; movimiento del diafragma	Dependiente; puede comer con un cabestrillo adaptado	Dependiente	Limitada a una silla de ruedas eléctrica controlada por la voz, la boca, la cabeza, el mentón o el hombro
C5	Control total de cabeza y cuello; fuerza en los hombros; flexión de codo	Independiente, con ayuda	Asistencia máxima	Silla de ruedas eléctrica o manual modificada; necesita el apoyo de un transportador
C6	Hombro totalmente inervado; extensión y dorsiflexión de la muñeca	Independiente, con ayuda mínima	Independiente, con ayuda mínima	Independiente en transportador y silla de ruedas
C7-C8	Extensión completa del codo; flexión plantar; cierto control de los dedos	Independiente	Independiente	Independiente; silla de ruedas manual
T1-T5	Control total de manos y dedos; empleo de los músculos intercostales y torácicos	Independiente	Independiente	Independiente; silla de ruedas manual
T6T10	Control muscular abdominal; equilibrio parcial a completo con los músculos del tórax	Independiente	Independiente	Independiente; silla de ruedas manual
T11-L5	Flexores y abductores de la cadera (L1-L3); extensión de la rodilla (L2-L4); flexión de la rodilla y dorsiflexión del tobillo (L4-L5)	Independiente	Independiente	Ambulación de distancia corta o completa con ayuda
S1-S5	Control total de la pierna, el pie y el tobillo: inervación de los músculos perineales para las funciones intestinales, vesicales y sexuales (S2-S4)	Independiente	Función intestinal y vesical normal a alterada	Camina de forma independiente con o sin ayuda

independiente del impulso desde los centros superiores. La actividad refleja alterada después de la LME está determinada por el nivel de la lesión y si se afectó la MNS o la MNI. Con las lesiones de la MNS a nivel de T12 y superior, los reflejos medulares permanecen intactos, en tanto que las vías de comunicación con los centros superiores están interrumpidas. Esto provoca espasticidad de los grupos de músculo esquelético afectados y de los músculos liso y esquelético que controlan las funciones intestinales, vesicales y sexuales. En las lesiones de la MNI a nivel de T12 y por debajo, el circuito reflejo se ha dañado a nivel de la médula espinal o del nervio raquídeo, produciendo una disminución o ausencia de la función refleja. Esto causa parálisis flácida de los grupos de músculo esquelético afectados y de los músculos liso y esquelético que controlan las funciones intestinales, vesicales y sexuales. Sin embargo, las lesiones cercanas a T12 provocan déficits mixtos de MNS y MNI.

Después del período de choque medular, en una lesión de la MNS, regresa la actividad refleja espinal aislada y el tono muscular que no está bajo control de centros superiores. Esto causa hipertonía y espasticidad de los músculos esqueléticos por debajo del nivel de la lesión.[33] Los músculos antigravitatorios, los flexores de los brazos y extensores de las piernas, resultan afectados. Los estímulos para el espasmo muscular reflejo surgen de las vías aferentes somática y visceral que entran en la médula por debajo del nivel de la lesión. Los estímulos más frecuentes son el estiramiento muscular, las infecciones o cálculos vesicales, las fístulas, la distensión o la impactación intestinal, las áreas de presión o irritación de la piel y las infecciones. Dado que los estímulos que precipitan espasmos varían de una persona a otra, es necesario realizar una valoración cuidadosa para identificar los factores precipitantes. Los ejercicios pasivos de amplitud de movimiento para estirar los músculos espásticos ayudan a evitar el espasmo inducido por el estiramiento muscular, como ocurre con un cambio en la posición corporal.

La espasticidad no es dañina y puede incluso facilitar el mantenimiento del tono muscular para evitar la emaciación muscular, mejorar el retorno venoso y ayudar con la movilidad. Los espasmos son dañinos cuando afectan la seguridad y reducen la capacidad para recuperar la movilidad y actividades cotidianas. Los espasmos, a su vez, producen traumatismos óseos y de tejidos, lo que provoca contracturas y lesiones cutáneas.

Función muscular respiratoria

La ventilación requiere la inervación de los músculos espiratorios e inspiratorios por la médula espinal. Los segmentos C3-C5, a través de los nervios frénicos, inervan el principal músculo de la ventilación, el diafragma. Los segmentos espinales T1-T7 inervan los músculos intercostales, que elevan la caja torácica y son necesarios para toser y la respiración profunda. Los principales músculos de la espiración son los abdominales, que reciben su inervación de los niveles T6-T12.

Aunque la capacidad para inhalar y exhalar puede estar conservada, los déficits funcionales en la ventilación son más evidentes en la capacidad para oxigenar tejidos, eliminar el dióxido de carbono y movilizar las secreciones. Las LME que afectan C1-C3 provocan una falta de esfuerzo respiratorio y las personas afectadas requieren ventilación asistida. Aunque la lesión de C3-C5 permite una función diafragmática parcial o completa, la ventilación está disminuida por la pérdida de la función de los músculos intercostales, causando respiraciones superficiales y tos débil. Por debajo del nivel de C5 la capacidad para tomar una respiración profunda y toser está menos afectada. El tratamiento de mantenimiento consta de entrenamiento muscular para fortalecer los músculos para resistencia y movilización de secreciones. La capacidad para hablar se compromete con la ventilación asistida. Por lo tanto, asegurar una comunicación adecuada es esencial.

Alteración de la función del sistema nervioso autónomo

Si hay una LME, se detendrá toda la función autónoma por debajo de la lesión. Por sus sitios de salida, los nervios craneales no resultan afectados. Según el nivel de la lesión, los reflejos medulares que controlan la función del sistema nervioso autónomo están aislados del resto del SNC. El impulso sensitivo aferente, al igual que el estímulo motor eferente, no resulta afectado. Se carece de la regulación e integración de la función refleja por los centros en el cerebro y en el tronco encefálico. Esto provoca que los reflejos autónomos por debajo del nivel de lesión estén descontrolados, pero los que están por arriba funcionen de una forma relativamente controlada.

Mientras más alto sea el nivel de la lesión y mayor sea el área de superficie afectada, más profundos serán los efectos en la circulación y en la termorregulación. Las personas con lesión a nivel de T6 o por arriba presentan problemas para regular el tono vasomotor. Quienes tienen lesiones por debajo del nivel de T6, por lo general, tienen suficiente función simpática para mantener una función vasomotora adecuada. El nivel de la lesión y sus problemas correspondientes varían entre las personas, y se observan algunos efectos disfuncionales a niveles debajo de T6. Con las lesiones lumbares y sacras inferiores, la función simpática permanece esencialmente sin cambios.

Respuesta vasovagal

El nervio vago (NC X), que se conserva en una LME, generalmente ejerce un efecto inhibidor continuo en la frecuencia cardíaca. La estimulación vagal que produce una marcada bradicardia se llama *respuesta vasovagal*. El impulso aferente visceral a los centros vagales en el tronco del encéfalo de personas con tetraplejía o paraplejía a nivel alto puede generar una marcada bradicardia por un sistema nervioso simpático disfuncional. En ocasiones, se presenta bradicardia grave e incluso asistolia cuando hay aspiración endotraqueal o con un cambio de posición rápido que provoque una respuesta vasovagal. Se aconseja adoptar medidas preventivas, como hiperoxigenación antes, durante y después de la aspiración. Se deben evitar o anticipar los cambios rápidos de posición y tener anticolinérgicos disponibles para contrarrestar los efectos graves de la bradicardia.

Disreflexia autónoma

La disreflexia autónoma, también conocida como *hiperreflexia autónoma*, representa un episodio agudo de respuestas reflejas simpáticas exageradas en personas con lesiones a nivel de T6 o por arriba, en las cuales se pierde el control del SNC de los reflejos medulares (fig. 15-18). No se presenta hasta que se ha resuelto el choque medular y han regresado los reflejos autónomos, con mayor frecuencia dentro de los primeros 6 meses después de la lesión. Es más impredecible durante el primer año después de la lesión, pero se puede presentar a lo largo de la vida de la persona.

La disreflexia autónoma se caracteriza por hipertensión leve a grave, palidez cutánea y respuesta de piloerección. Dado que la función barorreceptora y el control parasimpático de la frecuencia cardíaca viajan por medio de los nervios craneales, estas respuestas permanecen intactas. La hipertensión continua produce una disminución vagal mediada por barorreflejo en la frecuencia cardíaca hasta niveles bradicárdicos. Existe una vasodilatación mediada por barorreflejo acompañante, con piel sonrojada y sudoración profusa por arriba del nivel de la lesión, cefalea que varía de sorda a intensa, nariz congestionada y sensación de ansiedad. Una persona puede presentar uno, varios o todos los síntomas en cada episodio.

Los estímulos que inician la respuesta disrefléxica incluyen distensión visceral (vejiga o recto llenos), estimulación de los receptores del dolor (úlceras por presión, uñas enterradas, cambios de vestido y procedimientos médicos), así como contracciones viscerales (eyaculación, espasmos vesicales o contracciones uterinas).

La disreflexia autónoma es una urgencia clínica con la que, sin un tratamiento oportuno y adecuado, se presentan convulsiones, pérdida de la consciencia e incluso la muerte. El tratamiento incluyen la vigilancia de la presión arterial mientras se elimina o corrige la causa inicial o el estímulo. La persona debe colocarse en una posición erguida y se deben retirar todos los soportes o fajas para promover la acumulación venosa de sangre y reducir el retorno venoso, disminuyendo la presión arterial. Si se ha retirado el estímulo o no se puede identificar y se establece la posición erguida, pero la presión arterial sigue elevada, se administran medicamentos que bloquean la función autónoma. Se propone la prevención del tipo de estímulos que desencadenan el episodio disrefléxico.

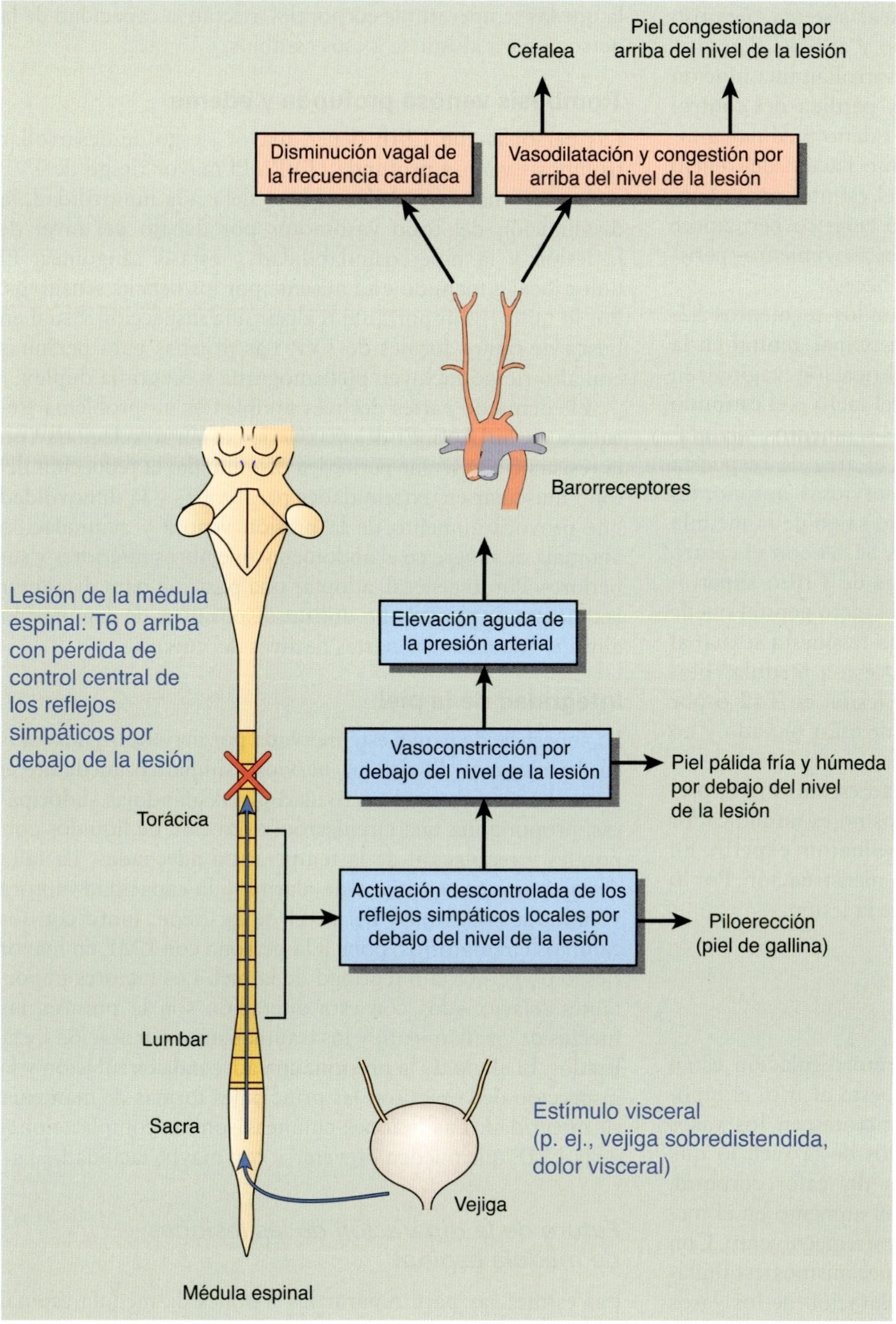

FIGURA 15-18. Mecanismos de disreflexia autónoma.

Hipotensión postural

La hipotensión postural u ortostática se presenta con lesiones en T4-T6 o por arriba y se debe a la interrupción de la salida simpática a los vasos sanguíneos en las extremidades y el abdomen. La acumulación de sangre, junto con la fuerza de gravedad, altera el retorno venoso al corazón y hay una disminución en el gasto cardíaco cuando la persona se coloca en una posición erguida. Los signos de hipotensión ortostática incluyen mareo, palidez, sudoración excesiva por arriba del nivel de la lesión, visión borrosa y, a veces, desmayo. Por lo general, se previene con cambios de posición lentos y medidas para promover el retorno venoso.

Alteración de la función vesical, intestinal y sexual

La pérdida de la función vesical es resultado de la alteración de las vías nerviosas entre la vejiga y el reflejo del centro de vaciamiento a nivel de S2-S4 (p. ej., una LME) o entre el centro de vaciamiento reflejo y los centros cerebrales superiores para comunicación y control coordinado del esfínter (p. ej., una lesión de la MNS). Las personas con lesiones de la MNS o vejigas espásticas son incapaces de percibir el llenado vesical y de controlar voluntariamente el vaciamiento. En las LME o los casos de disfunción vesical flácida, la falta de consciencia del llenado vesical y tono vesical hacen que la persona sea incapaz de vaciar de manera voluntaria o involuntaria.

La eliminación intestinal involucra al sistema nervioso entérico, al sistema nervioso autónomo y al SNC. Las personas con LME por arriba de S2-S4 desarrollan una función espástica del reflejo de la defecación y pérdida del control voluntario del esfínter anal externo. El daño medular a nivel de S2-S4 provoca un funcionamiento flácido del reflejo de la defecación y pérdida del tono del esfínter anal. Aunque la inervación del sistema nervioso entérico permanece intacta, sin el reflejo de la defecación, los movimientos peristálticos son ineficaces para evacuar las heces.

La función sexual está mediada por los segmentos S2-S4 de la médula espinal. La respuesta sexual genital en la LME (erección en los hombres y lubricación vaginal en las mujeres) puede iniciarse mediante el tacto o el estímulo mental, según el nivel de la lesión. Los segmentos medulares T11-L2 se han identificado como el área de respuesta sexual psicógena en donde las vías nerviosas autónomas en la comunicación con el prosencéfalo salen de la médula e inervan los genitales. Los segmentos S2-S4 son el centro reflejo del tacto sexual. En las lesiones de T10 o superiores, la respuesta al reflejo sexual ante el tacto genital puede presentarse, sin embargo, no habrá una respuesta sexual al estímulo mental (T11- L2) porque la lesión medular bloquea la vía de comunicación. En una lesión en T12 o por debajo, el centro de reflejo sexual puede estar dañado y no mostrar respuesta al tacto.

En los hombres, la falta de capacidad eréctil o para presentar sensaciones peneanas u orgasmos no es un indicador confiable de infertilidad, la cual debe evaluar un experto. En las mujeres, la fertilidad es paralela a la menstruación. Por lo general, se retrasa 3-5 meses después de la lesión.

Alteración de otras funciones

Regulación de la temperatura

Los mecanismos centrales para la termorregulación están localizados en el hipotálamo. En respuesta al frío, el hipotálamo estimula respuestas vasoconstrictoras en los vasos sanguíneos periféricos, en particular los de la piel, lo que produce una reducción de la pérdida del calor corporal. La producción de calor es resultado del aumento en el metabolismo, la actividad voluntaria o el estremecimiento. Con el objetivo de disminuir el calor, los mecanismos estimulados en el hipotálamo producen vasodilatación de los vasos sanguíneos cutáneos para disipar el calor y sudoración para aumentar las pérdidas por evaporación.

La LME altera la comunicación entre los centros termorreguladores y las respuestas efectoras simpáticas por debajo del nivel de la lesión. Las lesiones en niveles superiores producen mayores alteraciones en la termorregulación. En la tetraplejía y paraplejía alta, hay pocas defensas frente a los cambios en la temperatura corporal y esta tiende a igualarse con la del entorno, una situación conocida como *poiquilotermia*. Las personas con lesiones a niveles inferiores tienen varios grados de termorregulación. Las alteraciones en la termorregulación son crónicas y pueden causar una pérdida continua del calor corporal. El tratamiento consiste en capacitación en cuanto al ajuste de la ropa y consciencia en la manera en la que las temperaturas corporales afectan la capacidad de la persona para ajustarse a esos cambios.

Trombosis venosa profunda y edema

Las personas con LME tienen mayor riesgo de desarrollar trombosis venosa profunda (TVP). El mayor riesgo de TVP en las personas con LME aguda se debe a la inmovilidad, la disminución del tono vasomotor por debajo del nivel de la lesión y la hipercoagulabilidad y estasis sanguínea. El dolor local a menudo está ausente por los déficits sensitivos. Por lo tanto, es importante realizar una inspección visual en busca de signos locales de TVP. Las pruebas para personas con alto riesgo incluyen pletismografía y ecografía dúplex.

El edema de partes declives también es un problema frecuente en la LME. El desarrollo de edema se relaciona con la resistencia vascular periférica disminuida, la reducción del tono muscular en extremidades paralizadas y la inmovilidad que provoca aumento de la presión venosa y acumulación anómala de sangre en el abdomen y miembros inferiores y superiores. Por lo general, adoptar una posición para disminuir las fuerzas de gravedad o utilizar dispositivos de compresión alivia el edema en las partes declives del cuerpo.

Integridad de la piel

La superficie de la piel está inervada por nervios organizados en dermatomas. El sistema nervioso simpático, mediante el control vasomotor y la actividad de las glándulas sudoríparas, proporciona una circulación, excreción de líquidos corporales y regulación de la temperatura adecuadas. La falta de mecanismos sensitivos de alarma y la capacidad motora voluntaria por debajo del nivel de la lesión, junto con los cambios circulatorios, pone a la persona con LME en mayor riesgo de perder la integridad de la piel. Los factores importantes relacionados con esta alteración son la presión, las fuerzas de cizallamiento y los traumatismos o irritación localizados. El alivio de la presión, una adecuada circulación y la inspección de la piel son las principales formas de mantener su integridad. Las lesiones cutáneas son las complicaciones de la LME que pueden prevenirse con mayor facilidad.

Futuro de la reparación de las lesiones de médula espinal

Las estrategias para reparar las lesiones de médula espinal se centran en la promoción del crecimiento de los tractos de fibras nerviosas utilizando factores estimulantes del crecimiento nervioso o moléculas que suprimen inhibidores de la extensión neuronal; haciendo puentes en las lesiones de la médula espinal con andamiajes que están impregnados de factores de crecimiento nervioso para promocionar el crecimiento axónico y reducir las barreras originadas por el tejido cicatricial; reparando la mielina dañada y restableciendo la conductividad de la fibra nerviosa en el área lesionada, y promocionando el crecimiento compensatorio de fibras nerviosas conservadas e intactas por encima y por debajo del nivel de la lesión. Aunque estas estrategias no permiten la reparación completa, incluso las respuestas modestas pueden ser útiles para una persona con LME.

RESUMEN

La ELA es una alteración neurológica progresiva y devastadora que daña de forma selectiva la función motora. Afecta a las MNI en la médula espinal, así como a las MNS en el tronco encefálico y la corteza cerebral. La EM es una enfermedad desmielinizante de progresión lenta del SNC. Los síntomas más frecuentes son parestesias, neuritis óptica y debilidad motora. En general, la enfermedad se caracteriza por exacerbaciones y remisiones. Al inicio, la función casi normal se recupera entre las exacerbaciones.

La LME es una alteración neurológica discapacitante causada con mayor frecuencia por accidentes de tránsito, caídas y lesiones deportivas. Las disfunciones del sistema nervioso después de una LME incluyen varios grados de pérdida sensorimotora y alteración de la actividad refleja con base en el nivel de la lesión y la extensión del daño. Los problemas físicos de la LME incluyen choque medular, problemas de ventilación y comunicación, disfunción del sistema nervioso autónomo que predispone a la respuesta vasovagal, hiperreflexia autónoma, termorregulación corporal alterada e hipotensión postural; incapacidad de los músculos para cumplir con su función de bombeo e inervación venosa deficiente que provoca edema y riesgo de TVP; alteración de la integridad sensorimotora que contribuye a la aparición de espasmos musculares descontrolados, respuesta al dolor deficiente y riesgo para la integridad de la piel; alteraciones de la eliminación intestinal y vesical, y padecimientos de la función sexual.

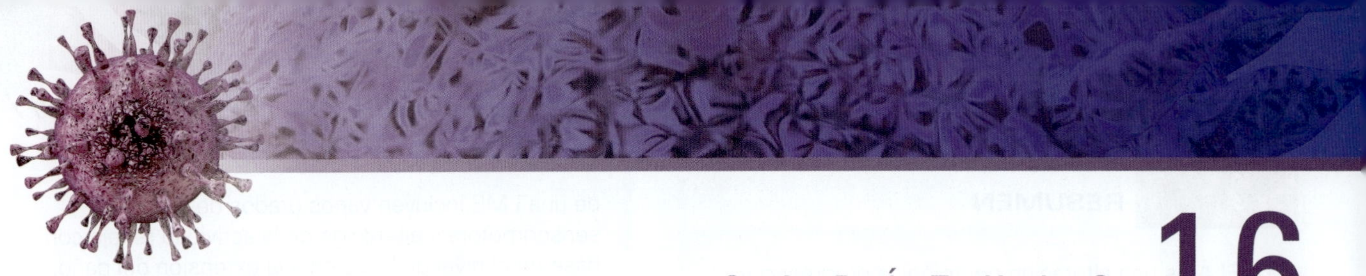

CAPÍTULO 16

Alteraciones de la función cerebral

El cerebro es susceptible de traumatismos, isquemia, tumores, procesos degenerativos y desajustes metabólicos. Las lesiones cerebrales se clasifican como traumáticas o no traumáticas, y pueden causar un cambio en el estado de consciencia o alteraciones en la cognición, y en la función motora y sensitiva. El daño cerebral es resultado de los efectos de la isquemia, aminoácidos excitadores, edema y aumento de la presión intracraneal.

Manifestaciones y mecanismos de la lesión cerebral

El cerebro está protegido frente a las fuerzas externas por los confines rígidos del cráneo y la amortiguación del líquido cefalorraquídeo (LCR). La capacidad metabólica requerida por estas células eléctricamente activas se mantiene mediante varios mecanismos regulatorios, como la barrera hematoencefálica y mecanismos autorreguladores que aseguran su aporte sanguíneo. El cerebro es todavía muy vulnerable a la lesión por traumatismos, isquemia, tumores, procesos degenerativos y desajustes metabólicos.

Manifestaciones de la lesión cerebral

La lesión cerebral se manifiesta por cambios en el estado de consciencia y alteraciones en la función cognitiva, motora y sensitiva. Las lesiones cerebrales focales causan déficits neurológicos que podrían o no alterar la consciencia. La lesión cerebral total casi siempre es resultado de estados alterados de consciencia que varían desde la falta de atención hasta el estupor y el estado de coma.

Los hemisferios cerebrales son los más susceptibles al daño. Conforme se lesionan de manera secuencial estructuras cerebrales en el diencéfalo, mesencéfalo, puente (protuberancia) y bulbo raquídeo (médula oblongada), se presentan signos adicionales relacionados con los reflejos pupilares y de movimiento ocular, la función motora y la respiración (tabla 16-1). La inestabilidad hemodinámica y respiratoria son los últimos signos que se presentan porque sus centros reguladores se encuentran en el bulbo raquídeo.

Con el deterioro neurológico progresivo, las capacidades neurológicas de la persona se deterioran de forma escalonada. De manera similar, conforme retorna la función neurológica, parece haber un progreso secuencial hasta los estados superiores de consciencia. El deterioro de la función cerebral por lesiones supratentoriales tiende a seguir una progresión escalonada cefalocaudal, porque el cerebro inicialmente compensa la lesión y después la descompensa con pérdida de la autorregulación y la perfusión cerebral. Las lesiones infratentoriales (tronco encefálico) producen la alteración temprana y, algunas veces, abrupta de la consciencia sin una progresión cefalocaudal ordenada de los signos neurológicos.

Estados alterados de la consciencia

Todas las formas de lesión y enfermedad cerebral producen estados alterados de consciencia. La consciencia es el estado de conocimiento de uno mismo y del entorno y la capacidad de orientarse ante nuevos estímulos.[1] Se divide en dos componentes: 1) excitación y alerta, y 2) concentración y cognición.[2] La excitación y la alerta requieren el funcionamiento concurrente de ambos hemisferios y un sistema de activación reticular (SAR) intacto en el tronco encefálico. La concentración y la cognición se determinan por el funcionamiento de la corteza cerebral.

Bases anatómicas y fisiológicas de la consciencia

La formación reticular constituye el centro del tronco encefálico; se extiende del bulbo raquídeo (médula oblongada) al puente (protuberancia), que se continúa en sentido caudal con la médula espinal y en sentido superior con el subtálamo, el hipotálamo y el tálamo (fig. 16-1).[2] Las fibras del SAR también protegen al sistema nervioso autónomo y a los sistemas motores. El hipotálamo tiene un papel predominante en el mantenimiento de la homeostasis a través de la integración de funciones somáticas, viscerales y endocrinas. Los impulsos de la formación reticular, las proyecciones vestibulorraquídeas y otros sistemas motores están integrados para dar una adaptación continua del tono muscular y de la postura a fin de facilitar las acciones motoras voluntarias. Las neuronas de la formación reticular que actúan en la regulación de las funciones cardiovascular, respiratoria y otras viscerales se entremezclan con las que mantienen otras formaciones reticulares.

Las fibras ascendentes de la formación reticular, conocidas como SAR ascendente, transmiten la información de activación a la corteza cerebral. Este sistema activa el

TABLA 16-1 Signos de progresión cefalocaudal de las lesiones cerebrales

Nivel de lesión cerebral	Signos clínicos graves
Diencéfalo	Alteración de la consciencia; pupilas pequeñas y reactivas, respuesta oculocefálica intacta, postura de flexión anómala, respiraciones de Cheyne-Stokes
Mesencéfalo	Coma; pupilas fijas de tamaño mediano, alteración de la respuesta oculocefálica, hiperventilación neurógena central, postura de extensión
Puente	Coma; pupilas fijas y mióticas (pequeñas), mirada desconjugada, alteración de la respuesta oculovestibular; pérdida del reflejo corneal, hemiparesia/cuadriparesia, postura de extensión, respiraciones apnéicas
Bulbo raquídeo	Coma; pupilas fijas, flacidez, pérdida de los reflejos nauseoso y tusígeno, respiraciones atáxica/apneica

hipotálamo y las estructuras límbicas que regulan las respuestas emocionales y conductuales, y ejerce efectos facilitadores en las neuronas corticales. Sin activación cortical, una persona es menos reactiva a los estímulos ambientales y el estado de consciencia está reducido.

Las vías para el SAR ascendente viajan desde la médula hasta el mesencéfalo, de manera que las lesiones del tronco encefálico pueden interrumpir la actividad del SAR, lo que causa alteraciones en el estado de consciencia y coma. Cualquier déficit en el estado de consciencia, desde la confusión leve hasta el estupor y el estado de coma, indican lesión directa al SAR o de ambos hemisferios cerebrales al mismo tiempo. Las lesiones del cerebro que afectan un solo hemisferio

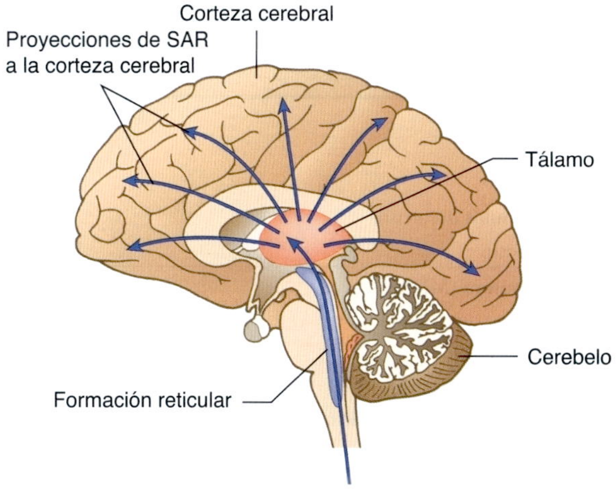

FIGURA 16-1. Formación reticular del tronco encefálico y sistema de activación reticular (SAR). Los tractos sensitivos ascendentes envían fibras axónicas colaterales a la formación reticular, las cuales dan lugar a fibras que hacen sinapsis en los núcleos inespecíficos del tálamo. De ahí, las proyecciones talámicas inespecíficas influyen en las áreas diseminadas de la corteza cerebral y el sistema límbico.

y también respetan el SAR, como el infarto cerebral, por lo general no producen alteraciones de la consciencia.

Estados de consciencia

Una persona totalmente consciente tiene conocimiento total de sus alrededores y puede reaccionar ante estímulos ambientales.[1] Los estados de consciencia existen en un continuo que incluye la consciencia, confusión, letargia, obnubilación, estupor y coma (tabla 16-2).

Los primeros signos de disminución del nivel de consciencia son la falta de atención, confusión leve, desorientación y respuesta disminuida. La persona con delírium pierde la atención de forma evidente y puede estar letárgica o agitada. Puede progresar a obnubilación y responder solo a estímulos vigorosos o nocivos.

La escala de coma de Glasgow ofrece un método organizado para valorar el estado de consciencia. Es muy sencillo aplicar esta escala para evaluar el estado de consciencia en las personas con lesión cerebral (tabla 16-3).[3,4] Se ofrecen calificaciones numéricas a las respuestas de abertura ocular, respuestas verbales y respuestas motoras. La calificación total es la suma de la mejor respuesta en cada categoría.

TABLA 16-2 Niveles descendientes de consciencia y sus características

Nivel de consciencia	Características
Consciencia completa	Despierto, alerta y orientado en tiempo, lugar y persona; comprende el lenguaje y las palabras escritas, y es capaz de expresar ideas.
Confusión	Desorientado en tiempo, lugar o persona; dificultad de la memoria, dificultad para seguir órdenes.
Letargia	Orientado en tiempo, lugar y persona; muy lento para los procesos mentales, actividad motora y lenguaje; responde adecuadamente al dolor.
Obnubilación	Responde verbalmente con una palabra, excitable con la estimulación, responde adecuadamente a los estímulos dolorosos, sigue instrucciones simples, parece muy somnoliento.
Estupor	Sin respuesta, a menos que se apliquen estímulos vigorosos y repetidos, responde adecuadamente a estímulos dolorosos, se encuentra acostado quieto con mínimo movimiento espontáneo, puede emitir sonidos incomprensibles o abrir los ojos.
Estado de coma	No responde adecuadamente a estímulos, estado semejante a estar dormido con los ojos cerrados, no emite sonidos verbales.

Datos tomados de: Hickey J. V. (2014). *The clinical practice of neurological and neurosurgical nursing* (7th ed.). Philadelphia, PA: Lippincott Williams & Wilkins.

PUNTOS CLAVE

Lesión cerebral y niveles de consciencia

- La consciencia es una función general que depende de una red neural difusa que incluye ambos hemisferios cerebrales y actividad del SAR. La alteración de la consciencia implica la lesión cerebral difusa de ambos hemisferios cerebrales simultáneamente o SAR a cualquier nivel (bulbo raquídeo a tálamo). En contraste, la lesión cerebral local causa déficit neurológico, pero no altera la consciencia.

TABLA 16-3 Escala de coma de Glasgow

Prueba	Puntaje*
Abertura ocular (E)	
Espontánea	4
Al habla	3
Ante estímulos dolorosos	2
Sin respuesta	1
Respuesta motora (M)	
Obedece instrucciones	6
Localiza el dolor	5
Flexión normal (retiro)	4
Flexión anómala (decorticación)	3
Extensión (descerebración)	2
Sin respuesta	1
Respuesta verbal (V)	
Orientado	5
Conversación confusa	4
Palabras inadecuadas	3
Ruidos incomprensibles	2
Sin respuesta	1

* Puntaje = E + M + V. Mejor calificación posible = 15; la peor calificación posible = 3.

Tomado de: Teasdale, G., Jennett, B. (1974). Assessment of coma and impaired consciousness. A practical scale. *Lancet* 304(7872), 81–84. Copyright © 1974 Elsevier. Con autorización.

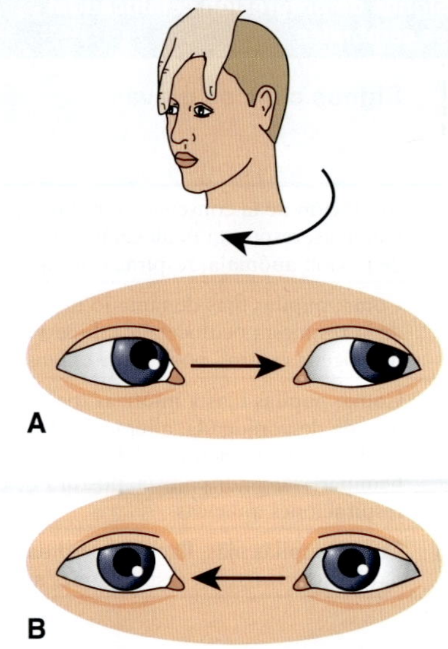

FIGURA 16-2. Respuesta de cabeza de muñeca. La *respuesta ocular de cabeza de muñeca* demuestra que los reflejos estáticos vestibulares siempre están presentes sin interferencia o supresión del prosencéfalo. El daño grave al prosencéfalo o al tronco encefálico en sentido superior al puente de Varolio a menudo provoca la pérdida del control superior de estos reflejos vestibulares estáticos. Si la cabeza de la persona se mueve de un lado a otro o de arriba abajo, los ojos se moverán en una mirada conjugada hacia el lado opuesto (**A**), como los de una muñeca con ojos contrarrestados. Si se observa el fenómeno de la cabeza de muñeca, se considera que la función del tronco encefálico a nivel del puente de Varolio está intacta (en una persona comatosa). En la persona inconsciente sin función del tronco encefálico intacta y reflejos estáticos vestibulares, los ojos permanecen en la posición media (fijos) o cambian en la misma dirección (**B**) conforme gira la cabeza.

Otras manifestaciones de deterioro de la función cerebral

La valoración neurológica inicial de una persona con lesión cerebral incluye la revisión en busca de anomalías en el tamaño de las pupilas y su reacción a la luz, evidencia de postura en flexión o extensión anómala y patrones alterados de la respiración.

Reflejos pupilares y movimientos oculares

Aunque las pupilas al principio responden enérgicamente a la luz, pierden su reacción y se dilatan conforme se deteriora la función cerebral. Una pérdida bilateral de la respuesta pupilar a la luz indica lesiones del tronco encefálico. La pérdida unilateral de la respuesta pupilar a la luz se debe a la lesión de las vías óptica u oculomotora. El reflejo oculocefálico puede determinar si los centros del tronco encefálico para el movimiento ocular están intactos (fig. 16-2).

Si el reflejo oculocefálico no es concluyente, y si no hay contraindicaciones, se puede emplear el reflejo oculovestibular para desencadenar nistagmo.

Postura anómala de flexión y extensión

En los primeros momentos de la inconsciencia, hay ciertos movimientos combativos y dirigidos en respuesta al dolor. Conforme progresa el estado de coma, los estímulos nocivos pueden iniciar rigidez y posturas anómalas (decorticación y descerebración) si se interrumpen los tractos motores a niveles específicos.[2] La postura de descerebración (extensora) es resultado de un aumento en la excitabilidad muscular (fig. 16-3A). Se caracteriza por rigidez de los brazos y las palmas de las manos separadas del cuerpo y con piernas extendidas rígidas y flexión plantar de los pies. Esta respuesta se presenta con deterioro cefalocaudal cuando las lesiones del diencéfalo se extienden para afectar el mesencéfalo y el tronco encefálico superior. La postura de decorticación se caracteriza por flexión de los brazos, muñecas y dedos, con abducción de los miembros superiores, rotación interna y flexión plantar de los miembros inferiores (fig. 16-3B). La postura de decorticación es resultado de lesiones del hemisferio cerebral o de la cápsula interna. Las posturas de descerebración y decorticación son signos de mal pronóstico.

Respuestas respiratorias

Los cambios respiratorios tempranos incluyen bostezos y suspiros, con progresión a respiración de Cheyne-Stokes. Cuando avanza la lesión al mesencéfalo, las respiraciones cambian a hiperventilación neurógena central, en la cual la frecuencia de las respiraciones puede exceder las 40 rpm por estimulación sin inhibición de los centros inspiratorios y espiratorios. Con la afectación medular, las respiraciones se vuelven atáxicas (totalmente descoordinadas e irregulares). Hay apnea por falta de respuesta a la estimulación por dióxido de carbono. Con frecuencia, se requiere apoyo ventilatorio total en este momento.

Muerte cerebral

La muerte cerebral se define como la pérdida irreversible de la función del cerebro, incluido el tronco encefálico.[5]

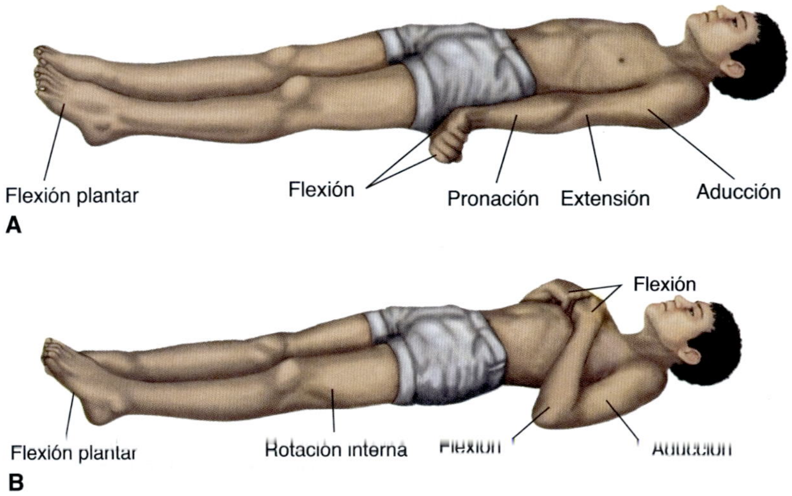

FIGURA 16-3. Postura anómala. **A.** Posición de descerebración. En la rigidez de descerebración, los brazos se mantienen a ambos lados con los codos, muñecas y dedos flexionados. Las piernas están extendidas y con rotación interna. Los pies tienen flexión plantar. **B.** Posición de decorticación. En la rigidez de decorticación, las mandíbulas están apretadas y el cuello está extendido. Los brazos están en aducción y rígidamente extendidos y los codos con los antebrazos pronos con las muñecas y los dedos flexionados. Tomado de: Hickey J. V. (2014). *The clinical practice of neurological and neurosurgical nursing* (7a ed., p. 173). Philadelphia, PA: Lippincott Williams & Wilkins.

Algunas afecciones, como la intoxicación farmacológica y metabólica, pueden provocar el cese de las funciones cerebrales que es completamente reversible, incluso cuando se interrumpen las funciones cerebrales y electroencefalográficas (EEG). Es necesario descartar lo anterior antes de declarar que una persona tiene muerte cerebral.

La definición de muerte se ha tenido que reevaluar continuamente.[5] En 2010, el *Quality of Standards Subcommittee of the American Academy of Neurology* estableció que "muerte cerebral es la ausencia de función cerebral clínica cuando la causa aproximada se conoce y puede demostrarse que es irreversible".[5] Puede haber movimientos complejos-espontáneos y el encendido falso positivo del ventilador en personas que tienen muerte cerebral. Es seguro determinar apnea con la difusión apneica de la oxigenación, pero no hay evidencia suficiente para determinar la seguridad comparativa de las técnicas empleadas en la prueba de apnea. Se requieren períodos prolongados de observación de ausencia de actividad cerebral si el paciente es un niño y en casos de enfermedades farmacológicas y neuromusculares tales como miastenia grave, hipotermia y choque. Las circunstancias médicas podrían requerir el empleo de pruebas confirmatorias.

La documentación médica debe incluir la causa y la irreversibilidad de la afección, ausencia de reflejos del tronco encefálico y respuestas motoras al dolor, ausencia de respiración con presión del dióxido de carbono (PCO_2) de 60 mm Hg o más, y la justificación para el uso de pruebas confirmatorias y sus resultados. La apnea se confirma después de una ventilación con oxígeno puro 10 min antes del retiro del ventilador, seguida de flujo pasivo de oxígeno. Este método permite que la PCO_2 se eleve a 60 mm Hg después de un período de apnea de 10 min sin reducción riesgosa del contenido de oxígeno de la sangre. Si los reflejos respiratorios están intactos, la hipercapnia que se desarrolla debe estimular el esfuerzo ventilatorio en los primeros 30 s. Los esfuerzos respiratorios espontáneos indican que el tronco encefálico está funcionando. Las pruebas confirmatorias de muerte celular incluyen angiografía convencional, ecografía *Doppler* transcraneal, gammagrafía cerebral con hexametilpropoleneamina oxima marcada con tecnecio 99m, potenciales evocados somatosensoriales y EEG.

Estado vegetativo persistente

Los avances en la atención de personas con lesión cerebral durante las décadas pasadas han conducido a la supervivencia de muchos individuos que antes habrían muerto. Por desgracia, casi todas las personas en estado de coma prolongado que sobreviven evolucionan a lo que se conoce como *estado vegetativo persistente*, caracterizado por pérdida de la función cognitiva e inconsciencia de sí mismo y del entorno. Las funciones refleja y vegetativa persisten, incluidos los ciclos de sueño-vigilia.[6] Estos individuos tienen abertura espontánea de los ojos sin consciencia concurrente, lo que con frecuencia confunde a las familias esperanzadas. Las personas en estado vegetativo requieren alimentación distinta a la vía oral y atención de enfermería total.

El diagnóstico de estado vegetativo incluye ausencia de consciencia de sí mismo y del entorno e incapacidad para interactuar con los demás, ausencia de respuestas conductuales voluntarias sostenidas o reproducibles, falta de comprensión del lenguaje, función hipotalámica y del tronco encefálico suficientemente conservada para mantener la vida, incontinencia intestinal y vesical, y reflejos de los pares craneales y raquídeos variablemente conservados.[6] El diagnóstico requiere que la afección haya continuado por lo menos un mes. El estado mínimamente consciente se ha definido como un nivel de excitación similar al estado vegetativo persistente, pero con la distinción de la presencia objetiva de cierta consciencia por parte del paciente.[7]

Mecanismos de lesión cerebral

La lesión del tejido cerebral puede ser resultado de varias alteraciones, como traumatismos, tumores, ictus, desajustes metabólicos y trastornos degenerativos. El daño cerebral resultado de estas alteraciones incluye varias vías comunes, como los efectos de la isquemia, la lesión de aminoácidos excitadores, el edema cerebral y la lesión por aumento de la presión intracraneal (PIC). En muchos casos, los mecanismos de lesión están interrelacionados.

Lesión hipóxica e isquémica

Los requerimientos energéticos del cerebro se satisfacen principalmente mediante el trifosfato de adenosina (ATP, *adenosine triphosphate*). La capacidad de la circulación cerebral para liberar oxígeno en concentraciones suficientemente altas a fin de facilitar el metabolismo de la glucosa y generar ATP es esencial para la función cerebral. Aunque el cerebro constituye solo un 2% del peso corporal, recibe un 15% del gasto cardíaco en reposo y consume el 20% del oxígeno.[8,9]

Por definición, *hipoxia* denota una privación de oxígeno con mantenimiento del flujo sanguíneo (perfusión), mientras que *isquemia* es una situación de reducción importante o interrupción del flujo sanguíneo. Mientras que la hipoxia interfiere con la liberación de oxígeno, la isquemia afecta la liberación de oxígeno y glucosa, así como la eliminación de desechos metabólicos. La hipoxia puede deberse a una presión atmosférica reducida, intoxicación por monóxido de carbono, anemia grave y falta de oxigenación de la sangre. La hipoxia resulta en una disminución de las concentraciones de oxígeno y produce un efecto depresor generalizado en el cerebro. Las neuronas son capaces de mantener un metabolismo anaeróbico sustancial y son tolerantes a la hipoxia pura. Produce euforia, desgano, somnolencia y dificultad para resolver problemas. Se pueden presentar inconsciencia y crisis convulsivas cuando la hipoxia es repentina y grave (p. ej., anoxia), pero los efectos en la función cerebral pocas veces se observan porque la afección causa rápidamente paro cardíaco e isquemia.

La isquemia cerebral puede ser localizada, como en el ictus, o total, como en el paro cardíaco. En la isquemia total, el flujo sanguíneo a todo el cerebro está alterado. Durante la isquemia localizada, solo una región del cerebro está mal perfundida. La circulación colateral aporta flujo de sangre a las áreas cerebrales no afectadas durante la isquemia localizada, y puede proporcionar sustratos suficientes a los bordes de la región isquémica localizada para mantener un bajo nivel de actividad metabólica, con lo que se conserva la integridad de la membrana. La interrupción en la liberación de glucosa bajo estas condiciones anaeróbicas causa una producción adicional de ácido láctico y agotamiento de los depósitos de ATP.[8]

Isquemia total

La isquemia total se presenta cuando el flujo sanguíneo es inadecuado para cubrir las demandas metabólicas en todo el cerebro. Se presenta inconsciencia en unos segundos de la isquemia total grave, que resulta del cese completo del flujo sanguíneo o de la disminución marcada del flujo sanguíneo. Si la circulación cerebral se restablece de inmediato, la consciencia se recupera rápidamente. Las fuentes de energía, glucosa y glucógeno, se agotan en 2-4 min y los depósitos celulares de ATP se agotan en 4-5 min. Aproximadamente el 50-75% del requerimiento total de energía del tejido neuronal se gasta en mecanismos de mantenimiento de los gradientes iónicos a través de la membrana celular, lo que provoca flujos de sodio, potasio y calcio.[10] La entrada excesiva de sodio produce edema neuronal e intersticial. La entrada de calcio inicia una cascada de sucesos que incluyen la liberación de enzimas intracelulares y nucleares que causa destrucción celular. Cuando la isquemia es suficientemente grave o prolongada, se presenta infarto o muerte de todos los elementos celulares del cerebro. Inclusive si se restablece el flujo sanguíneo, si se exceden los umbrales de lesión, se presenta muerte celular permanente. Además, la reperfusión de los tejidos lesionados puede causar lesión cerebral secundaria mediante la liberación de células inflamatorias y subproductos tóxicos, incluidos aminoácidos excitadores. Esta lesión de reperfusión compone el daño isquémico inicial.

El patrón de isquemia total refleja el ajuste anatómico de los vasos cerebrales y la sensibilidad de varios tejidos cerebrales ante la privación de oxígeno (fig. 16-4).[11] La sensibilidad neuronal selectiva a la falta de oxígeno es más evidente en las células de Purkinje del cerebelo y las neuronas del sector Sommer del hipocampo, en donde la muerte celular se presenta más rápido después de la isquemia total. El ajuste anatómico de los vasos sanguíneos cerebrales predispone a dos tipos de lesión: infartos en la zona marginal y necrosis laminar.

Los infartos en la zona marginal están concentrados en regiones del borde anatómicamente vulnerables (*zonas marginales*) entre los territorios superpuestos irrigados por las principales arterias cerebrales, notablemente la arteria cerebral media, anterior o posterior. Durante casos como la hipotensión grave, estos territorios distales sufren una profunda disminución del flujo sanguíneo, lo que los predispone a isquemia localizada e infarto de los tejidos cerebrales. Por lo tanto, la isquemia total puede causar infartos localizados que se presentan en los bordes entre los territorios vasculares principales. Esto contrasta con la isquemia principalmente localizada, en la que el patrón de infarto está dentro de un territorio vascular. La necrosis laminar se refiere a segmentos cortos y serpinginosos de necrosis que se presentan dentro y paralelos a la corteza cerebral, en áreas irrigadas por las arterias penetrantes. La sustancia gris de la corteza cerebral recibe su principal aporte sanguíneo a través de las arterias penetrantes cortas que emergen en los ángulos rectos de los vasos más grandes en la piamadre y después forman una cascada conforme se ramifican, creando una rica red capilar. La pérdida abrupta de la presión arterial disminuye de manera importante el flujo a través de estos conductos capilares. Como la tercera capa cortical es más sensible a la isquemia, la necrosis que se desarrolla es laminar y más grave en esta capa.

Si el período o ventana de ausencia de flujo o flujo bajo es mínimo, el daño neurológico por lo general es mínimo o nulo. Cuando el período es extenso o la reanimación es prolongada, el cuadro clínico neurológico inicial es de estado de coma, pupilas dilatadas y fijas, y postura motora anómala. Si la persona sobrevive, hay una mejoría gradual del estado neurológico, aunque persisten los déficits cognitivos y focales que pueden evitar el retorno a los niveles preisquémicos de funcionamiento.

Una excepción a esta ventana son los casos de ahogamiento con agua fría en los que la persona, especialmente los niños, es sumergida en agua fría durante más de 30 min.[12] Se desarrolla hipotermia y disminuyen los requerimientos metabólicos cerebrales de oxígeno, se reduce la acidosis intracelular y disminuyen los efectos de los subproductos excitotóxicos. En este caso, la recuperación es rápida y notable, y la reanimación no debe suspenderse de forma precipitada.

El tratamiento de la isquemia cerebral total varía con la causa subyacente. Los objetivos generales comunes a todos

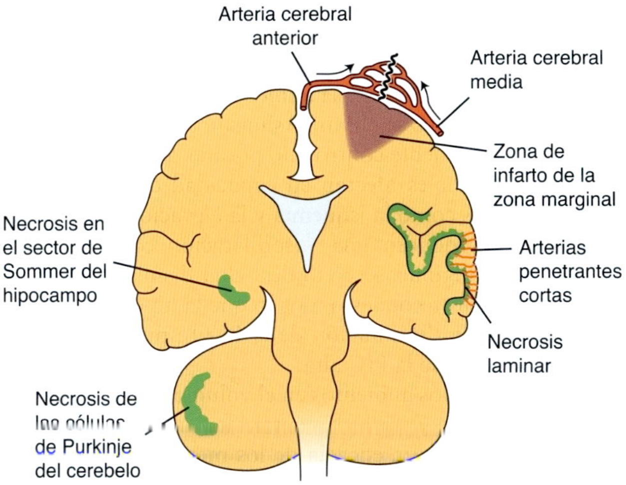

FIGURA 16-4. Consecuencia de la isquemia total. El daño generalizado induce lesiones que reflejan la arquitectura vascular (infartos en la zona marginal, necrosis laminar) y la sensibilidad de los sistemas neuronales individuales (células piramidales de la sección de Sommer, células de Purkinje) (cortesía de Dimitri Karetnikov, ilustrador.) Tomado de: Strayer D. S., Rubin E. (Eds.) (2015). *Rubin's pathology: Clinicopathologic foundations of medicine* (fig. 32-23, p. 1427). Philadelphia, PA: Lippincott Williams & Wilkins.

los casos están dirigidos a proporcionar oxígeno al cerebro lesionado y disminuir las necesidades metabólicas del tejido cerebral durante el estado de ausencia de flujo. Se requiere apoyo hemodinámico dirigido a restablecer la perfusión sistémica y cerebral. Está indicado el apoyo respiratorio que incluye ventilación mecánica y oxígeno complementario. Los métodos para disminuir la temperatura cerebral como medida para disminuir el metabolismo cerebral son eficaces para ciertos pacientes después del paro cardíaco.[13] La hemodilución normovolémica se utiliza para resolver la acumulación de flujo sanguíneo cerebral durante la perfusión. Debido a que la hipoglucemia y la hiperglucemia afectan de manera adversa el resultado en las personas con isquemia total, el control de la glucemia alrededor del nivel de 140 mg/dL es adecuado.[14]

Lesión cerebral excitotóxica

La vía común final de lesión y muerte neuronal se desencadena por la actividad excesiva de los neurotransmisores excitadores y sus efectos mediados por receptor (excitotoxicidad supratentorial).[15] Las afecciones neurológicas involucradas

TABLA 16-4 Signos tempranos y tardíos de aumento de la PIC

Signos	Signo temprano	Signo tardío
Estado de consciencia	Disminución de la alerta a somnolencia	Estupor o coma
Tamaño de la pupila y reacción a la luz	Reacción modesta y vaga	Grande y no reactiva
Función motora	Hemiparesia	Hemiplejía
Signos vitales	Sin cambios	Hipertensión, ampliación de la presión del pulso, bradicardia, patrones respiratorios anómalos
Otros signos	Cefalea, lenguaje torpe	Vómitos

en la lesión excitotóxica varían desde daño agudo como en el ictus, la lesión hipoglucémica y los traumatismos, hasta los trastornos degenerativos crónicos como la enfermedad de Huntington.

El glutamato es el principal neurotransmisor excitador en el cerebro y su interacción con receptores específicos es responsable de muchas de las funciones de orden superior, como memoria, cognición, movimiento y sensibilidad.[15] Las concentraciones extracelulares de glutamato están estrictamente reguladas: las cantidades excesivas se eliminan y se transportan activamente a los astrocitos y las neuronas. La acción del glutamato a menudo se relaciona con la acción de canales iónicos operados por receptor. Un subtipo en particular, el receptor de *N*-metil-D-aspartato (NMDA), se ha implicado como causa de lesión del sistema nervioso central (SNC).[15] Este subtipo de receptor de glutamato abre un conducto de calcio de gran diámetro que permite que los iones de calcio y sodio entren en la célula y que salgan los iones de potasio, lo que provoca potenciales de acción prolongados (segundos).

Durante la isquemia prolongada se inmovilizan los mecanismos de transporte de glutamato, causando que se acumule el glutamato extracelular. Además, el glutamato intracelular es liberado de las células dañadas. Este exceso de glutamato dirige entonces la abertura incontrolada de los conductos de NMDA operados por el receptor, produciendo un aumento en el calcio intracelular. El exceso de calcio intracelular provoca una serie de procesos mediados por el calcio llamada *cascada de calcio* (fig. 16-5), incluida la liberación de enzimas intracelulares que causan degradación proteínica, formación de radicales libres, peroxidación de lípidos, fragmentación de ácido desoxirribonucleico (ADN), lesión mitocondrial, rotura nuclear y, con el tiempo, muerte celular.

Los efectos de la toxicidad aguda por glutamato pueden ser reversibles si el exceso de esta sustancia se puede eliminar o si sus efectos se pueden bloquear antes de que progrese la cascada completa de sucesos. Los *fármacos neuroprotectores* interfieren con la cascada de calcio y, de esta manera, reducen la lesión celular cerebral. Otras estrategias que se están explorando incluyen a aquellas que inhiben la síntesis o liberación de transmisores aminoácidos excitadores, bloquean los receptores NMDA, estabilizan el potencial de membrana para evitar el inicio de la cascada de calcio empleando lidocaína y ciertos barbitúricos, y bloquean específicamente ciertas proteasas intracelulares, endonucleasas y lipasas que se sabe son citotóxicas.[15] El medicamento riluzol, que actúa a nivel presináptico para inhibir la liberación de glutamato, en la actualidad se está utilizando en el tratamiento de la esclerosis lateral amiotrófica (cap. 15).

Aumento de la presión intracraneal

El cerebro está dentro de los rígidos confines del cráneo, lo que lo hace particularmente susceptible a los aumentos de la presión intracraneal (PIC). El exceso de PIC puede obstruir el flujo sanguíneo cerebral, destruir las células cerebrales, desplazar el tejido cerebral (como en la hernia) y dañar las delicadas estructuras cerebrales (tabla 16-4).

La cavidad craneal contiene sangre (aproximadamente un 10%), tejido cerebral (en promedio un 80%) y LCR (un

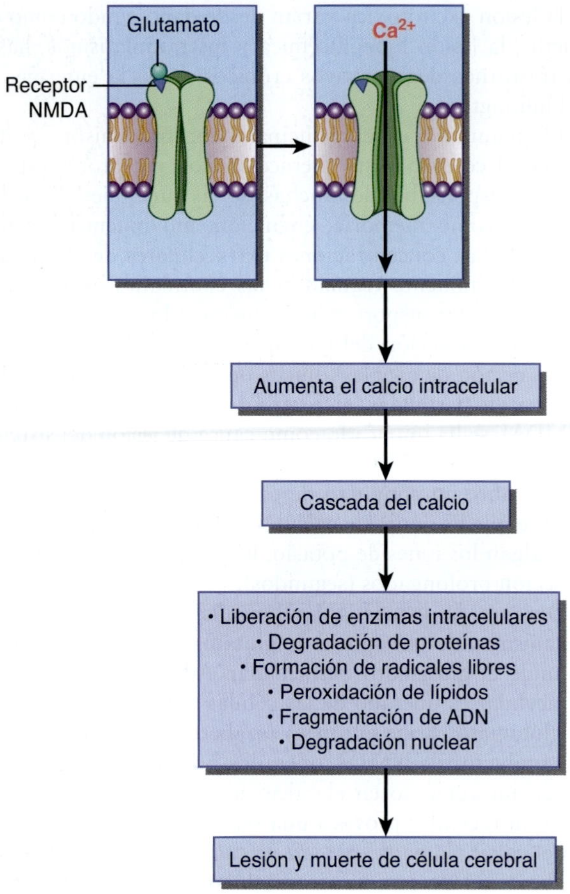

FIGURA 16-5. Papel del receptor de glutamato NMDA en la lesión de células cerebrales. *ADN, ácido desoxirribonucleico; NMDA,* N-*metil-*D-*aspartato.*

10%; fig. 16-6).[2] Cada uno de estos volúmenes contribuye a la PIC, que por lo general se mantiene dentro de un intervalo de 0-15 mm Hg cuando se mide en los ventrículos laterales. Los volúmenes de cada uno de estos componentes varían ligeramente sin producir cambios marcados en la PIC. Esto se debe a que los pequeños incrementos en el volumen de un componente se compensan por una disminución en el volumen de uno o ambos de los otros dos componentes. Este equilibrio dinámico se conoce como *hipótesis de Monro-Kellie*.[2] La variación anómala en el volumen intracraneal con cambios subsecuentes en la PIC puede ser causada por un cambio de volumen en cualquiera de los tres componentes intracraneales. Por ejemplo, un aumento en el volumen tisular puede ser resultado de un tumor cerebral, edema cerebral o sangrado hacia el tejido cerebral. Se presenta aumento del volumen sanguíneo cuando hay vasodilatación de los vasos cerebrales u obstrucción de la salida venosa. La producción excesiva, disminución de su absorción o circulación obstruida de LCR provoca el potencial de un aumento en este componente.

Si bien el volumen tisular está relativamente restringido en su capacidad para cambiar, el volumen de sangre y el de LCR son los más capaces de compensar los cambios de la PIC. Los aumentos iniciales en la PIC son amortiguados por una translocación de LCR al espacio subaracnoideo y un aumento de su reabsorción. El compartimento sanguíneo está limitado por la pequeña cantidad de sangre presente en la circulación cerebral, la mayor parte de la cual está contenida en el sistema venoso de baja presión. Conforme se agota la capacidad amortiguadora de volumen de este compartimento, la presión venosa aumenta y el volumen sanguíneo cerebral y la PIC se elevan. Asimismo, el flujo sanguíneo cerebral está altamente controlado por mecanismos autorreguladores, los cuales afectan su capacidad compensadora. Las alteraciones como la isquemia y la elevación de la PCO_2 en la sangre producen una vasodilatación compensadora de los vasos sanguíneos cerebrales. Una disminución en la PCO_2 tiene el efecto opuesto, por lo que la hiperventilación, que provoca una disminución de la PCO_2, puede utilizarse en el tratamiento de la PIC alta.

El impacto de los aumentos en el volumen de la sangre, el tejido cerebral o el LCR varía entre las personas y depende del grado de aumento, eficacia de los mecanismos compensadores y elasticidad del tejido cerebral.[2] La distensibilidad representa la capacidad del cerebro para mantener la PIC durante cambios en el volumen intracraneal. La distensibilidad (C) representa el índice de cambio (Δ) en volumen (V) para cambiar la presión (P): $C = \Delta V/\Delta P$. Los efectos dinámicos de los cambios en el volumen y distensibilidad intracraneal en la PIC se pueden ilustrar en una gráfica (fig. 16-7). Esto demuestra el efecto en la PIC al agregar volumen a la cavidad intracraneal. Desde los puntos A-B, los mecanismos compensadores son adecuados, la distensibilidad es alta y la PIC permanece relativamente constante. En el punto B, la PIC es relativamente normal, pero los mecanismos compensadores han llegado a sus límites, disminuye la distensibilidad y la PIC comienza a elevarse. Desde los puntos C-D, los mecanismos compensadores se han excedido y la PIC se eleva de manera significativa con cada incremento en el volumen conforme se pierde la distensibilidad.

Un aumento en el volumen intracraneal tendrá poco o ningún efecto en la PIC siempre y cuando la distensibilidad sea alta. Los factores que influyen en la elasticidad incluyen el grado de aumento de volumen, el tiempo para el ajuste y el tamaño de los compartimentos intracraneales. Por ejemplo, los incrementos modestos del volumen durante períodos prolongados se pueden acomodar con mayor facilidad que una cantidad comparable introducida en un lapso breve.

La presión de perfusión cerebral (PPC), es decir, la diferencia entre la presión arterial media (PAM) y la PIC (PPC = PAM − PIC), es el gradiente de presión que dirige el flujo sanguíneo al cerebro.[9,16] La PPC normal varía de 70 mm Hg a 100 mm Hg. La isquemia cerebral se desarrolla a niveles por debajo de 40 mm Hg.[2] Cuando la presión de la cavidad craneal llega o excede la de la PAM, la perfusión tisular es inadecuada y habrá hipoxia celular y muerte neuronal. Una disminución en el estado de consciencia es uno de los primeros y más confiables signos de aumento de la PIC. La hipoxia celular continua provoca deterioro neurológico general. El estado de consciencia se deteriora desde alerta hasta confusión, letargia, obnubilación, estupor y estado de coma.

La *tríada de Cushing (reflejo)* se desencadena por isquemia del centro vasomotor en el tronco encefálico. Las neuronas en el centro vasomotor responden directamente a la isquemia al producir una marcada elevación en la PAM en un intento por aumentar la PPC, acompañada de una ampliación de la presión diferencial y disminución refleja de la

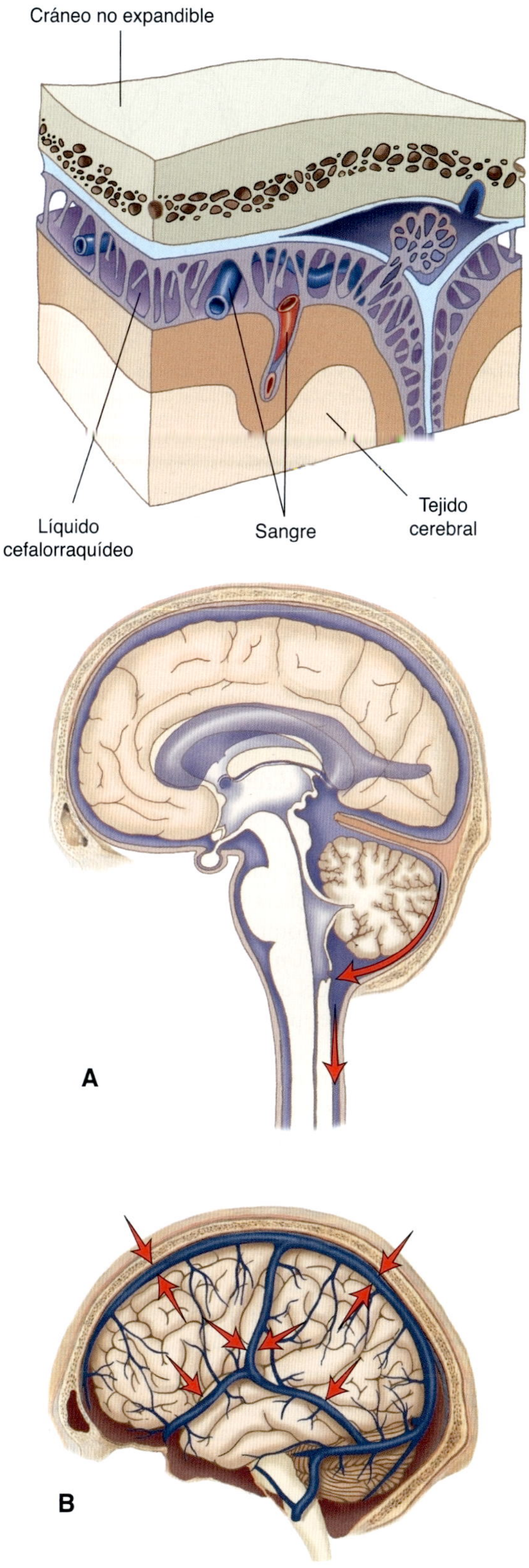

FIGURA 16-6. Tres compartimentos contenidos dentro de los límites rígidos del cráneo: el tejido cerebral y el líquido intersticial (80%), la sangre (10%) y el líquido cefalorraquídeo (10%). El LCR (**A**) puede desplazarse de los ventrículos y espacio subaracnoideo al espacio subaracnoideo raquídeo, y también puede haber absorción aumentada o disminución de la producción. Dado que la mayor parte de la sangre en la cavidad craneal está contenida en el sistema venoso de baja presión, la compresión venosa (**B**) sirve como un medio para desplazar el volumen sanguíneo.

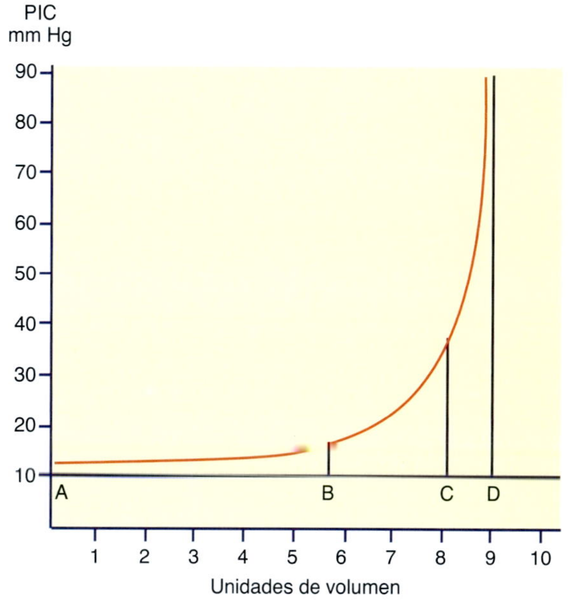

FIGURA 16-7. Los efectos dinámicos de los cambios en el volumen y distensibilidad intracraneal (que representa el índice de cambio [Δ] en volumen [V] para cambiar la presión [P]: $C = \Delta V/\Delta P$) en la PIC se pueden ilustrar en la gráfica con el volumen representado en el eje horizontal y la PIC en el eje vertical. La forma de la curva demuestra el efecto en la PIC al agregar volumen a la cavidad intracraneal. Desde los puntos A-B, los mecanismos compensadores son adecuados, la distensibilidad es alta y la PIC permanece relativamente constante conforme se agrega volumen en la cavidad intracraneal. En el punto B, la PIC es relativamente normal, pero los mecanismos compensadores han llegado a sus límites, disminuye la distensibilidad y la PIC comienza a elevarse con cada cambio de volumen. Desde los puntos C-D, los mecanismos compensadores se han excedido y la PIC se eleva de manera siginficativa con cada incremento en el volumen conforme se pierde la distensibilidad. *PIC, presión intracraneal.*

frecuencia cardíaca. Estos tres signos (hipertensión, bradicardia y ampliación de la presión del pulso) son indicadores importantes pero tardíos del aumento en la PIC.[17]

Hernia cerebral

El cerebro está protegido por el cráneo inexpandible y los tabiques de soporte, la hoz del cerebro y la tienda del cerebelo, que dividen la cavidad intracraneal en fosas o compartimentos que normalmente protegen frente al movimiento excesivo. La hoz del cerebro es un tabique fusiforme que separa los dos hemisferios. La tienda del cerebelo divide la cavidad craneal en las fosas anterior y posterior. Extendiéndose posteriormente hacia el centro de la tienda se encuentra una gran abertura semicircular llamada *incisura* o *incisura tentorial*. El lóbulo temporal descansa en la incisura tentorial y el mesencéfalo ocupa la porción anterior de la incisura tentorial. El cerebelo está estrechamente opuesto al dorso del mesencéfalo y llena la parte posterior de la muesca. El nervio oculomotor (NC III) surge de la superficie mediolateral de cada pedúnculo justo por debajo de la tienda del cerebelo.

La herniación cerebral representa un desplazamiento del tejido cerebral bajo la hoz del cerebro o a través de la incisura tentorial o de la tienda del cerebelo (fig. 16-8). Se presenta cuando una PIC elevada en un compartimento cerebral provoca el desplazamiento del tejido cerebral hacia un área de PIC menor. Los diferentes tipos de síndromes de herniación se basan en el área del cerebro que está herniada y la estructura bajo la cual se ha empujado. Por lo general, se dividen en dos amplias categorías, supratentorial e infratentorial, con base en que estén localizadas por encima o debajo de la tienda del cerebelo.

Herniaciones supratentoriales

Existen tres patrones principales de herniación supratentorial: cuerpo calloso, transtentorial central y transtentorial del gancho o uncus (tabla 16-5). De ellos, la herniación del cuerpo calloso tiene el riesgo menor en términos de resultados clínicos.[2] Las herniaciones transtentoriales causan dos síndromes distintos: un síndrome transtentorial del uncus y uno central. En la clínica, presentan distintos patrones al principio de su curso, pero ambos se unen en un patrón similar cuando comienzan a afectar a nivel del mesencéfalo y por debajo (estructuras del tronco encefálico).

La herniación del cuerpo calloso incluye el desplazamiento de la circunvolución del cuerpo calloso y del hemisferio por debajo de los bordes agudos de la hoz del cerebro hasta el lado opuesto del cerebro. El desplazamiento de la hoz puede comprimir el tejido cerebral local y el aporte sanguíneo proveniente de la arteria cerebral anterior, causando isquemia y edema, lo que aumenta más la PIC. La debilidad unilateral o bilateral de la pierna es un signo temprano de herniación inminente del cuerpo calloso.

Las herniaciones transtentoriales centrales incluyen el desplazamiento inferior de los hemisferios cerebrales, los núcleos basales, el diencéfalo y el mesencéfalo a través de la incisura tentorial. El diencéfalo puede comprimirse con tal fuerza que se presenta edema y hemorragia. Puede o no estar relacionado con herniación transtentorial del uncus o lateral. En la etapa diencefálica temprana, hay alteración de la consciencia, pupilas pequeñas bilaterales (aproximadamente 2 mm de diámetro) con un amplio intervalo de constricción y respuestas motoras al dolor que son dirigidas o semidirigidas (localizadas) y a menudo asimétricas. La alteración de la consciencia, un signo temprano de las herniaciones centrales, es causada por presión en el SAR. Conforme progresa la herniación a la etapa diencefálica tardía, la estimulación dolorosa provoca una postura de decorticación que puede ser asimétrica (*véase* la fig. 16-3B) y hay respiraciones que aumentan y disminuyen con períodos de apnea (respiraciones de Cheyne-Stokes). Con la afectación del mesencéfalo, las pupilas están fijas y de tamaño medio (cerca de 5 mm de diámetro) y la aducción refleja de los ojos está alterada; el dolor genera una posición de descerebración (*véase* la fig. 16-3B) y las respiraciones cambian de Cheyne-Stokes a hiperventilación neurógena, en la que la frecuencia puede ser mayor de 40/min por la estimulación sin inhibición de los centros inspiratorios y espiratorios. La afectación de la parte inferior del puente y la parte superior de la médula espinal produce unas pupilas en un punto medio fijo (3-5 mm) con pérdida de la abducción refleja y aducción de los ojos, y ausencia de las respuestas motoras o solo flexión de la pierna con el estímulo doloroso. Una vez que el área de herniación ha progresado más allá del diencéfalo y hacia el mesencéfalo y el tronco encefálico, el proceso suele ser irreversible y el pronóstico es malo.[2]

TABLA 16-5 Estructuras y signos clínicos de hernias, del cuerpo calloso, central y supratentorial

Síndrome de herniación	Estructuras afectadas	Signos clínicos clave
Cuerpo calloso	Arteria cerebral anterior	Debilidad de las piernas
Transtentorial central	Sistema de activación reticular	Alteración del estado de consciencia
	Tracto corticoespinal	Postura de decorticación
		Deterioro cefalocaudal
Supratentorial	Pedúnculo cerebral	Hemiparesia
	Nervio oculomotor	Dilatación ipsilateral de la pupila
	Arteria cerebral posterior	Pérdida del campo visual
	Amígdala cerebelosa	Paro respiratorio
	Centro respiratorio	

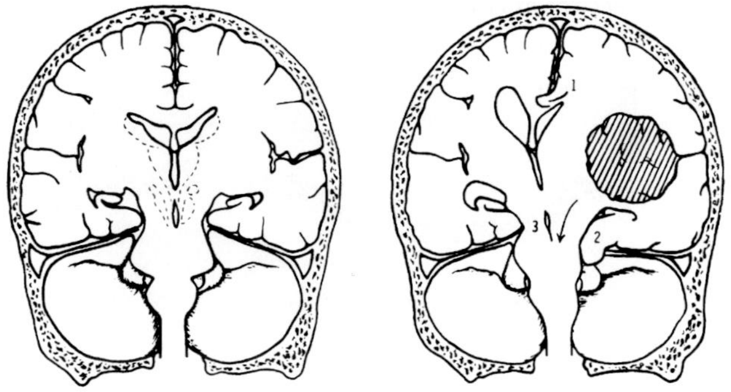

FIGURA 16-8. Patrones de herniación. Cerebro normal (*izquierda*), herniaciones supratentoriales (*derecha*). *1*) Herniación del surco del cuerpo calloso bajo la hoz del cerebro. *2*) Herniación del lóbulo temporal hacia la incisura tentorial. *3*) Desplazamiento hacia abajo del tronco encefálico a través de la incisura. Tomado de: Hickey J. V. (2014). *The clinical practice of neurological and neurosurgical nursing* (7a ed., p. 1427). Philadelphia, PA: Lippincott Williams & Wilkins.

La herniación del uncus se presenta cuando una masa lateral empuja el tejido cerebral hacia el centro y fuerza la cara medial del lóbulo temporal, la cual contiene el uncus y la circunvolución del hipocampo, bajo el borde de la incisura tentorial hacia la fosa posterior. El diencéfalo y el mesencéfalo se comprimen y se desplazan en sentido lateral al lado opuesto de la tienda del cerebelo. El nervio craneal III (nervio oculomotor) y la arteria cerebral posterior frecuentemente están atrapadas entre el uncus y la tienda del cerebelo. El nervio oculomotor controla la constricción pupilar; el atrapamiento de este nervio provoca dilatación pupilar ipsilateral, lo que a menudo es el primer signo de herniación transtentorial del uncus. No se altera la consciencia porque el SAR todavía no se ha afectado. Sin embargo, después de que aparece cualquier signo de herniación o compresión del tronco encefálico, el deterioro procede rápidamente.

Conforme progresan las hernias transtentoriales del uncus, hay cambios en la fuerza motora y la coordinación de movimientos voluntarios por la compresión de las vías motoras descendentes. No es infrecuente que se presenten cambios iniciales en la función motora del mismo lado del daño cerebral por la compresión de los pedúnculos cerebrales contralaterales. Esto puede provocar un signo de localización falso de hemiparesia en el mismo lado del NC III. Conforme avanza la alteración, se presentan respuestas positivas de Babinski y cambios respiratorios. Se observan las posturas de decorticación y de descerebración, seguidas de pupilas dilatadas y fijas, flacidez y paro respiratorio.

Herniaciones infratentoriales

La hernia infratentorial se presenta por aumento de la presión en el compartimento infratentorial. A menudo, progresa rápido y puede causar la muerte porque es probable que afecte los centros inferiores del tronco encefálico que controlan las funciones cardiopulmonares vitales. La herniación se presenta en sentido superior (hacia arriba) a través de la incisura tentorial o inferior (hacia abajo) a través del agujero magno.

El desplazamiento hacia arriba del tejido cerebral puede causar bloqueo del acueducto de Silvio y producir hidrocefalia y estado de coma. El desplazamiento hacia abajo del mesencéfalo a través de la incisura tentorial o las amígdalas cerebelosas a través del agujero magno puede interferir con la función medular y causar un paro cardíaco o respiratorio. En casos de elevaciones previas de la PIC, la herniación se presenta cuando se libera la presión desde abajo, como en la punción lumbar. El líquido no puede salir de los ventrículos, el volumen se expande y el líquido es desplazado hacia abajo a través de la incisura tentorial. El volumen en expansión provoca que todas las funciones a un nivel dado cesen conforme progresa la destrucción en una dirección cefalocaudal. El resultado de este desplazamiento es isquemia cerebral y hemorragia que se extiende desde el diencéfalo hacia el puente. Si la lesión se expande rápido, habrá desplazamiento y obstrucción rápidamente, lo que causa un infarto irreversible y hemorragia.

Edema cerebral

El edema cerebral o hinchazón del cerebro se presenta con un aumento de agua y sodio, provocando un incremento del volumen cerebral.[18] El *edema vasógeno* se presenta cuando el líquido se escapa hacia el líquido extracelular que rodea a las células cerebrales. El *edema citotóxico* incluye la hinchazón de las células cerebrales en sí mismas.[8] El impacto del edema cerebral depende de los mecanismos de compensación del cerebro y de la extensión de la inflamación.

Edema vasógeno

El edema vasógeno ocurre con afecciones que alteran la función de la barrera hematoencefálica y permiten la transferencia de agua y proteínas desde el espacio vascular hacia el espacio intersticial. Se observa en alteraciones como tumores, isquemia prolongada, hemorragia, lesión cerebral y procesos infecciosos. El edema vasógeno se presenta principalmente en la sustancia blanca del cerebro, posiblemente porque esta es más elástica que la sustancia gris. El edema vasógeno puede desplazar un hemisferio cerebral y ser responsable de varios tipos de herniación. Las manifestaciones funcionales del edema vasógeno incluyen déficits neurológicos focales, alteraciones de la consciencia e hipertensión intracraneal grave.

Edema citotóxico

El edema citotóxico se produce en estados hipoosmóticos como la intoxicación hídrica o la isquemia grave que altera la función de la bomba de sodio y potasio. La isquemia también causa una eliminación inadecuada de productos finales metabólicos anaeróbicos, como el ácido láctico, lo que produce acidosis extracelular. Si se reduce el flujo sanguíneo a niveles bajos durante períodos prolongados o a niveles extremadamente bajos durante unos minutos, el edema celular puede causar que se rompa la membrana celular, lo que permite la salida del contenido intracelular hacia el líquido extracelular circundante. Esto genera daño a las células vecinas. Los principales cambios en la función cerebral, como el estupor y el estado de coma, se presentan con el edema citotóxico. El edema relacionado con isquemia puede producir infarto cerebral con necrosis del tejido cerebral.

Tratamiento

Aunque el edema cerebral se observa como un proceso patológico, no necesariamente altera la función cerebral a menos que aumente la PIC. El edema localizado alrededor de un tumor o absceso cerebral mejora rápidamente con el tratamiento con glucocorticoides, pero la utilización de estos medicamentos no es eficaz para el edema por infarto cerebral, la hemorragia intracraneal (HIC), la hemorragia subaracnoidea (HSA) o la lesión cerebral traumática (LCT). La osmoterapia puede ser útil en la fase aguda del edema vasógeno y citotóxico.

Hidrocefalia

La expansión del compartimento de LCR se presenta con hidrocefalia, la cual se define como un aumento anómalo del volumen de LCR en cualquier parte o en todo el sistema ventricular. Se produce por la disminución de la absorción de LCR y la obstrucción del flujo de LCR; puede ser comunicante y no comunicante.

La *hidrocefalia no comunicante* u obstructiva se presenta cuando la obstrucción en el sistema ventricular evita que el LCR llegue a las vellosidades aracnoides. El flujo del LCR se obstruye con malformaciones congénitas, por tumores que invaden el sistema ventricular y por inflamación o hemorragia. El epéndimo es especialmente sensible a las infecciones víricas, en particular durante el desarrollo embrionario; se considera que la ependimitis es la causa de estenosis congénita del acueducto.[11]

La *hidrocefalia comunicante* es causada por una alteración de la reabsorción de LCR desde las vellosidades aracnoideas hacia el sistema venoso. La disminución de la absorción puede ser resultado de un bloqueo en la vía del LCR hasta las vellosidades aracnoideas o un fallo de las vellosidades para trasladar el LCR al sistema venoso. Se puede presentar si se formaron muy pocas vellosidades, si una cicatrización postinfecciosa las ocluye o si las vellosidades se obstruyen con fragmentos de sangre o restos infecciosos. Los adenomas del plexo coroideo pueden provocar sobreproducción de LCR.

Se presentan patrones patológicos similares con los tipos no comunicantes y comunicantes de hidrocefalia. Los hemisferios cerebrales crecen, y el sistema ventricular se dilata más allá del punto de obstrucción. Los surcos en la superficie del cerebro se obliteran y se tornan superficiales, y se reduce el volumen de la sustancia blanca. La presencia y extensión de la PIC se determina por la acumulación de líquido y el tipo de hidrocefalia, la edad de inicio y la rapidez y extensión del alza de la presión. La tomografía computarizada (TC) y la resonancia magnética (RM) son útiles para diagnosticar todos los tipos de hidrocefalia. El tratamiento habitual es un procedimiento de derivación, que ofrece una ruta alterna para el retorno del LCR a la circulación.

Cuando se desarrolla hidrocefalia *in utero* o antes de que se fusionen las suturas craneales en la infancia, los ventrículos se expanden más allá del punto de obstrucción, las suturas del cráneo se separan, la cabeza se expande y hay abultamiento de las fontanelas. Dado que el cráneo se puede expandir, los signos de aumento de la PIC pueden estar ausentes y la inteligencia no se afecta. Las crisis convulsivas son frecuentes y, en casos graves, la atrofia del nervio óptico causa ceguera. La colocación quirúrgica de una derivación permite la desviación del exceso de LCR, lo que evita el crecimiento extremo de la cabeza y los déficits neurológicos.

En los adultos, las suturas craneales están completamente fusionadas. Es improbable que el desarrollo lento de hidrocefalia cause un aumento de la PIC, pero produce déficits como demencia progresiva y cambios de la marcha, por ejemplo, en la hidrocefalia normotensiva (*pseudotumor cerebri*) durante la senectud. En contraste, la hidrocefalia de inicio agudo en adultos en general está caracterizada por síntomas de aumento de la PIC, como cefalea, vómitos y papiledema o parálisis del recto externo por efectos de la presión en los pares craneales. Si la obstrucción no se resuelve, la herniación progresa. El tratamiento incluye descompresión y derivación quirúrgica.

RESUMEN

Las lesiones cerebrales se manifiestan por cambios en el estado de consciencia y alteraciones de la función motora, sensitiva y cognitiva. La consciencia es un estado de conocimiento de sí mismo y del entorno. Existe en un continuo de alerta y sueño normal hasta los estados patológicos de estupor y coma. En la lesión cerebral progresiva, el inicio del coma puede seguir una progresión cefalocaudal con cambios característicos a nivel de la consciencia, actividad respiratoria, reflejos pupilares y oculovestibulares y tono muscular que se presentan conforme se afecta el diencéfalo hacia el bulbo raquídeo.

La muerte cerebral se define como la pérdida irreversible de la función cerebral, incluida la del tronco encefálico. La exploración física debe revelar por lo menos la ausencia de respuesta, reflejos del tronco encefálico y esfuerzo respiratorio. El estado vegetativo se caracteriza por la pérdida de las funciones cognitivas y consciencia de sí mismo y del entorno, en tanto que las funciones vegetativas permanecen intactas.

Muchos de los agentes que provocan lesiones cerebrales lo hacen por medio de las vías habituales, incluida la hipoxia o la isquemia, la acumulación de neurotransmisores excitadores, el aumento de la PIC y el edema cerebral. La privación de oxígeno (hipoxia) o flujo sanguíneo (isquemia) puede tener efectos nocivos en las estructuras cerebrales. La isquemia localizada causa lesión cerebral focal, como en el ictus. La isquemia total, como en el paro cardíaco, se presenta cuando el flujo sanguíneo de todo el cerebro resulta inadecuado, produciendo déficits generales, como alteración del estado mental.

Lesión cerebral traumática

Aunque el cráneo por lo general logra proteger los tejidos blandos del SNC de las fuerzas externas, también impone riesgos como fuente de lesión por fuerzas internas. Las estructuras óseas de la superficie interna del cráneo pueden inducir lesiones traumáticas e isquémicas cuando los tejidos intracraneales aumentan de volumen (hinchazón o sangrado) o se desplazan (hinchazón o traumatismo mecánico). Además, las fracturas del cráneo pueden comprimir secciones del sistema nervioso y causar heridas penetrantes.

La lesión cerebral traumática es la principal causa de muerte y discapacidad en las personas menores de 24 años de edad. Las principales causas de lesión cerebral traumática son los accidentes vehiculares, caídas y actos de violencia; la causa más frecuente de lesiones cefálicas mortales son los accidentes que involucran a vehículos y transeúntes.[16]

Las lesiones traumáticas pueden afectar el cuero cabelludo, el cráneo, las meninges y el cerebro. Una fractura de cráneo lineal es la interrupción en la continuidad del hueso. La fractura conminuta se refiere a una línea de fractura astillada o múltiple. Cuando los fragmentos óseos quedan incrustados en el tejido cerebral, se dice que la fractura tiene hundimiento. La fractura de los huesos que forman la base del cráneo se llama fractura basilar.

El estudio radiológico suele confirmar la presencia y la extensión de la fractura, y es importante por el posible daño de los tejidos subyacentes. La placa cribiforme del etmoides es la porción más frágil del neurocráneo y se destruye en las fracturas de la base del cráneo. Una complicación frecuente de las fracturas de la base del cráneo es la salida de LCR por la nariz o el oído; esto sucede por la proximidad de la base del cráneo con la nariz y los oídos. Esta vulneración de la protección del cerebro se convierte en una fuente probable de infección para las meninges o el cerebro. Puede haber hemorragia subconjuntival del ojo o **equimosis** periorbitarias. Las fracturas de cráneo pueden dañar los nervios craneales (I, II, III, VII y VIII) conforme salen de la bóveda del cráneo.

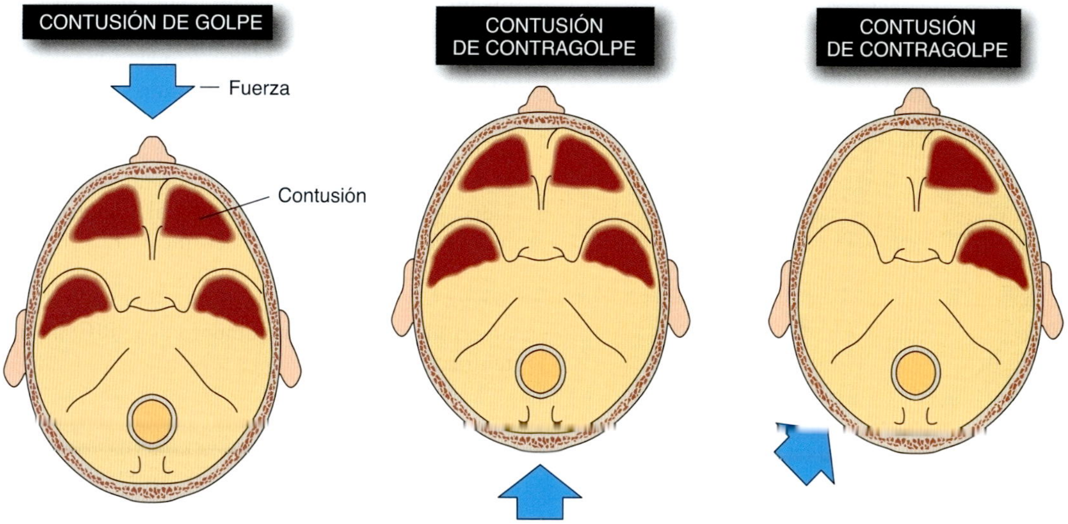

FIGURA 16-9. Mecanismos de contusión cerebral. Los hemisferios cerebrales flotan en el LCR. La rápida desaceleración o aceleración provoca que la corteza golpee de manera forzada contra la fosa anterior y media. La posición de una contusión se determina por la dirección de la fuerza y la anatomía intracraneal. Tomado de: Strayer D. S., Rubin E. (Eds.) (2015). *Rubin's Pathology: Clinicopathologic foundations of medicine* (7a ed., fig. 32-18, p. 1423). Philadelphia, PA: Wolters Kluwer.

Lesiones cerebrales primarias y secundarias

Los efectos de las lesiones craneales traumáticas se pueden dividir en *lesiones primarias*, en las cuales el daño es provocado por impacto, y *lesiones secundarias*, en las que el daño es producto de hinchazón cerebral, infección o hipoxia cerebral subsecuentes.

Las lesiones cerebrales primarias incluyen las lesiones focales (p. ej., contusión, laceración, hemorragia) y difusas (p. ej., conmoción, lesión axónica difusa). Las lesiones secundarias a menudo son difusas o multifocales, con edema, infección y daño hipóxico cerebral. Aunque el cráneo y el LCR protegen al cerebro, también pueden contribuir al traumatismo. Cuando las fuerzas mecánicas causan un exceso de movimiento, se presenta una contusión, lesión por golpe y contragolpe. Dado que el cerebro flota de manera libre en el LCR, la fuerza contusa a la cabeza acelera al cerebro dentro del cráneo y después el cerebro sufre una desaceleración súbita y golpea las superficies internas del cráneo (fig. 16-9). La contusión directa del cerebro en el sitio de la fuerza externa se conoce como *lesión por golpe*, mientras que la lesión por el rebote en el lado opuesto del cerebro es la *lesión de contragolpe*. Conforme el cerebro golpea la superficie rugosa de la bóveda craneal, el tejido cerebral, los vasos sanguíneos, los tractos nerviosos y otras estructuras sufren lesiones por equimosis y desgarros, lo que origina contusiones y hematomas.

La causa más frecuente de lesión cerebral secundaria es la isquemia. Puede ser resultado de hipoxia e hipotensión que se presenta durante el proceso de reanimación, o por el deterioro de los mecanismos reguladores por los cuales las respuestas cerebrovasculares mantienen un adecuado flujo sanguíneo y aporte de oxígeno.[19]

El significado de las lesiones secundarias depende de la extensión del daño causado por la lesión primaria. En la lesión cerebral leve, puede haber una pérdida momentánea de la consciencia sin síntomas neurológicos notables o daño residual, excepto por la posible amnesia residual. Los cambios microscópicos pueden detectarse en las primeras horas después de la lesión, pero la neuroimagen es negativa. La conmoción es una disfunción neurógena transitoria producida por fuerzas mecánicas aplicadas al cerebro.[16] Aunque la recuperación se presenta por lo general durante las primeras 24 h, los síntomas leves de cefalea, irritabilidad, insomnio y poca concentración y memoria deficiente pueden persistir durante meses. Esto se conoce como el *síndrome posconmoción*. La pérdida de memoria incluye generalmente un intervalo antes del accidente (amnesia retrógrada) y después de la lesión (amnesia anterógrada). La duración de la amnesia retrógrada se correlaciona con la gravedad de la lesión cerebral. Dado que estos problemas cognitivos son difusos y subjetivos, algunas veces se consideran de origen psicológico. El síndrome posconmoción puede tener un efecto significativo en las actividades cotidianas y el regreso al trabajo. Las personas con síndrome posconmoción requieren readaptación cognitiva, medicamentos y apoyo psicológico.

En la lesión cerebral moderada, se observan hemorragias pequeñas y algo de hinchazón del tejido cerebral. Estas contusiones a menudo pueden visualizarse en la TC y se distribuyen a lo largo de la superficie interna rugosa e irregular del cerebro. Es más probable que se presenten en los lóbulos frontal o temporal, lo que provoca déficits cognitivos y motores. La lesión cerebral moderada se caracteriza por un período de inconsciencia y se puede relacionar con manifestaciones focales, como hemiparesia, afasia y parálisis de nervios craneales.

La lesión cerebral grave incluye lesión primaria y secundaria extensa en las estructuras cerebrales. La lesión primaria es instantánea e irreversible, lo que es producto de fuerzas de cizallamiento y presión que provocan lesión axónica difusa, alteración de los vasos sanguíneos y daño tisular. Las contusiones y hemorragias intracerebrales, subdurales, epidurales y subaracnoideas a menudo son evidentes en la TC. Con frecuencia, se presentan también déficits neurológicos graves,

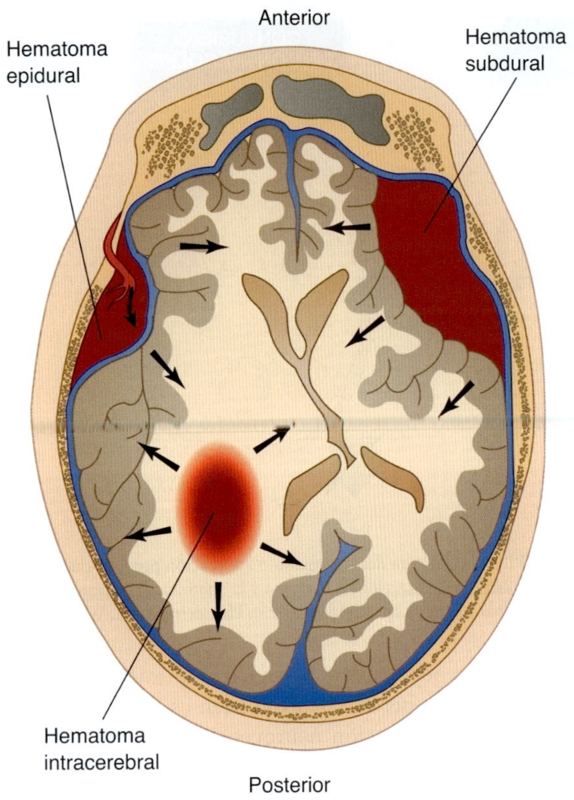

FIGURA 16-10. Localización de los hematomas epidural, subdural e intracerebral.

como estado de coma, hemiplejía y elevación de la PIC. Las lesiones cerebrales graves a menudo se presentan con la lesión de otras partes del cuerpo, por ejemplo, el cuello, las extremidades, el tórax y el abdomen.

Hematomas

Los hematomas se presentan por lesión vascular y hemorragia. Puede haber sangrado en cualquiera de los múltiples compartimentos, incluidos los espacios epidural, subdural, intracerebral y subaracnoideo.

Hematoma epidural

Por lo general, los hematomas epidurales son causados por traumatismos craneoencefálicos en los cuales se fractura el área temporal del cráneo. Un hematoma epidural es el que se desarrolla entre la placa interna de los huesos del cráneo y la duramadre (fig. 16-10). Generalmente, es resultado de un desgarro en una arteria, de manera habitual en la meníngea media, por lo regular en conjunto con una fractura de cráneo.[8] Dado que el sangrado es de origen arterial, la rápida expansión del hematoma comprime al cerebro. El hematoma epidural es más frecuente en las personas jóvenes porque la duramadre está unida con menor firmeza a la superficie del cráneo; como consecuencia, la duramadre se puede separar con facilidad de la superficie interna del cráneo, lo que permite el crecimiento del hematoma.

Lo habitual es que una persona con hematoma epidural presente antecedentes de traumatismo craneoencefálico y un breve período de inconsciencia seguido por uno de lucidez en el cual se recupera la consciencia, seguido por una rápida progresión a la inconsciencia. El intervalo de lucidez no se presenta siempre, pero cuando sucede, es de gran valor diagnóstico. Con el rápido desarrollo de la inconsciencia, hay síntomas focales relacionados con el área cerebral afectada, que incluyen dilatación pupilar ipsilateral (del mismo lado) y hemiparesia contralateral (del lado opuesto) por herniación transtentorial del uncus. El pronóstico es excelente si se elimina el hematoma antes de que se presente pérdida de la consciencia. Si no se elimina el hematoma, la afección progresa, con aumento de la PIC, herniación transtentorial y muerte.

Hematoma subdural

El hematoma subdural ocurre en el área que se encuentra entre la duramadre y la aracnoides, y por lo general es resultado de un desgarro en las pequeñas venas de unión que conectan las venas en la superficie de la corteza con los senos durales. Las venas de unión pasan de los vasos de la piamadre a través del espacio subaracnoideo lleno de LCR, penetran la aracnoides y la duramadre, y se vacían hacia los senos intradurales.[11] Estas venas se golpean en el traumatismo craneoencefálico cuando el cerebro se mueve de manera súbita en relación con el cráneo (fig. 16-11).

La fuente venosa de hemorragia en un hematoma subdural se desarrolla con mayor lentitud que el sangrado arterial en un hematoma epidural. Los hematomas subdurales se clasifican como agudos, subagudos o crónicos, según el tiempo aproximado antes de la aparición de los síntomas. Los síntomas de hematoma agudo se presentan incluso 48 h después de la lesión, mientras que el hematoma subagudo no produce síntomas hasta después de 2-14 días de la lesión. Los síntomas de hematoma subdural crónico no se observan hasta varias semanas después de la lesión.

Los hematomas subdurales agudos progresan de manera rápida y tienen una tasa de mortalidad alta por las lesiones secundarias graves relacionadas con edema y aumento de la PIC. La alta tasa de mortalidad se asocia con un incremento de la PIC sin control, pérdida de la consciencia, postura de extensión y retraso en la eliminación quirúrgica del hematoma. El cuadro clínico es similar al del hematoma epidural, excepto porque no hay un intervalo de lucidez. En el hematoma subagudo puede haber un período de mejoría en el estado de consciencia y síntomas neurológicos, solo para que después se presente deterioro si no se elimina el hematoma.

Los síntomas de hematoma subdural crónico se presentan semanas después del traumatismo craneoencefálico, de manera tan tardía que la persona quizá no recuerde que sufrió este traumatismo. El hematoma subdural crónico es más frecuente en alcohólicos y en adultos mayores porque la atrofia causa que el cerebro disminuya su tamaño, se aleje de la duramadre y estire las venas de unión frágiles. Estas venas se rompen, lo que provoca una filtración de sangre en el espacio subdural. La actividad fibroblástica provoca que el hematoma se encapsule. El líquido sanguíneo en esta área encapsulada tiene una presión osmótica alta y arrastra líquido del espacio subaracnoideo circundante; la masa se expande, lo que ejerce presión en el contenido del cráneo. En algunos

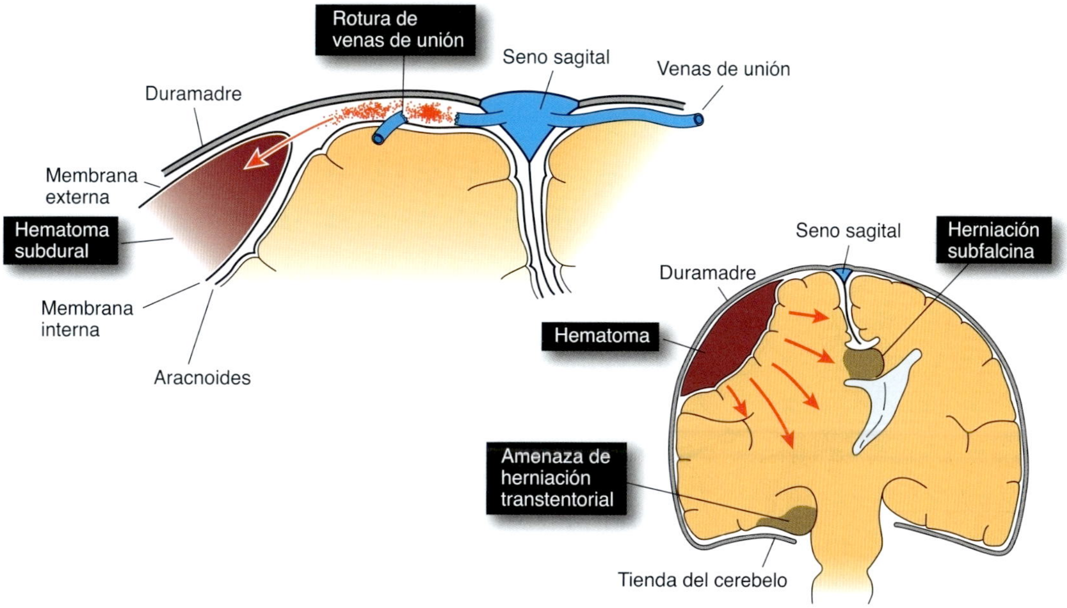

FIGURA 16-11. Mecanismo de sangrado en un hematoma subdural (cortesía de Dmitri Karetnikov). Tomado de: Strayer D. S., Rubin E. (Eds.) (2015). *Rubin's pathology: Clinicopathologic foundations of medicine* (7a ed., p. 1463). Philadelphia, PA: Wolters Kluwer.

casos, el cuadro clínico está menos definido, y el síntoma más prominente es la disminución del estado de consciencia indicado por somnolencia, confusión, cefalea y apatía.

Hematomas intracerebrales traumáticos

Los hematomas intracerebrales traumáticos pueden ser únicos o múltiples. Se presentan en cualquier lóbulo cerebral, pero son más frecuentes en los lóbulos frontal y temporal, y se relacionan con las prominencias óseas en la superficie craneal interna (fig. 16-12). Se presentan junto con el movimiento intenso que sufre el cerebro durante un traumatismo craneoencefálico, o una contusión puede fusionarse en un hematoma. Los hematomas intracerebrales se presentan con mayor frecuencia en adultos mayores y alcohólicos, cuyos vasos sanguíneos son más frágiles.

Los signos y síntomas producidos por un hematoma intracerebral dependen de su tamaño y ubicación en el cerebro. Los signos de aumento de la PIC se manifiestan si el hematoma es amplio y afecta estructuras vitales. El hematoma en el lóbulo temporal puede ser peligroso por el potencial de herniación lateral.

El tratamiento del hematoma intracerebral puede ser quirúrgico o no quirúrgico. Para un hematoma grande con deterioro rápido del estado neurológico, está indicada la cirugía a fin de evacuar el coágulo. No es necesaria la operación en una persona que esté neurológicamente estable a pesar de los déficits neurológicos; en este caso, el hematoma se resuelve como una contusión.

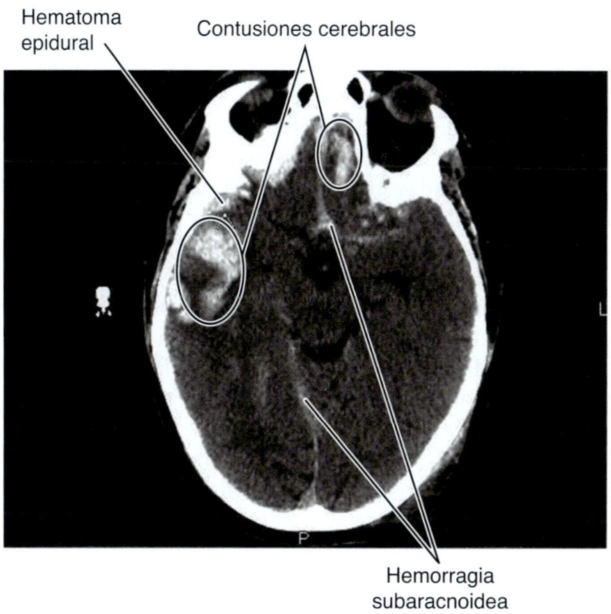

FIGURA 16-12. Tomografía computarizada del cerebro en la lesión cerebral traumática que muestra contusiones cerebrales hemorrágicas en los lóbulos temporal y bifrontal, hemorragia subaracnoidea y hematoma epidural.

RESUMEN

Los efectos de las lesiones cerebrales traumáticas pueden dividirse en dos categorías: lesiones primarias y secundarias. Las lesiones primarias son resultado del impacto directo, lo que causa fractura del cráneo, conmoción o contusión. En las lesiones secundarias, el daño es producto de la hinchazón cerebral subsecuente; la formación de un hematoma epidural, subdural o intracraneal; infección; hipoxia cerebral, e isquemia. Incluso si no hay fractura del cráneo, un golpe en la cabeza puede provocar daño cerebral grave y difuso. Estas lesiones cerradas varían en gravedad y se

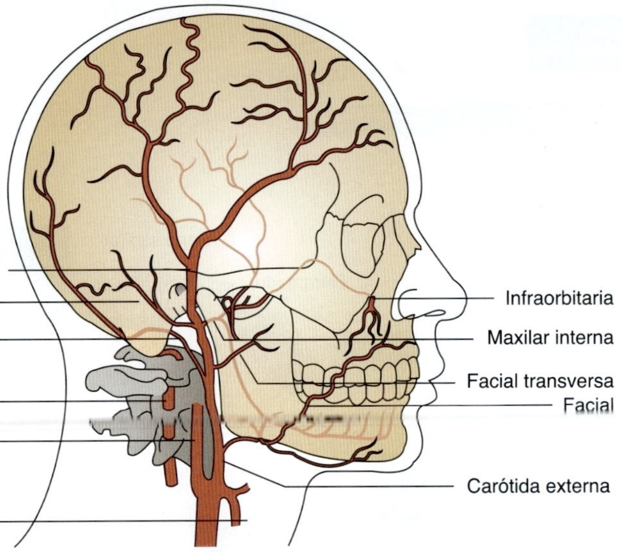

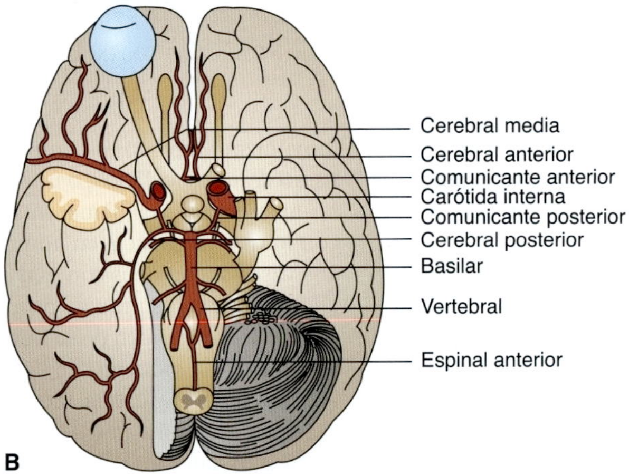

FIGURA 16-13. Circulación cerebral. **A.** Ramificaciones de la arteria carótida externa derecha. La arteria carótida interna asciende a la base del cerebro. La arteria vertebral derecha también se muestra conforme asciende a través del agujero transverso de la vértebra cervical. **B.** Circuito arterial cerebral (polígono de Willis).

pueden clasificar como focales y difusas. Las lesiones difusas incluyen la conmoción y la lesión axónica difusa. Las lesiones focales incluyen la contusión, la laceración y la hemorragia.

Enfermedad cerebrovascular

La enfermedad cerebrovascular comprende varias alteraciones que afectan a los vasos de la circulación cerebral. Estos trastornos incluyen el ictus y los accidentes isquémicos transitorios (AIT).

Circulación cerebral

Vasos sanguíneos cerebrales

El flujo sanguíneo cerebral corre a cargo de las dos arterias carótidas internas en su parte anterior y de las arterias vertebrales en su parte posterior (fig. 16-13A). La arteria carótida interna, una rama terminal de la arteria carótida común, se ramifica en varias arterias: oftálmica, comunicante posterior, coroidea anterior, cerebral anterior y cerebral media (fig. 16-13B). La mayor parte de la sangre arterial en las arterias carótidas internas es distribuida a través de las arterias cerebrales anterior y media. Las arterias cerebrales anteriores irrigan la superficie medial de los lóbulos frontal y parietal y la mitad anterior del tálamo, el cuerpo estriado, parte del cuerpo calloso y el extremo anterior de la cápsula interna. El extremo angular y posterior de la cápsula interna y el globo pálido medial son nutridos por la rama coroidea anterior de la arteria carótida interna. La arteria cerebral media pasa lateralmente, irrigando a los núcleos basales laterales y la ínsula, y después sale a la superficie cortical lateral, irrigando a la circunvolución frontal inferior y la corteza frontal motora y premotora, encargada del control fino de la cara y la mano. Es la principal fuente vascular de los centros del lenguaje (frontal y temporal superior), la corteza primaria y auditiva de asociación (circunvolución temporal superior) y la corteza primaria y somestésica de asociación para la cara y la mano (circunvolución postcentral, parietal). La arteria cerebral media es funcionalmente una continuación de la carótida interna; los émbolos de la carótida interna con mayor frecuencia se alojan en las ramificaciones de la arteria cerebral media. La isquemia de estas áreas causan daño en las habilidades de manipulación finas de la cara y extremidades superiores y en las funciones de comunicación receptivas y expresivas.

Las dos arterias vertebrales surgen de la arteria subclavia y entran a los agujeros en las apófisis transversas espinales a nivel de la sexta vértebra cervical y continúan hacia arriba a través de los agujeros de las seis vértebras superiores, después se enrollan detrás del atlas y entran al cráneo a través del agujero magno y se unen para formar la arteria basilar, la cual se divide después para terminar en las arterias cerebrales posteriores. Las ramas de las arterias basilar y vertebral irrigan el bulbo raquídeo, el puente, el cerebelo, el mesencéfalo y la parte caudal del diencéfalo. Las arterias cerebrales posteriores irrigan las regiones restantes occipital e inferior de los lóbulos temporales y el tálamo.

Los ramos distales de la carótida interna y las arterias vertebrales se comunican en la base del cerebro mediante el polígono de Willis; esta **anastomosis** de arterias puede proporcionar circulación continua si se interrumpe el flujo sanguíneo a través de uno de los vasos principales (*véase* la fig. 16-13B). Por ejemplo, la oclusión de la arteria cerebral media puede tener pocas consecuencias si las arterias comunicantes anterior y posterior están permeables, lo que permite el flujo colateral desde las arterias cerebral posterior ipsilateral y la carótida del lado opuesto.

La circulación cerebral es drenada por medio de dos grupos de venas que se vacían en los senos venosos durales. El sistema profundo está bien protegido. Estos vasos se conectan directamente con los senos sagitales en la hoz del cerebro por las venas de unión. Viajan a través del espacio subaracnoideo lleno de LCR y penetran en la aracnoides y después en la duramadre para alcanzar los senos venosos durales. Este sistema de senos regresa la sangre al corazón principalmente por las venas yugulares internas. También hay vías alternas para el flujo venoso, por ejemplo, el flujo venoso sale a través de las venas emisarias que pasan por el cráneo y por las venas que atraviesan varios agujeros para llegar a las venas extracraneales.

El sistema venoso intracraneal no tiene válvulas. La dirección del flujo depende de la gravedad o de la presión relativa en los senos venosos en comparación con la de las venas extracraneales. Los aumentos en la presión intratorácica, como sucede con la tos o al realizar la maniobra de Valsalva (exhalar contra la glotis cerrada), producen una elevación de la presión central que es reflejada de vuelta a las venas yugulares internas y a los senos durales.

Regulación del flujo sanguíneo cerebral

El flujo sanguíneo al cerebro se mantiene a aproximadamente 750 mL/min o una sexta parte del gasto cardíaco en reposo.[17] La regulación del flujo sanguíneo al cerebro está controlada en gran parte por mecanismos autorreguladores o locales que responden a las necesidades metabólicas del cerebro. La *autorregulación cerebral* se ha definido como la capacidad del cerebro para mantener un flujo sanguíneo constante a pesar de los cambios en la presión arterial sistémica. Esto permite que la corteza cerebral se ajuste al flujo sanguíneo cerebral localmente para satisfacer las necesidades metabólicas. La autorregulación del flujo sanguíneo cerebral es eficiente dentro de un rango de PAM de alrededor de 60-140 mm Hg.[17] Aunque el flujo sanguíneo cerebral total permanece relativamente estable a través de los cambios marcados del gasto cardíaco y la presión arterial, el flujo sanguíneo regional puede variar en gran medida en respuesta a los cambios locales en el metabolismo. Si la presión arterial disminuye por debajo de los 60 mm Hg, el flujo sanguíneo cerebral se compromete gravemente, y si se eleva por arriba de su límite superior de autorregulación, el flujo sanguíneo aumenta de manera rápida y estira en exceso los vasos cerebrales. En las personas hipertensas, este intervalo de autorregulación cambia a valores de PAM superiores.

El flujo sanguíneo cerebral está influenciado por el dióxido de carbono, los iones hidrógeno y la concentración de oxígeno. El aumento del dióxido de carbono ofrece un estímulo potente para la vasodilatación: la duplicación de la PCO_2 en la sangre provoca un aumento del doble en el flujo sanguíneo cerebral. El aumento de los iones de hidrógeno también incrementa el flujo sanguíneo cerebral, lo que ayuda a eliminar los materiales ácidos depresores del sistema nervioso.[17] La acidosis extracelular profunda induce parálisis vasomotora, y el flujo sanguíneo dependerá por completo de la presión arterial sistémica. La disminución de la concentración de oxígeno también aumenta el flujo sanguíneo cerebral.

Alerta sobre el dominio de conceptos

La disminución de la saturación de oxígeno aumenta el flujo sanguíneo cerebral, como lo hace un mayor nivel de dióxido de carbono. Ambos factores resultan en menos oxígeno para las células del cerebro. El cuerpo intenta compensar mediante un aumento del flujo de sangre hacia el área.

Los vasos sanguíneos cerebrales profundos parecen estar completamente controlados por la autorregulación. Sin embargo, los vasos sanguíneos cerebrales superficiales y principales están inervados por el sistema nervioso simpático. Los mecanismos locales reguladores y autorreguladores sobrepasan los efectos de la estimulación simpática. Sin embargo, cuando fracasan los mecanismos locales, el control simpático de la presión arterial cerebral cobra mayor importancia.[17] Por ejemplo, cuando la presión arterial se eleva a valores muy altos durante el ejercicio extenuante o en otras condiciones, el sistema nervioso simpático constriñe los vasos sanguíneos superficiales grandes y de tamaño intermedio como un medio para proteger a los más pequeños que se dañan con mayor facilidad. Los reflejos simpáticos pueden provocar vasoespasmo en las arterias intermedias y grandes en algunos tipos de daño cerebral, como el que se origina por la rotura de un aneurisma cerebral.

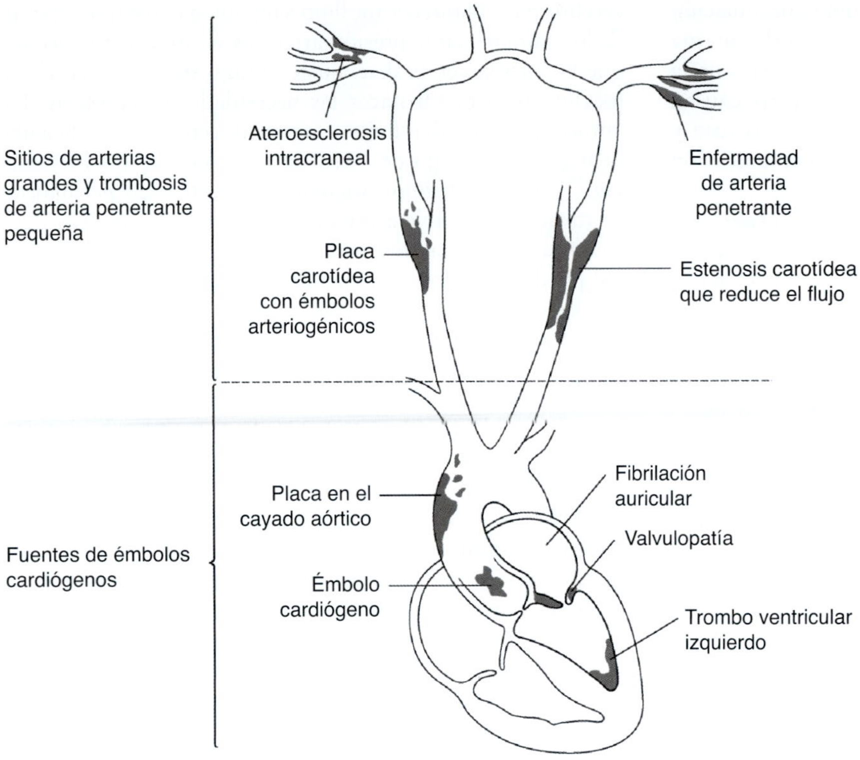

FIGURA 16-14. Los sitios más frecuentes de anomalías arteriales y cardíacas que causan ictus isquémico. Tomado de: Hickey J. V. (2014). *The clinical practice of neurological and neurosurgical nursing* (7a ed., p. 531). Philadelphia, PA: Lippincott Williams & Wilkins.

Ictus (accidente cerebrovascular)

El ictus, accidente cerebrovascular o evento cerebral vascular, es un síndrome de déficit neurológico focal debido a una alteración vascular que lesiona el tejido cerebral. El ictus sigue siendo una de las principales causas de mortalidad y morbilidad en los Estados Unidos. Cada año, 795 000 estadounidenses resultan afectados por un ictus, y muchos sobrevivientes quedan por lo menos con cierto grado de deterioro neurológico.[20] El 87% de todos los casos de ictus son ataques isquémicos, causados por una interrupción del flujo sanguíneo en un vaso cerebral.[20] Los ictus hemorrágicos representan el 13% del total (10% de las hemorragias intracerebrales y 3% de las hemorragias subaracnoideas).[20] Por lo general, el ictus hemorrágico es resultado de la rotura de un vaso sanguíneo provocada por hipertensión, aneurismas o malformaciones arteriovenosas, y tiene una tasa de mortalidad mucho más elevada que los isquémicos.

Etiología

Los factores de riesgo para ictus son edad, sexo, ictus previo, antecedentes familiares, hipertensión, tabaquismo, diabetes mellitus, cardiopatía, hipercolesterolemia e hipercoagulopatía.[21] La incidencia de ictus aumenta con la edad, con índices de incidencia en los hombres que son mayores a edades tempranas, pero no a edades posteriores. Dado que las mujeres viven más que los varones, cada año mueren más mujeres por ictus. La presión arterial es un fuerte determinante del riesgo de ictus.[21] La cardiopatía, en particular la fibrilación auricular, y otras alteraciones que predisponen a la formación de coágulos en la pared del corazón o las valvas o a embolia paradójica a través de derivación derecha a izquierda, predisponen a padecer un ictus cardioembólico. Las alteraciones hemáticas (policitemia, drepanocitosis) incrementan el riesgo de coágulos en los vasos cerebrales.

Otros factores de riesgo conductuales modificables incluyen obesidad, sedentarismo y utilización de anticonceptivos orales.[21] Además, un mayor riesgo de ictus se relaciona con el empleo de tratamientos de sustitución hormonal, el consumo de alcohol elevado drogas de abuso, y el consumo de drogas de abuso tales como cocaína, anfetaminas y heroína.[21,22]

La eliminación o el control de los factores de riesgo para ictus ofrece la mejor oportunidad para evitar la isquemia cerebral por ateroesclerosis cerebral. La prevención primaria del ictus por medio de la detección temprana y el tratamiento de los factores de riesgo modificables ofrecen ventajas significativas sobre la espera hasta que se presente un acontecimiento importante.

Ictus isquémico

Los ataques isquémicos son causados por la obstrucción cerebrovascular por trombosis o émbolos (fig. 16-14). El ictus isquémico se puede clasificar según su mecanismo y frecuencia: 20%, trombosis de arteria grande (enfermedad ateroesclerótica); 25%, trombosis de arteria penetrante pequeña (ataque **lacunar**); 20%, embolia cardiógena; 30%, ataque criptógeno (causa indeterminada); 5%, otros.[2]

Penumbra isquémica en un ictus en evolución

Durante la evolución de un ictus, por lo general hay un núcleo central de muerte celular o de células que están muriendo, rodeado de una banda o área isquémica de células con mínima perfusión llamada *penumbra* (zona del borde). Las células cerebrales en la penumbra apenas reciben flujo sanguíneo, sus actividades metabólicas están alteradas, pero la integridad estructural de las células cerebrales se conserva.[15] La supervivencia de las células de la penumbra depende del retorno oportuno y exitoso de una adecuada circulación, el volumen de productos tóxicos liberados por las células vecinas que están muriendo, el grado de edema cerebral y las alteraciones en el flujo sanguíneo cerebral. Si los productos tóxicos provocan la muerte adicional de células en la penumbra, la zona limítrofe de tejido muerto o que está muriendo aumenta y el volumen de tejido isquémico circundante se incrementa.

Accidentes isquémicos transitorios

Un AIT refleja una alteración temporal en el flujo sanguíneo cerebral, la cual se revierte antes de que se presente el infarto. Las causas de los AIT son las mismas que las del ictus isquémico e incluyen enfermedad ateroesclerótica de vasos cerebrales y émbolos. Los AIT pueden alertar sobre un ictus inminente. Existe mayor riesgo de ictus temprano después de un AIT: el 10-15% tienen un ictus en los primeros 3 meses con el 50% en las primeras 48 h.[23] El diagnóstico del AIT antes del ictus puede permitir la realización de una intervención quirúrgica que evite un ictus posterior.

Ictus de grandes vasos (trombótico)

Los trombos son la causa más frecuente de ictus isquémico; por lo general, se presentan en los vasos sanguíneos ateroescleróticos. En la circulación cerebral, las placas ateroescleróticas se encuentran con mayor frecuencia en las bifurcaciones arteriales y los grandes vasos del cerebro. El infarto cerebral es resultado de una trombosis local aguda y oclusión en el sitio de ateroesclerosis crónica, con o sin embolización de la placa en sentido distal, o por falta de perfusión crítica distal a la estenosis (marginal). Estos infartos a menudo afectan la corteza, provocando afasia, defectos de los campos visuales o ceguera monocular transitoria (amaurosis fugaz). En la mayoría de los casos, se afecta una sola arteria cerebral y sus territorios. En general, los ataques trombóticos se observan en adultos mayores y a menudo se acompañan de datos de enfermedad cardíaca o arterial periférica ateroesclerótica.

Ictus de vasos pequeños (infarto lacunar)

Los infartos lacunares son de pequeños (1.5-2 cm) a muy pequeños (3-4 mm), localizados en las partes profundas, no corticales del cerebro o en el tronco encefálico. Son resultado de la oclusión de ramas penetrantes más pequeñas de arterias cerebrales grandes, por lo general la cerebral media y la cerebral posterior. En el proceso de curación, los infartos lacunares dejan cavidades pequeñas, o *lagunas* (lagos). Por su tamaño y ubicación, los infartos lacunares en general no provocan déficits como afasia o apraxia. En lugar de ello, producen los clásicos *síndromes lacunares*, como hemiplejía motora pura, hemiplejía sensitiva pura y disartria con el síndrome de mano torpe. La TC y la RM muestran varias lagunas, así como cambios difusos de la sustancia blanca relacionados con demencia.

Ictus embólico

Aunque casi todos los émbolos cerebrales se originan de un trombo en el hemicardio izquierdo, también pueden surgir de la placa ateroesclerótica de las arterias carótidas. El émbolo viaja rápidamente al cerebro y se aloja en las arterias más pequeñas, por las cuales no puede pasar. El sitio más frecuente de los ictus embólicos es la arteria cerebral media, lo que refleja el gran territorio de este vaso y su posición en el extremo de la arteria carótida. El ataque embólico por lo regular tiene un inicio súbito con déficit máximo inmediato.

Diversas alteraciones cardíacas predisponen a la formación de émbolos que causan ictus, incluidas la fiebre reumática cardíaca, la fibrilación auricular, el infarto de miocardio reciente, un aneurisma ventricular, el ateroma del arco aórtico móvil y la endocarditis bacteriana.

Ictus hemorrágico

El ataque mortal más frecuente es resultado de la rotura espontánea de un vaso cerebral.[24-26] La hemorragia intracraneal resultante puede provocar hematoma focal, edema, compresión del contenido cerebral o espasmo de los vasos sanguíneos adyacentes. Los factores predisponentes más frecuentes son la edad avanzada y la hipertensión. Los aneurismas y las malformaciones arteriovenosas son anomalías estructurales que también pueden provocar hemorragia súbita. La hemorragia cerebral se presenta de manera abrupta, casi siempre cuando la persona está activa. Por lo general, se presentan vómitos al principio y cefalea después. Los síntomas focales dependen del vaso afectado. La hemorragia hacia los núcleos basales causa hemiplejía contralateral, con flacidez inicial que progresa a espasticidad. La hemorragia y el edema resultante ejercen gran presión en la sustancia cerebral y el curso clínico progresa rápido a estado de coma y con frecuencia a la muerte.

Hemorragia subaracnoidea aneurismática

Este es un tipo de ictus hemorrágico provocado por la rotura de un aneurisma cerebral. La hemorragia resultante hacia el espacio subaracnoideo se puede extender hacia la cisterna basal, los ventrículos y el espacio subaracnoideo raquídeo.[8,11,27] Un aneurisma es un abultamiento en un punto de debilidad localizada en la pared muscular de una arteria. Casi todos los aneurismas cerebrales son aneurismas saculares pequeños conocidos como *aneurismas en baya*. Se presentan en la circulación anterior y se encuentran en las bifurcaciones y otras uniones de vasos, como las del polígono de Willis (fig. 16-15). Se considera que surgen de un defecto congénito de la media de los vasos afectados. Su incidencia es mayor en personas con ciertas alteraciones, incluida la nefropatía poliquística, la displasia fibromuscular, la coartación de la aorta y las malformaciones arteriovenosas del cerebro.[8,11] Otras causas de aneurismas cerebrales son la ateroesclerosis, la hipertensión y las infecciones bacterianas.

La rotura de un aneurisma cerebral causa hemorragia subaracnoidea. La probabilidad de rotura aumenta con el tamaño del aneurisma.[27] De los varios factores ambientales que predisponen a una hemorragia subaracnoidea aneurismática, el hábito tabáquico, la hipertensión y el consumo

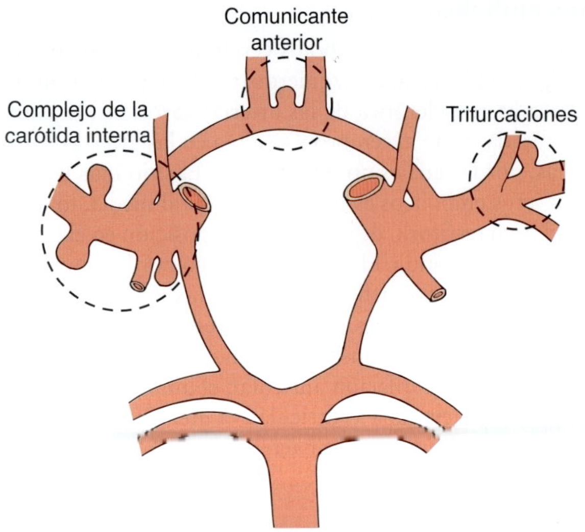

FIGURA 16-15. Sitios frecuentes de aneurismas en baya.

excesivo de alcohol parecen constituir los más amenazantes.[27,28] Los aneurismas intracraneales son raros en niños y la media de edad para la hemorragia subaracnoidea es de aproximadamente 50 años. Las tasas de mortalidad y morbilidad con la hemorragia subaracnoidea son altas; solo un tercio de las personas se recuperan sin discapacidad mayor.[28]

Manifestaciones clínicas. Los signos y síntomas de los aneurismas cerebrales se dividen en dos fases: los que se presentan antes de la rotura y sangrado y los que se presentan después de la rotura y sangrado. Casi todos los aneurismas pequeños son asintomáticos. Los aneurismas intactos se encuentran con frecuencia en la autopsia como hallazgo incidental.[8] Cerca del 10-20% de las personas con hemorragia subaracnoidea tienen antecedentes de cefaleas atípicas que se presentan semanas a meses antes del inicio de la hemorragia, lo que sugiere la presencia de una pequeña filtración.[27,28] Estas cefaleas se caracterizan por su inicio súbito y a menudo se acompañan de náuseas, vómitos y mareos. El inicio de la rotura aneurismática subaracnoidea a menudo viene anunciada por una cefalea repentina e intensa.[27,28] Si la hemorragia es intensa, la cefalea se acompaña de colapso y pérdida de la consciencia. Otras manifestaciones incluyen signos de irritación meníngea, como rigidez de nuca (rigidez del cuello) y fotofobia; déficit de los nervios craneales, en especial del NC II y algunas veces del NC III y NC IV (diplopia y visión borrosa); síndromes de ictus (déficits focales motores y sensitivos); edema cerebral y aumento de la PIC; y disfunción hipofisaria (diabetes insípida e hiponatremia). La hipertensión es un hallazgo frecuente y las arritmias cardíacas son resultado de la liberación de catecolaminas desencadenada por la hemorragia subaracnoidea.

Diagnóstico. El diagnóstico de hemorragia subaracnoidea y aneurismas intracraneales se hace mediante presentación clínica, TC sin contraste, punción lumbar si la TC es normal y la sospecha de hemorragia subaracnoidea es alta, y angiografía.[27,28] La angiografía convencional por catéter es la herramienta diagnóstica definitiva para detectar el aneurisma. La angiografía por resonancia magnética (ARM) no es invasiva, pero tiene menos sensibilidad. La TC helicoidal no requiere medio de contraste intravenoso, pero se emplea en personas después del engrapado aneurismático, cuando la utilización de la RM está contraindicada.

Tratamiento. El curso de tratamiento después de la rotura aneurismática depende de la extensión del déficit neurológico. Los mejores resultados se alcanzan cuando el aneurisma se puede corregir pronto y se inicia la prevención de las complicaciones.[28-30] Las personas con déficits neurológicos de leves a moderados se pueden someter a arteriografía y cirugía temprana, por lo general, en las primeras 24-72 h. La cirugía implica craneotomía e inserción de un clip de plata especialmente diseñado que se constriñe alrededor del cuello del aneurisma, que ofrece protección frente al sangrado. Los *coils* (espirales) endovasculares son una alternativa a la cirugía, en particular en aneurismas inaccesibles o en candidatos quirúrgicos de alto riesgo. Las complicaciones de la rotura aneurismática incluyen hemorragia, vasoespasmo con isquemia cerebral, hidrocefalia, disfunción hipotalámica y actividad convulsiva. La hemorragia y el vasoespasmo son las más importantes y las más difíciles de tratar. La hemorragia tiene la mayor incidencia en el primer día después de la rotura inicial y provoca déficits neurológicos adicionales y generalmente catastróficos.

El vasoespasmo es difícil de tratar y se relaciona con una alta incidencia de morbilidad y mortalidad. La afección se desarrolla en los primeros 3-10 días (tiene un máximo a los 7 días) después de la rotura aneurismática e incluye estrechamiento localizado de la arteria o arterias cerebrales. El estado neurológico se deteriora conforme disminuye la irrigación cerebral en la región del espasmo; esto se puede diferenciar del deterioro rápido que se observa en la hemorragia. El vasoespasmo se trata intentando mejorar la PPC mediante el empleo de medicamentos vasoactivos o la administración de líquidos intravenosos para lograr la euvolemia. Las técnicas endovasculares incluyen vasodilatadores intraarteriales y dilatación mecánica de los vasos con angioplastia con balón.

Otra complicación de la rotura aneurismática es el desarrollo de hidrocefalia, la cual es provocada por el taponamiento de las vellosidades aracnoideas con productos de la lisis de sangre en el espacio subaracnoideo. La hidrocefalia se diagnostica por medio de TC seriadas que muestran el mayor tamaño de los ventrículos y por los signos clínicos de aumento de la PIC. La ventriculostomía, el drenaje lumbar o la derivación ventrículo-peritoneal pueden ser útiles para disminuir la PIC.

Malformaciones arteriovenosas

Las malformaciones arteriovenosas son marañas complejas de arterias y venas anómalas unidas por una o más fístulas.[2] Estas redes vasculares carecen de un lecho capilar y las arterias pequeñas tienen una capa muscular insuficiente. Las malformaciones arteriovenosas surgen del fallo en el desarrollo de la red capilar en el cerebro embrionario. Conforme crece el cerebro del niño, la malformación forma una maraña enredada de vasos de pared delgada que desvían la sangre directamente de la circulación arterial a la venosa. Las malformaciones arteriovenosas por lo general se presentan antes de los 40 años de edad y afectan a hombres y mujeres por igual. La rotura de vasos en la malformación que provoca ictus hemorrágico representa aproximadamente el 1% de todos los ataques.[2]

Fisiopatología. Los efectos hemodinámicos de las malformaciones arteriovenosas son dobles. Primero, la sangre es desviada desde el sistema arterial de alta presión hacia el sistema venoso de baja presión sin la ventaja de la amortiguación de la red capilar, lo que predispone a los canales venosos a la rotura y hemorragia. Segundo, la elevación en la presión arterial y venosa desvía la sangre lejos del tejido circundante, lo que altera la perfusión tisular.

Manifestaciones clínicas. Las principales manifestaciones de las malformaciones arteriovenosas son hemorragias intracraneales y subaracnoideas, crisis convulsivas, cefaleas y déficits neurológicos progresivos. Las cefaleas a menudo son intensas, descritas como pulsátiles y sincronizadas con el latido cardíaco. Otros síntomas focales dependen de la localización de la lesión e incluyen síntomas visuales, hemiparesia, deterioro mental y déficit de lenguaje.

Diagnóstico y tratamiento. El diagnóstico definitivo se obtiene frecuentemente por medio de una angiografía cerebral. Los métodos de tratamiento incluyen resección quirúrgica, oclusión endovascular, radiocirugía y tratamiento conservador.[2] Cada uno de estos métodos se acompaña de algunos riesgos de complicaciones. Si la malformación arteriovenosa es accesible, la resección quirúrgica suele ser el tratamiento de elección.

Manifestaciones clínicas del ictus

Las manifestaciones específicas de ictus o AIT están determinadas por la arteria cerebral afectada, el área cerebral que es irrigada por ese vaso y lo adecuado de la circulación colateral. Los síntomas de ictus/AIT siempre son de inicio repentino y focales; además, con frecuencia se presentan de un solo lado. Los síntomas más habituales son caída facial, debilidad de brazos y lenguaje mal articulado. Otros síntomas frecuentes son entumecimiento unilateral, pérdida de la visión en un ojo o de un lado, alteraciones del lenguaje y desequilibrio repentino e inexplicable o ataxia. Los síntomas se resuelven rápido y de manera espontánea, por lo general en minutos, aunque los mecanismos subyacentes son los mismos que los del ictus. De manera general, la isquemia carotídea provoca pérdida visual monocular o afasia (hemisferio dominante) o inatención unilateral (hemisferio no dominante), pérdida sensitiva o motora contralateral u otros signos corticales discretos, como apraxia y agnosia. La isquemia vertebrobasilar induce ataxia, diplopia, **hemianopsia**, vértigo, déficit de los nervios craneales, hemiplejía contralateral, déficits sensitivos y defectos de excitación. Se presentan con frecuencia subgrupos discretos de estos síndromes vasculares, dependiendo de qué ramas estén bloqueadas (tabla 16-6).

Déficits motores relacionados con el ictus

Los déficits motores son los más frecuentes, seguidos de déficits en el lenguaje, sensibilidad y cognición. Después de un ictus que afecta el tracto corticoespinal, hay una debilidad profunda del lado contralateral. Las lesiones subcorticales de los tractos corticoespinales causan por igual debilidad de la cara, brazo y pierna. En las primeras 6-8 semanas, la debilidad inicial y la flacidez son sustituidas por hiperreflexia y espasticidad. La espasticidad incluye un aumento del tono de los músculos afectados y un elemento de debilidad. Los músculos flexores son los más afectados en las extremidades superiores, y los músculos extensores, en las inferiores. Existe una tendencia a presentar caída del pie; rotación externa y **circunducción** de la pierna con la marcha; flexión de la muñeca, codo y dedos; paresias faciales inferiores; lenguaje mal articulado; signo de Babinski; y edema de partes declives en las extremidades afectadas. La lesión corticoespinal leve se manifiesta solo

TABLA 16-6 Signos y síntomas de ictus según la arteria cerebral afectada

Arteria cerebral	Área cerebral afectada	Signos y síntomas*
Cerebral anterior	Infarto de la cara medial del lóbulo frontal si la lesión es distal a la arteria comunicante; infarto frontal bilateral si el flujo en la otra arteria cerebral anterior es inadecuado	Parálisis del pie o pierna contralateral, alteración de la marcha, paresia del brazo contralateral, pérdida sensitiva contralateral sobre los dedos de los pies, pies y piernas, problemas para tomar decisiones o realizar actos voluntariamente, falta de espontaneidad, distracción fácil, pensamiento lento, afasia que depende del hemisferio afectado, incontinencia urinaria, trastornos cognitivos y afectivos
Cerebral media	Infarto masivo de gran parte del hemisferio lateral y estructuras profundas de los lóbulos frontal, parietal y temporal; cápsula interna; núcleos basales	Hemiplejía contralateral (cara y brazos), alteración sensitiva contralateral, afasia, hemianopsia homónima, alteración de la consciencia (confusión y coma), incapacidad para mover los ojos hacia el lado paralizado, negación del lado o extremidad paralizado (hemiatención); posible acalculia, paresia vasomotora e inestabilidad
Cerebral posterior	Lóbulo occipital; porción anterior y medial del lóbulo temporal	Hemianopsia homónima y otros defectos visuales, como daltonismo, pérdida de la visión central y alucinaciones visuales; déficits de memoria, perseveración (ejecución repetida de la misma respuesta verbal o motora)
	Tálamo afectado	Pérdida de todas las modalidades sensitivas, dolor espontáneo, temblor de intención, hemiparesias leves, afasia
	Afectación del pedúnculo cerebral	Parálisis de nervio oculomotor con hemiplejía contralateral
Basilar y vertebral	Cerebelo y tronco encefálico	Alteraciones visuales como diplopia, distaxia, vértigo, disfagia, disfonía

*Depende del hemisferio involucrado y la adecuación de las colaterales.

por torpeza para llevar a cabo movimientos finos coordinados y no por debilidad evidente. Los ejercicios pasivos de amplitud de movimiento ayudan a mantener la función articular y a evitar el edema, la subluxación del hombro y la atrofia muscular, y pueden ayudar a restablecer patrones motores. Si no aparece movimiento voluntario o movimiento al solicitarlo en unos segundos, la función significativa no regresará a esa extremidad.

Disartria y afasia relacionadas con ictus

La *disartria* es un trastorno del lenguaje que se manifiesta por la **articulación** defectuosa de sonidos o cambios en el timbre o la cualidad de la voz. Es resultado de un ictus que afecta los músculos de la faringe, paladar, lengua, labios o boca y no se relaciona con el contenido del lenguaje. *Afasia* es un término general que comprende varios grados de incapacidad para comprender, integrar y expresar el lenguaje. La afasia se localiza en el hemisferio cerebral dominante o en el tálamo. En los niños, el dominio del lenguaje se puede cambiar rápidamente al hemisferio no afectado, lo que provoca más déficits transitorios del lenguaje después del ictus. Un ataque en el área de la arteria cerebral media es el que provoca afasia con mayor frecuencia.

La afasia puede ser receptiva o expresiva, o fluida o no fluida. La fluidez se define por la velocidad del lenguaje: fluida denota muchas palabras, y no fluida, pocas palabras. La afasia expresiva o no fluida se caracteriza por una incapacidad en la facilidad para comunicarse de manera espontánea o traducir pensamientos o ideas en lenguaje o escritura con significado. La producción de lenguaje está limitada, forzada y detenida, y a menudo está mal articulada por disartria concurrente. La persona puede pronunciar o escribir pocas palabras, en especial las que tienen un significado emocional. La comprensión es normal y la persona parece estar completamente consciente de sus déficits, pero es incapaz de corregirlos, lo que provoca frustración, enojo y depresión.

La fluidez del lenguaje requiere poco o ningún esfuerzo, es articulada y de mayor cantidad. El término *fluidez* se refiere solo a la facilidad y velocidad de la producción verbal y no se relaciona con el contenido del lenguaje o con la capacidad de la persona para comprender lo que está diciendo. La *afasia de Wernicke* se caracteriza por la incapacidad para comprender el lenguaje de los demás o para comprender el material escrito. Las lesiones del lóbulo temporal posterosuperior o del parietal inferior se relacionan con afasia receptiva y fluida. La *afasia anómica* consiste en la dificultad para encontrar palabras específicas. La *afasia conductiva* se manifiesta por repetición alterada y lenguaje lleno de sustituciones de letras, a pesar de una buena comprensión y fluidez. La afasia conductiva es resultado de la destrucción del sistema de fibras bajo la ínsula que conecta las áreas de Wernicke y de Broca.

Déficits cognitivos relacionados con ictus y otros déficits

Un síndrome cognitivo característico es el de inatención unilateral. En general causado por ataques que afectan al hemisferio no dominante, la inatención unilateral es la incapacidad para atender y reaccionar ante estímulos que provienen del lado contralateral. Las personas no pueden seguir visualmente, orientarse o alcanzar hacia el lado afectado. Es posible que no atiendan las extremidades del lado afectado, a pesar de que hay una función motora normal, y no se afeitan, lavan o peinan ese lado. Estas personas no son conscientes de este déficit (*anosognosia*). Otros déficits cognitivos incluyen apraxia, agnosia, pérdida de la memoria, síndromes conductuales y depresión. Los déficits sensitivos (entumecimiento, hormigueo o sensaciones distorsionadas como disestesia y dolor neuropático) afectan el cuerpo contralateral a la lesión. Las alteraciones visuales por ictus son diversas, pero las más frecuentes son hemianopsia por una lesión de las radiaciones ópticas o ceguera monocular por oclusión de la arteria retiniana central ipsilateral, una rama de la carótida interna.

Diagnóstico y tratamiento del ictus

Diagnóstico

La historia minuciosa que incluya documentación de AIT previos, el momento de inicio, los síntomas focales específicos (para determinar la probabilidad del territorio vascular) y cualquier enfermedad coexistente, puede ayudar a determinar el tipo de ictus. La valoración diagnóstica debe enfocarse en determinar la presencia de isquemia o hemorragia, identificar el mecanismo del ictus o del AIT, determinar la gravedad de los déficits clínicos y descubrir la presencia de factores de riesgo.

Los estudios de imagen cerebral documentan el infarto cerebral, mientras que las imágenes vasculares revelan la anatomía y los procesos patológicos de los vasos sanguíneos relacionados. Las TC son un recurso de detección necesario en el caso agudo para la identificación rápida de hemorragias, pero no son sensibles para los casos de isquemia en las primeras 24 h y para ningún infarto del tronco encefálico o infarto pequeño. La RM es superior para las lesiones isquémicas en todos los territorios y para diferenciar otros procesos patológicos que no sean ictus. Las técnicas de RM, como la imagen de perfusión y difusión (IPD), pueden revelar isquemia cerebral inmediatamente después de su inicio e identificar áreas de daño potencialmente reversible (p. ej., penumbra). La RM IPD se emplea en casos de evaluación de urgencia para identificar de forma rápida el área y volumen de la isquemia, e identificar candidatos para tratamientos urgentes.

La imagen vascular se logra mediante TC helicoidal, ARM, arteriografía *convencional* con catéter y ecografía. Con excepción de la ecografía, todos pueden mostrar el sitio de anomalía vascular (intracraneal o extracraneal) y lograr la visualización de casi todas las áreas vasculares. La ARM no es invasiva y está fácilmente disponible, pero es menos sensible y específica que la TC helicoidal o la angiografía con catéter. La TC helicoidal es muy detallada para ser una técnica no invasiva, pero tiene una disponibilidad limitada y requiere contraste yodado, el cual es nefrotóxico. La angiografía con catéter sigue siendo el estudio de referencia en sensibilidad y permite la visualización de patrones dinámicos de flujo colateral, pero es invasiva y requiere dosis significativas de contraste. La TC helicoidal y la ARM han reemplazado en gran medida a la angiografía como recursos de detección de las lesiones vasculares. Las técnicas de ecografía permiten una valoración rápida en la cama del paciente de la bifurcación de la carótida o de las velocidades de flujo en la circulación cerebral.

Tratamiento

En el ictus isquémico agudo, los objetivos del tratamiento son salvar el tejido cerebral, prevenir otro ictus secundario y reducir al mínimo la discapacidad a largo plazo. La atención de pacientes con ictus ha cambiado del hospital más cercano a *centros de atención certificados*. La certificación establece que el hospital puede manejar a este tipo de pacientes con una atención adecuada a lo largo de todo el proceso, desde tratamientos de urgencia hasta hospitalización, y la fase de rehabilitación.

La atención del ictus comienza con tratamientos de urgencia enfocados en revertir la lesión cerebral isquémica en evolución. Existe una ventana de oportunidad durante la cual el tejido cerebral isquémico pero viable se puede salvar. Las técnicas de perfusión y estrategias neuroprotectoras se emplean en el tratamiento inicial. Las técnicas de reperfusión incluyen trombolíticos (intravenosos o intraarteriales), alteración del coágulo por vía mecánica dirigida con catéter y aumento de la PPC durante el ataque agudo.

El único agente aprobado por la Food and Drug Administation (FDA) para el tratamiento del ataque isquémico agudo es el activador tisular del plasminógeno (tPA, *tissue plasminogen activator*), aprobado en 1996. Un subcomité del Stroke Council de la American Heart Association ha desarrollado unas guías en las que recomiendan que, en personas con sospecha de ictus, debe descartarse el diagnóstico de ataque hemorrágico a través de TC antes de la administración de un trombolítico, el cual debe administrarse en las primeras 3 h después del inicio de los síntomas. El principal riesgo del tratamiento con fármacos trombolíticos es la hemorragia intracraneal. Diversos factores, como los niveles terapéuticos de anticoagulantes orales, antecedentes de hemorragia gastrointestinal o urinaria en los 21 días anteriores, ataque anterior o lesión cefálica en los últimos 3 meses, cirugía mayor en los 14 días previos y presión arterial mayor de 185/110 mm Hg, se consideran contraindicaciones para el tratamiento trombolítico intravenoso.[14] Se ha probado formalmente una ventana de tiempo mayor para el tratamiento con tPA y debe administrarse a casos selectos que se pueden tratar en un lapso de 3-4.5 h después del ataque.[31]

Los tratamientos emergentes para el ataque isquémico incluyen métodos con catéter que permiten la recanalización de coágulos cerebrales directamente visualizados con técnicas intraarteriales. Los especialistas pueden modificar mecánicamente el coágulo, liberar el trombolítico dentro de la arteria en la superficie del coágulo o situar una endoprótesis en los vasos intracraneales para restablecer el flujo. Aunque la selección de pacientes es más estricta para los métodos invasivos, puede tratarse a los individuos después de la ventana de 3 h con el tPA intravenoso. Estos métodos requieren un equipo experimentado de angiografía intervencionista y siguen limitados a centros de atención terciaria. Otros tratamientos experimentales incluyen la neuroprotección con medicamentos que limitan la cascada de calcio (*véase* la fig. 16-5) y tratamientos como la hipotermia, que disminuye las demandas metabólicas cerebrales en caso de isquemia.

El tratamiento posterior al ataque está dirigido a la prevención de los ictus recurrentes y complicaciones médicas, al mismo tiempo que promueve la recuperación más completa posible de la función. El riesgo de recurrencia es mayor en la primera semana posterior al ataque o AIT; por lo tanto, es imperativa la implementación temprana de antiplaquetarios en la mayoría de los casos o warfarina en el ataque cardioembólico. La recurrencia a largo plazo se previene con mayor eficacia mediante la reducción agresiva de los factores de riesgo, principalmente hipertensión, diabetes, tabaquismo e hiperlipidemia. En casos de ictus en el territorio de la arteria carótida con estenosis carotídea, se debe considerar la revascularización con cirugía o colocación de endoprótesis. La atención hospitalaria temprana requiere una cuidadosa prevención de la broncoaspiración, trombosis venosa profunda y caídas. La recuperación se maximiza con esfuerzos de rehabilitación tempranos e intensivos que incluyen a todos los miembros del equipo de rehabilitación y a la familia. El tratamiento exitoso depende de la capacitación de profesionales públicos, paramédicos y profesionales de atención a la salud acerca de la necesidad de diagnóstico y tratamiento tempranos, y para la reducción de factores de riesgo y la prevención. La prevención es la clave; tratar los síntomas de ictus como una urgencia. Los procedimientos eficaces pueden conservar la función cerebral y evitar la discapacidad.

RESUMEN

El ictus es un déficit neurológico focal agudo provocado por una alteración vascular que lesiona el tejido cerebral. Es la quinta causa de muerte en los Estados Unidos y una causa primordial de discapacidad. El ictus isquémico es el tipo más frecuente; es causado por obstrucción cerebrovascular por un trombo o émbolo. El ictus hemorrágico está relacionado con una alta morbilidad y mortalidad; es provocado por la rotura de un vaso sanguíneo y la hemorragia dentro del cerebro.

Una forma de ataque hemorrágico, conocida como *hemorragia subaracnoidea*, es resultado de un aneurisma cerebral roto. Los síntomas de presentación incluyen el peor dolor de cabeza de la vida de la persona, rigidez de nuca, fotofobia y náuseas. Las complicaciones incluyen hemorragia, vasoespasmo e hidrocefalia.

Las malformaciones arteriovenosas son comunicaciones anómalas congénitas entre los vasos arteriales y venosos que se presentan por un defecto en el desarrollo de la red capilar en el cerebro embrionario. Los vasos en las malformaciones arteriovenosas crecen para formar una lesión ocupativa, se debilitan y predisponen a sangrado, y desvían sangre lejos de otras partes del cerebro; provocan hemorragia cerebral, crisis convulsivas, cefalea y otros déficits neurológicos.

Las manifestaciones agudas del ictus dependen de la localización del vaso sanguíneo que está involucrado e incluyen trastornos motores, sensitivos, de lenguaje, de comunicación y cognitivos. El diagnóstico y tratamiento tempranos con fármacos trombolíticos pueden evitar una lesión cerebral discapacitante por ataque isquémico. El tratamiento de los déficits neurológicos a largo plazo es principalmente sintomático; incluye los esfuerzos combinados del equipo de atención a la salud, el paciente y la familia.

Infecciones y neoplasias

Infecciones

Las infecciones del SNC se pueden clasificar según la estructura involucrada: meninges (meningitis), parénquima cerebral (encefalitis), médula espinal (mielitis), y cerebro y médula espinal (encefalomielitis).

Las infecciones también se pueden clasificar por el tipo de microorganismo invasor, incluyendo bacterias, virus, hongos y otros. En general, los patógenos entran al SNC por medio del torrente sanguíneo cruzando la barrera hematoencefálica o por invasión directa a través de una fractura de cráneo o un orificio de bala o, en menos ocasiones, por contaminación durante una cirugía o punción lumbar.

Meningitis

La meningitis es una inflamación de la piamadre, la aracnoides y el espacio subaracnoideo lleno de LCR. La inflamación se disemina rápido por la circulación del LCR alrededor del cerebro y la médula espinal. En general, la inflamación es causada por una infección, pero también puede haber meningitis química. Existen dos tipos de meningitis infecciosa aguda: meningitis purulenta aguda (casi siempre bacteriana) y meningitis linfocítica aguda (generalmente vírica).[8] Los factores responsables de la gravedad de la meningitis incluyen factores de virulencia del patógeno, factores del hospedero, edema cerebral y la presencia de secuelas neurológicas permanentes.

Meningitis bacteriana

Casi todos los casos de meningitis bacteriana son causados por *Streptococcus pneumoniae* (neumococo) o *Neisseria meningitidis* (meningococo), excepto en recién nacidos (infectados principalmente por estreptococos del grupo B).[32] Otros patógenos que provocan infección en adultos son bacilos gramnegativos y *Listeria monocytogenes*.

Las epidemias de meningitis meningocócica se presentan cuando las personas deben convivir en contacto estrecho. Las personas muy jóvenes y los adultos mayores son quienes tienen mayor riesgo de padecer meningitis neumocócica. Los factores de riesgo relacionados con la adquisición de meningitis incluyen traumatismo craneoencefálico con fracturas de la base del cráneo, otitis media, sinusitis o mastoiditis, neurocirugía, tractos sinusoides dérmicos, septicemia sistémica o inmunocompromiso.

Fisiopatología. En el proceso fisiopatológico de la meningitis bacteriana, los microorganismos se replican y se lisan en el LCR, y liberan endotoxinas o fragmentos de pared celular. Estas sustancias inician la liberación de mediadores inflamatorios, que permiten que los patógenos, neutrófilos y albúmina se muevan a través de la pared capilar hacia el LCR. Conforme los patógenos entran al espacio subaracnoideo, producen inflamación, caracterizada por exudado turbio y purulento. La presencia de tromboflebitis de las venas de unión y los senos durales o la obliteración de arteriolas por inflamación puede causar congestión vascular e infarto en los tejidos circundantes. Las meninges se engrosan y se forman adherencias, que pueden afectar a los nervios craneales, causando parálisis de estos nervios, o alterar el flujo del LCR, provocando hidrocefalia.

Manifestaciones clínicas. Los síntomas más frecuentes de meningitis bacteriana aguda son fiebre y escalofríos, cefalea, cuello rígido, dolor dorsal, abdominal y de extremidades, y náuseas y vómitos.[9] Otros signos incluyen convulsiones, parálisis de nervios craneales y signos cerebrales focales. La meningitis meningocócica origina un exantema petequial con púrpura palpable en casi todas las personas. Estas petequias varían en tamaño desde la punta de un alfiler hasta equimosis grandes o incluso áreas de gangrena cutánea. Otros tipos de meningitis también pueden provocar un exantema petequial. Las personas infectadas por *H. influenzae* o *S. pneumoniae* se presentan con dificultad para la excitación y convulsiones, y aquellas con *N. meningitidis* se presentan con delírium o estado de coma.[33] El desarrollo de edema cerebral, hidrocefalia o aumento del flujo sanguíneo cerebral aumenta la PIC.

Es posible encontrar signos meníngeos (p. ej., fotofobia y rigidez de nuca), como los que se presentan en la hemorragia subaracnoidea. El signo de Kernig es la resistencia a la extensión de la rodilla con la persona acostada con la cadera flexionada en ángulo recto. El signo de Brudzinski se presenta cuando la flexión del cuello induce flexión de la cadera y la rodilla. Estas posturas reflejan resistencia del estiramiento doloroso de las meninges inflamadas desde un nivel lumbar hasta la cabeza. En ocasiones se encuentra daño a nervios craneales e hidrocefalia como complicaciones de la meningitis piógena.

Diagnóstico. El diagnóstico de meningitis bacteriana se basa en la historia clínica y la exploración física, junto con los datos de laboratorio. Los hallazgos de la punción lumbar, que son necesarios para un diagnóstico exacto, incluyen LCR purulento bajo presión aumentada. Por lo general, el LCR contiene grandes cantidades de neutrófilos polimorfonucleares (más de 90 000/mm^3), aumento del contenido de proteínas y reducción del de glucosa. Las bacterias se observan en frotis. La utilización previa de antibióticos limita la sensibilidad de los cultivos; en este caso se puede recurrir a la prueba de aglutinación con látex o a la reacción en cadena de la polimerasa para *N. meningitidis*, *H. influenzae* y especies de *Listeria*. Las complicaciones relacionadas con la punción lumbar incluyen herniación cerebral que pone en peligro la vida, y los pacientes en riesgo (quienes están inmunodeprimidos, tuvieron una convulsión en la semana previa, tienen papiledema o padecen anomalías neurológicas específicas) deben someterse a TC antes de la realización del procedimiento.

Tratamiento. El tratamiento incluye antibióticos urgentes mientras se tienen los resultados de las pruebas diagnósticas.[2,9,18,33] El retraso en el inicio del tratamiento antimicrobiano puede ocasionar resultados deficientes.[3,33] La elección inicial de antibióticos incluye cobertura de amplio espectro con una cefalosporina de tercera generación, vancomicina y, algunas veces, ampicilina. El ajuste adicional de antibióticos está dirigido por los resultados de los cultivos del LCR. Los antibióticos eficaces provocan una lisis rápida del patógeno, lo que produce mediadores inflamatorios que tienen el potencial de exacerbar las anomalías en la barrera hematoencefálica. Para inhibir esta inflamación patológica, se administra tratamiento adyuvante con corticoesteroides junto con la primera dosis de antibióticos, o antes, en pacientes de todas las edades.[2,9,18,32]

Las personas que han estado expuestas a un individuo con meningitis meningocócica se deben tratar profilácticamente con antibióticos.[32] Las vacunas de polisacáridos son variables para proteger frente a los meningococos de los grupos A, C, Y y W-135. Estas vacunas se recomiendan para reclutas militares y estudiantes de universidades que están en mayor riesgo de padecer enfermedad meningocócica invasora.

Meningitis vírica

La meningitis vírica es similar a la bacteriana, pero el curso es menos grave y los hallazgos del LCR son totalmente distintos. En el líquido hay linfocitos, el contenido de proteínas está elevado solo de forma moderada y el contenido de glucosa por lo general es normal. Las meningitis víricas agudas se autolimitan y solo suelen requerir tratamiento sintomático, con excepción del virus del herpes simple (VHS) de tipo 2, que responde a aciclovir intravenoso. La meningitis vírica puede ser causada por diferentes virus, con mayor frecuencia enterovirus, incluidos los virus Coxsackie, polio y Echo. Otros incluyen al virus de Epstein-Barr, el virus de la parotiditis, el VHS y el virus del oeste del Nilo. Aunque a menudo no se puede identificar al virus, se están desarrollando nuevas pruebas que permiten, en ciertas circunstancias, la rápida identificación del ácido ribonucleico (ARN) en el LCR.

Encefalitis

La encefalitis es una infección generalizada del parénquima cerebral o la médula espinal. Por lo general, lo causa un virus, pero también lo pueden provocar bacterias, hongos y otros microorganismos. La forma de transmisión puede ser por una picadura de mosquito (arbovirus), mordedura de animales con rabia (virus de la rabia) o ingesta (poliovirus). Las causas frecuentes de encefalitis en los Estados Unidos son VHS y virus del oeste del Nilo. Las causas menos frecuentes de encefalitis son sustancias tóxicas, como el plomo y las vacunas contra el sarampión y la parotiditis.

El cuadro patológico de la encefalitis incluye hemorragia necrosante local, que se generaliza con edema prominente. Hay una degeneración progresiva de los cuerpos neuronales. La imagen histológica puede mostrar ciertas características específicas: el poliovirus destruye de forma selectiva las células del cuerno anterior de la médula espinal.

La encefalitis se caracteriza por fiebre, cefalea y rigidez de nuca. Las personas también presentan alteraciones neurológicas, tales como letargia, desorientación, convulsiones, parálisis focal, delírium y estado de coma. El diagnóstico de encefalitis se realiza mediante la historia clínica y los síntomas de presentación, además de los estudios tradicionales del LCR.

Tumores cerebrales

Los tumores cerebrales primarios representan un 2% de todas las muertes por cáncer. La American Cancer Society calcula que en 2019 hubo 23 820 casos nuevos y más de 17 760 muertes por cáncer cerebral y de otras estructuras del sistema nervioso.[34] Las metástasis cerebrales se presentan entre el 10 y 15% de las personas con cáncer.[9] En niños, los tumores cerebrales primarios son superados solamente por la leucemia.[35] El índice de mortalidad entre este grupo es del 30%.[36]

Tipos de tumores

Para casi todas las neoplasias, el término *maligno* se emplea para describir la falta de diferenciación celular del tumor, su naturaleza invasora y su capacidad para metastatizar. En el cerebro, incluso un tumor bien diferenciado e histológicamente benigno puede crecer y causar la muerte por su ubicación. Los tumores benignos se infiltran en el tejido cerebral normal, lo que evita su resección completa y permite la recurrencia del tumor. La clasificación de los tumores cerebrales se basa en las características histopatológicas. El sistema de la Organización Mundial de la Salud (OMS) es el sistema de clasificación más utilizado para los tumores cerebrales.[2,9]

Los tumores cerebrales se pueden dividir en tres tipos básicos: tumores intracraneales primarios o de tejido neuroepitelial, tumores intracraneales primarios que se originan en la cavidad craneal, pero que no se derivan del tejido cerebral en sí, y tumores metastásicos.[11]

En conjunto, las neoplasias de origen astrocítico son el tipo más frecuente de tumor cerebral primario en adultos, seguido del linfoma primario del SNC.

Tumores de la neuroglía

Estos tumores se dividen en dos categorías principales: astrocíticos y oligodendrogliales. Para fines de clasificación, los tumores astrocíticos pueden subdividirse en astrocitomas fibrilares (infiltrantes) y pilocíticos.

Los astrocitomas fibrilares o difusos representan el 80% de los tumores cerebrales primarios del adulto. Son más frecuentes en la mediana edad, con una mayor incidencia de los astrocitomas anaplásicos en la sexta década. Aunque, por lo general, se encuentran en los hemisferios cerebrales, también se presentan en el cerebelo, tronco encefálico o médula espinal. Los astrocitomas de los hemisferios cerebrales generalmente se dividen en tres grados de anaplasia patológica y rapidez de progresión: lesiones bien diferenciadas, designados *astrocitomas*; tumores de grado intermedio, llamados *astrocitomas anaplásicos*; y el menos diferenciado y más agresivo, llamado *glioblastoma multiforme*. En la clínica, los tumores astrocíticos infiltrativos se presentan con síntomas de elevación de PIC o anomalías focales relacionadas con su ubicación.

Los astrocitomas pilocíticos se distinguen de otros astrocitomas por su apariencia celular y su conducta benigna. Por lo general, se presentan en niños y adultos jóvenes, y casi siempre se localizan en el cerebelo, pero también se encuentran en el piso o las paredes del tercer ventrículo, en el quiasma óptico y nervios, y ocasionalmente en los hemisferios cerebrales. El pronóstico es mejor para las personas con tumores quirúrgicamente resecables, como los que se localizan en la corteza cerebelosa, que en aquellos con tumores menos accesibles, como los que afectan el hipotálamo o el tronco del encéfalo.

Los oligodendrogliomas son tumores de los oligodendrocitos o sus precursores o con características histológicas que representan oligodendrocitos y astrocitos. Constituyen aproximadamente el 5-20% de los tumores gliales y son más frecuentes en la mediana edad.[36] El pronóstico de las personas con oligodendrogliomas es menos predecible que para aquellas con astrocitomas infiltrantes: depende del grado histológico del tumor, su localización y el reconocimiento de características moleculares que se pueden relacionar con la quimiosensibilidad.[37] Los tumores oligodendrogliales son propensos a hemorragias espontáneas por su vasculatura delicada.

Ependimomas

Los ependimomas son derivados de la única capa de epitelio que recubre los ventrículos y el conducto raquídeo. Son más frecuentes en niños y afectan el cuarto ventrículo; constituyen un 12% de los tumores cerebrales en los adultos, y por lo común afectan la médula espinal.[37] Las características clínicas dependen de la ubicación: los tumores intracraneales a menudo se relacionan con hidrocefalia y evidencia de aumento de la PIC.

Meningiomas

Los meningiomas se desarrollan de las células meningoteliales de la aracnoides y están fuera del cerebro. Por lo general, tienen su inicio en los años intermedios o tardíos de la vida y constituyen aproximadamente el 35% de los tumores cerebrales primarios en este grupo de edad.[36] Los meningiomas son de crecimiento lento, bien circunscritos y con frecuencia son tumores muy vascularizados. En general, son benignos y es posible su completa eliminación si el tumor no afecta estructuras vitales.

Linfomas primarios del sistema nervioso central

El linfoma primario del SNC es un tumor poco frecuente que constituye un 4% de todos los tumores del SNC. Estos tumores profundos, periventriculares y difusos son particularmente habituales en pacientes inmunodeprimidos y se relacionan con el virus de Epstein-Barr; se derivan de los linfocitos B grandes. Casi todos son malignos y la recurrencia es habitual a pesar del tratamiento. Los cambios conductuales y cognitivos, la hemiparesia y la afasia son síntomas frecuentes. Hay déficits de los campos visuales en un 20% de las personas.[36] Por lo general, se realiza una biopsia, para tratar posteriormente el linfoma con quimioterapia.

Etiología

La radiación de dosis altas aumenta el riesgo de gangliomas, meningiomas y tumores de la vaina nerviosa. La supresión inmunitaria adquirida también aumenta el riesgo de presentar linfoma primario del SNC. No se ha demostrado de forma convincente que otros factores de riesgo ambiental y exposiciones ocupacionales aumenten el riesgo de padecer tumores cerebrales.[18] Varios síndromes genéticos aumentan el riesgo de tumores cerebrales, por ejemplo, la neurofibromatosis de tipo 1 y 2, el síndrome de Li-Fraumeni, la esclerosis tuberosa, el síndrome de von Hippel-Lindau y el síndrome de Burkitt.[18]

Manifestaciones clínicas

Los tumores intracraneales causan alteraciones focales en la función cerebral, que se presentan por compresión cerebral, infiltración del tumor, alteraciones en el flujo sanguíneo y edema del cerebro e incremento de la PIC.

Es posible que los tumores se encuentren en un sitio intraaxial (dentro del tejido cerebral) o extraaxial (afuera del tejido cerebral, pero dentro del cráneo). Las alteraciones en la función cerebral son mayores con los tumores de crecimiento rápido, infiltrativos e intraaxiales por la compresión, la infiltración y la necrosis. Los tumores extraaxiales, como los meningiomas, alcanzan un tamaño grande sin producir signos ni síntomas. Se pueden formar quistes en los tumores y contribuyen a la compresión del cerebro. Los síntomas generales incluyen cefalea, náuseas, vómitos, cambios mentales, papiledema, alteraciones visuales, alteraciones en la función sensitiva y motora, y convulsiones. Los tumores cerebrales provocan un aumento generalizado de la PIC cuando alcanzan un tamaño suficiente o producen edema. Generalmente, el edema cerebral es de tipo vasógeno, el cual se desarrolla alrededor de los tumores y se caracteriza por aumento del agua cerebral y expansión del líquido extracelular. Los tumores también pueden obstruir el flujo del LCR en las cavidades ventriculares y producen dilatación hidrocefálica de los ventrículos proximales y atrofia de los hemisferios cerebrales. Con los tumores de crecimiento muy lento, puede haber compensación completa del volumen ventricular; con los tumores de crecimiento rápido, la PIC es un signo temprano. En función de la ubicación del tumor, se presenta desplazamiento cerebral y herniación del uncus o el cerebelo.

La cefalea que acompaña a los tumores cerebrales es resultado de la compresión o distorsión de las estructuras durales o vasculares. Se puede percibir del mismo lado del tumor, pero lo más frecuente es que sea difuso. En las etapas iniciales, la cefalea es leve y se presenta en la mañana o al despertar y mejora con la elevación de la cabeza. La cefalea es más constante conforme crece el tumor y a menudo aumenta al toser, inclinarse o con los movimientos repentinos de la cabeza.

Los vómitos se presentan con o sin náuseas, pueden ser en proyectil y son un síntoma frecuente de aumento de la PIC y compresión del tronco encefálico. El papiledema (edema del disco óptico) es resultado del aumento de la PIC y la obstrucción de las vías del LCR. Se relaciona con disminución de la agudeza visual, diplopia y déficit de los campos visuales. Los defectos visuales relacionados con el papiledema a menudo son el motivo por el cual las personas con tumor cerebral buscan atención médica.

Las personas con tumores cerebrales suelen estar irritables al principio y después se tornan calladas y apáticas. Es posible que se vuelvan olvidadizas, y parecen estar preocupadas y psicológicamente deprimidas. Dados los cambios mentales, se busca una consulta psiquiátrica antes de que se establezca el diagnóstico de tumor cerebral.

Los síntomas focales se determinan por la localización del tumor. Los tumores que surgen en el lóbulo frontal crecen bastante, aumentan la PIC y originan signos de disfunción cerebral generalizada antes de que se reconozcan los signos focales. Los tumores que alteran el sistema visual causan pérdida o defectos del campo visual mucho antes de que se desarrollen signos generalizados. Los tumores del lóbulo temporal presentan convulsiones como primer síntoma. Las alucinaciones olfativas o auditivas y los fenómenos de *déjà vu* son manifestaciones focales frecuentes de los tumores del lóbulo temporal. Por lo general, los tumores del tronco encefálico producen signos de motoneurona superior e inferior, que se presentan con o sin afectación de los tractos sensitivos o motores largos. Los tumores cerebelosos a menudo causan ataxia de la marcha.

Diagnóstico y tratamiento

El diagnóstico de los tumores cerebrales se realiza principalmente con RM. La RM contrastada con gadolinio es la prueba de elección para identificar y localizar la presencia y extensión de la afectación del tumor. Las maniobras diagnósticas que sugieren un posible tumor e indican la necesidad de RM incluyen exploraciones físicas y neurológicas, así como del campo visual y examen de fondo de ojo. La angiografía cerebral puede emplearse para visualizar la irrigación del tumor, información que es importante cuando se planifica la cirugía. La tomografía por emisión de positrones caracteriza las propiedades metabólicas del tumor, lo cual es útil en la planificación del tratamiento.[18] La ARM y la TC helicoidal se utilizan para distinguir las masas vasculares de los tumores.

Los tres métodos generales para el tratamiento de los tumores cerebrales son la cirugía, la radiación y la quimioterapia. La cirugía es parte de la atención inicial de casi todos los tumores; establece el diagnóstico y logra la eliminación del tumor en muchos casos. El grado de eliminación está limitado por la ubicación del tumor y su invasividad. La cirugía estereotáctica emplea coordenadas tridimensionales y TC y RM para ubicar con precisión una lesión cerebral. Se ha utilizado la tecnología ecográfica para localizar y eliminar tumores. El aspirador ultrasónico, que combina una cabeza vibratoria con succión, permite la eliminación atraumática de tumores de los nervios craneales y áreas corticales importantes. La vigilancia intraoperatoria de potenciales evocados es un complemento importante para algunos tipos de cirugías. Los potenciales evocados se emplean para vigilar las respuestas auditivas, visuales, de lenguaje o motoras durante la cirugía realizada bajo anestesia local.

Casi todos los tumores cerebrales malignos responden a la radiación externa. La radiación aumenta la longevidad y algunas veces alivia los síntomas cuando el tumor recurre. La dosis del tratamiento depende del tipo histológico del tumor, la radiorrespuesta y el sitio anatómico, además del tipo de tolerancia del tejido circundante. La radioterapia se evita en niños menores de 2 años de edad por los efectos a largo plazo, que incluyen retraso del desarrollo, panhipopituitarismo y tumores secundarios.

El empleo de quimioterapia para los tumores cerebrales está de alguna manera limitado por la barrera hematoencefálica, pero puede utilizarse como complemento de la cirugía y la radioterapia. Los agentes quimioterápicos se administran por vía intravenosa, intraarterial, intratecal o intraventricular, y es el estándar de atención para los gliomas de alto grado.[9]

RESUMEN

Las infecciones del sistema nervioso central pueden clasificarse de acuerdo con las estructuras afectadas o el tipo de microorganismo que causa la infección. El daño originado por la infección predispone a hidrocefalia, crisis convulsivas u otros trastornos neurológicos.

Los tumores cerebrales representan el 2% de todas las muertes por cáncer y son el segundo tipo más frecuente de cáncer en niños. Los de otras partes del cuerpo con frecuencia metastatizan al cerebro. Los tumores cerebrales primarios emergen de cualquier estructura en la cavidad craneal. Casi todos comienzan en el tejido cerebral, pero la hipófisis, la región pineal y las meninges generalmente son sitios de desarrollo del tumor. Los tumores cerebrales producen alteraciones focales en la función cerebral y aumento de la PIC. Las manifestaciones clínicas del tumor cerebral dependen de su tamaño y localización. Los signos y síntomas generales incluyen cefalea, náuseas, vómitos, cambios mentales, papiledema, alteraciones visuales, alteraciones en la función motora y sensitiva, y crisis convulsivas. Las pruebas diagnósticas incluyen exploración física, pruebas de campos visuales, gammagrafías cerebrales y angiografía cerebral. El tratamiento incluye cirugía, radioterapia y quimioterapia.

Trastornos convulsivos

Una convulsión es una conducta anómala originada por una descarga eléctrica de las neuronas en la corteza cerebral. Las convulsiones son un acontecimiento clínico discreto con signos y síntomas asociados que varían según el sitio de la anomalía. Las manifestaciones convulsivas por lo general incluyen fenómenos sensitivos, motores, autónomos o psíquicos. Las personas en los Estados Unidos tienen un 10% de probabilidad de sufrir una única crisis convulsiva durante su vida.[9] La actividad convulsiva es el trastorno más frecuente que se encuentra en neurología pediátrica y entre los adultos su incidencia es superada solo por las enfermedades cerebrovasculares. El primer episodio convulsivo se presenta antes de los 20 años de edad. Después de esta edad, las crisis son causadas por un cambio estructural, traumatismo, tumor o ictus.

Las crisis convulsivas se presentan durante casi todas las enfermedades graves o lesiones que afectan al cerebro, incluidos los desajustes metabólicos, infecciones, tumores, abuso de fármacos, lesiones vasculares, deformidades congénitas y lesión cerebral. Una convulsión es un acontecimiento único de descarga anómala que causa un estado abrupto y alterado de la función cerebral.[2] La epilepsia es un trastorno crónico de descargas recurrentes de las neuronas.[2]

PUNTOS CLAVE

Convulsiones

- Las convulsiones focales comienzan en un área específica del hemisferio cerebral. Hay dos grupos principales de convulsiones focales: sin alteración de la consciencia y con alteración de la consciencia.
- Las convulsiones generalizadas comienzan de manera simultánea en ambos hemisferios cerebrales. Incluyen inconsciencia e implican varios grados de respuestas motoras simétricas sin evidencia de localización en un hemisferio. Estas convulsiones se dividen en dos categorías: motoras y no motoras.

Etiología

Las convulsiones pueden ser originadas por alteraciones en la permeabilidad de la membrana celular o la distribución de iones a través de las membranas celulares neuronales. Otra causa puede ser una disminución de la inhibición de la actividad cortical o talámica, o cambios estructurales que alteran la excitabilidad de las neuronas. Los desequilibrios en los neurotransmisores se han propuesto como causas. Ciertos síndromes de epilepsia se han ligado a mutaciones genéticas específicas que provocan defectos de los canales iónicos.[37]

Clasificación

La International Classification of Epileptic Seizures determina el tipo de convulsión por los síntomas clínicos y la actividad de la EEG. Divide las convulsiones en dos amplias categorías:

- Convulsiones focales, en las cuales la convulsión comienza en un área específica o focal de un hemisferio cerebral.
- Convulsiones generalizadas, que comienzan simultáneamente en ambos hemisferios cerebrales (cuadro 16-1).[38]

El sistema también tiene una categoría para las convulsiones de origen desconocido, como los espasmos epilépticos.

Convulsiones focales

Las convulsiones focales son el tipo más frecuente de convulsión en los casos de reciente diagnóstico. Se diferencian en dos grupos principales: sin alteración de la consciencia y con alteración de la consciencia.[38]

Las siguientes descripciones revisadas del grado de alteración pueden ayudar a diferenciar en la valoración de cada persona que presenta convulsiones focales:

- **Convulsiones focales sin alteración de la consciencia**
  - Convulsiones focales con componentes motores y autónomos visibles.
  - Convulsiones focales que afectan solamente a fenómenos sensitivos o psíquicos (esto corresponde con el concepto de aura).
- **Convulsiones focales con alteración de la consciencia**
  - Convulsiones focales que cambian a bilaterales, crisis convulsiva (que incluye componentes tónicos, clónicos o tónico-clónicos).[38]

Convulsiones sin alteración de la consciencia

Los signos y síntomas clínicos observados dependen del área del cerebro afectada. Si el área motora del cerebro es la afectada, el primer síntoma es un movimiento correspondiente a la ubicación de inicio en el lado contralateral del cuerpo. Puede permanecer localizado o diseminarse a otras áreas corticales. Si la porción sensitiva del cerebro es la afectada, quizá no haya manifestaciones clínicas observables. Los síntomas sensitivos que se correlacionan con la ubicación de la actividad convulsiva en el lado contralateral del cerebro pueden incluir alteración sensitiva somática o alteración sensitiva especial. Cuando la descarga cortical anómala estimula el sistema nervioso autónomo, se presenta rubor, taquicardia, **diaforesis**, hipotensión o hipertensión, o cambios pupilares.

El término *pródromo* o *aura* es un signo de alerta estereotipado de actividad convulsiva inminente descrito por la persona afectada. El aura representa una convulsión local sin alteración de la consciencia. Pueden progresar hasta convulsiones con pérdida de la consciencia. Casi todas las personas perciben el aura como un signo de alerta de convulsiones inminentes.

Convulsiones con alteración de la consciencia

Estos tipos de crisis convulsivas incluyen alteración de la consciencia y a menudo surgen del lóbulo temporal. La crisis convulsiva comienza en un área localizada del cerebro, pero puede avanzar rápido para afectar ambos hemisferios. Estas convulsiones son conocidas algunas veces como *psicomotoras*, lo que refleja sus manifestaciones típicas.

CUADRO 16-1

CLASIFICACIÓN DE LAS CONVULSIONES

Crisis focal

- Sin alteración de la consciencia (parcial simple)
- Con alteración de la consciencia (parciales complejas)

Crisis motora

- Automatismos
- Atónica
- Clónica
- Espasmos epilépticos
- Hipercinética
- Mioclónica
- Tónica

Crisis no motora

- Autonómica
- Falta de respuesta
- Cognitiva
- Emocional
- Sensitiva

Crisis generalizada

Motoras

- Tónico-clónica
- Clónica
- Tónica
- Mioclónica
- Mioclónica-tónica-clónica
- Mioclónica-tónica
- Atónica
- Espasmos epilépticos

No motoras (ausencia)

- Típica
- Atípica
- Mioclónica
- Mioclonía palpebral

Crisis desconocida

Motoras

- Tónico-clónica
- Espasmo epiléptico

No motoras

- Falta de respuesta

Tomado de: Fisher R. S., Cross J. H., French J. A., et al. (2017). Operational classification of seizure types by the International League Against Epilepsy. *Epilepsia* 58(4), 522–530. Copyright © 2017 International League Against Epilepsy. Reimpreso con autorización de John Wiley & Sons, Inc.

Estos tipos de crisis convulsivas a menudo se acompañan de automatismos. Los automatismos son actividades repetitivas sin propósito, como fruncir los labios, hacer gestos, dar palmadas o frotar la ropa. La confusión durante el estado postictal (después de la crisis convulsiva) es frecuente. Se han informado alucinaciones y experiencias de ilusiones como *déjà vu* (familiaridad con sucesos o entornos no familiares) o *jamais vu* (falta de familiaridad con un entorno conocido). En ocasiones hay temor agobiante, pensamiento forzado descontrolado o una inundación de ideas y sentimientos de desapego y despersonalización. La persona con este tipo de trastorno convulsivo algunas veces recibe un diagnóstico erróneo de algún trastorno psiquiátrico.

Estas crisis convulsivas son focales al inicio, pero después se generalizan conforme se disemina la descarga neuronal ictal, lo que afecta las estructuras más profundas del cerebro. Las descargas se diseminan a ambos hemisferios, lo que provoca la progresión de la actividad tónico-clónica. Estas crisis comienzan como convulsiones con o sin consciencia y pueden ser precedidas por sensibilidad subjetiva o fenómenos psíquicos. Estos fenómenos subjetivos sensitivos o psíquicos son el resultado de la actividad convulsiva parcial, pero su ausencia no descarta un inicio focal; muchas crisis convulsivas bilaterales se generalizan demasiado rápido para producir estos tipos de fenómenos.

Convulsiones generalizadas

Las convulsiones generalizadas son el tipo más frecuente de crisis convulsiva. Se clasifican como generalizadas cuando los signos clínicos, síntomas y cambios EEG indican afectación de ambos hemisferios al inicio. Los síntomas clínicos incluyen inconsciencia y grados bilaterales de respuestas motoras simétricas. Estas convulsiones se dividen en dos categorías: motoras y no motoras.[38]

Motoras

Convulsiones tónico-clónicas. Estas crisis convulsivas, conocidas anteriormente como gran mal, son las crisis motoras mayores más habituales. Con frecuencia, la persona tiene una alerta vaga y presenta una contracción aguda y tónica de los músculos con extensión de las extremidades y pérdida inmediata de la consciencia. La incontinencia es frecuente. La cianosis se presenta por contracción de la vía aérea y los músculos respiratorios. La fase tónica viene seguida de la fase clónica, que incluye contracción bilateral rítmica y relajación de las extremidades. Al final de la fase clónica, la persona sigue inconsciente hasta que el SAR comienza a funcionar nuevamente (fase postictal). Las fases tónico-clónicas duran aproximadamente 60-90 s.

Convulsiones mioclónicas. Estas convulsiones incluyen contracciones musculares involuntarias leves inducidas por estímulos de origen cerebral. Incluye sacudidas bilaterales de músculos, generalizadas o confinadas a la cara, el tronco o una o más extremidades.

Convulsiones clónicas. Comienzan con pérdida de la consciencia e hipotonía súbita. Esto viene seguido de sacudidas de extremidades que pueden ser o no simétricas.

Convulsiones tónicas. En las crisis convulsivas tónicas existe un aumento súbito de tono que se mantiene en los músculos extensores. Por lo general, se relacionan con caídas.

Convulsiones atónicas. En las crisis convulsivas atónicas hay pérdida repentina del tono muscular que causa aflojamiento de la mandíbula, caída de los miembros o caída en el suelo. Estas crisis también se conocen como ataques de caídas.

No motoras

Crisis de ausencia. Las crisis de ausencia son episodios epilépticos generalizados, no convulsivos y que se expresan principalmente como alteraciones de la consciencia. Anteriormente conocidas como "pequeño mal", las crisis de ausencia por lo general se presentan en niños y cesan en la edad adulta o evolucionan a crisis motoras generalizadas. Los niños se presentan con antecedentes de deficiencias escolares que preceden a la primera evidencia de episodios convulsivos. Aunque las crisis de ausencia típicas se caracterizan por mirada fija, falta de movimiento y falta de respuesta, en muchos casos hay movimiento. Este movimiento toma la forma de automatismos como fruncir los labios, movimiento clónico leve (por lo general, en los párpados), aumento o disminución del tono postural, y fenómenos autonómicos. Con frecuencia, hay una breve pérdida del contacto con el entorno. En general, la crisis dura solo unos cuantos segundos y después la persona puede reanudar la actividad normal de inmediato. Las manifestaciones a menudo son tan sutiles que pasan inadvertidas. Dado que el automatismo y la falta de respuesta son frecuentes en las crisis parciales complejas, esto suele confundirse con las crisis de pequeño mal.

Las crisis de ausencia atípicas son similares a las típicas, excepto por que hay más alteraciones en el tono muscular e inicio y fin menos abruptos. Es difícil distinguir una crisis de ausencia atípica sin el beneficio de hallazgos EEG de soporte. Es importante distinguir entre las convulsiones focales con alteración de la consciencia y las crisis de ausencia. Los fármacos que son eficaces para las convulsiones focales pueden aumentar la frecuencia de las crisis de ausencia.

Diagnóstico y tratamiento

El diagnóstico de los trastornos convulsivos se basa en una anamnesis y exploración neurológica minuciosas, incluida una descripción completa de la crisis convulsiva. La exploración física y los estudios de laboratorio ayudan a descartar cualquier enfermedad metabólica (p. ej., hiponatremia) que pudiera precipitar las convulsiones. Las RM se emplean para identificar defectos estructurales, como esclerosis del lóbulo temporal o malformaciones congénitas subyacentes. El EEG apoya el diagnóstico, ofrece una guía para el pronóstico y ayuda a clasificar el trastorno convulsivo.

Las primeras reglas para el tratamiento son proteger a la persona de las lesiones que puedan presentarse durante la crisis convulsiva, conservar la función cerebral al abortar o prevenir la actividad convulsiva, y tratar cualquier enfermedad subyacente para reducir la frecuencia de las convulsiones. Se debe aconsejar a las personas con epilepsia que eviten situaciones que puedan ser peligrosas o que puedan poner en riesgo su vida durante una crisis convulsiva. Después de tratar la enfermedad subyacente, el objetivo del tratamiento es tener las crisis convulsivas bajo control con la menor interrupción posible en el estilo de vida y los mínimos efectos adversos por el medicamento.

Medicamentos anticonvulsivos

Puede especificarse un tratamiento farmacológico antiepiléptico según el tipo de convulsión. Con un adecuado manejo farmacológico, alrededor de dos tercios de las personas con epilepsia pueden tener un control adecuado.[39]

La carbamazepina, gabapentina, lamotrigina, levetiracetam, oxcarbazepina, topiramato, ácido valproico y zonisamida son los medicamentos de elección para tratar las convulsiones focales o tónico clónicas resultado de las convulsiones focales. La etosuximida o ácido valproico son el medicamento de elección para las crisis de ausencia. El ácido valproico, carbamazepina, oxcarbazepina y lamotrigina son útiles para personas con muchas de las crisis convulsivas motoras menores y tónico-clónicas. Las crisis mioclónicas se tratan con ácido valproico. Las crisis atónicas son muy resistentes al tratamiento. La gabapentina, lamotrigina, topiramato y oxcarbazepina están aprobados para utilizarse como monoterapia en adultos que tienen crisis focales solas o con convulsiones generalizadas secundarias. Los otros fármacos están aprobados como tratamiento agregado cuando el agente de primera línea no es completamente eficaz.

Las mujeres en edad reproductiva requieren consideración especial acerca de la fertilidad, anticoncepción y embarazo, y deberían ser aconsejadas para tomar suplementos de ácido fólico. Los fármacos pueden interactuar con los anticonceptivos orales y afectar la función hormonal o disminuyen la fecundidad. Los anticonvulsivos aumentan el riesgo de anomalías congénitas y otras complicaciones perinatales. La carbamazepina, la fenilhidantoína, el fenobarbital, la primidona y el ácido valproico pueden interferir con el metabolismo de la vitamina D y predisponer a osteoporosis.

Siempre que sea posible, se debe consumir un solo medicamento en el tratamiento para la epilepsia. La monoterapia elimina las interacciones medicamentosas y los efectos adversos aditivos. Determinar la dosis adecuada de anticonvulsivo es a menudo un proceso tedioso y puede ser muy frustrante para la persona con epilepsia. Es esencial la constancia, y nunca deben suspenderse de manera abrupta. La causa más frecuente de convulsiones recurrentes es la falta de apego del paciente a los esquemas de medicamentos. Es importante la educación continua y el apoyo en el tratamiento de las crisis convulsivas. Las implicaciones psicosociales de un diagnóstico de epilepsia continúan teniendo un gran impacto en los afectados por este trastorno.

El neurólogo y médico de atención primaria deben trabajar en conjunto cuando una persona que toma anticonvulsivos se enferma y debe tomar medicamentos adicionales. Es necesaria la vigilancia cuidadosa de esta situación para evitar la sobremedicación o la interferencia con el control exitoso de las crisis convulsivas.

Tratamiento quirúrgico

El tratamiento quirúrgico puede ser una opción para personas con epilepsia que es refractaria al medicamento farmacológico.[40] Una lesión epileptógena particular se puede identificar y eliminar sin dejar un déficit neurológico. La cirugía más frecuente elimina la amígdala y una parte anterior del hipocampo y de la corteza entorrinal, así como una pequeña parte del polo temporal, dejando la neocorteza temporal lateral intacta. Otro procedimiento quirúrgico incluye la eliminación parcial del cuerpo calloso para evitar la diseminación de una convulsión unilateral a una generalizada. Algunos pacientes refractarios se benefician con un estimulador eléctrico implantable del nervio vago.

Crisis psicógenas no epilépticas

Las crisis psicógenas no epilépticas (CPNE) no presentan actividad epileptiforme en el EEG, pero muestran eventos paroxísticos que parecen crisis epilépticas. La causa principal a menudo se basa en la psique. La persona puede haber experimentado cualquiera de los siguientes antecedentes: fármacos antiepilépticos que no mitigan las convulsiones, episodios asociados con desencadenantes emocionales/ambientales, presencia de un testigo o antecedente de dolor crónico, enfermedad psiquiátrica o traumatismo. El proveedor de salud debe conocer los siguientes factores habitualmente relacionados con las CPNE: inicio gradual, movimiento de la cabeza de un lado a otro, párpados cerrados durante el episodio, respuesta parcial durante la crisis y reorientación postictal rápida. El diagnóstico se realiza mediante EEG videoasistido para registrar eventos junto con la prueba psicológica. El tratamiento aborda los estímulos estresores y conflictos psicológicos subyacentes, comorbilidades y función cognitiva/emocional inadecuada. En promedio, alrededor del 50% de estas personas continuarán experimentando CPNE.[41]

Estado epiléptico

Las convulsiones que no se detienen espontáneamente y se presentan en sucesión sin recuperación se llaman *estado epiléptico*. Esta es una urgencia médica, y si no se trata rápido, podría provocar insuficiencia respiratoria y muerte.

El trastorno se presenta con mayor frecuencia en jóvenes y adultos mayores. Las tasas de morbilidad y mortalidad son más altas en adultos mayores y en personas con convulsiones sintomáticas agudas, como las relacionadas con anoxia o infarto cerebral.[42] Casi un tercio de las personas no tienen antecedente de trastorno convulsivo y en otro tercio el estado epiléptico se presenta como manifestación inicial de la epilepsia.[42] Si el estado epiléptico es causado por enfermedad neurológica o sistémica, se requiere identificar la causa y tratarse inmediatamente porque las convulsiones probablemente no responderán hasta que se corrija la causa subyacente.

El tratamiento consiste en medidas de soporte de vida adecuadas. Se administran fármacos para controlar la actividad convulsiva. El diazepam o lorazepam por vía intravenosa se considera el tratamiento de primera línea para el trastorno. El pronóstico se relaciona con la causa subyacente y con la duración de las crisis.

Crisis no convulsivas

Las crisis no convulsivas (CNC) son frecuentes en personas en la unidad de cuidados intensivos (UCI). Por lo menos el 20% de las personas comatosas en una UCI general tienen CNC. La prevalencia de CNC es del 48% en individuos que permanecen comatosos después de una crisis convulsiva generalizada. Se presenta en al menos un 20% de las personas con lesiones cerebrales estructurales agudas. Las personas con antecedentes médicos de tumor, epilepsia, meningitis o encefalitis pueden estar en riesgo de padecer CNC. Las características clínicas específicas que el proveedor de salud puede valorar son fasciculación de músculos orales y oculares junto con desviación ocular. La CNC no se puede detectar sin vigilancia continua por EEG. Las personas comatosas requieren un registro de EEG de 48 h continuas para detectar actividad convulsiva. Los hallazgos de RM han mostrado encefalomalacia. La duración de la convulsión está relacionada con el resultado.[43]

RESUMEN

Las crisis convulsivas son causadas por descargas transitorias, espontáneas, descontroladas, paroxísticas de los centros corticales en el cerebro. Las convulsiones se presentan como un síntoma reversible de otra enfermedad o como una afección concurrente llamada *epilepsia*. Las convulsiones epilépticas se clasifican como focales o generalizadas. Las convulsiones focales tienen evidencia de inicio local, comenzando en un hemisferio. Las convulsiones generalizadas afectan ambos hemisferios desde el inicio e incluyen inconsciencia y respuestas motoras de presentación rápida, diseminadas y simétricas bilaterales. Incluyen convulsiones motoras menores, como crisis de ausencia y acinéticas, y convulsiones motoras y de gran mal. El control de las convulsiones es el principal objetivo del tratamiento y se logra con medicamentos, que deben monitorizarse de forma estrecha. Se trata de una urgencia médica, y si no se trata rápido, podría originar insuficiencia respiratoria y muerte. Las CNC son frecuentes en una persona con UCI y no pueden detectarse sin vigilancia continua con EEG.

CAPÍTULO 17

Sueño y trastornos del sueño

Los seres humanos pasan aproximadamente un tercio de sus vidas dormidos. Describir lo que pasa al dormir y explicar por qué se duerme son cuestiones difíciles. De igual importancia es la comprensión de los factores que interfieren con el sueño. Para muchas personas, la incapacidad para tener períodos adecuados de sueño normal y reparador altera de manera importante su funcionamiento.

Neurobiología del sueño

El sueño es parte del *ciclo sueño-vigilia*. La vigilia es un tiempo de actividad mental y gasto de energía, y el *sueño* es un período de inactividad y restauración de la función física y mental. El sueño puede proveer tiempo para que la información adquirida durante los períodos de vigilia entre en la memoria, así como para restablecer la comunicación entre varias partes del cerebro. El sueño también es un momento en el que los otros sistemas corporales restablecen su energía y reparan sus tejidos. La actividad muscular y la digestión disminuyen, así como la actividad del sistema nervioso simpático. La producción de muchas hormonas correlaciona con el ciclo de sueño-vigilia, lo que sugiere que el crecimiento y la reparación tisular se presentan durante este período.

Estructuras y vías neuronales

La formación reticular del mesencéfalo, el puente y el tronco encefálico vigilan y modulan la actividad de varios circuitos que controlan la vigilia. El tálamo y la corteza cerebral funcionan en tándem, junto con toda la información sensitiva transmitida al tálamo y, entonces, a la corteza cerebral. Por ejemplo, los impulsos visuales de la retina van al tálamo y después se transmiten a la corteza visual. Las vías entre cada área sensitiva del tálamo y la corteza forman circuitos de comunicación de dos vías conocidos como *sistema talamocortical*.[1,2] La comunicación talamocortical se mantiene en orden mediante varios sistemas de control neuronal, incluida la formación reticular del mesencéfalo que regula el nivel de actividad de fondo, de manera que se puedan procesar los estímulos externos (fig. 17-1A).

Ciclo sueño-vigilia

El ciclo sueño-vigilia por lo general consta de un patrón sincrónico de vigilia y sueño. La *vigilia* es un estado de consciencia del entorno: de recibir y responder a la información, colocándola en la memoria y recordando e integrando experiencias con recuerdos previamente almacenados. Durante la vigilia, tanto la trayectoria talamocortical como los centros del tronco encefálico están activos. Los movimientos son posibles por medio de los circuitos corticoespinales que viajan a través del tronco encefálico. El sueño representa un período de disminución de la consciencia, en el cual la persona puede despertar por estímulos sensoriales y de otro tipo. Se presenta en etapas durante las cuales el cerebro permanece activo, pero no procesa de manera eficaz la información sensorial. Durante el sueño, una persona tiene experiencias conscientes interiores, como las ensoñaciones.[3]

Ondas cerebrales

Muchos de los avances en la comprensión del ciclo de sueño-vigilia provienen de la capacidad de registrar las ondas cerebrales mediante una electroencefalografía (EEG). Las ondas cerebrales constituyen actividad nerviosa alternada, excitadora e inhibidora, en los potenciales postsinápticos de las neuronas corticales.[3] Durante el registro de una EEG, los potenciales postsinápticos se median y se filtran para mejorar la calidad de la señal. La EEG mide la actividad combinada entre muchos cientos de neuronas que responden a un estímulo determinado.

La EEG consta de ondas cerebrales de varias frecuencias (medidas hertz [Hz]) y amplitudes (medidas en microvoltios [μV]; fig. 17-2).[1-3] La *onda* α (8-13 Hz) se presenta cuando una persona está despierta con los ojos cerrados. Cuando los ojos están abiertos, la EEG se desincroniza y la frecuencia dominante cambia a las *ondas* β de baja amplitud (frecuencia mayor de 13-30 Hz), que también se presentan durante el sueño de movimiento ocular rápido. Las *ondas* θ (4-7 Hz) y δ (0.5-4 Hz) se observan durante el sueño.[2] Estas ondas de baja frecuencia y mayor amplitud que aparecen durante el sueño indican que se están activando menos neuronas, pero están altamente sincronizadas y son menos afectadas por la estimulación sensorial.

Etapas del sueño

Hay dos tipos de sueño: el de movimiento ocular rápido (REM, *rapid eye movement*) y el de ausencia de movimiento ocular rápido (NREM, *non rapid eye movement*).[2,4] Estos se alternan y se caracterizan por diferencias en los movimientos oculares, tono muscular y movimientos

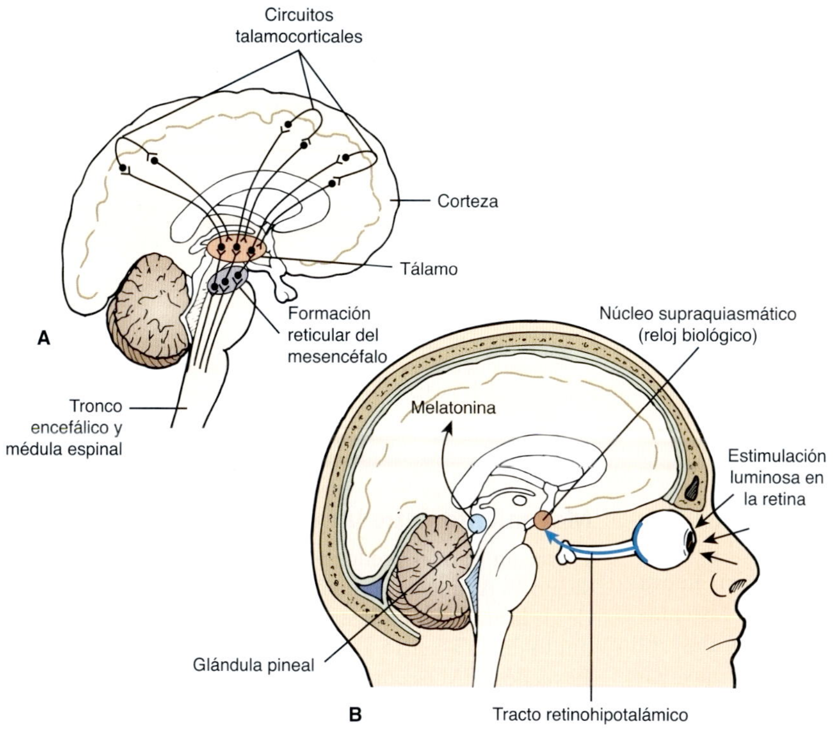

FIGURA 17-1. A. Estructuras cerebrales involucradas en el sueño. B. Ubicación del núcleo supraquiasmático (reloj biológico) con estímulos desde la retina y su asociación con la glándula pineal y la producción de melatonina.

corporales, frecuencia cardíaca y presión arterial (PA), patrones de respiración, actividad de ondas cerebrales y ensoñación (tabla 17-1). Un ciclo completo de sueño tarda unos 90-110 min.

Sueño de ausencia de movimiento ocular rápido

El *sueño NREM*, o *de ondas lentas*, se caracteriza por un cerebro relativamente inactivo, pero con una función de regulación completa y un cuerpo totalmente móvil.[4] Representa cerca del 80% del sueño.[2,4] El tronco encefálico coordina la actividad entre la médula espinal y varios reflejos. El sueño NREM, por lo general, se presenta cuando la persona está somnolienta y se divide en cuatro etapas (fig. 17-3).

La etapa 1 consiste en una actividad EEG de ondas α de bajo voltaje y frecuencia mixta. Se presenta al inicio del sueño y es una etapa transicional breve (1-7 min) entre la vigilia y el sueño real. Las personas se pueden despertar con facilidad con un toque o ruido leves, y pueden experimentar contracciones musculares repentinas llamadas *mioclonía hípnica*.[5] Estas contracciones casi siempre vienen precedidas por una sensación de desmayo. La etapa 1 también sirve como etapa transicional para los ciclos de sueño repetidos durante la noche. Por lo general, esta etapa es más corta durante el primer tercio del sueño y más larga durante el último tercio.[4] Un signo habitual de sueño gravemente alterado es un aumento o disminución de la etapa 1 del sueño.

La etapa 2 dura cerca de 10-25 min y consiste en un sueño más profundo. La actividad EEG incluye de forma predominante ondas θ interrumpidas por husos (*spindles*) de sueño que están formados por picos de ondas de alta frecuencia (12-14 Hz).[6] Se requiere un estímulo más intenso para despertar en esta etapa.

Las etapas 3 y 4 representan el sueño profundo y son dominadas por ondas δ de alto voltaje y baja frecuencia (0.5-4 Hz). La etapa 3, por lo general, dura solo unos pocos minutos y es una transición a la etapa 4, que dura alrededor de 20-40 min en el primer ciclo. Se requiere un estímulo más fuerte para despertar de las etapas 3 y 4. Durante el sueño profundo, los músculos del cuerpo se relajan y la postura se ajusta de forma intermitente. La frecuencia cardíaca y la presión arterial disminuyen, así como la actividad digestiva.

Sueño de movimiento ocular rápido

El sueño REM se relaciona con pérdida de los movimientos musculares y sueños vívidos.[2,4] El cerebro está muy activo durante el período REM y representa alrededor del 20% del sueño.[2,4] Se inhiben los impulsos sensoriales externos,

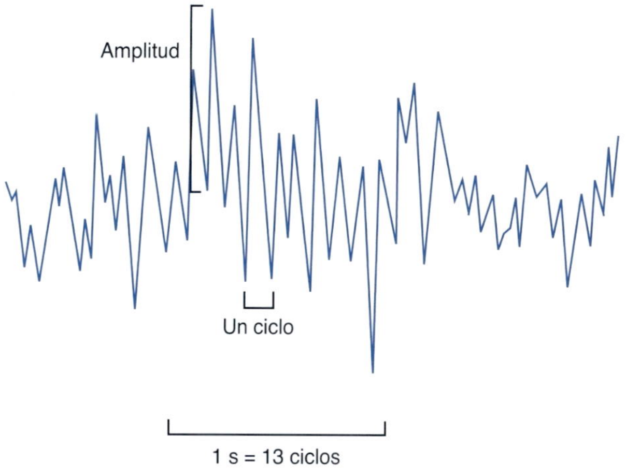

FIGURA 17-2. Amplitud y frecuencia características de un ejemplo de trazo electroencefalográfico.

TABLA 17-1 Electroencefalografía, movimientos oculares y corporales, funciones vitales y actividad cerebral durante el sueño

Etapa del sueño	Electroencefalografía	Movimientos oculares	Movimientos corporales	Frecuencia cardíaca, presión arterial, respiraciones	Actividad cerebral
Etapa 1	Voltaje bajo, frecuencia mixta, ondas α	Movimientos lentos rotatorios	Actividad moderada	Lentas	Disminuye
Etapa 2	Voltaje bajo, 47 Hz y 1214 Hz, husos de sueño, ondas θ con husos	Movimientos lentos rotatorios	Actividad moderada	Lentas	Disminuye
Etapa 3 y 4	Voltaje alto, ondas δ, 0.54 Hz	Movimientos lentos rotatorios	Actividad moderada	Lentas	Disminuye
Sueño REM	Voltaje bajo, frecuencia mixta, ondas β, 1380 Hz	Grupo de movimientos oculares rápidos	Suprimidos debido a la pérdida de tono muscular	Aumentan, variables	Aumenta

en tanto que los circuitos sensoriales internos, como los de los sistemas auditivo y visual, están excitados. El cerebro puede reproducir recuerdos, pero no puede adquirir nueva información sensorial (fig. 17-4). Se inhiben los sistemas motores que controlan los movimientos corporales. El resultado es un grupo extraordinario de paradojas, en las cuales las personas "ven" cosas en sus sueños, pero están paralizadas.

También ocurren cambios en las funciones controladas por el sistema nervioso autónomo durante el sueño REM: la presión arterial, la frecuencia cardíaca y las respiraciones aumentan y fluctúan, y se pierde la regulación térmica. El flujo sanguíneo cerebral y la tasa metabólica disminuyen. El cerebro está muy activo y su metabolismo aumenta hasta un 20%.[1] En los hombres se presenta la erección peneana relacionada con el sueño durante esta etapa.

Se requieren cantidades adecuadas de sueño REM para lograr un funcionamiento normal durante el día. La privación de sueño REM se relaciona con ansiedad, irritabilidad, incapacidad para concentrarse y, si es grave, alteraciones de la conducta.

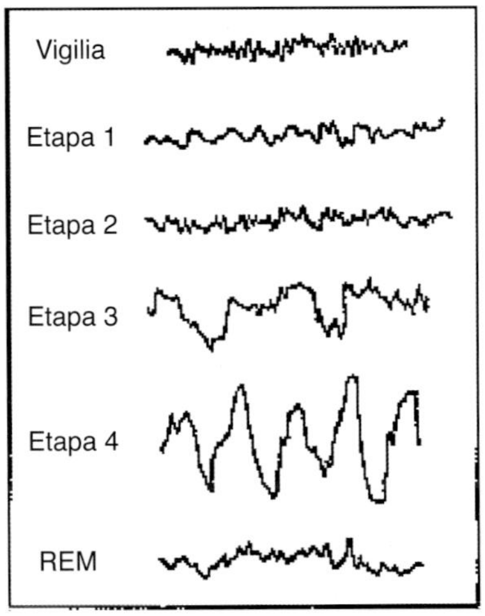

FIGURA 17-3. Ondas cerebrales durante la vigilia. Etapas 1, 2, 3 y 4 del sueño NREM y sueño REM.

Movimiento entre las etapas del sueño

Existe un patrón predecible de cambio entre las etapas del sueño.[1,2] Al inicio del sueño, ocurre un descenso escalonado desde la etapa 1 más ligera hasta la etapa 4 más profunda, seguido de un ascenso abrupto hacia el primer episodio REM. El sueño REM es corto (1-5 min) durante el primer ciclo del sueño, pero se alarga de forma gradual durante la noche. Las etapas 3 y 4 ocupan menos tiempo en el segundo ciclo del sueño y los subsecuentes, y desaparecen por completo en los ciclos avanzados conforme la etapa 2 se expande. En la mañana, casi todo el ciclo del sueño se pasa en las etapas 1 y 2 y REM.[1,3]

Respiración durante el sueño

Las etapas 1 y 2 del sueño NREM se caracterizan por un ciclo de aumento y disminución del volumen corriente y la frecuencia respiratoria, lo cual puede incluir períodos breves de apnea (5-15 s). Después de que se ha estabilizado el sueño durante las etapas 3 y 4 del sueño NREM, la respiración se hace más regular. La ventilación, en general, es de 1-2 L/min menos que durante la alerta tranquila, la presión parcial del dióxido de carbono arterial (PCO_2) es 2-4 mm Hg mayor y la presión parcial de oxígeno arterial (PO_2) es 3-9 mm Hg menor.[7] Los mecanismos de control respiratorio involuntarios están intactos durante el sueño NREM y son críticamente importantes para mantener la ventilación.

Durante el sueño REM, las respiraciones se tornan irregulares, pero no periódicas, y pueden incluir períodos cortos de apnea. La respiración durante el sueño REM tiene muchas características de control voluntario que integran la respiración con actos como caminar, hablar y deglutir. Sin embargo, su influencia en la respiración está disminuida.

Ensoñación

Las *ensoñaciones* o *sueños* ocurren en todas las etapas del sueño, pero la mayoría tienen lugar durante los períodos REM y el inicio del sueño (etapas 1 y 2). Los sueños que aparecen durante el sueño REM tienden a ser extraños y coloridos. Los sueños que se producen durante las etapas 1 y 2 del sueño tienden a ser más cortos y muestran menos asociaciones.[2]

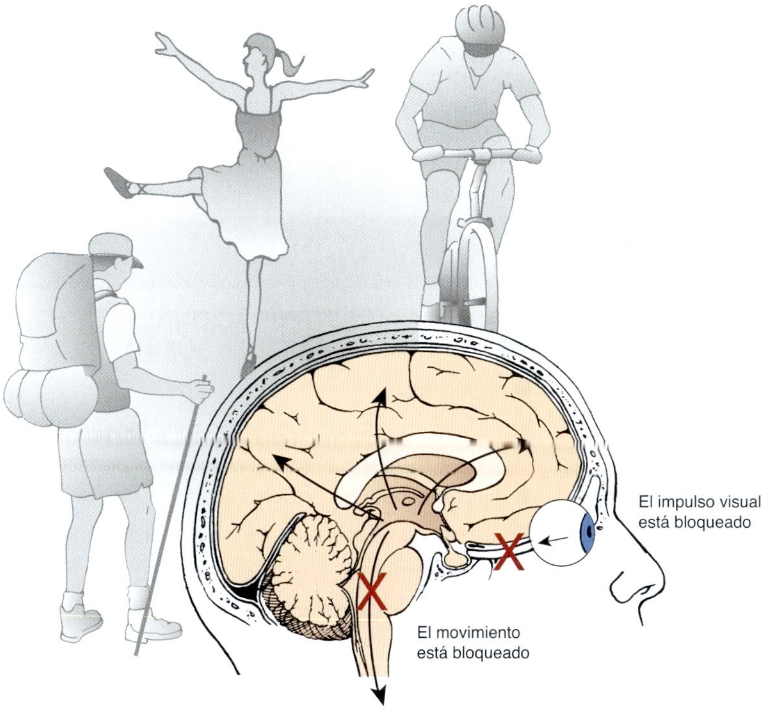

FIGURA 17-4. Sueños durante el período REM, cuando las actividades sensoriales y motoras están bloqueadas.

El propósito de los sueños no está claro. Soñar puede ser importante para el aprendizaje y el proceso de la memoria. También puede ser el resultado de reprogramar el sistema nervioso central (SNC) en preparación para las experiencias conscientes del siguiente día.

> **PUNTOS CLAVE**
>
> **Ciclo sueño-vigilia**
>
> - El ciclo sueño-vigilia consta, por lo general, de un patrón sincrónico de vigilia y sueño. La *vigilia* es un estado de consciencia del entorno, recepción y respuesta a impulsos sensoriales, recuerdo e integración de experiencias en la memoria y movimientos corporales dirigidos.
> - El *sueño* es un período de inactividad y restauración de la función mental y física; se caracteriza por la alternancia entre el sueño NREM (sueño de onda lenta) y el REM (paradójico).[2]

Ritmos circadianos

Por lo general, el sueño y la vigilia se presentan de forma cíclica, integrados en un día solar de 24 h de luz a oscuridad. El sistema de tiempo circadiano proporciona una organización temporal a los procesos fisiológicos y conductas como medio para promover una adaptación eficaz al entorno. Esto se expresa en ciclos regulares de sueño y vigilia y en funciones corporales como la regulación de la temperatura y la secreción hormonal con base en cambios en el día solar de 24 h de luz a oscuridad.

El entorno de luz/oscuridad que contribuye al ritmo circadiano incluye una red ampliamente distribuida en el cerebro y la periferia.[8] Dado que el ciclo intrínseco de sueño-vigilia tiende a ser mayor de 24 h, se requiere una reprogramación diaria del reloj circadiano para sincronizarse con el entorno. Este proceso se llama *incorporación* y se logra mediante la exposición a los cambios de luz-oscuridad del día solar.

El reloj circadiano está controlado por un pequeño grupo de células hipotalámicas llamadas *núcleo supraquiasmático* (NSQ), localizado arriba del quiasma óptico y lateral al tercer ventrículo (*véase* la fig. 17-1).[2,3,8] El NSQ recibe un impulso de luz-oscuridad de la retina y presenta un ritmo de activación neuronal que es alto durante el día y bajo durante la noche. A pesar de que la luz sirve como estímulo principal para reajustar el reloj circadiano por medio del NSQ, otros estímulos, como la locomoción y la actividad, la disponibilidad de alimentos, el nivel de glucocorticoides y la temperatura, pueden reajustar el reloj periférico.[8] Las principales proyecciones del NSQ son a la hipófisis anterior, que permiten la regulación diurna de la secreción de hormona de crecimiento y de cortisol. Las proyecciones que se dirigen a los centros hipotalámicos cambian el metabolismo y la temperatura corporal. Las proyecciones hacia la formación reticular del tronco encefálico cambian las funciones reguladas por el sistema nervioso autónomo (fig. 17-5).

Melatonina

La glándula pineal sintetiza y libera melatonina durante la noche bajo control directo del NSQ (*véase* la fig. 17-1). Existen grandes cantidades de receptores de melatonina en el

NSQ, lo que sugiere un circuito de retroalimentación entre el NSQ y la glándula pineal. La melatonina produce modificaciones en los cambios de fase del ritmo circadiano, similar a lo que provoca la luz. Recientemente, hay interés en el consumo de melatonina para el tratamiento de trastornos del sueño que se relacionan con un cambio en el ritmo circadiano. Aunque haya preparaciones sintéticas disponibles sin prescripción, no se asegura su potencia, pureza, seguridad y eficacia. La melatonina no está regulada por la Food and Drug Administration.[2,9] Se dispone de un agonista del receptor de melatonina, ramelteón, disponible como medicamento de prescripción.

RESUMEN

El sueño es parte de lo que se denomina *ciclo sueño-vigilia*. Es un período de inactividad y restauración de la función física y mental. Hay dos tipos de sueño: REM y NREM. El primero se relaciona con movimientos oculares rápidos, pérdida de movimientos musculares y sueños vívidos. Se inhibe el estímulo sensorial externo, en tanto que están excitados los circuitos de sistemas sensoriales internos, como los auditivos y los visuales. El sueño NREM es un tipo de sueño tranquilo que se caracteriza por un cerebro relativamente inactivo, pero que mantiene su función reguladora, y un cuerpo totalmente móvil. Se divide en cuatro etapas que reflejan un sueño cada vez más profundo. La etapa 1 es breve y de transición; se presenta al inicio del sueño, durante el cual la persona se despierta con facilidad. La etapa 2 es un sueño más profundo que dura cerca de 10-25 min; durante este período la actividad de la EEG se ve interrumpida por husos de sueño que constan de picos de ondas de alta frecuencia. Las etapas 3 y 4 representan un sueño profundo, durante el cual se relajan los músculos del cuerpo, disminuyen la frecuencia cardíaca y la presión arterial, y se reduce la actividad digestiva.

Por lo general, el sueño y la vigilia se presentan de forma cíclica, lo que se conoce como *ritmo circadiano*, que constituye un día solar de 24 h de luz a oscuridad. El reloj circadiano está controlado por el NSQ. El NSQ recibe un impulso de luz-oscuridad de la retina y presenta un ritmo de activación neuronal que es alto durante el día y bajo durante la noche. La melatonina puede ayudar a regular el ciclo de sueño-vigilia.

Trastornos del sueño

Los trastornos del sueño incluyen síntomas tales como la incapacidad para dormirse y permanecer dormido, los trastornos del ritmo circadiano y de la transición del sueño-vigilia, los trastornos de la respiración y el movimiento relacionados con el sueño y la somnolencia excesiva. Mientras que los trastornos del sueño han existido durante siglos, solo durante las tres o cuatro últimas décadas se les ha puesto atención para su diagnóstico y clasificación. La *Diagnostic Classification of Sleep Disorders* (ICSD)-3 clasifica los trastornos del sueño en seis categorías principales (cuadro 17-1).

CUADRO 17-1

CLASIFICACIÓN INTERNACIONAL DE LOS TRASTORNOS DEL SUEÑO

- Insomnio
- Trastornos de la respiración relacionados con el sueño
- Hipersomnia de origen central
- Trastornos del sueño del ritmo circadiano
- Parasomnias
- Trastornos del movimiento relacionado con el sueño
- Síntomas aislados, aparentemente relacionados con variantes normales y aspectos no resueltos
- Otros trastornos del sueño

Adaptado de: American Academy of Sleep Medicine. (2014). *International classification of sleep disorders* (3a ed.). Darien, IL: American Academy of Sleep Medicine, con autorización.

Métodos diagnósticos

El diagnóstico de los trastornos del sueño se basa en una historia clínica del sueño y la exploración física. Es útil llevar un diario del sueño para describir los problemas.[10] En algunos casos, se requieren estudios de laboratorio del sueño para realizar el diagnóstico exacto.

Historia clínica del sueño

La historia clínica del sueño, o antecedentes de sueño, es fundamental para identificar la naturaleza del trastorno del sueño.[10] Los antecedentes deben incluir la percepción personal del problema del sueño, horario de sueño, problemas para quedarse dormido y mantener el sueño, calidad del sueño, somnolencia durante el día e impacto del trastorno en el funcionamiento durante el día, problemas emocionales y físicos generales, higiene del sueño y entorno del sueño (comodidad de la cama, temperatura ambiental, ruido, luz). Debido a que los medicamentos pueden influir en el sueño, es importante obtener los antecedentes farmacológicos, junto con información acerca del consumo de alcohol, cafeína, tabaco y sustancias ilegales.

Gráfica/diario del sueño

La gráfica/diario del sueño es un registro por escrito de la experiencia del sueño del paciente. Por lo general, se

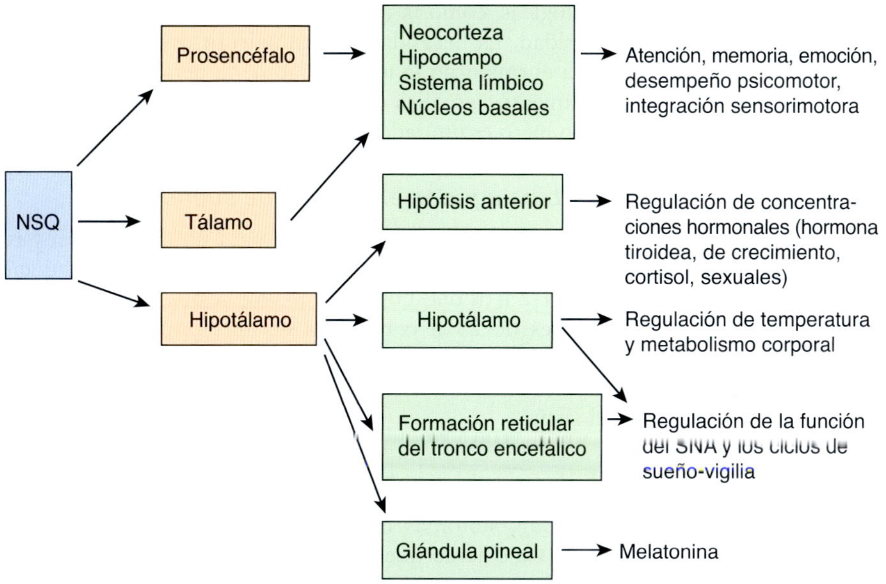

FIGURA 17-5. Proyecciones desde el núcleo supraquiasmático (NSQ) al prosencéfalo, tálamo e hipotálamo. *SNA, sistema nervioso autónomo.*

recomienda que el diario se lleve por lo menos durante 2 semanas. Debe registrar cantidad de tiempo transcurrido en la cama, hora de levantarse, tiempo total de sueño, horario para iniciar el sueño, tiempo necesario para preparar la cama y quedarse dormido, consumo de medicamentos para dormir, número de despertares, valoración subjetiva de la calidad del sueño, tiempo fuera de la cama en la mañana, siestas y síntomas diurnos.

Actigrafía y polisomnografía

Actigrafía

Mediante la actigrafía se mide el movimiento muscular, el cual se considera la medida más adecuada para obtener valores objetivos de la duración y la eficacia del sueño fuera del laboratorio.[11,12] El aparato consiste en un dispositivo compacto que se coloca en la muñeca o el tobillo para medir el movimiento corporal, un indicador directo de la vigilia o el sueño. Se puede recolectar información valiosa hasta por varias semanas.

Polisomnografía

El estudio típico del sueño, la *polisomnografía* (PSG), incluye el empleo de EEG, electrooculografía (EOG), electromiografía (EMG), electrocardiografía (ECG), movimientos respiratorios y oximetría de pulso.[11] Dado que la retina es negativa para la córnea, en una EOG, se coloca un electrodo en la piel cercana al ojo que registra los cambios de voltaje conforme el ojo rota. La EMG registra la actividad eléctrica del movimiento muscular. Por lo general, se registra desde la superficie de la piel, bajo el mentón, porque estos músculos muestran cambios muy radicales con el ciclo del sueño. La ECG mide la frecuencia cardíaca y detecta arritmias. La oximetría de pulso (oreja o dedo) mide la saturación arterial de oxígeno.

La prueba de latencia múltiple del sueño (PLMS) sirve para valorar la somnolencia diurna. La prueba se realiza después de dormir el mayor tiempo posible durante la semana previa, en especial, la noche anterior. Una PLMS menor de 5 min indica somnolencia, mientras que una prueba mayor de 10 min se considera estado de alerta normal. Una PLMS menor de 8 min se clasifica como anómala cuando se diagnostican trastornos del sueño como narcolepsia.[5] Los registros polisomnográficos se realizan durante tres o cinco siestas espaciadas por 2 h durante el día. Se pone especial atención al tiempo que transcurre entre el momento en el que se apaga la luz hasta la primera evidencia de sueño. Este intervalo se conoce como *latencia de sueño.*

Trastornos del ritmo circadiano

Los trastornos circadianos del sueño se presentan cuando hay una desigualdad entre los ritmos circadianos y los patrones de sueño. Los problemas de sueño debidos a alteraciones en los ritmos circadianos se relacionan con factores intrínsecos (trastorno del ritmo de sueño-vigilia que no es de 24 h, ritmo de sueño-vigilia irregular [RSVI], trastorno del sueño de adelanto de fase [SAFS] y trastorno del sueño de retraso de fase [SRFS]) y cambios agudos en el ciclo de sueño-vigilia (desfase horario o *jet lag* y cambios por jornadas laborales).[5]

Trastorno del ritmo de sueño-vigilia que no es de 24 horas

El trastorno del ritmo de sueño-vigilia que no es de 24 h también se conoce como *trastorno del sueño corrido* (FRD, *free-running disorder*). Es una falta de sincronización entre el ritmo de sueño-vigilia interno y el día externo de 24 h. Esto da lugar a síntomas de insomnio o somnolencia excesiva.[5] La mayoría de las personas que tienen este trastorno son ciegas o tienen lesiones cerebrales que afectan el NSQ (de la mitad a dos tercios de los sujetos invidentes tienen alteraciones crónicas para dormirse y despertarse).[13]

Fortalecer el ciclo de luz-oscuridad es una opción terapéutica tanto para los pacientes con FRD que pueden ver como aquellos que no, ya que la vía visual circadiana permanece intacta en algunas personas invidentes.[14] El tratamiento para invidentes también incluye melatonina y un agonista del receptor de melatonina. La exposición a la luz brillante y la ingesta de melatonina han mostrado eficacia en el tratamiento de personas que pueden ver.[13]

Ritmo de sueño-vigilia irregular

El ritmo de sueño-vigilia irregular se define como la falta de un patrón regular para el ciclo de sueño-vigilia. El tiempo total de sueño puede ser relativamente normal, pero los períodos de sueño se acortan y se dispersan a lo largo del día y la noche. Las causas de este trastorno se desconocen. Es más frecuente en personas con trastornos neurodegenerativos y del neurodesarrollo.[15] Entre los factores que contribuyen se encuentran comportamientos relacionados con una higiene del sueño deficiente y disminución de factores que se sincronicen con el entorno, como actividad diurna y exposición a la luz.[5] El tratamiento incluye exposición a la luz brillante durante las horas del día. Por lo general, el trastorno no responde a sedantes y estimulantes.

Síndrome de retraso y adelanto de fase del sueño

Los trastornos de cambio en la fase del sueño incluyen el SRFS y el SAFS. Estos trastornos se presentan por cambios en el desarrollo en el ciclo de sueño-vigilia o por hábitos de sueño inadecuados.

Los principales síntomas del SRFS son dificultad extrema para dormirse a una hora convencional y despertar a tiempo para ir a la escuela, el trabajo u otras responsabilidades. En los adultos, existe evidencia de una asociación entre algunos trastornos psicopatológicos y el SRFS.[5] Este se presenta a menudo en adolescentes. En ocasiones, la pubertad se acompaña de una prolongación del ritmo circadiano interno, con un aumento correspondiente en la vigilia nocturna, que condiciona un retraso en el inicio del sueño y en la hora de levantarse. La presión social también puede contribuir a los cambios en el patrón de sueño de los adolescentes.

El diagnóstico del SRFS, por lo general, se obtiene a partir de la información en la historia del sueño y se confirma con un diario de sueño de 2 semanas. Debe considerarse la presencia de trastornos psicopatológicos concurrentes o consumo crónico de sedantes o alcohol. No hay remedios rápidos para el SRFS. En los adolescentes, se han utilizado remedios de sentido común, como establecer horarios para acostarse más temprano y emplear múltiples despertadores, con éxito mínimo. La luz brillante puede ser útil para mantener la vigilia matutina.[14,15] La melatonina puede ser eficaz, pero no se ha determinado la dosis exacta.[15]

El *síndrome de adelanto de la fase del sueño* es esencialmente la imagen en espejo del SRFS: inicio temprano del sueño y despertar temprano. Las personas con SAFS tienen problemas para permanecer despiertos en la noche y tienen que interrumpir las actividades nocturnas para evitar dormirse.[15] Las bases fisiopatológicas del SAFS son un defecto parcial en la capacidad para retrasar la fase, con la posibilidad de que las personas con este trastorno tengan un sistema circadiano inherentemente rápido. Por lo general, este trastorno se presenta en adultos mayores. El diagnóstico de SAFS se basa en la historia y la información proveniente de un diario del sueño. Se deben descartar otras causas patológicas, como la apnea del sueño, la depresión y la bipolaridad. La necesidad de tratamiento depende de cuánto altera el trastorno la normalidad de la persona afectada. El tratamiento actual se centra en cambios en los horarios de sueño, pero es limitado.[15]

Cambios agudos en el ciclo de sueño-vigilia

El reloj diurno está programado para un día de 24 h y resiste cambios en su patrón por una cantidad tan pequeña como 1-2 h al día. Los horarios impuestos de sueño-vigilia menores de 23 h o mayores de aproximadamente 26 h, como los que se presentan en los viajes intercontinentales y cambios en el horario de trabajo, aumentan las dificultades del sueño.

Síndrome de cambio de zona horaria (jet lag)

El *jet lag*, síntomas de alteración del sueño que ocurren con el viaje aéreo que cruza varias zonas horarias, se debe a la pérdida repentina de la sincronía entre el reloj circadiano intrínseco del viajero y el horario local del destino del vuelo. La intensidad y duración de los síntomas varían según el número de zonas horarias cruzadas, la dirección del viaje, los horarios de despegue y de llegada, y la edad. Casi todas las personas que cruzan tres o cuatro zonas horarias presentan alguna alteración del sueño que, por lo general, dura dos o cuatro noches.

Los ritmos circadianos tardan más tiempo en resincronizarse al horario local después de los vuelos hacia el este que en los vuelos hacia el oeste. Existe una tendencia natural para que el reloj circadiano se mueva más tarde cada día, lo que dificulta más el avance de fase que su retraso.[5] El viaje al este requiere un avance de fase, en el cual la hora de acostarse ocurre antes de que el reloj interno de la persona esté listo. El sistema de horario del ser humano parece ser menos flexible para ajustarse a cambios de horario repentinos después de los 35 años de edad.

Las manifestaciones del síndrome de desfase horario (*jet lag*) incluyen insomnio, sueño durante el día y disminución de la alerta y del desempeño, malestar general y síntomas gastrointestinales.[5] Otros síntomas, como irritación ocular y nasal, cefalea, distensión abdominal, edema de partes declives y mareo, son resultado de las condiciones de la cabina y desaparecen antes que el *jet lag*. Los viajeros frecuentes desarrollan trastornos crónicos del sueño que se acompañan de malestar, irritabilidad y alteración del desempeño. Las personas con trastornos del sueño previos, como apnea obstructiva del sueño, a menudo presentan peores síntomas con el viaje aéreo.

El tratamiento del desfase horario se dirige a mantener el horario de casa para adaptarse al nuevo horario de la zona. Para las personas que cruzan cuatro o menos zonas horarias durante solo unos días, se trata de mantener un horario que esté lo más cerca posible al horario de casa, en especial con el viaje al oeste. Para viajes de 1-2 días, pueden ser útiles los hipnóticos de acción corta.[9] Para estancias más prolongadas y la adaptación a un nuevo horario, la mejor estrategia probablemente sea tratar de adaptarse lo más rápido posible al nuevo horario. Para estancias prolongadas, se recomienda una higiene del sueño adecuada, incluyendo un horario de sueño-vigilia regular y evitar el consumo excesivo de alcohol y cafeína. Mantenerse hidratado y comer adecuadamente de acuerdo con la nueva zona horaria puede ser útil. Se puede mejorar el estado de alerta con siestas cortas y cafeína, pero se deben evitar en horarios cercanos a la hora de dormirse.[9]

Trastorno del sueño por turnos de trabajo

El trastorno del sueño por turnos de trabajo (TSTT) incluye somnolencia excesiva e insomnio por requisitos de vigilia durante el horario normal de sueño.[5] Por lo general, el turno laboral crea un entorno en el cual cambian unas claves de establecimiento de horario circadiano (p. ej., luz artificial y actividad) y otras no (p. ej., horario de luz-oscuridad natural, rutinas familiares y sociales). Por lo tanto, el cambio completo del sistema circadiano es algo que ocurre con muy poca frecuencia. Casi todos los trabajadores nocturnos revierten su horario de sueño nocturno los días libres. Intentar de manera abrupta dormir en horas normales después de las noches de trabajo y días de sueño es biológicamente equivalente a un vuelo transcontinental en dirección al este de 6-10 h.

Los signos de los trastornos del sueño de los trabajadores nocturnos incluyen acortamiento e interrupción del sueño durante el día después de una jornada, somnolencia y siestas durante el trabajo, somnolencia durante el trayecto a casa e insomnio en las noches libres. Las transiciones bruscas requeridas para los trabajadores y las interrupciones que se presentan por dormir durante las horas del día provocan un grado de privación.[16] Un horario de sueño que brinde un mayor apoyo para el ritmo circadiano intrínseco del trabajador a menudo es difícil. Comenzar a dormir en las tardes en lugar de temprano por la mañana podría producir un período de sueño más normal, pero exacerba el insomnio en los días libres. Dormir en absoluta oscuridad durante el día puede ser favorable.

Insomnio

El insomnio es el trastorno del sueño que afecta con mayor frecuencia a la población general.[17] Las características del diagnóstico incluyen dificultad para iniciar o mantener el sueño, oportunidad y circunstancias adecuadas para dormir y consecuencias diurnas, como fatiga, somnolencia, irritabilidad y alteración de la atención o la memoria.[5]

La prevalencia de insomnio varía según el método utilizado en el diagnóstico y vigilancia del padecimiento. Aproximadamente un tercio de los adultos sufre síntomas de insomnio y un estimado del 10% de los adultos tiene insomnio crónico.[5,17] Los factores de riesgo del insomnio incluyen sexo femenino, mayor edad, temperamento ansioso. A pesar de que se relaciona más con otros trastornos (psiquiátricos, médicos o asociados con el consumo de sustancias), a menudo tiene un curso independiente y requiere tratamiento por separado.[5] Los trastornos de insomnio se pueden clasificar como crónico, a corto plazo y otros.

Insomnio crónico

El diagnóstico de insomnio crónico incluye síntomas de dificultad para iniciar o mantener el sueño, a pesar de contar con la oportunidad adecuada para dormir, y desempeño diurno deficiente durante al menos tres veces por semana durante un período mínimo de 3 meses.[5,17]

El insomnio crónico a menudo se relaciona con otros trastornos médicos o psiquiátricos. Los factores como dolor, inmovilidad y cambios hormonales asociados con el embarazo o la menopausia también pueden causar insomnio. El sueño interrumpido se acompaña de otros trastornos del sueño, por ejemplo, el síndrome de piernas inquietas (SPI) y la apnea del sueño. Muchos problemas de salud empeoran durante la noche. La insuficiencia cardíaca, la enfermedad respiratoria y el reflujo gastroesofágico provocan despertares frecuentes.[5] Los trastornos del estado de ánimo y la ansiedad son las causas más habituales de insomnio en personas con padecimientos psiquiátricos.[17]

Los fármacos que con mayor frecuencia se relacionan con insomnio incluyen cafeína, nicotina, antidepresivos estimulantes, alcohol y drogas recreativas. Aunque el alcohol al principio induce sueño, a menudo provoca un sueño interrumpido y fragmentado. El sueño también se altera en personas que presentan abstinencia de alcohol o medicamentos para dormir.

Insomnio a corto plazo

El diagnóstico de insomnio a corto plazo se realiza cuando las características del insomnio se presentan durante menos de 3 meses.[5] El insomnio a corto plazo, por lo general, es provocado por molestias emocionales o físicas. Quizá una de las causas más habituales de insomnio a corto plazo sea un entorno de sueño no familiar, como lo que sucede al viajar.

Los factores que contribuyen a un entorno de sueño desfavorable incluyen ruido excesivo, extremos de temperatura, superficie de sueño incómoda o dormir en una posición incómoda. Las unidades de cuidados intensivos, con su ruido, luces intensas e interrupciones frecuentes son excelentes ejemplos de entornos de sueño desfavorables. Las causas relacionadas con estrés son situaciones frecuentes como estar desempleado o los acontecimientos estresantes de la vida. Los cambios en el horario de sueño incluyen el desfase horario (*jet lag*) y las jornadas laborales.

Diagnóstico

Se llega al diagnóstico de insomnio por medio de la historia o antecedentes de sueño. Las preguntas se deben dirigir al funcionamiento tanto en el sueño como en la vigilia. Si la persona tiene un compañero de cama, es importante preguntar a la pareja si la persona con insomnio ronca, si realiza movimientos anómalos durante el sueño o si está excesivamente somnoliento durante el día. La realización de un diario de sueño de 1-2 semanas puede ser útil para diagnosticar el problema y como base para medir los efectos del tratamiento.[10] Otros factores que es necesario explorar son el consumo de fármacos como cafeína, tabaco y alcohol, así como la prescripción de medicamentos con receta. Es importante la identificación de factores físicos y psicológicos que interfieren con el sueño. La actigrafía o la PSG pueden emplearse como herramientas diagnósticas. La PSG es el recurso más eficaz para valorar el sueño y la vigilia. Sin embargo, es costosa y, por los numerosos electrodos de monitorización, puede alterar el sueño. Su utilización como herramienta diagnóstica para el insomnio se limita a causas en las cuales se sospechan otras razones del trastorno del sueño, como apnea del sueño.[11]

Tratamiento

El tratamiento del insomnio incluye asesoramiento acerca de una mejor higiene del sueño, terapia conductual y uso razonado de intervenciones farmacológicas. La causa y duración del insomnio son particularmente importantes para decidir una estrategia de tratamiento. Con el insomnio a corto plazo, el tratamiento fortalece el desarrollo de una adecuada higiene del sueño y el consumo juicioso a corto plazo de sedantes o hipnóticos. En función de los hallazgos, las opciones de tratamiento incluyen estrategias conductuales como las terapias de relajación, de restricción del sueño, de control de estímulos y cognitiva. Los sedantes y los hipnóticos tienden a perder su eficacia con el tiempo y a causar dependencia; por ello se utilizan con precaución.

La *higiene del sueño* es un grupo de reglas e información acerca de las actividades personales y ambientales que afectan el sueño. Estas incluyen establecer una hora regular para levantarse y dormir. Consiste en mantener una práctica de dormir solo lo necesario para sentirse renovado, propiciar un entorno tranquilo para el sueño, que no sea demasiado caliente ni demasiado frío, y evitar el consumo de alcohol y cafeína antes de irse a dormir.

La terapia cognitivo-conductual representa el tratamiento de primera línea para los adultos con insomnio. Incluye terapias cognitivas e intervenciones conductuales, como restricción de sueño, control de estímulos y capacitación sobre la higiene del sueño.[18] La terapia cognitiva consiste en identificar creencias y actitudes disfuncionales acerca del sueño y reemplazarlas por otras más adaptables. La terapia de restricción de sueño consiste en limitar la cantidad de tiempo transcurrido en cama en un esfuerzo por aumentar la eficiencia del sueño (tiempo dormido/tiempo en la cama). La terapia de control de estímulos se enfoca en la reasociación de la cama y la habitación con el sueño y no con la somnolencia. Las personas que no se pueden dormir deben encender la luz y hacer algo más fuera de la cama, de preferencia en otra habitación.

El tratamiento farmacológico se reserva para la terapia a corto plazo (4-5 semanas) del insomnio, ya sea como tratamiento único o complementario, hasta que se pueda atacar el problema subyacente.[18] Los tipos de fármacos más frecuentemente empleados para promover el sueño son los agonistas del receptor de benzodiazepinas (ARBZ), como zolpidem, zaleplón y eszopiclona. El ramelteón, un agonista del receptor de melatonina, es el primer y único medicamento no controlado aprobado por la FDA para el tratamiento del insomnio de inicio y se puede prescribir a largo plazo.[19] Sin embargo, los estudios recientes no presentaron ninguna diferencia estadísticamente significativa entre el ramelteón y los placebos en los resultados de sueño.[18]

Se prescriben los antidepresivos sedantes, en particular para el tratamiento del insomnio por depresión. Los antihistamínicos tienen efectos sedantes y pueden consumirse para inducir el sueño; se emplean con frecuencia la difenhidramina y la doxilamina. Casi todos los medicamentos de venta libre tienen un antihistamínico. Sus efectos adversos incluyen somnolencia diurna, alteraciones cognitivas y efectos anticolinérgicos. Las caídas y las fracturas son más frecuentes en personas que utilizan un hipnótico u otros psicofármacos. La melatonina, disponible en sus formas natural y sintética, es uno de los auxiliares de venta libre más populares.

PUNTOS CLAVE

Trastornos del sueño

- Los trastornos primarios del sueño incluyen insomnio (repetida dificultad para iniciar el sueño, que afecta la duración y la calidad del sueño), narcolepsia (caracterizada por somnolencia excesiva durante el día), trastorno del sueño relacionado con la respiración (respiraciones desordenadas durante el sueño) y trastorno del sueño del ritmo circadiano (disparidad entre el patrón de sueño y las directrices sociales).
- Las *parasomnias* son fenómenos físicos indeseables que se presentan casi exclusivamente durante el sueño o son exagerados durante el sueño, e incluyen pesadillas, sonambulismo y terrores nocturnos.

Narcolepsia

La *narcolepsia* es un trastorno de somnolencia diurna excesiva que ocurre mínimo durante 3 meses.[5] La somnolencia diurna es un síntoma inicial habitual de la narcolepsia, y es evidente en situaciones aburridas y sedentarias, y con frecuencia se alivia con el movimiento. Sin importar cuánto se duerma en la noche no hay una alerta completa. Los períodos de sueño diurno son breves, duran 30 min o menos, suelen acompañarse de breves interrupciones del lenguaje o palabras irrelevantes, lagunas en la memoria y actividades sin sentido. La ICSD-3 define dos tipos de narcolepsia. La de tipo 1 incluye la cataplexia, que se caracteriza por breves períodos de debilidad muscular desencadenados por reacciones emocionales.[5] Algunas características de la narcolepsia incluyen parálisis del sueño, alucinaciones hipnagógicas y comportamientos autónomos. La parálisis del sueño se presenta al dormirse o despertarse, momento en el cual las personas están incapacitadas para moverse, hablar o respirar profundamente.

Las alucinaciones hipnagógicas son alucinaciones vívidas que ocurren al inicio del sueño o al despertar (hipnopómpicas). Por lo general, estas alucinaciones son visuales o auditivas, y pueden tener componentes táctiles.[20] El límite exacto entre las alucinaciones hipnagógicas/hipnopómpicas y los sueños no está claro.

En general, la narcolepsia comienza en la pubertad y su mayor incidencia está entre los 15 y 30 años de edad.[11] Los mecanismos subyacentes a los signos de narcolepsia pueden estar relacionados con una anomalía en la regulación del sueño REM. La recurrencia del sueño REM al inicio o dentro de los primeros 10-15 min de inicio del sueño es la manifestación característica del trastorno. La parálisis del sueño, las alucinaciones semejantes a sueños y la pérdida del tono muscular que se presentan durante la cataplexia son similares a las conductas que se registran en el sueño REM.

Etiología

Aunque se desconoce la causa de la narcolepsia, hay indicios de que el trastorno puede tener un componente genético. Las personas con narcolepsia tienen un índice inusualmente alto de antígeno leucocitario humano (HLA, *human leukocyte antigen*) específico (HLA DQB1-0602).[5,17] Esta se observa en aproximadamente un 85% de los casos con cataplexia y es menor en las personas que tienen diagnóstico de narcolepsia, pero que no tienen cataplexia.[21] La asociación entre el tipo de HLA y la cataplexia eleva la probabilidad de que la narcolepsia sea una enfermedad autoinmunitaria.

Puede haber un vínculo entre las *hipocretinas* y la narcolepsia. Las hipocretinas son secretadas por células en el área del hipotálamo relacionada con la vigilia. La narcolepsia de tipo 1 puede deberse a la deficiencia de hipocretina, quizás por una respuesta autoinmunitaria que conduce a la pérdida de neuronas de hipocretina en las personas con el alelo HLA DQB1-0602.[22] La narcolepsia también puede ser causada por daños neurológicos que afectan las concentraciones de hipocretina, como las lesiones hipotalámicas, y traumatismos cerebrovasculares o inflamatorios.[23]

Diagnóstico y tratamiento

Se requieren estudios en laboratorios del sueño durante el día y la noche para lograr el diagnóstico exacto de narcolepsia.[24] La PSG nocturna, por lo general, se realiza para determinar la presencia y la gravedad de la apnea del sueño, los trastornos de movimientos de extremidades y la alteración del sueño nocturna. Casi siempre se realiza una PLMS diurna al siguiente día. Las personas con narcolepsia tienen un período breve de latencia del sueño (< 8 min, con frecuencia < 5 min) durante los estudios diurnos junto con un inicio rápido de sueño REM. Una latencia media del sueño menor de 8 min y dos o más períodos de inicio del sueño REM durante las oportunidades de siesta repetida son diagnósticos de narcolepsia.[5,20]

No hay una cura conocida para la narcolepsia. La meta del tratamiento es el control de los síntomas.[20] Los pacientes deberían recibir asesoramiento acerca de una buena higiene del sueño, mantener patrones regulares de sueño y evitar la privación del sueño. Es necesario advertir a las personas los riesgos de conducir cuando estén excesivamente somnolientos. Varias siestas cortas (15-20 min) al día disminuyen la somnolencia diurna excesiva, pero estos cambios del estilo de vida suelen ser insuficientes para controlar adecuadamente los síntomas de la narcolepsia.

El tratamiento farmacológico se enfoca en estimulantes como metilfenidato, anfetaminas, modafinilo y armodafinilo, los cuales están aprobados por la FDA para la narcolepsia. El oxibato de sodio es un depresor del SNC y está aprobado por la FDA para el tratamiento de la cataplexia y la somnolencia diurna excesiva.[20] Los antidepresivos tricíclicos y los inhibidores selectivos de la recaptación de serotonina (ISRS) pueden tratar los ataques catalépticos.[20]

Trastornos del movimiento relacionados con el sueño

Durante el sueño nocturno se presentan movimientos espontáneos de las extremidades, con velocidades y patrones característicos durante ciertas etapas del sueño. La mayoría de los trastornos del movimiento se presentan durante la etapa 2 del sueño NREM. Entre los trastornos motores anómalos están el trastorno de movimiento periódico de extremidades (TMPE) y el SPI.

Trastorno de movimiento periódico de extremidades

El TMPE se caracteriza por episodios de movimiento repetitivo del dedo gordo del pie con flexión de tobillo, rodilla y cadera durante el sueño.[5,25,26] Se puede presentar en ambas piernas, alternar entre las piernas u ocurrir de forma unilateral y causa una alteración de la calidad del sueño y el funcionamiento diurno. Se presenta con mayor frecuencia durante el sueño ligero en comparación con el sueño profundo y el sueño REM. La incidencia del trastorno aumenta con la edad y, por lo general, se acompaña de SPI.[25] Las personas con TMPE a menudo no son conscientes de los movimientos periódicos de sus extremidades, pero sus parejas de cama refieren los síntomas.

Se desconoce la causa del TMPE. Los movimientos semejan el reflejo de Babinski, lo que sugiere la eliminación del influjo excitador sobre un sistema inhibidor subcortical que permite la facilitación de movimientos anómalos durante el sueño. También hay una respuesta autónoma que acompaña a los movimientos periódicos de las piernas. La elevación rápida de la frecuencia cardíaca y de la presión arterial viene seguida por bradicardia y retorno de la presión arterial a lo normal.[26] Este trastorno se considera un diagnóstico de exclusión que se facilita con la utilización de registros EMG de los músculos tibiales anteriores. Una persona debe presentar tanto movimientos periódicos de las piernas durante el sueño (MPPS) como alteración del funcionamiento diurno para recibir el diagnóstico.[5,25]

Síndrome de piernas inquietas

La prevalencia del SPI es del 5-10% en la población total de Europa y Norteamérica.[5] Aunque la prevalencia aumenta con la edad, tiene un inicio de edad variable y se presenta en niños. Aproximadamente 7 de cada 10 personas presentan este trastorno en un momento de su vida.[25]

El SPI puede ocurrir como un trastorno primario o secundario. Existe una incidencia familiar alta de SPI primario, lo que sugiere un trastorno genético. Las causas secundarias de SPI incluyen insuficiencia de hierro, alteraciones neurológicas, embarazo, uremia y medicamentos.

El diagnóstico de SPI se basa en antecedentes de una urgencia imperiosa de mover las piernas, por lo general, en asociación con sensaciones molestas; inquietud motora, como se observa en actividades como moverse de un lado a otro, dar vueltas y voltearse en la cama o frotar las piernas; síntomas que empeoran en reposo y que se alivian con la actividad; y síntomas que empeoran en la tarde o la noche.[27,28]

Dado que este síndrome puede ser un síntoma de insuficiencia de hierro, deben valorarse la ferritina sérica y la saturación de hierro. Por lo general, no se requieren los estudios de sueño porque el diagnóstico se basa en los antecedentes y los hallazgos clínicos.

El tratamiento varía en función de la gravedad de los síntomas. Los dopaminérgicos son los medicamentos de primera línea para la mayoría de las personas con SPI.[25,26] Estos fármacos incluyen ropinirol, pramipexol, levodopa y carbidopa. Los anticonvulsivos, benzodiazepinas y opiáceos son medicamentos de segunda línea.[28] Aunque el tratamiento farmacológico es útil, quienes tienen síntomas leves pueden no requerir medicamentos. La manipulación deliberada de estos músculos por medio de la deambulación, los movimientos de patada, el estiramiento o el masaje pueden ofrecer alivio. Son importantes los buenos hábitos de sueño. Debido a la prevalencia de insuficiencia de hierro, el tratamiento de este déficit puede mejorar o resolver los síntomas.

Trastornos de la respiración relacionados con el sueño

La respiración desordenada del sueño (RDS) se relaciona con varias afecciones que producen respiraciones alteradas. Estos trastornos de la respiración causan privación de sueño e interfieren con el trabajo, la conducción y las actividades sociales. El RDS más frecuente es la apnea del sueño.

Apnea del sueño

La apnea del sueño es acompañada de síntomas diurnos, con mayor frecuencia somnolencia excesiva. Los dos tipos de apnea del sueño son apnea central y apnea obstructiva.[29] La *apnea del sueño central* es poco frecuente y se desconoce su causa.[30] Se relaciona con estados patológicos subyacentes, como la respiración de Cheyne-Stokes, o causas ambientales, por ejemplo, la respiración periódica de altitud elevada.[29,31] Se caracteriza por el cese o disminución del esfuerzo ventilatorio durante el sueño y, por lo general, se relaciona con la desaturación de oxígeno. El síndrome de *apnea obstructiva del sueño* (AOS) debido a la obstrucción de las vías respiratorias superiores se caracteriza por ronquidos, sueño alterado y somnolencia diurna excesiva; es más frecuente. Aunque el flujo de aire cesa, los músculos respiratorios siguen funcionando. Esta es una de las características que distinguen a la apnea del sueño central de la AOS. La mayoría de las personas con apnea del sueño central también tienen algunos episodios obstructivos.[31]

Apnea obstructiva del sueño

La *apnea* es el cese del flujo de aire a través de la nariz y la boca durante 10 s o más.[5,30,31] Por lo general, los períodos apneicos duran 10-30 s,[5] y algunas personas tienen 300-500 períodos apneicos por noche.[1] La reducción en el volumen corriente por una disminución de la profundidad y el índice de respiración (llamada *hipopnea*) disminuye la saturación de oxígeno arterial. Un adulto presenta hasta cinco episodios por hora sin síntomas. Conforme aumenta el número de episodios de hipopnea, también lo hace la gravedad de los síntomas. Cinco o más episodios por hora, así como informes de somnolencia excesiva durante el día, son indicativos de AOS.[5]

Patogenia

Una característica fisiopatológica crítica de la AOS es el colapso completo o parcial de la vía respiratoria relacionado con el sueño a nivel de la faringe.[1,32] Todos los músculos esqueléticos, con excepción del diafragma, presentan disminución del tono durante el sueño, que es más pronunciada durante el sueño REM. La pérdida de tono muscular en la vía respiratoria superior predispone su obstrucción conforme la presión negativa junta las cuerdas vocales, colapsa la pared faríngea y succiona la lengua hacia la garganta (fig. 17-6). El colapso de las vías respiratorias se acentúa en las personas con afecciones que provocan estrechamiento de la vía aérea o debilidad de los músculos de la garganta.

Etiología

Los factores de riesgo de AOS incluyen mayor edad, antecedente familiar positivo y obesidad. El alcohol y otros medicamentos que deprimen el SNC aumentan la gravedad de los episodios obstructivos. La amplitud del perímetro del cuello en los hombres y mujeres que roncan es altamente predictivo de la apnea del sueño. Las circunferencias del cuello mayores de 40 cm se correlacionan con la AOS, más que el índice de masa corporal (IMC).[32] El aumento de la incidencia de AOS en hombres puede deberse a las hormonas gonadales.[32] Las mujeres posmenopáusicas tienen mayor riesgo. Las personas con alteraciones endocrinas específicas, principalmente acromegalia, síndrome de Cushing, hipotiroidismo y diabetes mellitus, también tienen mayor riesgo de AOS. Estos desequilibrios hormonales causan la distorsión estructural de las vías respiratorias que dan lugar a la obstrucción.

Manifestaciones clínicas

La AOS se caracteriza por ronquidos fuertes y respiración laboriosa interrumpida durante períodos de silencio seguidos de apnea.[1,32] Los movimientos gruesos anómalos durante el sueño son frecuentes. En muchos casos, el ronquido precede al inicio de otros signos de apnea del sueño durante muchos años. Los síntomas de presentación habituales son somnolencia diurna persistente y excesiva y antecedente de ronquidos. Otros síntomas incluyen cefalea matutina, problemas de memoria y de juicio, irritabilidad, dificultad para concentrarse y depresión. Las personas con AOS tienen mayor probabilidad de dormirse en horas inadecuadas y tener mayores índices de accidentes. Los hombres presentan impotencia. En los niños hay un deterioro del desempeño escolar que puede ser el único dato del problema.

El aumento de la actividad simpática genera riesgo de enfermedad cardiovascular.[1] La AOS se relaciona con

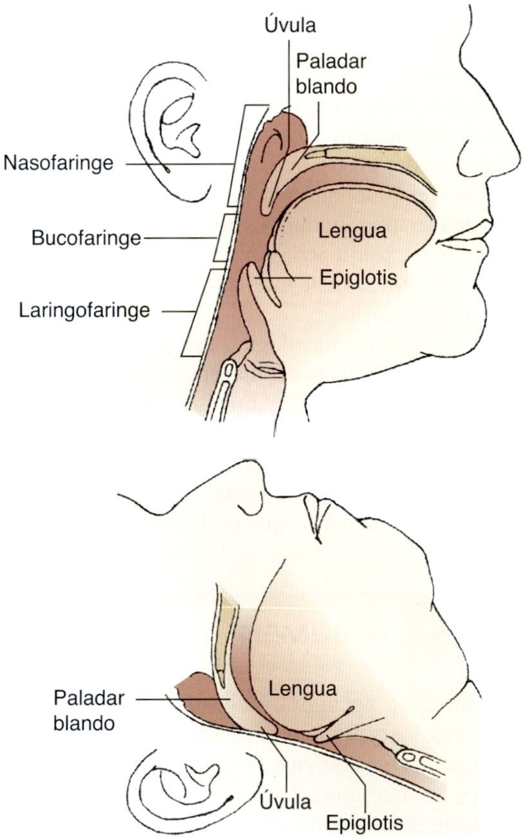

FIGURA 17-6. Mecanismo principal de la AOS. Cuando la persona está despierta (*arriba*), la vía respiratoria se mantiene abierta por la actividad de la musculatura faríngea. Durante el sueño (*abajo*), esta actividad se encuentra disminuida, lo que provoca la obstrucción de la vía respiratoria, por lo general en el área detrás de la úvula, el paladar blando y la parte posterior de la lengua.

CUADRO 17-2

SIGNOS Y SÍNTOMAS DE APNEA OBSTRUCTIVA DEL SUEÑO

- Somnolencia excesiva durante el día
- Ronquidos ruidosos
- Apnea observada
- Insomnio
- Pirosis
- Nicturia
- Cefaleas matutinas
- Sequedad bucal (xerostomía)
- Impotencia sexual
- Hipertensión

arritmias cardíacas asociadas con el sueño, hipertensión e insuficiencia cardíaca. Los períodos apneicos frecuentes causan aumento de la presión arterial sistémica y pulmonar, y disminuciones importantes en la PO_2 y aumento de la PCO_2.[1] La presión arterial durante la mañana aumenta de forma lineal con el incremento de los episodios apneicos. En casos graves, se presenta hipertensión pulmonar, policitemia y cardiopatía pulmonar (cuadro 17-2).

Diagnóstico

Se sospecha apnea obstructiva del sueño por los antecedentes de ronquidos, alteraciones del sueño y somnolencia durante el día. El diagnóstico definitivo se logra mediante los estudios del sueño por medio de PSG.[31] El procedimiento consiste en llevar a cabo una EEG y EOG para determinar las etapas del sueño, vigilar el flujo de aire, realizar una ECG para detectar arritmias, medir el esfuerzo ventilatorio y descubrir cambios en la saturación de oxígeno a través de una oximetría de pulso. Se lleva a cabo una PLMS para descartar narcolepsia. Se pueden emplear monitores portátiles del sueño en casa cuando la PSG no está disponible o en caso de comorbilidad grave.[33]

Tratamiento

El tratamiento de la AOS está determinado por su gravedad. Las medidas conductuales, entre ellas, está la pérdida de peso, eliminar el alcohol y sedantes por la noche y una adecuada posición de la cama pueden ser suficientes para el tratamiento de AOS leve. Los episodios de RDS a menudo se limitan a la posición de decúbito supino al dormir, de manera que capacitar a la persona para que duerma en la posición lateral puede ayudar a aliviar el problema.

El tratamiento para la AOS es la CPAP por vía nasalbucal en la noche.[34] Este método emplea una mascarilla nasal oclusiva o un dispositivo que se ajusta a las narinas, una válvula espiratoria y una sonda, y un sistema de soplido para generar presión positiva. La principal dificultad con la CPAP es la adaptación a la misma. Las quejas más frecuentes incluyen sequedad de la boca (xerostomía), claustrofobia y ruido.

Los aparatos bucales o dentales que desplazan la lengua hacia adelante y mueven la mandíbula a una posición más anterior y hacia adelante son una opción para las personas con AOS leve a moderada que no toleran el tratamiento de CPAP.[34] Las personas que roncan pero que no tienen apnea del sueño también pueden emplear estos dispositivos, que deberían ser ajustados por un dentista. Los efectos adversos incluyen salivación excesiva y molestias en la articulación temporomandibular.

Varios procedimientos quirúrgicos pueden corregir la obstrucción de la vía respiratoria, incluida la septoplastia nasal (reparación del tabique nasal) y la uvulopalatofaringoplastia (resección del exceso de tejido blando en el paladar, úvula y pared faríngea posterior). Estos dos procedimientos tienen éxito limitado. Los casos graves de apnea del sueño requieren una traqueostomía (colocación quirúrgica de una sonda en la tráquea para mantener abiertas las vías respiratorias). La sonda de traqueostomía permanece ocluida durante el día y se abre durante la noche.

Síndrome de hipoventilación por obesidad

El síndrome de hipoventilación por obesidad se define por: un IMC $\geq$ 30 kg/m^2, hipoventilación crónica que causa hipoxia e hipercapnia al respirar, e hipoventilación que no es causa de enfermedad del parénquima pulmonar o de las vías respiratorias.

Parasomnias

Las parasomnias son episodios indeseables o conductas que se presentan durante el sueño.[5] Incluyen pesadillas, caminar despierto (sonambulismo) y terrores nocturnos. El sonambulismo, los terrores nocturnos y orinarse en la cama (enuresis) pueden considerarse normales en ciertas edades. Son menos frecuentes en los adultos e indican otros procesos patológicos. Por ejemplo, el sonambulismo y los terrores nocturnos se presentan en personas con insuficiencia cardíaca descontrolada e infarto de miocardio. En casos raros, la somnolencia y los terrores nocturnos son el primer signo de un tumor cerebral en evolución. Por último, el sonambulismo y los terrores nocturnos pueden ser desencadenados por trastornos que interactúan con el ciclo de sueño-vigilia. Los problemas de salud como las enfermedades febriles aumentan las pesadillas, los terrores nocturnos y el sonambulismo en el sueño NREM.

Pesadillas

Las pesadillas son episodios nocturnos vívidos y terroríficos en los cuales la persona se despierta de manera abrupta. Por lo general, es difícil volverse a dormir. Las pesadillas afectan al 10-50% de los niños de 3-5 años de edad hasta el grado de molestar a los padres.[5] Cerca de la mitad de los adultos admiten haber experimentado una pesadilla ocasional, y el 1% de los adultos refieren tener una pesadilla por lo menos una vez a la semana.[24] Casi todas las pesadillas se presentan durante el sueño REM. Prácticamente todos los trastornos y medicamentos que alteran el REM trastornan los sueños.

Las pesadillas son un síntoma que define al trastorno por estrés postraumático (TEPT) y se presentan después de experiencias atemorizantes o fuertemente emocionales.[17] Se relacionan con alteraciones del sueño e hiperexcitabilidad diurna. Las personas con TEPT refieren despertar de sueños que reviven el trauma. La frecuencia del TEPT con pesadillas aumenta con la gravedad del episodio traumático y pueden persistir durante períodos prolongados después de la experiencia traumática.

Sonambulismo y terrores nocturnos

El sonambulismo y los terrores nocturnos por lo general se presentan durante las etapas 3 y 4 del sueño NREM. Dado que estas etapas son prolongadas durante el primer tercio de la noche, el sonambulismo y los terrores nocturnos casi siempre se presentan en este momento.[35] Los terrores nocturnos se caracterizan por gritos repentinos, fuertes y terroríficos y la activación prominente del sistema nervioso autónomo. El sonambulismo se caracteriza por conductas automáticas complejas, como caminar sin rumbo, acomodar los muebles y salir de la casa. Durante un episodio típico, el sonámbulo parece aturdido y relativamente sin respuesta a la comunicación. Al despertar, puede haber un breve período de confusión y desorientación. El sonámbulo en general no tiene recuerdo o solo tiene una vaga consciencia de lo que ha pasado. La prevalencia del sonambulismo es del 6.9%, con mayor recurrencia en los niños.[36] La privación del sueño, los sedantes, los cambios en el horario de sueño y el estrés están relacionados con terrores nocturnos y sonambulismo en adultos.[5]

El diagnóstico y tratamiento dependen de la edad. Dado que casi todos los niños terminan por superar los trastornos, simplemente se indican a los padres medidas de seguridad. El sueño insuficiente precipita los episodios, y los padres deben verificar que el niño duerma lo suficiente. En los adultos, se debe realizar una anamnesis minuciosa que incluya problemas médicos, psiquiátricos y del sueño a fin de descartar otras causas.[37] No se debe interrumpir al sonámbulo porque se puede atemorizarlo.

El tratamiento farmacológico del sonámbulo incluye el consumo selectivo de benzodiazepinas o el antidepresivo tricíclico imipramina.[38,39,40] En los adultos mayores, el tratamiento se centra en revertir las causas subyacentes. Dado que los medicamentos son una causa frecuente de delírium en adultos mayores, se debe tomar una historia completa y eliminar los medicamentos que pudieran provocarlo.

RESUMEN

Los trastornos del sueño incluyen los del ritmo circadiano, insomnio, narcolepsia, trastornos del movimiento relacionados con el sueño, apnea del sueño y parasomnias. Las *alteraciones en el ritmo circadiano* se relacionan con factores intrínsecos (trastorno de sueño corrido, RSVI, trastorno de avance de fase del sueño y trastorno de retraso de fase del sueño) y cambios agudos en el ciclo de sueño-vigilia. El *insomnio* representa un problema subjetivo de sueño insuficiente o no reparador a pesar de una adecuada oportunidad para dormir. Incluye problemas agudos y crónicos para iniciar el sueño y mantenerse dormido, levantarse muy temprano con consecuencias como fatiga y concentración, atención y memoria disminuidas, así como desempeño deteriorado en situaciones sociales o laborales.

La *narcolepsia* es un trastorno de ataques de sueño diurno, cataplexia, alucinaciones que se presentan al inicio del sueño y parálisis del sueño. La narcolepsia puede presentarse con o sin cataplexia. Entre los *trastornos del movimiento* que ocurren durante el sueño están el TMPE y el SPI. El TMPE se caracteriza por episodios de movimiento repetitivo del dedo gordo del pie con flexión de tobillo, rodilla y cadera durante el sueño; por lo general afecta ambas piernas. El SPI es un trastorno neurológico que se distingue por la urgencia irresistible de mover las piernas. En general, es peor durante los períodos de inactividad y con frecuencia interfiere con el sueño.

La *apnea obstructiva del sueño* (AOS) es un trastorno potencialmente mortal que se caracteriza por períodos breves de apnea o cese de la respiración durante el sueño, ronquidos fuertes interrumpidos por períodos de silencio y movimientos bruscos. Se acompaña de somnolencia diurna persistente, cefalea matutina, problemas con la memoria, irritabilidad, dificultad para concentrarse y depresión. La AOS también se relaciona con arritmias cardíacas relacionadas con el sueño, hipertensión e insuficiencia cardíaca. Las parasomnias son fenómenos físicos que se presentan casi exclusivamente durante el sueño o que se amplifican durante el sueño. Incluyen pesadillas, sonambulismo y terrores nocturnos.

Sueño y trastornos del sueño en niños y adultos mayores

Los patrones de sueño cambian conforme el cerebro se desarrolla en el feto y el recién nacido, madura durante la adolescencia y la edad adulta temprana, y comienza a declinar con el envejecimiento.

Sueño y trastornos del sueño en niños

Patrones de sueño en niños

Las primeras manifestaciones conductuales de los patrones de sueño se presentan entre las 28 y 30 semanas de gestación, cuando el movimiento del feto es interrumpido por períodos de quietud.[41] A las 32 semanas, comienzan a presentarse períodos de quietud a intervalos regulares, lo que sugiere el comienzo de un ciclo de sueño-vigilia.

Los recién nacidos (0-2 meses) por lo general duermen aproximadamente 16-20 h al día. Los períodos de sueño están distribuidos de forma regular durante el día y la noche, y casi siempre duran 1-4 h intercaladas con períodos de vigilia de 1-2 h.[42] Al principio, los patrones se basan en el apetito. Alrededor de los 2-4 meses de edad, se desarrollan los ritmos circadianos. Los lactantes tienen tres estados básicos de sueño: "activo (semejante a REM; un 50% del sueño), tranquilo (semejante a NREM) e intermedio (con características de ambos)".[42] Aunque los lactantes tienen cierta capacidad para concentrar el sueño en una parte del día, esta se debe desarrollar en las semanas después del nacimiento. Con el desarrollo, el lactante es capaz de concentrar el sueño durante la noche y permanecer despierto por períodos más prolongados en el día. Conforme progresa la estructura del ciclo, el tiempo transcurrido en el sueño REM disminuye. A los 6 meses de edad, se presentan tres etapas distintas del sueño NREM.

Trastornos del sueño en niños

A pesar de que las alteraciones del sueño son frecuentes en los adultos, los niños casi no tienen estos problemas. Las preocupaciones principales de los padres incluyen hábitos de sueño irregulares, sueño insuficiente o excesivo, pesadillas, terrores nocturnos, sonambulismo y orinarse en la cama. Las quejas de excesiva somnolencia diurna o ataques de sueño no justificados por una cantidad inadecuada de descanso en ocasiones se deben a un problema de salud o a un trastorno del sueño. Puede ser necesario hacer una historia del sueño cuidadosa, una exploración física y otras pruebas diagnósticas.

Terrores nocturnos

Los terrores nocturnos se caracterizan por episodios repetidos de despertares durante el sueño de etapa 3. Por lo general, se presentan durante el primer tercio de la noche y la mayoría duran poco, pero pueden tener una duración de hasta 40 min.[5] Los terrores nocturnos son más frecuentes en la infancia temprana.[43] El problema se resuelve de forma gradual y casi siempre desaparece durante la adolescencia. El curso es variable: puede suceder en intervalos de días o semanas. En un episodio típico, el niño se sienta de forma súbita en la cama, se ve asustado y con signos de ansiedad extrema, incluyendo pupilas dilatadas, transpiración excesiva, respiración rápida y taquicardia. Hasta que desaparecen la agitación y la confusión, los esfuerzos por ayudar son inútiles. Casi nunca hay recuerdo del episodio. De forma ocasional, el niño relata una sensación de terror, pero solo tiene recuerdos fragmentados de imágenes como sueños. El tratamiento consiste principalmente en ofrecer capacitación y tranquilizar a la familia. Se debe ayudar al niño a tranquilizarse sin que se despierte. Si el niño se levanta y camina durante los episodios, se le debe proteger.

Despertares confusionales

Los despertares confusionales son frecuentes; afectan al 17.3% de los niños entre 3 y 13 años de edad.[5] Por lo general, se presentan durante el primer tercio de la noche. En estos casos, el niño presenta confusión marcada, respuestas lentas e inadecuadas y actividades desorientadas. No presenta temor, terror o pánico. El niño regresa espontáneamente al sueño y no tiene recuerdo de lo ocurrido. La recuperación de la privación de sueño tiende a incrementar la incidencia de despertares confusionales.

Sonambulismo

El sonambulismo suele presentarse en niños de 5-12 años de edad; incluye períodos repetidos de movimientos complejos y causa que el niño salga de la cama y camine sin estar consciente del episodio o recordar lo que pasó.[11] Como en los terrores nocturnos, casi siempre se presenta en las etapas 3 y 4 del sueño NREM, durante el primer tercio del período de sueño.

Un episodio casi siempre dura de unos cuantos minutos a media hora, y durante ese lapso el niño se sienta; hace movimientos dirigidos y procede a realizar movimientos semidirigidos, como caminar, vestirse o ir al baño. Con frecuencia termina en la recámara de los padres. Casi nunca hay respuesta a la comunicación. La confusión y la desorientación son típicos y al despertar no hay recuerdo de lo ocurrido. En ocasiones hay manifestaciones de extrema actividad del sistema nervioso autónomo, como taquicardia, respiración rápida, transpiración y diuresis.

El sonambulismo se informa en el 5% de los niños.[36] Los casos frecuentes de sonambulismo (1-4 veces por semana) se presentan en el 1-6% de los niños.[44] Es más frecuente en niños con antecedentes familiares del trastorno. Por lo general, los síntomas se resuelven al final de la adolescencia. La principal preocupación es la lesión durante un episodio. Por lo tanto, se deben poner barreras en las escaleras y ventanas, y las puertas se deben cerrar de manera que el niño no pueda salir de la casa.

Sueño y trastornos del sueño en adultos mayores

Los problemas de sueño se presentan en el 50% de los adultos mayores de 65 años de edad y un 30% de ellos padecen insomnio crónico.[45] Esta mayor prevalencia no es un fenómeno del envejecimiento; las dificultades para dormir a menudo son resultado de comorbilidades médicas y psicosociales.[17] Las consecuencias de los problemas de sueño crónico en los adultos mayores son considerables. La pérdida de sueño y el consumo de sedantes pueden provocar caídas y accidentes. Los trastornos de la respiración relacionados con el sueño pueden tener importantes efectos cardiovasculares, pulmonares y del SNC.

Hay varios cambios que se presentan en el ciclo de sueño-vigilia cuando una persona envejece. Los adultos mayores tienen interrupciones repetidas y frecuentes del sueño con períodos más prolongados de vigilia junto con una duración menor de las etapas 3 y 4 del sueño.[2] Con frecuencia se reducen las etapas más profundas del sueño NREM.[2,45] Los adultos de 70 años de edad o más necesitan 30-60 min menos de sueño que los adultos después de los 20 años de edad.[45] Casi siempre tardan más para quedarse dormidos, se despiertan antes y tienen más despertares nocturnos. Las influencias ambientales, en particular los estímulos auditivos, con frecuencia son más molestos en los adultos mayores. Con el aumento de los despertares nocturnos, aumentan la fatiga diurna y las siestas. Una causa frecuente de despertares nocturnos en el adulto mayor es la nicturia.

Las causas de los trastornos del sueño en los adultos mayores incluyen cambios en la arquitectura del sueño relacionados con la edad, secundarios a alteraciones del sueño, trastornos primarios del sueño, falta de ejercicio y malos hábitos de sueño. Los factores que predisponen a alteraciones secundarias del sueño incluyen enfermedades físicas y mentales, efectos de los medicamentos y estrés emocional. Varias enfermedades contribuyen a los trastornos del sueño en los adultos mayores, incluidos el dolor artrítico, problemas respiratorios, cardiopatía y trastornos neurológicos. Las pesadillas y temores nocturnos son frecuentes en los adultos mayores con enfermedad de Parkinson, en particular en los que toman levodopa. Las enfermedades psiquiátricas, como la depresión, son una causa de alteración del sueño. Los trastornos primarios del sueño, como la apnea del sueño, el SPI y el TMPE, también son más frecuentes. Numerosos medicamentos para tratar problemas médicos y psiquiátricos tienen efectos estimulantes e interfieren con el sueño. Entre ellos, los antidepresivos, descongestionantes, broncodilatadores, corticoesteroides y antihipertensivos. El consumo de alcohol también afecta. Los problemas de sueño-vigilia en ocasiones empeoran después de intervenciones inadecuadas iniciadas por el adulto mayor, su familia o proveedores de atención a la salud.

El sueño también se altera en problemas característicos de la demencia. Los episodios de vagabundeo nocturno, confusión y delírium se presentan a pesar de un funcionamiento normal durante el día. Las personas con enfermedad de Alzheimer con frecuencia tienen períodos mayores de despertares nocturnos y siestas diurnas.

El diagnóstico de trastornos del sueño en adultos mayores requiere una historia completa del sueño, preguntar acerca de dolor y ansiedad o depresión, revisar las prácticas actuales de higiene del sueño, antecedentes farmacológicos, informes del compañero de cama, exploración física completa y pruebas de laboratorio.[45] Las intervenciones incluyen buenos hábitos de sueño. El desarrollo de un ritual de sueño es esencial.[45] El tratamiento de un trastorno médico y cambios en los regímenes de medicamento y horarios de dosis de fármacos a menudo mejoran el sueño. Evitar el alcohol y los estimulantes antes de acostarse y mejorar la higiene del sueño pueden mejorar el sueño. Aunque los hipnóticos se pueden emplear para el insomnio transitorio, con frecuencia no ofrecen un alivio a largo plazo de las alteraciones crónicas del sueño.

RESUMEN

Los ritmos circadianos y patrones del sueño se establecen al inicio de la vida. En el recién nacido, el sueño REM se presenta al comienzo del sueño y los períodos de sueño y vigilia se distribuyen a lo largo de todo el día. Conforme progresa la estructura del ciclo de sueño-vigilia, la cantidad de tiempo invertida en el sueño REM disminuye. Para cuando el niño tiene 6 meses, se presentan tres distintas etapas del sueño NREM. A los 9 meses, el 70-80% de los lactantes duermen durante la noche y tienen siestas predecibles. A pesar de que los trastornos del sueño son frecuentes en los adultos, los niños casi no tienen estos problemas. Las preocupaciones principales de los padres incluyen hábitos irregulares de sueño, sueño insuficiente o excesivo, pesadillas, terrores nocturnos y sonambulismo.

Los cambios en el ciclo de sueño-vigilia que se presentan con el envejecimiento se evidencian por un sueño más fragmentado y una duración más corta de las etapas 3 y 4 del sueño. Las personas mayores también tienen más problemas de salud que interrumpen el sueño, toman medicamentos que interfieren con el sueño y es más probable que tengan trastornos del sueño, como insomnio, SPI y alteración de la respiración durante el sueño. Si no se corrigen, estos trastornos en el adulto mayor afectan su calidad de vida. La pérdida de sueño y el consumo de sedantes pueden provocar caídas y accidentes.

C A P Í T U L O 18

Trastornos del pensamiento, las emociones y la memoria

El objetivo de este capítulo es presentar la fisiopatología de los trastornos psiquiátricos más frecuentes, también conocidos como enfermedades mentales, así como de los trastornos de la memoria y la cognición. Estos trastornos se caracterizan por desequilibrios del pensamiento, el estado de ánimo o el comportamiento que interfieren en el funcionamiento de las personas. La quinta edición del *Manual diagnóstico y estadístico de los trastornos mentales* (DSM-5®) es un manual basado en evidencia que reconoce 297 diagnósticos diferentes de enfermedad mental.[1] Para obtener criterios específicos para cada trastorno presentado en este capítulo, consulte esta fuente. Existe una prevalencia del 17.9% de enfermedades mentales entre los adultos en los Estados Unidos,[2] lo que destaca la necesidad de tener una comprensión clara de estos trastornos y sus tratamientos adecuados basados en evidencia.

Trastornos psiquiátricos

Incidencia y prevalencia

La salud mental afecta el funcionamiento del cerebro y el cuerpo, la forma en la que las personas manejan el estrés y se relacionan entre sí, y la capacidad de trabajar y disfrutar de la vida. Las enfermedades mentales son frecuentes en la sociedad; en los Estados Unidos, una de cada cinco personas sufre las consecuencias de un trastorno psiquiátrico en un año dado. Uno de cada 25 adultos vive con una enfermedad mental grave, como esquizofrenia, trastorno bipolar o depresión mayor. Por desgracia, los niños no están exentos. El 50% de todas las enfermedades mentales crónicas inician antes de los 14 años y el 75% antes de los 24 años.[3] Es importante mencionar que el 30% de las personas con una alteración física tienen un trastorno psiquiátrico coexistente.[4] El 50% de aquellos con un trastorno por consumo de sustancias viven con un trastorno psiquiátrico.[2,3]

Diagnóstico de trastornos psiquiátricos

Los diagnósticos psiquiátricos se establecen mediante el empleo del DSM-5®.[1] Estos trastornos consisten en categorías sintomáticas o síndromes de rasgos observables que a menudo ocurren juntos. Otro sistema internacional de clasificación creado por la Organización Mundial de la Salud, la *International Statistical Classification of Diseases and Related Health Problems* (ICD-10), corresponde con algunos de los códigos del DSM-5®.[5] La psicopatología es determinada por síntomas que dependen de juicios subjetivos, los cuales en gran medida se basan en directrices sociales. A menudo se realizan pruebas de neuroimagen y de otros tipos para descartar padecimientos neurológicos y médicos que pueden causar síntomas, pero que por lo general no son diagnosticados como un trastorno psiquiátrico.

Comprensión de los trastornos psiquiátricos

Hay cada vez más datos de que los trastornos psiquiátricos pueden ser secundarios a múltiples causas: factores biológicos, psicológicos y ambientales, o una combinación de ellos. Los factores biológicos abarcan la genética, infecciones, defectos o lesiones encefálicos, nutrición deficiente, exposición a toxinas o anomalías en el desarrollo fetal. Los factores psicológicos incluyen estrés, pérdida temprana de un padre o abandono. Los factores ambientales involucran dinámicas familiares disfuncionales, expectativas culturales y consumo de sustancias.

Participación de la genética

La epigenética, el estudio de los cambios hereditarios en las expresiones genéticas, no implica alteraciones en la secuencia del ácido desoxirribonucleico (ADN) subyacente, sino un cambio en el fenotipo sin alterar el genotipo, lo que afecta la lectura de genes en las células sin modificar el ADN. El término *endofenotipo* se acuñó para describir fenotipos específicos sin una conexión genética clara con una enfermedad psiquiátrica. La investigación con endofenotipos sugiere múltiples vías que contribuyen al diagnóstico psiquiátrico.[6-11]

Teoría del estrés-diátesis

El modelo de estrés-diátesis de los trastornos psiquiátricos surgió del reconocimiento de que la genética (diátesis) y el ambiente (estrés) contribuyen al desarrollo de estos trastornos.[10] En estudios epidemiológicos a gran escala y estudios de casos y controles se ha observado que el trauma por diversas causas subyace a una amplia gama de trastornos psiquiátricos y médicos.[12] La respuesta de una persona y las secuelas a largo plazo de un acontecimiento perturbador varían mucho de un individuo a otro y dependen de una multitud de factores, como edad, etapa del desarrollo, habilidades de afrontamiento, sistema de apoyo, déficits cognitivos, fisiología neural previa y naturaleza del episodio traumático.[13]

La incidencia de problemas de salud como obesidad, enfermedades de transmisión sexual, alcoholismo, enfermedad mental grave y persistente, psicosis, adicción, trastornos de la alimentación, ansiedad y depresión se ha correlacionado de manera positiva y significativa con lo que se denomina *experiencias adversas de la niñez* (EAN). Los estudios prospectivos más recientes en cuanto a las EAN descubrieron que quienes fueron víctimas de descuido materno y abuso físico y sexual casi siempre tienen el triple de probabilidad de experimentar depresión mayor a principios de su tercera década de vida. Los participantes de estos estudios estaban en riesgo de presentar altos niveles de inflamación (proteína C reactiva de alta sensibilidad > 3 mg/L) y conjunción de biomarcadores de riesgo metabólico (sobrepeso, hipertensión arterial, colesterol total alto, colesterol de lipoproteínas de alta densidad bajo, hemoglobina glucosilada alta y niveles bajos de consumo máximo de oxígeno). Estos cambios fisiológicos predispusieron a las personas a enfermedades cardiovasculares y el riesgo de cardiopatía se duplicó.[14] Se observan cambios emocionales, inmunitarios y metabólicos perdurables con la exposición de los niños a experiencias psicosociales adversas.

Los investigadores han descubierto que la vía clave para estos cambios fisiológicos son las complejas reacciones del organismo como respuesta al estrés. El trauma es diferente al estrés. El *trauma* se refiere a sucesos que dejan a la persona indefensa, mientras que el *estrés* es un estado de sobrecarga en la respuesta a factores estresantes externos, con el resultado de deterioro y disfunción. Las respuestas al estrés son de beneficio, ya que movilizan al organismo para la acción, pero la activación prolongada de esta respuesta, en particular en la niñez temprana, ocasiona profundos cambios físicos a largo plazo. Se ha observado que la adversidad temprana altera el ADN del encéfalo a través de un proceso llamado *metilación*: se unen grupos metilo a los genes que rigen la producción de receptores de hormonas de estrés en el encéfalo, lo que a su vez impide que el cerebro regule su respuesta al estrés. Se ha observado que la exposición al estrés puede provocar cambios a largo plazo en la metilación del ADN y en su relación con la patogenia de ciertos trastornos psiquiátricos.[6,15]

La crianza de los progenitores media esta respuesta epigenética, pero en ausencia de cuidados, los niños tienen dificultades de atención y ejecución de instrucciones. Tienen mayor probabilidad de presentar conductas de alto riesgo en la adolescencia y en la edad adulta muestran mayor agresividad, comportamiento impulsivo, debilidad de la cognición e incapacidad para discriminar entre amenazas reales e imaginadas. Se piensa que sucesos traumáticos mayores y menores son el factor subyacente y contribuyen a una amplia gama de trastornos psiquiátricos y médicos.[16]

Procesamiento de la información

Los sistemas de procesamiento de la información se encuentran distribuidos por todo el encéfalo y exhiben oscilaciones sincronizadas. Esta sincronización permite crear mapas neurales temporales de manera que la percepción, memoria, cognición, emoción, lenguaje y sensaciones resultan de las interacciones entre estos sistemas de redes nerviosas.

La *neuroplasticidad* es la capacidad del sistema nervioso para cambiar su estructura y función como reacción a sucesos biológicos, psicológicos y ambientales. Se piensa que la psicopatología se desarrolla cuando existe una disregulación que interrumpe la integración de estas redes nerviosas. Cuanto más intensa es la excitación de la amígdala, más fuerte es la impronta en la memoria y menos probable es que la experiencia se procese. Los circuitos nerviosos conectan la amígdala con el lóbulo prefrontal en la corteza, que actúa como traductor de la emoción, de manera que la activación de la amígdala puede modularse.[17-19]

La percepción es la etapa final del procesamiento de la información. Consiste en la entrada de información sensitiva desde el mundo externo y su procesamiento para convertirla en significado. Toda la información sensitiva procedente del mundo externo se transmite al tálamo y después se proyecta a la corteza somatosensitiva y el área de asociación prefrontal. Esta última lleva un registro de dónde se colocó la información en la memoria a largo plazo y es responsable de recuperar e integrar recuerdos con la información sensitiva entrante para la toma de decisiones. Es la percepción consciente de los estímulos sensoriales lo que da como resultado las respuestas conductuales a la sensación. En las personas con traumatismos, lesión encefálica o cambios degenerativos, el procesamiento de la información y la actividad cognitiva pueden estar afectados.[18,19]

Neuroquímica

Las sustancias neuroquímicas son moléculas mensajeras y neurohormonas clave en la mediación de respuestas endocrinas y conductuales al estrés. Estas sustancias son cadenas de proteína e incluyen hormonas (sistema endocrino), neurotransmisores (sistema nervioso autónomo), células inmunitarias (sistema inmunitario) y neuropéptidos. Estas moléculas mensajeras, de las cuales se han identificado más de 300, activan y desactivan genes. Los neurotransmisores más importantes en el desarrollo y tratamiento de trastornos psiquiátricos son la acetilcolina (Ach), la dopamina (DA), el glutamato, el ácido γ-aminobutírico (GABA), la noradrenalina (NA), la adrenalina (A) y la serotonina (5-HT). La neurotransmisión implica varios pasos bien definidos: 1) síntesis de una sustancia transmisora, 2) almacenamiento y liberación del transmisor, 3) unión del transmisor a receptores en la membrana postsináptica y 4) eliminación del transmisor de la hendidura sináptica.[19,20]

TABLA 18-1 Sustancias neuroquímicas y posibles trastornos del pensamiento, las emociones y la memoria

Sustancias neuroquímicas	Acción propuesta	Región encefálica	Trastorno psiquiátrico
Acetilcolina (ACh)	Excitatoria o inhibitoria Aprendizaje y memoria	Núcleos basales Corteza motora	Trastornos neurocognitivos
Dopamina (DA)	Movimiento motor involuntario Estados de ánimo Sistemas de recompensa Juicio	Sustancia negra Área segmentaria anterior en el mesencéfalo	Esquizofrenia Trastornos del estado de ánimo Trastornos de ansiedad Trastornos por consumo de sustancias Trastornos neurocognitivos
Noradrenalina (NA) y adrenalina (A)	Aprendizaje y memoria Sistemas de recompensa	Sistema nervioso simpático	Trastornos del estado de ánimo Trastornos de ansiedad
Serotonina (5-HT)	Apetito, sueño y estados de ánimo Alucinaciones Percepción del dolor	Núcleo del rafe en el tronco encefálico	Esquizofrenia Trastornos del estado de ánimo Trastornos de ansiedad Trastornos neurocognitivos
Aminoácidos Ácido γ-aminobutírico (GABA), glutamato, aspartato y glicina	Inhiben la excitabilidad de las neuronas	Todo el encéfalo	Esquizofrenia Trastornos del estado de ánimo Trastornos de ansiedad Trastornos por consumo de sustancias Trastornos neurocognitivos
Hormona liberadora de corticotropina	Activa conductas de temor Aumenta la actividad motora	Eje hipotalámico-hipofisario-suprarrenal	Trastornos del estado de ánimo
Cortisol	Moviliza energía Aumenta la excitación	Hipotálamo	Trastornos del estado de ánimo
Dehidroepiandrosterona (DHEA)	Neuroprotector Efecto positivo en el estado de ánimo	Hipotálamo	Trastornos del estado de ánimo
Encefalinas	Nocicepción	Sistema nervioso central	Trastornos por consumo de sustancias

En la tabla 18-1 se muestran los patrones de respuesta neuroquímica al estrés y una selección de posibles trastornos psiquiátricos relacionados.[18-20]

Los factores neurohormonales median las respuestas conductuales al estrés. Existen numerosas pruebas de que la regulación de la corticoliberina u hormona liberadora de corticotropina (CRH, *corticotropin-releasing hormone*) y el eje hipotalámico-hipofisario-suprarrenal (HHS) son esenciales para la adaptación al estrés, y que las experiencias traumáticas en una fase temprana de la vida son particularmente dañinas para estos sistemas. Pueden ocurrir cambios fisiopatológicos a largo plazo con elevación de la CRH debido a traumas, en particular en fases tempranas de la vida.[21]

Memoria

La memoria puede dividirse en inmediata, reciente y remota.[19] La memoria inmediata suele limitarse a la recuperación de información durante un período de algunos segundos a minutos. Se piensa que estos recuerdos se refieren a información implícita con respecto a la capacidad de poner atención. La memoria reciente es la capacidad de recordar algo durante minutos a días, mientras que la memoria a largo plazo, que dura años, en general se considera el resultado de cambios estructurales reales en las sinapsis. Entre las estructuras encefálicas críticas para la formación de recuerdos están la amígdala, el hipocampo, la corteza prefrontal y el cerebelo.[19]

La memoria se almacena en redes nerviosas en todo el encéfalo, y estas conexiones se vinculan entre sí y se organizan en torno a emociones, pensamientos, imágenes y sensaciones relacionados. Estas redes bioquímicas y neuronales interconectadas sirven como plantillas para experiencias futuras, según el modo en el que los recuerdos fueron percibidos y almacenados en el encéfalo. Las vías neurales se crean a través de la experiencia y son revisadas de manera continua con las experiencias nuevas y actuales con base en la plasticidad de la estructura encefálica específica.

El comportamiento es modificado por indicios ambientales que se procesan a través del aprendizaje y la memoria. El aprendizaje modifica el patrón de receptores en la red de información. Existen dos formas de memoria: *memoria implícita*, que es en gran medida inconsciente e incluye las memorias somática, motora, emocional y de procedimiento, y la *memoria explícita*, que interviene en el conocimiento factual de personas, lugares y cosas, y su significado. Los sujetos con trastornos psiquiátricos no solo sufren disfunciones corticales específicas, sino que además pueden experimentar dificultad en las vías propuestas de aprendizaje y memoria.

Los procesos mentales implican un patrón de estímulos desde muchas partes del sistema nervioso al mismo tiempo y en una secuencia definida. Cada pensamiento requiere información simultánea de distintas partes de la corteza cerebral, el tálamo, el sistema límbico y la formación reticular en el tronco encefálico. La corteza de asociación prefrontal procesa información de muchas zonas del encéfalo y es necesaria para que ocurra el pensamiento. Tiene la capacidad de llevar un registro de fragmentos de información y recuperarlos de manera simultánea de la memoria funcional. Esto hace posible planificar, fijarse metas y resolver problemas. Los pensamientos se expresan en forma de lenguaje a través de la actividad del hemisferio izquierdo; el área de Broca, en el lóbulo frontal, se encarga de la formación de palabras, y el área de Wernicke, en el lóbulo temporal, se dedica a la comprensión del lenguaje. En la figura 18-1 se ilustran los cuatro lóbulos de la corteza cerebral.[19]

Una de las estructuras más importantes del encéfalo en cuanto al procesamiento de recuerdos es el hipocampo. Esta estructura no está completamente desarrollada sino hasta los 16-18 meses de edad. Es aquí, en la profundidad del sistema límbico, donde se procesa, transmite e integra la información procedente de la neocorteza.[22] El hipocampo es importante para hacer explícita la memoria, contrastar la realidad e inhibir la amígdala. Se ha descubierto que el tamaño de la amígdala y el hipocampo se reduce en grado significativo en las personas con traumas graves.[17] La estimulación excesiva de la amígdala interfiere en el funcionamiento del hipocampo, de modo que resulta afectada la capacidad de describir de manera semántica la experiencia traumática. Esta incapacidad para integrar el recuerdo traumático en una descripción coherente puede dejar a la persona con imágenes y sensaciones sin palabras, o dejar solo un recuerdo somático de la experiencia. Se piensa que la disminución en el funcionamiento y el tamaño del hipocampo produce desinhibición conductual e incapacidad para aprender de la experiencia.

Otra estructura importante con respecto a la memoria es el cerebelo, la estructura más grande del encéfalo. El cerebelo se activa cuando funcionan el procesamiento de la información y la memoria semántica. El cerebelo es importante para la memoria porque permite cambiar el centro de atención de manera rápida, precisa, suave y eficiente.[23] En la figura 18-2 se presentan las estructuras encefálicas importantes para la memoria y el procesamiento de la información.

RESUMEN

Dado que el encéfalo integra los procesos de aprendizaje, memoria y emociones, los síntomas pueden ser deterioro somático, cognitivo, emocional o alguna combinación de estas dimensiones. Las personas con trastornos psiquiátricos y lesiones encefálicas a menudo experimentan dificultad en las vías propuestas de aprendizaje y memoria. Es probable que estas dificultades influyan en el comportamiento y pueden tener como resultado problemas significativos en la vida diaria y en el funcionamiento en las relaciones y el trabajo. Una mejor comprensión de las complejas interacciones entre las diferentes partes del encéfalo ayudará a desarrollar psicoterapias más eficaces y emplear de manera más eficiente los psicotrópicos.

Tipos de trastornos psiquiátricos

Esquizofrenia

La esquizofrenia es un trastorno psicótico debilitante crónico que afecta al 1% de la población y produce un deterioro notable del funcionamiento.[3,24] La esquizofrenia afecta los pensamientos, sentimientos, percepciones y conducta general de la persona, además de interferir en la filtración de los estímulos ambientales. El inicio del trastorno suele ocurrir entre los 16 y 30 años de edad. La prevalencia de la esquizofrenia es mayor en hombres hasta la mayor parte de la edad adulta, pero es igual que en las mujeres hacia los 50 o 60 años de edad. Entre los factores de riesgo para esquizofrenia se incluyen trauma en la niñez, desnutrición, calidad de migrante, progenitores mayores, hambruna prenatal, consumo prolongado de cannabis, retrovirus, deficiencia de vitamina D, consumo crónico de anfetaminas, complicaciones obstétricas, pobreza y otros factores psicosociales.[25] Otro factor de riesgo es tener un familiar cercano con esquizofrenia. De hecho, los familiares en primer grado de una persona con esquizofrenia tienen una prevalencia 10 veces mayor de la enfermedad que la población en su conjunto.[25,26]

El espectro de la esquizofrenia y los trastornos psicóticos se caracterizan por síntomas como pensamientos delirantes, alucinaciones o falsas percepciones, psicosis que provoca pérdida de contacto con la realidad, habla y conducta desorganizadas, emociones limitadas y capacidad deficiente para razonar y resolver problemas, junto con disfunción social. Los criterios para la esquizofrenia requieren que dos o más manifestaciones psicóticas estén presentes durante 6 meses antes de que se realice un diagnóstico.[27]

Manifestaciones clínicas

Las características de la esquizofrenia incluyen *síntomas positivos* y *síntomas negativos* que reflejan la presencia de conductas anómalas. Los *síntomas positivos* o *psicóticos* incluyen:

- Habla incomprensible
- Alucinaciones
- Pensamientos delirantes
- Conducta muy desorganizada o catatónica

Con frecuencia, las personas con esquizofrenia pierden la habilidad para clasificar e interpretar estímulos entrantes,

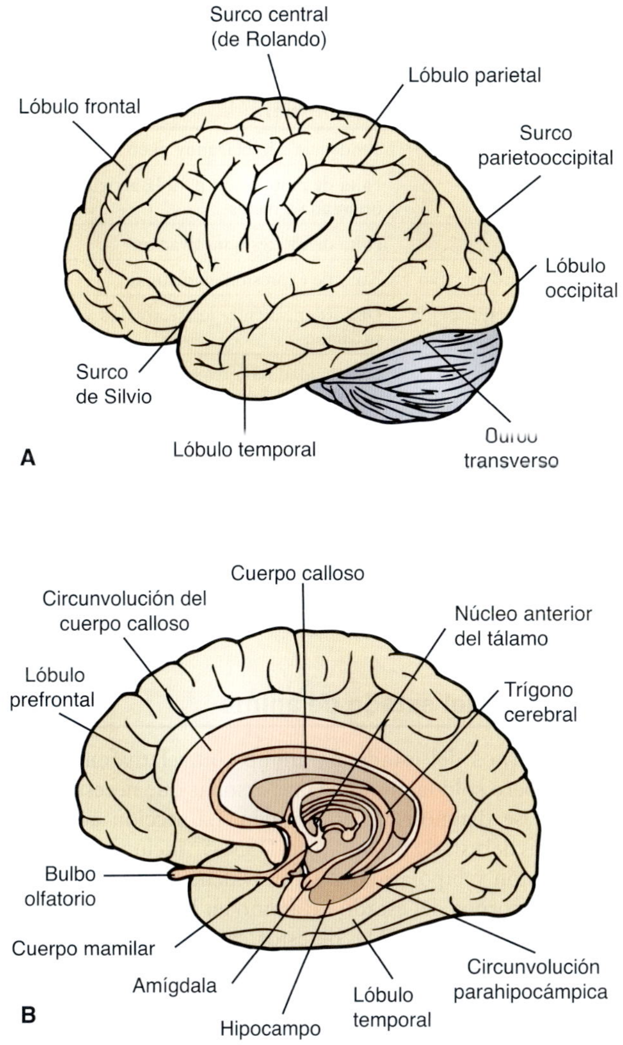

FIGURA 18-1. **A.** Aspectos laterales de los hemisferios cerebrales, incluidos los lóbulos frontal, temporal, parietal y occipital. **B.** Estructura de la corteza límbica, que incluye la corteza límbica propiamente dicha (circunvolución del cuerpo calloso, circunvolución parahipocámpica, hipocampo), y estructuras subcorticales relacionadas (tálamo, hipotálamo, amígdala).

lo cual reduce su capacidad para reaccionar de manera apropiada al ambiente. Es muy frecuente que se agudicen o se emboten los sentidos en las primeras etapas de la enfermedad. Es posible que los sonidos sean percibidos como más intensos e intrusivos; los colores pueden ser más intensos y brillantes. Además, la persona con esquizofrenia a menudo experimenta sobrecarga sensorial debido a la pérdida de la capacidad para filtrar estímulos sensoriales externos. Algunas personas con esquizofrenia muestran respuesta embotada al dolor. En la tabla 18-2 se presentan ejemplos de alteraciones de los patrones del habla que reflejan síntomas positivos de la esquizofrenia.[18,19]

Las *alucinaciones* y los *pensamientos delirantes* son *característicos de la esquizofrenia* y suelen relacionarse con la incapacidad para filtrar e interpretar estímulos y reaccionar de manera apropiada a ellos. Las alucinaciones auditivas son especialmente frecuentes; van de sonidos repetitivos simples a muchas voces que hablan al unísono. A veces, las voces son agradables, pero a menudo acusan y maldicen. Cuando ocurren alucinaciones visuales, por lo general se presentan junto con alucinaciones auditivas.[18,28]

Las ideas delirantes son ideas falsas que tiene la persona afectada y no pueden cambiarse mediante el razonamiento. Van de la simple creencia de que las personas lo observan (ideas de referencia) a la creencia de ser castigado o manipulado por otros (delirios de paranoia). Los delirios de ser una figura histórica también son habituales y se denominan *delirios de grandeza*. A veces, los delirios incluyen la creencia de que la persona afectada es capaz de controlar a otros con sus pensamientos.[18]

Los *síntomas negativos* de la esquizofrenia reflejan la ausencia de conductas sociales e interpersonales. En la tabla 18-3 se incluyen ejemplos de estas conductas negativas.[18,19] Los *síntomas negativos* son los más difíciles de tratar y a menudo son graves y persistentes entre episodios agudos de la enfermedad.[9] Otro componente de la esquizofrenia se conoce como *comportamiento desorganizado*. Además de la agitación y la agresión, en la tabla 18-4 se especifican otros comportamientos desorganizados que pueden presentarse.[18,19]

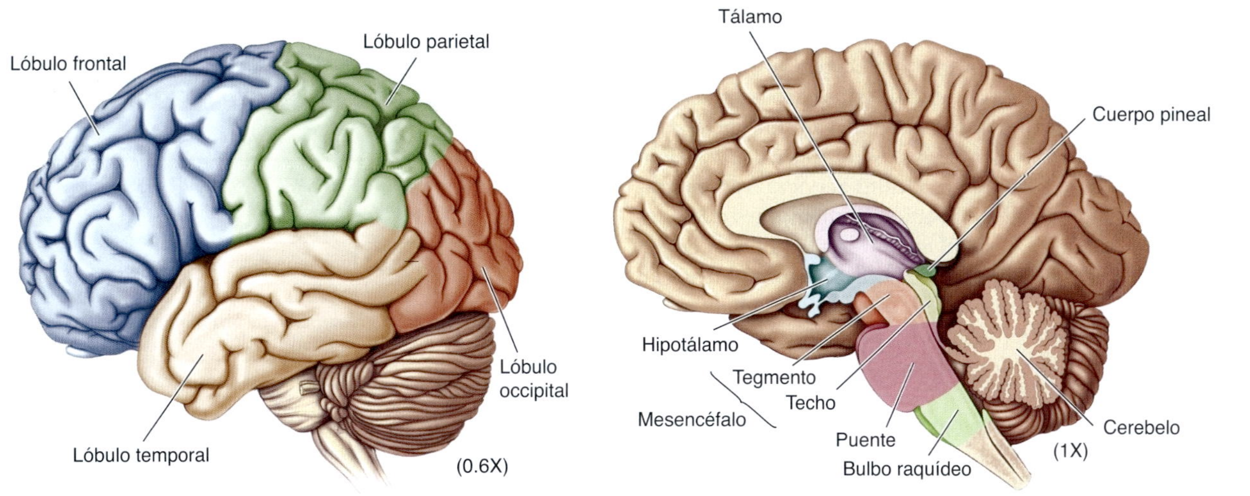

FIGURA 18-2. Superficies lateral (*izquierda*) y medial (*derecha*) del encéfalo. Tomado de: Bear M. F., Connors B. W., Paradiso M. A. (2016). *Neuroscience: Exploring the brain* (4a ed., pp. 223, 225). Philadelphia, PA: Wolters Kluwer.

TABLA 18-2 Síntomas positivos de la esquizofrenia que reflejan alteraciones de los patrones del habla

Patrón del habla	Descripción
Neologismos	Empleo de palabras inventadas
Descarrilamiento	Asociaciones laxas
Tangencialidad	Incapacidad para apegarse al punto original
Incoherencia	Pérdida de las conexiones lógicas
Ensalada de palabras	Grupos de palabras inconexas

Neurofisiología de los síntomas

El conjunto completo de mecanismos patogénicos subyacentes de la esquizofrenia no está claro. Algunas investigaciones sugieren que está implicada la falta de regulación de la dopamina y el sistema serotoninérgico,[22,28] así como otros cambios en los neurotransmisores que participan en la disminución de la actividad del glutamato a través de la disfunción de su receptor de *N*-metil-D-aspartato (NMDA).[29] Se considera que muchos de los síntomas de deterioro de la cognición que se observan en la esquizofrenia se asocian con déficits de GABA. Se ha encontrado una menor producción de la proteína en la corteza prefrontal posterolateral que puede deberse a la disfunción del ácido ribonucleico (ARN) mensajero.[29] La neuroimagen permite observar varias anomalías funcionales de la esquizofrenia. Estas anomalías incluyen pérdida excesiva de la sustancia gris en la corteza, adelgazamiento anómalo de la corteza, menor arborización dendrítica de neuronas piramidales en la corteza prefrontal y detención de la migración de neuronas hipocámpicas. Se observó crecimiento de los ventrículos lateral y tercero; reducción de lóbulo frontal, lóbulo temporal y amígdala; y disminución del contenido neuronal del tálamo.[28,30-32] Además, los gemelos genéticamente idénticos tienen solo el 50% de concordancia para el desarrollo de esquizofrenia. Esto significa que el 50% de la variación se atribuye a factores ambientales y otras contribuciones no genéticas.[6]

Tratamiento

La esquizofrenia se considera una enfermedad crónica con remisiones y exacerbaciones. Los objetivos de su tratamiento son inducir la remisión, prevenir la recurrencia y mejorar el funcionamiento cognitivo-conductual y psicosocial. Los programas de intervención temprana conllevan una mejor respuesta al tratamiento.[32] El objetivo es la *recuperación*. Según la Substance Abuse and Mental Health Services Administration de los Estados Unidos, las cuatro dimensiones que apoyan la recuperación de la salud mental son la salud, el hogar, el propósito y la comunidad.[33] Se prefiere el tratamiento en la comunidad. Sin embargo, puede estar indicada la hospitalización si la persona representa un peligro para sí misma o para otros, es incapaz de proporcionarse cuidados básicos o se rehúsa a comer o beber.

El tratamiento farmacológico con antipsicóticos suele ser de utilidad, en particular para los síntomas positivos de la esquizofrenia. Tanto los antipsicóticos típicos como los atípicos abordan los síntomas positivos. Los síntomas negativos reaccionan de manera más favorable a los antipsicóticos atípicos. La evidencia apoya las intervenciones psicosociales.[18,34] Los familiares tal vez requieran ayuda para aprender sobre el trastorno y las mejores maneras de apoyarse entre sí y al paciente.

TABLA 18-3 Síntomas negativos de la esquizofrenia que reflejan ausencia de conductas sociales e interpersonales normales

Conducta	Descripción
Alogia	Tendencia a hablar muy poco
Avolición	Falta de motivación para la actividad orientada a metas
Apatía	Falta de interés o motivación
Embotamiento afectivo	Falta de expresión emocional
Afectividad inapropiada	Discordancia entre la afectividad y la situación
Anhedonia	Incapacidad para experimentar placer en cosas que de ordinario son placenteras

Trastornos del estado de ánimo

Los trastornos del estado de ánimo son relativamente frecuentes, pero solo la mitad de las personas que necesitan tratamiento se diagnostican y atienden. La sección acerca de trastornos del estado de ánimo del DSM-5® incluye trastornos de depresión y bipolaridad.[1] La prevalencia durante 12 meses de trastornos del estado de ánimo en los Estados Unidos es del 9.5%, con un 45% de estos casos clasificados como graves. Las tasas de depresión también son más altas en individuos que viven en la pobreza o cerca de ella.[35,36]

Trastornos depresivos

El DSM-5® reconoce ocho tipos de trastornos depresivos.[1] La prevalencia de depresión es más alta en personas de familias con antecedente de trastornos del estado de ánimo que en la población general. La prevalencia de depresión mayor

TABLA 18-4 Síntomas negativos de la esquizofrenia que reflejan un comportamiento desorganizado

Conducta	Descripción
Excitación catatónica	Hiperactividad sin objetivo con movimientos anómalos como gestos y postura
Ecopraxia	Imitación de los movimientos de otra persona
Conducta regresiva	Adopción de una conducta que ya se había superado
Estereotipia	Movimientos idiosincráticos repetitivos
Hipervigilancia	Estado de mayor sensibilidad sensorial
Flexibilidad cérea	Mantenimiento de una postura extraña fija durante períodos prolongados

en mujeres es del doble que en hombres.[36] Los datos sugieren que los episodios depresivos mayores (EDM) se presentan en el 6.7% de los adultos cada año y en el 12.8% de los adolescentes.[2,3] Los EDM han aumentado en los grupos de todas las edades. La depresión puede variar en intensidad y a menudo es recurrente. La edad promedio de inicio de la depresión es de mediados de la tercera década de vida. La edad de inicio de la depresión ha disminuido, con un aumento de los EDM en personas de 18-25 años de edad.[37] Cuanto más pronto sea el inicio de los síntomas y más frecuentes sean, más probable será que la persona afectada requiera fármacos para el alivio de los síntomas. En adultos mayores, la depresión aparece a menudo con un elemento confusional y es frecuente que no se trate. Un primer episodio de depresión que ocurre después de los 65 años de edad puede ser precursor de un trastorno neurocognitivo y debe inducir tanto la valoración como el tratamiento de la depresión, así como una evaluación exhaustiva en busca de estos trastornos. La intervención temprana retarda con frecuencia el avance de la demencia, con lo cual se mantiene la independencia de la persona y su calidad de vida.[37]

Trastorno de depresión mayor

Las personas con trastorno de depresión mayor (TDM) presentan pérdida de interés en actividades que antes disfrutaban y resistencia para involucrarse en estas actividades. Con frecuencia, se presentan pensamientos recurrentes de suicidio, falta de apetito, incapacidad de concentración, dificultad o incapacidad total para la toma de decisiones y sentimientos de tener escasa valía. Son característicos la falta de energía, el retardo psicomotor, el abuso de sustancias y una variedad de trastornos del sueño que van desde insomnio hasta hipersomnio. Los criterios diagnósticos incluyen la presencia de síntomas que interfieren con actividades laborales o de funcionamiento casi todos los días durante un período mínimo de 2 semanas. La depresión tiene diversas subclasificaciones que distinguen sus patrones sintomáticos.[38]

Trastornos depresivos persistentes (distimia)

La distimia es un estado crónico de ligera depresión que dura por lo menos 2 años. Hay una montaña rusa emocional en la que la persona puede cambiar de depresión mayor a menos grave,[39] a menudo con sentimiento de tristeza. Por lo menos dos de los siguientes factores deben estar presentes: patrón alterado del sueño (hipersomnio o insomnio), fatiga, patrones alterados de alimentación (falta de apetito o comer demasiado), incapacidad de concentración, autoestima baja y sentimientos de desesperación. Se piensa que el pensamiento participa en la distimia y, aunque con causa idiopática, existe un patrón de factores de expresión familiar, ambientales, psicológicos y bioquímicos que contribuyen.[40]

Trastorno disfórico premenstrual

El trastorno disfórico premenstrual (TDPM) se relaciona con el ciclo menstrual y no debe representar una exacerbación de los síntomas de otro trastorno psiquiátrico. La causa exacta de este trastorno no es clara, pero se relaciona con cambios hormonales durante algunos días a 2 semanas antes de la menstruación. Muchas mujeres experimentan el síndrome premenstrual, en el que se presentan dolor abdominal, retención de líquidos, acné, dolor de espalda, sensibilidad de mamas y alteraciones del sueño. En cambio, las personas con TDPM muestran cansancio, ira, sentimiento de inseguridad o pérdida de control y falta de deseo por relaciones. En el 3-8% de las mujeres con TDPM, estos problemas psicológicos dificultan su participación en la vida cotidiana. El TDPM se termina con la menopausia.[41]

Trastorno de disregulación disruptiva del estado de ánimo

El trastorno de disregulación disruptiva del estado de ánimo (TDDEA) es un diagnóstico relativamente nuevo que se presenta en niños y adolescentes. Se caracteriza por un cambio de humor extremo en el cual el niño (entre los 6 y 18 años de edad) experimenta enojo, arrebatos emocionales e irritabilidad. De forma cotidiana y la mayor parte del día, el niño muestra enojo e irritabilidad. Los arrebatos emocionales pueden observarse tres veces o más por semana junto con dificultad para funcionar por la irritabilidad al interactuar con otros. Los criterios para el diagnóstico incluyen la presencia de estos síntomas de forma gradual alrededor de 12 meses o más.[42]

Trastorno depresivo por otras condiciones médicas y consumo de sustancias

Los trastornos depresivos deben distinguirse de efectos adversos de fármacos y secuelas de enfermedades médicas. La depresión a menudo concurre con una alteración física, notablemente infarto de miocardio. Este trastorno incide de manera negativa en el pronóstico, afecta tanto aspectos conductuales como fisiológicos de la recuperación y eleva el riesgo de muerte.[4,21] Además, otras enfermedades médicas se relacionan con la depresión, como endocrinopatías, enfermedad cardiovascular, afecciones neurológicas, alteraciones autoinmunitarias, infecciones víricas o de otros tipos, determinados cánceres e insuficiencias nutricionales.[43]

Neurofisiología de los síntomas

Estudios neurobiológicos y epidemiológicos sugieren que las interacciones entre factores psicosociales y biológicos en el transcurso del tiempo explican el riesgo de desarrollar TDM. El desarrollo de un trastorno depresivo depende de una multitud de factores, como inflamación, hiperactividad del eje HHS, concentraciones bajas del factor del crecimiento neurotrófico y de vitamina D. Cada vez más evidencia apoya que ciertas formas de depresión pueden relacionarse con una inflamación corporal en curso. Los factores de estrés en la vida temprana, como negligencia o traumas, producen concentraciones crónicamente altas de cortisol.[44] Se encontraron valores bajos del factor del crecimiento neurotrófico en tejido muerto del hipocampo. Las técnicas de neuroimagen muestran menores volúmenes hipocámpicos e hipertrofia del hipocampo en personas con depresión y que sufrieron abuso a edad temprana.[21] Se han propuesto varios mecanismos de acción para explicar la relación entre la vitamina D y la depresión. Se han encontrado receptores de vitamina D en la amígdala. La vitamina D puede funcionar como un neuroprotector.[45,46] Los trastornos neurológicos del sistema límbico y los núcleos basales intervienen en el desarrollo de trastornos del estado de ánimo. La disfunción de los neurotransmisores se relaciona con la depresión. La investigación señala un desequilibrio de serotonina o adrenalina que causa trastornos depresivos. Investigaciones recientes apuntan a la función de la dopamina en el trastorno depresivo.[28] Varios estudios encontraron disminución de las concentraciones de GABA en plasma, líquido cefalorraquídeo y cerebro en la depresión.

Tratamiento

Los antidepresivos alivian los síntomas al incrementar la actividad de la noradrenalina y serotonina en los receptores de la membrana postsináptica. Los antidepresivos más utilizados son los inhibidores de la recaptación de serotonina (IRS), que actúan en el espacio presináptico.[48]

Los antidepresivos tricíclicos bloquean la recaptación de serotonina y noradrenalina por la membrana presináptica. Los inhibidores de la monoaminooxidasa (IMAO) incrementan la concentración de serotonina y noradrenalina reduciendo la degradación de estos neurotransmisores por esta enzima, pero se utilizan con menor frecuencia debido a su perfil de efectos adversos y restricciones alimentarias específicas.[18,19,48]

La terapia electroconvulsiva (TEC), que induce una convulsión generalizada mediante electricidad, es muy eficaz para la depresión grave.[48] En la fototerapia, o tratamiento con luz, se utiliza luz artificial para influir en la producción de melatonina y el funcionamiento de los sistemas de catecolaminas. A menudo se emplea como tratamiento de primera línea para la depresión relacionada con cambios estacionales.[48] La evidencia indica que se puede utilizar una combinación de antidepresivos, terapia interpersonal, terapia cognitivo-conductual y terapia de resolución de problemas para obtener mejores resultados.[18,19,48]

Trastorno bipolar

El trastorno bipolar es una alteración del estado de ánimo con componentes depresivos. Los elementos de la depresión mayor mencionados anteriormente deben presentarse junto con el *síntoma característico del trastorno bipolar: la manía*. A escala global, la prevalencia de por vida de los trastornos bipolares es casi del 2.5%. La edad promedio de inicio es a los 25 años, con una mayor incidencia en mujeres. Sin embargo, el trastorno a menudo se presenta en la adolescencia.[2,3,49] Las personas con trastornos bipolares experimentan altas (euforia) y bajas (depresión) en sus estados de ánimo. Por lo general, a las personas no se les realiza un diagnóstico durante 10 años después el inicio de los síntomas.[38]

Manifestaciones clínicas

Existen cuatro tipos de trastorno bipolar que se basan en la gravedad y desviación del estado de ánimo eutímico o normal:[38]

- *Trastorno bipolar I.* La persona tiene uno o más episodios maníacos en los que el estado de ánimo es elevado, expansivo o incluso irritable que alternan con episodios depresivos mayores. Los cambios en el estado de ánimo son frecuentes junto con ira transferida. Los episodios maníacos pueden interferir con la escuela o el trabajo debido a la distracción y las ideas delirantes. Los episodios inician de manera repentina y duran de pocos días a meses. Los síntomas depresivos son más graves y tienen menor respuesta a las terapias convencionales que los maníacos.
- *Trastorno bipolar II.* La persona tiene un episodio depresivo mayor y al menos un episodio hipomaníaco o menos grave. Los síntomas hipomaníacos se presentan por lo menos durante 4 días.
- *Ciclotimia.* Este trastorno es similar al de tipo I, pero tiene síntomas menos graves. Los síntomas de hipomanía y depresión no psicótica se presentan durante 2 años mínimo o 1 año en niños y adolescentes. Este trastorno es de exclusión, es decir, que la persona con ciclotimia no cumple con los criterios para un episodio maníaco o depresivo mayor.
- *Ciclaje rápido.* Este término caracteriza a una persona que tiene cuatro o más episodios maníacos durante al menos 2 semanas en un período de 1 año. La remisión (parcial o completa) es reemplazada por manifestaciones clínicas del tipo opuesto. Los síntomas depresivos son notables.

Neurofisiología de los síntomas

Los estudios sobre los trastornos bipolares sugieren que las causas son múltiples, con una neuroplasticidad deficiente como principal característica.[50] En términos biológicos, se piensa que los trastornos bipolares son resultado de una disregulación genética, neuroendocrina, autónoma e inmunitaria.[6,51] Existe una fuerte base genética para el desarrollo de la alteración. Estudios recientes sugieren que los mecanismos patológicos en el trastorno bipolar pueden estar relacionados con los mismos que en la esquizofrenia.[52-54] Ciertos datos plantean que los endofenotipos de los trastornos bipolares o factores de resiliencia pueden participar en su desarrollo.[55]

En los estudios de neuroimagen de las personas con trastorno bipolar se han observado de manera sistemática anomalías en la corteza prefrontal subgenual, una región relacionada con las reacciones a experiencias emocionales. En algunos casos, se ha demostrado una reducción en el volumen de la sustancia gris en la corteza prefrontal, con un decremento asociado de la actividad en la región.[56] Los estudios clínicos han sugerido que esta área del encéfalo es importante para el estado de ánimo y tiene extensas conexiones con el sistema límbico.

Tratamiento

El tratamiento incluye intervenciones psicosociales, empleadas para tratar la depresión, y medicamentos. Los fármacos para modular la disregulación neurotransmisora y neurohormonal son los antipsicóticos; ciertos anticonvulsivos pueden bloquear los receptores de dopamina y son potentes antimaníacos. El patrón de referencia en el tratamiento de la depresión bipolar es el litio.[48]

Los antipsicóticos, el litio y ciertos anticonvulsivos pueden estabilizar el estado de ánimo mediante la regulación del sueño y el ritmo circadiano.

Trastornos de ansiedad

Los trastornos de ansiedad se caracterizan por un intenso temor que se presenta sin un suceso potencialmente peligroso precipitante, acompañado de manifestaciones subjetivas y objetivas. Los trastornos de ansiedad son los de mayor prevalencia entre las enfermedades mentales. Afectan a alrededor del 18.1% de todas las personas.[3] Las mujeres tienen una probabilidad un 60% mayor que los hombres de experimentar un trastorno de ansiedad en algún momento de la vida. El DSM-5® clasifica las fobias, el trastorno de pánico y el mutismo selectivo como trastornos de ansiedad.[1]

Trastorno de ansiedad generalizada

El trastorno de ansiedad generalizada (TAG) se caracteriza por ansiedad excesiva y preocupación acerca de varios sucesos o actividades. Una persona con TAG tiene preocupación que no controla con facilidad. La edad más frecuente de diagnóstico es a los 45-59 años.[53] Los criterios para el diagnóstico del TAG son preocupación y ansiedad crónicas excesivas que interfieren en actividades cotidianas y relaciones durante la mayoría de los días por al menos 6 meses. Entre las características de la afección están ansiedad, tensión muscular, hiperactividad autonómica y expectación aprensiva. Puede haber fatiga, incapacidad para concentrarse y alteraciones del sueño. Casi la mitad de las personas con TAG presentan depresión.[38]

Trastorno de ansiedad por separación

En la *ansiedad por separación*, tanto niños como adultos se angustian al separarse de casa o de una figura de apego. A pesar de que la ansiedad por separación es normal en niños de hasta 2 años de edad, cuando la angustia continúa más allá del tiempo del nivel de desarrollo, se presenta el trastorno de ansiedad por separación. La tristeza, falta de concentración, miedo a monstruos o situaciones peligrosas y aislamiento son características frecuentes del trastorno. Con la separación se pueden presentar cefaleas y náuseas, alteraciones del sueño, pesadillas, miedo a estar solo e incluso enojo.[38]

Mutismo selectivo

El mutismo selectivo es un trastorno de ansiedad en el que la persona tiene mucho miedo a hablar en contextos sociales o específicos. Es más usual en niños que sufren una fobia a hablar o miedo a las personas. Aunque se desconoce la causa, se considera que contribuyen factores genéticos. Para ser diagnosticada con este trastorno, la persona debe experimentar sus síntomas durante más de un mes.[57]

Fobias

Una fobia es un fuerte miedo irracional a algo que represente poca o ninguna amenaza real. Hay varios tipos de fobias, incluidas las relacionadas con animales, situaciones (viajar) y el cuerpo.[38] La agorafobia, una fobia estrechamente relacionada con el trastorno de pánico, es un miedo marcado o ansiedad por la incapacidad actual o anticipada para salir a un espacio público.[58] El trastorno de ansiedad social (fobia social) afecta al 7% de los niños y adultos. La edad promedio de inicio es de 13 años.[38]

Trastorno de pánico

Las personas con trastorno de pánico experimentan episodios recurrentes inesperados de incomodidad o miedo intenso acompañados de síntomas físicos o conductuales.[38] La prevalencia del trastorno de pánico es de entre el 2 y 3% en los adolescentes y adultos.[1,3] Las personas con ataques de pánico también tienen sentimientos de pérdida de control, miedo a la muerte; manifestaciones físicas, como palpitaciones, sudoración, escalofríos, hormigueo o entumecimiento; dolor de tórax o estómago, disnea y náuseas.[59,60]

El diagnóstico de trastorno de pánico puede hacerse más difícil por la presencia de síntomas como dolor torácico y disnea, que también se relacionan con alteraciones potencialmente más graves. Con frecuencia quienes tienen ataques de pánico son atendidos inicialmente en salas de urgencia, convencidos de que están experimentando un infarto de miocardio.

Los ataques de pánico suelen durar 15-30 min, pero a veces continúan durante 1 h.[18,19,58] Ciertos sucesos ambientales o estresantes podrían ser parte de la causa de los ataques de pánico. Los niños que sufren ansiedad por separación a menudo experimentan trastornos de pánico cuando son adultos. Además, ciertos traumas tempranos como la pobreza y los antecedentes de abuso físico o sexual se relacionan con el desarrollo de trastorno de pánico.[60]

Trastorno de ansiedad por consumo de sustancias/fármacos o por condiciones médicas

La ansiedad puede deberse a la intoxicación por sustancias, abstinencia o algún tratamiento farmacológico. Además, los síntomas de ansiedad pueden ser el mecanismo fisiológico de otro padecimiento médico. Los padecimientos frecuentes incluyen afecciones endocrinas, neurológicas, metabólicas, cardiovasculares y respiratorias.[61]

Neurofisiología de los síntomas

Se piensa que los trastornos de ansiedad se deben a una interacción de múltiples factores psicosociales y biológicos. Los principales mediadores de ansiedad incluyen GABA, noradrenalina, serotonina y dopamina. Se presenta un mal funcionamiento del sistema serotoninérgico y un funcionamiento excesivo del sistema adrenérgico. El sistema autónomo, específicamente el sistema nervioso simpático, participa en la respuesta hacia el estrés. La activación de corticoesteroides puede aumentar o disminuir la actividad de las vías neurales, lo que produce ansiedad.[6,61] Específicamente, se piensa que el trastorno de pánico se relaciona con la intervención de una amígdala hiperactiva y la corteza límbica y prefrontal cortical. Se ha propuesto que ciertas variantes genéticas de los factores de riesgo, como la neuroplasticidad alterada, estimulan la red de miedo.[58] El glutamato es el neurotransmisor excitatorio primario en el sistema nervioso central y participa en casi todas las vías neuronales, incluidos los estados de ansiedad patológicos y normales subyacentes.

Tratamiento

El tratamiento incluye terapias conductuales, psicológicas y farmacológicas. La terapia cognitivo-conductual es un importante componente en el tratamiento de los trastornos de ansiedad. El tratamiento farmacológico de primera línea basado en evidencia para los trastornos de ansiedad incluye agonistas específicos inhibidores selectivos de la recaptación de serotonina (ISRS), inhibidores de la recaptación de serotonina y noradrenalina (IRSN) y 5-HT_{1a}.[62,63] Los tratamientos de segunda línea incluyen benzodiazepinas. Varios fármacos han sido eficaces en el tratamiento de la fobia social, como ISRS, benzodiazepinas e IMAO. La fobia social también ha reaccionado bien a las terapias conductual y cognitiva.[62,63]

Trastorno obsesivo-compulsivo y otros relacionados

El DSM-5® separa el trastorno obsesivo-compulsivo (TOC) de los trastornos de ansiedad. Esta clasificación incluye el TOC, trastorno dismórfico corporal, trastorno de acumulación compulsiva y trastorno de tricotilomanía y excoriación.[1]

Trastorno obsesivo-compulsivo

El trastorno obsesivo-compulsivo se caracteriza por obsesiones (pensamientos repetidos) y compulsiones (actos repetidos) recurrentes).[64] Se estima que la prevalencia de por vida en adultos es del 2.3% en los Estados Unidos.[2,3] El TOC se subdiagnostica con frecuencia en niños, porque puede parecer un problema de conducta con explosiones de ira impulsivas y, por lo tanto, confundirse con trastornos de déficit de atención o bajo desempeño escolar.[65-67]

Trastorno dismórfico corporal

El trastorno dismórfico corporal (TDC) es una alteración de la percepción corporal que causa angustia emocional grave y dificultades en el funcionamiento cotidiano. Se caracteriza por preocupaciones persistentes por una ligera o imaginaria imperfección en la apariencia. Las investigaciones plantean que afecta de igual forma a hombres y mujeres.[67]

Trastorno de acumulación compulsiva

El trastorno de acumulación se caracteriza por la dificultad persistente para descartar o despedirse de posesiones, a pesar del valor real. Existe una necesidad aparente de guardar objetos y sufrimiento relacionado con descartarlos. La acumulación de los objetos causa angustia o deterioro en áreas sociales, ocupacionales y otras de funcionamiento (como mantener un entorno seguro para uno mismo y otros).[67]

Trastorno de tricotilomanía y excoriación

Una nueva clasificación del DSM-5®, el trastorno de excoriación (dermatilomanía), se caracteriza por rascado, comezón o frote excesivo y recurrente de la piel normal.[67] Se estima que la prevalencia de por vida del trastorno de tricotilomanía es del 1%.[1]

Neurofisiología de los síntomas

La neurobiología exacta de estos trastornos no está clara. Se piensa que factores genéticos y ambientales contribuyen al desarrollo de TOC, como sucesos perinatales, estresores psicosociales, traumas y procesos inflamatorios.[68] En estudios más recientes con técnicas de neuroimagen se ha demostrado en repetidas ocasiones la alteración en la corteza orbitofrontal, la corteza del cuerpo calloso, los núcleos basales y, más recientemente, en regiones del lóbulo parietal en la fisiopatología de las obsesiones y compulsiones. Además, se ha observado un volumen menor de sustancia blanca en las cortezas prefrontal posterolateral y del cuerpo calloso.[69] Se piensa que las personas con estos trastornos presentan activación excesiva de la corteza anterior del cuerpo calloso. La investigación reciente indica la participación de las señales del glutamato en el desarrollo de estos trastornos.[65,70,71]

Tratamiento

El tratamiento incluye psicoterapia, fármacos, tratamiento electroconvulsivo, estimulación magnética transcraneal y, en casos extremos, cirugía de estimulación cerebral profunda.[72] La psicoterapia incluye exposición y prevención de respuesta. Ciertos ISRS se consideran como los fármacos de referencia.[72]

Trastorno por consumo de sustancias

Desde 2013, los proveedores de atención médica agruparon los términos *abuso de sustancias* y *dependencia de sustancias* en una sola categoría: *trastorno por consumo de sustancias* (TCS). El DSM-5® reconoce varias sustancias que contribuyen al TCS, como alcohol, cafeína, cannabis, alucinógenos, inhalantes, opiáceos, sedantes, estimulantes y tabaco.[1] La tasa de prevalencia anual del TCS en personas de 12 años de edad o más es del 8.1%.[2,3] Una de cada ocho personas con TCS también experimenta un trastorno por consumo de alcohol u otro TCS adicional. Alrededor del 40% de los adultos con un TCS tienen una enfermedad mental. El abuso de sustancias como drogas o alcohol antes de los 20 años de edad puede cambiar el desarrollo del cerebro y aumentar la probabilidad de adicción con el paso de los años.[73] La preocupación por el consumo constituye la valoración principal e incluye abandonar actividades importantes, pasar más tiempo consumiendo sustancias o consiguiéndolas, y consumo continuo con agravamiento de problemas (físicos, mentales, emocionales) ocasionados por el TCS.[74]

Neurofisiología de los síntomas

Las investigaciones actuales y en marcha indican una etiología multifactorial compleja, que incluye componentes psicosociales, biológicos y ambientales. Se plantea que los factores genéticos y ambientales son igual de importantes en el desarrollo del TCS. La adicción puede ser hasta un 50% hereditaria.[73] La activación del sistema de recompensa cerebral es esencial para el desarrollo de trastornos por consumo de sustancias.[75] La técnicas de neuroimagen sobre el funcionamiento cerebral muestran que la dopamina está relacionada con el consumo de sustancias. Las sustancias que facilitan la transmisión por dopamina adquieren propiedades de incentivo y reforzamiento, y facilitan la conducta de búsqueda de droga. Los mecanismos fisiopatológicos de cada clase de sustancia son diferentes, pero la activación del sistema de recompensa es similar en todos.

Es probable que los efectos del alcohol en la liberación de dopamina se regulen mediante interacciones con otros sistemas neurotransmisores, como glutamato, GABA, factor liberador de corticotropina y 5-HT, así como por interacciones con endorfinas y encefalinas. El aumento de los receptores NMDA y los cambios en las vías de señalización de glutamato pueden incrementar con la exposición crónica al alcohol. La plasticidad durante la sinapsis glutamatérgica en las neuronas dopaminérgicas puede regular la vulnerabilidad de una persona para desarrollar adicción.[76]

Algunas drogas, como la cocaína y las anfetaminas, incrementan la concentración de dopamina en el núcleo *accumbens* al bloquear el transportador de dopamina, con lo cual prolongan el tiempo que la dopamina permanece en la hendidura sináptica. La nicotina favorece la liberación de dopamina al actuar en receptores colinérgicos presinápticos.[77,78] Se ha informado el aumento en las concentraciones de GABA durante el consumo de opiáceos. Los opiáceos se unen a los receptores opioides, que son los sitios de vinculación para encefalinas, dinorfinas y endorfinas.[79]

Tratamiento

Para el tratamiento de la adicción es necesario comprender las alteraciones fisiológicas en el funcionamiento encefálico que pueden causar recaída, incluso después de años de abstinencia. Entre los factores precipitantes de recaídas están el estrés, los indicios ambientales y la exposición a la sustancia. Las recaídas no son raras y no deben considerarse fallos del tratamiento, sino más bien un reflejo de la naturaleza de la enfermedad. Dado que existe alta comorbilidad entre la depresión y la farmacodependencia, el tratamiento profesional de problemas psiquiátricos preexistentes a menudo reduce el consumo de drogas y ayuda a prevenir la recaída. Los tratamientos son variados e incluyen intervenciones biológicas, conductuales y psicosociales. Determinar las vías de recompensa cerebrales puede ser parte del tratamiento para el TCS. Hoy día, la Food and Drug Administration (FDA) aprobó tres medicamentos que actúan como antagonistas o bloqueadores del alcohol para el tratamiento de las adicciones en adultos.[80,81] Se utilizan otros medicamentos para bloquear los receptores de opiáceos y los efectos eufóricos.

RESUMEN

El desarrollo de un trastorno psiquiátrico depende de una multitud de factores, incluyendo trauma acumulativo y del desarrollo, apoyos sociales, vinculación y perfil neurobiológico y psicológico de la persona. Estos factores causan cambios en el encéfalo y en el funcionamiento neural. La investigación reciente ha profundizado en la comprensión de cómo esta compleja interacción contribuye a la psicopatología. A través de la identificación de quienes son vulnerables y están en riesgo de desarrollar psicopatología, los especialistas pueden comenzar a seleccionar intervenciones que fomenten la resiliencia y mantengan el bienestar psicológico.[82-84] El conocimiento creciente sobre la fisiopatología de los trastornos psiquiátricos continuará llevando al desarrollo de psicoterapias y conductas de vida que favorezcan la resiliencia y la prevención de trastornos psiquiátricos.

Trastornos de la memoria y la cognición

El término cognición se refiere a todos los procesos por los cuales la información sensorial se transforma, reduce, elabora, almacena, recupera y utiliza. Implica la percepción de señales sensoriales y la capacidad de aprender y manipular nueva información, reconocer objetos familiares y recuperar experiencias pasadas, resolver problemas, pensar de manera abstracta y hacer juicios. Las áreas cognitivas involucradas en los trastornos neurocognitivos incluyen memoria, lenguaje, capacidad motora perceptiva, función ejecutiva y de cognición social, y atención compleja.[1,76,85]

Envejecimiento cognitivo normal

La memoria sufre un deterioro lento pero progresivo a lo largo de la vida, y es importante distinguir lo que puede denominarse "envejecimiento cognitivo normal" de los trastornos de memoria y cognición. Muchos adultos mayores permanecen intelectualmente intactos y hacen contribuciones sobresalientes a una edad avanzada. La capacidad de aprender nueva información se deteriora, pero la memoria permanece intacta. El funcionamiento ejecutivo se deteriora de forma mínima con el envejecimiento. El vocabulario y la mayoría de las capacidades cognitivas permanecen sin deterioro durante el envejecimiento normal. El razonamiento conceptual, la memoria y la velocidad de procesamiento se deterioran de forma gradual con el paso de los años. Sin embargo, en el envejecimiento normal, este decremento no afecta las capacidades funcionales.[86,87]

Trastornos neurocognitivos

El DSM-5® reemplazó la terminología de la demencia por trastornos neurocognitivos (TNC), el término científico preferido. *Trastornos neurocognitivos* es un término general para referirse a un deterioro lo suficientemente grave en el funcionamiento mental para interferir con la capacidad de una persona para desempeñar sus actividades cotidianas sin ser parte normal del proceso de envejecimiento. Los síntomas de los TNC pueden variar, pero incluyen pérdida de la memoria, problemas de comunicación y lenguaje (encontrar palabras), dificultad para realizar tareas complejas (pagar cuentas) y problemas de juicio.[88,89] Estos síntomas están directamente relacionados con las áreas cognitivas de memoria, lenguaje, capacidad motora perceptiva, cognición social, función ejecutiva y atención compleja. El DSM-5® clasificó los subtipos etiológicos específicos de la disfunción neurocognitiva. Cada subtipo debe cubrir los criterios de un TNC leve o moderado.[1] Se estima que el 13.8% de las personas de 72 años de edad o más sufren cierto tipo de TNC.[90]

Los TNC afectan las áreas cognitivas de la memoria, el lenguaje, la función ejecutiva, la capacidad motora perceptiva, la cognición social y la atención compleja. Cada TNC tiene manifestaciones y características únicas. La investigación sobre la patogenia de estos trastornos está en curso y hay un creciente cuerpo de evidencia para guiar el tratamiento.

Trastornos neurocognitivos por delírium

El delírium es un estado confusional agudo variable que se desarrolla durante un período breve.[18] Se estima que la prevalencia es del 1-2% en personas de 65 años de edad o más y de un 10% en las de 85 años o más.[91] Entre los factores que aumentan el riesgo de desarrollar delírium están la edad avanzada, TNC, deterioros funcionales, antecedente de TCS y deficiencias sensoriales. Otros factores desencadenantes son padecimientos médicos, fármacos, dolor incontrolable, suspensión de medicamentos, retención urinaria y bolo fecal. En algunos estudios se sugiere que la inflamación y el metabolismo oxidativo deteriorado son parte de la patogenia del delírium. Además, la transmisión deficiente de los neurotransmisores de acetilcolina, serotonina, ácido γ-aminobutírico (GABA) y dopamina participa en el desarrollo de este trastorno.[91]

Los efectos cognitivos del delírium no son sistemáticos; se manifiestan como disminución de la consciencia, alteración del sueño y acciones psicomotrices anómalas.[38] El tratamiento del delírium es de apoyo y pretende eliminar la causa subyacente.[48]

Trastornos neurocognitivos por enfermedad de Alzheimer

Los trastornos neurocognitivos por enfermedad de Alzheimer (EA) se presentan en la edad madura o avanzada y representan el 60-80% de todos los casos de trastornos neurocognitivos. Afectan a más de 5.2 millones de estadounidenses y podrían ser la sexta causa principal de muerte en dicho país. El riesgo de desarrollar enfermedad de Alzheimer aumenta con la edad; se estima que casi el 50% de las personas de 85 años de edad o más viven con trastornos neurocognitivos a causa de esta enfermedad, y que dos tercios son mujeres. Se proyecta que hacia el año 2050 habrá 7.1 millones de estadounidenses con trastornos neurocognitivos por enfermedad de Alzheimer.[90]

Manifestaciones clínicas

Los trastornos neurocognitivos secundarios a la enfermedad de Alzheimer siguen un curso lento y progresivo, con supervivencia promedio de 8-10 años después del diagnóstico.[90] Los *síntomas distintivos son pérdida de la memoria a corto plazo, dificultad con el lenguaje y cambios conductuales*. Se han reconocido diversas etapas de la enfermedad que pueden ir desde cuatro hasta siete etapas identificadas por la Alzheimer Association. Todas se caracterizan por cambios degenerativos progresivos.[90] La tabla 18-5 ilustra las etapas, manifestaciones y áreas cognitivas afectadas con la progresión de la enfermedad de Alzheimer. Son frecuentes los trastornos de agitación, del sueño y de depresión.

Neurofisiología de los síntomas

La enfermedad de Alzheimer se caracteriza por atrofia cortical y pérdida de neuronas, en particular en los lóbulos parietal y temporal. En la figura 18-3 se muestra la atrofia cortical grave encontrada en un paciente con enfermedad de Alzheimer. No se comprenden totalmente los aspectos patogénicos de la enfermedad de Alzheimer, pero se piensa que son una combinación de alteración de la neurotransmisión, estrés oxidativo, neuroinflamación y otros factores.

Los neurotransmisores con una función importante en la patogenia de la EA incluyen ACh, GABA, NMDA y *L*-arginina.[92-96] Se piensa que el metabolismo de la arginina se encuentra alterado en el hipocampo. Otros neurotransmisores quizá participan en el estrés oxidativo que está involucrado en la enfermedad de Alzheimer.[86,95] Algunos estudios sugieren que la disminución en la transmisión colinérgica cerebral se relaciona con deterioros cognitivos. Otros estudios plantean la interacción del amiloide β (Aβ) con receptores colinérgicos.

TABLA 18-5 Áreas cognitivas afectadas con la progresión de la enfermedad de Alzheimer

Etapa	Manifestaciones	Área cognitiva afectada
Etapa 1 Sin deterioro	Olvidos	Memoria
Etapa 2 Deterioro muy leve	Memoria ocasional a corto plazo Afasia ocasional	Memoria Lenguaje
Etapa 3 Deterioro leve	Memoria a corto plazo (MCP), olvidar nombres Afasia ocasional Problemas de concentración	Memoria Lenguaje Atención compleja
Etapa 4 Deterioro moderado	Olvidar la MCP Recuerdos transitorios de memoria a largo plazo (MLP) Problemas de afasia Dificultad para completar tareas múltiples	Memoria Lenguaje Atención compleja Función ejecutiva
Etapa 5 Deterioro moderadamente grave	Desorientación de tiempo y lugar Más déficits de MLP Dificultad para vestirse de manera adecuada	Memoria Lenguaje Atención Función ejecutiva Capacidad de percepción
Etapa 6 Deterioro grave	Desorientación de persona, tiempo y lugar Déficits transitorios más profundos de MLP Patrones de sueño invertidos Pérdida de control de esfínteres Intensificación de personalidad reprimida previamente Características Delirios paranoides	Memoria Lenguaje Atención Función ejecutiva Capacidad de percepción Cognición social
Etapa 7 Deterioro muy grave	Indiferente Pérdida del control motor Reflejos anómalos Dificultad para deglutir Muerte	Memoria Lenguaje Atención Función ejecutiva Capacidad de percepción Cognición social

Fuente: Smits L., van Harten A. C., Pijnenburg Y. A., et al. (2015). Trajectories of cognitive decline in different types of dementia. *Psychological Medicine* 45(5), 1051–1059. doi:10.1017/S0033291714002153; Alzheimer's Association. (2016). 2016 Alzheimer's disease facts and figures. *Alzheimer's and Dementia* 12(4), 1–80. Disponible en: https://www.alz.org/documents_custom/2016-facts-and-figures.pdf; Sadock B., Sadock V. (2014). *Synopsis of psychiatry* (11th ed.). Philadelphia, PA:Lippincott Williams & Wilkins.

La alteración de la señalización en los sistemas colinérgicos y glutamatérgicos en la corteza causa deficiencias parietales, en el hipocampo, la amígdala y la corteza frontal.[95]

Los hallazgos neuropatológicos clásicos en la enfermedad de Alzheimer son ovillos neurofibrilares y placas amiloides (neuríticas). Los principales rasgos microscópicos de esta enfermedad son degeneración celular, pérdida neuronal sináptica difusa y ovillos neurofibrilares. Las placas neuríticas son componentes densos de Aβ. Estudios celulares genéticos, patológicos y bioquímicos recientes apoyan un desequilibrio entre la producción y eliminación de Aβ, lo que causa que la acumulación sea un factor clave en la patogenia de la enfermedad de Alzheimer. Las placas neuríticas se ilustran en la figura 18-4.[96,97]

La enfermedad de Alzheimer familiar es causada por mutaciones en el gen de la proteína precursora de amiloide (*AAP*), el gen de la presenilina 1 (*PS1*), el gen de la presenilina 2 (*PS2*) y el gen de la apolipoproteína E4 (*ApoE4*). Estas mutaciones generan cambios en el Aβ.[98] El componente dominante del centro amiloide es el Aβ, un péptido derivado de la proteólisis de la proteína precursora de amiloide más grande que abarca la membrana de lado a lado. Cada vez hay más pruebas de que el Aβ es la molécula crítica en la patogenia de la enfermedad de Alzheimer.[98] Las marañas neurofibrilares, presentes en el citoplasma de neuronas anómalas, consisten en proteínas fibrosas enrolladas entre sí de manera helicoidal (fig. 18-5). Estas marañas son resistentes a la degradación química o enzimática, y persisten en el tejido encefálico mucho tiempo después de que la neurona en que se originaron ha muerto y desaparecido. Un componente de los filamentos helicoidales pares es una forma hiperfosforilada de manera anómala de la proteína τ, una proteína relacionada con los microtúbulos axónicos que favorece su ensamblaje.[99]

Los síntomas hereditarios de la enfermedad de Alzheimer de inicio temprano aparecen antes de los 65 años de edad y representan el 1-2% de los casos de esta enfermedad. Algunos estudios sugieren que los factores genéticos que contribuyen a la enfermedad de Alzheimer son similares a los del síndrome de Down.[99,100]

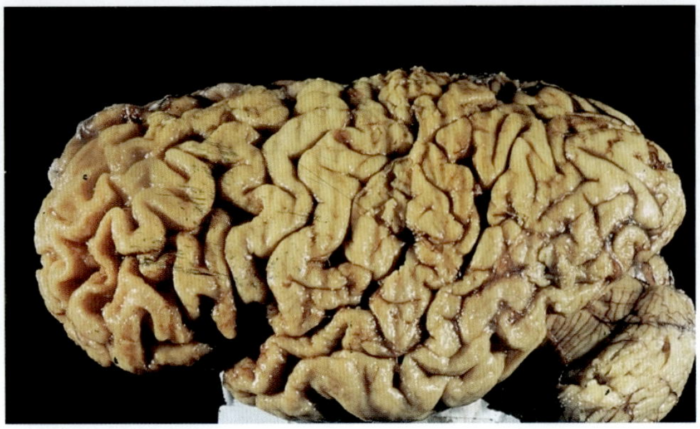

FIGURA 18-3. Atrofia encefálica cortical grave. Se observa atrofia frontotemporal grave que puede indicar enfermedad de Alzheimer o de Pick. La atrofia frontal indica cambios en el funcionamiento ejecutivo y deterioro del juicio. Tomado de: Rubin R., Strayer D. (Eds.) (2012). *Rubin's pathology: Clinicopathologic foundations of medicine* (6a ed., p. 1349). Philadelphia, PA: Lippincott Williams & Wilkins.

Alerta sobre el dominio de conceptos

Uno de los cambios genéticos relacionados con la EA se presenta en el cromosoma 21, el mismo afectado en el síndrome de Down. Prácticamente todas las personas con síndrome de Down exhiben las manifestaciones patológicas de la EA a medida que envejecen.

Diagnóstico y tratamiento

El diagnóstico solo puede confirmarse mediante examen microscópico del tejido de una biopsia cerebral o en la necropsia. El diagnóstico se basa en los datos clínicos. Se realizan pruebas de neuroimagen y metabólicas para descartar otras alteraciones cuando se diagnostica un trastorno neurocognitivo por la enfermedad de Alzheimer.

No hay tratamiento curativo para la enfermedad de Alzheimer. Se emplean fármacos sobre todo para frenar la progresión y controlar la depresión, la agitación o los trastornos del sueño.[101] Las intervenciones adecuadas incluyen ajustes en el entorno, reorientación y encontrar la causa subyacente del comportamiento. Las listas de reproducción de música personalizadas son una práctica basada en evidencia con gran éxito para disminuir las conductas de agitación en personas con esta enfermedad.[102,103]

Dos de los objetivos principales de la atención son mantener la socialización y proporcionar apoyo para los cuidadores. Se han extendido los grupos de autoayuda que dan apoyo a familiares y amigos, como la Alzheimer's Association. Se dispone de centros de cuidados diurnos y relevo en numerosas zonas para ofrecer alivio a los cuidadores y estimulación apropiada al paciente.

Trastornos neurocognitivos por demencia vascular

Los trastornos neurocognitivos por demencia vascular, antes conocidos como *demencia multiinfarto*, representan

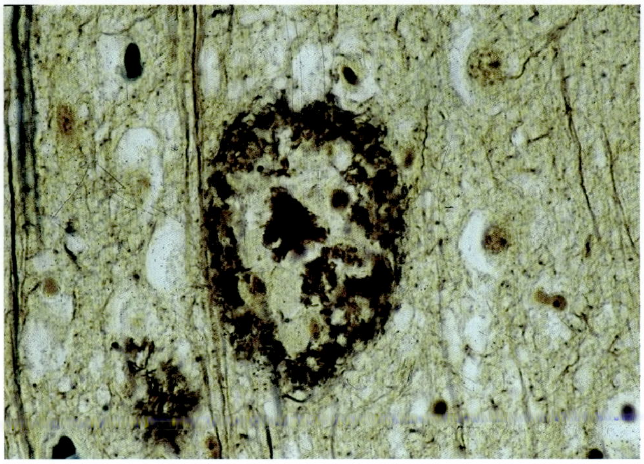

FIGURA 18-4. Placas neuríticas con enfermedad de Alzheimer. Las placas son acumulaciones de amiloide ß polimerizadas con un anillo de proyecciones neuríticas. Tomado de: Rubin R., Strayer D. (Eds.) (2012). *Rubin's pathology: Clinicopathologic foundations of medicine* (6a ed., p. 1345). Philadelphia, PA: Lippincott Williams & Wilkins.

alrededor del 10% de todos los tipos de TNC[92] y son causados por una lesión secundaria a daño isquémico o hemorrágico encefálico. El daño en los vasos sanguíneos grandes puede causar síntomas repentinos, con daño en los vasos pequeños que produce un inicio retardado de los síntomas.[1] Las investigaciones sugieren que la patología cerebrovascular puede ser un factor de riesgo poco reconocido para la enfermedad de Alzheimer.[104] Las áreas cognitivas afectadas de forma temprana son la capacidad motora perceptiva, la atención compleja y la función ejecutiva. Los síntomas de la depresión suelen estar presentes. La *incidencia se relaciona estrechamente con el ictus*, pero también con hipertensión, arritmias, infarto de miocardio, vasculopatía periférica, anomalías de los lípidos, diabetes mellitus, vasculitis autoinmunitaria e infecciosa y tabaquismo.[105]

Trastornos neurocognitivos por lesión cerebral traumática

Los trastornos neurocognitivos por lesión cerebral traumática (LCT) son causados por las consecuencias a largo plazo de una lesión encefálica. La prevalencia de los TNC secundarios a una LCT están en aumento.[106]

Trastorno neurocognitivo por enfermedad de Parkinson

Alrededor del 10% de las personas con enfermedad de Parkinson (EP) desarrollan los síntomas de un trastorno neurocognitivo, los cuales suelen aparecer después de los 70 años de edad y *después de que se han presentado los síntomas clásicos de la EP*, como bradicinesia, temblor, rigidez e inestabilidad postural.[102,107] En los trastornos neurocognitivos secundarios a la EP, las proteínas α-sinucleínas (cuerpos de Lewy) se acumulan en la sustancia negra. Se piensa que los agregados causan degeneración de las células nerviosas que producen dopamina.[98,102] El deterioro cognitivo se

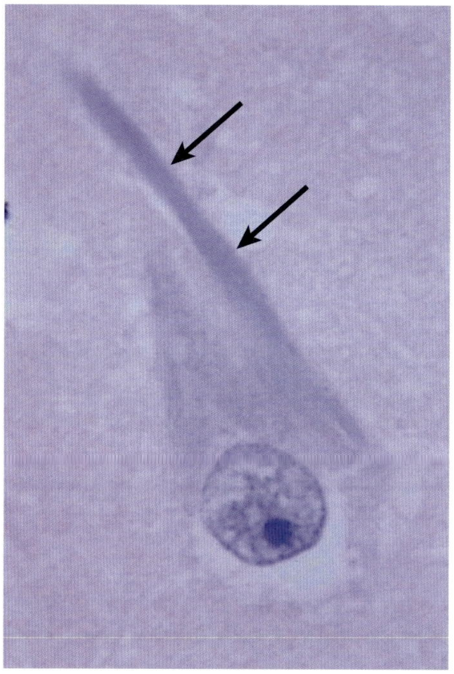

FIGURA 18-5. Los ovillos neurofibrilares son acumulaciones intraneuronales e intracitoplasmáticas de proteína τ polimerizada hiperfosforilada (flechas). Los sitios y el grado de distribución de los ovillos se correlacionan con los síntomas clínicos. Tomado de: Rubin R., Strayer D. (Eds.) (2012). *Rubin's pathology: Clinicopathologic foundations of medicine* (6a ed., p. 1346). Philadelphia, PA: Lippincott Williams & Wilkins).

agrava de forma lenta pero progresiva, afectando todas las áreas cognitivas. La demencia es más frecuente en la EP y las manifestaciones clínicas incluyen movimientos musculares involuntarios o espasmos, alucinaciones visuales, alteraciones de la memoria, déficits visuoespaciales, lentitud de movimiento y pensamiento, trastorno de conducta durante el sueño de movimientos oculares rápidos, alteraciones del estado de ánimo (depresión, agitación y ansiedad) y postura rígida. Los cambios cerebrales en la EP son similares a los de la EA.[90,102]

El tratamiento incluye cuidados de soporte y fármacos, incluyendo inhibidores de colinesterasa, ácido de *N*-metil-D-aspartato y dopaminérgicos.[48,102]

Trastornos neurocognitivos por enfermedad con cuerpos de Lewy

Estos trastornos se deben a la acumulación de cuerpos de Lewy, que son proteínas de α-sinucleína que se acumulan en los núcleos de las neuronas que controlan la memoria y la actividad motora. Estas proteínas reemplazan las estructuras de las células nerviosas. Las manifestaciones clínicas tempranas de esta enfermedad son fluctuaciones en el estado de alerta y atención, y alucinaciones visuales recurrentes.[113] La enfermedad con cuerpos de Lewy a menudo se confunde con la de Alzheimer, pero tiene un inicio más temprano y muestra características de la enfermedad de Parkinson y comportamientos que incluyen delirios, agresión y depresión.[38] El tratamiento incluye inhibidores de colinesterasa, ácido de *N*-metil-D-aspartato y dopaminérgicos. Es importante evitar los neurolépticos y antipsicóticos de primera generación en la enfermedad con cuerpos de Lewy. [102]

Trastornos neurocognitivos por degeneración frontotemporal

La degeneración frontotemporal (DFT), al principio llamada *enfermedad de Pick* y demencia frontotemporal, es un deterioro progresivo de los lóbulos frontal y anterior del encéfalo. Se identificaron mutaciones en cinco genes en la DFT. La codificación de la proteína τ y los precursores del factor de crecimiento, como el gen de granulina, son los marcadores genéticos más frecuentes. Un estado histopatológico subyace a los síntomas clínicos, y en los estudios de imagenología estructural se ha observado atrofia de los lóbulos frontal y anterotemporal.[19] El trastorno tiene un fuerte componente hereditario: el 30-50% de las personas diagnosticadas con DFT informan por lo menos un pariente con el trastorno. *El inicio de la enfermedad es antes de los 65 años.*[91]

Hay dos presentaciones clínicas bien diferenciadas que reflejan los síntomas de DFT:

- Conductual (más frecuente):
  - Acciones desinhibidas e impulsivas
  - Apatía
  - Comportamiento social inapropiado
  - Anomalías conductuales (pueden ser muy extremas y diagnosticarse erróneamente como esquizofrenia o depresión psicótica)
- Del lenguaje (menos frecuente):
  - Alteraciones de la comprensión
  - Alteraciones de la expresión[108]

La investigación demuestra que los cambios patológicos y genéticos relacionados con la DFT tienen los mismos genes involucrados en la esclerosis lateral amiotrófica.[108,109] *La neuroimagen puede ser útil para distinguir la DFT de otros trastornos cognitivos.* De manera característica, la imagenología estructural revela atrofia de la parte anterior del lóbulo temporal y frontal. El avance de la enfermedad es inexorable y la muerte ocurre en 2-10 años.

Trastornos neurocognitivos por enfermedad de Huntington

La enfermedad de Huntington (EH) es causada por una mutación genética del gen *HTT*. Hay un 50% de probabilidad de desarrollar EH si algún progenitor la padece.[110] Las primeras neuronas afectadas (y en las cuales el daño es mayor) son las del núcleo caudado y el putamen de los núcleos basales. Los cambios neuroquímicos que se presentan con la enfermedad son complejos (fig. 18-6). Un decremento del GABA en los núcleos basales causa menos inhibición del tálamo, lo que conduce a una mayor liberación del neurotransmisor excitatorio glutamato a la corteza frontal.[110] La disfunción de las vías motoras directas e indirectas en los

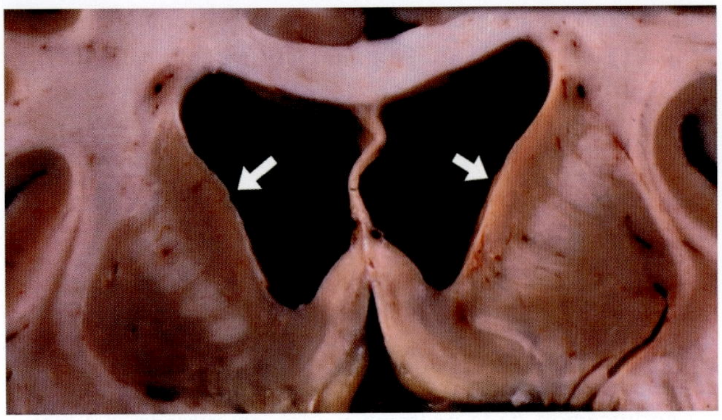

FIGURA 18-6. Enfermedad de Huntington. Los núcleos caudales (flechas) están atrofiados y causan expansión de los ventrículos laterales. También se observa cierto grado de atrofia cortical. Tomado de: Rubin R., Strayer D. (Eds.) (2012). *Rubin's pathology: Clinicopathologic foundations of medicine* (6a ed., p. 1351). Philadelphia, PA: Lippincott Williams & Wilkins.

núcleos basales en la EH provoca una amplia variedad de síntomas motores, llamados discinesias. Los estudios sugieren que las alteraciones en el equilibrio de dopamina, relacionadas con la función del receptor para glutamato, también pueden tener una participación importante en las alteraciones conductuales y cognitivas de la EH.[111] Conforme progresa la enfermedad, se ve afectada una gran cantidad de neuronas, lo que causa atrofia cerebral.

La mayoría de los adultos presentan manifestaciones clínicas en la edad madura; sin embargo, las anomalías cognitivas y psicológicas inician en la edad adulta temprana. La apariencia puede estar desaliñada y los cambios del estado de ánimo tal vez progresen a un comportamiento agresivo.

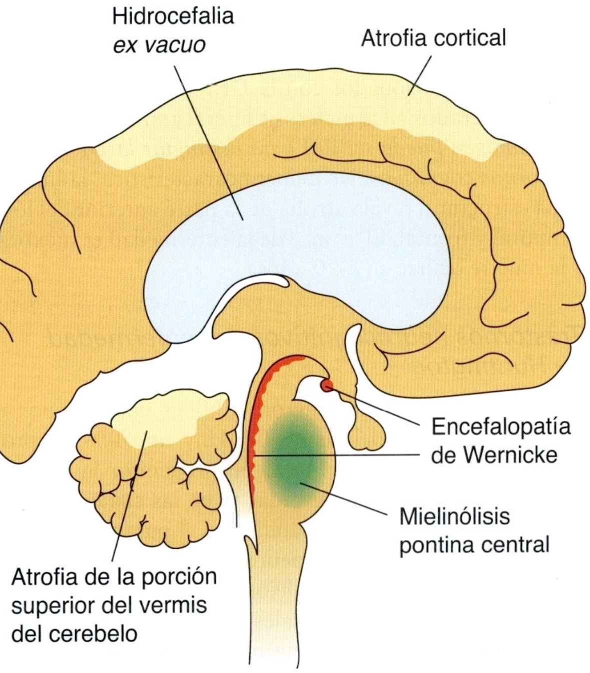

FIGURA 18-7. Región del encéfalo con lesiones relacionadas con abuso crónico de etanol. Este caso ilustra las estructuras afectadas en el síndrome de Wernicke-Korsakoff. Tomado de: Rubin R., Strayer D. (Eds.) (2012). *Rubin's pathology: Clinicopathologic foun- dations of medicine* (6a ed., p. 1342). Philadelphia, PA: Lippincott Williams & Wilkins.

Las tendencias suicidas aumentan conforme progresa la enfermedad porque no hay cura. La corea (movimientos involuntarios espasmódicos) aumenta con el estrés y alcanza el punto máximo después de 10 años del inicio. Algunos déficits de memoria y la deficiencia de la función cognitiva pueden presentarse junto con impulsividad, frustración y hostilidad conforme se deteriora el lóbulo frontal.[38] La causa inmediata de muerte suele ser una infección.[1] No hay cura para la EH. El tratamiento es de apoyo e intenta aliviar los síntomas.[111]

Trastornos neurocognitivos por infección por VIH

La infección por VIH puede provocar trastornos neurocognitivos. Algunos estudios recientes sugieren que el cerebro puede actuar como reservorio para la infección por VIH, lo que causa inflamación persistente. En la infección por VIH se libera glutamato en exceso y se relaciona con la neurotoxicidad.[112] El tratamiento es de sostén.

Trastornos neurocognitivos por consumo de sustancias/medicamentos

El trastorno neurocognitivo inducido por sustancias/medicamentos se caracteriza por un deterioro neurocognitivo que persiste más allá de la suspensión aguda de la sustancia. Los factores de riesgo para los trastornos neurocognitivos inducidos por sustancias/medicamentos incluyen mecanismos de afrontamiento defectuosos y un antecedente amplio de abuso de sustancias.[113] Los síntomas de un TNC leve o mayor relacionado con consumo de alcohol incluyen deterioros en la memoria, la función ejecutiva, la cognición social, la atención compleja y las capacidades motoras perceptivas. En ciertos casos, suspender el consumo de alcohol causa mejorías en la función cognitiva; sin embargo, el daño suele ser permanente e irreversible.[114]

El síndrome de Wernicke-Korsakoff puede ser resultado del alcoholismo crónico. La figura 18-7 ilustra las zonas del encéfalo afectadas por el abuso crónico de etanol (alcohol), que incluye atrofia cortical. Las manifestaciones clínicas abarcan deterioro leve de la memoria y recuerdos fabricados, debilidad aguda y parálisis de los músculos extraoculares, nistagmo, ataxia y confusión. La persona afectada también puede presentar signos de neuropatía periférica. Otros síntomas son marcha inestable y diplopia. Quizá haya signos atribuibles a la supresión del alcohol, como delírium, confusión y alucinaciones. Este trastorno es causado por la insuficiencia de tiamina (vitamina B_1), que interfiere de manera directa en la producción de glucosa, el nutriente principal del encéfalo.[114]

RESUMEN

El término cognición se refiere a todos los procesos por medio de los cuales la información sensitiva se transforma, reduce, elabora, almacena, recupera y utiliza. Es importante distinguir lo que puede denominarse como "envejecimiento cognitivo normal" de los trastornos de memoria y cognición. Los problemas de memoria que se relacionan con el envejecimiento normal tienden a reflejar una disminución generalizada en la eficiencia con la que se procesa y se recupera la información. El recuerdo de un acontecimiento puede basarse en la recuperación que se acompaña de la rememoración de los detalles específicos o en la sensación de que el suceso es antiguo o nuevo con base en su familiaridad. Hay pruebas de que la rememoración depende más del hipocampo, mientras que la familiaridad depende más de la corteza entorrinal, y que el envejecimiento saludable tiene mayores efectos en la rememoración que en la familiaridad.

La demencia constituye un síndrome de deterioro del funcionamiento cognitivo lo suficientemente grave para interferir con el desempeño ocupacional o social. El diagnóstico de esta alteración se basa en los antecedentes, la exploración física y neurológica completa, la evaluación del estado cognitivo-conductual y estudios de laboratorio (en particular de hormonas tiroideas y vitamina B_{12}) y neuroimagen. Existen varias causas potencialmente reversibles de demencia que pueden recordarse con la mnemotecnia DEMENTIA: *d*rogas y fármacos (cualquier sustancia con actividad anticolinérgica), *e*moción (depresión), *m*etabolismo (funcionamiento tiroideo), disminución en la capacidad visual y auditiva (*eyes and ears*), hidrocefalia *n*ormotensa, *t*umor u otra lesión ocupante, *i*nfección (VIH o sífilis) y *a*nemia (insuficiencia de vitamina B_{12} o folato).

Los principales síndromes de demencia progresiva son la enfermedad de Alzheimer, demencia vascular, DFT, enfermedad de Creutzfeldt-Jakob (ECJ), síndrome de Wernicke-Korsakoff, EH, EP y demencia con cuerpos de Lewy. Con mucho, la causa más frecuente de demencia (60-80%) es la enfermedad de Alzheimer. Este trastorno es un importante problema de salud en los adultos mayores. Se caracteriza por atrofia cortical, pérdida de neuronas y presencia de placas neuríticas, degeneración granulovacuolar y depósitos cerebrovasculares de amiloide. La enfermedad sigue un curso lento y progresivo que comienza con el deterioro de la memoria y termina con la incapacidad para reconocer a familiares o amigos y la pérdida de control del funcionamiento corporal. El daño isquémico o hemorrágico se relaciona con la demencia vascular y la DFT con atrofia de los lóbulos frontal y temporal. La ECJ es una forma rara rápidamente progresiva de demencia. El síndrome de Wernicke-Korsakoff con mayor frecuencia es resultado del alcoholismo crónico. La EH es un trastorno hereditario caracterizado por corea crónica y progresiva, cambios psicológicos y demencia. Existe controversia acerca de si la demencia con cuerpos de Lewy está relacionada con la enfermedad de Alzheimer y la de Parkinson. En la actualidad, la demencia con cuerpos de Lewy se clasifica como una α-sinucleinopatía.

UNIDAD

6 Alteraciones de las funciones sensoriales especiales

CAPÍTULO 19

Alteraciones de la función visual

La Organización Mundial de la Salud (OMS) informa que 161 millones de personas en todo el mundo padecen algún problema de visión: 124 millones tienen deterioro de la vista y 37 millones son ciegas.[1] Además, 153 millones padecen un problema de visión debido a errores refractivos sin corregir (miopía, hipermetropía o astigmatismo).[1] En 2017, la Asamblea Mundial de la Salud afirmó que más del 90% de las personas con problemas visuales se concentran en países con ingresos bajos y medios.[1] La OMS es uno de los fundadores del programa *Visión 2020*, que trabaja para eliminar las principales causas de ceguera prevenible para el año 2020.[1]

Las alteraciones de la vista se deben a afecciones de los párpados y el globo ocular (conjuntiva, córnea y úvea), la presión intraocular (glaucoma), el cristalino (cataratas), el humor vítreo y la retina (retinopatía y degeneración macular), vías ópticas y corteza visual, así como de músculos extraoculares y movimientos del ojo. El globo ocular, llamado *ojo*, es una estructura notablemente móvil, casi esférica, contenida dentro de una cavidad con forma piramidal del cráneo denominada *órbita*. El ojo solo ocupa la quinta parte anterior de la órbita. El resto contiene músculos, nervios, glándulas lagrimales y tejido adiposo que sostienen al globo ocular en su posición normal. Las superficies expuestas de los ojos están protegidas por los párpados: colgajos de membrana mucosa cubierta de piel que constituyen un medio para bloquear la mayor parte de la luz. Las lágrimas bañan la superficie anterior del ojo; evitan la fricción entre el ojo y el párpado, mantienen hidratada la córnea y protegen el ojo frente a infecciones e irritación por cuerpos extraños. En la figura 19-1 se ilustra el párpado y el aparato lagrimal.

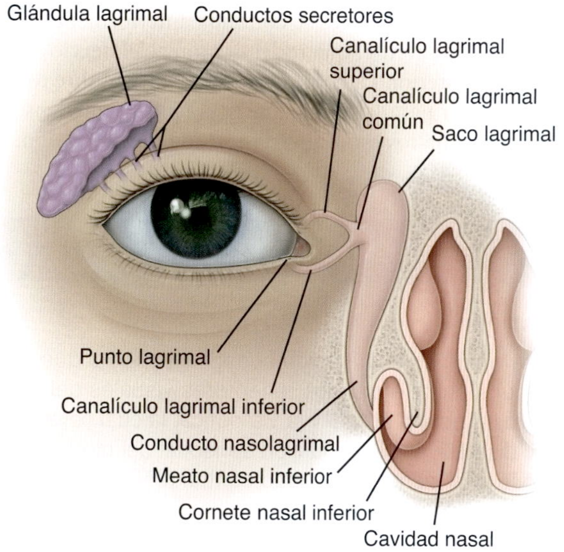

FIGURA 19-1. Ojo y aparato lagrimal. Tomado de: Pawlina W. (2016). *Histology: A text and atlas: With correlated cell and molecular biology* (7th ed., p. 923, Fig. 24.18). Philadelphia, PA: Wolters Kluwer.

Alteraciones de las estructuras accesorias del ojo

Tres capas distintas forman la pared del ojo: la esclerótica o capa exterior de sostén, la úvea o capa vascular intermedia, y la retina, compuesta por una capa de células nerviosas

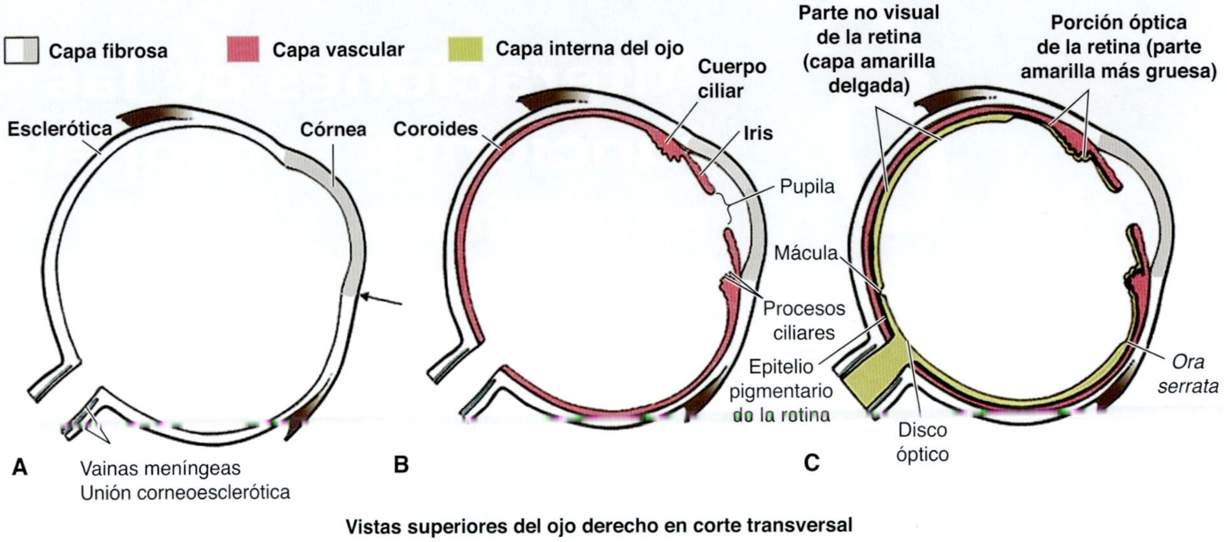

FIGURA 19-2. Capas del ojo. La pared del globo ocular está constituida por tres capas separadas. **A.** Capa fibrosa externa. **B.** Capa vascular intermedia. **C.** Capa fotosensible interna, la retina. Tomado de: Moore K. L., Agur A. M., Dalley A. F. (2015). *Essential clinical anatomy* (5th ed., p. 522, Fig. 7.26). Philadelphia, PA: Wolters Kluwer/Lippincott Williams & Wilkins.

retinianas y la capa pigmentada exterior (fig. 19-2). La capa exterior del ojo, resistente, opaca, blanca y fibrosa, se llama *esclerótica*. Es fuerte y elástica, y mantiene la forma del globo ocular. La esclerótica se continúa anteriormente con la córnea y la duramadre, que rodea y protege el nervio óptico en la parte posterior. La coroides (úvea) provee sobre todo el sostén vascular para la retina, que es el tejido neurosensorial que proporciona los estímulos de entrada para la visión.

PUNTOS CLAVE

La visión

- La visión es una función sensorial especial que reúne el trabajo de los receptores visuales del ojo, el nervio óptico y la vía óptica, la cual lleva y distribuye la información sensorial del globo ocular al sistema nervioso central (SNC) mediante los fotorreceptores de la retina y las cortezas de asociación primaria y visual, que traducen las señales sensoriales en imágenes visuales.
- La visión binocular depende de la coordinación de tres pares de nervios extraoculares que facilitan los movimientos conjugados del ojo, con ejes ópticos de ambos ojos que se mantienen paralelos entre sí cuando giran en sus cavidades.

Enfermedades de los párpados

Los párpados superior e inferior son colgajos de piel modificados con músculo asociado y placas cartilaginosas que protegen el globo ocular. La hendidura palpebral es la abertura ovalada entre los párpados superior e inferior. En las esquinas del ojo, donde se unen los párpados superior e inferior, se forma un ángulo denominado *canto*. El canto lateral es el ángulo ocular externo o temporal y el canto medial es el ángulo ocular interno o nasal. En cada párpado, un tarso o lámina de tejido conjuntivo les da su forma (fig. 19-3). Cada tarso contiene glándulas sebáceas modificadas, llamadas *glándulas de Meibomio* o tarsales, cuyos conductos se abren en los márgenes del párpado. Las secreciones sebáceas de las glándulas de Meibomio posibilitan el cierre hermético de los párpados y evitan que las lágrimas se evaporen con rapidez.

Dos músculos estriados, el elevador del párpado superior y el orbicular del ojo, permiten el movimiento de los párpados. La función del elevador del párpado superior, inervado por el nervio oculomotor (nervio craneal [NC] III), es levantar el párpado superior. El músculo orbicular rodea al ojo y está inervado por el nervio facial (NC VII). Cuando este músculo se contrae, cierra los párpados. Entre la nariz y el ángulo medial del ojo, está el ligamento palpebral medial, el cual se conecta con el margen medial de la órbita (*véase* la fig. 19-3). Un ligamento palpebral similar se une con el margen lateral de la órbita. El nervio orbicular del ojo se inserta en el ligamento palpebral medial que atraviesa cada párpado y se junta en la unión palpebral lateral. Cuatro músculos rectos y dos oblicuos hacen posible el movimiento del ojo.

Blefaroptosis

La caída del párpado se denomina *ptosis*. En la figura 19-4 se ilustra la ptosis del síndrome de Horner. Esta puede ser consecuencia de la debilidad del músculo elevador, que sube el párpado superior, en conjunto con la acción sin oposición del músculo orbicular del ojo, que cierra con firmeza los párpados. La debilidad del músculo orbicular del ojo ocasiona un párpado abierto, pero no ptosis. Las causas neurales de la debilidad del párpado incluyen lesión de los nervios craneales que inervan o de los núcleos centrales de los nervios en el mesencéfalo y la protuberancia.

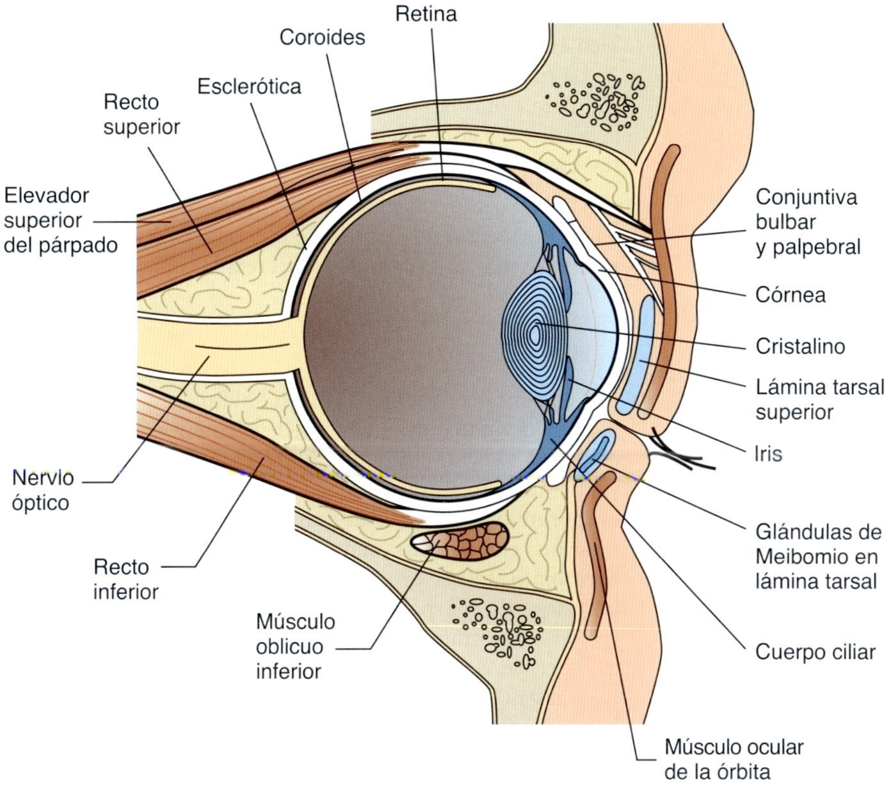

FIGURA 19-3. El ojo y sus partes: vista lateral.

Por lo general, los bordes de los párpados se encuentran en tal posición que la conjuntiva palpebral que cubre los párpados no está expuesta y las pestañas no tocan la córnea. La inversión hacia adentro del borde del párpado se llama *entropión*. La causa más frecuente es la cicatrización de la conjuntiva palpebral o la degeneración en la sujeción de la fascia con el párpado inferior que se presenta con el envejecimiento. Puede observarse irritación de la córnea cuando las pestañas se vuelven hacia adentro. El *ectropión* se refiere a la eversión del borde del párpado inferior, y es la alteración bilateral palpebral más habitual. Es causado por la relajación del músculo orbicular del ojo secundaria a la debilidad del NC VII o al proceso del envejecimiento normal.[2] El ectropión ocasiona desgarro e irritación ocular y puede conducir a la inflamación de la córnea.

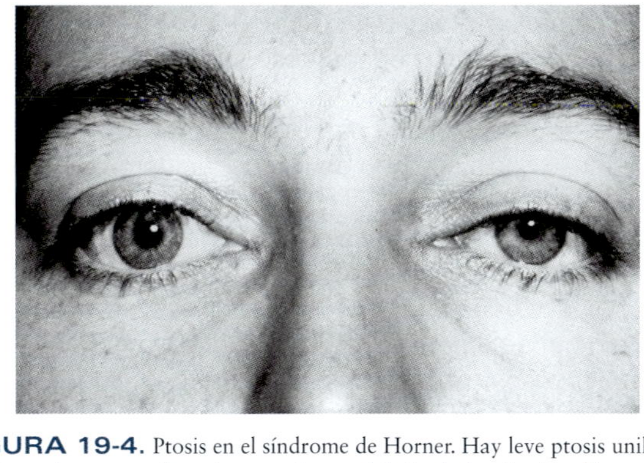

FIGURA 19-4. Ptosis en el síndrome de Horner. Hay leve ptosis unilateral y anisocoria con pupila más pequeña en el lado de la afección. Tomado de: Miller N. R., Newman N. J., Biousse V., et al. (Eds.) (2016). *Walsh and Hoyt's clinical neuro-ophthalmology: The essentials* (3rd ed., p. 431). Philadelphia, PA: Lippincott Williams & Wilkins.

El entropión y el ectropión se tratan por medios quirúrgicos. La contracción de la cicatriz resultante suele tirar del párpado hacia arriba hasta su posición normal.

Blefaritis

La blefaritis es una inflamación bilateral crónica frecuente que afecta las pestañas y las orillas del párpado (fig. 19-5). Hay dos tipos principales de blefaritis anterior: inflamatoria e infecciosa. Por lo general, la forma inflamatoria se relaciona con la seborrea (caspa) del cuero cabelludo o las cejas. La blefaritis infecciosa puede ser causada por *Staphylococcus epidermidis* o *S. aureus*, en cuyo caso las lesiones a menudo son ulcerativas. Los principales síntomas de la blefaritis anterior son irritación, ardor, enrojecimiento y comezón en los márgenes del párpado. El tratamiento incluye limpieza cuidadosa con un aplicador húmedo para retirar las escamas.

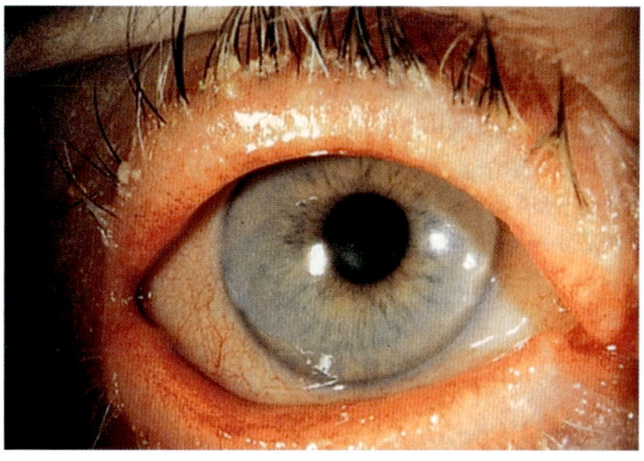

FIGURA 19-5. Blefaritis: inflamación de la orilla del párpado. Tomado de: Jensen S. (2015). *Nursing health assessment: A best practice approach* (2nd ed., p. 341). Philadelphia, PA: Lippincott Williams & Wilkins.

Si la afección se relaciona con una infección microbiana, se prescribe un antibiótico (como pomada o gotas).[3]

La *blefaritis posterior* es la inflamación de los párpados que afecta las glándulas de Meibomio. Puede ser resultado de una infección bacteriana, sobre todo por estafilococos, o de la disfunción de las glándulas de Meibomio, en la que existe una relación estrecha con la rosácea.[3] Las glándulas de Meibomio y sus orificios se inflaman, con dilatación de las glándulas, taponamiento de los orificios y secreciones anómalas. Las lágrimas pueden ser espumosas e infrecuentemente grasas por las secreciones de las glándulas de Meibomio. El tratamiento de la blefaritis posterior está determinado por los cambios concurrentes en la conjuntiva y la córnea. Los tratamientos iniciales consisten en la compresión con paños calientes y masaje de los párpados. También puede ser necesario un tratamiento sistémico con antibióticos con base en los resultados de los cultivos bacterianos.[3]

El *orzuelo* es causado por una infección de las glándulas de Meibomio u otras estructuras del margen del párpado. Esta infección suele ser producida por *S. aureus*. Los síntomas principales son dolor, enrojecimiento e inflamación. Se aplica calor con una compresa caliente en la zona como ayuda en el tratamiento. Quizá sea necesaria la derivación a un oftalmólogo si la infección no desaparece después de 2 o 3 días.[3]

Un *chalación* (calacio o calación) es un granuloma inflamatorio crónico que se desarrolla cuando se obstruye la glándula de Meibomio. Se caracteriza por un nódulo pequeño e indoloro en el párpado. El tratamiento consiste en la aplicación de compresas calientes. Puede ser necesario asistir con un oftalmólogo si el nódulo no desaparece. No se prescriben antibióticos porque no se trata de un proceso infeccioso.[3]

Enfermedades del aparato lagrimal

Este aparato incluye la glándula lagrimal principal, que produce las lágrimas; los puntos, los canalículos y el saco lagrimal, que recogen las lágrimas; y el conducto nasolagrimal, que vierte las lágrimas en la cavidad nasal. La glándula lagrimal se encuentra en la órbita, arriba y al lado del globo ocular (*véase* la fig. 19-1). Alrededor de 12 conductos pequeños conectan la glándula lagrimal con el fórnix conjuntival superior. Las lágrimas están compuestas por cerca del 98% de agua, 1.5% de cloruro de sodio y pequeñas cantidades de potasio, albúmina y glucosa. La función de las lágrimas es proporcionar una superficie óptica suave mediante la eliminación de irregularidades diminutas de la superficie. También humedecen y protegen la delicada superficie de la córnea y la conjuntiva. Además, eliminan y retiran sustancias irritantes y microorganismos, y proporcionan las sustancias nutrientes necesarias para la córnea. Las lágrimas contienen lisozimas e inmunoglobulina (Ig) A, IgG e IgE, las cuales actúan de forma sinérgica para protegerla frente a las infecciones. Si bien predomina la IgA, las concentraciones de IgE aumentan con algunas alergias.

Xeroftalmía u ojos secos

La xeroftalmía u "ojo seco" es una enfermedad multifactorial caracterizada por una película de lágrimas inestable que provoca una variedad de síntomas o deterioro visual, posiblemente junto con daño de la superficie ocular.[4]

La fina película de lágrimas que cubre la córnea es esencial para evitar la sequedad y la lesión de la capa externa de la córnea, así como para proporcionar protección inmunitaria. Esta película de lágrimas consta de tres capas:

- Una capa superficial de lípidos que procede de las glándulas de Meibomio y se piensa que retarda la evaporación.
- Una capa acuosa que es secretada por las glándulas lagrimales.
- Una capa mucinosa, la cual cubre la córnea y las células epiteliales.[5]

Los síntomas del ojo seco son habituales y se pueden dividir en dos categorías: acuoso-deficiente y evaporativo.[5] La categoría acuoso-deficiente se relaciona con enfermedades y alteraciones autoinmunitarias. La categoría de ojo seco evaporativo tiene diversas causas, pero la más frecuente se relaciona con la oclusión de las aberturas de las glándulas de Meibomio. Otras causas incluyen incapacidad para cerrar los párpados, parpadeo infrecuente y uso de lentes de contacto.[5] Es posible que las personas se quejen de sentir los ojos arenosos. Puede haber ardor, sensibilidad a la luz, enrojecimiento o comezón. Por lo general, la visión puede ser borrosa.[5] Se suelen utilizar lágrimas artificiales para aliviar los síntomas. Si el malestar continúa, es importante que un oftalmólogo realice una valoración.[5]

Dacriocistitis

La *dacriocistitis* es una infección que ocasiona la inflamación del saco lagrimal secundaria a la obstrucción anatómica del conducto nasolagrimal (dacrioestenosis). Los síntomas incluyen lagrimeo, exudado, dolor, inflamación y sensibilidad. El tratamiento consiste en la aplicación de compresas calientes y tratamiento antibiótico tópico y oral.

En los lactantes, la dacrioestenosis suele deberse a que los conductos nasolagrimales no se abrieron de forma espontánea antes del nacimiento. El tratamiento definitivo requiere cirugía.[6]

RESUMEN

Los párpados sirven para proteger el ojo. La ptosis se refiere a la caída del párpado superior, que es causada por una lesión en el NC III. El entropión, que es la inversión del párpado superior y las pestañas hacia el globo ocular, es molesto y causa irritación en la córnea. El ectropión, o eversión del párpado inferior, ocasiona lagrimeo y puede conducir a inflamación de la córnea. La blefaritis marginal es una alteración palpebral muy frecuente. Por lo general, se debe a una infección por estafilococos o seborrea.

El aparato lagrimal incluye la glándula lagrimal principal, la cual produce las lágrimas; los puntos y el saco lagrimal, que recogen las lágrimas; y el conducto nasolagrimal, que vierte las lágrimas en la cavidad nasal. Las lágrimas protegen la córnea de la sequedad, o xeroftalmía, y la irritación. La producción insuficiente de lágrimas o las alteraciones que impiden el parpadeo y la distribución adecuada de las lágrimas producen sequedad en los ojos y predisponen a irritación y lesiones corneales. La dacriocistitis es una inflamación causada por una infección del saco lagrimal.

Alteraciones de la conjuntiva, la córnea y la úvea

Alteraciones de la conjuntiva

La conjuntiva es una membrana mucosa delicada que recubre la superficie anterior de ambos párpados (*conjuntiva palpebral*) y se pliega hacia atrás sobre la superficie anterior del globo ocular (*conjuntiva ocular* o *bulbar*).[7] La conjuntiva ocular cubre solo la esclerótica o parte blanca del ojo, no la córnea. Cuando ambos ojos se cierran, la conjuntiva cubre el saco conjuntival cerrado. Aunque la conjuntiva protege al ojo, su principal función es producir un moco lubricante que lo baña y conserva su humedad.

La conjuntivitis o inflamación de la conjuntiva (ojos rojos o rosas) es una de las formas más frecuentes de oftalmopatía. Puede ser resultado de una infección bacteriana o vírica, alérgenos, sustancias químicas, irritantes físicos o energía radiante. Según la causa, la conjuntivitis varía en gravedad desde hiperemia leve (enrojecimiento del ojo) con lagrimeo hasta conjuntivitis grave con exudado purulento. La conjuntiva es en extremo sensible a la irritación e inflamación.

Entre las manifestaciones clínicas de la conjuntivitis están la sensación de un cuerpo extraño y ardor y arenilla dentro del ojo, comezón y fotofobia. El dolor intenso sugiere enfermedad de la córnea más que de la conjuntiva. Puede haber secreción o exudado, que suele ser acuoso cuando la conjuntivitis es causada por una alergia, cuerpo extraño o infección vírica, y mucopurulento en presencia de infecciones bacterianas o micóticas. Una característica de muchas formas de conjuntivitis es la hipertrofia papilar, que tiene lugar porque la conjuntiva palpebral se une al tarso mediante fibrillas finas. Como resultado, la inflamación que se origina entre las fibrillas ocasiona que la conjuntiva se eleve en montículos llamados **papilas**. Cuando las papilas son pequeñas, la conjuntiva tiene un aspecto suave y aterciopelado. La conjuntivitis con papilas rojas sugiere una fuente bacteriana o *Chlamydia*. En la conjuntivitis alérgica, con frecuencia las papilas se aplanan, son poligonales y de color lechoso, y tienen aspecto adoquinado.

El diagnóstico de conjuntivitis se basa en la anamnesis, la exploración física y los estudios de cultivos y microscópicos para identificar la causa. En contraste con estas dos últimas, la conjuntivitis produce una infección (p. ej., agrandamiento y enrojecimiento) de los vasos sanguíneos de la conjuntiva periférica en lugar de irradiaciones alrededor del limbo córneo. La conjuntivitis también produce solo una molestia leve en comparación con la moderada a intensa que se relaciona con las lesiones de la córnea o el dolor de gran intensidad del glaucoma agudo. Por lo general, las formas infecciosas de la conjuntivitis son bilaterales y, a veces, afectan a otros miembros de la familia o personas relacionadas. La enfermedad unilateral sugiere fuentes de irritación, como cuerpos extraños o irritación química.

Conjuntivitis alérgica

Esta afección incluye una diversidad de afecciones de la conjuntiva que suelen caracterizarse por comezón. La más frecuente es la rinoconjuntivitis alérgica estacional o fiebre del heno, una reacción de hipersensibilidad mediada por IgE desencadenada por alérgenos transportados mediante el aire, como el polen.[3] Por lo general, causa lagrimeo bilateral, prurito y ojos rojos (fig. 19-6).

El tratamiento de la rinoconjuntivitis alérgica estacional incluye evitar los alérgenos, emplear compresas frías en los ojos y lavar los ojos con lágrimas artificiales. La conjuntivitis alérgica también se ha tratado de manera satisfactoria con antihistamínicos orales no sedantes de segunda generación.[3]

Conjuntivitis infecciosa

Los agentes de la conjuntivitis infecciosa incluyen bacterias, virus, gonorrea y *Chlamydia*. Las infecciones se extienden desde zonas adyacentes a la conjuntiva o se transportan por la sangre, como en el sarampión o la varicela. Los recién nacidos pueden contraer conjuntivitis durante el proceso de parto.

Conjuntivitis bacteriana

Puede presentarse como una infección aguda, hiperaguda o crónica. La *conjuntivitis hiperaguda* es una infección ocular grave que amenaza la visión. Las causas más frecuentes son *Neisseria gonorrhoeae* y, con menos frecuencia, *N. meningitidis*. En los recién nacidos, *N. gonorrhoeae* es la causa del tipo más grave de conjuntivitis.[3] En adultos y adolescentes, la infección ocurre a través de la autoinoculación por el contacto con los genitales infectados. La infección tiene un inicio repentino y se caracteriza por una cantidad copiosa de exudado amarillo verdoso. Los síntomas, que casi siempre son progresivos, incluyen enrojecimiento de la conjuntiva, quemosis (edema alrededor de la córnea),

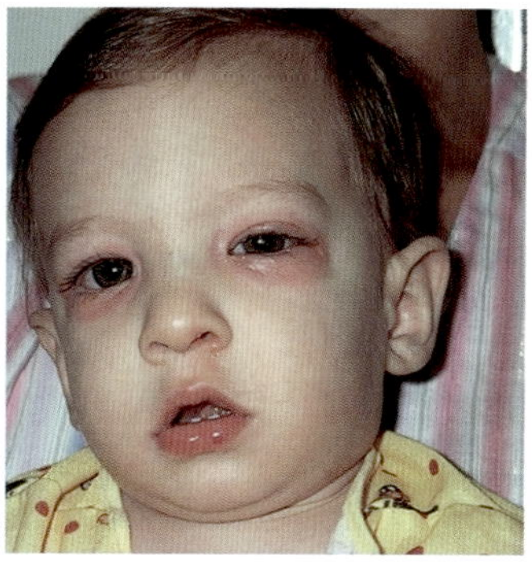

FIGURA 19-6. Conjuntivitis alérgica. Por lo general, es bilateral y se presenta con frecuencia en personas con alergias. Tomado de: Jensen S. (2015). *Nursing health assessment: A best practice approach* (2nd ed., p. 341). Philadelphia, PA: Lippincott Williams & Wilkins.

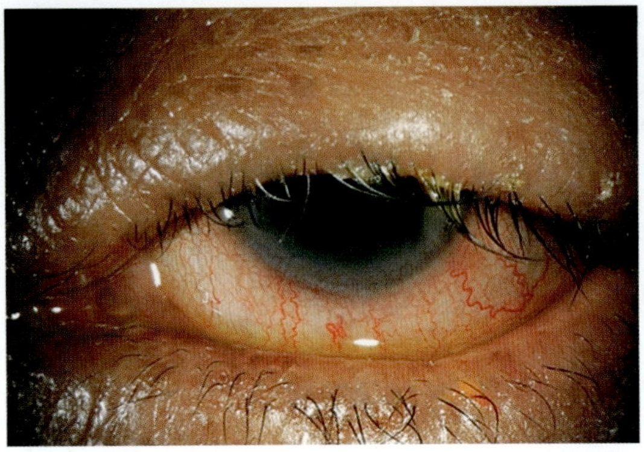

FIGURA 19-7. Conjuntivitis bacteriana: usualmente exudado purulento y conjuntiva inflamada. Tomado de: Jensen S. (2015). *Nursing health assessment: A best practice approach* (2nd ed., p. 341). Philadelphia, PA: Lippincott Williams & Wilkins.

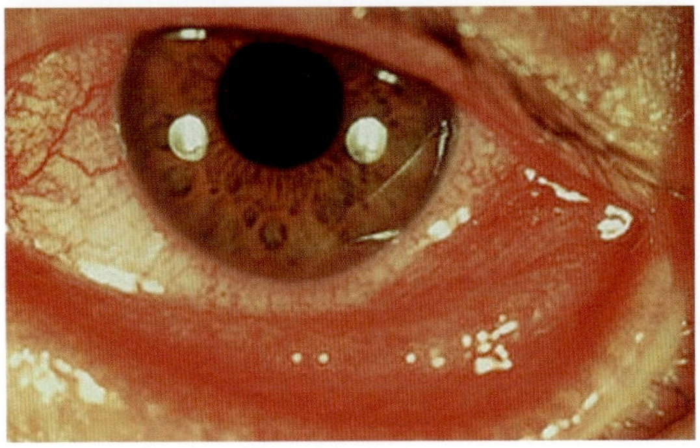

FIGURA 19-8. Conjuntivitis vírica: exudado transparente, que puede acompañarse de congestión de los senos y rinorrea. Tomado de: Jensen S. (2015). *Nursing health assessment: A best practice approach* (2nd ed., p. 341). Philadelphia, PA: Lippincott Williams & Wilkins.

inflamación palpebral y ganglios linfáticos preauriculares inflamados y dolorosos a la palpación (fig. 19-7). Las infecciones oculares gonocócicas que no se tratan producen ulceración corneal con perforación final y, a veces, ceguera permanente. Los métodos diagnósticos incluyen tinción de Gram inmediata de muestras oculares y cultivos especiales para buscar especies de *Neisseria*. El tratamiento consiste en antibióticos sistémicos complementados con antibióticos oculares.[3]

Por lo general, la *conjuntivitis bacteriana aguda* se presenta con ardor, lagrimeo y exudado mucopurulento o purulento. Los agentes causales frecuentes son *Streptococcus pneumoniae*, *S. aureus* y *Haemophilus influenzae* en adultos. En niños, también es frecuente *Moraxella catarrhalis*.[3] La infección suele iniciar en un ojo y en un lapso de 24-48 h se extiende al otro. El exudado puede ser verde, blanco o amarillo. El tratamiento puede incluir la aplicación local de antibióticos (pomada o gotas).

Conjuntivitis vírica

Entre los agentes etiológicos de la conjuntivitis vírica se encuentran los adenovirus, los herpesvirus y los enterovirus. Una de las causas más frecuentes de conjuntivitis vírica es la causada por un adenovirus.[3] La infección, que ocasiona hiperemia de la conjuntiva, lagrimeo copioso y exudado mínimo, suele acompañarse de una infección de las vías respiratorias superiores (fig. 19-8). Los niños se contagian más que los adultos.

Las piscinas contaminadas a causa de una cloración deficiente son fuentes habituales de infección.[3] Los síntomas desaparecen con el tiempo mediante el empleo de compresas frías y lágrimas artificiales. Los antibióticos tópicos pueden utilizarse para prevenir una infección bacteriana secundaria. No se recomienda el uso de antivirales tópicos.[3]

Conjuntivitis por *Chlamydia*

Existen dos tipos de infecciones por *Chlamydia*:

- La queratoconjuntivitis crónica, que es ocasionada por la bacteria *Chlamydia trachomatis* de serotipos A, B y C. De acuerdo con la OMS, esta es la causa principal de ceguera prevenible. Mientras que en los Estados Unidos y Europa es poco frecuente, suele presentarse en países en vías de desarrollo.[3,8]
- La conjuntivitis de inclusión, relacionada con los serotipos D-K, es una infección de transmisión sexual frecuente en adolescentes y adultos que se puede encontrar en los lactantes que nacieron por parto vaginal.[3]

Las infecciones oculares transmitidas de forma sexual deben ser valoradas y tratadas de forma oportuna por un oftalmólogo.

Alteraciones de la córnea

En la parte anterior del globo ocular, la cubierta exterior se modifica para formar la córnea transparente del ojo, la cual forma un bulto en su parte anterior a partir de su unión con la esclerótica (fig. 19-9). Una gran parte de la refracción de los rayos luminosos y el enfoque de la visión tiene lugar en la córnea. Esta se encuentra compuesta por tres capas de tejido:

1. Una capa epitelial externa en extremo fina que se continúa con la conjuntiva bulbar.
2. Una capa intermedia denominada *sustancia propia* de la córnea o *estroma*.
3. Una capa interna de endotelio, que está cerca del humor acuoso de la cámara anterior.[9]

La sustancia propia de la córnea está compuesta por haces de colágeno dispuestos de forma regular dentro de una matriz de mucopolisacáridos que hacen transparente la sustancia propia, la cual es necesaria para transmitir la luz. Se requiere de una hidratación dentro de ciertos límites para mantener la separación de las fibras de colágeno y la transparencia. Las tres capas de la córnea están separadas por dos membranas básicas importantes: la de Bowman y la de Descemet. La *membrana de Bowman*, que está situada entre el epitelio de la córnea y el estroma, actúa como una barrera ante las infecciones. No se regenera. Si se lesiona, se forma una cicatriz opaca que deteriora la visión. La *membrana de Descemet*, que está entre el endotelio de la córnea y el estroma, tiene una apariencia similar al fieltro y consta de fibras entrelazadas y poros. A diferencia de la membrana de Bowman, se regenera con prontitud después de una lesión.

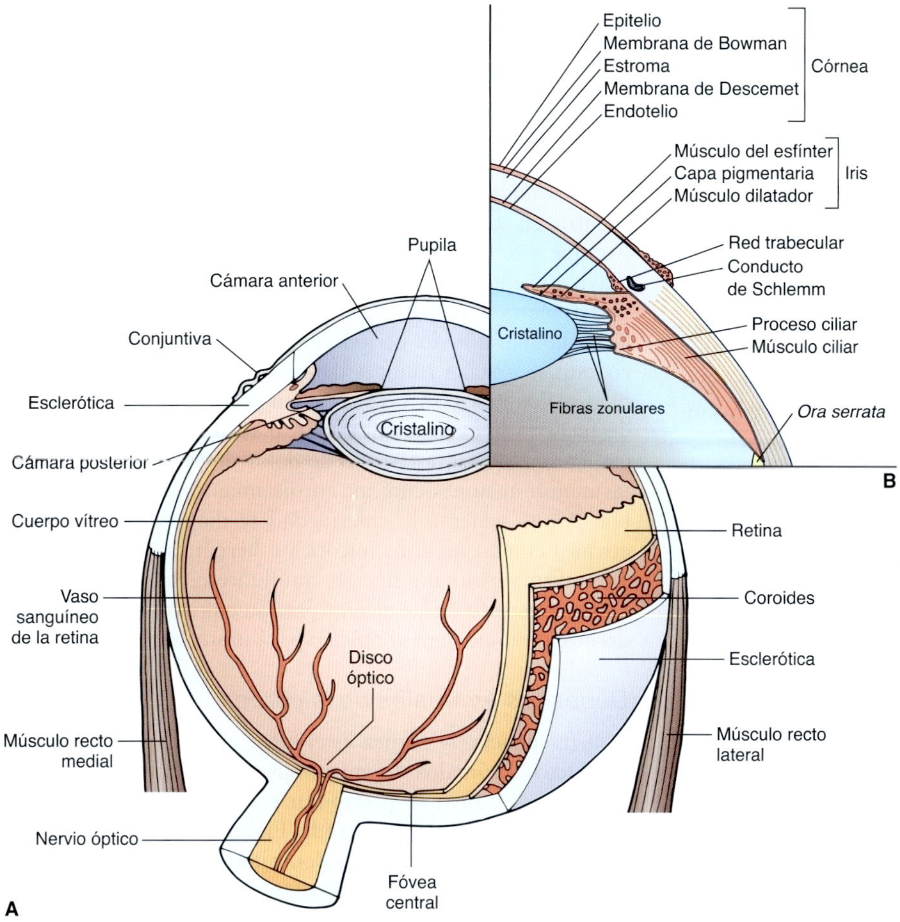

FIGURA 19-9. **A.** Corte transversal del globo ocular. **B.** Amplificación de las cámaras anterior y posterior del ojo en la que se muestran las capas de la córnea, las estructuras del iris y el sistema de drenaje acuoso (red trabecular, conducto de Schlemm), así como el proceso y el músculo ciliar.

La córnea carece de vasos y obtiene sus nutrientes y aporte de oxígeno por difusión a partir de los vasos sanguíneos de la esclerótica adyacente, del humor acuoso y su superficie profunda y de las lágrimas. El epitelio de la córnea está densamente inervado por neuronas sensitivas (nervio trigémino [NC V], división oftálmica [NC V_1]). El daño en el epitelio causa molestias que van desde una sensación de cuerpo extraño y ardor en los ojos hasta dolor intenso y discapacitante. El lagrimeo reflejo es frecuente.

Las alteraciones de la córnea incluyen traumatismos, inflamación e infecciones, depósitos anómalos en la córnea y procesos degenerativos, como el arco senil. El diagnóstico de las afecciones de la córnea se basa en los antecedentes de traumatismos, empleo de ciertos fármacos y signos y síntomas asociados con irritación y enfermedad corneal.[9] Puede emplearse tinción de fluoresceína para delinear la zona ulcerada. Su utiliza un biomicroscopio (lámpara de hendidura) para hacer una buena exploración de la córnea. Si la causa es infecciosa, se raspa la úlcera para realizar estudios de tinción y cultivos.

Traumatismos de la córnea

La integridad del epitelio y el endotelio es necesaria para mantener la hidratación de la córnea dentro de valores determinados. El daño de esta estructura produce edema y pérdida de transparencia. Entre las causas del edema de la córnea está el empleo prolongado de lentes de contacto, lo cual puede agotar el oxígeno del epitelio, lo que altera su integridad. El edema de la córnea también se presenta después de un aumento repentino de la presión intraocular. Al haber edema en la córnea, esta se vuelve opaca, irregular y con "nube". Además, la agudeza visual disminuye y la visión es iridiscente (aparecen arco iris alrededor de las luces).

Los traumatismos que producen abrasiones de la córnea son en extremo dolorosos, pero la abrasión suele sanar en pocos días si es leve. La capa epitelial se regenera y los defectos pequeños sanan sin dejar cicatrices. Cuando se daña el estroma, la curación es más lenta y el peligro de infección aumenta. Las lesiones de la membrana de Bowman y la capa del estroma sanan con la formación de cicatrices que deterioran la transmisión de la luz.

Queratitis

La queratitis se refiere a la inflamación de la córnea, que puede causar pérdida total o parcial de la visión. Las fuentes infecciosas incluyen bacterias, virus, hongos y amebas. Las causas no infecciosas son traumatismos oculares y exposición química y ultravioleta. El uso de lentes de contacto es un factor de riesgo mayor para la queratitis infecciosa.[10] Los síntomas de queratitis pueden incluir dolor, fotofobia, hiperemia conjuntival (enrojecimiento) y nubosidad corneal con implicación del estroma.[11] Se debe acudir con un oftalmólogo para que realice una evaluación y tratamiento inmediatos.

Queratitis por herpes simple

La queratitis provocada por el virus del herpes simple (VHS) es la causa principal de úlceras corneales y ceguera a nivel mundial.[12] La mayoría de los casos se deben al VHS de tipo 1, que ocasiona las infecciones labiales. Sin embargo, alrededor del 80% de las infecciones neonatales adquiridas durante el paso por el conducto vaginal son ocasionadas por VHS de tipo 2 (la causa del herpes genital). La enfermedad puede presentarse como una infección primaria o recurrente.[13] Después de la infección primaria inicial, el virus puede persistir en estado latente en el ganglio del trigémino y tal vez en la córnea sin dar señales de infección.

La infección recurrente puede desencadenarse por distintos factores relacionados con el estrés, que se conocen poco y que reactivan el virus. La afectación suele ser unilateral. Los primeros síntomas son irritación, fotofobia y lagrimeo. Puede haber reducción de la visión cuando la lesión afecta el centro de la córnea. Ya que en la enfermedad se presenta con rapidez la anestesia de la córnea, los síntomas son mínimos y la persona puede retrasar la búsqueda de atención médica. Con frecuencia, existen antecedentes de vesículas causadas por fiebre u otras infecciones por herpes; sin embargo, las lesiones en la córnea pueden ser el único signo de la infección recurrente por este virus. Lo más característico es que la lesión en la córnea afecte el epitelio y tenga un patrón típico de ramificaciones. Estas lesiones sanan sin dejar cicatrices. Las lesiones por herpes que afectan la capa de la sustancia propia de la córnea producen opacidades crecientes y graves. El tratamiento de la queratitis por VHS se centra en eliminar la reproducción vírica en la córnea a la vez que se reducen al mínimo los efectos lesivos del proceso inflamatorio. Con el fin de propiciar la curación, se utilizan antivirales tópicos.[14,15] Los antivirales orales no se han evaluado en estudios comparativos de eficacia, y la resistencia a estos fármacos ha aumentado. El uso de corticoesteroides tópicos está contraindicado.[14,15]

Herpes zóster oftálmico

El herpes zóster es una infección relativamente frecuente ocasionada por el VHS de tipo 3, que también causa la varicela. Surge cuando se reactiva este virus, el cual ha permanecido en estado latente en los ganglios neurosensitivos desde la infección primaria. La forma oftálmica, que representa el 10-25% de todos los casos de herpes zóster, aparece cuando se reactiva el virus latente en los ganglios de la división oftálmica del nervio trigémino.[9,13] Los pacientes inmunocomprometidos, en especial aquellos con infección por el virus de la inmunodeficiencia humana (VIH), tienen un riesgo más alto de padecer herpes zóster oftálmico que quienes tienen un sistema inmunitario que funciona con normalidad.

Por lo general, el herpes zóster oftálmico se presenta con malestar general, fiebre, dolor de cabeza y ardor y prurito en la zona periorbitaria, seguido de erupción ocular en 1 o 2 días. El exantema, que al principio es vesicular, se convierte en pústulas y luego en costras. La afectación de la punta de la nariz y los márgenes del párpado indica una alta probabilidad de daño ocular. Entre los signos oculares están la conjuntivitis, queratitis y uveítis anterior, a menudo con presión intraocular alta. Las personas con enfermedad de la córnea tienen grados variables de pérdida de la visión, dolor y sensibilidad a la luz.

El tratamiento incluye la utilización de antivirales por vía oral en dosis altas.

Queratitis por *Acanthamoeba*

Acanthamoeba es un protozoario de vida libre que se encuentra en aguas contaminadas frecuentadas por viajeros. Aunque este tipo de queratitis es raro, es una complicación grave que amenaza la visión ocasionada por el empleo continuo de lentes de contacto suaves (su uso prolongado o durante la noche más allá del período recomendado por el médico) o cuando se aplican técnicas de desinfección deficientes. También se identifica en quienes no utilizan lentes de contacto después de la exposición a agua o suelos contaminados. Se caracteriza por el desarrollo de dolor desproporcionado con las manifestaciones clínicas, enrojecimiento del ojo y fotofobia. Por lo general, la enfermedad se diagnostica de forma errónea como queratitis micótica o herpética. El diagnóstico se confirma mediante tinción con fluoresceína.[16] Puede utilizarse el raspado de las úlceras para su cultivo. Es necesaria la derivación inmediata al médico para preservar la visión.[17-19]

Depósitos anómalos de la córnea

Con frecuencia, la córnea es el lugar en el que se depositan productos anómalos del metabolismo. En la hipercalcemia, las sales de calcio se precipitan en la córnea, lo que produce una queratopatía en banda. En la cistinosis, los cristales de cistina son el compuesto depositado; en la hipercolesterolemia, los ésteres de colesterol, y en la degeneración hepatolenticular secundaria a enfermedad de Wilson, un anillo dorado de cobre (anillo de Kayser-Fleischer). Algunos fármacos, como la cloroquina, producen depósitos de cristales en la córnea.

El *arco senil* es una degeneración benigna de la córnea muy frecuente y bilateral que puede presentarse a cualquier edad, pero es más frecuente en la vejez. Consiste en un infiltrado blanco grisáceo de alrededor de 2 mm de ancho que se observa en la periferia de la córnea. Puede representar una infiltración extracelular de lípidos y, en general, se vincula con hiperlipidemia. El *arco senil* no produce síntomas visuales y este hallazgo no requiere tratamiento en los adultos mayores.

Trasplante de córnea

En los Estados Unidos, se realizan más de 40 000 trasplantes de córnea anuales.[20] A diferencia de los procedimientos para trasplantar un riñón o corazón, los cuales tienen un riesgo mayor de rechazo del órgano trasplantado, el de la córnea es mínimo. Sin embargo, las córneas que han sufrido quemaduras o no son saludables pierden su estado de sitio "inmunitariamente privilegiado" y se vuelven más susceptibles al rechazo del órgano trasplantado.[8]

Alteraciones de la úvea

La capa vascular intermedia, o úvea, es un globo incompleto con huecos en la pupila y el nervio óptico. El conducto pigmentado de la úvea consta de tres regiones distintas: coroides, cuerpo ciliar e iris. Diversas mutaciones afectan el pigmento de la úvea, como el albinismo. El *albinismo* es una insuficiencia genética (rasgo autosómico recesivo) de tirosinasa, la enzima necesaria para que los melanocitos sinteticen melanina. Las personas afectadas tienen cabello blanco, piel color rosa y ojos azul claro. En ellas, entra luz excesiva al iris y la coroides despigmentados y, en algún grado, a la esclerótica anterior. Sus fotorreceptores se inundan con un exceso de luz y la agudeza visual está marcadamente reducida. La estimulación excesiva de los fotorreceptores con niveles normales o altos de iluminación se percibe como fotofobia dolorosa, un síntoma de muchos procesos patológicos.

Uveítis

La inflamación completa de la úvea, que sostiene el cristalino y los componentes nerviosos del ojo, se llama uveítis. Esta alteración es causada por agentes infecciosos (virus, bacterias, hongos o parásitos) o no infecciosos (autoinmunitarios, malignos o idiopáticos). Un tipo de etiología no infecciosa, la autoinmunitaria, es resultado de la alteración inflamatoria del tejido ocular con características clínicas en común y una causa con base inmunitaria. Una consecuencia grave de la uveítis es la afectación de la retina subyacente. La invasión de la coroides por parásitos produce cambios atróficos locales que suelen afectar la retina; los ejemplos incluyen toxoplasmosis e histoplasmosis. Se han documentado tumores metastásicos de la úvea por neoplasias como cánceres de mama, pulmón y colon. El linfoma primario de la úvea es raro, pero ocurre y requiere radiación como tratamiento.[9,21]

RESUMEN

La conjuntivitis puede ser causada por una infección bacteriana o vírica, alérgenos, sustancias químicas o energía radiante. Es importante distinguir entre el enrojecimiento ocasionado por conjuntivitis y el causado por alteraciones graves del ojo, como el glaucoma agudo o las lesiones en la córnea.

La queratitis, o inflamación de la córnea, se debe a infecciones, reacciones de hipersensibilidad, isquemia, traumatismos o defectos en el lagrimeo. El traumatismo o la enfermedad que afecta la capa de la sustancia propia de la córnea se curan y dejan una cicatriz y opacidad permanente. Estas opacidades interfieren con la transmisión de la luz y pueden deteriorar la visión.

La inflamación de la úvea (uveítis) afecta la agudeza visual.

Presión intraocular y glaucoma

En la actualidad, el glaucoma se describe como una neuropatía óptica en lugar de una enfermedad de presión ocular elevada. Se considera la principal causa de ceguera irreversible en el mundo. Se proyecta que habrá más de 100 millones de personas afectadas en el 2040.[22] Hay dos tipos de glaucoma: primario de ángulo abierto y primario de ángulo cerrado. El primero puede ocurrir cuando la presión intraocular está dentro de valores normales (10-21 mm Hg). Sin embargo, un aumento en la presión se considera un factor de riesgo. El glaucoma primario de ángulo cerrado es poco frecuente, pero más prevalente en la población asiática.[3] Se describen los dos tipos de glaucoma en esta sección.

Control de la presión intraocular

El humor acuoso, el cual llena las cámaras anterior y posterior del ojo, regula en gran medida la presión intraocular. Es producido por el cuerpo ciliar y pasa desde la cámara posterior a través de la pupila hasta la cámara anterior (fig. 19-10A).[23] El humor acuoso sale por el ángulo iridocórneo entre la superficie anterior del iris y la esclerótica. Aquí, se filtra a través de la malla **trabecular** y entra en el conducto de Schlemm para regresar a la circulación venosa. En realidad, el conducto de Schlemm es una vena de pared delgada que rodea el iris del ojo.

La presión del humor acuoso se debe al equilibrio de varios factores, incluyendo la producción de secreción acuosa, la resistencia al flujo entre el iris y el cuerpo ciliar, y la resistencia a la reabsorción en la región trabecular de la esclerótica en el ángulo iridocorneal. En condiciones normales, la tasa de producción acuosa es igual a la de flujo, y la presión intraocular se mantiene dentro de sus valores normales de 9-21 mm Hg.[9,23]

La *tonometría* es la medición de la presión intraocular. El instrumento más exacto es el tonómetro de Goldman de aplanamiento, que se conecta a una lámpara de hendidura y mide la fuerza necesaria para aplanar un área fija de la córnea. El tonómetro sin contacto (neumotonómetro o de soplido de aire), que se apoya en la fuerza de rebote de un pequeño soplido de aire contra la córnea para calcular la presión intraocular, no es tan exacto como el de aplanamiento.[24]

Glaucoma

El glaucoma suele ser provocado por lesiones congénitas o adquiridas en el segmento anterior del ojo, las cuales obstruyen de forma mecánica el flujo acuoso. Por lo general, se clasifica en glaucoma de ángulo abierto o de ángulo cerrado, lo que depende de la ubicación del flujo comprometido, y puede ser una afección primaria o secundaria. El glaucoma primario se presenta sin evidencia de oftalmopatía preexistente o enfermedad sistémica. El glaucoma secundario puede ser consecuencia de procesos inflamatorios que afectan el ojo, de tumores o de elementos formes de la sangre debido a hemorragias secundarias a traumatismos que obstruyen el flujo del humor acuoso.

En las personas con glaucoma, el deterioro temporal o permanente de la visión se debe a cambios degenerativos en la retina y el nervio óptico, así como al edema y la opacificación de la córnea. El daño a los axones del nervio óptico

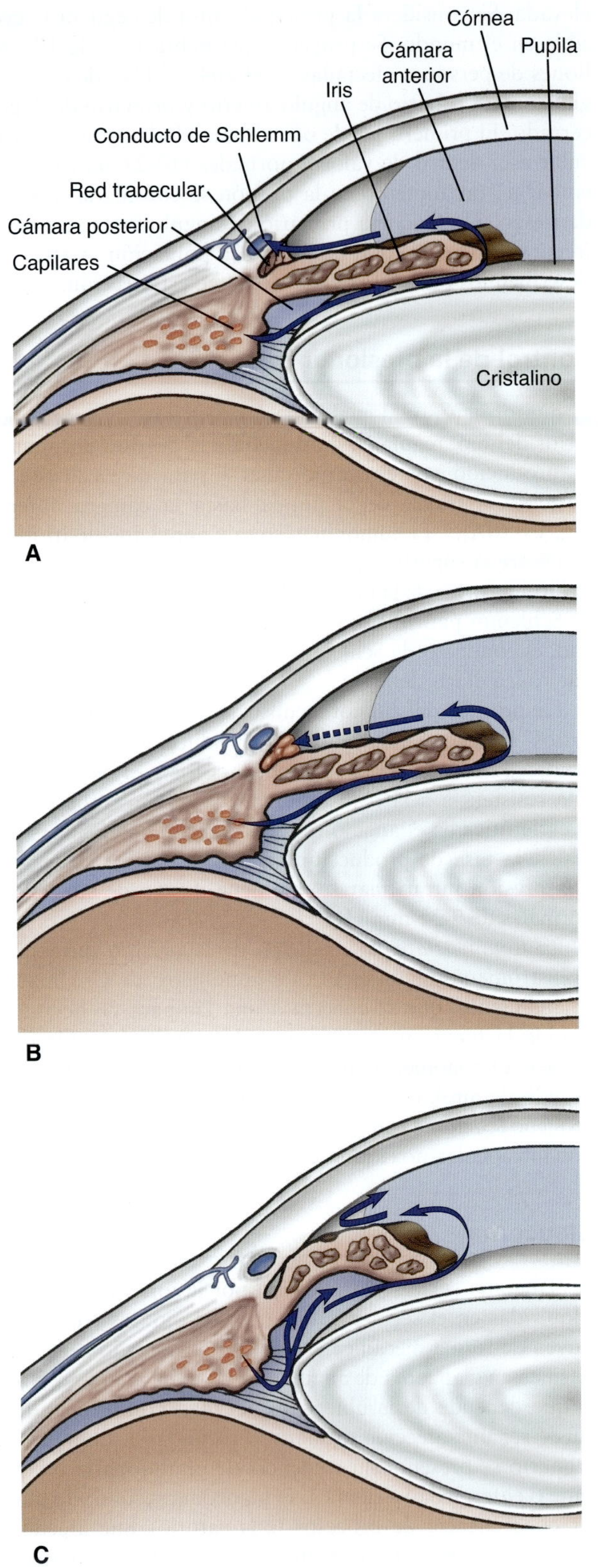

FIGURA 19-10. **A.** Por lo general, el humor acuoso, secretado en la cámara posterior, llega a la cámara anterior fluyendo a través de la pupila. En el ángulo de la cámara anterior, atraviesa el conducto de Schlemm en el sistema venoso. **B.** En el glaucoma de ángulo abierto, el flujo de humor acuoso está obstruido en la red trabecular. **C.** En el glaucoma de ángulo cerrado, el humor acuoso encuentra resistencia al flujo a través de la pupila. El aumento en la presión de la cámara posterior causa una curvatura anterior del iris periférico, de manera que bloquea la red trabecular.

en la región de este último puede identificarse mediante exploraciones oftalmoscópicas. El disco óptico normal tiene una depresión central llamada *cúpula* o *copa óptica*. Con la atrofia progresiva de los axones causada por el aumento de la presión intraocular, surge la palidez del disco óptico y aumentan las dimensiones y la profundidad de la copa óptica. Como los cambios en la copa óptica son anteriores a la pérdida del campo visual, las exploraciones oftalmoscópicas regulares son importantes para detectar cambios en los ojos que tienen lugar con el incremento de la presión intraocular. Los avances en los sistemas electrónicos permiten detectar y cuantificar los cambios visuales que ocasiona el glaucoma. La técnica de exploración con láser y las pruebas por tomografía de coherencia óptica pueden detectar daño en los axones ganglionares de la retina antes de que haya pérdida del campo visual.

Glaucoma primario de ángulo abierto

El glaucoma primario de ángulo abierto es la forma más frecuente de esta enfermedad.[23,25] Se caracteriza por un aumento anómalo de la presión intraocular que ocurre sin que se obstruya el ángulo iridocorneal, y de ahí su nombre: *glaucoma de ángulo abierto*. En lugar de ello, suele haber una anomalía en la red trabecular que controla el flujo del humor acuoso en el conducto de Schlemm (fig. 19-10B).[23,25] El glaucoma secundario de ángulo abierto es resultado de otras afecciones, como la formación de fragmentos de eritrocitos después de un traumatismo y gránulos epiteliales de pigmentos del iris que pueden obstruir la red trabecular.

Esta enfermedad casi siempre es asintomática y crónica, y causa daño progresivo al nervio óptico y pérdida del campo visual, a menos que se atienda de forma adecuada. La presión intraocular alta es un factor de riesgo para el glaucoma de ángulo abierto, pero no el único factor diagnóstico. Algunas personas tienen una presión intraocular alta sin evidencias de daño al nervio óptico y sin que el campo visual se reduzca.[3]

Etiología

Las causas del glaucoma primario de ángulo abierto se desconocen. Los principales factores de riesgo para esta alteración incluyen edad de 40 años o más, etnia afroamericana, antecedentes de familiares de primer grado positivos, miopía e incremento de la presión intraocular.[25] Otros factores de riesgo con evidencia epidemiológica de moderada a alta son hipertensión, diabetes mellitus de tipo 2, hipertiroidismo, migraña y apnea del sueño.[25] El empleo de cantidades moderadas de corticoesteroides tópicos o inhalados incrementa la presión intraocular, junto con el uso de fármacos corticoesteroides sistémicos.[25]

Diagnóstico

Los métodos diagnósticos incluyen tonometría de aplanamiento, visualización oftalmoscópica del nervio óptico y pruebas de campos visuales centrales. La medición de la presión intraocular es un recurso para valorar el riesgo de glaucoma. Como la afección suele ser asintomática, las personas en riesgo de padecer glaucoma de ángulo abierto deben someterse a exploraciones oftalmoscópicas directas regulares de ambos ojos, concentradas en el disco óptico. Con frecuencia, los cambios en este último se notan antes de que los defectos de los campos visuales sean evidentes. Se recomienda la valoración estereoscópica periódica del disco óptico realizada por un oftalmólogo capacitado en la detección de glaucoma para todos los pacientes en riesgo.

Tratamiento

El aumento de la presión intraocular en personas con glaucoma de ángulo abierto casi siempre se trata con fármacos o, si no funcionan, se incrementa el flujo acuoso mediante una vía creada por medios quirúrgicos. Los fármacos para el tratamiento de largo plazo del glaucoma se dividen en cinco clases: bloqueadores β-adrenérgicos, análogos de la prostaglandina, agonistas adrenérgicos, inhibidores de la anhidrasa carbónica y agonistas colinérgicos.[25] La mayoría de los fármacos para el glaucoma se aplican de forma tópica.

Cuando la reducción en la presión intraocular no puede sostenerse por métodos farmacológicos, puede ser necesario llevar a cabo una trabeculoplastia con láser o quirúrgica. En el primer caso, las pequeñísimas quemaduras creadas por el tratamiento con láser dejan cicatrices que no penetran la red trabecular, un proceso que al parecer agranda los canales de flujo al incrementar la tensión ejercida en dicha red. En algunos casos puede emplearse el tratamiento criogénico, diatermia y ecografía de alta frecuencia para destruir el epitelio ciliar y reducir la producción de humor acuoso.

Glaucoma de ángulo cerrado

Hoy en día, al glaucoma de ángulo cerrado se le conoce como *episodio agudo de ángulo cerrado*. Es consecuencia de la oclusión del ángulo de la cámara anterior debido al agrandamiento del iris (fig. 19-10C). Lo más probable es que se desarrolle en ojos con cámaras anteriores superficiales preexistentes. A menudo, la dilatación de la pupila, que hace que el iris adquiera mayor espesor, precipita un episodio agudo, lo que bloquea la circulación entre las cámaras posterior y anterior.[25-27] Se observa con mayor frecuencia entre personas de ascendencia asiática o inuit (esquimales) y en aquellas con ojos hipermétropes. Este defecto empeora con el desplazamiento anterior del iris periférico que se observa en los adultos mayores, debido al incremento en el espesor del cristalino secundario al envejecimiento.

Manifestaciones clínicas

Los síntomas del glaucoma agudo de ángulo cerrado se relacionan con aumentos repentinos intermitentes de la presión intraocular. La administración de fármacos como la atropina, que producen dilatación pupilar (**midriasis**), también desencadena un episodio agudo de presión intraocular alta en personas con potencial para padecer glaucoma de ángulo cerrado. Los episodios de incremento de la presión intraocular se manifiestan como dolor en los ojos y visión borrosa o iridiscente causada por el edema de la córnea.[23,26,27] La pupila puede estar dilatada y fija. Con frecuencia, los síntomas remiten de forma espontánea con el sueño y condiciones que propicien la contracción pupilar. Con los ataques repetidos o prolongados, el ojo enrojece y puede desarrollarse edema de la córnea, lo que le proporciona una apariencia de "nube". Una cefalea unilateral, con frecuencia de gran intensidad, es habitual. Puede haber náuseas y vómitos que hacen que la cefalea se confunda con migraña.

Por el peligro de perder la visión, debe advertirse a los individuos con cámaras anteriores estrechas acerca de la visión borrosa, halos y dolor en los ojos. A veces, la agudeza visual disminuida y una pupila que no reacciona son los únicos indicios de glaucoma de ángulo cerrado en los adultos mayores.

Diagnóstico y tratamiento

La profundidad de la cámara anterior debe evaluarse con iluminación somera/lateral o mediante la técnica llamada *gonioscopia*. En esta técnica se utiliza una lente de contacto especial y espejos o prismas para observar y medir el ángulo de la cámara anterior. En el método de la iluminación somera/lateral solo se emplea una lámpara de mano. La fuente de luz se sostiene en el lado del temporal del ojo y se dirige de forma horizontal al iris. En las personas con cámaras anteriores normales, la luz atraviesa la cámara para iluminar ambas mitades del iris. En los individuos con cámara anterior estrecha, solamente se ilumina la mitad del iris adyacente a la fuente de luz, en tanto que se proyecta una sombra en la mitad del iris opuesta a la fuente de luz.

El glaucoma de ángulo cerrado es una urgencia oftalmológica. El tratamiento inicial se dirige a reducir la presión intraocular, casi siempre con fármacos. Una vez que la presión intraocular está controlada, se practica una iridotomía periférica con láser para formar una abertura permanente entre las cámaras anterior y posterior, lo que permite que el humor acuoso se desvíe del bloque de la pupila. Las anomalías anatómicas causantes del glaucoma de ángulo cerrado suelen ser bilaterales y a menudo se efectúa la intervención quirúrgica profiláctica en el otro ojo.

Glaucoma congénito e infantil

Existen varios tipos de glaucoma de la niñez (primario o secundario), incluido el congénito, que se presenta al nacimiento, y el infantil, que se detecta en los primeros 2 o 3 años de vida.

Etiología y fisiopatología

El glaucoma congénito es causado por una alteración en la que la cámara anterior conserva su configuración fetal, con una red trabecular aberrante que se prolonga a la raíz del iris o está cubierta por una membrana. En general, su pronóstico es peor que el del glaucoma infantil. El glaucoma infantil primario se presenta en alrededor de 1 de cada 10 000 nacidos vivos, pero representa el 2-15% de las personas en instituciones para ciegos.[26,28] Es bilateral en el 65-80% de los casos y lo padecen más los niños que las niñas. Casi el 10% de los casos tienen un origen familiar, mientras que el resto son esporádicos o posiblemente multifactoriales con penetrancia reducida.[26,28] Los casos familiares suelen transmitirse como un rasgo autosómico dominante posiblemente con alta penetrancia. Algunos estudios recientes sugieren una mutación en el cromosoma 2, que desempeña una función importante en el metabolismo de las moléculas que intervienen en las vías de señalización durante las fases terminales del desarrollo de esta cámara.[28]

Manifestaciones clínicas y tratamiento

Los síntomas más tempranos de glaucoma congénito e infantil son lagrimeo excesivo y fotofobia. Los lactantes afectados son demandantes, tienen malos hábitos para comer y se tallan los ojos con frecuencia. Suele haber edema córneo difuso que confiere al ojo una apariencia blanca grisácea. El aumento crónico de la presión intraocular antes de los 3 años de edad agranda el globo ocular completo. Se requiere un tratamiento quirúrgico oportuno para evitar la ceguera.[28]

RESUMEN

El glaucoma es la causa principal de ceguera en todo el mundo. Se caracteriza por alteraciones que incrementan la presión intraocular y que, si no se tratan, pueden conducir a atrofia del disco óptico y ceguera progresiva. El glaucoma es resultado de la producción excesiva de humor acuoso o del flujo obstaculizado de este desde la cámara anterior del ojo.

Hay dos tipos de glaucoma: de ángulo abierto y de ángulo cerrado. El glaucoma de ángulo abierto es causado por la obstrucción microscópica de la red trabecular. Por lo regular, este tipo de glaucoma es asintomático y puede haber una pérdida considerable de campo visual antes de que se busque tratamiento médico. Los estudios sistemáticos de tonometría de aplanamiento constituyen uno de los mejores medios para la detección precoz del glaucoma antes de que haya ceguera. La causa del glaucoma de ángulo cerrado es una cámara anterior estrecha y bloqueo de los canales de flujo en el ángulo formado por el iris y la córnea. Esto tiene lugar cuando el iris aumenta de espesor durante la dilatación de la pupila. El glaucoma congénito es ocasionado por una alteración en la que la cámara anterior conserva su configuración fetal, con la red trabecular aberrante que se prolonga a la raíz del iris o está cubierta por una membrana. Se requiere tratamiento quirúrgico temprano para evitar la ceguera.

Alteraciones del cristalino y de su función

La función del ojo es transformar la energía luminosa en señales nerviosas que se transmiten a la corteza cerebral para que sean interpretadas. Desde el punto de vista óptico, el ojo es similar a una cámara fotográfica. Contiene un sistema de lentes que enfoca una imagen invertida, una abertura (la pupila) para controlar la exposición de la luz y una retina que corresponde a la película y registra la imagen.

Alteraciones de refracción y acomodación

El cristalino es un cuerpo biconvexo, transparente y avascular cuyo lado posterior es más convexo que el anterior. Una cápsula del cristalino, fina y muy elástica, se une al cuerpo ciliar circundante mediante delicados ligamentos radiales de sostén llamados *zónulas*, los cuales mantienen al cristalino en su lugar (*véase* la fig. 19-9). La esclerótica, resistente y elástica, actúa como un arco para posibilitar los cambios en la forma del cristalino, y la zónula y la cápsula del cristalino funcionan como la cuerda del arco. Por lo general, los ligamentos de sostén y la cápsula del cristalino están en tensión, lo que hace que este adquiera una forma aplanada para la visión lejana. La contracción de las fibras musculares del cuerpo ciliar reduce su diámetro, relaja las fibras de los ligamentos de sostén y permite que el cristalino tome una forma más convexa para la visión de cerca.

Cuando la luz pasa de un medio a otro, su velocidad aumenta o disminuye, y la dirección de la transmisión de la luz cambia. Este cambio de dirección de los rayos luminosos se denomina *refracción*. Cuando los rayos de luz atraviesan el centro de una lente, su dirección no cambia. No obstante, los que pasan por la periferia se flexionan (fig. 19-11A). El poder de refracción de una lente suele describirse como la distancia (en metros) desde su superficie hasta el punto en el que se enfocan los rayos (distancia focal). Por lo general, se informa como el recíproco de esta distancia (**dioptrías**).[22]

En el ojo, la refracción principal de la luz inicia en la superficie convexa de la córnea. La refracción aumenta cada vez más cuando la luz se mueve desde la superficie posterior de la córnea hacia el humor acuoso, de este a la superficie anterior del cristalino y de aquí a la superficie posterior y, por último, de esta al humor vítreo.

Alteraciones de refracción

Un globo ocular y una córnea perfectamente conformados producen una agudeza visual óptima, que genera una imagen nítida enfocada en todos los puntos sobre la superficie de la retina en la parte posterior o **fondo del ojo**. Por desgracia, las diferencias entre los individuos en la formación y crecimiento del ojo y la córnea a menudo dan como resultado una formación inadecuada de la imagen focal. Si la dimensión anterior-posterior del ojo es demasiado corta, teóricamente la imagen se enfoca atrás (posterior) de la retina. Esto se llama *hiperopía* o *hipermetropía*. En estos casos, los cambios de acomodación del cristalino pueden enfocar imágenes distantes, pero las imágenes cercanas se vuelven borrosas. La hipermetropía (fig. 19-11B) se corrige con anteojos de superficie convexa. Si la dimensión anterior-posterior del ojo es demasiado larga, el foco de un objeto infinitamente distante está atrás de la retina. Esta alteración se denomina *miopía* (fig. 19-11C). Las personas con miopía pueden ver objetos cercanos sin problema porque los cambios en la acomodación de su cristalino los enfocan, pero los objetos lejanos son borrosos. La miopía se corrige con una lente adecuada de superficie cóncava. Pueden practicarse intervenciones quirúrgicas refractivas en la córnea, por ejemplo, queratomileusis con láser *in situ*,

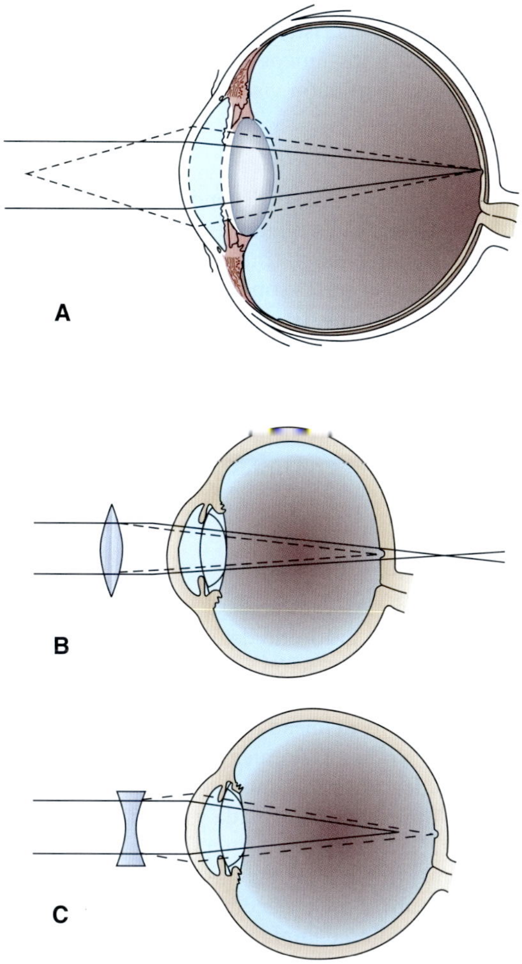

FIGURA 19-11. A. Acomodación. Las líneas continuas representan rayos luminosos desde un objeto distante y las líneas discontinuas representan rayos de un objeto cercano. El cristalino es más plano en el primer caso y más convexo en el segundo. En cada caso, los rayos de luz llegan a un foco sobre la retina. B. Hipermetropía corregida con una lente biconvexa mostrada con líneas discontinuas. C. Miopía corregida con una lente bicóncava ilustrada con líneas discontinuas.

queratectomía fotorrefractiva y queratotomía radial para corregir la curvatura de la córnea con el fin de lograr un foco óptico exacto.[29,30]

Los defectos de refracción o ametropías de la superficie de la córnea impiden la formación de una imagen nítida. La curvatura irregular del medio de refracción con respecto a los planos horizontal y vertical se conoce como *astigmatismo*. Por lo general, el astigmatismo es ocasionado por una curvatura asimétrica de la córnea, pero también por defectos de la córnea, el cristalino o la retina. Es posible la corrección del cristalino para enfocar mejor en caso de estos errores de refracción.

Alteraciones de acomodación

Como la retina está a una distancia fija desde el cristalino, se requiere la capacidad para ajustar el poder de refracción del cristalino de modo que se mantenga una imagen clara cuando la mirada se desplaza desde un objeto lejano a uno cercano. El proceso mediante el cual aumenta el poder de refracción del cristalino y los rayos luminosos divergentes se flexionan más se llama *acomodación*. La acomodación es la convergencia de los ojos y la contracción de la pupila, y resulta del engrosamiento del cristalino a través de la contracción del músculo ciliar. La contracción de los músculos ciliares es controlada principalmente por las fibras parasimpáticas del NC III (oculomotor). En la visión cercana, la contracción de la pupila (miosis) mejora la claridad de la imagen en la retina. Esto tiene que equilibrarse contra el decremento resultante de la intensidad de la luz que llega a la retina. Durante los cambios de visión cercana a la lejana, la dilatación pupilar compensa en parte las dimensiones reducidas de la imagen en la retina aumentando la luz que entra a la pupila. Un tercer componente de la acomodación tiene que ver con el reflejo que estrecha la abertura palpebral durante la visión cercana y la amplía durante la visión lejana.

La parálisis del músculo ciliar sin acomodación se denomina *cicloplejía*.[31,32] La forma del cristalino está totalmente controlada por la región pretectal y las vías parasimpáticas del nervio oculomotor al músculo ciliar. No hay acomodación si esta vía se destruye.

El término **presbicia** se refiere a la disminución de la acomodación debida al envejecimiento. El cristalino consiste en fibras transparentes acomodadas en capas concéntricas, de las cuales las externas son las más recientes y más suaves. No se destruyen fibras del cristalino con el envejecimiento; al contrario, se añaden a la parte más externa de este. Conforme envejece el cristalino, adquiere mayor espesor y las fibras se vuelven menos elásticas, de modo que el rango de foco o acomodación disminuye hasta el punto en el que se vuelven necesarios los anteojos para leer de cerca.

Cataratas

Una catarata es una opacidad en el cristalino que interfiere con la transmisión de la luz a la retina. Se calcula que 18 millones de personas en todo el mundo son incapaces de ver a causa de las cataratas.[31,33] Esta afección es la causa más frecuente de ceguera relacionada con la edad en todo el mundo. Se ha detectado en aproximadamente el 50% de quienes tienen entre 65 y 74 años de edad, y en el 70% de los que son mayores de 75 años de edad.[1] La operación de cataratas es el procedimiento más frecuente cubierto por Medicare, con más de 1 millón de procedimientos realizados cada año. Más del 95% de las personas que se someten a la intervención quirúrgica por cataratas experimentan un mejoramiento en la visión si no hay una comorbilidad ocular.[31,33,34]

Causas y tipos de cataratas

Se piensa que la causa de la formación de cataratas es multifactorial y que diferentes factores se relacionan con distintos tipos de opacidades. La patogenia de las cataratas no se entiende del todo. Se han propuesto varios factores de riesgo, como efectos del envejecimiento, factores genéticos, ambientales y metabólicos, fármacos y lesiones.[35,36] Las cataratas inducidas por el metabolismo son causadas por alteraciones del metabolismo de los hidratos de carbono (diabetes) o errores congénitos del metabolismo. La exposición prolongada a la luz del sol (radiación ultravioleta B) y el tabaquismo intenso se han vinculado con un riesgo mayor de formación de cataratas.[35] En ocasiones, se presentan por un defecto del desarrollo (p. ej., cataratas congénitas) o son secundarias a traumatismos o enfermedades.[32,35]

Varios fármacos producen cataratas. Los corticoesteroides se han implicado como sustancias causales de la formación de cataratas. Los corticoesteroides tanto inhalados como sistémicos se refieren como factores de riesgo.[34] Otros fármacos relacionados con las cataratas incluyen fenotiazinas, amiodarona y fármacos oftálmicos mióticos fuertes, como la fosfolina yódica.[36] En la inspección de la transparencia del cristalino se utilizan estos y otros medicamentos con efectos formadores de cataratas.

Cataratas por traumatismos

Las cataratas por traumatismos suelen ser causadas por una lesión del cristalino secundaria a un cuerpo extraño o un traumatismo contuso en el ojo. La lesión por un cuerpo extraño que interrumpe la continuidad de la cápsula del cristalino permite la entrada de humor acuoso y vítreo al cristalino e inicia la formación de una catarata. Otras causas de cataratas por traumatismos son la exposición excesiva al calor o la radiación ionizante.

Cataratas congénitas

Las cataratas congénitas son las que están presentes al nacer. Entre sus causas están los defectos genéticos, factores ambientales, sustancias tóxicas y virus, como el de la rubéola. Las cataratas y otros defectos del desarrollo del aparato ocular dependen de la dosis total del agente y de la etapa embrionaria en el momento de la exposición. Durante el último trimestre de vida fetal puede ocurrir la malformación de las fibras superficiales del cristalino de influencia genética o ambiental. Las opacidades congénitas del cristalino pueden detectarse en hijos de madres con diabetes.[35] La mayoría de las cataratas congénitas no son progresivas ni tienen la suficiente densidad para causar un daño visual notable. No obstante, si las cataratas son bilaterales y la opacidad es considerable, deberá extraerse el cristalino de un ojo a la edad de 2 meses para permitir el desarrollo de la visión (*véase* más adelante la sección de ambliopía). Si la intervención quirúrgica es satisfactoria, el otro cristalino se extrae poco tiempo después.

Catarata senil

Las cataratas son la causa más frecuente de ceguera relacionada con la edad en todo el mundo.[35] Con el envejecimiento normal, el núcleo y la corteza de los cristalinos se agrandan a medida que se forman fibras nuevas en las zonas corticales del cristalino. En el núcleo, las fibras antiguas se tornan más comprimidas y deshidratadas. Se presentan cambios metabólicos, las proteínas del cristalino se vuelven más insolubles y la concentración de calcio, sodio, potasio y fosfato aumenta. Durante las primeras etapas de la formación de la catarata se acumula un pigmento amarillo y vacuolas en las fibras del cristalino. El despliegue de las moléculas de proteínas, el entrelazamiento de los grupos sulfhidrilo y la conversión de proteínas solubles en insolubles ocasionan que el cristalino pierda su transparencia. El inicio es gradual y los únicos síntomas son aumento de la visión borrosa y distorsión visual.

Manifestaciones clínicas

Las manifestaciones clínicas dependen del grado de opacidad y de si el defecto es bilateral o unilateral. Con excepción de aquellas debidas a traumatismos o las congénitas, la mayoría de las cataratas son bilaterales. Las relacionadas con la edad, el tipo más frecuente, se caracterizan por una visión borrosa creciente y distorsión visual. La agudeza visual para mirar objetos cercanos o lejanos disminuye. Además de la agudeza visual reducida, las cataratas tienden a hacer que la luz que entra al ojo se disperse, por lo que se producen resplandores o la presencia anómala de luz en el campo visual.

Diagnóstico y tratamiento

El diagnóstico de las cataratas se basa en la exploración oftalmoscópica y el grado de deterioro visual de la prueba de Snellen. En la exploración oftalmoscópica, las cataratas pueden verse como una opacidad gruesa que llena la abertura de la pupila o delineada contra la superficie roja del fondo del ojo. No hay tratamiento médico eficaz contra las cataratas. Pueden utilizarse anteojos bifocales potentes, amplificación, iluminación apropiada y auxiliares visuales conforme avanza la catarata. La intervención quirúrgica es el único tratamiento para corregir la ceguera relacionada con este padecimiento. Por lo general, la cirugía incluye la extracción del cristalino e implantación de una lente intraocular.[36] La facoemulsificación fragmenta el cristalino mediante terapia ultrasónica en piezas pequeñas, las cuales después se aspiran del ojo.

Uno de los logros más grandes del procedimiento para las cataratas es el perfeccionamiento de implantes intraoculares confiables. Existen lentes intraoculares monofocales que corrigen la visión a larga distancia con las que, a veces, se requieren anteojos para ver de cerca, aunque esto se ha solucionado con la reciente introducción de lentes intraoculares multifocales.

RESUMEN

El cristalino es una estructura biconvexa, avascular, incolora y casi transparente suspendida atrás del iris. El músculo ciliar regula la forma del cristalino contrayendo y relajando las fibras de la zónula, lo que cambia la tensión de la cápsula del cristalino y modifica su foco. La refracción, que se refiere a la capacidad para enfocar un objeto en la retina, depende de las dimensiones y la forma del ojo y la córnea, así como de la habilidad del cristalino para enfocar. Los errores de refracción tienen lugar cuando la imagen visual no está enfocada en la retina debido a las diferencias particulares en las dimensiones y forma del globo ocular y la córnea. En la hipermetropía, la imagen se forma teóricamente atrás de la retina; en la miopía, enfrente de la retina. La acomodación es el proceso por el cual se mantiene una imagen nítida cuando la mirada pasa de un objeto lejano a uno cercano. Tiene relación con la convergencia de los ojos y la contracción de la pupila, así como el aumento del espesor del cristalino por la contracción del músculo ciliar. La presbicia es un cambio en el cristalino secundario al envejecimiento, de manera que adquiere mayor espesor y tiene una menor capacidad de cambiar de forma y ajustarse a la visión de cerca.

Una catarata es una opacidad en el cristalino. Es el resultado de factores genéticos, alteraciones metabólicas, infecciones, lesiones o envejecimiento. El tipo más frecuente de catarata es la senil, que se observa con el envejecimiento normal. El tratamiento para una catarata totalmente opaca, o madura, es la extracción quirúrgica. Puede insertarse una lente intraocular durante el procedimiento para reemplazar el cristalino extraído; en otras circunstancias, se utilizan gafas convexas gruesas o lentes de contacto para compensar la pérdida de la función del cristalino.

Alteraciones del vítreo y la retina

El segmento posterior, que incluye cinco sextas partes del globo ocular, contiene el humor vítreo transparente y la retina neural. La capa más interna del ojo, el fondo, se puede observar a través de la pupila con un oftalmoscopio.

Alteraciones del vítreo

El humor vítreo (cuerpo vítreo) es un gel biológico incoloro y amorfo que llena la cavidad posterior del ojo (*véase* la fig. 19-2). Consiste en aproximadamente 99% de agua, algunas sales, glucoproteínas, proteoglucanos y fibrillas de colágeno dispersas. El vítreo está unido al cuerpo ciliar y a la retina periférica en la región de la *ora serrata* y a la periferia del disco óptico.

Las enfermedades, el envejecimiento y las lesiones alteran los factores que mantienen el agua del humor vítreo en suspensión y causan la licuefacción del gel. Al perderse la estructura del gel, se forman fibrillas, membranas y desechos celulares. Cuando esto ocurre, a menudo se ven moscas volantes, que son estas sustancias que se desplazan dentro de la cavidad del vítreo cuando se mueve la cabeza. Durante una enfermedad, los vasos sanguíneos pueden crecer a partir de la superficie de la retina o el disco óptico sobre la superficie posterior del vítreo, y la sangre puede llenar su cavidad.

En el procedimiento llamado *vitrectomía*, el retiro y el reemplazo del vítreo con una solución salina equilibrada restablece la vista en algunas personas con opacidades en el vítreo debidas a hemorragia o formaciones de membrana vitreorretiniana que causan ceguera legal. En este procedimiento, se emplea una sonda pequeña con una punta de corte para retirar el vítreo opaco y las membranas. El procedimiento es difícil y requiere instrumentos complejos. No resulta útil si la retina no es funcional.

Alteraciones de la retina

La función de la retina es recibir imágenes visuales, analizarlas de forma parcial y transmitir esta información modificada al cerebro.[37] Se compone de dos capas: la retina neural interna, que contiene los fotorreceptores, y una capa externa, que contiene melanina y yace sobre la lámina coroidocapilar, la capa capilar de la coroides, a la que está firmemente unida. Una parte de la retina insensible a la luz, junto con el epitelio del pigmento retiniano, se prolonga anteriormente para formar la superficie posterior del iris. En la unión entre la retina sensible e insensible a la luz existe un borde ondulado denominado *ora serrata*. Una capa delgada de tejido elástico, la *membrana de Bruch*, que contiene fibrillas de colágeno en las porciones superficial y profunda, separa la porción vascular de la coroides de las células pigmentadas retinianas. Las células de la capa pigmentada reciben sus nutrientes por difusión desde la lámina coroidocapilar.

Las alteraciones de la retina y su función incluyen desprendimiento del epitelio pigmentario (p. ej., retinitis pigmentaria), afecciones isquémicas causadas por alteraciones del aporte sanguíneo a la retina, enfermedades de los vasos de la retina (como retinopatías que producen hemorragias) y formación de opacidades, separación del pigmento y las capas sensitivas de la retina (p. ej., desprendimiento de la retina), anomalías de la membrana de Bruch y la coroides (p. ej., degeneración macular) y tumores malignos de la capa nuclear de la retina (p. ej., retinoblastoma). Debido a que la retina carece de fibras de dolor, la mayoría de las enfermedades retinianas son indoloras y no causan enrojecimiento del ojo.

Retina nerviosa

La retina nerviosa se compone de tres capas de neuronas: una capa posterior de fotorreceptores, una intermedia de células bipolares y una interna de células ganglionares que se comunican con los fotorreceptores (fig. 19-12). Un patrón de luz sobre la retina incide sobre un conjunto masivo de fotorreceptores. Estos forman sinapsis con las interneuronas bipolares y otras antes de que los potenciales de acción en las células ganglionares pasen el mensaje a regiones específicas del cerebro y el tronco encefálico relacionadas con la visión. En el caso de los bastones, estos microcircuitos requieren la convergencia de señales desde muchos bastones sobre una sola célula ganglionar. Esta distribución maximiza la suma espacial y la detección de receptores estimulados (luz frente a oscuridad). Las interneuronas, compuestas por

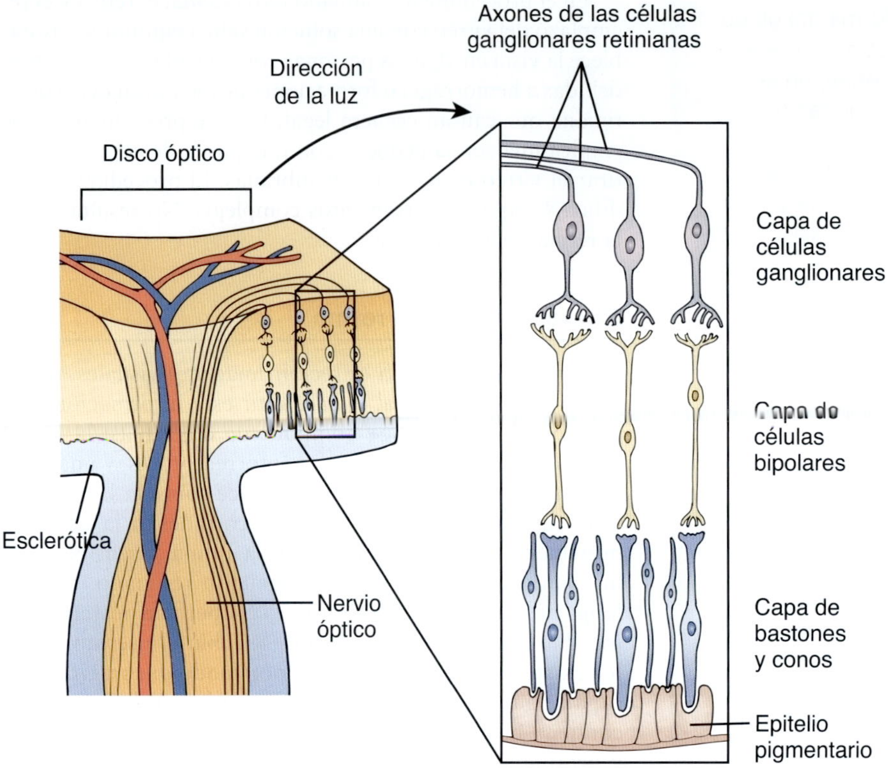

FIGURA 19-12. Organización de la retina humana. La vía óptica inicia con fotorreceptores (bastones y conos) en la retina. Las respuestas de estos se transmiten mediante las células bipolares a la capa de células ganglionares de la retina.

células horizontales y amacrinas, tienen cuerpos celulares en la capa bipolar y desempeñan una función importante en la modulación de la función retiniana. Una capa marginal superficial contiene los axones de las células ganglionares conforme se reúnen y dejan el ojo a través del nervio óptico. Estas fibras están al lado del humor vítreo. La luz tiene que atravesar las capas transparentes internas de la retina sensorial antes de llegar a los fotorreceptores.

Fotorreceptores

En la retina hay dos tipos de fotorreceptores: los bastones, capaces de discriminar entre negro y blanco, y los conos, que distinguen colores. Ambos tipos de fotorreceptores son células delgadas, alargadas, llenas de mitocondrias y con un solo cilio modificado (fig. 19-13). El cilio tiene una base corta, o segmento interno, y un segmento exterior modificado. La membrana plasmática del segmento exterior tiene pliegues estrechos que dan lugar a discos membranosos (bastones) o formas cónicas (conos) que contienen pigmento visual. Estos discos se sintetizan de forma continua en la base del segmento externo y se desprenden en el extremo distal. Las membranas desechadas son fagocitadas por las células pigmentadas de la retina. Si se interrumpe esta fagocitosis, como en la retinitis pigmentaria, se degenera la retina sensorial.

Bastones

La visión que proporcionan los bastones es particularmente sensible para detectar luz, sobre todo estímulos de luz móvil, a costa de la discriminación clara del patrón. La visión con bastones se adapta en especial a la noche y a la iluminación baja.

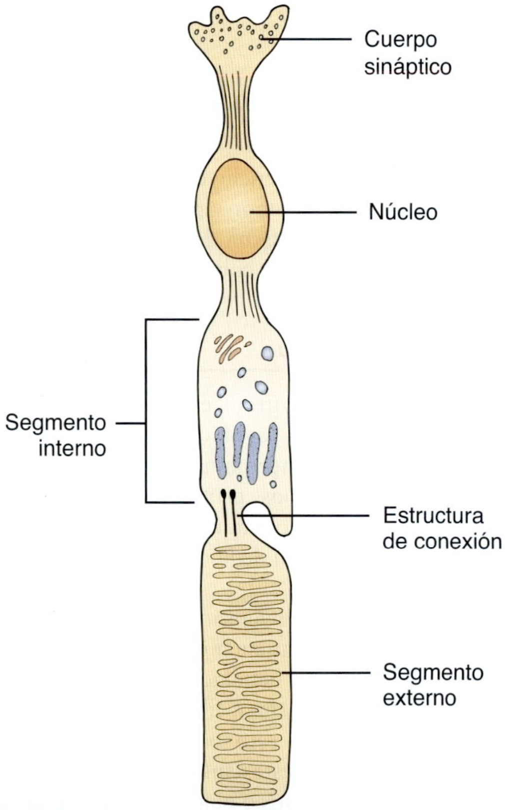

FIGURA 19-13. Bastón de la retina; se muestran sus componentes y la distribución de los organelos. El segmento externo contiene los discos (bastones). La estructura de conexión une los segmentos externo e interno. El segmento interno contiene las mitocondrias, el retículo endoplasmático ribosómico, los ribosomas libres y los sáculos de Golgi. El cuerpo sináptico es el lugar donde los fotorreceptores forman sinapsis con otras células nerviosas.

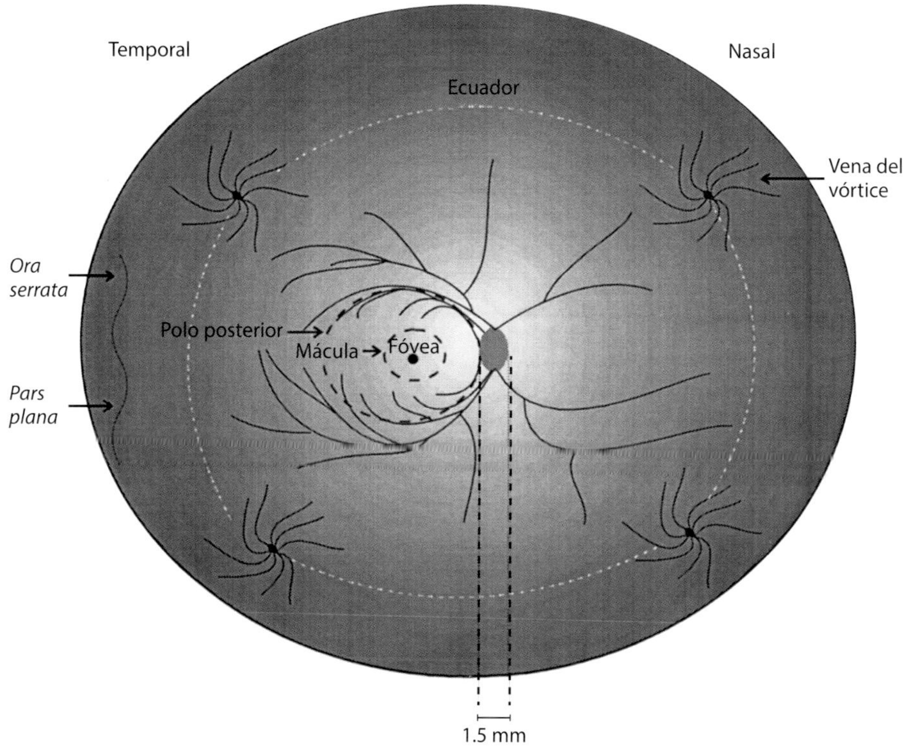

FIGURA 19-14. Anatomía de la retina como se observa en una exploración fundoscópica. Tomado de: Miller N. R., Newman N. J., Biousse V., et al. (Eds.) (2008). *Walsh and Hoyt's clinical neuro-ophthalmology: The essentials* (2nd ed., p. 43). Philadelphia, PA: Lippincott Williams & Wilkins.

Conos y sensibilidad al color

Los receptores de los conos que son selectivamente sensibles a distintas longitudes de onda de luz proporcionan las bases para la visión a color. Tres tipos de conos, o sistemas de color de los conos, responden a las porciones azul, verde y rojo del espectro electromagnético visible. El color que una persona percibe depende de qué conjunto de conos o combinación de estos es estimulada por una imagen determinada.

Los conos carecen de la capacidad de adaptación a la oscuridad de los bastones. Por lo tanto, el ojo acostumbrado a la oscuridad es aquel en el que los receptores son los bastones y solo discrimina entre negro-gris-blanco (visión **escotópica** o **nocturna**). El ojo adaptado a la luz (*visión fotópica*), además, tiene la capacidad para discriminar el color. La rodopsina tiene su sensibilidad máxima en la región azul-verde del espectro electromagnético.

Mácula y fóvea

Una zona de alrededor 1.5 mm de diámetro cerca del centro de la retina, denominada ***mácula lútea*** ("mancha amarilla"), está especialmente adaptada para una visión aguda y detallada.[37] Esta zona se compone por completo de conos. En la parte del centro de la mácula, la *fóvea central* (fovéola), los vasos sanguíneos y las capas más internas se desplazan a un lado en lugar de descansar en la parte superior de los conos (fig. 19-14). Esto permite que la luz pase sin obstáculos hasta ellos sin atravesar las diversas capas de la retina.

Daltonismo

El daltonismo es una deficiencia ligada al cromosoma X de un tipo específico de fotorreceptor de la retina. La anomalía más frecuente es la ceguera al color rojo-verde. La deficiencia casi siempre es parcial, pero puede ser completa. Rara vez faltan dos mecanismos del color; cuando así sucede, los faltantes suelen ser el rojo y el verde. La incapacidad total para discriminar los colores es rara. Para estas personas, el mundo es completamente negro, gris y blanco.

Retinitis pigmentaria

Representa un grupo de enfermedades hereditarias que causa cambios degenerativos lentos en los fotorreceptores de la retina. La enfermedad se puede heredar como un rasgo autosómico dominante (20-30%) o autosómico recesivo (10-15%). El resto está asociado al cromosoma X. Existen más de 100 mutaciones genéticas relacionadas con la retinitis pigmentaria.[38] Algunas enfermedades no oculares también pueden estar asociadas con la retinitis pigmentaria, como el síndrome de Usher, la enfermedad de Refsum y el síndrome de Bardet-Biedl.[38]

En los casos de distrofias de conos y bastones, suelen presentarse una cantidad de síntomas clínicos característicos que incluyen ceguera nocturna y pérdida simétrica bilateral de los campos de la periferia media. Con la evolución de la enfermedad, los fotorreceptores de los conos también se afectan y la visión en el día y la agudeza visual central se comprometen. El índice de deficiencia visual es variable.[38]

Alteraciones del aporte sanguíneo a la retina

El aporte sanguíneo a la retina se deriva de dos fuentes: la lámina coroidocapilar (la capa capilar de la coroides) y las ramificaciones de la arteria central de la retina (fig. 19-15). El oxígeno y otras sustancias nutritivas que necesitan la retina y sus partes (células pigmentarias, bastones y conos) son provistos por difusión desde los vasos sanguíneos en la coroides.

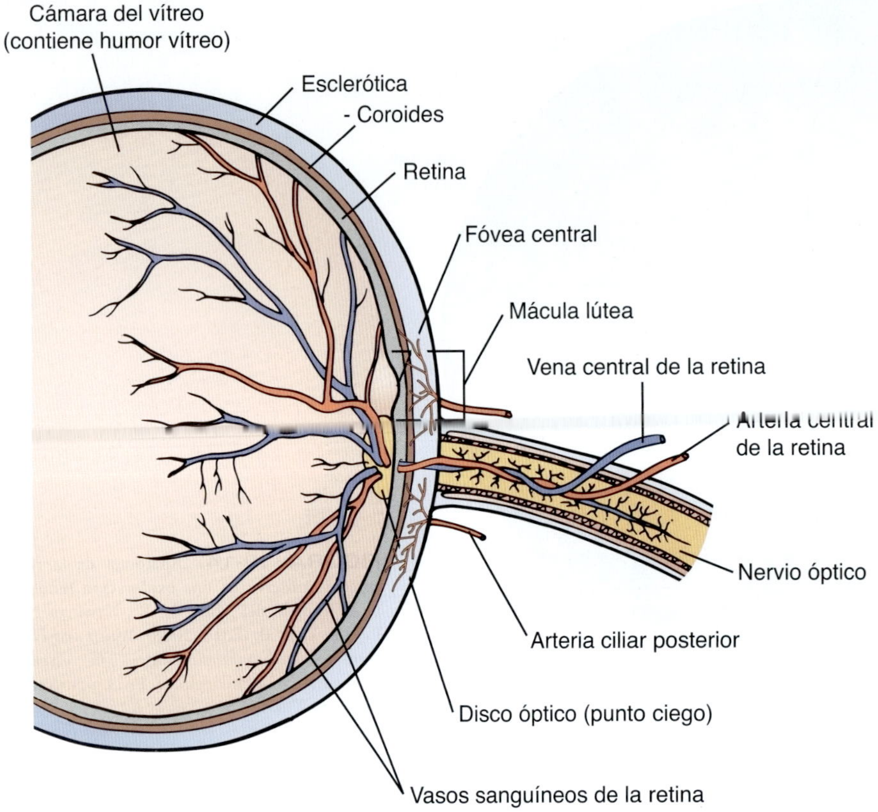

FIGURA 19-15. Circulación de la retina.

Como la lámina coroidocapilar proporciona el único aporte sanguíneo para la fóvea central (foveola), si esta parte de la retina sensorial se desprende del epitelio pigmentario, se presenta una pérdida visual irreparable.

> **PUNTOS CLAVE**
>
> **Alteraciones del aporte sanguíneo a la retina**
>
> - El aporte sanguíneo para la retina procede de la arteria central retiniana, que provee la irrigación para todo el interior de la retina, y de los vasos de la coroides, que abastecen a los bastones y los conos.
> - Las retinopatías, que son enfermedades de los vasos de la retina, interrumpen el flujo sanguíneo hacia los receptores visuales, causando daño en la visión.
> - El desprendimiento de la retina separa los receptores visuales de la coroides, que es el principal proveedor de irrigación sanguínea.

Las células bipolares, horizontales, amacrinas y ganglionares, así como los axones de las células ganglionares que se reúnen en el disco óptico, son abastecidos por ramificaciones de la arteria de la retina.[37] La arteria central de la retina es una rama de la arteria oftálmica. Entra en el globo ocular a través del disco óptico. Las ramas de esta arteria se extienden sobre la retina completa, excepto en la fóvea central, la cual está rodeada de ramificaciones arteriales que no la cruzan. La arteria central de la retina es terminal, lo que significa que no se une con otras arterias. Esto es crítico porque un infarto en esta arteria priva por completo a las estructuras distales de su suministro vascular. Las venas de la retina siguen una distribución paralela a las ramas arteriales y llevan sangre venosa a la vena central de la retina, la cual sale por la parte posterior del ojo a través del disco óptico.

Una exploración del fondo del ojo con un oftalmoscopio brinda la oportunidad de examinar los vasos sanguíneos de la retina y otros aspectos de ella (fig. 19-16). Como la retina es una excrecencia embrionaria del cerebro y sus vasos sanguíneos son representativos en un grado considerable de los vasos sanguíneos del cerebro, la exploración oftalmoscópica del fondo del ojo permite estudiar y diagnosticar tanto enfermedades metabólicas y vasculares del cerebro como procesos patológicos específicos de la retina.

La isquemia de la retina se presenta durante un colapso circulatorio general. Si una persona sobrevive a un paro cardiopulmonar, por ejemplo, puede tener menor agudeza visual permanente como resultado del edema y la muerte isquémica de las neuronas de la retina.[37] La isquemia intermitente de la retina se acompaña de estenosis de la carótida interna o común. La *amaurosis fugaz* se caracteriza por episodios momentáneos de ceguera monocular que duran 5-10 min.[39]

Papiledema

La arteria retiniana central entra en el ojo a través de la papila óptica en el centro del nervio óptico. Una vena acompañante

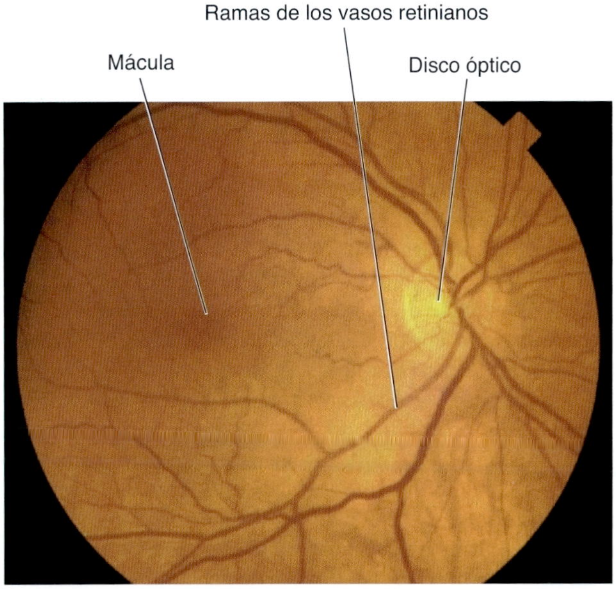

FIGURA 19-16. Imagen fundoscópica de una retina normal. Tomado de: Moore K. L., Dalley A. F., Agur A. M. R. (2018). *Clinically oriented anatomy* (8th ed., p. 905, fig. 8.52). Philadelphia, PA: Wolters Kluwer.

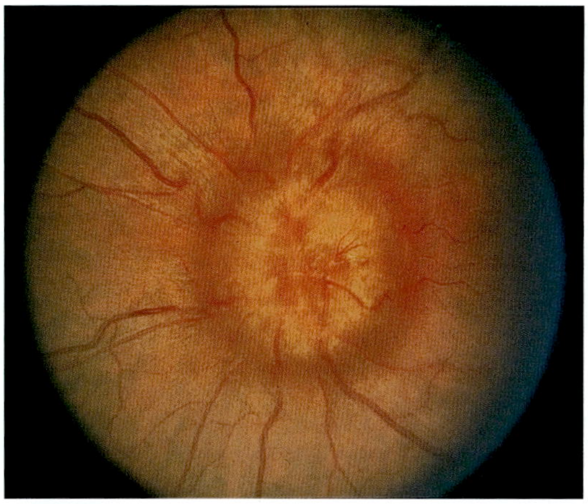

FIGURA 19-17. Papiledema crónico. La cabeza del nervio óptico está congestionada y se proyecta de forma anterior hacia el interior del ojo. Este tiene unos márgenes borrosos y los vasos dentro de él se ven poco. Tomado de: Klintworth G. K. (2015). The eye. En: Rubin R., Strayer D. E. (Eds.) *Rubin's pathology: Clinicopathologic foundations of medicine* (7th ed., p. 1518, fig. 33.15). Philadelphia, PA: Lippincott Williams & Wilkins.

sale del ojo por la misma trayectoria. La entrada y salida de la arteria retiniana central y la vena a través del tejido resistente de la esclerótica en la papila óptica pueden estar comprometidas por alguna afección que cause un aumento persistente de la presión intracraneal. Las más frecuentes son tumores cerebrales, hematomas subdurales, hidrocefalia e hipertensión maligna.

Las venas de pared delgada y poca presión casi siempre son las primeras en colapsarse, causando la acumulación de sangre y un flujo arterial lento. En estas condiciones, la permeabilidad capilar aumenta y la filtración de líquido da como resultado edema de la papila óptica, lo cual se denomina *papiledema* (fig. 19-17).

Retinopatías

Las alteraciones de los vasos retinianos pueden originar microaneurismas, neovascularización, hemorragias y formación de opacidades retinianas. Los *microaneurismas* son dilataciones de la vasculatura de la retina. En la exploración oftalmoscópica, se observan como puntos rojos diminutos que no cambian asociados con vasos sanguíneos. Estos microaneurismas tienden a dejar que el plasma se filtre, produciendo un edema localizado que da a la retina su apariencia de "nube". Los microaneurismas se identifican con certeza mediante la angiografía con fluoresceína; la tinción de fluoresceína se inyecta por vía intravenosa y los vasos de la retina se fotografían después con un oftalmoscopio especial y una cámara para el fondo. Los microaneurismas pueden sangrar, pero las zonas de hemorragia y edema tienden a remitir de forma espontánea. No obstante, reducen la agudeza visual si invaden la mácula y causan degeneración antes de que sean absorbidos.

La *neovascularización* es la formación de nuevos vasos sanguíneos. Se desarrollan a partir de la lámina coroidocapilar; se extienden entre la capa pigmentaria y la capa sensitiva o a partir de las venas retinianas, que se prolongan entre la retina sensorial y la cavidad vítrea y, a veces, dentro del vítreo. Estos nuevos vasos sanguíneos son frágiles, dejan escapar proteínas y son propensos a sangrar. La neovascularización se presenta en muchas afecciones que deterioran el flujo sanguíneo de la retina, incluida la estasis debida a hiperviscosidad de la sangre o disminución del flujo, oclusión vascular, drepanocitosis, sarcoidosis, diabetes mellitus y retinopatía del prematuro.[39-41]

La hemorragia puede ser prerretiniana, intrarretiniana o subretiniana. Las *hemorragias prerretinianas* tienen lugar entre la retina y el vítreo. Estas hemorragias suelen ser copiosas porque los vasos sanguíneos tienen poca restricción; pueden relacionarse con una hemorragia subaracnoidea o subdural y, por lo general, se consideran una manifestación grave de esta afección. Casi siempre se reabsorben sin complicaciones, a menos que penetren el vítreo. Las *hemorragias intrarretinianas* se deben a anomalías de los vasos de la retina, enfermedades de la sangre, aumento de presión en los vasos de la retina o tracción del vítreo sobre los vasos. Entre las causas sistémicas están la diabetes mellitus, la hipertensión y las discrasias sanguíneas. Las *hemorragias subretinianas* son aquellas que se desarrollan entre la coroides y la capa pigmentaria de la retina. Una causa frecuente de esta hemorragia es la neovascularización. A veces se aplica fotocoagulación para tratar los microaneurismas y la neovascularización.

Por lo general, la luz atraviesa las partes transparentes internas de la retina sensorial antes de llegar a los fotorreceptores. Las *opacidades*, como hemorragias, exudado, manchas algodonosas, edema y proliferación tisular, pueden producir una pérdida de transparencia localizada observable con un oftalmoscopio. Los exudados son opacidades resultantes de procesos inflamatorios. La formación de exudados a menudo destruye el pigmento subyacente de la retina y la capa de la coroides. Los depósitos son opacidades localizadas que consisten en macrófagos cargados de lípidos o desechos celulares acumulados. Las manchas algodonosas son opacidades de la retina con contornos irregulares y nebulosos. Se presentan en la capa de la fibra nerviosa y contienen

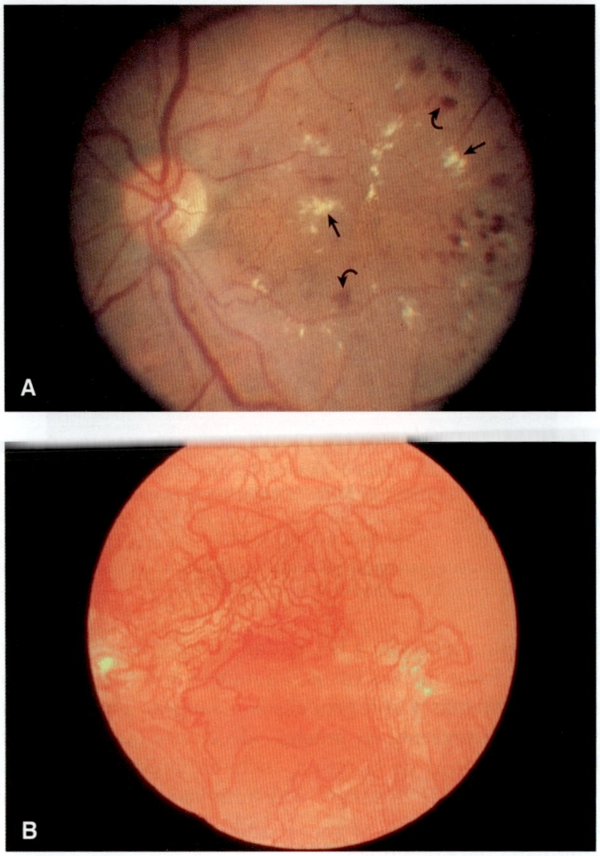

FIGURA 19-18. Retinopatía diabética. **A.** Fondo del ojo de un paciente con retinopatía diabética de fondo o no proliferativa. Están presentes varios exudados "duros" amarillentos (*flechas rectas*) y varias hemorragias retinianas relativamente pequeñas (*flechas curvas*). **B.** Una fronda vascular (*mitad superior*) se extiende anteriormente a la retina en el ojo con retinopatía diabética proliferativa. Tomado de: Klintworth G. K. (2015). The eye. En: Rubin R., Strayer D. E. (Eds.) *Rubin's pathology: Clinicopathologic foundations of medicine* (7th ed., p. 1514, fig. 33.10A y B). Philadelphia, PA: Lippincott Williams & Wilkins.

orgánulos celulares. Los parches de manchas algodonosas se relacionan con traumatismo retiniano, anemia grave, papiledema y retinopatía diabética.

Retinopatía diabética

Es la causa principal de ceguera en los países industrializados de todo el mundo. Tiene el primer lugar como la causa de casos dados a conocer recientemente de ceguera en personas de 20-74 años de edad.[39,42] Aunque los adelantos en el tratamiento han disminuido de forma notable los riesgos de ceguera por diabetes, como esta afección es tan frecuente, la retinopatía sigue siendo una causa importante del deterioro visual.

La retinopatía diabética puede dividirse en dos tipos: *no proliferativa* (de fondo) y *proliferativa*.[40-42] La retinopatía no proliferativa está confinada a la retina. Implica la congestión de las venas retinianas, engrosamiento de la membrana basal del endotelio de los capilares y formación de microaneurismas capilares (fig. 19-18A). Es posible que se desarrollen pequeñas hemorragias intrarretinianas y los microinfartos pueden causar manchas algodonosas y filtración de exudados. La sensación de resplandor (por la dispersión de la luz) es una queja habitual. La causa más frecuente de disminución de la visión en personas con retinopatía no proliferativa es el edema macular. El edema es ocasionado sobre todo por rotura de la barrera interna sangre-retina a nivel del endotelio capilar, permitiendo la filtración de líquido y constituyentes del plasma a la retina circundante.

La retinopatía proliferativa diabética es un cambio retiniano más grave que el de la retinopatía de fondo (fig. 19-18B). Se caracteriza por la formación de vasos sanguíneos nuevos y frágiles (neovascularización) en el disco y en cualquier lugar de la retina. Estos vasos crecen enfrente de la retina a lo largo de la superficie posterior del vítreo o dentro de él. Amenazan la visión de dos maneras. Primero, al ser anómalos, suelen experimentar hemorragias con facilidad, lo que posibilita que la sangre entre en la cavidad vítrea y disminuya la agudeza visual. Segundo, los vasos sanguíneos se unen con firmeza a las superficies de la retina y parte posterior del vítreo, de tal forma que el movimiento normal del vítreo puede tirar de la retina, ocasionando su desprendimiento y ceguera progresiva. Como es probable que la retinopatía diabética proliferativa temprana sea asintomática, debe identificarse antes de que haya hemorragias y se oscurezca la vista del fondo o se produzca fibrosis y desprendimiento de la retina.

La causa de la retinopatía diabética es incierta.[40,43] Las concentraciones crónicas altas de glucosa en la sangre contribuyen al desarrollo y avance de la retinopatía, así como otras complicaciones de la diabetes. También se considera que la hipertensión aumenta el riesgo de desarrollo y progresión de esta enfermedad. Además de hiperglucemia e hipertensión crónicas, varios estudios señalan la relación entre retinopatía diabética exudativa e hipercolesterolemia y mediadores inflamatorios combinados en la microvasculatura retiniana.[44]

Se considera que la prevención del desarrollo o avance de la retinopatía diabética es el mejor abordaje para conservar la vista. Cada vez hay más datos que sugieren que el control cuidadoso de las concentraciones de glucosa en sangre en las personas que padecen diabetes mellitus podría retardar el inicio y la progresión de la retinopatía. También es necesario el tratamiento intensivo de la hipertensión y la hiperlipidemia, ya que se ha demostrado que ambas aumentan el riesgo de retinopatía diabética en las personas con diabetes.[42]

La fotocoagulación con láser es la modalidad de tratamiento principal para la retinopatía diabética.[40,41] Debido a que este procedimiento destruye los vasos proliferantes y la retina isquémica, reduce el estímulo para una neovascularización posterior. La vitrectomía es eficaz para eliminar la hemorragia del vítreo y las membranas vitreorretinianas que se desarrollan.

Retinopatía hipertensiva

Al igual que otros vasos sanguíneos del organismo, los de la retina sufren cambios en respuesta a la elevación crónica de la presión arterial. Al principio de la etapa de vasoconstricción, hay vasoespasmo e incremento del tono de la arteria retiniana debido a los mecanismos locales de autorregulación. En la oftalmoscopia, esta etapa está representada por un estrechamiento general de las arteriolas retinianas. La presión arterial persistentemente alta origina un engrosamiento

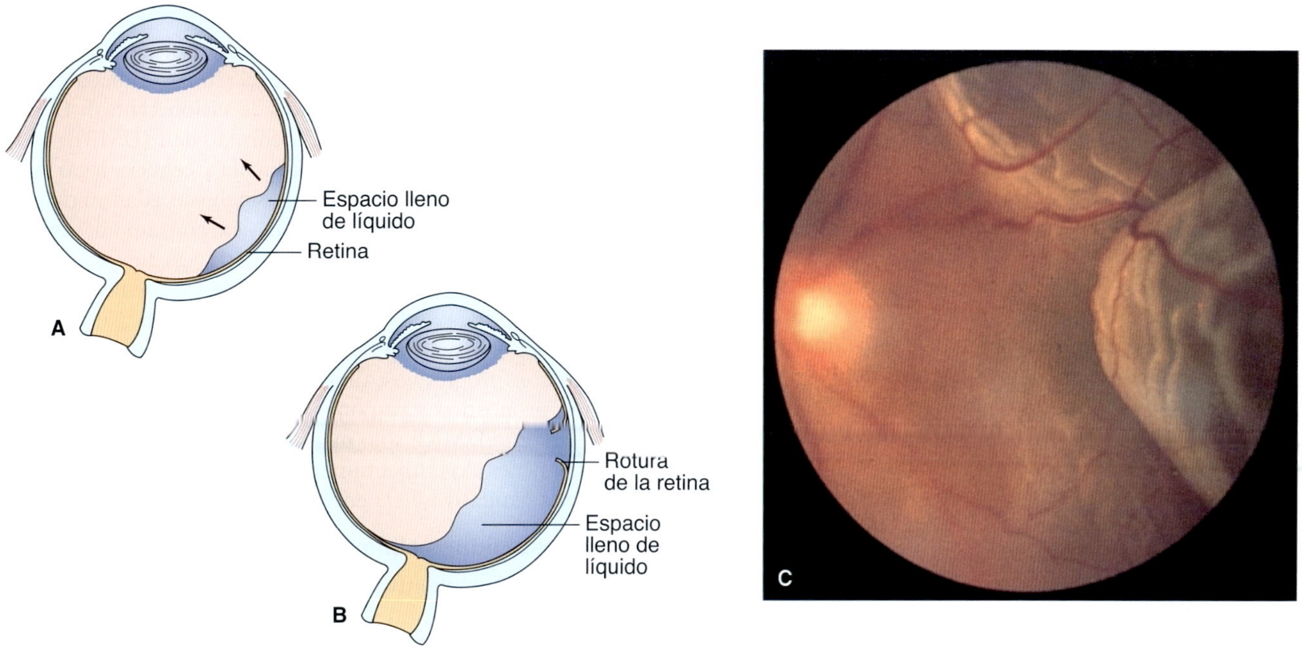

FIGURA 19-19. Desprendimiento de retina. **A.** Los cambios en la estructura vítrea hacen que se encoja y se separe de la retina, causando el desprendimiento vítreo posterior. **B.** La acumulación sostenida de líquido y las fuerzas de tracción ocasionan el desgarro de la retina (desprendimiento de retina regmatógeno). **C.** Fotografía oftalmoscópica del desprendimiento de retina. Tomado de: Moore K. L., Dalley A. F., Agur A. M. R. (2018). *Clinically oriented anatomy* (8th ed., p. 918, fig. B8.25). Philadelphia, PA: Lippincott Williams & Wilkins.

compensatorio de las paredes de las arteriolas, lo cual disminuye de manera eficaz la presión capilar de perfusión. Con la hipertensión grave sin control, se presentan alteraciones en la barrera sangre-retina, necrosis del músculo liso y de células endoteliales, exudado de sangre y lípidos, e isquemia retiniana. Estos cambios se manifiestan en la retina como microaneurismas, hemorragias intrarretinianas, exudados duros y manchas algodonosas. En esta etapa, a veces hay hinchazón del disco óptico, lo que es un indicio frecuente de presión arterial muy alta (hipertensión maligna). A menudo, los vasos más rígidos de los adultos mayores son incapaces de responder con la misma eficacia que los de las personas más jóvenes.

Algunos estudios han demostrado que los signos de retinopatía hipertensiva remiten cuando se controla la presión arterial.[44] También hay evidencia de que los signos avanzados de retinopatía hipertensiva (p. ej., hemorragias retinianas, microaneurismas y manchas algodonosas) son factores pronósticos de ictus y muerte por ictus independientes de la presión arterial alta y otros factores de riesgo.[44] Las personas con estos signos podrían beneficiarse con una vigilancia estrecha del riesgo vascular cerebral y medidas intensivas para disminuirlo.

Desprendimiento de retina

El desprendimiento de retina se refiere a la separación de la retina neurosensorial del epitelio pigmentario (fig. 19-19). Tiene lugar cuando la tracción sobre la capa sensitiva interna o un desgarro en esta capa permiten que algún líquido, por lo general el vítreo, se acumule entre las dos capas.[37,45] Hay cuatro tipos de desprendimientos de retina: exudativo, por tracción, regmatógeno y la combinación de tracción y regmatógeno.[45-47]

El *desprendimiento exudativo de retina* (o seroso) es resultado de la acumulación de líquido seroso o hemorrágico en el espacio subretiniano por hipertensión intensa, inflamación o derrames neoplásicos. Por lo general, se resuelve con el tratamiento satisfactorio de la enfermedad subyacente y no deja daño visual. El *desprendimiento de retina por tracción* se debe a la acción de fuerzas mecánicas, casi siempre ocasionadas por tejido fibrótico debido a hemorragias anteriores (p. ej., de retinopatía diabética), lesiones, infección o inflamación. La cirugía intraocular, como la extracción de cataratas, puede ejercer tracción sobre la retina periférica, la cual, meses o años después de la cirugía, causa el desprendimiento. La corrección del desprendimiento de retina por tracción requiere retirar el tejido de cicatrización de la superficie de la retina, pero la visión a menudo resulta deficiente.

El *desprendimiento regmatógeno de retina* (*rhegma* es la palabra griega para "rasgadura" o "agujero") es el tipo más frecuente de desprendimiento retiniano. El vítreo es un gel hidratado cuya estructura se mantiene gracias a una matriz de colágeno y mucopolisacárido. Conforme las personas envejecen, esta red macromolecular empieza a sufrir licuefacción y se colapsa. Cuando esto sucede, el vítreo se contrae y se separa de forma parcial de la superficie de la retina, una afección conocida como *desprendimiento posterior del vítreo* (*véase* la fig. 19-19). El desprendimiento regmatógeno tiene lugar cuando el líquido vítreo ingresa en el espacio subretiniano a través del desgarro. El desprendimiento de la retina nerviosa de la capa de pigmento retiniano separa los receptores de su principal proveedor de sangre, la coroides. Si el desprendimiento de retina continúa durante un tiempo, hay destrucción permanente y ceguera de esa parte de la retina.

Etiología y fisiopatología

Algunos de los factores de riesgo de desprendimiento de retina son edad avanzada, miopía, cirugías oculares previas, tumores intraoculares y diabetes. Alrededor de una de cada cuatro personas de 61-70 años de edad sufre un desprendimiento posterior del vítreo. En cerca del 10-15% de estas personas se forma un desgarro o agujero cuando el vítreo tira de la retina, en especial en la periferia, donde la retina es más delgada.[37,45] Las personas con altos grados de miopía a veces tienen anomalías en la retina periférica que predisponen a un desprendimiento repentino. En caso de miopía de moderada a grave, la longitud axial (anteroposterior) del ojo aumenta, lo que produce un globo en forma de huevo. El resultado es una mayor tracción vitreorretiniana y es posible que el desprendimiento posterior del vítreo se presente a una edad más temprana que en las personas sin miopía. Asimismo, la retina tiende a ser más delgada y más propensa a la formación de un desgarro o agujero. Otros factores de riesgo menos frecuentes incluyen antecedentes familiares de desprendimiento de retina, oftalmopatías congénitas (glaucoma, cataratas) y vitreopatías hereditarias con gel vítreo anómalo.

Manifestaciones clínicas y diagnóstico

El síntoma principal del desprendimiento de retina son los cambios visuales indoloros. Por lo general, hay luces o destellos, seguidos por moscas flotantes o manchas pequeñas en el campo de visión cuando el vítreo tira desde el polo posterior del ojo. Conforme progresa el desprendimiento, la persona percibe una sombra o cortina negra que avanza a lo largo del campo visual. Como el proceso inicia en la periferia y se extiende de forma circunferencial y posterior, las alteraciones visuales iniciales a veces solo afectan un cuadrante del campo visual. Los desprendimientos periféricos grandes pueden presentarse sin afectar la mácula, de manera que la agudeza visual no resulta afectada. Un reflejo rojo alterado puede asociarse con desprendimiento de retina.[45]

El diagnóstico se basa en los antecedentes de alteraciones visuales (p. ej., presencia de moscas volantes, rayos luminosos o destellos) y el aspecto oftalmoscópico de la retina. El oftalmoscopio directo (de bolsillo) es útil para detectar un reflejo rojo alterado que a veces se relaciona con el desprendimiento de retina. No obstante, como la vista es estrecha, una exploración negativa con el oftalmoscopio directo no puede descartar el diagnóstico de desprendimiento de retina. Los oftalmólogos y optometristas emplean técnicas de exploración indirecta que incrementan en gran medida la visión de la retina periférica.[45]

Tratamiento

Puesto que hay un intervalo variable entre un rompimiento retiniano y el desprendimiento de la retina, los métodos terapéuticos se centran en la detección precoz y la prevención para evitar que se desprenda más el vítreo y se desgarre más la retina. Por lo general, los desgarros sintomáticos de la retina se sellan con láser o crioterapia, de forma que el vítreo ya no se derrame dentro del espacio subretiniano.[37,45-47]

Degeneración macular

La degeneración macular se caracteriza por cambios degenerativos en la porción central de la retina (la mácula) que producen principalmente pérdida de visión central. La degeneración macular relacionada con la edad (DMRE) es la causa más frecuente de visión reducida y ceguera legal en el mundo.[48,49] Los factores de riesgo incluyen edad mayor de 50 años, sexo femenino, etnia caucásica, consumo de cigarrillos, factores nutricionales, enfermedades cardiovasculares y genes que participen en la regulación de vías de lípidos.[48-52]

Hay dos tipos de DMRE: una forma atrófica no exudativa o "seca" y una forma exudativa o "húmeda". Aunque ambos son progresivos, difieren en términos de manifestaciones, pronóstico y tratamiento. Si bien la mayoría de las personas con DMRE solo manifiestan cambios no proliferativos, quienes experimentan pérdida visual grave desarrollan la forma exudativa de la enfermedad.

Manifestaciones clínicas y diagnóstico

La DMRE no exudativa se caracteriza por varios grados de atrofia y degeneración de la retina externa, la membrana de Bruch y la lámina coroidocapilar. No hay filtración de sangre o suero. Por lo tanto, se denomina *degeneración macular seca relacionada con la edad* (fig. 19-20). En la exploración oftalmoscópica, hay cambios visibles en el epitelio pigmentario de la retina y manchas de color amarillo pálido, llamadas *drusas*, que pueden estar solas o en grupo en toda la mácula. Desde el punto de vista histopatológico, la mayoría de las drusas contienen restos de materiales representativos del desprendimiento del epitelio pigmentario. Con el paso del tiempo, las drusas crecen, se funden y aumentan en cantidad. El grado de deterioro concurrente en la vista es variable y podría ser mínimo. La mayoría de las personas con drusas maculares no sufren pérdida notable de la visión central y los cambios atróficos pueden estabilizarse o avanzar con lentitud. Sin embargo, los pacientes con la forma no exudativa de la DMRE requieren seguimiento estrecho, porque la etapa exudativa puede manifestarse de forma repentina en cualquier momento. La vigilancia cuidadosa en busca de metamorfopsia o visión distorsionada de las líneas rectas puede ayudar a la detección precoz de daño retiniano.

La forma exudativa o "húmeda" de la degeneración macular se distingue por la formación de una membrana coroidea neovascular que separa el epitelio pigmentario de la neurorretina. Estos nuevos vasos sanguíneos tienen paredes más débiles de lo normal y son propensos a las filtraciones o derrames. El derrame de líquido seroso o hemorrágico dentro del espacio subretiniano causa la separación entre el epitelio pigmentario y la retina neurosensorial. Con el tiempo, las hemorragias subretinianas se organizan para formar tejido cicatricial, lo que causa la muerte del tejido retiniano subyacente y pérdida de la función visual en la zona macular correspondiente (*véase* la fig. 19-20). Puede ser difícil detectar las etapas tempranas de la neovascularización subretiniana con un oftalmoscopio. Por lo tanto, se requiere estar alerta ante cambios repentinos o recientes en la visión central, visión borrosa o escotoma en pacientes con evidencia de DMRE.

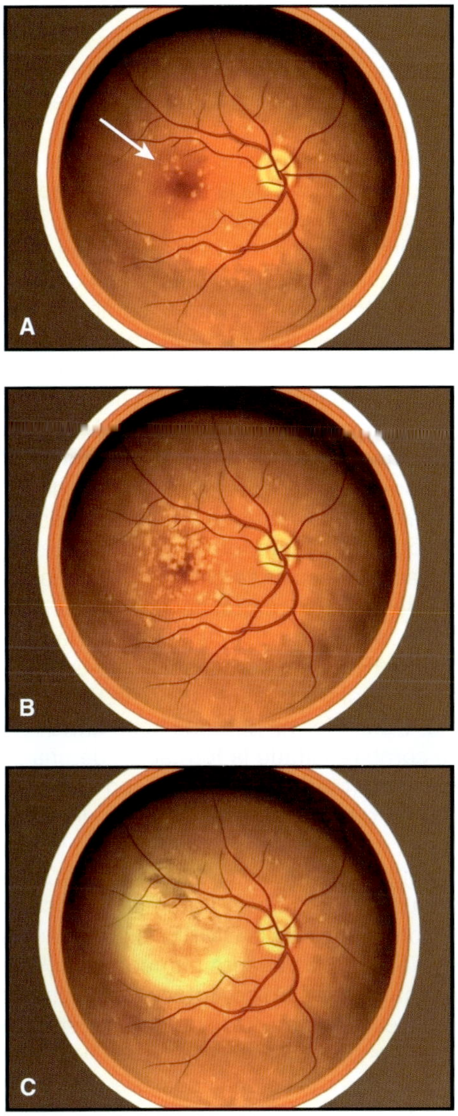

FIGURA 19-20. Vista fundoscópica de diferentes estados de DMRE. **A.** DMRE precoz intermedia (flecha blanca). **B.** DMRE intermedia. **C.** DMRE avanzada con fibrosis. Tomado de: The National Eye Institute, National Institutes of Health.

Aunque algunas membranas neovasculares subretinianas involucionan de manera espontánea, el curso natural de la degeneración macular exudativa es hacia la pérdida irreversible de la visión central. Las personas con enfermedad en etapa tardía a menudo tienen dificultad para ver a lo lejos (p. ej., al conducir un automóvil), hacer una tarea de cerca (p. ej., leer), ver los rostros nítidamente o distinguir colores. Sin embargo, no quedan discapacitados de forma grave porque la función periférica retiniana se conserva intacta. Con la utilización de auxiliares para la visión reducida, muchos de ellos son capaces de continuar con sus actividades normales.

Tratamiento

Los tratamientos eficaces para la degeneración macular exudativa o de tipo húmedo incluyen fotocoagulación térmica con láser, tratamiento fotodinámico, inyecciones de corticoesteroides intravítreas y perioculares, e inyecciones intravítreas de inhibidores de VEGF. En la actualidad no hay tratamientos establecidos eficaces para la forma seca de la degeneración macular y la mayoría de los tratamientos actuales y los que están en investigación se dirigen a la neovascularización coroidea (o subretiniana).[52,53]

El hábito tabáquico se identifica de modo sistemático como un riesgo prevenible de DMRE. Por lo tanto, la eliminación de este hábito debe ser una de las primeras recomendaciones terapéuticas. Las recomendaciones preventivas también incluyen suplementación de la dieta con antioxidantes y minerales, como vitamina E (α-tocoferol), vitamina C (ácido ascórbico), zinc y β-caroteno para personas en riesgo de desarrollar degeneración macular y para hacer más lento el avance de la DMRE en los pacientes con esta enfermedad.[52,53]

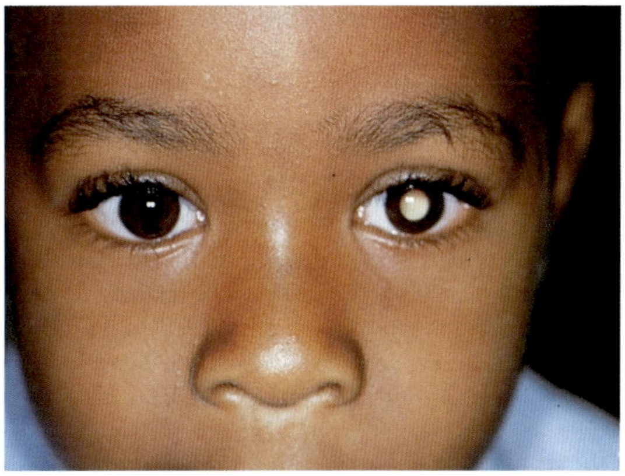

FIGURA 19-21. Reflejo blanco de la pupila (leucocoria) en el ojo izquierdo de un niño con retinoblastoma intraocular. Tomado de: Klintworth G. K. (2015). The eye. En: Rubin R., Strayer D. E. (Eds.) *Rubin's pathology: Clinicopathologic foundations of medicine* (7th ed., p. 1523, fig. 33.22A). Philadelphia, PA: Lippincott Williams & Wilkins.

Retinoblastoma

El retinoblastoma es la neoplasia maligna intraocular más frecuente en los niños; afecta a 1 de cada 20 000.[54] El tumor se presenta con mayor frecuencia en menores de 2 años de edad e incluso puede encontrarse al nacimiento. Los retinoblastomas se asocian con mutaciones heredadas o adquiridas en el gen supresor del tumor del retinoblastoma (*Rb*), que se localiza en el brazo largo del cromosoma 13. Si no se trata, la mayoría de los niños mueren por extensión intracraneal y enfermedad diseminada. Sin embargo, los nuevos métodos de diagnóstico y tratamiento hacen posible un alto índice de curación (un 93% de supervivencia en los Estados Unidos).[54,55]

Manifestaciones clínicas

La leucocoria (reflejo de ojo de gato, reflejo blanco o pupila blanca) es el signo más frecuente de presentación y, a menudo, es la familia quien lo advierte; la luz que entra al ojo refleja con frecuencia un color blanco amarillento similar al de la membrana que recubre el ojo de los gatos (fig. 19-21). El estrabismo (bizquera) es el segundo signo más habitual.[56] Los ojos rojos, llorosos y con dolor son un signo tardío de la enfermedad. La visión limitada o deficiente también es un signo tardío. La mayoría de los retinoblastomas se presentan de forma esporádica y son unilaterales. Hasta un 25% de los retinoblastomas y la mayoría de las formas heredadas de la alteración son bilaterales.

Diagnóstico y tratamiento

Las medidas diagnósticas para detectar el retinoblastoma suelen adoptarse ante resultados anómalos de la exploración ocular en la clínica o el consultorio del médico de atención primaria. Todos los niños con antecedentes familiares de retinoblastoma deben ser examinados poco después de nacer. Los estudios de detección se repiten cada 4-6 semanas hasta el año de edad y después cada 2 o 3 meses hasta la edad de 3 años.[55,56] Las cataratas congénitas son una causa importante de leucocoria infantil y deben investigarse. El diagnóstico definitivo casi siempre requiere exploración oftalmoscópica con anestesia general realizada por un oftalmólogo a fin de obtener una visualización completa de ambos ojos, lo que facilita la fotografía y cartografía (mapeo) de los tumores. Los rastreos con tomografía computarizada y resonancia magnética son útiles para evaluar el grado de enfermedad intraocular y diseminación extraocular.

Los objetivos principales del tratamiento son salvar la vida del niño y, después, el ojo. Las opciones terapéuticas incluyen tratamiento térmico con láser, crioterapia, quimioterapia y enucleación (extirpación del ojo). Gracias a los avances en la genética, han surgido tratamientos como la quimioterapia intravítrea e hipoxia tumoral; el objetivo de ambas es preservar el globo ocular.[57-59]

RESUMEN

La retina nerviosa cubre la cara interna de las dos terceras partes posteriores del ojo y se continúa con el nervio óptico. Contiene los receptores nerviosos para la visión y es aquí donde la energía luminosa de diferentes frecuencias e intensidades se transforma en potenciales locales graduados, que después se convierten en potenciales de acción y se transmiten a los centros visuales en el cerebro. Por lo general, los fotorreceptores pierden porciones de sus segmentos externos. Las células del epitelio pigmentario fagocitan estos segmentos. La incapacidad para llevar a cabo la fagocitosis, como sucede en una forma de retinitis pigmentaria, origina degeneración de la capa pigmentaria y ceguera.

La retina recibe sangre de dos fuentes: la coroidocapilar, que se encarga de abastecer la capa de pigmentos y la porción externa de la retina sensorial adyacente a la coroides, y las ramificaciones de la arteria retiniana, que proporcionan la sangre necesaria para la mitad interna de la retina. Los vasos sanguíneos casi siempre son visibles con el oftalmoscopio. La neovascularización es la formación de vasos sanguíneos nuevos y frágiles que permiten la filtración de proteínas y son propensos a las hemorragias. La causa de la neovascularización se desconoce, pero las investigaciones relacionan el proceso con el VEGF producido por el revestimiento de los vasos sanguíneos. La hipoxia es un regulador clave de la neovascularización retiniana inducida por el VEGF.

Las alteraciones de los vasos sanguíneos retinianos pueden ser resultado de muchas afecciones locales y sistémicas, como diabetes mellitus e hipertensión. Causan pérdida de la visión mediante cambios que producen hemorragias, opacidades y separación entre epitelio pigmentario y retina sensorial. El desprendimiento de la retina se refiere a la separación de los receptores sensitivos de su aporte sanguíneo; ocasiona ceguera a menos que se logre unirlos de forma oportuna. La degeneración macular se caracteriza por la pérdida de la visión central secundaria a cambios destructivos de la mácula de la retina. Hay dos tipos de DMRE: una "forma seca" no exudativa que causa atrofia y degeneración de la retina externa, y una "forma húmeda" exudativa que da como resultado la formación de una membrana coroidea neovascular con vasos sanguíneos que permiten el derrame de la sangre y el suero, y predisponen a la separación del epitelio pigmentario de la neurorretina. Aunque en la actualidad no hay un tratamiento eficaz para la forma seca de la DMRE, las terapéuticas funcionales para la variante húmeda incluyen tratamiento fotodinámico, fotocoagulación con láser e inyección intravítrea de corticoesteroides e inhibidores del VEGF.

El retinoblastoma es una neoplasia intraocular maligna infantil (la mayoría de los niños tienen menos de 2 años de edad) causada por mutaciones heredadas o adquiridas en el gen supresor del tumor del retinoblastoma (*Rb*). El signo de presentación más frecuente es la leucocoria (reflejo o pupila blanca), seguido por el estrabismo. En Estados Unidos, casi el 95% de los retinoblastomas se curan con nuevos métodos diagnósticos y terapéuticos.

Alteraciones de las vías nerviosas y los centros corticales

Una función visual completa requiere que las funciones de fotorrecepción y el reflejo pupilar asociados con el cerebro se hayan desarrollado con normalidad. Estas funciones dependen de la integridad de todas las vías ópticas, incluidos los circuitos de la retina y la trayectoria desde el nervio óptico hasta la corteza visual y otras regiones visuales del cerebro y el tronco encefálico.

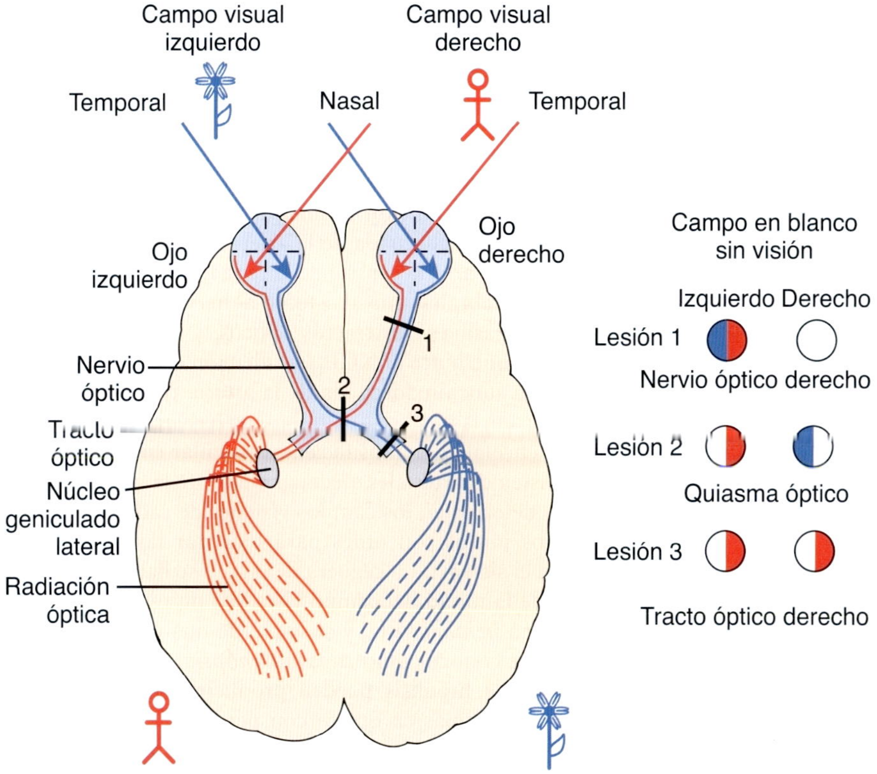

FIGURA 19-22. Diagrama de las vías ópticas. Las *líneas rojas* indican el campo visual derecho y las *azules*, el izquierdo. Se observa el entrecruzamiento de fibras desde la mitad de cada retina en el quiasma óptico. La lesión 1 (nervio óptico derecho) produce ceguera unilateral. La lesión 2 (quiasma óptico) podría afectar solo las fibras que se originan en la mitad nasal de cada retina y que cruzan al lado opuesto en el quiasma óptico; la pérdida de la visión se relaciona con la mitad temporal de cada campo (hemianopsia bitemporal). La lesión 3 (tracto óptico derecho) interrumpe las fibras (y la visión) que se originan en el mismo lado de ambos ojos (homónima) con pérdida de visión desde la mitad de cada campo (hemianopsia).

Vías ópticas

Los axones de las células ganglionares retinianas, que forman el nervio óptico, llevan la información visual al cerebro. Rodeado por la piamadre, líquido cefalorraquídeo, aracnoides y duramadre, el nervio óptico es una extensión del cerebro más que un nervio periférico. Este se prolonga desde la parte posterior del globo ocular a través de la órbita y el agujero óptico, dentro de la fosa craneal media y sobre el quiasma óptico en la base del cerebro (fig. 19-22).[54] Los axones procedentes de la porción nasal de la retina se conservan en su posición medial y los de la retina temporal permanecen laterales en el nervio óptico.

Los dos nervios ópticos se encuentran y fusionan en el quiasma óptico, más allá del cual continúan como tractos ópticos. En el quiasma óptico, los axones procedentes de la retina nasal de cada ojo se cruzan hacia el lado opuesto y se unen con los axones de la retina temporal del otro ojo para formar los tractos ópticos. Por consiguiente, un tracto óptico contiene fibras de ambos ojos que transmiten información desde el mismo hemicampo visual.

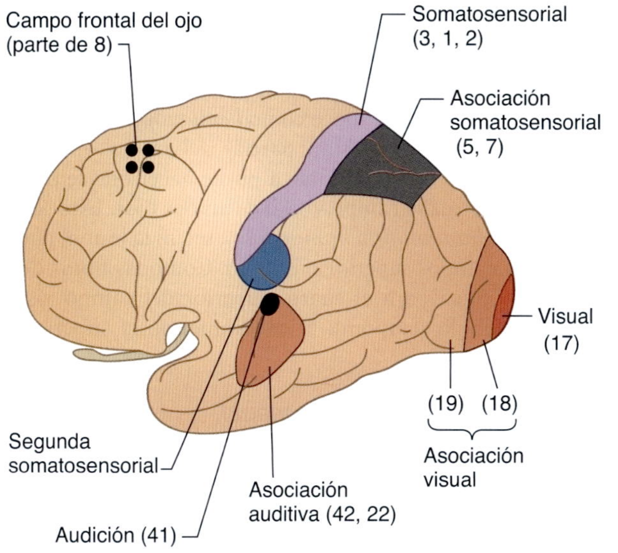

FIGURA 19-23. Vista lateral de la corteza que ilustra la ubicación de las áreas visual, de asociación visual, auditiva y de asociación auditiva.

Corteza visual

La corteza visual primaria (área 17) rodea el surco calcarino, el cual está situado en el lóbulo occipital. Es en este nivel donde se experimenta por primera vez la sensación visual (fig. 19-23). Inmediatas a la zona circundante 17, están las cortezas visuales de asociación (áreas 18 y 19) y algunas otras cortezas de asociación. Estas cortezas de asociación, con sus núcleos talámicos, deben ser funcionales y añadir significado a la percepción visual.

Los circuitos en la corteza cerebral primaria y las áreas visuales de asociación son en extremo discretas con respecto a la ubicación de la estimulación retiniana. Por ejemplo, algunas neuronas específicas responden a la orientación particular de un borde en movimiento, colores específicos o figuras familiares. Esta organización elaborada de la corteza visual, con su funcionalidad separada y representaciones múltiples del mismo campo visual, proporciona la principal base de la sensación y percepción visuales. Debido a estos circuitos discretos, las lesiones de la corteza visual tienen que ser grandes para ser detectadas clínicamente.

Campos visuales

El *campo visual* se refiere a la zona que es visible durante la fijación de la vista en una dirección. Como los déficits del sistema visual se expresan con frecuencia como deficiencias del campo visual más que como medidas directas de la función nerviosa, la terminología para las características visuales normales y anómalas suele basarse en la orientación del campo visual.

La mayor parte del campo visual es *binocular*, o visto por ambos ojos. Este campo se divide en porciones centrales y periféricas. Las porciones centrales de la retina proveen agudeza visual alta y corresponden al campo centrado en la fóvea central; las porciones periféricas y circundantes proporcionan la capacidad para detectar objetos, en particular en movimiento. Más allá del campo visual compartido por ambos ojos, la retina nasal izquierda solo ve la periferia lateral izquierda del campo visual y la retina nasal derecha ve el campo periférico derecho.

Como en una cámara fotográfica, el sistema simple del cristalino del ojo invierte la imagen del mundo externo en cada retina. Además, los lados derecho e izquierdo del campo visual también están invertidos. El campo visual binocular derecho es visto por las mitades izquierdas de la retina de cada ojo: la mitad nasal del ojo derecho y la mitad temporal del ojo izquierdo.

Una vez que alcanza el nivel de la retina, el sistema nervioso desempeña una función importante. La mitad inferior de las retinas de ambos ojos reciben la mitad superior del campo visual. Las representaciones de esta mitad superior del campo se transportan a la mitad inferior de cada nervio óptico: forman sinapsis en la mitad inferior del núcleo geniculado lateral (NGL) de cada lado del cerebro (*véase* la fig. 19-18). Las neuronas de esta parte del NGL envían sus axones a través de la mitad inferior de la radiación óptica y se enrollan en el lóbulo temporal para finalizar en la mitad inferior de la corteza visual primaria en cada lado del cerebro.

Debido a la separación lateral de ambos ojos, cada uno contribuye al campo visual con una imagen diferente del mundo. Esto se denomina *disparidad binocular*. La disparidad entre las imágenes desplazadas lateralmente vistas por los dos ojos proporciona una gran fuente de percepción de profundidad tridimensional para los objetos que están a menos de 30 m. Más allá de esta distancia, la disparidad binocular se vuelve insignificante: la percepción de profundidad se basa en otras cuestiones (p. ej., la superposición de la imagen de los objetos cercanos sobre la de los objetos lejanos y el movimiento más rápido de los objetos cercanos que el de los lejanos).

Defectos del campo visual

Estos defectos son consecuencia de una lesión en la retina, las vías ópticas o la corteza visual. La perimetría o las prueba de campos visuales, en las que los límites del campo visual de cada ojo se miden y grafican en un arco, se utilizan para identificar defectos y determinar la ubicación de la lesión.

Alteraciones de las vías ópticas

El daño localizado de los tractos ópticos, el NGL, la radiación óptica o la corteza visual primaria afectan las partes correspondientes de los campos visuales de ambos ojos (*véase* la fig. 19-18). La valoración de la función del sistema visual es importante porque las lesiones en varios puntos a lo largo de esta vía tienen síntomas característicos que ayudan a ubicar la lesión.

Entre las enfermedades que pueden interrumpir la vía óptica se incluyen lesiones vasculares, traumatismos y tumores. Por ejemplo, la función normal del sistema visual depende de la perfusión adecuada de la arteria oftálmica y sus ramificaciones; la arteria central de la retina; las arterias anterior y media cerebrales, que abastecen al nervio óptico intracraneal, el quiasma y los tractos ópticos; y la arteria cerebral posterior, que nutre al NGL, la radiación óptica y la corteza visual. La función adecuada de la arteria cerebral posterior depende de las arterias vertebral y basilar que irrigan el tronco encefálico. La insuficiencia vascular en cualquiera de estos sistemas arteriales afecta gravemente la visión.

Los defectos en los campos visuales de cada ojo y de los dos ojos juntos son útiles para localizar las lesiones que afectan el sistema. La ceguera de un ojo se llama *anopsia*. Si se pierde la mitad del campo visual de un ojo, el defecto se denomina *hemianopsia*, y si se pierde una cuarta parte del campo, se conoce como *cuadrantanopsia*. Los tumores que agrandan la hipófisis pueden producir daño longitudinal a través del quiasma óptico con pérdida de las fibras mediales del nervio óptico que representan ambos hemicampos visuales retinianos nasales y temporales. La pérdida de diferentes hemicampos en ambos ojos se denomina *pérdida heterónima* y la anomalía se llama *hemianopsia heterónima*. La destrucción de una o ambas mitades laterales del quiasma es frecuente en caso de haber múltiples aneurismas en el polígono de Willis. En esta enfermedad se pierde la función de una o ambas retinas temporales, así como los campos nasales de uno o ambos ojos. La pérdida de los campos temporales (retina nasal) de los dos ojos se llama *anopsia heterónima bitemporal*. Con ambos ojos abiertos, la persona con defectos bilaterales aún tiene el campo visual binocular completo.

La lesión del tracto óptico, NGL, radiación óptica completa o toda la corteza visual en un lado produce la pérdida de los hemicampos visuales correspondientes en cada ojo. *Homónimo* significa "lo mismo" para ambos ojos. En las lesiones del lado izquierdo, el campo visual derecho se pierde en cada ojo, lo que se conoce como *hemianopsia homónima derecha completa*. La lesión parcial del tracto óptico izquierdo, NGL o radiación óptica puede hacer que se pierda una cuarta parte del campo visual de ambos ojos. Esto se denomina *cuadrantanopsia homónima* y, según la lesión, puede afectar los campos superior o inferior. Como las fibras de la radiación óptica para el cuarto superior del campo visual cruzan el lóbulo temporal, la cuadrantanopsia superior es más frecuente.

Alteraciones de la corteza visual

El daño específico de la porción binocular de la corteza visual primaria también puede causar escotomas en los campos visuales correspondientes. La porción central de gran agudeza visual se localiza en el polo occipital. Si el daño a la visión se localiza en esta región, hay pérdida grave de la agudeza visual y discriminación de patrones. Un traumatismo mecánico a la corteza hace que se activen neuronas, lo que se percibe como destellos de luz o hace que se "vean estrellitas". La destrucción de la corteza visual polar ocasiona pérdida grave de agudeza visual y discriminación de patrones. Este daño es permanente y no puede corregirse con anteojos.

La pérdida bilateral de la corteza visual primaria completa, llamada *ceguera cortical*, elimina toda la experiencia visual. Es posible que la valoración básica de la estimulación visual a nivel de los reflejos, como respuestas de orientación de los ojos o la cabeza hacia luces brillantes en movimiento, reflejos pupilares y parpadeo con luz brillante repentina, se mantenga aun cuando la vista se haya perdido. El daño extenso a la corteza visual de asociación (áreas 18 y 19) que rodea a una corteza visual primaria intacta causa pérdida del significado aprendido de las imágenes visuales (agnosia visual). El paciente puede ver los patrones de color, las formas y el movimiento, pero ya no es capaz de identificar los estímulos que antes tenían significado. Los objetos familiares pueden describirse, pero no nombrarse o no se reacciona de forma intencionada. No obstante, si se aplican otras modalidades sensoriales, como el oído y el tacto, se reconocen por completo. Esta alteración constituye un problema de identificación más que intelectual.

Pruebas de los campos visuales

Pueden realizarse pruebas básicas del campo visual binocular y de cada ojo (visión monocular) sin equipo especializado. En el método de confrontación, el examinador se para o se sienta frente a la persona que se examinará y le indica que se concentre en ver la nariz del examinador con un ojo cerrado mientras este muestra cantidades aleatorias de dedos a aproximadamente 1 m de la persona en cada uno de los cuatro cuadrantes principales del campo para valorar si advierte la cantidad de dedos.[60] En una valoración cinética de la expansión del campo macrovisual, un objeto, como una lámpara de bolsillo, se mueve desde el centro hacia la periferia del campo visual de la persona y de la periferia al centro, y se le pide que avise cuando vea o deje de ver el objeto. Mediante el movimiento del objeto por las caras vertical, horizontal y oblicuas del campo visual puede realizarse una evaluación aproximada de este. Los defectos grandes en el campo se determinan con el método de confrontación y esta puede ser la única manera de hacer la exploración en niños pequeños y adultos poco cooperadores.

RESUMEN

La información visual es transportada al cerebro mediante los axones de las células ganglionares de la retina que forman el nervio óptico. Los dos nervios ópticos se encuentran y funden en el quiasma óptico. Los axones de cada retina nasal se cruzan en el quiasma y se unen a las fibras que no se cruzan de la retina temporal del ojo contralateral en el tracto óptico para dar lugar a las vías ópticas. Las fibras de cada tracto óptico hacen sinapsis en el NGL y, desde ahí, viajan a través de las radiaciones ópticas hasta la corteza visual primaria en el surco calcarino del lóbulo occipital. El daño a la corteza visual de asociación puede causar el fenómeno de observar un objeto sin tener la capacidad para reconocerlo (agnosia visual). El daño a la vía óptica o la corteza visual produce defectos del campo visual que pueden identificarse mediante exploraciones del campo visual. La perimetría, que traza las curvas de sensibilidad del campo visual, se utiliza para determinar la presencia, dimensiones y forma de agujeros más pequeños, o escotomas, en el campo visual de un ojo.

Alteraciones del movimiento ocular

Para tener una función visual completa, es necesario que los ojos se enfoquen en el mismo punto de fijación, que la imagen del objeto caiga de forma simultánea sobre la fóvea de cada ojo y que los mecanismos visuales de la retina y el SNC sean funcionales. Es a través de estos mecanismos que un objeto se capta al mismo tiempo sobre la fóvea de ambos ojos y se percibe como una sola imagen. El estrabismo y la ambliopía son dos alteraciones que afectan este sistema altamente integrado.

Músculos extraoculares y su inervación

Tres pares de músculos extraoculares, rectos superior e inferior, rectos medial y lateral, y oblicuos superior e inferior, controlan el movimiento de cada ojo (fig. 19-24). Los cuatro músculos rectos se nombran con base en el lugar donde se insertan en la esclerótica en las superficies medial, lateral, inferior y superior de cada ojo. Los dos músculos oblicuos se insertan en el cuadrante posterior lateral del ojo: en la superficie superior (oblicuo superior) y en la inferior (oblicuo inferior). Cada uno de los tres conjuntos de músculos de cada ojo está recíprocamente inervado, de tal forma que un músculo se relaja cuando el otro se contrae. La contracción recíproca de los rectos medial y lateral mueve el ojo de lado a lado (aducción y abducción); los rectos superior e inferior lo mueven hacia arriba y abajo (elevación y depresión). Los músculos oblicuos rotan el ojo alrededor de su eje óptico (torsión interna y externa). Un séptimo músculo, el elevador del párpado superior, como lo indica su nombre, sube el párpado superior.

Los músculos extraoculares están inervados por tres nervios craneales. El nervio *abducens* o motor ocular externo (NC VI) inerva el recto lateral, el nervio troclear o patético (NC IV) inerva el oblicuo superior y el nervio oculomotor (NC III) inerva los cuatro músculos restantes (tabla 19-1). El núcleo del NC VI, en el puente caudal, inerva el músculo recto lateral, que gira de forma lateral (abducción) el ojo ipsilateral (mismo lado). La lesión parcial o total de este nervio produce debilidad o parálisis completa del músculo. La mirada medial es normal, pero el ojo

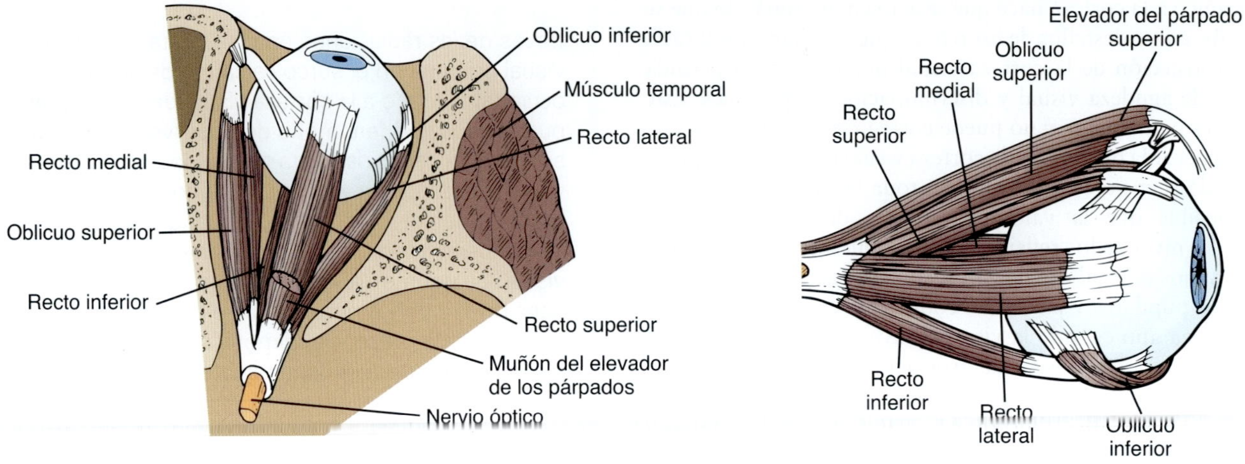

FIGURA 19-24. Músculos extraoculares del ojo derecho.

afectado no gira de forma lateral cuando se intenta mirar hacia el lado afectado, afección llamada *estrabismo medial*. El núcleo del NC IV, en la unión del puente y el mesencéfalo, inerva el músculo oblicuo superior contralateral (o del lado opuesto), el cual gira la parte superior del ojo hacia adentro, en dirección a la nariz, movimiento que se denomina *torsión interna*. En combinación con otros músculos, también contribuye con fuerza al movimiento hacia abajo y adentro del ojo inervado.

El núcleo del NC III, el cual se extiende a través de una parte considerable del mesencéfalo, contiene conjuntos de motoneuronas inferiores para cada uno de los cinco músculos oculares que inerva: el recto inferior y superior, el oblicuo inferior, el recto medial y el elevador del párpado superior. El recto medial y el recto superior e inferior giran el ojo en las direcciones que se muestran en la tabla 19-1. La acción del recto inferior es antagónica a la del superior. Debido a su plano de unión con el globo ocular, el oblicuo inferior rota el ojo en el plano frontal (*torsión interna*) y tira lateralmente su parte superior (*torsión externa*). El NC III también inerva al músculo elevador del párpado superior, que sube dicho párpado y participa en los movimientos oculares de la mirada vertical. Cuando los ojos giran hacia arriba, el párpado superior se retrae de forma refleja y en la mirada hacia abajo desciende, lo que limita la exposición de la conjuntiva al aire y reduce los efectos del secado.

La comunicación entre los núcleos de los músculos oculares de cada lado del cerebro tiene lugar principalmente a través de la comisura posterior en el extremo rostral del mesencéfalo. La comunicación longitudinal entre los tres núcleos se realiza a lo largo de una fibra denominada *fascículo longitudinal medial* (FLM), el cual se extiende del mesencéfalo a la parte superior de la columna vertebral. Cada par de músculos oculares está inervado de forma recíproca por el FLM u otras vías relacionadas, de tal forma que cuando un músculo se contrae, el otro se relaja. Estas vías de comunicación ligadas al FLM son vulnerables a daños en el mesencéfalo caudal y el puente. El daño en el FLM pontino de uno de los lados del cerebro hace que esta conexión se pierda, de manera que la desviación lateral del ojo ipsilateral ya no está ligada con la aducción del ojo contrario. Si el FLM se daña bilateralmente, se pierde la conexión para la mirada lateral en una y otra dirección.

Movimientos oculares y mirada

Los *movimientos conjugados* son aquellos en los que los ejes ópticos de ambos ojos se mantienen paralelos y comparten el mismo campo visual. La *mirada* se refiere al acto de ver fijamente en una dirección. Los oculares pueden clasificarse como movimientos de seguimiento suaves, sacádicos, temblor óptico y movimientos de vergencia. Si bien los reflejos conjugados son esenciales para que la función visual sea eficiente

TABLA 19-1 Ojo en posición primaria: acciones extrínsecas de los músculos oculares

Músculo*	Inervación	Primaria	Secundaria	Terciaria
Recto medial (RM)	III	Aducción		
Recto lateral (RL)	VI	Abducción		
Recto superior (RS)	III	Elevación	Torsión interna	Aducción
Recto inferior (RI)	III	Descenso	Torsión externa	Aducción
Oblicuo superior (OS)	IV	Torsión interna	Descenso	Abducción
Oblicuo inferior (OI)	III	Torsión externa	Elevación	Abducción

*En el esquema de los roles funcionales de los seis músculos extraoculares, la principal fuerza direccional aplicada por cada músculo se indica en la parte superior. Estos músculos están dispuestos en pares con función contraria por ojo y en pares opuestos paralelos para los movimientos conjugados. Los números que acompañan a cada músculo indican la inervación del nervio craneal: 3, NC oculomotor (III); 4, NC troclear (IV); 6, NC *abducens* (VI).

durante el movimiento de la cabeza o el objetivo, los circuitos están tan incorporados en la función del SNC que están presentes y pueden ser provocados cuando los ojos están cerrados, durante el sueño y en el coma profundo, y funcionan de manera normal y precisa en las personas ciegas de nacimiento.

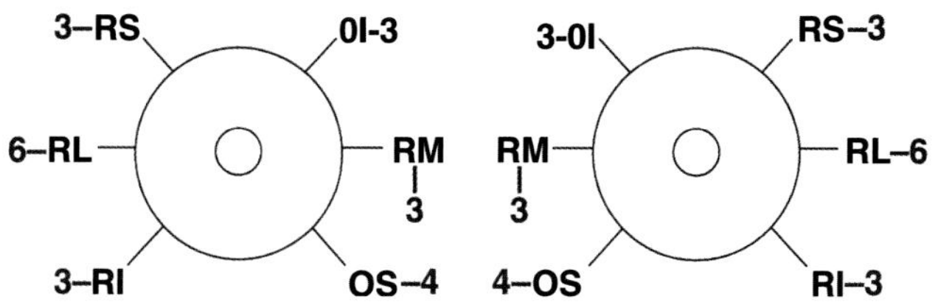

Estrabismo

El estrabismo, también conocido como heterotropía o bizquera, se refiere a cualquier anomalía de la coordinación o alineación del ojo que origina pérdida de la visión binocular. Cuando las imágenes de las mismas manchas en el espacio visual no caen sobre puntos correspondientes de las dos retinas, se presenta diplopía o visión doble. El estrabismo afecta al 4% de los niños menores de 6 años de edad.[61,62] Puesto que, si la afección no se atiende, el 30-50% de estos niños sufren pérdida de la vista secundaria permanente, o ambliopía, el diagnóstico y el tratamiento son esenciales.

En la terminología estándar, las alteraciones del movimiento del ojo se describen según la dirección del movimiento. La *esotropía* se refiere a una desviación medial (hacia adentro); la *exotropía*, a una lateral (hacia afuera); la *hipertropía*, a una hacia arriba; la *hipotropía*, a una hacia abajo, y la *ciclotropía*, a una torsional. El término *concurrencia* se refiere a la desviación similar en todas las direcciones de la mirada. Un estrabismo no concurrente es aquel que varía con la dirección de la mirada. El estrabismo puede dividirse en formas no paralíticas (concurrentes), en las que no hay daño muscular primario, y formas paralíticas (no concurrentes), en las que hay debilidad o parálisis de uno o más de los músculos extraoculares. El estrabismo se denomina *intermitente* o *periódico* cuando hay períodos en los que los dos ojos están en paralelo. Es monocular cuando el mismo ojo siempre se desvía y el ojo opuesto se fija. En la figura 19-25 se ilustran las anomalías en el movimiento ocular relacionadas con esotropía y exotropía.

Estrabismo no paralítico

La esotropía no paralítica es el tipo más frecuente de estrabismo. Los músculos oculares individuales no tienen defectos evidentes y la cantidad de desviación es constante o relativamente constante en las diferentes direcciones de la mirada. Con la desviación persistente, pueden desarrollarse anomalías secundarias debido a la actividad excesiva o reducida de los músculos extraocu lares en algunos campos de la mirada.

La alteración puede ser no acomodativa, acomodativa o una combinación de ambas. La esotropía infantil es la causa más frecuente del estrabismo no acomodativo. Se presenta en las primeras 6 semanas de vida, con desviaciones de ángulo amplio, en un lactante por lo demás normal desde el punto de vista del desarrollo y el aspecto neurológico. Los movimientos oculares son completos y el niño a menudo usa cada uno de los ojos de forma independiente para alterar la fijación (fijación cruzada). La causa de la alteración no está clara. Las investigaciones sugieren que el estrabismo idiopático podría tener bases genéticas; los hermanos a veces presentan alteraciones similares.

El estrabismo acomodativo es ocasionado por afecciones como hipermetropía de grado considerable sin corregir, en la cual hay esotropía con acomodación que se efectúa para enfocar con claridad. Este tipo de esotropía suele iniciar entre los 18 meses y los 4 años de edad porque la acomodación no está bien desarrollada hasta ese momento. Con frecuencia, la alteración es monocular, pero puede alternarse.

Estrabismo paralítico

El estrabismo paralítico es resultado de la paresis (debilidad) o plejía (parálisis) de uno o más de los músculos extraoculares. Cuando el ojo normal se fija, el afectado está en la posición de desviación primaria. En el caso de la esotropía, hay debilidad de uno de los músculos rectos laterales, casi siempre secundaria a afección del nervio *abducens* (NC VI). Cuando el ojo afectado se fija, el sano está en posición de desviación secundaria. La desviación secundaria del ojo sano es mayor que la desviación primaria del ojo afectado. Esto es así porque el ojo afectado requiere un exceso de impulsos nerviosos para sostener la fijación; los impulsos excesivos también se distribuyen hasta un ojo no afectado, lo que causa una hiperactividad de sus músculos.[62,63]

Aunque el estrabismo paralítico es raro en los niños, explica casi todos los casos de estrabismo en los adultos. Lo pueden causar procesos infiltrantes (p. ej., enfermedad de Graves), miastenia grave, ictus y traumatismos ópticos directos. La trayectoria de los nervios oculomotor, troclear y *abducens* a través del seno cavernoso y por la parte posterior de la órbita los hace vulnerables ante la fractura basal del cráneo y los tumores del seno cavernoso o la órbita. En los lactantes, el estrabismo paralítico es ocasionado por lesiones al nacimiento que afectan los músculos extraoculares o los nervios craneales que los abastecen. En general, el estrabismo paralítico en un niño mayor o un adulto no produce ambliopía y la visión binocular puede mantenerse cuando se corrige el estrabismo. La mayoría de los casos de estrabismo en los adultos se deben al deterioro de esta afección en la infancia, lo cual puede ocurrir incluso décadas después de una buena alineación ocular.

Tratamiento

El tratamiento del estrabismo se dirige al desarrollo de una agudeza visual normal, la corrección de la desviación y la superimposición de las imágenes retinianas para lograr la visión binocular. El tratamiento oportuno y adecuado es determinante porque su retraso o falta producen ambliopía y pérdida permanente de la visión. Además de sus efectos en la función visual, el estrabismo afecta de forma adversa las relaciones interpersonales, la autoimagen, el desempeño escolar y la participación en actividades extracurriculares. Los niños empiezan a manifestar actitudes negativas hacia los compañeros de clase con estrabismo.

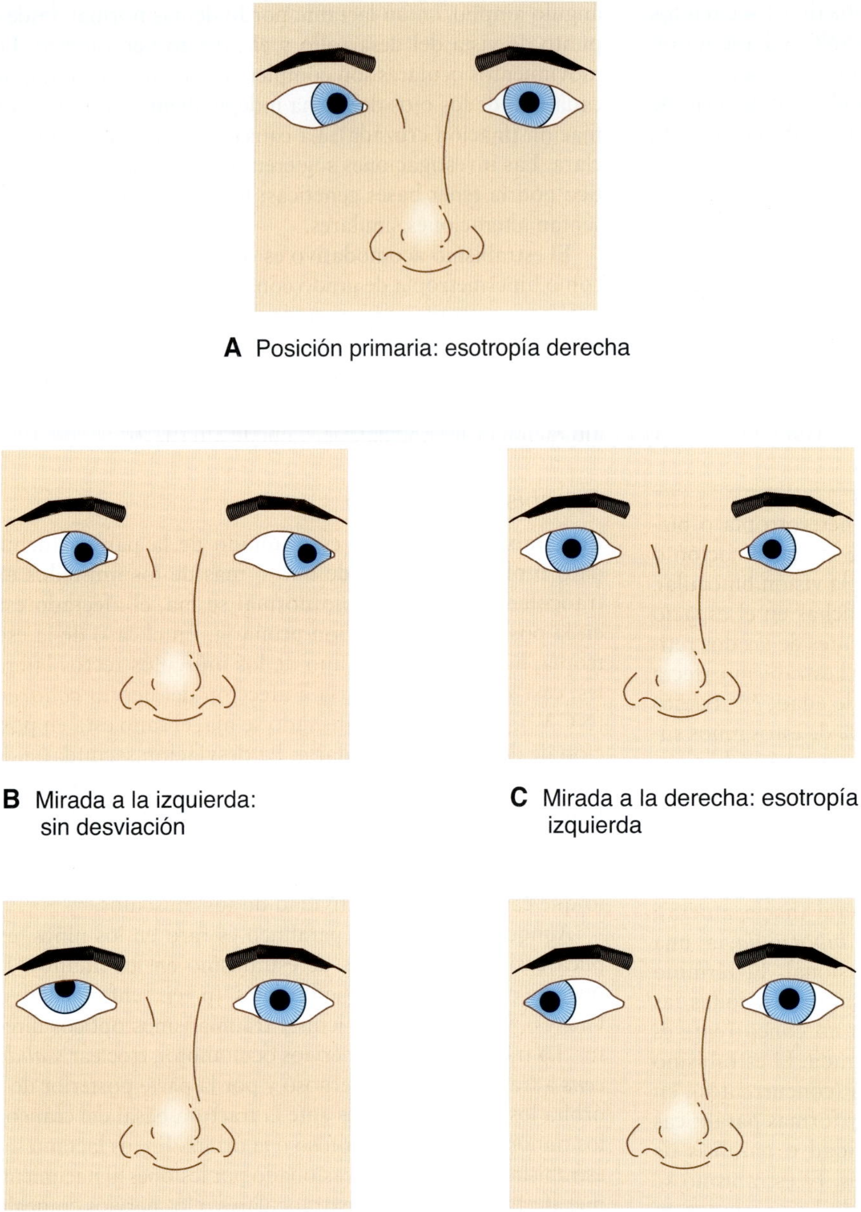

A Posición primaria: esotropía derecha

B Mirada a la izquierda: sin desviación

C Mirada a la derecha: esotropía izquierda

D Hipertropía derecha

E Exotropía derecha

FIGURA 19-25. A-C. Estrabismo paralítico relacionado con parálisis del músculo recto lateral derecho. **A.** Posición primaria de los ojos (viendo derecho hacia el frente). **B.** Mirada a la izquierda sin desviación. **C.** Mirada a la derecha con esotropía izquierda. **D.** Posición primaria de los ojos con debilidad del recto inferior derecho e hipertropía derecha. **E.** Posición primaria de los ojos con debilidad del recto medial derecho y exotropía derecha.

El tratamiento incluye métodos tanto quirúrgicos como no quirúrgicos. La esotropía infantil suele tratarse de forma quirúrgica debilitando el músculo recto medial de cada ojo mientras el lactante está bajo anestesia general. La cirugía en niños con esotropía debe realizarse tan pronto como sea posible para preservar la agudeza estereoscópica. Al parecer, el tratamiento quirúrgico oportuno también da mejores resultados que la intervención más tardía. El estrabismo recurrente es frecuente en caso de esotropía infantil y a menudo se requieren varias operaciones.[63,64]

El tratamiento no quirúrgico incluye anteojos, parches oclusivos y ejercicios oculares (pleópticos). Los anteojos se utilizan con frecuencia en el tratamiento de la esotropía acomodativa que acompaña a la hipermetropía (visión de lejos). Como la acomodación está asociada con la convergencia, el enfoque dirige los ojos hacia adentro, lo que produce esotropía. La exotropía intermitente casi siempre se trata con parches, anteojos con graduación menor que la necesaria y ejercicios oculares. Aunque no se observa desviación apreciable cuando el niño con estrabismo intermitente ve objetos cercanos, la desviación es evidente cuando mira objetos distantes o está cansado. Los parches durante 1-2 h todos los días por varios meses funcionan al prevenir, más que tratar, la supresión de un ojo. Los parches son más eficaces en los lactantes y, de forma limitada, en los niños de más de 3 años de edad. La utilización de anteojos con graduación menor que la necesaria estimula las convergencias acomodativas, las cuales contraen la desviación exotrópica. El tratamiento de la visión comprende ejercicios para estimular la convergencia (p. ej., enfocar objetivos a la distancia de lectura hasta 30 min varias veces al día) y técnicas que entrenan el sistema visual para que reconozca las imágenes suprimidas. Se recomienda tratamiento quirúrgico de la exotropía intermitente cuando los métodos conservadores no corrigen la desviación. El tratamiento oportuno de los niños con exotropía intermitente no es tan decisivo como el de los que padecen desviaciones constantes porque puede desarrollarse estereopsis.

Otra forma terapéutica es la inyección de toxina botulínica de tipo A (bótox) en el músculo extraocular para producir una parálisis dependiente de la dosis de ese músculo.[65] La parálisis del músculo desvía el ojo dentro del campo de acción del músculo antagónico. Durante el tiempo en el que el ojo está desviado, el músculo paralizado se estira, mientras que el músculo antagónico se contrae. Por lo general, se requieren dos o más inyecciones del fármaco para lograr un efecto duradero.

Ambliopía

Algunas veces llamada *ojo perezoso*, la **ambliopía** describe una agudeza visual reducida como resultado de un desarrollo visual anómalo en la lactancia o la niñez temprana. La pérdida de visión varía desde leve (peor que 20/25) a grave (ceguera legal, 20/200 o peor).[61,62] Es la causa principal de defectos visuales y afecta al 1-4% de la población. Si se detecta y trata de forma temprana, la mayoría de los casos de ambliopía son reversibles y pueden prevenirse las formas más graves de la enfermedad.

Etiología y fisiopatología

El desarrollo normal de los circuitos talámicos y corticales necesarios para la percepción visual binocular requiere un empleo simultáneo de cada fóvea durante un período decisivo temprano en la vida (0-5 años). La ambliopía es resultado de la privación visual (p. ej., cataratas, ptosis) o interacciones binoculares anómalas (p. ej., estrabismo, anisometropía) durante la inmadurez visual. En lactantes con cataratas unilaterales que son densas, centrales y mayores de 2 mm de diámetro, este tiempo es antes de los 2 meses de edad.[66] En alteraciones que causan interacciones binoculares anómalas, se suprime una imagen para que la visión sea más clara. En la esotropía, se suprime la visión del ojo desviado para evitar diplopía. Se observa una situación similar en la anisometropía, en la que los índices de refracción de los dos ojos son diferentes. Aunque los ojos están correctamente alineados, son incapaces de enfocar juntos y la imagen de uno de ellos se suprime.

Tratamiento

La reversibilidad de la ambliopía depende de la madurez del sistema visual al momento de su inicio y la duración de la experiencia anómala. En el estrabismo, ocasionalmente algunas personas alternan la fijación de un ojo y no experimentan ambliopía o diplopía profunda. Con el inicio en la adolescencia tardía o la edad adulta, este patrón de hábito tiene que desaprenderse después de la corrección. La ambliopía es notablemente sensible al tratamiento si este se inicia pronto en la vida. Por lo tanto, todos los lactantes y niños pequeños deben ser evaluados en cuanto a padecimientos visuales que pudieran conducir a la ambliopía.

El tratamiento de niños que podrían padecer ambliopía tiene que instituirse antes de los 6 años de edad para prevenir el fenómeno de supresión. El procedimiento quirúrgico para tratar cataratas congénitas y ptosis debe practicarse de forma oportuna. Los defectos graves de refracción deben corregirse. En los niños con estrabismo, el bloqueo de la visión alternando un ojo y luego el otro fuerza al niño a utilizar ambos ojos para lograr la discriminación. La duración de la oclusión de la visión en el ojo bueno tiene que ser corta (2-5 h por día) y vigilada de cerca, o la ambliopía por privación puede desarrollarse también en el ojo bueno. Aunque es improbable que la ambliopía se presente después de los 8 o 9 años de edad, es evidente cierta plasticidad en los circuitos centrales, incluso en la edad adulta. Por ejemplo, después de la corrección de la refracción por astigmatismo antiguo en adultos, la agudeza visual mejora lentamente y se requieren varios meses para alcanzar los niveles normales.

Exploración ocular en lactantes y niños

La detección precoz y el tratamiento oportuno de las enfermedades oculares en los niños son importantes para prevenir la ambliopía y otros defectos visuales a lo largo de la vida. La American Academy of Pediatrics, en asociación con la American Association of Certified Orthoptists, la American Association of Pediatric Ophthalmology and Strabismus y la American Academy of Ophthalmology, recomiendan examinar a todos los recién nacidos en el hospital o clínica para buscar anomalías estructurales y hacerles una prueba de reflejo rojo para buscar alteraciones en la parte posterior del ojo (segmento posterior) y opacidades en el eje visual, como cataratas u opacidad corneal.[63,64] Un lactante con reflejo rojo anómalo requiere atención inmediata de un oftalmólogo. Deben efectuarse exploraciones visuales en todas las visitas de los niños sanos. Estas exploraciones incluyen evaluación de la agudeza visual apropiada para la edad, alineación ocular y claridad ocular media (cataratas, tumores).

RESUMEN

La visión binocular depende de los músculos extraoculares y de los nervios craneales que los inervan para mover el ojo hacia arriba o abajo y hacerlo girar alrededor del eje óptico. Para tener una función visual completa, es necesario que los dos ojos enfoquen hacia el mismo punto de fijación y que las dos imágenes se fundan. La función binocular está controlada por mecanismos reflejos oculares que ajustan la orientación de cada ojo para producir una sola imagen. La expresión *mirada conjugada* se refiere al empleo de ambos ojos para ver fijamente en una dirección. Durante los movimientos oculares conjugados, los ejes ópticos de los ojos se mantienen paralelos entre sí conforme los ojos giran hacia arriba, abajo o van de lado a lado en sus órbitas.

El estrabismo se refiere a anomalías en la coordinación de los movimientos oculares, con pérdida de la alineación binocular del ojo. Esta incapacidad para enfocar una imagen visual sobre las partes correspondientes de las dos retinas produce diplopía. La esotropía designa la desviación medial; la exotropía, la lateral; la hipertropía, la desviación hacia arriba; la hipotropía, la desviación hacia abajo; la ciclotropía, la desviación en la torsión. El estrabismo paralítico es causado por debilidad o parálisis de los músculos extraoculares, mientras que el estrabismo no paralítico se debe a la longitud o inserción inapropiada de los músculos extraoculares o alteraciones en la acomodación.

La ambliopía (ojos perezosos) es la reducción de la agudeza visual secundaria a un desarrollo visual anómalo en la lactancia y la infancia temprana. Se origina por circuitos del SNC mal desarrollados debido a la privación visual (p. ej., cataratas) o interacciones binoculares anómalas (p. ej., estrabismo) durante el período de inmadurez visual.

CAPÍTULO 20

Alteraciones de la audición y la función vestibular

El *oído* es el órgano sensorial de la audición y el equilibrio vestibular, y se compone de tres partes: externa, media e interna. Los oídos medio y externo están diseñados para capturar y transmitir ondas de sonido al oído medio mientras se amplifica el sonido. El oído interno, que está lleno de líquido, contiene las estructuras necesarias para la audición y el equilibrio. El líquido en el oído interno conduce y transmite ondas de sonido y vibraciones. La otitis media aguda, o inflamación del oído medio, es una de las principales causas de las consultas de atención primaria y la razón número uno de prescripción de antimicrobianos a niños. La pérdida auditiva es una de las discapacidades más frecuentes que las personas experimentan en los Estados Unidos, en particular los adultos mayores. También es una causa de afectación del desarrollo del lenguaje en los niños. Asimismo, el vértigo, una alteración de la función vestibular, es una causa habitual de discapacidad entre los adultos mayores. Este capítulo se divide en dos partes: la primera se centra en las alteraciones del oído y la función auditiva; y la segunda, en las alteraciones del oído interno y la función vestibular.

Alteraciones del aparato auditivo

Alteraciones del oído externo

El oído externo consta de la aurícula y el **conducto auditivo** externo (fig. 20-1). La aurícula, o pabellón de la oreja, se compone de una placa de cartílago elástico con forma irregular cubierta de piel delgada.[1] Su borde es un poco más grueso y su lóbulo carnoso carece de cartílago circundante. La forma de embudo de la aurícula concentra el sonido de alta frecuencia que entra hacia el conducto auditivo.

El conducto auditivo externo mide 2.5 cm de largo en los adultos.[1] En lactantes y niños pequeños, el canal es relativamente más corto, de modo que debe tenerse más cuidado al examinarlo con un otoscopio. Una capa delgada de piel que contiene vellosidades, glándulas sebáceas y glándulas ceruminosas reviste el conducto auditivo. Estas glándulas producen cerumen, o cerilla de los oídos, que tiene ciertas propiedades antimicrobianas y se cree que desempeña una función protectora.

Las ramificaciones del nervio trigémino (nervio craneal [NC] V) inervan la porción anterior de la aurícula y la parte externa del conducto auditivo. Las porciones posteriores de la aurícula y la pared del conducto auditivo están inervadas por ramos auriculares de los nervios facial (NC VII), glosofaríngeo (NC IX) y vago (NC X). Como resultado de la inervación vagal, la inserción de un espejo o un otoscopio en el conducto auditivo externo puede estimular reflejos de tos o vómito.

La membrana timpánica, de alrededor de 1 cm de diámetro, es una membrana fina transparente que separa el oído externo del oído medio.[1] La membrana timpánica está cubierta con piel delgada en el exterior y la membrana mucosa del oído medio al interior. La membrana timpánica vibra cuando ondas sonoras audibles entran en el conducto auditivo. Los movimientos de la membrana se transmiten a través del oído medio hacia el oído interno.

Cuando se observa con un otoscopio, la membrana timpánica aparece como un cono ovalado, poco profundo, que apunta hacia adentro a su **punta**, el umbo, y otras estructuras que pueden visualizarse en la figura 20-2. La función del oído externo se altera cuando la transmisión del sonido se obstruye por tapones de **cerumen**, inflamación (otitis externa) o exudado desde el oído externo (otorrea).

Tapón de cerumen

El cerumen, o cerilla del oído, es una secreción protectora producida por las glándulas sebáceas y ceruminosas de la piel que reviste el conducto auditivo. Aunque el cerumen ayuda al oído a limpiarse, protegerse y lubricarse, este puede acumularse y estrechar el conducto, lo cual causa pérdida auditiva reversible.[2]

El tapón de cerumen no suele producir síntomas, a menos que se endurezca y toque la membrana timpánica o el conducto se irrite por la acumulación de cerumen endurecido. Las manifestaciones clínicas pueden incluir dolor, comezón y sensación de plenitud. Como el conducto se ocluye totalmente, puede haber sensación de plenitud, pérdida de audición conductiva, vértigo y acúfenos (zumbido en los oídos).[2]

La extracción de cerumen solo está indicada cuando la visualización del conducto auditivo y la membrana timpánica sea necesaria. En la mayoría de los casos, el cerumen puede extraerse de forma manual con el empleo de una cureta o irrigación suave con una pera de goma y agua de la llave tibia. Se

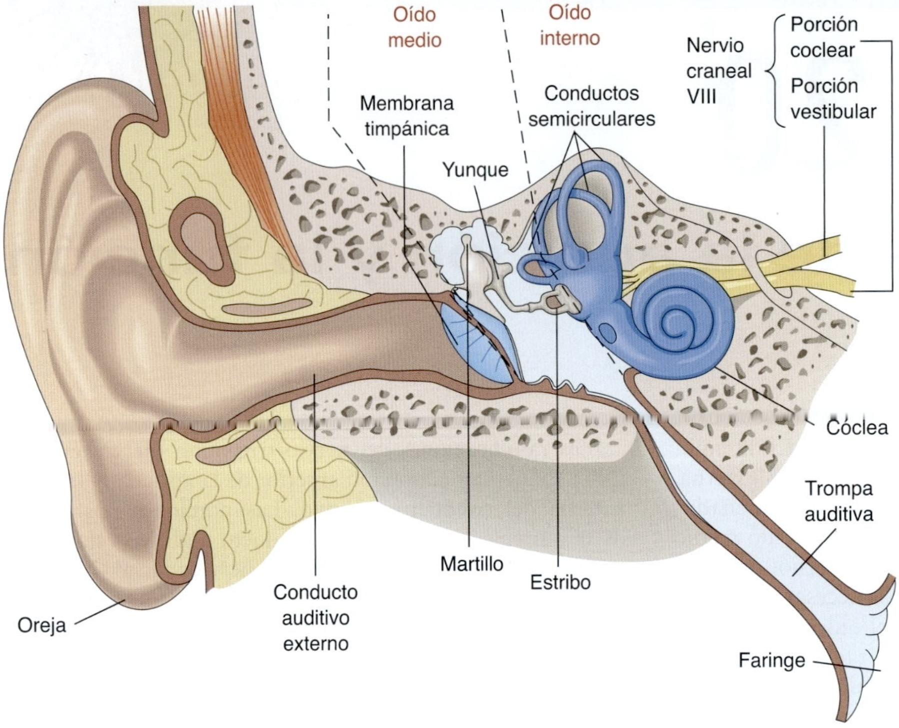

FIGURA 20-1. Subdivisiones externa, media e interna del oído.

debe prestar atención a padecimientos como estado inmunocomprometido, diabetes mellitus y radiación a la cabeza y el cuello.[2] El cerumen que se ha endurecido o impactado puede ablandarse con la instilación de algunas gotas de un fármaco ceruminolítico comercial, un compuesto que lo desintegra.[2]

Otitis externa

La *otitis externa* (OE), también conocida como *oído de nadador*, es una inflamación del oído externo que puede variar en gravedad. Puede ser causada por agentes infecciosos, irritación o reacciones alérgicas. La OE es una enfermedad frecuente que afecta a grupos de todas las edades.[3] Es más prevalente en entornos calientes y húmedos, y la mayor incidencia ocurre en niños de 7-12 años de edad.

Etiología

Los factores de predisposición incluyen exposición frecuente a la humedad en el conducto auditivo (oído de nadador), traumatismo del conducto causado por limpieza o rascado y alergias o afecciones cutáneas como la seborrea. El 91% de los casos de OE aguda son por infecciones bacterianas. Los patógenos bacterianos más frecuentes son bacilos gramnegativos (*Pseudomonas aeruginosa*, especies de *Proteus*) y hongos (*Aspergillus*) que crecen en presencia de exceso de humedad.[3]

Manifestaciones clínicas y tratamiento

La otitis externa, por lo general, se presenta en el verano y se manifiesta por comezón, enrojecimiento, hipersensibilidad, exudado, audición afectada y estrechamiento del conducto auditivo por hinchazón. La inflamación del pabellón de la oreja o el conducto hace que el movimiento del oído sea doloroso. Es posible que haya exudado acuoso o purulento y pérdida auditiva intermitente.[4]

El tratamiento incluye la administración de gotas óticas que contienen un antimicrobiano o un agente antimicótico apropiado. Para las infecciones bacterianas, puede combinarse un corticoesteroide con un antimicrobiano para reducir la inflamación. Es importante proteger el oído de la humedad adicional (utilizar tapones de oídos) y evitar el traumatismo por rasparse con aplicadores con punta de algodón y otros dispositivos.[4]

Alteraciones del oído medio y la trompa auditiva

El oído medio es un espacio lleno de aire dentro del hueso temporal que contiene tres huesos pequeños llamados *osículos*. Estos huesos son el *martillo*, el *yunque* y el *estribo* (*véase* la fig. 20-1).[1] El oído medio inicia con una membrana delgada transparente llamada *membrana timpánica*. La membrana timpánica tiene un tono gris aperlado a uno rosa claro con vasos sanguíneos periféricos. El tímpano está unido al hueso temporal por un borde fibroso llamado *anillo*. El martillo sostiene la membrana timpánica ligeramente hacia adentro, lo que provoca que la membrana oval sea un poco cóncava. Esta forma cóncava crea un "cono de luz" cuando la luz se refleja en la membrana timpánica.

La translucencia de la membrana permite la visualización del oído medio, que incluye al martillo: el *umbo* es la punta del martillo que apunta hacia la membrana, el *manubrio (mango del martillo)* está unido a la membrana y la unión pequeña del martillo es otro punto de referencia de la membrana timpánica.[1] El oído medio está conectado con la nasofaringe por la *trompa auditiva*, *faringotimpánica* o *de Eustaquio*. Las paredes de la trompa auditiva suelen colapsarse y tener un aspecto de válvulas que se abren solo al deglutir, masticar

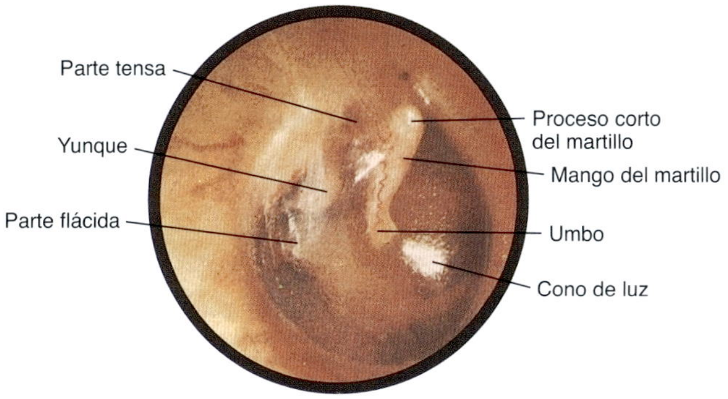

FIGURA 20-2. Puntos de referencia óseos de la membrana timpánica. Tomado de: Bickley L. S. (2017). *Bates' guide to physical examination and history taking* (12th ed., Fig. 7.40). Philadelphia, PA: Wolters Kluwer.

chicle y bostezar, o cuando se fuerza la expansión.[1] El martillo, el yunque y el estribo están unidos por articulaciones sinoviales y cubiertos con el revestimiento epitelial de la cavidad.[1] Los osículos se mueven cuando las ondas de sonido llegan a la membrana timpánica, y transmiten el sonido desde el conducto del oído externo al oído medio.[1] La cabeza del martillo se articula con el yunque, el cual, a su vez, lo hace con el estribo. El estribo se conecta con la *ventana oval*, que vibra con el sonido, separa el oído interior del medio y está en contacto con el líquido del oído interno. Abajo de la ventana oval, la *ventana redonda* se comunica con el oído interno y actúa como una válvula de extracción cuando aumenta la presión del líquido en el oído interno.[1]

PUNTOS CLAVE

Alteraciones del oído medio

- El oído medio es un compartimento pequeño lleno de aire en el hueso temporal. Está separado del oído externo por la membrana timpánica; la comunicación entre la nasofaringe y el oído medio tiene lugar a través de la trompa auditiva; y los osículos que abarcan el oído medio transmiten el sonido hasta los receptores sensitivos en el oído interno.
- Otitis media (OM) se refiere a la inflamación del oído medio. Puede representar una otitis media aguda (OMA), que tiene un inicio abrupto, y suele relacionarse con infección bacteriana, o una otitis media con derrame (OMD), que se vincula con líquido en el oído medio sin manifestaciones de infección y que casi nunca requiere tratamiento con fármacos antimicrobianos.

Disfunción de la trompa auditiva

La trompa auditiva se extiende desde el oído medio hasta la nasofaringe y permite que el aire y las secreciones entren o salgan de la cavidad del oído medio (*véase* la fig. 20-1). La trompa auditiva desempeña tres funciones básicas:

1. Igualación de la presión de ambos lados de la membrana timpánica.
2. Protección del oído medio de ruido excesivamente alto, cambios abruptos en la presión y secreciones nasofaríngeas.
3. Drenaje de secreciones del oído medio hacia la nasofaringe.

La entrada nasofaríngea a la trompa auditiva, que suele estar cerrada, se abre por la acción del nervio trigémino (NC V) que inerva al *músculo tensor del velo de paladar*. La abertura de la trompa auditiva, que en condiciones normales ocurre con los reflejos de deglución y bostezo, proporciona el mecanismo para igualar la presión del oído medio con la de la atmósfera. Esta igualación de las presiones asegura que la transmisión de sonido no se reduzca y no ocurran cambios repentinos en la presión externa, como sucede al viajar en avión.[5]

La trompa auditiva está revestida por una membrana mucosa que continúa en la faringe. Las infecciones de la nasofaringe pueden viajar desde la nasofaringe hasta el oído medio y causar otitis media aguda (OMA; se discutirá más adelante en este capítulo). Hacia la nasofaringe, la trompa auditiva es revestida por el epitelio cilíndrico con células que secretan mucosidad. Se piensa que la hipertrofia de las células encargadas de secretar la mucosidad contribuye a las secreciones mucoides que se desarrollan durante ciertos tipos de otitis media.[5]

Las anomalías en el funcionamiento de la trompa auditiva son factores importantes en la patogenia de las infecciones del oído medio. Existen dos tipos importantes de disfunción de la trompa auditiva: permeabilidad anómala y obstrucción. La *trompa con permeabilidad alterada* no cierra o no lo hace por completo. En los lactantes y niños con esta afección, el aire y las secreciones a menudo se bombean hacia la trompa auditiva al llorar y exhalar por la nariz. La trompa auditiva de los niños es corta y está en posición casi horizontal, lo que permite el movimiento de aire y secreciones de la faringe al oído medio.[5]

La obstrucción puede ser funcional o mecánica. La *obstrucción funcional* es resultado del colapso persistente de la trompa auditiva por falta de rigidez o funcionamiento deficiente del músculo tensor del velo del paladar que controla la abertura de la trompa auditiva. Es frecuente en lactantes y niños pequeños, porque la cantidad y la rigidez del cartílago que soporta la trompa auditiva son menores que en los niños mayores y adultos. Los cambios en la base craneofacial también reducen la eficiencia del músculo tensor. Además, las alteraciones craneofaciales, como el paladar hendido, alteran la unión del músculo tensor y producen obstrucción funcional de la trompa auditiva.

La *obstrucción mecánica* es consecuencia de un taponamiento interno o compresión externa de la trompa auditiva. Es posible que las diferencias étnicas en la estructura del paladar incrementen la probabilidad de obstrucción. Con mayor frecuencia, la obstrucción interna se debe a inflamación y secreciones resultantes de alergias e infecciones respiratorias víricas. La compresión externa por tejido adenoide prominente o alargado que rodea la abertura de la trompa auditiva puede hacer menos eficaz el drenaje. Los tumores también pueden obstruirlo. Con la obstrucción, el aire en el oído medio se absorbe, lo que causa presión negativa y trasudación del líquido capilar seroso hacia el oído medio.

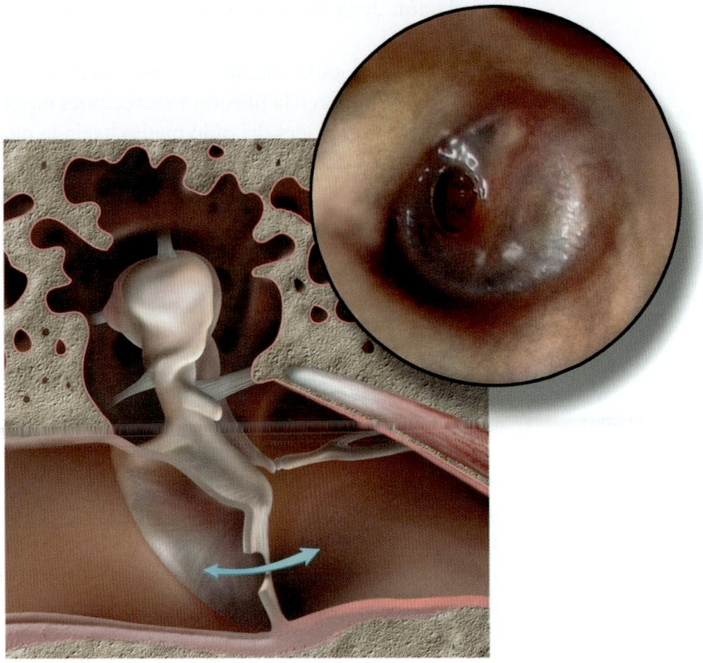

FIGURA 20-3. Perforación de la membrana timpánica. Tomado de: Anatomical Chart Company, Middle Ear Conditions chart.

Barotraumatismo

El barotraumatismo es una lesión o dolor de oído debido a cambios rápidos en la presión ambiental o desequilibrios de la presión entre el oído medio y la atmósfera. Ocurre con mayor frecuencia cuando hay un cambio repentino en la presión atmosférica, como durante un viaje rápido en avión o con el descenso a nivel del mar, cuando el aire debe moverse a través de la trompa auditiva para igualar la presión en el oído medio. Si la trompa auditiva está completa o parcialmente bloqueada por una infección, edema o inflamación de un resfriado común o alergia, el aire no puede entrar ni salir del oído medio. El dolor, la pérdida auditiva, las contusiones en la membrana timpánica o incluso su rotura (fig. 20-3) pueden ser el resultado de la diferencia de presiones.[6]

La presión negativa aguda del oído medio que persiste se trata con descongestionantes y un intento de autoinflación como bostezar, deglutir o masticar chicle. La pérdida auditiva o incomodidad más grave tal vez requiera que la persona consulte a un otorrinolaringólogo.

El barotraumatismo suele ser motivo de perforación de la membrana timpánica, se debe a la exposición a fuerzas contusas, por ejemplo, un soplido directo del viento o una explosión (*véase* la fig. 20-3). Las perforaciones traumáticas se deben valorar en busca de signos de lesiones a otras estructuras en el oído medio o interno. Se recomienda una consulta urgente con un otorrinolaringólogo si se presentan síntomas como pérdida auditiva, vértigo, nistagmo o posible derrame de líquido cefalorraquídeo.

Otitis media

La *otitis media* (OM) se refiere a la inflamación del oído medio sin referencia a la etiología o patogenia. El término *OM* es amplio e incluye padecimientos causados por procesos bacterianos y víricos. La *otitis media aguda* (OMA) designa una infección aguda bacteriana o vírica del oído medio (fig. 20-4).[6] Suele tener un inicio abrupto de signos y síntomas vinculados con la inflamación del oído medio, como otalgia y fiebre, junto con una infección de las vías respiratorias superiores. La *otitis media con derrame* (OMD) u *otitis media serosa* se refiere a la presencia de líquido en el oído medio sin signos ni síntomas de infección aguda del oído. La OMD puede desarrollarse de manera espontánea por funcionamiento deficiente de la trompa auditiva, acompañar a una infección vírica de las vías respiratorias superiores o presentarse como preludio o secuela de la OMA.[6]

Factores de riesgo

Aunque la OMA puede presentarse en cualquier grupo etario, es el diagnóstico más frecuente en niños de 3 meses a 3 años de edad. El hábito tabáquico dentro de la casa es un importante factor de riesgo para la OMA. Otros factores de riesgo incluyen nacimiento prematuro, asistir a la guardería, tener un estado no inmunizado, alimentación con biberón, alimentación en posición supina, tener sobrepeso u obesidad, antecedentes familiares de OM recurrente, sexo masculino y compartir una habitación. La OMA es más frecuente en niños con alteraciones craneofaciales o síndromes congénitos relacionados con estas anomalías.[6]

Se considera que el factor más importante que contribuye a la OMA es una disfunción de la trompa auditiva que permite el reflujo de líquido y bacterias hacia el espacio del oído medio desde la nasofaringe. Existen dos razones por las que la falta de madurez estructural contribuye a aumentar el riesgo de OMA en los lactantes y niños pequeños:

- La trompa auditiva es más corta, más horizontal y más ancha en este grupo etario que en los niños mayores y adultos.
- La infección puede extenderse con mayor facilidad a través de la trompa auditiva de los lactantes, que pasan la mayor parte de su día en posición supina.

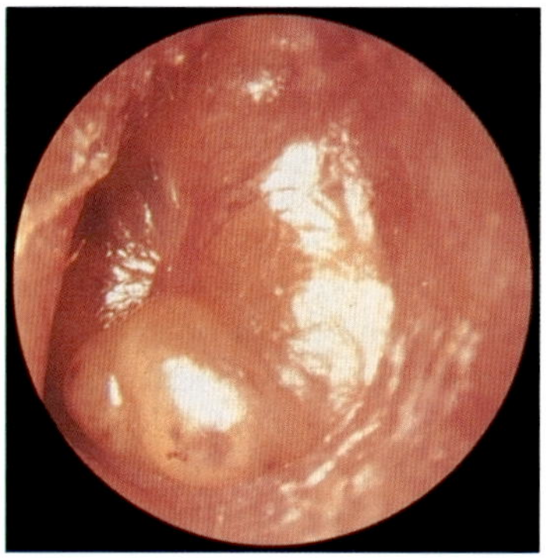

FIGURA 20-4. Otitis media aguda del oído derecho. Tomado de: Jensen S. (2015). *Nursing health assessment: A best practice approach* (2nd ed., p. 370). Philadelphia, PA: Lippincott Williams & Wilkins.

Los lactantes alimentados con biberón tienen una incidencia más alta de OMA que los que se alimentan de pecho, tal vez porque se mantienen en una posición más horizontal durante la alimentación, y la deglución en esta posición facilita el reflujo de la leche hacia el oído medio.[7] La alimentación de pecho también determina la transferencia de anticuerpos maternos protectores al lactante.

Etiología

La OMA puede ser de origen bacteriano o vírico. La mucosa que reviste el oído medio se continúa hacia la trompa auditiva y la nasofaringe, y la mayoría de las infecciones del oído medio entran por la trompa auditiva (*véase* la fig. 20-1). El virus sincitial respiratorio y el de la influenza son los virus más frecuentes responsables del aumento en la tasa de incidencia de OMA en niños durante finales del invierno y principios de la primavera. Además, es posible que los virus respiratorios infecten la mucosa del oído medio, ya sea solos o en combinación con bacterias. A pesar de que el agente causal inicial en el desarrollo de la OMA suele ser un virus, las bacterias pueden replicarse en el líquido del oído medio. La mayoría de los casos de OMA siguen a una infección de las vías respiratorias superiores no complicada que ha estado presente durante varios días. *Streptococcus pneumoniae*, *Haemophilus influenzae*, *Moraxella catarrhalis* y *S. pyogenes* (estreptococo del grupo A) son las bacterianas infecciosas más frecuentemente responsables del desarrollo de OMA.

Manifestaciones clínicas

La OMA se caracteriza por los siguientes criterios clave:

- Inicio agudo de otalgia (o tirón de las orejas en un lactante) que puede interferir con el sueño o la actividad
- Fiebre (> 39 °C)
- Irritabilidad
- Otorrea
- Pérdida auditiva
- Evidencia de inflamación del oído medio
- Exudado del oído medio (disminuye la movilidad de la membrana timpánica)

Los niños mayores de 3 años de edad pueden tener rinorrea o escurrimiento nasal, vómitos y diarrea. En contraste, los más pequeños a menudo presentan signos y síntomas inespecíficos que se manifiestan como jalarse las orejas, irritabilidad, despertar por la noche y alimentación deficiente. El dolor de oídos suele incrementarse cuando el derrame se acumula detrás de la membrana timpánica. La perforación del tímpano puede ocurrir de modo agudo y permitir que el material purulento drene desde la trompa auditiva hacia el conducto auditivo externo. Es posible que esto evite la diseminación de la infección hacia el hueso temporal o la cavidad intracraneal. La curación de la membrana timpánica casi siempre sigue a la resolución de la infección del oído medio.

Como se mencionó anteriormente, la OMD es un padecimiento en el que la membrana timpánica está intacta y hay una acumulación de líquido en el oído medio sin signos o síntomas de infección. La duración del derrame varía de menos de 3 semanas a más de 3 meses. A pesar de que suele ser asintomática y afebril, los hallazgos clínicos de la OMD incluyen:[7]

- Dolor ótico intermitente
- Sensación de plenitud en el oído
- Pérdida de la audición
- Mareos
- Disminución de la movilidad de la membrana timpánica
- Nivel hidroaéreo visible con o sin burbuja

Muchos casos de OMD se resuelven de forma espontánea, pero algunos experimentan OMD recurrente. El líquido persistente en la OMD hace que la motilidad de la membrana timpánica sea menor y funciona como una barrera para la conducción del sonido.

Diagnóstico

La distinción entre OMA y OMD sobre bases clínicas a menudo es directa, pero cada afección puede evolucionar hacia la otra sin ningún hallazgo físico claro de diferenciación. Como resultado de la resistencia antimicrobiana, la distinción entre OMA y OMD es cada vez más importante.

Tanto la OMA sin otorrea (exudado del oído) como la OMD se acompañan de signos otoscópicos de exudado en el oído medio, a saber, la presencia de por lo menos dos de tres anomalías de la membrana timpánica:

- Blanca o amarilla (se puede observar en la OMA y la OMD)
- Coloración ámbar (se suele observar en la OMD)
- Opacificación distinta a la de la cicatrización (se puede observar en ambas)
- Motilidad reducida o ausente (se puede observar en ambas)

Con la OMD, la membrana timpánica a menudo se observa turbia con deterioro marcado de la motilidad y puede ser visible un nivel hidroaéreo o burbuja en el oído medio. El diagnóstico definitivo de OMA requiere lo siguiente:[7]

- Antecedente de inicio agudo de signos y síntomas.
- Presencia de exudado en oído medio que se manifiesta como abombamiento o retracción de la membrana timpánica, movilidad limitada o ausente confirmada con otoscopia neumática, nivel hidroaéreo detrás de la membrana y otorrea.

- Signos y síntomas de inflamación del oído medio confirmados por eritema de la membrana timpánica o inicio de dolor.

La otoscopia neumática es la manera más eficaz de realizar el diagnóstico y se debe emplear para este fin o para confirmarlo. La otoscopia neumática permite introducir aire al conducto auditivo con el objetivo de determinar la flexibilidad de la membrana timpánica. El movimiento de la membrana timpánica se reduce en algunos casos de OMA y se encuentra ausente en la infección crónica del oído medio. El diagnóstico de OMA también puede confirmarse mediante timpanometría. La *timpanometría* es útil para detectar derrame en el oído medio o presión negativa alta del oído medio. La timpanocentesis (punción de la membrana timpánica con una aguja) puede practicarse para aliviar el dolor de un derrame u obtener una muestra de líquido del oído medio para cultivo y pruebas de sensibilidad.

Tratamiento

El tratamiento de la OM se centra en el control y manejo de los síntomas del proceso patológico subyacente. Existen varias opciones para controlar el dolor, incluidas la aplicación local de calor o frío y la administración de analgésicos como paracetamol, ibuprofeno y naproxeno. La miringotomía (incisión de la membrana timpánica) puede emplearse para aliviar la presión en la persona con dolor intenso.

En la mayoría de los casos, la OMD desaparece de forma espontánea dentro de un período de 3 semanas a 3 meses. Las opciones de tratamiento para esta duración incluyen observación, anamnesis detallada para incluir ubicación (unilateral o bilateral), descripción del líquido y cualquier otro síntoma relacionado. Otras opciones incluyen realizar pruebas de audición e identificar personas en riesgo por retrasos del lenguaje o problemas de aprendizaje. No hay evidencia que pruebe que los descongestionantes, antibióticos y esteroides nasales ayuden en el tratamiento de la OMD.[6]

Complicaciones de la otitis media

Las complicaciones de la OM incluyen pérdida auditiva, OM adhesiva, colesteatoma, mastoiditis y complicaciones intracraneales como meningitis otológica. La pérdida de la audición, una complicación frecuente de la OM, suele ser conductiva y temporal con base en la duración del derrame. La pérdida auditiva que se relaciona con la acumulación de líquido casi siempre desaparece cuando se elimina el exudado. La pérdida permanente de la audición puede ser consecuencia del daño a la membrana timpánica u otras estructuras del oído medio. Los casos de pérdida auditiva neurosensorial son raros. Los niños menores de 3 años de edad con OMD recurrente se encuentran en mayor riesgo de experimentar alteración del lenguaje. La pérdida de audición conductiva transitoria y persistente en los niños puede deteriorar el desarrollo cognitivo, lingüístico y emocional.[6]

Los colesteatomas suelen resultar de una infección ótica crónica e involucran la formación de quistes epidérmicos en el oído medio y el mastoides.[6] Estos quistes, que pueden ser pequeños (alrededor de 2 mm de diámetro) o grandes (alrededor de 4 cm de diámetro), consisten en partículas descamadas del epitelio plano queratinizado que reviste el oído medio.[7] Las estructuras circundantes se pueden destruir por el crecimiento del colesteatoma. Los quistes pueden ser congénitos o adquiridos de forma primaria o secundaria. Las investigaciones indican que su formación se puede relacionar con procesos inflamatorios, perforación de la membrana timpánica o la obtención de tejido descamado en el oído medio.[7] Los colesteatomas suelen ser de aspecto blanquecino o aperlado. Por lo general, los síntomas incluyen exudado indoloro del oído y pérdida auditiva. El tratamiento comprende técnicas quirúrgicas para extraer el material colesteatomatoso.

La *mastoiditis* es una infección supurativa de las células mastoideas.[7] Es posible que se desarrolle mastoiditis como resultado de la infección crónica del oído medio. El revestimiento mucoperióstico de las células aéreas mastoideas se inflama, lo que causa edema y obstrucción del drenaje mastoideo.[6] El tratamiento de la OMA con antibióticos no elimina la incidencia de mastoiditis. La incidencia de esta infección se desconoce, pero su prevalencia ha aumentado desde la introducción de nuevos antibióticos.[7] Aunque es poco habitual, la mastoiditis puede poner en riesgo la vida. Es más frecuente durante la niñez, en especial, en edades de entre 6 y 13 meses.[7] Las manifestaciones clínicas incluyen:[6]

- OMA crónica o recurrente
- Fiebre
- Otalgia
- OM persistente
- Edema del área postauricular o supraauricular

En caso de mastoiditis, ya sea una sospecha o confirmación, se debe derivar al paciente al hospital quirúrgico más cercano. Las complicaciones intracraneales son poco habituales desde el advenimiento del tratamiento antimicrobiano. Aunque raras, estas complicaciones pueden presentarse cuando la infección se disemina por los conductos vasculares o por extensión directa. Estas complicaciones se ven con mayor frecuencia en la OM supurativa crónica o mastoiditis. Incluyen meningitis otógena, absceso cerebral, tromboflebitis o trombosis del seno lateral, laberintitis y parálisis del nervio facial. Cualquier niño que padezca cefalea persistente, acúfenos, cuello rígido o síntomas visuales u otros neurológicos debe ser investigado por posibles complicaciones intracraneales.

Otoesclerosis

La *otoesclerosis* es una enfermedad del hueso de la cápsula ótica que causa la formación de un nuevo hueso esponjoso alrededor del estribo y la ventana oval.[6] El hueso recién formado provoca que el estribo se vuelva fijo o inmóvil, lo que causa pérdida de audición conductiva. En la mayoría de los casos, la afección es hereditaria y sigue un patrón autosómico dominante con persistencia variable. Afecta con mayor frecuencia a mujeres caucásicas. La otoesclerosis puede comenzar en cualquier momento de la vida, pero suele aparecer durante la adolescencia y avanza durante la edad adulta. Se considera que el embarazo acelera la enfermedad.

Por lo general, se ven afectados los dos oídos, pero la tasa de pérdida auditiva no es simétrica.[1]

La presión del hueso otoesclerótico en las estructuras del oído medio o el nervio vestibulococlear (NC VIII) podría contribuir al desarrollo de acúfenos, pérdida auditiva neurosensorial y vértigo.[6] Dado que se mantiene la conducción ósea, las personas con otoesclerosis pueden escuchar bastante bien en el teléfono, pero se les dificultan las conversaciones cara a cara.[1]

El tratamiento de la otoesclerosis puede ser médico o quirúrgico. Es posible que un auxiliar auditivo permita que una persona con sordera conductiva interactúe con otras personas. Se puede recomendar el empleo de fluoruro de sodio para retardar el sobrecrecimiento y la resorción ósea. El tratamiento quirúrgico requiere estapedectomía y reconstrucción del oído medio (estapedotomía). Durante la estapedectomía, se extrae el estribo afectado mediante una técnica microquirúrgica. Se inserta una **prótesis** con un extremo conectado al yunque y el otro insertado en la ventana oval. Durante la estapedectomía, se crea un pequeño agujero en la base del estribo y se inserta un alambre o cinta. La cirugía suele tener éxito en recuperar la audición.[6]

Alteraciones del oído interno

El oído interno contiene un laberinto de conductos que facilitan los sentidos de la audición y la posición. En términos estructurales, consiste en un laberinto óseo externo localizado en la cápsula ótica de la parte petrosa del hueso temporal y un laberinto membranoso interno. El laberinto membranoso yace en el laberinto óseo, y consiste en un sistema complejo de sacos y conductos (conductos semicirculares). El *laberinto óseo*, que ocupa un espacio con un diámetro menor de 1.5 cm, está formado por una serie de cavidades (cóclea, vestíbulo y conductos semicirculares; fig. 20-5).[8] Los receptores para la audición se encuentran contenidos en la cóclea, y aquellos para el sentido de posición de la cabeza lo están en conductos semicirculares, el utrículo y el sáculo. El vestíbulo es la cavidad central en forma de huevo del laberinto óseo que yace posterior a la cóclea y anterior a los conductos semicirculares. Contiene el utrículo y el sáculo, y partes del aparato del equilibrio (laberinto vestibular). El vestíbulo aloja la ventana oval en su pared lateral, ocupada por la base del estribo.

La *cóclea* es la parte con forma de concha del laberinto óseo que contiene al conducto coclear membranoso interno, la parte del oído interno relacionada con la audición. El conducto espiral de la cóclea, que tiene forma similar a las conchas de caracol, comienza en el vestíbulo y se enrolla alrededor de un núcleo central de hueso esponjoso llamado *modiolo*. El modiolo contiene conductos para los vasos sanguíneos y para la distribución del nervio coclear. La cóclea se compone de tres tubos en espiral colocados lado a lado:

1. Rampa vestibular
2. Rampa media
3. Rampa timpánica

La membrana vestibular, también conocida como *membrana de Reissner*, separa la rampa vestibular de la rampa media. La membrana basilar separa la rampa timpánica de la rampa media. En la superficie de la membrana basilar yace el órgano espiral de Corti, que contiene una serie de células sensibles electromecánicamente, las *células pilosas*. Son los órganos receptores que generan impulsos nerviosos en respuesta a las vibraciones de sonido.

La endolinfa y la perilinfa son los dos tipos de líquido en el oído interno. La rampa vestibular y la rampa timpánica se comunican directamente con el espacio subaracnoideo alrededor del cerebro, así que la perilinfa es similar al líquido cefalorraquídeo.[8] La endolinfa que llena la rampa media es un líquido por completo diferente que la estría vascular secreta en la pared externa de la rampa media (fig. 20-6). La perilinfa que llena la rampa vestibular y la rampa timpánica tiene una alta concentración de sodio (Na^+), en tanto que la endolinfa que llena la rampa media tiene un alto contenido de potasio (K^+). Esto es significativo, puesto que existe un potencial de membrana en reposo de corriente directa cercano a +80 mV entre la endolinfa y la perilinfa, con positividad dentro de la rampa media y negatividad fuera de ella. Esta corriente, denominada *potencial endolinfático*, es generada por la secreción continua de iones K^+ hacia la rampa media a partir de bombas de trifosfato de adenosina Na^+/K^+ (ATPasa) en la estría vascular. Se cree que esta corriente sensibiliza las células pilosas del órgano de Corti, lo que incrementa su capacidad para responder al sonido más ligero.

A diferencia de la luz, que puede transmitirse a través de un vacío, el sonido es una perturbación de la presión que se origina en un objeto vibrante y se propaga por las moléculas de un medio elástico. Las ondas sonoras, que son entregadas por la plataforma del estribo a la perilinfa, viajan por el líquido del oído interno, que incluye la rampa vestibular, a la punta de la cóclea (*véase* la fig. 20-6). La membrana vestibular es delgada, de modo que las vibraciones sonoras se transmiten con facilidad hacia la rampa media. Por lo tanto, en lo que respecta a la conducción del sonido, la rampa media y la rampa vestibular funcionan como una sola cámara.

Conforme la onda de presión desciende por la endolinfa de la rampa media, establece toda la vibración de la membrana basilar. La membrana basilar, que se vuelve cada vez más masiva desde su base hasta su punta distal, resuena a frecuencias más altas cerca de la base y a frecuencias menores hacia su punta a medida que la presión del líquido asciende por la espiral coclear. Este mecanismo proporciona la base principal para la discriminación de la frecuencia del sonido, conocida como *tono*.

Situado en la membrana basilar y extendiéndose a lo largo de toda su longitud, está un elaborado conjunto de epitelio cilíndrico llamado *órgano espiral de Corti* (*véase* la fig. 20-5). Filas continuas de células pilosas separadas en filas internas y externas se hallan en la distribución cilíndrica de este órgano espiral. Las células tienen cilios similares a cabellos que sobresalen por las aberturas en una membrana reticular de soporte superpuesta hacia la endolinfa del conducto coclear. Una masa gelatinosa, la membrana tectorial, se extiende desde el lado medial del conducto para encerrar los cilios de

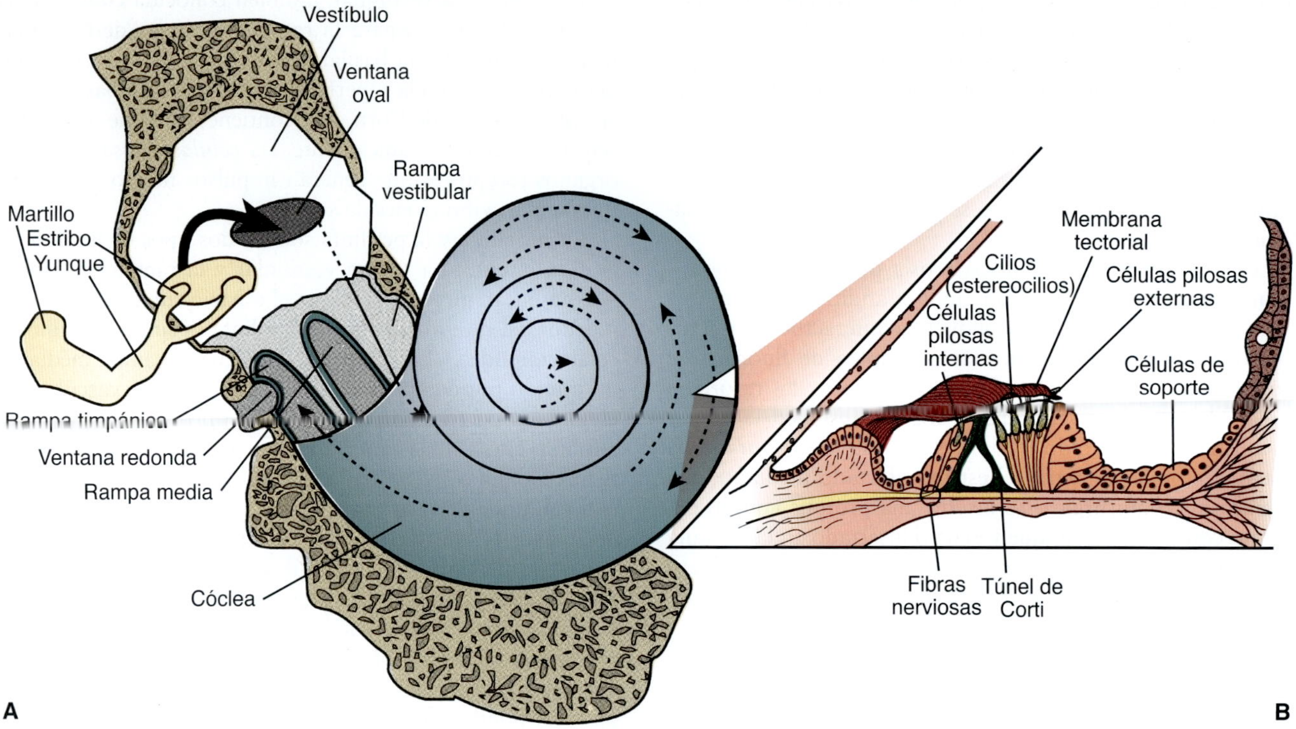

FIGURA 20-5. La cóclea y el órgano de Corti. **A.** La cóclea, del tamaño de un chícharo o guisante y con forma de caracol, es un sistema de tubos enrollados y la parte auditiva del oído interno. **B.** Ampliación de una sección del órgano de Corti que expone las relaciones entre las células pilosas y las membranas. Las células pilosas en el órgano de Corti convierten el movimiento del líquido en señales neuronales. Tomado de: Rhoades, R. A., Bell, D. A. (2018). *Medical physiology* (5th ed., Fig. 4.18, p. 72). Philadelphia, PA: Wolters Kluwer.

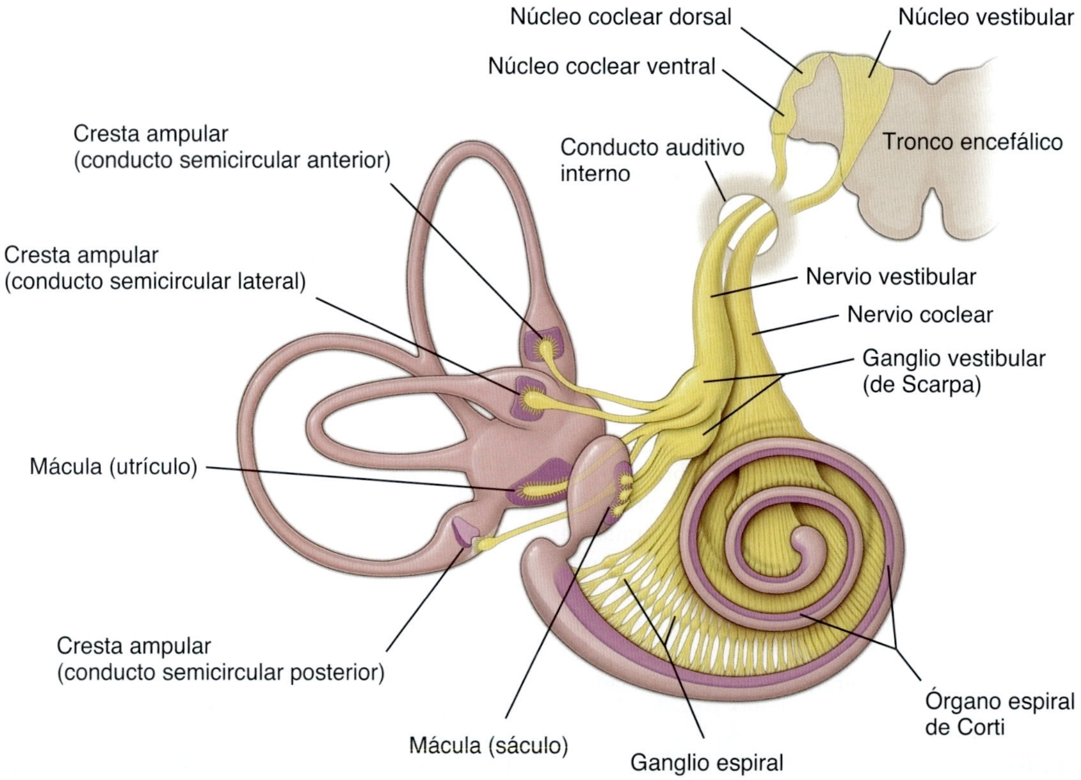

FIGURA 20-6. Órgano espiral de Corti aislado del conducto coclear y magnificado para mostrar las células pilosas interna y externa, la membrana basilar y las fibras nerviosas cocleares. Tomado de: Pawlina W., Ross M. H. (2016). *Histology: A text and atlas with correlated cell and molecular biology* (7th ed., Fig. 25.24, p. 954). Philadelphia, PA: Wolters Kluwer.

las células pilosas externas. Las células pilosas del órgano de Corti están programadas para responder a la deformación del conducto coclear inducida por ondas de compresión que se mueven por la perilinfa, y ascienden y descienden en la rampa vestibular circundante y la rampa timpánica. La destrucción selectiva de las células pilosas en un segmento específico de la cóclea puede causar pérdida auditiva de tonos particulares.

Vías nerviosas

La información se transmite de las células pilosas en el órgano de Corti hacia las neuronas que tienen sus cuerpos celulares en el ganglio coclear, el cual sigue un curso en espiral en el modiolo óseo de la espiral coclear. Las fibras aferentes del ganglio espiral (el nervio vestibulococlear o auditivo [NC VIII]) viajan hacia los núcleos cocleares en la región caudal del puente. En consecuencia, los impulsos desde cualquier oído se transmiten por las vías auditivas a ambos lados del tronco encefálico.

Desde el colículo inferior (ubicado en el mesencéfalo), la vía auditiva pasa al núcleo geniculado medial del tálamo, donde todas las fibras establecen sinapsis. Desde los núcleos geniculados mediales, el conducto auditivo se extiende por la radiación auditiva hasta la corteza auditiva primaria (área 41), localizada principalmente en la circunvolución temporal superior y la ínsula. Esta área y sus núcleos talámicos de orden superior correspondientes son necesarios para la discriminación de sonoridad alta aguda y la discriminación precisa de tono. La corteza de asociación auditiva (áreas 42 y 22) limita con la corteza primaria en la circunvolución temporal superior. Esta área y sus núcleos talámicos de orden superior relacionados son necesarios para que la gnosis auditiva, o significado del sonido, se verifique. La experiencia y el análisis preciso de la información auditiva momentánea se integran durante este proceso.

Acúfenos

Los *acúfenos* (o *tinnitus*, del latín *tinniere*, "timbrar") son la percepción de ruidos anómalos del oído o la cabeza, no producidos por un estímulo externo.[8] Aunque a menudo se describe como "timbrado de oídos", también puede asumir un sonido de siseo, rugido, murmullo o zumbido. Los acúfenos pueden ser constantes o intermitentes y unilaterales o bilaterales. Este fenómeno afecta al 10-15% de la población; sin embargo, se relaciona sobre todo con personas mayores o que trabajan en lugares con mucho ruido.[8]

Para propósitos clínicos, se subdividen en acúfenos objetivos y subjetivos.[8] Los *acúfenos objetivos* son aquellos casos raros en los que el sonido es detectado o potencialmente detectable por otro observador. Las causas representativas de los acúfenos objetivos incluyen anomalías vasculares o neuromusculares. En algunas alteraciones vasculares, por ejemplo, los sonidos generados por el flujo sanguíneo turbulento (p. ej., **ruidos** arteriales o soplos venosos) son llevados al sistema auditivo. Las alteraciones vasculares suelen producir una forma pulsátil de acúfenos.

Los *acúfenos subjetivos* se refieren a la percepción de ruidos cuando no hay estimulación de ruido en la cóclea. Diferentes causas y afecciones se relacionan con los acúfenos subjetivos. Algunos períodos intermitentes de acúfenos leves, agudos, que duran varios minutos son frecuentes en personas con audición normal.

Etiología

El tapón de cerumen es una causa benigna de acúfenos que desaparece una vez que se retira la cerilla. Las afecciones relacionadas con acúfenos más persistentes incluyen pérdida auditiva inducida por ruido, presbiacusia (pérdida auditiva neurosensorial secundaria al envejecimiento), hipertensión, ateroesclerosis, lesión de la cabeza e infección o inflamación coclear o del laberinto.

El mecanismo fisiológico subyacente a los acúfenos subjetivos se desconoce en gran parte. Parece probable que haya varios mecanismos, como activación anómala de receptores auditivos, disfunción de la función del neurotransmisor coclear o el equilibrio iónico, daño al nervio auditivo o alteraciones en el procesamiento central de la señal.

Diagnóstico y tratamiento

Como los acúfenos son un síntoma, el diagnóstico depende mucho de la capacidad de la persona para describir los síntomas que han estado afectando su audición y otros aspectos de su vida. Deben obtenerse los antecedentes farmacológicos o de consumo de estimulantes y factores de la dieta que pueden causar acúfenos. Con frecuencia, los acúfenos acompañan a las alteraciones auditivas y suelen realizarse pruebas de función auditiva. Las causas de acúfenos objetivos, como las anomalías vasculares graves, deben descartarse.

Las medidas terapéuticas incluyen eliminación de fármacos u otras sustancias, como cafeína, algunos quesos, vino tinto y alimentos que contienen glutamato monosódico, que se sospecha causan acúfenos. Puede usarse un sonido producido externamente (generadores de ruido o dispositivos de enmascaramiento de acúfenos) para enmascarar o inhibir los acúfenos. Se han empleado medicamentos como antihistaminas, anticonvulsivos, bloqueadores de los canales del calcio, benzodiazepinas y antidepresivos para aliviar los acúfenos, pero casi ninguno es eficaz y muchos producen efectos secundarios indeseables. Es posible que los acúfenos persistentes necesiten intervenciones psicológicas para ayudar a la persona a afrontar el estrés y la distracción relacionados con este padecimiento. El tratamiento de readaptación de los acúfenos, que comprende asesoramiento y uso extenso de generadores de ruido bajo para facilitar la adaptación auditiva a los acúfenos, ha alcanzado éxito considerable. La intervención quirúrgica (corte del nervio coclear, descompresión vascular) es un último recurso para aquellos en quienes otras intervenciones han fallado y en los que la alteración es incapacitante.

Alteraciones de las vías auditivas centrales

Las vías auditivas en el encéfalo participan en la comunicación entre los dos lados del cerebro en muchos niveles. Como resultado, los ictus, tumores, abscesos y otras anomalías focales pocas veces producen más que una reducción leve de la agudeza auditiva en el lado opuesto de la lesión. Para la legibilidad del lenguaje auditivo, el dominio lateral se vuelve importante. En el lado dominante, casi siempre el izquierdo, la porción más medial y dorsal de la corteza de asociación auditiva tiene importancia crucial. Esta área se llama *área de Wernicke*. Las personas con lesión en esta área del cerebro pueden hablar y leer con normalidad, pero son incapaces de entender el significado de aspectos importantes del habla audible. Este padecimiento se conoce como *afasia receptiva auditiva*.

Los tumores u otros focos irritativos que afectan la radiación auditiva o la corteza auditiva periférica pueden producir sonidos rugientes, o de chasquido, que se pueden manifestar como alucinaciones auditivas. Las convulsiones focales que se originan en o cerca de la corteza auditiva suelen estar inmediatamente precedidas por la percepción de un zumbido u otros sonidos precedidos de un pródromo (aura). El daño a la corteza de asociación auditiva, sobre todo si es bilateral, produce deficiencias de reconocimiento de sonido y memoria (agnosia auditiva). El reconocimiento del habla (afasia sensitiva o receptiva) puede verse afectado si el daño se localiza en el hemisferio dominante.

Pérdida auditiva

La *audición* es un sentido especializado que provee la capacidad para percibir la vibración de ondas sonoras. Las funciones del oído incluyen recibir ondas sonoras, distinguir su frecuencia, traducir esta información en impulsos nerviosos y transmitirlos al sistema nervioso central (SNC). Las ondas de compresión que producen sonido tienen frecuencia e intensidad. La *frecuencia* indica el número de ondas por unidad de tiempo (comunicada en ciclos por segundo o hercios). El oído humano es muy sensible a ondas en el intervalo de frecuencia de 1000-3 000 Hz. La mayoría de las personas no pueden escuchar ondas de compresión con una frecuencia más alta que 20 000 Hz. Las ondas de mayor frecuencia se llaman *ondas ultrasónicas*, lo que significa que están arriba del rango audible. En el rango de frecuencia audible, la experiencia subjetiva correlacionada con la frecuencia sónica es el tono de un sonido. Las ondas menores de 20-30 Hz se experimentan como un traqueteo o golpe de tambor y no como un tono.

La *intensidad de la onda* está representada por la amplitud o unidades de presión de sonido. Por lo general, la intensidad (en unidades de potencia o ergios por centímetro cuadrado) de un sonido se expresa como la relación de intensidades entre el sonido y un valor de referencia. Un incremento de 10 veces en la presión de sonido se denomina *bel*, en honor a Alexander Graham Bell. Ya que esta representación es demasiado vaga para usarse, se utiliza el **decibel** (dB), o 1/10 de un bel.

Casi 36 millones (17%) de estadounidenses tienen pérdida auditiva. En general, esta se clasifica como:

- Leve (26-40 dB)
- Moderada (41-55 dB)
- Moderadamente grave (56-70 dB)
- Grave (71-90 dB)
- Profunda (91 dB o más en adultos y 70 dB o más en niños)[8]

El término "debilidad auditiva" a veces se emplea para describir a personas que tienen ligera dificultad para oír y se define como una pérdida auditiva mayor de 20-25 dB en adultos y mayor de 15 dB en niños.

Las causas de pérdida auditiva o sordera son muchas. La edad y lo súbito del inicio aportan pistas importantes en cuanto a la causa de esta afección. La mayoría de los casos de pérdida auditiva encajan en las categorías de deficiencias conductivas, neurosensoriales o mixtas.[8] La pérdida auditiva puede ser hereditaria o adquirida, repentina o progresiva, unilateral o bilateral, parcial o completa y reversible o irreversible. En el cuadro 20-1 se resumen las causas frecuentes de pérdida auditiva conductiva o neurosensorial.

PUNTOS CLAVE

Pérdida auditiva

- La audición es una función sensorial especial que incorpora las propiedades de transmisión del sonido del conducto auditivo externo, el tímpano que separa el oído externo y medio, los osículos del oído medio, los receptores sensoriales de la cóclea en el oído interno, las vías neurales del nervio vestibulococlear o auditivo y las cortezas auditivas primaria y de asociación auditiva.
- La pérdida auditiva puede ser causada por alteraciones conductivas, en las que las estructuras de los oídos externo y medio no transmiten los estímulos auditivos a los receptores sensoriales en el oído interno; por alteraciones neurosensoriales que afectan el oído interno, el nervio auditivo o las vías auditivas; o por una combinación de alteraciones conductivas y neurosensoriales (pérdida auditiva mixta).

Pérdida auditiva conductiva

La pérdida auditiva conductiva se presenta cuando los estímulos auditivos no se transmiten de forma adecuada por el conducto auditivo, la membrana timpánica, el oído medio o la cadena de osículos hacia el oído interno.[9] La pérdida auditiva temporal puede ser resultado de un tapón de cerumen en el oído externo o líquido en el oído medio. Los cuerpos extraños, aun piezas de algodón e insectos, pueden afectar la audición. Algunas causas más permanentes de pérdida auditiva son el engrosamiento o daño del tímpano o afectación de las estructuras óseas (osículos y ventana oval) del oído medio secundaria a otoesclerosis o enfermedad de Paget.

Pérdida auditiva neurosensorial

La pérdida auditiva neurosensorial, o perceptiva, se vincula con alteraciones que afectan el oído interno, el nervio auditivo o las vías auditivas del cerebro.[9] Con este tipo de sordera, las ondas sonoras son conducidas hasta el oído interno, pero las anomalías del aparato coclear o el nervio auditivo disminuyen o distorsionan la transferencia de información hacia el cerebro. Los acúfenos a menudo acompañan a la irritación del nervio coclear. La función anómala resultante del daño o malformación de las vías auditivas centrales y los circuitos se incluye en esta categoría.

CUADRO 20-1

CAUSAS FRECUENTES DE PÉRDIDA AUDITIVA CONDUCTIVA Y NEUROSENSORIAL

Pérdida auditiva conductiva

- Afecciones del oído externo
  - Tapón de cerumen o cuerpo extraño
  - Otitis externa
- Afecciones del oído medio
  - Traumatismo
  - Otitis media (aguda y con derrame)
  - Otoesclerosis
  - Tumores

Pérdida auditiva neurosensorial

- Traumatismo
  - Lesión cefálica
  - Ruido
- Infecciones del SNC (p. ej., meningitis)
- Afecciones degenerativas
  - Presbiacusia
- Vascular
  - Ateroesclerosis
  - Sordera repentina
- Fármacos ototóxicos (p. ej., aminoglucósidos, salicilatos, diuréticos de asa)
- Tumores
  - Schwannoma vestibular (neurinoma del acústico)
  - Meningioma
  - Tumores metastásicos
- Idiopática
  - Enfermedad de Ménière

Pérdida auditiva conductiva y neurosensorial (mixta)

- Afecciones del oído medio
  - Barotraumatismo
  - Colesteatoma
  - Otoesclerosis
- Fractura del hueso temporal

La pérdida auditiva neurosensorial suele ser irreversible y muy a menudo tiene lugar en las frecuencias más altas. Este tipo de pérdida auditiva puede tener una causa genética o ser consecuencia de infecciones intrauterinas, como la rubéola materna o malformaciones del desarrollo del oído interno. La pérdida auditiva genética puede deberse a la mutación en un solo gen (monogenética) o a una combinación de mutaciones en diferentes genes y factores ambientales (multifactorial). Es posible que la pérdida auditiva comience antes del desarrollo del habla (prelingual) o después de esta (poslingual). La mayoría de las formas prelinguales están presentes al nacer. Las formas hereditarias de pérdida auditiva también se pueden clasificar como parte de un síndrome, en el que están presentes otras anomalías, o sin ser parte de un síndrome, donde la sordera es la única anomalía.

Asimismo, la pérdida auditiva neurosensorial puede ser resultado de traumatismos del oído interno, tumores que invaden el oído interno o neuronas sensoriales, alteraciones vasculares con hemorragia o trombosis de vasos que irrigan el oído interno. Otras causas de sordera neurosensorial son las infecciones y los fármacos. La pérdida auditiva neurosensorial representa una pérdida abrupta de la audición que tiene lugar de modo instantáneo o al despertar. Sus principales causas son infecciones víricas, alteraciones circulatorias o rotura de la membrana del laberinto que puede ocurrir durante la timpanotomía.

La sordera inducida por el ambiente puede deberse a la exposición directa a ruido excesivamente intenso, como en el lugar de trabajo o en un concierto. Este es un problema particular en adultos mayores que trabajaron en ambientes ruidosos antes de la mitad de la década de 1960, cuando no existían leyes que obligaran a utilizar dispositivos para proteger el oído. La exposición constante o repetida a la contaminación auditiva a intensidades de sonido mayores de 100-120 dB puede causar daño mecánico correspondiente al órgano de Corti. Si el daño es grave, se presenta sordera neurosensorial permanente a las frecuencias de sonido correspondientes. Utilizar tapones o protección para los oídos es importante en muchas condiciones industriales y para músicos y quienes escuchan música y se exponen a alta amplificación de sonido.

Diversas infecciones pueden causar pérdida auditiva. La sordera o cierto grado de deterioro auditivo es la complicación grave más frecuente de la meningitis bacteriana en lactantes y niños. El mecanismo causante del deterioro auditivo al parecer es una laberintitis supurativa o neuritis que produce pérdida de células pilosas o daño al nervio auditivo. La OM supurativa no tratada puede extenderse también hacia el oído interno y causar pérdida auditiva neurosensorial mediante los mismos mecanismos.

Entre las neoplasias que deterioran la audición están los *neurinomas del acústico*, que son tumores benignos de células de Schwann que afectan el NC VIII. Estos tumores casi siempre son unilaterales y causan pérdida auditiva al comprimir el nervio coclear o interferir con el suministro sanguíneo al nervio y la cóclea. Otras neoplasias que afectan la audición son los meningiomas y los tumores cerebrales metastásicos. El hueso temporal es un sitio habitual de metástasis.

Los fármacos que dañan las estructuras del oído interno se etiquetan como *ototóxicos*. Los síntomas vestibulares de ototoxicidad incluyen mareos, vértigo y desmayo. Si la toxicidad es grave, hay síntomas cocleares que consisten en acúfenos o pérdida auditiva. La pérdida auditiva es neurosensorial y puede ser bilateral o unilateral y transitoria o permanente. Se identifican varias clases de fármacos con potencial ototóxico, incluidos los aminoglucósidos y algunos otros antibióticos básicos, medicamentos antiinflamatorios, algunos quimioterápicos, diuréticos de asa (p. ej., *furosemida*) y salicilatos (p. ej., ácido acetilsalicílico).[8] Los síntomas de pérdida auditiva inducida por fármacos pueden ser transitorios, como suele ser el caso con salicilatos y diuréticos, o permanentes. El riesgo de ototoxicidad depende de la dosis total del fármaco y su concentración en el torrente sanguíneo. Se incrementa en personas con función renal deteriorada, ya que no pueden eliminar los medicamentos de manera eficaz, y en aquellos que se trataron o tratan con otro fármaco potencialmente ototóxico.

Diagnóstico y tratamiento

Diagnóstico

La anamnesis completa de los factores otológicos relacionados, como otalgia, otorrea, acúfenos y dificultades auditivas autodescritas, contribuye al diagnóstico de pérdida auditiva. Además, se requiere una exploración física completa para valorar otorrea, tapón de cerumen o lesión timpánica. Las pruebas auditivas, que incluyen audiometría convencional y de alta frecuencia, son las que más se utilizan para diagnosticar ototoxicidad.[8] Son importantes los antecedentes de exposición ocupacional y al ruido, lo mismo que el consumo de fármacos con potencial ototóxico. La prueba para pérdida de audición incluye varios métodos, entre otros la capacidad informada de la persona para escuchar la voz de un observador, el empleo de un diapasón para probar la conducción en aire y hueso, audioscopios y la prueba de potenciales evocados auditivos del tronco encefálico (PEATE).

Los diapasones se emplean para diferenciar la pérdida auditiva conductiva y neurosensorial. Se utiliza un diapasón de 512 Hz o mayor frecuencia porque las frecuencias por debajo de este nivel evocan una respuesta táctil.[9] La prueba de Weber evalúa la pérdida auditiva conductiva por lateralización del sonido. Se efectúa colocando el diapasón ligeramente vibrante en la frente o el vértice de la cabeza. En personas con pérdidas conductivas, el sonido es más fuerte del lado con la pérdida auditiva, pero en personas con pérdida neurosensorial, se irradia hacia el lado con mejor audición.[9] La prueba de Rinne compara la conducción en aire y hueso.[9] Se realiza colocando de manera alternada el diapasón en el hueso mastoideo y enfrente del conducto auditivo. En caso de pérdida conductiva, la conducción ósea excede la conducción aérea. En las pérdidas neurosensoriales, sucede lo contrario.[9]

Un audioscopio es un instrumento portátil recargable accionado por baterías que combina un audiómetro de detección de tono puro y un otoscopio en una sola unidad. Produce sonidos puros en 500, 1000, 2000 y 4000 Hz, en niveles de sonoridad de 20, 25 y 40 dB. Si una persona no puede oír tonos puros en 1000-2000 Hz (las frecuencias frecuentes del habla), se recomienda la realización de un audiograma completo. El audiograma es un método importante para analizar la audición de una persona y, por lo general, se considera el estándar para el diagnóstico de la pérdida auditiva. Lo realiza un audiólogo y requiere producción de sonido altamente especializado y equipo de control. Se entregan tonos puros de intensidad controlada, casi siempre a un oído a la vez, y la intensidad mínima necesaria para oír se grafica como una función de la frecuencia.

La prueba de PEATE es un método no invasivo que permite la evaluación funcional de ciertas partes definidas de las vías auditivas centrales. Se requieren electrodos electroencefalográficos (EEG) y amplificadores de alta ganancia para producir un registro de la actividad de ondas eléctricas que se produce durante las estimulaciones acústicas repetidas de cualquiera o ambos oídos. El registro de PEATE consiste en someter el oído a clics fuertes y emplear un dispositivo electrónico para seleccionar impulsos nerviosos conforme se procesan en el mesencéfalo. Con este método, ciertas ondas iniciales que vienen de porciones discretas del puente y las vías auditivas del mesencéfalo pueden correlacionarse con anomalías neurosensoriales específicas. También se emplean las imágenes por resonancia magnética (RM) y la tomografía computarizada (TC) para identificar lesiones.

Tratamiento

La pérdida auditiva puede tener muchas consecuencias. El aislamiento social y los trastornos depresivos son frecuentes en los adultos mayores con discapacidad auditiva. Los asuntos de seguridad, dentro y fuera del hogar, se vuelven significativos.

El tratamiento de la pérdida auditiva varía desde la simple extracción del tapón de cerumen en el conducto auditivo externo hasta procedimientos quirúrgicos, como los empleados para reconstruir la membrana timpánica. Para otras personas, los auxiliares auditivos y los implantes cocleares son una opción. Aunque existen muchos dispositivos de ayuda para personas con pérdida auditiva, la comprensión por parte de la familia y amigos es quizá lo más importante. Es necesario que quien habla con una persona con discapacidad auditiva se pare frente a ella y articule para que puedan utilizarse indicios de lectura de labios.

Los auxiliares auditivos aún son el estándar terapéutico para muchas personas con pérdida auditiva conductiva y neurosensorial. Otras ayudas para la discapacidad auditiva son los dispositivos de alerta y señal, dispositivos de escucha asistidos de compañías telefónicas y perros entrenados para responder a varios sonidos.

Las prótesis cocleares implantables por medios quirúrgicos para la sordera profunda han tenido éxito y alrededor de 200000 personas a nivel mundial se han tratado con un implante coclear.[8] Estas prótesis se insertan en la rampa timpánica de la cóclea y funcionan proporcionando estimulación directa al nervio auditivo, de tal manera que derivan la estimulación en el área que está ausente o no es funcional en una cóclea sorda. Para que el implante funcione, el nervio auditivo debe ser funcional. Aunque los implantes iniciales requerían un solo electrodo, los actuales se valen de varios, lo que mejora la percepción del habla. La mayoría de las personas que se vuelven sordas después de aprender a hablar obtienen beneficios sustanciales cuando los implantes cocleares se utilizan junto con la lectura de labios. Algunas entienden cierto nivel de lenguaje sin leer los labios y otras se comunican por teléfono.

Pérdida auditiva en lactantes y niños

Incluso la pérdida auditiva ligera o unilateral puede incidir de forma negativa en el desarrollo del lenguaje del niño pequeño. Aunque las estimaciones varían de acuerdo con el grupo estudiado y los métodos de prueba, 1-3 de cada 1000 recién nacidos tendrán pérdida auditiva permanente. Las cifras son incluso mayores si se considera la pérdida auditiva conductiva menos grave o transitoria que a menudo se relaciona con la enfermedad del oído medio en niños pequeños.

La causa del deterioro auditivo infantil puede ser conductiva o neurosensorial. Las infecciones del oído medio ocasionan la mayoría de los casos de pérdida conductiva. Las causas del deterioro auditivo neurosensorial incluyen factores genéticos, infecciosos, traumáticos y ototóxicos. Es probable que las causas genéticas sean responsables de hasta el 50% de la pérdida neurosensorial en niños. La pérdida auditiva afecta a 1-3 de cada 1000 recién nacidos y este número aumenta si se trata de un contexto de cuidados intensivos.[10] La causa infecciosa más frecuente de pérdida auditiva neurosensorial congénita en recién nacidos es el citomegalovirus (CMV).[11]

Las causas posnatales de pérdida auditiva neurosensorial incluyen septicemia estreptocócica β-hemolítica en el neonato y meningitis bacteriana. *Streptococcus pneumoniae* es la causa más frecuente de meningitis bacteriana que produce pérdida auditiva neurosensorial después del período neonatal. Esta etiología podría volverse menos frecuente con la administración sistemática de la vacuna neumocócica conjugada. Otras causas de la pérdida auditiva neurosensorial son las toxinas y el traumatismo. En las primeras etapas del embarazo, el embrión es particularmente sensible a sustancias tóxicas, incluidos fármacos ototóxicos como los aminoglucósidos y los diuréticos de asa. Es posible que el traumatismo, sobre todo el cefálico, cause pérdida auditiva neurosensorial.

La American Academy of Pediatrics (AAP) y la Joint Commission on Infant Hearing (JCIH) publicaron una postura oficial solicitando la detección precoz universal de todos los lactantes con mediciones fisiológicas antes de cumplir 1 mes de edad, con intervención adecuada no después de los 6 meses de edad.[12] Ya que muchos niños pierden la capacidad auditiva después del período neonatal y no son identificados por programas de detección neonatal, la AAP y la JCIH recomiendan que todos los lactantes con factores de riesgo para inicio retrasado de pérdida auditiva progresiva se sometan a vigilancia audiológica y médica continua a intervalos apropiados.[12] Una vez identificada la pérdida auditiva, se requiere una evaluación completa del desarrollo, el habla y el lenguaje.

Pérdida auditiva en adultos mayores

El término *presbiacusia* describe la pérdida auditiva degenerativa que tiene lugar con el avance de la edad.[13] Alrededor del 45% de la población con 65 años de edad o más tiene discapacidad auditiva.[13] Como resultado de su alta prevalencia, la presbiacusia es un problema social y de salud frecuente.

La pérdida auditiva relacionada con la presbiacusia casi siempre es gradual, bilateral y se caracteriza por una pérdida auditiva de alta frecuencia.[13] Se distingue, además, por sensibilidad auditiva y comprensión del habla reducidas en ambientes ruidosos, procesamiento central lento de la información acústica y localización deteriorada de fuentes de sonido. Esta alteración primero reduce la capacidad de comprensión del habla y, después, la de detectar, identificar y localizar sonidos. La queja más habitual de las personas con presbiacusia no es que no puedan oír, sino que no pueden entender lo que se dice.[13] Los sonidos de advertencia de alta frecuencia, como localizadores, luces direccionales y escape de vapor, no se escuchan ni localizan, con resultados potencialmente peligrosos. Ya que la edad a la que se presentan estos problemas varía mucho, es probable que la alteración sea consecuencia de una mezcla de estrés auditivo adquirido, traumatismos y enfermedades otológicas concomitantes con un proceso de envejecimiento intrínseco.

Dada la alta prevalencia de presbiacusia en las personas en edad de jubilarse y los efectos adversos de la pérdida auditiva en el bienestar, la detección de la pérdida auditiva debe realizarse durante las visitas anuales del cuidado de la salud. La simple pregunta "¿Tiene un problema de audición?" suele ser un método eficaz de detección. La audiometría de detección es un método práctico y eficaz en relación con el costo para detectar la pérdida auditiva significativa. La mayoría de los casos de pérdida auditiva en los adultos mayores son neurosensoriales. El tratamiento más eficaz para la pérdida leve a grave es la amplificación con auxiliares auditivos, la lectura de labios y dispositivos de ayuda para escuchar (p. ej., ayudas auditivas con teléfono, subtítulos en programas televisados, alarmas de destello). Los implantes cocleares están indicados a cualquier edad para personas con pérdidas auditivas bilaterales no compensadas materialmente con auxiliares auditivos.

RESUMEN

La audición es un sentido especializado cuyo estímulo externo es la vibración de ondas sonoras. Los oídos reciben ondas sonoras, distinguen sus frecuencias, traducen esta información en impulsos nerviosos y los transmiten al SNC. En términos anatómicos, el sistema auditivo consta de oído externo, oído medio y oído interno, vías auditivas y corteza auditiva. El oído medio es una cavidad pequeña llena de aire en el hueso temporal. Existe una conexión entre el oído medio y la nasofaringe. Esta conexión, llamada *trompa auditiva*, permite la igualación de presión entre el oído medio y la atmósfera. El oído interno contiene los receptores para oír.

Las alteraciones del sistema auditivo incluyen infecciones del oído externo y medio, otoesclerosis y sordera de conducción o neurosensorial. La otitis externa es un proceso inflamatorio del oído externo. La OM es una inflamación del oído medio sin referencia a la etiología o patogenia. La OMA, una infección aguda del oído medio, es una de las enfermedades más frecuentes en los niños. Suele seguir a una infección de la vía respiratoria superior, tiene un inicio abrupto y se caracteriza por otalgia, fiebre y pérdida auditiva. La OMD se refiere a la presencia de líquido en el oído interno sin signos ni síntomas de infección aguda del oído. El exudado que acompaña a la OM puede persistir durante semanas o meses e interferir con la audición y deteriorar el desarrollo del habla. Es importante diferenciar la OMD de la OMA para evitar el empleo innecesario de antibióticos. La otoesclerosis es una alteración familiar de la cápsula ótica. Causa resorción ósea seguida de reemplazo excesivo con hueso esclerótico. Al final, la alteración produce inmovilización del estribo y sordera de conducción.

La sordera, o pérdida auditiva, puede desarrollarse como resultado de diversas alteraciones auditivas. Puede ser conductiva, neurosensorial o mixta. La sordera de conducción tiene lugar cuando se deteriora la transmisión de ondas sonoras desde el oído externo al interno. La sordera neurosensorial puede relacionarse con estructuras cocleares del oído interno o las vías nerviosas que transmiten estímulos auditivos. La pérdida auditiva neurosensorial es consecuencia de alteraciones genéticas o congénitas, traumatismos, infecciones, alteraciones vasculares, tumores o fármacos ototóxicos. La pérdida auditiva en lactantes y niños pequeños deteriora el desarrollo del lenguaje y el habla. En los adultos mayores, la pérdida auditiva es una afección habitual que produce una pérdida significativa de bienestar social. El tratamiento de la pérdida auditiva incluye utilización de auxiliares auditivos y, en algunos casos de sordera profunda, implantación de prótesis cocleares.

Alteraciones de la función vestibular

Sistema vestibular y reflejos vestibulares

Al pasar alrededor de 24 semanas de edad gestacional, el sistema vestibular ya alcanzó la forma y el tamaño adulto.[14] Este sistema, ubicado en el oído interno, es el principal responsable del equilibrio. El sistema vestibular incluye al sistema vestibular y las conexiones con el SNC que contribuyen a la actividad refleja necesaria para detectar y mantener la orientación postural y la percepción del movimiento. Además de mantener la postura y el equilibrio, el sistema vestibular también integra los estímulos visuales del ojo y los estímulos propioceptivos de los nervios periféricos a través de la médula espinal.[15]

Las alteraciones del sistema vestibular se caracterizan por vértigo, nistagmo, acúfenos, náuseas y vómitos, y manifestaciones del sistema nervioso autónomo. A pesar del malestar de estos síntomas, pocos casos resultan peligrosos para la vida.[15] Hay muchos tipos de alteraciones vestibulares (tabla 20-1). Estas afecciones pueden ser una causa importante de la sensación de mareo, cambios de visión o inestabilidad.

TABLA 20-1 Alteraciones frecuentes que afectan al sistema vestibular

Tipo de alteración	Patología
Neurinoma del acústico	Tumor benigno en el nervio vestibulococlear
Vértigo postural paroxístico benigno (VPPB)	Alteración de los otolitos
Enfermedad de Ménière	Desprendimiento de otolitos que participan en la función receptora del sistema vestibular
Mareo por movimiento	Estimulación repetida del sistema vestibular, como durante un viaje en automóvil, por aire y en barco
Laberintitis	Infección aguda vírica o bacteriana de las vías vestibulares
Migraña vestibular	Se presenta mareo o vértigo con o sin cefalea; se relaciona con la serotonina

Sistema vestibular periférico

El sistema vestibular periférico está contenido en el laberinto óseo del oído interno. Consta de dos compartimentos: el *laberinto óseo externo*, que está lleno de perilinfa, y el *laberinto membranoso interno*, lleno de endolinfa. El laberinto membranoso se divide en tres conductos semicirculares y dos órganos otolíticos (el utrículo y el sáculo). Cada oído contiene estas cinco estructuras que transmiten información sensorial para coordinar el movimiento de los ojos y la cabeza.[16] Los conductos semicirculares están ubicados de forma perpendicular y detectan el movimiento rotacional, mientras que el utrículo y el sáculo detectan el movimiento lineal. El sáculo, más pequeño, se extiende hacia la cóclea a través del conducto *reuniens*, y el utrículo se ubica entre la cóclea y los conductos semicirculares (mucosos; fig. 20-7). Los receptores del sistema vestibular consisten en pequeños parches de células pilosas localizadas en la **ampolla** membranosa de tres conductos semicirculares y en la mácula del sáculo y el utrículo.[5]

Las cavidades de los tres conductos semicirculares, los conductos lateral, anterior y posterior, se orientan en uno de tres planos del espacio. Los conductos laterales (horizontales) están en el mismo plano, mientras que el conducto anterior (superior) de un lado es paralelo al conducto posterior (inferior) del otro lado, y los dos funcionan como un par. En cada conducto semicircular óseo se encuentra un conducto semicircular mucoso que se comunica con el utrículo. Cada uno de estos conductos mucosos tiene un engrosamiento amplio en un extremo llamado *ampolla*. La ampolla contiene un borde que está cubierto por un epitelio sensorial con células pilosas que se elevan hacia una cresta, denominada *cresta ampular* (*véase* la fig. 20-6). Las células pilosas están inervadas por los nervios aferentes primarios del nervio vestibular, que es

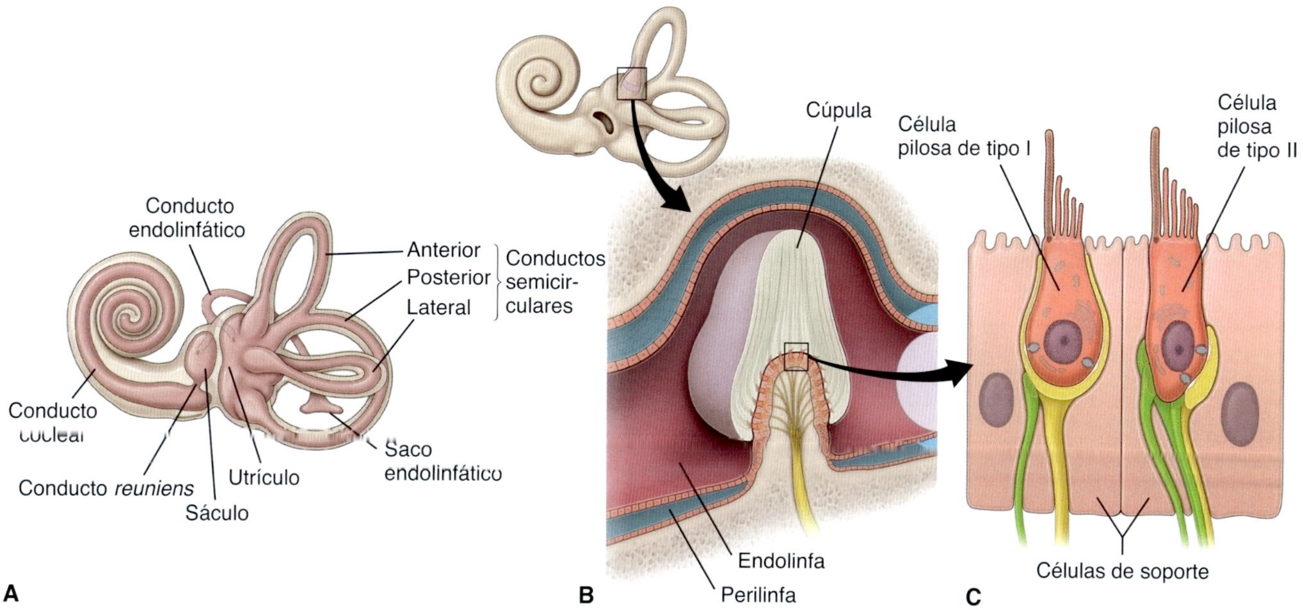

FIGURA 20-7. A. Laberinto óseo y membranoso del oído izquierdo que muestra el utrículo y el sáculo con sus máculas y tres conductos semicirculares y su ampolla. B. Ubicación de la cresta ampular y su conexión con el ramo vestibular del NC VIII. C. Ubicación de la cúpula y movimiento de las células pilosas de la cresta ampular con el movimiento de la cabeza. Tomado de: Pawlina W., Ross M. H. (2016). *Histology: A text and atlas with correlated cell and molecular biology* (7th ed., Figs. 25.8C (p. 942), 25.12B and C (p. 946)). Philadelphia, PA: Wolters Kluwer.

una subdivisión del octavo nervio craneal. Las células pilosas de la cresta ampular se extienden hacia una masa gelatinosa flexible, llamada *cúpula*, que esencialmente cierra el flujo de líquido a través de los conductos semicirculares (*véase* la fig. 20-7). Cuando la cabeza comienza a girar, la gravedad produce un cambio en la endolinfa que provoca que las células pilosas se doblen, lo que genera impulsos llevados por el ramo vestibular del NC VIII. Ya que todas las células pilosas en cada conducto semicircular comparten una orientación común, la aceleración angular en una dirección incrementa la actividad nerviosa aferente, mientras que la aceleración en la dirección opuesta la disminuye. Los impulsos de los conductos semicirculares tienen particular importancia en el movimiento reflejo de los ojos y mantienen las imágenes firmes en la retina cuando la cabeza se mueve. El nistagmo vestibular es un fenómeno complejo que tiene lugar durante y justo después del movimiento rotacional.[17] Conforme se rota la cabeza, los ojos se mueven lentamente en la dirección opuesta y luego saltan rápido hacia atrás en la dirección de rotación para establecer un nuevo punto de fijación.

Tanto el sáculo como el utrículo tienen receptores de equilibrio llamados *máculas* que se relacionan con los cambios en la posición de la cabeza. Cada mácula es un parche epitelial plano, pequeño, que contiene células de soporte y células pilosas sensoriales, cuyos lados y bases hacen sinapsis con terminales sensoriales del nervio vestibular (fig. 20-8). Cada grupo de células pilosas tiene un número de cilios pequeños llamados *estereocilios*, más un cilio grande, el *cinocilio*. El cinocilio se localiza en un lado de la célula y los estereocilios se vuelven cada vez más cortos hacia el lado de la célula. Conexiones diminutas filamentosas unen la punta de cada estereocilio con el siguiente estereocilio más largo y por último con el cinocilio. El movimiento de la cabeza en una dirección causa el movimiento de los estereocilios contiguos y el cinocilio, la despolarización o activación del receptor y el movimiento de la cabeza en la otra dirección ocasiona la hiperpolarización o inactivación del receptor.

Las células pilosas en las máculas del utrículo y el sáculo están insertadas en una masa gelatinosa aplanada, la *membrana otolítica*, la cual está repleta de pequeñas piedras (cristales de carbonato de calcio) llamadas *otolitos*. Aunque son pequeños, la densidad de los otolitos incrementa el peso de la membrana y su resistencia al cambio de movimiento. Cuando se inclina la cabeza, la masa gelatinosa cambia su posición debido al efecto del campo gravitacional, por lo que se curvan los estereocilios de las células pilosas maculares. Los otolitos son sensibles a la estática o posición cambiante de la cabeza, según la dirección en la que se curvan los cilios. En una afección llamada *vértigo postural paroxístico benigno* (VPPB), que causa una sensación de mareo o movimiento de giro, los otolitos se desprenden de su masa gelatinosa para llegar a los conductos semicirculares, lo que produce vértigo.

Vías nerviosas

La respuesta al desequilibrio corporal, como un tropezón, debe ser rápida y refleja. El sistema vestibular tiene múltiples vínculos con vías neurales que controlan la visión, la audición y la función del sistema nervioso autónomo. Por lo tanto, la información del sistema vestibular va directamente hacia los centros reflejos en el tronco encefálico y no a la corteza cerebral. Las células ganglionares relacionadas con fibras nerviosas aferentes transmiten información sensorial al sistema vestibular periférico. Los axones centrales de estas células ganglionares se convierten en los nervios vestibulares superior e inferior, que se vuelven parte del nervio vestibulococlear (NC VIII).

Los impulsos de los nervios vestibulares pasan inicialmente a uno de dos destinos: el complejo vestibular nuclear

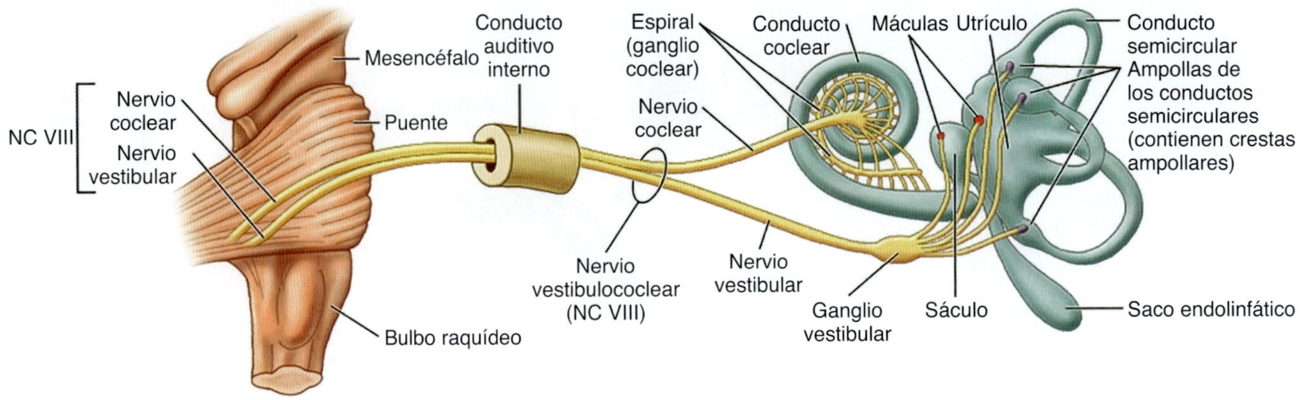

FIGURA [illegible]. Nervio vestibulococlear (NC VIII). Tomado de: Moore K. L., Anne M. R., Dalley A. F. *Essential clinical anatomy* (5a ed., Fig. 7.78, p. 573). Philadelphia, PA: Lippincott Willliams & Wilkins.

en el tronco encefálico o el cerebelo. Los núcleos vestibulares reciben información de los receptores visuales y somáticos que proveen datos del ángulo de inclinación de la cabeza. Los núcleos vestibulares integran esta información y luego envían impulsos a los centros del tronco encefálico que controlan los movimientos oculares extrínsecos (NC III, IV y VI) y los movimientos reflejos del cuello, las extremidades y los músculos del tórax (a través de las vías vestibuloespinales). Estos reflejos incluyen los reflejos vestibulooculares que mantienen los ojos fijos cuando la cabeza se mueve y los reflejos vestibuloespinales que permiten al sistema musculoesquelético hacer los ajustes rápidos necesarios para mantener o recobrar el equilibrio.

Las neuronas de los núcleos vestibulares también se proyectan al tálamo, la corteza temporal, el área somatosensorial de la corteza parietal y la zona de activación de quimiorreceptores. Las proyecciones talámica y cortical constituyen la base de las experiencias subjetivas de posición en el espacio y de rotación. Las conexiones con la zona de activación de quimiorreceptores estimulan el centro del vómito en el cerebro. Se cree que esto explica las náuseas y el vómito que se experimentan en las alteraciones vestibulares.

Nistagmo

El nistagmo puede ser tanto fisiológico como patológico. En términos fisiológicos, el *nistagmo* se refiere a los movimientos oculares rítmicos y oscilatorios involuntarios que preservan la fijación ocular en objetos estables en el campo visual durante los movimientos angulares y rotacionales de la cabeza.[18] Los reflejos vestibulooculares producen rotaciones oculares conjugadas compensatorias lentas que ocurren en dirección opuesta a la rotación de la cabeza en curso y proporcionan estabilización refleja continua del punto de fijación binocular. Este reflejo puede demostrarse manteniendo verticalmente un lápiz enfrente de los ojos y moviéndolo de un lado a otro por un arco de 10° a una tasa cercana a cinco veces por segundo. A esta tasa de movimiento, el lápiz aparece borroso porque un reflejo diferente y más complejo, la búsqueda uniforme, no puede compensar con la rapidez suficiente. Sin embargo, la imagen del lápiz se define con claridad si el lápiz se mantiene en una posición estable y la cabeza se mueve en vaivén a la misma velocidad. Los movimientos oculares son los mismos en ambos casos. La razón por la que la imagen del lápiz es clara en la segunda situación es porque los reflejos vestibulooculares mantienen la imagen del lápiz en la fóvea retiniana. Cuando los reflejos vestibulooculares compensatorios realizan las rotaciones oculares conjugadas respecto a su límite físico, un movimiento conjugado muy rápido mueve los ojos en la dirección de rotación de la cabeza a un nuevo punto de fijación, seguido de un reflejo vestibuloocular lento a medida que la cabeza continúa girando más allá del nuevo punto de fijación. Este patrón de movimiento lento-rápido-lento se llama *nistagmo*. En términos clínicos, el nistagmo se denomina según el sentido de la fase rápida.

El nistagmo puede clasificarse de acuerdo con la dirección del movimiento ocular: horizontal, vertical, rotatorio (de torsión) o mixto. Si la rotación de la cabeza es continua, la fricción entre la endolinfa y las paredes del conducto semicircular hace que la endolinfa gire a la misma velocidad que la cabeza y el nistagmo se adapta a una postura ocular estable. Si la rotación se detiene de manera repentina, el nistagmo vestibular reaparece en la dirección opuesta al nistagmo de aceleración angular. Esto se debe a que la inercia de la endolinfa curva de nuevo las células pilosas ampollares de la ahora ampolla estacionaria.

El nistagmo patológico ocurre sin movimiento de la cabeza o estímulos visuales.[18] Al parecer se presenta con más facilidad y mayor gravedad con la fatiga, y en cierto grado puede estar afectado por factores psicológicos. El nistagmo secundario a un proceso patológico del SNC, en contraste con el órgano terminal vestibular o fuentes nerviosas vestibulococleares, pocas veces se acompaña de vértigo. Si se presenta, el vértigo es leve. Los movimientos oculares del nistagmo pueden probarse mediante estimulación calórica o rotación.

Vértigo

Las alteraciones de la función vestibular se caracterizan por una afección denominada *vértigo*, en la que tiene lugar una ilusión de movimiento. Las personas con vértigo a menudo describen una sensación de giro, movimiento en vaivén o caída.

Alerta sobre el dominio de conceptos

Con el vértigo, la persona puede estar estacionaria y el ambiente en movimiento (vértigo objetivo), o la persona puede estar en movimiento y el ambiente estacionario (vértigo subjetivo).

El vértigo es diferente al mareo, desvanecimiento o síncope. Se considera más como un giro de uno mismo o los alrededores. El presíncope, que se distingue por una sensación de mareo o pérdida de la consciencia, suele ser causado por hipotensión postural o una lesión estenótica en la circulación cerebral que limita el flujo sanguíneo.[19] La incapacidad para mantener la marcha normal puede describirse como mareo, a pesar de la ausencia de vértigo objetivo. La marcha inestable puede ser secundaria a alteraciones de entrada sensitiva (p. ej., propiocepción), neuropatía periférica, problemas de marcha o alteraciones distintas de la función vestibular que, por lo general, se corrige al tocar un objeto como una pared o mesa.

El vértigo puede ser consecuencia de alteraciones vestibulares centrales o periféricas. En la mayoría de los casos resulta de una fuente vestibular periférica y no de una central.[20] El vértigo debido a alteraciones vestibulares periféricas tiende a ser grave en intensidad y episódico o de duración breve. En contraste, el vértigo debido a causas vestibulares centrales tiende a ser leve y constante, y de duración crónica.

El vértigo objetivo es la sensación de la persona de estar estacionaria y el ambiente en movimiento. El vértigo subjetivo es la sensación de la persona de estar en movimiento y el ambiente estacionario.

Mareo por movimiento

El mareo por movimiento es una forma de vértigo fisiológico normal. Es ocasionado por la estimulación rítmica repetida del sistema vestibular, como en un viaje en automóvil, en avión o en barco. Vértigo, malestar general, náuseas y vómitos son los síntomas principales. Pueden presentarse signos autonómicos, incluidos presión arterial reducida, taquicardia y sudoración excesiva. La hiperventilación, que suele acompañar al mareo por movimiento, produce cambios en el volumen sanguíneo y acumulación de sangre en los miembros inferiores, lo que ocasiona hipotensión postural y a veces **síncope**. Algunas personas experimentan una variante del mareo por movimiento: se quejan de que sienten el movimiento oscilante del barco después de volver al suelo. Esto casi siempre desaparece después de que el sistema vestibular se acostumbra a la influencia estacionaria cuando está de regreso en tierra.

Por lo general, el mareo por movimiento se suprime proporcionando señas visuales que corresponden a las señales de movimiento que recibe el sistema vestibular. También pueden consumirse fármacos contra el mareo por movimiento para reducir o aminorar los síntomas. Estos medicamentos suprimen la actividad del sistema vestibular.

Alteraciones de la función vestibular periférica

El daño al sistema vestibular puede ser resultado de una disfunción de este sistema. Las alteraciones de la función vestibular periférica se presentan cuando los otolitos entran en los conductos semicirculares y causan sensibilidad gravitacional, como en el VPPB, o producen un desequilibrio por afectación unilateral de uno de los órganos vestibulares, como en la enfermedad de Ménière.[21] El oído interno es vulnerable a las lesiones causadas por la fractura de la porción petrosa de los huesos temporales; infección de las estructuras cercanas, incluidos el oído medio y las meninges; y toxinas que se transportan en la sangre e infecciones. El daño al sistema vestibular puede ser un efecto adverso de ciertos fármacos o de reacciones alérgicas a los alimentos. Los aminoglucósidos (p. ej., estreptomicina, gentamicina) tienen una afinidad tóxica específica para la porción vestibular del oído interno. Es posible que el alcohol ocasione episodios transitorios de vértigo. La causa del vértigo periférico se desconoce en cerca de la mitad de los casos.

La irritación grave o el daño de los órganos terminales vestibulares o nervios produce alteraciones del equilibrio graves que se manifiestan como inestabilidad de la postura, ataxia y caídas acompañadas de vértigo. Con la irritación, la caída es opuesta al lado afectado. Con la destrucción, es hacia el lado afectado. La adaptación a la estimulación asimétrica se logra en el transcurso de unos días, después de que disminuyen los signos y síntomas, y por último se pierden. Tras la recuperación, suele haber una agudeza ligeramente reducida para la inclinación y la persona camina con una base un poco amplia para mejorar la estabilidad postural. La base neurológica de esta adaptación a la pérdida unilateral de la entrada vestibular no se comprende. Después de la adaptación a la pérdida de entrada vestibular desde un lado, la pérdida de la función del sistema vestibular opuesto produce signos y síntomas idénticos a los de la pérdida unilateral en vez de bilateral. En semanas, la adaptación es de nuevo suficiente para la locomoción e incluso para conducir un automóvil. Estas personas dependen mucho de la entrada visual y propioceptiva desde los sensores del músculo y la articulación, y tienen dificultad de orientación grave en la oscuridad, en particular cuando se trasladan por terrenos disparejos.

Vértigo postural paroxístico benigno

El VPPB es la causa más frecuente de vértigo patológico y casi siempre se desarrolla después de la cuarta década de vida. Se caracteriza por períodos breves de vértigo, que suelen durar menos de 1 min, que son precipitados por un cambio en la posición de la cabeza. El síntoma más prominente del VPPB es el vértigo que se experimenta en la cama cuando la persona rueda hacia una posición lateral.[21] Se presenta también al entrar y salir de la cama, al agacharse o enderezarse, o al extender la cabeza para mirar. Asimismo, puede activarse en los juegos mecánicos que incluyen vueltas y giros.

Se considera que el VPPB es resultado del daño a los delicados órganos sensoriales del oído interno, los conductos semicirculares y los otolitos. El VPPB es una recurrencia habitual en las personas que tienen enfermedad de Ménière o sufrieron un traumatismo cefálico.[21] En las personas que experimentan VPPB, los otolitos se mueven desde el utrículo hacia la endolinfa del conducto semicircular, que continúa en movimiento aun cuando la cabeza está estacionaria.[20] El movimiento de los otolitos o las partículas flotantes ocasiona que esta porción del sistema vestibular se vuelva más sensible, de modo que cualquier movimiento de la cabeza en el plano paralelo al conducto posterior puede causar vértigo y nistagmo. Por lo general, hay un retraso de varios segundos entre el movimiento de la cabeza y el inicio del vértigo, que representa el tiempo que toma generar la actividad exagerada de la endolinfa. Los síntomas casi siempre se desvanecen con el movimiento continuo, tal vez porque el movimiento hace que las partículas se redistribuyan por el sistema endolinfático y se alejen del conducto semicircular posterior.

El diagnóstico se basa en pruebas que implican un cambio en la posición de la cabeza para evocar vértigo y nistagmo.[22] El VPPB a menudo se trata de modo exitoso con fármacos para controlar las náuseas inducidas por vértigo. Los tratamientos no farmacológicos que utilizan la maniobra de rodar y reposicionar el canalito son exitosas en muchas personas.[20] El reposicionamiento canalicular conlleva una serie de maniobras en las que la cabeza se mueve a diferentes posiciones en un esfuerzo por reposicionar los residuos flotantes en la endolinfa de los conductos semicirculares.

Neuronitis vestibular aguda

La neuronitis vestibular aguda, o laberintitis, es la inflamación del nervio vestibular y se caracteriza por un inicio agudo, por lo general, dentro de un par de horas. Las manifestaciones incluyen vértigo, náuseas y vómitos que duran varios días y no se relacionan con manifestaciones auditivas u otras manifestaciones neurológicas. Los síntomas suelen desaparecer en alrededor de 10-14 días. Un gran porcentaje de las personas refiere enfermedad de la vía respiratoria superior 1-2 semanas antes del inicio de los síntomas, lo que sugiere un origen vírico. La afección también puede presentarse en personas con herpes zóster ótico. En algunos individuos, los ataques de vestibulopatía aguda recurren durante meses o años. No hay manera de determinar si la persona que experimenta un primer ataque tendrá ataques repetidos.

Enfermedad de Ménière

La *enfermedad de Ménière* es una alteración del oído interno debida a la distensión de su compartimento endolinfático. Su tríada clásica de síntomas incluye pérdida auditiva, vértigo y acúfenos.[23] Al parecer, la lesión primaria se encuentra en el saco endolinfático, que se piensa es la encargada de la filtración y excreción endolinfática. Se han propuesto varios mecanismos patógenos, como mayor producción de endolinfa, síntesis reducida de perilinfa acompañada de incremento compensatorio en el volumen del saco endolinfático y descenso de la absorción de endolinfa por mal funcionamiento del saco endolinfático o bloqueo de las vías endolinfáticas.

Etiología

Se desconoce la causa de la enfermedad de Ménière, pero se sabe que este síndrome tiene un origen periférico con vértigo. Varias afecciones, como traumatismos, infección, fármacos específicos (como antibióticos) y toxinas, se identifican como posibles causas de la enfermedad de Ménière. La forma más frecuente del padecimiento es una forma idiopática que se piensa es causada por una simple lesión vírica del sistema de transporte de líquido del oído interno.[23]

Manifestaciones clínicas

La enfermedad de Ménière se distingue por episodios fluctuantes de acúfenos, sensación de plenitud del oído y vértigo rotatorio violento que a menudo vuelve a la persona incapaz de sentarse o caminar. Es necesario permanecer quieto con la cabeza fija en una posición confortable para evitar los movimientos de la cabeza que agravan el vértigo. Suelen presentarse síntomas relacionados con el sistema nervioso autónomo, incluidos palidez, sudoración, náuseas y vómitos. Entre más grave sea el ataque, más pronunciadas son las manifestaciones autónomas. El retorno a la normalidad después de que el episodio disminuye se acompaña de pérdida auditiva fluctuante. Al inicio, los síntomas tienden a ser unilaterales y producen nistagmo rotatorio secundario al desequilibrio en el control vestibular de los movimientos oculares. Como la afectación inicial suele ser unilateral y el sentido de la audición es bilateral, muchas personas con la alteración no están conscientes del grado total de su pérdida auditiva. Sin embargo, conforme avanza la enfermedad, la persona experimenta disminución de la audición. Los episodios de vértigo se reducen y luego desaparecen, aunque la persona puede tener poca estabilidad, en particular en la oscuridad.

Diagnóstico y tratamiento

Los métodos para diagnosticar la enfermedad de Ménière incluyen audiogramas, prueba vestibular por electronistagmografía (ENG) y radiografías de la pirámide petrosa. La administración de sustancias hiperosmolares, como glicerina y urea, a menudo producen mejoramiento auditivo temporal agudo en pacientes con enfermedad de Ménière y algunas veces se utiliza como una medida diagnóstica de hidropesía endolinfática. El diurético furosemida también puede emplearse con este propósito.

El tratamiento de la enfermedad de Ménière se centra en intentos de reducir la distensión del espacio endolinfático, ya sea por métodos médicos o quirúrgicos. El tratamiento farmacológico consiste en medicamentos supresores (p. ej., proclorperazina, prometazina, diazepam) que actúan a nivel central para disminuir la actividad del sistema vestibular. Los diuréticos se utilizan para reducir el volumen de líquido endolinfático. Se recomienda una dieta baja en sodio además de estos medicamentos. La hormona esteroide prednisona podría emplearse para mantener una audición satisfactoria y resolver el mareo.

Los métodos quirúrgicos incluyen la creación de una derivación endolinfática en la que el exceso de endolinfa se desvía del oído interno al espacio subaracnoideo o el mastoides (cirugía del saco endolinfático), así como la sección del nervio vestibular.[24] Los avances en la sección del nervio vestibular han facilitado la vigilancia de los potenciales de los NC VII y VIII.

Alteraciones de la función vestibular central

El nistagmo anómalo y el vértigo pueden ser resultado de lesiones del SNC que afectan el cerebelo y el tronco encefálico inferior. Las causas centrales del vértigo incluyen isquemia del tronco encefálico, tumores y esclerosis múltiple. Cuando la causa del vértigo es isquemia del tronco del encéfalo, suele asociarse con otros signos de este órgano como diplopia, ataxia, disartria o debilidad facial. La compresión de los núcleos vestibulares por tumores cerebelosos que invaden el cuarto ventrículo produce signos y síntomas cada vez más graves. Además del nistagmo anómalo y el vértigo, los vómitos y la marcha amplia y distáxica son cada vez más evidentes.

En el nistagmo de origen central, el movimiento suele ser en ambas direcciones (pendular). En contraste con el nistagmo generado periféricamente, el nistagmo que se deriva del SNC es más o menos constante más que episódico, puede ocurrir en cualquier dirección en vez de principalmente en las dimensiones horizontal o torsional (rotatorio), a menudo cambia de dirección a través del tiempo y no puede suprimirse mediante fijación visual. La inducción repetida de nistagmo produce disminución rápida o "fatiga" del reflejo con anomalías periféricas, pero la fatiga no es característica de las lesiones centrales. El nistagmo anómalo puede dificultar la lectura y otras tareas que requieren control postural ocular.

Diagnóstico y tratamiento de alteraciones vestibulares

Pruebas diagnósticas

El diagnóstico de las alteraciones vestibulares se basa en la descripción de los síntomas, el antecedente de traumatismos o exposición a agentes que destruyen las estructuras vestibulares y la exploración física. Los métodos de exploración física y neurológica, como evaluación de la marcha, valoración oculomotora y prueba postural, son útiles para realizar el diagnóstico. Otras pruebas de disfunción vestibular se discuten a continuación.

Prueba de Romberg

La de Romberg es una de las pruebas sensoriales más antiguas y se utiliza para demostrar alteraciones de la función vestibular estática. Se pide a la persona a examinar que se ponga de pie con los pies juntos y los brazos extendidos hacia adelante a fin de observar el grado de bamboleo y estabilidad de los brazos. Después se le pide que cierre los ojos. Cuando las pistas visuales se retiran, la estabilidad postural se basa en la sensación propioceptiva de articulaciones, músculos y tendones, y de la recepción vestibular estática. El incremento significativo del bamboleo y una tendencia de los brazos a desplazarse hacia el lado de la deficiencia indican deficiencia en la entrada estática vestibular.

Si la entrada vestibular es muy deficiente, la persona cae hacia el lado deficiente. Debe tenerse cuidado porque los defectos de la proyección propioceptiva hacia el prosencéfalo también causan cierto desplazamiento de los brazos e inestabilidad postural hacia el lado deficiente. La deficiencia puede atribuirse al sistema vestibular solo si la discriminación de dos puntos y la sensación vibratoria desde los miembros inferiores y superiores son bilateralmente normales.

Electronistagmografía y videonistagmografía

La ENG es un examen que registra los movimientos oculares en respuesta a estimulación vestibular, visual, cervical (vértigo activado por entrada somatosensorial de movimientos de la cabeza y el cuello), rotacional y posicional. Los electrodos se colocan laterales al canto externo de cada ojo y arriba y abajo de estos. Un electrodo basal se coloca en la frente. Con la ENG puede cuantificarse la velocidad, frecuencia y amplitud del nistagmo espontáneo o inducido y los cambios en estas mediciones inducidos por la pérdida de fijación, con los ojos abiertos o cerrados. Las ventajas de la ENG consisten en que se aplica con facilidad, no es invasiva, no interfiere con la visión y no es necesario inmovilizar la cabeza.

La videonistagmografía (VNG), que reemplazó a la ENG en la práctica clínica, emplea lentes de protección con luz infrarroja para grabar y medir los movimientos oculares en la cámara. La prueba captura la movilidad ocular mediante varias maniobras, registro, posicionamiento de la cabeza y estimulación calórica. Antes, la prueba calórica empleaba irrigación con agua, pero ahora el aire es el método de elección. Esta prueba implica la estimulación en el oído interno, un oído a la vez, con aire caliente seguido de aire frío para comparar las respuestas valoradas.[23]

Otras pruebas

En la prueba de la silla rotatoria, se gira a una persona en la oscuridad para estimular el nistagmo y se miden los movimientos horizontales. Se debe considerar una RM con contraste al valorar la disfunción vestibular.[22]

En las lesiones periféricas, el nistagmo suele ser horizontal con un componente rotatorio; la pulsación rápida, por lo general, golpea lejos del lado enfermo. Pueden emplearse varios tipos de maniobras para provocar vértigo y observar el nistagmo. Por lo general, el examinador pide a la persona que se siente derecha en una mesa de exploración con la cabeza girada hacia él y sus ojos enfocados en su dedo. Luego se apoya de modo adecuado a la persona y se le hace descender rápidamente hacia la posición supina con la cabeza extendiéndose sobre el extremo superior de la mesa y colocada 30° más abajo que el cuerpo. Se observa si la persona presenta nistagmo durante 30 s mientras está en esa posición. La prueba puede realizarse con la cabeza girada hacia cualquier lado o con la persona mirando hacia el frente.

El vértigo que surge de lesiones centrales tiende a presentarse de modo gradual y el nistagmo no siempre está presente, y puede ocurrir en cualquier dirección y disociarse en los dos ojos. La ENG a menudo es útil para registrar las características del nistagmo. La evaluación adicional del vértigo central casi siempre requiere RM.

Tratamiento

Métodos farmacológicos

De acuerdo con la causa, el vértigo puede tratarse por medios farmacológicos. Los medicamentos empleados para alivio sintomático incluyen antihistamínicos, anticolinérgicos, antieméticos y benzodiazepinas. Los antihistamínicos y los anticolinérgicos suprimen el sistema vestibular. Las benzodiazepinas y los antieméticos pueden sedar, y se reservan para síntomas graves que no responden a otros fármacos.[23] Aunque los antihistamínicos se han utilizado durante largo tiempo en el tratamiento del vértigo, se sabe poco de su mecanismo de acción.

Ejercicios de rehabilitación vestibular

Está demostrado que la rehabilitación vestibular es útil para tratar alteraciones vestibulares periféricas. Por lo general, los terapeutas físicos participan en el desarrollo de un programa que incluye ejercicios de habituación y reentrenamiento del equilibrio, y un programa de acondicionamiento general para que las personas lo realicen en casa.[24]

RESUMEN

El sistema vestibular desempeña una función esencial en el sentido del equilibrio, el cual está estrechamente integrado a los sentidos visual y propioceptivo (posición). Los receptores en los conductos semicirculares, utrículo y sáculo del sistema vestibular, localizados cerca del oído interno, responden a cambios en la aceleración lineal y angular de la cabeza. Las fibras nerviosas vestibulares viajan en el NC VIII hacia los núcleos vestibulares en la unión del bulbo raquídeo y el puente; algunas fibras pasan por los núcleos hacia el cerebelo. Las conexiones cerebelosas son necesarias para lograr los movimientos coordinados uniformes temporales durante movimientos de inclinación y aceleración angular continuos de la cabeza. Los núcleos vestibulares también se conectan con los núcleos de los nervios oculomotor (NC III), troclear (NC IV) y *abducens* (NC VI) que controlan el movimiento ocular. *Nistagmo* es un término que se utiliza para describir los movimientos oculares controlados por el vestíbulo que tienen lugar en respuesta a movimientos angulares y rotacionales de la cabeza. El tracto vestibuloespinal, que proporciona el control del tono muscular en los músculos axiales, incluidos los de la espalda, provee el apoyo para mantener el equilibrio. Las neuronas de los núcleos vestibulares se proyectan también hacia el tálamo, la corteza temporal y el área somatosensorial de la corteza parietal. Las proyecciones talámica y cortical proporcionan la base para las experiencias subjetivas de la posición en el espacio y de rotación y vértigo.

El vértigo, una sensación ilusoria de movimiento de uno mismo o el entorno, los acúfenos y la pérdida auditiva son manifestaciones frecuentes de la disfunción vestibular, al igual que otros signos autonómicos como transpiración, náuseas y vómitos. Las alteraciones frecuentes del sistema vestibular incluyen mareo por movimiento, VPPB y enfermedad de Ménière.

El VPPB es una afección que se cree causada por partículas flotantes en el conducto semicircular posterior. Se presenta con un inicio repentino de mareo o vértigo provocado por ciertos cambios en la posición de la cabeza. La enfermedad de Ménière, que se debe a acumulación excesiva de endolinfa, se caracteriza por episodios incapacitantes y graves de acúfenos, sensaciones de plenitud del oído y vértigo rotatorio violento. El diagnóstico de las alteraciones vestibulares se basa en la descripción de los síntomas, antecedentes de traumatismos o exposición a agentes destructivos para las estructuras vestibulares y pruebas de movimientos oculares (nistagmo) y de control muscular del equilibrio. Entre los métodos que se emplean en el tratamiento del vértigo que acompaña a las alteraciones vestibulares están los ejercicios para habituarse y los fármacos contra el vértigo. Estos medicamentos disminuyen la excitabilidad de las neuronas en el núcleo vestibular.

U N I D A D

7 Alteraciones del sistema hematopoyético

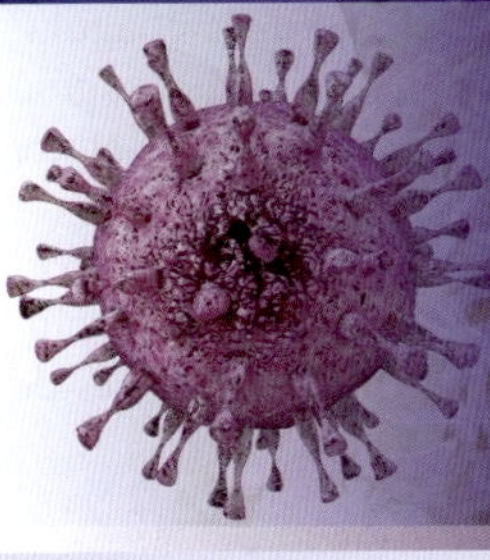

C A P Í T U L O 21

Elementos formes y sistema hematopoyético

La sangre es un tejido conjuntivo especializado que consiste en elementos formes (eritrocitos, leucocitos y trombocitos) suspendidos en un líquido extracelular que se conoce como *plasma*. La sangre constituye alrededor del 7-8% del peso corporal total.[1] El volumen total de sangre en el adulto promedio es de casi 5-6 L y circula por todo el cuerpo dentro de los confines del sistema circulatorio. Puesto que circula por todo el cuerpo, es un vehículo ideal para transportar materiales a las principales células corporales.

Composición de la sangre y formación de los elementos formes

Los componentes sanguíneos se identifican fácilmente en el laboratorio. Cuando se centrifuga una muestra de sangre entera, se separa en distintas capas (fig. 21-1).

La capa del fondo (aproximadamente el 42-47% del volumen de sangre entera) contiene eritrocitos (glóbulos rojos). La capa intermedia de aspecto esponjoso (alrededor del 1%) que contiene los leucocitos (glóbulos blancos) es blanca o gris y se denomina *capa leucocítica*.[2] Arriba de los leucocitos está una capa delgada de trombocitos o plaquetas que no es discernible a simple vista. El líquido translúcido amarillento que se forma en la parte superior de las células es el plasma, el cual comprende alrededor del 55% del volumen total.

PUNTOS CLAVE

Composición de la sangre

- Los más abundantes de los elementos formes, los eritrocitos, se ocupan del transporte de oxígeno y dióxido de carbono.
- Los leucocitos, o glóbulos blancos, cumplen varias funciones en la inmunidad y la inflamación.
- Los trombocitos son pequeños fragmentos que intervienen en la coagulación de la sangre.

Plasma

Por peso, el plasma es un líquido constituido por un 90-91% de agua, 6.5-8% de proteínas y 2% de otras pequeñas sustancias moleculares. El plasma es útil para realizar varias funciones vitales. Funciona como un vehículo para llevar nutrientes, mediadores químicos, metabolitos y otros materiales.[3] Por ejemplo, el plasma transporta el nitrógeno ureico en la sangre, un desecho del metabolismo, a los riñones para su excreción. El plasma también participa en el equilibrio electrolítico y en el acidobásico, y contiene las proteínas plasmáticas que contribuyen a la regulación osmótica de los líquidos corporales. Además, ya que el agua posee una gran capacidad para conservar el calor, el plasma absorbe y distribuye gran parte del calor que se genera en el cuerpo.

Proteínas plasmáticas

Las proteínas plasmáticas son los solutos más abundantes del plasma. La presencia de estas proteínas es lo que distingue la composición del plasma de la del líquido intersticial. Los principales tipos de proteínas plasmáticas son albúmina, globulinas y fibrinógeno. L a mayoría de las proteínas plasmáticas se producen en el hígado, que las secreta hacia la sangre. La albúmina es la más abundante y constituye un

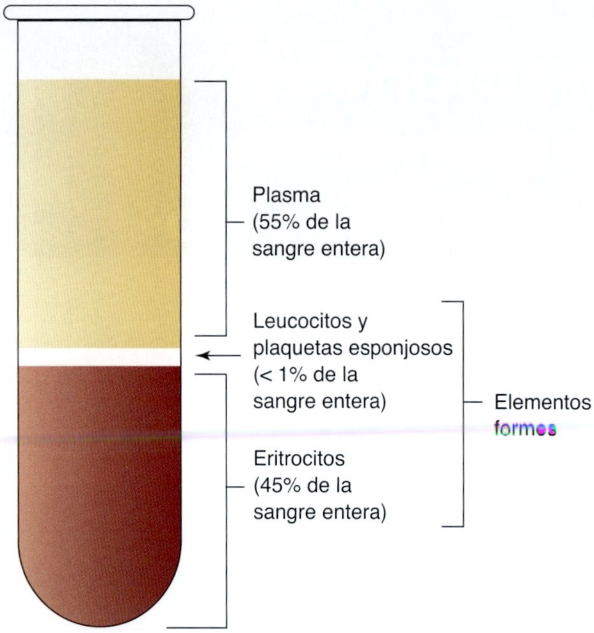

FIGURA 21-1. Estratificación de los componentes de la sangre en una muestra de sangre anticoagulada y centrifugada.

total aproximado del 54% de las proteínas plasmáticas. No atraviesa los poros de la pared capilar para entrar al líquido intersticial y, por lo tanto, permanece en la circulación, donde contribuye a la presión osmótica del plasma y al mantenimiento del volumen sanguíneo (*véase* el cap. 14). La albúmina también funciona como un transportador de ciertas sustancias y actúa como una solución amortiguadora de la sangre.

Las globulinas comprenden cerca del 38% de las proteínas plasmáticas. Hay tres tipos de globulinas: las *α-globulinas*, que transportan bilirrubina y esteroides; las *β-globulinas*, que transportan hierro y cobre; y las *γ-globulinas*, que son los anticuerpos del sistema inmunitario.

El fibrinógeno constituye alrededor del 7% de las proteínas plasmáticas. Es una proteína soluble que se polimeriza para formar la proteína insoluble fibrina durante la coagulación de la sangre. La principal diferencia entre plasma y suero es la presencia de fibrinógeno y factores de la coagulación. Cuando se extrae del plasma, como cuando se coagula una muestra de sangre, la parte líquida restante de la sangre coagulada es el suero.[2]

El porcentaje restante (1%) de las proteínas está formado por una variedad de proteínas plasmáticas que incluyen hormonas, enzimas, complemento y transportadores de los lípidos.

Elementos formes

Incluyen eritrocitos, leucocitos y trombocitos que se originan en la médula ósea.[2] En la figura 21-2 se ilustra un frotis de sangre. No todas las células de la sangre, o elementos formes, son células verdaderas. Los eritrocitos carecen de núcleo u organelos, y los trombocitos solo son fragmentos celulares.

La mayoría de los elementos formes no se dividen. Por lo tanto, la médula ósea tiene que renovarlos continuamente. *Véase* la tabla A-2 del apéndice A para los valores normales de los elementos formes.

Eritrocitos

Los eritrocitos son los elementos formes más numerosos. Son pequeños discos bicóncavos[4] con un área superficial enorme que, junto con su gran elasticidad, permite que se curven con facilidad y que puedan adquirir prácticamente cualquier configuración para pasar por los pequeños vasos capilares del sistema circulatorio.[4]

La función principal de los eritrocitos es transportar oxígeno a los tejidos corporales. Esto se realiza gracias a la proteína transportadora de oxígeno, *hemoglobina*, que contienen los eritrocitos.[1] La hemoglobina aporta el color rojo a estas células. Los eritrocitos también contribuyen al transporte de dióxido de carbono para la excreción y la regulación del equilibrio acidobásico.[1]

El tiempo de vida de un eritrocito es de aproximadamente 120 días. Para mantener suficientes eritrocitos, la médula ósea libera nuevos eritrocitos de forma continua conforme otros que envejecen o se deterioran son eliminados de la circulación.

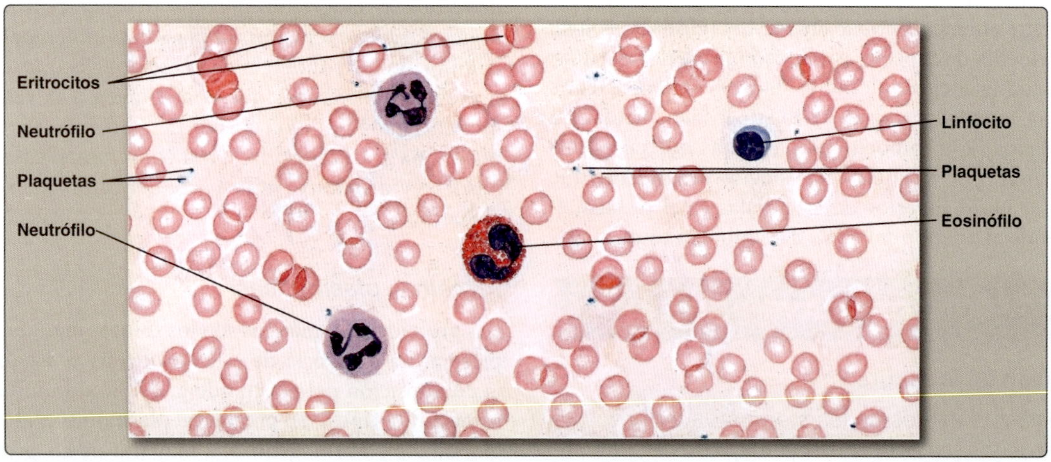

FIGURA 21-2. Frotis de sangre que permite ver eritrocitos, neutrófilos, eosinófilos, linfocitos y plaquetas. Tomado de: Leeper-Woodford S. A., Adkinson L. R. (2016). *Lippincott illustrated reviews: Integrated systems* (fig. 4.46). Philadelphia, PA: Wolters Kluwer.

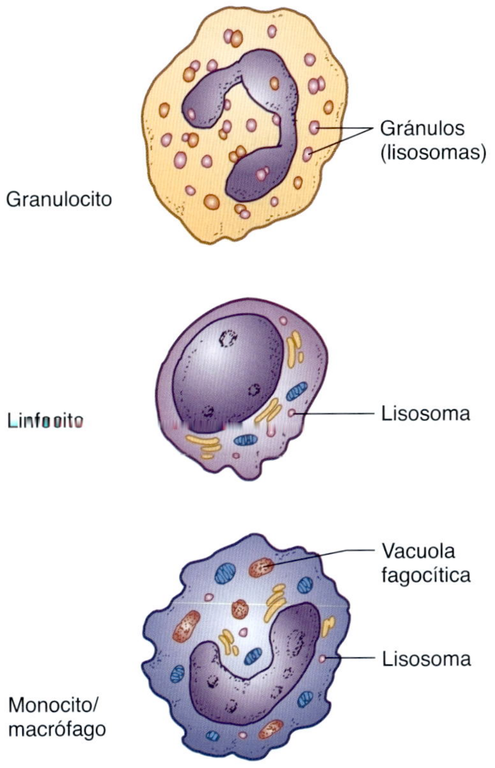

FIGURA 21-3. Leucocitos.

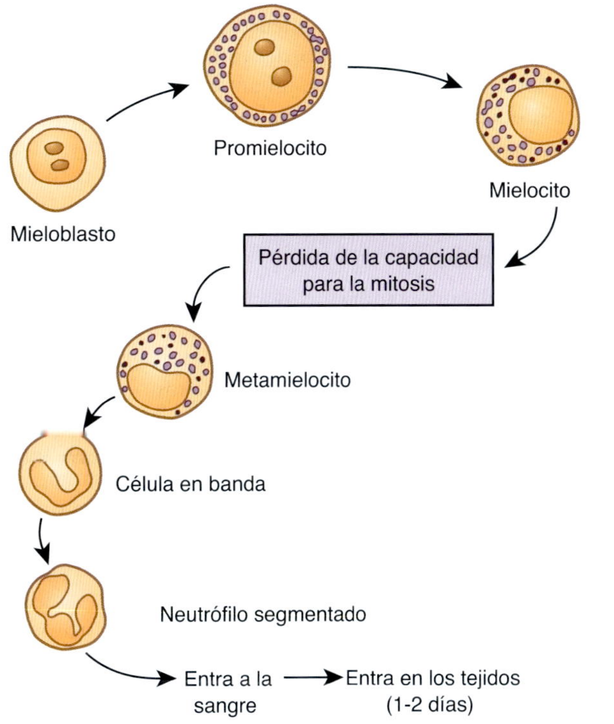

FIGURA 21-4. Etapas del desarrollo del neutrófilo, el cual inicia su desarrollo en la médula ósea como un mieloblasto.

Leucocitos

Los leucocitos, también conocidos como *glóbulos blancos*, miden 10-12 µm de diámetro y, por lo tanto, son mucho más grandes que los eritrocitos.[2] No obstante, constituyen solo el 1% del volumen total de la sangre. Se originan en la médula ósea y circulan por todos los tejidos linfáticos del organismo.

Los leucocitos son factores clave en la defensa frente a las enfermedades, ya que:

- Se encargan de la respuesta inmunitaria que protege contra los microorganismos que causan enfermedades.
- Identifican y destruyen células cancerosas.
- Participan en la respuesta inflamatoria y la curación de heridas.

Por lo general, los leucocitos se clasifican en dos grupos con base en la presencia o ausencia de gránulos específicos prominentes en su citoplasma (fig. 21-3). Los que contienen gránulos específicos se clasifican como *granulocitos*, y los que carecen de gránulos, como *agranulocitos*.[2]

Granulocitos

Son esféricos y tienen núcleos multilobulares distintivos. Todos son fagocitos y son capaces de engullir microbios y otras sustancias. Los gránulos en su citoplasma contienen químicos y enzimas que descomponen los microbios engullidos.[5]

Los granulocitos se dividen en tres tipos (neutrófilos, eosinófilos y basófilos) de acuerdo con las propiedades de tinción de sus gránulos característicos.[2]

Neutrófilos. Los neutrófilos constituyen el 55-65% del total de los leucocitos.[2] Debido a que estos leucocitos tienen núcleos que se encuentran divididos en 3-5 lóbulos, suelen llamarse *leucocitos polimorfonucleares*.[2]

Los neutrófilos se ocupan principalmente de mantener las defensas normales del hospedero frente a bacterias y hongos invasores, desechos celulares y una variedad de sustancias extrañas (*véase* el cap. 13). Por lo tanto, aumentan en número durante las infecciones micóticas sistémicas o bacterianas y en otros casos donde son útiles. Los neutrófilos tienen un período de vida corto que varía de 5 h[6] a alrededor de 4-5 días.[2] La médula ósea libera una gran cantidad de neutrófilos como respuesta a una infección sistémica bacteriana aguda. Los neutrófilos inmaduros, llamados *células en banda*, a menudo son liberados como parte de esta respuesta. Conforme se llena la capacidad de los neutrófilos maduros, las células en banda crean un creciente componente de leucocitos en circulación. En la figura 21-4 se ilustran las etapas de desarrollo del neutrófilo.

Eosinófilos. Los eosinófilos son similares a los neutrófilos en su tamaño, pero tienen núcleos bilobulados (dos lóbulos).[2] Los eosinófilos se encuentran principalmente en los tejidos en lugar de en la circulación.[7] Constituyen aproximadamente el 1-3% de los leucocitos totales en la sangre.

Los eosinófilos tienen funciones de defensa importantes en las reacciones alérgicas, las infecciones parasitarias y las respuestas inmunitarias crónicas relacionadas con padecimientos como el asma.[6] Por lo tanto, los eosinófilos aumentan en número durante las reacciones alérgicas, las infecciones parasitarias y el asma.[2] En las reacciones alérgicas, se supone que liberan enzimas como la histaminasa para desactivar la histamina y otras sustancias inflamatorias, lo que reduce la gravedad de las reacciones inflamatorias.[2]

Basófilos. Los basófilos tienen dimensiones similares a las de los neutrófilos; son los leucocitos menos numerosos, constituyen solo el 0.3-0.5% del total de leucocitos. Estos gránulos contienen heparina, un anticoagulante; histamina, un vasodilatador; y otros mediadores de inflamación, como bradicinina y leucotrienos.[2] Se supone que tanto los basófilos como las células cebadas participan en las reacciones alérgicas y de hipersensibilidad.[1]

Agranulocitos

Los agranulocitos, también conocidos como *leucocitos mononucleares*, se distinguen de los granulocitos por sus gránulos más finos y su núcleo lobulado. Los granulocitos se dividen en dos tipos: linfocitos y monocitos.

Linfocitos. Los linfocitos conforman del 20-30% del total de los leucocitos.[2] Son las principales células funcionales del sistema inmunitario. Se desplazan entre la sangre y el tejido linfático, donde pueden almacenarse durante horas o años. Su función en los ganglios linfáticos o el bazo es defender contra los microorganismos mediante la respuesta inmunitaria.

Hay tres tipos de linfocitos: linfocitos B, linfocitos T y células citolíticas naturales. Los *linfocitos B* (*células B*) se diferencian para formar células plasmáticas productoras de anticuerpos y participan en la inmunidad humoral. Los *linfocitos T* (*células T*) se diferencian en el timo. Activan otras células del sistema inmunitario (células T cooperadoras) y se relacionan con la inmunidad mediada por células (linfocitos T citotóxicos). Las *células citolíticas naturales* participan en la inmunidad innata o natural, y su función es destruir las células extrañas. El total de linfocitos incluye un 80% de células T, un 10% de células B y un 10% de células citolíticas.[8] Los principales antígenos de histocompatibilidad, también conocidos como antígenos leucocitarios humanos (HLA, de *human leukocyte antigens*), se expresan en los linfocitos y determinan varios aspectos de la respuesta inmunitaria humana.[8]

Monocitos y macrófagos. Los monocitos son los más grandes de los leucocitos y constituyen entre el 3 y 8% del total de estas células. Se distinguen por una enorme cantidad de citoplasma y un núcleo oscuro en forma de riñón. Estas células sobreviven durante meses o años en los tejidos; sin embargo, el lapso que los monocitos se encuentran en la circulación es de alrededor de 1-3 días.[1]

Los monocitos se producen en la médula ósea. Después de abandonar el sistema vascular y entrar en los tejidos, actúan como macrófagos. La actividad específica de los macrófagos depende de su ubicación. Los macrófagos se conocen como *histiocitos* en el tejido conjuntivo liso, *células de microglía* en el cerebro y *células de Kupffer* en el hígado. Otros macrófagos actúan en los alvéolos, ganglios linfáticos y otros tejidos.[3]

En conjunto, los monocitos y los macrófagos constituyen el sistema fagocítico mononuclear,[3] también conocido como *sistema reticuloendotelial*.[5] Su función principal es defender. Pueden fagocitar cantidades más grandes de material extraño y de mayor tamaño que los neutrófilos. Bajo las condiciones adecuadas, se pueden convertir en células presentadoras de antígeno (CPA). Las CPA participan en la respuesta inmunitaria al activar linfocitos y entregar antígeno a las células T. Los monocitos y los macrófagos también tienen una función importante en la inflamación crónica.

Trombocitos

Los trombocitos, o plaquetas, son fragmentos celulares circulantes de megacariocitos enormes que se derivan de la célula madre mieloide. Su función es formar un tapón de plaquetas para ayudar a controlar la hemorragia después de una lesión en la pared de un vaso (fig. 21-5). Sus gránulos citoplasmáticos liberan mediadores que la sangre necesita en su proceso de coagulación. Los trombocitos tienen una membrana, pero no núcleo, no se reproducen y, si no se utilizan, duran alrededor de 10 días en la circulación antes de que las células fagocíticas del bazo los eliminen.[7]

Formación de las células sanguíneas (hematopoyesis)

La hematopoyesis (del griego *haima*, "sangre", y *poiesis*, "hacer") es la producción de elementos formes. Inicia en el saco gestacional durante la segunda semana del desarrollo embrionario[2] y después se mueve al hígado y el bazo durante el segundo mes de gestación. Alrededor de los 7 meses de embarazo, la médula ósea se va quedando a cargo de esta función.[4] La médula ósea continúa siendo el lugar primario de producción de elementos formes a lo largo de la vida. En los niños, esto ocurre principalmente en los huesos distales largos. En los adultos, la hematopoyesis está muy limitada a los huesos planos del esqueleto axial.[4]

Hematopoyesis extramedular y medular

La hematopoyesis medular se refiere a la producción de elementos formes que ocurre en la médula ósea. Los elementos formes de la sangre de la médula ósea están conformados por tres tipos de células: células madre autorrenovables, células progenitoras (parentales) diferenciadas y elementos formes funcionales maduros. Durante el crecimiento esquelético activo, la médula roja es reemplazada de manera gradual por médula amarilla en la mayoría de los huesos largos. Esto ocurre con la transición de hematopoyesis de huesos largos a hematopoyesis del esqueleto axial. En los adultos, la médula roja está restringida en gran medida a los huesos planos de la pelvis, las costillas y el esternón. Sin embargo, cuando la demanda de reemplazo de células rojas aumenta, como en la anemia hemolítica, la médula roja puede restituirse por médula amarilla.

La hematopoyesis extramedular es la producción de elementos formes que ocurre en otros lugares aparte de la médula ósea. Aunque el hígado y el bazo detienen la hematopoyesis durante el desarrollo fetal, mantienen la capacidad hematopoyética. Si la médula ósea ya no puede producir la cantidad suficiente de elementos formes, como ocurre durante ciertos padecimientos patológicos, el hígado y el bazo continúan con la hematopoyesis.[3]

Precursores de los elementos formes

Todos los precursores de los elementos formes se derivan de **células madre pluripotenciales** (fig. 21-6). Como su nombre

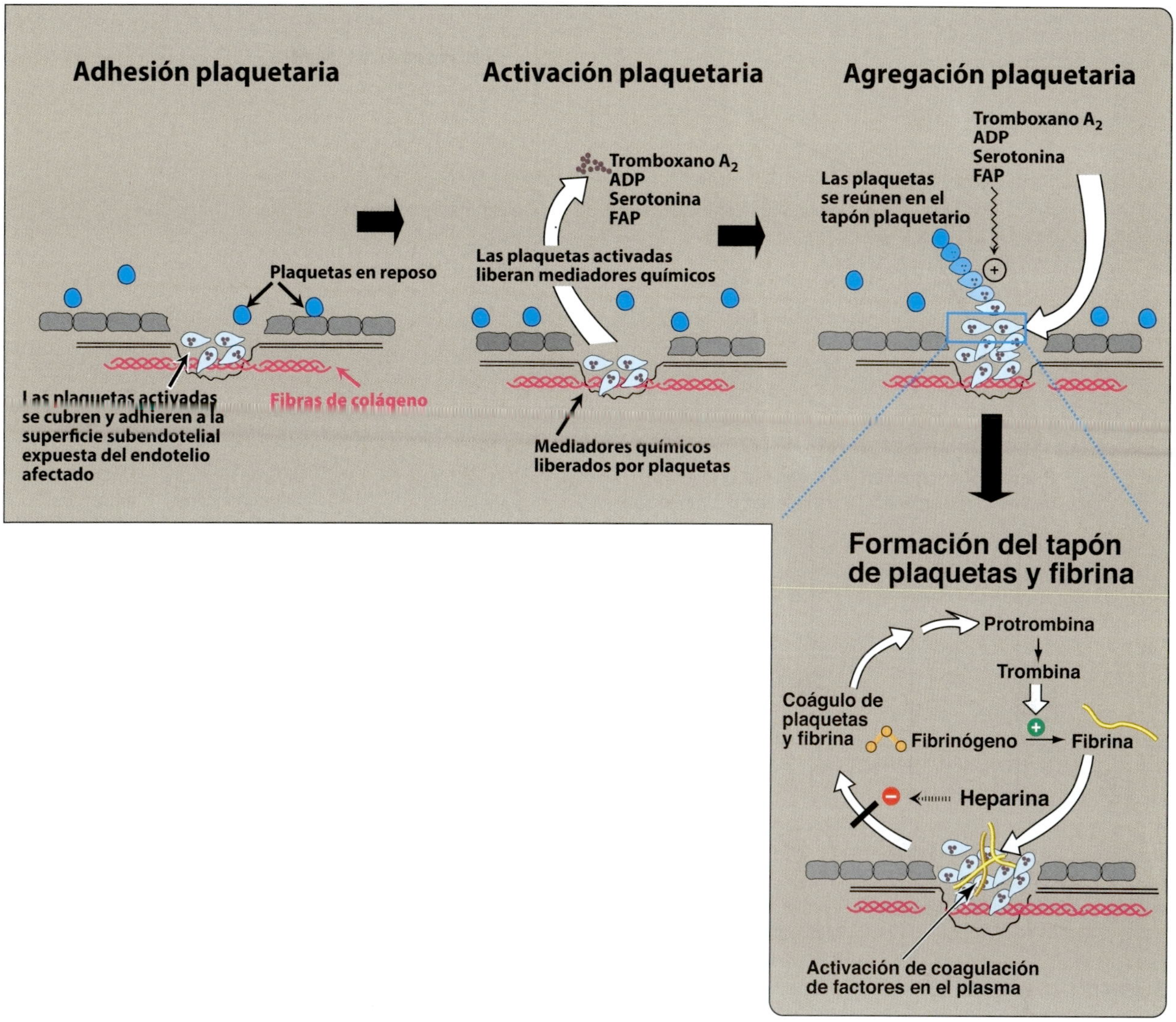

FIGURA 21-5. Formación de un coágulo. *ADP, difosfato de adenosina; FAP, factor activador de plaquetas.* Tomado de: Leeper-Woodford S. K., Adkison L. R. (2016). *Lippincott illustrated reviews: Integrated systems* (fig. 4.49). Philadelphia, PA: Wolters Kluwer.

lo implica, las células pluripotenciales (de *pluri*, "varios," y *potencial*, "capaz de") son capaces de producir varios tipos de células. Todos los precursores de los elementos formes de las series de eritrocitos, mielocitos (granulocito o monocito), linfocitos (linfocito T y linfocito B) y megacariocitos (plaquetas) se derivan de estas células especiales. El potencial que poseen las células madre pluripotenciales en toda su vida para proliferar y autorrenovarse las hace una fuente indispensable y salvadora de las células de reserva para todo el sistema hematopoyético.

Las células madre pluripotenciales evolucionan a células maduras funcionales a través de un proceso de diferenciación. Varios niveles de diferenciación conducen al desarrollo de células unipotenciales comprometidas, que son las progenitoras de cada uno de los tipos de elementos formes. Estas células progenitoras se conocen como *unidades formadoras de colonias* (UFC), que solo tienen capacidad limitada para la autorrenovación, pero conservan el potencial para diferenciarse en células precursoras de un linaje específico, que se convierten en linfocitos, mielocitos, megacariocitos o eritrocitos maduros.[1]

PUNTOS CLAVE

Hematopoyesis

- Los leucocitos se forman a partir de células madre hematopoyéticas que se diferencian en células progenitoras comprometidas que a su vez se transforman en los linajes mielógenos y linfocíticos necesarios para la formación de los diferentes tipos.
- El crecimiento y reproducción de las diferentes células madre está controlado por factores estimuladores de colonias y otras citocinas y mediadores químicos.

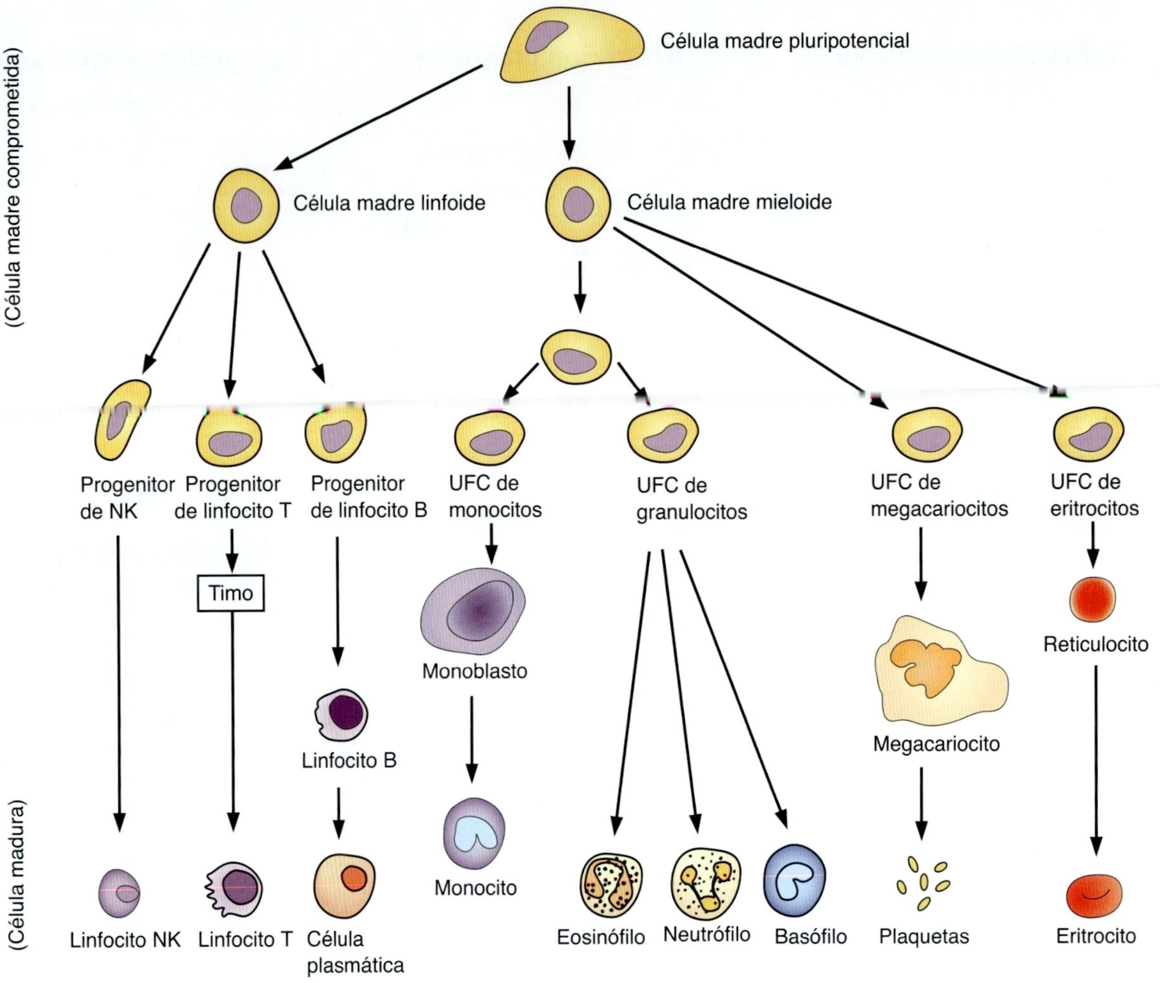

FIGURA 21-6. Principales etapas de maduración de los elementos formes. *UFC, unidades formadoras de colonias; NK, células citolíticas naturales.*

Regulación de la hematopoyesis

En condiciones normales, la cantidad y la masa total de cada tipo de elemento forme circulante permanece relativamente constante. Los elementos formes se producen en cantidades distintas según las necesidades y los factores reguladores. Se supone que esta regulación de los elementos formes está por lo menos parcialmente controlada por factores de crecimiento similares a las hormonas llamados *citocinas*. Las citocinas son una familia de mediadores de vida corta que estimulan la proliferación, la diferenciación y la activación funcional de los distintos elementos formes.

Alteraciones de las células madre hematopoyéticas

Es posible que la proliferación insuficiente de la población de células madre ocasione un fallo en la producción de uno o varios tipos de células. Por ejemplo, se desarrolla anemia aplásica cuando las células madre multipotenciales dejan de crecer y de proveer células para la diferenciación. La *pancitopenia* (de *pan*, “todo”; *cyto*, “célula”; y *penia*, “falta”) es una reducción de la cantidad de los tipos de elementos formes. Las personas con pancitopenia tienen anemia (concentraciones bajas de eritrocitos), trombocitopenia (concentraciones bajas de trombocitos) y granulocitopenia (concentraciones bajas de granulocitos) concomitantes.

Por otro lado, las enfermedades mieloproliferativas se caracterizan por una médula ósea hipercelular y una tendencia a una elevada cantidad de elementos formes. La producción excesiva no regulada de la masa de eritrocitos se denomina *policitemia*. Hay trombocitosis cuando la médula ósea produce demasiadas plaquetas. Las leucemias representan una diversidad de enfermedades que se caracterizan por una proliferación anómala de leucocitos.

Para la curación potencial de esta y muchas otras afecciones se utilizan células madre hematopoyéticas como parte del tratamiento. Gran cantidad de personas con leucemia reciben trasplantes de células madre que ayudan de forma notable a lograr una remisión. Las fuentes de células madre incluyen la médula ósea y la sangre del cordón umbilical, los cuales rellenan el recipiente con una población normal de células madre pluripotenciales. En los capítulos 22 a 24 se describen con más detalle la patogenia, las manifestaciones clínicas y el tratamiento de estas alteraciones de células madre.

RESUMEN

La sangre está compuesta por plasma, proteínas plasmáticas, elementos formes y sustancias como hormonas, enzimas, electrólitos y subproductos de desechos celulares. Los elementos formes son eritrocitos, leucocitos y trombocitos o plaquetas. Los elementos formes maduros tienen una vida relativamente corta y deben ser reemplazados de manera continua. Todos los diferentes tipos de elementos formes surgen de las células madre pluripotenciales ubicadas en la médula ósea. A su vez, las células madre pluripotenciales se diferencian en UFC unipotenciales, que son los progenitores de cada uno de los tipos de elementos formes. La producción de elementos formes está regulada en gran medida por mensajeros químicos llamados *citocinas* (interleucinas, interferones y otros) y factores de crecimiento.

Pruebas diagnósticas

Las pruebas de sangre brindan información acerca de la capacidad de la sangre para transportar oxígeno (eritrocitos), la presencia de infección o lesión en los tejidos (leucocitos) y la capacidad de la sangre para coagularse (trombocitos). Las muestras de sangre se obtienen mediante punción cutánea (sangre capilar), venopunción, punción arterial o aspiración de médula ósea. Cada muestra tiene su propio procedimiento, el cual debe seguirse fielmente con el fin de generar hallazgos exactos.

Hemograma o biometría hemática

Los hemogramas brindan información relacionada con la cantidad de elementos formes y sus características estructurales y funcionales. Un hemograma completo o biometría hemática es una prueba de detección que se realiza de forma habitual para determinar la cantidad de eritrocitos, leucocitos y trombocitos por unidad de sangre. En el hemograma completo se incluyen las mediciones de volumen corpuscular medio (VCM), concentración de hemoglobina corpuscular media (CHCM) y hemoglobina corpuscular media (HCM) —denominadas *índices del hemograma*— que reflejan la dimensión, forma o color de las células. Con frecuencia, estos índices se emplean para determinar qué tipo de anemia padece una persona. Por ejemplo, un VCM bajo indica células pequeñas, y una CHCM y HCM bajas indican células pálidas. Estos hallazgos se observan frecuentemente en la anemia con insuficiencia de hierro.

El recuento diferencial de leucocitos es la resolución de las porciones relativas (porcentajes) de los tipos individuales de estas células. Saber qué tipo de leucocito aumentó o disminuyó puede ayudar a identificar la causa subyacente de un padecimiento. Por ejemplo, los granulocitos suelen aumentar durante una infección bacteriana aguda. Una elevación de los neutrófilos en banda indica una infección grave (por lo general, sistémica).

Velocidad de sedimentación globular

La velocidad de sedimentación globular (VSG) o de eritrosedimentación (VES) es una prueba de laboratorio para detectar inflamación. En la sangre con anticoagulante, el agregado de eritrocitos y el sedimento se van al fondo del tubo de ensayo. La VSG es la distancia en milímetros que una columna de eritrocitos viaja en 1 h. Los valores normales van de 0-15 mm/h en hombres y de 1-20 mm/h en mujeres.[9] La velocidad de caída del agregado a menudo se incrementa en las enfermedades inflamatorias.

Aspiración y biopsia de médula ósea

Las pruebas de función de la médula ósea se realizan en muestras obtenidas por aspiración o biopsia de médula ósea. La aspiración se lleva a cabo con una aguja especial insertada en la cavidad de la médula ósea, a través de la cual se extrae una muestra. Por lo general, se recurre a la cresta ilíaca posterior en todos los pacientes mayores de 12-18 meses de edad. Los frotis con tinción de aspirados de médula ósea suelen someterse a diversos estudios, incluidos determinación de la relación entre células eritroides y mieloides (la razón normal es 1:3), recuento diferencial, búsqueda de células anómalas, evaluación de depósitos de hierro en las células del retículo y tinciones especiales y estudios inmunoquímicos.[9]

La biopsia de médula ósea se lleva a cabo con una aguja especial para biopsias que se inserta en la cresta ilíaca posterior.[9] La biopsia extrae una muestra real del tejido de la médula ósea y permite estudiar la arquitectura tisular. Se utiliza para determinar la relación entre médula y grasa, y la presencia de fibrosis, células plasmáticas, granulomas y células cancerosas. El principal riesgo de estos procedimientos es una hemorragia leve. El riesgo aumenta individuos en personas con pocas plaquetas y algún tipo de discrasia sanguínea.

RESUMEN

Las pruebas diagnósticas sanguíneas incluyen hemograma (biometría hemática), VSG y aspiración y biopsia de médula ósea. El hemograma se utiliza para describir la cantidad y características de eritrocitos, leucocitos y trombocitos. La VSG se utiliza para detectar inflamación. La aspiración de médula ósea es la extracción de la parte líquida de la médula desde el interior de la cavidad. El análisis del aspirado de médula ósea se centra en la morfología celular y en la determinación del recuento diferencial de células. Una biopsia de médula ósea toma una muestra sólida, lo cual permite estudiar todas las células de la médula y detectar las lesiones focales y la extensión de los procesos patológicos en la médula.

CAPÍTULO 22

Alteraciones de la hemostasia

Hemostasia se refiere a la detención del flujo sanguíneo. El proceso normal de hemostasia se regula mediante un conjunto complejo de activadores e inhibidores que mantienen la fluidez sanguínea y evitan que la sangre salga del compartimento vascular. La hemostasia es normal cuando sella un vaso sanguíneo para evitar la pérdida de sangre y la hemorragia; es anómala cuando provoca una coagulación sanguínea inapropiada o cuando esta es insuficiente para detener el flujo de sangre desde el compartimento vascular. Las alteraciones de la hemostasia se clasifican en dos categorías principales: formación inapropiada de coágulos dentro del sistema vascular (trombóticas) e incapacidad de la sangre para coagularse en respuesta a un estímulo apropiado (hemorrágicas).

Mecanismos de la hemostasia

La hemostasia se divide en tres etapas:

1. Constricción vascular
2. Formación del tapón plaquetario
3. Coagulación sanguínea[1]

Durante el proceso de hemostasia, las hebras de fibrina, similares al cabello, pegan las plaquetas agregadas para formar la base estructural del coágulo sanguíneo. En presencia de fibrina, el plasma se vuelve gelatinoso y atrapa eritrocitos y otros elementos formes de la sangre. La hemostasia se completa cuando el tejido fibroso crece hacia el coágulo y sella el agujero en el vaso.

Constricción vascular

El espasmo vascular produce vasoconstricción y reduce el flujo sanguíneo. Este es un fenómeno transitorio que suele durar minutos u horas.[2] El vasoespasmo inicia con una lesión endotelial y es causado por mecanismos locales y humorales. Los reflejos nerviosos y el tromboxano A_2 (TXA_2), una prostaglandina liberada por las plaquetas y otros mediadores (serotonina), contribuyen a la vasoconstricción.[2] El vasoconstrictor más poderoso es la endotelina.[1] La prostaciclina, otra prostaglandina liberada por el endotelio del vaso, produce vasodilatación e inhibe la agregación plaquetaria en el endotelio circundante no lesionado.[2]

Formación del tapón plaquetario

Las roturas pequeñas en la pared del vaso suelen sellarse con un tapón plaquetario en lugar de un coágulo. Las plaquetas, o *trombocitos*, derivan de los *megacariocitos*.[1] Tienen una vida media de 8-12 días; después, los macrófagos se encargan de descomponerlas y eliminarlas.[1] La concentración sérica normal de plaquetas es de 150 000-400 000 por microlitro (μL) de sangre.[3] Su producción es controlada por una proteína llamada *trombopoyetina*, que causa proliferación y maduración de megacariocitos.[1] Las fuentes de trombopoyetina incluyen hígado, riñones, músculo liso y médula ósea.

Las plaquetas son fragmentos de células sin núcleo, pero con muchas de sus características. Tienen forma esférica con una membrana plasmática asimétrica cubierta por una capa de glucoproteínas, glucosaminoglucanos y proteínas de la coagulación (fig. 22-1). Una de las glucoproteínas más importantes es la IIb/IIIa (GPIIb/ IIIa), que se une al fibrinógeno y junta las plaquetas entre sí.[1] La forma de las plaquetas se mantiene a través de microtúbulos y filamentos de actina y miosina que soportan la membrana celular. Las plaquetas tienen mitocondrias y sistemas enzimáticos capaces de producir trifosfato de adenosina (ATP, *adenosine triphosphate*) y difosfato de adenosina (ADP, *adenosine diphosphate*). También poseen las enzimas necesarias para la síntesis de la prostaglandina TXA_2, que se requiere por su función en la hemostasia.

Las plaquetas tienen dos tipos específicos de gránulos (α y δ) que liberan mediadores para la hemostasia.[2] Los gránulos α expresan selectina P (proteína adhesiva) en su superficie y contienen fibrinógeno; factor de Von Willebrand (FvW); fibronectina; factores V, VIII, plaquetario 4 (una quimiocina que se une a la heparina), de crecimiento derivado de plaquetas (PDGF, *platelet-derived growth factor*), de crecimiento transformante α (TGF-α, *transforming growth factor*) y trombospondina.[3] La liberación de factores de crecimiento causa la proliferación y crecimiento de células endoteliales vasculares y de músculo liso, así como de fibroblastos, que son importantes para la reparación vascular. Los gránulos δ, o densos, contienen ADP y ATP, calcio ionizado, histamina, serotonina y adrenalina, los cuales contribuyen a la vasoconstricción.[3]

La formación del tapón plaquetario implica la activación, adhesión y agregación de plaquetas, que son atraídas a la pared del vaso dañado, de esta manera cambian de discos

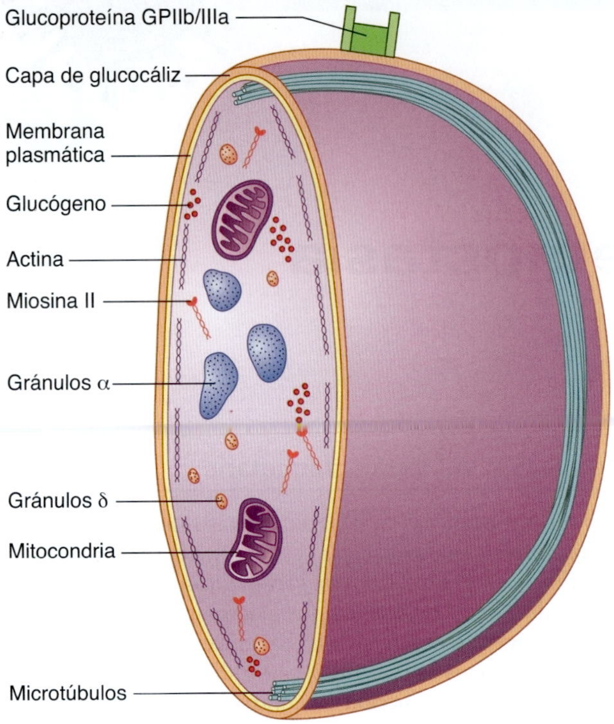

FIGURA 22-1. Estructura de una plaqueta.

lisos a esferas con protuberancias, con lo que exponen los receptores de glucoproteína en su superficie. La adhesión de plaquetas requiere una molécula de *factor de Von Willebrand*, que se filtra hacia el tejido lesionado desde el plasma.[1] Este factor es producido por las células endoteliales de los vasos y circula en la sangre como proteína transportadora para el factor de coagulación VIII. La adhesión a la capa subendotelial del vaso ocurre cuando el receptor de plaquetas se une al FvW en el sitio de la lesión, lo que liga la plaqueta a las fibras de colágeno expuestas.[3]

La agregación plaquetaria ocurre poco después de la adhesión. La secreción del contenido de los gránulos en las plaquetas actúa como mediador. La liberación de los contenidos corporales densos es muy importante porque se requiere calcio para el componente de coagulación de la hemostasia y el ADP es un mediador de la agregación plaquetaria. La liberación de ADP también facilita su secreción en otras plaquetas, lo que amplifica el proceso de agregación. Además de ADP, las plaquetas secretan prostaglandina TXA_2, un estímulo importante para la agregación plaquetaria. Las acciones combinadas del ADP y el TXA_2 expanden el agregado plaquetario que se convierte en el tapón hemostático primario. El tapón plaquetario se estabiliza conforme se activa la vía de coagulación en la superficie plaquetaria y el fibrinógeno se convierte en fibrina. Esto crea una red de fibrina que une las plaquetas y otros componentes sanguíneos.[1] La selectina P también es parte del proceso de agregación plaquetaria, ya que se une a leucocitos que, con sustancias como el PDGF, participan en la cicatrización de la pared vascular.[2]

La membrana plaquetaria desempeña una función importante en la adhesión de plaquetas y el proceso de coagulación. La cubierta de glucoproteínas en su superficie controla las interacciones con el endotelio vascular. En condiciones normales, las plaquetas evitan la adhesión al endotelio, pero interactúan con áreas lesionadas de la pared vascular y el colágeno expuesto más profundo.[1] Los receptores de glucoproteína (GPIIb/IIIa) en la membrana plaquetaria se unen al fibrinógeno y pegan las plaquetas. La formación defectuosa del tapón plaquetario causa hemorragia en las personas con deficiencia plaquetaria o de FvW. Además de sellar las roturas vasculares, las plaquetas desempeñan una función casi continua en el mantenimiento de la integridad vascular normal. Pueden aportar factores de crecimiento para las células endoteliales y las células musculares lisas de las arterias.[1] La mayoría de los defectos plaquetarios culminan en hemorragias que suelen ser superficiales y localizadas.[4]

Los inhibidores plaquetarios son fármacos que funcionan en diferentes puntos del proceso adhesión-activación-agregación.[5] Los inhibidores de la ciclooxigenasa 1 (COX-1; como el ácido acetilsalicílico) sirven para evitar la formación de coágulos en personas que están en riesgo de infarto de miocardio, ictus o arteriopatía periférica. El tratamiento con ácido acetilsalicílico en dosis bajas inhibe la síntesis de prostaglandina, incluido el TXA_2. El clopidogrel y la ticlopidina logran su efecto antiplaquetario al inhibir la vía de ADP. A diferencia del ácido acetilsalicílico, estos fármacos tienen un efecto en la síntesis de prostaglandinas.[5]

PUNTOS CLAVE

Hemostasia

- La hemostasia es el proceso secuencial necesario para detener una hemorragia, el cual incluye vasoespasmo, formación de un tapón plaquetario y desarrollo de un coágulo de fibrina.
- El proceso de coagulación sanguínea requiere la presencia de plaquetas producidas en la médula ósea, FvW generado por el endotelio vascular y factores de coagulación sintetizados en el hígado, con la utilización de vitamina K.

Coagulación sanguínea

La cascada de coagulación es parte del proceso hemostático. Es un proceso por pasos que promueve la conversión del fibrinógeno (una proteína plasmática soluble) en fibrina. Las hebras insolubles de fibrina crean una red que une las plaquetas y otros componentes de la sangre para formar el coágulo.

Numerosas sustancias que promueven la formación del coágulo (factores de procoagulación) o la inhiben (factores de anticoagulación) controlan el proceso de coagulación. Cada uno de los factores de procoagulación o coagulación, identificados con números romanos, realiza un paso específico en este proceso. La activación de un factor de procoagulación o proenzima está diseñada para activar el siguiente factor en la secuencia (efecto de cascada). Como

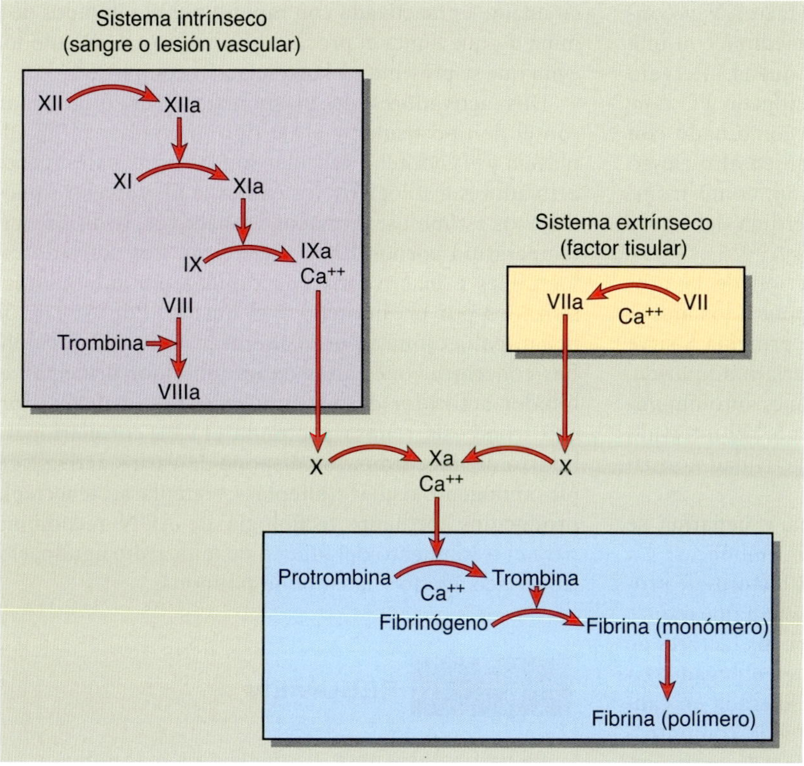

FIGURA 22-2. Vías de coagulación intrínseca y extrínseca. Los pasos terminales de ambas vías son los mismos. El calcio, los factores X y V y los fosfolípidos plaquetarios se combinan para formar el activador de protrombina, que convierte la protrombina en trombina. Esta interacción convierte el fibrinógeno en hebras de fibrina que crean el coágulo de sangre insoluble.

la mayoría de los factores de procoagulación inactivos están presentes en la sangre todo el tiempo, el proceso secuencial asegura que no ocurra un episodio masivo de coagulación intravascular. Esto también significa que las anomalías del proceso de coagulación se presentan cuando uno o más de los factores son insuficientes o cuando las condiciones causan la activación inapropiada de alguno de los pasos.

Casi todos los factores de coagulación son proteínas sintetizadas en el hígado. La vitamina K es necesaria para la síntesis de los factores II, VII, IX y X, protrombina y proteína C. Si hay insuficiencia de vitamina K o insuficiencia hepática que imposibiliten la creación de suficiente protrombina, se desarrolla una tendencia hemorrágica.[1] El calcio (factor IV) es necesario en todos pasos del proceso de coagulación, excepto en los dos primeros.[1] El cuerpo suele tener cantidades suficientes de calcio para estas reacciones. La inactivación del ion calcio evita que la sangre se coagule cuando se elimina del cuerpo. La adición de citrato a la sangre almacenada para fines de transfusión evita la coagulación al formar un quelato con el ion calcio. El ácido etilendiaminotetraacético (EDTA), otro quelante, a menudo se agrega a muestras de sangre para análisis en el laboratorio clínico.

El proceso de coagulación se debe a la activación de lo que tradicionalmente se designa como las vías *intrínseca* y *extrínseca*, que forman el activador de protrombina (fig. 22-2).[1,3,4] La vía intrínseca, que es un proceso hasta cierto punto lento (puede producir coagulación en 1-6 min), comienza en la circulación con la activación del factor XII.[1] La vía extrínseca, bastante más rápida (puede producir coagulación en 15 s), inicia con el traumatismo del vaso sanguíneo o los tejidos circundantes y la liberación del factor tisular o tromboplastina tisular, una lipoproteína adhesiva de las células subendoteliales.[1,3] Se compone de fosfolípidos de las membranas junto con un complejo de lipoproteínas que actúa como una enzima proteolítica.[1] Los pasos terminales en ambas vías son los mismos: activación del factor X y conversión de protrombina en trombina. La trombina actúa como una enzima que convierte el fibrinógeno en fibrina, el material que estabiliza un coágulo. Ambas vías son necesarias para la hemostasia normal y existen muchas interrelaciones entre ellas. Cada sistema se activa cuando la sangre sale del sistema vascular. El sistema intrínseco se activa cuando la sangre entra en contacto con el colágeno en la pared del vaso lesionado. El sistema extrínseco se activa cuando la sangre se expone a extractos tisulares. Sin embargo, la hemorragia secundaria por defectos en el sistema extrínseco no suele ser tan grave como la que resulta de defectos en la vía intrínseca.[1,3]

La coagulación sanguínea está regulada por varios anticoagulantes naturales. La antitrombina III inactiva los factores de coagulación y neutraliza la trombina, la última enzima en la vía para la conversión de fibrinógeno en fibrina. Cuando la antitrombina III forma un complejo con la heparina de origen natural, su acción se acelera para inactivar la trombina, el factor Xa y otros factores de coagulación. Esta activación del complejo protege frente a la formación no controlada de trombos en la superficie endotelial.[1,5]

La proteína C plasmática actúa como un anticoagulante al inactivar los factores V y VIII. El antígeno de la proteína C, o antígeno PC (factor V de Leiden), se produce en el hígado y previene la trombosis. La deficiencia de proteína C es congénita en el 35-58% de las veces, pero también puede ser adquirida si se tiene insuficiencia hepática grave, insuficiencia de vitamina K o neoplasia.[6] Esta alteración es un defecto hereditario en el factor V y confiere mayor riesgo de coagulación. Puede medirse con una prueba de resistencia de proteína C, en la que el intervalo normal debe estar entre 0.60 y 1.25 de antígeno PC normal.[6] Las mujeres con factor V de Leiden combinado con el efecto protrombótico del embarazo están en alto riesgo de tener resultados adversos de la gestación, como tromboembolia venosa (TEV), preeclampsia, pérdida del feto y desprendimiento de la placenta.[7]

La proteína S plasmática acelera la acción de la proteína C. Una deficiencia de proteína C o S pone a los individuos en riesgo de trombosis. La prueba de proteína S sirve para determinar si la deficiencia es hereditaria o adquirida, porque a menudo las personas con alteraciones autoinmunitarias están en riesgo de carecer de proteína S.[4] El intervalo normal para las mujeres es de 0.5-1.2 de la actividad normal y para los hombres es de 0.6-1.30.[8]

Los fármacos anticoagulantes warfarina y heparina se utilizan para prevenir alteraciones tromboembólicas. La warfarina disminuye la protrombina y otros factores de procoagulación. Altera la vitamina K de una manera que reduce su capacidad para participar en la síntesis de los factores de coagulación dependientes de la vitamina K en el hígado. La heparina se forma de manera natural y es liberada en cantidades pequeñas por los mastocitos en el tejido conjuntivo que rodea los capilares. La heparina se une a la antitrombina III, lo que causa un cambio de conformación que incrementa la capacidad de la antitrombina III para inactivar la trombina, el factor Xa y otros factores de coagulación. Al promover la inactivación de los factores de coagulación, la heparina, por último, suprime la formación de fibrina.[9]

Retracción del coágulo

En condiciones normales, el coágulo se retrae dentro de los 20-60 min que siguen a su formación, lo que contribuye a la hemostasia al extraer el suero del coágulo y unir los bordes del vaso roto.[1] Las plaquetas, por efecto de la acción de sus filamentos de actina y miosina, también participan en la retracción del coágulo y la hemostasia. La retracción del coágulo requiere grandes cantidades de plaquetas, y cuando no se lleva a cabo, indica un recuento bajo de estas.

Disolución del coágulo

La disolución de un coágulo de sangre comienza poco después de su formación. Esto permite que el flujo sanguíneo se restablezca y que ocurra la reparación tisular. El proceso por el cual se disuelve un coágulo se llama *fibrinólisis*. Así como con la formación del coágulo, la disolución requiere una secuencia de pasos controlados por activadores e inhibidores. El plasminógeno, la proenzima para el proceso fibrinolítico, generalmente se presenta en la sangre en su forma inactiva. Se convierte en su forma activa, la plasmina, mediante activadores de plasminógeno formados en el endotelio vascular, el hígado y los riñones. La plasmina formada por el plasminógeno digiere las hebras de fibrina del coágulo y ciertos factores de coagulación, como el fibrinógeno, el factor V, el factor VIII, la protrombina y el factor XII. La plasmina circulante es inactivada con rapidez por el inhibidor de plasmina α_2, que limita el proceso fibrinolítico al coágulo local y evita que se presente en la circulación completa.[10]

Dos activadores de plasminógeno de origen natural son el de tipo tisular y el de tipo urocinasa. El hígado, el plasma y el endotelio vascular son las principales fuentes de activadores fisiológicos, los cuales se liberan en respuesta a diversos estímulos: fármacos vasoactivos, oclusión venosa, temperatura corporal alta y ejercicio. Los activadores son inestables e inactivados con rapidez por inhibidores sintetizados por el endotelio y el hígado. Por esta razón, la hepatopatía crónica puede alterar la actividad fibrinolítica. Las concentraciones altas de un inhibidor principal, el inhibidor activador de plasminógeno 1, se han relacionado con trombosis venosa profunda (TVP), coronariopatías e infarto de miocardio.[1] Se dispone de varios activadores de plasminógeno tisular (alteplasa, reteplasa, tenecteplasa), producidos mediante tecnología de ADN recombinante, para el tratamiento del infarto de miocardio agudo, el ictus isquémico agudo y la embolia pulmonar.

RESUMEN

La hemostasia está diseñada para mantener la integridad del compartimento vascular. El proceso se divide en tres fases: vasoconstricción, que restringe el tamaño del vaso y reduce el flujo de sangre; adhesión plaquetaria y formación del tapón de plaquetas; y formación del coágulo de fibrina, que une el tapón de plaquetas. La retracción del coágulo, que tira de los bordes del vaso lesionado, y su disolución, que implica la acción de la plasmina para desintegrarlo y permitir que se restablezca el flujo de sangre y que ocurra la cicatrización tisular, también son procesos importantes de la hemostasia. La coagulación requiere la activación por pasos de los factores de coagulación, que son controlados de forma precisa por activadores e inhibidores.

Estados de hipercoagulabilidad

La hipercoagulabilidad constituye una forma exagerada de hemostasia que predispone a trombosis y oclusión de los vasos sanguíneos. Hay dos formas generales de estados de hipercoagulabilidad: aquellos que aumentan la función plaquetaria y los que aceleran la actividad del sistema de coagulación. En el cuadro 22-1 se resumen las alteraciones relacionadas frecuentemente con estados de hipercoagulabilidad. Los trombos arteriales suelen deberse a la turbulencia y se componen en gran parte de agregados plaquetarios. Por otro lado, los trombos venosos, en general, se deben a la estasis del flujo y se componen en gran parte por agregados plaquetarios y complejos de fibrina resultantes de la activación de la cascada de coagulación.

CUADRO 22-1

PADECIMIENTOS RELACIONADOS CON ESTADOS DE HIPERCOAGULABILIDAD

Incremento de la función plaquetaria

Ateroesclerosis

Diabetes mellitus

Tabaquismo

Concentraciones altas de lípidos y colesterol en sangre

Aumento de las concentraciones de plaquetas

Actividad acelerada del sistema de coagulación

Embarazo y puerperio

Consumo de anticonceptivos orales

Estado postoperatorio

Inmovilidad

Insuficiencia cardíaca congestiva

Enfermedades malignas

Hipercoagulabilidad relacionada con el aumento en la función plaquetaria

La hipercoagulabilidad debida al aumento de la función plaquetaria produce adhesión de plaquetas, formación de coágulos plaquetarios e interrupción del flujo sanguíneo. Las causas del aumento en la función plaquetaria son perturbaciones del flujo, lesión endotelial y mayor sensibilidad de las plaquetas a factores que producen adhesividad y agregación. Las placas ateroescleróticas alteran el flujo de sangre al causar daño endotelial y promover la adherencia de plaquetas. Las plaquetas que se adhieren a la pared del vaso liberan factores de crecimiento, lo que promueve la proliferación de músculo liso y, por lo tanto, contribuye al desarrollo de ateroesclerosis. El tabaquismo, las concentraciones sanguíneas altas de lípidos y colesterol, el estrés hemodinámico y la diabetes mellitus predisponen a lesión vascular, adherencia de plaquetas y, por último, trombosis.

Trombocitosis

El término trombocitosis se utiliza para describir elevaciones en el recuento plaquetario por arriba de 1000000/µL. La trombocitosis puede presentarse como un proceso reactivo (secundaria) o como un proceso esencial (primaria).[11,12]

Etiología y patogenia

La trombopoyetina es la hormona clave en la regulación de la diferenciación de megacariocitos y la formación plaquetaria, aunque varias citocinas (p. ej., interleucina 6 e interleucina 11) también pueden tener cierta participación.[2] Los megacariocitos y su progenie plaquetaria tienen receptores para trombopoyetina. Esta última se transporta en el plasma unida a receptores en la superficie de las plaquetas circulantes y en una forma no enlazada que está libre para promover la proliferación de megacariocitos. La producción de plaquetas está bajo el control de un mecanismo de retroalimentación negativa mediante el recuento de plaquetas.[2]

La causa más frecuente de trombocitosis secundaria es un estado patológico que estimula la producción de trombopoyetina. El resultado es el incremento de la proliferación de megacariocitos y la producción de plaquetas. Sin embargo, el recuento plaquetario pocas veces excede 1000000/µL. Las causas subyacentes más habituales de trombocitosis secundaria incluyen daño tisular secundario a intervención quirúrgica, infección, cáncer y padecimientos inflamatorios crónicos, como la artritis reumatoide y la enfermedad de Crohn.[12] Los únicos signos clínicamente evidentes suelen ser los de la enfermedad subyacente. La trombocitosis puede acompañar a otras alteraciones mieloproliferativas, por ejemplo, la policitemia vera y la leucemia mielógena.

La trombocitosis primaria o esencial es una alteración mieloproliferativa (médula ósea) de las células madre hematopoyéticas.[11] Aunque las concentraciones de trombopoyetina suelen ser normales en la trombocitosis esencial, las anomalías en el receptor de trombopoyetina y el enlace de plaquetas causan valores más altos de lo esperado de trombopoyetina libre. Esto conduce al aumento en la proliferación de megacariocitos y la producción de plaquetas. La disfunción de las plaquetas producidas contribuye a las principales características clínicas de hemorragia y trombosis.

Manifestaciones clínicas y tratamiento

Las manifestaciones clínicas más frecuentes de la trombocitosis esencial son la trombosis y la hemorragia. Los fenómenos trombóticos incluyen TVP, embolia pulmonar (EP) y trombosis de las venas porta y hepática. Algunas personas experimentan eritromelalgia, palpitaciones y ardor de los dedos causados por la oclusión de las arteriolas por agregados plaquetarios. En general, la alteración se caracteriza por períodos asintomáticos largos interrumpidos por episodios trombóticos ocasionales y crisis hemorrágicas, que se presentan en personas con recuentos plaquetarios muy altos. El tratamiento comprende la administración de fármacos que disminuyen las concentraciones de plaquetas en casos de alto riesgo.[12] El ácido acetilsalicílico puede ser un tratamiento complementario muy eficaz en individuos con complicaciones trombóticas recurrentes.

PUNTOS CLAVE

Estados de hipercoagulabilidad

- Los trombos arteriales se relacionan con padecimientos que producen un flujo sanguíneo turbulento y adherencia plaquetaria.
- Los trombos venosos se vinculan con afecciones que causan estasis del flujo sanguíneo con concentraciones altas de factores de coagulación.

COMPRENSIÓN ➔ Hemostasia

La hemostasia, que se refiere a la detención del flujo de sangre, se divide en tres etapas:

1. Vasoconstricción del vaso
2. Formación del tapón plaquetario
3. Desarrollo de un coágulo de sangre como resultado del proceso de coagulación

La retracción y la disolución del coágulo también son importantes para la hemostasia. El proceso implica la interacción de sustratos, enzimas, cofactores proteicos e iones calcio que circulan en la sangre o se liberan de las plaquetas y células en la pared del vaso.

1

Vasoconstricción. La lesión de un vaso sanguíneo hace que el músculo liso vascular se contraiga en la pared del vaso. Esto reduce de forma instantánea el flujo de sangre por la rotura del vaso. Los reflejos nerviosos locales y los factores humorales locales, como TXA_2, que se liberan de las plaquetas, contribuyen a la vasoconstricción.

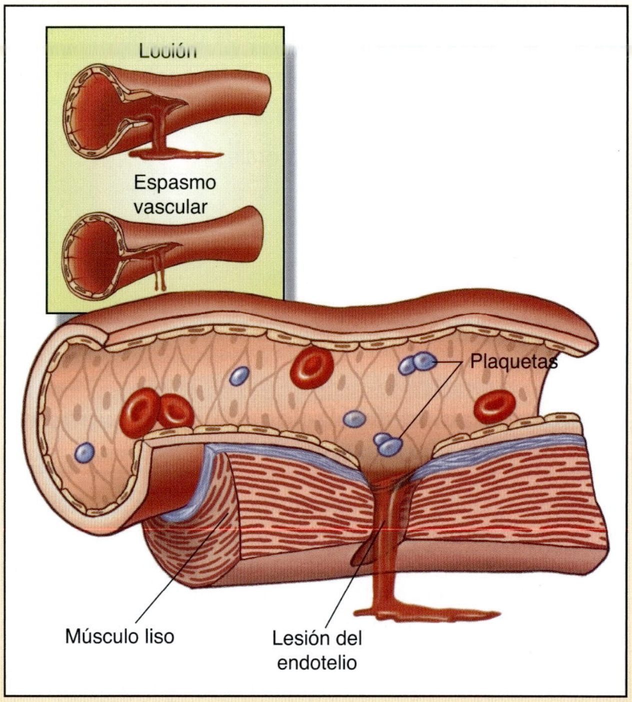

2

Formación del tapón plaquetario. Segundos después de la lesión del vaso, el FvW, que es liberado del endotelio, se une a los receptores plaquetarios y ocasiona la adhesión de las plaquetas a las fibras de colágeno expuestas (*recuadro*). Como las plaquetas se adhieren a las fibras de colágeno en la pared vascular dañada, se activan y liberan ADP y TXA_2. El ADP y el TXA_2 atraen plaquetas adicionales, lo que conduce a la agregación plaquetaria.

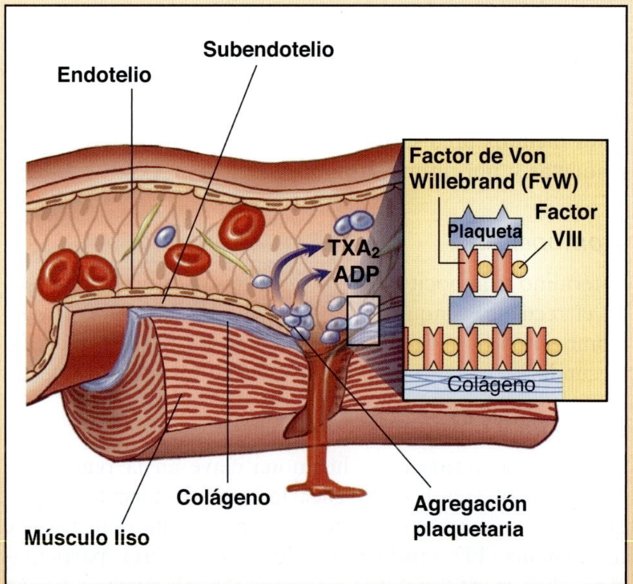

3

Coagulación sanguínea. La cascada de la coagulación sanguínea se ha descrito anteriormente. Además, tienen lugar los dos procesos siguientes que permiten la disolución del coágulo recién formado.

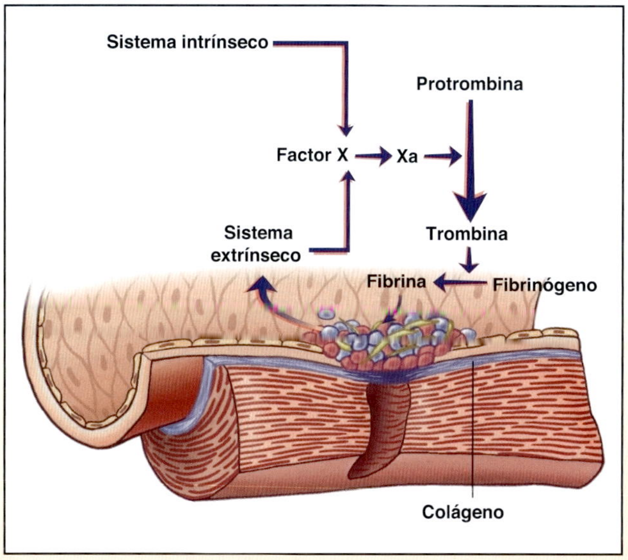

4

Retracción del coágulo. Pocos minutos después de que se forma el coágulo, la actina y la miosina en las plaquetas atrapadas en el coágulo comienzan a contraerse de una forma similar a la de los músculos. Como resultado, las hebras de fibrina del coágulo son atraídas hacia las plaquetas, lo que extrae el suero (plasma sin fibrinógeno) del coágulo y hace que se contraiga.

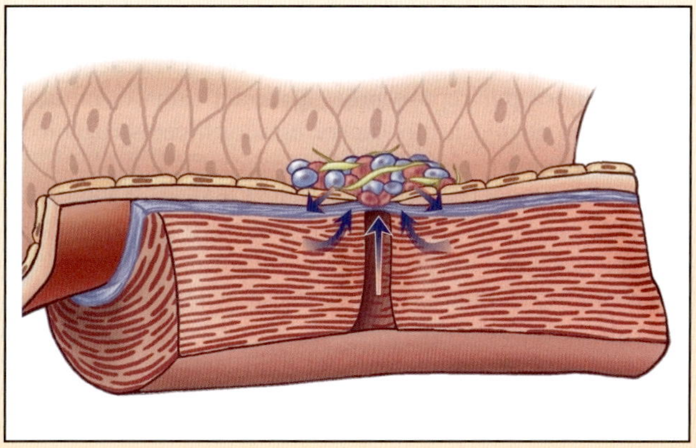

5

Disolución o lisis del coágulo. La disolución del coágulo empieza poco después de que se forma. Inicia con la activación del plasminógeno, un precursor inactivo de la enzima proteolítica plasmina. Cuando se forma un coágulo, grandes cantidades de plasminógeno quedan atrapadas en él. La lenta liberación de un poderoso activador llamado activador del plasminógeno tisular (t-PA, *tissue plasminogen activator*) de los tejidos lesionados y el endotelio vascular convierte el plasminógeno en plasmina, que digiere las hebras de fibrina y ocasiona la disolución del coágulo

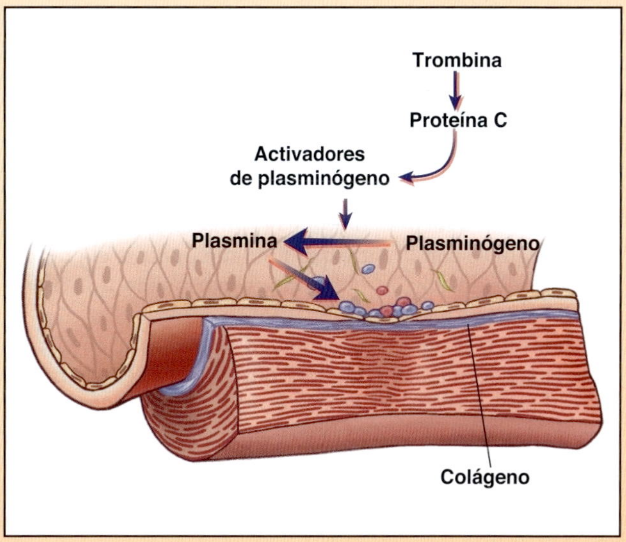

Hipercoagulabilidad relacionada con el aumento en la actividad de coagulación

La formación de trombos debido a la activación del sistema de coagulación puede ser el resultado de alteraciones primarias (genéticas) o secundarias (adquiridas) que afectan los componentes del proceso de coagulación de la sangre (incremento de los factores procoagulantes o disminución de los factores anticoagulantes).

Alteraciones hereditarias

Una trombofilia hereditaria frecuente, el factor V de Leiden, causa resistencia a la proteína C activada.[13] Esta resistencia constituye aproximadamente el 20% de los episodios iniciales de trombosis, el 50% de los de trombosis hereditaria y el 60% de los sucesos trombóticos en individuos con concentraciones normales de proteína C, proteína S, antitrombina y anticuerpos antifosfolípidos.[13]

La hipercoagulabilidad se relaciona con el aumento en el riesgo de TEV. Hay un índice alto de mortalidad y morbilidad asociado con estas afecciones.[14,15] Las TEV, incluidas la EP y la TVP, se pueden dividir en hereditarias y adquiridas. La incidencia de TEV genética es relativamente baja.[16]

Alteraciones adquiridas

Entre los factores adquiridos o secundarios que conducen al aumento de la coagulación y trombosis se encuentran la estasis venosa por reposo prolongado en cama e inmovilidad, infarto de miocardio, cáncer, estados hiperestrogénicos, hábito tabáquico, obesidad y anticonceptivos orales.[17] Es más frecuente que las personas con una malignidad desarrollen TEV que las que no la tienen. Alrededor del 20-25% de las personas con TEV primaria tienen cáncer oculto.[16]

La estasis del flujo sanguíneo causa acumulación de factores de coagulación activados y plaquetas, y evita su interacción con sus inhibidores. El flujo lento y anómalo es una etiología frecuente de trombosis venosa en las personas inmovilizadas o postoperadas. Se piensa que la inflamación contribuye a la estasis. La insuficiencia cardíaca también fomenta la congestión venosa y trombosis. Los síndromes de hiperviscosidad (policitemia) y los eritrocitos deformados en la anemia de células falciformes incrementan la resistencia al flujo y causan estasis de vasos pequeños.

La incidencia de ictus, tromboémbolos e infarto de miocardio es mayor en las mujeres que utilizan anticonceptivos orales, en particular en aquellas mayores de 35 años de edad y las que fuman mucho. Los factores de coagulación también se incrementan durante el embarazo normal. Estos cambios, junto con la actividad limitada durante el puerperio (período posparto inmediato), predisponen a la trombosis venosa.

Asimismo, la hipercoagulabilidad es frecuente en el cáncer y la septicemia. Se considera que muchas células tumorales liberan moléculas de factor tisular, que, junto con el incremento de la inmovilidad y la septicemia en las personas con enfermedad maligna, contribuyen a la trombosis.

Como resultado de esta gama de posibilidades para el desarrollo de TEV, la profilaxis se ha vuelto el estándar de calidad de atención de la salud. El American College of Chest Physicians ha desarrollado y publicado criterios para la prevención de las TEV, que incluyen heparinas de bajo peso molecular, heparina no fraccionada y medias de compresión o neumáticas intermitentes. Estas guías son para implementarse con base en la valoración de los factores de riesgo y el estado actual de la persona mediante la escala de valoración de riesgo según Caprini. Esta escala estratifica a la persona en cuatro categorías de riesgo. Después, se seleccionan las intervenciones para prevenir la TEV.[15]

Síndrome antifosfolipídico

Otra causa de aumento de la trombosis venosa y arterial es el *síndrome antifosfolipídico*. Esta afección se relaciona con autoanticuerpos (sobre todo inmunoglobulina G [IgG]) dirigidos contra fosfolípidos de enlace a proteínas, cuyo resultado es el incremento de la actividad de coagulación.[16] Las características típicas del síndrome antifosfolipídico son trombos venosos y arteriales, pérdida fetal recurrente y trombocitopenia. La alteración puede ser un padecimiento primario, que se presenta aislado con signos de hipercoagulabilidad, o una afección secundaria, algunas veces relacionada con lupus eritematoso sistémico.[4]

Etiología y patogenia

Se desconocen los mecanismos de acción de este síndrome.

Además de la acción de los anticuerpos, parece probable que otros factores desempeñen la función de determinar si una persona presenta manifestaciones clínicas de la alteración. Aunque solo se especula, estos factores pueden incluir traumatismos vasculares o la presencia de una infección que da lugar a la producción de citocinas y la activación de células endoteliales.[4]

Manifestaciones clínicas

Las personas con la enfermedad muestran diversas manifestaciones clínicas, por lo general, aquellas que se caracterizan por la presencia de trombos venosos y arteriales recurrentes. También pueden ocurrir vegetaciones valvulares cardíacas relacionadas con la adhesión de trombos y trombocitopenia debida al consumo excesivo de plaquetas. La trombosis venosa, sobre todo en las venas profundas de las piernas, se observa hasta en el 50% de las personas con el síndrome, y la mitad de ellas desarrollan embolia pulmonar. La trombosis arterial afecta el cerebro hasta en el 50% de los casos y produce ataques isquémicos transitorios o ictus.[16] Otros lugares donde puede observarse trombosis arterial son las arterias coronarias y las arterias retinianas, renales y periféricas. Las mujeres con la alteración tienen, por lo general, antecedentes de pérdidas de embarazo recurrentes por isquemia y trombosis de los vasos placentarios. Estas mujeres también tienen mayor riesgo de dar a luz a un lactante prematuro debido a hipertensión relacionada con el embarazo e insuficiencia uteroplacentaria.

En la mayoría de las personas con síndrome antifosfolipídico, los accidentes trombóticos se presentan con un solo episodio en un sitio anatómico. Meses o años más tarde, pueden tener recidivas que imitan el accidente inicial. De manera ocasional, el paciente puede tener múltiples oclusiones vasculares relacionadas con muchos sistemas orgánicos. Esta afección de inicio rápido se denomina *síndrome antifosfolipídico catastrófico* y su tasa de mortalidad es alta.[18]

Tratamiento

El tratamiento del síndrome se centra en eliminar o reducir los factores que predisponen a trombosis, lo que incluye la recomendación de dejar de fumar y asesorarse contra el consumo de anticonceptivos orales que contengan estrógenos. El accidente trombótico agudo se trata con anticoagulantes (heparina y warfarina) y supresión inmunitaria en los casos refractarios. Puede consumirse ácido acetilsalicílico, así como nuevos fármacos anticoagulantes no dependientes de vitamina K para prevenir trombosis futuras.[18]

RESUMEN

La hipercoagulabilidad causa coagulación excesiva y contribuye a la formación de trombos. Es resultado de afecciones que promueven un incremento en el número o la función de las plaquetas, o la actividad acelerada del sistema de coagulación. La trombocitosis, un alza del recuento plaquetario, puede presentarse como un proceso reactivo (secundaria) o esencial (primaria). El aumento de la función plaquetaria suele deberse a alteraciones como la ateroesclerosis, que dañan el endotelio vascular y afectan el flujo sanguíneo, o a estados que incrementan la sensibilidad de las plaquetas a factores que promueven la adhesividad y agregación, como el hábito tabáquico.

Los factores que aceleran la actividad del sistema de coagulación incluyen la estasis del flujo sanguíneo, cuyo resultado es una acumulación de factores de coagulación y alteraciones en los componentes del sistema de coagulación (incremento de los factores procoagulantes o disminución de los factores anticoagulantes). El síndrome antifosfolipídico, una alteración adquirida de la coagulación venosa y arterial, se manifiesta como afección primaria o secundaria asociada con el lupus eritematoso sistémico. Se relaciona con anticuerpos antifosfolipídicos, que promueven la trombosis, y puede afectar muchos órganos.

Alteraciones hemorrágicas

Las alteraciones hemorrágicas o el deterioro de la coagulación pueden deberse a defectos en alguno de los factores que contribuyen a la hemostasia. La hemorragia puede ser resultado de alteraciones relacionadas con el número o función de las plaquetas, factores de coagulación e integridad de los vasos sanguíneos.

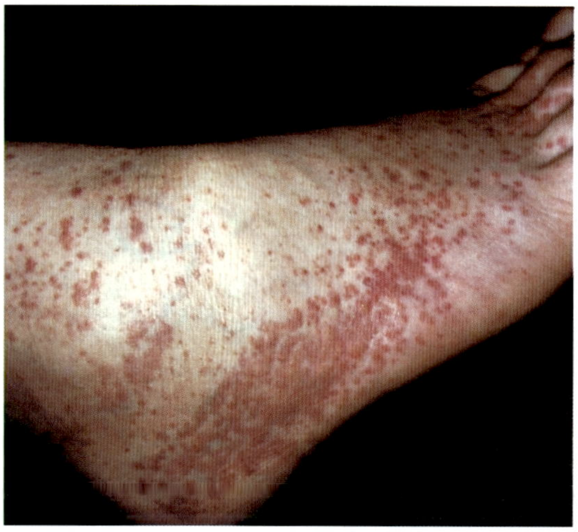

FIGURA 22-3. Vasculitis cutánea leve con púrpura y petequias palpables. Tomado de: Hall J. C., Hall B. J. (2017). *Sauer's manual of skin diseases* (11th ed., p. 176). Philadelphia, PA: Lippincott Williams & Wilkins.

Hemorragia relacionada con alteraciones plaquetarias

La hemorragia por alteraciones plaquetarias refleja una disminución de la cantidad de plaquetas secundaria a una menor producción, aumento en su destrucción o deterioro de su función. La hemorragia espontánea por alteraciones plaquetarias se relaciona de manera muy frecuente con los vasos pequeños de las membranas mucosas y la piel. Los sitios habituales de hemorragia son las membranas mucosas de nariz, boca, tubo digestivo y cavidad uterina. El sangrado cutáneo se observa como pequeñas hemorragias (petequias) y zonas púrpuras de magulladuras (púrpura) en áreas declives en las que la presión capilar es mayor (fig. 22-3). Las petequias se ven casi de forma exclusiva en caso de insuficiencia plaquetaria y no en la disfunción. La hemorragia de vasos intracraneales es un riesgo raro con agotamiento plaquetario grave.

Trombocitopenia

La reducción del número de plaquetas, también conocida como *trombocitopenia*, es una causa importante de hemorragia generalizada. La trombocitopenia suele referirse a la disminución del número de plaquetas circulantes a una cifra menor de 150 000/μL.[6] Entre mayor sea la disminución del recuento plaquetario, mayor será el riesgo de hemorragia. La trombocitopenia puede ser consecuencia de una menor producción de plaquetas, un mayor secuestro de plaquetas en el bazo o una reducción de su supervivencia.

La menor producción de plaquetas por pérdida de la función de la médula ósea ocurre en la anemia aplásica. El reemplazo de médula ósea por células malignas, como se observa en la leucemia, también ocasiona una menor producción de plaquetas. La radioterapia y algunos fármacos, como los que se usan para tratar el cáncer, pueden deprimir la función de la médula ósea y disminuir la producción plaquetaria. La infección por el virus de la inmunodeficiencia humana (VIH) o el citomegalovirus pueden suprimir la producción de megacariocitos, los precursores de las plaquetas.

La producción de plaquetas puede ser normal, pero es factible que se acumulen de forma excesiva en el bazo. Aunque por lo general el bazo secuestra el 30-40% de las plaquetas antes de liberarlas en la circulación, la proporción puede ser de hasta el 90% cuando se agranda en la esplenomegalia.[1] Si es necesario, la trombocitopenia hiperesplénica puede tratarse con esplenectomía.

La reducción de la supervivencia plaquetaria se debe a una variedad de mecanismos inmunitarios y no inmunitarios. La destrucción de plaquetas puede deberse a la acción de anticuerpos antiplaquetarios. Los anticuerpos pueden dirigirse contra los autoantígenos plaquetarios o contra antígenos en las plaquetas de transfusiones sanguíneas o embarazo. Los anticuerpos se dirigen a las glucoproteínas de la membrana plaquetaria GPIIb/IIIa y GPIb/IX. La destrucción no inmunitaria de plaquetas es consecuencia de la lesión mecánica por válvulas cardíacas protésicas o hipertensión maligna, que estrechan los vasos pequeños. En la coagulación intravascular diseminada (CID) aguda o púrpura trombocitopénica trombótica, el consumo excesivo de plaquetas causa un déficit.[4]

Trombocitopenia inducida por fármacos

Algunos fármacos, como el ácido acetilsalicílico, atorvastatina y ciertos antibióticos, pueden inducir trombocitopenia.[6] Estos medicamentos inducen una respuesta antígeno-anticuerpo y la formación de complejos inmunitarios que ocasionan la destrucción de plaquetas por lisis mediada por el complemento. Las personas con trombocitopenia asociada con fármacos experimentan una caída rápida del recuento plaquetario en 2-3 días de volver a tomar el medicamento o 7 o más días (el tiempo necesario para preparar una respuesta inmunitaria) después de empezar uno por primera vez. El recuento plaquetario aumenta con rapidez cuando se suspende el consumo del fármaco.

Trombocitopenia inducida por heparina

La trombocitopenia inducida por heparina (TIH) se relaciona con el uso de este fármaco anticoagulante. El 10% de las personas tratadas con heparina manifiestan trombocitopenia transitoria leve 2-5 días después de empezar el consumo del fármaco.[19] Sin embargo, alrededor del 1-5% de quienes reciben heparina sufren accidentes trombóticos que ponen en riesgo la vida 1-2 semanas después de iniciar el tratamiento.[4] La TIH se debe a una reacción inmunitaria dirigida contra un complejo de heparina y el factor plaquetario 4, un componente normal de los gránulos plaquetarios que se une con firmeza a la heparina. El enlace de un anticuerpo con el factor plaquetario 4 produce complejos inmunitarios que activan las plaquetas restantes, lo que da lugar a la trombosis. Además, las partículas de plaquetas protrombóticas y la inducción del factor tisular continúan promoviendo la coagulación.[6]

El tratamiento de la TIH requiere interrumpir de inmediato la heparina y el consumo alternativo de anticoagulantes para evitar que recurra la trombosis. Se ha demostrado que la heparina de peso bajo molecular, más reciente, es eficaz para reducir la incidencia de complicaciones inducidas por heparina en comparación con la forma anterior del fármaco de alto peso molecular.

Púrpura trombocitopénica inmunitaria

La púrpura trombocitopénica inmunitaria (PTI) causa la formación de anticuerpos plaquetarios y destrucción excesiva de plaquetas. La PTI es una enfermedad autoinmunitaria en la que el sistema inmunitario destruye de forma directa las plaquetas o inhibe su formación. La PTI primaria ocurre en ambos sexos y afecta a niños y adultos, aunque la incidencia es mayor en mujeres de 30-59 años de edad y en personas mayores de 60 años.[19] La PTI primaria se clasifica en "recientemente diagnosticada" (desde el diagnóstico hasta 3 meses), "persistente" (desde el diagnóstico hasta 3-12 meses) o "crónica" (desde el diagnóstico hasta más de 12 meses).[19] La púrpura trombocitopénica inmunitaria también es conocida por ser idiopática o con causa desconocida.

Las enfermedades autoinmunitarias y las infecciones crónicas, como *Helicobacter pylori*, hepatitis C y VIH, contribuyen a las formas secundarias de PTI. Cuando se presentan estas alteraciones, los síntomas hemorrágicos esperados pueden estar ausentes.[19]

Etiología y patogenia. Se piensa que la trombocitopenia que acompaña a la PTI es resultado de múltiples mecanismos que incluyen anticuerpos antiplaquetarios contra glucoproteínas (IIb/IIIa y Ib/IX) de la membrana plaquetaria. Las plaquetas, que se hacen más susceptibles a la fagocitosis por el anticuerpo, se destruyen en el bazo. Las concentraciones plasmáticas de trombopoyetina, el factor principal que estimula el crecimiento y desarrollo de megacariocitos, no son altas en las personas con PTI.[20] Las pruebas indican que la PTI es causada por la disfunción de linfocitos T, en específico los CD4 y los T reguladores, que activan la respuesta inmunitaria y evolucionan a trombocitopenia.[20]

Manifestaciones clínicas. Las manifestaciones de la PTI incluyen antecedentes de equimosis, sangrado de encías, epistaxis (hemorragia nasal), melena y hemorragia menstrual anómala en quienes tienen recuento plaquetario moderadamente reducido. Ya que el bazo es el sitio donde se destruyen las plaquetas, puede observarse esplenomegalia. La afección se descubre de manera incidental o como resultado de signos de hemorragia, con frecuencia hacia la piel (púrpura y petequias) o la mucosa bucal.

Diagnóstico y tratamiento. El diagnóstico de la PTI suele basarse en el hallazgo de trombocitopenia grave (recuento plaquetario < 20 000-30 000/µL) y la exclusión de otras causas. Existen pruebas para los anticuerpos unidos a plaquetas, pero carecen de especificidad (reaccionan con anticuerpos plaquetarios de otras fuentes). La forma secundaria de PTI a veces imita la forma idiopática de la alteración; por lo tanto, el diagnóstico se establece solo después de descartar otras causas conocidas de trombocitopenia.

La decisión de tratar la PTI se basa en el recuento de plaquetas y el grado de hemorragia. Muchas personas con PTI están bien sin tratamiento. Los corticoesteroides casi siempre se utilizan como terapia inicial. Otro tratamiento inicial eficaz incluye la inmunoglobulina intravenosa. Sin embargo, este tratamiento es costoso y el efecto beneficioso solo dura 1-2 semanas.

CUADRO 22-2

FÁRMACOS QUE PUEDEN PREDISPONER A HEMORRAGIA*

Interferencia con la producción o función plaquetarias

Acetazolamida

Antimetabolitos y fármacos antineoplásicos

Antibióticos, como penicilina y cefalosporinas

Ácido acetilsalicílico y salicilatos

Carbamazepina

Clofibrato

Colchicina

Dipiridamol

Diuréticos tiazídicos

Sales de oro

Heparina

Antiinflamatorios no esteroideos (AINE)

Derivados de la quinina (quinidina e hidroxicloroquina)

Sulfonamidas

Interferencia con factores de coagulación

Amiodarona

Esteroides anabólicos

Warfarina

Heparina

Disminución de las concentraciones de vitamina K

Antibióticos

Clofibrato

*Esta lista no pretende ser exhaustiva.

Púrpura trombocitopénica trombótica

La púrpura trombocitopénica trombótica (PTT) es una combinación de trombocitopenia, anemia hemolítica, insuficiencia renal, fiebre y anomalías nerviosas. Es una alteración rara que probablemente resulta de la introducción de sustancias de agregación plaquetaria a la circulación.[4]

Etiología y patogenia. La PTT es causada por una deficiencia de ADAMTS13, que degrada muchos multímeros del FvW. La agregación plaquetaria no supervisada causa oclusiones microvasculares que culminan en falla orgánica. Alrededor del 1% de todas las PTT son hereditarias, mientras el 99% restante son adquiridas. Los siguientes factores disminuyen la actividad de ADAMTS13: síndrome urémico hemolítico, cáncer, infecciones, embarazo, varios fármacos y enfermedades autoinmunitarias que afectan los tejidos conjuntivos.[21]

El inicio de la PTT es abrupto y el resultado final puede ser mortal. Las oclusiones vasculares diseminadas se deben a trombos en arteriolas y capilares de muchos órganos (corazón, cerebro y riñones). Los eritrocitos se fragmentan conforme circulan por los vasos parcialmente ocluidos, lo que ocasiona anemia hemolítica e ictericia.

Manifestaciones clínicas y tratamiento. Las manifestaciones clínicas incluyen púrpura, petequias, hemorragia vaginal y síntomas nerviosos que van desde cefalea hasta convulsiones y consciencia alterada. El tratamiento de urgencia para la PTT es la *plasmaféresis*, un procedimiento que implica el retiro del plasma de la sangre extraída y su reemplazo con plasma fresco congelado. La infusión de plasma proporciona la enzima deficiente. Con la plasmaféresis y el tratamiento de infusión de plasma, la recuperación es completa en un 80% de los casos.[21]

Deterioro de la función plaquetaria

Las alteraciones de la función plaquetaria (trombocitopatías) pueden deberse a enfermedades hereditarias de la adhesión (p. ej., enfermedad de Von Willebrand) o a defectos adquiridos ocasionados por fármacos, enfermedad o cirugía. La función plaquetaria insuficiente también es frecuente en la uremia, tal vez como resultado de los productos de desecho no excretados. En el cuadro 22-2 se enumeran otros fármacos que deterioran la función plaquetaria.

Alerta sobre el dominio de conceptos

El ácido acetilsalicílico produce una acetilación irreversible de la actividad de la ciclooxigenasa plaquetaria. En cambio, la PTI causa la formación de anticuerpos plaquetarios y destrucción excesiva de plaquetas, y puede resultar del uso de heparina y quinidina.

PUNTOS CLAVE

Alteraciones hemorrágicas

- Las alteraciones de la formación del tapón plaquetario incluyen una disminución en la cantidad de plaquetas debida a su producción inadecuada (disfunción de médula ósea), exceso de destrucción de plaquetas (trombocitopenia), función plaquetaria anómala (trombocitopatía) o defectos en el FvW.
- La alteración de las etapas de la coagulación de la hemostasia se debe a una deficiencia en uno o más de los factores de coagulación.
- Las alteraciones de la integridad de los vasos sanguíneos son resultado de vasos estructuralmente débiles o su lesión por inflamación y mecanismos inmunitarios.

Hemorragia relacionada con deficiencias de los factores de la coagulación

Los defectos de la coagulación sanguínea pueden ser consecuencia de la deficiencia o función alterada de uno o más de los factores de coagulación, incluido el FvW. Las deficiencias surgen como resultado de una enfermedad hereditaria, síntesis defectuosa o incremento en el consumo de factores de coagulación. La hemorragia secundaria a las deficiencias del factor de coagulación suele presentarse después de una lesión o traumatismo. Son frecuentes las equimosis grandes, hematomas y hemorragias prolongadas hacia el tubo digestivo, las vías urinarias o las articulaciones.

Alteraciones hereditarias

La enfermedad de Von Willebrand y la hemofilia (A y B) son dos de las alteraciones hemorrágicas hereditarias más frecuentes. La enfermedad de Von Willebrand se considera la coagulopatía hereditaria más frecuente y afecta a cerca del 1-2% de la población.[4] La hemofilia A (deficiencia del factor VIII) afecta a 1 de cada 5 000 nacimientos vivos de hombres. La hemofilia B (deficiencia del factor IX) ocurre en alrededor de 1 de cada 20 000 personas, lo que explica el 15% de los casos de hemofilia;[4] es genética y clínicamente similar a la hemofilia A. La enfermedad de Von Willebrand y la hemofilia A se deben a defectos asociados con el complejo del factor VIIIFvW. El FvW, sintetizado por el endotelio y los megacariocitos, se requiere para la adhesión de plaquetas a la matriz subendotelial del vaso sanguíneo. También sirve como transportador del factor VIII y es importante para la estabilidad del factor VIII en la circulación al prevenir su proteólisis. El hígado y las células endoteliales producen la proteína coagulante de la porción funcional del factor VIII. Así, los factores VIII y FvW, sintetizados por separado, entran juntos al plasma y circulan en él como una unidad que promueve la coagulación y la adhesión plaquetaria a la pared del vaso.[4]

Enfermedad de Von Willebrand

La enfermedad de Von Willebrand es una alteración hemorrágica hereditaria frecuente que se caracteriza por una deficiencia o un defecto en el FvW. Se han descrito hasta 20 variantes de la enfermedad.[4] Estas variantes pueden agruparse en dos categorías: los tipos 1 y 3, que se relacionan con concentraciones bajas de FvW, y el tipo 2, que se distingue por defectos en el FvW.

Clasificación. La de tipo 1, una *alteración autosómica dominante*, constituye cerca del 70% de los casos y es relativamente leve. La de tipo 2, también una alteración autosómica dominante, explica cerca del 25% de los casos y se asocia con hemorragia leve a moderada. La de tipo 3, una *alteración autosómica recesiva* ***más o menos rara, se relaciona con cantidades en extremo bajas de FvW*** funcional y, por lo tanto, manifestaciones clínicas graves.[4] Las personas con enfermedad de Von Willebrand tienen un defecto compuesto que compromete la función plaquetaria y la vía de la coagulación.

Manifestaciones clínicas. Incluyen hemorragia espontánea nasal, bucal y del tubo digestivo, flujo menstrual excesivo y tiempo de hemorragia prolongado en presencia de un recuento plaquetario normal. Casi todos los casos (los tipos 1 y 2) son leves y no requieren tratamiento, y muchas personas con la alteración se diagnostican cuando una intervención quirúrgica o extracción dental produce hemorragia prolongada. En los casos graves (tipo 3), la hemorragia gastrointestinal, que pone en riesgo la vida, y la de las articulaciones pueden ser similares a la que se observa en la hemofilia.[4] La hemorragia relacionada con la enfermedad de Von Willebrand suele ser leve y no se administra ningún tratamiento sistemático distinto a evitar el ácido acetilsalicílico.

Hemofilia A

La hemofilia A es una alteración recesiva ligada al cromosoma X que afecta sobre todo a los hombres. Aunque es hereditaria, no hay antecedentes familiares de la alteración en casi el 30% de los casos recién diagnosticados, lo que sugiere que surge como una nueva mutación en el gen del factor VIII.[4] Alrededor del 90% de las personas con hemofilia producen cantidades deficientes del factor y el 10% sintetizan una forma defectuosa. El porcentaje de actividad normal del factor VIII en la circulación depende del defecto genético y determina la gravedad de la hemofilia (6-30% en la hemofilia leve, 2-5% en la hemofilia moderada y 1% o menos en las formas graves). En las formas leves y moderadas de la enfermedad, la hemorragia no suele presentarse a menos que haya una lesión local o traumatismo, por ejemplo, una intervención quirúrgica o procedimiento dental. Es posible que los casos leves no se detecten en la infancia. En la hemofilia grave, la hemorragia casi siempre se observa en la niñez (p. ej., puede advertirse en el momento de la circuncisión), es espontánea, grave y, con frecuencia, se presenta varias veces al mes.

Manifestaciones clínicas. De manera característica, la hemorragia tiene lugar en tejidos blandos, tubo digestivo y cadera, rodilla, codo y tobillo. La hemorragia espontánea de las articulaciones suele iniciar cuando el niño comienza a caminar. Con frecuencia, la articulación diana es propensa a hemorragias recurrentes. Esta hemorragia causa inflamación de la membrana sinovial, con dolor agudo e hinchazón. Sin el tratamiento adecuado, la hemorragia crónica y la inflamación producen fibrosis articular y contracturas, cuyo resultado es una incapacidad mayor.

Tratamiento. La prevención de traumatismos es importante en las personas con hemofilia. Debe evitarse el ácido acetilsalicílico y otros AINE que afecten la función plaquetaria. El tratamiento de restitución del factor VIII que se administra en casa reduce el daño musculoesquelético característico. Se inicia cuando se presenta una hemorragia o como profilaxis ante episodios hemorrágicos repetidos. Es posible que los productos recombinantes y las bombas de infusión continua sean preventivos más que terapéuticos. El desarrollo de anticuerpos inhibidores contra el factor recombinante VIII aún es una complicación importante del tratamiento.

La clonación del gen del factor VIII y el avance en los sistemas de administración de genes dan esperanza de que la hemofilia A pueda curarse con el tratamiento de restitución génica. Hoy en día pueden realizarse la detección de portadores y el diagnóstico parental mediante análisis de mutación directa de genes o estudios de enlace de ADN. La amniocentesis prenatal o el muestreo de vellosidades coriónicas son útiles para predecir complicaciones y determinar el tratamiento.

Alteraciones adquiridas

Los factores de coagulación V, VII, IX, X, XI y XII, la protrombina y el fibrinógeno se sintetizan en el hígado. En caso de hepatopatía, la síntesis de factores de coagulación se reduce, lo que puede producir hemorragia. De los factores de coagulación que se sintetizan en el hígado, los factores II, VII, IX y X y la protrombina requieren la presencia de vitamina K para realizar su actividad normal. Ante la insuficiencia de esta vitamina, el hígado produce el factor de coagulación, pero en una forma inactiva. La vitamina K es liposoluble y la sintetizan bacterias intestinales de manera continua. Esto significa que la deficiencia de esta vitamina es improbable, a menos que la síntesis intestinal se interrumpa o la absorción se vea afectada. La insuficiencia de vitamina K puede presentarse en el neonato antes de que se establezca la flora intestinal. También puede ocurrir como resultado del tratamiento con antibióticos de amplio espectro que destruyen la flora intestinal. Como la vitamina K es liposoluble, su absorción requiere sales biliares. La insuficiencia de vitamina K puede ser consecuencia de una absorción alterada de grasa secundaria a enfermedades hepáticas o de la vesícula biliar.

Hemorragia relacionada con alteraciones vasculares

La hemorragia por alteraciones vasculares a veces se denomina *púrpura no trombocitopénica*. Estas alteraciones pueden ser el resultado de paredes vasculares estructuralmente débiles o de daño de los vasos por inflamación o respuestas inmunitarias. Muy a menudo se caracterizan por equimosis de aparición fácil, surgimiento espontáneo de petequias y púrpura en la piel y membranas mucosas. El recuento plaquetario y los resultados de otras pruebas de factores de coagulación son normales en las personas con alteraciones hemorrágicas causadas por defectos vasculares.

Entre las alteraciones vasculares que producen hemorragia están la telangiectasia hemorrágica, una afección autosómica dominante poco frecuente caracterizada por capilares y arteriolas dilatados de pared delgada; insuficiencia de vitamina C (escorbuto), que lleva a síntesis insuficiente de colágeno e incapacidad de las células endoteliales para unirse de forma adecuada, lo que hace que la pared vascular sea frágil; enfermedad de Cushing, que causa atrofia proteínica y pérdida de soporte del tejido vascular por exceso de cortisol; y púrpura senil (equimosis en adultos mayores), ocasionada por el deterioro de la síntesis de colágeno en el proceso de envejecimiento. Los defectos vasculares también ocurren en el curso de la CID o como consecuencia de microtrombos y el uso de corticoesteroides.

Coagulación intravascular diseminada

La CID es una paradoja en la secuencia hemostática y se caracteriza por la coagulación generalizada y hemorragia en el compartimento vascular. No es una enfermedad primaria; sin embargo, se observa como una complicación de una amplia variedad de afecciones. La CID comienza con la activación masiva de la secuencia de coagulación por la generación no regulada de trombina, que causa la formación sistémica de fibrina. Además, se reducen las concentraciones de los anticoagulantes principales (fig. 22-4). Los microtrombos resultantes causan oclusión vascular e isquemia tisular; puede haber insuficiencia orgánica múltiple. La formación del coágulo consume todas las proteínas de la coagulación y plaquetas, lo que produce hemorragia grave. La plasmina descompone la fibrina en productos de degradación de la fibrina, que actúan como anticoagulantes. Se ha sugerido que algunos de estos anticoagulantes naturales pueden desempeñar un papel en la hemorragia que ocurre con la CID.

Etiología y patogenia

La alteración puede iniciar con la activación de la vía intrínseca, la extrínseca o ambas. La activación por la vía extrínseca ocurre con la liberación de factores tisulares y se relaciona con complicaciones obstétricas, traumatismos, septicemia bacteriana y cáncer.

La vía intrínseca puede activarse por daño endotelial extenso, con activación del factor XII. La lesión endotelial puede ser causada por virus, infecciones, mecanismos inmunitarios, estasis de la sangre o extremos de temperatura. Las vías de anticoagulación afectadas también se vinculan con concentraciones reducidas de antitrombina y el sistema anticoagulante de proteína C en la CID. Hay evidencia de que la causa subyacente de la CID es la infección o inflamación, y las citocinas (factor de necrosis tumoral, interleucina 1 y otras) que se liberan en el proceso son los mediadores desencadenantes.[22,23] Estas citocinas no solo median la inflamación, sino que también pueden incrementar la expresión del factor tisular en las células endoteliales y, de manera simultánea, disminuir la expresión de trombomodulina. La trombomodulina, una glucoproteína presente en la membrana celular de las células endoteliales, se une a la trombina y actúa como un mecanismo regulador adicional en la coagulación. Los padecimientos clínicos habituales que pueden causar CID incluyen alteraciones obstétricas, que explican el 50% de los casos, traumatismo masivo, choque, septicemia y enfermedad maligna.[22,23] En el cuadro 22-3 se resumen las afecciones relacionadas con la CID.

Los factores que participan en los padecimientos que causan la CID frecuentemente están interrelacionados. En las complicaciones obstétricas, los factores tisulares liberados por el líquido placentario necrótico, tisular fetal o amniótico pueden desencadenar la CID. La hipoxia, el estado de

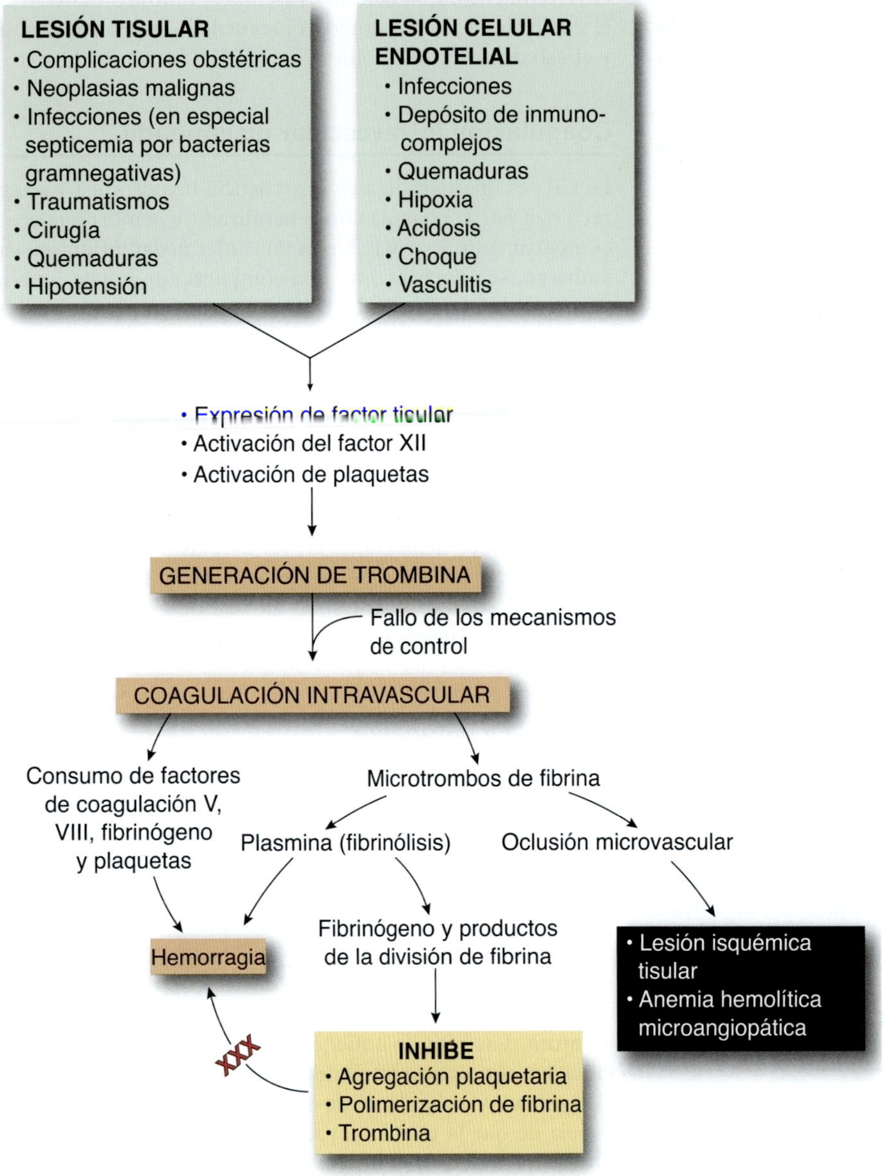

FIGURA 22-4. Fisiopatología de la CID. El síndrome de CID es desencadenado por lesiones tisulares, de células endoteliales o una combinación de ambos procesos. Debido al fallo de los mecanismos normales que controlan la hemostasia, se presenta la coagulación intravascular. Tomado de: Valdez R., Zutter M., Florea A. D., et al. (2015). Hematopathology. En: Rubin R., Strayer D. (Eds.), *Rubin's pathology: Clinicopathologic foundations of medicine* (7th ed., p. 1113). Philadelphia, PA: Lippincott Williams & Wilkins.

choque y la acidosis coexistentes también contribuyen al causar una lesión endotelial. Las infecciones por bacterias gramnegativas dan como resultado la liberación de endotoxinas, que activan la vía extrínseca por liberación del factor tisular y la vía intrínseca por daño endotelial. Las endotoxinas también inhiben la actividad de la proteína C.[22,23]

Manifestaciones clínicas

Aunque la coagulación y la formación de microémbolos caracterizan a la CID, por lo general, sus manifestaciones agudas se asocian de manera más directa con los problemas hemorrágicos que la acompañan. La hemorragia puede evidenciarse como petequias, púrpura, exudado de sitios de punción o hemorragia grave.

La hemorragia posparto sin control puede indicar CID. Es posible que los microémbolos obstruyan los vasos sanguíneos y causen hipoxia tisular y daño necrótico a estructuras orgánicas, como riñones, corazón, pulmones y cerebro. En consecuencia, los signos clínicos frecuentes pueden deberse a insuficiencia renal, circulatoria o respiratoria, úlceras hemorrágicas agudas o convulsiones y coma. Una forma de anemia hemolítica puede presentarse cuando los eritrocitos se lesionan al pasar por vasos parcialmente bloqueados por trombos.[22,23]

Tratamiento

El objetivo es controlar la enfermedad primaria, restituir los componentes de la coagulación y evitar la activación posterior de mecanismos de coagulación. Las transfusiones de plasma fresco congelado, plaquetas o crioprecipitado que contiene fibrinógeno pueden corregir la deficiencia del factor de coagulación.

CUADRO 22-3

PADECIMIENTOS QUE SE HAN RELACIONADO CON LA CID

Padecimientos obstétricos

Desprendimiento de placenta

Síndrome de feto muerto

Preeclampsia y eclampsia

Embolia de líquido amniótico

Cáncer

Cáncer metastásico

Leucemia

Infecciones

Infecciones bacterianas agudas (p. ej., meningitis meningocócica)

Infecciones víricas agudas

Infecciones por rickettsias (p. ej., fiebre maculosa de las Montañas Rocosas)

Infecciones parasitarias (p. ej., paludismo)

Choque

Choque séptico

Choque hipovolémico grave

Traumatismo o cirugía

Quemaduras

Traumatismo masivo

Circulación extracorpórea relacionada con cirugía

Mordedura de víbora

Golpe de calor

Padecimientos hemorrágicos

Reacciones a transfusión sanguínea

RESUMEN

Las alteraciones hemorrágicas o el deterioro de la coagulación sanguínea pueden ser consecuencia de defectos en cualquiera de los factores que contribuyen a la hemostasia: plaquetas, factores de coagulación o integridad vascular. El número de plaquetas circulantes puede reducirse (trombocitopenia) por una menor producción en la médula ósea, acumulación excesiva en el bazo o destrucción inmunitaria. La función plaquetaria defectuosa (trombocitopatía) es causada por alteraciones hereditarias (enfermedad de Von Willebrand) o por medicamentos o enfermedad. Es posible que el deterioro de la coagulación sanguínea se deba a las deficiencias de uno o más factores de la coagulación conocidos. Las deficiencias pueden ser secundarias a alteraciones adquiridas (enfermedad hepática o insuficiencia de vitamina K) o hereditarias (hemofilia A o enfermedad de Von Willebrand). La hemorragia también ocurre en vasos estructuralmente débiles por alteraciones de la síntesis de componentes de la pared vascular (insuficiencia de vitamina C, concentraciones excesivas de cortisol, como en la enfermedad de Cushing, o el proceso de envejecimiento) o por daño secundario a mecanismos genéticos (telangiectasia hemorrágica o la presencia de microtrombos).

La CID se distingue por la coagulación generalizada y la hemorragia en el compartimento vascular. Comienza con la activación masiva de la cascada de coagulación y la generación de microtrombos que causan oclusión vascular e isquemia tisular. La formación del coágulo consume todas las proteínas y plaquetas de coagulación disponibles y produce hemorragia grave.

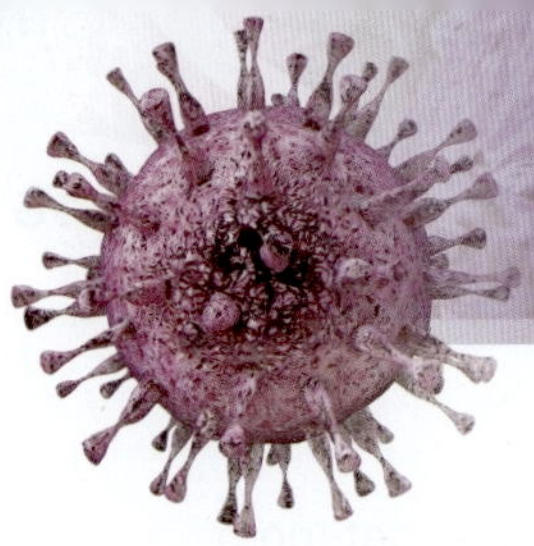

CAPÍTULO 23

Alteraciones de los eritrocitos

Aunque los pulmones aportan los medios para el intercambio de gases entre los ambientes externo e interno, la hemoglobina en los eritrocitos es la que transporta oxígeno a los tejidos. Los eritrocitos también funcionan como portadores de dióxido de carbono y participan en el equilibrio acidobásico. Este capítulo se centra en el eritrocito, los tipos sanguíneos y el tratamiento de transfusión, la anemia, la policitemia y los cambios eritrocíticos relacionados con la edad.

Eritrocitos

Los eritrocitos, de 500 a 1000 veces más numerosos que otras células sanguíneas, son el tipo más abundante de elementos formes.[1] El eritrocito maduro, o glóbulo rojo, es un disco bicóncavo anucleado (fig. 23-1A). Esta forma única contribuye de dos maneras a la función de transporte de oxígeno del eritrocito. La forma bicóncava proporciona un área superficial más grande para la difusión de oxígeno de lo que lo haría una célula esférica del mismo volumen y la delgadez de la membrana celular permite que el oxígeno se difunda rápidamente entre las regiones exterior e interior de la célula (*véase* la fig. 23-1).

Otra característica estructural que facilita la función de transporte del eritrocito es la flexibilidad de su membrana. Puede fluir a través de los capilares con facilidad y, por lo tanto, llegar al tejido corporal periférico.[2] Una red compleja de proteínas fibrosas, en especial la llamada *espectrina*, mantiene la forma bicóncava y la flexibilidad de la membrana eritrocítica (fig. 23-2). La espectrina forma una unión con otra proteína llamada *anquirina*, que reside en la superficie interna de la membrana y está anclada a una proteína integral que abarca la membrana. Esta configuración singular de proteínas confiere elasticidad y estabilidad a la membrana y le permite deformarse fácilmente.[3]

La función principal del eritrocito, facilitada por la molécula de hemoglobina, es transportar oxígeno a los tejidos. Ya que el oxígeno es poco soluble en el plasma, cerca del 95-98% se transporta ligado a hemoglobina. La molécula de hemoglobina se compone de dos pares de cadenas polipeptídicas alfa (α) y beta (β) (fig. 23-1B). Cada una de las cuatro cadenas polipeptídicas consta de una porción de globina (proteína) y una unidad hemo.[1] Por lo tanto, cada molécula de hemoglobina puede llevar cuatro moléculas de oxígeno. La hemoglobina es un pigmento natural. Por su contenido de hierro, se ve rojiza cuando se une el oxígeno y tiene un matiz azulado cuando se desoxigena.[2] La producción de cada tipo de cadena de globina es controlada por genes estructurales individuales con cinco locus de genes diferentes. Las mutaciones, que pueden ocurrir en cualquier parte de estos cinco locus, han originado más de 550 tipos de moléculas de hemoglobina anómalas.[4]

Los dos tipos principales de hemoglobina normal son la hemoglobina adulta (HbA) y la hemoglobina fetal (HbF). La HbA consta de un par de cadenas α y un par de cadenas β. La HbF es la hemoglobina predominante en el feto desde el tercer hasta el noveno mes de gestación. Tiene un par de cadenas gamma (γ) que sustituyen a las cadenas α. Como resultado de la sustitución de cadenas, la HbF tiene mayor afinidad por el oxígeno que la HbA.[4] Esta afinidad facilita la transferencia de oxígeno a través de la placenta de la HbA de la sangre materna hasta la HbF de la sangre fetal. Por lo general, la HbF es reemplazada dentro de los 6 meses que siguen al nacimiento por la HbA.

PUNTOS CLAVE

Eritrocitos

- La función de los eritrocitos, facilitada por la molécula de hemoglobina que contiene hierro, es transportar oxígeno de los pulmones a los tejidos.
- El eritrocito, que tiene un período de vida aproximado de 120 días, se descompone en el bazo; los productos de degradación, como el hierro y aminoácidos, se reciclan.

Síntesis de hemoglobina

La velocidad a la que se sintetiza la hemoglobina depende de la disponibilidad de hierro para la síntesis de hemo. La insuficiencia de hierro produce cantidades de hemoglobina

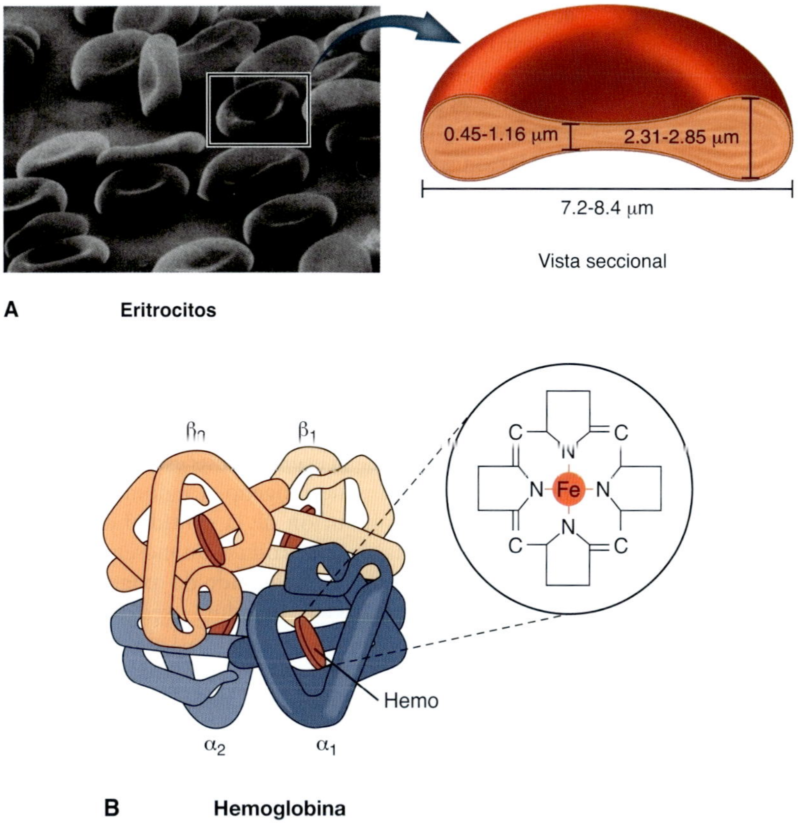

FIGURA 23-1. Características físicas de los eritrocitos. **A.** Los eritrocitos son discos bicóncavos sin núcleo. **B.** Molécula de hemoglobina que muestra las cuatro subunidades hemo que contienen hierro (Fe) y su estructura. Tomado de: Pawlina W. (2016). *Histology: A text and atlas: With correlated cell and molecular biology* (pp. 273, 276). Philadelphia, PA: Wolters Kluwer.

relativamente pequeñas en los eritrocitos. La cantidad de hierro en el cuerpo es cercana a 2 g en las mujeres y hasta 6 g en los hombres.[2] El hierro corporal se encuentra en varios compartimentos. La mayor parte del hierro (casi el 80%) forma un complejo con hemo en la hemoglobina, con pequeñas cantidades en la **mioglobina** del músculo, los **citocromos** y otras enzimas que contienen hierro. El otro 20% se almacena en la médula ósea, hígado, bazo y otros órganos. En condiciones normales, parte del hierro es secuestrado en las células epiteliales intestinales y se pierde en las heces cuando se eliminan estas células.

Cuando los eritrocitos envejecen y se destruyen en el bazo, el hierro de su hemoglobina se libera hacia la circulación y vuelve a la médula ósea para incorporarse en nuevos eritrocitos. Este hierro reciclado de eritrocitos viejos es la principal fuente de hierro utilizada en la producción de eritrocitos nuevos.[5]

El hierro de la dieta también ayuda a mantener las reservas corporales. El hierro, que se obtiene sobre todo de la carne, se absorbe en el intestino delgado, en particular el duodeno (fig. 23-3). Cuando se agotan las reservas corporales de hierro o se estimula la eritropoyesis, la absorción se incrementa. En la sobrecarga de hierro, se acelera su excreción. El hierro absorbido entra en la circulación, donde se combina de inmediato con una β-globulina, *apotransferrina*, para formar *transferrina*, que después es transportada en el plasma.[5] Desde el plasma, el hierro puede depositarse en tejidos como los del hígado, donde se almacena como ferritina, un complejo proteína-hierro que puede volver a la circulación con facilidad. Las concentraciones séricas de ferritina, que pueden medirse en el laboratorio, proporcionan un índice

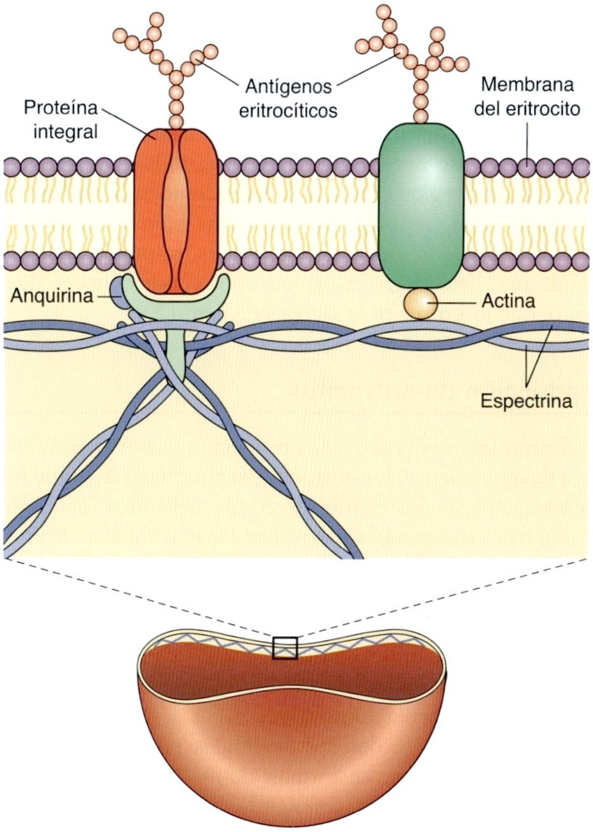

FIGURA 23-2. Vista lateral transversal de la estructura bicóncava del eritrocito y diagrama que muestra el citoesqueleto y la red flexible de espectrina que se une a la anquirina, una proteína transmembrana que reside en la superficie interna de la membrana y se ancla a una proteína integral que abarca la membrana.

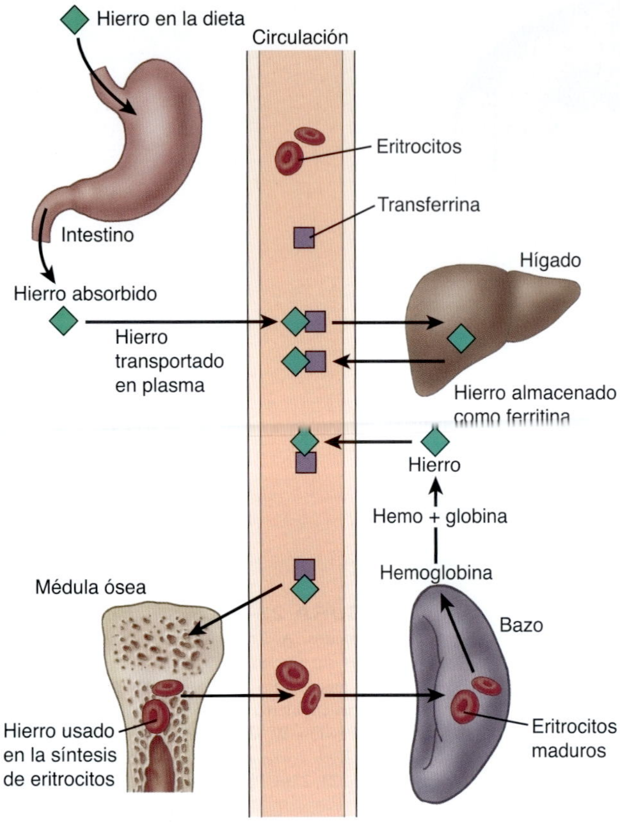

FIGURA 23-3. Esquema del ciclo del hierro, que incluye su absorción desde el tubo digestivo, transporte en la circulación, almacenamiento en el hígado, reciclado de eritrocitos maduros destruidos en el bazo y empleo en la síntesis de eritrocitos en la médula ósea.

de las reservas del hierro corporal. Clínicamente, la reducción de las concentraciones de ferritina indica la necesidad de prescribir suplementos de hierro, como sulfato ferroso. La transferrina también puede aportar hierro al eritrocito en desarrollo en la médula ósea al unirse a los receptores de membrana. Este hierro es captado por el eritrocito en desarrollo, que lo utiliza en la síntesis de hemo.[5]

Producción de eritrocitos

La *eritropoyesis* se refiere a la producción de eritrocitos. Después del nacimiento, los eritrocitos se sintetizan en la médula ósea roja. Hasta los 5 años de edad, casi todos los huesos producen eritrocitos para satisfacer las necesidades de crecimiento; después de ello, la actividad de la médula ósea disminuye de modo gradual. En los adultos, la producción de eritrocitos tiene lugar principalmente en los huesos membranosos de vértebras, esternón, costillas y pelvis.[3] Con esta reducción de actividad, la médula ósea es sustituida por médula ósea amarilla adiposa.

Los eritrocitos se derivan de células precursoras llamadas *eritroblastos*, que se forman de modo continuo de las *células madre pluripotenciales* en la médula ósea (fig. 23-4). Los precursores de eritrocitos pasan por una serie de divisiones, cada una de las cuales produce una célula más pequeña conforme continúa su desarrollo hacia eritrocitos maduros. La síntesis de hemoglobina comienza en la etapa temprana de eritroblasto y sigue hasta que la célula se convierte en un eritrocito maduro. Durante su transformación de normoblasto en reticulocito, el eritrocito acumula hemoglobina conforme el núcleo se condensa y, por último, se pierde. El período de célula madre a surgimiento del reticulocito en la circulación suele tomar alrededor de una semana. La maduración de reticulocito en eritrocito lleva casi 24-48 h. Durante este proceso, el eritrocito pierde sus mitocondrias y ribosomas, junto con su capacidad para producir hemoglobina y participar en el metabolismo oxidativo. La mayoría de los eritrocitos en maduración entran en la sangre como reticulocitos. Alrededor del 1% del complemento total del cuerpo de eritrocitos se genera en la médula ósea cada día; por lo tanto, el recuento de reticulocitos es un índice de la actividad eritropoyética de dicho tejido.[2]

La mayor parte de la eritropoyesis está gobernada por las necesidades tisulares de oxígeno. Cualquier padecimiento que cause una disminución de la cantidad de oxígeno que se transporta en la sangre produce un incremento de la producción de eritrocitos. El contenido de oxígeno de la sangre no actúa directamente en la médula ósea para estimular la producción de eritrocitos. En cambio, las células peritubulares de los riñones detectan el contenido reducido de oxígeno y entonces producen una hormona llamada *eritropoyetina*. En condiciones normales, cerca del 90% de toda la eritropoyetina es producida por los riñones y el restante 10% se forma en el hígado. Aunque la eritropoyetina es el regulador clave de la eritropoyesis, diversos factores de crecimiento, como el factor estimulador de colonias de granulocitos (CSF-G, *granulocyte colony-stimulating factor*), de granulocitos-macrófagos CSF-(GM) y el factor 1 de crecimiento similar a insulina (IGF-1, *insulin-like growth factor*-1), participan en las primeras etapas de la eritropoyesis.[2] La eritropoyetina actúa sobre todo en las etapas posteriores de la eritropoyesis para inducir la proliferación de las unidades formadoras de colonias de eritrocitos y la maduración de la etapa de normoblasto hacia reticulocitos y eritrocitos maduros. En ausencia de eritropoyetina, como en la insuficiencia renal, la hipoxia tiene poco o ningún efecto en la producción de eritrocitos.[2]

Como los eritrocitos se liberan hacia la sangre como reticulocitos, el porcentaje de las células es mayor cuando hay un marcado incremento de la producción de eritrocitos. En algunas formas graves de anemia, los reticulocitos (casi siempre alrededor del 1%) pueden constituir un 30% del recuento total de eritrocitos. En algunas situaciones, la producción de eritrocitos es tan acelerada que aparecen numerosos eritroblastos en la sangre.[2]

Destrucción de eritrocitos

Los eritrocitos maduros tienen un lapso de vida que se aproxima a 4 meses o 120 días. Conforme envejece el eritrocito, tienen lugar diversos cambios: la actividad metabólica en el glóbulo disminuye, la actividad enzimática desciende y el trifosfato de adenosina decrece. La cantidad de lípidos en la membrana disminuye y esta se vuelve más frágil, lo que hace que el eritrocito se autodestruya cuando pasa por lugares estrechos en la circulación y espacios trabeculares pequeños en el bazo.[2] La tasa de destrucción de eritrocitos (1%

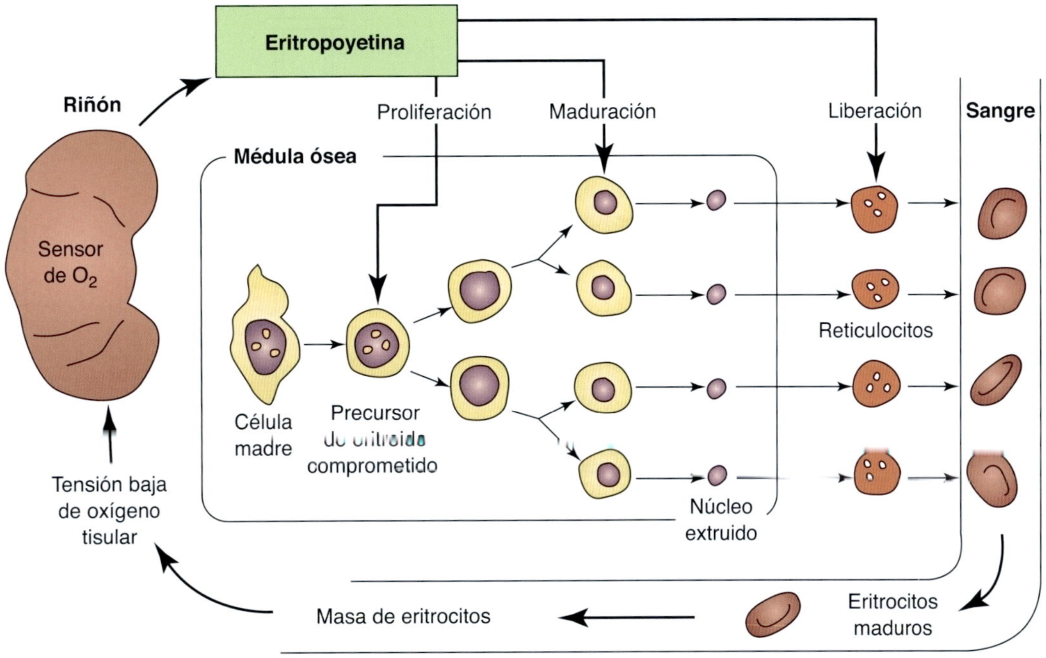

FIGURA 23-4. El desarrollo de eritrocitos implica la proliferación y diferenciación de células de la médula ósea comprometidas en las etapas de eritroblasto y normoblasto a reticulocitos, que se liberan al torrente sanguíneo y por último se convierten en eritrocitos.

por día) por lo general es igual a su tasa de producción, pero en padecimientos como la anemia hemolítica su período de vida puede ser más corto.

Un grupo de células fagocíticas grandes que se encuentran en el bazo, el hígado, la médula ósea y los ganglios linfáticos facilita la destrucción de eritrocitos. Estas células fagocíticas reconocen eritrocitos viejos y defectuosos, y después los ingieren y destruyen mediante una serie de reacciones enzimáticas. Durante estas reacciones, los aminoácidos de las cadenas de globulina y el hierro de las unidades hemo se salvan y reutilizan (fig. 23-5). La mayor parte de la unidad hemo se convierte en bilirrubina, el pigmento de la bilis, que es insoluble en plasma y se une a proteínas plasmáticas de transporte. La bilirrubina es eliminada de la sangre por el hígado y se conjuga con glucurónido para hacerse hidrosoluble, de manera que pueda excretarse en la bilis. La eliminación excesiva de bilirrubina en la bilis debido a un aumento de la destrucción de eritrocitos puede conducir al desarrollo de cálculos de bilirrubina. La forma insoluble en plasma de la bilirrubina se denomina *bilirrubina no conjugada*, y la forma hidrosoluble, *bilirrubina conjugada*. Las concentraciones séricas de bilirrubina conjugada y no conjugada pueden medirse en el laboratorio y se informan como directa e indirecta, respectivamente. Si la destrucción de eritrocitos y la consiguiente producción de bilirrubina son excesivas, se acumula bilirrubina no conjugada en la sangre. Esto da como resultado una coloración amarilla en la piel denominada *ictericia*.[2]

Cuando la destrucción de eritrocitos tiene lugar en la circulación, como en la anemia hemolítica, la hemoglobina permanece en el plasma. El plasma contiene una proteína de enlace a hemoglobina llamada *haptoglobina*.[4] Otras proteínas plasmáticas, como la albúmina, también pueden unirse a la hemoglobina. Con la destrucción intravascular extensa de eritrocitos, las concentraciones de hemoglobina pueden exceder la capacidad de enlace de la hemoglobina con la haptoglobina y otras proteínas plasmáticas. Cuando esto sucede, la hemoglobina libre aparece en la sangre (hemoglobinemia) y se excreta en la orina (hemoglobinuria).[4]

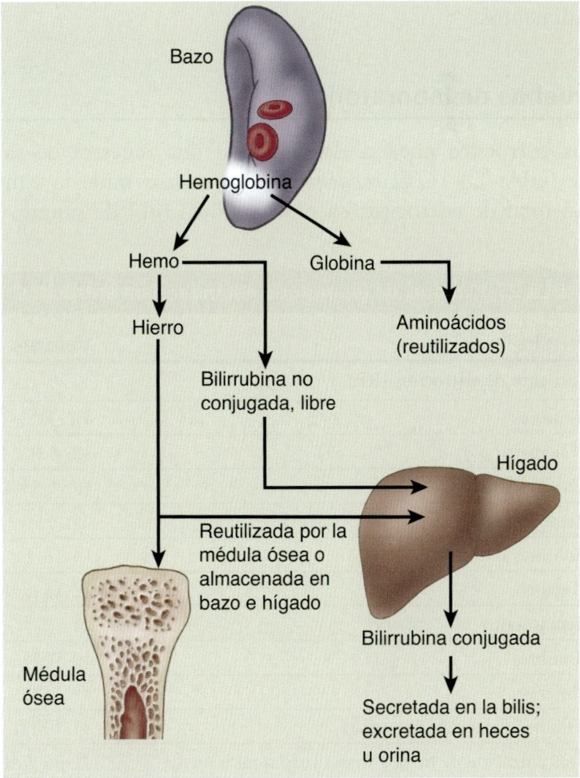

FIGURA 23-5. Destrucción de eritrocitos y destino de la hemoglobina.

Metabolismo de eritrocitos y oxidación de hemoglobina

El eritrocito, que carece de mitocondria, depende de la glucosa y la vía glucolítica para satisfacer sus necesidades metabólicas. El metabolismo anaeróbico de la glucosa mediado por enzimas genera el trifosfato de adenosina necesario para la función normal de la membrana y el transporte de iones. El agotamiento de glucosa y la insuficiencia funcional de una de las enzimas glucolíticas conducen a la muerte súbita del eritrocito. Una ramificación de la vía glucolítica es la producción de 2,3-difosfoglicerato (2,3-DPG), que se une a la molécula de hemoglobina y reduce la afinidad de esta última por el oxígeno. Esto facilita la liberación de oxígeno a nivel tisular. Las condiciones de hipoxia crónica, como enfermedad pulmonar crónica, anemia y vivir en lugares de gran altitud, se acompañan de un incremento de la concentración de 2,3-DPG.[1]

Ciertas sustancias químicas (p. ej., nitratos y sulfatos) y fármacos que oxidan la hemoglobina a una forma inactiva interrumpen su oxidación (la combinación de hemoglobina con oxígeno). El ion nitrito reacciona con hemoglobina para producir metahemoglobina, que tiene una baja afinidad por el oxígeno. Las dosis grandes de nitritos pueden producir concentraciones altas de metahemoglobina, lo que causa seudocianosis e hipoxia tisular.

Una insuficiencia hereditaria de glucosa-6-fosfato deshidrogenasa (G6PD) predispone a la desnaturalización oxidativa de hemoglobina, con lesión y lisis resultantes de los eritrocitos. La insuficiencia de G6PD es una anemia que se ve con mucha frecuencia en hombres de ascendencia africana. La hemólisis suele ser consecuencia de estrés oxidativo generado por una infección o exposición a ciertos fármacos o alimentos.

Pruebas de laboratorio

Los eritrocitos pueden estudiarse en una muestra de sangre (tabla 23-1). El *recuento de eritrocitos* mide la cantidad total de eritrocitos en un microlitro (μL) de sangre. El *porcentaje de reticulocitos* provee un índice de la tasa de producción de glóbulos rojos. La *hemoglobina* (gramos por decilitro [dL] o 100 mililitros [mL] de sangre) mide el contenido de hemoglobina de la sangre. Los principales componentes sanguíneos son la masa eritrocítica y el volumen plasmático. El *hematócrito* mide la masa de eritrocitos en un volumen plasmático de 100 mL. El hematócrito puede ser engañoso porque varía con la cantidad de líquido extracelular: se incrementa con la deshidratación y disminuye con la expansión excesiva del volumen de líquido extracelular (fig. 23-6).

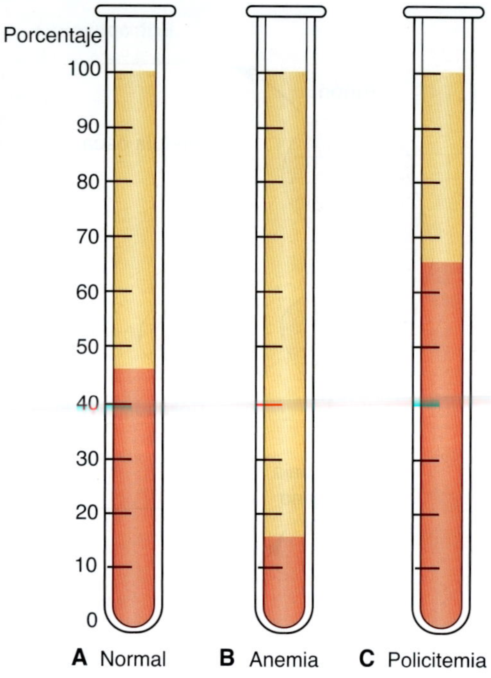

FIGURA 23-6. Hematócrito. El hematócrito mide el porcentaje de células en 100 mL de plasma: normal (*A*), disminuido en la anemia (*B*) e incrementado en la policitemia (*C*).

Los índices eritrocíticos se emplean para diferenciar entre tipos de anemias por el tamaño o color de los eritrocitos. El *volumen corpuscular promedio* (VCP) refleja el volumen o

TABLA 23-1 Valores de laboratorio estándar para eritrocitos

Prueba	Valores normales	Significancia
Recuento de eritrocitos (RE)		Número de eritrocitos en la sangre
Hombres	4.2-5.4 × 10^6/μL	
Mujeres	3.6-5.0 × 10^6/μL	
Reticulocitos	1.0-1.5% del recuento total de GR	Tasa de producción de eritrocitos
Hemoglobina		
Hombres	14-16.5 g/dL	Contenido de hemoglobina de la sangre
Mujeres	12-15 g/dL	
Hematócrito		
Hombres	40-50%	Volumen de células en 100 mL de sangre
Mujeres	37-47%	
Volumen corpuscular medio	85-100 fL	Tamaño del eritrocito
Concentración de hemoglobina corpuscular media	31-35 g/dL	Concentración de hemoglobina en el eritrocito
Hemoglobina celular media	27-34 pg/célula	Masa de eritrocitos

tamaño de los glóbulos rojos. El VCP disminuye en la anemia microcítica (glóbulo pequeño) y aumenta en la anemia macrocítica (glóbulo grande). Algunas anemias son normocíticas (los glóbulos son de tamaño o VCP normal). La *concentración de hemoglobina corpuscular media* (CHCM) se refiere a la concentración de hemoglobina en cada glóbulo. La hemoglobina explica el color de los eritrocitos. Las anemias se describen como *normocrómicas* (color o CHCM normal) o *hipocrómicas* (disminución de color o CHCM). La *hemoglobina celular media* (HCM) se refiere a la masa del eritrocito y es menos útil para clasificar las anemias.[1]

La tinción de un frotis sanguíneo brinda información en cuanto al tamaño, color y forma de los eritrocitos, así como a la presencia de glóbulos anómalos o inmaduros. Si los resultados del frotis sanguíneo son anómalos, puede indicarse un estudio de médula ósea. Por lo general, la médula ósea se aspira mediante una aguja desde la cresta ilíaca posterior o el esternón. El aspirado se tiñe y observa para determinar la cantidad y madurez de las células y los tipos anómalos.

RESUMEN

El eritrocito aporta los medios para transportar oxígeno desde los pulmones hasta los tejidos. Su forma bicóncava incrementa el área superficial para la difusión de oxígeno en la delgada membrana celular. Un citoesqueleto complejo de proteínas unidas al interior de la membrana mantiene su forma y permite que se deforme mientras pasa por capilares pequeños. El eritrocito contiene hemoglobina, una molécula compuesta por dos cadenas polipeptídicas cada una de las cuales está formada por una porción de globina (proteína) y una unidad hemo, que rodea un átomo de hierro que se combina de manera reversible con el oxígeno. Los glóbulos rojos se desarrollan de células madre en la médula ósea y se liberan como reticulocitos hacia la sangre, donde se convierten en eritrocitos maduros. La producción de glóbulos rojos está regulada por la hormona eritropoyetina, que se produce en el riñón en respuesta a una disminución de las concentraciones de oxígeno.

El período de vida de un eritrocito es de aproximadamente 120 días. La destrucción de glóbulos rojos por lo general se lleva a cabo en el bazo, el hígado, la médula ósea y los ganglios linfáticos. En el proceso de destrucción, la porción hemo de la molécula de hemoglobina se convierte en bilirrubina. La bilirrubina, que es insoluble en plasma, se une a las proteínas plasmáticas para transportarse a través de la sangre. Se elimina del cuerpo a través del hígado y se conjuga a una forma hidrosoluble para ser excretada en la bilis.[1]

El eritrocito, que carece de mitocondria, depende de la glucosa y la vía glucolítica para satisfacer sus necesidades metabólicas. El producto final de la vía glucolítica (2,3-DPG) incrementa la liberación de oxígeno hacia los tejidos durante las condiciones de hipoxia al reducir la afinidad de la hemoglobina al oxígeno.[1]

En el laboratorio, los contadores automáticos proporcionan con rapidez mediciones exactas del recuento de eritrocitos e índices globulares. La tinción de frotis sanguíneo brinda información del tamaño, el color y la forma de los eritrocitos, así como de la presencia de glóbulos anómalos o inmaduros. Si los resultados del frotis sanguíneo son anómalos, puede indicarse un estudio de médula ósea.

Tipos sanguíneos y tratamiento de transfusión

Las anemias de varias causas se tratan mediante transfusiones de sangre completa o eritrocitos solo cuando se compromete el aporte de oxígeno a los tejidos, según se demuestra a través de medidas de transporte y utilización de oxígeno, hemoglobina y hematócrito. Las recomendaciones actuales sugieren una transfusión para personas con concentraciones de hemoglobina menores de 7 g/dL, con base en la edad, enfermedad, factores de riesgo y procedimientos quirúrgicos.[6] La pérdida masiva aguda suele restituirse con transfusión de sangre total. No obstante, la mayoría de las anemias se tratan con transfusiones de concentrados de glóbulos rojos, que solamente suministran el componente que es insuficiente.

Varios componentes sanguíneos que se utilizan para la transfusión se preparan y almacenan en condiciones específicas y tienen empleos únicos, según se describe en la tabla 23-2. Estos componentes de eritrocitos se derivan principalmente de donantes de sangre voluntarios. Sin embargo, antes de realizar una transfusión de glóbulos rojos o sangre completa de un donante voluntario, se requiere una serie de procedimientos para asegurar una transfusión exitosa. Las muestras del donante y el receptor se tipifican para determinar los grupos ABO y Rh, y detectar anticuerpos eritrocíticos inesperados. La prueba de compatibilidad cruzada se realiza incubando las células del donante con el suero del receptor y observando la aglutinación. Si no se presenta, los tipos de sangre del donante y el receptor son compatibles.

Desde principios de la década de 1980 se ha fomentado la donación y transfusión autólogas. La *transfusión autóloga* se refiere al procedimiento de recibir la sangre propia, por lo general, para reponer una pérdida quirúrgica, con el fin de eliminar el riesgo de enfermedad transmitida por la sangre o de una reacción a la transfusión.[7]

Grupos sanguíneos ABO

La compatibilidad ABO es esencial para lograr un tratamiento de transfusión eficaz y requiere conocimiento de los antígenos y anticuerpos ABO. Hay cuatro grupos sanguíneos ABO principales determinados por la presencia

TABLA 23-2 Sangre y componentes sanguíneos empleados en el tratamiento de transfusión*

Componente	Composición	Indicaciones y consideraciones
Sangre completa	Células y plasma, hematócrito cercano al 40%	Restitución de volumen y capacidad portadora de oxígeno; suele utilizarse solo para la hemorragia significativa (> 25% del volumen sanguíneo perdido)
Paquete de eritrocitos	Eritrocitos con poco plasma (hematócrito cercano al 75%); algunas plaquetas y leucocitos permanecen	↑ masa de eritrocitos; anemia sintomática: ■ Las plaquetas en la unidad no son funcionales ■ Los leucocitos en la unidad pueden causar reacción y no son funcionales
Plaquetas: aleatorio	Plaquetas (5.5 × 10^{10} plaquetas/unidad), plasma; algunos eritrocitos, leucocitos	Hemorragia por disminución grave de plaquetas Prevenir hemorragia cuando las plaquetas son < 5 000-10 000/mm^3 La supervivencia ↓ en presencia de fiebre, escalofríos, infección Tratamiento repetido conduce a ↓ de la supervivencia por aloinmunización
Plaquetas: un solo donante	Plaquetas (3 × 1011 plaquetas/unidad) 1 unidad equivale a 6-8 unidades de plaquetas aleatorias	Utilizadas para tratamiento repetido: ■ ↓ el riesgo de aloinmunización al limitar la exposición a múltiples donantes
Plasma	Plasma; todos los factores de coagulación Complemento	Hemorragia en pacientes con insuficiencia de factor de coagulación; plasmaféresis
Granulocitos	Neutrófilos (> 1 × 10^{10}/unidad); algunos linfocitos, eritrocitos y plaquetas permanecerán en la unidad	Neutropenia grave en pacientes seleccionados; controvertido
Linfocitos	Linfocitos (varía el número)	Estimular el efecto de enfermedad de injerto contra hospedero
Crioprecipitado	Fibrinógeno ≥ 150 mg/bolsa, FAH (VIII:C) 80-110 unidades/bolsa, factor de Von Willebrand; fibronectina	Enfermedad de Von Willebrand Hipofibrinogenemia Hemofilia A
FAH	Factor VIII	Hemofilia A
Concentrado de factor IX	Factor IX	Hemofilia B (enfermedad de Christmas)
Complejo de factor IX	Factores II, VII, IX, X	Deficiencia hereditaria de factores VII, IX, X; hemofilia A con inhibidores del factor VII
Albúmina	Albúmina 5, 25%	Hipoproteinemia; quemaduras; expansión de volumen en un 5% para ↑ del volumen sanguíneo; un 25% resulta en ↓ de hematócrito
Gammaglobulina i.v.	Anticuerpos IgG	Hipogammaglobulinemia (en LLC, infecciones recurrentes); PTI; estados de inmunodeficiencia primarios
Concentrado de antitrombina III (AT III)	AT III (pequeñas cantidades de otras proteínas plasmáticas)	Deficiencia de AT III con o en riesgo de trombosis

Se describe la composición de cada tipo de componente sanguíneo, así como las indicaciones frecuentes para emplear un determinado componente. Eritrocitos, plaquetas y plasma fresco congelado son los productos sanguíneos que se utilizan con mayor frecuencia. Al transfundir estos productos sanguíneos, es importante entender que el producto individual siempre está "contaminado" con pequeñas cantidades de otros productos sanguíneos (p. ej., leucocitos mezclados en una unidad de plaquetas). Esta contaminación puede causar algunas dificultades, en particular isosensibilización, en ciertos pacientes.

↑, aumento; ↓, disminución; FAH, factor antihemofílico; LLC, leucemia linfocítica crónica; PTI, púrpura trombocitopénica idiopática.

Reimpreso de: Hinkle J. L., Cheever K. H. (2018). *Brunner & Suddarth's textbook of medical-surgical nursing* (14a ed., Tabla 32-4, p. 915). Philadelphia, PA: Wolters Kluwer; adaptado de American Red Cross. (2015). *Blood components*. [Online]. Disponible en: www.redcrossblood.org/learnabout-blood/blood components. Con acceso el 14 de septiembre, 2015; Dzieczkowski J. S., Anderson K. C. (2015). Transfusion biology and therapy. En: Kasper D., Fauci A., Hauser S., et al. (Eds.), *Harrison's principles of internal medicine* (19a ed.).: Disponible en: accessmedicine.mhmedical.com.laneproxy.stanford.edu/content.aspx?bookid=1130&Sectionid=79732248 Con acceso el 25 de mayo 2016.

o ausencia de dos antígenos eritrocíticos (A y B). Las personas que no tienen ninguno de los antígenos A y B se clasifican como poseedores de sangre tipo O. Aquellas con antígenos A se clasifican como de sangre tipo A; las que tienen antígenos B, como de sangre tipo B; y las que tienen los antígenos A y B, como sangre tipo AB (tabla 23-3). Los grupos sanguíneos ABO están determinados genéticamente. Al parecer, el gen del tipo O no tiene una función en la producción de un antígeno eritrocítico. Cada uno de los otros genes se expresa por la presencia de un antígeno fuerte en la superficie del eritrocito. Seis genotipos, o combinaciones de genes, producen cuatro fenotipos, o expresiones de tipo sanguíneo. Los tipos O y A son los más frecuentes en los Estados Unidos.

Los anticuerpos ABO se desarrollan de forma previsible en el suero de personas cuyos eritrocitos carecen del antígeno

TABLA 23-3 Sistema ABO de tipo sanguíneo

Genotipo	Antígenos de eritrocitos	Tipo sanguíneo	Anticuerpos séricos
OO	Ninguno	O	AB
AO	A	A	B
AA	A	A	B
BO	B	B	A
BB	B	B	A
AB	AB	AB	Ninguno

correspondiente. Las personas con antígenos de tipo A en sus glóbulos rojos tienen anticuerpos de tipo B, las personas con antígenos de tipo B presentan anticuerpos de tipo A en su suero; las personas con sangre de tipo O contienen anticuerpos de los tipos A y B; y las personas con sangre de tipo AB no presentan anticuerpos A ni B. Los anticuerpos ABO no suelen estar presentes al nacimiento, pero comienzan a desarrollarse a los 3-6 meses de edad y alcanzan sus concentraciones máximas entre los 5 y 10 años de edad.[7]

Tipos de Rh

El antígeno D del sistema Rh también es importante en la compatibilidad de la transfusión y se prueba de manera sistemática. El tipo de Rh está codificado por tres pares de genes (*C*, *c*; *D*, *d*; y *E*, *e*). Cada alelo, con excepción de *d*, codifica un antígeno específico. El antígeno D es el más inmunógeno; los individuos que cuentan con este antígeno se designan como Rh-positivo, y los que no lo tienen, Rh-negativo. A diferencia de los anticuerpos séricos para los tipos sanguíneos ABO, que se desarrollan de forma espontánea después del nacimiento, los anticuerpos Rh lo hacen después de la exposición a uno o más de los antígenos Rh, por lo general a través del embarazo o transfusiones, y persiste durante muchos años.[2] Puesto que lleva varias semanas producir anticuerpos, la reacción puede retrasarse y casi siempre es leve. Si se administran transfusiones posteriores de sangre Rh-positivo a una persona que se ha sensibilizado, esta puede tener una reacción grave inmediata.

Reacciones a la transfusión sanguínea

La gravedad de las reacciones a las transfusiones sanguíneas resalta la necesidad de tomar precauciones extremas cuando se administra sangre. Debido a que la mayoría de las reacciones a la transfusión son el resultado de errores administrativos o en su identificación, debe tenerse cuidado de determinar de manera correcta al receptor y la fuente de transfusión. Los signos vitales del receptor deben vigilarse antes y durante la transfusión, y es imperativa la observación cuidadosa de los signos de la reacción a la transfusión.

Los Centers for Disease Control and Prevention (CDC) identificaron 11 tipos de reacciones a la transfusión.[9] En la tabla 23-4 se presentan las reacciones y los criterios de clasificación. A continuación, se abordan las reacciones más frecuentes y preocupantes.

Reacciones transfusionales hemolíticas agudas

Las reacciones hemolíticas agudas a las transfusiones se presentan cuando hay destrucción de los eritrocitos del donante por reacción con el anticuerpo del suero del receptor.[7] Pueden ser peligrosas para la vida, pero por fortuna no son frecuentes: ocurren en 1 de cada 76 000 transfusiones. La mayoría (1 de cada 40 000 transfusiones) son causadas por la incompatibilidad ABO. Los signos y síntomas típicos pueden presentarse con tan poco como 10 mL de transfusión sanguínea.[7]

La hemoglobina que se libera de los glóbulos hemolizados del donante se filtra en los glomérulos de los riñones. Dos posibles complicaciones de una reacción a transfusión sanguínea son la oliguria y el paro renal resultado de efectos adversos de la hemoglobina filtrada en el flujo tubular renal.[10] La orina debe examinarse para detectar la presencia de hemoglobina, urobilinógeno y eritrocitos.

Reacciones transfusionales hemolíticas retardadas

Las reacciones transfusionales hemolíticas retardadas pueden tener lugar 1-2 semanas después de la transfusión y son causadas por anticuerpos no detectados en el suero del receptor. La incidencia estimada de estas reacciones es de alrededor de 1:1500 transfusiones y la reacción se acompaña de una disminución de hemoglobina e ictericia.[10] Sin embargo, los receptores pueden ser asintomáticos.

Reacciones febriles

La incidencia estimada de reacciones febriles varía del 0.1 al 1% en los receptores de transfusiones. Los anticuerpos del receptor dirigidos contra los leucocitos o plaquetas del donante producen un aumento de temperatura casi 2 h después de que inicie la transfusión.[10] Se utilizan antipiréticos para tratar esta reacción. Las reacciones febriles futuras pueden evitarse mediante el empleo de sangre con baja concentración de leucocitos.

Reacciones alérgicas

Las reacciones alérgicas ocurren en el 1-3% de las personas que reciben transfusiones y son las reacciones más frecuentes. Las reacciones alérgicas son causadas por los anticuerpos de una persona contra las proteínas del donante, en particular IgG, C4 y haptoglobina. Las reacciones alérgicas pueden variar de una erupción leve con comezón a reacciones anafilácticas peligrosas para la vida.[9] Las reacciones leves se pueden aliviar con antihistamínicos.[10]

Las reacciones anafilácticas son muy poco frecuentes, graves y potencialmente mortales. Ocurren en 1 de cada 20 000 a 50 000 transfusiones. Los signos y síntomas incluyen colapso cardiovascular con hipotensión y taquicardia, broncoespasmo, hipoxemia, angioedema y urticaria. El tratamiento incluye epinefrina, antihistamínicos y glucocorticoides.[10]

Insuficiencia pulmonar aguda relacionada con la transfusión

La causa subyacente de la insuficiencia pulmonar aguda relacionada con la transfusión es el antígeno leucocitario

TABLA 23-4 Clasificación de las reacciones a la transfusión sanguínea

Reacción a la transfusión	Definición de caso*
Reacción alérgica	**Definitiva** Dos o más de los siguientes factores ocurren durante o en las 4 h siguientes a la transfusión: ■ Edema conjuntival ■ Edema de labios, lengua y úvula ■ Eritema y edema del área periorbitaria ■ Rubor generalizado ■ Hipotensión ■ Angioedema localizado ■ Erupción maculopapular ■ Prurito (comezón) ■ Dificultad respiratoria; broncoespasmo ■ Urticaria **Probable** *Cualquiera* de los siguientes factores ocurre durante o en las 4 h siguientes a la transfusión: ■ Edema conjuntival ■ Edema de labios, lengua y úvula ■ Eritema y edema del área periorbitaria ■ Angioedema localizado ■ Erupción maculopapular ■ Prurito (comezón) ■ Urticaria[8, p. 12]
Reacción a transfusión hemolítica aguda (RTHA)	**Definitiva** Ocurre durante o 24 h después de la transfusión con nuevo inicio de *cualquiera* de los siguientes signos/síntomas: ■ Dolor de espalda/costado ■ Escalofríos/rigidez ■ Coagulación intravascular diseminada (CID) ■ Epistaxis ■ Fiebre ■ Hematuria (hemólisis visual grave) ■ Hipotensión ■ Oliguria/anuria ■ Dolor o exudado en el sitio intravenoso ■ Insuficiencia renal Y Dos o más de los siguientes: ■ Fibrinógeno disminuido ■ Haptoglobina disminuida ■ Bilirrubina elevada ■ LDH elevada ■ Hemoglobinemia ■ Hemoglobinuria ■ Decoloración del plasma con hemólisis ■ Esferocitos en la extensión sanguínea *Y también* ■ Mediada por inmunidad Prueba de antiglobulina directa (PAD) positiva para anti-IgG o anti-C3 Y Prueba de elución positiva con aloanticuerpos presentes en los eritrocitos transfundidos O ■ No mediada por inmunidad Prueba serológica negativa y confirmación de una causa física, por ejemplo, termal, osmótica, mecánica, química **Probable** Cumple con los criterios de signos y síntomas para hemólisis aguda *Y también* ■ Mediada por inmunidad Se excluye la causa física, pero la evidencia serológica no es suficiente para cubrir los criterios definitivos

TABLA 23-4 Clasificación de las reacciones a la transfusión sanguínea

Reacción a la transfusión	Definición de caso*
Reacción a transfusión hemolítica aguda *(continuación)*	O ■ No mediada por inmunidad Se sospecha una causa física y la prueba serológica es negativa[8, p. 12]
Reacción a transfusión hemolítica retardada	**Definitiva** Prueba de antiglobulina directa (PAD) positiva para anticuerpos desarrollados entre 24 h y 28 días después de la transfusión *Y también* ■ Prueba de elución positiva con aloanticuerpos presentes en los eritrocitos transfundidos O ■ Aloanticuerpo eritrocítico identificado recientemente en el suero del receptor *Y también* ■ Aumento inadecuado de las concentraciones de hemoglobina postransfusión o descenso súbito de las concentraciones de hemoglobina a las de pretransfusión O ■ Otra manifestación sin causa de esferocitos **Probable** Aloanticuerpo eritrocítico identificado recientemente cuya manifestación se presenta entre 24 h y 28 días después de la transfusión *Pero* Evidencia incompleta de laboratorio para cubrir los criterios definitivos de definición de caso *Nota:* la persona puede ser asintomática o tener síntomas similares, pero más leves que la RTHA; los síntomas no son necesarios para cumplir con los criterios de definición de caso[8, p. 16]
Reacción a transfusión serológica retardada	Ausencia de signos clínicos de hemólisis *Y* Demostración de nuevos anticuerpos relevantes clínicamente contra eritrocitos *Mediante* ■ Prueba de antiglobulina directa positiva O Detección de anticuerpos positiva con anticuerpo eritrocítico identificado recientemente[8, p. 17]
Reacción a transfusión febril no hemolítica	Ocurre durante o en las 4 h posteriores a la transfusión *Y también* ■ Fiebre (mayor o igual a 38° C/100.4° F bucal y un cambio de al menos 1° C/1.8° F) desde el valor pretransfusión O ■ Se presentan escalofríos/rigidez[8, p. 14]
Reacción a transfusión hipotensiva	Se excluyen las otras reacciones adversas que se presentan con la hipotensión Y La hipotensión ocurre durante o 1 h después de la transfusión ■ Adultos (18 años y más): Descenso de la presión arterial sistólica ≥ 33 mm Hg y presión arterial sistólica ≤ 80 mm Hg ■ Lactantes, niños y adolescentes (1 año o menor de 18 años): Descenso mayor al 25% de la presión arterial sistólica a partir del punto de referencia (p. ej., descenso en la presión arterial de 120 a menos de 90 mm Hg) ■ Los neonatos y lactantes pequeños (menores de 1 año O cualquier edad y menos de 12 kg de peso corporal): Se registró un descenso mayor al 25% en el valor de base mediante cualquier medición (p. ej., presión arterial media) [8, p. 13]
Sobrecarga circulatoria asociada con la transfusión (TACO, *transfusion-associated circulatory overload*)	Nuevo inicio o exacerbación de tres o más de los siguientes factores dentro de las 6 h posteriores a la transfusión: ■ Dificultad respiratoria aguda (disnea, ortopnea, tos) ■ Péptido natriurético cerebral (BNP, *brain natriuretic peptide*) elevado ■ Presión venosa central (PVC) elevada ■ Evidencia de insuficiencia cardíaca ■ Evidencia de equilibrio hídrico positivo ■ Evidencia radiográfica de edema pulmonar[8, p. 9]

TABLA 23-4 Clasificación de las reacciones a la transfusión sanguínea (*continuación*)

Reacción a la transfusión	Definición de caso*
Insuficiencia pulmonar aguda relacionada con transfusión (TRALI, de *transfusion-related acute lung injury*)	*No* hay evidencia de insuficiencia pulmonar aguda (IPA) antes de la transfusión Y Inicio de IPA durante o 6 h después de la transfusión Y Cualquiera de estos métodos define la hipoxemia: ■ PaO_2/FiO_2 menor o igual a 300 mm Hg ■ Saturación de oxígeno menor del 90% en aire ambiente ■ Otra evidencia clínica Y Evidencia radiográfica de infiltrados bilaterales Y No hay evidencia de hipertensión de la aurícula izquierda (sobrecarga circulatoria) [8, p. 10]
Disnea relacionada con transfusión	Dificultad respiratoria aguda que ocurre dentro las 24 h posteriores a la transfusión Y Las definiciones de reacción alérgica, TACO y TRALI no son aplicables[8, p. 11]
Enfermedad de injerto contra hospedero relacionada con transfusión	**Definitiva** Un síndrome clínico que ocurre de 2 días a 6 semanas después de la transfusión, caracterizado por: Erupción característica: eritematosa, maculopapular que se dispersa a las extremidades y puede, en casos graves, progresar hasta eritrodermia generalizada y formación ampollosa hemorrágica: ■ Diarrea ■ Fiebre ■ Hepatomegalia ■ Insuficiencia hepática (concentraciones elevadas de ALT, AST, fosfatasa alcalina y bilirrubina) ■ Aplasia medular ■ Pancitopenia Y Aspecto histológico característico de piel o biopsia hepática **Probable** Cumple con los criterios definitivos *Excepto* Biopsia negativa o no realizada[8, p. 18]
Infección transmitida por transfusión	Evidencia de laboratorio de un patógeno en el receptor de la transfusión[8, p. 20]
Púrpura postransfusión	**Definitiva** Los aloanticuerpos en la persona dirigidos contra antígenos plaquetarios humanos u otro antígeno plaquetario específico detectados durante o después del desarrollo de trombocitopenia Y Trombocitopenia (disminución de plaquetas < 20% del recuento pretransfusión) **Probable** Los aloanticuerpos en la persona dirigidos contra antígenos plaquetarios humanos u otro antígeno plaquetario específico detectados durante o después del desarrollo de trombocitopenia Y Disminución de plaquetas a concentraciones entre el 20 y 80% del recuento pretransfusión[8, p. 19]

*Las definiciones de caso de los CDC se presentaron de forma textual para evitar malas interpretaciones.

Adaptado de: Centers for Disease Control and Prevention (CDC). (2017). *National healthcare safety network biovigilance component hemovigilance module surveillance protocol* (pp. 9–30). [En línea]. Disponible en: https://www.cdc.gov/nhsn/PDFs/Biovigilance/BV-HV-protocol-current.pdf. *Último acceso, 8 de mayo del 2019.*

humano (HLA, *human leukocyte antigen*) en el donante. La incidencia, aunque no es frecuente (1 de cada 10000 casos), es letal en el 10-20% de los afectados. Dentro de las 6 h de recibir una transfusión, el receptor desarrolla edema pulmonar con hipotensión e hipoxemia. El tratamiento es de apoyo.[10]

Sobrecarga circulatoria asociada con la transfusión

La sobrecarga circulatoria asociada con la transfusión afecta con frecuencia a personas que están en alto riesgo de sobrecarga. Estas son sobre todo aquellas con problemas renales y cardíacos, y mayores de 60 años de edad. La sobrecarga circulatoria asociada con la transfusión ocurre en alrededor del 1% de las transfusiones y tiene una tasa de mortalidad del 1.4-8.3%. El principal síntoma es la dificultad respiratoria aguda. El tratamiento involucra diuréticos para reducir la sobrecarga y oxígeno adicional para cubrir su demanda.[10] Mantener una posición recta puede ayudar a tratar la **ortopnea** y prevenir el agravamiento del edema pulmonar relacionado con los cambios de líquidos relacionados con la gravedad.

RESUMEN

El tratamiento de transfusión provee los medios para la restitución de eritrocitos y otros componentes de la sangre. Los eritrocitos contienen antígenos superficiales y los anticuerpos recíprocos se hallan en el suero. La presencia o ausencia de dos antígenos eritrocíticos: A y B, determina cuatro tipos sanguíneos ABO principales. El antígeno D determina el tipo Rh-positivo; la ausencia del antígeno D, el tipo Rh-negativo. Los tipos ABO y Rh deben determinarse en la sangre del receptor y el donante antes de la transfusión para asegurar la compatibilidad.

Anemia

La *anemia* se define como un recuento bajo de eritrocitos circulantes o concentración de hemoglobina inusualmente baja, o ambos, cuyo resultado es la disminución de la capacidad transportadora de oxígeno. Hay cuatro causas primarias de anemia: 1) pérdida excesiva de eritrocitos por hemorragia, 2) destrucción (hemólisis) de eritrocitos, 3) producción insuficiente de eritrocitos o 4) producción deficiente de eritrocitos por insuficiencia de médula ósea.

La anemia no es una enfermedad, sino una indicación de cierto proceso patológico o alteración en la función corporal. Los efectos de la anemia pueden agruparse en tres categorías:

1. Manifestaciones de un transporte de oxígeno deficiente y los mecanismos compensatorios resultantes
2. Reducción de los índices de eritrocitos y las concentraciones de hemoglobina
3. Signos y síntomas relacionados con el proceso patológico causante de la anemia

Las manifestaciones de la anemia dependen de su gravedad, la rapidez de su desarrollo y la edad y el estado de salud de la persona.

En la anemia, la capacidad portadora de oxígeno de la hemoglobina disminuye, lo que ocasiona hipoxia tisular. La hipoxia tisular puede dar lugar a fatiga, debilidad, disnea y algunas veces angina. La hipoxia del tejido cerebral produce cefalea, debilidad y visión borrosa. La redistribución de la sangre desde los tejidos cutáneos o la falta de hemoglobina causan palidez de piel, membranas mucosas, conjuntiva y lechos ungueales. Se pueden presentar taquicardia y palpitaciones cuando el cuerpo intenta compensar mediante un incremento del gasto cardíaco. Puede haber un soplo cardíaco sistólico de tipo flujo consecuencia de cambios en la viscosidad sanguínea. Las personas con anemia grave, en particular aquellas con cardiopatía preexistente, pueden presentar hipertrofia ventricular e insuficiencia cardíaca de gasto alto. La eritropoyesis se acelera y se manifiesta como dolor óseo difuso e hipersensibilidad esternal. Además de las manifestaciones anémicas frecuentes, las anemias hemolíticas se acompañan de ictericia secundaria a incremento de las concentraciones de bilirrubina. En la anemia aplásica, las petequias y la púrpura (manchas hemorrágicas diminutas y áreas púrpura en la piel causadas por hemorragias de vasos pequeños) son el resultado de la reducción de la función plaquetaria.[11]

Las pruebas de laboratorio son útiles para determinar la gravedad y causa de la anemia. El recuento de eritrocitos y las concentraciones de hemoglobina proveen información de la gravedad de la anemia, mientras que las características eritrocíticas como tamaño (normocítico, microcítico, macrocítico), color (normocrómico, hipocrómico) y forma a menudo ofrecen información de su causa (fig. 23-7).[12]

PUNTOS CLAVE

Anemia

- La anemia, una insuficiencia de eritrocitos o hemoglobina, es resultado de la pérdida excesiva de sangre, incremento en la destrucción de eritrocitos (hemólisis), menor producción eritrocítica o producción de eritrocitos defectuosos.
- La anemia por pérdida de sangre se caracteriza por la pérdida corporal de eritrocitos que contienen hierro; la anemia hemolítica implica la destrucción de eritrocitos en la que el hierro es retenido en el cuerpo.

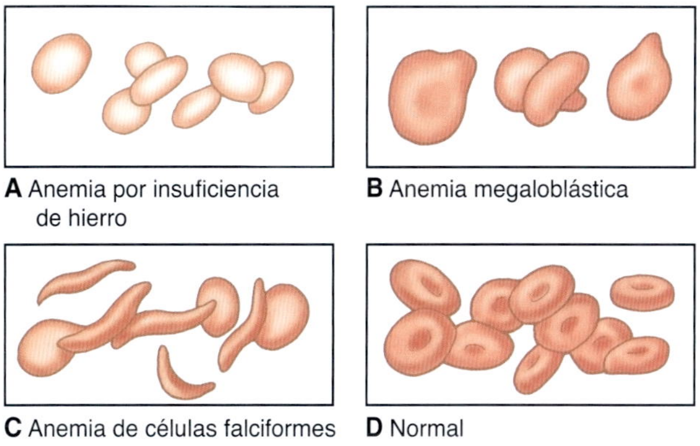

FIGURA 23-7. Características de los eritrocitos que se observan en diferentes tipos de anemia. **A.** Eritrocitos microcíticos e hipocrómicos, característicos de la anemia por insuficiencia de hierro. **B.** Eritrocitos macrocíticos y deformes, característicos de la anemia megaloblástica. **C.** Eritrocitos de forma anómala vistos en la anemia de células falciformes. **D.** Eritrocitos normocíticos y normocrómicos, para comparación.

Anemia por pérdida de sangre

Las manifestaciones clínicas y eritrocíticas relacionadas con la anemia debida a la pérdida de sangre dependen de la tasa de hemorragia y de si la pérdida es interna o externa. Con la pérdida rápida de sangre, puede haber choque y colapso circulatorio. Con la anemia que se desarrolla más lentamente, la cantidad de masa eritrocítica perdida puede alcanzar el 50% sin que se observen signos y síntomas.[1]

Los efectos de la pérdida *aguda* de sangre se deben sobre todo a la pérdida de volumen intravascular, que puede causar colapso y choque cardiovascular. La disminución del recuento de eritrocitos, hematócrito y hemoglobina se debe a la hemodilución resultante del movimiento de líquido hacia el compartimento vascular. Al principio, los eritrocitos son de tamaño y color normales. La hipoxia secundaria a la pérdida sanguínea estimula la proliferación de células madre eritroides comprometidas en la médula ósea. El aumento de los reticulocitos en la sangre es una indicación temprana.

La pérdida crónica de sangre no afecta el volumen sanguíneo, pero causa anemia por insuficiencia de hierro cuando se agotan sus reservas. La hemorragia gastrointestinal y las alteraciones menstruales la provocan a menudo. Como resultado de los mecanismos compensatorios, las personas suelen estar asintomáticas hasta que la concentración de hemoglobina es menor de 8 g/dL. Los eritrocitos que se producen tienen muy poca hemoglobina, lo que conduce a la anemia hipocrómica microcítica (*véase* la fig. 23-7).[5]

Anemias hemolíticas

La anemia hemolítica se caracteriza por:

- Destrucción prematura de eritrocitos
- Retención corporal de hierro y otros productos de la destrucción de hemoglobina
- Incremento de la eritropoyesis

Casi todos los tipos de anemia hemolítica se distinguen por la presencia de eritrocitos normocíticos y normocrómicos. Debido al corto período de vida del eritrocito, la médula ósea suele ser hiperactiva, con un mayor número de reticulocitos en la sangre circulante como resultado de lo anterior. Como con otros tipos de anemia, la persona se fatiga con facilidad y experimenta disnea y otros signos y síntomas de transporte insuficiente de oxígeno.

En la anemia hemolítica, el eritrocito se desintegra dentro o fuera del compartimento vascular.[5] La *hemólisis intravascular* es la menos frecuente y se debe a la fijación del complemento en las reacciones a transfusión, lesiones mecánicas y factores tóxicos. Se caracteriza por hemoglobinemia, hemoglobinuria, ictericia y hemosiderinuria. La *hemólisis extravascular* tiene lugar cuando los glóbulos rojos se vuelven menos deformables, lo que dificulta su paso por los sinusoides esplénicos. Los macrófagos secuestran y fagocitan eritrocitos anómalos.[11] Las manifestaciones de hemólisis extravascular incluyen anemia e ictericia.

Otra clasificación de la anemia hemolítica se basa en si la causa es intrínseca o extrínseca. Las causas *intrínsecas* incluyen defectos de la membrana eritrocítica, las distintas hemoglobinopatías y defectos enzimáticos hereditarios.[5] Dos tipos principales de hemoglobinopatías pueden causar hemólisis de eritrocitos: la sustitución anómala de un aminoácido en la molécula de hemoglobina, como en la anemia de células falciformes, y la síntesis defectuosa de una de las cadenas polipeptídicas que forman la porción globina de la hemoglobina, como en las talasemias.

Los factores externos al eritrocito (p. ej., fármacos, toxinas bacterianas y otras, anticuerpos y traumatismos físicos), causan las formas *extrínseca* o *adquirida* de la anemia hemolítica.[5] Aunque todos estos factores pueden ocasionar destrucción prematura o acelerada de eritrocitos, no pueden tratarse de la misma forma. Algunos responden a la esplenectomía, otros al tratamiento con hormonas corticoesteroides y otros no desaparecen hasta que se corrige la alteración primaria.

Anemias hemolíticas hereditarias

También existe un grupo de anemias hemolíticas hereditarias, como la anemia de células falciformes, la talasemia y la esferocitosis hereditaria. Las personas que heredan una de estas anemias pueden tener manifestaciones clínicas muy diferentes, de acuerdo con su genotipo. De hecho, una persona puede presentar una enfermedad aguda o pocas o ninguna manifestación clínica.

Esferocitosis hereditaria

La esferocitosis hereditaria se transmite principalmente como un rasgo autosómico dominante y es la alteración hereditaria más frecuente de la membrana eritrocítica.[1] Esta afección es causada por anomalías en la espectrina, anquirina, proteína 4.2 o proteínas de membrana banda 3 que conducen a la pérdida gradual de la superficie de la membrana. La pérdida de membrana con respecto al citoplasma hace que la célula pierda su bicapa lipídica del citoesqueleto eritrocítico. El eritrocito adquiere una forma esférica y no puede atravesar el bazo con facilidad.[1] La mayoría de los eritrocitos pierden gradualmente más de su membrana superficial y mueren.[1]

Los signos clínicos son variables pero, por lo general, incluyen anemia hemolítica leve, ictericia, esplenomegalia y cálculos de bilirrubina. Puede presentarse una crisis aplásica potencialmente mortal cuando la interrupción repentina de la producción de eritrocitos (a menudo por parvovirus B19) ocasiona una caída rápida del hematócrito y las concentraciones de hemoglobina.[1] La alteración suele tratarse mediante esplenectomía para disminuir la destrucción de eritrocitos. Es posible que se requieran transfusiones durante una crisis.[1]

Anemia de células falciformes

La anemia de células falciformes constituye una alteración hereditaria en la que una hemoglobina anómala (hemoglobina S [HbS]) causa anemia hemolítica crónica, dolor e insuficiencia orgánica. El gen *HbS* se transmite por herencia recesiva y puede manifestarse como rasgo de células falciformes (heterocigoto con un gen HbS) o enfermedad de células falciformes (homocigoto con dos genes HbS). La anemia de células falciformes afecta a alrededor de 100 000 estadounidenses.[13]

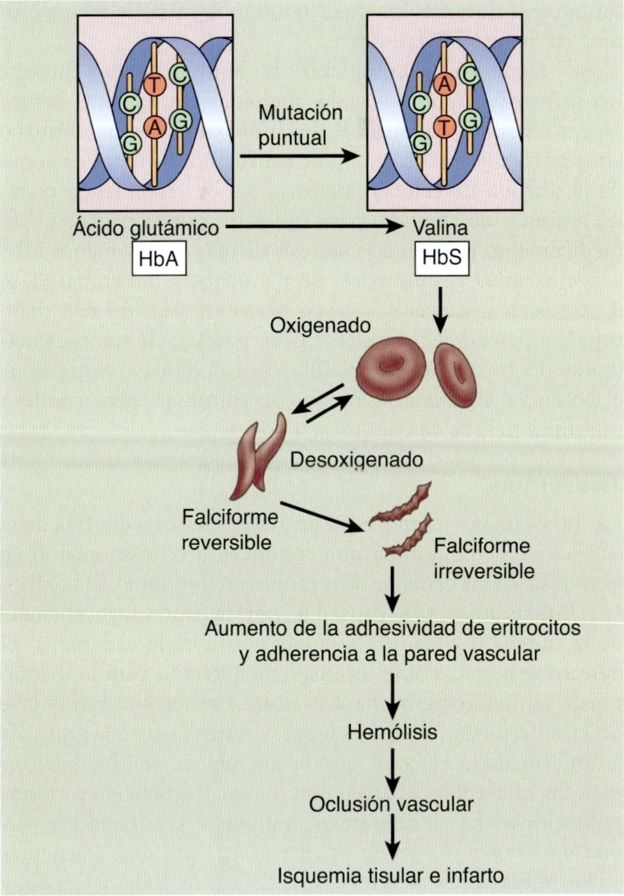

FIGURA 23-8. Mecanismo de la drepanocitosis y sus consecuencias en la anemia de células falciformes.

Etiología y patogenia. La estructura anómala de la HbS es resultado de una mutación puntual en la cadena β de la molécula de hemoglobina, con sustitución anómala de un solo aminoácido valina por ácido glutámico (fig. 23-8). Existen variaciones en las proporciones y la concentración de HbS que se correlacionan con el riesgo de padecer drepanocitosis. En el homocigoto con anemia de células falciformes, la HbS se vuelve falciforme cuando se desoxigena o a una presión de oxígeno baja. La hemoglobina desoxigenada se agrega y polimeriza en el citoplasma, creando un gel semisólido que cambia la forma y capacidad de la célula para deformarse. La célula falciforme puede volver a su forma normal con oxigenación en los pulmones. Sin embargo, después de episodios repetidos de desoxigenación, las células se mantienen permanentemente falciformes. La persona con rasgo drepanocítico que tiene menos HbS muestra poca tendencia a formar células falciformes y está casi asintomática. La HbF inhibe la polimerización de HbS. Por lo tanto, la mayoría de los lactantes con anemia de células falciformes no comienzan a experimentar los efectos de la drepanocitosis hasta después de 8-10 semanas de edad, cuando la HbF es reemplazada por HbS.[1]

Hay dos consecuencias principales de la drepanocitosis de los eritrocitos: la anemia hemolítica crónica y la oclusión de vasos sanguíneos. La destrucción prematura de las células debido a una membrana rígida, no deformable, tiene lugar en el bazo y causa hemólisis y anemia por disminución de la cantidad de eritrocitos. La oclusión vascular es un proceso complejo que implica la interacción entre células falciformes, células endoteliales, leucocitos, plaquetas y otras proteínas plasmáticas. Los factores relacionados con la drepanocitosis y la oclusión vascular incluyen frío, estrés, esfuerzo físico, infección y enfermedad que causa hipoxia, deshidratación o acidosis. La cantidad de hemoglobina en la célula afecta la tasa de polimerización de HbS. La deshidratación incrementa la concentración de hemoglobina y contribuye a la polimerización y drepanocitosis resultante. La acidosis reduce la afinidad de la hemoglobina por el oxígeno y da como resultado más hemoglobina desoxigenada y drepanocitosis creciente.

Manifestaciones clínicas. Los individuos que son homocigotos para el gen HbS presentan anemia hemolítica grave, hiperbilirrubinemia crónica y crisis vasooclusivas. La hiperbilirrubinemia resultante de los productos de descomposición de la hemoglobina a menudo conduce a ictericia y producción de cálculos de pigmento en la vesícula biliar.

La oclusión del vaso sanguíneo causa la mayoría de las complicaciones graves. Los episodios de dolor agudo son consecuencia de oclusión vascular y la hipoxia puede presentarse de manera repentina en casi cualquier parte del cuerpo.[5] Por lo general, la obstrucción por células falciformes tiene lugar en abdomen, tórax, huesos y articulaciones. Muchas áreas pueden afectarse de forma simultánea. Los infartos secundarios al flujo sanguíneo lento pueden causar daño crónico a hígado, bazo, corazón, riñones, retina y otros órganos (fig. 23-9). El *síndrome torácico agudo* ocurre por la oclusión de vasos en los pulmones y es una de las causas principales de muerte en la anemia de células falciformes.[14] Este síndrome se caracteriza por un dolor súbito en el tórax. Se desarrolla tos a causa de los infiltrados pulmonares. La insuficiencia respiratoria produce disnea.[5] Las crisis de dolor óseo pueden ser ocasionadas por infartos medulares. Es posible que los niños experimenten retardo del crecimiento y susceptibilidad a la osteomielitis. Un accidente isquémico transitorio o una hemorragia cerebral pueden preceder al ictus y alrededor de una cuarta parte de las personas con anemia de células falciformes desarrollan complicaciones neurológicas.[5]

El bazo es especialmente susceptible al daño por HbS. Debido al flujo sanguíneo lento del bazo y la tensión de oxígeno baja, la hemoglobina en los eritrocitos que atraviesan el bazo se desoxigena, causando isquemia. La lesión esplénica comienza en la infancia temprana, se caracteriza por congestión intensa y suele ser asintomática. La congestión causa asplenia funcional y predispone a infecciones que ponen en riesgo la vida por microorganismos encapsulados, incluidos *Streptococcus pneumoniae*, *Haemophilus influenzae* de tipo b y especies de *Klebsiella*. Los neonatos y niños pequeños no han tenido tiempo de crear anticuerpos para estos microorganismos y dependen del bazo para su eliminación. En ausencia del anticuerpo específico para los antígenos capsulares polisacáridos de estos microorganismos, la actividad esplénica es esencial para eliminar estos patógenos cuando entran en la sangre.

Diagnóstico y detección. El diagnóstico neonatal de la anemia de células falciformes se establece con base en los hallazgos clínicos y los resultados de solubilidad de hemoglobina, que se confirman con electroforesis de hemoglobina.

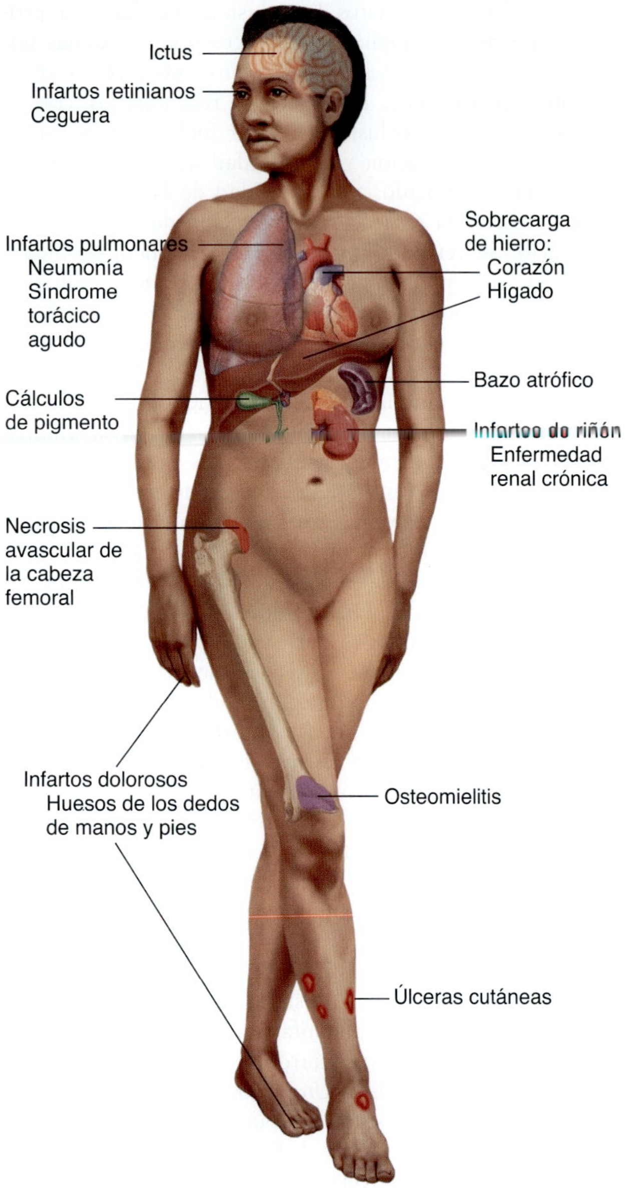

FIGURA 23-9. Manifestaciones clínicas de la anemia de células falciformes.

En los Estados Unidos se han puesto en práctica programas de detección precoz para identificar a recién nacidos con anemia de células falciformes y otras hemoglobinopatías. Las muestras de sangre del cordón umbilical o punción del talón se someten a electroforesis para separar la HbF de la pequeña cantidad de HbA y HbS. Otras hemoglobinas pueden detectarse y cuantificarse con una evaluación de laboratorio más a fondo. En muchos estados la detección de todos los recién nacidos es obligatoria, sin importar el origen étnico.

Tratamiento. En la actualidad, no hay cura conocida para la anemia de células falciformes. Por lo tanto, las estrategias terapéuticas se enfocan en la prevención de episodios de drepanocitosis, el control de los síntomas y el tratamiento de complicaciones. Se recomienda que la persona evite situaciones que precipitan episodios drepanocíticos, como infecciones, exposición al frío, ejercicio físico intenso, acidosis y deshidratación. Las infecciones se tratan de manera intensiva y pueden requerirse transfusiones sanguíneas durante una crisis o administrarse de forma crónica en la enfermedad grave.

Se recomienda completar la inmunización durante los primeros 3 años de vida, incluidas las vacunas contra *H. influenzae* y hepatitis B. La hidroxiurea es un fármaco citotóxico que se utiliza para prevenir las complicaciones de la anemia de células falciformes y se recomienda como un estándar de atención para todos los que la padecen.[14] El medicamento posibilita la síntesis de más HbF y menos HbS y, por lo tanto, disminuye la drepanocitosis. Sin embargo, se desconocen los efectos a largo plazo en relación con daño orgánico, crecimiento y desarrollo, y riesgo de tumores malignos. El trasplante de médula ósea o células madre tiene el potencial de aliviar a niños con síntomas, pero conlleva múltiples riesgos de complicaciones.

Talasemias

Las talasemias son un grupo de afecciones hereditarias de la síntesis de hemoglobina que conducen a la disminución en la síntesis de las cadenas de α-globina o β-globina de la HbA. Las β-talasemias son causadas por la síntesis insuficiente de la cadena β y las α-talasemias por la de la cadena α.[1] El defecto se hereda como un rasgo mendeliano y un individuo puede ser heterocigoto para el rasgo y tener una forma leve de la enfermedad u homocigoto y tener la forma grave de la enfermedad. Al igual que la anemia de células falciformes, las talasemias ocurren con mayor frecuencia en ciertas poblaciones. Las β-talasemias, algunas veces llamadas *anemia de Cooley* o *anemia mediterránea*, son más frecuentes en las poblaciones mediterráneas del sur de Italia y Grecia, y las α-talasemias son más habituales entre asiáticos. Tanto la β-talasemia como la α-talasemia son frecuentes entre africanos y afroamericanos.

Dos factores contribuyen a la anemia que acompaña a la talasemia: la hemoglobina intracelular baja (hipocromía) debido a la reducción en la síntesis de la cadena afectada acoplada con la producción continua y acumulación de la cadena de globina no afectada. La síntesis reducida de hemoglobina produce anemia hipocrómica microcítica, mientras que la acumulación de la cadena no afectada interfiere con la maduración normal de los eritrocitos y contribuye a los cambios en la membrana que producen hemólisis y anemia.

β-talasemias. En las β-talasemias, las cadenas α excedentes se desnaturalizan para formar precipitados (cuerpos de Heinz) en los precursores de eritrocitos de la médula ósea. Los cuerpos de Heinz afectan la síntesis de ADN y lesionan la membrana eritrocítica. Los precursores de eritrocitos gravemente afectados se destruyen en la médula ósea. Las personas con formas moderadas a graves de la enfermedad sufren anomalías de la coagulación.

La presencia de un gen normal en individuos heterocigotos (talasemia menor) suele originar una síntesis normal suficiente de hemoglobina para prevenir la anemia grave. Los que son homocigotos para el rasgo (talasemia mayor) tienen anemia grave dependiente de transfusión sanguínea que se manifiesta a los 6-9 meses de edad, cuando la hemoglobina cambia de HbF a HbA. Si el tratamiento de transfusión no se inicia en las primeras etapas de la vida, los niños con el trastorno presentan retardo grave del crecimiento.

En la β-talasemia grave, la anemia marcada producida por una hematopoyesis ineficaz y la hemólisis originan una mayor secreción de eritropoyetina e hiperplasia en la médula ósea y sitios de hematopoyesis extramedulares. Se presenta adelgazamiento del hueso cortical, con nueva formación ósea evidente en los huesos maxilar y frontal de la cara. Los huesos largos, las costillas y las vértebras pueden volverse vulnerables a fracturas por osteoporosis u osteopenia, lo que contribuye al incremento de la morbilidad en las personas mayores. El agrandamiento del bazo (esplenomegalia) y el hígado (hepatomegalia) es consecuencia de la hematopoyesis extramedular y el incremento en la destrucción de eritrocitos.

La sobrecarga de hierro es una complicación mayor de la β-talasemia. Las reservas excesivas de hierro, que se acumulan por el incremento en la absorción de la dieta y transfusiones repetidas, se depositan en el miocardio, hígado y órganos endocrinos e inducen daño orgánico. Las enfermedades cardíacas, hepáticas y endocrinas son causa frecuente de morbilidad y mortalidad por sobrecarga de hierro.

Las transfusiones regulares de sangre para mantener las concentraciones de hemoglobina en 9-10 g/dL mejoran el crecimiento y desarrollo y previenen la mayoría de las de complicaciones; el tratamiento de quelación del hierro puede reducir la sobrecarga y extender la esperanza de vida.[15] El trasplante de células madre es un posible tratamiento para las personas con bajo riesgo, en particular jóvenes sin complicaciones de la enfermedad o su tratamiento, y proporciona excelentes resultados.[15]

α-talasemias. Las α-talasemias son causadas por la eliminación de un gen que ocasiona la síntesis defectuosa de la cadena α.[15] La síntesis de las cadenas de α-globina de la hemoglobina es controlada por dos pares o cuatro genes. Por consiguiente, la α-talasemia muestra gran variación en su gravedad relacionada con el número de eliminaciones génicas. Los portadores silenciosos con eliminación de un solo gen de α-globina son asintomáticos y aquellos con eliminación de dos genes tienen el rasgo de α-talasemia y exhiben anemia hemolítica leve. La eliminación de tres de los cuatro genes de la cadena α origina agregados inestables de cadenas α llamados *hemoglobina H* (HbH). Este trastorno es la forma clínica más importante y es frecuente en asiáticos. Las cadenas β son más solubles que las cadenas α y su acumulación es menos tóxica para los eritrocitos, por lo que se afectan los eritrocitos senescentes y no los precursores. La mayoría de las personas con HbH tienen anemia hemolítica crónica moderada y pueden requerir transfusiones de sangre en los períodos de fiebre o enfermedad, o con ciertos medicamentos.[15] La forma más grave de la α-talasemia se observa en lactantes en quienes se eliminaron los cuatro genes de α-globina, y se denomina *síndrome de hidropesía fetal*. Este defecto produce una molécula de hemoglobina que se forma exclusivamente de las cadenas de HbF (Hb Bart). La Hb Bart, que tiene una afinidad en extremo alta por el oxígeno, no puede liberar oxígeno en los tejidos.[15] El síndrome de hidropesía fetal suele causar la muerte en el útero o poco después del nacimiento.

Defectos enzimáticos hereditarios

El defecto enzimático hereditario más frecuente que produce anemia hemolítica es una deficiencia de glucosa-6-fosfato deshidrogenasa.[15] El gen que determina esta enzima se localiza en el cromosoma X y el defecto se expresa solo en hombres y mujeres homocigotas. Existen múltiples variantes genéticas de esta alteración que se encuentran en todas las poblaciones, pero en particular en grupos africanos y mediterráneos.[15] La alteración hace más vulnerables los eritrocitos a oxidantes y causa la oxidación directa de hemoglobina en metahemoglobina, que no puede transportar oxígeno, y desnaturalización de la molécula de hemoglobina para formar cuerpos de Heinz, que se precipitan en el eritrocito. La hemólisis suele presentarse cuando los eritrocitos dañados se mueven por los vasos estrechos del bazo, causando hemoglobinemia, hemoglobinuria e ictericia. La hemólisis es de corta duración y tiene lugar 2-3 días después del acontecimiento desencadenante. En las personas de raza negra el defecto se expresa de manera leve y no se relaciona con anemia hemolítica crónica, a menos que sea activado por fármacos oxidantes, acidosis o infección.

El fármaco antipalúdico primaquina, las sulfonamidas, la nitrofurantoína, el ácido acetilsalicílico, la fenacetina, ciertos quimioterápicos y otros fármacos causan hemólisis.[15] Los radicales libres generados por fagocitos durante las infecciones también son posibles desencadenantes. La alteración puede diagnosticarse con un análisis de G6PD o pruebas de detección.

Anemias hemolíticas adquiridas

Numerosos factores adquiridos, exógenos para el eritrocito, producen hemólisis por destrucción directa de la membrana o lisis mediada por anticuerpos.[1] Diversos fármacos, sustancias químicas, toxinas, venenos e infecciones como el paludismo destruyen las membranas de los eritrocitos. La hemólisis también puede ser causada por factores mecánicos, como válvulas cardíacas protésicas, vasculitis y quemaduras graves. Las obstrucciones en la microcirculación, como en la coagulación intravascular diseminada, la púrpura trombocitopénica trombótica y la enfermedad renal, pueden traumatizar los glóbulos rojos mediante la producción de turbulencia y gradientes de presión cambiantes.

Muchas anemias hemolíticas son inmunomediadas, causadas por anticuerpos que destruyen el eritrocito. Pueden producirse autoanticuerpos en respuesta a fármacos y enfermedades. Los aloanticuerpos provienen de una fuente exógena y producen reacciones a transfusión y enfermedad hemolítica del recién nacido.[1]

Los autoanticuerpos que ocasionan la destrucción de eritrocitos son de dos tipos: anticuerpos de la inmunoglobulina (Ig) G que reaccionan con el calor, con actividad máxima a los 37 °C, y anticuerpos que reaccionan con el frío del tipo IgM, cuya actividad es óptima a o cerca de los 4 °C.[1]

Los *anticuerpos que reaccionan con el calor* no producen alteraciones morfológicas o metabólicas en el eritrocito. En cambio, reaccionan con antígenos en la membrana eritrocítica y producen cambios destructivos que conducen a esferocitosis, con destrucción fagocítica posterior en el bazo o el sistema reticuloendotelial (SRE). Carecen de especificidad para los antígenos ABO, pero pueden reaccionar con los antígenos Rh. Las reacciones tienen un inicio rápido y pueden ser graves y potencialmente mortales. La fatiga es una queja frecuente y se manifiestan ictericia y esplenomegalia moderada. La angina o insuficiencia cardíaca congestiva son posibles. Existen diversas causas para esta anemia. Cerca del 50% son idiopáticas y 50% son inducidas por fármacos (p. ej., penicilina) o se relacionan con alguna otra alteración. Por lo general, la hemólisis inducida por fármacos es benigna.[16]

Los *anticuerpos que reaccionan con el frío* activan el complemento. La anemia hemolítica crónica causada por anticuerpos que reaccionan al frío se observa en alteraciones linfoproliferativas y como una afección idiopática de causa desconocida.[1] El proceso hemolítico tiene lugar en partes corporales distales, donde la temperatura puede caer por debajo de los 30 °C. La obstrucción vascular por eritrocitos produce palidez, cianosis de las partes del cuerpo expuestas a temperaturas frías y fenómeno de Raynaud. La anemia hemolítica secundaria a anticuerpos que reaccionan con el frío solo se desarrolla en pocas personas y rara vez es grave.[16]

La prueba de Coombs, o prueba de antiglobulina, se emplea para diagnosticar anemias hemolíticas inmunitarias.[17] Detecta la presencia de anticuerpos o complemento en la superficie eritrocítica. En esta prueba, los eritrocitos lavados y libres de suero se mezclan con reactivo de globulina antihumana. Los eritrocitos se aglutinan si el reactivo se une al anticuerpo y forma un puente con él o el complemento en eritrocitos adyacentes. La prueba de antiglobulina directa es positiva en casos de anemia hemolítica autoinmunitaria, eritroblastosis fetal (enfermedad Rh del recién nacido), reacciones a transfusión y hemólisis inducida por fármacos. Dicha prueba detecta el anticuerpo en el suero y el resultado es positivo para anticuerpos específicos.[17] Se utiliza para la detección de anticuerpos y prueba cruzada antes de la transfusión.[7]

Anemias por producción insuficiente de eritrocitos

La anemia puede ser resultado de la disminución en la producción de eritrocitos por la médula ósea. Es posible que la insuficiencia de nutrientes para la síntesis de hemoglobina (hierro) o ADN (cobalamina o ácido fólico) disminuya la producción de glóbulos rojos por la médula ósea. La falta de eritrocitos también se produce cuando la médula falla o es reemplazada por tejido no funcional.

Anemia por insuficiencia de hierro

La insuficiencia de hierro es una causa frecuente de anemia a nivel mundial que afecta a personas de todas las edades. La anemia es consecuencia de la insuficiencia de hierro en la dieta, su pérdida debido a hemorragia o un aumento de su demanda.[5] Ya que el hierro es un componente del hemo, la insuficiencia causa una disminución en la síntesis de hemoglobina y la consecuente afectación de la entrega de oxígeno.

Etiología y patogenia

El hierro corporal se emplea en múltiples mecanismos todos los días. Cuando los eritrocitos se tornan senescentes y se descomponen, el hierro se libera y reutiliza en la producción de nuevos eritrocitos. A pesar de su eficiencia, pequeñas cantidades de hierro se pierden en las heces y necesitan restituirse mediante la ingesta en la dieta. El equilibrio de hierro se mantiene con la absorción de 1-2 mg diarios para reponer el hierro perdido en las heces.[1] La dieta occidental promedio proporciona cerca de 20 mg.[1] El hierro absorbido es más que suficiente para satisfacer las necesidades de la mayoría de las personas, pero puede ser apenas adecuado en niños que empiezan a caminar, adolescentes y mujeres en edad de procrear. La insuficiencia de hierro en la dieta no es habitual en los países desarrollados, excepto en ciertas poblaciones. La mayor parte del hierro se deriva de la carne y cuando no está disponible, como entre las poblaciones pobres, o no forma parte de la dieta, como entre los vegetarianos, puede presentarse una insuficiencia de hierro.

La razón más frecuente de insuficiencia de hierro en los adultos en el mundo occidental es la pérdida crónica de sangre, ya que el hierro no se encuentra disponible para reciclarse. En hombres y mujeres menopáusicas, la sangre puede perderse por hemorragia gastrointestinal secundaria a úlcera péptica, lesiones vasculares, pólipos intestinales, hemorroides o cáncer.[5] En las mujeres en edad de procrear, aumenta la demanda de hierro debido a que se pierde una cantidad importante durante la menstruación. Además, en las mujeres embarazadas, el desarrollo fetal aumenta los requerimientos de hierro para la eritropoyesis.[5]

El desarrollo de un niño impone demandas adicionales al cuerpo. El volumen de sangre se incrementa, lo mismo que la necesidad de hierro. Los requerimientos son proporcionalmente más altos durante la lactancia (3-24 meses) que a cualquier otra edad, aunque también se incrementan en la infancia y la adolescencia. En la lactancia, las dos principales causas de anemia por insuficiencia de hierro son las bajas concentraciones de hierro al nacimiento como resultado de deficiencias maternas y una dieta que consiste principalmente en leche de vaca, la cual es baja en hierro absorbible.

Manifestaciones clínicas

Las manifestaciones clínicas de la anemia por insuficiencia de hierro se relacionan con un transporte insuficiente de oxígeno y falta de hemoglobina. De acuerdo con la gravedad de la anemia, puede haber fatiga, palpitaciones, disnea, angina y taquicardia. Se puede desarrollar pica, una ansiedad por sustancias sin valor nutricional como arcilla o hielo. Otras manifestaciones clínicas incluyen una deformidad en forma de cuchara de las uñas llamada coiloniquia, lengua lisa, irritación en la comisuras de los labios y a veces disfagia.[5]

Diagnóstico y tratamiento

Una hemoglobina y hematócrito bajos, reservas de hierro disminuidas y hierro y ferritina séricos bajos caracterizan a la anemia por insuficiencia de hierro. La cantidad de eritrocitos disminuye y son microcíticos e hipocrómicos (*véase* la fig. 23-7). También se observa poiquilocitosis (forma irregular) y anisocitosis (tamaño irregular). Los valores de laboratorio indican CHCM baja y VCM reducido.

Prevenir la insuficiencia de hierro es una preocupación primaria en lactantes y niños. Evitar la leche de vaca, ofrecer suplementos de hierro a lactantes de 4-6 meses de edad y consumir fórmulas y cereales fortificados con hierro son recomendaciones para lactantes menores de un año de edad.[18] En el segundo año, una dieta rica en alimentos que

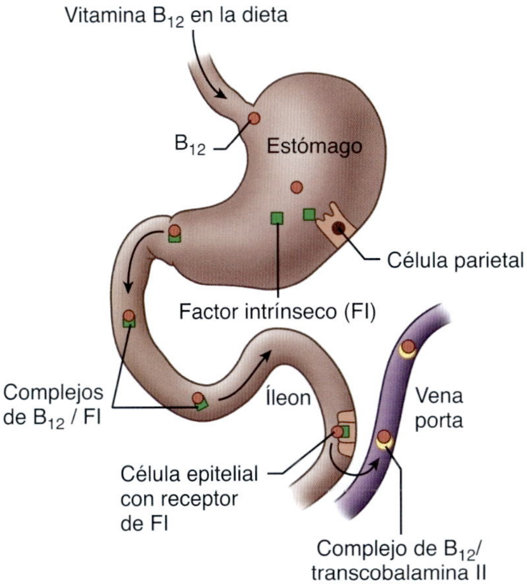

FIGURA 23-10. Absorción de vitamina B_{12}.

contienen hierro y el consumo de vitaminas fortificadas con hierro ayudarán a prevenir su insuficiencia.

El tratamiento de la anemia por insuficiencia de hierro en niños y adultos se dirige a controlar la pérdida crónica de sangre, incrementar la ingesta de hierro en la dieta y administrar hierro complementario. El sulfato de hierro, que es el tratamiento de restitución oral habitual, reabastece las reservas de hierro en varios meses.

Anemias megaloblásticas

Las anemias megaloblásticas son causadas por la síntesis de ADN distorsionado que produce eritrocitos agrandados (VCM > 100 fL) debido a una maduración y división alteradas.[1] Las insuficiencias de vitamina B_{12} y ácido fólico son los padecimientos más frecuentemente relacionados con anemias megaloblásticas. Debido a que estas afecciones se desarrollan con lentitud, a menudo hay pocos síntomas hasta que la anemia está muy avanzada.[1]

Anemia por insuficiencia de vitamina B_{12}

La vitamina B_{12}, conocida también como *cobalamina*, sirve como cofactor para dos reacciones importantes en los humanos. Es esencial para la síntesis de ADN y la maduración nuclear, que a su vez da lugar a la maduración y división eritrocíticas normales.[1] La vitamina B_{12} también participa en una reacción que impide que los ácidos grasos anómalos se incorporen en los lípidos neuronales. Esta anomalía puede predisponer a la desintegración de la mielina y producir algunas de las complicaciones neurológicas de la insuficiencia de vitamina B_{12}.[1] Actualmente, cerca del 5-20% de los adultos mayores tienen insuficiencia de vitamina B_{12} por malabsorción, que puede verse influida por varios factores diferentes, como tomar durante largo tiempo inhibidores de la bomba de protones, enfermedades gastrointestinales como celiaquía o ileítis, haberse sometido a cirugía de derivación gástrica o gastrectomía, y parásitos.[5]

Etiología y patogenia. La vitamina B_{12} se encuentra en todos los alimentos de origen animal. Su insuficiencia en la dieta es rara y solo suele observarse en vegetarianos estrictos que evitan tanto los productos lácteos como la carne y el pescado. Las reservas corporales normales de 1000-5000 µg satisfacen el requerimiento diario de 1 µg durante varios años.[11] Por lo tanto, la insuficiencia de vitamina B_{12} se desarrolla con lentitud. La vitamina B_{12} se absorbe por medio de un proceso único. Una vez que se libera de la proteína animal, se une al factor intrínseco, una proteína secretada por las células parietales gástricas (fig. 23-10). El complejo vitamina B_{12}-factor intrínseco protege la vitamina B_{12} de la digestión por enzimas intestinales. El complejo viaja al íleon, donde se une a receptores de membrana en las células epiteliales. Después, la vitamina B_{12} se separa del factor intrínseco y es transportada por la membrana hacia la circulación. Ahí se une con su proteína portadora, transcobalamina II, que transporta vitamina B_{12} a sus sitios de reserva y tisulares. Cualquier defecto en esta vía puede ocasionar una insuficiencia.

La *anemia perniciosa* es una forma específica de anemia megaloblástica causada por gastritis atrófica y defectos en la producción del factor intrínseco que conducen a la incapacidad para absorber vitamina B_{12}. Se cree que la anemia perniciosa es resultado de una destrucción mediada inmunológicamente, tal vez autoinmunitaria, de la mucosa gástrica. La gastritis atrófica crónica resultante se caracteriza por la pérdida de células parietales y producción de anticuerpos que interfieren con la unión de vitamina B_{12} al factor intrínseco. Otras causas de anemia por insuficiencia de vitamina B_{12} son gastrectomía, resección ileal, inflamación o neoplasias en íleon terminal y síndromes de malabsorción. El distintivo de la insuficiencia de vitamina B_{12} es la anemia megaloblástica. Cuando hay insuficiencia de esta vitamina, los eritrocitos que se producen son inusualmente grandes debido al crecimiento citoplasmático y al exceso de proteínas estructurales (*véase* la fig. 23-7). Las células tienen núcleos inmaduros y muestran evidencia de destrucción celular. Tienen membranas débiles y son ovaladas en vez de bicóncavas. Estas células de forma extraña tienen una vida corta que puede medirse en semanas en vez de meses.

Manifestaciones clínicas. La pérdida de eritrocitos causa una anemia de moderada a grave e ictericia leve. El VCM es elevado porque las células son más grandes de lo normal y la CHCM es normal. Los cambios neurológicos que acompañan a esta afección se deben a la metilación por completo alterada de la proteína mielina. La desmielinización de los cordones anteriores y laterales de la médula espinal causa parestesias simétricas de los pies y dedos, pérdida del sentido vibratorio y de posición y, por último, ataxia espástica. En casos más avanzados, la función cerebral puede alterarse. En algunos casos, la confusión y demencia y otros cambios neuropsiquiátricos pueden preceder a los cambios hemáticos.

Diagnóstico y tratamiento. El diagnóstico de insuficiencia de vitamina B_{12} se establece por el hallazgo de concentraciones séricas de vitamina B_{12} inusualmente bajas. El diagnóstico de la anemia perniciosa como la causa de la insuficiencia suele basarse en la detección de anticuerpos de células parietales y factor intrínseco.[5]

Para la malabsorción, suele ser necesario un tratamiento de por vida. Como la absorción adecuada no ocurre con las dosis estándar de vitamina B_{12}, el tratamiento consiste en inyecciones intramusculares, aerosoles intranasales o dosis orales altas de vitamina B_{12} para revertir la anemia y mejorar los cambios neurológicos.[5]

Anemia por insuficiencia de ácido fólico

El ácido fólico también es necesario para la síntesis de ADN y la maduración de eritrocitos, y su insuficiencia produce el mismo tipo de cambios megaloblásticos en los glóbulos rojos que los que se observan en la anemia por insuficiencia de vitamina B_{12} (VCM incrementado y CHCM normal). Los síntomas también son similares, pero sin las manifestaciones neurológicas.[5]

El ácido fólico se absorbe con facilidad desde el intestino. Se encuentra en vegetales (en particular los de hoja verde), frutos, cereales y carnes. No obstante, mucha de la vitamina se pierde en el cocimiento. En los Estados Unidos, se requiere que los productos a base de harinas y granos como el cereal tengan suplementación de ácido fólico;[5] sin embargo, este suplemento es de poca ayuda para las personas con dietas bajas en hidratos de carbono en las que estos alimentos están restringidos.

Una carencia en la dieta puede ocasionar anemia en pocos meses. Las causas más frecuentes de insuficiencia de ácido fólico son desnutrición o falta de ácido fólico en la dieta, sobre todo en los adultos mayores. El alcohol suprime la absorción de folato y afecta la circulación enterohepática, por lo que las personas con consumo de alcohol crónico están en mayor riesgo.[5] La malabsorción de ácido fólico también puede ser causa de síndromes como enfermedad celíaca u otras alteraciones intestinales. En la enfermedad neoplásica, las células tumorales compiten por el folato y la deficiencia es frecuente. El metotrexato, un análogo del ácido fólico empleado en el tratamiento del cáncer, también puede afectar la acción del ácido fólico al bloquear su conversión a la forma activa.[5]

Ya que en el embarazo aumenta la necesidad de ácido fólico de 5 a 10 veces, por lo general se presenta una insuficiencia. Los malos hábitos en la dieta, anorexia y náuseas son otras razones de la carencia de ácido fólico durante la gestación. Es bien sabido que existe una relación entre la insuficiencia de folato y los defectos del tubo neural (p. ej., espina bífida, anencefalia) en el feto en desarrollo; por lo tanto, se recomienda que las mujeres en edad de procrear que sean sexualmente activas se aseguren de ingerir 0.4 mg de ácido fólico para mantener una concentración adecuada en suero a fin de prevenir las anomalías del tubo neural en su descendencia.[19]

Anemia aplásica

La *anemia aplásica* es una alteración de las células madre pluripotenciales de la médula ósea cuyo resultado es una reducción de las tres líneas celulares hematopoyéticas: eritrocitos, leucocitos y plaquetas.[5] La aplasia pura de glóbulos rojos, en la que solo estos resultan afectados, es rara.[5] La anemia se debe a la insuficiencia de la médula ósea para reemplazar los eritrocitos senescentes que son destruidos y salen de la circulación, aunque los glóbulos que permanecen son de tamaño y color normal. Al mismo tiempo, como los leucocitos, en particular los neutrófilos, y los trombocitos tienen una vida corta, la falta de estas células suele ser evidente antes de que la anemia se agrave.[1]

Etiología y patogenia

Entre las causas de la anemia aplásica están la exposición a dosis altas de radiación, sustancias químicas y toxinas que suprimen la hematopoyesis de modo directo o por mecanismos inmunitarios. Por lo general, la quimioterapia y la irradiación producen depresión de la médula ósea, lo cual causa pancitopenia (anemia, trombocitopenia y neutropenia). Los fármacos tóxicos identificados incluyen benceno, el antibiótico cloranfenicol y los fármacos alquilantes y antimetabolitos que se utilizan en el tratamiento del cáncer. La anemia aplásica causada por exposición a químicos puede ser una reacción idiosincrática, ya que solo afecta a personas susceptibles. En general, aparece semanas después de haber empezado a tomar un fármaco, pero puede presentarse antes. Estas reacciones suelen ser graves y algunas veces irreversibles y letales.

La anemia aplásica puede desarrollarse en el curso de muchas infecciones y se ha informado con mucha frecuencia como una complicación de la hepatitis vírica, mononucleosis y otras enfermedades víricas, incluido el síndrome de inmunodeficiencia adquirida (sida).

Rara vez la anemia aplásica puede ocurrir en ausencia de sustancias tóxicas o infecciones. A estos casos se les denomina *anemia aplásica idiopática*. Como la anemia aplásica idiopática a veces responde a fármacos inmunosupresores, se considera que el mecanismo subyacente de la patogenia es una respuesta autoinmunitaria a las células hematopoyéticas.[5]

Manifestaciones clínicas

Es posible que el inicio de la anemia aplásica sea insidioso o que esta ataque con rapidez y sea de gravedad. Es importante tener en cuenta que puede ocurrir a cualquier edad. Los síntomas que se presentan al inicio también pueden incluir debilidad, fatiga y palidez por anemia. Las petequias (pequeñas hemorragias cutáneas punteadas) y la equimosis (hematomas) se desarrollan con frecuencia en la piel y puede haber hemorragia nasal, de encías, vagina o tubo digestivo por descenso de las concentraciones plaquetarias. La disminución del número de neutrófilos incrementa la susceptibilidad a las infecciones.

Diagnóstico y tratamiento

En la anemia aplásica, el inicio es gradual con cierta fatiga o tal vez algo de hemorragia gingival, o bien, es posible que la persona se queje de que tiene dificultad con la coagulación. Cuando la persona se presenta al médico, la anemia aplásica puede poner en riesgo la vida. No hay hallazgos físicos específicos, como hepatoesplenomegalia o linfadenopatía. El hemograma muestra pancitopenia, que significa disminución de eritrocitos, leucocitos y plaquetas. Los índices eritrocíticos muestran anemia normocrómica y normocítica.[10]

Quizá uno de los hallazgos más útiles para determinar la causa de la pancitopenia se identifica durante la anamnesis o interrogatorio que se le realiza al paciente. Es muy probable que haya tomado algún fármaco o adquirido algún virus, y esto sea lo que causa la anemia aplásica.

El tratamiento para la anemia aplásica incluye la suspensión de fármacos o químicos que precipitaron el padecimiento. El reemplazo de células madre hematopoyéticas o el tratamiento inmunosupresor revierten la afección en la mayoría de las personas.[5]

Anemias por enfermedad crónica

La anemia es con frecuencia una complicación de infecciones, inflamación y cáncer crónicos. De las anemias que se presentan como complicación de infecciones crónicas, la que se debe a insuficiencia renal crónica es frecuente y suele ser grave. Los riñones son el sitio primario para la síntesis de eritropoyetina, el factor estimulante de colonias que estimula las células madre para diferenciarlas de los eritrocitos. El riñón dañado secreta cantidades inadecuadas de eritropoyetina; por lo tanto, se producen menos eritrocitos.[5]

La insuficiencia renal crónica casi siempre produce anemia, principalmente por deficiencia de eritropoyetina. Las toxinas urémicas no identificadas y el nitrógeno retenido también interfieren con las acciones de la eritropoyetina y con la producción y supervivencia de los eritrocitos.[1] Asimismo, la hemólisis y la pérdida de sangre relacionadas con la hemodiálisis y las tendencias hemorrágicas contribuyen a la anemia o insuficiencia renal. El tratamiento de estas anemias incluye terapia para la enfermedad subyacente, terapia de eritropoyetina a corto plazo, suplementación con hierro y transfusiones de sangre. Para evitar los efectos adversos de la trombosis asociados con el tratamiento con eritropoyetina, la hemoglobina se debe mantener en 12 g/dL o menos.[5]

La "anemia por una enfermedad crítica" es muy frecuente en la unidad de cuidados intensivos, con más del 90% de las personas con concentraciones bajas de hemoglobina secundarias a sus comorbilidades. En las personas gravemente enfermas, las bajas concentraciones de eritropoyetina y la anemia parecen deberse también a citocinas inflamatorias. En esta población, se sugiere restringir las transfusiones de eritrocitos para reducir el riesgo de transmitir infecciones y modulación inmunitaria.

RESUMEN

La anemia es un padecimiento de números bajos de eritrocitos circulantes, concentración de hemoglobina insuficiente, o ambos. No es una enfermedad, sino una manifestación de un proceso patológico o alteración de la función corporal. Las manifestaciones de la anemia son las relacionadas con el deterioro del transporte de oxígeno; alteraciones en el número de eritrocitos, contenido de hemoglobina y estructura celular; y los signos y síntomas del proceso subyacente causante de la anemia.

La anemia puede ser el resultado de la pérdida excesiva de sangre, destrucción de eritrocitos por hemólisis o producción insuficiente de hemoglobina o glóbulos rojos. La anemia por pérdida de sangre puede ser aguda o crónica. Con la hemorragia, el hierro y otros componentes del eritrocito se pierden del cuerpo. La anemia hemolítica se caracteriza por la destrucción prematura de glóbulos rojos, con retención corporal de hierro y otros productos de la destrucción de eritrocitos. La anemia hemolítica puede ser ocasionada por defectos en la membrana del eritrocito, hemoglobinopatías (anemia de células falciformes o talasemia) o defectos enzimáticos hereditarios (deficiencia de G6PD). Las formas adquiridas de anemia hemolítica se deben a factores extrínsecos al eritrocito, como algunos fármacos, toxinas bacterianas y de otro tipo, anticuerpos y traumatismos físicos. La anemia por insuficiencia de hierro, que se caracteriza por la síntesis reducida de la hemoglobina, puede ser consecuencia de una carencia en la dieta, pérdida de hierro por hemorragia o demandas incrementadas de producción eritrocítica. Las deficiencias de vitamina B_{12} y ácido fólico deterioran la producción de glóbulos rojos al interferir con la síntesis de ADN. La anemia aplásica es causada por supresión de médula ósea y por lo general da lugar a una reducción en los leucocitos y las plaquetas, así como de eritrocitos. Las enfermedades crónicas como alteraciones inflamatorias (artritis reumatoide), cánceres e insuficiencia renal crónica causan anemia mediante la producción de citocinas inflamatorias que interfieren con la producción o la respuesta de la eritropoyetina.

Policitemia

La policitemia es una masa total de eritrocitos irregularmente alta con un hematócrito mayor del 54% en hombres y del 47% en mujeres.[1] Un hematócrito mayor del 50% causa disfunción cardíaca y obstrucción vascular, mientras que un hematócrito que excede el 60% puede ocasionar hipoxia.[1] La policitemia se clasifica como *relativa* o *absoluta*. En la policitemia *relativa*, llamada también *síndrome de Gaisbock*, el hematócrito aumenta como resultado de la pérdida del volumen plasmático sin una disminución correspondiente de glóbulos rojos.[1] Puede ocurrir en caso de privación de agua, consumo excesivo de diuréticos o pérdidas gastrointestinales. La policitemia relativa se corrige aumentando el volumen de líquido vascular. La policitemia *absoluta* es un aumento del hematócrito debido al incremento de la masa total de eritocitos y se clasifica como primaria o secundaria.

Policitemia absoluta: primaria

La policitemia primaria, o *policitemia vera*, es una enfermedad neoplásica de las células pluripotenciales de la médula ósea caracterizada por un incremento absoluto de la masa total de eritrocitos acompañado por recuentos de leucocitos y de plaquetas altos. Las manifestaciones clínicas de la policitemia vera son variables y se relacionan con el incremento del recuento de eritrocitos, las concentraciones de hemoglobina y el hematócrito con aumento de volumen sanguíneo y viscosidad. La viscosidad se incrementa de modo exponencial con el hematócrito y puede interferir con el gasto cardíaco y el flujo sanguíneo. La hipertensión es frecuente y puede haber quejas de cefalea, mareos, incapacidad para concentrarse y cierta dificultad con la audición y la visión como resultado de la disminución del flujo sanguíneo.[2] La estasis venosa produce apariencia **pletórica** o enrojecimiento oscuro y cianosis uniforme, en particular de labios, uñas de los dedos y membranas mucosas. Debido a la concentración incrementada de eritrocitos, la persona puede experimentar comezón y dolor en los dedos de manos o pies, y el hipermetabolismo puede inducir transpiración nocturna y pérdida de peso. La tromboembolia y la hemorragia, secundarios a anomalías plaquetarias, son complicaciones frecuentes que pueden evitarse mediante flebotomía. El objetivo del tratamiento de la policitemia primaria es reducir la viscosidad sanguínea. Extraer sangre mediante una flebotomía periódica para reducir el volumen de eritrocitos puede lograrlo.

Alerta sobre el dominio de conceptos

Los síntomas asociados con la policitemia vera incluyen cefalea, dificultad de audición, enrojecimiento oscuro y cianosis de labios, uñas y membranas mucosas. Las posibles complicaciones relacionadas con el aumento de eritrocitos incluyen coágulos por el incremento del espesor de la sangre, crecimiento del bazo relacionado con la función de eliminación de eritrocitos adicionales, hipertensión por viscosidad y consumo de oxígeno elevados y dolor torácico porque la sangre rica en oxígeno no llega a los órganos, en especial al corazón.

Policitemia absoluta: secundaria

La policitemia secundaria es resultado de un incremento fisiológico de la concentración de eritropoyetina, casi siempre como una respuesta compensatoria a la hipoxia. Los factores que ocasionan hipoxia incluyen vivir en grandes altitudes, padecer una enfermedad cardíaca o pulmonar crónica y el hábito tabáquico. Los nativos que viven en lugares a grandes altitudes (cerca de 4 200-5 200 m) desarrollan policitemia secundaria o policitemia fisiológica, en la cual su recuento eritrocítico suele ser de 6-7 millones/mm^3. Lo anterior les permite llevar a cabo todo tipo de labores pesadas a grandes altitudes.[2] La liberación resultante de eritropoyetina por los riñones causa un incremento en la formación de glóbulos rojos en la médula ósea. Las neoplasias que secretan eritropoyetina también pueden ocasionar policitemia secundaria. Las enfermedades renales, como hidronefrosis o quistes renales, pueden obstruir el flujo sanguíneo, causar hipoxia y conducir a un aumento de eritropoyetina. El tratamiento de la policitemia secundaria se centra en aliviar la hipoxia. Por ejemplo, es posible emplear el tratamiento continuo con bajo flujo de oxígeno para corregir la hipoxia grave que experimentan algunas personas con enfermedad pulmonar obstructiva crónica (EPOC). Se cree que esta forma de tratamiento alivia la hipertensión pulmonar y la policitemia, y retarda el inicio de la cardiopatía pulmonar.

RESUMEN

La policitemia es una alteración en la que la masa eritrocítica se incrementa. Puede clasificarse como relativa o absoluta. La policitemia relativa es una consecuencia de la pérdida de líquido vascular y se corrige mediante su restitución. La policitemia absoluta se clasifica además como una alteración primaria o secundaria. La policitemia primaria absoluta, o policitemia vera, es una enfermedad proliferativa de la médula ósea debida al incremento absoluto de la masa total de globulos rojos acompañado de recuentos altos de leucocitos y plaquetas. La policitemia secundaria absoluta es resultado de un aumento en las concentraciones de eritropoyetina ocasionado por padecimientos hipóxicos como la enfermedad cardíaca y pulmonar crónicas. Muchas de las manifestaciones de la policitemia se relacionan con un aumento en el volumen y la viscosidad sanguíneos que originan hipertensión y estancamiento del flujo sanguíneo.

Cambios eritrocíticos relacionados con la edad

Cambios eritrocíticos en el neonato

Al nacimiento, los cambios en el eritrocito reflejan la transición a la vida extrauterina y la necesidad de transportar oxígeno desde los pulmones (tabla 23-5). Las concentraciones de hemoglobina al nacimiento son altas, lo que refleja la intensa actividad sintética uterina para la entrega adecuada de oxígeno. Hacia el final de la primera semana posnatal, la concentración de hemoglobina comienza a disminuir gradualmente hasta un valor mínimo alrededor de los 2 meses de edad. El recuento de eritrocitos y el hematócrito descienden de la misma forma. Los factores responsables de la disminución son la baja producción de eritrocitos y la dilución plasmática causada por el mayor volumen de sangre con el crecimiento. Los eritrocitos neonatales también tienen un período de vida más corto (50-70 días) y se cree que son más frágiles que los de los adultos mayores. Durante el período neonatal temprano, también hay un cambio de HbF a HbA. El cambio a HbA proporciona mayor liberación de oxígeno para los tejidos, ya que la HbA tiene una menor afinidad por este en comparación con la HbF. Los lactantes que son pequeños para la edad gestacional, que nacen de madres diabéticas o fumadoras, o que experimentan hipoxia en el útero tienen concentraciones de hemoglobina total más

TABLA 23-5 Valores de eritrocitos para niños

Prueba	Muestra	Rango de referencia
Recuento de eritrocitos	Sangre del cordón umbilical	3.9-5.5 millones de células/mm^3
	1-3 días (capilar)	4.0-6.6 millones de células/mm^3
	1 semana	3.9-6.3 millones de células/mm^3
	2 semanas	3.6-6.2 millones de células/mm^3
	1 mes	3.0-5.4 millones de células/mm^3
	2 meses	2.7-4.9 millones de células/mm^3
	3-6 meses	3.1-4.5 millones de células/mm^3
	0.5-2 años	3.7-5.3 millones de células/mm^3
	2-6 años	3.9-5.3 millones de células/mm^3
	6-12 años	4.0-5.2 millones de células/mm^3
	12-18 años (masculino)	4.3-5.2 millones de células/mm^3
	12-18 años (femenino)	4.1-5.1 millones de células/mm^3
Hematócrito	1 día (capilar)	48-69% PE
	2 días	48-75% PE
	3 días	44-72% PE
	2 meses	28-42% PE
	6-12 años	35-45% PE
	12-18 años (masculino)	37-49% PE
	12-18 años (femenino)	36-46% PE
Hemoglobina	1-3 días (capilar)	14.5-22.2 g/dL
	2 meses	9.0-14.0 g/dL
	6-12 años	11.5-15.5 g/dL
	12-18 años (masculino)	13-16 g/dL
	12-18 años (femenino)	12-16 g/dL

**PE, porcentaje de paquetes de eritrocitos (volumen de eritrocitos/volumen de elementos formes en su totalidad × 100).*

Adaptado de: Bowden V. R., Greenberg C. S. (2014). *Children and their families: The continuum of care* (3rd ed., pp. 1656, 1658-1659). Philadelphia, PA: Lippincott Williams & Wilkins, Appendix D Reference Ranges for Laboratory Tests, con autorización.

altas, concentraciones de HbF más altas y un retraso en el cambio a HbA.

La anemia fisiológica del recién nacido se desarrolla alrededor de los 2 meses de edad. Pocas veces produce síntomas y no puede alterarse mediante suplementos nutricionales. Se cree que la anemia del prematuro, una respuesta fisiológica exagerada en lactantes con bajo peso al nacer, es resultado de una respuesta insuficiente a la eritropoyetina. Un factor contribuyente es la toma frecuente de muestras sanguíneas que a menudo se requiere en estos lactantes. Las concentraciones de hemoglobina disminuyen con rapidez después del nacimiento hasta un valor bajo de 7-10 g/ dL cerca de las 6 semanas de edad. Los signos y síntomas incluyen apnea, ganancia de peso insuficiente, palidez, disminución de actividad y taquicardia. Las características clínicas son más evidentes en los lactantes nacidos antes de las 33 semanas de gestación o quienes tienen concentraciones de hematócrito menores del 33%.

La anemia al nacimiento, caracterizada por palidez, insuficiencia cardíaca congestiva o choque, suele deberse a enfermedad hemolítica del recién nacido. La hemorragia del cordón umbilical, hemorragia interna, enfermedad hemolítica congénita y muestreo de sangre frecuente son otras posibles causas de anemia. La gravedad de los síntomas y la presencia de enfermedad coexistente pueden justificar la transfusión de eritrocitos.

Hiperbilirrubinemia en el neonato

La *hiperbilirrubinemia*, una concentración alta de bilirrubina sérica, es una causa frecuente de ictericia en el neonato. Es una afección benigna autolimitada, relacionada con mucha frecuencia con el estado de desarrollo del neonato. Rara vez los casos de hiperbilirrubinemia son patológicos y pueden conducir a encefalopatía bilirrubínica (*kernícterus*) y daño cerebral grave.

La ictericia fisiológica aparece en lactantes de término en el segundo o tercer día de vida. De manera regular, la bilirrubina indirecta en la sangre del cordón umbilical es de 1-3 mg/dL y se incrementa en no más de 5 mg/dL en 24 h, dando lugar a ictericia. El incremento de bilirrubina se relaciona con una mayor descomposición de glóbulos rojos e incapacidad del hígado inmaduro para conjugar bilirrubina. Los lactantes prematuros tienen un incremento más lento y una duración más prolongada de las concentraciones de bilirrubina sérica, quizá debido a una mala captación hepática y menor cantidad de albúmina que se une a bilirrubina. Las concentraciones máximas de bilirrubina de 8-12 mg/dL aparecen en el día 5-7. La ictericia neonatal desaparece de manera espontánea en 1 semana y no se trata.

La causa de la ictericia se determina con base en los antecedentes y hallazgos clínicos y de laboratorio. Numerosos factores producen concentraciones altas de bilirrubina en el neonato, como lactancia materna, enfermedad hemolítica del recién nacido, hipoxia, infecciones y acidosis. La obstrucción intestinal o biliar y la enfermedad hepática son causas menos frecuentes. Los factores de riesgo relacionados incluyen prematuridad, ascendencia asiática y diabetes materna. Estos neonatos acumulan cantidades significativas de bilirrubina no conjugada 7 días después del nacimiento, con valores máximos de 10-30 mg/dL en la tercera semana de vida. Se piensa que la leche materna contiene ácidos grasos que inhiben la conjugación de bilirrubina en el hígado neonatal. También se cree que un factor en la leche materna incrementa la absorción de bilirrubina en el duodeno. Este tipo de ictericia desaparece si se detiene la lactancia, la cual puede reanudarse en 3-4 días sin hiperbilirrubinemia subsiguiente.

La hiperbilirrubinemia pone al neonato en riesgo de desarrollar un síndrome neurológico llamado *kernícterus*. Este padecimiento es ocasionado por la acumulación de bilirrubina no conjugada en las células del cerebro. La bilirrubina no conjugada es liposoluble, cruza la barrera hematocefálica permeable del neonato y se deposita en las células de los núcleos basales, lo cual causa daño cerebral. La asfixia y la hiperosmolalidad también pueden contribuir al daño en la barrera hematoencefálica y permitir que la bilirrubina cruce y entre en las células. La concentración de bilirrubina no conjugada y la duración de la exposición que resulta tóxica para el lactante se desconocen. Los síntomas pueden aparecer 2-5 días después del nacimiento en los lactantes de término o el día 7 en los prematuros. Es posible que los lactantes levemente afectados muestren letargia, alimentación deficiente y cambios conductuales a corto plazo. Las manifestaciones graves incluyen rigidez, temblores, ataxia y pérdida auditiva. Los casos extremos causan convulsiones y muerte. Casi todos los supervivientes sufren daños graves y a los 3 años de edad presentan espasmo muscular involuntario, convulsiones, retraso mental y sordera.

La hiperbilirrubinemia en el neonato se trata con fototerapia o transfusión de intercambio. La fototerapia se emplea con mayor frecuencia para tratar a lactantes con ictericia y para reducir el riesgo de *kernícterus*. La exposición a luz fluorescente en el rango azul del espectro visible de longitud de onda (420-470 nm) reduce las concentraciones de bilirrubina. La bilirrubina en la piel absorbe la energía luminosa y se convierte en un isómero estructural que es más hidrosoluble y puede excretarse en las heces y la orina. Un tratamiento eficaz depende del área de la piel expuesta y la capacidad del lactante para metabolizar y excretar bilirrubina. La vigilancia frecuente de las concentraciones de bilirrubina, la temperatura corporal y la hidratación es fundamental para el cuidado del lactante. La transfusión de intercambio se considera cuando los signos de *kernícterus* son evidentes o la hiperbilirrubinemia está sostenida o va en aumento y no responde a la fototerapia.

Enfermedad hemolítica del recién nacido

La eritroblastosis fetal, o enfermedad hemolítica del recién nacido, se presenta en lactantes Rh-positivos de madres Rh-negativas que se han sensibilizado.[1] La madre puede producir anticuerpos anti-Rh de embarazos en los que los lactantes son Rh-positivo o mediante transfusiones de sangre Rh-positivo. La madre Rh-negativo suele sensibilizarse durante los primeros días después del parto, cuando los eritrocitos fetales Rh-positivo del sitio placentario se liberan hacia la circulación materna. Como los anticuerpos tardan varias semanas en desarrollarse, por lo general, el lactante Rh-positivo de una madre Rh-negativo no resulta afectado. Los lactantes con sangre Rh-negativo no tienen antígenos en sus eritrocitos que reaccionen con los anticuerpos maternos y no son afectados.

Después de que una madre Rh-positivo se ha sensibilizado, los anticuerpos Rh de su sangre se transfieren a los lactantes subsecuentes a través de la circulación placentaria. Estos anticuerpos reaccionan con los antígenos eritrocíticos del lactante Rh-positivo y producen aglutinación y hemólisis. Esto conduce a anemia grave con hiperplasia compensatoria y agrandamiento de los órganos formadores de sangre, incluidos el bazo y el hígado, en el feto. La función hepática puede deteriorarse, con producción reducida de albúmina que causa edema masivo, llamado *hidropesía fetal*. Si las concentraciones sanguíneas de bilirrubina no conjugada son inusualmente altas por hemólisis de eritrocitos, existe el riesgo de que el lactante desarrolle *kernícterus*, cuyo resultado es daño cerebral grave o muerte.

Diversos avances han ayudado mucho a disminuir la amenaza para los lactantes de madres Rh-negativo (p. ej., prevención de la sensibilización, identificación prenatal del feto en riesgo y transfusión intrauterina al feto afectado). La inyección de inmunoglobulina Rh (gammaglobulina que contiene anticuerpo de Rh) previene la sensibilización en madres Rh-negativo que han dado a luz a lactantes Rh-positivo si se administra en la semana 28 de gestación y dentro de las 72 h que siguen al parto, aborto, amniocentesis genética o hemorragia fetal-materna. Una vez que se desarrolla la sensibilización, la inmunoglobulina ya no tiene ningún valor. Desde 1968, el año en el que se introdujo la inmunoglobulina Rh, la incidencia de la sensibilización de mujeres Rh-negativo ha disminuido de forma notable. La atención prenatal temprana y la detección de la sangre materna aún son importantes para reducir la inmunización. Los esfuerzos por mejorar el tratamiento se dirigen a la producción de anti-D monoclonal, el anticuerpo de Rh.

Las transfusiones de intercambio se administran después del nacimiento mediante la extracción y el reemplazo del volumen sanguíneo del lactante con sangre de tipo O Rh-negativo. La transfusión de intercambio retira la mayoría de los eritrocitos hemolizados y algo de la bilirrubina total, tratando la anemia y la hiperbilirrubinemia.

Cambios eritrocíticos con el envejecimiento

La anemia es un problema de salud cada vez más frecuente entre los adultos mayores.[5] La prevalencia más alta ocurre en hombres de 85 años de edad o más. La anemia no diagnosticada y no tratada puede tener complicaciones graves y se relaciona con un mayor riesgo de mortalidad.

Las cifras de hemoglobina declinan después de la edad adulta. En estudios de hombres mayores de 60 años de edad, las concentraciones promedio de hemoglobina varían de 15.3 a 12.4 g/ dL, con los valores mínimos entre los más viejos. La disminución es menor en mujeres. En la mayoría de los adultos asintomáticos, los valores de hemoglobina más bajos son resultado de insuficiencia de hierro y anemia por enfermedad crónica causada por alteraciones inflamatorias, tumores malignos o enfermedad renal crónica.[5]

Como en otros sistemas corporales, la capacidad para producir eritrocitos cambia con la edad. La ubicación de las células óseas que intervienen en la producción de eritrocitos se desvía hacia el esqueleto axial y el número de células progenitoras disminuye. A pesar de estos cambios, los adultos mayores pueden mantener los valores de hemoglobina y hematócrito dentro de un rango similar al de los adultos jóvenes. Sin embargo, durante una situación de estrés, como una hemorragia, los eritrocitos de adultos mayores no se reemplazan tan rápido como los de sus contrapartes más jóvenes. Esta incapacidad para reemplazar los eritrocitos se correlaciona de forma estrecha con la mayor prevalencia de anemia en los adultos mayores. Las citocinas inflamatorias, que aumentan con la edad, pueden mediar esta menor sensibilidad a eritropoyetina.

El diagnóstico de anemia en adultos mayores requiere una exploración física completa, un hemograma y estudios para descartar afecciones concomitantes como tumores malignos, padecimientos gastrointestinales que causan hemorragia y anemia perniciosa. El hemograma debe incluir frotis de sangre periférica y recuento e índice de reticulocitos. El tratamiento de la anemia en los adultos mayores debe centrarse en la causa subyacente y en corregir el déficit de glóbulos rojos. Aunque la eritropoyetina es el tratamiento de elección para las anemias relacionadas con cáncer y enfermedad renal, aún no se establecen sus posibles complicaciones, en particular con respecto a enfermedad cardiovascular.

RESUMEN

Las concentraciones de hemoglobina al nacimiento son altas, lo que refleja la necesidad en el útero de entrega de oxígeno. Hacia el final de la primera semana posnatal, estos valores comienzan a disminuir, cayendo poco a poco hasta un valor mínimo alrededor de los 2 meses de edad. Durante el período neonatal temprano hay un cambio de HbF a HbA. Muchos lactantes tienen ictericia fisiológica secundaria a hiperbilirrubinemia durante la primera semana de vida que tal vez se relacione con incremento de la descomposición de eritrocitos e incapacidad del hígado del lactante para conjugar bilirrubina. El término *kernícterus* describe concentraciones altas de bilirrubina liposoluble no conjugada que pueden ser tóxicas para las células del cerebro. Según la gravedad, el *kernícterus* se trata con fototerapia o transfusiones de intercambio (o ambas). La enfermedad hemolítica del recién nacido se presenta en lactantes Rh-positivo de madres Rh-negativo que se han sensibilizado. Implica hemólisis de los eritrocitos del lactante en respuesta a anticuerpos Rh maternos que cruzaron la placenta. La administración de inmunoglobulina Rh a la madre dentro de las 72 h que siguen al parto de un lactante Rh-positivo, aborto o amniocentesis previene la sensibilización.

La anemia es un problema de salud frecuente que va en aumento entre los adultos mayores. Con la cantidad creciente de adultos mayores, llegará a ser algo más que un reto del cuidado de la salud. Como con muchas otras células tisulares, la capacidad para el reemplazo de eritrocitos disminuye con la edad. Aunque la mayoría de los adultos mayores pueden mantener sus valores de hemoglobina y hematócrito dentro de un rango normal, no pueden reemplazar sus eritrocitos tan rápido como sus contrapartes jóvenes durante una situación de estrés, como en una hemorragia. Esta incapacidad para reemplazar eritrocitos se correlaciona de manera estrecha con la prevalencia más alta de anemia en adultos mayores, que suele ser resultado de hemorragias, infecciones, tumores malignos o enfermedades crónicas.

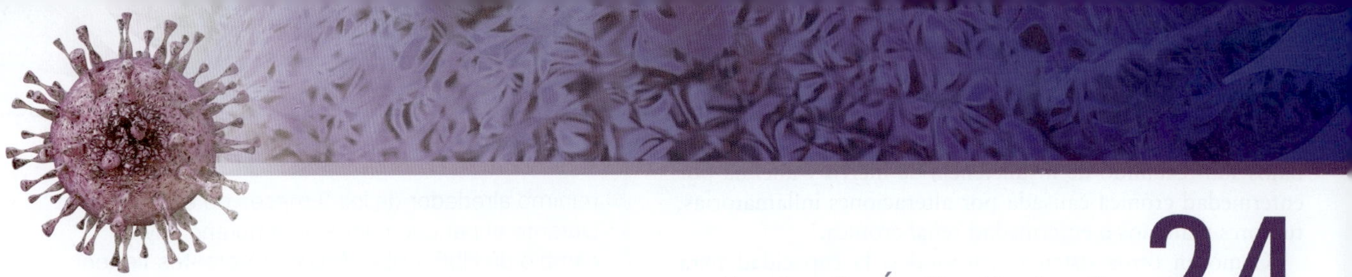

C A P Í T U L O 24

Alteraciones de los leucocitos y los tejidos linfáticos

Los leucocitos y los tejidos linfáticos en donde estas células se originan y maduran tienen la función de proteger al cuerpo frente a la invasión de agentes extraños. Entre las alteraciones de los leucocitos se encuentran la leucopenia, en la que hay deficiencia de leucocitos, y las afecciones proliferativas, en las que se presenta una expansión de leucocitos. La alteración proliferativa puede ser reactiva, como sucede en las infecciones, o neoplásica, como sucede en los linfomas malignos y la leucemia. Este capítulo se centra en la leucopenia, mononucleosis infecciosa, linfomas malignos, leucemias y discrasias de células plasmáticas (mieloma múltiple).

Tejido hematopoyético y linfático

Leucocitos (glóbulos blancos)

Los leucocitos, también llamados *glóbulos blancos*, incluyen los granulocitos (neutrófilos, eosinófilos y basófilos), monocitos/macrófagos y linfocitos. Los granulocitos y los monocitos/macrófagos agranulares provienen de la célula madre mieloide en la médula ósea y circulan por la sangre (fig. 24-1). Los linfocitos T (células T) y los linfocitos B (células B) se originan a partir de las células linfoides de la médula ósea y migran entre la sangre y el sistema linfático. Los linfocitos T maduran en el timo y los linfocitos B en la médula ósea. Los linfocitos T se diferencian para formar células T cooperadoras $CD4^+$, que organizan la respuesta inmunitaria, y las células T citotóxicas $CD8^+$, que proporcionan respuestas inmunitarias mediadas por células. Los linfocitos B se diferencian para formar células plasmáticas que producen inmunoglobulinas. Otra población de linfocitos comprende los linfocitos grandes granulares o células citolíticas naturales (NK, *natural killer*), las cuales no comparten la especificidad o características de los linfocitos T o B, pero son capaces de lisar células diana.[1]

Médula ósea y hematopoyesis

El sistema hematopoyético completo, con toda su complejidad, proviene de una pequeña cantidad de células madre que se diferencian para dar origen a los elementos formes de la sangre y reabastecer a la médula ósea mediante un proceso de autorrenovación. Todos los precursores hematopoyéticos, incluidas las series eritroides (eritrocitos), mielocitos (granulocitos y monocitos), linfocitos (células T y células B) y megacariocitos (plaquetas), provienen de una pequeña población de células llamadas *células madre pluripotenciales* (fig. 24-2). Estas células son capaces de proporcionar *células progenitoras* (células precursoras) para la mielopoyesis y linfopoyesis, procesos mediante los que se obtienen las células mieloides y linfoides de la sangre. Varios niveles de diferenciación llevan al desarrollo de *células unipotenciales*, progenitoras de cada uno de los diferentes tipos de elementos formes de la sangre.

Factores de crecimiento hematopoyético

Al igual que en la eritropoyesis, la leucopoyesis, o producción de leucocitos, es controlada por factores de crecimiento hematopoyético, que son una familia de glucoproteínas que ayudan a la formación de colonias hematopoyéticas. Estos factores se pueden clasificar en tres grupos: factores de crecimiento relacionados con el desarrollo de un linaje celular específico, los que afectan a las células progenitoras multipotenciales tempranas y aquellos que inducen la expresión de genes de factor de crecimiento en otras células.[2] Las citocinas o mensajeros químicos, como la interleucina (IL) 1, IL-4, IL-6 y el interferón, actúan de forma sinérgica para apoyar las funciones de los factores de crecimiento.

Existen varios factores de crecimiento específicos de un linaje: la eritropoyetina, el factor estimulante de colonias de granulocitos-macrófagos (GM-CSF, *granulocyte-macrophage colony stimulating factor*) y el factor estimulante de colonias de monocitos-macrófagos (M-CSF, *monocyte-macrophage colony stimulating factor*). Aunque los factores de crecimiento hematopoyético actúan en distintos puntos de la trayectoria de la proliferación y diferenciación, sus funciones se traslapan. La identificación y caracterización de los diferentes factores de crecimiento y citocinas han permitido que se utilicen para tratar una gran variedad de enfermedades, como la insuficiencia de la médula ósea, neoplasias hematopoyéticas, enfermedades infecciosas y alteraciones congénitas y mieloproliferativas.

Etapas del desarrollo de los leucocitos

El desarrollo de los leucocitos comienza con las células madre mieloides y linfoides en la médula ósea. Las líneas de las

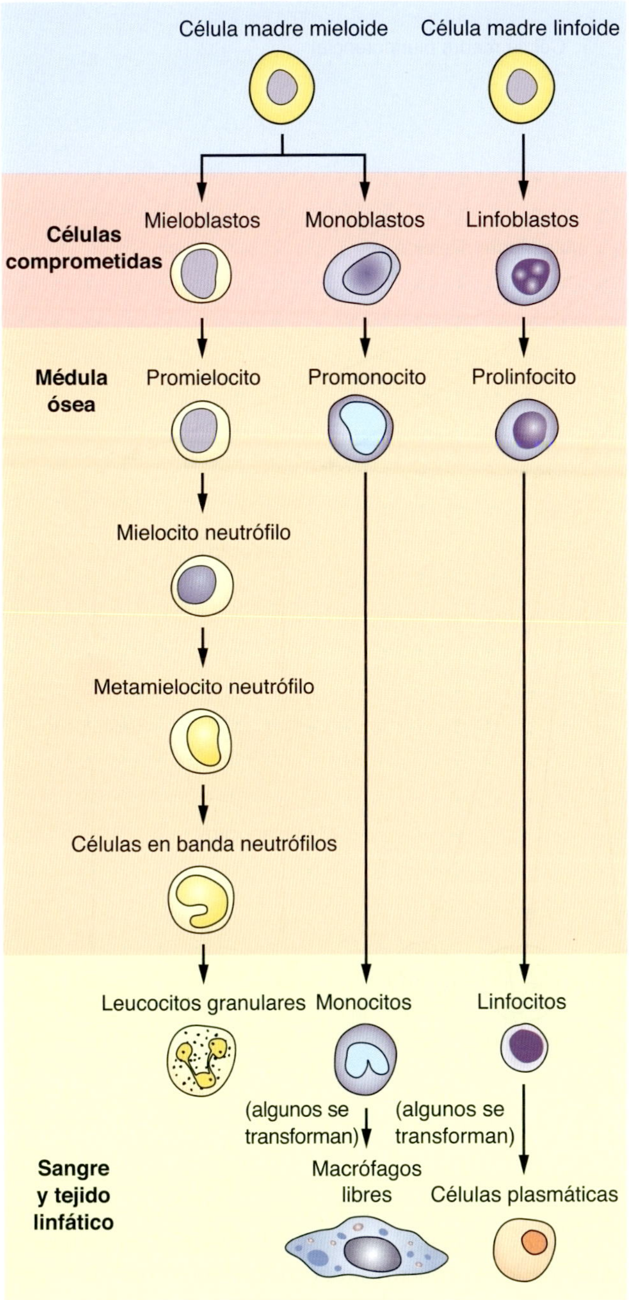

FIGURA 24-1. Los leucocitos se originan a partir de células madre multipotenciales en la médula ósea. Los leucocitos granulares (neutrófilos, eosinófilos y basófilos) tienen su origen en las células madre mieloides y se desarrollan a través de una secuencia en la que intervienen los mieloblastos. Los monocitos, al igual que los granulocitos, son progenie de la línea de células madre mieloides, pero se desarrollan a lo largo de una vía que incluye monoblastos. Solo los linfocitos se originan a partir de la línea de células madre linfoides. Se desarrollan según una secuencia en la que hay linfoblastos y son liberados desde la médula ósea como prolinfocitos, los cuales experimentan más diferenciación en los órganos linfáticos.

células de granulocitos y monocitos provienen de las células madre mieloides y los linfocitos de las células madre linfoides (*véase* la fig. 24-1).

Las células precursoras inmaduras para cada una de las líneas celulares se denominan *células blásticas*. Los *mieloblastos*, que son las células precursoras de los granulocitos, poseen un núcleo redondo u ovalado y cromatina delicada. Durante la siguiente etapa de desarrollo, los mieloblastos se transforman en *promielocitos* con núcleos similares, pero con un citoplasma que contiene muchos gránulos primarios. En la siguiente etapa de *metamielocito*, los núcleos se deforman y toman una apariencia como de arco, lo que produce la etapa de desarrollo en banda. Para que haya maduración del metamielocito al neutrófilo maduro, debe haber condensación progresiva de la cromatina del núcleo, aumento de lobulación nuclear y aparición de gránulos secundarios (específicos). Los eosinófilos y basófilos pasan por etapas similares de desarrollo, pero manifiestan gránulos secundarios diferentes. Al igual que los granulocitos, los monocitos se forman de la célula progenitora granulocito-monocito y pasan por una etapa de monoblasto y promonocito. En cambio, los linfocitos se derivan de las células madre linfoides y pasan por las etapas de linfoblasto y prolinfocito. Los prolinfocitos abandonan la médula ósea y viajan hasta los tejidos linfáticos, donde tiene lugar otra diferenciación en linfocitos T y B. Con frecuencia, los nombres de las etapas de desarrollo de los leucocitos se usan para describir los cambios de los elementos formes de la sangre que se presentan en las alteraciones hematopoyéticas.

PUNTOS CLAVE

Hematopoyesis

- Los leucocitos se forman a partir de células madre hematopoyéticas que se diferencian en células progenitoras comprometidas, que a su vez se desarrollan en linajes mielocíticos y linfocíticos, necesarios para la formación de los distintos tipos de leucocitos.
- La vida de los leucocitos es relativamente corta, por lo que es necesaria la renovación constante para conservar las concentraciones normales en la sangre. Cualquier alteración que reduzca la disponibilidad de células madre o de los factores de crecimiento hematopoyéticos causa un decremento de los leucocitos.

Tejidos linfáticos

El sistema linfático del cuerpo se compone de vasos linfáticos, tejido linfático, ganglios linfáticos, timo y bazo (fig. 24-3). Los linfocitos B y T precursores inician su desarrollo en la médula ósea y luego migran a las estructuras periféricas linfáticas para terminar su proceso de diferenciación. Los linfocitos B abandonan la médula ósea, se diferencian en células plasmáticas y después migran a los ganglios linfáticos, donde continúan con la proliferación y producción de anticuerpos. Los linfocitos T dejan la médula ósea como linfocitos T precursores, se dirigen al timo, donde se diferencian en células T cooperadoras $CD4^+$ y células T citotóxicas $CD8^+$, después de lo cual muchos se desplazan a los ganglios linfáticos, donde proliferan.

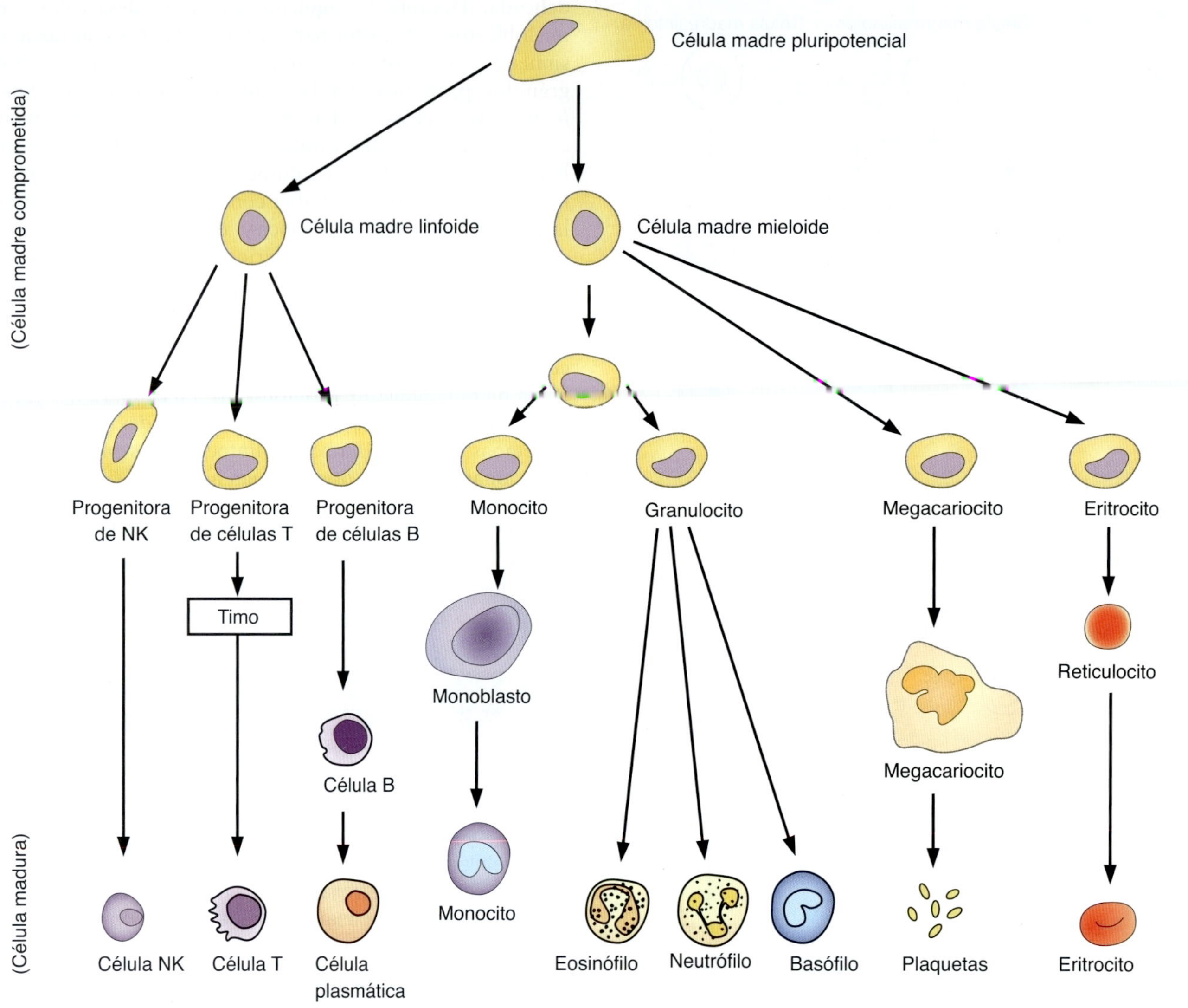

FIGURA 24-2. Principales etapas del desarrollo de los elementos de la sangre. *NK, células citolíticas naturales.* Tomado de: Porth C. M. (2015). *Essentials of pathophysiology* (4th ed., Fig. 11-1, p. 242). Philadelphia, PA: Lippincott Williams & Wilkins

Los ganglios linfáticos, donde se originan varios linfomas, son aglomeraciones organizadas de tejido linfático situadas a lo largo de los vasos linfáticos.[3] En general, son de color blanco grisáceo y tienen forma ovoide. Su tamaño varía entre 1 mm y 1-2 cm de diámetro. Una cápsula fibrosa y una trabécula radiante proporcionan la estructura de sostén; una red delicada contribuye al soporte interno (fig. 24-4). El parénquima del ganglio linfático se divide en corteza externa o superficial y una médula interna. La primera contiene dominios muy bien definidos de linfocitos T y B. La corteza dependiente de células B consta de dos tipos de folículos: inmunitariamente inactivos, llamados *folículos primarios*, y folículos activos con centros germinales, denominados *folículos secundarios*. En los centros germinales existen linfocitos grandes (centroblastos) y linfocitos pequeños con núcleos partidos (centrocitos). La zona de la envoltura es la capa pequeña de células B que rodean los centros germinales. La porción de la corteza entre la médula y la corteza superficial se denomina *paracorteza*. En los ganglios linfáticos, esta región contiene la mayoría de los linfocitos T.

Algunos linfocitos entran en los ganglios linfáticos a través de los conductos linfáticos aferentes, pero la mayoría penetran la pared de vénulas poscapilares en la corteza profunda. Estos vasos, revestidos por células endoteliales especializadas que poseen receptores para los linfocitos sensibilizados para antígeno, indican a los linfocitos que dejen la circulación y se desplacen por los ganglios linfáticos. Tanto las células B como las T abandonan el torrente sanguíneo a través de estos conductos.[1,4,5] La mayoría de los linfocitos dejan el ganglio al entrar en los senos linfáticos, desde donde ingresan al vaso linfático eferente.

El tubo digestivo, las vías respiratorias y el sistema urogenital están protegidos por acumulaciones de tejido linfático no encapsulado. Esta forma de tejido se denomina *tejido linfoide asociado con mucosas* (MALT, *mucosa-associated lymphoid tissue*), dado que está unido a membranas mucosas (fig. 24-5).[3] Los linfocitos se encuentran en el subepitelio de estos tejidos. Los linfomas surgen del MALT y del tejido del ganglio linfático.

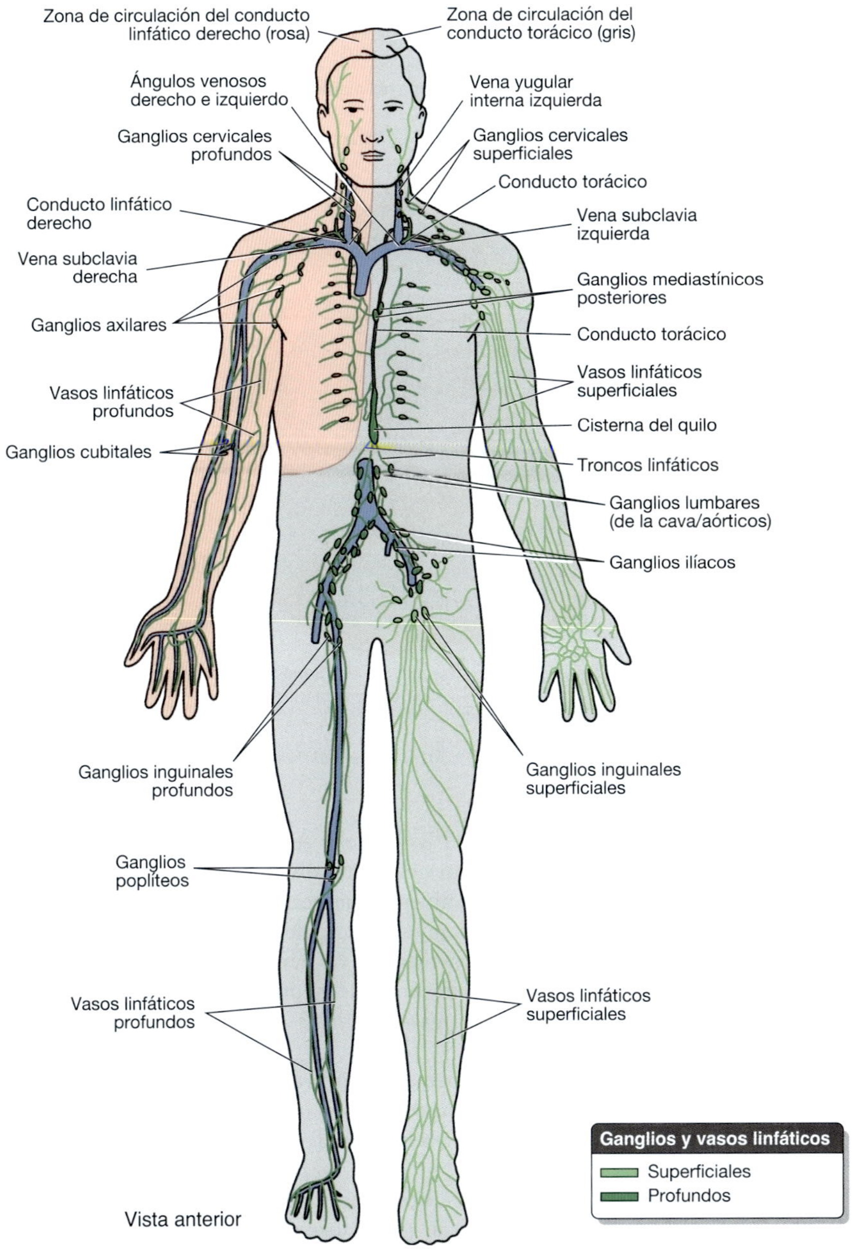

FIGURA 24-3. Sistema linfático. **A.** El conducto linfático derecho drena la linfa del lado derecho de la cabeza y el cuello y del miembro superior derecho (*sombreado*). El conducto torácico drena el resto del cuerpo. Los vasos linfáticos profundos se muestran a la derecha y los superficiales a la izquierda. **B.** Flujo de la linfa desde los espacios extracelulares hasta un ganglio linfático. Las *flechas negras pequeñas* indican el flujo del líquido intersticial desde el exterior de los capilares sanguíneos hacia los linfáticos. Tomado de: Moore K. L., Agur A. M., Dalley A. F. (2015). *Essential clinical anatomy* (5th ed., Fig. 1-18, p. 26). Philadelphia, PA: Wolters Kluwer/ Lippincott Williams & Wilkins.

RESUMEN

El desarrollo del leucocito o glóbulo blanco comienza con las células madre mieloides y linfoides en la médula ósea. Las líneas celulares del granulocito y del monocito provienen de las células madre mieloides, mientras que los linfocitos tienen su origen en las células madre linfoides. Las células precursoras inmaduras para cada una de las líneas celulares se llaman *células blásticas*. Estas células progresan a través de las etapas de maduración subsiguientes antes de convertirse en granulocitos, monocitos o linfocitos maduros. Con frecuencia, los nombres de estas etapas de desarrollo se utilizan para describir los cambios de los elementos formes de la sangre que tienen lugar en las alteraciones hematopoyéticas.

El sistema linfático consiste en una red de vasos linfáticos, ganglios y tejidos, donde los linfocitos B y T logran su diferenciación total. Los ganglios linfáticos, donde se originan muchos linfomas, poseen una corteza externa o superficial y una médula interna.[4] La corteza contiene dominios muy bien definidos de linfocitos B y T. La corteza dependiente de células B consta de dos tipos de folículos: inmunitariamente inactivos, llamados *folículos primarios*, y activos con centros germinales, conocidos como *folículos secundarios*. La mayoría de las células T se localizan en la paracorteza, la zona entre las cortezas medular y superficial.

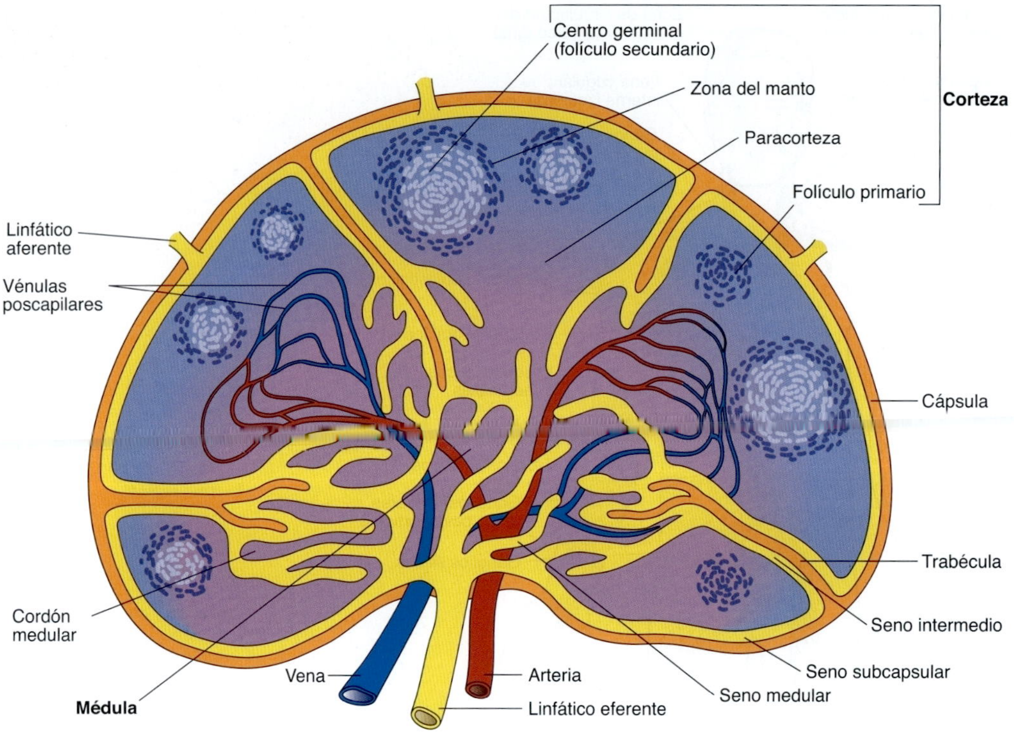

FIGURA 24-4. Estructuras del ganglio linfático normal. Tomado de: Rubin R., Strayer D. E. (Eds.) (2015). *Rubin's pathology: Clinicopathologic foundations of medicine* (7th ed., Fig. 26-46, p. 1131). Philadelphia, PA: Lippincott Williams & Wilkins.

Alteraciones no neoplásicas de los leucocitos

En la circulación periférica, la cantidad de leucocitos o glóbulos blancos varía, por lo general, entre 5 000 y 10 000 células/µL (que también se expresa como 5-10 × 10^3 células/µL, o bien, 5 000-10 000 células/mm^3 de sangre).[1]

Neutropenia (agranulocitosis)

El término *leucopenia* describe una disminución en la cantidad absoluta de leucocitos en la sangre. Aunque la leucopenia afecta a cualquiera de los tipos específicos de leucocitos, lo más frecuente es que afecte a los neutrófilos. Estos constituyen la mayoría de los leucocitos de la sangre y desempeñan una función determinante en el mecanismo de defensa del hospedero frente a una infección. Estas células migran a los lugares donde se encuentra la infección y fagocitan, digieren y destruyen los microorganismos. Por consiguiente, una reducción en la cantidad de neutrófilos (neutropenia) pone a la persona en riesgo de padecer una infección. El riesgo de infección secundaria a neutropenia y su gravedad son directamente proporcionales al recuento absoluto de neutrófilos (RAN) y la duración de la neutropenia.[3] El RAN se determina con base en la siguiente fórmula:[5]

$$\frac{\text{seg} + \text{bandas} \times \text{leucocitos}}{100} = \text{RAN}$$

En teoría, el RAN debe ser de 1000/µL; si es menor de 500 células/mm^3, el hospital debe tomar precauciones para proteger del ambiente a la persona.[6]

La *neutropenia* se refiere de manera específica a una cantidad inusualmente baja de neutrófilos; casi siempre se define como un recuento de neutrófilos circulantes menor de 1 000/µL. La *agranulocitosis* denota una ausencia virtual de neutrófilos.

La neutropenia es el resultado de una producción reducida de neutrófilos, su utilización o destrucción aceleradas, o la migración desde la sangre a los compartimentos tisulares. Esto puede estar presente desde el nacimiento (congénita) o surgir a partir de una diversidad de factores que se presentan posteriormente y carecen de un componente hereditario (adquirida).

Neutropenia congénita

Las alteraciones hereditarias que implican la proliferación y maduración de las líneas de células madre mieloides son un tanto raras y tienen un alto grado de variabilidad en cuanto a su gravedad y sintomatología. Aproximadamente la mitad se deben a mutaciones de la elastasa neutrofílica (ELANE).[7] Las neutropenias congénitas pueden dividirse en dos subtipos: neutropenia congénita (permanente) grave y neutropenia cíclica, que tiene una expresión variable. La neutropenia congénita grave se diagnostica habitualmente en los lactantes menores de 6 meses de edad y los recuentos son en general menores de 2 g/L.[7] Este hallazgo se relaciona con infecciones bacterianas o micóticas. El riesgo de infección grave se asocia de manera inversa con el recuento de neutrófilos, es decir, a menor recuento de neutrófilos, mayor riesgo de infección.

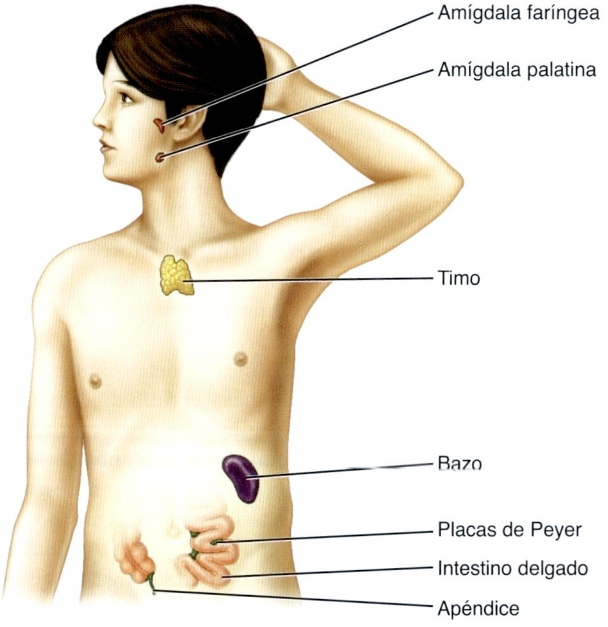

FIGURA 24-5. Tejido linfoide asociado con mucosas (MALT). Este tipo de tejido linfático protege los puntos de entrada al cuerpo. Tomado de: McConnell T. H., Hull K. L. (2011). *Human form human function: Essentials of anatomy & physiology* (p. 473, Fig. 12-8). Philadelphia, PA: Wolters Kluwer/Lippincott Williams & Wilkins).

La neutropenia cíclica (periódica) se descubre con frecuencia en lactantes menores de 2 años de edad y, por lo general, se asocia con alteraciones bucales agudas. Se caracteriza por oscilaciones periódicas entre un número normal y anómalo de neutrófilos. En algunos casos, la médula ósea puede funcionar de forma normal durante un tiempo. Como resultado, existe el riesgo de infecciones graves potencialmente mortales, pero su frecuencia es reducida. Los ciclos suelen volverse menos notables en los adultos mayores, cuando la alteración empieza a parecerse a la neutropenia crónica.

La neutropenia congénita grave, o *síndrome de Kostmann*, se caracteriza porque se detiene la maduración mieloide en la etapa promielocítica del desarrollo, lo que se puede heredar como un rasgo autosómico dominante o autosómico recesivo.[8] Por lo general, la enfermedad autosómica dominante se relaciona con mutaciones en el gen de la elastasa de los neutrófilos; ello a su vez causa apoptosis de las células mieloides de la médula ósea. La neutropenia congénita grave, recesiva y autosómica, o síndrome de Kostmann, se debe a las mutaciones en el gen *HAX-1*, lo que provoca pérdida del potencial de las mitocondrias. La enfermedad se caracteriza por el desarrollo de infecciones bacterianas graves. Alrededor del 20% de las personas con la enfermedad llegan a presentar leucemia mielógena aguda (LMA).[8]

Neutropenia adquirida

Esta enfermedad abarca una amplia variedad de procesos etiológicos, entre los que se encuentran la neutropenia autoinmunitaria primaria y secundaria, la neutropenia relacionada con infección y la neutropenia inducida por fármacos (cuadro 24-1). En algunos casos puede ser ocasionada por ciertas alteraciones de la médula ósea, cánceres hematopoyéticos y radioterapia.

CUADRO 24-1

CAUSAS PRINCIPALES DE NEUTROPENIA

Congénita

- Neutropenia neonatal aloinmunitaria (transferencia de anticuerpos maternos)
- Neutropenia cíclica
- Síndrome de Kostmann (neutropenia congénita grave)

Adquirida

Autoinmunitarias

- Primaria (rara; por lo general, se presenta en niños y tiene un curso benigno)
- Secundaria
- Lupus eritematoso sistémico
- Síndrome de Felty en personas con artritis reumatoide (AR)
- Secundaria a infección
- Diversos tipos de agentes infecciosos; por lo general, virus
- Entre los mecanismos se encuentran el aumento del uso de neutrófilos, producción de autoanticuerpos, infiltración directa de células hematopoyéticas, supresión de médula ósea

Relacionadas con fármacos

- Reacciones inmunomediadas en las que los fármacos actúan como haptenos (p. ej., penicilina, propiltiouracilo, aminopirina)
- Apoptosis acelerada (clozapina [fármaco antipsicótico])
- Fármacos quimioterápicos contra el cáncer (depresión de médula ósea)

Radioterapia en médula ósea

Tumores cancerosos hemáticos

Neutropenia autoinmunitaria

Este tipo de neutropenia es resultado de los anticuerpos dirigidos contra los antígenos de la membrana de la célula de los neutrófilos o las progenitoras de la médula ósea. Las formas autoinmunitarias de neutropenia se pueden clasificar como primarias (aquellas que no se relacionan con otros procesos patológicos detectables) o secundarias (aquellas vinculadas con otras enfermedades).[9]

La neutropenia autoinmunitaria primaria es una alteración rara de la primera infancia durante la cual se detecta neutropenia de moderada a grave. Por lo regular, la enfermedad es benigna, con infección de leve a moderada en los niños. La afección es rara en los adultos.

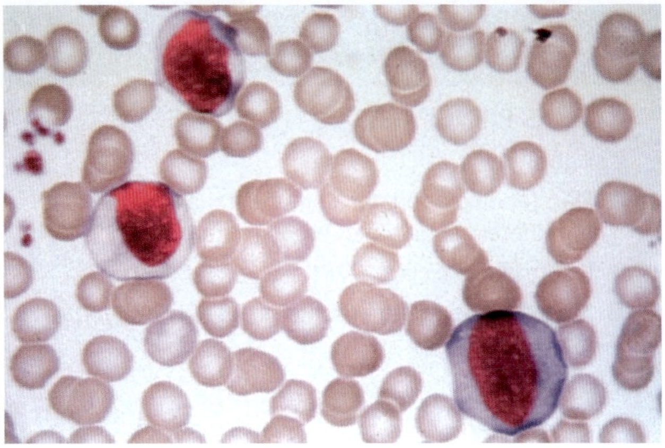

FIGURA 24-6. Mononucleosis infecciosa. La alteración causada por el virus de Epstein-Barr se caracteriza por linfocitosis absoluta causada por una población de células linfoides de tamaño variable, que incluye linfocitos atípicos. Tomado de: Rubin R., Strayer D. E. (Eds.) (2015). *Rubin's pathology: Clinicopathologic foundations of medicine* (7th ed., Fig. 26-50, p. 1134). Philadelphia, PA: Lippincott Williams & Wilkins.

La neutropenia autoinmunitaria secundaria se relaciona a menudo con alteraciones autoinmunitarias sistémicas, sobre todo artritis reumatoide (AR), síndrome de Felty (una variante de AR) y lupus eritematoso sistémico (LES).[9] El síndrome de Felty es una tríada de esplenomegalia, infecciones pulmonares recurrentes y neutropenia.

Se considera que varios mecanismos mediados por anticuerpos son los causantes de la neutropenia observada en personas con LES. Entre ellos se incluye el desarrollo de anticuerpos antineutrófilos, junto con un aumento en la apoptosis de neutrófilos y una menor producción de estos en la médula ósea.

Neutropenia secundaria a infecciones

Muchos tipos diferentes de enfermedades infecciosas, como las víricas, bacterianas, parasitarias y por rickettsias, pueden causar neutropenia, pero la más frecuente es la de origen vírico. Las infecciones generan neutropenia de múltiples maneras, como por una producción reducida de neutrófilos, pérdida de neutrófilos por toxinas o problemas que derivan en el secuestro de neutrófilos en el bazo. La neutropenia también es una manifestación frecuente del síndrome de inmunodeficiencia adquirida (sida), en el que la supresión de la proliferación de las células de la médula inducida por el virus se agrava con frecuencia por el consumo de neutrófilos y antivirales.[4]

Neutropenia relacionada con fármacos

La neutropenia inducida por fármacos se atribuye a varios de ellos, especialmente los utilizados en el tratamiento del cáncer.[10,11] Los factores relacionados con el paciente son la edad, la carga de enfermedad, una hidratación y nutrición deficientes, y antecedentes de anemia o neutropenia. Los adultos mayores tienen un mayor riesgo que las personas más jóvenes debido a los cambios celulares relacionados con la edad en los neutrófilos.[12]

El término *idiosincrático* se emplea para describir las reacciones que producen los medicamentos que son diferentes a las que manifiestan la mayoría de las personas y que no pueden explicarse como alérgicas. Las reacciones idiosincráticas ocurren como un daño directo o mediado por inmunidad a los precursores mieloides y los linajes celulares.[10] La reacción es reversible una vez que se interrumpe el medicamento.

La neutropenia febril se relaciona a menudo con la neutropenia inducida por quimioterapia y se asocia con una mortalidad y morbilidad significativas.[11] La *neutropenia febril* (NF), definida como una temperatura bucal mayor de 38.3 °C y un RAN menor de 0.5×10^9/L,[12] es un factor clave que limita la dosis de numerosos fármacos citotóxicos.[11] En la mayoría de los casos se relaciona con infecciones bacterianas, pero puede desarrollarse como resultado de infecciones micóticas o víricas.[12]

Los neutrófilos son la primera línea de defensa frente a los microorganismos que viven en la piel y el tubo digestivo. Por lo tanto, los primeros signos de infección por neutropenia, en particular los relacionados con un decremento de leve a moderado de neutrófilos, son lesiones leves de la piel, estomatitis, faringitis y diarrea. Entre los síntomas y signos de neutropenia más graves se incluyen malestar general, escalofríos y fiebre y, después, una marcada debilidad y fatiga. Las infecciones que no se atienden se vuelven rápidamente mortales, sobre todo si el RAN llega a ser inferior a 250/μL. Cuando la neutropenia es grave, es posible que los signos frecuentes de infección no se noten porque la cantidad de neutrófilos es insuficiente para producir una respuesta inflamatoria.

Mononucleosis infecciosa

La *mononucleosis infecciosa* es una alteración linfoproliferativa que remite sola. El 85% de las veces es causada por el virus de Epstein-Barr (VEB), un miembro de la familia de los herpesvirus (fig 24-6).[13] El citomegalovirus (CMV) es el causante de menos casos de mononucleosis infecciosa. El VEB es más frecuente en adolescentes y adultos jóvenes.[13] Una vez que un individuo está infectado, el virus seguirá presente en los linfocitos B de por vida.[13]

Evolución

Por lo general, el inicio de la mononucleosis infecciosa es gradual. El período de incubación dura 4-6 semanas.[14] Sigue un período prodrómico que dura varios días y se caracteriza por malestar general, anorexia y escalofríos. Este período precede al inicio de fiebre, faringitis y linfadenopatía. En ocasiones, la alteración aparece de forma abrupta con una fiebre alta. Es característico el crecimiento de los ganglios linfáticos en todo el cuerpo, en especial en las zonas cervical, axilar e inguinal. Pueden aparecer petequias palatales en aquellos que presentan dolor de garganta y linfadenopatía.[15]

Se ha informado la presencia de una erupción generalizada en el 3-15% de las personas, la cual suele presentarse después del tratamiento con antibióticos β-lactámicos.[16]

Complicaciones

Se presenta esplenomegalia en cerca del 50-60% de los casos.[14] El bazo puede tener de dos a tres veces su tamaño normal, y se produce su rotura en menos del 0.5% de los casos.[15] También puede ocurrir hepatitis. Se piensa que estas son mediadas por inmunidad. Otras complicaciones potenciales incluyen miocarditis, obstrucción de las vías respiratorias, encefalitis y anemia hemolítica.[15] Aquellos con un síndrome linfoproliferativo ligado a X tienen mayor riesgo de complicaciones y son más susceptibles a morir por infecciones.[15]

Las pruebas en sangre incluyen estudios serológicos y de aglutinación (*monospot*). Las pruebas de aglutinación para anticuerpos heterófilos se consideran el signo distintivo de la infección por el VEB.[14] El desarrollo de anticuerpos heterófilos lleva tiempo, causando resultados falsos negativos al comienzo de la enfermedad. En este período inicial, el aumento de los anticuerpos de IgM e IgG es indicativo de una infección por VEB.

La mayoría de las personas con mononucleosis infecciosa se recuperan sin incidentes. Por lo general, la fase aguda de la enfermedad dura 2-3 semanas; después, la recuperación es rápida. Puede persistir cierto grado de debilidad y letargia durante 2 o 3 meses. El tratamiento es principalmente sintomático y de sostén.

RESUMEN

La neutropenia, que representa una notable reducción en el recuento absoluto de neutrófilos, es una de las principales alteraciones relacionadas con los leucocitos. Puede ser congénita o adquirida. La primera consiste sobre todo en neutropenia cíclica, que se caracteriza por oscilaciones cíclicas (18-24 días) de neutrófilos periféricos y neutropenia congénita grave o síndrome de Kostmann, que se relaciona con infecciones bacterianas graves. Las neutropenias adquiridas abarcan una amplia variedad de procesos causales, por ejemplo, supresión de médula ósea mediada inmunitariamente o lesión y destrucción de los neutrófilos, mecanismos mediados por infección, como el aumento en su utilización periférica, y mecanismos mediados por fármacos, en particular los relacionados con el empleo de quimioterápicos contra el cáncer. La neutropenia también puede ser ocasionada por diversas afecciones de la médula ósea, tumores hematopoyéticos y radioterapia. Puesto que los neutrófilos son esenciales en la defensa del hospedero frente a las infecciones bacterianas o micóticas, las infecciones graves o que ponen en peligro la vida son frecuentes en personas con neutropenia.

La mononucleosis infecciosa es una alteración linfoproliferativa autolimitada causada por el VEB linfotrópico B, un miembro de la familia de los herpesvirus. La incidencia más alta de mononucleosis infecciosa se detecta en adolescentes y adultos jóvenes, y se encuentra con mayor frecuencia en las clases socioeconómicas altas de los países en desarrollo. El virus se transmite en la saliva. Se caracteriza por manifestaciones como fiebre, linfadenopatía generalizada, dolor de garganta y aparición de linfocitos atípicos y de varios anticuerpos en la sangre, incluidos los bien conocidos anticuerpos heterófilos que sirven para diagnosticar la mononucleosis infecciosa. La mayoría de las personas con mononucleosis infecciosa se recuperan sin incidentes. El tratamiento es de apoyo y se centra en gran medida en los síntomas.

Alteraciones neoplásicas de origen linfático y hematopoyético

Las alteraciones neoplásicas de origen linfático son las más importantes de las afecciones relacionadas con los leucocitos. Estas neoplasias pueden surgir de linfocitos tanto B como T, así como de tumores que representan varias etapas del desarrollo de los linfocitos.[17,18] Entre las principales categorías están los linfomas no hodgkinianos (LNH), el linfoma de Hodgkin (LH), las leucemias linfoides y las discrasias de células plasmáticas. Las características clínicas de estas neoplasias las determina en gran medida su célula de origen, la célula progenitora a partir de la cual se generaron y los fenómenos moleculares que tuvieron lugar para que se transformaran en una neoplasia maligna. Como los elementos formes de la sangre circulan por todo el organismo, estas neoplasias se diseminan frecuentemente a partir de su origen.

Linfomas malignos

Los linfomas son un grupo diverso de tumores sólidos compuestos por células linfoides neoplásicas que varían con respecto a sus características moleculares, genética, presentación clínica y tratamiento. El LNH representó 74 680 casos nuevos y 19 910 muertes en Estados Unidos en el año 2018.[19]

Aproximadamente el 5% de los cánceres en niños menores de 14 años de edad son LNH, incluido el linfoma de Burkitt. El linfoma de Hodgkin contribuye con el 3%, presentándose con mayor frecuencia durante la adolescencia.[19]

Linfomas no hodgkinianos

Los LNH son un grupo de linfocitos B, T o NK de origen clínicamente diverso. Constituyen alrededor del 4% de todos los casos nuevos de cáncer diagnosticados en los Estados Unidos.[19] La incidencia de la enfermedad ha aumentado desde la década de 1970, y los subtipos varían ampliamente en todo el mundo.[20] Se piensa que estas variaciones se presentan debido a factores ambientales, genéticos y otros no identificados.[20,21]

Los LNH provienen de los linfocitos, y su lugar de origen varía de acuerdo con su progenitor linfoide común.[22] Las alteraciones del proceso de desarrollo de estas células pueden conducir a alguno de los subtipos de neoplasias linfáticas con características variables.[22] Se desconoce la causa exacta de las alteraciones; sin embargo, se han vinculado patógenos tales como el VEB, el virus linfotrópico humano de linfocitos T-1 y *Helicobacter pylori* con subtipos específicos.[18]

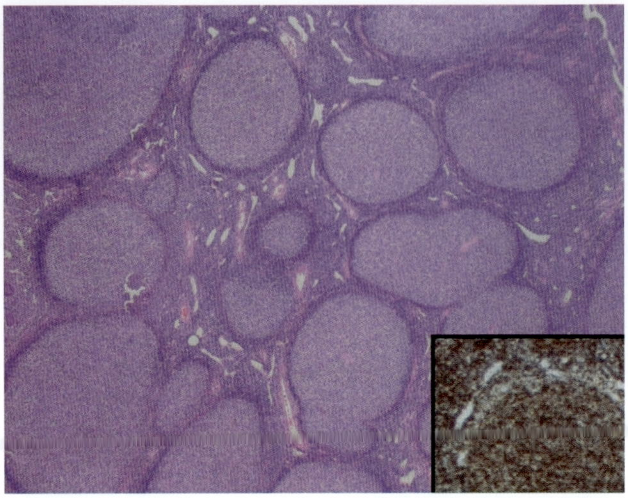

FIGURA 24-7. Linfoma folicular. La arquitectura normal del ganglio linfático es reemplazada por folículos linfoides malignos que siguen un patrón contiguo. El *recuadro* ilustra los centros germinales de los folículos linfoides malignos. Tomado de: Rubin R., Strayer D. E. (Eds.) (2015). *Rubin's pathology: Clinicopathologic foundations of medicine* (7th ed., Fig. 26-58, p. 1144). Philadelphia, PA: Lippincott Williams & Wilkins.

La clasificación de los LNH incluye la morfología celular, inmunofenotipo, síntomas clínicos y nivel de agresión.[18-20,22,23] El diagnóstico diferencial es importante en la planificación del tratamiento, al igual que la etapa y localización de la enfermedad, salud general de la persona y antecedentes, incluido cualquier tratamiento anterior para el cáncer.[18,23] La clasificación se lleva a cabo con el sistema de Ann Arbor.

Linfomas de células B maduras

Los linfomas de células B son el subtipo más frecuente de LNH, y se originan ya sea del centro germinal B o de linfocitos B activados que salieron de los centros germinales.[18,20] Los subtipos de linfocitos B diagnosticados con mayor frecuencia son el linfoma folicular, el linfoma inmunoblástico de células grandes y el linfoma de células del manto.[24]

Los *linfomas foliculares* se derivan de los linfocitos B del centro germinal y constan de una mezcla de centroblastos y centrocitos (fig. 24-7). Se asemejan a folículos linfoides primarios, secretan citocinas, inducen agotamiento y apoptosis de los linfocitos T e interactúan con las células T cooperadoras para promover su supervivencia y proliferación.[25] Por lo general, son asintomáticos y el pronóstico de supervivencia a largo plazo es bueno.[26] Sin embargo, existe un mayor riesgo de un segundo cáncer en las personas mayores de 65 años de edad, varones e individuos tratados con radiación.[26] El linfoma afecta predominantemente los ganglios linfáticos. Otros sitios afectados son el bazo, la médula ósea, la sangre periférica, la región de cabeza y cuello, el tubo digestivo y la piel. Al pasar el tiempo, alrededor de uno de cada tres linfomas foliculares se transforma en linfoma difuso de células B grandes de rápido crecimiento.[17]

Los *linfomas difusos de células B grandes* son un grupo heterogéneo de neoplasias agresivas del centro germinal y posgerminal. La enfermedad surge en todos los grupos de edad, pero es más frecuente entre los 60 y 70 años de edad. La causa del linfoma difuso de células B grandes se desconoce, pero podría estar relacionada con infecciones por VEB o VIH. Es un tumor que evoluciona con rapidez, multifocal, ganglionar o extraganglionar. Las manifestaciones se ven, por lo general, al momento de la presentación. Como grupo, los linfomas difusos de células B grandes son mortales si no reciben tratamiento.

El *linfoma de Burkitt*, uno de los tumores de los LNH de crecimiento rápido, también es una alteración de los linfocitos B del centro germinal.[17] Es endémico en regiones de África donde el VEB y la malaria son habituales.[21] Casi el 100% de las persona con linfoma de Burkitt africano tienen evidencia de infección anterior por VEB (fig. 24-8).

Los *linfomas de las células de manto* constituyen menos del 10% de los LNH y se originan de la célula B indiferenciada. Después de la etapa de precursoras, los linfocitos B pasan por reacomodos del gen de inmunoglobulina (Ig) y desarrollan en la superficie células indiferenciadas B de IgM-positiva e IgD-positiva. Estas células dan origen al linfoma de células del manto. Este linfoma no se presenta en niños, pero afecta a la población mayor (media de edad: 60 años). Tiene un índice de crecimiento rápido y la mitad de los pacientes no sobreviven más de 3 años.

Los *linfomas de zona marginal* (LZM) se refieren a formas relacionadas de LNH que afectan a los linfocitos B, incluidas variantes de MALT, linfoma del ganglio marginal y linfoma de la zona marginal del bazo. Los MALT afectan a las células B de memoria en la etapa tardía que residen en la zona marginal o compartimentos externos del folículo del ganglio linfático. Tienden a permanecer localizados durante períodos prolongados y seguir un curso asintomático. Se desarrollan en los tejidos epiteliales del tubo digestivo y vías respiratorias y se mantienen localizados. La inflamación prolongada promueve mutaciones continuas. Estas mutaciones adicionales permiten al tumor independizarse de los antígenos y generar metástasis.[27]

Manifestaciones clínicas

Las manifestaciones de los LNH dependen del tipo de linfoma (si es poco activo o agresivo) y de la etapa de la enfermedad. Por lo general, los pacientes con linfomas de lento crecimiento o poco activos presentan linfadenopatía indolora, la cual puede ser aislada o estar diseminada. Los ganglios linfáticos afectados pueden estar presentes en el retroperitoneo, el mesenterio y la pelvis. A menudo, al momento del diagnóstico, los linfomas poco activos ya se encuentran diseminados y es frecuente que la médula ósea esté afectada. Con tratamiento o sin él, el curso natural de la enfermedad podría fluctuar entre 5 y 10 años o más. Con el paso del tiempo, numerosos linfomas de bajo grado se transforman en formas más agresivas de linfoma/leucemia.

Por lo general, las personas con formas intermedias o más agresivas de linfoma presentan síntomas constitucionales que las acompañan, como fiebre, sudores nocturnos copiosos o adelgazamiento. Con frecuencia aumenta la susceptibilidad a las infecciones bacterianas, víricas y micóticas relacionadas con hipogammaglobulinemia y una respuesta humoral deficiente de los anticuerpos, en vez de la inmunidad celular deteriorada que se observa en LH. Debido a su crecimiento rápido, estos linfomas tienden a ser sensibles a la radiación y la quimioterapia.

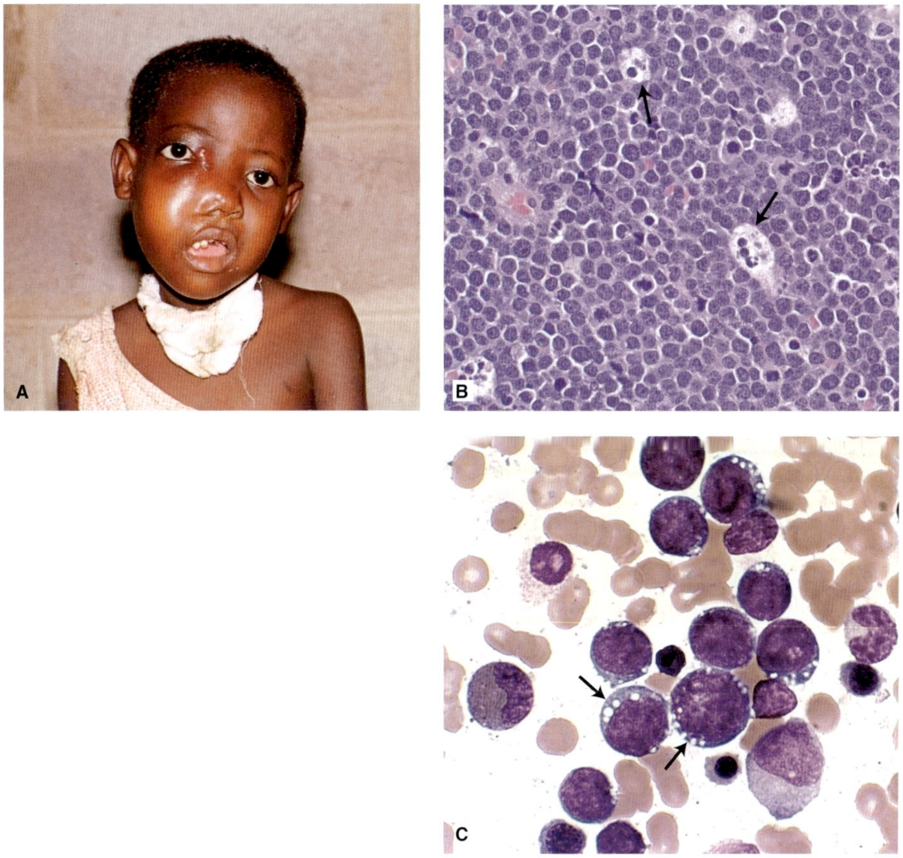

FIGURA 24-8. Linfoma de Burkitt. **A.** Un tumor del maxilar distorsiona la cara del niño. **B.** El ganglio linfático es afectado por linfocitos neoplásicos con macrófagos (*flechas*). **C.** La aspiración de médula ósea ilustra las características citológicas representativas del linfoma de Burkitt (las flechas indican las vacuolas de lípidos y el citoplasma basófilo). Tomado de: Rubin R., Strayer D. E. (Eds.) (2015). *Rubin's pathology: Clinicopathologic foundations of medicine* (7th ed., Fig. 26-64, p. 1149). Philadelphia, PA: Lippincott Williams & Wilkins.

Diagnóstico y tratamiento

Se recurre a una biopsia de ganglio linfático para confirmar el diagnóstico de LNH y a inmunofenotipos para determinar el linaje y la susceptibilidad a la clonación. La etapa de la enfermedad es importante para elegir un tratamiento para las personas con LNH.

El tratamiento de los LNH depende del tipo histológico, la etapa de la enfermedad y el estado clínico del individuo.

PUNTOS CLAVE

Linfomas malignos

- Los linfomas representan tumores que surgen en los tejidos linfáticos periféricos.
- Los LNH son un tipo de cáncer linfocítico heterogéneo que se originan en varios lugares y se diseminan a varios tejidos del cuerpo, incluso a la médula ósea.

Linfoma de Hodgkin

El *linfoma de Hodgkin* es una forma especializada de linfoma que se caracteriza por la presencia de una célula anómala denominada *célula de Reed-Sternberg*.[4] Con frecuencia se presenta en dos grupos de edad separados: el primero en la edad adulta temprana (15-40 años de edad) y el segundo en los adultos mayores (55 años o más).[19]

Los LH difieren de los LNH en varios aspectos. Primero, los LH por lo general se originan en un solo ganglio o cadena de ganglios, en tanto que los LNH con frecuencia surgen en lugares fuera de los ganglios y se diseminan a los ganglios anatómicamente **contiguos**.[5] Segundo, los LH se caracterizan por la presencia de grandes células tumorales, atípicas, mononucleares, llamadas *células de Reed-Sternberg* (fig. 24-9). Estas células, que constituyen casi siempre menos del 1% de la población celular total, son diagnósticas de la enfermedad.

Causas y patogenia

Como en el caso de los LNH, se desconoce la causa de los LH. Aunque la exposición a carcinógenos y virus, así como los mecanismos genéticos e inmunitarios, han sido propuestos como causa, no se ha demostrado que estén relacionados con la patogenia de la enfermedad.

Mediante estudios se demostró que las células de Reed-Sternberg de la mayoría de los casos individuales albergan genes de Ig idénticos que muestran evidencias de mutación, lo que establece que la célula de origen es un linfocito B del centro germinal o del centro posgerminal.

Clasificación

La clasificación de la Organización Mundial de la Salud (OMS) propone dividir los LH en dos categorías principales: LH con predominio de linfocitos nodulares y LH clásico.[4,28] Los primeros representan solo una proporción muy pequeña de todos los casos de LH y son una forma exclusiva que por lo general muestra un patrón de crecimiento

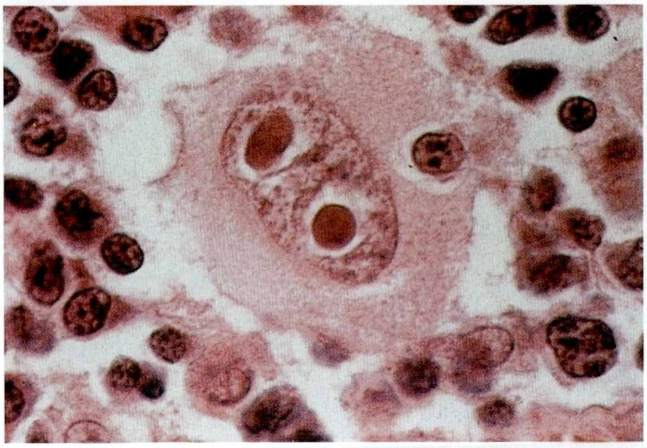

FIGURA 24-9. Célula típica de Reed-Sternberg. Los núcleos con imagen en espejo contienen grandes nucléolos eosinófilos. Tomado de: Rubin R., Strayer D. E. (Eds.) (2015). *Rubin's pathology: Clinicopathologic foundations of medicine* (7th ed., Fig. 26-74, p. 1157). Philadelphia, PA: Lippincott Williams & Wilkins.

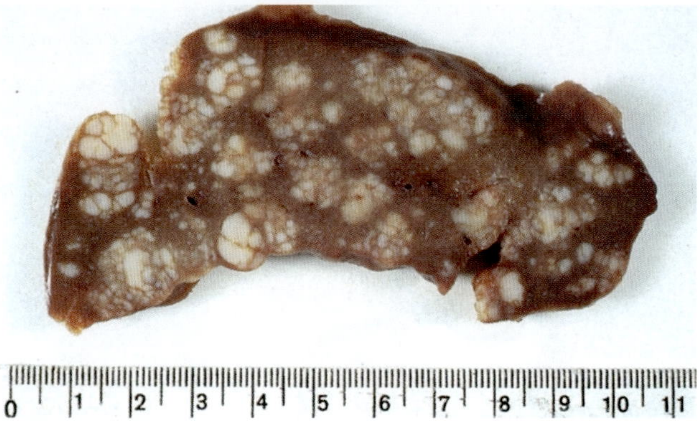

FIGURA 24-10. Linfoma de Hodgkin que afecta el bazo. Varias masas tumorales reemplazan el parénquima esplénico normal. La laparotomía y esplenectomía ya no se realizan de manera rutinaria con propósitos diagnósticos y de clasificación. Tomado de: Rubin R., Strayer D. E. (Eds.) (2015). *Rubin's pathology: Clinicopathologic foundations of medicine* (7th ed., Fig. 26-79, p. 1160). Philadelphia, PA: Lippincott Williams & Wilkins.

nodular, con áreas difusas o sin ellas y con células de Reed-Sternberg atípicas llamadas "en rocetas de maíz" o "L y H" (linfohistiocíticas). Con frecuencia se localizan en un solo lugar y no están diseminadas al momento del diagnóstico, muestran un curso lento y tienen una tasa de supervivencia mayor del 80%.[5,28]

El LH clásico se caracteriza por la proliferación clonal de células de Hodgkin mononucleares características y de células de Reed-Sternberg con expresión invariable de CD30. Se han descrito cuatro variantes del LH clásico: esclerosis nodular, celularidad combinada, ricos en linfocitos y con linfocitos consumidos. El tipo esclerótico nodular es el más frecuente y a menudo se detecta en mujeres adolescentes y en adultas jóvenes de 15-35 años de edad.[5] El LH rico en linfocitos es una entidad recientemente definida y el LH con linfocitos consumidos se encuentra solo rara vez.

Manifestaciones clínicas

La mayoría de las personas con LH muestran un crecimiento indoloro de un solo ganglio o grupo de ganglios. El ganglio linfático inicialmente afectado casi siempre está por encima del nivel del diafragma (en el cuello, zona supraclavicular o axila). Las masas mediastínicas son frecuentes y a veces se descubren en una radiografía por otras causas. Podría haber molestias en el tórax, con tos y disnea. En el momento de la presentación, la afectación de los ganglios linfáticos subdiafragmáticos es rara y es más frecuente en hombres mayores. Entre los síntomas que hacen pensar en LH están fiebre, escalofríos, sudores nocturnos y adelgazamiento. El prurito y la fiebre intermitente asociados con sudores nocturnos son síntomas clásicos de LH.

Otros síntomas, como cansancio y anemia, son indicios de diseminación de la enfermedad. En las etapas avanzadas del LH, el hígado, el bazo, los pulmones, el tubo digestivo y, en ocasiones, el SNC pueden estar afectados (fig. 24-10). Cuando la enfermedad avanza, la proliferación rápida de linfocitos anómalos causa un defecto inmunitario, en particular en las respuestas mediadas por células, lo que vuelve al paciente más susceptible a infecciones víricas, micóticas y por protozoarios. La anergia, o el fallo en el desarrollo de una respuesta positiva a las pruebas cutáneas, como la prueba de la tuberculina, son frecuentes al inicio del curso de la enfermedad.

Diagnóstico y tratamiento

Un diagnóstico definitivo de LH requiere que la célula de Reed-Sternberg esté presente en una muestra de la biopsia de tejido del ganglio linfático. Los múltiples tipos de estudios mediante imágenes, incluida una linfangiografía de ambos miembros inferiores, podrían detectar cambios estructurales en los ganglios linfáticos demasiado pequeños para verse en la tomografía computarizada (TC). Por lo general, se realiza una biopsia bilateral de médula ósea en personas con alta probabilidad de tener diseminada la enfermedad.

Los pacientes con LH se clasifican según la cantidad de ganglios linfáticos afectados, si los ganglios linfáticos están en un lado o en ambos lados del diafragma, y si la enfermedad se encuentra diseminada y afecta la médula ósea, hígado, pulmón o piel. La clasificación del LH es de gran importancia clínica, porque la elección del tratamiento y el pronóstico están relacionados en última instancia con la distribución de la enfermedad.

La radiación y la quimioterapia son de utilidad para tratar la enfermedad. Las tasas de supervivencia para el LH en etapa temprana varían del 94 al 96%.[29]

Leucemias

Las leucemias son neoplasias malignas de células originalmente derivadas de células precursoras hematopoyéticas. Se caracterizan por un reemplazo difuso de la médula ósea con células neoplásicas que no son reguladas, que proliferan y son inmaduras. En la mayoría de los casos, las células leucémicas se vierten en la sangre, donde se observan en grandes cantidades. El término *leucemia* ("sangre blanca") fue utilizado por primera vez por Virchow para describir la inversión de la relación habitual de eritrocitos a leucocitos. Las células leucémicas también pueden infiltrar el hígado, el bazo, los ganglios linfáticos y otros tejidos del cuerpo, lo que ocasiona el crecimiento de estos órganos.

Durante el 2018 se diagnosticaron alrededor de 60 300 nuevos casos de leucemia en los Estados Unidos, y casi 24 370 personas murieron por esta enfermedad.[19] La leucemia es la causa más frecuente de cáncer en niños y adolescentes. Constituye casi el 29%[19] de los tipos de cáncer en niños. Aunque suele pensarse que es una enfermedad infantil, esta se diagnostica diez veces más en los adultos.

Clasificación

Por lo general, las leucemias se clasifican según su tipo celular predominante (linfocítica o mielógena) y en aguda o crónica. Las leucemias bifenotípicas manifiestan características de ambos linajes, linfoides y mieloides. La clasificación del French-American-British (FAB) Cooperative Group, todavía se utiliza; este sistema divide la leucemia en cuatro tipos: linfocítica (linfoblástica) aguda (LLA), linfocítica crónica (LLC), mielógena (mieloblástica) aguda (LMA) y mielógena crónica (LMC). No obstante, hoy en día se utilizan nuevos sistemas clínicos de clasificación con múltiples subtipos que diferencian muchas características y emplean perfiles de la expresión génica para diagnosticar y determinar el tratamiento.[30] Las *leucemias linfocíticas* afectan a linfocitos inmaduros y a sus progenitores que se originan en la médula ósea, pero infiltran el bazo, los ganglios linfáticos, el SNC y otros tejidos. La *leucemias mielógenas* afectan a las células madre mieloides pluripotenciales en la médula ósea e interfieren con la maduración de todos los elementos formes de la sangre, incluso granulocitos, eritrocitos y trombocitos.

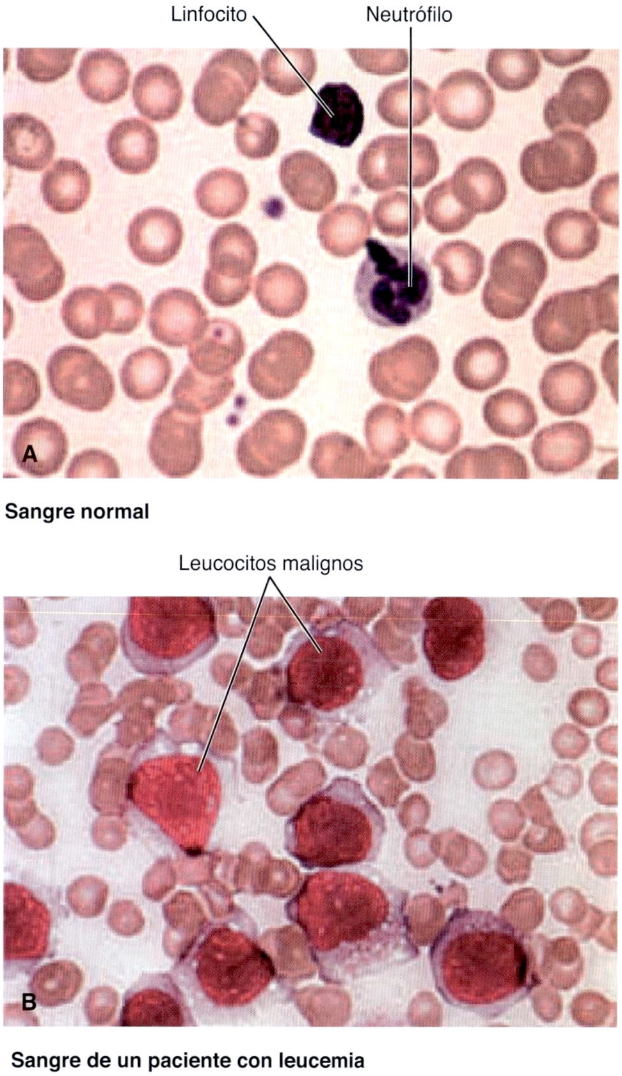

FIGURA 24-11. Leucemia. A. Sangre normal con neutrófilos y linfocitos normales. B. Sangre de un paciente con leucemia en donde pueden verse los numerosos leucocitos anómalos. Tomado de: McConnell T. H., Hull K. L. (2011). *Human form, human function: Essentials of anatomy & physiology* (p. 386). Philadelphia, PA: Lippincott Williams & Wilkins.

Etiología y biología molecular

Se desconocen las causas de la leucemia. La incidencia de esta enfermedad es inusualmente alta entre personas que han estado expuestas a altos niveles de radiación. Su aumento también se relaciona con la exposición a benceno, muchas toxinas desconocidas, fármacos, productos químicos y gases. La leucemia puede surgir como un segundo cáncer después de la aplicación de fuertes dosis de quimioterapia para otros tipos de cáncer, como el LH. El incremento en los casos de leucemia en las personas con alteraciones congénitas, como síndrome de Down, neurofibromatosis y anemia de Fanconi, sugiere la existencia de una predisposición genética para padecer leucemia aguda. Asimismo, numerosos informes refieren la existencia de varios casos de leucemia en una misma familia.

La aplicación de la biología molecular en la leucemia hace pensar que el fenómeno o fenómenos responsables de las alteraciones ejercen sus efectos a través de una modificación en la regulación de los genes que de manera normal modulan el desarrollo de los elementos formes de la sangre y la homeostasis.[5] Los estudios citogenéticos han mostrado que los cambios recurrentes en los cromosomas tienen lugar en más de la mitad de todos los casos de leucemia. Los más frecuentes son los cambios estructurales clasificados como sigue: translocaciones e inversiones, que ocurren cuando una porción de un cromosoma está invertido (la parte superior está abajo); y deleciones, en las que parte de un cromosoma ha desaparecido. Las anteriores son las alteraciones de genes específicos y de los productos de estos genes que ocurren con estas aberraciones cromosómicas y que contribuyen al desarrollo de la leucemia.[29] En numerosos ejemplos se muestra que estos genes y sus productos están directa o indirectamente asociados con el desarrollo o mantenimiento normal del sistema hematopoyético. Por lo tanto, se podría pensar que, al menos en parte, la leucemia es el resultado de una alteración en la actividad de genes que, de manera normal, regulan el desarrollo de los elementos formes de la sangre. En la figura 24-11 se compara un frotis de sangre normal y uno de leucemia. Los adelantos en la biología molecular relacionados con la leucemia están empezando a hacer que se entienda mejor la complejidad molecular de la leucemia para los objetivos de diagnóstico, clasificación, tratamiento y vigilancia de los resultados clínicos.

La translocación del cromosoma Filadelfia se encuentra en más del 90% de quienes presentan LMC y en algunas personas con leucemia aguda. El perfeccionamiento

TABLA 24-1 Manifestaciones clínicas de la leucemia y su fundamento patológico*

Manifestaciones clínicas	Fundamento patológico
Depresión de la médula ósea	
Malestar general, cansancio	Anemia
Fiebre	Infección o aumento en el metabolismo por las células neoplásicas
Hemorragias	Decremento de trombocitos
Petequias	
Equimosis	
Hemorragia de las encías	
Epistaxis	
Dolor en huesos y a la palpación	Infiltración ósea subperióstica, expansión de la médula ósea y resorción ósea
Cefaleas, náuseas, vómitos, papiledema, parálisis de nervios craneales, crisis convulsivas, coma	Infiltración leucémica del SNC
Molestias abdominales	Linfadenopatía generalizada, hepatomegalia, esplenomegalia debido a la infiltración de células leucémicas
Más vulnerabilidad ante infecciones	Leucocitos inmaduros y función inmunitaria ineficaz
Anomalías hemáticas	Invasión física y metabólica de células leucémicas en los eritrocitos y precursores de trombocitos
Anemia	
Trombocitopenia	
Hiperuricemia y otras alteraciones metabólicas	Proliferación y metabolismo anómalo de las células leucémicas

*Las manifestaciones varían según el tipo de leucemia.

de inhibidores de la tirosina cinasa ha contribuido a desarrollar un abordaje específico para tratar leucemias que presentan el cromosoma Filadelfia o la translocación del cromosoma Filadelfia.[31]

Leucemias agudas

Las leucemias agudas son un tipo de cáncer de células progenitoras hematopoyéticas.[4] Por lo general, son de inicio repentino, con signos y síntomas relacionados con una función medular ósea deprimida (tabla 24-1). Existen dos tipos de leucemia aguda: LLA y LMA. La primera surge con frecuencia en niños, en tres de cada cuatro casos de leucemia infantil. No obstante, cerca de una tercera parte de los casos de LLA se detectan en adultos, y la mayoría de los decesos por la enfermedad se presentan en estas personas (casi cuatro de cada cinco pacientes). La LMA es sobre todo una enfermedad de adultos mayores, pero también se detecta en niños y adultos jóvenes.[19] En niños y adolescentes, la LMA representa uno de cada cuatro casos de leucemia.

La LLA comprende un grupo de neoplasias compuestas de linfocitos precursores B (pre-B) o T (pre-T), conocidos como *linfoblastos* (fig. 24-12). Alrededor del 90% de las personas con LLA manifiestan cambios numéricos y estructurales en los cromosomas de sus células leucémicas, entre ellos, hiperploidía (más de 50 cromosomas), poliploidia (tres o más conjuntos de cromosomas) y translocaciones y deleciones cromosómicas. Gran cantidad de estas aberraciones cromosómicas sirven para alterar la regulación, expresión y función de los factores de transcripción requeridos para que las células hematopoyéticas se desarrollen de manera normal.

Las LMA son un grupo diverso de neoplasias que afectan a las células precursoras mieloides en la médula ósea.[4] La mayoría se relaciona con alteraciones genéticas adquiridas que inhiben la diferenciación terminal mieloide. Como resultado, los elementos normales de la médula son reemplazados por una acumulación de blastos relativamente indiferenciados, lo que deriva en la supresión de las células progenitoras restantes y, por último, en anemia, neutropenia y trombocitopenia. La presencia de anomalías cromosómicas específicas, como translocaciones, se detecta en una gran cantidad de estas alteraciones.

Manifestaciones clínicas

La LLA y la LMA son alteraciones distintas, pero casi siempre se presentan con características clínicas similares. Ambas se caracterizan por el inicio abrupto de los síntomas, como cansancio resultante de la anemia, fiebre baja, sudores nocturnos y adelgazamiento debido a la rápida proliferación e hipermetabolismo de las células leucémicas; hemorragia a causa del bajo recuento de plaquetas; dolor óseo y con la palpación debido a la expansión de la médula ósea.[32-34] La infección es resultado de la neutropenia y se corre el riesgo de que esta aumente de forma abrupta cuando los neutrófilos caen por debajo de 500 células/µL. La linfadenopatía generalizada, la esplenomegalia y la hepatomegalia debidas a la infiltración de las células leucémicas se presentan en todas las leucemias agudas, pero son más frecuentes en la LLA.

Además de las manifestaciones frecuentes de la leucemia aguda (cansancio, adelgazamiento, fiebre, hematomas fáciles), la infiltración de células malignas a la piel, encías y otros tejidos blandos es particularmente frecuente en la forma monocítica de la LMA. Las células leucémicas también pueden

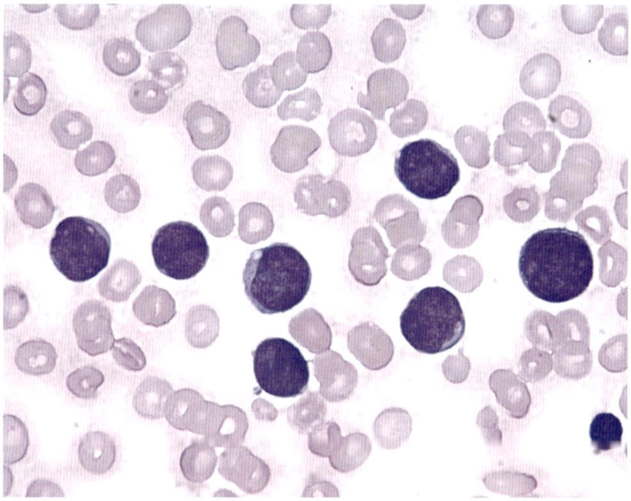

FIGURA 24-12. Leucemia linfoblástica aguda. Los linfoblastos en la sangre periférica tienen núcleos irregulares y hendidos con cromatina nuclear fina, nucléolos visibles y cantidades variables de citoplasma agranular. Tomado de: Rubin R., Strayer D. E. (Eds.) (2015). *Rubin's pathology: Clinicopathologic foundations of medicine* (7th ed., fig. 26-56, p. 1138). Philadelphia, PA: Lippincott Williams & Wilkins.

atravesar la barrera hematoencefálica y establecerse en una zona resguardada del SNC. La afectación del SNC es más frecuente en la LLA que en la LMA, y es más habitual en niños que en adultos. Entre los signos y síntomas de la afectación del SNC se encuentran la parálisis de los nervios craneales, cefaleas, náuseas, vómitos, papiledema y, en ocasiones, crisis convulsivas y coma.

La *leucoestasis* es una alteración en la que la concentración de los blastos circulantes se encuentra elevada de manera notable (100 000 células/µL). La gran cantidad de blastos leucémicos circulantes aumenta la viscosidad de la sangre y predispone a la formación de émbolos leucoblásticos y la obstrucción de vasos sanguíneos de pequeño tamaño en las circulaciones pulmonar y cerebral. La oclusión de los vasos pulmonares causa su rotura y la infiltración del tejido de los pulmones; el resultado es disnea repentina y progresiva. La leucoestasis cerebral genera cefalea difusa y letargia, lo que puede avanzar a confusión y coma. Una vez identificada, esta alteración requiere tratamiento inmediato y eficaz para reducir de forma rápida la cantidad de blastos. En el tratamiento inicial se aplica aféresis para eliminar el exceso de blastos, seguida de quimioterapia para detener la producción de células leucémicas en la médula ósea.[33,34]

Se presenta *hiperuricemia* como resultado del aumento en la proliferación o en el desdoblamiento de nucleótidos de purina (uno de los componentes de los ácidos nucleicos) secundario a la muerte de las células leucémicas derivada de la quimioterapia. Lo anterior puede ocurrir antes y durante el tratamiento. El tratamiento profiláctico con rasburicasa, una versión recombinante de una enzima de oxidasa de urato, por lo general se administra para evitar complicaciones renales secundarias a la cristalización del ácido úrico en el filtrado de orina.[34]

Diagnóstico

El diagnóstico definitivo de la leucemia aguda se basa en estudios de sangre y de médula ósea. Se requiere la demostración de células leucémicas en la sangre periférica, médula ósea o tejido extramedular. Los hallazgos de laboratorio revelan la presencia de leucocitos inmaduros (blastos) en la circulación y en la médula ósea, donde pueden constituir hasta el 60-100% de las células. Cuando estas células proliferan y empiezan a abarrotar la médula ósea, se suprime el desarrollo de otras líneas de elementos formes de la sangre en la médula. Por consiguiente, hay un déficit de células mieloides maduras, como eritrocitos, granulocitos y plaquetas. La anemia casi siempre está presente, así como la trombocitopenia. Para establecer el subtipo de linaje de la leucemia, se realiza un inmunofenotipo.[30]

Se puede llevar a cabo una biopsia de médula ósea para determinar las características moleculares de la leucemia, el grado de afectación de la médula y la morfología e histología de la enfermedad. Los estudios citogenéticos, utilizados para determinar las anomalías cromosómicas, constituyen uno de los indicadores cromosómicos más potentes en caso de leucemia aguda. Algunas anomalías cromosómicas son más sensibles a ciertos tipos de tratamiento y tienen mejor pronóstico que otras.

En la LMA, la determinación de la etapa de la enfermedad incluye una punción lumbar para valorar la afectación del SNC. La tomografía computarizada del tórax, el abdomen y la pelvis son algunos de los estudios con imágenes a los que se puede recurrir para identificar otros sitios con la enfermedad.

Tratamiento

El tratamiento para la LLA y la LMA consta de varias fases e incluye, entre otras, el *tratamiento de inducción*, diseñado para causar una remisión; el *tratamiento de intensificación*, que se utiliza para producir una mayor reducción de células leucémicas después de que se logró una remisión; y el *tratamiento de mantenimiento*, que sirve para conservar la remisión. La probabilidad de lograr la remisión depende de un conjunto de factores, como edad, tipo de leucemia y etapa de la enfermedad al momento en que se presenta. De estos factores, la edad es quizá la variable más significativa para proporcionar un pronóstico.

Durante la fase inicial de la quimioterapia hay necrosis masiva de células malignas. Este fenómeno, conocido como *síndrome de lisis tumoral*, produce alteraciones metabólicas potencialmente mortales, como hipercalemia, hiperfosfatemia, hiperuricemia, hipomagnesemia, hipocalcemia y acidosis, con el potencial para causar insuficiencia renal aguda.

Al igual que con la LLA, el tratamiento de la LMA consiste en varias fases e incluye tratamientos de inducción y, después, de consolidación intensiva.

El trasplante de médula ósea o de células madre se considera para personas con LLA y LMA que son insensibles a otras formas de tratamiento.[33,34] Dado el riesgo de complicaciones, por lo general, el trasplante de médula ósea no se recomienda para personas mayores de 50-55 años de edad.[34,35]

Leucemias crónicas

En contraste con las leucemias agudas, las crónicas son enfermedades en las que proliferan más células mieloides y linfoides completamente diferenciadas. Al igual que con la leucemia aguda, hay dos tipos principales de leucemia crónica: LLC y LMC. En 2018, la primera representó 20940 nuevos casos y 4510 decesos en los Estados Unidos.[19] Se trata sobre todo de una enfermedad de los adultos mayores. Al momento del diagnóstico, el promedio de edad es de aproximadamente 72 años. Rara vez se detecta en personas menores de 40 años de edad y es en extremo rara en niños.[19,35] La LMC representó 8430 nuevos diagnósticos y 1090 decesos en el 2018 en los Estados Unidos.[19] Al igual que la LLC, es una alteración detectada de forma predominante en adultos mayores, con un promedio de edad de alrededor de 67 años al momento del diagnóstico.[19]

Leucemia linfocítica crónica

La leucemia linfocítica crónica, una enfermedad clonal de los linfocitos B, es la forma más frecuente de leucemia en los adultos en el mundo occidental. Algunas personas con LLC sobreviven muchos años sin tratamiento y con el paso del tiempo sucumben a enfermedades sin relación, en tanto que otras tienen una enfermedad rápidamente mortal a pesar del potente tratamiento. La determinación del inmunofenotipo confirma el diagnóstico de LLC. Se evalúan varios marcadores de células B para hacer el diagnóstico diferencial, junto con aberraciones genómicas específicas de la LLC. El número de alteraciones genómicas aumenta en el curso de la enfermedad.[33]

Los signos y síntomas clínicos de la LLC se relacionan en gran medida con la infiltración progresiva de la médula ósea y los tejidos linfáticos por linfocitos neoplásicos y con defectos inmunitarios secundarios. Los pacientes con la forma poco activa de LLC son asintomáticos al momento del diagnóstico y la linfocitosis se detecta en un hemograma completo obtenido a causa de otra alteración sin relación. A medida que avanza la enfermedad, los ganglios linfáticos aumentan de tamaño de forma gradual y otros ganglios resultan afectados, a veces en zonas poco frecuentes, como cuero cabelludo, órbitas, faringe, pleura, tubo digestivo, hígado, próstata y gónadas. Las personas con la forma agresiva de LLC sufren una secuencia más rápida de deterioro clínico, caracterizada por aumento de las linfadenopatías, hepatoesplenomegalia, fiebre, dolor abdominal, adelgazamiento, anemia progresiva y trombocitopenia, además de aumento rápido de linfocitos.

La hipogammaglobulinemia es frecuente en la LLC, en especial en personas con la enfermedad avanzada. El incremento en la susceptibilidad a infecciones refleja la incapacidad del cuerpo para producir anticuerpos específicos y la activación anómala del complemento. Los microorganismos infecciosos más frecuentes son aquellos que requieren opsonización para poder eliminarse, como *Streptococcus pneumoniae*, *Staphylococcus aureus* y *Haemophilus influenzae*.

El factor diagnóstico distintivo de la LLC es la linfocitosis aislada. Por lo general, el recuento de leucocitos es de más de 20000/µL, pero puede llegar a varios cientos de miles. Casi siempre, el 75-98% son linfocitos. El hematócrito y las plaquetas son normales cuando se presenta la enfermedad. Los estudios citogenéticos también pueden proporcionar información para el pronóstico.[33,34] El descubrimiento de deleción del cromosoma 17p u 11q es un indicador de mal pronóstico.[33]

El tratamiento para la LLC casi siempre depende de la presencia de indicadores pronósticos.[33] Las personas con la forma de bajo riesgo o poco activa de LLC no requieren tratamiento específico durante muchos años después del diagnóstico y, con el tiempo, mueren por causas aparentemente sin relación alguna. Un número considerable de personas con enfermedad de riesgo intermedio pueden permanecer estables también durante muchos años, en tanto que otras pueden padecer complicaciones y requerir tratamiento en unos cuantos meses. La mayoría de quienes presentan LLC de alto riesgo requieren tratamiento al momento del diagnóstico. Algunas complicaciones, como la anemia hemolítica autoinmunitaria o la trombocitopenia, pueden necesitar tratamiento con corticoesteroides o esplenectomía.

En personas más jóvenes con una enfermedad de tipo agresivo, un tratamiento optativo es el trasplante de células madre depresor (destrucción de células de médula ósea por radiación o quimioterapia) o no mielodepresor. En el trasplante no mielodepresor, el objetivo es suprimir la médula, destruir las células leucémicas mediante los linfocitos del donador, lo que se conoce como efecto "injerto contra leucemia", y la recuperación de la médula con las células del donante.

Leucemia mielógena crónica

La leucemia mielógena crónica es una alteración de las células progenitoras hematopoyéticas pluripotenciales, caracterizada por una proliferación excesiva de granulocitos, precursores eritroides y megacariocitos de la médula. Las células de la LMC presentan una anomalía citógena distintiva, el ya descrito *cromosoma Filadelfia*.[4] Se considera que este tipo de leucemia surge cuando una célula madre hematopoyética pluripotencial adquiere un cromosoma Filadelfia. Aunque la LMC se origina en las células madre pluripotenciales, los precursores de los granulocitos siguen siendo el tipo celular leucémico dominante.

En general, el curso clínico de la leucemia linfocítica crónica se divide en tres fases:

1. Fase crónica de duración variable
2. Fase corta acelerada
3. Fase terminal de crisis blástica

El inicio de la fase crónica casi siempre es lento, con síntomas inespecíficos, como debilidad o adelgazamiento. El hallazgo de laboratorio más característico es la leucocitosis con tipos de células de granulocitos inmaduros en la sangre periférica. Se presenta anemia y, finalmente, trombocitopenia. La anemia causa astenia, cansancio y disnea por esfuerzo. Con frecuencia, la esplenomegalia está presente al momento del diagnóstico; la hepatomegalia resulta menos frecuente y la linfadenopatía es relativamente rara.

La fase acelerada de la LMC se caracteriza por el crecimiento del bazo y la aparición de síntomas progresivos. Con frecuencia, la esplenomegalia ocasiona una sensación de plenitud y molestias abdominales. Un aumento en la cantidad de basófilos y de más células inmaduras en la sangre o médula ósea confirma la transformación a la fase acelerada. En esta fase aparecen los síntomas constitucionales (p. ej., fiebre baja, sudores nocturnos, dolor de huesos y adelgazamiento) debido a la rápida proliferación e hipermetabolismo de las células leucémicas. Las hemorragias y los hematomas de aparición fácil pueden surgir a causa de las plaquetas disfuncionales. Por lo general, la fase acelerada es corta, con una duración de aproximadamente 6-12 meses.

La fase terminal de crisis blástica de la LMC representa la evolución a una leucemia aguda; se caracteriza por un aumento de los precursores mieloides en la sangre, sobre todo de blastocitos. Los síntomas constitucionales se vuelven más intensos durante este período y la esplenomegalia puede aumentar de manera notable. Los infiltrados aislados de células leucémicas son capaces de afectar la piel, los ganglios linfáticos, los huesos y el SNC. Pueden aparecer síntomas de leucostasis con cantidades muy altas de blastos (> 100 000 células/µL).

Una característica diagnóstica de la LMC es la cantidad elevada de leucocitos (con un valor promedio de 150 000/µL al momento del diagnóstico), aunque en algunos casos solamente se presenta un incremento moderado. El signo distintivo de la enfermedad es la presencia del producto del gen *BCR-ABL*, el cual se detecta en la sangre periférica. Lo anterior se logra de mejor manera mediante la reacción en cadena de la polimerasa (PCR, *polymerase chain reaction*). La biopsia de médula ósea no es necesaria para el diagnóstico, pero es útil para el pronóstico y para detectar otras anomalías cromosómicas importantes.

Entre los objetivos del tratamiento de la LMC se encuentran obtener una respuesta hematológica que se manifiesta por un hemograma normalizado, una respuesta citogenética demostrada por la reducción o eliminación del cromosoma Filadelfia en la médula ósea y una respuesta molecular confirmada por la eliminación de la proteína de fusión BCR-ABL.[36] El único tratamiento curativo disponible para la LMC es el trasplante alogénico de médula ósea o de células madre.

PUNTOS CLAVE

Leucemias

- Los LH son un tipo de cáncer que se caracteriza por células de Reed-Sternberg; comienzan como un tumor en un solo ganglio linfático, que luego se extiende a los ganglios linfáticos adyacentes.
- Las *leucemias* son neoplasias malignas que surgen por la transformación de una sola línea de elementos formes de la sangre derivada de células madre hematopoyéticas.
- Puesto que las células leucémicas son inmaduras y poco diferenciadas, proliferan con rapidez y tienen una vida prolongada; no funcionan con normalidad, interfieren con la maduración de los elementos formes normales de la sangre y circulan en el torrente sanguíneo; cruzan la barrera hematoencefálica e infiltran muchos órganos del cuerpo.

Discrasias de células plasmáticas

Las discrasias de células plasmáticas se caracterizan por la expansión de un solo clon de células plasmáticas productoras de inmunoglobulina y el aumento resultante en las concentraciones de suero de una sola inmunoglobulina monoclonal o sus fragmentos. Entre las discrasias de células plasmáticas se encuentran el mieloma múltiple, plasmocitoma localizado (mieloma solitario), linfoma linfoplasmacítico, amiloidosis primaria o inmunocítica debida a la producción excesiva de cadenas ligeras y gammapatía monoclonal de significado indeterminado (GMSI).

La *gammapatía monoclonal de significado indeterminado* se caracteriza por la presencia de inmunoglobulina monoclonal en el suero, sin otros hallazgos de mieloma múltiple. Se considera que la GMSI es un estado premaligno.[37] Por año, cerca del 2% de las personas con GMSI padecerán discrasias de células plasmáticas (mieloma múltiple, linfoma linfoplasmacítico o amiloidosis). La fuerte relación entre la GMSI y el mieloma múltiple hace pensar que un primer fenómeno oncogénico produce GMSI y un segundo fenómeno origina el mieloma múltiple.[4]

Mieloma múltiple

El mieloma múltiple es un tumor de linfocitos B de células plasmáticas diferenciadas terminales. Las elevadas tasas de morbilidad y mortalidad de esta alteración se relacionan con la destrucción de órganos diana.[38] Se presenta con mayor frecuencia en las personas mayores de 60 años de edad, y el promedio de edad de los pacientes con esta enfermedad es de 71 años.

Se desconoce la causa del mieloma múltiple. Los factores de riesgo supuestos incluyen estimulación crónica inmunitaria, alteraciones autoinmunitarias, exposición a radiación ionizante y exposición laboral a plaguicidas o herbicidas (p. ej., dioxina).[39] El mieloma se ha relacionado con la exposición al "agente naranja" durante la guerra de Vietnam. Una variedad de virus se han asociado con la patogenia de esta enfermedad.

Patogenia

El mieloma múltiple se caracteriza por la proliferación de células plasmáticas malignas en la médula ósea y lesiones óseas osteolíticas en todo el sistema esquelético (fig. 24-13). De manera similar a los tumores hematopoyéticos, ahora se reconoce que el mieloma múltiple se relaciona con anomalías cromosómicas, como deleciones de 13q y translocaciones que tienen que ver con el locus de la IgG en el cromosoma 14.[32,38] Una pareja de fusión es un gen del receptor del factor de crecimiento de fibroblastos en el cromosoma 4, el cual está truncado para producir un receptor constitutivamente activo. Los cambios también se observan en el microambiente de la médula ósea, incluyendo la inducción de angiogénesis, la supresión de la inmunidad mediada por células y el desarrollo de ciclos de señalización paracrina que requieren citocinas como IL-6 y factor de crecimiento vascular endotelial. Otros factores de crecimiento que se relacionan con el mieloma múltiple son el factor estimulante de colonias de granulocitos, interferón-α e IL-10.

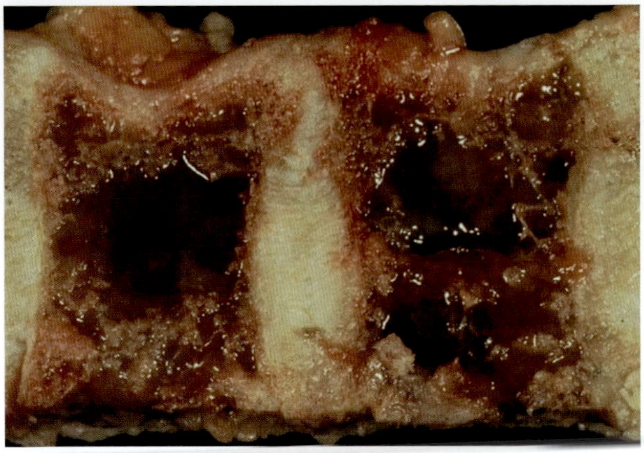

FIGURA 24-13. Mieloma de células plasmáticas. En la vértebra se ilustran varias lesiones óseas líticas. Los huesos como este son proclives a las fracturas patológicas. Tomado de: Rubin R., Strayer D. E. (Eds.) (2015). *Rubin's pathology: Clinicopathologic foundations of medicine* (7th ed., Fig. 26-65, p. 1151). Philadelphia, PA: Lippincott Williams & Wilkins.

Se cree que, en el mieloma múltiple, las lesiones en hueso tienen que ver con el aumento en la expresión por parte de los osteoblastos del activador del receptor del ligando del factor-kB nuclear (RANKL, *receptor activator of the nuclear factor-kB ligand*).[39]

Una de las características resultantes de los osteoclastos proliferantes en el mieloma múltiple es la producción sin regulación de un anticuerpo monoclonal conocido como *proteína M*, pues en la electroforesis de proteínas se detecta como un pico de M. La mayoría de las veces, la proteína M es IgG (60%) o IgA (20-25%).[38] En el restante 15-20% de los casos, las células plasmáticas solo generan proteínas anómalas, denominadas *proteínas de Bence Jones*, que constan de cadenas ligeras de la molécula de inmunoglobulina. Debido a su bajo peso molecular, las proteínas de Bence Jones son rápidamente excretadas en la orina. Las personas con esta forma de la enfermedad (enfermedad de cadenas ligeras) tienen proteínas de Bence Jones en el suero, pero falta el componente M. No obstante, hasta el 80% de las células de mieloma producen tanto inmunoglobulinas completas como un exceso de cadenas ligeras. En consecuencia, tanto las proteínas M como las proteínas de Bence Jones se encuentran presentes. Muchas de las proteínas de cadena ligera son directamente tóxicas a las estructuras de los túbulos renales, lo que puede causar su destrucción y, con el tiempo, insuficiencia renal.

Manifestaciones clínicas

En el mieloma múltiple, los principales lugares afectados son huesos y médula ósea. Además de la proliferación anómala de células plasmáticas de la médula, existe proliferación y activación de osteoclastos, lo que ocasiona resorción y destrucción óseas (fig. 24-14). Este aumento en la resorción ósea predispone a la persona a fracturas patológicas e hipercalcemia. Las paraproteínas secretadas por las células plasmáticas a veces aumentan la viscosidad de los líquidos corporales y se pueden descomponer en amiloides, una sustancia proteinácea que se deposita entre las células, causando insuficiencia cardíaca y nefropatía. Aunque el mieloma múltiple se caracteriza por la excesiva producción de inmunoglobulina monoclonal, por lo general, las concentraciones de inmunoglobulinas normales se encuentran deprimidas. Esto contribuye a una susceptibilidad general a infecciones bacterianas recurrentes.

Además, las células plasmáticas malignas forman plasmocitomas (tumores de células plasmáticas) en los huesos y lugares con tejidos blandos. El sitio más frecuente de desarrollo de plasmocitomas de tejidos blandos es el tubo digestivo. La formación de plasmocitomas en hueso se relaciona con destrucción ósea y dolores locales. Las lesiones osteolíticas y las fracturas pueden observarse en los huesos axiales y largos proximales del esqueleto. De manera esporádica, las lesiones afectan la columna vertebral, lo que provoca el colapso de las vértebras y la compresión de la médula espinal.

El dolor óseo es uno de los primeros síntomas que se manifiestan en aproximadamente tres cuartas partes de todos los individuos diagnosticados con mieloma múltiple. La destrucción ósea también afecta la producción de eritrocitos y leucocitos, y predispone al paciente a anemia e infecciones recurrentes. Muchas personas experimentan adelgazamiento y debilidad. Se presenta insuficiencia renal en casi la mitad de los individuos con mieloma múltiple. Las manifestaciones neurológicas causadas por neuropatía o compresión de la médula espinal también pueden estar presentes.

Diagnóstico y tratamiento

El diagnóstico de mieloma múltiple se basa en las manifestaciones clínicas, las pruebas de sangre y la biopsia de la médula ósea.[37,40] La tríada clásica de plasmocitosis de médula ósea (más del 10% de células plasmáticas), lesiones líticas en el hueso y el pico de la proteína M en suero o la presencia de las proteínas de Bence Jones en la orina permite el diagnóstico definitivo de mieloma múltiple. Las radiografías óseas son importantes para establecer la presencia de lesiones óseas. La anemia es casi universal. Otros hallazgos de laboratorio son hipercalcemia y velocidad de sedimentación globular elevada, así como signos de insuficiencia renal.

El tratamiento del mieloma múltiple está cambiando con rapidez.[36,40] La incorporación de nuevas clases de fármacos ha implicado un cambio en los regímenes de tratamiento anteriores, sin que se hayan excluido los abordajes tradicionales, incluyendo medicamentos alquilantes y la prednisona.

El trasplante autólogo de células madre con dosis altas de quimioterapia constituye el tratamiento apropiado de primera línea en el caso de las personas menores de 70 años de edad con diagnóstico reciente de mieloma múltiple. El trasplante alogénico proporciona períodos prolongados sin enfermedad y una cura potencial, pero a un alto costo de mortalidad relacionado con el tratamiento. Debido a esto, se podrían realizar "minitrasplantes" utilizando quimioterapia no mielodepresora para conseguir una inmunodepresión suficiente como para permitir el injerto del donante y evitar el efecto injerto contra tumor.

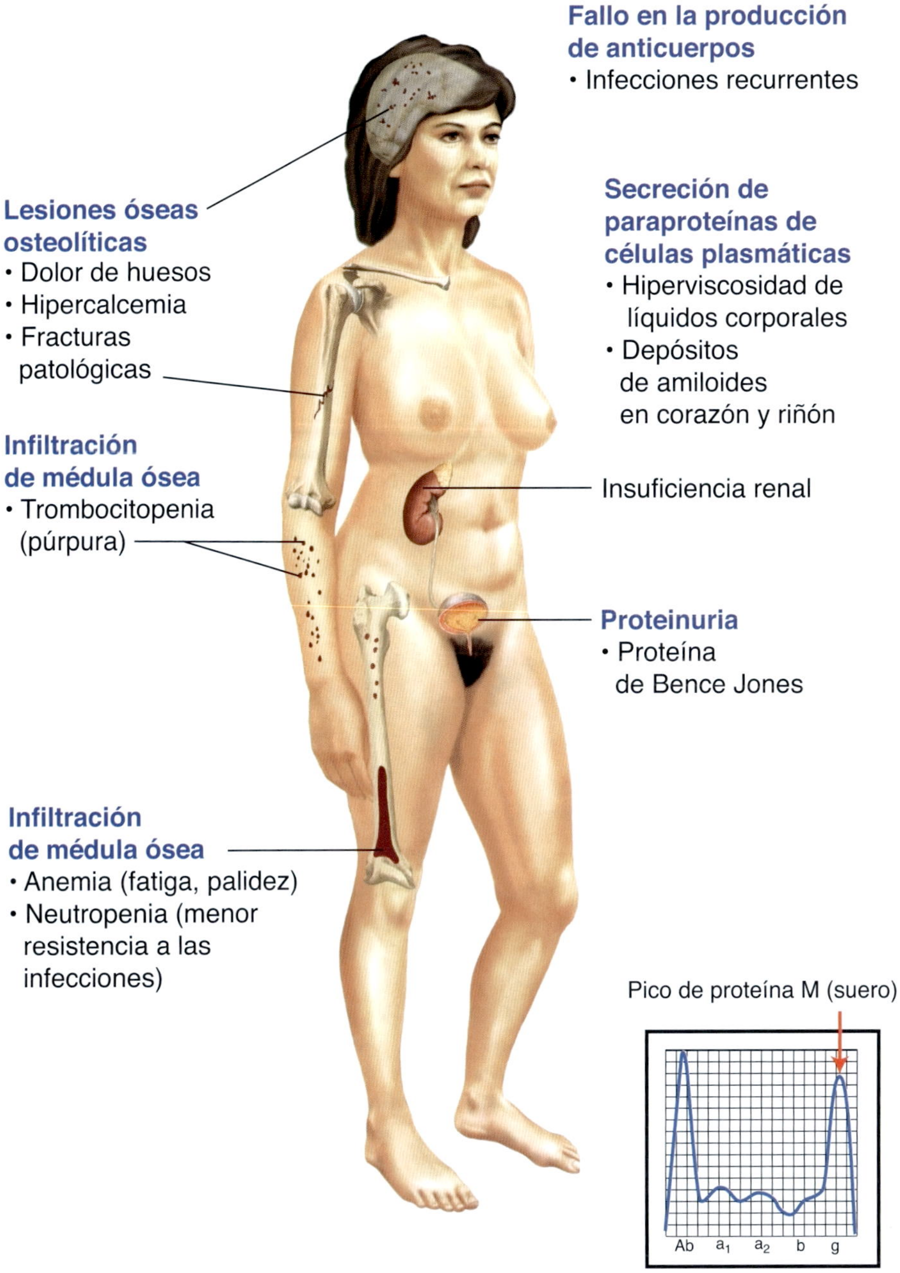

FIGURA 24-14. Características clínicas del mieloma múltiple.

RESUMEN

Los linfomas son neoplasias malignas de células nativas de tejido linfático que se originan en las estructuras linfáticas secundarias (p. ej., ganglios linfáticos y MALT). Los LNH son un grupo de alteraciones neoplásicas que se originan en los tejidos linfáticos, por lo general en los ganglios. Son multicéntricos en su origen y se diseminan de manera precoz a varios tejidos linfáticos del organismo, en especial el hígado, el bazo y la médula ósea. El LH se caracteriza por el crecimiento indoloro y progresivo de un solo ganglio o grupo de ganglios. Se cree que se originan en una zona del sistema linfático y, si no se tratan, se propagan en toda la red linfática.

Las leucemias son neoplasias malignas de las células precursoras hematopoyéticas que se originan en la médula ósea. Se clasifican según el tipo celular (linfocíticas o mielocíticas) y en agudas o crónicas. Las leucemias linfocíticas se relacionan con linfocitos inmaduros y sus progenitores que se originan en la médula ósea, pero que se infiltran en bazo, ganglios linfáticos, SNC y otros tejidos. Las leucemias mielógenas se asocian con las células madre mieloides pluripotenciales en la médula ósea y obstaculizan la maduración de todos los elementos formes de la sangre, incluso granulocitos, eritrocitos y trombocitos.

Las leucemias agudas (LLA, que afecta sobre todo a niños, y LMA, que se presenta sobre todo en adultos) inician de manera abrupta con síntomas de función deprimida de médula ósea (anemia, cansancio, hemorragias e infecciones), dolor de huesos y linfadenopatía generalizada, esplenomegalia y hepatomegalia. Las leucemias crónicas, que afectan sobre todo a adultos, tienen un inicio más gradual. La LLC a menudo tiene el curso clínico más favorable, por lo que muchas personas viven tiempo suficiente para morir por otras causas no relacionadas. El curso de la LMC es lento y progresivo, y se transforma a un curso parecido al de la LMA.

El mieloma múltiple es una discrasia de células plasmáticas que se caracteriza por la expansión de un solo clon de células plasmáticas que producen inmunoglobulina, por lo que hay un aumento en las concentraciones séricas de una sola inmunoglobulina monoclonal o de sus fragmentos. En el mieloma múltiple, los principales lugares afectados son los huesos y la médula ósea. Además de la proliferación anómala de células plasmáticas de la médula, hay proliferación y activación de osteoclastos que causan resorción y destrucción óseas, y que a la vez predisponen a un aumento en el riesgo de padecer fracturas patológicas y surgimiento de hipercalcemia. Las paraproteínas secretadas por las células plasmáticas pueden ocasionar un aumento en la viscosidad de los líquidos corporales y desdoblarse en amiloides, una sustancia proteinácea que se deposita entre las células, lo que puede provocar insuficiencia cardíaca y neuropatía. La afectación de la médula ósea incrementa el riesgo de contraer infecciones debido a la supresión de la inmunidad humoral y mediada por células y la anemia a causa de la producción deficiente de eritrocitos.

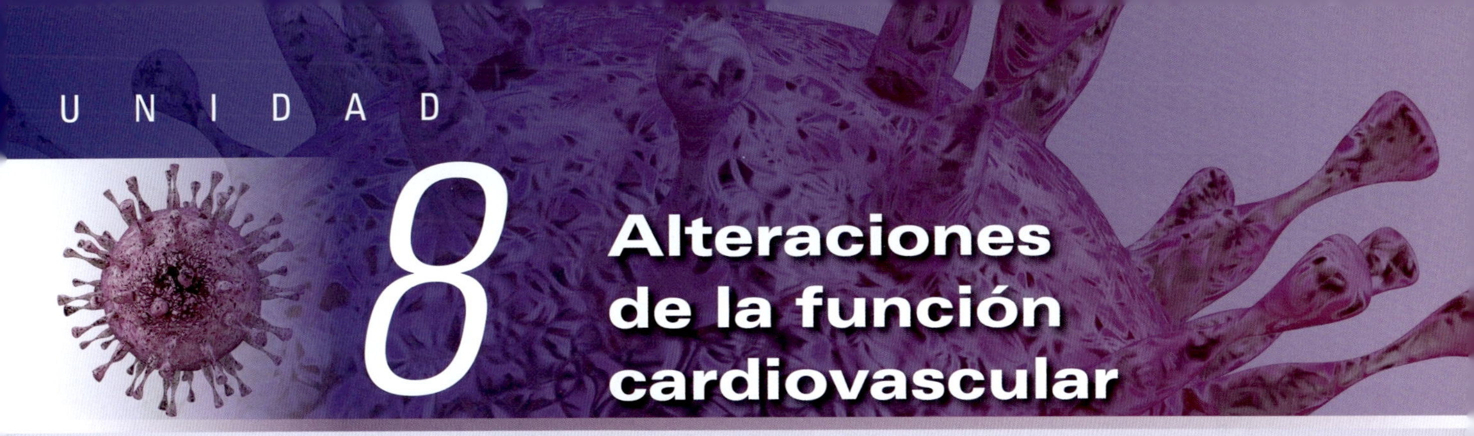

UNIDAD 8

Alteraciones de la función cardiovascular

CAPÍTULO 25

Estructura y función del sistema cardiovascular

La principal función del sistema circulatorio, que consiste en el corazón y los vasos sanguíneos, es el transporte. El sistema circulatorio lleva el oxígeno y los nutrientes necesarios para los procesos metabólicos a los tejidos. Transporta productos de desecho del metabolismo celular a los riñones y otros órganos excretores para su eliminación. También hace circular los electrólitos y las hormonas necesarias para regular la función corporal. Además, el sistema circulatorio tiene un papel importante en el control de la temperatura corporal porque traslada el calor central a la periferia, de donde se disipa al ambiente externo.

El corazón como bomba

El corazón es una bomba muscular de cuatro cámaras de aproximadamente el tamaño de un puño. Late en promedio 70 veces por minuto las 24 h del día y desplaza más de 6 800 L de sangre por todo el cuerpo.

Anatomía funcional del corazón

El corazón se localiza entre los pulmones, en el espacio mediastínico de la cavidad torácica dentro de un saco laxo llamado *pericardio*. Su lado más ancho (la base) se dirige hacia arriba y el vértice (la punta), hacia abajo, al frente y a la izquierda. El corazón está en posición oblicua, de manera que el lado derecho está casi frente al lado izquierdo del órgano y solo una pequeña porción de la cara lateral del ventrículo izquierdo está en el plano frontal del corazón (fig. 25-1). Cuando se coloca la mano sobre el tórax, el *impacto principal de la contracción cardíaca* se percibe contra la pared torácica en un punto entre la quinta y sexta costillas, un poco debajo del pezón y unos 7.5 cm a la izquierda de la línea media.

La pared del corazón está compuesta por tres capas: el epicardio, que recubre la cavidad pericárdica; el miocardio o capa muscular; y el endocardio suave, que recubre las cámaras cardíacas (fig. 25-2). Un esqueleto fibroso sostiene las estructuras vasculares del corazón. Los tabiques (o septos) interauricular e interventricular dividen el corazón en una bomba derecha y una bomba izquierda, cada una formada por dos cámaras musculares: una aurícula de paredes delgadas que sirve como reservorio para la sangre que llega al corazón y un ventrículo de paredes gruesas que bombea la sangre fuera del corazón. El mayor grosor de la pared ventricular izquierda se debe al trabajo adicional que debe llevar a cabo este ventrículo para desplazar la sangre oxigenada hacia las extremidades.

Pericardio

El pericardio forma una cubierta fibrosa alrededor del corazón, lo mantiene en una posición fija en el tórax y brinda protección física, además de ser una barrera frente a las infecciones. El pericardio consiste en una fuerte capa fibrosa externa y una delgada capa serosa interna. La capa externa está unida a los grandes vasos, que entran y salen del corazón, el esternón y el diafragma. El pericardio fibroso es muy resistente a la distensión. Impide la dilatación aguda de las cámaras cardíacas y ejerce un efecto restrictivo sobre el ventrículo izquierdo. La capa serosa interna consiste en un manto visceral y uno parietal. La capa visceral, también conocida como *epicardio*, cubre todo el corazón y los grandes vasos, y luego se pliega para formar la capa parietal que recubre al pericardio fibroso (*véase* la fig. 25-2). Entre las capas visceral y parietal está la *cavidad pericárdica*, un espacio potencial que con tiene 30-50 mL de líquido seroso. Este líquido actúa como lubricante para disminuir al mínimo la fricción con las estructuras circundantes cuando se contrae y relaja el corazón.

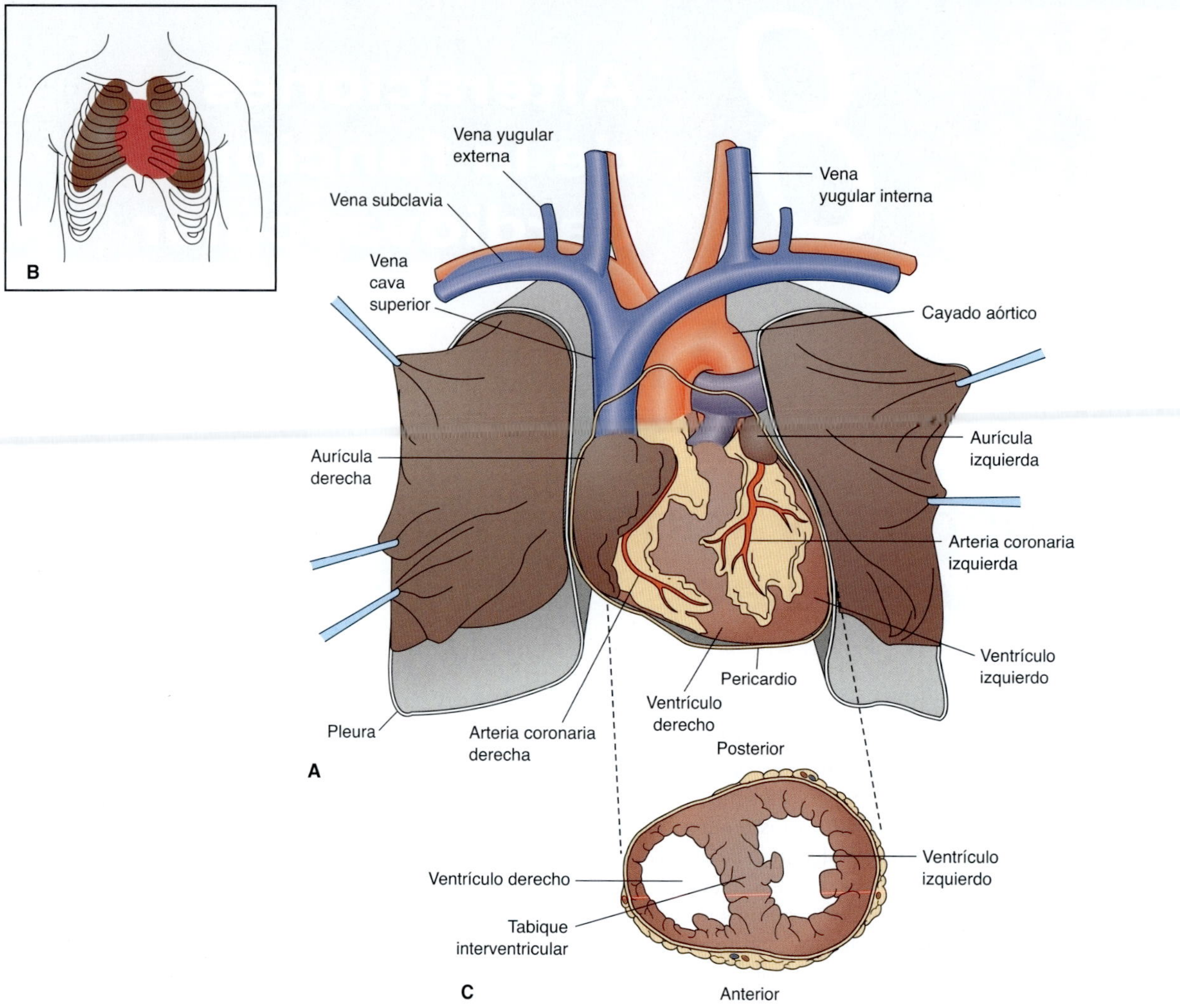

FIGURA 25-1. A. Vista anterior del corazón y los grandes vasos (nótese que los pulmones se replegaron hacia atrás, ya que en condiciones normales cubren la cara anterior del corazón). B. Relación del corazón con el esternón, las costillas y los pulmones. C. Sección transversal del corazón que muestra el mayor grosor del ventrículo izquierdo en comparación con el derecho.

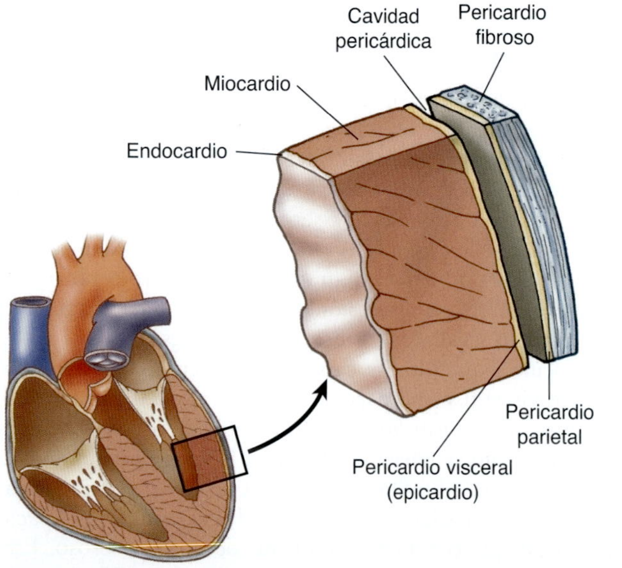

FIGURA 25-2. Capas del corazón. Se muestra el pericardio visceral, la cavidad pericárdica, el pericardio parietal, el pericardio fibroso, el miocardio y el endocardio.

Miocardio

El miocardio, o porción muscular del corazón, forma las paredes de las aurículas y los ventrículos. Al igual que el músculo esquelético, las células musculares cardíacas son estriadas y están formadas por *sarcómeros*. Son más pequeñas y compactas que las células del músculo esquelético y contienen muchas mitocondrias grandes, que proporcionan la energía necesaria para bombear continuamente.

Las contracciones del músculo cardíaco son involuntarias y de mayor duración, en comparación con el músculo esquelético. Las células del músculo cardíaco están dispuestas como un enrejado interconectado en el que las fibras se dividen, se recombinan y se dividen de nuevo (fig. 25-3A). Las fibras están separadas de las células musculares vecinas por estructuras densas llamadas *discos intercalados*. Estos discos contienen uniones comunicantes que sirven como vías de baja resistencia para el paso de iones e impulsos eléctricos de una célula cardíaca a otra (fig. 25-3B). Por lo tanto, cuando se estimula una célula miocárdica, el impulso viaja con rapidez, de manera que el corazón puede latir como unidad, o **sincitio**. El músculo cardíaco tiene dos sincitios: el

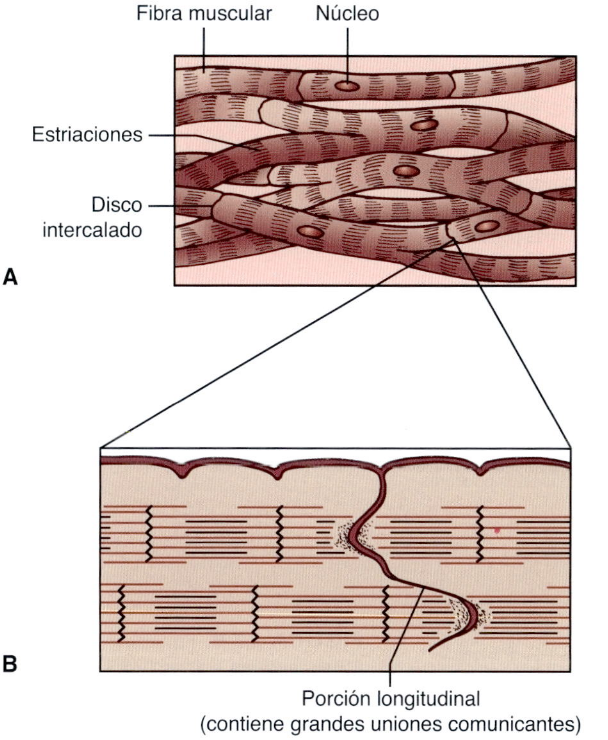

FIGURA 25-3. **A.** Fibras de músculo cardíaco que muestran su estructura ramificada. **B.** Área indicada en la que las uniones intercelulares se encuentran en los discos intercalados.

auricular y el ventricular. El sincitio auricular constituye las paredes de las aurículas; el sincitio ventricular, las paredes de los ventrículos. Esto permite que las aurículas se contraigan antes que los ventrículos, lo cual es importante para lograr un bombeo cardíaco adecuado.

La contracción miocárdica se basa en los filamentos de actina y miosina, que interactúan y se deslizan entre sí durante la contracción. Varias proteínas importantes regulan la unión entre la actina y la miosina. Estas incluyen la tropomiosina y el complejo de la troponina. El complejo de troponina tiene tres subunidades (troponinas T, I y C) que regulan la contracción mediada por calcio en el músculo estriado. La medición de la concentración sérica de las formas cardíacas de troponina T y troponina I se utiliza en el diagnóstico del infarto de miocardio.

Las células del músculo cardíaco tienen un retículo sarcoplasmático menos definido para almacenar calcio que las células del músculo esquelético, por lo que el miocardio depende en gran medida de la entrada de iones calcio extracelulares para contraerse.

Endocardio

El endocardio es una membrana delgada de tres capas que recubre el corazón. La capa más interna consiste en células endoteliales lisas sostenidas por una capa delgada de tejido conjuntivo. El recubrimiento endotelial del endocardio se continúa con el recubrimiento de los vasos sanguíneos que entran y salen del corazón. La capa intermedia consiste en tejido conjuntivo denso con fibras elásticas. La capa externa, que está formada por células de tejido conjuntivo dispuestas de forma irregular, contiene vasos sanguíneos y

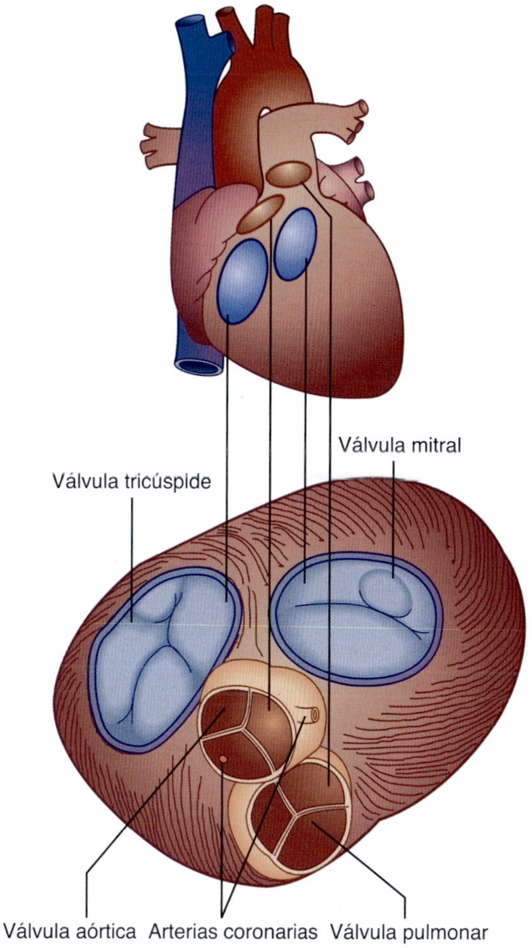

FIGURA 25-4. **A.** Fibras de músculo cardíaco que muestran su estructura ramificada. **B.** Área indicada en la que las uniones intercelulares se encuentran en los discos intercalados.

ramificaciones del sistema de conducción, y continúa con el miocardio.

Válvulas cardíacas y esqueleto fibroso

Una característica estructural importante del corazón es su esqueleto fibroso, que consiste en cuatro anillos valvulares interconectados y el tejido conjuntivo que los rodea. Separa las aurículas de los ventrículos y forma un soporte rígido para la unión de las válvulas y la inserción del músculo cardíaco (fig. 25-4). Las partes superiores de los anillos valvulares se unen con el tejido muscular de las aurículas, los troncos pulmonares y la aorta. Las partes inferiores se unen con las paredes ventriculares. Las dos válvulas auriculoventriculares (AV) del corazón y las dos válvulas semilunares permiten el flujo unidireccional de sangre a través del corazón y la circulación (fig. 25-5).

Cuando se cierran, las válvulas AV impiden el reflujo de sangre de los ventrículos a las aurículas durante la **sístole**. Los bordes delgados de las válvulas AV forman cúspides, dos del lado izquierdo del corazón (***válvula bicúspide*** o ***mitral***) y tres del lado derecho (***válvula tricúspide***). Las válvulas AV están sostenidas por los músculos papilares, que se proyectan de la pared ventricular, y por las cuerdas tendinosas, que se unen con la válvula (fig. 25-6). La contracción

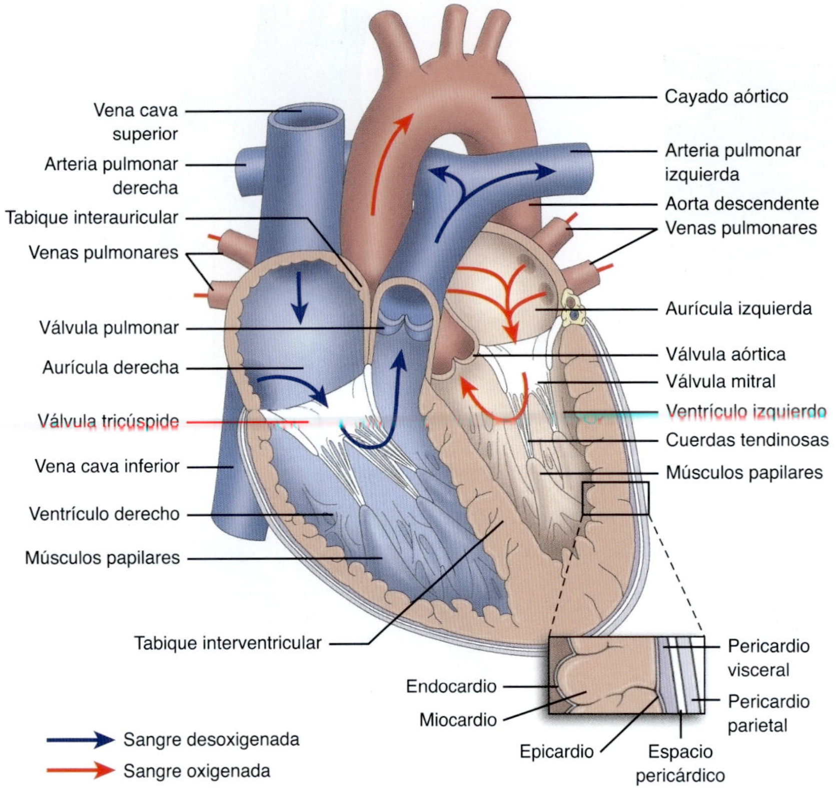

FIGURA 23-5. Estructuras del corazón. Las flechas muestran el trayecto del flujo sanguíneo por las cámaras cardíacas. Tomado de: Hinkle J., Cheever K. (2018). *Brunner and Suddarth's textbook of medical-surgical nursing* (14th ed., p. 685, Fig. 25-1). Philadelphia, PA: Wolters Kluwer.

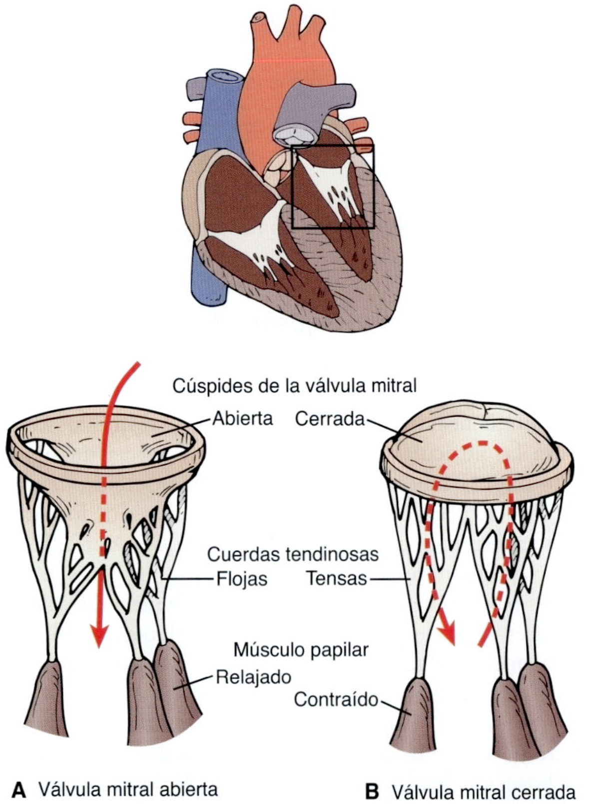

FIGURA 25-6. Válvula mitral (AV) que muestra los músculos papilares y las cuerdas tendinosas. **A.** Válvula mitral abierta con músculos papilares relajados y cuerdas tendinosas flojas. **B.** Válvula mitral cerrada con músculos papilares contraídos y cuerdas tendinosas tensas que impiden que las cúspides valvulares se eviertan hacia la aurícula.

de los músculos papilares al inicio de la sístole asegura el cierre al ejercer tensión sobre las valvas de las válvulas AV, antes que la fuerza completa de la contracción ventricular las presione. Las cuerdas tendinosas son estructuras parecidas a cordones que sostienen las válvulas AV e impiden que se eviertan hacia las aurículas durante la sístole.

Las *válvulas aórtica* y *pulmonar* previenen el reflujo de la aorta y la arteria pulmonar a los ventrículos durante la **diástole.** La válvula pulmonar, que se localiza entre el ventrículo derecho y la arteria pulmonar, controla el flujo sanguíneo hacia la circulación pulmonar, y la válvula aórtica, que se sitúa entre el ventrículo izquierdo y la aorta, controla el flujo de sangre hacia la circulación sistémica. Las válvulas tienen tres cúspides unidas a los anillos valvulares (fig. 25-7B). Estas estructuras semejantes a copas reciben el flujo *retrógrado* de la sangre que ocurre al final de la sístole, lo que favorece el cierre. Para que se forme un sello perfecto en los tres bordes de las válvulas semilunares, cada cúspide valvular debe tener una forma triangular; esto se facilita con un engrosamiento nodular en el vértice de cada valva (fig. 25-7A). Detrás de las válvulas semilunares están los *senos de Valsalva*, donde se forman corrientes de remolino que tienden a mantener las cúspides valvulares alejadas de las paredes del vaso. Las aberturas de las arterias coronarias se localizan detrás de las cúspides derecha e izquierda de la válvula aórtica. De no ser por la presencia de los senos de Valsalva y las corrientes de remolino, las cúspides valvulares bloquearían las aberturas de las arterias coronarias.

No hay válvulas en los sitios de las aurículas por donde entra la sangre al corazón. Esto significa que el exceso

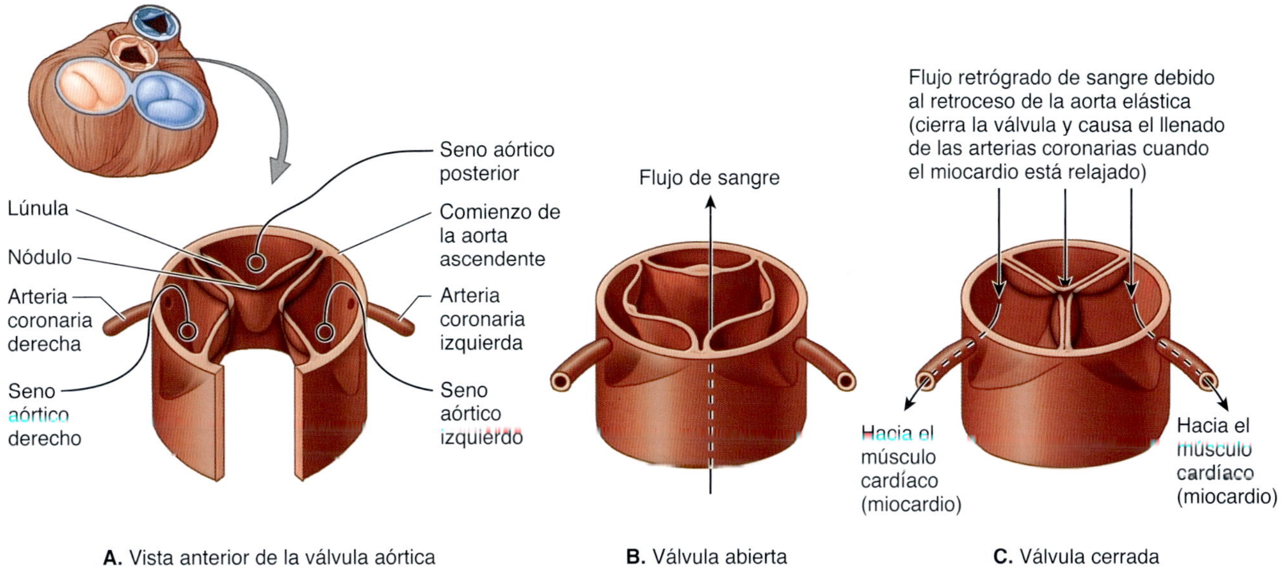

FIGURA 25-7. Diagrama de la válvula aórtica. **A.** Se indica la posición de la aorta en la base de la aorta ascendente. **B.** Apariencia de las tres valvas de la válvula aórtica cuando la aorta se corta y se extiende aplanada (C). Tomado de: Moore K. L., Dalley A. F., Agur A. M. R. (2018). *Clinically oriented anatomy* (8th ed., p. 366). Philadelphia, PA: Wolters Kluwer.

de sangre se empuja de vuelta a las venas cuando se distienden las arterias. Por ejemplo, las venas yugulares casi siempre se vuelven prominentes en la insuficiencia cardíaca derecha grave, y el sistema venoso pulmonar se congestiona cuando se impide el flujo de salida de la aurícula izquierda.

PUNTOS CLAVE

Corazón

- El corazón es una bomba con cuatro cámaras que consiste en dos aurículas (la derecha, que recibe la sangre que regresa al corazón desde la circulación sistémica, y la izquierda, que recibe sangre oxigenada de los pulmones) y dos ventrículos (uno derecho que bombea sangre a los pulmones y uno izquierdo que lleva la sangre a la circulación sistémica). Las válvulas cardíacas controlan la dirección del flujo sanguíneo de las aurículas a los ventrículos (las válvulas AV), del lado derecho del corazón a los pulmones (válvula pulmonar) y del lado izquierdo del corazón a la circulación sistémica (válvula aórtica).

Ciclo cardíaco

El *ciclo cardíaco* describe la acción rítmica del bombeo del corazón. El ciclo cardíaco se divide en dos:

- *Sístole*, el período en el que los ventrículos se contraen.
- *Diástole*, el período en el que los ventrículos se relajan y se llenan con sangre.

Durante el ciclo cardíaco, ocurren cambios simultáneos en la presión auricular izquierda y ventricular izquierda, el volumen ventricular, el electrocardiograma (ECG) y los ruidos cardíacos (fig. 25-8).

La actividad eléctrica precede a los acontecimientos mecánicos. La onda P representa la despolarización del nodo sinoauricular, el tejido de conducción auricular y la masa muscular auricular. El complejo QRS registra la despolarización del sistema de conducción ventricular y la masa muscular ventricular. La onda T se produce durante la última mitad de la sístole y representa la repolarización de los ventrículos.

Sístole y diástole ventriculares

La sístole ventricular se divide en dos períodos: el de contracción isovolumétrica y el de eyección. El período de contracción isovolumétrica, que comienza con el cierre de las válvulas AV y con la presencia del primer ruido cardíaco, o R1, anuncia el inicio de la sístole. Justo después del cierre de las válvulas AV, hay un intervalo adicional de 0.02-0.03 s en el que las válvulas semilunares permanecen cerradas. Durante este período (*véase* la fig. 25-8), las presiones ventriculares se elevan de forma repentina porque tanto las válvulas AV como las semilunares están cerradas y la sangre no sale de los ventrículos. Los ventrículos continúan la contracción hasta que la presión ventricular izquierda es un poco más alta que la presión aórtica y la presión ventricular derecha es mayor que la presión en la arteria pulmonar. En ese momento se abren las válvulas semilunares, con lo que inicia el *período de eyección*. Casi el 60% del volumen latido se eyecta durante el primer cuarto de la sístole. El 40% restante lo hace durante los siguientes dos cuartos de la sístole. Durante el último cuarto de la sístole los ventrículos permanecen contraídos. Al final de la sístole, los ventrículos se relajan, lo que produce una caída precipitada de la presión intraventricular. Cuando esto ocurre, la sangre de las grandes arterias regresa hacia los ventrículos, lo que hace que se cierren las válvulas aórtica y pulmonar. Se trata de un fenómeno marcado por el segundo ruido cardíaco, o R2.

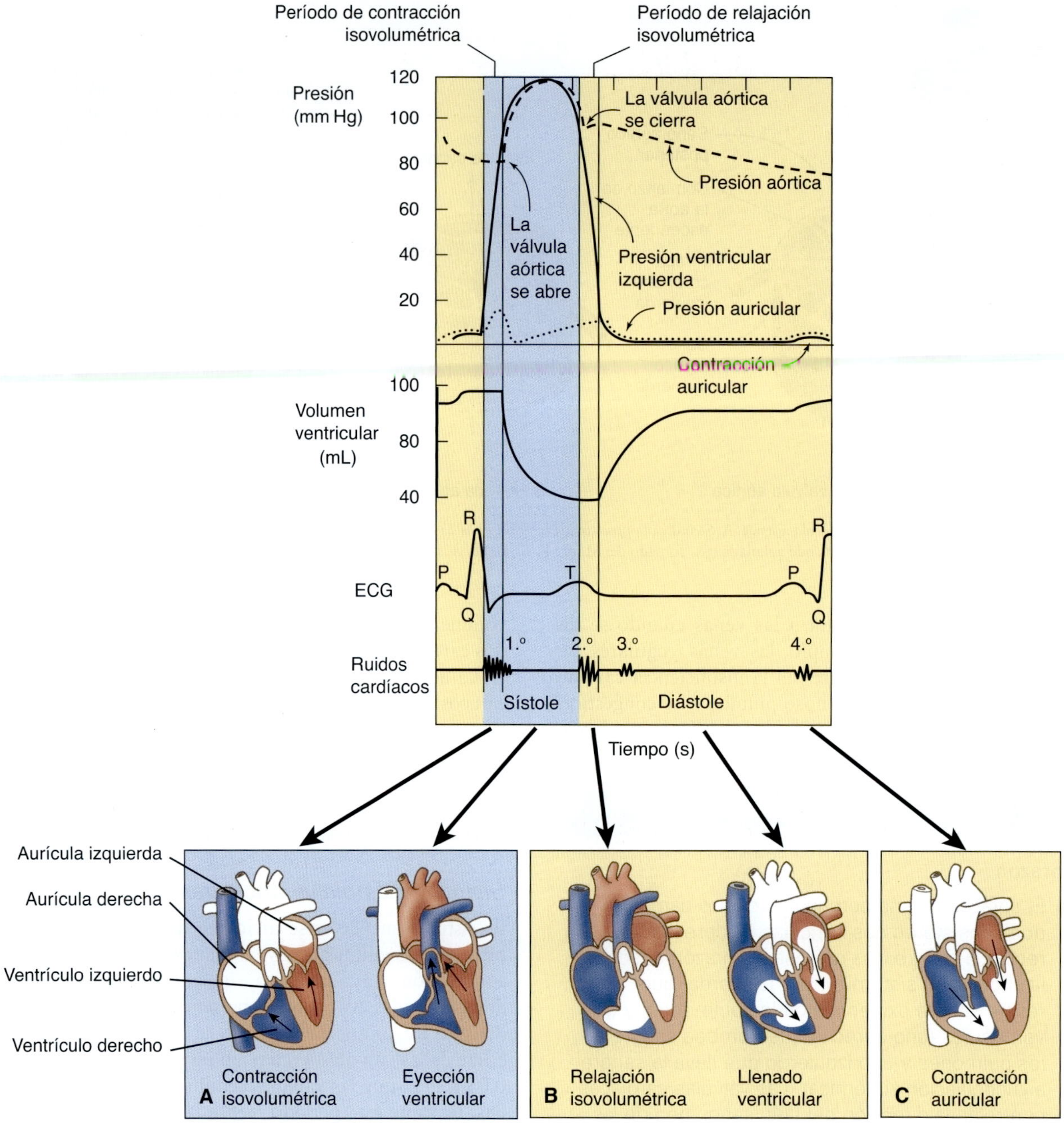

FIGURA 25-8. Fenómenos en el lado izquierdo del corazón (*arriba*). Se muestran los cambios en la presión aórtica, ventricular izquierda y auricular, el volumen ventricular izquierdo, el electrocardiograma (ECG) y los ruidos del corazón durante el ciclo cardíaco. Posición de las válvulas AV (*abajo*). **A.** Contracción isovolumétrica y fase de eyección de la sístole ventricular. **B.** Relajación isovolumétrica y fase de llenado ventricular durante la diástole temprana. **C.** Contracción auricular.

La presión aórtica refleja cambios en la eyección de sangre por el ventrículo izquierdo. Se produce un aumento en la presión y estiramiento de las fibras elásticas de la aorta cuando la sangre se eyecta a esta arteria al principio de la sístole. La presión aórtica continúa en ascenso y, luego, empieza a disminuir durante el último cuarto de la sístole, conforme la sangre fluye de la aorta hacia los vasos periféricos. La *incisura* o muesca en el trazo de la presión aórtica representa el cierre de la válvula aórtica. Esto se debe a un corto período de reflujo sanguíneo justo antes del cierre valvular. La aorta es muy elástica y, por lo tanto, se estira durante la sístole para recibir la sangre que se eyecta del lado izquierdo del corazón durante la sístole. En la diástole, la recuperación de las fibras elásticas en la aorta sirve para mantener la presión aórtica.

La diástole está marcada por la relajación y el llenado de los ventrículos. Después del cierre de las válvulas semilunares, los ventrículos continúan relajados durante 0.03-0.06 s más (denominado *período de relajación isovolumétrica*). Durante este intervalo, las válvulas semilunares y AV permanecen cerradas, y el volumen ventricular permanece igual, mientras la presión ventricular desciende hasta ser menor que la presión auricular (*véase* la fig. 25-8). Cuando esto ocurre, las válvulas AV se abren y la sangre que se había acumulado en las aurículas durante la sístole fluye hacia los ventrículos. La mayor parte del llenado ventricular ocurre en el primer tercio de la diástole, llamado *período de llenado rápido*. Durante el tercio medio de la diástole, la entrada a los ventrículos es mínima. El último tercio de la diástole está marcado por la contracción auricular, y representa cerca del 20% de la capacidad de los ventrículos.[1] Cuando es audible, el tercer ruido cardíaco, o R3, se escucha durante el período de llenado rápido de la diástole, mientras la sangre fluye hacia un ventrículo distendido o no distensible. El cuarto ruido cardíaco, R4, se produce en el último tercio de la diástole, cuando las aurículas se contraen.

Durante la diástole, los ventrículos aumentan su volumen hasta alrededor de 120 mL (*volumen al final de la diástole*). Al final de la sístole, aproximadamente 40-50 mL de sangre (*volumen al final de la sístole*) permanecen en los ventrículos (*véase* la fig. 25-8). La diferencia entre estos volúmenes (cerca de 70 mL) se llama *volumen latido*. La *fracción de eyección*, que es el volumen latido dividido entre el volumen al final de la diástole, representa la fracción o porcentaje del volumen al final de la diástole que se eyecta del corazón durante la sístole. La fracción de eyección ventricular izquierda (con valor normal del 55-75% cuando se determina por ecocardiografía o angiocardiografía) puede emplearse para evaluar el pronóstico de las personas con diversas enfermedades cardíacas.

Llenado y contracción auricular

Existen tres ondas de presión auricular principales durante el ciclo cardíaco. La *onda a* se produce durante la última parte de la diástole y se debe a la contracción auricular. La *onda c* ocurre cuando los ventrículos empiezan a contraerse y su presión elevada hace que las válvulas AV se abulten hacia las aurículas. La *onda v* ocurre hacia el final de la sístole, cuando las válvulas AV todavía están cerradas, y es ocasionada por la acumulación lenta de sangre en las aurículas. Las ondas de presión auricular derecha se transmiten a las venas yugulares internas como pulsaciones. Estas pulsaciones pueden valorarse de manera visual y emplearse para evaluar la función cardíaca.

Debido a la ausencia de válvulas entre las venas y las aurículas, el llenado auricular ocurre durante la sístole y la diástole. Con la respiración normal y tranquila, la presión auricular derecha casi siempre varía entre −2 y +2 mm Hg. Esta presión auricular baja es la que mantiene el desplazamiento de sangre desde las venas sistémicas hacia la aurícula derecha y de las venas pulmonares a la aurícula izquierda.

Cuando el corazón bombea con fuerza, la presión auricular derecha disminuye y el llenado auricular se incrementa. La presión auricular derecha también se modifica por los cambios en la presión intratorácica. Disminuye durante la inspiración y aumenta durante la tos o espiración forzada. El retorno venoso es un reflejo de la cantidad de sangre en la circulación sistémica que está disponible para el retorno al hemicardio derecho y de la fuerza que impulsa la sangre de nuevo al lado derecho del corazón. El retorno venoso aumenta cuando se incrementa el volumen sanguíneo o cuando cae la presión auricular derecha, y se reduce en el choque hipovolémico o cuando se eleva la presión auricular derecha.

Aunque la principal función de las aurículas es almacenar sangre conforme entra en el corazón, también actúan como bombas que ayudan al llenado ventricular. Esta función se vuelve más importante durante los períodos de aumento en la actividad, cuando el tiempo de llenado auricular se reduce por el aumento de la frecuencia cardíaca o cuando hay alguna cardiopatía. Se calcula que la contracción auricular puede contribuir hasta con un 20% a la reserva cardíaca en períodos con incremento en la necesidad, pero tiene poco o ningún efecto en el gasto cardíaco durante el reposo.

Regulación del funcionamiento cardíaco

La eficiencia del trabajo del corazón se mide frecuentemente en términos de *gasto cardíaco* o la cantidad de sangre que bombea por minuto. El gasto cardíaco (GC) es el producto del *volumen latido* (VL) y la *frecuencia cardíaca* (FC) (GC = VL × FC). El GC varía según el tamaño del cuerpo y las necesidades metabólicas de los tejidos. Aumenta con la actividad física y disminuye durante el reposo y el sueño. El GC promedio en reposo en los adultos normales varía entre 4 y 6 lpm. En un atleta profesional que realiza un ejercicio extremo, puede ser necesario que el corazón bombee de cuatro a seis veces esa cantidad.

La *reserva cardíaca* se refiere al porcentaje máximo de aumento en el gasto cardíaco que es posible sobre el nivel normal de reposo. El adulto joven sano tiene una reserva cardíaca aproximada del 300-400%. El funcionamiento del corazón se ve afectado por las demandas de trabajo y la capacidad de la circulación coronaria para cubrir sus necesidades metabólicas.

La capacidad del corazón para aumentar su gasto depende de la *precarga* (llenado ventricular), la *poscarga* (resistencia a la eyección cardíaca de sangre), y la *contractilidad* y *FC*.

La frecuencia y la contractilidad cardíacas son factores específicos del corazón, lo que significa que se originan en este órgano, aunque están controlados por varios mecanismos neurales y humorales. Por otra parte, la precarga y la poscarga dependen mutuamente de la actividad del corazón y la vasculatura. No solo determinan el gasto cardíaco, también están determinadas por este y por ciertas características vasculares.

Precarga

La precarga es el trabajo volumétrico del corazón. Casi siempre se considera la presión al final de la diástole cuando el ventrículo está lleno.[2] Es el trabajo o carga impuestos al corazón antes del comienzo de una contracción, y se refiere a la cantidad de sangre que debe bombearse con cada latido. Depende sobre todo del retorno venoso al corazón y el estiramiento concurrente de las fibras miocárdicas.

El aumento en la fuerza de contracción que acompaña a un incremento en el volumen ventricular al final de la diástole se denomina *mecanismo de Frank-Starling* o *ley de Starling del corazón* (fig. 25-9).[3]

La disposición anatómica de los filamentos de actina y miosina en las fibras miocárdicas es tal, que la tensión o la

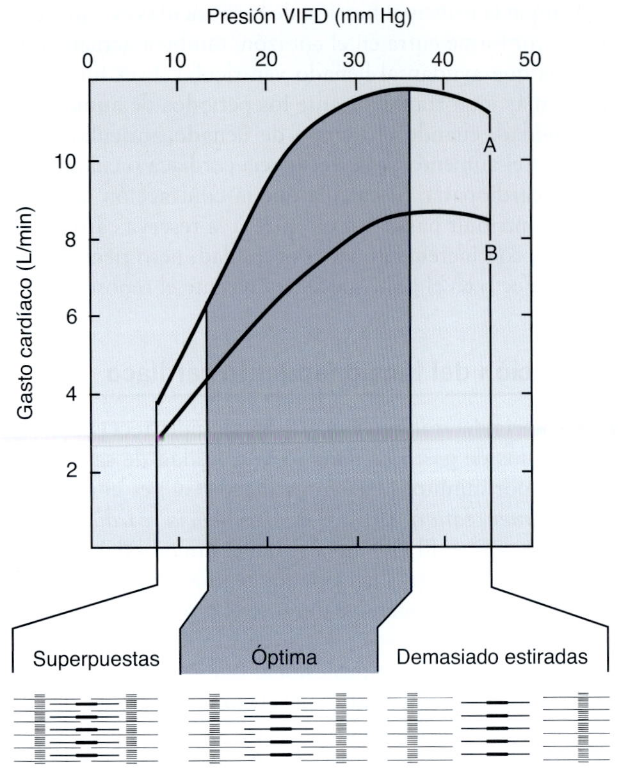

FIGURA 25-9. Curva de la función ventricular de Frank-Starling en un corazón normal. En la gráfica se observa que el aumento en la presión ventricular izquierda al final de la diástole (VIFD) produce un incremento en el gasto cardíaco (*curva B*) mediante el mecanismo de Frank-Starling. La fuerza de contracción máxima y el aumento del volumen latido se alcanzan cuando el llenado diastólico hace que las fibras musculares se estiren casi 2.5 veces su longitud en reposo. En la *curva A*, el aumento en la contractilidad cardíaca eleva el gasto cardíaco sin cambios en el volumen o la presión VIFD. En la parte *inferior* se muestra el estiramiento de los filamentos de actina y miosina con distintas presiones de llenado VIFD.

fuerza de contracción depende del grado de estiramiento de las fibras musculares justo antes de la contracción ventricular. La fuerza de contracción y el gasto cardíaco máximos se alcanzan cuando el retorno venoso produce un aumento en el llenado ventricular al final de la diástole (la precarga), de manera que las fibras musculares se estiren 2.5 veces su longitud de reposo normal. Este estiramiento permite una superposición óptima de los filamentos de actina y miosina para la contracción máxima.

El mecanismo de Frank-Starling permite que el corazón ajuste su capacidad de bombeo para aceptar el retorno venoso de varias magnitudes. Cuando una mayor cantidad de sangre fluye a los ventrículos, el músculo cardíaco se estira más. El gasto cardíaco es menor cuando el llenado insuficiente produce una superposición excesiva de los filamentos de actina y miosina, o cuando el llenado excesivo hace que se separen demasiado.

Poscarga

La poscarga es la presión a la que el músculo ejerce su fuerza contráctil para desplazar la sangre hacia la aorta. La presión arterial (PA) sistémica es la principal fuente de poscarga para el corazón izquierdo y la PA pulmonar lo es para el derecho. El trabajo de poscarga del ventrículo izquierdo también aumenta con el estrechamiento (estenosis) de la válvula aórtica: en las etapas tardías de la estenosis aórtica, es posible que el ventrículo izquierdo necesite generar presiones sistólicas de hasta 300 mm Hg para impulsar la sangre a través de la válvula alterada.[2,4]

Contractilidad cardíaca

Contractilidad cardíaca se refiere a la capacidad del corazón para cambiar su fuerza de contracción sin modificar su longitud de reposo (diastólica). El estado contráctil del miocardio depende de las propiedades bioquímicas y biofísicas que regulan las interacciones de la actina y la miosina en las células miocárdicas, especialmente de la cantidad de iones calcio que están disponibles.

Una influencia **inotrópica** es aquella que modifica el estado contráctil del miocardio de manera independiente al mecanismo de Frank-Starling (*véase* la fig. 25-9; curva superior). Por ejemplo, la estimulación simpática tiene un efecto inotrópico positivo porque aumenta el calcio disponible. La hipoxia ejerce un efecto inotrópico negativo porque interfiere con la generación de trifosfato de adenosina (ATP, *adenosine triphosphate*), necesario para la contracción muscular.

Frecuencia cardíaca

La FC determina la periodicidad con la que la sangre se eyecta del corazón. Por lo tanto, conforme aumenta la FC, el gasto cardíaco tiende a incrementarse. A una FC de 75 lpm, un ciclo cardíaco dura 0.8 s, de los cuales cerca de 0.3 s se dedican a la sístole y quedan alrededor de 0.5 s para la diástole. Conforme aumenta la FC, el tiempo de la sístole permanece casi igual y el de la diástole se reduce. Esto disminuye el volumen latido, y ante frecuencias cardíacas elevadas, el gasto cardíaco es menor. Uno de los peligros de la taquicardia ventricular es la reducción del gasto cardíaco porque el corazón no tiene tiempo para llenarse de manera adecuada.

RESUMEN

El corazón es una bomba muscular de cuatro cámaras que se encuentra en el saco pericárdico, dentro del espacio mediastínico de la cavidad torácica. La pared del corazón está compuesta por el epicardio externo, que recubre la cavidad pericárdica; un esqueleto fibroso; el miocardio o capa muscular; y el endocardio suave, que recubre las cámaras del corazón. Las cuatro válvulas cardíacas controlan la dirección del flujo sanguíneo.

El ciclo cardíaco describe la acción de bombeo del corazón. Se divide en dos partes: sístole, durante la cual los ventrículos se contraen y la sangre es eyectada del corazón; y diástole, en la que los ventrículos se relajan y el corazón se llena de sangre. El volumen latido (alrededor de 70 mL) representa la diferencia entre el volumen al final de la diástole (aproximadamente 120 mL) y el volumen al final de la sístole (alrededor de 40-50 mL). La actividad eléctrica del corazón precede a los fenómenos mecánicos del ciclo cardíaco. Los ruidos cardíacos indican el cierre de las válvulas durante el ciclo cardíaco. La contracción auricular ocurre durante el último tercio de la diástole. Aunque la función principal de las aurículas es almacenar sangre a su entrada al corazón, la contracción auricular aumenta el gasto cardíaco durante períodos de actividad intensa, cuando el tiempo de llenado se acorta o en enfermedades en las que se altera el llenado ventricular.

La capacidad del corazón para incrementar su gasto de acuerdo con las necesidades del cuerpo depende de la precarga, o el llenado de los ventrículos (el volumen diastólico final); la poscarga, o la resistencia a la eyección de sangre del corazón; la contractilidad cardíaca, que determina la fuerza de contracción; y la FC, que determina la periodicidad con la que la sangre se eyecta del corazón. La fuerza máxima de la contracción cardíaca se alcanza cuando un aumento en la precarga estira las fibras musculares del corazón hasta casi 2.5 veces su longitud en reposo (mecanismo de Frank-Starling).

Organización del sistema circulatorio

Circulación sistémica y pulmonar

El sistema circulatorio puede dividirse en la *circulación pulmonar*, que desplaza la sangre a través de los pulmones para el intercambio gaseoso, y la *circulación sistémica*, que suministra al resto de los tejidos del cuerpo (fig. 25-10).

La circulación pulmonar consiste en las cámaras derechas del corazón y la arteria, los capilares y las venas pulmonares. La arteria pulmonar es la única arteria que transporta sangre venosa, y las venas pulmonares son las únicas venas que transportan sangre arterial. La circulación pulmonar se considera de baja presión y resistencia, ya que es un sistema corto que solo incluye la sangre que llega y sale de los pulmones. La baja presión de la circulación pulmonar permite que la sangre se desplace a través de los pulmones con mayor lentitud, lo que es importante para el intercambio gaseoso. La circulación sistémica se compone de las cámaras izquierdas del corazón, la aorta y sus ramificaciones, los capilares que irrigan el cerebro y los tejidos periféricos, y el sistema venoso sistémico y la vena cava. Las venas de la parte inferior del cuerpo se fusionan para formar la vena cava inferior y las de la cabeza y los miembros superiores se fusionan para formar la vena cava superior; las dos venas cavas drenan en el lado derecho del corazón. Esta circulación es más compleja y tiene presiones más altas, ya que incluye un árbol vascular complejo que presenta una resistencia sustancial al flujo de sangre por los efectos de la gravedad.

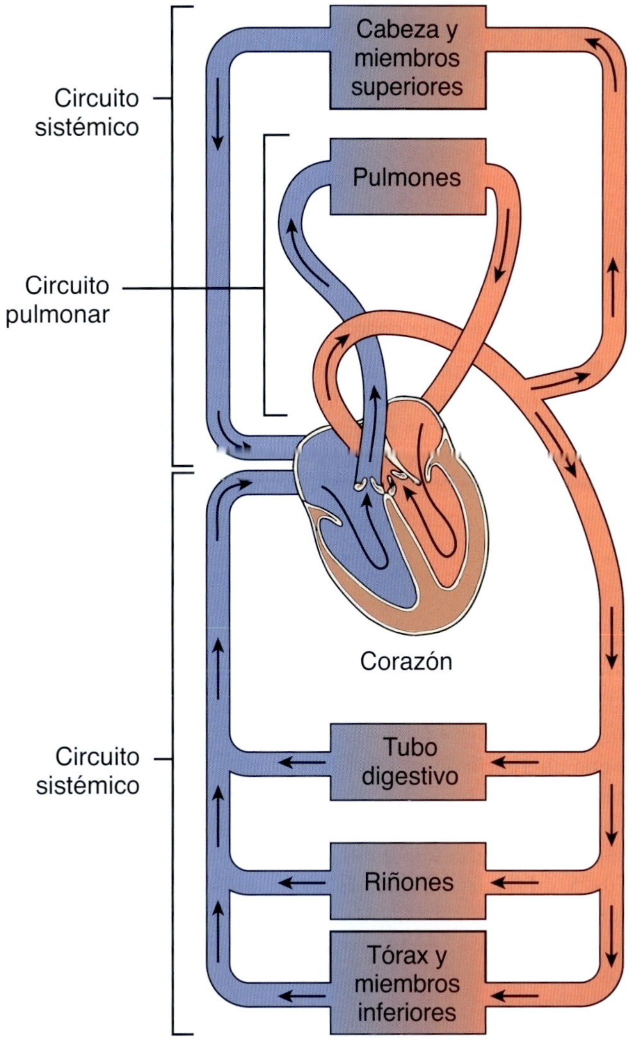

FIGURA 25-10. Circulaciones sistémica y pulmonar. El lado derecho del corazón bombea sangre a los pulmones; el izquierdo, a la circulación sistémica.

Ambos lados del corazón están divididos en dos cámaras: una *aurícula* y un *ventrículo*. Las aurículas funcionan como reservorios para la sangre que regresa al corazón desde el cuerpo y los pulmones, y como bombas auxiliares que ayudan al llenado de los ventrículos. Estos últimos son las principales cámaras de bombeo del corazón. Las cámaras ventriculares del lado derecho e izquierdo del corazón tienen válvulas unidireccionales de entrada y salida que actúan de manera recíproca (un grupo de válvulas se abre mientras el otro se cierra) para controlar la dirección del flujo sanguíneo por las cámaras cardíacas.

El corazón es un sistema cerrado que requiere que ambos lados bombeen la misma cantidad de sangre en un tiempo determinado. Sin embargo, pocas veces ambos lados del corazón eyectan exactamente la misma cantidad de sangre en cada latido, porque la cantidad de sangre que regresa al corazón se modifica por las actividades cotidianas. Las variaciones latido por latido en el gasto cardíaco se adaptan por la gran capacidad de almacenamiento del sistema venoso, y la acumulación de la sangre ocurre solo cuando se rebasa esta capacidad de almacenamiento del sistema venoso.

PUNTOS CLAVE

Organización funcional del sistema circulatorio

- El sistema circulatorio consiste en el corazón, que bombea la sangre; el sistema arterial, que distribuye la sangre oxigenada a los tejidos; el sistema venoso, que reúne la sangre desoxigenada de los tejidos y la regresa al corazón; y los capilares, donde se lleva a cabo el intercambio de gases, nutrientes y desechos.
- El circulatorio es un sistema cerrado dividido en dos partes: la circulación pulmonar de baja presión, que es el vínculo con el intercambio gaseoso en los pulmones, y la circulación sistémica de alta presión, que suministra oxígeno y nutrientes a los tejidos.

Distribución de volumen y presión

El flujo sanguíneo en el sistema circulatorio depende de un volumen de sangre suficiente para llenar los vasos sanguíneos y una diferencia de presión en el sistema que aporte la fuerza necesaria para mover la sangre en sentido anterógrado. El volumen total de sangre está en función de la edad y el peso corporal; varía desde 85-90 mL/kg en el recién nacido hasta 70-75 mL/kg en el adulto. En un momento determinado, cerca del 4% de la sangre se encuentra en el hemicardio izquierdo; el 16%, en las arterias y las arteriolas; el 4%, en los capilares; el 64%, en las vénulas y las venas; y el 4%, en el hemicardio derecho. Las arterias y las arteriolas tienen paredes gruesas y elásticas. Funcionan como sistema de distribución para llevar la sangre que sale del corazón y tienen la presión más alta. Las arteriolas (vasos de resistencia) imponen la mayor parte de la resistencia al flujo circulatorio por la presencia una capa de músculo liso que encapsula las paredes de los vasos. Los capilares son vasos pequeños de paredes delgadas que unen las partes arterial y venosa de la circulación, y permiten el intercambio de oxígeno y metabolitos generados en los diversos tejidos. Debido a su tamaño pequeño y superficie extensa, los capilares contienen la menor cantidad de sangre. Las vénulas y las venas, que tienen el mayor porcentaje de la sangre, son vasos distensibles de paredes delgadas que funcionan como reservorio para recolectar sangre de los capilares y regresarla al hemicardio derecho.

La sangre se desplaza del lado arterial al venoso de la circulación a favor de un gradiente de presión, es decir, se mueve de una región de mayor presión a otra de presión más baja. La distribución de la presión en las distintas partes de la circulación casi siempre es inversa a la distribución de volumen (fig. 25-11). La presión en el lado arterial de la circulación, que solo contiene alrededor de un sexto del volumen sanguíneo, es mucho más alta que en el lado venoso de la circulación, que contiene casi dos tercios de la sangre. La diferencia de presión entre los lados arterial y venoso de la circulación (alrededor de 84 mm Hg) es la que aporta la fuerza impulsora al flujo de sangre en la circulación sistémica. La circulación pulmonar tiene una diferencia similar entre PA y presión venosa, aunque de menor magnitud. Como las circulaciones pulmonar y sistémica están conectadas y funcionan como un sistema cerrado, la sangre puede desplazarse de una circulación a la otra. Un cambio de la sangre tiene mucho mayor efecto en la circulación pulmonar porque contiene menos volumen de sangre que la sistémica. El volumen sanguíneo de la circulación pulmonar, que es de alrededor de 4.7-5 L en el adulto de tamaño promedio, puede variar desde solo el 50% de lo normal hasta el 200% de lo normal. Un aumento en la presión intratorácica, que impide el retorno venoso al lado derecho del corazón, puede producir un desplazamiento transitorio de hasta 250 mL de sangre de la circulación pulmonar a la sistémica. La posición corporal también influye en la distribución de la sangre. En posición horizontal, aproximadamente el 25-30% del volumen sanguíneo total se encuentra en la circulación central. Cuando la persona se pone de pie, esta sangre se desplaza a la parte inferior del cuerpo por la fuerza de gravedad.

RESUMEN

El sistema circulatorio funciona como medio de transporte de los nutrientes y otros materiales hacia los tejidos. También elimina los productos de desecho. El sistema circulatorio puede dividirse en dos partes: circulación pulmonar y circulación sistémica. El corazón bombea sangre a través de todo el sistema y los vasos sanguíneos sirven como tubos por los que *fluye* la sangre. El sistema arterial lleva sangre del corazón a los tejidos, mientras que las venas la conducen de regreso al corazón. Este es un sistema cerrado, en el cual la parte derecha del corazón y la izquierda están conectadas en serie. La circulación sistémica (que incluye al lado izquierdo del corazón) suministra sangre a todos los tejidos. El lado derecho produce el flujo sanguíneo para la circulación pulmonar. La sangre se mueve por la circulación a favor de un gradiente de presión y se desplaza del sistema arterial de presión alta al sistema venoso de presión baja. En el sistema circulatorio, la presión mantiene una relación inversa al volumen. La presión del lado arterial de la circulación, que contiene solo alrededor de un sexto del volumen sanguíneo, es mucho mayor que la presión en el lado venoso de la circulación, que contiene casi dos tercios de la sangre.

Principios del flujo sanguíneo

El término *hemodinámica* se refiere a los principios básicos de la física, en particular la ley de Ohm, que gobiernan el flujo sanguíneo en el sistema circulatorio y el desplazamiento de los líquidos en general. Los conceptos de flujo, presión,

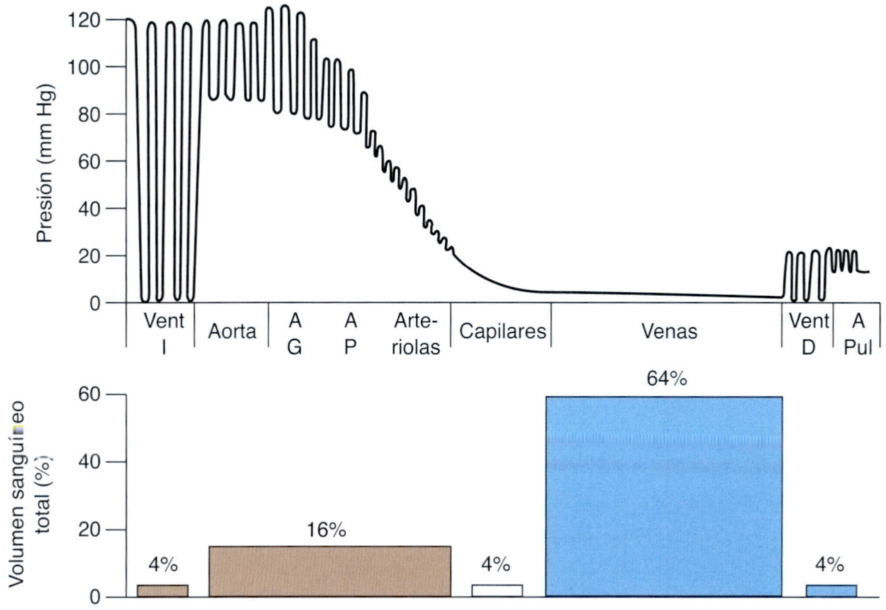

FIGURA 25-11. Distribución de la presión y el volumen en la circulación sistémica. Las gráficas muestran la relación inversa entre la presión interna y el volumen en distintas partes del sistema circulatorio. Tomado de: Klabunde R. E. (2012). *Cardiovascular physiology concepts* (2nd ed., p. 96). Philadelphia, PA: Lippincott Williams & Wilkins. *AG, arterias grandes; AP, arterias pequeñas; A Pul, arteria pulmonar; Vent D, ventrículo derecho; Vent I, ventrículo izquierdo.*

resistencia y capacitancia que se aplican al flujo sanguíneo en el sistema cardiovascular se emplearán en los capítulos siguientes para describir los cambios hemodinámicos que ocurren en las alteraciones del sistema cardiovascular.

Relaciones entre flujo sanguíneo, presión y resistencia

Los factores más importantes que controlan el flujo de la sangre en el sistema circulatorio son la *presión*, la *resistencia* y el *flujo*. La ley de Ohm señala que la corriente (I) equivale a la diferencia de voltaje (ΔV) dividida entre la resistencia (R). Cuando esto se vincula con el flujo sanguíneo, la diferencia de voltaje es el gradiente de presión (ΔP), la resistencia es la que se opone al flujo (R) y la corriente es el flujo sanguíneo (F).[3] El flujo sanguíneo por un vaso o una serie de vasos sanguíneos depende de la diferencia de presión ($P_1 - P_2$) entre los dos extremos del vaso y la resistencia (R) que debe vencer la sangre al desplazarse por este (F = ΔP/R). En el sistema cardiovascular, el flujo sanguíneo está representado por el gasto cardíaco. La resistencia es la oposición al flujo debido a la fricción entre la sangre en movimiento y la pared vascular estacionaria. En la circulación periférica, la resistencia colectiva de todos los vasos en esa parte de la circulación se conoce como *resistencia vascular periférica* (RVP) o, a veces, *resistencia vascular sistémica* (RVS). Las relaciones del flujo, la presión y la resistencia también pueden aplicarse a menor escala para determinar el flujo sanguíneo y la resistencia al flujo de un solo órgano.

Resistencia al flujo

Los vasos sanguíneos y la sangre imponen resistencia al flujo. El médico francés Poiseuille generó una ecuación que ayuda a comprender la relación entre la resistencia, el diámetro (radio) vascular y la viscosidad sanguínea que influyen en el flujo de la sangre. La ecuación F = ΔP (presión) × π × r (radio) 4/8 × L (longitud) × η (viscosidad) se deriva a partir de la ecuación previa, F = ΔP/R, al relacionar el flujo con varios determinantes de la resistencia: el radio del vaso y la viscosidad sanguínea. La longitud de los vasos no suele cambiar y el número 8 es una constante. Dado que el flujo tiene una relación directa con el radio elevado a la cuarta potencia, los cambios pequeños en el radio vascular producen grandes cambios en el flujo a un órgano o tejido. La resistencia total que ofrecen los vasos sanguíneos también depende de que estén dispuestos en serie, donde la sangre fluya de manera secuencial de uno a otro, o que se encuentren en paralelo, en cuyo caso el flujo sanguíneo total se distribuye al mismo tiempo entre los vasos paralelos. Esta última disposición permite que cada tejido regule su propio flujo sanguíneo, por lo que la resistencia es baja.

La *viscosidad* es la resistencia al flujo causada por la fricción de las moléculas en un líquido. Cuantas más partículas haya en una solución, mayores son las fuerzas de fricción que se desarrollan entre las moléculas. La sangre es un líquido heterogéneo que contiene células, plaquetas, glóbulos de grasa y proteínas plasmáticas que aumentan su viscosidad. Los eritrocitos, que constituyen el 40-45% de los elementos formes de la sangre, determinan en gran medida su viscosidad. El hematócrito se mide para conocer la proporción de eritrocitos en la sangre: si una persona tiene un hematócrito de 38, significa que el 38% del volumen sanguíneo está representado por los eritrocitos. Si el hematócrito se eleva, la viscosidad se incrementa y viceversa. Además, en condiciones especiales, la temperatura modifica la viscosidad: aumenta en un 2% por cada 1 °C de descenso en la temperatura corporal.

Velocidad y área transversal

La *velocidad* es el ritmo de desplazamiento de una partícula de líquido con respecto al tiempo (centímetros por segundo). El *flujo* es una medición del volumen. El mismo volumen de flujo sanguíneo debe pasar por cada segmento del sistema circulatorio cada minuto, lo que permite un flujo continuo; la velocidad es inversamente proporcional al área transversal

COMPRENSIÓN

1

Presión, resistencia y flujo. El flujo (F) de líquido por un tubo tiene una relación directa con la diferencia de presión ($P_1 - P_2$) entre sus dos extremos y mantiene una proporción inversa con la resistencia (R) que enfrenta el líquido a su paso por el tubo. La resistencia al flujo, en unidades de resistencia periférica (URP), depende de la viscosidad sanguínea, el radio vascular y de que los vasos estén dispuestos en serie o en paralelo. En los vasos alineados en serie, la sangre se desplaza de forma secuencial de un vaso a otro, de manera que la resistencia se vuelve aditiva (p. ej., 2 + 2 + 2 = 6 URP). En los vasos dispuestos en paralelo, como los capilares, la sangre no se limita a un solo conducto, sino que puede avanzar por varios conductos paralelos, por lo que la resistencia se vuelve el recíproco de la resistencia total (1/R). No se pierde presión y la resistencia total (p. ej., ½ + ½ + ½ = 3/2 URP) es menor que aquella en cualquiera de los conductos por separado.

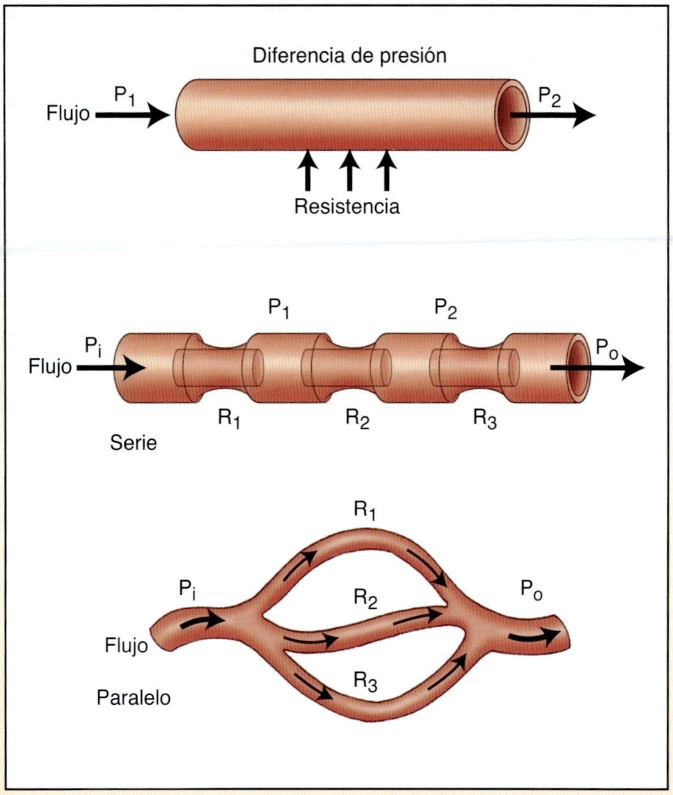

2

Radio vascular. Además de la presión y la resistencia, la velocidad del flujo sanguíneo por el vaso se modifica por el radio a la cuarta potencia.

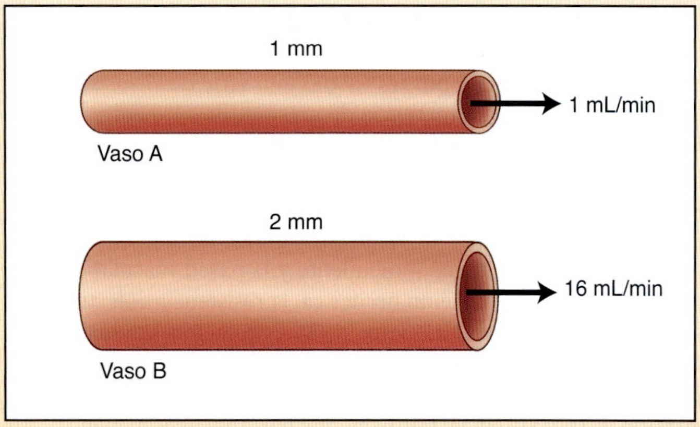

Hemodinámica del flujo sanguíneo

3

Área transversal y velocidad de flujo. La velocidad del avance del flujo sanguíneo es modificada por el área transversal de un vaso sanguíneo. Conforme aumenta el área transversal de un vaso (secciones 1 y 3), la sangre debe fluir en sentido lateral, además de anterógrado, para llenar el área más grande. Como resultado, la velocidad anterógrada media disminuye. En contraste, cuando se reduce el área transversal (sección 2), el flujo lateral decrece y la velocidad media de avance aumenta.

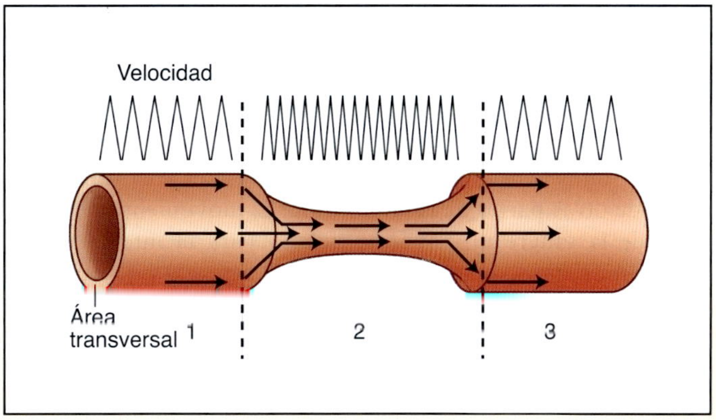

4

Flujo laminar y flujo turbulento. El flujo sanguíneo es laminar, un flujo en capas en el que una capa delgada se adhiere a la pared vascular, mientras que las capas internas de células sanguíneas y plaquetas rozan contra esta capa inmóvil. Cada capa se mueve un poco más rápido y la velocidad más alta se alcanza en la parte central de la corriente sanguínea.

El flujo sanguíneo turbulento es aquel en el que los elementos sanguíneos forman vórtices que empujan a las células sanguíneas y las plaquetas contra la pared del vaso. Se requiere más presión para impulsar un flujo determinado de sangre por el mismo vaso cuando el flujo es turbulento que cuando es laminar. La turbulencia puede ser resultado del aumento en la velocidad del flujo, la disminución del diámetro vascular o una viscosidad sanguínea baja. La turbulencia casi siempre se acompaña de vibraciones en el líquido y las estructuras circundantes, que pueden percibirse como soplos.

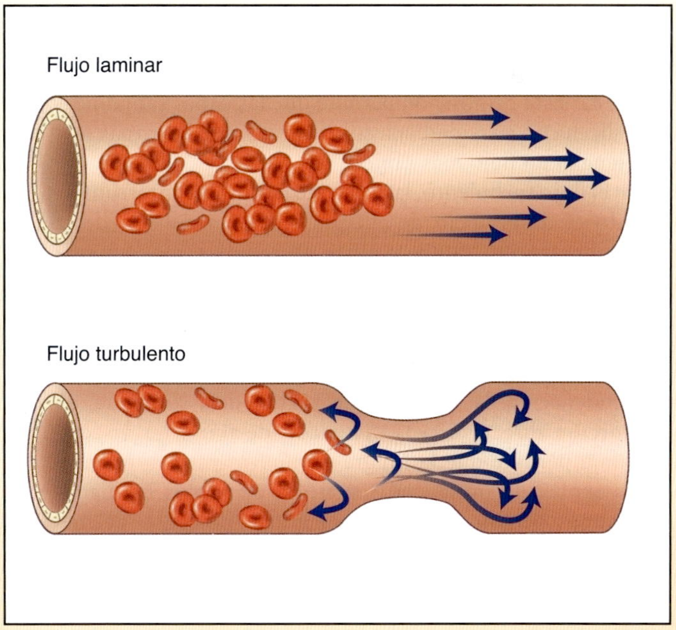

del vaso (v = F/A), de modo que, cuanto más pequeña sea la superficie transversa, mayor es la velocidad del flujo.[2] Este fenómeno puede compararse con los automóviles que avanzan de un segmento de autopista de dos carriles a uno con un solo carril: para mantener el movimiento al ritmo original, los automóviles deben duplicar su velocidad en la sección de un carril de la autopista.

La velocidad lineal del flujo sanguíneo en el sistema circulatorio varía mucho, desde 30-35 cm/s en la aorta hasta 0.2-0.3 mm/s en los capilares. Esto se debe a que, aunque un capilar individual es muy pequeño, el área transversal total de todos los capilares sistémicos rebasa el área transversal de otras partes de la circulación. El movimiento más lento de la sangre proporciona tiempo para el intercambio de nutrientes, gases y metabolitos entre los tejidos y la sangre.

Flujo laminar frente al turbulento

Lo ideal es que el flujo sanguíneo sea *laminar*, lo que significa que los componentes sanguíneos están dispuestos en capas, de manera que el plasma queda adyacente a la superficie endotelial lisa y resbaladiza del vaso sanguíneo, y los elementos sanguíneos, incluidas las plaquetas, están en el centro o eje de la corriente. Las moléculas que tocan la pared vascular se desplazan con mayor lentitud por la adherencia a la pared.[1] Esta disposición permite que las capas sanguíneas se deslicen con suavidad una sobre otra, y que las capas medias tengan un flujo más rápido.

En el flujo turbulento, la corriente laminar se interrumpe. Debido al desperdicio de energía en la propulsión de la sangre en sentido radial y axial, se requiere más energía (presión) para impulsar el flujo turbulento que el laminar. El flujo turbulento tiene varias causas, como la velocidad elevada del flujo, el cambio en el diámetro vascular, la obstrucción en un vaso y una viscosidad sanguínea disminuida. La tendencia a la creación de turbulencia aumenta en proporción directa con la velocidad de flujo. La viscosidad baja permite que la sangre se mueva con mayor rapidez y explica la presencia transitoria de soplos cardíacos en algunas personas con anemia grave (descenso del hematócrito). La turbulencia a menudo se acompaña de vibraciones de la sangre y las estructuras circundantes, las cuales es posible que puedan percibirse con un estetoscopio (p. ej., un soplo cardíaco se genera por el flujo turbulento a través de una válvula cardíaca anómala que es demasiado estrecha, rígida o laxa).

Tensión, radio y presión de la pared

La *tensión de la pared* es la fuerza de la pared vascular que se opone a la presión de distensión dentro del vaso. La *ley de Laplace* puede expresarse con la ecuación P = T/r, en la que T es la tensión de la pared, P es la presión intraluminal y r es el radio del vaso.[3] Por consiguiente, la P expande el vaso hasta que queda equilibrada con la T. Cuanto menor es el radio, mayor es la presión necesaria para equilibrar la tensión de la pared. La ley de Laplace también puede emplearse para expresar el efecto del radio del vaso en la tensión de la pared (T = P × r). El principio es válido para un aneurisma arterial, en el que la tensión y el riesgo de rotura aumentan conforme crece el aneurisma.

La ley de Laplace también puede incluir el grosor de la pared (T = P × r/grosor de la pared). T mantiene una relación inversa con el grosor de la pared. En la hipertensión, las paredes de los vasos sanguíneos se hipertrofian y se vuelven más gruesas, lo que reduce la tensión y disminuye la tirantez de la pared.

La ley de Laplace también puede aplicarse a la presión necesaria para mantener la permeabilidad de los vasos sanguíneos pequeños. Siempre que el grosor de la pared de un vaso permanezca constante, se requiere más presión para rebasar la tensión de la pared y mantener el vaso abierto conforme disminuye su radio. La *presión crítica de cierre* se refiere al punto en el que los vasos se colapsan. En el choque circulatorio hay una disminución del volumen sanguíneo y el radio vascular, además de una caída de la PA. Muchos de los vasos pequeños se colapsan cuando la PA disminuye. El colapso de las venas periféricas dificulta la inserción de los catéteres venosos necesarios para reponer los líquidos y la sangre.

Distensión y distensibilidad

La *distensibilidad* se refiere a la cantidad total de sangre que puede almacenarse en una porción determinada de la circulación por cada milímetro de mercurio (mm Hg) de aumento en la presión. La distensibilidad es el aumento de volumen dividido entre el incremento en la presión, o la capacidad de un vaso para distenderse y aumentar su volumen con el incremento en la presión. Las venas son los vasos más distensibles y pueden aumentar su volumen con solo ligeros cambios en la presión. Así, las venas pueden almacenar grandes cantidades de sangre que pueden devolverse a la circulación cuando sea necesario. La distensibilidad de una vena es casi 24 veces mayor que la de una arteria correspondiente, ya que es ocho veces más distensible y su volumen es tres veces mayor.

RESUMEN

La velocidad del *flujo sanguíneo* está directamente relacionada con la diferencia de presión entre los dos extremos de un vaso y su radio, e inversamente relacionada con la longitud del vaso y la viscosidad sanguínea. Conforme disminuye el área transversal, aumenta la velocidad y viceversa. El flujo sanguíneo laminar es aquel en el que los componentes sanguíneos se disponen en capas en el centro de la corriente sanguínea, lo que reduce la fricción. El flujo turbulento es desordenado, y la sangre se mueve en sentido longitudinal y transversal dentro de los vasos. La ley de Laplace indica que la presión necesaria para vencer la tensión de la pared aumenta conforme disminuye el radio. La tensión de la pared también se modifica por su grosor. Aumenta conforme la pared se adelgaza y disminuye cuando la pared se engruesa. La adaptabilidad de los vasos sanguíneos se refiere a la cantidad total de sangre que puede almacenarse en una parte determinada del sistema circulatorio por cada mm Hg de cambio en la presión.

Circulación sistémica y control del flujo sanguíneo

Los vasos sanguíneos son estructuras dinámicas que se constriñen y relajan para ajustar la presión y el flujo sanguíneos a fin de cumplir con las necesidades variables de muchos tipos distintos de tejidos y sistemas orgánicos. Estructuras como el corazón, el cerebro, el hígado y los riñones requieren de un flujo abundante y continuo, mientras que en otros tejidos, como la piel y el músculo esquelético, la necesidad de flujo sanguíneo cambia con la intensidad de la función.

Vasos sanguíneos

Todos los vasos sanguíneos, salvo los capilares, tienen paredes formadas por tres capas, o estratos, llamadas *túnicas* (fig. 25-12). La capa más externa de un vaso, denominada *túnica externa* o *adventicia*, se compone sobre todo por fibras de colágeno entretejidas de forma laxa que protegen al vaso sanguíneo y lo fijan a las estructuras circundantes. La capa intermedia, o *túnica media*, está formada predominantemente por músculo liso que se contrae para regular el diámetro del vaso. Las arterias grandes tienen una lámina elástica externa que separa la túnica media de la externa. La capa más interior, la *túnica íntima*, consiste en una sola capa de células endoteliales aplanadas con una cantidad mínima de tejido conjuntivo subendotelial subyacente. La capa endotelial brinda una superficie lisa y resbaladiza al vaso que previene la adhesión plaquetaria y la coagulación sanguínea.

Las capas de los distintos tipos de vasos sanguíneos varían según su función. Las paredes de las arteriolas, que controlan la PA, tienen gran cantidad de músculo liso. Las venas son vasos distensibles y colapsables con paredes delgadas. Los capilares son vasos con paredes de una sola célula de espesor, diseñados para el intercambio de gases, nutrientes y materiales de desecho.

Músculo liso vascular

Las células de músculo liso vascular, que forman la capa celular predominante de la túnica media, producen constricción o dilatación de los vasos sanguíneos. El músculo liso se contrae despacio y genera fuerzas elevadas por períodos prolongados con bajos requerimientos energéticos, lo que es importante en estructuras como los vasos sanguíneos, que deben mantener su tono todo el tiempo.

En comparación con el músculo esquelético y el cardíaco, el músculo liso tiene un retículo sarcoplasmático menos

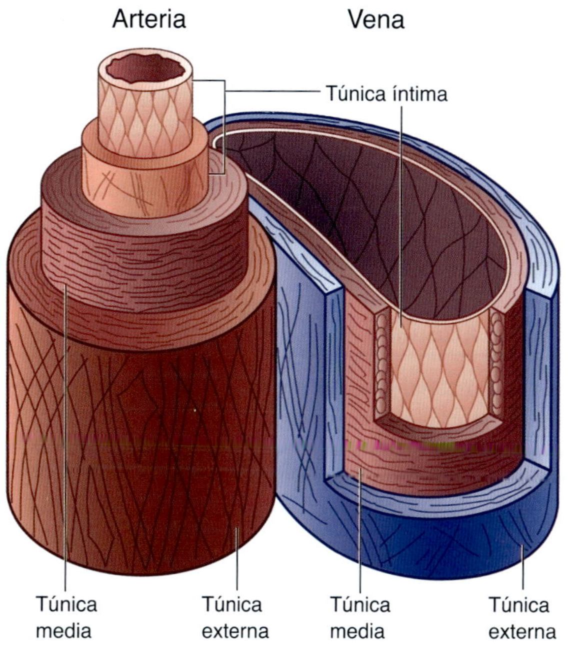

FIGURA 25-12. Arteria y vena medianas. Se muestra el grosor relativo de las tres capas.

desarrollado para almacenar calcio intracelular y muy pocos canales rápidos de sodio. La despolarización del músculo liso depende sobre todo del calcio extracelular que entra por los canales del calcio en la membrana muscular. El control del tono del músculo liso vascular mediante el sistema nervioso simpático se produce por la abertura y cierre de los canales de calcio activados por receptores. En general, los receptores α-adrenérgicos son excitatorios, ya que abren los canales y producen vasoconstricción, mientras que los receptores β-adrenérgicos son inhibitorios, pues cierran los canales y el resultado es la vasodilatación. Los fármacos antagonistas de los canales de calcio causan vasodilatación porque impiden la entrada de calcio por canales específicos.

La contracción y relajación del músculo liso también se presentan como una respuesta a factores tisulares locales, por ejemplo, la falta de oxígeno, el aumento en las concentraciones del ion hidrógeno y el exceso de dióxido de carbono. El óxido nítrico tiene un efecto local para inducir la relajación del músculo liso y regular el flujo sanguíneo.

PUNTOS CLAVE

Sistema vascular y control del flujo sanguíneo

- El sistema vascular, que consiste en una red arterial (un sistema de alta presión que lleva sangre a los tejidos), una red venosa (un sistema de baja presión que reúne la sangre de los capilares) y los capilares, se encarga de transportar oxígeno y nutrientes, y retirar desechos de los tejidos.
- El control local del flujo sanguíneo se mantiene a través de mecanismos que lo regulan de

acuerdo con las necesidades metabólicas del tejido. A corto plazo, los tejidos controlan su propio flujo sanguíneo mediante la síntesis de vasodilatadores y vasoconstrictores derivados del tejido, músculo liso o células endoteliales; a largo plazo, el flujo sanguíneo se regula mediante el desarrollo de circulación colateral.

Sistema arterial

El sistema arterial consiste en las arterias grandes y medianas y las arteriolas. Las arterias son vasos de paredes gruesas con abundantes fibras elásticas. La elasticidad de estos vasos les permite estirarse durante la sístole y recuperarse durante la diástole. Las arteriolas, formadas sobre todo por músculo liso, sirven como vasos de resistencia para el sistema circulatorio. Actúan como válvulas de control por las que se libera la sangre conforme se desplaza hacia los capilares. La actividad de las fibras simpáticas que inervan estos vasos hacen que se constriñan o relajen, según la necesidad, para mantener la PA.

Pulsaciones de la presión arterial

El suministro de sangre a los tejidos del cuerpo depende de las pulsaciones u "olas" de presión que se generan por la eyección intermitente de sangre desde el ventrículo izquierdo hacia la aorta distensible y las arterias de gran tamaño del sistema arterial. El pulso de la PA representa la energía que se transmite de una molécula a otra a lo largo del vaso (fig. 25-13). En la aorta, este pulso de presión se transmite a una velocidad de 4-6 m/s, una velocidad casi 20 veces mayor que la del flujo de la sangre. Por lo tanto, el pulso de presión no tiene relación directa con el flujo sanguíneo y podría existir, aunque no hubiera flujo alguno. Cuando se valora el pulso, lo que se siente son los pulsos de presión, y estos son los que causan los ruidos de Korotkoff que se escuchan durante la medición de la PA. La punta o desviación máxima de la pulsación de la presión coincide con la PA sistólica, y el punto mínimo de la deflexión coincide con la presión diastólica. La presión del pulso es la diferencia entre las presiones sistólica y diastólica, y la magnitud de la presión del pulso refleja el volumen de sangre de eyección del ventrículo izquierdo en un solo latido.

Ambos valores de presión y la conformación de la onda de presión cambian conforme avanzan por las arterias periféricas, de manera que las pulsaciones en las arterias grandes son aún mayores que las de la aorta (*véase* la fig. 25-13). El aumento en la presión del pulso se debe a que, justo después de la eyección del ventrículo izquierdo, la onda de presión viaja a mayor velocidad que la sangre y aumenta la presión "corriente adelante". Además, los puntos de presión se reflejan hacia atrás, lo que también tiende a aumentar la presión en esos sitios. En la enfermedad arterial periférica existe un retraso en la transmisión de la onda reflejada, por lo que la amplitud del pulso disminuye, en lugar de aumentar.

Después de su amplificación inicial, el pulso de la presión se vuelve cada vez más pequeño conforme avanza hacia

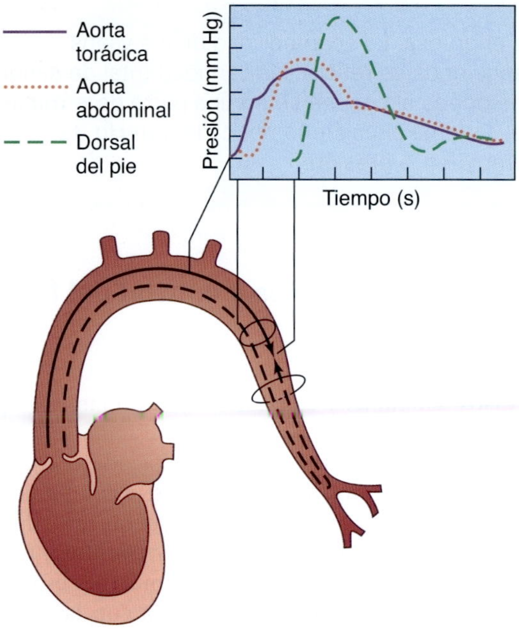

FIGURA 25-13. Amplificación de la onda de presión arterial conforme avanza por las arterias periféricas. Esta amplificación se produce cuando una onda de presión que se desplaza en sentido anterógrado se fusiona con una onda de presión reflejada que va en sentido retrógrado. La amplitud del pulso de la presión aumenta en la aorta torácica, la aorta abdominal y la dorsal del pie (*recuadro*).

las arterias más pequeñas y las arteriolas, hasta que desaparece casi por completo en los capilares. Este decremento del pulso de la presión se debe a la resistencia y la distensibilidad características de estos vasos. La resistencia elevada de estos vasos pequeños impide la transmisión de las ondas de presión, y su distensibilidad es lo suficientemente grande como para que cualquier cambio ligero en el flujo no cause un cambio en la presión. Aunque los pulsos de la presión casi no se transmiten a los capilares, hay situaciones en las que esto ocurre. Por ejemplo, la lesión en un dedo u otra región del cuerpo produce con frecuencia una sensación pulsátil. En este caso, la dilatación extrema de los pequeños vasos de la zona lesionada disminuye la amortiguación del pulso de presión. También existen pulsaciones capilares en situaciones que producen exageración de los pulsos de presión aórticos, como en la **regurgitación** aórtica o la persistencia del conducto arterioso.

Sistema venoso

El venoso es un sistema de baja presión que regresa la sangre al corazón. Las vénulas reúnen la sangre de los capilares y las venas la transportan de nuevo al hemicardio derecho. Por lo tanto, la presión auricular derecha se conoce como *presión venosa central*. Esta presión está regulada por la capacidad del ventrículo derecho para bombear sangre hacia la circulación pulmonar y por la tendencia de esta a fluir desde las venas periféricas hacia la aurícula. La presión auricular derecha normal es cercana a 0 mm Hg, que es igual a la presión atmosférica. Puede aumentar a 20 o 30 mm Hg en alteraciones como la insuficiencia cardíaca derecha o la infusión de sangre a un ritmo que aumente el volumen sanguíneo total y haga que una cantidad excesiva de sangre intente fluir al corazón.

Las venas y vénulas son vasos de paredes delgadas, distensibles y colapsables. Las venas son capaces de dilatarse y almacenar grandes cantidades de sangre. Aunque las venas tienen paredes delgadas, también tienen músculo. Esto les permite contraerse o dilatarse para aceptar diversas cantidades de sangre. Las venas están inervadas por el sistema nervioso simpático. Cuando se pierde sangre de la circulación, las venas se constriñen para mantener el volumen intravascular.

Las válvulas en las venas de las extremidades previenen el flujo retrógrado (fig. 25-14). Así, con la ayuda de los músculos esqueléticos que rodean y comprimen de forma intermitente las venas de la pierna, la sangre se desplaza hacia el corazón a través de válvulas unidireccionales. Esta acción de bombeo se conoce como *bomba venosa* o *muscular*. Las venas abdominales y torácicas no tienen válvulas. Por lo tanto, la presión en la cavidad abdominal y torácica influye mucho en el flujo sanguíneo de estas venas.

Debido a que el sistema venoso es de baja presión, el flujo sanguíneo debe oponerse a los efectos de la gravedad. En una persona de pie, el peso de la sangre en la columna vascular produce un aumento de 1 mm Hg en la presión por cada 13.6 mm de distancia por debajo del nivel del corazón. De no ser por las válvulas en las venas y la acción de los músculos esqueléticos, la presión venosa en los pies sería cercana a + 90 mm Hg en el adulto que está de pie.

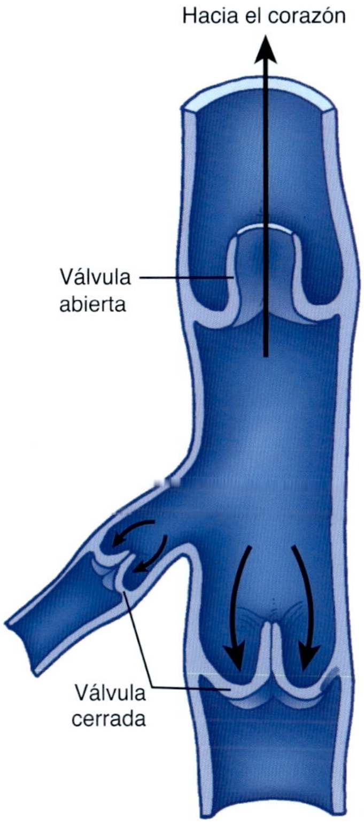

FIGURA 25-14. Porción de una vena femoral abierta para mostrar las válvulas. La dirección del flujo es ascendente. El flujo retrógrado cierra la válvula.

Control local y humoral del flujo sanguíneo

El flujo sanguíneo tisular está regulado minuto a minuto con base en las necesidades tisulares y, a largo plazo, en función del desarrollo de circulación colateral. Los mecanismos neurales regulan el gasto cardíaco y la PA necesarios para sostener estos mecanismos locales.

Autorregulación de corto plazo

El control local del flujo sanguíneo depende en gran medida de las necesidades nutricionales del tejido, y el flujo sanguíneo a órganos como el corazón, el cerebro y los riñones permanece relativamente constante a pesar de las variaciones de la PA. La capacidad de mantener cambios constantes en la presión de perfusión se denomina *autorregulación*. Está mediada por cambios en el tono vascular debidos a modificaciones en el flujo vascular o a factores tisulares locales, como la falta de oxígeno o la acumulación de metabolitos tisulares. Los cambios en la PA sistémica (como la hipotensión en el choque circulatorio) da lugar a la autorregulación en los órganos para asegurar el flujo sanguíneo y el suministro de oxígeno suficientes.

Hiperemia reactiva

El aumento en el flujo sanguíneo local después de un breve período de isquemia se llama *hiperemia reactiva*. El incremento del flujo sanguíneo en situaciones de mayor actividad, como el ejercicio, se denomina *hiperemia funcional*. Cuando el suministro sanguíneo en una zona se ocluye y luego se restaura, el flujo sanguíneo en los tejidos aumenta en segundos para recobrar su equilibrio metabólico. El enrojecimiento transitorio que se observa en un brazo después de recargarse sobre una superficie dura es un ejemplo de hiperemia reactiva. Los mecanismos de control local dependen del flujo continuo por las arterias principales. Por lo tanto, la hiperemia no puede ocurrir cuando se estrechan las arterias que irrigan los lechos capilares. Por ejemplo, si se ocluye una arteria coronaria principal, la abertura de los vasos irrigados por esta arteria no restaura el flujo sanguíneo.

Control endotelial de la función vascular

Una de las funciones importantes de las células endoteliales que recubren las arteriolas y las pequeñas arterias es la síntesis y la liberación de factores que controlan la dilatación vascular. El endotelio intacto produce óxido nítrico, que relaja el músculo liso vascular. El endotelio normal mantiene la liberación continua de óxido nítrico, que se forma a partir de la L-arginina mediante la acción de una enzima llamada óxido nítrico *sintasa* (fig. 25-15). La síntesis de óxido nítrico puede estimularse a través de diversos *agonistas* endoteliales, como la acetilcolina, la bradicinina, la histamina y la trombina. Las *fuerzas de cizallamiento* (por el aumento en el flujo sanguíneo o la PA) también estimulan la síntesis de óxido nítrico y la relajación vascular. El óxido nítrico inhibe la agregación plaquetaria y la secreción del contenido de las plaquetas, muchos de los cuales causan vasoconstricción. El óxido nítrico se libera hacia la luz vascular (para desactivar las plaquetas) y lejos de esta (para relajar el músculo liso), y brinda protección frente a la trombosis y la vasoconstricción. La nitroglicerina, que se usa en el tratamiento de la angina, actúa mediante la

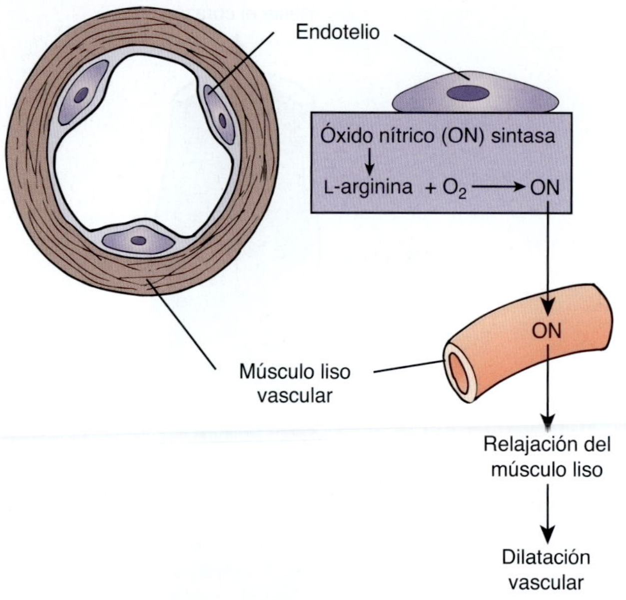

FIGURA 25-15. Función del óxido nítrico en la relajación del músculo liso.

liberación de óxido nítrico en el músculo liso vascular de los tejidos afectados.

El endotelio también produce varias sustancias vasoconstrictoras, incluidas la *angiotensina II*, las prostaglandinas vasoconstrictoras y la *endotelina 1*. Esta última se localiza en todas las células endoteliales y requiere cantidades muy pequeñas para inducir vasoconstricción. Después del daño a un vaso sanguíneo, se libera endotelina local para constreñir el vaso y prevenir una hemorragia abundante.[2]

Regulación de largo plazo del flujo sanguíneo

La regulación de largo plazo permite el control más completo del flujo sanguíneo que la de corto plazo. La *angiogénesis* es el proceso de cambio la cantidad de vascularidad durante un período prolongado. Si el metabolismo del tejido se incrementa durante un período prolongado, la vascularidad aumenta y viceversa. Esta regeneración es mucho mejor en el tejido joven que en el más viejo. Además, se han aislado el *factor de crecimiento endotelial vascular*, el *factor de crecimiento de fibroblastos* y la *angiotensina* en los tejidos con suministro sanguíneo insuficiente. Estos factores de crecimiento inducen la formación de nuevos vasos. Los vasos sanguíneos también pueden desaparecer por efecto de otras sustancias, como la *angioestatina* y la *endostatina*.

El oxígeno también participa en la regulación de largo plazo del flujo sanguíneo.[2,3] Si el oxígeno atmosférico es bajo, la vascularidad aumenta para compensarlo. Esto se observa en animales que viven a grandes altitudes, donde la concentración de oxígeno es baja.

Además, la circulación colateral es un mecanismo para la regulación de largo plazo del flujo sanguíneo local. En el corazón y otras estructuras vitales existen conductos anastomóticos entre algunas de las arterias más pequeñas que permiten la perfusión de una zona a través de más de una arteria. Cuando una arteria se ocluye, el tamaño de estos conductos aumenta, lo que permite que la sangre de la arteria permeable irrigue el área. A veces las personas con obstrucción grave de una arteria coronaria dependen de la circulación colateral para cubrir las necesidades de oxígeno del tejido miocárdico. Como sucede con otros mecanismos compensatorios de largo plazo, la activación de la circulación colateral es más eficiente cuando la obstrucción del flujo es gradual.

Control humoral de la función vascular

El control humoral del flujo sanguíneo involucra el efecto de sustancias vasodilatadoras y vasoconstrictoras presentes en la sangre. Algunas de estas sustancias se forman en glándulas especiales y se transportan en la sangre por todo el sistema circulatorio. Otras se sintetizan de manera local en los tejidos y ejercen un control local del flujo sanguíneo. Entre los factores humorales más importantes están la noradrenalina y la adrenalina, la angiotensina II, la histamina, la serotonina, la bradicinina y las prostaglandinas.

Noradrenalina y adrenalina

La noradrenalina es una hormona vasoconstrictora muy potente; la adrenalina lo es menos y, en algunos tejidos (p. ej., músculo esquelético), incluso causa vasodilatación leve. La estimulación del sistema nervioso simpático durante el estrés o el ejercicio produce constricción local de venas y arteriolas porque las terminaciones nerviosas simpáticas liberan noradrenalina. Además, la estimulación simpática hace que la médula suprarrenal secrete noradrenalina y adrenalina a la sangre. Estas hormonas circulan y ejercen estimulación simpática directa en los vasos sanguíneos de todo el cuerpo.

Angiotensina II

La angiotensina II es otro vasoconstrictor potente. Se produce como parte del sistema renina-angiotensina-aldosterona y, en condiciones normales, actúa en muchas de las arteriolas al mismo tiempo para aumentar la resistencia vascular periférica, lo que incrementa la PA.

Histamina

La histamina posee un potente efecto vasodilatador en las arteriolas y tiene la capacidad de aumentar la permeabilidad capilar, lo que permite la filtración de líquido y proteínas plasmáticas hacia los tejidos. La mayor parte de la histamina proviene de los mastocitos de tejidos lesionados y los basófilos circulantes. En ciertos tejidos, como el músculo esquelético, la actividad de los mastocitos está mediada por el sistema nervioso simpático. Cuando se retira el control simpático, los mastocitos liberan histamina.

Serotonina

La serotonina proviene de las plaquetas agregadas durante el proceso de coagulación. Produce vasoconstricción y tiene un papel importante en el control de la hemorragia.

Bradicinina

Las cininas (calidinas y bradicinina) se liberan a partir de la globulina cininógeno, que se encuentra en los líquidos corporales. La bradicinina produce vasodilatación intensa de las arteriolas, aumenta la permeabilidad capilar y constriñe las vénulas.

Prostaglandinas

Las prostaglandinas se sintetizan a partir del **ácido araquidónico** de la membrana celular, que es liberada cuando se produce una lesión tisular. Existen varias prostaglandinas (p. ej., E_2, F_2, D_2) que se clasifican de acuerdo con su solubilidad; algunas producen vasoconstricción, y otras, vasodilatación. Como regla práctica, las del grupo E son vasodilatadoras y las del grupo F son vasoconstrictoras. Las hormonas corticoesteroides inducen una respuesta antiinflamatoria mediante el bloqueo de la liberación de ácido araquidónico, lo que impide la síntesis de prostaglandinas.

RESUMEN

Las paredes de todos los vasos sanguíneos están formadas por tres capas: la túnica externa, la túnica media y la túnica interna, que varían según su función. Las arterias son vasos de paredes gruesas con grandes cantidades de fibras elásticas. Las paredes de las arteriolas, que controlan la PA, tienen grandes cantidades de músculo liso. Las venas son vasos de paredes delgadas, distensibles y colapsables. El flujo venoso regresa la sangre al corazón. Es un sistema de baja presión y depende de las válvulas venosas y la acción de las bombas musculares para contrarrestar los efectos de la gravedad.

El suministro de sangre a los tejidos del cuerpo depende de los pulsos de presión que se generan por la eyección intermitente de sangre del ventrículo izquierdo hacia la aorta distensible y las arterias de gran tamaño del sistema arterial. La distensibilidad de las arterias y su resistencia al flujo disminuyen las pulsaciones de presión, por lo que el flujo sanguíneo se vuelve constante para cuando llega a los capilares.

Los mecanismos que controlan el flujo sanguíneo local están diseñados para asegurar el suministro adecuado de sangre a los capilares en la microcirculación, mientras se produce el intercambio celular de nutrientes y desechos. El control local se regula sobre todo en función de las necesidades de los tejidos y está controlado por factores como la falta de oxígeno y la acumulación de metabolitos. La hiperemia reactiva es el aumento local en el flujo sanguíneo que se produce después de su oclusión temporal. Es un mecanismo compensatorio que disminuye la falta de oxígeno de los tejidos que experimentan la privación. La regulación del flujo sanguíneo en el largo plazo incluye la angiogénesis, el factor de crecimiento endotelial vascular, el factor de crecimiento de fibroblastos y la angiotensina, que aumentan la vascularidad del tejido, donde la angioestatina y la endostatina disuelven los vasos sanguíneos. La circulación colateral mejora el flujo sanguíneo local mediante el desarrollo de vasos colaterales.[2,3] El factor relajante endotelial (óxido nítrico) y los factores humorales contribuyen a la regulación del flujo sanguíneo.

Microcirculación y sistema linfático

El término *microcirculación* se refiere a las funciones de los vasos sanguíneos más pequeños, los capilares y los vasos linfáticos vecinos, que transportan nutrientes a los tejidos y retiran los desechos de las células.

Estructura y función de la microcirculación

Las estructuras de la microcirculación incluyen las arteriolas, los capilares y las vénulas. La sangre entra en la microcirculación por una arteriola, pasa por metaarteriolas y capilares, y sale por una pequeña vénula (fig. 25-16). Los esfínteres precapilares son pequeños cilindros de músculo liso situados en el extremo arterial del capilar. El tono del músculo liso de las arteriolas, las vénulas y los esfínteres precapilares controla el flujo sanguíneo en el lecho capilar. En función de la presión venosa, la sangre fluye por los capilares cuando los esfínteres precapilares están abiertos.

Estructura y función de los capilares

Los capilares son vasos microscópicos que conectan los segmentos arterial y venoso de la circulación. En cada persona existen cerca de 10 000 millones de capilares, con una superficie total de 500-700 m^2. La pared capilar está compuesta por una sola capa de células endoteliales y su membrana basal (fig. 25-17). Las células endoteliales forman un tubo apenas lo suficientemente grande como para permitir el paso de un eritrocito a la vez.

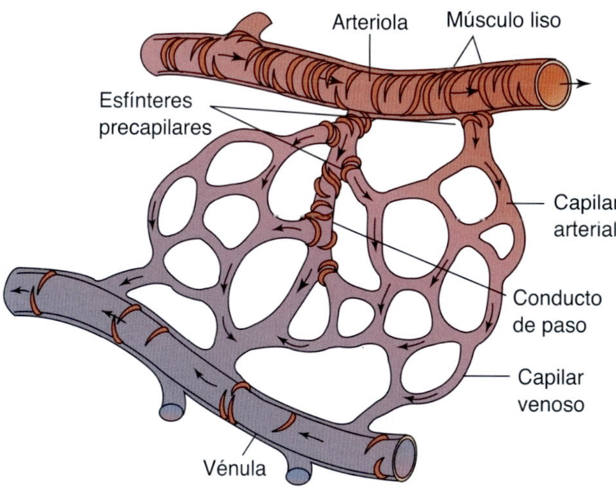

FIGURA 25-16. Lecho capilar. Los esfínteres precapilares controlan el flujo sanguíneo por la red capilar. Los conductos de paso (cortocircuitos arteriovenosos) permiten que la sangre se desvíe directamente de la arteriola a la vénula, sin pasar por los conductos nutricios del capilar.

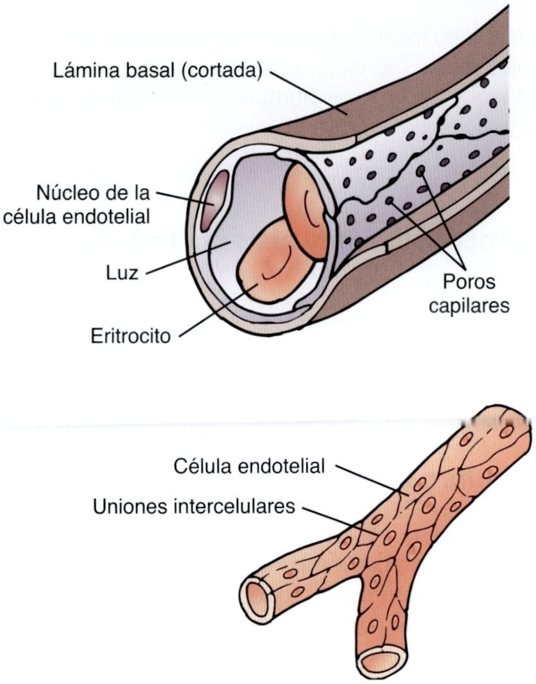

FIGURA 25-17. Células endoteliales y uniones intercelulares en un corte de capilar.

Las uniones llenas de agua (*poros capilares*), unen las células endoteliales capilares y establecen un trayecto para el paso de sustancias. El tamaño de los poros capilares varía según su función. En el cerebro, las células endoteliales se acoplan mediante uniones herméticas que forman la barrera hematoencefálica. Esto impide que las sustancias que alteran la excitabilidad neural salgan del capilar. En los órganos que procesan el contenido de la sangre, como el hígado, los capilares tienen poros grandes, por lo que las sustancias pasan con facilidad por la pared capilar. Los capilares glomerulares de los riñones tienen pequeñas aberturas llamadas *fenestraciones* que pasan directamente por la mitad de las células endoteliales. Esto permite la filtración de grandes cantidades de pequeñas moléculas e iones por los glomérulos sin tener que pasar por las hendiduras entre las células endoteliales.

Por sus paredes delgadas y estrecha proximidad con las células de los tejidos con actividad metabólica, los capilares están bien capacitados para el intercambio de gases y metabolitos entre las células y la corriente sanguínea. Este intercambio de sustancias ocurre a través del espacio entre las células de los tejidos, el *intersticio*. El intersticio está sostenido por fibras de *colágeno* y *elastina*, y está lleno de moléculas de *proteoglucano* (azúcar-proteína) que se combinan con agua para formar un gel tisular, el cual atrapa el líquido intersticial y permite la distribución del líquido, inclusive a las células más distantes del capilar.

El intercambio de gases y líquidos a través de la pared capilar ocurre por difusión simple. Las sustancias liposolubles, como el oxígeno y el dióxido de carbono, cruzan con facilidad las células endoteliales por difusión. El agua fluye por las membranas de las células endoteliales capilares a través de canales selectivos para el agua llamados *acuaporinas*. El agua y las sustancias hidrosolubles, como los electrólitos, la glucosa y los aminoácidos, también se difunden entre las células endoteliales por los poros capilares. La pinocitosis permite el movimiento de leucocitos y grandes moléculas de proteína.

Control del flujo sanguíneo en la microcirculación

El flujo sanguíneo a través de los conductos capilares, diseñados para el intercambio de nutrientes y metabolitos, se llama *flujo nutritivo*. En algunas partes de la microcirculación, el flujo sanguíneo no pasa por el lecho capilar, sino por una conexión llamada *cortocircuito arteriovenoso*, que conecta de manera directa una arteriola y una vénula. Este tipo de flujo sanguíneo se conoce como *flujo no nutritivo* porque no permite el intercambio de nutrientes. Los conductos no nutritivos son abundantes en la piel y son importantes para el intercambio de calor y la regulación de la temperatura.

Intercambio entre el capilar y el líquido intersticial

Las presiones hidrostática y osmótica de los líquidos capilar e intersticial, junto con la permeabilidad de la pared capilar, controlan el sentido y la magnitud del desplazamiento de líquido a través de la pared capilar. Cuando el movimiento neto de líquido es hacia afuera del capilar hacia los espacios intersticiales, se llama *filtración*. Cuando el desplazamiento neto es del intersticio al capilar, se denomina *absorción* (fig. 25-18).

La presión hidrostática capilar representa la presión del líquido que tiende a empujar el agua y las sustancias disueltas en ella a través de los poros capilares hacia el intersticio. La presión osmótica generada por las proteínas plasmáticas de la sangre tiende a atraer el líquido de los espacios intersticiales hacia el capilar (*presión coloidosmótica*). Para este mecanismo de intercambio, también es importante el sistema linfático, que elimina el exceso de líquido, las proteínas con actividad osmótica y las partículas grandes de los espacios intersticiales para devolverlos a la circulación.

Fuerzas hidrostáticas

La presión hidrostática capilar es la principal fuerza para la filtración en los capilares. Tanto la PA como la venosa determinan la presión hidrostática dentro de los capilares. Un incremento en la PA y de las arterias pequeñas eleva la presión hidrostática. Un cambio en la presión venosa tiene un mayor efecto en la presión hidrostática capilar que el mismo cambio en la PA. Cerca del 80% del incremento en la presión venosa, como el ocasionado por una trombosis venosa o la insuficiencia cardíaca congestiva, se transmite de regreso al capilar. Los efectos ya descritos de la gravedad sobre la presión venosa también influyen en la presión hidrostática capilar: cuando una persona se pone de pie, la presión hidrostática es mayor en las piernas y menor en la cabeza.

La presión hidrostática intersticial es aquella ejercida por el líquido intersticial fuera del capilar. Puede ser positiva o negativa. Una presión del líquido intersticial positiva se opone a la filtración capilar, mientras que una presión negativa aumenta el desplazamiento de líquido del capilar al intersticio. En el estado normal no edematoso, la presión hidrostática intersticial es cercana a cero o un poco negativa (–1 a –4 mm Hg) y tiene muy poco efecto en la filtración capilar o salida de líquido.

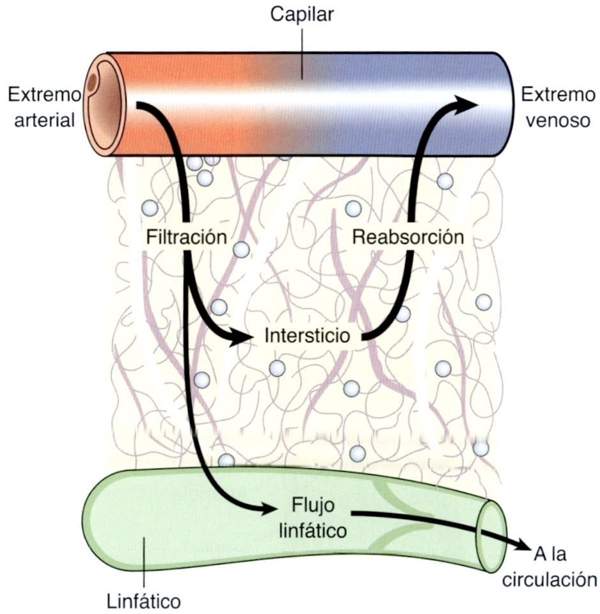

FIGURA 25-18. Filtración capilar y flujo linfático. El líquido se filtra fuera del capilar y hacia el intersticio en el extremo arterial del capilar. La mayor parte del líquido se reabsorbe en el extremo venoso del capilar; el resto del líquido entra en los linfáticos terminales para regresar a la circulación.

Fuerzas osmóticas

El factor clave que limita la pérdida de líquido de los capilares es la presión coloidosmótica (de aproximadamente 28 mm Hg) que generan las proteínas plasmáticas. Dado que la membrana capilar es casi impermeable a las proteínas plasmáticas, estas moléculas ejercen una fuerza osmótica que atrae líquido al capilar y contrarresta la fuerza que impulsa la presión de filtración capilar. El plasma contiene una mezcla de proteínas plasmáticas que incluye albúmina, globulinas y fibrinógeno. La albúmina, que es la más pequeña y más abundante de las proteínas plasmáticas, genera cerca del 70% de la presión osmótica total.

Aunque el tamaño de los poros capilares previene la salida de la mayoría de las proteínas plasmáticas del capilar, pequeñas cantidades escapan al espacio intersticial y ejercen una fuerza osmótica que tiende a atraer líquido del capilar al intersticio. Esta cantidad aumenta en situaciones como la inflamación, en la que el aumento en la permeabilidad capilar permite que las proteínas plasmáticas se filtren al intersticio. El sistema linfático retira las proteínas del intersticio. A falta de un sistema linfático funcional, aumenta la presión coloidosmótica intersticial, lo que provoca la acumulación de líquido. En condiciones normales, pocos leucocitos, proteínas plasmáticas y otras moléculas grandes entran en los espacios intersticiales. Estas células y moléculas, demasiado grandes para reingresar al capilar, dependen de la pared con estructura laxa de los vasos linfáticos para regresar al compartimento vascular.

Equilibrio de las fuerzas hidrostática y osmótica

Por lo general, el desplazamiento de líquido entre el lecho capilar y los espacios intersticiales es continuo. El estado de equilibrio se produce siempre y cuando las mismas cantidades de líquido entren y salgan de los espacios intersticiales

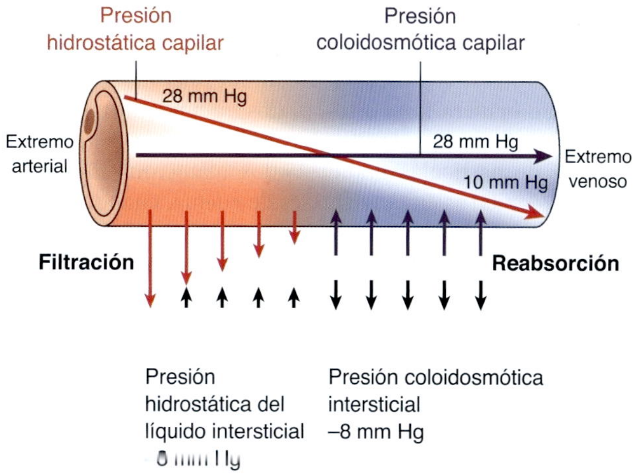

FIGURA 25-19. Equilibrio del intercambio de líquido entre el capilar y el intersticio. En condiciones normales, las fuerzas (presión hidrostática capilar, coloidosmótica intersticial e hidrostática opositora del intersticio) que controlan la salida de líquido del capilar (filtración) están casi equilibradas con las fuerzas (presión coloidosmótica capilar y coloidosmótica intersticial) que atraen de regreso el líquido al capilar (reabsorción).

("fuerzas de Starling", ilustradas en la figura 25-19). En el diagrama, la presión hidrostática en el extremo arterial del capilar es más alta que en el extremo venoso.[5,6] La fuerza impulsora de la presión hidrostática capilar en el extremo arterial del capilar, junto con los efectos de atracción de la presión coloidosmótica intersticial, contribuye al desplazamiento neto de líquido hacia afuera. La presión coloidosmótica y la presión osmótica intersticial opositora determinan la reabsorción de líquido en el extremo venoso del capilar. Un ligero desequilibrio en las fuerzas favorece que la filtración de líquido a los espacios intersticiales sea un poco mayor que la absorción de regreso al capilar. Este es el líquido que regresa a la circulación por el sistema linfático.

Sistema linfático

El sistema linfático es una vía accesoria por la que el líquido puede fluir de los espacios intersticiales a la sangre.[3] Este sistema se encuentra en casi todos los tejidos, excepto el cartílago, el hueso, el tejido epitelial y los tejidos del sistema nervioso central (SNC). Sin embargo, incluso la mayoría de estos tejidos tienen conductos prelinfáticos que al final llegan a zonas drenadas por los linfáticos. La linfa contiene proteínas plasmáticas y otras partículas con actividad osmótica que dependen de los linfáticos para regresar al sistema circulatorio. El sistema linfático también es la vía principal de absorción de nutrientes, en especial grasas, del tubo digestivo. También filtra el líquido en los ganglios linfáticos y retira partículas ajenas, como las bacterias. Cuando se obstruye el flujo linfático, se produce una alteración llamada *linfedema*. El compromiso de las estructuras linfáticas por tumores malignos y la extirpación de los ganglios linfáticos al momento de la cirugía oncológica son causas frecuentes de linfedema.

El sistema linfático está conformado por vasos similares a los del sistema circulatorio. Los vasos a menudo transcurren a lo largo de una arteriola o vénula, o con su arteria y vena acompañantes. Los vasos linfáticos terminales están formados por una sola capa de tejido conjuntivo con recubrimiento endotelial y se parecen a los capilares sanguíneos. Los vasos linfáticos carecen de uniones herméticas y están fijados de manera laxa a los tejidos circundantes mediante filamentos finos (fig. 25-20). Las uniones laxas permiten la entrada de partículas grandes y los filamentos mantienen los vasos abiertos en condiciones de edema, cuando de otra manera la presión de los tejidos circundantes haría que se colapsaran. Los capilares linfáticos drenan a vasos más grandes que al final se vacían a los conductos torácicos derecho e izquierdo (fig. 25-21). Los conductos torácicos drenan en la circulación en la unión de las venas subclavia y yugular interna. La cantidad total de linfa transportada es de 2-3 L/día en una persona sana.[2]

Aunque las divisiones no son tan claras como en el sistema circulatorio, los vasos linfáticos más grandes tienen evidencia de contar con las capas íntima, media y adventicia, como los vasos sanguíneos. La íntima de estos conductos contiene tejido elástico y una capa endotelial, y los conductos linfáticos más grandes tienen músculo liso en la capa media. La contracción del músculo liso ayuda a impulsar la linfa hacia el tórax. La compresión externa de los conductos linfáticos mediante los vasos sanguíneos pulsátiles vecinos y los movimientos activos y pasivos de los segmentos corporales también ayudan a la propulsión de la linfa. La presión del líquido intersticial y la actividad de las bombas linfáticas determinan la velocidad del flujo (cercano a 120 mL/h) por el sistema de todos los conductos linfáticos.

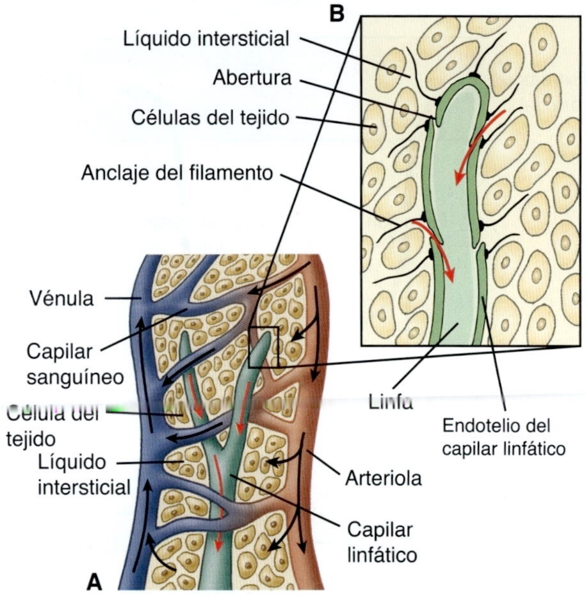

FIGURA 25-20. **A.** Localización del capilar linfático. El líquido del lado arterial del lecho capilar se desplaza hacia los espacios intersticiales y se reabsorbe en el lado venoso del lecho capilar. **B.** Detalles del capilar linfático con sus filamentos de fijación y bordes superpuestos que sirven como válvulas que se abren y permiten la entrada del líquido intersticial y sus partículas suspendidas.

RESUMEN

El intercambio de líquido entre el compartimento vascular y los espacios intersticiales se produce en los capilares. La presión hidrostática capilar empuja el líquido fuera de los capilares y la presión coloidosmótica ejercida por las proteínas plasmáticas atrae de regreso el líquido a los capilares. La albúmina, que es la más pequeña y abundante de las proteínas plasmáticas, proporciona la mayor fuerza osmótica para el regreso del líquido al compartimento vascular. En condiciones normales, sale un poco más de líquido del lecho capilar del que se reabsorbe. Este exceso de líquido regresa a la circulación a través de los conductos linfáticos.

Control neural de la función circulatoria

Los centros de control neural que integran y modulan la función cardíaca y la PA se localizan a ambos lados del bulbo raquídeo. Las neuronas cardiovasculares bulbares se agrupan en tres conjuntos distintos que dan origen a la inervación simpática del corazón, la de los vasos sanguíneos y la parasimpática del corazón. Los primeros dos, que controlan el aumento de la FC y el tono vascular mediados por mecanismos simpáticos, se conocen como *centro vasomotor*. El tercero, que controla el descenso parasimpático de la FC, se llama *centro cardioinhibidor*. Estos centros del tronco encefálico reciben información de muchas áreas del sistema nervioso, incluido el hipotálamo. Los barorreceptores y los quimiorreceptores arteriales aportan información continua al centro cardiovascular sobre los cambios en la PA.

Regulación del sistema nervioso autónomo

El control neural del sistema circulatorio es ejercido sobre todo por las ramas *simpática* y *parasimpática* del sistema nervioso autónomo (SNA). Este contribuye al control de la función cardiovascular mediante la modulación de la función cardíaca (frecuencia y contractilidad cardíacas) y la vascular (la resistencia vascular periférica).

Regulación autonómica de la función cardíaca

La inervación parasimpática del corazón deriva del *nervio vago*. Las señales parasimpáticas del corazón se originan del núcleo del vago en el bulbo raquídeo. Los axones de estas neuronas llegan al corazón en las ramificaciones cardíacas del nervio vago. El efecto de la estimulación vagal en la función del corazón se limita a la FC: el aumento de la actividad vagal reduce la frecuencia del pulso a través de la liberación de acetilcolina. El estímulo simpático al corazón y los vasos sanguíneos proviene de las neuronas situadas en la formación reticular del tronco encefálico. Los axones de estas neuronas salen de los segmentos torácicos de la médula espinal para establecer sinapsis con las neuronas posganglionares que inervan el corazón. Las fibras simpáticas cardíacas tienen

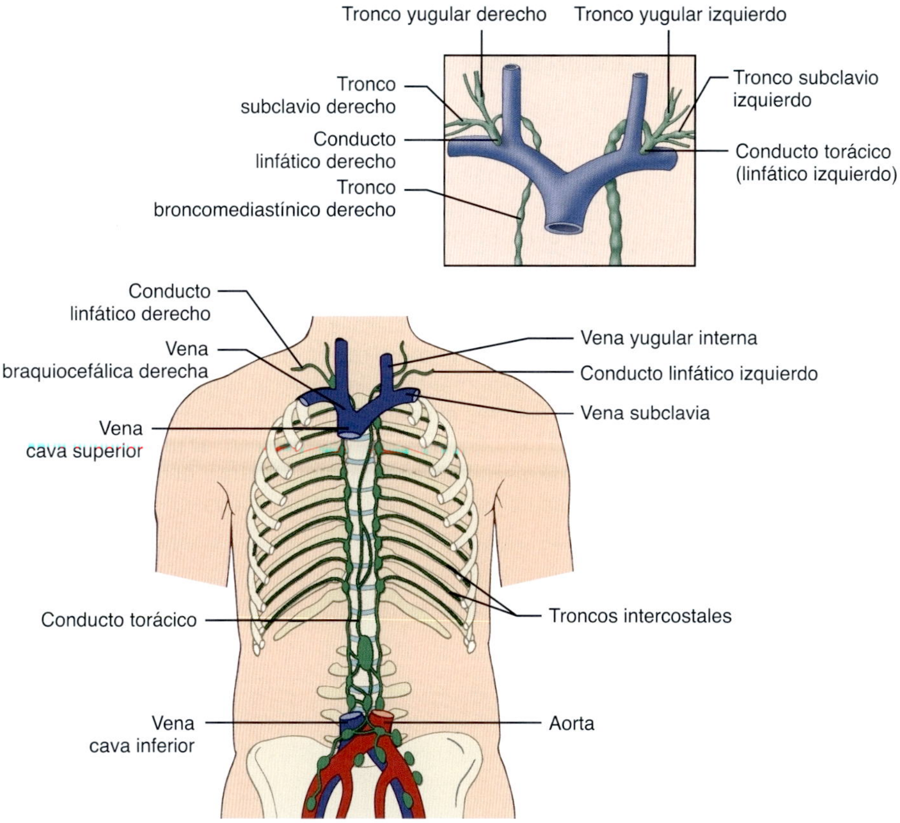

FIGURA 25-21. Sistema linfático. Se muestra el conducto torácico y la posición de los conductos linfáticos izquierdo y derecho (*recuadro*).

una distribución amplia en los nodos sinoauricular y AV, así como en el miocardio. El aumento de la actividad simpática incrementa la FC y la fuerza de la contracción del corazón.

Regulación autonómica de la función vascular

El sistema nervioso simpático es la vía final común para controlar el tono del músculo liso vascular. La mayoría de las fibras preganglionares simpáticas que controlan la función de los vasos sanguíneos se originan en el centro vasomotor del tronco encefálico, descienden por la médula espinal y salen en los segmentos torácicos y lumbares. Las neuronas simpáticas que inervan los vasos sanguíneos los mantienen en un estado de actividad tónica, para que incluso en reposo los vasos sanguíneos mantengan una constricción parcial. La constricción y la relajación vasculares se realizan mediante la modificación en esta señal basal. El aumento de la actividad simpática induce la constricción de algunos vasos, como los de la piel, el tubo digestivo y los riñones. Los vasos sanguíneos del músculo esquelético están inervados por fibras constrictoras y dilatadoras. La activación de las fibras vasodilatadoras simpáticas causa relajación vascular y proporciona a los músculos un mayor flujo sanguíneo durante el ejercicio. Aunque el sistema nervioso parasimpático contribuye a la regulación de la función cardíaca, tiene poco o ningún control sobre los vasos sanguíneos.

Neurotransmisores autonómicos

Las acciones del SNA están mediadas por neurotransmisores químicos. La *acetilcolina* es el neurotransmisor posganglionar de las neuronas parasimpáticas y la *noradrenalina* es el principal neurotransmisor para las neuronas posganglionares simpáticas. Las neuronas simpáticas también responden a la noradrenalina que libera la médula suprarrenal en la corriente sanguínea. El neurotransmisor *dopamina* también actúa como neurotransmisor para algunas neuronas simpáticas.

Respuestas del sistema nervioso central

No es sorprendente que el SNC, que tiene una función esencial en la regulación del tono vasomotor y la PA, tenga un mecanismo para controlar el flujo sanguíneo de los centros cardiovasculares que regulan la función circulatoria. Cuando el flujo sanguíneo al cerebro se interrumpe lo suficiente para causar isquemia del centro vasomotor, estas neuronas vasomotoras se estimulan. Lo anterior causa vasoconstricción masiva como un medio para elevar la PA a los niveles más altos contra los que pueda bombear el corazón. Esta reacción se llama *respuesta isquémica del SNC* y puede elevar la PA hasta 270 mm Hg por períodos de hasta 10 min.[1] Este proceso no se activa hasta que la PA caiga al menos a 60 mm Hg y es más eficaz en el intervalo de 15-20 mm Hg. Si la circulación cerebral no se restablece dentro de 3-10 min, las neuronas del centro vasomotor dejan de funcionar. Por lo tanto, desaparecen los impulsos tónicos a los vasos sanguíneos y la PA cae de forma abrupta.

La *reacción de Cushing* es un tipo especial de reflejo del SNC producido por el aumento de la presión intracraneal.[1,3] Cuando la presión intracraneal se eleva a valores que igualan la PA, los vasos sanguíneos que irrigan el centro vasomotor se comprimen, lo que inicia la respuesta isquémica del SNC. El propósito de este reflejo es producir un incremento en la PA a niveles superiores a la presión intracraneal para poder restablecer el flujo sanguíneo al centro vasomotor. En caso de que la presión intracraneal se eleve al punto en el que la irrigación al centro vasomotor se vuelve insuficiente, se pierde el tono vasoconstrictor y la PA empieza a descender. El aumento de la PA vinculado con el reflejo de Cushing casi siempre es de corta duración y debe considerarse un mecanismo homeostático protector. Ayuda a proteger los centros vitales del cerebro contra la pérdida de nutrición en caso de que el líquido del SNC aumente lo suficiente para comprimir las arterias.[3] El cerebro y otras estructuras encefálicas se localizan dentro de los confines rígidos del cráneo, sin espacio para expandirse. Así, cualquier aumento en la presión intracraneal tiende a comprimir los vasos sanguíneos que irrigan al cerebro.

RESUMEN

Los centros de control neural para la regulación del funcionamiento cardíaco y la PA se ubican en el el puente y bulbo raquídeo del tronco encefálico, donde ocurre la integración y modulación de las respuestas del SNA. Estos centros del tronco encefálico reciben información de muchas áreas del sistema nervioso, incluido el hipotálamo. El corazón está inervado por los sistemas nerviosos parasimpático y simpático. El primero regula la FC a través del nervio vago y el aumento de la actividad vagal reduce la FC, mientras el segundo tiene un efecto estimulante en la frecuencia y contractilidad cardíacas, y actúa como la vía final común para controlar el tono del músculo liso de los vasos sanguíneos.

CAPÍTULO 26

Alteraciones del flujo sanguíneo y la regulación de la presión arterial

El flujo sanguíneo depende de un conjunto de vasos sanguíneos permeables y una presión de perfusión adecuada. Las alteraciones estructurales de las arterias y las arteriolas reducen el flujo sanguíneo hacia los tejidos, provocando el deterioro del suministro de oxígeno y nutrientes y la acumulación de productos de desecho. Las alteraciones estructurales de las venas interfieren con el flujo sanguíneo que sale de los lechos capilares, capturando los productos de desecho y los líquidos en los tejidos.

La presión arterial es altamente variable y debe ser regulada cuidadosamente. Mantener un flujo sanguíneo constante hacia los órganos vitales, como corazón, cerebro y riñones, es esencial para la vida. Mientras que una disminución drástica del flujo sanguíneo (hipotensión) puede amenazar la vida de manera inmediata, la elevación continua de la presión arterial (hipertensión) contribuye a la muerte prematura y la discapacidad debido al daño de los vasos sanguíneos.

Estructura y función de los vasos sanguíneos

Las paredes de todos los vasos sanguíneos, excepto los más pequeños, están formadas por una *túnica externa*, una *túnica media* y una *túnica íntima* (fig. 26-1). Los capilares delgados están conformados por una sola capa de células endoteliales rodeadas de forma intermitente por *pericitos*. Estos pericitos comparten algunas características similares con las céluñas del músculo liso (CML).[1] La figura 26-2 ilustra la microanatomía comparativa de las venas, arterias y capilares. La tabla 26-1 describe la estructura y función de los vasos sanguíneos.

Endotelio

Alrededor de 96000 km de células endoteliales planas especializadas forman un recubrimiento continuo en todo el sistema vascular llamado *endotelio*.[2] Es esencial en las funciones homeostáticas como la transferencia de moléculas a través de la pared vascular, la adhesión plaquetaria, la coagulación sanguínea, la modulación del flujo sanguíneo y la resistencia vascular, el metabolismo hormonal, la regulación de reacciones inmunitarias e inflamatorias, así como en la síntesis de factores que influyen en el crecimiento de otros tipos celulares (sobre todo las CML vasculares).[3]

Las células endoteliales responden a diversos estímulos mediante alteraciones estructurales y funcionales, que de forma colectiva se describen con el término de *disfunción endotelial*. Esta puede ser ocasionada por factores como la inflamación, el estrés hemodinámico, ciertas moléculas lipídicas y la hipoxia. Las células endoteliales disfuncionales producen diversos compuestos con actividad biológica. También influyen en la reactividad de las CML subyacentes mediante la síntesis de factores relajantes (p. ej., óxido nítrico) y constrictores (como las endotelinas).[1,2]

Células del músculo liso vascular

Las CML vasculares de la túnica media producen constricción y dilatación de los vasos en respuesta a la estimulación hormonal y nerviosa (en especial como respuesta a la rama simpática del sistema nervioso autónomo [SNA]). La noradrenalina se difunde a la túnica media. Los potenciales de acción se propagan por las uniones comunicantes de las CML, lo que genera la contracción de la capa muscular y reduce el radio de la luz vascular, lo que aumenta entonces la resistencia al flujo a través del vaso.[2]

Las CML vasculares también sintetizan moléculas biológicas como colágeno, elastina, factores de crecimiento y

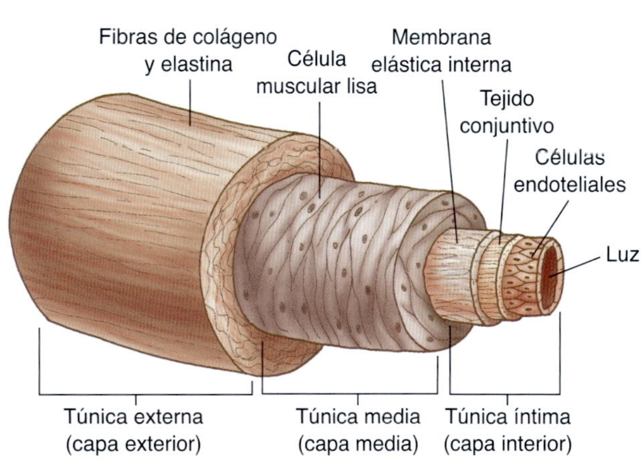

FIGURA 26-1. Diagrama de una arteria típica que muestra las túnicas externa, media e íntima.

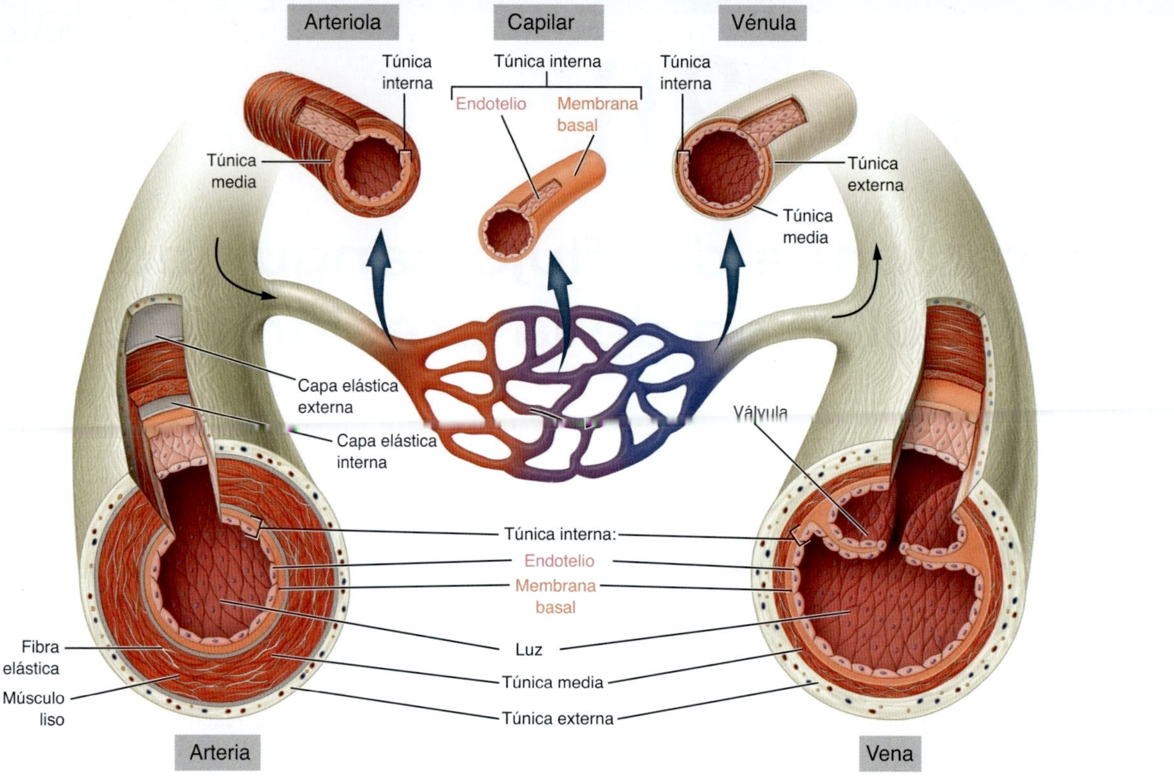

FIGURA 26-2. Vasos sanguíneos: anatomía microscópica de la arteria, vena y lechos capilares. Tomado de: McConnell T. H., Hull K. L. (2011). *Human form, human function: Essentials of anatomy & physiology.* (Fig. 11-12, p. 433). Philadelphia, PA: Wolters Kluwer/Lippincott Williams & Wilkins.

citocinas. Después de una lesión, migran a la íntima, donde proliferan.[1] Por lo tanto, las CML son importantes en la reparación vascular normal y en procesos patológicos como la ateroesclerosis. Los promotores (factor de crecimiento derivado de plaquetas y trombina) e inhibidores (óxido nítrico) del crecimiento estimulan la migración y proliferación de las CML vasculares.[3,4]

RESUMEN

Con excepción de los capilares, las paredes de los vasos sanguíneos están formadas por tres capas. Los capilares están compuestos por una capa de células endoteliales. El endotelio controla la transferencia de moléculas a través de la pared vascular y participa en el control de la adhesión plaquetaria y la coagulación sanguínea, la modulación del flujo sanguíneo y la resistencia vascular. Las células endoteliales también intervienen en la regulación de las reacciones inmunitarias e inflamatorias, y en la síntesis de factores que son importantes para la reparación vascular normal y en procesos patológicos. El término *disfunción endotelial* describe cambios reversibles en la función endotelial que se producen como respuesta a los estímulos ambientales.

Regulación de la presión arterial sistémica

La presión arterial se eleva durante la sístole (cuando el ventrículo izquierdo se contrae) y cae cuando el corazón se relaja durante la diástole. El trazo de la presión arterial (fig. 26-3) es típico de los cambios en la presión que ocurren en las arterias grandes de la circulación sistémica. Se observa un rápido ascenso en el trazo de la presión durante la contracción del ventrículo izquierdo, seguido de un ascenso más lento hasta la presión máxima. El 70% de la sangre que sale del ventrículo izquierdo se expulsa durante el primer tercio de la sístole, lo que explica el ascenso rápido de la presión. El final de la sístole está marcado por una desviación descendente corta y la formación de una *hendidura dícrota*, que refleja el punto en el que la presión ventricular cae por debajo de la presión arterial, y produce el cierre repentino de la válvula aórtica. Esto conduce a un pequeño incremento de la presión intraaórtica causado por la contracción continua de la aorta y otros grandes vasos contra la válvula cerrada. Conforme los ventrículos se relajan y la sangre fluye hacia los vasos periféricos durante la diástole, la presión arterial cae, al principio rápidamente y luego disminuye con lentitud, conforme se reduce la fuerza impulsora.[3]

De forma ideal, los valores más altos de la presión (*presión sistólica*) deben ser menores de 120 mm Hg y los más bajos (*presión diastólica*), menores de 80 mm Hg (*véase* la fig. 26-3). La diferencia entre presiones (40 mm Hg en los adultos sanos) es conocida como *presión del pulso*. Existen dos factores principales que influyen en la magnitud de la

TABLA 26-1 Estructura y función de los vasos sanguíneos

Vaso	Estructura	Función
Arteria	Pared con tres capas y túnica media gruesa que le da sus propiedades de contractilidad y elasticidad	Transporta la sangre desde el corazón, mantiene la presión arterial.
Arteriola	Pared con tres capas, con túnicas mucho más delgadas y luz más estrecha que la de las arterias	Transporta la sangre desde el corazón, ayuda a controlar la presión arterial a través de la regulación de la resistencia periférica mediante constricción y dilatación.
Capilar	Tamaño microscópico, con pared de una sola capa de endotelio	Permite el intercambio de materiales entre la sangre y el líquido intersticial gracias a sus paredes delgadas.
Vénula	Pared con tres capas, aunque muy delgadas, que aumentan de tamaño de manera progresiva conforme se aproximan al corazón	Transporta la sangre de los lechos capilares hacia el corazón.
Vena	Pared con tres capas, con túnica media más delgada y luz más amplia que en las arterias. Tienen válvulas para ayudar al flujo sanguíneo unidireccional hacia el corazón	Transporta la sangre desde las vénulas hasta el corazón.

Tomado de: Wingerd B. (2014). *The human body: Concepts of anatomy and physiology*. Philadelphia, PA: Lippincott Williams & Wilkins.

presión del pulso: el volumen de sangre expulsado del ventrículo izquierdo durante un latido (*volumen latido*) y la distensibilidad total del árbol arterial (que refleja la capacidad de los vasos arteriales para aceptar la sangre expulsada). La distensibilidad arterial es determinada por 1) las propiedades elásticas de la aorta y las grandes arterias y 2) el grado de resistencia al flujo dentro de los vasos más pequeños. La *presión arterial media* (PAM), que es cercana a 90-100 mm Hg en los adultos, es una medida de la presión promedio en el sistema arterial durante la contracción y relajación ventriculares. La PAM es un indicador de la perfusión tisular y está determinada por el 60% de la presión diastólica y el 40% de la presión sistólica.[3]

Los componentes del GC son el volumen sistólico (VS) y la *frecuencia cardíaca* (FC): GC = VS × FC. La PAM puede expresarse como: PAM = GC × RVP. La resistencia vascular periférica (RVP) refleja los cambios en el radio de las arteriolas, así como la viscosidad de la sangre. Las arteriolas se conocen como *vasos de resistencia:* se contraen o relajan para

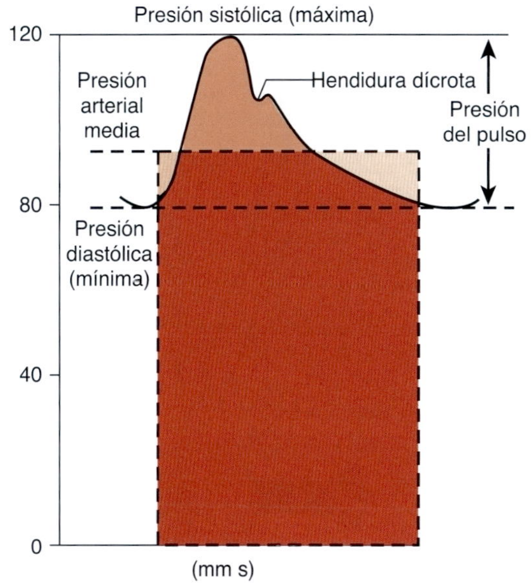

FIGURA 26-3. Trazo de presión intraarterial obtenido en la arteria braquial. La presión del pulso es la diferencia entre las presiones sistólica y diastólica. El área más oscura representa la presión arterial media, que puede calcularse con la fórmula: presión arterial media = presión diastólica + presión del pulso/3.

controlar la resistencia al flujo de la sangre hacia los capilares. El cuerpo mantiene la presión arterial media 1) ajustando el GC para compensar los cambios en la RVP y 2) modificando la RVP para contrarrestar las variaciones en el GC.[3]

Mecanismos de regulación de la presión arterial

Aunque los distintos tejidos del cuerpo pueden autorregular el flujo sanguíneo, es necesario que la presión arterial se mantenga relativamente constante para asegurar su perfusión adecuada (fig. 26-4).[3]

Regulación aguda

Los mecanismos para la regulación aguda de la presión arterial (los que actúan en segundos a minutos) sirven para corregir los desequilibrios temporales y durante situaciones potencialmente mortales. El control agudo de la presión depende sobre todo de mecanismos nerviosos y humorales, y los más rápidos son los nerviosos.

Mecanismos neurales

Los centros para el control neural de la presión arterial se sitúan en la formación reticular del bulbo raquídeo y en el tercio inferior del puente (protuberancia), donde se integran y modulan las respuestas del sistema nervioso autónomo (SNA). Esta área contiene los centros de control vasomotor y cardíaco. El centro cardiovascular transmite impulsos parasimpáticos al corazón a través del nervio vago e impulsos simpáticos al corazón y los vasos sanguíneos por la médula espinal y los nervios simpáticos periféricos. La estimulación vagal del corazón disminuye la FC, mientras que la simpática incrementa la frecuencia y la contractilidad cardíacas. Los vasos sanguíneos tienen inervación selectiva del sistema nervioso simpático (SNS). El aumento en la actividad simpática induce constricción de las arterias pequeñas y las arteriolas, aumentando así la RVP.[3]

El control del SNA sobre la presión arterial está mediado por reflejos circulatorios intrínsecos, reflejos extrínsecos y centros superiores de control neural. Los *reflejos intrínsecos*, incluidos los reflejos *barorreceptores* y *quimiorreceptores*, se localizan en el sistema circulatorio y son esenciales para la regulación de la presión arterial en el corto plazo. Los

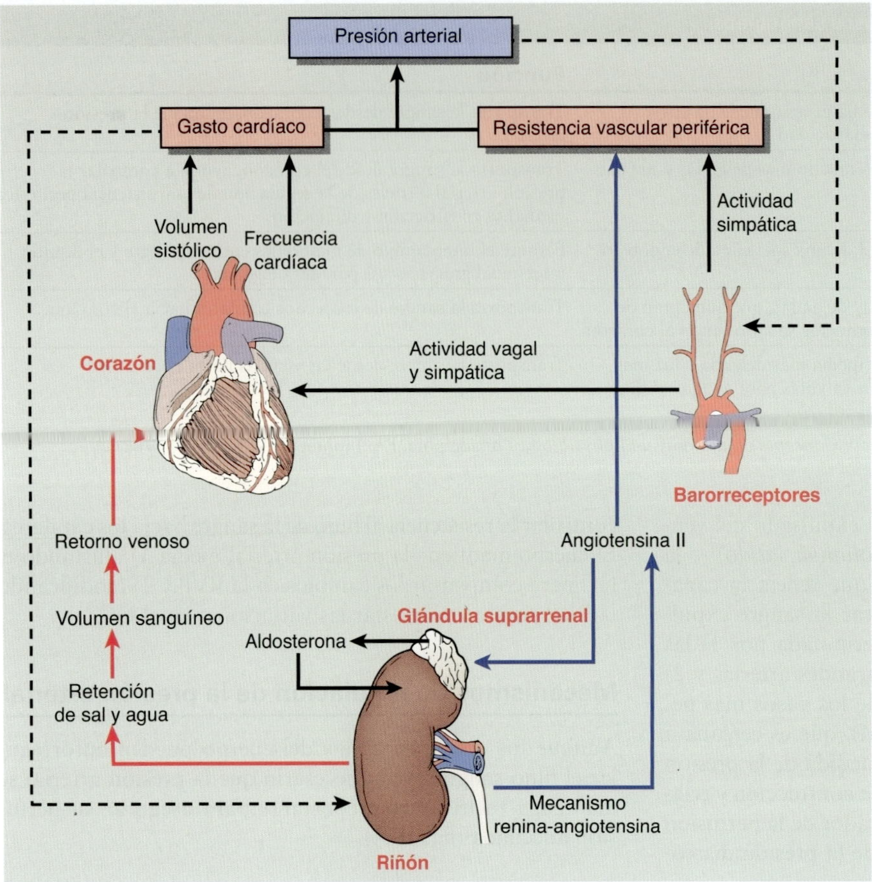

FIGURA 26-4. Mecanismos de regulación de la presión arterial. Las *líneas continuas* representan los mecanismos de control renal y barorreceptor de la presión arterial mediante cambios en el GC y la RVP. Las *líneas punteadas* representan el estímulo para la regulación de la presión arterial mediante los barorreceptores y los riñones.

sensores para los *reflejos extrínsecos* se encuentran fuera de la circulación e incluyen respuestas de la presión arterial asociadas con factores como el dolor y el frío. Las vías neurales son más difusas y sus respuestas son menos sistemáticas que las de los reflejos intrínsecos. Muchas de estas respuestas pasan por el hipotálamo, que desempeña un papel esencial en el control de las respuestas del SNS.[3]

Los *barorreceptores*, o *presorreceptores*, son receptores sensibles a la tensión situados en las paredes de los vasos sanguíneos y el corazón. Los barorreceptores carotídeos y aórticos se encuentran en sitios estratégicos entre el corazón y el cerebro (fig. 26-5). Responden a los cambios en el estiramiento vascular a través de impulsos a los centros cardiovasculares del tronco encefálico para alterar la FC, frecuencia de contracción y tono del músculo liso vascular. Por ejemplo, la caída de la presión arterial que ocurre al pasar a la bipedestación produce un descenso en el estiramiento de los barorreceptores. Ello desencadena un aumento resultante de la FC y una vasoconstricción inducida por mecanismos simpáticos que aumenta la RVP.[3]

Los *quimiorreceptores arteriales* son células quimiosensibles que vigilan el contenido sanguíneo de oxígeno, dióxido de carbono e iones hidrógeno. Se localizan en los cuerpos carotídeos y en los cuerpos aórticos (*véase* la fig. 26-5). Estos quimiorreceptores están en contacto estrecho con la sangre arterial y, aunque su función principal es regular la ventilación, también se comunican con los centros cardiovasculares en el tronco encefálico para vasoconstricción generalizada. Cuando la presión arterial cae, los quimiorreceptores son

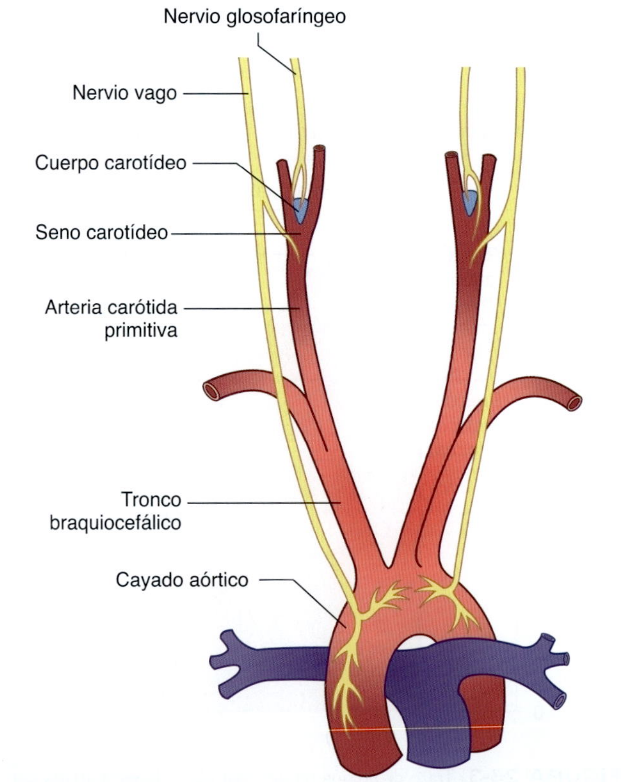

FIGURA 26-5. Localización e inervación de los barorreceptores del cayado aórtico y el seno carotídeo, así como de los quimiorreceptores del cuerpo carotídeo.

estimulados por la disminución en el suministro de oxígeno y la acumulación de dióxido de carbono e iones hidrógeno.[3] En la enfermedad pulmonar crónica, la hipoxemia puede generar hipertensión sistémica y pulmonar. Las personas con apnea del sueño también experimentan un aumento de la presión arterial debido a la hipoxemia durante los episodios apneicos.[1,4-6]

Mecanismos humorales

Los mecanismos humorales que contribuyen a la regulación de la presión arterial incluyen el *sistema renina-angiotensina-aldosterona*, la *vasopresina* y la *adrenalina/noradrenalina*. Estas sustancias ejercen un control agudo de la presión arterial porque alteran el tono vascular. La noradrenalina/adrenalina también modifica la presión arterial porque incrementa la frecuencia y la contractilidad cardíacas.[3]

La *renina* es una enzima que se sintetiza, almacena y libera en las células **yuxtaglomerulares** de los riñones como respuesta al aumento en la actividad del SNS o el descenso de la presión arterial, volumen del líquido extracelular o concentración extracelular de sodio. La mayor parte de la renina sale del riñón. En el torrente sanguíneo, convierte una proteína plasmática circulante inactiva, el *angiotensinógeno*, en angiotensina I (fig. 26-6). La angiotensina I se convierte en angiotensina II mientras la sangre fluye a través de ellos y es catalizada por la *enzima convertidora de angiotensina* (ECA), presente en el endotelio de los vasos pulmonares. Mientras que la vida media de la angiotensina II es de solamente unos minutos, la renina persiste durante 30-60 min y continúa la síntesis adicional de angiotensina II durante ese lapso.[3]

La angiotensina II actúa en la regulación de corto y largo plazo de la presión arterial. Es un potente vasoconstrictor, sobre todo de arteriolas y, en menor grado, de las venas. La constricción de las arteriolas aumenta la RVP, lo que contribuye a la regulación aguda de la presión arterial. La angiotensina II también reduce la excreción de sodio porque aumenta su reabsorción en los túbulos proximales renales. La angiotensina II estimula la secreción de aldosterona en las glándulas suprarrenales, lo que contribuye a la regulación de la presión arterial a largo plazo, pues aumenta la retención de sodio y agua.[3]

La *vasopresina*, también llamada hormona antidiurética (ADH, *antidiuretic hormone*), es liberada por la hipófisis posterior en respuesta al descenso en el volumen sanguíneo y la presión arterial o el aumento en la osmolalidad de los líquidos corporales. Tiene un efecto vasoconstrictor directo, sobre todo en los vasos de la circulación esplácnica que irrigan las vísceras abdominales. Sin embargo, los aumentos prolongados en la vasopresina no pueden mantener el incremento de la presión arterial.[3]

Las catecolaminas adrenalina y, en menor medida, noradrenalina son liberadas por las glándulas suprarrenales hacia la circulación cuando se estimula el SNS. Aumentan la presión arterial porque inducen vasoconstricción e incrementan la frecuencia y contractilidad cardíacas.[3]

Regulación a largo plazo

Los mecanismos nerviosos y hormonales implicados en la regulación aguda de la presión arterial son incapaces de mantener su eficacia con el paso del tiempo. Por otra parte, la regulación prolongada de la presión arterial depende sobre todo de los riñones y su papel en el control del volumen del líquido extracelular.[3]

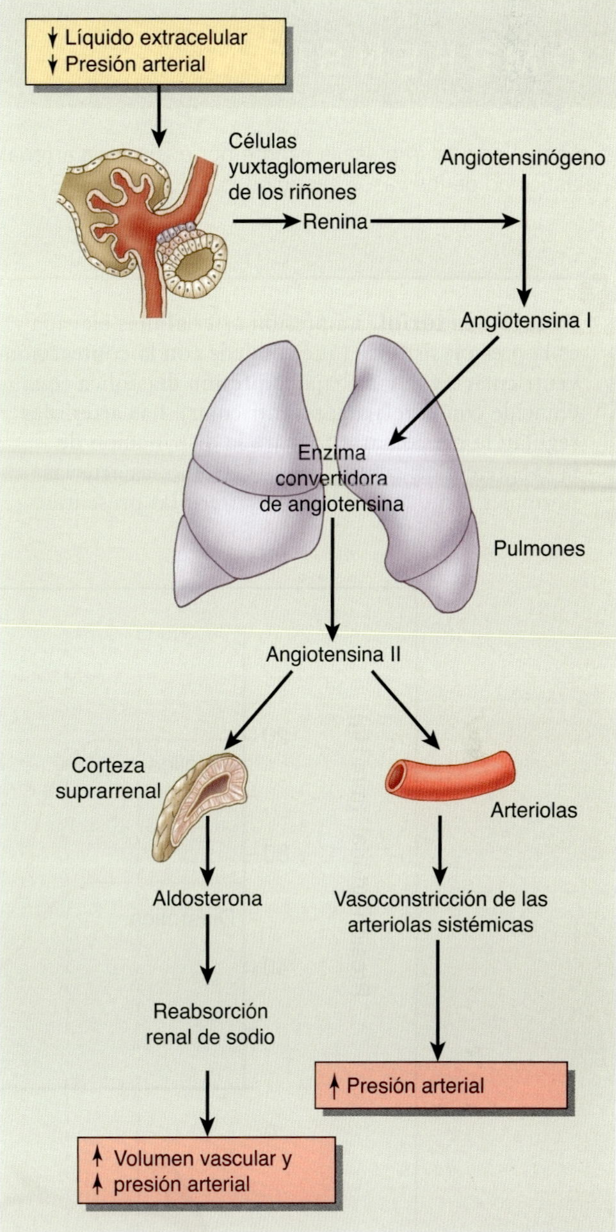

FIGURA 26-6. Control de la presión arterial mediante el sistema renina-angiotensina-aldosterona. La renina convierte el angiotensinógeno en angiotensina I; en los pulmones, la ECA convierte la angiotensina I en angiotensina II; y la angiotensina II produce vasoconstricción y aumenta la retención de sal y agua por efecto directo en los riñones y por aumento en la secreción de aldosterona en la corteza renal.

El volumen del líquido extracelular y la presión arterial se regulan alrededor de un punto de equilibrio.[3] La presión arterial se eleva cuando un aumento en el consumo de agua y sal incrementan el líquido extracelular. Esta elevación incrementa el ritmo de excreción renal de agua renal (*diuresis por presión*) y sal (*natriuresis por presión*). La presión arterial puede elevarse por: 1) cambio de la eliminación de sal y agua a un nivel de presión más alto y 2) cambio del volumen de

COMPRENSIÓN

La presión arterial impulsa la sangre por el sistema arterial. Es determinada por factores como el volumen sanguíneo, la elasticidad de los vasos sanguíneos, el GC y la RVP.

1

Presión arterial. La presión arterial más elevada es la presión sistólica (que coincide con la contracción ventricular), y la más baja, la presión diastólica (que coincide con la relajación ventricular). Las arteriolas regulan la presión arterial para la distribución de la sangre en los lechos capilares. Como las arterias normales son distensibles y las arteriolas presentan una resistencia tan alta al flujo, el sistema arterial convierte el flujo intermitente en uno más estable y no pulsátil en los capilares. El sistema venoso de baja presión recoge la sangre a medida que esta deja los lechos capilares y la regresa al corazón, manteniendo así la presión de llenado diastólico necesaria para un GC adecuado.

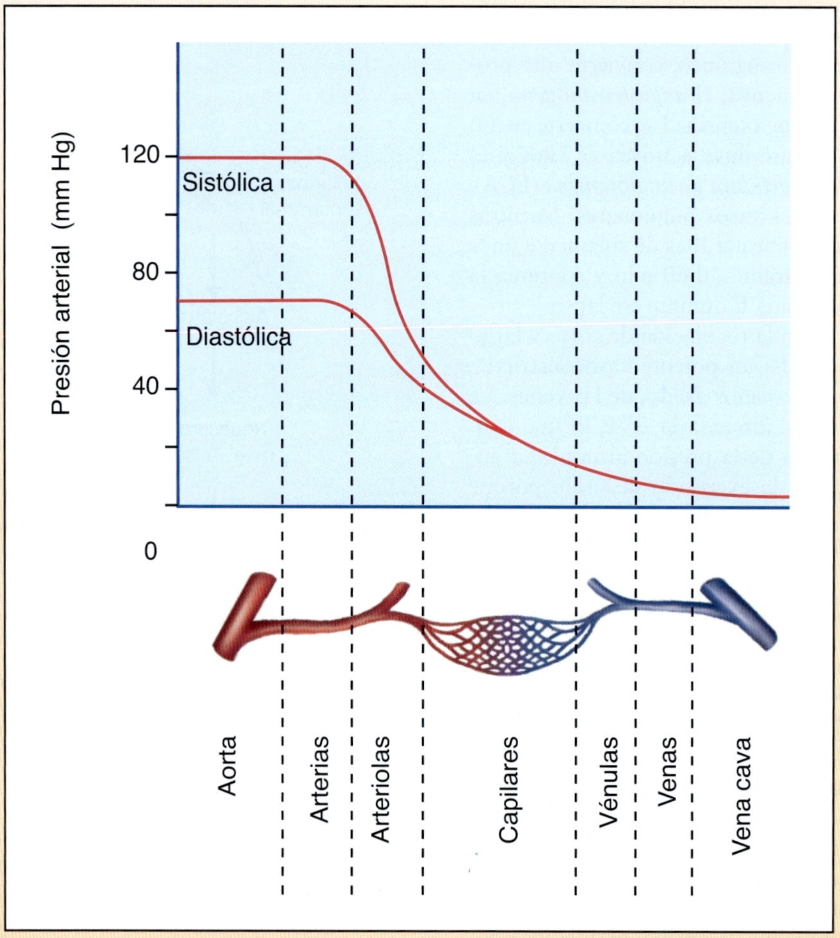

Determinantes de la presión arterial

2

Presión sistólica. La presión arterial sistólica refleja: a) el volumen de sangre o sistólico (VS) que se expulsa de los ventrículos con cada latido; b) la frecuencia y la fuerza con la que se expulsa; y c) la elasticidad o distensibilidad de la aorta y las arterias de gran calibre. La sangre que se expulsa del corazón durante la sístole no se desplaza directamente por la circulación, sino que una fracción sustancial del VS se almacena en las arterias más grandes. Como las paredes de estos vasos son elásticas, pueden estirarse para recibir un volumen grande de sangre sin cambios apreciables en la presión. La presión sistólica suele aumentar con el envejecimiento, ya que la aorta y las arterias de gran tamaño pierden su elasticidad.

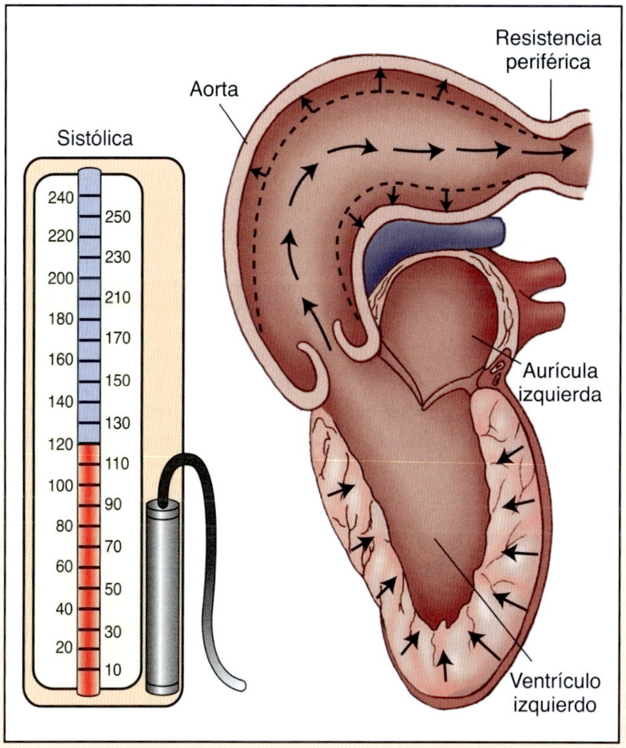

3

Presión diastólica. La presión arterial diastólica refleja: a) el cierre de la válvula aórtica; b) la energía que se almacenó en las fibras elásticas de las arterias de gran calibre durante la sístole, y c) la resistencia al flujo a través de las arteriolas hacia los capilares. El cierre de la válvula aórtica al inicio de la diástole y la recuperación de las fibras elásticas en la aorta y las arterias grandes continúan el impulso anterógrado de la sangre. Estos efectos convierten el flujo sistólico pulsátil en la aorta ascendente en uno de tipo continuo no pulsátil en las arterias periféricas y las arteriolas.

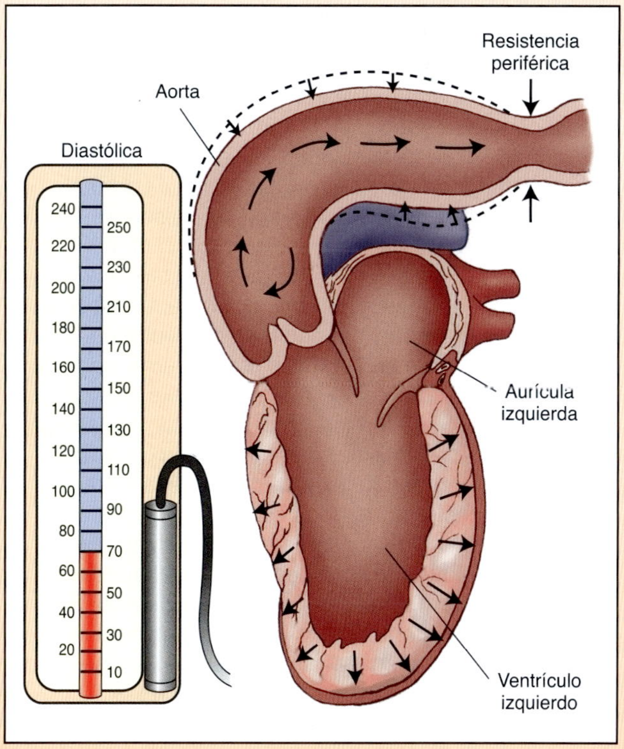

líquido en el que se producen la diuresis y la natriuresis. La regulación crónica de la presión arterial puede modificarse por la actividad nerviosa simpática excesiva o la liberación de sustancias vasoconstrictoras. De igual manera, los cambios en el control nervioso y humoral pueden desplazar el proceso de diuresis y natriuresis a una magnitud más alta de volumen o presión, lo que incrementa la presión arterial.[3]

El aumento en el volumen de líquido puede elevar la presión arterial: 1) por efecto directo en el componente de precarga del GC y 2) mediante un efecto indirecto en la RVP a través de los mecanismos que autorregulan el flujo sanguíneo. Los mecanismos autorregulatorios participan en la distribución del flujo sanguíneo a los tejidos del cuerpo según sus necesidades metabólicas. Cuando el flujo sanguíneo a un lecho tisular específico es excesivo, los vasos sanguíneos locales se constriñen, y cuando el flujo es deficiente, se dilatan (*autorregulación del flujo sanguíneo*). Con un aumento del volumen extracelular y un incremento consecuente del GC, todos los tejidos del cuerpo se exponen al mismo aumento en el flujo. Esto genera constricción generalizada de las arteriolas y elevación de la RVP, así como de la presión arterial.[3]

Variaciones circadianas de la presión arterial

Estos mecanismos agudos y crónicos regulan la presión arterial alrededor de un punto de ajuste. Este punto de ajuste varía con un patrón circadiano: la presión arterial nocturna se reduce un 10-20%. Una disminución de la caída nocturna de la presión arterial es un factor predictivo útil de episodios cardiovasculares adversos y se ha observado en personas con períodos de sueño cortos y repetitivos.[7]

RESUMEN

La contracción y relajación alternadas del músculo ventricular producen un pulso de presión que mueve la sangre a través del sistema circulatorio. Las paredes elásticas de la aorta se estiran durante la sístole y se relajan durante la diástole para mantener la presión diastólica. La *presión arterial sistólica* indica el punto más alto del pulso de presión, y la *presión arterial diastólica*, el punto más bajo. La *presión diferencial* es la diferencia entre las presiones sistólica y diastólica. La *PAM* es la presión arterial promedio en la circulación sistémica. La presión sistólica está determinada por las características del *VS*, mientras que la presión diastólica está determinada por la *RVP*, lo que refleja el estado de las arterias y arteriolas y su capacidad para aceptar la sangre expulsada desde la aorta.

Los mecanismos agudos son responsables de regular la presión sanguínea minuto a minuto u hora a hora durante actividades como el ejercicio físico y los cambios en la posición del cuerpo. Se basa principalmente en los mecanismos nerviosos y humorales. Los mecanismos a largo plazo se encuentran en gran parte en el riñón y en la regulación del volumen del líquido extracelular.

Alteraciones del flujo sanguíneo arterial sistémico

Las arterias elásticas grandes sirven principalmente para el transporte de sangre. Las arterias de tamaño medio se componen de CML dispuestas de manera circular y espiral. La contracción y relajación del músculo liso de estos vasos controla la distribución del flujo sanguíneo hacia los distintos órganos y tejidos del cuerpo. Las arterias pequeñas y las arteriolas regulan el flujo sanguíneo capilar. Cada uno de estos tipos diferentes de arterias puede verse afectado por los diferentes procesos patológicos.[1,3,4]

El efecto del deterioro del flujo sanguíneo en el cuerpo depende de las estructuras afectadas y de la magnitud de la alteración. La *isquemia* es una reducción del flujo arterial de un grado tal que es insuficiente para satisfacer las demandas de oxígeno de los tejidos. Un *infarto* se refiere a un área de necrosis isquémica en un órgano que se produce por la oclusión de su suministro sanguíneo arterial o su drenaje venoso.

PUNTOS CLAVE

Alteraciones del flujo sanguíneo arterial sistémico

- La *ateroesclerosis* es una enfermedad degenerativa que se caracteriza por el desarrollo de lesiones fibroadiposas en la túnica íntima de las arterias grandes y medianas. Los principales factores de riesgo para la ateroesclerosis son la hipercolesterolemia y la inflamación.
- La *vasculitis* es la inflamación de la pared de los vasos sanguíneos que causa lesiones y necrosis del tejido vascular; pueden verse afectados arterias, capilares y venas. El proceso inflamatorio puede iniciarse por lesión directa, infecciones o procesos inmunitarios.
- Los *aneurismas* son una dilatación anómala localizada de una arteria causada por debilidad en la pared del vaso. A medida que aumenta el tamaño del aneurisma, se incrementa la tensión en la pared del vaso y puede romperse. El aumento del tamaño del vaso también puede ejercer presión sobre estructuras adyacentes.

Dislipidemia

La *dislipidemia* se refiere al desequilibrio de los componentes lipídicos (triglicéridos, fosfolípidos y colesterol) de la sangre. Los triglicéridos se utilizan en el metabolismo energético y son combinaciones de tres ácidos grasos y una sola molécula de glicerol. Los fosfolípidos contienen un grupo fosfato, son elementos estructurales importantes de las lipoproteínas, factores de coagulación sanguínea, vaina de mielina y membranas celulares. El colesterol tiene un núcleo esteroide sintetizado a partir de ácidos grasos, y su actividad química y física es similar a la de otros lípidos.[3]

Clasificación de las lipoproteínas

El colesterol y los triglicéridos se combinan con proteínas hidrosolubles llamadas *apoproteínas* para viajar a través del plasma, mediante la formación de moléculas de transporte denominadas *lipoproteínas* (fig. 26-7). Las lipoproteínas transportan el colesterol y los triglicéridos a varios tejidos para que se utilicen como fuente de energía, depósito de lípidos, síntesis de hormonas esteroideas y formación de ácido biliar.[3]

Las lipoproteínas se clasifican en cinco tipos con base en su densidad: quilomicrones, lipoproteínas de muy baja densidad (VLDL, *very low-density lipoproteins*), lipoproteínas de densidad intermedia (IDL, *intermediate-density lipoproteins*), lipoproteínas de baja densidad (LDL, *low-density lipoproteins*) y lipoproteínas de alta densidad (HDL, *high-density lipoproteins*). Las VLDL transportan grandes cantidades de triglicéridos que tienen menor densidad que el colesterol. Las LDL son las principales transportadoras de colesterol, mientras que las HDL en realidad contienen un 50% de proteína (*véase* la fig. 26-7).[3]

Se han identificado varias clases y subtipos de apoproteínas.[8-10] La apolipoproteína (apoproteína B) se combina con lípidos y su participación en el metabolismo de los lípidos y su función como proteína principal de las VLDL y LDL contribuye a la formación de la placa y la ateroesclerosis.

En el intestino delgado y el hígado se sintetizan las lipoproteínas. Los quilomicrones son las moléculas de lipoproteína más grandes y se forman en la pared del intestino delgado. Participan en el transporte de los triglicéridos y colesterol dietéticos que se absorbieron en el tubo digestivo. Los quilomicrones transfieren sus triglicéridos a las células del tejido adiposo y musculoesquelético. El colesterol permanece en las partículas remanentes del quilomicrón después del retiro de los triglicéridos. El colesterol residual es captado por el hígado, que lo utiliza en la producción de VLDL o lo excreta en la bilis.[3]

El hígado sintetiza y libera VLDL y HDL. Las VLDL son el principal mecanismo para el transporte de los triglicéridos endógenos producidos en el hígado y son la principal fuente corporal de energía durante el ayuno prolongado.[1] Como los quilomicrones, las partículas de VLDL transportan los triglicéridos a las células adiposas y musculares, donde se desprenden de los triglicéridos. Los fragmentos de IDL resultantes son captados por el hígado y se reciclan para formar VLDL o convertirse en LDL en el compartimento vascular (fig. 26-8).[3]

Las LDL son las moléculas principales para el transporte de colesterol. El 70% de las LDL se eliminan mediante la vía dependiente del receptor de LDL, y el resto por la vía de los eliminadores.[1] El 75% de los receptores de LDL se localiza en los hepatocitos. La eliminación mediada por el receptor de LDL implica la unión de LDL con los receptores de la superficie celular seguida de *endocitosis*. Las vesículas endocíticas se fusionan con los lisosomas y la molécula de LDL es degradada por enzimas, lo que deja el colesterol libre en el citoplasma. Otros tejidos no hepáticos también utilizan

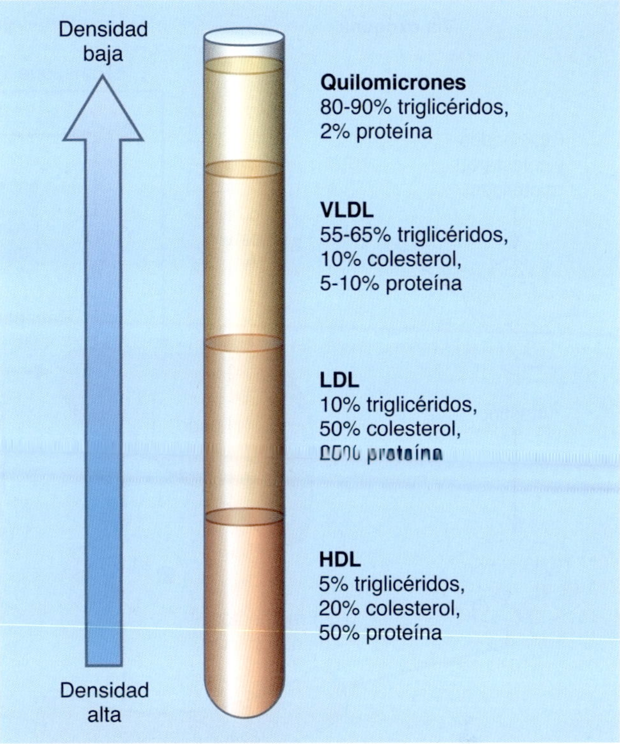

FIGURA 26-7. Las lipoproteínas se nombran con base en su contenido de proteína, que se mide por su densidad. Como las grasas son menos densas que las proteínas, conforme disminuye la proporción de triglicéridos, aumenta la densidad. *HDL, lipoproteínas de alta densidad; IDL, lipoproteínas de densidad intermedia; LDL, lipoproteínas de baja densidad; VLDL, lipoproteínas de muy baja densidad.*

la vía dependiente del receptor de LDL a fin de obtener el colesterol necesario para la membrana y la síntesis de hormonas. Estos tejidos pueden controlar su entrada de colesterol mediante la adición o retiro de receptores para LDL.[1,3,4]

La vía eliminadora ocurre mediante la fagocitosis por los monocitos y macrófagos fagocíticos, que tienen receptores que se unen con la LDL oxidada o que tiene modificaciones químicas. La cantidad de LDL que se elimina mantiene una relación con la concentración plasmática de colesterol. Cuando disminuyen los receptores para LDL o cuando la concentración de LDL rebasa la disponibilidad de receptores, el LDL que se desecha mediante las células eliminadoras aumenta. La captación de LDL por los macrófagos de la pared arterial puede conducir al desarrollo de ateroesclerosis.[1,3,4]

Las HDL facilitan el transporte inverso del colesterol (desde los tejidos periféricos hacia el hígado, donde puede excretarse en la bilis).[5] El ejercicio regular, el consumo moderado de alcohol y ciertos medicamentos aumentan la concentración de HDL, mientras que el hábito tabáquico y el síndrome metabólico se relacionan con valores bajos.[1,4,11]

Etiología y patogenia de la dislipidemia

La concentración sérica de colesterol puede elevarse como resultado del aumento en cualquiera de las lipoproteínas, y la clasificación de la hiperlipidemia puede basarse en el tipo de lipoproteína anómalo. Varios factores pueden elevar las concentraciones de lípidos sanguíneos, como la nutrición, factores genéticos, medicamentos, alteraciones concomitantes y enfermedades metabólicas.[4]

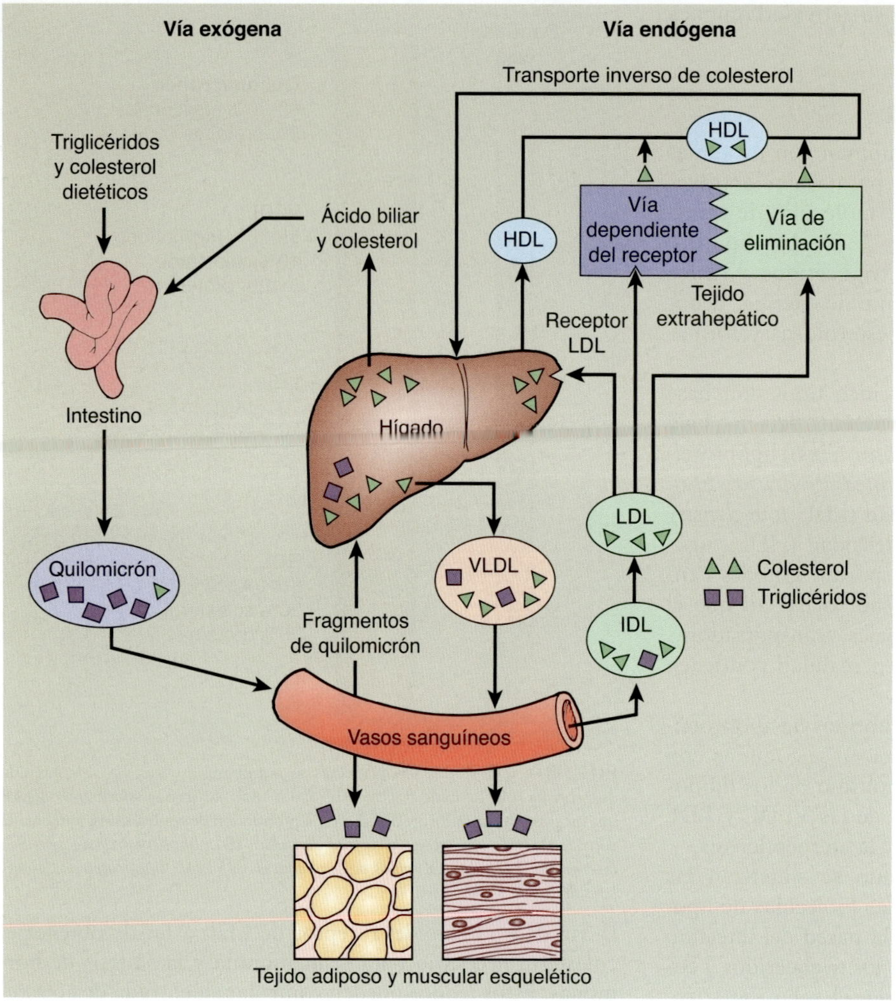

FIGURA 26-8. Representación esquemática de las vías exógena y endógena para el transporte de triglicéridos y colesterol.

La dislipidemia primaria es el incremento en la concentración de colesterol independiente de otros problemas de salud o del estilo de vida, mientras que la *secundaria* se relaciona con otros problemas de salud y conductas. La dislipidemia se caracteriza por aumento de los triglicéridos, el colesterol total en la sangre y el colesterol LDL, y disminución del colesterol HDL.[12]

Dislipidemia primaria

Numerosos tipos de dislipidemia primaria pueden tener una base genética. Es posible que haya un defecto en la síntesis de apoproteínas, falta de receptores, receptores defectuosos o defectos de origen genético en el control celular del colesterol.[4]

Hipercolesterolemia familiar. El receptor de LDL es deficiente o defectuoso en la *hipercolesterolemia familiar*, una alteración autosómica dominante que causa una mutación en el gen que codifica para el receptor de LDL.[4] Como la mayor parte del colesterol circulante se elimina por mecanismos dependientes del receptor, las personas con esta alteración tienen una concentración de colesterol alta. La forma heterocigota se presenta en 1 de cada 500 adultos en Estados Unidos. La forma homocigota recesiva es más rara, con una incidencia de 1 caso por millón.[4] En la forma heterocigota, la concentración de LDL en la sangre tiene, por lo general, un valor medio de 350 mg/dL. Aunque las personas con la forma heterocigota de la enfermedad suelen tener el colesterol elevado desde el nacimiento, no tienen manifestaciones hasta la vida adulta, cuando es frecuente que desarrollen *xantomas* (depósitos de colesterol) sobre los tendones y ateroesclerosis (fig. 26-9). Los individuos con la forma homocigota pueden presentar niveles de lipoproteínas LDL que alcancen 1000 mg/dL. De forma característica, desarrollan xantomas tendinosos y lesiones vasculares ateroescleróticas durante la infancia, y tienen un mayor riesgo de muerte por enfermedad isquémica miocárdica durante la edad adulta joven. Por lo tanto, es importante que las personas con la forma homocigótica reciban tratamiento farmacológico temprano con medicamentos como las estatinas para disminuir las concentraciones de LDL en la sangre.[4]

Dislipidemia secundaria

Las causas de la dislipidemia secundaria incluyen factores dietéticos, obesidad y cambios metabólicos relacionados con la diabetes mellitus de tipo 2. Las recomendaciones son adoptar un patrón dietético que enfatice la ingesta de frutas, vegetales, cereales integrales, productos lácteos bajos en grasa, pollo, pescado, leguminosas y nueces. Se debe reducir al mínimo la ingesta de golosinas y carnes rojas. Estas

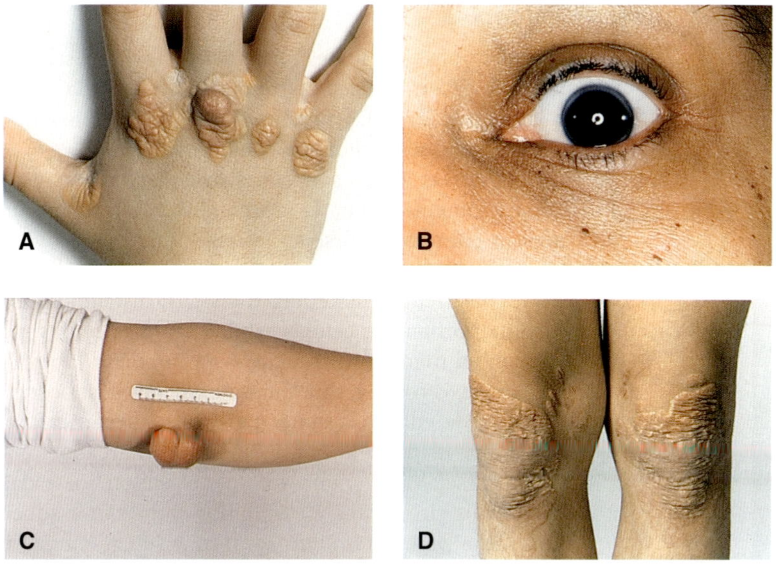

FIGURA 26-9. A, C, D. Xantomas en la piel y los ten- dones. B. Arco senil que representa el depósito de lípidos en la periferia de la córnea. Tomado de: Strayer D., Rubin R., Saffitz J. E., et al. (Eds.) (2015). *Rubin's pathology: Clinicopathologic foundations of medicine* (7th ed., Fig. 26-24, p. 600). Philadelphia, PA: Wolters Kluwer.

recomendaciones dietéticas son coherentes con la dieta *Dietary Approaches to Stop Hypertension* (DASH) o una dieta mediterránea.[13]

Por lo general, la dislipidemia asociada con la obesidad consiste en triglicéridos y colesterol LDL elevados y disminución del colesterol HDL, y parece relacionarse con la actividad química del tejido adiposo. La combinación de la secreción de adipocina y la actividad de macrófagos conduce a un estado crónico de inflamación sistémica de bajo grado en algunos sujetos con obesidad. La combinación de ácidos grasos elevados e inflamación sistémica puede alterar los mecanismos homeostáticos de la glucosa, contribuyendo al desarrollo de resistencia a la insulina. La resistencia a la insulina da como resultado la utilización de fuentes de energía que no son glucosa, conduciendo a un aumento adicional de las concentraciones sanguíneas de lípidos.[14]

La diabetes de tipo 2 se caracteriza por el desarrollo de un estado de resistencia a la insulina aunado a un conjunto de alteraciones metabólicas que incluyen la dislipidemia, el llamado *síndrome metabólico*. Se define el *síndrome metabólico* como la presencia de tres o más de los siguientes factores:

- Glucosa sanguínea en ayuno elevada (o tratamiento actual para la diabetes).
- Presión arterial elevada (o tratamiento actual para la hipertensión).
- Aumento del perímetro de la cintura (de acuerdo con las normas específicas para cada país) que refleja un incremento de los depósitos de grasa abdominal.
- Dislipidemia reflejada por el aumento de los triglicéridos o la disminución de las lipoproteínas HDL en la sangre (o recibir tratamiento actual para la dislipidemia).[15]

Otras alteraciones sistémicas que pueden elevar los lípidos incluyen el hipotiroidismo, el síndrome nefrótico y la hepatopatía obstructiva.[1,4] Algunos medicamentos, como los β-bloqueadores, estrógenos e inhibidores de la proteasa (utilizados en la infección por el virus de la inmunodeficiencia humana [VIH]), también aumentan las concentraciones de lípidos.[16]

Ateroesclerosis

La ateroesclerosis es el endurecimiento de las arterias caracterizado por la formación de lesiones fibroadiposas en la íntima de las arterias grandes y medianas (fig. 26-10).

Etiología y factores de riesgo

El principal factor de riesgo para la ateroesclerosis es la hipercolesterolemia y, en especial, las elevaciones de la concentración de lipoproteínas LDL. La hipercolesterolemia es uno de varios factores de riesgo para la ateroesclerosis que pueden modificarse a través de cambios en la dieta, estilo de vida y fármacos. Otros factores de riesgo no modificables incluyen el envejecimiento, el antecedente familiar de cardiopatía y el sexo masculino. También se han identificado alteraciones genéticas con efectos en el metabolismo de las lipoproteínas y el colesterol.[4] Los hombres tienen mayor riesgo de desarrollar enfermedad vascular coronaria (EVC) que las mujeres premenopáusicas. Después de la menopausia, la incidencia de enfermedades relacionadas con la ateroesclerosis en las mujeres aumenta y la frecuencia de infarto de miocardio tiende a igualarse en ambos sexos.[1,3,4]

El hábito tabáquico, obesidad y grasa visceral, hipertensión y diabetes mellitus, también son factores de riesgo para el desarrollo de ateroesclerosis. Las toxinas que entran en el torrente sanguíneo como resultado del tabaquismo dañan el tejido endotelial. El consumo durante años de un paquete de cigarrillos al día o más duplica el daño al endotelio. Sin embargo, la suspensión del tabaquismo reduce de manera significativa el riesgo de daño endotelial.[1]

La presencia de hipertensión o diabetes mellitus aumenta al doble el riesgo de ateroesclerosis. Cuando coexisten la hipertensión y la diabetes mellitus, el riesgo aumenta ocho veces. En la presencia de la tríada de hipertensión, diabetes e hiperlipidemia, el riesgo de ateroesclerosis aumenta 20 veces.[3]

Algunos otros factores que se relacionan con un aumento del riesgo de desarrollar ateroesclerosis incluyen el sedentarismo, la vida estresante, la concentración sanguínea de

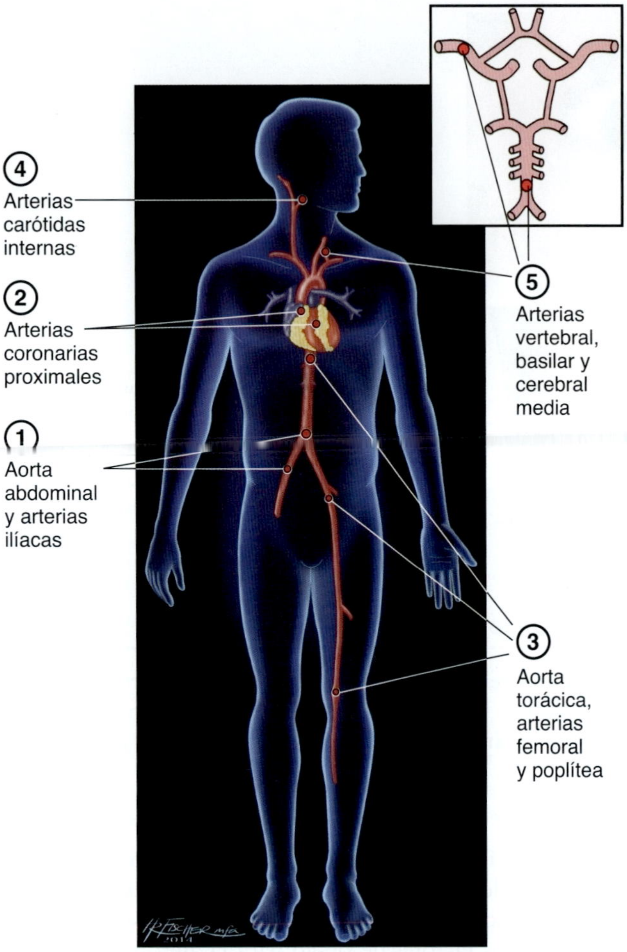

FIGURA 26-10. Sitios de ateroesclerosis grave en orden de frecuencia. Tomado de: Strayer D., Rubin R., Saffitz J. E., et al. (Eds.) (2015). *Rubin's pathology: Clinicopathologic foundations of medicine* (6th ed., Fig. 16-17, p. 594). Philadelphia, PA: Wolters Kluwer.

proteína C reactiva (CRP, *C-reactive protein*) y la concentración sérica de homocisteína.[4] La CRP es un marcador sérico de la inflamación sistémica y se ha encontrado la presencia de moléculas de CRP en algunas placas ateroescleróticas, lo que implica aún más la función de la inflamación en la formación de la placa. La concentración de CRP en la sangre sirve como un marcador clínico de riesgo de enfermedad vascular ateroesclerótica (*véase* el cap. 9).[4] El análisis de CRP de alta sensibilidad puede detectar la presencia de cantidades más bajas de esta molécula, por lo que es útil para la detección de riesgo cardiovascular en individuos aparentemente sanos.[17]

La homocisteína proviene del metabolismo de la metionina dietética, un aminoácido abundante en la proteína animal. El metabolismo de la homocisteína requiere cantidades adecuadas de folato, vitamina B_6, vitamina B_{12} y riboflavina. La homocisteína inhibe elementos de la cascada anticoagulante y se relaciona con daño endotelial.[1,4] La homocistinuria, una rara alteración autosómica recesiva, es causada por un defecto en la producción de una enzima que metaboliza la homocisteína, lo cual conduce a la elevación de la concentración sérica de homocisteína. Los pacientes con homocistinuria corren riesgo de desarrollar ateroesclerosis temprana debido a la elevada concentración de homocisteína en la sangre.[4,18]

Patogenia

Los tres tipos de lesiones formadas en la ateroesclerosis son: la estría grasa, la placa ateromatosa fibrosa y la lesión complicada (fig. 26-11). Las últimas dos son las causantes de las manifestaciones clínicas de la enfermedad.

Las *estrías grasas* son zonas delgadas, planas y con una coloración amarilla en la íntima que crecen de manera progresiva para convertirse en lesiones más gruesas y un poco elevadas conforme crecen en longitud. En el análisis histológico, consisten en macrófagos y CML distendidas con lípidos que forman las células espumosas. Las estrías grasas se forman en niños.[1,2] Esto ocurre sin importar la región geográfica, sexo o etnia. Su número aumenta hasta cerca de los 20 años de edad y después permanecen estáticas o sufren regresión. El daño al endotelio es un marcador temprano de ateroesclerosis, y, una vez que el endotelio se daña, los monocitos circulantes y los lípidos empiezan a adherirse al área. Esta *placa ateromatosa fibrosa* se caracteriza por un color gris a blanco perlado producido porque los macrófagos ingieren y oxidan las lipoproteínas acumuladas. Con el tiempo, las estrías grasas crecen y proliferan al músculo liso, e invaden la luz de la arteria. Los macrófagos causan inflamación, lo cual puede ocluir el vaso o predisponer a la formación de un trombo, lo que reduce el flujo sanguíneo.[3] Como el flujo sanguíneo se relaciona con el radio elevado a la cuarta potencia, la reducción en el flujo sanguíneo aumenta conforme evoluciona la enfermedad.[3]

Las lesiones complicadas más avanzadas incluyen hemorragia, ulceración y depósitos de tejido cicatricial. La trombosis es la principal complicación de la ateroesclerosis. El trombo puede ocluir un vaso pequeño en el corazón y el cerebro. Es posible que se formen aneurismas en las arterias debilitadas por la formación extensa de placa.[4]

Aunque se han identificado los factores de riesgo relacionados con la ateroesclerosis, aún quedan muchas interrogantes sin respuesta sobre el desarrollo de la ateroesclerosis. Una hipótesis de la formación de la placa sugiere que la lesión en la capa endotelial del vaso es el factor iniciador en el desarrollo de la ateroesclerosis.[1,4] El hecho de que las lesiones ateroescleróticas tiendan a formarse en los puntos de ramificación vascular o en los sitios donde hay flujo turbulento sugiere la posible participación de factores hemodinámicos.

La hiperlipidemia también puede desempeñar un papel activo en la patogenia de la lesión ateroesclerótica, sobre todo por LDL a causa de su alto contenido de colesterol.[4]

Los macrófagos activados liberan radicales libres que oxidan las LDL. Las LDL oxidadas son tóxicas para el endotelio: causan pérdida endotelial y exposición del tejido subendotelial a los componentes sanguíneos. Esto induce la adhesión y agregación plaquetarias y los depósitos de fibrina.[1,4] Los macrófagos activados también ingieren LDL oxidadas para convertirse en células espumosas, que están presentes en todas las etapas de la formación de la placa ateroesclerótica. Los lípidos liberados de las células espumosas necróticas se acumulan y forman el centro lipídico de las placas inestables. Las características histológicas de las placas inestables incluyen un centro lipídico grande, un infiltrado inflamatorio y una cubierta fibrosa delgada (fig. 26-12).[1,4] Estas "placas vulnerables" tienen riesgo de rotura,

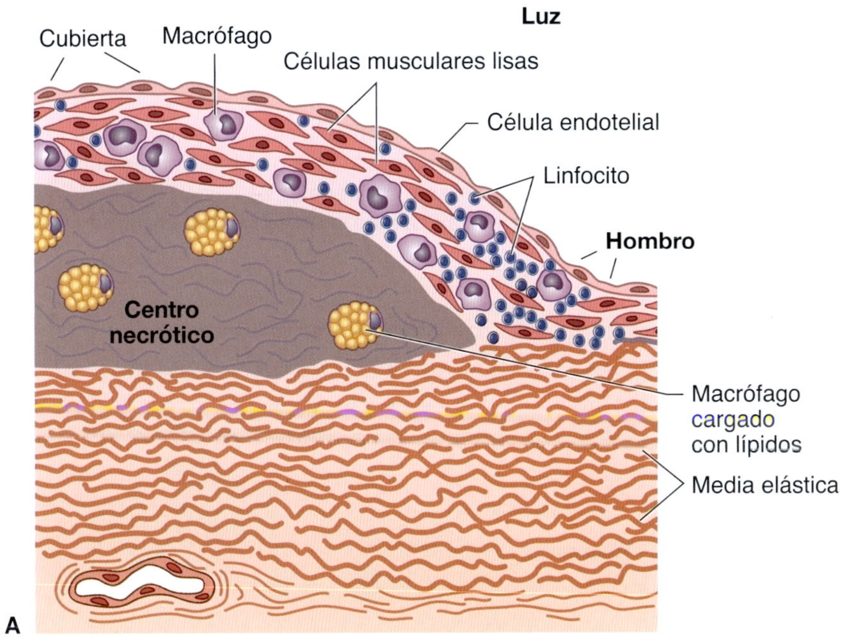

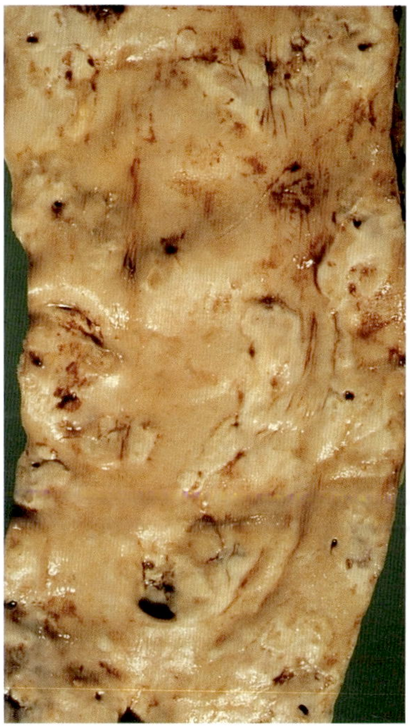

FIGURA 26-11. Placa fibroadiposa de ateroesclerosis. **A.** En esta placa fibrosa ya desarrollada, el centro contiene macrófagos llenos de lípidos y detritos de CML necróticas. La cubierta "fibrosa" está compuesta sobre todo por CML que producen colágeno, pequeñas cantidades de elastina y glucosaminoglucanos. También se muestran infiltrados de macrófagos y linfocitos. Nótese que el endotelio sobre la superficie de la cubierta fibrosa con frecuencia parece intacto. **B.** La aorta muestra placas marrones discretas y elevadas. También son evidentes las ulceraciones localizadas en la placa. Tomado de: Rubin R., Strayer D. S., Saffitz J. E., et al. (Eds.) (2015). *Rubin's pathology: Clinicopathologic foundations of medicine.* (7th ed., Fig. 16-12A and D, p. 589). Philadelphia, PA: Wolters Kluwer.

lo que ocurre con frecuencia en el hombro, donde la cubierta fibrosa es más delgada y el estrés mecánico es mayor.[1,4]

Manifestaciones clínicas

No hay manifestaciones clínicas de la ateroesclerosis durante 20 años o más. Las manifestaciones clínicas dependen de los vasos implicados y la magnitud de la obstrucción vascular.[4]

Las placas (lesiones) ateroescleróticas ejercen sus efectos mediante estrechamiento del vaso con producción de isquemia, obstrucción súbita del vaso por hemorragia o rotura de la placa, trombosis y formación de émbolos a causa del daño al endotelio vascular, o formación de un aneurisma por debilitamiento de la pared vascular.[1,4]

En los vasos más grandes, las complicaciones importantes son la formación de un trombo y el debilitamiento de la pared vascular. En las arterias de tamaño mediano, son más frecuentes la isquemia y el infarto por la oclusión vascular. Aunque la ateroesclerosis puede afectar cualquier órgano o tejido, las arterias que irrigan el corazón, el cerebro, los riñones, los miembros inferiores y el intestino delgado son las que resultan afectadas con mayor frecuencia.[4]

Vasculitis

Las *vasculitis* son un grupo de alteraciones vasculares que causan lesión inflamatoria y necrosis de la pared del vaso sanguíneo. Las vasculitis, que son un mecanismo frecuente de compromiso tisular y orgánico en muchas enfermedades distintas, afectan las células endoteliales y las CML de la pared vascular.[2] Como alteran venas y capilares, los términos *vasculitis*, *angitis* y *arteritis* suelen utilizarse de manera indistinta. Las manifestaciones clínicas frecuentes incluyen fiebre, mialgia, artralgia y malestar. Las vasculitis pueden producirse por lesión directa al vaso, agentes infecciosos o procesos inmunitarios; también pueden ser secundarias a otros estados patológicos, como lupus eritematoso sistémico. Los agentes físicos, como frío y radiación, lesión mecánica, mecanismos inmunitarios y toxinas causan daño vascular secundario, llevando con frecuencia a necrosis de los vasos. En ocasiones, las vasculitis se asocian con *anticuerpos citoplasmáticos antineutrofílicos* (ANCA, *antineutrophil cytoplasmic antibodies*). Los ANCA son anticuerpos dirigidos contra ciertas proteínas en el citoplasma de los neutrófilos. Estos autoanticuerpos pueden causar daño endotelial.[1] Los

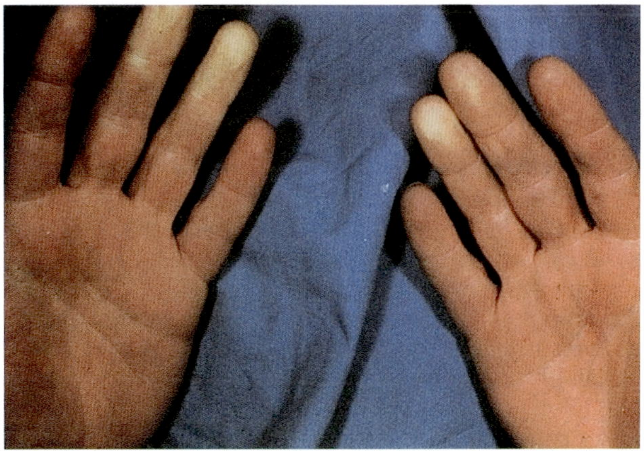

FIGURA 26-12. Fenómeno de Raynaud. Las puntas de los dedos muestran palidez marcada. Tomado de: Rubin R., Strayer D. S., Saffitz J. E., et al. (Eds.) (2015). *Rubin's pathology: Clinicopathologic foundations of medicine* (7th ed., Fig. 16-29, p. 604). Philadelphia, PA: Wolters Kluwer.

COMPRENSIÓN

La ateroesclerosis se caracteriza por el desarrollo de lesiones ateromatosas en el recubrimiento de la íntima de arterias grandes y medianas que sobresalen de la luz y, al final, pueden obstruir el flujo sanguíneo. El desarrollo de lesiones ateroescleróticas es un proceso progresivo que incluye: 1) la lesión celular endotelial, 2) la migración de células inflamatorias, 3) la proliferación de células musculares lisas y el depósito de lípidos y 4) el desarrollo gradual de la placa ateromatosa con un centro de lípidos.

1 **Lesión celular endotelial.** El endotelio vascular consiste en una sola capa de células unidas entre sí que en condiciones normales protege a las capas subendoteliales de la interacción con los componentes de la sangre. Los factores como el hábito tabáquico, aumento en la concentración de LDL, mecanismos inmunitarios y estrés mecánico relacionados con la hipertensión tienen la capacidad de causar una lesión endotelial, con adhesión de monocitos y plaquetas.

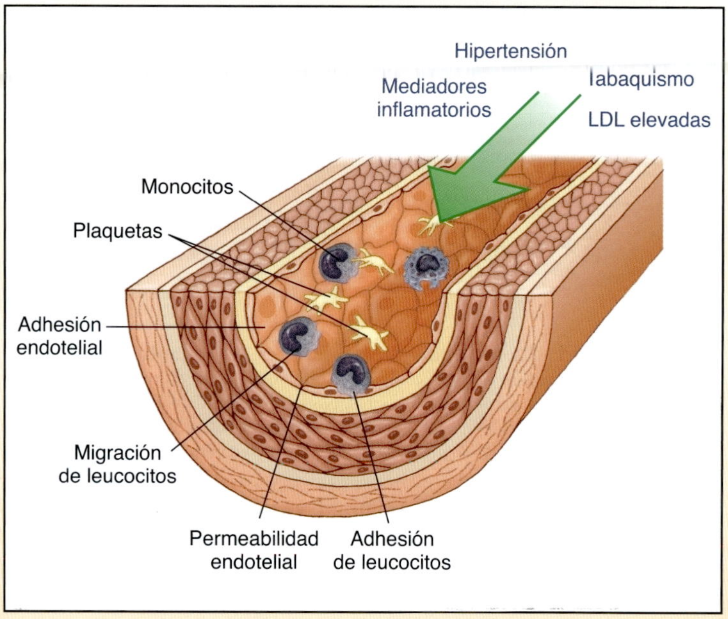

2 **Migración de células inflamatorias.** En etapas tempranas del desarrollo de las lesiones ateroescleróticas, las células endoteliales expresan moléculas de adhesión selectivas que se unen con monocitos y otras células inflamatorias, las cuales inician las lesiones ateroescleróticas. Después de que los monocitos se adhieren al endotelio, migran entre las células endoteliales para localizarse en la íntima. Entonces, los monocitos se transforman en macrófagos y atrapan lipoproteínas, en especial LDL. Los macrófagos activados se convierten en *células espumosas* cuando liberan especies tóxicas de oxígeno que oxidan las LDL atrapadas.

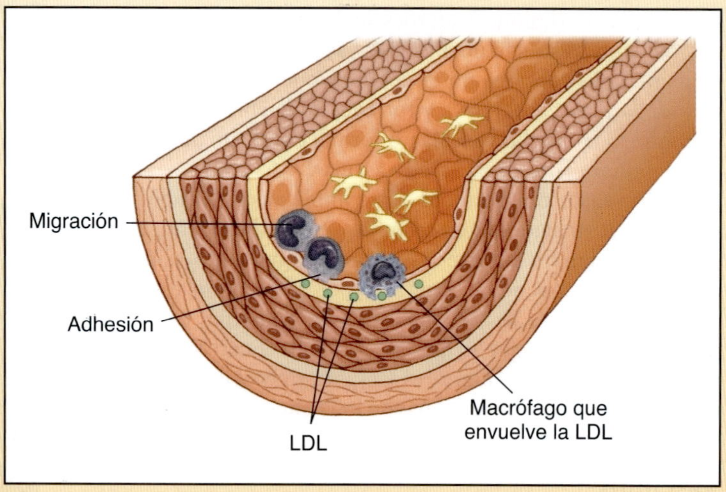

Desarrollo de ateroesclerosis

3

Acumulación de lípidos y proliferación de células musculares lisas. El reclutamiento de monocitos y su transformación en células espumosas resultan protectores porque este proceso elimina el exceso de lípidos de la circulación. Sin embargo, la acumulación progresiva de células espumosas dentro de la pared del vaso conduce de forma eventual a la progresión de la lesión. Los macrófagos activados producen factores de crecimiento que contribuyen a la migración y proliferación de células musculares lisas y la elaboración de matriz extracelular (MEC). En última instancia, las células espumosas mueren, produciendo depósitos de residuos celulares necróticos y lípidos dentro de la pared vascular.

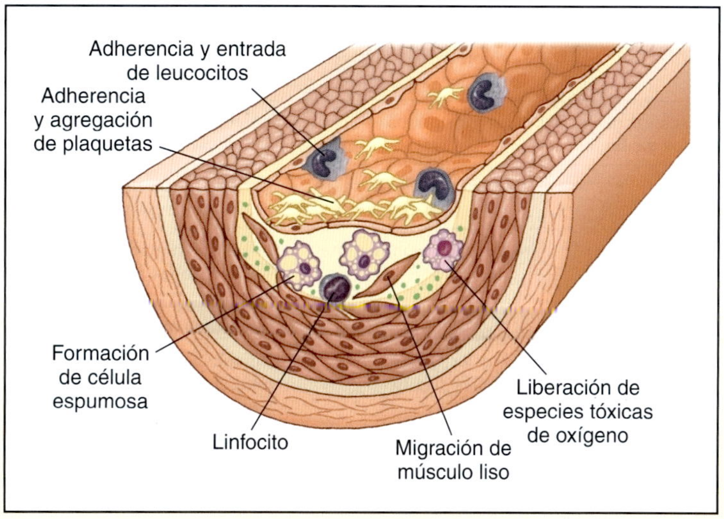

4

Estructura de la placa. Las *placas ateroescleróticas* consisten en células musculares lisas, macrófagos y otros leucocitos; MEC, incluidas fibras de colágeno y elásticas; y lípidos intracelulares y extracelulares. Por lo general, la cubierta fibrosa superficial está formada por CML y MEC densa. Justo debajo y al lado de la cubierta fibrosa existe un "hombro" que consiste en macrófagos, CML y linfocitos. Debajo de la capa fibrosa existe un centro de células espumosas cargadas con lípidos y detritos grasos. La rotura, ulceración o erosión de una cubierta fibrosa inestable o vulnerable puede provocar una hemorragia dentro de la placa o la oclusión trombótica de la luz del vaso.

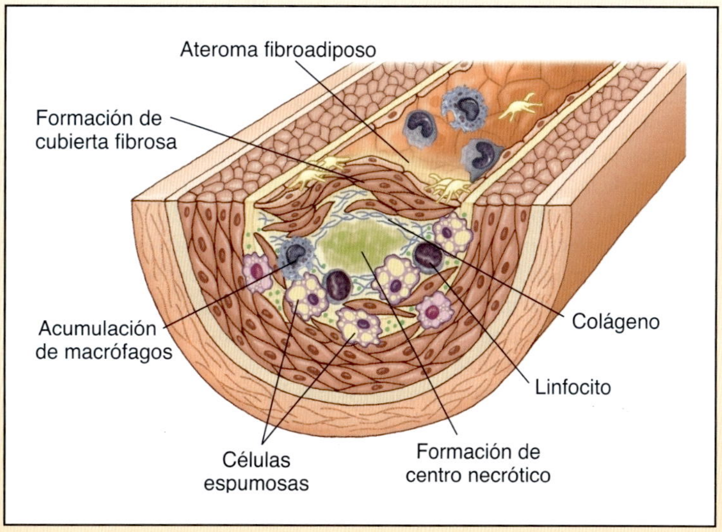

TABLA 26-2 Clasificación de las vasculitis

Grupo	Ejemplo	Características
Vasculitis de vasos pequeños	Poliangitis microscópica	Vasculitis necrosante con pocos o ningún depósito inmunitario; afecta vasos sanguíneos medianos y pequeños, incluidos capilares, vénulas y arteriolas; es frecuente la glomerulonefritis necrosante y el compromiso de los capilares pulmonares.
	Granulomatosis de Wegener	Inflamación granulomatosa que afecta las vías respiratorias y vasculitis necrosante que afecta capilares, vénulas, arteriolas y arterias; es frecuente la glomerulonefritis necrosante.
Vasculitis de vasos medianos	Poliarteritis nodosa	Inflamación necrosante de arterias pequeñas y medianas sin vasculitis en arterias, capilares ni vénulas; casi siempre se relaciona con enfermedad subyacente o factores ambientales.
	Enfermedad de Kawasaki	Afecta arterias grandes, medianas y pequeñas (con frecuencia las coronarias) y se relaciona con el síndrome de ganglio linfático mucocutáneo; casi siempre ocurre en niños pequeños.
	Tromboangitis obliterante	Inflamación aguda y crónica, segmentaria, con trombosis de las arterias medianas y pequeñas, sobre todo las arterias tibial y radial, aunque a veces se extiende a venas y nervios de las extremidades; ocurre casi de forma exclusiva en hombres que son fumadores con hábito tabáquico intenso.
Vasculitis de vasos grandes	Arteritis de la temporal (de células gigantes)	Inflamación granulomatosa de la aorta y sus ramas principales con predilección por ramas extracraneales de la arteria carótida; infiltración de la pared vascular con células gigantes y mononucleares; casi siempre se presenta en personas mayores de 50 años de edad y suele asociarse con polimialgia reumática.
	Arteritis de Takayasu	Inflamación granulomatosa de la aorta y sus ramas; casi siempre se presenta en individuos menores de 50 años.

valores séricos de ANCA, que pueden relacionarse con la actividad de la enfermedad, pueden utilizarse como un marcador diagnóstico cuantitativo útil en estas alteraciones.

Las vasculitis se clasifican con base en su etiología, hallazgos patológicos y pronóstico. Un sistema divide estas alteraciones en: 1) vasculitis de vasos pequeños, 2) de vasos medianos y 3) de vasos grandes (tabla 26-2).[1,4] Las vasculitis de vasos pequeños participan en distintas enfermedades, la mayoría de las cuales están mediadas por una reacción de hipersensibilidad con complejos inmunitarios de tipo III. Con frecuencia, afectan la piel y suelen ser una complicación de alguna enfermedad subyacente y exposición a agentes ambientales. Las vasculitis de pequeños vasos positivas para ANCA incluyen la poliangitis microscópica, granulomatosis de Wegener y el síndrome de Churg-Strauss.[19]

Las vasculitis de vasos medianos producen daño necrosante a las arterias musculares de tamaño intermedio de los principales sistemas orgánicos. Este grupo abarca la poliarteritis nodosa, enfermedad de Kawasaki y tromboangitis obliterante. Las vasculitis de vasos grandes afectan las arterias elásticas; incluyen la arteritis de la temporal, polimialgia reumática y arteritis de Takayasu.

Arteritis de la temporal

La *arteritis de la temporal* (también llamada *arteritis de células gigantes*) es la vasculitis más frecuente; es una alteración inflamatoria localizada de las arterias medianas y grandes. Afecta sobre todo a las ramas del cayado aórtico. Evoluciona hasta afectar toda la pared arterial, con necrosis localizada e inflamación granulomatosa con células gigantes multinucleadas. Es más frecuente en adultos mayores, con una proporción entre mujeres y hombres de 2:1. Se desconoce la causa.[1] Esta enfermedad suele ser de inicio gradual y puede anunciarse por la aparición repentina de cefalea, dolor sobre la arteria, inflamación y eritema de la piel de la zona, visión borrosa o diplopía y dolor facial. Casi la mitad de las personas afectadas tienen compromiso sistémico que se manifiesta como polimialgia reumática. Hasta el 10% de las personas con esta afección desarrollan un aneurisma aórtico (sobre todo torácico).

Arteriopatía de las extremidades

Las *vasculopatías periféricas* son afecciones de la circulación de las extremidades. Son similares a las que dañan las arterias coronarias y cerebrales, causan isquemia, dolor, disfunción y, en algunos casos, infarto y necrosis del tejido.

Oclusión arterial aguda

La *oclusión arterial aguda* es un fenómeno repentino que interrumpe el flujo arterial a los tejidos u órgano afectados. La mayoría de estos episodios son resultado de un émbolo o un trombo. Con menos frecuencia, el traumatismo o espasmo arterial causado por un cateterismo arterial es otra causa posible de la oclusión arterial aguda.

Etiología y patogenia

Un *émbolo* es una partícula que se mueve con libertad, como un coágulo sanguíneo que se desprende y viaja en los vasos más grandes de la circulación, hasta que se aloja en un vaso más pequeño y ocluye el flujo sanguíneo. La mayoría de los émbolos se originan en el corazón y se deben a alteraciones que inducen el desarrollo de coágulos en la pared de una cámara cardíaca o superficie valvular. Por lo general, son la complicación de una enfermedad cardíaca: cardiopatía isquémica, fibrilación auricular o cardiopatía reumática. Las válvulas cardíacas protésicas son otra fuente posible de émbolos. Otros tipos de émbolos son los grasos, que surgen en la médula ósea de huesos fracturados; gaseosos, en el pulmón; y émbolos de líquido amniótico, que se producen durante el parto.

Un trombo es un coágulo sanguíneo que se forma en la pared de un vaso y continúa creciendo hasta obstruir el flujo sanguíneo. Con frecuencia, se forman por la erosión o rotura de la cubierta fibrosa de una placa ateroesclerótica.

Manifestaciones clínicas

Los signos y síntomas de la oclusión arterial aguda dependen de la arteria afectada y la calidad de la circulación colateral. Los émbolos tienden a alojarse en las bifurcaciones de las arterias principales, como la aorta, las ilíacas, las femorales y las poplíteas.[4] El cuadro clínico se describe frecuentemente con las siete "P": punzada (inicio agudo), palidez, polar (frialdad), pulso ausente, dolor (*pain*), parestesia y parálisis.

La oclusión en una extremidad causa dolor agudo de inicio súbito con entumecimiento, hormigueo, debilidad, palidez y frialdad. Con frecuencia, se observa una línea que separa el tejido oxigenado por arriba del nivel de la obstrucción y el tejido isquémico distal a ella. Los pulsos se encuentran ausentes por debajo del nivel de la oclusión. Esto va seguido poco después por cianosis, piel moteada y pérdida de la función sensorial, refleja y motora. A menos que se restaure el flujo sanguíneo, el tejido muere.[1,4]

Diagnóstico y tratamiento

El diagnóstico de la oclusión arterial aguda incluye una valoración visual, palpación de pulsos y métodos para valorar el flujo sanguíneo. El tratamiento se centra en restaurar el flujo sanguíneo. Cuando se ocluye una arteria grande, el procedimiento óptimo es la embolectomía, que es la extirpación quirúrgica del trombo.[1,4]

El tratamiento trombolítico (estreptocinasa o activador tisular del plasminógeno) puede utilizarse en un intento por disolver el coágulo. Por lo general, se administra un tratamiento anticoagulante (heparina) para prevenir la extensión de la embolia y la progresión del trombo original. Debe evitarse la aplicación de frío y la extremidad debe protegerse de cualquier lesión con superficies duras y la ropa de cama que la cubre.[1,4,16]

Enfermedad oclusiva ateroesclerótica

La ateroesclerosis es una causa importante de arteriopatía periférica (AP) y es común en los vasos de los miembros inferiores (es decir, arterias femoral superficial y poplítea). Cuando las lesiones se desarrollan en la pierna y el pie, las arterias afectadas más a menudo son la tibial, peronea común o pedia. La enfermedad es más habitual conforme avanza la edad.[1,4]

Etiología

Los factores de riesgo son similares a los de la ateroesclerosis. El hábito tabáquico contribuye a la progresión de la ateroesclerosis en los miembros inferiores y al desarrollo de síntomas de isquemia. Las personas con diabetes mellitus desarrollan enfermedad vascular más extensa y con avance más rápido.[1,4]

Manifestaciones clínicas

Los síntomas de la oclusión vascular son graduales. Por lo general, existe un estrechamiento de por lo menos el 50% del vaso antes de que aparezcan manifestaciones de isquemia. El síntoma principal de la arteriopatía obstructiva crónica es la *claudicación intermitente* (dolor durante la marcha).[1,4] Las personas casi siempre se quejan de dolor en la pantorrilla (el músculo gastrocnemio tiene el mayor consumo de oxígeno entre todos los grupos musculares de la pierna durante la marcha). Algunas personas mencionan una sensación de dolor vago o entumecimiento. Ciertas actividades, como la natación y el ciclismo emplean otros grupos musculares y es probable que no causen la misma intensidad de molestia.[1,4]

Otros signos de isquemia incluyen cambios atróficos y adelgazamiento de la piel y tejidos subcutáneos en la pierna, así como disminución en el tamaño de los músculos de la pantorrilla. Con frecuencia, el pie está frío y los pulsos poplíteo y pedio son débiles o ausentes. El color de la extremidad se aclara con la elevación de la pierna por los efectos de la gravedad en la presión de perfusión, y adquiere un color rojo oscuro cuando está en posición inferior por el aumento autorregulatorio del flujo sanguíneo y el incremento de la presión de perfusión debido a la gravedad.[1,4]

Cuando el flujo sanguíneo ya no satisface las necesidades mínimas del músculo y los nervios, aparecen el dolor isquémico en reposo, úlceras y gangrena. Conforme se desarrolla la necrosis tisular, suele haber dolor intenso en la región con alteración cutánea, más intenso por la noche, con la elevación de la extremidad, y menos intenso durante la bipedestación.[1,4]

Diagnóstico

Los métodos diagnósticos incluyen inspección de las extremidades en busca de signos de isquemia leve crónica, como atrofia cutánea, uñas de los pies frágiles, pérdida del vello, palidez, frialdad o rubor por declive. La palpación o ecografía Doppler de los pulsos femoral, poplíteo, tibial posterior y dorsal del pie permite calcular el nivel y grado de obstrucción. La presión arterial se mide en varios niveles de la pierna para determinar el grado de obstrucción. También se emplean como métodos diagnósticos las imágenes por ecografía, la arteriografía con resonancia magnética (RM) o mediante tomografía computarizada (TC) helicoidal y la angiografía invasiva con contraste.[1,4]

Tratamiento

Los dos objetivos del tratamiento en las personas con AP son: 1) disminuir su considerable riesgo cardiovascular y 2) aliviar los síntomas. Debe valorarse a las personas con AP en busca de ateroesclerosis coronaria y cerebrovascular concomitante. También es importante señalar otros factores de riesgo cardiovascular, como tabaquismo, hipertensión, concentraciones altas de lípidos y diabetes. Los medicamentos útiles incluyen los antiplaquetarios para disminuir la trombosis y las estatinas para reducir el colesterol. Los tejidos afectados por ateroesclerosis se lesionan con facilidad y se curan con lentitud. El tratamiento incluye medidas enfocadas en la protección de los tejidos afectados y en la conservación de la capacidad funcional. Casi siempre se alienta a caminar (despacio) hasta el punto de la claudicación, ya que esto aumenta la circulación colateral. Por lo general, la intervención percutánea o quirúrgica se reserva para la claudicación incapacitante o con isquemia que pone en peligro la extremidad.[1,4,16]

Tromboangitis obliterante

La tromboangitis obliterante, o enfermedad de Buerger, es una alteración arterial inflamatoria (una vasculitis) que induce la formación de trombos. Afecta las arterias medianas, casi siempre los vasos plantares y digitales del pie y la parte inferior de la pierna. También puede afectar las arterias del brazo y la mano. Se caracteriza por inflamación aguda y crónica, segmentaria y formadora de trombos. Aunque afecta sobre todo a las arterias, con frecuencia se extiende y compromete las venas y nervios adyacentes. La enfermedad casi siempre se observa en personas menores de 35 años de edad con hábito tabáquico intenso.[1,4]

Etiología y patogenia

La patogenia de la enfermedad de Buerger todavía es motivo de discusión. Sin embargo, el tabaquismo y, en algunos casos, el tabaco mascado parecen participar.[1] Se sugiere el efecto de factores genéticos.

Manifestaciones clínicas

El dolor es el síntoma principal y, por lo general, se debe a isquemia arterial distal. Durante las etapas tempranas de la enfermedad, existe claudicación intermitente en el arco del pie y los dedos. En casos graves, el dolor se presenta incluso en reposo. La circulación alterada aumenta la sensibilidad al frío. Los pulsos periféricos están disminuidos o ausentes y existen cambios en el color de la extremidad. En los casos con avance moderado, la extremidad se vuelve cianótica en posición vertical; los dedos pueden adquirir un tono azul rojizo, incluso sin encontrarse en declive. Con la falta de flujo sanguíneo, la piel adquiere una apariencia delgada y brillante, y se reducen el crecimiento del vello y la nutrición cutánea. La isquemia crónica hace que las uñas se vuelvan gruesas y malformadas. Al final los tejidos se ulceran y aparecen cambios gangrenosos que ameritan la amputación del miembro.[1,4]

Diagnóstico y tratamiento

Los métodos diagnósticos son similares a los de la enfermedad ateroesclerótica de los miembros inferiores. Como parte del programa terapéutico, deben eliminarse la nicotina y el consumo de tabaco. Otras medidas terapéuticas tienen importancia secundaria y se enfocan en métodos para inducir la vasodilatación y prevenir la lesión del tejido.[1,4]

Enfermedad y fenómeno de Raynaud

La enfermedad y fenómeno de Raynaud son una alteración funcional causada por un vasoespasmo intenso de las arterias y las arteriolas en los dedos de las manos, y con menor frecuencia de los pies. Afecta al 3-5% de la población y es más frecuente en las mujeres. El tipo primario, llamado *enfermedad de Raynaud*, carece de una causa demostrable; el tipo secundario, llamado *fenómeno de Raynaud*, se relaciona con otras enfermedades o causas conocidas de espasmo vascular.[1,4]

Etiología y patogenia

El vasoespasmo es una respuesta constrictora excesiva a estímulos que en condiciones normales solo producen vasoconstricción moderada. Los vasos cutáneos de los dedos de manos y pies solo están inervados por fibras vasoconstrictoras simpáticas y la dilatación ocurre por retiro del estímulo simpático. El enfriamiento de partes específicas del cuerpo, como la cabeza, el cuello y el tronco, produce una disminución del flujo sanguíneo digital mediado por nervios simpáticos; lo mismo ocurre con el estrés emocional.[1,4]

La enfermedad de Raynaud se desencadena por la exposición al frío o emociones intensas y casi siempre se limita a los dedos. Pocas veces causa necrosis tisular. Se desconoce la causa del vasoespasmo en la enfermedad de Raynaud. El fenómeno de Raynaud se relaciona con una lesión vascular previa, como la congelación, traumatismo ocupacional derivado del uso de herramientas pesadas vibratorias o la exposición a temperaturas frías y calientes alternadas, alteraciones nerviosas y arteriopatías oclusivas crónicas. El fenómeno de Raynaud es la primera manifestación de las enfermedades del colágeno, como la esclerodermia y el lupus eritematoso sistémico.[1,4]

Manifestaciones clínicas

En la enfermedad y el fenómeno de Raynaud, la isquemia por vasoespasmo causa cambios en la coloración de la piel que evolucionan de palidez a cianosis, sensación de frío y cambios sensoriales, como entumecimiento y hormigueo. Por lo general, los cambios de color comienzan en las puntas de los dedos y avanzan a una o más falanges distales (*véase* la fig. 26-12). Después del episodio isquémico, hay un período de hiperemia con enrojecimiento intenso, sensación pulsátil y parestesias, seguido por el regreso de la coloración normal. Aunque casi siempre se afectan todos los dedos de manera simétrica, en algunos casos solo se altera un dedo o una porción de este.[1,4]

En los casos graves progresivos del fenómeno de Raynaud, las uñas se vuelven frágiles y la piel de las puntas de los dedos se engruesa. La carencia nutricional de estas estructuras puede causar artritis. Es posible la ulceración y gangrena superficial de los dedos.[1,4]

Diagnóstico y tratamiento

El diagnóstico inicial se basa en el antecedente de ataques de vasoespasmo, apoyado con otra evidencia de la afección. El tratamiento se centra en eliminar los factores que causan vasoespasmo y en la protección de los dedos frente a traumatismos durante un episodio isquémico. Son prioritarias la abstinencia del tabaco, la protección contra el frío y controlar el estrés emocional.[1,4]

Aneurismas

Un *aneurisma* es una dilatación anómala localizada en un vaso. Los aneurismas pueden formarse en arterias y venas, pero son más frecuentes en la aorta. Pueden adoptar varias formas y se clasifican de acuerdo con su causa, localización y características anatómicas (fig. 26-13).

Un *aneurisma verdadero* es aquel que está delimitado por la pared vascular completa y la sangre permanece dentro del compartimento vascular. Los *aneurismas falsos* son una *disección* localizada o desgarro en la pared interna de la arteria, con la formación de un hematoma extravascular que causa crecimiento del vaso. Los aneurismas falsos solo están delimitados por las capas externas de la pared vascular o los tejidos de soporte.[1,4]

El *aneurisma en cereza* (fig. 26-14A) es un aneurisma verdadero que consiste en una pequeña dilatación esférica en la bifurcación de un vaso.[1,4] Este tipo de aneurisma casi siempre se encuentra en el polígono de Willis. El *aneurisma fusiforme* (fig. 26-14C) es un aneurisma verdadero que afecta toda la circunferencia del vaso y se caracteriza por su dilatación gradual y progresiva. Estos aneurismas varían en diámetro y longitud, y pueden afectar las porciones ascendente y transversal de la aorta torácica, o pueden extenderse en segmentos largos de la aorta abdominal. El *aneurisma sacular* es un aneurisma verdadero que se extiende sobre parte de la circunferencia del vaso (tiene forma de un saco).[4] El *aneurisma disecante* (fig. 26-14B) es un aneurisma falso causado por un desgarro en la túnica íntima del vaso, lo que permite que la sangre entre en la pared vascular y diseca sus capas para formar una cavidad llena de sangre. La disección en la aorta pone en peligro la vida.

La debilidad que conduce a la formación de un aneurisma puede ser resultado de defectos congénitos, traumatismos, infecciones y ateroesclerosis. Una vez iniciado, el aneurisma crece conforme aumenta la tensión de la pared vascular, porque la tensión en la pared de un vaso es igual a la presión multiplicada por el radio. Conforme crece el diámetro del aneurisma, la tensión en la pared vascular también se eleva en proporción directa al aumento de tamaño. Sin tratamiento, el aneurisma puede romperse. Incluso un aneurisma no roto puede causar daño porque ejerce presión en las estructuras adyacentes e interrumpe el flujo sanguíneo.

Aneurismas aórticos

Los aneurismas aórticos pueden afectar cualquier parte de la arteria. Es posible que haya varios aneurismas (*véase* la fig. 26-14).

Etiología

Las dos causas más frecuentes de aneurismas aórticos son la ateroesclerosis y la degeneración de la túnica media vascular. La mitad de las personas con aneurismas aórticos tienen

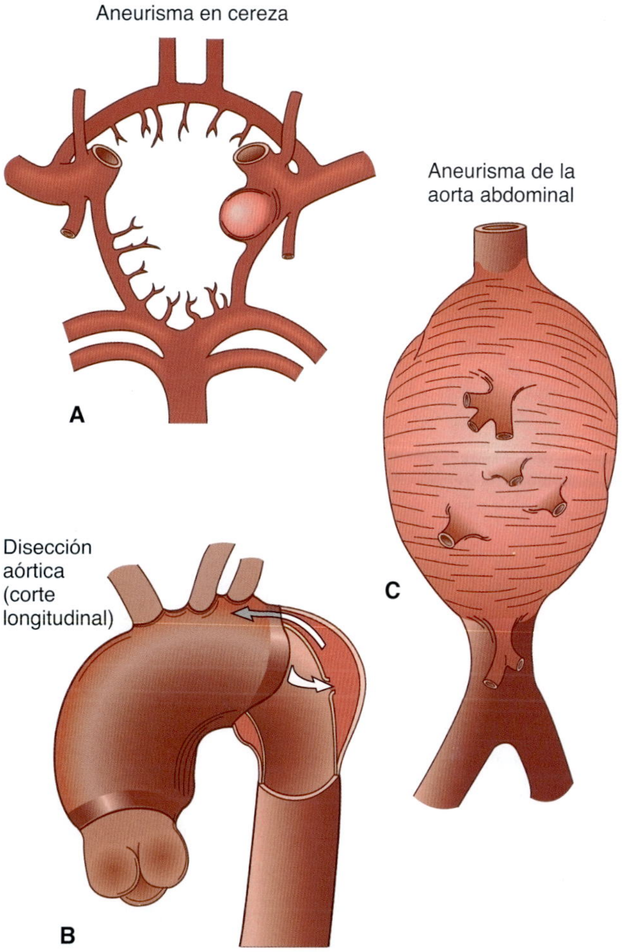

FIGURA 26-13. Tres formas de aneurismas. **A.** Aneurisma en cereza en el polígono de Willis. **B.** Disección aórtica. **C.** Aneurisma fusiforme en la aorta abdominal.

hipertensión. Los aneurismas aórticos se desarrollan con mayor frecuencia en hombres mayores de 50 años de edad fumadores de cigarrillos.[4]

Manifestaciones clínicas

Un aneurisma puede ser asintomático, y la primera evidencia de su presencia es su rotura. Los aneurismas de la aorta torácica son menos frecuentes que los de la aorta abdominal y pueden manifestarse con dolor retroesternal, en la espalda o el cuello. Es posible que haya disnea, estridor o tos metálica causada por la presión sobre la tráquea. Puede haber ronquera, resultado de la presión sobre el nervio laríngeo recurrente y también es factible la dificultad para la deglución por la presión sobre el esófago. Además, el aneurisma en ocasiones comprime la vena cava superior, causando distensión de las venas del cuello y edema de cara y cuello.[1,4]

La localización más frecuente de los aneurismas aórticos abdominales es inferior a la arteria renal, y afectan la bifurcación aórtica y el extremo proximal de las arterias ilíacas primitivas.[1,4] La aorta infrarrenal normal mide 2 cm de diámetro; un aneurisma se define por un diámetro aórtico mayor de 3 cm. Puede afectar cualquier parte de la circunferencia del vaso (sacular) o extenderse y afectarla toda (fusiforme). La mayoría de los aneurismas abdominales son

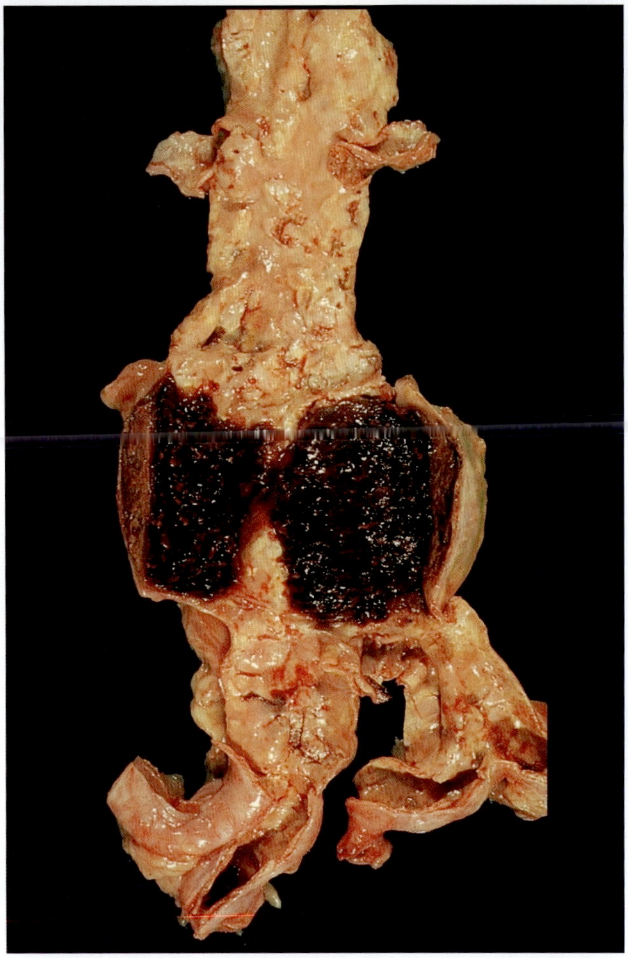

FIGURA 26-14. Aneurisma ateroesclerótico de la aorta abdominal. El aneurisma se abrió en sentido longitudinal para revelar un trombo grande en la luz. La aorta y las arterias ilíacas comunes presentan lesiones complicadas por ateroesclerosis. Tomado de: Rubin R., Strayer D. S., Saffitz J. E., et al. (Eds.) (2015). *Rubin's pathology: Clinicopathologic foundations of medicine* (7th ed., Fig. 16-38, p. 611). Philadelphia, PA: Wolters Kluwer.

asintomáticos. Como el aneurisma está en una arteria, la presencia de una masa pulsátil puede ser la primera evidencia de la alteración. Por lo general, los aneurismas mayores de 4 cm son palpables. La calcificación de la pared del aneurisma es frecuente y puede detectarse en una radiografía abdominal. Es posible que haya dolor, que varía desde leve en la parte media del abdomen o una molestia lumbar hasta dolor intenso en el abdomen y la espalda. Conforme se expanden los aneurismas, pueden comprimir las raíces nerviosas lumbares, causando dolor en la parte baja de la espalda que se irradia a las caras posteriores de las piernas. El aneurisma puede extenderse y comprimir las arterias renal, ilíaca o mesentérica, o las arterias vertebrales que irrigan la médula espinal. Es posible que un aneurisma abdominal erosione las vértebras. La estasis sanguínea favorece la formación de trombos en la pared del vaso (*véase* la fig. 26-14), con posibilidad de embolias periféricas que causan insuficiencia arterial sintomática.[1,4]

La complicación más temida de los aneurismas torácicos y abdominales es la rotura. La probabilidad de rotura se relaciona con el tamaño creciente del aneurisma. El riesgo se incrementa desde menos del 2% para los aneurismas abdominales pequeños hasta el 5% y el 10% por año para los aneurismas mayores de 5 cm de diámetro.[4]

Diagnóstico y tratamiento

Los métodos diagnósticos incluyen el empleo de ecografía, ecocardiografía, TC y RM. Con frecuencia, el tratamiento de elección es la reparación quirúrgica.[1,4]

Disección aórtica

La disección aórtica (aneurisma disecante) es una situación aguda que pone en peligro la vida. Implica una hemorragia hacia la pared vascular, con desgarro longitudinal de la pared vascular que forma un conducto lleno de sangre (fig. 26-15). La disección aórtica suele producirse sin evidencia de dilatación vascular previa. Más del 95% de los casos de aneurisma disecante tienen un desgarro transversal en la túnica íntima y la parte interna de la túnica media. La disección puede originarse en cualquier parte de la aorta.[4] El sitio más habitual es la aorta ascendente, y el segundo sitio en frecuencia es la aorta torácica, justo distal al origen de la arteria subclavia.

Etiología y patogenia

La disección aórtica se produce por alteraciones que debilitan o causan cambios degenerativos en la capa elástica y el músculo liso de la aorta. Es más frecuente en el grupo de 40-60 años de edad y más prevalente en hombres.[1] Dos factores de riesgo predisponen a la disección aórtica: la hipertensión y la degeneración de la túnica media de la pared vascular. La disección aórtica también se relaciona con enfermedades del tejido conjuntivo, como el síndrome de Marfan. Asimismo, se produce durante el embarazo por los cambios que experimenta la aorta. Otros factores son los defectos congénitos en la válvula aórtica (válvulas bicúspides o unicúspides) y la coartación aórtica. La disección aórtica es una complicación posible de la cirugía y el cateterismo cardíacos. La disección relacionada con la cirugía puede ocurrir en los puntos donde la aorta se cortó y pinzó.

Las disecciones aórticas se clasifican con frecuencia según el nivel de disección. Las lesiones proximales más frecuentes (y potencialmente más graves en términos de complicaciones), que afectan solo a la aorta ascendente o tanto a esta como a la descendente, se denominan de *tipo A*. Las lesiones que no afectan la aorta ascendente y, casi siempre, comienzan en un punto distal a la arteria subclavia se consideran del *tipo B*.[1] Las disecciones aórticas también se clasifican de acuerdo con el tiempo de inicio como agudas y crónicas, y las agudas se presentan dentro de 14 días después del inicio de los síntomas.[20]

Manifestaciones clínicas

Uno de los síntomas principales de un aneurisma disecante es la aparición repentina de dolor muy intenso, descrito como desgarrador o cortante. El dolor de la disección en la aorta ascendente se ubica a menudo en el pecho y el causado por la disección de la aorta descendente muchas veces se localiza en la espalda. En las etapas iniciales, la presión arterial muestra

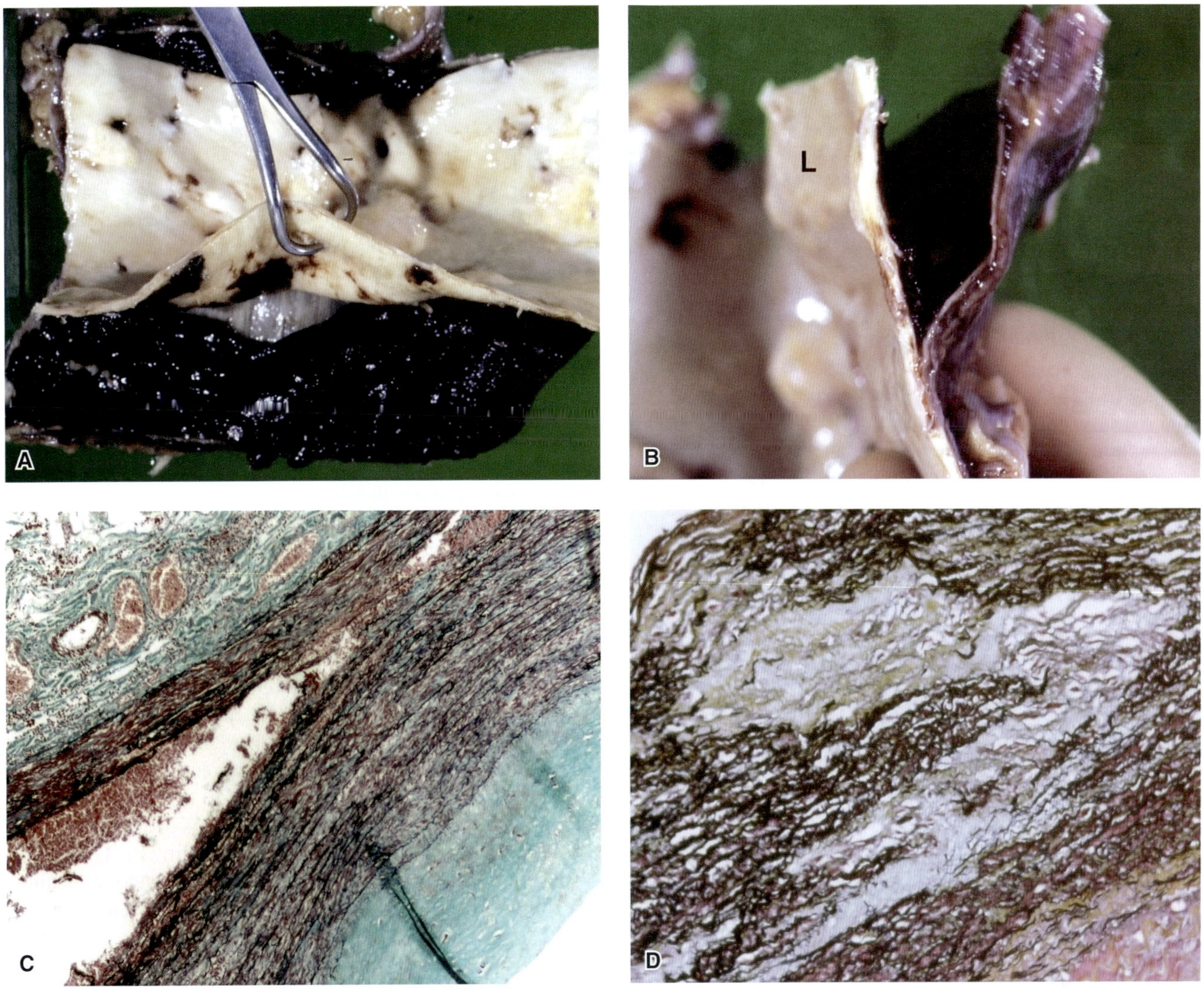

FIGURA 26-15. Aneurisma disecante de la aorta. **A.** Aorta torácica con pinzas metálicas que revelan la disección y hematoma en la pared con un coágulo sanguíneo antiguo. **B.** La aorta torácica se abrió en sentido longitudinal y revela sangre coagulada que diseca la túnica media del vaso. L= luz. **C.** Aorta ateroesclerótica con disección a lo largo del tercio externo de la túnica media (tinción para elastina). **D.** Una sección de la pared aórtica teñida con fucsina de aldehído muestra acumulaciones de material metacromático característico del proceso degenerativo conocido como necrosis medial quística. Tomado de: Strayer D., Rubin R., Saffitz J. E., et al. (Eds.). (2015). *Rubin's pathology: Clinicopathologic foundations of medicine* (7th ed., Fig. 16-39, p. 613). Philadelphia, PA: Wolters Kluwer.

un aumento moderado o intenso. Más tarde, la presión arterial y la frecuencia del pulso se vuelven inconmensurables en uno o ambos brazos conforme la disección interrumpe el flujo arterial a estos. Puede haber síncope, hemiplejía o parálisis de los miembros inferiores por oclusión de los vasos sanguíneos que irrigan el cerebro o la médula espinal. Cuando se afecta la válvula aórtica, puede presentarse insuficiencia cardíaca.[1,4]

Diagnóstico y tratamiento

El diagnóstico de la disección aórtica se basa en el interrogatorio y la exploración física, y es apoyado por estudios diagnósticos como la imagen vascular, TC y RM. El tratamiento puede ser médico o quirúrgico, según el tipo y el tiempo de evolución aguda o crónica. Como la disección aórtica es una urgencia que pone en peligro la vida, se inicia la estabilización médica de las personas con diagnóstico probable antes de confirmarlo. Dos factores que propagan la disección son la presión arterial alta y la pendiente de la onda del pulso, que dará continuidad a la extensión de la disección. El tratamiento médico se enfoca en el control de la hipertensión y el empleo de fármacos que reduzcan la fuerza de la expulsión sanguínea sistólica del corazón. El tratamiento quirúrgico consiste en resecar el segmento afectado de la aorta y reemplazarlo con un injerto protésico. La tasa de mortalidad por un aneurisma disecante no tratado es alta.[1,4]

RESUMEN

Las lesiones en este sistema ejercen su efecto por isquemia o disminución del flujo sanguíneo. Existen dos tipos de alteraciones arteriales: enfermedades como la ateroesclerosis, vasculitis y arteriopatías periféricas, que obstruyen el flujo sanguíneo, y afecciones como los aneurismas, que debilitan la pared vascular.

El colesterol depende de lipoproteínas para su transporte en la sangre. Las LDL, que son aterogénicas, transportan el colesterol a los tejidos periféricos. Las HDL, que tienen efecto protector, retiran el colesterol de los tejidos y lo transportan de nuevo al hígado para su desecho. Los receptores para LDL desempeñan un papel primordial en la eliminación del colesterol de la sangre; las personas con cantidades pequeñas de receptores tienen un riesgo muy alto de desarrollar ateroesclerosis.

La ateroesclerosis afecta a las arterias grandes y medianas. Es de inicio gradual y las lesiones casi siempre están muy avanzadas antes de que aparezcan los síntomas. Aunque se desconocen los mecanismos de la ateroesclerosis, los factores de riesgo incluyen elementos como la herencia, sexo y edad, y factores como el hábito tabáquico, presión arterial alta, concentraciones elevadas de colesterol, diabetes mellitus, obesidad e inflamación.

Las vasculitis son un grupo de alteraciones vasculares caracterizadas por inflamación y necrosis de los vasos sanguíneos. Pueden producirse por lesión del vaso, agentes infecciosos o procesos inmunitarios, y pueden ser secundarias a otras enfermedades, como el lupus eritematoso sistémico.

Las alteraciones oclusivas interrumpen el flujo arterial de la sangre e interfieren con el suministro de oxígeno y nutrientes a los tejidos. La oclusión del flujo puede ser resultado de un trombo, émbolo, compresión vascular, vasoespasmo o cambios estructurales en el vaso. Las enfermedades arteriales periféricas afectan los vasos sanguíneos fuera del corazón y el tórax. Incluyen la enfermedad y fenómeno de Raynaud, y la tromboangitis obliterante (enfermedad de Buerger).

Los aneurismas son zonas localizadas de dilatación vascular causadas por la debilidad de la pared arterial. Un aneurisma en cereza, por lo general encontrado en el polígono de Willis, consiste en una pequeña dilatación vascular esférica. Los aneurismas fusiformes y saculares, generalmente situados en la aorta torácica y abdominal, se caracterizan por el crecimiento gradual y progresivo de la aorta. Pueden afectar parte de la circunferencia vascular (sacular) o toda la circunferencia del vaso (fusiforme). Un aneurisma disecante es una afección aguda que pone en peligro la vida. Implica hemorragia hacia la pared vascular, con desgarro longitudinal (disección) de la pared vascular para formar un conducto lleno de sangre. La consecuencia más grave de los aneurismas es su rotura.

Alteraciones de la circulación venosa sistémica

Las venas son vasos de paredes delgadas y baja presión que dependen de la actividad de bombas musculares y cambios en la presión abdominal e intratorácica para regresar la sangre al corazón. El sistema venoso en las piernas tiene dos componentes: las venas superficiales (safena y sus tributarias) y las venas profundas. Las venas perforantes o comunicantes conectan estos dos sistemas. La sangre de la piel y los tejidos subcutáneos de las piernas se reúne en las venas superficiales y después se transporta a través de las venas comunicantes hacia los conductos venosos más profundos para regresar al corazón.[3]

El sistema venoso tiene válvulas que previenen el flujo retrógrado de sangre. Estas válvulas casi siempre se encuentran en los puntos donde las venas comunicantes se unen a las venas profundas más grandes y donde confluyen dos venas. El número de válvulas venosas difiere un poco de una persona a otra, al igual que su competencia estructural. Estos factores pueden ayudar a explicar la predisposición familiar a desarrollar venas varicosas.[1,3,4]

Cuando una persona camina, los músculos de las piernas incrementan el flujo en las venas profundas y el retorno venoso al corazón (fig. 26-16). La función de los músculos de la pierna se denomina *bomba muscular*.[4] Durante la contracción muscular, las válvulas de las venas comunicantes se cierran para prevenir el flujo retrógrado de sangre al sistema superficial, mientras la sangre de las venas profundas avanza por la acción de los músculos que se contraen. Durante la relajación muscular las válvulas de las venas comunicantes se abren, lo que permite que la sangre de las venas superficiales se desplace hacia las profundas.

Aunque esta estructura permite al sistema venoso servir como región de almacenamiento sanguíneo, también vuelve al sistema susceptible a problemas relacionados con la estasis e insuficiencia venosa.

PUNTOS CLAVE

Alteraciones de la circulación venosa

- Las venas son vasos distensibles de paredes delgadas que recogen sangre de los tejidos para regresarla al corazón. El sistema venoso es un sistema de baja presión que depende de la acción de bombeo de los músculos esqueléticos para impulsar la sangre y la presencia de válvulas venosas para evitar el flujo retrógrado.
- Las alteraciones del sistema venoso producen congestión de los tejidos afectados y predisponen a la formación de coágulos por el estancamiento del flujo y activación del sistema de coagulación.

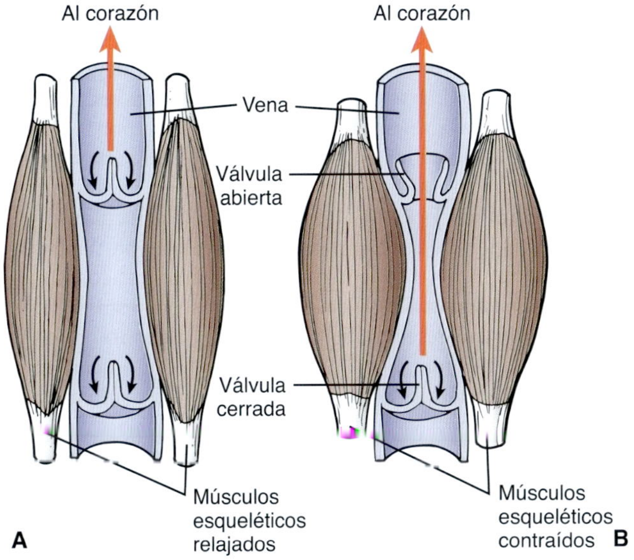

FIGURA 26-16. Bombas musculares esqueléticas y su función para promover el flujo sanguíneo en los vasos superficiales y profundos de la pantorrilla.

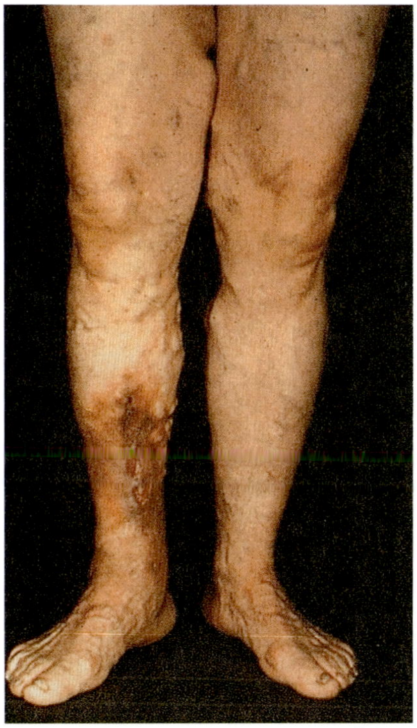

FIGURA 26-17. Venas varicosas de las piernas. Las varices graves en las venas superficiales de la pierna causaron dermatitis por estasis y ulceraciones secundarias. Tomado de: Strayer D., Rubin R., Saffitz J. E., et al. (Eds.) (2015). *Rubin's pathology: Clinicopathologic foundations of medicine* (7th ed., Fig. 16-41, p. 614). Philadelphia, PA: Wolters Kluwer.

Venas varicosas

Las venas varicosas (varices) tortuosas, o dilatadas, de los miembros inferiores son frecuentes y suelen causar problemas secundarios de insuficiencia venosa (fig. 26-17). Las *venas varicosas primarias* se originan en las venas safenas superficiales, mientras las *secundarias* son resultado del flujo anómalo en las venas profundas. En todas, el 80-90% de la sangre venosa de los miembros inferiores es transportada por las venas profundas. Las venas varicosas secundarias se desarrollan cuando el flujo en los conductos profundos se altera o bloquea. La causa más frecuente de las venas varicosas secundarias es la trombosis venosa profunda (TVP). Otras causas incluyen fístulas arteriovenosas (AV) congénitas o adquiridas, malformaciones venosas congénitas y presión sobre las venas abdominales causada por el embarazo o un tumor.[1,3,4]

La prevalencia es del 50% en las personas mayores de 50 años de edad. Es más frecuente en las mujeres de 30-50 años de edad, sobre todo si existe una marcada predisposición familiar.[4] La incidencia también es más alta en las personas con obesidad, por el aumento de la presión intraabdominal, y entre quienes permanecen de pie la mayor parte del día a causa de su trabajo (p. ej., personal de enfermería).

Etiología y patogenia

La bipedestación prolongada aumenta la presión venosa, lo que causa dilatación y estiramiento de la pared vascular. Cuando una persona está de pie, todo el peso de las columnas venosas de sangre se transmite a las venas de las piernas. Los efectos de la gravedad se complican en las personas que permanecen de pie durante períodos prolongados sin emplear los músculos de sus piernas para ayudar a bombear la sangre de regreso al corazón.[1,3,4]

Como no hay válvulas en la vena cava inferior ni en las venas ilíacas comunes, la sangre de las venas abdominales debe mantenerse con las válvulas situadas en las venas ilíacas externas o femorales. Cuando la presión intraabdominal aumenta, como ocurre durante el embarazo y la obesidad, o cuando las válvulas de estas dos venas son defectuosas o no existen, aumenta la tensión en la unión safenofemoral. La elevada incidencia de venas varicosas con el embarazo también sugiere un efecto hormonal en el músculo liso venoso que contribuye a la dilatación venosa y la incompetencia valvular. El levantamiento de objetos también aumenta la presión intraabdominal y reduce el flujo sanguíneo en las venas abdominales. Las ocupaciones que requieren el levantamiento repetido de objetos pesados también predisponen al desarrollo de esta alteración.[1,3,4]

La exposición prolongada a presiones altas hace que las válvulas venosas se vuelvan incompetentes, por lo que ya no cierran de manera apropiada. El reflujo de sangre causa mayor dilatación venosa, lo que separa las valvas de la válvula y agrava la incompetencia valvular en secciones de venas distales adyacentes. Otra consideración en el desarrollo de las venas varicosas es que las venas superficiales solo tienen la grasa subcutánea y la fascia superficial para soportarlas, pero las venas profundas están sostenidas por el músculo, hueso y tejido conjuntivo. La obesidad reduce el soporte que proporcionan la fascia y los tejidos superficiales, lo que aumenta el riesgo de tener venas varicosas.[1,3,4]

Manifestaciones clínicas

Los signos y síntomas de las venas varicosas primarias varían. En muchos casos hay dolor de los miembros inferiores y edema, sobre todo después de permanecer de pie durante períodos prolongados. Por lo general, el edema cede durante la noche, cuando las piernas se elevan. Cuando las venas comunicantes son incompetentes, los síntomas son más frecuentes.[21]

Diagnóstico y tratamiento

Con frecuencia, el diagnóstico puede hacerse después de una anamnesis y exploración física cuidadosas, en particular mediante la inspección de las extremidades afectadas. También puede utilizarse la sonda de ecografía Doppler para valorar el flujo en los vasos de gran calibre. En ocasiones, se utilizan estudios angiográficos con medio de contraste radiográfico para valorar la función venosa.[21]

Después del estiramiento repetido de las venas, cuando las válvulas se vuelven incompetentes, es poco lo que puede hacerse para restaurar el tono venoso y la función normales. Las medidas para prevenir el desarrollo y progresión de las venas varicosas incluyen la pérdida de peso y medidas para evitar situaciones como la bipedestación prolongada, que elevan la presión venosa. Las medidas terapéuticas se centran en mejorar el flujo venoso y prevenir la lesión tisular. Las medias o mallas elásticas de soporte comprimen las venas superficiales y previenen su distensión. El control más preciso se obtiene con medias de prescripción, que se miden para que se ajusten de forma apropiada y deben aplicarse antes de asumir la postura de bipedestación, cuando las venas están vacías.[21]

La escleroterapia se utiliza con frecuencia en el tratamiento de pequeñas varicosidades residuales e implica la inyección de un agente esclerosante en las venas superficiales colapsadas para producir fibrosis de la luz vascular. El tratamiento quirúrgico consiste en extirpar las venas varicosas y las venas perforantes incompetentes, pero se limita a personas con venas profundas permeables.[21]

Insuficiencia venosa crónica

El término *insuficiencia venosa* se refiere a la condición fisiopatológica de la hipertensión venosa persistente en la estructura y función del sistema venoso de los miembros inferiores.

Etiología y patogenia

La causa incluye factores como el aumento de la presión hidrostática venosa (como en la posición erguida prolongada), válvulas incompetentes en las venas, obstrucciones venosas profundas (como en la TVP), disminución de la función de los bombeos musculares, procesos inflamatorios y disfunción endotelial.[1,4,22]

En la insuficiencia venosa, no puede producirse de manera eficaz el flujo sanguíneo unidireccional ni el vaciamiento de las venas profundas. Si la bomba muscular es ineficaz, la sangre puede fluir de manera retrógrada. La insuficiencia secundaria de las venas comunicantes y superficiales somete a los tejidos subcutáneos a presiones elevadas.[1,4,22]

Manifestaciones clínicas

La insuficiencia venosa ocasiona congestión tisular, edema y la eventual alteración en la nutrición del tejido. El edema se agrava al permanecer de pie durante períodos prolongados. Hay necrosis de los depósitos de grasa subcutánea, seguida de atrofia cutánea. La pigmentación parda de la piel se debe a depósitos de hemosiderina proveniente de la degradación de los eritrocitos. Existe insuficiencia linfática secundaria, con esclerosis progresiva de los vasos linfáticos por la mayor demanda para eliminar líquido intersticial. Las personas con insuficiencia venosa crónica también pueden experimentar rigidez del tobillo y pérdida de masa y fuerza musculares.[1,4,22] En la insuficiencia venosa avanzada, la nutrición tisular alterada causa dermatitis por estasis y úlceras varicosas o de estasis (*véase* la fig. 26-17). La dermatitis por estasis se caracteriza por la presencia de piel delgada, brillante, de color pardo azulado, con pigmentación irregular y descamación de la piel que carece del sostén de los tejidos subcutáneos subyacentes. Una lesión menor causa ulceraciones relativamente indoloras difíciles de cicatrizar. La parte inferior de la pierna tiene una proclividad particular al desarrollo de dermatitis por estasis y úlceras varicosas. La mayoría de las lesiones se localizan en la región medial, sobre el tobillo y la parte inferior de la pierna, con mayor frecuencia justo arriba del maléolo medial. La insuficiencia venosa es la causa más frecuente de úlceras en la pierna.[1,4,22] El tratamiento de las úlceras venosas incluye compresión con apósitos y vendajes, elásticos o firmes.

Trombosis venosa

La *trombosis venosa*, o *tromboflebitis*, es la presencia de un trombo en una vena y la respuesta inflamatoria en la pared vascular que lo acompaña. Se pueden desarrollar trombos en las venas superficiales y las profundas.[5] La trombosis venosa superficial (TVS) puede ocurrir en una vena superficial. La TVS genera complicaciones, como recurrencias, TVP y embolia pulmonar.[23] La TVP se produce con mayor frecuencia en los miembros inferiores y es una alteración grave, caracterizada por embolia pulmonar, episodios recurrentes de TVP y desarrollo de insuficiencia venosa crónica. La mayoría de los trombos postoperatorios se generan en los senos sóleos o en las venas grandes que drenan los músculos gastrocnemios.[4] Los trombos aislados en la pantorrilla suelen ser asintomáticos. Si no se tratan, pueden extenderse a venas más grandes y proximales con mayor riesgo de embolia pulmonar.[4]

Etiología y patogenia

La trombosis venosa se acompaña de estasis sanguínea, aumento en la coagulabilidad de la sangre y lesión de la pared vascular.[4] El reposo en cama y la inmovilización se acompañan de disminución del flujo sanguíneo y estasis, estancamiento venoso en los miembros inferiores y aumento en el riesgo de TVP. Las personas inmovilizadas por una fractura de cadera, reemplazo articular o lesión medular son muy vulnerables a la TVP. El riesgo de TVP aumenta con la disfunción cardíaca. Esto podría explicar la alta incidencia en las personas con infarto de miocardio e insuficiencia cardíaca congestiva. Los adultos mayores son más susceptibles, tal vez porque las alteraciones que producen estasis venosa son más frecuentes en las personas mayores. Los viajes aéreos prolongados implican un riesgo particular para los sujetos predispuestos a TVP por el tiempo prolongado que

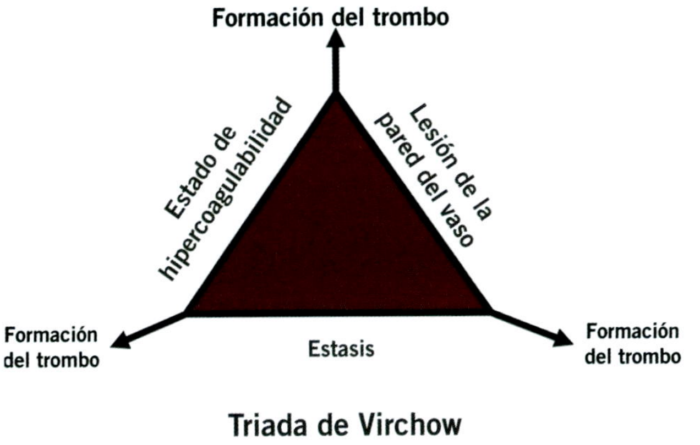

FIGURA 26-18 Tríada de Virchow de la formación de un trombo. Tomado de: Zierler, R. E., Dawson, D. L. (2016). *Strandness's duplex scanning in vascular disorders*. Philadelphia, PA: Wolters Kluwer.

permanecen sentados y el aumento de la viscosidad sanguínea secundaria a la deshidratación.[1]

La hipercoagulabilidad es un estado de mayor formación de coágulos que aumenta la predisposición a la TVP. Los estados de incremento de la coagulabilidad también pueden ser resultado de insuficiencias heredadas o adquiridas en ciertas proteínas plasmáticas que inhiben el desarrollo de trombos en condiciones normales. Las alteraciones hereditarias del factor V de Leiden y de la protrombina también los producen. Los anticonceptivos orales y el reemplazo hormonal parecen incrementar la coagulabilidad y predisponer a la trombosis venosa, un riesgo que aumenta más con el hábito tabáquico. Ciertos cánceres se relacionan con un aumento en la tendencia a la coagulación, aunque se desconoce la razón. Cuando se pierde líquido corporal por lesión o enfermedad, la hemoconcentración resultante hace que los factores de la coagulación se concentren más. Otros factores de riesgo importantes incluyen el síndrome antifosfolipídico y las alteraciones mieloproliferativas.[1,4]

La lesión vascular puede ser consecuencia de un traumatismo o intervención quirúrgica o puede ser secundaria a infección o inflamación de la pared vascular y ser el resultado de la lesión vascular por catéteres venosos. Los factores de riesgo para la trombosis venosa incluyen la postración en cama, inmovilidad, lesión de la médula espinal, infarto de miocardio, insuficiencia cardíaca congestiva, choque y obstrucción venosa. La tríada de Virchow ilustra los tres factores clave que conducen a la formación de trombos (fig. 26-18).

Manifestaciones clínicas

Una gran cantidad de personas con trombosis venosa permanecen asintomáticas. Es probable que la ausencia de signos y síntomas se deba a que la vena no se ocluye del todo o a que existe circulación colateral. Los signos y síntomas frecuentes de la trombosis venosa derivan del proceso inflamatorio, e incluyen dolor, inflamación y sensibilidad muscular profunda. La fiebre, malestar general, leucocitosis y aumento en la velocidad de sedimentación globular son manifestaciones generales de la inflamación. Es probable que haya sensibilidad y dolor en el trayecto de la vena. La inflamación varía desde mínima hasta máxima.[1,4]

El sitio de la formación del trombo determina la localización de los hallazgos físicos. El sitio más frecuente es en los senos venosos en el músculo sóleo y en las venas tibial posterior y peronea. En estos casos, la inflamación afecta el pie y el tobillo, aunque puede ser ligera o inexistente. Son frecuentes el dolor y la hipersensibilidad en la pantorrilla. La trombosis de la vena femoral causa estos síntomas en la parte distal del muslo y el área poplítea. Los trombos en las venas iliofemorales producen las manifestaciones más profundas, con inflamación, dolor e hipersensibilidad de toda la extremidad.[1,4]

Diagnóstico y tratamiento

Las pruebas para el diagnóstico incluyen: flebografía ascendente, ecografía y medición del dímero D en plasma. Siempre que sea posible, la trombosis venosa debe prevenirse, en lugar de tratarse. La ambulación temprana después del parto o una intervención quirúrgica reducen el riesgo de formación de trombos. El ejercicio de las piernas y la utilización de medias de soporte mejoran el flujo venoso. Una medida precautoria adicional consiste en evitar las posturas corporales que favorezcan el estancamiento venoso. Las personas con riesgo de TVP siempre deben utilizar medias antiembólicas con el ajuste y longitud adecuados. En las personas inmóviles con riesgo de TVP, se utiliza un dispositivo de compresión neumática secuencial. Este dispositivo consiste en una manga plástica que rodea las piernas y mantiene la compresión de los miembros inferiores durante períodos alternados. Estos dispositivos intensifican el vaciamiento venoso, aumentan el flujo y reducen la estasis. El tratamiento profiláctico con anticoagulantes se utiliza frecuentemente en los pacientes con riesgo alto de trombosis venosa.[1,4,24]

Los objetivos del tratamiento para la trombosis venosa son prevenir la formación de trombos adicionales, evitar la extensión y embolización de los trombos existentes y disminuir al mínimo el daño a las válvulas venosas. La elevación de las piernas puede ayudar a prevenir la estasis. Se aplica calor en la pierna para aliviar el espasmo vascular y para ayudar a la resolución del proceso inflamatorio. Se mantiene el reposo en cama hasta que ceden la hipersensibilidad local y la inflamación; después, se permite la ambulación gradual con soporte elástico y evitación de períodos prolongados en posición erguida o sedente, que debería continuar después de la resolución de la TVP.[1,4,24]

El tratamiento con anticoagulantes (heparina y warfarina) se utiliza para corregir y prevenir la formación de trombos. Esta terapia se inicia con una forma inyectable de un anticoagulante basado en heparina. Después, para el tratamiento ambulatorio, se cambia al paciente a un anticoagulante oral o inyectado por vía subcutánea. Puede recurrirse a la terapia trombolítica en un intento por disolver el coágulo.[1,4,24]

También puede optarse por la inserción percutánea de filtros para la vena cava en personas con alto riesgo de embolia pulmonar. Este procedimiento impide el paso de coágulos grandes. Sin embargo, en el sitio donde se colocan hay un aumento de la trombosis si no se administran anticoagulantes. Los riesgos adicionales incluyen el potencial de rotura o migración del filtro.[1,4,24]

RESUMEN

La función de reservorio del sistema venoso lo vuelve susceptible de insuficiencia venosa, estasis y formación de trombos. Las venas varicosas se producen por la distensión y el estiramiento prolongado de las venas superficiales a causa de la insuficiencia venosa. Las varices se forman por defectos en las venas superficiales (venas varicosas primarias) o por alteración del flujo sanguíneo en las venas profundas (venas varicosas secundarias). La insuficiencia venosa refleja la estasis venosa crónica causada por la incompetencia valvular. Se asocia con dermatitis por estasis y úlceras por estasis o venosas. La trombosis venosa describe la presencia de un trombo en una vena y la respuesta inflamatoria en la pared vascular que la acompaña. Se relaciona con lesión vascular, estasis del flujo venoso y estados con aumento de la coagulabilidad. Los trombos pueden formarse en las venas superficiales o profundas (TVP). La formación de un trombo en las venas profundas es precursora de la insuficiencia venosa y la embolia.

Alteraciones de la regulación de la presión arterial

La presión arterial debe regularse estrechamente para garantizar una perfusión adecuada de los tejidos corporales y evitar la lesión de los vasos sanguíneos. Si la presión arterial es demasiado baja, entonces los tejidos no reciben suficiente flujo sanguíneo para garantizar el suministro de nutrientes y oxígeno y la eliminación de productos de desecho. Las altas presiones pueden dañar fácilmente el delicado tejido endotelial, aumentando la probabilidad de presentar enfermedad vascular ateroesclerótica y rotura vascular. La presión arterial alta también puede dañar seriamente los órganos perfundidos.

Hipertensión

La hipertensión es un estado de elevación continua de la presión arterial dentro del circuito arterial. Es un factor de riesgo primario para las enfermedades cardiovasculares y una de las principales causas de morbilidad y mortalidad en todo el mundo.[25] Las poblaciones con consideraciones especiales relacionadas con el diagnóstico y el tratamiento de la hipertensión son las mujeres embarazadas, niños, adolescentes y adultos mayores.

Etiología y patogenia

La hipertensión se clasifica en general según su etiología como primaria (esencial) o secundaria. La hipertensión primaria se refiere a la presencia clínica de hipertensión sin evidencia de una alteración clínica causante específica.

Factores de riesgo no modificables

Los factores de riesgo incluyen características constitucionales como la edad, el sexo, la etnia y los antecedentes familiares y genéticos.

Edad. La hipertensión primaria es más frecuente en los adultos que en los niños. Históricamente, era más probable que los niños presentaran hipertensión secundaria, a menudo debido a afecciones cardíacas congénitas o enfermedad renal. La incidencia de hipertensión primaria en niños y adolescentes está aumentando de manera concordante con el incremento en la obesidad y la diabetes mellitus de tipo 2 infantil.[4,26] La probabilidad de tener hipertensión aumenta con el envejecimiento, al igual que la probabilidad de morbilidad cardiovascular asociada con la hipertensión. Las elevaciones de la presión arterial sistólica o diastólica incrementan el riesgo de alteraciones cardiovasculares, a saber, cardiopatía isquémica, insuficiencia cardíaca, ictus isquémico, arteriopatía periférica, aneurisma aórtico y vasculopatía renal.[25] El aumento de la presión arterial con el envejecimiento está relacionado con un endurecimiento de las paredes arteriales, lo que afecta especialmente a la presión sistólica. La capacidad de los riñones para excretar sodio disminuye con la edad, y la retención de sodio también contribuye a la hipertensión.[27]

Sexo y procedencia étnica. En Estados Unidos, la hipertensión es más frecuente y más grave en los afroamericanos. Los afroamericanos tienden a desarrollar hipertensión a una edad más temprana que otras poblaciones.[28] Los eventos adversos atribuibles a la hipertensión fueron más probables en las mujeres y en personas de raza negra que en personas caucásicas.[29] La prevalencia general de la hipertensión es más alta en los hombres que en las mujeres en todas las edades.[30]

Antecedentes familiares y genéticos. La hipertensión se observa con mayor frecuencia entre las personas con antecedentes familiares de hipertensión arterial. La contribución genética a la hipertensión puede acercarse al 50%. Aunque muchos locus genéticos están relacionados con la hipertensión, estos no representan una gran proporción de la incidencia. El entorno interactúa con la genética, como lo demuestran muchas alteraciones que no tienen un locus genético bien identificado, pero que tienden a repetirse dentro de las familias.[31]

Factores de riesgo modificables

Los factores de riesgo modificables para la hipertensión primaria incluyen la dieta, la concentración de lípidos en la sangre, el consumo de tabaco y alcohol, el estado físico y el nivel de actividad, el sobrepeso/obesidad y el control de la glucosa en la sangre. Las vías fisiopatológicas que pueden ser factores contribuyentes comunes entre estas características del estilo de vida incluyen interrupciones en el sistema renina-angiotensina-aldosterona, alteraciones de los mecanismos del péptido natriurético, activación del SNS y alteración de la función de las células endoteliales.[25]

Factores de la dieta. Al parecer, existe un rasgo fisiológico de sensibilidad a la sal relacionado con la regulación de la presión arterial que tiene una distribución normal en toda la población humana. Para mantener una adecuada eliminación renal de la sal, el sistema de natriuresis por presión se adapta y la presión arterial aumenta para mantener valores adecuados de eliminación renal de sal.[32] Las recomendaciones actuales son que las personas con hipertensión restrinjan su consumo de sodio en la dieta.[13] La ingesta dietética de grasas y colesterol también contribuye a la hipertensión, en parte debido a la contribución de la ingesta de grasas en la dieta al desarrollo de dislipidemia.

Dislipidemia. La dislipidemia contribuye a un mayor riesgo de hipertensión. La placa ateroesclerótica dentro de las arterias aumenta la resistencia al flujo sanguíneo, lo que contribuye a un alza de la presión arterial para superar el incremento de la resistencia. El mayor riesgo de hipertensión se asocia cuando los lípidos en la sangre muestran concentraciones más altas de colesterol, triglicéridos y lipoproteínas LDL. Sin embargo, las concentraciones bajas de HDL se asocian con un mayor riesgo de hipertensión.[25]

Hábito tabáquico. Durante mucho tiempo se ha observado que fumar cigarrillos está asociado con el desarrollo de hipertensión. Sin embargo, aún no se han identificado claramente las conexiones causales. Esta conexión patogénica entre el tabaco y la hipertensión también puede extenderse a otras formas de consumo de tabaco.[33]

Alerta sobre el dominio de conceptos

Fumar es un factor de riesgo independiente para el desarrollo de arteriopatía coronaria y debe evitarse, pero no se ha identificado como una causa directa de hipertensión.

Consumo de alcohol. Se ha demostrado que el consumo de alcohol tiene un efecto de relación directa con la hipertensión, con las cantidades más altas de alcohol asociadas con el desarrollo de hipertensión. La evidencia indica que el consumo excesivo de alcohol puede representar hasta el 10% de la hipertensión en la población; este tipo de hipertensión es más frecuente en el hombre que en la mujer. En contraste, la evidencia muestra que los niveles moderados de consumo de alcohol se relacionan con un efecto protector frente a la cardiopatía.[25]

Acondicionamiento físico. La evidencia científica indica que los niveles más altos de condición física y ejercicio se relacionan con una presión arterial más baja y concentraciones más favorables de lípidos en la sangre. El riesgo cardiovascular general disminuye con el aumento de la condición física y el ejercicio regular.[13]

Obesidad. El exceso de peso a menudo se relaciona con hipertensión. La pérdida de tan solo 4.5 kg puede acompañarse de un descenso en la presión arterial en personas con sobrepeso e hipertensión. La distribución de la grasa podría ser un indicador más preciso del riesgo de hipertensión que el sobrepeso como tal. Con frecuencia, se utiliza el índice cintura/cadera para diferenciar la obesidad central (con adipocitos situados en el abdomen y vísceras) de la obesidad periférica (con depósitos adiposos en las nalgas y piernas). Puede haber una relación entre la hipertensión y el aumento en el índice cintura/cadera (obesidad central). Parece que la grasa abdominal o visceral causa mayor resistencia a la insulina, intolerancia a la glucosa, dislipidemia, hipertensión y enfermedad renal crónica que la grasa subcutánea. La leptina, una hormona proveniente de los adipocitos, puede ser un vínculo entre la adiposidad y el aumento en la actividad simpática cardiovascular. Aparte de su efecto en el apetito y el metabolismo, la leptina actúa en el hipotálamo, donde aumenta la presión arterial mediante la activación del SNS. Las altas concentraciones de ácidos grasos libres en las personas con obesidad participan en la activación del SNS.[4,14,33]

Resistencia a la insulina y alteraciones metabólicas. La hipertensión es uno de los componentes del síndrome metabólico y la resistencia a la insulina vinculados con la diabetes mellitus de tipo 2.[15]

Apnea obstructiva del sueño. Existe una relación entre la apnea obstructiva del sueño (AOS) y la hipertensión. Se piensa que el mecanismo causal se debe en parte a que el sueño interrumpido interfiere con la "caída" nocturna circadiana normal de la presión arterial. La interrupción repetitiva del sueño y la menor duración o calidad del sueño se relacionan con una menor caída de la presión arterial.[7,34]

Hipertensión secundaria

La hipertensión secundaria es el aumento de la presión arterial a causa de otra enfermedad. A diferencia de la hipertensión primaria, muchas de las alteraciones que causan la hipertensión secundaria pueden corregirse o curarse con tratamiento quirúrgico o médico específico. La hipertensión secundaria tiende a encontrarse en personas menores de 30 o mayores de 50 años de edad. La cocaína, las anfetaminas y otras drogas pueden causar hipertensión sustancial, al igual que los fármacos simpaticomiméticos (descongestionantes, anorexígenos), la eritropoyetina y el regaliz. Las causas más frecuentes de hipertensión secundaria son la enfermedad renal, afecciones corticosuprarrenales, feocromocitoma, coartación aórtica y el uso de anticonceptivos orales.[25,35-38]

Hipertensión renal. La causa principal de la hipertensión secundaria es la enfermedad renal. La mayoría de las alteraciones renales agudas reducen la producción de orina, causan retención de sal y agua, y generan hipertensión. La hipertensión también es frecuente en los individuos con pielonefritis crónica y las nefropatías poliquística, diabética y en etapa terminal. En los adultos de edad avanzada, el inicio repentino de la hipertensión secundaria suele relacionarse con ateroesclerosis de los vasos sanguíneos renales.[1,3,4]

La hipertensión renovascular se debe a la disminución en el flujo sanguíneo renal y la activación del mecanismo renina-angiotensina-aldosterona. Es la causa más frecuente de hipertensión secundaria; representa del 1-2% de todos los casos de esta alteración.[36] El flujo sanguíneo renal disminuido hace que el riñón afectado libere cantidades excesivas de renina, lo que aumenta las concentraciones circulantes de angiotensina II, que actúa como un vasoconstrictor que eleva la RVP y es un estímulo para incrementar la concentración de aldosterona y la retención renal de sodio. Cuando solamente se encuentra afectada la arteria renal de un riñón, el órgano sano experimenta los efectos nocivos de la presión arterial elevada.[1,3,4]

Existen dos tipos principales de enfermedad renovascular: la ateroesclerosis de la arteria renal proximal y la displasia fibromuscular, una enfermedad vascular no inflamatoria que afecta las arterias renales y sus ramas. La estenosis ateroesclerótica de la arteria renal se ve con mayor frecuencia en los adultos mayores, sobre todo en aquellos con comorbilidades de la ateroesclerosis. La displasia fibromuscular es más frecuente en mujeres y en jóvenes, particularmente entre los 30 y 50 años de edad. Los mecanismos patogénicos son inciertos; sin embargo, la incidencia tiende a aumentar con factores ambientales como el hábito tabáquico.[36]

Alteraciones de las hormonas corticosuprarrenales. El aumento en la concentración de las hormonas corticosuprarrenales también puede causar hipertensión. Estas hormonas facilitan la retención renal de sal y agua. El hiperaldosteronismo primario (producción excesiva de aldosterona por hiperplasia o adenoma corticosuprarrenal) y el exceso de glucocorticoides (enfermedad o síndrome de Cushing) tienden a elevar la presión arterial.[38]

Feocromocitoma. Un *feocromocitoma* es un tumor de tejido cromafín que contiene células nerviosas simpáticas que se tiñen con sales de cromo y liberan catecolaminas. El tumor casi siempre se localiza en la médula suprarrenal. Aunque es muy poco frecuente, la presencia de un feocromocitoma puede causar crisis hipertensivas graves.[37]

Coartación aórtica. Es una alteración congénita en la cual existe un estrechamiento del área del arco de la aorta. Este estrechamiento aumenta la resistencia al flujo sanguíneo haciendo que se incremente la presión en el ventrículo izquierdo en un intento por superar la resistencia. Debido a que las arterias subclavias emergen por encima del sitio de estrechamiento, el resultado es hipertensión en los miembros superiores y presión arterial normal o baja en los inferiores. La coartación se puede reparar por la vía quirúrgica.[39]

Anticonceptivos orales. El uso de anticonceptivos orales es quizá la causa más frecuente de hipertensión secundaria. La causa se desconoce, aunque se ha sugerido que la razón probable es la expansión del volumen porque los estrógenos y progesteronas sintéticas causan retención de sodio. Por fortuna, la hipertensión relacionada con los anticonceptivos orales casi siempre desaparece después de suspender el fármaco, aunque puede tardar hasta 3 meses en corregirse.[4,16]

Manifestaciones clínicas de la hipertensión

La hipertensión primaria, por lo general, es una alteración asintomática. Cuando se presentan los síntomas, se relacionan frecuentemente con los efectos a largo plazo de la hipertensión en otros *órganos diana*, como los riñones, el corazón, los ojos y los vasos sanguíneos. El daño al *órgano diana* varía de manera notable entre las personas con valores similares de hipertensión. Los individuos con hipertensión secundaria también están en riesgo de desarrollar estos efectos en los órganos diana. Sin embargo, también pueden mostrar manifestaciones clínicas relacionadas con el proceso de la enfermedad primaria que causa la hipertensión (cuadro 26-1).

CUADRO 26-1

CONSECUENCIAS DE LA LESIÓN DE ÓRGANO DIANA EN LA HIPERTENSIÓN

- Corazón
  - Angina (secundaria a isquemia miocárdica)
  - Infarto de miocardio
  - Insuficiencia cardíaca
- Cerebro
  - Ictus o accidente isquémico transitorio
- Enfermedad renal crónica o insuficiencia renal
- Vasculopatía periférica
- Retinopatía
- Disfunción sexual

Tomado de: American Heart Association (2018). Health Threats from High Blood Pressure. Disponible en: http:// www.heart.org/HEARTORG/Conditions/ HighBloodPressure/ LearnHowHBPHarmsYourHealth/ Health-Threats-From-High- Blood-Pressure_ UCM_002051_Article.jsp.

Daño en los órganos diana

El aumento de la presión de perfusión puede causar daños en los órganos diana, y el aumento de la presión intravascular puede lesionar las células endoteliales vasculares, lo que incrementa el riesgo de desarrollar una vasculopatía ateroesclerótica (que deteriora aún más la perfusión de los órganos). El daño al órgano diana afecta en especial a aquellos que tienen una estructura altamente vascular o dependiente de un suministro adecuado de sangre para una función adecuada. Por lo tanto, la hipertensión es una de las causas principales de enfermedad isquémica cardíaca y cerebral, enfermedad renal en etapa terminal y discapacidad visual o ceguera por retinopatía.[4,25]

La hipertensión es un factor de riesgo importante para la ateroesclerosis porque promueve la formación de la placa y su posible rotura. Predispone a cardiopatía coronaria, insuficiencia cardíaca, ictus y AP. El riesgo de enfermedad coronaria e ictus depende de otros factores de riesgo, como obesidad, hábito tabáquico y dislipidemia, así como la predisposición genética.[1,4]

El alza en la presión arterial aumenta la carga de trabajo del ventrículo izquierdo al incrementar la presión contra la cual el corazón debe bombear a medida que expulsa la sangre a la circulación sistémica. Con el tiempo, la presión aumenta la carga de trabajo del corazón. La pared ventricular izquierda se remodela e hipertrofia para compensar el aumento de la presión de trabajo. La hipertrofia ventricular izquierda es un factor de riesgo importante para la coronariopatía, arritmias cardíacas, muerte súbita e insuficiencia cardíaca congestiva, porque no permite un bombeo eficiente.[1,4]

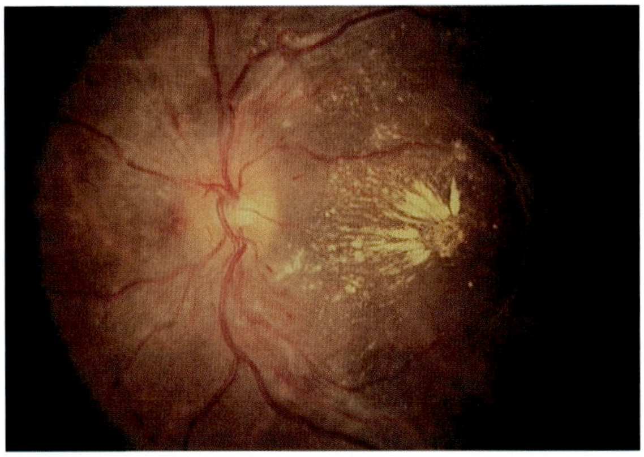

FIGURA 26-19. Retinopatía hipertensiva. En la hipertensión, se desarrollan varias alteraciones dentro de la retina. La arterioloesclerosis frecuentemente asociada afecta la apariencia de la microvasculatura retiniana. La luz reflejada de las paredes arteriolares engrosadas se asemeja a un alambre de plata o cobre. El flujo sanguíneo a través de las vénulas retinianas no se visualiza bien en los sitios de cruces arteriola-vénula. Este efecto se debe a un engrosamiento de la pared de la vénula más que a una obstrucción del flujo sanguíneo por la compresión; la columna de sangre proximal a la compresión no es más ancha que la parte distal al cruce. El deterioro del flujo axoplasmático dentro de la capa de la fibra nerviosa, causado por la isquemia, produce inflamación de los axones con cuerpos citoplasmáticos. Estas estructuras se asemejan al algodón en la fundoscopia ("manchas de algodón-lana"). Las hemorragias son frecuentes en la retina y los exudados suelen formar una estrella alrededor de la mácula. Tomado de: Strayer D., Rubin R., Saffitz J. E., et al. (Eds.) (2015). *Rubin's pathology: Clinicopathologic foundations of medicine* (7th ed., Fig. 33-8, p. 1512). Philadelphia, PA: Wolters Kluwer.

La hipertensión crónica lleva a la nefroesclerosis, una causa frecuente de enfermedad renal crónica. Una de las formas en las que la hipertensión causa daño a estos órganos es a través de la hipoperfusión glomerular, lo que provoca glomeruloesclerosis y fibrosis tubulointersticial. Otras formas incluyen la disfunción endotelial causada por las presiones glomerulares altas. La nefropatía hipertensiva es más frecuente en afroamericanos. La hipertensión también desempeña un papel importante en la aceleración del curso de otros tipos de enfermedad renal, en particular la nefropatía diabética.[1,4]

La demencia y el deterioro cognitivo ocurren con mayor frecuencia en los pacientes con hipertensión. La hipertensión, en especial la sistólica, es un factor de riesgo importante para el ictus isquémico y la hemorragia intracerebral.[1,4] El estrechamiento y esclerosis de pequeñas arterias penetrantes en las regiones subcorticales del cerebro son hallazgos frecuentes en las autopsias de personas con hipertensión crónica.[1,4] Se piensa que estos cambios contribuyen a la hipoperfusión, la pérdida de la autorregulación del flujo sanguíneo y el deterioro de la barrera hematoencefálica, que finalmente conducen a la desmielinización subcortical de la sustancia blanca subcortical. La terapia antihipertensiva eficaz reduce el riesgo de un cambio significativo en la sustancia blanca. Sin embargo, los cambios existentes en la sustancia blanca, una vez establecidos, no parecen ser reversibles.[1,4]

La retinopatía hipertensiva afecta la retina a través de una serie de cambios microvasculares.[1,4] El ojo al inicio tiene un aumento del tono vasomotor, lo que causa un estrechamiento arteriolar generalizado. A medida que persiste la hipertensión, los cambios arterioescleróticos incluyen hiperplasia de la túnica media, engrosamiento de la túnica íntima y degeneración hialina. A largo plazo, estos cambios pueden causar un deterioro AV más grave y producir ceguera (fig. 26-19). Los aumentos agudos de la presión arterial pueden provocar hemorragias, microaneurismas y exudados duros. En una persona con hipertensión, los ojos deben evaluarse con regularidad para prevenir un daño.[1,4]

Urgencia hipertensiva

Aunque de forma muy poco frecuente, las personas con hipertensión desarrollan una forma acelerada y potencialmente mortal llamada *urgencia hipertensiva*, que se caracteriza por elevaciones repentinas de la presión arterial (> 180/120 mm Hg) complicadas por daño agudo o agravado de los órganos diana. Es fundamental que se implementen intervenciones urgentes para regresar la presión arterial a cifras seguras con el fin de evitar la disfunción permanente del órgano o la muerte. El daño orgánico agudo de la emergencia hipertensiva puede incluir ictus isquémico, encefalopatía hipertensiva, isquemia cardíaca y hemorragia retiniana.[25,40,41]

Diagnóstico y tratamiento

La hipertensión se diagnostica mediante mediciones secuenciales de la presión arterial que indican una elevación constante de la presión dentro del circuito arterial sistémico. Las directrices de tratamiento clínico más recientes para adultos en los Estados Unidos, publicadas en noviembre del año 2017, se incluyen en la tabla 26-3.

El tratamiento clínico de la hipertensión primaria se centra en reducir los efectos de los factores modificables a través de cambios en el estilo de vida y el comportamiento, así como con fármacos. El tratamiento clínico de la hipertensión secundaria se dirige a la enfermedad primaria.

Hipertensión en el embarazo

Las alteraciones hipertensivas del embarazo complican hasta el 10% de las gestaciones y se mantienen como causa sustancial de mortalidad y morbilidad maternas y neonatales en todo el mundo. La mayoría de los eventos adversos se

TABLA 26-3 Clasificación de la presión arterial para adultos (de acuerdo con las directrices de 2017 del American College of Cardiology y la American Heart Association)

Clasificación de la presión arterial	Presión arterial sistólica (mm Hg)	Presión arterial diastólica (mm Hg)
Normal	< 120	*y* < 80
Elevada	120-129	*y* < 80
Hipertensión etapa 1	130-139	*o* 80-89
Hipertensión etapa 2	> 140	*o* ≥ 90

Modificado con autorización de: Whelton P. K., Carey R. M., Aronow W. S., et al. (2017). ACC/ AHA/AAPA/ABC/ACPM/AGS/APhA/ASH/ ASPC/NMA/PCNA guideline for the prevention, detection, evaluation, and management of high blood pressure in adults: a report of the American College of Cardiology/American Heart Association Task Force on Clinical Practice Guidelines. *Hypertension* 71(6), 1269–1324.

atribuyen de manera directa al síndrome de preeclampsia. Las mujeres embarazadas con hipertensión crónica subyacente pueden tener complicaciones durante el embarazo.[42,43] La disminución del flujo sanguíneo placentario que se produce con las alteraciones hipertensivas del embarazo interrumpe el crecimiento fetal, llevando al parto prematuro. En las mujeres con preeclampsia, el parto del feto es curativo. El momento del parto se convierte en una decisión difícil porque se debe tener en cuenta el bienestar de la madre y el feto.

Las siguientes son clasificaciones para la presión arterial alta en el embarazo: preeclampsia-eclampsia, hipertensión crónica, hipertensión crónica con preeclampsia superpuesta e hipertensión gestacional.[42] A medida que aumenta la prevalencia de la hipertensión crónica en la población, más mujeres se embarazan con una comorbilidad subyacente de la hipertensión crónica.

Preeclampsia-eclampsia. La preeclampsia es una alteración multisistémica del embarazo que incluye: hipertensión (presión sistólica > 140 mm Hg o presión diastólica > 90 mm Hg), trombocitopenia (con recuento plaquetario $\leq 100\,000/\mu L$), disfunción hepática (reflejada por la elevación de las transaminasas hepáticas hasta el doble de lo normal), insuficiencia renal de nuevo inicio (manifestada por el aumento de las concentraciones de creatinina ≥ 1.1 mg/dL o el doble de lo normal), edema pulmonar, y alteraciones de la vista o cerebrales (ambas de nueva aparición).[42]

Se desconoce la causa de la preeclampsia; sin embargo, numerosos datos sugieren que la disfunción placentaria es el factor clave. La disminución en el flujo sanguíneo de la placenta puede liberar mediadores tóxicos que contribuyen a la disfunción endotelial en los vasos sanguíneos. En los casos graves, las complicaciones incluyen hipoperfusión de órganos vitales, coagulación intravascular diseminada (CID), hemorragia cerebral, insuficiencia hepática e insuficiencia renal aguda.[42,43]

La fase de "eclampsia" viene anunciada por la aparición de convulsiones secundarias a daño nervioso. Otra complicación grave es el síndrome HELLP, un fenómeno potencialmente mortal que se caracteriza por la combinación de hemólisis, elevación de las enzimas hepáticas y recuento plaquetario bajo.[42]

Hipertensión gestacional. La hipertensión gestacional se caracteriza por una elevación de la presión arterial de nuevo inicio después de las 20 semanas de gestación, sin evidencia de proteinuria o de otras manifestaciones clínicas que permiten el diagnóstico de preeclampsia. La presión arterial suele normalizarse después del parto. Sin embargo, la aparición de hipertensión gestacional puede ser un factor de riesgo para el desarrollo posterior de hipertensión crónica.[42]

Hipertensión arterial en niños y adolescentes

El incremento de la prevalencia de hipertensión en niños y adolescentes puede deberse, en parte, al incremento en la obesidad y otros factores del estilo de vida, como la disminución de la actividad física y el aumento en la ingesta de alimentos altos en calorías y sal. La hipertensión secundaria es la forma más frecuente de presión arterial elevada en lactantes y niños.[4,43]

Las directrices de presión arterial para niños se basan en los percentiles específicos para la edad, estatura y sexo. La presión arterial normal para los niños menores de 13 años de edad se define como una presión arterial mayor a la norma del percentil 90. Para los adolescentes de 13 años de edad y mayores, la presión arterial normal se define como una presión inferior a 120/80 mm Hg.[43]

Hipertensión arterial en adultos mayores

Los procesos del envejecimiento que contribuyen al ascenso de la presión arterial son el aumento en la rigidez de las grandes arterias, la disminución en la sensibilidad de los barorreceptores, el aumento de la resistencia vascular periférica y la disminución del flujo sanguíneo renal. Con el envejecimiento, las fibras de elastina en las paredes de las arterias se reemplazan por fibras de colágeno que hacen que los vasos sean más rígidos y menos flexibles. Debido al aumento en la rigidez de la pared, la aorta y las grandes arterias son menos capaces de amortiguar el aumento en la presión sistólica que se produce cuando la sangre es expulsada del ventrículo izquierdo y son menos capaces de almacenar la energía necesaria para mantener la presión diastólica. Como resultado, la presión sistólica se eleva, la diastólica permanece inalterada o disminuye, y la presión del pulso o la diferencia entre las presiones sistólica y diastólica se amplía.[1,3,4]

Hipotensión ortostática

La hipotensión ortostática o postural es una caída anómala de la presión arterial que se produce al asumir la posición erguida de por lo menos 20 mm Hg, o una presión arterial diastólica de 10 mm Hg. Este cambio en la presión arterial puede estar acompañado por síntomas clínicos o puede ser asintomático.[44] Es igualmente importante evaluar la presencia de síntomas ortostáticos (p. ej., mareos, síncope) y entender que la disminución de la presión arterial también puede ocurrir después de 3 min en posición erguida.[45]

Etiología y patogenia

Después de cambiar de la posición supina a la vertical, 500-700 mL de sangre se desplazan a la parte inferior del cuerpo, con el descenso consecuente en el volumen sanguíneo central y la presión arterial. Mantener la presión arterial durante el cambio postural implica el inicio rápido de respuestas cardiovasculares, neurohumorales y musculares. Cuando se asume la posición de pie en ausencia de reflejos circulatorios o volumen sanguíneo normales, la sangre se estanca en la parte inferior del cuerpo, el GC cae, la presión arterial baja y el flujo sanguíneo al cerebro se vuelve insuficiente. Puede haber síntomas de disminución en el flujo en el SNC, debilidad, náuseas, mareos, visión borrosa, palpitaciones y síncope (desmayo).[1,4]

El descenso en la presión arterial que ocurre al ponerse de pie casi siempre es transitorio, con duración de varios ciclos cardíacos. Los barorreceptores situados en el tórax y el área del seno carotídeo perciben el descenso en la presión e inicien la constricción de las venas y arteriolas, y aumenten la FC, lo que normaliza de nuevo la presión arterial. El ajuste inicial está mediado por el SNA. Unos cuantos minutos después de permanecer de pie, la concentración sanguínea de ADH y neurotransmisores simpáticos aumentan para asegurar el mantenimiento de la presión arterial normal en la posición de pie. También se activa el sistema renina-angiotensina-aldosterona cuando se asume la posición vertical, aún más en situaciones de hipotensión ortostática.[1,3,4]

El movimiento muscular de las extremidades también favorece el retorno venoso al corazón mediante el bombeo de la sangre desde las piernas. El balanceo postural es importante para desplazar la sangre venosa de nuevo al corazón.[45] Cruzar las piernas, que implica la contracción de músculos agonistas y antagonistas, es una forma sencilla y eficaz de aumentar el GC y, por lo tanto, la presión arterial.

Aunque la hipotensión ortostática puede presentarse en todos los grupos de edad, se observa con mayor frecuencia en los adultos de edad avanzada. Cualquier afección que disminuya el volumen sanguíneo, afecte la movilidad, cause inactividad prolongada o altere la función del SNA también predispone a la hipotensión ortostática. Los efectos adversos de los medicamentos también son causas frecuentes de hipotensión ortostática.[1,3,4]

Efectos del envejecimiento

La debilidad y el mareo al ponerse de pie son quejas frecuentes de los adultos mayores y son un riesgo creciente de caídas en esta población. Con el envejecimiento aumenta la inestabilidad en la presión arterial y la hipotensión postural, y las deficiencias en la respuesta circulatoria predisponen a este problema en los adultos mayores. Como el flujo sanguíneo cerebral depende sobre todo de la presión sistólica, las personas con circulación cerebral alterada pueden tener síntomas de debilidad, ataxia, mareo y síncope cuando su presión arterial cae un poco.[1,3,4,46]

Volumen sanguíneo reducido

La hipotensión ortostática es con frecuencia un signo temprano de la disminución del volumen sanguíneo o la deficiencia de líquidos. Aunque el GC sea adecuado cuando la persona está en posición horizontal puede disminuir cuando se pone de pie. Las causas frecuentes de hipotensión ortostática relacionada con hipovolemia son el uso excesivo de diuréticos, diaforesis, pérdida gastrointestinal de líquido, y reposo prolongado en cama.[1,3,4]

Reposo en cama y alteración de la movilidad

El reposo prolongado en cama induce una reducción del volumen plasmático, una reducción del tono venoso, un fallo en la vasoconstricción periférica y debilidad de los músculos esqueléticos que soportan las venas y ayudan al retorno de la sangre al corazón. La pérdida de condición física se presenta incluso después de períodos cortos de reposo en cama. Después de 3-4 días, el volumen sanguíneo disminuye. La pérdida del tono muscular vascular y esquelético es menos predecible, pero es probable que se vuelva máxima después de unas 2 semanas de reposo en cama.[1,3,4]

Hipotensión inducida por fármacos

Los fármacos antihipertensivos y los psicotrópicos son la causa más frecuente de hipotensión ortostática crónica. Si la hipotensión causa mareos o síncope, la dosis del fármaco casi siempre se reduce o se cambia por otro.[16]

Alteraciones del sistema nervioso autónomo

La estimulación simpática aumenta la FC y la contractilidad cardíaca, y causa constricción de las venas y arteriolas periféricas. La hipotensión ortostática causada por la disfunción del SNA es frecuente en las neuropatías diabéticas provocadas por diabetes mellitus, después de lesión o enfermedad de la médula espinal o alteración de la señal simpática del tronco encefálico.[1,3,4]

Diagnóstico y tratamiento

La hipotensión ortostática puede valorarse con el método auscultatorio. Es muy recomendable contar con un ayudante cuando se mida la presión arterial en posición vertical, a fin de prevenir lesiones si el paciente se desmaya. Debe hacerse una exploración física completa y un interrogatorio para obtener información acerca de los síntomas, sobre todo de mareo y antecedentes de síncope y caídas; alteraciones médicas, como la diabetes mellitus; medicamentos; y síntomas de disfunción del SNA, como disfunción eréctil o vesical. Se debe registrar la presión arterial en ambos brazos y la frecuencia cardíaca en las posiciones supina, sedente y de pie. La vigilancia ambulatoria no invasiva de la presión arterial durante 24 h puede determinar las respuestas de la presión arterial a estímulos de la vida diaria, como ingesta de alimentos y esfuerzo.[44-47]

El tratamiento se centra en aliviar la causa, lidiar con los síntomas y prevenir caídas y lesiones. Las medidas diseñadas para ayudar a las personas a prevenir las caídas ortostáticas sintomáticas de la presión arterial incluyen ambulación gradual para permitir que el sistema circulatorio se ajuste, evitar situaciones que favorezcan la vasodilatación excesiva, y evitar el exceso de diuresis, diaforesis o pérdida de líquidos corporales. Las medias de compresión bien ajustadas o una prenda de soporte abdominal ayudan a prevenir el estancamiento sanguíneo en los miembros inferiores y el abdomen.[44-47]

RESUMEN

La hipertensión es una de las alteraciones cardiovasculares más frecuentes. Puede desarrollarse como una alteración primaria o como síntoma de otra enfermedad. La incidencia de la hipertensión primaria aumenta con la edad; es más frecuente en afroamericanos y puede relacionarse con antecedentes familiares de presión arterial alta, síndrome metabólico, obesidad y aumento en la ingesta de sodio. Las causas de la hipertensión secundaria incluyen enfermedad renal y afecciones de la corteza suprarrenal, que incrementan la retención de sodio y agua; feocromocitomas, que elevan la concentración de catecolaminas; y coartación aórtica, que aumenta el flujo sanguíneo y la presión sistólica en los brazos, junto con disminución del flujo sanguíneo y presión sistólica en las piernas. La hipertensión no controlada eleva el riesgo de enfermedad cardíaca, complicaciones renales, retinopatía e ictus.

La hipertensión que se presenta durante el embarazo puede dividirse en cuatro categorías: preeclampsia-eclampsia, hipertensión crónica, preeclampsia superpuesta a la hipertensión crónica e hipertensión gestacional. La preeclampsia-eclampsia es una complicación del embarazo que pone en peligro la vida y se piensa que está relacionada con la placenta y la disfunción endotelial generalizada. La hipertensión gestacional es un nuevo hallazgo de aumento de la presión arterial después de las 20 semanas de gestación, sin signos de preeclampsia.

La hipertensión en los niños y adolescentes está aumentando, en parte como resultado del incremento en la obesidad infantil y de factores del estilo de vida, como la inactividad física y el aumento en la ingesta de alimentos altos en calorías y sal. La hipertensión es una alteración fisiopatológica habitual en los adultos mayores.

La hipotensión ortostática es una disminución anómala de la presión arterial sistólica y diastólica que se produce al asumir la posición vertical, lo que causa mareos y síncope. Entre los factores que contribuyen a su aparición se encuentran la disminución del volumen de líquidos, los medicamentos, el envejecimiento, la función defectuosa del SNA y la inmovilidad. El diagnóstico se basa en las mediciones de la presión arterial en las posiciones supina y vertical, y antecedentes de sintomatología, uso de medicamentos y enfermedades que contribuyen a una caída postural de la presión arterial. El tratamiento incluye corregir las causas reversibles, compensar la alteración y prevenir caídas y lesiones.

CAPÍTULO 27

Alteraciones de la función cardíaca e insuficiencia cardíaca y choque circulatorio

Este capítulo se centra en los problemas cardíacos más frecuentes que afectan a personas de todos los grupos de edad. La primera parte de este capítulo incluye las alteraciones del pericardio, la arteriopatía coronaria (coronariopatía), las miocardiopatías, las alteraciones infecciosas e inmunitarias del corazón y las valvulopatías. La segunda parte de este capítulo incluye las cardiopatías (en lactantes y niños), la insuficiencia cardíaca (en niños, adultos y personas mayores) y el choque circulatorio. Aunque a menudo se piensa que la enfermedad cardiovascular (ECV) y la insuficiencia cardíaca son lo mismo, la primera se refiere de manera típica a alteraciones que cursan con vasos estrechos o bloqueados, mientras que la segunda se refiere a la insuficiencia del corazón como bomba.

ALTERACIONES DE LA FUNCIÓN CARDIOVASCULAR

La ECV es la principal causa de muerte en hombres y mujeres en los Estados Unidos. Los países con ingresos bajos y medios experimentan un aumento acelerado en las ECV, que ya rebasan a las enfermedades infecciosas.[1]

Alteraciones del pericardio

El pericardio, o *saco pericárdico*, es una membrana serosa de doble capa que aísla el corazón de otras estructuras torácicas, mantiene su posición en el tórax, previene que se llene demasiado y sirve como barrera frente a las infecciones. Tiene dos capas: una capa interna delgada, el *pericardio visceral*, que se adhiere al epicardio; y una capa fibrosa externa, el *pericardio parietal*, que se une a los grandes vasos que entran y salen del corazón, el esternón y el diafragma. Estas dos capas están separadas por un espacio potencial, la *cavidad pericárdica*, que contiene cerca de 50 mL de líquido seroso. Este líquido actúa como un lubricante que previene la fricción cuando el corazón se contrae y se relaja. El pericardio tiene poco suministro sanguíneo, pero está bien inervado y su inflamación causa dolor intenso.[2]

El pericardio está sujeto a muchos de los procesos patológicos que afectan a otras estructuras del cuerpo. Las alteraciones pericárdicas a menudo se relacionan o derivan de otra enfermedad del corazón o estructuras circundantes.

Pericarditis aguda

La *pericarditis* es un proceso inflamatorio del pericardio. La *pericarditis aguda* es una inflamación pericárdica con evolución menor de 2 semanas; puede presentarse como una enfermedad aislada o como resultado de una afección sistémica. Las infecciones víricas (p. ej., Coxsackie y echovirus) son la causa más frecuente de pericarditis. Otras causas incluyen infecciones bacterianas o micobacterianas, alteraciones del tejido conjuntivo (p. ej., lupus eritematoso sistémico, artritis reumatoide), uremia, cirugía cardíaca, invasión neoplásica del pericardio, radiación, traumatismos, toxicidad farmacológica y procesos inflamatorios contiguos del miocardio o pulmón.[2,3]

La pericarditis aguda a menudo se relaciona con un aumento en la permeabilidad capilar. Los capilares que irrigan el pericardio seroso se vuelven permeables y permiten la salida de proteínas plasmáticas hacia el espacio pericárdico. La pericarditis aguda se relaciona con un exudado fibrinoso (fig. 27-1) que se cura por resolución o progresa hasta la formación de tejido cicatricial y adherencias entre las capas del pericardio seroso. La inflamación puede afectar al miocardio superficial y la pleura adyacente.

Manifestaciones clínicas

Las manifestaciones de la pericarditis aguda incluyen una tríada de dolor torácico, frote pericárdico y cambios electrocardiográficos (ECG). Casi todas las personas con pericarditis aguda tienen dolor torácico. Por lo general, el dolor es de inicio repentino y de tipo agudo, se localiza en el área precordial y puede irradiarse al cuello, la espalda, el abdomen o los costados. Por lo general, el dolor se intensifica con

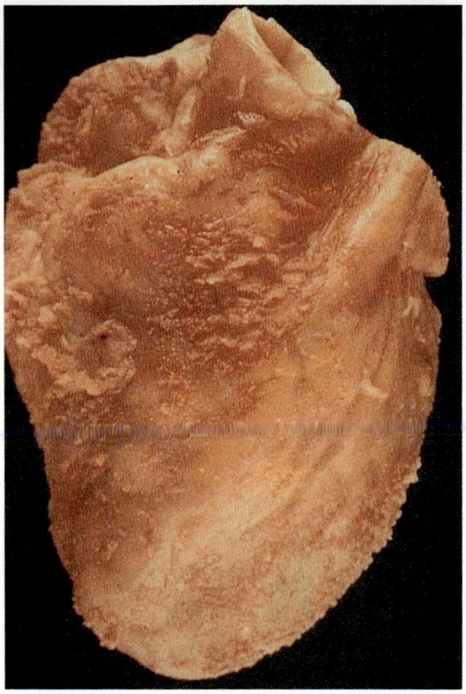

FIGURA 27-1. Pericarditis fibrinosa. El corazón de un paciente que murió por uremia tiene exudado fibrinoso y encrespado que cubre el pericardio visceral. Tomado de: Strayer D. E., Rubin R. (Eds.) (2015). *Rubin's pathology: Clinicopathologic foundations of medicine* (7th ed., Fig. 17-52, p. 675) Philadelphia, PA: Lippincott Williams & Wilkins.

la respiración profunda, la tos, la deglución y los cambios posturales a causa de las variaciones en el retorno venoso y el llenado cardíaco. El paciente a menudo encuentra alivio cuando está sentado e inclinado al frente. Es importante distinguir el dolor torácico de la pericarditis del causado por el infarto agudo de miocardio o la embolia pulmonar (EP).

Diagnóstico

El diagnóstico se basa en las manifestaciones clínicas, el ECG, la radiografía torácica y la ecocardiografía. El frote pericárdico se debe al roce y la fricción entre las superficies pericárdicas inflamadas. Por lo general, se describe mediante tres componentes: sístole auricular, sístole ventricular y llenado rápido del ventrículo. Como se debe al roce de las superficies pericárdicas inflamadas, es improbable que los derrames voluminosos causen el frote. Salvo en la pericarditis urémica, los cambios del ECG en la pericarditis casi siempre evolucionan a través de cuatro etapas progresivas: elevaciones difusas del segmento ST y depresión del segmento PR; normalización de los segmentos ST y PR; inversiones diseminadas de la onda T, y normalización de las ondas T. Además, puede haber marcadores de laboratorio de la inflamación sistémica, como el aumento en el recuento leucocítico, aumento de la velocidad de eritrosedimentación (VES) y elevación de la proteína C reactiva (CRP, *C-reactive protein*).[3]

Tratamiento

La pericarditis idiopática aguda a menudo se autolimita. Por lo general, los síntomas se corrigen con antiinflamatorios no esteroideos (AINE).[2,3] La colchicina puede agregarse al régimen terapéutico en las personas con respuesta lenta a los AINE. En caso de infección, se prescriben antibióticos específicos para el agente causal. Pueden utilizarse corticoesteroides en personas con enfermedad del tejido conjuntivo o pericarditis sintomática grave que no responde a los AINE y la colchicina. Si es posible, deben evitarse los corticoesteroides porque se relacionan con efectos adversos, recurrencias y hospitalizaciones.

La *pericarditis recurrente* se presenta hasta en el 30% de los pacientes con pericarditis aguda que responden al tratamiento.[2] Una minoría desarrolla episodios recurrentes de dolor pericárdico, que puede ser crónico y debilitante. A menudo, este proceso se relaciona con alteraciones autoinmunitarias; sin embargo, también puede ocurrir después de una pericarditis vírica. El tratamiento incluye antiinflamatorios, como los AINE al principio y, luego, con colchicina. Si la recurrencia continúa, está indicada la profilaxis con colchicina. Si esta resulta intolerable, puede iniciarse un corticoesteroide en dosis baja.[2]

Derrame pericárdico y taponamiento cardíaco

El *derrame pericárdico* es la acumulación de líquido en la cavidad pericárdica, casi siempre como resultado de un proceso inflamatorio o infeccioso. También puede ser consecuencia de neoplasias, cirugía cardíaca, traumatismos, rotura cardíaca por infarto de miocardio y aneurisma disecante de la aorta. La relación presión-volumen entre los volúmenes pericárdico y cardíaco normales puede alterarse mucho una vez que se alcanzan niveles críticos de derrame. Como las cámaras derechas del corazón se llenan con presiones inferiores a las del lado izquierdo, los aumentos en la presión casi siempre se reflejan en insuficiencia cardíaca derecha.

Patogenia

La cantidad de líquido, la rapidez con la que se acumula y la elasticidad del pericardio determinan el efecto del derrame en la función cardíaca. Un derrame, incluso grande, que se desarrolla despacio puede no causar ningún síntoma, siempre que el pericardio pueda estirarse y evite la compresión del corazón. Sin embargo, la acumulación repentina de 200 mL puede elevar la presión intracardíaca hasta valores que limitan bastante el retorno venoso al corazón.[3] Los síntomas de compresión cardíaca también pueden aparecer con pequeñas cantidades de líquido si el pericardio está engrosado por tejido cicatricial o por infiltración neoplásica.

El derrame pericárdico puede producir *taponamiento cardíaco*. El corazón se comprime por la acumulación de líquido, pus o sangre en el saco pericárdico. Esta afección que pone en peligro la vida puede ser consecuencia de infecciones, neoplasias y hemorragia.[2,3] El taponamiento cardíaco eleva la presión intracardíaca, limita el llenado diastólico ventricular, con descenso del volumen por latido y el gasto cardíaco. La gravedad de la alteración depende de la cantidad de líquido y la frecuencia con la que se acumula.

La acumulación significativa de líquido en el pericardio causa un aumento en la estimulación adrenérgica, lo que provoca taquicardia y aumento de la contractilidad cardíaca.

Se incrementa la presión venosa central (PVC), hay distensión venosa yugular, se reduce la presión arterial sistólica, la presión del pulso se estrecha y aparecen los signos de choque circulatorio.

Diagnóstico

El *pulso paradójico* es una exageración en el volumen del pulso con la respiración.[2,3] En condiciones normales, el descenso de la presión intratorácica que ocurre durante la inspiración acelera el flujo venoso, lo que aumenta el llenado auricular y ventricular derechos. Dado que el tabique ventricular se abomba hacia la izquierda, hay un ligero descenso del llenado ventricular, el volumen por latido y la presión arterial sistólica. En el **taponamiento** cardíaco, el ventrículo izquierdo (VI) está comprimido por el tabique ventricular y por el pericardio (fig. 27-2), que disminuye el llenado ventricular izquierdo y el volumen por latido ventricular izquierdo. En caso de pulso paradójico, el pulso arterial se debilita o desaparece durante la inspiración y se fortalece durante la espiración.

La ecocardiografía es un método muy utilizado para evaluar el derrame pericárdico. La ECG a menudo revela cambios inespecíficos en la onda T y voltaje bajo de QRS.

Tratamiento

El tratamiento depende de la progresión a taponamiento cardíaco. En los derrames pericárdicos pequeños o cuando el taponamiento cardíaco es leve, los AINE, la colchicina o los corticoesteroides pueden disminuir la acumulación de líquido. El tratamiento inicial de elección es la pericardiocentesis, o extracción de líquido del saco pericárdico. La pericardiocentesis cerrada, que se realiza con una aguja introducida a través de la pared torácica, puede ser una medida urgente en el taponamiento cardíaco grave. La pericardiocentesis abierta puede emplearse para los derrames recurrentes o loculados. Es posible recurrir a la aspiración y el análisis de laboratorio del líquido pericárdico para identificar el agente causal.

Pericarditis constrictiva

En la pericarditis constrictiva se desarrolla tejido cicatricial fibroso y calcificado entre las capas visceral y parietal del pericardio seroso. Con el tiempo, el tejido cicatricial se contrae e interfiere con el llenado diastólico y el gasto cardíaco y la reserva cardíaca se vuelven fijos. La igualación de las presiones telediastólicas en las cuatro cámaras cardíacas es la característica fisiopatológica de la pericarditis constrictiva.[4]

La *pericarditis constrictiva con derrame*, una combinación de taponamiento por derrame y constricción. Se detecta cuando los parámetros hemodinámicos no se estabilizan después de la pericardiocentesis. La causa más frecuente es idiopática. Las personas con esta alteración casi siempre requieren pericardiectomía.[2,4]

Etiología y manifestaciones clínicas

Las causas frecuentes son la inflamación prolongada por radiación mediastínica, la cirugía cardíaca o las infecciones.

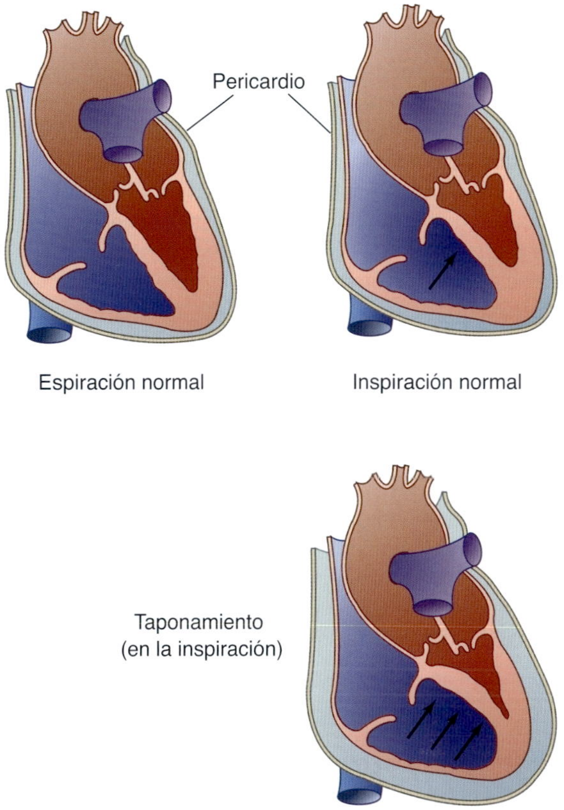

FIGURA 27-2. Efectos de la respiración y el taponamiento cardíaco en el llenado ventricular y el gasto cardíaco. Durante la inspiración, aumenta el flujo venoso hacia el lado derecho del corazón, lo que hace que el tabique interventricular se abulte hacia el ventrículo izquierdo (VI). Esto reduce el volumen VI, con descenso subsiguiente en el volumen sistólico. En el taponamiento cardíaco, el líquido del saco pericárdico comprime aún más el VI, lo que exagera el descenso inspiratorio normal en el volumen sistólico y la presión arterial sistólica.

La ascitis es un hallazgo temprano prominente junto con edema pedio, disnea de esfuerzo y fatiga. El signo de Kussmaul es la distensión de las venas yugulares durante la inspiración, causada por la incapacidad de la aurícula derecha para adaptarse al aumento del retorno venoso durante la inspiración. En la etapa final de la pericarditis constrictiva, se desarrollan intolerancia al ejercicio, atrofia muscular y pérdida de peso.

Diagnóstico

La ecocardiografía Doppler, el cateterismo cardíaco, la tomografía computarizada (TC) y la resonancia magnética (RM) pueden diferenciar la pericarditis constrictiva de la miocardiopatía restrictiva. En la pericarditis constrictiva crónica, el tratamiento de elección a menudo es la extirpación o resección quirúrgica del pericardio.[2]

RESUMEN

El pericardio es un saco membranoso de dos capas que aísla el corazón de otras estructuras torácicas, mantiene su posición en el tórax e impide que se llene demasiado. Las alteraciones del pericardio incluyen pericarditis aguda y crónica, derrame pericárdico con taponamiento cardíaco y pericarditis constrictiva con derrame. La principal amenaza de la enfermedad pericárdica es la compresión de las cámaras cardíacas.

La pericarditis aguda se caracteriza por dolor torácico, cambios en el ECG y frote pericárdico. La pericarditis recurrente casi siempre se relaciona con alteraciones autoinmunitarias. El derrame pericárdico puede aumentar la presión intracardíaca, comprimir el corazón e interferir con el retorno venoso. La cantidad de exudado, la rapidez con la que se acumula y la elasticidad del pericardio determinan el efecto del derrame en la función cardíaca. El taponamiento cardíaco es la compresión del corazón por el exceso de líquido en el saco pericárdico que pone en peligro la vida. En la pericarditis constrictiva, se desarrolla tejido cicatricial entre las capas visceral y parietal. Con el tiempo, este tejido se contrae e interfiere con el llenado cardíaco.

Arteriopatía coronaria

La *arteriopatía coronaria* se debe a la alteración del flujo sanguíneo coronario. Las enfermedades de las arterias coronarias pueden causar isquemia de miocardio y angina, infarto de miocardio (ataque cardíaco), arritmias cardíacas, deficiencias en la conducción, insuficiencia cardíaca y muerte súbita. Cada año, más de 790 000 estadounidenses tienen un infarto de miocardio nuevo o recurrente.[5]

Los principales factores de riesgo incluyen tabaquismo, presión arterial elevada, cifras altas de colesterol sérico total y de lipoproteínas de baja densidad (LDL, *low-density lipoproteins*), concentración baja de lipoproteínas de alta densidad (HDL, *high-density lipoproteins*), diabetes, edad avanzada, obesidad abdominal e inactividad física.[6] La diabetes y el síndrome metabólico incrementan el riesgo y la morbilidad.[6]

Circulación coronaria

Arterias coronarias

Las dos principales arterias coronarias nacen del seno coronario, justo sobre la válvula aórtica (fig. 27-3). La *arteria coronaria izquierda* principal se divide luego en las ramas izquierda descendente anterior y circunfleja. La *arteria izquierda descendente anterior* pasa por la hendidura entre ambos ventrículos, emite ramas diagonales que irrigan el VI y ramas perforantes que irrigan la parte anterior del tabique ventricular y el músculo papilar anterior del VI. La *rama circunfleja* de la arteria coronaria izquierda se dirige hacia la hendidura que separa la aurícula y el ventrículo izquierdos, y emite ramas que irrigan la pared lateral del VI.

La *arteria coronaria derecha* se encuentra en la hendidura auriculoventricular derecha y sus ramas irrigan la mayor parte del ventrículo derecho y la parte posterior del VI. La arteria coronaria derecha forma la *arteria descendente posterior*, que irriga esta parte del corazón, el tabique ventricular, los nodos sinoauricular (SA) y auriculoventricular (AV) y el músculo papilar posterior. La arteria coronaria que irriga el tercio posterior del tabique (ya sea la arteria coronaria derecha o la circunfleja izquierda) se llama *dominante*. En una circulación dominante derecha, presente en el 80% de las personas, la circunfleja izquierda irriga la pared lateral del VI y la arteria coronaria derecha nutre toda la pared libre del ventrículo derecho y el tercio posterior del tabique.

Las grandes arterias coronarias epicárdicas se encuentran en la superficie del corazón, con pequeñas arterias intramiocárdicas que se ramifican y penetran en el miocardio antes de unirse con una red o plexo de vasos subendocárdicos. Existen conductos anastomóticos que unen las arterias pequeñas. Con la oclusión gradual de los vasos más grandes, las colaterales pequeñas aumentan de tamaño. Una de las razones por las que la arteriopatía coronaria no produce síntomas hasta que está muy avanzada es que los conductos colaterales se desarrollan al mismo tiempo que los cambios ateroescleróticos.

El flujo sanguíneo en las arterias coronarias es controlado sobre todo por factores físicos, neurales y metabólicos. La perfusión coronaria depende de la presión arterial aórtica, que es generada por el corazón. El flujo sanguíneo miocárdico es regulado por la actividad metabólica del miocardio y los mecanismos autorreguladores que controlan la dilatación vascular. La contracción del miocardio comprime sus vasos intramiocárdicos y subendocárdicos durante la sístole. El sistema nervioso autónomo ejerce sus efectos en el flujo sanguíneo coronario mediante cambios en la frecuencia cardíaca, la contractilidad cardíaca y la presión arterial.

El flujo sanguíneo coronario está regulado en particular por la necesidad de oxígeno del músculo cardíaco. En reposo, el flujo sanguíneo en las arterias coronarias es de más o menos 225 mL/min. Las arterias coronarias pueden aumentar cuatro o cinco veces su flujo en períodos de incremento de actividad.

Los *metabolitos* actúan como mediadores de la vasodilatación que acompaña al incremento en el trabajo cardíaco. Estas sustancias (K^+, ácido láctico, CO_2 y adenosina) se liberan de las células miocárdicas. La adenosina tiene el mayor efecto vasodilatador y puede ser el mediador crítico del flujo sanguíneo local.[7]

Las células endoteliales recubren los vasos sanguíneos y sintetizan varias sustancias que actúan sobre músculo liso de la pared arterial. Los vasodilatadores potentes producidos por el endotelio incluyen óxido nítrico, prostaciclina y factor hiperpolarizante derivado del endotelio (EDHF, *endothelium-derived hyperpolarizing factor*). La mayoría de los compuestos y estímulos vasodilatadores ejercen su efecto a través del óxido nítrico. Los productos de la agregación de plaquetas (trombina) y de los mastocitos, así como el aumento en las fuerzas de cizallamiento, estimulan la síntesis y la liberación de óxido nítrico.[7] El endotelio también es una fuente de factores vasoconstrictores (es decir, endotelinas).

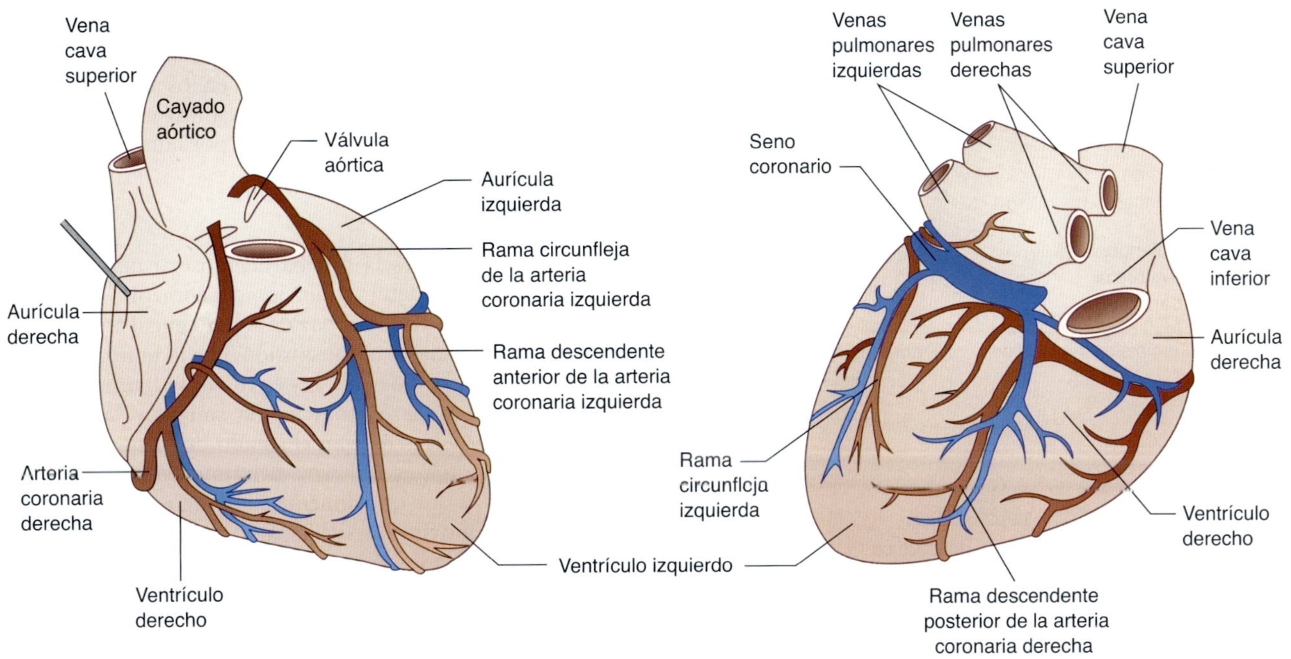

FIGURA 27-3. Arterias coronarias y algunas de las venas del seno coronario.

Suministro y demanda miocárdicos de oxígeno

En reposo, se extrae el 75% del oxígeno de la sangre que pasa por el miocardio. Si hay un desequilibrio entre el suministro y la demanda miocárdicos de oxígeno, puede haber angina, infarto de miocardio o muerte súbita.

Suministro miocárdico de oxígeno

El suministro miocárdico de oxígeno depende del flujo capilar y la capacidad de la hemoglobina para transportar y proveer oxígeno al miocardio. Incluso con flujo sanguíneo coronario adecuado, puede haber isquemia de miocardio en situaciones de hipoxia, anemia o intoxicación por monóxido de carbono.

Demanda miocárdica de oxígeno

Los factores determinantes de la demanda miocárdica de oxígeno (MVO_2) son la frecuencia cardíaca, la contractilidad ventricular izquierda y la presión sistólica o tensión de la pared miocárdica (fig. 27-4). La frecuencia cardíaca es el factor principal porque: 1) conforme aumenta la frecuencia cardíaca, también se incrementa la MVO_2; y 2) el flujo sanguíneo coronario subendocárdico se reduce porque hay menos tiempo para el llenado diastólico con las frecuencias cardíacas altas.[7]

La contractilidad miocárdica es la capacidad intrínseca del músculo cardíaco para acortarse y generar fuerza. Se determina por la frecuencia con la que se desarrolla la presión y se acorta el músculo. Con una mayor contractilidad cardíaca, aumenta la frecuencia de cambio en la tensión de la pared, lo que incrementa la captación miocárdica de oxígeno. Los factores que aumentan la contractilidad (p. ej., ejercicio, estímulo del sistema nervioso simpático e inotrópicos) incrementan la MVO_2.

La tensión en la pared se genera cuando se aplica una fuerza a una zona determinada. La tensión de la pared ventricular izquierda es la tensión promedio que deben generar las fibras musculares individuales para acortarse contra una presión intraventricular desarrollada. Es proporcional al producto de la presión intraventricular y el radio ventricular, dividido entre el grosor de la pared del ventrículo. Por lo tanto, a una presión determinada, la tensión de la pared aumenta con la dilatación ventricular, así como con una reducción en el grosor de la pared. El término *precarga* describe la fuerza de distensión de la pared ventricular cuando se llena antes de la contracción.[7] Los cambios en la precarga se valoran por medio de la presión ventricular izquierda al final de la diástole (VIFD). La *poscarga* es la "carga" contra la que el corazón debe contraerse para expulsar la sangre. Un componente principal de la poscarga ventricular izquierda es la presión aórtica (la presión que el ventrículo debe generar para expulsar la sangre hacia la aorta).[7] El aumento en la tensión de la pared incrementa la MVO_2, ya que las fibras del músculo cardíaco desarrollan más tensión y requieren trifosfato de adenosina (ATP, *adenosine triphosphate*). Como la tensión de la pared mantiene una relación inversa con su grosor, la hipertrofia ventricular permite que el ventrículo contrarreste el aumento en la tensión de la pared.

Valoración del flujo sanguíneo coronario y la perfusión miocárdica

Entre los métodos actualmente utilizados para la evaluación del flujo sanguíneo coronario y la perfusión miocárdica están la electrocardiografía, las pruebas de esfuerzo, la ecocardiografía y la ecografía Doppler; la RM y la TC cardíacas; y el cateterismo y la angiografía cardíacos.[8]

Electrocardiografía

La ECG de 12 derivaciones es el procedimiento diagnóstico cardiovascular de uso más frecuente. Puede emplearse para el diagnóstico y el tratamiento de las arteriopatías

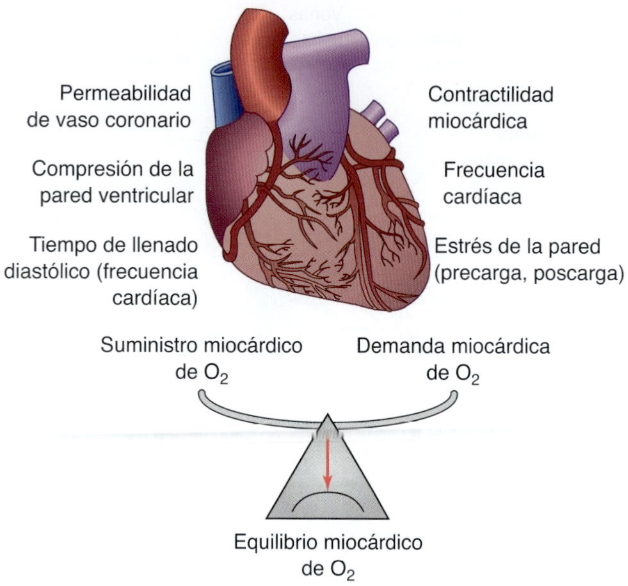

FIGURA 27-4. El equilibrio miocárdico de oxígeno depende de factores que afectan el suministro y la demanda miocárdicos de O_2 (MVO_2).

coronarias, y para identificar defectos en la conducción ventricular, arritmias, desequilibrios electrolíticos, efectos farmacológicos y alteraciones eléctricas o estructurales de origen genético. La ECG estándar emplea electrodos para registrar diferencias en el potencial eléctrico entre sitios determinados del cuerpo.

A menudo, se realiza la vigilancia ECG ambulatoria con un monitor Holter o uno de eventos para detectar cambios transitorios en el segmento ST y la onda T que no se acompañan de síntomas (isquemia asintomática). La *ECG de señal promediada* o *de alta resolución* acentúa el complejo QRS para poder identificar los pospotenciales de baja amplitud, que se relacionan con arritmias ventriculares.

Pruebas de esfuerzo

La *prueba de esfuerzo* observa la función cardíaca en condiciones de estrés, y se realiza en adultos con síntomas de cardiopatía isquémica. También se emplea para valorar la respuesta fisiológica después de un infarto de miocardio (IM) o revascularización, la capacidad funcional para un programa de ejercicio, la rehabilitación cardíaca, la eficacia de tratamientos médicos o quirúrgicos, la gravedad de las arritmias y, antes de una operación, se emplea para valorar el estado funcional.[8]

El ejercicio en una caminadora requiere un nivel de desempeño miocárdico más alto. Se vigila la presión arterial y se registra el patrón ECG. El dolor precordial, la disnea, las arritmias, los cambios en el segmento ST y el descenso de la presión arterial sugieren arteriopatía coronaria.

La prueba de estrés farmacológico puede simular el esfuerzo del ejercicio en personas que no pueden realizarlo. Puede usarse la infusión intravenosa de dipiridamol, adenosina o dobutamina. En las personas con arteriopatía coronaria significativa, los vasos de resistencia distales a la estenosis ya están dilatados al máximo para mantener el flujo normal en reposo. En estas personas, la vasodilatación adicional no aumenta el flujo sanguíneo.[8]

Las mujeres que realizan una prueba de esfuerzo son menos sensibles a la depresión del segmento ST inducida por el ejercicio. La prueba también es difícil en los adultos mayores debido a su menor capacidad para realizar ejercicio. Por lo general, experimentan mareo y fatiga por falta de acondicionamiento y cansancio muscular.[8]

Ecocardiografía

La ecocardiografía es la prueba diagnóstica más empleada para valorar la estructura y función del corazón.[9] La ecografía se refleja siempre que el haz de sonido encuentra un cambio en la resistencia a su transmisión. Por lo tanto, es posible crear una imagen móvil de las estructuras internas del corazón, ya que la pared torácica, la sangre y las distintas estructuras cardíacas reflejan el sonido de manera diferente. La ecocardiografía es útil para determinar las dimensiones ventriculares y los movimientos valvulares, proporciona datos sobre el movimiento de la pared ventricular izquierda y el tabique, calcula los volúmenes diastólico y sistólico y permite visualizar movimientos durante la sístole y la diástole.

Imágenes cardíacas nucleares

Las técnicas de imágenes cardíacas nucleares implican la utilización de radionúclidos y no son invasivas. A menudo, se emplean tres tipos de pruebas cardíacas nucleares: imágenes de perfusión miocárdica, tomografía por emisión de positrones (PET, *positron emission tomography*) y angiocardiografía con radionúclidos. Una cámara de centelleo (γ) registra la radiación emitida por el radionúclido. La tomografía computarizada por emisión de fotón único (SPECT, *single-photon emission computed tomography*) emplea una cámara con cabezas múltiples para obtener una serie de imágenes de planos en un arco de 180-360° alrededor del tórax.[10]

La imagen de la perfusión miocárdica se utiliza para visualizar la distribución regional del flujo sanguíneo. La *gammagrafía de perfusión miocárdica* emplea un análogo del potasio, que se distribuye en el miocardio en proporción a la magnitud del flujo sanguíneo. Un área isquémica aparece como una "mancha fría" que carece de captación radiactiva. Esta técnica puede usarse durante la prueba de esfuerzo.

La PET emplea agentes emisores de positrones para demostrar la perfusión o el estado metabólico del miocardio. Durante la isquemia, el músculo cardíaco cambia del metabolismo de ácidos grasos al de la glucosa. Por lo tanto, puede emplearse un rastreador radiactivo para distinguir entre un miocardio con disfunción transitoria ("aturdido") y el tejido cicatricial al confirmar el metabolismo persistente de glucosa en áreas con flujo sanguíneo reducido.

La *angiocardiografía con radionúclidos* permite la visualización de las estructuras ventriculares durante la sístole y la diástole, y es un medio para evaluar la función ventricular durante el reposo y el esfuerzo. Puede emplearse para determinar los volúmenes ventriculares derecho e izquierdo, las fracciones de eyección de movimiento regional de la pared y la contractilidad cardíaca. También es útil para el diagnóstico de cortocircuitos intracardíacos.

Resonancia magnética y tomografía computarizada

La RM cardíaca genera un mapa de señales de radio con resolución espacial y, en comparación con las técnicas de radiografía, es más segura. La RM cardíaca se utiliza para cuantificar el volumen, la masa y la función de los ventrículos. La RM no puede usarse en personas con ciertos dispositivos implantados, como marcapasos y desfibriladores, a menos que estén aprobados por la FDA y después de programarlos con una configuración especial.[11]

La TC es una técnica radiográfica que obtiene vistas transversales del cuerpo mediante la rotación del escáner de rayos X alrededor del paciente. La TC sin contraste se emplea para valorar la calcificación de las arterias coronarias. Los estudios con contraste pueden valorar las cámaras cardíacas, los grandes vasos cardíacos y, a veces, la luz de las arterias coronarias.[12] La TC con haz de electrones, desarrollada de manera específica para obtener imágenes cardíacas, es útil para identificar a las personas con riesgo de arteriopatía coronaria.

Cateterismo cardíaco y arteriografía

El cateterismo cardíaco es uno de los procedimientos invasivos más empleados en la valoración de las arteriopatías coronarias. Implica la introducción de catéteres flexibles hacia los grandes vasos y las cámaras cardíacas. En el cateterismo cardíaco derecho, el catéter se introduce en una vena periférica y se avanza hasta el lado derecho del corazón. El catéter para el hemicardio izquierdo se introduce de forma retrógrada por una arteria periférica hasta la aorta y las cámaras izquierdas. Los estudios angiográficos se llevan a cabo mediante la inyección de un medio de contraste radiográfico al corazón para poder observar y filmar las estructuras en movimiento.

La *angiografía coronaria* implica la inyección de un medio de contraste radiográfico en las arterias coronarias, lo que permite visualizar las lesiones. Se emplea para identificar y establecer el grado de estrechamiento coronario, realizar una intervención coronaria percutánea (ICP) y colocar endoprótesis arteriales coronarias, así como para establecer la disposición para una cirugía de revascularización con injerto arterial coronario.[13]

Ateroesclerosis coronaria y patogenia de la arteriopatía coronaria

La ateroesclerosis es la causa más frecuente de las arteriopatías coronarias; es lenta, progresiva y puede iniciar a una edad muy temprana en países desarrollados. La ateroesclerosis puede afectar una o las tres arterias coronarias epicárdicas principales y sus ramas. Las lesiones clínicas significativas pueden localizarse en cualquier parte, pero predominan en los primeros centímetros de las arterias coronarias descendente anterior izquierda y circunfleja izquierda, o en toda la extensión de la coronaria derecha.[14]

Las arteriopatías coronarias se dividen en el síndrome coronario agudo y la cardiopatía isquémica crónica. El *síndrome coronario agudo* incluye un espectro de enfermedades cardíacas isquémicas agudas que van desde la angina inestable hasta el infarto de miocardio causado por la alteración de una placa ateroesclerótica. La *cardiopatía isquémica crónica* se caracteriza por episodios recurrentes y transitorios de isquemia de miocardio y angina estable causados por el estrechamiento luminal de una arteria coronaria debido a la ateroesclerosis o a un espasmo.

Placa estable y placa inestable

Los tipos de lesiones ateroescleróticas son: una placa fija o estable, que obstruye el flujo sanguíneo; y una placa inestable, vulnerable o de alto riesgo, que puede romperse e inducir adherencia plaquetaria y formación de trombos.

La placa fija o estable participa en la angina estable, y la inestable, en la angina inestable y el infarto de miocardio. En la mayoría de los casos, la isquemia de miocardio causante de la angina inestable, el infarto agudo de miocardio, el ictus y, en numerosos casos, la muerte súbita cardíaca (MSC) se desencadena por cambios repentinos en la placa, seguidos de trombosis. Los principales determinantes de la vulnerabilidad de la placa a la rotura incluyen el tamaño del centro lipídico, la estabilidad y el grosor de su cubierta fibrosa, la presencia de inflamación y la falta de células musculares lisas (fig. 27-5). Las placas con una cubierta fibrosa delgada sobre un centro lipídico grande tienen un alto riesgo de romperse.

Aunque la alteración de la placa puede ser espontánea, a menudo se desencadena por factores hemodinámicos como las características del flujo sanguíneo y la tensión vascular. Un incremento repentino en la actividad simpática con aumento de presión arterial, frecuencia cardíaca, fuerza de la contracción cardíaca y flujo sanguíneo coronario puede causar rotura de la placa. La alteración de la placa es más frecuente durante la primera hora después de levantarse; ello sugiere que factores fisiológicos como aumentos súbitos en el tono arterial coronario y la presión arterial pueden inducir la alteración de la placa ateroesclerótica y el depósito plaquetario subsiguiente.

Trombosis y oclusión vascular

La trombosis local que ocurre después de la alteración de la placa se debe a la interacción compleja entre el centro lipídico, las células musculares lisas, los macrófagos y el colágeno. Las células musculares lisas y las espumosas en el centro lipídico permiten la expresión del factor tisular en las placas inestables, que inicia la vía de coagulación extrínseca, lo que conduce a la generación de trombina y el depósito de fibrina.[14,15]

Como parte de la respuesta a la alteración de la placa, las plaquetas se adhieren al endotelio y liberan sustancias que favorecen la agregación de más plaquetas y la formación de un trombo. La membrana plaquetaria contiene receptores para glicoproteínas que se unen con el fibrinógeno y agregan a las plaquetas y contribuye a la formación del trombo. La adhesión y agregación plaquetarias ocurren en varios pasos. Primero, la liberación de difosfato de adenosina (ADP, *adenosine diphosphate*), tromboxano A_2 y trombina inicia el proceso de agregación. Después, se activan los receptores para glicoproteína IIb/ IIIa en la superficie plaquetaria. Por último, el fibrinógeno se une con los receptores para glicoproteína activados, formando puentes entre las plaquetas adyacentes.

Los trombos blancos que contienen plaquetas y trombos rojos que contienen fibrina se forman después de la alteración de la placa. Los trombos en la angina inestable se describen como grisáceos y se supone que son ricos en plaquetas. Los trombos rojos, que se desarrollan con la oclusión vascular en el infarto de miocardio, son abundantes en fibrina y eritrocitos superpuestos al componente plaquetario y obstruyen por completo el flujo sanguíneo.[15]

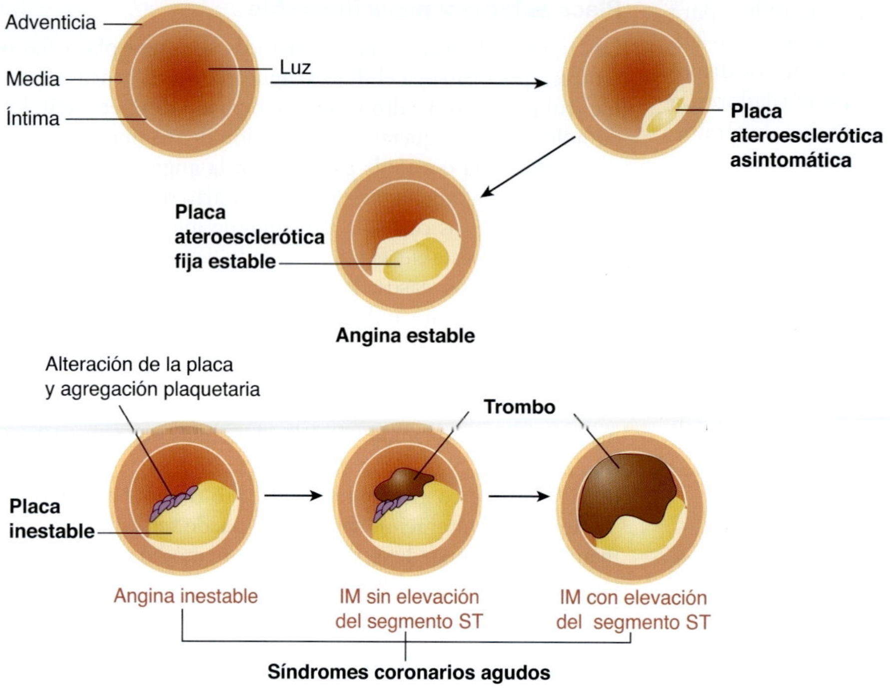

FIGURA 27-5. Placa ateroesclerótica: placa ateroesclerótica fija estable en la angina estable y placa inestable modificada y agregación plaquetaria en los SCA. *IM, infarto de miocardio.*

Síndrome coronario agudo

El síndrome coronario agudo (SCA) incluye la angina inestable y el infarto de miocardio (con elevación del segmento ST [onda Q presente] o sin ella [onda Q ausente]). Los casos sin elevación del segmento ST en el ECG son aquellos en los que la oclusión coronaria trombótica es subtotal o intermitente, mientras que los pacientes con elevación del segmento ST casi siempre tienen oclusión coronaria completa en la angiografía; al final, muchos tienen infarto de miocardio con onda Q.

Cambios electrocardiográficos

Los cambios en el ECG que ocurren en el SCA incluyen inversión de la onda T, elevación del segmento ST y desarrollo de una onda Q anómala.[16] Es posible que estos cambios no aparezcan de inmediato con los síntomas y varíen mucho según la duración del episodio isquémico (agudo o en evolución), su extensión (subendocárdico o **transmural**) y localización (anterior frente a posteroinferior). La fase de repolarización del potencial de acción (onda T y segmento ST en la ECG) casi siempre es la primera en alterarse durante la isquemia y lesión miocárdicas. Conforme se produce la isquemia en el área afectada, se altera la repolarización miocárdica, lo que produce cambios en la onda T. Por lo general, esto se demuestra en la inversión de la onda T, aunque puede haber una elevación hiperaguda de la onda T como primer signo del infarto. Los cambios en el segmento ST aparecen con la lesión isquémica del miocardio y pueden indicar la lesión de interés. En condiciones normales, el segmento ST del ECG es casi isoeléctrico (plano sobre la línea basal) porque todas las células miocárdicas sanas alcanzan el mismo potencial durante la repolarización temprana. La isquemia grave aguda reduce el potencial de membrana en reposo y acorta el potencial de acción en la región isquémica. Estos cambios crean una diferencia de voltaje entre las áreas normales e isquémicas del miocardio que producen la *corriente de lesión* entre estas regiones, que son representadas como una desviación del segmento ST. Cuando la lesión aguda es transmural, el vector total ST se desvía en dirección del epicardio, lo que produce la elevación del segmento ST.[16] En el infarto con onda Q se desarrollan ondas Q anómalas y se pierde la onda R porque no se conduce una corriente de despolarización desde el tejido necrótico. Cuando la lesión se limita principalmente al subendocardio, el segmento ST total se desvía hacia la capa interna del ventrículo, lo que genera una depresión y no una elevación del segmento ST.

Biomarcadores séricos

Aunque los biomarcadores cardíacos ayudan a los médicos a diagnosticar la angina inestable/infarto de miocardio sin elevación del segmento ST (AI/IMSEST), en casi un tercio de los pacientes la espera por los resultados retrasaría el tratamiento para reperfusión en el infarto de miocardio con elevación del segmento ST (IMEST). La ECG debe indicar el inicio del tratamiento para reperfusión, ya que esta terapéutica depende del tiempo. Los biomarcadores séricos del SCA incluyen las troponinas I (TnI) y T (TnT) cardíacas específicas, y la creatina-cinasa MB (CK-MB). Conforme mueren las células miocárdicas, su contenido intracelular difunde al intersticio circundante y, después, a la sangre. La velocidad con la que las enzimas aparecen en la sangre depende de su localización intracelular, su peso molecular y el flujo sanguíneo local.[17]

Las *pruebas de troponina* son muy específicas para el tejido miocárdico. El complejo troponina (parte del filamento de actina) regula la contracción de actina y miosina mediada por el calcio en el músculo estriado. La TnI y la TnT aumentan dentro de las 3 h después del inicio del infarto de miocardio y pueden mantenerse elevadas durante 7-10 días.

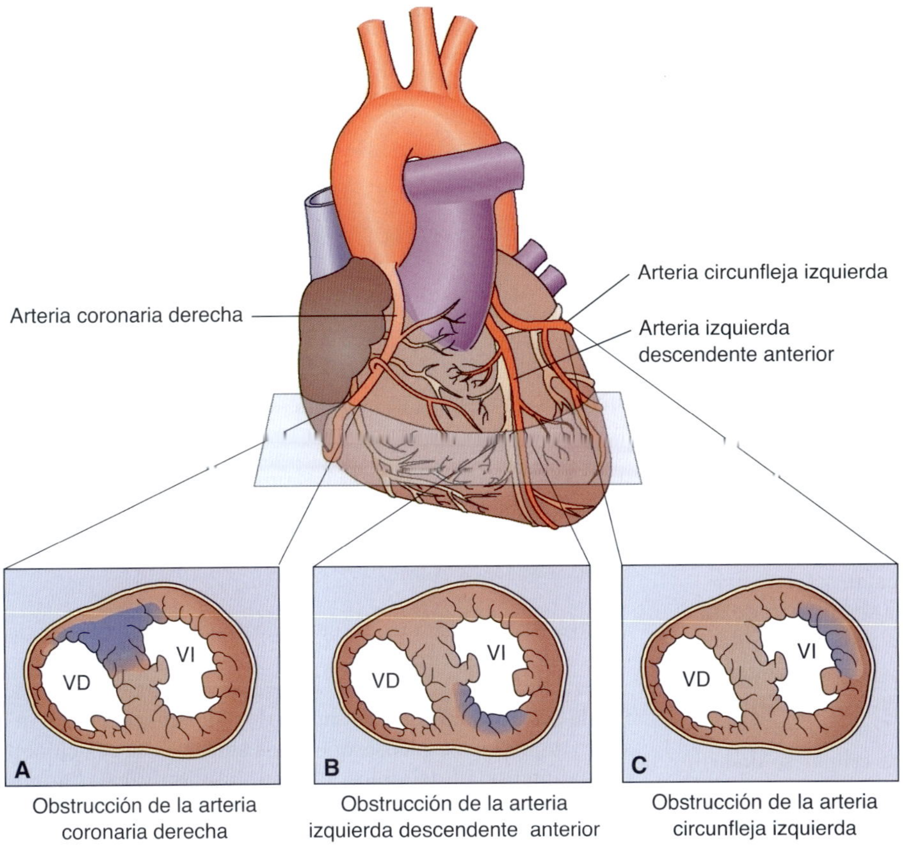

FIGURA 27-6. Áreas del corazón afectadas por la oclusión de la arteria coronaria derecha (*A*), arteria coronaria izquierda descendente anterior (*B*) y arteria coronaria circunfleja izquierda (*C*). *VD, ventrículo derecho; VI, ventrículo izquierdo.*

Esto resulta muy ventajoso para el diagnóstico tardío del infarto de miocardio.[17]

La *creatina-cinasa* (CK) es una enzima intracelular de las células musculares. La isoenzima MB es específica de la lesión en el tejido miocárdico. Las concentraciones séricas de CK-MB rebasan los intervalos normales de 4-8 h después de la lesión miocárdica y vuelven a la normalidad en 2 o 3 días.[17]

Angina inestable/infarto de miocardio sin elevación del segmento ST

La AI/IMSEST se considera un síndrome clínico de isquemia miocárdica que varía desde la angina estable hasta el infarto de miocardio.[18] Por lo general, la AI y el IMSEST difieren en cuanto a la gravedad de la isquemia que puede causar daño miocárdico suficiente para liberar cantidades detectables de marcadores cardíacos en el suero. Se considera que las personas sin evidencia de marcadores séricos de daño miocárdico tienen angina inestable, mientras que el diagnóstico de IMSEST se establece cuando están presentes estos marcadores.

La fisiopatología de la AI/IMSEST puede dividirse en cinco fases: 1) desarrollo de la placa inestable que se rompe o erosión de una placa con trombosis superpuesta no oclusiva; 2) obstrucción causada por espasmo, constricción, disfunción o estímulo adrenérgico; 3) estrechamiento grave de la luz coronaria; 4) presencia de inflamación; y 5) cualquier estado fisiológico que cause isquemia derivada de la disminución del suministro de oxígeno, como fiebre o hipotensión.

Las células inflamatorias liberan citocinas que adelgazan la capa fibrosa y la vuelven más susceptible de rotura o erosión. El dolor relacionado con la AI/IMSEST es persistente e intenso, y se caracteriza por al menos uno de los siguientes tres elementos:

1. Ocurre en reposo (o con esfuerzo mínimo) y casi siempre dura más de 20 min (si no se alivia con nitroglicerina).
2. Es intenso y se describe como dolor franco y nuevo (con menos de un mes de antigüedad).
3. Es más intenso, prolongado o frecuente de lo que se había experimentado antes.

Los resultados de la AI/IMSEST varían desde excelente, con poco cambio en el tratamiento, hasta IMSEST o muerte, lo que amerita tratamiento intensivo. La AI/IMSEST se clasifica de la siguiente manera: clase I (angina intensa de nuevo inicio); clase II (angina en reposo en el mes previo, pero no en las últimas 48 h); y clase III (angina en reposo en las últimas 48 h).

El patrón ECG de la AI/IMSEST muestra una depresión del segmento ST (o elevación transitoria del segmento ST) y cambios en la onda T. El grado de desviación del segmento ST es una medida importante de la isquemia y su pronóstico.

Infarto de miocardio con elevación del segmento ST

El IMEST (*ataque cardíaco*) se caracteriza por la muerte isquémica del tejido miocárdico debido a la enfermedad ateroesclerótica de las arterias coronarias (fig. 27-6). El área de infarto depende de la arteria coronaria afectada y la distribución del flujo sanguíneo. Cerca del 30-40% de los infartos afectan la arteria coronaria derecha, el 40-50% dañan la arteria descendente izquierda anterior y el 15-20% restante afectan la arteria circunfleja izquierda.[17]

Fisiopatología

La extensión del infarto depende de la localización y la extensión de la oclusión, la cantidad de tejido miocárdico irrigado por el vaso, la duración de la oclusión, las necesidades metabólicas del tejido afectado, la extensión de la circulación colateral, la frecuencia cardíaca, la presión arterial y el ritmo cardíaco. Un infarto puede afectar al endocardio, el miocardio y el epicardio. Los infartos transmurales alteran todo el grosor de la pared ventricular y casi siempre ocurren cuando se obstruye una sola arteria (fig. 27-7). Los infartos subendocárdicos dañan un tercio a la mitad de la pared ventricular y son más frecuentes en presencia de arterias con estrechamientos graves, pero aún permeables. La mayoría de los infartos son transmurales y afectan la pared libre del ventrículo izquierdo y el tabique ventricular.

La principal consecuencia bioquímica del infarto de miocardio es la conversión del metabolismo aeróbico al anaeróbico, con producción insuficiente de energía para mantener la función miocárdica normal. Como resultado, hay una pérdida muy intensa de la función contráctil en los 60 s siguientes a su inicio.[17] Los cambios en la estructura celular se desarrollan en varios minutos y son reversibles si se restaura el flujo sanguíneo. La zona isquémica cesa su función en minutos; el daño irreversible se produce en cerca de 40 min. La muerte celular miocárdica irreversible (necrosis) ocurre después de 20-40 min de isquemia grave.[17] La lesión microvascular ocurre en cerca de 1 h y sigue a la lesión celular irreversible. Si el infarto es lo suficientemente grande, deprime la función ventricular izquierda global y sobreviene el fallo de la bomba.

Numerosos cambios estructurales dinámicos mantienen la función cardíaca. Las áreas infartadas y no infartadas del ventrículo experimentan cambios progresivos en el tamaño, la forma y el grosor que incluyen adelgazamiento temprano de la pared, cicatrización, hipertrofia y dilatación, lo que en conjunto se denomina *remodelación ventricular*. Conforme el músculo no funcional de la zona infartada se vuelve delgado y se dilata, el músculo de la región circundante no infartada se engruesa conforme experimenta hipertrofia de adaptación para que pueda realizar el trabajo del músculo infartado. La remodelación puede verse obstaculizada por la formación de un aneurisma o la disminución de la función miocárdica, lo que ocasiona daño adicional de la función ventricular.[17]

Manifestaciones clínicas

El IMEST puede ocurrir de manera súbita o como una progresión de la AI/IMSEST. El inicio casi siempre es abrupto, con dolor como el síntoma principal. El dolor es intenso y constrictivo, y a menudo se describe como aplastante o sofocante. Muchas veces es retroesternal y se irradia al brazo izquierdo, el cuello o la mandíbula, aunque puede experimentarse en otras partes del pecho. A diferencia de la angina, el dolor del IMEST es más prolongado y no se alivia con reposo o nitroglicerina. Con frecuencia, las mujeres experimentan molestia torácica isquémica atípica, mientras que los

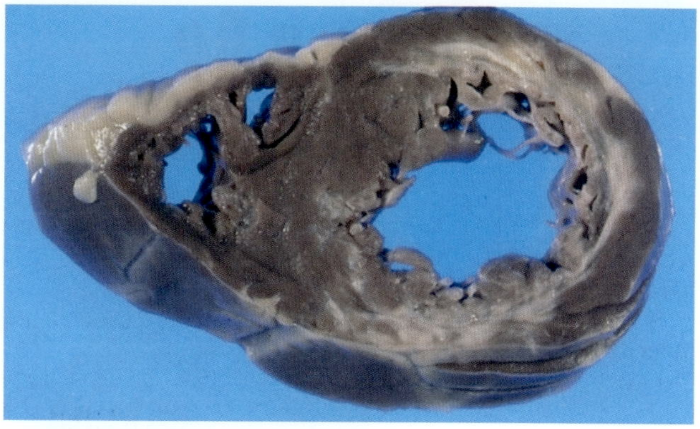

FIGURA 27-7. Infarto agudo de miocardio. Sección transversal de los ventrículos de un hombre que murió unos cuantos días después del inicio de dolor torácico intenso que muestra un infarto transmural en las regiones posterior y septal del VI (territorio de la arteria coronaria descendente anterior izquierda [DAI]). El miocardio necrótico es blando, amarillento y está bien delimitado. Tomado de: Strayer D. E., Rubin R. (Eds.) (2015). *Rubin's pathology: Clinicopathologic foundations of medicine* (7th ed., Fig. 17-15, p. 643) Philadelphia, PA: Lippincott Williams & Wilkins.

adultos mayores se quejan de disnea con mayor frecuencia que de dolor precordial.[19]

Las molestias digestivas se presentan con frecuencia. Puede desarrollarse una sensación de dolor epigástrico, náuseas y vómitos. Se piensa que estos síntomas se relacionan con la intensidad del dolor y la estimulación vagal. La molestia epigástrica puede confundirse con indigestión y es factible que la persona busque alivio con antiácidos u otros remedios caseros, que solo retrasan la búsqueda de atención médica. Las quejas de fatiga y debilidad son frecuentes, sobre todo de brazos y piernas. El dolor y el estímulo simpático se combinan para causar taquicardia, ansiedad, inquietud y sentimientos de desgracia inminente. En ocasiones, hay tos productiva con esputo rosado y espumoso. La piel suele encontrarse pálida, fría y húmeda. La disfunción miocárdica puede causar hipotensión y choque.

La muerte súbita por IMEST ocurre en la hora siguiente al inicio de los síntomas.[17] Casi siempre se atribuye a arritmias mortales, que pueden ocurrir sin evidencia de infarto. La hospitalización temprana después del inicio de los síntomas mejora mucho la probabilidad de evitar la muerte súbita porque se cuenta con instalaciones para llevar a cabo la reanimación apropiada en caso de arritmia ventricular.

Tratamiento del síndrome coronario agudo

Debido a que el diagnóstico específico de IMEST a menudo es difícil de establecer, el tratamiento inmediato de la AI/IMSEST y el IMEST casi siempre es el mismo. El pronóstico del IMEST depende mucho del desarrollo de arritmias y complicaciones mecánicas. La mayoría de las muertes se deben al desarrollo repentino de arritmias ventriculares. Por lo tanto, los elementos principales del tratamiento para el IMEST incluyen identificación de los síntomas y búsqueda temprana de atención médica, despliegue rápido de un equipo médico de urgencias capaz de llevar a cabo procedimientos de reanimación, transporte expedito a un hospital equipado para el tratamiento de arritmias y apoyo cardíaco vital avanzado, e implementación del tratamiento de reperfusión en 60-90 min.[17,18]

Las personas con IMEST retrasan a menudo la solicitud de atención, especialmente los adultos mayores, mujeres y personas de escasos recursos económicos, individuos con antecedentes de angina o diabetes y aquellos que consultan a un familiar.

Para no retrasar la reperfusión, el interrogatorio y la exploración física deben ser minuciosos pero eficientes. La valoración de la molestia principal, generalmente dolor precordial, junto con otros síntomas acompañantes es esencial para distinguir el SCA de otros diagnósticos.

Es posible que los cambios típicos en el ECG no aparezcan de inmediato con los síntomas, de modo que deben obtenerse trazos ECG en serie. La presencia de otras arritmias y defectos de la conducción depende de las zonas del corazón y las vías de conducción afectadas por el infarto.

Con frecuencia, los regímenes terapéuticos incluyen la administración de oxígeno, ácido acetilsalicílico, nitratos, analgésicos, antiplaquetarios, anticoagulantes y bloqueadores β-adrenérgicos (β-bloqueadores). Las personas con evidencia ECG de infarto deben recibir tratamiento inmediato para la reperfusión con un trombolítico o ICP antes de 60-90 min.[20] La glucemia debería mantenerse en valores de 80-110 mg/dL durante el IMEST.[19]

El alivio del dolor se logra con una combinación de oxígeno, nitratos, analgésicos y bloqueadores β-adrenérgicos. Es posible que la concentración arterial de oxígeno caiga de manera precipitada después del IMEST y el suministro de oxígeno ayuda a mantener el contenido de este gas en la sangre de la circulación coronaria. En los pacientes con insuficiencia cardíaca grave por IMEST, a veces son necesarias la ventilación con presión positiva continua o la intubación endotraqueal con apoyo mediante ventilación mecánica.

La nitroglicerina es vasodilatadora y puede aliviar el dolor de origen coronario. Los efectos vasodilatadores disminuyen el retorno venoso y la presión arterial, lo que aminora el consumo de oxígeno. La nitroglicerina es más eficaz si se administra en las 4 h siguientes al inicio de los síntomas.

La morfina está indicada si el dolor torácico no se alivia con oxígeno y nitratos.[17] El alivio de la ansiedad que produce la morfina contribuye a disminuir la actividad del sistema nervioso autónomo, lo que reduce las demandas metabólicas del corazón.

Los bloqueadores β-adrenérgicos actúan como antagonistas que bloquean las funciones del sistema nervioso simpático mediadas por los receptores β, con lo que reducen la demanda miocárdica de oxígeno al disminuir la frecuencia y la contractilidad cardíacas, así como la presión arterial. La prolongación de la diástole causada por una frecuencia cardíaca más baja puede mejorar la perfusión miocárdica, sobre todo del subendocardio. Los β-bloqueadores también alteran los potenciales de membrana miocárdica en reposo y pueden reducir las arritmias ventriculares.

La inhibición de la agregación plaquetaria es un aspecto importante del tratamiento temprano de la AI/IMEST y el IMEST. El ácido acetilsalicílico es el antiplaquetario preferido en el SCA. Se piensa que este fármaco favorece la reperfusión y disminuye la probabilidad de trombosis recurrente. El efecto del ácido acetilsalicílico en la función plaquetaria dura toda la vida de las plaquetas, de aproximadamente 8-10 días. En los pacientes que no pueden tomar este fármaco, puede prescribirse clopidogrel. Este último reduce la agregación plaquetaria porque inhibe la vía plaquetaria de ADP y, a diferencia del ácido acetilsalicílico, no tiene efecto en la síntesis de prostaglandinas. La anticoagulación implica el uso de heparina no fraccionada y heparina de bajo peso molecular para prevenir la trombosis venosa profunda (TVP), la embolia pulmonar y la embolia cerebral.

Los inhibidores de la enzima convertidora de angiotensina (ECA) se emplean con frecuencia durante la etapa temprana y la convalecencia del IMEST, con una reducción de la tasa de mortalidad. Los inhibidores de la ECA aumentan el gasto cardíaco y el volumen sistólico y reducen la resistencia vascular sistémica y la presión capilar pulmonar en cuña (PCWP, *pulmonary capillary wedge pressure*). Esto reduce la disfunción del VI y la MSC. El mayor beneficio lo obtienen los pacientes con infartos previos, insuficiencia cardíaca y taquicardia. Por lo general, los inhibidores de la ECA se inician en las primeras 24 h, después de completar el tratamiento fibrinolítico.[19] El consumo de estos fármacos en el tratamiento prolongado de pacientes con AI/IMEST ayuda a prevenir los episodios isquémicos recurrentes.[17]

Estrategias de reperfusión

El término *reperfusión* se refiere al restablecimiento del flujo sanguíneo mediante el consumo de fármacos (fibrinolíticos), ICP o colocación de injerto para revascularización arterial coronaria (IRAC). Todas las personas con IMEST deben valorarse inmediatamente para determinar la pertinencia del tratamiento para reperfusión. Deben considerarse el tiempo desde el inicio de los síntomas, el riesgo de IMEST, los posibles riesgos relacionados con el tratamiento fibrinolítico y el tiempo necesario para el traslado a un laboratorio con capacidad de ICP.

La reperfusión temprana (en 15-20 min) después del inicio de la oclusión puede prevenir la necrosis y mejorar la perfusión en la zona de infarto. La reperfusión después de un intervalo prolongado puede salvar algunas de las células miocárdicas que habrían muerto con un período más largo de isquemia. Aunque gran parte del miocardio que existe al momento de la reperfusión se recupera al final, es probable que persistan alteraciones en la función bioquímica que causan disfunción ventricular. Dado que la función miocárdica se pierde antes de que haya muerte celular, es posible que el miocardio en hibernación (área de recuperación del corazón) no pueda sostener la vida y pueda requerir apoyo vital hasta que las regiones aturdidas recuperen su función.[20]

Tratamiento fibrinolítico

Los fármacos fibrinolíticos disuelven los coágulos sanguíneos y plaquetarios, y se utilizan para disminuir la mortalidad, limitar el tamaño del infarto, alentar la cicatrización del infarto y la remodelación miocárdica y disminuir las arritmias potencialmente mortales. Estos fármacos interactúan con el plasminógeno para producir plasmina, que disuelve los coágulos de fibrina y digiere los factores de coagulación V y VIII, la protrombina y el fibrinógeno. Los mejores resultados se obtienen si el tratamiento se inicia en los 30 min siguientes al inicio de los síntomas. El beneficio

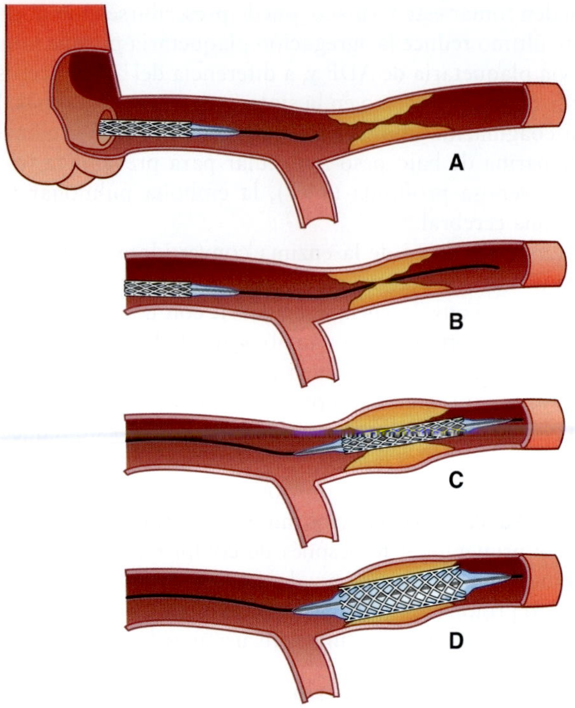

FIGURA 27-8. Inserción de endoprótesis expansible con balón. **A.** Inserción de un catéter guía con una endoprótesis expansible con balón colapsada montada sobre una guía metálica en la arteria coronaria. **B.** Avance de la guía metálica por la lesión coronaria. **C.** Colocación de la endoprótesis sobre la lesión. **D.** Inflación del balón y expansión de la endoprótesis. Una vez expandida, se retira el sistema con el balón.

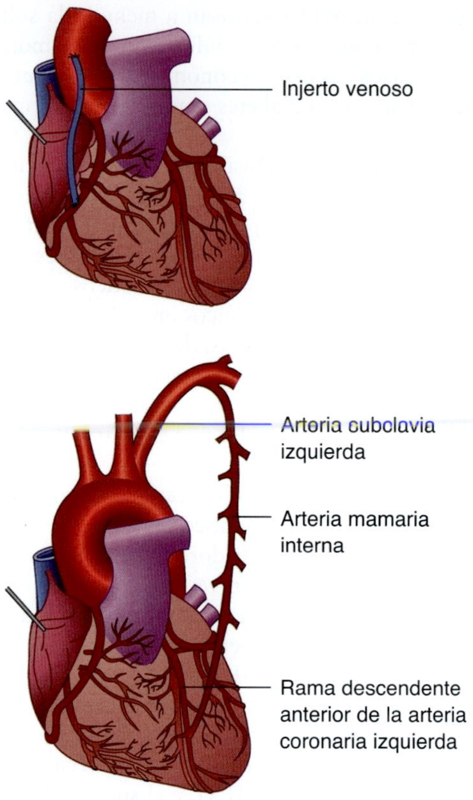

FIGURA 27-9. Revascularización arterial coronaria. Injerto de vena safena para revascularización (*arriba*). El segmento de vena se sutura a la aorta ascendente y la arteria coronaria derecha en un punto distal a la lesión oclusiva. Injerto de arteria mamaria para revascularización (*abajo*). Se forma una anastomosis de las arterias mamaria y coronaria izquierda descendente anterior para evitar el paso por la lesión obstructiva.

disminuye después de este período; sin embargo, es posible obtener cierto provecho hasta 12 h después del inicio del dolor en candidatos de bajo riesgo. Una complicación es la hemorragia intracraneal que ocurre en las primeras 24 h del tratamiento.[17]

Intervención coronaria percutánea

La ICP es un procedimiento invasivo temprano para los pacientes con AI/IMSEST sin morbilidad concomitante grave.[20] La ICP incluye angioplastia coronaria transluminal percutánea (ACTP), colocación de endoprótesis (*stent*) vascular, aterectomía y trombectomía. El objetivo de la ICP es realizar el procedimiento en los 90 min siguientes al primer contacto médico del paciente.[20]

La *ACTP con balón* es la dilatación de una placa ateroesclerótica causante de estenosis mediante un balón inflable (fig. 27-8). Se emplea para ampliar la luz arterial coronaria mediante estiramiento y desgarro de la placa ateroesclerótica y, en menor medida, la distribución de la placa en su eje longitudinal. Este procedimiento se emplea con frecuencia junto con la colocación de endoprótesis. Las complicaciones agudas de la ACTP incluyen trombosis y disección del vaso. Las complicaciones de largo plazo incluyen estenosis recurrente del vaso dilatado.

El empleo de *endoprótesis vasculares* coronarias mejora los resultados en comparación con la ACTP sola. Los pacientes a quienes se les colocan endoprótesis reciben antiplaquetarios y anticoagulantes para prevenir la trombosis.[20]

Las endoprótesis liberadoras de fármaco suprimen la proliferación local de la neoíntima que causa estenosis recurrente de la arteria coronaria.[20] La *aterectomía* (corte de la placa ateroesclerótica con una fresa redondeada de alta velocidad desde adentro del vaso) y la angioplastia por láser son técnicas mecánicas para eliminar el tejido ateroesclerótico durante la angioplastia. La trombectomía implica el empleo de un catéter para fracturar el trombo en pequeñas piezas y después extraer los fragmentos fracturados por la punta del catéter.

Injerto para revascularización arterial coronaria

El IRAC es una de las cirugías practicadas con mayor frecuencia en el mundo; alivia la angina, mejora la tolerancia al ejercicio y prolonga la vida. Implica la revascularización del miocardio afectado mediante la colocación de un injerto de vena safena entre la aorta y la arteria coronaria afectada, en un punto distal a la oclusión, o mediante la utilización de la arteria mamaria interna para revascularizar la arteria coronaria descendente anterior o sus ramas (fig. 27-9).

El IRAC urgente como estrategia para la reperfusión está indicado ante una ICP fallida con dolor persistente o inestabilidad hemodinámica, así como en pacientes que no son prospectos para la ICP o el tratamiento fibrinolítico.[19,21] La edad avanzada, la función ventricular izquierda deficiente y la urgencia con la que se realice la operación aumentan el riesgo de mortalidad temprana. Las complicaciones, como el ictus, la mediastinitis y la disfunción renal, también elevan la mortalidad y la morbilidad relacionadas con el IRAC. Los antibióticos preoperatorios y la administración

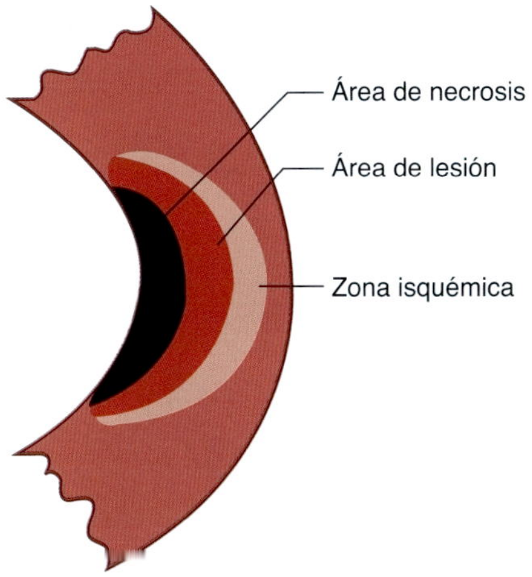

FIGURA 27-10. Áreas de tejido dañado después de un infarto de miocardio.

preoperatoria y postoperatoria de β-bloqueadores ayudan a reducir la incidencia de infección y fibrilación auricular postoperatorias.

El IRAC no altera la evolución de la arteriopatía coronaria, y aunque la tasa de reincidencia de la angina es baja en los primeros 5 años, cerca del 50% de los injertos venosos están cerrados 10 años después de la operación. La utilización de injertos de la arteria mamaria interna conlleva una tasa excelente de permeabilidad tardía. El ácido acetilsalicílico es el fármaco de elección para prevenir el cierre temprano del injerto de vena safena, y se continúa de manera indefinida.[6]

Período de recuperación posterior al infarto

Después de un infarto miocárdico, casi siempre existen tres zonas de daño tisular: una región de tejido miocárdico necrótico por la falta absoluta de flujo sanguíneo; una zona circundante de células lesionadas, algunas de las cuales se recuperan; y una zona externa de células isquémicas, que pueden salvarse si se restablece el flujo sanguíneo (fig. 27-10). Los límites de estas zonas pueden cambiar con el tiempo y con el éxito de las medidas terapéuticas. Si el flujo sanguíneo puede restablecerse en 20-40 min, la pérdida de viabilidad celular es mínima. La progresión de la necrosis isquémica casi siempre comienza en la región subendocárdica y se extiende por el miocardio para afectar cada vez más el grosor transmural de la zona isquémica.

Las células miocárdicas que experimentan necrosis son sustituidas poco a poco por tejido cicatricial. Se desarrolla una respuesta inflamatoria aguda en el área de necrosis unos 2-3 días después del infarto. Los macrófagos empiezan a eliminar el tejido necrótico; la región dañada se sustituye de forma gradual por tejido muy vascularizado, que con el tiempo se vuelve menos vascular y más fibroso. En alrededor de 4-7 días, el centro del área infartada está blando y amarillo; si se presenta rotura del ventrículo, el tabique ventricular o las estructuras valvulares, casi siempre ocurre en este período. Por lo general, el reemplazo del tejido miocárdico necrótico se completa para la séptima semana.

Complicaciones

Las etapas de la recuperación del IMEST dependen mucho del tamaño del infarto y los cambios que ocurran en el área infartada. El tejido cicatricial fibroso carece de las propiedades contráctiles, elásticas y de conducción del miocardio normal. Entre las complicaciones del IMEST están la muerte súbita, la pericarditis, el ictus, la tromboembolia y los defectos mecánicos (p. ej., insuficiencia mitral, rotura del tabique ventricular, rotura de la pared ventricular izquierda y aneurisma ventricular izquierdo). En función de la gravedad, el infarto de miocardio puede afectar la acción de bombeo del corazón. La insuficiencia cardíaca y el choque cardiogénico son complicaciones temidas del IMEST.

Las arritmias que ponen en peligro la vida pueden ser el primer síntoma del SCA. Los mecanismos se relacionan con la reentrada, automatismo anómalo y desequilibrios electrolíticos, sobre todo del potasio y el magnesio. La bradicardia sintomática y el bloqueo cardíaco son complicaciones del SCA y se tratan en función de las directrices para la implantación de marcapasos cardíacos y dispositivos antiarrítmicos.[6]

La pericarditis tiende a ocurrir en pacientes con grandes infartos, fracción de eyección más baja y mayor incidencia de insuficiencia cardíaca. Puede aparecer desde el segundo o tercer día después del infarto. Esta complicación tardía, llamada *síndrome de Dressler*, ocurre semanas a meses después del IMEST. El dolor causado por la pericarditis es agudo y penetrante, y se agrava con la inspiración profunda y los cambios de posición. El tratamiento de reperfusión ha reducido mucho esta complicación.

El ictus agudo es otra complicación del IMEST. Los factores de riesgo incluyen hipertensión, edad avanzada, antecedente de un ictus previo, fracción de eyección disminuida y fibrilación auricular. La tromboembolia no es frecuente, gracias al tratamiento con anticoagulantes.

Los defectos mecánicos se deben a los cambios que ocurren en el miocardio necrótico e inflamado, e incluyen rotura del tabique ventricular, del músculo papilar o de la pared ventricular libre (fig. 27-11).[17] La rotura parcial o completa de un músculo papilar es una complicación rara, pero a menudo mortal, del infarto de miocardio transmural.[17] Lo más frecuente es que la insuficiencia mitral posterior a infarto se deba a la disfunción isquémica temprana del músculo papilar y el miocardio subyacente. La rotura del tabique ventricular es menos frecuente que antes por la utilización del tratamiento de reperfusión. Hoy en día se recomienda la reparación quirúrgica para todas las personas con rotura septal ventricular. La rotura completa de la pared libre del ventrículo infartado se produce en el 1-6% de los casos y casi siempre causa la muerte inmediata.[17] Por lo general, ocurre 3-7 días después del infarto y es más habitual en mujeres de edad avanzada. Es posible que el pericardio selle una rotura parcial o incompleta, lo que crea un seudoaneurisma que requiere intervención quirúrgica porque es frecuente la rotura completa tardía.

El aneurisma ventricular izquierdo es un área bien delimitada de tejido cicatricial que sobresale de manera paradójica durante la sístole (fig. 27-12) y se desarrolla en el 10% de los pacientes con IMEST que mueren en el hospital.[17] Por lo general, se forma en la parte anterior del VI después de la oclusión de la arteria coronaria descendente izquierda anterior y se vuelve evidente 4-8 semanas después del infarto. Rara vez se rompen y puede practicarse la resección quirúrgica para estas indicaciones cuando otras medidas terapéuticas resulten insuficientes.[17]

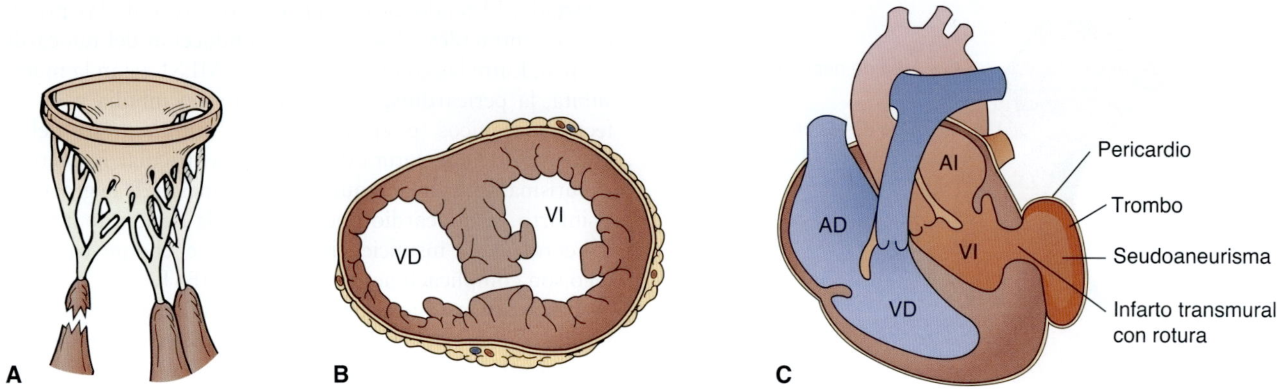

FIGURA 27-11. Complicaciones mecánicas agudas del infarto de miocardio. **A.** Rotura del músculo papilar. **B.** Rotura del tabique ventricular. **C.** Rotura de la pared libre del VI con formación de seudoaneurisma. *AD, aurícula derecha; AI, aurícula izquierda; VD, ventrículo derecho; VI, ventrículo izquierdo.*

Rehabilitación cardíaca

Después del SCA, se recomiendan los programas de rehabilitación cardíaca. Estos incluyen ejercicio, nutrición, eliminación del hábito tabáquico, medidas psicosociales y educación. Esta última está relacionada con el ejercicio, la nutrición, la eliminación del tabaquismo y los medicamentos. El cumplimiento del programa de rehabilitación cardíaca puede ser muy difícil. Entre los factores que influyen en la participación y el cumplimiento están la derivación al médico, los aspectos del reembolso, distancia y transporte, y el apoyo social.[22]

Un programa de ejercicio incluye actividades como marcha, natación y ciclismo, ejercicios que implican cambios en la longitud muscular y contracciones rítmicas de los grupos musculares. El objetivo es incrementar el consumo máximo de oxígeno en los tejidos musculares para que estos individuos puedan realizar un mayor trabajo con frecuencia cardíaca y presión arterial más bajas.[22]

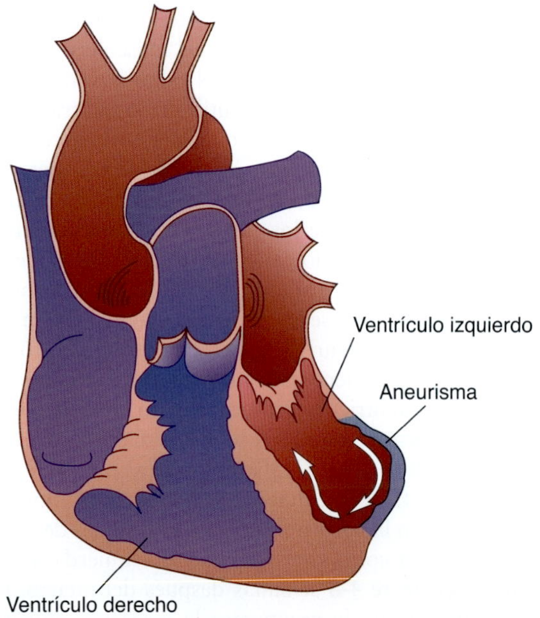

FIGURA 27-12. Movimiento paradójico de un aneurisma ventricular izquierdo durante la sístole.

La modificación de los factores de riesgo cardíacos incorpora estrategias para suspender el tabaquismo, perder peso, disminuir el estrés y controlar la hipertensión y la diabetes, si existen. El asesoramiento nutricional tiene efectos directos en el peso, los lípidos séricos, la presión arterial, la diabetes mellitus y otros factores. Se valoran los patrones dietéticos y se establecen objetivos específicos que se comunican a la persona.[22] Los programas de rehabilitación cardíaca deben incluir una valoración de los problemas psicosociales, como depresión, ansiedad y aislamiento social. Puede suministrarse tratamiento conductual, como el desarrollo de habilidades para el control del estrés y tratamiento individual o grupal. También pueden hacerse derivaciones a otros especialistas.

Cardiopatía isquémica crónica

La isquemia miocárdica se produce cuando la capacidad de las arterias coronarias para suministrar sangre es insuficiente para cubrir las demandas metabólicas del corazón. Las limitaciones en el flujo sanguíneo coronario casi siempre son consecuencia de la ateroesclerosis, aunque el vasoespasmo puede ser un factor desencadenante o contribuyente. Los tipos principales de arteriopatía coronaria isquémica crónica son angina estable crónica, isquemia asintomática de miocardio, angina variante o por vasoespasmo, dolor precordial con angiografía normal y miocardiopatía isquémica.

Angina estable

La angina estable crónica se produce por la obstrucción coronaria fija que causa disparidad entre el flujo sanguíneo coronario y las demandas metabólicas. Esta afección es la manifestación inicial de la cardiopatía isquémica en casi la mitad de las personas con arteriopatía coronaria.[23] Aunque la mayoría de los pacientes con angina estable tienen cardiopatía ateroesclerótica, la angina no se desarrolla en un número considerable de personas con ateroesclerosis coronaria avanzada. Es probable que esto se deba a su estilo de vida sedentario, al desarrollo de circulación colateral adecuada o a la incapacidad de estas personas para percibir el dolor. En muchos casos, el infarto de miocardio ocurre sin un antecedente de angina.

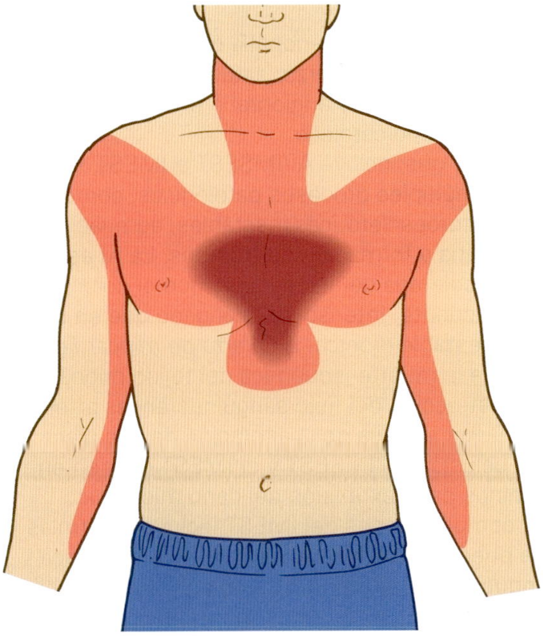

FIGURA 27-13. Áreas de dolor por angina.

Por lo general, la angina se desencadena por un incremento de las demandas de trabajo cardíaco, como el esfuerzo físico, la exposición al frío y el estrés emocional. El dolor casi siempre se describe como una sensación constrictiva, compresiva o sofocante. En general, permanece estable, solo aumenta de intensidad al principio y al final del ataque. El dolor de la angina se localiza frecuentemente en la región precordial o retroesternal y puede irradiarse al hombro izquierdo, la mandíbula, el brazo y otras áreas del pecho (fig. 27-13). El dolor del brazo u hombro se confunde con artritis y el dolor epigástrico se confunde con indigestión. A menudo, la angina se clasifica en función de su aparición con el ejercicio, en reposo, si es de inicio reciente o tiene intensidad creciente.

Por lo general, la angina estable crónica se desencadena con el esfuerzo o el estrés emocional y se alivia en minutos con el reposo o el consumo de nitroglicerina. Un retraso mayor de 5-10 min antes de obtener alivio sugiere que los síntomas no se deben a la isquemia o que se trata de isquemia grave. La angina que se manifiesta en reposo, que es de nuevo inicio o que se agrava en intensidad o duración indica un mayor riesgo de infarto de miocardio y debe valorarse de inmediato con los criterios para el SCA.

Isquemia de miocardio asintomática

La isquemia de miocardio asintomática ocurre en ausencia de dolor anginoso y se debe a la alteración del flujo sanguíneo. La isquemia asintomática de miocardio afecta a personas asintomáticas sin evidencia de arteriopatía coronaria, sujetos que tuvieron un infarto de miocardio y aún tienen episodios de isquemia asintomática y personas con angina que también tienen episodios de isquemia asintomática.[23] Se desconoce la razón de los episodios indoloros de la isquemia, pero puede ser por la corta duración del episodio, defectos en el umbral del dolor o neuropatía autonómica con desinervación sensorial. El IMEST asintomático representa un porcentaje significativo de todos los IMEST en los adultos de edad avanzada.

Angina variante (por espasmo vascular)

La angina variante también se denomina *vasoespástica* o *angina de Prinzmetal*. Las causas de esta alteración aún se desconocen, incluyendo disfunción endotelial, respuestas excesivas del sistema nervioso simpático, defectos en la utilización del calcio en el músculo liso vascular o de una alteración en la síntesis de óxido nítrico.[18,23] Se acompaña de aumento en la contractilidad del músculo liso vascular, cefaleas migrañosas o fenómeno de Raynaud.

La angina variante casi siempre se presenta en reposo o con ejercicio mínimo, a menudo entre medianoche y las 8 a.m. Las arritmias son frecuentes cuando el dolor es intenso; la mayoría de las personas están conscientes de su presencia durante un ataque. Los cambios ECG son significativos e incluyen la elevación o depresión del segmento ST, las ondas T puntiagudas, la inversión de ondas U y las alteraciones del ritmo. Los pacientes con angina variante con arritmias graves durante los episodios dolorosos espontáneos tienen mayor riesgo de muerte súbita.

Dolor precordial con angiografía coronaria normal

El dolor precordial inducido por el ejercicio en presencia de angiografía coronaria normal se describe como *síndrome cardíaco* X. Se desconoce la causa del dolor torácico; sin embargo, puede reflejar un problema microvascular o del aumento en la percepción del dolor cardíaco.

Miocardiopatía isquémica

La *miocardiopatía isquémica* describe una arteriopatía coronaria que causa disfunción miocárdica. Puede manifestarse por síntomas de miocardiopatía sin antecedente conocido de arteriopatía coronaria en personas con múltiples IM o con arterias ocluidas. La miocardiopatía isquémica puede revertirse en cuanto se presenta, pero, si se debe a múltiples infartos de miocardio, tiene un mal pronóstico.

Diagnóstico

El diagnóstico de la angina se basa en el historial detallado del dolor, la presencia de factores de riesgo, los resultados de estudios invasivos y no invasivos, y los análisis de laboratorio. Deben descartarse las causas no coronarias de dolor torácico, como el reflujo gastroesofágico o las alteraciones musculoesqueléticas.

Las pruebas no invasivas de la angina crónica estable incluyen ECG, ecocardiografía, prueba de esfuerzo, estudios de imágenes nucleares, TC y, tal vez, RM cardíaca. La ECG en reposo a menudo es normal, y con frecuencia se emplea la prueba de esfuerzo. La isquemia asintomática en reposo se detecta mediante la inducción del dolor precordial típico o cambios en el segmento ST en la ECG. Se requieren cateterismo cardíaco y arteriografía coronaria para establecer el diagnóstico definitivo.[13,17] Los marcadores bioquímicos séricos de infarto de miocardio son normales en los pacientes con angina crónica estable. Con frecuencia se detectan alteraciones metabólicas, como hipercolesterolemia y otras dislipidemias, intolerancia a los hidratos de carbono y resistencia a la insulina.

Tratamiento

Los objetivos terapéuticos para la angina estable se centran en disminuir los síntomas y prevenir el infarto de miocardio con estrategias no farmacológicas, medicamentos e intervenciones coronarias. La ICP alivia los síntomas en personas con angina crónica estable, pero no prolonga su vida. Por lo general, está indicado el IRAC en los pacientes con compromiso de dos o más vasos.[21]

Los métodos no farmacológicos se centran en controlar los síntomas y modificar el estilo de vida a fin de reducir los factores de riesgo para la enfermedad coronaria. Incluyen cesar el tabaquismo en los fumadores, alivio del estrés, programa de ejercicio regular, limitación de la ingesta dietética de colesterol y grasas saturadas, pérdida de peso en caso de obesidad y evitar el frío y otras causas de estrés que causan vasoconstricción. Los medicamentos utilizados para el tratamiento de la angina crónica estable incluyen ácido acetilsalicílico o clopidogrel, β-bloqueadores en personas sin contraindicaciones o antagonistas del calcio si los β-bloqueadores están contraindicados, e inhibidores de la ECA en pacientes que también tienen diabetes mellitus o disfunción sistólica ventricular. En los individuos con arteriopatía coronaria establecida se recomienda el consumo de fármacos hipolipemiantes o estatinas.

Los nitratos, de acción corta o prolongada, son vasodilatadores que se emplean en el tratamiento de la angina crónica estable y en la isquemia miocárdica asintomática.[23] Los nitratos reducen el retorno venoso al corazón, con el descenso consecuente en el volumen ventricular. La presión arterial también se reduce. El descenso en la presión y el volumen intraventriculares se relaciona con una disminución en la tensión de la pared y el requerimiento miocárdico de oxígeno. Los β-bloqueadores son útiles en el tratamiento de la angina desencadenada por el esfuerzo. Los beneficios de estos fármacos se deben sobre todo a sus efectos hemodinámicos, a través de los cuales se reducen los requerimientos miocárdicos de oxígeno en reposo y durante el ejercicio. Los antagonistas de canales de calcio bloquean los canales de calcio de tipo L activados y desactivados en el músculo cardíaco y liso. Sus efectos terapéuticos derivan de la dilatación arterial coronaria y periférica, así como de la reducción en el metabolismo miocárdico asociado con una menor contractilidad miocárdica. Los pacientes con angina variante casi siempre responden al tratamiento con antagonistas del calcio.

RESUMEN

La arteriopatía coronaria es una alteración debida a la reducción del flujo coronario, casi siempre a causa de ateroesclerosis. La isquemia de miocardio se produce cuando existe disparidad entre el suministro y la demanda miocárdicos de oxígeno, y puede manifestarse como cardiopatía isquémica crónica o SCA. Los métodos diagnósticos de la arteriopatía coronaria incluyen ECG, prueba de esfuerzo, estudios de imágenes nucleares, TC, RM y angiografía en el laboratorio de cateterismo cardíaco.

El SCA, que incluye AI/IMSEST e IMEST, se debe a múltiples procesos patológicos, como placas ateroescleróticas inestables, agregación plaquetaria y formación de trombos. La AI es una forma acelerada de angina en la que el dolor es más frecuente, intenso y prolongado que en la angina estable crónica. El *infarto de miocardio* se refiere a la muerte isquémica del tejido miocárdico por obstrucción del flujo sanguíneo en las arterias coronarias a causa de la alteración de una placa y su oclusión. El IMSEST y el IMEST difieren en términos de la extensión del daño miocárdico. Las complicaciones del IMEST incluyen arritmias que pueden ser mortales, insuficiencia cardíaca y choque cardiogénico, pericarditis, tromboembolia, rotura de estructuras cardíacas y aneurismas ventriculares. Los métodos diagnósticos incluyen el empleo de monitorización por ECG y biomarcadores séricos. Los objetivos terapéuticos se centran en restablecer el flujo sanguíneo miocárdico mediante la reperfusión rápida de la arteria coronaria ocluida; prevención de la extensión del coágulo mediante la administración de ácido acetilsalicílico y otros antiplaquetarios y antitrombóticos; alivio del dolor y administración de oxígeno; y consumo de vasodilatadores (nitroglicerina) y bloqueadores β-adrenérgicos para reducir las demandas de trabajo cardíaco.

La cardiopatía isquémica crónica incluye angina crónica estable, isquemia miocárdica asintomática, angina variante (vasoespástica), dolor precordial con angiografía normal y miocardiopatía isquémica. La angina crónica estable se produce por obstrucción ateroesclerótica fija, con dolor desencadenado por el aumento en la demanda de trabajo cardíaco y aliviado con el reposo. La angina variante puede producirse por los espasmos de las arterias cardíacas y otra forma de disfunción. La isquemia asintomática de miocardio y la miocardiopatía isquémica ocurren sin síntomas de arteriopatía coronaria.

Miocardiopatías

Las *miocardiopatías* son "un grupo heterogéneo de enfermedades del miocardio relacionadas con disfunción mecánica o eléctrica que casi siempre (aunque no siempre) incluyen hipertrofia o dilatación ventricular inadecuada y tienen diversas causas, a menudo genéticas". Las miocardiopatías se pueden limitar al corazón o formar parte de alteraciones sistémicas generalizadas; a menudo conducen a la muerte cardiovascular o a la discapacidad por insuficiencia cardíaca progresiva.[24]

Las *miocardiopatías primarias* son alteraciones cardíacas limitadas del miocardio, mientras que las *miocardiopatías secundarias* son cambios miocárdicos que ocurren en diversas alteraciones sistémicas (multiorgánicas). Las miocardiopatías casi siempre se relacionan con alteraciones causadas por mecanismos mecánicos (p. ej., insuficiencia cardíaca) o eléctricos (p. ej., arritmias potencialmente mortales).

Miocardiopatías primarias

Las miocardiopatías primarias se clasifican como genéticas, mixtas o adquiridas según su etiología.[24] Las miocardiopatías genéticas incluyen la miocardiopatía hipertrófica (MCH), la miocardiopatía ventricular derecha arritmogénica, la miocardiopatía no compactada del ventrículo izquierdo, las alteraciones hereditarias en el sistema de conducción y las canalopatías iónicas. Las miocardiopatías mixtas, incluida la miocardiopatía dilatada (MCD), son de origen genético y no genético. Las miocardiopatías adquiridas incluyen las que tienen un origen inflamatorio (p. ej., miocarditis), por estrés (pericarditis *tako-tsubo*) o por embarazo (miocardiopatía periparto). Las *miocardiopatías idiopáticas* se producen cuando se desconoce la causa.

Miocardiopatías genéticas

Miocardiopatía hipertrófica. La MCH es una hipertrofia ventricular izquierda inexplicable con engrosamiento desproporcionado del tabique ventricular, llenado diastólico anómalo, arritmias cardíacas y, en algunos casos, obstrucción intermitente del flujo de salida del ventrículo izquierdo (fig. 27-14). Es uno de los tipos más frecuentes de miocardiopatía: ocurre en una de cada 500 personas.[25] La MCH es la causa más frecuente de muerte súbita cardíaca en atletas jóvenes. La proclividad a la muerte súbita parece genética y los desfibriladores cardioversores implantables (DCI) salvan la vida.[25] Las complicaciones incluyen la fibrilación auricular, el ictus y la insuficiencia cardíaca.

La MCH es una enfermedad autosómica dominante causada por mutaciones en los genes que codifican las proteínas contráctiles de los sarcómeros cardíacos. En el análisis histológico, la MCH incluye hipertrofia de los miocitos con desacomodo de las miofibrillas y aumento de la fibrosis cardíaca.[25] Aunque la MCH es hereditaria, puede detectarse en cualquier momento desde la infancia temprana hasta la edad adulta avanzada. Las alteraciones fisiológicas básicas de la MCH son disminución del tamaño de la cámara ventricular izquierda, escasa distensibilidad con volumen por latido reducido derivado del llenado diastólico alterado, insuficiencia mitral y, en cerca del 25% de los casos, obstrucción dinámica de la salida ventricular izquierda.[25] Las manifestaciones clínicas suelen ser asintomáticas, pero puede presentarse disnea, dolor torácico durante el esfuerzo, intolerancia al ejercicio, síncope y arritmias. Debido a la hipertrofia masiva, la presión ventricular izquierda elevada y la alteración potencial de las arterias **intramurales**, a menudo existe isquemia localizada de miocardio, incluso en ausencia de arteriopatía coronaria, por lo que el dolor anginoso es frecuente. La MCH a menudo se acompaña de obstrucción del flujo de salida ventricular

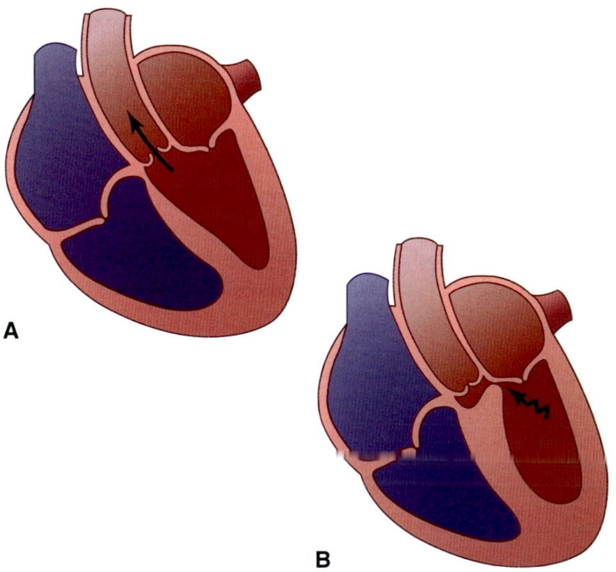

FIGURA 27-14. Sección vertical del corazón. **A.** Corazón normal. **B.** Corazón con miocardiopatía hipertrófica, con engrosamiento desproporcionado del tabique interventricular que causa obstrucción intermitente de la salida ventricular izquierda.

izquierdo durante el reposo o el esfuerzo, causado por el movimiento anterior sistólico de la válvula mitral y el contacto de la válvula mitral con el tabique ventricular. Las manifestaciones clínicas son variables y pueden evolucionar a la insuficiencia cardíaca en etapa terminal con remodelación ventricular izquierda y disfunción sistólica.

El diagnóstico de MCH muchas veces se establece mediante ecocardiografía 2D, que muestra la hipertrofia ventricular izquierda no dilatada en ausencia de otras enfermedades cardíacas o sistémicas. La ECG es anómala en el 95% de los casos, en los que se observa hipertrofia ventricular. La vigilancia ambulatoria continua ayuda a detectar arritmias. La RM cardíaca también permite determinar el sitio y la extensión de la hipertrofia. Las pruebas genéticas, con análisis de secuencia bidireccional del ácido desoxirribonucleico (ADN), proporcionan el diagnóstico exacto y la identificación precisa de las mutaciones génicas si el gen afectado es uno de los pocos que pueden identificarse en las pruebas.[25]

El tratamiento médico de la MCH se centra sobre todo en las personas con obstrucción y síntomas. La primera opción para aliviar los síntomas son los medicamentos que bloquean los efectos de las catecolaminas, que exacerban la obstrucción al flujo de salida y disminuyen la frecuencia cardíaca para mejorar el llenado diastólico. Por lo general, los bloqueadores β-adrenérgicos son la elección inicial para la MCH sintomática. También puede emplearse el antagonista de canales de calcio, verapamilo. Puede exacerbar la obstrucción de la salida ventricular izquierda y no se recomienda en la obstrucción grave del flujo y síntomas intensos.

En la MCH resistente al tratamiento farmacológico, las alternativas terapéuticas incluyen la miectomía septal, la ablación con alcohol del tabique ventricular y la electroestimulación del ritmo de dos cámaras y biventricular. La fibrilación auricular se trata con medicamentos que controlan la frecuencia, la cardioversión y la coagulación. Debe emplearse un DCI en las personas con MCH que tienen riesgo de MSC, incluyendo aquellas que ya tuvieron un paro cardíaco o experimentaron taquicardia o fibrilación ventriculares, individuos que tienen un familiar en primer grado con MSC prematura vinculada con MCH y aquellos con taquicardia ventricular repetida, con grosor mayor de 30 mm de la pared ventricular, respuesta hipotensiva al ejercicio y síncope reciente inexplicable.[26] El 5% de las personas desarrollan MCH en etapa terminal y requieren tratamiento estándar para insuficiencia cardíaca, que incluye la consideración del trasplante cardíaco.

Miocardiopatía/displasia ventricular derecha arritmogénica (MC/DVDA)

Esta es una enfermedad miocárdica con infiltración fibroadiposa del miocardio ventricular derecho; causa insuficiencia cardíaca derecha y varias alteraciones de la frecuencia cardíaca, en particular taquicardia ventricular.[27] Es la segunda causa principal de MSC en atletas jóvenes. Su incidencia varía desde 1 en 2000 hasta 1 en 5000, y afecta con mayor frecuencia a los hombres. Se hereda como rasgo autosómico dominante en el 30-50% de los casos (aunque se han observado algunas formas recesivas con manifestaciones un poco distintas de la MC/DVDA).[27]

Esta alteración se caracteriza por la pérdida progresiva de miocitos, con reemplazo parcial o completo del músculo ventricular derecho por tejido adiposo o fibroadiposo. También se relaciona con **taquiarritmias** ventriculares por reentrada o de origen ventricular derecho, a menudo desencadenadas por la liberación de catecolaminas que causa el ejercicio. En la "fase oculta" temprana, las personas casi siempre permanecen asintomáticas, pero tienen riesgo de MSC, sobre todo durante el esfuerzo. En la "fase eléctrica", el paciente con frecuencia tiene palpitaciones o síncope, y se identifican los cambios ventriculares derechos en la ecocardiografía. Posteriormente, en la "enfermedad difusa", puede presentarse insuficiencia cardíaca biventricular. Otros síntomas incluyen dolor abdominal y confusión mental.

El diagnóstico de la MC/DVDA se basa en los hallazgos clínicos, ecocardiográficos e histológicos, y en los resultados del monitor Holter, la ECG, la RM cardíaca y la electrocardiografía con señal promediada. Los antecedentes personales y familiares, incluidos los parientes en primer y segundo grado, son importantes. Los hallazgos en la ECG de 12 derivaciones incluyen taquicardia ventricular con bloqueo de rama izquierda, inversión de la onda T en las derivaciones precordiales derechas y ondas ε. Puede haber bloqueo de rama ventricular derecha. La RM cardíaca y la angiografía ventricular derecha pueden emplearse en la valoración de la MC/DVDA.

El tratamiento de la MC/DVDA se enfoca en la prevención de la MSC y el control de las arritmias con diversos antiarrítmicos.[27] La ablación con radiofrecuencia se emplea en casos resistentes al tratamiento, aunque solo tiene éxito total en el 30-65% de los casos y a veces se requieren múltiples ablaciones. La colocación de un DCI también está indicada en casos resistentes al tratamiento y en los pacientes que sobrevivieron a un episodio de MSC. Las opciones terapéuticas finales incluyen ventriculotomía y trasplante cardíaco.

Canalopatías iónicas

Las enfermedades causadas por mutaciones en genes que codifican los canales iónicos se llaman *canalopatías iónicas*.[28] En el corazón, estas alteraciones de los canales proteicos iónicos incluyen los síndromes de QT largo (SQTL) y corto (SQTC), síndrome de Brugada y taquicardia ventricular polimórfica catecolaminérgica.

El SQTL y el SQTC se producen por mutaciones en los genes de los canales para sodio o potasio. El SQTL se identifica en la ECG de 12 derivaciones por el intervalo QT prolongado. Causa una taquicardia ventricular polimórfica conocida como *taquicardia helicoidal*. El SQTC se caracteriza por un intervalo QT corto (< 330 ms), lo que puede dar lugar a taquicardia ventricular o fibrilación ventricular y MSC.[28]

El síndrome de Brugada se relaciona con MSC en personas jóvenes, sobre todo hombres provenientes del sureste asiático que experimentan MSC durante el sueño. En la ECG, se caracteriza por bloqueo de la rama derecha y elevación del segmento ST en las derivaciones anteriores.[28] La taquicardia ventricular polimórfica catecolaminérgica se produce por un receptor anómalo que regula la liberación de calcio del retículo sarcoplasmático. Se desencadena por la actividad física vigorosa o las emociones intensas y causa síncope, taquicardia ventricular polimórfica y MSC.

Miocardiopatías mixtas (genéticas y no genéticas)

Miocardiopatía dilatada

La MCD es causa frecuente de insuficiencia cardíaca y la principal indicación para trasplante cardíaco. Se informa que, de todos los casos, el 20-35% son familiares y parecen transmitirse como rasgo autosómico dominante, aunque se han identificado patrones autosómicos recesivos, recesivos ligados a X y mitocondriales.[29] Otras causas incluyen infecciones, toxinas, alcoholismo, fármacos quimioterápicos, metales y muchas alteraciones más. Con frecuencia no se identifica la causa (MCD idiopática).

La MCD se caracteriza por el crecimiento ventricular, la disminución del grosor de la pared ventricular y la disfunción sistólica de uno o ambos ventrículos (fig. 27-15). En el análisis histológico, se observan fibras miocárdicas atróficas e hipertróficas, así como fibrosis intersticial. Los miocitos cardíacos, sobre todo los del subendocardio, a menudo muestran cambios degenerativos avanzados. También hay fibrosis intersticial, más prominente en la región subendocárdica. Puede haber células inflamatorias dispersas.

Por lo general, se identifica cuando aparecen manifestaciones clínicas como disnea, ortopnea y disminución de la capacidad para realizar ejercicio. En las etapas finales, las fracciones de eyección pueden reducirse hasta menos del 25% (normal, 50-60%).[29] La estasis sanguínea puede inducir la formación de trombos y émbolos sistémicos. Son frecuentes la insuficiencia mitral secundaria y el ritmo cardíaco anómalo. Por lo general, la muerte se debe a la insuficiencia cardíaca o las arritmias, y puede ser repentina.

El tratamiento se centra en aliviar los síntomas de la insuficiencia cardíaca y reducir el trabajo del corazón. Los fármacos incluyen diuréticos, para disminuir la precarga;

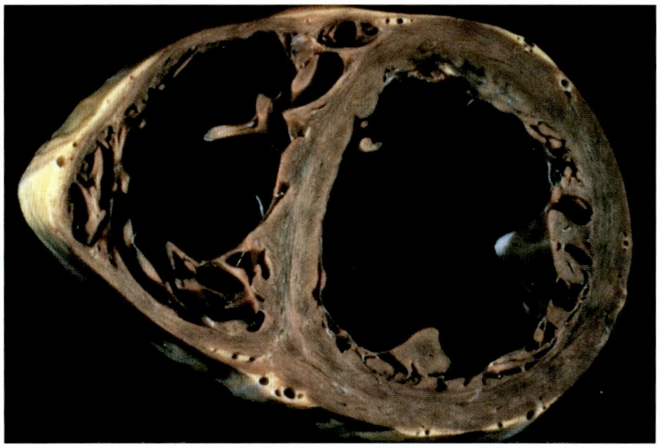

FIGURA 27-15. MCD idiopática. La sección transversal del corazón crecido revela dilatación conspicua de ambos ventrículos. Aunque la pared ventricular se ve adelgazada, el aumento en la masa del corazón indica hipertrofia considerable. Tomado de: Strayer D. E., Rubin R. (Eds.) (2015). *Rubin's pathology: Clinicopathologic foundations of medicine* (7th ed., Fig. 17-42, p. 665) Philadelphia, PA: Lippincott Williams & Wilkins.

β-bloqueadores, para reducir la frecuencia cardíaca y la demanda miocárdica de oxígeno; fármacos reductores de la poscarga, para mejorar la contractilidad y bajar las presiones de llenado ventricular izquierdo; e inhibidores de la ECA, para promover la vasodilatación. También pueden administrarse anticoagulantes para prevenir la formación de trombos, así como antiarrítmicos. Otros tratamientos incluyen electroestimulación biventricular, DCI biventricular y, en casos resistentes al tratamiento, trasplante cardíaco. También es importante eliminar los fármacos causales, evitar los depresores cardíacos, incluido el alcohol, y ajustar el reposo con niveles asintomáticos de ejercicio o actividad.

Miocardiopatía restrictiva primaria

Esta miocardiopatía es una forma rara de enfermedad del músculo cardíaco en la que el llenado ventricular se limita debido a la rigidez excesiva de las paredes ventriculares.[27] La miocardiopatía restrictiva puede ser idiopática o relacionarse con enfermedades distintivas que afectan el miocardio, sobre todo fibrosis por radiación, amiloidosis, sarcoidosis o tumores metastásicos. También hay factores genéticos que participan.[27]

Los síntomas de la miocardiopatía restrictiva incluyen disnea, disnea paroxística nocturna, ortopnea, hepatomegalia, edema periférico, ascitis, fatiga y debilidad. En la etapa avanzada de la enfermedad, existen todos los signos de insuficiencia cardíaca, excepto cardiomegalia.

Miocardiopatías adquiridas

Miocarditis (miocardiopatía inflamatoria)

La miocarditis es la inflamación del miocardio. Las manifestaciones clínicas son muy variables: van desde síntomas inespecíficos, como fiebre, mialgias o disnea de esfuerzo, hasta colapso hemodinámico y muerte súbita. La incidencia y prevalencia de la miocarditis es difícil de confirmar por la amplia variación en el cuadro clínico.

La miocarditis casi siempre se debe a una infección vírica, a menudo por un enterovirus (virus Coxsackie grupo B).[30] Los adenovirus y parvovirus también están identificados como causa en los niños pequeños. Otras etiologías incluyen infecciones bacterianas o micóticas, hipersensibilidad a ciertos fármacos y enfermedades autoinmunitarias, como lupus eritematoso sistémico. La miocarditis es un hallazgo patológico frecuente en el síndrome de inmunodeficiencia adquirida (sida), aunque no está claro si se debe a la infección por el virus de inmunodeficiencia humana (VIH) o a una infección secundaria.

La miocarditis vírica aguda parece evolucionar en tres fases: la infección vírica aguda, la activación autoinmunitaria y la lesión miocárdica continua, lo que genera la MCD.[30] Las fases tienen manifestaciones clínicas variables y distintas indicaciones para el tratamiento. Las fases 1 y 2 producen respuesta inflamatoria a la infección vírica inicial. La activación del sistema inmunitario como respuesta a antígenos víricos específicos también puede inducir respuestas inflamatorias, independientes de la infección vírica, que causan daño a los tejidos del hospedero. Conforme los leucocitos, los linfocitos y los macrófagos penetran en el miocardio, el edema intersticial y la necrosis localizada de los miocitos da lugar al reemplazo fibroso.[30] Algunos casos evolucionan a la fase 3, caracterizada por la lesión miocárdica continua que al final origina MCD crónica o aguda, insuficiencia ventricular izquierda grave o arritmias que ponen en peligro la vida.

El cuadro clínico de la miocarditis varía desde la ausencia de manifestaciones hasta el choque cardiogénico. Algunos pacientes se presentan con un síndrome vírico, que incluye fiebre, escalofríos, náuseas, vómitos, artralgia y mialgia, que ocurre hasta 6 semanas antes del diagnóstico de miocarditis. Otras personas se presentan con insuficiencia cardíaca sin síntomas precedentes. El inicio de la insuficiencia cardíaca puede ser gradual o súbito. Puede ocurrir embolia por el efecto procoagulante de las citocinas combinadas con la disminución de la contractilidad miocárdica. También es factible que los pacientes presenten cambios en el segmento ST y la onda T, marcadores cardíacos positivos y alteraciones en el movimiento regional de la pared, a pesar de que las arterias coronarias son normales, así como bloqueo AV o cardíaco completo. La miocarditis vírica en niños o adultos jóvenes a menudo es inespecífica.

Los hallazgos de la biopsia endomiocárdica, obtenida por cateterismo cardíaco, establecen el diagnóstico de miocarditis, a pesar de su exactitud limitada.[30,31] Otros métodos diagnósticos incluyen el empleo de biomarcadores cardíacos (CK, TnI, TnT) y tinción inmunohistoquímica. Por lo general, la ecocardiografía se realiza en la evaluación inicial por sospecha de miocarditis, aunque los hallazgos pueden ser inespecíficos.

Muchos casos de miocarditis son leves y se autolimitan, por lo que el tratamiento de primera línea es de soporte.[30,31] Las medidas iniciales incluyen oxígeno complementario, reposo en cama y antibióticos en caso necesario. En personas con miocarditis más grave, a veces se requiere apoyo hemodinámico con vasopresores e inotrópicos positivos. Pueden utilizarse inhibidores de la ECA, β-bloqueadores y espironolactona para prevenir el deterioro clínico adicional de los pacientes con MCD secundaria a miocarditis.[31] Debe considerarse un DCI en personas con arritmias documentadas que ponen en peligro su vida. El compromiso de ambos ventrículos casi siempre conlleva un mal pronóstico.

Miocardiopatía periparto

La miocardiopatía periparto es una alteración infrecuente del músculo cardíaco que ocurre en el último trimestre del embarazo o durante los primeros 5 o 6 meses después del parto. La incidencia es mayor en las mujeres afroamericanas, multíparas o de edad más avanzada, así como en mujeres con embarazo gemelar, preeclampsia o en las que se emplea tratamiento tocolítico para prevenir el trabajo de parto y los partos prematuros.[32]

Aunque se desconoce la etiología, se han propuesto varias causas, incluidas las infecciosas, inmunitarias, nutricionales, farmacológicas y genéticas. En las biopsias de algunas mujeres obtenidas durante la fase sintomática de la enfermedad se observan células inflamatorias, lo que sugiere una respuesta inmunitaria alterada. Se manifiesta como disnea en reposo y de esfuerzo, palpitaciones, edema y ortopnea.

El diagnóstico puede ser difícil porque los síntomas que pueden producirse en el embarazo avanzado son similares a las manifestaciones tempranas de la insuficiencia cardíaca. Los criterios para la definición de la miocardiopatía periparto son: 1) insuficiencia cardíaca en el último mes del embarazo o en los 5 meses siguientes al parto; 2) ausencia de una causa identificable de la insuficiencia cardíaca; 3) ausencia de una causa identificable de la insuficiencia cardíaca antes del último mes de embarazo; y 4) evidencia de disfunción sistólica.[32] El tratamiento emplea medidas estándar para la insuficiencia cardíaca.

Es necesario considerar los efectos teratogénicos y la excreción de medicamentos en la leche materna. El objetivo del tratamiento es reducir la ingesta de líquido y sal, reducir la precarga y la poscarga, aumentar la contractilidad y evitar las complicaciones, como la mortalidad. El pronóstico depende de la resolución de la insuficiencia cardíaca. La mitad de las mujeres con miocardiopatía periparto recuperan de manera espontánea la función cardíaca normal; la otra mitad queda con disfunción ventricular izquierda que evoluciona a insuficiencia cardíaca manifiesta y muerte temprana.[32]

Miocardiopatía por estrés o síndrome de *takotsubo* (síndrome del "corazón roto")

La miocardiopatía por estrés es una disfunción ventricular izquierda transitoria y reversible desarrollada como respuesta al estrés psicológico o emocional intenso. Se produce sobre todo en mujeres de edad madura que se presentan con IMEST agudo, pero sin evidencia de arteriopatía coronaria. Hay compromiso de la contractilidad cardíaca caracterizado por dilatación apical del VI con contractilidad exacerbada en su base.[33]

Se desconoce el mecanismo del aturdimiento miocárdico. Cuando la concentración de las catecolaminas se normaliza, el gradiente interventricular se resuelve y la función ventricular izquierda se recupera.[33] El tratamiento es el mismo que para la insuficiencia cardíaca, con un curso corto de anticoagulantes; la mayoría de los pacientes muestran una mejoría rápida y su pronóstico es excelente.

Miocardiopatías secundarias

La miocardiopatía secundaria es una enfermedad del músculo cardíaco en presencia de una alteración multisistémica (cuadro 27-1). Existen muchas alteraciones conocidas que afectan el miocardio. Algunas producen una acumulación de sustancias anómalas entre los miocitos (extracelulares), mientras que otras causan esta acumulación dentro de los miocitos (intracelulares).

CUADRO 27-1

ALTERACIONES RELACIONADAS CON MIOCARDIOPATÍAS SECUNDARIAS*

Alteraciones autoinmunitarias
- Lupus eritematoso sistémico
- Artritis reumatoide
- Esclerodermia
- Poliarteritis nodosa

Alteraciones endocrinas
- Acromegalia
- Diabetes mellitus
- Hipotiroidismo e hipertiroidismo
- Hiperparatiroidismo

Alteraciones familiares por almacenamiento
- Enfermedad por almacenamiento de glucógeno
- Mucopolisacaridosis
- Hemocromatosis

Alteraciones infiltrativas
- Amiloidosis
- Sarcoidosis
- Fibrosis inducida por radiación

Alteraciones neuromusculares/neurológicas
- Ataxia de Friedreich
- Distrofia muscular
- Neurofibromatosis

Alteraciones nutricionales
- Tiamina (beriberi)
- Proteínas (kwashiorkor)

Toxinas
- Alcohol y sus metabolitos
- Arsénico
- Quimioterápicos para cáncer (antraciclinas [doxorrubicina, daunorrubicina], ciclofosfamida)
- Catecolaminas
- Hidrocarburos

*No es una lista exhaustiva.

Casi 100 enfermedades miocárdicas distintivas pueden causar las manifestaciones clínicas de la MCD. La miocardiopatía alcohólica es la causa identificable más frecuente de MCD en los Estados Unidos y Europa. La doxorrubicina y otras antraciclinas que se emplean para el tratamiento del cáncer son fármacos potentes cuyo uso está limitado por la toxicidad cardíaca acumulativa dependiente de la dosis. Otro quimioterápico con potencial cardiotóxico es la ciclofosfamida. Parece que el principal daño con la ciclofosfamida es vascular, lo que causa hemorragia miocárdica.

RESUMEN

Las miocardiopatías involucran causas mecánicas y eléctricas de disfunción miocárdica. En la actualidad, se clasifican como miocardiopatías primarias y secundarias con base en el compromiso genético o de otro sistema orgánico. Los síntomas de la mayoría de las miocardiopatías, ya sean primarias o secundarias, son los de la insuficiencia cardíaca y la MSC. El tratamiento se centra en el control de los síntomas y la prevención de arritmias mortales.

Las miocardiopatías primarias son de tipo genético, mixto o adquirido. Las genéticas incluyen MCH, miocardiopatía ventricular derecha arritmogénica, miocardiopatía con ventrículo izquierdo no compactado, alteraciones hereditarias en el sistema de conducción y canalopatías iónicas. Las miocardiopatías mixtas, que incluyen MSC, son de origen genético y adquirido. Las miocardiopatías adquiridas son las que se producen por un proceso inflamatorio (p. ej., miocarditis), por estrés (pericarditis *tako-tsubo*) o embarazo (miocardiopatía periparto). En muchos casos se desconoce la causa y se denomina *miocardiopatía idiopática*.

Las miocardiopatías secundarias son enfermedades cardíacas en las que el compromiso miocárdico es parte de una alteración sistémica generalizada (multiorgánica). Incluyen miocardiopatías relacionadas con fármacos, diabetes mellitus, distrofia muscular, alteraciones autoinmunitarias y fármacos terapéuticos para el cáncer (radiación y fármacos quimioterápicos).

Alteraciones infecciosas e inmunitarias

Endocarditis infecciosa

La *endocarditis infecciosa* (EI) es una infección grave de la superficie interna del corazón que puede poner en peligro la vida, caracterizada por la invasión de las válvulas cardíacas y el endocardio mural por un patógeno microbiano, lo que conduce al desarrollo de vegetaciones voluminosas y friables, con destrucción de los tejidos cardíacos subyacentes.[34]

Las causas más frecuentes son el prolapso de la válvula mitral, la cardiopatía congénita, las válvulas protésicas y los dispositivos implantables, como marcapasos y desfibriladores.[34,35] Los factores predisponentes del hospedero incluyen neutropenia, inmunodeficiencia, neoplasias malignas, inmunosupresión terapéutica, diabetes mellitus y consumo de alcohol o drogas intravenosas. Las infecciones de estos dispositivos intracardíacos, arteriales y venosos se adquieren en los centros médicos de todos los países desarrollados.[34]

La EI puede clasificarse como aguda o subaguda-crónica, según el inicio, la etiología y la gravedad de la enfermedad. Por lo general, el inicio de los casos agudos es rápido y afecta a pacientes con válvulas cardíacas normales que están saludables con antecedentes de consumo de drogas intravenosas o estén debilitados. Los casos subagudos-crónicos evolucionan durante meses, casi siempre en pacientes con alteraciones valvulares. El aumento en el número de cepas de microorganismos resistentes a los medicamentos y personas inmunocomprometidas ha dificultado aún más la clasificación de los casos agudos y subagudos-crónicos.[35]

Etiología y patogenia

Las infecciones estafilocócicas son la principal causa de EI. Los estreptococos y los enterococos son las otras causas más frecuentes. Otros agentes causales incluyen el grupo *HACEK* (especies de *Haemophilus*, *Actinobacillus actinomycetemcomitans*, *Cardiobacterium hominis*, *Eikenella corrodens* y *Kingella kingae*), bacilos gramnegativos y hongos.[35] Los agentes causales difieren entre los grupos de alto riesgo: *Staphylococcus aureus* es la causa principal en los consumidores de fármacos intravenosos, mientras que en la EI en las válvulas protésicas el origen está en los estafilococos coagulasa-negativos (p. ej., *Staphylococcus epidermidis*). *S. epidermidis* se ha relacionado con dispositivos implantables e infecciones vinculadas con la atención médica.[35] El factor principal que conduce al desarrollo de la EI es la siembra de microbios en la sangre. La vía de entrada en la sangre puede ser una infección evidente, un procedimiento dental o quirúrgico, la inyección directa a la sangre de una sustancia contaminada o una fuente oculta en la cavidad bucal o el intestino. La lesión endotelial, la bacteriemia y la alteración hemodinámica pueden inducir la formación de un trombo de fibrina y plaquetas en el endotelio. El trombo es susceptible a la siembra bacteriana por la bacteriemia transitoria, lo que causa activación continua de los monocitos y las citocinas, así como síntesis de factor tisular. Esto produce el crecimiento progresivo de las vegetaciones valvulares infectadas.

En ambas formas de la EI, se forman vegetaciones friables, voluminosas y potencialmente destructivas en las válvulas cardíacas (fig. 27-16). Las válvulas aórtica y mitral son los sitios de infección más frecuentes, aunque también el lado derecho puede estar afectado, sobre todo entre los consumidores de drogas intravenosas. Estas lesiones consisten en una acumulación de organismos infectantes y detritos celulares contenidos en la red de haces de fibrina de la sangre coagulada. Las lesiones pueden ser únicas o múltiples, pueden crecer hasta medir varios centímetros y, casi siempre, se encuentran unidas de manera laxa con los bordes libres de

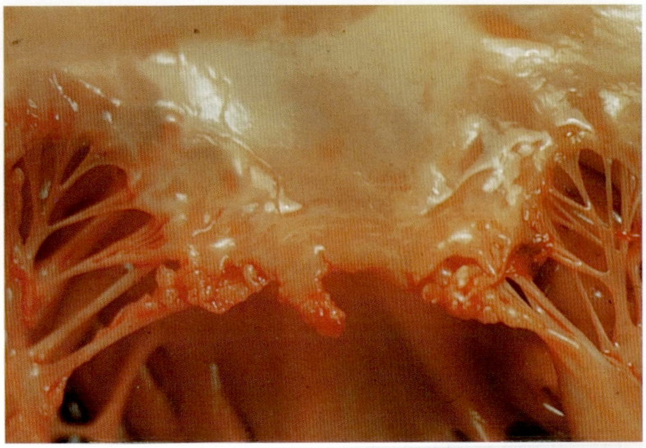

FIGURA 27-16. Endocarditis bacteriana. La válvula mitral muestra vegetaciones destructivas que erosionaron el borde libre de la valva. Tomado de: Strayer D. E., Rubin R. (Eds.) (2015). *Rubin's pathology: Clinicopathologic foundations of medicine* (7th ed., Fig. 17-34, p. 657) Philadelphia, PA: Lippincott Williams & Wilkins.

la válvula.[35] Los focos infecciosos son fuente de bacteriemia persistente. Conforme crecen las lesiones, causan destrucción valvular, lo que produce insuficiencia valvular, abscesos en el anillo valvular con bloqueo cardíaco, pericarditis, aneurisma y perforación valvular.

Las lesiones vegetativas intracardíacas también tienen efectos locales y sistémicos distantes.[35] La organización laxa de estas lesiones permite que los organismos y fragmentos de las lesiones formen émbolos y viajen en el torrente sanguíneo, por lo que causan émbolos cerebrales, sistémicos o pulmonares. Los fragmentos pueden alojarse en los vasos sanguíneos pequeños y causan pequeñas hemorragias, abscesos e infarto. La bacteriemia también puede iniciar respuestas inmunitarias causantes de las manifestaciones cutáneas, la poliartritis y otras alteraciones inmunitarias.

Manifestaciones clínicas

El período de incubación para el inicio de los síntomas es de 2 semanas o menos en más del 80% de las personas. Si la infección es por *Candida*, el período de incubación puede ser de hasta 5 meses. Los síntomas iniciales incluyen fiebre y signos de infección sistémica, cambios en el carácter de un soplo cardíaco preexistente y evidencia de distribución embólica de las lesiones vegetativas.[35] En la forma aguda, la fiebre casi siempre es en espigas y se acompaña de escalofríos. En la forma subaguda, la fiebre casi siempre es ligera, de inicio gradual y, a menudo, se acompaña de otros signos sistémicos de inflamación, como esplenomegalia, anorexia, malestar y letargia. A menudo, se forman pequeñas hemorragias petequiales cuando los émbolos se alojan en los vasos diminutos de la piel, lechos ungueales y mucosas. Son frecuentes las hemorragias en astilla bajo las uñas de las manos y pies.[35] Puede haber tos, disnea, artralgia o artritis, diarrea y dolor abdominal o en el flanco como resultado de la embolia sistémica. Es factible que haya insuficiencia cardíaca congestiva por destrucción valvular, embolia arterial coronaria o miocarditis. La insuficiencia renal también es posible debido a la destrucción o toxicidad de los antibióticos.

Diagnóstico

La EI plantea desafíos sustanciales para su diagnóstico y tratamiento. El diagnóstico de la EI incluye hallazgos clínicos, de laboratorio y ecocardiográficos.[35] Los criterios de Duke modificados se clasifican en mayores (hemocultivo positivo para EI y evidencia de compromiso endocárdico) y menores (predisposición a la EI, alteraciones cardíacas predisponentes o consumo de drogas intravenosas; temperatura > 38 °C; fenómeno vascular, como evidencia de embolia arterial; fenómeno inmunitario, como glomerulonefritis; evidencia microbiológica que no cumple los criterios mayores). Los casos se clasifican como "definitivos" si cumplen dos criterios mayores, uno mayor más dos menores o cinco menores. Los casos se definen como "posibles" si cumplen un criterio mayor y uno menor o tres criterios menores. El diagnóstico de EI se descarta si se hace un diagnóstico alternativo, si la infección se resuelve con tratamiento antibiótico durante 4 días o menos, o si no hay evidencia histológica de infección.[34]

El hemocultivo es el procedimiento diagnóstico más definitivo. Deben obtenerse tres conjuntos de muestras de hemocultivos de tres sitios distintos en 24 h. El consumo indiscriminado de antibióticos ha hecho mucho más difícil la identificación del organismo causal. Los criterios de Duke modificados recomiendan la inclusión de *S. aureus*, *Streptococcus viridans*, *Streptococcus bovis* y microorganismos del grupo HACEK como criterio mayor. Un hemocultivo positivo único para *Coxiella burnetti* y un título de anticuerpos IgG anti-fase I mayor de 1800 también se consideran criterios mayores. Es posible que los hemocultivos sean negativos, lo que puede retrasar el diagnóstico y el tratamiento, y tiene un profundo efecto en el resultado.[35] Esto puede ocurrir por la administración previa de antibióticos o porque los microorganismos causales no son fáciles de cultivar.

La ecocardiografía es la principal técnica para detectar vegetaciones y complicaciones cardíacas de la EI. El ACC/AHA recomienda la ecocardiografía a todos los pacientes con sospecha de EI. Hoy en día, la evidencia ecocardiográfica del compromiso endocárdico es la principal característica a tomar en cuenta en los criterios de Duke modificados. Se recomienda la ecocardiografía transtorácica cuando el riesgo o la sospecha clínica son bajos, y la transesofágica cuando la sospecha clínica es moderada o alta. Las personas con sospecha elevada incluyen aquellas con válvulas protésicas, EI previa, enfermedad congénita compleja, insuficiencia cardíaca o soplo cardíaco de aparición reciente.[34]

Tratamiento

El tratamiento se centra en la identificación y la eliminación del microorganismo causal (lo que disminuye los efectos cardíacos residuales), así como en corregir los efectos de las embolias. La elección del antibiótico depende del microorganismo cultivado y de que se encuentre en una válvula natural o una protésica. La causa más frecuente de EI, *S. aureus*, casi siempre origina infecciones intrahospitalarias por catéteres intravasculares, heridas quirúrgicas y dispositivos protésicos permanentes.[34,35] Además de los antibióticos, es posible que se requiera cirugía para las infecciones no resueltas, la insuficiencia cardíaca grave y la embolia significativa.

La mayoría de los pacientes con EI se curan con tratamiento médico o quirúrgico. Quienes han tenido endocarditis infecciosa deben recibir instrucciones sobre los signos y síntomas, además de estar informados en cuanto a la posibilidad de recaída o recurrencia. Estos pacientes deben buscar atención médica inmediata si recurren las manifestaciones clínicas. La profilaxis con antibióticos solo se recomienda para personas con EI previa, cardiopatía congénita (como cardiopatía cianógena no reparada, reparada con material protésico o con defectos residuales), válvulas cardíacas protésicas y trasplante cardíaco que desarrollan valvulopatía.[34,35]

Cardiopatía reumática

La fiebre reumática (FR) y la cardiopatía reumática (CR) son complicaciones de la respuesta inmunitaria a la infección faríngea por estreptococos del grupo A (β-hemolíticos o EGA).[36] La FR puede evolucionar a alteraciones valvulares crónicas que ocasionan disfunción cardíaca permanente y puede acabar provocando insuficiencia cardíaca mortal. La FR y la CR son problemas de salud graves en países con atención médica inadecuada, desnutrición y condiciones de hacinamiento.[36,37]

Patogenia

La patogenia de la FR aún se desconoce. El marco temporal para el desarrollo de síntomas y la presencia de anticuerpos contra EGA es sugerente de un origen inmunitario.[36,37] Aunque un pequeño porcentaje de personas con faringitis por EGA desarrollan FR, la incidencia de recurrencias con una infección subsiguiente no tratada es mayor.

Manifestaciones clínicas

La FR puede manifestarse como una alteración aguda, recurrente o crónica. La *etapa aguda* de la FR incluye el antecedente de una infección estreptocócica y el compromiso subsiguiente de elementos del tejido conjuntivo del corazón, los vasos sanguíneos, las articulaciones y los tejidos subcutáneos. Un elemento frecuente es una lesión llamada *cuerpo de Aschoff*,[36,37] que es una zona localizada de necrosis tisular rodeada por células inmunitarias. La *fase recurrente* casi siempre implica la extensión de los efectos cardíacos. La *fase crónica* de la FR se caracteriza por una deformidad permanente de las válvulas cardíacas y es causa frecuente de estenosis mitral. La CR crónica casi nunca aparece hasta al menos 10 años después del ataque inicial.

La mayoría de las personas con FR tienen antecedentes de faringitis, cefalea, fiebre (38.3-40 °C), dolor abdominal, náuseas, vómitos, ganglios inflamados (casi siempre en el ángulo mandibular) y otras manifestaciones de infección estreptocócica. Otras manifestaciones clínicas del episodio agudo de la FR se relacionan con el proceso inflamatorio agudo y las estructuras afectadas. La evolución de esta alteración se caracteriza por hallazgos que incluyen poliartritis migratoria de articulaciones grandes, carditis, eritema marginado, nódulos subcutáneos y corea de Sydenham.[36,37] Los marcadores de laboratorio para la inflamación aguda incluyen aumento del recuento de leucocitos, de la VES y de la CRP. Esta elevación de los reactantes de fase aguda aporta evidencia de una respuesta inflamatoria aguda.

Poliartritis

La poliartritis es la manifestación más frecuente, y la primera, de la FR en el 75% de los casos. La artritis, que varía desde artralgias hasta artritis incapacitante, con frecuencia afecta articulaciones grandes. Casi siempre es migratoria, compromete una articulación y luego cambia a otra. Sin tratamiento, la artritis dura alrededor de 4 semanas. Una característica llamativa de la artritis reumática es la respuesta intensa (casi siempre en 48 h) a los salicilatos. Por lo general, la artritis se cura por completo y no deja secuelas funcionales.

Carditis

La carditis reumática aguda puede afectar el endocardio, el miocardio o el pericardio. El compromiso del endocardio y las estructuras valvulares es la razón de los efectos permanentes e incapacitantes de la FR. La carditis se manifiesta casi siempre como insuficiencia mitral y menos a menudo como insuficiencia aórtica, aunque puede afectar las cuatro válvulas. Durante la etapa inflamatoria aguda de la enfermedad, las estructuras valvulares se encuentran rojas e inflamadas y se desarrollan pequeñas lesiones vegetativas en las valvas valvulares. Los cambios inflamatorios agudos avanzan de manera gradual hasta el desarrollo de tejido cicatricial fibroso, que tiende a contraerse, y deforman las valvas, con acortamiento de las cuerdas tendinosas. En algunos casos, los bordes o las comisuras de las valvas se fusionan conforme procede la curación.

Las manifestaciones clínicas de la endocarditis/valvulitis sin antecedente de CR incluyen un soplo holosistólico apical de insuficiencia mitral o soplo diastólico temprano basal de insuficiencia aórtica. Las manifestaciones en algunos pacientes con antecedentes de CR incluyen un cambio en las características de estos soplos o un nuevo soplo.

Nódulos subcutáneos, eritema marginado y corea de Sydenham

Los *nódulos subcutáneos* son duros, indoloros y móviles, y casi siempre se encuentran en los músculos extensores de la muñeca, el codo, el tobillo y la rodilla; su tamaño varía de 0.5 a 2 cm. Los nódulos subcutáneos suelen formarse en presencia de carditis moderada o grave.

Las lesiones del *eritema marginado* son máculas semejantes a mapas que, por lo general, aparecen en el tronco o cara interna del brazo o muslo. Se desarrollan en una fase temprana de un ataque reumatoide y tienden a acompañarse de nódulos subcutáneos, como en la carditis. Estas manchas desaparecen durante la evolución de la enfermedad.

La *corea de Sydenham* es la principal manifestación del sistema nervioso central en la FR. Se observa con mayor frecuencia en niñas pequeñas y rara vez ocurre después de los 20 años de edad. Por lo general, se presentan irritabilidad y otras alteraciones del comportamiento de inicio gradual. A menudo, el niño está inquieto, llora con facilidad, comienza a caminar con torpeza y deja caer objetos. Los movimientos coreiformes son espontáneos, rápidos, sin propósito y erráticos, e interfieren con las actividades voluntarias. Son frecuentes los gestos faciales, e incluso puede afectar el habla. La corea se autolimita y casi siempre evoluciona en semanas o meses, pero puede haber recurrencias.

Solo es posible detectar una infección estreptocócica previa en dos tercios de los casos, lo que dificulta más el diagnóstico diferencial.

Diagnóstico

No hay pruebas de laboratorio específicas que puedan establecer el diagnóstico de FR. Los criterios de Jones dividen las manifestaciones clínicas en una categoría mayor y otra menor con base en su prevalencia y especificidad. La presencia de dos signos mayores (carditis, poliartritis, corea, eritema marginado y nódulos subcutáneos) o un signo mayor y dos menores (artralgia, fiebre y elevación de la VES, CRP o recuento de leucocitos), acompañados de evidencia de una infección previa por EGA, señala una probabilidad alta de FR.

El empleo de la ecocardiografía ha mejorado la comprensión de la CR aguda y crónica. Ayuda a valorar la gravedad de la estenosis o la insuficiencia valvular, el tamaño de las cámaras y la función ventricular, así como la presencia y el tamaño de los derrames pleurales. La ecografía Doppler puede ayudar a identificar lesiones cardíacas en personas que no tienen signos típicos de compromiso cardíaco durante un ataque de FR; sin embargo, no se considera un criterio de Jones.

Tratamiento y prevención

Las infecciones estreptocócicas deben ser diagnosticadas y tratadas de inmediato para prevenir la FR. Sin embargo, se requieren 24-48 h para obtener los resultados del cultivo faríngeo. El desarrollo de pruebas rápidas para detección de antígenos de EGA representa una solución al problema, al menos parcial. Tanto el cultivo faríngeo como las pruebas rápidas de antígeno son muy específicas para la infección por EGA; no obstante, están limitadas por su sensibilidad. Cuando se sospecha la infección, un resultado negativo de la prueba de antígeno debe confirmarse con un cultivo faríngeo.[36] La presencia de EGA en las vías respiratorias superiores puede indicar un estado portador o infeccioso; este último puede definirse por una respuesta ascendente de anticuerpos. Las pruebas serológicas para anticuerpos estreptocócicos se realizan para obtener información retrospectiva de infecciones estreptocócicas recientes en personas con sospecha de FR aguda.

El tratamiento de la FR se diseñó para controlar la respuesta inflamatoria aguda y evitar las complicaciones cardíacas y la recurrencia. La penicilina o la eritromicina en pacientes alérgicos a la penicilina son el tratamiento de elección para la infección por EGA.[36] Pueden consumirse salicilatos y corticoesteroides para cesar la respuesta inflamatoria, pero no deben administrarse hasta que se confirme el diagnóstico de FR. La cirugía está indicada para la valvulopatía reumática crónica y depende de la gravedad de los síntomas o la evidencia de que la función cardíaca tiene daño significativo. Los procedimientos utilizados incluyen comisurotomía mitral cerrada, reparación valvular y reemplazo valvular.

La persona que ya ha padecido un ataque de FR tiene riesgo alto de recurrencia después de infecciones faríngeas subsiguientes por EGA. La profilaxis secundaria se logra con penicilina, y la duración de la profilaxis depende de que haya o no alteraciones valvulares residuales. La vigilancia de un plan para la administración profiláctica de penicilina requiere que el paciente comprenda la morbilidad vinculada con estas infecciones recurrentes. También es necesario instruirlos para que informen las posibles infecciones estreptocócicas, para someterse al tratamiento adecuado, y a su odontólogo, para que reciban la protección adecuada durante los procedimientos dentales.

RESUMEN

La EI implica la invasión del endocardio por patógenos que causan lesiones vegetativas en la superficie endocárdica. La organización laxa de estas lesiones permite que los organismos y los fragmentos de las lesiones se diseminen por la circulación sistémica. Aunque varios organismos pueden originar la alteración, los estafilococos se han convertido en la principal causa de EI. El tratamiento de la EI se centra en la identificación y la eliminación del microorganismo causal, lo que disminuye los efectos cardíacos residuales, así como en corregir los efectos de las embolias.

La FR, relacionada con un antecedente de infección faríngea por EGA, es una causa importante de cardiopatía. Sus efectos más graves e incapacitantes se deben al compromiso de las válvulas cardíacas. Como no hay una prueba de laboratorio, signo o síntoma patognomónico de la FR aguda, se utilizan los criterios de Jones para establecer el diagnóstico durante la fase aguda de la enfermedad. Las estrategias de prevención primaria y secundaria se centran en el tratamiento antibiótico apropiado.

Cardiopatía valvular

Alteraciones hemodinámicas

La función de las válvulas cardíacas es garantizar el flujo unidireccional de la sangre por las cámaras cardíacas. La disfunción de las válvulas cardíacas puede ser consecuencia de muchas alteraciones, como defectos congénitos, traumatismos, daño isquémico, cambios degenerativos e inflamación. El compromiso más frecuente ocurre en las válvulas mitral y aórtica. Las alteraciones de las válvulas pulmonar y tricúspide no son tan frecuentes debido a la presión baja en las cámaras derechas del corazón.

Las válvulas cardíacas consisten en láminas delgadas de tejido fibroso resistente y flexible cubierto con endotelio y adheridas con firmeza por su base con los anillos valvulares fibrosos. En la base de la valva existen capilares y músculo liso, pero no se extienden a través de ella. Las valvas de las válvulas cardíacas pueden dañarse o convertirse en el sitio de un proceso inflamatorio que deforma su línea de cierre. Su reparación a menudo se relaciona con un aumento del

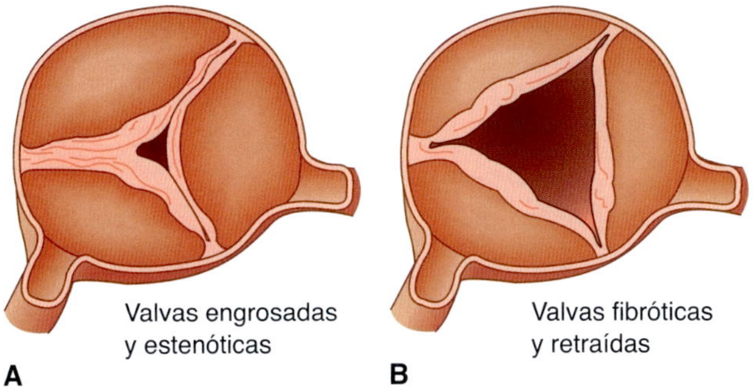

FIGURA 27-17. Enfermedad de la válvula aórtica vista desde la aorta. A. Estenosis de la abertura valvular. B. Válvula incompetente o insuficiente que no se cierra por completo.

contenido de colágeno y cicatrización, lo que hace que las valvas se acorten y se vuelvan más rígidas. Los bordes de las valvas en proceso de cicatrización pueden fusionarse, por lo que la válvula no se abre o cierra de manera apropiada.

En la cardiopatía valvular, existen dos tipos de alteraciones mecánicas: estrechamiento de la abertura valvular, por lo que no se abre de manera adecuada, y distensión de la válvula, por lo que no se cierra de manera normal (fig. 27-17). La *estenosis* se refiere al estrechamiento del orificio valvular y la incapacidad de las válvulas para abrirse de manera normal. El flujo sanguíneo por una válvula sana puede aumentar hasta cinco o siete veces respecto al flujo en reposo. En consecuencia, la estenosis valvular debe ser grave para causar problemas. El estrechamiento significativo del orificio valvular aumenta la resistencia al flujo sanguíneo por la válvula, lo que convierte el flujo laminar suave en uno turbulento menos eficaz.

Esto aumenta el volumen y el trabajo para el vaciamiento de la cámara a través de una válvula estrecha. Los síntomas casi siempre aparecen en situaciones de mayor flujo, como el ejercicio. Una válvula incompetente o insuficiente permite el flujo retrógrado cuando la válvula debería estar cerrada; el flujo regresa hacia el VI durante la diástole cuando hay compromiso de la válvula aórtica y durante la sístole cuando la afectada es la válvula mitral.

Los efectos de la cardiopatía valvular en la función cardíaca se deben a la alteración del flujo sanguíneo y el aumento en la demanda de trabajo al corazón. Numerosos defectos valvulares cardíacos se caracterizan por soplos cardíacos causados por el flujo sanguíneo turbulento a través de una válvula anómala (fig. 27-18).

La ecocardiografía permite visualizar el movimiento valvular y los patrones de flujo y de cierre. La ecografía Doppler en pulsos proporciona una estimación semicuantitativa o cualitativa de la gravedad de los gradientes transvalvulares, la presión sistólica ventricular derecha y la insuficiencia valvular. El Doppler de flujo a color presenta un patrón visual de la velocidad del flujo en una imagen ecocardiográfica bidimensional o tridimensional, lo que constata la turbulencia por las válvulas estenóticas e insuficientes.

La ecocardiografía transesofágica con Doppler se emplea para obtener datos ecocardiográficos cuando la transmisión superficial de las ondas sonoras es deficiente. Esta técnica proporciona imágenes más claras y permite visualizar mejor las válvulas AV y las válvulas cardíacas protésicas.

Alteraciones de la válvula mitral

Los márgenes o cúspides de las válvulas AV son más delgados que los de las válvulas semilunares y están fijos a los músculos papilares mediante las cuerdas tendinosas. Durante gran parte de la sístole, la válvula mitral está sometida a la presión alta generada por el VI, y las cuerdas tendinosas previenen la eversión de las valvas hacia la aurícula izquierda.

Estenosis valvular mitral

La estenosis mitral es la abertura incompleta de la válvula mitral durante la diástole, con distensión auricular izquierda y llenado anómalo del VI. Por lo general, es resultado de la FR.[26,38] Con menor frecuencia, el defecto es congénito y se manifiesta durante la lactancia o la infancia temprana, o se produce en adultos mayores por la calcificación del anillo valvular. La estenosis mitral es una alteración progresiva que continúa toda la vida, con evolución lenta y estable en los primeros años, y aceleración progresiva en los subsiguientes.

Patogenia

La estenosis mitral se caracteriza por el reemplazo del tejido valvular debido a fibrosis, rigidez y fusión del aparato valvular (*véase* la fig. 27-18). Por lo general, las cúspides mitrales se fusionan por los bordes y el compromiso de las cuerdas tendinosas causa acortamiento, lo que tira de las estructuras valvulares hacia un plano más profundo en los ventrículos. Conforme aumenta la resistencia al flujo por la válvula, la aurícula izquierda se dilata y la presión auricular izquierda se eleva.[38] Al final, dicho aumento en la presión auricular izquierda se transmite al sistema venoso pulmonar, lo que causa congestión pulmonar.

La velocidad del flujo a través de la válvula depende del tamaño de su orificio, la presión de conducción y el tiempo disponible para el flujo durante la diástole. La superficie normal de la válvula mitral es de 4-5 cm^2. Los síntomas se desarrollan conforme empeora el gradiente. Conforme la alteración avanza, aparecen síntomas de descenso en el gasto cardíaco durante el esfuerzo extremo u otras situaciones que causen taquicardia y, por lo tanto, acortan el tiempo de llenado diastólico. En las etapas avanzadas de la enfermedad, la resistencia vascular pulmonar aumenta y se desarrolla hipertensión pulmonar; esto aumenta la presión contra la que debe bombear el ventrículo derecho y, al final, causa insuficiencia cardíaca derecha.

Manifestaciones clínicas

Los signos y síntomas de la estenosis mitral dependen de la gravedad de la obstrucción y se relacionan con el aumento en la presión auricular izquierda y la congestión pulmonar, el descenso del gasto cardíaco por el llenado ventricular izquierdo alterado y el crecimiento auricular izquierdo con desarrollo de arritmias auriculares y trombos murales. Los síntomas son los de la insuficiencia cardíaca, con congestión pulmonar, disnea paroxística nocturna y ortopnea. Las palpitaciones, el dolor torácico, la debilidad y la fatiga son frecuentes.

Los latidos auriculares prematuros, la taquicardia auricular paroxística y la fibrilación auricular pueden ser resultado

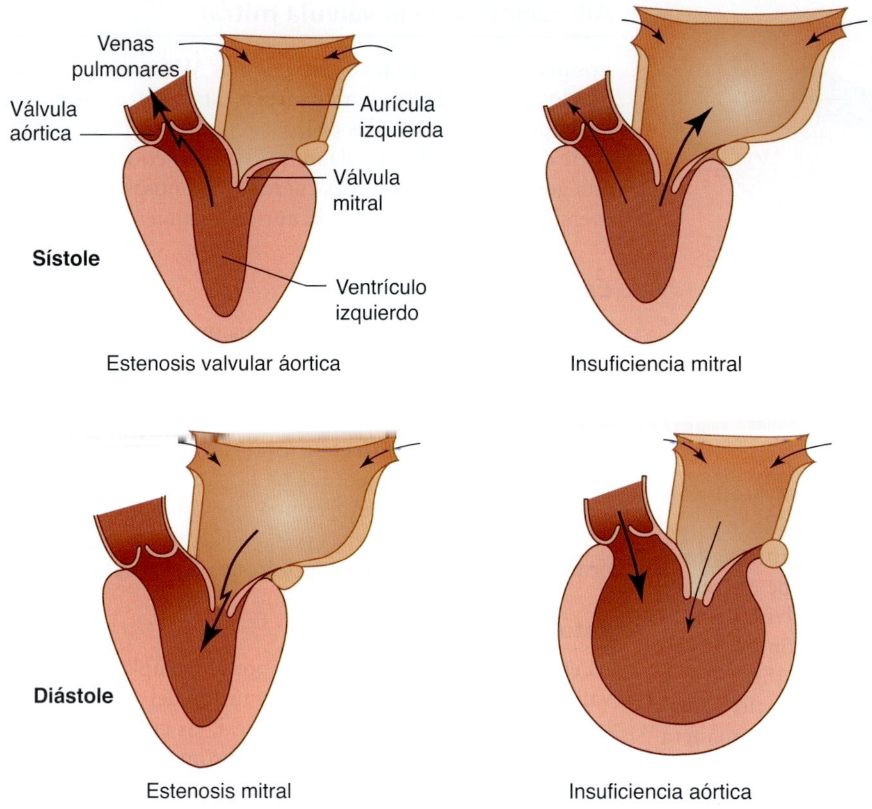

FIGURA 27-18. Alteraciones de la función hemodinámica que acompañan a la estenosis e insuficiencia de la válvula aórtica y estenosis e insuficiencia de la válvula mitral. Las *flechas delgadas* indican la dirección del flujo normal y las *gruesas* señalan la dirección del flujo anómalo.

de la distensión de la aurícula izquierda. La fibrosis de los haces internodales e interauriculares, junto con el daño al nodo SA, pueden ser resultado del proceso reumático mismo. Entre el 30 y 40% de los pacientes con estenosis mitral sintomática desarrollan fibrilación auricular.[38] En conjunto, la fibrilación y la distensión predisponen a la formación de trombos murales. El riesgo de embolización arterial, en particular un ictus, es mucho mayor en las personas con fibrilación auricular.

Diagnóstico

El soplo de la estenosis mitral se escucha durante la diástole, cuando la sangre fluye por el orificio valvular estrecho. Por lo general, es un soplo grave y retumbante que se escucha mejor en la punta del corazón. Las ecocardiografías 2D y Doppler son utilizadas para diagnosticar la estenosis mitral. Estas confirman el diagnóstico de estenosis mitral, permiten evaluar la morfología y la hemodinámica valvular mitral, proporcionan medidas de la presión arterial pulmonar y ayudan a identificar el tratamiento más apropiado.

Tratamiento

El tratamiento médico se centra en aliviar los signos del gasto cardíaco bajo y de la congestión pulmonar. Se inician diuréticos de asa para aliviar parte de la congestión. En la fibrilación auricular, los objetivos son controlar la frecuencia ventricular y evitar la embolización sistémica con tratamiento anticoagulante. Pueden emplearse intervenciones quirúrgicas, incluida la valvulotomía con balón, comisurotomía y reparación o reemplazo valvular, para corregir la valvulopatía mitral degenerativa y funcional.[38,39]

Insuficiencia valvular mitral

La insuficiencia mitral se caracteriza por el cierre incompleto de la válvula mitral, con el volumen por latido del ventrículo izquierdo dividido entre el volumen por latido anterógrado que fluye por la aorta y el volumen por latido regurgitante que regresa a la aurícula izquierda durante la sístole (fig. 27-19).

Etiología y patogenia

La CR se relaciona con una válvula rígida y engrosada que no se abre o cierra por completo. La insuficiencia mitral puede ser consecuencia de la rotura de las cuerdas tendinosas o los músculos papilares, una disfunción del músculo papilar o el estiramiento de las estructuras valvulares por dilatación del VI o el orificio valvular. El prolapso de la válvula mitral es una causa frecuente de insuficiencia mitral.

La insuficiencia mitral aguda puede ocurrir de forma súbita, como en la disfunción del músculo papilar después de un infarto de miocardio, perforación valvular en la EI o rotura de las cuerdas tendinosas en el prolapso de la válvula mitral. En la insuficiencia mitral aguda grave, la sobrecarga de volumen aguda aumenta la precarga ventricular izquierda, lo que permite un aumento modesto en el volumen por latido del ventrículo izquierdo. El volumen por latido anterógrado se reduce y el volumen sistólico regurgitante produce un aumento rápido de la presión auricular izquierda, edema pulmonar y descenso del gasto cardíaco. La insuficiencia mitral aguda casi siempre causa síntomas.

Los cambios hemolíticos relacionados con la insuficiencia mitral crónica son más lentos, por lo que permiten la activación de mecanismos compensatorios. El aumento en el volumen ventricular izquierdo al final de la diástole

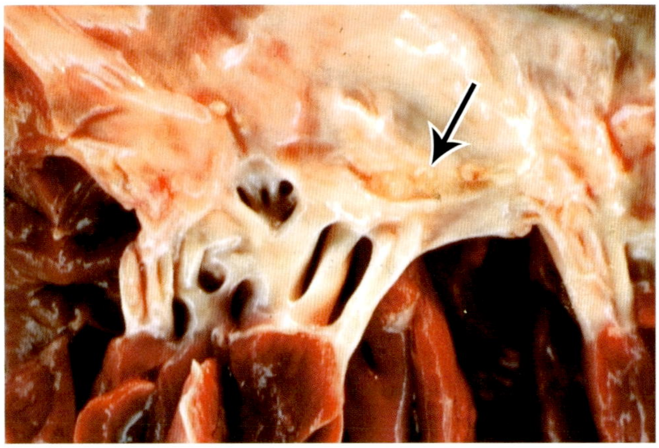

FIGURA 27-19. Valvulitis reumática crónica. Una vista de la válvula mitral desde la aurícula izquierda muestra las valvas rígidas, engrosadas y fusionadas con un orificio estrecho, lo que crea la apariencia típica en "boca de pez" (*flecha*) de la estenosis mitral reumática. Tomado de: Strayer D. E., Rubin R. (Eds.) (2015). *Rubin's pathology: Clinicopathologic foundations of medicine* (7th ed., Fig. 17-30, p. 654) Philadelphia, PA: Lippincott Williams & Wilkins.

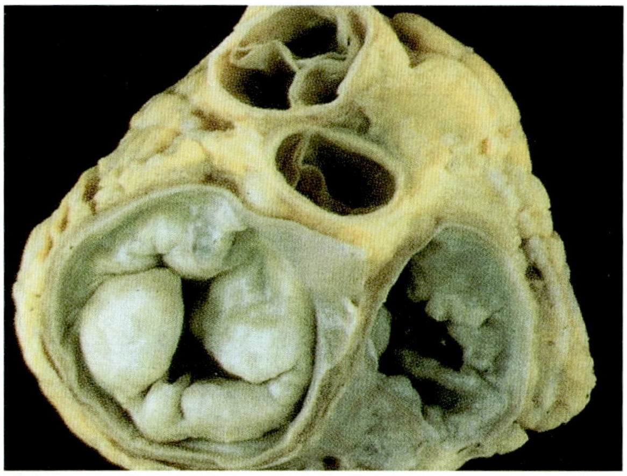

FIGURA 27-20. Prolapso de la válvula mitral. Una vista de la válvula mitral desde la aurícula izquierda muestra las valvas redundantes y deformadas que se inflan hacia la cavidad auricular izquierda. Tomado de: Strayer D. E., Rubin R. (Eds.) (2015). *Rubin's pathology: Clinicopathologic foundations of medicine* (7th ed., Fig. 17-38A, p. 659) Philadelphia, PA: Lippincott Williams & Wilkins.

permite aumentar el volumen sistólico total, con restauración del flujo anterógrado hacia la aorta. La precarga aumentada y la poscarga normal o reducida facilitan la expulsión ventricular normal. Al mismo tiempo, un aumento gradual en el tamaño del ventrículo izquierdo permite que se adapte al volumen regurgitante con una presión de llenado más baja.

Manifestaciones clínicas

El aumento en el trabajo por volumen relacionado con la insuficiencia mitral es relativamente bien tolerado y muchas personas con la alteración que permanecen asintomáticas durante muchos años desarrollan síntomas entre 6 y 10 años después del diagnóstico. El grado de crecimiento ventricular izquierdo refleja la gravedad de la insuficiencia.[40] Conforme evoluciona la alteración, se altera la función ventricular izquierda, disminuye el volumen aórtico y aumenta la presión auricular izquierda, con el desarrollo subsiguiente de congestión pulmonar. Los síntomas típicos son los de la insuficiencia cardíaca del VI, como disnea de esfuerzo, disnea paroxística nocturna y ortopnea. La cirugía debe realizarse antes de que aparezcan estos síntomas.

Las características de la insuficiencia mitral son el crecimiento del VI, el impulso ventricular izquierdo hiperdinámico y un soplo pansistólico. La insuficiencia mitral predispone a la fibrilación auricular.

Diagnóstico y tratamiento

La ecocardiografía Doppler 2D es útil para evaluar el tamaño del ventrículo y la aurícula izquierdos, medir la fracción de eyección y ayudar en la valoración de la gravedad de la insuficiencia. La reducción de la precarga puede ser beneficiosa y puede tratarse con inhibidores de la ECA y control del ritmo biventricular. Las cirugías incluyen reparación y reemplazo valvulares, con o sin retiro del aparato mitral. Se recomienda la cirugía en la insuficiencia mitral grave o cuando es posible subestimar la insuficiencia mitral. La reparación valvular mitral evita el empleo de anticoagulantes necesarios en caso de implantar válvulas artificiales.[39,40]

Prolapso de la válvula mitral

El prolapso mitral ocurre en el 1-2.5% de la población general. La alteración es más frecuente en las mujeres que en los hombres y tiene una base familiar. El prolapso mitral familiar es un rasgo autosómico. Aunque casi siempre se desconoce la causa de la alteración, se le asocia con síndrome de Marfan, osteogénesis imperfecta y otras alteraciones del tejido conjuntivo, así como con afecciones cardíacas, hemáticas, neuroendocrinas, metabólicas y psicológicas.

Patogenia

Los hallazgos patológicos en las personas con prolapso de la válvula mitral incluyen la degeneración mixedematosa (mucinosa) de las valvas que aumenta su tamaño y las vuelve laxas, por lo que se prolapsan o regresan hacia la aurícula izquierda durante la sístole (fig. 27-20).

Los cambios fibróticos secundarios reflejan el estrés y la lesión que los movimientos de peloteo imponen a la válvula. Ciertas formas de prolapso mitral pueden deberse a alteraciones miocárdicas que someten a la válvula mitral a un estrés excesivo por el movimiento anómalo de la pared ventricular o el músculo papilar. El prolapso de la válvula mitral puede o no causar insuficiencia mitral.

Manifestaciones clínicas y diagnóstico

La mayoría de las personas con prolapso de la válvula mitral permanecen asintomáticas y la alteración se descubre durante una exploración clínica de rutina. Una minoría de los sujetos tienen dolor torácico semejante a angina, disnea, fatiga, ansiedad, palpitaciones y sensación de desmayo. El dolor torácico a menudo es prolongado, poco definido y no se relaciona con ejercicio ni esfuerzo. El dolor se atribuye a la isquemia causada por la tracción de las valvas prolapsadas. La ansiedad, palpitaciones y arritmias pueden ser consecuencia de la función anómala del sistema nervioso autónomo. Este problema se caracteriza por un conjunto de hallazgos en la auscultación que van desde una forma silenciosa hasta uno o más chasquidos mesosistólicos seguidos por un soplo holosistólico o sistólico tardío. Los chasquidos se producen por la tensión repentina del aparato valvular mitral cuando las válvulas prolapsan. La ecocardiografía Doppler y la 2D son estudios no invasivos valiosos para diagnosticar el prolapso de la válvula mitral.

Tratamiento

El tratamiento del prolapso se enfoca en aliviar los síntomas y prevenir las complicaciones.[39] Las personas con palpitaciones y taquiarritmias leves o aumento de las manifestaciones adrenérgicas, así como aquellas con molestia torácica, ansiedad y fatiga, a menudo responden a los bloqueadores β-adrenérgicos. La eliminación de estimulantes como la cafeína, el alcohol y los cigarrillos puede ser suficiente para controlar los síntomas. Los accidentes isquémicos transitorios son más frecuentes en las personas con prolapso de la válvula mitral. Por lo tanto, en aquellos con episodios confirmados que mantienen el ritmo sinusal y no tienen trombos auriculares, se recomienda el tratamiento diario con ácido acetilsalicílico. A la mayoría de los pacientes con prolapso mitral se les alienta a practicar ejercicio regular y llevar una vida normal. Las personas que desarrollan disfunción valvular grave a veces requieren cirugía valvular.

Alteraciones valvulares aórticas

La válvula aórtica (*válvula semilunar aórtica*) tiene tres cúspides y no tiene cuerdas tendinosas (*véase* la fig. 27-17). Sus cúspides son más gruesas que las mitrales. La capa media está engrosada cerca del medio, donde se unen las tres valvas, lo que asegura un sello hermético. Entre el tejido engrosado y los márgenes libres, las valvas son más delgadas y ligeras.

Los orificios para las dos arterias coronarias principales se sitúan detrás de la válvula y en ángulo recto con la dirección del flujo sanguíneo. La presión lateral en la aorta impulsa la sangre hacia las arterias coronarias. Durante la fase de expulsión del ciclo cardíaco, la presión lateral disminuye por la conversión de la energía potencial en energía cinética conforme la sangre se desplaza hacia la aorta. Este proceso se exagera en la estenosis valvular aórtica porque la velocidad del flujo es muy alta.

Estenosis valvular aórtica

La estenosis valvular aórtica se caracteriza por un aumento en la resistencia a la expulsión de sangre del VI a la aorta (*véase* la fig. 27-18). Las malformaciones congénitas pueden dar lugar a válvulas con una cúspide, bicúspides o con valvas malformadas. La estenosis aórtica adquirida casi siempre es consecuencia de la calcificación relacionada con el "desgaste y desgarro" normal de una válvula aórtica hasta entonces normal o de válvulas bicúspides congénitas.[41] La incidencia de estenosis valvular aórtica adquirida es del 2-4% en los adultos mayores de 65 años de edad.[41]

Patogenia

La progresión de la estenosis aórtica calcificada casi siempre es lenta. Los cambios valvulares pueden ir desde el engrosamiento leve sin obstrucción hasta la calcificación grave con alteración del movimiento de las valvas y obstrucción al flujo de salida del VI.[41] Los procesos en el desarrollo de la valvulopatía aórtica calcificada son similares a los de la arteriopatía coronaria. Ambas alteraciones son más frecuentes en hombres, adultos mayores y personas con hipercolesterolemia, y ambos se deben, en parte, a un proceso inflamatorio.[41] Las lesiones tempranas de la esclerosis aórtica muestran lesiones subendoteliales similares a placas. La esclerosis aórtica se distingue de la estenosis aórtica por el grado de compromiso valvular. En la esclerosis aórtica, las valvas están engrosadas pero la obstrucción al flujo es mínima, mientras que en la estenosis aórtica el área funcional de la válvula ha disminuido lo suficiente para causar obstrucción mensurable al flujo de salida. La calcificación de la válvula aórtica evoluciona de la base de las cúspides a las valvas. Esto reduce el movimiento de las valvas y la superficie efectiva, pero sin fusión de las comisuras. Conforme avanza la calcificación, las valvas se vuelven más rígidas, se agrava la obstrucción al flujo de salida ventricular izquierdo y la fusión de las comisuras causa estenosis aórtica.

Debido a que la estenosis aórtica se desarrolla de manera gradual, el VI tiene tiempo para adaptarse. Con el aumento en la presión sistólica secundario a la obstrucción, la pared ventricular izquierda se vuelve más gruesa (hipertrofia), pero se conserva el volumen normal de la cámara. Este aumento en el grosor de la pared puede mantener una fracción de eyección normal. Existen pocas alteraciones hemodinámicas conforme el área de la válvula se reduce de su cifra normal a la mitad, pero una reducción adicional a un cuarto de la superficie normal produce una obstrucción grave al flujo, con sobrecarga de presión progresiva en el VI. El aumento de trabajo del corazón empieza a rebasar la reserva de flujo sanguíneo coronario, lo que causa disfunción sistólica y diastólica, así como signos de insuficiencia cardíaca.[39,41]

Diagnóstico

La estenosis aórtica casi siempre se diagnostica por primera vez mediante la auscultación de un soplo sistólico de expulsión intenso o un segundo ruido cardíaco único o con desdoblamiento paradójico. Al final, se desarrollan las manifestaciones típicas de la angina, síncope e insuficiencia cardíaca, aunque debe vigilarse la aparición de signos más sutiles de disminución en la tolerancia al ejercicio o disnea de esfuerzo. La angina ocurre en casi dos tercios de las personas con estenosis aórtica avanzada. La disnea, la fatiga notable, la cianosis periférica y otros signos de insuficiencia cardíaca con gasto bajo no son prominentes hasta una etapa avanzada de la enfermedad. La razón más frecuente del síncope (desmayo) es la disminución de la circulación cerebral que ocurre durante el esfuerzo, cuando la presión arterial se reduce como consecuencia de la vasodilatación en presencia del gasto cardíaco fijo.

Puede emplearse la ecocardiografía para evaluar la gravedad de las lesiones aórticas calcificadas, el tamaño y la función del ventrículo izquierdo, el grado de hipertrofia ventricular y la presencia de alteraciones valvulares relacionadas. La evaluación ecocardiográfica se recomienda cada año en personas con estenosis aórtica grave, cada 1-2 años en caso de estenosis moderada, y cada 3-5 años si se presenta estenosis leve.

Tratamiento

No existe un tratamiento médico para la estenosis aórtica grave, aunque está indicada la modificación intensiva de los factores de riesgo.[39,41] En los niños con estenosis aórtica congénita, las valvas solo están fusionadas y la valvulotomía con balón puede producir un beneficio sustancial; el reemplazo valvular es el tratamiento más eficaz. Las intervenciones médicas se prescriben para aliviar los síntomas de la insuficiencia cardíaca en los pacientes que no son candidatos para la intervención quirúrgica. Para los pacientes con estenosis aórtica sintomática, el reemplazo valvular casi siempre mejora los síntomas.

Insuficiencia valvular aórtica

La insuficiencia valvular aórtica (insuficiencia aórtica) es resultado de la incompetencia valvular que permite el reflujo de sangre al VI durante la diástole (*véase* la fig. 27-18). El VI debe aumentar su volumen sistólico para incluir la sangre que entra de los pulmones y la que refluye por la válvula insuficiente.

Etiología y patogenia

Este defecto puede ser resultado de alteraciones que causan la cicatrización de las valvas o un aumento del orificio valvular a un grado tal que estas ya no pueden cerrar. Las causas de insuficiencia aórtica incluyen FR, dilatación idiopática de la aorta, anomalías congénitas, EI y síndrome de Marfan. Otras causas incluyen hipertensión, traumatismo y error en el funcionamiento de una válvula protésica.

La insuficiencia aórtica aguda se caracteriza por la llegada abrupta de un gran volumen regurgitante a un VI de tamaño normal que no tuvo tiempo para adaptarse. Por lo general, se debe a alteraciones como la EI, traumatismos o disección aórtica. Aunque el corazón responde mediante mecanismos explicados por la ley de Frank-Starling y un aumento en la frecuencia cardíaca, estos mecanismos compensatorios no pueden mantener el gasto cardíaco. Como resultado, hay un aumento intenso en la presión ventricular izquierda al final de la diástole que se transmite a la aurícula izquierda y las venas pulmonares, lo que culmina con edema pulmonar. El descenso en el gasto cardíaco activa la estimulación simpática, con aumentos consecuentes en la frecuencia cardíaca y la resistencia vascular periférica que agravan la insuficiencia valvular. La muerte por edema pulmonar, arritmias ventriculares o colapso circulatorio es frecuente en la insuficiencia aórtica aguda grave.

La insuficiencia aórtica crónica, casi siempre de inicio gradual, es una alteración que combina la sobrecarga de volumen y la presión en el ventrículo izquierdo. Conforme aumenta la deformidad valvular, se incrementa el flujo regurgitante hacia el VI, cae la presión arterial diastólica y el VI crece cada vez más. El aumento en el volumen ventricular izquierdo lleva a la expulsión de un volumen por latido grande, casi siempre adecuado para mantener el gasto cardíaco anterógrado hasta una fase avanzada de la enfermedad. La mayoría de las personas se mantienen asintomáticas durante esta fase compensada, que puede durar décadas. Es posible que durante muchos años el único signo sea un soplo aórtico sistólico leve.

Manifestaciones clínicas y diagnóstico

Conforme avanza la enfermedad, aparecen los signos y síntomas de insuficiencia ventricular izquierda. Estos incluyen disnea de esfuerzo, ortopnea y disnea paroxística nocturna. La falta de cierre valvular aórtico durante la diástole causa una caída anómala en la presión diastólica. Como el flujo sanguíneo coronario es mayor durante la diástole, el descenso de la presión diastólica reduce la perfusión coronaria. Aunque la angina es rara, puede ocurrir cuando la frecuencia cardíaca y la presión diastólica caen de forma considerable. Las personas con insuficiencia aórtica grave a menudo se quejan de una consciencia incómoda de sus latidos cardíacos cuando están acostados, y molestia torácica causada por el golpeteo del corazón contra la pared torácica. La taquicardia que ocurre durante el estrés emocional o el esfuerzo puede causar palpitaciones, sensación de golpeteo en la cabeza y contracciones ventriculares prematuras.

Los principales hallazgos físicos se relacionan con la ampliación de la presión del pulso arterial. Los sonidos de Korotkoff pueden persistir hasta cero, aunque la presión intraarterial rara vez es menor de 30 mm Hg.[39,41] El volumen sistólico grande y la presión amplia del pulso pueden causar pulsaciones carotídeas prominentes en el cuello (pulso de Corrigan), inclinaciones de la cabeza (signo de Musset), pulsaciones sistólicas en el lecho ungueal de la mano bajo presión suave (pulso de Quincke), pulsos periféricos intensos y choque ventricular izquierdo que causa movimiento torácico con cada latido. El pulso hipercinético de la insuficiencia aórtica más grave, llamado *pulso en martillo hidráulico*, se caracteriza por la distensión y el colapso rápido de la arteria. La turbulencia del flujo a través de la válvula aórtica produce un soplo holodiastólico descendente que se escucha mejor en el borde esternal izquierdo. En la insuficiencia aórtica grave, puede escucharse un retumbo mesodiastólico en la punta (*soplo de Austin-Flint*).

Tratamiento

El tratamiento es el reemplazo de la válvula. La cirugía se recomienda siempre que los pacientes tengan síntomas, sin importar el grado de función ventricular izquierda. En los pacientes asintomáticos, existe controversia acerca del reemplazo valvular. Sin embargo, en las personas con disfunción o dilatación ventricular izquierda grave también se recomienda el reemplazo valvular, incluso en ausencia de síntomas.[39,41]

El objetivo del tratamiento médico es mejorar el volumen sistólico anterógrado y reducir el volumen regurgitante, casi siempre con fármacos que reducen la poscarga. El medicamento de primera línea recomendado para los pacientes con insuficiencia aórtica grave asintomática, sobre todo en hipertensos, es un inhibidor de la ECA. La cirugía se mantiene como la principal terapéutica para la insuficiencia aórtica grave.[41]

RESUMEN

La disfunción de las válvulas cardíacas puede ser consecuencia de diversas alteraciones, como defectos congénitos, traumatismos, cardiopatía isquémica, cambios degenerativos e inflamación. La endocarditis reumática es una causa frecuente. Los efectos de la cardiopatía valvular se producen por alteraciones en el flujo sanguíneo. Un defecto valvular estenótico es el que causa una reducción de la circulación a través de la válvula, lo que altera el vaciamiento y aumenta las demandas de trabajo de la cámara cardíaca, que se vacía a través de la válvula afectada. La insuficiencia valvular permite que el flujo sanguíneo continúe cuando se cierra la válvula. Las cardiopatías valvulares generan turbulencia en el flujo sanguíneo y, a menudo, se detectan en la auscultación cardíaca.

INSUFICIENCIA CARDÍACA Y CHOQUE CIRCULATORIO

La perfusión adecuada de los tejidos corporales depende de la capacidad de bombeo del corazón. La insuficiencia cardíaca y el choque circulatorio son alteraciones independientes que reflejan una deficiencia del sistema circulatorio. Ambas enfermedades exhiben mecanismos compensatorios comunes, a pesar de que difieren en términos de patogenia y causas.

Insuficiencia cardíaca en adultos

La insuficiencia cardíaca es un síndrome complejo debido a cualquier alteración funcional o estructural del corazón que provoca o incrementa el riesgo de desarrollar manifestaciones de gasto cardíaco bajo o congestión pulmonar o sistémica.[42] La insuficiencia cardíaca puede ocurrir a cualquier edad; sin embargo, afecta sobre todo a adultos mayores. A pesar de que las tasas de morbilidad y mortalidad debidas a otras ECV han disminuido durante las últimas décadas, la incidencia de la insuficiencia cardíaca ha aumentado a una tasa alarmante.

El síndrome de insuficiencia cardíaca puede producirse por cualquier alteración cardíaca que reduzca la capacidad de bombeo del corazón. Entre las causas más frecuentes de insuficiencia cardíaca se encuentran la arteriopatía coronaria, la hipertensión, la MCD y la cardiopatía valvular.[42] Debido a que varios de estos procesos son de larga evolución y progresan de manera gradual, con frecuencia la insuficiencia cardíaca puede evitarse o disminuir su progresión mediante la detección e intervención tempranas. Las directrices del ACC/AHA han incorporado un sistema de clasificación de insuficiencia cardíaca que incluye cuatro etapas: Etapa A: alto riesgo para desarrollar insuficiencia cardíaca, pero ninguna anomalía estructural identificada y ningún signo de insuficiencia cardíaca; Etapa B: presencia de cardiopatía estructural, pero sin antecedentes de signos o síntomas de insuficiencia cardíaca; Etapa C: síntomas actuales o previos de insuficiencia cardíaca con cardiopatía estructural; y Etapa D: cardiopatía estructural avanzada y síntomas de insuficiencia cardíaca al reposo con tratamiento médico al máximo.[42,43]

Esta clasificación reconoce factores de riesgo y anomalías estructurales establecidos característicos de las cuatro etapas de la insuficiencia cardíaca. En circunstancias habituales, la enfermedad progresa de una etapa a otra, a menos que se haga más lenta la progresión mediante tratamiento.

Fisiopatología de la insuficiencia cardíaca

El corazón tiene la capacidad para ajustar el gasto cardíaco para satisfacer las necesidades del organismo. La capacidad para aumentar el gasto cardíaco durante un mayor grado de actividad se denomina *reserva cardíaca*. Durante el ejercicio, el gasto cardíaco aumenta con rapidez hasta cinco o seis veces su nivel en reposo.[44] A menudo las personas con insuficiencia cardíaca utilizan su reserva cardíaca en reposo, y una actividad modesta puede provocar dificultad para respirar debido a que han excedido dicha reserva.

Control del desempeño y gasto cardíacos

El gasto cardíaco, el principal factor determinante del desempeño cardíaco, refleja la frecuencia con la que el corazón late por minuto (frecuencia cardíaca) y cuánta sangre bombea con cada latido (volumen sistólico); esto puede expresarse como gasto cardíaco = frecuencia cardíaca × volumen sistólico. La frecuencia cardíaca está regulada por el sistema nervioso simpático, que produce un incremento de la frecuencia cardíaca, y el sistema nervioso parasimpático, que lo hace más lento, mientras que el volumen latido es una función de la precarga, la poscarga y la contractilidad miocárdica.[7,44]

Precarga y poscarga

El trabajo que realiza el corazón consiste principalmente en eyectar la sangre que ha regresado a los ventrículos durante la diástole hacia la circulación pulmonar o sistémica. Se determina en gran parte por las condiciones de carga o lo que se denomina como *precarga* y *poscarga*.

La *precarga* refleja el volumen o condiciones de carga del ventrículo al final de la diástole, justo antes del inicio de la sístole. Es el volumen de sangre que expande el músculo cardíaco al final de la diástole y, por lo general, se determina por el retorno venoso al corazón. El volumen máximo de sangre que llena los ventrículos se encuentra presente al final de la diástole. Conocido como *volumen telediastólico*, este volumen provoca un incremento de la longitud de las fibras de músculo miocárdico. Dentro de los límites, conforme se incrementa el volumen telediastólico o precarga, el volumen sistólico aumenta en concordancia con el mecanismo de Frank-Starling.

La *poscarga* es la fuerza que debe generar el músculo cardíaco en contracción para expulsar la sangre del corazón

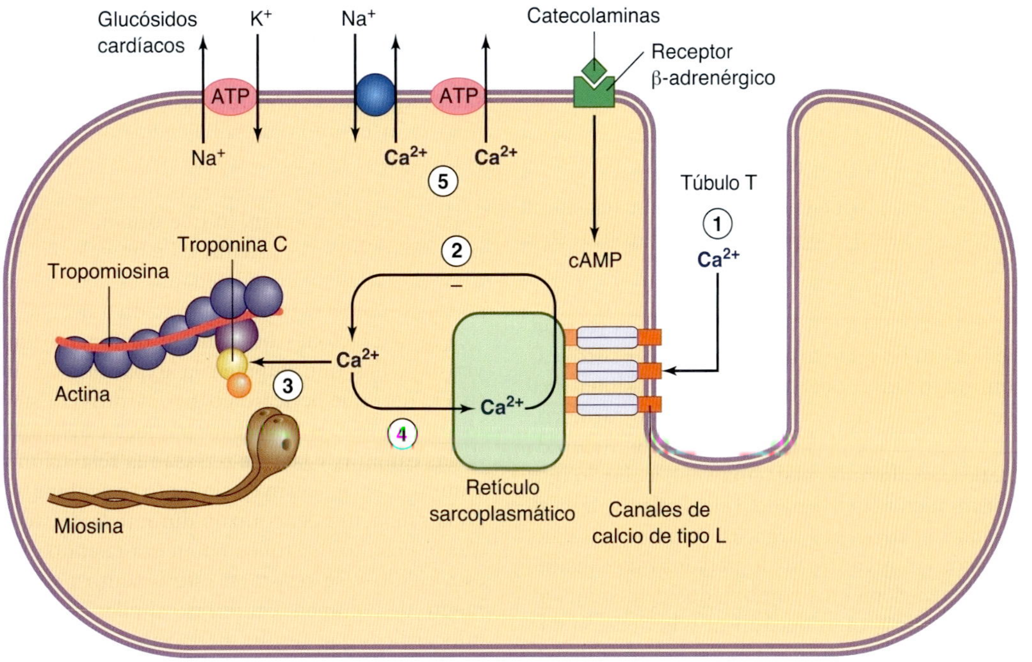

FIGURA 27-21. Función de los iones de calcio (Ca^{2+}) en el acoplamiento entre la excitación y la contracción cardíaca. El influjo (sitio 1) de Ca^{2+} extracelular a través de los canales de Ca^{2+} de tipo L en los túbulos T durante la excitación desencadena (sitio 2) la liberación de Ca^{2+} desde el retículo sarcoplasmático. Este Ca^{2+} se une a la troponina C (sitio 3). El complejo Ca^{2+}-troponina interactúa con la tropomiosina para desbloquear los sitios activos en los filamentos de actina y miosina, lo cual permite el enlace en puentes cruzados y la contracción de las miofibrillas (sístole). La relajación (diástole) ocurre como resultado de la recaptación de calcio por el retículo sarcoplasmático (sitio 4) y la extrusión de Ca^{2+} intracelular por el transportador de intercambio de sodio Na+/Ca^{2+} o, en menor grado, por la bomba de Ca^{2+}-ATPasa (sitio 5). Los mecanismos que aumentan el Ca^{2+} sistólico incrementan el grado de fuerza desarrollada (inotropía). La unión de catecolaminas a receptores β-adrenérgicos aumenta la entrada de Ca^{2+} mediante la fosforilación de los canales de Ca^{2+} a través de un mecanismo de segundo mensajero dependiente de cAMP. Los glucósidos cardíacos incrementan el Ca^{2+} intracelular mediante inhibición de la bomba de Na^+/K^+-ATPasa. El incremento del Na^+ intracelular revierte el transportador de intercambio de Na^+/Ca^{2+} (sitio 5), por lo que se retira menos Ca^{2+} de la célula. Tomado de: Klabunde R. E. (2005). *Cardiovascular Physiology Concepts* (p. 46). Philadelphia, PA: Lippincott Williams & Wilkins.

lleno. Los principales componentes de la poscarga son la resistencia vascular sistémica (periférica) y la tensión de la pared ventricular. Cuando la resistencia vascular sistémica es elevada, como en la hipertensión arterial, debe generarse un aumento en la presión intraventricular izquierda para abrir primero la válvula aórtica y, luego, mover la sangre fuera del ventrículo, hacia la circulación sistémica. Este aumento de la presión equivale a un incremento del estrés o tensión de las paredes ventriculares. Una poscarga excesiva puede alterar la eyección ventricular e incrementar la tensión de la pared.

Contractilidad miocárdica

La contractilidad miocárdica (*inotropismo*) es la capacidad de los elementos contráctiles (filamentos de actina y miosina) del músculo cardíaco para interactuar y acortarse contra una carga. La contractilidad incrementa el gasto cardíaco de modo independiente a la precarga y la poscarga.

La interacción entre los filamentos de actina y miosina durante la contracción del músculo cardíaco requiere el empleo de energía proporcionada por la degradación de ATP y la presencia de iones de calcio (Ca^{2+}). Cuando un potencial de acción pasa a través de la fibra de músculo cardíaco, el impulso se disemina hacia el interior de la fibra muscular a lo largo de las membranas de los túbulos transversos (T). Los potenciales de acción del túbulo T actúan para provocar la liberación de iones de Ca^{2+} desde el retículo sarcoplasmático (fig. 27-21). Estos iones se difunden hacia las miofibrillas para promover el deslizamiento de los filamentos de actina y miosina entre sí para producir el acortamiento muscular. Una gran cantidad de Ca^{2+} extracelular también se difunde hacia el sarcoplasma a través de los canales de Ca^{2+} de tipo L dependientes de voltaje en los túbulos T al momento del potencial de acción. La abertura de los canales de Ca^{2+} de tipo L se facilita por el segundo mensajero monofosfato de adenosina cíclico (cAMP, *cyclic adenosine monophosphate*), cuya formación está acoplada con receptores β-adrenérgicos. Las catecolaminas (noradrenalina y adrenalina) ejercen sus efectos inotrópicos al unirse a estos receptores. Los fármacos antagonistas dihidropiridínicos de los canales de Ca^{2+} (p. ej., nifedipino) ejercen sus efectos al unirse a un sitio, mientras que el diltiazem y el verapamilo se unen a receptores muy relacionados, pero no idénticos, en otra región. El bloqueo de los canales de Ca^{2+} en el músculo cardíaco por estos fármacos provoca una disminución de la contractilidad a través del corazón y una reducción de la frecuencia del marcapasos en el nodo sinusal y de la velocidad de conducción del nodo AV.

Otro mecanismo que puede modular el inotropismo es la bomba de intercambio de iones sodio (Na^+)/Ca^{2+} y la bomba de Ca^{2+} dependiente de ATP en la membrana de las células miocárdicas (*véase* la fig. 27-21). Esta bomba transporta Ca^{2+} fuera de la célula, lo que evita que la célula se sobrecargue con este ion. Si se inhibe la extrusión de Ca^{2+}, el incremento intracelular del ion puede aumentar el inotropismo. Los digitálicos y los glucósidos cardíacos relacionados son fármacos inotrópicos que ejercen sus efectos al inhibir la bomba de iones Na^+/potasio (K^+)-ATPasa, lo cual incrementa el Na^+ intracelular; esto a su vez provoca un aumento del Ca^{2+} intracelular gracias a la bomba de intercambio de Na^+/Ca^{2+}.

Disfunción sistólica frente a diastólica

La fisiopatología de la insuficiencia cardíaca se clasifica como insuficiencia o disfunción sistólica y diastólica con base en la fracción de eyección ventricular.[45,46] La *fracción de eyección* es el porcentaje de sangre bombeada fuera de los ventrículos con cada contracción. Una fracción de eyección normal es del 55-70%. En la disfunción ventricular sistólica, se afecta la contractilidad miocárdica, lo que ocasiona una disminución de la fracción de eyección y del gasto cardíaco. En la disfunción ventricular diastólica, la fracción de eyección es normal, pero se altera la relajación ventricular, lo que produce una disminución del llenado ventricular y, con el tiempo, una reducción de la poscarga, el volumen sistólico y el gasto cardíaco. Gran cantidad de personas con insuficiencia cardíaca tienen elementos combinados de disfunción ventricular tanto sistólica como diastólica, y la división entre estos tipos de disfunción puede ser un tanto artificial, en particular respecto a sus manifestaciones y tratamiento.[46] La disfunción ventricular no es sinónimo de insuficiencia cardíaca, pero puede ocasionarla. Por lo general, en la disfunción ventricular sistólica y diastólica, los mecanismos compensatorios son capaces de mantener una función cardíaca en reposo hasta las etapas más graves de la insuficiencia cardíaca.

Disfunción sistólica

La disfunción sistólica es una disminución de la contractilidad miocárdica y una fracción de eyección menor del 40%. En la insuficiencia cardíaca sistólica, la fracción de eyección disminuye conforme aumenta el grado de disfunción miocárdica. En la insuficiencia cardíaca grave, la fracción de eyección puede disminuir por debajo del 10%. Con el decremento de la fracción de eyección, se incrementan el volumen telediastólico (precarga), la dilatación ventricular y la tensión de la pared del ventrículo, así como la presión telediastólica ventricular.[4] El aumento de volumen, aunado a un retorno venoso normal, provoca un incremento de la precarga ventricular. Aunque funciona como un mecanismo compensatorio, el aumento de la precarga también puede provocar acumulación de sangre en las aurículas y el sistema venoso (que se vacía en las aurículas), lo cual provoca edema pulmonar o periférico.

Es frecuente que la disfunción sistólica sea resultado de afecciones que alteran el desempeño contráctil del corazón, producen sobrecarga de volumen o generan una sobrecarga de presión sobre el corazón. La extensión de la disfunción ventricular sistólica puede calcularse con la medición del gasto cardíaco y la fracción de eyección, además de la evaluación en busca de manifestaciones de insuficiencia cardíaca izquierda, en particular congestión pulmonar.

Disfunción diastólica

Aunque la insuficiencia cardíaca a menudo se asocia con una función sistólica alterada, en alrededor del 55% de los casos la función sistólica se ha encontrado preservada y la insuficiencia cardíaca ocurre exclusivamente con base en la disfunción diastólica del ventrículo izquierdo.[47,48] A pesar de que tales corazones se contraen con normalidad, su relajación es anómala. El llenado anómalo del ventrículo compromete el gasto cardíaco, en especial durante el ejercicio. Para un volumen ventricular dado, las presiones ventriculares se incrementan, lo que origina signos de congestión pulmonar y venosa sistémica. La prevalencia de insuficiencia diastólica aumenta con la edad, y es mayor en mujeres y personas con hipertensión y fibrilación auricular.[47,48]

Las alteraciones que causan disfunción diastólica incluyen aquellas que impiden la expansión de los ventrículos (p. ej., derrame pericárdico, pericarditis constrictiva), las que incrementan el grosor de las paredes y disminuyen el tamaño de las cámaras y las que retrasan la relajación diastólica.[47,48] Con frecuencia, el envejecimiento se acompaña de un retraso en la relajación del corazón durante la diástole, de tal modo que el llenado diastólico comienza cuando el ventrículo aún está rígido y se resiste al estiramiento para aceptar un aumento de volumen. Un retraso similar ocurre en la isquemia miocárdica, que resulta de la falta de energía para romper la dureza entre los filamentos de actina y miosina y para mover el Ca^{2+} fuera del citosol y de regreso hacia el retículo sarcoplasmático.[47,48]

La función diastólica recibe influencia de la frecuencia cardíaca, la cual determina cuánto tiempo se dispone para el llenado ventricular. Un incremento de la frecuencia cardíaca acorta el tiempo de llenado diastólico.[7] Así, la disfunción diastólica puede agravarse por la taquicardia o por una arritmia y mejorar con la disminución de la frecuencia cardíaca.

Con la disfunción diastólica, la sangre no puede moverse con libertad hacia el ventrículo izquierdo, lo que provoca un aumento de la presión intraventricular con cualquier volumen dado. Las presiones elevadas se transfieren desde el ventrículo izquierdo hasta la aurícula izquierda y el sistema venoso pulmonar, lo que ocasiona una disminución de la distensibilidad pulmonar, aumenta el trabajo respiratorio y provoca disnea. El gasto cardíaco disminuye por la reducción del volumen (precarga) disponible para un gasto cardíaco adecuado. El gasto cardíaco inadecuado durante el ejercicio puede causar fatiga de las piernas y los músculos accesorios de la respiración.

Disfunción ventricular derecha frente a izquierda

A pesar de que la insuficiencia cardíaca se clasifica con base en el lado del corazón afectado en primer lugar, por lo general la insuficiencia cardíaca de larga evolución implica ambos lados (fig. 27-22). Los cambios fisiopatológicos que ocurren en el miocardio son similares en los dos lados.

Disfunción ventricular derecha

Cuando el ventrículo derecho no funciona adecuadamente, hay una disminución en la cantidad de sangre transportada hacia la circulación pulmonar y del gasto cardíaco ventricular izquierdo. Si el ventrículo derecho no mueve la sangre en dirección anterógrada, hay una congestión de sangre en el sistema venoso sistémico. Esto causa un incremento

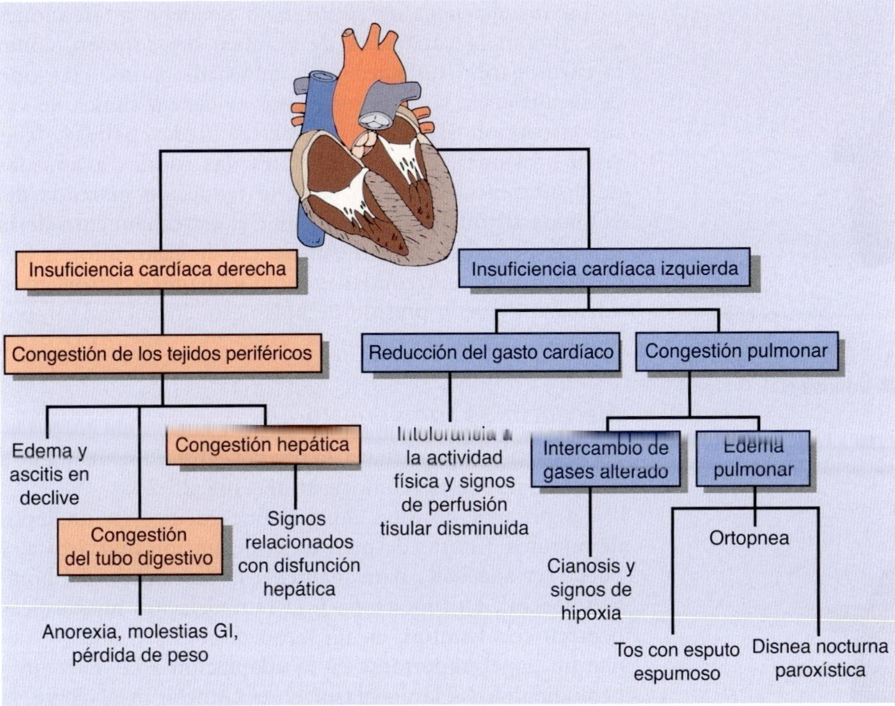

FIGURA 27-22. Manifestaciones de insuficiencia cardíaca izquierda y derecha. *GI, gastrointestinales.*

de las presiones telediastólica ventricular derecha, auricular derecha y venosa sistémica. Un efecto importante de la insuficiencia cardíaca del lado derecho es el edema periférico (*véase* la fig. 27-22). Debido a los efectos de la gravedad, cuando la persona está de pie, el edema se observa en los miembros inferiores; cuando se encuentra en posición supina, el edema aparece en el área sobre el sacro. La acumulación de líquido se evidencia por una ganancia ponderal (568 mL de líquido acumulado generan una ganancia ponderal de 0.45 kg). La ganancia de peso de más de 0.90 kg en 24 h o de 2.27 kg en una semana se considera un signo de que la insuficiencia empeora.[47]

La insuficiencia cardíaca del lado derecho también produce congestión visceral. Conforme progresa la distensión venosa, la sangre se estanca en las venas hepáticas que drenan hacia la vena cava inferior y el hígado se congestiona. Esto puede ocasionar hepatomegalia y dolor en el cuadrante superior derecho. En casos graves y prolongados de insuficiencia cardíaca derecha, la función hepática se altera y las células del hígado pueden morir. La congestión de la circulación porta también puede provocar congestión del bazo y desarrollo de ascitis. La congestión del tubo digestivo puede interferir con la digestión y la absorción de nutrientes, y provocar anorexia y malestar abdominal. Las venas yugulares por lo general no son visibles en la posición de pie o en posición sedente con la cabeza en un ángulo mayor de 30°. En la insuficiencia derecha grave, las venas yugulares externas se distienden y pueden visualizarse cuando la persona se encuentra de pie o sentada.

Las causas incluyen afecciones que impiden el flujo de sangre a los pulmones o comprometen la eficacia de bombeo del ventrículo derecho. La insuficiencia ventricular izquierda es la causa más frecuente de insuficiencia ventricular derecha. La hipertensión pulmonar persistente también es una causa. La hipertensión pulmonar ocurre en personas con enfermedad pulmonar crónica, neumonía grave, embolia pulmonar o estenosis de válvula aórtica o mitral. La *cardiopatía pulmonar* (*cor pulmonale*) ocurre cuando se presenta insuficiencia cardíaca derecha en respuesta a una enfermedad pulmonar crónica.[47] Otras causas frecuentes incluyen estenosis o regurgitación de las válvulas tricúspide o pulmonar, infarto del ventrículo derecho y miocardiopatía. La disfunción ventricular derecha con insuficiencia cardíaca también puede ser ocasionada por defectos cardíacos congénitos, como tetralogía de Fallot y defecto del tabique ventricular.

Disfunción ventricular izquierda

La insuficiencia cardíaca del lado izquierdo afecta el movimiento de la sangre desde la circulación pulmonar (con presión baja) hacia el lado arterial (con presión elevada de la circulación sistémica). La alteración de la función del lado izquierdo del corazón reduce el gasto cardíaco hacia la circulación sistémica. La sangre se acumula en el ventrículo y la aurícula izquierdos y en la circulación pulmonar, lo que provoca un incremento de la presión venosa pulmonar (*véase* la fig. 27-22). Cuando la presión en los capilares pulmonares (10 mm Hg) excede a la presión osmótica capilar (25 mm Hg), hay un desplazamiento del líquido intravascular hacia el intersticio de los pulmones y desarrollo de edema pulmonar (fig. 27-23). Con frecuencia, el edema pulmonar ocurre durante la noche, después de que la persona se ha reclinado y las fuerzas gravitacionales se han retirado del sistema circulatorio. Entonces, el líquido del edema que se había secuestrado en los miembros inferiores durante el día regresa al compartimento vascular y se redistribuye en la circulación pulmonar.

Las causas frecuentes de disfunción ventricular izquierda son la hipertensión y el infarto de miocardio agudo. La insuficiencia cardíaca ventricular izquierda y la congestión

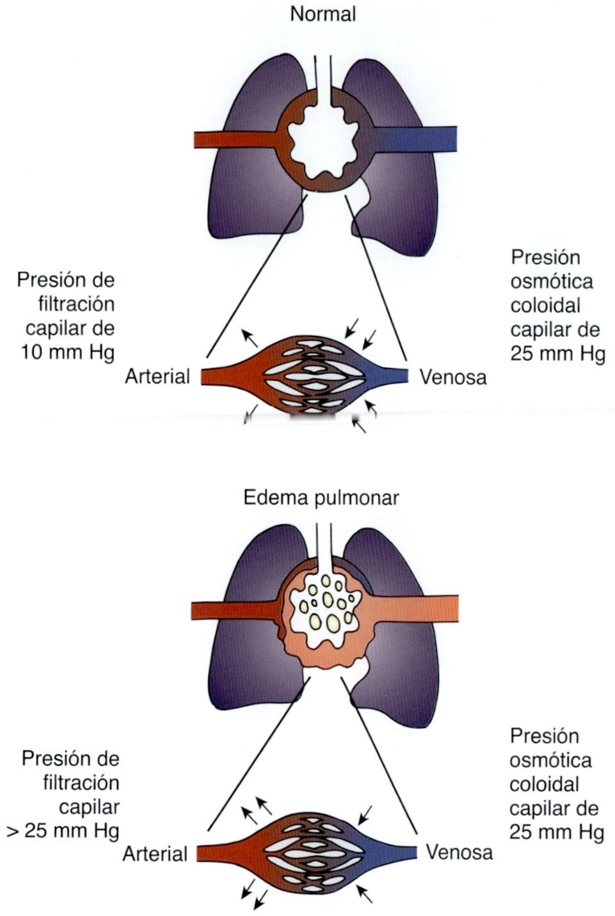

FIGURA 27-23. Mecanismo de los síntomas respiratorios en la insuficiencia cardíaca del lado izquierdo. En el intercambio normal de líquidos en los capilares pulmonares (*arriba*), la presión de filtración capilar que mueve el líquido fuera de los capilares hacia los pulmones es menor que la presión osmótica coloidal capilar que atrae el líquido de regreso hacia el capilar. El desarrollo de edema pulmonar (*abajo*) ocurre cuando la presión de filtración capilar excede a la presión osmótica coloidal capilar que regresa el líquido hacia el capilar.

pulmonar pueden desarrollarse con gran rapidez en las personas con infarto agudo de miocardio. Incluso cuando el área infartada es pequeña, puede haber un área circundante de tejido isquémico que puede ocasionar que se desarrollen áreas grandes de hipocinesia o acinesia de la pared ventricular y el inicio rápido de congestión o edema pulmonar. La estenosis o regurgitación de las válvulas aórtica o mitral crea el nivel de flujo retrógrado en el lado izquierdo, lo que origina congestión pulmonar. Conforme la presión pulmonar se incrementa como resultado de la congestión, puede progresar hasta causar insuficiencia cardíaca derecha.

Insuficiencia de gasto alto frente a la de gasto bajo

La insuficiencia cardíaca de *gasto alto* es un tipo poco frecuente de insuficiencia cardíaca ocasionado por una necesidad excesiva de gasto cardíaco. La función del corazón puede ser supranormal e inadecuada debido a las necesidades metabólicas excesivas. Las causas incluyen anemia grave, tirotoxicosis, alteraciones que provocan desviaciones/cortocircuitos arteriovenosos y enfermedad de Paget.

La *insuficiencia de gasto bajo* se debe a afecciones que alteran la capacidad de bombeo del corazón, como la cardiopatía isquémica y las miocardiopatías. Este tipo de insuficiencia se caracteriza por evidencia clínica de vasoconstricción sistémica con extremidades pálidas, frías y, en ocasiones, cianóticas.[47,48] En las formas avanzadas de insuficiencia de gasto bajo, la reducción marcada del volumen sistólico es evidente por el estrechamiento de la presión de pulso. En la insuficiencia de gasto alto, es frecuente que las extremidades estén calientes y enrojecidas, además de que la presión de pulso está ensanchada o, por lo menos, normal.

Mecanismos compensatorios

En la insuficiencia cardíaca, la reserva cardíaca se mantiene a través de respuestas compensatorias (fig. 27-24).

La primera de estas adaptaciones ocurre en un lapso de minutos a horas después de la disfunción miocárdica, y puede ser adecuada para mantener el desempeño del bombeo general. La hipertrofia y la remodelación miocárdicas ocurren con lentitud, en un lapso de meses o años, y tienen un papel importante en la adaptación a la sobrecarga hemodinámica a largo plazo. En el corazón insuficiente, la disminución temprana de la función cardíaca puede permanecer inadvertida debido a que estos mecanismos compensatorios mantienen el gasto cardíaco. Sin embargo, estos mecanismos no solo contribuyen a la adaptación de un corazón insuficiente, sino también a la fisiopatología de la insuficiencia cardíaca.[48]

Mecanismo de Frank-Starling

El aumento en el llenado diastólico incrementa el estiramiento de las fibras miocárdicas y permite una alineación óptima de las cabezas de miosina a los sitios de unión a troponina, por lo que se produce un aumento de la fuerza en la siguiente contracción. El mecanismo de Frank-Starling equilibra el gasto de los dos ventrículos. Un incremento de la contractilidad, o inotropismo, aumenta el gasto cardíaco en cualquier volumen telediastólico. Ello provoca que la curva se mueva hacia arriba y a la izquierda, mientras que una disminución de la inotropía causa que la curva se mueva hacia abajo y a la derecha (fig. 27-25). En la insuficiencia cardíaca, la inotropía disminuye en comparación con circunstancias normales. Así, el volumen sistólico no es tan alto como en la inotropía normal, sin importar el incremento de la precarga.

En la insuficiencia cardíaca, la disminución del gasto cardíaco y del flujo sanguíneo renal provoca una mayor retención de sodio y agua, un incremento resultante del volumen vascular y del retorno venoso al corazón, así como un aumento del volumen al final de la diástole ventricular. Dentro de los límites, conforme aumentan la precarga y el volumen al final de la diástole ventricular, se incrementa el gasto cardíaco. A pesar de que esto puede preservar el gasto cardíaco en reposo, la elevación crónica resultante de la presión VIFD se transmite a las aurículas y a la circulación pulmonar, lo que provoca congestión pulmonar.

Un aumento del estiramiento muscular también origina un aumento de la tensión de la pared ventricular y del

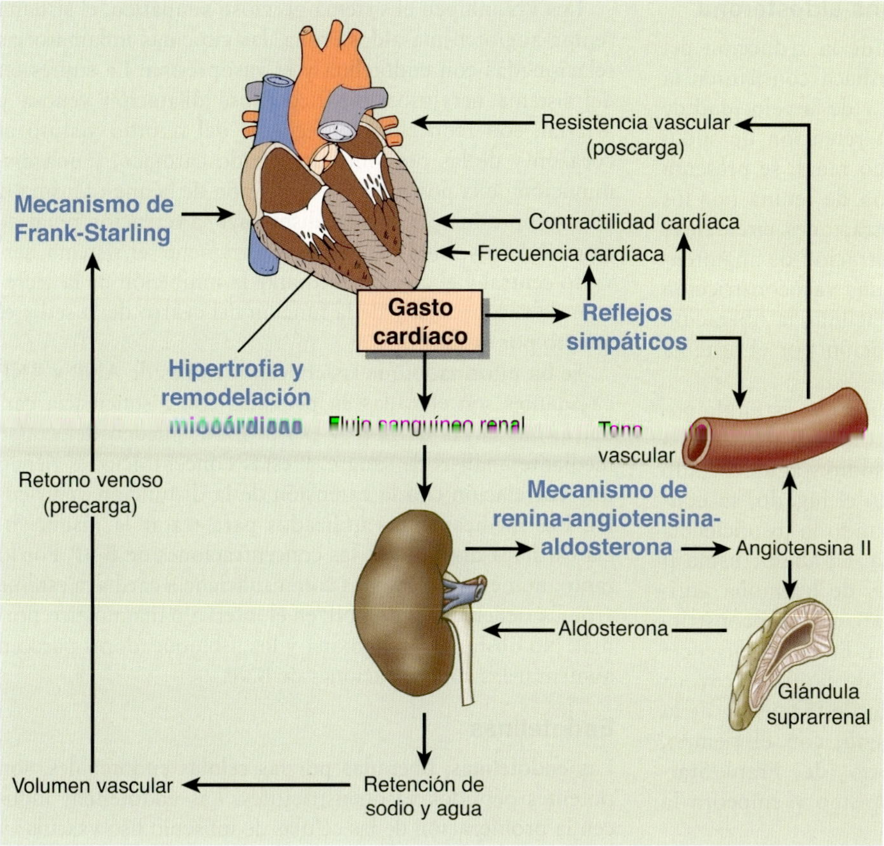

FIGURA 27-24. Mecanismos compensatorios en la insuficiencia cardíaca. El mecanismo de Frank-Starling, los reflejos simpáticos, el mecanismo de renina-angiotensina-aldosterona y la función de la hipertrofia miocárdica en el mantenimiento del gasto cardíaco en un corazón insuficiente.

consumo miocárdico de oxígeno. Puede producirse isquemia, que contribuye a una mayor alteración de la inotropía. En esta situación, el incremento de la precarga provoca que la insuficiencia cardíaca empeore. El empleo de diuréticos ayuda a disminuir el volumen vascular y el llenado ventricular, lo que reduce la carga del corazón y la tensión de la pared ventricular.

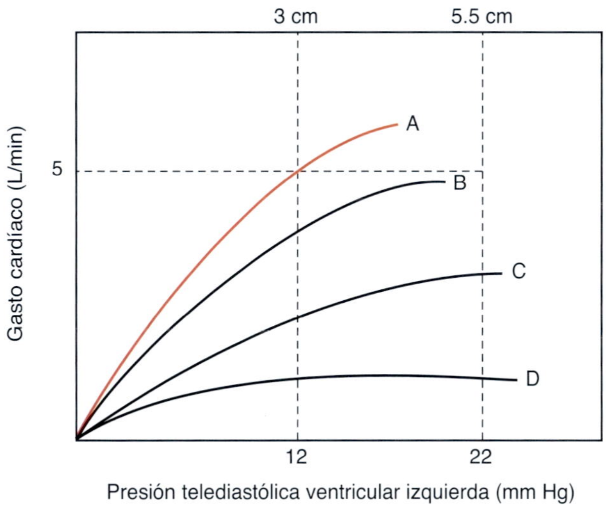

FIGURA 27-25. Curvas de función ventricular izquierda. *Curva A:* curva de función normal con gasto cardíaco normal y presión VIFD de llenado óptima. *Curva B:* insuficiencia cardíaca compensada con gasto cardíaco normal con presiones VIFD mayores. *Curva C:* insuficiencia cardíaca descompensada con una disminución del gasto cardíaco y presiones VIFD elevadas, con incremento de la presión capilar pulmonar y desarrollo de congestión pulmonar. *Curva D:* choque cardiogénico, con una disminución extrema del gasto cardíaco y un aumento marcado de las presiones VIFD. *VIFD, ventrícular izquierda al final de la diástole.*

Actividad del sistema nervioso simpático

La estimulación del sistema nervioso simpático tiene un papel importante en la respuesta compensatoria a la disminución del gasto cardíaco y el volumen sistólico. Tanto el tono simpático cardíaco como las concentraciones de catecolaminas se encuentran elevados durante las etapas tardías de la mayoría de las formas de insuficiencia cardíaca. Mediante la estimulación directa de la frecuencia y la contractilidad cardíacas, la regulación del tono vascular y el reforzamiento de la retención renal de sodio y agua, el sistema nervioso simpático ayuda inicialmente a mantener la perfusión de los diversos órganos corporales. En la insuficiencia cardíaca más grave y progresiva, la sangre se desvía hacia las circulaciones más cruciales, es decir, la cerebral y la coronaria.

Un incremento de la actividad simpática por estimulación de los receptores β-adrenérgicos del corazón provoca taquicardia, vasoconstricción y arritmias cardíacas. En situaciones agudas, la taquicardia aumenta de manera significativa la carga de trabajo del corazón, lo que incrementa la demanda miocárdica de oxígeno, y la isquemia cardíaca y la miocardiopatía empeoran la insuficiencia cardíaca. A través de la generación de arritmias, las catecolaminas liberadas por la estimulación del sistema nervioso simpático también pueden contribuir a la tasa elevada de muerte súbita observada con la insuficiencia cardíaca.

Mecanismo de renina-angiotensina-aldosterona

Uno de los efectos más importantes de la reducción del gasto cardíaco en la insuficiencia cardíaca consiste en la disminución del flujo sanguíneo renal y de la velocidad de filtración glomerular, lo que provoca retención de sodio y agua. Con un menor flujo sanguíneo renal, se presenta un aumento progresivo de la secreción de renina por los riñones e incrementos de las concentraciones circulantes de angiotensina II. Una mayor concentración de angiotensina II contribuye de modo directo a una vasoconstricción generalizada y excesiva, así como a facilitar la liberación de noradrenalina e inhibir su recaptación por el sistema nervioso simpático.

La angiotensina II también proporciona un estímulo poderoso para la producción de aldosterona. La aldosterona incrementa la reabsorción tubular de sodio y agua. Debido a que la aldosterona se metaboliza en el hígado, su concentración se incrementa aún más cuando la insuficiencia cardíaca ocasiona congestión hepática. La angiotensina II también aumenta las concentraciones de hormona antidiurética (ADH, *antidiuretic hormone*), un vasoconstrictor e inhibidor de la excreción de agua. En la insuficiencia cardíaca, la acumulación progresiva de líquido provoca la dilatación ventricular y un aumento de la tensión de la pared. La mayor demanda de oxígeno, con el tiempo, supera al mecanismo compensatorio de Frank-Starling, por lo que disminuye el inotropismo y empeora la insuficiencia cardíaca.

La angiotensina II y la aldosterona también están implicadas en la regulación de procesos inflamatorios y reparadores que siguen a la lesión de los tejidos. Estimulan la producción de citocinas inflamatorias, atraen células inflamatorias, activan macrófagos en sitios de lesión y reparación, y estimulan el crecimiento de fibroblastos y la síntesis de fibras de colágeno. Los fibroblastos y el depósito de colágeno provocan hipertrofia ventricular y fibrosis de las paredes miocárdicas, lo que disminuye la distensibilidad, que provoca remodeladación cardíaca y disfunción ventricular sistólica y diastólica.[48]

Péptidos natriuréticos

El músculo cardíaco produce y secreta una familia de hormonas peptídicas relacionadas, las hormonas natriuréticas cardíacas o péptidos natriuréticos (PN), que tienen potentes efectos diuréticos, natriuréticos y sobre el músculo liso vascular, además de interactuar con otros mecanismos neurohumorales que afectan la función cardiovascular. Dos de los cuatro PN conocidos asociados con mayor frecuencia con la insuficiencia cardíaca son el péptido natriurético auricular (ANP, *atrial natriuretic peptide*) y el péptido natriurético cerebral (BNP, *brain natriuretic peptide*).

El ANP es liberado por las células auriculares en respuesta al estiramiento, presión o sobrecarga de líquido en las aurículas. El BNP es secretado por los ventrículos como respuesta a un aumento de la presión ventricular o sobrecarga de líquidos. El ANP y el BNP promueven la natriuresis y diuresis transitorias rápidas mediante un aumento de la tasa de filtración glomerular y la inhibición de la reabsorción tubular de sodio y agua.

Los PN inhiben el sistema nervioso simpático, el sistema renina-angiotensina-aldosterona, las citocinas inflamatorias relacionadas con endotelina y la vasopresina. La supresión del sistema nervioso simpático causa dilatación venosa y arterial, con reducción consecuente del retorno venoso al corazón y de las presiones de llenado cardíaco, y una disminución de la poscarga. La inhibición de la angiotensina II y la vasopresina por los PN disminuye la retención renal de agua. Además, los PN afectan directamente el sistema nervioso central y el cerebro mediante la inhibición de la secreción de vasopresina y de la función del centro de la sed y el apetito por la sal.

Se ha informado que las concentraciones de ANP y BNP circulantes son elevadas en personas con insuficiencia cardíaca. Las cifras de BNP y NT-proBNP pueden detectarse mediante análisis de sangre, y estas concentraciones tienen una correlación con la extensión de la disfunción ventricular. Los medicamentos utilizados para tratar la insuficiencia cardíaca disminuyen las concentraciones de BNP. Por lo tanto, numerosas personas con insuficiencia cardíaca estable crónica tienen cifras de BNP en el intervalo diagnóstico normal. No obstante, la digoxina y los β-bloqueadores parecen aumentar las concentraciones de BNP.

Endotelinas

Las endotelinas, liberadas por las células endoteliales, son potentes péptidos vasoconstrictores. Las endotelinas inducen la proliferación de las células de músculo liso vascular y la hipertrofia de los miocitos cardíacos, incrementan la liberación de ANP, aldosterona y catecolaminas, y tienen efectos antinatriuréticos sobre los riñones. La producción de ET-1 es regulada por diversos factores significativos para la función cardiovascular y que están implicados en la insuficiencia cardíaca. Las concentraciones plasmáticas de ET-1 también tienen una correlación directa con la resistencia vascular pulmonar. El receptor de tipo A se relaciona con la constricción e hipertrofia del músculo liso, y el receptor de tipo B se asocia con la vasodilatación. Debido a que la ET-1 puede actuar sobre el corazón para provocar hipertrofia y retención de sodio y agua, puede emplearse un antagonista del receptor de endotelina en personas con hipertensión arterial pulmonar debida a insuficiencia cardíaca grave.

Mediadores inflamatorios

Las concentraciones elevadas de la CRP se han relacionado con algunas consecuencias adversas en las personas con insuficiencia cardíaca, y puede ser un factor predictivo para el desarrollo de insuficiencia cardíaca en grupos de alto riesgo. Las interacciones entre CRP y los mediadores inflamatorios son de particular interés, como la angiotensina II y la noradrenalina.

Hipertrofia y remodelación miocárdicas

El desarrollo de la hipertrofia miocárdica es uno de los principales mecanismos de compensación en el incremento de la carga de trabajo.[47,48] La hipertrofia y la remodelación inadecuadas pueden originar cambios en la estructura y la función que con frecuencia promueven una mayor disfunción en el bombeo y la sobrecarga hemodinámica.

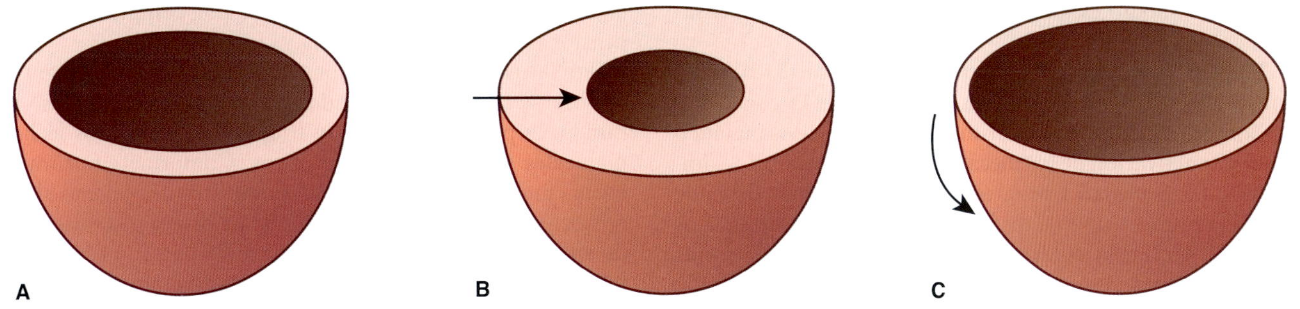

FIGURA 27-26. Diferentes tipos de hipertrofia miocárdica. **A.** Hipertrofia simétrica normal con incrementos proporcionales del grosor y longitud de las paredes miocárdicas. **B.** Hipertrofia concéntrica con un incremento desproporcionado del grosor de la pared. **C.** Hipertrofia excéntrica con una disminución desproporcionada del grosor de la pared y dilatación ventriculares.

El miocardio está compuesto por miocitos así como células distintas a miocitos. Los *miocitos* son las unidades funcionales del músculo cardíaco. El crecimiento de los miocitos se encuentra limitado por un incremento del tamaño de las células, en contraposición con el aumento en la cantidad de células. Las células distintas a los miocitos incluyen los macrófagos, fibroblastos cardíacos y células endoteliales y de músculo liso vascular. Estas células se localizan en el espacio intersticial y proporcionan soporte para los miocitos. Las células distintas a miocitos también determinan muchos de los cambios inadecuados que ocurren durante la hipertrofia miocárdica: el crecimiento descontrolado de los fibroblastos cardíacos se relaciona con un incremento de la síntesis de fibras de colágeno, fibrosis miocárdica y rigidez de la pared ventricular. La fibrosis y la remodelación que se presentan pueden causar anomalías de la conducción eléctrica, por lo que el corazón se contrae de manera descoordinada; ello se denomina *asincronía cardíaca* y causa la disminución de la función sistólica cardíaca.[46]

Las células de músculo cardíaco responden a estímulos por tensión en la pared ventricular al iniciar diferentes procesos que causan hipertrofia. Estos incluyen los estímulos que producen *hipertrofia simétrica*, con un incremento proporcional de la longitud y el grosor del músculo, como ocurre en los atletas; *hipertrofia concéntrica*, con un incremento del grosor de la pared, como ocurre en la hipertensión; e *hipertrofia excéntrica*, con un incremento desproporcionado de la longitud muscular, como ocurre en la MCD (fig. 27-26).

Cuando el estímulo primario para la hipertrofia es la *sobrecarga de presión*, el incremento en la tensión de la pared provoca la replicación de miofibrillas, el engrosamiento de los miocitos individuales y la hipertrofia concéntrica. Esta última puede preservar la función sistólica durante cierto tiempo, pero eventualmente el trabajo realizado por el ventrículo excede la reserva vascular, lo que predispone a isquemia. Cuando el estímulo primario es la *sobrecarga de volumen ventricular*, el incremento en la tensión de la pared provoca la replicación de las miofibrillas en serie, la elongación de los miocitos y la hipertrofia excéntrica. Esta última origina una disminución en el grosor de la pared ventricular con un aumento del volumen diastólico y de la tensión de la pared.

Síndromes de insuficiencia cardíaca aguda

Los síndromes de insuficiencia cardíaca aguda (SICA) se definen como "cambios graduales o rápidos en los signos y síntomas de insuficiencia cardíaca que provocan la necesidad de tratamiento urgente".[49] Estos síntomas son el resultado primario del edema pulmonar debido a presiones elevadas de llenado del ventrículo izquierdo, con o sin disminución del gasto cardíaco.[49] Estos síndromes son comunes en el servicio de urgencias, y la insuficiencia cardíaca crónica es la causa más frecuente del síndrome.

Se piensa que acompañan a tres situaciones diferentes: empeoramiento de la disfunción sistólica o diastólica crónica que parece responder a tratamiento (80%); insuficiencia cardíaca aguda de inicio reciente que ocurre secundaria a un evento precipitante; y empeoramiento de una insuficiencia cardíaca avanzada o en etapa terminal resistente al tratamiento.[49,50]

El grado de la respuesta fisiológica es más pronunciada en los SICA de inicio reciente y más sutil en la insuficiencia cardíaca crónica, debido a la fisiopatología compensatoria. Debido a que en las personas con insuficiencia cardíaca crónica operan numerosos mecanismos compensatorios, toleran presiones vasculares pulmonares más elevadas. Los cambios crónicos en la regulación neurohumoral provocan una activación más potente del sistema angiotensina-aldosterona con una sobrecarga de volumen resultante, y la congestión venosa es más prominente tanto en la circulación sistémica como en la pulmonar.

Manifestaciones clínicas de la insuficiencia cardíaca

Las manifestaciones de la insuficiencia cardíaca dependen de la extensión y el tipo de disfunción cardíaca presente, así como de la rapidez con la que se desarrolla. Una persona con insuficiencia cardíaca estable y compensada con anterioridad puede desarrollar signos de insuficiencia cardíaca cuando la afección ha avanzado hasta un punto crítico. La insuficiencia cardíaca franca también puede precipitarse por situaciones como infección, estrés emocional, hipertensión descontrolada o sobrecarga de líquidos.[49] Numerosas personas con cardiopatía subyacente grave pueden encontrarse relativamente asintomáticas mientras se apeguen con esmero a su esquema terapéutico. Un exceso dietético de sodio es una causa frecuente de descompensación cardíaca súbita.

Las manifestaciones de la insuficiencia cardíaca reflejan los efectos fisiológicos de la alteración de la capacidad de bombeo del corazón, la disminución del flujo sanguíneo renal y la activación de los mecanismos compensatorios simpáticos. La gravedad y progresión de los síntomas depende de la extensión y tipo de disfunción que se encuentren. Los signos y síntomas incluyen dificultad respiratoria y otras manifestaciones respiratorias, fatiga y tolerancia limitada al ejercicio, retención de líquidos y edema, caquexia y desnutrición, así como cianosis. Las personas con insuficiencia cardíaca grave pueden presentar diaforesis y taquicardia.

Manifestaciones respiratorias

La dificultad respiratoria debida a la congestión de la circulación pulmonar es una manifestación principal de la insuficiencia cardíaca izquierda. La *disnea* es la dificultad respiratoria percibida y, cuando está relacionada con un incremento de la actividad, se conoce como *disnea de esfuerzo*. La *ortopnea* es la dificultad respiratoria que ocurre cuando la persona se encuentra en posición supina. Las fuerzas gravitacionales provocan el secuestro de líquido en la región inferior de las piernas y los pies cuando el paciente se encuentra en posición de pie o sedente. Cuando la persona asume la posición recostada, el líquido de las piernas y las partes en declive del cuerpo se moviliza y se redistribuye hacia la circulación pulmonar, que ya está distendida. La *disnea paroxística nocturna* es un ataque repentino de disnea que ocurre durante el sueño. La persona despierta con una sensación de sofocación extrema que se resuelve al sentarse. La experiencia puede interpretarse como el despertar por una pesadilla.

Un síntoma sutil de insuficiencia cardíaca es una tos no productiva crónica y seca que empeora cuando la persona se encuentra recostada. El broncoespasmo debido a la congestión de la mucosa bronquial puede provocar sibilancias y dificultad para respirar (*asma* cardíaco).[49]

Respiración de Cheyne-Stokes

Este tipo de respiración es un patrón respiratorio periódico caracterizado por un incremento gradual de la profundidad (y, en ocasiones, la frecuencia) de la respiración hasta su máximo, seguido de una disminución que produce apnea. Es un factor de riesgo independiente para el empeoramiento de la insuficiencia cardíaca. Durante el sueño, la respiración de Cheyne-Stokes ocasiona despertares recurrentes y esto disminuye el sueño de ondas lentas y de movimientos oculares rápidos (REM, *rapid eye movement*). Se ha observado que el empleo nocturno de oxígeno mejora el sueño, la tolerancia al ejercicio y la función cognitiva.

Edema pulmonar agudo

El edema pulmonar agudo es una alteración que pone en riesgo la vida e implica el movimiento del líquido capilar hacia los alvéolos.[49,51] El líquido acumulado dificulta la expansión de los pulmones y altera la función de intercambio gaseoso de estos órganos. La hemoglobina abandona la circulación pulmonar sin oxigenarse por completo, lo cual ocasiona dificultad respiratoria y cianosis.

Por lo general, una persona con edema pulmonar grave se observa sentada y jadeando en busca de aire. Su pulso es rápido, la piel está húmeda y fría, y los labios y los lechos ungueales se encuentran cianóticos. Conforme empeora el edema pulmonar y disminuye el suministro de oxígeno al cerebro, aparecen confusión y estupor. La disnea y la búsqueda de aire se acompañan de una tos productiva con esputo espumoso y, con frecuencia, teñido de sangre: un efecto de la mezcla de aire con albúmina sérica y eritrocitos que entran en los alvéolos. El movimiento del aire a través del líquido alveolar produce sonidos de crujido denominados *estertores*, que se escuchan en la auscultación del tórax. Si el líquido no mueve hacia las vías respiratorias más grandes, los estertores se tornan más audibles y gruesos.

Fatiga, debilidad y confusión mental

Con frecuencia, la debilidad y la fatiga acompañan a la disminución del gasto del VI. La fatiga cardíaca generalmente no se presenta por la mañana, sino que aparece y progresa conforme aumenta la actividad durante el día.

En la insuficiencia izquierda aguda o grave, el gasto cardíaco puede disminuir a tal grado que es insuficiente para suministrar oxígeno al cerebro y se presentan signos de confusión mental y alteración del comportamiento. La confusión, la alteración de la memoria, la ansiedad, la agitación y el insomnio son frecuentes en las personas mayores con insuficiencia cardíaca avanzada, en particular en aquellos con ateroesclerosis cerebral. Estos síntomas pueden dificultar el diagnóstico de insuficiencia cardíaca en adultos mayores, ya que cuentan con muchas otras causas relacionadas con el envejecimiento.

Retención de líquidos y edema

Muchas de las manifestaciones de la insuficiencia cardíaca son consecuencia del incremento de las presiones capilares que se desarrollan en la circulación periférica en las personas con insuficiencia cardíaca derecha y en la circulación pulmonar en aquellas con insuficiencia cardíaca izquierda. El aumento de la presión capilar refleja un llenado excesivo del sistema vascular debido a una mayor retención de agua y sodio, así como congestión venosa (*insuficiencia retrógrada*).[49,51]

La *nicturia* es un incremento nocturno del gasto urinario que ocurre relativamente pronto en la evolución de la insuficiencia cardíaca. Se presenta debido al aumento del gasto cardíaco, el flujo sanguíneo renal y la filtración glomerular que sigue al incremento del retorno de sangre al corazón cuando la persona se encuentra en posición supina. La *oliguria*, una disminución del gasto urinario, es un signo tardío relacionado con una reducción notable del gasto cardíaco y la insuficiencia renal consecuente.

La trasudación de líquido hacia la cavidad pleural (hidrotórax) o la cavidad peritoneal (ascitis) puede ocurrir en personas con insuficiencia cardíaca avanzada. Debido a que las venas pleurales drenan hacia los lechos venosos sistémico y pulmonar, el hidrotórax es frecuente en la hipertensión que afecta ambos sistemas venosos.[49] El derrame pleural ocurre conforme el líquido excesivo en el espacio intersticial pulmonar cruza la pleura visceral que sobrepasa la capacidad del sistema linfático pulmonar. La ascitis ocurre con un aumento de la presión en las venas hepáticas y las venas que drenan el peritoneo. Por lo general, refleja la insuficiencia ventricular derecha y una elevación de la presión venosa sistémica de larga evolución en la insuficiencia cardíaca crónica.[49,50]

Caquexia y desnutrición

La *caquexia cardíaca* es un estado de desnutrición y desgaste de los tejidos que ocurre en las personas con insuficiencia cardíaca en etapa terminal. Los factores que contribuyen a su desarrollo incluyen la fatiga y la depresión que interfieren con la ingesta de alimento; la congestión del hígado y de las estructuras gastrointestinales que afectan la digestión y la absorción (además de producir la sensación de plenitud), y las toxinas y mediadores circulantes liberados por tejidos mal perfundidos que alteran el apetito y contribuyen al desgaste tisular.

Cianosis

La *cianosis* es la coloración azulada de la piel y las membranas mucosas causada por un exceso de hemoglobina desaturada en la sangre. La cianosis puede ser central, originada por la desaturación arterial debido a una alteración en el intercambio gaseoso pulmonar, o periférica, producto de la desaturación venosa consecuencia de la extracción extensa de oxígeno a nivel capilar. La cianosis central se produce por alteraciones que afectan la oxigenación de la sangre arterial, como el edema pulmonar, la insuficiencia cardíaca izquierda o el cortocircuito cardíaco de derecha a izquierda. La cianosis periférica se debe a enfermedades como la insuficiencia de gasto bajo, que ocasiona la entrega de sangre poco oxigenada a los tejidos periféricos, o como la vasoconstricción periférica, que provoca el retiro excesivo de oxígeno de la sangre. La cianosis central se observa mejor en los labios y las membranas mucosas debido a que estas áreas no están sujetas a las condiciones ambientales, como un entorno frío, que provocan cianosis periférica. Las personas con insuficiencia cardíaca derecha o izquierda pueden desarrollar cianosis alrededor de los labios y en las partes periféricas de las extremidades.

Arritmias y muerte cardíaca súbita

La fibrilación auricular es la arritmia más frecuente. Las manifestaciones clínicas se asocian con pérdida de la contracción auricular, taquicardia y frecuencia cardíaca irregular, y síntomas relacionados con la disminución de la presión arterial.[49-51] Las personas con insuficiencia cardíaca tienen un riesgo mayor de paro cardíaco repentino, es decir, muerte que ocurre en un lapso de 1 h posterior al inicio de los síntomas.[49-51] En las personas con disfunción ventricular, la muerte súbita a menudo es consecuencia de la taquicardia o fibrilación ventriculares.

Diagnóstico y tratamiento

Diagnóstico

Los métodos diagnósticos están dirigidos a establecer la causa de la afección y a determinar la extensión de la disfunción. Debido a que la insuficiencia cardíaca representa un funcionamiento inadecuado del corazón como bomba y puede ocurrir en la evolución de diversas enfermedades cardíacas o sistémicas, su diagnóstico se basa frecuentemente en signos y síntomas relacionados con un órgano insuficiente, como dificultad respiratoria y fatiga. La clasificación funcional de la New York Heart Association (NYHA) sirve como guía para clasificar la extensión de la disfunción:[49] Clase I: personas con una cardiopatía conocida sin síntomas durante la actividad ordinaria; Clase II: personas con una cardiopatía y limitaciones leves, pero sin fatiga extrema, palpitaciones, disnea o dolor anginoso durante la actividad regular; Clase III: personas con cardiopatía que se encuentran cómodas durante el reposo, pero con fatiga, palpitaciones, disnea y dolor anginoso por una actividad ordinaria; y Clase IV: personas con una cardiopatía marcada progresiva y que no están cómodas en reposo o con la actividad mínima.

Los métodos utilizados para el diagnóstico de la insuficiencia cardíaca incluyen valoración de los factores de riesgo, historia clínica y exploración física, estudios de laboratorio, electrocardiografía, radiografía torácica y ecocardiografía. La historia clínica debe incluir información relacionada con disnea, tos, nicturia, fatiga generalizada y otros signos y síntomas de insuficiencia cardíaca. La exploración física incluye la evaluación de frecuencia cardíaca, ruidos cardíacos, presión arterial, venas yugulares en busca de congestión venosa, valoración pulmonar en busca de signos de congestión pulmonar y evaluación de las extremidades en busca de edema. Los estudios de laboratorio se utilizan en el diagnóstico de anemia y desequilibrios electrolíticos, además de detectar signos de congestión hepática crónica. La medición de BNP y NT-proBNP puede ser útil si el diagnóstico de insuficiencia cardíaca es incierto, así como para la estratificación del riesgo.

La monitorización hemodinámica invasiva puede utilizarse para valorar episodios agudos de insuficiencia cardíaca que ponen en riesgo la vida. Estos métodos de vigilancia incluyen la monitorización de la presión venosa central (PVC), la presión de la arteria pulmonar, la medición por termodilución del gasto cardíaco y la cuantificación intraarterial de la presión arterial. La PVC refleja la cantidad de sangre que regresa al corazón, que disminuye con la hipovolemia y se incrementa en la insuficiencia cardíaca derecha. Por lo general, los cambios que ocurren en la PVC con el tiempo son más significativos que los valores numéricos absolutos obtenidos durante una sola medición.

Las presiones y los volúmenes ventriculares se obtienen mediante un catéter en la arteria pulmonar con un balón en la punta dirigido por el flujo (fig. 27-27). El catéter monitoriza las presiones capilares pulmonares (PCPC), que se encuentran en comunicación directa con las presiones del hemicardio izquierdo. Las presiones capilares pulmonares

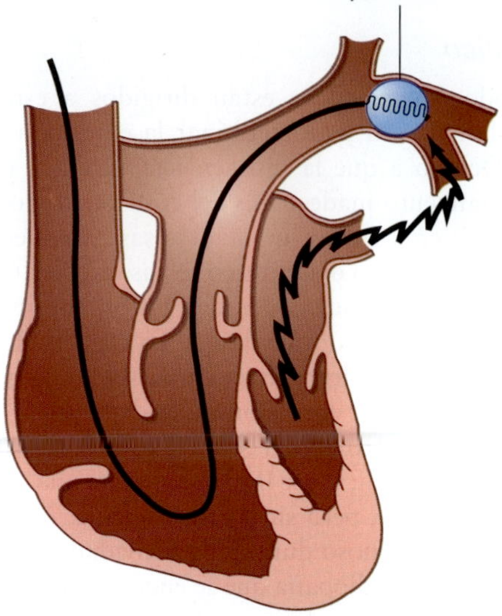

FIGURA 27-27. Catéter con punta de balón para arteria pulmonar colocado en un vaso pulmonar pequeño. La PVPC, que refleja la presión diastólica del ventrículo izquierdo, se mide con el balón inflado.

proporcionan un medio para valorar la capacidad de bombeo del hemicardio izquierdo.

La monitorización de la presión arterial intraarterial proporciona un medio para la vigilancia continua de la presión arterial. Se utiliza en personas con insuficiencia cardíaca aguda cuando se requiere tratamiento farmacológico intravenoso agresivo o un dispositivo auxiliar mecánico. El sistema de monitorización muestra el contorno de la onda de presión y las presiones sistólica, diastólica y arterial media, así como la frecuencia y el ritmo cardíaco.

Tratamiento

Los objetivos del tratamiento están determinados por la rapidez de inicio y la gravedad de la insuficiencia cardíaca. Las personas con SICA requieren tratamiento urgente dirigido a estabilizar y corregir la causa. Para las personas con insuficiencia cardíaca crónica, los objetivos de tratamiento se dirigen a aliviar los síntomas, mejorar la calidad de vida y disminuir o eliminar los factores de riesgo, con el objetivo a largo plazo de hacer más lenta, interrumpir o revertir la disfunción cardíaca.[49-52]

Las medidas terapéuticas para la insuficiencia cardíaca tanto crónica como aguda incluyen estrategias no farmacológicas y farmacológicas. Los dispositivos de soporte mecánico, incluyendo la bomba con balón intraaórtico (para insuficiencia aguda) y el dispositivo auxiliar ventricular (DAV), sostienen la vida en personas con insuficiencia cardíaca grave. El trasplante cardíaco es el tratamiento de elección para numerosas personas con insuficiencia cardíaca en etapa terminal.

Métodos no farmacológicos

La intolerancia al ejercicio es típica en las personas con insuficiencia cardíaca crónica.[50] En consecuencia, el entrenamiento de actividad física es importante para maximizar el condicionamiento muscular. La restricción de líquidos y sodio, así como el control del peso, son importantes y deberían personalizarse para todas las personas con insuficiencia cardíaca. El asesoramiento y los programas de evaluación ayudan a las personas con insuficiencia cardíaca a controlar y lidiar con su esquema terapéutico.

Tratamiento farmacológico

Cuando la insuficiencia cardíaca es moderada o grave, la adición del tratamiento farmacológico es importante para prevenir y tratar la insuficiencia cardíaca aguda y controlar la crónica. Esto incluye los diuréticos, los inhibidores de la ECA o los antagonistas del receptor de angiotensina II, los bloqueadores β-adrenérgicos y la digoxina.[49-52] La selección de las opciones farmacológicas se basa en la sintomatología de la persona.

Los *diuréticos* de asa y las tiazidas se prescriben con frecuencia; promueven la excreción de líquido y ayudan a mantener el gasto cardíaco y la perfusión de los tejidos mediante la disminución de la precarga y permitiendo que el corazón opere en una región más óptima de la curva de Frank-Starling.[49-52] En urgencias como el edema pulmonar agudo, los diuréticos de asa como la furosemida pueden administrarse por vía intravenosa. Cuando se administra como infusión en **bolo**, la furosemida intravenosa actúa en un lapso de minutos para aumentar la capacitancia venosa de tal forma que el gasto del ventrículo derecho y las presiones capilares pulmonares disminuyen.

Los *inhibidores de la ECA*, que evitan la conversión de angiotensina I en angiotensina II, se utilizan en el tratamiento de la insuficiencia cardíaca crónica. El sistema renina-angiotensina-aldosterona se activa pronto en la insuficiencia cardíaca y ocasiona un aumento de angiotensina II, que provoca vasoconstricción, remodelación ventricular desregulada y mayor producción de aldosterona con un aumento subsecuente de la retención de sodio y agua por los riñones. Los inhibidores de la ECA limitan estas complicaciones deletéreas. Los *antagonistas del receptor de angiotensina II* parecen tener efectos similares, pero su beneficio es más limitado. Tienen la ventaja de no producir tos. Los *antagonistas del receptor de aldosterona* pueden utilizarse en combinación con otros fármacos para personas con insuficiencia cardíaca moderadamente grave o grave.

Los *bloqueadores de los receptores β-adrenérgicos* se utilizan para disminuir la disfunción del ventrículo izquierdo relacionada con la activación del sistema nervioso simpático. El mecanismo aún no está claro, pero es probable que el incremento crónico de las catecolaminas y la actividad del sistema nervioso simpático originen daño miocárdico progresivo, lo cual empeora la función del ventrículo izquierdo y da paso a un peor pronóstico.[51,52]

Las diversas formas de *digitálicos* se denominan *glucósidos cardíacos*; mejoran la función cardíaca al incrementar la fuerza e intensidad de las contracciones ventriculares. Al disminuir la actividad del nódulo SA y la conducción a través del nódulo AV, también hacen más lenta la frecuencia cardíaca e incrementan el tiempo de llenado diastólico. Los digitálicos promueven el gasto urinario al mejorar el gasto cardíaco y el flujo sanguíneo renal.

Los *vasodilatadores* pueden ser eficaces para manejar sus síntomas. Los medicamentos como el dinitrato de isosorbida y la hidralazina pueden agregarse a otros fármacos estándar para pacientes con insuficiencia cardíaca crónica. Los vasodilatadores, como nitroglicerina, nitroprusiato y nesiritida (BNP), se utilizan en los SICA para mejorar el desempeño del hemicardio izquierdo mediante la disminución de la precarga (por vasodilatación) o la reducción de la poscarga (por dilatación arteriolar), o ambas.[51,52]

Oxigenoterapia

El tratamiento con oxígeno incrementa el contenido de este en la sangre y se utiliza con mayor frecuencia en personas con episodios agudos de insuficiencia cardíaca. Se recomienda la presión positiva continua en las vías respiratorias (CPAP, *continuous positive airway pressure*) para disminuir la necesidad de intubación endotraqueal en los pacientes con SICA. La CPAP incrementa la presión intratorácica, que puede disminuir el retorno venoso y la precarga del ventrículo izquierdo, con lo que mejora la fracción de eyección cardíaca y estabiliza el estado hemodinámico en la insuficiencia cardíaca grave. La presión positiva binivel en la vía respiratoria (BiPAP, *bilevel positive airway pressure*) es parecida a la CPAP, pero además proporciona presiones más elevadas durante la inspiración.[52]

Resincronización cardíaca y cardioversores-desfibriladores implantables

Algunas personas con insuficiencia cardíaca tienen una conducción intraventricular anómala que causa contracciones asincrónicas e ineficaces. La resincronización cardíaca implica colocar un marcapasos en los ventrículos derecho e izquierdo para resincronizar la contracción de ambos. La resincronización cardíaca ha demostrado optimizar la función ventricular y la presión arterial, mejorar la calidad de vida y disminuir el riesgo de muerte.[53]

Las personas con insuficiencia cardíaca tienen un riesgo significativo de muerte cardíaca súbita debida a fibrilación o taquicardia ventriculares. La implantación de un cardioversor-desfibrilador se indica en pacientes seleccionados con insuficiencia cardíaca para prevenir la MCS.[53] Tiene la capacidad de marcar el paso del corazón y aplica choques eléctricos para corregir arritmias mortales si es necesario.

Soporte mecánico y trasplante cardíaco

La insuficiencia cardíaca refractaria refleja el deterioro de la función cardíaca que no responde a intervenciones. Incluso con los mejores métodos terapéuticos, muchas personas alcanzan un punto en el que la cura resulta inalcanzable y la muerte es inminente sin un soporte mecánico o el trasplante cardíaco.

Los *dispositivos auxiliares ventriculares* (DAV) son bombas mecánicas que reducen la carga de trabajo del miocardio mientras mantienen el gasto cardíaco y la presión arterial sistémica. Esto permite al ventrículo descansar y recuperarse. Pueden emplearse en personas con fallo de la derivación cardiopulmonar después de una cirugía cardíaca o con dificultad para la suspensión de esta técnica, individuos que desarrollan choque cardiogénico después de un infarto de miocardio, personas con miocardiopatía en etapa terminal y pacientes a la espera de un trasplante cardíaco. El empleo más agresivo y temprano de los DAV como puente hacia el trasplante y la terapia final incrementa la supervivencia.[54] En ocasiones, se utilizan DAV que permiten la movilidad y el tratamiento en casa para soporte a largo plazo o permanente como tratamiento para la insuficiencia cardíaca en etapa terminal. Los DAV pueden utilizarse para apoyar la función del ventrículo izquierdo, el derecho o ambos.[54]

El *trasplante cardíaco* es el tratamiento preferido para personas con insuficiencia cardíaca en etapa terminal y, por lo demás, con una buena esperanza de vida.[54] A pesar del éxito global del trasplante cardíaco, la disponibilidad de donantes aún es un problema clave, y solo se completan cerca de 5 000 procedimientos anuales mientras se niega el trasplante a miles cada año.

Otros tratamientos quirúrgicos novedosos bajo investigación incluyen la remodelación del ventrículo izquierdo, un procedimiento quirúrgico diseñado para restaurar el tamaño y la forma del ventrículo. Se considera que es una alternativa quirúrgica viable al trasplante cardíaco para las personas con disfunción ventricular izquierda grave.[54]

RESUMEN

La insuficiencia cardíaca ocurre cuando el corazón es incapaz de bombear suficiente sangre para satisfacer las necesidades metabólicas de los tejidos corporales. La fisiología de la insuficiencia cardíaca refleja la interacción entre una disminución del gasto cardíaco, que acompaña a una alteración de la función del corazón, y los mecanismos compensatorios, que preservan la reserva cardíaca. Estos últimos incluyen el mecanismo de Frank-Starling, la activación del sistema nervioso simpático, el mecanismo renina-angiotensina-aldosterona, los PN, las endotelinas y la hipertrofia y la remodelación miocárdicas. En el corazón afectado, la disminución temprana de la función cardíaca puede pasar inadvertida, ya que los mecanismos compensatorios mantienen el gasto cardíaco. En la insuficiencia cardíaca grave y prolongada, estos mecanismos ya no son eficaces, y en su lugar contribuyen a la progresión de la insuficiencia cardíaca.

La insuficiencia cardíaca puede describirse en términos de disfunción sistólica o diastólica, y disfunción ventricular derecha o izquierda. En la disfunción sistólica, hay una alteración de la eyección de sangre desde el corazón durante la sístole; en la diastólica, hay una alteración del llenado cardíaco durante la diástole. La disfunción ventricular derecha se caracteriza por congestión de la circulación periférica; la izquierda, por la de la circulación pulmonar. La insuficiencia cardíaca puede presentarse como una afección crónica caracterizada por una función cardíaca disminuida o como un SICA, el cual representa un cambio gradual o rápido de los signos y síntomas de insuficiencia cardíaca; ello indica la necesidad de tratamiento urgente. Estos síntomas son principalmente el resultado de la congestión pulmonar debida a presiones elevadas de llenado del ventrículo izquierdo con o sin gasto cardíaco alto o bajo.

Las manifestaciones de la insuficiencia cardíaca incluyen edema, nicturia, fatiga y poca tolerancia al ejercicio, cianosis, signos de aumento en la actividad del sistema nervioso simpático, así como alteraciones de la función digestiva y desnutrición. En la insuficiencia del lado derecho, hay edema en declive de las partes inferiores del cuerpo, ingurgitación del hígado y ascitis. En la insuficiencia del lado izquierdo, son frecuentes la congestión pulmonar con dificultad respiratoria y la tos crónica no productiva.

Los métodos diagnósticos para la insuficiencia cardíaca consisten en establecer la causa y la extensión del padecimiento. El tratamiento se dirige a corregir la causa, siempre que sea posible, mejorar la función cardíaca, mantener el volumen de líquido dentro de un intervalo compensatorio y desarrollar un patrón de actividad consistente con las limitaciones individuales de la reserva cardíaca. Entre los medicamentos utilizados en el tratamiento de la insuficiencia cardíaca se encuentran los diuréticos, los fármacos inhibidores de ECA y los antagonistas del receptor de angiotensina, los bloqueadores de los receptores β-adrenérgicos, la digoxina y los vasodilatadores. Los dispositivos de soporte mecánico, incluidos los DAV, que mantienen la vida en las personas con insuficiencia cardíaca grave. El trasplante de corazón aún es el tratamiento de elección para muchas personas con insuficiencia cardíaca en etapa terminal.

Cardiopatía en lactantes y niños

Casi uno de cada 115-125 lactantes nace con un defecto cardíaco, lo que hace que esta sea la forma más frecuente de defecto estructural congénito.[1] Los avances en los métodos diagnósticos y el tratamiento quirúrgico han logrado mejorar mucho la supervivencia a largo plazo y los resultados en los niños con defectos cardíacos congénitos. Ya es posible la corrección quirúrgica de la mayoría de estos defectos, a menudo en las primeras semanas de edad, y se espera que la mayoría de los niños afectados vivan hasta la edad adulta.

Aunque cada año miles de lactantes presentarán alguna cardiopatía congénita, otros niños desarrollarán una alteración cardíaca adquirida, incluida la enfermedad de Kawasaki.

Desarrollo embrionario del corazón

El corazón es el primer órgano funcional del embrión. Sus primeros movimientos pulsátiles comienzan en la tercera semana después de la concepción. Este desarrollo temprano del corazón es esencial para el embrión, que crece con rapidez, y es una forma de mantener circulando los nutrientes y eliminar los productos de desecho. La mayor parte del desarrollo del corazón y los vasos sanguíneos ocurre entre la tercera y la octava semanas de vida embrionaria.[55]

El corazón en desarrollo comienza como dos tubos de endotelio que se fusionan en una sola estructura tubular.[55] Las estructuras cardíacas tempranas se desarrollan conforme el corazón se alarga y adquiere dilataciones y constricciones. Primero se desarrollan una sola aurícula y un ventrículo, junto con el bulbo del corazón. A esto le sigue la formación del tronco arterioso y el seno venoso (fig. 27-28). Los movimientos pulsátiles tempranos comienzan en el seno venoso y desplazan la sangre fuera del corazón a través del bulbo cardíaco, el tronco arterioso y los arcos aórticos.

El distinto ritmo de crecimiento de las estructuras cardíacas primitivas, junto con la fijación del corazón en sus extremos venoso y arterial, hacen que el corazón tubular se flexione sobre sí mismo. Conforme se dobla el corazón, la aurícula y el seno venoso quedan detrás del bulbo cardíaco, el tronco arterioso y el ventrículo. Este plegamiento da lugar a la alineación del corazón en el lado izquierdo del tórax, con la aurícula situada detrás del ventrículo. La rotación anómala puede causar varias posiciones anómalas, como la dextroposición del corazón.

El fraccionamiento del conducto AV, la aurícula y el ventrículo comienza en la cuarta semana, y para la quinta está completo. La tabicación inicia cuando se forman paquetes tisulares (*almohadillas endocárdicas*) en la parte media de las paredes dorsal y ventral del corazón, en la región del conducto AV, y comienzan a crecer hacia el centro. Conforme crecen las almohadillas endocárdicas, se unen y fusionan para separar los conductos AV derecho e izquierdo (fig. 27-29). Las válvulas mitral y tricúspide se desarrollan en estos conductos. Las almohadillas endocárdicas también contribuyen a la formación de parte de los tabiques auricular y ventricular. Los defectos en la formación de las almohadillas endocárdicas pueden causar anomalías septales auriculares y ventriculares, defectos completos en el conducto AV y anomalías en las válvulas mitral y tricúspide.

La separación de los ventrículos comienza con el crecimiento del tabique ventricular desde el suelo del ventrículo hacia arriba, hasta las almohadillas endocárdicas. La fusión de las almohadillas endocárdicas con el tabique ventricular se completa hacia el final de la séptima semana.

La división del tabique auricular comienza con la formación de una delgada membrana en forma de medialuna llamada *tabique primitivo primario* (*septum primum*) que surge de la parte anterosuperior del corazón y crece hacia las almohadillas endocárdicas, pero deja una abertura llamada *orificio primario* (*foramen primum*) entre su borde inferior y las almohadillas. Una segunda membrana, llamada *tabique primitivo secundario* (*septum secundum*), también comienza a crecer desde la pared superior de la aurícula, hasta la derecha del tabique primitivo primario. Conforme

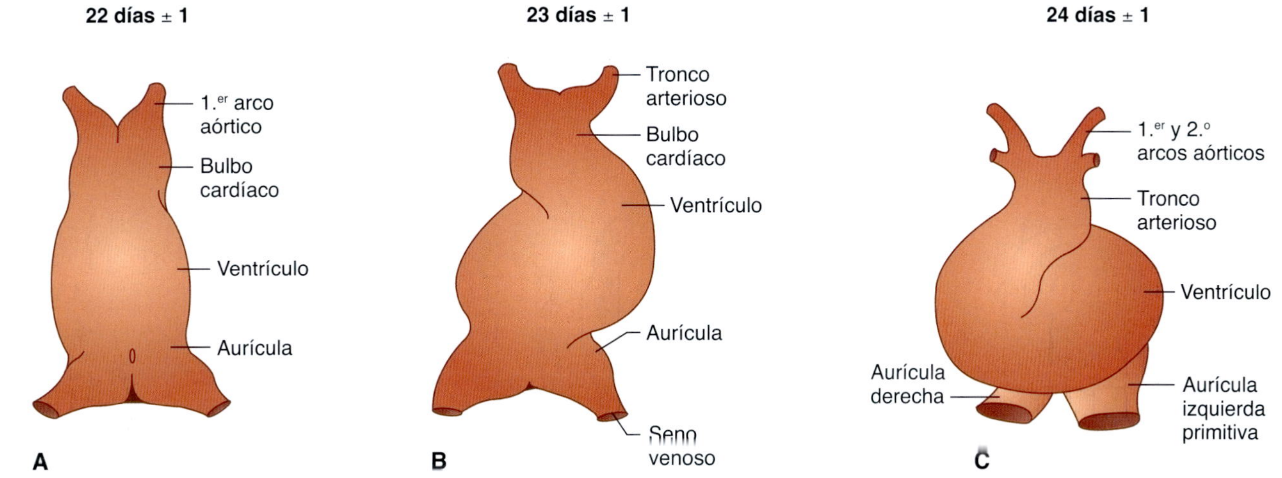

FIGURA 27-28. Vista ventral del corazón en desarrollo. A. Fusión de los tubos cardíacos para formar un solo tubo; es en esta etapa que el corazón comienza a latir. B. Formación del asa cardíaca, donde el corazón comienza a doblarse ventralmente y hacia la derecha, por lo que lleva el ventrículo primitivo hacia la izquierda y en continuidad con el seno venoso (futuras aurículas izquierda y derecha); el futuro ventrículo derecho se mueve hacia la derecha y en continuidad con el bulbo del corazón (futuras arterias aorta y pulmonar). C. Plegamiento completo.

esta membrana crece hacia las almohadillas endocárdicas, se superpone poco a poco sobre una abertura en la parte superior del tabique primario, con lo que se forma una abertura oval con una válvula de tipo solapa llamada *agujero oval* (*foramen ovale*) (*véase* la fig. 27-22). La parte superior del tabique primario desaparece de manera gradual, y la parte restante se convierte en la válvula del agujero oval. El agujero oval es una vía de comunicación entre las dos cámaras superiores del corazón. Esta abertura, que casi siempre se cierra poco después del nacimiento, permite que la sangre de la vena umbilical llegue de manera directa al lado izquierdo del corazón, sin pasar por los pulmones.

La sangre bombeada del lado derecho del corazón, que se desvía a la circulación pulmonar, debe separarse de la sangre bombeada por el lado izquierdo del corazón, que se dirige a la circulación sistémica. Esto se logra mediante cambios en el desarrollo de los conductos de salida del corazón tubular, el *bulbo cardíaco* y el *tronco arterioso* (fig. 27-30). Conforme estos vasos adquieren una forma espiral y se dividen, la aorta toma su posición posterior y a la derecha de la arteria pulmonar. Una anomalía de la formación en espiral durante esta etapa del desarrollo puede generar defectos como la *transposición de los grandes vasos*.

En el proceso de formar un tronco pulmonar y aorta separados, se desarrolla un vaso llamado *conducto arterioso*. Este vaso, que conecta la arteria pulmonar y la aorta, permite que la sangre que entra en el tronco pulmonar se desvíe hacia la aorta como una forma de evitar el paso por los pulmones. De manera similar al agujero oval, el conducto arterioso casi siempre se cierra poco después del nacimiento.[55]

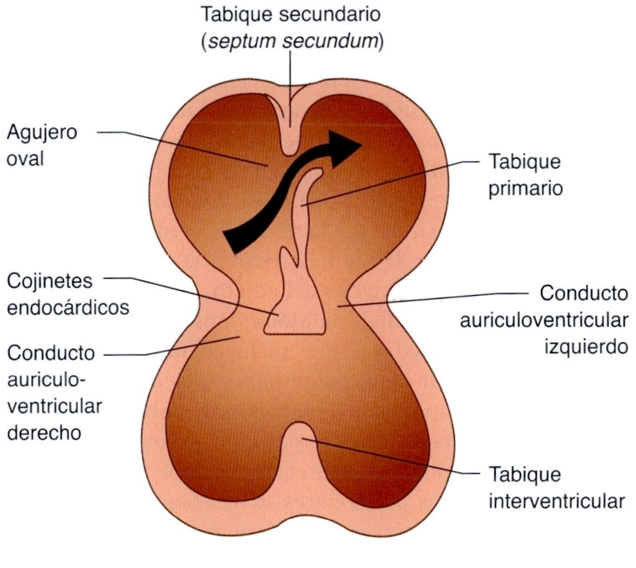

FIGURA 27-29. Desarrollo de las almohadillas endocárdicas, conductos auriculoventriculares derecho e izquierdo, tabique ventricular y tabique primario y secundario del agujero oval. Nótese que la sangre de la aurícula derecha fluye por el agujero oval a la aurícula izquierda.

Circulación fetal y perinatal

El flujo sanguíneo en la circulación fetal es paralelo, no en serie, la mayor parte del gasto del ventrículo derecho se dirige hacia la placenta para la captación de oxígeno y el VI bombea sangre al corazón, el cerebro y la parte superior del feto, principalmente.[56] Antes del nacimiento, la oxigenación sanguínea ocurre en la placenta; después, en los pulmones. El feto se mantiene en un estado de baja oxigenación. Para compensarlo, el gasto cardíaco fetal es más alto que en cualquier otra etapa de la vida y la hemoglobina fetal tiene una mayor afinidad por el oxígeno.[56] Los vasos pulmonares están muy constreñidos porque los pulmones están llenos de líquido y porque en el feto existe un estímulo hipóxico intenso para la vasoconstricción. Como resultado, el flujo sanguíneo por los pulmones es menor que en cualquier otro momento de la vida.

En el feto, la sangre entra en la circulación por la vena umbilical y regresa a la placenta por las dos arterias umbilicales (fig. 27-31). El *conducto venoso* permite que la mayor parte de la sangre de la vena umbilical evite el paso por la circulación hepática y llegue directamente a la vena cava

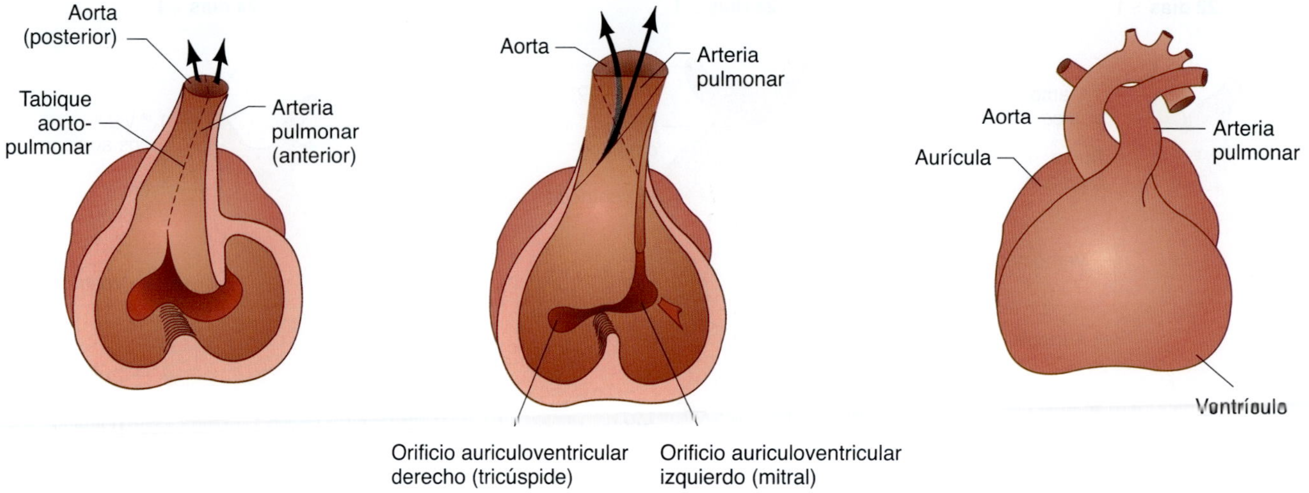

FIGURA 27-30. Separación y giro del tronco arterioso para formar la arteria pulmonar y la aorta.

inferior. La sangre fluye de la vena cava inferior a la aurícula derecha, donde el 40% del volumen sanguíneo pasa por el agujero oval hacia la aurícula izquierda. Después, pasa al ventrículo izquierdo y se expulsa a la aorta ascendente para irrigar la cabeza y los miembros superiores. Por lo tanto, la sangre mejor oxigenada de la placenta se utiliza para la perfusión cerebral. Al mismo tiempo, la sangre venosa de la cabeza y los miembros superiores regresa al lado derecho del corazón a través de la vena cava superior, pasa hacia el ventrículo derecho y se expulsa por la arteria pulmonar. Debido a la resistencia vascular pulmonar alta, el 90% de la sangre expulsada a la arteria pulmonar se desvía por el conducto arterioso hacia la aorta descendente. Esta sangre irriga los miembros inferiores y regresa a la placenta por las arterias umbilicales.

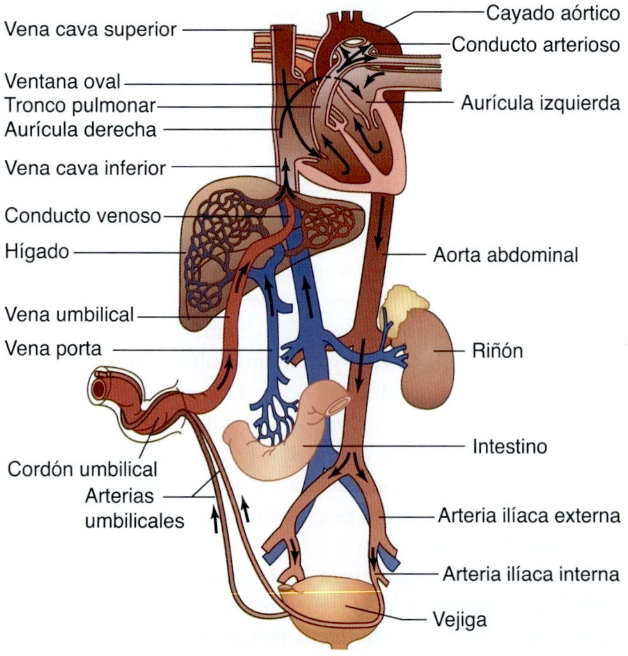

FIGURA 27-31. Circulación fetal.

Al nacer, el lactante respira por primera vez y cambia de la oxigenación placentaria de la sangre a la pulmonar. Unos minutos después del nacimiento, el flujo sanguíneo pulmonar aumenta de 35 mL/kg/min a 160 o 200 mL/kg/min.[56] La presión en la circulación pulmonar y el lado derecho del corazón cae conforme el líquido pulmonar se sustituye por aire y la expansión pulmonar disminuye la presión transmitida a los vasos sanguíneos pulmonares. Con la inflación pulmonar, la tensión alveolar de oxígeno aumenta, lo que revierte la vasoconstricción pulmonar inducida por la hipoxemia en la circulación fetal. La eliminación de la circulación placentaria de baja resistencia produce un aumento en la resistencia vascular sistémica, con un aumento consecuente en la presión ventricular izquierda. El descenso resultante en la presión auricular derecha y el incremento en la presión auricular izquierda cierran el agujero oval. La reversión del estado hipoxémico fetal también causa constricción del músculo liso ductal, lo que contribuye al cierre del conducto arterioso 72 h después del nacimiento. Después del descenso súbito inicial de la resistencia vascular pulmonar, hay un descenso más gradual en la resistencia vascular pulmonar derivado de la regresión de la capa muscular lisa medial en las arterias pulmonares. Durante las primeras 2-9 semanas de edad, el adelgazamiento gradual de la capa de músculo liso produce descensos adicionales en la resistencia vascular pulmonar. Para cuando un lactante de término saludable tiene varias semanas de edad, la resistencia vascular pulmonar ya descendió a los niveles del adulto.

El desarrollo vascular pulmonar posnatal puede alterarse por varios factores, que incluyen hipoxia alveolar, prematurez, enfermedad pulmonar y defectos cardíacos congénitos. La hipoxia alveolar es uno de los estímulos más potentes para la vasoconstricción pulmonar y la hipertensión pulmonar en el recién nacido. Durante este período, las arterias pulmonares se mantienen muy reactivas y pueden constreñirse como respuesta a la hipoxia, la acidosis, la hiperinflación alveolar y la hipotermia. Por lo tanto, la hipoxia durante los primeros días de edad puede retrasar o impedir el descenso normal en la resistencia vascular pulmonar.

Gran parte del desarrollo de la capa muscular lisa en las arteriolas pulmonares ocurre durante la gestación; como resultado, los lactantes prematuros tienen menos músculo liso en la túnica media. Estos lactantes siguen el mismo patrón de regresión del músculo liso, pero como hay una menor cantidad de músculo, la capa muscular sufre regresión en menos tiempo. El músculo liso vascular pulmonar de los lactantes prematuros también tiene menor capacidad de respuesta a la hipoxia. Por estas razones, un lactante prematuro puede tener un descenso más marcado en la resistencia vascular pulmonar, con la desviación consecuente de sangre de la aorta por el conducto arterioso a la arteria pulmonar unas horas después de nacer.

Defectos cardíacos congénitos

La mayoría de los defectos cardíacos congénitos son de origen multifactorial; se deben a la interacción entre la predisposición genética al desarrollo de estas anomalías y los factores ambientales.

Algunos defectos cardíacos, como la estenosis aórtica, el defecto en el tabique auricular de tipo secundario, la estenosis valvular pulmonar, la tetralogía de Fallot y ciertos defectos en el tabique ventricular, tienen una predisposición familiar más marcada que otros.

Los defectos cardíacos congénitos también se han vinculado con algunas anomalías cromosómicas. Hasta el 30% de los niños con cardiopatía congénita tienen alguna anomalía cromosómica. Se presenta enfermedad cardíaca en casi el 100% de los niños con trisomía 18, en el 50% de los que tienen trisomía 21 y en el 35% de aquellos con síndrome de Turner. El síndrome de Williams (microdeleción 7q11.23) se asocia con estenosis aórtica supravalvular y estenosis pulmonar.

Hasta el 30% de los defectos cardíacos congénitos pueden atribuirse a factores de riesgo identificables y modificables, como factores teratogénicos y alteraciones maternas (p. ej., enfermedades febriles, lupus eritematoso sistémico, diabetes mellitus, consumo materno de alcohol y tratamiento con anticonvulsivos, retinoides, litio y otros fármacos con o sin prescripción). La atención prenatal adecuada, sobre todo la ingesta de multivitamínicos con ácido fólico antes y después de la concepción, puede reducir el riesgo de enfermedad cardíaca en el feto.

Fisiopatología

Los principales efectos de los defectos cardíacos congénitos ocurren por cortocircuitos anómalos de sangre, generación de cianosis y alteración del flujo sanguíneo pulmonar.

Cortocircuito anómalo de sangre

La desviación de la sangre se refiere al cambio del flujo sanguíneo del sistema arterial al venoso (cortocircuito de izquierda a derecha) o del sistema venoso al arterial (cortocircuito de derecha a izquierda). La desviación de sangre en los defectos cardíacos congénitos depende de la presencia, la posición y el tamaño de una abertura anómala entre las circulaciones derecha e izquierda, así como del grado de resistencia al flujo a través de esta.

Debido a la elevada resistencia vascular pulmonar en el recién nacido, los defectos en el tabique auricular y el ventricular casi nunca producen una desviación significativa o síntomas durante las primeras semanas de edad.

Conforme el músculo liso vascular pulmonar en el recién nacido tiene una regresión, la resistencia de la circulación pulmonar cae por debajo de la sistémica; en los defectos septales auriculares o ventriculares no complicados, la sangre se desvía del lado izquierdo del corazón al derecho. En los defectos más complicados del tabique ventricular, la resistencia alta al flujo de salida puede afectar el patrón de la derivación. Por ejemplo, los defectos que aumentan la resistencia al flujo de salida aórtico (p. ej., estenosis valvular aórtica, coartación aórtica, síndrome de hipoplasia cardíaca izquierda) aumentan el cortocircuito de izquierda a derecha, y los defectos que obstruyen el flujo de salida pulmonar (p. ej., estenosis valvular pulmonar, tetralogía de Fallot) aumentan el cortocircuito de derecha a izquierda.[57] El llanto, la defecación e incluso el estrés de la alimentación pueden aumentar la resistencia vascular pulmonar e incrementar el cortocircuito de derecha a izquierda, así como la cianosis en lactantes con defectos septales.

Alteraciones acianóticas frente a cianóticas

Las cardiopatías congénitas a menudo se dividen en dos categorías: acianóticas y cianóticas. Los defectos que produce un cortocircuito de izquierda a derecha casi siempre se clasifican como no cianóticos porque no afectan la oxigenación sanguínea en la circulación pulmonar.

Los defectos que desvían la sangre del lado derecho del corazón al izquierdo o que obstruyen el flujo sanguíneo pulmonar se clasifican como alteraciones cianóticas.[57] La cianosis, una coloración azulada de la piel más notable en los lechos ungueales y las mucosas, aparece cuando suficiente sangre desoxigenada del lado derecho del corazón se mezcla con sangre oxigenada del lado izquierdo. El color anómalo se vuelve evidente cuando la saturación de oxígeno es menor del 80% en los capilares.

Un cortocircuito de derecha a izquierda hace que la sangre desoxigenada del lado derecho del corazón pase al lado izquierdo y después se expulse a la circulación sistémica. Con un cortocircuito de izquierda a derecha, la sangre oxigenada que debería expulsarse a la circulación sistémica regresa al lado derecho del corazón y de nuevo a los pulmones. Este aumento de volumen distiende el lado derecho del corazón y la circulación pulmonar e incrementa la carga de trabajo del ventrículo derecho. Un niño con un defecto que produce un cortocircuito de izquierda a derecha casi siempre tiene crecimiento del lado derecho del corazón y los vasos sanguíneos pulmonares. La persistencia del conducto arterioso, los defectos septales auriculares y ventriculares, las anomalías en las almohadillas endocárdicas, la estenosis valvular pulmonar y la coartación aórtica se consideran defectos con cianosis leve o nula; la tetralogía de Fallot, la transposición de grandes vasos y la anatomía con ventrículo único son defectos con cianosis.

Alteración de la circulación pulmonar

Los defectos que disminuyen la circulación pulmonar casi siempre causan fatiga, disnea y retraso del desarrollo. Las arteriolas de la circulación pulmonar son vasos de paredes delgadas que se adaptan a diversos niveles de volumen sistólico expulsado del ventrículo derecho. El adelgazamiento de los vasos pulmonares ocurre durante las primeras semanas después del nacimiento, cuando la media de los vasos se adelgaza y la resistencia vascular pulmonar disminuye. En un lactante de término con un defecto cardíaco congénito en el que se incrementa mucho la circulación pulmonar, el aumento en el flujo estimula la vasoconstricción pulmonar y retrasa o reduce el adelgazamiento involutivo normal de las pequeñas arteriolas pulmonares. En la mayoría de los casos, durante la lactancia temprana la resistencia vascular solo crece un poco y la contribución principal a la hipertensión pulmonar es el aumento en la circulación. Sin embargo, en algunos lactantes con un cortocircuito grande de derecha a izquierda, la resistencia vascular pulmonar nunca disminuye.

Los defectos cardíacos congénitos que producen una elevación persistente de la circulación o la resistencia vascular pulmonares tienen la capacidad de causar hipertensión pulmonar y cambios patológicos irreversibles en los vasos sanguíneos pulmonares. Cuando el cortocircuito de la circulación sistémica hacia la pulmonar puede causar lesión permanente a los vasos pulmonares, debe realizarse una intervención quirúrgica para reducir el flujo de manera temporal o permanente. La colocación de bandas en la arteria pulmonar consiste en aplicar una banda elástica constrictiva alrededor de la arteria pulmonar principal, lo que aumenta la resistencia al flujo de salida del ventrículo derecho. Esta es una medida temporal para aliviar los síntomas y proteger los vasos sanguíneos pulmonares como preparativo para una reparación quirúrgica ulterior del defecto.

Manifestaciones y tratamiento

El lactante puede evaluarse poco después del nacimiento para confirmar el diagnóstico y desarrollar un plan terapéutico. Pueden obtenerse imágenes diagnósticas confiables del corazón fetal desde las 12 semanas de gestación. Las alteraciones que pueden diagnosticarse con certeza mediante ecocardiografía fetal incluyen los defectos en el tabique AV, el síndrome hipoplásico del hemicardio izquierdo, la estenosis valvular aórtica, la MCH, la estenosis valvular pulmonar y la transposición de los grandes vasos. Es más probable que se detecten las alteraciones que producen algún daño visible en las cuatro cámaras, una imagen típica de la ecografía prenatal de rutina.[58]

En el período posnatal, los defectos cardíacos congénitos pueden manifestarse con numerosos signos y síntomas. Algunos defectos, como la persistencia del conducto arterioso y los defectos pequeños en el tabique ventricular, se cierran de manera espontánea. Otros defectos menos graves pueden no causar signos y síntomas evidentes y la alteración se detecta en una exploración médica de rutina. La cianosis, la congestión pulmonar, la insuficiencia cardíaca y la hipoperfusión periférica son las principales preocupaciones en los niños con defectos más graves. Estos defectos a menudo causan problemas desde el nacimiento o en la lactancia temprana. Es posible que el niño tenga cianosis, dificultad respiratoria y fatiga fácil, y es probable que tenga dificultad para alimentarse y retraso del desarrollo. La cianosis generalizada que persiste más de 3 h después del nacimiento sugiere cardiopatía congénita.[59]

Una prueba de exposición a oxígeno (administración de oxígeno al 100% durante 10 min) ayuda a determinar si hay cardiopatía congénita en un recién nacido cianótico. En el período de exposición se obtiene una muestra de sangre arterial. Si la presión parcial de oxígeno (PO_2) es mayor de 250 mm Hg, puede descartarse la cardiopatía cianótica; si la PO_2 está entre 160 y 250 mm Hg, la cardiopatía es improbable; la falta de aumento en la PO_2 hasta estas cifras es muy sugerente de cardiopatía cianótica.[57] Como la cianosis del lactante puede verse como coloración oscura de la piel, es importante valorar el color de las mucosas, las uñas de las manos y pies, la lengua y los labios. La congestión pulmonar en un lactante produce aumento de la frecuencia respiratoria, ortopnea, gruñidos, sibilancias, tos y estertores. El lactante con disminución marcada de la perfusión periférica puede estar en estado de choque.

La insuficiencia cardíaca se manifiesta como taquipnea o disnea en reposo o con el esfuerzo. Para el lactante, esto suele suceder durante la alimentación. También puede haber infecciones respiratorias recurrentes y transpiración excesiva. Además puede haber síncope o cuasisíncope. La falta de crecimiento se debe a la insuficiencia cardíaca no resuelta.[59] El plan terapéutico casi siempre incluye medidas de apoyo (p. ej., digoxina, diuréticos y suplementos alimenticios) diseñadas para ayudar al lactante a compensar las limitaciones en la reserva cardíaca y prevenir las complicaciones. A menudo, es necesaria la intervención quirúrgica para los defectos graves. Puede realizarse en las primeras semanas de edad o, si las condiciones lo permiten, se pospone hasta que el niño sea mayor. Los niños con cardiopatía congénita estructural y los que se sometieron a cirugía correctiva tienen un riesgo de EI mayor al anticipado.

Se sugiere el tratamiento antibiótico profiláctico antes de realizar procedimientos dentales u otros períodos de riesgo elevado de bacteriemia para los niños con cardiopatía cianótica no reparada, EI previa, válvulas cardíacas protésicas, material protésico utilizado para la reparación de la válvula cardíaca y trasplante cardíaco con insuficiencia valvular.[60,61]

Tipos de defectos

Los defectos cardíacos congénitos pueden afectar casi cualquier estructura del corazón o de los vasos sanguíneos centrales. El defecto particular refleja la etapa del desarrollo embrionario en el que ocurrió. Puede haber defectos múltiples y, en el caso de algunos defectos cardíacos congénitos, puede haber varias anomalías.

El desarrollo del corazón es simultáneo y secuencial; un defecto cardíaco puede reflejar varios acontecimientos del desarrollo que ocurrían al mismo tiempo o en secuencia. La mayoría de los lactantes con cardiopatía congénita no tienen problemas mayores durante la lactancia. Solo cerca de un tercio de los lactantes con anomalías tienen una enfermedad crítica. Se han identificado más de 40 tipos de defectos. Los más frecuentes son los que afectan el tabique ventricular, que son responsables del 28-42% de todas las cardiopatías congénitas.[59]

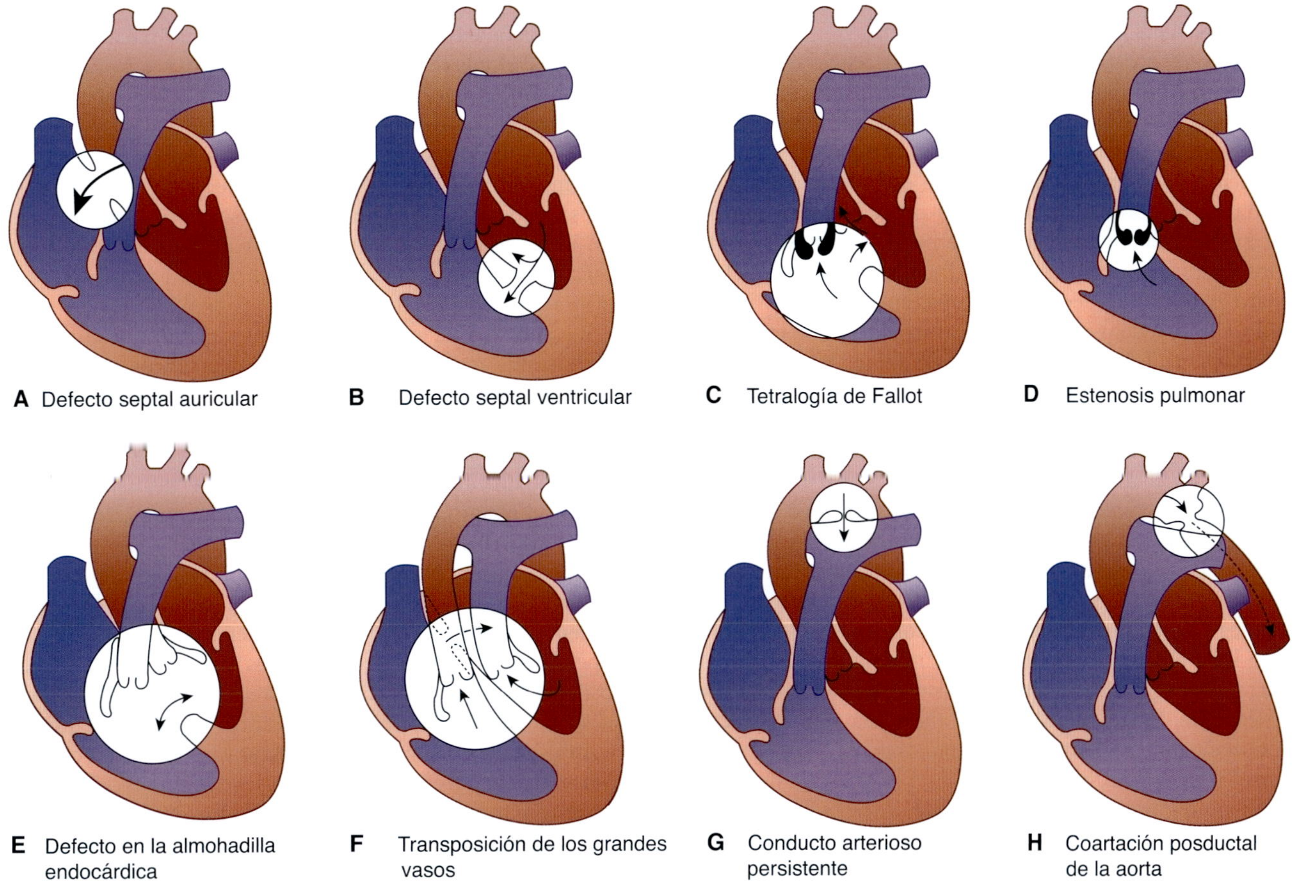

FIGURA 27-32. Defectos cardíacos congénitos. **A.** Defecto del tabique auricular. La sangre se desvía de izquierda a derecha. **B.** Defecto del tabique ventricular. La sangre casi siempre se desvía de izquierda a derecha. **C.** Tetralogía de Fallot. Incluye un defecto del tabique ventricular, dextroposición de la aorta, obstrucción al flujo de salida del ventrículo derecho e hipertrofia ventricular derecha. La sangre se desvía de derecha a izquierda. **D.** Estenosis pulmonar, con disminución de la circulación pulmonar e hipertrofia ventricular derecha. **E.** Defectos en las almohadillas endocárdicas. La sangre fluye entre las cámaras del corazón. **F.** Transposición de los grandes vasos. La arteria pulmonar nace del lado izquierdo del corazón y la aorta del lado derecho. **G.** Persistencia del conducto arterioso. La sangre a alta presión de la aorta se desvía de nuevo a la arteria pulmonar. **H.** Coartación posductal de la aorta.

Persistencia del conducto arterioso

El conducto arterioso desvía sangre del lado derecho del corazón y los pulmones hacia la circulación sistémica durante la etapa fetal (fig. 27-32G). Con la respiración espontánea después del nacimiento, este vaso casi siempre se cierra por constricción muscular del tejido ductal. Se piensa que el primer paso del cierre ductal en el lactante sano es el aumento repentino en la saturación arterial de oxígeno y la caída subsiguiente de la resistencia vascular pulmonar después del nacimiento. Después de la constricción, la luz del conducto se sella de manera permanente con tejido fibroso en 2 o 3 semanas.

Para el 90% de los lactantes de término, el conducto se mantiene funcionalmente cerrado a las 48 h de edad.[62] Es más probable que el conducto arterioso se mantenga permeable en los lactantes de término con anomalías circulatorias o ventilatorias y en los lactantes prematuros. La oxigenación arterial, las prostaglandinas circulantes, los factores genéticos y otros factores desconocidos interactúan para determinar el mecanismo de cierre ductal.[62] La concentración de prostaglandinas circulantes tiene una relación directa con la edad gestacional, y la incidencia de la persistencia del conducto arterioso en lactantes que pesan menos de 1000 g al nacer puede ser de hasta el 50%.[62]

La persistencia de la permeabilidad del conducto arterioso se define como aquel que permanece abierto después de 3 meses en un lactante de término. El tamaño del conducto permeable y la diferencia entre la resistencia vascular sistémica y la pulmonar determinan las manifestaciones clínicas. La sangre se desvía por el conducto del lado izquierdo de presión más alta al lado derecho de presión menor. Por lo general, se detecta un soplo días o semanas después del nacimiento. El soplo es más intenso en el segundo espacio intercostal izquierdo, es continuo durante la sístole y la diástole, y tiene un sonido característico de "maquinaria".[59,62] A menudo, la presión ampliada del pulso se debe al flujo continuo de sangre aórtica hacia la arteria pulmonar. Los métodos diagnósticos incluyen radiografía torácica y ecocardiografía. En la radiografía torácica, se observa un aumento en las marcas pulmonares y crecimiento del lado izquierdo del corazón por el incremento del retorno venoso si el cortocircuito es grande. Las radiografías torácicas son normales si el cortocircuito es pequeño.[59] La ecocardiografía se emplea para determinar la presencia, el tamaño, la dirección (de izquierda a derecha o de derecha a izquierda) y las consecuencias físicas del cortocircuito.

Un conducto permeable no tratado puede causar complicaciones sustanciales en el largo plazo, incluyendo insuficiencia cardíaca congestiva, EI, enfermedad vascular pulmonar, formación de aneurisma, tromboembolia y calcificación.[59] La baja posibilidad de complicaciones y morbilidad y mortalidad mínimas del procedimiento justifican el cierre del conducto arterioso permeable, incluso cuando el cortocircuito sea pequeño. En el lactante prematuro, el conducto permeable puede causar dificultad respiratoria e impedir el retiro del ventilador mecánico. La indometacina, un inhibidor de la síntesis de prostaglandinas y un AINE, ha demostrado su eficacia en el tratamiento del conducto permeable en los lactantes prematuros.[59] Los AINE producen el cierre funcional del conducto permeable en aproximadamente el 80% de las personas.

Si este tratamiento médico no funciona, se recomienda la intervención quirúrgica. En el lactante de término o el niño mayor, el cierre puede hacerse por medio de ligadura quirúrgica u oclusión con un dispositivo. Por lo general, la cirugía implica una pequeña toracotomía izquierda o toracoscopia para ligar el vaso. Los dispositivos implantables permiten el cierre exitoso del conducto en la sala de cateterismo como procedimiento ambulatorio. La anatomía del conducto y el tamaño del paciente son los factores clave para decidir si esta técnica es adecuada.

El mantenimiento deliberado de la permeabilidad del conducto puede ser una medida de salvamento de formas complejas de cardiopatía congénita con flujo sanguíneo pulmonar o sistémico dependiente del conducto, o en pacientes en quienes no se puede evitar la mezcla de las circulaciones arterial y venosa (transposición de grandes arterias). La infusión de prostaglandina E_1 es eficaz para mantener la permeabilidad del conducto o reabrirlo en los recién nacidos, y se emplea siempre en los recién nacidos con sospecha de defectos cardíacos congénitos hasta que puedan trasladarse a un centro especializado donde se confirme un diagnóstico.[59]

Defectos del tabique auricular

Cualquier abertura persistente que permita la desviación de la sangre a través del tabique auricular es un defecto septal auricular. La anomalía puede ser única o múltiple y variar desde una pequeña abertura asintomática hasta una grande con síntomas. La tipología del defecto depende de su posición y puede incluir un defecto auricular secundario (la forma más frecuente), en el orificio primario o en el seno venoso, o persistencia del foramen oval (fig. 27-32A). La anomalía es más frecuente en mujeres que en hombres, con una proporción de hasta 2:1.[59] El 50% de los niños con cardiopatía congénita tienen un defecto septal auricular.

Muchos defectos en el tabique auricular son asintomáticos y se descubren durante una exploración física de rutina a los pocos años de edad.[62] El cortocircuito intracardíaco casi siempre es de izquierda a derecha y puede aumentar con la edad, conforme incrementa la distensibilidad del ventrículo derecho. En la mayoría de los casos, existe un cortocircuito moderado que causa dilatación de las cámaras cardíacas derechas y perfusión excesiva de la circulación pulmonar. El aumento en el volumen de sangre que debe expulsarse de las cámaras cardíacas derechas prolonga el cierre de la válvula pulmonar y produce una separación (desdoblamiento fijo) de los componentes aórtico y pulmonar del segundo ruido cardíaco. Los niños con defectos auriculares no diagnosticados están en riesgo de enfermedad vascular pulmonar, aunque esto es infrecuente antes de los 20 años de edad. En casos raros, los lactantes con un cortocircuito grande desarrollan insuficiencia cardíaca congestiva y retraso del desarrollo, lo que obliga al cierre temprano del defecto.[59,62]

Es improbable que los defectos del tabique auricular en personas mayores de 8 años se cierren de manera espontánea. Los defectos más pequeños pueden mantenerse en observación en espera del cierre espontáneo en el niño pequeño. Sin embargo, se recomienda la cirugía o la colocación de un catéter en niños con defectos persistentes para reducir el riesgo a largo plazo de enfermedad vascular pulmonar y arritmias auriculares.[62] El empleo de la técnica transcatéter depende de la posición y el tamaño del defecto. El cierre con esta técnica ha sido muy eficaz para los defectos septales de tipo secundario pequeños a medianos y para la persistencia del agujero oval. Los defectos en el seno venoso, a menudo relacionados con retorno venoso pulmonar anómalo parcial y defectos del orificio primario, requieren cierre quirúrgico. La cirugía incluye el empleo de circulación extracorpórea e hipotermia leve. La mayoría de los defectos pueden cerrarse con el tejido septal natural del paciente o un parche de pericardio o material sintético. La incidencia de secuelas residuales o necesidad de una nueva intervención es muy baja si el cierre se hace durante los primeros 20 años de edad.

Defectos del tabique ventricular

Un *defecto septal ventricular* es una abertura en el tabique ventricular causada por la separación incompleta de los ventrículos durante el desarrollo fetal temprano (fig. 27-32B). Estos defectos pueden ser únicos o múltiples y se encuentran en cualquier sitio del tabique ventricular. Los defectos septales ventriculares son la forma más frecuente de cardiopatía congénita, pues representan el 28-42% de todos los casos.[63]

El tabique ventricular se origina de la hendidura interventricular del corazón tubular plegado que da lugar a la parte muscular del tabique y las almohadillas endocárdicas que se extienden para formar la porción membranosa del tabique. La porción membranosa superior del tabique es la última zona en cerrarse, casi siempre para la séptima semana de gestación, y es ahí donde se encuentran la mayoría de los defectos. Los síntomas de estas anomalías dependen del tamaño de la abertura y de la resistencia vascular pulmonar; van desde un soplo asintomático hasta la insuficiencia cardíaca congestiva.[59]

El tamaño del defecto septal ventricular es un factor determinante del cortocircuito de izquierda a derecha, pero no es el único. La magnitud del cortocircuito también depende de la resistencia vascular pulmonar respecto a la resistencia vascular sistémica. En una comunicación pequeña ($< 0.5\ cm^2$), la presión más alta del VI impulsa el flujo sanguíneo a la izquierda y el tamaño del defecto limita la magnitud del cortocircuito. La mayoría de los niños con estas anomalías permanecen asintomáticos y tienen bajo riesgo de desarrollar enfermedad vascular pulmonar.

En un cortocircuito más grande y sin restricción (casi siempre > 1 cm^2), la presión de los ventrículos derecho e izquierdo se iguala y la magnitud del cortocircuito depende de la proporción entre la resistencia vascular pulmonar y la sistémica. En los lactantes con grandes defectos septales ventriculares, después del nacimiento, la resistencia vascular pulmonar puede mantenerse más alta de lo normal y es factible que, en un principio, el tamaño del cortocircuito de izquierda a derecha sea limitado. Conforme continúa el descenso en la resistencia vascular pulmonar en las primeras semanas después del nacimiento por la involución normal de la túnica media de las pequeñas arteriolas pulmonares, crece la magnitud del cortocircuito de izquierda a derecha. Al final se establece un cortocircuito de izquierda a derecha y aparecen las manifestaciones clínicas (p. ej., taquipnea, diaforesis, sobre todo durante la alimentación, y retraso del desarrollo). En la mayoría de los casos, durante la lactancia, la presión vascular pulmonar se eleva solo un poco y el principal contribuyente a la hipertensión pulmonar es el aumento en el flujo pulmonar. En algunos lactantes con un defecto septal amplio, el grosor arteriolar pulmonar nunca disminuye. Con la exposición constante al flujo sanguíneo pulmonar elevado, se desarrolla enfermedad pulmonar vascular obstructiva. En los pacientes sin tratamiento, la resistencia vascular pulmonar termina por rebasar la resistencia sistémica. En este caso, el flujo del cortocircuito se revierte y el niño experimenta cianosis progresiva porque la sangre desoxigenada pasa del lado derecho al lado izquierdo del corazón. Estos síntomas, aunados a los cambios irreversibles en los vasos sanguíneos pulmonares, representan la forma en etapa final de la cardiopatía congénita, llamada *síndrome de Eisenmenger*. Las personas que desarrollan esta alteración tienen una esperanza de vida cercana a los 43 años, y la causa de muerte es la insuficiencia cardíaca progresiva.[59]

El tratamiento depende del tamaño de la anomalía, las alteraciones hemodinámicas acompañantes y el cuadro clínico. Los niños con defectos pequeños o medianos pueden vigilarse sin intervenir si no aparecen manifestaciones de insuficiencia cardíaca congestiva e hipertensión pulmonar.[62] Por lo general, la ecocardiografía 2D detallada es adecuada para diagnosticar el tamaño y la posición de un defecto, así como para calcular las presiones pulmonares. Por lo general, el cateterismo cardíaco se reserva para casos en los que es necesario confirmar el grado de reversibilidad de la resistencia vascular pulmonar.

La insuficiencia cardíaca congestiva se trata con medicamentos. Los lactantes sintomáticos a veces requieren suplementos alimenticios o alimentación por sonda para favorecer su crecimiento y desarrollo. En los lactantes sintomáticos en quienes no puede hacerse la reparación completa, es posible realizar un procedimiento paliativo para disminuir los síntomas. La colocación de una banda sintética alrededor de la arteria pulmonar principal puede reducir el flujo sanguíneo pulmonar hasta que sea factible la reparación completa. El cierre quirúrgico del defecto se completa con la colocación de un parche sintético o autólogo para ocluir el cortocircuito por el tabique ventricular. Estos procedimientos se realizan casi siempre de forma electiva en el lactante o el niño pequeño, y se asocian con tasas de morbilidad y mortalidad bajas. El cierre de los defectos del tabique ventricular con un dispositivo a través de un catéter es otra opción para el cierre del defecto y, en años recientes, ha disminuido el riesgo de complicaciones.

Defectos de las almohadillas endocárdicas

El conducto AV conecta las aurículas con los ventrículos durante el desarrollo cardíaco temprano. Las almohadillas endocárdicas rodean este conducto y aportan tejido a la parte inferior del tabique auricular, la parte superior del tabique ventricular, la valva septal de la válvula tricúspide y la valva anterior de la válvula mitral.[63] Cualquier error en el desarrollo de estos tejidos genera un defecto en la almohadilla endocárdica. Cerca del 3% de todas las anomalías cardíacas congénitas son un defecto en las almohadillas endocárdicas. Estos defectos tienen una relación marcada con el síndrome de Down y se encuentran en hasta el 50% de los niños con esta alteración.[63]

Los defectos de las almohadillas endocárdicas pueden describirse como *parciales* o *completos*. La anatomía de la válvula AV determina el tipo. En los defectos parciales del conducto AV, los dos anillos valvulares AV están completos y separados. El tipo más frecuente de anomalías parciales del conducto AV es el del orificio primario, a menudo vinculado con una hendidura en la válvula mitral. En un defecto completo, hay un orificio valvular AV común, junto con defectos en el tejido septal auricular y ventricular (fig. 27-32E). Otras anomalías cardíacas pueden relacionarse con defectos en las almohadillas endocárdicas y la mayoría incluyen una posición anómala del corazón y tetralogía de Fallot.[64,65]

Desde el punto de vista fisiológico, los defectos de las almohadillas endocárdicas producen alteraciones similares a las descritas para las anomalías en el tabique auricular o ventricular. La dirección y la magnitud de un cortocircuito en un niño con un defecto en las almohadillas endocárdicas dependen de la combinación de las anomalías y de la resistencia vascular pulmonar y sistémica. Los efectos hemodinámicos de un defecto aislado en el orificio primario son los ya descritos para el defecto del tabique auricular. Estos niños permanecen casi asintomáticos durante la infancia. Con una anomalía completa en el conducto AV, la circulación pulmonar aumenta cuando la resistencia vascular pulmonar desciende a causa de la desviación de izquierda a derecha a través de los defectos de los tabiques ventricular y auricular. Los niños con defectos completos suelen ser intolerantes a los esfuerzos, se fatigan con facilidad, tienen retraso del desarrollo y padecen infecciones recurrentes y otros signos de insuficiencia cardíaca congestiva, sobre todo cuando el cortocircuito es grande. Si la lesión no se corrige, se produce hipertensión pulmonar y aumento en la resistencia vascular pulmonar.

El momento de la corrección de los defectos en las almohadillas endocárdicas depende de la gravedad de la lesión y de los síntomas. En caso de un defecto en el orificio primario, la reparación quirúrgica casi siempre se planifica como un procedimiento electivo antes de que el niño llegue a la edad escolar. La anomalía en el tabique auricular se cierra con un parche y se realiza valvuloplastia mitral en caso de insuficiencia de la válvula. La cirugía correctiva es necesaria para todos los defectos completos del conducto AV. Por lo general, se realiza a edad temprana en el lactante y requiere de un parche en ambos defectos septales, ventricular y auricular, además de separación del aparato valvular AV para crear válvulas (mitral y tricúspide) competentes. Los lactantes con síntomas graves requieren un procedimiento paliativo en el que se coloca una banda elástica en la arteria pulmonar principal para reducir el flujo sanguíneo pulmonar. Esto casi siempre mejora la capacidad del lactante para crecer y desarrollarse hasta que pueda realizarse una reparación completa. La reparación quirúrgica total de los defectos completos del conducto AV conlleva un riesgo bajo. En cerca del 11.7% de los niños es necesaria una nueva operación.

Estenosis pulmonar

La obstrucción del flujo sanguíneo del ventrículo derecho a la circulación pulmonar se denomina *estenosis pulmonar*. La obstrucción puede ser una lesión valvular aislada, dentro de la cámara ventricular derecha, en las arterias pulmonares o como una combinación de estenosis en varias zonas. Es relativamente frecuente: representa cerca del 10% de todos los casos de cardiopatía congénita y a menudo se relaciona con otras anomalías.[62]

Los defectos valvulares pulmonares, el tipo más frecuente de obstrucción, casi siempre producen cierta alteración de la circulación pulmonar e incremento del trabajo impuesto al ventrículo derecho (fig. 27-32D). La mayoría de los niños con estenosis valvular pulmonar tienen estenosis leve que no se agrava con el tiempo. Permanecen casi asintomáticos y el diagnóstico se establece por el hallazgo de un soplo sistólico. La estenosis moderada o grave evoluciona con el tiempo, sobre todo antes de los 12 años de edad. La estenosis pulmonar crítica en el recién nacido se manifiesta con cianosis por el cortocircuito de derecha a izquierda entre las aurículas e hipertensión ventricular derecha. Estos lactantes requieren prostaglandina E_1 para mantener la circulación a los pulmones a través del conducto arterioso.[33]

La valvulotomía pulmonar es el tratamiento de elección para todos los defectos valvulares con gradientes de presión mayores de 30 mm Hg entre el ventrículo derecho y la circulación pulmonar. La valvuloplastia con balón transcatéter es muy exitosa. La estenosis en las arterias pulmonares periféricas también puede tratarse con angioplastia por balón.[62] Se emplean endoprótesis vasculares en niños con estenosis arterial pulmonar para mantener los vasos abiertos y cuando ha fracasado la dilatación con balón.[59]

Tetralogía de Fallot

Esta alteración es la cardiopatía congénita cianótica más frecuente.[59] Como va implícito en su nombre, consiste en cuatro defectos relacionados: 1) defecto septal ventricular que afecta el tabique membranoso y la parte anterior del tabique muscular; 2) dextroposición o desplazamiento a la derecha de la aorta, por lo que queda sobre el ventrículo derecho y se comunica con el defecto septal; 3) obstrucción o estrechamiento de la vía de salida pulmonar, que incluye estenosis valvular pulmonar, reducción de tamaño del tronco pulmonar o ambos; y 4) hipertrofia del ventrículo derecho por aumento del trabajo necesario para bombear la sangre por los conductos pulmonares obstruidos (fig. 27-32C).[65] Las variaciones del defecto incluyen cayado aórtico derecho y vena cava superior izquierda persistente. Cuando esto ocurre, la alteración puede llamarse *pentalogía de Fallot*.[59]

La cianosis se debe al cortocircuito de derecha a izquierda a través del defecto septal ventricular. La magnitud de la cianosis depende de la restricción de la circulación en el lecho pulmonar. La obstrucción al flujo de salida ventricular derecho hace que la sangre desoxigenada del ventrículo derecho se desvíe por el defecto septal y se expulse a la circulación sistémica. El grado de obstrucción puede ser cambiante: aumenta durante períodos de estrés, lo que causa ataques de cianosis intensa. Estas crisis casi siempre ocurren en la mañana durante el llanto, la alimentación o la defecación, actividades que aumentan el requerimiento de oxígeno del lactante. Además, el llanto y la defecación pueden elevar la resistencia vascular pulmonar, lo que intensifica el cortocircuito de derecha a izquierda y reduce el flujo sanguíneo pulmonar. El lactante experimenta cianosis aguda e hiperpnea, y se encuentra irritable y diaforético. Más tarde, el lactante queda lánguido y puede perder la consciencia. La colocación del lactante en una posición genupectoral aumenta la resistencia vascular sistémica, lo que incrementa el flujo sanguíneo pulmonar y reduce el cortocircuito de derecha a izquierda. Durante una crisis de cianosis, los lactantes mayores y los niños a veces asumen la posición en cuclillas de manera espontánea, que funciona como la posición genupectoral para aliviar la crisis. El flujo turbulento por la vía de salida ventricular derecha estrecha produce un soplo sistólico de expulsión áspero característico. La auscultación durante una crisis cianótica revela la disminución o ausencia del soplo debido al descenso drástico en el flujo sanguíneo pulmonar.[65]

Todos los niños con tetralogía de Fallot necesitan corrección quirúrgica. Antes de la operación debe corregirse la anemia ferropénica para prevenir un ictus. Se mantiene una vigilancia estrecha para detectar deshidratación a fin de evitar las complicaciones trombóticas; puede administrarse propranolol para prevenir las crisis hipóxicas y, en caso de acidosis, bicarbonato de sodio y bloqueadores α-adrenérgicos.

En caso de cianosis extrema en un lactante pequeño o cuando también hay hipoplasia marcada de las arterias pulmonares, a veces es necesario un procedimiento paliativo para facilitar la circulación pulmonar. Esto se hace mediante un cortocircuito protésico entre una arteria sistémica y la arteria pulmonar. La dilatación con balón de la válvula pulmonar también puede resultar paliativa en algunos lactantes. La corrección total se realiza más tarde durante la lactancia o la infancia temprana. La reparación completa incluye cierre con parche del defecto septal ventricular y alivio de cualquier obstrucción a la vía de salida del ventrículo derecho. La reparación conlleva una tasa de mortalidad menor del 3%; sin embargo, los pacientes necesitan un seguimiento prolongado para detectar lesiones residuales, dilatación o disfunción ventricular derecha y arritmias.[65] También deben vigilarse porque el riesgo de presentar EI persiste.

Transposición de los grandes vasos

En la transposición de los grandes vasos, la aorta nace del ventrículo derecho y la arteria pulmonar se origina en el VI (fig. 27-32F). La transposición completa ocurre en uno de cada 4 000 nacidos vivos.

La cianosis es el síntoma inicial más frecuente; se produce porque la anomalía permite que la sangre venosa sistémica circule por el lado derecho del corazón y se expulse hacia la aorta y circule de nuevo a los pulmones a través del VI y la arteria pulmonar principal.[59] En lactantes nacidos con este defecto, la supervivencia depende de la comunicación entre los lados derecho e izquierdo del corazón a través del conducto arterioso permeable o un defecto septal. El 50% de los lactantes tienen defectos del tabique ventricular, de los cuales el 10% son pequeños, con transposición de los grandes vasos y permiten la mezcla eficaz de la sangre. Debe administrarse prostaglandina E_1 a los recién nacidos en quienes se sospecha esta lesión, en un esfuerzo por mantener la permeabilidad del conducto arterioso. Puede recurrirse a la septotomía auricular con balón para aumentar el flujo sanguíneo entre los dos lados del corazón. En este procedimiento se introduce un catéter con punta de balón en el corazón a través de la vena cava y luego por el agujero oval, hasta la aurícula izquierda. A continuación, se infla el balón y se tira de él a través del agujero oval, con lo que se aumenta el tamaño de la abertura.

La cirugía correctiva es esencial para la supervivencia prolongada. Un procedimiento de cambio arterial conlleva tasas de supervivencia mayores del 90%.[59] Es preferible realizar este procedimiento, que corrige la relación de las circulaciones sistémica y pulmonar en las primeras 2 o 3 semanas de edad, antes del descenso posnatal en la resistencia vascular pulmonar. Las arterias coronarias se desplazan a la arteria grande izquierda y cualquier defecto del tabique ventricular se cierra durante el mismo procedimiento. Las complicaciones del cambio arterial incluyen insuficiencia coronaria, estenosis pulmonar supravalvular, insuficiencia neoaórtica y alteraciones del ritmo.[64]

Coartación aórtica

La *coartación aórtica* es un estrechamiento localizado de la aorta proximal (preductal), distal (posductal) u opuesto a la entrada del conducto arterioso (yuxtaductal, fig. 27-32H). Del total, el 98% de las coartaciones son de tipo yuxtaductal. La anomalía es más frecuente en hombres que en mujeres, con una proporción de hasta 3:1. A menudo, se relaciona con otras lesiones cardíacas congénitas, por lo general, válvula aórtica bicúspide (46%); además, se encuentra en casi el 10% de los individuos con síndrome de Turner.[59,62]

El signo típico de la coartación aórtica es la disparidad en las pulsaciones y la presión arterial entre brazos y piernas. Las pulsaciones femoral, poplítea y dorsal del pie son débiles o tardías con respecto a los pulsos saltones de los brazos y las carótidas. En condiciones normales, la presión arterial sistólica medida en las piernas con el método del manguito es 10-20 mm Hg más alta que en los brazos. En la coartación, la presión en las piernas es menor y puede ser difícil de obtener. Los pacientes con coartación a menudo se identifican durante un estudio diagnóstico para hipertensión. La mayoría de las personas con coartación aórtica moderada se mantienen asintomáticas gracias a los vasos colaterales que se forman alrededor de la zona estrechada. Sin embargo, sin tratamiento, la coartación causa hipertensión e hipertrofia del ventrículo izquierdo, con hipertensión sistémica significativa. Los lactantes con coartación grave tienen síntomas tempranos de insuficiencia cardíaca y pueden presentarse en condiciones críticas cuando se cierra el conducto. Si es posible, se requieren la reapertura del conducto arterioso con prostaglandina E_1 y cirugía urgente.[62]

Lo ideal es que los niños con coartación que genera un gradiente de presión arterial entre brazos y piernas de 20 mm Hg o más reciban tratamiento antes de los 2 años de edad para disminuir la probabilidad de hipertensión persistente.[62] La corrección quirúrgica suele incluir resección del segmento estrecho de la aorta y anastomosis terminoterminal entre el tejido sano. Por lo general, esto puede hacerse sin circulación extracorpórea, con una tasa de mortalidad cercana a cero. También se ha empleado la angioplastia con balón, con o sin colocación de endoprótesis.[59,62] Las complicaciones frecuentes después de la reparación de la coartación son hipertensión persistente y coartación recurrente. Las tasas de mortalidad quirúrgica aumentan si existe algún defecto relacionado.

Anatomía funcional de ventrículo único

Varias formas de cardiopatía congénita compleja generan un solo ventrículo funcional. Puede haber un ventrículo único derecho o izquierdo, o un ventrículo con morfología indeterminada. El síndrome de hipoplasia cardíaca izquierda es la forma más frecuente de anatomía con ventrículo único derecho. La **atresia** de la válvula tricúspide es la causa más frecuente de un VI único. Se han descrito varias formas más de ventrículo de entrada doble, pero todas las formas de esta alteración tienen efectos patológicos similares y siguen una vía común de intervención.[59]

Todas las formas de anatomía con ventrículo único incluyen una cámara mezcladora común de la sangre venosa pulmonar y sistémica, con grados variables de cianosis. El ventrículo único debe irrigar las circulaciones pulmonar y sistémica.[59] La magnitud del flujo sanguíneo en cada circulación depende de la resistencia en cada sistema. Conforme cae la resistencia vascular pulmonar, se genera preferencia hacia el flujo en la circulación pulmonar y se reduce la circulación sistémica. En algunos defectos, como el síndrome de hipoplasia cardíaca izquierda, el flujo sistémico depende del conducto arterioso permeable. Los recién nacidos con esta lesión casi siempre presentan cianosis extrema y síntomas de insuficiencia cardíaca cuando el conducto empieza a cerrarse.[62]

El objetivo de la paliación quirúrgica es redirigir el retorno venoso directamente a la arteria pulmonar y permitir que el ventrículo único suministre sangre oxigenada a la circulación sistémica. Esto se logra en una serie de dos o tres intervenciones quirúrgicas por etapas durante los primeros años de edad. También se recurre al trasplante cardíaco para

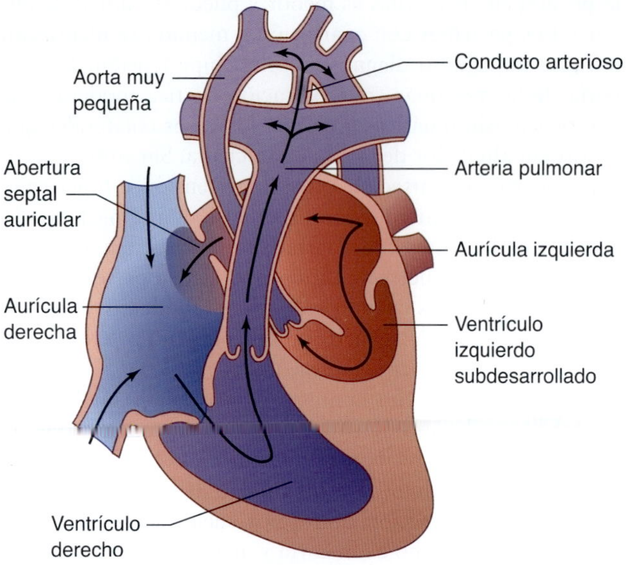

FIGURA 27-33. Anatomía funcional de ventrículo único con VI subdesarrollado y aorta ascendente pequeña. Debido a la marcada disminución en la distensibilidad ventricular izquierda, la mayor parte de la sangre venosa pulmonar que regresa a la aurícula izquierda se desvía de izquierda a derecha en la aurícula. La sangre arterial pulmonar fluye hacia las arterias pulmonares y también de derecha a izquierda a través del conducto arterioso permeable hacia la aorta.

las formas más complejas de la cardiopatía congénita con ventrículo único (fig. 27-33).

Las tasas de supervivencia para los niños con formas complejas de cardiopatía con ventrículo único han mejorado mucho, pero la disfunción ventricular, las arritmias y la trombosis son muy frecuentes en esta población de pacientes. La definición de las estrategias terapéuticas médicas y quirúrgicas para estos pacientes se mantiene como un área de investigación activa en la cardiología pediátrica y la cirugía cardíaca.[59]

Adultos con cardiopatía congénita

El tratamiento exitoso de la cardiopatía congénita en la población pediátrica ha dado origen a una población en aumento de adultos sobrevivientes con diversas lesiones cardíacas congénitas reparadas, no reparadas y paliadas. Un estudio epidemiológico sobre la prevalencia y la distribución por edad de la cardiopatía congénita identificó una prevalencia de 6 por cada 1000 adultos.[59,66]
La mayoría de los defectos cardíacos congénitos deben considerarse como una enfermedad crónica que requiere vigilancia y atención de largo plazo.[66] Las preocupaciones fisiológicas crónicas incluyen arritmias, alteraciones hemodinámicas, complicaciones de la cianosis prolongada, endocarditis, lesiones residuales y necesidad de una nueva operación. También es factible que la anomalía cardíaca tenga implicaciones significativas en otros aspectos de la salud, como la tolerancia al ejercicio, la cirugía no cardíaca y el embarazo. También es preciso considerar varios aspectos psicosociales importantes, como logros neurocognitivos, empleo, posibilidad de contratar un seguro, planificación familiar, vigilancia terapéutica y comprensión de la alteración subyacente y riesgos.

Enfermedad de Kawasaki

La enfermedad de Kawasaki (*síndrome de ganglio linfático mucocutáneo*) es una alteración febril aguda de niños pequeños. Afecta piel, cerebro, ojos, articulaciones, hígado, ganglios linfáticos y corazón. Es la principal causa de cardiopatía adquirida en niños pequeños; el 15-25% de los casos provocan aneurismas o ectasias en las arterias coronarias que pueden producir infarto de miocardio, muerte súbita o insuficiencia coronaria crónica.[37,67] Más del 80% de los pacientes tienen 4 años de edad o menos, con una proporción entre hombres y mujeres de 1.5:1. Aunque es más frecuente en Japón, la enfermedad afecta a niños de muchas etnias, ocurre en todo el mundo y su frecuencia está aumentando.

Patogenia

La enfermedad se caracteriza por vasculitis que comienza en los vasos pequeños (arteriolas, vénulas y capilares) y avanza hasta afectar algunas de las arterias más grandes, como las coronarias. Se desconoce la causa y la patogenia exactas de la enfermedad, pero se piensa que es de origen inmunitario.

Manifestaciones clínicas

La evolución clínica de la enfermedad se describe en tres fases: aguda, subaguda y convalecencia.[37,67] La *fase aguda* comienza con fiebre de inicio repentino, seguida de conjuntivitis, exantema, compromiso de la mucosa bucal, enrojecimiento e inflamación de manos y pies, además de crecimiento de los ganglios linfáticos cervicales (fig. 27-34). La fiebre casi siempre es alta, alcanza los 40 °C o más, presenta un patrón errático en espigas, no responde a los antibióticos y persiste durante 5 días o más. La conjuntivitis bilateral comienza poco después de la fiebre, persiste durante todo el período febril y puede durar hasta 4-8 semanas. No hay exudado, secreción ni ulceración conjuntival. Por lo general, el exantema es eritematoso intenso y puede adquirir varias formas; la más frecuente es la urticarial no pruriginosa con grandes placas eritematosas, o un tipo semejante al sarampión. Aunque el exantema casi siempre es generalizado, puede acentuarse en las regiones centrales o periféricas. Algunos niños tienen exantema perianal con distribución en la zona del pañal. Las manifestaciones bucofaríngeas incluyen fisuras en los labios, eritema difuso de la bucofaringe e hipertrofia de las papilas linguales, lo que crea una apariencia en "fresa". Las manos y pies se encuentran inflamados y dolorosos, con enrojecimiento de palmas y plantas. El exantema, las manifestaciones bucofaríngeas y los cambios en manos y pies aparecen 1-3 días después del inicio de la fiebre y casi siempre desaparecen cuando esta cede. El compromiso ganglionar es la característica menos constante de la enfermedad. La adenopatía es cervical y unilateral con un único ganglio linfático crecido y firme, por lo general, con más de 1.5 cm de diámetro.

La *fase subaguda* comienza con la defervescencia sintomática y dura hasta que todos los signos de la enfermedad desaparecen. Durante esta fase, comienza la **descamación** de la piel en las puntas de los dedos de manos y pies, y avanza

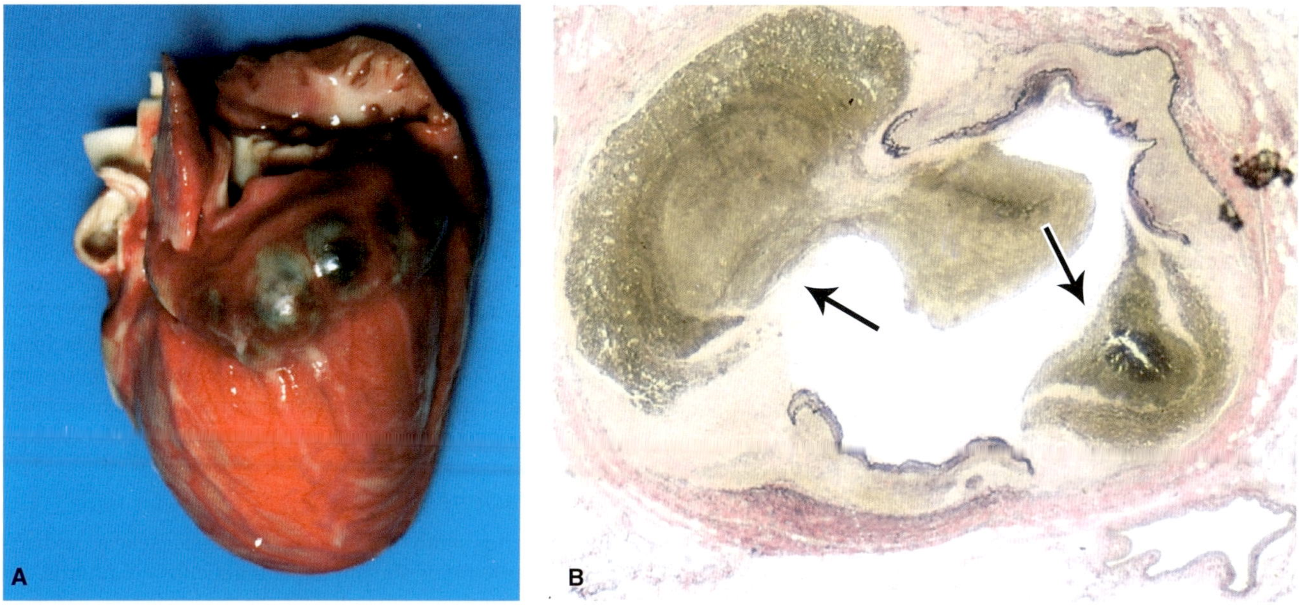

FIGURA 27-34. Enfermedad de Kawasaki. **A.** El corazón de un niño que murió por enfermedad de Kawasaki muestra aneurismas arteriales coronarios conspicuos. **B.** En el corte microscópico de una arteria coronaria del mismo paciente se indican con *flechas* los pequeños aneurismas ocupados con trombos. Tomado de: Strayer D. E., Rubin R. (Eds.) (2015). *Rubin's pathology: Clinicopathologic foundations of medicine* (7th ed., Fig. 16-35, p. 609) Philadelphia, PA: Lippincott Williams & Wilkins.

hasta afectar toda la superficie de las palmas y las plantas. Hay descamación en parches en zonas distintas a las manos y pies. La etapa de convalecencia persiste desde la resolución completa de los síntomas hasta que desaparecen todos los signos de inflamación. Por lo general, esto tarda 8 semanas, aunque los cambios inflamatorios en las arterias coronarias pueden persistir hasta por 4 años.

Además de las principales manifestaciones que aparecen en la etapa aguda de la enfermedad, existen varios rasgos menos específicos entre los que se incluyen artritis, uretritis y piuria, manifestaciones gastrointestinales, hepatitis e hidropesía vesicular. Hay artritis y artralgia en casi el 30% de los niños con la enfermedad, caracterizadas por inflamación articular simétrica que afecta articulaciones grandes y pequeñas. En casi todos los niños, hay compromiso del sistema nervioso central, caracterizado por irritabilidad intensa y labilidad del estado de ánimo.

El compromiso cardíaco representa la manifestación más importante de la enfermedad de Kawasaki. Cerca del 15-25% de los niños desarrollan alteraciones coronarias, manifestadas por dilatación arterial coronaria y generación de aneurismas. Las manifestaciones del compromiso arterial coronario incluyen los signos y síntomas de isquemia miocárdica y, raras veces, infarto de miocardio o rotura de un aneurisma. También puede haber pericarditis, insuficiencia mitral, derrames pericárdicos, miocarditis, endocarditis, insuficiencia aórtica, insuficiencia cardíaca y arritmias. La tasa de mortalidad estimada por enfermedad de Kawasaki es del 2% y, por lo general, se debe al compromiso cardíaco, casi siempre durante la fase de convalecencia de la enfermedad, por trombosis o aneurismas arteriales coronarios.[37]

Diagnóstico y tratamiento

No hay una prueba diagnóstica específica para la enfermedad de Kawasaki; por lo tanto, el diagnóstico se hace con base en el cuadro clínico.[37,67] Las directrices especifican fiebre persistente al menos durante 5 días sin otra causa, acompañada por lo menos de cuatro manifestaciones principales: cambios bucales que pueden incluir eritema o fisuras labiales, lengua en fresa y eritema de la mucosa bucal; conjuntivitis bilateral no exudativa; exantema polimorfo, casi siempre troncal, no vesicular; cambios en las extremidades que incluyen eritema y edema de manos y pies, así como descamación de dedos en manos y pies 1-3 semanas después del inicio de la enfermedad; y linfadenopatía cervical, a menudo unilateral, con al menos un ganglio con diámetro de 1.5 cm.[37] Las radiografías torácicas, el ECG y la ecocardiografía 2D se emplean para detectar el compromiso arterial coronario y seguir su evolución. La angiografía coronaria puede emplearse para determinar la magnitud del compromiso arterial coronario.

La gammaglobulina i.v. y el ácido acetilsalicílico se consideran las mejores medidas terapéuticas para prevenir las alteraciones coronarias en los niños con enfermedad de Kawasaki. En la fase aguda de la enfermedad, el ácido acetilsalicílico casi siempre se administra en dosis altas por sus efectos antiinflamatorios y antipiréticos. Después de controlar la fiebre, se reduce la dosis y el fármaco se administra por sus efectos contra la agregación plaquetaria hasta por 8 semanas.[37]

Las recomendaciones para la evaluación cardíaca de seguimiento se basan en la magnitud de los cambios coronarios. Se recomienda el tratamiento anticoagulante para los niños con aneurismas coronarios múltiples o grandes. Se recomiendan algunas restricciones en las actividades, como los deportes competitivos, en algunos niños con alteraciones coronarias significativas.[37,67]

RESUMEN

Los defectos cardíacos congénitos se originan durante el desarrollo cardíaco fetal, que ocurre en las semanas 3-8 de la gestación y reflejan la etapa de desarrollo al momento del fenómeno causal. Varios factores contribuyen a la aparición de anomalías cardíacas congénitas: factores genéticos y cromosómicos, virus y factores ambientales, como los fármacos y la radiación. A menudo, se desconoce la causa exacta del defecto. Estas alteraciones son relativamente frecuentes y son la causa más habitual de muerte vinculada con un defecto congénito.

La cardiopatía congénita puede ser asintomática o afectar mucho la función del corazón. Algunos defectos crean un cortocircuito de sangre del lado derecho al izquierdo del corazón o del izquierdo al derecho. Los cortocircuitos de izquierda a derecha casi siempre aumentan el volumen del lado derecho del corazón y la circulación pulmonar; los de derecha a izquierda trasladan sangre desoxigenada del lado derecho del corazón al izquierdo, lo que diluye el contenido de oxígeno que se expulsa a la circulación sistémica y causa cianosis. La dirección y la magnitud del cortocircuito dependen del tamaño y la posición del defecto que conecta ambos lados del corazón y de la diferencia en la resistencia entre los dos lados de la circulación. A menudo, la cardiopatía congénita se clasifica en defectos que causan cianosis y los que producen poca o ninguna cianosis. Según la gravedad del defecto, la anomalía congénita es susceptible al tratamiento médico o quirúrgico. En los niños con defectos graves están indicados ambos tipos de tratamiento.

La enfermedad de Kawasaki es una afección febril aguda de niños pequeños que afecta piel, cerebro, ojos, articulaciones, hígado, ganglios linfáticos y corazón. La enfermedad puede generar aneurismas en las arterias coronarias y es la causa más frecuente de cardiopatía adquirida en los niños pequeños.

Insuficiencia cardíaca en niños y adultos mayores

Insuficiencia cardíaca en lactantes y niños

Como en los adultos, la insuficiencia cardíaca en lactantes y niños es consecuencia de la incapacidad del corazón para mantener el gasto cardíaco requerido para satisfacer las demandas metabólicas.[68] Los defectos cardíacos estructurales (congénitos) son la causa más frecuente de insuficiencia cardíaca en niños. La corrección quirúrgica de estos defectos puede provocar insuficiencia cardíaca como resultado de la manipulación intraquirúrgica del corazón y la resección del tejido cardíaco, con alteraciones subsecuentes de las relaciones entre presión, flujo y resistencia. Por lo general, la insuficiencia cardíaca que se presenta es aguda y se resuelve después de que los efectos del procedimiento quirúrgico han disminuido. Otra causa de insuficiencia cardíaca en niños es la miocardiopatía en relación con algún padecimiento genético o hereditario, enfermedades infecciosas, fármacos/drogas, toxinas y enfermedad de Kawasaki.[67] El cuadro 27-2 enumera algunas de las causas más frecuentes de la insuficiencia cardíaca en niños, incluyendo padecimientos inflamatorios cardíacos, miocardiopatía y enfermedades cardíacas congénitas.

Manifestaciones clínicas

Muchos de los signos y síntomas de la insuficiencia cardíaca en lactantes y niños son similares a aquellos en adultos. En niños, los síntomas manifiestos de insuficiencia cardíaca ocurren en etapas tardías del proceso patológico.[68] La dificultad respiratoria, la taquipnea y la taquicardia percibida como palpitaciones son los síntomas más frecuentes.[68] Otros síntomas incluyen fatiga, intolerancia al esfuerzo, tos, anorexia y dolor abdominal. Un signo sutil de dificultad cardiorrespiratoria en lactantes y niños es un cambio en la disposición o la respuesta, incluyendo irritabilidad y letargia. La estimulación simpática causa vasoconstricción periférica y diaforesis. A menudo, el flujo sanguíneo renal disminuido reduce el gasto urinario, a pesar de una ingesta adecuada de líquidos.

Cuando se afecta la función del ventrículo derecho, se desarrolla congestión venosa sistémica. Con frecuencia, la hepatomegalia debida a congestión hepática es uno de los primeros signos de congestión venosa sistémica en los lactantes y niños. No obstante, el edema en declive o la ascitis son raras, a menos que la PVC esté muy elevada. Debido a sus cuellos cortos y gruesos, la distensión venosa yugular es difícil de detectar en los lactantes. El tercer ruido cardíaco, o ritmo de galope, es un hallazgo frecuente en los lactantes y niños con insuficiencia cardíaca. Es resultado del llenado rápido de un ventrículo no distensible. Sin embargo, es difícil distinguir con frecuencias cardíacas rápidas.

Con mucha frecuencia, los niños desarrollan edema pulmonar intersticial en lugar de alveolar. Esto disminuye la distensibilidad pulmonar e incrementa el trabajo respiratorio, lo que provoca taquipnea y un mayor esfuerzo respiratorio. Los niños de mayor edad presentan actividad de los músculos accesorios. En los lactantes, pueden observarse balanceo cefálico y aleteo nasal. A menudo, los signos de dificultad respiratoria son la primera y más notable indicación de insuficiencia cardíaca en lactantes y niños pequeños. La congestión pulmonar puede confundirse con bronquiolitis o infecciones de las vías respiratorias inferiores. Es frecuente que el lactante o niño pequeño con dificultad respiratoria "gruña" con la espiración. Este esfuerzo de gruñido (la exhalación contra una glotis cerrada) es un esfuerzo instintivo para incrementar las presiones al final de la espiración y prevenir el colapso de las vías respiratorias pequeñas y el desarrollo de atelectasias. Los estertores crepitantes son poco frecuentes en los lactantes y, por lo general, sugieren el desarrollo de una infección de las vías respiratorias. Pueden escucharse sibilancias, en particular si hay un cortocircuito grande de izquierda a derecha.

Es frecuente que los lactantes con insuficiencia cardíaca muestren mayor taquipnea, fatiga y diaforesis durante la alimentación.[68] La ganancia ponderal es escasa debido a los grandes requerimientos de energía y a la poca ingesta calórica. Se presenta diaforesis, en particular en la cabeza y el cuello. Pueden ocurrir infecciones repetitivas de las vías respiratorias inferiores. Por lo general, la perfusión periférica es baja, con extremidades frías; la taquicardia es habitual y la frecuencia respiratoria está incrementada.[68]

Diagnóstico y tratamiento

El diagnóstico de la insuficiencia cardíaca en lactantes y niños se basa en la sintomatología, las radiografías torácicas, los hallazgos ECG, las técnicas ecocardiográficas para evaluar las estructuras cardíacas y la función ventricular, la gasometría arterial para determinar el cortocircuito intracardíaco y las desigualdades de ventilación-perfusión, así como otros estudios para determinar anemia y desequilibrios electrolíticos.

El tratamiento de la insuficiencia cardíaca en lactantes y niños incluye medidas dirigidas a mejorar la función cardíaca y eliminar el exceso de líquido intravascular. Debe brindarse soporte mediante la administración de oxígeno para satisfacer las demandas, controlarlas o reducirlas. Siempre que sea posible, la causa del padecimiento debe corregirse. Para las anomalías congénitas que son corregibles mediante cirugía, es frecuente que el tratamiento médico sea necesario durante cierto tiempo antes de la cirugía y, por lo general, se continúa durante el período postoperatorio inmediato. Para algunos niños, solo puede proporcionarse tratamiento médico.

El tratamiento médico de la insuficiencia cardíaca en lactantes y niños es similar al de los adultos, aunque se individualiza según las necesidades especiales del desarrollo del niño. Los fármacos inotrópicos, como los digitálicos, se utilizan con frecuencia para incrementar la contractilidad cardíaca. Pueden administrarse diuréticos para disminuir la precarga y medicamentos vasodilatadores para manipular la poscarga. Las dosis deben individualizarse en función del peso del niño y ciertas situaciones, como una menor función renal. Las mediciones diarias del peso y de los ingresos y egresos son imperativos durante los episodios agudos de insuficiencia. La mayoría de los niños se sienten mejor en una posición semivertical. Un asiento infantil es útil para los lactantes con insuficiencia cardíaca crónica. Generalmente, se diseñan restricciones de actividades para permitir al niño ser tan activo como sea posible dentro de los límites de su cardiopatía. Por lo regular, las porciones pequeñas y frecuentes son más exitosas que las comidas más abundantes con menor frecuencia. Los lactantes con enfermedad grave pueden requerir una sonda para alimentación.

El tratamiento de la insuficiencia cardíaca en niños debe diseñarse para permitir un desarrollo físico y psicosocial óptimo. Requiere la participación total de los padres, quienes con frecuencia son los proveedores primarios de la atención. Por lo tanto, la capacitación de los padres y su apoyo resultan esenciales.

CUADRO 27-2

CAUSAS DE INSUFICIENCIA CARDÍACA EN NIÑOS

Período neonatal

- Defectos cardíacos congénitos
- Alteraciones graves del flujo de salida ventricular izquierdo
- Hipoplasia del hemicardio izquierdo
- Estenosis aórtica grave o coartación de la aorta
- Derivaciones arteriovenosas grandes
- Defectos del tabique ventricular
- Conducto arterioso permeable
- Transposición de los grandes vasos
- Disfunción del miocardio (secundaria)
- Asfixia
- Septicemia
- Hipoglucemia
- Alteraciones hemáticas (p. ej., anemia)

Lactantes (1-6 meses)

- Cardiopatía congénita
- Derivaciones arteriovenosas grandes (defectos del tabique ventricular)
- Disfunción del miocardio
- Miocarditis
- Miocardiopatía
- Anomalías pulmonares
- Displasia broncopulmonar
- Hipertensión pulmonar persistente

Preescolares, niños y adolescentes

- Cardiopatías adquiridas
- Miocardiopatía
- Miocarditis vírica
- Fiebre reumática
- Endocarditis
- Enfermedad sistémica
- Septicemia
- Enfermedad de Kawasaki
- Nefropatía
- Drepanocitosis
- Defectos cardíacos congénitos
- Alteraciones tratadas sin cirugía
- Alteraciones tratadas con cirugía

Insuficiencia cardíaca en adultos mayores

La insuficiencia cardíaca es en gran medida una enfermedad del envejecimiento. Es una de las causas más frecuentes de discapacidad y el diagnóstico más habitual de admisión y alta hospitalarias en los adultos mayores (aquellos con más de 65 años de edad) en los Estados Unidos y Canadá.[69] Entre los factores que han contribuido a la mayor cantidad de adultos mayores con insuficiencia cardíaca se encuentran los mejores tratamientos para la cardiopatía isquémica e hipertensiva.[70] Los avances en el tratamiento de otras enfermedades también han contribuido de manera indirecta a incrementar la prevalencia de la insuficiencia cardíaca en la población de mayor edad.

La cardiopatía coronaria, la hipertensión, las arritmias y la cardiopatía valvular (en particular la estenosis aórtica y la insuficiencia mitral) son causas frecuentes de insuficiencia cardíaca en los adultos mayores.[71] En contraste con la etiología en las personas de mediana edad con insuficiencia cardíaca, otros factores distintos a la insuficiencia sistólica contribuyen a la insuficiencia cardíaca en los adultos mayores. La función preservada del ventrículo izquierdo puede observarse en el 40-80% de los adultos mayores con insuficiencia cardíaca. El envejecimiento se relaciona con un llenado ventricular izquierdo anómalo debido a cambios en la relajación y la distensibilidad miocárdicas. Estas alteraciones originan un cambio en la relación presión-volumen del VI, de tal manera que pequeños incrementos del volumen del VI provocan un mayor aumento de la presión diastólica ventricular izquierda. Este aumento de la presión diastólica compromete aún más el llenado del VI y provoca incrementos de las presiones auricular izquierda, venosa pulmonar y capilar pulmonar, lo cual predispone a congestión pulmonar e insuficiencia cardíaca.[70,71] A pesar de que la insuficiencia cardíaca diastólica comprende menos del 10% de los casos de insuficiencia cardíaca en personas menores de 60 años de edad, alcanza más del 50% de los casos después de los 75 años.[70,71]

Hay diversos cambios relacionados con el envejecimiento que contribuyen al desarrollo de insuficiencia cardíaca en las personas mayores.[70,71] Primero, la respuesta reducida a la estimulación β-adrenérgica limita la capacidad cardíaca para incrementar al máximo la frecuencia y la contractilidad cardíacas. Un segundo efecto importante del envejecimiento es la mayor rigidez vascular, que provoca un incremento progresivo de la presión conforme avanza la edad que contribuye al desarrollo de hipertrofia y llenado diastólico anómalo del ventrículo izquierdo. Tercero, además del incremento de la rigidez vascular, el corazón se torna más rígido y menos distensible con la edad. Los cambios en la rigidez diastólica ocasionan alteraciones importantes en el llenado diastólico y la función auricular. La disminución del llenado ventricular no solo afecta el gasto cardíaco, sino que produce una elevación de la presión diastólica que se transmite de modo retrógrado hacia la aurícula izquierda, donde estira la pared muscular y predispone a latidos auriculares ectópicos y fibrilación auricular. El cuarto efecto importante es el metabolismo miocárdico alterado en las mitocondrias. A pesar de que las mitocondrias más viejas pueden ser capaces de generar suficiente ATP para satisfacer las necesidades normales de energía, pueden no ser capaces de responder bajo estrés.

CUADRO 27-3

MANIFESTACIONES DE LA INSUFICIENCIA CARDÍACA EN ADULTOS MAYORES

Síntomas

- Nicturia o incontinencia nocturna
- Cansancio
- Deterioro cognitivo (p. ej., toma de decisiones)
- Depresión
- Inquietud/delírium agudo
- Alteraciones del sueño
- Antecedentes de caídas
- Pérdida del apetito

Signos

- Edema en declive (en los tobillos en posición sedente y edema sacro en posición supina)
- Estertores crepitantes pulmonares (a menudo, un signo tardío)

Manifestaciones clínicas

Las manifestaciones de la insuficiencia cardíaca en los adultos mayores con frecuencia son enmascaradas por otros procesos patológicos.[52] La nicturia y la incontinencia nocturna son síntomas tempranos, pero pueden ser consecuencia de otras afecciones, como hipertrofia prostática. El edema de los miembros inferiores puede reflejar insuficiencia venosa. La perfusión anómala del tubo digestivo es una causa frecuente de anorexia y pérdida intensa de masa magra corporal. La pérdida de la masa magra corporal puede estar enmascarada por el edema. La disnea de esfuerzo, la ortopnea y la tolerancia reducida al ejercicio son síntomas característicos de insuficiencia cardíaca tanto en adultos mayores como en personas más jóvenes con insuficiencia cardíaca. No obstante, conforme aumenta la edad y se acompaña de un estilo de vida más sedentario, la disnea de esfuerzo se torna menos prominente. En lugar de disnea, el signo más notable puede ser la agitación (cuadro 27-3).

Los signos físicos de insuficiencia cardíaca, como aumento de la presión venosa yugular, congestión hepática, galope por R_3 y estertores crepitantes, ocurren con menor frecuencia en los adultos mayores, en parte por la mayor incidencia de insuficiencia diastólica, en la cual los signos de insuficiencia cardíaca derecha son manifestaciones tardías y es típico que el tercer ruido cardíaco esté ausente.[70]

En su lugar, los cambios conductuales y la alteración de la cognición, como pérdida de memoria de corto plazo y dificultad para resolver problemas, son más frecuentes. La depresión es habitual en los adultos mayores con insuficiencia cardíaca y comparte síntomas con las alteraciones del sueño, los cambios cognitivos y la fatiga.[52]

Durante el estado sintomático controlado, se encuentran relativamente libres de síntomas mientras se apegan al esquema terapéutico. Con frecuencia, la exacerbación aguda de los síntomas requiere tratamiento médico de urgencia, y puede precipitarse por condiciones menores, como la falta de apego a la restricción de sodio, alguna infección o estrés. No buscar atención médica con prontitud es una causa frecuente de aceleración progresiva de los síntomas.

Diagnóstico y tratamiento

El diagnóstico de la insuficiencia cardíaca en adultos mayores se basa en la historia clínica, la exploración física, las radiografías torácicas y los hallazgos en el ECG.[17,70,71] Los síntomas de presentación suelen ser difíciles de evaluar. A menudo, los síntomas de disnea con el ejercicio se interpretan como un signo de "volverse viejo" o atribuirse a la pérdida de condición debido a otras enfermedades. El edema en los tobillos no es infrecuente en los adultos mayores debido a la disminución de la turgencia de la piel y su tendencia a ser más sedentarios.

El tratamiento de la insuficiencia cardíaca en los adultos mayores implica adaptación de las dosis de medicamentos para disminuir los eventos adversos tóxicos y relacionados con la edad.[52] Los inhibidores de la ECA pueden preservar la capacidad cognitiva y funcional.[52] La actividad puede restringirse a tal grado que sea proporcional a la reserva cardíaca. El reposo en cama provoca pérdida rápida de condición de los músculos esqueléticos e incrementa el riesgo de complicaciones como hipotensión ortostática y tromboembolia. En su lugar, los programas de ejercicio prescritos con cuidado pueden ayudar a mantener la tolerancia a la actividad. Es habitual que se restrinja el consumo de sodio. Dado que los adultos mayores tienen las tasas más elevadas de readmisión hospitalaria, la educación tiene importancia extrema y es imperativo que se involucre a los familiares y cuidadores en su control y tratamiento. También es importante contar con una estrategia multidisciplinaria para su cuidado que incluya un contacto frecuente, ya que presentarán otras comorbilidades y pueden deteriorarse con rapidez.

RESUMEN

Los mecanismos de la insuficiencia cardíaca en niños y adultos mayores son similares a los encontrados en los adultos. Sin embargo, sus causas y manifestaciones pueden diferir debido a la edad. En los niños, la insuficiencia cardíaca se observa con mayor frecuencia durante la infancia e inmediatamente después de una cirugía cardíaca. Puede ser consecuencia de defectos cardíacos congénitos o adquiridos, y se caracteriza por fatiga, intolerancia al esfuerzo, tos, anorexia, dolor abdominal y crecimiento anómalo. El tratamiento de la insuficiencia cardíaca en los niños incluye la corrección de la causa subyacente siempre que sea posible. Para las anomalías congénitas que son tratables mediante cirugía, con frecuencia es necesario el tratamiento médico durante cierto tiempo antes de llevar a cabo la cirugía y, por lo general, se continúa durante el período postoperatorio inmediato. Para gran cantidad de niños, solo puede proporcionarse tratamiento médico.

En los adultos mayores, los cambios del funcionamiento cardiovascular relacionados con la edad contribuyen a la insuficiencia cardíaca, pero no son suficientes para causarla.[70] Es frecuente que las manifestaciones clínicas de la insuficiencia cardíaca sean diferentes y se superpongan con otras condiciones patológicas. Por lo tanto, a menudo, la insuficiencia cardíaca es más difícil de diagnosticar en adultos mayores que en personas más jóvenes. Debido a que los adultos mayores son más susceptibles a las reacciones medicamentosas tóxicas y adversas, las dosis farmacológicas deben adaptarse y vigilarse de manera más estrecha.

Insuficiencia circulatoria (choque)

El *choque circulatorio* es una deficiencia aguda del sistema circulatorio para proporcionar un suministro sanguíneo adecuado a los tejidos periféricos y los órganos del cuerpo, lo cual causa hipoxia celular.[72] Con mayor frecuencia, se encuentran hipotensión e hipoperfusión; sin embargo, el choque puede ocurrir en presencia de signos vitales normales. El choque no es una enfermedad específica sino un síndrome que puede presentarse en la evolución de diversas condiciones traumáticas o estados patológicos que ponen en riesgo la vida. Puede ocasionarse por la alteración de la función cardíaca (choque cardiogénico), la disminución del volumen sanguíneo (choque hipovolémico), la vasodilatación excesiva y la distribución anómala de la circulación (choque distributivo), y la obstrucción de la circulación a través del sistema circulatorio (choque obstructivo) (cuadro 27-4 y fig. 27-35).

Fisiopatología del choque circulatorio

La insuficiencia circulatoria causa hipoperfusión de los órganos y los tejidos, lo que ocasiona un suministro insuficiente de oxígeno y nutrientes para desempeñar la función celular. El cuerpo cuenta con respuestas fisiológicas compensatorias que con el tiempo se descompensan, lo que da lugar a diversos estados de choque si el padecimiento no recibe el tratamiento adecuado en el momento oportuno. Los mecanismos compensatorios más inmediatos son los sistemas simpático y de renina, que están diseñados para mantener el gasto cardíaco y la presión arterial.

Hay dos tipos de receptores adrenérgicos para el sistema nervioso simpático: α y β. Los receptores β se subdividen en receptores β_1 y β_2. La estimulación de los receptores α

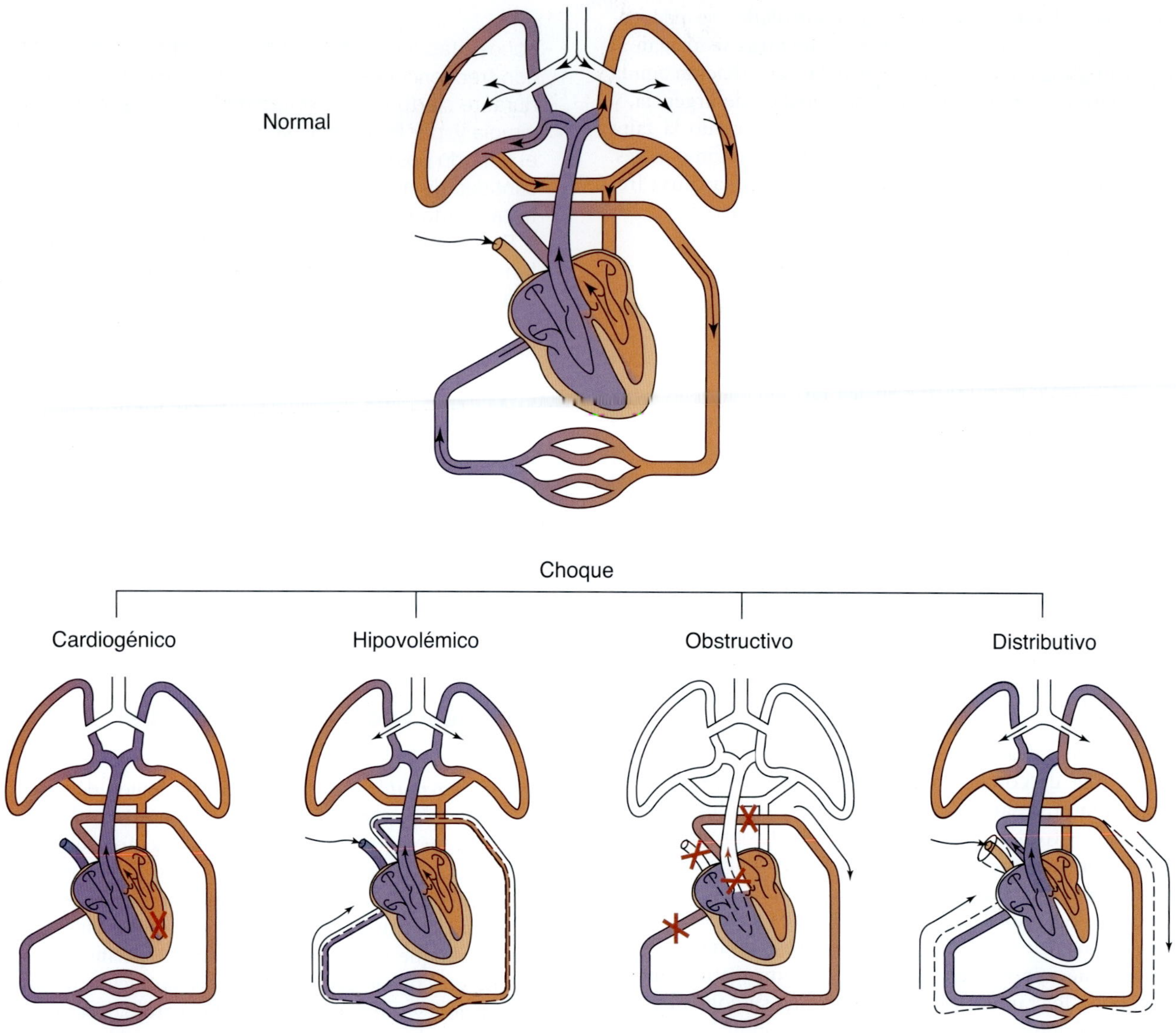

FIGURA 27-35. Tipos de choque.

ocasiona vasoconstricción; la estimulación de los receptores β_1, un incremento de la frecuencia cardíaca y de la fuerza de contracción miocárdica; y la estimulación de los receptores β_2, vasodilatación de los lechos de los músculos esqueléticos y relajación de los bronquiolos. En el choque se observa un incremento del flujo simpático que produce un aumento de la liberación de adrenalina y noradrenalina, así como activación de los receptores α y β. De este modo, en casi todos los tipos de choque ocurre un incremento de la frecuencia cardíaca y vasoconstricción. También hay un aumento de la liberación de renina, lo que causa un incremento de angiotensina II que aumenta la vasoconstricción y origina una mayor retención de agua y sodio mediado por aldosterona en los riñones. Hay liberación local de vasoconstrictores que contribuyen a la vasoconstricción venosa y arterial.

Los mecanismos compensatorios que recluta el organismo no son eficaces a largo plazo y se tornan perjudiciales cuando el estado de choque es prolongado. La vasoconstricción intensa ocasiona la disminución de la perfusión y un suministro insuficiente de oxígeno para los tejidos. El metabolismo celular se altera, se liberan mediadores inflamatorios vasoactivos (como la histamina), aumenta la producción de radicales libres de oxígeno y el exceso de iones de hidrógeno y ácido láctico ocasiona acidez intracelular.[73] Cada uno de estos factores promueve la disfunción o la muerte celular. Que el choque sea irreversible o que el paciente sobreviva, queda determinado en gran parte a nivel celular.

Al final, el choque ejerce sus efectos a nivel celular, con incapacidad de la circulación para proporcionar el oxígeno y los nutrientes necesarios para la producción de ATP en la célula. Las células utilizan las rutas anaeróbica y aeróbica para convertir los nutrientes en energía. La ruta anaeróbica glucolítica convierte la glucosa en ATP y piruvato. La vía aeróbica transforma el piruvato de la vía glucolítica en ATP, dióxido de carbono y agua. Cuando se carece de oxígeno, el piruvato no entra al ciclo del ácido cítrico, en cambio, se convierte en ácido láctico. La ruta anaeróbica es relativamente ineficiente y produce mucho menos ATP que la ruta aeróbica.

CUADRO 27-4

CLASIFICACIÓN DEL CHOQUE CIRCULATORIO

Cardiogénico

Lesión miocárdica (infarto de miocardio, contusión)

Arritmias continuas

Lesión aguda de válvula, defecto del tabique ventricular

Cirugía cardíaca

Hipovolémico

Pérdida de sangre

Pérdida de plasma

Pérdida de líquido extracelular

Obstructivo

Incapacidad del corazón para llenarse adecuadamente (taponamiento cardíaco)

Obstrucción del flujo de salida del corazón (embolia pulmonar, mixoma cardíaco, neumotórax o aneurisma disecante)

Distributivo

Pérdida de tono vasomotor simpático (choque neurogénico)

Presencia de sustancias vasodilatadoras en la sangre (choque anafiláctico)

Presencia de mediadores inflamatorios (choque séptico)

En el choque grave, los procesos metabólicos celulares son esencialmente anaeróbicos debido a la poca disponibilidad de oxígeno. Las cantidades excesivas de ácido láctico se acumulan en los compartimentos celular y extracelular, y se producen cantidades limitadas de ATP. Sin la suficiente producción de energía, no puede mantenerse una función celular normal. La bomba de sodio-potasio en la membrana se altera, lo que provoca un exceso de sodio dentro de las células y pérdida intracelular de potasio. El incremento de sodio intracelular ocasiona edema celular y aumento de la permeabilidad de la membrana. La actividad mitocondrial disminuye de modo importante y las membranas lisosómicas se rompen, con liberación de enzimas que provocan mayor destrucción intracelular. Esto va seguido de la muerte de la célula y la liberación de contenido intracelular hacia el espacio extracelular. La destrucción de la membrana de la célula activa la cascada del ácido araquidónico, la liberación de mediadores inflamatorios y la producción de radicales libres de oxígeno, que extienden el daño celular.

La extensión de la lesión microvascular y la disfunción orgánica está determinada en gran parte por la extensión del estado de choque y su duración. Las intervenciones están dirigidas tanto a la prevención como a la intervención temprana, siempre que sea posible.

Choque cardiogénico

El choque cardiogénico ocurre cuando el corazón es incapaz de bombear suficiente sangre para satisfacer la demanda corporal (*véase* la fig. 27-35). Se define como la disminución del gasto cardíaco, hipotensión, hipoperfusión e indicaciones de hipoxia de los tejidos, a pesar de un volumen intravascular adecuado.[74,75] El choque cardiogénico puede presentarse de manera repentina debido a diversas causas, como infarto de miocardio, contusión de miocardio, arritmias persistentes y cirugía cardíaca. El choque cardiogénico también puede presentarse como etapa terminal de una cardiopatía coronaria o una miocardiopatía.

Fisiopatología

La causa más frecuente del choque cardiogénico es el infarto de miocardio. La mayoría de las personas que fallecen debido a choque cardiogénico tienen daño extenso del músculo contráctil del ventrículo izquierdo secundario a un infarto reciente o a una combinación de infartos recientes y antiguos.[76] El choque cardiogénico puede ocurrir con otros tipos de choque debido a una circulación inadecuada en las arterias coronarias.

Las personas con choque cardiogénico tienen una disminución del volumen sistólico y el gasto cardíaco, lo que provoca una perfusión insuficiente para satisfacer las demandas celulares de oxígeno. El gasto cardíaco reducido es consecuencia de una menor contractilidad miocárdica, aumento de la poscarga y precarga excesiva.[74,75] Los mediadores y neurotransmisores, incluida la noradrenalina, producen un aumento de la resistencia vascular sistémica, lo que incrementa la poscarga y contribuye al deterioro de la función cardíaca. La precarga, o presión de llenado del corazón, se incrementa conforme la sangre regresa al corazón y se agrega a la sangre que no se bombeó con anterioridad, ocasionando un aumento del volumen al final de la sístole del ventrículo izquierdo. La activación del mecanismo de renina-angiotensina-aldosterona empeora tanto la precarga como la poscarga al producir un aumento de la retención de líquido mediada por aldosterona y un incremento de la vasoconstricción mediado por angiotensina II. La mayor resistencia (poscarga) a la eyección de sangre desde el ventrículo izquierdo, en combinación con una menor contractilidad miocárdica, provoca el aumento del volumen ventricular al final de la sístole y de la precarga, lo que altera aún más la capacidad del corazón para bombear de manera eficaz.

Con el tiempo, la perfusión de las arterias coronarias se altera debido al aumento de la precarga y la poscarga, y la función cardíaca disminuye gracias al poco suministro de oxígeno miocárdico. Hay un incremento de las presiones intracardíacas debido a la sobrecarga de volumen y a la tensión de la pared ventricular tanto en la diástole como en la sístole. Las presiones excesivas disminuyen la perfusión de las arterias coronarias durante la diástole y el aumento de la tensión de la pared reduce la perfusión de las arterias coronarias durante la diástole. Si el tratamiento no tiene éxito, el choque cardiogénico puede provocar un síndrome de respuesta inflamatoria sistémica. Esto se evidencia por un aumento del recuento de leucocitos y la temperatura, así como por la liberación de marcadores inflamatorios como CRP.[74,75]

Manifestaciones clínicas

Los síntomas del choque cardiogénico incluyen hipoperfusión con hipotensión, aunque el estado previo al choque de hipoperfusión puede ocurrir con una presión arterial normal. Los labios, los lechos ungueales y la piel se tornan cianóticos por el estancamiento del flujo sanguíneo y el aumento de la extracción de oxígeno de la hemoglobina mientras pasa a través del lecho capilar. La presión arterial media y la presión arterial sistólica disminuyen debido a un menor volumen sistólico, y hay una presión de pulso estrecha y presión arterial diastólica casi normal gracias a la vasoconstricción arterial.[76] El gasto urinario disminuye debido a la menor presión de perfusión renal y el aumento de la liberación de aldosterona. El aumento de la precarga se refleja en un incremento de la PVC y la PCWP. Pueden presentarse cambios neurológicos, como alteraciones de la cognición o del estado de alerta, debido a un menor gasto cardíaco y la poca perfusión cerebral.

Tratamiento

El tratamiento del choque cardiogénico requiere un equilibrio entre la mejoría del gasto cardíaco, lo que disminuye la carga de trabajo y las necesidades de oxígeno del miocardio y aumenta la perfusión coronaria. El volumen de líquido debe regularse dentro del intervalo que mantiene la presión de llenado y optimiza el volumen sistólico en personas que no presentan sobrecarga de líquido. El edema pulmonar y las arritmias deben vigilarse, corregirse y evitarse para incrementar el volumen sistólico y disminuir las demandas de oxígeno del corazón. La perfusión de las arterias coronarias aumenta mediante la promoción de la vasodilatación de estas arterias, con el incremento de la presión arterial y la disminución de la tensión de la pared ventricular y de las presiones intracardíacas.

El tratamiento farmacológico incluye el empleo de vasodilatadores como nitroprusiato y nitroglicerina.[74,75] En dosis bajas, los efectos principales de la nitroglicerina ocurren en el lecho vascular venoso y en las arterias coronarias. En dosis elevadas, también dilata los lechos arteriales. La presión arterial sistólica se mantiene a través de un incremento del volumen sistólico ventricular, el cual se eyecta contra una resistencia vascular sistémica reducida. La mejoría de la función cardíaca incrementa el volumen por latido y permite la redistribución de la sangre desde el lecho vascular pulmonar hacia la circulación sistémica.

Los fármacos inotrópicos positivos se utilizan para mejorar la contractilidad cardíaca. Tanto la dobutamina como la milrinona son medicamentos eficaces, ya que incrementan la contractilidad y la vasodilatación arterial. El aumento del volumen por latido ocasiona una disminución del volumen al final de la sístole y de la precarga. Con la reducción de las presiones de precarga, mejora la perfusión de las arterias coronarias durante la diástole. De este modo, el volumen sistólico y el suministro miocárdico de oxígeno mejoran con un incremento mínimo de la demanda de oxígeno por el miocardio. Las catecolaminas aumentan la contractilidad cardíaca, pero deben utilizarse con extrema precaución porque además ocasionan constricción arterial y aumentan la frecuencia cardíaca, lo cual empeora el equilibrio entre el suministro y la demanda miocárdica de oxígeno.

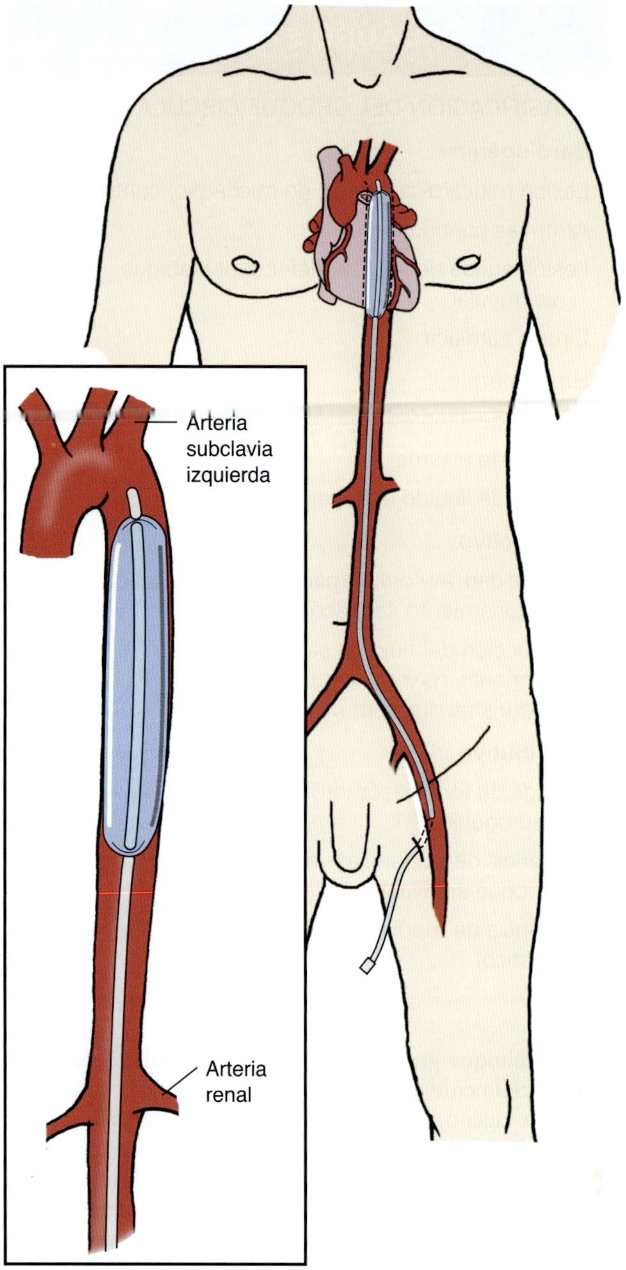

FIGURA 27-36. Posición apropiada del catéter con balón; se ilustra su inserción percutánea. Tomado de: Morton P. G., Fontaine D. K. (2018). *Critical Care Nursing: A Holistic Approach* (11th ed., Fig. 18-18, p. 293). Philadelphia, PA: JB Lippincott.

La bomba con balón intraaórtico (*contrapulsación*) refuerza la perfusión coronaria y sistémica, con lo que disminuye la poscarga y la demanda miocárdica de oxígeno.[73] El dispositivo, que bombea en sincronía con el corazón, consiste en un balón de 25.5 cm de largo que se inserta a través de un catéter hacia la aorta descendente (fig. 27-36). El balón se infla con la diástole ventricular y se desinfla justo antes de la sístole ventricular. La inflación diastólica crea una onda de presión en la aorta ascendente que aumenta la circulación en las arterias coronarias y una onda menos intensa en la región más inferior de la aorta que refuerza la perfusión de los órganos. El desinflado abrupto del balón al inicio de la sístole ocasiona el desplazamiento del volumen sanguíneo que disminuye la resistencia a la eyección de sangre desde el ventrículo izquierdo. De este modo, aumenta la eficacia de bombeo del corazón y el suministro miocárdico de oxígeno mientras disminuye el consumo de oxígeno por el miocardio.

Cuando el choque cardiogénico se debe a un infarto de miocardio, se utilizan diversas intervenciones. El tratamiento fibrinolítico, intervención coronaria percutánea o injerto de derivación de arteria coronaria pueden evitar o tratar el choque cardiogénico.[76] Se espera que la reperfusión de las arterias coronarias mejore la función miocárdica.

Choque hipovolémico

El choque hipovolémico se caracteriza por un volumen sanguíneo disminuido que causa un llenado inadecuado del compartimento vascular (*véase* la fig. 27-35).[72,74,75] Se presenta cuando hay una pérdida aguda del 15-20% del volumen sanguíneo circulante. La disminución puede ser consecuencia de una pérdida externa de sangre total (p. ej., hemorragia), plasma (p. ej., quemadura grave) o líquido extracelular (p. ej., deshidratación grave o pérdida gastrointestinal de líquido). El choque hipovolémico también puede ser resultado de una hemorragia interna o pérdida en el tercer espacio, en la cual el líquido cambia desde el compartimento vascular hasta el espacio o compartimento intersticial.

Fisiopatología

La figura 27-37 muestra el efecto de retirar sangre del sistema circulatorio durante alrededor de 30 min.[72] Puede retirarse cerca del 10% del volumen total de sangre sin cambiar el gasto cardíaco o la presión arterial. Conforme se retiran cantidades más grandes de sangre (10-25%), el volumen sistólico disminuye, pero la presión arterial se mantiene gracias al incremento de la frecuencia cardíaca y de la vasoconstricción mediada por el sistema simpático. La vasoconstricción causa una mayor presión diastólica y una presión de pulso estrecha. La presión arterial es el producto del gasto cardíaco y la resistencia vascular sistémica (presión arterial = gasto cardíaco × resistencia vascular sistémica). Un incremento de la resistencia vascular sistémica mantiene la presión arterial media durante un lapso breve, a pesar de la disminución del gasto cardíaco. La perfusión de los tejidos y el gasto cardíaco disminuyen antes de que aparezcan los signos de hipotensión. El gasto cardíaco y la presión arterial se reducen a cero cuando se ha retirado alrededor del 30-40% del volumen total de sangre.[72,74,75]

Mecanismos compensatorios

Los mecanismos compensatorios más inmediatos son las respuestas mediadas por el sistema simpático diseñadas para mantener el gasto cardíaco y la presión arterial (*véase* la fig. 27-37). En un lapso de segundos después del inicio de la hemorragia o de la pérdida del volumen sanguíneo, aparecen taquicardia, aumento de la contractilidad cardíaca, vasoconstricción y otros signos de actividad simpática y de la médula suprarrenal. La respuesta vasoconstrictora simpática también moviliza sangre que se ha almacenado en el lado venoso de la circulación. Se cuenta con una capacidad considerable para almacenar sangre en las grandes venas del abdomen, y cerca de 350 mL de sangre que puede movilizarse en el choque se almacena en el hígado.[72] Al inicio, la estimulación simpática no causa constricción de los vasos coronarios y cerebrales, y la circulación hacia el corazón y el cerebro se mantiene en un grado esencialmente normal mientras la presión arterial media permanezca por arriba de 70 mm Hg.[72]

Los mecanismos compensatorios diseñados para restaurar el volumen sanguíneo incluyen la absorción de líquido de los espacios intersticiales, la conservación de sodio y agua por los riñones y la sed. El líquido extracelular se distribuye entre los espacios intersticiales y el compartimento vascular. Cuando hay una pérdida del volumen vascular, las presiones capilares disminuyen y el agua se retira hacia el compartimento vascular desde los espacios intersticiales. El mantenimiento del volumen vascular se refuerza aún más por mecanismos renales que conservan líquido. La reducción del flujo sanguíneo renal y de la velocidad de filtración glomerular ocasiona la activación del mecanismo de renina-angiotensina-aldosterona, el cual produce un aumento de la reabsorción de sodio por los riñones. La disminución del volumen sanguíneo también estimula los centros del hipotálamo que regulan la liberación de ADH y la sed. La ADH (*vasopresina*) constriñe las arterias y venas periféricas, además de aumentar en gran medida la retención de agua por los riñones. Una disminución del 10-15% del volumen sanguíneo funciona como un estímulo potente para la sed.[72,74,75]

Durante las etapas tempranas del choque hipovolémico, la vasoconstricción disminuye el tamaño del compartimento vascular e incrementa la resistencia vascular sistémica. Conforme progresa el choque hipovolémico, la vasoconstricción de los vasos sanguíneos que irrigan la piel, los músculos esqueléticos, los riñones y los órganos abdominales se torna más intensa, con una disminución adicional de la circulación y conversión al metabolismo anaeróbico, que ocasiona lesión celular.

Manifestaciones clínicas

Los signos y síntomas del choque hipovolémico dependen de su gravedad y tienen una relación estrecha con la disminución del flujo sanguíneo periférico y la estimulación simpática excesiva. Incluyen sed, aumento de la frecuencia cardíaca, piel fría y pegajosa, presión arterial reducida, menor gasto urinario y cambios en el estado mental. Los estudios de laboratorio de hemoglobina y hematócrito proporcionan información respecto a la intensidad de la pérdida de sangre y la hemoconcentración debida a la deshidratación. El lactato sérico y el pH arterial brindan información sobre la gravedad de la acidosis debida al metabolismo anaeróbico. La acidosis metabólica revelada por la medición de los gases en sangre arterial es la prueba diagnóstica

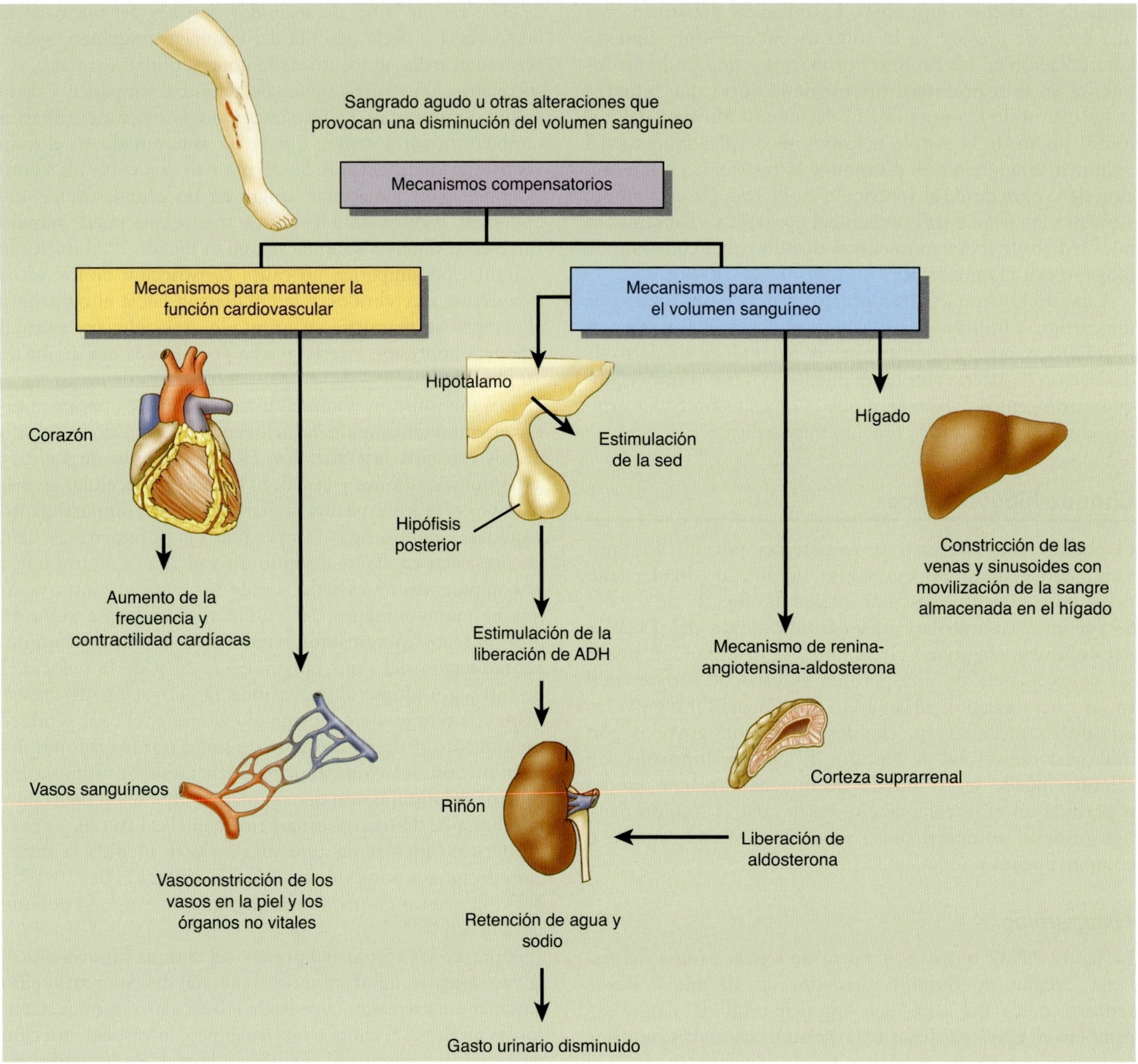

FIGURA 27-37. Mecanismos compensatorios utilizados para mantener la función circulatoria y el volumen sanguíneo en el choque hipovolémico. *HAD, hormona antidiurética.*

estándar.[74,75] El choque hemorrágico letal agudo se caracteriza por acidosis metabólica, coagulopatía e hipotermia, seguidas de insuficiencia circulatoria.[74,75]

El aumento de la frecuencia cardíaca es un signo temprano de choque hipovolémico, ya que el organismo intenta mantener el gasto cardíaco a pesar de la disminución del volumen sistólico. Conforme el choque progresa, el pulso se torna débil y filiforme, lo cual indica vasoconstricción y disminución del llenado del compartimento vascular. La sed es un síntoma temprano de choque hipovolémico.

La presión arterial disminuye en el choque moderado a grave. Sin embargo, los mecanismos compensatorios tienden a preservar la presión arterial hasta que el choque se encuentra relativamente avanzado. Una presión arterial normal no asegura una perfusión y oxigenación adecuadas de los órganos vitales a nivel celular.

Mientras el choque progresa, la respiración se vuelve más rápida y profunda para compensar el aumento en la producción de ácido y la menor disponibilidad de oxígeno. El volumen intravascular reducido ocasiona un menor retorno venoso al corazón y una PVC disminuida. Cuando el choque se torna grave, las venas periféricas pueden colapsar. La estimulación simpática ocasiona vasoconstricción intensa de los vasos cutáneos; ello se traduce en una piel fría y pegajosa. En el choque hemorrágico, la pérdida de eritrocitos genera palidez de la piel y de las membranas mucosas.

El gasto urinario disminuye con mucha rapidez en el choque hipovolémico. Los mecanismos compensatorios reducen el flujo sanguíneo renal como un medio para desviar el flujo de sangre hacia el corazón y el cerebro. La oliguria de 20 mL/h o menos indica perfusión renal inadecuada. La medición continua del gasto urinario es esencial para evaluar el estado circulatorio y de volumen de la persona en choque.

La inquietud, la agitación y la aprensión son frecuentes en las etapas tempranas del choque debido a que el flujo simpático aumenta y a las concentraciones elevadas de adrenalina. Conforme el choque avanza y el flujo sanguíneo al cerebro disminuye, la inquietud puede reemplazarse por la alteración del estado mental y de vigilia. Pueden presentarse pérdida del estado de alerta y coma si la persona no recibe o responde al tratamiento.

Tratamiento

La duración y la cantidad de la pérdida de líquido tiene una relación directa con la mortalidad. Por lo tanto, el tratamiento del choque hipovolémico está dirigido a corregir y controlar la causa subyacente, así como a mejorar la perfusión de los tejidos. La pérdida de sangre en curso debe corregirse. Se administra oxígeno para aumentar su entrega a los tejidos. Por lo general, los medicamentos se administran por vía intravenosa. Las mediciones frecuentes del ritmo y frecuencia cardíacos, la presión arterial y el gasto urinario se utilizan para evaluar la gravedad del compromiso circulatorio y para supervisar el tratamiento.

El objetivo del tratamiento consiste en restaurar el volumen vascular.[74,75] Esto puede lograrse mediante la administración intravenosa de líquidos y sangre. Los cristaloides (p. ej., solución salina isotónica y Ringer lactato) están disponibles con rapidez y son eficaces, por lo menos de manera temporal. Los expansores del volumen plasmático (p. ej., hidroxietilalmidón [*pentastarch*] y albúmina coloidal) tienen un alto peso molecular, no necesitan tipificación sanguínea y permanecen en el espacio vascular durante períodos más prolongados que los cristaloides. La sangre o los productos sanguíneos se administran con base en los hallazgos hemodinámicos y en el hematócrito. Los líquidos y la sangre se administran mejor con base en los indicadores de volumen como la PVC y el gasto urinario.

Los *medicamentos vasoactivos* contraen o dilatan los vasos sanguíneos. Como regla general, los medicamentos vasoconstrictores no se utilizan como la primera modalidad terapéutica en el choque hipovolémico y pueden ser nocivos. Estos se administran solo cuando el déficit de volumen se ha corregido, pero la hipotensión persiste.

Choque distributivo

El choque distributivo o vasodilatador se caracteriza por la pérdida del tono de los vasos sanguíneos, el aumento de tamaño del compartimento vascular y el desplazamiento del volumen vascular lejos del corazón y de la circulación central.[74,75,77] En el choque distributivo, la capacidad del compartimento vascular se expande a tal grado que el volumen normal de la sangre no llena el sistema circulatorio (*véase* la fig. 27-35). Por lo tanto, este tipo de choque también se denomina *choque normovolémico*. La pérdida del tono vascular tiene dos causas principales: una disminución del control simpático del tono vasomotor o la liberación excesiva de sustancias vasodilatadoras. También ocurre como una complicación del daño vascular resultado de hipotensión prolongada y grave debida a hemorragia (choque hemorrágico en fase tardía o irreversible).[77] Hay tres estados de choque que comparten el patrón circulatorio básico del choque distributivo: el neurogénico, el anafiláctico y el séptico.[74,75]

Choque neurogénico

El *choque neurogénico* es consecuencia de un control simpático disminuido del tono de los vasos sanguíneos debido a un defecto del centro vasomotor en el tronco del encéfalo o el flujo simpático hacia los vasos sanguíneos.[72] El término *choque medular* describe el choque neurogénico que ocurre en personas con lesión de la médula espinal. El flujo de salida del centro vasomotor puede interrumpirse por alguna lesión cerebral, la actividad depresora de ciertas drogas o fármacos, la anestesia general, la hipoxia o la ausencia de glucosa (p. ej., reacción a insulina). El desmayo debido a causas emocionales es una forma transitoria de un flujo simpático alterado. Numerosos anestésicos generales pueden provocar una reacción parecida al choque neurogénico, en especial durante la inducción, debido a una interferencia con la función del sistema nervioso simpático. La anestesia raquídea o la lesión de la médula espinal por arriba de la región torácica media pueden interrumpir la transmisión del flujo de salida desde el centro vasomotor. En contraste con otros estados de choque debidos a la pérdida de volumen de sangre o a una función cardíaca alterada, es habitual que la frecuencia cardíaca en el choque neurogénico sea más lenta de lo normal, así como una piel seca y tibia. Este tipo de choque distributivo es raro y, por lo general, transitorio.

Choque anafiláctico

La *anafilaxia* es un síndrome clínico que representa la reacción alérgica sistémica más grave.[8] El choque anafiláctico es resultado de una reacción mediada por mecanismos inmunitarios, en la cual se liberan hacia la sangre sustancias vasodilatadoras como la histamina. Estas sustancias ocasionan vasodilatación de las arteriolas y vénulas, además de un incremento marcado de la permeabilidad capilar. Con frecuencia, la respuesta vascular en la anafilaxia se acompaña de edema laríngeo y broncoespasmo que ponen en riesgo la vida, colapso circulatorio, contracción del músculo liso uterino y digestivo, y urticaria (habones) o angioedema.

Etiología

Entre las causas más frecuentes de choque anafiláctico se encuentran las reacciones a medicamentos, como la penicilina; a alimentos, como las nueces y los mariscos; y a veneno de insectos. La causa más habitual es la picadura de insectos del orden *Hymenoptera* (abejas, avispas y hormigas de fuego). La alergia al látex ocasiona anafilaxia que pone en riesgo la vida en un segmento creciente de la población. El personal sanitario y otros expuestos al látex han desarrollado sensibilidad a este compuesto, que varía de una urticaria leve, dermatitis de contacto y dificultad respiratoria leve hasta choque anafiláctico.[74,75,78] El inicio y la gravedad de la anafilaxia dependen de la sensibilidad de la persona y de la duración y la cantidad de la exposición al antígeno.

Manifestaciones clínicas

Los signos y síntomas relacionados con el choque anafiláctico inminente incluyen cólicos abdominales, aprensión, sensación de calor o quemazón en la piel, prurito, urticaria (ampollas o ronchas), tos, asfixia, sibilancias, sensación de opresión torácica y dificultad para respirar.

Después de que la sangre comienza a estancarse en la periferia, hay una disminución precipitada de la presión arterial y el pulso se torna tan débil que es difícil detectarlo. La obstrucción de la vía respiratoria que pone en riesgo la vida puede presentarse como resultado de angioedema laríngeo o espasmo bronquial. Con frecuencia, el choque anafiláctico se desarrolla de modo repentino; la muerte puede ocurrir en un lapso de minutos, a menos que se inicie pronto la intervención médica adecuada.

Tratamiento

El tratamiento incluye la interrupción inmediata de la sustancia desencadenante o el inicio de medidas para disminuir su absorción (p. ej., la aplicación de hielo en el sitio de una mordedura/picadura de insecto), la vigilancia estrecha de la función cardiovascular y respiratoria y el mantenimiento del intercambio gaseoso, el gasto cardíaco y la perfusión de los tejidos. Se administra epinefrina en una reacción anafiláctica debido a que constriñe los vasos sanguíneos y relaja el músculo liso en los bronquiolos; ello restaura la función cardíaca y respiratoria.[78,79] Otras medidas terapéuticas incluyen la administración de oxígeno, antihistamínicos y corticoesteroides. La persona debe situarse en posición supina. Esto tiene importancia, ya que el retorno venoso puede comprometerse de manera grave en la posición sedente. A su vez, esto produce una contracción mecánica del corazón sin pulso y predispone a arritmias. En muchos casos, la muerte ha ocurrido inmediatamente después de asumir la posición sedente.[78,79]

Prevención

La prevención del choque anafiláctico es preferible al tratamiento. Una vez que una persona se ha sensibilizado a algún antígeno, el riesgo de reacciones anafilácticas repetitivas con la exposición subsecuente es alto. Todos los profesionales de la salud deben cuestionar al paciente respecto a sus reacciones medicamentosas previas e informar el nombre del fármaco que recibirá antes de su administración o prescripción. Las personas con hipersensibilidad conocida deben portar accesorios MedicAlert así como una tarjeta de identificación para alertar al personal médico en caso de encontrarse inconscientes o incapaces de proporcionar esta información. Los individuos en riesgo de anafilaxia deben recibir medicamentos de urgencia (p. ej., autoinyectores de epinefrina) e instruirse sobre los procedimientos a seguir en caso de que se expongan de manera inadvertida al antígeno desencadenante.[78,79]

Septicemia y choque séptico

El choque séptico, el tipo más frecuente de choque vasodilatador, se relaciona con una infección grave y con la respuesta sistémica a la infección (fig. 27-38).[80,81] La *septicemia* se define en la actualidad como la sospecha o confirmación de una infección más un síndrome de respuesta inflamatoria sistémica (p. ej., fiebre, taquicardia, taquipnea, recuento de leucocitos elevada, estado mental alterado e hiperglucemia en ausencia de diabetes).[80,81] El *choque séptico* se define como una septicemia grave con hipotensión, a pesar de la reanimación con líquidos.[80]

Se estima que la septicemia ocurre en 1.5 millones de personas cada año en los Estados Unidos y alrededor de 250 000 mueren.[82] El aumento de la incidencia se ha atribuido a una mejor consciencia sobre el diagnóstico, el incremento de la cantidad de microorganismos resistentes, el número creciente de personas inmunocomprometidas y adultos mayores, y una mayor realización de procedimientos invasivos. Con la intervención temprana y los avances en los métodos terapéuticos, la tasa de mortalidad ha disminuido.[80,82]

Fisiopatología

La patogenia de la septicemia implica un proceso complejo de activación celular que ocasiona la liberación de mediadores proinflamatorios, como las citocinas; el reclutamiento de neutrófilos y monocitos; la implicación de reflejos neuroendocrinos, y la activación de los sistemas fibrinolíticos, del complemento y de la coagulación. El inicio de la respuesta comienza con la activación del sistema inmunitario innato por receptores de reconocimiento de patrón (p. ej., receptores de tipo Toll [RTT]) que interactúan con moléculas específicas presentes en los microorganismos. La unión de los RTT a los epítopos en los microorganismos estimula la transcripción y liberación de diversos mediadores proinflamatorios y antiinflamatorios. Dos de estos mediadores, el factor de necrosis tumoral α (TNF-α, *tumor necrosis factor* α) y la interleucina 1, están implicados en procesos de adhesión leucocítica, inflamación local, activación de neutrófilos, supresión de la eritropoyesis, generación de fiebre, taquicardia, acidosis láctica, anomalías de ventilación-perfusión y otros signos de septicemia que ya se señalaron con anterioridad. A pesar de que los neutrófilos eliminan microorganismos, también lesionan el endotelio mediante la liberación de mediadores que aumentan la permeabilidad vascular. Las células endoteliales activadas liberan óxido nítrico, un vasodilatador potente que actúa como mediador clave en el choque séptico.

Otro aspecto importante de la septicemia es la alteración del equilibrio entre procoagulación-anticoagulación con un incremento de los factores procoagulantes y una disminución de los factores anticoagulantes. El lipopolisacárido en la superficie de los microorganismos estimula las células endoteliales que recubren por dentro los vasos sanguíneos para aumentar la producción del factor tisular, lo cual activa la coagulación. Entonces, el fibrinógeno se convierte en fibrina y promueve la formación de trombos microvasculares que amplifican la lesión de los tejidos. Además, la septicemia disminuye las concentraciones de proteína C, proteína S, antitrombina III e inhibidor de la vía del factor tisular, sustancias que modulan e inhiben la coagulación. El lipopolisacárido y TNF-α también disminuyen la síntesis de trombomodulina y receptor endotelial de proteína C, lo que altera la activación de proteína C y aumenta la síntesis de inhibidor del activador de plasminógeno 1, que ocasiona la alteración de la fibrinólisis.[80,82]

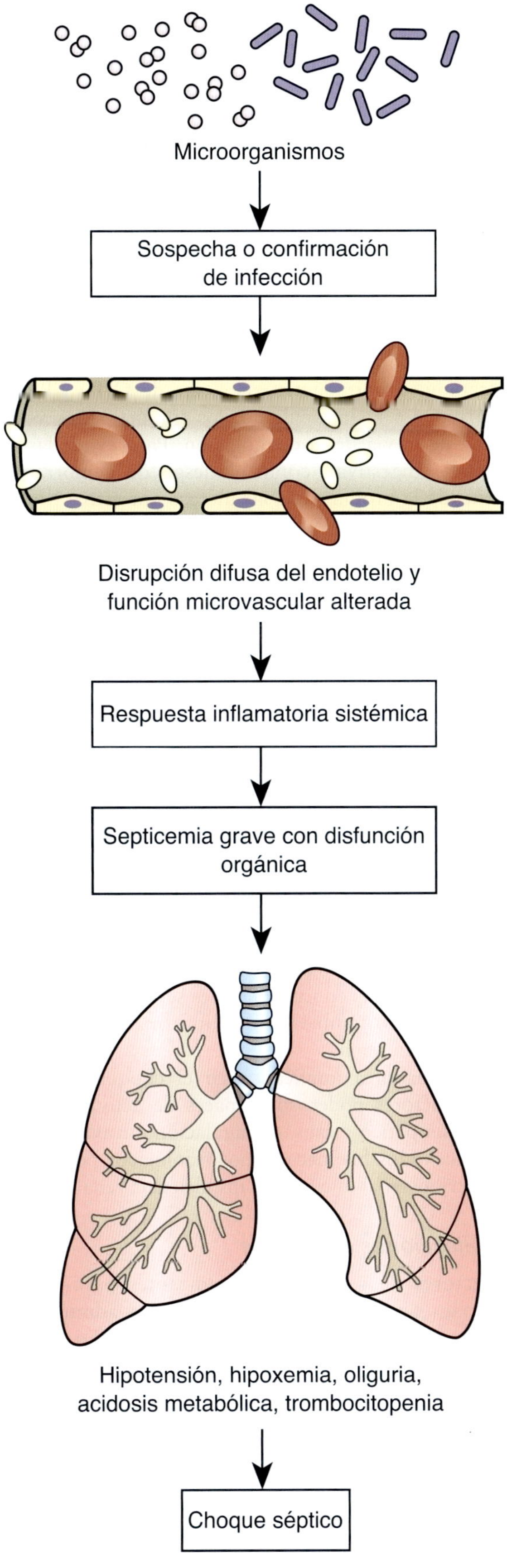

FIGURA 27-38. Mecanismos patogénicos que llevan de una infección hasta el choque séptico.

Manifestaciones clínicas

Por lo general, la septicemia y el choque séptico se manifiestan con hipotensión y piel caliente y ruborizada. Mientras que otras formas de choque (cardiogénico, hipovolémico y obstructivo) se caracterizan por un incremento compensatorio de la resistencia vascular sistémica, a menudo el choque séptico se presenta con una disminución de esta. Hay hipovolemia secundaria a dilatación arterial y venosa, además de filtración de plasma hacia los espacios intersticiales. Los cambios abruptos de la cognición y el comportamiento se deben a la disminución del flujo sanguíneo cerebral y pueden ser indicadores tempranos de choque séptico. Sin importar la causa subyacente, se encuentran fiebre y recuento de leucocitos elevado. Una cifra alta de lactato en suero o acidosis metabólica indican metabolismo anaeróbico debido a hipoxia de los tejidos o disfunción celular y metabolismo alterado en las células.[80,81] La hipoxia de los tejidos ocasiona la producción y la activación continuas de mediadores inflamatorios, lo que provoca un incremento adicional de la permeabilidad vascular, regulación vascular y hemostasia alteradas.

Tratamiento

El tratamiento de la septicemia y del choque séptico está centrado en el control de la causa y el soporte de la circulación. El consumo temprano de antibióticos es esencial, seguido de tratamiento antibiótico específico para el microorganismo infeccioso.[80,81] El control de las vías respiratorias junto con la administración oportuna de líquidos (incluidos cristaloides en administración intensiva) dentro de las primeras 3 h y los antibióticos empíricos de amplio espectro son los tratamientos prioritarios de la septicemia. La ventilación mecánica puede ser necesaria para reducir el trabajo respiratorio, en especial si hay encefalopatía. Se recomienda un acceso venoso central debido a la infusión de líquidos intravenosos, medicamentos y obtención frecuente de muestras de sangre. El hemograma completo con diferencial, las pruebas de coagulación, incluida la concentración de dímero D, lactato sérico y pruebas de función hepática, son diagnósticos e indican la gravedad del choque. Antes de la administración de antibióticos, se obtienen hemocultivos de, al menos, dos sitios diferentes.[81]

Choque obstructivo

El término *choque obstructivo* describe al choque circulatorio debido a la obstrucción mecánica del flujo de sangre a través de la circulación central (grandes venas, corazón o pulmones; *véase* la fig. 27-35). Puede ser ocasionado por diversas alteraciones, como un aneurisma aórtico disecante, taponamiento cardíaco, neumotórax, mixoma auricular y evisceración del contenido abdominal hacia la cavidad torácica debido a un hemidiafragma roto. La causa más frecuente de choque obstructivo es la embolia pulmonar.

El resultado fisiológico primordial del choque obstructivo es un incremento de la presión del hemicardio derecho secundario a la alteración de la función ventricular derecha. Las presiones están elevadas, a pesar de un retorno venoso alterado hacia el corazón. Se encuentran signos de insuficiencia cardíaca derecha, como elevación de la PVC y distensión de las venas yugulares. Las modalidades terapéuticas se centran en la corrección de la causa del padecimiento, con frecuencia mediante intervenciones quirúrgicas como embolectomía pulmonar, pericardiocentesis (la eliminación de líquido del saco pericárdico) para el taponamiento cardíaco o la inserción de un tubo torácico para corrección de un neumotórax a tensión o un hemotórax. En la embolia pulmonar grave o masiva, pueden utilizarse fibrinolíticos para degradar los coágulos que provocan la obstrucción.

Complicaciones del choque

El choque destruye diversos sistemas corporales. Las cinco complicaciones principales del choque grave son: lesión pulmonar, insuficiencia renal aguda, formación de úlceras en el tubo digestivo, coagulación intravascular diseminada (CID) y síndrome de disfunción multiorgánica (SDMO). Estas complicaciones del choque resultan graves y, con frecuencia, mortales.

Lesión pulmonar aguda/síndrome de dificultad respiratoria aguda

La lesión pulmonar aguda/síndrome de dificultad respiratoria aguda (LPA/SDRA) es una forma potencialmente mortal de daño pulmonar que puede ser causa o efecto del choque. El SDRA es un aspecto más grave de la LPA y se diferencia de manera primordial para propósitos de intervención temprana, prevención e investigación.

La LPA/SDRA está marcada por el inicio rápido de una disnea profunda que ocurre habitualmente 12-48 h después del accidente inicial. La frecuencia y el esfuerzo respiratorios aumentan. El análisis de los gases en sangre arterial establece la presencia de hipoxemia profunda que es resistente a la suplementación con oxígeno. La hipoxemia se debe a la alteración del equilibrio entre la ventilación y la perfusión, así como a una difusión muy reducida de los gases sanguíneos a través de las membranas alveolares engrosadas.

La definición de Berlín del SDRA requiere la presencia de los siguientes criterios:

- Síntomas respiratorios presentes dentro de la primera semana de la lesión clínica conocida o síntomas nuevos o agravados durante este período.
- Radiografía de tórax o tomografía computarizada que muestran opacidades bilaterales con edema pulmonar no causado por derrame pleural, atelectasia o nódulos pulmonares.
- La insuficiencia cardíaca o la hipervolemia no deben ser las únicas causas de la insuficiencia respiratoria.
- Debe haber deterioro de la oxigenación; la gravedad de la hipoxemia determina la intensidad del SDRA.[83]

Las intervenciones para LPA/SDRA se centran en el aumento de la concentración de oxígeno en el aire inspirado y el soporte de la ventilación a través de medios mecánicos para optimizar el intercambio de gases mientras se evita la toxicidad por oxígeno y se previene un mayor daño pulmonar. A pesar de que la administración de concentraciones elevadas de oxígeno mediante soporte ventilatorio mecánico de presión alta y presión positiva al final de la espiración pueden corregir la hipoxemia, la tasa de mortalidad, que anteriormente era mayor del 50%, ha disminuido.[84] El empleo de sedación y analgésicos aumenta la tolerancia a la ventilación mecánica y disminuye, a la vez, el consumo de energía. La evidencia acerca del uso y la eficacia de los relajantes musculares para mejorar la oxigenación carece de pruebas científicas. El soporte nutricional puede disminuir las pérdidas catabólicas y mejorar la respuesta inmunitaria. La neumonía intrahospitalaria es una complicación del SDRA que conduce a la ventilación mecánica prolongada y mayor tasa de mortalidad. Incluso con tratamiento profiláctico, el riesgo de TVP y EP es alto y contribuye a la inmovilidad, los traumatismos y la activación de la vía de la coagulación. Para evitar las complicaciones digestivas, como el riesgo de hemorragia, se recomienda la profilaxis de las úlceras por estrés.[84]

Insuficiencia renal aguda

Los túbulos renales poseen una vulnerabilidad particular a la isquemia y la insuficiencia renal aguda es un factor importante en la mortalidad debida a choque grave. La mayoría de los casos de insuficiencia renal aguda son secundarios a la alteración de la perfusión renal o una lesión directa de los riñones. El grado de daño renal se relaciona con la gravedad y la duración del choque. En condiciones normales, el riñón es capaz de tolerar la isquemia intensa durante 15-20 min. Con mayor frecuencia, la disfunción renal que se observa después de un choque grave es la necrosis tubular aguda. Por lo general, la necrosis tubular aguda es reversible, aunque el retorno a una función renal normal puede requerir semanas o meses. La vigilancia continua del gasto urinario durante el choque proporciona un medio para evaluar el flujo sanguíneo renal. La vigilancia frecuente de las concentraciones séricas de creatinina y nitrógeno ureico también ofrece información valiosa respecto al estado renal.

Los mediadores implicados en el choque séptico son vasoconstrictores poderosos capaces de activar el sistema nervioso simpático y causar coagulación intravascular. Desencadenan todos los mecanismos fisiológicos por separado que contribuyen al inicio de la insuficiencia renal aguda.

Complicaciones digestivas

Los factores de riesgo más importantes para las complicaciones digestivas son el choque y la administración de fármacos empleados en su tratamiento. La perfusión esplácnica y la intolerancia a la nutrición enteral pueden causar hipoperfusión intestinal. El tubo digestivo es particularmente vulnerable a la isquemia, debido a los cambios circulatorios que sufre la superficie de su mucosa. En el choque, se produce una constricción generalizada de los vasos sanguíneos que irrigan el tubo digestivo, lo que causa una redistribución de la circulación y una disminución grave de la perfusión de la mucosa. Las personas pueden presentar pérdida del apetito, náuseas o vómitos. Las lesiones superficiales de la mucosa del estómago y el duodeno pueden desarrollarse en un lapso de horas a partir de un traumatismo grave, septicemia o quemaduras. Puede haber obstrucción intestinal o sangrado después de la disminución de la perfusión en el choque. Por lo general, la hemorragia tiene su inicio entre los 2 y 10 días posteriores al episodio original y suele comenzar sin una advertencia. La poca perfusión del tubo digestivo se agrava por la entrada de bacterias intestinales hacia el torrente sanguíneo, lo que contribuye al desarrollo de septicemia y choque.[74,75] El choque puede producir daño del tejido de la mucosa intestinal y gástrica debido al suministro reducido de ATP durante los estados de choque. En presencia de isquemia, el tubo digestivo está en riesgo de sufrir una lesión por reperfusión, donde al restaurarse el suministro de oxígeno, se producen radicales libres que ocasionan daño tisular. La capa mucosa de glicoproteína que forma la barrera física protectora del intestino está disminuida durante los estados de choque.

Los antagonistas del receptor de histamina de tipo 2, los inhibidores de la bomba de protones o el sucralfato pueden administrarse de manera profiláctica para prevenir la ulceración del tubo digestivo causada por el choque. Las sondas nasogástricas, cuando se conectan a succión intermitente, también ayudan a disminuir la acumulación de iones de hidrógeno en el estómago. La nutrición enteral también puede reducir el riesgo de hemorragia digestiva. Los inhibidores de la bomba de protones por vía intravenosa se utilizan para tratar el sangrado digestivo alto grave.[74,85]

Coagulación intravascular diseminada

La coagulación intravascular diseminada se caracteriza por la activación extendida del sistema de coagulación con la formación resultante de coágulos de fibrina y oclusión trombótica de los vasos de pequeño y mediano calibre. La formación sistémica de fibrina causa un incremento de la generación de trombina, supresión simultánea de los mecanismos anticoagulantes fisiológicos y eliminación retrasada de fibrina como consecuencia de una fibrinólisis alterada. En la clínica, se informa que la CID manifiesta se presenta en hasta el 1% de las personas hospitalizadas y en el 30-50% de las personas con septicemia.[85] En otras respuestas inflamatorias sistémicas, se piensa que el desequilibrio entre la coagulación y la fibrinólisis se debe a la acción de mediadores inflamatorios y citocinas.

La contribución de la CID a la morbilidad y mortalidad en la septicemia depende de la condición clínica subyacente y la intensidad de la alteración de la coagulación. La disminución de las plaquetas y los factores de coagulación incrementan el riesgo de sangrado. El depósito de fibrina en la vasculatura de los órganos contribuye al daño isquémico y la insuficiencia orgánica. Aún es incierto si la CID es un factor predictivo de una evolución desfavorable o simplemente un marcador de la condición causante de CID.

El tratamiento de la CID inducida por septicemia se centra en el tratamiento del padecimiento subyacente y en las medidas para interrumpir el proceso de coagulación. Se recomienda el reemplazo de plaquetas y factores para corregir el sangrado, y heparina para las personas con depósitos excesivos de fibrina.[86,87]

Síndrome de disfunción multiorgánica

El *síndrome de disfunción multiorgánica* se refiere a la alteración de la función orgánica en un paciente con enfermedad aguda, de tal manera que la homeostasis no puede mantenerse sin intervención. Como su nombre lo indica, es frecuente que el SDMO afecte múltiples sistemas orgánicos, incluidos los riñones, los pulmones, el hígado, el cerebro y el corazón. El SDMO es una complicación que pone en riesgo la vida, en particular durante el choque, especialmente el de tipo séptico. Se ha informado que es la causa más frecuente de muerte en la unidad de cuidados intensivos. Las tasas de mortalidad varían entre el 40 y 75% en los pacientes con SDMO secundario a septicemia.[88] Las tasas de mortalidad aumentan en función de la cantidad de órganos implicados. Una tasa de mortalidad elevada se relaciona con disfunción del cerebro, el hígado, los riñones y los pulmones. La patogenia del SDMO no se comprende en su totalidad y, por lo tanto, el tratamiento actual es principalmente de soporte. En la disfunción de órganos múltiples, también se encuentran concentraciones elevadas de endotoxinas, como en el choque séptico. La apoptosis también está retardada durante la septicemia, lo que contribuye a la disfunción de diversos órganos. Los factores de riesgo principales para el desarrollo del SDMO son traumatismo grave, septicemia, períodos prolongados de hipotensión, disfunción hepática, intestino infartado, edad avanzada y abuso de alcohol. Las intervenciones para la insuficiencia orgánica múltiple se centran en el soporte de los órganos afectados.[88,89]

RESUMEN

El choque circulatorio es una urgencia aguda en la cual los tejidos corporales quedan privados de oxígeno y nutrientes celulares o son incapaces de utilizar estos materiales en sus procesos metabólicos. El choque circulatorio puede desarrollarse porque el corazón es incapaz de bombear sangre de manera adecuada hacia el sistema circulatorio (choque cardiogénico), hay sangre insuficiente en el sistema circulatorio (choque hipovolémico), hay una distribución inadecuada de sangre por anomalías en la resistencia vascular (choque distributivo) o el flujo de sangre o el retorno venoso están obstruidos (choque obstructivo). Tres tipos de choque comparten el patrón circulatorio básico del choque distributivo: el neurogénico, el anafiláctico y el séptico. La septicemia y el choque séptico, que es el más frecuente de los tres tipos, se relacionan con una respuesta inflamatoria grave abrumadora y tiene una tasa de mortalidad elevada.

Las manifestaciones del choque hipovolémico, que sirve como un prototipo para analizar el choque circulatorio, se relacionan con una disminución del flujo sanguíneo periférico y estimulación simpática excesiva. La disminución del flujo sanguíneo periférico provoca sed, cambios en la temperatura cutánea, presión arterial reducida, aumento de la frecuencia cardíaca, decremento de la presión venosa y del gasto urinario, así como cambios en el sensorio. La vasoconstricción intensa, que sirve para mantener el flujo sanguíneo hacia el corazón y el cerebro, ocasiona una disminución de la perfusión de los tejidos, alteración del metabolismo celular, liberación de ácido láctico y, con el tiempo, muerte celular. Si el choque es irreversible o el paciente sobrevive dependerá en gran parte de los cambios que ocurran a nivel celular.

Las complicaciones del choque se deben a la privación de la circulación a los órganos o sistemas vitales, como los pulmones, los riñones, el tubo digestivo y el sistema de coagulación sanguínea. El choque puede causar o acompañarse de LPA/ SDRA, que se caracteriza por cambios en la permeabilidad de la membrana alveolocapilar con desarrollo de edema intersticial e hipoxemia grave que no responde a tratamiento con oxígeno. Los túbulos renales muestran una vulnerabilidad particular a la isquemia, y la insuficiencia renal aguda es una complicación importante del choque. La isquemia digestiva puede provocar sangrado gastrointestinal y aumento de la permeabilidad vascular a bacterias intestinales, lo cual puede producir septicemia y choque. La CID se caracteriza por la formación de coágulos pequeños en la circulación. Se piensa que es consecuencia de la activación inadecuada de la cascada de coagulación debido a toxinas u otros productos liberados como resultado del estado de choque. La insuficiencia orgánica múltiple, la complicación que indica peor pronóstico en el choque, agota con rapidez la capacidad corporal para compensar y recuperarse de un estado de choque.

CAPÍTULO 28

Alteraciones de la conducción y el ritmo cardíacos

El músculo cardíaco es único por su capacidad para generar y conducir con rapidez sus propios impulsos eléctricos o potenciales de acción. Estos potenciales de acción estimulan las fibras de todo el miocardio. La generación y conducción de impulsos producen corrientes eléctricas débiles que se extienden por todo el cuerpo. Son estos impulsos los que se registran en un electrocardiograma (ECG). Las alteraciones en la generación y la conducción del impulso cardíaco varían desde arritmias benignas hasta las que ocasionan una alteración grave en la función cardíaca con muerte súbita.

Sistema cardíaco de conducción

En ciertas áreas del corazón, las células miocárdicas se modifican para convertirse en células especializadas del sistema de conducción. Estas células especializadas tienen la capacidad de iniciar el potencial de acción y conducir los impulsos.[1] El sistema de conducción es el que mantiene la eficiencia de bombeo del corazón. Las células marcapasos especializadas generan impulsos a una frecuencia más rápida que las células de otros tipos de tejido cardíaco, y el tejido de conducción transmite estos impulsos a mayor velocidad que otros tipos de células cardíacas. Gracias a estas propiedades, un sistema de conducción normal controla el ritmo del corazón.

El sistema especializado estimulante y de conducción del corazón está compuesto por el nodo sinoauricular (SA), en el que se genera un impulso rítmico; las vías internodales entre las aurículas y los ventrículos; el nodo auriculoventricular (AV) y el haz de His, que conduce el impulso de las aurículas a los ventrículos; y las fibras de Purkinje, que conducen los impulsos por todo el tejido de los ventrículos derecho e izquierdo (fig. 28-1).

El corazón tiene dos sistemas de conducción: uno que controla la actividad auricular y uno que controla la actividad ventricular. La conducción auricular comienza en el nodo SA, que tiene la frecuencia intrínseca de disparo más rápida (60-100 lpm) y actúa como el marcapasos normal del corazón. Es una franja fusiforme de tejido muscular especializado de 10-20 mm de largo y 2-3 mm de ancho; se sitúa en la pared posterior de la aurícula derecha, justo debajo de la abertura de la vena cava superior y a menos de 1 mm de la superficie epicárdica.[2] Los impulsos que se originan en el nodo SA se transmiten por las aurículas al nodo AV. Debido a la localización anatómica del nodo SA, la progresión de la despolarización auricular sigue una dirección inferior, izquierda y un poco posterior, y la aurícula derecha se despolariza un poco antes que la izquierda.[1,3] Existen tres vías internodales entre el nodo SA y el nodo AV: los haces anterior (de Bachmann), medio (de Wenckebach) y posterior (de Thorel). Estos tres haces se unen antes de llegar al nodo AV. Este haz muscular grande se origina a lo largo del borde anterior del nodo SA y transcurre hacia atrás, alrededor de la aorta hacia la aurícula izquierda.[1,4]

La unión AV conecta los dos sistemas de conducción y establece una conducción unidireccional entre las aurículas y los ventrículos. El nodo AV es una estructura ovoide compacta que mide alrededor de 1 × 3 × 5 mm y se localiza en la pared posterior, un poco debajo del endocardio auricular derecho, anterior a la abertura del seno coronario y justo por arriba de la inserción de la valva septal de la válvula tricúspide.[1,4] Es importante señalar que en todo el corazón sano, excepto el nodo AV, el músculo auricular está separado del músculo ventricular para impedir el desencadenamiento de impulsos cardíacos inadecuados. El nodo AV se divide en tres regiones funcionales:

- La región auriculonodal (AN) o de transición, situada entre las aurículas y el resto del nodo.
- La región nodal (N) o medial (el propio nodo).
- La región nodohisiana (NH), en la que las fibras nodales se fusionan con el haz de His, que es la porción superior del sistema especializado de conducción.[1,5]

En la porción AN del nodo, las fibras auriculares se conectan con fibras de la unión muy pequeñas del nodo mismo. La velocidad de conducción por las fibras AN y N es muy baja (casi la mitad de la del músculo cardíaco normal), lo que retrasa mucho la transmisión del impulso.[1,4] Existe un retraso adicional cuando el impulso se transmite por la región N hacia la región NH, que se conecta con el *haz de His* (también llamado *haz AV*). Este retraso proporciona una ventaja mecánica, ya que las aurículas completan la expulsión de sangre antes de que comience la contracción ventricular. Su principal trabajo es coordinar la conducción auricular y ventricular. Si se bloqueara la transmisión de los impulsos por

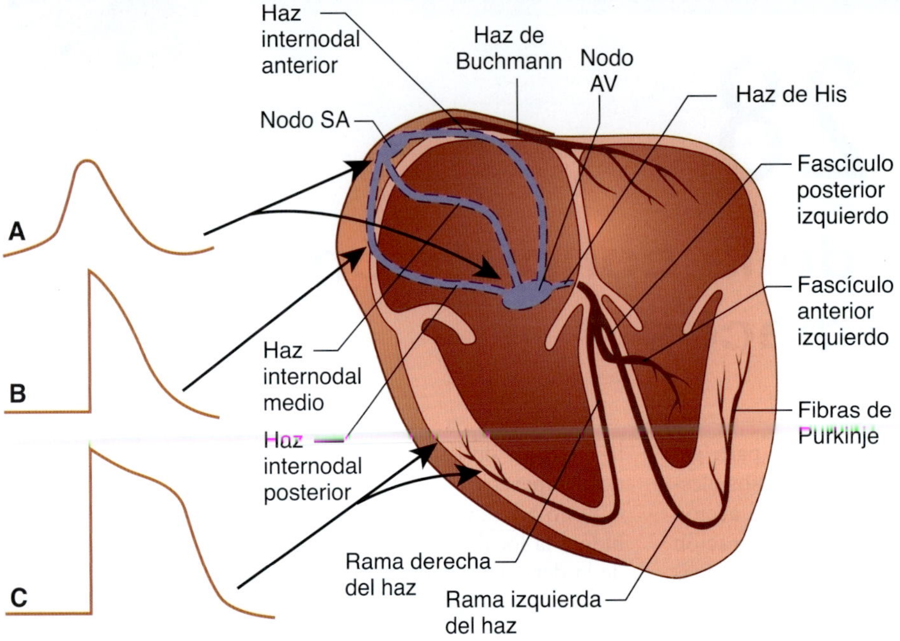

FIGURA 28-1. Sistema de conducción del corazón y potenciales de acción. **A.** Potencial de acción de los nodos sinoauricular (SA) y auriculoventricular (AV). **B.** Potencial de acción muscular auricular. **C.** Potencial de acción del músculo ventricular y las fibras de Purkinje.

el nodo AV, las aurículas y los ventrículos se contraerían de manera independiente.

El *sistema de Purkinje*, que inicia la conducción ventricular, tiene fibras grandes que permiten una conducción rápida. Una vez que el impulso entra en el sistema de Purkinje, se extiende casi de inmediato al ventrículo completo (0.03 s).[1] Esta rapidez de conducción por todo el sistema de Purkinje es necesaria para la expulsión rápida y eficiente de sangre del corazón. Las fibras del sistema de Purkinje se originan en el nodo AV y luego forman el haz de His, que se extiende por el tejido fibroso entre las válvulas cardíacas y en el sistema ventricular. Debido a su proximidad con la válvula aórtica y el anillo valvular mitral, el haz de His está predispuesto a la inflamación y depósito de detritos calcificados que pueden interferir con la conducción del impulso.[1] El haz de His penetra en el ventrículo y casi inmediatamente se divide en los *ramos derecho* e *izquierdo* que se extienden a ambos lados del tabique interventricular. Las ramas de las arterias coronarias descendentes anterior y posterior irrigan el haz de His, lo que vuelve su conducción menos susceptible al daño isquémico, a menos que el daño sea excesivo.[2] Los ramos del haz se distribuyen por los tejidos subendocárdicos hacia los músculos papilares y luego se subdividen en fibras de Purkinje, que se ramifican y se distribuyen por las paredes externas de los ventrículos. El tronco principal del ramo izquierdo se extiende 1 o 2 cm antes de dividirse en múltiples ramos a su entrada en el área septal para separarse además en dos segmentos: los *fascículos izquierdos posterior* y *anterior*. En el sistema de conducción sano, estas fibras de Purkinje transmiten el impulso casi al mismo tiempo al endocardio ventricular derecho e izquierdo.

Cuando las fibras nodales AV no se estimulan, emiten descargas a una frecuencia intrínseca de 40-60 lpm, y las fibras de Purkinje emiten 15-40 descargas por minuto. Aunque el nodo AV y el sistema de Purkinje tienen la capacidad de controlar el ritmo del corazón, en condiciones normales no lo hacen porque la frecuencia de descarga del nodo SA es mucho más rápida. Cada vez que el nodo SA emite una descarga, el impulso se conduce al nodo AV y las fibras de Purkinje, y hace que estos emitan una descarga. El nodo AV puede asumir la función de marcapasos del corazón en caso de que el nodo SA no emita descargas, y el sistema de Purkinje puede asumir la función de marcapasos ventricular si el nodo AV no conduce impulsos de las aurículas a los ventrículos. En estas circunstancias, la frecuencia cardíaca también refleja la frecuencia intrínseca de descarga de las estructuras prevalecientes.

PUNTOS CLAVE

Sistema de conducción cardíaco

- En condiciones normales, los impulsos generados en el nodo SA, que tiene la frecuencia de descarga más alta, se propagan por el nodo AV hacia el sistema de Purkinje en los ventrículos.

Potenciales de acción

Un potencial de acción es un cambio secuencial en el potencial eléctrico que ocurre a través de una membrana celular cuando se produce la excitación que se conduce por las aurículas y los ventrículos. Estos potenciales o diferencias de voltaje, a menudo llamados *potenciales de membrana*, representan el flujo de corriente producido por el paso de iones a través de conductos iónicos en la membrana celular. Los iones de sodio (Na^+), potasio (K^+) y calcio (Ca^{2+}) son los principales portadores de carga en las células miocárdicas. Cada vez se considera más probable que las alteraciones

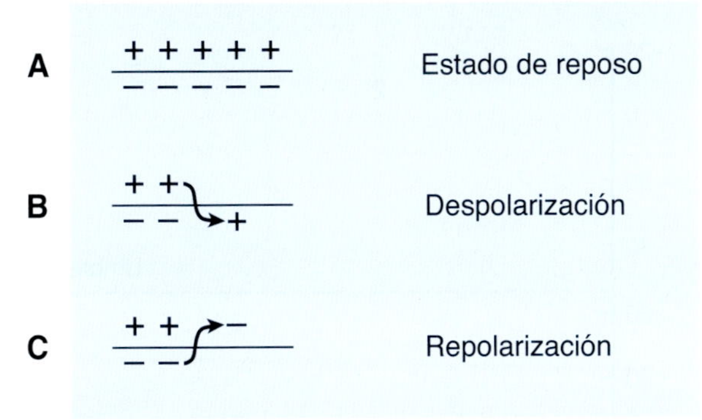

FIGURA 28-2. Flujo de la carga durante la generación del impulso en el tejido excitable. En el estado de reposo (*A*), las cargas opuestas están separadas por la membrana celular. La despolarización (*B*) representa el flujo de la carga a través de la membrana, y la repolarización (*C*) señala el regreso del potencial de membrana a su estado de reposo.

en los conductos iónicos y la interrupción del flujo de estos iones portadores de corriente estén vinculados con el origen de las arritmias cardíacas y las alteraciones de la conducción.

Los potenciales de acción pueden dividirse en tres fases:

1. Estado en reposo o no excitado
2. Despolarización
3. Repolarización

Durante la fase de reposo, las células cardíacas mantienen un potencial de membrana en reposo que varía entre −60 y −90 mV. El signo negativo previo al voltaje indica que el interior de la membrana tiene carga negativa en relación con el exterior (fig. 28-2A). Aunque existen distintos tipos de iones en el interior y el exterior de la membrana, el potencial de membrana depende sobre todo del Na^+ y el K^+, así como de la permeabilidad de la membrana a estos iones. Durante la fase de reposo del potencial de membrana, esta mantiene una permeabilidad selectiva al K^+ y es casi impermeable al Na^+. Como resultado, el K^+ se difunde fuera de la célula a favor de su gradiente de concentración, lo que causa una pérdida relativa de iones positivos del interior de la membrana. El resultado es una distribución desigual de la carga, con la negatividad en el interior y la positividad en el exterior.

La *despolarización* es el período (medido en milisegundos [ms]) durante el cual se revierte la polaridad del potencial de membrana. Ocurre cuando la membrana celular se vuelve selectivamente permeable de manera súbita a un ion portador de corriente, como el Na^+, lo que permite su entrada en la célula y cambia el potencial de membrana, que se vuelve positivo en el interior y negativo en el exterior (fig. 28-2B).

La *repolarización* es el restablecimiento del potencial de membrana en reposo. Es un proceso complejo y algo lento, que incluye el flujo de salida de cargas eléctricas de la célula y el regreso del potencial de membrana a su estado de reposo.[6] Durante la repolarización, la permeabilidad de la membrana para K^+ aumenta de nuevo, lo que permite que el K^+ con carga positiva salga a través de la membrana. Este desplazamiento hacia el exterior elimina cargas positivas del interior de la célula; por lo tanto, el voltaje a través de la membrana nuevamente se vuelve negativo en el interior y positivo en el exterior (fig. 28-2C). La bomba de Na^+-K^+ dependiente de trifosfato de adenosina (ATPasa) ayuda a la repolarización mediante el bombeo de las cargas positivas de Na^+ hacia afuera a través de la membrana celular y el regreso del K^+ hacia el interior de la membrana.[7]

Fases del potencial de acción

Los potenciales de acción en el músculo cardíaco casi siempre se dividen en cinco fases:

1. *Fase 0*. Ascenso o despolarización rápida.
2. *Fase 1*. Período de repolarización rápida.
3. *Fase 2*. Meseta.
4. *Fase 3*. Período de repolarización final rápida.
5. *Fase 4*. Despolarización diastólica (fig. 28-3B).

El músculo cardíaco tiene tres tipos de conductos iónicos de membrana que contribuyen a los cambios en el voltaje que ocurren durante las distintas fases del potencial de acción cardíaco. Son los conductos rápidos de Na^+, conductos lentos de calcio (Ca^{2+}) y conductos de K^+.

Durante la *fase 0*, en el músculo auricular y ventricular y en las fibras de Purkinje, se estimula la apertura de conductos rápidos de Na^+ de la membrana celular, lo que permite la entrada rápida de este elemento. El punto en el que los

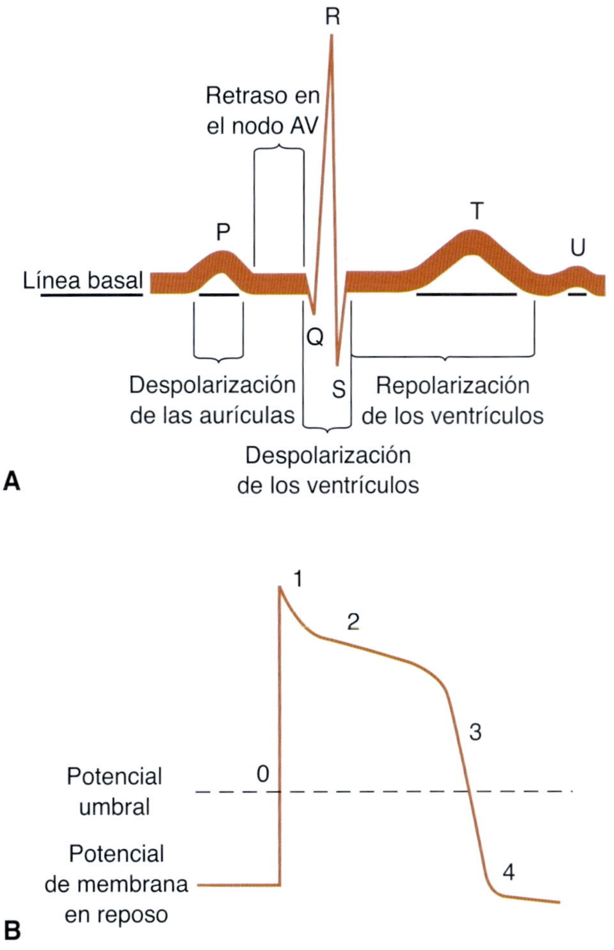

FIGURA 28-3. Relación entre (*A*) el electrocardiograma y (*B*) las fases del potencial de acción ventricular.

conductos de Na^+ se abren se llama *umbral de despolarización*. El exterior de la célula queda con carga negativa en relación con el interior celular muy positivo. Esta entrada de Na^+ produce un cambio rápido en el potencial de membrana dirigido a la polaridad positiva, lo que genera la espiga eléctrica y ascenso excesivo durante la fase 0 del potencial de acción.[2,6] El potencial de membrana cambia desde un valor cercano a −90 mV hasta +20 mV. La despolarización rápida que comprende la fase 0 es la causa del complejo QRS en el ECG (fig. 28-3A). La despolarización de una célula cardíaca tiende a producir despolarización de las células adyacentes porque la espiga de voltaje de la célula que se despolariza abre los conductos de Na^+ en las células cercanas, lo que resulta en una onda de despolarización por el corazón, célula por célula.

La *fase 1* ocurre en el pico del potencial de acción e indica la desactivación de los conductos rápidos de Na^+ con un descenso súbito en la permeabilidad a este ion. Se cree que la ligera pendiente descendente se debe a la entrada de una pequeña cantidad de iones cloruro con carga negativa y salida de K^+.[2] La disminución de la positividad intracelular a su vez reduce el potencial de membrana a un nivel cercano a 0 mV, a partir del cual surge la meseta, o fase 2.

La *fase 2* representa la meseta del potencial de acción. Si la permeabilidad al K^+ aumentara hasta su nivel en reposo para este momento, como sucede en las fibras nerviosas o el músculo esquelético, la célula se repolarizaría con rapidez. En su lugar, la permeabilidad al K^+ es baja, lo que permite que la membrana se mantenga despolarizada durante toda la meseta de la fase 2. La entrada concurrente de Ca^{2+} a la célula por los conductos lentos de Ca^{2+} contribuye a la meseta de esta fase.[2,7] Estas características únicas de la meseta fase 2 generan el potencial de acción y la contractilidad del músculo cardíaco, que dura más que el del músculo esquelético.[1] La meseta de la fase 2 coincide con el segmento ST de la ECG.

La *fase 3* refleja la repolarización rápida y comienza con el descenso del potencial de acción. Durante el período de repolarización de la fase 3, los conductos lentos de Ca^{2+} se cierran y la entrada de Ca^{2+} y Na^+ cesa. Existe un aumento agudo en la permeabilidad al K^+, lo que contribuye al desplazamiento rápido del ion al exterior y el restablecimiento del potencial de membrana en reposo (−90 mV). Al final de la fase 3, la distribución de K^+ y Na^+ normaliza el estado de reposo de la membrana. La onda T de la ECG corresponde a la fase 3 del potencial de acción.

La *fase 4* representa el potencial de membrana en reposo. Durante esta fase, la actividad de la bomba de ATPasa de Na^+/K^+ contribuye a mantener el potencial de membrana en reposo mediante el transporte de Na^+ fuera de la célula y el regreso del K^+ hacia el interior. La fase 4 corresponde a la diástole.[2]

Respuestas rápida y lenta

Existen dos tipos principales de potenciales de acción en el corazón: la respuesta rápida y la respuesta lenta. La respuesta rápida ocurre en las células miocárdicas normales de las aurículas, los ventrículos y las fibras de Purkinje (fig. 28-4A). Se caracteriza por la abertura de conductos de Na^+ dependiente de voltaje llamados *conductos rápidos de sodio*. Las células cardíacas de respuesta rápida no inician potenciales de acción en condiciones normales. Las células de respuesta rápida tienen un potencial de reposo constante, despolarización rápida y luego un período más largo de despolarización sostenida antes de la repolarización. Esto permite la conducción rápida del impulso a las células adyacentes. Las fibras miocárdicas con respuesta rápida son capaces de conducir actividad eléctrica a frecuencias relativamente rápidas (0.5-5.0 m/s), lo que representa un factor de alta seguridad para la conducción.[8]

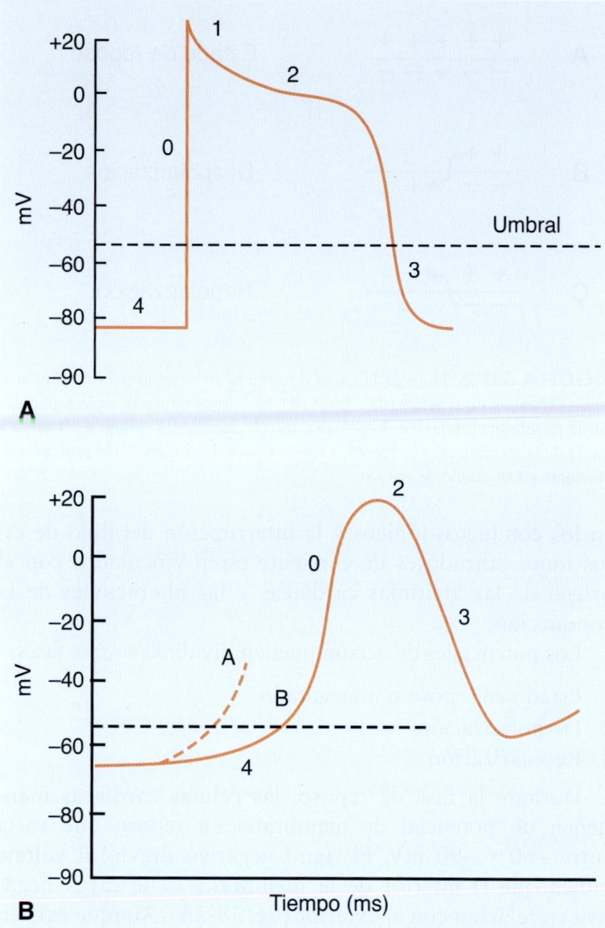

FIGURA 28-4. Cambios en el potencial de acción registrado en una célula miocárdica de respuesta rápida (**A**) y de los nodos SA y AV de respuesta lenta (**B**). Las fases del potencial de acción se identifican con números: fase 4, potencial de membrana en reposo; fase 0, despolarización; fase 1, período breve de repolarización; fase 2, meseta; y fase 3, repolarización. La respuesta lenta se caracteriza por una elevación espontánea lenta en la fase 4 del potencial de membrana hasta el umbral; tiene menor amplitud y duración que la respuesta rápida. El aumento del automatismo (*A*) se produce cuando aumenta la velocidad de despolarización en la fase 4.

La *respuesta lenta* ocurre en el nodo SA, que es el marcapasos natural del corazón, y las fibras de conducción del nodo AV (fig. 28-4B). La característica distintiva de estas células marcapasos es la despolarización espontánea en la fase 4. La permeabilidad de la membrana de estas células permite el escape lento al interior de la corriente a través de los conductos lentos durante la fase 4. Esta fuga continúa hasta que se alcanza el umbral para la descarga, momento en el cual la célula se despolariza de manera espontánea. En condiciones normales, la respuesta lenta, a veces llamada *corriente de calcio*, en las células auriculares y ventriculares normales es permitir la entrada de calcio para el mecanismo de excitación y la contracción muscular resultante.

La velocidad con la que las células marcapasos emiten descargas varía con el potencial de membrana en reposo y la pendiente de la despolarización de la fase 4 (*véase* la fig. 28-3). Las catecolaminas (adrenalina y noradrenalina) elevan la frecuencia cardíaca porque aumentan la pendiente o la frecuencia de despolarización en la fase 4. La acetilcolina, un mediador parasimpático, reduce la frecuencia cardíaca porque disminuye la pendiente de la fase 4.

La respuesta rápida del músculo auricular y ventricular puede convertirse en una respuesta de marcapasos lenta en ciertas condiciones. Por ejemplo, esta conversión puede ocurrir de manera espontánea en sujetos con enfermedad coronaria grave, en áreas del corazón en las que el suministro sanguíneo está muy reducido. Los impulsos generados por estas células pueden producir latidos ectópicos y arritmias graves.

Períodos refractarios absolutos y relativos

La acción de bombeo del corazón requiere la contracción y relajación alternadas. Existe un período en el potencial de acción durante el cual la membrana no puede estimularse para generar otro potencial de acción (fig. 28-5). Este período, llamado *período refractario absoluto* o *efectivo*, incluye las fases 0, 1 y 2, y parte de la fase 3. Esto actúa como margen de seguridad cardíaca a fin de prevenir cualquier estímulo o la generación de latidos adicionales. Durante el *período refractario relativo*, la célula es capaz de responder a un estímulo mayor de lo normal. El período refractario relativo comienza cuando el potencial de membrana en la fase 3 alcanza el umbral y termina justo antes del final de la fase 3. Después del período refractario relativo existe un intervalo corto llamado *período excitatorio supranormal*, durante el cual un estímulo débil puede inducir una respuesta. Este período va desde la parte final de la fase 3 hasta el inicio de la fase 4. Durante ese período es que se desarrollan las arritmias cardíacas.[8]

Electrocardiografía

La ECG es un registro gráfico de la actividad eléctrica del corazón o una imagen del corazón mientras se contrae. La corriente eléctrica generada por el corazón se extiende por el cuerpo hasta la piel, donde puede percibirse con electrodos colocados en sitios apropiados, amplificarse y presentarse en un osciloscopio o registro gráfico.

Los puntos de desviación en un ECG se designan con las letras P, Q, R, S y T. La onda P representa la despolarización del nodo SA y las aurículas; el complejo QRS (del inicio de la onda Q al final de la onda S) muestra la despolarización ventricular; y la onda T representa la repolarización ventricular. La línea isoeléctrica entre la onda P y la onda Q representa la despolarización del nodo AV, los ramos y el sistema de Purkinje. La repolarización auricular ocurre durante la despolarización ventricular y queda oculta en el complejo QRS. La figura 28-6 muestra la actividad eléctrica del sistema de conducción en un trazo de la ECG.

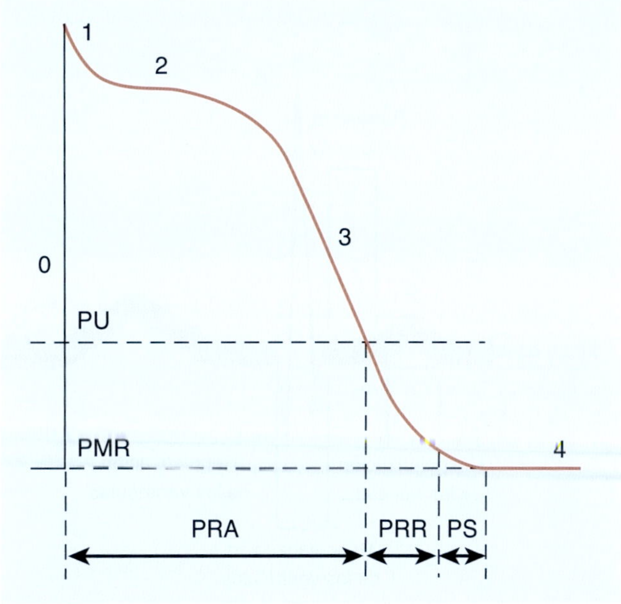

FIGURA 28-5. Diagrama de un potencial de acción de una célula muscular ventricular que muestra el potencial umbral (*PU*), el potencial de membrana en reposo (*PMR*), el período refractario absoluto (*PRA*), el período refractario relativo (*PRR*) y el período supranormal (*PS*).

La ECG registra la diferencia de potencial en la carga entre dos electrodos conforme las ondas de despolarización y repolarización avanzan por el corazón y se conducen a la superficie de la piel. La forma del trazo en el registro depende de la dirección en la que el impulso se propaga por el músculo cardíaco en relación con el sitio del electrodo. Una onda de despolarización que se mueve hacia el electrodo de registro se marca como una desviación positiva, ascendente. En cambio, si el impulso se propaga en sentido contrario al electrodo de registro, la desviación es hacia abajo o negativa. Cuando no hay flujo o cambio entre los electrodos, el potencial es cero y se registra una línea recta en la línea basal de la gráfica.

Por convención, se obtiene el registro en 12 derivaciones (seis derivaciones en las extremidades y seis derivaciones torácicas) para la ECG diagnóstica; cada una proporciona una vista única de las fuerzas eléctricas del corazón desde una posición distinta en la superficie del cuerpo. Las seis derivaciones de las extremidades perciben las corrientes eléctricas a su paso por el corazón en el plano frontal o vertical. Los electrodos se conectan con las cuatro extremidades o zonas representativas en el cuerpo cerca de los hombros y la parte inferior torácica o abdominal. Las seis derivaciones torácicas proporcionan una vista de las corrientes eléctricas a su paso por el corazón en el plano horizontal. Se mueven a distintas posiciones en el pecho, incluidos los bordes esternales derecho e izquierdo y la superficie anterior izquierda (fig. 28-7). La derivación del miembro inferior derecho se emplea como electrodo de tierra.[8] Cuando está indicado, pueden aplicarse más electrodos en otras áreas del cuerpo, como la espalda o la región anterior derecha del tórax; sin embargo, esto no se realiza de manera rutinaria.

La investigación ha mostrado que la monitorización del ECG es más sensible que el informe de síntomas del paciente

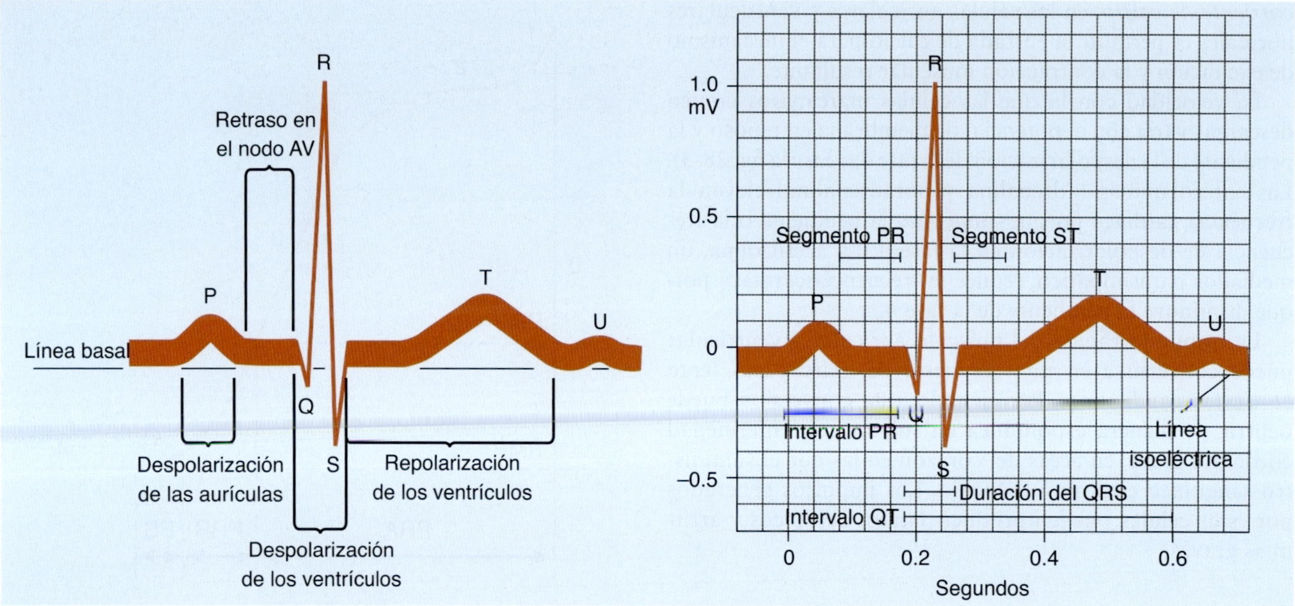

FIGURA 28-6. Diagrama del ECG (derivación II), y despolarización y repolarización representativas de las aurículas y los ventrículos. La onda P representa la despolarización auricular; el complejo QRS, la despolarización ventricular; y la onda T, la repolarización ventricular. La repolarización auricular ocurre durante la despolarización ventricular y queda oculta bajo el complejo QRS.

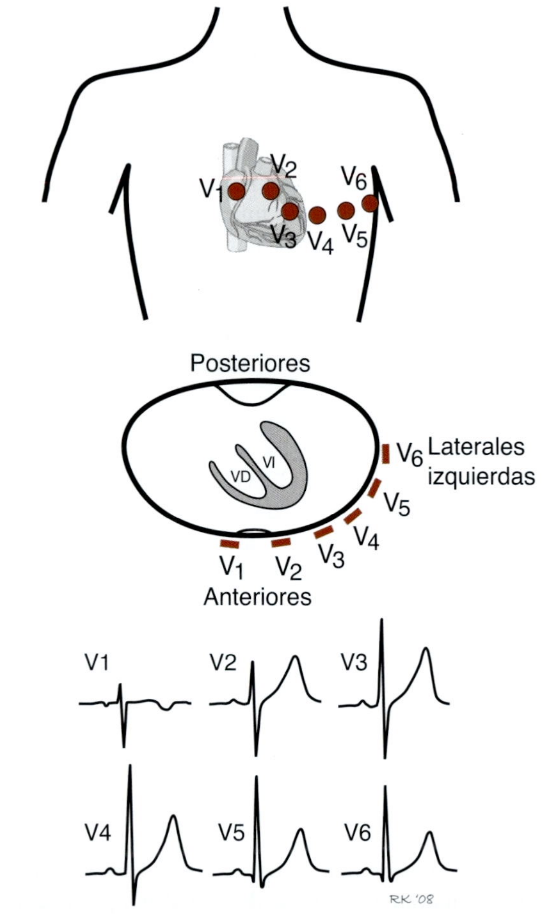

FIGURA 28-7. Colocación de los seis electrodos precordiales y el aspecto normal del registro de ECG para las derivaciones V_1-V_6. Estos electrodos registran la actividad eléctrica en el plano horizontal, que es perpendicular al plano frontal de las derivaciones de los miembros. Tomada de: Klabunde R. E. (2012). *Cardiovascular physiology concepts* (2nd ed., Fig. 2.20, p. 35). Philadelphia, PA: Wolters Kluwer.

para identificar la isquemia miocárdica transitoria. La vigilancia por ECG también permite la detección más exacta y oportuna de fenómenos isquémicos que predicen complicaciones tempranas.

En fecha reciente, la American Heart Association publicó los estándares prácticos para la vigilancia por ECG en el hospital.[8] Este sistema de calificación incluye tres categorías:

- Clase I. La vigilancia cardíaca es necesaria en la mayoría, si no en todas las personas de este grupo.
- Clase II. La vigilancia cardíaca puede ser provechosa en algunas personas, pero no es un elemento esencial de la atención de estos pacientes.
- Clase III. La vigilancia cardíaca no está indicada porque el riesgo de un incidente adverso en estas personas es tan bajo que la monitorización no se considera terapéutica.

RESUMEN

La contracción y relajación rítmica del corazón dependen de células especializadas del sistema de conducción cardíaca. Las células especializadas en el nodo SA tienen la frecuencia inherente más alta de generación de impulsos, lo que se conoce como *automatismo*, y actúan como el marcapasos del corazón. Los impulsos del nodo SA se desplazan por las aurículas hasta el nodo AV y luego al haz AV y el sistema de Purkinje ventricular. El nodo AV es la única conexión entre los sistemas de conducción auricular y ventricular. Las aurículas y los ventrículos funcionan de manera independiente cuando se bloquea la conducción AV.

Los potenciales de acción representan los cambios secuenciales en los potenciales eléctricos derivados del desplazamiento de iones con carga a través de conductos iónicos en la membrana celular. Los potenciales de acción del músculo cardíaco se dividen en cinco fases: la fase 0 representa la despolarización y se caracteriza por el ascenso rápido del potencial de acción; la fase 1 es un período breve de repolarización; la fase 2 consiste en una meseta que prolonga el potencial de acción; la fase 3 indica la repolarización; y la fase 4 se refiere al potencial de membrana en reposo. Después de un potencial de acción existe un período refractario durante el cual la membrana es resistente a un segundo estímulo. Durante el período refractario absoluto, la membrana es insensible a la estimulación. A este le sigue el período refractario relativo, durante el cual se requiere un estímulo más intenso para iniciar un potencial de acción. Después del período refractario relativo existe un período excitatorio supranormal, durante el cual un estímulo débil puede inducir una respuesta.

El ECG es una forma de vigilar la actividad eléctrica del corazón. Por convención, se obtiene el registro en 12 derivaciones (seis derivaciones en extremidades y seis derivaciones torácicas) para la ECG diagnóstica; cada una proporciona una vista única de las fuerzas eléctricas del corazón desde una posición distinta en la superficie del cuerpo. Este procedimiento permite la detección de arritmias y la identificación temprana de los cambios derivados de la isquemia o infarto en personas con síndrome coronario agudo (SCA).

Los ejemplos de pacientes incluidos en la clase I son aquellos que se reanimaron de un paro cardíaco, están en la fase temprana de un SCA, tienen un síndrome coronario inestable o lesiones coronarias de alto riesgo recién diagnosticadas, o se sometieron a cirugía cardíaca en las 48-72 h previas. Además, se incluyen recomendaciones para la asignación de personal, capacitación, documentación y estrategias para mejorar la calidad de la vigilancia por ECG. Se recomienda seguir los estándares para la práctica cuando se toman decisiones sobre la vigilancia ECG.

Alteraciones del ritmo y la conducción cardíacos

Existen dos tipos de alteraciones del sistema de conducción cardíaca: del ritmo y de la conducción del impulso. Hay muchas causas de arritmias cardíacas y alteraciones de la conducción, incluidos defectos congénitos o cambios degenerativos en el sistema de conducción, isquemia e infarto de miocardio (IM), desequilibrios hidroelectrolíticos y efectos de fármacos. Las arritmias no siempre son patológicas, pueden ocurrir en corazones sanos o enfermos. El efecto nocivo de las alteraciones del ritmo cardíaco deriva de la interferencia con la capacidad de bombeo del corazón. La frecuencia cardíaca demasiado rápida (taquiarritmia) reduce el tiempo de llenado diastólico que, a su vez, disminuye el volumen por latido y la perfusión coronaria, además de incrementar la necesidad miocárdica de oxígeno. La frecuencia cardíaca demasiado lenta (bradiarritmia) afecta el flujo sanguíneo a los órganos vitales, como el cerebro.

PUNTOS CLAVE

Base fisiológica de la generación de la arritmia

- Las arritmias son alteraciones del ritmo cardíaco derivadas de cambios en el automatismo, excitabilidad, conductividad o carácter refractario de las células especializadas del sistema de conducción del corazón.

Mecanismos de las arritmias y las alteraciones de la conducción

Las células especializadas en el sistema de conducción tienen cuatro propiedades inherentes que contribuyen al origen de todos los ritmos cardíacos normales y anómalos: automatismo, excitabilidad, conductividad y carácter refractario. Una alteración en cualquiera de estas propiedades puede generar arritmias o defectos en la conducción.

La capacidad de ciertas células del sistema de conducción para iniciar un impulso o potencial de acción de manera espontánea se conoce como *automatismo*. El nodo SA tiene una frecuencia inherente de descarga de 60-100 veces/min. En condiciones normales, actúa como marcapasos del corazón porque alcanza el umbral de excitación antes de que otras partes del sistema de conducción se hayan recuperado lo suficiente para despolarizarse. Si el nodo SA se descarga con mayor lentitud o se bloquea su conducción, otro sitio con capacidad de automatismo funciona como marcapasos.[1,3] Otras regiones con esta capacidad son las fibras auriculares que presentan potenciales de acción de tipo meseta, el nodo AV, el haz de His y las fibras de la rama de Purkinje. Estos marcapasos tienen una menor velocidad de descarga que el nodo SA. La frecuencia de descarga del nodo AV es de 40-60 veces/min y el sistema de Purkinje se descarga a una frecuencia de 15-40 veces/min. Es posible que, aunque el nodo SA funcione de forma adecuada, existan factores que determinen que otras células cardíacas adquieran una propiedad de automatismo y comiencen a generar impulsos. Estos factores incluyen lesiones, hipoxia, alteraciones electrolíticas, crecimiento o hipertrofia de aurículas y ventrículos, y exposición a ciertos agentes químicos o fármacos.

Un *marcapasos ectópico* es un foco excitable fuera del nodo SA normal. Una contracción prematura se produce cuando un marcapasos ectópico inicia un latido. Las contracciones prematuras no siguen las vías de conducción normales, no están acopladas con los fenómenos mecánicos normales y a menudo vuelven al corazón refractario o incapaz de responder al siguiente impulso normal generado en el nodo SA. Ocurren sin contratiempos en personas con corazón normal como respuesta a estímulos del sistema nervioso simpático u otros estimulantes, como la cafeína. En el corazón enfermo, las contracciones prematuras pueden dar lugar a arritmias más graves.

La *excitabilidad* describe la capacidad de una célula para responder a un impulso y generar un potencial de acción. Las células miocárdicas lesionadas o que fueron sustituidas por tejido cicatricial no conservan la excitabilidad normal.

La *conductividad* es la capacidad para conducir impulsos y el carácter refractario se refiere al grado en el que la célula puede responder a un estímulo entrante. El período refractario del músculo cardíaco es el intervalo en el período de repolarización durante el cual una célula excitable no se ha recuperado lo suficiente para estimularse de nuevo. Las alteraciones en la conductividad o en el carácter refractario predisponen a las arritmias.

Este fenómeno, conocido como *reentrada*, es la causa de muchas *taquiarritmias*.[1,5] En condiciones normales, un impulso eléctrico se conduce por el corazón de forma secuencial y ordenada. Para que exista la reentrada debe haber áreas con conducción lenta y un bloqueo de conducción unidireccional (fig. 28-8). La reentrada necesita un estímulo desencadenante, como una extrasístole, para iniciar el circuito.

La reentrada puede ocurrir en cualquier punto del sistema de conducción. Los componentes funcionales de un circuito de reentrada pueden ser grandes e incluir un sistema de conducción especializada completo, o puede tratarse de un circuito microscópico. Los factores que contribuyen al desarrollo de un circuito de reentrada incluyen isquemia, infarto y aumento en la concentración de potasio. Existen varias formas de reentrada. La primera es la reentrada anatómica. Incluye un obstáculo anatómico alrededor del cual debe pasar la corriente circulante y genera una onda de estimulación que trascurre por una vía establecida.[2] Las arritmias que surgen como resultado de una reentrada anatómica son taquiarritmias supraventriculares paroxísticas, como se ve en el síndrome de Wolff-Parkinson-White, fibrilación auricular (FA), aleteo auricular, reentrada nodal AV y algunas taquicardias ventriculares. La reentrada funcional no depende de una estructura anatómica para establecer el ciclo, sino de las diferencias locales en la velocidad de conducción y el carácter refractario entre las fibras vecinas que permiten la circulación repetida de un impulso alrededor de una zona.[2] El último tipo de reentrada es el tipo espiral. Se inicia con una corriente que no sigue una trayectoria normal; más bien, se dispersa y luego cambia de dirección y gira. En las aurículas, estos impulsos se hacen erráticos e irregulares. Esto es lo que se observa en la FA.

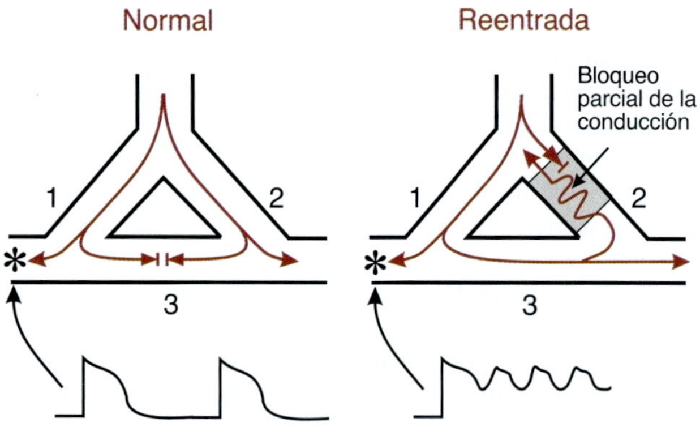

FIGURA 28-8. Mecanismo de reentrada. En la conducción normal de un potencial de acción, los impulsos viajan por los ramos 1 y 2 y se anulan entre sí en el ramo 3. Se puede producir una reentrada si el ramo 2 tiene una alteración de la conducción y bloquea los impulsos ortógrados, pero conduce lentamente los impulsos retrógrados. Si un impulso retrógrado que surge del ramo 2 alcanza tejido excitable (después del potencial relacionado con el episodio [PRE], pero antes del siguiente impulso normal), se puede conducir un potencial de acción prematuro de regreso al ramo 1. Si esto ocurre con los potenciales de acción sucesivos, se produce taquicardia. Tomado de: Klabunde R. E. (2012). *Cardiovascular physiology concepts* (2nd ed., Fig. 2.11, p. 24). Philadelphia, PA: Wolters Kluwer.

Tipos de arritmias y alteraciones de la conducción

En el corazón sano activado por descargas del nodo sinusal, la frecuencia varía entre 60 y 100 lpm. En la ECG puede observarse una onda P previa a cada complejo QRS. El ritmo sinusal normal se considera el ritmo "normal" de un corazón sano. En el ritmo sinusal normal, una onda P precede a todos los complejos QRS y los intervalos R-R se mantienen constantes en el tiempo (fig. 28-9). La onda P e intervalo PR (0.12-0.20 s) normales indican que el impulso se originó en el nodo SA, no en otra área del sistema de conducción con una frecuencia inherente menor.

Arritmias del nodo sinusal

Las alteraciones en la función del nodo SA inducen cambios en la frecuencia o ritmo del latido cardíaco.

Por ejemplo, la arritmia sinusal respiratoria es un ritmo cardíaco caracterizado por el alargamiento y acortamiento graduales de los intervalos R-R (*véase* la fig. 28-9). Esta variación en los ciclos cardíacos se relaciona con los cambios en la presión intratorácica ocurridos durante la respiración y con las alteraciones en el control autónomo del nodo SA. La inspiración aumenta la frecuencia cardíaca y la espiración la reduce; no amerita tratamiento alguno. La arritmia sinusal respiratoria explica la mayor parte de la variabilidad en la frecuencia cardíaca de las personas sanas. La reducción de la variabilidad en la frecuencia cardíaca se vincula con afecciones como infarto de miocardio (IM), insuficiencia cardíaca, hipertensión, angina estable, diabetes mellitus y enfermedad pulmonar obstructiva crónica (EPOC).[9]

Bradicardia sinusal

La *bradicardia sinusal* describe una frecuencia cardíaca baja (< 60 lpm) (*véase* la fig. 28-9). En esta alteración, una onda P precede a cada complejo QRS. La estimulación vagal y ciertos medicamentos disminuyen la frecuencia de descargas del nodo SA y la conducción por el nodo AV, por lo que reducen la frecuencia cardíaca. Este ritmo puede ser normal en atletas entrenados, que mantienen un volumen por latido más grande, y durante el sueño. Por lo general, la bradicardia

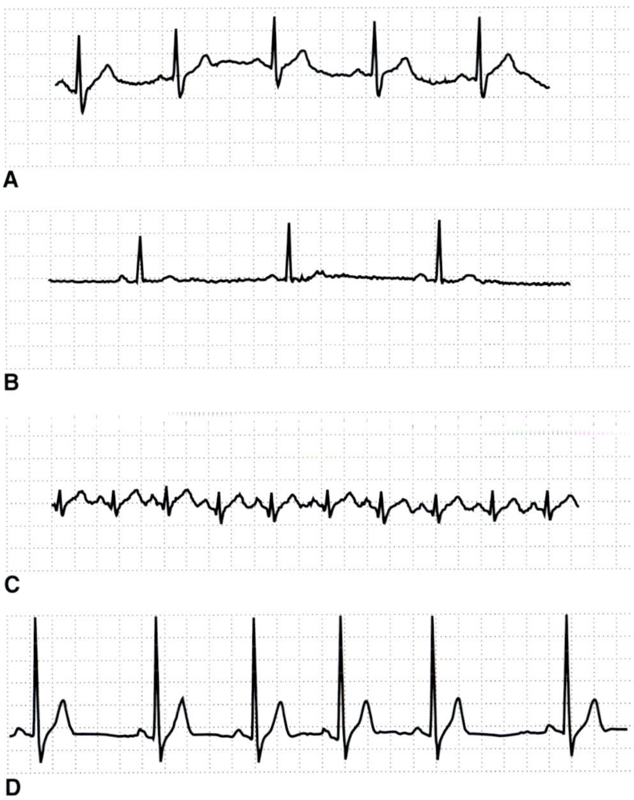

FIGURA 28-9. Trazos electrocardiográficos de las frecuencias originadas en el nodo sinusal. **A.** Frecuencia sinusal normal (60-100 lpm). **B.** Bradicardia sinusal (< 60 lpm). **C.** Taquicardia sinusal (> 100 lpm). **D.** Arritmia sinusal respiratoria, caracterizada por prolongación y acortamiento graduales de los intervalos R-R.

sinusal es benigna, a menos que se acompañe de descompensación hemodinámica, como en el mareo y la fatiga.[10]

Pausa o paro sinusal

El *paro sinusal* se refiere a la falta de descargas del nodo SA y causa irregularidades del pulso. El impulso no puede avanzar a través del nodo AV. Se desarrolla una frecuencia de escape cuando otro marcapasos toma el control. El paro sinusal puede causar períodos prolongados de asistolia y a menudo predispone a otras arritmias. Las causas de paro sinusal incluyen enfermedad del nodo SA, toxicidad por digitálicos, ictus, IM, miocarditis aguda, tono vagal excesivo, apnea del sueño, quinidina, lidocaína, hipercalemia e hipocalemia.[10,11]

Taquicardia sinusal

La *taquicardia sinusal* se refiere a la frecuencia cardíaca elevada (> 100 lpm) originada en el nodo SA (*véase* la fig. 28-9). Una onda P e intervalo PR normales deben anteceder a cada complejo QRS. El mecanismo de la taquicardia sinusal es el incremento del automatismo derivado de la estimulación simpática o la eliminación del tono vagal. La taquicardia sinusal es una respuesta normal durante la fiebre, pérdida sanguínea, ansiedad, dolor y ejercicio, así como en situaciones que inducen la estimulación simpática. Puede relacionarse con insuficiencia cardíaca congestiva, IM e hipertiroidismo. También puede deberse a fármacos como atropina, isoproterenol, adrenalina y quinidina.[11,12]

Síndrome de disfunción sinusal

El *síndrome de disfunción sinusal* (SDS) es un término que describe varias formas de generación del impulso cardíaco y alteraciones en la conducción intraauricular y AV.[11-14] Las causas más frecuentes del síndrome son la destrucción total o casi total del nodo SA; zonas de discontinuidad nodal-auricular; cambios inflamatorios o degenerativos de los nervios y ganglios que rodean al nodo; y cambios patológicos en la pared auricular.[10] Además, la oclusión de la arteria del nodo sinusal puede ser un factor contribuyente significativo. El SDS casi siempre es idiopático, aunque puede encontrarse en pacientes con arteriopatía coronaria, procesos infecciosos con fibrosis, por el consumo de ciertos fármacos y enfermedades vasculares del colágeno.[12,13] En los niños, el síndrome casi siempre se relaciona con anomalías cardíacas congénitas, en particular después de la cirugía cardíaca correctiva.[14]

Las manifestaciones más frecuentes del SDS son sensación de desmayo, mareo y síncope, síntomas que se deben a las bradiarritmias.[14] Cuando los pacientes con SDS experimentan palpitaciones, casi siempre son resultado de las taquiarritmias y sugieren la presencia de síndrome de bradicardia-taquicardia.

El tratamiento depende de la alteración del ritmo y a menudo incluye la implantación de un marcapasos permanente, combinado con tratamiento farmacológico.[10,11]

PUNTOS CLAVE

Arritmias supraventriculares y ventriculares

- Las arritmias supraventriculares son alteraciones del ritmo o conducción cardíacos iniciados arriba de los ventrículos.
- Las arritmias ventriculares son alteraciones del ritmo o conducción ventriculares y pueden poner en peligro la vida.

Arritmias de origen auricular

Los impulsos del nodo SA pasan por las vías de conducción de las aurículas al nodo AV. Las arritmias de origen auricular incluyen contracciones auriculares prematuras (CAP), taquicardia auricular multifocal y focal, aleteo auricular y FA (fig. 28-10).

Contracciones auriculares prematuras

Las CAP son contracciones que se originan en las vías de conducción auricular o en las células miocárdicas auriculares y ocurren antes del siguiente impulso esperado del nodo SA. Este impulso para la contracción casi siempre se transmite al ventrículo y de vuelta al nodo SA. La localización del foco ectópico determina la configuración de la onda P. En general,

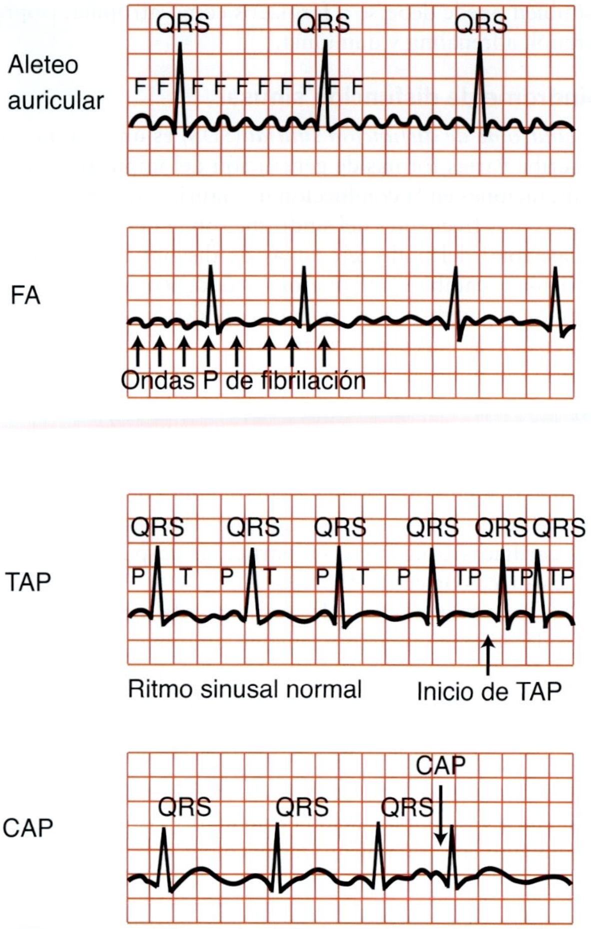

FIGURA 28-10. Trazos electrocardiográficos de arritmias auriculares. El aleteo auricular (*primer trazo*) se caracteriza por las ondas de aleteo auricular (*F*) que tienen una frecuencia de 240-450 lpm. La frecuencia ventricular se mantiene regular porque se conduce cada sexta contracción auricular. En la FA (*segundo trazo*) existe actividad eléctrica auricular muy desorganizada, irregular en frecuencia y ritmo. La respuesta ventricular es irregular y no hay ondas P distintivas. El *tercer trazo* ilustra la taquicardia auricular paroxística (TAP), precedida por ritmo sinusal normal. El *cuarto trazo* ilustra las contracciones auriculares prematuras (CAP).

mientras más cerca esté el foco ectópico del nodo SA, más se parece el complejo ectópico al complejo sinusal normal. La transmisión retrógrada al nodo SA a menudo interrumpe el momento del siguiente latido sinusal, por lo que hay una pausa entre los dos latidos conducidos de manera normal. En personas sanas, las CAP pueden ser resultado de estrés o consumo de alcohol, tabaco o cafeína. También se relacionan con IM, toxicidad por digitálicos, concentraciones séricas bajas de potasio o magnesio e hipoxia.

Taquicardia auricular

La taquicardia auricular puede ser multifocal (originada de varias áreas ectópicas en la aurícula) o focal (originada en un área de la aurícula). En la variante multifocal, las ondas P tienen morfologías diferentes en función de dónde se originan en la aurícula y se hacen irregulares en frecuencias mayores de 100 lpm. La forma focal es regular y tiene una frecuencia de 100-250 lpm. El tipo de taquicardia auricular depende de diferentes causas orgánicas. La taquicardia auricular multifocal, por lo general, se observa en adultos de edad avanzada con EPOC, hipoxia y alteraciones electrolíticas. La taquicardia auricular focal suele relacionarse con el consumo de cafeína o alcohol, valvulopatía mitral, cardiopatía reumática, IM agudo, EPOC, hipocalemia y toxicidad por digital. La taquicardia auricular multifocal se trata corrigiendo la causa subyacente. La focal puede tratarse mediante la identificación de la causa, con antiarrítmicos o, si lo anterior falla, con ablación por catéter de radiofrecuencia (RF) del foco ectópico generador de la taquicardia auricular.[15]

Aleteo auricular

El aleteo auricular es la taquicardia auricular ectópica rápida, con frecuencia de 240-450 lpm. Existen dos tipos de aleteo auricular.[10,15] La forma típica (a veces llamada *tipo I*) es resultado del ritmo de reentrada en la aurícula derecha que puede captarse e interrumpirse con técnicas de control de la frecuencia auricular. La frecuencia auricular en el aleteo de tipo I suele ser cercana a 300 lpm, aunque varía de 240 lpm a 340 lpm. En el aleteo auricular típico, la ECG revela un patrón definido en dientes de sierra en las derivaciones AVF, V_1 y V_5.[16] La frecuencia y la regularidad de la respuesta ventricular son variables y dependen de la secuencia de conducción AV. El complejo QRS puede ser normal o anómalo.

Los grupos con un riesgo elevado particular de desarrollar aleteo auricular incluyen niños, adolescentes y adultos jóvenes que se sometieron a cirugía correctiva para cardiopatías congénitas complejas.[15]

Fibrilación auricular

La fibrilación auricular se caracteriza por la activación auricular desorganizada rápida que se mueve entre 400 lpm y 600 lpm, así como por contracciones descoordinadas de las aurículas.[17] En la mayoría de los casos surgen múltiples circuitos de reentrada pequeños de manera constante en las aurículas, caracterizados por un patrón muy desorganizado de actividad eléctrica auricular, con ausencia de ondas P discernibles. La fibrilación ocurre cuando las células auriculares no pueden repolarizarse a tiempo para el próximo estímulo entrante. Debido a la conducción aleatoria por el nodo AV, los complejos QRS aparecen con un patrón irregular, que varía entre 80 lpm y 180 lpm. No todos los latidos ventriculares producen un pulso palpable. La diferencia entre la frecuencia apical y los pulsos periféricos palpables se llama *pulso deficitario*.

La FA se clasifica en tres categorías: paroxística, persistente y permanente.[17] La FA paroxística se resuelve por sí sola y no dura más de 7 días, mientras que la persistente dura más de 7 días y casi siempre amerita intervención, como la cardioversión. La FA se considera permanente cuando fallan los intentos para terminarla y el paciente permanece en FA.

La FA puede encontrarse en personas sin enfermedad aparente o en pacientes con enfermedad coronaria, valvulopatía mitral, cardiopatía isquémica, hipertensión, IM, pericarditis, insuficiencia cardíaca congestiva, toxicidad por digital e hipertiroidismo. La conversión espontánea a frecuencia sinusal en menos de 24 h después del inicio de la FA es frecuente.[17]

La FA es la arritmia crónica más frecuente, y la incidencia y prevalencia aumentan con la edad. La prevalencia es más alta en hombres que en mujeres.[17]

Los síntomas de la FA varían de síntomas mínimos a graves, desde palpitaciones hasta edema pulmonar agudo. Son frecuentes la fatiga y otros síntomas inespecíficos en los adultos mayores. Esta alteración predispone a la persona a la trombosis en las aurículas, con el riesgo consecuente de ictus embólico.

La FA puede tratarse con antiarrítmicos para controlar la frecuencia o convertirse a ritmo sinusal. Además, pueden utilizarse anticoagulantes para prevenir el ictus embólico, según el riesgo de esta complicación.[18] Puede considerarse la cardioversión en algunas personas, sobre todo en caso de edema pulmonar o estado cardíaco inestable.

Taquicardia supraventricular paroxística

La *taquicardia supraventricular paroxística* se refiere a las taquiarritmias que se originan antes de la bifurcación del haz de His, cuyo inicio y terminación son súbitos. La frecuencia cardíaca puede ser de 140-240 lpm y, en ocasiones, mantiene la regularidad, a pesar del ejercicio o el cambio de posición. La mayoría de los pacientes permanecen asintomáticos, salvo por la consciencia del latido cardíaco rápido, pero algunos experimentan disnea, sobre todo si los episodios son prolongados. El mecanismo más frecuente de la taquicardia supraventricular paroxística es la reentrada.

Arritmias de la unión

El nodo AV puede actuar como marcapasos en caso de que el nodo SA no inicie un impulso. Los ritmos de la unión pueden ser transitorios o permanentes, y casi siempre generan una frecuencia de 40-60 lpm. Las fibras de la unión en el nodo AV o el haz de His también pueden actuar como marcapasos ectópicos, de esta manera producen complejos de la unión prematuros. Otro ritmo que se origina en los tejidos de la unión es la taquicardia de la unión no paroxística, que casi siempre es de inicio y terminación gradual, aunque puede aparecer de forma abrupta si el marcapasos dominante es lo suficientemente lento. La frecuencia relacionada con la taquicardia de la unión varía entre 70 y 130 lpm, aunque puede ser mayor.[2] Las ondas P pueden preceder, quedar ocultas en el complejo o seguir al complejo QRS, según el sitio donde se originen los impulsos. La relevancia clínica de la taquicardia de la unión no paroxística es la misma que para las taquicardias auriculares. La ablación con catéter se ha utilizado con éxito en el tratamiento de algunos pacientes con taquicardia de la unión recurrente o intratable por otros medios. La taquicardia de la unión no paroxística es más frecuente en personas con cardiopatía subyacente, como IM de la pared inferior o miocarditis, o después de una cirugía cardíaca abierta. También puede encontrarse en caso de toxicidad por digital.

Alteraciones de la conducción y el ritmo ventricular

Las fibras de la unión en el nodo AV se acoplan al haz de His, que se divide para formar los ramos derecho e izquierdo del haz. Los ramos del haz se dividen más y forman las fibras de Purkinje, que se distribuyen por las paredes de los ventrículos (*véase* la fig. 28-1). Cuando el impulso cardíaco sale de las fibras de la unión, se propaga por el haz AV. A continuación, el impulso desciende por los ramos derecho e izquierdo del haz que se disponen debajo del endocardio a ambos lados del tabique. Luego se extienden por las paredes de los ventrículos. La interrupción en la conducción del impulso por los ramos del haz se denomina *bloqueo de ramo*. Por lo general, estos bloqueos no alteran el ritmo ni los latidos cardíacos. En su lugar, el bloqueo de ramo interrumpe el avance normal de la despolarización, por lo que un ventrículo se despolariza después del otro porque los impulsos trascurren por el tejido muscular en lugar del tejido de conducción especializado. Esta conducción prolongada hace que el complejo QRS sea más ancho de los 0.08-0.12 s normales. El ramo izquierdo del haz se bifurca en los fascículos izquierdos anterior y posterior.

Síndrome de QT largo y taquicardia helicoidal

El *síndrome de QT largo* (SQTL) se caracteriza por la prolongación del intervalo QT, lo que puede generar un tipo característico de taquicardia ventricular polimórfica llamada taquicardia helicoidal (*torsades de pointes*) y muerte súbita cardíaca (fig. 28-11).[10,12] El término se refiere a la polaridad del complejo QRS, caracterizada por complejos QRS grandes, anómalos y polimórficos que varían en amplitud y dirección, a menudo de un latido al siguiente, además de la rotación de los complejos alrededor de la línea isoeléctrica. La frecuencia en este tipo de taquicardia es de 100-180 lpm, aunque puede llegar hasta 200-300 lpm. El ritmo es muy inestable y puede conducir a la fibrilación ventricular o revertirse a ritmo sinusal.

El SQTL se clasifica en las formas hereditaria y adquirida, ambas relacionadas con el desarrollo de taquicardia helicoidal y muerte súbita cardíaca. Las formas hereditarias de SQTL se deben a alteraciones en las proteínas de conductos iónicos de la membrana, y existen defectos en el conducto del potasio o en el conducto del sodio.[19,20] El SQTL adquirido se vincula con diversas condiciones, como el consumo de cocaína, exposición a compuestos organofosforados, desequilibrios electrolíticos, bradicardia marcada, IM, hemorragia subaracnoidea, neuropatía autonómica, infección por el virus de inmunodeficiencia humana (VIH) y ayuno con ahorro de proteínas.[20] Los medicamentos relacionados con el SQTL incluyen digital, antiarrítmicos, verapamilo, haloperidol y eritromicina.[21]

Un QTc (intervalo QT corregido) mayor de 440 ms en hombres y mayor de 460 ms en mujeres se ha relacionado con episodios de síndromes de muerte súbita por arritmia.

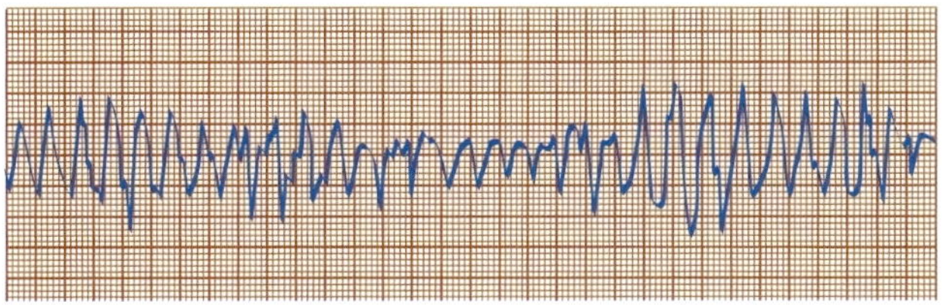

FIGURA 28-11. Taquicardia helicoidal. Tomado de: Morton P. G., Fontaine D. K. (2018). *Critical care nursing: A holistic approach* (11th ed., Fig. 17-27B, p. 227). Philadelphia, PA: Wolters Kluwer.

El tratamiento de las formas adquiridas del SQTL se enfoca sobre todo en la identificación y la eliminación del agente nocivo.

Arritmias ventriculares

Las arritmias que se originan en los ventrículos casi siempre se consideran más graves que las generadas en las aurículas, porque conllevan la posibilidad de interferir con la acción de bombeo del corazón.

Contracciones ventriculares prematuras

Una contracción ventricular prematura (CVP) se produce por un marcapasos ventricular ectópico, que hace que el ventrículo sea incapaz de repolarizarse lo suficiente para responder al siguiente impulso eléctrico. Este retraso, a menudo denominado *pausa compensatoria*, ocurre mientras el ventrículo puede restablecer su ritmo previo (fig. 28-12). Dado que el volumen diastólico suele ser insuficiente para la expulsión al sistema arterial, no existe pulso palpable o disminuye considerablemente. En ausencia de cardiopatía, las CVP casi siempre carecen de relevancia clínica. La incidencia de las CVP es mayor en presencia de isquemia, IM agudo, antecedente de IM, hipertrofia ventricular, infección, aumento en la actividad del sistema nervioso simpático o incremento de la frecuencia cardíaca.[22] La CVP también puede ser resultado de alteraciones electrolíticas o medicamentos.

Existe un patrón especial de CVP llamado *bigeminismo ventricular*, en el que cada latido normal va seguido o acompañado de una CVP. Este patrón a menudo es indicación de toxicidad por digital o cardiopatía. La presencia de CVP frecuentes en el corazón enfermo predispone al desarrollo de otras arritmias más graves, como taquicardia y fibrilación ventriculares.

Taquicardia ventricular

La *taquicardia ventricular* describe un ritmo cardíaco originado después de la bifurcación del haz de His, en el sistema de conducción especializado del músculo ventricular o en ambos.[2] Se caracteriza por una frecuencia ventricular de 70-250 lpm; el inicio puede ser súbito o insidioso. Por lo general, la taquicardia ventricular se manifiesta en el ECG por complejos QRS anchos, altos y anómalos que persisten más de 0.12 s (*véase* la fig. 28-12). Los complejos QRS pueden tener un aspecto uniforme (*monomórficos*) o pueden variar al azar (*polimórficos*).[12] La taquicardia ventricular puede ser sostenida o terminar de forma espontánea. Este ritmo es peligroso porque elimina el impulso auricular y puede reducir el tiempo de llenado diastólico hasta el grado que el gasto cardíaco esté muy disminuido o sea inexistente.

Aleteo y fibrilación ventriculares

Estas arritmias son alteraciones graves del ritmo cardíaco que causan la muerte en minutos, a menos que se tomen pronto medidas correctivas. El patrón ECG en el aleteo ventricular tiene forma de onda sinusoidal, con grandes oscilaciones a una frecuencia de 150-300 lpm.[10] En la fibrilación ventricular, el ventrículo tiembla, pero no se contrae. El patrón de ECG típico de la fibrilación ventricular es de desorganización evidente sin ondas ni intervalos identificables (*véase* la fig. 28-12). Cuando los ventrículos no se contraen, no existe gasto cardíaco y no hay pulsos palpables o audibles. Es obligatoria la desfibrilación inmediata con un choque eléctrico de corriente directa no sincronizada para la fibrilación ventricular y para el aleteo ventricular que ha producido pérdida de la consciencia.[10]

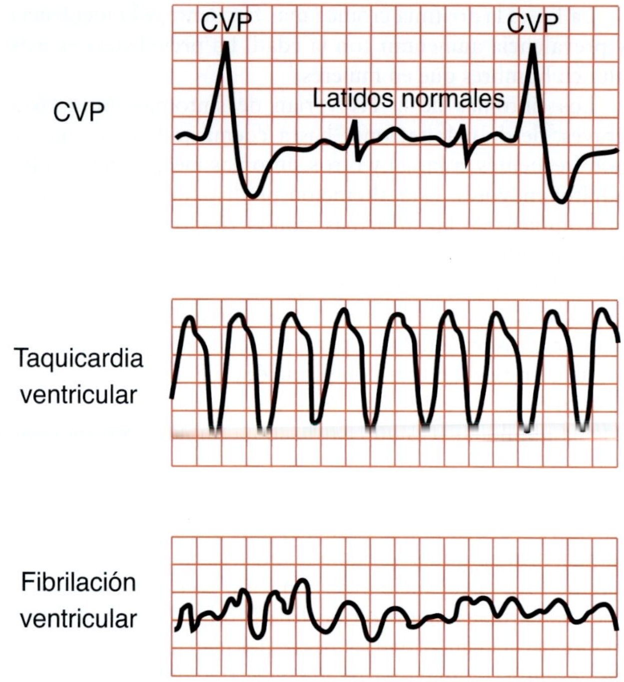

FIGURA 28-12. Trazos electrocardiográficos (ECG) de arritmias ventriculares. Las contracciones ventriculares prematuras (CVP; *trazo superior*) se originan en un foco ectópico en los ventrículos y causan distorsión del complejo QRS. Como el ventrículo casi nunca puede repolarizarse lo suficiente para responder al siguiente impulso generado en el nodo SA, a menudo una CVP va seguida de una pausa compensatoria. La taquicardia ventricular (*trazo intermedio*) se caracteriza por una frecuencia ventricular rápida de 70-250 lpm y ausencia de ondas P. En la fibrilación ventricular (*trazo inferior*), no hay contracciones ventriculares regulares o efectivas y el trazo ECG está completamente desorganizado.

Alteraciones de la conducción auriculoventricular

Los defectos en la conducción del nodo AV casi siempre se relacionan con fibrosis o tejido cicatricial del sistema de conducción. Los defectos de conducción también pueden ser consecuencia de medicamentos, incluidos la digoxina, bloqueadores β-adrenérgicos, bloqueadores de los canales de calcio y antiarrítmicos de clase IA.[23] Otros factores contribuyentes incluyen desequilibrios electrolíticos, IM agudo, fibrosis idiopática del sistema de conducción, enfermedad inflamatoria o cirugía cardíaca. Algunas causas menos frecuentes son alteraciones infecciosas, autoinmunitarias, oncológicas y iatrógenas.

El *bloqueo cardíaco* es la alteración en la conducción del impulso. Puede ser normal, fisiológico (p. ej., tono vagal) o patológico. Es posible que se deba a un bloqueo en la conducción en la aurícula, en las fibras nodales AV o en el haz AV (haz de His), que se continúa con el sistema de conducción de Purkinje que se distribuye en los ventrículos. El intervalo PR de la ECG corresponde al tiempo que tarda el impulso cardíaco en pasar del nodo SA a las vías ventriculares. En condiciones normales, el intervalo PR varía de 0.12-0.20 s.

Bloqueo AV de primer grado

El bloqueo AV de primer grado se caracteriza por un intervalo PR prolongado (> 0.20 s; fig. 28-13). El intervalo PR prolongado indica retraso en la conducción AV, pero todos los impulsos auriculares se transmiten a los ventrículos. Esta situación casi siempre produce un ritmo auricular y ventricular regular. La prolongación del intervalo PR con relevancia clínica puede producirse por retrasos en la conducción en el nodo AV mismo, en el sistema His-Purkinje o en ambos.[18] El bloqueo de primer grado puede ser consecuencia de enfermedad en el nodo AV, como en la isquemia o infarto, o de infecciones, como la fiebre reumática o la miocarditis.[20,23] El bloqueo cardíaco de primer grado aislado casi nunca causa síntomas; no está indicada la monitorización temporal o permanente de la frecuencia cardíaca, pero debe mantenerse bajo vigilancia.

Bloqueo AV de segundo grado

El bloqueo AV de segundo grado se caracteriza por insuficiencia intermitente en la conducción de uno o más impulsos de las aurículas a los ventrículos. La onda P no conducida puede aparecer de manera intermitente o frecuente, mientras que la onda P conducida está relacionada con intervalos PR recurrentes.[18] El bloqueo AV de segundo grado se divide en dos tipos: tipo I (Mobitz de tipo I o fenómeno de Wenckebach) y tipo II (Mobitz de tipo II). Un bloqueo AV *Mobitz de tipo I* se caracteriza por la prolongación progresiva del intervalo PR hasta que se bloquea un impulso y la secuencia inicia de nuevo. A menudo se presenta en personas con IM de la pared inferior, sobre todo con infarto ventricular derecho concurrente. Esta alteración casi siempre se acompaña de una frecuencia ventricular adecuada y rara vez causa síntomas. En general, es transitorio y no requiere control temporal con marcapasos de la frecuencia.[18] En el bloqueo AV *Mobitz de tipo II*, existe bloqueo intermitente de los impulsos auriculares, con intervalo PR constante (*véase* la fig. 28-13). Suele acompañar al IM de la pared inferior y puede ameritar un marcapasos temporal o permanente. Esta alteración conlleva una elevada tasa de mortalidad. Además, se relaciona con otros tipos de cardiopatía orgánica y muchas veces evoluciona al bloqueo cardíaco completo.

Bloqueo AV de tercer grado

El bloqueo AV de tercer grado, o completo, ocurre cuando se pierde el vínculo de la conducción entre las aurículas y los ventrículos debido a la interrupción en el nodo AV (normalmente, congénito), el haz de His o en el sistema de Purkinje (normalmente, adquirido), lo que hace que las despolarizaciones auriculares y ventriculares estén controladas por distintos marcapasos (*véase* la fig. 28-13). El marcapasos auricular puede ser sinusal o ectópico. El ventricular casi siempre se localiza justo debajo de la región del bloqueo. Por lo general, las aurículas conservan una frecuencia normal de latidos y los ventrículos desarrollan su propia frecuencia, que suele ser baja (30-40 lpm).

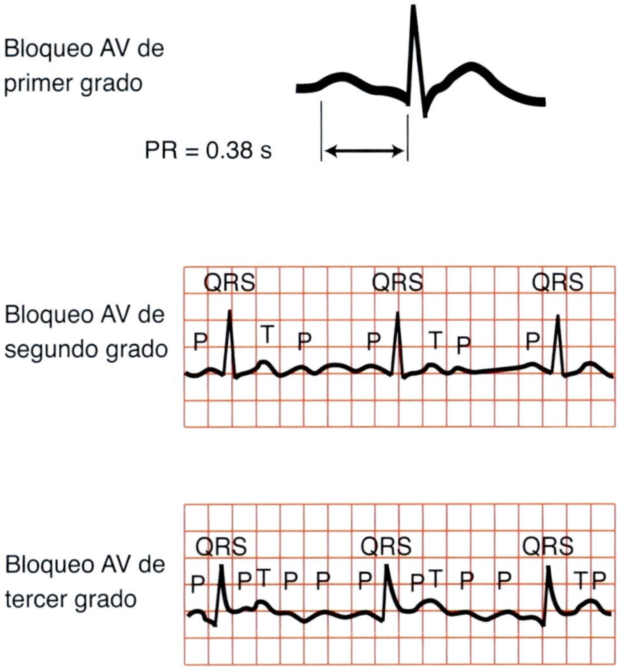

FIGURA 28-13. Cambios electrocardiográficos que ocurren con las alteraciones en la conducción en el nodo AV. El *trazo superior* muestra la prolongación del intervalo PR, característico del bloqueo AV de primer grado. El *trazo intermedio* ilustra el bloqueo AV de segundo grado Mobitz de tipo II, en el que se bloquea la conducción de una o más ondas P. En el bloqueo AV de tercer grado (*trazo inferior*), los impulsos conducidos por el nodo AV se bloquean por completo, y las aurículas y los ventrículos generan sus impulsos a su propia frecuencia.

El bloqueo cardíaco completo reduce el gasto cardíaco, con posibles episodios de síncope (desmayo) conocidos como *ataques de Stokes-Adams*.[18] Otras manifestaciones incluyen mareos, fatiga, intolerancia al ejercicio o episodios de insuficiencia cardíaca aguda.[1] La mayoría de las personas con bloqueo cardíaco completo requieren marcapasos permanente.

Tipos hereditarios de arritmias

Durante muchos años, los pacientes que morían súbitamente tuvieron el diagnóstico de *fibrilación ventricular idiopática*, cuando de hecho las alteraciones de los canales iónicos o canalopatías eran la causa subyacente.[24] Evidencia actual sugiere que estos casos implican alteraciones de origen genético en las proteínas de los conductos iónicos que controlan la actividad eléctrica del corazón. Muchos genes se han vinculado con canalopatías arritmógenas hereditarias y se espera que se identifiquen más y se relacionen con la muerte súbita en personas que tenían un corazón en apariencia sano.[24,25] Entre las alteraciones arritmógenas hereditarias están el SQTL, síndrome de QT corto, síndrome de Brugada y taquicardia ventricular polimórfica catecolaminérgica.

Síndrome de QT largo congénito

El SQTL congénito es una enfermedad arritmógena hereditaria caracterizada por arritmias ventriculares caracterizadas por intervalo QT prolongado, morfología anómala de la onda T y *torsade de pointes*. Se han identificado cientos de mutaciones genéticas en los tres genes principales y nueve genes menores susceptibles a SQTL. La gravedad de las manifestaciones clínicas del SQTL varían: van desde la enfermedad manifiesta a enfermedad sin arritmias ni episodios de síncope.

Según el gen afectado, a menudo son eficaces el tratamiento de largo plazo con bloqueadores de receptores β-adrenérgicos, el control permanente de la frecuencia o la desinervación simpática cardíaca izquierda.[25] Se recomienda la colocación de un cardioversor- desfibrilador implantable en personas con síncope recurrente, arritmias ventriculares sostenidas o paro cardíaco súbito, a pesar del tratamiento farmacológico.

Síndrome de QT corto

El síndrome de QT corto (SQTC), una canalopatía hereditaria, se describió por primera vez en el año 2000 y se caracteriza por un intervalo QT menor de 330 ms. Es un trastorno autosómico dominante y algunas personas tienen antecedentes familiares de cardiopatía. La mayoría de las personas con esta alteración permanecen asintomáticas y tienen antecedentes de síncope. El tratamiento de elección sigue siendo el cardioversor-desfibrilador implantable para prevenir la muerta cardíaca súbita.[16,26]

Síndrome de Brugada

Descrito por primera vez en 1992, el síndrome de Brugada es una alteración autosómica dominante caracterizada por elevación del segmento ST en las derivaciones precordiales V_1 a V_3, bloqueo de ramo derecho y susceptibilidad a la taquicardia ventricular.[25] Los síntomas asociados con estas alteraciones del ECG incluyen síncope, palpitaciones, malestar torácico, paro cardíaco y respiración agónica nocturna. Hasta ahora se relaciona con un solo gen que codifica el conducto cardíaco para sodio. La alteración casi siempre se manifiesta en el adulto con penetrancia incompleta y un alto porcentaje de portadores de la mutación permanecen asintomáticos.[26] Aunque la alteración se hereda como rasgo autosómico, entre los pacientes con manifestaciones clínicas existe una proporción 8:1 entre varones y mujeres.[24]

Taquicardia ventricular polimórfica catecolaminérgica

La taquicardia ventricular polimórfica catecolaminérgica (TVPC) es una alteración que se caracteriza por taquicardia ventricular, síncope y muerte súbita en casos familiares o esporádicos en ausencia de enfermedad cardíaca o alteraciones del ECG.

Los individuos con TVPC suelen tener un ECG normal y no presentan cardiopatías estructurales. La actividad física y las emociones súbitas son los desencadenantes específicos de arritmias en personas con TVPC. La complejidad de las arritmias aumenta de manera progresiva conforme se incrementa la poscarga, desde latidos prematuros aislados hasta bigeminismo y episodios de taquicardia ventricular. Es muy importante realizar análisis genéticos para identificar las mutaciones. Un régimen antiadrenérgico con β-bloqueadores es la base terapéutica de la TVPC. Es necesario el empleo de un cardioversor-desfibrilador implantable al realizar una prueba de esfuerzo.

Métodos diagnósticos

El diagnóstico de las alteraciones del ritmo y la conducción cardíacos casi siempre se hace con base en el ECG superficial, monitorización ECG Holter o grabadora ECG cíclica implantable. Las pruebas de esfuerzo y los estudios electrofisiológicos pueden aclarar la causa de las arritmias y defectos de la conducción cardíacos.

Electrocardiograma superficial

El ECG superficial en reposo registra a través de la superficie del cuerpo los impulsos originados en el corazón. Estos impulsos se registran por un tiempo limitado y durante períodos de inactividad. Aunque el procedimiento carece de complicaciones, los errores relacionados con un diagnóstico incorrecto pueden generar enfermedad cardíaca iatrógena.[5,6] La ECG en reposo es la primera herramienta para el diagnóstico clínico de las alteraciones del ritmo y la conducción, pero se limita a los fenómenos que ocurren durante el período de vigilancia ECG.

Monitorización con ECG Holter

La monitorización Holter es una forma de vigilancia de largo plazo durante la cual una persona utiliza un dispositivo que hace un registro digital de dos o tres derivaciones de ECG hasta por 48 h. Durante ese tiempo, la persona lleva un diario de sus actividades y síntomas, que más tarde se relacionan con el registro ECG. La mayoría de los dispositivos de registro también tienen un botón marcador de accidentes que el individuo puede presionar cuando experimente síntomas, lo cual ayuda al técnico o al médico a relacionar el diario, los síntomas y los cambios ECG durante el análisis. Las grabadoras pueden reconocer anomalías o permitir que el individuo active la unidad cuando tiene síntomas.[27]

Grabadora ECG cíclica implantable

Si los monitores Holter y por episodios no aportan información diagnóstica y un paciente continúa con síntomas, se puede implantar una grabadora cíclica. Este dispositivo se implanta bajo la piel en la parte superior izquierda del pecho. Vigila de manera constante la ECG del individuo y puede programarse para que almacene los episodios activados por el paciente cuando tenga síntomas. La grabadora cíclica puede permanecer instalada hasta durante 3 años. Ayuda a documentar arritmias, la eficacia de antiarrítmicos, episodios de isquemia miocárdica, prolongación de QT, alteraciones en la frecuencia cardíaca y variabilidad de la frecuencia cardíaca.

Prueba de esfuerzo

En la prueba de esfuerzo se induce la respuesta del cuerpo a los aumentos medidos en el ejercicio agudo. Esta técnica mide los cambios de frecuencia cardíaca, presión arterial, respiración e intensidad percibida de ejercicio. Ayuda a identificar las alteraciones inducidas por el ejercicio en la respuesta hemodinámica y los cambios isquémicos en el segmento ST; también permite detectar y clasificar las alteraciones del ritmo y la conducción cardíacos vinculados con el ejercicio.[28] El ECG de estrés incluye un ECG posterior a la prueba de esfuerzo para determinar si hay falta de flujo sanguíneo en un área determinada del corazón.

Pruebas electrofisiológicas

Las pruebas electrofisiológicas se emplean para el diagnóstico y tratamiento de arritmias complejas. Implican el paso de dos o más catéteres con electrodo hacia el lado derecho del corazón.[3] Los catéteres con electrodo se usan para estimular el corazón y registrar ECG intracardíacas.

Las principales indicaciones para las pruebas electrofisiológicas son:

- Determinar la probabilidad de desarrollo de arritmia en una persona.
- Evaluar el síncope recurrente de origen cardíaco, cuando la ECG ambulatoria no proporciona el diagnóstico.
- Diferenciar las arritmias supraventriculares de las ventriculares.
- Localizar focos arritmógenos para intervenciones terapéuticas, como procedimientos de ablación con catéter o dispositivos contra la taquicardia.[11]

La mayoría de estos procedimientos no incluyen acceso al lado izquierdo del corazón, por lo que el riesgo de IM, ictus o embolia sistémica es menor que el de una arteriografía coronaria. La adición de maniobras terapéuticas, como la ablación, al procedimiento eleva el riesgo de complicaciones, las cuales incluyen trombosis y embolia pulmonar.[29]

Tratamiento

El tratamiento de las alteraciones del ritmo y la conducción cardíacos se enfoca en controlar la arritmia, corregir la causa y prevenir las arritmias más graves o mortales. La corrección puede implicar tan solo el ajuste de un alteración electrolítica o suspender un medicamento como la digital. La prevención de arritmias más graves a menudo incluye fármacos, estimulación eléctrica o intervención quirúrgica.

Tratamiento farmacológico

Los antiarrítmicos actúan al modificar la formación y conducción alteradas de los impulsos que inducen la contracción miocárdica. Estos medicamentos se clasifican en cuatro grupos principales (clase I a clase IV), según el efecto del compuesto en el potencial de acción de las células cardíacas.[11] Dos tipos más de antiarrítmicos, los glucósidos cardíacos y la adenosina, no se incluyen en este esquema de clasificación. Los glucósidos cardíacos (fármacos de la digital) disminuyen la frecuencia cardíaca y se usan en el tratamiento de arritmias como la taquicardia auricular, el aleteo auricular y la FA. La adenosina, un nucleósido endógeno presente en todas las células, se emplea para el tratamiento intravenoso urgente de la taquicardia supraventricular paroxística que afecta al nodo AV, interrumpe la conducción del nodo AV y reduce la frecuencia de descargas del nodo SA.[30,31]

Fármacos de clase I

Los medicamentos de clase I actúan mediante el bloqueo de los conductos rápidos de sodio. Estos fármacos influyen en la conducción del impulso, excitabilidad y automatismo en varios grados, por lo que se dividieron en tres grupos: IA, IB y IC, con base en la cinética de sus efectos del conducto de sodio. Los fármacos de la clase IA se usan para las arritmias supraventriculares y ventriculares. Los fármacos de la clase IB se usan para tratar las arritmias ventriculares. Los fármacos de la clase IC son útiles para latidos prematuros auriculares y ventriculares, taquicardias ventriculares, fibrilación auricular y ventricular, y aleteo.[30,31] Cada clase tiene un efecto único en las fases del potencial de acción.

Fármacos de clase II

Los fármacos de clase II son bloqueadores β-adrenérgicos que actúan al amortiguar el efecto del estímulo nervioso simpático en el corazón, con lo que inhiben la abertura de los conductos de calcio. Estos medicamentos disminuyen el automatismo porque deprimen la fase 4 del potencial de acción. También aminoran la frecuencia cardíaca y la contractilidad cardíaca. Son eficaces para el tratamiento de las arritmias supraventriculares y las taquiarritmias porque contrarrestan la acción arritmógena de las catecolaminas.[24]

Fármacos de clase III

Los fármacos de clase III actúan por inhibición de la corriente de potasio y la despolarización, lo que prolonga el potencial de acción y el período refractario. Tienen poco efecto inhibitorio en las corrientes despolarizantes. Estos medicamentos se emplean en el tratamiento de arritmias ventriculares graves.

Fármacos de clase IV

Los fármacos de clase IV actúan mediante el bloqueo de los conductos lentos de calcio, lo que deprime la fase 4 y prolonga las fases 1 y 2 del potencial de acción. Al bloquear la liberación de iones calcio intracelulares, estos compuestos aminoran la fuerza de la contracción cardíaca, lo que reduce la demanda miocárdica de oxígeno. Se usan para ralentizar el marcapasos nodal SA e inhibir la conducción en el nodo AV, lo que retrasa la respuesta ventricular en las taquicardias auriculares; también terminan las taquicardias supraventriculares paroxísticas por reentrada cuando el nodo AV actúa como la vía de reentrada.[24]

Intervenciones eléctricas

La corrección de los defectos de conducción, bradicardias y taquicardias puede ameritar la utilización de un marcapasos, cardioversión o desfibrilación. Las intervenciones eléctricas pueden emplearse en situaciones urgentes y electivas.

Marcapasos cardíaco

Un marcapasos cardíaco es un dispositivo electrónico que emite un estímulo eléctrico al corazón. Se utiliza para iniciar latidos cardíacos en situaciones en las que falla el marcapasos cardíaco natural. Estas situaciones incluyen ciertos tipos de bloqueo AV, bradicardia sintomática en la que la frecuencia de la contracción cardíaca y el gasto cardíaco consecuente son insuficientes para la perfusión de los tejidos vitales y otras arritmias cardíacas. Un marcapasos puede utilizarse como medida temporal o permanente. Las derivaciones del marcapasos pueden controlar las frecuencias de las aurículas, los ventrículos o las aurículas y los ventrículos en secuencia; también puede emplearse para control por sobremarcha. El control del ritmo por sobremarcha se usa en la taquicardia ventricular recurrente, para las taqui arritmias auriculares o ventriculares con reentrada, y para terminar el aleteo auricular.[22]

Cardioversión sincronizada y desfibrilación

La cardioversión sincronizada y la desfibrilación son dos métodos confiables para tratar la taquicardia ventricular; la cardioversión es el tratamiento definitivo para la FA. La emisión de una descarga eléctrica sincronizada con la onda R del ECG se conoce como *cardioversión sincronizada* y la descarga no sincronizada se llama *desfibrilación*. El objetivo de estas dos técnicas es aplicar un pulso eléctrico al corazón, de tal manera que lo despolarice por completo durante el paso de la corriente. Esta corriente eléctrica interrumpe los impulsos desorganizados, lo que permite que el nodo SA recupere el control del corazón.[32]

Alerta sobre el dominio de conceptos

La electricidad en la desfibrilación no sincronizada despolariza todo el corazón, interrumpiendo el ritmo caótico y permitiendo que el nodo SA retome el control.

Los cardioversores-desfibriladores implantables automáticos (CDIA) se usan con éxito en el tratamiento de pacientes con taquiarritmias ventriculares que ponen en peligro la vida mediante la aplicación de un contrachoque eléctrico intratorácico.[32] El CDIA también se puede programar para proporcionar un ritmo de marcapasos antitaquicardia más rápido que la frecuencia ventricular para intentar terminar la arritmia. Todos los CDIA responden a la taquiarritmia ventricular con frecuencias más rápidas mediante la aplicación de un choque eléctrico entre los electrodos intratorácicos en los 10-20 s siguientes a su inicio.[22]

Ablación e intervenciones quirúrgicas

El tratamiento de ablación se emplea para corregir taquiarritmias supraventriculares y ventriculares recurrentes que ponen en peligro la vida. Este tratamiento puede realizarse a través de un catéter o con técnicas quirúrgicas. Implica la destrucción localizada, aislamiento o escisión del tejido cardíaco que se considera generador de la arritmia.[3,28]

Esta forma de ablación emplea ondas de RF para destruir las vías de conducción eléctrica defectuosas o anómalas. La ablación por RF sigue siendo el método más frecuente de resección para arritmias cardíacas. La crioenergía o congelación es un tipo adicional de energía que se ha desarrollado. La crioablación es la aplicación directa de una sonda en extremo fría al tejido cardíaco arritmógeno.[23]

La cirugía para revascularización arterial coronaria mejora la oxigenación cardíaca porque incrementa el suministro sanguíneo al miocardio. La ventriculotomía es la extirpación de tejido aneurismático, con sutura de las paredes miocárdicas para eliminar el movimiento ventricular paradójico y los focos de arritmia. En la resección endocárdica, se extirpa el tejido endocárdico que se identificó como arritmógeno en las pruebas electrofisiológicas o en el mapeo (cartografía) transoperatorio. La ventriculotomía y la resección endocárdica se han realizado con crioablación o ablación por láser como tratamiento adjunto.[33]

RESUMEN

Las afecciones del ritmo cardíaco se originan por alteraciones en la generación o conducción de impulsos en el corazón. El ritmo sinusal normal y la arritmia sinusal respiratoria se consideran ritmos cardíacos normales. No todas las arritmias cardíacas son patológicas; existen en corazones sanos y enfermos. Las arritmias sinusales se originan en el nodo SA; incluyen la bradicardia sinusal, taquicardia sinusal, paro sinusal y SDS.

Las arritmias auriculares se producen por alteraciones en la generación de impulsos en las vías de conducción o el miocardio auricular. Incluyen las CAP, el aleteo auricular y la FA. Las arritmias auriculares a menudo pasan inadvertidas, a menos que se transmitan a los ventrículos.

Las arritmias que se originan en los ventrículos a menudo se consideran más graves que las que surgen en las aurículas, ya que pueden interferir con la función de bomba del corazón. El SQTL es la prolongación del intervalo QT y puede dar lugar a taquicardia helicoidal y muerte súbita cardíaca. Una contracción ventricular prematura (CVP) se origina en un marcapasos ventricular ectópico. La taquicardia ventricular se caracteriza por una frecuencia ventricular de 70-250 lpm. La fibrilación ventricular es una arritmia mortal, a menos que se termine mediante desfibrilación. Las miocardiopatías arritmógenas son alteraciones hereditarias de los conductos iónicos que controlan la actividad eléctrica del corazón. Entre las alteraciones arritmógenas hereditarias están el SQTL congénito, SQTC, síndrome de Brugada y taquicardia ventricular polimórfica catecolaminérgica.

Las alteraciones en la conducción de impulsos por el nodo AV causan alteraciones en la transmisión de los impulsos de las aurículas a los ventrículos. Puede haber un retraso en la transmisión (bloqueo de primer grado), falta de conducción de uno o más impulsos (bloqueo de segundo grado) o falta completa de conducción de impulsos entre las aurículas y los ventrículos (bloqueo cardíaco de tercer grado). Las alteraciones de la conducción en el haz de His y el sistema de Purkinje, llamados *bloqueos de ramo*, ocasionan ensanchamiento y cambios en la configuración del complejo QRS en el ECG.

El diagnóstico de las alteraciones del ritmo y la conducción cardíacos casi siempre se hace mediante ECG superficial y las pruebas electrofisiológicas. Pueden emplearse electrodos superficiales para obtener una ECG de 12 derivaciones; estudios electrocardiográficos con señal promediada, en los que se promedian múltiples muestras de ondas QRS para detectar potenciales de acción ventriculares tardíos; vigilancia Holter, que registra la ECG de manera continua hasta por 48 h; y registro cíclico, con registro constante hasta durante 3 años. Las pruebas electrofisiológicas utilizan catéteres con electrodos introducidos en la aurícula derecha por una vena periférica como una forma de estimular de manera directa al corazón mientras se obtiene una ECG intracardíaca.

En el tratamiento de las arritmias y las alteraciones de la conducción se utilizan medicamentos y dispositivos eléctricos. Los fármacos antiarrítmicos actúan mediante la modificación de la generación y conducción alteradas de impulsos que inducen la contracción miocárdica. Incluyen fármacos que bloquean los conductos rápidos de sodio, bloqueadores del receptor β-adrenérgico que disminuye las señales simpáticas al corazón, medicamentos que inhiben la corriente del potasio y la repolarización, antagonistas de los canales de calcio, glucósidos cardíacos (digitálicos) y adenosina, que se usa para el tratamiento intravenoso urgente de la taquicardia supraventricular paroxística por compromiso del nodo AV. Los dispositivos eléctricos incluyen marcapasos cardíacos temporales y permanentes que se utilizan para corregir bradicardias sintomáticas o para el control del ritmo por sobremarcha; desfibriladores que se usan para corregir la fibrilación auricular y ventricular; cardioversores implantados externos o internos, que pueden emplearse para tratar la taquicardia ventricular; y tratamiento de ablación y crioablación para la FA, en la que se destruyen focos irritables específicos en el corazón. Los procedimientos quirúrgicos se realizan para extirpar tejido irritable o disfuncional, sustituir válvulas cardíacas o para mejorar el suministro sanguíneo a la pared miocárdica.

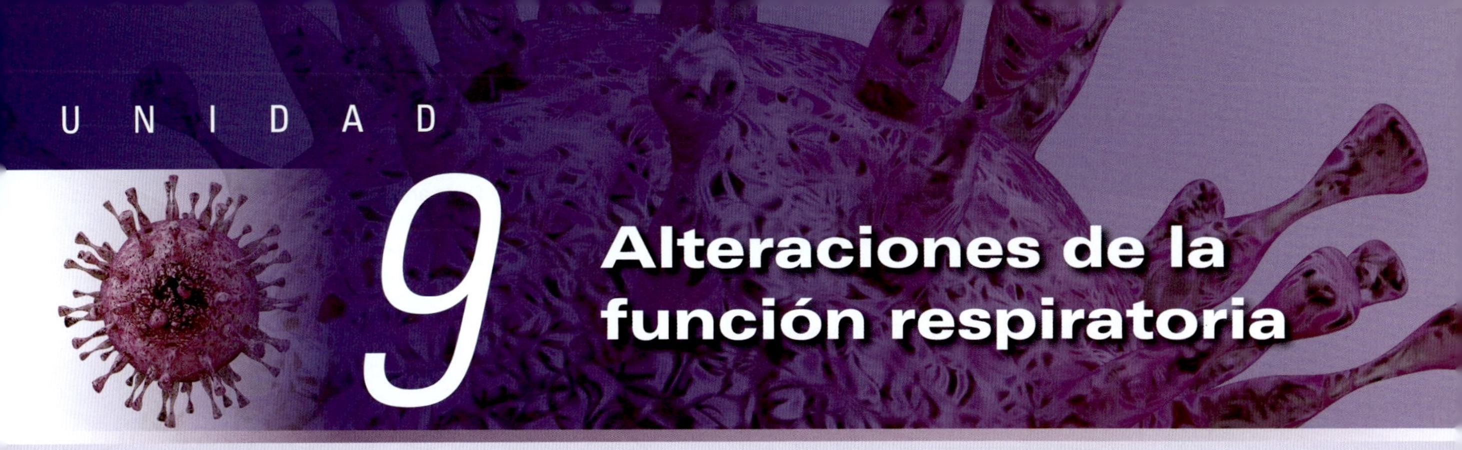

UNIDAD 9

Alteraciones de la función respiratoria

CAPÍTULO 29

Estructura y función del sistema respiratorio

El sistema respiratorio se compone de las vías respiratorias y los pulmones; su función principal es el intercambio de gases. El oxígeno del aire se transfiere a la sangre y el dióxido de carbono de la sangre se elimina hacia la atmósfera. Además del intercambio de gases, los pulmones sirven como una defensa del hospedero, al proporcionar una barrera entre el ambiente externo y el interior del cuerpo. Por último, el pulmón también es un órgano metabólico que sintetiza y metaboliza diferentes compuestos.

Este capítulo se centra en la organización estructural del sistema respiratorio, el intercambio de gases entre la atmósfera y los pulmones, el intercambio de gases en los pulmones y su transporte en la sangre, y el control de la respiración.

Organización estructural del sistema respiratorio

El sistema respiratorio consiste en los órganos que permiten el paso de aire (dos pulmones) y los vasos sanguíneos que los irrigan. También se compone de estructuras que proveen un mecanismo ventilador, es decir, la caja torácica y los músculos respiratorios, que incluyen el diafragma, el principal músculo respiratorio.

Los pulmones son órganos blandos, esponjosos, con forma de cono, localizados de lado a lado en la cavidad torácica (fig. 29-1). Están separados entre sí por el *mediastino* (el espacio entre los pulmones) y su contenido: corazón, vasos sanguíneos, ganglios linfáticos, fibras nerviosas, glándula del timo y esófago. La parte superior del pulmón, que descansa en lo alto la cavidad torácica, se llama *vértice* y la parte inferior, que se apoya en el diafragma, se conoce como la *base*. Los pulmones se dividen en lóbulos, tres en el pulmón derecho y dos en el izquierdo.

En cuanto a su función, el sistema respiratorio puede dividirse en dos partes: las *vías respiratorias conductoras*, por las que se mueve el aire a medida que pasa entre la atmósfera y los pulmones, y los *tejidos respiratorios* de los pulmones, en donde tiene lugar el intercambio de gases.

PUNTOS CLAVE

Vías conductoras y respiratorias

- La respiración requiere ventilación o movimiento de gases hacia y desde los pulmones, perfusión (irrigación sanguínea de los pulmones) y difusión de gases entre los pulmones y la sangre.
- La ventilación depende de las vías de conducción, que incluyen la nasofaringe y bucofaringe, la laringe y el árbol traqueobronquial, los cuales desplazan el aire dentro y fuera de los pulmones, pero sin participar en el intercambio de gases.
- El intercambio de gases tiene lugar en las vías respiratorias de los pulmones, donde los gases se difunden por la membrana alveolocapilar, sitio en donde se lleva a cabo el intercambio de aire en los pulmones y la sangre que fluye por los capilares pulmonares.

Vías respiratorias de conducción

Las vías respiratorias conductoras incluyen las fosas nasales, boca y faringe, laringe, tráquea, bronquios y bronquiolos (*véase* la fig. 29-1). Además de funcionar como un conducto

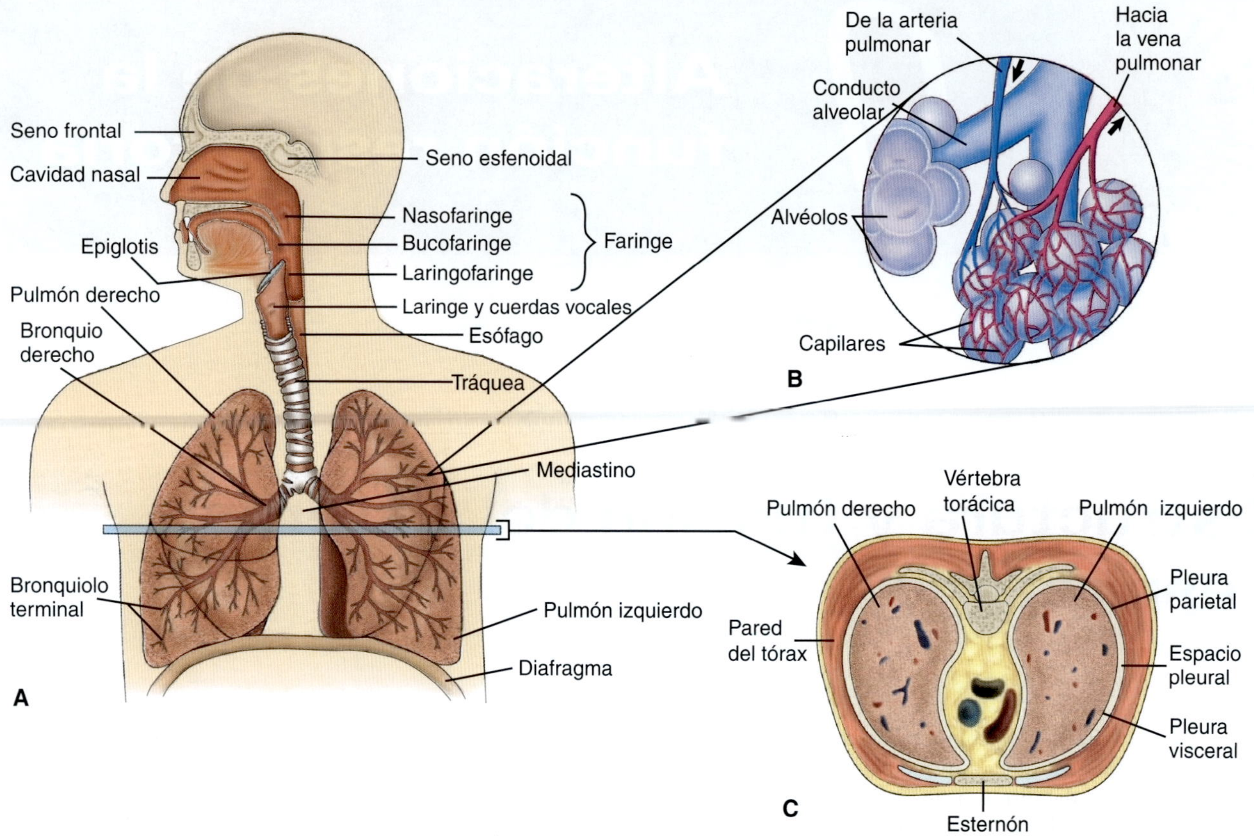

FIGURA 29-1. Sistema respiratorio. **A.** Estructuras respiratorias superiores y del tórax. **B.** Alvéolos. **C.** Sección horizontal de los pulmones. Tomado de: Hinkle J. L., Cheever K. H. (2018). *Brunner & Suddarth's textbook of medical-surgical nursing* (14th ed., Fig. 20-3, p. 482). Philadelphia, PA: Wolters Kluwer.

para el flujo de aire, las vías respiratorias de conducción sirven para "acondicionar" el aire inspirado. El aire se entibia, filtra y humidifica cuando pasa por estas estructuras. El calor se transfiere al aire desde la sangre que fluye por las paredes de los conductos respiratorios. El manto mucociliar elimina las partículas extrañas y el agua de las membranas mucosas se utiliza para humedecer el aire.

Una combinación de cartílago, fibras elásticas y de colágeno, y músculo liso proporciona a las vías respiratorias la rigidez y la flexibilidad necesarias para mantener la permeabilidad y garantizar un suministro ininterrumpido de aire. La mayor parte de las vías de conducción están revestidas con epitelio cilíndrico seudoestratificado ciliado, que contiene un mosaico de glándulas que secretan mucosidad, células ciliadas con proyecciones pilosas y glándulas serosas que secretan un líquido acuoso que contiene enzimas antibacterianas (fig. 29-2). De forma gradual, la capa epitelial se vuelve más delgada cuando se mueve desde el epitelio seudoestratificado de los bronquios al epitelio cúbico de los bronquiolos y, luego, al epitelio plano de los alvéolos.

La mucosidad producida por las células epiteliales en las vías respiratorias conductoras forma una capa llamada *manto mucociliar*. Esta capa protege al sistema respiratorio atrapando polvo, bacterias y otras partículas extrañas que entran en las vías respiratorias. Los cilios, que están en constante movimiento, desplazan el manto mucociliar junto con

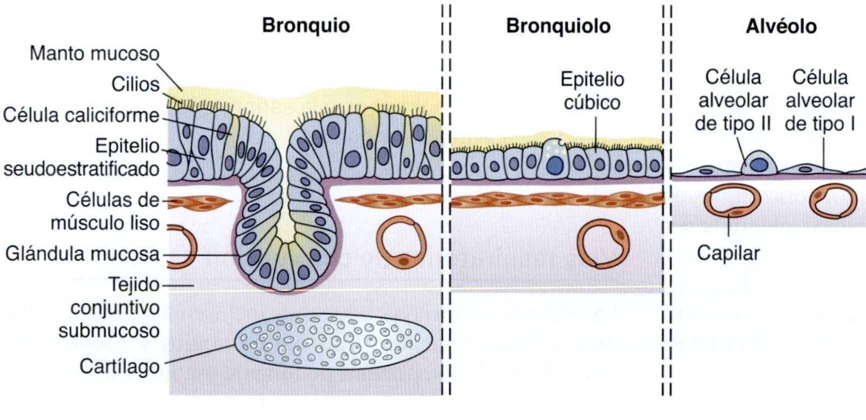

FIGURA 29-2. Estructura de la pared de las vías respiratorias: bronquio, bronquiolo y alvéolo. La pared bronquial contiene epitelio seudoestratificado, células de músculo liso, glándulas mucosas, tejido conjuntivo y cartílago. En los bronquiolos más pequeños se encuentra un epitelio simple, no hay cartílago y la pared es más delgada. La pared alveolar está diseñada para el intercambio de gases, en vez del soporte estructural. Tomado de: Porth C. M. (2015). *Essentials of pathophysiology* (4th ed., Fig. 21-6, p. 517). Philadelphia, PA: Lippincott Williams & Wilkins.

sus partículas atrapadas como si fuera una escalera eléctrica hacia la bucofaringe. En este punto, el manto mucociliar se expectora o se traga. La función de los cilios en la limpieza de las vías respiratorias inferiores es óptima cuando existen concentraciones normales de oxígeno. Las condiciones desecantes, como respirar aire caliente no humidificado durante los meses de invierno, también afectan su funcionamiento. Fumar cigarrillos desacelera o paraliza la motilidad de los cilios. Esta desaceleración permite que se acumulen residuos del humo del tabaco, polvo y otras partículas en los pulmones, lo que disminuye la eficiencia de este sistema de defensa pulmonar. Se piensa que estos cambios contribuyen al desarrollo de bronquitis crónica y enfisema.

El agua contenida en las membranas mucosas de las vías respiratorias superiores y el árbol traqueobronquial mantiene húmedas las vías respiratorias de conducción. La capacidad del aire para mantener la humedad sin condensación se incrementa cuando sube la temperatura. Así, el aire en los alvéolos, que se mantiene a la temperatura corporal, contiene por lo general una humedad mayor que el aire a temperatura atmosférica. La diferencia entre la humedad que se encuentra en el aire que se respira y la que está en los alvéolos se extrae de la superficie húmeda de las membranas mucosas que revisten las vías respiratorias conductoras. Esta es una fuente de pérdida de agua insensible. Cuando una persona tiene fiebre, el vapor de agua aumenta en los pulmones, lo que causa que se pierda más agua de la mucosa respiratoria. Asimismo, la fiebre suele acompañarse de un incremento en la frecuencia respiratoria, de manera que hay más aire que necesita hidratarse al pasar por las vías respiratorias. Como resultado, las secreciones respiratorias se engrosan, evitan el movimiento libre de los cilios y afectan la función protectora del sistema de defensa mucociliar. Esto es particularmente cierto en personas cuya ingesta de líquidos es inadecuada o en quienes experimentan deshidratación debido a otra causa patológica.

Vías respiratorias nasofaríngeas

Durante la respiración normal, la nariz es la ruta preferida para la entrada de aire hacia las vías respiratorias. A medida que este pasa a través de la nariz, se filtra, entibia y humidifica. Las fosas nasales externas están revestidas con vellosidades gruesas, que filtran y atrapan polvo y otras partículas grandes del aire. La porción superior de la cavidad nasal está revestida con una membrana mucosa que contiene una rica red de pequeños vasos sanguíneos. Esta porción de la cavidad nasal proporciona calor y humedad al aire que se respira.

La boca sirve como una vía respiratoria alterna cuando las fosas nasales se taponan o cuando hay necesidad de intercambiar grandes cantidades de aire. La bucofaringe se extiende en dirección posterior, del paladar blando a la epiglotis y es la única abertura entre la nariz, la boca y los pulmones. Tanto el alimento deglutido, en su camino al esófago, como el aire, en su trayecto a la laringe, pasan por ella. La obstrucción de la bucofaringe ocasiona el cese inmediato de la ventilación. El control nervioso de la lengua y los músculos faríngeos puede verse afectado durante el coma y otras alteraciones nerviosas. En estas afecciones, la lengua retrocede hacia la faringe y obstruye las vías respiratorias, en particular si la persona se encuentra recostada sobre su espalda. La hinchazón de las estructuras faríngeas causada por lesión, infección, reacción alérgica grave o presencia de un cuerpo extraño también predispone a la obstrucción de las vías respiratorias.

Laringe

La laringe conecta la bucofaringe con la tráquea. Se localiza entre las vías respiratorias superiores y los pulmones. Las paredes de la laringe están soportadas por estructuras cartilaginosas firmes que evitan el colapso durante la inspiración. Las funciones de la laringe pueden dividirse en dos categorías: las relacionadas con el habla y aquellas encargadas de la protección de los pulmones de las sustancias distintas al aire.

La cavidad de la laringe se divide en dos pares de pliegues parecidos a estantes que se extienden del frente hacia atrás con una abertura en la línea media (fig. 29-3). El par superior de pliegues, llamados *pliegues vestibulares*, tiene una función protectora. El par inferior de pliegues, denominados *pliegues vocales*, produce las vibraciones requeridas para producir sonidos vocales. Los pliegues vocales y la abertura alargada entre ellos se denomina *glotis*. Un conjunto complejo de músculos controla su abertura y cierre. La *epiglotis*, que se localiza arriba de la laringe, es una pieza de cartílago en forma de hoja grande cubierta con epitelio. Cuando solo fluye aire por la laringe, la entrada de esta se abre y los bordes libres de la epiglotis apuntan hacia arriba. Durante la deglución, se tira de la laringe hacia arriba y los bordes libres de la epiglotis se mueven hacia abajo para cubrirla, de esta manera se dirigen los líquidos y los alimentos hacia el esófago.

Además de la abertura y el cierre de la glotis para el habla, los pliegues vocales de la laringe pueden llevar a cabo una función de esfínter, de tal manera que cierran las vías respiratorias. Cuando se enfrentan con sustancias distintas al aire, los músculos de la laringe se contraen y cierran las vías respiratorias. Al mismo tiempo, se inicia el reflejo tusígeno como un medio para eliminar la sustancia extraña de las vías respiratorias. Si el mecanismo de deglución está paralizado total o parcialmente, el alimento y los líquidos pueden entrar en las vías respiratorias en lugar del esófago cuando la persona intenta deglutir. Estas sustancias, cuando se envían hacia los pulmones, pueden provocar una afección inflamatoria grave llamada *neumonía por broncoaspiración*.

Árbol traqueobronquial

El árbol traqueobronquial, que consiste en la tráquea, bronquios y bronquiolos, puede verse como un sistema de tubos ramificados que se distribuyen por los lóbulos de los pulmones. Existen cerca de 23 niveles de ramificación; comienzan con las vías conductoras y terminan con las vías respiratorias, en donde tiene lugar el intercambio de gases (fig. 29-4).

La tráquea es un tubo continuo que une la laringe con los bronquios mayores de los pulmones. Las paredes de la tráquea son sustentadas por anillos en forma de herradura o "C" de cartílago hialino, los cuales evitan que colapse

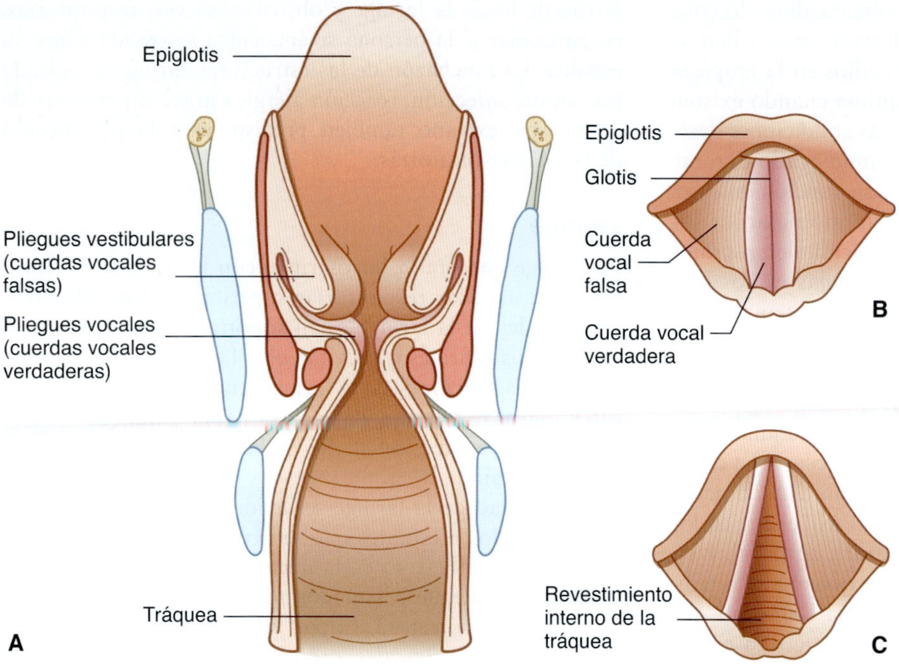

FIGURA 29-3. **A.** Sección coronal que muestra la posición de la epiglotis, los pliegues vestibulares (cuerdas vocales verdaderas), pliegues vocales (cuerdas vocales falsas) y la glotis. **B.** Cuerdas vocales vistas desde arriba con la glotis cerrada. **C.** Cuerdas con la glotis abierta.

cuando la presión en el tórax se vuelve negativa (fig. 29-5). La parte abierta del anillo en "C", que linda con el esófago, se une mediante un músculo liso. Como esta porción de la tráquea no es rígida, el esófago puede expandirse hacia adelante cuando el alimento deglutido pasa a través de él.

La tráquea se extiende desde la laringe, donde se divide para formar los bronquios principales derecho e izquierdo. La *carina traqueal* es un borde de cartílago en el punto de bifurcación (fig. 29-6). La mucosa de la carina es muy sensible. Por ejemplo, la tos violenta comienza cuando un objeto extraño hace contacto con ella. La estructura de los bronquios primarios es similar a la de la tráquea en cuanto que estas vías respiratorias están revestidas con una superficie mucosa y son sustentadas por anillos cartilaginosos. Cada bronquio primario, acompañado de arterias pulmonares, venas y vasos linfáticos, entra en el pulmón por una rendija llamada *hilio*.

Al entrar en los pulmones, cada bronquio primario se divide en bronquios secundarios o lobulillares que abastecen a cada uno de los lóbulos del pulmón, tres en el pulmón derecho y dos en el izquierdo (*véase* la fig. 29-6). El bronquio del lóbulo medio derecho es de un diámetro y longitud relativamente pequeños y, a veces, se curva de manera abrupta cerca de su bifurcación. Está rodeado por un collar de ganglios linfáticos que drena los lóbulos medio e inferior y es especialmente propenso a la obstrucción. A su vez, los bronquios secundarios se dividen para formar los bronquios segmentarios, que abastecen a los segmentos

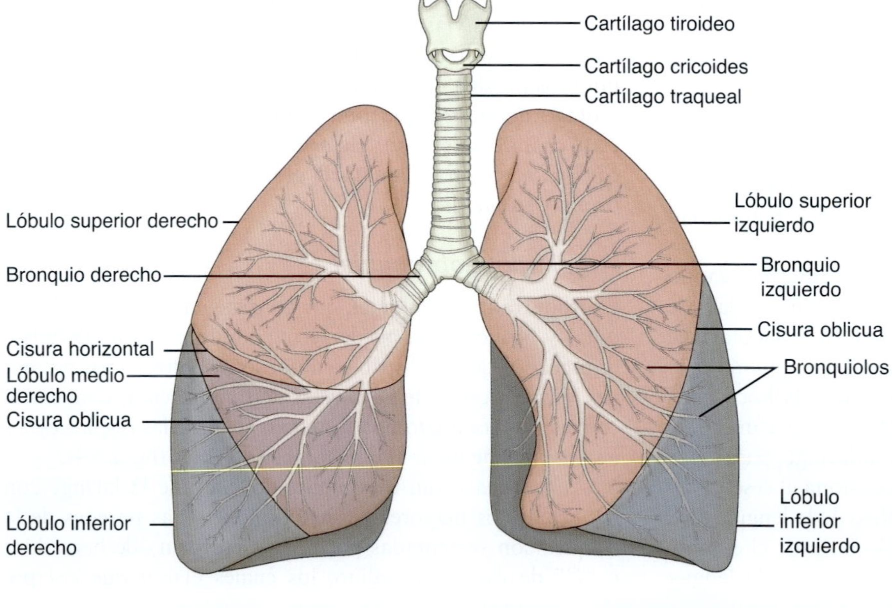

FIGURA 29-4. Vista anterior de los pulmones. Los pulmones están constituidos por cinco lóbulos. El pulmón derecho tiene tres lóbulos (superior, medio, inferior); el izquierdo tiene dos (superior e inferior). Además, los lóbulos se subdividen por cisuras. El árbol bronquial, otra estructura pulmonar, se infla con aire para llenar los lóbulos. Tomado de: Hinkle J. L., Cheever K. H. (2018). *Brunner & Suddarth's textbook of medical-surgical nursing* (14th ed., Fig. 20-4, p. 483). Philadelphia, PA: Wolters Kluwer.

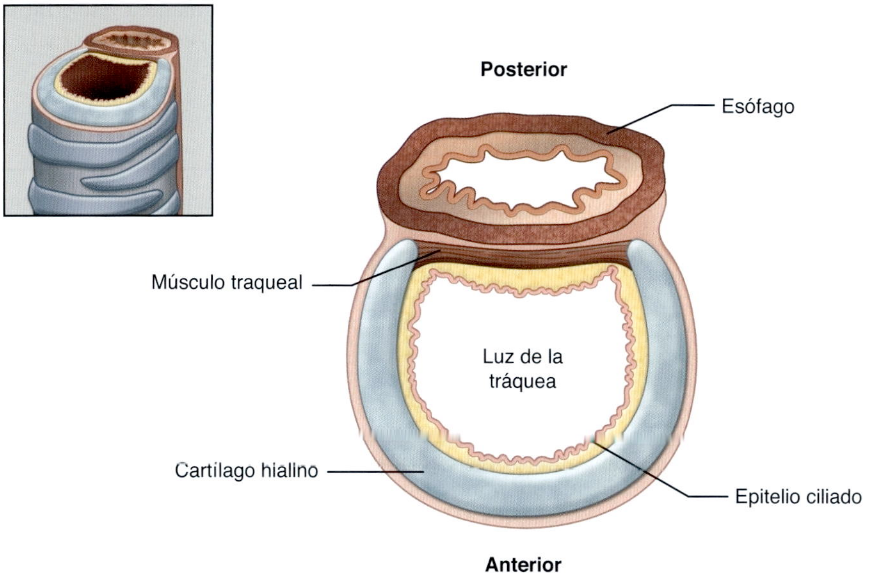

FIGURA 29-5. Sección transversal de la tráquea que ilustra su relación con el esófago, la posición de los anillos de cartílago hialino de soporte en su pared y el músculo traqueal que une los extremos libres de los anillos de cartílago.

broncopulmonares del pulmón. La tráquea es la generación cero, los dos bronquios del tronco principal son la primera generación y, a medida que las vías respiratorias se hacen cada vez más pequeñas, se identifica su número de generación (fig. 29-7).

Los 10 segmentos en el pulmón derecho y 9 en el izquierdo se identifican de acuerdo con su ubicación en el pulmón. Las alteraciones como la atelectasia y la neumonía se localizan con frecuencia en un segmento broncopulmonar particular. La estructura de los bronquios secundarios y segmentarios es similar. Sin embargo, las placas irregulares de cartílago hialino que rodean por completo la luz de los bronquios reemplazan a los anillos de cartílago. Además, hay dos capas de músculo liso en espiral en direcciones opuestas (fig. 29-8).

Los bronquios segmentarios continúan ramificándose, por lo que forman ramas más pequeñas hasta que se convierten en bronquiolos terminales, la más pequeña de las vías respiratorias conductoras. A medida que se ramifican y se vuelven más pequeños, su estructura de pared cambia. El cartílago disminuye de manera gradual y hay un incremento en el músculo liso y el tejido elástico (con respecto al espesor de la pared). En el momento en el que se llega a los bronquiolos, no hay cartílago presente y sus paredes están compuestas sobre todo de músculo liso y fibras elásticas. El broncoespasmo, o contracción de estos músculos, causa

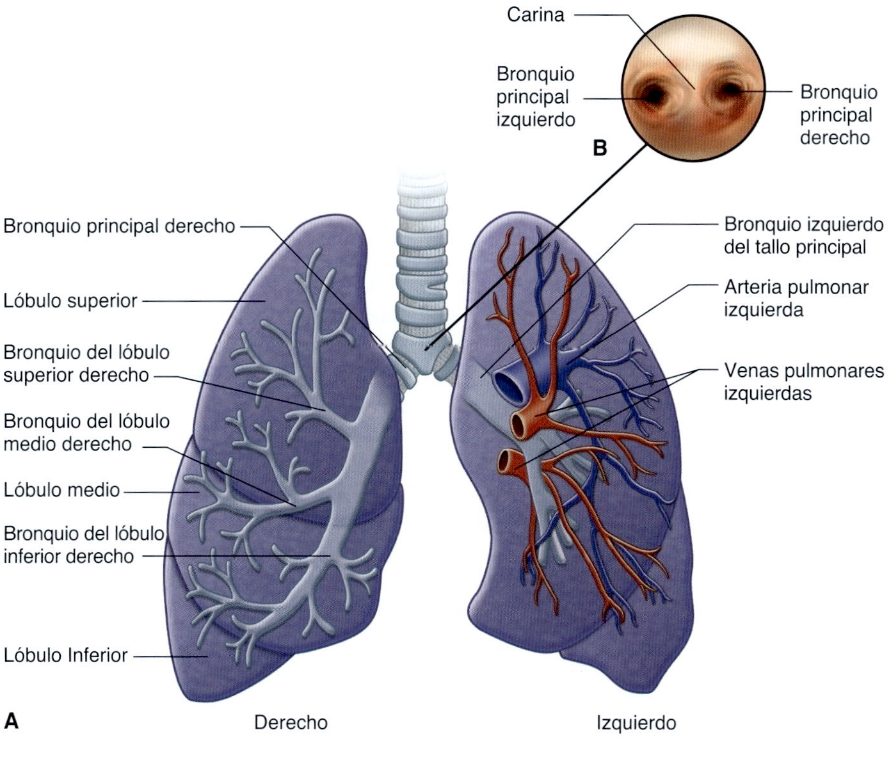

FIGURA 29-6. **A.** Vista anterior de las estructuras respiratorias que incluye los lóbulos del pulmón, laringe, tráquea y bronquios principales (*izquierda*), y la arteria pulmonar principal y la vena (*derecha*). **B.** La carina se localiza en la bifurcación entre los bronquios del tallo principal derecho e izquierdo.

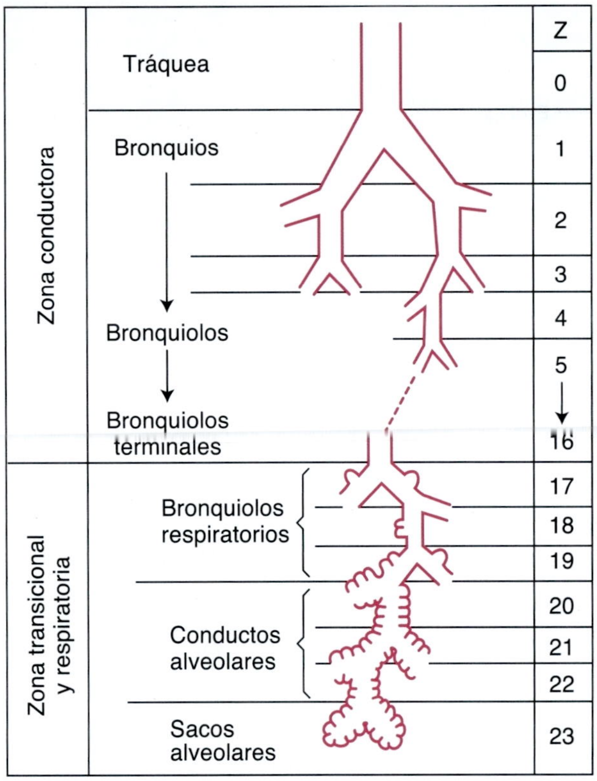

FIGURA 29-7. Esquema de las vías respiratorias humanas según Weibel. Las primeras 16 generaciones (Z) constituyen las vías conductoras y las generaciones 17-23 constituyen las vías respiratorias. Tomado de: West J. B. (2016). *Respiratory physiology: The essentials* (10th ed., Fig. 1.4, p. 6). Philadelphia, PA: Lippincott Williams & Wilkins.

estrechamiento de los bronquiolos e impide el flujo de aire. Las fibras elásticas, que irradian desde la capa externa de la pared bronquial y conectan con las fibras elásticas que surgen de otras partes del árbol bronquial, ejercen presión en las paredes bronquiales. Al tirar de manera uniforme en todas direcciones, las fibras elásticas ayudan a mantener la permeabilidad de las vías respiratorias.

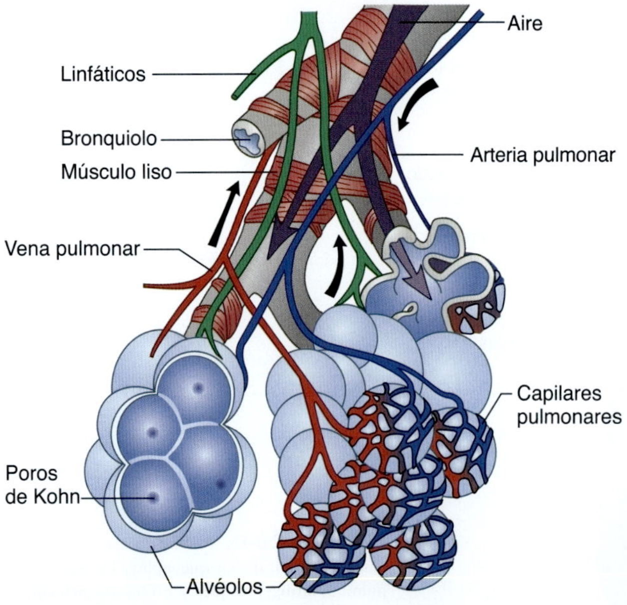

FIGURA 29-8. Lóbulo del pulmón que muestra las fibras musculares lisas bronquiales, los vasos sanguíneos pulmonares y linfáticos.

Pulmones y vías respiratorias

Los pulmones son las estructuras funcionales del sistema respiratorio. Además de su función de intercambio de gases, inactivan sustancias vasoactivas (como la bradicinina), convierten la angiotensina I en angiotensina II y sirven como un reservorio para el almacenamiento de sangre.

Lobulillos

La función de intercambio de gases del pulmón ocurre en los lobulillos, que son las unidades funcionales más pequeñas de los pulmones. Una rama de un bronquiolo terminal, una arteriola, los capilares pulmonares y una vénula alimentan a cada lobulillo (*véase* la fig. 29-8).

El intercambio de gases tiene lugar en los bronquiolos respiratorios pulmonares y los ductos y sacos alveolares. La sangre entra en los lóbulos por una arteria pulmonar y sale por una vena pulmonar. Las estructuras linfáticas rodean al lóbulo y ayudan a retirar proteínas plasmáticas y otras partículas de los espacios intersticiales.

A diferencia de los bronquios, más grandes, los bronquiolos respiratorios están revestidos con epitelio simple en vez de seudoestratificado ciliado (*véase* la fig. 29-2). También carecen del soporte cartilaginoso de las vías respiratorias más grandes. En cambio, se unen al tejido elástico parecido a una esponja que contiene los espacios de aire alveolar.

Alvéolos

Los alvéolos son los espacios terminales de las vías respiratorias y los sitios reales de intercambio de gases entre el aire y la sangre. Cada **alvéolo** es una pequeña saculación de bronquiolos respiratorios y conductos y sacos alveolares (*véase* la fig. 29-8). Los *sacos alveolares* son estructuras con pared delgada en forma de taza que están separados entre sí por delgados tabiques alveolares. Una simple red de capilares ocupa la mayor parte de los tabiques; por lo tanto, la sangre está expuesta al aire en ambos lados. En el pulmón adulto, existen cerca de 300 millones de alvéolos, con un área superficial total[1] de cerca de 50-100 m^2. A diferencia de los bronquiolos, que son tubos con sus propias paredes separadas, los alvéolos son espacios interconectados sin estas paredes. Como resultado de esta configuración, hay una mezcla continua de aire en estas estructuras. Pequeños orificios en las paredes alveolares, los poros de Kohn, también contribuyen a la mezcla de aire.

El epitelio alveolar está compuesto por dos tipos de células: células alveolares de tipo I y tipo II (fig. 29-9). Los alvéolos contienen células en cepillo y macrófagos. Se piensa que las células en cepillo, que son menores en número, actúan como receptores que controlan la calidad del aire de los pulmones. Los macrófagos, presentes en la luz alveolar y el tabique de los alvéolos, sirven para retirar partículas dañinas del pulmón.

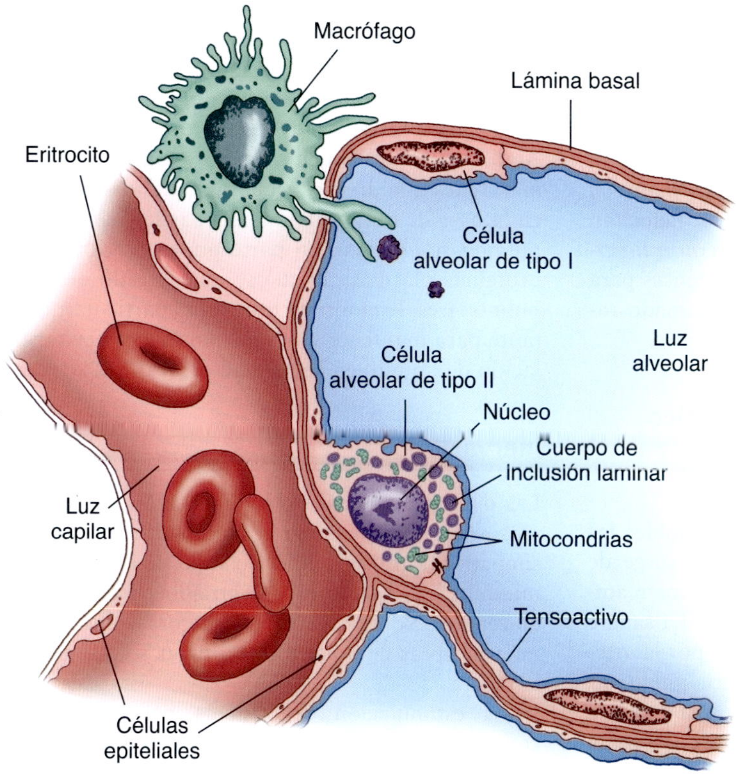

FIGURA 29-9. Esquema de las células alveolares tipo I y II y su relación con los alvéolos y capilares pulmonares. Las células alveolares tipo I componen la mayor parte de la superficie alveolar, mientras que las de tipo II (que producen el surfactante) se localizan en las esquinas que forman entre los alvéolos adyacentes. También se muestran las células endoteliales que revisten los capilares pulmonares, así como un macrófago alveolar.

Células alveolares de tipo I

También conocidas como *neumocitos de tipo I*, son **células planas** en extremo delgadas, con un citoplasma delgado y núcleo aplanado que ocupan cerca del 95% del área superficial de los alvéolos. Están unidas entre sí y con otras células mediante uniones estrechas. Estas uniones forman una barrera eficaz entre el aire y los componentes de la pared alveolar. Las células alveolares de tipo I son incapaces de división celular.

Células alveolares de tipo II

También denominadas *neumocitos de tipo II*, son **células cúbicas** pequeñas localizadas en las esquinas de los alvéolos. Estas células son tan numerosas como las de tipo I, pero, dada su forma diferente, cubren solo cerca del 5% del área superficial alveolar. Estas células sintetizan tensoactivo (surfactante) pulmonar, una sustancia que disminuye la tensión superficial en los alvéolos y facilita la inflación pulmonar. También son células progenitoras para las células de tipo I. Después de una lesión pulmonar, proliferan y restauran las células alveolares de tipo I y II.

El *tensoactivo pulmonar* es una mezcla compleja de fosfolípidos, lípidos neutros y proteínas que se sintetizan en las células alveolares de tipo II. Estas últimas son ricas en mitocondrias y, además, son metabólicamente activas. Su citoplasma apical contiene conjuntos de láminas de membrana paralelas o laminillas llamadas *cuerpos laminares*. Estas células sintetizan todos los componentes del tensoactivo y lo almacenan como unidades preformadas en los cuerpos laminares. La secreción de tensoactivo tiene lugar por exocitosis. Dentro del pulmón, la principal ruta de eliminación de tensoactivo es a través de la recaptación mediante las células de tipo II. Después de la recaptación, los fosfolípidos son reciclados o degradados y reutilizados en la síntesis de nuevos fosfolípidos.

Las moléculas de tensoactivo producidas por las células alveolares de tipo II reducen la tensión superficial en la interfase aire-epitelio y regulan las funciones inmunitarias del pulmón. Existen cuatro tipos de proteínas tensoactivas (SP, *surfactant proteins*), cada una con una estructura molecular diferente: SP-B y SP-C reducen la tensión superficial en la interfase aire-epitelio e incrementan la distensibilidad pulmonar y facilitan la inflación del pulmón. La SP-B es en especial importante para la generación de la película reductora de superficie que hace posible la expansión del pulmón. La SP-C es necesaria para disminuir la tensión superficial y detener el colapso alveolar espiratorio terminal.[2] La SP-A y la SP-D no reducen la tensión superficial, pero contribuyen con las defensas del hospedero al protegerlo frente a patógenos que han entrado en el pulmón. Son miembros de la familia de proteínas colectinas, que funcionan como una parte del sistema inmunitario innato. En conjunto opsonizan patógenos, incluso bacterias y virus, para facilitar la fagocitosis mediante macrófagos. También regulan la producción de mediadores inflamatorios. La SP-A y la SP-D son directamente bactericidas, lo que significa que pueden matar bacterias en ausencia de células efectoras del sistema inmunitario. La SP-D puede utilizarse para detectar problemas por lesión pulmonar aguda (LPA) y síndrome de dificultad respiratoria aguda (SDRA).

Macrófagos alveolares

Los macrófagos están presentes tanto en el tejido conjuntivo del tabique como en los espacios de aire de los alvéolos.

Son responsables de la eliminación de sustancias problemáticas en estos últimos. En los espacios de aire, barren la superficie para eliminar partículas inhaladas, como polvo y polen. Algunos macrófagos pasan al árbol bronquial en la mucosa y se eliminan mediante deglución o tosiendo cuando llegan a la faringe. Otros entran al tejido conjuntivo septal, donde, llenos de material fagocitado, permanecen de por vida. Los macrófagos alveolares también fagocitan agentes infecciosos insolubles, como *Mycobacterium tuberculosis*. Los macrófagos activados se agregan entonces para formar un granuloma encapsulado en fibrina, llamado *tubérculo*, para contener la infección.

Vasculatura pulmonar y suministro linfático

Circulación pulmonar y bronquial

Los pulmones tienen un suministro sanguíneo doble: las circulaciones pulmonar y bronquial. La primera surge de la arteria pulmonar y proporciona la función de intercambio gaseoso de estos órganos (*véase* la fig. 29-8). La sangre desoxigenada sale del lado derecho del corazón por la arteria pulmonar. Esta última se divide en una arteria pulmonar izquierda, que entra en el pulmón izquierdo, y una derecha, que ingresa en el pulmón derecho. El regreso de la sangre oxigenada al corazón ocurre mediante las venas pulmonares, que desembocan en la aurícula izquierda. Esta es la única parte de la circulación en donde las arterias llevan sangre desoxigenada, y las venas, oxigenada.

La circulación bronquial distribuye la sangre en las vías respiratorias conductoras y las estructuras de soporte del pulmón. También tiene una función secundaria: calentar y humidificar el aire entrante a medida que se mueve por las vías respiratorias conductoras. Las arterias bronquiales salen de la aorta torácica y entran en los pulmones con los bronquios mayores. Se dividen y subdividen junto con los bronquios a medida que se salen hacia los pulmones, ello proporciona oxígeno a estos y otras estructuras pulmonares. La sangre de los capilares en la circulación bronquial drena hacia las venas bronquiales, mientras que la sangre de las venas bronquiales más grandes desemboca en la vena cava. La sangre de las venas bronquiales más pequeñas se vacía en las venas pulmonares. Dado que la circulación bronquial no participa en el intercambio gaseoso, esta sangre está desoxigenada. Como resultado, diluye la sangre oxigenada y vuelve al lado izquierdo del corazón por las venas pulmonares.

Los vasos sanguíneos bronquiales son los únicos que pueden experimentar angiogénesis (formación de nuevos vasos) y desarrollar circulación colateral cuando se obstruyen los vasos en la circulación pulmonar, como en la embolia pulmonar. El desarrollo de nuevos vasos sanguíneos ayuda a mantener vivo el tejido pulmonar hasta que se restablece la circulación.

Circulación linfática

Los pulmones también tienen un drenaje linfático que corre paralelo a la irrigación sanguínea doble. Un conjunto de vasos linfáticos, los vasos superficiales, drena la superficie del pulmón y viaja en el tejido conjuntivo de la pleura visceral. Un segundo conjunto de vasos, los vasos linfáticos profundos, sigue las arterias pulmonares, venas pulmonares y árbol bronquial hacia abajo hasta el nivel de los bronquiolos respiratorios (*véase* la fig. 29-8). Ambos sistemas tienen numerosas interconexiones y forman redes que drenan hacia los ganglios linfáticos hiliares en la base de cada pulmón. Las partículas que entran en el pulmón se eliminan en parte por estos canales, como las proteínas plasmáticas que se han filtrado de los capilares pulmonares. Esta última función es particularmente importante para mantener secos los pulmones y evitar la acumulación de líquido en la cavidad pleural.

Inervación

Las divisiones simpáticas y parasimpáticas del sistema nervioso autónomo inervan el pulmón. Su estimulación parasimpática, a través del nervio vago, se encarga del tono del músculo liso ligeramente contraído en el pulmón normal en reposo. No hay inervación motora voluntaria en el pulmón ni fibras de dolor. Estas últimas solo se encuentran en la pleura.

La estimulación del sistema nervioso parasimpático causa la constricción de las vías respiratorias y el incremento de la secreción glandular. La inervación parasimpática del pulmón surge de los núcleos vagales en la médula. Las fibras preganglionares de los núcleos vagales descienden en el nervio vago hacia los ganglios adyacentes a las vías respiratorias y vasos sanguíneos del pulmón. Las fibras posganglionares de los ganglios completan la red que inerva el músculo liso, vasos sanguíneos y células epiteliales, e incluso las células caliciformes y glándulas submucosas. Tanto las fibras preganglionares como las posganglionares contienen motoneuronas excitatorias (colinérgicas) que responden a la acetilcolina. La inervación parasimpática es mayor en las vías respiratorias grandes y disminuye hacia las vías respiratorias más pequeñas.

La estimulación del sistema nervioso simpático causa relajación de las vías respiratorias, constricción de los vasos sanguíneos e inhibición de la secreción glandular. La inervación simpática proviene de los cuerpos celulares en los ganglios simpáticos paravertebrales. Los neurotransmisores del sistema nervioso simpático incluyen las catecolaminas noradrenalina y adrenalina.

Pleura

Una membrana serosa, delgada, transparente, de doble capa, llamada *pleura*, reviste la cavidad torácica y envuelve a los pulmones (fig. 29-10). La capa parietal externa cubre las cavidades pulmonares y se adhiere a la pared torácica, el mediastino y el diafragma. La pleura visceral interna cubre de forma estrecha al pulmón y se adhiere a toda su superficie. Continúa en la pleura parietal y el hilio del pulmón, en donde el bronquio mayor y los vasos pulmonares entran y salen del pulmón. Una delgada película de líquido seroso separa las dos capas pleurales, lo que permite que ambas capas se deslicen entre sí y, al mismo tiempo, se

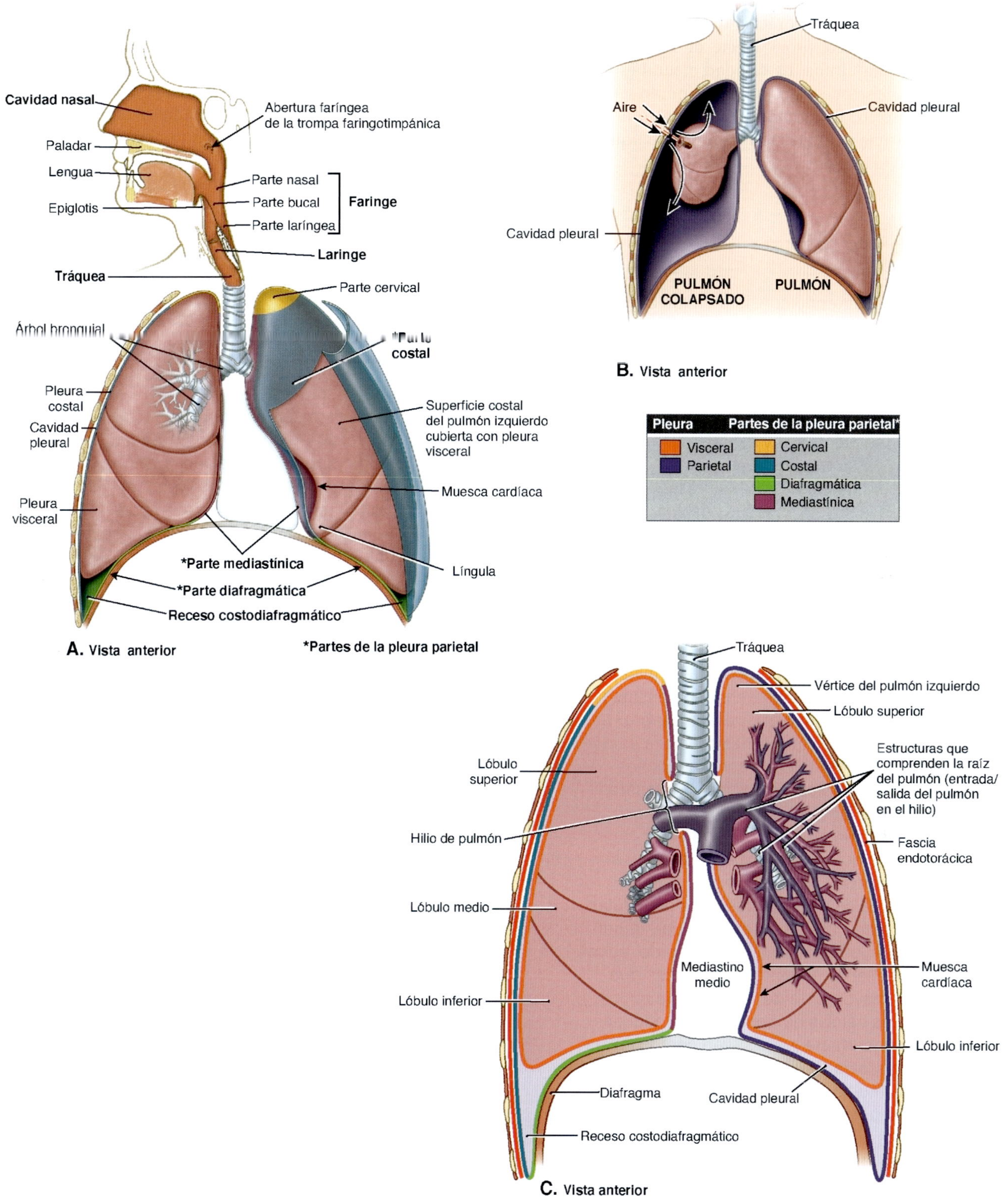

FIGURA 29-10. A. Pleura y cavidad pleural. B. Visión general. C. Sección esquemática de la pleura y cavidad pleural a través del corazón y los pulmones, con los vasos sanguíneos pulmonares y el árbol traqueobronquial. Los pulmones se encuentran rodeados por un saco pleural membranoso continuo: la pleura visceral (pulmonar) cubre los pulmones y la pleura parietal recubre la cavidad torácica. Las pleuras visceral y parietal son continuas alrededor de la raíz del pulmón. La pleura parietal puede dividirse regionalmente en partes costal, diafragmática, mediastínica y cervical; se observa el receso costodiafragmático. La cavidad pleural es el espacio potencial entre las pleuras visceral y parietal que contiene una capa delgada de líquido. Si una cantidad suficiente de aire ingresa en la cavidad pleural, la tensión superficial que adhiere la pleura visceral a la parietal (el pulmón a la pared torácica) se rompe y el pulmón colapsa (atelectasia) debido a su elasticidad inherente (retroceso elástico). Cuando un pulmón colapsa, la cavidad pleural, generalmente un espacio potencial, se convierte en un espacio real (*B*) y puede contener aire (neumotórax), sangre (hemotórax), etcétera. Tomado de: Agur A. M. R., Dalley, A. F. (2017). *Grant's atlas of anatomy* (14th ed., Fig. 3.27, p. 220). Philadelphia, PA: Lippincott Williams & Wilkins.

mantengan juntas. De este modo, no hay separación entre los pulmones y la pared torácica que permita que se acumule el proceso infeccioso y afecte de forma negativa la expansión de esta última. La cavidad pleural es un espacio potencial donde se puede acumular el líquido seroso o exudado inflamatorio. El término *derrame pleural* se emplea para describir una acumulación anómala de líquido o exudado en la cavidad pleural.

RESUMEN

El sistema respiratorio consiste en los conductos de aire y los pulmones, donde tiene lugar el intercambio gaseoso. Funcionalmente, los conductos de aire del sistema respiratorio pueden dividirse en dos partes: las vías respiratorias conductoras, por las que se mueve el aire cuando pasa hacia los pulmones y sale de ellos, y los tejidos respiratorios, donde en realidad se realiza el intercambio gaseoso. Las vías respiratorias conductoras incluyen las fosas nasales, boca y nasofaringe, laringe y árbol traqueobronquial. El aire se entibia, filtra y humidifica cuando pasa por estas estructuras.

Los pulmones son las estructuras funcionales del sistema respiratorio. Además de su función de intercambio gaseoso, inactivan sustancias vasoactivas, como la bradicinina, convierten la angiotensina I en angiotensina II y sirven como un reservorio para la sangre. Los lobulillos, que son las unidades funcionales del pulmón, están constituidos por bronquiolos respiratorios, alvéolos y capilares pulmonares. En estos tiene lugar el intercambio gaseoso. El oxígeno de los alvéolos se difunde en la membrana alveolocapilar hacia la sangre y el dióxido de carbono de la sangre se difunde hacia los alvéolos. Existen dos tipos de células alveolares: tipo I y II. Las primeras, que tienen como función el intercambio gaseoso del pulmón, son células planas en extremo delgadas que revisten la mayor parte de la superficie de los alvéolos. Las células de tipo II, que producen tensoactivo (surfactante) y sirven como células progenitoras para las células de tipo I, son pequeñas y cúbicas. Hay cuatro tipos de proteína tensoactiva pulmonar: SP-A, SP-B, SP-C y SP-D. Las proteínas SP-B y SP-C proporcionan las propiedades que disminuyen la tensión superficial básica necesaria para facilitar el llenado de aire pulmonar. La SP-A y SP-D modulan la reacción inmunitaria a patógenos extraños y participan en las respuestas inflamatorias locales.

Los pulmones tienen una doble circulación sanguínea: la circulación pulmonar proporciona la función de intercambio de gases de los pulmones, mientras que la circulación bronquial distribuye la sangre en las vías respiratorias conductoras y estructuras de soporte del pulmón. Los pulmones también tienen un sistema doble de vasos linfáticos: uno superficial en la pleura visceral y uno profundo que abastece las estructuras pulmonares más profundas, incluso los bronquiolos respiratorios.

Las divisiones simpática y parasimpática del sistema nervioso autónomo inervan el sistema respiratorio. La inervación parasimpática causa constricción de las vías respiratorias y un incremento en las secreciones respiratorias. La inervación simpática ocasiona dilatación bronquial y una disminución de las secreciones de la vía aérea. No hay inervación motora voluntaria del pulmón ni fibras de dolor. Las fibras de dolor se encuentran solo en la pleura.

Los pulmones están encerrados en una membrana serosa, delgada, transparente, de doble capa, llamada *pleura*. Una delgada película de líquido seroso separa las capas pleurales viscerales de la parietal interna, lo que permite que ambas capas se deslicen entre sí y se mantengan juntas, lo que impide cualquier separación entre los pulmones y la pared torácica. La cavidad pleural es un espacio potencial donde se puede acumular el líquido seroso o exudado inflamatorio.

Intercambio de gases entre la atmósfera y los pulmones

Propiedades básicas de los gases

El aire que se respira está constituido por una mezcla de gases, sobre todo nitrógeno y oxígeno. Estos ejercen una presión combinada llamada *presión atmosférica* o *barométrica*. La presión a nivel del mar, que se define como 1 atmósfera (atm), es de 760 milímetros de mercurio (mm Hg o torr) o 6 kg por centímetro cuadrado (kg/cm^2). Al medir las presiones respiratorias se asigna un valor de cero a la presión atmosférica. Una presión respiratoria de +15 mm Hg significa que la presión está 15 mm Hg arriba de la presión atmosférica y una presión respiratoria de −15 mm Hg es 15 mm Hg menor que la presión atmosférica. Con frecuencia, las presiones respiratorias se expresan en centímetros de agua (cm H_2O) debido a las pequeñas presiones en cuestión (1 mm Hg = 1.35 cm H_2O).

La presión ejercida por un solo gas en una mezcla se llama *presión parcial*. La letra mayúscula "P" seguida de un símbolo químico del gas (PO_2) se utiliza para denotar su presión parcial. La ley de las presiones parciales establece que la presión total de una mezcla de gases, como en la atmósfera, es igual a la suma de las presiones parciales de los diferentes gases en la mezcla. Si la concentración de oxígeno a 760 mm Hg (1 atm) es del 20%, su presión parcial es 152 mm Hg (760 × 0.20).

Ventilación y mecanismos de respiración

La ventilación está relacionada con el movimiento de gases hacia dentro y hacia fuera de los pulmones. Depende de un sistema de vías respiratorias abiertas y de las presiones respiratorias creadas cuando los movimientos de los músculos respiratorios cambian el tamaño de la caja torácica. El grado al que se inflan y desinflan los pulmones depende de las presiones respiratorias que inflan el pulmón, la distensibilidad de los pulmones y la resistencia de las vías respiratorias.

PUNTOS CLAVE

Ventilación e intercambio de gases

- La ventilación se refiere al movimiento de gases que entran y salen de los pulmones por unas vías respiratorias abiertas y a lo largo de un gradiente de presión que resulta de un cambio en el volumen torácico.
- Durante la inspiración, el aire se introduce en los pulmones cuando los músculos respiratorios expanden la cavidad torácica; en la espiración, el aire sale de los pulmones conforme los músculos torácicos retroceden y la cavidad torácica se vuelve más pequeña.
- La facilidad con la que el aire entra y sale del pulmón depende de la resistencia de las vías respiratorias, la cual se relaciona de forma inversa con la cuarta potencia del radio de estas y la distensibilidad pulmonar o facilidad con la que pueden inflarse los pulmones.

Presiones respiratorias

La presión dentro de las vías respiratorias y los alvéolos de los pulmones se llama *presión intrapulmonar* o *alveolar*. En esta área de los pulmones, los gases están en comunicación con la presión atmosférica (fig. 29-11). Cuando se abre la glotis y el aire no entra ni sale de los pulmones, como sucede justo antes de la inspiración o espiración, la presión intrapulmonar es cero o igual a la presión atmosférica.

La presión en la cavidad pleural se denomina *presión intrapleural*. La presión intrapleural de un pulmón inflado normal es siempre negativa en relación con la presión alveolar, aproximadamente –4 mm Hg entre respiraciones, cuando la glotis está abierta y los espacios alveolares están abiertos a la atmósfera. Los pulmones y la pared torácica tienen propiedades elásticas, y cada uno tira en dirección opuesta. Las fuerzas opuestas de la pared torácica y los pulmones crean un tirón contra las capas visceral y parietal de la pleura; esto hace que la presión en la cavidad pleural sea negativa. Durante la inspiración se incrementa el retroceso elástico de los pulmones, lo que provoca que la presión intrapleural se vuelva más negativa que durante la espiración. Sin la presión intrapleural negativa que mantiene a los pulmones contra la pared torácica, sus propiedades elásticas de retroceso causarían su colapso. Aunque la presión intrapleural es negativa en relación con la presión alveolar, puede volverse positiva en relación con la presión atmosférica (p. ej., durante la espiración forzada y la tos). La *presión transpulmonar* (*trans* = "a través de") es la diferencia entre las presiones alveolar e intrapleural, y se utiliza para determinar la distensibilidad pulmonar.

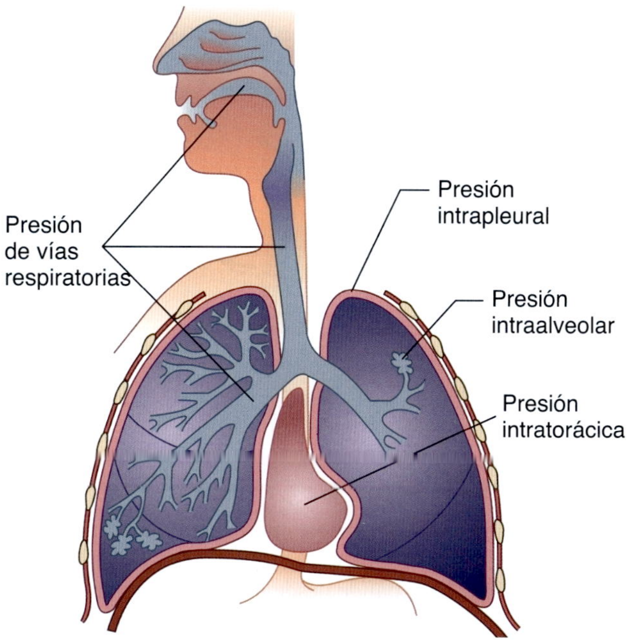

FIGURA 29-11. Partición de las presiones respiratorias.

La *presión intratorácica* es la presión en la cavidad torácica. Es igual a la presión intrapleural y es aquella a la que se exponen los pulmones, el corazón y los grandes vasos. La espiración forzada contra una glotis cerrada, como sucede durante la defecación y la maniobra de Valsalva, produce un incremento marcado en la presión intratorácica e impide el retorno venoso a la aurícula derecha.

Caja torácica y músculos respiratorios

Los pulmones y las vías respiratorias comparten la cavidad torácica con el corazón, los grandes vasos y el esófago. La cavidad torácica es un compartimento cerrado, unido en la parte superior por los músculos del cuello y en el fondo por el diafragma. Las paredes externas de la cavidad torácica se forman por 12 pares de costillas, el esternón, las vértebras torácicas y los músculos intercostales, que yacen entre las costillas. En cuanto a su mecánica, el acto de respirar depende del hecho de que la cavidad torácica es un compartimento cerrado, cuya única abertura a la atmósfera externa es a través de la tráquea.

La ventilación consiste en la inspiración y la espiración. Durante la *inspiración* se incrementa el tamaño de la cavidad torácica, la presión intratorácica se vuelve negativa y el aire se lleva hacia los pulmones. La *espiración* tiene lugar cuando los componentes elásticos de la pared torácica y las estructuras pulmonares que se estiraron durante la inspiración retroceden y causan que el tamaño de la cavidad torácica disminuya y se incremente la presión en esta.

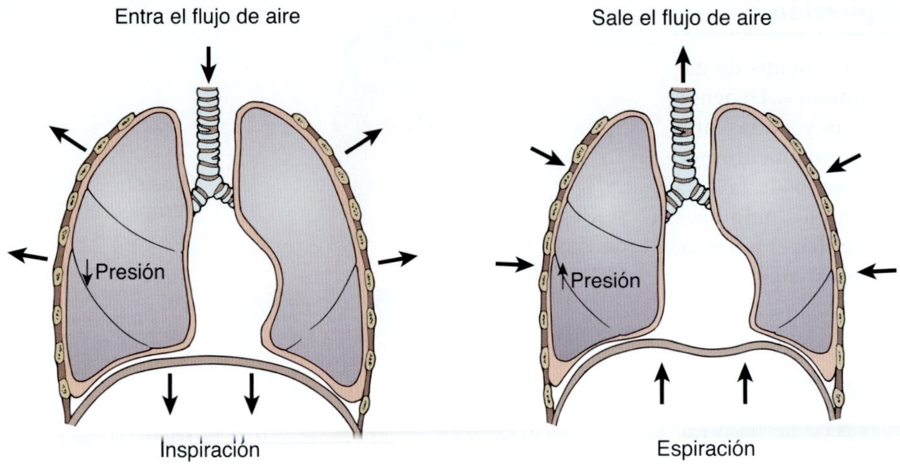

FIGURA 29-12. Movimiento del diafragma y cambios en el volumen torácico y la presión durante la inspiración y la espiración. Durante la inspiración, la contracción del diafragma y la expansión de la cavidad torácica producen una disminución de la presión intratorácica, lo que provoca que el aire se mueva hacia los pulmones. Durante la inspiración, la relajación del diafragma y la cavidad torácica ocasiona un incremento de la presión intratorácica, causando que el aire salga de los pulmones.

El diafragma es el principal músculo de la inspiración. Cuando se contrae, el contenido abdominal es forzado hacia abajo y el tórax se expande desde la parte superior hasta el fondo (fig. 29-12). Durante los niveles normales de inspiración, el diafragma se mueve cerca de 1 cm, pero esto puede incrementarse hasta 10 cm en la inspiración forzada. El diafragma es inervado por las raíces nerviosas frénicas, que provienen del nivel cervical de la médula espinal, sobre todo de C4, pero también de C3 y C5. Las personas con lesión de la médula espinal arriba de C3 pierden la función del diafragma y requieren ventilación mecánica. La parálisis de un lado del diafragma causa que el tórax se mueva hacia arriba de ese lado en lugar de hacia abajo durante la inspiración como resultado de la presión negativa en el tórax, fenómeno llamado *movimiento paradójico*.

Los músculos intercostales externos, que también ayudan en la inspiración, se conectan con las costillas y se inclinan hacia abajo y hacia adelante (fig. 29-13). Cuando se contraen, elevan las costillas y las hacen girar ligeramente para que el esternón sea empujado hacia adelante. Esto alarga el tórax de lado a lado y del frente hacia atrás. Los músculos intercostales reciben su inervación de los nervios que salen del sistema nervioso central en el nivel torácico de la médula espinal. Por lo general, la parálisis de estos músculos no tiene efecto grave alguno en la respiración debido a la eficacia del diafragma.

Los músculos accesorios de la inspiración incluyen los escalenos y los esternocleidomastoideos. Los músculos escalenos elevan las dos primeras costillas, y los esternocleidomastoideos, el esternón, para aumentar el tamaño de la cavidad torácica. Estos músculos contribuyen poco a la respiración tranquila, pero se contraen de forma vigorosa durante el ejercicio. Para que los músculos accesorios ayuden en la ventilación, deben estabilizarse de alguna manera. Por ejemplo, las personas con asma bronquial a menudo sujetan un objeto firme durante un ataque de asma como medio para estabilizar sus hombros, de modo que los músculos accesorios puedan ejercer su efecto completo en la ventilación. Es frecuente que la cabeza se curve hacia atrás para que los músculos escalenos y esternocleidomastoideos puedan elevar las costillas de manera más eficaz.

La espiración es en gran medida pasiva. Tiene lugar cuando los componentes elásticos de la pared torácica y las estructuras pulmonares que se estiraron durante la inspiración retroceden, lo que causa que el aire salga de los pulmones al incrementarse la presión intratorácica. Cuando se requiere, los músculos abdominales y los intercostales internos pueden utilizarse para incrementar el esfuerzo espiratorio (*véase* la fig. 29-13B). El aumento en la presión intraabdominal que acompaña a la contracción enérgica de los músculos abdominales empuja el diafragma hacia arriba y produce una elevación en la presión intratorácica. Los músculos intercostales internos se mueven hacia adentro, lo que tira del tórax hacia abajo e incrementa el esfuerzo espiratorio.

Distensibilidad pulmonar

La *distensibilidad pulmonar* se refiere a la facilidad con la que los pulmones pueden inflarse. Esta característica se puede ejemplificar comparando la facilidad de inflar un globo nuevo no elástico, que es rígido y resistente, con uno elástico, que ha sido inflado previamente y es fácil de inflar. De manera específica, la distensibilidad pulmonar (C) describe el cambio en el volumen pulmonar (ΔV) que puede lograrse con una modificación dada en la presión respiratoria (ΔP); así, $C = \Delta V/\Delta P$. Se necesita más presión para mover la misma cantidad de aire hacia un pulmón no distensible que hacia uno distensible.

La distensibilidad se logra gracias a las fibras de elastina y colágeno del pulmón, su contenido de agua y la tensión superficial. También depende de la distensibilidad de la caja torácica. Disminuye por las afecciones que reducen la elasticidad natural del pulmón, bloquean los bronquios o vías respiratorias más pequeñas, incrementan la tensión superficial en los alvéolos o impiden la flexibilidad de la caja torácica.

Elastina y fibras de colágeno

El tejido pulmonar está constituido por fibras de elastina y colágeno. Las primeras se estiran fácilmente e incrementan la facilidad con la que se infla el pulmón, mientras que las fibras de colágeno resisten el estiramiento y hacen la inflación pulmonar más difícil. En las enfermedades pulmonares, como la enfermedad pulmonar intersticial y la fibrosis pulmonar, los pulmones se vuelven rígidos e inelásticos cuando las fibras de elastina son reemplazadas con tejido cicatricial.

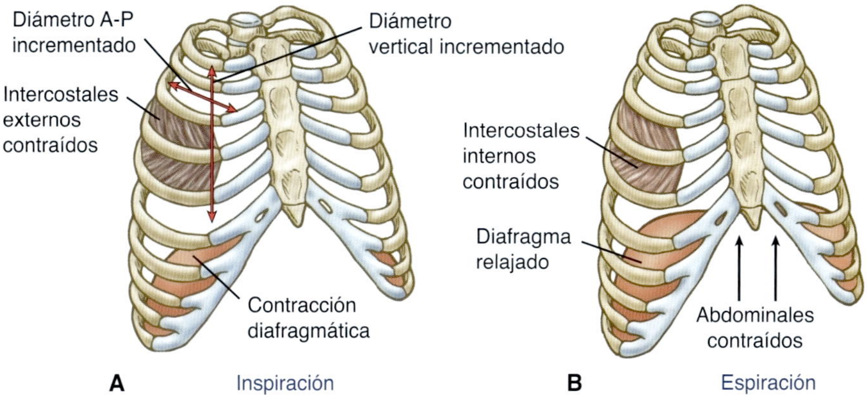

FIGURA 29-13. Expansión y contracción de la caja torácica durante la espiración e inspiración que muestra en particular la contracción del diafragma, la elevación de la caja torácica y la función de los intercostales externos (**A**) e internos (**B**). *A-P, anterior–posterior.*

La congestión y el edema pulmonares producen una disminución reversible en la distensibilidad pulmonar.

La *retracción elástica* describe la capacidad de los componentes elásticos del pulmón para retroceder a su posición original después de haber sido estirados. Estirar de más los tejidos pulmonares, como sucede con el enfisema, provoca que los componentes elásticos del pulmón pierdan su capacidad de retracción y hacen que el pulmón se infle con mayor facilidad, pero que sea más difícil desinflarlo, dada su incapacidad para retraerse.

Tensión superficial

Un factor importante en la distensibilidad pulmonar es la *tensión superficial* o las fuerzas de atracción de las moléculas superficiales en los alvéolos. Los alvéolos están revestidos con una delgada película de líquido. Es en la interfase entre esta película líquida y el aire alveolar que se desarrolla la tensión superficial. Esto ocurre porque las fuerzas que mantienen juntas las moléculas de agua de la película líquida son más fuertes que las que conservan juntas a las moléculas de aire en los alvéolos. En estos, el exceso de tensión superficial ocasiona que se contraigan las moléculas de agua en la película líquida, lo que dificulta la inflación pulmonar.

Las unidades de tensión superficial son las de fuerza por unidad de longitud. La relación entre la presión dentro de una esfera, como un alvéolo, y la tensión en la pared puede describirse por medio de la ley de Laplace (presión = 2 × tensión superficial/radio).[3] Si la tensión superficial fuese igual en los pulmones, los alvéolos con los radios más pequeños tendrían una mayor presión y esto causaría que se vaciaran en los alvéolos más grandes (fig. 29-14A). La razón por la que esto no sucede se debe a las moléculas que disminuyen la tensión superficial, llamadas *tensoactivo*, que revisten la superficie interna de los alvéolos.

El tensoactivo pulmonar es una mezcla compleja de fosfolípidos, lípidos neutros y proteínas que se sintetizan en las células alveolares de tipo II. Las sustancias denominadas *tensoactivos* consisten en dos partes con propiedades opuestas que se unen entre sí de modo irreversible. Una parte es polar y busca líquido o superficies hidrófilas (que atraen el agua); la otra es no polar y busca el aceite, aire o superficies hidrófobas (que repelen el agua; fig. 29-14B). El tensoactivo pulmonar forma una monocapa, con su superficie hidrófila unida a la película líquida en la superficie del alvéolo y su superficie hidrófoba de frente hacia los gases en el aire alveolar. Esta monocapa es la que interrumpe la tensión superficial que se desarrolla en la interfase aire-líquido en los alvéolos.

El tensoactivo pulmonar, en particular la SP-B, ejerce varios efectos importantes en la inflación del pulmón. Disminuye la tensión superficial e incrementa la distensibilidad pulmonar y la facilidad de inflación del pulmón.[2] Sin tensoactivo, la inflación pulmonar sería en extremo difícil. Además, ayuda a mantener secos los alvéolos y evitar el edema pulmonar porque el agua es extraída de los capilares pulmonares hacia los alvéolos cuando el aumento de tensión superficial causa su contracción. El tensoactivo también proporciona estabilidad e inflación más uniforme de los alvéolos. Los alvéolos, excepto los que se encuentran en la superficie pleural, están rodeados por otros alvéolos. Así, la tendencia de un alvéolo a colapsar se contrarresta por la tracción ejercida por el alvéolo circundante. Las moléculas tensoactivas están también más densamente empacadas en alvéolos pequeños que en los grandes (fig. 19-14C). En personas en estado postoperatorio y postradas en cama, la respiración poco profunda y tranquila afecta con frecuencia la diseminación del tensoactivo. Alentarlas a toser y a respirar profundo mejora la diseminación del tensoactivo, lo cual permite una distribución más uniforme de la ventilación y la prevención de atelectasia.

Flujo de aire en las vías respiratorias

El volumen de aire que entra y sale de la porción de intercambio de gases de los pulmones se relaciona de forma directa con la diferencia de presión entre los pulmones y la atmósfera. Se vincula inversamente con la resistencia que encuentra el aire cuando se mueve por las vías respiratorias. Según la velocidad y el patrón, el flujo de aire puede ser laminar o turbulento.

El *laminar* o *aerodinámico* tiene lugar en flujos bajos, en los que la corriente de aire es paralela a los lados de las vías respiratorias. Con el flujo laminar, el aire en la periferia debe vencer la resistencia al movimiento y, como resultado, el aire en el centro de las vías respiratorias se mueve más rápido. El *turbulento* es un flujo de aire desorganizado en el que las moléculas del gas se mueven de manera lateral, colisionan entre sí y cambian sus velocidades. El desarrollo de turbulencia depende del radio de las vías respiratorias, la interacción

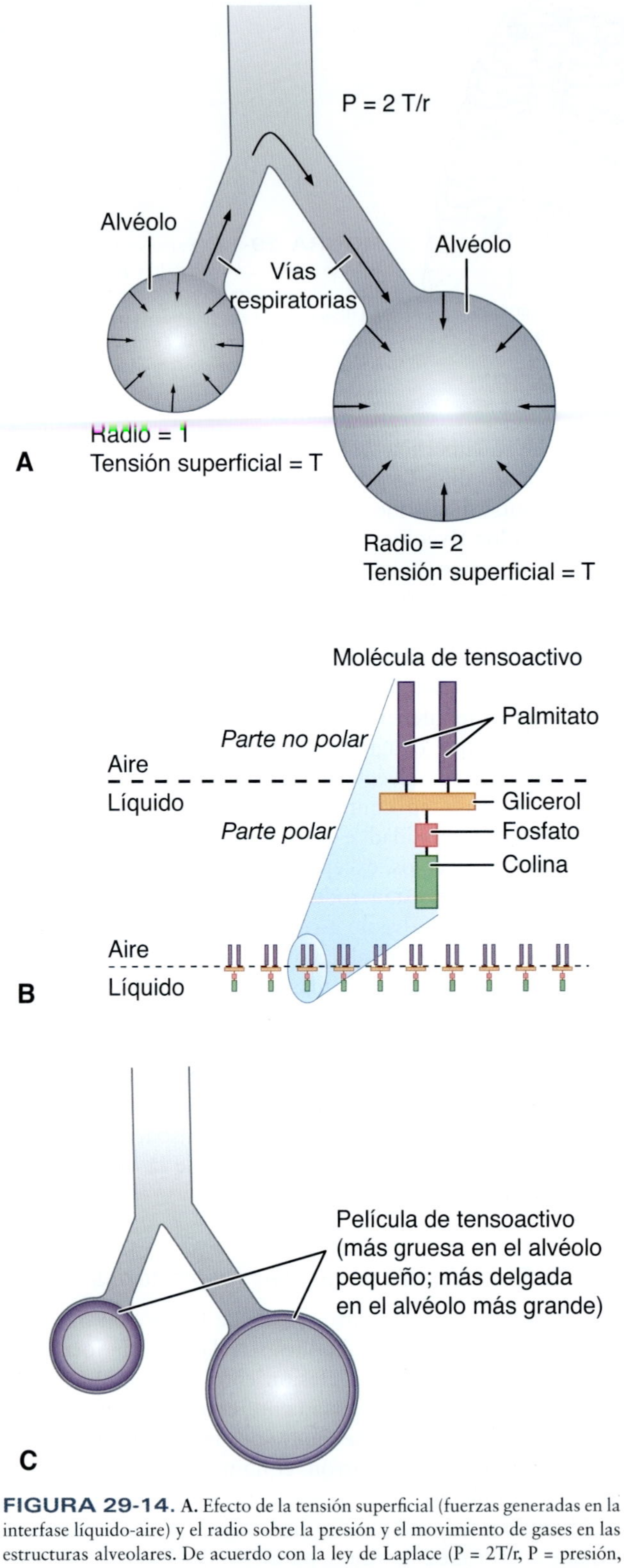

FIGURA 29-14. **A.** Efecto de la tensión superficial (fuerzas generadas en la interfase líquido-aire) y el radio sobre la presión y el movimiento de gases en las estructuras alveolares. De acuerdo con la ley de Laplace (P = 2T/r, P = presión, T = tensión, r = radio), la presión generada dentro de la esfera es inversamente proporcional al radio. El aire se mueve desde los alvéolos con un radio pequeño y presión más alta hacia los alvéolos con el radio más grande y la presión más baja. **B.** Moléculas de tensoactivo con cabezas hidrófilas unidas al revestimiento líquido de los alvéolos y sus extremos hidrófobos orientados hacia la interfase de aire. **C.** Moléculas de tensoactivo de una monocapa (*sombreada en azul*) que perturban las fuerzas intermoleculares y disminuyen la tensión superficial, en especial en los alvéolos pequeños por su concentración más alta de tensoactivo que en el más grande.

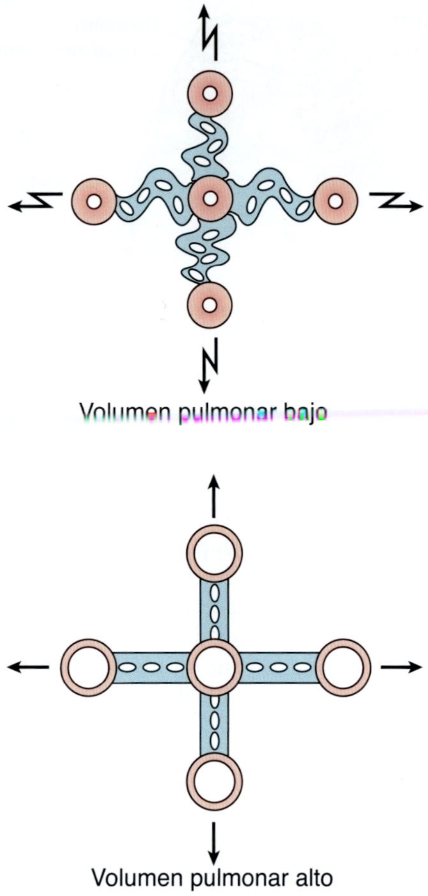

FIGURA 29-15. Interacción de las fuerzas tisulares en las vías respiratorias durante los volúmenes pulmonares bajo y alto. En volúmenes pulmonares bajos, estas fuerzas tienden a plegarse y ponen menos tensión en las vías respiratorias, que se vuelven más pequeñas; durante los volúmenes pulmonares altos, se estiran y abren las vías respiratorias.

de las moléculas de gas y la velocidad del flujo de aire. Es más probable que tenga lugar cuando el radio de las vías respiratorias es grande y la velocidad del flujo es alta. Por lo regular, el flujo turbulento se presenta en la tráquea. La turbulencia del flujo de aire explica los sonidos respiratorios que se escuchan durante la auscultación (escuchar los sonidos del tórax por medio de un estetoscopio). En el árbol bronquial, con sus muchas ramificaciones, el flujo de aire laminar se da quizá solo en las vías respiratorias muy pequeñas, donde la velocidad del flujo es baja.

Resistencia del aire

Es la relación de la inspiración o espiración impulsora de presión al flujo de aire.

La resistencia difiere entre las vías respiratorias grandes (p. ej., tráquea y bronquios), medianas (p. ej., segmentarias) y pequeñas (p. ej., bronquiolos). Por lo tanto, la resistencia de las vías respiratorias es igual a la suma de las resistencias en estos tipos de vías. A lo largo del árbol bronquial, el sitio de mayor resistencia es el de los bronquios de tamaño medio, donde las vías respiratorias más pequeñas contribuyen muy poco a la resistencia total de las vías respiratorias, por su disposición en paralelo.[4] Muchas enfermedades de las vías respiratorias, como enfisema y bronquitis crónica,

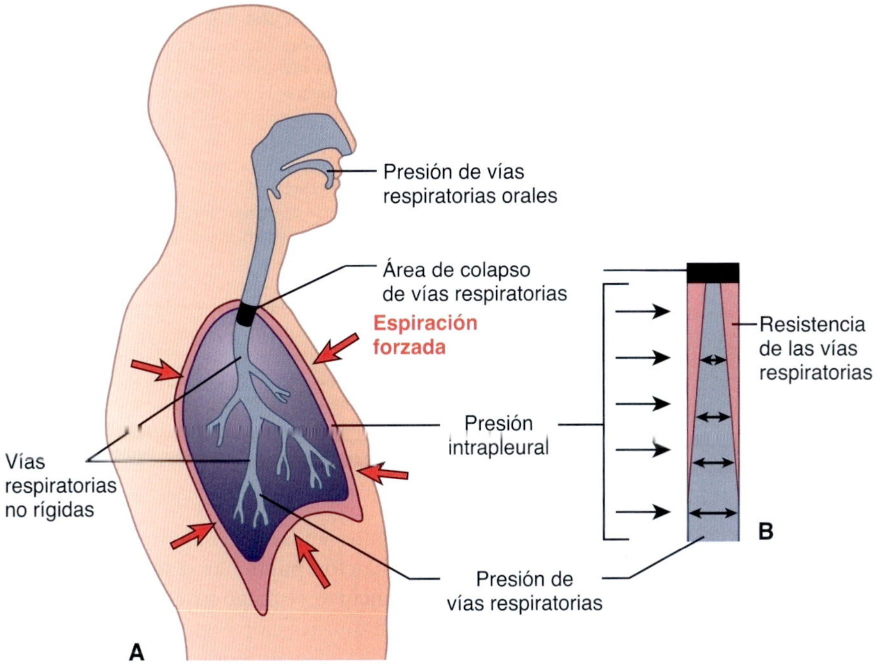

FIGURA 29-16. Mecanismo que limita el flujo espiratorio máximo. **A.** La permeabilidad de las vías respiratorias y el flujo de aire en las vías respiratorias no rígidas de los pulmones dependen de un gradiente de presión transpulmonar en el que la presión de las vías respiratorias es mayor que la presión intrapleural. **B.** La resistencia de las vías respiratorias produce por lo regular una caída en la presión de las vías respiratorias cuando el aire sale de los pulmones. La presión intrapleural incrementada, que se presenta con la espiración forzada, produce colapso de las vías respiratorias en las vías no rígidas, en el punto donde la presión intrapleural excede a la presión de las vías respiratorias.

comienzan en las vías respiratorias pequeñas. La detección temprana de estas alteraciones es con frecuencia difícil, dado que debe estar presente un daño considerable antes de que puedan detectarse las mediciones usuales de la resistencia de las vías respiratorias.

La resistencia de las vías respiratorias se ve afectada en gran medida por los volúmenes pulmonares. Es menor durante la inspiración que en la espiración. Esto se debe a que las fibras elásticas conectan el exterior de las vías respiratorias con los tejidos pulmonares circundantes. Como resultado, estas vías respiratorias se abren cuando se expanden los pulmones durante la inspiración, y se vuelven más estrechas cuando se desinflan los pulmones durante la espiración (fig. 29-15). Esta es una de las razones por las que las personas con afecciones que incrementan la resistencia de las vías respiratorias, como el asma (vías respiratorias reactivas), tienen por lo general respiración menos difícil durante la inspiración que durante la espiración.

La resistencia de las vías respiratorias también resulta afectada por el tono del músculo liso bronquial. Los músculos lisos en las vías respiratorias están bajo el control del sistema nervioso autónomo, que controla el diámetro de las vías respiratorias. La estimulación del sistema nervioso parasimpático causa constricción bronquial, así como aumento en la secreción de moco. La estimulación simpática tiene el efecto opuesto.

Compresión de las vías respiratorias durante la espiración forzada

La resistencia de las vías respiratorias no cambia mucho durante las respiración normal tranquila. Sin embargo, se incrementa de manera significativa durante la espiración forzada, como en el ejercicio vigoroso. El flujo de aire por las vías respiratorias colapsables en los pulmones depende de las presiones de distensión (intrapulmonares) de las vías respiratorias que las mantienen abiertas y las presiones externas (intrapleural o intratorácica) que rodean y comprimen las vías respiratorias. La diferencia entre estas dos presiones (la intratorácica menos la de las vías respiratorias) se llama *presión transpulmonar*. Para que el flujo de aire tenga lugar, la presión de distensión dentro de las vías respiratorias debe ser mayor que la presión de compresión fuera de las vías respiratorias.

Durante la espiración forzada, la presión transpulmonar disminuye debido a un incremento desproporcionado en la presión intratorácica en comparación con la presión de las vías respiratorias. La resistencia que encuentra el aire cuando sale de los pulmones provoca una caída adicional de la presión de las vías respiratorias. Si esta es lo suficientemente grande, la presión intratorácica circundante comprime las vías respiratorias colapsables (las que carecen de soporte cartilaginoso), lo que causa que se interrumpa el flujo de aire y quede atrapado en las vías respiratorias terminales (fig. 29-16).

Este tipo de compresión de vías respiratorias se observa de manera habitual solo durante la espiración forzada en personas con función respiratoria normal. Sin embargo, puede presentarse durante la respiración normal en personas con enfermedades pulmonares. Por ejemplo, en padecimientos que incrementan la resistencia de las vías respiratorias, como el enfisema, crece la caída de presión a lo largo de las vías respiratorias más pequeñas, y se requiere un aumento de la presión dentro de las vías respiratorias para mantener su distensibilidad.

Volúmenes pulmonares

Los volúmenes pulmonares, o la cantidad de aire intercambiado durante la ventilación, pueden subdividirse en tres componentes: 1) volumen corriente, 2) volumen de reserva inspiratorio y 3) volumen de reserva espiratorio (fig. 29-17). El *volumen corriente* (V_T, *tidal volume*) se refiere al volumen

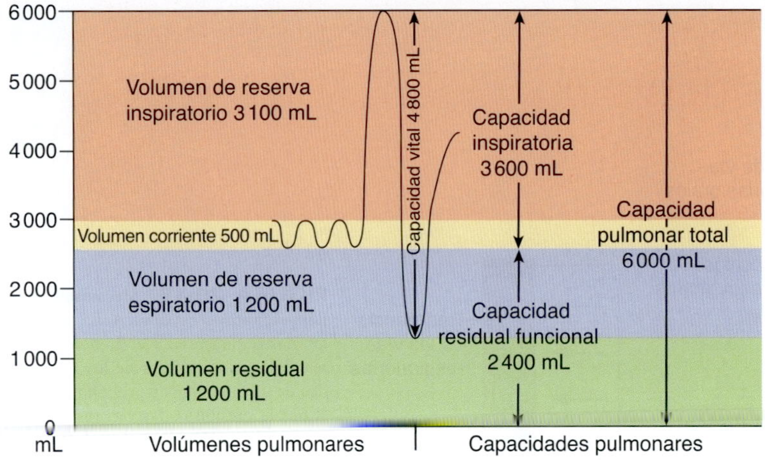

FIGURA 29-17. Gráfica de los volúmenes respiratorios (*izquierda*) y capacidades pulmonares (*derecha*) como se verían si se hicieran con un espirómetro. El volumen corriente (*amarillo*) representa la cantidad de aire inhalado y exhalado durante la respiración normal; el volumen de reserva inspiratorio (*rosa*), la cantidad máxima de aire en exceso del volumen corriente que puede inhalarse de manera forzada; la reserva espiratoria máxima (*azul*), la cantidad máxima de aire que puede exhalarse en exceso del volumen corriente; y el volumen residual (*verde*), el aire que continúa en el pulmón después del esfuerzo espiratorio máximo. La capacidad inspiratoria representa la suma del volumen de reserva inspiratorio y el volumen corriente; la capacidad residual funcional, la suma de la reserva espiratoria máxima y los volúmenes residuales; y la capacidad pulmonar total, la suma de todos los volúmenes.

de aire inspirado (o exhalado) con cada respiración. Varía con la edad, sexo, posición corporal y actividad metabólica. Por lo general, es de aproximadamente 500 mL en el adulto de estatura media y cerca de 3-5 mL/kg en los niños. La cantidad máxima de aire que puede inspirarse en exceso del V_T normal se llama *volumen de reserva inspiratorio* (VRI) y la cantidad máxima que puede exhalarse en exceso del V_T normal es el *volumen de reserva espiratorio* (VRE). Cerca de 1200 mL de aire siempre permanecen en los pulmones después de la espiración forzada; este aire es el *volumen residual* (VR). Se incrementa con la edad debido a que hay más captura de aire en los pulmones al final de la espiración. Estos volúmenes pueden medirse con un instrumento llamado *espirómetro*.

Las capacidades pulmonares incluyen dos o más volúmenes pulmonares. La *capacidad vital* es igual al VRI más el V_T más el VRE. Esta es la cantidad de aire que puede exhalarse desde el punto de inspiración máxima. La *capacidad inspiratoria* es igual al V_T más el VRI; es la cantidad de aire que una persona puede respirar comenzando en el nivel espiratorio normal y distendiendo los pulmones hasta la cantidad máxima. La *capacidad residual funcional* es la suma del VR y el VRE; es el volumen de aire que permanece en los pulmones al final de la espiración normal. La *capacidad pulmonar total* es la suma de los volúmenes en los pulmones. El VR no puede medirse con el espirómetro, ya que este aire no puede ser expulsado de los pulmones. Se mide mediante métodos indirectos, como el de dilución de helio, de lavado de nitrógeno o pletismografía corporal.[3] Los volúmenes y las capacidades pulmonares se resumen en la tabla 29-1.

Estudios de la función pulmonar

Los volúmenes y capacidades pulmonares antes descritos son medidas anatómicas o estáticas determinadas por su medición sin relación con el tiempo. El espirómetro también se emplea para medir la función pulmonar dinámica (ventilación con respecto al tiempo). Con frecuencia, estas pruebas se utilizan para evaluar la función pulmonar. Las medidas de la función pulmonar incluyen ventilación voluntaria máxima, capacidad vital forzada, volúmenes y tasas de flujo espiratorios forzados y tasas de flujo inspiratorio forzado (tabla 29-2). La función pulmonar se mide para varios fines clínicos, lo que incluye el diagnóstico de enfermedad respiratoria, evaluación quirúrgica preoperatoria y de riesgo anestésico, valoración de síntomas y discapacidad para fines legales o de seguro. Las pruebas también se emplean para evaluar la disnea, tos, sibilancias y hallazgos radiológicos o de laboratorio anómalos.

La *ventilación voluntaria máxima* mide el volumen de aire que una persona puede meter y sacar de sus pulmones durante el esfuerzo máximo, que dura 12-15 s. Por lo regular, esta medición se convierte a litros por minuto. La *capacidad vital forzada* (CVF) conlleva la inspiración total para la capacidad pulmonar total, seguida de una espiración máxima forzada. La obstrucción de las vías respiratorias produce una CVF menor a la observada con las mediciones de capacidad vital realizadas lentamente. El *volumen espiratorio forzado* (VEF) es el volumen espiratorio alcanzado en un tiempo determinado. El $VEF_{1.0}$ es aquel que puede exhalarse en 1 s. Se expresa con frecuencia como un porcentaje de la CVF. El $VEF_{1.0}$ y la CVF se utilizan para el diagnóstico de alteraciones pulmonares obstructivas.

El *flujo vital inspiratorio forzado* (FIF) mide la respuesta respiratoria durante una inspiración máxima rápida. El cálculo del flujo de aire durante la mitad de la inspiración ($FIF_{25\text{-}75\%}$) respecto al flujo espiratorio forzado medio ($FEF_{25\text{-}75\%}$) se emplea como una medida de la disfunción del músculo respiratorio, porque depende más de un esfuerzo que de la espiración.[1,3]

Eficiencia y trabajo respiratorios

El *volumen respiratorio por minuto*, o ventilación total, es la cantidad de aire que se intercambia en 1 min. Se determina por las necesidades metabólicas del cuerpo. El volumen respiratorio por minuto es igual al V_T multiplicado por la frecuencia respiratoria, que en condiciones normales es de casi 6 000 mL (500 mL V_T × frecuencia respiratoria de 12 respiraciones/min) en el adulto de complexión media durante la actividad normal. La eficiencia de respiración se determina al comparar el V_T y la frecuencia respiratoria de una manera que proporcione un volumen

TABLA 29-1 Volúmenes y capacidades pulmonares

Volumen	Símbolo	Medición
Volumen corriente (cerca de 500 mL en reposo)	V_T	Cantidad de aire que entra y sale de los pulmones con cada respiración.
Volumen de reserva inspiratorio (cerca de 3 000 mL)	VRI	Cantidad máxima de aire que puede inhalarse desde el punto de máxima espiración.
Volumen de reserva espiratorio (cerca de 1100 mL)	VRE	Volumen máximo de aire que puede exhalarse desde el nivel respiratorio terminal en reposo.
Volumen residual (cerca de 1200 mL)	VR	Volumen de aire restante en los pulmones después de la espiración máxima. Este volumen no puede medirse con el espirómetro. Se mide de modo indirecto por medio de métodos como el de dilución de helio, la técnica de lavado de nitrógeno o la pletismografía corporal.
Capacidad residual funcional (cerca de 2 300 mL)	CRF	Volumen de aire restante en los pulmones al final de la espiración (suma de VR y VRE).
Capacidad inspiratoria (cerca de 3 500 mL)	CI	Suma de VRI y VT.
Capacidad vital (cerca de 4 600 mL)	CV	Cantidad máxima de aire que puede exhalarse a la fuerza desde el punto de máxima inspiración.
Capacidad pulmonar total (cerca de 5 800 mL)	CPT	Cantidad total de aire que pueden mantener los pulmones. Es la suma de los componentes de volumen después de la inspiración máxima. Este valor es aproximadamente un 20-25% menor en las mujeres que en los hombres.

TABLA 29-2 Pruebas de función pulmonar

Prueba	Símbolo	Medición
Ventilación voluntaria máxima	VVM	Cantidad máxima de aire que puede respirarse en un tiempo determinado.
Capacidad vital forzada	CVF	Cantidad máxima de aire que puede exhalarse de manera rápida y forzada desde los pulmones después de la inspiración completa. El volumen espirado se grafica contra el tiempo.
Volumen espiratorio forzado alcanzado en 1 s	$VEF_{1.0}$	Volumen de aire espirado en el primer segundo de la CVF.
Porcentaje de la CVF	$VEF_{1.0}$/CVF%	Volumen de aire espirado en el primer segundo, expresado como un porcentaje de la CVF.
Flujo espiratorio medio forzado	$FEF_{25\text{-}75\%}$	Flujo espiratorio medio forzado determinado al localizar los puntos en el registro de la curva volumen-tiempo obtenida durante la CVF correspondiente al 25 y 75% de la CVF y al dibujar una línea recta por estos puntos. La pendiente de esta recta representa la tasa media del flujo espiratorio medio.
Flujo inspiratorio forzado	$FIF_{25\text{-}75\%}$	El FIF es el volumen inspirado desde el VR en el punto de medición. El FIF25-75% es la pendiente de una recta entre los puntos en el trazo de la presión volumétrica que corresponde al 25 y 75% del volumen inspirado.

Por convención, todos los volúmenes y flujos pulmonares se expresan en términos de la temperatura y la presión corporal, así como saturados con vapor de agua (TPCS), lo que permite una comparación de los datos de la función pulmonar de laboratorios con diferentes temperaturas ambiente y altitudes.

respiratorio óptimo por minuto mientras se reduce el trabajo respiratorio.

El trabajo respiratorio se determina por la cantidad de esfuerzo requerido para mover aire a través las vías conductoras y por la facilidad de expansión pulmonar, o distensibilidad. La expansión de los pulmones es difícil para las personas con pulmones rígidos no elásticos. Por lo general, encuentran más fácil respirar si mantienen su V_T bajo y respiran a una frecuencia más rápida para alcanzar su volumen respiratorio por minuto y satisfacer sus necesidades de oxígeno. En contraste, las personas con enfermedad obstructiva de las vías respiratorias suelen encontrar menos dificultad para inflar sus pulmones, pero gastan más energía para mover aire por las vías respiratorias. Como resultado, toman respiraciones más profundas y a una frecuencia más lenta (p. ej., 600 × 10 = 6 000 mL) para satisfacer sus necesidades de oxígeno.

RESUMEN

El aire en los alvéolos contiene una mezcla de gases, que incluye nitrógeno, oxígeno, dióxido de carbono y vapor de agua. Con excepción del vapor de agua, cada gas ejerce una presión que se determina por la presión atmosférica y la concentración del gas en la mezcla. La presión de vapor de agua resulta afectada por la temperatura, pero no por la presión atmosférica. El aire se mueve hacia los pulmones a lo largo de un gradiente de presión. La presión dentro de las vías respiratorias y los alvéolos de los pulmones se llama *presión intrapulmonar* (o *alveolar*); la presión en la cavidad pleural se conoce como *presión pleural* y la presión en la cavidad torácica se denomina *presión intratorácica*.

La respiración es el movimiento de gases entre la atmósfera y los pulmones. Requiere un sistema de vías respiratorias abiertas y cambios de presión que resultan de la acción de los músculos respiratorios para cambiar el volumen de la caja torácica. El diafragma es el músculo principal de la inspiración, asistido por los músculos intercostales externos. El escaleno y el esternocleidomastoideo elevan las costillas y actúan como músculos accesorios para la inspiración. La espiración es en gran medida pasiva, auxiliada por el retroceso elástico de los músculos respiratorios que se estiran durante la inspiración. Cuando es necesario, los músculos abdominales e intercostales internos pueden utilizarse para incrementar el esfuerzo espiratorio.

La distensibilidad pulmonar describe la facilidad con la que los pulmones pueden inflarse. Las fibras elásticas y de colágeno del pulmón, el contenido de agua, la tensión superficial de los alvéolos y la distensibilidad de la pared torácica determinan esta condición. La distensibilidad pulmonar también refleja la tensión superficial y la interfase aire-epitelio de los alvéolos. Las moléculas tensoactivas, producidas por las células alveolares de tipo II, reducen la tensión superficial en los pulmones y, por lo tanto, incrementan la distensibilidad pulmonar. El volumen de aire que entra y sale de la porción de intercambio se relaciona de manera directa con la diferencia de presión entre los pulmones y la atmósfera, e inversamente con la resistencia que encuentra el aire cuando se mueve a través de las vías respiratorias. Según la velocidad y el patrón, el flujo de aire puede ser laminar o turbulento. La resistencia de las vías respiratorias se refiere al impedimento para fluir que encuentra el aire cuando se mueve por estas. Su tamaño difiere con el de las vías respiratorias; es mayor en los bronquios de tamaño medio y menor en los bronquiolos más pequeños.

Los volúmenes y capacidades pulmonares reflejan la cantidad de aire que se intercambia durante la respiración normal y la forzada. El volumen corriente es la cantidad de aire que entra y sale de los pulmones durante la respiración normal. El volumen de reserva *inspiratorio* es la cantidad máxima de aire que puede inspirarse en exceso del V_T normal. El volumen de reserva espiratorio es la cantidad máxima que puede exhalarse en exceso del V_T normal. El volumen residual es la cantidad de aire que permanece en los pulmones después de la espiración forzada. Las capacidades pulmonares incluyen dos o más volúmenes pulmonares. La capacidad vital es igual al VRI más el V_T más el VRE, y es la cantidad de aire que puede exhalarse desde el punto de inspiración máxima. El volumen respiratorio por minuto, que se determina mediante las necesidades metabólicas del organismo, es la cantidad de aire que se intercambia en 1 min (frecuencia respiratoria y V_T).

Intercambio y transporte de gases

De manera frecuente, el intercambio gaseoso pulmonar se divide en tres procesos:

- Ventilación-flujo de gases hacia dentro y fuera de los alvéolos pulmonares.
- Perfusión-flujo de sangre que ocurre en los capilares pulmonares adyacentes.
- Difusión-transferencia de gases entre los alvéolos y los capilares pulmonares.

Para que el intercambio gaseoso sea eficaz, requiere que la ventilación alveolar se lleve a cabo adyacente a los capilares pulmonares perfundidos.

Ventilación

Existen dos tipos de ventilación: pulmonar y alveolar. La *ventilación pulmonar* alude al intercambio total de gases entre la atmósfera y los pulmones. La *ventilación alveolar* es el intercambio de gases dentro de la porción de intercambio de los pulmones. La ventilación requiere un sistema de vías respiratorias abiertas y una diferencia de presión que mueva el aire hacia dentro y fuera de los pulmones. Se ve afectada por la posición corporal y el volumen pulmonar, así como por las condiciones de enfermedad relacionadas con el corazón y el sistema respiratorio.

Distribución de la ventilación

La distribución de la ventilación entre el vértice y la base del pulmón varía con la posición del cuerpo y los efectos de la gravedad sobre la presión intrapleural (fig. 29-18). Cuando la persona está sentada o de pie, la gravedad ejerce un empuje hacia abajo sobre el pulmón, lo que causa que la presión intrapleural en el vértice se vuelva más negativa que en la base. Como resultado, los alvéolos en el vértice del pulmón están más expandidos que los de la base. Lo mismo se cumple para las porciones declives del pulmón en la posición supina o lateral. En la primera, la ventilación en las partes más bajas (posteriores) del pulmón excede la de las partes más altas (anteriores). En la posición lateral (recostado de lado), el pulmón declive se ventila mejor.

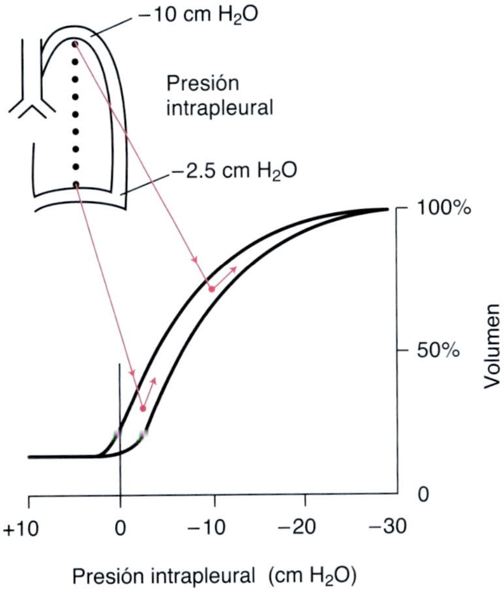

FIGURA 29-18. Explicación de las diferencias regionales en la ventilación por el pulmón. Debido al peso del pulmón, la *presión intrapleural* es menos negativa en la base que en el vértice. Como consecuencia, la base del pulmón está relativamente comprimida en su estado de reposo, pero se expande más en la inspiración que el vértice. Tomado de: West J. B. (2016). *Respiratory physiology: The essentials* (10th ed., Fig. 7.8, p. 118). Philadelphia, PA: Lippincott Williams & Wilkins.

Los volúmenes pulmonares también afectan la distribución de la ventilación. La distensibilidad refleja el cambio de volumen que tiene lugar con un cambio de presión. Es menor en los alvéolos completamente expandidos, que tienen dificultad de acomodar más aire, y mayor en los alvéolos que están menos inflados. Durante la inspiración total en la posición sentada o de pie, las vías respiratorias se abren y el aire entra en las porciones más elásticas de la parte inferior del pulmón. En volúmenes pulmonares bajos, sucede lo opuesto. En este caso, la presión pleural en la base del pulmón excede la de las vías respiratorias que las comprime, por lo que la ventilación se reduce mucho. Además, en la parte superior del pulmón, las vías respiratorias permanecen abiertas para que esta parte se ventile mejor que el fondo.

Incluso con volúmenes pulmonares bajos, cierta cantidad de aire permanece en los alvéolos de la porción inferior de los pulmones, de esta manera evita su colapso. De acuerdo con la ley de Laplace, la presión necesaria para vencer la tensión en la pared de una esfera o un tubo elástico es inversamente proporcional a su radio. Por lo tanto, las vías respiratorias pequeñas cierran primero, de esta manera capturan algo de gas en los alvéolos. Puede haber un aumento de captación de aire en los alvéolos de la parte inferior de los pulmones en las personas mayores y en aquellas con enfermedad pulmonar (p. ej., enfisema). Se piensa que esta afección resulta de una pérdida en las propiedades elásticas de retroceso de los pulmones, de modo que la presión intrapleural, creada por el retroceso elástico del pulmón y la pared torácica, se vuelve menos negativa. En estas personas, el cierre de las vías respiratorias se presenta al final de los volúmenes pulmonares normales, en vez de los volúmenes pulmonares bajos, lo que permite capturar mayores cantidades de aire, con un incremento resultante en el volumen pulmonar residual.

Espacio muerto de aire

El *espacio muerto* se refiere al aire que debe ser desplazado con cada respiración, pero que no participa en el intercambio de gases. El movimiento de aire por el espacio muerto contribuye al trabajo respiratorio, pero no al intercambio gaseoso. Existen dos tipos de espacio muerto:

- Espacio muerto anatómico: el contenido en las vías respiratorias conductoras.
- Espacio muerto alveolar: el se encuentra en la porción respiratoria del pulmón.

El volumen del espacio muerto de las vías respiratorias anatómicas tiene un valor fijo de cerca de 150-200 mL, según el tamaño corporal. Constituye el aire contenido en la nariz, faringe, tráquea y bronquios. La práctica de una traqueostomía (abertura quirúrgica en la tráquea) disminuye la ventilación del espacio muerto anatómico porque el aire no tiene que moverse por las vías respiratorias nasal y bucal. El espacio muerto alveolar, por lo general de 5-10 mL, constituye el aire alveolar que no participa en el intercambio gaseoso. Cuando los alvéolos se ventilan, pero son desprovistos de flujo sanguíneo, no contribuyen al intercambio gaseoso, y, por lo tanto, conforman el espacio muerto alveolar.

El *espacio muerto fisiológico* es la suma de los espacios muertos anatómico y alveolar. En las personas con función respiratoria normal, este espacio es casi el mismo que el espacio muerto anatómico y solo se incrementa con la enfermedad pulmonar. La ventilación alveolar es igual a la ventilación por minuto, menos la ventilación del espacio muerto fisiológico.

PUNTOS CLAVE

Acoplamiento de la ventilación y la perfusión

- El intercambio de gases entre el aire en los alvéolos y la sangre en los capilares pulmonares requiere del acoplamiento de la ventilación y la perfusión.
- El *espacio muerto* es el volumen de aire que se desplaza con cada respiración, pero que no participa en el intercambio gaseoso. El *espacio muerto anatómico* es el que está en las vías respiratorias conductoras que por lo regular no participan en el intercambio gaseoso. El *espacio muerto alveolar* resulta de alvéolos que están ventilados, pero no perfundidos.
- La *derivación* se refiere a la sangre que se mueve del lado derecho al izquierdo de la circulación sin ser oxigenada. Con una derivación anatómica, la sangre se mueve del lado venoso al arterial de la circulación sin pasar por los pulmones. La derivación fisiológica resulta de la sangre que se mueve por partes no ventiladas del pulmón.

Perfusión

Las funciones primarias de la circulación pulmonar consisten en perfundir o proporcionar flujo sanguíneo a la porción de intercambio gaseoso del pulmón con la finalidad de facilitarlo. Además del intercambio gaseoso, filtra la sangre que se mueve del lado derecho al izquierdo de la circulación, elimina la mayoría de los tromboémbolos que pueden formarse y sirve como un reservorio de sangre para el lado izquierdo del corazón.

La función de intercambio gaseoso de los pulmones requiere un flujo continuo de sangre por la porción respiratoria pulmonar. La sangre desoxigenada entra en el pulmón por la arteria pulmonar, que tiene su origen en el lado derecho del corazón, y entra en el pulmón en el hilio, junto con el bronquio primario. Las arterias pulmonares se ramifican de una manera similar a la de las vías respiratorias. Las arterias pulmonares pequeñas acompañan a los bronquios a medida que se mueven por los lóbulos y se ramifican para alimentar la red capilar que rodea a los alvéolos (*véase* la fig. 29-8). La sangre capilar oxigenada se acumula en las pequeñas venas pulmonares de los lóbulos. Luego, se mueve a las venas más grandes para ser recolectada en las cuatro venas pulmonares grandes que descargan en la aurícula izquierda.

Los vasos sanguíneos pulmonares son más delgados y elásticos, y ofrecen una menor resistencia al flujo que los de la circulación sistémica. Además, las presiones en el sistema pulmonar son mucho más bajas (p. ej., 22/8 mm Hg frente a 120/70 mm Hg de presión en la circulación sistémica). La presión y resistencia bajas de la circulación pulmonar permiten la entrega de diversas cantidades de sangre de la circulación sistémica sin producir signos ni síntomas de congestión. En la circulación pulmonar, el volumen es de aproximadamente 500 mL; cerca de 100 mL de este volumen se localizan en el lecho capilar pulmonar. Cuando la entrada de sangre del lado derecho del corazón y la salida de sangre hacia el izquierdo son iguales, el flujo de sangre pulmonar es constante. Pequeñas diferencias entre la entrada y la salida pueden producir grandes cambios en el volumen pulmonar, sobre todo si estas continúan durante muchos latidos. El movimiento de sangre por el lecho capilar pulmonar requiere que la presión arterial pulmonar media sea mayor que la presión venosa pulmonar media. La presión venosa pulmonar se incrementa en la insuficiencia cardíaca izquierda. Lo anterior permite que la sangre se acumule en el lecho capilar pulmonar y provoque edema pulmonar.

Distribución del flujo sanguíneo

De manera similar a lo que ocurre con la ventilación, la distribución del flujo de sangre pulmonar se ve afectada por la posición corporal y la gravedad. En una posición recta, la distancia de los vértices superiores del pulmón arriba del nivel del corazón puede exceder las capacidad de perfusión de la presión arterial pulmonar media (cerca de 12 mm Hg). Por lo tanto, el flujo sanguíneo en la parte superior de los pulmones es menor que en la base o fondo de los pulmones (fig. 29-19). En la posición supina, los pulmones y el corazón se encuentran al mismo nivel, y el flujo de sangre hacia los vértices y bases de los pulmones se vuelve más uniforme. En esta posición, el flujo de sangre hacia las porciones posteriores o declives (p. ej., el fondo del pulmón al recostarse de lado) excede el flujo en el interior o porciones no declives de los pulmones.

Vasoconstricción inducida por hipoxia

En la circulación pulmonar, los vasos sanguíneos son muy sensibles a las concentraciones de oxígeno alveolar y experimentan vasoconstricción marcada cuando se exponen a hipoxia. El mecanismo preciso para esta respuesta no está claro. Cuando las concentraciones de oxígeno alveolar caen abajo de 60 mm Hg, puede presentarse vasoconstricción marcada. Con valores de oxígeno muy bajos, el flujo local casi puede suspenderse. En la hipoxia regional, que se presenta con la atelectasia, la vasoconstricción se localiza en una región específica del pulmón. En este caso, tiene como efecto dirigir el flujo sanguíneo lejos de las regiones hipóxicas de los pulmones. Cuando la hipoxia alveolar desaparece, se restablece el flujo sanguíneo.

La hipoxia generalizada, que se presenta a grandes altitudes y en personas con hipoxia crónica debido a enfermedad pulmonar, causa vasoconstricción en el pulmón. La hipoxia prolongada puede provocar hipertensión pulmonar y mayor carga de trabajo en el lado derecho del corazón, lo que genera cardiopatía pulmonar. Un pH sanguíneo bajo tiene un efecto similar, sobre todo cuando se presenta hipoxia alveolar (p. ej., durante el choque circulatorio).

Derivación

La *derivación* se refiere a la sangre que se mueve del lado derecho al izquierdo de la circulación sin ser oxigenada. Como con el espacio de aire muerto, existen dos tipos de derivaciones: fisiológica y anatómica. En una *derivación anatómica*, la sangre se mueve del lado venoso al arterial de la circulación sin pasar por los pulmones. La derivación intracardíaca anatómica de la sangre ocurre con los defectos cardíacos congénitos. En una *derivación fisiológica*, hay desacoplamiento de la ventilación y la perfusión dentro del pulmón. Esto produce ventilación insuficiente para proveer el oxígeno necesario para oxigenar la sangre que fluye por los capilares alveolares. Por lo regular, la derivación fisiológica de sangre resulta de la enfermedad pulmonar destructiva que deteriora la ventilación o de una insuficiencia cardíaca que interfiere con el movimiento de sangre a través de las secciones pulmonares.

Desacoplamiento de la ventilación y la perfusión

Las propiedades del intercambio gaseoso del pulmón dependen del acoplamiento de la ventilación y la perfusión, ello asegura que cantidades iguales de aire y sangre entren en la porción respiratoria de los pulmones. El espacio de aire muerto y la derivación producen una incompatibilidad entre la ventilación y la perfusión, como se ilustra en la figura 29-20: con la derivación (en la izquierda), hay perfusión sin ventilación, lo que da como resultado una relación de ventilación-perfusión baja. Se presenta en afecciones como la atelectasia, en la que

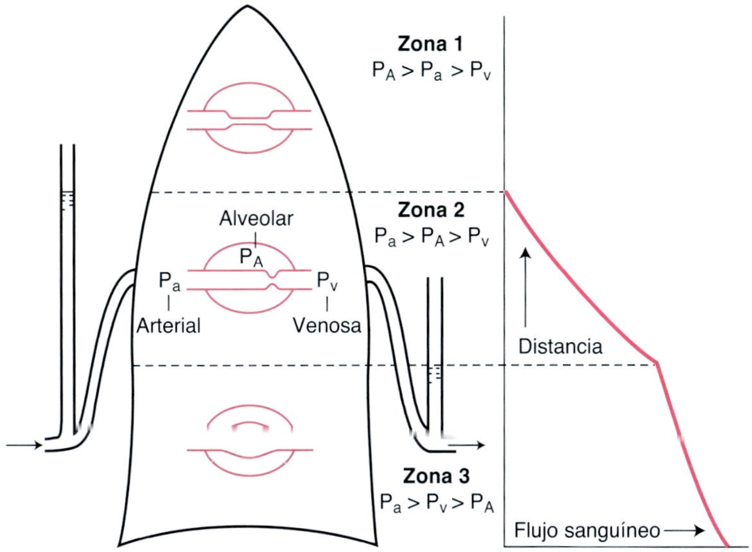

FIGURA 29-19. Explicación de la distribución no uniforme del flujo sanguíneo en el pulmón con base en las diferentes presiones que afectan a los capilares. Tomado de West, J. B. (2016). *Respiratory physiology: The essentials* (10th ed., Fig. 4.8, p. 50). Philadelphia, PA: Lippincott Williams & Wilkins.

existe obstrucción de las vías respiratorias. Con el espacio de aire muerto (ilustrado a la derecha), hay ventilación sin perfusión, lo que produce una relación de ventilación-perfusión alta. Tiene lugar en alteraciones como la embolia pulmonar, que afecta el flujo sanguíneo hacia una parte del pulmón. La sangre arterial que sale de la circulación pulmonar refleja la mezcla de sangre de áreas ventiladas y perfundidas del pulmón, así como de las que no son ventiladas (espacio de aire muerto) o perfundidas (derivación). Muchas de las afecciones que causan desacoplamiento de la ventilación y la perfusión tienen que ver con el espacio de aire muerto y la derivación. En la EPOC, por ejemplo, puede alterarse la ventilación en un área del pulmón y la perfusión en otra.

Difusión

La *difusión* tiene lugar en las porciones respiratorias del pulmón y se refiere al movimiento de gases en la membrana alveolocapilar.

Varios factores influyen en la difusión de gases en el pulmón. La administración de concentraciones altas de oxígeno incrementa la diferencia de presión parcial entre los dos lados de la membrana y aumenta la difusión del gas. Las enfermedades que destruyen el tejido pulmonar o incrementan el espesor de la membrana alveolocapilar afectan de modo adverso la capacidad de difusión de los pulmones.

La extirpación de un pulmón, por ejemplo, reduce a la mitad la capacidad de difusión. El espesor de la membrana alveolocapilar y la distancia para la difusión se incrementan en personas con edema pulmonar o neumonía. Las características del gas y su peso molecular, así como su solubilidad, constituyen el coeficiente de difusión y determinan qué tan rápido se difunde un gas por las membranas respiratorias. Por ejemplo, el dióxido de carbono se difunde 20 veces más rápido que el oxígeno como resultado de su mayor solubilidad en las membranas respiratorias.

La capacidad de difusión proporciona una medida de la tasa de transferencia de un gas en los pulmones por gradiente de presión parcial. Dado que no puede medirse la diferencia inicial alveolocapilar para el oxígeno, se utiliza el monóxido de carbono (CO) para determinar la capacidad de difusión.

Transporte de oxígeno y dióxido de carbono

Aunque los pulmones se encargan del intercambio de gases con el medio externo, es la sangre la que transporta estos gases entre los pulmones y los tejidos corporales. La sangre lleva oxígeno y dióxido de carbono en estado disuelto físicamente y en combinación con hemoglobina. El dióxido de carbono también se convierte en bicarbonato y se transporta en esa forma.

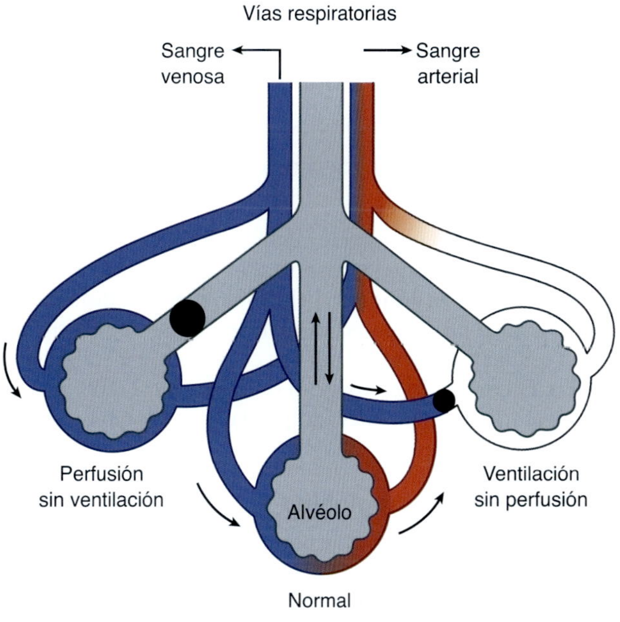

FIGURA 29-20. Acoplamiento de la ventilación y la perfusión. Acoplamiento normal de la ventilación y la perfusión (*centro*); perfusión sin ventilación (derivación; *izquierda*); ventilación sin perfusión (espacio de aire muerto; *derecha*).

El oxígeno y el dióxido de carbono disueltos ejercen una presión parcial que se designa de la misma manera que las presiones parciales en el estado gaseoso. En el entorno clínico, las mediciones de gas sanguíneo se emplean para determinar la presión parcial del oxígeno (PO_2) y del dióxido de carbono (PCO_2) en la sangre.

Alerta sobre el dominio de conceptos

A menudo se utiliza sangre arterial para medir los gases sanguíneos. La sangre venosa no se emplea debido a que las concentraciones de oxígeno y dióxido de carbono reflejan las demandas metabólicas de los tejidos más que el intercambio gaseoso de los pulmones.

En general, las mediciones de gasometría arterial (GSA) son lo mismo o casi lo mismo que la presión parcial de los gases en los alvéolos. Por ejemplo, la PO_2 arterial se escribe con frecuencia como PaO_2. En este texto se emplean PO_2 y PCO_2 para designar las concentraciones arterial y alveolar de los gases. *Véase* la tabla 29-3 para los intervalos normales de GSA.

TABLA 29-3 Intervalos de los gases en la sangre arterial

Parámetro	Intervalo
1. pH = ácido o base	7.35-7.45
2. PCO_2 = presión parcial de dióxido de carbono	35-45 mm Hg
3. HCO_3-= bicarbonato	22-26 mEq/L
4. PO_2 = presión parcial de oxígeno	80-100 mm Hg

Transporte de oxígeno

El oxígeno se transporta de dos formas:

- En combinación química con la hemoglobina.
- En estado disuelto.

La hemoglobina lleva cerca del 98-99% del oxígeno en la sangre y es el principal transportador de oxígeno. El 1-2% restante se lleva en estado disuelto. Solo la forma disuelta del oxígeno pasa por la pared capilar, se difunde por la membrana celular y es accesible para su empleo en el metabolismo celular. El contenido de oxígeno (medido en mL/100 mL) de la sangre incluye aquel llevado por la hemoglobina y el que está en estado disuelto.

Transporte de hemoglobina

La hemoglobina es un transportador de oxígeno muy eficiente. Aquella con oxígeno ligado se llama *oxihemoglobina*. Cuando se elimina el oxígeno, se denomina *hemoglobina desoxigenada* o *reducida*. Cada gramo de hemoglobina lleva cerca de 1.34 mL de oxígeno cuando está saturada. Esto significa que una persona con una hemoglobina de 14 g/100 mL lleva 18.8 mL de oxígeno por cada 100 mL de sangre.

En los pulmones, el oxígeno se mueve por la membrana alveolocapilar a través del plasma y hacia los eritrocitos, en donde forma un enlace débil y reversible con la molécula de hemoglobina. En los pulmones normales, este proceso es rápido. Por lo tanto, incluso con una frecuencia cardíaca rápida, la hemoglobina está casi completamente saturada con oxígeno durante el poco tiempo que pasa en los capilares pulmonares. Cuando el oxígeno sale de los capilares en respuesta a las necesidades de los tejidos, la saturación de hemoglobina disminuye. Cuando la sangre sale del lado izquierdo del corazón está saturada cerca del 95-97%. Luego, cuando la sangre venosa mixta regresa al lado derecho del corazón, su saturación decrece a alrededor del 75%.

Afinidad de enlace de la hemoglobina con el oxígeno

La eficiencia del sistema de transporte de la hemoglobina depende de la capacidad de esta molécula para unirse al oxígeno en los pulmones y liberarlo cuando se requiera en los tejidos. El oxígeno que permanece unido a la hemoglobina no participa en el metabolismo tisular. El término *afinidad* alude a la capacidad de la hemoglobina para unirse al oxígeno. Esta molécula se une al oxígeno con mayor facilidad cuando se incrementa su afinidad y se libera más fácilmente cuando disminuye.

La molécula de hemoglobina se compone de cuatro cadenas polipeptídicas con un grupo hemo que contiene hierro. Dado que el oxígeno se une al átomo de hierro, cada molécula de hemoglobina puede enlazarse a cuatro moléculas de oxígeno cuando se satura por completo. El oxígeno se une de manera cooperativa a los grupos hemo en la molécula de hemoglobina. Después de que se une la primera molécula de oxígeno, la hemoglobina experimenta un cambio en su forma. Como resultado, la segunda y tercera moléculas se unen con mayor facilidad, así como el cuarto oxígeno. De forma similar, la descarga de la primera molécula de oxígeno favorece la liberación de la siguiente molécula y así sucesivamente. De este modo, la afinidad de la hemoglobina hacia el oxígeno cambia con su saturación.

La afinidad de la hemoglobina hacia el oxígeno también es afectada por el pH, la concentración del dióxido de carbono y la temperatura corporal. La hemoglobina se une al oxígeno más fácilmente en condiciones de pH alto (alcalosis), concentración reducida de dióxido de carbono y temperatura corporal reducida, y se libera con mayor facilidad si se reduce el pH (acidosis), aumenta la concentración de dióxido de carbono y si hay fiebre. Por ejemplo, el incremento en el metabolismo tisular genera dióxido de carbono y ácidos metabólicos, por lo que disminuye la afinidad de la hemoglobina hacia el oxígeno. El calor también es un subproducto del metabolismo tisular, lo que explica el efecto de la fiebre en el enlace de oxígeno.

Los eritrocitos contienen un intermediario metabólico conocido como *2,3-difosfoglicerato* (2,3-DFG), que también afecta la afinidad de la hemoglobina hacia el oxígeno. Un incremento en el 2,3-DFG mejora la descarga de oxígeno de la hemoglobina a nivel tisular. Las condiciones que aumentan el 2,3-DFG son el ejercicio, la hipoxia que se presenta a gran altitud y la enfermedad pulmonar crónica.[1]

Curva de disociación del oxígeno

La relación entre el oxígeno transportado en combinación con hemoglobina y la PO_2 de la sangre se describe mediante la *curva de disociación oxígeno-hemoglobina*, que se muestra en la figura 29-21. El eje horizontal de la gráfica ilustra la PO_2 u oxígeno disuelto. Este refleja la PO_2 en los pulmones (que es de aproximadamente 100 mm Hg cuando se respira aire ambiente, pero puede subir a 200 mm Hg o más cuando se emplea aire enriquecido con oxígeno). El eje vertical izquierdo ilustra la saturación de hemoglobina o la cantidad de oxígeno que se lleva unido a la hemoglobina. El eje vertical derecho muestra el contenido de oxígeno o cantidad total del contenido de oxígeno que se lleva en la sangre.

La curva de disociación del oxígeno en forma de "S" tiene una porción superior plana que representa la unión del oxígeno con la hemoglobina en los pulmones y una porción inclinada que representa su liberación en los tejidos capilares (*véase* la fig. 29-21A). La forma en "S"" de la curva refleja el efecto que tiene la saturación de oxígeno en la conformación de la molécula de hemoglobina y su afinidad hacia el oxígeno.

La porción inclinada de la curva de disociación, entre 60 y 40 mm Hg, representa la liberación de oxígeno de la hemoglobina a medida que esta se mueve por los capilares tisulares. Esta porción de la curva refleja una transferencia considerable de oxígeno de la hemoglobina a los tejidos con solo una pequeña caída en la PO_2. Esto garantiza un gradiente para que el oxígeno se mueva hacia las células corporales.

La hemoglobina puede considerarse como un sistema amortiguador que regula la entrega de oxígeno a los tejidos. Para que funcione como tal, la afinidad de la hemoglobina hacia el oxígeno debe cambiar de acuerdo con las necesidades metabólicas de los tejidos. Este cambio se representa mediante un desplazamiento a la derecha o a la izquierda en la curva de disociación (*véase* la fig. 29-21B). Un desplazamiento a la derecha indica que la PO_2 tisular es mayor para un determinado nivel de saturación de hemoglobina y representa una afinidad reducida de la hemoglobina por el oxígeno en cualquier PO_2 dada. Por lo general, es causada por afecciones que reflejan un aumento del metabolismo tisular, como la fiebre o la acidosis, o por un incremento en la PCO_2. Una gran altitud y afecciones como la insuficiencia pulmonar, la insuficiencia cardíaca y la anemia grave también causan que la curva de disociación del oxígeno se desplace a la derecha. Un desplazamiento a la izquierda en la curva de disociación del oxígeno representa una mayor afinidad de la hemoglobina por el oxígeno. Esto sucede en situaciones relacionadas con una disminución en el metabolismo tisular, como alcalosis, descenso de la temperatura corporal y valores de PCO_2 reducidos. El grado de desplazamiento puede determinarse mediante la P_{50}, o la presión parcial del oxígeno que se requiere para alcanzar una saturación del 50% de la hemoglobina. En la figura 29-21B, se puede observar que la curva de disociación a la izquierda tiene una P_{50} de aproximadamente 20 mm Hg; la curva normal, 26 mm Hg; y la curva a la derecha, 39 mm Hg.

El contenido de oxígeno (medido en mL/dL) representa la cantidad total de oxígeno transportado en la sangre, que incluye el oxígeno disuelto y el que se encuentra unido a la hemoglobina (*véase* la fig. 29-21C). La cantidad de oxígeno unido a la hemoglobina se determina por la concentración

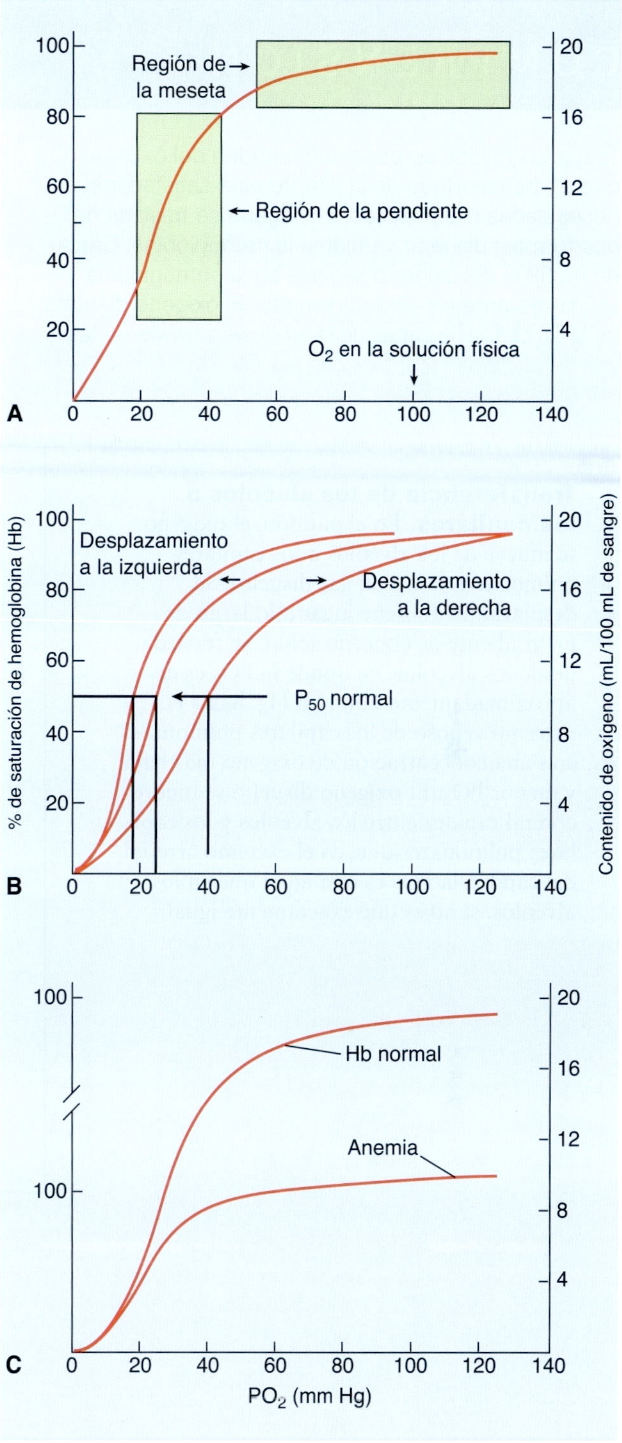

FIGURA 29-21. Curva de disociación oxígeno-hemoglobina. **A.** El área del cuadro izquierdo representa la porción inclinada de la curva, en donde el oxígeno se libera de la hemoglobina (Hb) hacia los tejidos, y el área del cuadro superior, la meseta de la curva, donde el oxígeno es captado por la hemoglobina en el pulmón. **B.** Efecto de la temperatura corporal, PCO_2 arterial y pH en la afinidad de la hemoglobina hacia el oxígeno como se indica mediante un desplazamiento en la curva y la posición de la P_{50}. Un desplazamiento de la curva a la derecha por el incremento en la temperatura o PCO_2 o disminución del pH favorece la liberación de oxígeno a los tejidos. La reducción de la temperatura o PCO_2 o incremento del pH desplaza la curva a la izquierda y tiene el efecto contrario. La P_{50} es la presión parcial del oxígeno requerida para saturar el 50% de la hemoglobina con oxígeno. **C.** Efecto de la anemia en la capacidad portadora de oxígeno de la sangre. La hemoglobina puede saturarse por completo, pero se reduce el contenido de oxígeno en la sangre.

COMPRENSIÓN → Transporte de oxígeno

Todos los tejidos corporales dependen del oxígeno (O_2) que es transportado en la sangre para satisfacer sus necesidades metabólicas. El oxígeno se traslada de dos formas: disuelto y unido a la hemoglobina. Cerca de un 98% del oxígeno se lleva en la hemoglobina y el 2% restante en estado disuelto. El oxígeno disuelto es la única forma capaz de difundirse a través de las membranas celulares y produce una presión parcial (PO_2) que, a su vez, impulsa la difusión. El transporte de oxígeno conlleva: 1) la transferencia desde los alvéolos hasta los capilares pulmonares en el pulmón, 2) el enlace a la hemoglobina y su transporte y 3) la disociación de hemoglobina en los capilares tisulares.

1

Transferencia de los alvéolos a los capilares. En el pulmón, el oxígeno se mueve de los alvéolos a los capilares pulmonares como un gas disuelto. Su desplazamiento tiene lugar a lo largo de un gradiente de concentración. Se traslada desde los alvéolos, en donde la PO_2 es de aproximadamente 100 mm Hg, hasta el extremo venoso de los capilares pulmonares con una concentración de oxígeno más baja y menor PO_2. El oxígeno disuelto se mueve con tal rapidez entre los alvéolos y los capilares pulmonares que, en el extremo arterial del capilar, la PO_2 es casi igual que en los alvéolos, si no es que exactamente igual.

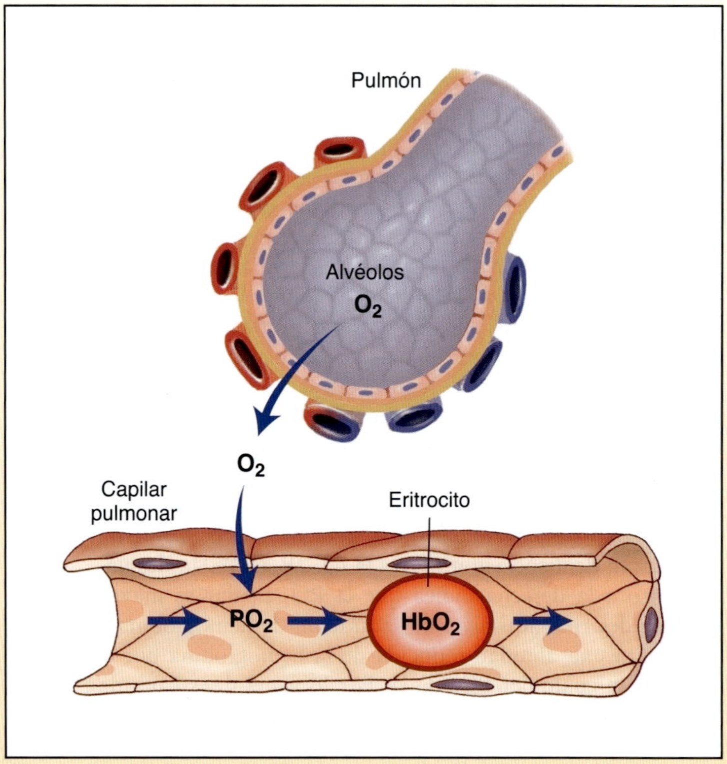

2

Enlace y transporte de hemoglobina. El oxígeno, que es relativamente insoluble en plasma, depende de la hemoglobina para transportarse en la sangre. Una vez que el oxígeno se ha difundido en los capilares pulmonares, se mueve con rapidez hacia los eritrocitos y se une de manera reversible a la hemoglobina para formar oxihemoglobina (HbO_2). La molécula de hemoglobina contiene cuatro unidades hemo, cada una capaz de unirse a una molécula de oxígeno. La hemoglobina está 100% saturada cuando las cuatro unidades están ocupadas y, en general, está cerca de un 97% saturada en la sangre arterial sistémica. La capacidad de la sangre para llevar oxígeno depende de las concentraciones de hemoglobina y la capacidad de los pulmones para oxigenarla.

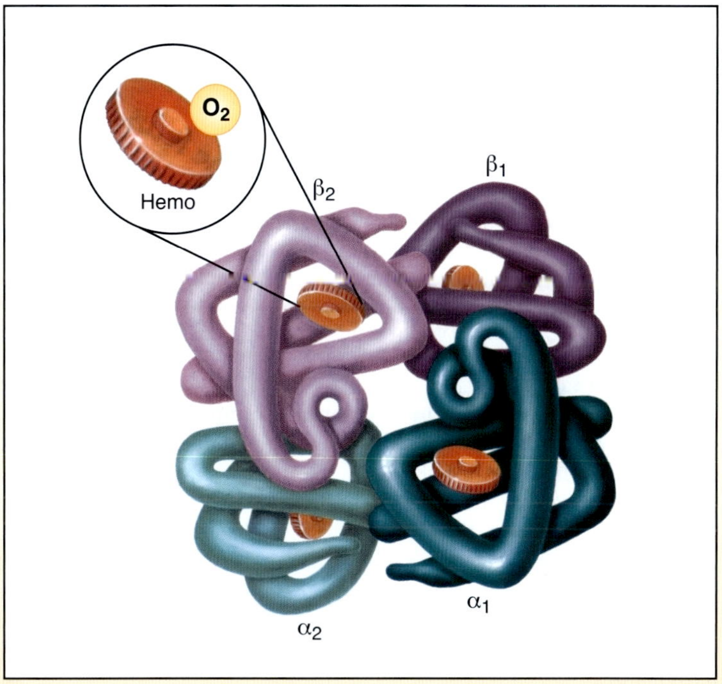

3

Disociación de oxígeno en los pulmones. La disociación o liberación de oxígeno de la hemoglobina tiene lugar en los capilares tisulares, en donde la PO_2 es menor que la de la sangre arterial. Cuando el oxígeno se disocia de la hemoglobina, se disuelve en el plasma y, luego, se mueve hacia los tejidos donde la PO_2 es menor que en los capilares. La afinidad de la hemoglobina por el oxígeno se ve afectada por el contenido de dióxido de carbono (PCO_2) en la sangre, su temperatura, pH y presencia de 2,3-difosfoglicerato (2,3-DFG), un subproducto de la glucólisis en los eritrocitos. En condiciones de alta demanda metabólica, en la que la PCO_2 se incrementa y el pH se reduce, disminuye la afinidad de unión de la hemoglobina. Durante la demanda metabólica reducida, cuando la PCO_2 disminuye y aumenta el pH, se incrementa la afinidad.

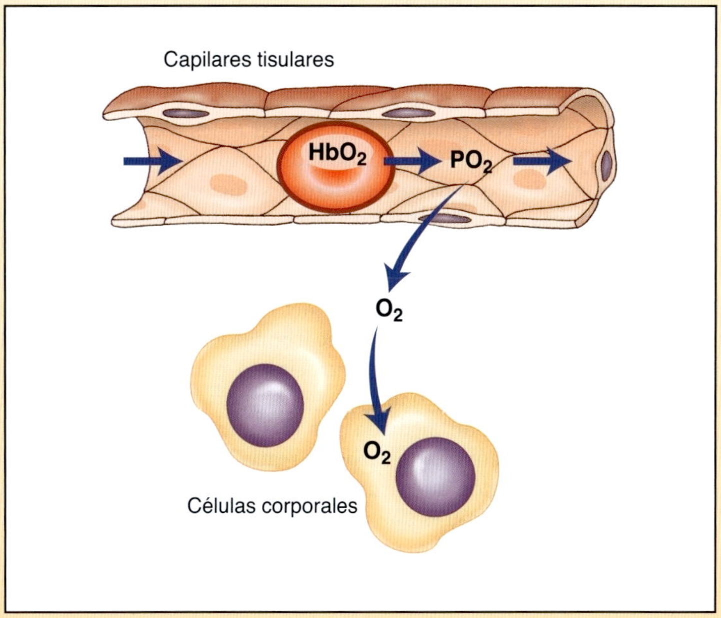

de hemoglobina (en g/dL), su capacidad de enlace al oxígeno (1.34 mL O_2/g de hemoglobina) y su porcentaje de saturación. El contenido de oxígeno disuelto es el producto de la solubilidad del oxígeno (0.0003 mL O_2/dL) por la PO_2. Así, una persona anémica puede tener una PO_2 y una concentración de saturación de hemoglobina normales, pero un contenido reducido de oxígeno, dada la cantidad más baja de hemoglobina para unirse a este compuesto.

Transporte de dióxido de carbono

El dióxido de carbono se transporta en la sangre de tres formas:

- Como dióxido de carbono disuelto (10%)
- Unido a la hemoglobina (30%)
- Como bicarbonato (60%)

El equilibrio acidobásico se ve afectado por la cantidad de dióxido de carbono disuelto y la concentración de bicarbonato en la sangre.

Cuando el dióxido de carbono se forma durante el proceso metabólico, se difunde de las células hacia los espacios tisulares y, luego, hacia los capilares. La presión parcial del gas y su coeficiente de solubilidad (0.03 mL/100 mL/1 mm Hg de PCO_2) determinan la cantidad de dióxido de carbono disuelto que puede llevarse en el plasma. El dióxido de carbono es 20 veces más soluble en plasma que el oxígeno. Así, el estado disuelto desempeña un papel mayor en el transporte de dióxido de carbono, en comparación con el oxígeno.

La mayor parte del dióxido de carbono se difunde hacia los eritrocitos, donde forma ácido carbónico o se combina con la hemoglobina. El *ácido carbónico* (H_2CO_3) se forma cuando el dióxido de carbono se combina con agua. El proceso se cataliza por una enzima llamada *anhidrasa carbónica*, que se presenta en grandes cantidades en los eritrocitos. Esta incrementa la tasa de la reacción entre el dióxido de carbono y el agua casi 5 000 veces. El ácido carbónico se ioniza con facilidad para formar iones bicarbonato (HCO_3^-) e hidrógeno (H^+). El ion hidrógeno se combina con la hemoglobina, que es una poderosa solución amortiguadora acidobásica, y el ion bicarbonato se difunde hacia el plasma en intercambio por un ion cloruro. Este intercambio es posible gracias a una proteína especial portadora de bicarbonato-cloruro en la membrana del eritrocito. Como resultado del desplazamiento de bicarbonato-cloruro, el contenido de cloruro y agua del eritrocito es mayor en la sangre venosa que en la arterial.

Además de la reacción mediada por la anhidrasa carbónica con el agua, el dióxido de carbono reacciona de forma directa con la hemoglobina para formar *carbaminohemoglobina*. Esta combinación es una reacción reversible relacionada con un enlace débil. Lo anterior permite el transporte de dióxido de carbono desde los tejidos hasta los pulmones, donde se libera hacia los alvéolos para su intercambio con el medio externo. La liberación de oxígeno de la hemoglobina en los tejidos mejora el enlace del dióxido de carbono a la hemoglobina. En los pulmones, la combinación de oxígeno con la molécula de hemoglobina desplaza al dióxido de carbono. El enlace de dióxido de carbono con la hemoglobina se determina por la naturaleza ácida de esta última. El enlace ocasiona que la hemoglobina se vuelva un ácido más fuerte. En los pulmones, la hemoglobina altamente ácida tiene una menor tendencia a formar carbaminohemoglobina y el dióxido de carbono es liberado por esta molécula hacia los alvéolos. En los tejidos, cuando la hemoglobina libera el oxígeno, se vuelve menos ácida, de manera que se incrementa su capacidad para combinarse con dióxido de carbono y formar carbaminohemoglobina.

RESUMEN

Las funciones primarias de los pulmones son la oxigenación de la sangre y la eliminación de dióxido de carbono. El intercambio de gas pulmonar se divide de manera convencional en tres procesos: ventilación, que se refiere al flujo de gases hacia los alvéolos en los pulmones; perfusión, o el movimiento de sangre por los capilares pulmonares adyacentes; y difusión, que es la transferencia de gases entre los alvéolos y los capilares pulmonares.

La ventilación es el movimiento de aire entre la atmósfera y los pulmones; la perfusión es el flujo de sangre hacia dentro y fuera de las porciones de intercambio de gases del pulmón. La ventilación pulmonar se refiere al intercambio total de gases entre la atmósfera y los pulmones, y la alveolar a la ventilación en la porción de intercambio gaseoso de los pulmones. La distribución de la ventilación alveolar y el flujo de sangre capilar pulmonar varían con el volumen pulmonar y la posición del cuerpo. En la posición recta y a volúmenes pulmonares altos, la ventilación es mayor en las partes más bajas de los pulmones. En esta posición también se produce una disminución del flujo sanguíneo hacia las partes superiores del pulmón, que resulta de la distancia arriba del nivel del corazón y la presión arterial media baja en la circulación pulmonar. La eficiencia del intercambio gaseoso requiere del acoplamiento de la ventilación y la perfusión, de modo que entren a los pulmones cantidades iguales de aire y sangre en la porción respiratoria de los pulmones. Dos condiciones interfieren con el acoplamiento de la ventilación y la perfusión: el espacio de aire muerto (áreas de los pulmones que son ventiladas, pero no perfundidas) y la derivación (cuando ciertas áreas de los pulmones son perfundidas, pero no ventiladas).

La difusión de gases en los pulmones se ve afectada por cuatro factores: el área superficial disponible para la difusión, el espesor de la membrana alveolocapilar por la que se difunden los gases, las diferencias en la presión parcial del gas en cualquier lado de la membrana y las características de difusión del gas.

La sangre transporta oxígeno a las células y devuelve dióxido de carbono a los pulmones.

El oxígeno se transporta de dos maneras: en combinación química con la hemoglobina y físicamente disuelto en el plasma (PO_2). La hemoglobina es un transportador eficiente de oxígeno. Aproximadamente el 98-99% del oxígeno es transportado de esta manera. La relación entre el oxígeno combinado con hemoglobina y la curva de disociación oxígeno-hemoglobina describe la PO_2 de la sangre. El dióxido de carbono es llevado en tres formas: unido a la hemoglobina (30%), como dióxido de carbono disuelto (10%) y como bicarbonato (60%).

Control de la respiración

A diferencia del corazón, que tiene propiedades rítmicas inherentes y puede latir de modo independiente del sistema nervioso, los músculos que controlan la respiración requieren un estímulo continuo desde el sistema nervioso. El movimiento del diafragma y de los músculos intercostales, esternocleidomastoideos y accesorios que controlan la ventilación está integrado por neuronas localizadas en la protuberancia y el bulbo raquídeo. En conjunto, estas neuronas se denominan *centro respiratorio* (fig. 29-22).

Centro respiratorio

El centro respiratorio consiste en dos conjuntos bilaterales densos de neuronas respiratorias. Al inicio de la inspiración y la espiración, estas neuronas incorporan impulsos aferentes a las respuestas motoras de los músculos respiratorios. El primer grupo de neuronas (dorsal) en el centro respiratorio tiene que ver sobre todo con la inspiración. Estas neuronas controlan la actividad de los nervios frénicos que inervan el diafragma y dirigen al segundo grupo (ventral) de neuronas respiratorias. Se piensa que integran la entrada sensitiva de los pulmones y las vías respiratorias a la respuesta ventilatoria. El grupo ventral, que contiene neuronas inspiratorias y espiratorias, controla las motoneuronas espinales de los músculos intercostales y abdominales.

Las propiedades de marcapasos del centro respiratorio resultan del ciclo de los dos grupos de neuronas respiratorias: el *centro neumotáxico* en la protuberancia superior y el *centro apnéusico* en la protuberancia inferior (*véase* la fig. 29-22). Estos dos grupos de neuronas contribuyen a la función del centro respiratorio en el bulbo raquídeo. El centro apnéusico tiene un efecto excitatorio en la inspiración y tiende a hacerla prolongada. El centro neumotáxico desactiva la inspiración y ayuda en el control de la frecuencia respiratoria y el volumen inspiratorio. Las lesiones cerebrales que dañan la conexión entre ambos centros derivan en un patrón de respiración irregular, que consiste en jadeos inspiratorios prolongados interrumpidos por esfuerzos espiratorios.

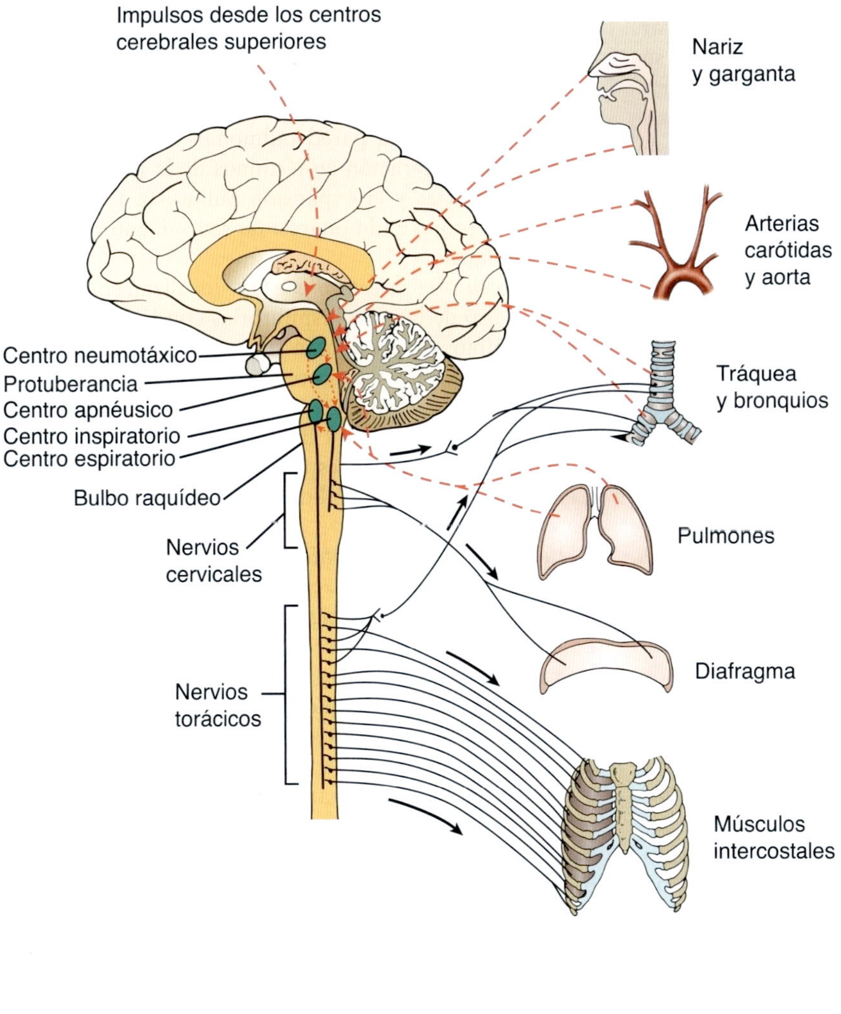

FIGURA 29-22. Esquema de la actividad en el centro respiratorio. Los impulsos que viajan sobre neuronas aferentes (*líneas discontinuas*) se comunican con las neuronas centrales, que activan las neuronas aferentes que alimentan a los músculos de la respiración. Los movimientos respiratorios pueden alterarse mediante varios estímulos.

En el centro respiratorio, los axones de las neuronas se cruzan en la línea media y descienden en las columnas ventrolaterales de la médula espinal. Las vías que controlan la espiración y la inspiración están separadas de forma espacial en la médula, igual que las vías que transmiten los reflejos especializados (tos e hipo) y el control voluntario de la ventilación. Solo en el nivel de la médula espinal se encuentran los impulsos ventilatorios integrados para producir una respuesta refleja.

Regulación de la respiración

El control de la respiración tiene componentes automáticos y voluntarios. La regulación automática de la ventilación se controla mediante la entrada de dos tipos de sensores o receptores: quimiorreceptores y receptores pulmonares. Los primeros vigilan las concentraciones sanguíneas de oxígeno, dióxido de carbono y pH, y ajustan la ventilación para cumplir con las necesidades metabólicas cambiantes del cuerpo. Los receptores pulmonares vigilan los patrones de respiración y la función pulmonar.

La regulación voluntaria de la ventilación integra la respiración con los actos voluntarios como hablar, soplar y cantar. Estos actos, que son iniciados por la corteza motora y premotora, causan una suspensión temporal de la respiración automática. Los componentes automático y voluntario de la respiración son regulados por impulsos aferentes transmitidos al centro respiratorio desde varias fuentes. La entrada aferente desde los centros cerebrales superiores se manifiesta por el hecho de que una persona puede alterar de manera consciente la profundidad y la frecuencia de su respiración. La fiebre, el dolor y la emoción ejercen su influencia a través de los centros cerebrales inferiores. Los aferentes vagales de los receptores sensoriales en los pulmones y las vías respiratorias se integran en el área dorsal del centro respiratorio.

Quimiorreceptores

Las necesidades tisulares de oxígeno y el retiro de dióxido de carbono se regulan mediante quimiorreceptores que vigilan las concentraciones sanguíneas de estos gases. La entrada desde estos sensores se transmite al centro respiratorio y la ventilación se ajusta para mantener la GSA dentro de un rango normal.

Existen dos tipos de quimiorreceptores: centrales y periféricos. Los quimiorreceptores más importantes para detectar cambios en la PCO_2 de la sangre son los *quimiorreceptores centrales*, que se localizan en las regiones quimiosensibles, cerca del centro respiratorio en el bulbo raquídeo. Los quimiorreceptores centrales están rodeados por líquido extracelular cerebral y responden a cambios en su concentración de iones hidrógeno (H^+). La composición del líquido extracelular está regulada por el líquido cefalorraquídeo (LCR), el flujo sanguíneo local y el metabolismo tisular. De estos, el LCR es en apariencia el más importante. Está separado de la sangre por la barrera hematoencefálica, la cual permite la difusión libre de dióxido de carbono, pero no de bicarbonato (HCO_3^-) o H^+. Con rapidez, el dióxido de carbono se combina con agua para formar ácido carbónico (H_2CO_3), que se disocia en H^+ y HCO_3^-. Cuando sube la PCO_2, el dióxido de carbono de la sangre se difunde hacia el LCR, de esta manera libera H^+, que luego estimula los quimiorreceptores. Los quimiorreceptores centrales son muy sensibles a cambios de corto plazo en la PCO_2. Un aumento en las concentraciones de PCO_2 produce un incremento de la ventilación, que alcanza su máximo más o menos en un minuto y disminuye si la concentración de PCO_2 permanece elevada. Así, las personas que tienen concentraciones elevadas crónicas de PCO_2 ya no responden a este estímulo, sino que dependen del estímulo proporcionado por la disminución en las concentraciones de PO_2 sanguínea. En general, esto ocurre en personas con EPOC y se denomina *narcosis por* CO_2.

Los *quimiorreceptores periféricos* se localizan en los cuerpos carotídeo y aórtico, que se encuentran en la bifurcación de las arterias carótidas comunes y en el arco de la aorta, respectivamente (*véase* la fig. 29-22). Estos quimiorreceptores vigilan las concentraciones de oxígeno sanguíneo arterial. Aunque los quimiorreceptores periféricos también supervisan el dióxido de carbono, tienen un papel mucho más importante en la regulación de las concentraciones de oxígeno. Estos receptores ejercen poco control sobre la ventilación hasta que la PO_2 cae por debajo de 60 mm Hg. Así, la hipoxia es el estímulo principal para la ventilación en quienes presentan concentraciones altas crónicas de dióxido de carbono. Si a estas personas se les administra tratamiento de oxígeno lo suficiente para incrementar la PO_2 por arriba del valor necesario para estimular los quimiorreceptores periféricos, su ventilación puede sufrir una reducción grave.

Receptores pulmonares

Los receptores de la pared pulmonar y torácica vigilan el estado de la respiración en términos de la resistencia de las vías respiratorias y la expansión pulmonar. Existen tres tipos de receptores pulmonares: de estiramiento, irritación y yuxtacapilares.

Los *receptores de estiramiento* se localizan en las capas de músculo liso de las vías respiratorias conductoras y responden a cambios de presión en sus paredes. Cuando se inflan los pulmones, estos receptores inhiben la inspiración y promueven la espiración. Son importantes para establecer los patrones de respiración y disminuir el trabajo respiratorio ajustando la frecuencia respiratoria y V_T para la adaptación a cambios en la distensibilidad pulmonar y la resistencia de las vías respiratorias.

Los *receptores de irritación* se localizan entre las células epiteliales de las vías respiratorias. Son estimulados por gases nocivos, humo de cigarro, polvo inhalado y aire frío. La estimulación de estos receptores causa la constricción de las vías respiratorias y un patrón de respiración rápida, poco profunda. Es probable que este patrón proteja los tejidos respiratorios de los efectos dañinos de los inhalantes tóxicos. También se considera que la estimulación mecánica de estos receptores puede garantizar la expansión pulmonar más uniforme al iniciar suspiros y bostezos periódicos. También es posible que estén relacionados con la respuesta de broncoconstricción que se presenta en algunas personas con asma bronquial.

Los *receptores yuxtacapilares* o *J* se localizan en la pared alveolar, cerca de los capilares pulmonares. Se piensa que detectan la congestión pulmonar. Pueden ser responsables de la respiración rápida, poco profunda, que tiene lugar en el edema pulmonar, la embolia pulmonar y la neumonía.[4]

Reflejo tusígeno

La tos es un reflejo mediado por la vía nerviosa que protege a los pulmones de la acumulación de secreciones, así como de la entrada de sustancias irritantes y destructivas. Es uno de los mecanismos de defensa primarios de las vías respiratorias. El reflejo tusígeno se inicia mediante receptores localizados en la pared bronquial. Estos receptores son muy sensibles a sustancias irritantes y a la presencia excesiva de secreciones. Los impulsos aferentes de estos receptores se transmiten a través del nervio vago al centro medular, que integra la respuesta de la tos.

El acto de toser requiere de una inspiración rápida de un gran volumen de aire (por lo general, cerca de 2.5 L), seguida del cierre rápido de la glotis y la contracción forzada de los músculos abdominales y espiratorios. Cuando estos músculos se contraen, las presiones intratorácicas se elevan a niveles de 100 mm Hg o más. En este punto, la apertura rápida de la glotis origina una expulsión explosiva de aire.

Muchas alteraciones pueden interferir con el reflejo tusígeno y su función protectora. Este reflejo se deteriora en personas cuyos músculos abdominales o respiratorios son débiles. El problema puede ser ocasionado por enfermedades que provocan debilidad o parálisis muscular, por la inactividad prolongada o como resultado de una intervención quirúrgica relacionada con estos músculos. El reposo en cama interfiere con la expansión del tórax y limita la cantidad de aire que puede introducirse a los pulmones en la preparación para toser, lo que hace que la tos sea débil e ineficaz. Las enfermedades que evitan el cierre eficaz de la glotis y los músculos laríngeos interfieren con la generación del incremento marcado en la presión intratorácica que se requiere para una tos eficaz. El reflejo tusígeno también resulta afectado cuando existe una función reducida de los centros medulares en el cerebro que integran este reflejo. La interrupción del aspecto de integración central del reflejo tusígeno puede surgir como resultado de una enfermedad de esta parte del cerebro o la acción de fármacos que reducen la actividad del centro de la tos.

Disnea

Es una sensación subjetiva que incluye la percepción de dificultad para respirar y la reacción a esa sensación. Con frecuencia, los términos *disnea*, *sofocación* y *dificultad para respirar* (DPR) se emplean de forma intercambiable. La disnea se observa en por lo menos tres estados principales de enfermedad cardiopulmonar:

- Enfermedades pulmonares primarias, como neumonía, asma y enfisema.
- Cardiopatía caracterizada por congestión pulmonar.
- Alteraciones neuromusculares, como la miastenia grave y la distrofia muscular, que afectan los músculos respiratorios.

Aunque la disnea suele relacionarse con la enfermedad respiratoria, en ciertas personas también se presenta solo durante el ejercicio, lo que se denomina alteración reactiva de las vías respiratorias o asma inducida por ejercicio.

La causa de la disnea se desconoce. Se han propuesto cuatro tipos de mecanismos para explicar la sensación. El primero de los mecanismos sugeridos es la estimulación de los receptores pulmonares. Estos receptores son estimulados por la contracción del músculo liso bronquial, el estiramiento de la pared bronquial, la congestión pulmonar y las condiciones que disminuyen la distensibilidad pulmonar. La segunda categoría se centra en los mecanismos del sistema nervioso central que transmiten información a la corteza en relación con la debilidad muscular respiratoria o una discrepancia entre el esfuerzo incrementado de respirar y la contracción muscular respiratoria inadecuada. El tercer tipo de mecanismos se enfoca en una reducción de la capacidad ventilatoria o reserva respiratoria. Por lo general, una reducción de la reserva respiratoria a menos del 65-75% se correlaciona bien con la disnea. El cuarto mecanismo posible es la estimulación de los receptores del músculo y la articulación en la musculatura respiratoria debido a una discrepancia en la tensión generada por estos músculos y el V_T resultante. Una vez estimulados, estos receptores transmiten señales que dan lugar a una apreciación de la discrepancia respiratoria. Al igual que otros síntomas subjetivos, como la fatiga y el dolor, la disnea es difícil de cuantificar, porque depende de la percepción que tenga una persona del problema.

El método más frecuente para medir la disnea es una determinación retrospectiva subjetiva del nivel de actividad diaria en el que una persona experimenta la enfermedad. La escala análoga visual puede utilizarse para valorar la dificultad respiratoria que se presenta con una determinada actividad, como caminar una cierta distancia. La escala análoga visual consiste en una línea continua (con frecuencia, de 10 cm de longitud) con descriptores como "fácil respirar" en un extremo y "muy difícil respirar" en el otro. La persona evaluada selecciona un punto en la escala que describa su percepción de la disnea.

El tratamiento de la disnea depende de la causa. Por ejemplo, las personas con deterioro de la función respiratoria pueden necesitar de oxigenoterapia, y aquellas con edema pulmonar pueden requerir medidas para mejorar la función cardíaca. Los métodos para disminuir la ansiedad, el reentrenamiento de la respiración y las medidas para conservar la energía pueden emplearse para reducir la sensación subjetiva de disnea.

RESUMEN

El sistema respiratorio requiere de un estímulo continuo por parte del sistema nervioso. El movimiento del diafragma y de los músculos intercostales y otros músculos respiratorios es controlado a través de las neuronas del centro respiratorio localizado en la protuberancia y el bulbo raquídeo. El control de la respiración tiene componentes automáticos y voluntarios. La regulación automática de la ventilación se controla mediante dos tipos de receptores: los receptores pulmonares, que protegen las estructuras respiratorias, y los quimiorreceptores, que vigilan la función de intercambio gaseoso de los pulmones para detectar cambios en las concentraciones sanguíneas de dióxido de carbono, oxígeno y pH. Existen tres tipos de receptores pulmonares: de estiramiento, los cuales vigilan la inflación del pulmón; de irritación, que se encargan de la protección frente a los efectos dañinos de inhalantes tóxicos; y receptores J, que, se piensa, detectan la congestión pulmonar. Existen dos grupos de quimiorreceptores: centrales y periféricos. Los quimiorreceptores centrales son los más importantes para detectar cambios en las concentraciones de dióxido de carbono, y los quimiorreceptores periféricos tienen como función la detección de las concentraciones de oxígeno sanguíneo arterial.

El control respiratorio voluntario se requiere para integrar la respiración y acciones como hablar, soplar y cantar. Estos actos, que se inician en la corteza motora y premotora, causan una suspensión temporal de la respiración automática. El reflejo tusígeno protege a los pulmones de la acumulación de secreciones y de la entrada de sustancias irritantes y destructivas; es uno de los mecanismos de defensa primarios de las vías respiratorias. La *disnea* es una sensación subjetiva de la dificultad para respirar que se observa en alteraciones cardíacas, pulmonares y neuromusculares que afectan los músculos respiratorios.

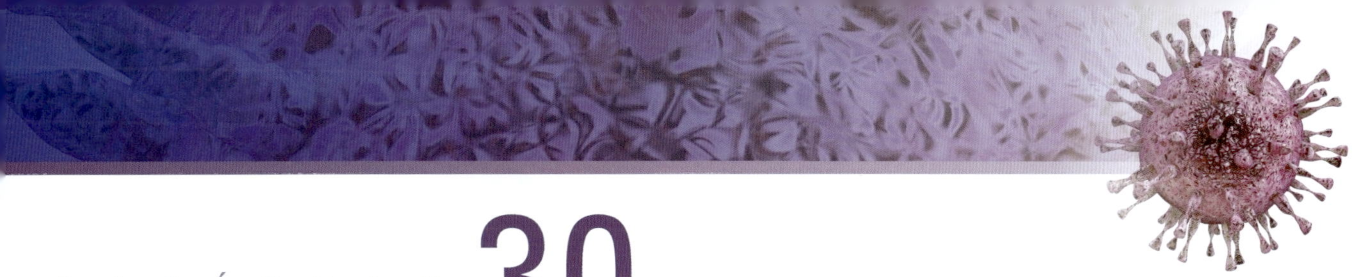

CAPÍTULO 30

Infecciones, neoplasias y alteraciones pediátricas de las vías respiratorias

Las enfermedades respiratorias son una de las razones mas frecuentes de las visitas al médico, las hospitalizaciones y la inactividad forzada entre todos los grupos de edades. El resfriado común, aunque no suele ser grave, es una causa habitual de ausentismo laboral y escolar. La neumonía es la sexta causa de muerte en los Estados Unidos, en particular entre adultos mayores e individuos con inmunodepresión.[1] Además, es la primera causa de muerte entre niños en el mundo.[2] La tuberculosis (TB) se mantiene como una de las enfermedades que ocasionan más decesos en todo el mundo, al afectar a un tercio de la población mundial.[3] Una gran cantidad de personas padecen TB resistente a varios fármacos y muchas otras padecen inmunodeficiencias. Las micosis que se detectan con mayor frecuencia incluyen la histoplasmosis, la coccidioidomicosis y la blastomicosis. El cáncer pulmonar sigue siendo la principal causa de muerte por esta afección a nivel mundial.[1,4] Los niños con infecciones de vías respiratorias superiores e inferiores conforman un gran número de visitas al médico de atención primaria. Los lactantes prematuros, en especial los que padecen síndrome de dificultad respiratoria (SDR) neonatal, tienen un alto riesgo de padecer infecciones respiratorias crónicas y otras complicaciones como displasia broncopulmonar (DBP).

Infecciones de las vías respiratorias

Las vías respiratorias son susceptibles a procesos infecciosos causados por varios tipos de microorganismos. Las infecciones afectan la vía aérea superior (nariz, bucofaringe y laringe), la vía aérea inferior (vías respiratorias inferiores y pulmones), o ambas. Los signos y síntomas de infecciones de las vías respiratorias dependen de la función de la estructura afectada, la gravedad del proceso infeccioso y la edad y el estado general de salud de la persona. En este capítulo, el análisis se centra en el resfriado común, la rinosinusitis, la gripe o influenza, la neumonía, la tuberculosis, las micosis pulmonares y las infecciones respiratorias agudas en niños.

Los virus son la causa más frecuente de infecciones de vías respiratorias que van desde un resfriado que remite solo hasta una neumonía letal. Las infecciones víricas dañan el epitelio bronquial, obstruyen las vías respiratorias y ocasionan infecciones bacterianas secundarias. Cada una de las especies de virus tiene su propio patrón de afectación de las vías respiratorias.[5] Los virus pueden desplazarse de la cavidad nasal a las vías respiratorias superiores al unirse a la molécula de adhesión intercelular 1 (ICAM-1, *intercellular adhesion molecule*). Las personas con una respuesta inmunitaria anómala son más susceptibles a que los virus causen problemas graves de intercambio de gases o ventilación.[6]

Otros microorganismos, como bacterias, micobacterias, hongos, y microorganismos oportunistas, también producen infecciones pulmonares. Muchas de estas afecciones causan morbilidad y mortalidad importantes.

Resfriado común

El *resfriado común*, la infección de las vías respiratorias más común, es una infección vírica de las vías respiratorias superiores. La mayoría de los adultos padecen tres o cuatro episodios de resfriado al año, en tanto que los niños en edad escolar en promedio pueden sufrir hasta seis u ocho al año.[6]

Etiología y patogenia

Hoy se sabe que el resfriado común se relaciona con diversos virus.[6] Los rinovirus son la causa más frecuente de los resfríos. Otras causas víricas incluyen el virus de la influenza, el virus sincitial respiratorio (VSR), el metapneumovirus humano (MPVh), el coronavirus y el adenovirus. En niños, un nuevo virus, el bocavirus, causa infecciones de la vía aérea. La estación del año y la edad de la persona, así como el estado inmunitario y la exposición previa, son factores importantes para identificar el tipo de virus que causa la infección y los síntomas que se producen. Por ejemplo, los brotes de resfriados debidos a un rinovirus son más frecuentes cuando inicia el otoño y al final de la primavera. Los resfriados por VSR alcanzan un máximo en invierno y en los meses de la primavera, y las infecciones por adenovirus y coronavirus también son frecuentes durante estos meses. Las infecciones por VSR y virus de la parainfluenza son más habituales y graves en lactantes y niños menores de 6 años de edad. Las infecciones aparecen con menor frecuencia y con síntomas más leves a medida que aumenta la edad hasta después de los 65 años. A menudo, los virus de la parainfluenza producen síntomas en las vías respiratorias inferiores con las primeras infecciones, pero estos síntomas son menos intensos con las reinfecciones.

Los "virus del resfriado" se diseminan rápidamente de persona a persona. Los niños son los principales reservorios de los virus del resfriado y, con frecuencia, adquieren un nuevo virus de otro niño en la escuela o la guardería. Los dedos son los principales medios de propagación, y la mucosa nasal y la superficie de la conjuntiva ocular son las puertas de entrada más habituales del virus. La enfermedad dura en promedio 7 días, con un período de incubación de alrededor de 2 días.[7] La diseminación mediante aerosoles al toser o estornudar es mucho menos importante que la propagación directa a través de las mucosas por medio del contacto de los dedos con los virus que se encuentran en las superficies contaminadas y su traslado a las mucosas nasales y los ojos.[7]

Manifestaciones clínicas

El padecimiento suele iniciar con una sensación de sequedad y rigidez que afecta sobre todo la nasofaringe. A esto le sigue la excesiva producción de secreciones nasales y lagrimeo, lo que a menudo se denomina *rinitis*. Las secreciones casi siempre son transparentes y acuosas. Las mucosas de la vía respiratoria superior se enrojecen e inflaman. A menudo, hay flujo posnasal (FPN) que irrita la faringe y la laringe, y causa amigdalitis y ronquera. La persona afectada a veces sufre cefalea y malestar general. En los casos graves, hay escalofríos, fiebre y cansancio. La diseminación del virus puede comenzar poco antes de los síntomas.[7]

Tratamiento

El resfriado común es una enfermedad aguda y autolimitada en personas que, excepto por el resfriado, son saludables. Por lo tanto, el tratamiento de los síntomas mediante reposo y antipiréticos es todo lo que suele requerirse. Los antibióticos son ineficaces contra las infecciones víricas y no se recomiendan. Los antihistamínicos son fármacos que se obtienen sin prescripción, cuyo empleo está muy generalizado debido a su acción que seca las secreciones nasales. Sin embargo, no hay evidencia de que disminuyan la duración del resfriado. Los fármacos descongestionantes contraen los vasos sanguíneos en la mucosa nasal inflamada y disminuyen la tumefacción.[8]

Se ha descubierto que la ingesta de vitamina C es eficaz para acortar la duración del resfriado si se toma antes de su aparición, pero no se ha demostrado ningún efecto real sobre la incidencia en la población general.[8]

Rinosinusitis

La rinosinusitis se refiere a la inflamación que afecta a los senos nasales (fig. 30-1A).

Los senos paranasales son sacos de aire que se forman durante la embriogénesis, y se convierten en sacos de estos surcos que se revisten con epitelio ciliado respiratorio e invaden los huesos faciales que los rodean para convertirse en los senos principales. Cada seno mantiene comunicación constante con la cavidad nasal por orificios angostos u *ostia*. Los senos se designan según el hueso en el que se localizan: frontales, etmoidales, maxilares y esfenoidales. Los *senos frontales* se abren en el meato medio de la cavidad nasal. Los *senos etmoidales* consisten en 3-15 celdas de aire en cada lado del etmoides, cada una de las cuales tiene una

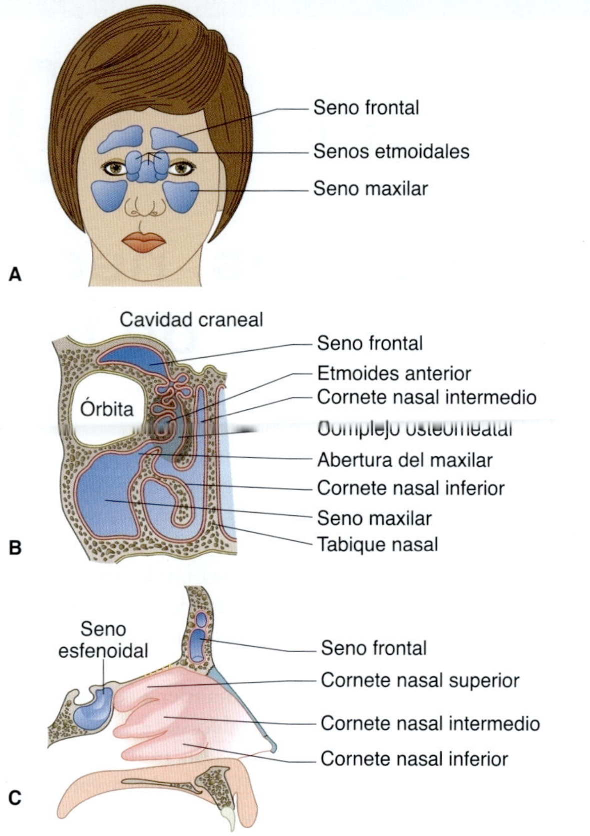

FIGURA 30-1. Senos paranasales. **A.** Vista frontal de los senos frontales, etmoidales y maxilares. **B.** Corte transversal de la cavidad nasal (vista anterior). El área sombreada es el complejo osteomeatal, la vía final común para el drenaje de los senos anteriores etmoidales, frontales y maxilares. **C.** Pared lateral, cavidad nasal izquierda en la que se muestran los senos esfenoidales frontales y los cornetes nasales superior, medio e inferior.

vía distinta a la cavidad nasal. Todos los senos etmoidales, frontales y maxilares anteriores drenan en la cavidad nasal a través de un pasaje angosto llamado *complejo osteomeatal* (fig. 30-1B). Cualquier defecto en el seno etmoidal anterior puede obstruir el complejo osteomeatal y causar una enfermedad secundaria del seno frontal o maxilar. Los *senos maxilares* se ubican abajo del hueso orbital y arriba del paladar duro, y sus orificios se localizan en sentido superior y medial en el seno, en un lugar que impide el drenaje. Los *senos esfenoidales* se sitúan justo anteriores a la fosa hipofisaria, atrás de los senos etmoidales posteriores, con sus aberturas en la fosa esfenoetmoidal en la parte superior de la cavidad nasal (fig. 30-1C).

Un mecanismo de depuración mucociliar activo ayuda a desplazar el líquido y los microorganismos fuera de los senos y hacia la cavidad nasal. La depuración mucociliar, junto con los mecanismos inmunitarios innatos y de adaptación ayudan a mantener los senos estériles. El bajo contenido de oxígeno en los senos propicia el crecimiento de microorganismos, daña las defensas locales y altera la función de las células inmunitarias.

Etiología y patogenia

Las causas más habituales de rinosinusitis son los padecimientos que obstruyen los orificios angostos que drenan los senos.[9] Lo más frecuente es que la rinosinusitis se desarrolle cuando una infección de las vías respiratorias superiores o una rinitis alérgica que causa tumefacción de la mucosa obstruyen los orificios y dañan el mecanismo de depuración mucociliar. Los pólipos nasales también pueden obstruir los orificios sinusales y facilitar la infección de los senos. El barotraumatismo por cambios en la presión barométrica puede deteriorar la ventilación en los senos y la depuración de secreciones. La natación, el buceo y el abuso de descongestionantes nasales son otras causas de irritación sinusal y drenaje insuficiente.

La rinosinusitis se clasifica en aguda, subaguda y crónica.[9] La rinosinusitis aguda puede ser de origen vírico, bacteriano o una combinación de ambos, y durar hasta 4 semanas.[9] La *rinosinusitis bacteriana aguda* adquirida en la comunidad muy a menudo es resultado de infecciones por los microorganismos patógenos *Haemophilus influenzae* o *Streptococcus pneumoniae*. La *rinosinusitis crónica* se define como aquella con una duración mayor de 12 semanas y casi siempre se asocia con una infección bacteriana o micótica.[9]

En la rinosinusitis crónica, los microorganismos anaerobios tienden a predominar ya sea solos o en combinación con organismos aerobios, especies de *Streptococcus* o *Staphylococcus aureus*.[9] Se ha observado que las personas con rinosinusitis crónica, otitis media y rinorrea tienen cúmulos de *Pseudomonas aeruginosa* que forman una biocapa en varias áreas del oído, la nariz y la garganta.[9] Este hallazgo de las infecciones crónicas de oído, nariz y garganta apoya los signos y síntomas causados por la inflamación crónica relacionada con la otitis, la rinosinusitis y la rinorrea crónicas.[9]

Manifestaciones clínicas

Los síntomas de la rinosinusitis vírica aguda a menudo son difíciles de diferenciar de los del resfriado común y la rinitis alérgica. Incluyen dolor facial, cefalea, secreción nasal purulenta, pérdida del olfato y fiebre. Los antecedentes de un resfriado común anterior y la presencia de drenaje nasal purulento, así como dolor maxilar unilateral, dental y al flexionarse son frecuentes cuando los senos maxilares están afectados. Los síntomas de rinosinusitis vírica aguda suelen resolverse después de 5-7 días sin tratamiento médico.[6] Los síntomas que empeoran después de este período, persisten más de 10 días o que están fuera de proporción con los que se relacionan frecuentemente con una infección de vías respiratorias superiores de origen vírico sugieren rinosinusitis bacteriana aguda.[9] Las personas inmunocomprometidas, como aquellas con leucemia, anemia aplásica, trasplante de médula ósea o infección por VIH, a menudo se presentan con fiebre de origen desconocido, rinorrea o edema facial. Con frecuencia, otros signos de inflamación, como secreción purulenta, estarán ausentes.

En los individuos con rinosinusitis crónica, los síntomas pueden consistir en presión sinusal con congestión nasal. Estos síntomas pueden persistir durante años con períodos de mayor gravedad que otros.[9] La persona puede quejarse de cefalea sorda y constante. Los individuos con rinosinusitis crónica pueden padecer episodios de rinosinusitis aguda concurrentes. Los cambios epiteliales que tienen lugar durante la rinosinusitis aguda casi siempre son reversibles, pero aquellos que ocurren en la mucosa y acompañan a la rinosinusitis crónica suelen ser irreversibles.

Diagnóstico y tratamiento

El diagnóstico de la rinosinusitis suele basarse en los síntomas y la exploración física, que incluye la inspección de la nariz y la garganta.[9] Es necesario distinguir entre cefalea por sinusitis y de otro tipo. Por lo general, flexionarse hacia adelante, toser o estornudar intensifican la cefalea por sinusitis. Los hallazgos de la exploración física en la sinusitis bacteriana aguda y vírica con frecuencia son difíciles de diferenciar con respecto al diagnóstico.[9] Es posible utilizar radiografías y tomografía computarizada (TC) de los senos.[9] El tratamiento depende de la causa e incluye consumo apropiado de antibióticos, fármacos mucolíticos y medidas para aliviar los síntomas. Alrededor de dos terceras partes de las personas con rinosinusitis bacteriana aguda mejoran sin tratamiento con antibióticos. La mayoría de las personas con infección de las vías respiratorias superiores de origen vírico mejoran en menos de 7 días. El tratamiento de infecciones bacterianas consiste en ciclos repetidos de antibióticos guiados por cultivo. El tratamiento también puede consistir en la irrigación nasal mecánica y la administración de glucocorticoides intranasales.[9] Pueden utilizarse descongestionantes orales o tópicos para promover el drenaje adecuado mediante la reducción de la congestión nasal. Es posible administrar fármacos mucolíticos para diluir las secreciones. Los corticoesteroides tópicos pueden utilizarse para disminuir la inflamación en personas con rinitis alérgica o rinosinusitis. Las medidas no farmacológicas incluyen aerosoles nasales salinos, irrigación nasal y humidificación mediante vaporizaciones.

Entre las indicaciones para intervención quirúrgica dirigida a corregir la obstrucción de los orificios osteomeatales se encuentran la obstrucción nasal por pólipos y las deformidades nasales obstructivas.

Complicaciones

Por la cercanía de los senos con el cerebro y la pared de las órbitas, la sinusitis puede conducir a complicaciones intracraneales y orbitarias. Las complicaciones intracraneales se observan con mayor frecuencia en la infección de los senos frontales y etmoidales debido a su proximidad con la duramadre y al drenaje de las venas desde el seno frontal al seno de la duramadre. Las complicaciones orbitarias abarcan desde el edema palpebral hasta la celulitis orbitaria y la formación de un absceso subperióstico. La tumefacción facial sobre los senos afectados, los movimientos extraoculares anómalos, la protrusión del globo ocular, el edema periorbitario o los cambios en el estado mental pueden ser indicios de complicaciones intracraneales y requieren atención médica inmediata.[10]

Gripe (influenza)

La gripe o influenza es una de las causas más importantes de infección de las vías respiratorias superiores en los seres humanos. Las tasas de infección son más altas en niños y adultos mayores, pero las de enfermedad grave y muerte son más altas entre personas de 65 años de edad o mayores.[11]

Los virus que causan la gripe pertenecen a la familia *Orthomyxoviridae*, cuyos miembros se caracterizan por un genoma de ácido ribonucleico (ARN) segmentado y monocatenario.[12] Tres tipos de virus de la influenza causan epidemias en los seres humanos: tipos A, B y C. La influenza A se distingue por su capacidad para infectar diversas especies, incluidas las aves y los mamíferos. Este virus se divide en subtipos con base en dos glucoproteínas de superficie: hemaglutinina (HA) y neuraminidasa (NA).[12] La HA es una proteína de unión que permite que el virus entre en las células epiteliales de la vía aérea y la NA facilita la reproducción vírica desde la célula.[12] El contagio ocurre debido a la capacidad del virus para generar nuevos subtipos de HA y NA contra los que la población no está protegida. Un cambio antigénico, el cual implica un ajuste genético mayor en cualquier antígeno, puede causar una infección epidémica o pandémica. Los cambios mínimos, llamados *deriva antigénica*, encuentran a la población parcialmente protegida por anticuerpos de reactividad cruzada. Las influenzas B y C sufren cambios antigénicos menos frecuentes que la influenza A, tal vez porque existen pocos virus relacionados en especies de mamíferos o aves.[12]

La gripe es más contagiosa que las infecciones bacterianas de las vías respiratorias. La transmisión tiene lugar cuando se inhalan los núcleos de las gotículas y no por tocar objetos contaminados. La mayoría de las personas manifiestan síntomas de la enfermedad, lo que incrementa la probabilidad de contagio por propagación de las gotículas contagiosas. Los niños pequeños son los que tienen más probabilidad de infectarse, así como de diseminar la infección. El período de incubación del virus de la influenza es de 1-5 días, con 2 días como promedio. Las personas se vuelven infecciosas desde 1 día antes del inicio de los síntomas y aun lo son alrededor de 5 días después de que se manifiesta la enfermedad.[12] La diseminación del virus puede continuar durante cerca de 3 semanas.

Patogenia

Los virus de la influenza causan tres tipos de infecciones: rinotraqueítis (infección de vías respiratorias sin complicaciones), neumonía vírica e infección respiratoria vírica seguida por una infección bacteriana. Al inicio, la gripe se establece como una infección de las vías respiratorias superiores. Al hacerlo, el virus ataca y mata primero las células secretoras de mucosa, ciliadas y otras células epiteliales, lo que deja abiertos unos agujeros entre las células basales subyacentes y permite que el líquido extracelular se escape. Esta es la razón por la que la rinorrea es característica de esta fase de la infección. Si el virus se disemina a las vías respiratorias inferiores, la infección puede causar una amplia dispersión de células bronquiales y alveolares hacia abajo, a la capa basal de una sola célula de espesor. Además, al afectar las defensas naturales de las vías respiratorias, la infección por virus de la influenza propicia la adhesión de bacterias a las células epiteliales. La neumonía puede ser una consecuencia de una patogenia vírica o de una infección bacteriana secundaria.

Manifestaciones clínicas

En las etapas iniciales, los síntomas de la gripe a menudo son indistinguibles de otras infecciones víricas. Los virus de la influenza A o B resultan en un inicio repentino de fiebre y escalofríos, malestar general, mialgia, cefalea, secreción nasal acuosa profusa, tos seca y dolor de garganta.[12] Una característica distintiva de la infección vírica por influenza es el inicio rápido, a veces de tan solo 1-2 min, de un malestar intenso. Los síntomas de la rinotraqueítis sin complicaciones suelen llegar a un máximo hacia los días 3-5 y desaparecen en los días 7-10. La infección por virus de la influenza C ocasiona síntomas similares a los del resfriado común.

La neumonía vírica se presenta como una complicación de la gripe, con mayor frecuencia en adultos mayores o personas con enfermedad cardiopulmonar. Sin embargo, se ha detectado en personas saludables. Casi siempre evoluciona en menos de 1 día después del inicio de la gripe y se caracteriza por la progresión rápida de los síntomas. Los adultos con comorbilidades subyacentes tienen exacerbaciones.[12] El curso clínico de la neumonía por influenza avanza con rapidez. Causa hipoxemia y muerte pocos días después de su inicio. A menudo, los sobrevivientes padecen fibrosis pulmonar difusa.

Las complicaciones secundarias casi siempre incluyen sinusitis, otitis media, bronquitis, neumonía bacteriana y, en niños pequeños, laringotraqueobronquitis; las complicaciones secundarias rara vez incluyen parotiditis o traqueítis bacteriana.[12] Las causas más frecuentes de neumonía bacteriana secundaria son *S. pneumoniae*, *S. aureus*, *H. influenzae* y *Moraxella catarrhalis*. Esta forma de neumonía casi siempre produce menos taquipnea y, por lo regular, es más leve que la neumonía primaria por virus de la influenza. Es posible que los decesos relacionados con gripe sean consecuencia de la neumonía, así como de exacerbaciones de padecimientos cardiopulmonares y otras enfermedades. El síndrome de Reye (hígado graso con encefalitis) es una complicación rara de la gripe, sobre todo en niños pequeños que recibieron ácido acetilsalicílico como fármaco antipirético.

Diagnóstico y tratamiento

El diagnóstico expedito puede disminuir el uso inapropiado de antibióticos y brinda la oportunidad de utilizar un fármaco antiviral. Las pruebas diagnósticas rápidas permiten un diagnóstico más preciso de la gripe, la evaluación de las opciones de tratamiento y la monitorización del tipo de influenza y su prevalencia en la comunidad.[13]

Los objetivos terapéuticos de la gripe están diseñados para restringir la infección a las vías respiratorias superiores. La estrategia sintomática del tratamiento de la rinotraqueítis por influenza sin complicaciones se centra en reposar, mantenerse abrigado, controlar la fiebre y preservar una buena hidratación. También pueden administrarse analgésicos y antitusígenos. Existen medicamentos antivirales disponibles para el tratamiento de la gripe.

Vacunación contra la gripe

Como la gripe es tan contagiosa, la prevención depende sobre todo de la vacunación. En los Estados Unidos, se recomienda que todas las personas de 6 meses de edad o mayores reciban la vacuna anual contra la gripe. La formulación de las vacunas tiene que cambiar cada año en respuesta a los cambios antigénicos en el virus de la influenza.[12,13] Se utiliza una dosis más alta de vacuna inactivada contra la gripe en personas mayores de 65 años de edad.[12]

Gripe aviar (influenza aviar)

La *gripe* o *influenza aviar*, o influenza zoonótica, es una infección causada por el virus de la influenza aviar. Los hospederos normales de los virus de la influenza aviar son los pájaros y, en ocasiones, los cerdos. Estos virus de influenza se presentan de forma natural entre las aves.[12] Las cepas aviares del virus de la influenza no suelen causar episodios de enfermedad en seres humanos, a menos que haya ocurrido un ajuste del genoma del virus dentro de un hospedero mamífero intermedio, como el cerdo. Las infecciones zoonóticas que generan una amenaza son los subtipos H_5, H_7 y H_9.[12]

Un subtipo de la influenza A en extremo patógeno, H_5N_1, se presenta después de una exposición a aves de corral infectadas o superficies contaminadas con excrementos de dichas aves. Como la infección en los seres humanos se vincula con un alto índice de mortalidad, existe una gran preocupación acerca de que esta cepa pueda mutar e inicie una pandemia. Las personas que contraen la gripe aviar suelen referir síntomas característicos de la gripe junto con infecciones oculares, neumonía y SDR agudo.[12]

Hoy en día, no existe en el mercado una vacuna que proteja a los seres humanos contra la gripe aviar. Las pruebas rápidas que se comercializan en el presente no poseen ni sensibilidad ni especificidad óptimas para la detección del virus.

Gripe porcina (H1N1)

En junio del 2009, la Organización Mundial de la Salud identificó que la pandemia mundial de gripe era causada por un tipo de influenza A conocida como *influenza A de origen porcino* (H1N1) o *gripe porcina*. Este subtipo causó fiebres en extremo altas y fue grave sobre todo en los adultos menores de 25 años de edad. Los adultos mayores no tuvieron alto riesgo de contraer H1N1, como suele ocurrir en este grupo poblacional para la mayoría de las infecciones, como con la gripe estacional. Este virus se disemina de persona a persona. La mayoría de los individuos afectados por el virus no padecieron una enfermedad grave, aunque algunos requirieron hospitalización y otros murieron. Los Centers for Disease Control and Prevention (CDC) recomiendan que la mayoría de las personas se vacunen contra H1N1.

Neumonías

El término *neumonía* describe la inflamación de las estructuras del parénquima pulmonar en las vías respiratorias inferiores, como los alvéolos y bronquiolos. Esta enfermedad produce más de 1.25 millones de hospitalizaciones al año.[13] En los Estados Unidos, la neumonía es la octava causa de muerte y la fuente más frecuente de fallecimientos por enfermedades infecciosas.[2] Sus agentes etiológicos pueden ser infecciosos y no infecciosos. La inhalación de humos irritantes o la aspiración del contenido gástrico, aunque mucho menos frecuentes que las causas infecciosas, pueden ocasionar neumonía grave.

Si bien la tasa de mortalidad por neumonía ha disminuido de forma notable con los antibióticos, esta enfermedad aún es una causa inmediata importante de muerte entre adultos mayores y personas con enfermedades debilitantes.[13] Ha habido cambios leves en el espectro de microorganismos que originan neumonías infecciosas, incluyendo un decremento de neumonías por *S. pneumoniae* y un aumento de las que generan otros microorganismos, como *Pseudomonas*, *Candida* y otros hongos y virus inespecíficos. Muchas de estas neumonías las padecen personas con defensas inmunitarias deterioradas o individuos que toman antiinflamatorios con frecuencia.

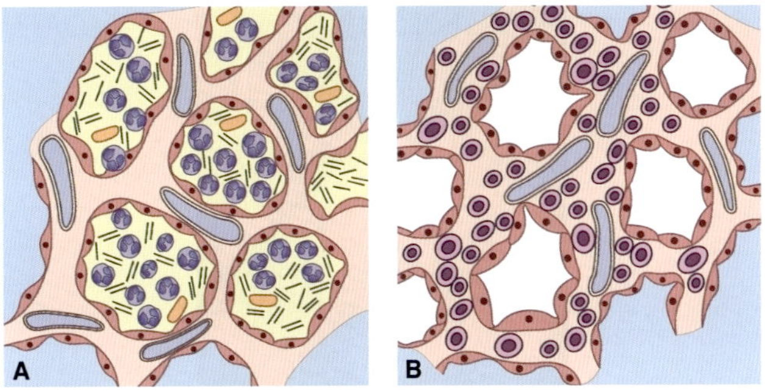

FIGURA 30-2. Ubicación de los procesos inflamatorios en las formas de neumonía típica (*A*) y atípica (*B*).

Debido al traslape entre los síntomas y los espectros cambiantes de los microorganismos infecciosos implicados, las neumonías se clasifican cada vez más con base en el entorno donde se adquieren (neumonías adquiridas en la comunidad o intrahospitalarias [nosocomiales]).[13] Las personas con función inmunitaria afectada constituyen una preocupación especial en ambas categorías.

Las neumonías también se clasifican según el agente causante de la infección (típico o atípico) y la distribución de la enfermedad (neumonía lobular o bronconeumonía). Las *neumonías típicas* se deben a la infección por bacterias que se multiplican fuera de las células en los alvéolos y causan inflamación y exudado de líquidos en los espacios llenos de aire (fig. 30-2). Las *neumonías atípicas* son ocasionadas por infecciones víricas y micoplasmas que afectan el tabique alveolar y el intersticio pulmonar. Estas producen síntomas y datos físicos menos visibles que la neumonía bacteriana.

Las neumonías bacterianas agudas se clasifican, con base en su patrón anatómico de distribución, como neumonía lobular o bronconeumonía (fig. 30-3). En general, *neumonía lobular* se refiere a la consolidación de una parte o todo un lóbulo pulmonar, y *bronconeumonía* significa la consolidación irregular que afecta a más de un lóbulo (fig. 30-4).

PUNTOS CLAVE

Neumonías

- Las neumonías son alteraciones respiratorias que involucran la inflamación de las estructuras pulmonares, como los alvéolos y los bronquiolos.
- Las neumonías debidas a patógenos suelen clasificarse de acuerdo con el origen de la infección (adquiridas en la comunidad o adquiridas en el hospital) y según el estado inmunitario del hospedero (neumonía en personas con inmunopatías).

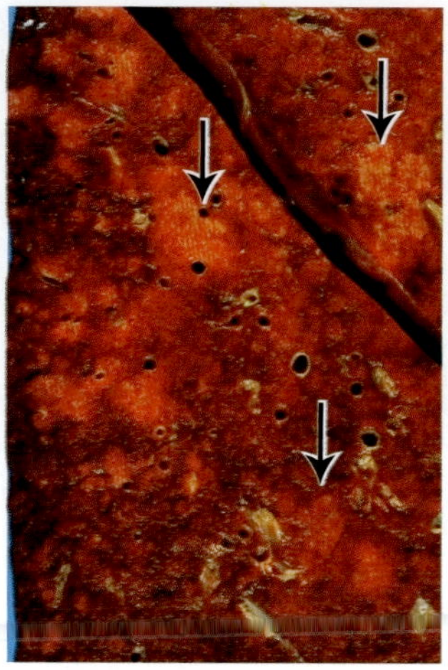

FIGURA 30-3. Bronconeumonía. Los parches dispersos de consolidación se centran en los bronquios y los bronquiolos (*flechas*). Tomado de: Strayer D. S., Rubin E. (Eds.) (2015). *Rubin's pathology: Clinicopathologic Foundations of Medicine* (7th ed.). Philadelphia, PA: Lippincott Williams & Wilkins.

Neumonía adquirida en la comunidad

El término *neumonía adquirida en la comunidad* se utiliza para describir las infecciones por microorganismos que se adquieren en la comunidad y no en un hospital o residencia de retiro. Se define como una infección que inicia fuera del hospital o se diagnostica dentro de las 48 h que siguen al ingreso en un hospital en una persona que no ha vivido en una institución de cuidados a largo plazo durante 14 días o más antes de la admisión.[14]

La neumonía adquirida en la comunidad puede ser bacteriana o vírica. La causa más frecuente de infección en todas las categorías es *S. pneumoniae*.[13] Otros microorganismos patógenos incluyen *H. influenzae, S. aureus* y bacilos gramnegativos. Los agentes causales menos habituales, aunque se han tornado más frecuentes, son *Mycoplasma pneumoniae*, *Legionella*,[13] *Chlamydia* y virus, a veces llamados *agentes atípicos*. Las causas víricas frecuentes de neumonía adquirida en la comunidad incluyen virus de la influenza, VSR, adenovirus y virus parainfluenza, entre otros.

En personas menores de 65 años de edad y sin enfermedades coexistentes, el diagnóstico suele basarse en los antecedentes personales y la exploración física, las radiografías torácicas y el conocimiento de los microorganismos que causan la infección en la comunidad. Es posible obtener muestras de esputo para procedimientos de tinción y cultivos. Los cultivos de sangre pueden realizarse en los individuos que requieren hospitalización.

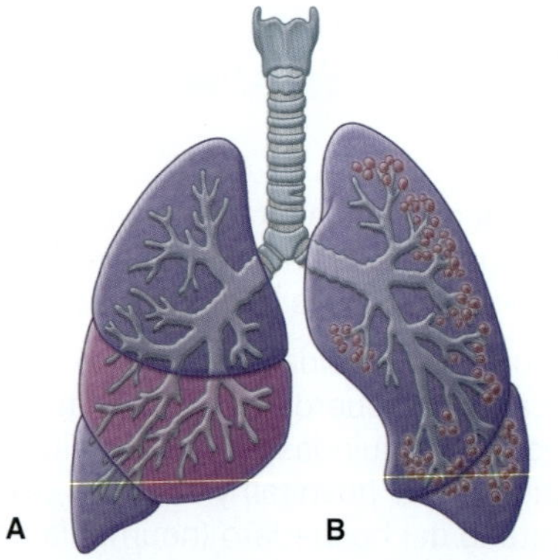

FIGURA 30-4. Distribución de la afectación pulmonar en la neumonía lobular (*A*) y la bronconeumonía (*B*).

El tratamiento implica el consumo de antibióticos apropiados.[13] La hospitalización y un cuidado más amplio dependen de la edad, el estado de salud preexistente y la gravedad de la infección.

Neumonía intrahospitalaria

La *neumonía intrahospitalaria* se define como una infección de las vías respiratorias inferiores que no estaba presente o se hallaba en incubación al ingresar en el hospital. Suele considerarse que las infecciones que se presentan 48 h o más después de la admisión se contrajeron en el hospital.[13] La neumonía es la segunda causa más frecuente de infección intrahospitalaria y su tasa de mortalidad es del 30-50%.[13] Los pacientes que requieren instrumentación de las vías respiratorias tienen un mayor riesgo de la infección. Otros individuos en riesgo incluyen aquellos con función inmunitaria afectada y enfermedad pulmonar crónica.

Casi todas las infecciones intrahospitalarias son bacterianas. Los microorganismos causantes son aquellos presentes en el ambiente hospitalario, incluidos *P. aeruginosa*, *S. aureus*, *Enterobacter*, *Klebsiella*, *Escherichia coli* y *Serratia*. Los patógenos que provocan neumonías intrahospitalarias son distintos de los que originan las neumonías adquiridas en la comunidad y muchos de ellos ya adquirieron resistencia a los antibióticos.

Neumonía en personas inmunocomprometidas

La neumonía en los individuos inmunocomprometidos se mantiene como una de las principales causas de morbilidad y mortalidad. El término *hospedero inmunocomprometido* suele aplicarse a las personas con diversas anomalías de las defensas.[15] Estas abarcan a personas con estados de inmunodeficiencia primarios y adquiridos, quienes se sometieron a un trasplante de médula ósea o de un órgano, individuos con cáncer de órganos sólidos o hemáticos y aquellos que están en tratamiento con corticoesteroides y otros fármacos inmunosupresores.

Aunque casi cualquier tipo de microorganismo puede causar una infección pulmonar en las personas inmunocomprometidas, ciertas clases de alteraciones inmunitarias tienden a favorecer algunas variedades de infecciones.[15] Las anomalías en la inmunidad humoral predisponen a infecciones bacterianas, en tanto que las afecciones en la inmunidad celular predisponen a infecciones por virus, hongos, micobacterias y protozoarios. La neutropenia y el deterioro de la función de los granulocitos predisponen a infecciones causadas por *S. aureus*, *Aspergillus*, bacilos gramnegativos y *Candida*. La evolución temporal de la infección a menudo proporciona un indicio del tipo de microorganismo implicado. Una neumonía fulminante suele deberse a una infección bacteriana, en tanto que un inicio gradual, por lo general, indica infección vírica, micótica, por protozoarios o micobacteriana.

Neumonías bacterianas agudas (típicas)

Las neumonías bacterianas siguen siendo una causa importante de mortalidad entre los adultos mayores y las personas

TABLA 30-1 Mecanismos de defensa respiratorios y factores que deterioran su eficacia

Mecanismos de defensa	Función	Factores que deterioran su eficacia
Laringoespasmo y reflejo tusígeno	Protegen contra la aspiración hacia el árbol traqueobronquial	Pérdida del reflejo tusígeno por ictus o lesión neurológica, enfermedad neuromuscular, intervención quirúrgica abdominal o torácica, depresión del reflejo por sedación o anestesia, presencia de sonda nasogástrica (que tiende a causar la adaptación de los receptores aferentes)
Cubierta mucociliar	Elimina secreciones, microorganismos y partículas del aparato respiratorio	Tabaquismo, enfermedades víricas, resfriados, inhalación de gases irritantes
Acción fagocítica y bactericida de los macrófagos alveolares	Elimina microorganismos y partículas extrañas procedentes de los pulmones	Tabaquismo, resfriados, alcohol, intoxicación con oxígeno
Defensas inmunitarias (inmunidad por IgA e IgG y mediada por células)	Destruyen microorganismos	Estados de inmunodeficiencia congénitos o adquiridos

IgA, inmunoglobulina A; IgG, inmunoglobulina M.

con enfermedades debilitantes. En condiciones normales, el pulmón por debajo de los bronquios principales es estéril, a pesar de la entrada frecuente de microorganismos a la vía aérea por inhalación durante la ventilación o la aspiración de secreciones nasofaríngeas. Sin saberlo, la mayoría de las personas aspiran pequeñas cantidades de microorganismos que se diseminan por las vías respiratorias superiores, sobre todo al dormir. Por lo general, estos microorganismos no provocan infección debido a que se aspiran en cantidades pequeñas y a los mecanismos de defensa de las vías respiratorias que impiden el ingreso a las vías aéreas distales (tabla 30-1). La pérdida del reflejo tusígeno, el daño al endotelio ciliado que reviste las vías respiratorias o las defensas inmunitarias deterioradas predisponen a la colonización e infección del aparato respiratorio inferior. La adherencia también desempeña una función en la colonización de las vías respiratorias inferiores. Las células epiteliales de personas con enfermedades agudas o crónicas son más receptivas a los microorganismos que causan neumonía. Otros factores de riesgo que favorecen la colonización del árbol traqueobronquial son la antibioticoterapia que altera la biota bacteriana normal, la diabetes, el tabaquismo, la bronquitis crónica y la infección vírica.

Las neumonías bacterianas casi siempre se clasifican de acuerdo con su agente etiológico. Esto es así porque las características clínicas y morfológicas y, por consiguiente, los efectos terapéuticos a menudo varían con el agente causal. En esta sección, la descripción se centra en dos tipos de neumonía bacteriana: la neumonía neumocócica y la enfermedad de los legionarios.

Neumonía neumocócica

La especie *Streptococcus pneumoniae* (neumococo) sigue siendo la causa más frecuente de neumonía bacteriana.[13] Esta bacteria es un diplococo grampositivo que posee una cápsula de polisacáridos. La virulencia del neumococo se debe a su cápsula, la cual impide o retrasa su digestión por los fagocitos. El polisacárido es un antígeno que desencadena sobre todo una respuesta de los linfocitos B con producción de anticuerpos. En ausencia de anticuerpos, la eliminación de los neumococos del cuerpo se apoya en el sistema reticuloendotelial y en los macrófagos del bazo que desempeñan una función muy importante en la depuración de microorganismos.[13] Lo anterior, junto con la participación del bazo en la producción de anticuerpos, incrementa el riesgo de bacteriemia neumocócica en personas con asplenia anatómica o funcional, como en los niños con anemia drepanocítica (también conocida como *enfermedad de células falciformes*). Las personas saludables pueden estar colonizadas y portar el microorganismo sin indicios de enfermedad. Estas personas diseminan cepas particulares de neumococos, sobre todo aquellas resistentes a antibióticos.

El proceso patológico de la neumonía neumocócica se divide en cuatro etapas: edema, hepatización roja, hepatización gris y resolución (fig. 30-5).[15]

Durante la primera etapa, los alvéolos se llenan con un líquido rico en proteínas que contiene numerosos microorganismos (fig. 30-6). A continuación, se presenta una congestión capilar notable que ocasiona el derrame masivo de leucocitos polimorfonucleares y eritrocitos. Debido a que la consistencia inicial del pulmón afectado es similar a la del hígado, esta etapa se llama *hepatización roja*. La siguiente etapa, que tiene lugar después de 2 días o más y depende de la eficacia del tratamiento, implica la aparición de macrófagos que fagocitan las células polimorfonucleares fragmentadas, los eritrocitos y otros desechos celulares. Durante esta etapa, que se denomina *hepatización gris*, la congestión disminuye, pero el pulmón aún está firme. Después, se elimina el exudado alveolar y el pulmón regresa gradualmente a la normalidad.

Los signos y síntomas de la neumonía neumocócica varían de manera notable con la edad y el estado de salud de

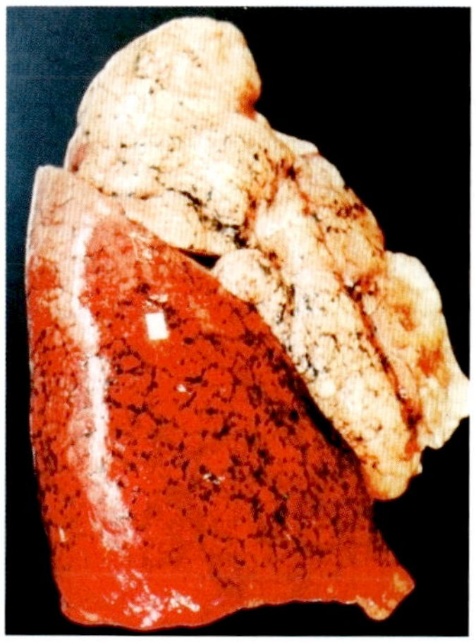

FIGURA 30-5. Neumonía lobular. El lóbulo izquierdo se encuentra consolidado y en la etapa de *hepatización roja*. El lóbulo superior está expandido de modo normal. Tomado de: Strayer D. S., Rubin E. (Eds.) (2015). *Rubin's pathology: Clinicopathologic foundations of medicine* (7th ed., Fig. 18-11, p. 687). Philadelphia, PA: Lippincott Williams & Wilkins.

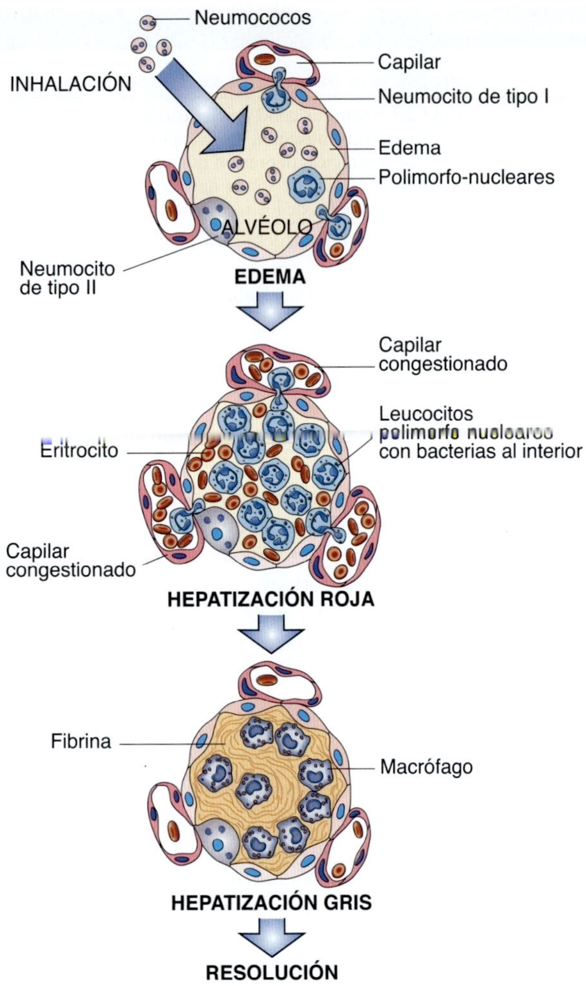

FIGURA 30-6. Patogenia de la neumonía lobular neumocócica. Los neumococos, casi siempre en pares (diplococos), crecen con rapidez en los espacios alveolares y producen edema. Esto desencadena una respuesta inflamatoria en la que los leucocitos polimorfonucleares y la congestión son prominentes (*hepatización roja*). Conforme avanza la inflamación, los macrófagos reemplazan a los leucocitos e ingieren los desechos (*hepatización gris*). La enfermedad se resuelve con el tratamiento médico apropiado, pero puede haber complicaciones. Tomada de: Rubin R., Strayer D. S. (Eds.) (2012). *Rubin's pathology: Clinicopathologic foundations of medicine* (6th ed.). Philadelphia, PA: Lippincott Williams & Wilkins.

la persona infectada.[15] En individuos antes saludables, el inicio suele ser repentino y se caracteriza por malestar general, escalofríos intensos y fiebre. Durante la etapa inicial o congestiva, la tos expulsa esputo acuoso y los ruidos respiratorios son limitados, con crepitaciones finas. Conforme avanza la enfermedad, las características del esputo cambian; este puede teñirse con sangre o ser de color herrumbroso a purulento. El dolor pleurítico, que es agudo y se intensifica con los movimientos respiratorios, es frecuente. Con los antibióticos, la fiebre suele ceder en 48-72 h y la recuperación carece de incidentes. Es menos probable que los adultos mayores sufran aumentos notables de temperatura. De hecho, en ellos, el único signo de neumonía puede ser la pérdida de apetito y el deterioro del estado mental.

El tratamiento incluye la administración de antibióticos eficaces contra *S. pneumoniae*. En el pasado, *S. pneumoniae* era susceptible a la penicilina en todos los casos. Sin embargo, han surgido cepas resistentes a la penicilina y a múltiples fármacos tanto en Estados Unidos como en otros países, por lo que es vital que la cepa de *S. pneumoniae* responda a los antibióticos.

La neumonía neumocócica puede prevenirse por medio de la vacunación. Los polisacáridos capsulares inducen anticuerpos sobre todo por mecanismos independientes de los linfocitos T. La vacuna se recomienda para personas de 65 años de edad o más y para aquellas de 2-65 años de edad con enfermedades crónicas, en especial si presentan entidades patológicas cardiovasculares y pulmonares, diabetes mellitus y alcoholismo que además padecen infecciones respiratorias. La vacunación también se recomienda para personas con anomalías inmunitarias de 2 años de edad o mayores, incluidas aquellas con inmunodeficiencia congénita o adquirida, cáncer generalizado, anemia drepanocítica, esplenectomía, mieloma múltiple, insuficiencia renal, síndrome nefrótico, trasplante de órganos e infección por VIH.[13,15] Asimismo, se recomienda a quienes habitan en ambientes especiales o entornos sociales en los que el riesgo de enfermedad neumocócica invasora es mayor (p. ej., nativos de Alaska y ciertas poblaciones de nativos americanos), así como para los que viven en residencias de retiro e instituciones de cuidados a largo plazo.

Debido a que su sistema inmunitario es inmaduro, la respuesta de los anticuerpos a la mayoría de los polisacáridos capsulares neumocócicos suele ser insuficiente o inconstante en menores de 2 años de edad. Gracias al éxito de la vacuna contra *H. influenzae* de tipo b, *S. pneumoniae* se ha convertido en la causa más importante de meningitis bacteriana en los Estados Unidos. Esta especie también contribuye de modo sustancial a las infecciones respiratorias no invasoras y es la causa más frecuente de neumonía adquirida en la comunidad, otitis media aguda y sinusitis entre niños pequeños.[15]

Enfermedad de los legionarios

Esta afección es una forma de bronconeumonía causada por un bacilo gramnegativo, *Legionella pneumophila*.[16] La transmisión de persona a persona no está comprobada y la infección casi siempre se presenta cuando el agua que contiene al microorganismo patógeno forma aerosoles con gotículas de dimensiones adecuadas y es inhalada o aspirada por un hospedero susceptible.[16] La enfermedad se reconoció por primera vez y recibió su nombre después de una epidemia de neumonía grave, y para algunos letal, que se desarrolló entre los delegados de la convención de la American Legion de 1976 en el hotel Philadelphia. La propagación de la infección se rastreó hasta un sistema de aire acondicionado con enfriamiento a base de agua. Las personas saludables contraen la infección, pero el riesgo es mayor entre fumadores, individuos con enfermedades crónicas y aquellos cuya inmunidad mediada por células está deteriorada.[16]

Los síntomas de la enfermedad casi siempre empiezan 2-10 días después de la infección. El inicio suele ser repentino, con malestar general, debilidad, letargia, fiebre y tos seca. Otras manifestaciones incluyen alteraciones del sistema nervioso central, afecciones del tubo digestivo, artralgias e incremento de la temperatura corporal.[16] La presencia de neumonía junto con diarrea, hiponatremia y confusión es característica de la neumonía por *Legionella*. La enfermedad causa consolidación de los tejidos pulmonares y deteriora el intercambio de gases.

El diagnóstico se basa en las manifestaciones clínicas, los estudios radiográficos y las pruebas de laboratorio especializadas para detectar la presencia del microorganismo. De estas, la prueba del antígeno urinario de *Legionella* es un estudio hasta cierto punto económico y rápido para detectar antígenos de *L. pneumophila* en la orina.[16] La prueba está disponible como radioinmunoanálisis y como enzimoinmunoanálisis.

El tratamiento consiste en la administración de antibióticos que se sabe son eficaces frente a *L. pneumophila*.[16]

Neumonía primaria atípica

Este tipo de neumonía es provocado por una variedad de agentes; el más habitual es *Mycoplasma pneumoniae*. Las infecciones por micoplasma son particularmente frecuentes entre niños y adultos jóvenes.[15] Otros agentes etiológicos son los virus (p. ej., virus de la influenza, VSR, adenovirus, rinovirus y virus de rubéola y la varicela) y la bacteria *Chlamydia pneumoniae*.[17] En algunos casos, la causa se desconoce.

Las neumonías atípicas se caracterizan por manchas en los pulmones confinadas en gran medida al tabique alveolar y el intersticio pulmonar. El término *atípica* denota la inexistencia de consolidación pulmonar, la producción de cantidades moderadas de esputo, el aumento moderado de leucocitos y la ausencia de exudado alveolar.[15] Los agentes que causan la neumonía atípica dañan el epitelio de las vías respiratorias y sus defensas, lo cual predispone a infecciones bacterianas secundarias. La forma esporádica de la neumonía atípica suele ser leve, con una tasa de mortalidad baja. Sin embargo, puede alcanzar proporciones epidémicas con gravedad intensificada y mayor mortalidad.

El curso clínico entre las personas con neumonía por micoplasma y virus varía de manera considerable desde una infección leve (p. ej., influenza de tipos A y B, adenovirus) que aparenta ser un resfriado hasta una más grave o letal. Es posible que los síntomas sigan siendo fiebre, cefalea y mialgia. La tos, cuando se presenta, casi siempre es seca e irritativa. Por lo general, el diagnóstico se basa en los antecedentes, los datos físicos y la radiografía torácica.[18]

Tuberculosis

La tuberculosis es la principal causa de muerte a escala mundial por un solo agente infeccioso. Alrededor de 10.4 millones de personas están infectadas en el mundo.[19] Esto no incluye a los millones de individuos que se piensa tienen una infección latente por *M. tuberculosis*. La Organización Mundial de la Salud estima que se presentan más de 9 millones de nuevos casos de TB cada año en todo el mundo.[20] Con la introducción de los antibióticos en la década de 1950, los Estados Unidos y otros países occidentales disfrutaron de una prolongada disminución de las infecciones hasta mediados de la década de 1980. A partir de ese momento, la tasa de infecciones aumentó, sobre todo entre los individuos infectados por VIH. La tuberculosis es más frecuente entre extranjeros procedentes de países con alta incidencia de TB y residentes de entornos de alto riesgo, como centros correccionales, instituciones terapéuticas para farmacodependientes y albergues para personas sin hogar. Se han detectado episodios de una forma de TB resistente a fármacos, lo que complica la selección de medicamentos y modifica la duración del tratamiento.

La tuberculosis es una enfermedad infecciosa causada por *M. tuberculosis*. Las *micobacterias* son bacterias aerobias, delgadas y con forma de bacilo que no producen esporas; son similares a otros microorganismos bacterianos, excepto por una cápsula ceruminosa que las hace más resistentes a la destrucción; el microorganismo puede sobrevivir en lesiones necróticas antiguas y calcificadas, así como reiniciar su crecimiento. La cubierta ceruminosa también hace que el patógeno retenga su color rojo cuando se trata con ácido en la tinción acidorresistente.[20] Por esta razón, las micobacterias a menudo reciben el nombre de *bacilos acidorresistentes*. Si bien *M. tuberculosis* puede infectar casi cualquier órgano corporal, los pulmones resultan afectados con mayor frecuencia. Los bacilos de la tuberculosis son aerobios estrictos que prosperan en un ambiente rico en oxígeno. Esto explica la tendencia a causar enfermedad en el lóbulo superior o partes superiores del lóbulo inferior del pulmón, donde la ventilación y el contenido de oxígeno son mayores.

La especie *M. tuberculosis hominis* es la forma de tuberculosis que amenaza al ser humano con mayor frecuencia. Otras micobacterias, como el complejo *Mycobacterium avium-intracellulare* (MAI), son mucho menos virulentas que *M. tuberculosis hominis*. Estas micobacterias rara vez causan enfermedad, excepto en personas inmunodeprimidas, como quienes padecen infección por VIH. En general, el complejo MAI se transmite por medio de alimentos o agua contaminados.

La infección por *M. tuberculosis hominis* se disemina de forma aérea mediante partículas diminutas e invisibles denominadas *núcleos goticulares* que provienen de personas con tuberculosis activa. La tos, los estornudos y el habla crean gotículas respiratorias. Estas gotículas se evaporan y dejan microorganismos (núcleos goticulares), los cuales permanecen suspendidos en el aire y circulan con las corrientes. Por consiguiente, vivir en condiciones de hacinamiento y confinamiento incrementa el riesgo de diseminar la enfermedad.

PUNTOS CLAVE

Tuberculosis

- La *tuberculosis* es una enfermedad infecciosa causada por *M. tuberculosis*, un bacilo aerobio con forma bacilar que es resistente a la destrucción y es capaz de sobrevivir en lesiones necróticas y calcificadas durante períodos prolongados, así como de reiniciar su crecimiento.
- Una prueba de tuberculina positiva en la piel es resultado de una respuesta inmunitaria mediada por células y significa que la persona ha sido infectada por *M. tuberculosis* y ha generado una respuesta inmunitaria celular. Esto no quiere decir que la persona tenga tuberculosis activa.

Patogenia

La patogenia de la tuberculosis en una persona inmunocompetente sin exposición previa se centra en el desarrollo de una respuesta inmunitaria celular que confiere resistencia al microorganismo y la aparición de hipersensibilidad tisular a los antígenos de la tuberculosis.[20] Las características destructivas de la enfermedad, como necrosis caseosa y cavitación, son consecuencia de la respuesta inmunitaria de hipersensibilidad y no de las capacidades destructivas del bacilo tuberculoso.

Los macrófagos son las primeras células que se infectan por *M. tuberculosis*. Los núcleos goticulares inhalados descienden por el árbol bronquial sin acumularse sobre el epitelio y se depositan en los alvéolos. Poco después de entrar al pulmón, los bacilos son fagocitados por los macrófagos de los alvéolos, pero resisten el ataque, al parecer porque los lípidos de la pared celular de *M. tuberculosis* impiden la fusión de fagosomas y lisosomas. Aunque los macrófagos que en un inicio ingirieron *M. tuberculosis* no pueden matar a los microorganismos, sí generan una respuesta inmunitaria celular que, con el tiempo, contiene la infección. Cuando los bacilos de la tuberculosis se multiplican, los macrófagos infectados degradan la micobacteria y presentan los antígenos a los linfocitos T. A su vez, los linfocitos T estimulan a los macrófagos para aumentar su concentración de enzimas líticas y su capacidad para matar micobacterias. Cuando son liberadas, estas enzimas líticas también dañan el tejido pulmonar. El desarrollo de una población de linfocitos T activados y la producción asociada de macrófagos activados capaces de ingerir y destruir los bacilos constituyen la respuesta inmunitaria celular, un proceso que toma alrededor de 3-6 semanas para ser eficaz.

En personas con la inmunidad celular intacta, esta respuesta inmunitaria da como resultado la formación de una lesión granulomatosa circunscrita de color gris blanquecino denominada *foco de Ghon*, la cual contiene bacilos de la tuberculosis, macrófagos modificados y otras células inmunitarias.[20] Esta lesión suele encontrarse en la zona subpleural de los segmentos superiores de los lóbulos inferiores o en los segmentos inferiores del lóbulo superior. Cuando la cantidad de microorganismos es alta, la reacción de hipersensibilidad produce necrosis notable en los tejidos, lo cual genera la porción central del foco de Ghon que sufre una leve necrosis caseosa (con apariencia de queso). Durante el mismo período, los bacilos tuberculosos, libres o al interior de los macrófagos, drenan a lo largo de los conductos linfáticos de los ganglios linfáticos traqueobronquiales del pulmón afectado y ahí originan la formación de granulomas caseosos. La combinación de lesión pulmonar primaria y granulomas de los ganglios linfáticos se denomina *complejo de Ghon* (fig. 30-7). Con el paso del tiempo, el complejo de Ghon sana, se contrae, cicatriza con fibras y se calcifica, lo cual puede verse en las radiografías. Sin embargo, puede haber pequeñas cantidades de microorganismos viables durante años. Después, si se deterioran los mecanismos inmunitarios o son insuficientes, la infección tuberculosa en estado de latencia tiene la posibilidad de convertirse en una tuberculosis secundaria.

Manifestaciones clínicas

Tuberculosis primaria

La tuberculosis primaria es una forma de la enfermedad que se desarrolla en personas sin exposición previa y que, por lo tanto, no están sensibilizadas. Casi siempre empieza como resultado de la inhalación de núcleos goticulares que contienen bacilos de la tuberculosis (fig. 30-8). La mayoría de las personas con tuberculosis primaria padecen la *infección en estado de latencia*, en la que los linfocitos T y los macrófagos rodean al microorganismo en granulomas que restringen su diseminación.[20] Los sujetos con tuberculosis en estado de latencia no tienen la enfermedad activa y no pueden transmitir el microorganismo a otros.

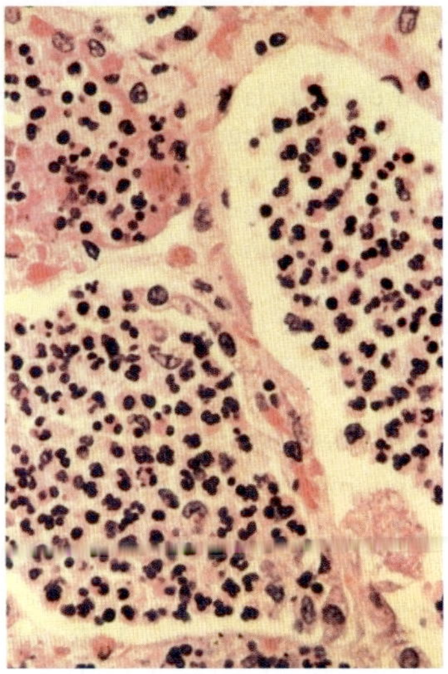

FIGURA 30-7. Neumonía neumocócica. Los alvéolos están llenos de un exudado compuesto por leucocitos polimorfonucleares y macrófagos ocasionales. Tomada de: Beasley M. B., Travis W. D., Rubin E. (2008). *The respiratory system; Strayer D. S., Rubin R.* (Eds.) (2015). *Rubin's pathology: Clinicopathologic foundations of medicine* (7th ed., Fig. 18-14, p. 689). Philadelphia, PA: Lippincott Williams & Wilkins.

En un pequeño porcentaje de personas recién infectadas, la respuesta inmunitaria es inadecuada. Estas personas pueden desarrollar tuberculosis primaria progresiva con destrucción continua de tejido pulmonar y diseminación a diversos sitios dentro del pulmón.[20] Los individuos con infección por VIH y otras alteraciones en la inmunidad celular tienen más probabilidad de padecer tuberculosis progresiva si se infectan. En quienes manifiestan enfermedad progresiva, los síntomas suelen ser graduales e inespecíficos, con fiebre, pérdida de peso, cansancio y sudoración nocturna.[20] A veces, el inicio de los síntomas es repentino, con fiebres altas, pleuritis y linfadenitis. Cuando la enfermedad se propaga, los microorganismos acceden al esputo, lo cual posibilita la infección de persona a persona.

En raras ocasiones, la tuberculosis puede erosionar y entrar en un vaso sanguíneo, lo que da lugar a la diseminación hematógena. En la *tuberculosis miliar* se describen lesiones diminutas, semejantes a semillas de mijo, que son consecuencia de este tipo de diseminación, capaz de afectar casi cualquier órgano, sobre todo el cerebro, las meninges, el hígado, el riñón y la médula ósea.

Tuberculosis progresiva primaria

Representa una reinfección por núcleos de gotitas inhalados o una reactivación de una lesión primaria previa que había sanado (*véase* la fig. 30-8).[20] A menudo, se presenta en situaciones en las que los mecanismos de defensa corporales están alterados. La inmunidad parcial que sigue a la tuberculosis primaria confiere protección contra la reinfección y ayuda en cierto grado a que la enfermedad sea local si se reactiva. En la tuberculosis progresiva primaria, la reacción de hipersensibilidad mediada por células es un factor

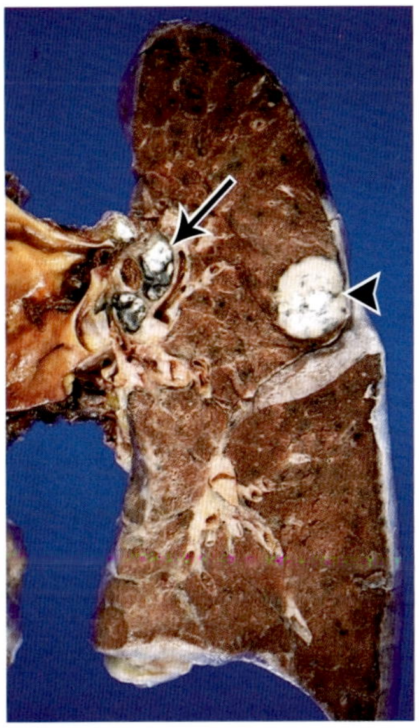

FIGURA 30-8. Tuberculosis primaria. Complejo de Ghon curado representado por un nódulo subpleural y ganglios linfáticos hiliares afectados. Tomado de: Strayer D. S., Rubin E. (Eds.) (2015). *Rubin's pathology: Clinicopathologic foundations of medicine* (7th ed., Fig. 18-14, Fig. 18-16, p. 691). Philadelphia, PA: Lippincott Williams & Wilkins.

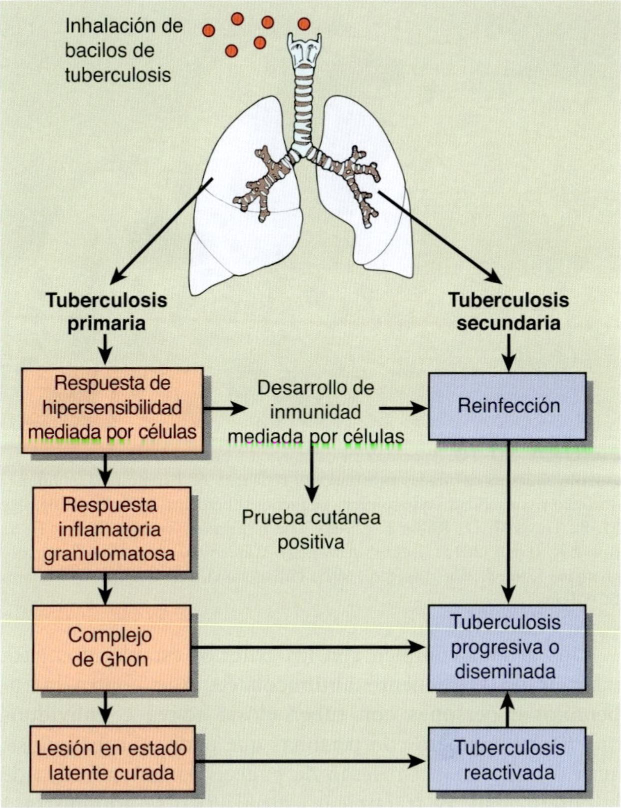

FIGURA 30-9. Patogenia de la infección de tuberculosis.

agravante, como lo evidencia la frecuencia de cavitación y diseminación bronquial. En casos graves, las cavidades pueden fusionarse con rapidez y aumentar de diámetro (fig. 30-9).[20] El derrame pleural y el **empiema** tuberculoso se tornan frecuentes a medida que avanza la enfermedad.

Por lo regular, las personas con tuberculosis progresiva primaria presentan fiebres leves, cansancio y pérdida de peso.[20] Al principio la tos es seca, pero después se vuelve productiva con esputo purulento y a veces teñido de sangre. Cuando la enfermedad avanza a tuberculosis progresiva primaria tardía, se manifiestan disnea y ortopnea. También hay sudoración nocturna, anemia y estertores evidentes en la auscultación pulmonar cuando progresa la alteración.[20]

Diagnóstico

El diagnóstico de tuberculosis (TB) enfrenta muchos desafíos y con frecuencia es erróneo.[20] Los métodos de detección que más se aplican en la TB pulmonar son la prueba cutánea de tuberculina y la radiografía torácica. La prueba cutánea de tuberculina mide la hipersensibilidad retrasada (mediada por células tipo IV) que sigue a la exposición a los bacilos de la tuberculosis. Los individuos que son positivos a la tuberculina se mantienen así por el resto de su vida. Una reacción positiva a la prueba cutánea no significa que la persona tenga tuberculosis activa. Solo quiere decir que se ha expuesto al bacilo y que manifiesta inmunidad mediada por células contra el microorganismo. Pueden presentarse reacciones positivas y negativas falsas a la prueba cutánea. Las reacciones positivas falsas pueden generarse a partir de reacciones cruzadas con micobacterias distintas a la de la tuberculosis, como el complejo *M. avium-intracellulare* (fig. 30-10). Como la respuesta de hipersensibilidad a la prueba de tuberculina depende de la inmunidad celular, los estados de inmunodeficiencia secundarios a una infección por VIH, tratamiento inmunosupresor, tumores linforreticulares o envejecimiento producen un resultado falso negativo. Lo anterior se conoce como *anergia*. En la persona con alteraciones inmunitarias, un resultado negativo a la prueba de tuberculina significa que no se ha expuesto a la tuberculosis o que es incapaz de generar una respuesta inmunitaria a la prueba. La prueba QuantiFERON®-TB Gold (QFT-TB Gold) se emplea para detectar la TB activa y en estado de latencia mediante la cuantificación de interferón-γ (IFN-γ), el cual forma parte de la actividad inmunitaria celular para la respuesta a la TB.[20] Los resultados de la prueba se proporcionan en 24 h, pero es costosa y no está disponible en todos los centros de salud.

El diagnóstico definitivo de tuberculosis pulmonar activa requiere la identificación del microorganismo en cultivos o mediante técnicas de amplificación de ácido desoxirribonucleico (ADN) o ARN.[20] Es posible realizar estudios bacteriológicos (tinción acidorresistente y cultivos) en muestras tempranas de esputo, aspirados gástricos o lavados bronquiales obtenidos durante la broncoscopia con fibra óptica.

Tratamiento

Los objetivos del tratamiento son eliminar todos los bacilos tuberculosos de una persona infectada mientras se previene la aparición de resistencia importante a los fármacos. El tratamiento de la tuberculosis activa requiere la administración de varios fármacos durante un período más o menos prolongado.[20] Los bacilos de la tuberculosis experimentan una gran cantidad de mutaciones y tienden a adquirir resistencia a cualquier fármaco. Por esta razón, se administran regímenes de varios medicamentos para tratar a individuos con tuberculosis activa.[20] Las pruebas de susceptibilidad a fármacos se utilizan como guía para el tratamiento en las formas de la enfermedad resistentes a fármacos.

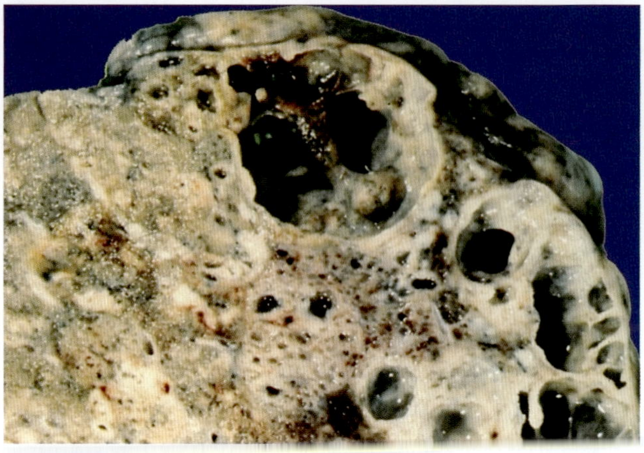

FIGURA 30-10. Tuberculosis cavitaria. La punta del lóbulo superior izquierdo muestra cavidades tuberculosas rodeadas de parénquima pulmonar fibrótico y consolidado que contiene pequeños tubérculos. Tomada de: Beasley M. B., Travis W. D., Rubin E. (2008). The respiratory system; Strayer D. S., Rubin R. (Eds.) (2015). *Rubin's pathology: Clinicopathologic foundations of medicine* (7th ed., Fig. 18-18, p. 692). Philadelphia, PA: Lippincott Williams & Wilkins.

Dos grupos cumplen con los criterios establecidos para instituir un tratamiento antimicobacteriano contra la tuberculosis: personas con tuberculosis activa e individuos que tienen contacto con personas que padecen tuberculosis activa y que están en riesgo de padecer la forma activa de la enfermedad. El tratamiento profiláctico se administra a quienes están infectados con *M. tuberculosis*, pero no tienen enfermedad activa.[21] Este grupo incluye a los siguientes individuos:

- Personas con resultado positivo en la prueba cutánea que han estado en contacto estrecho con individuos que tienen TB activa.
- Personas que pasaron de un resultado negativo a uno positivo en la prueba cutánea en menos de 2 años.
- Personas con antecedentes de TB sin tratar o con tratamiento inadecuado.
- Personas cuyas radiografías torácicas muestran indicios de TB, pero que no tienen una comprobación bacteriológica de la enfermedad activa.
- Personas con factores de riesgo especiales, como silicosis, diabetes mellitus, tratamiento prolongado con corticoesteroides, tratamiento de la inmunodepresión, enfermedad renal en etapa terminal, desnutrición crónica por cualquier causa o cánceres hemáticos o reticuloendoteliales.
- Personas con un resultado positivo en una prueba de VIH o que tienen sida.
- Personas de 35 años de edad o menos con reacción positiva de duración desconocida (se considera que estos individuos portan una cantidad pequeña de microorganismos y, por lo general, reciben tratamiento con isoniazida).

Los fármacos primarios empleados para el tratamiento de la TB son isoniazida, rifampicina, pirazinamida, etambutol y estreptomicina.[20]

En 1921, se administró por primera vez a seres humanos la vacuna de bacilos de Calmette-Guérin (BCG) y ahora se utiliza para prevenir la TB en personas que están en alto riesgo de infectarse. La BCG es una cepa atenuada de *M. tuberculosis bovis*.[20] Se administra solo a quienes tienen un resultado negativo en la prueba de tuberculina cutánea. Las personas vacunadas con BCG suelen tener un resultado positivo a la prueba de tuberculina cutánea.

Infecciones micóticas

Los hongos se clasifican como levaduras y hongos filamentosos (mohos). Las *levaduras* son redondas y crecen por gemación. Los *hongos filamentoso* tienen estructuras tubulares llamadas *hifas* y crecen mediante ramificaciones y formación de esporas. Algunos hongos son *dimorfos*, lo cual significa que crecen como levaduras a temperaturas corporales y como mohos a temperaturas ambientales. Una clasificación simple de las micosis o enfermedades causadas por los hongos las divide en micosis superficiales, cutáneas, subcutáneas o profundas (sistémicas). Las micosis superficiales, cutáneas o subcutáneas causan enfermedades de la piel, el cabello y las uñas. Las infecciones micóticas profundas pueden producir infecciones pulmonares y sistémicas, y a veces son mortales. Los hongos virulentos que viven libres en la naturaleza, el suelo o la materia orgánica en descomposición ocasionan estas infecciones. Con frecuencia, están confinados a ciertas regiones geográficas.

Los más habituales son los hongos dimorfos, entre los que están *H. capsulatum* (histoplasmosis), *C. immitis* (coccidioidomicosis) y *B. dermatitidis* (blastomicosis). Estos hongos forman esporas infecciosas, que entran en el cuerpo humano a través del aparato respiratorio. La mayoría de las personas que se infectan con estos hongos manifiestan solo síntomas menores o ninguno en absoluto. Solo una minoría desarrolla una enfermedad grave.

La respuesta inmunitaria celular del hospedero es primordial para controlar dichas infecciones. Por lo general, los hongos patológicos no producen toxinas. En el hospedero, inducen una respuesta de hipersensibilidad retrasada mediada por células. La inmunidad celular es mediada por linfocitos T específicos para un antígeno y macrófagos activados por citocinas que asumen propiedades fungicidas. Las lesiones pulmonares primarias consisten en acumulaciones de macrófagos saturados de microorganismos y lesiones similares que se forman en los ganglios linfáticos que drenan la zona. Estas lesiones producen granulomas completos con células gigantes y pueden experimentar necrosis central y calcificación similares a las de la TB primaria.

Aunque la mayoría de las infecciones micóticas son asintomáticas, es posible que sean graves e incluso mortales en personas que pasaron por exposiciones intensas, que tienen insuficiencias inmunitarias subyacentes o que manifiestan una enfermedad progresiva no identificada o sin tratamiento. Las personas con inmunopatías, en particular las que padecen infección por VIH, están particularmente predispuestas a desarrollar una infección diseminada.

Histoplasmosis

La histoplasmosis es causada por el hongo dimorfo *H. capsulatum*. La mayoría de los casos en los Estados Unidos se presentan en los valles de los principales ríos del oeste medio: el Ohio y el Mississippi.[22] Los microorganismos crecen en el suelo y otras zonas enriquecidas con excretas de aves y heces de murciélagos.[22]

Etiología y patogenia

La infección se adquiere al inhalar las esporas de los hongos que se liberan cuando se remueven la suciedad o el polvo de las zonas infectadas. Las esporas se transforman en la fase de levadura parasitaria cuando se exponen a la temperatura corporal en los alvéolos. Luego, se transportan a los linfáticos regionales y de allí se diseminan por todo el cuerpo en el torrente sanguíneo. La diseminación tiene lugar durante las primeras semanas de infección, antes de que se desarrolle la inmunidad específica. Después de 2 o 3 semanas, se presenta la inmunidad celular, siempre y cuando el hospedero sea inmunocompetente, y se adquiere la capacidad corporal para controlar la infección.

Manifestaciones clínicas

Por lo general, la enfermedad no causa síntomas y se resuelve de forma espontánea, lo cual depende de la resistencia e inmunocompetencia del hospedero.[22] El período de incubación promedio para que la infección cause síntomas es de alrededor de 1-4 semanas después del contacto.[22] La mayoría de las personas con *H. capsulatum* permanecen asintomáticas o tienen malestares respiratorios leves que no se diagnostican como histoplasmosis. La afección asintomática en estado de latencia se caracteriza por signos de lesiones que sanaron en los pulmones o los ganglios linfáticos hiliares. En personas por lo demás saludables, la histoplasmosis pulmonar primaria aparece como una infección respiratoria febril leve que remite sola. Los síntomas incluyen mialgia y artralgia, y tos seca e irritativa. A veces, se observa eritema nodoso (nódulos subcutáneos) o multiforme (lesiones similares a un panal). Durante esta etapa de la enfermedad, las radiografías torácicas muestran infiltrados solos o múltiples.

La histoplasmosis crónica es similar a una reactivación de la TB. La infiltración de los lóbulos superiores de uno o ambos pulmones se presenta con cavitación. Esta forma de la enfermedad es más frecuente en hombres de mediana edad con hábito tabáquico y en personas con enfermedad pulmonar crónica. Las manifestaciones más frecuentes son tos productiva, dolor de pecho, fiebre, sudoración nocturna y pérdida de peso. En muchos individuos, la enfermedad remite sola. En otros, hay destrucción progresiva del tejido pulmonar y diseminación de la enfermedad.

La histoplasmosis diseminada puede ser secundaria a las formas primaria o crónica. Sin embargo, con mayor frecuencia evoluciona como una infección aguda y fulminante en las personas mayores o muy jóvenes, o en individuos con inmunopatías. Los macrófagos del sistema reticuloendotelial pueden eliminar los hongos del torrente sanguíneo, pero son incapaces de destruirlos. De manera característica, esta forma de la alteración ocasiona fiebre alta, agrandamiento generalizado de los ganglios linfáticos, hepatoesplenomegalia, atrofia muscular progresiva, anemia, leucopenia y trombocitopenia. Puede haber ronquera, úlceras bucales y linguales, náuseas, vómitos, diarrea y dolor abdominal. A menudo, la meningitis se convierte en una característica dominante de la enfermedad.

Diagnóstico y tratamiento

Con el fin de diagnosticar la histoplasmosis, pueden realizarse una variedad de pruebas de laboratorio, como cultivos, tinción de hongos, detección de antígenos y pruebas serológicas para anticuerpos. La elección de la prueba depende del tipo de afectación presente. En la enfermedad pulmonar, el cultivo de esputo rara vez es positivo, mientras que los cultivos de sangre o médula ósea de las personas con inmunopatías y enfermedad aguda diseminada son positivos en alrededor del 75% de los casos. Es posible que algunas personas requieran biopsia quirúrgica de los nódulos pulmonares sospechosos para saber si son malignos.[23] Las pruebas de antígenos pueden realizarse en sangre, orina, líquido cefalorraquídeo o líquido de lavado broncoalveolar. El estudio del antígeno en orina para histoplasma es útil, en especial para detectar histoplasmosis diseminada. La sensibilidad de esta técnica es mayor del 95%.[22]

Un antimicótico suele ser el fármaco de elección para las personas con enfermedad lo suficientemente grave para requerir tratamiento o para aquellos con función inmunitaria afectada que se encuentran en riesgo de padecer la enfermedad diseminada.

Coccidioidomicosis

También conocida como "fiebre del valle", la *coccidioidomicosis* es una infección micótica frecuente cuya causa es la inhalación de esporas de *Coccidioides immitis* o *C. posadasii*.[24]

Etiología y patogenia

La enfermedad se asemeja a la TB y sus mecanismos de infección son similares a los de la histoplasmosis. Es más frecuente en los desiertos del suroeste de los Estados Unidos, sobre todo en partes de California, Arizona, Nevada, Nuevo México y Texas. Los microorganismos *C. immitis* y *C. posadasii* habitan en el suelo y tienen la capacidad de colonizar nuevos sitios. Se han relacionado fenómenos como las tormentas de polvo y las excavaciones para la construcción con el incremento de la incidencia de la enfermedad.

Manifestaciones clínicas

Por lo general, la enfermedad aparece como una infección pulmonar aguda primaria, autolimitada con o sin afectación sistémica. No obstante, en algunos casos evoluciona a una enfermedad diseminada. El período de incubación es de 1-4 semanas.[24] Alrededor del 60-80% de las personas infectadas son asintomáticas o manifiestan síntomas de coccidioidomicosis primaria. Los síntomas suelen ser los de una infección de vías respiratorias, con fiebre, tos y dolor pleural. Las manifestaciones cutáneas pueden ocurrir en forma de eritema nodoso días después del inicio de los síntomas.[24,25] Las lesiones cutáneas casi siempre se acompañan de artralgias y artritis sin derrames. El término *reumatismo del desierto* se utiliza para describir estas manifestaciones. La presencia de síntomas cutáneos y articulares indica defensas fuertes del hospedero, porque quien ha mostrado estas manifestaciones rara vez adquiere la enfermedad diseminada.

Las estructuras afectadas con mayor frecuencia en la enfermedad diseminada son los ganglios linfáticos, las meninges, el bazo, el hígado, los riñones, la piel y las glándulas suprarrenales. La meningitis es la causa más frecuente de muerte. Las personas con diabetes, enfermedad pulmonar o inmunopatías, los lactantes, los individuos con hábito tabáquico, las mujeres embarazadas y quienes pertenecen a razas con color de piel oscura tienden a manifestar una modalidad insuficiente de la enfermedad y están en riesgo de padecer la forma diseminada.[24,25] Entre las personas infectadas con VIH en zonas endémicas, la coccidioidomicosis ya es una infección oportunista frecuente.

Diagnóstico y tratamiento

Los estudios radiológicos, incluidas las radiografías torácicas y las gammagrafías óseas, son útiles para detectar la enfermedad, pero no pueden distinguir entre coccidioidomicosis y otros padecimientos pulmonares. Para lograr un diagnóstico definitivo, se requieren indicios microscópicos o serológicos de que *C. immitis* o *C. posadasii* están presentes en los tejidos o líquidos corporales. Pueden verse esférulas en muestras para biopsias teñidas de forma especial. Las pruebas serológicas se realizan para detectar anticuerpos de inmunoglobulina IgM e IgG.

El tratamiento depende de la gravedad de la infección. Las personas sin factores de riesgo relacionados suelen atenderse sin un tratamiento antimicótico. Los fármacos antimicóticos orales se emplean para las formas menos graves de la infección.[24]

Blastomicosis

La *blastomicosis* es una infección micótica por inhalación de esporas de *B. dermatitidis*. La enfermedad es más frecuente en el sureste y el norte central de los Estados Unidos, sobre todo en las zonas que rodean las cuencas de los ríos Mississippi y Ohio, y los Grandes Lagos.[26] A menudo, *B. dermatitidis* se encuentra en suelos que tienen vegetación o madera descompuestas.

La blastomicosis se caracteriza por la presencia de lesiones locales supurativas (que producen pus) y granulomatosas en los pulmones y la piel. Los síntomas de la infección aguda, que son similares a los de la histoplasmosis aguda, incluyen fiebre, tos, artralgia y mialgia y, rara vez, dolor pleural. En contraste con la histoplasmosis, la tos de la blastomicosis generalmente es productiva y el esputo es purulento. Las infecciones pulmonares agudas pueden remitir solas o evolucionar. En las personas con enfermedad pulmonar grave, pueden aparecer infiltrados interalveolares difusos e indicios de SDR aguda. La diseminación extrapulmonar casi siempre afecta la piel, los huesos o la próstata. Estas lesiones pueden proporcionar la primera evidencia de la enfermedad.

La prueba diagnóstica definitiva para la infección por *B. dermatitidis* es el crecimiento de los microorganismos en esputo, biopsia de tejido o líquidos corporales. Por lo general, toma varias semanas para que se desarrolle la fase de hongo filamentoso a temperatura ambiente. Una vez que crecen, los laboratorios aplican sondas de ADN con una especificidad y sensibilidad muy altas para *B. dermatitidis* que identifican con rapidez al microorganismo. Se están usando nuevas pruebas diagnósticas en estudios clínicos.[27]

El tratamiento de las formas progresiva y diseminada de la enfermedad incluye itraconazol. La anfotericina B se recomienda para personas inmunodeprimidas.[27] La mayoría de las personas con blastomicosis se identifican y atienden antes de que la enfermedad empeore o sea mortal.

RESUMEN

Las infecciones respiratorias son la causa más frecuente de enfermedad respiratoria. Estas abarcan el resfriado común, la gripe (influenza), las neumonías, la tuberculosis y las infecciones micóticas. El resfriado común es más habitual que otras infecciones de las vías respiratorias. Los dedos son una fuente frecuente de transmisión y los portales de entrada más habituales corresponden a la mucosa nasal y la conjuntiva de los ojos. El virus de la influenza causa tres síndromes: rinotraqueítis sin complicaciones, infección vírica respiratoria seguida por infección bacteriana y neumonía vírica. La gripe se contagia debido a la capacidad vírica para mutar y formar subtipos frente a los que la población está desprotegida.

La neumonía es una infección de los tejidos del parénquima pulmonar. La pérdida del reflejo tusígeno, el daño al endotelio ciliado que reviste las vías respiratorias o la alteración de las defensas inmunitarias predisponen a la neumonía. Esta afección se clasifica según el entorno en el que se genera (en la comunidad o en el hospital), el tipo de microorganismo causante de la infección (típica o atípica) y la localización de la infección (neumonía lobular o bronconeumonía). Las personas con inmunodeficiencia son una preocupación especial en ambas categorías. La neumonía adquirida en la comunidad se refiere a las infecciones ocasionadas por microorganismos cuya presencia es más frecuente en la comunidad que en el hospital o residencia de retiro. La causa más habitual de neumonía adquirida en la comunidad es *S. pneumoniae*. La *neumonía intrahospitalaria* se define como una infección de las vías respiratorias inferiores que aparece 48 h o más después del ingreso en el hospital. La neumonía intrahospitalaria es la segunda causa más frecuente de infección en los hospitales. Las neumonías agudas típicas, incluyendo las causadas por *S. pneumoniae* y *L. pneumophila*, se deben a microorganismos que se multiplican fuera de las células en los alvéolos y originan inflamación y trasudación de líquidos en los espacios llenos de aire de los alvéolos. Las neumonías atípicas se deben a diversos agentes, como *M. pneumoniae* y virus que invaden el tabique alveolar y el intersticio de los pulmones.

La tuberculosis es una infección respiratoria crónica ocasionada por *M. tuberculosis* que se disemina mediante partículas diminutas e invisibles llamadas *núcleos goticulares*. La tuberculosis es una amenaza sobre todo para las personas con VIH, extranjeros de países con alta incidencia de tuberculosis y residentes de entornos de alto riesgo, como correccionales, clínicas que atienden a farmacodependientes y albergues para personas sin hogar. El bacilo de la tuberculosis causa una respuesta inflamatoria crónica distintiva denominada *inflamación granulomatosa*. La capacidad destructora de la enfermedad es el resultado de la respuesta de hipersensibilidad mediada por células que desencadena el bacilo, y no de sus capacidades destructivas inherentes. Las reacciones de inmunidad mediada por células y de hipersensibilidad contribuyen a la evolución de la enfermedad. Los brotes de formas de la enfermedad resistentes a fármacos dificultan el tratamiento de la tuberculosis.

Las infecciones causadas por los hongos *H. capsulatum* (histoplasmosis), *C. immitis* (coccidioidomicosis) y *B. dermatitidis* (blastomicosis) generan manifestaciones pulmonares similares a las de la tuberculosis. Estas infecciones son frecuentes, pero rara vez graves, a menos que produzcan destrucción progresiva del tejido pulmonar o que la infección se disemine a órganos y tejidos fuera de los pulmones.

Cáncer pulmonar

Gracias a la disminución generalizada del tabaquismo durante los últimos 30 años, así como a la detección y el tratamiento tempranos, la cantidad de estadounidenses que padecen cáncer pulmonar se ha reducido. Sin embargo, el pulmonar aún es la principal causa de muerte por cáncer en hombres y mujeres en los Estados Unidos, con una edad promedio de diagnóstico de 70 años.[28] El tabaquismo entre adolescentes se ha incrementado en años recientes, lo que aumenta la probabilidad de que se eleven las tasas de cáncer pulmonar en el futuro. Además, el tabaquismo y el cáncer pulmonar también han aumentado entre nativos americanos y nativos de Alaska.[28] En la actualidad, la tasa de supervivencia a 5 años para hombres diagnosticados con cáncer pulmonar es del 7-12%. La tasa de supervivencia a 5 años para las mujeres diagnosticadas con cáncer se encuentra entre el 8 y 14%. La supervivencia relativa para el diagnóstico de cáncer pulmonar es del 18.1% en los Estados Unidos.[23,29]

El tabaquismo ocasiona más del 80% de los casos de este tipo de cáncer. El riesgo de padecer cáncer pulmonar entre los fumadores aumenta con la duración del hábito y la cantidad de cigarrillos fumados por día. Los fumadores pueden beneficiarse a cualquier edad de abandonar el hábito tabáquico.[30] Los riesgos industriales también contribuyen a la incidencia del cáncer pulmonar, y uno bien reconocido es la exposición al asbesto. El riesgo promedio de padecer cáncer pulmonar es mucho mayor en quienes trabajan con asbesto que en la población general. Asimismo, el humo del tabaco contribuye en gran medida a padecer dicho cáncer en personas en contacto con el asbesto.[4] Además del tabaquismo y de los riesgos industriales, también hay indicios que apuntan a la predisposición familiar al cáncer pulmonar. Este fenómeno puede originarse por una predisposición genética, en la cual el rasgo solamente se expresa en presencia de su principal factor de riesgo, el tabaquismo.[4] Por último, se ha presentado un aumento en la incidencia de cáncer pulmonar entre personas que nunca han fumado, incluyendo aquellas que entran en contacto con el humo del tabaco e incluso en quienes no están expuestos.[4]

Subtipos histológicos y patogenia

La mayoría (alrededor del 95%) de los tumores primarios de pulmón son carcinomas que surgen del tejido pulmonar.[4] El 5% restante es un grupo diverso que incluye los tumores carcinoides bronquiales (tumores neuroendocrinos), tumores de glándulas bronquiales, fibrosarcomas y linfomas. El pulmón también es un lugar frecuente de metástasis del cáncer en otras partes del cuerpo.

El cáncer pulmonar se ha identificado con tumores agresivos o no agresivos, invasores locales y ampliamente metastásicos que surgen del revestimiento epitelial de los bronquios principales.[31] Estos tumores inician como lesiones mucosas pequeñas que pueden seguir uno de varios patrones de crecimiento. Pueden formar masas intraluminales que invaden la mucosa de los bronquios e infiltran el tejido conjuntivo peribronquial, o masas voluminosas y enormes que se extienden al tejido pulmonar adyacente. Algunos tumores grandes experimentan necrosis central y presentan áreas locales de hemorragia, y otros invaden la cavidad pleural y la pared del tórax y se extienden a las estructuras torácicas adyacentes.[9] Todos los tipos de cáncer pulmonar, sobre todo el carcinoma pulmonar microcítico, pueden sintetizar productos bioactivos y causar síndromes paraneoplásicos. Estos síndromes se deben a la producción de hormona peptídica ectópica por parte del tumor o de anticuerpos liberados en respuesta al tumor.[9] En general, los síndromes paraneoplásicos tienen causas endocrinas, neurológicas, inmunitarias o una combinación de estas.

Por lo general, el cáncer pulmonar se subdivide en cuatro grandes categorías con porcentajes de presentación distintos. Estas incluyen el carcinoma espinocelular (25-40%), adenocarcinoma (20-40%), carcinoma microcítico (20-25%) y carcinoma de células grandes (10-15%).[9] Las nuevas técnicas de diagnóstico permiten la detección de más cánceres pulmonares en una etapa más temprana. Hoy en día se utilizan nuevos protocolos en muchos de los grandes centros de oncología que recurren a biomarcadores de cáncer pulmonar y nuevos tratamientos moleculares dirigidos a diferentes tipos de este cáncer.[31]

Carcinoma pulmonar microcítico

Los carcinomas pulmonares microcicíticos (CPM) se caracterizan por un tipo distintivo de célula: de tamaño pequeño, redonda a ovalada y que se aproxima al tamaño de un linfocito.[32] Las células crecen en cúmulos que no muestran organización glandular ni plana. Los estudios con microscopio electrónico demuestran la presencia de gránulos neurosecretores en algunas de las células tumorales similares a los encontrados en el epitelio bronquial fetal o neonatal.[32] La presencia de estos gránulos sugiere la capacidad de algunos de estos tumores para secretar hormonas de polipéptidos. La existencia de marcadores neuroendocrinos, como la enolasa específica de las neuronas y productos similares a parahormonas, así como otros con actividad hormonal, hace pensar que estos tumores pueden surgir de células neuroendocrinas del epitelio bronquial. Este tipo de célula tiene un vínculo muy fuerte con el tabaquismo y rara vez se observa en alguien que no ha fumado.[32]

Los CPM son malignos, tienden a infiltrarse con amplitud, se diseminan muy pronto en su evolución y pocas veces son resecables. Las metástasis encefálicas son particularmente frecuentes en los CPM y tal vez sean el primer indicio de un tumor. Esta clase de cáncer pulmonar se relaciona con varios tipos de síndromes paraneoplásicos, incluyendo el síndrome de secreción inadecuada de hormona antidiurética, el síndrome de Cushing asociado con producción ectópica de hormona adrenocorticotropa y el síndrome de Eaton-Lambert de alteración neuromuscular.

Carcinoma pulmonar no microcítico

Los carcinomas pulmonares no microcíticos (CPNM) incluyen los carcinomas espinocelulares, los adenocarcinomas y los carcinomas de células grandes (fig. 30-11). Igual que los CPM, estos pueden sintetizar productos bioactivos y producir síndromes paraneoplásicos.

Carcinoma espinocelular

Se detecta con mayor frecuencia en hombres y se correlaciona de forma cercana con el tabaquismo. Tiende a originarse en los bronquios centrales como un crecimiento intraluminal, lo que posibilita la detección temprana mediante un análisis citológico del esputo. Tiende a extenderse hacia el centro de los bronquios principales y los ganglios linfáticos hiliares, y a diseminarse fuera del tórax más tarde que otros tipos de cáncer broncogénico. El carcinoma espinocelular se relaciona con los síndromes paraneoplásicos que generan hipercalcemia.

Adenocarcinoma

Hoy en día, es el tipo más frecuente de cáncer pulmonar en Norteamérica. Su vínculo con el tabaquismo es más débil que el del carcinoma espinocelular. Es el tipo más habitual de cáncer pulmonar en mujeres y no fumadores. Los adenocarcinomas tienen su origen en los tejidos bronquiolares y alveolares del pulmón. Estos tumores tienden a ubicarse con mayor frecuencia en la periferia en comparación con los sarcomas espinocelulares y, a veces, se relacionan con áreas de cicatrización (fig. 30-12). Es posible que las cicatrices se deban a infartos previos, cuerpos extraños metálicos, heridas e infecciones granulomatosas, como la tuberculosis. En general, los adenocarcinomas tienen un peor pronóstico etapa por etapa que los carcinomas espinocelulares.

Carcinoma de células grandes

Este tipo de carcinoma tiene células poligonales grandes. Pertenece a un grupo de neoplasias muy anaplásicas y difíciles de clasificar como carcinoma espinocelular o adenocarcinoma. Tienden a presentarse en la periferia del pulmón e invadir los bronquios de los subsegmentos y las vías respiratorias más grandes. Tienen un mal pronóstico debido a su tendencia a diseminarse muy pronto a sitios lejanos en su evolución.

Manifestaciones clínicas

Las manifestaciones del cáncer pulmonar pueden dividirse en tres categorías:

1. Debidas a la afectación del pulmón y sus estructuras adyacentes.

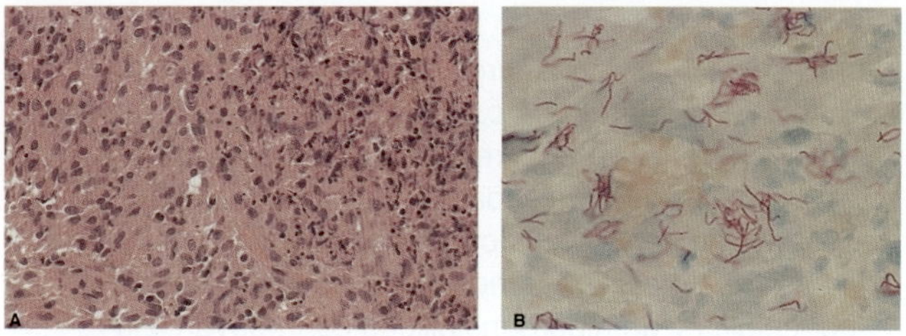

FIGURA 30-11. Neumonía por *Mycobacterium avium-intracellulare* (MAI) en el síndrome de inmunodeficiencia adquirida (sida). **A.** La neumonía se caracteriza por un extenso infiltrado de macrófagos. **B.** La tinción de Zielhl-Neelsen muestra numerosos microorganismos acidorresistentes. Tomada de: Rubin R., Strayer D. S. (Eds.) (2015). *Rubin's pathology: Clinicopathologic foundations of medicine* (7th ed., Fig. 18-20, p. 693). Philadelphia, PA: Lippincott Williams & Wilkins.

2. Por los efectos de la diseminación y metástasis locales.
3. Manifestaciones paraneoplásicas no metastásicas que se relacionan con las funciones endocrina, neurológica y del tejido conjuntivo.

Al igual que en otros tipos de cáncer, el pulmonar también causa síntomas inespecíficos, como anorexia y pérdida de peso. Ya que los síntomas son similares a los relacionados con el tabaquismo y la bronquitis crónica, a menudo pasan inadvertidos. Las metástasis ya existen en muchas de las personas que se presentan con indicios de cáncer pulmonar (fig. 30-13). Los lugares más frecuentes de estas metástasis son el cerebro, los huesos y el hígado.

Muchas de las manifestaciones del cáncer pulmonar se deben a la irritación local y la obstrucción de vías respiratorias, así como a la invasión del mediastino y el espacio pleural. Los síntomas más incipientes suelen ser tos crónica, disnea y sibilancias por la irritación y la obstrucción de las vías respiratorias. Aparece hemoptisis (sangre en el esputo) cuando la lesión erosiona los vasos sanguíneos. Los receptores del dolor torácico están limitados a la pleura parietal, el mediastino, los vasos sanguíneos grandes y las fibras vagales aferentes peribronquiales. El dolor retroesternal mal localizado, intermitente y sordo es habitual en los tumores que afectan el mediastino. El dolor se vuelve persistente, localizado y más intenso cuando la enfermedad invade la pleura.

Los tumores que invaden el mediastino pueden ocasionar ronquera porque se afecta el nervio laríngeo recurrente, y dificulta la deglución, porque el esófago está comprimido. Algunas personas con afectación del mediastino presentan

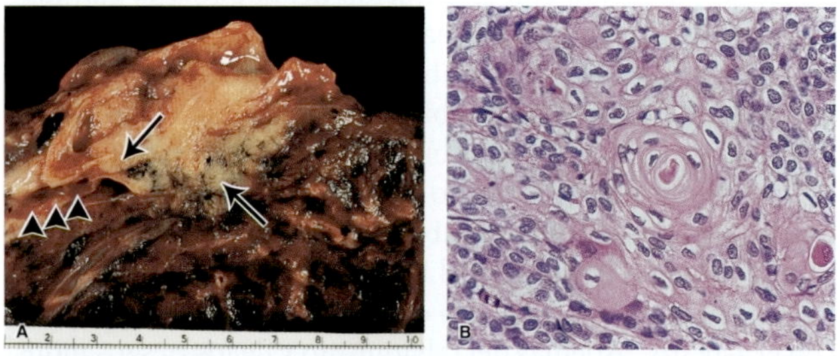

FIGURA 30-12. Carcinoma espinocelular del pulmón. **A.** El tumor (*flecha superior*) crece dentro de la luz de un bronquio (*las puntas de flecha resaltan el curso del bronquio*) e invade el ganglio linfático intrapulmonar adyacente (*flecha inferior*). **B.** Microfotografía que muestra un carcinoma espinocelular bien diferenciado con una perla de queratina compuesta por células con citoplasma eosinófilo. Tomada de: Strayer D. S., Rubin R (Eds.) (2015). *Rubin's pathology: Clinicopathologic foundations of medicine* (7th ed., Fig. 18-79, p. 737). Philadelphia, PA: Lippincott Williams & Wilkins.

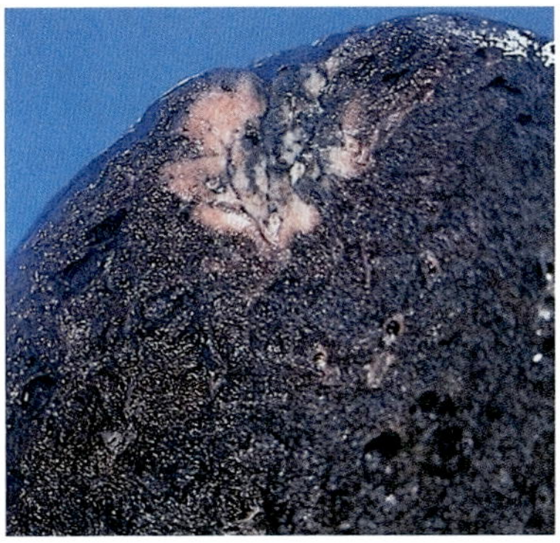

FIGURA 30-13. Tuberculosis cavitaria. La punta del lóbulo superior izquierdo muestra cavidades tuberculosas rodeadas de parénquima pulmonar fibrótico y consolidado que contiene pequeños tubérculos. Tomada de: Beasley M. B., Travis W. D., Rubin E. (2008). The respiratory system; Strayer D. S., Rubin R. (Eds.) (2015). *Rubin's pathology: Clinicopathologic foundations of medicine* (7th ed., Fig. 18-18, p. 692). Philadelphia, PA: Lippincott Williams & Wilkins.

una complicación rara llamada *síndrome de la vena cava superior*. Por lo general, la interrupción del flujo sanguíneo en este vaso se debe a la compresión o afección de los ganglios linfáticos. La enfermedad interfiere con el drenaje venoso de la cabeza, el cuello y la pared torácica. A menudo, los tumores adyacentes a la pleura visceral producen un derrame pleural inconstante. Este derrame puede comprimir el pulmón y generar atelectasia y disnea.

Diagnóstico y tratamiento

El diagnóstico del cáncer pulmonar se basa en una anamnesis y exploración física minuciosas, así como otras pruebas, como radiografía torácica, broncoscopia, estudios citológicos de esputo o lavado bronquial, biopsia percutánea con aguja de tejido pulmonar y biopsia de ganglio linfático del escaleno.[32] Los estudios de imagen mediante TC, resonancia magnética (RM) y ecografía son útiles para localizar lesiones y evaluar el grado de la enfermedad. La tomografía por emisión de positrones (PET, *positron emission tomography*) es una opción no invasiva para identificar lesiones metastásicas en el mediastino o lugares distantes. En las personas con CPM, también debe realizarse TC o RM del cerebro para detectar metástasis.

Como otros tipos de cáncer, el pulmonar se clasifica de acuerdo con la extensión de la enfermedad. Los CPNM suelen clasificarse según el tipo de células y se estadifican con base en el sistema de estadificación internacional TNM.[32] El estadio de los CPM no se establece mediante el sistema de TNM porque se asume la presencia de micrometástasis al momento del diagnóstico. Por lo general, se clasifica como enfermedad *circunscrita* cuando el tumor se limita a un hemitórax, o *extensa* cuando se disemina más allá de este límite.[32]

Los métodos terapéuticos para el CPNM incluyen cirugía, radioterapia y quimioterapia.[32] Estos tratamientos pueden aplicarse solos o combinados. La radioterapia se utiliza como una modalidad terapéutica principal o definitiva, como parte de un plan de tratamiento combinado o como un paliativo de los síntomas. Por la frecuencia de las metástasis, a menudo se emplea la quimioterapia para tratar el cáncer pulmonar. Por lo general, se recurre a la quimioterapia combinada, en la cual se administra un régimen de varios fármacos.

El tratamiento del CPM se basa en la quimioterapia y la radiación, pero está cambiando porque existen nuevas estrategias terapéuticas.[32] Los adelantos en el uso de una quimioterapia combinada, junto con la radiación torácica, han mejorado la perspectiva de las personas con CPM. Como el CPM puede formar metástasis al cerebro, a menudo se recomienda la radiación craneal profiláctica.

Tratamiento del cáncer pulmonar en adultos mayores

Dado que la mayoría de las personas tienen más de 65 años de edad cuando se les diagnostica cáncer pulmonar, es importante entender el tratamiento en los adultos mayores. El conocimiento de una terapia óptima para este grupo es limitado porque el número de adultos mayores es escaso en las pruebas clínicas y por la falta de evaluaciones comparativas entre jóvenes y adultos mayores en los estudios clínicos aleatorizados. Hoy en día, se recomienda que los adultos mayores se traten con base en su edad fisiológica general, más que con respecto a la edad cronológica. Esto incluye una evaluación de su estado funcional, enfermedades coexistentes, estado nutricional, funcionamientos conductual y psicológico, apoyo social y revisión de los medicamentos. Aquellos con un buen desempeño y parámetros renales y hemáticos normales pueden tratarse por medios quirúrgicos, o recibir quimioterapia y radiación estándar para la enfermedad circunscrita, y quimioterapia combinada para la enfermedad extendida.

La intervención quirúrgica es el pilar fundamental para los adultos mayores con CPNM en los estadios I-III. La resección curativa es factible en los adultos mayores.

Quienes no sean candidatos para una intervención quirúrgica pueden recibir radiación con intenciones curativas. La radioterapia también puede utilizarse como un paliativo de los síntomas relacionados con el cáncer. Los adultos mayores en buen estado pueden recibir quimioterapia estándar para la enfermedad limitada, y combinada para la enfermedad diseminada. Algunos adultos mayores requieren dosis menores o son incapaces de completar el ciclo de quimioterapia.

RESUMEN

El cáncer pulmonar es la principal causa de muerte en todo el mundo. El tabaquismo está implicado en la mayoría de los casos de cáncer de pulmón. El riesgo de padecer carcinoma pulmonar entre los fumadores aumenta con la duración del hábito y la cantidad de cigarrillos fumados por día. Los riesgos industriales, como la exposición al asbesto, incrementan la probabilidad de padecer cáncer pulmonar. Como el cáncer pulmonar tiene un desarrollo subclínico, a menudo está muy avanzado cuando se diagnostica. Este hecho explica la baja tasa de supervivencia a 5 años. El carcinoma, que constituye el 95% de todos los tipos de cáncer pulmonar primario, hoy en día se subdivide en cuatro categorías principales: carcinoma espinocelular, adenocarcinoma, carcinoma de células grandes y carcinoma microcítico. Con el fin de determinar su estadio y tratamiento, el cáncer pulmonar se divide en CPM y CPNM. La principal razón de esta clasificación es que casi todos los CPM tienen metástasis al momento del diagnóstico.

Las manifestaciones del cáncer pulmonar pueden atribuirse a la afectación del pulmón y las estructuras adyacentes, los efectos de la diseminación local y las metástasis, así como a los síndromes paraneoplásicos, incluyendo disfunciones endocrinas, neurológicas y hemáticas. Como otros tipos de cáncer, el pulmonar causa síntomas inespecíficos, por ejemplo, anorexia y pérdida de peso. Los métodos de tratamiento incluyen intervención quirúrgica, radiación y quimioterapia. El aumento actual del cáncer pulmonar entre los adultos mayores (aquellos con 65 años de edad o más) condujo a replantear las estrategias terapéuticas para este grupo de edad, con una tendencia a basar el tratamiento en la edad fisiológica y no en la cronológica.

Enfermedades respiratorias en niños

Las enfermedades respiratorias agudas son la causa más frecuente de afecciones en la infancia. Esta sección se centra en:

- El desarrollo pulmonar, con énfasis en el fundamento de la evolución de las alteraciones pulmonares en niños.
- Las enfermedades respiratorias en el neonato.
- Las infecciones respiratorias en niños.

Desarrollo de los pulmones

Si bien otros sistemas corporales están listos para una vida extrauterina desde el punto de vista fisiológico a las 25 semanas de gestación, los pulmones requieren más tiempo. La inmadurez del aparato respiratorio es la principal causa de morbilidad y mortalidad en los lactantes prematuros. Incluso al nacimiento, los pulmones no están por completo maduros, por lo que el crecimiento y la maduración adicionales continúan ya bien entrada la infancia.

El desarrollo de los pulmones puede dividirse en cinco períodos: embrionario, seudoglandular, canalicular, sacular y alveolar.[33,34] El desarrollo del aparato respiratorio empieza con el *período embrionario* (semanas 4-6 de gestación). Durante este lapso, un brote bronquial rudimentario se ramifica desde la pared anterior de la parte anterior de la región anterior del intestino, y comienza la división del lobular.

Durante el *período seudoglandular* (semanas 5-16), los pulmones parecen una glándula. En este lapso se forman las vías respiratorias conductoras. A las 17 semanas, todos los elementos principales del pulmón ya están formados, excepto por las estructuras del intercambio de gas. La respiración es imposible porque las vías respiratorias terminan en conductos ciegos. El *período canalicular* (semanas 17-27) marca la formación de los alvéolos primitivos. Las luces de los bronquios y los bronquiolos se vuelven más grandes, y los tejidos pulmonares se tornan mucho más vascularizados. La respiración es posible en este momento porque ya se desarrollaron algunos alvéolos primitivos en los extremos de los bronquiolos.[33,34]

El *período sacular* (semanas 27-35) está destinado a la formación de los conductos alveolares terminales y sacos aéreos, que facilitan el intercambio de gas. Antes de este momento, los pulmones prematuros son incapaces de realizar un intercambio de gases adecuado.[33,34] Hay cantidades suficientes de sustancia tensoactiva para evitar el colapso alveolar cuando inicia la respiración.

El *período alveolar* (de la etapa fetal tardía a la de infancia temprana) señala la maduración y expansión de los alvéolos y capilares. En el período fetal tardío, los pulmones son capaces de respirar porque la membrana alveolocapilar es lo suficientemente fina para permitir el intercambio de gases.

La transformación de los pulmones desde estructuras similares a una glándula hasta órganos parecidos a alvéolos muy vascularizados tiene lugar durante el período fetal tardío, pero los alvéolos maduros no se forman hasta tiempo después del nacimiento. El crecimiento de los pulmones durante la lactancia y la infancia temprana implica un incremento en el número de alvéolos más que de sus dimensiones. Solo de una octava a una sexta parte de los alvéolos de la edad adulta están presentes al nacer. El crecimiento alveolar se torna relativamente más lento durante los primeros 3 meses que siguen al nacimiento, seguido de un rápido incremento en el número de alvéolos durante el resto del primer año de vida.

Desarrollo de la respiración en el feto y el neonato

El pulmón fetal es un órgano secretor, y los líquidos y electrólitos se secretan dentro de los espacios de aire potenciales. Al parecer, este líquido es importante para estimular el desarrollo alveolar. Para que se complete la transición de la vida intrauterina a la extrauterina, este líquido debe eliminarse de los pulmones poco después del nacimiento. Durante el proceso del nacimiento, la presión en el tórax fetal hace que el líquido se expulse por la boca y la nariz. Cuando los pulmones se expanden después del nacimiento, el líquido pasa a los tejidos que rodean a los alvéolos y luego se absorbe en los capilares pulmonares y se elimina mediante el sistema linfático.

Los movimientos de la respiración fetal se presentan desde el útero. La rapidez y amplitud de estos movimientos son irregulares, con variaciones de 30-70 respiraciones por minuto, y se vuelven más rápidos conforme avanza el embarazo.

Una ventilación eficaz requiere de la interacción coordinada entre los músculos de las vías respiratorias superiores, incluyendo los de la faringe y la laringe, el diafragma y los músculos intercostales de la pared torácica. En los lactantes, hay una secuencia específica de actividad del nervio de las vías respiratorias superiores y los músculos, antes y al principio de la inspiración. La lengua se mueve hacia adelante para prevenir la obstrucción de las vías respiratorias y la cuerda vocal se abduce, lo cual reduce la resistencia laríngea. Al moverse hacia abajo, la acción del diafragma aumenta el volumen torácico en dirección tanto longitudinal como transversal. En el lactante, el diafragma se inserta de forma más horizontal que en el adulto. Como resultado, la contracción del diafragma tiende a tirar de las costillas inferiores hacia adentro, sobre todo si el lactante se encuentra en posición horizontal. La función de los músculos intercostales es elevar las costillas durante la inspiración. En el lactante, los músculos intercostales no están desarrollados por completo, de modo que funcionan en gran medida para estabilizar el tórax más que para elevar la pared torácica.

La pared torácica del neonato es muy distensible. Esta es una ventaja durante el proceso de nacimiento porque permite una distorsión notable sin que se dañen las estructuras torácicas, pero tiene consecuencias en la ventilación durante el período posnatal. Una característica sorprendente de la respiración neonatal es el movimiento paradójico hacia adentro de la parte superior del tórax durante la inspiración, en especial durante el sueño activo. Esto tiene lugar debido a la menor actividad de los músculos intercostales en el curso del sueño activo, lo que permite que el diafragma que se contrae tire hacia dentro a una pared torácica muy distensible. En ciertas situaciones, como durante el llanto, los músculos intercostales del recién nacido funcionan junto con el diafragma como un apoyo para la pared torácica a fin de prevenir el colapso.

En condiciones normales, los pulmones del lactante también son distensibles. Esto es una ventaja para el lactante con una caja torácica distensible, porque solo se requieren pequeños cambios en la presión de inspiración para inflar un pulmón distensible. Cuando se desarrolla una enfermedad respiratoria, la distensibilidad del pulmón disminuye y se requiere un mayor esfuerzo para expandir los pulmones. El diafragma tiene que generar más presión negativa, lo cual hace que las estructuras de la pared torácica se succionen hacia adentro. Las *retracciones* son movimientos anómalos hacia adentro de la pared torácica durante la inspiración; estas pueden ser intercostales (entre las costillas) u ocurrir en la zona subesternal o epigástrica, y en los espacios supraclaviculares. Como la pared torácica del lactante es distensible, las retracciones subesternales se vuelven más evidentes con pequeños cambios en la función pulmonar. Las retracciones pueden indicar obstrucción de las vías respiratorias o atelectasia.

Resistencia de las vías respiratorias

La inflación pulmonar normal requiere un movimiento ininterrumpido de aire a través de las vías respiratorias extratorácicas e intratorácicas. El neonato (0-4 semanas de edad) respira de modo predominante a través de la nariz y cualquier obstrucción en la nariz o la nasofaringe puede aumentar la resistencia de las vías respiratorias superiores e incrementar el trabajo respiratorio.

Las vías respiratorias del lactante y el niño pequeño son mucho más pequeñas que las del adulto,[33] lo que resulta en cantidades relativamente pequeñas de secreción mucosa, edema o constricción de las vías respiratorias que producen cambios notables en la resistencia de dichas vías y el flujo de aire. El aleteo nasal es un método que usan los lactantes para tomar más aire, pues aumenta las dimensiones de los orificios y reduce la resistencia de las vías respiratorias pequeñas.

De modo normal, las vías respiratorias extratorácicas en el lactante se estrechan durante la inspiración y se amplían al espirar, y las vías respiratorias intratorácicas se expanden durante la inspiración y se estrechan durante la espiración.[33] Esto es así porque la presión en el interior de las vías respiratorias extratorácicas refleja las presiones intrapleurales que se generan durante la respiración, en tanto que la presión fuera de las vías respiratorias es similar a la presión atmosférica.

Volumen pulmonar e intercambio de gases

La capacidad funcional residual (el aire que queda en los pulmones al final de la espiración normal) desempeña una función importante en el intercambio de gases del lactante. En el lactante, la capacidad funcional residual tiene lugar a un volumen pulmonar mayor que en el niño más grande o el adulto.[33] Este volumen al final de la espiración más grande es el resultado de una frecuencia respiratoria más rápida, lo cual deja menos tiempo para la espiración. No obstante, el aumento del volumen residual es importante para el neonato por varias razones: 1) mantiene las vías respiratorias abiertas en todas las fases de la respiración; 2) favorece la reabsorción de los líquidos intrapulmonares, y 3) mantiene más uniforme la expansión pulmonar y mejora el intercambio de gases. Durante el sueño activo, el tono de los músculos de las vías respiratorias superiores es reducido. Por lo tanto, el tiempo invertido en la espiración es más corto y la actividad intercostal que estabiliza la pared torácica es menor. La consecuencia de todo lo anterior es un volumen menor al final de la espiración y un intercambio de gases menos óptimo.

Control de la ventilación

Por lo regular, las presiones de oxígeno arterial en el feto (PO_2) varían de 25-30 mm Hg, y las presiones de dióxido de carbono (PCO_2) son de 45-50 mm Hg, sin importar cuál sea el movimiento respiratorio. Cualquier disminución en las concentraciones de oxígeno causa un sueño tranquilo en el feto con la interrupción subsecuente de los movimientos respiratorios; ambos provocan la reducción en el consumo de oxígeno. El cambio a oxígeno derivado del pulmón aireado al nacimiento aumenta de inmediato la PO_2 arterial a cerca de 50 mm Hg; en pocas horas se incrementa a casi 70 mm Hg.[35] Estas concentraciones, que exceden en gran medida los valores fetales, hacen que los quimiorreceptores, que detectan las concentraciones de PO_2 arterial, se vuelvan silenciosos durante varios días. Aunque la PO_2 arterial del lactante fluctúe durante este tiempo crucial, los quimiorreceptores no responden de manera apropiada. No es sino hasta varios días después del nacimiento que los quimiorreceptores "reinician" su umbral de PO_2. Solo entonces se vuelven los principales controladores de la respiración. No obstante, la respuesta parece ser bifásica, con hiperventilación inicial seguida de frecuencia respiratoria disminuida e incluso apnea. La respiración periódica y la apnea son características de los lactantes prematuros y expresan los patrones de la respiración fetal.

Manifestaciones de enfermedades o infecciones respiratorias en el lactante o niño pequeño

La mayoría de las alteraciones respiratorias que ocurren en el lactante o niño pequeño producen un decremento en la distensibilidad pulmonar o un incremento de la resistencia en las vías respiratorias que se manifiestan por cambios en los patrones respiratorios, distorsión de las costillas (retracciones), sonidos audibles y utilización de músculos accesorios.[33]

Los niños con alteraciones pulmonares restrictivas, como edema pulmonar o SDR, respiran a frecuencias más rápidas y sus desplazamientos son superficiales. El *gruñido* se define como un ruido audible emitido durante la espiración. El gruñido espiratorio resulta frecuente cuando el niño intenta aumentar la presión al final de la espiración y de este modo prolongar el período de intercambio de oxígeno y dióxido de carbono a través de la membrana alveolocapilar.

El aumento de la resistencia de las vías respiratorias tiene lugar en las vías respiratorias extratorácicas o intratorácicas. Cuando la obstrucción se encuentra en las vías respiratorias extratorácicas, la inspiración es más prolongada que la espiración. El *aleteo nasal* (ensanchamiento de los orificios nasales) ayuda a reducir la resistencia nasal y a conservar la permeabilidad de las vías respiratorias. Este puede ser un signo de aumento del trabajo respiratorio y un hallazgo importante en un lactante. Las *retracciones inspiratorias*, o tracción del tejido liso que rodea el tórax cartilaginoso y óseo, a menudo se observan en la obstrucción de las vías respiratorias en lactantes y niños pequeños (fig. 30-14). En padecimientos como la laringotraqueobronquitis, la presión distal al punto de obstrucción se vuelve más negativa para vencer la resistencia; esto causa colapso de las vías respiratorias distales, y el aumento en la turbulencia del aire que se mueve a través de las vías respiratorias obstruidas produce un sonido audible de gorgoreo llamado *estridor* durante la inspiración.

Cuando la obstrucción está en las vías respiratorias intratorácicas, como en la bronquiolitis y el asma bronquial, la espiración se prolonga y el niño utiliza sus músculos espiratorios accesorios (abdominales). También puede haber retracciones de la caja torácica. La presión intrapleural se vuelve más positiva durante la espiración debido a la retención del aire. Esto colapsa las vías respiratorias intratorácicas y produce sibilancias o silbidos audibles durante la espiración.

Enfermedades respiratorias en el neonato

El período neonatal es una transición de la dependencia placentaria a la respiración de aire. Esta transición requiere el funcionamiento del sistema tensoactivo, el acondicionamiento de los músculos de la respiración y el establecimiento

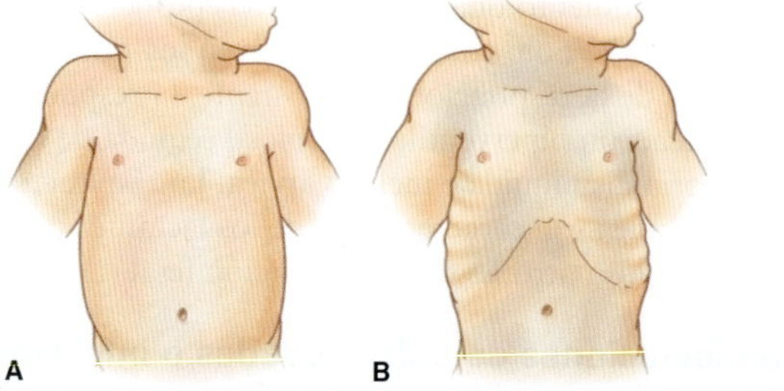

FIGURA 30-14. **A.** Apariencia torácica inspiratoria normal durante la respiración sin obstrucción en el neonato. **B.** Retracciones esternales e intercostales durante la respiración con obstrucción en el recién nacido.

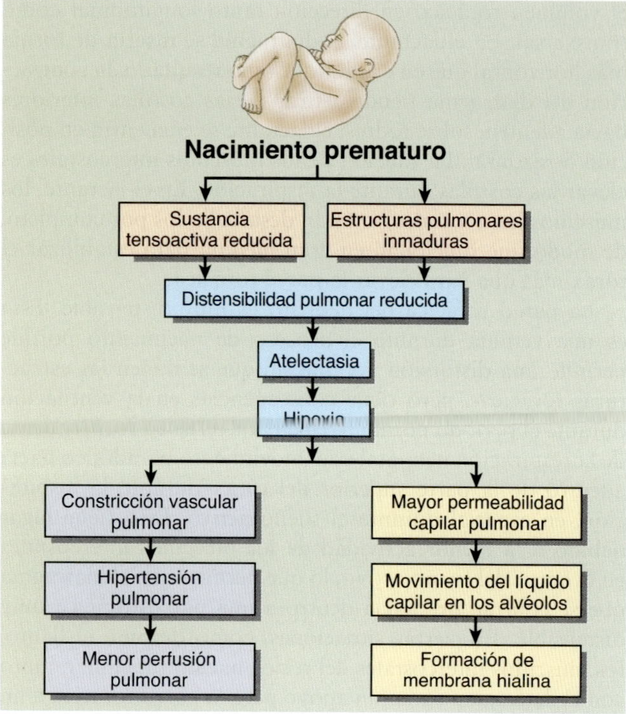

FIGURA 30-15. Patogenia del síndrome de dificultad respiratoria en el lactante.

de las circulaciones pulmonar y sistémica paralelas. Las alteraciones respiratorias surgen en lactantes prematuros o con otros problemas que alteran esta transición. Las afecciones respiratorias del neonato incluyen SDR y displasia broncopulmonar.

Síndrome de dificultad respiratoria

El síndrome de dificultad respiratoria, o *enfermedad de membrana hialina*, es una de las causas más frecuentes de afección respiratoria en lactantes prematuros.[36] En estos lactantes, la inmadurez pulmonar, junto con la insuficiencia de la sustancia tensoactiva, conduce al colapso alveolar (fig. 30-15).

La incidencia de SDR es más alta entre lactantes varones prematuros, caucásicos, de madres diabéticas y aquellos que han padecido asfixia, hipotermia y partos precipitados o por cesárea (cuando se practican antes de las 38 semanas de gestación).

Etiología y patogenia

Las células alveolares de tipo II que producen sustancia tensoactiva empiezan a madurar hasta cerca de las semanas 25-28 de gestación. Como consecuencia, muchos lactantes prematuros nacen con células alveolares de tipo II con funcionamiento insuficiente y tienen dificultades para producir las cantidades necesarias de sustancia tensoactiva.

Varias hormonas, como la insulina y el cortisol, determinan la síntesis de dicha sustancia y la primera tiende a inhibir su producción; por ello, los lactantes de madres que padecen diabetes mellitus dependiente de insulina tienen mayor riesgo de padecer SDR. El cortisol acelera la maduración de las células de tipo II y la formación de sustancia tensoactiva. La razón por la que se supone que los lactantes prematuros nacidos por cesárea están en mayor riesgo de padecer

SDR es que no están sujetos a la sobrecarga fisiológica del parto vaginal, lo cual, se piensa, aumenta las concentraciones de cortisol del lactante. La sustancia tensoactiva reduce la tensión superficial en los alvéolos, con lo cual las fuerzas de retracción en los alvéolos grandes y pequeños se igualan, y se reduce la cantidad de presión necesaria para inflar y mantener abiertos los alvéolos. Sin sustancia tensoactiva, los alvéolos grandes permanecen inflados, en tanto que los pequeños se tornan difíciles de inflar. Si hay sustancia tensoactiva insuficiente, los pulmones se colapsan entre las respiraciones, lo cual dificulta el trabajo del recién nacido con cada respiración. Las porciones sin aire de los pulmones se vuelven rígidas y no distensibles. Se forma una membrana hialina dentro de los alvéolos cuando se atraen líquidos ricos en proteínas y fibrina hacia adentro de los espacios alveolares. La membrana de hialina y fibrina es una barrera para el intercambio de gases, lo cual origina hipoxemia y retención de dióxido de carbono, una alteración que deteriora más la producción de la sustancia tensoactiva.

Manifestaciones clínicas

Los lactantes con SDR se presentan con múltiples signos de dificultad respiratoria, casi siempre dentro de las primeras 24 h del nacimiento. La cianosis central es un signo prominente. La respiración se vuelve más difícil y las retracciones tienen lugar cuando la pared torácica suave del lactante se retrae mientras desciende el diafragma. Los gruñidos acompañan a la espiración. Conforme el volumen corriente baja por atelectasia, la frecuencia respiratoria se incrementa (por lo general, a 60-120 respiraciones por minuto) en un esfuerzo por conservar normal la ventilación por minuto. Rápidamente puede haber fatiga debido al mayor trabajo para respirar. Los pulmones rígidos de los lactantes con SDR también incrementan la resistencia al flujo sanguíneo en la circulación pulmonar. Como resultado, los lactantes con SDR pueden generar un conducto arterioso persistente con consecuencias hemodinámicas.

Tratamiento

Los principios terapéuticos básicos para niños cuando se sospecha SDR se centran en administrar cuidados de apoyo; ello incluye una atención amable y evitar alterarlo.[33] Se utiliza una incubadora o un calentador radiante para prevenir la hipotermia y el aumento del consumo de oxígeno. Se requiere monitorización cardiorrespiratoria continua. También se recomienda vigilar la glucosa en sangre y prevenir la hipoglucemia. El tratamiento incluye administración de oxígeno complementario, presión continua positiva de vías respiratorias a través de puntas nasales y, a menudo, ventilación mecánica.

El tratamiento exógeno con sustancia tensoactiva se utiliza para prevenir y tratar el SDR.[36] El tratamiento debe iniciarse inmediatamente después del nacimiento en neonatos con alto riesgo de padecer SDR.

Displasia broncopulmonar

La *displasia broncopulmonar* (DBP) es una enfermedad crónica que aparece en lactantes prematuros que fueron tratados con ventilación mecánica durante mucho tiempo, sobre todo por SDR.[37] Se considera que el padecimiento está presente si el recién nacido depende de oxígeno a las 36 semanas después de la gestación.

Etiología

Se piensa que la alteración es una respuesta de los pulmones prematuros a las lesiones tempranas. Se ha relacionado con la concentración alta de oxígeno inspirado y lesiones por ventilación con presión positiva (barotraumatismo).

Manifestaciones clínicas

La DBP se caracteriza por dificultad respiratoria crónica, hipoxemia persistente cuando se respira aire del entorno, distensibilidad pulmonar reducida, mayor resistencia de las vías respiratorias y limitación grave del flujo espiratorio. Hay una incompatibilidad entre ventilación y perfusión con desarrollo de hipoxemia e hipercapnia. La resistencia vascular pulmonar puede incrementarse y es posible que se presenten hipertensión pulmonar y cardiopatía pulmonar. El lactante con DBP a menudo muestra tórax en tonel, taquicardia, respiración rápida y superficial, retracciones torácicas, tos y poco aumento de peso.[33] Los niños con enfermedad grave tienen acropaquia. Los lactantes con insuficiencia cardíaca derecha pueden padecer hepatomegalia y edema periorbitario.

El tratamiento de la DBP incluye ventilación mecánica y administración de oxígeno complementario. La mayoría de los adolescentes y adultos jóvenes que padecieron DBP grave durante la infancia tiene un cierto grado de disfunción pulmonar, que consiste en obstrucción de vías respiratorias, hiperreactividad de estas o tórax distendido.

Infecciones respiratorias en niños

En los niños, las infecciones del aparato respiratorio son frecuentes y, aunque son molestas, no suelen ser graves. Las infecciones habituales se deben a que el sistema inmunitario de los lactantes y niños pequeños no se ha expuesto a muchos agentes patógenos ordinarios. Por consiguiente, tienden a contraer infecciones con cada nueva exposición. La mayoría de estas infecciones no son graves; sin embargo, las pequeñas dimensiones de las vías respiratorias del lactante o el niño tienden a favorecer el flujo de aire insuficiente y las obstrucciones.

Infecciones de vías respiratorias superiores

Las infecciones agudas de las vías respiratorias superiores importantes en lactantes y niños pequeños incluyen la laringotraqueobronquitis vírica, la traqueítis bacteriana y la epiglotitis.[33] La laringotraqueobronquitis es la más habitual y suele ser benigna y autolimitada. La traqueítis bacteriana es poco frecuente, pero puede presentarse en niños que padecen muchas infecciones respiratorias de origen vírico. La epiglotitis es una enfermedad que avanza con rapidez y pone en riesgo la vida. Las características de estas infecciones se describen en la tabla 30-2.

La obstrucción de las vías respiratorias debida a una infección tiende a ejercer su efecto más intenso durante la fase inspiratoria de la respiración. El movimiento del aire a través de una vía aérea superior obstruida, sobre todo las cuerdas vocales en la laringe, causa estridor.[33] La fase espiratoria de la respiración también se altera y produce sibilancias. Si la obstrucción es de leve a moderada, el estridor inspiratorio es más fuerte que las sibilancias espiratorias, porque las vías

TABLA 30-2 Características de la epiglotitis, la laringotraqueobronquitis y la bronquiolitis en lactantes y niños pequeños

Características	Epiglotitis	Laringotraqueobronquitis	Bronquiolitis
Agente causal	Bacteria *Haemophilus influenzae* de tipo b	Principalmente, virus de parainfluenza	Virus sincitial respiratorio
Grupo de edad al que afecta con mayor frecuencia	2-7 años (máximo 3-5 años)	3 meses a 5 años	< 2 años (más grave en lactantes menores de 6 meses)
Inicio y antecedentes	Inicio repentino	Por lo general, después de síntomas de resfriado	Precedida por congestión nasal y otros signos
Características	El niño parece muy enfermo y con signos de infección Se sienta con la boca abierta y la barbilla lanzada hacia adelante Estridor grave, dificultad para deglutir, fiebre, babeo, agitación Peligro de obstrucción de vías respiratorias y asfixia	Estridor y tos húmeda, perruna Se alivia con la exposición al aire frío o húmedo	Disnea, respiración rápida y superficial, sibilancias, tos y retracciones de las costillas inferiores y esternón durante la inspiración
Tratamiento frecuente	Hospitalización Intubación o traqueotomía Tratamiento con antibiótico adecuado	Tienda de nebulización si no se alivia con la exposición al aire frío o húmedo Oxígeno	Tratamiento sintomático, puede usarse la nebulización o intubación de acuerdo con la situación

respiratorias tienden a dilatarse con la espiración. Cuando la inflamación y la obstrucción se vuelven graves, las vías respiratorias ya no se dilatan durante la espiración y se presentan tanto estridor como sibilancias.

El soporte cartilaginoso de la tráquea y la laringe es insuficiente en los lactantes y niños pequeños. Estas estructuras son blandas y tienden al colapso cuando las vías respiratorias están obstruidas y el niño llora, lo cual hace que las presiones de inspiración se vuelvan más negativas. Cuando esto sucede, el estridor y el esfuerzo inspiratorio se incrementan.

Laringotraqueobronquitis vírica (crup)

La laringotraqueobronquitis se caracteriza por la presencia de estridor en la inspiración, ronquera y tos perruna. Los británicos utilizan el término *crup* para describir el llamado de un cuervo y, sin duda, así es como se originó el término.

La *laringotraqueobronquitis vírica* es una infección que afecta la laringe, la tráquea y los bronquios. Los virus de la parainfluenza originan la mayoría de los casos. Otras causas incluyen adenovirus, rinovirus, VSR y virus de la influenza A y B.[38] Por lo general, la laringotraqueobronquitis vírica se detecta en niños de 3 meses a 5 años de edad. Es posible que la alteración afecte todo el árbol laringotraqueal. Sin embargo, como la zona subglótica es la parte más angosta del árbol respiratorio en este grupo de edad, la obstrucción suele ser más grande en esta área. Aunque las manifestaciones respiratorias de laringotraqueobronquitis a menudo surgen de manera repentina, casi siempre son precedidas por infecciones de las vías respiratorias superiores que causan rinorrea (catarro), coriza (resfriado común), ronquera y fiebre leve. En la mayoría de los niños, las manifestaciones de laringotraqueobronquitis avanzan solo a estridor y disnea leve antes de que empiece la recuperación. Los síntomas suelen disminuir cuando el niño se expone al aire húmedo. La laringotraqueobronquitis vírica no responde a antibióticos ni a expectorantes, y los broncodilatadores y antihistamínicos son inútiles. Debe molestarse lo menos posible al niño y vigilarse con cuidado en busca de signos de dificultad respiratoria.

La obstrucción de las vías respiratorias puede avanzar en algunos niños. Conforme aumenta la obstrucción, el estridor se vuelve continuo y se relaciona con el ensanchamiento de los orificios nasales y las retracciones subesternales e intercostales. La agitación y el llanto agravan los signos y los síntomas, y el niño prefiere estar sentado o que lo sostengan en posición erecta. En el niño cianótico, pálido y con obstrucción, cualquier manipulación de la faringe, como el empleo de un depresor lingual (abatelenguas), puede causar paro cardiorrespiratorio y solo debe realizarse en un entorno médico que tenga las instalaciones para la atención urgente de las vías respiratorias. Quizá sea necesario instalar una vía aérea artificial en casos de obstrucción grave.

Laringotraqueobronquitis espasmódica

Se manifiesta con síntomas similares a los de la laringotraqueobronquitis vírica aguda. Como el niño no tiene fiebre y no presenta otra manifestación que el pródromo vírico, se supone que su origen es una alergia. La laringotraqueobronquitis espasmódica se presenta de manera característica por la noche y tiende a recurrir con las infecciones del aparato respiratorio. El episodio suele durar varias horas y puede recurrir varias noches seguidas.

Un ambiente húmedo o el aire frío disminuyen la irritación y evitan que las secreciones se sequen.

Traqueítis bacteriana

Esta enfermedad también se llama *laringotraqueobronquitis bacteriana*. Es una infección rara de la tráquea secundaria a una bacteria, a menudo *S. aureus*. Si se detecta, por lo general, sigue a una infección respiratoria vírica. Las manifestaciones son similares a las de la laringotraqueobronquitis vírica, excepto que el niño requiere un antibiótico porque una bacteria es la causante de la infección. Estos niños deben diagnosticarse y atenderse rápido; de lo contrario, puede haber insuficiencia respiratoria aguda.

Epiglotitis

La epiglotitis aguda es una afección alarmante y que puede ser letal que se caracteriza por edema inflamatorio de la zona supraglótica, incluidas la epiglotis y las estructuras faríngeas (*véase* la fig. 30-14). Inicia de forma repentina y conlleva el riesgo de obstrucción de vías respiratorias y asfixia.[33] Agentes como *Streptococcus pyogenes*, *S. pneumoniae* y *S. aureus*, son ahora la causa principal de la epiglotitis pediátrica.

El niño está pálido, con síntomas de toxicidad y letargia, y adopta una posición distintiva: se sienta con la boca abierta y la barbilla hacia delante. Tiene dificultad para deglutir, una voz amortiguada, babea, tiene fiebre y manifiesta una agitación extrema. Es evidente la dificultad de moderada a grave para respirar. Hay estridor inspiratorio y, a veces, espiratorio, ensanchamiento de los orificios nasales y retracciones inspiratorias de la muesca yugular y los espacios supraclaviculares e intercostales. En cuestión de horas, la epiglotitis puede avanzar hasta la obstrucción completa de las vías respiratorias y muerte, a menos que se inicie el tratamiento. La epiglotitis es una urgencia médica y requiere la colocación inmediata de ventilación mediante una sonda endotraqueal o traqueotomía.

Alerta sobre el dominio de conceptos

Si se sospecha epiglotitis, el cuidador debe mantener al niño calmado y disminuir su ansiedad. Nunca debe forzarse al niño a estar acostado, porque esto causa que la epiglotis se retraiga y puede conducir a la obstrucción completa de la vía aérea. Es posible que la exploración de la garganta con un depresor lingual u otro instrumento cause paro cardiopulmonar; si es necesaria, debe hacerla personal médico experimentado en la intubación de niños pequeños. Tampoco es prudente intentar otro procedimiento, como extraer sangre, porque puede aumentar la angustia del niño, desencadenar el espasmo de la vía respiratoria y causar la muerte. La recuperación de la epiglotitis es rápida y sin incidentes graves una vez que se instalan las vías aéreas correctas y se administra el antibiótico más adecuado.

Infecciones de vías respiratorias inferiores

Este tipo de infecciones produce atrapamiento de aire con la espiración prolongada. Las sibilancias son resultado del broncoespasmo, la inflamación de mucosas y el edema. El niño presenta aumento del esfuerzo espiratorio y de la frecuencia respiratoria y sibilancias. Si la infección es grave, también hay **retracciones intercostales** marcadas y signos de insuficiencia respiratoria inminente.

Bronquiolitis aguda y virus sincitial respiratorio

La bronquiolitis aguda es una infección vírica de las vías respiratorias inferiores cuya causa frecuente es el VSR.[39] Otros virus, como el de parainfluenza 3 y algunos adenovirus, así como micoplasmas, también pueden ocasionarla. La infección produce obstrucción inflamatoria de las vías respiratorias pequeñas y necrosis del revestimiento de las células de las vías respiratorias inferiores. Casi siempre se presenta durante los 2 primeros años de vida, con incidencia máxima entre los 3 y 6 meses de edad. El origen del padecimiento suele ser un miembro de la familia que padece una enfermedad respiratoria menor.

Los niños más grandes y los adultos toleran el edema bronquiolar mucho mejor que los lactantes y no manifiestan el cuadro clínico de bronquiolitis. La mayoría de los lactantes afectados en quienes se desarrolla la bronquiolitis tienen un antecedente de infección de la vías respiratorias superiores leve. Estos síntomas duran varios días y pueden acompañarse de fiebre y poco apetito. Luego, la dificultad para respirar evoluciona de manera gradual, caracterizada por tos con sibilancias, disnea e irritabilidad. Por lo general, el lactante es capaz de tomar suficiente aire, pero tiene problemas para exhalarlo. El aire se queda atrapado en el pulmón distal al sitio de la obstrucción e interfiere con el intercambio de gases. Puede haber hipoxemia y, en casos graves, hipercapnia. Es posible que la obstrucción de las vías respiratorias produzca retención de aire e hiperdistensión de los pulmones o colapso de los alvéolos. Los lactantes con bronquiolitis aguda tienen rasgos característicos que consisten en disnea con respiraciones rápidas, tos con dolor y retracción de las costillas inferiores y el esternón. El llanto y la alimentación exageran estos signos. Pueden presentarse sibilancias y crepitaciones, lo cual depende del grado de obstrucción de las vías respiratorias. En lactantes con obstrucción grave de vías respiratorias, las sibilancias decrecen cuando disminuye el flujo de aire. Por lo regular, la fase más aguda de la enfermedad son las primeras 48-72 h. La cianosis, la palidez, el desánimo y la disminución o la ausencia de ruidos respiratorios indican insuficiencia respiratoria inminente. Las características de la bronquiolitis se describen en la tabla 30-2.

Suele hospitalizarse a los lactantes con dificultad respiratoria. El tratamiento es de apoyo y consiste en la administración de oxígeno si la saturación de este se reduce constantemente a menos del 90%.[33] Como la infección es vírica, los antibióticos son inútiles y solamente se administran para una infección bacteriana secundaria. Puede desarrollarse deshidratación como resultado del incremento de las pérdidas insensibles de agua debido a la frecuencia respiratoria rápida y las dificultades para la alimentación, por lo que se requiere tomar medidas para asegurar una hidratación adecuada. La recuperación empieza después de las primeras 48-72 h, y casi siempre es rápida y completa. Es esencial el lavado de manos apropiado para evitar la diseminación de VSR en el hospital.

Signos de insuficiencia respiratoria inminente

Los problemas respiratorios de los lactantes y los niños pequeños a menudo se originan de manera repentina y su recuperación suele ser rápida y completa. Los niños están en riesgo de sufrir obstrucción de vías respiratorias e insuficiencia respiratoria como resultado de alteraciones obstructivas o una infección pulmonar. El niño con epiglotitis está en riesgo de padecer obstrucción de vías respiratorias. El niño con bronquiolitis corre el riesgo de insuficiencia respiratoria resultante del deterioro del intercambio de gases. Los niños con insuficiencia respiratoria inminente por enfermedad de vías respiratorias o pulmonar tienen una respiración rápida, uso exagerado de los músculos accesorios, retracciones (que son más intensas en el niño que en el adulto debido al tórax más distensible), ensanchamiento de los orificios nasales y gruñidos durante la espiración. Los signos y síntomas de insuficiencia respiratoria inminente se describen en el cuadro 30-1.

CUADRO 30-1

SIGNOS DE DIFICULTAD E INSUFICIENCIA RESPIRATORIA INMINENTE EN EL LACTANTE Y EL NIÑO PEQUEÑO

- Aumento grave del esfuerzo respiratorio, incluyendo retracciones o gruñidos graves, disminución del movimiento torácico.
- Cianosis que no se alivia con la administración de oxígeno (40%).
- Frecuencia cardíaca de 150/min o más y bradicardia creciente.
- Respiración muy rápida (60 respiraciones por minuto en neonatos y lactantes de hasta 6 meses, o mayor de 30 respiraciones por minuto en niños de 6 meses a 2 años).
- Respiración muy deprimida (20 respiraciones por minuto o menos).
- Retracciones de área supraclavicular, esternón, epigastrio y espacios intercostales.
- Angustia y agitación extremas.
- Fatiga.

RESUMEN

Otros sistemas corporales están listos desde el punto de vista fisiológico para la vida extrauterina a las 25 semanas de gestación; sin embargo, los pulmones requieren más tiempo. La inmadurez del aparato respiratorio es la causa principal de morbilidad y mortalidad en los lactantes prematuros.

El desarrollo de los pulmones puede dividirse en cinco períodos: embrionario, seudoglandular, canalicular, sacular y alveolar. Las primeras tres fases están dedicadas a la formación de las vías respiratorias conductoras, y las otras dos fases, al desarrollo de la porción del pulmón para el intercambio de gases. Alrededor de las semanas 25-28, ya hay suficientes sacos terminales para permitir la supervivencia. Durante este mismo período, las células alveolares de tipo II, que producen la sustancia tensoactiva, empiezan a funcionar. El desarrollo de los pulmones está incompleto al nacer; un recién nacido tiene una octava o una sexta parte de la cantidad de alvéolos del adulto. Los alvéolos continúan formándose durante la infancia temprana y alcanzan el número del adulto de 300 millones de alvéolos a los 8 años de edad.

Los niños con alteraciones pulmonares restrictivas respiran más rápido y sus movimientos respiratorios son superficiales. Un gruñido espiratorio es habitual cuando el niño intenta aumentar la capacidad residual funcional al cerrar la glotis durante el final de la espiración. La obstrucción de las vías respiratorias extratorácicas a menudo produce turbulencia del flujo de aire y un sonido audible en la inspiración llamado *estridor*, mientras que en la obstrucción de las vías respiratorias intratorácicas causa sibilancias y silbidos audibles en la espiración. El SDR es una de las causas más frecuentes de enfermedad respiratoria en los lactantes prematuros. En ellos, la inmadurez pulmonar, junto con la deficiencia de sustancia tensoactiva, causan el colapso alveolar. La DBP es una enfermedad pulmonar crónica que se desarrolla frecuentemente en lactantes prematuros que recibieron tratamiento con ventilación mecánica durante un tiempo prolongado.

La enfermedad respiratoria aguda es la causa más frecuente de afección en la infancia. Abarca el 50% de los padecimientos en niños menores de 5 años de edad y el 30% de las afecciones de los de 5-12 años de edad. Debido a las pequeñas dimensiones de las vías respiratorias de los lactantes y los niños, las infecciones del aparato respiratorio en estos grupos de edad a menudo son más graves. Las infecciones que solo causan dolor de garganta y ronquera en el adulto pueden producir obstrucciones graves en el niño. Las infecciones de las vías respiratorias que afectan a los niños pequeños incluyen laringotraqueobronquitis, traqueítis bacteriana, epiglotitis y bronquiolitis. La epiglotitis es una infección supraglótica que puede causar obstrucción de las vías respiratorias y asfixia.

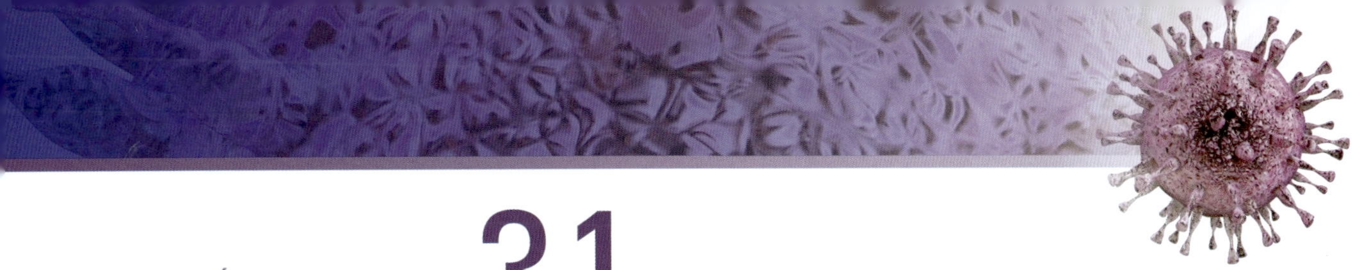

CAPÍTULO 31

Alteraciones de la ventilación y el intercambio de gases

La principal función de los pulmones es intercambiar oxígeno (O_2) y dióxido de carbono (CO_2) para mantener las funciones metabólicas de los tejidos corporales. La función de intercambio de gases de los pulmones depende de un sistema de vías respiratorias abiertas, expansión pulmonar y área superficial apropiados para la difusión de gas, y un flujo sanguíneo adecuado a través del lecho capilar.

Muchas enfermedades pueden interrumpir la actividad pulmonar normal de intercambio de gases. En ocasiones, la interrupción es temporal y, en otras, radical y discapacitante. En algunas personas, se debe al deterioro de todo el sistema y muy probablemente a un traumatismo agudo o lesión. En las seis secciones siguientes se analizan las alteraciones respiratorias más frecuentes que interrumpen la ventilación y el intercambio pulmonar de gases:

- Efectos fisiológicos de las alteraciones de la ventilación y el intercambio de gases
- Alteraciones de la insuflación pulmonar
- Alteraciones obstructivas de las vías respiratorias
- Alteraciones pulmonares intersticiales
- Alteraciones de la circulación pulmonar
- Alteraciones respiratorias agudas

Efectos fisiológicos de las alteraciones de la ventilación y la difusión

La principal función del aparato respiratorio es eliminar el CO_2 de la sangre que entra en la circulación pulmonar y añadir cantidades adecuadas de O_2 cuando esta sale de dicha circulación.[1,2] En esta sección, se presenta un breve repaso de las causas y manifestaciones de la hipoxemia e hipercapnia secundarias a una alteración de la ventilación y el intercambio de gases que tienen lugar en muchas de las afecciones que se analizan en este capítulo.

La *ventilación* implica el movimiento de aire atmosférico hacia los alvéolos para proveer O_2 y eliminar CO_2. La ventilación por minuto es el volumen de aire que se intercambia en ese tiempo y está determinado por la cantidad de aire intercambiado con cada respiración (volumen corriente) y la frecuencia respiratoria (respiraciones por minuto). El *intercambio de gases* se realiza dentro de los pulmones y conlleva el intercambio de O_2 y CO_2 entre el aire en los alvéolos y la sangre en los capilares pulmonares. El proceso incluye la difusión o movimiento de O_2 desde el aire en los alvéolos (que es rico en O_2 y bajo en CO_2) a la sangre en los capilares pulmonares. También implica la transferencia de CO_2 de la sangre en los capilares pulmonares (que tiene cantidades bajas de O_2 y altas de CO_2) a los alvéolos. La oxigenación adecuada de la sangre y la eliminación de CO_2 también dependen de la circulación adecuada de la sangre a través de los vasos sanguíneos pulmonares (perfusión) y el contacto apropiado entre alvéolos ventilados y capilares perfundidos de la circulación pulmonar (compatibilidad entre ventilación y perfusión; fig. 31-1).

Como regla general, la oxigenación de la sangre depende principalmente de factores que favorecen la difusión de O_2 de los alvéolos a los capilares pulmonares. La extracción de CO_2 depende sobre todo de la ventilación por minuto (frecuencia respiratoria × volumen corriente) y la eliminación de CO_2 de los alvéolos (fig. 31-2).

Hipoxemia

La *hipoxemia* se refiere a una reducción de los valores de O_2 de la sangre arterial, que se mide como una presión parcial de oxígeno arterial (PaO_2) menor de 95 mm Hg.

Etiología y patogenia

La hipoxemia puede deberse a una cantidad inadecuada de O_2 en el aire, la alteración del aparato respiratorio, una disfunción del sistema neurológico o afecciones de la función circulatoria. Los mecanismos de las alteraciones respiratorias que generan una reducción notable de la presión parcial de oxígeno (PO_2) son hipoventilación, deterioro de la difusión de gases, circulación sanguínea inadecuada por los capilares pulmonares y discrepancia entre ventilación y perfusión.[1,2] A menudo, más de un mecanismo contribuye a la hipoxemia en una persona con cardiopatía o enfermedad respiratoria.

Manifestaciones clínicas

La hipoxemia produce sus efectos a través de la hipoxia tisular y los mecanismos compensadores que el cuerpo utiliza para adaptarse a una concentración reducida de oxígeno. La vulnerabilidad de los tejidos corporales a la hipoxia varía de forma considerable. Aquellos con mayor demanda de oxígeno son el cerebro, los pulmones y el corazón. Si la PO_2 de los tejidos disminuye por debajo de un nivel crítico, el

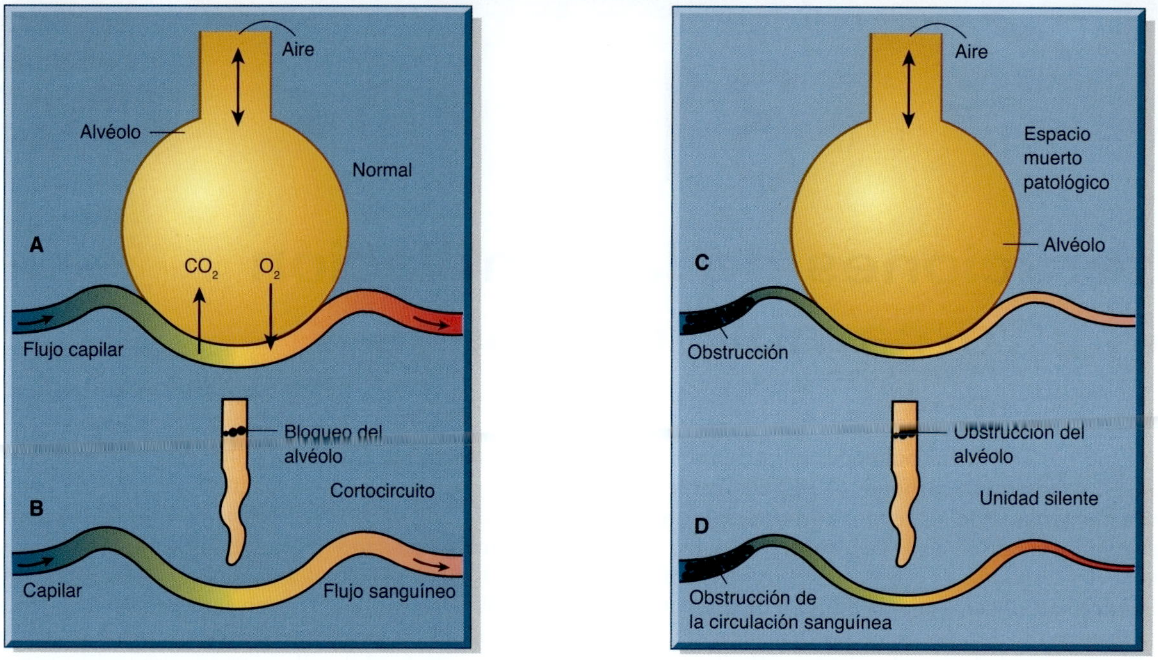

FIGURA 31-1. Tasas de ventilación-perfusión. **A.** Tasa normal. En el pulmón sano, una cantidad determinada de sangre pasa por un alvéolo y se combina con una cantidad similar de gases. La relación es 1:1 (la ventilación coincide con la perfusión). **B.** Tasas bajas de ventilación-perfusión: cortocircuitos. Los estados de ventilación-perfusión bajos pueden denominarse *alteraciones que producen cortocircuitos*. Cuando la perfusión excede la ventilación, existe un cortocircuito. En el cortocircuito, la sangre pasa por los alvéolos sin que ocurra intercambio de gases. Esto se observa con la obstrucción de las vías respiratorias distales, como ocurre en la neumonía, la atelectasia, un tumor o un tapón mucoso. **C.** Tasas altas de ventilación-perfusión: espacio muerto. Cuando la ventilación excede la perfusión, se produce un espacio muerto. Los alvéolos no tienen un suministro de sangre adecuado para que ocurra el intercambio de gases. Esto es característico de diversas alteraciones, incluyendo embolias pulmonares, infarto pulmonar y choque cardiogénico. **D.** Unidad silente. En ausencia de ventilación y perfusión o cuando estas se encuentran limitadas, se genera una condición conocida como *unidad silente*. Esta situación se observa en el neumotórax y el síndrome de dificultad respiratoria aguda grave. Tomado de: Hinkle J. L., Cheever K. H. (2018). *Brunner & Suddarth's textbook of medicalsurgical nursing* (14.a ed., figs. en cuadro 20-2, p. 486). Philadelphia, PA: Lippincott Williams & Wilkins.

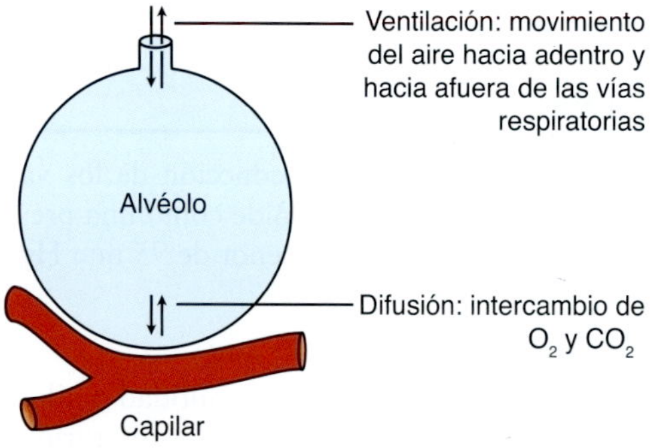

FIGURA 31-2. Funciones pulmonares primarias: ventilación y difusión. Tomado de: Morton P. G., Fontaine D. K. (2018). *Critical care nursing: A holistic approach* (11th ed., fig. 25-1, p. 449). Philadelphia, PA: Lippincott Williams & Wilkins.

metabolismo aerobio cesa e inicia el anaerobio, con formación y liberación de ácido láctico. Lo anterior conduce a un incremento de los valores de lactato sérico y acidosis metabólica. El rango normal de las concentraciones de lactato sérico es de 1 a 0.5 mmol/L en las personas sin enfermedad aguda.

La hipoxemia leve causa pocas manifestaciones. El conjunto de mecanismos compensadores del sistema nervioso simpático produce aumento de la frecuencia cardíaca, vasoconstricción periférica, diaforesis y aumento leve de la presión arterial. Puede presentarse un ligero deterioro del desempeño mental y la agudeza visual y, algunas veces, hiperventilación. Esto se debe a que la saturación de hemoglobina aún se aproxima al 90% cuando la PO_2 es de solo 60 mm Hg. Una hipoxemia más pronunciada puede generar confusión, cambios de personalidad, intranquilidad, conducta agitada o combativa, movimientos musculares descoordinados, euforia, deterioro del juicio, delírium y, por último, estupor y coma.

Es posible que las manifestaciones de hipoxemia crónica sean graduales al inicio y que se atribuyan a otras causas, en particular en personas con enfermedad pulmonar crónica. El cuerpo compensa la hipoxemia crónica al incrementar la ventilación, la vasoconstricción pulmonar y la producción de eritrocitos. La vasoconstricción pulmonar ocurre como una respuesta local a la hipoxia alveolar. Este mecanismo aumenta la presión arterial pulmonar y mejora la adaptación de la ventilación y el flujo sanguíneo. El incremento en la producción de eritrocitos se debe a la liberación renal de eritropoyetina en respuesta a la hipoxia. La policitemia aumenta la concentración de eritrocitos y la capacidad para transportar oxígeno de la sangre. Otros mecanismos de adaptación incluyen el desplazamiento a la derecha de la curva de disociación del oxígeno, que aumenta la liberación de O_2 hacia los tejidos (*véase* la fig. 29-22).

Cianosis se refiere a la coloración azulada de la piel y las mucosas que resulta del aumento en la concentración de hemoglobina reducida o desoxigenada en los vasos sanguíneos pequeños. Esta suele ser más evidente en labios, lechos ungueales, orejas y mejillas. La concentración excesiva de pigmento cutáneo, el espesor de la piel y el estado de los capilares cutáneos modifican el grado de cianosis, que es más difícil de distinguir en personas con piel oscura y en áreas del cuerpo con mayor espesor cutáneo. En individuos con insuficiencia respiratoria, puede ser evidente, pero a menudo es un signo tardío. Se requiere una concentración aproximada de 5 g/dL de hemoglobina desoxigenada en la sangre circulante para que ocurra la cianosis.[1] La cantidad absoluta de hemoglobina reducida, más que la cantidad relativa, es importante en la producción de cianosis.

Las personas con anemia y bajas concentraciones de hemoglobina tienen menos probabilidades de experimentar cianosis que aquellas con cantidades altas (porque tienen que desoxigenar menos hemoglobina), a pesar de estar relativamente hipóxicas debido a su menor capacidad para transportar oxígeno. Una persona con un valor de hemoglobina alto por policitemia puede encontrarse cianótica sin estar hipóxica.

La cianosis puede clasificarse en dos tipos: central y periférica. La *cianosis central* es evidente en la lengua y los labios. Su causa es una mayor cantidad de hemoglobina desoxigenada o un derivado anómalo de la hemoglobina en la sangre arterial. La *cianosis periférica* se observa en las extremidades y la punta de la nariz o las orejas. Se origina por la desaceleración del flujo sanguíneo hacia un área del cuerpo, con mayor extracción de oxígeno de la sangre. Esto es consecuencia de la vasoconstricción y el flujo sanguíneo periférico disminuido, como en la exposición al frío, choque, paro cardíaco o vasculopatía periférica. En personas con EPOC, puede ser evidente la acropaquia porque hay hipoxia de largo plazo. Esto se observa con facilidad durante una inspección cardiovascular periférica cuando el médico evalúa la oxigenación-perfusión periférica porque el ángulo de la uña es de 180° o mayor (fig. 31-3).

Diagnóstico

El diagnóstico de hipoxemia se basa en la observación clínica y las mediciones diagnósticas de los valores de PO_2. La gasometría arterial proporciona una medida directa del contenido sanguíneo de O_2 y es el mejor indicador de la capacidad de los pulmones para oxigenar la sangre. La saturación de oxígeno venoso (SvO_2) refleja la extracción y la utilización de O_2 corporal en los niveles tisulares. Las mediciones no invasivas de la saturación de O_2 arterial de hemoglobina pueden obtenerse con un instrumento llamado *oxímetro de pulso* (fig. 31-4). Este dispositivo utiliza diodos emisores de luz y combina la pletismografía (cambios en la absorción de luz y la vasodilatación) con la espectrofotometría para medir la saturación de oxígeno.[3] Los intervalos normales de SpO_2 varían de 90 a 100. La espectrofotometría utiliza una luz de longitud de onda roja, que pasa a través de la hemoglobina oxigenada y es absorbida por la hemoglobina desoxigenada, y una luz de longitud de onda infrarroja, que es absorbida por la hemoglobina oxigenada y pasa a través de la hemoglobina desoxigenada. Existen sensores que pueden colocarse en la oreja, un dedo de la mano o el pie, o la frente. En los lactantes, los sensores pueden colocarse en la palma de la mano, el pene, el pie y el brazo. El oxímetro de pulso no distingue entre hemoglobina portadora de oxígeno o de monóxido. Tampoco detecta concentraciones altas de metahemoglobina. Sus mediciones no son tan exactas como las de la gasometría arterial, pero proporciona los medios para realizar una vigilancia no invasiva y continua de la saturación de O_2.

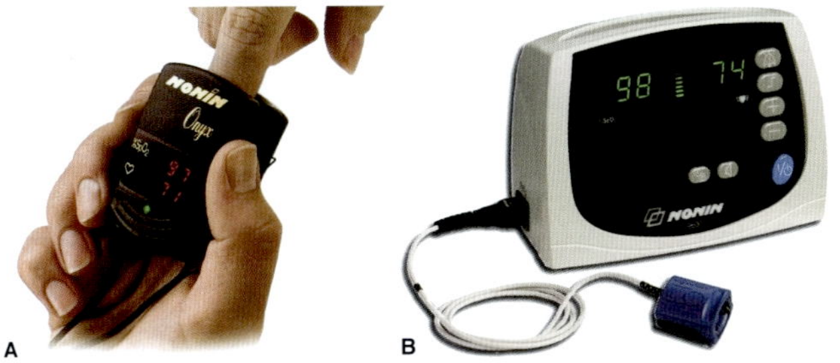

FIGURA 31-4. La medición de la oxigenación de la sangre con oximetría de pulso reduce la necesidad de realizar procedimientos invasivos, como la extracción de sangre para el análisis de las concentraciones de oxígeno. **A.** Oxímetro de pulso digital autocontenido, que incorpora el sensor y la pantalla en una unidad. **B.** Modelo de mesa con sensor adjunto. La memoria permite rastrear la frecuencia cardíaca y la saturación de oxígeno a lo largo del tiempo. Tomado de: Hinkle J. L., Cheever K. H. (2018). *Brunner & Suddarth's textbook of medicalsurgical nursing* (14th ed., fig. 20-12, p. 303). Philadelphia, PA: Lippincott Williams & Wilkins.

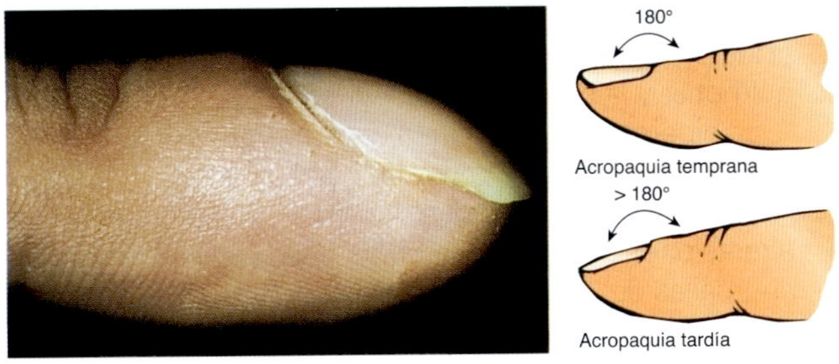

FIGURA 31-3. Acropaquia. El ángulo entre la placa y el pliegue proximal de la uña se incrementa a 180° o más. Tomado de: Morton P. G., Fontaine D. K. (2018). *Critical care nursing: A holistic approach* (11th ed., Fig. 24-2, p. 434). Philadelphia, PA: Lippincott Williams & Wilkins.

La relación entre la PaO_2 arterial y la fracción inspirada de oxígeno (FiO_2), denominada *relación PF*, es un indicador adicional de las alteraciones en la difusión de O_2 en los pulmones. La relación PF es útil para evaluar la mejoría o el deterioro en la difusión de oxígeno sin importar el porcentaje de oxígeno complementario que se administre. Además, también es un indicador diagnóstico de lesión pulmonar aguda y síndrome de dificultad respiratoria aguda (SDRA).

Tratamiento

El tratamiento de la hipoxemia se dirige a corregir la causa de la alteración e incrementar el gradiente de difusión mediante la administración de oxígeno complementario. El oxígeno puede proporcionarse a través de una cánula nasal, una máscara o de forma directa por un tubo endotraqueal o de traqueostomía en las personas que reciben ventilación mecánica.

PUNTOS CLAVE

Ventilación e intercambio de gases

- La ventilación es el movimiento del volumen de aire desde la atmósfera hacia los alvéolos.
- El intercambio de gases es el ingreso de oxígeno y la salida de dióxido de carbono de la membrana capilar.

Hipercapnia

La *hipercapnia* se refiere a un incremento en el contenido de dióxido de carbono en la sangre arterial.[4] La concentración

CUADRO 31-1

SÍNTOMAS DE MAYOR TRABAJO RESPIRATORIO

Disnea
Diaforesis
Respiración con los labios fruncidos
Taquipnea o bradipnea y ritmo respiratorio irregular
Uso de los músculos accesorios
Taquicardia
Respiración abdominal
Cianosis

de dióxido de carbono en la sangre arterial, o PCO_2, es proporcional a la producción de dióxido de carbono y se relaciona de manera inversa con la ventilación alveolar.

Etiología y patogenia

La hipercapnia puede presentarse en diversas alteraciones que causan hipoventilación o incompatibilidad entre la ventilación y la perfusión.[4] La capacidad de difusión del dióxido de carbono es 20 veces mayor que la del oxígeno. Por lo tanto, la hipercapnia sin hipoxemia solo suele observarse en situaciones de hipoventilación.[2] En casos de incompatibilidad ventilación-perfusión, la hipercapnia casi siempre se acompaña de una disminución de las concentraciones arteriales de PO_2.

Las situaciones que incrementan la producción de dióxido de carbono, como un aumento de la tasa metabólica o una dieta rica en hidratos de carbono, pueden contribuir al grado de hipercapnia de las personas con alteraciones de la función respiratoria. Los cambios en la tasa metabólica que se generan por el incremento de la actividad, fiebre o enfermedad pueden tener efectos profundos en la producción de dióxido de carbono. La ventilación alveolar suele aumentar de modo proporcional con estos cambios y la hipercapnia solo tiene lugar cuando este incremento es inapropiado.

El *cociente respiratorio* (CR), que es la relación entre la producción de dióxido de carbono y el consumo de oxígeno (CR = producción de CO_2/consumo de O_2), varía con el tipo de sangre metabolizada.[1] El tipo de alimento que se ingiere o los tipos de nutrientes que se reciben por medio de la alimentación enteral o parenteral pueden afectar las concentraciones de PCO_2.

Manifestaciones clínicas y diagnóstico

La hipercapnia afecta diversas funciones corporales, como el equilibrio acidobásico y las funciones renal, neurológica y cardiovascular. Las concentraciones altas de PCO_2 producen disminución del pH y acidosis respiratoria. En condiciones normales, el cuerpo compensa el incremento de la PCO_2 al aumentar la retención renal de bicarbonato (HCO_3^-), cuyo resultado es un incremento de los valores séricos de HCO_3^- y del pH. Siempre que el pH esté dentro de un rango normal, las complicaciones principales de la hipercapnia son las secundarias a la hipoxia acompañante. Ya que el cuerpo se adapta a los incrementos crónicos en los valores sanguíneos de dióxido de carbono, las personas con hipercapnia crónica quizá no tengan síntomas hasta que la PCO_2 se torne marcadamente elevada. En este punto, las personas mostrarán síntomas de mayor trabajo respiratorio porque también tendrán hipoxemia (cuadro 31-1).

El diagnóstico de hipercapnia se basa en las manifestaciones fisiológicas, el pH arterial y los valores de gasometría arterial.

Tratamiento

El tratamiento de la hipercapnia se dirige a reducir el trabajo respiratorio y mejorar el equilibrio ventilación-perfusión. El uso del tratamiento de reposo intermitente, como la ventilación nocturna con presión negativa o la presión positiva continua de vías respiratorias, en personas con enfermedad obstructiva crónica o de la pared torácica, puede ser eficaz para disminuir la fuerza y la resistencia de los músculos respiratorios y mejorar la PCO_2. El reentrenamiento muscular respiratorio dirigido a mejorar la fuerza o resistencia de los músculos respiratorios se ha utilizado para aumentar la tolerancia y disminuir la probabilidad de fatiga respiratoria. Es posible que el uso de un ventilador se vuelva necesario en situaciones de hipercapnia aguda.

RESUMEN

La función principal del aparato respiratorio es extraer cantidades apropiadas de CO_2 de la sangre que entra en la circulación pulmonar y aportar O_2 adecuado a la que sale de ella. Esto se realiza a través del proceso de ventilación, en el que el aire entra y sale de los pulmones, y la difusión, en la que los gases se mueven entre los alvéolos y los capilares pulmonares. La difusión y la ventilación afectan el intercambio de gases; sin embargo, la oxigenación de la sangre depende en gran medida de la difusión y la eliminación de dióxido de carbono en la ventilación.

La *hipoxemia* se refiere al decremento de los valores de oxígeno en la sangre arterial que produce una disminución en la oxigenación tisular. La hipoxemia puede ser resultado de hipoventilación, deterioro de la difusión, cortocircuito y desequilibrio ventilación-perfusión. La hipoxemia aguda se manifiesta como un incremento en el esfuerzo respiratorio (frecuencias respiratoria y cardíaca más altas, empleo de músculos accesorios, respiración con los labios fruncidos, diaforesis), cianosis y funciones sensorial y neurológica alteradas, lo cual también se denomina *trabajo respiratorio.* El cuerpo compensa la hipoxemia crónica al incrementar la ventilación, la vasoconstricción pulmonar y la producción de eritrocitos.

La hipercapnia se refiere a un aumento de los valores de dióxido de carbono. En el entorno clínico, cuatro factores contribuyen a la hipercapnia: alteraciones de la producción de dióxido de carbono, anomalías de la función pulmonar de intercambio de gases, afecciones en la función de la pared torácica y los músculos respiratorios, y cambios en el control neurológico de la respiración. Las alteraciones de la función o la frecuencia respiratorias disminuyen el volumen por minuto, que es la causa más frecuente de hipercapnia. Las manifestaciones de hipercapnia son aquellas relacionadas con un pH bajo (acidosis respiratoria), la vasodilatación de vasos sanguíneos, incluidos los del cerebro, y la depresión de la función del sistema nervioso central (SNC).

Alteraciones de la insuflación de los pulmones

El aire que entra por las vías respiratorias infla los pulmones y la presión negativa en la cavidad pleural evita que se colapsen. Las causas de las alteraciones de la insuflación pulmonar son los padecimientos que obstruyen las vías respiratorias, generan compresión pulmonar o producen colapso pulmonar. Puede haber compresión del pulmón por una acumulación de líquido en el espacio intrapleural; colapso completo de un pulmón, como en el neumotórax; o colapso de un segmento del pulmón debido a la obstrucción de las vías respiratorias, como en la atelectasia.

Alteraciones pleurales

La *pleura* es una membrana serosa delgada de doble capa que reviste los pulmones (fig. 31-5). La *capa parietal* externa cubre la pared torácica y el aspecto superior del diafragma. Continúa alrededor del corazón y entre los pulmones, formando las paredes laterales del mediastino. La *capa visceral* interna cubre el pulmón y se adhiere a todas sus superficies. La cavidad o el espacio pleural entre las dos capas contiene una delgada capa de líquido seroso que lubrica las superficies pleurales y permite que las pleuras parietal y visceral se deslicen con suavidad entre sí durante los movimientos respiratorios. La presión en la cavidad pleural, que es negativa en relación con la presión atmosférica, mantiene los pulmones contra la pared torácica y evita que se colapsen. Las alteraciones pleurales incluyen derrame pleural, hemotórax, neumotórax e inflamación pleural.

Derrame pleural

El *derrame pleural* se refiere a una acumulación anómala de líquido en la cavidad pleural.[5] Como el líquido que se forma en otros espacios transcelulares corporales, el derrame pleural surge cuando la tasa de formación del líquido excede a la de su eliminación.

Etiología y patogenia

Por lo general, el líquido entra en el espacio pleural desde los capilares en la pleura parietal y se elimina por los linfáticos localizados en la pleura parietal. El líquido también puede ingresar desde los espacios pulmonares intersticiales a través de la pleura visceral o desde pequeños orificios en el diafragma. Como consecuencia, puede haber acumulación de líquido donde se forma en exceso (desde el intersticio pulmonar, la pleura parietal o la cavidad peritoneal) o cuando se reduce su eliminación por los linfáticos.

El líquido que se acumula en el derrame pleural puede ser **trasudado** o exudado, purulento (que contiene pus), quiloso o sanguinolento. La acumulación de trasudado seroso (líquido transparente) en la cavidad pleural a menudo se denomina *hidrotórax*. La afección puede ser unilateral o bilateral. La causa más frecuente de hidrotórax es la insuficiencia cardíaca congestiva. Otras causas incluyen insuficiencia renal, nefrosis, insuficiencia hepática y tumores malignos. Un *exudado* es el líquido pleural que tiene una densidad específica mayor de 1.020 y, en muchos casos, contiene células inflamatorias.

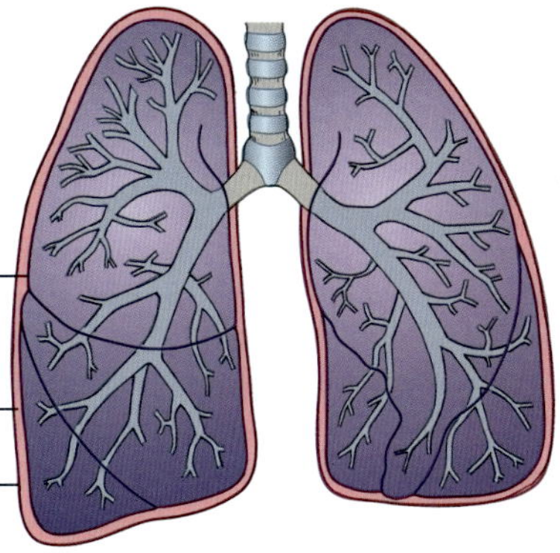

FIGURA 31-5. Relación entre las pleuras parietal y visceral y el espacio pleural, que es el sitio de acumulación de líquido en los derrames pleurales.

Los derrames pleurales trasudativos o exudativos se distinguen al medir las concentraciones de lactato deshidrogenasa (LDH) y proteína en el líquido pleural.[5] La LDH es una enzima que se libera del tejido pleural inflamado y lesionado. Como las mediciones de LDH se obtienen con facilidad de una muestra de líquido pleural, esta enzima es un marcador útil para el diagnóstico de alteraciones pleurales exudativas. Las concentraciones elevadas de LDH y proteínas caracterizan el derrame pleural exudativo.

Las afecciones que producen derrames pleurales exudativos son la neumonía bacteriana, la infección vírica, el infarto pulmonar y los tumores malignos. Estos padecimientos causan alrededor del 70% de todos los derrames pleurales.[6]

Los *derrames paraneumónicos* constituyen un tipo habitual de derrame pleural y su causa en gran medida corresponde a infecciones bacterianas. Un tipo frecuente de derrame paraneumónico es el *empiema*, una infección en la cavidad pleural que produce un exudado que contiene glucosa, proteínas, leucocitos y residuos de células y tejidos muertos.[6] Sus causas incluyen la neumonía bacteriana adyacente, la rotura de abscesos pulmonares en el espacio pleural, la invasión de una infección subdiafragmática o la infección relacionada con traumatismo.

El *quilotórax* es el derrame de linfa en la cavidad torácica. El quilo, un líquido lechoso que contiene quilomicrones, se localiza en el líquido linfático que se origina en el tubo digestivo. El conducto torácico transporta el quilo a la circulación central. El quilotórax también puede ocasionarse por traumatismos, inflamación o infiltración maligna que obstruyen el transporte de quilo del conducto torácico a la circulación central. Esta es la causa más frecuente de derrame pleural en el feto y el neonato, como consecuencia de una malformación congénita del conducto torácico o los conductos linfáticos. El quilotórax puede ser una complicación de procedimientos quirúrgicos y del uso de las venas de gran calibre para la alimentación parenteral total y la vigilancia hemodinámica.[5]

Manifestaciones clínicas

Las manifestaciones de los derrames paraneumónicos varían con la causa. El empiema puede acompañarse de fiebre, aumento del recuento de leucocitos y otros signos de inflamación. El líquido en la cavidad pleural actúa como una masa que ocupa espacio; causa una disminución de la expansión pulmonar en el lado afectado que es proporcional a la cantidad de líquido acumulado. Los signos característicos del derrame pleural son matidez a la percusión y ruidos respiratorios disminuidos. Puede aparecer hipoxemia debido al área superficial reducida, que suele corregirse con oxígeno complementario. La disnea, el síntoma más frecuente, tiene lugar cuando el líquido comprime el pulmón, lo que provoca un incremento en el esfuerzo o la frecuencia respiratorios. A menudo, el dolor pleurítico solo se observa cuando hay inflamación. Sin embargo, los derrames grandes pueden producir malestar constante.

Diagnóstico y tratamiento

El diagnóstico del derrame pleural se basa en radiografías, ecografía y tomografía computarizada (TC) del tórax. La toracocentesis (aspiración de líquido del espacio pleural) puede ser útil para obtener una muestra de líquido pleural con fines diagnósticos o para extraer el líquido del espacio intrapleural y permitir la reexpansión pulmonar. Un método paliativo para el tratamiento de los derrames pleurales secundarios a una neoplasia maligna es la inyección de un fármaco esclerosante en la cavidad pleural. Este método oblitera el espacio pleural y evita la reacumulación de líquido. Los casos de derrame continuo pueden requerir drenaje con sonda torácica.

Hemotórax

El *hemotórax* es un tipo específico de derrame pleural en el que hay sangre en la cavidad pleural.

Etiología y patogenia

La hemorragia puede deberse a una lesión torácica, una complicación de la cirugía torácica, tumores malignos o rotura de un gran vaso, como un aneurisma aórtico. Las cantidades pequeñas de sangre suelen absorberse del espacio pleural, mientras que un hemotórax grande requiere drenaje inmediato y, posiblemente, cirugía.

Manifestaciones clínicas

Además de las alteraciones en la oxigenación, la ventilación, el esfuerzo respiratorio y los ruidos respiratorios, el hemotórax puede acompañarse de signos de hemorragia, incluido el aumento de la frecuencia cardíaca. Como el inicio del hemotórax es súbito, las manifestaciones suelen ser repentinas e inquietantes. Una de las complicaciones del hemotórax moderado o grande no tratado es el fibrotórax (fusión de las superficies pleurales por fibrina, hialina y tejido conjuntivo) y, en algunos casos, calcificación del tejido fibroso que limita la expansión pulmonar.

Diagnóstico y tratamiento

El diagnóstico del hemotórax se basa en radiografías torácicas y reducción de la saturación arterial, la cual indica menor intercambio de oxígeno. Si la persona tiene síntomas o el intercambio de oxígeno se encuentra afectado, está indicado el drenaje con sonda torácica.

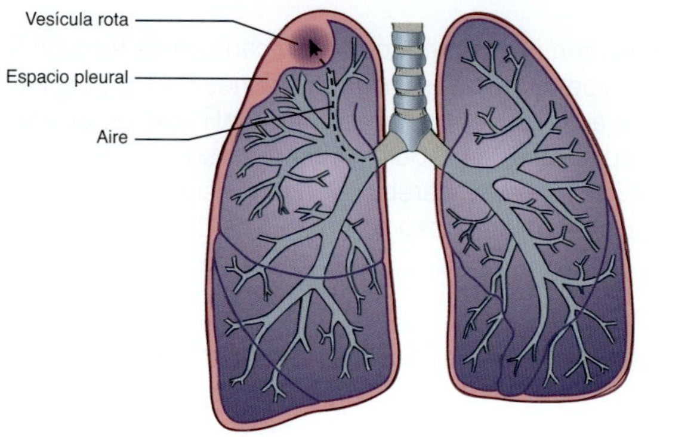

FIGURA 31-6. Mecanismo para el desarrollo de neumotórax espontáneo, en el cual se rompe una vesícula llena de aire en la superficie del pulmón, permitiendo que el aire atmosférico de las vías respiratorias entre en el espacio pleural.

Neumotórax

El *neumotórax* se refiere a la presencia de aire en el espacio pleural. Causa colapso parcial o completo del pulmón afectado.

Etiología y patogenia

El neumotórax puede ocurrir sin una causa o lesión evidente (neumotórax espontáneo), o generarse de una lesión torácica o de las vías respiratorias (neumotórax traumático). El neumotórax a tensión describe un padecimiento que pone en riesgo la vida, en el cual el incremento de la presión al interior de la cavidad pleural afecta las funciones respiratoria y cardíaca.

Neumotórax espontáneo. Se cree que el neumotórax espontáneo se debe a la rotura de una vesícula o ampolla llena de aire en la superficie del pulmón. La rotura de estas vesículas permite que el aire atmosférico de las vías respiratorias entre en la cavidad pleural (fig. 31-6). Puesto que la presión alveolar generalmente es mayor que la presión pleural, el aire fluye de los alvéolos al espacio pleural, lo cual hace que la porción afectada del pulmón se colapse a causa de su propio retroceso. El aire continúa fluyendo hacia el espacio pleural hasta que ya no existe un gradiente de presión o cuando la reducción del tamaño del pulmón hace que la fuga se selle. Los neumotórax espontáneos pueden subdividirse en primarios y secundarios. El neumotórax primario se observa en personas por lo demás saludables, mientras que el secundario tiene lugar en individuos con enfermedad pulmonar subyacente.

En el neumotórax espontáneo primario, las vesículas suelen localizarse en la parte superior de los pulmones. La afección se observa con mayor frecuencia en hombres altos y jóvenes de entre 10 y 30 años de edad. Se sugiere que la diferencia en la presión pleural desde la parte superior hasta el fondo del pulmón es mayor en personas altas y que esta diferencia de presión puede contribuir a la aparición de vesículas. El tabaquismo y los antecedentes familiares son factores relacionados con el neumotórax espontáneo primario.[2] Es probable que la inflamación de las vías respiratorias pequeñas relacionada con el tabaquismo contribuya a la enfermedad, y dejar de fumar puede reducir su recurrencia.

Los neumotórax espontáneos secundarios suelen ser más graves porque se presentan en personas con enfermedad pulmonar. Se asocian con numerosos tipos de padecimientos pulmonares que causan atrapamiento de gases y

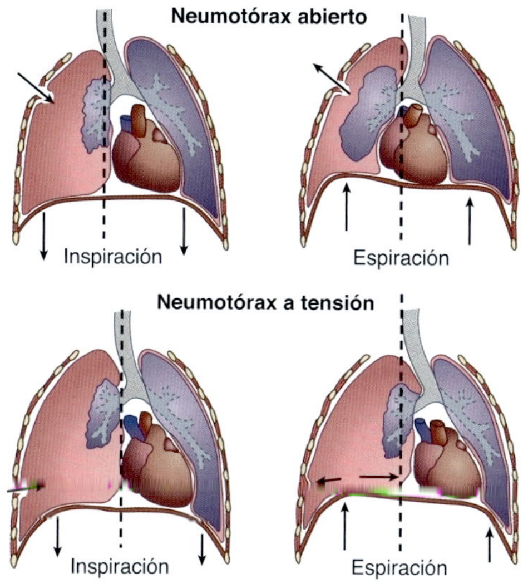

FIGURA 31-7. Neumotórax abierto o comunicante (*arriba*) y neumotórax a tensión (*abajo*). En el neumotórax abierto, el aire entra en el tórax durante la inspiración y sale durante la espiración. Quizá haya un ligero inflado del pulmón afectado debido a una disminución de la presión cuando el aire sale del tórax. En el neumotórax a tensión, el aire puede entrar pero no salir del tórax. Cuando se incrementa la presión torácica, el corazón y los grandes vasos se comprimen y las estructuras mediastínicas se desvían hacia el lado opuesto del tórax. La tráquea se desvía de su posición en la línea media normal hacia el lado opuesto del tórax y el pulmón afectado se comprime.

destrucción del tejido pulmonar, incluyendo asma, tuberculosis, fibrosis quística (FQ), sarcoidosis, carcinoma broncógeno y pleuropatías metastásicas. Una causa frecuente de neumotórax espontáneo secundario es el enfisema. Este tipo de neumotórax puede poner en riesgo la vida debido a la lesión pulmonar subyacente y las reservas compensadoras bajas.

El *neumotórax catamenial* se relaciona con el ciclo menstrual y suele ser recurrente.[7] Por lo general, aparece en mujeres de 30-40 años de edad con antecedentes de endometriosis.[7] Casi siempre afecta el pulmón derecho y se produce dentro de las 72 h que siguen al inicio de la menstruación. Aunque se desconoce la causa del neumotórax catamenial, las endometriosis pleural y diafragmática se han asociado como causas del padecimiento.

Neumotórax traumático. El neumotórax traumático puede originarse a partir de lesiones penetrantes o contusas. Las costillas fracturadas o luxadas que atraviesan la pleura son la fuente más habitual de neumotórax por lesiones torácicas contusas. Es posible que el hemotórax acompañe a estas lesiones. El neumotórax también puede ocurrir con la fractura de la tráquea o los bronquios mayores, o la rotura esofágica. Las personas con neumotórax secundario a un traumatismo torácico a menudo tienen otras complicaciones y pueden requerir una cirugía torácica. En ocasiones, los procedimientos médicos como aspiración con aguja transtorácica, inserción de línea central, intubación y ventilación con presión positiva causan neumotórax. Asimismo, el neumotórax traumático puede ser una complicación de la reanimación cardiopulmonar.

Neumotórax a tensión. El neumotórax a tensión ocurre cuando la presión intrapleural excede la atmosférica. Es una afección que pone en riesgo la vida y tiene lugar cuando una lesión en el tórax o las estructuras respiratorias permite que el aire entre en el espacio pleural, pero no lo deja salir (fig. 31-7). Esto ocasiona un incremento rápido de la presión intratorácica que provoca atelectasia por compresión del pulmón no afectado, desplazamiento del mediastino hacia el lado opuesto del tórax y compresión de la vena cava que reduce el retorno venoso al corazón y el gasto cardíaco.[6] El neumotórax a tensión puede surgir en personas con neumotórax espontáneo, pero se observa muy a menudo en individuos con el tipo traumático. También puede deberse a un barotraumatismo por ventilación mecánica a causa del alto volumen corriente en las personas que tienen un ventilador.[8]

Manifestaciones clínicas

Las manifestaciones del neumotórax dependen de su tamaño y la integridad del pulmón subyacente. En el neumotórax espontáneo, las manifestaciones de la alteración a veces incluyen dolor torácico ipsilateral. Hay un incremento casi inmediato de la velocidad respiratoria, con frecuencia acompañado por disnea secundaria a la activación de receptores que vigilan el volumen pulmonar. La asimetría torácica se debe al aire que queda atrapado en la cavidad pleural del lado afectado. Esta asimetría puede observarse durante la inspiración como una demora en el movimiento del lado afectado, con inspiración retrasada hasta que el pulmón no afectado alcanza el mismo nivel de presión que el pulmón con el aire atrapado en el espacio pleural. La percusión del tórax produce un sonido más hiperresonante y los ruidos respiratorios se reducen o están ausentes en el área del neumotórax.

Con el neumotórax a tensión, las estructuras del espacio mediastínico se desplazan hacia el lado opuesto del tórax (*véase* la fig. 31-7). Cuando esto ocurre, la posición de la tráquea, que generalmente se localiza en la línea media del cuello, se desvía con el mediastino. La posición de la tráquea puede utilizarse como un medio para valorar el desplazamiento mediastínico. Debido al aumento de la presión intratorácica, el volumen sistólico se modifica de tal manera que el gasto cardíaco disminuye a pesar del incremento de la frecuencia cardíaca. Puede haber distensión de la yugular, enfisema subcutáneo y signos clínicos de choque por alteración de la función cardíaca.

La hipoxemia suele surgir justo después de un neumotórax grande, seguido por vasoconstricción de los vasos sanguíneos en el pulmón afectado, y ocasionar que el flujo de sangre se desplace hacia el pulmón no afectado. En personas con neumotórax espontáneo primario, este mecanismo suele devolver la saturación de oxígeno a la normalidad en 24 h. La hipoxemia casi siempre es más grave en las personas con enfermedad pulmonar subyacente, en quienes tienen un neumotórax espontáneo o en aquellos con una cardiopatía subyacente que son incapaces de compensar con un incremento de la frecuencia cardíaca y los volúmenes sistólicos. Cualquiera que sea la causa, la hipoxemia por pérdida parcial o total de la función pulmonar puede ser una amenaza para la vida. Sin intervención inmediata, la presión torácica incrementada afecta aún más la función cardíaca y pulmonar, lo cual produce hipoxemia grave e hipotensión, que a menudo conducen a paro respiratorio o cardíaco.

Diagnóstico y tratamiento

La radiografía o la TC torácica confirman el diagnóstico de neumotórax. Para determinar el efecto en las concentraciones de oxígeno en la sangre, se realiza una oximetría de pulso y un análisis de gases sanguíneos. El tratamiento del neumotórax varía con la causa y el grado de la alteración. En el neumotórax espontáneo pequeño, el aire suele reabsorberse de modo espontáneo. En los neumotórax más grandes, el aire se elimina mediante la aspiración con aguja o un sistema de drenaje cerrado con o sin aspiración para permitir que el aire salga del espacio pleural y evitar su reingreso al tórax.

El tratamiento de urgencia del neumotórax a tensión incluye la rápida inserción de una aguja de calibre grande o una sonda torácica en el lado afectado del tórax junto con drenaje con válvula unidireccional o aspiración torácica continua para ayudar a inflar de nuevo el pulmón afectado. Las heridas torácicas succionadoras, que permiten que el aire entre y salga de la cavidad torácica, deben tratarse cubriendo de inmediato el área con una venda hermética. Tan rápido como sea posible, se insertan sondas torácicas para reexpandir el pulmón.

PUNTOS CLAVE

Alteraciones de la insuflación de los pulmones

- La pleura reviste a los pulmones y está formada por dos capas que crean la cavidad pleural, el espacio donde a menudo ocurre el proceso patológico por el ingreso de aire, denominado *neumotórax*, o sangre, que puede llevar a un hemotórax.
- La atelectasia es la expansión parcial de los pulmones y se debe a la obstrucción o compresión del tejido pulmonar.

Pleuritis

La *pleuritis* (o *pleuresía*) se refiere a la inflamación de la pleura. Esta alteración es frecuente en los procesos infecciosos, como las infecciones respiratorias que se extienden a la pleura. El dolor es un síntoma frecuente y, por lo general, de inicio unilateral y repentino. Cuando la parte central del diafragma se irrita, el dolor puede referirse al hombro. Los movimientos torácicos, como la respiración profunda y la tos, que exageran los cambios de presión en la cavidad pleural e incrementan el movimiento de las superficies pleurales inflamadas o lesionadas suelen empeorar el dolor. Como la respiración profunda es dolorosa, los volúmenes de ventilación pulmonar casi siempre permanecen bajos y la respiración se vuelve más rápida para mantener el volumen por minuto. Puede presentarse rigidez antiálgica refleja de los músculos del tórax y causar menor expansión respiratoria en el lado afectado.

Es importante diferenciar el dolor pleural de aquel que producen otras afecciones, como la tensión de los músculos torácicos, la irritación bronquial y la enfermedad miocárdica. La aparición de dolor musculoesquelético puede originarse por la tos enérgica frecuente. Este tipo de dolor suele ser bilateral y se localiza en las porciones inferiores de la caja torácica, donde los músculos abdominales se insertan en la caja torácica anterior. Los movimientos relacionados con la contracción de los músculos abdominales lo empeoran. El dolor vinculado con la irritación de los bronquios casi siempre es subesternal y de carácter sordo en vez de agudo; a menudo, se describe como cada vez más constrictivo. Este tipo de dolor empeora

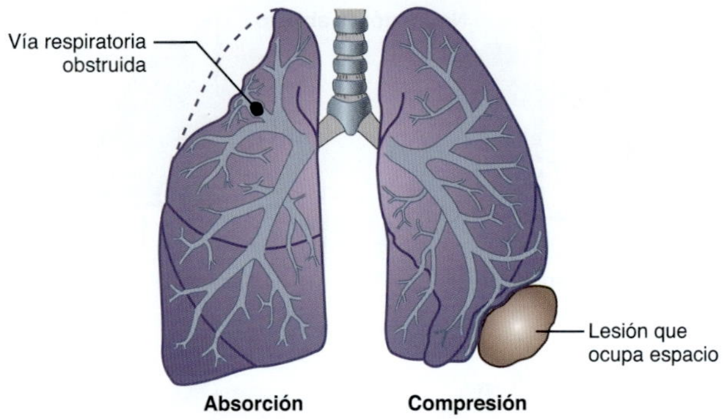

FIGURA 31-8. Atelectasia causada por obstrucción de las vías respiratorias y absorción de aire desde el área pulmonar afectada (*izquierda*) y por compresión del tejido pulmonar (*derecha*).

con la tos, pero la respiración profunda no lo modifica. Por lo general, el malestar o el dolor miocárdico se localiza en el área subesternal y los movimientos respiratorios no lo afectan.

El tratamiento de la pleuritis consiste en atender la enfermedad subyacente y la inflamación. Pueden emplearse analgésicos y fármacos antiinflamatorios no esteroideos (AINE) para el dolor pleural.

Atelectasia

La *atelectasia* es la expansión incompleta de un pulmón o de la porción de un pulmón. Su causa puede ser la obstrucción de las vías respiratorias, la compresión pulmonar o el incremento en el retroceso del pulmón debido a la pérdida de surfactante pulmonar (sustancia tensoactiva). La alteración puede estar presente al nacer (atelectasia primaria) o surgir durante el período neonatal o más adelante en la vida (atelectasia adquirida o secundaria).

Etiología y patogenia

La atelectasia primaria del recién nacido significa que el pulmón nunca se ha llenado de aire. Se ve con mayor frecuencia en lactantes prematuros de alto riesgo. Una forma secundaria de atelectasia puede tener lugar en lactantes que al inicio respiraron y después experimentaron deterioro de la expansión pulmonar. Entre las causas de la atelectasia secundaria en el recién nacido están el síndrome de dificultad respiratoria relacionada con falta de surfactante, la obstrucción de las vías respiratorias por aspiración de líquido amniótico o sangre y la displasia broncopulmonar.

La atelectasia adquirida se observa principalmente en adultos. Esta es la causa más frecuente de la obstrucción de las vías respiratorias y la compresión pulmonar (fig. 31-8). Un tapón de moco en las vías respiratorias o la compresión externa por líquido, masa tumoral, secreción u otra materia en el área que rodea las vías respiratorias puede originar la obstrucción. Una porción de los alvéolos, un pequeño segmento del pulmón o todo un lóbulo pulmonar pueden estar afectados por la atelectasia obstructiva. A la obstrucción completa de una vía respiratoria le siguen la absorción de aire desde los alvéolos dependientes y el colapso de esa porción del pulmón. Respirar concentraciones altas de oxígeno incrementa la tasa de absorción de los gases desde los alvéolos y predispone a la atelectasia. El peligro de la atelectasia obstructiva aumenta después de una cirugía. La administración de opiáceos o anestesia, el dolor y la inmovilización tienden a favorecer la retención de secreciones bronquiales viscosas y pueden causar obstrucción de las vías respiratorias. El estímulo de la tos y la respiración profunda, el cambio de posición, la hidratación adecuada y la deambulación temprana disminuyen la probabilidad de atelectasia.

Otra causa frecuente de atelectasia es la compresión del tejido pulmonar. Se presenta cuando la cavidad pleural se llena de manera parcial o completa de líquido, exudado, sangre, una masa tumoral o aire. A menudo, se identifica en personas con derrame pleural por insuficiencia cardíaca congestiva o cáncer.

Manifestaciones clínicas

Las manifestaciones clínicas de atelectasia incluyen taquipnea, taquicardia, disnea, cianosis, signos de hipoxemia, expansión pulmonar reducida, ruidos respiratorios disminuidos y retracciones intercostales. Puede haber *retracción intercostal* durante la inspiración en el área afectada. Los signos de dificultad respiratoria son proporcionales al grado de colapso pulmonar. Si el área colapsada es grande, el mediastino y la tráquea se desplazan al lado afectado. En la atelectasia por compresión, el mediastino se desplaza en dirección opuesta al pulmón afectado.

Diagnóstico y tratamiento

El diagnóstico de atelectasia se basa en signos y síntomas. Las radiografías torácicas se utilizan para confirmar el diagnóstico. La TC puede emplearse para mostrar la ubicación exacta de la obstrucción.

El tratamiento depende de la causa y el grado de afectación pulmonar. Se enfoca en disminuir la obstrucción de las vías respiratorias o la compresión pulmonar, y en llenar de aire el área pulmonar colapsada. Se emplea la deambulación, la respiración profunda y las posiciones corporales que favorecen el incremento de la expansión pulmonar cuando es apropiado. Tal vez sea necesario administrar oxígeno para corregir la hipoxemia. Se dispone de nuevos procedimientos broncoscópicos de invasividad mínima para el diagnóstico y tratamiento.

RESUMEN

Las alteraciones pleurales incluyen derrame pleural, hemotórax, neumotórax y pleuritis. *Derrame pleural* se refiere a la acumulación anómala de líquido en la cavidad pleural. El líquido puede ser trasudado (hidrotórax), exudado (empiema) o quilo (quilotórax). *Hemotórax* se refiere a la presencia de sangre en la cavidad pleural. El dolor es un síntoma habitual de padecimientos que producen pleuritis o inflamación de la pleura. De manera característica, el dolor es unilateral, de inicio repentino o exagerado por los movimientos respiratorios. *Neumotórax* se refiere a una acumulación de aire en la cavidad pleural que causa un colapso parcial o completo del pulmón. El neumotórax puede ser consecuencia de la rotura de una vesícula llena de aire en la superficie del pulmón o de lesiones penetrantes o contusas. Un neumotórax a tensión es una anomalía que pone en riesgo la vida en la que el aire se acumula de forma progresiva en el tórax, causando el colapso del pulmón o del lado lesionado, y desplaza de modo progresivo el mediastino al lado opuesto del tórax, lo cual genera deterioro cardíaco y respiratorio grave.

Atelectasia se refiere a la expansión incompleta del pulmón. La atelectasia primaria se observa con mayor frecuencia en lactantes prematuros y de alto riesgo. La atelectasia adquirida se presenta sobre todo en adultos y su causa es un tapón de moco en las vías respiratorias o por una compresión externa causada por líquido, masa tumoral, exudado u otro material en el área que circunda las vías respiratorias.

Alteraciones obstructivas de las vías respiratorias

Las causas de las alteraciones obstructivas de las vías respiratorias son las afecciones que limitan el flujo espiratorio de aire. El asma constituye una forma aguda y reversible de enfermedad de las vías respiratorias a causa de su estrechamiento por un broncoespasmo, inflamación y aumento de las secreciones. Las alteraciones obstructivas crónicas incluyen diversas enfermedades de las vías respiratorias, como bronquitis crónica, enfisema, bronquiectasia y FQ.

PUNTOS CLAVE

Alteraciones de las vías respiratorias

- Los cambios en la permeabilidad de las vías respiratorias implican alteraciones en el diámetro de las vías por hiperactividad del músculo liso bronquial o modificaciones en la estructura de la pared bronquial, lesión del revestimiento mucoso de las vías respiratorias o exceso de secreciones del aparato respiratorio.
- El asma bronquial es una alteración crónica de las vías respiratorias que causa episodios de obstrucción por hiperactividad del músculo liso e inflamación de dichas vías. Los episodios suelen ser reversibles.
- EPOC se refiere a un grupo de afecciones que producen obstrucción crónica o recurrente de las vías respiratorias pulmonares. Estas alteraciones pueden afectar la permeabilidad de las estructuras bronquiales (bronquitis crónica), los espacios aéreos difusores de gases distales a los bronquiolos terminales (enfisema) o una combinación de ambos.

Asma

El asma es una alteración crónica de las vías respiratorias que causa episodios de obstrucción, hipersensibilidad bronquial, inflamación y, en algunos casos, remodelación de las vías respiratorias.[9] Más de 25 millones de personas tienen asma en los Estados Unidos. Se estima que 7.1 millones de niños padecen esta enfermedad.[10] A medida que los adultos viven más tiempo, la prevalencia del asma en adultos mayores también aumenta.

El factor de riesgo más importante para padecer asma es una predisposición genética para generar la respuesta mediada por inmunoglobulina E (IgE) a alérgenos habituales.[11] La IgE es el anticuerpo que causa reacciones alérgicas e inflamación.[11] Otros factores de riesgo para el asma infantil incluyen antecedente familiar de asma, alergias y exposición prenatal al humo de tabaco y contaminación, así como posible superposición de muchas predisposiciones genéticas.[12] La gravedad del asma está determinada por diversos factores, incluyendo genética, edad de inicio, exposición a contaminación, atopia, grado de exposición a activadores, desencadenantes ambientales (como humo de tabaco y ácaros) y presencia de enfermedad por reflujo gastroesofágico o infecciones respiratorias (*véase* la sección *Asma grave o persistente*).[10,11]

Etiología y patogenia

El denominador común subyacente del asma es la hipersensibilidad exagerada a diversos estímulos. La inflamación de las vías respiratorias manifestada por la presencia de células inflamatorias (en particular eosinófilos, linfocitos y mastocitos) y el daño al epitelio bronquial contribuyen a la patogenia de la enfermedad. Los linfocitos T_2H reaccionan a alérgenos y helmintos (parásitos intestinales) y estimulan a los linfocitos B para que se diferencien en células plasmáticas productoras de IgE, sinteticen factores de crecimiento de mastocitos y recluten eosinófilos activos. En las personas con asma alérgica, la diferenciación de los linfocitos T parece desviarse hacia una respuesta de T_2H proinflamatoria. La base molecular para esta diferenciación preferencial no está clara, pero parece probable que los factores genéticos y ambientales desempeñen una función en ella.[11,13-16]

Las citocinas también tienen una participación aparente en la respuesta inflamatoria crónica y las complicaciones del asma. El factor de necrosis tumoral α (TNF-α, *tumor necrosis factor* α) y las interleucinas (IL) 4 y 5 intervienen en la patogenia del asma bronquial a través de sus efectos en las células epiteliales bronquiales y del músculo liso.[17-19] Los estudios sugieren que el TNF-α, una citocina inflamatoria que se almacena y libera de los mastocitos, desempeña una función crucial en el inicio y la amplificación de la inflamación de las vías respiratorias en los individuos con asma. Se atribuye al TNF-α el incremento en la migración y la activación de las células inflamatorias (eosinófilos y neutrófilos), así como su contribución en todos los aspectos de la remodelación de las vías respiratorias, como la proliferación y la activación de fibroblastos, la mayor producción de glucoproteínas de la matriz extracelular y la hiperplasia de células mucosas.[19]

Se ha determinado que las infecciones respiratorias víricas frecuentes predisponen a las personas con asma a experimentar exacerbaciones de su enfermedad. De hecho, las infecciones respiratorias víricas habituales pueden ocasionar asma en algunas personas.[14] Cuando estas infecciones son frecuentes a una edad temprana, hay evidencia de que la respuesta de T_2H es exagerada. Cuando se liberan las citocinas IL-4, IL-5 e IL-13 de los linfocitos T_2H CD4+, las vías respiratorias se predisponen a una respuesta alérgica que favorece la producción de IgE.[13-15]

Las recomendaciones para el diagnóstico y el tratamiento del asma del *National Heart, Lung, and Blood Institute's Expert Panel Report 3* (NHLBI EPR 3) definen el *asma* como una alteración inflamatoria crónica de las vías respiratorias. Los aspectos inmunitarios del asma, que incluyen la cascada de neutrófilos, eosinófilos, linfocitos y mastocitos, causan lesión epitelial. Esto produce inflamación de las vías respiratorias, que además incrementa la hipersensibilidad y la reducción del flujo de aire.[11] Muchos mediadores y tipos de células provocan inflamación y broncoconstricción de las vías respiratorias en el asma. Cuando se activan los mastocitos, la liberación de histamina, prostaglandina D_2, citocinas (p. ej., IL-1 a IL-5, interferón, TNF y factor estimulante de colonias de granulocitos-macrófagos) y leucotrienos produce broncoconstricción masiva e inflamación del endotelio de la vasculatura pulmonar. Los mastocitos pueden activar la liberación múltiple de citocinas, lo que causa una mayor inflamación de la vía respiratoria. La contracción de las vías respiratorias y la tumefacción posterior generan mayor obstrucción de las vías respiratorias.

La liberación de mastocitos puede relacionarse con el asma inducida por ejercicio (AIE), que ocurre cuando las personas experimentan sibilancias y broncoespasmo solo durante el ejercicio.[16,17] La causa del AIE no está clara. Es importante valorar el tipo de aire (contaminado, frío o caliente), la intensidad del ejercicio, la presencia o ausencia de un proceso infeccioso respiratorio y la estabilidad individual del asma cuando se determina si una persona tiene AIE.[16]

Los eosinófilos tienden a encontrarse en las vías respiratorias de personas con asma, generan enzimas inflamatorias y liberan leucotrienos y muchas enzimas proinflamatorias.[11,19] Es habitual que las personas que experimentan exacerbaciones de asma tengan una mayor cantidad de neutrófilos en el esputo y las vías respiratorias.[19] La liberación de leucotrienos causa más secreción mucosa, que a menudo obstruye aún más las vías respiratorias y conduce a que se libere más histamina de los mastocitos.[18]

Este proceso inflamatorio genera episodios recurrentes de obstrucción de las vías respiratorias, caracterizados por sibilancias, disnea, opresión torácica y tos que a menudo empeora por la noche y temprano en la mañana. Estos episodios, que suelen ser reversibles de manera espontánea o con tratamiento, también causan un incremento relacionado de la sensibilidad bronquial a diversos estímulos.[14] La inflamación crónica puede ocasionar remodelación de las vías respiratorias, en cuyo caso las limitaciones al flujo de aire pueden ser solo parcialmente reversibles.[11] Ello puede deberse a los efectos de largo plazo de la inflamación en las estructuras de las vías respiratorias.[11]

Hay un pequeño grupo de personas con la tríada clínica de asma, rinosinusitis crónica con pólipos nasales y precipitación de crisis de asma y rinitis en respuesta al ácido acetilsalicílico y otros AINE.[19] El mecanismo de la reacción de hipersensibilidad es complejo y no se entiende por completo, pero la evidencia sugiere una anomalía en el metabolismo del ácido araquidónico (AA). La ciclooxigenasa (COX), la enzima que limita la velocidad del metabolismo del AA, existe en dos formas principales: COX-1 y COX-2. La COX-1 hace posible la síntesis de prostaglandinas protectoras, y la COX-2, la síntesis de mediadores inflamatorios y la broncoconstricción. Se piensa que en personas con asma inducida por ácido acetilsalicílico, la inhibición de COX-1 desvía el metabolismo del AA de la generación de prostaglandinas protectoras a la síntesis de COX-2 y otros mediadores de inflamación y broncoconstricción.[19] Una parte necesaria del programa terapéutico consiste en evitar el ácido acetilsalicílico y los AINE.

Además, se considera que factores emocionales y cambios en las concentraciones hormonales contribuyen al incremento de los síntomas de asma. Los factores emocionales producen broncoespasmo por medio de las vías vagales. Actúan como un activador broncoespástico o incrementan la sensibilidad de las vías respiratorias a otros activadores por mecanismos no inflamatorios. La función de las hormonas sexuales en el asma no está clara, aunque muchas evidencias circunstanciales sugieren que pueden ser importantes. Las hormonas sexuales femeninas tienen una participación regulatoria en la función β_2-adrenérgica y se ha sugerido que la regulación anómala puede ser un mecanismo probable del asma premenstrual.[20]

Manifestaciones clínicas

Los episodios de asma se presentan de modo espontáneo o en respuesta a diversos activadores, infecciones respiratorias, estrés emocional o cambios climáticos. El asma suele empeorar por la noche, y se denomina *asma nocturna*. Los estudios de asma nocturna sugieren que existe una variación circadiana y relacionada con el sueño en las hormonas y la función respiratoria.[21,22] La mayor disminución de la función respiratoria tiene lugar cerca de las 4:00 h, momento en el que los valores de cortisol son bajos, los de melatonina son altos y la actividad eosinófila aumenta.

Las personas con asma muestran una amplia variedad de signos y síntomas, desde episodios de sibilancias y sensaciones de opresión torácica hasta una crisis inmovilizadora aguda. Los episodios difieren de una persona a otra y entre ellos, y muchos individuos son asintomáticos. Una crisis leve puede producir una sensación de opresión torácica, un ligero incremento de la frecuencia respiratoria con espiración prolongada y sibilancias leves. Es posible que la tos se acompañe de sibilancias. Los episodios más graves se acompañan de actividad de los músculos accesorios, ruidos respiratorios distantes por la captación de aire y sibilancias fuertes. Conforme avanza la afección, se presenta fatiga, la piel se vuelve húmeda y la ansiedad y la aprensión son evidentes. La sensación de dificultad para respirar puede ser intensa y, a menudo, la persona apenas es capaz de pronunciar palabras antes de tomar un respiro. En el punto en el que el flujo de aire está marcadamente reducido, los ruidos respiratorios se vuelven inaudibles con sibilancias reducidas y la tos se torna ineficaz a pesar de ser repetitiva y seca.[14] Con frecuencia, este punto marca el inicio de la insuficiencia respiratoria.

Durante un episodio asmático, las vías respiratorias se estrechan por broncoespasmo, edema de la mucosa bronquial y taponamiento por mucosidad. La espiración se vuelve prolongada como resultado de la obstrucción progresiva de las vías respiratorias. La cantidad de aire que puede espirarse de manera forzada en 1 s (volumen espiratorio forzado en 1 s [VEF_1]) y la tasa de flujo espiratorio máximo (FEM), medida en litros por segundo, disminuyen. Una caída del FEM a niveles menores del 50% del valor predicho durante un episodio asmático agudo indica exacerbación grave y la necesidad de tratamiento en el servicio de urgencias.[14]

Durante un episodio prolongado, el aire queda atrapado detrás de las vías respiratorias ocluidas y estrechas, causando hiperinsuflación pulmonar. Esto produce un incremento del volumen residual (VR) junto con disminución de la capacidad de reserva inspiratoria (volumen corriente + volumen de reserva inspiratoria [VRI]) y capacidad vital forzada (CVF), de modo que la persona respira cerca de su capacidad residual funcional (volumen residual + volumen de reserva espiratorio). Como resultado, se requiere más energía para vencer la tensión ya presente en los pulmones, y los músculos accesorios (p. ej., los músculos esternocleidomastoideos) son necesarios para mantener la ventilación y el intercambio de gases. Este incremento del trabajo respiratorio intensifica la demanda de oxígeno y causa disnea y fatiga. Como el aire está atrapado en los alvéolos y la inspiración se verifica a volúmenes pulmonares residuales más altos, la tos se vuelve menos eficaz. Conforme avanza el padecimiento, la eficacia de la ventilación alveolar disminuye y aparece incompatibilidad entre la ventilación y la perfusión, lo cual causa hipoxemia e hipercapnia. Es posible que la resistencia vascular pulmonar aumente como resultado de hipoxemia e hiperventilación, lo que lleva a un incremento de la presión arterial pulmonar y a mayor demanda de trabajo en el hemicardio derecho.

Diagnóstico

El diagnóstico de asma se basa en una anamnesis y exploración física cuidadosas, los resultados de laboratorio y los estudios de la función pulmonar. La espirometría provee un medio para medir la CVF, el VEF_1, el FEM, el volumen corriente, la capacidad de reserva espiratoria y la capacidad de reserva inspiratoria. Después, puede calcularse la relación VEF_1/CVF. El nivel de sensibilidad de las vías respiratorias puede determinarse con pruebas de metacolina (un agonista colinérgico), histamina o exposición a un factor no farmacológico, como el aire frío.

Existen medidores portátiles, pequeños y económicos que cuantifican el FEM. Aunque no están diseñados para diagnosticar asma, pueden usarse en clínicas y consultorios de médicos de atención primaria, así como en el domicilio del paciente, para obtener medidas frecuentes de las tasas de flujo. Las variaciones diurnas-nocturnas (circadianas) de los síntomas de asma y la variabilidad del FEM pueden utilizarse para determinar la gravedad de la hipersensibilidad bronquial. El mejor desempeño de la persona se establece con lecturas tomadas durante varias semanas. A menudo, esto se conoce como *mejor marca del individuo* y se utiliza como una referencia que indica cambios en la función respiratoria.[11]

Tratamiento

El NHLBI EPR 3 establece cuatro etapas de asma para niños mayores de 12 años de edad y adultos: intermitente, persistente leve, persistente moderada y persistente grave.[14] El panel de expertos creó estos sistemas de clasificación para dirigir el tratamiento del asma y ayudar a identificar personas con alto riesgo de padecer episodios de asma que ponen en riesgo la vida (tabla 31-1).[11,12] El tratamiento del asma

TABLA 31-1 Clasificación de la intensidad del asma (jóvenes ≥ 12 años de edad y adultos)*

	Síntomas	Duración	Función pulmonar
Intermitente	Síntomas ≤ 2 veces por semana FEM asintomático y normal entre exacerbaciones Exacerbaciones breves (de unas horas a pocos días); la intensidad puede variar	≤ 2 días/semana; despertar nocturno ≤ 2 veces/mes, sin interferir en la actividad normal	VEF1 o FEM ≥ 80% predicho VEF/CVF normal
Leve	Síntomas > 2 veces por semana, pero < 1 vez al día; las exacerbaciones pueden afectar la actividad	> 2 días/semana, pero no todos los días; a veces al mes; despertar nocturno = 3-4 veces/mes; menor interferencia con la actividad normal	VEF1 ≥ 80% predicho VEF1/ CVF normal
Moderada	Síntomas diarios Uso diario de agonista β2-adrenérgico de acción corta inhalado Las exacerbaciones afectan la actividad Exacerbaciones ≥ 2 veces por semana; estas pueden durar días	Diario; despertar nocturno ≥ 1 vez/ semana, pero menos que todas las noches; algunas limitaciones a la actividad normal	VEF1 > 60%– < 80% predicho VEF1/CVF reducida 5%
Grave	Síntomas continuos Actividad física limitada Exacerbaciones frecuentes	Constante a lo largo del día; despertares nocturnos ≥ 7 veces por semana; limitaciones grandes a la actividad normal	VEF1 ≤ 60% predicho VEF1/CVF reducida > 5%

*Los criterios de clasificación específicos por edad para niños son proporcionados en el sitio de Internet.

FEM, flujo espiratorio máximo; VEF1, volumen espiratorio forzado en 1 s.

Adaptado de: National Asthma Education and Prevention Program, Third Expert Panel on the Diagnosis and Management of Asthma. Expert Panel Report 3: Guidelines for the Diagnosis and Management of Asthma. Bethesda (MD): National Heart, Lung, and Blood Institute (US); 2007 Aug. Section 3, Component 1: Measures of Asthma Assessment and Monitoring. Disponible en: https://www.ncbi.nlm.nih.gov/books/NBK7230.

consiste en medidas de prevención, planes no farmacológicos, desensibilización y tratamiento farmacológico.

Las *medidas de prevención* para controlar los factores que contribuyen a la gravedad del asma se dirigen a limitar la exposición a irritantes y factores que incrementan los síntomas y precipitan las exacerbaciones. Estas medidas incluyen educación del paciente y la familia con respecto a las medidas para evitar la exposición a irritantes y alérgenos que se sabe inducen o desencadenan un episodio. Suele requerirse una anamnesis cuidadosa para identificar todos los factores contribuyentes. Deben considerarse factores como pólipos nasales, antecedentes de sensibilidad a ácido acetilsalicílico y reflujo gastroesofágico. Se recomienda la vacunación anual contra la gripe para personas con asma persistente.

Las *medidas no farmacológicas* incluyen técnicas de relajación y respiración controlada, que a menudo ayudan a reducir el pánico y la ansiedad que agravan las dificultades respiratorias. Se sabe que la hiperventilación, que con frecuencia acompaña a la ansiedad y el pánico, actúa como un desencadenante asmático. En un niño, son esenciales las medidas para alentar la independencia relacionada con el control de los síntomas, en conjunto con las que se centran en ayudarlo a generar un autoconcepto positivo.

En personas con asma persistente que reaccionan a alérgenos que no pueden evitarse, como los ácaros, puede emprenderse un *programa de desensibilización*. Este implica la inyección de antígenos seleccionados (con base en pruebas cutáneas) para estimular la producción de anticuerpos de IgG que bloquean la respuesta a IgE. Un tratamiento de inmunoterapia a alérgenos generalmente dura 3-5 años.[11]

El panel de expertos recomienda un método por pasos para el tratamiento farmacológico con base en los sistemas de clasificación analizados antes.[11] La primera línea de tratamiento para cualquiera de las formas persistentes de asma incluye un fármaco controlador inflamatorio que podría contener corticoesteroides inhalados (CEI), estabilizadores de mastocitos y modificadores de leucotrieno.

Los *medicamentos de alivio rápido*, como los bloqueadores β_2-adrenérgicos de acción, relajan el músculo liso bronquial y alivian con rapidez los síntomas, casi siempre en 30 min. Se administran por inhalación y solo se recomiendan para aliviar crisis agudas de asma porque su empleo regular deja de producir efectos eficaces.[11] Los anticolinérgicos bloquean las vías vagales eferentes posganglionares que causan la broncoconstricción. Estos medicamentos, que se administran por inhalación, producen broncodilatación por acción directa en las vías respiratorias grandes y no cambian la composición o la viscosidad de la mucosa bronquial. Un ciclo corto de corticoesteroides sistémicos, administrados por vía oral o parenteral, puede servir para tratar una exacerbación grave.

Los antiinflamatorios cromoglicato sódico y nedocromilo también se utilizan para prevenir los episodios asmáticos. Estos actúan al estabilizar los mastocitos, impidiendo la liberación de los mediadores inflamatorios que provocan el episodio asmático.

Asma grave o persistente

El asma grave o persistente constituye un subgrupo de casi el 5% de las personas con asma, quienes tienen una afección más problemática que se manifiesta con mayores requerimientos de medicación para mantener el control de sus síntomas o con la persistencia de estos, a pesar del empleo de dosis altas de fármacos.[23] Estas personas están en mayor riesgo de presentar asma letal o casi letal.

Entre los factores de riesgo planteados están la predisposición genética, la exposición continua a alérgenos o tabaco, las infecciones, la sinusitis intercurrente, la enfermedad por reflujo gastroesofágico y la falta de cumplimiento o apego a las medidas terapéuticas.[23] Se ha propuesto que, como el asma es una enfermedad relacionada con muchos genes y mutaciones en aquellos que regulan las citocinas, los factores de crecimiento o los receptores para los fármacos que se usan en el tratamiento del asma (agonista β_2-adrenérgico o glucocorticoide) participen de alguna forma. Los factores ambientales incluyen la exposición a alérgenos y tabaco, con la respuesta más fuerte a polvo doméstico, alérgeno de cucaracha y exposición a *Alternaria*. Es posible que las infecciones también tengan un papel en la afección. Aquellas causadas por el virus sincitial respiratorio se asocian con el asma en los niños, y los microorganismos patógenos, como micoplasma y clamidia, pueden incidir en la afección de los adultos. El reflujo gastroesofágico y la sinusitis crónica también pueden influir. La causa de muerte durante un episodio asmático agudo se desconoce, pero se han propuesto las arritmias cardíacas y la asfixia por obstrucción grave de las vías respiratorias. Se sugiere que una subestimación de la gravedad del episodio puede ser un factor contribuyente. Con frecuencia, el deterioro se presenta rápidamente durante los episodios agudos, y si se subestima su gravedad, puede causar un retraso mortal para buscar atención médica. Es posible que el empleo frecuente y repetido de inhaladores de bloqueadores β_2-adrenérgicos que excede las dosis recomendadas alivie de forma temporal los síntomas y oculte la gravedad de la afección.

Los bloqueadores β_2-adrenérgicos de acción prolongada, como salmeterol y formoterol, sirven para tratar el asma persistente grave cuando ningún otro tratamiento es eficaz.

Asma en adultos mayores

Para los adultos mayores con asma, cuya función inmunitaria está disminuida debido al envejecimiento, es importante estar consciente del modo en el que la inmunidad reducida afecta la inflamación de las vías respiratorias. Los estudios demuestran que estos cambios en la función inmunitaria pueden alterar de forma grave sus padecimientos.[24]

Asma en niños

El asma es una causa importante de enfermedad crónica en niños y origina cerca de 13.8 millones de ausencias escolares por año. Es el diagnóstico de admisión más frecuente en hospitales pediátricos. Con base en la información reunida por los Centers for Disease Control and Prevention (CDC), el asma puede iniciar a cualquier edad. Además, es más prevalente en niños afroamericanos que en caucásicos, y produce discapacidad y hospitalizaciones más frecuentes en los primeros.[25]

Como en los adultos, el asma en niños suele relacionarse con una reacción asociada con IgE. Se sugiere que la IgE dirigida contra virus respiratorios en particular puede ser la patogenia de enfermedades con sibilancias en lactantes (bronquiolitis), que a menudo preceden al inicio del asma. Otros factores contribuyentes incluyen la exposición a alérgenos ambientales, como caspa de mascotas, antígenos de ácaros y alérgenos de cucarachas. La exposición al tabaco ambiental también contribuye al asma en niños.

Los signos y síntomas de asma en lactantes y niños pequeños varían con la etapa y la intensidad del episodio. Como la permeabilidad de las vías respiratorias disminuye por la noche, muchos niños tienen signos agudos de asma durante esa parte del día. Los lactantes con asma no diagnosticados pueden tener una tos prolongada sin síntomas de resfriado, independiente de las sibilancias.[26] Con frecuencia, los lactantes y niños antes sanos desarrollan algo semejante a un resfriado con rinorrea, seguido rápidamente por irritabilidad, tos fuerte y no productiva, sibilancias, taquipnea, disnea con espiración prolongada y uso de los músculos accesorios de la respiración. La cianosis, la hiperinsuflación torácica y la taquicardia indican un aumento en la gravedad del episodio. Es posible que las sibilancias estén ausentes en niños con dificultad respiratoria extrema. Los síntomas pueden avanzar con rapidez y requerir una visita al servicio de urgencias u hospitalización.

El panel de expertos de la Global Initiative for Asthma (GINA) ha elaborado una estrategia global que incluye pautas para el tratamiento y la prevención del asma en lactantes y niños de 0-5 años de edad, niños de 6-11 años y adultos y niños de 12 años o más. Al igual que con los adultos y los niños mayores, la GINA recomienda una atención gradual para diagnosticar y controlar el asma en lactantes y niños.[26]

Enfermedad pulmonar obstructiva crónica

La EPOC se caracteriza por la obstrucción crónica y recurrente del flujo de aire en las vías respiratorias pulmonares. La obstrucción al flujo de aire suele ser progresiva y se acompaña de respuestas inflamatorias a partículas nocivas o gases. La EPOC es una causa importante de morbilidad y mortalidad a escala mundial. Se estima que alrededor de 30 millones de estadounidenses[27] tienen cierto grado de EPOC y se diagnostica en 16 millones. Del total de diagnósticos, el 56% corresponden a mujeres. En los Estados Unidos, la EPOC es la cuarta causa de muerte después de la enfermedad cardíaca, el cáncer y las lesiones no intencionales.[28]

La causa más habitual de EPOC es el tabaquismo, y alrededor del 80% de las muertes relacionadas con EPOC tienen antecedentes de hábito tabáquico.[29] Un segundo factor menos frecuente es la insuficiencia hereditaria de α1-antitripsina (AAT). Otros factores de predisposición son el asma y la hipersensibilidad de las vías respiratorias. Los datos clínicos pueden estar ausentes durante las primeras etapas de la EPOC, pero cualquier persona con tos crónica, producción de esputo, disnea y antecedentes de exposición a factores de riesgo, como fumar o polución en interiores y exteriores, debe considerarse para el diagnóstico de EPOC.[23,28,29] Al momento en que aparecen o se reconocen los síntomas, la enfermedad suele estar bastante avanzada. Para las personas con hábito tabáquico con signos tempranos de enfermedad de vías respiratorias, existe la esperanza de que el reconocimiento oportuno, combinado con tratamiento apropiado y abandono del tabaquismo, evite o retrase el avance, casi siempre implacable, de la enfermedad.

Etiología y patogenia

Los mecanismos implicados en la patogenia de la EPOC son numerosos e incluyen inflamación y fibrosis de la pared bronquial, hipertrofia de las glándulas submucosas e hipersecreción de moco, y pérdida de fibras pulmonares elásticas y tejido alveolar.[23,29] La inflamación y la fibrosis de la pared bronquial, aunada al exceso de secreción de mucosidad, obstruyen el flujo de aire y conducen a incompatibilidad entre ventilación y perfusión. La destrucción del tejido alveolar reduce el área superficial para el intercambio de gases y la pérdida de fibras elásticas afecta el flujo respiratorio, incrementa el atrapamiento de aire y predispone al colapso de las vías respiratorias.

El término *enfermedad pulmonar obstructiva crónica* involucra dos tipos de afección obstructiva de las vías respiratorias: *enfisema*, con agrandamiento de los espacios aéreos y destrucción del tejido pulmonar, y *bronquitis obstructiva crónica*, con aumento de la producción de moco, obstrucción de las vías respiratorias pequeñas y tos productiva crónica. Las personas con EPOC a menudo tienen características sobrepuestas de ambas alteraciones.[23,29]

Enfisema

El enfisema se distingue por la pérdida de elasticidad pulmonar y el agrandamiento anómalo de los espacios aéreos distales a los bronquios terminales, con destrucción de las paredes alveolares y los lechos capilares (fig. 31-9). El agrandamiento de los espacios aéreos conduce a la hiperinsuflación de los pulmones e incrementa la capacidad pulmonar total (CPT). Dos de las causas reconocidas de enfisema son el tabaquismo, que provoca la lesión pulmonar, y la insuficiencia hereditaria de AAT, una enzima antiproteasa que protege el pulmón de las lesiones.

Se piensa que el enfisema se debe a la descomposición de la elastina y otros componentes de la pared alveolar por enzimas llamadas *proteasas* que digieren proteínas. En condiciones normales, las enzimas antiproteasas, incluida la AAT, protegen el pulmón. El humo del cigarrillo y otros irritantes estimulan el movimiento de las células inflamatorias en los pulmones e incrementan la liberación de elastasa y otras proteasas. En personas con hábito tabáquico que desarrollan EPOC, la producción y la liberación de antiproteasas pueden ser inadecuadas para neutralizar el exceso de proteasa, de manera que el proceso de destrucción de tejido elástico pasa inadvertido (fig. 31-10).

El tipo y la cantidad de AAT de una persona están determinados por un par de genes codominantes denominados *genes inhibidores de proteína* (IP). La deficiencia de AAT (DAAT) se hereda como una alteración autosómica recesiva. La mayoría de las personas con diagnóstico clínico de enfisema antes de la edad de 40 años tienen DAAT. El tabaquismo y las infecciones recurrentes del aparato respiratorio, que también disminuyen las concentraciones de AAT, contribuyen al riesgo de enfisema en las personas con DAAT. Existen métodos de laboratorio para medir las concentraciones de AAT. Hay un tratamiento de restitución disponible para las personas con deficiencia hereditaria de esta enzima.

Hay dos tipos reconocidos de enfisema: centroacinar o centrilobular, y panacinar (fig. 31-11). El enfisema centroacinar se asocia sobre todo con el consumo de cigarrillos y afecta los bronquiolos respiratorios, de manera predominante en los lóbulos superiores y en los inferosuperiores.[23] Es el tipo más

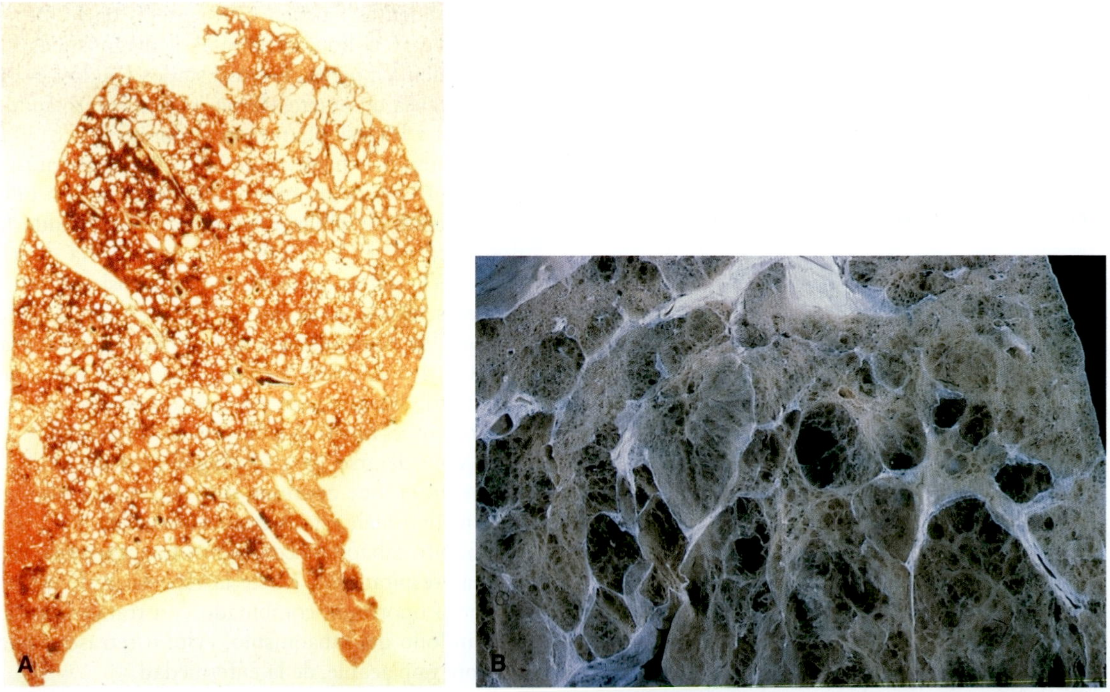

FIGURA 31-9. Enfisema panacinar. **A.** Una gran parte del pulmón izquierdo de una persona con enfisema grave revela destrucción extensa de parénquima pulmonar que en algunas áreas deja una red de encaje de tejido de soporte. **B.** El pulmón de una persona con deficiencia de α1-antitripsina muestra un patrón panacinar de enfisema. La pérdida de paredes alveolares ha dado como resultado espacios de aire marcadamente agrandados. Tomado de: Strayer D. S., Rubin R (Eds.) (2015). *Rubin's pathology: Clinicopathologic foundations of medicine* (7th ed., fig. 18-45, p. 710). Philadelphia, PA: Lippincott Williams & Wilkins.

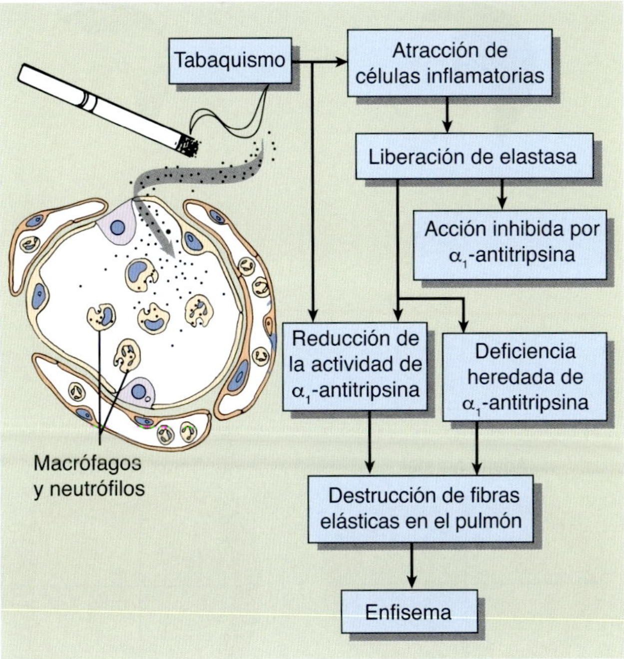

FIGURA 31-10. Teoría de la proteólisis-antiproteólisis de la patogenia del enfisema. Fumar cigarrillos (de tabaco) se relaciona de forma estrecha con la aparición de enfisema. Algunos productos en el humo del tabaco generan una reacción inflamatoria. La serina elastasa en los leucocitos polimorfonucleares, una sustancia elastolítica particularmente potente, lesiona el tejido elástico del pulmón. Por lo general, esta actividad enzimática es inhibida por la α1-antitripsina (AAT), pero el humo del tabaco, directamente o mediante la generación de radicales libres, inactiva la AAT (inhibidor de la proteasa). Tomado de: Strayer D. S., Rubin R (Eds.) (2015). *Rubin's pathology: Clinicopathologic foundations of medicine* (7th ed., Fig. 18-42, p. 708). Philadelphia, PA: Lippincott Williams & Wilkins.

frecuente de enfisema y se observa sobre todo en hombres con hábito tabáquico. El tipo panacinar produce afección inicial de los alvéolos periféricos y después se extiende para afectar los bronquiolos más centrales. Este tipo de enfisema es más frecuente en personas con DAAT. También se encuentra en fumadores en asociación con enfisema centroacinar. En estos casos, el patrón panacinar tiende a presentarse en las partes inferiores del pulmón y el enfisema centroacinar se observa en las partes superiores.

Bronquitis crónica

La bronquitis crónica es la obstrucción de las vías respiratorias mayores y pequeñas.[23,30] La afección se ve con mayor frecuencia en hombres de mediana edad y se relaciona con la irritación crónica por tabaquismo e infecciones recurrentes. El diagnóstico clínico de la bronquitis crónica requiere el antecedente de tos productiva crónica durante por lo menos 3 meses consecutivos al menos 2 años seguidos.[30] Por lo general, la tos ha estado presente durante muchos años, con un incremento gradual de exacerbaciones agudas que producen esputo purulento.

La primera característica de la bronquitis crónica es la hipersecreción de moco en las vías respiratorias grandes relacionada con la hipertrofia de las glándulas submucosas de la tráquea y los bronquios.[23] Aunque esta hipersecreción es la causa de la sobreproducción de esputo, hoy en día se piensa que los cambios acompañantes en las vías respiratorias pequeñas (bronquios pequeños y bronquiolos) tienen importancia fisiológica en la obstrucción de las vías respiratorias que se presenta en la bronquitis crónica.[23] En

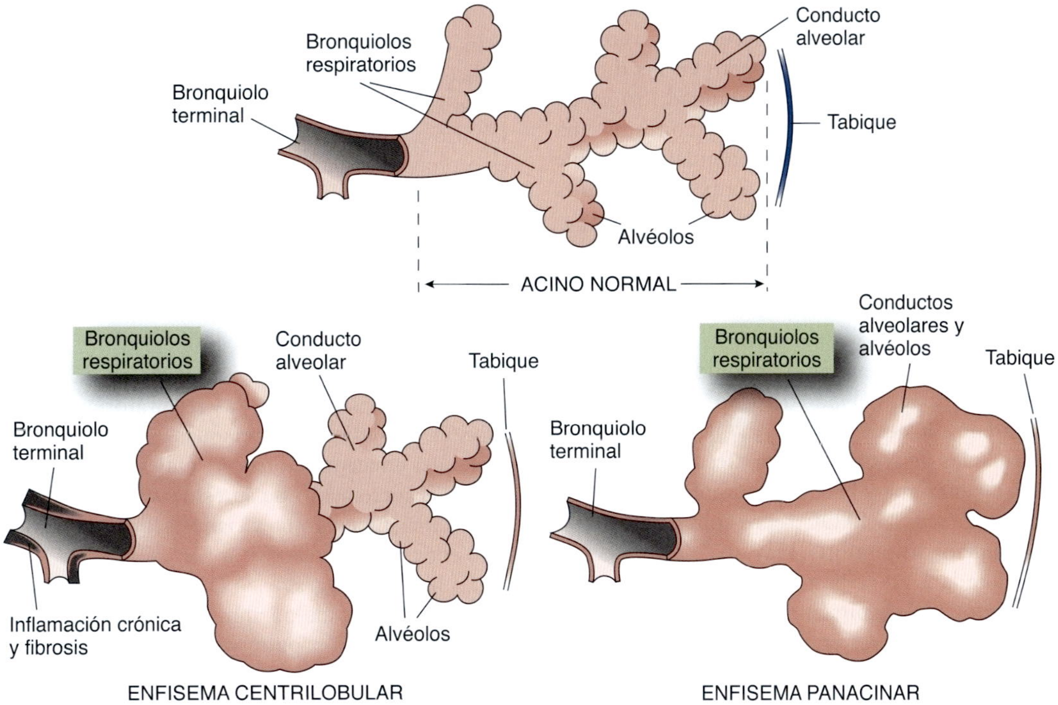

FIGURA 31-11. Tipos de enfisema. El acino es la unidad estructural de intercambio de gases del pulmón distal al bronquiolo terminal. Consiste en bronquiolos respiratorios, conductos alveolares, sacos alveolares y alvéolos (de proximal a distal). En el enfisema centrilobular (acinar proximal), están afectados de manera predominante los bronquiolos respiratorios. En el enfisema paraseptal (acinar distal), se alteran particularmente los conductos alveolares. En el enfisema panacinar (panlobular), el acino se daña de manera uniforme. Tomado de: Strayer D. S., Rubin R (Eds.) (2015). *Rubin's pathology: Clinicopathologic foundations of medicine* (7th ed., fig. 18-43, p. 709). Philadelphia, PA: Lippincott Williams & Wilkins.

términos histopatológicos, estos cambios incluyen un incremento notable de células caliciformes y producción excesiva de mucosidad con taponamiento de la luz de las vías respiratorias, infiltración inflamatoria y fibrosis de la pared bronquiolar. Las infecciones víricas y bacterianas son frecuentes en las personas con bronquitis crónica y se considera que es más el resultado que la causa del problema.

Manifestaciones clínicas

Las manifestaciones clínicas de la EPOC suelen tener un inicio gradual. De manera característica, las personas buscan atención médica en la quinta o sexta décadas de vida, con manifestaciones como fatiga, intolerancia al ejercicio, tos, producción de esputo o disnea. Por lo general, la tos productiva tiene lugar en la mañana y la disnea se agrava conforme avanza la enfermedad. Las exacerbaciones frecuentes de infección e insuficiencia respiratorias son frecuentes y causan ausentismo laboral y, por último, discapacidad. Las etapas tardías de la EPOC se caracterizan por infecciones respiratorias recurrentes e insuficiencia respiratoria crónica. La muerte suele ocurrir durante una exacerbación de la enfermedad relacionada con infección e insuficiencia respiratoria.

Las nemotecnias "soplador rosado" y "congestivo azulado" se utilizan para diferenciar las manifestaciones clínicas del enfisema y la bronquitis obstructiva crónica. Las personas con enfisema predominante se denominan *"sopladores rosados"*, una referencia a la ausencia de cianosis, el empleo de músculos accesorios y respiración con los labios fruncidos ("soplador"). Con la pérdida de elasticidad pulmonar y la hiperventilación pulmonar, las vías respiratorias a menudo se colapsan durante la espiración porque la presión en los tejidos pulmonares circundantes excede la presión de las vías respiratorias. El aire queda atrapado en los alvéolos y los pulmones, y esto produce un incremento en las dimensiones torácicas anteroposteriores, el denominado *tórax en tonel*, que es característico de las personas con enfisema (fig. 31-12). Estas personas tienen una disminución notable de los ruidos respiratorios a lo largo del tórax. Dado que es posible que el diafragma esté funcionando cerca de su capacidad máxima, la persona es vulnerable a presentar fatiga diafragmática e insuficiencia respiratoria aguda.

Las personas con síndrome clínico de bronquitis crónica se clasifican típicamente como *congestivos azulados*, en referencia a la cianosis y la retención de líquidos relacionada con la insuficiencia cardíaca del lado derecho. En la práctica, la diferenciación entre los dos tipos de EPOC a menudo es complicada porque las personas con esta afección suelen tener cierto grado de enfisema y bronquitis crónica.

Las manifestaciones de la EPOC representan un cambio progresivo en la función respiratoria. Hay una afectación respiratoria de moderada a grave por obstrucción del flujo de aire, la cual es mayor en la espiración que en la inspiración; ello ocasiona mayor trabajo respiratorio, pero poca eficacia. La aparición de disnea de esfuerzo, descrita con frecuencia como mayor esfuerzo para respirar, pesadez, falta de aire o jadeo, puede ser gradual y, a menudo, se identifica en la sexta década de la vida. Las actividades relacionadas con el esfuerzo notable de los brazos, sobre todo arriba de los hombros, son particularmente difíciles para las personas con EPOC. Las

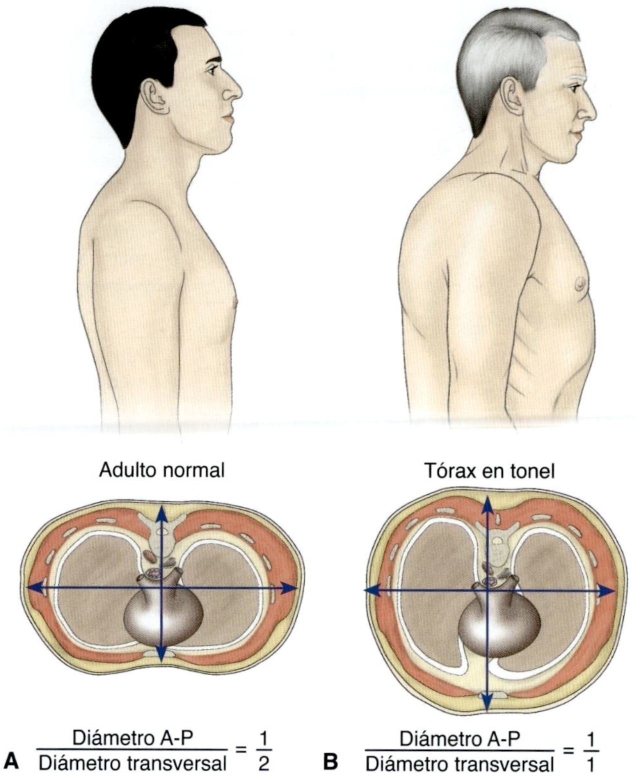

FIGURA 31-12. Características de la pared torácica normal y la pared torácica en el enfisema. **A.** Se ilustra la pared torácica normal y su sección transversal. **B.** Se ilustra el tórax en forma de tonel con enfisema y su sección transversal. Tomada de: Hinkle J. L., Cheever K. H. (2018). *Brunner & Suddarth's textbook of medicalsurgical nursing* (14th ed., fig. 24-3, p. 637). Philadelphia, PA: Lippincott Williams & Wilkins.

actividades que permiten que la persona apoye los brazos y utilice los músculos accesorios se toleran mejor. A medida que progresa la enfermedad, la respiración se vuelve cada vez más laboriosa, aun en reposo. La fase espiratoria de la respiración es prolongada y las sibilancias espiratorias y las crepitaciones pueden escucharse en la auscultación. Las personas con obstrucción grave del flujo de aire también pueden manifestar uso de músculos accesorios al sentarse en la posición de "trípode" característica para facilitar el uso de los músculos esternocleidomastoideo, escaleno e intercostales.[23] La respiración con los labios fruncidos mejora el flujo de aire, pues incrementa la resistencia al flujo de salida de aire y ayuda a evitar el colapso de las vías respiratorias al incrementar su presión. Por último, las personas con EPOC son incapaces de mantener concentraciones normales de gases sanguíneos mediante el incremento de su esfuerzo respiratorio. Se generan hipoxemia, hipercapnia y cianosis, que expresan un desequilibrio entre la ventilación y la perfusión.

La hipoxemia grave, en la que los valores de PO_2 arterial caen por debajo de 55 mm Hg, causa vasoconstricción refleja de los vasos pulmonares y, después, afectación del intercambio de gases en el pulmón. Es más frecuente en personas con la forma de bronquitis crónica de la EPOC. La hipoxemia también estimula la producción de eritrocitos, ocasionando policitemia. El aumento de la vasoconstricción pulmonar y la consiguiente alza de la presión en las arterias pulmonares incrementan aún más el trabajo del ventrículo derecho. Como resultado, las personas con EPOC pueden desarrollar insuficiencia cardíaca derecha con edema periférico (cardiopatía pulmonar). Sin embargo, los signos de insuficiencia cardíaca derecha manifiesta se observan con menor frecuencia desde que se cuenta con el tratamiento con oxígeno complementario.

Diagnóstico

El diagnóstico de EPOC se basa en un interrogatorio y una exploración física cuidadosos, pruebas de función pulmonar, radiografías torácicas y análisis de laboratorio. La obstrucción de las vías respiratorias prolonga la fase espiratoria de la respiración y permite el potencial para el intercambio de gases afectado, debido a la discrepancia entre ventilación y perfusión. La CVF es la cantidad de aire que puede exhalarse de manera forzada después de la inspiración máxima. En un adulto con función respiratoria normal, esta debe alcanzarse en 4-6 s. En las personas con enfermedad pulmonar crónica, el tiempo requerido para la CVF se incrementa, el VEF_1 se reduce y la relación entre VEF_1 y CVF disminuye. Las mediciones del volumen pulmonar revelan incremento marcado de VR y aumento de CPT y de la relación VR-CPT. Estas y otras mediciones del flujo espiratorio se determinan mediante espirometría y se utilizan en el diagnóstico de la EPOC. Las mediciones de la espirometría también pueden emplearse para conocer la gravedad de la enfermedad, mediante la medición de las relaciones VEF_1-CVF. Otras medidas diagnósticas adquieren importancia conforme avanza la enfermedad. Las medidas de tolerancia al ejercicio, estado nutricional, saturación de hemoglobina y gasometría arterial pueden utilizarse para valorar el efecto general de la EPOC en el estado de salud y dirigir el tratamiento.

Tratamiento

El tratamiento de la EPOC depende de la etapa de la enfermedad y a menudo requiere una estrategia interdisciplinaria. Dejar de fumar es la única medida que desacelera la progresión de la enfermedad. La educación de las personas con EPOC y sus familias es clave para el control exitoso de la enfermedad.

Las personas en etapas más avanzadas de la enfermedad a menudo necesitan medidas para mantener y mejorar el funcionamiento físico y psicosocial, intervenciones farmacológicas y oxigenoterapia. Evitar el humo del cigarrillo y otros irritantes ambientales de las vías respiratorias es imperativo. Utilizar una mascarilla para protegerse del clima frío previene frecuentemente la disnea y el broncoespasmo ocasionados por la exposición al aire frío y el viento.

Las infecciones del aparato respiratorio han probado ser una amenaza para la vida de las personas con EPOC grave. Un individuo con EPOC debe evitar exponerse a personas con infecciones conocidas del aparato respiratorio y asistir a reuniones multitudinarias durante períodos del año en los que prevalecen la gripe y las infecciones respiratorias. La vacunación contra la gripe y las infecciones neumocócicas disminuye la probabilidad de que se presenten.

Un programa de rehabilitación pulmonar de largo plazo incluye ejercicios respiratorios que se centran en restablecer la función del diafragma, reducir el trabajo respiratorio y mejorar el intercambio de gases. El acondicionamiento físico con entrenamiento de ejercicios apropiados incrementa el consumo máximo de oxígeno y reduce el esfuerzo ventilatorio y la frecuencia para una determinada carga de trabajo. Las estrategias de simplificación del trabajo y conservación de energía pueden ser necesarias cuando la afección es grave.

El tratamiento farmacológico de la EPOC incluye el empleo de broncodilatadores, por ejemplo, adrenérgicos y anticolinérgicos inhalados. Los bloqueadores β_2-adrenérgicos inhalados son el pilar del tratamiento para la EPOC. Los anticolinérgicos, que se administran por inhalación, producen broncodilatación al bloquear los receptores colinérgicos parasimpáticos que contraen el músculo liso bronquial.

El tratamiento con oxígeno se prescribe en algunas personas con hipoxemia importante (PO_2 < 55 mm Hg). La administración de oxígeno de flujo bajo continuo (1-2 L/min) para mantener los valores de PO_2 arteriales entre 55 y 65 mm Hg disminuye la disnea y la hipertensión pulmonar, y mejora la función neuropsicológica y la tolerancia a la actividad. El objetivo general de la oxigenoterapia es mantener una saturación de oxígeno de hemoglobina del 88-92%.[27] Puesto que el impulso ventilatorio relacionado con la estimulación hipóxica de los quimiorreceptores periféricos no tiene lugar hasta que la PO_2 arterial disminuye a cerca de 60 mm Hg o menos, el incremento de la PO_2 arterial por arriba de este valor tiende a deprimir el estímulo hipóxico para la ventilación y a menudo conduce a hipoventilación y retención de dióxido de carbono.

Bronquiectasia

La *bronquiectasia* es un tipo infrecuente de EPOC que se caracteriza por la dilatación permanente de los bronquios y los bronquiolos por destrucción de músculo y tejido de soporte elástico como resultado de un ciclo continuo de infección e inflamación (fig. 31-13). No es una enfermedad primaria, sino que se considera secundaria a la adquisición de infecciones frecuentes. En el pasado, la bronquiectasia seguía con frecuencia a una neumonía bacteriana necrosante que a menudo complicaba el sarampión, la tos ferina o la gripe. La tuberculosis casi siempre se relacionaba con bronquiectasia. Por lo tanto, al contar con antibióticos que tratan de modo más eficaz las infecciones respiratorias, como la tuberculosis, y con la vacunación contra la tos ferina y el sarampión, la prevalencia de la bronquiectasia ha disminuido de manera notable, excepto en las personas que viven con FQ.

Etiología y patogenia

La obstrucción por mucosidad y la infección crónica persistente son las causas de la bronquiectasia. Sin importar cuál ocurra primero, ambas causan daño a las paredes bronquiales y ocasionan debilitamiento y dilatación. En la valoración general, la dilatación bronquial se clasifica como sacular, cilíndrica o varicosa. La bronquiectasia sacular afecta de la tercera a cuarta generación proximal de los bronquios.[29] Estos bronquios se tornan muy dilatados y terminan en sacos distendidos, con colapso y fibrosis de más tejido pulmonar distal. La bronquiectasia cilíndrica implica la dilatación uniforme y moderada de las generaciones sexta a octava de

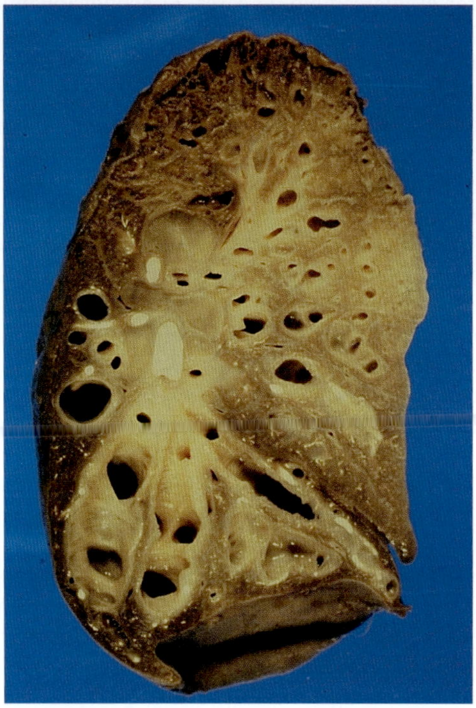

FIGURA 31-13. Bronquiectasia. El lóbulo superior resecado muestra los bronquios muy dilatados, con engrosamiento de las paredes bronquiales y colapso y fibrosis del parénquima pulmonar. Tomado de: Strayer D. S., Rubin R (Eds.) (2015). *Rubin's pathology: Clinicopathologic foundations of medicine* (7th ed., Fig. 18-10, p. 686). Philadelphia, PA: Lippincott Williams & Wilkins.

las vías respiratorias. Es una forma más leve de enfermedad que la bronquiectasia sacular y causa menos síntomas. La bronquiectasia varicosa afecta las ramificaciones segunda a octava de los bronquios y da como resultado bronquios que se asemejan a venas varicosas. La obliteración bronquial no es grave y pueden presentarse varios síntomas.

La bronquiectasia puede manifestarse en una de dos formas: como un proceso obstructivo local que afecta un lóbulo o segmento de un pulmón, o como un proceso difuso que altera gran parte de ambos pulmones. La *bronquiectasia localizada* o *focal* se debe con mayor frecuencia a padecimientos como tumores, cuerpos extraños y tapones de mucosidad que producen atelectasia e infección por obstrucción del drenaje de las secreciones bronquiales. Puede afectar cualquier área del pulmón y se determina por el sitio de la obstrucción o infección. La *bronquiectasia generalizada* o *difusa* suele ser bilateral y a menudo afecta los lóbulos inferiores.[23] Se debe en gran medida a afecciones heredadas de mecanismos transitorios o alteraciones adquiridas que permiten la introducción de microorganismos infecciosos en las vías respiratorias. Estas afecciones incluyen padecimientos heredados, como la FQ, en la que la causa de la obstrucción de las vías respiratorias es una alteración de la función mucociliar normal; estados de inmunodeficiencia congénitos o adquiridos, que predisponen a infecciones del aparato respiratorio; infección pulmonar (p. ej., tuberculosis, infecciones micóticas y absceso pulmonar); y exposición a gases tóxicos que causan obstrucción de las vías respiratorias.

Manifestaciones clínicas

La bronquiectasia se relaciona con diversas anomalías que afectan profundamente la función respiratoria, incluidas la atelectasia, la obstrucción de las vías respiratorias más pequeñas y la bronquitis difusa. Las personas con bronquiectasia tienen infección broncopulmonar recurrente, tos, producción de cantidades copiosas de esputo purulento y maloliente, y hemoptisis. La pérdida de peso y la anemia son frecuentes.

Además, las manifestaciones de bronquiectasia son similares a las de la bronquitis crónica y el enfisema. Como en los dos padecimientos anteriores, la obstrucción bronquial crónica origina disnea y cianosis marcadas. La acropaquia, que no suele observarse en otros tipos de enfermedades pulmonares obstructivas, es más frecuente en la bronquiectasia moderada a avanzada.

Diagnóstico y tratamiento

El diagnóstico se basa en los antecedentes y los estudios de imagen. El padecimiento suele detectarse en radiografías torácicas. El estudio mediante TC torácicas de alta resolución permite establecer el diagnóstico definitivo. La exactitud del diagnóstico es importante porque la broncoscopia o la cirugía pueden ser paliativas o curativas en algunos tipos de enfermedad obstructiva.

El tratamiento consiste en el reconocimiento y el tratamiento oportunos de la infección junto con drenaje postural regular y fisioterapia torácica. Las personas con esta alteración se benefician de muchas de las medidas de rehabilitación y tratamiento que se utilizan para la bronquitis crónica y el enfisema.

Fibrosis quística

La fibrosis quística, la causa principal de enfermedad respiratoria crónica grave en niños, es una alteración autosómica recesiva que afecta las glándulas exocrinas del revestimiento epitelial de los aparatos respiratorio, digestivo y reproductor.[31] La FQ afecta a cerca de 30 000 niños y adultos en los Estados Unidos y más de 10 millones de personas son portadoras asintomáticas del gen anómalo.[31] Este último, el regulador transmembrana de la fibrosis quística (*RTFQ*), y su producto proteínico causan mucosidad gruesa excesiva que obstruye los pulmones y el páncreas. Además de la enfermedad respiratoria crónica, la FQ se manifiesta mediante insuficiencia exocrina pancreática y aumento del cloruro de sodio en el sudor. Los pólipos nasales, las infecciones sinusales, la pancreatitis y la colelitiasis también se observan con la FQ. La mayoría de los niños con FQ tienen ausencia bilateral congénita del conducto deferente con azoospermia.

Etiología y patogenia

La FQ se origina de mutaciones en un solo gen en la rama larga del cromosoma 7 que codifica el *RTFQ*, que funciona como un canal de cloruro (Cl^-) en las membranas celulares epiteliales. Las mutaciones en el gen *RTFQ* hacen que la membrana epitelial sea relativamente permeable al ion cloruro (fig. 31-14). Hay más de 1000 cambios posibles en el RTFQ. Sin embargo, la mutación más frecuente de *RTFQ* se denomina δ-*F508*, en la que la eliminación del aminoácido fenilalanina en la posición 508 produce un fenotipo más grave. Debido a la eliminación de este aminoácido, los canales de cloruro están mal plegados y no se insertan en la membrana celular.[32] Otros tienen una pérdida parcial de RTFQ, de modo que su fenotipo es menos grave y con frecuencia pasa inadvertido hasta que sufren una lesión aguda, como neumonía, y pueden requerir intubación y ventilación mecánica.

El efecto en la alteración del transporte de Cl^- debido a la mutación del gen *RTFQ* modifica en última instancia la reabsorción de NaCl, lo cual produce altas concentraciones de NaCl en el sudor de los individuos con FQ.[33] Al final, el transporte deficiente de Cl^- conduce a diversas situaciones secundarias, incluyendo mayor absorción de Na^+ y agua de las vías respiratorias hacia la sangre. Esto disminuye el contenido de agua del manto mucociliar que cubre el epitelio respiratorio, causando que se vuelva más viscoso. La deshidratación resultante de la capa mucosa conduce a una función mucociliar anómala y acumulación de secreciones viscosas que obstruyen las vías respiratorias y predisponen a infecciones pulmonares recurrentes. Las alteraciones de transporte similares y los fenómenos fisiopatológicos tienen lugar en los conductos pancreático y biliar, y los conductos deferentes en los niños.

Manifestaciones clínicas

Las manifestaciones respiratorias de la FQ son consecuencia de la acumulación de mucosidad viscosa en los bronquios, la alteración de la depuración mucociliar y las infecciones pulmonares. La bronquiolitis y la bronquitis crónicas son las manifestaciones pulmonares iniciales. Sin embargo, después de meses y años, los cambios estructurales en la pared bronquial conducen a bronquiectasia. Además de la obstrucción de vías respiratorias, la anomalía genética básica que se presenta con la FQ predispone a infección crónica con un número sorprendentemente limitado de microorganismos, de los cuales *Pseudomonas aeruginosa* es el más frecuente.[23,32] *P. aeruginosa*, en particular, tiene una propensión a causar enfermedad. La colonización temprana puede producir infecciones pulmonares recurrentes.[23] La inflamación pulmonar es otra causa de deterioro de la función respiratoria en las personas con FQ y es posible que preceda al inicio de la infección crónica.

A menudo, la función pancreática es en cierto grado anómala en los individuos con FQ. Puede haber malabsorción y desnutrición junto con los síntomas de malestar abdominal y diarrea. La esteatorrea, la diarrea y el dolor y malestar abdominales son síntomas relacionados habituales. En el neonato, el íleo meconial puede causar obstrucción intestinal, un padecimiento mortal si no se trata. El grado de afección pancreática es muy variable. En algunos niños, la anomalía es relativamente leve, y en otros es grave y deteriora la absorción intestinal. Además, las personas con FQ

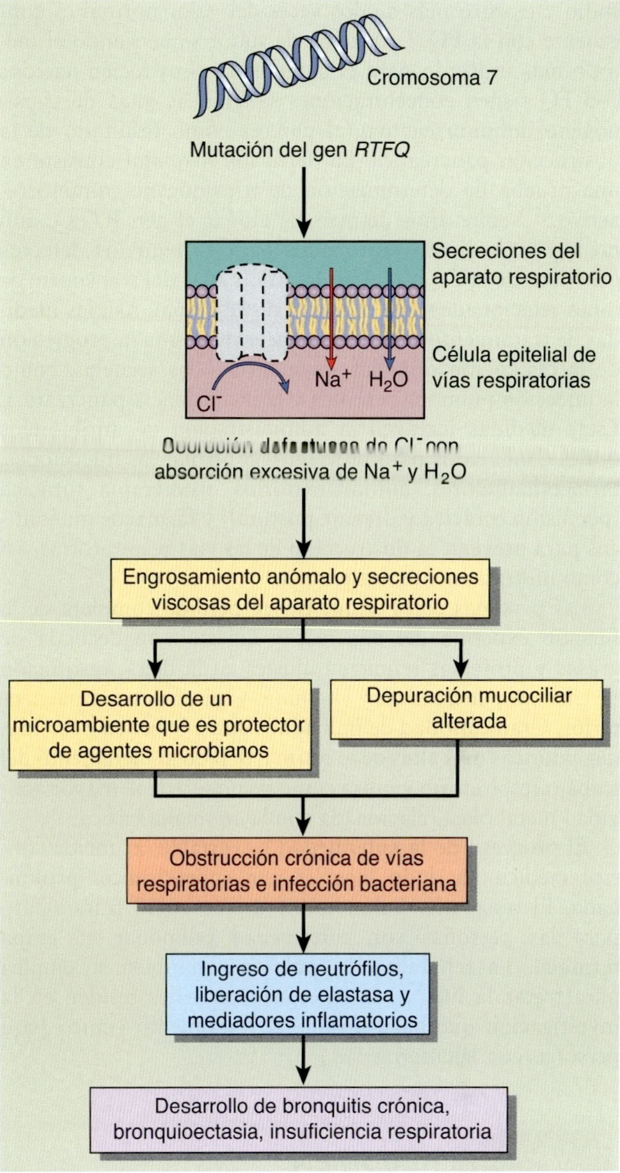

FIGURA 31-14. Patogenia de la fibrosis quística.

deben realizarse una prueba de diabetes mellitus, ya que el 30% de los adultos desarrollan esta enfermedad.[23,33]

Diagnóstico y tratamiento

El diagnóstico y el tratamiento precoces son importantes para retrasar el inicio y la gravedad de la enfermedad crónica en los niños con FQ. El diagnóstico se basa en la presencia de manifestaciones respiratorias y digestivas típicas de la FQ, antecedente de esta afección en un hermano o resultado positivo en la detección neonatal. Las pruebas de laboratorio confirmatorias incluyen prueba del sudor, análisis funcionales de RTFQ y pruebas genéticas para mutaciones del gen *RTFQ*. La *prueba del sudor* se realiza mediante la recolección del sudor del individuo seguida de un análisis químico de su contenido de cloruro. El sudor con un contenido de sodio y cloruro más de dos veces del valor normal es congruente con la FQ. La prueba de sudor sigue siendo el método más utilizado para el diagnóstico. Los recién nacidos con FQ tienen concentraciones sanguíneas altas de tripsinógeno inmunorreactivo, al parecer como resultado de la obstrucción pancreática. La *detección neonatal* consiste en una prueba de determinación de tripsinógeno inmunorreactivo.[34] Veinte años después de clonar el gen *RTFQ*, aún no hay tratamientos aprobados para corregir los defectos genéticos de la FQ o revertir las anomalías del transporte de iones relacionadas con el RTFQ disfuncional. Así, las medidas de tratamiento se dirigen a hacer más lenta la progresión de la disfunción orgánica secundaria y las secuelas, como la infección pulmonar crónica y la insuficiencia pancreática. Estas medidas incluyen la administración de antibióticos orales e inhalados para prevenir y controlar las infecciones, broncodilatadores, antiinflamatorios, fisioterapia torácica (percusión torácica y drenaje postural) y fármacos mucolíticos para prevenir la obstrucción de las vías respiratorias, así como un tratamiento nutricional.[35]

Las personas con FQ que tienen pérdida completa de la función exocrina del páncreas y digestión inadecuada de grasas y proteínas requieren ajustes en la dieta, restitución de enzimas pancreáticas y vitaminas y minerales complementarios. Gran cantidad de individuos con FQ tienen necesidades calóricas más altas de lo normal debido al incremento del trabajo respiratorio y quizá como resultado de la mayor actividad metabólica relacionada con la anomalía básica.

El progreso de la enfermedad es variable. El mejor control médico ha dado lugar a una supervivencia prolongada. El trasplante pulmonar se utiliza como tratamiento para las personas con enfermedad pulmonar en etapa terminal. La rehabilitación pulmonar también se emplea para tratar la FQ.[35] Las esperanzas actuales residen en la investigación que haga posible el tratamiento génico para personas con la enfermedad.

RESUMEN

Las alteraciones ventilatorias obstructivas se caracterizan por la obstrucción de las vías respiratorias y la limitación del flujo de aire espiratorio. El asma es una alteración inflamatoria crónica de las vías respiratorias que se distingue por su hiperreactividad, estrechamiento y remodelación. Los linfocitos T_2H reaccionan a alérgenos y helmintos (parásitos intestinales) y estimulan a los linfocitos B para que se diferencien en células plasmáticas productoras de IgE, sinteticen factores de crecimiento de mastocitos y recluten y activen eosinófilos. En las personas con asma alérgica, la diferenciación de los linfocitos T parece desviarse hacia una respuesta de T_2H proinflamatoria. Se piensa que factores tanto genéticos como ambientales desempeñan un papel en la generación del asma o enfermedad reactiva de las vías respiratorias.

La EPOC describe un grupo de padecimientos que se caracterizan por la obstrucción del flujo de aire en los pulmones. Entre las afecciones relacionadas con la EPOC están el enfisema, la bronquitis crónica y la bronquiectasia. El enfisema se caracteriza por la pérdida de la elasticidad pulmonar, agrandamiento anómalo permanente de los espacios aéreos distales a los bronquiolos terminales e hiperinsuflación de los pulmones. La causa de la bronquitis crónica es la inflamación de las vías respiratorias mayores y pequeñas, y se caracteriza por edema e hiperplasia de las glándulas submucosas y secreción excesiva de moco hacia el árbol bronquial. El diagnóstico de bronquitis crónica requiere el antecedente de tos productiva crónica que persiste durante por lo menos 3 meses y durante al menos 2 años consecutivos en ausencia de otra enfermedad. El enfisema y la bronquitis crónica se manifiestan por un desequilibrio entre la ventilación y la perfusión. Conforme avanza la enfermedad, los signos de dificultad respiratoria y alteración del intercambio de gases se hacen evidentes, y se genera hipercapnia e hipoxemia. La bronquiectasia es una forma menos frecuente de EPOC que se caracteriza por la dilatación anómala de los bronquios principales relacionada con la infección y la destrucción de las paredes bronquiales.

La FQ es una alteración genética autosómica recesiva que se manifiesta por enfermedad pulmonar crónica, insuficiencia pancreática exocrina e incremento de la concentración de cloruro de sodio en el sudor. La causa de esta alteración es una mutación de un solo gen en la rama larga del cromosoma 7 que codifica el *RTFQ*, cuya función se relaciona con el transporte epitelial del ion cloruro. El defecto causa secreciones de la glándula exocrina que se vuelven en exceso viscosas, lo cual favorece la colonización del aparato respiratorio por *P. aeruginosa* y otros microorganismos, como *Staphylococcus aureus*. La acumulación de moco viscoso en los bronquios, la función mucociliar deteriorada y la infección contribuyen al desarrollo de enfermedad pulmonar crónica y a la reducción de la esperanza de vida.

Enfermedades pulmonares intersticiales crónicas

Las enfermedades pulmonares intersticiales (EPI) difusas son un grupo diverso de alteraciones pulmonares que producen cambios inflamatorios y fibróticos similares en el intersticio o los tabiques interalveolares del pulmón. Como el resultado de las EPI es un pulmón no distensible, casi siempre se clasifican como alteraciones pulmonares restrictivas. En contraste con las enfermedades pulmonares obstructivas, los pulmones son rígidos y difíciles de expandir, a pesar de que las vías respiratorias funcionan con normalidad.

Etiología y patogenia de las EPI

Las EPI pueden ser agudas o graduales al inicio. Su evolución puede avanzar de manera rápida, lenta o permanecer estática. Incluyen las enfermedades pulmonares ocupacionales, como la neumoconiosis, cuya causa es la inhalación de polvos, gases, humos o asbesto; neumonitis por hipersensibilidad; enfermedades pulmonares secundarias a exposición a fármacos tóxicos, y alteraciones granulomatosas, como la sarcoidosis (cuadro 31-2). Algunas de las EPI más habituales se deben a la exposición a polvo y partículas inhaladas y, en otras, no se identifica ninguna causa específica.

Al contrario de las enfermedades pulmonares obstructivas, que afectan sobre todo las vías respiratorias pulmonares, las alteraciones intersticiales ejercen sus efectos en el colágeno y el tejido conjuntivo elástico que se encuentra en el delicado intersticio de las paredes alveolares. Ciertas EPI afectan la parte distal de los alvéolos y causan restricciones fisiológicas y volúmenes pulmonares reducidos.[36] Otras EPI afectan el intersticio más cercano a la cara proximal del acino cerca de los bronquiolos, lo cual ocasiona obstrucción fisiológica, pero no afecta los volúmenes pulmonares.[5] Muchas de estas enfermedades también alteran las vías respiratorias, las arterias y las venas. En general, estas afecciones comparten un patrón de disfunción pulmonar, incluyendo volúmenes pulmonares reducidos, disminución de la capacidad pulmonar de difusión y diversos grados de hipoxemia.

Se piensa que estas alteraciones inician a partir de cierto tipo de lesión del epitelio pulmonar que viene seguida de un proceso inflamatorio que afecta los alvéolos y el intersticio pulmonar. La acumulación de células inflamatorias e inmunitarias produce daño continuo del tejido pulmonar y su reemplazo por tejido fibroso cicatricial.

Manifestaciones clínicas

En general, las EPI se caracterizan por cambios clínicos congruentes con alteraciones pulmonares restrictivas más que obstructivas, aunque algunas personas tienen ambos componentes. Las personas con EPI presentan disnea, taquipnea y, en algún momento, cianosis, sin evidencia de sibilancias o signos de obstrucción de las vías respiratorias. Suelen tener dificultad respiratoria de inicio gradual que, al principio, se presenta durante el ejercicio y puede avanzar al punto en el que la persona queda incapacitada por completo. Casi siempre, el individuo con enfermedad pulmonar restrictiva respira con un patrón taquipneico, en el que la frecuencia respiratoria se incrementa y el volumen corriente se reduce. Este patrón sirve para mantener el volumen por minuto; sin embargo, reduce el trabajo respiratorio porque implica menos problema mover el aire por las vías respiratorias con una tasa mayor de la que se requiere para distender un pulmón rígido a fin de acomodar un volumen corriente más grande.

CUADRO 31-2

CAUSAS DE ENFERMEDAD PULMONAR INTERSTICIAL

Inhalantes ocupacionales y ambientales
- Neumoconiosis
  - Neumoconiosis del minero de carbón
  - Silicosis
  - Asbestosis
- Neumonitis por hipersensibilidad
  - Pulmón de granjero
  - Pulmón de criador de palomas

Fármacos y productos terapéuticos
- Fármacos contra el cáncer
  - Bleomicina
  - Busulfano
  - Ciclofosfamida
  - Metotrexato
- Amiodarona

Enfermedad pulmonar inmunitaria
- Sarcoidosis
- Vasculopatía del colágeno
  - Lupus eritematoso sistémico
  - Artritis reumatoide
  - Esclerodermia

*Esta lista no pretende ser exhaustiva.

Es posible que surja tos improductiva, en particular con la exposición continua al irritante inhalado, junto con acropaquia de manos y pies.

Los volúmenes pulmonares, incluyendo la capacidad vital y la CPT, se reducen en la EPI. En contraste con la EPOC, en la que los flujos respiratorios disminuyen, el VEF_1 suele conservarse, aun cuando la relación entre VEF_1 y CVF puede incrementarse. Los gases sanguíneos arteriales en reposo generalmente son normales en etapas tempranas de la enfermedad, pero los valores de PO_2 arterial pueden disminuir durante el ejercicio. En personas con enfermedad avanzada, a menudo hay hipoxemia, incluso en reposo. En las etapas tardías, aparece hipercapnia y acidosis respiratoria. Se piensa que las alteraciones en la membrana alveolocapilar, así como un incremento de la derivación resultante de regiones no ventiladas del pulmón, afectan la difusión de gases en las personas con EPI.

Diagnóstico y tratamiento

Para diagnosticar las EPI, se requieren los antecedentes personales y familiares completos, con énfasis en el contacto con factores lesivos del entorno, ocupacionales y otros. Las radiografías torácicas y otras imágenes pueden usarse como método diagnóstico inicial, y a menudo se usan placas en serie para seguir el avance de la enfermedad. Una biopsia pulmonar quirúrgica para estudio histopatológico y cultivo es el estudio diagnóstico preferido.[36]

Los objetivos del tratamiento en las personas con EPI se centran en identificar y eliminar el agente dañino, detener la respuesta inflamatoria, evitar el avance de la enfermedad y proporcionar tratamiento de soporte para individuos con enfermedad avanzada. En general, las medidas terapéuticas varían con el tipo de enfermedad pulmonar. Los inmunodepresores y los corticoesteroides se utilizan con frecuencia. Muchas de las estrategias terapéuticas de apoyo que se usan en las etapas tardías, como oxigenoterapia y medidas para prevenir la infección, son similares a las descritas para las personas con EPOC. El trasplante de pulmón puede ser el único tratamiento eficaz posible para algunos pacientes.

PUNTOS CLAVE

Enfermedades pulmonares intersticiales

- Las EPI son resultado de alteraciones inflamatorias que afectan las estructuras interalveolares del pulmón y producen fibrosis y rigidez pulmonar.
- Un pulmón rígido y no distensible es difícil de inflar, lo que incrementa el trabajo respiratorio y reduce la tolerancia al ejercicio por hipoxemia.
- Como resultado del mayor esfuerzo necesario para expandir el pulmón, las personas con EPI tienden a efectuar respiraciones pequeñas, pero más frecuentes.

Enfermedades pulmonares intersticiales ocupacionales y ambientales

Las EPI ocupacionales y ambientales incluyen neumoconiosis y EPI por fármacos y por hipersensibilidad. Las *neumoconiosis* son causadas por la inhalación de polvos inorgánicos y partículas de materia; las *enfermedades por hipersensibilidad* se deben a la inhalación de polvos orgánicos y antígenos ocupacionales asociados. Un tercer tipo de enfermedad pulmonar ocupacional, la *bisinosis*, que afecta a los trabajadores del algodón, tiene características de las neumoconiosis y las enfermedades pulmonares por hipersensibilidad.

Entre las neumoconiosis están la silicosis, que se observa en mineros de roca dura, trabajadores de la fundición, limpiadores con chorros de arena, alfareros y trabajadores de la industria de la pizarra; la neumoconiosis del minero de carbón; la asbestosis, hallada en mineros de asbesto, fabricantes de productos de este material e instaladores y eliminadores de aislantes de asbesto; la talcosis, que se presenta en mineros, moledores de talco o consumidores de drogas, y lactantes o niños pequeños que inhalan de forma accidental polvo que contiene talco; y beriliosis, observada en trabajadores de la extracción de minerales y la producción de aleaciones. El riesgo de exposición a polvo de asbesto no se restringe al lugar de trabajo. El polvo se difunde en el ambiente general porque se utilizó en la construcción de edificios y en otras aplicaciones antes de que se conocieran sus riesgos para la salud. Se ha mezclado en pinturas y yeso, envuelve las tuberías de agua y calefacción, es un aislante en secadoras de cabello y se encuentra en el tejido de cortinas de teatro, almohadillas térmicas y cubiertas de mesas de planchar.

Los determinantes etiológicos relevantes en la aparición de la neumoconiosis son el tamaño de la partícula de polvo, su naturaleza química y la capacidad para incitar la destrucción pulmonar, así como la concentración de polvo y la duración de la exposición a este.[37]

Los macrófagos del pulmón deben eliminar todas las partículas de los alvéolos. Se piensa que los macrófagos transportan partículas engullidas desde los bronquiolos pequeños y los alvéolos, que no tienen cilios ni células secretoras de moco, hasta el transporte ascendente mucociliar o los conductos linfáticos para eliminarlas del pulmón. Esta función depuradora se obstaculiza cuando la función del macrófago se ve afectada por factores como el humo de cigarrillo, el consumo de alcohol y las reacciones de hipersensibilidad. Esto contribuye a explicar la mayor incidencia de enfermedad pulmonar entre fumadores que se exponen al asbesto. En la silicosis, la ingesta de partículas de sílice lleva a la destrucción de macrófagos pulmonares y la liberación de sustancias que producen inflamación y fibrosis.[37] La tuberculosis y otras enfermedades causadas por micobacterias son frecuentes en las personas con silicosis. Ya que la función de los macrófagos es proteger a los pulmones de la tuberculosis, su destrucción explica el incremento de la susceptibilidad a esta enfermedad en personas con silicosis.

Enfermedad pulmonar intersticial por fármacos

Los fármacos pueden causar diversas alteraciones agudas y crónicas de la función pulmonar. Por ejemplo, algunos de los fármacos citotóxicos que se usan en el tratamiento del cáncer producen daño pulmonar como resultado de la toxicidad directa del medicamento y al estimular el ingreso de células inflamatorias en los alvéolos.[36] La amiodarona, un fármaco que se emplea para tratar las arritmias cardíacas resistentes, se secuestra de manera preferencial en el pulmón y causa neumonitis notable en las personas que reciben más de 400 mg al día.[36]

Neumonitis por hipersensibilidad

La causa de las alteraciones pulmonares ocupacionales por hipersensibilidad (p. ej., neumonitis por hipersensibilidad, también denominada *alveolitis alérgica extrínseca*) es la exposición prolongada y, a menudo, intensa a polvos orgánicos inhalados y antígenos ocupacionales relacionados.[37] Las personas afectadas tienen hipersensibilidad al antígeno. Las formas más frecuentes de neumonitis por hipersensibilidad son el pulmón de granjero, que resulta de la exposición al heno mohoso; el pulmón del criador de palomas, provocado por la exposición a suero, excremento o plumas de las aves; la bagazosis, de la caña de azúcar contaminada; y el pulmón del humidificador o acondicionador de aire, causado por el moho en los reservorios de agua de estos aparatos. A diferencia del asma, este tipo de reacción por hipersensibilidad afecta sobre todo los alvéolos. Estas alteraciones ocasionan enfermedad pulmonar fibrótica progresiva, que puede prevenirse mediante la eliminación del agente ambiental.

Sarcoidosis

La sarcoidosis es una alteración sistémica en la que se localizan granulomas en los tejidos y sistemas orgánicos afectados, particularmente en los pulmones y el sistema linfático.[36] Una característica importante es que estos granulomas se observan en ausencia de factores exógenos (infección o ambiental) que se sabe ocasionan inflamación granulomatosa. La alteración afecta de modo predominante a personas de 10-40 años de edad, aunque también se desarrolla en individuos mayores. La incidencia de sarcoidosis en los Estados Unidos se aproxima a 10.9 de cada 100 000 personas por año para caucásicos y a 35.5 de cada 100 000 personas por año para afroamericanos.[36]

Etiología y patogenia

La lesión característica de la sarcoidosis es el granuloma no caseificante. A diferencia de las lesiones granulomatosas de la tuberculosis y la histoplasmosis, la acumulación de macrófagos tisulares que componen los granulomas en la sarcoidosis no muestra signos de necrosis o **caseificación**. Además de los granulomas, en los que a menudo se observan células gigantes multinucleadas, con frecuencia hay alveolitis o inflamación de los alvéolos.

La causa de la sarcoidosis se desconoce. Se piensa que la alteración puede deberse a la exposición de personas con predisposición genética a factores específicos del entorno.[36] A pesar de los avances, incluyendo la identificación de factores genéticos de sarcoidosis, aún no se ha logrado determinar un factor etiológico específico.

Manifestaciones clínicas

La sarcoidosis tiene manifestaciones variables y una evolución impredecible en la que cualquier sistema orgánico puede resultar afectado. Las pruebas sistemáticas de detección en tórax localizan el 20-30% de los casos pulmonares en individuos asintomáticos.[36] Los órganos que habitualmente manifiestan síntomas son los pulmones, piel, ojos y sistema nervioso. Las personas con sarcoidosis con frecuencia buscan asistencia médica, ya sea por anomalías detectadas en una radiografía torácica incidental o por el inicio insidioso de los síntomas respiratorios (dificultad respiratoria, tos improductiva, dolor torácico) o signos y síntomas constitucionales (p. ej., fiebre, transpiración, anorexia, pérdida de peso, fatiga y mialgia).[36] La afección ocular (uveítis anterior) y la cutánea (**pápulas** y placas de la piel) son manifestaciones extratorácicas muy frecuentes. Sin embargo, los síntomas de la sarcoidosis pueden afectar a cualquier sistema orgánico. Pueden detectarse anomalías cardíacas, neuromusculares, hemáticas, hepáticas, endocrinas o de los ganglios linfáticos.[36]

La sarcoidosis sigue una evolución impredecible que se caracteriza por cronicidad progresiva o períodos de actividad alternados con remisiones, algunas veces permanentes, que pueden ser espontáneas o inducidas por el tratamiento con corticoesteroides. Al parecer, la enfermedad se relaciona con una función inmunitaria anómala, puesto que hay un incremento en la relación de linfocitos $CD4^+$ y $CD8^+$ y mayor concentración de citocinas proinflamatorias.[36] Existe un riesgo bajo de muerte o discapacidad; sin embargo, la evolución de la enfermedad varía. Casi una tercera parte de los individuos diagnosticados con sarcoidosis tienen la enfermedad progresiva.[36]

Diagnóstico y tratamiento

El diagnóstico de la sarcoidosis se basa en la anamnesis y exploración física, pruebas para descartar otras enfermedades, radiografías torácicas y biopsia para confirmar granulomas no caseificantes. Aún es controvertido el empleo de TC y resonancia magnética (RM) como métodos sistemáticos para el diagnóstico de sarcoidosis.[36]

El tratamiento se dirige a interrumpir el proceso inflamatorio granulomatoso característico de la enfermedad y controlar las complicaciones relacionadas. Cuando el tratamiento está indicado, se utilizan fármacos corticoesteroides.

RESUMEN

Las EPI se caracterizan por fibrosis y disminución de la distensibilidad pulmonares. Incluyen enfermedades pulmonares ocupacionales y ambientales, y alteraciones granulomatosas, como la sarcoidosis. Se piensa que estas afecciones son consecuencia de un proceso inflamatorio que empieza en los alvéolos y se extiende para afectar tejidos pulmonares intersticiales. A diferencia de la EPOC, que afecta las vías respiratorias, las EPI dañan el colágeno y los tejidos elásticos de soporte que yacen entre las vías respiratorias y los vasos sanguíneos. Por lo general, estas neumopatías disminuyen los volúmenes pulmonares y la capacidad de difusión de los pulmones y causan diversos grados de hipoxemia. Como la distensibilidad pulmonar disminuye, las personas con esta forma de neumopatía tienden a mantener su volumen por minuto mediante un patrón respiratorio rápido y poco profundo.

Alteraciones de la circulación pulmonar

Cuando la sangre se mueve por los capilares pulmonares, el contenido de oxígeno se incrementa y el de dióxido de carbono disminuye. Estos procesos dependen de la compatibilidad de la ventilación (el intercambio de gases) y la perfusión (el flujo sanguíneo). En esta sección se analizan los dos problemas principales de la circulación pulmonar: la embolia y la hipertensión pulmonar.

PUNTOS CLAVE

Alteraciones de la circulación pulmonar

- Los tromboémbolos pulmonares son coágulos de sangre que se originan en el sistema venoso sistémico y se alojan en un vaso sanguíneo pulmonar cuando se mueven desde el hemicardio derecho hacia y a través de la circulación pulmonar.
- La hipertensión pulmonar es una presión arterial pulmonar alta. Puede surgir como una alteración primaria de las arterias pulmonares (en la que el engrosamiento anómalo de la pared vascular incrementa la resistencia al flujo sanguíneo), o como un padecimiento secundario a afecciones pulmonares crónicas o condiciones ambientales que producen hipoxemia y constricción consecuente de las pequeñas arterias pulmonares, alteraciones cardíacas que incrementan la presión venosa pulmonar o enfermedades tromboembólicas que obstruyen los vasos sanguíneos pulmonares.

Embolia pulmonar

La embolia pulmonar se genera cuando una sustancia transportada en la sangre se aloja en una rama de la arteria pulmonar y obstruye el flujo sanguíneo. Esta embolia puede consistir en un trombo (fig. 31-15), aire que se inyectó de modo accidental durante la infusión intravenosa, grasa movilizada desde la médula ósea después de una fractura o desde un depósito de grasa traumatizado, o líquido amniótico que entró en la circulación materna después de la rotura de las membranas durante el parto. Cuando se produce una embolia pulmonar durante el desarrollo de una neoplasia maligna, la tasa de mortalidad es del 25%.[36]

Etiología y patogenia

Casi todos los émbolos pulmonares son trombos secundarios a la trombosis venosa profunda (TVP) en los miembros inferiores y superiores.[36] Casi nunca se sospecha la presencia de trombosis en las venas profundas de las piernas o la pelvis hasta que tiene lugar la embolia pulmonar. Los efectos de los émbolos en la circulación pulmonar se relacionan con la obstrucción mecánica de la circulación pulmonar y los reflejos neurohumorales que causan vasoconstricción. La obstrucción del flujo pulmonar provoca broncoconstricción refleja en el área pulmonar afectada, ventilación residual e intercambio de gases alterado, así como pérdida de surfactante alveolar. Pueden presentarse hipertensión pulmonar e insuficiencia cardíaca derecha cuando hay vasoconstricción masiva por un émbolo grande. Es posible que haya áreas pequeñas de infarto, pero el infarto pulmonar evidente es poco habitual.

Entre los factores fisiológicos que contribuyen a la trombosis venosa se encuentra la tríada de Virchow, que consiste en estasis venosa, lesión endotelial venosa y estados de hipercoagulabilidad. Las trombofilias (p. ej., insuficiencia de antitrombina III, deficiencia de proteínas C y S, mutación del factor V de Leiden) son un grupo de alteraciones hereditarias que afectan la coagulación y hacen a un individuo propenso a padecer tromboémbolos venosos.[36] La estasis y la lesión endotelial venosas pueden originarse a partir del reposo en cama prolongado, traumatismos, intervenciones quirúrgicas, parto, fracturas de cadera y fémur, infarto de miocardio e insuficiencia cardíaca congestiva, y lesión de la médula espinal. Las personas que tienen una cirugía ortopédica o por cáncer ginecológico presentan mayor riesgo, así como quienes están inmovilizados. La hipercoagulabilidad se relaciona con varios factores. Las células cancerosas pueden producir trombina y sintetizar factores de precoagulación, lo que aumenta el riesgo de tromboembolia. Se considera que el consumo de anticonceptivos, el embarazo y el tratamiento de restitución hormonal incrementan la resistencia a los anticoagulantes endógenos.

Manifestaciones clínicas

Las manifestaciones de embolia pulmonar dependen del tamaño y la ubicación de la obstrucción. El dolor torácico, la disnea y el incremento de la frecuencia respiratoria son los signos y síntomas más frecuentes de la embolia pulmonar. El infarto pulmonar a menudo causa dolor pleurítico que cambia con la respiración; es más intenso en la inspiración y menos en la espiración. La hipoxemia moderada sin retención de dióxido de carbono se presenta como resultado del deterioro del intercambio de gases. Los émbolos pequeños que se alojan en las ramificaciones periféricas de la arteria pulmonar pueden pasar inadvertidos, a menos que la persona esté afectada, como los adultos mayores o los individuos con enfermedad aguda. Los émbolos pequeños repetidos reducen de manera gradual el tamaño del lecho capilar pulmonar y producen hipertensión pulmonar. Las personas con émbolos de tamaño moderado frecuentemente tienen dificultad respiratoria acompañada de dolor pleurítico, aprensión, fiebre ligera y tos productiva de esputo con manchas de sangre. A menudo, aparece taquicardia para compensar la oxigenación reducida y el patrón respiratorio es rápido y poco profundo. Las personas con émbolos masivos suelen experimentar colapso repentino, dolor torácico subesternal devastador, choque y algunas veces pérdida de la consciencia. El pulso es rápido y débil, la presión arterial es baja, las venas del cuello se distienden y la piel está cianótica y diaforética. Los émbolos pulmonares a menudo causan la muerte.

Diagnóstico

El diagnóstico de embolia pulmonar se basa en signos y síntomas clínicos, medición de gases sanguíneos, estudios de trombosis venosa, troponina, prueba de dímero D, gammagrafías pulmonares y TC helicoidales torácicas. Las pruebas de laboratorio y las radiografías son útiles para descartar otras afecciones que pueden originar síntomas similares. Dado que es posible que los émbolos causen un incremento de la resistencia vascular pulmonar, puede

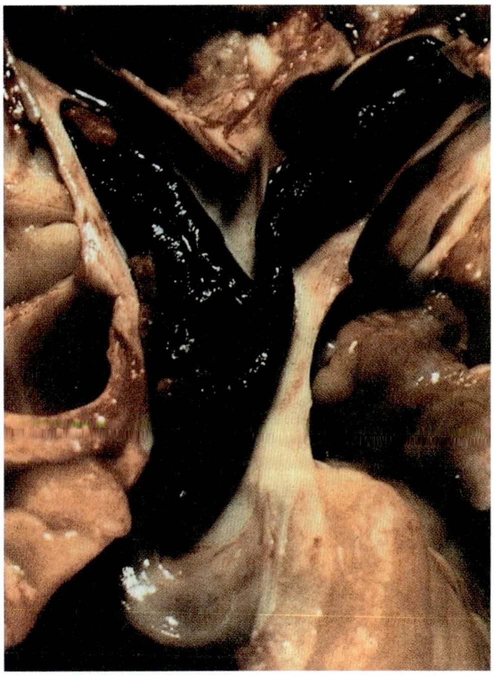

FIGURA 31-15. Embolia pulmonar. La arteria pulmonar principal y su bifurcación fueron abiertas para revelar un émbolo grande en silla de montar. Tomado de: Strayer D. , Rubin R. (Eds.) (2015). *Rubin's pathology: Clinicopathologic foundations of medicine* (7th ed., fig. 7-16, p. 308). Philadelphia, PA: Lippincott Williams & Wilkins.

obtenerse un ECG para detectar signos de sobrecarga cardíaca derecha.

Ya que la mayoría de los émbolos pulmonares son consecuencia de TVP, los estudios venosos, como la *ecografía de compresión de miembros inferiores*, la *pletismografía de impedancia* y la *flebografía de contraste*, se usan con frecuencia como procedimientos diagnósticos iniciales. De estos, la ecografía de compresión de miembros inferiores es un medio no invasivo importante para detectar TVP. La *prueba de dímero* D implica la medición del dímero d plasmático, un producto de la degradación de factores de coagulación que se activa como resultado de un fenómeno tromboembólico. Las concentraciones de troponina pueden aumentar debido al estiramiento del ventrículo derecho por un infarto pulmonar grande. La *gammagrafía de ventilación-perfusión* utiliza albúmina radiomarcada, que se inyecta por vía intravenosa, y un gas radiomarcado, que se inhala. Se usa una cámara gamma (γ) para explorar los distintos segmentos pulmonares en cuanto a flujo sanguíneo y distribución del gas radiomarcado. Las gammagrafías de ventilación-perfusión solo son eficaces cuando sus resultados son normales o indican una alta probabilidad de embolia pulmonar. La *angiografía por TC helicoidal* requiere la administración de un medio de radiocontraste intravenoso. Es sensible para detectar émbolos en las arterias pulmonares proximales y constituye otro método diagnóstico. La *angiografía pulmonar* implica el paso de un catéter venoso por el hemicardio derecho y hacia la arteria pulmonar bajo fluoroscopia. Se mantiene como el método de diagnóstico más exacto, pero se efectúa con poca frecuencia porque es un procedimiento invasivo. Con esta técnica, a veces se realiza una embolectomía.

Tratamiento

Los objetivos del tratamiento de los émbolos pulmonares se centran en prevenir la TVP y la formación de tromboémbolos, proteger los pulmones de la exposición a tromboémbolos cuando se presentan y, en el caso de los émbolos pulmonares grandes que ponen en riesgo la vida, mantener la vida y restablecer el flujo sanguíneo pulmonar. Es posible que esté indicado el tratamiento trombolítico con activador de plasminógeno tisular recombinante en las personas con émbolos múltiples o grandes.

La prevención se dirige a la identificación de las personas en riesgo, evitar la estasis venosa y los estados de hipercoagulabilidad, y la detección precoz de la trombosis venosa. Es importante que las personas empiecen a moverse tan pronto como sea posible después de una cirugía o enfermedad. Quienes están en riesgo pueden usar medias elásticas de compresión gradual y botas de compresión neumática intermitente para evitar la estasis venosa. La intervención quirúrgica de la vena cava puede estar indicada cuando la embolia pulmonar constituye un riesgo para la vida.

La profilaxis farmacológica incluye la administración de fármacos anticoagulantes. El tratamiento anticoagulante se utiliza para disminuir la probabilidad de TVP, tromboembolia y embolia pulmonar letal después de un procedimiento quirúrgico mayor. Se puede utilizar la heparina de bajo peso molecular, que puede administrarse por vía subcutánea en un entorno extrahospitalario. La warfarina, un anticoagulante oral, puede emplearse en personas con riesgo de generar trombos a largo plazo.

Hipertensión pulmonar

La circulación pulmonar es un sistema de presión baja diseñado para acomodar diversas cantidades de sangre provenientes del hemicardio derecho y facilitar el intercambio de gases. La arteria pulmonar principal y las ramas mayores son vasos distensibles de pared relativamente delgada. Las arteriolas pulmonares distales también tienen la pared delgada y la capacidad de dilatarse, colapsarse o constreñirse en función de la presencia de sustancias vasoactivas liberadas de las células endoteliales del vaso, influencias neurohumorales, velocidad de flujo, presión de oxígeno y ventilación alveolar.

La *hipertensión pulmonar* es una alteración caracterizada por un aumento de la presión dentro de la circulación pulmonar, a saber, en el sistema arterial pulmonar. El incremento de la presión puede ser agudo o crónico en función de los factores causales.

Etiología y patogenia

Diversos factores contribuyen a la patogenia de la hipertensión arterial pulmonar, incluyendo la disminución del área de sección transversal de las arterias pulmonares, la pérdida de vasos sanguíneos por procesos de cicatrización o destructivos que afectan las paredes alveolares, la vasoconstricción en respuesta a la hipoxia, la necesidad de acomodar la entrada excesiva de flujo sanguíneo sin ningún cambio anatómico en las arterias pulmonares o arteriolas, o la obstrucción del flujo de salida de la circulación pulmonar debido a presiones altas al interior de la aurícula o el ventrículo izquierdos.

La alteración puede deberse a cambios en la pared arterial (con frecuencia denominada *hipertensión arterial pulmonar*) o generarse como un padecimiento secundario relacionado con la oclusión de la circulación pulmonar por émbolos pulmonares o por la interrupción de esta circulación debido a una enfermedad cardíaca o pulmonar.

Hipertensión arterial pulmonar

El término *hipertensión arterial pulmonar* (HAP) se utiliza para describir un tipo de hipertensión pulmonar que tiene su origen en las arterias pulmonares. La Organización Mundial de la Salud (OMS) clasificó la HAP en cinco grupos relacionados con su mecanismo patogénico:[38]

- Grupo I: hipertensión arterial pulmonar o idiopática.
- Grupo II: hipertensión venosa pulmonar.
- Grupo III: hipertensión pulmonar relacionada con hipoxemia.
- Grupo IV: hipertensión pulmonar debida a enfermedad trombótica crónica o embólica.
- Grupo V: diversas alteraciones que causan HAP.[38]

La HAP es un padecimiento infrecuente y debilitante que se caracteriza por proliferación anómala y contracción de músculo liso vascular, anomalías de coagulación y fibrosis marcada de la íntima que conduce a obliteración u obstrucción de las arterias y arteriolas pulmonares (fig. 31-16). El incremento de presión resultante produce insuficiencia cardíaca derecha progresiva, gasto cardíaco bajo y muerte si no se recibe tratamiento. En años recientes hubo avances notables en el tratamiento de la HAP, con medidas terapéuticas médicas dirigidas a vías específicas que se piensa desempeñan funciones patogénicas en la aparición de la alteración. A pesar de estos logros, la HAP es todavía una afección grave que pone en riesgo la vida.

Etiología y patogenia

La forma familiar de HAP al parecer se hereda como un rasgo autosómico dominante con penetrancia variable, pero baja en ciertas personas que heredan el rasgo sin manifestar la enfermedad. El gen del receptor de tipo II de proteína ósea morfogenética (*BMPR2*), que codifica para un miembro de la superfamilia de receptores del factor de crecimiento transformador β (TGF-β, *transforming growth factor*-β), se identificó como la causa de la HAP familiar. Se piensa que las mutaciones en estos receptores evitan que el TGF-β y moléculas relacionadas ejerzan un efecto inhibidor en el músculo liso y la proliferación de células endoteliales.[39] Otros factores relacionados con la HAP incluyen alteraciones vasculares del colágeno (p. ej., esclerodermia), fármacos y toxinas, infección por el virus de inmunodeficiencia humana (VIH) e hipertensión portal y pulmonar persistente en el recién nacido.[38]

Se desconocen los mecanismos específicos que originan los cambios vasculares que se observan en la HAP, pero se han propuesto varios. Estos incluyen la expresión intensificada del transportador de serotonina y concentraciones reducidas de óxido nítrico y prostaciclina y altas de varios factores de crecimiento, como endotelina, factor de crecimiento endotelial vascular y factor de crecimiento derivado de plaquetas.

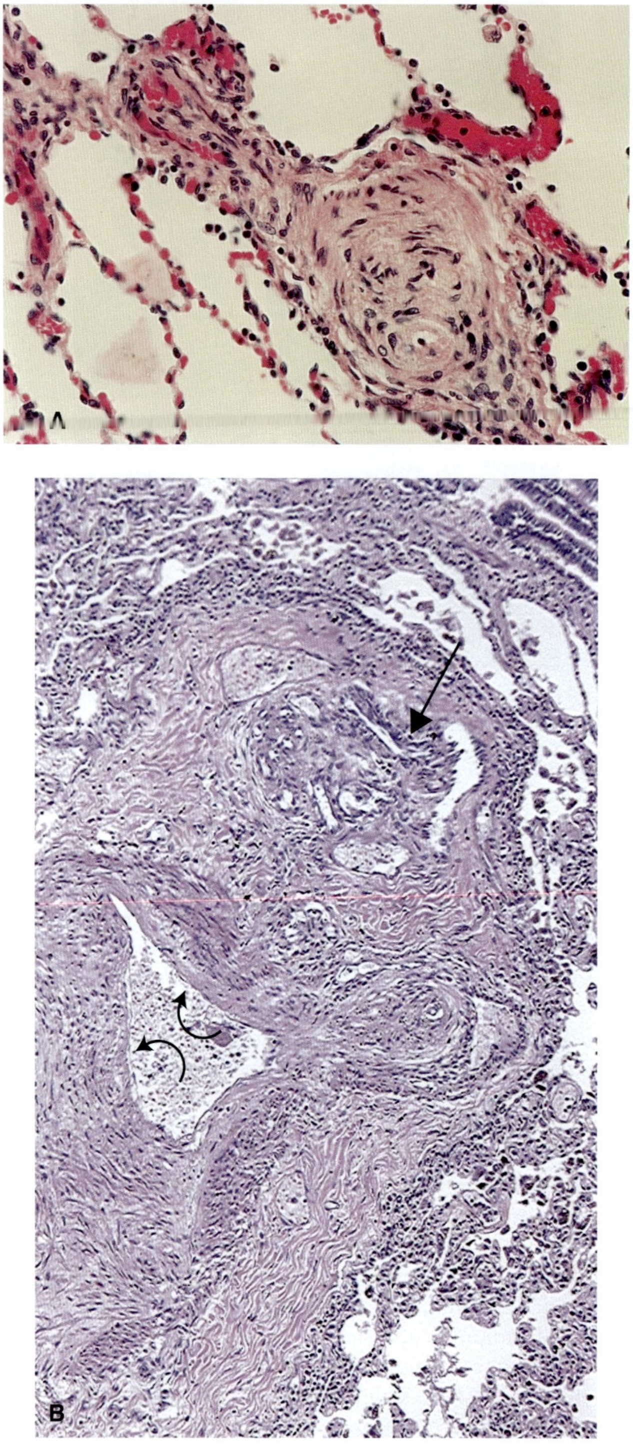

FIGURA 31-16. Hipertensión arterial pulmonar. **A.** Una pequeña arteria pulmonar ocluida por fibrosis concéntrica de la íntima y engrosamiento de la media. **B.** La lesión plexiforme (*flecha*) se caracteriza por una proliferación glomeruloide de vasos de pared delgada adyacentes a una arteria matriz, que muestra cambios hipertensivos marcados de la fibrosis de la íntima y engrosamiento medial (*flechas curvas*). Tomado de: Strayer D., Rubin R. (Eds.) (2015). *Rubin's pathology: Clinicopathologic foundations of medicine* (7th ed., fig. 18-76, p. 733). Philadelphia, PA: Lippincott Williams & Wilkins.

Manifestaciones clínicas

La HAP se define por un aumento persistente de la presión de las arterias pulmonares con presiones ventriculares izquierdas normales, lo que la diferencia de la insuficiencia cardíaca del lado izquierdo. Por lo general, los síntomas avanzan de dificultad respiratoria y disminución de la tolerancia al ejercicio a insuficiencia cardíaca derecha, con edema periférico notable y limitaciones funcionales. Otros síntomas frecuentes son fatiga, angina y síncope (desvanecimiento) o cuasisíncope.

Diagnóstico y tratamiento

El diagnóstico de la hipertensión pulmonar primaria se basa en la ausencia de alteraciones que causan hipertensión secundaria y presiones arteriales pulmonares promedio mayores de 25 mm Hg en reposo o 30 mm Hg con el ejercicio.

El tratamiento consiste en adoptar medidas para mejorar la función cardíaca derecha como un medio para reducir la fatiga y el edema periférico. El oxígeno complementario puede usarse para incrementar la tolerancia al ejercicio. El trasplante pulmonar puede ser una alternativa en personas que no reaccionan a otros tratamientos.

Hipertensión pulmonar secundaria

La hipertensión pulmonar puede surgir como una alteración primaria, pero casi todos los casos son secundarios a padecimientos como la hipoxemia crónica por EPOC, EPI o alteraciones respiratorias asociadas con el sueño; la resistencia incrementada al drenaje venoso pulmonar por afecciones como la disfunción diastólica del hemicardio izquierdo o alteraciones de las válvulas mitral o aórtica; o los padecimientos tromboembólicos crónicos.

Etiología y patogenia

La exposición continua de los vasos pulmonares a la hipoxemia es una causa habitual de hipertensión pulmonar. A diferencia de los vasos sanguíneos de la circulación sistémica, la mayoría de los cuales se dilatan en respuesta a la hipoxemia y la hipercapnia, los vasos pulmonares se constriñen. El estímulo para la constricción al parecer se origina en los espacios aéreos cercanos a las ramificaciones más pequeñas de las arterias pulmonares. En regiones de los pulmones con ventilación deficiente, la respuesta es adaptativa porque desvía el flujo sanguíneo lejos de las áreas mal ventiladas hacia aquellas que poseen una mejor ventilación. Sin embargo, este efecto se torna menos eficaz a medida que empeora la ventilación de más áreas del pulmón. La hipertensión pulmonar es un problema frecuente en personas con EPOC o EPI avanzadas. También puede aparecer a grandes altitudes en individuos con pulmones normales. Aquellos que experimentan hipoxemia marcada durante el sueño (p. ej., quienes tienen apnea del sueño) con frecuencia presentan aumentos notables de la presión arterial pulmonar.

El incremento de la presión venosa pulmonar es frecuente en padecimientos como las valvulopatías mitrales o la disfunción diastólica ventricular izquierda. En cada una de estas alteraciones, la presión auricular izquierda alta se transmite a la circulación pulmonar. Los incrementos continuos de la presión auricular izquierda pueden ocasionar hipertrofia medial y engrosamiento de la íntima de las arterias pulmonares pequeñas, lo que ocasiona hipertensión sostenida. Otra causa de hipertensión pulmonar secundaria es la obstrucción del flujo sanguíneo pulmonar por tromboémbolos pulmonares. Las personas que reciben tratamiento inmediato para tromboembolia pulmonar aguda con anticoagulantes rara vez presentan hipertensión pulmonar. Sin embargo, algunos individuos generan obstrucción crónica del lecho vascular pulmonar debido a la eliminación incompleta de los tromboémbolos.

Manifestaciones clínicas, diagnóstico y tratamiento

Los signos y síntomas de la hipertensión pulmonar secundaria expresan tanto la presión arterial pulmonar alta como la cardiopatía o enfermedad pulmonar subyacente. Al igual que en la hipertensión pulmonar primaria, el diagnóstico se basa en datos radiográficos, ecocardiográficos y ecografía Doppler. Las medidas terapéuticas se dirigen al tratamiento de la alteración subyacente. La terapia con vasodilatadores puede estar indicada en algunas personas.

Cardiopatía pulmonar (*cor pulmonale*)

El término *cardiopatía pulmonar* se refiere a la insuficiencia cardíaca derecha secundaria a la enfermedad pulmonar primaria o hipertensión pulmonar. El aumento en la presión y el trabajo producen hipertrofia y, por último, insuficiencia ventricular derecha. Las manifestaciones de la cardiopatía pulmonar incluyen los signos y síntomas de la enfermedad pulmonar primaria, así como los de la insuficiencia cardíaca del lado derecho. Los signos de insuficiencia cardíaca del lado derecho incluyen congestión venosa, edema periférico, dificultad respiratoria y tos productiva, que empeora durante períodos de insuficiencia cardíaca. La plétora (rubor), cianosis y piel caliente y húmeda pueden originarse de la policitemia compensadora y la desaturación de la sangre arterial que acompañan a la enfermedad pulmonar crónica. Es posible que la somnolencia y la consciencia alterada se presenten como consecuencia de la retención de dióxido de carbono. La atención de la cardiopatía pulmonar se centra en el tratamiento de la enfermedad pulmonar y la insuficiencia cardíaca (fig. 31-17). El tratamiento de flujo bajo de oxígeno puede usarse para reducir la hipertensión pulmonar y la policitemia relacionada con la hipoxemia grave por la enfermedad pulmonar crónica.

RESUMEN

Las vasculopatías pulmonares incluyen la embolia y la hipertensión pulmonares. La embolia pulmonar se genera cuando una sustancia transportada en la sangre se aloja en una rama de la arteria pulmonar y obstruye el flujo sanguíneo. El émbolo puede consistir en un trombo, aire, grasa o líquido amniótico. La forma más frecuente corresponde a los tromboémbolos que se originan en los conductos venosos profundos de los miembros inferiores. La hipertensión pulmonar es el aumento de la presión arterial pulmonar. Se clasifica en cinco grupos. La *cardiopatía pulmonar* describe la insuficiencia cardíaca derecha causada por enfermedad pulmonar primaria e hipertensión pulmonar prolongada.

Alteraciones respiratorias agudas

La función del aparato respiratorio es añadir oxígeno a la sangre y extraer dióxido de carbono. Las alteraciones de esta función se presentan en el síndrome de dificultad respiratoria/lesión pulmonar aguda y la insuficiencia respiratoria aguda. Los mecanismos que interrumpen el intercambio de gases pueden variar; sin embargo, ambas afecciones representan una situación que amenaza la vida con altos riesgos de morbilidad y mortalidad.

Lesión pulmonar aguda y síndrome de dificultad respiratoria aguda

El SDRA es la forma más grave de lesión pulmonar aguda (LPA). Los síntomas son, por lo general, sonidos crepitantes difusos, disnea, cianosis, taquipnea, taquicardia y diaforesis.

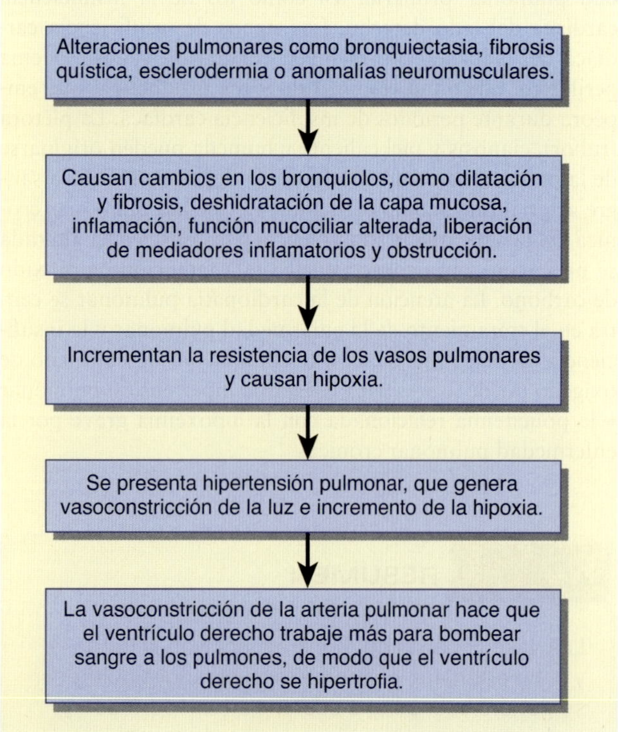

FIGURA 31-17. Patogenia de la cardiopatía pulmonar.

La gravedad de la disfunción pulmonar se evalúa mediante la relación PaO_2/FiO_2.[40] El SDRA es la manifestación más grave de la LPA y se diferencia sobre todo con propósitos de intervención inmediata, prevención e investigación.

El SDRA puede originarse de diversas afecciones, como aspiración de contenido gástrico, traumatismo mayor (con o sin émbolos de grasa), septicemia secundaria o no a infección pulmonar, pancreatitis aguda, alteraciones hemáticas, fenómenos metabólicos y reacciones a fármacos y toxinas (cuadro 31-3).

CUADRO 31-3

ANOMALÍAS QUE PUEDEN CAUSAR SDRA*

Broncoaspiración
- Cuasiahogamiento
- Aspiración del contenido gástrico

Fármacos, toxinas y elementos terapéuticos
- Consumo de cocaína pura
- Heroína
- Inhalación de gases (p., ej., humo, amoníaco)
- Respiración de altas concentraciones de oxígeno
- Radiación

Infecciones
- Septicemia

Traumatismo y estado de choque
- Quemaduras
- Embolia grasa
- Traumatismo torácico

Coagulación intravascular diseminada

Exceso de transfusiones sanguíneas

*Esta lista no pretende ser exhaustiva.

Etiología y patogenia

Varias afecciones pueden originar LPA/SDRA, pero todas producen cambios pulmonares patológicos similares que incluyen lesión celular epitelial difusa con aumento de la permeabilidad en la membrana alveolocapilar (fig. 31-18). El incremento de la permeabilidad permite que el líquido, las proteínas plasmáticas y las células sanguíneas salgan del compartimento vascular hacia el intersticio y los alvéolos pulmonares.[40] El daño de las células alveolares difusas da lugar a la acumulación de líquido, inactivación de surfactante y formación de una membrana hialina que es impermeable al intercambio de gases. Conforme avanza la enfermedad, el trabajo respiratorio se incrementa en gran medida cuando el pulmón se torna rígido y es más difícil de inflar. Hay cortocircuito intrapulmonar aumentado de sangre, afección del intercambio de gases e hipoxemia persistente a pesar de la oxigenoterapia complementaria intensiva. El intercambio de gases se afecta aún más por el colapso alveolar resultante

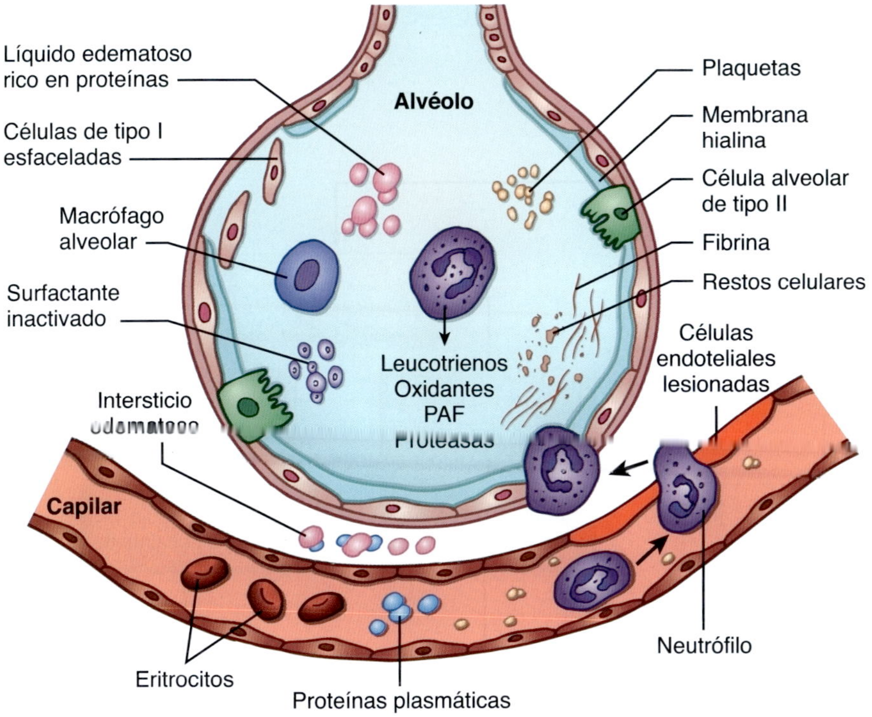

FIGURA 31-18. Mecanismo de los cambios pulmonares en el síndrome de dificultad respiratoria aguda. La lesión y el aumento en la permeabilidad de la membrana capilar alveolar permiten que líquido, proteínas, restos celulares, plaquetas y células sanguíneas salgan del compartimiento vascular y entren en el intersticio y los alvéolos. Los neutrófilos activados liberan diversos productos que dañan las células alveolares y dan lugar a edema, inactivación de surfactante y formación de membrana hialina. *PAF, factor activador de plaquetas.*

de anomalías en la producción de surfactante. Cuando la lesión del epitelio alveolar es grave, la reparación epitelial desorganizada puede ocasionar fibrosis (fig. 31-19).

La patogenia de la LPA y el SDRA no es clara, aunque ambas respuestas inflamatorias, locales y sistémicas a menudo tienen lugar cuando las personas diagnosticadas con SDRA ya tienen síndrome de extravasación capilar en otros órganos, como el páncreas. Los neutrófilos se acumulan al principio de la evolución de la alteración y se considera que desempeñan una función en la patogenia de la LPA y el SDRA. Los neutrófilos activados sintetizan y liberan diversos productos, incluyendo enzimas proteolíticas, especies reactivas de oxígeno y productos fosfolipídicos que incrementan la respuesta inflamatoria y causan más lesión al endotelio capilar y el epitelio alveolar.

Manifestaciones clínicas y diagnóstico

El cuadro clínico de la LPA y el SDRA se caracteriza por el inicio rápido de la dificultad respiratoria, casi siempre en las 12-18 h del fenómeno desencadenante, una mayor frecuencia respiratoria y signos de insuficiencia respiratoria. Se observa hipoxemia marcada resistente al tratamiento con oxígeno complementario, con disminución resultante de la relación PF. Muchas personas con SDRA tienen una respuesta sistémica que produce insuficiencia orgánica múltiple, en particular de los sistemas renal, digestivo, cardiovascular y nervioso central. La radiografía torácica muestra infiltrados bilaterales del tejido pulmonar en ausencia de disfunción cardíaca.

Tratamiento

Los objetivos del tratamiento del SDRA son: 1) oxigenar de forma adecuada los pulmones y los órganos vitales; 2) reconocer y tratar las alteraciones médicas y quirúrgicas subyacentes; 3) prevenir nuevas lesiones y complicaciones pulmonares, que incluyen, pero no se limitan a, tromboembolia venosa, aspiración e infecciones intrahospitalarias, y 4) disminuir la mortalidad.[41] La ventilación asistida que utiliza concentraciones altas de oxígeno puede ser necesaria para corregir la hipoxemia.

Insuficiencia respiratoria aguda

La insuficiencia respiratoria puede considerarse una anomalía en el intercambio de gases debida a la insuficiencia cardíaca o pulmonar, o ambas de manera concomitante. No es una enfermedad específica; sin embargo, puede generarse en el curso de varios padecimientos que deterioran la ventilación, afectan la concordancia entre ventilación y perfusión o alteran la difusión de gases. La insuficiencia respiratoria aguda puede surgir en personas previamente sanas como resultado de enfermedad aguda o traumatismo que afecta el aparato respiratorio, o generarse en la evolución de una enfermedad neuromuscular o pulmonar crónica.

La insuficiencia respiratoria es una afección en la que el aparato respiratorio falla en una o ambas de sus funciones de intercambio de gases: oxigenación de la sangre venosa mixta y eliminación del dióxido de carbono. La función del aparato respiratorio consiste en dos procesos: el intercambio de gases (movimiento de gases por la membrana alveolocapilar) y la ventilación (movimiento de gases hacia y desde los alvéolos por la acción de los músculos respiratorios, el centro respiratorio en el SNC y las vías que conectan los centros en el SNC con los músculos respiratorios). Por lo tanto, la insuficiencia respiratoria casi siempre se divide en dos tipos:

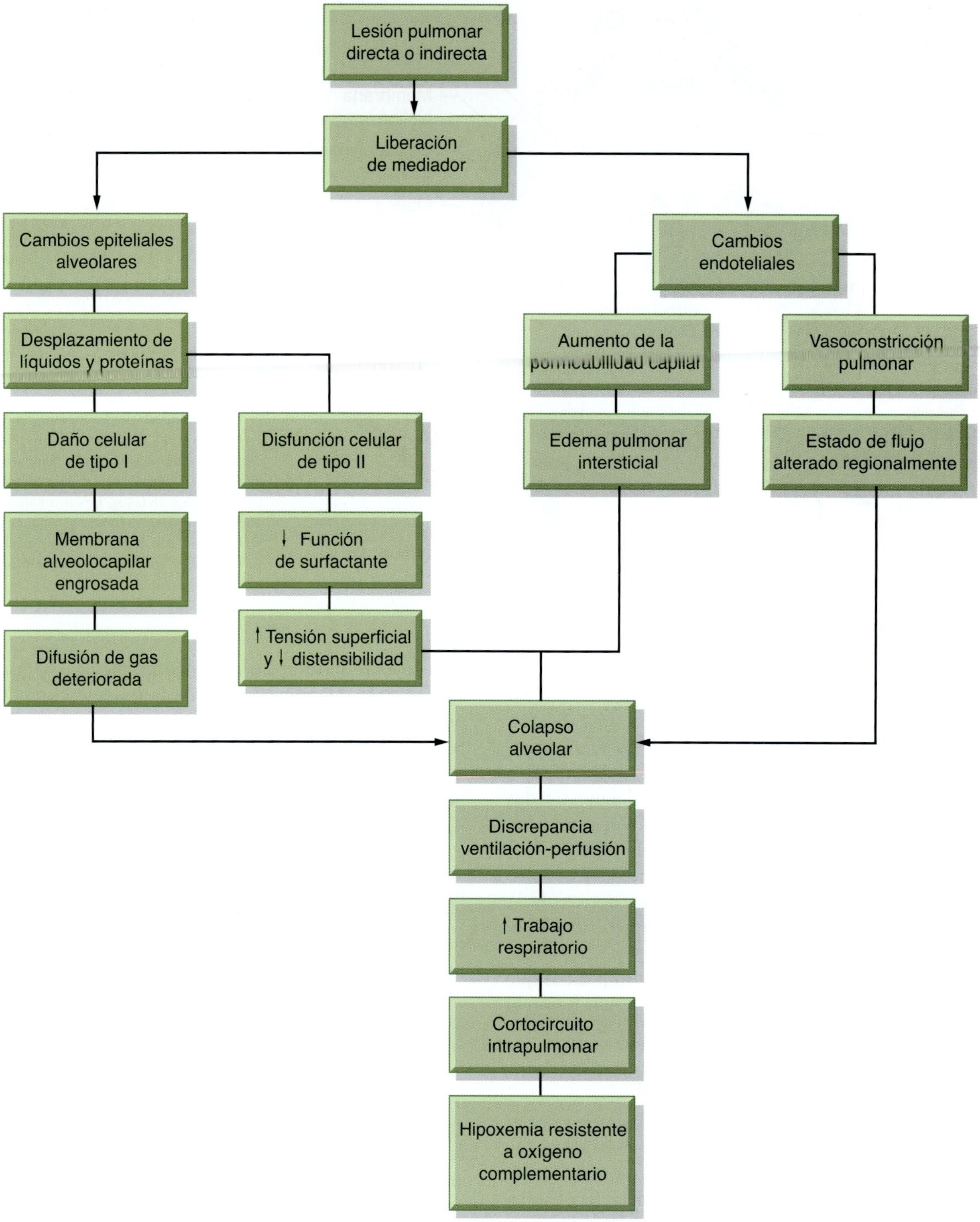

FIGURA 31-19. La cascada fisiopatológica se inicia por una lesión que desencadena la liberación de mediador. Los efectos múltiples producen cambios en alvéolos, tejido vascular y bronquios. El efecto último es un desequilibrio entre la ventilación y la perfusión e hipoxemia persistente. Tomado de: Morton P. G., Fontaine D. K. (2018). *Critical care nursing: A holistic approach* (11th ed., Fig. 27-2, p. 522). Philadelphia, PA: Lippincott Williams & Wilkins.

1. Insuficiencia respiratoria hipoxémica por alteración de la función pulmonar en el intercambio de gases.
2. Insuficiencia respiratoria hipercápnica-hipoxémica debido a una anomalía ventilatoria.[40]

La clasificación no debe aplicarse de manera tan rígida porque las alteraciones pulmonares que afectan el intercambio de gases pueden complicarse por insuficiencia ventilatoria. Además, es posible que esta última se acompañe de enfermedades pulmonares que alteran la difusión de gases. Las causas de la insuficiencia respiratoria se resumen en el cuadro 31-4.

Insuficiencia respiratoria hipoxémica

En las personas con insuficiencia respiratoria hipoxémica, dos factores fisiopatológicos importantes contribuyen a la disminución de la PO_2 arterial: la discrepancia ventilación-perfusión y la difusión alterada.

CUADRO 31-4

CAUSAS DE INSUFICIENCIA RESPIRATORIA*

Insuficiencia respiratoria hipoxémica

Enfermedad pulmonar obstructiva crónica

Enfermedad pulmonar intersticial crónica (restrictiva)

Neumonía grave

Atelectasia

Insuficiencia respiratoria hipercápnica-hipoxémica

Obstrucción de la vía respiratoria superior

- Infección (p. ej., epiglotitis)
- Laringoespasmo
- Tumores

Debilidad o parálisis de músculos respiratorios

- Lesión cerebral
- Sobredosis de fármacos
- Síndrome de Guillain-Barré
- Distrofia muscular
- Lesión de la médula espinal

Lesión de la pared torácica

Difusión afectada

Edema pulmonar

Lesión pulmonar aguda/síndrome de dificultad respiratoria aguda

*Esta lista no pretende ser exhaustiva.

Discrepancia ventilación-perfusión

Esta discrepancia ocurre cuando las áreas del pulmón se ventilan pero no se perfunden o cuando se perfunden pero no se ventilan. La hipoxemia suele observarse en situaciones en las que la discrepancia ventilación-perfusión es más grave en relación con la hipercapnia que aquella que se observa en la hipoventilación. La discrepancia ventilación-perfusión a menudo se presenta en personas con EPOC avanzada. Estas alteraciones contribuyen a la retención de dióxido de carbono al reducir la ventilación alveolar efectiva, incluso cuando la ventilación total se mantiene. Lo anterior se debe a que una región del pulmón no está perfundida y el intercambio de gases no puede llevarse a cabo o a que un área del pulmón no está ventilada. Conservar una tasa de ventilación alta evita de manera eficaz la hipercapnia, pero también incrementa el trabajo respiratorio.

La hipoxemia relacionada con las alteraciones de la ventilación-perfusión a menudo se intensifica por afecciones como la hipoventilación y la reducción del gasto cardíaco.

La eficacia de la administración de oxígeno sobre los valores de PO_2 en las afecciones de ventilación-perfusión depende del grado de discrepancia presente. Ya que la administración de oxígeno incrementa el gradiente de difusión en porciones ventiladas del pulmón, suele ser eficaz para aumentar los valores de PO_2 arteriales. Sin embargo, el flujo alto de oxígeno puede disminuir el impulso respiratorio y aumentar la PCO_2.

Difusión deteriorada

La difusión deteriorada describe una afección en la que el intercambio de gases entre el aire alveolar y la sangre pulmonar está obstaculizado por el incremento de la distancia para la difusión o por la disminución en la permeabilidad o el área superficial de las mucosas respiratorias para el movimiento de gases. Con mucha frecuencia, se presenta en padecimientos como EPI, LPA-SDRA, edema pulmonar y neumonía.

Las afecciones que perjudican la difusión pueden ocasionar una hipoxemia grave, pero no hipercapnia, debido al aumento de la ventilación y a la mayor tasa de difusión del dióxido de carbono. La hipoxemia que se genera por una difusión anómala puede corregirse de manera parcial o completa con la administración de concentraciones altas de oxígeno. En este caso, el oxígeno sirve para superar la disminución de la difusión mediante el establecimiento de un gradiente de difusión alveolocapilar más grande.

Insuficiencia respiratoria hipercápnica-hipoxémica

En la forma hipercápnica de la insuficiencia respiratoria, las personas no pueden conservar un nivel de ventilación alveolar suficiente para eliminar CO_2 y mantener los valores arteriales de O_2 dentro del intervalo normal. Como la ventilación está determinada por una secuencia de fenómenos que van desde la generación de impulsos en el SNC hasta el movimiento de aire por las vías respiratorias conductoras, hay varias etapas en las que los problemas afectan de manera adversa la ventilación total por minuto.

La hipoventilación o la insuficiencia ventilatoria surge cuando el volumen de aire "fresco" que entra y sale del pulmón se reduce notablemente. Por lo general, se debe a alteraciones extrapulmonares como la depresión del centro respiratorio (p. ej., sobredosis de fármacos y lesión cerebral), las enfermedades de los nervios que inervan los músculos respiratorios (p. ej., síndrome de Guillain-Barré y lesión de la médula espinal), las alteraciones de los músculos respiratorios (como la distrofia muscular), la exacerbación de la enfermedad pulmonar crónica (p. ej., EPOC) o alteraciones de la caja torácica (como la escoliosis grave o la compresión torácica).

La hipoventilación tiene dos efectos importantes en los gases sanguíneos arteriales. Primero, casi siempre provoca un incremento de la PCO_2. El aumento de la PCO_2 se relaciona de manera directa con el nivel de ventilación; su reducción a la mitad ocasiona que la PCO_2 se duplique. De esta manera, el valor de la PCO_2 es una buena medida diagnóstica de hipoventilación. Segundo, puede ocasionar hipoxemia, aunque cuando esta es producida por la hipoventilación, puede revertirse con facilidad si se administra oxígeno complementario.

Manifestaciones clínicas

La insuficiencia respiratoria aguda suele manifestarse por diversos grados de hipoxemia e hipercapnia. No hay una definición absoluta de los valores de PO_2 y PCO_2 que indiquen insuficiencia respiratoria. Esta se determina de manera convencional como una PO_2 arterial menor de 50 mm Hg o una PCO_2 arterial mayor de 50 mm Hg, cuando los valores sanguíneos previos eran normales. Es importante enfatizar que estos valores de corte no son rígidos, sino que solo sirven como una guía general en combinación con los antecedentes y la información de la exploración física. Los signos y síntomas de la insuficiencia respiratoria aguda son los de la enfermedad subyacente combinados con los signos de hipoxemia e hipercapnia-hipoxemia. La acidosis respiratoria suele generarse porque la retención de CO_2 conduce a una mayor producción de ácidos.

La hipoxemia se acompaña de un incremento en el impulso respiratorio y el tono simpático. Los signos posibles de hipoxemia incluyen cianosis, insomnio, confusión, ansiedad, delírium, fatiga, taquipnea, hipertensión, arritmias cardíacas y temblor. Los efectos cardiovasculares iniciales son taquicardia con gasto cardíaco y presión arterial altos. Pueden desencadenarse arritmias graves. La vasculatura pulmonar se constriñe en respuesta a la PO_2 alveolar baja. Si es grave, la vasoconstricción pulmonar puede ocasionar insuficiencia ventricular derecha con manifestaciones como distensión de la vena yugular y edema en las áreas declive. Es posible que la hipoxemia aguda profunda cause convulsiones, hemorragias retinianas y daño cerebral permanente. La hipotensión y la bradicardia a menudo son signos previos a la muerte en personas con insuficiencia respiratoria hipoxémica e indican la ineficacia de los mecanismos compensadores.

Muchas de las consecuencias adversas de la hipercapnia se deben a la acidosis respiratoria. Los efectos directos de la acidosis incluyen la depresión de la contractilidad cardíaca, la reducción de la contractilidad de los músculos respiratorios y la vasodilatación arterial. Los valores altos de la PCO_2 incrementan en gran medida el flujo sanguíneo cerebral, lo cual puede ocasionar cefalea, aumento de la presión del líquido cefalorraquídeo y, a veces, papiledema. La cefalea se debe a la dilatación de los vasos cerebrales. Los indicadores adicionales de hipercapnia son piel caliente y ruborizada y conjuntiva hiperémica. La hipercapnia tiene efectos en el sistema nervioso similares a los de un anestésico; de ahí el término *narcosis por dióxido de carbono*. Se presenta somnolencia progresiva, desorientación y, si no se trata la afección, estado de coma. Los incrementos leves a moderados de la presión arterial son frecuentes. Se desarrolla sensación de falta de aire y respiración rápida cuando los valores de PCO_2 alveolar aumentan a alrededor de 60-75 mm Hg; la persona se torna letárgica y, algunas veces, semicomatosa cuando las concentraciones de PCO_2 alcanzan 80-100 mm Hg.

Tratamiento

El tratamiento de la insuficiencia respiratoria aguda consiste en medidas terapéuticas específicas dirigidas a resolver la enfermedad subyacente, atención respiratoria de apoyo para preservar el intercambio adecuado de gases y estrategias generales de sostén. Existen varias modalidades de tratamiento, como establecer una vía aérea y administrar broncodilatadores, antiinflamatorios, mucolíticos y antibióticos para las infecciones respiratorias. El objetivo principal del tratamiento en la insuficiencia respiratoria hipoxémica es asegurar la oxigenación adecuada de órganos vitales, que suele lograrse mediante la ventilación mecánica.

RESUMEN

La característica distintiva de la LPA y el SDRA es una respuesta inflamatoria pronunciada que afecta el pulmón y que produce insuficiencia orgánica sistémica. De hecho, el daño al pulmón en el SDRA puede no ser la manifestación inicial del padecimiento, sino parte de un paro multiorgánico debido al síndrome de extravasación capilar. La respuesta inflamatoria aguda produce daño y disfunción de la membrana alveolocapilar pulmonar. Casi siempre hay edema intersticial del tejido pulmonar, incremento de la tensión superficial por inactivación del surfactante, colapso de las estructuras alveolares, un pulmón rígido y no distensible que es difícil de inflar, y deterioro de la difusión de gases respiratorios con hipoxia grave que es por completo resistente a la oxigenoterapia.

En la insuficiencia respiratoria aguda, los pulmones son incapaces de oxigenar la sangre de forma adecuada (insuficiencia respiratoria hipoxémica) o de evitar la retención excesiva de dióxido de carbono (insuficiencia hipercápnica-hipoxémica). Las causas de la insuficiencia respiratoria son numerosas. Puede surgir de modo agudo en personas con pulmones previamente sanos o superponerse a la enfermedad pulmonar crónica. El tratamiento de la insuficiencia respiratoria aguda se centra en resolver la enfermedad subyacente, mantener el intercambio de gases y la oxigenación tisular apropiados, y proporcionar terapia de soporte general. Es posible que se requiera de ventilación mecánica cuando la ventilación alveolar resulte inadecuada para mantener los valores de PO_2 o PCO_2 debido a la alteración de la función respiratoria o una disfunción neurológica. Los barotraumatismos en el parénquima pulmonar ocasionados por la ventilación mecánica pueden causar muchos problemas. Esta afección se debe a una lesión pulmonar causada por el ventilador, que debe prevenirse tanto como sea posible. Las estrategias para proteger al pulmón se centran en incrementar su distensibilidad y disminuir la tensión cortante, que se generan con el frecuente colapso alveolar a causa de la presión alta necesaria para ventilar los pulmones.

UNIDAD 10

Alteraciones de la función renal

CAPÍTULO 32

Estructura y función de los riñones

Los riñones son órganos extraordinarios. Cada uno es más pequeño que el puño de una mano, pero en un solo día, los dos órganos procesan alrededor del 22-25% del gasto cardíaco, es decir, 1100 mL/min.[1,2] Una función primordial de los riñones es filtrar la sangre para reabsorber de forma selectiva las moléculas necesarias para la función normal del cuerpo mientras excreta sustancias innecesarias a través de la orina. Los riñones realizan funciones excretoras y endocrinas para regular el volumen y la composición de los líquidos corporales. En este capítulo, el análisis se centra en la estructura y función de los riñones y las pruebas de la función renal.

Estructura y función de los riñones

Estructura macroscópica y ubicación

Los riñones son un par de órganos con forma de haba que se encuentran afuera de la cavidad peritoneal en la parte posterior del abdomen superior, uno a cada lado de la columna vertebral a nivel de las vértebras T12 y L3 (fig. 32-1).[1] El riñón derecho suele estar situado más abajo que el izquierdo, debido a la posición del hígado. En el adulto, cada riñón tiene una longitud de alrededor de 10-12 cm, un ancho de 5-6 cm y una profundidad de 2.5 cm, y su peso es de casi 113-170 g.[1] El borde medial del riñón está indentado por una fisura profunda llamada *hilio*, donde los vasos sanguíneos y los nervios entran y salen del riñón. Los uréteres, que conectan los riñones con la vejiga, también entran en el riñón por el hilio.[2]

El riñón es una estructura multilobular compuesta por 8-18 lóbulos.[2] Cada lóbulo se compone de nefronas, las cuales son las unidades funcionales del riñón. Cada riñón contiene cerca de 800000-1000000 nefronas.[2] Cada nefrona posee un glomérulo que filtra la sangre y un sistema de estructuras tubulares que reabsorbe de modo selectivo el material del filtrado que regresa a la sangre y secreta materiales que están en la sangre al filtrado cuando se forma la orina. En un corte longitudinal, el riñón se divide en una corteza externa y una médula interna (fig. 32-2). La corteza, la cual es parda rojiza, contiene los glomérulos y túbulos contorneados de la nefrona, así como vasos sanguíneos. La médula consta de masas de forma cónica de color claro: las pirámides renales. Las columnas de la corteza que se prolongan a la médula dividen las pirámides renales. Cada pirámide, bloqueada por una región de corteza, forma un lóbulo renal. Los ápices de las pirámides forman las papilas (8-18 por riñón, que corresponden a la cantidad de lóbulos), las cuales están perforadas por las

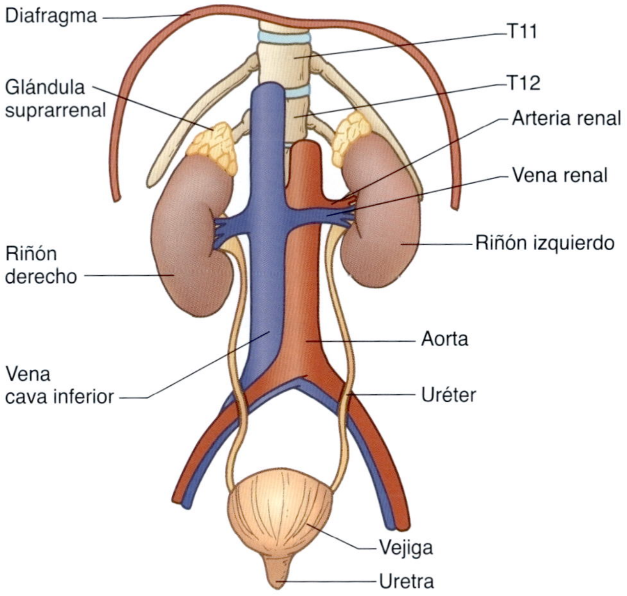

FIGURA 32-1. Riñones, uréteres y vejiga (el riñón derecho suele estar más abajo que el izquierdo).

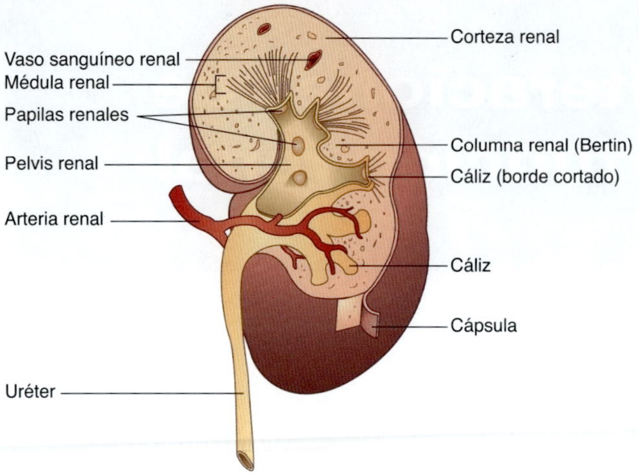

FIGURA 32-2. Estructura interna del riñón.

aberturas de los conductos colectores.[2] La pelvis renal es una estructura ancha en forma de embudo en el extremo superior del uréter. Está formada por los cálices o estructuras en forma de copa que drenan las mitades superior e inferior del riñón.[1,2]

El riñón se encuentra cubierto por una cápsula fibrosa externa y lo rodea una masa de tejido conjuntivo graso, en especial en sus extremos y bordes. El tejido adiposo protege al riñón de los golpes mecánicos y ayuda, junto con los vasos sanguíneos y la fascia, a mantenerlo en su lugar.[3,4] Aunque los riñones están relativamente bien protegidos, pueden lesionarse por golpes en el bajo vientre o por compresión entre las costillas inferiores y el íleo. Los riñones se ubican fuera de la cavidad peritoneal. Por lo tanto, las lesiones y la rotura no representan la misma amenaza de afección peritoneal que en otros órganos, como el hígado o bazo.

Irrigación sanguínea renal

Una sola arteria que sale de cada lado de la aorta abastece cada riñón. Cuando la arteria renal se aproxima al riñón,

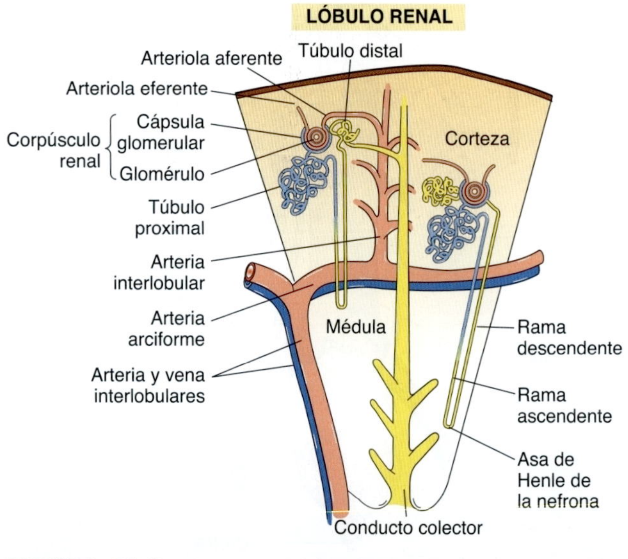

FIGURA 32-3. Riego arterial del riñón. Tomado de: Strayer D., Rubin R. (Eds.) (2015). *Rubin's pathology: Clinicopathologic foundations of medicine* (7th ed., p. 904). Philadelphia, PA: Lippincott Williams & Wilkins.

se divide en cinco segmentos arteriales que ingresan al hilio renal. En el riñón, cada segmento de la arteria se ramifica en varias arterias lobulares que nutren las partes superior, media e inferior del riñón.[2] Las arterias lobulares vuelven a subdividirse para formar las arterias interlobulares en el nivel de la unión corticomedular (fig. 32-3). Estas arterias dan lugar a ramificaciones, las arterias arciformes, las cuales forman un arco en la parte superior de las pirámides. Las arterias interlobulares pequeñas se irradian desde las arterias arciformes para abastecer la corteza renal. Las arteriolas aferentes que nutren los glomérulos surgen de las arterias intralobulares.[5]

Casi todo el flujo sanguíneo para los riñones pasa a través de la corteza, pero menos del 10% se dirige a la médula y solo alrededor del 1% se dirige a las papilas.[2] En condiciones de poca perfusión o mayor estimulación del sistema nervioso simpático, el flujo sanguíneo se redistribuye lejos de la corteza hacia la médula. Esta redistribución de flujo sanguíneo reduce la filtración glomerular mientras mantiene la capacidad renal para concentrar orina, un factor importante durante afecciones como el estado de choque.[2]

Nefrona

El riñón no tiene la capacidad para regenerar las nefronas.[2] Por lo tanto, con la edad, hay un decremento generalizado en el funcionamiento de las nefronas.[2] En efecto, los adultos tienden a perder alrededor del 10% de sus nefronas cada década a partir de los 40 años de edad.[2]

Cada nefrona consta de estructuras capilares (glomérulos y capilares peritubulares), un túbulo contorneado proximal, un asa de Henle, un túbulo contorneado distal y un conducto colector. La sangre se filtra en el glomérulo. En las otras estructuras de la nefrona, el agua, los electrólitos y otras sustancias necesarias para mantener el equilibrio del ambiente interno se reabsorben hacia el torrente sanguíneo, en tanto que otros materiales innecesarios se secretan en el filtrado tubular para su eliminación (fig. 32-4A).

Las nefronas pueden agruparse de manera general en dos categorías: corticales y yuxtamedulares. Las nefronas corticales conforman alrededor del 85% de las nefronas y se originan en la parte superficial de la corteza (fig. 32-4B).[2] Las nefronas corticales tienen asas de Henle cortas y gruesas que penetran poco en la médula. El restante 15% lo constituyen las *nefronas yuxtamedulares*.[2] Estas nefronas se originan a mayor profundidad en la corteza y tienen asas de Henle más grandes y más delgadas que atraviesan por completo la médula. Las nefronas yuxtamedulares se relacionan de modo estrecho con la concentración urinaria.[2]

Dos sistemas capilares nutren las nefronas: el glomérulo y la red capilar peritubular (*véase* la fig. 32-4A). El *glomérulo* es un sistema de filtración capilar de alta presión único que se localiza entre dos arteriolas: la aferente y la eferente. Como las arteriolas son vasos de alta resistencia y el diámetro de la arteriola aferente es mayor que el de la arteriola eferente, la presión arterial en el glomérulo es en extremo alta para el lecho capilar. Esta presión hidrostática capilar alta fuerza con facilidad el líquido y los solutos de los capilares glomerulares a la estructura tubular circundante, llamada cápsula de Bowman.[2] Los *capilares peritubulares* se originan en la arteriola eferente. Estos son vasos de baja presión que están adaptados para

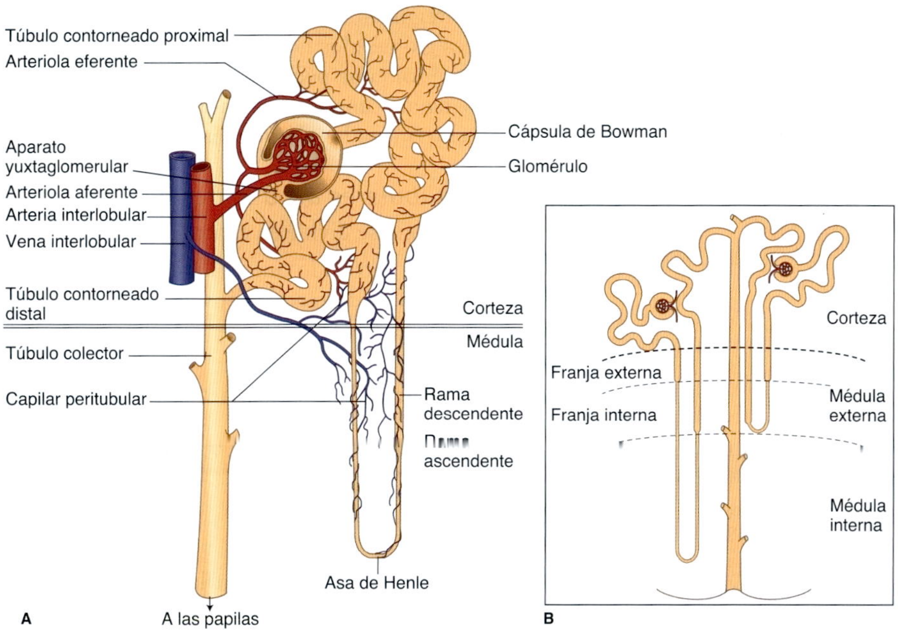

FIGURA 32-4. **A.** Nefrona en la que se ilustran las estructuras glomerulares y tubulares junto con la irrigación sanguínea. **B.** Diferencias en la ubicación de las estructuras tubulares de las nefronas corticales y yuxtamedulares.

reabsorber más que para filtrar.[2] Estos capilares peritubulares con baja presión hidrostática rodean todas las porciones de los túbulos, lo cual facilita la rápida reabsorción de agua y solutos de los túbulos a la sangre. En la parte más profunda de la corteza renal, las arteriolas eferentes que nutren a las nefronas yuxtaglomerulares también se continúan dentro de los vasos largos enrollados de pared delgada llamados *vasa recta*.[2] Estos vasos acompañan las largas asas de Henle en la porción medular del riñón para ayudar al intercambio de sustancias en esta región de la nefrona.[2] Los capilares peritubulares se unen para formar los conductos venosos por los que la sangre sale de los riñones y se vacía en la vena cava inferior.[2]

PUNTOS CLAVE

Nefrona

- La nefrona, que es la unidad funcional del riñón, está constituida por componentes vasculares (glomérulo y capilares peritubulares) y tubulares. El líquido y los solutos se filtran desde los capilares glomerulares hacia las estructuras tubulares, en las que se forma la orina para su eliminación del cuerpo.
- En la porción tubular de la nefrona, las sustancias que necesita el organismo se reabsorben en los capilares peritubulares, mientras que las sustancias innecesarias se secretan de dichos capilares en el filtrado de orina.

Glomérulo

El glomérulo consiste en un haz de capilares cubiertos por una cápsula de doble pared delgada llamada *cápsula de Bowman*.[2] La sangre ingresa en los capilares glomerulares desde la arteriola aferente y sale de estos hacia la arteriola eferente, que conduce a los capilares peritubulares. El líquido y las partículas procedentes de la sangre se filtran a través de la membrana capilar hasta un espacio lleno de líquido en la cápsula de Bowman llamado *espacio de Bowman*. La parte de la sangre que se filtra en el espacio de la cápsula se denomina *filtrado*.[2] La masa de capilares y su cápsula epitelial circundante se conoce como *corpúsculo renal* (fig. 32-5A).[2]

La membrana capilar glomerular se encuentra constituida por tres capas:

1. Capa capilar endotelial
2. Membrana basal
3. Capa epitelial y capsular de una sola célula (fig. 32-5B)

La capa endotelial recubre al glomérulo e interactúa con la sangre que se mueve a través del capilar. Esta capa contiene muchas perforaciones pequeñas llamadas *fenestraciones*,[6] que permiten el movimiento de solutos de peso molecular bajo fuera de la luz capilar.

La capa epitelial que cubre al glomérulo se continúa con el epitelio que reviste la cápsula de Bowman. Las células de la capa epitelial tienen estructuras inusuales similares a pulpos que poseen una gran cantidad de extensiones o *procesos podálicos* (*podocitos*), los cuales están incrustados en la membrana basal que se encuentra entre el endotelio capilar y la capa epitelial externa (*véase* la fig. 32-5B). Estos *podocitos* forman poros a través de los cuales pasa el filtrado glomerular.[6]

La membrana basal consiste en una red acelular homogénea de fibras de colágeno, glucoproteínas y mucopolisacáridos (fig. 32-5C). Las capas endotelial y epitelial del capilar glomerular tienen estructuras porosas y, por consiguiente, la membrana basal determina la permeabilidad de la membrana capilar glomerular. Los espacios entre las fibras que conforman la membrana basal actúan como poros de un filtro para crear una barrera permeable que depende de las dimensiones del glomérulo. Por lo general, el tamaño de los poros de la membrana basal evita que los eritrocitos y las proteínas plasmáticas atraviesen la membrana glomerular y lleguen al filtrado. Hay evidencia de que el epitelio desempeña una

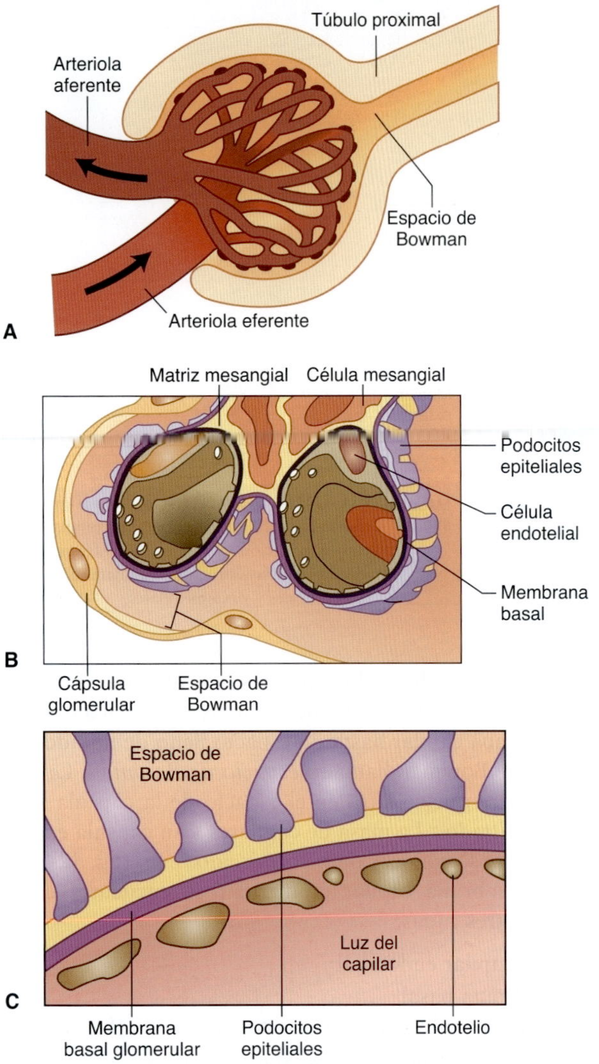

FIGURA 32-5. Corpúsculo renal. **A.** Estructuras del glomérulo. **B.** Corte transversal de la membrana glomerular, en el cual se muestra la posición del endotelio, la membrana basal y los podocitos epiteliales. **C.** Posición de las células mesangiales en relación con las asas capilares y la cápsula de Bowman.

función importante en la producción de los componentes de la membrana basal y es probable que las células epiteliales participen en la formación de material nuevo de la membrana basal durante toda la vida. Las alteraciones en la estructura y función de la membrana basal glomerular son las causas de la fuga de proteínas y elementos sanguíneos en el filtrado que se observa en muchas formas de enfermedad glomerular.[2]

Otro componente importante del glomérulo es el *mesangio*.[6] En algunas áreas, el endotelio capilar y la membrana basal no rodean por completo cada capilar. En lugar de eso, las células mesangiales, las cuales están entre los haces o mechones de capilares, proporcionan sostén al glomérulo en estas áreas (*véase* la fig. 32-5B).[6] Las células mesangiales producen una sustancia intercelular similar a la de la membrana basal. Esta sustancia reviste las células endoteliales donde no están cubiertas por la membrana basal.[6] Las células mesangiales tienen propiedades fagocíticas y eliminan materiales macromoleculares que entran en los espacios intercapilares. Estas células también poseen propiedades contráctiles en respuesta a sustancias neurohumorales y se supone que contribuyen a la regulación del flujo sanguíneo a través del glomérulo. En los glomérulos normales, el área mesangial es angosta y contiene solo una pequeña cantidad de células. La hiperplasia mesangial y una mayor matriz mesangial aparecen en algunas enfermedades glomerulares.[6]

Componentes tubulares de la nefrona

El túbulo de la nefrona se divide en cuatro segmentos:

1. Un segmento muy enrollado que se llama *túbulo contorneado proximal*, el cual drena la cápsula de Bowman.
2. Una estructura fina en forma de asa denominada *asa de Henle*.
3. Una parte distal enrollada llamada *túbulo contorneado distal*.
4. Un *túbulo colector* (o *conducto colector*), el cual se une con varios túbulos para recolectar el filtrado.[6]

El filtrado atraviesa cada uno de estos segmentos antes de llegar a la pelvis renal.

El túbulo proximal se introduce en la pelvis renal para convertirse en el extremo descendente del asa de Henle. El asa de Henle ascendente regresa a la región del corpúsculo renal, donde se transforma en el túbulo distal.[6] El túbulo contorneado distal, que inicia en el complejo yuxtaglomerular, se divide en dos segmentos: el *segmento diluido* y el *túbulo distal final*. El túbulo distal final se fusiona con el túbulo colector (o conducto colector). Como el túbulo distal, el túbulo colector se divide en dos segmentos: el *túbulo colector cortical* y el *túbulo colector medular interno*.[6]

En todo su recorrido, el túbulo se compone de una sola capa de células endoteliales que yacen sobre una membrana basal. La estructura de dichas células varía con la función tubular. Las células del túbulo proximal tienen una estructura vellosa fina que incrementa el área superficial para la reabsorción. También son ricas en mitocondrias, lo cual apoya los procesos de transporte. La capa epitelial del segmento delgado del asa de Henle tiene pocas mitocondrias, lo cual indica actividad metabólica y función de reabsorción mínimas.[6]

Formación de la orina

La formación de orina implica: a) la filtración de sangre por el glomérulo para formar un *ultrafiltrado de orina* y b) la reabsorción tubular de electrólitos y nutrientes necesarios para preservar el equilibrio del ambiente interno mientras se eliminan los materiales de desecho.

Filtración glomerular

La formación de orina inicia con la filtración de plasma esencialmente libre de proteínas a través de los capilares glomerulares en el espacio de Bowman. El movimiento de líquido a través de los capilares glomerulares está determinado por los mismos factores que influyen en el movimiento de líquidos en todos los lechos capilares: presión hidrostática capilar (presión de filtración), presión osmótica coloidal capilar (presión de reabsorción) y permeabilidad capilar.[2] El filtrado glomerular tiene una composición química similar a la del plasma, pero casi no contiene proteínas porque las moléculas grandes no cruzan con facilidad la pared glomerular. Cada minuto se forman alrededor de 125 mL de filtrado.[6] Esto se denomina *tasa de filtración glomerular* (TFG). Esta varía desde unos pocos mililitros por minuto hasta tanto como 200 mL/min. El adulto promedio tiene una TFG de 125 mL/min o 180 L/día.[2]

La ubicación del glomérulo entre dos arteriolas permite mantener un sistema de filtración a alta presión. La presión de filtración capilar (alrededor de 60 mm Hg) en el glomérulo es de casi dos a tres veces más alta que la de otros lechos capilares corporales. La presión de filtración y la TFG están reguladas por la constricción y el relajamiento de las arteriolas aferente y eferente. La constricción de la arteriola eferente incrementa tanto la resistencia al flujo de salida desde los glomérulos como la presión glomerular y la TFG. La constricción de la arteriola aferente causa una disminución del flujo de la sangre renal, la presión de filtración glomerular y la TFG.[2] Las arteriolas aferente y eferente reciben inervación del sistema nervioso simpático y son sensibles a hormonas vasoactivas, como la angiotensina II.[2]

Reabsorción y secreción tubular

De la cápsula de Bowman, el filtrado glomerular se desplaza hacia los segmentos tubulares de la nefrona. En su movimiento por la luz de los segmentos tubulares, el transporte tubular de agua y solutos cambia de forma considerable la composición del filtrado glomerular. El transporte tubular puede dar como resultado reabsorción de sustancias del líquido tubular a los capilares peritubulares o secreción de sustancias al líquido tubular de la sangre de los capilares peritubulares (fig. 32-6).[2]

Los mecanismos básicos de transporte a través de la membrana celular del epitelio tubular son similares a los de otras membranas celulares en el cuerpo e incluyen mecanismos de transporte activo y pasivo. El agua y la urea se absorben de forma pasiva a lo largo de gradientes de concentración. Los iones de sodio (Na^+), potasio (K^+), cloruro (Cl^-), calcio (Ca^{2+}) y fosfato, así como el urato, la glucosa y los aminoácidos, se reabsorben mediante mecanismos de transporte activo primario o secundario para atravesar la membrana tubular.

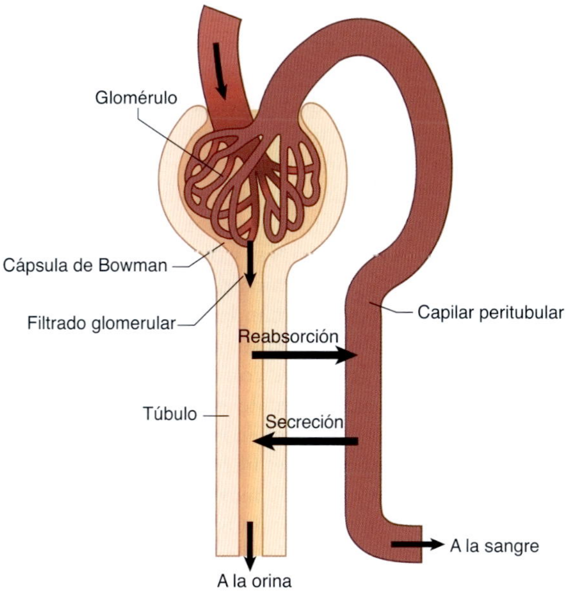

FIGURA 32-6. Reabsorción y secreción de sustancias entre los túbulos renales y los capilares peritubulares.

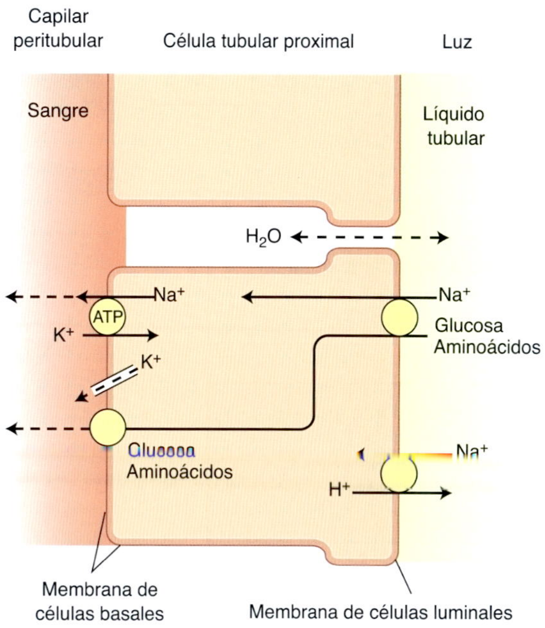

FIGURA 32-7. Mecanismo de transporte secundario activo o cotransporte de glucosa y aminoácidos en el túbulo proximal. La bomba dependiente de energía de sodio-potasio/ATP en la superficie basolateral de la célula mantiene un gradiente intracelular bajo que facilita el movimiento pendiente abajo de sodio y glucosa o de aminoácidos (cotransporte) desde la luz a la célula tubular y luego al capilar peritubular.

Algunas sustancias, como el hidrógeno (H^+), el K^+ y los iones urato, se secretan de la sangre, a través de las células epiteliales tubulares y en el filtrado tubular. En condiciones normales, solo alrededor de 1 mL de los 125 mL de filtrado glomerular que se forma cada minuto se excreta en la orina.[2] Los otros 124 mL se reabsorben en los túbulos. Esto significa que el gasto urinario promedio se aproxima a 60 mL/h.

Las células tubulares renales tienen dos superficies membranosas a través de las cuales tienen que pasar las sustancias conforme se reabsorben del líquido tubular. La membrana externa que se extiende adyacente al líquido intersticial se denomina *membrana basolateral*, y el lado que está en contacto con la luz y el filtrado tubular se llama *membrana luminal*.[6] En la mayoría de los casos, las sustancias pasan del filtrado tubular a la célula tubular por un gradiente de concentración, pero requieren transporte facilitado o sistemas portadores para cruzar la membrana basolateral hasta el líquido intersticial, donde se absorben en los capilares peritubulares.

La mayor parte de la energía que utiliza el riñón es para los mecanismos de transporte activo de sodio que facilitan su reabsorción y cotransporte de otros electrólitos, así como de sustancias como la glucosa y aminoácidos. Este se denomina *transporte activo secundario* o *cotransporte* (fig. 32-7). El transporte activo secundario se basa en la bomba dependiente de energía de Na^+/K^+-trifosfato de adenosina (ATPasa) en el lado basolateral de las células renales tubulares.[2] La bomba conserva una concentración baja de Na^+ intracelular que facilita el movimiento pendiente abajo (de una concentración más alta a una más baja) del Na^+ procedente del filtrado a través de la membrana luminal. El cotransporte utiliza un sistema portador en el cual el movimiento pendiente abajo de una sustancia como el sodio se acopla con el movimiento pendiente

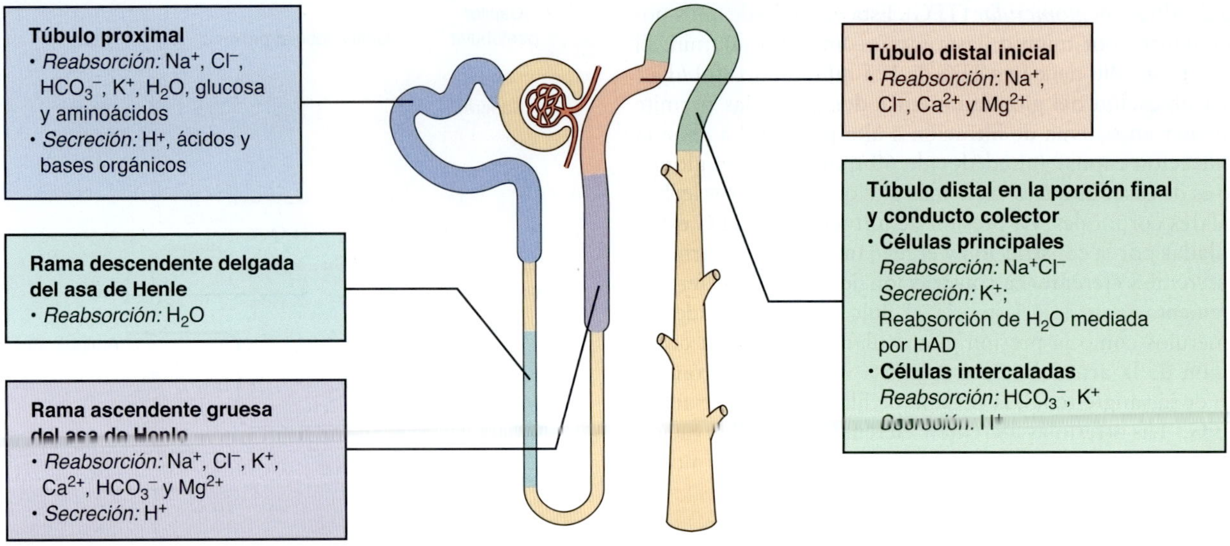

FIGURA 32-8. Sitios de reabsorción de agua peritubular (H_2O), glucosa, aminoácidos, Na^+ (sodio), Cl^- (cloruro), HCO_3^- (bicarbonato), K^+ (potasio), Ca^{2+} (calcio) y Mg^{2+} (magnesio) y secreción de ácidos y bases, H^+ (hidrógeno) y K^+.

arriba (de una concentración inferior a una superior) de otra sustancia, como glucosa o un aminoácido. Unas cuantas sustancias, como el ion hidrógeno (H^+), se secretan en el túbulo mediante contratransporte, en el cual el movimiento de una sustancia, como el Na^+, posibilita el movimiento de una segunda sustancia en la dirección opuesta.[2]

Túbulo proximal

Alrededor del 65% de todos los procesos de reabsorción y secreción que se efectúan en el sistema tubular tienen lugar en el túbulo proximal. Ahí casi se completa la reabsorción de sustancias nutritivas importantes (como glucosa, aminoácidos, lactato y vitaminas solubles en agua) y se reabsorbe el 65-80% de los electrólitos como Na^+, K^+, Cl^- y bicarbonato (HCO_3^-) (fig. 32-8).[2] Cuando estos solutos entran en las células del túbulo, su concentración en la luz disminuye, con lo cual se genera un gradiente de concentración para la reabsorción osmótica de agua y urea. El túbulo proximal es muy permeable al agua y el movimiento osmótico de esta es tan rápido que la diferencia de concentración de solutos en cada lado de la membrana raras veces es más de unos pocos miliosmoles.[2]

Muchas sustancias, como la glucosa, se filtran con libertad en el glomérulo y se reabsorben mediante mecanismos portadores de cotransporte dependiente de energía. La cantidad máxima de sustancia que estos sistemas de transporte pueden reabsorber por unidad de tiempo se llama *transporte máximo*. El transporte máximo se relaciona con la cantidad de proteínas que están disponibles para transportarse y suele ser suficiente asegurar que toda la sustancia filtrada, como la glucosa, se absorba en lugar de eliminarse por la orina. La concentración plasmática a la que una sustancia aparece en la orina se llama *umbral renal*. En ciertas circunstancias, la cantidad de sustancia filtrada en el glomérulo excede el transporte máximo. Por ejemplo, cuando la concentración de glucosa en sangre es alta en la diabetes mellitus sin control, la cantidad que se filtra en el glomérulo a menudo es mayor que el transporte máximo (alrededor de 320 mg/min) y la glucosa se vierte en la orina.[2]

Además de reabsorber solutos y agua, las células del túbulo proximal también *secretan* cationes y aniones orgánicos en el filtrado urinario (*véanse* las figs. 32-6 y 32-8). Muchos de estos cationes y aniones orgánicos son productos finales del metabolismo (p. ej., urato y oxalato) que circulan en el plasma. El túbulo proximal también secreta compuestos orgánicos exógenos, muchos de los cuales pueden unirse a proteínas plasmáticas y no se filtran con libertad en el glomérulo. Por lo tanto, la excreción por filtración simple solo elimina una pequeña parte de estas sustancias con potencial tóxico para el cuerpo.[2]

Asa de Henle

Esta asa desempeña una función importante en el control de la concentración de la orina. Lo hace creando una alta concentración de partículas con actividad osmótica en el intersticio que rodea a los túbulos colectores medulares, donde la vasopresina u hormona antidiurética (ADH, *antidiuretic hormone*) ejerce sus efectos.

El asa de Henle se divide en tres segmentos: descendente delgado, ascendente delgado y ascendente grueso. El asa de Henle, tomada como un todo, siempre reabsorbe más Na^+ y Cl^- que agua. Esto contrasta con el túbulo proximal, el cual reabsorbe Na^- y agua en proporciones iguales. La rama descendente delgada es muy permeable al agua y con permeabilidad moderada a urea, Na^+ y otros iones. Conforme el filtrado urinario pasa por la rama descendente, el agua sale del filtrado en el intersticio circundante. Por consiguiente, la osmolalidad del filtrado alcanza su punto más alto en el codo del asa de Henle. En contraste con la rama descendente, la rama ascendente del asa de Henle es impermeable al agua.[2] En este segmento, se reabsorben los solutos, pero el agua no puede seguir y permanece en el filtrado. Como resultado, el filtrado tubular se vuelve más y más diluido, y a menudo alcanza una osmolalidad de 100 mOsm/kg de agua conforme entra en el túbulo contorneado distal, en comparación con los 285 mOsm/kg de agua en el plasma.[2] Esto posibilita la excreción de agua libre del cuerpo. Por esta razón, con frecuencia se le llama *segmento diluido*.[2]

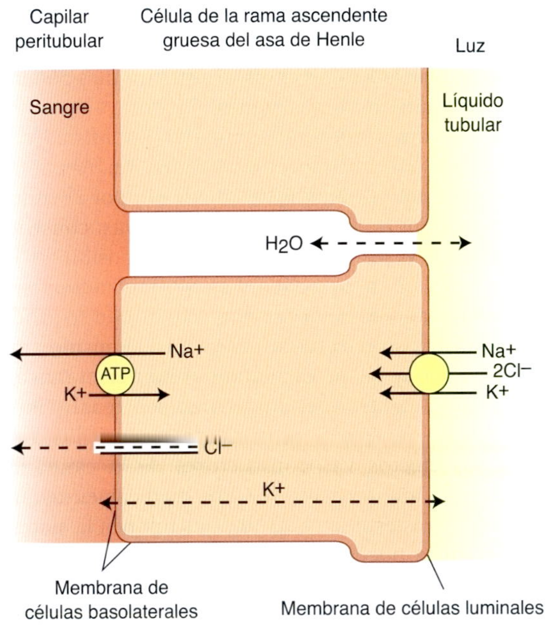

FIGURA 32-9. Reabsorción de sodio, cloruro y potasio en el segmento grueso del asa de Henle.

El segmento grueso del asa de Henle inicia en la rama ascendente, donde las células epiteliales se engrosan. Como sucede con la rama ascendente, este segmento es impermeable al agua. El segmento grueso contiene un sistema de cotransporte $Na^+/K^+/2Cl^-$ (fig. 32-9).[6] Este sistema implica el cotransporte de un ion de Na+ con carga positiva y un ion de K^+ carga positiva, acompañados de dos iones Cl^- con carga negativa. El gradiente para la operación de este sistema de cotransporte lo proporciona la bomba ATPasa de Na^+/K^+ basolateral, la cual mantiene una concentración baja de sodio intracelular. Alrededor del 20-25% de la carga filtrada de Na^+, K^+ y Cl^- se reabsorbe en la parte gruesa del asa de Henle. El movimiento de estos iones hacia fuera del túbulo conduce a la formación de un potencial de transmembrana que favorece la reabsorción pasiva de cationes divalentes pequeños, como Ca^{2+} y magnesio (Mg^{2+}).[6] La rama ascendente gruesa del asa de Henle es el lugar de los poderosos diuréticos "de asa" (p. ej., furosemida, que ejerce su acción al inhibir los cotransportadores de $Na^+/K^+/2Cl^-$).[7]

Túbulos distales y colectores

Como el asa de Henle ascendente gruesa, el túbulo contorneado distal es relativamente impermeable al agua y la reabsorción de cloruro de sodio de este segmento diluye aún más el líquido tubular. La reabsorción de Na^+ tiene lugar a través de un mecanismo de cotransporte de Na^+/Cl^-. Alrededor del 5% del cloruro de sodio filtrado se reabsorbe en esta sección del túbulo. En contraste con la sección gruesa ascendente del asa de Henle, ni Ca^{2+} ni Mg^{2+} se absorben de forma pasiva en este segmento del túbulo. En lugar de eso, los iones de Ca^{2+} se reabsorben de modo activo en un proceso que está regulado en gran medida por la hormona paratiroidea y, tal vez, por la vitamina D.[7]

El túbulo distal final y el túbulo cortical colector son los sitios donde la aldosterona actúa sobre la reabsorción de Na^+ y la secreción y eliminación de K^+. Si bien hace posible

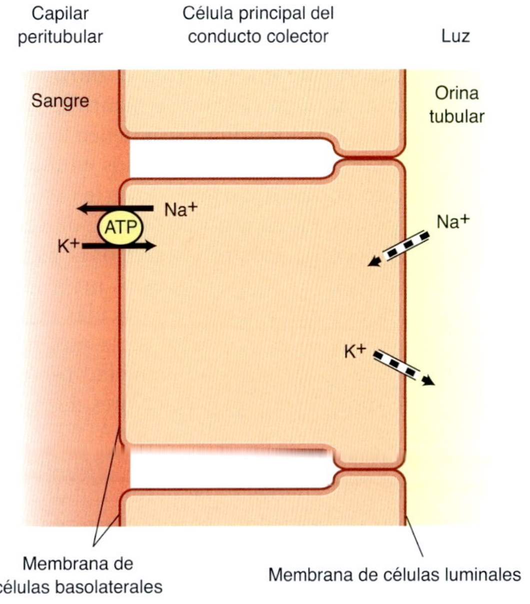

FIGURA 32-10. Mecanismo de reabsorción de sodio y secreción de potasio en las células principales de los túbulos distal final y colector. La aldosterona actúa aumentando la actividad de la bomba ATPasa de Na^+/K^+ que transporta sodio hacia fuera a través de la membrana basolateral de la célula y hacia la sangre al mismo tiempo que bombea potasio hacia dentro de la célula. La aldosterona también aumenta la permeabilidad al potasio de la membrana luminal.

solo el 2-5% de la reabsorción de cloruro de sodio, este lugar es el factor más importante que determina la concentración final de Na+ en la orina.[2] Cuando el cuerpo se enfrenta a un exceso de K^+ (como en una dieta con alto contenido de este ion), la cantidad de K^+ que se secreta en este lugar puede exceder la cantidad que se filtra en el glomérulo.

El mecanismo de la reabsorción de Na^+ y secreción de K^+ en esta sección de la nefrona es diferente al de los otros dos segmentos tubulares. Este segmento tubular se compone de dos tipos de células: las *células intercaladas*, en las que se reabsorbe K^+ y se excreta H^+, y las *células principales*, donde actúa la aldosterona.[6] La secreción de H+ en el líquido tubular por las células intercaladas se acompaña de la reabsorción de iones HCO_3^-. Las células intercaladas también son capaces de reabsorber iones K^+. Las células principales reabsorben Na^+ y facilitan el movimiento de K^+ en el filtrado urinario (fig. 32-10). Bajo la influencia de la aldosterona, el Na^+ se desplaza hacia el líquido intersticial circundante y los capilares peritubulares. Al mismo tiempo, el K^+ se mueve de los capilares peritubulares a las células principales y luego al filtrado urinario.[6]

Regulación de la concentración de orina

El riñón es sensible a los cambios de osmolalidad de los líquidos extracelulares y produce orina concentrada o diluida. La capacidad del riñón para responder de esta manera depende del establecimiento de una alta concentración de partículas con actividad osmótica en el intersticio de la médula renal y la acción de la ADH en la regulación de la permeabilidad al agua de los túbulos colectores medulares circundantes.[6]

En aproximadamente una quinta parte de las nefronas yuxtamedulares, las asas de Henle y los capilares especiales en forma de una curva muy cerrada, llamados *vasa recta*, descienden en la porción medular del riñón. Allí forman un sistema de contracorriente que controla el movimiento de agua y soluto de modo que el agua se mantiene fuera del área que rodea al túbulo y los solutos se retienen.[6] El término *contracorriente* se refiere al flujo de líquidos en direcciones opuestas en las estructuras adyacentes. En este caso, hay un intercambio de solutos entre las asas de Henle descendentes y ascendentes adyacentes, y entre las secciones ascendente o descendente de los vasos rectos. Por estos procesos de intercambio, una alta concentración de partículas con actividad osmótica se reúne en el intersticio de la médula renal. La presencia de estas partículas con actividad osmótica en el intersticio que rodea los túbulos colectores de la médula facilita la reabsorción de agua mediada por ADH.[6]

La ADH ayuda en la conservación del volumen de líquido extracelular al controlar la permeabilidad de los túbulos colectores de la médula. Los osmorreceptores del hipotálamo detectan que la osmolalidad de los líquidos extracelulares aumenta y estimulan la liberación de ADH de la glándula hipófisis posterior. Al ejercer su efecto, la ADH, también conocida como *vasopresina*, se une a receptores en el lado basolateral de las células tubulares.[6] Con la unión de la ADH a los receptores de vasopresina, los canales de agua, conocidos como *canales de acuaporina 2*, se mueven al lado luminal de la membrana de las células tubulares y producen un aumento notable de la permeabilidad al agua. En el lado basolateral de la membrana, el agua sale de la célula tubular hacia el intersticio hiperosmótico de la zona medular, donde ingresa en los capilares peritubulares para regresar al sistema vascular.[6]

Regulación del flujo sanguíneo renal

En el adulto, los riñones son perfundidos con 1000-1 300 mL de sangre por minuto, es decir, el 20-25% del gasto cardíaco. Este enorme flujo sanguíneo es necesario, sobre todo, para garantizar una TFG suficiente para eliminar los desechos que se encuentran en la sangre, más que para las necesidades metabólicas del riñón. En condiciones normales, los mecanismos de retroalimentación, tanto intrínsecos como extrínsecos, mantienen constantes el flujo sanguíneo y la TFG a pesar de los cambios en la presión arterial.[2]

Mecanismos de control neural y humoral

Los riñones poseen una rica inervación del sistema nervioso simpático. El incremento de la actividad simpática causa constricción de las arteriolas aferentes y eferentes y, por lo tanto, disminuye el flujo sanguíneo renal. La estimulación simpática intensa, como en el estado de choque y los traumatismos, produce decrementos notables del flujo sanguíneo renal y la TFG, al grado que dicho flujo cesa por completo. Como consecuencia, la producción de orina puede reducirse casi a cero.[2]

Varias sustancias humorales, incluidas angiotensina II, ADH y endotelinas, causan vasoconstricción de los vasos renales. Las endotelinas son un grupo de péptidos liberados de células endoteliales lesionadas del riñón y otros tejidos.[2] Aunque se supone que no es un regulador importante del flujo sanguíneo renal durante las actividades cotidianas, la endotelina 1 (ET-1) quizá tenga una función en la reducción del flujo sanguíneo en alteraciones como la insuficiencia renal aguda postisquémica.[6] En esta situación, la ET-1 es el vasoconstrictor más poderoso y empeora la insuficiencia renal aguda.

Otras sustancias, como dopamina, óxido nítrico y prostaglandinas (E_2 e I_2), producen vasodilatación. Al parecer, el óxido nítrico, un vasodilatador sintetizado por el endotelio vascular, es importante para prevenir la vasoconstricción excesiva de los vasos sanguíneos renales y posibilitar la excreción normal de sodio y agua. Las prostaglandinas son un grupo de mediadores de la función celular que se producen de forma local y sus efectos se generan en el mismo ámbito. Si bien parece que las prostaglandinas no tienen mayor importancia en el control del flujo sanguíneo renal y la TFG, en condiciones normales podrían proteger a los riñones frente a los efectos vasoconstrictores de la estimulación simpática y la angiotensina II.[6] Los medicamentos antiinflamatorios no esteroideos (AINE) que inhiben la síntesis de prostaglandinas pueden disminuir el flujo sanguíneo renal y la TFG en ciertas situaciones, por lo que deben administrarse con precaución en personas que padecen hipertensión o enfermedad renal.[8]

Mecanismos de autorregulación

Un proceso denominado *autorregulación* mantiene la constancia del flujo sanguíneo renal. De modo normal, la autorregulación del flujo sanguíneo está diseñada para conservar dicho flujo de manera concordante con las necesidades metabólicas de los tejidos. En el riñón, la autorregulación del flujo sanguíneo también debe posibilitar la regulación precisa de solutos y la excreción de agua. Para que la autorregulación tenga lugar, la resistencia de los riñones al flujo sanguíneo tiene que variar en proporción directa con la presión arterial. Los mecanismos exactos que se ocupan de la regulación intrarrenal de dicho flujo no son claros. Uno de los mecanismos propuestos es un efecto directo sobre el músculo liso vascular que fuerza a los vasos sanguíneos a relajarse cuando aumenta la presión arterial, y a contraerse cuando disminuye. Un segundo mecanismo propuesto es el complejo yuxtaglomerular.[2]

Complejo yuxtaglomerular

Se supone que este complejo conforma un sistema de control de la retroalimentación que vincula los cambios en la TFG con el flujo sanguíneo renal. El complejo yuxtaglomerular se encuentra donde el túbulo distal retorna al glomérulo y luego pasa entre las arteriolas aferente y eferente (fig. 32-11).[2] El sitio del túbulo distal que está más cerca del glomérulo se caracteriza por tener células densamente nucleadas, llamadas *mácula densa*.[2] En la arteriola aferente adyacente, las células de músculo liso de la capa media se convierten en células secretoras especiales denominadas *células yuxtaglomerulares*. Estas células contienen gránulos de renina inactiva, una enzima que funciona en la conversión de angiotensinógeno en angiotensina.[2]

La renina funciona por medio de angiotensina II para generar vasoconstricción de la arteriola eferente con objeto de evitar grandes decrementos de la TFG. La angiotensina II también incrementa de modo indirecto la reabsorción de sodio al estimular la secreción de aldosterona desde la glándula

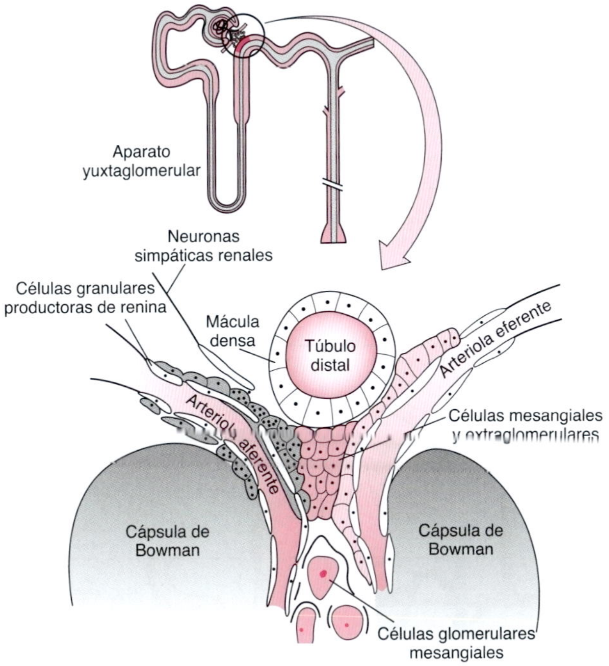

FIGURA 32-11. Aparato yuxtaglomerular y mácula densa en la retroalimentación tubuloglomerular. Las células del aparato yuxtaglomerular y la mácula densa están en estrecha proximidad al principio del túbulo distal. El aporte de cloruro es detectado por el cotransportador de N^{+}-K^{+}-$2Cl^{-}$ en la rama ascendente gruesa y la retroalimentación regula la TFG. La liberación de renina también se regula en este sitio. Tomado de: Rennke H. G., Denker B. M. (2014). *Renal pathophysiology: The essentials* (4th ed., Fig. 1-9, p. 21). Philadelphia, PA: Lippincott Williams & Wilkins.

suprarrenal, y de forma directa al aumentar la reabsorción de sodio por las células del túbulo proximal. El mecanismo renina-angiotensina-aldosterona (RAA) se ilustra en la figura 32-12.

Por su ubicación entre las arteriolas aferente y eferente, se supone que el complejo yuxtaglomerular desempeña una función esencial al vincular el flujo sanguíneo renal con la TFG y la composición del líquido del túbulo distal. Las células yuxtaglomerulares especializadas controlan la presión arterial sistémica al detectar el estiramiento de la arteriola aferente y también controlan la concentración de cloruro de sodio en el filtrado tubular a medida que pasa a través de la mácula densa. Esta información se utiliza luego para determinar cuánta renina tiene que liberarse para mantener la presión arterial dentro de los límites normales y conservar la TFG relativamente constante.[2] Se piensa que una disminución de la TFG hace lenta la velocidad de flujo del filtrado urinario en el asa ascendente de Henle, con lo que la reabsorción de sodio y cloruro se incrementa. A su vez, esto disminuye la liberación de cloruro de sodio en la mácula densa. Esta reducción de cloruro de sodio tiene dos efectos: disminuye la resistencia en las arteriolas aferentes, lo cual aumenta la presión de la filtración glomerular, e incrementa la liberación de renina desde las células yuxtaglomerulares. La renina de estas células funciona como una enzima para transformar angiotensinógeno en angiotensina I, la cual se convierte en angiotensina II.[2] Por último, la angiotensina II actúa para constreñir la arteriola eferente, como un medio para producir un mayor incremento de la presión de filtración glomerular y, como consecuencia, regresar la TFG a un valor más normal.

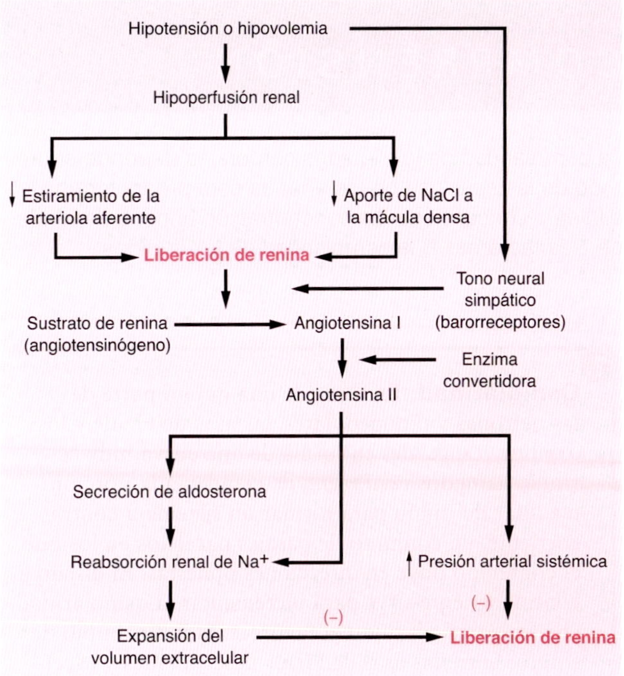

FIGURA 32-12. Vía de la producción de angiotensina (tomado de: Rennke H. G., Denker B. M. (2014). Renal pathophysiology: The essentials (4th ed., Fig. 2-6, p. 49). Philadelphia, PA: Lippincott Williams & Wilkins).

Efecto del incremento de proteínas y la carga de glucosa

El flujo sanguíneo renal y la TFG son relativamente estables en la mayoría de las situaciones, pero hay dos circunstancias que los incrementan: una cantidad mayor de proteínas en la dieta y el aumento de glucosa en sangre. Al ingerir una dieta con contenido alto de proteínas, el flujo sanguíneo renal aumenta 20-30% en 1 o 2 h. El mecanismo exacto de este incremento es incierto, pero quizá se relacione con que los aminoácidos y el Na+ se absorben juntos en el túbulo proximal (transporte activo secundario). Como resultado, el aporte de Na^{+} a la mácula densa disminuye, lo cual incrementa el flujo sanguíneo renal por el mecanismo de retroalimentación del complejo yuxtaglomerular.[2] El aumento resultante del flujo sanguíneo y la TFG permite que la excreción de Na^{+} se mantenga en un nivel cercano al normal, mientras la excreción de los productos de desecho del metabolismo de las proteínas, como la urea, aumenta. Se supone que el mismo mecanismo explica los enormes aumentos del flujo sanguíneo renal y la TFG que se observan con las concentraciones altas de glucosa en sangre en las personas con diabetes mellitus descontrolada.[2]

Funciones de eliminación de los riñones

Las funciones más importantes de los riñones son la eliminación de agua, productos de desecho, exceso de electrólitos y sustancias indeseables que se encuentran en la sangre.[2]

Depuración renal

La depuración renal es el volumen de plasma que se depura por completo cada minuto de cualquier sustancia que

COMPRENSIÓN

La osmolaridad de los líquidos corporales depende sobre todo de la capacidad de los riñones para producir orina diluida o concentrada. La concentración urinaria depende de tres factores: 1) la osmolaridad de los líquidos intersticiales en la parte del riñón que concentra la orina, 2) la hormona antidiurética (ADH) y 3) la acción de la ADH sobre las células de los túbulos colectores del riñón.

1

Osmolaridad. En cerca de una quinta parte de las nefronas yuxtamedulares, las asas de Henle y los capilares especiales en forma de una curva muy cerrada, llamados *vasa recta*, descienden a la porción medular del riñón para formar un sistema a contracorriente, un conjunto de pasajes paralelos en los que el contenido fluye en direcciones opuestas. El diseño a contracorriente sirve para incrementar la osmolaridad en esta parte del riñón al favorecer el intercambio de solutos entre las asas de Henle descendentes y ascendentes adyacentes, y entre las secciones descendente y ascendente de los *vasa recta*. Por estos procesos de intercambio, una alta concentración de partículas con actividad osmótica se reúne en el intersticio que rodea a los túbulos colectores donde tiene lugar la reabsorción de agua mediada por ADH.

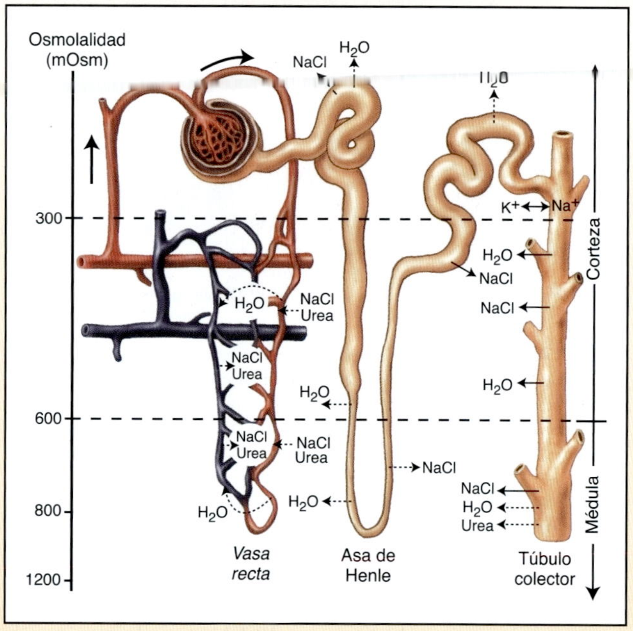

2

Hormona antidiurética. La ADH, la cual controla la capacidad de los riñones para concentrar la orina, se sintetiza en las neuronas del hipotálamo, cuyos axones la transportan hacia abajo hasta la glándula hipófisis posterior y luego se libera a la circulación. Uno de los muchos estímulos para sintetizar y liberar ADH es un aumento en la osmolaridad sérica. Los reflejos cardiovasculares, que son sensibles a los cambios en la presión arterial y el volumen sanguíneo, también controlan la liberación de ADH.

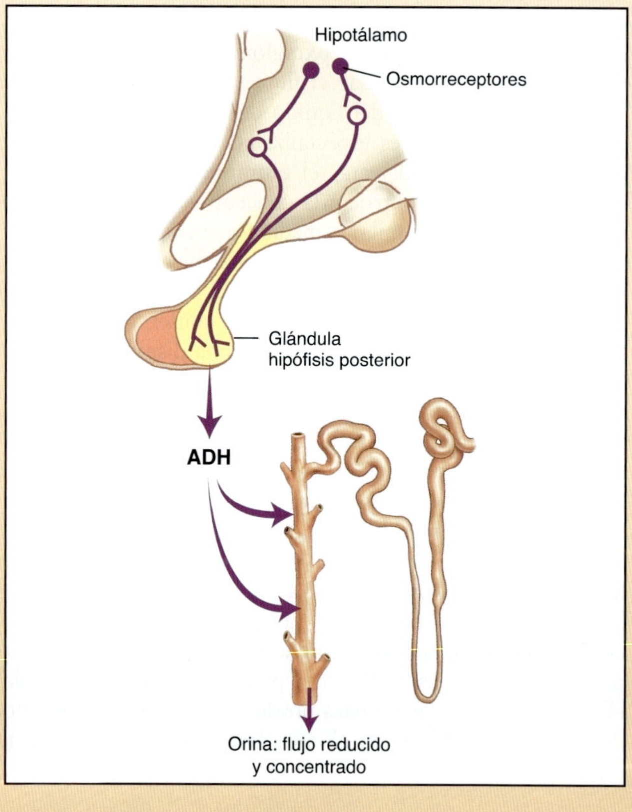

Cómo el riñón concentra la orina

3

Acción de la ADH. La ADH, también conocida como *vasopresina*, actúa en el túbulo colector para incrementar la absorción de agua. Ejerce su actividad al unirse a receptores de vasopresina en la membrana basolateral de la célula tubular. La unión de la ADH a los receptores de vasopresina hace que los canales de agua (*canales de acuaporina 2*) se desplacen al lado luminal de la membrana celular, la cual es generalmente impermeable al agua. La inserción de los canales posibilita que el agua de los líquidos tubulares pase a la célula tubular y luego salga hacia el líquido intersticial hiperosmótico circundante en el lado basolateral de la célula y, desde ahí, se desplaza a los capilares peritubulares para regresar al sistema circulatorio. Entonces, cuando la ADH está presente, el agua que se mueve desde la sangre hacia el filtrado urinario en los glomérulos regresa al sistema circulatorio, y cuando la ADH está ausente, el agua se excreta en la orina.

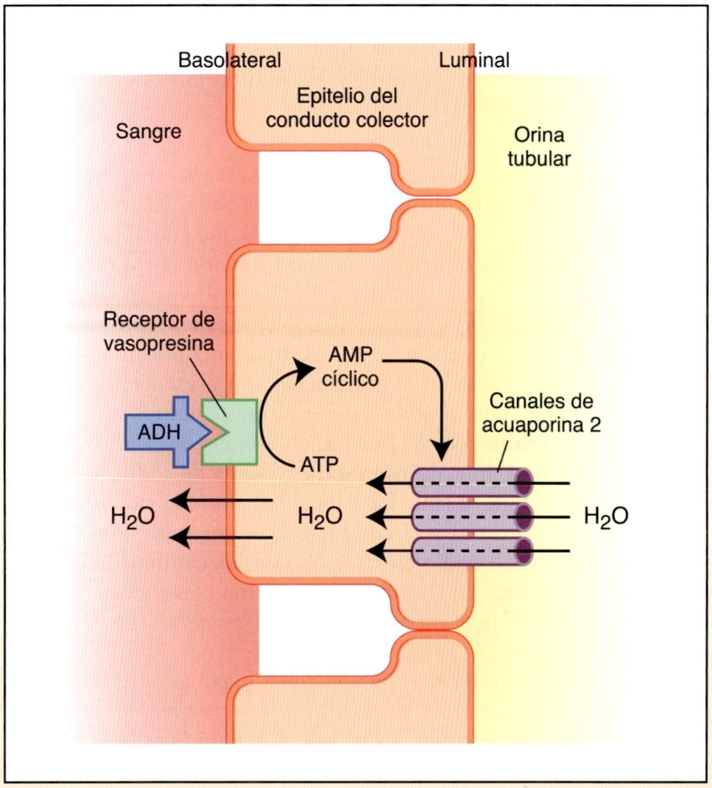

encuentre su camino en la orina. Se genera a partir de la capacidad de la sustancia para ser filtrada en los glomérulos y la de los túbulos renales para reabsorber o secretar la sustancia. Cada sustancia tiene su tasa de depuración específica, cuyas unidades son siempre volumen de plasma por unidad de tiempo. Se determina al medir la cantidad de sustancia que se excreta por la orina (concentración de orina × gasto urinario en mililitros por minuto) y al dividirla por la concentración en plasma.[9]

Regulación de electrólitos

La eliminación de electrólitos, en particular Na^+ y K^+, está regulada por la TFG y sustancias humorales que controlan la reabsorción. La aldosterona tiene una función en la regulación de la eliminación de Na^+ y K^+. La reabsorción de Na+ en el túbulo distal y el conducto colector es muy variable y depende de la presencia de aldosterona, una hormona secretada por las glándulas suprarrenales. En presencia de aldosterona, casi todo el sodio que está en el líquido tubular distal se reabsorbe, y la orina, en esencia, está libre de sodio. Pero si no hay aldosterona, casi nada de sodio se reabsorbe del túbulo distal. La capacidad notable de las células del túbulo distal y el conducto colector para alterar la reabsorción de sodio en relación con los cambios de aldosterona permite que el riñón excrete orina con concentraciones de sodio que varían desde unas pocas décimas de gramo a 40 g/día.[2]

La filtración libre de K^+ también tiene lugar en el glomérulo; sin embargo, el K^+ se reabsorbe y se secreta en el líquido tubular. La secreción de este ion en el líquido tubular se realiza en el túbulo distal y, lo mismo que el sodio, está regulada por la aldosterona. Solo alrededor de 70 mEq de K^+ se aportan al túbulo distal todos los días, pero la persona promedio consume esto y mucho más K+ en la dieta. Por lo tanto, el exceso de K^+ que no se filtra en el glomérulo y entra en el túbulo colector tiene que secretarse (es decir, transportarse desde la sangre en el líquido tubular) para eliminarlo del cuerpo.[2] En ausencia de aldosterona, como en la enfermedad de Addison, la secreción de K^+ es mínima. En estas circunstancias, la reabsorción de K^+ excede la secreción y las concentraciones de K^+ en sangre aumentan.

A la excreción de Na^+ y agua por el riñón también contribuyen los *péptidos natriuréticos*, un grupo de péptidos secretados por el corazón en respuesta al estiramiento de las fibras musculares cardíacas. El efecto renal más importante de este grupo de productos químicos es aumentar la excreción renal de sodio (natriuresis), con el consiguiente incremento osmótico en la excreción de agua. Esta pérdida de sodio y agua conduce a una reducción de la precarga cardíaca, lo cual crea un circuito de retroalimentación negativa para disminuir el estiramiento del músculo cardíaco.[2] Las células musculares auriculares liberan el *péptido natriurético auricular* (ANP, *atrial natriuretic peptide*) en respuesta al estiramiento muscular. El efecto más importante del ANP es inhibir la reabsorción de sodio y agua, con actividad predominante en los conductos colectores. El ANP también actúa para interrumpir la cascada de renina-angiotensina-aldosterona al inhibir la secreción renal de renina. Esta interrupción de la cascada de RAA disminuye aún más la reabsorción de sodio y agua por los túbulos renales.[2]

Regulación de pH

Los riñones regulan el pH corporal al conservar el HCO_3^- y al eliminar el H^+. La excreción de casi todos los H^+ en la orina se debe a mecanismos secretores tubulares. El pH más bajo del líquido tubular que puede alcanzarse es 4.4-4.5.[10,11] Esta capacidad de los riñones para excretar H^+ depende de los amortiguadores en la orina que se combinan con el H^+. Los tres principales amortiguadores urinarios son bicarbonato (HCO_3^-), fosfato y amoníaco. La combinación de HCO_3^- y H^+ en el túbulo renal da como resultado la formación de ácido carbónico, que luego se disocia en dióxido de carbono y agua. El dióxido de carbono se absorbe luego en las células tubulares y el HCO_3^- se regenera dentro de las células del túbulo mediante la actividad de la enzima anhidrasa carbónica. En el segundo sistema de amortiguación renal, los iones fosfato (que las células generan como productos finales de los procesos metabólicos) se unen al H^+ en los túbulos renales, y luego el compuesto resultante se elimina en la orina. En el tercer sistema de amortiguación renal, el amoníaco se sintetiza en células tubulares por desaminación del aminoácido glutamina (que se produce en el hígado durante el metabolismo de los aminoácidos y luego se transporta a los riñones). El amoníaco se difunde en el líquido tubular y se combina con el H^+, y la molécula del compuesto resultante se elimina a través de la orina.

PUNTOS CLAVE

Funciones del riñón

- El riñón regula la composición y el pH de los líquidos corporales mediante reabsorción y eliminación o conservación de agua y sustancias, en particular los iones Na^+, K+, H^+, Cl^- y HCO_3^-.
- Asimismo, regula la osmolalidad del líquido extracelular mediante la acción de la ADH.
- Tiene una función central en la regulación de la presión arterial a través de los mecanismos de renina-angiotensina-aldosterona y del ANP sobre la eliminación de Na^+ y agua.

Eliminación de iones orgánicos dependiente del pH

El túbulo proximal secreta de forma activa enormes cantidades de diferentes aniones orgánicos. Los aniones extraños (p. ej., salicilatos y penicilina) y los que se producen de manera endógena (p. ej., ácidos biliares y ácido úrico) se secretan de manera activa en el líquido tubular. La mayoría de los aniones que se secretan utilizan el mismo sistema de transporte, lo cual posibilita a los riñones librar al cuerpo de muchas sustancias y agentes ambientales distintos.[2] Como diferentes aniones comparten el mismo sistema de transporte, hay competencia por el transporte, de manera que las concentraciones altas de una sustancia tienden a inhibir la secreción de otros aniones. Los túbulos proximales también poseen un sistema de transporte activo para los cationes orgánicos que es similar al de los aniones orgánicos.

Eliminación de ácido úrico

El *ácido úrico* (un anión orgánico) es un producto del metabolismo de la purina. Las concentraciones sanguíneas altas (hiperuricemia) causan gota y las urinarias forman cálculos renales. El ácido úrico se filtra con facilidad en el glomérulo y se reabsorbe y secreta en los túbulos proximales.[5] En condiciones normales, la reabsorción tubular es mayor que la secreción y el efecto neto es el retiro de ácido úrico del filtrado. Si bien la velocidad de reabsorción excede la de secreción, el proceso secretor está controlado por medios homeostáticos para mantener una concentración plasmática constante. Muchas personas con concentraciones altas de ácido úrico lo secretan menos que aquellas con concentraciones normales.[5]

Eliminación de urea

La urea se forma en el hígado como un subproducto del metabolismo de las proteínas y se elimina por completo a través de los riñones. El adulto saludable produce urea a razón de 25-30 g/día. La cantidad aumenta cuando se ingiere una dieta con contenido alto de proteínas, cuando hay una degradación excesiva de los tejidos o en presencia de hemorragia digestiva.[2] En este último caso, la microbiota intestinal descompone la sangre para formar amoníaco, que luego se absorbe en la circulación venosa portal y se transporta al hígado, donde se convierte en urea antes de liberarla al torrente sanguíneo. Luego, los riñones regulan las concentraciones de BUN, por lo que mantiene valores normales de entre 8 y 25 mg/dL (2.9-8.9 mmol/L).[2] Durante los períodos de deshidratación, el volumen de sangre y la TFG disminuyen, lo cual aumenta las concentraciones de BUN. Dicho incremento se genera porque cuando se reduce la TFG, el filtrado se mueve con mayor lentitud a través de los túbulos, lo cual proporciona más tiempo para la reabsorción de urea. Por el contrario, cuando la TFG es alta, solamente pequeñas cantidades de urea se reabsorben en la sangre.[2]

Eliminación de fármacos

Muchos fármacos se eliminan por la orina; solo los que no están unidos a proteínas plasmáticas se filtran en el glomérulo y, por lo tanto, son susceptibles de eliminarse por los riñones.[7] Debido a que el ácido úrico compite por los mismos sistemas de transporte de aniones que algunos medicamentos (p. ej., ácido acetilsalicílico, sulfinpirazona y probenecid), estos pueden afectar las concentraciones sanguíneas de ácido úrico y, como consecuencia, tal vez no estén indicados para su uso en personas con gota. Los diuréticos tiazídicos y de asa (furosemida y ácido etacrínico) también pueden causar hiperuricemia y gota, quizás a través del decremento del volumen de líquido extracelular y mayor reabsorción de ácido úrico.[6]

Funciones renales endocrinas

Además de su participación en la regulación de líquidos y electrólitos corporales, los riñones funcionan como un órgano endocrino, ya que producen mediadores químicos que se transportan en la sangre a lugares lejanos donde ejercen sus actividades. Las funciones renales endocrinas incluyen:

- Intervenir en el control de la presión arterial vía el mecanismo renina-angiotensina-aldosterona.
- Regular la producción de eritrocitos mediante la síntesis de eritropoyetina.
- Participar en el metabolismo del calcio por medio de la activación de la *vitamina D*.

Mecanismo renina-angiotensina-aldosterona

Como se describió, este mecanismo desempeña un papel importante en la regulación a corto y largo plazo de la presión arterial. La renina es una enzima que se sintetiza y almacena en las células yuxtaglomerulares de los riñones. Se supone que esta enzima se libera en respuesta a un decremento del flujo sanguíneo renal o a un cambio en la composición del líquido tubular distal, o como resultado de la estimulación del sistema nervioso simpático. La renina por sí misma carece de efectos directos en la presión arterial. Más bien, actúa de forma enzimática para transformar una proteína que circula en el plasma, llamada *angiotensinógeno*, en angiotensina I. Esta, que posee pocas propiedades vasoconstrictoras, sale de los riñones e ingresa en la circulación; cuando circula por los pulmones, la *enzima convertidora de angiotensina* cataliza la transformación de angiotensina I en angiotensina II. La angiotensina II es un vasoconstrictor poderoso y actúa de manera directa sobre los riñones para reducir la excreción de sal y agua. Ambos mecanismos tienen períodos de actividad relativamente cortos. La angiotensina II también estimula la secreción de aldosterona por las glándulas suprarrenales. La aldosterona actúa en el túbulo distal para aumentar la reabsorción de sodio y ejerce un efecto más prolongado en la preservación de la presión arterial. La renina también funciona por medio de angiotensina II para generar constricción de la arteriola eferente como un modo de evitar una disminución grave de la presión de filtración glomerular.[2]

Eritropoyetina

La eritropoyetina es una hormona glucoproteica que producen los fibroblastos en el intersticio renal y regula la producción de eritrocitos en la médula ósea. La síntesis de eritropoyetina es estimulada por la hipoxia tisular, la cual puede deberse a anemia, a vivir en lugares de gran altitud o al deterioro de la oxigenación tisular por cardiopatía o enfermedad pulmonar. A menudo, las personas con nefropatía terminal padecen anemia porque los riñones no pueden producir eritropoyetina. Esta anemia suele tratarse al administrar una eritropoyetina recombinante (epoetina α) que se produce mediante técnicas de ADN para estimular la eritropoyesis.[12]

Vitamina D

La activación de la vitamina D tiene lugar en los riñones. Esta vitamina incrementa la absorción de calcio en el tubo digestivo y ayuda a controlar el depósito de calcio en los huesos. Además, tiene un leve efecto estimulante en la absorción del calcio renal. La vitamina D no es sintetizada ni liberada por una glándula endocrina, pero a menudo se considera como una hormona debido a su vía de activación molecular y mecanismo de acción.

Existen dos formas de vitamina D: la natural (colecalciferol), generada en la piel por la radiación ultravioleta, y la sintética (ergocalciferol), que se deriva de la radiación de ergosterol. La forma activa de la vitamina D es el 1,25-dihidroxicolecalciferol. El colecalciferol y el ergocalciferol deben pasar por una transformación química para tornarse activos: primero en 25-dihidroxicolecalciferol en el hígado y luego en 1,25-dihidroxicolecalciferol en los riñones. Las personas con enfermedad renal en etapa terminal son incapaces de transformar la vitamina D en su forma activa y quizá requieran preparaciones farmacológicas de la vitamina activa (calcitriol) para conservar la mineralización de los huesos.[6]

RESUMEN

Los riñones realizan funciones excretoras y endocrinas. En el proceso de excretar desechos, los riñones filtran la sangre y luego reabsorben de manera selectiva los materiales que son necesarios para mantener un ambiente interno estable. Los riñones libran al cuerpo de desechos metabólicos, regulan el volumen de líquidos, controlan la concentración de electrólitos, ayudan a preservar el equilibrio acidobásico, contribuyen a la regulación de la presión arterial (mediante el mecanismo renina-angiotensina-aldosterona y el control del volumen del líquido extracelular), regulan la producción de eritrocitos al generar eritropoyetina y ayudan en el metabolismo del calcio al activar la vitamina D.

La nefrona es la unidad funcional del riñón. Se constituye de glomérulos, los cuales filtran la sangre, y un componente tubular, donde los electrólitos y otras sustancias necesarias para mantener la constancia del ambiente interno se reabsorben para regresar al torrente sanguíneo, en tanto que las sustancias innecesarias se secretan en el filtrado tubular para su eliminación. La concentración de la orina se realiza en los túbulos colectores bajo la influencia de la ADH. Esta última conserva el volumen extracelular mediante el retorno del agua al compartimento vascular y la producción de orina concentrada al eliminar el agua del filtrado tubular.

La TFG es la cantidad de filtrado que se forma cada minuto cuando la sangre se mueve a través de los glomérulos. Está regulada por la presión arterial y el flujo sanguíneo en los riñones que funcionan con normalidad. Se supone que el complejo yuxtaglomerular constituye un sistema de control de retroalimentación que vincula los cambios en la TFG con el flujo sanguíneo renal. La depuración renal es el volumen de plasma que se depura por completo cada minuto de cualquier sustancia que se encuentre en su camino a la orina. Se genera a partir de la capacidad de la sustancia para ser filtrada en los glomérulos y la de los túbulos renales para reabsorber o secretar la sustancia.

Pruebas de la función renal

La función de los riñones es filtrar la sangre, reabsorber de forma selectiva las sustancias que son necesarias para conservar un líquido corporal constante y excretar los desechos producidos por el metabolismo. La composición de la orina y la sangre provee información valiosa acerca de si la función renal es adecuada. Los estudios radiográficos, la **endoscopia** y las biopsias renales son medios para observar las estructuras macroscópicas y microscópicas de los riñones y el sistema urinario.

Pruebas urinarias

La *orina* es un líquido transparente, color ámbar, conformada por aproximadamente 95% de agua y 5% de sólidos disueltos. Por lo regular, los riñones producen a diario casi 1.5 L de orina. La orina normal contiene desechos metabólicos y pocas o ninguna proteínas plasmáticas, elementos formes de la sangre o moléculas de glucosa. Las pruebas urinarias se efectúan con una sola muestra de orina o una muestra de orina de 24 h. Las muestras de la primera orina de la mañana son útiles para determinar de forma cualitativa las proteínas y la densidad relativa. Una muestra fresca es la más confiable. Las muestras de orina que tienen más tiempo pueden contener elementos formes de la sangre lisados, *cilindros* desintegrados y bacterias que se multiplican con rapidez.[9] En la tabla 32-1 se presentan los valores de un análisis urinario para orina normal.

Los *cilindros* son moldes de la luz de la nefrona distal. Una sustancia similar a un gel, llamada *mucoproteína de Tamm-Horsfall*, que se forma en el epitelio tubular, es el principal constituyente proteínico de los cilindros urinarios.[6] Los cilindros compuestos por este gel, pero sin células, se denominan *cilindros hialinos*. Estos cilindros se forman cuando la concentración de proteínas en la orina es alta (como en el síndrome nefrótico), la osmolalidad urinaria está aumentada o el pH de la orina es bajo. La inclusión de gránulos o células en la matriz del gel de proteína causa la formación de otros tipos de cilindros.[6]

La *proteinuria* es la excreción excesiva de proteínas en la orina. Debido a la barrera de filtración capilar glomerular, una persona saludable excreta por la orina menos de 150 mg/L de proteínas cada 24 h. Las pruebas urinarias para proteinuria se utilizan para detectar filtración anómala de albúmina en los glomérulos o alteraciones en la reabsorción en los túbulos renales. Se emplean tiras reactivas para proteínas como prueba de detección rápida de proteínas en la orina. Una vez que la presencia de proteinuria se detecta, a menudo

TABLA 32-1 Valores normales de los análisis de orina sistemáticos

Características generales y valores	Mediciones químicas	Análisis microscópico del sedimento
Color: amarillo ámbar.	Glucosa: negativa.	Cilindros negativos: cilindros hialinos ocasionales.
Aspecto: transparente a ligeramente turbio.	Cetonas: negativas.	Eritrocitos: negativos o escasos.
Densidad específica: 1.005-1.025 con consumo normal de líquidos.	Sangre: negativa. Proteínas: negativas.	Cristales: negativos (ninguno).
pH: 4.5-8; la persona promedio tiene un pH de alrededor de 5-6.	Bilirrubina: negativa. Urobilinógeno: 0.5-4.0 mg/día.	Leucocitos: negativos o escasos.
Volumen: 600-2 500 mL/24 h; el volumen promedio es de 1200 mL/24 h.	Nitrato para bacterias: negativo. Esterasa de leucocitos: negativa.	Células epiteliales: pocas; cilindros hialinos de 0-1/1 cbp (campo de bajo poder).

Tomado de: Fischbach F., Dunning M. (2014). *A manual of laboratory and diagnostic tests* (9th ed., p.192). Philadelphia, PA: Lippincott Williams & Wilkins.

se requiere una prueba de orina de 24 h para cuantificar la cantidad de proteínas que está presente.[9]

La albúmina, que es la más pequeña de las proteínas plasmáticas, se filtra con mayor facilidad que las globulinas u otras proteínas plasmáticas. Por consiguiente, tiende a haber *microalbuminuria* mucho antes que la proteinuria sea evidente. Existe una tira reactiva comercial para detectar microalbuminuria. Sin embargo, este método solo indica un aumento de la albúmina urinaria que está por abajo de los valores detectables de la prueba de proteinuria estándar. No especifica la cantidad de albúmina que se encuentra en la orina. Por lo tanto, la recolección de orina de 24 h es el método estándar para encontrar microalbuminuria (una excreción de albúmina > 30 mg/día es anómala).[9]

La *densidad relativa* de la orina varía con la concentración de solutos. Este valor constituye un índice valioso del estado de hidratación y de la capacidad funcional de los riñones. Con un consumo de líquidos normal, los límites habituales de densidad de la orina son de 1.010-1.025. Los riñones saludables producen orina concentrada con una densidad específica de 1.030-1.040. Durante períodos de marcada hidratación, la densidad relativa se aproxima a 1. En caso de función renal reducida, los riñones pierden capacidad para concentrar la orina y su densidad específica puede alcanzar concentraciones de 1.006-1.010.[9] La *osmolalidad urinaria*, la cual depende de la cantidad de partículas de solutos en una unidad de solución, es una medición más exacta de la concentración de orina que la densidad específica.[9] Se obtiene más información acerca de la función renal si se realizan pruebas simultáneas de osmolalidad de suero y orina. La relación normal entre osmolalidad urinaria y sérica es de 3:1. Una relación orina-suero alta se observa en la orina concentrada. En caso de capacidad de concentración deficiente, la relación es baja.[9]

Tasa de filtración glomerular

En la clínica, la TFG se mide tomando muestras de sangre y orina cada cierto tiempo. La *creatinina* es un producto del metabolismo de la creatina en los músculos. La formación y liberación de creatinina son relativamente constantes y proporcionales a la cantidad de masa muscular presente. La creatinina se filtra libremente en los glomérulos, no se reabsorbe de los túbulos a la sangre y solo se secreta de forma mínima de los túbulos a la sangre. Por lo tanto, sus valores en sangre dependen de manera esencial de la TFG. La comparación entre las concentraciones de creatinina en la sangre y las de orina puede proporcionar una medida útil de la TFG. La velocidad de depuración de creatinina es la cantidad que los riñones purifican por completo en 1 min. La fórmula se expresa como D = UV/P, donde *D* es la velocidad de depuración (mL/ min), *U* es la concentración de la orina (mg/dL), *V* es el volumen de orina excretado (mL/min o 24 h) y *P* es la concentración del plasma (mg/dL).[9]

La depuración de creatinina normal es de 115-125 mL/min.[9] Este valor se corrige por área de superficie corporal, lo cual refleja la masa muscular donde se efectúa el metabolismo de la creatinina. La prueba puede efectuarse durante 24 h, con un valor de creatinina en sangre que se extrae al completar una recolección de orina de 24 h. En otro método, se obtienen dos muestras de orina de 1 h y una muestra de sangre entre ellas.[9]

La prueba de depuración de creatinina es el método tradicional para medir la TFG; sin embargo, la mayoría de los laboratorios informan hoy en día una TFG estimada (VFGe) que se calcula como parte de varios paneles metabólicos. La VFGe se calcula a través de la medición de creatinina plasmática en una fórmula matemática que tiene en cuenta factores adicionales, como edad, sexo y grupo étnico.[12] La creatinina, un producto de desecho del metabolismo muscular, se filtra en el glomérulo, lo cual permite que las concentraciones de creatinina sérica sean un buen indicador de la TFG. Sin embargo, debido a que la creatinina es una molécula que se genera en el músculo y dado que la masa muscular varía de forma amplia entre diferentes poblaciones, los valores de creatinina pueden ser menos precisos como factores pronósticos de la TFG entre ciertas poblaciones. Las concentraciones de creatinina tienden a aumentar en personas que realizan mucha actividad física, que poseen mayor masa muscular y que consumen dietas con gran cantidad de carne, así como en quienes tienen un mejor estado de salud.[13]

En la clínica, se están introduciendo mediciones biológicas adicionales para proporcionar una mejor evaluación de la TFG. Se ha demostrado que la proteína sérica *cistatina* C sirve como un marcador útil de la TFG porque también se filtra en el glomérulo y tiene una tasa de producción estable en todas las poblaciones. Se ha elaborado una ecuación para calcular la TFG que combina los efectos de la creatinina y la cistatina C, y se ha demostrado que tiene un mejor desempeño que las ecuaciones de la VFGe basadas en creatinina o cistatina C solas.[14]

Pruebas sanguíneas

Las pruebas de sangre brindan información valiosa acerca de la capacidad de los riñones para eliminar de la sangre desechos que produce el metabolismo y mantener una composición normal de electrólitos y pH de la sangre. Los valores sanguíneos normales se enumeran en la tabla 32-2. La concentración sérica de K^+, fosfato, nitrógeno ureico y creatinina aumenta en la insuficiencia renal, mientras que el pH y la concentración de Ca^{2+} y HCO_3^- disminuyen en dicha alteración.[2]

Creatinina sérica

El valor normal de creatinina es de aproximadamente 0.7 mg/dL para una mujer con una complexión pequeña, casi de 1.0 mg/dL para un varón adulto normal y alrededor de 1.5 mg/dL (60-130 mmol/L) para un hombre musculoso.[9] Hay una disminución relacionada con la edad en la depuración de creatinina en muchos adultos mayores debido a que la masa muscular y la TFG se reducen con la edad. Una concentración normal de creatinina sérica casi siempre indica una función renal normal. Además de su uso en el cálculo de la TFG, el valor de la creatinina sérica se utiliza para estimar

TABLA 32-2 Sangre normal

SUSTANCIA	VALORES NORMALES*
BUN	8.0-20.0 mg/dL (2.9-7.1 mmol/L)
Creatinina	0.6-1.2 mg/dL (50-100 mmol/L)
Sodio	135-145 mEq/L (135-145 mmol/L)
Cloruro	98-106 mEq/L (98-106 mmol/L)
Potasio	3.5-5 mEq/L (3.5-5 mmol/L)
Dióxido de carbono (CO_2)	24-29 mEq/L (24-29 mmol/L)
Calcio	8.5-10.5 mg/dL (2.1-2.6 mmol/L)
Fosfato	2.5-4.5 mg/dL (0.77-1.45 mmol/L)
Ácido úrico	
Hombres	2.4-7.4 mg/dL (140-440 μmol/L)
Mujeres	1.4-5.8 mg/dL (80-350 μmol/L)
pH	7.35-7.45

*Estos valores pueden presentar variaciones entre laboratorios de acuerdo con el método de análisis empleado.

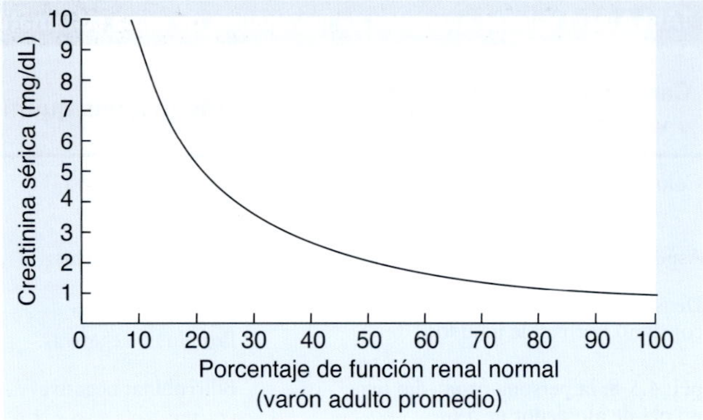

FIGURA 31-13. Relación entre porcentaje de función renal y concentraciones de creatinina sérica.

la capacidad funcional de los riñones (fig. 32-13). Si el valor se duplica, la TFG (y la función renal) quizá se redujo a la mitad de su estado normal. Un aumento de creatinina sérica a tres veces su valor normal sugiere que hay una pérdida del 75% de la función renal, y con valores de creatinina de 10 mg/dL o más, se puede suponer que se ha perdido casi el 90% de la función renal.[9]

Nitrógeno ureico en sangre

La urea es un producto final del metabolismo de las proteínas y su concentración sanguínea es regulada por los riñones. Por lo tanto, el BUN se relaciona con la TFG, pero, a diferencia de la creatinina, también está influido por la ingesta de proteínas, hemorragia del tubo digestivo y estado de hidratación (*véase* la sección *Eliminación de urea*). Se deben perder casi dos tercios de la función renal antes de que se produzca un aumento importante en el valor del BUN.[9]

Los valores de BUN son menos específicos para la insuficiencia renal que los de creatinina en plasma, pero la *relación BUN-creatinina* proporciona información diagnóstica útil. La relación normal se aproxima a 10:1. Las relaciones mayores de 15:1 representan afecciones prerrenales, como insuficiencia cardíaca congestiva y hemorragia del tubo digestivo superior, que producen un aumento del BUN, pero no de creatinina. Una relación menor de 10:1 se detecta en personas con hepatopatía o con una dieta baja en proteínas o diálisis prolongada, porque el BUN se dializa con mayor facilidad que la creatinina.[9]

Cistoscopia y ureteroscopia

La cistoscopia permite observar la vejiga mediante la inserción de un instrumento llamado cistoscopio a través de la uretra hasta la vejiga. Esta técnica proporciona un medio para observar de forma directa los sitios de inserción de la uretra, la vejiga y el uréter. Por medio del cistoscopio, pueden extraerse de la vejiga muestras para biopsia, lesiones, cálculos pequeños y cuerpos extraños. La ureteroscopia implica el uso de un endoscopio más pequeño y delgado que se puede usar para eliminar cálculos del uréter y ayudar en el tratamiento de alteraciones ureterales, como la estenosis.[15]

Ecografía

La ecografía se emplea para ver las estructuras de los riñones y ha sido eficaz en el diagnóstico de muchas afecciones de las vías urinarias, como anomalías congénitas, abscesos renales, hidronefrosis y cálculos renales. Con esta técnica es posible distinguir entre un quiste y un tumor renal. El uso de la ecografía también posibilita la colocación exacta de agujas para biopsia renal y catéteres para nefrostomía percutánea.[9]

Estudios radiográficos y otros estudios de imagen

Los estudios radiográficos de los riñones, uréteres y vejiga se pueden utilizar para determinar el tamaño, forma y posición de los rinones y observar cualquier cálculo radioopaco en la pelvis o los uréteres. En la urografía excretora, o *pielografía intravenosa*, se inyecta un colorante radioopaco en una vena periférica. El colorante se filtra en el glomérulo y se excreta con la orina, y la película radiográfica se obtiene mientras el colorante se desplaza por los riñones y los uréteres.[9]

La urografía se emplea para detectar lesiones renales que ocupan espacio, pielonefritis, hidronefrosis, reflujo vesicoureteral y cálculos renales.[9] Otras pruebas diagnósticas incluyen la tomografía computarizada (TC), resonancia magnética (RM), imágenes con radionúclidos y angiografía renal. Los gammagramas con TC pueden usarse para delinear los riñones y detectar masas y tumores renales. La RM se utiliza para observar imágenes de los riñones, retroperitoneo y vejiga urinaria. Son útiles para evaluar anomalías vasculares en los riñones y a su alrededor. Para obtener imágenes con radionúclidos, es necesario inyectar un material radiactivo que después se detecta mediante una cámara de gammagrafía externa, la cual percibe las emisiones radiactivas. Las imágenes obtenidas con radionúclidos se emplean para evaluar la función e integridad estructural renales, así como las vías renales. Sobre todo, son eficaces para evaluar la función de los trasplantes de riñón. La angiografía renal provee imágenes obtenidas con rayos X de los vasos sanguíneos que irrigan los riñones mediante la inyección directa de un medio de contraste radioopaco en la arteria renal.[9] Esta prueba se usa para evaluar a personas con sospecha de estenosis de la arteria renal, anomalías de los vasos sanguíneos renales o daño vascular de las arterias renales después de un traumatismo.

RESUMEN

Los análisis de orina y las pruebas sanguíneas que miden los valores séricos de pH, electrólitos y subproductos del metabolismo dan información valiosa acerca de la función renal. La densidad específica de la orina se utiliza para evaluar la capacidad de los riñones para concentrar la orina. Las tiras reactivas y las pruebas de orina de 24 h para proteinuria y microalbuminuria se usan para detectar filtrado anómalo de albúmina en los glomérulos o alteraciones en la reabsorción en los túbulos renales. La creatinina es un producto del metabolismo de la creatina en los músculos que se filtra sin problemas en los glomérulos y no se reabsorbe ni se secreta en los túbulos; por lo tanto, la creatinina sérica se aprovecha casi siempre para calcular la TFG. La urea se forma en el hígado como un subproducto del metabolismo de las proteínas y se elimina por completo a través de los riñones. El BUN se relaciona con la TFG, pero, a diferencia de la creatinina, también recibe influencia de la ingesta de proteínas, hemorragias del tubo digestivo y el estado de hidratación.

Los estudios cistoscópicos pueden emplearse para observar de forma directa la uretra, la vejiga y los uréteres. La ecografía se utiliza para conocer las dimensiones de los riñones y las imágenes renales, obtenidas con radionúclidos, se usan para evaluar las estructuras de los riñones. Los métodos radiográficos, como la urografía excretora, constituyen un medio con el que pueden delinearse las estructuras de los riñones, como los cálices y la pelvis renales, el uréter y la vejiga. Otros métodos diagnósticos incluyen exploraciones por TC, RM e imágenes con radionúclidos y angiografía renal.

CAPÍTULO 33

Alteraciones de la función renal

La enfermedad renal es una causa frecuente de visitas al médico y pérdida del empleo entre hombres y mujeres. Alrededor de 30 millones de personas en los Estados Unidos tienen enfermedad renal crónica. Sin embargo, la mayoría padece una modalidad leve y no lo sabe.[1] Los cálculos renales constituyen casi 2.1 millones de visitas anuales al servicio de urgencias (SU) de dicho país,[2] mientras que las infecciones de las vías urinarias (IVU) generan alrededor de 1 millón de visitas al SU y 7 millones de visitas al consultorio.[3] Numerosas formas de enfermedad renal se originan en los riñones, pero otras se desarrollan de manera secundaria a alteraciones como la hipertensión, la diabetes mellitus y el lupus eritematoso sistémico (LES). El contenido de este capítulo se centra en las alteraciones congénitas de los riñones, afecciones obstructivas, IVU, padecimientos de la función glomerular, anomalías tubulointersticiales y neoplasias renales.

Alteraciones congénitas y hereditarias de los riñones

Alteraciones congénitas de los riñones

Los riñones se desarrollan con rapidez e inician la producción de orina en la semana 13 de gestación.[4] La orina fetal se excreta en la cavidad amniótica y es el componente principal del líquido amniótico. Así, la cantidad relativa de líquido amniótico puede proporcionar información acerca del estado de la función renal fetal. En embarazos que afectan a lactantes con riñones no funcionales u obstrucción del flujo de orina desde los riñones, la cantidad de líquido amniótico es pequeña. Esta afección se llama *oligohidramnios*.[5]

Las anomalías en la forma y la posición de los riñones son los problemas renales congénitos más frecuentes. Menos habituales son las alteraciones relacionadas con una disminución de la masa o un cambio de la estructura renales. Los riñones pueden verse tan pronto como a las 12 semanas de gestación mediante ecografía, lo cual permite que muchas anomalías urinarias fetales se detecten antes del nacimiento.[5,6] Las anomalías congénitas constituyen hasta el 50% de los casos pediátricos y el 7% de las enfermedades renales terminales en adultos. Hoy en día, se reconoce que las mutaciones de un solo gen con altas tasas de penetrancia desempeñan una función más importante que la reconocida en el pasado en estas anomalías.[7]

Agenesia e hipoplasia

Los recién nacidos con agenesia renal bilateral —una alteración poco frecuente que causa la ausencia total del desarrollo del riñón— nacen muertos o viven solo unas pocas horas.[4,8] La agenesia renal unilateral se presenta en casi 1 de cada 1000-2000 recién nacidos. La alteración afecta con mayor frecuencia a los hombres que a las mujeres.[4] La detección de agenesia unilateral puede retrasarse porque el riñón sano casi siempre sufre una hipertrofia que compensa y realiza la función del riñón faltante.

Los recién nacidos con agenesia renal a menudo tienen rasgos faciales característicos, llamados anteriormente *síndrome de Potter*, que se deben a los efectos del oligohidramios.[4] Sin el líquido amniótico para proteger y amortiguar al feto en desarrollo, el útero puede comprimirlo. Los ojos están muy separados y tienen pliegues epicánticos, los oídos están abajo de su lugar, la nariz es ancha y plana, la barbilla es plana y con frecuencia hay anomalías de las extremidades.[5]

En la *hipoplasia renal*, los riñones no se desarrollan al tamaño normal y contienen menos lóbulos renales. Al igual que en la agenesia, la hipoplasia afecta con mayor frecuencia un solo riñón. Cuando ambos riñones resultan afectados, hay desarrollo progresivo de insuficiencia renal. En algunos casos, aunque la cantidad de nefronas se reduce, estas aumentan de tamaño a medida que los riñones trabajan más para compensar, lo cual incrementa el riesgo de enfermedad glomerular.[5] Se desconoce la prevalencia de la hipoplasia renal porque a menudo es un hallazgo incidental y los riñones pequeños también pueden generarse por atrofia y cicatrización.[6]

Displasia renal

La causa de la *displasia renal* es una anomalía en la diferenciación de las estructuras del riñón durante el desarrollo embrionario. Se caracteriza por estructuras tubulares indiferenciadas rodeadas por tejido embrionario primitivo, y pueden contener músculo liso y cartílago.[5] Los quistes no comunicantes de tamaño variable pueden reemplazar el parénquima renal normal. Esto ocurre en alrededor de 1 por cada 4300 embarazos.[6]

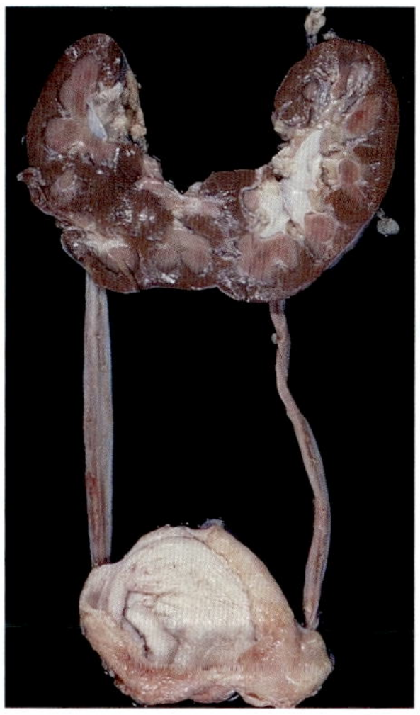

FIGURA 33-1. Riñón en herradura. Los riñones se fusionan en los polos inferiores. Tomado de: Rubin R., Strayer D. (Eds.) (2015). *Rubin's pathology: Clinicopathologic foundations of medicine* (7th ed., p. 907, fig. 22-7). Philadelphia, PA: Wolters Kluwer Health.

Cuando hay quistes, la afección se conoce como *displasia quística*. Uno o ambos riñones pueden estar afectados, pero si solo uno lo está, puede presentar un tamaño anómalo (grande o pequeño). Muchas formas de displasia se acompañan de anomalías de las vías urinarias, en particular las alteraciones que causan obstrucción del flujo de orina.

Un riñón poliquístico se refiere al reemplazo del riñón por quistes, por lo que pierde su función. El riñón no tiene la forma habitual, sino que, además, es una masa de quistes. El hallazgo de una masa abdominal en recién nacidos casi siempre se debe a una displasia renal poliquística unilateral.[5] La función del riñón opuesto suele ser normal, y estos niños tienen un pronóstico excelente después de la extirpación quirúrgica del riñón afectado. La displasia renal bilateral causa oligohidramnios, lo cual origina facies de Potter, hipoplasia pulmonar e insuficiencia renal.

Alteraciones en la posición y la forma del riñón

El desarrollo de los riñones a lo largo de la vida embrionaria puede dar como resultado *riñones ectópicos*, que yacen fuera de su posición normal. Uno o ambos riñones pueden estar en posición anómala. Un riñón ectópico puede ubicarse dentro de la cavidad pélvica en posición ipsilateral o contralateral a su uréter, o quizá se encuentre dentro de los bordes de la cresta ilíaca o en las cavidades abdominal o torácica.[6] Debido a la posición anómala, pueden producirse retorcimientos de los uréteres y obstrucción del flujo urinario.

Una de las alteraciones más frecuentes de la forma renal es el *riñón en herradura*, la cual ocurre en alrededor de 1 de cada 500 nacimientos.[6] En esta alteración, los polos superior o inferior de los riñones se fusionan, lo cual genera una estructura con forma de herradura que es continua a lo largo de la línea media del cuerpo, anterior a los grandes vasos. Casi todos los riñones en herradura se fusionan en el polo inferior (fig. 33-1). La afección casi nunca causa problemas, a menos que haya una malformación relacionada en la pelvis renal u otras estructuras urinarias que obstruya el flujo urinario.

Enfermedades renales quísticas hereditarias

Las afecciones renales quísticas hereditarias, que son alteraciones de un solo gen y se heredan como rasgos mendelianos, incluyen las *enfermedades renales poliquísticas autosómicas dominante* y *recesiva*, así como la enfermedad quística medular-nefronoptisis. Las *enfermedades renales poliquísticas* son un grupo de alteraciones del riñón caracterizadas por sacos llenos de líquido o segmentos que tienen su origen en las estructuras tubulares del riñón. Los quistes pueden ser uno solo o varios y varían en tamaño desde microscópicos hasta varios centímetros de diámetro. Estos pueden surgir como una anomalía del desarrollo o adquirirse después en la vida, pero la mayoría de las modalidades son hereditarias. En la *enfermedad renal poliquística autosómica dominante (ERPAD)*, miles de quistes grandes se derivan de cada segmento de la nefrona (fig. 33-2).[5] La pared del túbulo, que está revestida por una sola capa de células tubulares, se expande y luego cierra con rapidez el quiste del túbulo de origen. En la *enfermedad renal poliquística autosómica recesiva* (ERPAR) se forman pequeños quistes alargados en los conductos colectores que mantienen el contacto con la nefrona de origen (*véase* la fig. 33-2).[5] En la enfermedad quística adquirida, se desarrollan quistes simples en el riñón como consecuencia del envejecimiento, diálisis u otras afecciones que alteran la función tubular.

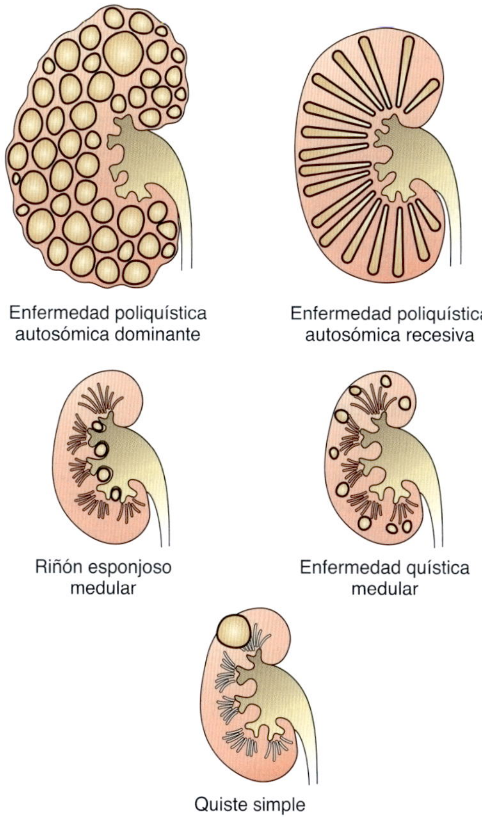

FIGURA 33-2. Enfermedades renales poliquísticas. Estas incluyen cinco alteraciones renales con segmentos llenos de líquido que se originan en las estructuras tubulares del riñón. Tomado de: Strayer D. S., Rubin E. (Eds.) (2015). *Rubin's pathology: Clinicopathologic foundations of medicine* (7th ed., p. 909, fig. 22-10). Philadelphia, PA: Wolters Kluwer Health.

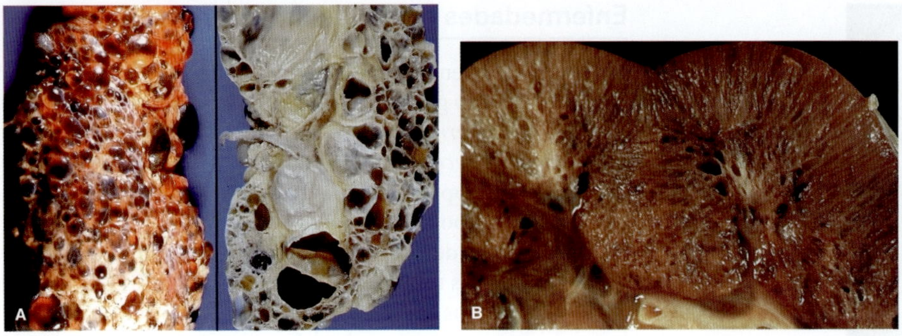

FIGURA 33-3. **A.** Enfermedad poliquística autosómica dominante. Los riñones están agrandados y con múltiples estructuras diseminadas llenas de líquido (*izquierda*). Quistes de tamaño variable han reemplazado casi por completo el parénquima (*derecha*). **B.** Enfermedad renal poliquística autosómica recesiva. Los conductos colectores corticales y medulares dilatados están dispuestos de forma radial y la superficie externa es lisa. Tomado de: Rubin R., Strayer D. (Eds.) (2015). *Rubin's pathology: Clinicopathologic foundations of medicine* (7th ed., p. 909–909, fig. 22-11 y 22-12). Philadelphia, PA: Wolters Kluwer Health.

Enfermedad renal poliquística autosómica dominante

La enfermedad renal poliquística autosómica dominante (ERPAD), también conocida como *enfermedad poliquística del adulto*, es la forma más habitual de la enfermedad quística renal.[5] La ERPAD da como resultado la formación de quistes destructivos llenos de líquido en el riñón y otros órganos. Esta alteración hereditaria es la cuarta causa de enfermedad renal en etapa terminal en los Estados Unidos. La adopción de parámetros uniformes para definir la ERPAD proporciona la base para documentar información precisa en los registros y para evaluar futuras intervenciones.[9] Estas normas tienen en cuenta factores que van más allá de una tasa de filtración glomerular (TFG) estable; también incluyen el volumen renal total (VRT) para medir la expansión y el desarrollo del quiste. Estos padecimientos conforman el 5% de todos los casos de enfermedad renal crónica que requieren diálisis o trasplante.[5]

Las investigaciones más recientes sobre casos de ERPAD demuestran que ocurren mutaciones en el gen *GANAB*, así como en los genes *PKD1* y *PKD2*.[5,10] Los productos de estos genes, policistina 1 y 2, se encuentran en los cilios primarios que revisten la superficie apical del epitelio tubular. Se piensa que estos cilios primarios actúan como sensores del flujo urinario y transductores de señales para la proliferación, la diferenciación y la apoptosis de las células tubulares.[5] El gen *GANAB*, que codifica la glucosidasa, causa una forma leve de enfermedad acompañada de hepatopatía poliquística.[10]

Etiología y patogenia

La patogenia de la ERPAD no es clara, pero se considera que los quistes surgen en segmentos de los túbulos renales de unas cuantas células epiteliales.[5] Las células epiteliales que revisten los quistes de la ERPAD tienen una tasa de proliferación alta y son relativamente indiferenciadas. Al mismo tiempo, una membrana basal alterada inmediatamente subyacente al epitelio anómalo permite la dilatación y formación del quiste. Con frecuencia, los quistes se desprenden del túbulo y crecen por la secreción activa del líquido de las células de revestimiento epitelial. Menos del 2% de los quistes surgen de las nefronas y factores distintos a la compresión de los quistes en expansión explican la pérdida de tejido renal funcional.[5] En el presente, se considera que la pérdida apoptótica de las células tubulares renales y la acumulación de mediadores inflamatorios contribuyen a la destrucción del tejido renal normal. Las mutaciones en los genes *PKD1* y *PKD2* producen enfermedad renal y extrarrenal idéntica, pero el avance del padecimiento es, por lo general, más rápido en las personas con enfermedad de tipo I.[5]

Manifestaciones clínicas

Por lo general, el progreso de la enfermedad renal es lento y la insuficiencia renal terminal es poco frecuente en los adultos menores de 40 años de edad. Al inicio, los quistes casi siempre son asintomáticos y las funciones renal y hepática son normales.

Conforme la enfermedad del riñón avanza, las manifestaciones de la ERPAD incluyen dolor por agrandamiento de los quistes que pueden alcanzar niveles debilitantes, episodios de hematuria macroscópica por hemorragia en un quiste, quistes infectados por IVU ascendente e hipertensión que resulta de la compresión de vasos sanguíneos intrarrenales con activación del mecanismo renina-angiotensina.

Por lo general, los riñones están agrandados en personas con ERPAD y pueden alcanzar tamaños enormes (fig. 33-3).[5] Los contornos externos de estos órganos son distorsionados por numerosos quistes, algunos tan grandes como de 5 cm de diámetro, que están llenos de líquido color paja.[5] Los quistes pueden hallarse en el hígado y, con menor frecuencia, en el páncreas y el bazo.

A medida que la enfermedad continúa avanzando, las manifestaciones extrarrenales (como los aneurismas) son frecuentes, con énfasis en la naturaleza sistémica de la enfermedad. Alrededor del 10% de las personas con enfermedad renal poliquística tienen un aneurisma relacionado, y las hemorragias subaracnoideas o intracerebrales son las complicaciones más graves que pueden llevar a la muerte.[11] La detección de aneurismas intracraneales en estas personas es particularmente importante cuando existen antecedentes familiares de ictus hemorrágico o intracraneal.[11]

Diagnóstico y tratamiento

Aún no se ha demostrado que los valores de creatinina sérica sean un marcador eficaz del empeoramiento de la ERPAD, pero la relación entre el VRT y la edad es un factor pronóstico confiable del aumento del volumen quístico. El aumento del VRT se asocia con hematuria, proteinuria y disminución de la función renal.[12] La ecografía es la técnica preferida para el diagnóstico de la ERPAD en personas con síntomas y para la detección de familiares asintomáticos. La tomografía computarizada (TC) puede utilizarse para la búsqueda de quistes pequeños. Los estudios de enlace genético se emplean para el diagnóstico de ERPAD, pero, por lo general, solo se usan cuando las imágenes radiográficas son negativas y la necesidad de un diagnóstico definitivo es esencial, como cuando se selecciona a los miembros de la familia para una posible donación de riñón.

El tratamiento de la ERPAD es, en gran medida, de soporte e incluye medidas para controlar la hipertensión y modificar el estilo de vida. La terapia se dirige a la prevención de complicaciones a través de la detección precoz (p. ej., aneurisma cerebral). Las intervenciones en los hábitos incluyen seguir una dieta baja en sodio, beber líquidos adecuados (2-3 L/día) y evitar fumar y tomar fármacos como los antiinflamatorios no esteroideos (AINE), que pueden ser nefrotóxicos.[13] La identificación de medicamentos para retrasar la progresión de la enfermedad ha sido infructuosa hasta hace poco. El control de la hipertensión y la prevención de infecciones urinarias ascendentes son importantes. El dolor es frecuente en personas con ERPAD, por lo que se ha propuesto un método gradual para explorar su causa. La terapia para el dolor comienza con estrategias no farmacológicas y puede ampliarse para incluir técnicas invasivas complejas.[14] La diálisis y el trasplante de riñón solo se usan en quienes evolucionan a insuficiencia renal. Sin embargo, es importante tener en cuenta que la diálisis prolongada aumenta la formación de quistes, incluso en las personas sin ERPAD.[5]

Enfermedad renal poliquística autosómica recesiva

La ERPAR se caracteriza por la dilatación quística de los túbulos recolectores corticales y medulares. Como se muestra en la figura 33-2, la superficie del riñón casi siempre es lisa.[5] Esta afección es rara en comparación con la forma autosómica dominante. Hay un caso de ERPAR por cada 20 000 nacidos vivos.[15] Esta enfermedad se genera por mutaciones en el gen *PKHD1*. El producto génico, la fibrocistina, se encuentra en el riñón, el hígado y el páncreas, y parece participar en la regulación de la proliferación y la adhesión celulares.[5]

Manifestaciones clínicas

El lactante típico con ERPAR presenta masas bilaterales en el flanco, acompañadas por insuficiencia renal grave. El tamaño muy grande de los riñones restringe el desarrollo y la función pulmonares. Hay grados variables de fibrosis hepática e hipertensión portal.[5,16] Puede haber facies de Potter y otras anomalías asociadas con oligohidramnios. Por lo regular, la hipertensión se observa en las primeras semanas de vida y con frecuencia es grave. Muchos lactantes mueren durante el período perinatal, a menudo por hipoplasia pulmonar.[5] Los casos excepcionales de ERPAR se manifiestan en niños y adultos.

Tratamiento

La terapia para la ERPAR es en gran medida de soporte. A menudo se requiere el soporte ventilatorio dinámico en el período neonatal debido a la hipoplasia e hipoventilación pulmonares. Las técnicas respiratorias neonatales modernas y el régimen terapéutico de reemplazo renal han incrementado la tasa de supervivencia a 10 años de los niños que logran alcanzar el primer año de vida. La morbilidad y la mortalidad en los niños mayores se relaciona con complicaciones de la insuficiencia renal crónica y la hepatopatía.

Complejo nefronoptisis-enfermedad quística medular

El complejo nefronoptisis-enfermedad quística medular es un grupo de alteraciones renales que tienen su inicio en la infancia. Las características más frecuentes de esta enfermedad son los riñones pequeños y encogidos, así como la presencia de un número variable de quistes concentrados, por lo general, en la unión corticomedular.[17] El episodio inicial tiene lugar en los túbulos distales, con afección de la membrana basal tubular seguida de atrofia tubular crónica y progresiva que altera la médula y la corteza. Aunque la presencia de quistes medulares es importante, el daño cortical y tubular es la causa eventual de la enfermedad y la insuficiencia renal crónica.[17]

La *nefronoptisis* es una forma progresiva que, por lo general, avanza a una enfermedad renal terminal antes de la edad adulta.[18] Los niños afectados presentan primero poliuria, polidipsia y enuresis, lo que manifiesta la incapacidad de los riñones para concentrar orina. Otras manifestaciones de las alteraciones incluyen pérdida de sal, retraso del crecimiento, anemia e insuficiencia renal progresiva. La edad promedio de inicio es específica para cada una de las tres variantes clínicas (infantil, juvenil y adolescente). Pueden ocurrir complicaciones extrarrenales, incluyendo anomalías óseas y motoras oculares, retinitis pigmentosa, fibrosis hepática y alteraciones del tabique y de las válvulas cardíacas, así como cerebelosas.[18]

Quistes renales simples y adquiridos

Los quistes simples son una alteración renal frecuente. Estos pueden ser simples o múltiples, unilaterales o bilaterales y casi siempre son menores de 1 cm de diámetro, aunque pueden crecer más. La mayoría de los quistes simples no producen signos o síntomas ni afectan la función renal. Cuando son asintomáticos, pueden causar dolor lumbar, hematuria, infección e hipertensión relacionados con la estimulación del sistema renina-angiotensina por isquemia. Son los más frecuentes en adultos mayores. Aunque los quistes son benignos, se pueden confundir con el adenocarcinoma renal.

Una forma adquirida de enfermedad quística renal se observa en algunas personas con enfermedad renal en etapa terminal que han recibido un tratamiento de diálisis prolongado.[5] La afección es en gran medida asintomática, pero los quistes pueden sangrar y causar hematuria. Se pueden formar tumores (adenomas y, en ocasiones, adenosarcomas) en las paredes de estos quistes.

RESUMEN

Alrededor del 10% de los lactantes nacen con malformaciones del aparato urinario que pueden ser importantes. Estas anomalías varían desde agenesia renal bilateral hasta hipogenesia de un riñón. La causa de la *displasia renal* es una anomalía en la diferenciación de las estructuras del riñón durante el desarrollo embrionario. Un *riñón poliquístico* se refiere al reemplazo del órgano por quistes y la pérdida de su función. El *riñón en herradura* es una malformación del desarrollo en la cual se funden los polos superior o inferior de ambos riñones que produce una estructura en forma de herradura.

La *enfermedad quística renal* es una afección en la que hay dilatación de las estructuras tubulares con formación de quistes. Los quistes pueden ser únicos o múltiples. La *enfermedad renal poliquística* es la forma hereditaria de esta afección y puede pasarse como un rasgo autosómico dominante o recesivo. La forma autosómica dominante de la enfermedad da como resultado la formación de numerosos quistes llenos de líquido en las estructuras tubulares de ambos riñones con el riesgo de avance a insuficiencia renal crónica. Otras manifestaciones de la enfermedad incluyen hipertensión, anomalías cardiovasculares, aneurismas cerebrales y quistes en otros órganos, como el hígado y el páncreas (fig. 33-3A). La ERPAR se caracteriza por la transformación quística de los conductos colectores (fig. 33-3B). Esta es rara en comparación con la ERPAD y, casi siempre, se presenta como una disfunción renal grave durante la infancia. El complejo *nefronoptisis-enfermedad quística medular* es un grupo de alteraciones hereditarias que, por lo regular, inician durante la infancia y se caracterizan por la presencia de quistes en la porción medular del riñón, atrofia renal y, por último, insuficiencia renal. Los quistes renales simples o múltiples se observan con mayor frecuencia en personas mayores de 50 años de edad.

Alteraciones obstructivas

La obstrucción urinaria puede ocurrir en personas de cualquier edad y afectar cualquier nivel de las vías urinarias, desde la uretra hasta la pelvis renal (fig. 33-4). La obstrucción puede ser repentina o gradual, parcial o completa, y unilateral o bilateral. Las causas de las obstrucciones de vías urinarias se resumen en la tabla 33-1.

La uropatía obstructiva se clasifica casi siempre de acuerdo con el sitio, el grado y la duración de la obstrucción.[19] Las obstrucciones de vías urinarias inferiores se localizan debajo de la unión ureterovesical y son de naturaleza bilateral. Las obstrucciones de las vías urinarias superiores se localizan arriba de la unión ureterovesical y, por lo regular, son unilaterales. La afección que causa la obstrucción puede provocar la oclusión completa o parcial del flujo de orina. Cuando la obstrucción es de corta duración (menor que unos cuantos días), se dice que es aguda y se debe, por lo general, a afecciones como la litiasis renal. Una obstrucción que surge de manera lenta y dura mucho tiempo se considera crónica y se debe casi siempre a padecimientos como las anomalías ureterovesicales congénitas. La obstrucción bilateral aguda de vías urinarias ocasiona insuficiencia renal aguda. Debido a que muchas causas de la obstrucción aguda son reversibles, es importante el reconocimiento inmediato. Cuando se deja sin tratamiento, un riñón obstruido experimenta atrofia y, en el caso de la obstrucción bilateral, se produce insuficiencia renal crónica.

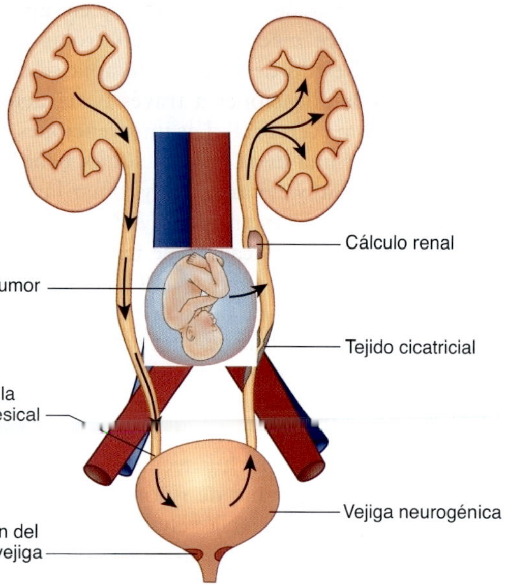

FIGURA 33-4. Localizaciones y causas de obstrucción de vías urinarias.

Mecanismos del daño renal

Los efectos destructivos de la obstrucción urinaria en las estructuras del riñón se determinan por el grado y la duración de la obstrucción. Los dos efectos más dañinos de la obstrucción urinaria son:

1. Estasis de la orina, que predispone a infección y formación de cálculos.
2. Dilatación progresiva de los conductos colectores y las estructuras tubulares renales, que causa destrucción y atrofia del tejido renal.

Una complicación frecuente de la obstrucción de las vías urinarias es la infección. El estancamiento de orina predispone a infección, la cual puede diseminarse por las vías urinarias. Una vez establecida, esta es difícil de tratar. Los microorganismos degradadores de la urea (p. ej., *Proteus*, estafilococos) que incrementan la producción de amoníaco y causan que la orina se vuelva alcalina con frecuencia

TABLA 33-1 Causas de obstrucción de vías urinarias

Nivel de obstrucción	Causa
Pelvis renal	Cálculos renales
	Necrosis papilar
Uréter	Cálculos renales
	Embarazo
	Tumores que comprimen el uréter
	Constricción ureteral
	Padecimientos congénitos de la unión ureterovesical y constricción de la unión uteropélvica
Vejiga y uretra	Cáncer de vejiga
	Vejiga neurogénica
	Cálculos renales
	Hiperplasia o cáncer prostáticos
	Constricciones uretrales
	Malformaciones uretrales congénitas

originan infección.[5] Cuando están presentes, los cálculos urinarios funcionan como cuerpos extraños y contribuyen a la infección. Las sales de calcio se precipitan con mayor facilidad en la orina alcalina estancada; por consiguiente, las obstrucciones de las vías urinarias también predisponen a la litiasis.

En situaciones de obstrucción grave parcial o completa, el impedimento al paso del flujo de orina causa dilatación de la pelvis renal y cálices que se relaciona con la atrofia progresiva del riñón. Incluso ante una obstrucción completa, la filtración glomerular continúa durante algún tiempo. Como resultado de la filtración continua, los cálices y la pelvis del riñón afectado se dilatan, a menudo de forma muy marcada. La presión alta en la pelvis renal se retransmite por los conductos colectores del riñón, lo cual comprime los vasos sanguíneos y causa atrofia renal. Al inicio, las alteraciones funcionales son en gran medida tubulares, y se manifiestan sobre todo por la incapacidad para concentrar orina. Solo después de esto comienza a disminuir la tasa de filtración glomerular.

Hidronefrosis

La *hidronefrosis* se refiere a la dilatación por la orina de la pelvis renal y los cálices, que está relacionada con la atrofia progresiva del riñón debido a la obstrucción del flujo de orina. El grado de hidronefrosis depende de la duración, el grado y el nivel de la obstrucción. En los casos muy avanzados, el riñón puede transformarse en una estructura quística de pared delgada con atrofia parenquimatosa, obliteración total de las pirámides y adelgazamiento de la corteza (fig. 33-5).[5] La afección casi siempre es unilateral. La hidronefrosis bilateral ocurre solo cuando la obstrucción está por debajo del nivel de la unión ureterovesical. Cuando la obstrucción afecta el flujo de orina desde el uréter distal, el incremento de la presión dilata el uréter, una afección llamada *hidrouréter* (fig. 33-6). El hidrouréter bilateral puede generarse como una complicación de la obstrucción del flujo de la vejiga por hiperplasia prostática.

Manifestaciones clínicas

Las manifestaciones clínicas de la obstrucción urinaria dependen del sitio de la obstrucción, la causa y la rapidez con la que se desarrolla la afección. El proceso patológico subyacente produce la mayoría de los primeros síntomas. La obstrucción de las vías urinarias favorece el crecimiento de microorganismos y debe sospecharse en personas con IVU recurrente.

La hidronefrosis unilateral completa o parcial puede permanecer asintomática durante períodos largos debido a que el riñón no afectado es capaz de mantener la función renal adecuada. La obstrucción quizá cause dolor debido a la distensión del sistema colector y la cápsula renal. La obstrucción supravesical aguda, como la que genera un cálculo renal alojado en el uréter, se relaciona con dolor de intensidad aguda. En contraste, las causas más insidiosas de obstrucción, como la estenosis de la unión ureteropélvica, producen por lo general poco dolor, pero destruyen por completo el riñón.

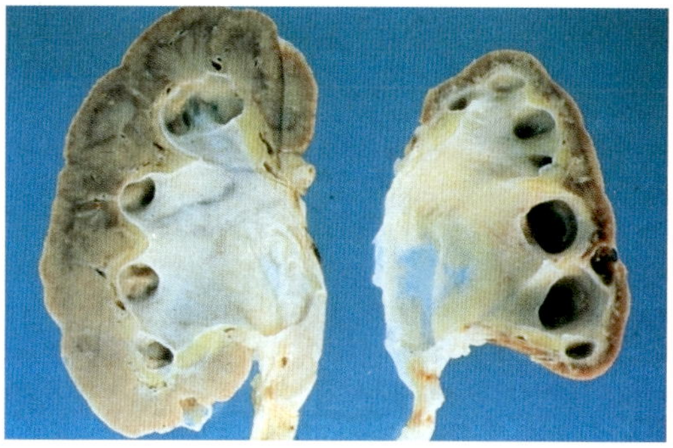

FIGURA 33-5. Hidronefrosis. La obstrucción bilateral de las vías urinarias ha originado dilatación evidente de los uréteres, la pelvis y los cálices. El riñón de la derecha muestra atrofia cortical grave. Tomado de: Rubin R., Strayer D. (Eds.) (2015). *Rubin's pathology: Clinicopathologic foundations of medicine* (7th ed., p. 951, fig. 22-83). Philadelphia, PA: Wolters Kluwer Health.

La obstrucción bilateral completa genera oliguria, anuria e insuficiencia renal. La obstrucción bilateral aguda puede imitar la anomalía prerrenal. En caso de obstrucción bilateral parcial, la manifestación más temprana es una incapacidad para concentrar orina que se expresa mediante poliuria y nicturia. La hipertensión es una complicación ocasional de la obstrucción de vías urinarias. Es más frecuente en los casos de obstrucción unilateral en los que se incrementa la secreción de renina, quizá como consecuencia del flujo sanguíneo renal afectado. En estas circunstancias, la eliminación de la obstrucción causa, con frecuencia, la reducción de la presión arterial (PA). Cuando la hipertensión acompaña a la obstrucción bilateral, se relaciona con el volumen. El alivio de la obstrucción bilateral lleva a pérdida de volumen y disminución de la PA. En ciertos casos, aliviar la obstrucción no corrige la hipertensión.

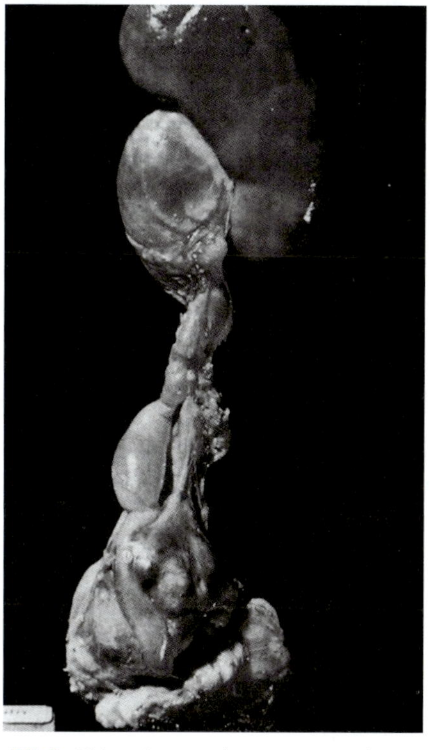

FIGURA 33-6. Hidrouréter por obstrucción ureteral en una mujer con cáncer uterino.

Diagnóstico y tratamiento

El diagnóstico oportuno de la obstrucción de las vías urinarias es importante porque la afección por lo regular es tratable y un retraso en su tratamiento puede ocasionar daño permanente a los riñones. Los métodos de diagnóstico varían con los síntomas. La ecografía se ha consolidado como la modalidad de diagnóstico simple no invasora más útil para la obstrucción urinaria. Los métodos radiológicos, los gammagramas por TC y la urografía intravenosa también pueden ser útiles.[20] Otros métodos de diagnóstico, como el análisis de orina, se emplean para conocer el grado de afectación renal y la presencia de infección.

El tratamiento de la obstrucción de las vías urinarias depende de la causa. La eliminación de los cálculos urinarios quizá sea necesaria o tal vez esté indicado el tratamiento quirúrgico de las malformaciones estructurales. El tratamiento de una IVU complicada debido a estasis urinaria también es importante.

Cálculos renales

La causa más frecuente de obstrucción de las vías urinarias superiores es la litiasis urinaria. Aunque los cálculos renales pueden formarse en cualquier parte de las vías urinarias, la mayoría lo hace en los riñones. Los cálculos renales son un diagnóstico habitual que ocurre en las vías urinarias, superado solo por las infecciones de vías urinarias y las alteraciones prostáticas. Los cálculos renales son agregados policristalinos compuestos de materiales que los riñones excretan casi siempre en la orina.

Etiología y patogenia

Las causas de la formación de cálculos urinarios son complejas. Se piensa que comprenden varios factores, incluyendo incrementos de las concentraciones sanguíneas y urinarias de los componentes de los cálculos y la interacción entre ellos, cambios anatómicos en las estructuras de las vías urinarias, influencias metabólicas y endocrinas, factores dietéticos de absorción intestinal e IVU.[5] Varios factores contribuyen a la generación de cálculos urinarios, como una orina con saturación excesiva, presencia de un núcleo en la formación del cristal e insuficiencia de inhibidores de la formación de cálculos.[5]

La aparición de cálculos renales requiere de una orina muy saturada y un entorno que permite el crecimiento del cálculo. El riesgo de esta anomalía se incrementa cuando la orina adquiere demasiados componentes de los cálculos (p. ej., sales de calcio, ácido úrico, fosfato de magnesio y amonio, y cistina). La saturación excesiva depende del pH de la orina, la concentración del soluto, la fuerza iónica y la precipitación. Mientras más alta sea la concentración de dos iones, mayores son las probabilidades de que se precipiten.

Además de una orina con saturación excesiva, la formación de cálculos renales requiere un **nido** o núcleo que facilite la agregación de cristales. En la orina demasiado saturada, la formación de cálculos comienza con pequeños grupos de cristales, como el oxalato de calcio. Casi todos estos grupos pequeños tienden a dispersarse porque las fuerzas internas que los mantienen unidos son demasiado débiles para superar la proclividad azarosa de los iones a separarse. Los grupos de iones más grandes forman núcleos y permanecen estables porque las fuerzas de atracción equilibran las pérdidas de la superficie. Una vez que están estables, los núcleos pueden crecer a niveles de sobresaturación por debajo de los necesarios para su creación.[21]

Se piensa que el hecho de que muchas personas experimenten sobresaturación urinaria sin aparición de cálculos renales es consecuencia de la presencia de inhibidores naturales, entre otros, el citrato y el magnesio. La complementación con citrato (citrato de potasio) puede ser eficaz en algunas personas con cálculos de calcio, ya que se considera que el aumento de la concentración de citrato disminuye la cristalización del calcio.[20]

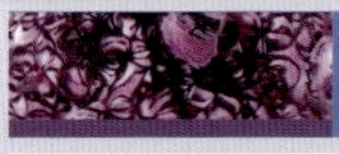

PUNTOS CLAVE

Cálculos renales

- Los cálculos requieren un núcleo para formarse y un ambiente urinario que soporte la cristalización continua de los componentes del cálculo.
- La formación de los cálculos renales se ve afectada por la concentración de los componentes del cálculo en la orina, la capacidad de los componentes para aumentar su complejidad y formar cálculos, y la presencia de sustancias que inhiben su formación.

Tipos de cálculos

Hay cuatro tipos básicos de cálculos renales: de calcio (oxalato o fosfato), de fosfato de magnesio y amonio, de ácido úrico y de cistina.[21,22] Las causas y las medidas terapéuticas para cada uno de estos tipos de cálculos renales se describen en la tabla 33-2. Casi todos los cálculos renales (75-80%) son de calcio: oxalato de calcio, fosfato de calcio o una combinación de las dos sales.[21] Por lo regular, los cálculos de calcio se relacionan con las concentraciones altas de calcio en sangre y orina. La resorción ósea excesiva por inmovilidad, osteopatía, hiperaldosteronismo y acidosis tubular renal (ATR) son afecciones que contribuyen. Las concentraciones altas de oxalato en sangre y orina predisponen a la formación de cálculos de oxalato de calcio. Los cálculos de ácido úrico se vinculan con un aumento del índice de masa corporal (IMC) y un pH urinario bajo.[22] La prevalencia de la obesidad parece contribuir al aumento de los cálculos de ácido úrico en la población a lo largo del tiempo.[22] Las investigaciones recientes indican que el 13-44% de los cálculos de oxalato de calcio son positivos para el cultivo, con especies de *Escherichia coli* y *Pseudomonas*, las cuales son los microorganismos más abundantes.[23]

Los cálculos de fosfato de magnesio y amonio, llamados también *cálculos de estruvita*, se forman solo en orina alcalina (pH > 7.0) y en presencia de bacterias que poseen una enzima llamada *ureasa*, que separa la urea de la orina en amoníaco y dióxido de carbono.[21] El amoníaco que se forma capta un ion hidrógeno para convertirse en ion amonio,

TABLA 33-2 Composición, factores contribuyentes y tratamiento de los cálculos renales

Tipo de cálculo	Factores contribuyentes	Tratamiento
Calcio (oxalato y fosfato)	Hipercalcemia e hipercalciuria Inmovilización Hiperparatiroidismo Intoxicación por vitamina D Osteopatía difusa Síndrome de leche-álcali Acidosis tubular renal Hiperoxaluria Cirugía de derivación intestinal	Tratamiento de las alteraciones de base Aumento de la ingestión de líquidos Diuréticos tiazídicos Limitación de los alimentos altos en oxalatos de la dieta
Fosfato de magnesio y amonio (estruvita) Ácido úrico (urato) Cistina	IVU por división de urea Formado en orina ácida con pH de ~5.5 Gota Dieta alta en purina Cistinuria (alteración hereditaria del metabolismo de los aminoácidos)	Tratamiento de las IVU Acidificación de la orina Aumento de la ingesta de líquidos Aumento de la ingesta de líquidos Alopurinol para hiperuricosuria Alcalinización de la orina Aumento de la ingesta de líquidos

lo cual aumenta el pH de la orina para que se vuelva más alcalina. Los cálculos de estruvita se forman debido a que las concentraciones de fosfato se incrementan en la orina alcalina y a que el magnesio siempre está presente en esta. Estos cálculos se agrandan cuando el recuento de bacterias es alto y pueden aumentar de tamaño hasta que llenan una pelvis renal completa (fig. 33-7). Debido a su forma, con frecuencia se denominan *cálculos en asta de venado*.[21] Casi siempre se relacionan con IVU por bacterias productoras de urea. Sin embargo, la estruvita conforma un pequeño porcentaje de todos los cálculos renales.[23] Debido a que estas piedras actúan como un cuerpo extraño, el tratamiento de la infección a menudo es difícil. Los cálculos de estruvita son casi siempre muy grandes para pasar y requieren litotricia o eliminación quirúrgica.

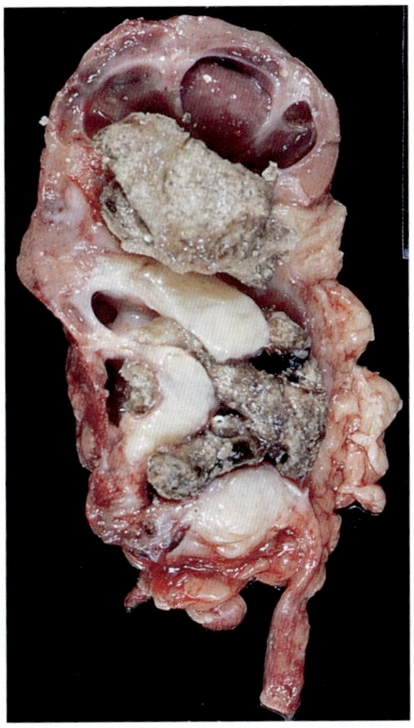

FIGURA 33-7. Cálculos en asta de venado. El riñón muestra hidronefrosis y litiasis formada por cilindros de los cálices dilatados. Tomado de: Rubin R., Strayer D. (Eds.) (2015). *Rubin's pathology: Clinicopathologic foundations of medicine* (7th ed., p. 951, fig. 22-82). Philadelphia, PA: Wolters Kluwer Health.

Los cálculos de ácido úrico se forman cuando hay alteraciones como gota y concentraciones altas de ácido úrico en la orina, y constituyen cerca del 7% de los cálculos.[21] La hiperuricosuria también puede contribuir a la litiasis al desempeñarse como un núcleo para la formación de cálculos de oxalato de calcio. A diferencia de los cálculos de calcio radiopacos, los de ácido úrico no son visibles en las radiografías. Estos se forman con mayor facilidad en la orina ácida.[24] Por lo tanto, este tipo de litiasis puede tratarse al aumentar el pH urinario a 6-6.5 con sales alcalinas de potasio.

Los cálculos de cistina generan menos del 1-3% de las litiasis renales en general, pero constituyen una proporción importante de los cálculos en la infancia.[24] Se observan en la cistinuria, que resulta de una anomalía genética autosómica recesiva en el transporte renal de cistina, de modo que hay una disminución en la absorción tubular de esta sustancia. Estos cálculos se asemejan a los de estruvita, excepto que es improbable que haya infección.

Manifestaciones clínicas

Una de las manifestaciones principales de los cálculos renales es el dolor. Según la ubicación, hay dos tipos de dolor relacionados con los cálculos renales: cólico renal y dolor renal no espasmódico.[24] El *cólico renal* es el término utilizado para describir el dolor espasmódico que acompaña al alargamiento del sistema colector o uréter. Los síntomas del cólico renal se producen cuando hay cálculos de 1-5 mm de diámetro que pueden moverse hacia el uréter y obstruir el flujo. El cólico uretral clásico se manifiesta por dolor agudo, intermitente e intolerable en la parte lumbar y el cuadrante superior externo del abdomen en el lado afectado. El dolor puede irradiarse al cuadrante abdominal inferior, el área de la vejiga, el perineo o el escroto en el hombre. La piel puede encontrarse fría y húmeda, y las náuseas y los vómitos son frecuentes. La causa del dolor no espasmódico corresponde a los cálculos que producen distensión de cálices o pelvis renales. Por lo regular, el dolor es sordo y profundo en la región lumbar, el cual puede variar de leve a intenso. Con frecuencia, el dolor es extremo al beber grandes cantidades de líquido.

Diagnóstico y tratamiento

De manera habitual, las personas con litiasis renal tienen cólico renal agudo y el diagnóstico se basa en los síntomas y las pruebas diagnósticas, que incluyen análisis de orina, radiografía simple, pielografía intravenosa (PIV) y ecografía abdominal.[25] El análisis de orina proporciona información relacionada con hematuria, infección, presencia de cristales formadores de cálculos y pH de la orina. La mayoría de los cálculos son radiopacos y fácilmente visibles en una radiografía simple del abdomen. La TC helicoidal sin contraste es la modalidad de imagen de elección en las personas con cólico renal agudo.[25] La PIV utiliza un medio de contraste inyectado por vía intravenosa que se filtra en los glomérulos para ver el sistema colector de los riñones y uréteres. La ecografía abdominal es muy sensible a la hidronefrosis, la cual quizá sea una manifestación de obstrucción ureteral. Una nueva técnica de imagen llamada *gammagrafía nuclear* utiliza marcadores de bisfosfonato como medio para obtener imágenes de los cálculos.[25] El método ha sido acreditado en la identificación de cálculos que son demasiado pequeños para detectarse con otros métodos.

El tratamiento del cólico renal agudo es de soporte. Puede ser necesario aliviar el dolor durante las fases agudas de la obstrucción, así como antibióticos para tratar las IVU. La mayoría de los cálculos menores de 5 mm de diámetro pasan de forma espontánea. Toda la orina debe tamizarse durante el episodio con la esperanza de recuperar el cálculo para análisis químico y valoración del tipo. Esta información, junto con una anamnesis cuidadosa y pruebas de laboratorio, proporciona la base para las medidas preventivas de largo plazo.

Un objetivo importante del tratamiento en las personas que han eliminado cálculos renales o se les han extraído es evitar su recurrencia. La prevención requiere que se investigue la causa de la formación del cálculo mediante análisis de orina, químicas sanguíneas y estudios litiásicos. En la tabla 33-2 se resumen las medidas para evitar la recurrencia de diferentes tipos de cálculos renales.

En algunos casos puede ser necesaria la eliminación de cálculos. Se dispone de varios métodos para extraer los cálculos renales: retiro por vía ureteroscópica, eliminación percutánea y litotricia extracorpórea.[20] Todos estos procedimientos eliminan la necesidad de realizar un procedimiento quirúrgico abierto, que es otra forma de tratamiento. La cirugía litiásica abierta puede ser necesaria para extraer cálculos grandes o aquellos que sean resistentes a otras formas de extracción.

RESUMEN

La obstrucción del flujo de orina puede ocurrir en cualquier parte de las vías urinarias. Entre las causas de la obstrucción están las malformaciones del desarrollo, el embarazo, la infección e inflamación, la litiasis renal, las malformaciones nerviosas y la hipertrofia prostática. Las alteraciones obstructivas producen estasis de la orina, incremento del riesgo de infección y formación de cálculos, y dilatación progresiva de los conductos colectores renales y estructuras tubulares, lo cual causa atrofia renal.

La *hidronefrosis* se refiere a la dilatación de la pelvis renal y los cálices relacionada con la atrofia progresiva del riñón debido a la obstrucción del flujo de orina. La hidronefrosis unilateral puede permanecer sin síntomas durante largos períodos debido a que el riñón no afectado puede mantener la función renal adecuada. Con la obstrucción bilateral parcial, la manifestación más temprana es la incapacidad para concentrar orina, que se manifiesta como poliuria y nicturia. La obstrucción bilateral completa genera oliguria, anuria e insuficiencia renal.

Los cálculos renales son una causa importante de la obstrucción de las vías urinarias superiores. Hay cuatro tipos de cálculos renales: de calcio (oxalato y fosfato), que se relacionan con el incremento de los valores de calcio sérico; de fosfato de magnesio y amonio (estruvita), que se vinculan con IVU; de ácido úrico, los cuales se relacionan con concentraciones altas de ácido úrico; y los de cistina, que se observan en la cistinuria. Un objetivo importante del tratamiento en las personas que han eliminado cálculos renales o se les han extraído es identificar la composición del cálculo y evitar su recurrencia. Las medidas terapéuticas dependen del tipo de cálculo e incluyen ingesta adecuada de líquidos para evitar la saturación de la orina, modificación de la dieta para tomar menos sustancias formadoras de cálculos, tratamiento de la IVU, medidas para cambiar el pH de la orina y utilización de diuréticos que disminuyen la concentración de calcio de la orina.

Infecciones de vías urinarias

Las IVU son un tipo frecuente de infección bacteriana atendida por los médicos. Las IVU incluyen varias entidades distintas, que incluyen bacteriuria asintomática, infecciones sintomáticas, IVU inferiores (como cistitis) e IVU superiores (como pielonefritis). Como resultado de su capacidad para causar daño renal, las IVU superiores se consideran más graves que las inferiores. La pielonefritis aguda es una infección del parénquima y la pelvis renales. Cuando se trata de modo inadecuado, puede generar septicemia, abscesos renales, pielonefritis crónica e insuficiencia renal crónica. Cada año se realizan alrededor de 7 millones de visitas al médico de atención primaria para obtener tratamiento para IVU inferiores.[3]

PUNTOS CLAVE

Infecciones de vías urinarias

- La infección se facilita por afecciones del hospedero que interrumpen la eliminación del agente desde la vía urinaria a través del flujo de orina, el cambio de las propiedades protectoras del revestimiento de mucina de la vía urinaria, las anomalías de la función protectora de la microbiota bacteriana normal o de la función del sistema inmunitario.

- La virulencia del agente se deriva de su capacidad para entrar y prosperar en las vías urinarias, adherirse a los tejidos de las vías urinarias inferiores o superiores, evadir los efectos destructivos del sistema inmunitario del hospedero y generar resistencia a fármacos antimicrobianos.

Etiología y patogenia

La causa de la mayoría de las IVU inferiores sin complicaciones es *Escherichia coli*;[5] la de las infecciones con complicaciones corresponde a varios microorganismos, como *Klebsiella pneumoniae, Enterococcus faecalis, Enterobacter, Proteus mirabilis* y *Pseudomonas aeruginosa*.[26] La mayoría de las IVU se deben a bacterias que entran por la uretra. Estas también pueden ingresar a través del torrente sanguíneo, casi siempre, en personas con inmunopatías y en neonatos. La porción distal de la uretra con frecuencia contiene agentes patógenos, pero la orina formada en los riñones y hallada en la vejiga por lo regular es estéril o libre de bacterias. Esto se debe al *fenómeno de arrastre*, en el cual la orina de la vejiga suele retirar las bacterias de la uretra. Cuando ocurre una IVU, por lo general se debe a bacterias que han colonizado la uretra, vagina o área perianal. En consecuencia, los factores que afectan la colonización (p. ej., tener una IVU previa, la actividad sexual con una nueva pareja y las alteraciones en la microbiota vaginal debido a cambios en el pH) son factores de riesgo para la IVU.[27]

El riesgo de IVU se incrementa cuando existe obstrucción urinaria y reflujo en personas con alteraciones nerviosas que afectan el vaciado de la vejiga, mujeres con actividad sexual y posmenopáusicas, hombres con enfermedades de la próstata y en adultos mayores.[28] La instrumentación y el cateterismo urinarios son los factores predisponentes más habituales para las IVU intrahospitalarias porque interfieren con los mecanismos de protección.[20] Las personas con diabetes mellitus tienen mayor riesgo de complicaciones asociadas con IVU, incluida la pielonefritis, y son más susceptibles a las infecciones por hongos (en especial por *Candida*).[29]

Interacciones hospedero-agente

Debido a que algunas personas están predispuestas a padecer IVU, se ha puesto considerable interés en las interacciones hospedero-agente patógeno y los factores que incrementan el riesgo de IVU.[28] Las IVU son más frecuentes en las mujeres que en los hombres, y de manera específica las mujeres jóvenes con actividad sexual están en mayor riesgo. Cada año, en los Estados Unidos, casi el 10% de todas las mujeres experimentan una IVU sintomática y el 60% tienen una IVU sintomática durante su vida.[28] En los hombres, la mayor longitud de la uretra y las propiedades antibacterianas del líquido prostático, que contiene inmunoglobulinas (Ig) A y G, brindan cierta protección frente a las infecciones urinarias ascendentes.[30] Cuando se producen IVU en los hombres, casi siempre son infecciones urinarias complicadas que se relacionan con la prostatitis aguda.[28] En los adultos mayores, la hipertrofia prostática se vuelve más frecuente y, con ella, puede aparecer la obstrucción y un mayor riesgo de IVU. En las personas mayores con catéteres urinarios, se forma una biopelícula y se favorece el crecimiento bacteriano. Por lo tanto, los adultos mayores, quienes ya tienen función inmunitaria reducida, necesitan una vigilancia meticulosa en busca de signos de infección.[21,31]

Defensas del hospedero

En la generación de una IVU, las defensas del hospedero se comparan con la virulencia del agente patógeno. Las defensas de la vejiga del hospedero incluyen:

- El fenómeno de arrastre, en el que las bacterias se eliminan de la vejiga y la uretra durante la micción.
- El revestimiento de la vejiga, que ayuda a proporcionar una barrera para proteger frente a la invasión bacteriana.
- La respuesta inmunitaria del cuerpo.

En los uréteres, los movimientos peristálticos facilitan el desplazamiento de la orina desde la pelvis renal a través de los uréteres y hacia la vejiga. Los mecanismos inmunitarios, en particular la inmunoglobulina A secretora, al parecer proporcionan una defensa antibacteriana importante. Además, los fagocitos sanguíneos ayudan a la eliminación de bacterias desde las vías urinarias.

Otros factores importantes del hospedero incluyen la microbiota normal del área periuretral en las mujeres y las secreciones de la próstata en los hombres.[5] En las mujeres, la microbiota normal del área periuretral, que consiste en microorganismos como *Lactobacillus*, proporciona una defensa contra la colonización de bacterias uropáticas. Las alteraciones en el ambiente periuretral, como las que ocurren al disminuir los valores de estrógeno durante la menopausia o la utilización de antibióticos, pueden alterar la microbiota periuretral protectora, lo que permite que los uropatógenos colonicen y entren en las vías urinarias. En los hombres, el líquido prostático tiene propiedades antimicrobianas que protegen a la uretra de la colonización.

Virulencia del patógeno

Los factores de virulencia ayudan a los microorganismos a evadir las defensas del hospedero y producir enfermedades.[28] No todas las bacterias son capaces de adherirse e infectar las vías urinarias; solo aquellas con mayor habilidad para adherirse a las células epiteliales de dichas vías pueden producir IVU. De las muchas cepas de *E. coli*, algunos serogrupos producen más infecciones con una mayor gravedad clínica. Por ejemplo, los serotipos O, K y H están vinculados con la aparición de pielonefritis.[28] Las cepas de *E. coli* uropatógenas que pueden causar IVU se conocen como *E. coli* enteropatógena (EPEC, *enteropathogenic* E. coli). Estas bacterias tienen filamentos finos de proteína, llamados *filamentos* o *fimbrias*, que mejoran la colonización al ayudar a estas bacterias a adherirse a los receptores en el revestimiento de las estructuras de las vías urinarias.[28]

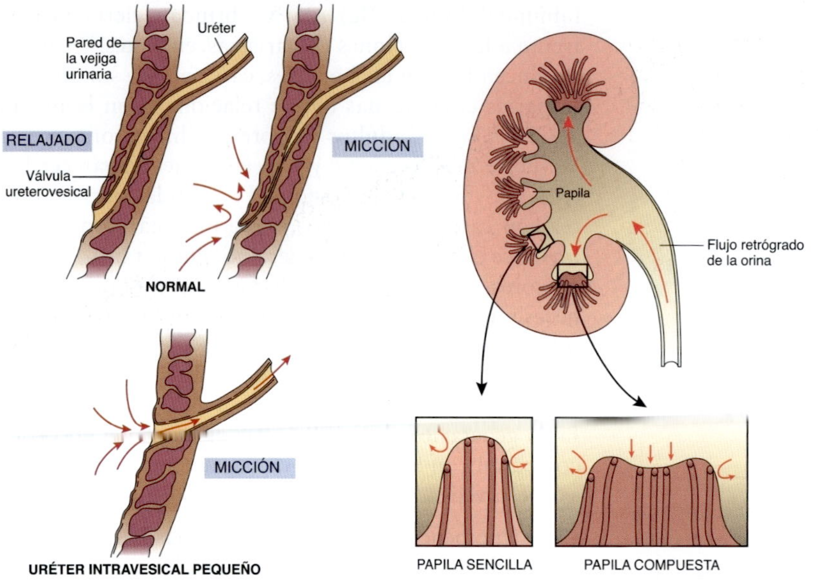

FIGURA 33-8. Características anatómicas de la vejiga y el riñón en la pielonefritis por reflujo vesicoureteral. En la vejiga normal, la porción distal del uréter intravesical pasa entre la mucosa y la capa muscular de la vejiga. Por consiguiente, se forma un colgajo mucoso. En la micción, la presión intravesicular alta comprime el colgajo contra la pared de la vejiga, lo cual obstruye la luz. Las personas con un uréter intravesical corto congénito no tienen colgajo mucoso porque la entrada del uréter hacia la vejiga se aproxima en ángulo recto. Así, la micción fuerza la orina hacia el uréter. En la pelvis renal, las papilas simples de los cálices centrales son convexas y no permiten con facilidad el reflujo de la orina. Por el contrario, las papilas compuestas periféricas son cóncavas y dejan entrar la orina por reflujo. Tomado de: Rubin R., Strayer D. (Eds.) (2015). *Rubin's pathology: Clinicopathologic foundations of medicine* (7th ed., p. 945, fig. 22-72). Philadelphia, PA: Wolters Kluwer Health.

Obstrucción y reflujo

La obstrucción y el reflujo son otros factores que contribuyen al desarrollo de IVU. Cualquier microorganismo que ingresa en la vejiga es arrastrado durante la micción. Cuando se obstruye el flujo, la orina permanece en la vejiga y actúa como un medio para el crecimiento bacteriano. Los microorganismos en la orina contaminada pueden ascender a lo largo de los uréteres para infectar los riñones. La presencia de orina residual se correlaciona en gran medida con la bacteriuria y su recurrencia después del tratamiento. Otro aspecto de la obstrucción del flujo y la distensión de la vejiga es el incremento de la presión intravesical, que comprime los vasos sanguíneos en la pared de la vejiga, lo que ocasiona disminución de las defensas de la mucosa vesical.

En las IVU relacionadas con la estasis del flujo urinario, la obstrucción puede ser anatómica o funcional. Las obstrucciones anatómicas incluyen cálculos de vías urinarias, hiperplasia prostática, embarazo y malformaciones de la unión ureterovesical. Las obstrucciones funcionales incluyen vejiga neurogénica, micción poco frecuente, inestabilidad del músculo detrusor (vejiga) y estreñimiento.

El reflujo tiene lugar cuando la orina de la uretra se mueve hacia la vejiga (el reflujo uretrovesical).[5] En las mujeres, este reflujo puede ocurrir durante actividades como toser o ponerse en cuclillas, en las que un incremento en la presión intraabdominal causa que la orina pase a la uretra y luego regrese a la vejiga cuando disminuye la presión. Esto también puede suceder cuando la micción se interrumpe de manera súbita. Debido a que el orificio uretral se contamina frecuentemente con bacterias, el mecanismo de reflujo puede causar el arrastre de las bacterias hacia la vejiga.

Un segundo tipo de mecanismo de reflujo, el *vesicoureteral*, ocurre entre la vejiga y el uréter. Por lo general, la porción distal del uréter se encuentra entre la capa de músculo y la superficie mucosa de la pared de la vejiga, formando un colgajo (fig. 33-8). El colgajo se comprime contra la pared de la vejiga durante la micción, lo cual impide que la orina sea forzada hacia el uréter. En personas con reflujo vesicoureteral, el uréter entra en la vejiga en un ángulo recto aproximado de tal modo que la orina es forzada hacia el uréter durante la micción.[5] Se ve con mucha frecuencia en niños con IVU y se piensa que resulta de malformaciones congénitas en la longitud, el diámetro, la estructura muscular o la inervación del segmento submucoso del uréter. La forma cóncava de la papila periférica puede contribuir al reflujo. El reflujo vesicoureteral también se observa en adultos con obstrucción del flujo vesical, en especial por el incremento en el volumen y la presión de la vejiga.

Infección inducida por catéter

Los catéteres urinarios son tubos de látex o plástico. Se insertan por la uretra hacia la vejiga con el propósito de drenar la orina. Son una fuente de irritación ureteral y proporcionan un medio para la entrada de microorganismos hacia las vías urinarias.[21]

La bacteriuria relacionada con el catéter es la causa más frecuente de septicemia por bacterias gramnegativas en pacientes hospitalizados. Los estudios han mostrado que las bacterias se adhieren a la superficie del catéter e inician la formación de una biopelícula que cubre la superficie del catéter.[21] La biopelícula tiende a proteger a las bacterias de la acción de los antibióticos y dificulta el tratamiento. Un sistema de drenaje cerrado (al aire y otras fuentes de contaminación) y la atención cuidadosa de la higiene perineal (limpiar el área alrededor del meato uretral) ayudan a evitar infecciones en las personas que requieren un catéter permanente. El lavado cuidadoso de las manos y la detección y tratamiento oportuno de la IVU son también esenciales.

Manifestaciones clínicas

Las manifestaciones de la IVU dependen de si la infección afecta las vías urinarias inferiores (vejiga) o superiores (riñón) y si la infección es aguda o crónica. La mayoría de las IVU son infecciones agudas no complicadas de la vejiga que afectan a las mujeres. Las IVU superiores afectan el parénquima y la pelvis del riñón (pielonefritis).[24] Son menos habituales y aparecen con mayor frecuencia en niños y adultos que padecen obstrucciones de las vías urinarias u otras afecciones predisponentes, como la diabetes.

Un episodio agudo de cistitis (infección de la vejiga) se caracteriza por micción frecuente, malestar abdominal o lumbar, y ardor y dolor al orinar (disuria).[20,24] En ocasiones, la orina es turbia y maloliente. Las manifestaciones en los niños menores de 2 años de edad casi siempre son inespecíficas, mientras que los niños mayores de 5 años de edad tienden a presentar los síntomas localizados de cistitis que se mencionaron antes.[28] En los adultos, la fiebre y otros signos de infección, por lo general, están ausentes. Si no hay complicaciones, los síntomas desaparecen dentro de las 48 h del tratamiento. Los síntomas de cistitis pueden deberse también a uretritis por *Chlamydia trachomatis*, *Neisseria gonorrhoeae* o virus de herpes simple, o vaginitis atribuible a *Trichomonas vaginalis* o especies de *Candida*.[5]

Diagnóstico y tratamiento

El diagnóstico de la IVU se basa casi siempre en síntomas y en el análisis de orina para buscar microorganismos. Cuando es necesario, se emplean radiografías, ecografías, TC y gammagrafías renales para identificar factores concurrentes, como una obstrucción.

Los análisis urinarios se utilizan para establecer la presencia de bacterias en la orina, así como para el diagnóstico de una IVU. Un criterio ampliamente aceptado para el diagnóstico de una IVU es la presencia de 100 000 unidades formadoras de colonias (UFC) o más bacterias por mililitro de orina.[25] La *colonización* se define, por lo general, como la multiplicación de microorganismos en un hospedero sin indicios aparentes de invasividad o lesión tisular. La piuria (menos de 5-8 leucocitos por campo de gran aumento) indica una respuesta del hospedero a la infección en lugar de una colonización bacteriana asintomática.[25] Puede realizarse una tinción de Gram para determinar el tipo (grampositivo o gramnegativo) de microorganismo presente. Puede hacerse un cultivo de orina para confirmar la presencia de bacterias patógenas en muestras de orina, permitir su identificación y determinar su sensibilidad a antibióticos específicos.

La orina puede valorarse mediante un método simple con tira reactiva o con un análisis químico en busca de biomarcadores de infección. Dos estudios simples son el análisis con nitrito y el de esterasa leucocítica.[25] Las bacterias reducen los nitratos a nitritos en la orina, lo cual da un medio para el análisis químico. De modo similar, los leucocitos activados secretan esterasa leucocítica, que puede detectarse con medios químicos.[25]

El tratamiento de las IVU se basa en el agente patógeno que causa la infección y la presencia de factores hospedero-agente que contribuyen a ella. Otras consideraciones incluyen si la infección es aguda, recurrente o crónica. Las IVU inferiores agudas, que aparecen sobre todo en mujeres y casi siempre por *E. coli*, se tratan de modo eficaz mediante un ciclo de antibióticos de corta duración. Aumentar los líquidos puede aliviar los signos y síntomas, y este método se utiliza como adyuvante del tratamiento antibiótico.

Las IVU inferiores recurrentes son aquellas que se presentan nuevamente después del tratamiento. Se deben a la persistencia o reinfección bacteriana. Por lo general, la persistencia bacteriana es curable mediante la eliminación de la fuente infecciosa (p. ej., sonda urinaria o cálculos de la vejiga infectados). La reinfección se controla principalmente a través de la capacitación en relación con las medidas preventivas de transmisión de agentes patógenos.

Las IVU crónicas son más difíciles de tratar. Debido a que se relacionan con uropatía obstructiva o retorno del flujo de orina, las pruebas diagnósticas se realizan casi siempre para detectar tales anomalías.[20] Cuando es posible, se corrige la afección causal del reflujo. Los hombres, en particular, deben ser investigados en cuanto a alteraciones obstructivas o un foco de infección prostática.

Infecciones en poblaciones especiales

Las IVU afectan a personas de todas las edades. En lactantes, se presentan con mayor frecuencia en niños que en niñas. Después del primer año de vida, las IVU ocurren más a menudo en las mujeres. Esto se debe a la longitud más corta de la uretra femenina y a que el vestíbulo vaginal puede contaminarse con facilidad con materia fecal. Alrededor del 60% de todas las mujeres adultas tienen por lo menos una IVU durante su vida.[31] Los factores de riesgo más importantes en mujeres jóvenes se asocian con las relaciones sexuales y la utilización de espermaticidas.[28,31] La uretra anterior casi siempre se coloniza con bacterias; el masaje uretral o la relación sexual pueden forzar el regreso de estos microorganismos hacia la vejiga.[28]

Infecciones de vías urinarias en mujeres embarazadas

Las mujeres embarazadas están en mayor riesgo de padecer IVU. Los cambios normales en el funcionamiento de las vías urinarias que surgen durante el embarazo predisponen a las IVU.[32] Estos cambios afectan el sistema colector de los riñones e incluyen dilatación de los cálices y pelvis renales y de los uréteres, que inician en el primer trimestre y se vuelven más pronunciados durante el tercer trimestre del embarazo. Esta dilatación del sistema de vías urinarias superiores se acompaña de reducción de la actividad peristáltica de los uréteres que se piensa resulta de los efectos relajantes en los músculos de las hormonas similares a la progesterona y la obstrucción mecánica por el agrandamiento del útero. Además de los cambios en los riñones y los uréteres, la vejiga se desplaza de su localización pélvica normal a una más alta y anterior en una posición más abdominal. También hay relajación del músculo liso, lo que conduce a un aumento de la capacidad y la estasis urinarias.[32]

La bacteriuria asintomática es frecuente en el embarazo. Se define como la presencia de dos cultivos consecutivos de orina evacuada con más de 100 000 UFC de las mismas bacterias o una muestra de orina obtenida mediante sonda con solo 100 UFC de bacterias.[32] Las complicaciones de las IVU asintomáticas durante el embarazo incluyen bacteriuria persistente, pielonefritis aguda y crónica y parto prematuro de fetos con bajo peso al nacer. Los datos sugieren que pocas mujeres se vuelven bacteriúricas durante el embarazo. Más bien, parece que las IVU sintomáticas durante la gestación reflejan una bacteriuria asintomática preexistente y que los cambios que se producen en el embarazo simplemente permiten que la colonización urinaria previa progrese a infección sintomática e invasión de los riñones. Se recomiendan la detección y el tratamiento de las infecciones urinarias asintomáticas durante el primer y tercer trimestres del embarazo para prevenir las complicaciones que pueden surgir de una infección oculta.[28]

Infecciones de vías urinarias en niños

Las IVU aparecen con mayor frecuencia en niños de hasta 3 meses de edad y son más habituales en las niñas después de esta edad.[28] Los niños en mayor riesgo de bacteriuria o IVU sintomáticas son los lactantes prematuros egresados de unidades de cuidados intensivos neonatales, niños con enfermedad sistémica, inmunitaria o anomalías de vías urinarias (como vejiga neurogénica o reflujo vesicoureteral), aquellos con antecedentes familiares de IVU o anomalías de las vías urinarias con reflujo y antecedentes de IVU en una edad temprana.[28]

La bacteriuria asintomática es relativamente habitual en las niñas en edad escolar, y estas tienen mayor riesgo de contraer bacteriuria más adelante en la vida. El pronóstico es bueno cuando no hay anomalías estructurales o funcionales.[28] El reflujo está presente en hasta el 50% de los niños pequeños con IVU sintomática.

Las infecciones urinarias en niños afectan con frecuencia las vías urinarias superiores (pielonefritis). En los niños con desarrollo renal incompleto, la pielonefritis puede provocar hipertensión, cicatrización renal y daño renal permanente.[28] La incidencia de cicatrices es mayor en los niños con reflujo u obstrucción vesicoureteral grave, aquellos con IVU recurrentes y cuando hay retraso en el tratamiento.

Manifestaciones clínicas

A diferencia de los adultos, los niños no presentan con frecuencia los signos clásicos de una IVU.[28,33] Muchos neonatos con IVU tienen bacteriemia y pueden mostrar signos y síntomas de septicemia, incluso fiebre, hipotermia, episodios de apnea, mala perfusión cutánea, distensión abdominal, diarrea, vómitos, letargia e irritabilidad. Los lactantes mayores pueden manifestar alteraciones de la alimentación, déficit de crecimiento, diarrea, vómitos, fiebre y orina maloliente. Los niños que empiezan a andar presentan con frecuencia dolor abdominal, vómitos, diarrea, patrones de micción anómalos, orina fétida, fiebre y crecimiento deficiente. En los niños mayores con IVU inferiores, las características clásicas (enuresis, polaquiuria, disuria y molestia suprapúbica) son más habituales. La fiebre es un signo frecuente de IVU en niños y la posibilidad de estas infecciones debe considerarse en cualquier niño con fiebre inexplicada.[34] El diagnóstico tardío en niños pequeños aumenta el riesgo de cicatrización renal permanente. Sin embargo, alrededor del 60% de los pediatras informan que los retrasos en la detección de IVU febriles son habituales en la práctica.[33] La naturaleza de los síntomas en los niños puede ser contradictoria y vaga, lo cual contribuye al retraso.

Diagnóstico y tratamiento

Para el tratamiento se requieren exploración física y análisis y cultivo de orina.[34] El diagnóstico se basa en una anamnesis cuidadosa sobre los patrones de evacuación y los síntomas; en la exploración física para buscar fiebre, hipertensión, dolor abdominal o suprapúbico y otras manifestaciones de IVU; y en el análisis de orina para detectar bacteriuria, piuria, proteinuria y hematuria. Un cultivo de orina positivo obtenido de forma correcta es esencial para lograr un diagnóstico adecuado.[34] Pueden requerirse métodos de diagnóstico adicionales para determinar la causa de la alteración. El reflujo vesicoureteral es la anomalía asociada con mayor frecuencia en las IVU, y la nefropatía por reflujo es una causa importante de enfermedad en etapa terminal en niños y adolescentes. Los niños con una primera IVU relativamente no complicada pueden tener reflujo importante. Por lo tanto, incluso una sola IVU documentada en un niño requiere un diagnóstico cuidadoso. Los síntomas urinarios en ausencia de bacteriuria sugieren vaginitis, uretritis, acoso sexual, uso de baños de burbujas irritantes, oxiuro o cistitis vírica. En adolescentes con antecedentes de disuria y secreciones vaginales, deben considerarse la vaginitis o la vulvitis. Los estudios han demostrado que los hombres no circuncidados tienen mayor riesgo de presentar IVU.[28]

El método terapéutico se basa en la gravedad clínica de la infección (p. ej., ubicación de la infección, riesgo de sepsis y presencia de anomalías estructurales).[28,34] El tratamiento inmediato de lactantes y niños en edad preescolar es esencial. La mayoría de los lactantes con IVU sintomáticas y muchos niños con indicios clínicos de IVU superiores requieren hospitalización, rehidratación y tratamiento antibiótico intravenoso. El seguimiento es esencial para los niños con IVU febriles a fin de garantizar la supresión de la infección. Los cultivos de orina para seguimiento a menudo se hacen al final del tratamiento para determinar que el antibiótico fue eficaz. Se recomiendan los estudios de imágenes para todos los niños después de su primera IVU a fin de detectar nefroesclerosis, reflujo vesicoureteral u otras anomalías.

Infecciones de vías urinarias en adultos mayores

Entre los adultos mayores, las IVU son la segunda causa más frecuente de infección, después de la neumonía. Las IVU causan alrededor del 11% de las infecciones entre los adultos mayores que residen en comunidades saludables y hasta el 50% de las infecciones en los centros de atención a largo plazo.[35]

Los cambios normales relacionados con la edad asociados con la función inmunitaria aumentan el riesgo de infección en personas mayores. Además, el riesgo de infección aumenta por varios factores predisponentes, como inmovilidad que genera evacuación deficiente de la vejiga, obstrucción del flujo vesical por hiperplasia prostática o litiasis renal, isquemia vesical por retención de orina, estreñimiento, vaginitis senil y actividad bacteriana reducida de la orina y las secreciones prostáticas. Además de estos riesgos están otros problemas de salud que necesitan instrumentación de las vías urinarias. Tener antecedentes de una IVU es un predictor importante para las infecciones urinarias subsiguientes en adultos mayores.[36]

Los adultos mayores con bacteriuria tienen diversos síntomas, que van desde la ausencia de síntomas hasta la presencia de los datos característicos de las IVU. Incluso cuando hay síntomas de IVU inferiores, puede ser difícil interpretarlos, porque las personas de edad avanzada sin IVU experimentan casi siempre urgencia, polaquiuria e incontinencia. De otro modo, este grupo de edad puede manifestar síntomas inespecíficos, como anorexia, fatiga, debilidad o cambio de estado mental.[35] Aun con las IVU superiores más graves (p. ej., pielonefritis), los signos clásicos de infección, como fiebre, escalofríos, dolor lumbar e hipersensibilidad, pueden alterarse o no existir en los adultos de edad avanzada. Algunas veces, no ocurren síntomas hasta que la infección está bastante avanzada.

RESUMEN

Las IVU constituyen el segundo tipo más frecuente de infección bacteriana vista por el personal de atención de la salud. Las infecciones pueden variar de bacteriuria asintomática a infecciones renales graves que causan daño renal irreversible. La predisposición a la infección está determinada por las defensas del hospedero y la virulencia del agente patógeno. Estas defensas abarcan el fenómeno de arrastre relacionado con la micción, el revestimiento protector de mucina de la vejiga y las defensas inmunitarias locales. La virulencia patógena se incrementa por la presencia de fimbrias, o filamentos, que facilitan la adherencia a estructuras en las vías urinarias, los lipopolisacáridos que se unen a las células del hospedero y provocan una reacción inflamatoria y enzimas que descomponen a los eritrocitos y hacen que el hierro esté disponible para el metabolismo y la multiplicación bacterianas.

La mayoría de las IVU ascienden desde la uretra y la vejiga. Varios factores interactúan para determinar la predisposición a padecer IVU, como la obstrucción de vías urinarias, la estasis y el reflujo urinario, los cambios en la función de las vías urinarias por el embarazo, las alteraciones en las vías urinarias relacionadas con la edad, los cambios en los mecanismos protectores de la vejiga y los uréteres, la función inmunitaria deteriorada y la virulencia del agente patógeno. Las sondas de las vías urinarias y la instrumentación contribuyen a la incidencia de IVU. El diagnóstico y el tratamiento oportunos de las IVU son esenciales para evitar daño renal permanente.

Alteraciones de la función glomerular

La glomerulonefritis, un proceso inflamatorio que afecta las estructuras glomerulares, es la segunda causa principal de insuficiencia renal a escala mundial y se clasifica en tercer lugar, después de la diabetes y la hipertensión, como causa de enfermedad renal crónica en los Estados Unidos.[5] Hay muchas causas de enfermedad glomerular; puede surgir como una afección primaria en la que la anomalía glomerular es la única enfermedad presente o puede hallarse como una afección secundaria en la que la alteración es consecuencia de otro padecimiento, como diabetes mellitus o LES. En la figura 33-9 se muestra un algoritmo respecto a la glomerulonefritis primaria y la secundaria.

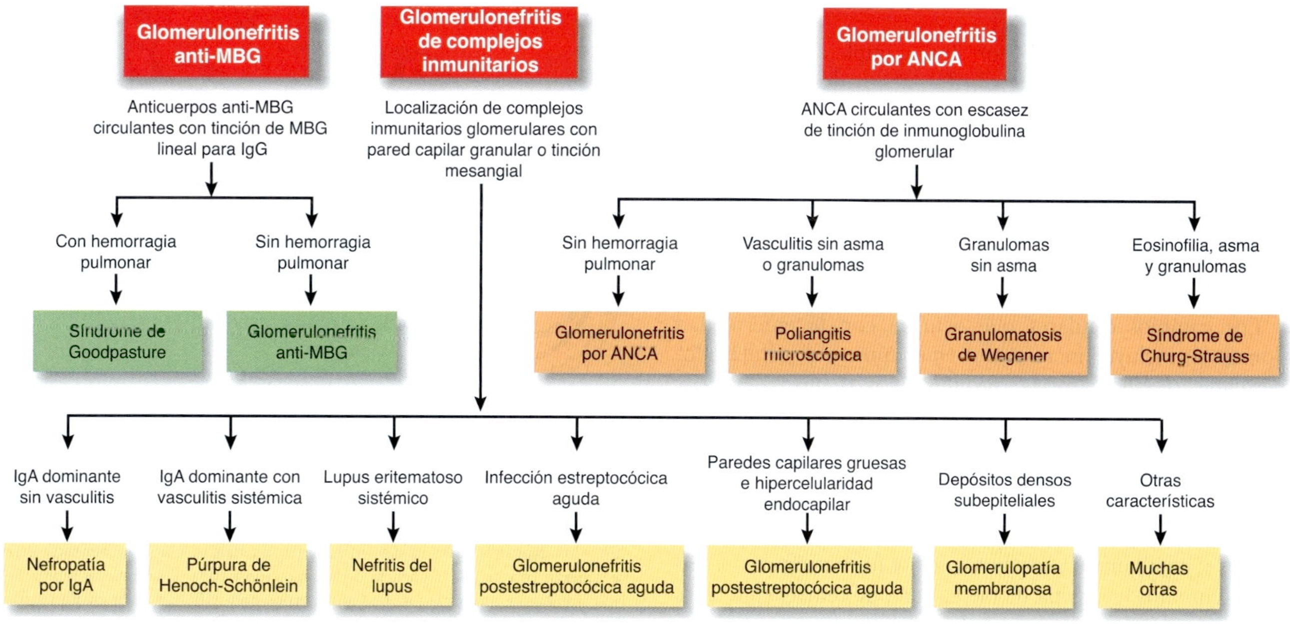

FIGURA 33-9. Algoritmo que demuestra la integración de los hallazgos histopatológicos con datos clínicos para hacer un diagnóstico de una forma específica de glomerulonefritis primaria o secundaria. Una clasificación inicial importante es una glomerulonefritis anti-MBG de complejos inmunitarios o autoanticuerpos anticitoplasma de neutrófilo (ANCA, *antineutrophil cytoplasmic autoantibody*). Una vez realizada la determinación, los diagnósticos más específicos dependen de las observaciones clínicas o patológicas adicionales. Tomado de: Rubin R., Strayer D. (Eds.) (2015). *Rubin's pathology: Clinicopathologic foundations of medicine* (7th ed., p. 915, fig. 22-15). Philadelphia, PA: Wolters Kluwer Health.

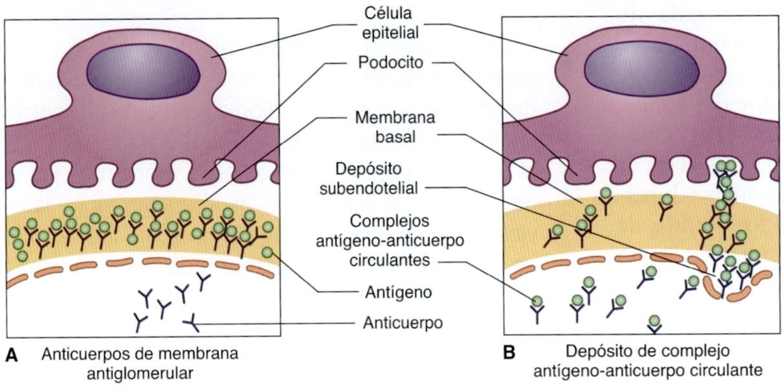

FIGURA 33-10. Mecanismos inmunitarios de la glomerulopatía. **A.** Los anticuerpos de la membrana antiglomerular salen de la circulación e interactúan con antígenos que están presentes en la membrana basal del glomérulo. **B.** Los complejos antígeno-anticuerpo que circulan en la sangre son atrapados cuando se filtran en el glomérulo.

Etiología y patogenia de la lesión glomerular

Los agentes o episodios desencadenantes que producen lesión glomerular incluyen mecanismos inmunitarios, no inmunitarios y hereditarios. La mayoría de los casos primarios y algunos de enfermedad glomerular secundaria probablemente tengan un origen inmunitario.[5] Aunque gran cantidad de enfermedades glomerulares se activan por acontecimientos inmunitarios, diversos factores estresantes metabólicos (p. ej., diabetes), hemodinámicos (p. ej., hipertensión) y tóxicos (p. ej., fármacos y productos químicos) pueden causar lesión glomerular, ya sea solos o junto con mecanismos inmunitarios. Las enfermedades glomerulares hereditarias, como el síndrome de Alport, aunque raras, son una categoría importante de enfermedad glomerular debido a su relación con la pérdida progresiva de la función renal y su transmisión a futuras generaciones.

Se han implicado dos tipos de mecanismos inmunitarios en la producción de enfermedad glomerular:

1. La lesión causada por la reacción de los anticuerpos a antígenos glomerulares fijos o plantados dentro del glomérulo.
2. La lesión provocada por los complejos circulantes antígeno-anticuerpo que quedan atrapados en la membrana glomerular (fig. 33-10).

Los antígenos que regulan la aparición de la respuesta inmunitaria pueden ser de origen endógeno, como los anticuerpos para el ácido desoxirribonucleico (ADN) en el LES, o exógeno, como los antígenos de la membrana estreptocócica en la glomerulonefritis postestreptocócica. Con frecuencia se desconoce la fuente del antígeno.

Los cambios celulares que ocurren con la enfermedad glomerular incluyen incrementos en el número de células glomerulares o inflamatorias (proliferativos o hipercelulares), engrosamiento de la membrana basal (membranosos) y cambios en los componentes glomerulares no celulares (esclerosis y fibrosis).[5,6] El aumento de células se caracteriza por uno o más de los siguientes factores: proliferación de células endoteliales y mesangiales, infiltración leucocítica (neutrófilos, monocitos y, en algunos casos, linfocitos) y formación de medias lunas (cúmulos en forma de media luna de células epiteliales proliferativas y leucocitos infiltrativos) en el espacio de Bowman.[5,6] El *engrosamiento de la membrana basal* conlleva el depósito de material no celular denso en los lados endotelial y epitelial de la membrana basal o dentro de esta. La *esclerosis* se refiere a un incremento de material extracelular en el tejido mesangial, subendotelial o subepitelial del glomérulo, y la *fibrosis* es el depósito de fibras de colágeno. Los cambios glomerulares pueden ser *difusos*, que afectan a todos los glomérulos y a todas sus partes; *focales*, en los que solo algunos glomérulos se alteran y otros se encuentran, en esencia, normales; *segmentarios*, que afectan algún segmento de cada glomérulo; o *mesangiales*, que alteran solo las células mesangiales.[5,6] En la figura 33-11 se ilustra la ubicación de las lesiones relacionadas con varios tipos de enfermedad glomerular.

Tipos de enfermedad glomerular

Las manifestaciones clínicas de las alteraciones glomerulares se encuentran, por lo general, en una de cinco categorías:

1. Síndromes nefríticos
2. Glomerulonefritis de progresión rápida
3. Síndrome nefrótico

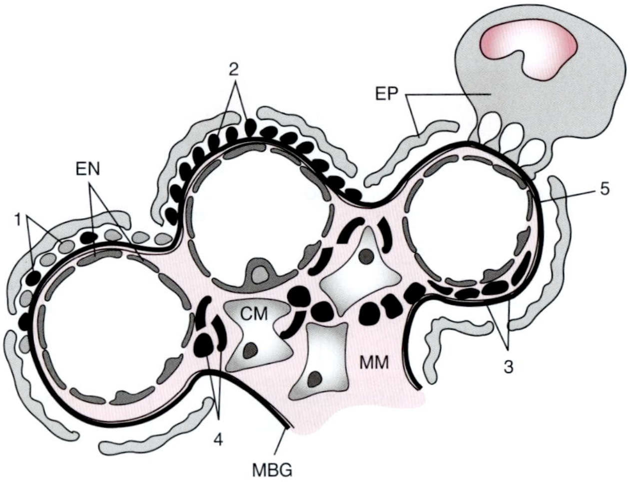

FIGURA 33-11. Sitios de formación del complejo inmunitario en tres capilares glomerulares. Los depósitos subepiteliales se observan en la glomerulonefritis postinfecciosa (1) y la nefropatía membranosa (2), y es probable que se ensamblen en el ámbito local mediante un mecanismo *in situ*. Los depósitos subendoteliales (3) y los depósitos mesangiales (4) también pueden formarse localmente, pero se generan con mayor frecuencia de la captación pasiva de complejos inmunitarios circulantes preformados. Los anticuerpos anti-MBG se unen en un patrón lineal a la MBG (5) y, puesto que el antígeno específico es parte de la membrana basal entrecruzada, faltan depósitos densos en electrones en el ámbito ultraestructural. *CM, célula mesangial; EN, célula endotelial; EP, célula epitelial visceral o podocito; MM, matriz mesangial; MBG, membrana basal glomerular.* Tomado de: Rennke H. G., Denker B. M. (2014). Renal pathophysiology: The essentials (4th ed., p. 242). Philadelphia, PA: Lippincott Williams & Wilkins.

4. Alteraciones asintomáticas del sedimento urinario (hematuria y proteinuria)
5. Glomerulonefritis crónica[5]

Los síndromes nefríticos producen una respuesta inflamatoria proliferativa, mientras que el síndrome nefrótico genera aumento de la permeabilidad del glomérulo. Debido a que la mayoría de las alteraciones glomerulares pueden producir síndromes nefríticos y nefróticos mixtos, un diagnóstico definitivo frecuentemente requiere biopsia renal.

Síndrome nefrítico agudo

El *síndrome nefrítico agudo* es la correlación clínica de la inflamación glomerular. En su forma más grave, este síndrome se caracteriza por el inicio repentino de hematuria (ya sea microscópica o en extremo visible, con cilindros de eritrocitos), grados variables de proteinuria, TFG disminuida, oliguria y signos de deterioro de la función renal. La causa corresponde a los procesos inflamatorios que ocluyen la luz capilar del glomérulo y el daño a la pared capilar. La lesión de la pared capilar permite que los eritrocitos escapen hacia la orina y produzcan alteraciones hemodinámicas que disminuyen la TFG. La acumulación de líquido extracelular, la hipertensión y el edema se generan por la TFG reducida y el incremento de la reabsorción tubular de sal y agua.

El síndrome nefrítico agudo puede ocurrir en enfermedades sistémicas como el LES. Sin embargo, casi siempre se relaciona con la glomerulonefritis proliferativa aguda, como la forma postinfecciosa.

PUNTOS CLAVE

Glomerulopatías

- Las glomerulopatías afectan las propiedades semipermeables de la membrana capilar glomerular que permiten el paso de agua y partículas pequeñas de la sangre al filtrado urinario, mientras evitan que las células sanguíneas y las proteínas plasmáticas salgan de la circulación.
- Los síndromes nefríticos causan una reducción de la permeabilidad glomerular y manifestaciones relacionadas con la disminución de la TFG, retención de líquido y acumulación de residuos de nitrógeno.
- El síndrome nefrótico provoca un incremento en la permeabilidad glomerular y manifestaciones de una función corporal alterada vinculadas con una pérdida masiva de proteínas plasmáticas en la orina.

Glomerulonefritis postinfecciosa aguda

La glomerulonefritis postinfecciosa aguda casi siempre surge después de la infección por ciertas cepas de estreptococos β-hemolíticos del grupo A y su causa es el depósito de complejos inmunitarios de antígenos-anticuerpos bacterianos.[5] También puede ocurrir después de infecciones por otros microorganismos, incluyendo estafilococos, virus (p. ej., de la hepatitis) y diversos parásitos.[3] La enfermedad se observa sobre todo en niños, pero puede afectar a personas de cualquier edad.

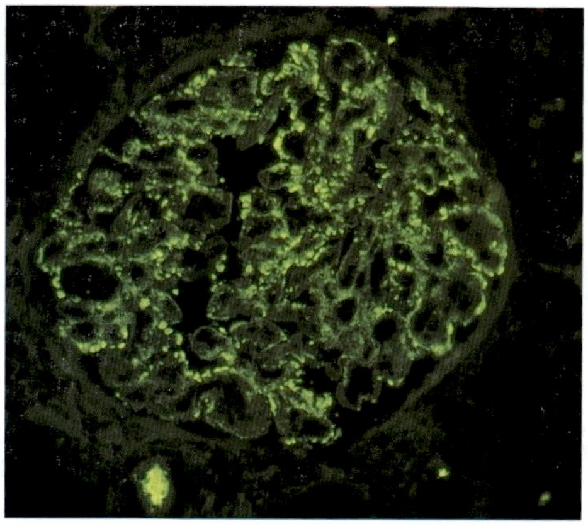

FIGURA 33-12. Glomerulonefritis postinfecciosa aguda. Micrografía inmunofluorescente que muestra la tinción granular para complemento C3 en las paredes capilares y el mesangio. Tomado de: Rubin R., Strayer D. (Eds.) (2015). *Rubin's pathology: Clinicopathologic foundations of medicine* (7th ed., p. 926, fig. 22-37). Philadelphia, PA: Wolters Kluwer Health.

La fase aguda de la glomerulonefritis postinfecciosa se caracteriza por agrandamiento glomerular difuso e hipercelularidad. El origen de esta última es la infiltración de leucocitos, tanto neutrófilos como monocitos, y la proliferación de células endoteliales y mesangiales.[5] También se observa edema de células endoteliales. La combinación de proliferación, edema e infiltración leucocíticas destruye las luces capilares glomerulares. Puede detectarse edema intersticial e inflamación, y con frecuencia los túbulos contienen eritrocitos. Por lo general, en las primeras semanas de la enfermedad, la microscopia de inmunofluorescencia revela depósitos granulares de IgG y el componente C3 del complemento en el mesangio y a lo largo de la membrana basal (fig. 33-12).

El caso típico de la glomerulonefritis postestreptocócica se presenta alrededor de 7-12 días después de una infección estreptocócica. Este es el tiempo necesario para el desarrollo de anticuerpos. La infección primaria casi siempre afecta a la faringe, pero puede desencadenarse de forma cutánea. La oliguria, que aparece cuando disminuye la TFG, es uno de los primeros síntomas. Prosiguen la proteinuria y la hematuria debido a la permeabilidad de la pared capilar glomerular. Los materiales en la orina degradan los eritrocitos y el color de esta se torna oscuro, lo que puede ser el primer signo de la alteración. La retención de sodio y agua da lugar a edema (sobre todo en cara y manos) e hipertensión. Los hallazgos de laboratorio importantes incluyen concentraciones altas de anticuerpo antiestreptocócico (AAE), disminución de las concentraciones séricas de C3 y otros componentes de la cascada del complemento y crioglobulinas (complejos inmunitarios grandes) en el suero.

El tratamiento de la glomerulonefritis postestreptocócica aguda incluye la eliminación de la infección por estreptococos con antibióticos y terapia de soporte. El padecimiento conlleva un pronóstico excelente y rara vez causa enfermedad renal crónica.[5]

Glomerulonefritis de progresión rápida

Esta afección es un síndrome que se caracteriza por signos y síntomas de lesión glomerular grave sin una causa específica.

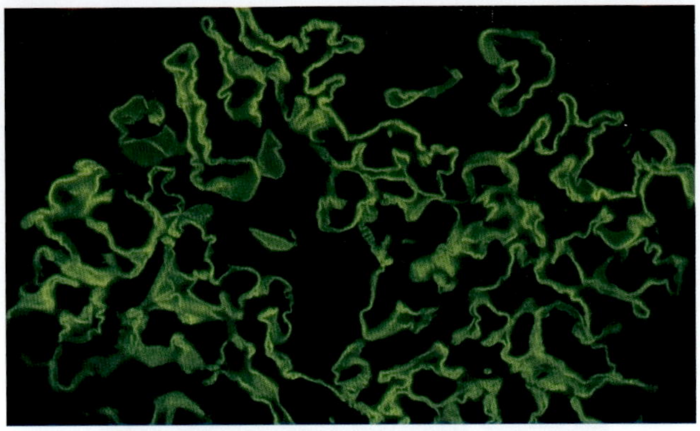

FIGURA 33-13. Glomerulonefritis anti-MBG. La inmunofluorescencia lineal para IgG se observa a lo largo de la MBG. Contrasta con el patrón granular de inmunofluorescencia característica de la mayoría de los tipos de depósito de complejos inmunitarios dentro de la pared capilar. Tomado de: Rubin R., Strayer D. (Eds.) (2015). *Rubin's pathology: Clinicopathologic foundations of medicine* (7th ed., p. 933, fig. 22-52). Philadelphia, PA: Wolters Kluwer Health.

Como su nombre lo indica, esta alteración evoluciona con rapidez, con frecuencia en cuestión de meses. La entidad patológica incluye la proliferación focal y segmentaria de células glomerulares y el reclutamiento de monocitos y macrófagos con formación de estructuras en forma de media luna que obstruyen el espacio de Bowman.[37] La glomerulonefritis de progresión rápida puede deberse a varias alteraciones inmunitarias, algunas sistémicas y otras restringidas al riñón. Entre las enfermedades relacionadas con esta afección están los padecimientos de los complejos inmunitarios, como el LES, la vasculitis de vasos pequeños (p. ej., poliangitis microscópica) y una inmunopatía llamada *síndrome de Goodpasture*.

Síndrome de Goodpasture

Este síndrome es una forma poco habitual y agresiva de la glomerulonefritis, cuya causa son los anticuerpos de la membrana basal alveolar (MBA) y glomerular (MBG). Los anticuerpos anti-MBG reaccionan de forma cruzada con la membrana basal alveolar pulmonar, lo que genera el síndrome de hemorragia pulmonar relacionado con la insuficiencia renal. La característica patológica de la glomerulonefritis anti-MBG es la coloración lineal difusa de la MBG para IgG (fig. 33-13). Se desconoce la causa de la enfermedad; sin embargo, la infección por influenza, la exposición a los disolventes de hidrocarburos (que se encuentran en pinturas y colorantes), diversos fármacos y el cáncer se han implicado en algunas personas. Existe cierta tendencia a pensar que el síndrome de Goodpasture tiene una predisposición genética, pero esto no es concluyente.

El tratamiento incluye plasmaféresis para eliminar los anticuerpos anti-MBG y tratamiento inmunosupresor (corticoesteroides y ciclofosfamida) para inhibir la producción de anticuerpos.[30]

Síndrome nefrótico

Se caracteriza por proteinuria masiva (>3.5 g/día) y lipiduria (p. ej., grasa libre, cuerpos ovalados y cilindros grasos) junto con hipoalbuminemia relacionada (<3 g/dL), edema generalizado e hiperlipidemia (colesterol >300 mg/dL).[3] El síndrome nefrótico no es una enfermedad glomerular específica, sino un conjunto de datos clínicos que resultan de un incremento en la permeabilidad glomerular y pérdida de proteínas plasmáticas en la orina (fig. 33-14).[5]

Patogenia

Cualquier aumento en la permeabilidad de la membrana glomerular permite que las proteínas escapen del plasma al filtrado glomerular. Esto genera proteinuria masiva, que causa hipoalbuminemia. El edema generalizado, que es característico del síndrome nefrótico, se produce por la pérdida de presión osmótica coloidal de la sangre con acumulación ulterior de líquido en los tejidos intersticiales.[5] También se presentan retención de sal y agua que agravan el edema. Lo anterior al parecer se debe a varios factores, incluyendo un incremento compensador de aldosterona, estimulación del sistema nervioso simpático y reducción de la secreción de factores natriuréticos. Al inicio, el edema aparece en las partes en declive del cuerpo, como los miembros inferiores, pero se generaliza cuando la enfermedad avanza. La disnea por edema pulmonar, derrames pleurales y afección diafragmática por ascitis puede observarse en personas con síndrome nefrítico.

La hiperlipidemia que ocurre en las personas con nefrosis se caracteriza por concentraciones altas de triglicéridos y lipoproteínas de baja densidad (LDL, *low-density lipoproteins*). Las lipoproteínas de alta densidad (HDL, *high-density lipoproteins*) casi siempre son normales. Debido a las concentraciones altas de LDL, las personas con síndrome nefrótico tienen mayor riesgo de desarrollar ateroesclerosis.

La proporción más grande de proteína perdida en la orina corresponde a la albúmina, pero también pueden eliminarse globulinas. Como resultado, las personas con nefrosis pueden ser vulnerables a infecciones, en particular por estafilococos y neumococos.[5] Esta resistencia reducida a la infección

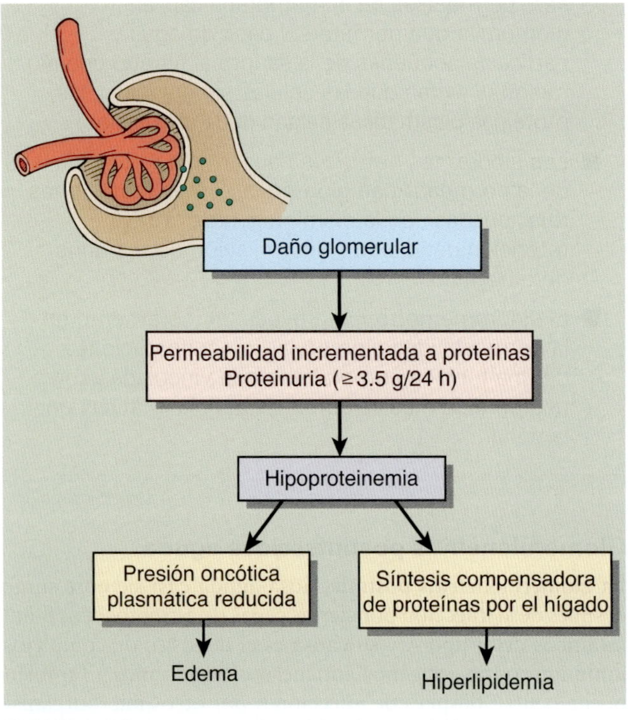

FIGURA 33-14. Fisiopatología del síndrome nefrótico.

puede relacionarse con pérdida de inmunoglobulinas y componentes del complemento de bajo peso molecular en la orina. Muchas proteínas de unión también se pierden en la orina. Como consecuencia, las concentraciones plasmáticas de muchos iones (hierro, cobre y zinc) y hormonas (tiroideas y sexuales) pueden ser bajas por la disminución de las proteínas de unión. Numerosos fármacos requieren proteínas de unión para su transporte. La hipoalbuminemia reduce el número de sitios disponibles de unión a proteína, lo cual produce un posible incremento en la cantidad de fármaco libre (activo) que se encuentra disponible.

Etiología

Las alteraciones glomerulares que tienen lugar con la nefrosis pueden surgir como una alteración primaria o secundaria a cambios debidos a enfermedades sistémicas, como diabetes mellitus y LES. Entre las lesiones glomerulares primarias que conducen al síndrome nefrótico están la enfermedad de cambios mínimos (nefrosis lipoide), la glomeruloesclerosis segmentaria focal y la glomerulonefritis membranosa.[5] La frecuencia relativa de estas causas varía con la edad. En los niños mayores de 15 años de edad, el síndrome nefrótico casi siempre se debe a enfermedad glomerular idiopática primaria, mientras que en adultos, a menudo es una anomalía secundaria.[5]

Enfermedad de cambios mínimos (nefrosis lipoide). La enfermedad de cambios mínimos se caracteriza por la pérdida difusa (a través de fusión) de los pedículos de células en la capa epitelial de la membrana glomerular. Se observa con frecuencia en niños, pero en ocasiones puede aparecer en adultos. Se desconoce la causa de la nefrosis de cambios mínimos. Esta enfermedad no avanza a insuficiencia renal, pero puede generar complicaciones importantes, incluso predisposición a infección por microorganismos grampositivos, una tendencia hacia episodios tromboembólicos, hiperlipidemia y desnutrición por proteínas.

Glomerulonefritis membranosa. Esta es la causa más habitual de nefrosis primaria en adultos, con mayor frecuencia en aquellos en la quinta y sexta décadas de la vida y, casi siempre, después de la edad de 30 años.[5] La causa del padecimiento es el engrosamiento difuso de la MBG debido al depósito de complejos inmunitarios. La alteración puede ser idiopática o estar relacionada con diversas alteraciones, incluyendo enfermedades autoinmunitarias, como el LES; infecciones, como la hepatitis B crónica; y alteraciones metabólicas, como la diabetes mellitus. La presencia de inmunoglobulinas y complemento en los depósitos subendoteliales sugiere que la enfermedad constituye una anomalía crónica mediada por complejos inmunitarios.

La entidad patológica comienza casi siempre con la aparición de forma gradual del síndrome nefrótico o, en un pequeño porcentaje de personas, con proteinuria no nefrótica. Pueden presentarse hematuria e hipertensión leve. El avance de la enfermedad es variable. Algunas personas experimentan una remisión completa, otras tienen remisiones repetidas y recurrencias, y algunas más avanzan a insuficiencia renal completa e incluso la muerte. Las remisiones espontáneas y un resultado relativamente benigno se presentan sobre todo en mujeres y aquellos con proteinuria en el rango no nefrótico. El tratamiento es controvertido.

Glomeruloesclerosis segmentaria focal. Se caracteriza por la esclerosis (depósito incrementado de colágeno) de algunos, pero no todos, los glomérulos y, en aquellos afectados, solo se altera una porción del ovillo glomerular.[5] Es una causa muy frecuente de síndrome nefrótico en latinoamericanos y afroamericanos.

A menudo, la esclerosis segmentaria focal es un síndrome idiopático, pero puede vincularse con disminución de oxígeno en la sangre (p. ej., enfermedad de células falciformes y cardiopatía cianótica congénita), infección por virus de inmunodeficiencia humana (VIH) o abuso de drogas intravenosas, o puede ocurrir como un suceso secundario que refleja cicatrización glomerular debido a otras formas de glomerulonefritis.[5] El deterioro de la autofagia (un proceso de reparación necesario para mantener la homeostasis ulterior a la lesión celular) puede ser la fuente de la capacidad regenerativa limitada de los podocitos.[38]

La presencia de hipertensión y disminución de la función renal distingue a la esclerosis focal de la enfermedad de cambios mínimos. Además, las investigaciones indican que las personas con enfermedad de cambio mínimo (ECM; una manifestación del síndrome nefrótico diagnosticado por biopsia renal) pueden progresar más adelante a glomeruloesclerosis segmentaria focal.[39] La proteína nefrina parece ser un marcador para la lesión de podocitos. Las personas con ECM responden en diversos grados a los corticoesteroides. Quienes recibieron tratamiento y no experimentaron pérdida de nefrina tuvieron una tasa de remisión del 96% en comparación con el 61% de las personas que tuvieron pérdida de nefronas.[39] La mayoría de los pacientes con la anomalía progresan a insuficiencia renal en un plazo de 5-10 años.

Hematuria o proteinuria asintomática

Muchos casos de glomerulonefritis dan como resultado una enfermedad asintomática leve que no se reconoce o llama la atención de un médico y, por lo tanto, no se diagnostica. Los estudios de detección basados en la población han mostrado que el daño renal, cuyas manifestaciones son proteinuria, hematuria, TFG baja o una combinación de estas características, está presente en la población. Las alteraciones como la púrpura de Henoch-Schönlein desaparecen a menudo sin daño renal permanente, mientras que otras, como la nefropatía por IgA y el síndrome de Alport, pueden avanzar a enfermedad renal crónica e insuficiencia renal.

Nefropatía por inmunoglobulina A

Esta afección (enfermedad de Berger) es una glomerulonefritis primaria caracterizada por la presencia de depósitos glomerulares de complejos inmunitarios de IgA. Puede ocurrir a cualquier edad, pero casi siempre la edad máxima de diagnóstico es entre los 15 y 30 años de edad.[5] La enfermedad ocurre con mayor frecuencia en hombres que en mujeres y es la causa más habitual de nefritis glomerular en asiáticos.

La anomalía se caracteriza por el depósito de complejos inmunitarios que contienen IgA en el mesangio del glomérulo. Una vez depositados en el riñón, los complejos inmunitarios se relacionan con inflamación glomerular. La causa de la alteración se desconoce y se necesitan clasificaciones más específicas de las etapas de la nefropatía por

IgA para poder interpretar más información. Por lo tanto, la International IgA Nephropathy Network está elaborando clasificaciones de IgAN para ayudar a los médicos a diagnosticar esta enfermedad. El sistema de clasificación se basa en los resultados de la biopsia en un mínimo de ocho glomérulos para obtener una puntuación MEST-C.[40] Algunas personas con la alteración tienen valores séricos altos de IgA.

Cuando la enfermedad inicia, muchas personas no tienen síntomas obvios y no están conscientes del problema. En estos pacientes, la nefropatía por IgA se sospecha durante la detección o valoración sistemática de otra afección. En otras personas, el padecimiento se presenta con hematuria macroscópica precedida por una infección de las vías respiratorias superiores, síntomas del tubo digestivo o enfermedad semejante a la gripe. Por lo general, la hematuria dura 2-6 días. Alrededor de la mitad de las personas con hematuria macroscópica tienen un solo episodio, mientras que el resto experimenta un avance gradual de la enfermedad con episodios recurrentes de hematuria y proteinuria leve. El avance casi siempre es lento y abarca varias décadas.

La microscopia por inmunofluorescencia es esencial para el diagnóstico de la nefropatía por IgA.[5] El hallazgo diagnóstico es la tinción mesangial para IgA más intensa que la tinción para IgG o IgM (fig. 33-15). Hoy en día, no hay medidas de tratamiento satisfactorias para la nefropatía por IgA.

Nefritis de la púrpura de Henoch-Schönlein

La púrpura de Henoch-Schönlein es una vasculitis de vasos pequeños que causa un exantema purpúrico principalmente en los miembros inferiores, artritis o artralgia, dolor abdominal y afectación renal idéntica a la nefropatía por IgA. La incidencia tiene variaciones estacionales, con el doble de casos en invierno y otoño.[41] La enfermedad se observa con mayor frecuencia en niños, pero también puede surgir en adultos. La afección renal no siempre está presente al inicio, pero su incidencia se incrementa con el tiempo y es más frecuente en niños mayores, quienes tienen dolor abdominal relacionado y exantema persistente. La hematuria y la proteinuria constituyen el cuadro clínico inicial más habitual, pero algunas personas presentan manifestaciones de nefritis aguda y otras pueden mostrar nefritis combinada con datos nefróticos. La mayoría de las personas se recuperan por completo en varias semanas. Algunos casos progresan a enfermedad renal terminal. Los corticoesteroides son el tratamiento más eficaz y se ha hallado que disminuyen la duración y la intensidad del dolor abdominal y articular.[41]

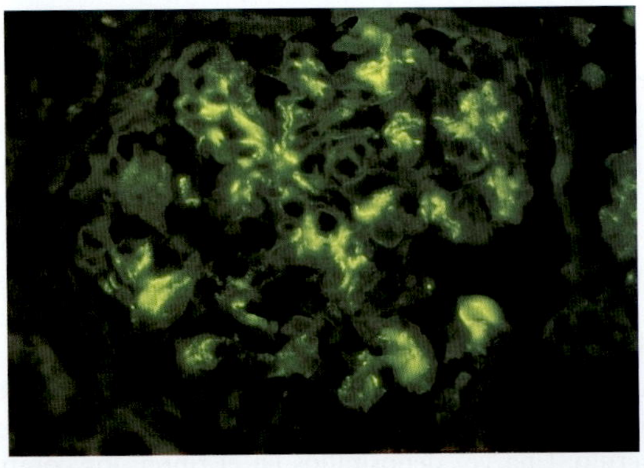

FIGURA 33-15. Nefropatía por IgA. Una microfotografía inmunofluorescente muestra depósitos de IgA en las áreas mesangiales. Tomado de: Rubin R., Strayer D. (Eds.) (2015). *Rubin's pathology: Clinicopathologic foundations of medicine* (7th ed., p. 931, fig. 22-48). Philadelphia, PA: Wolters Kluwer Health.

Síndrome de Alport

Este síndrome es una anomalía hereditaria de la MBG que genera hematuria y puede progresar a insuficiencia renal crónica. Tiende a asociarse con anomalías oculares u óticas.[5] La causa del síndrome son las mutaciones del colágeno de tipo IV. Alrededor del 85% de los casos se heredan como un rasgo autosómico dominante ligado al cromosoma X, mientras que otros tienen patrones hereditarios dominantes y recesivos autosómicos.[5] En las genealogías ligadas a X, la afección casi siempre es más grave en los niños que en las niñas. Los niños afectados casi siempre avanzan a insuficiencia renal cuando son adultos, pero la evolución puede ocurrir durante la adolescencia. Muchas niñas nunca tienen más que una hematuria leve con o sin escasa proteinuria, pero algunas manifiestan una enfermedad más grave e incluso pueden llegar a insuficiencia renal.

A menudo, el diagnóstico se realiza después del análisis de la orina de un niño de una familia con casos múltiples de nefritis hereditaria. Los niños pueden presentar al inicio hematuria microscópica intensa, seguida por proteinuria. Muchas personas con síndrome de Alport, pero no todas, tienen hipoacusia neurosensorial y varias oftalmopatías, incluso luxación del cristalino, cataratas posteriores y distrofia corneal. La hipoacusia es bilateral y con frecuencia se detecta por primera vez durante la adolescencia.

Glomerulonefritis crónica

Esta afección es la fase crónica de varios tipos específicos de glomerulonefritis.[5] Algunas formas de la glomerulonefritis aguda (p. ej., la postestreptocócica) experimentan resolución completa, mientras que otras avanzan a tasas variables de glomerulonefritis crónica. Diversas personas que padecen glomerulonefritis crónica no tienen antecedentes de enfermedad glomerular. Estos casos pueden corresponder al resultado final de formas relativamente asintomáticas de glomerulonefritis. Las características histológicas de la afección abarcan riñones pequeños con glomérulos esclerosados. En muchos enfermos, la glomerulonefritis crónica evoluciona de modo gradual y avanza con lentitud a enfermedad renal crónica en un período de años.

Lesiones glomerulares relacionadas con enfermedad sistémica

Muchas alteraciones inmunitarias, metabólicas o hereditarias sistémicas se relacionan con la lesión glomerular. En algunas enfermedades, como el LES, la diabetes mellitus y la hipertensión, la afección glomerular puede ser una manifestación clínica mayor.

Glomerulonefritis por lupus eritematoso sistémico

La alteración renal es manifiesta en el 40-85% de las personas con LES y se observa de modo más frecuente en mujeres de raza negra.[5] La patogenia del LES es incierta, pero parece relacionarse con inmunidad desregulada de los linfocitos B con producción de autoanticuerpos para diversos componentes nucleares, citoplasmáticos, de la matriz extracelular y de la membrana celular.[5] También implica la función anómala de los linfocitos T, con las proporciones de subpoblación de estos linfocitos que desempeñan una función importante en la patogenia del LES.[42] La mayor parte de la lesión glomerular se activa con la formación de complejos inmunitarios dentro de la pared capilar glomerular.

Manifestaciones clínicas

Las manifestaciones clínicas de la nefritis del lupus dependen del sitio de la lesión mediada por complejos inmunitarios. Los complejos inmunitarios confinados al mesangio causan menos inflamación que los subendoteliales, los cuales se exponen más a las células inflamatorias y mediadores en la sangre y, por lo tanto, tienen más probabilidades de producir inflamación.[5] La Organización Mundial de la Salud (OMS) clasifica las lesiones glomerulares renales del LES como clase I, normal; clase II, proliferación mesangial; clase III, proliferación focal y segmentaria; clase IV, proliferación difusa; y clase V, proliferación membranosa. La clasificación se ha perfeccionado aún más para mejorar la comunicación entre los patólogos y los clínicos, así como para optimizar la reproducibilidad y la uniformidad en los informes.[43]

Diagnóstico y tratamiento

Debido al alto riesgo de enfermedad renal, las personas con LES deben realizarse el análisis de orina sistemático para vigilar la aparición de datos de hematuria o proteinuria. Si se observan anomalías, se efectúa a menudo biopsia renal. El tratamiento depende del grado de alteración glomerular. Las personas con glomerulonefritis clase I o II casi nunca requieren tratamiento. Por lo general, el avance a clases más altas se acompaña de un incremento en la actividad serológica del lupus y datos del deterioro de la función renal (aumento de creatinina sérica y disminución de la TFG calculada). Los corticoesteroides orales y los inhibidores de la enzima convertidora de angiotensina (ECA) son los pilares del tratamiento. Las personas con enfermedad más avanzada pueden requerir tratamiento con inmunodepresores.

Glomeruloesclerosis diabética

La nefropatía diabética es una causa importante de enfermedad renal crónica y la más frecuente de insuficiencia renal tratada mediante terapia de reemplazo renal en los Estados Unidos.[5] Esto tiene lugar en ambos tipos de diabetes mellitus (1 y 2). Es más prevalente entre afroamericanos, asiáticos y nativos americanos que entre caucásicos.

Fisiopatología

Las lesiones de la nefropatía diabética afectan con mucha frecuencia a los glomérulos. El engrosamiento extendido de la membrana basal capilar glomerular ocurre en casi todas las personas con diabetes y puede manifestarse sin indicios de proteinuria. Esto va seguido de un incremento difuso de la matriz mesangial, con proliferación leve de células mesangiales. A medida que avanza la enfermedad, las células mesangiales chocan con la luz capilar, lo cual disminuye el área superficial para la filtración glomerular. En la glomeruloesclerosis nodular, conocida también como *síndrome de Kimmelstiel-Wilson*, hay depósito nodular de hialina en la porción mesangial del glomérulo.[5] A medida que el proceso esclerótico avanza en las formas difusa y nodular de la glomeruloesclerosis, hay obliteración completa del glomérulo, con deterioro de la función renal.

Los mecanismos del cambio glomerular en la diabetes son inciertos; sin embargo, se piensa que constituyen la síntesis mejorada o anómala de la MBG y la matriz mesangial con incorporación inapropiada de glucosa en los componentes no celulares de estas estructuras glomerulares.[5] De manera alternativa, los cambios hemodinámicos secundarios a las concentraciones altas de glucosa sanguínea pueden contribuir al inicio y avance de la glomeruloesclerosis diabética.[5] Se ha supuesto que los aumentos de glucosa sanguínea incrementan la TFG y la presión glomerular, lo que origina un agrandamiento de los poros capilares glomerulares por un mecanismo mediado, al menos en parte, por la angiotensina II. Este agrandamiento genera un incremento del contenido proteínico del filtrado glomerular, el cual a su vez requiere endocitosis aumentada de las proteínas filtradas mediante las células endoteliales tubulares, un proceso que en última instancia da lugar a destrucción de nefronas y deterioro progresivo de la función renal.

Manifestaciones clínicas y tratamiento

Las manifestaciones clínicas de la glomeruloesclerosis diabética se relacionan mucho con las de la diabetes. El aumento de la TFG aparece en personas con alteraciones tempranas de la función renal que se relacionan con *microalbuminuria*, la cual se define como una excreción de albúmina urinaria de 30-300 mg en 24 h.[25,44] La microalbuminuria es un factor predisponente importante de nefropatías diabéticas futuras. En muchos casos, los primeros cambios de la función glomerular pueden revertirse mediante el control cuidadoso de los valores de glucosa sanguínea. Se ha demostrado que la inhibición de angiotensina por los inhibidores de la ECA o los antagonistas de receptores de angiotensina tiene un efecto útil, quizás al revertir el aumento de la presión glomerular.[45] La hipertensión y el hábito tabáquico se han vinculado con el avance de la nefropatía diabética.

Enfermedad glomerular hipertensiva

La hipertensión leve a moderada causa cambios escleróticos en las arteriolas renales y las arterias pequeñas, lo que se denomina *nefroesclerosis benigna*.[5] Es muy frecuente y agresiva en personas de raza negra. En afroamericanos, la hipertensión es la causa principal de enfermedad renal en etapa terminal.

La nefropatía hipertensiva se relaciona con varios cambios en la estructura y la función renales. Los riñones son más pequeños de lo normal y, por lo general, se afectan de manera bilateral. En el análisis histopatológico, hay estenosis de las arteriolas y arterias pequeñas, que se genera por engrosamiento y cicatrización de las paredes vasculares. A medida que se engrosan las estructuras vasculares y disminuye la perfusión, el flujo sanguíneo hacia la nefrona se reduce, causando atrofia tubular irregular, fibrosis intersticial y diversos cambios en la estructura y función glomerulares.

La nefroesclerosis hipertensiva no complicada casi nunca se relaciona con anomalías importantes de la función renal, pero en algunas personas puede avanzar a enfermedad renal en etapa terminal. Tres tipos de personas están en riesgo particular de padecer insuficiencia renal: 1) afroamericanos, 2) quienes presentan aumentos más graves de la PA y 3) aquellos con una segunda enfermedad concurrente, como la diabetes.

RESUMEN

La glomerulonefritis, un proceso inflamatorio que afecta las estructuras glomerulares, es la segunda causa más importante de insuficiencia renal a escala mundial y se clasifica como tercera causa de enfermedad renal crónica en los Estados Unidos, después de la diabetes y la hipertensión. La enfermedad puede surgir como una afección primaria en la que la anomalía glomerular es la única alteración presente o puede hallarse como una afección secundaria en la que la anomalía glomerular resulta de otra enfermedad, como la diabetes mellitus o el LES. La mayoría de los casos de enfermedad glomerular primaria y muchos otros con glomerulopatía secundaria pueden tener un origen inmunitario.

Las manifestaciones clínicas de las glomerulopatías forman parte, por lo general, de una de cinco categorías: los síndromes nefróticos, las glomerulonefritis de progresión rápida, el síndrome nefrótico, los padecimientos asintomáticos (hematuria y proteinuria) y la glomerulonefritis crónica. El síndrome nefrótico provoca una respuesta inflamatoria en los glomérulos y se caracteriza por hematuria con cilindros de eritrocitos en la orina, TFG disminuida, azoemia, oliguria e hipertensión. El síndrome nefrótico afecta la integridad de la membrana capilar glomerular y se caracteriza por proteinuria masiva, hipoalbuminemia, edema generalizado, lipiduria e hiperlipidemia. La hematuria y la proteinuria asintomáticas son glomerulopatías que no se reconocen o no se señalan al médico y, por lo tanto, no se diagnostican. La glomerulonefritis crónica corresponde a la fase crónica de varios tipos específicos de glomerulonefritis. Las causas secundarias de enfermedad renal glomerular incluyen LES, diabetes mellitus e hipertensión.

Alteraciones tubulointersticiales

Varias alteraciones afectan las estructuras tubulares del riñón, incluso los túbulos proximales y distales. La mayoría de estas alteraciones también afectan el tejido intersticial que rodea a los túbulos. Estas alteraciones, denominadas algunas veces *alteraciones tubulointersticiales*, incluyen necrosis tubular aguda, acidosis tubular renal, pielonefritis aguda y crónica, y efectos de fármacos y toxinas.

Las enfermedades renales tubulointersticiales pueden dividirse en agudas y crónicas. Las crónicas se caracterizan por un inicio repentino y signos y síntomas de edema intersticial. Incluyen pielonefritis aguda y reacción de hipersensibilidad aguda a medicamentos. Producen fibrosis intersticial, atrofia e infiltrados mononucleares. La mayoría de las personas con alteraciones crónicas son asintomáticas hasta que la enfermedad está avanzada. En las primeras etapas, los padecimientos tubulointersticiales se manifiestan casi siempre por desequilibrios de líquidos y electrólitos, los cuales se deben a cambios leves en la función tubular. Estas manifestaciones clínicas pueden incluir incapacidad para concentrar orina, como lo evidencia la poliuria y la nicturia; la interferencia en la acidificación de la orina genera acidosis metabólica y disminución de la reabsorción tubular.[5]

Acidosis tubular renal

La acidosis tubular renal (ATR) se refiere a un grupo de alteraciones tubulares en la reabsorción de iones bicarbonato (HCO_3^-) o excreción de iones hidrógeno (H^+) que conduce a acidosis metabólica y sus complicaciones posteriores, incluso enfermedad ósea metabólica, litiasis renal y desarrollo infantil deficiente. Las alteraciones tubulares proximales que afectan la reabsorción de bicarbonato y las anomalías tubulares distales que alteran la secreción de ácidos metabólicos fijos son los dos tipos principales de ATR. La causa de un tercer tipo de ATR es la deficiencia de aldosterona o la resistencia a su actividad que da lugar a la reabsorción deteriorada de iones sodio (Na^+) con eliminación disminuida de iones de H^+ y potasio (K^+). La acidosis renal también tiene lugar en la insuficiencia renal.

Acidosis tubular renal proximal

La ATR proximal conlleva un defecto en la reabsorción tubular proximal, el sitio de la nefrona en donde se reabsorbe el 85% del HCO_3^- filtrado. Con el inicio de la reabsorción tubular deteriorada de HCO_3^-, hay una pérdida de este en la orina, lo cual reduce sus concentraciones plasmáticas. La pérdida concurrente de Na+ en la orina conduce a una contracción del volumen de líquido extracelular con incremento en la secreción de aldosterona y una disminución resultante en los valores séricos de K^+. Con las alteraciones tubulares proximales en la regulación acidobásica, los sitios tubulares distales para la secreción de los ácidos fijos en la orina continúan funcionando y la reabsorción de HCO_3^- eventualmente comienza de nuevo, aunque a una concentración menor de HCO_3^-. Siempre que los valores séricos pasan de este nivel disminuido, el HCO_3^- se pierde en la orina. Las personas con ATR proximal tienen, por lo general, concentraciones plasmáticas de HCO_3^- mayores de 15 mEq/L y pocas veces presentan acidosis grave.

La ATR puede aparecer como un padecimiento hereditario o adquirido y puede incluir una alteración aislada de la reabsorción de HCO_3^- o acompañar a otras anomalías de la función tubular proximal (síndrome de Fanconi). Las alteraciones aisladas del HCO_3^- son relativamente infrecuentes. El término *síndrome de Fanconi* se utiliza para describir una disfunción tubular proximal generalizada en la que la ATR se acompaña de reabsorción deteriorada de glucosa, aminoácidos, fosfato y ácido úrico. Los niños con síndrome de Fanconi tienen probabilidades de padecer retraso del crecimiento, raquitismo, osteomalacia y metabolismo anómalo de vitamina D, además de acidosis leve relacionada con la ATR proximal.

Los niños y los lactantes con acidosis tubular renal proximal requieren de tratamiento alcalino debido a la alta incidencia de retraso del crecimiento por acidemia. También son necesarios los suplementos de potasio por el aumento en la pérdida de este elemento que se produce con el tratamiento alcalino. Los adultos también pueden requerir de la terapia alcalina. La vitamina D y el fosfato son las terapias apropiadas para el tratamiento del raquitismo y la hipofosfatemia.

Acidosis tubular renal distal

La ATR distal tiene su origen en el túbulo contorneado distal y el conducto recolector, donde se reabsorbe cerca del 15% del bicarbonato filtrado. El síndrome clínico de la ATR distal incluye hipocalemia, acidosis metabólica hiperclorémica, incapacidad para acidificar la orina, nefrocalcinosis y nefrolitiasis. Las características adicionales incluyen osteomalacia o raquitismo.

La ATR distal se debe a una anomalía tubular distal en la secreción de H^+ que impide acidificar la orina. Debido a que la secreción de H^+ en los túbulos distales está asociada con la reabsorción de sodio, la incapacidad para secretar H^+ ocasiona una pérdida neta de bicarbonato de sodio en la orina. Esto produce la concentración de los líquidos en el compartimento del líquido extracelular, un aumento compensador en los valores de aldosterona y la aparición de hipocalemia. La acidosis persistente, que requiere amortiguación del sistema esquelético, causa la liberación de calcio del hueso. El incremento en la pérdida de calcio en la orina produce concentraciones mayores de hormona paratiroidea, osteomalacia, dolor óseo, crecimiento deteriorado en niños y formación de cálculos renales y nefrocalcinosis.

El tratamiento prolongado de la ATR distal requiere suplementación alcalina. En los niños, se necesitan mayores cantidades debido al requerimiento de depósito base en el crecimiento óseo y porque el desgaste de bicarbonato es mayor en niños que en adultos. Por lo general, el tratamiento alcalino permite la corrección de la pérdida de potasio y la hipocalemia.

Pielonefritis

Pielonefritis se refiere a la infección del parénquima y la pelvis renales. Hay dos formas de pielonefritis: crónica y aguda.

Pielonefritis aguda

La pielonefritis aguda es una infección de vías urinarias, de manera específica, del parénquima y la pelvis renales. Los factores de riesgo para pielonefritis aguda complicada son los que incrementan la susceptibilidad del hospedero o que reducen la respuesta de este a la infección. Las personas con diabetes mellitus tienen mayor riesgo. Un tipo menos frecuente y más grave de pielonefritis aguda, llamada *pielonefritis necrosante*, se caracteriza por la necrosis de las papilas renales. Esta afección es frecuente, sobre todo en personas con diabetes, y también puede ser una complicación de la pielonefritis aguda cuando se presenta una obstrucción importante de las vías urinarias.

Etiología

Las bacterias gramnegativas, incluyendo especies de *E. coli, Proteus*, *Klebsiella*, *Enterobacter* y *Pseudomonas*, son los agentes causales más frecuentes. La infección asciende, por lo general, desde las vías urinarias inferiores, con excepción de *Staphylococcus aureus*, que casi siempre se disemina mediante el torrente sanguíneo. Los factores que contribuyen a la aparición de la pielonefritis aguda son el uso de sondas y la instrumentación urinaria, el reflujo vesicoureteral, el embarazo y la vejiga neurogénica.

La pielonefritis aguda hematógena ocurre con frecuencia en personas debilitadas, con enfermedad crónica y aquellas que reciben tratamiento inmunodepresor. La inmunosupresión favorece la aparición de pielonefritis subclínica (silenciosa) e infección causada por bacilos gramnegativos no entéricos y *Candida*.

Manifestaciones clínicas

La pielonefritis aguda tiende a presentarse con un inicio repentino de escalofríos, fiebre alta y dolor o hipersensibilidad en el ángulo costovertebral (área del costado de la espalda) que es unilateral o bilateral.[15] Los síntomas de las vías urinarias inferiores, incluyendo disuria, polaquiuria y urgencia, también son frecuentes. Pueden presentarse náuseas y vómitos con dolor abdominal. Por lo general, la palpación o la percusión sobre el ángulo costovertebral en el lado afectado causa dolor. Hay piuria, pero no es diagnóstica porque también aparece en las IVU inferiores. Cuando se encuentra papilitis necrosante, el pronóstico es mucho peor.

Tratamiento

La pielonefritis aguda se trata mediante fármacos antibióticos apropiados y también puede requerir hidratación intravenosa. A menos que ocurra obstrucción u otras complicaciones, los síntomas suelen desaparecer en varios días. El tratamiento con un antibiótico apropiado continúa casi siempre durante 10-14 días. Las personas con pielonefritis aguda complicada y aquellas que no responden al tratamiento ambulatorio pueden requerir de una hospitalización.

Pielonefritis crónica

La *pielonefritis crónica* es un proceso progresivo. Se presenta cicatrización y deformación de los cálices y pélvices renales (fig. 33-16).[5] La alteración parece implicar una infección bacteriana superpuesta a anomalías obstructivas o reflujo vesicoureteral. La pielonefritis obstructiva crónica se asocia con episodios recurrentes de inflamación y cicatrización que terminan por generar una pielonefritis crónica. El reflujo es la causa más frecuente de pielonefritis crónica y se debe a la

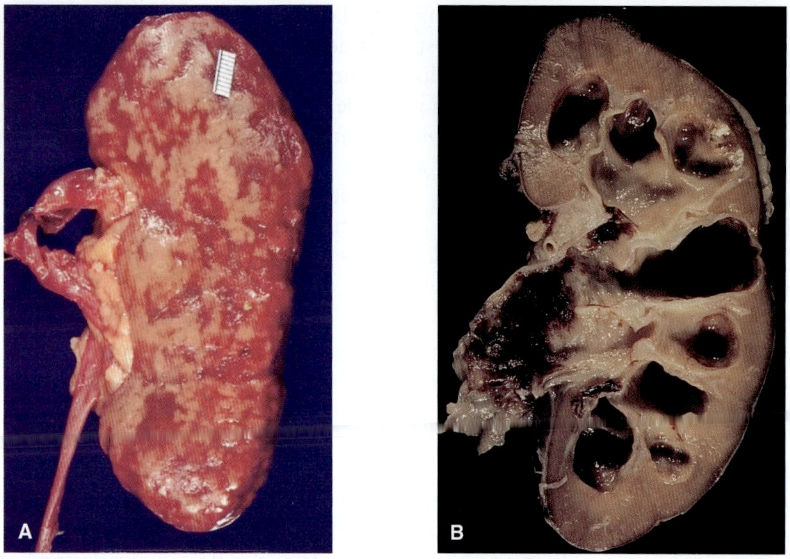

FIGURA 33-16. Pielonefritis crónica. **A.** La superficie cortical contiene muchas cicatrices irregulares, deprimidas (áreas rojizas). **B.** Hay una dilatación marcada de los cálices causada por la destrucción inflamatoria de las papilas, con atrofia y cicatrización de la corteza superpuesta. Tomado de: Rubin R., Strayer D. (Eds.) (2015). *Rubin's pathology: Clinicopathologic foundations of medicine* (7th ed., p. 947, fig. 22-76). Philadelphia, PA: Wolters Kluwer Health.

superposición de la infección en el reflujo vesicoureteral congénito o el reflujo intrarrenal. El reflujo puede ser unilateral, con afectación de un solo riñón, o bilateral, lo cual da lugar a la cicatrización y la atrofia de ambos riñones con la generación, tarde o temprano, de insuficiencia renal crónica.

Manifestaciones clínicas

La pielonefritis crónica puede provocar muchos de los mismos síntomas que la pielonefritis aguda o su inicio puede ser gradual. Con frecuencia, se presentan antecedentes de episodios recurrentes de infecciones de vías urinarias o pielonefritis aguda. La pérdida de la función tubular y la capacidad de concentrar la orina dan lugar a poliuria, nicturia y proteinuria leve. La hipertensión grave suele ser un factor que contribuye al avance de la enfermedad. La pielonefritis crónica es una causa importante de insuficiencia renal.

Nefropatías asociadas con fármacos

Estas nefropatías conllevan cambios funcionales o estructurales en los riñones que ocurren después del contacto con el fármaco. Como resultado de su gran flujo sanguíneo y alta presión de filtración, los riñones están expuestos a cualquier sustancia que se encuentre en la sangre. También son órganos activos en la transformación metabólica de fármacos y, por lo tanto, tienen contacto con varios metabolitos tóxicos. La tolerancia a fármacos varía con la edad y depende de la función renal, el estado de hidratación, la PA y el pH de la orina. Los adultos mayores son especialmente susceptibles de daño renal por fármacos y toxinas. Los peligros de la nefrotoxicidad aumentan cuando dos o más medicamentos producen daño renal y se administran al mismo tiempo.

Los fármacos y las sustancias tóxicas pueden dañar los riñones al disminuir el flujo sanguíneo renal, obstruir el flujo de orina, dañar de forma directa las estructuras tubulointersticiales o producir reacciones de hipersensibilidad.[5] Algunos medicamentos, como los diuréticos, los medios de radiocontraste de alto peso molecular, los inmunosupresores (ciclosporina y tacrólimus) y los antiinflamatorios no esteroideos (AINE), pueden causar insuficiencia prerrenal aguda al disminuir el flujo sanguíneo al riñón. Las personas con un riesgo particular son aquellas con flujo sanguíneo renal ya afectado. Otros medicamentos, como las sulfonamidas y la vitamina C (debido a los cristales de oxalato), pueden formar cristales que causan daño renal al obstruir el flujo urinario en los túbulos.

Las reacciones de hipersensibilidad aguda asociadas con fármacos producen nefritis tubulointersticial, con daño a los túbulos y el intersticio. Al principio, esta afección se observó en personas sensibles a las sulfonamidas; hoy en día, se presenta con mayor frecuencia con el uso de meticilina y otros antibióticos sintéticos, así como con la furosemida y los diuréticos tiazídicos en personas sensibles. Al inicio, hay fiebre, eosinofilia, hematuria, proteinuria leve y, en casi el 25% de los casos, exantema. En promedio, el 50% de los casos tienen signos y síntomas de insuficiencia renal aguda. La abstinencia del fármaco lleva a una recuperación completa, pero puede haber daño permanente en algunas personas, por lo general, en adultos mayores. La nefritis por fármacos puede no reconocerse en su etapa temprana porque es relativamente infrecuente.

Los AINE también pueden dañar las estructuras renales, incluso las células intersticiales medulares. Las prostaglandinas (en especial PGI_2 y PGE_2) contribuyen a la regulación del flujo sanguíneo tubular.[5] Se piensa que los efectos nocivos de los AINE en el riñón se deben a su capacidad para inhibir la síntesis de prostaglandinas. Las personas en riesgo incluyen a los adultos mayores debido a los cambios asociados con la edad en la función renal, las personas deshidratadas o con disminución del volumen sanguíneo y aquellas con hipertensión preexistente y nefropatía o insuficiencia renal.

RESUMEN

Las enfermedades tubulointersticiales afectan los túbulos y el intersticio circundante de los riñones. Estas afecciones incluyen la ATR, la pielonefritis (aguda o crónica) y los efectos de fármacos y toxinas. La ATR es una forma de acidosis sistémica por anomalías tubulares en la reabsorción de bicarbonato o secreción de iones hidrógeno. La pielonefritis, o infección del riñón y la pelvis renal, puede ser aguda o crónica. Las causas de la forma aguda casi siempre son las infecciones ascendentes de la vejiga o aquellas que vienen del torrente sanguíneo; por lo general, se trata de modo eficaz con los antibióticos apropiados. La pielonefritis crónica es una enfermedad progresiva que causa cicatrización y deformación de los cálices y la pelvis renales. Por lo general, el deterioro de la estructura y la función tubulointersticial por fármacos se debe a lesión tóxica directa, flujo sanguíneo disminuido o reacciones de hipersensibilidad.

Tumores malignos del riñón

Existen dos grupos principales de tumores malignos del riñón: renales embrionarios (tumor de Wilms), que aparecen durante la infancia, y adenocarcinoma renal, que tiene lugar en los adultos.

Tumor de Wilms

El *tumor de Wilms* (nefroblastoma) es una de las neoplasias primarias más frecuentes en preescolares. Casi siempre se presenta entre los 3 y 5 años de edad y es el tumor abdominal maligno más habitual en niños. Puede surgir en uno o ambos riñones. La incidencia del tumor de Wilms bilateral es del 5% en casos esporádicos y hasta del 20% en casos familiares.[5]

La composición histopatológica del tumor corresponde a elementos similares al tejido fetal normal: blastémico, estromal y epitelial. Una característica importante del tumor de Wilms es su relación con otras anomalías congénitas, incluyendo la aniridia (ausencia del iris), la hemihipertrofia (agrandamiento de un lado de la cara o el cuerpo) y otras malformaciones congénitas, casi siempre del aparato genitourinario. Varias anomalías cromosómicas se han vinculado con el tumor de Wilms. Un gen del tumor de Wilms, el *WT1*, que se localiza en el cromosoma 11, codifica un factor de transcripción que es crucial para el desarrollo renal normal.[5] Se conocen asociaciones genéticas y epigenéticas con el tumor de Wilms, pero estas explican solo el 5% de los casos.[46]

Por lo regular, el tumor de Wilms es una masa solitaria que aparece en cualquier parte del riñón. Casi siempre se encuentra bien delimitado y, a veces, encapsulado (fig. 33-17). Los tumores alcanzan un gran tamaño y distorsionan la estructura del riñón. Los tumores se estadifican por medio de la clasificación del National Wilms Tumor Study Group:[47]

- Los tumores en etapa I se limitan al riñón y pueden extirparse con la superficie capsular intacta.
- Los tumores en etapa II se extienden hacia la cápsula renal, pero pueden eliminarse por resección.
- Los tumores en etapa III se extienden hacia el abdomen, pero no más allá.

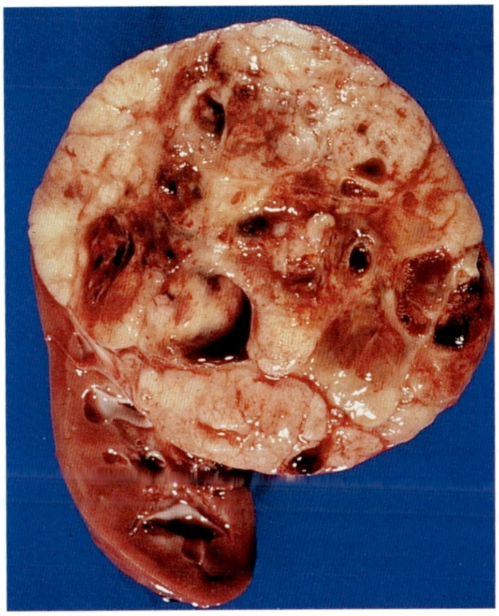

FIGURA 33-17. Tumor de Wilms. Una sección transversal de una neoplasia color pardo claro unido a una porción residual del riñón Tomado de: Rubin R., Strayer D. (Eds.) (2015). *Rubin's pathology: Clinicopathologic foundations of medicine* (7th ed., p. 956, fig. 22-90). Philadelphia, PA: Wolters Kluwer Health.

- Los tumores en etapa IV han experimentado metástasis hematógena, casi siempre con afección del pulmón.
- Los tumores en etapa V han generado afectación bilateral cuando se diagnostican.

El cuadro clínico inicial más frecuente es una gran masa abdominal asintomática e hipertensión.[47] El tumor suele descubrirse por casualidad y no es infrecuente que la madre lo encuentre mientras baña al niño. Algunos niños pueden presentar dolor abdominal, vómitos o ambos.

El tratamiento incluye cirugía, quimioterapia y, a veces, radioterapia. Una vez diagnosticado, se debe tener cuidado durante la exploración física para evitar una valoración vigorosa, la cual puede romper la cápsula del tumor.[47] El pronóstico depende de los hallazgos en el momento del diagnóstico (p. ej., características histopatológicas, estadio, marcadores moleculares y edad). La tasa de supervivencia es del 90%.

Adenocarcinoma renal

El adenocarcinoma renal o carcinoma de células renales es un tumor, a menudo maligno, que constituye hasta el 90% de todos los cánceres renales primarios.[5] La incidencia de cáncer de riñón alcanza su punto máximo en las personas entre los 60 y 70 años de edad. El mayor uso de procedimientos de imagen, como la ecografía, la TC y la resonancia magnética (RM) ha contribuido de modo notable a un diagnóstico más temprano y una clasificación más precisa de los cánceres renales. Por lo general, el tumor surge de las células renales tubulares o epiteliales ductales.[5]

Etiología y patogenia

Aún no se comprende la etiología del adenocarcinoma renal. La evidencia epidemiológica sugiere una correlación entre

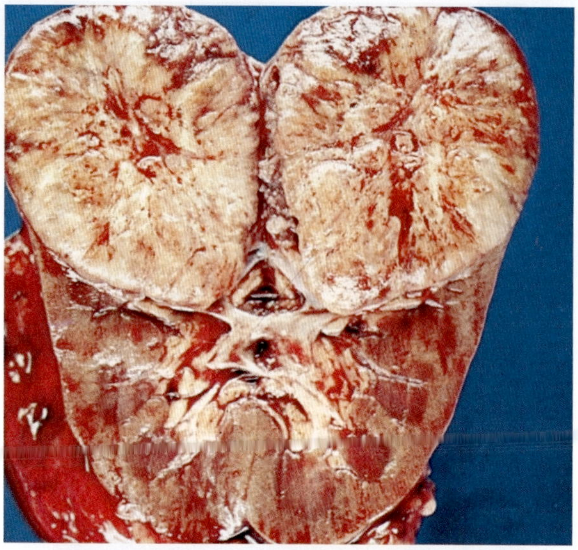

FIGURA 33-18. Carcinoma de células claras y células renales. El riñón contiene una gran neoplasia irregular con una superficie de corte abigarrada. Las áreas amarillas corresponden a las células que contienen lípidos. Tomado de: Rubin R., Strayer D. (Eds.) (2015). *Rubin's pathology: Clinicopathologic foundations of medicine* (7th ed., p. 957, fig. 22-92). Philadelphia, PA: Wolters Kluwer Health.

fumar demasiado y el cáncer de riñón. La obesidad también es un factor de riesgo, sobre todo en mujeres. El riesgo de adenocarcinoma renal también se incrementa en las personas con nefropatía quística adquirida relacionada con la insuficiencia renal crónica.

Hay variantes patológicas del adenocarcinoma renal que reflejan diferencias en la patología celular, el perfil genético y las características clínicas que van de benignas a muy malignas. Las categorías incluyen carcinoma de células claras (70-75% de los casos) (fig. 33-18), con tumores de células no claras (neoplasias papilares o cromófilas y tumores cromófobos) que conforman los casos restantes.[48] Los tumores de células claras tienen un citoplasma transparente, suele haber deleciones del cromosoma 3 y surgen de células epiteliales tubulares proximales. Los tumores de células renales papilares tienden a ser bilaterales y multifocales, muestran trisomía 7 o 17 y surgen de células tubulares proximales.[5] Los tumores de los conductos colectores surgen de dichos conductos dentro de la médula renal, son muy infrecuentes, afectan a personas jóvenes y son muy agresivos.

Manifestaciones clínicas

El cáncer de riñón es en gran medida una alteración silenciosa durante sus primeras etapas y los síntomas denotan, por lo regular, enfermedad avanzada. Las características de presentación incluyen hematuria, dolor lumbar y presencia de una masa palpable en el costado. La hematuria macroscópica o microscópica, que aparece en la mayoría de los pacientes, es un indicio clínico importante. Sin embargo, es intermitente y puede ser microscópica. Como resultado, el tumor puede alcanzar un tamaño considerable antes de detectarse. Debido a la utilización generalizada de la ecografía y la TC para diversas indicaciones, los tumores renales se encuentran de modo incidental en personas sin ningún síntoma urológico.

Diagnóstico y tratamiento

El cáncer de riñón se sospecha cuando hay datos de hematuria y una masa renal. Se usan ecografía y TC para confirmar el diagnóstico. La RM puede emplearse cuando se sospecha la afección de la vena cava inferior. El cáncer renal se clasifica casi siempre por medio del sistema de estadificación del American Joint Committee on Cancer (sistema de tumor, ganglio [nódulo], metástasis).[49]

Al igual que con otras formas de cáncer, el pronóstico se basa en la estadificación en el momento del diagnóstico. La intervención quirúrgica (nefrectomía radical con disección de ganglio linfático) es el tratamiento de elección para los tumores resecables.

RESUMEN

Hay dos grupos principales de neoplasias renales: los tumores renales embrionarios (tumor de Wilms), que aparecen durante la infancia, y los carcinomas de células renales en adultos. El tumor de Wilms es uno de los tumores malignos más frecuentes en niños. El cuadro clínico inicial más habitual incluye una gran masa abdominal e hipertensión. El tratamiento incluye cirugía, quimioterapia y, a veces, radioterapia. La tasa de supervivencia a largo plazo para niños con tumor de Wilms es casi del 90%, con un plan terapéutico intensivo.

El cáncer renal constituye cerca del 3% de los cánceres, con una incidencia máxima en personas de alrededor de 60-70 años de edad. El carcinoma de células renales abarca el 80-90% de los tumores renales. Estos tumores se caracterizan por la ausencia de signos incipientes de advertencia, diversas manifestaciones clínicas y la resistencia a la quimioterapia y radioterapia. Debido a la utilización generalizada de la ecografía y la TC para diversas indicaciones, los tumores renales se encuentran de un modo incidental en personas sin ningún síntoma urológico. Los métodos de diagnóstico incluyen ecografías y gammagrafías con TC. El tratamiento de elección es la resección quirúrgica. El pronóstico depende de la etapa del cáncer. La tasa de supervivencia a 5 años es del 90% si el tumor no se ha extendido más allá de la cápsula renal, pero baja de modo considerable si ha ocurrido metástasis.[5]

CAPÍTULO 34

Lesión renal aguda y enfermedad renal crónica

La lesión renal es un padecimiento en el que los riñones son incapaces de eliminar los productos de desecho metabólico de la sangre y regular el equilibrio hidroelectrolítico y pH de los líquidos extracelulares. La causa puede ser una nefropatía, enfermedad sistémica o anomalías urológicas de origen no renal. La lesión renal puede ocurrir como consecuencia de una enfermedad aguda o crónica. La lesión renal aguda es de inicio repentino y con frecuencia es reversible si se reconoce de forma temprana y se brinda tratamiento adecuado. Por el contrario, la crónica es el resultado final del daño irreparable a los riñones; se desarrolla con lentitud, por lo general, a lo largo de varios años. De hecho, es necesario que el 80% de las nefronas dejen de funcionar antes de que se manifiesten los síntomas de la lesión crónica. Casi 30 millones de estadounidenses adultos tienen alguna forma de nefropatía.[1]

Lesión renal aguda

La lesión renal aguda (LRA) consiste en un deterioro rápido de la función renal que sucede en unas horas o en un día; causa acumulación de productos de desecho nitrogenados y altera el equilibrio de líquidos y electrólitos.[1] A diferencia de la enfermedad renal crónica (ERC) y la lesión renal crónica, la lesión renal aguda es en potencia reversible si se corrigen o eliminan los factores precipitantes antes de que se genere un daño renal permanente.

La LRA es una amenaza frecuente para las personas graves en las unidades de cuidados intensivos, con una tasa de mortalidad del 15-60%.[2,3] Los métodos terapéuticos como la diálisis y los tratamientos de reemplazo renal son eficaces en la corrección de las alteraciones hidroelectrolíticas potencialmente mortales, pero la tasa de mortalidad por LRA no ha mejorado de manera sustancial en las últimas décadas.[4] Ello quizá se debe a que hoy en día la LRA se observa más a menudo en los adultos mayores que antes y porque con mucha frecuencia se sobrepone a septicemia, hipovolemia, problemas relacionados con fármacos y drogas y choque cardiogénico.[4]

El indicador más frecuente de LRA es la *azoemia (uremia)*, la acumulación en la sangre de desechos nitrogenados (nitrógeno ureico, ácido úrico y creatinina) y la disminución de la tasa de filtración glomerular (TFG). Como resultado, se reduce la excreción de desechos nitrogenados y no puede mantenerse el equilibrio de líquidos y electrólitos.

PUNTOS CLAVE

Lesión renal aguda

- La LRA es ocasionada por padecimientos que interfieren con la función renal.
- Puede deberse a una disminución de la irrigación del riñón (LRA prerrenal), anomalías que alteran las estructuras dentro de los riñones (LRA intrarrenal) o afecciones que interfieren con la eliminación de la orina desde el riñón (LRA posrenal).
- La LRA, aunque causa una acumulación de productos que de forma normal se eliminan a través del riñón, es un proceso con posibilidad de reversión si se corrigen los factores que causaron el problema.

Tipos de lesión renal aguda

Las causas de la LRA corresponden a diversos tipos de padecimientos, incluyendo la disminución del flujo sanguíneo sin lesión isquémica; la lesión isquémica, tóxica o por obstrucción tubular; y la obstrucción del flujo de salida de las vías urinarias. Las causas de la LRA se clasifican con frecuencia en prerrenal, intrarrenal y posrenal (fig. 34-1).[2] En conjunto, las causas prerrenales y las intrarrenales provocan el 80-95% de los casos de LRA.[3] En el cuadro 34-1 se resumen las causas de la lesión renal aguda dentro de estas categorías.

Lesión renal aguda prerrenal

La LRA prerrenal, el tipo más frecuente, se caracteriza por una disminución importante del flujo sanguíneo renal. Es reversible si la causa de la disminución de este flujo se identifica y corrige antes de que ocurra daño renal. Las causas de la LRA prerrenal incluyen reducción intensa del volumen vascular (p. ej., hemorragia, pérdida de volumen del líquido extracelular), perfusión deteriorada debido a insuficiencia

CUADRO 34-1

CAUSAS DE LESIÓN RENAL AGUDA

Prerrenales

- Hipovolemia:
  - Hemorragia
  - Deshidratación
  - Pérdida excesiva de líquidos del tubo digestivo
  - Pérdida excesiva de líquidos debido a quemaduras
- Disminución del llenado vascular:
  - Choque anafiláctico
  - Choque séptico
- Insuficiencia cardíaca y choque cardiogénico
- Disminución de la perfusión renal debida a septicemia, mediadores vasoactivos, fármacos, sustancias diagnósticas

Intrarrenales

- Necrosis tubular aguda/daño renal agudo:
  - Isquemia renal prolongada
  - Exposición a fármacos nefrotóxicos, metales pesados y disolventes orgánicos
  - Obstrucción intratubular por hemoglobinuria, mioglobinuria, mieloma de cadenas ligeras o cilindros de ácido úrico
  - Nefropatía aguda (glomerulonefritis aguda, pielonefritis)

Posrenales

- Obstrucción ureteral bilateral
- Obstrucción de la salida vesical

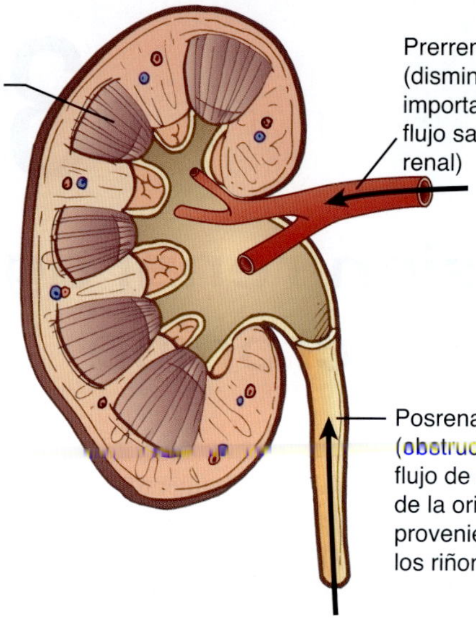

FIGURA 34-1. Tipos de daño renal agudo.

cardíaca y choque cardiogénico, y disminución del llenado vascular por aumento de la capacidad vascular (p. ej., anafilaxia y septicemia). Los adultos mayores presentan particular riesgo debido a su predisposición a la hipovolemia y su alta prevalencia de vasculopatías renales.

Algunos mediadores vasoactivos, fármacos y sustancias diagnósticas estimulan una vasoconstricción intrarrenal intensa e inducen hipoperfusión glomerular e LRA prerrenal. Entre los ejemplos están las endotoxinas, medios de radiocontraste, como los que se utilizan para cateterismo cardíaco, ciclosporina (un fármaco inmunosupresor que se utiliza para evitar el rechazo al trasplante) y antiinflamatorios no esteroideos (AINE).[2] Muchos de estos fármacos también causan necrosis tubular aguda (NTA), la cual se describe más adelante. Además, varias clases de fármacos de uso frecuente en ocasiones afectan los mecanismos de adaptación renal y convierten una hipoperfusión renal compensada en insuficiencia prerrenal. Los inhibidores de la enzima convertidora de angiotensina (ECA) y los antagonistas del receptor de angiotensina (ARA) reducen los efectos de la renina sobre el flujo sanguíneo renal; cuando se combinan con diuréticos, en ocasiones causan LRA prerrenal en personas con disminución del flujo sanguíneo debido a nefropatía de grandes o pequeños vasos. Las prostaglandinas tienen un efecto vasodilatador sobre los vasos renales. Los AINE reducen el flujo sanguíneo renal mediante la inhibición de la síntesis de prostaglandinas. En algunas personas con disminución de la perfusión renal, los AINE llegan a precipitar LRA prerrenal.

Por lo general, los riñones reciben el 20-25% del gasto cardíaco.[5] Se requiere este gran suministro de sangre para que los glomérulos eliminen los desechos metabólicos y regulen los líquidos y electrólitos corporales. Por fortuna, los riñones normales toleran reducciones de flujo sanguíneo relativamente grandes antes de que ocurra lesión renal. Conforme disminuye el flujo sanguíneo renal, también lo hacen la TFG y la cantidad de sodio y otras sustancias que se filtran a través de los glomérulos y, con ellos, la necesidad de poseer mecanismos dependientes de energía para reabsorber estas sustancias.[5] Conforme la TFG y la diuresis se acercan a cero, el consumo de oxígeno renal se aproxima a lo que sea necesario para conservar vivas las células tubulares. Cuando el flujo sanguíneo disminuye por debajo de este nivel, el cual está cerca del 20-25% de lo normal, surgen cambios isquémicos.[5] Debido a su alta tasa metabólica, las células epiteliales tubulares son muy vulnerables a la lesión isquémica. Si no se ofrece un tratamiento adecuado, la hipoperfusión renal prolongada conduce a necrosis tubular isquémica con morbilidad y mortalidad importantes. Sin embargo, la mayoría de las personas que presentan la hipoperfusión renal prolongada no tienen necrosis epitelial tubular, de manera que el término NTA se utiliza con menos frecuencia y la LRA se refiere a esta alteración patológica intrarrenal.[6]

La LRA prerrenal se manifiesta por disminución aguda de la diuresis e incremento desproporcionado del nitrógeno ureico en sangre (BUN, *blood urea nitrogen*) en relación con las concentraciones de creatinina sérica. El riñón casi siempre responde a la disminución de la TFG con un decremento de la diuresis. De ahí que un signo temprano de LRA prerrenal sea una disminución aguda de la diuresis. Una excreción fraccionada de sodio baja (< 1%) indica que la oliguria se debe a una reducción de la perfusión renal y que las nefronas responden de forma adecuada reduciendo la excreción del sodio filtrado en un intento por conservar el volumen vascular.[2] Las concentraciones de BUN también dependen de la TFG. Una TFG baja permite más tiempo para que las partículas pequeñas, como la urea, se reabsorban hacia la sangre. La creatinina, la cual es de mayor tamaño y no se difunde, permanece en el líquido tubular y la cantidad total de creatinina filtrada, aunque sea pequeña, se excreta en la orina. Como consecuencia, también existe un aumento desproporcionado de la relación BUN/creatinina sérica desde un valor normal de 10:1 hasta una relación mayor de 15:1 a 20:1.[2]

Lesión renal aguda intrarrenal

La LRA intrarrenal se genera por la obstrucción del flujo de salida de la orina proveniente de los riñones. Su etiología más frecuente causa daño al parénquima en los glomérulos, vasos, túbulos o intersticio.[6] Las principales causas de insuficiencia intrarrenal son la isquemia asociada con la LRA prerrenal, el daño tóxico a las estructuras tubulares de la nefrona y la obstrucción intratubular. La glomerulonefritis y la pielonefritis agudas también son causas intrarrenales de LRA. La disminución de la filtración glomerular y la lesión epitelial se deben a muchas causas, como vasoconstricción intrarrenal, disminución de la presión hidrostática en los glomérulos, cambios en el tono arterial por retroalimentación tubuloglomerular, disminución de la permeabilidad capilar en los glomérulos, aumento de la presión hidrostática tubular secundaria a obstrucción y reflujo del filtrado glomerular en el intersticio.[6] La lesión es la causa más frecuente de las estructuras tubulares de la nefrona y a menudo su origen es isquémico o tóxico.

Daño tubular agudo o necrosis

El daño tubular agudo o necrosis se caracteriza por destrucción de las células epiteliales tubulares con supresión aguda de la función renal (fig. 34-2). Su causa puede ser una variedad de afecciones, incluyendo daño tubular agudo por isquemia, septicemia, efectos nefrotóxicos de algunos fármacos, obstrucción tubular y toxinas debidas a una infección masiva.[2] Las células epiteliares de los túbulos son particularmente sensibles a la isquemia y son vulnerables a las toxinas. La lesión tubular que se presenta con frecuencia es reversible.

La NTA isquémica o el daño tubular agudo surgen con mayor frecuencia en personas que tuvieron cirugía extensa, hipovolemia grave o septicemia aguda, traumatismos o quemaduras.[4] La septicemia causa isquemia al provocar una combinación de vasodilatación sistémica e hipoperfusión intrarrenal. Además, también genera toxinas que sensibilizan a las células de los túbulos renales a los efectos dañinos de la isquemia. La NTA como complicación de traumatismos y quemaduras es frecuentemente de origen multifactorial, resultado de efectos combinados de hipovolemia, mioglobinuria y otras toxinas liberadas desde el tejido dañado. El

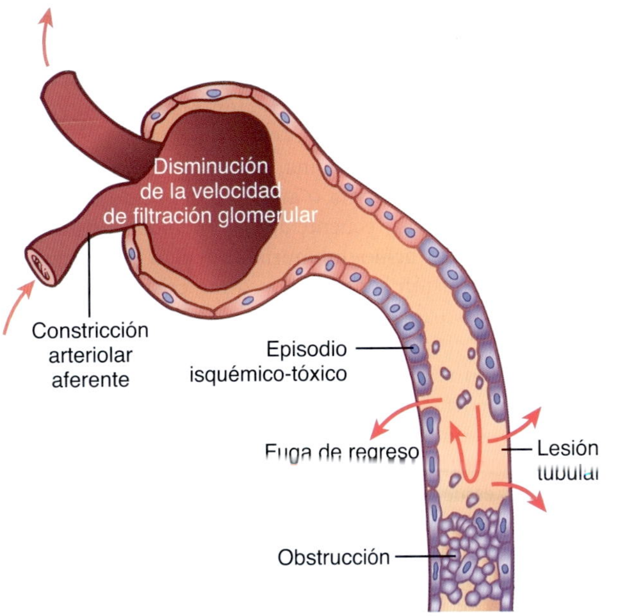

FIGURA 34-2. Patogenia de la lesión renal aguda por necrosis tubular aguda. La esfacelación y necrosis de las células epiteliales tubulares causan obstrucción y aumento de la presión intraluminal, lo que reduce la filtración glomerular. La vasoconstricción arteriolar aferente generada en parte por mecanismos de retroalimentación glomerulotubular causa disminución de la presión de filtración de los capilares glomerulares. La lesión tubular y el aumento de la presión intraluminal provocan que el líquido se mueva desde la luz del túbulo hacia el intersticio (fuga de regreso). Tomado de: Strayer D., Rubin R. (Eds.). (2015). *Rubin's pathology: Clinicopathologic foundations of medicine* (7th ed., p. 943). Philadelphia, PA: Wolters Kluwer Health/Lippincott Williams & Wilkins.

daño tubular agudo es una complicación de la hemólisis intravascular asociada con muchas formas de enfermedad hemolítica, como la enfermedad de células falciformes y el traumatismo mecánico de las válvulas cardíacas artificiales.[7] A diferencia de la LRA prerrenal, la TFG no mejora con la restauración del flujo sanguíneo renal en la LRA por NTA isquémica o lesión tubular aguda.

La NTA nefrotóxica o daño tubular agudo complica la administración de muchos fármacos de estructura diversa y otros nefrotóxicos. Estos últimos causan lesión tubular al inducir combinaciones variables de vasoconstricción renal, daño tubular directo u obstrucción intratubular. El riñón es en especial vulnerable a la lesión nefrotóxica debido a su rica irrigación sanguínea y capacidad de acumular las toxinas hasta concentraciones altas en su porción medular. Los efectos tóxicos, que causan cierta necrosis menor, casi siempre se limitan al túbulo proximal. Asimismo, el riñón es un sitio importante para los procesos metabólicos que transforman los fármacos relativamente inocuos en metabolitos tóxicos. Los medicamentos que son directamente tóxicos para el túbulo renal incluyen antimicrobianos como los aminoglucósidos (p. ej., vancomicina, gentamicina), compuestos quimioterápicos (p. ej., cisplatino) y sustancias de radiocontraste.[2] Varios factores contribuyen a la nefrotoxicidad de los aminoglucósidos, incluyendo la disminución de la TFG, una nefropatía preexistente, la hipovolemia y la administración concurrente de otros fármacos que tienen un efecto nefrotóxico.[8] Se piensa que la nefrotoxicidad inducida por los medios de radiocontraste se debe a la toxicidad tubular directa y la isquemia renal.

El riesgo de daño renal causado por los medios de radiocontraste es más importante en los adultos mayores y en quienes tienen nefropatía preexistente, disminución de volumen, diabetes mellitus y exposición reciente a otros fármacos nefrotóxicos.[9]

La presencia de mioglobina, hemoglobina, ácido úrico, cadenas ligeras de mieloma o aumento del ácido úrico en la orina es la causa más frecuente de NTA debida a obstrucción intratubular.[2,4] La hemoglobinuria se genera de las reacciones a la transfusión sanguínea y otras crisis hemolíticas.[7] Los músculos cardíaco y esquelético contienen mioglobina, cuya función corresponde a la de la hemoglobina, ya que sirve como un reservorio de oxígeno en las fibras musculares. Por lo general, la mioglobina se encuentra en el suero o en la orina. Con frecuencia, la mioglobinuria es consecuencia de traumatismos musculares, aunque es posible que se deba a un esfuerzo extremo, hipertermia, septicemia, convulsiones prolongadas, disminución de potasio o fosfato y alcoholismo o abuso de drogas. Tanto la mioglobina como la hemoglobina cambian el color de la orina, que varía desde el color del té hasta el rojo, pardo o negro. Los cilindros granulares de color "pardo sucio" y las células epiteliales en la orina se correlacionan con daño tubular agudo; los cilindros de eritrocitos y proteínas en orina significan glomerulonefritis, y los cilindros de leucocitos y piuria se relacionan con nefritis tubulointersticial aguda.[6,9]

Lesión renal aguda posrenal

La LRA posrenal es el resultado de la obstrucción de la salida de orina de los riñones. La obstrucción puede ocurrir en el uréter (cálculos y estenosis), la vejiga (tumores o vejiga neurogénica) o la uretra (hiperplasia prostática). Debido a que la acumulación de orina no puede eliminarse a causa de la obstrucción, se produce una presión retrógrada a lo largo de los túbulos y las nefronas, lo que en última instancia daña las nefronas.[2] La hiperplasia prostática es el problema subyacente más habitual. Dado que ambos uréteres deben estar ocluidos para producir lesión renal, la obstrucción de la vejiga rara vez causa LRA, a menos que uno de los riñones ya esté dañado o una persona tenga un solo riñón. El tratamiento de la LRA posrenal consiste en atender la causa de la obstrucción para restablecer el flujo de orina antes de que se genere un daño permanente en la nefrona.

La evolución de la LRA puede dividirse en cuatro fases:[10]

1. Fase inicial
2. Fase oligúrica (anúrica)
3. Fase diurética
4. Fase de recuperación

La *fase inicial*, la cual tiene una duración de horas o días, es el lapso desde el inicio del suceso precipitante (p. ej., fase isquémica de la insuficiencia prerrenal o exposición a la toxina) hasta que aparece la lesión tubular.

La *fase oligúrica (anúrica)* dura 8-14 días o más, según la naturaleza de la LRA. Se caracteriza por una disminución importante en la TFG que causa retención repentina de metabolitos endógenos (como urea, potasio, sulfato y creatinina), los cuales en general son eliminados por los riñones. En este punto, la diuresis es más baja. La retención de líquidos origina edema, intoxicación por agua y congestión pulmonar. Si el período de oliguria se prolonga, con frecuencia se genera hipertensión y, con ella, signos de uremia. Cuando se deja sin tratamiento, las manifestaciones neurológicas de la uremia progresan desde irritabilidad neuromuscular hasta crisis convulsivas, somnolencia, coma y muerte. La hipercalemia suele ser asintomática hasta que las concentraciones del potasio en suero superan los 6-6.5 mEq/L, punto en el cual se observan cambios electrocardiográficos característicos y síntomas de debilidad muscular.

La *fase diurética* aparece cuando los riñones intentan sanar y aumenta la producción de orina, pero se producen cicatrices en los túbulos y se generan daños. La diuresis se presenta con frecuencia antes de que la función renal haya regresado por completo a la normalidad. Como consecuencia, los valores de BUN, creatinina sérica, potasio y fosfato pueden permanecer altos o seguir aumentando a pesar de que se incrementa la diuresis. Durante esta fase, la TFG se eleva, la producción de orina se incrementa a 400 mL/día y los electrólitos pueden agotarse debido a la mayor excreción de agua y los efectos osmóticos del BUN alto.

La *fase de recuperación* es el período durante el cual se resuelve el edema tubular y mejora la función renal. Durante esta fase se recupera el equilibrio hidroelectrolítico. Por último, la función tubular renal se restaura con mejoría de la capacidad de concentración. Casi al mismo tiempo, el BUN y la creatinina comienzan a volver a la normalidad y la TFG retorna a sus valores normales del 70-80%. En algunos casos, persiste un daño renal leve a moderado.

Diagnóstico y tratamiento

Dadas las altas tasas de morbilidad y mortalidad relacionadas con la LRA, la atención debe dirigirse a la prevención y el diagnóstico temprano. Esto incluye medidas de evaluación para identificar a las personas en riesgo de padecer LRA, incluidas aquellas con lesión renal preexistente y diabetes. Estas personas están en riesgo particular de LRA por el uso de fármacos nefrotóxicos o los AINE que alteran la hemodinámica intrarrenal. Los adultos mayores son susceptibles a todas las formas de LRA debido a los efectos del envejecimiento sobre la reserva renal.[9]

La observación cuidadosa de la diuresis es esencial para las personas en riesgo de padecer LRA. Los análisis de orina que miden la osmolaridad, la concentración de sodio y la excreción fraccionada de sodio ayudan a diferenciar la uremia prerrenal (en la cual se mantiene la capacidad de reabsorción de las células tubulares) de la necrosis tubular, en la que se pierden estas funciones. Una de las primeras manifestaciones del daño tubular es la incapacidad para concentrar la orina.

Puede obtenerse información diagnóstica adicional con el análisis general de orina que incluye indicios de proteinuria, hemoglobinuria y cilindros o cristales en la orina. Las pruebas de sangre en busca de BUN y creatinina brindan información con respecto a la capacidad para eliminar los desechos nitrogenados de la sangre. También es importante descartar la obstrucción urinaria. Sin embargo, los marcadores convencionales de creatinina sérica y nitrógeno ureico, la secreción fraccionada de sodio para evaluar la TFG y la eliminación urinaria no se manifiestan hasta después 1-2 días del inicio de la LRA. Asimismo, la edad, el sexo, la masa muscular y los medicamentos que toma el paciente influyen en los valores de creatinina. La urea tampoco se produce de manera constante y sus concentraciones aumentan con la dieta, fármacos e infecciones; asimismo, se ve afectada por hepatopatía.

La urea se forma por el metabolismo hepático de los aminoácidos y se excreta de forma predominante por filtración glomerular. Las concentraciones séricas de urea pueden variar como resultado de los cambios en su producción, como en una hemorragia gastrointestinal y la reabsorción tubular de urea durante los estados hipovolémicos sin cambios en la TFG. Esto hace de la urea un marcador poco fiable de la función renal.[11] Por último, la excreción fraccionada de sodio se altera con los diuréticos, las enfermedades específicas y la infección, y no es un factor pronóstico exacto de disminución de la TFG. En situaciones asociadas con hipovolemia o hipoperfusión, los riñones sanos responden con aumento de la osmolaridad de la orina y reducción de la excreción de sodio o urea, ambos, o de ácido úrico. Esta respuesta fisiológica puede variar según intervenciones como el tratamiento diurético, los aminoglucósidos y la derivación cardiopulmonar.[12]

Una inquietud importante en el tratamiento de la LRA es la identificación y corrección de la causa (p. ej., mejorar la perfusión renal, suspender los fármacos nefrotóxicos). Los líquidos deben regularse con cuidado en un esfuerzo por mantener el volumen de líquidos y las concentraciones de electrólitos normales. Debido a que las infecciones secundarias son la principal causa de muerte en las personas con lesión renal aguda, se necesita un esfuerzo constante para prevenir y tratar estas infecciones.

La hemodiálisis o el tratamiento de reemplazo renal continuo (TRRC) pueden estar indicados cuando los desechos nitrogenados y el equilibrio hidroelectrolítico no pueden mantenerse bajo control por otros medios.[2] El TRRC ha surgido como un método para tratar la lesión renal aguda en personas con una hemodinámica demasiado inestable para tolerar la hemodiálisis. Una ventaja relacionada con las hemodiálisis es la capacidad para administrar apoyo nutricional. Las desventajas son la necesidad de anticoagulación prolongada y la vigilancia especializada continua.

RESUMEN

La LRA es una supresión aguda de la función renal que puede revertirse. Es una amenaza frecuente para las personas graves en las unidades de cuidados intensivos, con una tasa alta de mortalidad. La LRA se caracteriza por una disminución de la TFG, acumulación de desechos nitrogenados en la sangre (uremia) y alteraciones hidroelectrolíticas corporales. Se clasifica según su origen como prerrenal, intrínseca o intrarrenal, y posrenal. La LRA prerrenal es generada por una reducción del flujo sanguíneo a los riñones; la posrenal, por una obstrucción del flujo de salida de la orina; y la intrarrenal, por alteraciones en los riñones. Las causas más importantes de la LRA son isquemia, septicemia o fármacos nefrotóxicos. La NTA casi siempre avanza a través de cuatro fases: inicial, durante la cual se genera la lesión tubular a partir de un factor desencadenante; oligúrica-anúrica, en la cual hay una disminución marcada de la TFG que origina una retención repentina de metabolitos endógenos; diurética, en la que los riñones intentan sanar y la producción de orina aumenta, pero se producen cicatrices y daños en los túbulos; y de recuperación, durante la cual la TFG, la diuresis y las concentraciones de desechos nitrogenados vuelven a lo normal.

Debido a las altas tasas de morbilidad y mortalidad relacionadas con la LRA, es importante identificar a las personas en riesgo para la toma de decisiones clínicas. Con frecuencia esta afección es reversible, lo cual hace que sea importante su identificación temprana y la corrección de la causa subyacente (p. ej., mejorar la perfusión renal, suspender los fármacos nefrotóxicos). El tratamiento incluye la administración sensata de líquidos y hemodiálisis o el TRRC.

Enfermedad renal crónica

La enfermedad renal crónica (ERC) es un problema mundial que afecta a personas de todas las edades, etnias y grupos socioeconómicos. La prevalencia y la incidencia de la enfermedad están en aumento, como ocurre con padecimientos como la diabetes, la hipertensión y la obesidad. Solo en los Estados Unidos, más de 20 millones de personas o uno de cada nueve adultos padecen ERC. Otros 20 millones de personas tienen un riesgo creciente de desarrollar esta alteración.[1]

Definición y clasificación

En el año 2002, la Kidney Disease Outcome Quality Initiative (KDOQI) de la National Kidney Foundation (NKF) publicó las directrices de la práctica clínica para la enfermedad renal crónica.[13] Los objetivos del grupo de trabajo que elaboró estas directrices fueron definir la ERC y clasificar sus etapas para evaluar las pruebas de laboratorio utilizadas en la valoración de la nefropatía, así como asociar el nivel de función renal con las complicaciones de esta afección crónica. Las directrices utilizan la TFG para clasificar la ERC en cinco etapas, las cuales empiezan por el daño renal con TFG normal o aumentada que puede progresar a ERC y con la posibilidad de que surja lesión renal. Se anticipa que la detección temprana del daño renal, junto con la implementación de medidas intensivas para disminuir su progresión, retrasen o prevengan el inicio de la lesión renal.[2]

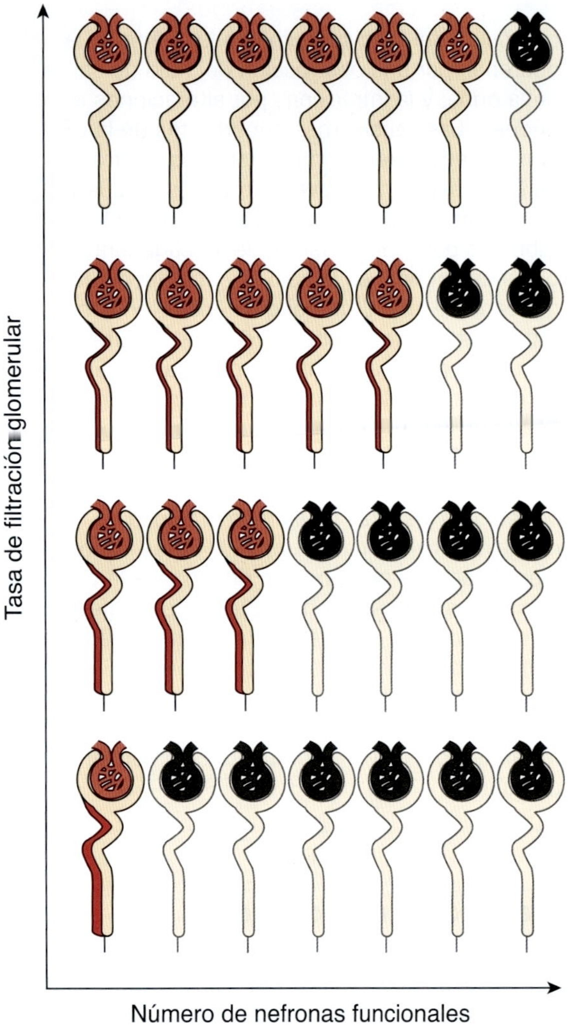

FIGURA 34-3. Relación de la función renal y la masa de nefronas. Cada riñón contiene cerca de 1 millón de nefronas. Hay una relación proporcional entre el número de nefronas afectadas por el proceso patológico y la TFG resultante.

Según las directrices de la NKF, las personas con TFG de 60-89 mL/min/1.73 m^2 (corregida para el área de superficie corporal) sin daño renal se clasifican como "TFG disminuida".[13] La TFG disminuida sin marcadores de daño renal característicos puede presentarse en lactantes y adultos mayores, y se considera "normal para la edad". Otras causas de disminución crónica de la TFG sin daño renal en adultos incluyen extirpación de un riñón, reducción del volumen del líquido extracelular y enfermedades sistémicas relacionadas con un decremento de la perfusión renal, como insuficiencia cardíaca y cirrosis.[13] Incluso en esta etapa, existe con frecuencia una pérdida característica de la reserva renal.

La ERC se define como el daño renal o una TFG menor de 60 mL/min/1.73 m^2 durante 3 meses o más.[13] Esta alteración es el resultado de varios padecimientos que causan una pérdida permanente de nefronas, incluyendo la diabetes, la hipertensión, la glomerulonefritis, el lupus eritematoso sistémico y la poliquistosis renal.

La hipertensión y la nefropatía diabética son las dos principales causas de ERC en Estados Unidos.[2]

Las directrices de práctica de la NKF definen el *fallo renal* "como:

1. Una TFG menor de 15 mL/min/1.73 m^2, por lo general, acompañada de la mayoría de los signos y síntomas de uremia.
2. La necesidad de iniciar el tratamiento de reemplazo renal (diálisis o trasplante)".[13]

Estas directrices señalan que la lesión renal no es sinónimo de enfermedad renal crónica terminal.

Sin importar la causa, la enfermedad renal crónica representa una pérdida de las nefronas funcionales con un deterioro progresivo de la filtración glomerular, la capacidad de reabsorción tubular y las funciones endocrinas de los riñones (fig. 34-3). Todas las formas de ERC se caracterizan por una reducción en la TFG; ello significa un decremento correspondiente de nefronas funcionales. La velocidad de destrucción de las nefronas difiere de un caso a otro y puede ir desde varios meses hasta muchos años. Casi siempre, los signos y síntomas de la ERC ocurren de forma gradual y no se hacen evidentes hasta que la enfermedad está muy avanzada. Esto se debe a la asombrosa capacidad de compensación de los riñones. Conforme se destruyen las estructuras renales, las nefronas restantes sufren hipertrofia estructural y funcional, con un aumento de su función como un medio para compensar las que se han perdido. En el proceso, cada nefrona restante debe filtrar más partículas de solutos desde la sangre. Solo cuando las escasas nefronas restantes se destruyen, se vuelven evidentes las manifestaciones del fallo renal.[2]

PUNTOS CLAVE

Enfermedad renal crónica

- Es la manifestación de la disminución progresiva de la función renal por la pérdida permanente de nefronas.
- Es el resultado de varios padecimientos, incluyendo diabetes, hipertensión, glomerulonefritis y otras nefropatías.
- La TFG es considerada la mejor forma de evaluación de la función renal.

Evaluación de la filtración glomerular y otros indicadores de la función renal

La TFG es considerada la mejor medida de la función general de los riñones. Esta varía con la edad, el sexo y el tamaño corporal, y es de alrededor de 120-130 mL/min/1.73 m^2 para los adultos jóvenes sanos normales.[13] En la práctica clínica, la TFG suele calcularse mediante la concentración de creatinina sérica. Aunque la TFG puede obtenerse de mediciones de la depuración de creatinina con métodos de obtención de orina en el tiempo (p. ej., 24 h), estos valores no se consideran más confiables que aquellos calculados mediante las concentraciones de creatinina sérica.[13] Debido a que la TFG varía con la edad, el sexo, el grupo étnico y el tamaño corporal, para calcular su valor con base en la creatinina sérica se utilizan las ecuaciones de Cockroft y Gault o la *Modification of Diet in Renal Diseases* (MDRD), que toman en cuenta estos factores (cuadro 34-2).[13-15]

CUADRO 34-2

DEPURACIÓN DE CREATININA POR SU CONCENTRACIÓN SÉRICA

- La ecuación de la *Modification of Diet in Renal Diseases* (MDRD) sirve para calcular la depuración de creatinina en adultos. Utilice el siguiente sitio de Internet: http://nkdep. nih.gov/professionals/gfr_calculators/idms_con.htm
- La ecuación de Cockroft y Gault se emplea para calcular la depuración de creatinina en los adultos mayores. Use el siguiente sitio en Internet: http://www.mdcalc.com/ creatinineclearancecockcroft-gaultequation. El resultado de la ecuación debe multiplicarse por un factor de 0.85 para las mujeres.

La albuminuria sirve como parámetro clave de daño renal.[16] Por lo general, la orina contiene pequeñas cantidades de proteína. Sin embargo, un aumento persistente en la excreción de proteínas suele ser un signo de daño renal. El tipo de proteína (p. ej., globulinas de bajo peso molecular o albúmina) depende de la clase de nefropatía. El incremento en la excreción de globulinas de bajo peso molecular es un marcador de enfermedad tubulointersticial y la excreción de albúmina, de enfermedad renal crónica causada por hipertensión o diabetes mellitus.[17] Para el diagnóstico de ERC en adultos y niños pospúberes con diabetes, se prefiere la medición de albúmina urinaria.[17] En la mayoría de los casos, la prueba con tira reactiva en orina es aceptable para la detección de albuminuria. Si la prueba con tira reactiva es positiva (1+ o más), la albuminuria se confirma mediante la determinación cuantitativa de la proporción entre albúmina y creatinina en una muestra de orina aleatoria (sin horario). La NKF clasifica la microalbuminuria como la proporción entre albúmina y creatinina en orina (PACO) de 30-300 mg/g y la macroalbuminuria como >300 mg/g (casi equivalente al valor de proteína en una tira reactiva positiva).[17,18] La *microalbuminuria*, que es un signo temprano de nefropatía diabética, se refiere a la excreción de albúmina mayor al límite normal, pero menor a los rangos normales que se detectan en pruebas de excreción de proteína total en la orina.[18] La población en riesgo de ERC (quienes padecen diabetes mellitus, hipertensión o antecedentes familiares de nefropatía) debe realizarse pruebas de detección de microalbuminuria por lo menos una vez al año, como parte de su revisión de salud.[17]

La albuminuria y la tasa de filtración glomerular estimada (TFGe) son los biomarcadores aprobados por la guía clásica para la clasificación de la ERC.[4] Estos biomarcadores son fuertes factores de predicción de la progresión de la lesión renal, así como de las enfermedades cardiovasculares y la mortalidad, pero continúa la búsqueda de nuevos biomarcadores para mejorar la identificación temprana de las personas con alto riesgo.[18]

Otros marcadores de daño renal incluyen anomalías en la sedimentación de la orina (eritrocitos y leucocitos) y datos anómalos en los estudios de imagen.[18] Asimismo, se ha encontrado que el biomarcador aminoácido cistatina C, también conocido como *cistatina 3*, que se ha utilizado para pronosticar la enfermedad cardiovascular de inicio reciente, es un indicador de nefropatía.[19] La ecografía es particularmente útil para detectar varios padecimientos renales, incluyendo obstrucciones, infecciones, litiasis de vías urinarias y poliquistosis renal.

Manifestaciones clínicas

Las manifestaciones de la enfermedad renal crónica incluyen la acumulación de desechos nitrogenados, alteraciones hidroelectrolíticas y acidobásicas, anomalías minerales y esqueléticas, anemia y alteraciones de la coagulación, hipertensión y afecciones cardiovasculares, padecimientos digestivos, complicaciones neurológicas y afecciones de la integridad cutánea y de la función inmunitaria (fig. 34-4).[16,20] El punto en el que estas alteraciones aparecen y la gravedad de las manifestaciones están determinados en gran medida por el grado de función renal y las enfermedades coexistentes. Muchas de ellas surgen antes de que la TFG llegue a la etapa de lesión renal.

Acumulación de residuos nitrogenados

La acumulación en la sangre de desechos nitrogenados, o uremia, es un signo temprano de lesión renal, la cual suele aparecer antes de que otros síntomas se tornen evidentes. La urea es uno de los primeros desechos nitrogenados que se acumulan en la sangre y la concentración de BUN es cada vez más alta conforme progresa la ERC. La concentración normal de urea en el plasma es de alrededor de 20 mg/dL. En la lesión renal, esta concentración llega a incrementarse hasta 800 mg/dL.[16] La creatinina, un subproducto del metabolismo muscular, se filtra libremente en el glomérulo y no se reabsorbe en los túbulos renales. Se produce a una velocidad relativamente constante y casi la totalidad de la creatinina que se filtra en el glomérulo se elimina en la orina en lugar de reabsorberse hacia la sangre. Por ello, la creatinina sérica se utiliza como método indirecto para valorar la TFG y el grado de daño renal que ha ocurrido en la ERC.[16]

La *uremia*, que literalmente significa "orina en la sangre", es el término que se utiliza para describir las manifestaciones de la lesión renal. Hasta que se han destruido por lo menos dos terceras partes de las nefronas, se presentan pocos síntomas de uremia. La uremia difiere de la hiperazoemia, la cual solo indica la acumulación de desechos nitrogenados en la sangre y, en ocasiones, es asintomática. El estado urémico

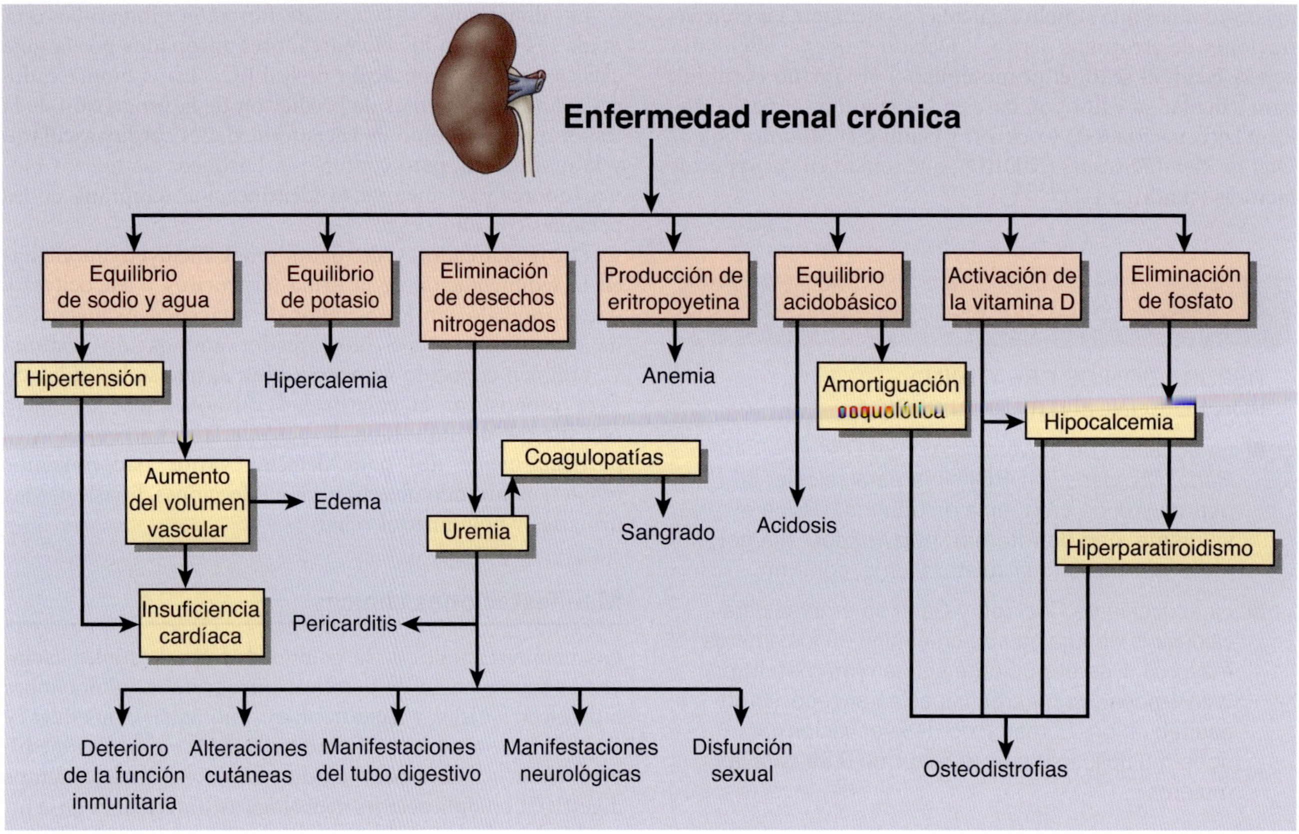

FIGURA 34-4. Mecanismos y manifestaciones de la enfermedad renal crónica.

incluye signos y síntomas de alteración del equilibrio de líquidos, electrólitos y acidobásico; alteraciones en las funciones reguladoras (p. ej., control de la presión arterial, producción de eritrocitos y deterioro de la síntesis de vitamina D), y los efectos de la uremia sobre la función corporal (p. ej., encefalopatía urémica, neuropatía periférica, prurito). En esta etapa, casi todo órgano y estructura corporal está afectado. Los síntomas en el inicio de la uremia (p. ej., debilidad, fatiga, náuseas, apatía) a menudo son leves. Los síntomas más graves incluyen debilidad extrema, vómitos frecuentes, letargia y confusión. Sin tratamiento de diálisis o un trasplante renal, siguen el coma y la muerte.

Alteraciones hidroelectrolíticas y acidobásicas

La función de los riñones es la regulación del volumen del líquido extracelular. Esto lo hacen mediante la eliminación o conservación de sodio y agua. La ERC produce deshidratación o sobrecarga de líquidos, según el proceso patológico de la nefropatía. Además de la regulación del volumen, la capacidad de los riñones para concentrar la orina está disminuida. Uno de los primeros síntomas de daño renal es la poliuria con orina casi isotónica con el plasma (con una densidad de 1.008-1.012) y con poca variación de una micción a la otra.

Conforme disminuye la función renal, se reduce la capacidad para regular la excreción de sodio. Por lo general, los riñones toleran grandes variaciones en la ingesta de sodio a su vez que mantienen concentraciones séricas normales de este elemento. En la lesión renal crónica, se pierde la capacidad para regular la excreción del sodio. Existe un deterioro de la propiedad de ajustarse a una disminución repentina en el consumo de sodio y poca tolerancia a una sobrecarga aguda de este elemento. Cuando hay restricción de la ingesta de sodio o pérdidas excesivas por diarrea o vómitos, se reduce el volumen y la TFG. Los valores alterados de sodio sérico se han asociado con aumento de la mortalidad en numerosos estudios observacionales, y aquellos pacientes con ERC constituyen un grupo con alta prevalencia de enfermedades concomitantes que pueden predisponer a disnatremias. La pérdida de sal es un problema habitual en la lesión renal avanzada a causa del deterioro de la reabsorción tubular de sodio.[21] El aumento de la ingesta de sodio de las personas con lesión renal mejora con frecuencia la TFG y la poca función renal que se preserve. En los pacientes con hipertensión relacionada, la posibilidad de que aumente la presión arterial o se genere una insuficiencia cardíaca congestiva suele impedir el consumo complementario de sodio.

Alrededor del 90% de la excreción de potasio tiene lugar en los riñones.[5] En la lesión renal, la excreción de potasio en cada nefrona se incrementa conforme los riñones se adaptan a la disminución de la TFG. Asimismo, aumenta la excreción en el tubo digestivo. Como resultado, la hipercalemia casi nunca aparece hasta que la función renal está muy afectada. Debido a este mecanismo de adaptación, casi nunca es necesario restringir la ingesta de potasio en pacientes con ERC hasta que la TFG ha disminuido a menos de 5-10 mL/min/1.73 m^2.[5] En las personas con lesión renal, la hipercalemia es con frecuencia el resultado de no seguir las restricciones de potasio en la dieta, estreñimiento, acidosis aguda que causa la liberación del potasio intracelular hacia el líquido extracelular, traumatismo o infección que causa la liberación del potasio desde los tejidos corporales, o la exposición a medicamentos que contienen potasio, evitan su entrada hacia las células o bloquean su secreción en las nefronas distales.

Por lo general, los riñones regulan el pH sanguíneo mediante la eliminación de iones hidrógeno que se producen en los procesos metabólicos y la regeneración de bicarbonato. Esto se logra a través de la secreción de iones hidrógeno, reabsorción de sodio y bicarbonato y producción de amoníaco, el cual actúa como amortiguador para los ácidos titulables. Con una disminución de la función renal, estos mecanismos se deterioran y es posible que ocurra acidosis metabólica cuando una persona se pone a prueba con una carga excesiva de ácido o pierde demasiado álcali, como en la diarrea. La acidosis que aparece en las personas con lesión renal parece estabilizarse conforme avanza la enfermedad, lo que quizá sea el resultado de la enorme capacidad de amortiguación del hueso. Sin embargo, se cree que la acción amortiguadora aumenta la resorción ósea y contribuye a las alteraciones esqueléticas que surgen en las personas con ERC.

Alteraciones del metabolismo del calcio y el fósforo y osteopatía

Las anomalías del metabolismo del calcio y fósforo ocurren al principio de la ERC.[16] La regulación de las concentraciones séricas de fosfato requiere de la excreción urinaria diaria de una cantidad igual a la ingerida en la dieta. Con el deterioro de la función renal, se afecta la excreción del fosfato y como resultado se incrementan los valores de fosfato. Al mismo tiempo, disminuyen las concentraciones séricas del calcio, ya que están reguladas de forma inversa respecto a los valores del fosfato sérico. El decremento en el calcio sérico, a su vez, estimula la liberación de la hormona paratiroidea (PTH, *parathyroid hormone*), con un aumento resultante de la resorción de calcio del hueso. Aunque las concentraciones séricas de calcio se mantienen a través del incremento de la función de la PTH, este ajuste se logra a expensas del sistema óseo y otros órganos corporales.

En la ERC también se altera la síntesis de vitamina D. Los riñones regulan la actividad de esta vitamina al convertir su forma inactiva (25[OH] vitamina D_3) en calcitriol (1,25[OH] vitamina D_3), su forma activa.[22] Se sabe que el calcitriol tiene un efecto supresor directo sobre la producción de PTH; por lo tanto, las concentraciones bajas de calcitriol causan un aumento en las de PTH. Asimismo, la reducción de las concentraciones de calcitriol origina un deterioro en la absorción de calcio desde el tubo digestivo. Además, la vitamina D regula la diferenciación del osteoblasto, con lo que se afecta el reemplazo óseo.

La mayoría de las personas con ERC desarrollan hiperparatiroidismo secundario, que se origina por la disminución de los receptores paratiroideos en las glándulas paratiroides. Tanto la vitamina D como los receptores de calcio están regulados por disminución, lo cual causa un aumento de la PTH y una reducción de las concentraciones séricas de calcio y vitamina D. Esta vitamina funciona en conjunto con la PTH para movilizar el calcio y el fosfato del hueso con el fin de conservar sus valores séricos.[23,24] En las últimas dos o tres décadas, el principal marcador bioquímico para el diagnóstico de la ERC ha sido la medición de la función de la PTH mediante una técnica inmunorreactiva denominada *PTH intacta*.

Alteraciones óseas

El término *osteodistrofia renal* o *alteración mineral ósea de la enfermedad renal crónica (AMO-ERC)* se utiliza para describir las complicaciones esqueléticas de la ERC.[16] Los cambios esqueléticos que aparecen con esta afección se han dividido en dos tipos principales de padecimientos: osteodistrofia de recambio óseo alto y de recambio óseo bajo. Algunas personas pueden tener un tipo de alteración ósea predominante, mientras que otras quizá manifiesten un tipo mixto. La reabsorción anómala y la remodelación alterada del hueso son inherentes a estas dos alteraciones. Pueden observarse formas leves de metabolismo óseo alterado en las primeras etapas de la ERC (etapa 2), y se agravan a medida que se deteriora la función renal como en la etapa 5.

La osteodistrofia de recambio óseo alto, en ocasiones denominada *osteítis fibrosa*, se caracteriza por un aumento en la resorción y formación ósea, con predominio de la primera. La alteración se relaciona con hiperparatiroidismo secundario, anomalía del metabolismo de la vitamina D y resistencia a la acción de esta vitamina y deterioro de la regulación de los factores de crecimiento e inhibidores producidos de forma local. Existe un aumento en el número y la actividad tanto de los osteoblastos como de los osteoclastos. Los osteoblastos producen grandes cantidades de matriz ósea, la mineralización no puede seguir ese ritmo y se reduce la densidad ósea y la formación de hueso poroso y de fibras gruesas. El hueso cortical se afecta más que el esponjoso.[6] La fibrosis de la médula ósea es otro componente de la osteítis fibrosa, y ocurre en áreas de aumento de actividad de las células óseas. En las etapas avanzadas de la entidad patológica, aparecen quistes en el hueso, un padecimiento denominado *osteítis fibrosa quística*.

La osteodistrofia de recambio óseo bajo se caracteriza por la disminución de osteoblastos y osteoclastos, una tasa de recambio óseo baja y acumulación de matriz ósea no mineralizada. Existen dos formas de osteodistrofia de recambio óseo bajo: osteomalacia y osteodistrofia adinámica. La *osteomalacia* se caracteriza por la formación lenta de hueso y anomalías de la mineralización ósea, lo cual tal vez se genera por insuficiencia de vitamina D, exceso de depósitos de aluminio y acidosis metabólica. Se piensa que esta última tiene un efecto directo en la actividad tanto osteoblástica como osteoclástica, así como en el proceso de mineralización, al disminuir la disponibilidad del fosfato trivalente. Hasta la década de 1980, la osteomalacia observada en la ERC se debía principalmente a la intoxicación por aluminio, la cual causa disminución y mineralización alterada del hueso por los osteoblastos existentes y, a largo plazo, inhibición de la diferenciación de los osteoblastos.[6] Durante las décadas de 1970 y 1980 se descubrió que la acumulación del aluminio proveniente del agua utilizada en la diálisis y las sales de aluminio empleadas como fijadores de fosfato originaron osteomalacia y osteopatía adinámica. Este descubrimiento condujo a un cambio en la composición de las soluciones para diálisis y la sustitución de las sales de aluminio por carbonato de calcio como fijadores de fosfato. Como resultado, la prevalencia de osteomalacia en las personas con ERC ha disminuido.

El segundo tipo de osteodistrofia de recambio óseo bajo, la *osteodistrofia adinámica*, se caracteriza por un bajo número de osteoblastos, con cantidad normal o disminuida de osteoclastos. Ahora se reconoce que es tan frecuente como la osteodistrofia de recambio óseo alto y es especialmente habitual en las personas con diabetes. La osteopatía adinámica se caracteriza por volumen y mineralización óseos reducidos que son resultado, en parte, de una supresión excesiva de la producción de PTH con calcitriol. La alta prevalencia de la osteodistrofia adinámica se ha atribuido a numerosos factores, como la diabetes, fármacos que regulan la liberación de hormona paratiroidea, consumo alto de calcio y edad avanzada.[25]

Sin importar la causa de las anomalías óseas en la ERC, la osteopatía puede provocar sensibilidad ósea y debilidad muscular. Las fracturas óseas complican los tipos de osteopatía de recambio tanto alto como bajo. Sin embargo, ahora se reconoce que las personas con osteopatía adinámica tienen mayor predisposición a las fracturas que quienes padecen osteítis fibrosa quística. No obstante, en esta última, a menudo coexiste la debilidad de los músculos proximales relacionada con la PTH en los miembros inferiores, lo cual origina anomalías en la deambulación y dificulta levantarse de una silla o subir escaleras.

Es importante el tratamiento temprano de la hiperfosfatemia y la hipocalcemia para prevenir o retrasar el surgimiento de complicaciones esqueléticas. Los productos lácteos y otros alimentos con alto contenido de fósforo se restringen de la dieta. Se prescriben antiácidos fijadores de fosfato para disminuir la absorción de fosfato desde el tubo digestivo. Las formas farmacológicas activadas de la vitamina D a menudo se utilizan para aumentar los valores de calcio sérico. Entre las personas con ERC, hay una prevalencia de paro cardíaco y factores de riesgo de AMO por ERC, como el desequilibrio de electrólitos, anomalías en el metabolismo mineral, anemia y diabetes.[26] Sin embargo, la osteodistrofia y la ERC implican más que la disfunción ósea esquelética, ya que las personas con esta afección también tienen un mayor riesgo cardiovascular y se ha descubierto que padecen hipertrofia ventricular izquierda y endurecimiento arterial secundario a la calcificación vascular.[26]

El hiperparatiroidismo secundario en la ERC también se puede tratar activando el receptor sensor de calcio en las paratiroides.

Alteraciones hemáticas

Anemia

La anemia crónica (concentraciones de hemoglobina menores de 13.0 g/dL en varones adultos y de 12 g/dL en mujeres adultas) es la alteración más grave que acompaña a la ERC.[20] Los afroamericanos y las personas con diabetes tienen tasas aún más altas de anemia para cada etapa avanzada de ERC.[24] Las directrices de la NKF recomiendan que las personas con TFG menor de 60 mL/min/1.73 m^2 se evalúen en busca de anemia. La valoración de la anemia y sus causas incluye mediciones de hemoglobina, hematócrito y reservas de hierro.

La anemia de la ERC se debe a varios factores, a saber, pérdida crónica de sangre, hemólisis, supresión de médula ósea por la retención de factores urémicos y disminución de la producción de eritrocitos debido al deterioro de la síntesis de eritropoyetina e insuficiencia de hierro. Los riñones son el sitio primario de la producción de la hormona *eritropoyetina*, la cual controla la producción de eritrocitos.[20] En la lesión renal, la síntesis de eritropoyetina suele ser deficiente para estimular la producción adecuada de eritrocitos en la médula ósea. Entre las causas de la insuficiencia de hierro en las personas con ERC están la anorexia y restricciones dietéticas que limitan la ingesta, así como la pérdida de sangre que ocurre durante la diálisis.[20]

Cuando no se trata, la anemia causa o contribuye a debilidad, fatiga, depresión, insomnio y disminución de la función cognitiva. También existe una creciente inquietud acerca de los efectos fisiológicos de la anemia sobre la función cardiovascular.[20] La anemia de la lesión renal produce una disminución de la viscosidad sanguínea y un aumento compensador de la frecuencia cardíaca. La disminución de la viscosidad sanguínea también exacerba la vasodilatación periférica y contribuye a una disminución de la resistencia vascular. El gasto cardíaco aumenta de una manera compensadora para mantener la perfusión tisular. La anemia también limita el suministro de oxígeno del miocardio, en particular en las personas con cardiopatía coronaria, llevando a angina de pecho y otros episodios isquémicos.[27]

El hierro y los agentes estimulantes de la eritropoyetina (AEE) se utilizan para tratar la anemia y para disminuir las transfusiones de eritrocitos y sus riesgos. En 1989 se realizó un avance importante en el tratamiento farmacológico de la ERC cuando se dispuso de la eritropoyetina humana recombinante (rhEPO, *recombinant human erythropoietin*) para ayudar a mantener los valores del hematócrito en personas con lesión renal.[2] Debido al empeoramiento de la hipertensión y las convulsiones cuando el hematócrito se incrementa demasiado rápido, se requieren mediciones frecuentes de este.

Coagulopatías

Las alteraciones hemorrágicas se manifiestan como epistaxis, menorragia, sangrado del tubo digestivo y formación de equimosis cutáneas y tejidos subcutáneos. La producción de plaquetas es normal en la ERC, pero su función se encuentra afectada.[6,16] La coagulación mejora con la diálisis, mas no se normaliza por completo, lo que indica que la uremia contribuye al problema. Las personas con ERC también tienen mayor susceptibilidad a las trombopatías.

Alteraciones cardiovasculares

La tasa general de mortalidad por enfermedad cardiovascular en las personas que presentan ERC es mucho mayor que la de la población general.[27] Incluso después de estratificar por edad, la incidencia de enfermedades cardiovasculares sigue siendo 10-20 veces mayor en los individuos con ERC que en la población general.[27]

Hipertensión

Esta es una manifestación temprana de la ERC. Los mecanismos que producen hipertensión en la ERC son multifactoriales e incluyen aumento del volumen vascular y de la resistencia vascular periférica, disminución de las concentraciones de los vasodilatadores renales prostaglandinas y aumento de la actividad del sistema renina-angiotensina.

La identificación temprana y el tratamiento intensivo de la hipertensión retrasa el avance a disfunción renal en muchos tipos de nefropatía.[2] Controlar la presión arterial mediante los hábitos y las intervenciones farmacológicas es un componente esencial para retrasar el avance de la enfermedad renal. El tratamiento incluye restricción de sal y agua, y la administración de antihipertensivos para controlar la presión arterial. Gran cantidad de personas con ERC necesitan tomar varios medicamentos antihipertensivos para controlar la presión arterial.[28]

Cardiopatía

El espectro de la enfermedad cardiovascular debida a ERC incluye hipertrofia ventricular izquierda y cardiopatía isquémica. En las personas con ERC, hay un tendencia a que aumente la prevalencia de la disfunción ventricular izquierda, tanto con depresión de la fracción de eyección ventricular izquierda como en la disfunción sistólica, y el llenado ventricular insuficiente, como en la insuficiencia diastólica.[2] Numerosos factores propician la aparición de la disfunción ventricular izquierda, incluyendo sobrecarga de líquido extracelular, cortocircuito de la sangre a través de una fístula arteriovenosa para la diálisis y anemia. Esta última en particular se ha correlacionado con la presencia de hipertrofia ventricular izquierda.[20] Estas anomalías, aunadas a la hipertensión presente, suelen causar un aumento del trabajo del miocardio y el requerimiento de oxígeno y, por último, aparición de insuficiencia cardíaca.

La insuficiencia cardíaca congestiva y el edema pulmonar tienden a surgir en las etapas tardías de la lesión renal. Las enfermedades coexistentes que contribuyen a la carga de la enfermedad cardiovascular incluyen hipertensión, anemia, diabetes mellitus, dislipidemia y coagulopatías. La PTH también desempeña un papel en la patogenia de la miocardiopatía en la lesión renal.[26]

Pericarditis

La pericarditis se observa en numerosas personas con ERC en etapa 5 debido a la uremia y la diálisis prolongada.[2] Las manifestaciones de la pericarditis urémica se asemejan a las de la vírica, con todas sus posibles complicaciones, incluido el taponamiento cardíaco. Los signos consisten en dolor precordial leve a intenso con acentuación respiratoria y un frote pericárdico. La fiebre es variable en ausencia de infección y es más frecuente en la pericarditis por diálisis que en la urémica.[2]

Alteraciones digestivas

La anorexia, las náuseas y los vómitos son frecuentes en las personas con uremia, junto con un sabor metálico en la boca que deprime aún más el apetito.[2] Las náuseas son frecuentes durante la mañana. Es posible que se presente úlcera y sangrado de la mucosa del tubo digestivo; el hipo es habitual. Una posible causa de las náuseas y los vómitos es la descomposición de la urea por la microbiota intestinal, lo cual provoca una alta concentración de amoníaco. La PTH aumenta la secreción gástrica y contribuye a los problemas del tubo digestivo. Las náuseas y los vómitos suelen mejorar con la restricción de las proteínas en la dieta y después de iniciar la diálisis, y desaparecen con el trasplante renal.

Alteraciones neuromusculares

Numerosas personas con ERC tienen afecciones del sistema nervioso central y periférico.[2] La neuropatía periférica, o anomalía de los nervios periféricos, afecta los miembros inferiores con mayor frecuencia que los superiores. Es simétrica y afecta las funciones sensitiva y motora. Las toxinas urémicas pueden ocasionar atrofia y desmielinización de las fibras nerviosas, lo cual causa la neuropatía. El síndrome de piernas inquietas es una manifestación de la afección de los nervios periféricos y se observa hasta en dos tercios de los pacientes en diálisis. Este síndrome se caracteriza por sensaciones de hormigueo, punzadas y cosquilleo que casi siempre son más intensas en reposo. Se obtiene alivio temporal al mover las piernas. La sensación de ardor en los pies, seguida de debilidad muscular y atrofia, constituye una manifestación de uremia.

En la uremia, las afecciones del sistema nervioso central son similares a las que se generan en otras alteraciones metabólicas y tóxicas. En ocasiones denominada *encefalopatía urémica*, esta enfermedad no se comprende del todo y es resultado, al menos en parte, del aumento de los ácidos orgánicos tóxicos que alteran la función neural. También contribuyen a ella las anomalías electrolíticas, como los cambios en el sodio. Las manifestaciones se relacionan más con el avance de la alteración urémica que con la concentración de productos metabólicos. La reducción en el estado de alerta y vigilia son las indicaciones más tempranas e importantes de la encefalopatía urémica. Estas indicaciones a menudo van seguidas de incapacidad para fijar la atención, pérdida de la memoria reciente y errores de percepción en la identificación de personas y objetos. Hay delírium y estado de coma tardíos en el curso de la enfermedad. Las convulsiones son el acontecimiento preterminal.

Los padecimientos de la función motora acompañan con frecuencia a las manifestaciones nerviosas de la encefalopatía urémica. Durante las etapas tempranas suele haber dificultad para realizar movimientos finos de las extremidades. La marcha se vuelve inestable y torpe, con temblor en los movimientos. Conforme progresa la enfermedad, aparece la **asterixis** (movimientos de dorsiflexión de manos y pies). Esta se genera al pedir a la persona que coloque los brazos en hiperextensión de codos y muñecas con los dedos abiertos. Si hay asterixis, esta posición causa el aleteo de los dedos de un lado al otro.

Alteraciones inmunitarias

La infección es una complicación frecuente y causa de hospitalización y muerte en las personas con lesión renal.[2] Las anomalías inmunitarias disminuyen la eficacia de la respuesta a la infección.[2] Todos los aspectos de la inflamación y función inmunitaria resultan afectados de forma adversa por las altas concentraciones de urea y desechos metabólicos, incluyendo disminución del recuento de granulocitos, deterioro de la inmunidad humoral y celular y función anómala de los fagocitos. La respuesta inflamatoria aguda y la hipersensibilidad de tipo tardío están deterioradas. Las personas con ERC tienen respuestas humorales normales a las vacunas, pero quizá se requiera un programa de inmunización más intensivo. Es posible que también estén afectadas las barreras de piel y mucosas contra la infección. En las personas que se mantienen con diálisis, los dispositivos de acceso vascular son puertas de entrada frecuentes para los microorganismos patógenos. Muchas personas con ERC carecen de reacción febril ante la infección, lo cual dificulta más el diagnóstico.

Alteraciones de la integridad cutánea

Las manifestaciones cutáneas son frecuentes en la ERC.[2] La piel a menudo está pálida debido a la anemia y en ocasiones tiene un tinte cetrino, amarillo parduzco. Con frecuencia hay resequedad de la piel y las mucosas y equimosis subcutáneas. La sequedad cutánea o xerosis es la causa de la disminución en la sudoración por una reducción en el tamaño de las glándulas sudoríparas y de la actividad de las glándulas sebáceas. Es frecuente el prurito, que se genera por las concentraciones altas de fosfato sérico y la aparición de cristales de fosfato que surgen con el hiperparatiroidismo. El rascado intenso y las punciones repetidas con agujas, en especial por la hemodiálisis, ocasionan pérdida de la integridad cutánea y aumentan el riesgo de infección. En las etapas avanzadas de la lesión renal no tratada, los cristales de urea se precipitan en la piel como resultado de su alta concentración en los líquidos corporales. Las uñas también se vuelven delgadas y frágiles.

Disfunción sexual

Sigue sin comprenderse la causa de la disfunción sexual en los hombres y mujeres con ERC. La causa puede ser multifactorial y una consecuencia de las concentraciones altas de toxinas urémicas, neuropatía, anomalías hormonales, anemia, AMO, comorbilidades, función endocrina alterada, factores psicológicos (p. ej., ansiedad, depresión, baja autoestima, aislamiento social y de imagen corporal), así como medicamentos (p. ej., antihipertensivos, antidepresivos). Las alteraciones en las respuestas sexuales fisiológicas, la capacidad reproductiva y la libido son frecuentes.

Muchos hombres en diálisis tienen impotencia.[29] Son frecuentes los desequilibrios de las hormonas hipofisarias y gonadales, como disminución de las concentraciones de testosterona, enfermedades físicas crónicas, presión social (p. ej., estrés, infertilidad) y aumentos en la concentración de prolactina y hormona luteinizante, que causan disfunción eréctil y reducción del recuento de espermatozoides. Quizá la pérdida de la libido se deba a la anemia crónica y a la disminución de las concentraciones de testosterona. Se han utilizado varios fármacos, como testosterona exógena y bromocriptina, en un intento por normalizar las concentraciones de hormonas. En pequeños estudios, el citrato de sildenafilo ha sido eficaz y seguro en las personas con hemodiálisis a largo plazo.[29]

En las mujeres, la función sexual deteriorada se manifiesta por concentraciones anómalas de progesterona, hormona luteinizante y prolactina. Se han descrito hipofertilidad, anomalías menstruales, disminución de la lubricación vaginal y diversos problemas orgásmicos.

Eliminación de fármacos

Los riñones hacen posible la eliminación de muchos fármacos y sus metabolitos. La ERC y su tratamiento interfieren con la absorción, distribución y eliminación de los medicamentos.[2] La administración de grandes cantidades de antiácidos fijadores de fosfato para controlar la hiperfosfatemia y la hipocalcemia en la lesión renal avanzada interfiere con la absorción de ciertos medicamentos.[2] Muchos fármacos se fijan a proteínas plasmáticas, como la albúmina, para su transporte dentro del cuerpo; la porción no fijada está disponible para actuar en los diversos sitios receptores y para metabolizarse. La disminución de las proteínas plasmáticas, de la albúmina en particular, que ocurre en la ERC, da como resultado una menor cantidad de fármaco unido a proteína y mayor cantidad libre.

En el proceso metabólico, algunos fármacos forman metabolitos intermedios que son tóxicos si no se eliminan. Algunas vías metabólicas, como la hidrólisis, se tornan más lentas con la uremia. En las personas con diabetes, por ejemplo, los requerimientos de insulina se reducen cuando se deteriora la función renal. El decremento de la eliminación por los riñones permite que los fármacos o sus metabolitos se acumulen en el cuerpo y se requiere ajustar las dosis de los fármacos. Algunos medicamentos contienen nitrógeno, sodio, potasio y magnesio no deseados y deben evitarse en quienes padecen enfermedad renal crónica. La penicilina, por ejemplo, contiene potasio. La nitrofurantoína y el cloruro de amonio se suman a las reservas de nitrógeno. Numerosos antiácidos contienen magnesio. Debido a los problemas con la dosificación de los fármacos y su eliminación, debe advertirse a las personas con ERC sobre el peligro de utilizar remedios de venta libre.

Tratamiento

El tratamiento de la ERC consiste en el empleo de un método conservador para prevenir o retrasar la destrucción de las nefronas y, cuando es necesario, con terapia de reemplazo renal mediante diálisis o trasplante.

Medidas para retrasar el avance de las alteraciones

El tratamiento conservador a menudo retrasa el avance de la ERC.[16] Esto incluye medidas para retardar el deterioro de la función renal y ayudar al cuerpo a controlar los efectos de la función afectada. Deben tratarse con rapidez las infecciones de vías urinarias y evitarse los fármacos con potencial de daño renal. Es importante observar que estas estrategias son complementarias al tratamiento de la causa original del padecimiento renal, lo que resulta de suma importancia y requiere atención continua.

Es importante el control de la presión arterial, así como de la glucosa sanguínea, en las personas con diabetes mellitus. El control glucémico intensivo en estas personas ayuda a prevenir la aparición de microalbuminuria y retrasa el avance de la nefropatía diabética. Además de la reducción del riesgo cardiovascular, el tratamiento antihipertensivo en las personas con ERC se dirige a retrasar la progresión de la pérdida de nefronas mediante la disminución de la hipertensión intraglomerular y la hipertrofia.[30] La hipertensión aumenta también la proteinuria debido a la transmisión de la presión alta a los glomérulos. Los inhibidores de la ECA y los ARA, que tienen un efecto singular en la microcirculación glomerular (la dilatación de la arteriola eferente), se utilizan cada vez más en el tratamiento de la hipertensión y la proteinuria, en particular en las personas con diabetes.[28]

El hábito tabáquico tiene un efecto negativo en la función renal y es uno de los factores de riesgo modificables para la ERC.[31,32] Los mecanismos del daño renal por tabaquismo incluyen efectos hemodinámicos tanto agudos (aumento de la presión arterial e intraglomerular y excreción urinaria de albúmina) como crónicos (disfunción en células endoteliales).[31,32] El tabaquismo es nefrotóxico en los adultos mayores con hipertensión y en quienes padecen diabetes. Es importante mencionar que aparentemente los efectos adversos del tabaquismo son independientes de la enfermedad renal subyacente.

Diálisis y trasplante

La diálisis, o tratamiento de reemplazo renal, está indicada para la uremia avanzada o los desequilibrios electrolíticos graves. En 1972, se inició el apoyo federal para la diálisis y el trasplante a través de un programa de subsidio de Medicare en los Estados Unidos.[33] Durante las últimas décadas, un creciente número de personas ha requerido tratamiento de reemplazo renal con diálisis o trasplante.[34]

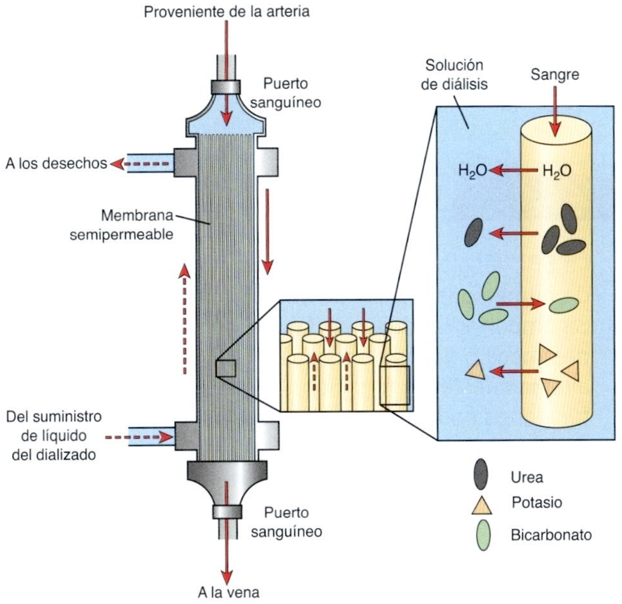

FIGURA 34-5. Diagrama de un sistema de hemodiálisis. El compartimento sanguíneo y el de la solución de diálisis se encuentran separados por una membrana semipermeable. Esta membrana tiene porosidad suficiente para permitir que todos los constituyentes, excepto las proteínas plasmáticas y las células sanguíneas, difundan entre los dos compartimentos.

La decisión entre diálisis y trasplante se basa en la edad, problemas de salud relacionados, disponibilidad de donantes y preferencia personal. El trasplante frecuentemente es el tratamiento preferido, pero la diálisis desempeña un papel crucial como método de tratamiento para la lesión renal. Este es un método de apoyo vital en las personas que no son candidatas para trasplante o para quienes esperan uno. Existen dos categorías amplias de la diálisis: hemodiálisis y diálisis peritoneal.

Hemodiálisis

Un sistema de hemodiálisis, o riñón artificial, consiste en tres partes: un sistema de suministro de sangre, un dializador y un sistema de liberación de líquido de diálisis. El dializador suele ser un cilindro hueco compuesto de haces de tubos capilares a través de los cuales circula la sangre, mientras el dializado viaja por fuera de los tubos.[2] Las paredes de los tubos capilares en la cámara de diálisis están hechos de un material de membrana semipermeable que permite que todas las moléculas, excepto las células sanguíneas y las proteínas plasmáticas, se muevan con libertad en ambas direcciones, desde la sangre hacia la solución de diálisis y de esta a la sangre. La dirección del flujo está determinada por la concentración de las sustancias contenidas en ambas soluciones. Los productos de desecho y el exceso de electrólitos en la sangre difunden de modo normal hacia la solución dializante. Si existe la necesidad de reemplazar o agregar sustancias a la sangre, como el bicarbonato, estas se añaden a la solución dializante (fig. 34-5).

Diálisis peritoneal

Los mismos principios de difusión, ósmosis y ultrafiltración que se utilizan para la hemodiálisis aplican para la diálisis peritoneal.[2] La delgada serosa de la cavidad peritoneal sirve como membrana dializante. Se implanta de forma quirúrgica un catéter de silástico en la cavidad peritoneal por debajo del ombligo para proporcionar acceso. El catéter se pasa a través del tejido subcutáneo y sale en el costado del abdomen (fig. 34-6). El proceso de diálisis implica la instilación de una solución dializante estéril (por lo general, 1-3 L) a través del catéter durante un período de alrededor de 10 min. La solución se deja "reposar", es decir, permanece en la cavidad peritoneal durante un tiempo prescrito, durante el cual los productos metabólicos y el líquido extracelular difunden hacia la solución de diálisis. Al final del tiempo de permanencia, el líquido de diálisis se drena de la cavidad peritoneal por gravedad hacia una bolsa estéril. La glucosa en la solución de diálisis hace posible la extracción de agua.

Trasplante

El aumento en las tasas de eficacia ha hecho que el trasplante renal sea el tratamiento de elección para numerosos pacientes con ERC. La disponibilidad de órganos de donante continúa limitando el número de trasplantes que se realizan cada año. Los órganos de donante se obtienen de cadáveres y de familiares donantes vivos (p. ej., progenitores, hermanos).

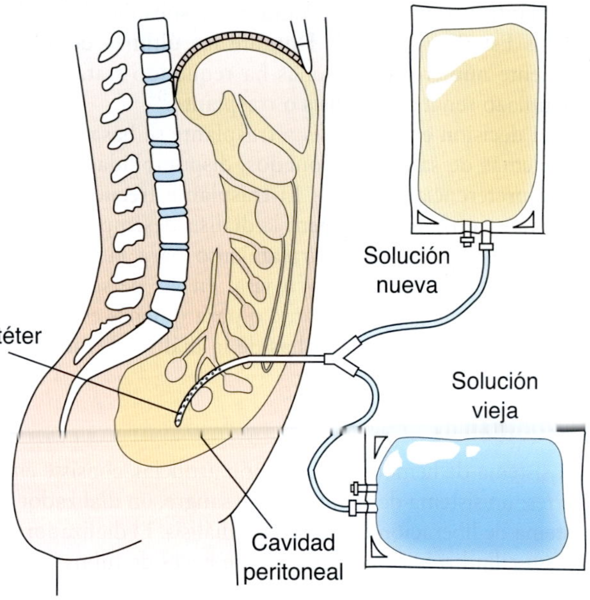

FIGURA 34-6. Diálisis peritoneal. Una membrana semipermeable, con gran cantidad de vasos sanguíneos pequeños, reviste la cavidad peritoneal. Con el dializado en la cavidad peritoneal, los productos de desecho difunden desde la red de vasos sanguíneos hacia el dializado.

Los trasplantes de donantes vivos que no son familiares (p. ej., cónyuges) se han utilizado en casos de tipo sanguíneo ABO adecuado y compatibilidad de tejido.

La eficacia del trasplante depende de múltiples variables, como la salud general de la persona, el grado de histocompatibilidad con el donante, la gravedad de la enfermedad en el órgano y qué tan bien se maneja la respuesta inmunitaria.

Tratamiento dietético

Las medidas nutricionales son un componente importante del tratamiento de la ERC. El objetivo de la terapia dietética es proporcionar una nutrición óptima al mismo tiempo que se mantienen concentraciones tolerables de desechos metabólicos. La prescripción de una dieta específica depende del tipo y la gravedad de la nefropatía, así como de la modalidad de diálisis. Debido a las estrictas restricciones en la ingesta de líquidos y alimentos, estas dietas son complicadas y poco apetitosas. Después del trasplante renal, todavía se requieren algunas restricciones dietéticas, incluso cuando la función renal es normal, para controlar los efectos adversos de los medicamentos inmunosupresores.

Proteínas

La restricción de las proteínas en la dieta disminuye el progreso del deterioro renal en las personas con nefropatía avanzada. Las proteínas se desintegran para formar desechos nitrogenados. Una menor cantidad de proteína en la dieta reduce el BUN y los síntomas.

Hidratos de carbono, grasas y calorías

En la ERC, se requieren las calorías adecuadas en la forma de hidratos de carbono y grasas para satisfacer las necesidades energéticas. Esto es particularmente importante cuando el contenido proteínico de la dieta está muy restringido. Si no se dispone de suficientes calorías, la poca proteína en la dieta se usa para la producción de energía o se utiliza en el tejido corporal con propósitos energéticos. La ingesta calórica para las personas con diálisis peritoneal ambulatoria continua (DPAC) incluye el consumo de alimentos y las calorías absorbidas desde la solución de diálisis.

Líquidos y electrólitos

Las restricciones de sodio y líquidos dependen de la capacidad de los riñones para excretar el sodio y el agua y deben determinarse de manera individual. Es muy probable que la enfermedad renal de origen glomerular contribuya a la retención de sodio, mientras que la disfunción tubular cause eliminación de sal. Beber una mayor cantidad de líquidos de la que los riñones pueden eliminar causa sobrecarga circulatoria, edema e intoxicación por agua. La sed es un problema frecuente en los pacientes en hemodiálisis, que con frecuencia causa grandes incrementos de peso entre tratamientos. Por otro lado, la ingesta inadecuada origina disminución de volumen e hipotensión y mayor decremento de la ya afectada TFG. Una práctica habitual es permitir un consumo diario de líquidos de 500-800 mL, lo cual es igual a las pérdidas insensibles más una cantidad igual a la diuresis en 24 h.

Cuando la TFG disminuye a niveles muy bajos en la lesión renal o durante el tratamiento con hemodiálisis, la restricción dietética de potasio se vuelve obligatoria. Utilizar sustitutivos de sal que contienen potasio o comer frutas, jugo (zumo) de frutas, chocolate, papas (patatas) u otros alimentos con alto contenido de potasio causa hipercalemia. La mayoría de las personas con DPAC no necesitan limitar el consumo de potasio y a menudo incluso requieren aumentar su ingesta.

Suele recomendarse a los pacientes con ERC que limiten el fósforo de la dieta como un medio de prevenir el hiperparatiroidismo secundario, la osteodistrofia renal y la calcificación metastásica. Por desgracia, muchos alimentos procesados contienen cantidades considerables de aditivos con fósforo.

RESUMEN

La ERC es el resultado de los efectos destructivos de numerosas formas de enfermedad renal. Sin importar la causa, las consecuencias de la destrucción de las nefronas en esta afección son alteraciones en la filtración, la reabsorción y las funciones endocrinas de los riñones. La *ERC* se define como un daño renal diagnosticado o TFG menor de 60 mL/min/1.73 m^2 durante 3 meses o más, y la lesión renal como una TFG menor de 15 mL/min/1.73 m^2, por lo general, acompañada de la mayoría de los signos y síntomas de uremia, o una necesidad de iniciar tratamiento de reemplazo renal.

La ERC afecta casi todos los sistemas corporales. Causa la acumulación de desechos nitrogenados (uremia) y altera la excreción de agua y sodio, así como la regulación de las concentraciones corporales de potasio, fósforo, calcio y magnesio. También provoca alteraciones óseas, anemia, padecimientos cardiovasculares y nerviosos, disfunción digestiva y afecciones cutáneas molestas.

El tratamiento para la ERC se divide en dos tipos: conservador y de reemplazo renal. El primero consiste en medidas para prevenir o retrasar el deterioro en lo que queda de la función renal y ayudar al cuerpo a compensar la anomalía existente. Las intervenciones que retrasan el avance de la ERC incluyen normalizar la presión arterial y controlar la glucosa en sangre en las personas con diabetes. Se utiliza vitamina D activada para aumentar la absorción del calcio y controlar el hiperparatiroidismo secundario. Se evalúa si debe utilizarse la eritropoyetina rhEPO para tratar la anemia profunda que se presenta en las personas con ERC. El tratamiento de reemplazo renal (diálisis o trasplante renal) está indicado cuando hay uremia avanzada y problemas graves de electrólitos.

Enfermedad renal crónica en niños y adultos mayores

El espectro de la ERC en los niños y los adultos mayores es similar al de los adultos, pero ciertos problemas afectan más a estos grupos, por lo que se justifica un mayor análisis.

Enfermedad renal crónica en niños

Se desconoce la verdadera incidencia de la ERC en lactantes y niños. La ERC tiene una prevalencia de 1.5-3.0 por cada millón entre los niños menores de 16 años de edad. Sin embargo, la incidencia pediátrica de enfermedad renal en etapa terminal se ha mantenido estable durante los últimos 30 años en todo el mundo, aunque su prevalencia ha aumentado, así como la incidencia de diálisis y los receptores de trasplante renal.[35]

Etiología

Las causas de ERC en los niños incluyen malformaciones congénitas, alteraciones hereditarias, enfermedades adquiridas y síndromes metabólicos. La causa de la ERC en los niños difiere de la de los adultos. La nefropatía diabética, la hipertensión y la enfermedad poliquística renal autosómica dominante son enfermedades prevalentes en adultos, mientras que en los niños las anomalías congénitas del riñón y las vías urinarias (ACRVU) son las entidades patológicas más frecuentes, seguidas por las nefropatías hereditarias y la glomerulonefritis.[36] En niños menores de 5 años de edad, la ERC suele ser el resultado de malformaciones congénitas, como displasia renal o uropatía obstructiva. Después de los 5 años de edad, predominan las enfermedades adquiridas (p. ej., glomerulonefritis) y las alteraciones hereditarias (p. ej., nefronoptisis juvenil familiar). La ERC relacionada con padecimientos metabólicos, como la hiperoxaluria, y alteraciones hereditarias, como la poliquistosis renal, se presentan en cualquier momento durante la infancia.[36-38]

Las etapas del avance de la ERC en los niños son similares a las de los adultos, pero solo para los niños mayores de 2 años de edad. Esto se debe a que los lactantes y niños que empiezan a caminar tienen un tamaño corporal muy pequeño, además de que su TFG es muy baja.[37]

Manifestaciones clínicas

Las manifestaciones de la ERC en los niños son muy variadas y dependen del padecimiento subyacente. Las características de la ERC que son marcadas durante la infancia incluyen detención importante del crecimiento, retraso del desarrollo y de la maduración sexual, anomalías óseas y problemas del desarrollo psicosocial. Los períodos críticos del desarrollo ocurren durante los primeros 2 años de vida y en la adolescencia. El crecimiento físico y el desarrollo cognitivo se retrasan en los niños con ERC. La pubertad suele aparecer a una mayor edad en los pacientes pediátricos con ERC, en parte debido a anomalías endocrinas. Las osteodistrofias renales son más frecuentes y amplias en los niños que en los adultos. El padecimiento más frecuente que se observa en los pacientes pediátricos es la osteopatía de recambio óseo alto por hiperparatiroidismo secundario. Algunas nefropatías hereditarias, como la enfermedad quística medular, tiene patrones de afección ósea que complican aún más los problemas de la osteodistrofia renal. Las manifestaciones clínicas de esta última incluyen debilidad muscular, dolor óseo y fracturas con traumatismos menores.[39] En los niños en crecimiento, se observan cambios de raquitismo, malformaciones en varo y valgo de los huesos largos, y deslizamiento de la **epífisis** de la cabeza femoral. Además, cualquier niño con ERC tendrá la posibilidad de generar una calcificación vascular ectópica, la cual empieza en las etapas tempranas de la ERC antes de que se inicie la diálisis.[37] Una vez que el niño llega a la enfermedad renal en etapa terminal y está en diálisis tres veces por semana, la disfunción cardiovascular progresa muy rápido.[37]

Los factores relacionados con el deterioro del crecimiento incluyen nutrición deficiente, anemia, osteodistrofia renal, acidosis crónica y casos de síndrome nefrótico que requieren tratamiento con dosis altas de corticoesteroides. Se considera que la nutrición es uno de los determinantes más importantes durante la etapa de lactancia.[39] Para muchos niños es importante el crecimiento de compensación debido a que el déficit de crecimiento se establece durante los primeros meses de vida.

Tratamiento

Todas las formas de reemplazo renal o, nombrado de manera más adecuada, tratamiento de soporte, se utilizan de manera segura y confiable en los niños. La edad es el factor que define la selección de la modalidad de diálisis. Un mayor número de niños entre el nacimiento y los 5 años de edad reciben diálisis peritoneal. Un porcentaje importante de niños generan ERC a muy corta edad, con alteraciones renales congénitas como la uropatía y la aplasia obstructiva, la hipoplasia o displasia, que son la causa de casi la mitad de los casos. Los mayores de 12 años de edad tienen más probabilidad de recibir hemodiálisis.[39] La modalidad terapéutica para la ERC terminal más favorecida en niños es un trasplante renal temprano.[38] El tratamiento inmunosupresor en niños es similar al que se utiliza en adultos. Todos estos inmunosupresores tienen efectos secundarios, incluido el aumento en el riesgo de infección. Los corticoesteroides, que durante décadas han sido la base del tratamiento inmunosupresor prolongado, conllevan el riesgo de hipertensión, complicaciones ortopédicas (en especial, necrosis aséptica), cataratas y retraso del crecimiento.

Enfermedad renal crónica en adultos mayores

Hoy en día, hay un número creciente de personas mayores de 65 años de edad que tienen enfermedad renal crónica, en particular en las etapas más avanzadas.[40] Sin embargo, no se ha estudiado de manera sistemática la verdadera prevalencia o los desenlaces de esta afección en los adultos mayores. La presentación y evolución de la ERC puede ser alterada por los cambios relacionados con la edad en los riñones y padecimientos concurrentes. Es necesario realizar más investigación que incluya a los adultos mayores con ERC que puedan tener problemas secundarios al envejecimiento frente a diabetes mellitus.[41] Parece que la mayoría de los adultos mayores (> 65 años) no tienen ERC debido a proteinuria o a diabetes.[41]

Etiología y diagnóstico

El envejecimiento se relaciona con una disminución constante de la función renal y de la TFG. Como consecuencia, hay una reducción en la regulación homeostática en condiciones de sobrecarga fisiológica.[40] Este decremento de la TFG hace que los adultos mayores sean más susceptibles a los efectos nocivos de los fármacos nefrotóxicos, como los medios de radiocontraste. La reducción de la TFG asociada con el envejecimiento no se acompaña de un incremento paralelo de la concentración de creatinina sérica, la cual es el resultado del metabolismo muscular, ya que se encuentra disminuida de manera notable en los adultos mayores por la menor masa muscular y otros cambios relacionados con la edad. En los adultos mayores, las directrices de la NKF indican el uso de los mismos criterios para establecer la presencia de ERC que en los adultos más jóvenes (TFG < 60 mL/min/1.73 m^2).[42] La evaluación de los adultos mayores con una TFG de 60-89 mL/min/1.73 m^2 debe incluir mediciones ajustadas para la edad de la depuración de creatinina, junto con evaluaciones de los riesgos de ERC y lectura de la presión arterial.

Manifestaciones clínicas

La prevalencia de enfermedad crónica cerebrovascular, cardiovascular y del sistema óseo se observa con frecuencia en los adultos mayores. Debido a la enfermedad concurrente, el cuadro clínico inicial de la nefropatía en los adultos mayores tal vez sea menos típico que el que se observa en los adultos más jóvenes. Por ejemplo, al comenzar una glomerulonefritis aguda, es posible que las características clínicas dominantes sean la insuficiencia cardíaca congestiva y la hipertensión, mientras que la oliguria y el cambio de coloración de la orina a menudo son los primeros signos en los adultos más jóvenes. El curso de la ERC se complica en los pacientes mayores con numerosas enfermedades crónicas.

Tratamiento

Las directrices de la NKF indican que las intervenciones clínicas para los adultos mayores con ERC deben basarse en el diagnóstico, la gravedad de la disfunción renal y la estratificación del riesgo de avance a lesión renal y enfermedad cardiovascular.[42] Las personas con bajo riesgo solo requieren de modificaciones de las dosis de fármacos que se excretan a través de los riñones, vigilar la presión arterial, evitar medicamentos y procedimientos que aumenten el riesgo de lesión renal aguda y cambiar sus hábitos para reducir el riesgo de enfermedad cardiovascular.

Los adultos mayores con disfunción renal más grave pueden requerir tratamiento de reemplazo. Las intervenciones para la ERC en estos pacientes incluyen hemodiálisis, diálisis peritoneal, trasplante y aceptación de la muerte por uremia. No se ha probado que la hemodiálisis o la diálisis peritoneal sean mejores en los adultos mayores. La terapia de reemplazo renal debe individualizarse en función de los factores médicos y psicosociales. La edad sola no debe determinar el trasplante renal.[42]

RESUMEN

Los datos disponibles indican que cerca del 1% de las personas con ERC están en edad pediátrica. Las causas de ERC incluyen malformaciones congénitas (p. ej., displasia renal y uropatía obstructiva), alteraciones hereditarias (p. ej., poliquistosis renal), enfermedades adquiridas (p. ej., glomerulonefritis) y síndromes metabólicos (p. ej., hiperoxaluria). Los problemas relacionados con la ERC en niños incluyen retraso del crecimiento y la maduración sexual y anomalías óseas más amplias que en los adultos. Todas las formas de reemplazo renal se utilizan con seguridad y de manera confiable en los niños, pero la DPCC, la DPIN o el trasplante optimizan su crecimiento y desarrollo.

Hoy en día es una práctica frecuente aceptar a los adultos mayores en programas de reemplazo renal si se considera que esto aumentará su calidad de vida. El envejecimiento normal se asocia con una disminución de la TFG, lo que hace que las personas mayores sean más susceptibles a los efectos nocivos de los fármacos neurotóxicos y otros padecimientos que afectan la función renal. Las directrices actuales para el diagnóstico de ERC y la jerarquización del riesgo de avance hasta lesión renal son las mismas que para los adultos más jóvenes. Las alternativas terapéuticas para la insuficiencia en los adultos mayores son similares a las de los adultos más jóvenes.

C A P Í T U L O 35

Alteraciones de la vejiga y las vías urinarias inferiores

Mientras los riñones controlan la formación de orina y regulan la composición de los líquidos corporales, la vejiga almacena la orina y controla su eliminación del cuerpo. Las alteraciones en la función de almacenamiento y expulsión de la vejiga pueden ocasionar incontinencia, u obstrucción del flujo urinario, que tiene efectos nocivos en la función uretral y la función renal. Este capítulo se centra en el control normal de la eliminación urinaria, la obstrucción y la estasis urinarias, la vejiga neurogénica, la incontinencia y el cáncer de vejiga.

Control de la eliminación urinaria

Estructura de la vejiga

La vejiga, también conocida como *vejiga urinaria*, es un órgano con movimiento libre localizado detrás del peritoneo, sobre el suelo pélvico y por detrás de la sínfisis púbica. Consta de dos componentes principales: el cuerpo, en el cual se almacena la orina, y el cuello, una extensión del cuerpo en forma de embudo que se conecta con la uretra.[1] En el hombre, la uretra se continúa en sentido anterior a través del pene y la glándula prostática, que rodea el cuello de la vejiga y donde se vacía al interior de la uretra. En la mujer, la vejiga se localiza en posición anterior a la vagina y el útero.

La orina pasa desde los riñones hasta la vejiga a través de los uréteres. El interior de la vejiga tiene aberturas para ambos uréteres y la uretra. El área lisa triangular que está limitada por estas tres aberturas se denomina *trígono* (fig. 35 1).[1] No existen válvulas en las aberturas ureterales, pero conforme aumenta la presión de la orina en la vejiga, los extremos de los uréteres se comprimen contra la pared vesical para evitar el flujo inverso de orina.[1]

La vejiga está compuesta por cuatro capas. La primera es una capa serosa externa que cubre la superficie superior y se continúa con el peritoneo. La segunda capa es una red de fibras de músculo liso denominada *músculo detrusor*. La tercera es una capa submucosa de tejido conjuntivo laxo y la cuarta es un revestimiento mucoso interno de epitelio de transición (urotelio).[1] Este epitelio estratificado es básicamente impermeable a las sales y el agua. La tonicidad y la composición de la orina a menudo son bastante diferentes de la sangre, y el revestimiento epitelial de la vejiga actúa como una barrera eficaz entre la vejiga y la sangre. Este revestimiento tiene varias capas de espesor cuando la vejiga está vacía. Estas células pueden aplanarse y desdoblarse con el fin de acomodar el aumento del área de superficie de una vejiga distendida (*véase* la fig. 35-1).[2]

El detrusor es el músculo de la micción (permite el paso de la orina). Cuando se contrae, expulsa la orina desde la vejiga. Los músculos del cuello de la vejiga, en ocasiones llamados *esfínter uretral interno*, son una continuación del músculo detrusor.[2] Corren hacia abajo en dirección oblicua por detrás de la uretra proximal, dando lugar a la uretra posterior en los hombres y la uretra completa en las mujeres.[1] En la mujer, la uretra es más corta (4 cm) que en el hombre (20 cm) y suele presentar menos resistencia al flujo de salida de la orina.[2]

Otro músculo importante para la función de la vejiga es el *esfínter externo*, que tiene forma circular y se compone de fibras musculares estriadas que rodean a la uretra distal

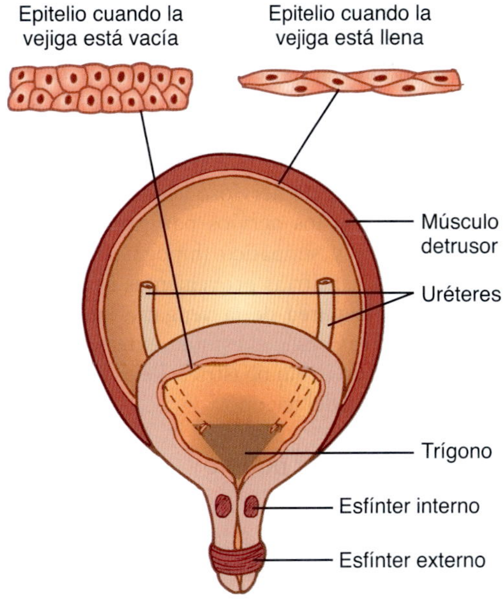

FIGURA 35-1. Diagrama de la vejiga que muestra el músculo detrusor, los uréteres, el área del trígono y el orificio uretral. Obsérvese el aplanamiento de las células epiteliales cuando la vejiga está llena y la pared se estira.

hasta la base de la vejiga.[1] El esfínter externo opera como un mecanismo de reserva que detiene la micción y mantiene la continencia ante una presión vesical inusualmente alta. El músculo esquelético del suelo pélvico también contribuye al soporte de la vejiga y a mantener la continencia urinaria.

Control neurológico de la función vesical

La función normal de la vejiga requiere de la interacción coordinada entre los componentes sensitivos y motores del sistema nervioso autónomo involuntario y el sistema nervioso somático voluntario.[1] El componente motor del reflejo neurológico que efectúa el vaciamiento de la vejiga es controlado por el sistema nervioso parasimpático, mientras que la relajación y el almacenamiento son regulados por el sistema nervioso simpático.[1] El sistema nervioso somático proporciona el control voluntario del esfínter externo y los músculos del suelo pélvico. Estas funciones son dirigidas por tres centros neurológicos: los centros reflejos de la médula espinal, el centro de la micción en el puente (protuberancia) y los centros cortical y subcortical.[1]

Centros de la médula espinal

Los centros para el control reflejo de la función vesical se localizan en los segmentos sacros (S1-S4) y toracolumbares (T11-L2) de la médula espinal (fig. 35-2). [1] Las motoneuronas inferiores (MNI) parasimpáticas del músculo detrusor de la vejiga se localizan en los segmentos sacros de la médula espinal; sus axones viajan hasta la vejiga con el *nervio pélvico*.[1] Las MNI para el esfínter externo también se localizan en los segmentos sacros. Estas motoneuronas se regulan desde la corteza motora a través de la vía corticoespinal y envían impulsos al esfínter externo a través del *nervio pudendo*.[1] Debido a que tienen orígenes embrionarios diferentes, el cuello de la vejiga y el área del **trígono** reciben la descarga simpática de los segmentos toracolumbares (T11-L2) de la médula espinal. En los hombres, las vesículas seminales, la ampolla y el conducto deferente también reciben inervación simpática de los segmentos toracolumbares.[1]

La información aferente proveniente de la vejiga y la uretra se transmite al sistema nervioso central (SNC) mediante fibras que viajan con los nervios parasimpático (pélvico), somático (pudendo) y simpático (hipogástrico).[1] El nervio pélvico lleva fibras sensitivas provenientes de los receptores de elongación en la pared de la vejiga, el nervio pudendo porta fibras sensitivas desde el esfínter externo y los músculos pélvicos, y el nervio hipogástrico lleva fibras sensitivas provenientes del área del trígono.[1]

Centro de micción del puente

La coordinación inmediata del reflejo normal de la micción tiene lugar en el centro de la micción en el puente, gracias a la información de la vía descendente proveniente del prosencéfalo y la vía ascendente que proviene de los centros reflejos en la médula espinal (fig. 35-3).[1-3] Se piensa que este centro coordina la actividad del músculo detrusor y el esfínter externo. Conforme se llena la vejiga, las vías aferentes espinales ascendentes envían estos datos al centro de la micción, el cual también recibe información importante de

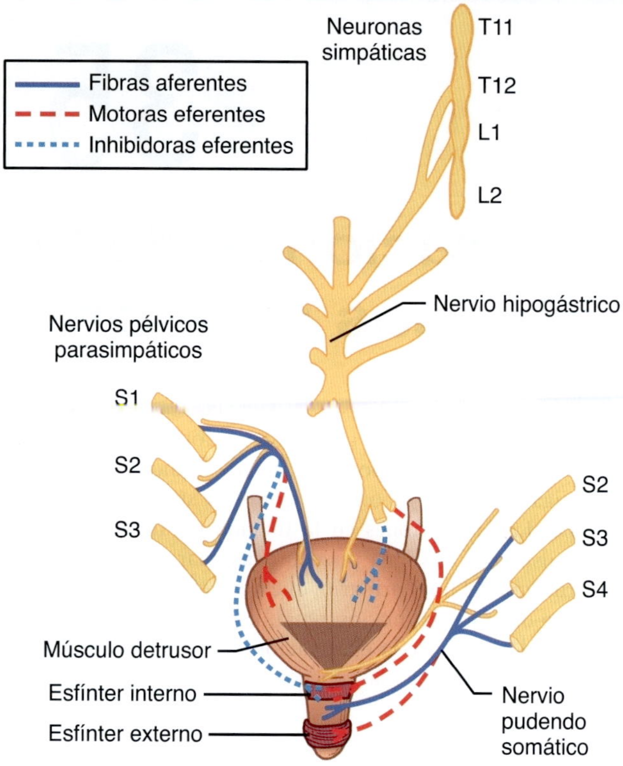

FIGURA 35-2. Inervación de la vejiga y la uretra.

la vía descendente proveniente del prosencéfalo relativa a señales de control para el vaciamiento de la vejiga y el almacenamiento de la orina. Las vías descendentes que provienen del centro de la micción en el puente causan inhibición o relajación coordinadas del esfínter externo. La alteración del control de la micción en el puente, como en las lesiones de la médula espinal, causa un reflejo medular de contracción vesical sin relajación del esfínter externo, una afección conocida como *disinergia esfínter-detrusor*.[1]

Centros corticales y subcorticales

Los centros cerebrales corticales inhiben el centro de la micción en el puente y el control consciente de la micción. Los estímulos nerviosos provenientes de los centros subcorticales en los ganglios basales modulan la respuesta contráctil. Estos retrasan la respuesta contráctil del detrusor durante el llenado y, después, regulan la actividad de expulsión de la vejiga para facilitar el vaciado completo.

Micción y mantenimiento de la continencia

Para conservar la continencia, o retención de la orina, la vejiga debe funcionar como un sistema de almacenamiento de baja presión, la cual debe ser menor que la de la uretra. Los incrementos sostenidos anómalos de la presión intravesical (> 40-50 cm H_2O) a menudo se relacionan con reflujo vesicoureteral (un flujo retrógrado de orina desde la vejiga hacia los uréteres) y el desarrollo de dilatación ureteral. La presión en la vejiga se mantiene en niveles bajos, pero la presión en el esfínter permanece alta (45-65 cm H_2O) a fin de evitar la pérdida de orina conforme se llena este órgano.

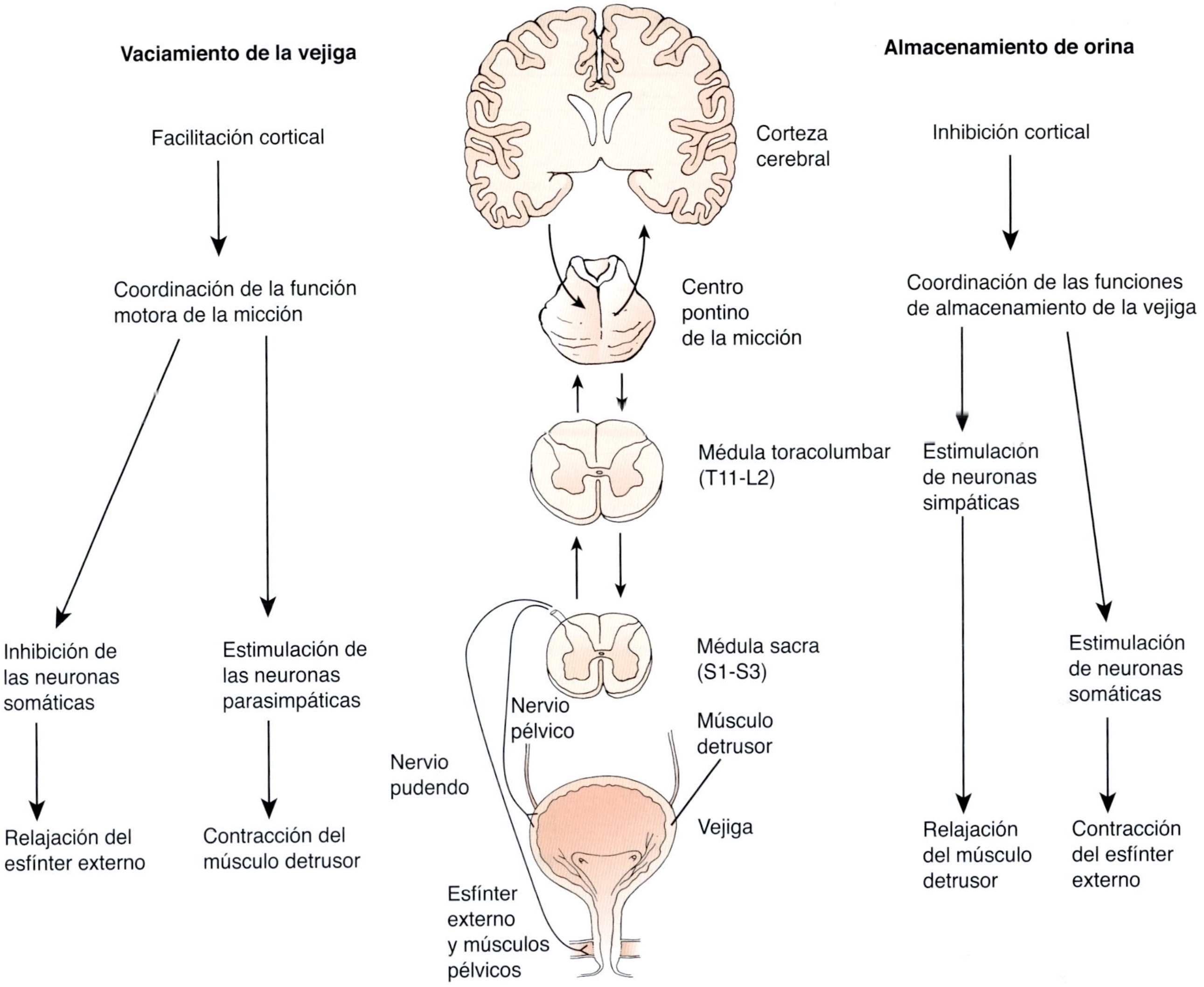

FIGURA 35-3. Vías y centros del SNC encargados del control de las funciones de vaciamiento de la vejiga (*izquierda*) y de almacenamiento (*derecha*). Se muestran también las vías eferentes para la micción (*izquierda*) y el almacenamiento de orina (*derecha*).

La micción, el acto de vaciar la vejiga, incluye funciones tanto sensitivas como motoras relacionadas con la eliminación urinaria.[1] Cuando la vejiga se distiende 150-250 mL en el adulto, se transmite la sensación de plenitud a la médula espinal y de ahí a la corteza cerebral.[3] Entre los 400 y 500 mL, la persona percibe que la vejiga está llena.[3] Durante el acto de la micción, el músculo detrusor del fondo de la vejiga y el cuello de la vejiga se contraen, los orificios ureterales se cierran, el cuello de la vejiga se hace más ancho y corto al ser tirado hacia arriba por los músculos globulares en el fondo de la vejiga, la resistencia del esfínter interno del cuello de la vejiga se reduce y se relaja el esfínter externo conforme sale la orina.[3]

Farmacología de la micción

El sistema nervioso autónomo (SNA) y sus neuromediadores desempeñan un papel central en la micción. La inervación parasimpática de la vejiga es mediada por el neurotransmisor acetilcolina. Dos tipos de receptores colinérgicos, los nicotínicos y los muscarínicos, afectan los diversos aspectos de la micción. Los receptores *nicotínicos* (N) se encuentran en las sinapsis entre las neuronas preganglionares y posganglionares del sistema simpático y parasimpático, así como en las placas terminales neuromusculares de las fibras de músculo estriado del esfínter externo y los músculos pélvicos. Los receptores *muscarínicos* (M) se encuentran en las terminaciones parasimpáticas posganglionares del músculo detrusor. Se han identificado varios subtipos de receptores M. Los receptores M_2 y M_3 parecen mediar la actividad del músculo detrusor, y el subtipo M_3 media la activación directa de la contracción de ese músculo. El subtipo M_2 parece actuar de forma indirecta al inhibir la relajación del músculo detrusor mediada por el simpático.[4] La inervación simpática no es esencial para el acto de la micción, pero permite que la vejiga almacene un gran volumen sin que exista un escape involuntario de orina, un mecanismo que concuerda con la función de lucha o huida favorecida por el sistema nervioso simpático. La vejiga tiene receptores α_1 y β_2-adrenérgicos. Los receptores β_2-adrenérgicos se encuentran en el músculo

TABLA 35-1 Acción de los grupos de fármacos sobre la función vesical

Función	Grupo de fármacos	Mecanismo de acciόm
Músculo detrusor		
Aumento del tono y contracción	Colinérgicos	Estimulan los receptores parasimpáticos que causan la contracción del detrusor.
Inhibición de la relajación del músculo detrusor durante el llenado	Bloqueadores β_2-adrenérgicos	Bloquean los receptores β_2 que producen la relajación del músculo detrusor.
Disminución del tono	Anticolinérgicos	Bloquean los receptores muscarínicos que causan la contracción del músculo detrusor.
	Bloqueadores de canales del calcio	Interfieren con el efecto del calcio para estimular la contracción del músculo liso del detrusor.
Esfínter interno de la vejiga		
Aumento del tono	Agonistas α_1-adrenérgicos	Activan los receptores α_1 que producen la contracción del músculo liso del esfínter interno.
Disminución del tono	Bloqueadores α_1-adrenérgicos	Bloquean la contracción del músculo liso del esfínter interno.
Esfínter externo		
Disminución del tono	Relajantes del músculo esquelético	Reducen el tono del esfínter externo al actuar a nivel de la médula espinal o por interferencia en la liberación de calcio en las fibras musculares.

detrusor; producen la relajación del músculo detrusor, aumentando el volumen de la vejiga del que se desencadena el reflejo de la micción. Los receptores α_1-adrenérgicos se hallan en el área del trígono, que incluye la musculatura intramural de los uréteres, el cuello de la vejiga y el esfínter interno. La activación de los receptores α_1-adrenérgicos produce la contracción de estos músculos. La actividad simpática cesa cuando se activa el reflejo de la micción. Durante la eyaculación masculina, que es mediada por el sistema nervioso simpático, la musculatura del área del trígono, del cuello de la vejiga y la uretra prostática se contrae y evita el reflujo de líquido seminal hacia la vejiga.

Debido a sus efectos sobre la función vesical, los fármacos que activan o bloquean de manera selectiva las descargas del SNA o la actividad del receptor pueden alterar la eliminación de la orina.[5] En la tabla 35-1 se describe el efecto de grupos de fármacos que pueden afectar la función vesical o que se utilizan en el tratamiento de las alteraciones de la micción.

Continencia en niños

En los lactantes y preescolares, la micción es un acto involuntario que se desencadena por un reflejo de la médula espinal; cuando la vejiga se llena hasta cierta capacidad, se contrae el músculo detrusor y se relaja el esfínter externo. Conforme el niño crece, la vejiga se agranda de manera gradual.[6,7] Al crecer y aumentar la capacidad de la vejiga, el tono del esfínter externo se incrementa. El entrenamiento del control de esfínteres empieza entre los 2 y 3 años de edad, cuando el niño está consciente de la necesidad de orinar. El control consciente de la función de la vejiga depende de: 1) el crecimiento normal de la vejiga; 2) la mielinización de las vías aferentes ascendentes que señalan la percepción consciente del llenado de la vejiga; 3) el desarrollo del control cortical y la comunicación descendente con el centro sacro de la micción; 4) la capacidad de apretar de forma consciente el esfínter externo para evitar la incontinencia, y 5) la motivación del niño para mantenerse seco. Las niñas casi siempre logran la continencia antes que los niños.

PUNTOS CLAVE

Función vesical

- El control de las funciones de almacenamiento y vaciamiento de la vejiga incluye el control tanto involuntario (del SNA) como voluntario (del sistema nervioso somático).
- Los músculos estriados en el esfínter externo y el suelo pélvico, los cuales están inervados por el sistema nervioso somático, proporcionan el control voluntario de la micción y el mantenimiento de la continencia.

Métodos diagnósticos de evaluación de la estructura y función de la vejiga

La estructura y función de la vejiga se evalúan mediante varios métodos.[8] Los informes o las observaciones de la frecuencia, la dificultad para iniciar la micción y el esfuerzo para orinar, así como un chorro débil o interrumpido, son indicadores de obstrucción del flujo de salida. La palpación y percusión proporcionan información acerca de la distensión vesical.

Exploración física

El volumen de orina residual posmiccional (ORPM) proporciona información acerca del vaciamiento de la vejiga. Se calcula mediante palpación y percusión abdominal. El sondaje y la ecografía se emplean para obtener mediciones específicas de la ORPM. Un valor de ORPM menor de 50 mL se considera un vaciamiento vesical adecuado, mientras que más de 200 mL indican un vaciamiento vesical anómalo.[8]

En las mujeres, la exploración pélvica se utiliza para valorar las condiciones de la piel del perineo, el tono muscular perivaginal, la atrofia genital, el prolapso pélvico, la presencia de masas pélvicas u otros padecimientos que deterioran la función vesical. La exploración bimanual permite evaluar el volumen de ORPM. La exploración rectal sirve para hacer pruebas de sensibilidad perineal, determinar el tono del esfínter y evaluar la presencia de bolos fecales y masas rectales. También sirve para delimitar el contorno de la próstata en los hombres.

Estudios de laboratorio y de imagen

Los análisis de orina proporcionan información acerca de la función renal e infecciones de vías urinarias. En el capítulo 32 se muestran estudios de orina y radiológicos para evaluar la función del aparato urinario.

Estudios ecográficos de la vejiga

La ecografía es un método no invasor para calcular el volumen de la vejiga, así como la ORPM.[8] Consiste en detectar las ondas ultrasónicas reflejadas para diferenciar la vejiga urinaria del tejido circundante. Esta prueba también se utiliza para determinar la necesidad de sondaje, evaluar y diagnosticar la retención urinaria, y facilitar el sondaje dependiente de volumen o tiempo, así como los programas de entrenamiento de esfínteres.

Estudios urodinámicos

Los estudios urodinámicos se utilizan para valorar la función vesical y los problemas de micción. Mediante los estudios urodinámicos es posible evaluar tres aspectos de la función vesical: los cambios de presión vesicales, uretrales e intraabdominales; las características del flujo urinario; y la actividad de los músculos estriados del esfínter externo y el suelo pélvico.[9]

Uroflujometría

La uroflujometría mide la velocidad del flujo (mililitros por minuto) durante la micción.[9] Conforme la persona en evaluación orina, el peso del cómodo aumenta. Este cambio de peso se registra de forma electrónica y después se analiza como volumen (el peso se convierte en mililitros) respecto al tiempo.

Cistometría

La cistometría se utiliza para medir la presión vesical durante el llenado y la micción. Proporciona información valiosa acerca de la capacidad total de la vejiga, las presiones intravesicales durante el llenado, la percepción de plenitud y el deseo de orinar, la contracción de la vejiga y su contracción sostenida, las contracciones vesicales desinhibidas y la habilidad de inhibir la micción.[9]

Prueba de presión uretral

La prueba de presión uretral se utiliza para evaluar los cambios de la presión intraluminal a lo largo de la uretra con la vejiga en reposo.[9] Proporciona información acerca de la actividad del músculo liso a lo largo de la uretra.

Electromiografía del esfínter

La EMG del esfínter permite estudiar la actividad de los músculos estriados (voluntarios) del área perineal.[9] La actividad se registra mediante el empleo de diferentes electrodos: de tapón anal, de sonda, de adhesión cutánea o de aguja.[8] La colocación del electrodo se basa en los grupos de músculos que se van a estudiar.

RESUMEN

Las funciones de los riñones son la formación de orina y la regulación de los líquidos corporales, pero la vejiga almacena y controla su eliminación. La micción es una función del SNA periférico sujeta a facilitación o inhibición desde los centros neurológicos superiores. El sistema nervioso parasimpático controla la función del músculo detrusor y el esfínter interno; sus cuerpos celulares se localizan entre S1 y S3 de la médula espinal y se comunican con la vejiga mediante el nervio pélvico. El control simpático eferente se origina en el segmento toracolumbar (T11-L2) de la médula espinal y produce relajación del músculo detrusor y contracción del esfínter interno. Tanto al músculo esquelético que se encuentra en el esfínter externo como a los pélvicos que sostienen la vejiga los inerva el nervio pudendo, el cual se origina en la región sacra de la médula espinal (S2-S4). El centro de la micción en el puente coordina la actividad del músculo detrusor y el esfínter externo, mientras que los centros corticales permiten el control consciente de la micción.

La estructura y función de la vejiga se evalúan mediante exploración física y estudios de imagen y de laboratorio; pruebas urodinámicas que miden las presiones vesical, uretral y abdominal; características del flujo urinario, y actividad del músculo esquelético del esfínter externo.

Alteraciones de la función vesical

Las alteraciones en la función vesical incluyen la obstrucción urinaria con retención o estasis de orina y la incontinencia urinaria con la pérdida involuntaria de orina. Ambas afecciones tienen efectos casi opuestos en la micción, pero en ocasiones tienen causas similares. Son el resultado de cambios estructurales en la vejiga, la uretra o los órganos circundantes o por deterioro del control neurológico de la función vesical.

Obstrucción de vías urinarias inferiores y estasis

Las obstrucciones de vías urinarias se clasifican de acuerdo con la causa (congénita o adquirida), grado (parcial o completa), duración (aguda o crónica) y nivel (vías urinarias superiores o inferiores).[10] En la obstrucción de vías urinarias inferiores y estasis, la orina se produce de forma normal en los riñones, pero se retiene en la vejiga. Debido a que es posible que se produzca reflujo vesicoureteral y ello cause daño renal, la obstrucción de vías urinarias inferiores y estasis es un padecimiento grave.

Los sitios más frecuentes donde se presentan las obstrucciones congénitas son el meato externo (estenosis del meato) en los hombres y justo dentro del meato urinario externo en las mujeres. Otra causa congénita de estasis urinaria es el daño a los nervios sacros que se observa en la espina bífida y el mielomeningocele.

Las causas adquiridas de obstrucción de vías urinarias inferiores y estasis son numerosas. En los hombres, la más importante es la compresión externa causada por el crecimiento de la glándula prostática. En hombres y mujeres, la gonorrea y otras infecciones de transmisión sexual contribuyen a la incidencia de estenosis uretral debida a infección. Los tumores vesicales y la invasión secundaria de la vejiga por masas que surgen en estructuras que rodean a la vejiga y la uretra comprimen el cuello vesical y la uretra, ocasionando obstrucción. Debido a la proximidad de las estructuras afectadas, el estreñimiento y los bolos fecales en ocasiones comprimen la uretra y producen obstrucción uretral.

Cambios de compensación y descompensación

El cuerpo compensa la obstrucción del flujo de salida urinario con mecanismos divididos en dos etapas: una de compensación y otra de descompensación.[9]

Durante la etapa temprana de la obstrucción, la vejiga empieza a hipertrofiarse y se vuelve hipersensible a los estímulos aferentes que se originan desde los receptores de estiramiento en la pared vesical. Se disminuye la capacidad de suprimir la micción y la contracción vesical se vuelve tan fuerte que casi produce un espasmo de la vejiga. Se desarrolla urgencia miccional, en ocasiones hasta el punto de la incontinencia, y polaquiuria tanto de día como de noche.[9]

En la superficie interna de la vejiga, se forman pliegues suaves. Con la obstrucción continua del flujo de salida, esta superficie suave es reemplazada por estructuras de tejido grueso (fibras de músculo liso hipertrofiadas) denominadas *trabéculas*. Pequeñas bolsas de tejido mucoso, llamadas *celdillas*, surgen con frecuencia entre los pliegues trabeculares.[9] Estas bolsas forman divertículos cuando se extienden entre las fibras reales del músculo vesical (fig. 35-4). Debido a que los divertículos no tienen músculo, son incapaces de contraerse para sacar la orina hacia la vejiga y con frecuencia se producen infecciones secundarias por estasis.

Además de la pared vesical, el área del trígono y el reborde interureteral (localizado entre los dos uréteres) también se hipertrofian. Esto ocasiona presión retrógrada sobre los uréteres, desarrollo de hidrouréteres (uréteres dilatados) y, con el tiempo, daño renal. La estasis urinaria predispone a infecciones de vías urinarias.[9]

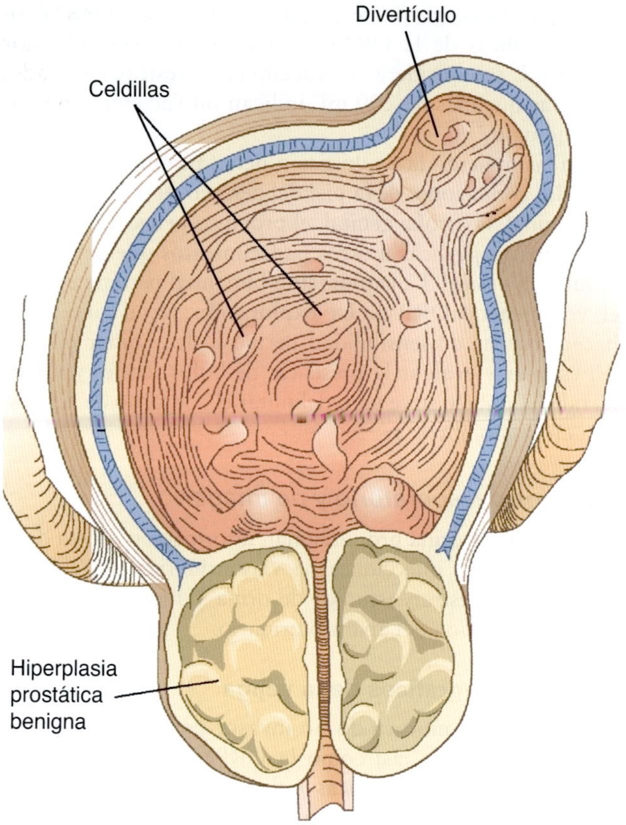

FIGURA 35-4. Cambios destructivos de la pared vesical con el desarrollo de divertículo por hipertrofia prostática benigna.

Cuando los mecanismos de compensación ya no son eficaces, empiezan a aparecer signos de descompensación. El período de contracción del músculo detrusor se vuelve demasiado corto para sacar por completo la orina, dejando residuos en la vejiga. En este punto, los síntomas de obstrucción (polaquiuria, disuria inicial, esfuerzo para iniciar la micción, chorro débil y pequeño y tenesmo vesical) se hacen más pronunciados. Con la descompensación progresiva, la vejiga se vuelve más grande, con un volumen de orina residual de 1000-3 000 mL.[9] En este punto, pierde su poder de contracción y se presenta incontinencia por rebosamiento. Los signos de obstrucción del flujo de salida y retención urinaria se resumen en el cuadro 35-1.

CUADRO 35-1

SIGNOS DE OBSTRUCCIÓN Y RETENCIÓN URINARIA

- Distensión vesical
- Disuria inicial
- Esfuerzo para iniciar la micción
- Chorro pequeño y débil
- Polaquiuria
- Tenesmo vesical
- Incontinencia por rebosamiento

TABLA 35-2 Tipos y características de la vejiga neurogénica

Nivel de la lesión	Cambios en la función vesical	Causas frecuentes
Corteza sensitiva, corteza motora o vía corticoespinal	Pérdida de la capacidad para percibir el llenado vesical; micción de poco volumen y normal desde el punto de vista fisiológico que aparece de forma repentina y es difícil de inhibir.	Ictus y edad avanzada
Núcleos basales o vía extrapiramidal	Se producen contracciones repentinas del detrusor sin previo aviso, difíciles de controlar; la contracción de la vejiga es más corta de lo normal y no produce un vaciamiento completo.	Enfermedad de Parkinson
Centro de la micción en el puente o vías comunicantes de la médula espinal	Los reflejos de almacenamiento ocurren durante el llenado y las respuestas del esfínter externo están aumentadas; las contracciones no inhibidas de la vejiga se presentan a un volumen más bajo de lo normal y no continúan hasta que la vejiga se ha vaciado; se produce actividad antagonista entre el músculo detrusor y el esfínter externo.	Lesiones de la médula espinal
Médula sacra o raíces nerviosas	La vejiga arrefléxica se llena, pero no se contrae; hay pérdida del tono del esfínter externo cuando la lesión afecta las motoneuronas α-adrenérgicas o el nervio pudendo.	Lesión de la médula sacra o las raíces espinales
Nervio pélvico	El aumento del llenado y deterioro del control del esfínter causan un aumento en la presión intravesical.	Cirugía pélvica radical
Vías sensitivas periféricas autónomas	Ocurre un llenado excesivo de la vejiga debido a pérdida de la capacidad para percibir el llenado vesical.	Neuropatías diabéticas, esclerosis múltiple

Tratamiento de la obstrucción de las vías urinarias inferiores

El tratamiento inmediato para la obstrucción de vías urinarias inferiores y la estasis urinaria tiene como objetivo aliviar la distensión vesical. Esto se logra mediante la colocación de una sonda vesical. El estreñimiento y el bolo o impactación fecal deben corregirse. El tratamiento a largo plazo consiste en eliminar el problema que causa la obstrucción.

Alteraciones neurogénicas de la vejiga (vejiga neurogénica)

La vejiga es excepcional en el sentido de que es quizá el único órgano visceral inervado de forma autonómica que se encuentra bajo control del SNC. El control nervioso de la función de la vejiga se puede interrumpir en cualquier nivel. Esto puede ocurrir a nivel de los nervios periféricos que conectan la vejiga con el centro del reflejo de la micción en la médula sacra, el centro pontino de la micción o los centros corticales que participan en el control voluntario de la micción (*véase* la fig. 35-3).[9]

Las alteraciones neurogénicas de la función vesical se manifiestan con frecuencia en una de dos formas: incapacidad para almacenar la orina (denominada vejiga hiperactiva o espástica) o para vaciar la orina (vejiga flácida). La vejiga hiperactiva suele deberse a las lesiones nerviosas localizadas por arriba del nivel de los reflejos sacros de micción, mientras que la vejiga flácida ocurre por daño en este nivel o en los nervios periféricos que inervan la vejiga. La alteración de la micción tiene lugar cuando se modifica el control nervioso de la función del esfínter externo. Algunos padecimientos, como el ictus y la enfermedad de Parkinson, afectan las funciones vesicales tanto de almacenamiento como de vaciamiento. En la tabla 35-2 se describen las características de la vejiga neurogénica según el nivel de la lesión que la produce.

Vejiga espástica: incapacidad para almacenar orina

La incapacidad para almacenar la orina se debe a padecimientos que ocasionan el espasmo reflejo de este órgano y la disminución de su volumen. Por lo general, esto ocurre por afecciones que producen daño nervioso parcial o amplio por arriba del centro del reflejo de la micción en la médula sacra (*véase* la fig. 35-3).[9] El grado de espasticidad y disfunción vesical depende del nivel y la gravedad de la disfunción neurológica. Las causas más frecuentes de la disfunción vesical espástica son las lesiones en la médula espinal (como una herida), disco intervertebral herniado, lesiones vasculares, tumores y mielitis.[9] Otros padecimientos neurológicos que afectan la micción son el ictus, la esclerosis múltiple y los tumores cerebrales.

Disfunción vesical debida a lesión de la médula espinal

En el período inmediato a la lesión de la médula espinal, se desarrolla un estado de choque medular, durante el cual la vejiga pierde su tono. Después de la etapa aguda de la lesión, la respuesta de la micción cambia de un reflejo de vía larga a uno segmentario. Debido a que el reflejo sacro permanece intacto, los estímulos generados por los receptores de estiramiento de la vejiga durante el llenado producen contracciones espontáneas frecuentes del músculo detrusor. Esto crea una vejiga pequeña e hiperactiva sujeta a presiones altas y con contracciones vesicales sin inhibición y de corta duración. La micción se interrumpe, es involuntaria o incompleta. Hay dilatación del esfínter interno y espasticidad del esfínter externo y de los músculos perineales inervados por motoneuronas superiores, todo lo cual produce resistencia al vaciamiento vesical. Se desarrolla hipertrofia del trígono, lo que a menudo conduce a reflujo vesicoureteral y riesgo de daño renal.

La vejiga hiperactiva debida a lesiones de la médula espinal en el nivel cervical se acompaña frecuentemente de un estado conocido como *hiperreflexia autónoma*. Debido a que la lesión interrumpe el control del SNC sobre los reflejos simpáticos en la médula espinal, en ocasiones se desencadena hipertensión grave, bradicardia y diaforesis por la inserción de una sonda o sobredistensión leve de la vejiga.[10]

Vejiga neurogénica sin inhibición

Después de un ictus, durante las etapas tempranas de la esclerosis múltiple o como resultado de lesiones localizadas en los centros inhibidores de la corteza o la vía piramidal, puede generarse una forma leve de vejiga neurogénica refleja denominada *vejiga sin inhibición*. En este tipo de alteración, el arco reflejo sacro y la sensibilidad se mantienen, el chorro urinario es normal y no hay orina residual. Sin embargo, la capacidad vesical está disminuida debido al aumento del tono y la espasticidad del músculo detrusor.

Disinergia detrusor-esfínter

De acuerdo con el nivel de la lesión, puede afectarse la coordinación entre el músculo detrusor y el esfínter externo. Las lesiones que alteran el centro de micción en el puente o que impiden la comunicación entre el centro de la micción y los centros de la médula espinal interrumpen la actividad coordinada del músculo detrusor y el esfínter externo. A esta alteración se le denomina *disinergia detrusor-esfínter*. En vez de relajarse durante la micción, el esfínter externo se contrae. Esto genera presiones intravesicales altas, reflujo vesicoureteral y daño renal.

Tratamiento de la vejiga hiperactiva

Para tratar la vejiga hiperactiva, pueden emplearse la administración de medicamentos anticolinérgicos para disminuir la hiperactividad de la vejiga y el sondaje vesical para vaciarla o una esfinterotomía (resección quirúrgica del esfínter externo) o la colocación de una endoprótesis uretral implantable.

PUNTOS CLAVE

Vejiga neurogénica

- La vejiga hiperactiva se debe a lesiones nerviosas por arriba del nivel de la médula sacra que permiten que las neuronas en el centro de la micción funcionen de manera refleja sin el control de los centros superiores del SNC.
- La vejiga flácida es ocasionada por alteraciones neurológicas que afectan a las motoneuronas en la médula sacra o los nervios periféricos que controlan la contracción del músculo detrusor y el vaciamiento vesical.

Vejiga flácida: incapacidad para vaciar la orina

La incapacidad para vaciar la orina puede deberse a una vejiga flácida, neuropatías periféricas que interrumpen la comunicación aferente o eferente entre la vejiga y la médula espinal o afecciones que evitan la relajación del esfínter externo (*véase* la fig. 35-3).

Vejiga flácida

La arreflexia del músculo detrusor, o vejiga neurogénica flácida, se presenta cuando hay una lesión en el centro de la micción de la médula sacra, la cola de caballo o los nervios sacros que inervan la vejiga.[9] La atonía del músculo detrusor y la pérdida de percepción de la plenitud de la vejiga permiten el estiramiento excesivo de este músculo que contribuye al desarrollo de contracciones vesicales débiles e ineficaces. El tono del esfínter externo y el de los músculos perineales está disminuido. No ocurre la micción voluntaria, pero es posible lograr un vaciamiento bastante eficaz al aumentar la presión intraabdominal y al aplicar presión suprapúbica manual. Entre las causas de la vejiga neurogénica flácida se encuentran traumatismos, tumores y anomalías congénitas (p. ej., espina bífida, mielomeningocele).

Disfunción vesical por neuropatías periféricas

Además de las lesiones del SNC y los padecimientos que afectan la función vesical, es posible que aparezcan alteraciones de los nervios periféricos (pélvico, pudendo e hipogástrico) que inervan los músculos de la micción. Estas neuropatías interrumpen de manera selectiva las vías motora o sensitiva (o ambas) de la vejiga.

La atonía de la vejiga con disfunción es una complicación frecuente de la diabetes mellitus.[9] Al principio, la anomalía afecta los axones sensitivos de la vejiga urinaria sin dañar el nervio pudendo. Esto produce volúmenes residuales importantes después de la micción, que en ocasiones se complican con infección. Con frecuencia existe la necesidad de hacer esfuerzo, acompañado de dificultad para iniciar la micción, debilidad del chorro, goteo posmiccional y tenesmo vesical.[9] Las principales complicaciones son reflujo vesicoureteral e infección ascendente de vías urinarias. Debido a que las personas con diabetes están en riesgo de padecer nefropatías, la estasis urinaria y el reflujo tienen efectos nocivos graves en la función renal. El tratamiento incluye la necesidad de orinar con frecuencia (p. ej., cada 3-4 h mientras está despierto) y el empleo de compresión abdominal y sondaje intermitente cuando sea necesario para lograr un vaciamiento completo de la vejiga.

Falta de relajación del esfínter externo

Otro padecimiento que afecta la micción y la función vesical es el esfínter externo que no se relaja. Esta alteración suele relacionarse con un retraso de la maduración, regresión del desarrollo, anomalías psicomotoras o lesiones que causan irritación local. Es posible que la relajación inadecuada del esfínter externo sea resultado de la ansiedad o depresión. Cualquier irritación local llega a producir espasmos del esfínter a través de información sensitiva aferente proveniente del nervio pudendo, que incluye vaginitis, inflamación perineal e inflamación o irritación de la uretra. En los hombres, la prostatitis crónica contribuye al deterioro de la relajación del esfínter externo.

Tratamiento de las alteraciones por vejiga neurogénica

Los objetivos del tratamiento de estas alteraciones se centran en prevenir la sobredistensión de la vejiga, las infecciones de vías urinarias y el daño renal potencialmente mortal, así como la reducción de los efectos sociales y psicológicos indeseables de esta anomalía. Los métodos utilizados en el tratamiento de la vejiga neurogénica se individualizan con base en el tipo de lesión nerviosa de la que se trate; la información obtenida mediante la historia clínica, incluida la ingesta de líquidos; el informe u observación de los patrones de micción; la presencia de otros problemas de salud; estudios urodinámicos cuando estén indicados; y la capacidad de la persona para participar en el tratamiento. Los métodos terapéuticos incluyen sondaje, entrenamiento vesical, manipulación farmacológica de la función vesical y cirugía.

Sondaje

El sondaje consiste en la inserción de una sonda de tamaño pequeño, de látex o silicona, dentro de la vejiga a través de la uretra. La sonda se inserta una sola vez para aliviar de forma temporal la distensión, se deja de manera permanente (una sonda a permanencia) o se inserta de forma intermitente.

Reentrenamiento vesical

El reentrenamiento de la vejiga difiere según el tipo de alteración.[11] Los métodos utilizados para el reentrenamiento vesical incluyen vigilancia del consumo de líquidos para prevenir las infecciones de vías urinarias y el control de la osmolalidad y el volumen de la orina, elaboración de horarios de micción y adopción de posiciones corporales que faciliten la micción. El consumo adecuado de líquidos es necesario para evitar las infecciones de vías urinarias, cuyos efectos aumentan la irritabilidad vesical y el riesgo de incontinencia urinaria y daño renal. El consumo de líquidos debe equilibrarse para evitar la sobredistensión de la vejiga durante la noche. La elaboración de horarios para orinar también ayuda a evitar este problema.

Tratamiento farmacológico

Incluye el empleo de medicamentos para modificar las propiedades contráctiles de la vejiga, disminuir la resistencia al flujo de salida del esfínter interno y relajar el esfínter externo. La utilidad del tratamiento farmacológico a menudo se evalúa durante los estudios cistométricos. Los antimuscarínicos, como la oxibutinina, la tolterodina y la propantelina, disminuyen el tono del músculo detrusor y aumentan la capacidad de la vejiga en personas con vejiga hiperactiva.[5] Los fármacos colinérgicos, que estimulan los receptores parasimpáticos (como el betanecol), aumentan el tono vesical y en ocasiones son útiles para el tratamiento sintomático de las formas más leves de vejiga neurogénica flácida.[5] Los relajantes musculares, como el diazepam y el baclofeno, se utilizan para disminuir el tono del esfínter externo.

Procedimientos quirúrgicos

Los procedimientos utilizados para el tratamiento de la vejiga neurogénica incluyen la esfinterotomía, la reconstrucción del esfínter, la resección nerviosa de los nervios reflejos sacros que causan espasticidad o del nervio pudendo que controla el esfínter externo y la derivación urinaria.[9] Esta última se lleva a cabo mediante la creación de un asa ileal o del colon en la cual se anastomosan los uréteres; el extremo distal del asa se saca y se fija a la pared abdominal. Actualmente está en investigación el uso de electrodos implantables para restablecer el control voluntario de las funciones de almacenamiento y evacuación de la vejiga.

Incontinencia urinaria

La incontinencia urinaria se define como la pérdida involuntaria o fuga de orina. Es un problema frecuente, en particular en los adultos mayores y las mujeres, quienes resultan afectadas dos veces más que los hombres.[12,13]

Esta alteración puede ser ocasionada por varias entidades patológicas. Es posible que ocurra sin que la persona se dé cuenta o puede estar al tanto, pero es incapaz de evitarlo. Se han identificado varios tipos y causas de esta afección, incluyendo incontinencia de esfuerzo, *vejiga hiperactiva*, incontinencia de urgencia e incontinencia por rebosamiento.[14] En fechas recientes, se ha ampliado el término de *incontinencia de urgencia* para incluir a la *vejiga hiperactiva*. También debe considerarse como otra categoría a la *incontinencia funcional*. Este tipo de alteración engloba a individuos incapaces de saber a nivel cognitivo que necesitan orinar y por ello lo hacen siempre que su vejiga está llena. En la tabla 35-3 se sintetizan las características de los diferentes tipos de incontinencia.

Incontinencia de esfuerzo

La *incontinencia de esfuerzo* es la pérdida involuntaria de orina por tos, risa, estornudos o cuando se levantan objetos pesados que aumentan la presión intraabdominal. Con frecuencia se debe a la disfunción de los músculos del suelo pélvico.[9,14] En la incontinencia de esfuerzo grave, cualquier esfuerzo o aumento en la presión de la vejiga causa una filtración de orina.

En las mujeres, el ángulo entre la vejiga y la uretra proximal posterior (la unión uretrovesical) es importante para la continencia (fig. 35-5). En las mujeres, la disminución del

TABLA 35-1 Características de los diferentes tipos de incontinencia urinaria

Tipo	Características
Incontinencia de esfuerzo	Pérdida involuntaria de orina relacionada con actividades como toser, que aumentan la presión intraabdominal.
Vejiga hiperactiva e incontinencia de urgencia	Urgencia y polaquiuria relacionadas con hiperactividad del músculo detrusor; incluyen o no la pérdida involuntaria de orina.
Incontinencia por rebosamiento	Pérdida involuntaria de orina cuando la presión intravesical supera la presión uretral máxima en ausencia de actividad del detrusor.
Incontinencia funcional	Falta de función cognitiva para ir al baño u orinar en un cómodo o en un orinal, lo cual provoca micción espontánea.

tono muscular relacionado con el envejecimiento normal, los partos o los procedimientos quirúrgicos causa debilidad de los músculos del suelo pélvico y produce incontinencia de esfuerzo al obliterar el ángulo uretrovesical posterior. Cualquier actividad que cause una presión hacia abajo sobre la vejiga es suficiente para permitir el escape involuntario de la orina.

Otra causa de incontinencia de esfuerzo es la insuficiencia uretral intrínseca, la cual se debe a debilidad congénita del esfínter, como en el caso del epispadias o mielomeningocele. Asimismo, esta afección puede adquirirse como resultado de traumatismos, radiación o lesiones en la médula sacra. La incontinencia de esfuerzo en los hombres se presenta por una enfermedad previa o cirugía de la próstata.[15] La disfunción neurológica, como ocurre con el deterioro de la inervación simpática del cuello de la vejiga, la afección de la inervación del nervio pélvico al esfínter intrínseco o el deterioro de la inervación del nervio pudendo al esfínter externo, también son factores contribuyentes.[16]

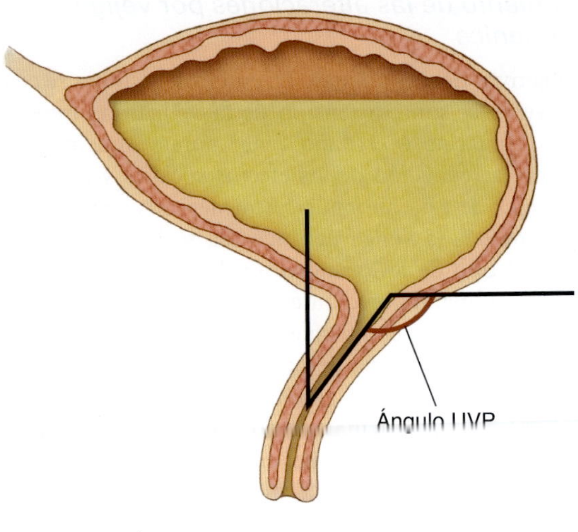

FIGURA 35-5. Ángulo uretrovesical posterior (UVP) normal de 90-100°. En presencia de un ángulo UVP normal, los cambios repentinos de presión intraabdominal se transmiten de manera óptima a todos los lados de la uretra proximal, lo cual garantiza que la presión intrauretral siga siendo más alta que la intravesical. La pérdida del ángulo UVP provoca el desplazamiento del cuello vesical hacia la porción más declive de la vejiga, lo que evita la transmisión homogénea del aumento repentino de la presión intraabdominal.

Incontinencia de urgencia o vejiga hiperactiva

La *incontinencia de urgencia* se define como la pérdida involuntaria de orina relacionada con un fuerte deseo de orinar (urgencia).[14] El término *vejiga hiperactiva* se utiliza para describir el síndrome clínico que se caracteriza tanto por la incontinencia de urgencia como por la presencia de polaquiuria, disuria y nicturia.[12,13] La vejiga hiperactiva a menudo se relaciona con incontinencia de urgencia, pero también puede presentarse de forma independiente. Alrededor del 16% de las mujeres y 17% de los hombres mayores de 40 años de edad en los Estados Unidos tienen vejiga hiperactiva.[17]

Los síntomas de la vejiga hiperactiva, los cuales se generan por contracciones vesicales involuntarias durante su llenado, se pueden presentar solos o en combinación. Se diagnostican como vejiga hiperactiva cuando ocurren en ausencia de otros procesos patológicos. Sin importar la causa primaria de la vejiga hiperactiva, se considera que dos tipos de mecanismos contribuyen a sus síntomas: los que afectan al SNC y el control neurológico de la sensación y el vaciamiento vesical (neurógeno), y los que afectan al músculo liso de la vejiga (miógeno).[18]

La teoría neurogénica de la vejiga hiperactiva propone que el SNC funciona como un interruptor de encendido/apagado del circuito del control voluntario de la función vesical. Por lo tanto, el daño a las vías inhibidoras del SNC desencadena la hiperactividad vesical debido a reflejos de micción descontrolados.[18,19] Las causas neurogénicas de la vejiga hiperactiva incluyen ictus, enfermedad de Parkinson y esclerosis múltiple. Otras causas neurogénicas son el aumento en la sensibilización de los nervios aferentes que perciben el llenado vesical, o un incremento en la sensibilidad de los nervios eferentes que producen el vaciamiento de la vejiga.[18]

Se piensa que las causas miógenas de la vejiga hiperactiva son el resultado de cambios en las propiedades del músculo liso de la vejiga. Un ejemplo es la vejiga hiperactiva relacionada con la obstrucción de la salida vesical. Se tiene la hipótesis de que el aumento sostenido de la presión intravesical que ocurre con la obstrucción de la salida causa una destrucción parcial de las terminaciones nerviosas que controlan la excitabilidad vesical. Esta denervación parcial aumenta la excitabilidad de las células musculares individuales. El resultado es la urgencia miccional y polaquiuria debido a las contracciones vesicales espontáneas por la hiperexcitabilidad del músculo detrusor. Las alteraciones de la estructura y excitabilidad del músculo detrusor también surgen como resultado del proceso de envejecimiento o padecimientos como la diabetes mellitus. Los síntomas de vejiga hiperactiva suelen exagerarse por el vaciamiento incompleto de la vejiga, un acompañante frecuente de este padecimiento.[18]

Incontinencia por rebosamiento

La incontinencia por rebosamiento es una pérdida involuntaria de orina que ocurre cuando la presión intravesical supera la presión uretral máxima debido a la distensión vesical en ausencia de actividad del detrusor.[9] Ocurre con la retención de orina debida a lesiones del sistema nervioso u obstrucción del cuello de la vejiga. Con este tipo de incontinencia, la vejiga está distendida y salen pequeñas cantidades de orina, por lo general, durante la noche. En los hombres, una de las causas más frecuentes de incontinencia obstructiva es el crecimiento de la glándula prostática. Otra causa que a menudo se pasa por alto es el bolo fecal (heces secas y duras en el recto). Cuando se forma un bolo grande de heces en el recto, empuja contra la uretra y bloquea el flujo de orina.

Incontinencia funcional

La *incontinencia funcional* puede estar causada por factores ajenos a las vías urinarias, como la incapacidad para localizar, llegar o recibir ayuda para encontrar el sitio adecuado para orinar. Esto es un problema particular para los adultos mayores, quienes tienen dificultades de movilidad y destreza manual o se encuentran en sitios que no les son familiares. Ocurre cuando una persona no puede encontrar o llegar al baño o manipular la ropa con suficiente rapidez. El tratamiento con fármacos como los diuréticos provoca que la vejiga se llene con rapidez y, cuando se acompaña alteraciones de la movilidad y visuales, conduce a la incontinencia. La sedación nocturna causa que la persona dormida no perciba la señal que por lo general la despertaría y le permitiría levantarse a vaciar la vejiga y evitar mojar la cama.

Otras causas de incontinencia

Otras causas de incontinencia incluyen la disminución de la elasticidad o la capacidad de distensión de la vejiga. Esta anomalía se debe a radioterapia, cirugía pélvica radical o cistitis intersticial.

La incontinencia surge como un fenómeno transitorio y corregible, o casi curable, y se presenta con diversos grados de frecuencia.

Diagnóstico

La incontinencia urinaria no es una enfermedad sino un síntoma con muchas posibles causas. Como síntoma, requiere una investigación completa para establecer su origen.[9] Esto suele lograrse a través de una anamnesis completa, exploración física minuciosa, pruebas de sangre y examen general de orina. Puede emplearse un registro de la micción (un diario) para determinar la frecuencia, el horario y la cantidad de micciones, así como otros factores relacionados con la incontinencia. Debido a que muchos medicamentos afectan la función de la vejiga, es esencial averiguar los antecedentes farmacológicos. El cálculo del volumen de ORPM es recomendable para todas las personas con incontinencia. Se lleva a cabo una prueba de esfuerzo cuando se sospecha incontinencia de esfuerzo. Esta prueba se hace con la persona relajada y después se le pide que tosa de forma vigorosa mientras el examinador observa si hay pérdida de orina. La prueba suele efectuarse en posición de litotomía; si no se observa fuga, se repite en posición de pie. En ocasiones son necesarios los estudios urodinámicos, ya que proporcionan información acerca de las presiones vesicales y la velocidad del flujo urinario.[20]

Tratamiento

El tratamiento depende del tipo de incontinencia, los problemas de salud acompañantes y la edad de la persona. Puede incluir medidas conductuales, farmacológicas, corrección quirúrgica de las anomalías de relajación pélvica relacionada con la incontinencia de esfuerzo y, cuando es imposible controlar el flujo de orina, dispositivos sin sonda que obstruyen el flujo de orina o la recolectan conforme sale.[9,21] Las sondas permanentes, aunque son una solución para el problema de incontinencia urinaria, suelen considerarse solo después de que todos los otros métodos de tratamiento han fallado. En algunos tipos de incontinencia, como la relacionada con una lesión de médula espinal o mielomeningocele, el autosondaje proporciona el mejor medio para controlar la eliminación de orina.

Medidas conductuales

Los métodos conductuales incluyen el control de líquidos, micción provocada o por horario, ejercicios del suelo pélvico, reentrenamiento vesical y ayuda para ir al baño. El reentrenamiento vesical y las técnicas de biorretroalimentación buscan reestablecer el control cortical sobre la función vesical al hacer que la persona ignore la urgencia y responda solo a las señales corticales durante las horas de vigilia.[21] Las técnicas de ayuda para ir al baño que dependen del cuidador se utilizan para tratar a las personas con disfunción cognitiva y motora.

Los ejercicios de tensión de músculos de la pelvis en ocasiones son eficaces para el tratamiento de la incontinencia de esfuerzo. Estos ejercicios los recomendó por primera vez Kegel, y con frecuencia se denominan *ejercicios de Kegel*.[22] Estos ejercicios fortalecen dos grupos de músculos: los de la parte posterior del suelo pélvico (los músculos que se utilizan para contraer el ano y controlar la evacuación) y aquellos de la porción anterior del suelo pélvico (los músculos que se emplean para detener el flujo de orina durante la micción).[22-24]

Tratamiento farmacológico

El tratamiento farmacológico está encaminado al empleo de fármacos para alterar los mecanismos fisiológicos que contribuyen a las causas neurogénicas o miógenas de la incontinencia (*véase* la tabla 35-1).[5] Esto incluye tomar medicamentos que aumentan el tono del esfínter en la incontinencia de esfuerzo, disminuir la hiperactividad del músculo detrusor en la vejiga hiperactiva y la incontinencia de urgencia o aliviar la obstrucción del flujo de salida en la incontinencia por rebosamiento.

Tratamiento quirúrgico de la incontinencia de esfuerzo

La intervención quirúrgica se considera cuando otros métodos de tratamiento han sido ineficaces. Se utilizan tres tipos de procedimientos quirúrgicos: los que aumentan la resistencia de la salida, los que disminuyen la inestabilidad del músculo detrusor o los que eliminan la obstrucción del flujo de salida para reducir la incontinencia por rebosamiento y la inestabilidad del músculo detrusor. Un procedimiento de invasión mínima para el tratamiento de la incontinencia de esfuerzo es la inyección periuretral de un fármaco formador de volumen.[25] Estos medicamentos requieren varias sesiones terapéuticas para lograr la curación.[25]

Medidas de tratamiento mediante dispositivo sin sonda

La obstrucción del flujo de orina se logra mediante la compresión de la uretra o la estimulación de la contracción de los músculos del suelo pélvico. Existen pinzas peneanas que ocluyen la uretra sin obstruir la circulación sanguínea al pene. Las pinzas deben quitarse cada 3 h para vaciar la vejiga. Puede haber complicaciones, como erosiones peneanas y uretrales, si las pinzas se utilizan de manera incorrecta. En las mujeres, la compresión de la uretra suele realizarse con dispositivos intravaginales.

Existen esfínteres artificiales implantados de manera quirúrgica para hombres y mujeres. Estos dispositivos consisten en un manguito inflable que rodea la uretra proximal, el cual se conecta mediante vías a un reservorio de líquido implantado y una bomba de inflado.

PUNTOS CLAVE

Incontinencia

- La incontinencia constituye la pérdida involuntaria de orina por aumento de las presiones vesicales (vejiga hiperactiva con incontinencia de urgencia o incontinencia por rebosamiento) o una disminución de la capacidad del esfínter vesicouretral para evitar el escape de la orina (incontinencia de esfuerzo).

Necesidades especiales de los adultos mayores

La incontinencia urinaria es una afección frecuente en los adultos mayores, tanto hombres como mujeres.[26] Aumenta el aislamiento social, con frecuencia lleva al ingreso a centros para personas de edad avanzada y predispone a infecciones e irritación cutáneas. El costo económico y social de esta alteración es notable.

Numerosos factores contribuyen a la incontinencia en los adultos mayores, varios de los cuales pueden alterarse. La capacidad general de la vejiga se reduce, al igual que la presión del cierre uretral.[9] La función del músculo detrusor también tiende a deteriorarse con el envejecimiento. Por lo tanto, hay una tendencia hacia la reducción en la fuerza de la contracción de la vejiga y un deterioro del vaciamiento que genera mayor volumen de ORPM.[9] La incontinencia de urgencia es el tipo más frecuente en los adultos mayores de sexo masculino. En cerca del 50% de estos, hay hiperactividad del detrusor. La urgencia para orinar llega sin advertencia acompañada de una contracción incontrolable del detrusor que causa incontinencia.[26]

Además, la inmovilidad, los cambios en el estado mental, la falta de acceso fácil para ir al baño y los problemas neurológicos pueden precipitar la incontinencia urinaria.[26] Gran cantidad de adultos mayores tienen nicturia y dificultad para llegar a tiempo al baño. En ocasiones, la causa es la artritis que dificulta la deambulación o quitarse la ropa, o una mala agudeza visual que ocasiona que los viajes al baño sean inseguros, en especial en un entorno nuevo con el cual no están familiarizados.

Los fármacos prescritos para otros problemas de salud en ocasiones evitan que una vejiga sana funcione de manera normal.[5] Los diuréticos de acción rápida se conocen por su capacidad para causar incontinencia de urgencia. La disminución de la percepción de sed o el acceso limitado a los líquidos predispone a estreñimiento con obstrucción uretral e incontinencia por rebosamiento y a orina concentrada e infectada, lo cual aumenta la excitabilidad vesical. Los medicamentos como los hipnóticos, tranquilizantes y sedantes interfieren en la inhibición consciente de la micción, lo que origina incontinencia de urgencia. Los diuréticos, en particular en los adultos mayores, aumentan el flujo urinario y contribuyen a la incontinencia, en especial en las personas con disminución de la capacidad vesical y en quienes tienen dificultad para llegar al baño.

Diagnóstico y tratamiento

Al igual que en las personas jóvenes, la incontinencia en adultos mayores requiere una anamnesis y exploración física completas para determinar la causa del problema. Es importante obtener los antecedentes miccionales. Un diario de micciones es un medio para que la persona proporcione información objetiva acerca del número de visitas al baño, la cantidad de apósitos que utiliza e incluso el volumen de orina eliminado. Los antecedentes farmacológicos también son importantes porque algunos medicamentos afectan la función vesical.[5]

Existen muchos padecimientos neurológicos que predisponen a la incontinencia urinaria. Las causas transitorias y a menudo tratables de esta alteración en los adultos mayores se recuerdan mejor con la nemotecnia DIAPPERS, que corresponde a las siglas de: *D*, demencia; *I*, infección (urinaria o vaginal); *A*, vaginitis *a*trófica; *P*, fármacos (*pharmaceutical agents*); *P*, causas *p*sicológicas; *E*, alteraciones *e*ndocrinas (diabetes); *R*, movilidad *r*estringida, y *S*, bolo fecal (*stool*).[27] Estas ocho causas transitorias de incontinencia deben identificarse y tratarse antes de que se consideren otras alternativas.

El tratamiento incluye cambios en el entorno físico, de manera que el adulto mayor llegue al baño con mayor facilidad o pueda quitarse la ropa con más rapidez. El entrenamiento del hábito con un horario regular para ir al baño, por lo general, cada 2-4 h, a menudo es eficaz. A veces el plan de tratamiento requiere cambios dietéticos para evitar el estreñimiento o que favorezcan el consumo adecuado de líquidos con objeto de asegurar el llenado de la vejiga y evitar la estasis urinaria y las infecciones sintomáticas de vías urinarias.

RESUMEN

Las alteraciones de la función vesical incluyen la obstrucción urinaria con retención de orina, la vejiga neurogénica y la incontinencia urinaria con la salida involuntaria de orina. La retención urinaria ocurre cuando se interrumpe el flujo de salida de la orina desde la vejiga debido a la obstrucción uretral o a la inervación disfuncional de la vejiga. La obstrucción uretral causa irritabilidad vesical, hipertrofia del músculo detrusor, formación de trabéculas y divertículos, desarrollo de hidrouréteres y, con el tiempo, insuficiencia renal.

La causa de la vejiga neurogénica es la interrupción de la inervación de la vejiga. Esto origina una disfunción vesical denominada *vejiga hiperactiva,* que consiste en la incapacidad de este órgano para llenarse o una alteración llamada *vejiga flácida,* causada por la incapacidad de la vejiga para vaciarse. La disfunción de la vejiga hiperactiva suele ser el resultado de lesiones nerviosas por arriba del nivel del centro del reflejo de la micción; la disfunción de la vejiga flácida se genera debido a lesiones que afectan los reflejos sacros de la micción o la inervación periférica de la vejiga. Un tercer tipo de anomalía nerviosa corresponde a un esfínter externo que no se relaja.

La incontinencia urinaria es la pérdida involuntaria de orina en cantidades suficientes como para que sea un problema. Se manifiesta como incontinencia de esfuerzo, en la cual la pérdida de orina ocurre como resultado de toser, estornudar, reírse o levantar algo pesado; la vejiga hiperactiva y la incontinencia de urgencia se caracterizan por urgencia, polaquiuria y nicturia relacionadas con la contracción de una vejiga hiperactiva; o la incontinencia por rebosamiento, la cual se presenta cuando la presión intravesical supera la presión máxima uretral debido a la distensión vesical. Otras causas de incontinencia incluyen una vejiga pequeña, contraída o condiciones del entorno que dificultan el acceso a instalaciones sanitarias adecuadas, lo cual se denomina *incontinencia funcional.*

El diagnóstico suele lograrse mediante una anamnesis minuciosa (que incluya un registro de la micción y los antecedentes farmacológicos completos), exploración física, pruebas sanguíneas y análisis general de orina, así como estudios urodinámicos en algunos casos. Los métodos de tratamiento incluyen la corrección de la causa subyacente, como la eliminación de la obstrucción debida a hiperplasia prostática; métodos conductuales que se enfoquen en el entrenamiento de la vejiga y el hábito y ejercicio que mejoren la función del suelo pélvico; tratamientos farmacológicos que mejoren el tono de la vejiga y el esfínter externo; tratamiento quirúrgico; dispositivos sin sonda; y el empleo de sondas y dispositivos de recolección de orina.

La incontinencia urinaria es un problema frecuente en los adultos mayores. Muchos factores, incluidos problemas de salud, medicamentos, cambios en la estructura y función de la vejiga, contribuyen a la incontinencia en las personas de edad avanzada. Como se señaló antes, la nemotecnia DIAPPERS (*D*, *d*emencia; *I*, *i*nfección [urinaria o vaginal]; *A*, vaginitis *a*trófica; *P*, fármacos [*pharmaceutical agents*]; *P*, causas *p*sicológicas; *E*, alteraciones *e*ndocrinas [como la diabetes]; *R*, movilidad *r*estringida y *S*, bolo fecal [*stool*]) enfatiza las causas transitorias y con frecuencia tratables de la incontinencia en los adultos mayores.

Cáncer de vejiga

El cáncer de vejiga es la forma más frecuente de cáncer de vías urinarias en los Estados Unidos; causa 79 030 casos nuevos y 16 870 muertes por año.[28] Los afroamericanos solo tienen la mitad del riesgo de padecer cáncer de vejiga que los estadounidenses caucásicos de origen europeo, y los hombres son diagnosticados con mayor frecuencia que las mujeres. Cerca del 90% de las personas con este tipo de cáncer son mayores de 55 años de edad.

El cáncer de vejiga más frecuente es aquel derivado de las células de transición (urotelio) que revisten la vejiga, de manera que en ocasiones se le conoce como *carcinoma urotelial.*[28] Estos tumores pueden ser desde no invasores de grado bajo hasta tumores de grado alto que invaden la pared de la vejiga y metastatizan con frecuencia.[28] Los tumores de grado bajo, que en algunas ocasiones recurren después de su resección, tienen un pronóstico excelente, ya que solo un pequeño número de casos progresan a tumores de grado alto.[28] Se pueden presentar otros tres tipos de cáncer de vejiga: el carcinoma espinocelular, que es raro y, por lo general, invasor; el adenocarcinoma, que es también infrecuente y muy metastásico, y el carcinoma microcítico, el más raro de todos los tipos.[28]

Etiología y fisiopatología

Aunque se desconoce la causa del cáncer de vejiga, los datos indican que su origen se relaciona con factores locales, como agentes cancerígenos que se excretan en la orina y se almacenan en la vejiga. Estos incluyen productos de desintegración de aminas aromáticas que se utilizan en la industria de los colorantes y los productos para la elaboración del caucho, textiles, pinturas, productos químicos y petróleo.[28,29] El tabaquismo también merece atención, ya que posee una alta correlación con el cáncer de vejiga. Las infecciones crónicas de la vejiga y la litiasis vesical también aumentan el riesgo de padecer cáncer de vejiga.

Manifestaciones clínicas

El signo más frecuente de cáncer de vejiga es la hematuria indolora.[30,31] La hematuria macroscópica representa un signo del cuadro clínico inicial en la mayoría de las personas con cáncer de vejiga, mientras que la microscópica se presenta en el resto. En ocasiones, la hematuria se acompaña de polaquiuria, urgencia urinaria y disuria. Debido a que este signo a menudo es intermitente, el diagnóstico a veces se retrasa. Se recomienda efectuar una **citología** urinaria de forma periódica en todas las personas en alto riesgo de padecer cáncer de vejiga debido a exposición a cancerígenos de vías urinarias. La invasión ureteral que conduce a nefropatía bacteriana y obstructiva y la diseminación del cáncer son posibles complicaciones y causas finales del fallecimiento. El pronóstico depende del grado histológico del cáncer y la etapa de la enfermedad al momento del diagnóstico.

Diagnóstico y tratamiento

Dado que el cáncer de vejiga es uno de los 10 cánceres diagnosticados con mayor frecuencia en los Estados Unidos, se comprende la necesidad de una detección temprana de hematuria en busca de signos de esta enfermedad, en especial en personas con factores de alto riesgo, como antecedentes de tabaquismo y de familiares con cáncer de vejiga, exposición a productos químicos, sexo masculino y edad mayor de 55 años.[30]

Los métodos diagnósticos incluyen estudios citológicos, urografía excretora, cistoscopia y biopsia. La ecografía, la TC y la RM se utilizan como auxiliares para la estadificación del tumor. Los estudios citológicos realizados en tejidos obtenidos mediante biopsia o células provenientes de lavados vesicales se emplean para detectar la presencia de células malignas.[9] Una técnica denominada *citometría de flujo* es útil para hacer estudios de detección en personas en alto riesgo de padecer la enfermedad y para vigilar los resultados del tratamiento. En la citometría de flujo, la interacción entre los fluorocromos o colorante con ácido desoxirribonucleico (ADN) causa emisiones de luz de alta intensidad similares a las producidas por un láser.[28] La citometría de flujo se lleva a cabo en muestras de biopsia, lavados vesicales o preparaciones citológicas.[9]

El tratamiento del cáncer de vejiga depende del grado de la lesión y la salud de la persona. La resección endoscópica suele realizarse con propósitos diagnósticos y es posible emplearla como tratamiento de lesiones superficiales. La diatermia (el electrocauterio) se utiliza para eliminar los tumores. La resección quirúrgica segmentaria sirve para extirpar una lesión única grande. Cuando el tumor es invasor, el tratamiento de elección es la cistectomía con resección de los ganglios linfáticos pélvicos. En los hombres, con frecuencia se extirpan también la próstata y las vesículas seminales. La cistectomía requiere de una derivación urinaria, un reservorio alternativo que suele crearse a partir del íleon (p. ej., un asa ileal) y que está diseñado para recolectar la orina. De manera tradicional, la ileostomía drena continuamente la orina hacia un dispositivo de recolección externo.

Se han utilizado varios fármacos quimioterápicos en el tratamiento del cáncer de vejiga; sin embargo, no se ha establecido ningún régimen quimioterápico para la enfermedad.[30,31]

RESUMEN

El cáncer de vejiga es la causa más frecuente de cáncer de vías urinarias en los Estados Unidos. Los cánceres de vejiga se clasifican en dos grupos principales: tumores no invasores de grado bajo y tumores invasores de grado alto que se relacionan con metástasis y un peor pronóstico. Aunque se desconoce la causa del cáncer de vejiga, las pruebas indican que los cancerígenos excretados en la orina desempeñan algún papel en su desarrollo. La hematuria microscópica y macroscópica indolora son los signos más frecuentes de presentación del cáncer de vejiga. Los métodos que se emplean en el tratamiento del cáncer de vejiga dependen del grado citológico del tumor y el grado de invasión de la lesión. Entre ellos se incluyen la resección quirúrgica del tumor, la radioterapia y la quimioterapia. En gran cantidad de casos, se instilan los fármacos quimioterápicos o inmunoterápicos de forma directa dentro de la vejiga, con lo cual se evitan los efectos secundarios de los tratamientos sistémicos.

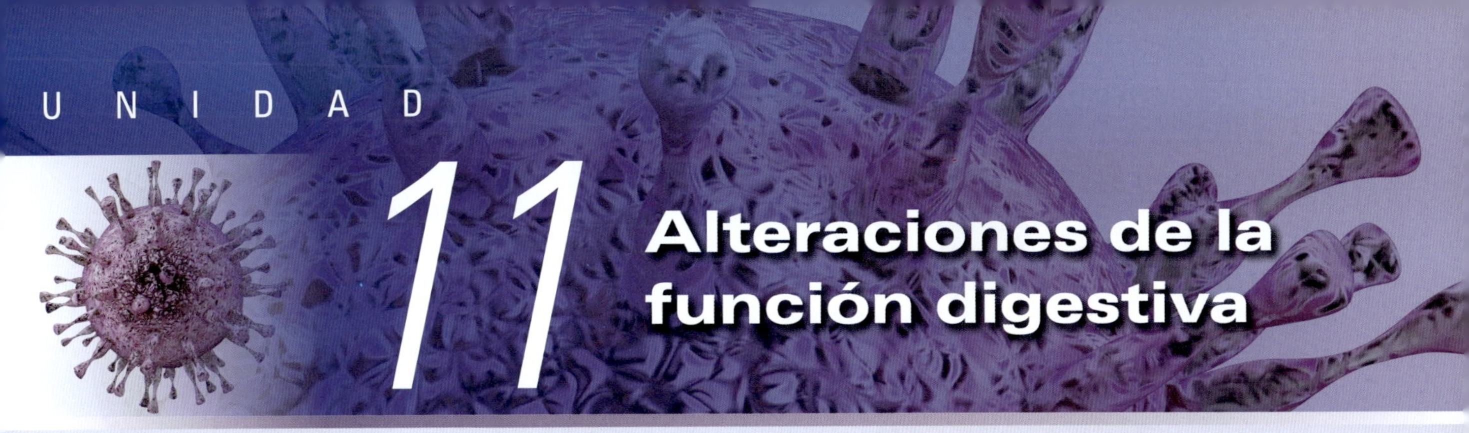

UNIDAD 11

Alteraciones de la función digestiva

CAPÍTULO 36

Estructura y función del sistema digestivo

En el sistema digestivo, los alimentos se degradan y sus nutrientes se absorben, los desechos se recolectan y se eliminan, se sintetizan vitaminas y se producen enzimas. El tubo digestivo se reconoce cada vez más como un órgano endocrino que sintetiza y contribuye con hormonas que favorecen la regulación del apetito y el consumo de nutrientes y participa en la utilización y el almacenamiento de estos últimos. Tres grupos de hormonas (gastrina, colecistocinina y secretinas) pueden influir en el tubo digestivo por vías diversas, que consisten en sustancias endocrinas, paracrinas y neuroendocrinas.[1] El tubo digestivo tiene múltiples grupos de células especializadas distribuidas en sus tejidos, que secretan estos tipos de hormonas. El *tubo digestivo* también se conoce como *tubo gastrointestinal* y *conducto alimentario*. Asimismo, la porción intestinal puede llamarse *intestino*. Para los objetivos de este libro, el hígado y el páncreas, que producen secreciones que facilitan la digestión, se consideran *órganos accesorios*.

Estructura y organización del sistema digestivo

Las principales funciones fisiológicas del sistema digestivo consisten en digerir los alimentos y absorber los nutrientes para permitir su ingreso en el torrente sanguíneo. Tales funciones las lleva a cabo gracias a la motilidad, secreción, digestión y absorción. En el tubo digestivo, los alimentos y otros materiales se desplazan con lentitud a lo largo de estas estructuras, a su vez que se degradan de manera sistemática hasta obtenerse iones y moléculas que el organismo puede absorber. En el intestino grueso, se reúnen los nutrientes que no se absorben, así como los desechos, para su posterior eliminación.

Los nutrientes solo se convierten en parte del ambiente interno hasta que pasan a través de la pared intestinal e ingresan en la sangre o en los vasos linfáticos. El tubo digestivo, que es un conducto elongado con una luz que inicia en el esófago y termina en el recto (fig. 36-1), puede dividirse en tres porciones:

1. La porción superior (la boca, el esófago y el estómago) actúa como una fuente de entrada y receptáculo por la que pasan los alimentos, y en la que tienen lugar los procesos digestivos iniciales.
2. La porción intermedia (el duodeno, el yeyuno y el íleon) es el sitio en el que tienen lugar la mayoría de los procesos de digestión y absorción.
3. El segmento inferior (el ciego, el colon y el recto) sirven como canal de almacenamiento para una eliminación eficaz de los desechos.

Los órganos accesorios, entre los que se encuentran las glándulas salivales, el hígado y el páncreas, producen secreciones que facilitan la digestión.

Tubo digestivo superior

La boca constituye la vía de entrada para los alimentos que han de pasar hacia el tubo digestivo. Contiene los dientes, que se utilizan en la masticación, la lengua y otras estructuras necesarias para dirigir los alimentos hacia las estructuras de la faringe y el esófago. La boca también sirve como receptáculo para la saliva que producen las glándulas salivales. La saliva humedece y lubrica los alimentos, de tal manera que son más fáciles de deglutir. También contiene enzimas que participan en la digestión inicial de lípidos y almidones.

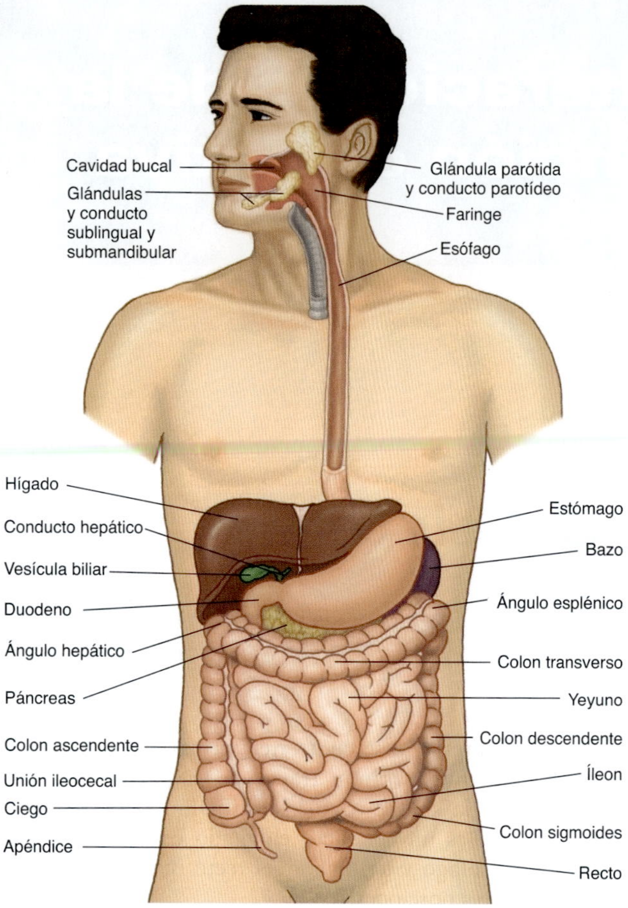

FIGURA 36-1. Sistema digestivo.

Esófago

El esófago es un tubo recto y colapsable que tiene alrededor de 25 cm de longitud. Se ubica por detrás de la tráquea y conecta la bucofaringe con el estómago. El esófago funciona sobre todo como conducto para el paso de los alimentos, desde la faringe hasta el estómago. Las capas de músculo liso generan los movimientos peristálticos necesarios para desplazar el alimento a lo largo del órgano. Además, las glándulas mucosas y submucosas secretan moco, que protege su superficie y apoya el proceso de lubricación de los alimentos.

En ambos extremos del esófago existen esfínteres (un esfínter esofágico superior y un esfínter esofágico inferior). El esfínter esofágico superior, o *esfínter faringoesofágico*, está conformado por una capa circular de músculo estriado que evita que el aire ingrese en el esófago y el estómago durante la respiración. El esfínter esofágico inferior, o *esfínter gastroesofágico*, se ubica por encima del área en la que el esófago se une al estómago. Por lo general, el músculo circular de esta área mantiene una contracción tónica, lo cual genera una región de alta presión que sirve para evitar el reflujo del contenido gástrico ácido hacia el esófago. Durante la deglución, existe una "relajación receptiva" del esfínter esofágico inferior; esto permite que el contenido del esófago se impulse con facilidad hacia el estómago. El esfínter esofágico inferior pasa por una abertura, o *hiato*, en el diafragma, en el punto en el que se une con el estómago, que se ubica en el abdomen. La porción del diafragma que circunda al esfínter esofágico inferior ayuda a mantener la zona de alta presión que se requiere para impedir el reflujo del contenido gástrico hacia el esófago.

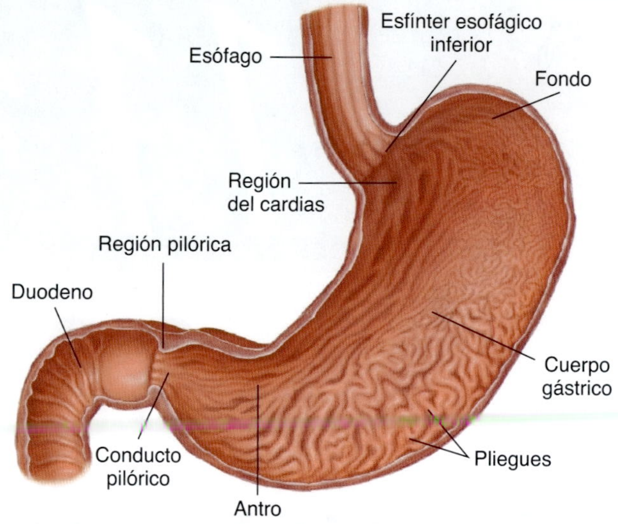

FIGURA 36-2. Estructuras del estómago.

Estómago

El *estómago* es una estructura similar a una bolsa que se ubica en el lado izquierdo del abdomen y actúa como un depósito para el almacenamiento de los alimentos durante las fases tempranas de la digestión. El esófago se une al estómago por medio de una abertura llamada *orificio del cardias*. La zona pequeña del estómago que circunda al orificio del cardias se conoce como *región del cardias*. El área con forma de domo que sobresale por encima de la región del cardias se denomina *fondo*; el área media del estómago se llama *cuerpo*, y la estructura con forma de embudo que se conecta con el intestino delgado, *región pilórica* (fig. 36-2). La zona más amplia y de ubicación proximal a la región pilórica, el *antro*, se estrecha para constituir el conducto pilórico, al tiempo que se aproxima al intestino delgado. Al final del conducto pilórico, la capa circular de músculo liso se engrosa para constituir el *esfínter pilórico*. Este músculo actúa como una válvula para el control de la velocidad del vaciamiento gástrico e impide el retorno de los contenidos intestinales hacia el estómago.

Tubo digestivo medio

El intestino delgado, que conforma la porción intermedia del tubo digestivo, se compone de tres subdivisiones: el duodeno, el yeyuno y el íleon (*véase* la fig. 36-1). El duodeno, que tiene alrededor de 25 cm de longitud, conecta al estómago con el yeyuno, y aloja el sitio de drenaje del colédoco y el conducto pancreático principal. La bilis y los jugos pancreáticos ingresan en el intestino por estos conductos. El alimento se digiere y se absorbe en el yeyuno y el íleon, los cuales en conjunto tienen una longitud aproximada de 3 m.[2]

Tubo digestivo inferior

El intestino grueso, que forma el tubo digestivo inferior, tiene alrededor de 1.5 m de longitud y 6-7 cm de diámetro.[2] Se divide en ciego, colon, recto y conducto anal (*véase* la fig. 36-1). El ciego es una bolsa ciega que se proyecta en dirección podálica en el sitio de unión del íleon y el colon. La válvula ileocecal se ubica en el extremo superior del ciego e impide el retorno de las heces desde el ciego hasta el intestino delgado. El apéndice surge a partir del ciego, a una distancia aproximada de 2.5 cm de la válvula ileocecal. Además, el colon se divide en las siguientes porciones: ascendente, transversa, descendente y sigmoides. El colon ascendente se extiende desde el ciego hasta la cara inferior del hígado. A partir de ese punto, gira de forma abrupta para constituir el ángulo colónico derecho (hepático). El colon transverso atraviesa la mitad superior de la cavidad abdominal de derecha a izquierda y luego se curva de forma aguda en dirección inferior, por debajo del polo inferior del bazo, para formar el ángulo colónico izquierdo (esplénico). El colon descendente abarca desde el ángulo esplénico hasta el recto, que se extiende desde el colon sigmoides hasta el ano. El conducto anal pasa entre los dos bordes mediales de los músculos elevadores del ano. Los fuertes músculos esfinterianos evitan la incontinencia fecal.

Estructura de la pared del tubo digestivo

En un punto distal al tercio proximal del esófago, el tubo digestivo es, en esencia, un tubo con una pared formada por cuatro capas (fig. 36-3).

Primera capa

La *capa mucosa* interna (primera capa) está constituida por un epitelio de recubrimiento, tejido conjuntivo subyacente denominado *lámina propia* y la muscular de la mucosa, conformada por células de músculo liso que pueden contraerse y cambiar la configuración y el área de superficie de la capa mucosa.[3]

La capa mucosa desempeña numerosas funciones en su papel de interfase entre el cuerpo humano y el ambiente, entre otras:

- Producción del moco que lubrica y protege la superficie interna del conducto.
- Secreción de enzimas y sustancias digestivas que degradan los alimentos.
- Absorción de los productos de degradación de la digestión.
- Mantenimiento de una barrera para impedir el ingreso de sustancias nocivas y microorganismos patógenos (esta barrera incluye a los linfáticos dentro de la mucosa y sirven como la primera línea de defensa inmunitaria del organismo).

Las células epiteliales de la capa mucosa experimentan un recambio constante y se desplazan desde el exterior de la estructura de la pared hasta la superficie luminal en un período de 5 días.[4] Debido a la capacidad de regeneración de la capa mucosa, las lesiones en esta cicatrizan con rapidez sin que se genere tejido cicatricial.

Segunda capa

La *capa submucosa* (segunda capa) está constituida por tejido conjuntivo denso y conglomerados de tejido adiposo. Aloja los vasos sanguíneos, los nervios y las estructuras que hacen posible la secreción de enzimas digestivas. Las glándulas submucosas liberan sus secreciones, ya sea de manera directa en la luz intestinal o mediante conductos que pasan por la mucosa y alcanzan la superficie luminal.

Tercera capa

La tercera capa, la *muscular externa*, consiste en una capa interna de células de músculo liso dispuestas en sentido circular y una capa externa de fibras de músculo liso que, dispuestas en sentido longitudinal, facilitan el desplazamiento del contenido del tubo digestivo.

Cuarta capa

La cuarta capa, o *serosa*, corresponde a una membrana serosa conformada por mesotelio, integrado por una sola capa de epitelio plano y tejido conjuntivo subyacente. Se trata de la capa más externa (también conocida como *peritoneo visceral*) de los órganos que se encuentran suspendidos dentro de la cavidad peritoneal. Constituye una estructura continua

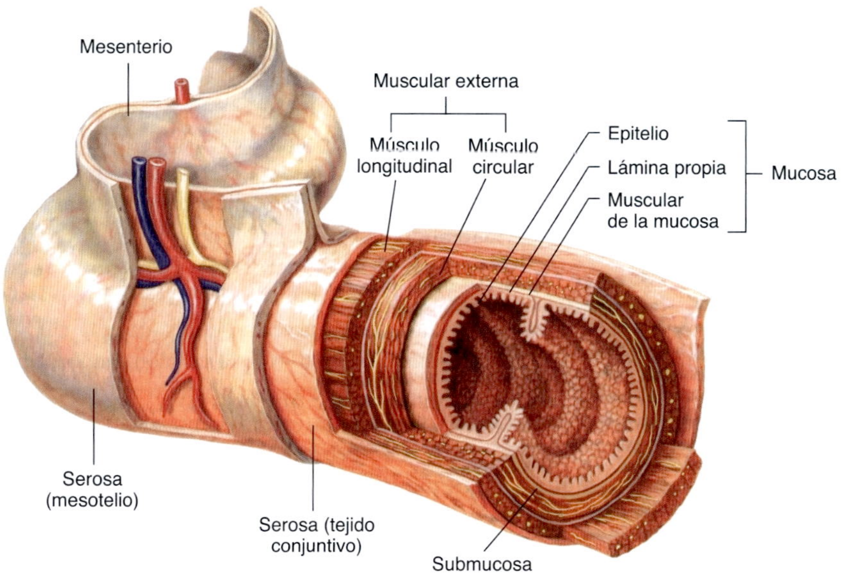

FIGURA 36-3. Sección transversal del tubo digestivo.

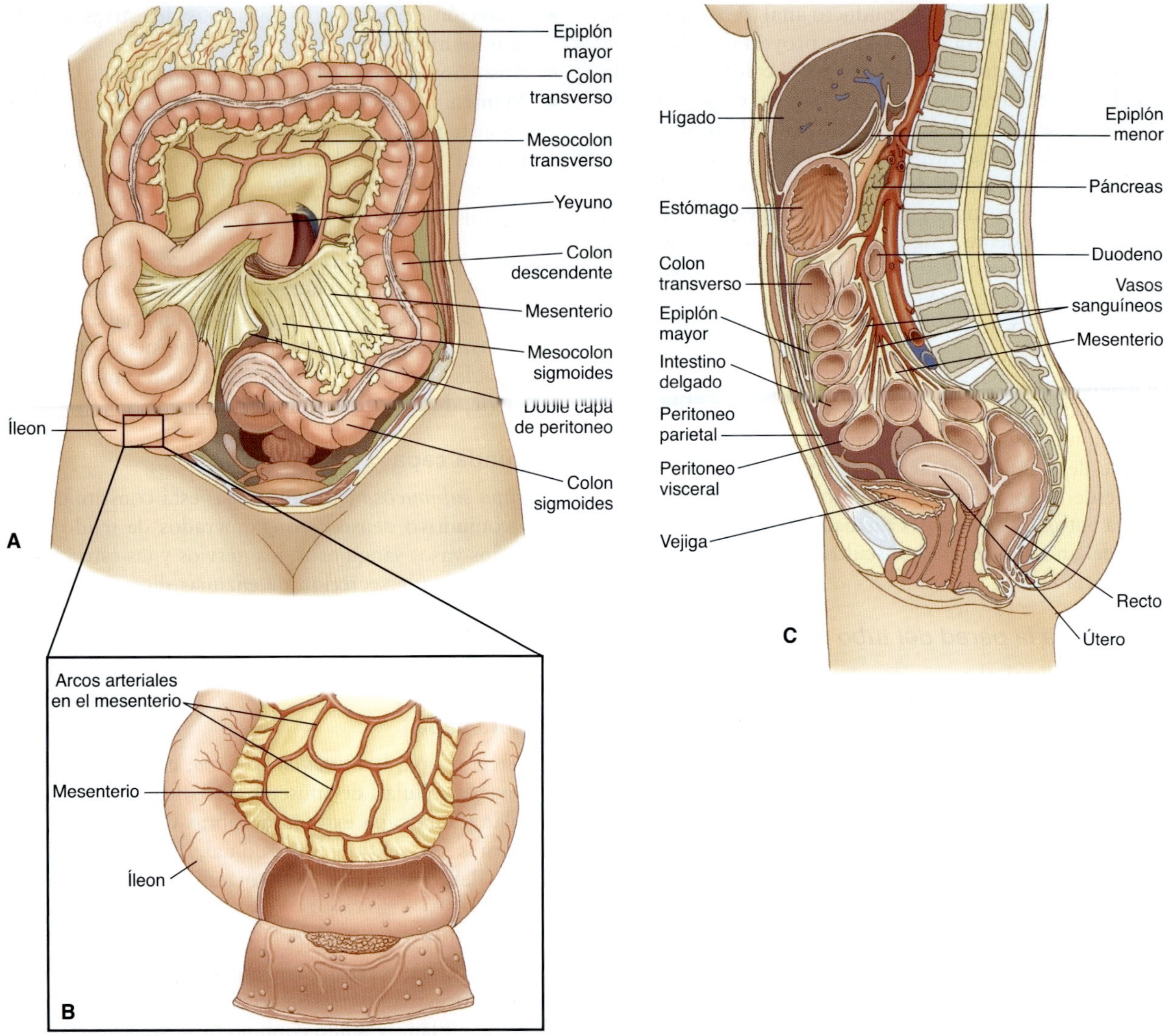

FIGURA 36-4. Mesenterios de la cavidad abdominal. **A.** El epiplón mayor se retrajo en dirección cefálica para revelar los puntos de inserción del mesenterio en los intestinos delgado y grueso. **B.** Inserción del mesenterio en el intestino delgado. El mesenterio contiene los vasos sanguíneos, nervios y vasos linfáticos que se dirigen a la pared intestinal. **C.** Corte sagital de la cavidad abdominopélvica en una mujer, que muestra la relación de las inserciones del peritoneo y los epiplones mayor y menor.

con el peritoneo parietal y los mesenterios que conforman la pared abdominal en sus regiones ventral y dorsal.[4]

El peritoneo es la membrana serosa más grande del cuerpo, con un área de superficie casi idéntica a la de la piel. Está conformado por dos capas continuas, el *peritoneo visceral* y el *peritoneo parietal* (que recubren la pared de la cavidad abdominopélvica). Entre las dos capas se ubica la *cavidad peritoneal*, un espacio que contiene el líquido que secretan las serosas. Este líquido seroso forma una superficie húmeda y resbalosa que evita la fricción entre las estructuras abdominales que se mueven de manera continua.

El *mesenterio* corresponde a una capa doble de peritoneo que circunda a un segmento o a toda una víscera abdominal y la fija a la pared abdominal (fig. 36-4A). El mesenterio contiene los vasos sanguíneos, los nervios y los vasos linfáticos que se distribuyen en la pared intestinal (fig. 36-4B). También sostiene los órganos en su sitio y almacena grasa. Existen mesenterios dorsales y ventrales. Sin embargo, en la mayoría de los sitios, el mesenterio es dorsal y se fija a la pared abdominal posterior. El mesenterio que se une al yeyuno y el íleon se fija para formar pliegues que se adhieren a la pared abdominal dorsal siguiendo una línea de inserción corta. Esto da al mesenterio un aspecto similar al de un abanico, en el cual los intestinos se encuentran en el borde.

Un *omento* (o epiplón) es una extensión o pliegue de doble capa del peritoneo que se extiende desde el estómago o la región proximal del duodeno hasta los órganos adyacentes en la cavidad abdominal o la pared del abdomen. El *epiplón mayor* se extiende desde el estómago para cubrir el colon transverso y los pliegues intestinales. El *epiplón menor* se extiende entre la fisura transversa del hígado y la curvatura menor del estómago (fig. 36-4C). El epiplón mayor siempre contiene cierta cantidad de grasa, más aún en personas con obesidad. El epiplón mayor tiene gran movilidad y se desplaza en torno a la cavidad peritoneal con los movimientos peristálticos de los intestinos. Con frecuencia forma adherencias (bandas de tejido fibroso cicatricial) adyacentes a órganos inflamados, como el apéndice, para contener una infección y, con ello, prevenir su diseminación. El epiplón mayor también protege a los órganos abdominales de lesiones y genera aislamiento, lo cual evita la pérdida del calor corporal.

PUNTOS CLAVE

Estructura y función del tubo digestivo

- El tubo digestivo es un conducto largo y hueco que se extiende desde la cavidad bucal hasta el ano. Los alimentos y líquidos que ingresan en el tubo digestivo solo se vuelven parte del ambiente interno hasta que se degradan y absorben para pasar hacia la sangre o los vasos linfáticos.
- Los nutrientes que contienen los alimentos y líquidos ingeridos deben degradarse para obtener moléculas que puedan pasar a través de la pared del intestino. Los ácidos gástricos y la pepsina del estómago comienzan el proceso digestivo. La bilis del hígado, las enzimas digestivas del páncreas y las enzimas del borde en cepillo degradan los hidratos de carbono, los lípidos y las proteínas para obtener moléculas que pueden absorberse en el intestino.

RESUMEN

El tubo digestivo es un conducto elongado con una luz (con un centro hueco) que inicia en el esófago y termina en el recto. La función del tubo digestivo depende de la liberación y regulación de hormonas que tienen lugar en respuesta al consumo de alimentos. El tubo digestivo puede dividirse en tres porciones: una región proximal, conformada por la boca, el esófago y el estómago; una región intermedia, constituida por el duodeno, el yeyuno y el íleon; y una región distal, que incluye al ciego, colon y recto. Los órganos accesorios del sistema digestivo son las glándulas salivales, el hígado y el páncreas. Estos órganos producen secreciones que participan en la digestión.

En toda su extensión, excepto en la boca, la faringe y la porción proximal del esófago, el tubo digestivo se compone de cuatro capas: la mucosa interna, la submucosa, una capa de fibras de músculo liso dispuestas en sentido circular y longitudinal, y una serosa externa que constituye el peritoneo y tiene continuidad con el mesenterio.

Motilidad

Control de la motilidad del tubo digestivo

La motilidad del tubo digestivo impulsa los alimentos y los líquidos a lo largo de la estructura, desde la cavidad bucal hasta el ano, de manera tal que facilita su digestión y absorción. Los movimientos del tubo digestivo pueden ser rítmicos o tónicos. Los *rítmicos* consisten en contracciones intermitentes que hacen posible la mezcla y el desplazamiento de los alimentos a lo largo del tubo digestivo; se identifican en el esófago, el antro gástrico y el intestino delgado. Los *tónicos* se caracterizan por un nivel constante de contracción o tono sin que existan periodos regulares de relajación. Se identifican en la región distal del esófago, la región proximal del estómago, la válvula ileocecal y el esfínter anal interno.

Actividad de onda lenta generada por el marcapasos

Todo el tejido contráctil del tubo digestivo corresponde a músculo liso, excepto el que se ubica en la faringe, el tercio proximal del esófago y el esfínter anal externo. El músculo liso que se encuentra en cada región del tubo digestivo muestra diferencias estructurales y funcionales, pero hay ciertas propiedades básicas comunes a todas las células musculares. Todo el músculo liso del tubo digestivo es de tipo unitario. Las vías de resistencia baja, llamadas *uniones en brecha*, permiten el acoplamiento eléctrico de las células. Esto propicia que las señales eléctricas que generan las contracciones musculares se desplacen con rapidez de una fibra a la siguiente en cada uno de los haces.[5]

Las células del músculo liso del tubo digestivo actúan como células marcapasos. Estas células muestran variaciones rítmicas espontáneas que se denominan *ondas lentas*, cuya frecuencia varía desde 3 por minuto en el estómago hasta 12 por minuto en el duodeno.[5] La amplitud y, en menor grado, la frecuencia de las ondas lentas pueden ser moduladas por el sistema nervioso entérico, que se distribuye en su totalidad dentro de la pared del tubo digestivo, así como por las divisiones parasimpáticas y simpáticas del SNA. Además, varios péptidos, que incluyen a los neurotransmisores y las hormonas digestivas, participan en la regulación de la motilidad del tubo digestivo. En general, la actividad del sistema nervioso simpático disminuye la amplitud de las ondas lentas o las suprime del todo. En contraste, la activación del sistema nervioso parasimpático incrementa la amplitud de las ondas lentas.

Sistema nervioso entérico

El sistema nervioso entérico está conformado por los plexos mientérico y submucoso, ubicados en la pared del tubo digestivo. Estos dos plexos son redes de fibras nerviosas y cuerpos de células ganglionares. Las interneuronas en los plexos conectan las fibras sensitivas aferentes, las motoneuronas eferentes y las células secretoras para constituir circuitos reflejos que se encuentran en su totalidad dentro de la pared del tubo digestivo.[6]

El *plexo mientérico* (de Auerbach) está constituido de forma primordial por una cadena lineal de neuronas interconectadas que se ubican entre las capas musculares circulares y longitudinales.[2] Dado que se encuentra entre las dos capas musculares y se extiende por toda la pared intestinal, se encarga principalmente de la motilidad a lo largo de todo el intestino. El *plexo submucoso* (de Meissner), que se ubica entre las capas mucosa y muscular de la pared intestinal, es responsable sobre todo del control de las secreciones, la absorción y la contracción de cada segmento del intestino.[5]

En los plexos mientérico y submucoso, la actividad de las neuronas se encuentra regulada por factores locales, señales provenientes del SNA y fibras de interconexión que transmiten la información entre ambos plexos. Los mecanorreceptores vigilan el estiramiento y la distensión de la pared del tubo digestivo; en tanto, los quimiorreceptores identifican la composición química de su contenido (p. ej., osmolalidad, pH y productos digestivos del metabolismo de proteínas y grasas). Estos receptores pueden establecer comunicación directa con las células ganglionares en los plexos intramurales o con las fibras aferentes viscerales que influyen en el control que ejerce el SNA sobre la función digestiva.

Inervación derivada del sistema nervioso autónomo

La inervación autonómica del sistema digestivo se encuentra mediada tanto por el sistema nervioso simpático como por el parasimpático (fig. 36-5). La inervación parasimpática del estómago, intestino delgado, ciego, colon ascendente y colon transverso deriva del nervio vago. El resto del colon se encuentra inervado por fibras parasimpáticas que salen de los segmentos sacros de la médula espinal mediante los nervios pélvicos. Las fibras parasimpáticas preganglionares pueden establecer sinapsis con las neuronas del plexo intramural o pueden activarse de forma directa sobre el músculo liso intestinal.[1] Además, estos mismos haces nerviosos aportan muchos nervios aferentes, cuyos receptores se ubican dentro de distintos tejidos del intestino. Sus nervios se proyectan hacia la médula espinal y el cerebro para llevar información sensitiva para la integración. La mayor parte de la inervación parasimpática es de tipo excitatorio. Numerosos reflejos vagovagales influyen sobre la motilidad y las secreciones del tubo digestivo.

La inervación simpática se logra por medio de la cadena torácica de ganglios simpáticos, y de los ganglios celíaco, mesentérico superior y mesentérico inferior. El sistema nervioso simpático ejerce distintos efectos sobre la función digestiva. Controla el grado de secreción mucosa a partir de las glándulas mucosas, reduce la motilidad al inhibir la actividad de las neuronas del plexo intramural, intensifica la función del esfínter e incrementa el tono del músculo liso vascular de los vasos sanguíneos que irrigan al tubo digestivo.[6] El efecto de la estimulación simpática consiste en bloquear la liberación de neuromediadores excitatorios en los plexos intramurales, con lo cual se inhibe la motilidad del tubo digestivo. El control simpático de la función digestiva se encuentra en gran parte mediado por la actividad en los plexos intramurales.[7]

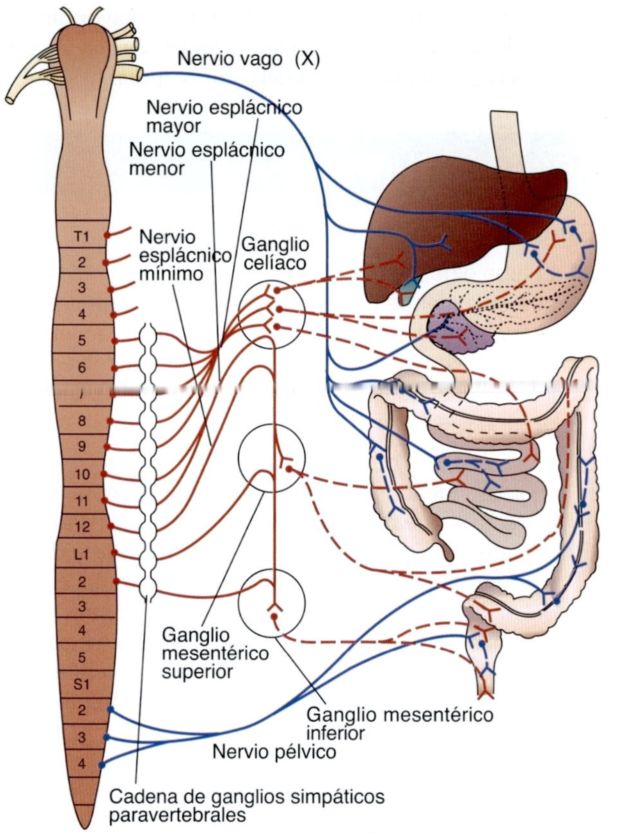

FIGURA 36-5. Inervación autonómica del tubo digestivo. La inervación parasimpática se muestra en azul y la simpática en rojo.

Deglución y motilidad esofágica

La masticación inicia el proceso digestivo. Mediante la masticación se rompen los alimentos en fragmentos más pequeños que pueden deglutirse con facilidad. Durante este proceso, el alimento también se lubrica con la saliva y se expone a la amilasa salival, que degrada los alimentos que contienen almidones. Si bien la masticación suele considerarse un acto voluntario, también puede ocurrir de manera involuntaria en una persona con pérdida de la función de la corteza cerebral.

El reflejo de deglución consiste en un proceso con una secuencia estricta que permite la propulsión del alimento desde la boca y el esófago hasta el estómago. La deglución inicia como actividad voluntaria, pero se vuelve involuntaria cuando el alimento o el líquido llegan a la faringe. Los impulsos sensitivos para el reflejo se originan en los receptores táctiles en la faringe y el esófago y se integran con los componentes motores de la respuesta en el área de la formación reticular del bulbo raquídeo (médula oblongada) y la región caudal del puente (protuberancia) que se conoce como *centro de la deglución*. Los impulsos motores derivados de las fases bucal y faríngea de la deglución viajan por los nervios craneales trigémino (V), glosofaríngeo (IX), vago (X) e hipogloso (XII), mientras que los impulsos para la fase esofágica viajan por el nervio vago. Las enfermedades que alteran estos centros cerebrales o sus nervios craneales interrumpen la coordinación de la deglución y predisponen a la persona a alojar los alimentos y líquidos en la tráquea y los bronquios, lo cual conlleva un riesgo de asfixia o de neumonía por aspiración.

El proceso de deglución está constituido por tres fases: bucal o voluntaria, faríngea y esofágica (fig. 36-6). Durante la *fase bucal*, el bolo se acumula en la parte posterior de la boca, de tal forma que la lengua es capaz de levantar el alimento hacia arriba hasta que toca la pared posterior de la faringe (*véase* la fig. 36-6A). En ese momento, inicia la *fase faríngea* de la deglución.[8] El paladar blando se atrae hacia arriba, y los pliegues palatofaríngeos se aproximan de tal manera que el alimento no ingresa hacia la nasofaringe; las cuerdas vocales se juntan y la epiglotis se desplaza para cubrir la laringe (*véase* la fig. 36-6B). La respiración se inhibe y el bolo se mueve hacia atrás para ingresar en el esófago mediante movimientos de constricción realizados por la faringe. Si bien los músculos estriados de la faringe participan en la segunda fase de la deglución, se trata de una fase involuntaria.

La tercera fase de la deglución consiste en la *fase esofágica* (*véase* la fig. 36-6C).[8] Al mismo tiempo que el alimento ingresa en el esófago y distiende sus paredes, se desencadenan los reflejos locales y los del sistema nervioso central (SNC), que activan el peristaltismo.

Existen dos tipos de peristaltismo: primario y secundario. El primario está bajo el control del centro de la deglución en el tronco encefálico y comienza cuando el alimento ingresa en el esófago. El peristaltismo secundario es mediado en parte por fibras de músculo liso del esófago y tiene lugar cuando el peristaltismo primario resulta insuficiente para desplazar el alimento por el esófago. El peristaltismo comienza en el sitio en el que existe distensión y se desplaza en sentido distal. Antes de que la onda peristáltica alcance el estómago, el esfínter esofágico inferior se relaja para permitir que el bolo alimenticio ingrese en el estómago. De manera normal, la presión en el esfínter esofágico inferior es más alta que la del estómago, un factor importante para impedir el reflujo del contenido gástrico. El esfínter esofágico inferior recibe inervación del nervio vago. Al intensificarse la estimulación parasimpática, se incrementa la constricción del esfínter, acción reforzada por la hormona gastrina. Esta última es un estímulo importante para la producción de ácido gástrico. Su actividad en el esfínter esofágico inferior protege la mucosa esofágica cuando las concentraciones de este ácido son altas.

Motilidad gástrica

El estómago sirve como depósito para el almacenamiento de alimentos. Tiene capacidad para expandirse y contraerse en respuesta a la cantidad de alimento o gas que contiene; en algunos casos, puede alojar un volumen de hasta 1-1.5 L.[9] La degradación química de la proteína comienza en el estómago, donde el alimento se convierte en una mezcla de textura cremosa denominada *quimo*.

La motilidad del estómago permite la agitación y la mezcla de los alimentos sólidos y regula el vaciamiento del contenido gástrico, o quimo, en el duodeno. Las contracciones peristálticas para mezclar y agitar comienzan en el área del marcapasos, en la porción media del estómago, y se desplazan hacia el antro. Se presentan con una frecuencia de tres a cinco por minuto, y cada una dura 2-20 s. Al mismo tiempo que la onda peristáltica se aproxima al antro, impulsa el bolo alimenticio hacia el píloro cerrado. La contracción del antro invierte el movimiento del quimo, lo cual hace que las partículas más grandes regresen hacia el cuerpo del estómago, para agitar y amasar el contenido todavía más. Dado que el píloro se mantiene contraído durante la contracción del antro, los contenidos gástricos pasan hacia el duodeno entre una contracción y otra.[1]

El esfínter pilórico impide el flujo retrógrado de los contenidos gástricos y les permite fluir hacia el interior del duodeno a una velocidad proporcional a la capacidad de esta estructura para recibirlos. Esto es importante ya que el reflujo de sales biliares y del contenido duodenal puede dañar la superficie mucosa del antro y provocar úlceras gástricas. De igual forma, la mucosa duodenal puede lesionarse por el flujo rápido de entrada de contenidos gástricos muy ácidos.

Al igual que otras partes del tubo digestivo, el estómago tiene una inervación rica derivada del sistema nervioso entérico y sus conexiones con los sistemas nerviosos simpático y parasimpático. Los axones de los plexos intramurales inervan los músculos lisos y las glándulas del estómago. El nervio vago provee la inervación parasimpática, y la simpática proviene de los ganglios celíacos. El vaciamiento gástrico está regulado por mecanismos hormonales y nerviosos.[8] Se piensa que las hormonas colecistocinina (CCK) y polipéptido insulinotrópico dependiente de glucosa (GIP, *glucose-dependent insulinotropic polypeptide*), también conocido como *péptido inhibidor gástrico*, controlan en parte el vaciamiento gástrico. Se liberan en respuesta al pH, la osmolalidad y la composición de ácidos grasos del **quimo**.[10] En el control nervioso del vaciamiento gástrico participan los circuitos tanto

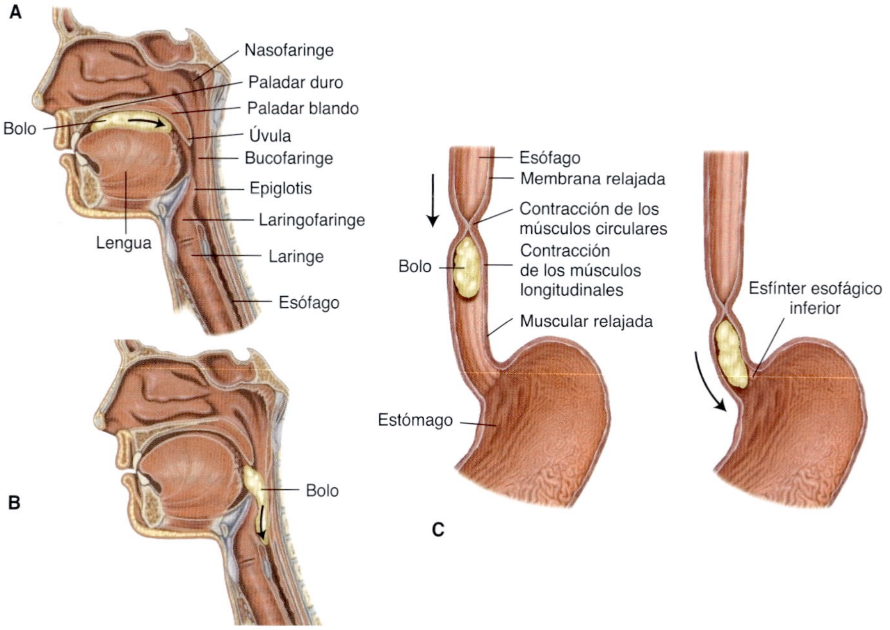

FIGURA 36-6. Etapas del reflejo de deglución. **A.** *Fase bucal o voluntaria*, en la que el bolo se colecta en la parte posterior de la boca, de tal manera que la lengua pueda elevarlo en dirección y hacia dentro de la faringe. **B.** *Fase faríngea*, en la que se impide el movimiento del alimento hacia el interior de las vías respiratorias superiores, al tiempo que la lengua se eleva y se comprime contra el paladar blando para cerrar la epiglotis; el esfínter esofágico superior se relaja y el músculo constrictor superior se contrae para forzar los alimentos hacia el interior del esófago. **C.** *Fase esofágica*, en la cual el peristaltismo desplaza el alimento por el esófago y hacia el interior del estómago.

COMPRENSIÓN → Motilidad intestinal

La motilidad del intestino delgado está organizada para optimizar la digestión y la absorción de los nutrientes, y la propulsión del material no digerido hacia el colon. Los movimientos peristálticos mezclan los alimentos ingeridos con enzimas y secreciones digestivas, y circulan el contenido de los intestinos para facilitar su contacto con la mucosa intestinal. La regulación de la motilidad deriva de la interacción de los impulsos provenientes **1)** del sistema nervioso entérico, **2)** del SNA, a la vez que de la actividad de marcapasos intrínseca y **3)** de las células de músculo liso intestinal.

1

Inervación derivada del sistema nervioso entérico. El sistema digestivo cuenta con su propio sistema nervioso, denominado *sistema nervioso entérico*. Se compone sobre todo por dos plexos: 1) el *plexo mientérico (de Auerbach)* externo, que se ubica entre las capas longitudinal y circular de células de músculo liso, y 2) el *plexo submucoso* (de Meissner) interno, que se encuentra entre las capas mucosa y muscular circular. El plexo mientérico controla de manera primordial los movimientos intestinales a lo largo del intestino, en tanto que el plexo submucoso se encarga sobre todo del control de la función en cada segmento del intestino. También, en el plexo submucoso las fibras aprovechan las señales que se originan del epitelio intestinal para controlar la secreción intestinal y el flujo sanguíneo local.

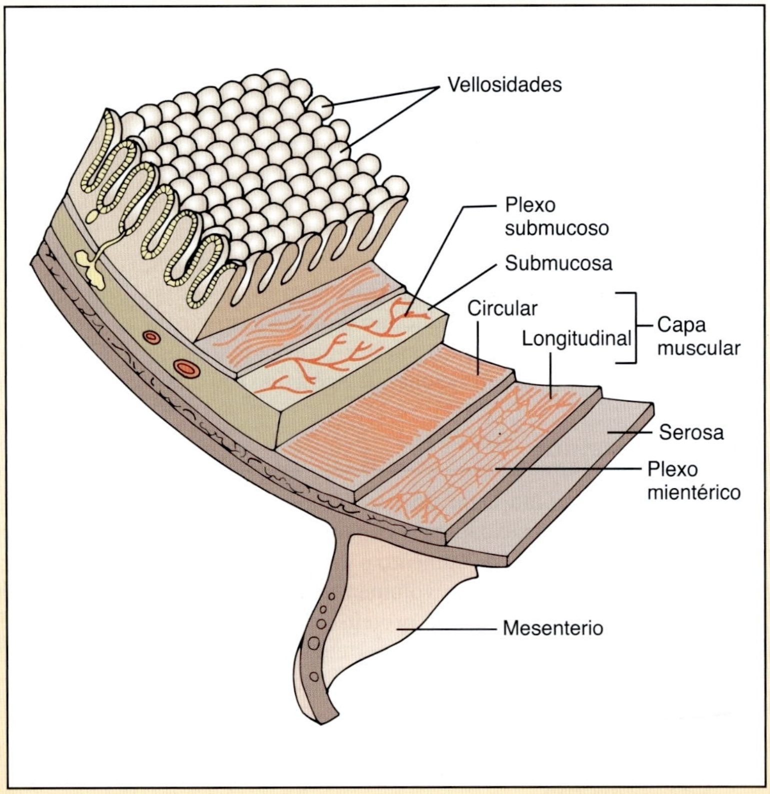

2

Inervación derivada del sistema nervioso autónomo. Además, ramos parasimpáticos y simpáticos del SNA inervan el intestino (fig. 36-5). La *inervación parasimpática* llega de forma predominante a través del nervio vago, mientras que las neuronas posganglionares se ubican de manera primordial en los plexos mientérico y submucoso. La estimulación de estos nervios parasimpáticos produce un aumento general tanto de la motilidad como de la actividad secretora del intestino. La *inervación simpática* deriva de nervios que se distribuyen entre la médula espinal y los ganglios prevertebrales, y entre estos ganglios y el intestino. La estimulación del sistema nervioso simpático es en gran medida inhibidora, por lo cual reduce la motilidad intestinal y la actividad secretora.

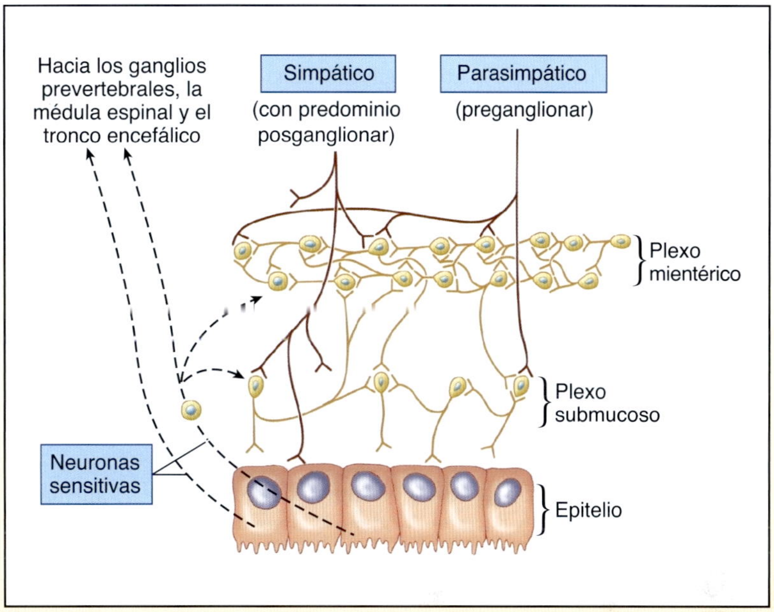

3

Músculo liso intestinal. El músculo liso intestinal cuenta con su propia actividad intrínseca de onda lenta (descrita anteriormente), cuya frecuencia varía entre 12 ondas por minuto en el duodeno y 8-9 por minuto en el íleon. Las ondas lentas no son potenciales de acción y no causan de manera directa la contracción muscular. Debido a que los potenciales de acción se desencadenan en el punto más alto de una onda lenta, la frecuencia de esta onda determina la tasa de contracción del músculo liso.

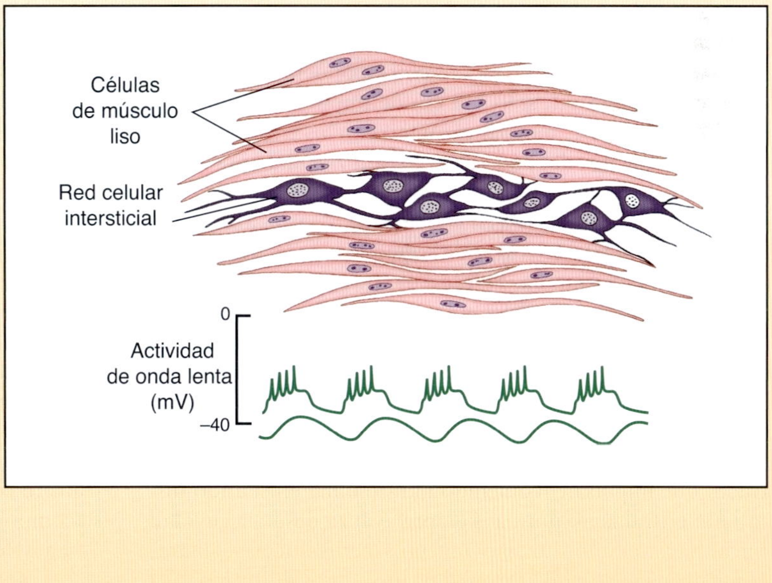

locales como centrales. Las fibras receptoras aferentes hacen sinapsis con las neuronas en el plexo intramural o desencadenan reflejos intrínsecos mediante vías vagales o simpáticas que participan en los reflejos extrínsecos.

Pueden presentarse alteraciones de la motilidad gástrica cuando su velocidad es deficiente o excesiva. Una motilidad demasiado lenta genera retención gástrica, lo cual puede deberse a una obstrucción o a la atonía gástrica. La obstrucción puede derivar de la formación de tejido cicatricial en la zona del píloro después del desarrollo de una úlcera péptica. Otro ejemplo de obstrucción es la *estenosis pilórica hipertrófica*, que puede observarse en lactantes con engrosamiento anómalo de la capa muscular en la región terminal del píloro. Es posible realizar una *miotomía*, una incisión quirúrgica del anillo muscular, para aliviar esa obstrucción. La atonía gástrica puede presentarse como complicación de neuropatías viscerales en la diabetes mellitus. Los procedimientos quirúrgicos que afectan la actividad vagal también pueden inducir atonía gástrica. En el síndrome de vaciamiento rápido (*dumping*) se observa un vaciamiento en extremo rápido; es una complicación de ciertos tipos de cirugías gástricas. Esta anomalía se caracteriza por una expulsión rápida de secreciones gástricas hiperosmolares hacia el duodeno y el yeyuno.[11]

Motilidad del intestino delgado

El intestino delgado es el principal sitio para la digestión y la absorción de los alimentos. Sus movimientos tienen como objetivo la mezcla y la propulsión. Hay dos patrones de contracción en el intestino delgado: ondas de segmentación y movimientos peristálticos. Con las *ondas de segmentación*, las contracciones lentas de la capa circular de músculo ocluyen la luz y conducen los contenidos en sentido distal y proximal (fig. 36-7A). La mayoría de las contracciones que generan ondas de segmentación corresponden a sucesos locales que afectan tan solo 1-4 cm de intestino a la vez. Su función principal es mezclar el quimo con las enzimas digestivas provenientes del páncreas y garantizar una exposición adecuada de todas las partes del quimo a la superficie de la mucosa del intestino, sitio en el que tiene lugar la absorción. La frecuencia de la actividad de segmentación se incrementa después de una comida. Se presume que la promueven los receptores en el estómago y el intestino.

Al contrario de las contracciones de segmentación, los *movimientos peristálticos* son de propulsión rítmica, diseñados para impulsar el quimo a lo largo del intestino delgado y en dirección del colon. Estos tienen lugar cuando se constriñe la capa de músculo liso, con la formación de una banda contráctil que impulsa el contenido intraluminal en sentido distal. El peristaltismo normal siempre avanza desde la cavidad bucal hacia el ano. Los movimientos peristálticos regulares comienzan en el duodeno, cerca de los puntos de entrada del conducto cístico y el conducto hepático principal. Tienen lugar mediante la contracción de la porción proximal del intestino, con relajación secuencial de su porción distal o caudal (fig. 36-7B). Después de que se impulsa el material hasta la unión ileocecal mediante movimientos peristálticos, la distensión del íleon distal genera un reflejo local que relaja el esfínter y permite que el líquido entre a presión en el ciego. Las alteraciones de la motilidad del intestino delgado son

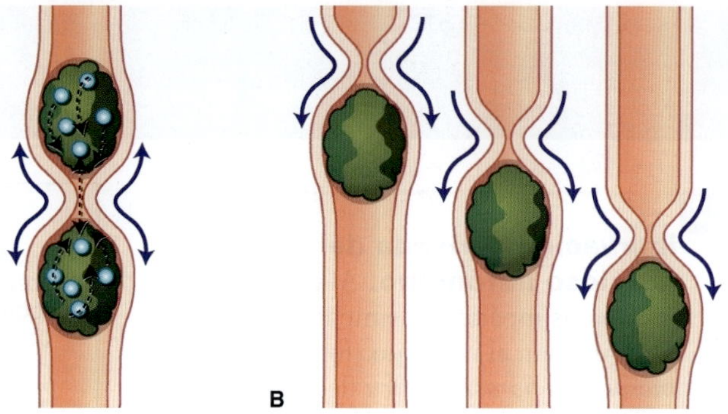

FIGURA 36-7. Dos tipos de movimientos del intestino delgado. **A.** *Ondas de segmentación para mezclar,* en las que las contracciones lentas de la capa de músculo circular ocluyen la luz y desplazan los contenidos hacia adelante y hacia atrás. **B.** *Movimientos peristálticos propulsivos*, en los que las contracciones segmentarias seguidas por la relajación secuencial desplazan el contenido en dirección distal.

frecuentes y es posible usar la auscultación abdominal para valorar la actividad intestinal. Los cambios inflamatorios a menudo incrementan la motilidad. En muchos casos, no queda claro si los cambios en la motilidad surgen por efecto de la inflamación o se deben a las toxinas y los materiales que no se absorben. El avance tardío del quimo en el intestino delgado también puede ser un problema. La interrupción transitoria de la motilidad intestinal ocurre con frecuencia después de una cirugía en el tubo digestivo.

Motilidad colónica y defecación

La función de almacenamiento del colon determina que los movimientos en esta región del intestino sean distintos a los del intestino delgado. Los movimientos en el colon son de dos tipos: los de mezclado segmentario y los de propulsión de masa. Los movimientos de mezclado segmentario se denominan *agitación haustral*, ya que tienen lugar dentro de compartimentos llamados *haustras*.[2] Incluyen el llenado de las haustras y la expulsión de sus contenidos, lo cual garantiza que todas las porciones de la masa fecal se expongan a la superficie intestinal. En los movimientos de propulsión de masa, un segmento grande del colon (≥ 20 cm) se contrae como una unidad y desplaza el contenido fecal en sentido distal. Los movimientos de masa duran alrededor de 30 s, con un período subsiguiente de 2-3 min de relajación, después del cual se presenta otra contracción. Las series de movimientos de masa duran solo 10-30 min y se pueden presentar unas cuantas veces por día. Por lo general, los movimientos de masa dan inicio a la defecación. El tiempo de tránsito colónico normal es de 24-48 h y las heces normales se componen de 75% de agua y 25% de materia sólida.[5]

La defecación es controlada por la acción de dos esfínteres: el esfínter anal interno y el externo (fig. 36-8). El primero consiste en un engrosamiento circular de músculo liso de varios centímetros de longitud que se ubica dentro del ano. El esfínter anal externo, compuesto por músculo estriado voluntario, circunda al esfínter interno. El esfínter externo se encuentra bajo el control de fibras nerviosas del nervio pudendo, que forma parte del sistema nervioso somático, y, por ende, está bajo control voluntario. Los reflejos para la defecación controlan las evacuaciones. Uno de estos es el reflejo

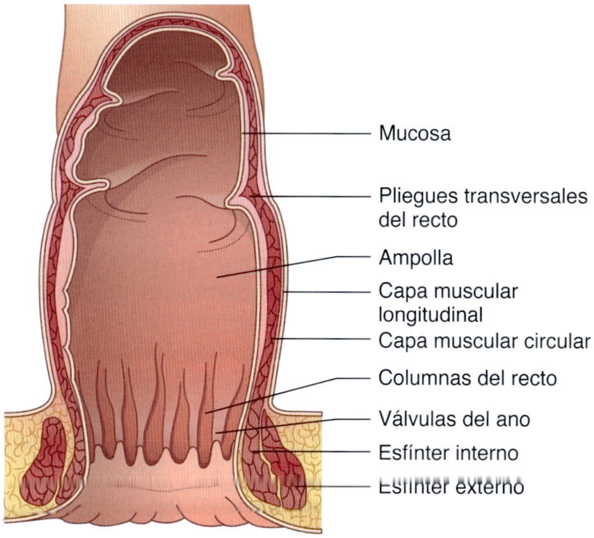

FIGURA 36-8. Interior del recto y el conducto anal.

mientérico intrínseco, mediado por el sistema nervioso entérico local. Da inicio a partir de la distensión de la pared del recto, lo que desencadena ondas peristálticas reflejas que se diseminan por el colon descendente, el colon sigmoides y el recto. Un segundo reflejo para la defecación, el reflejo parasimpático, se integra en el nivel de la médula sacra. Cuando se estimulan las terminales nerviosas en el recto, se transmiten señales, en primer lugar, hacia la médula sacra y, luego, de manera refleja, de vuelta al colon descendente, el colon sigmoides, el recto y el ano por medio de los nervios pélvicos. Estos impulsos incrementan en gran medida los movimientos peristálticos y relajan al esfínter interno.

Para impedir la defecación involuntaria, el esfínter anal externo está bajo el control consciente de la corteza cerebral. Los impulsos eferentes llegan a la médula sacra y señala la distensión en el recto, mensajes que se transmiten hacia la corteza. Si la defecación es inapropiada, la corteza da inicio a impulsos que constriñen el esfínter externo e inhiben la actividad parasimpática eferente. Por lo general, los impulsos aferentes en esta asa refleja se debilitan con facilidad, y la urgencia por defecar cesa con rapidez. En un momento más conveniente, la contracción de los músculos abdominales comprime los contenidos del colon y reinician los impulsos aferentes hacia la médula espinal.

RESUMEN

La motilidad del tubo digestivo impulsa los productos alimenticios y los líquidos por toda su extensión, desde la cavidad bucal hasta el ano. La actividad del músculo liso digestivo se propaga de manera independiente y puede continuar sin recibir impulsos provenientes del sistema nervioso. Sin embargo, una red de neuronas intramurales, que recibe impulsos del SNA y de receptores locales que vigilan la distensión de la pared y la composición química de los contenidos luminales, regula la frecuencia y la fuerza de las contracciones. La inervación parasimpática tiene lugar a través del nervio vago y las fibras nerviosas provenientes de segmentos sacros de la médula espinal. Esta inervación incrementa la motilidad del tubo digestivo. La actividad simpática ocurre mediante impulsos de salida toracolumbares provenientes de la médula espinal, sus ganglios paravertebrales y los ganglios celíaco, mesentérico superior y mesentérico inferior. La estimulación simpática fomenta la función del esfínter y reduce la motilidad al inhibir la actividad de las neuronas del plexo intramural.

Funciones hormonales, secretoras y digestivas

Hormonas digestivas

El tubo digestivo es el órgano endocrino más grande del organismo; sintetiza hormonas que participan en la regulación endocrina y paracrina. La regulación endocrina implica la liberación de una proteína u hormona hacia el torrente sanguíneo a partir de una célula activada. Entonces, esta hormona alcanza a la célula destinataria, la cual responde al liberar otra hormona o sustancia química (p. ej., cuando el ácido gástrico del quimo ingresa en el intestino y estimula la liberación de la secretina). La regulación paracrina es un suceso local. Por ejemplo, tiene lugar cuando una hormona llega a una célula diana con tan solo atravesar una membrana celular.

Las hormonas digestivas también pueden interactuar con el SNC por medio del sistema nervioso entérico y el SNA. Entre las hormonas que sintetiza el tubo digestivo están la gastrina, grelina, secretina, CCK, incretina (péptido similar al glucagón de tipo 1 [GLP-1, *glucagon-like peptide 1*] y GIP).[7] Estas hormonas influyen sobre el apetito, motilidad del tubo digestivo, actividad enzimática, concentraciones de electrólitos y secreción y actividad de hormonas (como la hormona del crecimiento, la insulina y el glucagón). Distintos factores las estimulan, incluidos el pH, la cantidad y el tipo de macronutrientes consumidos, la estimulación nerviosa y la deficiencia o exceso de hormonas. Las acciones de muchas de estas hormonas se sobreponen. Las hormonas del tubo digestivo y sus funciones se resumen en la tabla 36-1.

El estómago es la fuente de dos hormonas digestivas importantes: la gastrina y la grelina. Las células G, que se ubican de forma predominante en el antro del estómago, producen gastrina. La función principal de la *gastrina* es la estimulación de la secreción de ácido gástrico. También tiene un efecto trófico, o inductor de crecimiento, sobre la mucosa del intestino delgado, el colon y el área secretora de ácido del estómago. La *grelina* es otra hormona peptídica que sintetizan y secretan las células oxínticas gástricas. Las concentraciones en sangre de esta hormona tienen una fluctuación circadiana, que se sincroniza con las horas de las comidas, al aumentar de manera preprandial seguida de rápidas reducciones posprandiales. Estas características han colocado a la grelina como un regulador clave para iniciar el acto de comer, ya que estimula una secuencia de acontecimientos para preparar al cuerpo para alimentarse. Todo lo anterior ha llevado a la designación de la grelina como la "hormona del hambre". Sin embargo, hasta la fecha sigue siendo la única hormona periférica conocida con efectos orexígenos a través de un mecanismo mediado de forma central. Además, la grelina contribuye a la regulación del peso corporal al estimular de manera potente la secreción de la hormona de crecimiento de la hipófisis y, con ello, aumentar la adiposidad y reducir el gasto energético. También se ha demostrado que la grelina participa en los procesos de recompensa, estado de ánimo, memoria y aprendizaje, así como la respuesta al estrés, mientras que sus funciones periféricas abarcan la motilidad gástrica, la homeostasis de la glucosa, la función inmunitaria, el gasto cardíaco y la formación ósea.[12]

El intestino es la fuente de las hormonas secretina, CCK e incretina. La *secretina*, secretada por las células S en la mucosa del duodeno y el yeyuno, inhibe la secreción de ácido gástrico. El ingreso del quimo ácido en el intestino estimula la liberación de secretina, que inhibe la liberación de gastrina. La secretina se secreta en respuesta al pH duodenal, que estimula al páncreas para liberar grandes cantidades de líquidos con concentración alta de bicarbonato.[13] La función más importante de la CCK, producida por las células I de la mucosa intestinal, es la estimulación de la secreción de enzimas pancreáticas. Favorece la acción de la secretina al incrementar la respuesta pancreática de bicarbonato a las concentraciones circulantes bajas de secretina, estimula la secreción biliar de líquido y bicarbonato, y regula la contracción de la vesícula biliar y el vaciamiento gástrico. En un estudio reciente, también se demostró que la CCK inhibe el consumo de alimentos y es un mediador importante del apetito y del control del volumen de los alimentos.[14]

En varias hormonas producidas por el intestino se identificó una actividad denominada *efecto de incretina*, lo que significa que incrementan la liberación de insulina después de una carga oral de glucosa. Esto sugiere que factores derivados del intestino pueden estimular la secreción de insulina después de una comida con predominio de hidratos de carbono. Las dos hormonas que generan alrededor del 90% del efecto incretina son el GLP-1, que se libera a partir de las células L en el intestino delgado distal, y la GIP, que secretan las células K en el intestino proximal (sobre todo, el yeyuno). Estas hormonas se han utilizado como potenciales hipoglucemiantes, ya que el incremento de las concentraciones de GLP-1 y GIP puede reducir la cantidad de glucosa en sangre al aumentar la liberación de insulina de manera dependiente de la glucosa (cuando la glucemia es baja, deja de secretarse insulina, lo cual disminuye el riesgo de hipoglucemia). Por otra parte, el GLP-1 puede ejercer otros efectos metabólicos útiles, entre otros, la supresión de la liberación de glucagón, la disminución de la velocidad del vaciamiento gástrico, el incremento de la depuración neta de glucosa y la reducción del apetito y el peso corporal.[15,16]

Secreciones digestivas

A lo largo del tubo digestivo, las glándulas secretoras tienen dos funciones básicas:

1. Producción de moco para lubricar y proteger la capa mucosa de la pared del tubo digestivo.
2. Secreción de líquidos y enzimas para facilitar la digestión y la absorción de nutrientes.

Cada día se secretan al tubo digestivo alrededor de 7000 mL de líquidos (tabla 36-2). Cerca de 100-200 mL de estos líquidos salen del organismo en las heces; el resto se reabsorbe en el intestino delgado y el colon.[8] Estas secreciones se componen sobre todo de agua con concentraciones de sodio y potasio similares a las del líquido extracelular. Debido a que el agua y los electrólitos para las secreciones del tubo digestivo derivan del compartimento de líquido extracelular, la secreción excesiva o las anomalías en la absorción pueden generar un déficit de líquido extracelular.

Las funciones secretoras y digestivas del intestino reciben influencia de factores locales, humorales y nerviosos. El control nervioso de la actividad secretora digestiva es mediado por el SNA. La actividad secretora, al igual que la motilidad, se incrementa con la estimulación parasimpática y se inhibe con la actividad simpática. Muchos de los factores locales, entre otros el pH, la osmolalidad y el quimo, actúan de manera constante como estímulos para los mecanismos nerviosos y humorales.

Secreciones salivales

Las glándulas salivales secretan la saliva. Estas incluyen las parótidas, las submaxilares, las sublinguales y las bucales. La saliva tiene tres funciones. La primera es la protección y la lubricación. La saliva es rica en moco, que protege a la mucosa bucal y recubre los alimentos al momento en el que pasan por la boca, la faringe y el esófago. Las glándulas sublinguales y bucales solo producen secreciones de tipo mucoso. La segunda función de la saliva consiste en una acción antimicrobiana protectora. La saliva limpia la boca y contiene la enzima lisozima, que tiene actividad antibacteriana. En tercer lugar, la saliva posee ptialina y amilasa, las cuales inician la digestión de los almidones de la dieta. El SNA regula de manera primordial las secreciones de las glándulas salivales. La estimulación parasimpática incrementa el flujo y la estimulación simpática lo disminuye. La sequedad bucal que acompaña a la ansiedad confirma los efectos de la actividad simpática sobre las secreciones salivales.

Secreciones gástricas

Las células epiteliales secretoras de moco recubren la superficie luminal y las criptas gástricas y sirven como barrera protectora para la superficie completa del estómago (fig. 36-9). Además, la mucosa gástrica tiene varios tipos más de células que segregan sustancias necesarias para la digestión. Entre ellas se encuentran las células parietales (u oxínticas), las células principales y las células G.

Las células parietales y las principales se ubican en la zona proximal, que constituye el 80% del estómago (cuerpo y fondo), y se sitúan en las bases de las criptas gástricas (*véase* la fig. 36-9). En el estómago, existen alrededor de 1000 millones de células parietales que secretan ácido clorhídrico (HCl) y factor intrínseco. Las dos funciones primordiales del ácido gástrico son la degradación química y la desinfección del alimento ingerido. El factor intrínseco es necesario para la absorción de la vitamina B_{12}.[1] Las células principales secretan pepsinógeno, que rápidamente se convierte en pepsina

TABLA 36-1 Hormonas digestivas específicas y sus actividades

Hormona	Sitio de secreción	Estímulo para la secreción	Actividad
Colecistocinina	Duodeno, yeyuno	Productos de la digestión de proteínas y de ácidos grasos de cadena larga	Estimula la contracción de la vesícula biliar y la secreción de enzimas pancreáticas, reduce la velocidad del vaciamiento gástrico, inhibe el consumo de alimentos.
Gastrina	Antro gástrico, duodeno	Estimulación vagal, adrenalina, aminoácidos neutrales, alimentos con calcio (como la leche), alcohol Inhibición de la secreción por el contenido ácido del antro gástrico (pH < 2.5)	Estimula la secreción de ácido gástrico y pepsinógeno, incrementa el flujo sanguíneo gástrico, estimula las contracciones del músculo liso gástrico y el crecimiento de las células de la mucosa gástrica intestinal.
Grelina	Fondo gástrico	Nutricional (ayuno) y hormonal (disminución en las concentraciones de la hormona del crecimiento)	Estimula la secreción de hormona del crecimiento; actúa como una señal estimulante del apetito a partir del estómago, cuando se requiere un aumento de la eficacia metabólica
Péptido similar al glucagón de tipo 1	Segmentos distales del intestino delgado	Alimento rico en hidratos de carbono	Aumenta la liberación de insulina; suprime la liberación de glucagón; reduce la velocidad del vaciamiento gástrico; disminuye el apetito y el peso corporal.
Polipéptido insulinotrópico dependiente de glucosa	Intestino delgado, en particular yeyuno	Alimento rico en hidratos de carbono	Incrementa la liberación de insulina.
Secretina	Duodeno	pH ácido o quimo que ingresa al duodeno (pH < 3.0)	

al exponerse al pH bajo de los jugos gástricos. La pepsina es la enzima que inicia la proteólisis o la degradación de las proteínas. El antro ocupa el 20% distal del estómago. Esta área contiene a las células G, las cuales secretan gastrina.[1]

En conjunto, las células epiteliales, parietales, principales y G ubicadas en la mucosa gástrica producen y secretan alrededor de 20 mEq de HCl en varios cientos de mililitros de secreciones gástricas (o jugos gástricos) cada hora.

Secreción de ácido gástrico

El mecanismo celular para la secreción de HCl de las células parietales del estómago implica al transportador hidrógeno (H^+)/potasio (K^+) adenosina-trifosfatasa (ATPasa) y a los canales de cloruro (Cl^-), que se ubican en su membrana luminal (fig. 36-10).[1] Durante el proceso de secreción de HCl, el dióxido de carbono (CO_2) que se genera mediante metabolismo anaeróbico se combina con el agua (H_2O), reacción que cataliza la anhidrasa carbónica para obtener ácido carbónico (H_2CO_3), el cual se disocia en H^+ y bicarbonato (HCO_3^-). El H^+ se segrega junto con el Cl^- hacia el interior del estómago, y el $HCO3^-$ se desplaza hacia fuera de la célula y hacia la sangre a partir de la membrana basolateral. El HCO_3^- que se absorbe hace posible la marea alcalina (incremento del pH) que tiene lugar después de una comida (somnolencia posprandial). En la cara luminal de la membrana, el H^+ se secreta hacia el estómago por la acción del transportador H^+/K^+-ATPasa (también conocido como *bomba de protones*). El cloruro sigue al H^+ hacia el interior del estómago al difundirse por medio de los canales de Cl^- hacia la membrana luminal.

Tres sustancias estimulan la secreción del HCl a partir de las células parietales: acetilcolina, gastrina e histamina. Si bien cada una de ellas se une a distintos receptores en la célula parietal y tiene un mecanismo de acción distinto, todas actúan para estimular un incremento de la secreción de H^+ por medio del transportador H^+/K^+-ATPasa. La acetilcolina se libera a partir de las fibras vagales que inervan el estómago y se une a los receptores de acetilcolina en las células parietales. La gastrina se secreta a partir de las células G en el antro gástrico y llega a las células parietales mediante la circulación. Se une a los receptores de colecistocinina de tipo 2 (CCK2) en las células parietales.[8] La histamina se libera a partir de células endocrinas especiales ubicadas en la mucosa gástrica y se difunde hacia las células parietales cercanas, donde se une a los receptores de histamina tipo 2 (H_2).

TABLA 36-2 Secreciones del sistema digestivo

Secreciones	Volumen diario (mL)
Salivales	1200
Gástricas	2000
Pancreáticas	1200
Biliares	700
Intestinales	2000
Total	**7100**

Barrera mucosa

Una de las características importantes de la mucosa gástrica es su resistencia a las secreciones tan ácidas que produce. A diferencia de los factores estimuladores del ácido que se analizaron antes, la prostaglandina E_2 (después de unirse a su receptor) inhibe la secreción de ácido y estimula la producción de moco. Así, es un factor estratégico para la preservación de la barrera mucosa gástrica.[13]

Sin embargo, cuando el ácido acetilsalicílico, los antiinflamatorios no esteroides (AINE), *Helicobacter pylori*, el

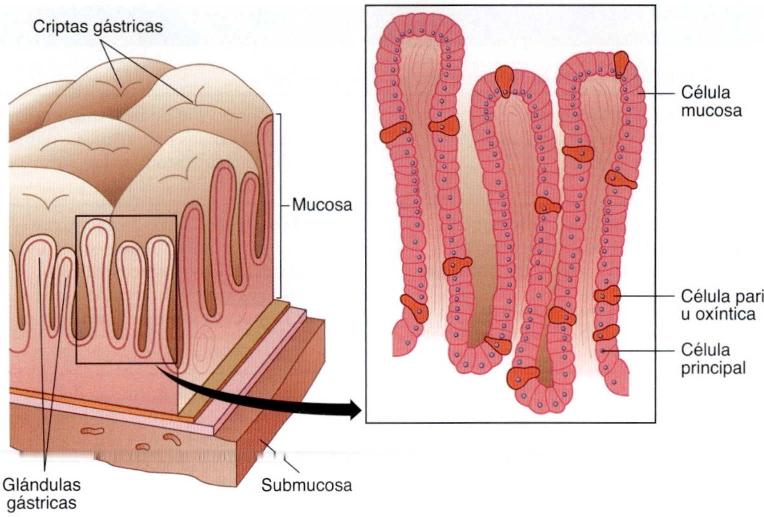

FIGURA 36-9. Cripta gástrica del cuerpo del estómago.

alcohol etílico o las sales biliares dañan la mucosa gástrica, esta barrera pierde su integridad y los iones de hidrógeno se desplazan hacia el interior del tejido. Al mismo tiempo que estos iones se acumulan en las células de la mucosa, el pH intracelular disminuye, las reacciones enzimáticas se alteran y las estructuras celulares se destruyen. Esto genera isquemia local, estasis vascular, hipoxia y necrosis tisular. La superficie mucosa es una protección adicional que deriva de las prostaglandinas. Sin embargo, el ácido acetilsalicílico y los AINE bloquean la síntesis de estas sustancias mediante la inhibición de la ciclooxigenasa (COX), por lo que estos medicamentos también se conocen como *inhibidores de la COX*, que de igual forma afectan la integridad de la superficie mucosa.

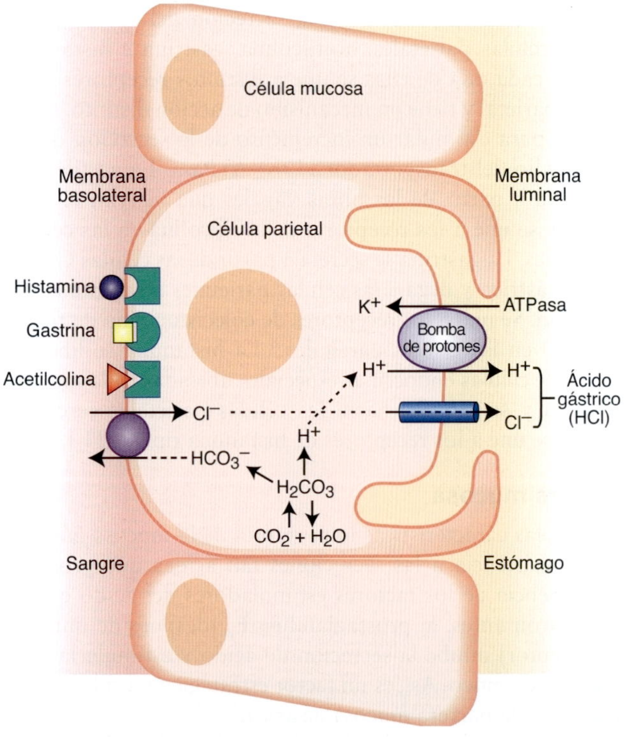

FIGURA 36-10. Mecanismo de secreción del ácido gástrico a partir de las células parietales del estómago.

Secreciones intestinales

El intestino delgado secreta jugos digestivos y recibe secreciones del hígado y el páncreas. Un conjunto extenso de glándulas productoras de moco, denominadas *glándulas de Brunner*, se concentra en el sitio en el que el contenido del estómago y las secreciones hepáticas y pancreáticas ingresan en el duodeno. Estas glándulas secretan grandes cantidades de moco alcalino que protegen al duodeno del contenido ácido del quimo gástrico y de la acción de las enzimas digestivas. La actividad de las glándulas de Brunner recibe influencia intensa de la actividad del SNA. Por ejemplo, la estimulación simpática genera una disminución marcada de la producción de moco, lo que deja a esta área más susceptible a la irritación. Como consecuencia, las úlceras son cuatro veces más frecuentes en el duodeno que en el estómago.[17]

Además del moco, la mucosa intestinal produce otros dos tipos de secreciones. El primero es un líquido seroso (pH de 6.5-7.5) que secretan células especializadas (las criptas de Lieberkühn) en la capa mucosa del intestino. Este líquido, que se produce a una velocidad de 2 000 mL/día, actúa como un vehículo para la absorción.[1] El segundo tipo de secreción consiste en enzimas de superficie, que facilitan la absorción. Estas son las peptidasas, que separan aminoácidos, y las polisacaridasas, que escinden los azúcares.

El intestino grueso solo suele secretar moco. La actividad del SNA influye de manera intensa sobre la producción de moco en el intestino, al igual que en otras regiones del tubo digestivo. Durante la estimulación parasimpática intensa, la secreción de moco puede aumentar hasta el punto en el que las heces contengan grandes cantidades de moco visible. Por lo regular, el intestino no secreta agua o electrólitos, pero estas sustancias se pierden en grandes cantidades cuando este se irrita o inflama.

Microbiota intestinal

El intestino es el hábitat natural de una comunidad bacteriana grande y diversa a la que se le denomina *microbiota intestinal*. Esta tiene como funciones principales llevar a cabo las actividades metabólicas que ahorran energía y recuperan nutrientes absorbibles, generar efectos tróficos sobre las células del epitelio intestinal y proteger al hospedero colonizado frente a la invasión de microorganismos patógenos.

El estómago y el intestino delgado contienen pocas especies de bacterias. Lo anterior puede deberse a la composición del contenido luminal (p. ej., ácidos, bilis, secreciones pancreáticas), que elimina la mayoría de los microorganismos ingeridos, y a los movimientos de propulsión de la región, que impiden su colonización. Por su parte, el intestino grueso mantiene un ecosistema microbiano grande y complejo. Se ha calculado que cada persona tiene entre 300 y 500 especies distintas de bacterias intestinales; entre ellas, las anaerobias rebasan en número a las aerobias por un alto porcentaje.

La colonización del tubo digestivo comienza poco después del nacimiento y resulta afectada por el paso por el canal del parto y el tipo de dieta (leche materna o fórmula) que recibe el neonato. Otros factores ambientales, como el cuidado neonatal, el estrés, el pH y el estado inmunitario, también pueden afectar la microbiota en el recién nacido.

La función metabólica principal de la microbiota colónica es la fermentación de los residuos indigeribles de la dieta y del moco endógeno que producen las células epiteliales. La diversidad genética de los microorganismos en el intestino contribuye con varias enzimas y vías bioquímicas que difieren de las del hospedero. La fermentación de hidratos de carbono no digeribles, como almidones resistentes, celulosa, pectinas y azúcares no absorbidos, constituye una fuente importante de energía en el colon.

Los microorganismos colónicos también desempeñan una función en la síntesis de vitaminas y en la absorción de calcio, magnesio y hierro. La microbiota colónica, por ejemplo, sintetiza vitamina K. El neonato no sintetiza una cantidad suficiente de esta última durante más o menos la primera semana de vida, hasta que se establece la microbiota bacteriana colónica normal.

La microbiota residente del intestino también aporta una línea crucial de resistencia frente a la colonización por microbios exógenos. Por ende, desempeña un papel protector importante frente a la invasión de los tejidos por los agentes patógenos. La resistencia a la colonización también aplica a las bacterias oportunistas que se encuentran en el intestino, pero cuyo crecimiento es limitado. La administración de antibióticos de amplio espectro puede alterar el equilibrio microbiano y permitir el crecimiento excesivo de especies con potencial patógeno, como *Clostridium difficile*.[18]

RESUMEN

Las secreciones del tubo digestivo incluyen la saliva, los jugos gástricos, la bilis y las secreciones pancreáticas e intestinales. Cada día se secretan más de 7000 mL de líquido hacia el interior del tubo digestivo. Excepto por 50-200 mL, todo este volumen se reabsorbe. El agua, que deriva del compartimento del líquido extracelular, es el componente más importante de las secreciones del tubo digestivo. Los mecanismos nerviosos, humorales y locales contribuyen al control de estas secreciones. El sistema nervioso parasimpático incrementa la secreción, mientras que la actividad simpática ejerce un efecto inhibidor. Además de secretar líquidos que contienen enzimas digestivas, el tubo digestivo sintetiza y libera hormonas, como gastrina, grelina, secretina, CCK e incretina (GLP-1 y GIP), que influyen sobre el apetito, la motilidad del tubo digestivo, la actividad enzimática y las secreciones, al igual que en la actividad de hormonas como la del crecimiento, la insulina y el glucagón.

Asimismo, el intestino es el hábitat natural de una comunidad bacteriana grande y diversa. Las funciones principales de la microbiota intestinal incluyen actividades metabólicas que rescatan energía y nutrientes absorbibles, generan efectos tróficos sobre las células epiteliales intestinales y protegen al hospedero colonizado frente a la invasión de microorganismos patógenos.

Digestión y absorción

La digestión es el proceso de desintegración de los alimentos para obtener sus partes constitutivas. Para la digestión, se requiere hidrólisis, escisión enzimática y emulsificación de grasas. La *hidrólisis* es la degradación de un compuesto en la que interviene una reacción química con agua. La importancia de la hidrólisis para la digestión se hace evidente por la cantidad de agua (7-8 L) que se secreta a diario hacia el interior del tubo digestivo.[7] La mucosa intestinal es impermeable a la mayoría de las moléculas grandes. De esta manera, casi todas las proteínas, los lípidos y los hidratos de carbono deben degradarse en partículas más pequeñas antes de poder absorberse. Aunque en el estómago comienza cierto grado de digestión de hidratos de carbono y proteínas, el proceso tiene lugar de manera primordial en el intestino delgado. La degradación de los lípidos para obtener ácidos grasos libres y monoglicéridos ocurre en su totalidad en el intestino delgado.[7] El hígado, con su producción de bilis, y el páncreas, que aporta diversas enzimas digestivas, desempeñan funciones importantes en la digestión.

La absorción es un proceso que consiste en desplazar los nutrientes y otros materiales desde el ambiente externo en la luz del tubo digestivo hasta el interno. La absorción se logra mediante transporte activo y difusión. La función de absorción del intestino grueso se concentra de manera primordial en la reabsorción de agua. Distintas sustancias requieren un transportador específico o un sistema de transporte. Por ejemplo, la vitamina B_{12} no se absorbe en ausencia del factor intrínseco, el cual es secretado por las células parietales del estómago. El trasporte de los aminoácidos y la glucosa tiene lugar sobre todo en presencia de sodio. El agua se absorbe de forma pasiva, al seguir un gradiente osmótico.

La característica distintiva del intestino delgado es su gran área de superficie, que en el adulto se calcula cercana a 250 m^2. Las características anatómicas que contribuyen a esta gran área de superficie son los pliegues circulares, que se extienden hacia la luz del intestino, y las vellosidades. Estas

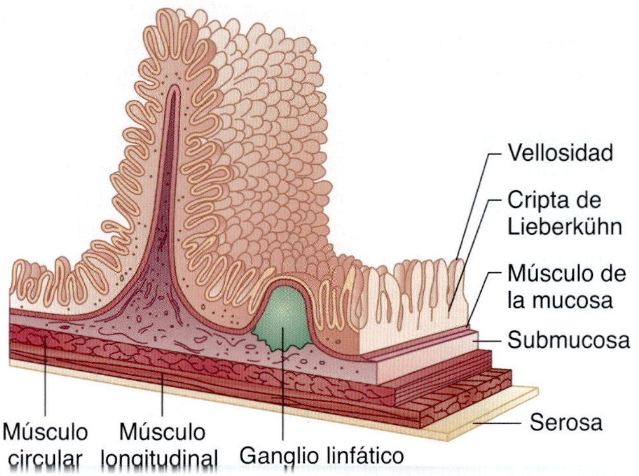

FIGURA 36-11. Mucosa del intestino delgado. Obsérvense las numerosas vellosidades en un pliegue circular.

son proyecciones de la mucosa similares a dedos, de las cuales pueden contarse hasta 25 000 y que recubren todo el intestino delgado (fig. 36-11). Cada vellosidad se encuentra dotada con una arteria, una vena y un vaso linfático (vaso quilífero), que llevan la sangre hasta la superficie del intestino y transportan los nutrientes y otros materiales hacia la sangre desde la luz del intestino (fig. 36-12). Los lípidos dependen en gran medida de los linfáticos para su absorción.

Cada vellosidad se encuentra cubierta por células denominadas *enterocitos*, que contribuyen a las funciones de absorción y digestión del intestino delgado, así como por células caliciales, que aportan moco. Las criptas de Lieberkühn son estructuras glandulares que se abren al interior de los espacios ubicados entre las vellosidades. Los enterocitos tienen un promedio de vida que varía entre 3 y 5 días.[4] Se piensa que las células de restitución se diferencian a partir de células progenitoras ubicadas en el área de las criptas. Los enterocitos en maduración migran hacia la parte superior de la vellosidad y, al final, se exfolian a partir de la punta.

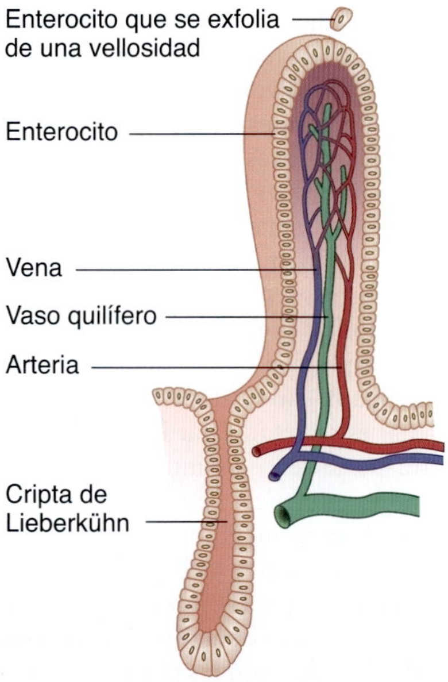

FIGURA 36-12. Vellosidad aislada del intestino delgado.

Los enterocitos secretan enzimas que facilitan la digestión de los hidratos de carbono y las proteínas. Se denominan *enzimas del borde en cepillo* porque se adhieren al borde de las estructuras de la vellosidad. De esta manera, tienen acceso a los hidratos de carbono y las moléculas de proteínas, al tiempo que entran en contacto con la superficie de absorción del intestino. Este mecanismo de secreción coloca a las enzimas en el sitio en el que se les requiere, y elimina la necesidad de sintetizar enzimas suficientes para mezclarlas con todo el contenido que ocupa la luz del intestino delgado. Las moléculas digeridas se difunden a través de la membrana o se transportan por medios activos a través de la superficie mucosa para ingresar en la sangre o, en el caso de los ácidos grasos, hacia el vaso quilífero. Entonces, estas moléculas se transportan por la vena porta o los linfáticos hasta la circulación sistémica.

Absorción de hidratos de carbono

Los hidratos de carbono deben degradarse en monosacáridos, o azúcares simples, antes de poder absorberse en el intestino delgado. El consumo promedio diario de hidratos de carbono en la dieta estadounidense varía de 350 a 400 g. El almidón constituye hasta alrededor del 60% de este total; la sacarosa (azúcar de mesa), el 30%; la lactosa (azúcar de la leche), el 10%, y la maltosa, menos del 1%.[19]

La digestión del almidón comienza en la boca, con la actividad de la amilasa. Las secreciones pancreáticas también contienen una amilasa. Esta enzima degrada el almidón en varios disacáridos, entre otros, maltosa, isomaltosa y α-dextrinas. Las enzimas del borde en cepillo convierten a los disacáridos en monosacáridos, los cuales pueden absorberse (tabla 36-3). La sacarosa da origen a glucosa y fructosa, la lactosa se convierte en glucosa y galactosa, y la maltosa se transforma en dos moléculas de glucosa. Cuando los disacáridos no se degradan en monosacáridos, no pueden absorberse, pero se conservan como partículas con actividad osmótica en el contenido del sistema digestivo, lo que genera diarrea. Las personas con insuficiencia de lactasa, la enzima que degrada la lactosa, experimentan diarrea cuando beben leche o consumen productos lácteos.[7]

La fructosa se transporta a través de la mucosa intestinal mediante difusión facilitada, que no requiere gasto energético. La glucosa y la galactosa se mueven de la luz intestinal hacia el interior de las células intestinales por medio de un cotransportador sodio-glucosa (SGLT-1, *sodium-glucose cotransporter 1*) contra un gradiente químico. La energía para este paso no deriva de forma directa del trifosfato de adenosina (ATP, *adenosine triphosphate*; fig. 36-13), sino del gradiente de sodio que genera la bomba Na^+/K^+-ATPasa que se ubica en la cara basolateral de la membrana. La glucosa y la galactosa se transportan a partir de la célula hacia la sangre a través de la membrana basolateral, mediante difusión facilitada, que usa la proteína transportadora de la glucosa de tipo 2 (GLUT-2, *glucose transporter-2*). La obtención de agua a partir del intestino se asocia con la absorción de partículas con actividad osmótica, como la glucosa y el sodio.[3] De esto se desprende la importancia de incluir ambas moléculas en los líquidos que se consumen para facilitar el transporte de agua a través del intestino (y para disminuir la diarrea) después de la pérdida temporal de la función intestinal.

TABLA 36-3 Enzimas utilizadas para la digestión de los hidratos de carbono

Hidratos de carbono de la dieta	Enzima	Monosacáridos obtenidos
Lactosa	Lactasa	Glucosa y galactosa
Sacarosa	Sacarasa	Fructosa y glucosa
Almidón	Amilasa	Maltosa, maltotriosa y α-dextrinas
Maltosa y maltotriosa	Maltasa	Glucosa y glucosa
α-dextrinas	α-dextrinasa	Glucosa y glucosa

Absorción de lípidos

El adulto promedio que consume una dieta occidental ingiere alrededor de 120-140 g de grasa por día, de manera particular triglicéridos. El primer paso en la digestión de los lípidos es la degradación de los glóbulos grandes de grasa de la dieta en elementos de menor tamaño, de forma que las enzimas digestivas solubles en agua puedan actuar sobre las moléculas de la superficie. Este proceso, denominado *emulsificación*, comienza en el estómago, con la agitación de los glóbulos, y continúa en el duodeno bajo la influencia de la bilis proveniente del hígado (fig. 36-14). La emulsificación incrementa las moléculas de triglicéridos que se exponen a la lipasa pancreática, la cual las escinde en ácidos grasos libres y monoglicéridos. Las sales biliares desempeñan un papel adicional al formar micelas que transportan estas sustancias hasta la superficie de las vellosidades intestinales. Ahí, se les lleva al interior de las células epiteliales y se usan para sintetizar triglicéridos nuevos. Se forman triglicéridos solubles en agua, denominados *quilomicrones*, que luego se liberan al interior del sistema linfático.[3] Algunos cuantos ácidos grasos de cadena corta y media pasan de manera directa a la sangre del sistema porta en vez de convertirse en triglicéridos y ser absorbidos por medio de los linfáticos.

La grasa que no se absorbe en el intestino se excreta en las heces. La *esteatorrea* es el término que se utiliza para describir las heces grasosas. Los estudios de laboratorio incluyen la medición de la grasa de una muestra de heces reunida durante 72 h, después de indicar a la persona que consuma 50-150 g de grasa por día en ese período. Más de 6 g de grasa por 24 h revela una absorción deficiente.[20]

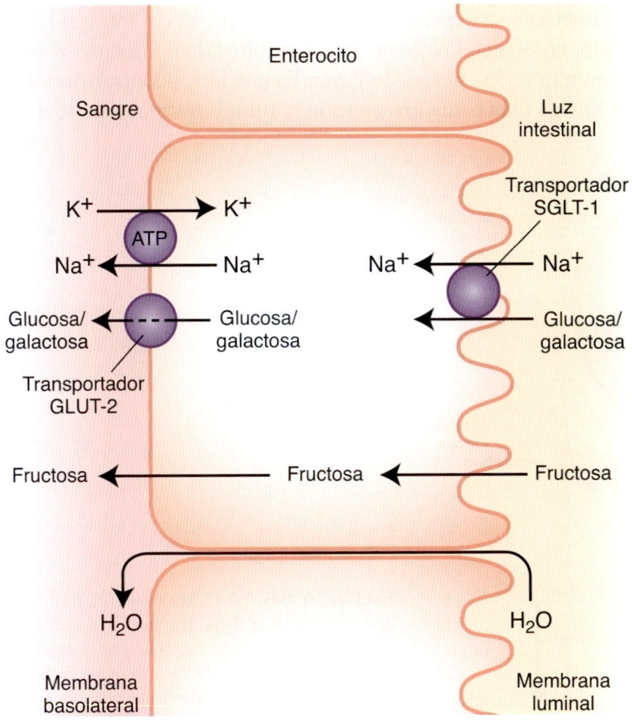

FIGURA 36-13. Transporte intestinal de glucosa, galactosa y fructosa. La glucosa y la galactosa se transportan a través de la membrana apical por medio del cotransportador sodio-glucosa (SGLT-1). La glucosa se desplaza hacia afuera de la célula intestinal y pasa a la sangre mediante la proteína transportadora de glucosa de tipo 2 (GLUT-2). El sodio se transporta hacia afuera de la célula por medio de la bomba Na^+/K^+-ATPasa. Esto genera el gradiente que se requiere para operar el sistema de transporte. La fructosa se transporta de manera pasiva a través de las membranas apical y basolateral del enterocito.

Absorción de proteínas

La digestión de las proteínas comienza en el estómago con la actividad de la pepsina. En respuesta a una comida y al pH ácido, las células principales segregan pepsinógeno, la enzima precursora de la pepsina. Esta última se inactiva cuando ingresa en el intestino por efecto del pH alcalino.

Las proteínas se degradan en mayor medida por la acción de las enzimas pancreáticas, como la tripsina, quimiotripsina, carboxipeptidasa y elastasa. Como en el caso de la pepsina, las enzimas pancreáticas se secretan como moléculas precursoras. Una enzima que se encuentra en el borde en cepillo de los enterocitos duodenales activa al tripsinógeno, que carece de actividad enzimática. Una vez activada la tripsina, las moléculas de tripsinógeno adicionales y otras enzimas proteolíticas pancreáticas precursoras también inician su actividad. Entonces, los aminoácidos se liberan sobre la superficie mucosa del intestino por la acción de las enzimas del borde en cepillo, las cuales degradan a las proteínas para obtener péptidos constituidos por uno, dos o tres aminoácidos. De manera similar a la glucosa, muchos aminoácidos se transportan a través de la mucosa en un proceso vinculado con el sodio que usa ATP como fuente de energía. Los procesos de difusión facilitada que no requieren sodio permiten la absorción de algunos aminoácidos.[3]

RESUMEN

La digestión y la absorción de los alimentos tienen lugar sobre todo en el intestino delgado. La digestión es el proceso de desintegración de los alimentos para obtener sus partes constitutivas. Para la digestión se requiere la hidrólisis, degradación enzimática y emulsificación de grasas. Las proteínas, lípidos, hidratos de carbono y otros componentes de la dieta se degradan en moléculas que pueden transportarse desde la luz intestinal hasta los líquidos corporales. La absorción es el proceso de desplazamiento de los nutrientes y otros materiales desde el ambiente externo del tubo digestivo hasta el interno. Las enzimas del borde en cepillo degradan los hidratos de carbono en monosacáridos que pueden transportarse a través del intestino hasta alcanzar el torrente sanguíneo. La digestión de las proteínas inicia en el estómago con la acción de la pepsina y se facilita en mayor medida en el intestino debido a las enzimas pancreáticas, como la tripsina, quimiotripsina, carboxipeptidasa y elastasa. Las enzimas que degradan proteínas se liberan en forma de proenzimas, que se activan en el tubo digestivo. La absorción de la glucosa y los aminoácidos se facilita por un sistema de transporte que depende del sodio. Los lípidos en la dieta se degradan por la acción de la lipasa pancreática para obtener triglicéridos que contienen ácidos grasos de cadena media y larga. Las sales biliares forman micelas que transportan estas sustancias hasta la superficie de las vellosidades intestinales, donde se absorben.

Inmunidad digestiva

El sistema digestivo desempeña una función central en la homeostasis del sistema inmunitario.[21] Es la principal vía de contacto con el entorno y se sobrecarga todos los días con estímulos externos. A veces, estos estímulos son peligrosos, como agentes patógenos (bacterias, protozoos, hongos, virus) o sustancias tóxicas, y, en otros casos, muy útiles (p. ej., alimentos o microbiota comensal). El papel crucial del sistema digestivo se puede corroborar por la enorme cantidad de células inmunitarias que residen en su interior.[22]

Barrera inmunitaria

El área de superficie del tubo digestivo se estima en alrededor de 32 m^2 o casi la mitad de una cancha de bádminton.[23] Con un área de exposición tan grande, la función de estos componentes inmunitarios es evitar que los agentes patógenos entren en los sistemas circulatorios sanguíneo y linfático.[24] Los componentes fundamentales de esta protección son proporcionados por la barrera de la mucosa intestinal, que está constituida por elementos físicos, bioquímicos e inmunitarios elaborados por la mucosa intestinal.[25] El pH bajo (que varía de 1 a 4) del estómago es letal para muchos microorganismos que ingresan en él.[26] De manera similar, el moco (que contiene anticuerpos IgA) neutraliza gran cantidad de microorganismos patógenos.[27]

El tejido linfoide asociado con el intestino (GALT, *gut--associated lymphoid tissue*) es un componente del tejido linfoide asociado con la mucosa (MALT, *mucosa-associated lymphoid tissue*), que actúa en el sistema inmunitario para proteger al cuerpo de la invasión en el intestino.[28] El GALT se encuentra en todo el intestino, cubre un área de alrededor de 260-300 m^2,[23] y consiste en folículos linfoides aislados o agregados que forman las placas de Peyer.[29] El número de linfocitos en el GALT es casi equivalente al del bazo y, según su ubicación, estas células se distribuyen en tres poblaciones básicas.

Placas de Peyer

Las *placas de Peyer* son folículos linfáticos, similares en muchos aspectos a los ganglios linfáticos, que se encuentran en la mucosa y se extienden hacia la submucosa del intestino delgado, en especial el íleon. En los adultos, los linfocitos B predominan en las placas de Peyer. Es posible encontrar nódulos linfáticos más pequeños en todo el tubo intestinal (fig. 36-15).

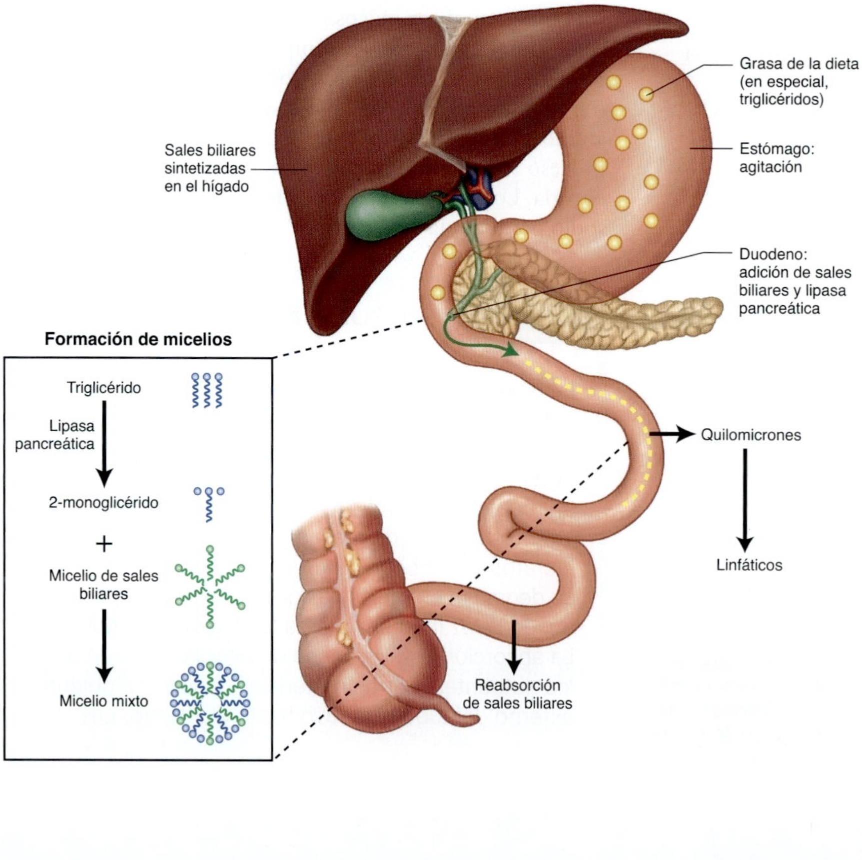

FIGURA 36-14. Mecanismos de absorción de las grasas de la dieta. Durante la digestión, la agitación del estómago y la bilis proveniente del hígado degradan los glóbulos grandes de grasa para formar elementos más pequeños que faciliten la acción de la lipasa pancreática a fin de escindir los triglicéridos para obtener ácidos grasos libres y monoglicéridos (glicerol con una cadena de ácido graso unida). Las sales biliares también facilitan la formación de micelios que transportan a los monoglicéridos y los ácidos grasos libres hacia la mucosa intestinal, donde se absorben y convierten en quilomicrones para transportarse en los vasos linfáticos.

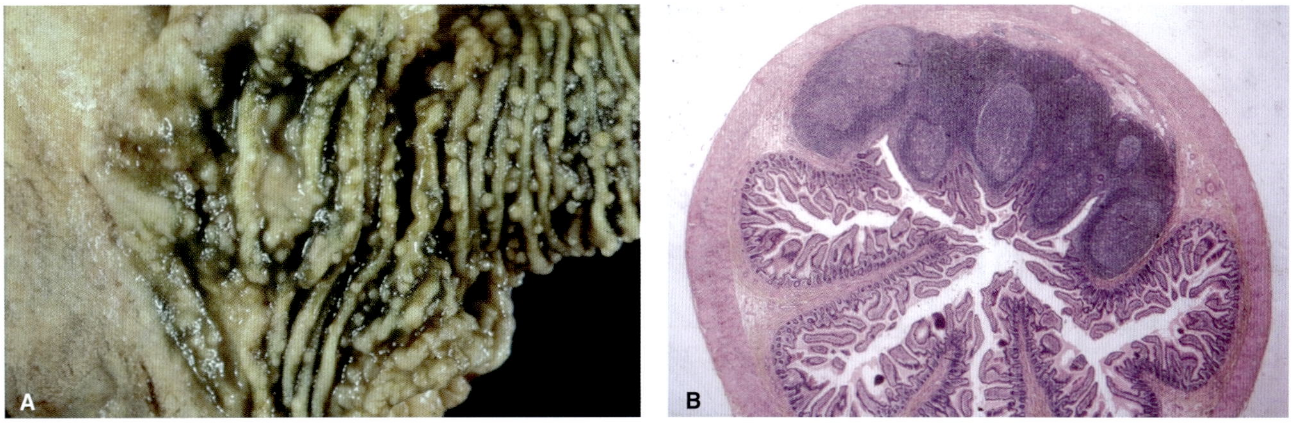

FIGURA 36-15. **A.** Las placas de Peyer son en particular prominentes en el íleon terminal; constituyen pequeños montículos de mucosa en forma de cúpula. **B.** Las placas de Peyer se componen de tejido linfático, a menudo con centros germinales prominentes, que desplazan la estructura epitelial. Tomada de: Strayer D. S., Rubin E. (2015). *Rubin's pathology: Clinicopathologic foundations of medicine* (7th ed.). Philadelphia: Wolters Kluwer (Fig. 19-38, p. 778).

Linfocitos de la lámina propia

La lámina propia es una capa delgada de tejido conjuntivo que forma parte de los revestimientos húmedos conocidos como *membranas mucosas* o *mucosa*. La lámina propia intestinal normal contiene linfocitos B y T, así como numerosas células inmunitarias innatas, incluidas las dendríticas, macrófagos, eosinófilos y mastocitos. Las células plasmáticas productoras de inmunoglobulinas A (IgA) predominan a lo largo del intestino.[30]

Linfocitos intraepiteliales

Los intraepiteliales son linfocitos que se ubican en los espacios basolaterales entre las células epiteliales luminales, debajo de las uniones estrechas. A diferencia de otros linfocitos T, los linfocitos intraepiteliales no necesitan sensibilización. Cuando se encuentran con los antígenos, liberan citocinas de inmediato y causan la muerte de las células destinatarias infectadas.[31]

Células de los micropliegues

Otro componente importante del sistema inmunitario digestivo es la célula M o de los micropliegues. Las células M son un tipo celular específico en el epitelio intestinal sobre los folículos linfáticos, las cuales endocitan una variedad de proteínas y antígenos peptídicos. A diferencia de sus células vecinas, las células M tienen la capacidad única de captar antígenos de la luz del intestino delgado a través de la endocitosis, fagocitosis o transcitosis y transportarlos al tejido subyacente, donde los recogen las células locales presentadoras de antígeno (CPA), como las células dendríticas, los linfocitos B y los macrófagos.[32]

Células presentadoras de antígenos

Las CPA, como las células dendríticas y los macrófagos, que reciben antígenos de las células M, las presentan a los linfocitos T en el GALT, lo cual, al final, lleva a la aparición de células plasmáticas secretoras de IgA en la mucosa. Estos anticuerpos se liberan en la mucosa intestinal, las glándulas salivales y los ganglios linfáticos. En las mujeres que están amamantando, las células M reconocen el antígeno y la IgA se dirige del intestino a la glándula mamaria. La IgA que viaja desde el intestino hasta el suministro de leche materna es controlada por hormonas, quimiocinas y citocinas. Por lo tanto, la glándula mamaria y la leche materna tienen un papel crucial junto con las células M en el sistema inmunitario de la mucosa.[33]

Linfocitos T

Los linfocitos T expuestos al antígeno en las placas de Peyer también migran hacia la lámina propia y el epitelio, donde maduran hasta convertirse en linfocitos T citotóxicos, lo que proporciona otro mecanismo para contener los ataques microbianos. Además, los ganglios linfáticos que reciben drenaje linfático de los ganglios mesentéricos y los macrófagos intestinales desempeñan funciones importantes en la protección del cuerpo frente a la invasión.[21]

RESUMEN

La inmunidad del sistema digestivo desempeña una función vital en la protección contra una gran cantidad de agentes patógenos. Tan solo por el tamaño del tubo digestivo, los agentes patógenos se exponen a un área grande que sirve como barrera junto con muchas células inmunitarias. Las placas de Peyer, que forman parte del sistema linfático formado por el GALT, tienen la capacidad de controlar y destruir microorganismos patógenos. Las células M pueden captar antígenos del intestino delgado, donde es posible liberar a las células inmunitarias, lo cual produce una respuesta inmunitaria. Los linfocitos T son otro tipo de célula importante que se encuentra en las placas de Peyer; estos se convierten en citotóxicos y cooperadores, lo que le indica al sistema inmunitario que ataque a los agentes patógenos.

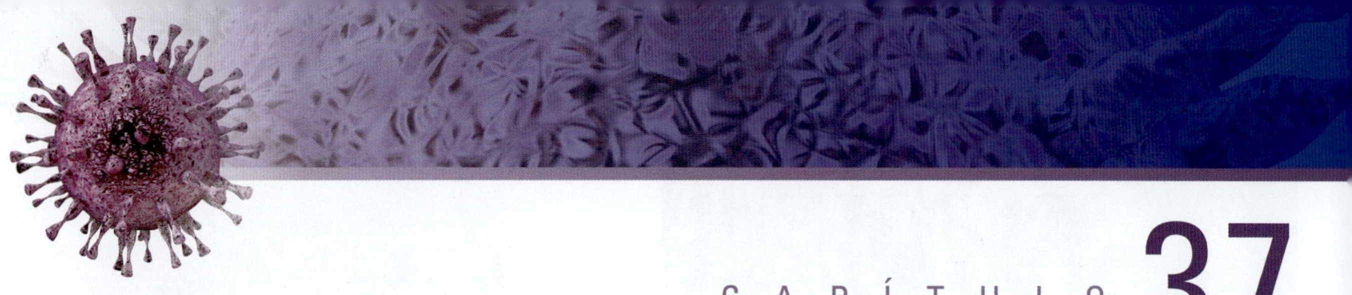

CAPÍTULO 37

Alteraciones de la función gastrointestinal

Las alteraciones gastrointestinales (GI) no suelen recibir la misma difusión en los medios especializados en temas de la salud que las cardiopatías, el cáncer y la enfermedad cerebrovascular. El cáncer colorrectal es la tercera causa principal de mortalidad por cáncer en hombres y mujeres. En el año 2019, hubo en torno a 101420 nuevos casos de cáncer de colon y 44180 nuevos casos de cáncer de recto. Aunque la tasa de mortalidad por cáncer colorrectal ha disminuido en las últimas décadas en ambos sexos, en el 2019 aún se produjeron 51020 muertes por este motivo.[1] Los gastos de atención médica para la enfermedad gastrointestinal son mayores que los destinados a la salud cardíaca o mental. Hay un mayor número de personas que visitan el departamento de urgencias por dolor abdominal que por cualquier otra queja.[2] Mucho más importante que lo anterior es el hecho de que una nutrición adecuada o un cambio en las prácticas de salud pueden prevenir o reducir al mínimo muchas de estas alteraciones.

Las alteraciones en la estructura y la función del tubo digestivo pueden ocurrir a cualquier nivel, desde el esófago hasta el colon y el recto. Este capítulo se divide en cuatro secciones:

1. Manifestaciones frecuentes de las alteraciones GI
2. Alteraciones del esófago
3. Alteraciones del estómago
4. Alteraciones de los intestinos delgado y grueso

Las enfermedades del aparato hepatobiliar y el páncreas exocrino se abordan en el capítulo 38.

Manifestaciones frecuentes de las alteraciones gastrointestinales (anorexia, náuseas y vómitos)

La anorexia, las náuseas y los vómitos son respuestas fisiológicas frecuentes a muchas alteraciones GI. Constituyen una reacción protectora que indica la presencia de una enfermedad y, en el caso de los vómitos, ayudan a eliminar agentes nocivos del tubo digestivo. Sin embargo, pueden contribuir a un desequilibrio en la ingesta y la pérdida de nutrientes y líquidos.

Anorexia

La anorexia se refiere a la pérdida del apetito. Muchos factores influyen en este último. Uno de ellos es el hambre, que es estimulada por las contracciones de un estómago vacío. El hipotálamo y otros centros asociados en el cerebro regulan el apetito o el deseo de ingerir alimentos. El olfato puede estimular o reprimir el apetito debido al olor de los alimentos. La pérdida de apetito se asocia con factores emocionales, tales como el miedo, la depresión, la frustración y la ansiedad. Muchos fármacos y estados patológicos pueden causar anorexia. A menudo, la anorexia es precursora de náuseas, y muchas condiciones que causan náuseas y vómitos también producen anorexia.

Mucha gente se refiere a la anorexia como anorexia nerviosa, la cual es un trastorno alimentario caracterizado por un peso bajo, miedo a incrementarlo y un fuerte deseo de mantenerse delgado, lo que deriva en una restricción de la alimentación. La gente que padece anorexia nerviosa se percibe a sí misma como obesa, aun cuando se encuentra por debajo de su peso ideal. Estas personas por lo general niegan tener algún problema con su bajo peso corporal.[3]

Náuseas

Las náuseas son la sensación consciente que resulta de la estimulación del centro medular del vómito, que a menudo precede o se acompaña de emesis o anorexia. Las náuseas no son un síntoma específico, lo cual significa que pueden tener múltiples causas, entre ellas, mareo por movimiento (cinetosis), migraña, desmayo, hipoglucemia, gastroenteritis (infección estomacal), intoxicación alimenticia o dolor grave. Las náuseas son un efecto adverso de muchos medicamentos, incluidos los quimioterápicos, o bien, pueden presentarse como mareos matutinos durante el embarazo temprano.

Una causa frecuente de náuseas es la distensión del duodeno o parte superior del intestino delgado. A menudo, las náuseas se acompañan de manifestaciones del sistema nervioso autónomo (SNA), tales como la salivación y vasoconstricción con palidez, sudoración y taquicardia. También funciona como una señal temprana de advertencia sobre un proceso patológico.

Arcadas y vómitos

Las arcadas consisten en movimientos rítmicos espasmódicos del diafragma, la pared torácica y los músculos abdominales. En general, preceden o se alternan con períodos de vómitos. Los vómitos, o emesis, son la expulsión repentina y violenta por la boca de los contenidos gástricos. Por lo general, son precedidos por náuseas. Al contenido que es expulsado también se le denomina *vómito*. Los vómitos son un mecanismo de protección fisiológica básica que limita la posibilidad de daño por la ingesta de agentes nocivos al vaciar los contenidos del estómago y de algunas porciones del intestino delgado. Las náuseas y los vómitos pueden representar una respuesta de todo el cuerpo al tratamiento farmacológico, incluyendo reacciones por sobredosis, efectos acumulativos, toxicidad y efectos adversos.

Los vómitos involucran dos centros medulares funcionalmente distintos: el *centro del vómito* y la *zona emetógena de quimiorreceptores*.[4] El acto de vomitar se considera un reflejo que se integra en el centro del vómito, que se localiza en la porción dorsal de la formación reticular de la médula, cerca de los núcleos sensitivos del nervio vago (fig. 37-1). La zona emetógena de quimiorreceptores se encuentra en una pequeña área del suelo en el cuarto ventrículo, donde se expone tanto a la sangre como al líquido cefalorraquídeo. Se piensa que esta zona regula los efectos eméticos de los fármacos y las toxinas transportados en la sangre.

El acto de vomitar consiste en llevar a cabo una inspiración profunda, cerrar la vía aérea y producir una contracción fuerte y violenta del diafragma y los músculos abdominales, junto con la relajación del esfínter gastroesofágico. La respiración cesa durante los vómitos. Estos pueden estar acompañados de mareos, sensación de inestabilidad y disminución de la presión arterial y bradicardia.

El centro de vómito recibe la señal desde el tubo digestivo y otros órganos: la corteza cerebral, el aparato vestibular (responsable de la cinetosis) y la zona emetógena de quimiorreceptores, la cual se activa por efecto de muchos fármacos y toxinas endógenas y exógenas (*véase* la fig. 37-1). La hipoxia ejerce un efecto directo en el centro del vómito, produciendo náuseas y vómitos. Este efecto directo puede explicar los vómitos que se observan durante los períodos de disminución del gasto cardíaco, choque, hipoxia ambiental e isquemia cerebral causada por el incremento de la presión intracraneal. La inflamación de cualquiera de los órganos abdominales, incluyendo el hígado, vesícula biliar o vías urinarias, puede causar vómitos por la estimulación de los conductos aferentes viscerales que comunican con el centro del vómito. La distensión o irritación del tubo digestivo también causa vómito a través de estimulación de las neuronas aferentes.

Numerosos neurotransmisores y subtipos de receptores están implicados como neuromediadores en las náuseas y los vómitos. La dopamina, la serotonina y los receptores opioides se encuentran tanto en el tubo digestivo como en el centro del vómito y la zona emetógena de quimiorreceptores. La cinetosis parece ser una respuesta del sistema nervioso central (SNC) a un estímulo vestibular. Los receptores de noradrenalina y acetilcolina están localizados en el centro vestibular. Se piensa que los receptores de acetilcolina son mediadores del impulso responsable de la excitación al centro del vómito. Los receptores de la noradrenalina pueden tener una influencia estabilizadora que contrarresta la cinetosis.

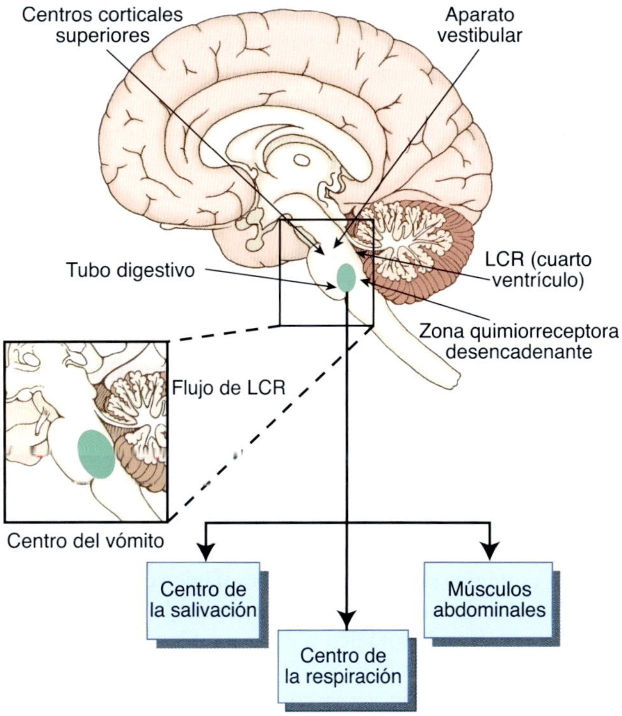

FIGURA 37-1. Acontecimientos fisiológicos que acompañan a la emesis. *LCR, líquido cefalorraquídeo.*

RESUMEN

Los signos y síntomas de muchas alteraciones gastrointestinales se manifiestan con anorexia, náuseas y vómitos. La anorexia, o pérdida del apetito, puede presentarse sola o venir acompañada con náuseas y vómitos. Las náuseas, que consisten en una sensación desagradable de malestar, derivan de una estimulación del centro medular del vómito. Por lo general, preceden a los vómitos y, en muchas ocasiones, se acompañan de respuestas autonómicas, como salivación, vasoconstricción con palidez, sudoración y taquicardia. El acto de vomitar, regulado por el centro del vómito, consiste en la expulsión violenta de los contenidos gástricos por vía oral. Es un mecanismo fisiológico básico que ayuda a eliminar los agentes nocivos del tubo digestivo.

Alteraciones del esófago

El esófago es un tubo que conecta la bucofaringe con el estómago. Se encuentra posterior a la tráquea y laringe, y se extiende a través del mediastino, cruzando el diafragma al nivel de la undécima vértebra torácica.

La principal función del esófago es conducir los alimentos y los líquidos desde la faringe hasta el estómago. Las paredes del esófago consisten en varias capas de mucosa, submucosa y capa muscular externa y adventicia, lo que coincide con la estructura general de organización del tubo digestivo. La capa interior de mucosa contiene epitelio plano estratificado no queratinizado. En la unión del esófago con el estómago, el epitelio resistente a la abrasión sufre un cambio repentino a uno cilíndrico simple en el estómago. La capa de submucosa contiene glándulas secretoras de moco que producen líquidos con mucina para lubricar la pared del esófago y ayudar con el paso del alimento. La capa muscular externa consiste en músculo esquelético en el tercio superior del esófago, una mezcla de músculo liso y esquelético en el tercio medio y músculo completamente liso en el tercio inferior. La capa adventicia fibrosa externa del esófago está compuesta en su totalidad por tejido conjuntivo.

Existen esfínteres en ambos extremos del esófago: el esfínter esofágico superior y el esfínter esofágico inferior. El esfínter esofágico superior o faringoesofágico consiste en una capa circular de músculo estriado, el músculo cricofaríngeo. El esfínter inferior esofágico o gastroesofágico corresponde a un área de aproximadamente 3 cm por encima de la unión con el estómago. Este actúa como una válvula, y la única evidencia estructural del esfínter es un ligero engrosamiento del músculo liso circular, que permanece contraído tónicamente, en contraste a la porción media del esófago, que suele permanecer relajada.[5] El esfínter esofágico inferior pasa a través de una abertura o *hiato* en el diafragma, al tiempo que se une con el estómago, que se ubica dentro del abdomen. La porción del diafragma que rodea al esfínter esofágico inferior mantiene una zona de alta presión que ayuda a prevenir el reflujo de los contenidos gástricos.

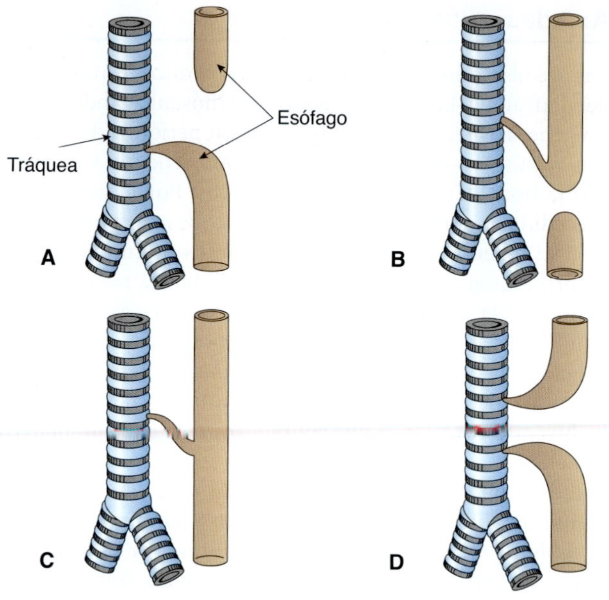

FIGURA 37-2. Fístulas traqueoesofágicas congénitas. **A.** El tipo más frecuente (85% de los casos) consiste en la comunicación entre la tráquea y la porción inferior del esófago. El segmento superior del esófago termina en un saco ciego. **B.** En unos cuantos casos, el esófago proximal se comunica con la tráquea. **C.** Fístula de tipo "H" sin atresia esofágica. **D.** Fístulas traqueales que van tanto a la bolsa esofágica proximal como al esófago distal. Tomado de: Strayer D. S., Rubin R. (Eds.) (2015). *Rubin's pathophysiology: Clinicopathologic foundations of medicine* (7th ed., Fig. 19-1, p. 753). Philadelphia, PA: Lippincott Williams & Wilkins.

Anomalías congénitas

Las anomalías congénitas del esófago requieren una detección precoz y corrección oportuna, ya que son incompatibles con la vida. La atresia esofágica (AE) y la fístula traqueoesofágica (FTE) son anomalías congénitas muy frecuentes del esófago, que afectan aproximadamente a 1 de cada 45 000 neonatos.[6] En la forma más frecuente de la AE (85%),[7] la porción proximal del esófago termina en una bolsa ciega y en la FTE este se encuentra conectado con la tráquea (fig. 37-2). En la actualidad, este defecto tiene una tasa de supervivencia mayor del 90% debido a la detección precoz y a mejores cuidados intensivos neonatales. Los recién nacidos que pesan menos de 1500 g tienen mayor riesgo de mortalidad, en especial cuando se combina con anomalías cardíacas.[7]

El neonato con AE/FTE por lo general babea en exceso o presenta espuma en la boca y la nariz, con episodios de tos, vómitos, cianosis y dificultad respiratoria. La alimentación exacerba estas manifestaciones, causa regurgitación y precipita la broncoaspiración. La imposibilidad para pasar un catéter hacia el estómago proporciona más evidencias de la alteración. El neonato con FTE aislada puede desarrollar síntomas respiratorios con el transcurso del tiempo.

El tratamiento de la AE y la FTE es, cuando es posible, la ligadura quirúrgica de la FTE y la anastomosis término-terminal del esófago. El principal objetivo del tratamiento preoperatorio es el de mantener la vía aérea permeable y prevenir el daño en los pulmones por aspiración de los contenidos gástricos. La posición prona disminuye al mínimo el movimiento de las secreciones gástricas en una fístula distal, mientras que la succión esofágica reduce el riesgo de broncoaspiración a partir de una bolsa ciega.

Disfagia

El acto de deglutir depende de la acción coordinada de la lengua y la faringe. Estas estructuras están inervadas por los nervios craneales V, IX, X y XII. La disfagia se refiere a la dificultad para deglutir. Si el proceso es doloroso, entonces se le denomina *odinofagia*. La disfagia puede tener causas neuromusculares o estructurales, que producen estrechamiento del esófago, falta de secreción de saliva, debilidad de las estructuras musculares que empujan el bolo alimenticio hacia el estómago o disrupción de las redes neuronales que coordinan el mecanismo de deglución.[8] Un ejemplo de etiología neuromuscular que implica lesiones en el SNC puede ser un ictus, el cual a menudo involucra a los nervios craneales para controlar la deglución. El cáncer de esófago y la estenosis provocados por la formación de cicatrices, una causa estructural, pueden reducir el tamaño de la luz esofágica y dificultar la deglución. La esclerodermia, una enfermedad autoinmunitaria ocasionada por el reemplazo fibroso de tejidos en el cuerpo y el tubo digestivo, es otra importante causa de disfagia.[9] Las personas con esta afección por lo general se quejan de ahogamiento, tos o sensación anómala de adherencia del alimento a la pared de la garganta o al tórax superior cuando degluten.

En una afección llamada *acalasia*, el esfínter esofágico inferior no puede relajarse debido a anomalías de los impulsos nerviosos provenientes del plexo nervioso entérico y el nervio vago.[10] Esto dificulta el paso del alimento al estómago y que el esófago, ubicado por encima del esfínter esofágico inferior, se dilate. Uno o varios alimentos se pueden alojar en el esófago y pasar lentamente al estómago con el tiempo. Existe un alto riesgo de aspiración de los contenidos esofágicos hacia los pulmones si la persona se recuesta.

Pueden usarse endoscopia, esofagoscopia con bario y videorradiografía para ubicar el sitio y la gravedad de una alteración de la deglución. Por otra parte, la **manometría esofágica**, un procedimiento por el cual se inserta un catéter de baja presión en el esófago, permite medir la presión en diferentes partes del órgano. El tratamiento de los problemas de la deglución depende de la causa y el tipo de alteración en la función; para la disfagia a menudo implica un equipo multidisciplinario de profesionales de la salud, incluido un especialista del lenguaje. Puede recurrirse a la dilatación mecánica o procedimientos quirúrgicos para dilatar el esfínter esofágico inferior en personas con estenosis esofágica.

Divertículos esofágicos

Un **divertículo en el esófago** es una hernia de la pared esofágica causada por la debilidad de la capa muscular.[11] Esta alteración provoca la retención del alimento. Los pacientes se quejan con frecuencia de que la comida se detiene antes de llegar al estómago y de que sufren de borborigmos, aerofagia, tos y halitosis. El alimento atrapado puede causar esofagitis y ulceración. Debido a que se trata de una afección generalmente progresiva, la corrección del defecto requiere una intervención quirúrgica.

Desgarres

Los desgarres longitudinales en el esófago, justo en la unión esofagogástrica, que a menudo se extienden distalmente, se denominan *síndrome de Mallory-Weiss*.[12] Estos se encuentran con mayor frecuencia en personas con alcoholismo crónico después de tener episodios graves de arcadas o vómitos, pero pueden desarrollarse durante cualquier cuadro patológico agudo con vómitos intensos. La presunta patogenia es una relajación inadecuada del esfínter esofágico durante los vómitos, con distensión y desgarre de la unión esofágica al momento de la expulsión propulsiva de los contenidos gástricos. Los desgarres pueden involucrar solo a la mucosa o pueden penetrar la pared del esófago. La infección puede provocar una úlcera inflamatoria o mediastinitis.

La cicatrización suele ser rápida, con efectos residuales mínimos o nulos.

Hernia hiatal

La hernia hiatal se caracteriza por una protrusión (o herniación) del estómago a través del hiato esofágico del diafragma. Existen dos patrones anatómicos de hernia hiatal: axial o por desplazamiento, y no axial o paraesofágica.[13] La hernia hiatal por desplazamiento se caracteriza por una

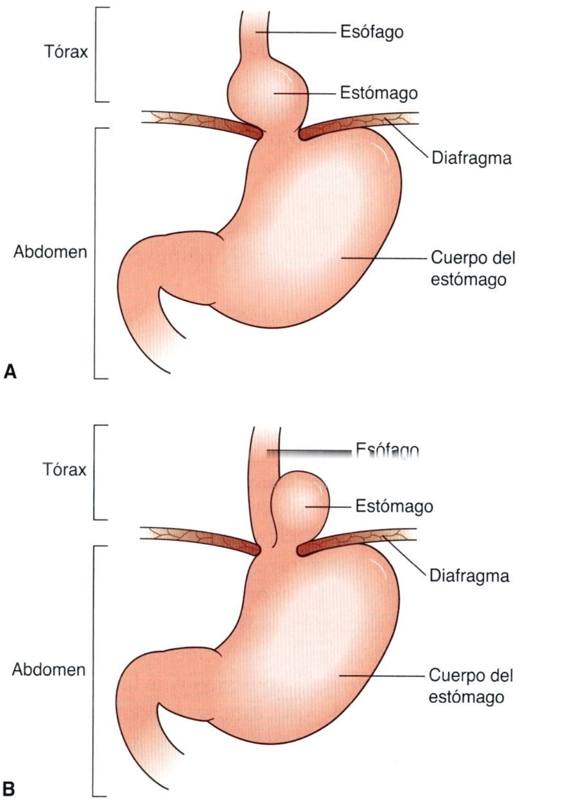

FIGURA 37-3. Hernias hiatales por desplazamiento (*A*) y paraesofágica (*B*).

protrusión del estómago en forma de campana por encima del diafragma (fig. 37-3). Las hernias hiatales por desplazamiento son frecuentes y se consideran de poca importancia en pacientes asintomáticos. Sin embargo, en casos de esofagitis erosiva grave, donde coexisten reflujo gastroesofágico y hernia hiatal, esta última puede retardar la salida de ácido del esófago y contribuir a una esofagitis más grave. En las hernias hiatales paraesofágicas, una porción independiente del estómago, generalmente a lo largo de la porción gástrica de mayor longitud, entra en el tórax a través de una abertura amplia y aumenta de tamaño de forma progresiva. En casos extremos, una parte significativa del estómago se hernia dentro del tórax. Las hernias hiatales paraesofágicas grandes pueden requerir de tratamiento quirúrgico.

Reflujo gastroesofágico

Por lo general, el material de reflujo regresa al estómago mediante ondas peristálticas secundarias del esófago, y la saliva tragada neutraliza y arrastra el ácido que refluye. El reflujo gastroesofágico (RGE) es el desplazamiento retrógrado de contenido gástrico hacia el esófago, una condición que causa ardor epigástrico o pirosis. Es probablemente la alteración más frecuente del tubo digestivo. Los síntomas asociados por lo general ocurren después de las comidas, son breves y esporádicamente causan problemas más graves.

El esfínter esofágico inferior regula el flujo de alimento desde el esófago hacia el estómago. Los músculos circulares del esófago distal constituyen el mecanismo intrínseco, y la porción del diafragma que rodea al esófago, el extrínseco. Los músculos oblicuos del estómago, localizados debajo del esfínter esofágico inferior, forman un colgajo que contribuye a la función antirreflujo del esfínter interno. La relajación del esfínter esofágico inferior es un reflejo del tronco encefálico regulado por el nervio vago en respuesta a cierto número de estímulos aferentes. Después de las comidas, es habitual que se presente una relajación transitoria con reflujo. La distensión gástrica y los alimentos altos en grasas aumentan la frecuencia del reflujo.[14]

Enfermedad por reflujo gastroesofágico

La enfermedad por reflujo gastroesofágico (ERGE) se define como los síntomas de daño en la mucosa producidos por el reflujo anómalo de contenidos gástricos hacia el esófago o más allá, hacia la cavidad bucal (incluyendo la laringe) o los pulmones.[15] Se cree que está asociada con relajaciones transitorias del esfínter esofágico inferior por debilidad o incompetencia. Esto permite el reflujo y, además, una menor eliminación del ácido que refluye desde el esófago, lo que causa efectos irritantes.[16] En la mayoría de los casos, el reflujo tiene lugar durante la relajación transitoria del esófago. El retraso en el vaciamiento gástrico también puede contribuir al reflujo por incremento del volumen gástrico y de la presión, con una mayor probabilidad de que este se presente. La lesión en la mucosa esofágica se relaciona con la naturaleza destructiva del reflujo y la cantidad de tiempo que está en contacto con la mucosa. Los líquidos gástricos ácidos ($pH < 4.0$) son particularmente dañinos. La disminución de la salivación y de la capacidad amortiguadora de la saliva puede contribuir a una eliminación inadecuada del reflujo ácido del esófago.

La ERGE es la forma más grave y prolongada del reflujo gastroesofágico. El reflujo que ocurre más de dos veces a la semana durante varias semanas puede ser ERGE. Con el tiempo, esta afección puede llevar a problemas de salud más graves.[17] En el mundo occidental, entre el 10% y el 20% de la población resulta afectada por esta enfermedad. En términos generales, la ERGE se clasifica en dos grupos a partir de los hallazgos endoscópicos: con daño a la mucosa esofágica (esofagitis erosiva y esófago de Barrett) y sin daño a la mucosa (enfermedad por reflujo con endoscopia negativa o enfermedad por reflujo no erosiva [ERNE]).[18]

Manifestaciones clínicas

La *pirosis* y la regurgitación son los síntomas característicos de la ERGE. La primera se define como la sensación de quemazón en el área retroesternal. La *regurgitación*, por su parte, se define como la percepción de flujo o reflujo de contenidos gástricos hacia la boca o la hipofaringe. Con frecuencia, es intensa y se presenta 30-60 min después de ingerir los alimentos. Empeora cuando la persona dobla la cintura o se recuesta y suele aliviarse en la posición sedente. La gravedad de la pirosis no es indicativa del grado de la lesión en la mucosa. A menudo, este síntoma aparece durante la noche. Los antiácidos proporcionan alivio inmediato, aunque transitorio. Otros síntomas incluyen eructos y dolor torácico, que se localiza en el epigastrio o el área retroesternal y frecuentemente se irradia hacia la garganta, hombros y espalda. Debido a su localización, el dolor puede ser confundido con angina de pecho. El reflujo de contenidos gástricos también puede producir síntomas respiratorios como asma, tos crónica y laringitis, pero es importante resaltar que la presencia de estos síntomas con frecuencia es multifactorial y adicional al diagnóstico de ERGE.[18] Los mecanismos propuestos para explicar el reflujo vinculado con asma y tos crónica incluyen la micro y macroaspiración, la lesión laríngea y el broncoespasmo regulado por el vago.

La esofagitis por reflujo implica la lesión en la mucosa del esófago, hiperemia e inflamación. Las complicaciones como la estenosis y el *esófago de Barrett* pueden derivar de un reflujo persistente, el cual produce un ciclo de daño en la mucosa que causa hiperemia, edema y erosión de la superficie luminal. Las estenosis son causadas por una combinación de tejido cicatricial, espasmo y edema. Producen estrechamiento del esófago y causan disfagia cuando la luz se contrae lo suficiente. El *esófago de Barrett* (fig. 37-4) se refiere a un cambio (metaplasia) en las células de la porción inferior del esófago, caracterizado por un proceso reparativo en el cual la mucosa plana que normalmente cubre al esófago es reemplazada de forma gradual por epitelio cilíndrico anómalo, similar al del estómago o los intestinos.[19] Se asocia con un mayor riesgo de desarrollar adenocarcinoma esofágico.

Diagnóstico

El diagnóstico de ERGE depende en primer lugar de los antecedentes sintomáticos del reflujo y del uso de métodos diagnósticos opcionales, como pruebas de supresión ácida, esofagoscopia y vigilancia ambulatoria del pH esofágico.[16] Las pruebas de supresión ácida incluyen la administración de un fármaco inhibidor de la bomba de protones (IBP) durante 7-14 días para determinar si los síntomas desaparecen. La *esofagoscopia* consiste en pasar un endoscopio flexible de fibra óptica dentro del esófago con el fin de visualizar la luz del tubo digestivo superior. Para la vigilancia del pH, se pasa una sonda delgada hasta el esófago. El dispositivo permite a la persona registrar cambios en la posición, los alimentos, la pirosis o el dolor y, luego, correlacionarlos con episodios de reflujo ácido.

Tratamiento

El tratamiento para el reflujo gastroesofágico se centra generalmente en medidas conservadoras que suelen incluir evitar posiciones y condiciones que incrementan el reflujo gástrico.[16] Se recomienda evitar las comidas abundantes y los alimentos que reducen el tono del esfínter esofágico inferior (p. ej., cafeína, grasas, chocolate), así como el alcohol y el tabaco. Se sugiere que los alimentos sean ingeridos en posición sedente y evitar la posición de decúbito supino durante varias horas después de la ingesta. Debe evitarse la flexión a nivel de la cintura por períodos prolongados, porque tiende a incrementar la presión intraabdominal y causa reflujo gástrico. Dormir con la cabeza elevada ayuda a prevenir el reflujo durante la noche. Se recomienda la pérdida de peso a personas con obesidad.

Los antiácidos, o su combinación con ácido algínico, están recomendados para el tratamiento de la enfermedad leve. El ácido algínico produce una espuma cuando entra en contacto con el ácido gástrico; si existe reflujo, la espuma se queda por encima del ácido y lo mantiene controlado. Otro tratamiento recomendado es el uso de antagonistas de los receptores de histamina 2 (H_2), los cuales inhiben la

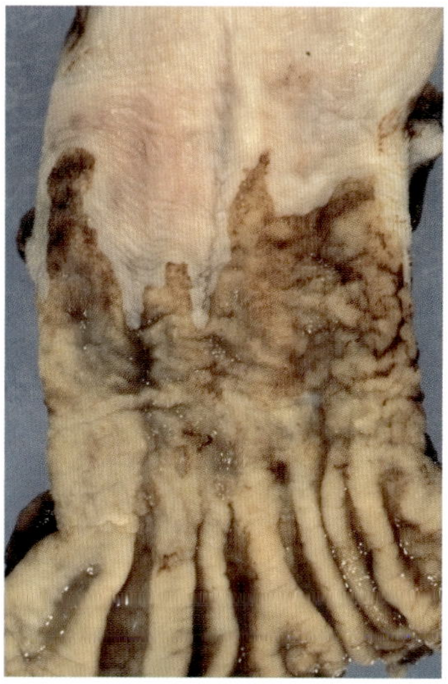

FIGURA 37-4. Esófago de Barrett. La presencia de proyecciones de epitelio con aspecto de lengua de tono pardo que se intercalan con el epitelio plano, de ubicación más proximal, es típica del esófago de Barrett. Tomado de: Strayer D. S., Rubin R. (Eds.) (2015). *Rubin's pathophysiology: Clinicopathologic foundations of medicine* (7th ed., Fig. 19-6A, p. 757). Philadelphia, PA: Lippincott Williams & Wilkins.

producción de ácido gástrico. Los IBP actúan inhibiendo la bomba de protones gástrica, la cual regula la vía final para la secreción de ácido. Estos fármacos pueden utilizarse en quienes siguen teniendo síntomas diurnos, estenosis recurrentes o ulceraciones esofágicas grandes. Algunas personas pueden tener indicación de tratamiento quirúrgico.

Reflujo gastroesofágico infantil

El RGE se presenta en más de dos tercios de los bebés sanos. El RGE se considera un proceso fisiológico normal que ocurre varias veces al día en bebés, niños y adultos saludables. Se sabe poco acerca de la fisiología normal del RGE en bebés y niños, pero se informa que la regurgitación o "devolver los alimentos", el síntoma más visible, se presenta de forma diaria en el 50% de todos los lactantes.[20]

La pequeña capacidad de almacenamiento del esófago de los lactantes, asociada con reducciones espontáneas frecuentes en la presión del esfínter, contribuye al reflujo. En los bebés de 0-3 meses de edad, se presenta al menos un episodio diario de regurgitación al día.[21] Termina por superarse a los 2 años de edad,[21] a medida que la dieta del niño avanza de forma natural y es capaz de mantener una postura erguida. A pesar de que muchos bebés tienen grados menores de reflujo, pueden producirse complicaciones en quienes tienen episodios más frecuentes o persistentes. Esta afección se presenta con mayor frecuencia en niños con parálisis cerebral, síndrome de Down, fibrosis quística y otras alteraciones nerviosas.

El reflujo patológico se clasifica en tres categorías:

1. Regurgitación y malnutrición
2. Esofagitis
3. Problemas respiratorios

Manifestaciones clínicas

Los síntomas del reflujo varían en función de la edad del niño. Los preadolescentes suelen experimentar pirosis, dolor epigástrico o abdominal, regurgitación y vómitos intermitentes. Los lactantes y los niños pequeños, sin embargo, sufren con mayor frecuencia de regurgitación y dificultades para alimentarse. Si los vómitos recurrentes se acompañan de síntomas como poca ganancia de peso, llanto excesivo, irritabilidad, problemas de sueño, alimentación o respiratorios, o si los síntomas persisten a pesar de usar una fórmula hipoalergénica o una supresión empírica de ácido, entonces se requiere de estudios diagnósticos adicionales.[22] En niños con reflujo intenso, puede observarse inclinación de la cabeza hacia un lado y arqueo de la espalda. Se piensa que la posición de la cabeza responde a un intento por proteger la vía aérea o reducir el dolor relacionado con el reflujo. En algunas ocasiones, la regurgitación se asocia con caries dental y otalgias recurrentes. Se piensa que el dolor ótico tiene lugar por irradiación, a partir de los ramos esofágicos del nervio vago hacia el oído.

Cuando el reflujo gástrico entra en el esófago, el daño a la mucosa respiratoria produce una variedad de síntomas respiratorios. El reflujo puede causar laringoespasmo, apnea y bradicardia. El asma puede presentarse junto con la ERGE en cerca del 50% de los niños con esta afección respiratoria,[21] que son particularmente proclives a tener ERGE como factor desencadenante si presentan reflujo, tienen asma dependiente o refractaria a esteroides y aquellos con síntomas que se agravan durante la noche.[21]

Diagnóstico y tratamiento

El diagnóstico de RGE en lactantes y niños se basa en observaciones realizadas por los padres y los médicos.

No suelen requerirse pruebas diagnósticas debido a que no se ha encontrado mayor confiabilidad en estas que en la exploración física y los antecedentes para diagnosticar ERGE y RGE. Los estudios deben reservarse para situaciones con síntomas atípicos, señales de alerta y dudas sobre el diagnóstico; para casos en los que se sospechan complicaciones de la ERGE u otras afecciones; o cuando fracasan los tratamientos iniciales. El diagnóstico debe ser confirmado por estudios de pH esofágico con sonda, esofagografía baritada con fluoroscopio y gammagrafía nuclear. En algunos casos, se puede usar la esofagoscopia para demostrar la presencia de reflujo y para obtener una biopsia.[23]

La mayoría de los bebés, niños y adolescentes que tienen reflujo mejoran con la aplicación de medidas conservadoras. El cambio de alimentación en los lactantes puede ayudar a reducir los síntomas. Para aquellos alimentados con fórmula, disminuir el volumen de la comida u ofrecer porciones pequeñas de forma repetida puede ayudar a limitar los episodios de reflujo y debe intentarse en primer término. Se ha observado que la adición de espesantes reduce la regurgitación, pero no el índice de reflujo, y puede llevar a una ganancia excesiva de peso.[23] Cambiar la posición del lactante mientras está despierto puede ser eficaz. Las posiciones prona y de lado se han asociado con menores episodios de reflujo, pero se recomiendan solo en lactantes despiertos que son observados durante el período posprandial. En lactantes mayores y niños, elevar la cabecera de la almohada y mantenerlos en posición erecta puede ayudar. Por lo general, no se agregan fármacos al régimen de tratamiento hasta que el reflujo patológico ha sido documentado mediante pruebas diagnósticas.[23]

Cáncer de esófago

El cáncer de esófago representa aproximadamente el 1% de todos los diagnósticos de cáncer.[24] Se presenta con mayor frecuencia en adultos con más de 65 años de edad. Es tres veces más frecuente en hombres que en mujeres y su incidencia es idéntica entre afroamericanos y caucásicos.[24]

Existen dos tipos de cáncer de esófago: el carcinoma epidermoide y el adenocarcinoma. La mayoría de los carcinomas epidermoides del esófago se atribuyen al consumo de tabaco y alcohol. A nivel mundial, los carcinomas epidermoides constituyen el tipo de cáncer de esófago más frecuente, pero en los Estados Unidos ha habido un aumento significativo de los adenocarcinomas.[25] El esófago de Barrett y la ERGE son los dos factores de riesgo más frecuentes para el desarrollo de este tipo de cáncer.[26]

La disfagia progresiva es por mucho la molestia más frecuente en personas con cáncer de esófago. Se hace evidente al principio al ingerir alimentos grandes o voluminosos, después con alimentos suaves y finalmente con líquidos. Por desgracia, esta es una manifestación tardía de la enfermedad. Puede presentarse pérdida de peso involuntaria, anorexia, fatiga y dolor a la deglución.

El tratamiento del cáncer de esófago depende de la etapa en la que se encuentra el tumor. La resección quirúrgica constituye un medio de curación cuando se realiza de forma temprana y es paliativa cuando se practica durante la enfermedad tardía. La radiación puede utilizarse como un alternativa a la cirugía. La quimioterapia puede servir antes de la cirugía, para reducir el tamaño del tumor, o junto con la radiación y la cirugía en un intento por prolongar la supervivencia.[27]

El pronóstico para personas con cáncer de esófago, aunque aún es malo, ha mejorado. No obstante, a pesar de las formas actuales de tratamiento, la supervivencia a largo plazo es limitada debido a que en muchos casos ya se ha producido metástasis al momento de hacer el diagnóstico.

RESUMEN

El *esófago* es un tubo que conecta la bucofaringe con el estómago; funciona sobre todo como un conducto para el paso de alimentos de la faringe al estómago. A pesar de ser muy poco frecuentes, existen anomalías congénitas (p. ej., atresia esofágica y fístula traqueoesofágica) que se deben corregir de forma temprana porque causan aspiración de secreciones gástricas y bucales y son incompatibles con la vida. La *disfagia* se refiere a la dificultad para deglutir; puede ser resultado de una disfunción nerviosa o de alteraciones que producen estrechamiento del esófago. Un *divertículo esofágico* es una hernia de la pared esofágica causada por la debilidad de la capa muscular. Los desgarros longitudinales (síndrome de Mallory-Weiss) en la unión esofagogástrica pueden producirse por episodios violentos de arcadas o vómitos. Se encuentran con mayor frecuencia en personas con alcoholismo crónico, pero también pueden tener lugar durante cualquier enfermedad aguda con vómitos intensos. La hernia hiatal se caracteriza por una protrusión, o herniación, del estómago a través del hiato esofágico del diafragma. Existen dos patrones anatómicos de herniación: 1) la hernia hiatal por deslizamiento o axial, que es el tipo más frecuente y se caracteriza por la protrusión en forma de campana del estómago sobre el diafragma, y 2) la hernia paraesofágica o no axial, en la que una porción del estómago se introduce en el tórax a través de una abertura amplia.

El RGE se refiere al movimiento retrógrado de los contenidos gástricos al esófago, una afección que causa pirosis. A pesar de que la mayoría de las personas experimentan RGE de forma ocasional, la forma persistente puede causar daño mucoso que conduce a hiperemia, edema, erosión de la superficie luminal y esófago de Barrett. El reflujo puede producir síntomas respiratorios, incluyendo tos crónica, y servir como un desencadenante potencial del asma. El RGE es un problema frecuente en lactantes y niños. Por lo general, se corrige con la edad; se ha observado que a los 2 años de edad suelen desaparecer los síntomas en la mayoría de los niños. Aunque muchos bebés tienen reflujo de bajo grado, en algunos lactantes y niños pequeños este es significativo e interfiere con su alimentación, causando esofagitis, síntomas respiratorios y otras complicaciones.

El carcinoma de esófago es más prevalente en los adultos mayores y se presenta con mayor frecuencia en los hombres que en las mujeres. Existen dos tipos de cáncer de esófago: el carcinoma epidermoide y el adenocarcinoma. La mayoría de los carcinomas epidermoides se pueden atribuir al consumo de alcohol y tabaco. Por su parte, los adenocarcinomas tienen mayor relación con el RGE y el esófago de Barrett.

Alteraciones del estómago

El estómago es el lugar de almacenamiento para los contenidos que ingresan en el tubo digestivo. Se localiza en el abdomen superior, anterior al páncreas, los vasos esplénicos y el riñón izquierdo. Anteriormente, está delimitado por la pared abdominal anterior y el lóbulo inferior izquierdo del hígado. Dentro del estómago, los alimentos son mezclados con ácido clorhídrico y pepsina antes de ser liberados al intestino delgado. Por lo general, la superficie mucosa del estómago constituye una barrera protectora contra el ácido clorhídrico y la pepsina contenidos en las secreciones gástricas. Las alteraciones del estómago incluyen la gastritis, la úlcera péptica y el carcinoma gástrico.

Barrera mucosa gástrica

El recubrimiento del estómago suele ser impermeable al ácido que secreta, propiedad que permite al órgano contener ácido y pepsina sin digerir sus propias paredes. Existen varios factores que contribuyen a la protección de la mucosa gástrica, incluida una cubierta superficial de las células epiteliales con uniones excepcionalmente estrechas que la hacen impermeable. Esto se suma a la presencia de un moco firme y espeso que secretan las células y que genera una cubierta protectora para la pared interna del estómago, la cual también contiene bicarbonato y sirve para mantener un pH neutro.[5,28] Estos mecanismos se conocen en su conjunto como la *barrera mucosa gástrica*. Se piensa que las prostaglandinas, mensajeros químicos derivados de la membrana celular, ejercen su efecto a través de una mejora del flujo sanguíneo de la mucosa, una disminución de la secreción ácida, un aumento de la secreción de iones de bicarbonato y una mejora de la producción de moco.[29]

El ácido acetilsalicílico es capaz de cruzar esta capa de lípidos y causar daño a las células superficiales, lo que puede producir erosiones agudas.[30] El alcohol, al igual que el ácido acetilsalicílico, es soluble en lípidos, por lo que puede irrumpir en la barrera mucosa. Cuando el ácido acetilsalicílico y el alcohol se toman en combinación, aumenta de forma significativa la permeabilidad de la barrera mucosa gástrica y se produce daño celular.[31] Los ácidos biliares también atacan a los componente lipídicos de la barrera mucosa y causan una irritación gástrica potencial cuando existe reflujo de contenido duodenal en el estómago.

Por lo general, la secreción de ácido clorhídrico por las células parietales del estómago va acompañada por la secreción de iones bicarbonato (HCO_3^-). Por cada ion hidrógeno (H^+) secretado, se produce un HCO_3^-; mientras que la producción de HCO_3^- sea igual a la secreción de H^+, no se lesiona la mucosa. Los cambios en el flujo sanguíneo gástrico, como los que tienen lugar durante el choque, tienden a reducir la producción de HCO_3^-. Esto es en particular cierto en situaciones en las que la disminución del flujo sanguíneo se acompaña de acidosis. El ácido acetilsalicílico y los antiinflamatorios no esteroideos (AINE) también alteran la secreción de HCO_3^- al inhibir la ciclooxigenasa (COX) gástrica de tipo 1, una enzima para ácidos grasos que sintetiza prostaglandinas que median la secreción de bicarbonato.[29,32]

PUNTOS CLAVE

Disrupción de la mucosa gástrica y desarrollo de úlceras

- Las dos principales causas de irritación gástrica y formación de úlceras son el ácido acetilsalicílico u otro AINE y la infección por *H. pylori*.

Gastritis

La *gastritis* se refiere a la inflamación de la mucosa gástrica. Existen muchas causas que pueden originarla, la mayoría de las cuales pueden ser agrupadas como gastritis aguda o crónica.

Gastritis aguda

La *gastritis aguda* se caracteriza por un proceso inflamatorio agudo de la mucosa, por lo general de naturaleza transitoria. La inflamación puede estar acompañada de emesis, dolor y, en algunos casos graves, hemorragia y ulceración.[33] La forma erosiva es una causa importante de hemorragia GI. Esta alteración se asocia sobre todo con irritantes locales, como el ácido acetilsalicílico y otros AINE, así como con alcohol o toxinas bacterianas. La administración de corticoesteroides orales puede llegar a complicarse por una gastritis hemorrágica aguda. Cualquier enfermedad o traumatismo grave acompañado por un profundo estrés fisiológico que requiere de tratamiento médico o quirúrgico sustancial hace a la mucosa gástrica más vulnerable a la gastritis hemorrágica aguda por una lesión mucosa (*véase* la sección de úlceras por estrés).[13] La uremia, el tratamiento con fármacos quimioterápicos y la radiación gástrica son otras causas importantes de gastritis aguda.

Las personas con gastritis relacionada con el ácido acetilsalicílico pueden desconocer por completo su estado o quejarse únicamente de pirosis o acidez estomacal. La gastritis asociada con un consumo excesivo de alcohol es una situación diferente; esta generalmente causa dolor gástrico transitorio, el cual puede llevar a vómitos y, en casos más graves, a hemorragia y hematemesis. La gastritis debida a las toxinas de organismos infecciosos, como las enterotoxinas estafilocócicas, generalmente tienen un inicio abrupto y violento, con dolor gástrico y vómitos que persisten durante cerca de 5 h después de la ingesta del alimento contaminado. Por lo general, la gastritis aguda es una alteración autolimitada con regeneración y cicatrización completa dentro de los siguientes días de haber eliminado el agente desencadenante.

Gastritis crónica

La gastritis crónica se caracteriza por la ausencia de erosiones macroscópicas y la presencia de cambios inflamatorios crónicos que, de forma eventual, llevan a la atrofia del epitelio glandular estomacal. Existen varios tipos de gastritis crónica: gastritis por *Helicobacter pylori*, gastritis atrófica metaplásica y gastropatía química.

Gastritis por *Helicobacter pylori*

Esta infección es la causa más frecuente de gastritis crónica. La prevalencia en los Estados Unidos está asociada con el estatus socioeconómico, una mayor edad y con los grupos étnicos latinoamericano y afroamericano.[34] *H. pylori* está presente en dos tercios de la población mundial.[34] Se piensa que la transmisión en países industrializados se produce sobre todo persona a persona a través de los vómitos, la saliva o las heces, mientras que otras vías de transmisión, como el agua, pueden ser relevantes en países en vías de desarrollo. En países industrializados, la tasa de infección por *H. pylori* ha disminuido de forma sustancial en las últimas décadas debido a una mejor sanitización.

La gastritis por *H. pylori* es una enfermedad inflamatoria crónica de la porción inferior (antro) y cuerpo del estómago. La infección crónica por *H. pylori* puede producir atrofia gástrica y úlcera péptica, y se asocia con un mayor riesgo de adenocarcinoma gástrico y el desarrollo de tejido

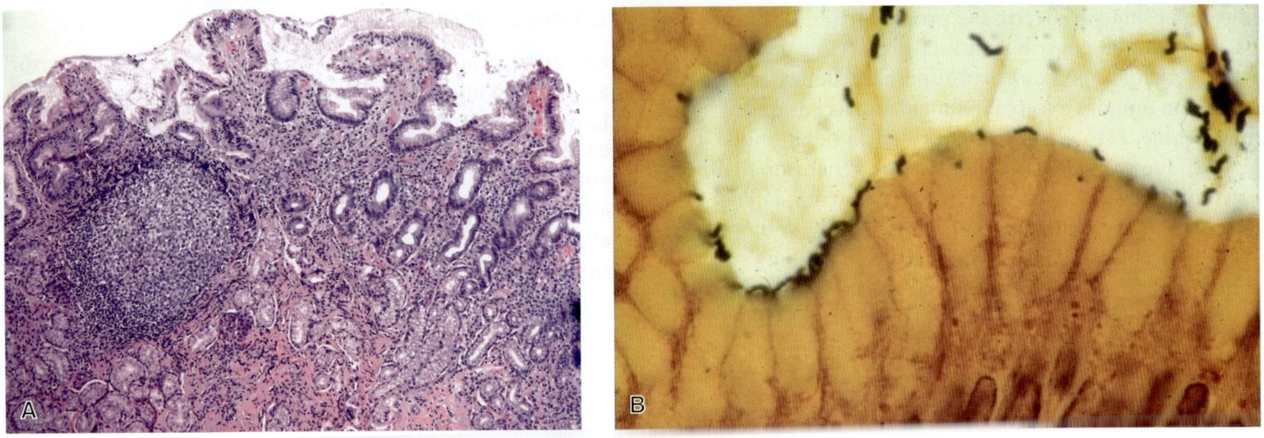

FIGURA 37-5. A. El agregado linfoide, cuando está presente, es altamente sugerente de *Helicobacter*. B. La tinción de Warhin-Starry resalta los pequeños organismos curvilíneos en la superficie foveolar. Tomado de: Strayer D. S., Rubin R. (Eds.) (2015). *Rubin's pathophysiology: Clinicopathologic foundations of medicine* (7th ed., Fig. 19-16B and D, p. 764). Philadelphia, PA: Lippincott Williams & Wilkins.

linfoide relacionado con la mucosa, que puede progresar a un linfoma.[33]

Patogenia. *H. pylori* es un bacilo gramnegativo pequeño, curvo o con forma de espiral (protobacteria) que puede colonizar las células epiteliales secretoras de moco del estómago (fig. 37-5).[33] Este organismo tiene múltiples flagelos, lo que le permite moverse a través de la capa mucosa del estómago, donde secreta ureasa, la cual produce suficiente amonio como para amortiguar la acidez de su ambiente inmediato. Estas propiedades ayudan a comprender la razón por la que este organismo es capaz de sobrevivir en el ambiente ácido del estómago. *H. pylori* produce enzimas y toxinas que tienen la capacidad de interferir con la protección local de la mucosa gástrica contra la acidez, generando inflamación local y evocando una respuesta inmunitaria. Existe una mayor producción de citocinas proinflamatorias (IL-6, IL-8) que sirven para reclutar y activar neutrófilos.[35] Muchas proteínas de *H. pylori* son inmunogénicas y pueden desencadenar una respuesta inmunitaria intensa en la mucosa. En la gastritis crónica causada por *H. pylori* se pueden encontrar tanto linfocitos B como T. Los linfocitos T son responsables de reducir la respuesta inflamatoria persistente causada por las citocinas, permitiendo a *H. pylori* mantener su colonización estomacal durante períodos prolongados.

Diagnóstico y tratamiento. Los métodos para establecer la presencia de infección por *H. pylori* incluyen la prueba del aliento con urea marcada con carbono 13 o 14, análisis serológicos, prueba de antígenos en heces y biopsia endoscópica para detección de ureasa.[36] De manera específica, los títulos serológicos de anticuerpos contra *H. pylori* detectan las inmunoglobulinas (Ig) G y A.

La erradicación óptima de *H. pylori* es difícil. Se requieren regímenes que combinan antibióticos o bismuto con IBP.

Gastritis atrófica crónica

De acuerdo con el *Updated Sydney System Classification*, se reconocen dos tipos de gastritis atrófica: la multifocal (causada por *H. pylori*, factores ambientales y dieta específica) y la que afecta de forma predominante al cuerpo del estómago (autoinmunitaria). Debido a que la metaplasia es la característica histológica clave en las personas con gastritis atrófica, se ha recomendado el empleo de este término en ambas variantes: la gastritis atrófica metaplásica autoinmunitaria (GAMA) y la gastritis atrófica metaplásica ambiental.[37]

La *gastritis atrófica autoinmunitaria*, que representa menos del 10% de los casos de gastritis crónica, es una forma difusa de la afección que se limita al cuerpo y el fondo del estómago, con un compromiso mínimo del antro.[33] La alteración resulta de la presencia de anticuerpos contra componentes de las células parietales de las glándulas gástricas y del factor intrínseco. La atrofia en la mucosa y glándula gástricas lleva a una pérdida de la producción ácida. En los casos más graves, se deja de producir factor intrínseco, ocasionando deficiencia de vitamina B_{12} y anemia perniciosa. Con frecuencia, este tipo de gastritis crónica se relaciona con otras alteraciones autoinmunitarias, como la tiroiditis de Hashimoto, la enfermedad de Addison y la enfermedad de Graves.

La *gastritis atrófica multifocal* es una alteración de etiología incierta que afecta el antro y las áreas adyacentes del estómago. Es más frecuente que la gastritis autoinmunitaria y más habitual en personas caucásicas que en otros grupos étnicos. Es particularmente frecuente en Asia, Escandinavia y parte de Europa y Latinoamérica.[13] Al igual que la gastritis autoinmunitaria, se asocia con una reducción en la secreción ácida del estómago; no obstante, la aclorhidria y la anemia perniciosa son poco frecuentes.

Las gastritis autoinmunitaria crónica y multifocal, por lo general, causan pocos síntomas relacionados directamente con los cambios gástricos. Cuando ocurre una pérdida grave de células parietales en presencia de gastritis autoinmunitaria, la hipoclorhidria o aclorhidria e hipergastrinemia son características. Es más importante la relación de la gastritis crónica con el desarrollo de úlcera péptica y carcinoma gástrico. El riesgo de desarrollar cáncer de estómago a largo plazo en los pacientes con gastritis autoinmunitaria es minúsculo.[33]

Gastropatía química

La gastropatía química es una lesión gástrica crónica que resulta del reflujo de contenidos alcalinos del duodeno, secreciones pancreáticas y bilis hacia el estómago. Es más frecuente en pacientes que han tenido gastroduodenostomías o

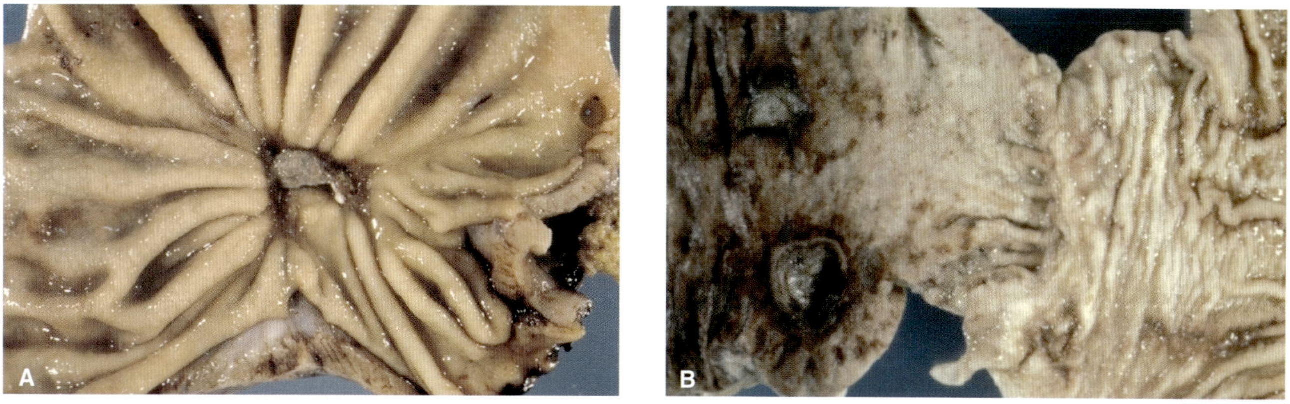

FIGURA 37-6. Úlceras gástricas y duodenales. **A.** Úlcera gástrica: se puede observar una delimitación característica clara a partir de la mucosa circundante, con irradiación de pliegues gástricos. La base de la úlcera tiene un tono grisáceo debido al depósito de fibrina. **B.** Úlcera duodenal: se observan dos úlceras duodenales claramente delimitadas, rodeadas por mucosa duodenal inflamada. La unión gastroduodenal se ubica en la parte media de la fotografía. Tomado de: Rubin R., Strayer D. S. (Eds.) (2012). *Rubin's pathophysiology: Clinicopathologic foundations of medicine* (6th ed., p. 625). Philadelphia, PA: Lippincott Williams & Wilkins.

gastroyeyunostomías. Una forma leve puede aparecer en personas con úlcera gástrica, enfermedad de la vesícula biliar o diversas alteraciones de la motilidad en el estómago distal.

Enfermedad por úlcera péptica

La *úlcera péptica* es el término que se emplea para describir a un grupo de alteraciones ulcerativas que aparecen en áreas del tubo digestivo superior y que se ven expuestas a secreciones de ácido y pepsina. Está relacionada con una variedad de causas, tales como el uso de medicamentos y la infección por *H. pylori*.[38] La enfermedad por úlcera péptica, con sus variantes y exacerbaciones, es un problema crónico de salud.

Úlceras pépticas

Las formas más frecuentes de úlcera péptica son la gástrica y la duodenal. Aproximadamente el 10% de la población tiene o desarrollará una úlcera péptica.[13] Las duodenales son cinco veces más frecuentes que las gástricas. El rango de edad de mayor frecuencia se ubica entre los 30 y 60 años para las úlceras duodenales, aunque la alteración puede presentarse en personas de cualquier edad. Las úlceras gástricas son más prevalentes en adultos de edad media que en los mayores. Existe una predominancia masculina de las úlceras duodenales, mientras que la incidencia de úlceras gástricas está distribuida de manera equitativa entre hombres y mujeres.[13]

Una úlcera péptica puede afectar a una o todas las capas del estómago o duodeno (fig. 37-6). La úlcera puede penetrar solo en la superficie mucosa o se puede extender dentro de las capas de músculo liso. De manera ocasional, una úlcera penetra en la pared exterior del estómago o duodeno. Tanto la remisión espontánea como las exacerbaciones son fenómenos frecuentes. La cicatrización de la capa muscular incluye el reemplazo con tejido cicatricial. A pesar de que se regeneran las capas mucosas que cubren la capa de músculo cicatrizado, la regeneración no suele ser perfecta, lo que contribuye a la aparición de episodios repetidos de ulceración.

Etiología y patogenia

Se ha encontrado una variedad de factores de riesgo que se asocian con la aparición de una úlcera péptica. Las dos más importantes son infección con la bacteria *H. pylori* y el uso de ácido acetilsalicílico y otros AINE.[38] Se ha mostrado que ambos factores alteran los mecanismos de protección de la mucosa gástrica de los efectos destructivos de los ácidos corrosivos a los que se somete. Por lo tanto, la *ulceración* es un reflejo del fracaso de estos mecanismos.

El mecanismo exacto por el cual *H. pylori* promueve el desarrollo de la úlcera péptica no se comprende del todo. La capacidad de *H. pylori* para inducir inflamación y estimular la liberación de citocinas y otros mediadores de la inflamación contribuye al daño de la mucosa. La infección, de forma predominante en el antro del estómago, lleva a hipergastrinemia y a un aumento en la producción de ácido. Se cree que la lesión del duodeno por ácido puede promover el desarrollo de metaplasia gástrica, permitiendo al patógeno colonizar estas áreas e inducir el desarrollo de úlceras duodenales.

Respecto a la patogenia de las úlceras inducidas por AINE, se cree que consisten en la lesión de la mucosa e inhibición de la síntesis de prostaglandinas.[33] El ácido acetilsalicílico parece ser el más ulcerogénico de los AINE.[39] En contraste, con la úlcera péptica por otras causas, la lesión gástrica inducida por AINE no suele producir síntomas y las complicaciones que ponen en riesgo la vida pueden aparecer sin advertencia previa. Se informa que existe menos irritación gástrica con los nuevos tipos de AINE, los cuales inhiben de forma selectiva a la ciclooxigenasa.

Los estudios epidemiológicos han identificado factores independientes que potencian los efectos de la infección por *H. pylori* y de las úlceras pépticas inducidas por AINE. Estos factores incluyen edad avanzada, antecedentes de úlcera péptica, uso de múltiples AINE y el consumo concomitante de warfarina (un anticoagulante) y fármacos corticoesteroides. El tabaquismo puede aumentar el riesgo de úlcera péptica al alterar el proceso de cicatrización. El consumo de alcohol también puede aumentar la producción de ácido.[38] Al momento, no existe evidencia convincente de que los factores dietéticos desempeñen un papel en el desarrollo de úlcera péptica. Existe una mayor incidencia de úlcera péptica en algunas familias. Este hallazgo probablemente se deba a una concentración familiar de infección por *H. pylori*; los factores genéticos heredados que afectan la respuesta a este microorganismo tendrían un papel secundario.

Manifestaciones clínicas

Las manifestaciones clínicas de la úlcera péptica no complicada se centran en el malestar y el dolor. Este último se describe como un ardor punzante o de tipo cólico; suele ser rítmico y aparecer cuando el estómago está vacío, entre una comida y otra, y a la 1 o 2 de la mañana. Por lo general, el dolor se localiza sobre una pequeña área cerca de la línea media, en el epigastrio, próximo a la apófisis xifoides, de donde puede radiar, por abajo del borde costal hacia la espalda o, en algunas ocasiones, al hombro derecho. Puede causar sensibilidad al tacto superficial o profunda en el epigastrio y, en lesiones más extensas, defensa muscular voluntaria. El dolor tiende a recurrir a intervalos de semanas o meses. En las exacerbaciones, se presenta diariamente por un período de varias semanas y luego remite hasta la siguiente recurrencia. El dolor se alivia de forma característica al comer o tomar antiácidos.

Las complicaciones más frecuentes de la úlcera péptica son hemorragia, perforación y penetración y obstrucción de la salida gástrica. La hemorragia se debe al sangrado proveniente del tejido granular o por la erosión de una arteria o vena dentro de una úlcera. La anemia hemorrágica postaguda es el segundo diagnóstico secundario más frecuente en las personas que son admitidas en hospitales con enfermedad por úlcera péptica.[40] La evidencia de sangrado puede consistir en hematemesis o melena. Este sangrado puede ser repentino, grave y sin previo aviso, o bien, puede ser gradual, produciendo solo sangre oculta en heces. La hemorragia aguda se detecta por el inicio repentino de un cuadro de debilidad, mareo, sed, piel fría y húmeda, deseo de defecar y por la evacuación de heces semidiarreicas, de color negruzco o incluso rojo, así como por la emesis en posos de café. Según el volumen de sangre que se pierde, se desarrollan signos de choque circulatorio.

La perforación ocurre cuando una úlcera erosiona todas las capas del estómago o de la pared duodenal, lo que permite que los contenidos del tubo digestivo entren en el peritoneo y causen peritonitis. Cuando la perforación se produce en adultos mayores, se incrementa de forma significativa la mortalidad. En las personas con antecedentes de úlcera péptica, el dolor que irradia hacia la espalda se agrava durante la noche y no encuentra alivio al comer o tomar antiácidos puede ser indicativo de perforación. La penetración es un proceso similar a la perforación, pero en esta el cráter de la úlcera se extiende hasta órganos adyacentes, incluyendo el páncreas, el hígado o el árbol biliar.[38] Por lo general, tiene una presentación sutil, con un incremento gradual en la intensidad y frecuencia del dolor.

La obstrucción del conducto de salida es causada por edema, espasmo o contracción del tejido cicatricial e interfiere con el libre paso de contenidos gástricos a través del píloro o áreas adyacentes. Por lo general, la presentación de una obstrucción es gradual, con síntomas como saciedad temprana, sensación de plenitud epigástrica y pesadez después de las comidas, reflujo, pérdida ponderal y dolor abdominal. Con la obstrucción grave, se observa el vómito de alimentos no digeridos.

Diagnóstico y tratamiento

Los procedimientos diagnósticos para la úlcera péptica incluyen la anamnesis, las pruebas de laboratorio, los estudios radiológicos, así como las exploraciones endoscópicas. Al revisar los antecedentes, debe ponerse especial atención en un posible uso de ácido acetilsalicílico u otros AINE. Debe diferenciarse la úlcera péptica de otras posibles causas de dolor epigástrico. Las radiografías con medio de contraste, como el bario, se utilizan para detectar la presencia de un cráter ulceroso y para excluir un posible carcinoma gástrico.

El tratamiento farmacológico se enfoca en erradicar *H. pylori*, aliviar los síntomas y cicatrizar el cráter ulceroso. Se utilizan fármacos para neutralizar o inhibir el ácido y agentes protectores de la mucosa a fin de aliviar los síntomas y promover la cicatrización del cráter producido por la úlcera. No existe evidencia de que una dieta especial sea benéfica para el tratamiento. Debe evitarse en la medida de lo posible el uso de ácido acetilsalicílico y AINE.

Existen dos métodos farmacológicos para reducir el contenido de ácido en el estómago. El primero consiste en la neutralización del ácido gástrico mediante el empleo de antiácidos, y el segundo, en la reducción en su producción a través del uso de antagonistas de los receptores de H_2 o con IBP.

La histamina es el principal mediador fisiológico para la secreción de ácido clorhídrico. Los antagonistas de los receptores de H_2 bloquean la secreción de ácido gástrico estimulado por la histamina, la gastrina y la acetilcolina.[41] Los IBP bloquean la etapa final de la secreción de iones hidrógeno al interferir con la acción de la bomba de protones de las células parietales gástricas.

Entre los agentes que mejoran las defensas de la mucosa están el sucralfato y los análogos de prostaglandinas. El sucralfato, el cual es una sal compleja de sacarosa que contiene aluminio y sulfato, se une de forma selectiva al tejido ulceroso dañado y sirve como barrera contra el ácido, la pepsina y la bilis. Este medicamento puede absorber directamente las sales biliares e iniciar la secreción de bicarbonato y moco.[41]

El tratamiento quirúrgico actual de la enfermedad por úlcera péptica se limita principalmente al control de las complicaciones. Suele realizarse con métodos mínimamente invasivos. Para las úlceras sangrantes, puede conseguirse la hemostasia mediante métodos endoscópicos. La dilatación con balón endoscópico generalmente es eficaz para solucionar la obstrucción del flujo de salida.

Síndrome de Zollinger-Ellison

El síndrome de Zollinger-Ellison es una alteración rara causada por un tumor secretor de gastrina (gastrinoma), que produce síntomas relacionados con la secreción ácida que deriva en ERGE o enfermedad grave por úlcera péptica.[42] Los tumores pueden ser únicos o múltiples; los duodenales representan el 40-50% de este tipo de gastrinoma.[43] Cerca del 50% de los tumores productores de gastrina son malignos.[44] Puede presentarse diarrea como resultado de la hipersecreción o de la inactivación de la lipasa intestinal y la alteración en la digestión de grasas que se observa con el descenso del pH intestinal.

La hipergastrinemia puede tener lugar como parte de una alteración autosómica dominante llamada *síndrome de neoplasia endocrina múltiple de tipo 1* (NEM 1), el cual se caracteriza por neoplasias endocrinas múltiples. En este síndrome, se observa hiperparatiroidismo y tumores endocrinos múltiples, incluidos gastrinomas. Aproximadamente, el 20-25% de los gastrinomas se deben a NEM 1.[42]

El diagnóstico del síndrome de Zollinger-Ellison parte de encontrar concentraciones elevadas de gastrina sérica y ácido gástrico basal, una vez que se ha descartado el síndrome de NEM 1 como causa de la alteración. Para localizar el tumor y determinar si hay metástasis, se emplea la tomografía computarizada, la ecografía abdominal y la angiografía selectiva.

El tratamiento del síndrome de Zollinger-Ellison incluye el control de la secreción de ácido gástrico mediante fármacos IBP y el tratamiento de la neoplasia maligna.[44] La resección quirúrgica está indicada cuando el tumor muestra malignidad, pero no ha producido metástasis.

Úlceras por estrés

Las úlceras por estrés se refieren a la ulceración del tubo digestivo debido a un estrés fisiológico importante.[13] Las personas en alto riesgo de desarrollar este tipo de úlceras incluyen aquellas con quemaduras extensas (úlcera de Curling),[45] traumatismos, infección, síndrome de dificultad respiratoria aguda, insuficiencia hepática grave y procedimientos quirúrgicos mayores. Estas lesiones ocurren por lo general en el fondo y el cuerpo del estómago y se piensa que se deben a la isquemia del tejido mucoso y alteraciones en la barrera mucosa gástrica.[45] Otra forma de esta afección, llamada *úlcera de Cushing,* consiste en úlceras gástricas, duodenales y esofágicas que aparecen en personas con lesiones intracraneales, operaciones o tumores. Se considera que son causadas por hipersecreción de ácido gástrico resultante de la estimulación del núcleo vagal por aumento en la presión intracraneal.

Las personas que ingresan en las unidades de cuidados intensivos son particularmente proclives a desarrollar úlceras por estrés.[46] Los IBP son los medicamentos de primera línea utilizados para prevenir esta alteración.[45]

Cáncer de estómago

De acuerdo con la International Agency for Research in Cancer, en el 2018, el de estómago se ubicaba como el quinto tipo de cáncer más frecuente a nivel mundial, con un estimado de 1033701 nuevos casos (6.1% de la incidencia total de cáncer) tanto en hombres como en mujeres.[47]

Etiología y patogenia

Los factores que se considera que pueden incrementar el riesgo de padecer cáncer de estómago incluyen los genéticos, carcinógenos propios de la dieta (p. ej., componentes nitrosos y benzopireno en alimentos ahumados y preservados), gastritis autoinmunitaria y adenomas o pólipos gástricos. La incidencia de cáncer de estómago ha disminuido significativamente en los Estados Unidos desde 1930 debido a la mejoría en los procesos para almacenar alimentos, lo que implica un menor consumo de productos ahumados, salados y preservados.[48] La infección crónica por *H. pylori* también parece ser un factor que contribuye en algunos tipos de carcinomas gástricos. La infección bacteriana causa gastritis, seguida de atrofia, metaplasia intestinal y carcinoma. Esta secuencia de acontecimientos celulares depende tanto de la presencia de proteínas bacterianas como de la respuesta inmunitaria del hospedero, la cual resulta afectada por los antecedentes genéticos de la persona. De manera independiente de los factores genéticos, la probabilidad de desarrollar cáncer gástrico por infección por *H. pylori* depende de las cepas del microorganismo, de factores ambientales y de la duración de la infección.[49] La gastritis autoinmunitaria, al igual que la provocada por la infección por *H. pylori,* aumenta el riesgo de cáncer gástrico, posiblemente por la inflamación crónica y metaplasia intestinal.[50]

Entre el 50 y 60% de los cánceres gástricos se desarrollan en la región del píloro o cerca del antro. Comparado con una úlcera benigna, la cual tiene márgenes suaves y forma concéntrica, los cánceres gástricos tienden a ser más grandes y a tener una forma y márgenes irregulares.

Manifestaciones clínicas

Por desgracia, el cáncer de estómago suele ser asintomático o solo produce síntomas inespecíficos en etapas tempranas. Al momento en el que se presentan los síntomas, el cáncer ya ha alcanzado una etapa avanzada y puede haber desarrollado metástasis.

Los cánceres tempranos pueden asociarse con indigestión o con una sensación de ardor. Sin embargo, menos de 1 de cada 50 personas indigestas que son referidas para endoscopia tienen cáncer de estómago. Pueden producirse molestias y pérdida de apetito, especialmente de carne.

Cuando el cáncer de estómago se ha extendido e invadido el tejido normal, puede provocar debilidad, fatiga, distensión abdominal después de las comidas, dolor en la parte superior del abdomen, náuseas y, de forma ocasional, diarrea o estreñimiento. Un crecimiento mayor ocasiona pérdida de peso o hemorragia con sangre en vómitos o heces, estas últimas con una apariencia negruzca (melena). En algunos casos puede ocasionar anemia. La disfagia sugiere un tumor en el cardias o una extensión del tumor gástrico en el esófago.

Diagnóstico y tratamiento

El diagnóstico del cáncer de estómago se acompaña de una variedad de técnicas que incluyen radiografías con bario, estudios endoscópicos con biopsia y estudios citológicos de las secreciones gástricas (p. ej., prueba de Papanicoláu).[51] Los estudios citológicos han probado ser útiles como métodos diagnósticos para personas con gastritis atrófica o con pólipos gástricos. En ocasiones se usa la tomografía computarizada y ecografía para delinear un cáncer de estómago que se ha diseminado.

En función de la ubicación y el tamaño de la lesión, la cirugía, en particular la gastrectomía subtotal radical, es el tratamiento de elección. La radiación y la quimioterapia no han probado ser particularmente útiles como formas de tratamiento primario en el cáncer de estómago. Estos métodos, por lo general, se usan con propósitos paliativos o para controlar la diseminación metastásica de la enfermedad. La terapia molecular dirigida atrajo la atención al mejorar la especificidad de la eficacia anticancerígena y reducir de forma significativa la resistencia no selectiva y la toxicidad. Un conocimiento más profundo de los mecanismos que subyacen a la terapia molecular dirigida brindará nuevas perspectivas para el tratamiento del cáncer gástrico.[52]

RESUMEN

Las alteraciones del estómago incluyen la gastritis, la úlcera péptica y el cáncer de estómago. La *gastritis* es una inflamación de la mucosa gástrica; la forma aguda es transitoria y suele estar asociada con irritantes locales, como endotoxinas bacterianas, cafeína, alcohol y ácido acetilsalicílico. La gastritis crónica se caracteriza por la ausencia de erosiones macroscópicas y la presencia de cambios inflamatorios crónicos que, de forma eventual, llevan a la atrofia del epitelio glandular del estómago. Existen tres tipos de gastritis crónica: gastritis por *H. pylori*, gastritis atrófica crónica (autoinmunitaria y multifocal) y gastropatía química. *H. pylori* es una bacteria con forma de "S" que coloniza las células epiteliales secretoras de moco del estómago. La infección aumenta el riesgo de desarrollar gastritis crónica, úlcera péptica, carcinoma gástrico y linfoma de linfocitos B de bajo grado. El tratamiento para la infección por *H. pylori* consiste en el uso de múltiples fármacos con el objetivo de incrementar el pH de las secreciones gástricas y la administración de antimicrobianos para erradicar al microorganismo.

La *úlcera péptica* es el término utilizado para describir a un grupo de alteraciones ulcerativas que aparecen en áreas del tubo digestivo superior por su exposición a secreciones de ácido y pepsina, principalmente en el duodeno y el estómago. Existen dos causas principales de úlcera péptica: la infección por *H. pylori* y el uso de ácido acetilsalicílico u otros AINE. El tratamiento de la úlcera péptica se centra en erradicar a *H. pylori* y evitar la irritación gástrica por AINE. El tratamiento farmacológico tradicional se dirige al alivio de los síntomas y a la cicatrización de la úlcera.

El síndrome de Zollinger-Ellison es una afección rara causada por un tumor secretor de gastrina, en el cual las secreciones gástricas alcanzan tal concentración que la ulceración se vuelve inevitable. Las úlceras gastroduodenales por estrés, también llamadas *úlceras de Curling*, se desarrollan en presencia de estrés fisiológico significativo, como el producido por traumatismos y quemaduras, y se piensa que se deben a la isquemia, la acidosis tisular y las sales biliares que ingresan en el estómago de personas gravemente enfermas con una motilidad GI disminuida. Otra forma de esta afección, las úlceras de Cushing, se presentan en personas con traumatismos o cirugía intracraneal y se considera que se originan por la hipersecreción de ácido gástrico, secundaria de la estimulación del núcleo vagal por una mayor presión intracraneal.

Si bien la incidencia de cáncer de estómago ha declinado en los últimos 50 años en los Estados Unidos, continúa siendo la tercera causa de muerte por cáncer a nivel mundial, después del cáncer de pulmón y el hepático.[47] Debido a que produce pocos síntomas tempranos, la enfermedad suele diagnosticarse en etapas muy avanzadas.

Alteraciones de los intestinos delgado y grueso

Existe gran cantidad de similitudes entre las enfermedades que alteran la integridad y el funcionamiento de los intestinos delgado y grueso. Las paredes de los intestinos delgado y grueso se componen de cinco capas:

1. Capa mucosa interna (que delimita la luz del intestino)
2. Capa submucosa
3. Capa muscular circular
4. Capa de fibras musculares longitudinales
5. Capa serosa externa

Entre las enfermedades que causan una alteración del funcionamiento intestinal se encuentran el síndrome del intestino irritable (SII), la enfermedad intestinal inflamatoria (EII), la diverticulosis, la apendicitis, las alteraciones de la motilidad (p. ej., diarrea, estreñimiento y obstrucción intestinal), el síndrome de malabsorción y los cánceres de colon y recto.

Síndrome del intestino irritable

El *síndrome del intestino irritable* describe una alteración en el funcionamiento del tubo digestivo caracterizada por una combinación variable de síntomas intestinales crónicos y recurrentes que no se explican por anomalías estructurales o bioquímicas. Existe evidencia que sugiere que el 10-15% de la población de los Estados Unidos tiene esta alteración, así como una de cada cuatro personas a nivel mundial.[53]

El SII se caracteriza por síntomas persistentes o recurrentes de dolor abdominal, alteraciones en la función intestinal y malestares diversos como flatulencias, distensión abdominal, náuseas y anorexia, estreñimiento o diarrea y ansiedad o depresión. La principal característica del SII es el dolor abdominal que se alivia al defecar y que se asocia con cambios en la consistencia y la frecuencia de las heces. El dolor abdominal suele ser intermitente, de tipo cólico, y se ubica en el abdomen inferior. Es raro que se presente durante la noche o que interrumpa el sueño. Se piensa que esta alteración se debe a una disregulación de la actividad motora del intestino y las funciones nerviosas centrales, controladas por el SNC.[54] Las personas con SII tienden a experimentar un aumento en la motilidad y contracciones intestinales anómalas en respuesta a situaciones de estrés psicológico y fisiológico. El papel de los factores psicológicos en la enfermedad todavía es incierto. A pesar de que los cambios en la actividad intestinal son respuestas normales al estrés, estas reacciones parecen ser exageradas en las personas con SII. Las mujeres suelen ser más afectadas que los hombres. Se ha asociado la **menarca** con el inicio de la alteración. Por lo general, las mujeres notan una exacerbación de los síntomas durante el período premenstrual, lo que sugiere un componente hormonal.

Manifestaciones clínicas y diagnóstico

Debido a la falta de marcadores anatómicos o fisiológicos para el SII, el diagnóstico se basa en la presencia de signos y síntomas de dolor o molestia abdominal, distensión, estreñimiento o diarrea, o bien, cuadros sucesivos de estreñimiento y diarrea. Una serie de criterios diagnósticos de empleo frecuente requieren la presencia de síntomas continuos o recurrentes de por lo menos 12 semanas de duración (que pueden no ser consecutivas) con malestar abdominal o dolor en los 12 meses precedentes, con dos de las tres siguientes características acompañantes: alivio que se relaciona con la defecación, crisis que inician con modificaciones en la frecuencia de las evacuaciones y cambios morfológicos (en su aspecto) en las heces.[55]

Otros síntomas que respaldan el diagnóstico del SII incluyen una frecuencia anómala de evacuaciones (más de tres veces por día o menos de tres veces por semana), la forma anómala de las heces (escíbalos/induración o semidiarreicas/acuosas), las anomalías que se presentan durante la defecación (pujo, urgencia o tenesmo), la expulsión de moco y la distensión o sensación de distensión abdominal.[55] Deben considerarse los antecedentes de intolerancia a la lactosa y a otros azúcares, ya que pueden ser un factor precipitante en algunas personas. El inicio agudo de los síntomas incrementa la probabilidad de que exista enfermedad orgánica, al igual que la pérdida de peso, la anemia, la fiebre, la sangre oculta en heces, los síntomas nocturnos, o los signos y síntomas de malabsorción. Estos signos y síntomas hacen necesaria una valoración adicional a los diagnósticos diferenciales.[56]

Tratamiento

El tratamiento del SII se centra en métodos de control del estrés, en especial aquellos relacionados con la producción de síntomas. Es importante reconfortar al paciente. Por lo general, no se indica una dieta especial, a pesar de que está recomendada la ingesta de fibra. Puede ser beneficioso evitar alimentos dañinos y seguir dietas restrictivas específicas que omitan grasas, alimentos productores de gases, alcohol y bebidas con cafeína.[57] Se emplean varios fármacos para el tratamiento de la alteración, incluyendo espasmódicos y anticolinérgicos, con diferentes grados de éxito.

Enfermedad intestinal inflamatoria

El término *enfermedad intestinal inflamatoria* se usa para designar a dos alteraciones relacionadas: la enfermedad de Crohn y la colitis ulcerosa. Se estima que más de un millón de estadounidenses y 2.5 millones de europeos tienen EII. Actualmente, la prevalencia de EII en el mundo occidental es de hasta el 0.5% de la población en general.[58] A pesar de que estas dos enfermedades se diferencian lo suficiente como para distinguirlas, también tienen muchas características en común. Ambas producen inflamación en el intestino, es imposible encontrar evidencia de un agente causal probado, tienen un patrón de distribución familiar y pueden acompañarse de manifestaciones sistémicas. La enfermedad de Crohn afecta generalmente el intestino delgado distal y el colon proximal, pero puede desarrollarse en cualquier parte del tubo digestivo, desde el esófago hasta el ano; mientras

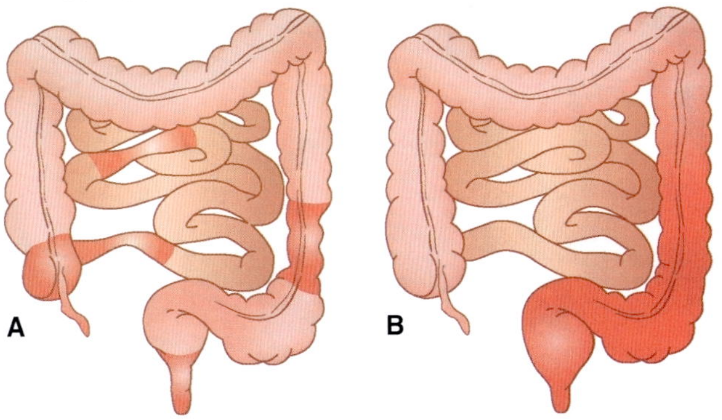

FIGURA 37-7. Patrones de distribución de la enfermedad con lesiones discontinuas en la enfermedad de Crohn (*A*) y afectación continua del colon (*B*) que se desarrolla a partir del recto en la colitis ulcerosa.

tanto, la colitis ulcerosa está confinada al colon y recto (fig. 37-7). Las características distintivas de la enfermedad de Crohn y de la colitis ulcerosa se resumen en la tabla 37-1.

Etiología y patogenia

Una característica sobresaliente del tubo digestivo es que el sistema inmunitario de la mucosa siempre está listo para responder frente a patógenos que llegan a ser ingeridos, pero a la vez es inocuo con la microflora intestinal normal. De acuerdo con la hipótesis actualmente aceptada, este estado normal de homeostasis se ve alterado en el SII, llevando a respuestas inmunitarias exageradas y poco reguladas. La pregunta continúa siendo si la respuesta es un mecanismo de defensa adecuado contra un patógeno o es el sistema inmunitario respondiendo de forma inapropiada. Por lo tanto, como en muchas otras alteraciones inmunitarias, la patogenia de la enfermedad de Crohn y de la colitis ulcerosa se debe a un fallo en la regulación inmunitaria, la predisposición genética y un desencadenante ambiental, en especial en la flora microbiana.[59]

TABLA 37-1 Características distintivas de la enfermedad de Crohn y la colitis ulcerosa

Característica	Enfermedad de Crohn	Colitis ulcerosa
Tipo de inflamación	Granulomatosa	Ulcerativa y exudativa
Nivel de compromiso	Principalmente submucoso	Principalmente mucoso
Extensión del daño	Lesiones discontinuas	Lesiones continuas
Áreas comprometidas	Principalmente el íleon y, de forma secundaria, el colon	Principalmente el recto y el hemicolon izquierdo
Diarrea	Frecuente	Frecuente
Sangrado rectal	Raro	Frecuente
Fístulas	Frecuentes	Raras
Estenosis	Frecuente	Rara
Abscesos perianales	Frecuentes	Raros
Desarrollo de cáncer	Poco frecuente	Relativamente frecuente

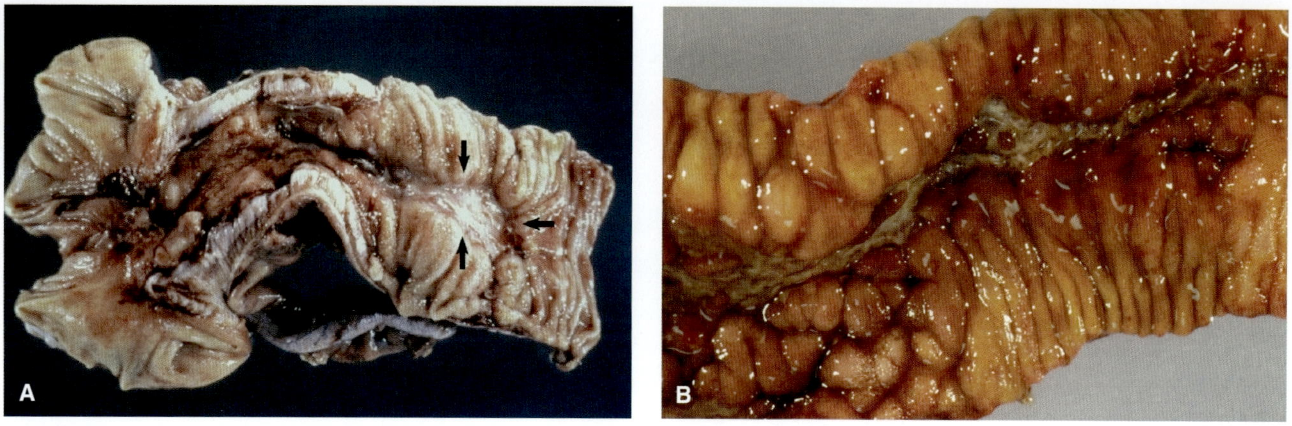

FIGURA 37-8. Enfermedad de Crohn. **A.** El íleon terminal muestra un engrosamiento notable de la pared en la porción distal, con distorsión de la válvula ileocecal. Se observa una úlcera longitudinal (*flechas*). **B.** En este segmento del íleon, se observa otra úlcera longitudinal. Las grandes áreas redondeadas de mucosa edematosa le dan una apariencia "empedrada" a la mucosa lesionada. Una porción de la mucosa en la región inferior derecha no se encuentra comprometida. Tomado de: Rubin R., Strayer D. S. (Eds.) (2015). *Rubin's pathophysiology: Clinicopathologic foundations of medicine* (6th ed., Fig. 19-52, p. 803). Philadelphia, PA: Lippincott Williams & Wilkins.

Susceptibilidad genética

Durante mucho tiempo se ha sospechado que existe una base genética para la EII. Los familiares en primer grado de los pacientes con EII tienen una incidencia entre 30 y 100 veces mayor de la enfermedad.[60] Estudios de asociación de genoma completo han identificado 163 locus diferentes que confieren protección o representan un riesgo para el desarrollo de la enfermedad de Crohn y la colitis ulcerosa, con un porcentaje sustancial de estos locus en común para ambas enfermedades.[61] Los antecedentes familiares continúan siendo el factor pronóstico más importante de EII, a pesar de que solo el 10% de las personas tienen algún familiar en primer grado afectado.[62] Estas asociaciones claramente indican que la susceptibilidad genética desempeña un papel importante en el desarrollo de EII. Sin embargo, no se identifica un patrón de herencia mendeliano clásico y, por ende, la EII no puede atribuirse a un solo gen.

El estudio más reciente y extenso de asociación genética, el cual empleó datos de asociación de genoma completo de más de 75 000 personas con EII y controles, identificó 163 locus susceptibles para la EII, que incluyen aproximadamente 300 genes candidatos potenciales.[63,64] Los factores genéticos identificados representan solo una pequeña proporción de la varianza de la enfermedad: el 13.1% para enfermedad de Crohn y el 8.2% para la colitis ulcerosa. En conjunto, los locus susceptibles y los factores de riesgo genético descubiertos solo representan un 20-25% de los factores hereditarios (riesgo genético).[63,65]

Papel de los factores ambientales

A pesar de que los antecedentes familiares son el factor de riesgo más importante para la EII y que los genes tienen un papel importante, una gran cantidad de datos epidemiológicos sostienen que el ambiente también influye. El primer factor ambiental que se ha descrito de forma sistemática por su impacto en la enfermedad de Crohn y en la colitis ulcerosa es el tabaquismo.[66] Los fumadores tienen el doble de riesgo de desarrollar enfermedad de Crohn, mientras que los exfumadores ostentan una asociación más modesta. En contraste, se ha asociado a los exfumadores con un sustancial aumento en el riesgo de desarrollar colitis ulcerosa dentro del primer año de haber dejado el cigarrillo, mientras que a los fumadores el hábito tabáquico parece protegerlos.[67] La razón precisa de este efecto divergente no está clara. El tabaquismo puede contribuir al desarrollo de EII debido a su efecto en el microbioma intestinal, ya que los fumadores con enfermedad de Crohn muestran una disbiosis dentro de su microbiota intestinal.[68]

El uso previo de antibióticos, dentro de los 2-5 años del diagnóstico, también se ha asociado con un riesgo incrementado de EII de inicio en el adulto, con un efecto más importante a mayor número de tratamientos y ante una exposición temprana en la vida.[69] A pesar de que es improbable que la EII sea causada de forma directa por los patógenos, es probable que estos brinden el antígeno desencadenante para la respuesta inmunitaria anómala.

Manifestaciones clínicas

Las manifestaciones clínicas tanto de la enfermedad de Crohn como de la colitis ulcerosa son finalmente el resultado de la activación de células inflamatorias, con síntesis de mediadores inflamatorios causantes de daño tisular inespecífico. Ambas enfermedades se caracterizan por la remisión y la exacerbación de cuadros de diarrea, urgencia fecal y pérdida de peso. Durante el período de enfermedad fulminante, se pueden desarrollar complicaciones agudas, como la obstrucción intestinal (fig. 37-8).

Se han identificado ciertas manifestaciones sistémicas en las personas con enfermedad de Crohn y colitis ulcerosa. Estas incluyen artritis axial, que afecta la columna vertebral y las articulaciones sacroilíacas, así como artritis oligoarticular, que afecta las articulaciones grandes de los brazos y las piernas; alteraciones inflamatorias oftálmicas, por lo general, uveítis; lesiones cutáneas, en especial eritema nodoso; estomatitis, anemia autoinmunitaria, hipercoagulabilidad y colangitis esclerosante. De forma ocasional, estas manifestaciones sistémicas pueden anunciar la recurrencia de la enfermedad intestinal. En los niños, puede producirse retraso en el crecimiento, en especial si los síntomas se prolongan y la ingesta de nutrientes es insuficiente.

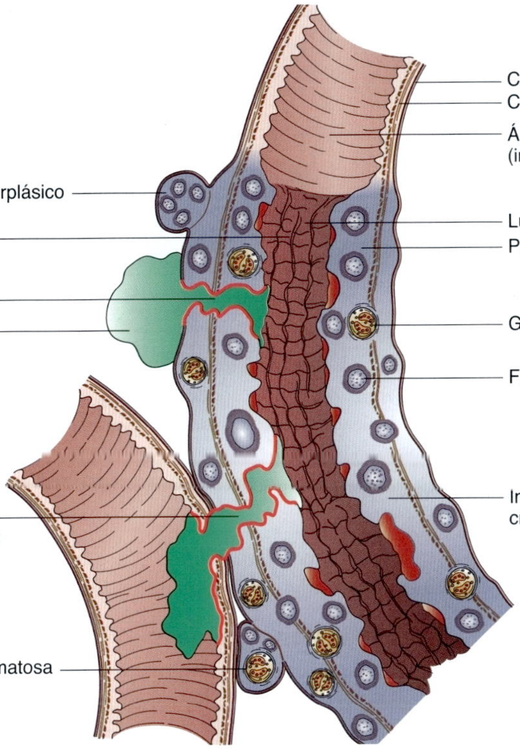

FIGURA 37-9. Enfermedad de Crohn. Principales características de la enfermedad de Crohn en el intestino delgado. Tomado de Rubin R., Strayer D. S. (Eds.) (2015). *Rubin's pathophysiology: Clinicopathologic foundations of medicine* (7th ed., Fig. 19-73, p. 805). Philadelphia, PA: Lippincott Williams & Wilkins.

Enfermedad de Crohn

La enfermedad de Crohn es una respuesta inflamatoria de tipo granulomatoso que puede afectar cualquier área del tubo digestivo. El íleon terminal o el ciego son las porciones del intestino donde la inflamación se produce con mayor frecuencia.[60,70] Se trata de una enfermedad de evolución lenta, progresiva y, generalmente, discapacitante. Por lo general, esta enfermedad afecta a personas que se encuentran alrededor de los 20 o 30 años de edad, y las mujeres ligeramente más proclives.

Un elemento característico de la enfermedad de Crohn son sus lesiones granulomatosas, bien delineadas, rodeadas de tejido mucoso de apariencia normal. Cuando las lesiones son múltiples, suelen denominarse *lesiones segmentarias*, dado que se encuentran distribuidas entre lo que parecen segmentos normales de intestino. Se ven involucradas todas las capas del intestino, pero la capa mucosa es la que sufre la mayor afectación. La superficie del intestino inflamado suele tener una apariencia característica como de "empedrado" que deriva de las fisuras y grietas que se forman, circundadas por áreas con edema submucoso (fig. 37-9).[13,70] En general, existe un respeto relativo de las capas de músculo liso del intestino, con cambios inflamatorios y fibróticos marcados en la capa submucosa. Con el tiempo, la pared intestinal suele volverse dura e inflexible. El mesenterio adyacente puede desarrollar inflamación; los ganglios linfáticos regionales y los conductos linfáticos pueden aumentar su tamaño.

Manifestaciones clínicas

El curso clínico de la enfermedad de Crohn es variable; por lo regular, existen períodos de exacerbación y remisiones, con síntomas que se relacionan con la ubicación de las lesiones. Los síntomas principales, de acuerdo con el área afectada del tubo digestivo, incluyen diarrea, dolor abdominal, pérdida de peso, alteraciones hidroelectrolíticas, malestar y febrícula.[70] Puesto que la enfermedad de Crohn afecta la capa submucosa en mayor medida que la mucosa, la diarrea hemática es menos frecuente que en la colitis ulcerosa. La ulceración de la piel perianal es frecuente, sobre todo por la gravedad de la diarrea. La superficie de absorción del intestino puede verse comprometida; pueden desarrollarse deficiencias nutricionales vinculadas con el segmento específico del intestino afectado. Cuando la enfermedad de Crohn se presenta en la niñez, una de sus manifestaciones principales puede ser el retraso en el crecimiento y la desnutrición significativa.[71]

Las complicaciones de la enfermedad de Crohn incluyen la formación de fístulas, abscesos abdominales y obstrucción intestinal. Las fístulas son conductos similares a tubos que forman conexiones entre distintos puntos del tubo digestivo. También pueden desarrollarse entre otras estructuras, como la vejiga, la vagina, la uretra y la piel. Las fístulas perineales que se originan en el íleon son relativamente frecuentes.[58] Aquellas que aparecen entre los segmentos del tubo digestivo pueden conducir al desarrollo de malabsorción, síndromes por sobrecrecimiento bacteriano y diarrea. También pueden infectarse y originar abscesos.

Diagnóstico

El diagnóstico de la enfermedad de Crohn requiere de una cuidadosa exploración física y revisión de los antecedentes del paciente. La sigmoidoscopia se emplea para visualizar directamente las áreas afectadas y obtener biopsias. También se toman medidas para descartar agentes infecciosos como causa de la alteración. Por lo general, esto se logra mediante el uso de coprocultivos y el análisis de muestras frescas de heces para identificar huevos y parásitos. En personas en quienes se sospecha enfermedad de Crohn, las radiografías con contraste brindan un medio para determinar la extensión del compromiso del intestino delgado y para establecer la presencia y naturaleza de las fístulas. Deben utilizarse utilizar tomografías computarizadas para detectar masas inflamatorias o abscesos.

Tratamiento

No existe una cura para la enfermedad de Crohn y la remisión puede no ser posible o tardar en conseguirse. Los métodos de tratamiento se centran en terminar con la respuesta inflamatoria y promover la cicatrización, manteniendo una nutrición adecuada y previniendo o tratando las complicaciones. Puede ser necesaria la resección quirúrgica del intestino dañado, el drenaje del absceso y la reparación de las fístulas.

Las deficiencias nutricionales son frecuentes en la enfermedad de Crohn debido a la diarrea, la esteatorrea y los problemas de malabsorción. Por ello, se recomienda una dieta alta en calorías, vitaminas y proteínas. Debido a que las grasas agravan la diarrea, es mejor evitarlas. Las dietas elementales, que aportan una nutrición equilibrada, pero carecen de residuos y de volumen, pueden recomendarse durante la fase aguda de la enfermedad. Estas dietas se absorben en gran medida en el yeyuno y permiten que el intestino inflamado descanse. La alimentación parenteral total consiste en la administración intravenosa de soluciones hipertónicas de glucosa, a las cuales se les pueden agregar aminoácidos y grasas. Este tratamiento nutricional puede ser necesario cuando los alimentos no son absorbidos en el intestino.

Colitis ulcerosa

La colitis ulcerosa es una alteración inflamatoria inespecífica del colon. La incidencia y prevalencia de la colitis ulcerosa varían en gran medida con la ubicación geográfica.[72] En contraste con la enfermedad de Crohn, la cual afecta varios sitios del tubo digestivo, la respuesta inflamatoria en la colitis ulcerosa está limitada principalmente a la capa mucosa y submucosa, y está confinada al recto y al colon; de ahí que la colectomía resulte curativa. Esta enfermedad puede aparecer a cualquier edad, con una incidencia pico entre los 15 y 25 años.[60] Generalmente, inicia en el recto y se disemina en sentido proximal, afectando sobre todo la capa mucosa, a pesar de que también se puede extender hacia la submucosa. La distancia de la extensión proximal varía. Puede afectar únicamente al recto (proctitis ulcerativa), al recto y el colon sigmoide (proctosigmoiditis) o a todo el colon (pancolitis). El proceso inflamatorio tiende a confluir y mostrar continuidad, en lugar de respetar algunas áreas, como sucede en la enfermedad de Crohn.

Se desconoce la causa de la colitis ulcerosa.[73] Un rasgo característico de la enfermedad son las lesiones que se forman en las criptas de Lieberkühn, en la base de la capa mucosa. El proceso inflamatorio lleva a la formación de hemorragias mucosas puntiformes que, con el tiempo, presentan supuración y terminan por desarrollar *abscesos crípticos*. Estas lesiones inflamatorias pueden desarrollar necrosis y ulcerarse. A pesar de que las ulceraciones suelen ser superficiales, en ocasiones se extienden, originando grandes áreas denudadas (fig. 37-10). Como consecuencia del proceso inflamatorio, la capa mucosa desarrolla proyecciones similares a lenguas que se asemejan a pólipos y, por ende, se denominan *seudopólipos*. La pared intestinal se engrosa como resultado de los episodios repetidos de colitis.

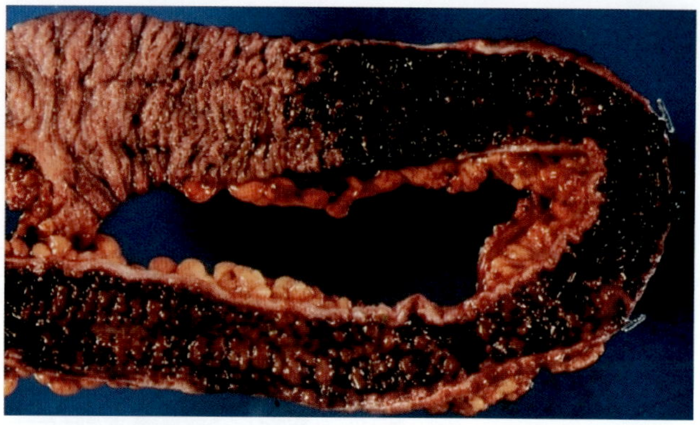

FIGURA 37-10. Colitis ulcerosa. Eritema y ulceración prominentes en el colon, donde inicia el proceso para luego extenderse al recto sigmoide y colon ascendente, donde se intensifica. Tomado de Strayer D. S., Rubin R. (Eds.) (2015). *Rubin's pathophysiology: Clinicopathologic foundations of medicine* (7th ed., Fig. 19-74, p. 806). Philadelphia, PA: Lippincott Williams & Wilkins.

Manifestaciones clínicas

La colitis ulcerosa presenta de manera característica cuadros reincidentes marcados por episodios de diarrea. Esta última puede persistir durante días, semanas o meses y luego ceder, para reiniciar después en un intervalo asintomático de varios meses, años o incluso décadas. Debido a que la colitis ulcerosa afecta la capa mucosa del intestino, las heces suelen contener sangre y moco. Puede presentarse diarrea nocturna cuando los síntomas son graves durante el día. Puede haber dolor cólico intestinal leve e incontinencia fecal. La anorexia, la debilidad y la fatiga son frecuentes.

A partir de los hallazgos clínicos y endoscópicos, se puede clasificar la enfermedad de acuerdo con la extensión del colon y la superficie afectadas por la inflamación. La gravedad se define como leve, moderada, grave o fulminante.[60] La variante más frecuente de la enfermedad es la leve, en la cual la persona tiene menos de cuatro evacuaciones al día (con o sin sangre), sin signos sistémicos de toxicidad y una velocidad de sedimentación globular (VSG) normal. Las personas con enfermedad moderada tienen más de cuatro evacuaciones al día, pero con signos mínimos de toxicidad. La enfermedad grave se presenta con más de seis evacuaciones eméticas al día y evidencia de toxicidad sistémica que se manifiesta con fiebre, taquicardia, anemia y VSG elevada (fig. 37-11). Los individuos con enfermedad fulminante se caracterizan por tener más de 10 evacuaciones por día, hemorragias continuas, fiebre y otros signos de toxicidad, distensión abdominal y dolor al tacto, necesidad de transfusiones sanguíneas y dilatación colónica en radiografías abdominales. Estas personas están en riesgo de desarrollar megacolon tóxico, el cual se caracteriza por dilatación del colon y signos de toxicidad sistémica. Esto se debe a la extensión de la respuesta inflamatoria, con compromiso de los componentes vasculares y nerviosos del intestino.

Se piensa que la colitis ulcerosa tiene un origen sistémico (p. ej., autoinmunitario), por lo que las personas pueden presentar algunas comorbilidades con síntomas y complicaciones fuera del colon. Se ha informado que la frecuencia de estas manifestaciones extraintestinales varía entre un 6%

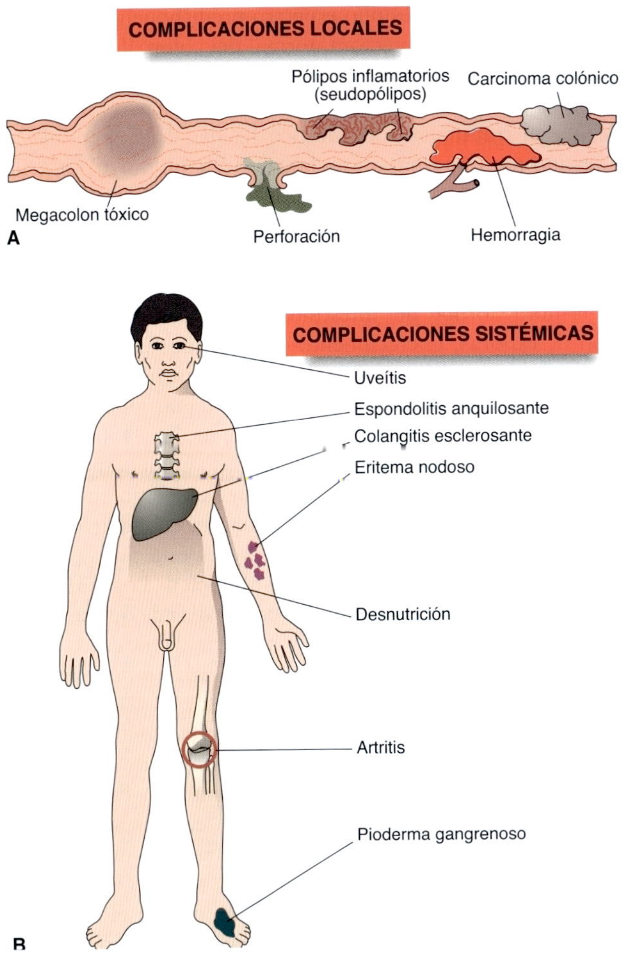

FIGURA 37-11. Complicaciones de la colitis ulcerosa. **A.** Principales características de la colitis ulcerosa en el colon. **B.** Complicaciones sistémicas. A. Tomado de: Strayer D. S., Rubin R. (Eds.) (2012). *Rubin's pathophysiology: Clinicopathologic Foundations of Medicine* (6th ed., Fig. 19-77, p. 807). Philadelphia, PA: Lippincott Williams & Wilkins. B. Tomado de: Rubin R., Strayer D. S. (Eds.) (2012). *Rubin's pathophysiology: Clinicopathologic foundations of medicine* (6th ed., p. 658). Philadelphia, PA: Lippincott Williams & Wilkins.

y 47% (*véase* la fig. 37-11).[74] Estas pueden incluir artritis, uveítis, trombosis venosa profunda, colangitis esclerosante primaria o espondilitis anquilosante, etcétera. La manifestación extraintestinal más frecuente de la EII es la artritis. Para algunas personas, en especial aquellas con colangitis esclerosante primaria o con espondilitis anquilosante, las manifestaciones extraintestinales pueden resultar más problemáticas que la enfermedad intestinal.[60]

Diagnóstico y tratamiento

El diagnóstico de la colitis ulcerosa se basa en la anamnesis y la exploración física. Por lo general, el diagnóstico se confirma mediante sigmoidoscopia, colonoscopia, biopsia y resultados negativos en los estudios de heces que buscan descartar agentes infecciosos y de otros tipos. No debe realizarse una colonoscopia en aquellas personas con enfermedad grave debido al peligro de perforación, pero se puede practicar después de una mejoría evidente para determinar la extensión de la enfermedad y la necesidad de la vigilancia subsecuente en busca de cáncer.

El tratamiento depende de la extensión de la enfermedad y la gravedad de los síntomas. Incluye medidas de control para las manifestaciones agudas de la enfermedad y la prevención de la recurrencia. Algunas personas con síntomas leves a moderados pueden controlar sus propios síntomas de forma sencilla al evitar la cafeína, la lactosa (leche), las comidas muy condimentadas y aquellas que producen gases. Deben emplearse suplementos de fibra para disminuir la diarrea y los síntomas rectales. Puede requerirse un tratamiento quirúrgico (p. ej., resección del recto y de todo el colon) con la creación de una ileostomía o anastomosis ileoanal para las personas que no responden a los medicamentos y a las medidas conservadoras de tratamiento.

El cáncer de colon es una de la complicaciones a largo plazo más temidas de la colitis ulcerosa. Esta enfermedad inflamatoria se caracteriza por el daño al ácido desoxirribonucleico (ADN), con inestabilidad microsatelital en las células de la mucosa. En fechas recientes, se detectó inestabilidad genómica en áreas carentes de displasia de personas con colitis ulcerosa; lo anterior sugiere que presentan una deficiencia en la reparación del ADN e inestabilidad genómica en todo el tubo digestivo.[75] Un metaanálisis que se concentró en los estudios realizados en individuos con colitis ulcerosa reveló que el riesgo acumulado de cáncer colorrectal fue del 2% a los 10 años, 8% a los 20 años y 18% a los 30 años.[76,77] Todas las personas con este diagnóstico deben practicarse una colonoscopia con fines de detección en los siguientes 8 años de haber iniciado los síntomas. La frecuencia con la que deben realizarse las colonoscopias varía muchas veces entre 1 y 3 años, en función de los resultados obtenidos en las exploraciones físicas y las biopsias.[78]

Enterocolitis infecciosa

Cierto número de agentes microscópicos, incluidos virus, bacterias y protozoarios, pueden afectar el tubo digestivo, causando diarrea y, algunas veces, cambios ulcerativos e inflamatorios en el intestino delgado o grueso. La enterocolitis infecciosa es un problema global que causa más de 12 000 muertes al día entre niños de los países en desarrollo. A pesar de que es menos frecuente en los países industrializados, estas alteraciones aún cuentan con tasas de infección que solo son antecedidas por el resfriado común. La mayoría de las infecciones se diseminan por vía fecal-oral, por lo general, a través del agua o los alimentos contaminados.

Infección vírica

La mayoría de las infecciones víricas afectan el epitelio superficial del intestino delgado, destruyendo estas células e interfiriendo con su función absortiva. La repoblación de las vellosidades del intestino delgado con enterocitos inmaduros y la conservación de las células secretoras de las criptas conduce a una pérdida franca de agua y electrólitos, lo que se suma a una absorción incompleta de nutrientes y diarrea osmótica. La enfermedad sintomática es ocasionada por distintos virus específicos, incluyendo el rotavirus, el cual suele afectar a niños entre los 6 y 24 meses de edad; el norovirus (o virus Norwalk), que es responsable de la mayoría de las gastroenteritis epidémicas alimenticias no bacterianas en todos los grupos de edad; y adenovirus entéricos, que atacan principalmente a niños menores de 24 meses.[79]

Rotavirus

A nivel mundial, el rotavirus es la principal causa de diarrea grave y se estima que causa la muerte de 527 000 niños menores de 5 años de edad cada año.[80]

La enfermedad tiende a ser más grave entre niños de 3-24 meses de edad. Los bebés menores de 3 meses de edad están relativamente protegidos por los anticuerpos de adquisición transplacentaria y, posiblemente, por la alimentación materna. El virus se disemina por vía fecal-oral y los brotes son frecuentes en niños que asisten a guarderías. El virus se replica antes y días después de la enfermedad clínica. Se necesitan muy pocos viriones infectantes para causar la enfermedad en un hospedero susceptible.

La infección por rotavirus comienza de forma típica después de un período de incubación de 1-3 días, con fiebre leve a moderada y vómitos, seguidos por la evacuación frecuente de heces acuosas.[79] Por lo general, la fiebre y los vómitos desaparecen al segundo día, pero la diarrea continúa durante 5-7 días. Puede desarrollarse con rapidez un cuadro de deshidratación, en especial en niños pequeños. El tratamiento es principalmente de soporte; sus objetivos principales son evitar y tratar la deshidratación.

Infección bacteriana

La enterocolitis infecciosa puede ser causada por diferentes bacterias. Existen numerosos mecanismos patogénicos para la enterocolitis bacteriana: ingesta de toxinas preformadas que están presentes en alimentos contaminados; infección por organismos toxigénicos que proliferan en la luz del intestino y sintetizan una enterotoxina; e infección por organismos enteroinvasivos, que proliferan en la luz e invaden y destruyen las células epiteliales mucosas. Los efectos patogénicos de las infecciones bacterianas dependen de la capacidad del organismo para adherirse a las células epiteliales de la mucosa, para producir enterotoxinas y luego invadir las células epiteliales de la mucosa.

En general, las infecciones bacterianas generan más efectos graves que las infecciones víricas. Las complicaciones de la enterocolitis bacteriana resultan de la pérdida masiva de líquidos o de la destrucción de la mucosa intestinal e incluyen deshidratación, sepsis y perforación. Entre los organismos que causan enterocolitis bacteriana se encuentran *Staphylococcus aureus* (toxinas relacionadas con la "intoxicación alimentaria"), *Escherichia coli*, *Shigella*, *Salmonella* y *Campylobacter*.[81] Dos variantes particularmente serias de enterocolitis bacteriana son causadas por *Clostridium difficile* y *E. coli* O157:H7.

Colitis por *Clostridium difficile*

La colitis por *Clostridium difficile* se asocia con un tratamiento antibiótico previo.[82-84] La bacteria *C. difficile* es un bacilo grampositivo en forma de espora, que se encuentra en la flora normal en un 1-3% de los humanos.[54] Las esporas son resistentes al ambiente ácido del estómago y adoptan formas vegetativas en el colon. Los tratamientos con antibióticos de amplio espectro predisponen a una alteración en la flora protectora normal del colon, llevando a la colonización por *C. difficile*, junto con la liberación de toxinas que provocan daño a la mucosa e inflamación. Después de que el tratamiento antibiótico ha dejado susceptible al intestino para una infección, la colonización por *C. difficile* se produce por vía fecal-oral. La infección suele adquirirse en los hospitales, donde abunda la bacteria.

En general, *C. difficile* no es invasora. El desarrollo de colitis y diarrea por esta bacteria requiere de una alteración de la flora normal del intestino, la adquisición y germinación de esporas, el crecimiento excesivo de *C. difficile* y la producción de toxinas. Las toxinas se unen a la mucosa intestinal y la dañan, causando hemorragia, inflamación y necrosis. Las toxinas también interfieren con la síntesis de proteínas, atraen células inflamatorias, aumentan la permeabilidad capilar y estimulan el peristaltismo intestinal. Por lo general, la infección se manifiesta con diarrea, que va de leve a moderada, y algunas veces está acompañada de cólicos en la parte inferior del abdomen. Los síntomas, en general, comienzan dentro de los 4-9 días de que se inició el tratamiento antibiótico y en la mayoría de los casos no se producen manifestaciones sistémicas y los síntomas desaparecen tras descontinuar el antibiótico.[85]

Un forma más grave de colitis, la *colitis seudomembranosa*, se caracteriza por una membrana inflamatoria adherente que cubre las áreas lesionadas de la mucosa. Esta es una variante de la enfermedad que pone en riesgo la vida. Quienes la padecen experimentan un malestar muy importante, con letargia, fiebre, taquicardia, dolor y distensión abdominal y deshidratación. Se puede perder el tono del músculo liso del colon, lo que deriva en su dilatación tóxica. Se requiere de un tratamiento temprano para evitar la perforación del intestino.

El diagnóstico de diarrea asociada con *C. difficile* requiere de una revisión cuidadosa de los antecedentes del paciente, con énfasis particular en el uso previo de antibióticos. Los hallazgos diagnósticos incluyen antecedentes del uso de antibióticos y pruebas de laboratorio que confirman la presencia de toxinas de *C. difficile* en las heces. El tratamiento incluye la interrupción inmediata del antibiótico. Se usa una terapia específica dirigida a erradicar *C. difficile* cuando los síntomas son graves y persistentes. El fármaco de elección es el metronidazol. La vancomicina se reserva para personas que no toleran el metronidazol, que no responden a este medicamento o que tienen síntomas graves.[86]

Infección por *Escherichia coli* O157:H7

Se considera que *Escherichia coli* O157:H7 es una causa importante de colitis epidémica y esporádica.[87] Su denominación describe la cepa de *E. coli* que puede encontrarse en las heces y la leche contaminada de los productos lácteos y el ganado bovino; también se ha encontrado en la carne de cerdo, pollo y cordero. La infección suele derivar de la transmisión alimentaria, muchas veces por el consumo de hamburguesas mal cocidas. El organismo también se puede trasladar a productos distintos de la carne, como frutas y vegetales o leche no pasteurizada. También se ha informado su transmisión en personas que nadaron en lagos contaminados con heces fecales, así como entre visitantes de granjas y zoológicos, donde los niños tienen contacto directo con los animales. Puede producirse transmisión de persona a persona en casas de descanso, guarderías y hospitales. Los individuos muy jóvenes y los adultos mayores son particularmente vulnerables a esta infección y a sus complicaciones.

La infección puede no causar síntomas o provocar una variedad de manifestaciones que incluyen diarrea aguda sin presencia de sangre, colitis hemorrágica, síndrome urémico hemolítico (SUH) y púrpura trombocitopénica trombótica. La infección suele producir cólicos abdominales y diarrea acuosa, que puede derivar en diarrea con sangre. Por lo general, la diarrea dura 5-10 días.[88]

La mayoría de las cepas de *E. coli* son inocuas. Sin embargo, la *E. coli* enterohemorrágica puede liberar toxinas semejantes a Shiga que se adhieren y dañan la mucosa de la pared intestinal. Subsecuentemente, las toxinas semejantes a Shiga entran en el torrente circulatorio y viajan en el plasma y la superficie de las plaquetas o monocitos. Las toxinas semejantes a Shiga se unen a receptores que contienen galactosa de alta afinidad en las membranas de las células glomerulares, cerebrales o del endotelio microvascular, en células renales mesangiales y tubulares, así como en monocitos y plaquetas.[89] Dos complicaciones de la infección, el SUH y la púrpura trombocitopénica trombótica, son reflejo de los efectos de las toxinas semejantes a Shiga. El SUH se caracteriza por el desarrollo de anemia hemolítica, trombocitopenia e insuficiencia renal. Aparece de forma predominante en lactantes y niños, y es la principal causa de insuficiencia renal aguda en la infancia. Por lo general, el pronóstico de las personas con SUH es bueno y la mayoría de los niños se recuperan por completo sin recaídas posteriores. La tasa de mortalidad en niños es menor del 5%, pero llega hasta el 25% en adultos.[90] La púrpura trombocitopénica trombótica se manifiesta con trombocitopenia, insuficiencia renal, fiebre y manifestaciones nerviosas. Con frecuencia, se le considera la complicación más grave de la enfermedad, dado que conduce al desarrollo de SUH y a diversos problemas nerviosos.

No existe un tratamiento específico para la infección por *E. coli* O157:H7. Este es principalmente sintomático y se dirige a tratar los efectos de las complicaciones. El uso de antibióticos o de fármacos antimotilidad/antidiarreicos en las etapas tempranas de la diarrea ha probado aumentar el riesgo de SUH, ya que el intestino se ve expuesto a una gran cantidad de toxinas durante un tiempo más prolongado.

Por la gravedad de la infección y sus complicaciones, resulta importante instruir a las personas sobre las técnicas para reducir la transmisión primaria de la infección a partir de fuentes animales. Se debe alertar a quienes preparan alimentos y a los propios consumidores sobre los métodos apropiados para el manejo de carnes crudas, a fin de prevenir la contaminación cruzada con otros alimentos. El cuidado de la higiene cobra mayor relevancia en guarderías y casas de descanso o asilos, donde la diseminación de la infección entre niños y adultos mayores puede producir complicaciones graves.

Infección por protozoarios

La *amebiasis* se refiere a la infección por *Entamoeba histolytica* que afecta al colon y, ocasionalmente, al hígado.[33] Los humanos son los únicos reservorios conocidos para *E. histolytica*, la cual se reproduce en el colon y de ahí pasa a las heces. A pesar de que la infección por *E. histolytica* tiene lugar a nivel mundial, es más frecuente y más grave en áreas tropicales y subtropicales, donde prevalecen el hacinamiento y las condiciones de mala sanidad. La amebiasis intestinal puede ir desde una infección completamente asintomática hasta una enfermedad disentérica grave.

El ciclo de vida de *E. histolytica* pasa por dos diferentes etapas: los trofozoítos (con forma de ameba) y los quistes.[91] Los trofozoítos prosperan en el colon, donde se alimentan de bacterias y células humanas. Pueden colonizar cualquier porción del intestino grueso, pero el área donde se desarrolla principalmente la enfermedad suele ser el ciego. Las personas con enfermedad sintomática eliminan tanto quistes como trofozoítos en sus heces, pero estos últimos mueren con rapidez al exponerse al aire, fuera del cuerpo. Solo los quistes son infectantes porque pueden sobrevivir a la acidez gástrica, que destruye a los trofozoítos. Una vez que se han establecido, los trofozoítos invaden las criptas de las glándulas colónicas y penetran hasta la submucosa; el microorganismo se despliega entonces para generar una úlcera en forma de cuello de botella, con un cuello estrecho y una base amplia. Una vez que *E. histolytica* ha invadido las venas submucosas del colon, ingresa en la vena porta y emboliza el hígado para producir un pequeño absceso hepático o, con menor frecuencia, varios de ellos.[92]

Algunas personas desarrollan diarrea de inicio agudo de forma temprana, incluso 8 días (por lo general, de 2-4 semanas) después de la infección.[93] Otras pueden permanecer asintomáticas o mostrar solo síntomas intestinales leves durante meses o varios años. Las manifestaciones incluyen molestias abdominales, sensibilidad al tacto, cólicos y fiebre, que en ocasiones vienen acompañados de náuseas, vómitos y **flatulencias** fétidas. Pudieran presentarse evacuaciones líquidas frecuentes que contienen moco y sangre, pero la diarrea no suele durar tanto como para causar deshidratación. En general, la infección persiste durante meses o años, causando emaciación y anemia. En casos graves, la destrucción de la mucosa colónica puede conducir a hemorragia, perforación o peritonitis. Las personas con abscesos hepáticos por amebas generalmente presentan dolor intenso en el cuadrante superior derecho, febrícula y pérdida de peso.[92]

Los métodos diagnósticos incluyen la exploración microscópica de las heces en busca de *E. histolytica*, pruebas de anticuerpos séricos y colonoscopia con recolección de muestras para biopsia. El tratamiento incluye el uso de medicamentos antimicrobianos.

Enfermedad diverticular

Un *divertículo* es el término médico para designar a una pequeña bolsa de estructura hueca que se forma en alguna parte del cuerpo. La diverticulosis es la alteración en la que se tienen divertículos en el colon que nunca se inflaman. La mayoría de las personas cuentan con esta peculiaridad, sin que les genere síntomas o problemas. Cuando su presencia está asociada con síntomas como dolor en la fosa ilíaca izquierda o alteración en los hábitos de evacuación, se conoce como *enfermedad diverticular*.[60] La diverticulosis aparece generalmente en la parte distal del colon descendente y en el colon sigmoide, en el sitio donde la capa mucosa del colon se

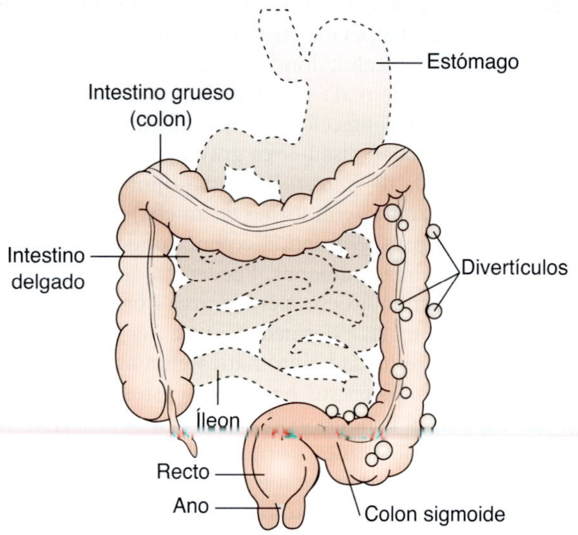

FIGURA 37-12. Ubicación de los divertículos en el colon sigmoide.

hernia a través de la capa muscular.[94] También suelen encontrarse divertículos múltiples en el colon sigmoide (fig. 37-12). La enfermedad diverticular es frecuente en la sociedad occidental: afecta a aproximadamente el 40% de la población que se encuentra alrededor de los 60 años de edad y al 60% de la que pasa de los 80 años.[94] Aunque la alteración es prevalente en países desarrollados, es prácticamente inexistente en las naciones africanas y en países en vías de desarrollo. Esto sugiere que factores como la falta de fibra en la dieta, la poca actividad física y los malos hábitos de evacuación, junto con factores como la edad, contribuyen al desarrollo de la enfermedad.

En el colon, los músculos longitudinales no forman una capa continua, como sucede en el intestino delgado. En su lugar, existen tres bandas longitudinales independientes de músculo llamadas *tenias del colon* o *taeniae coli*. Las bandas de músculo circular constriñen el intestino grueso, con lo que la luz del intestino se estrecha hasta quedar casi ocluida. La contracción combinada del músculo circular y la falta de una capa muscular longitudinal causa que el intestino protruya hacia el exterior en regiones abombadas llamadas *haustras*. Los divertículos se desarrollan entre las bandas de músculo longitudinal del haustra. Un aumento en la presión intraluminal en el haustra genera la fuerza necesaria para crear estas herniaciones.

La enfermedad diverticular suele detectarse cuando se realizan radiografías al paciente con otros propósitos. Cuando una persona presenta síntomas, a veces se atribuyen al SII u otras causas. Son frecuentes el malestar difuso en el hemiabdomen inferior, cambios en los hábitos intestinales, distensión y flatulencias.

El *divertículo de Meckel* es un saco formado por todas las capas de la pared del intestino delgado (generalmente en el íleon). Es la malformación más frecuente del tubo digestivo y se presenta en cerca del 2% de la población.[95] La mayoría de las personas con divertículo de Meckel permanecen asintomáticas (*divertículo de Meckel silencioso*).[96] Si se llega a presentar sintomatología, esta aparece antes de los 2 años de edad. El síntoma de presentación más frecuente es el sangrado rectal no doloroso, seguido por obstrucción intestinal, vólvulo e intususcepción. El tratamiento en las personas sintomáticas es la resección quirúrgica.[97]

La diverticulitis es una complicación de la diverticulosis, en la cual hay inflamación o perforación micro o macroscópica del divertículo. Una de las molestias más frecuentes de la diverticulitis es el dolor en el cuadrante inferior izquierdo, acompañado de náuseas y vómitos, dolor al tacto en esa zona, fiebre leve y un recuento de leucocitos elevado.[98] Por lo general, estos síntomas duran algunos días, a menos que surjan complicaciones. Las complicaciones incluyen perforación con peritonitis, hemorragia y obstrucción intestinal. Se pueden formar fístulas que comprometen la integridad de la vejiga (p. ej., fístula vesicosigmoide), aunque algunas veces afectan la piel, el área perianal, la vagina o el intestino delgado. La neumaturia (presencia de aire en la orina) es un signo de fístula vesicosigmoide.

El diagnóstico de la enfermedad diverticular se basa en la anamnesis y en las manifestaciones clínicas presentes. La enfermedad se puede confirmar mediante tomografía computarizada o por ecografía.[98] Las radiografías abdominales pueden ser útiles para detectar complicaciones asociadas con la diverticulitis aguda.

El tratamiento de rutina para la enfermedad diverticular consiste en prevenir los síntomas y evitar las complicaciones. Esto incluye el incremento de fibra en la dieta y el reentrenamiento del intestino, de manera que la persona tenga al menos una evacuación por día. El incremento de la fibra promueve la defecación a intervalos regulares y aumenta el contenido y diámetro del colon; por lo tanto, disminuye la presión intraluminal. La diverticulitis aguda se trata mediante el retiro temporal de los alimentos sólidos y la administración de un antibiótico de amplio espectro.[98] La intervención quirúrgica se reserva para personas con síntomas que no logran resolverse o con complicaciones.[94]

Apendicitis

La apendicitis aguda es muy frecuente. En los Estados Unidos, los hombres tienen un 12% de riesgo de desarrollar apendicitis, frente al 25% de las mujeres.[99] El apéndice se inflama, se edematiza y se gangrena, y puede eventualmente perforarse si no es tratado a tiempo. La apendicitis se origina por la obstrucción intraluminal debido a un fecalito (porción de heces endurecida), cálculos biliares, tumores, parásitos o tejido linfático.

Esta enfermedad suele tener un inicio abrupto, con dolor en el epigastrio o en el área periumbilical. El dolor es causado por la distensión del apéndice durante el proceso inflamatorio temprano. Casi al mismo tiempo que aparece el dolor, se presentan uno o dos episodios de náuseas. Al inicio, el dolor es vago, pero después de un período de 2-12 h se va incrementando de forma gradual y se puede volver de tipo cólico. Cuando el proceso inflamatorio se ha extendido hasta la capa serosa del apéndice y el peritoneo, el dolor se empieza a concentrar en el cuadrante inferior derecho. Puede haber un recuento de leucocitos elevado, aunque no en todos los casos.[100] La palpación profunda del abdomen generalmente revela dolor en el cuadrante inferior derecho, el cual está confinado a una pequeña área. Es posible encontrar dolor a la descompresión, que aparece cuando se aplica presión sobre al área para luego liberarla, y espasmo de los músculos abdominales superficiales.

El diagnóstico suele basarse en los síntomas y los hallazgos a la exploración física. Puede usarse ecografía y tomografía computarizada para confirmar el diagnóstico en aquellos casos donde se sospechen otras posibles causas de dolor abdominal.[101] El tratamiento consiste en la resección quirúrgica del apéndice. Las complicaciones incluyen peritonitis, formación de absceso periapendicular y septicemia.

PUNTOS CLAVE

Alteraciones de la motilidad intestinal

- Los contenidos luminales se desplazan en dirección distal en el tubo digestivo como resultado de movimientos peristálticos que son regulados por una interacción compleja de mecanismos de control eléctricos, nerviosos y hormonales.
- La irritación local y la composición de los constituyentes de los contenidos GI influyen en la motilidad a través de las neuronas mucosas aferentes del sistema nervioso entérico. La distensión de la pared abdominal, los irritantes químicos, los gradientes osmóticos y las toxinas bacterianas ejercen muchos de sus efectos en la motilidad del tubo digestivo a través de estas vías aferentes.

Diarrea aguda

La diarrea de inicio agudo es un tipo de diarrea persiste durante menos de 2 semanas y es causada por agentes infecciosos (*véase* el análisis previo sobre enterocolitis infecciosa).[102] En general, la diarrea aguda se divide en inflamatoria y no inflamatoria a partir de las características de las heces diarreicas. Los microorganismos entéricos generan diarrea por varios mecanismos. Algunos no son invasores y no causan inflamación, pero secretan toxinas que estimulan la pérdida de líquidos.[101] Otros invaden y destruyen las células epiteliales del intestino, alterando de esta forma el transporte de líquidos, ya que la actividad secretora continúa, mientras la de absorción se detiene.[103]

La *diarrea no inflamatoria* se caracteriza por grandes volúmenes de heces acuosas, no sanguinolentas, cólicos periumbilicales, distensión abdominal y náuseas o vómitos. Por lo general, es causada por bacterias productoras de toxinas (p. ej., *S. aureus*,[104] *E. coli* enterotoxigénica, *Cryptosporidium parvum*, *Vibrio cholerae*) u otros agentes (p. ej., virus, *Giardia*) que alteran el proceso normal de absorción o secreción en el intestino delgado.[105] La presencia de vómitos importantes sugiere enteritis vírica o intoxicación alimentaria por *S. aureus*. A pesar de que con frecuencia es leve, la diarrea (que se origina en el intestino delgado) puede llegar a ser abundante y derivar en deshidratación, con hipocalemia y acidosis metabólica. Debido a que no hay invasión tisular, los leucocitos no están presentes en las heces.

La *diarrea inflamatoria* se caracteriza por la presencia de fiebre y diarrea sanguinolenta (disentería); es ocasionada por la invasión a las células intestinales (p. ej., *Shigella*, *Salmonella*, *Yersinia* y *Campylobacter*), toxinas asociadas con *C. difficile* (descrito previamente) o infección por *E. coli* O157:H7. Debido a que las infecciones asociadas con estos microorganismos afectan de forma predominante el colon, la diarrea es frecuente, pero de menor volumen,[106] y se acompaña de cólicos en el cuadrante inferior izquierdo, urgencia y tenesmo. Se debe distinguir la disentería infecciosa de la colitis ulcerosa aguda, la cual puede presentarse con diarrea sanguinolenta, fiebre y dolor abdominal.

Diarrea crónica

La diarrea se considera crónica cuando los síntomas persisten durante 4 semanas o más.[102] La diarrea crónica se relaciona frecuentemente con alteraciones como EII, SII, síndrome de malabsorción, alteraciones endocrinas (hipertiroidismo y neuropatía diabética autonómica) o colitis por radiación. Existen cuatro razones principales que pueden ocasionar diarrea crónica: la presencia de contenido luminal hiperosmótico, una mayor actividad de secreción intestinal, las alteraciones inflamatorias y los procesos infecciosos (cuadro 37-1).[102] La diarrea simulada se debe al consumo indiscriminado de laxantes o a la ingesta excesiva de alimentos con propiedades laxantes.

CUADRO 37-1

DIARREA CRÓNICA

- Diarrea hiperosmótica
  - Laxantes salinos
  - Deficiencia de lactasa
- Diarrea secretora
  - Diarrea aguda de origen infeccioso
  - Incapacidad para absorber sales biliares
  - Malabsorción de lípidos
  - Abuso crónico de laxantes
  - Síndrome carcinoide
  - Síndrome de Zollinger-Ellison
  - Retención fecal
- Enfermedad intestinal inflamatoria
  - Enfermedad de Crohn
  - Colitis ulcerosa
- Enfermedad infecciosa
  - Shigelosis
  - Salmonelosis
- Colon irritable

En la *diarrea osmótica*, el agua es atraída hacia el interior del intestino por la naturaleza hiperosmótica de su contenido, y lo hace de forma tal que el colon es incapaz de reabsorber el exceso de líquido. Esto tiene lugar cuando no se absorben partículas con actividad osmótica. En personas con deficiencia de lactasa, se produce intolerancia a la lactosa debido a que les hace falta esta enzima para desdoblar la lactosa en glucosa y galactosa.[107] Esta actividad inadecuada de la enzima permite a la lactosa alcanzar el intestino grueso. Ahí, la flora del intestino proporciona una vía de rescate para la digestión de la lactosa al descomponerla en ácidos grasos de cadena corta (AGCC) y gas, principalmente hidrógeno (H_2), dióxido de carbono (CO_2) y metano (CH_4). La lactosa no digerida puede causar diarrea osmótica; los productos de esta digestión bacteriana pueden llevar a diarrea secretora y gases que distienden el intestino. La intolerancia a la lactosa se caracteriza por el desarrollo de síntomas abdominales (p. ej., náuseas, distensión abdominal y dolor) después de la ingesta de productos lácteos. Otra causa de diarrea osmótica es la reducción en el tiempo de tránsito a través del intestino, lo cual interfiere con la absorción. La diarrea osmótica generalmente desaparece con el ayuno.[107,108]

La *diarrea secretora* se presenta cuando se intensifican los procesos de secreción del intestino. Este tipo de diarrea también tiene lugar cuando un exceso de ácidos biliares permanece en el contenido intestinal al tiempo que este ingresa al colon. Es habitual que suceda con procesos patológicos del íleon, debido a que las sales biliares se absorben en este sitio. También puede producirse por una sobrepoblación bacteriana en el intestino delgado, la cual interfiere con la absorción. Algunos tumores, como los del síndrome de Zollinger-Ellison y el síndrome carcinoide, producen hormonas que causan incremento de la actividad secretora del intestino.[109]

La *diarrea inflamatoria* se asocia de manera frecuente con inflamación aguda o crónica, o con una enfermedad intrínseca del colon, como la colitis ulcerosa o la enfermedad de Crohn. La diarrea inflamatoria puede identificarse por la frecuencia de las evacuaciones, la urgencia que se experimenta y el dolor de tipo cólico del abdomen. Por lo general, se presenta acompañada de **tenesmo**, manchado fecal de la ropa y despertares nocturnos por la urgencia para defecar.

Las infecciones parasitarias crónicas pueden causar diarrea crónica a través de diversos mecanismos. Los patógenos asociados con mayor frecuencia con este tipo de diarrea incluyen protozoarios como *Giardia*, *E. histolytica* y *Cyclospora*. Las personas inmunocomprometidas son particularmente sensibles a las infecciones por microorganismos que pueden provocar diarrea aguda o crónica, incluyendo *Cryptosporidium*, citomegalovirus (CMV) y complejo *Mycobacterium avium-intracellulare*.

Diagnóstico y tratamiento

El diagnóstico de la diarrea se basa en el informe de evacuaciones frecuentes y en la revisión de los antecedentes de los factores acompañantes como comorbilidades, uso de medicamentos y exposición a posibles patógenos intestinales. Deben descartarse padecimientos como la EII y la enfermedad celíaca.[102] Si el inicio de la diarrea se relaciona con la visita a algún país en vías de desarrollo, se debe considerar la posibilidad de una diarrea del viajero.

A pesar de que algunas formas agudas de diarrea son autolimitadas y no requieren tratamiento, esta puede ser particularmente peligrosa en bebés y niños pequeños, personas con otras enfermedades, adultos mayores e incluso, si es persistente, en personas antes saludables. Por lo tanto, el reemplazo de líquidos y electrólitos se considera el objetivo terapéutico principal en el tratamiento de la diarrea.

Los medicamentos que se utilizan para el tratamiento de la diarrea incluyen aquellos que reducen la motilidad intestinal y estimulan la absorción de agua y electrólitos, que eliminan irritantes y toxinas del intestino.

Enfermedad por diarrea aguda en niños

A pesar del éxito global en la reducción de la tasa de mortalidad específica por diarrea en los últimos 30 años, esta continúa siendo la segunda causa de muerte por infección entre niños menores de 5 años de edad en el mundo.[110] Aunque las enfermedades diarreicas tienen menor prevalencia en los Estados Unidos que en otros países, generan una carga sobre el sistema de atención de la salud de aquel país.[110]

Las causas de la diarrea aguda en niños varían según la ubicación, época del año y población estudiada.[111]

Los rotavirus y los norovirus son los que se observan más a menudo. Otros virus que han sido observados en las heces de los niños incluyen los astrovirus y los adenovirus entéricos. Muchos de estos patógenos se transmiten fácilmente a través de los alimentos y el agua, o de persona a persona. La prevención sigue siendo la medida más relevante en el tratamiento de la enfermedad diarreica en niños, haciendo hincapié en métodos de sanitización adecuados, buena higiene de manos, seguridad en la preparación de alimentos y limitación del uso de instalaciones acuáticas recreativas a personas con diarrea.

Los objetivos principales del tratamiento de un niño con diarrea aguda son valorar el grado de deshidratación, prevenir la diseminación de la infección, determinar la naturaleza del agente etiológico y aportar una terapia específica, según la necesidad. El estado de hidratación del niño puede valorarse a partir de la ingesta oral, la frecuencia y volumen de las heces, la apariencia general, el grado de actividad del niño y la frecuencia urinaria. Algunos síntomas frecuentes de deshidratación incluyen sed, membranas mucosas secas y menor turgencia de la piel.[111] Debe obtenerse información sobre la asistencia del menor a alguna guardería, viaje reciente a lugares donde la diarrea es endémica, uso de antibióticos, exposición a agua contaminada, frutas o vegetales sin desinfectar, o a carnes mal cocidas, ya que todos estos factores pueden indicar la causa de la alteración.[111]

En particular, los lactantes son más susceptibles a la deshidratación debido a su cociente más alto entre superficie corporal y volumen, su tasa metabólica más elevada y su incapacidad para concentrar la orina de manera eficaz. La solución para la rehidratación oral (SRO) es el método de elección para bebés y niños con diarrea sin complicaciones que pueden ser tratados en casa.

Estreñimiento

El estreñimiento se define como la evacuación poco frecuente, incompleta o difícil de las heces.[102] El problema con esta definición deriva de las variaciones individuales de lo que se considera normal. Lo que es habitual para una persona (p. ej., dos o tres evacuaciones por semana) puede considerarse como evidencia de estreñimiento para otra. Esta afección puede presentarse como una alteración primaria de la motilidad intestinal, efecto adverso de los medicamentos, problema relacionado con otro estado patológico o síntoma de lesiones obstructivas en el tubo digestivo. Algunas causas frecuentes de estreñimiento incluyen el retraso en atender la urgencia para defecar, deficiencia de fibra en la dieta, ingesta inadecuada de líquidos, debilidad de los músculos abdominales, inactividad o reposo en cama, embarazo y hemorroides. La fisiopatología del estreñimiento se puede clasificar en tres grandes categorías: de tránsito normal, de tránsito lento y alteraciones en la evacuación defecatoria o rectal. El estreñimiento de tránsito normal (o estreñimiento funcional) se caracteriza por una dificultad percibida para defecar y suele responder bien al incremento en el consumo de líquidos y fibra.[104] El estreñimiento de tránsito lento, que se caracteriza por evacuaciones poco frecuentes, suele derivar de alteraciones en la función motora del colon.[112] La enfermedad de Hirschsprung es una variante extrema de estreñimiento de tránsito lento, en la que no existen células ganglionares en el intestino distal por un defecto adquirido durante el desarrollo embrionario; el intestino se estrecha en la región que carece de células ganglionares.[113] Si bien la mayoría de las personas con esta alteración lo manifiestan en la lactancia o la niñez temprana, aquellas en quienes el segmento afectado del colon es relativamente corto no presentan síntomas sino hasta una fase posterior de la vida. Por lo general, las alteraciones de la defecación se deben a deficiencias en la coordinación muscular que afectan el suelo pélvico o el esfínter anal.

Las enfermedades asociadas con el estreñimiento crónico incluyen afecciones nerviosas, como lesión de la médula espinal, enfermedad de Parkinson y esclerosis múltiple; alteraciones endocrinas, como hipotiroidismo; y lesiones obstructivas del tubo digestivo. Algunos medicamentos como los opiáceos, anticolinérgicos, antagonistas de los canales de calcio, diuréticos, calcio (antiácidos y suplementos), suplementos de hierro y antiácidos de aluminio tienden a causar estreñimiento. Los adultos mayores con estreñimiento de larga duración y esfuerzo para la defecación pueden desarrollar dilatación del recto, el colon o ambos. Esta condición permite que se acumulen grandes cantidades de heces sin que se genere alguna sensación o esta es leve. En el contexto de un cambio en los hábitos de evacuación, el estreñimiento puede ser un signo de cáncer colorrectal.

El diagnóstico de estreñimiento se basa en los antecedentes de evacuaciones infrecuentes, el paso de heces duras y escíbalos, o la sensación de tener evacuaciones incompletas. La exploración rectal se emplea para determinar si existe retención fecal, estenosis o presencia de masas rectales. Debe descartarse la posibilidad de que el estreñimiento sea signo de otro estado patológico. Las pruebas que cuantifican el tiempo de tránsito colónico y los problemas para la defecación se reservan para casos resistentes al tratamiento.

Por lo general, el tratamiento se dirige a aliviar la causa del estreñimiento. Debe realizarse un esfuerzo consciente para atender la necesidad de evacuar. Conviene establecer un horario, que puede ser después de las comidas, cuando se reactivan los movimientos colónicos y, por lo tanto, el tránsito intestinal. Adoptar una posición similar a la de cuclillas elevando los pies mientras se permanece sentado en la tasa del baño puede ayudar a promover la evacuación.[112] Debe fomentarse el consumo de un volumen adecuado de líquidos en la dieta. El ejercicio moderado resulta esencial; las personas que deben guardar reposo en cama sin duda se benefician de los ejercicios activos y pasivos. Los laxantes y enemas se deben utilizar con moderación. No deben utilizarse de forma habitual para tratar el estreñimiento simple, ya que interfieren con el reflejo de defecación y pueden dañar la mucosa rectal.

Retención fecal (fecaloma)

La retención fecal se refiere a la retención de heces endurecidas que adoptan una forma de masilla en el colon o el recto e interfieren con el paso normal de las heces. Si no son retiradas, pueden causar una obstrucción parcial o completa del intestino. Puede presentarse en cualquier grupo de edad, pero es más frecuente en adultos mayores discapacitados. La retención fecal puede derivar de una enfermedad anorrectal dolorosa, tumores y enfermedades neurógenas; consumo de antiácidos que causan estreñimiento o laxantes generadores de volumen; dieta baja en residuos; estancamiento colónico inducido por fármacos; o reposo en cama prolongado y debilidad. En los niños, hay una resistencia frecuente a defecar en la escuela debido a la poca limpieza de las instalaciones,[114] a que les produce vergüenza o porque interfiere con su juego, lo cual puede causar retención.

Las manifestaciones pueden ser las mismas que las del estreñimiento grave, pero en muchas ocasiones existen antecedentes de diarrea acuosa, manchado de ropa e incontinencia fecal. Esto es ocasionado por un aumento en la actividad secretora del intestino en un intento por fragmentar la masa y lograr evacuarla.[115] El abdomen puede estar distendido y puede haber sangre o moco en las heces. El fecaloma puede comprimir la uretra, dando paso a incontinencia urinaria.

La exploración digital del recto sirve para valorar la presencia de un fecaloma. Puede ser necesario fragmentar y desalojar la masa de forma manual o mediante un sigmoidoscopio. Es frecuente el uso de enemas oleosos para reblandecer el fecaloma antes de su retiro. La prevención es el mejor tratamiento.

Obstrucción intestinal

La obstrucción intestinal se refiere a la alteración del movimiento del contenido intestinal en una dirección cefalocaudal. Las causas se pueden clasificar en mecánicas o paralíticas. Esta alteración puede producir estrangulación con necrosis intestinal, lo cual conduciría a perforación, peritonitis y sepsis.

La obstrucción mecánica puede derivar de algunas alteraciones intrínsecas o extrínsecas que afectan la permeabilidad de la luz intestinal (fig. 37-13). Las etiologías postoperatorias, como la hernia externa (p. ej., inguinal, femoral o umbilical) y las adherencias posquirúrgicas, son responsables del 75% de las obstrucciones intestinales.[116] Algunas causas menos frecuentes son estenosis, tumores, cuerpos extraños, intususcepción y vólvulos.

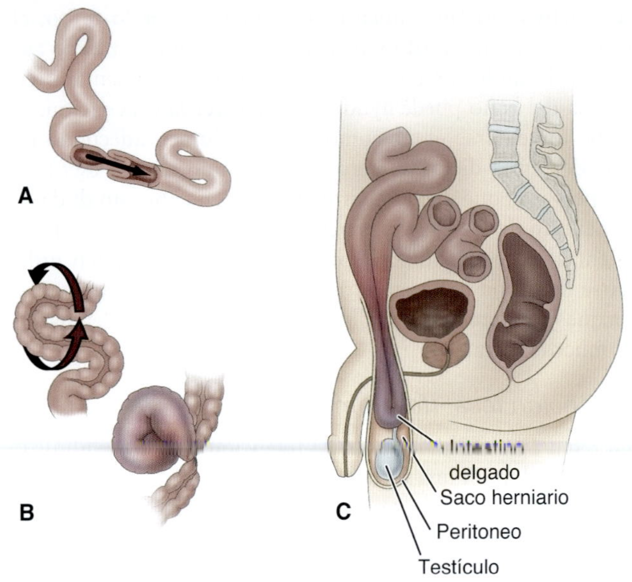

FIGURA 37-13. Causas de obstrucción intestinal. **A.** Intususcepción; invaginación o acortamiento del intestino causado por la introducción de un segmento del intestino en otro. **B.** Vólvulo del colon sigmoide; el giro suele producirse, la mayoría de las veces, en sentido contrario de las manecillas del reloj. Nótese la porción edematosa del intestino. **C.** Hernia (inguinal). El saco herniario es una continuación del peritoneo del abdomen. El contenido de la hernia corresponde al intestino, el epiplón u otras estructuras abdominales que pasan a través de la abertura de la hernia al saco herniario. Tomado de: Hinkle J., & Cheever, K. H. (Eds). (2018) *Brunner and Suddarth's textbook of medical-surgical nursing* (14th ed., Fig. 47-5, p. 1327). Philadelphia, PA: Lippincott Williams & Wilkins.

La *intususcepción* implica el ingreso de un segmento intestinal en el segmento adyacente (fig. 37-14). Es la causa más frecuente de obstrucción intestinal en niños menores de 2 años de edad.[117] La forma más habitual de intususcepción es la del íleon terminal dentro del colon derecho, pero también pueden verse afectadas otras áreas del intestino. En Estados Unidos, afecta a cerca de 2 000 bebés en su primer año de vida. En la mayoría de los casos, se desconoce la causa. Esta alteración también puede producirse en adultos cuando una masa o tumor intraluminal actúa como una fuerza de tracción y tira de un segmento del intestino, al tiempo que lo introduce en el segmento distal. El *vólvulo* se refiere a una torsión completa del intestino sobre un eje formado por su mesenterio (*véase* la fig. 37-13B). Esto puede ocurrir en cualquier porción del tubo digestivo, pero afecta con mayor frecuencia al colon sigmoide (75%) y el ciego (22%).[118] La obstrucción mecánica del intestino puede ser simple, en la que no hay alteración del suministro sanguíneo, o bien, con estrangulamiento, en la cual hay una alteración del flujo sanguíneo y necrosis del tejido intestinal.

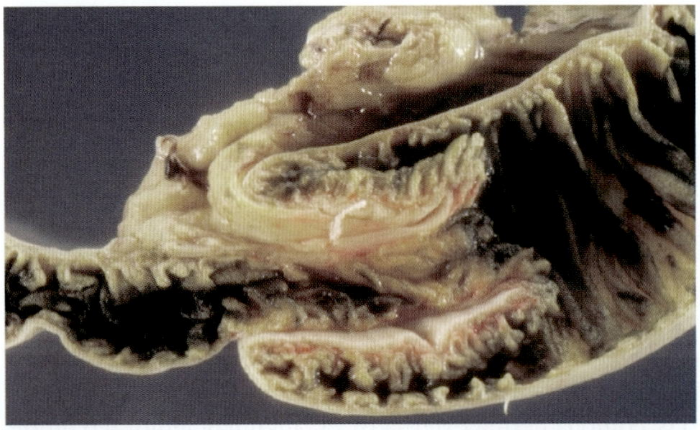

FIGURA 37-14. Intususcepción. En este caso de intususcepción, el íleon terminal se introduce dentro del íleon distal; en la sección transversal, se puede identificar claramente la anatomía de ambos. Tomado de: Strayer D. S., Rubin R. (Eds.) (2012). *Rubin's pathophysiology: Clinicopathologic foundations of medicine* (7th ed., Fig. 19-42B, p. 781). Philadelphia, PA: Lippincott Williams & Wilkins.

Las obstrucciones paralíticas o adinámicas resultan de alteraciones neurógenas o musculares del peristaltismo. Por lo general, se produce íleo paralítico después de una cirugía abdominal, pero también acompaña a afecciones inflamatorias del abdomen, isquemia intestinal, fracturas pélvicas y lesiones de espalda.[119] Se ve de forma temprana en el curso de la peritonitis y puede ser resultado de la irritación química causada por bilis, toxinas bacterianas, desequilibrio electrolítico (como hipocalemia) e insuficiencia vascular.

Los principales efectos de ambos tipos de obstrucción intestinal son la distensión abdominal y la pérdida de líquidos y electrólitos (fig. 37-15). Se empiezan a acumular gases y líquidos en el área; si no se trata, la distensión debida a la obstrucción intestinal tiende a autoperpetuarse, causando atonía entérica y una mayor distensión. A medida que continúa el proceso, la distensión se mueve proximalmente (hacia la boca), afectando segmentos adicionales del intestino. Con el paso del tiempo, cualquiera de las dos formas de obstrucción pueden llevar a estrangulación (interrupción del suministro sanguíneo) y cambios gangrenosos y, por último, a perforación del intestino. El incremento de la presión intestinal tiende a comprometer el flujo sanguíneo mucoso, lo que ocasiona necrosis y desplazamiento de la sangre hacia los líquidos luminales. Esto promueve un rápido crecimiento de bacterias en el intestino obstruido, con el potencial de trasladarse al sistema linfático y órganos adyacentes.[118] El movimiento de bacterias fuera del tubo digestivo provoca mayor inflamación, la cual puede desembocar en isquemia e insuficiencia orgánica.[118]

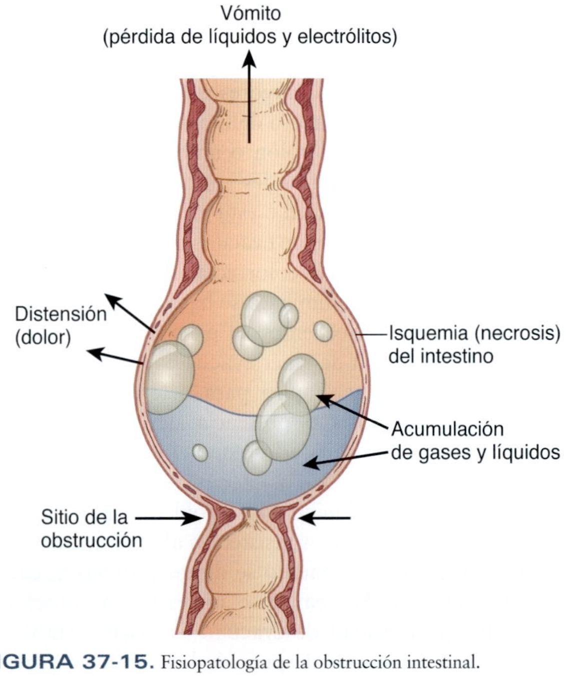

FIGURA 37-15. Fisiopatología de la obstrucción intestinal.

Los síntomas característicos de la obstrucción intestinal son dolor, estreñimiento absoluto, distensión abdominal, signos de déficit en el volumen hídrico y vómitos. Con la obstrucción mecánica, el dolor es muy intenso y de tipo cólico, lo cual contrasta con el dolor continuo y abdomen silencioso del íleo paralítico. También existen **borborigmos** (ruidos generados por la propulsión de gas en el intestino), peristaltismo audible y de tono alto, y rachas peristálticas que tienden a relacionarse con episodios de dolor abdominal.[113] El peristaltismo es visible a lo largo del trayecto del intestino distendido. El paciente experimenta inquietud extrema y consciencia de sus movimientos intestinales, junto con debilidad, sudoración y ansiedad. En caso de que se presente estrangulación del intestino, las características del dolor cambian del cólico intermitente a un dolor intenso y constante. Los vómitos y las alteraciones hidroelectrolíticas se verifican en ambos tipos de obstrucción.

El diagnóstico de la obstrucción intestinal generalmente se basa en la anamnesis del paciente y los hallazgos físicos. Se utiliza la radiografía simple del abdomen para determinar la presencia de una obstrucción, así como para diferenciar entre una obstrucción parcial y una completa mediante el análisis de los patrones de gases en el intestino.[116] Puede recurrirse a la TC y a la ecografía para detectar la presencia de la obstrucción mecánica.

El tratamiento depende de la causa y tipo de obstrucción. Se recomienda la corrección del desequilibrio hidroelectrolítico a sus valores iniciales y la medición del gasto urinario mediante una sonda de Foley. La mayoría de los casos de obstrucción adinámica responden a la descompresión del intestino mediante succión nasogástrica. La estrangulación y la obstrucción intestinal completa requieren de una intervención quirúrgica.

Peritonitis

La peritonitis es una respuesta inflamatoria de la membrana serosa que delimita la cavidad abdominal y cubre los órganos viscerales. Puede ser ocasionada por una invasión bacteriana o irritación química. Lo más frecuente es que las bacterias entéricas ingresen en el peritoneo debido a un defecto en la pared de uno de los órganos abdominales. Las causas de la peritonitis incluyen úlcera péptica perforada, perforación del apéndice o un divertículo, gangrena intestinal, enfermedad inflamatoria pélvica y gangrena vesicular. Otras causas ambientales son traumatismos abdominales, ingesta de cuerpo extraño y uso de catéteres infectados para diálisis peritoneal. La peritonitis generalizada sigue siendo la principal causa de muerte después de una cirugía abdominal.

El peritoneo es un espacio amplio y continuo que favorece la diseminación de contaminantes. Por la misma razón, cuenta con una superficie extensa que permite la absorción rápida de toxinas bacterianas hacia el torrente sanguíneo. El peritoneo está particularmente bien adaptado para producir una respuesta inflamatoria como un medio para controlar la infección. Por ejemplo, tiende a exudar una sustancia fibrinosa, espesa y pegajosa que se adhiere a otras estructuras, tales como el mesenterio y el epiplón, y que sella las vísceras perforadas y ayuda a la localización del proceso infeccioso. Esto último es favorecido por la estimulación simpática, que limita la motilidad intestinal. Si bien este peristaltismo disminuido o ausente tiende a suscitar problemas, también inhibe el movimiento de los contaminantes por la cavidad peritoneal.

Una de las manifestaciones más importantes de la peritonitis es la traslocación de líquido extracelular hacia la cavidad peritoneal como resultado de la obstrucción de este último. Las náuseas y los vómitos causan mayores pérdidas de líquidos. Lo anterior puede exacerbar el desarrollo de hipovolemia y choque. El inicio de la peritonitis puede ser agudo si viene acompañado de perforación del apéndice, o puede tener un inicio más gradual si ocurre como resultado de la enfermedad inflamatoria pélvica. Los síntomas más frecuentes son dolor y sensibilidad al tacto. La persona con peritonitis generalmente trata de mantenerse recostada y quieta porque cualquier movimiento agrava el dolor. La respiración suele ser superficial para evitar el movimiento de los músculos abdominales. El abdomen puede encontrarse endurecido y, a veces, se describe como en tabla, debido a la presencia de defensa muscular refleja. Los vómitos son frecuentes, así como la fiebre, la leucocitosis, la taquicardia y la hipotensión. Puede haber hipo por la irritación del nervio frénico. El íleo paralítico tiene lugar un poco después del inicio de la peritonitis generalizada y se acompaña de distensión abdominal. La peritonitis que progresa y no se trata conduce a toxemia y choque.

Tratamiento

Las medidas terapéuticas para la peritonitis se dirigen a prevenir la extensión de la respuesta inflamatoria, corregir por vía intravenosa el desequilibrio hidroelectrolítico y disminuir al mínimo los efectos del íleo paralítico y la distensión abdominal. Puede requerirse cirugía para resolver la fuente de la inflamación.

La succión nasogástrica se emplea para descomprimir el intestino y aliviar la distensión abdominal. Se administran antibióticos para combatir la infección y, por lo general, se requieren opiáceos para aliviar el dolor.

Alteraciones de la absorción intestinal

La *malabsorción* es la incapacidad para transportar debidamente los constituyentes de la dieta (p. ej., grasas, hidratos de carbono, proteínas, vitaminas y minerales) desde la luz del intestino hasta el compartimento del líquido extracelular para hacerlos llegar a las diferentes partes del cuerpo. Puede afectar de forma selectiva a un solo componente, como la vitamina B_{12} o la lactosa, o sus efectos pueden extenderse a todas las sustancias que se absorben en un segmento específico del intestino. Cuando un segmento del intestino resulta afectado, otro puede actuar para compensarlo.

Las condiciones que afectan uno o más pasos de la digestión y absorción de nutrientes se pueden dividir en tres grandes categorías: digestión defectuosa de origen intraluminal, alteraciones del transporte transepitelial y obstrucción linfática. La digestión defectuosa de origen intraluminal consiste en un defecto en el procesamiento de los nutrientes en la luz intestinal. Las causas más frecuentes son insuficiencia pancreática, enfermedad hepatobiliar y crecimiento bacteriano intraluminal. Las alteraciones en el transporte transepitelial se deben a lesiones mucosas que alteran la captación y transporte de los

TABLA 37-2 Sitios y elementos necesarios para la absorción de los constituyentes de la dieta y manifestaciones de malabsorción

Nivel de la lesión	Cambios en la función vesical	Causas frecuentes	Manifestaciones
Agua y electrólitos	Principalmente intestino delgado	Gradiente osmótico	Diarrea Deshidratación Cólicos
Grasas	Yeyuno superior	Lipasa pancreática Sales biliares Conductos linfáticos funcionales	Pérdida de peso Esteatorrea Deficiencia de vitaminas liposolubles
Hidratos de carbono			
Almidones	Intestino delgado	Amilasa Maltasa Isomaltasa, α-dextrinas	Diarrea Flatulencias Molestias abdominales
Sacarosa	Intestino delgado	Sacarasa	
Lactosa	Intestino delgado	Lactasa	
Maltosa	Intestino delgado	Maltasa	
Fructosa	Intestino delgado		
Proteínas	Intestino delgado	Enzimas pancreáticas (p. ej., tripsina, quimiotripsina, elastina)	Pérdida de masa muscular Debilidad Edema
Vitaminas			
A	Yeyuno superior	Sales biliares	Ceguera nocturna Xeroftalmía
Ácido fólico	Duodeno y yeyuno	Absorción; puede verse alterada por algunos fármacos (p. ej., anticonvulsivos)	Quelosis Glositis Anemia megaloblástica
B_{12}	Íleon	Factor intrínseco	Glositis Neuropatía Anemia megaloblástica
D	Yeyuno superior	Sales biliares	Ostealgia Fracturas Tetania
E	Yeyuno superior	Sales biliares	Inciertas
K	Yeyuno superior	Sales biliares	Fácil formación de equimosis y sangrado
Calcio	Duodeno	Vitamina D y hormona paratiroidea (paratohormona)	Ostealgia Fracturas Tetania
Hierro	Duodeno y yeyuno	pH normal (secreción de ácido clorhídrico)	Anemia por deficiencia de hierro Glositis

nutrientes intraluminales disponibles, a través de la superficie mucosa del intestino. Incluyen alteraciones como la enfermedad celíaca y la enfermedad de Crohn. La obstrucción linfática interfiere con el transporte de productos de la digestión de lípidos a la circulación sistémica una vez que se absorben en la mucosa intestinal. Este proceso puede ser interrumpido por defectos congénitos, neoplasias, traumatismos y enfermedades infecciosas específicas.

Síndrome de malabsorción

Las personas con malabsorción intestinal generalmente tienen síntomas que son propios del tubo digestivo, como diarrea, flatulencias, distensión, dolor o cólicos abdominales y ascitis.[120] Suele presentarse debilidad, desgaste muscular, pérdida de peso y distensión abdominal. La pérdida de peso se produce de forma independiente de la ingesta calórica normal o excesiva. Las heces esteatorreicas contienen, con exceso de grasa, son voluminosas y de color amarillento grisáceo con mal olor.

Junto con la pérdida de grasa en las heces, también hay una incapacidad para absorber vitaminas liposolubles. Esto puede ocasionar sangrado y formación de equimosis (por deficiencia de vitamina K), dolor óseo (ostealgia), predisposición al desarrollo de fracturas y tetania (por deficiencia de vitamina D y calcio), anemia macrocítica[121] y glositis (por deficiencia de ácido fólico). Pueden presentarse neuropatías, atrofia cutánea y edema periférico. La tabla 37-2 describe los signos y síntomas de las anomalías en la absorción de los constituyentes de la dieta.

Enfermedad celíaca

La enfermedad celíaca, también conocida como *esprúe celíaco* y *enteropatía sensible al gluten*, es una alteración de mediación inmunitaria desencadenada por la ingesta de cereales que contienen gluten (entre otros, trigo, cebada y centeno).[122,123] La enfermedad celíaca es una de las enfermedades genéticas más frecuentes, con prevalencia promedio del 1-6% en la población general.[124-126]

La enfermedad deriva de una respuesta inmunitaria inadecuada mediada por linfocitos T a la gliadina α ingerida (un componente de la proteína del gluten) por personas con predisposición genética. Casi todos los individuos con la alteración comparten el alelo HLA-DQ2 o HLA-DQ8 del complejo mayor de histocompatibilidad de clase II.[127] Las personas con esta afección tienen una cantidad más alta de anticuerpos a una gran variedad de antígenos, incluyendo transglutaminasa, endomisio y gliadina. La respuesta inmunitaria resultante genera una reacción inflamatoria intensa que conlleva la pérdida de las vellosidades del intestino delgado (fig. 37-16). Cuando las lesiones son extensas, pueden alterar la absorción de macronutrientes (proteínas, hidratos de carbono, grasas) y micronutrientes (vitaminas y minerales). El compromiso es más importante en la parte proximal del intestino delgado, donde la exposición al gluten es mayor.

Existen ciertas poblaciones que tienen un mayor riesgo de enfermedad celíaca. Estas incluyen a personas con diabetes mellitus de tipo 1 o con otras endocrinopatías autoinmunitarias, dermatitis herpetiforme, familiares en primero y segundo grado de personas con enfermedad celíaca y personas con síndrome de Turner.[128,129] Varios procesos malignos también parecen ser resultado directo de la enfermedad celíaca, entre los cuales se incluyen carcinoma espinocelular de cabeza y cuello, adenocarcinoma de intestino delgado y linfoma no hodgkiniano.

La forma clásica de la enfermedad celíaca se presenta en la infancia y se manifiesta con retraso en el crecimiento, diarrea, desgaste muscular, distensión abdominal y, ocasionalmente, desnutrición grave.[130] Los niños mayores pueden presentar anemia, menor estatura, defectos en el esmalte de los dientes y estreñimiento. En los adultos, se pueden observar diarrea, estreñimiento y otros síntomas de malabsorción, como distensión, flatulencias o eructos.

El diagnóstico de la enfermedad celíaca se fundamenta en las manifestaciones clínicas con apoyo de las pruebas serológicas y se confirma mediante biopsia intestinal.[122,128] Las mejores pruebas disponibles son las de anticuerpos IgA contra transglutaminasa tisular humana (TTG) y la de anticuerpos antiendomisio IgA por inmunofluorescencia (EMA, *endomysial antibody immunofluorescence*).[122] Las biopsias del intestino delgado proximal están indicadas en personas con prueba de anticuerpos para enfermedad celíaca positiva.[128] Por lo general, se utilizan pruebas de laboratorio adicionales para determinar si la afección se deriva de alguna alteración nutricional, como la anemia por deficiencia de hierro.

El tratamiento primario de las enfermedades celíacas consiste en eliminar el gluten y las proteínas relacionadas de la dieta. Una dieta en la que se excluya de forma estricta el gluten generalmente lleva a la cicatrización completa de la mucosa intestinal.

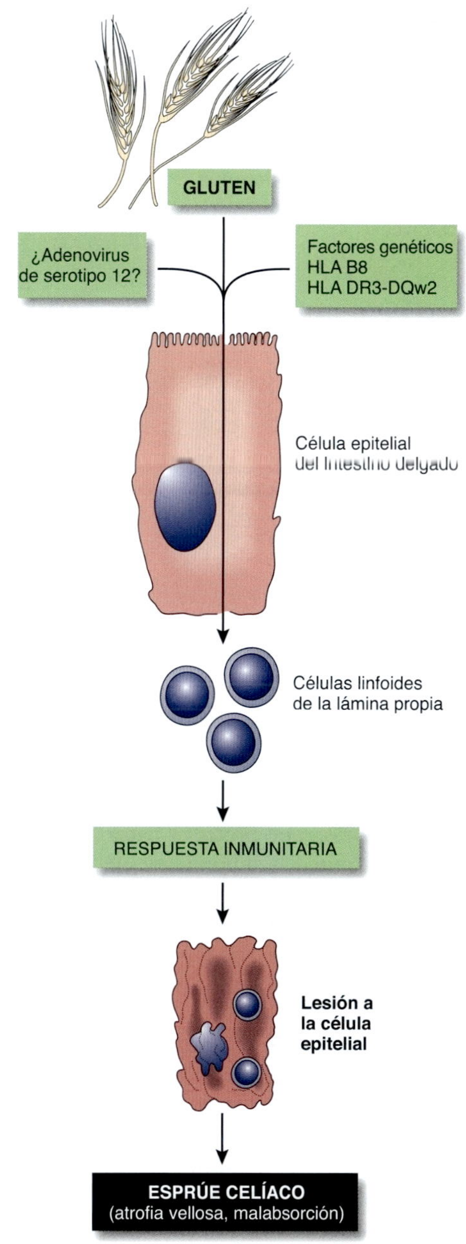

FIGURA 37-16. Probable mecanismo en la patogenia de la enfermedad celíaca. *HLA, antígeno leucocitario humano.* Tomado de: Strayer D. S., Rubin R. (Eds.) (2015). *Rubin's pathophysiology: Clinicopathologic foundations of medicine* (6th ed., Fig. 19-44, p. 783). Philadelphia, PA: Lippincott Williams & Wilkins.

Neoplasias

Los tumores de células epiteliales en los intestinos son una causa importante de morbilidad y mortalidad a escala mundial. En el colon, aparecen más neoplasias primarias que en cualquier otro órgano del cuerpo.[131] A pesar de que el intestino delgado representa aproximadamente el 75% de la longitud total del tubo digestivo, no suelen desarrollarse en este tumores benignos o malignos.

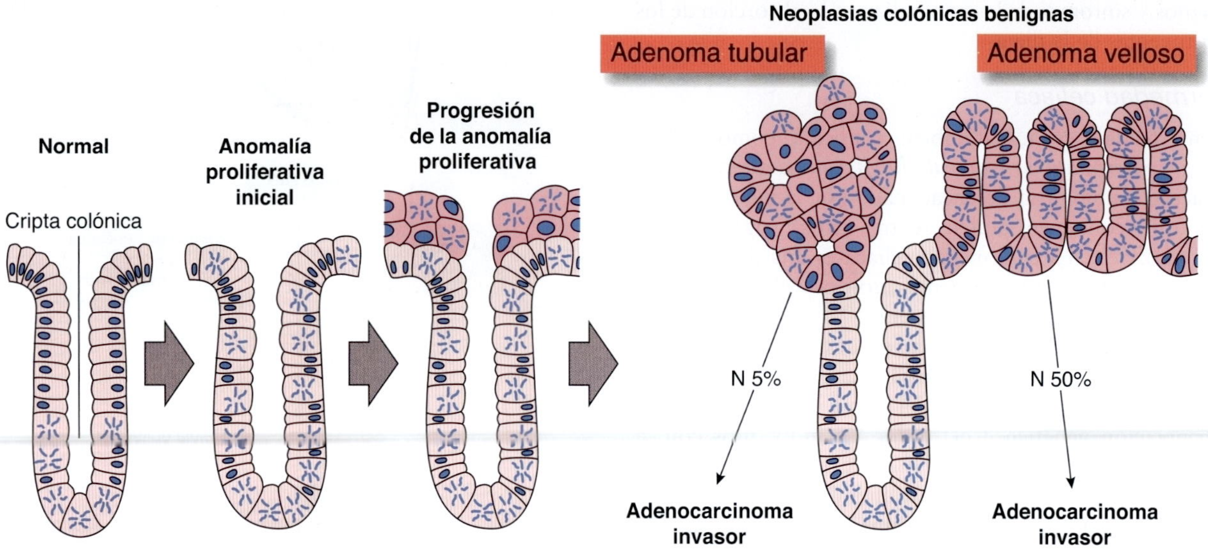

FIGURA 37-17. Histogenia de los pólipos adenomatosos del colon. La anomalía proliferativa inicial de la mucosa colónica y la extensión de la zona mitótica en las criptas conduce a la acumulación de células mucosas. La formación de los adenomas puede ser un reflejo de las interacciones entre el epitelio y el mesénquima. Tomado de: Rubin R., Strayer D. S. (Eds.) (2012). *Rubin's pathophysiology: Clinicopathologic foundations of medicine* (6th ed., p. 663). Philadelphia, PA: Lippincott Williams & Wilkins.

Pólipos adenomatosos

Los pólipos adenomatosos son, con diferencia, la neoplasia intestinal más frecuente. El *pólipo gastrointestinal* se puede definir como una masa que protruye hacia la luz del intestino.[13] Los pólipos pueden subdividirse de acuerdo con la forma en la que se adhieren a la pared intestinal como sésiles (se eleva en los nódulos mucosos) o pedunculados (unidos por medio de un tallo); su apariencia histopatológica (hiperplásicos o adenomatosos); o su potencial neoplásico (benigno o maligno).[13]

Los pólipos adenomatosos (también conocidos como *adenomas*) son neoplasias benignas que emergen del epitelio mucoso del intestino. Están compuestos por células neoplásicas que han proliferado en exceso con respecto a las que se requieren para restituir las células que de manera normal se eliminan a partir de la superficie mucosa (fig. 37-17). La patogenia de la formación de los pólipos adenomatosos consiste en una alteración neoplásica en la replicación de células epiteliales de la cripta. Puede haber apoptosis disminuida, persistencia de la replicación celular e incapacidad para la maduración y diferenciación de células que migran a la superficie de las criptas.[10] Por lo general, la síntesis de ADN cesa al tiempo que las células alcanzan los dos tercios superiores de las criptas, después de lo cual maduran, migran hacia la superficie y se vuelven senescentes. Después, desarrollan apoptosis y se exfolian de la superficie.[13] Los adenomas emergen de la disrupción en esta secuencia. Estas alteraciones en la diferenciación celular pueden llevar a displasia y progresar al desarrollo de un carcinoma invasor.

Más de la mitad de todos los pólipos adenomatosos se localizan en el recto sigmoide y pueden ser detectados mediante tacto rectal o sigmoidoscopia.[13] Los restantes están distribuidos en el resto del colon. El tamaño de los adenomas puede ir de nódulos apenas visibles a grandes masas sésiles. Se les puede clasificar en adenomas tubulares, vellosos o tubulovellosos.

Los *adenomas tubulares*, que constituyen aproximadamente el 65% de los adenomas del intestino grueso, por lo general son esferas de superficie lisa que miden menos de 2 cm de diámetro y están sujetos a la superficie mucosa por un tallo.[13] A pesar de que la mayoría de los adenomas tubulares muestran escasa displasia epitelial, aproximadamente el 20% presenta cierto rango de cambios displásicos que van desde algunas alteraciones nucleares leves a un franco carcinoma invasor. Los *adenomas vellosos* constituyen el 10% de los adenomas colónicos.[13] Se encuentran principalmente en el recto sigmoide. De manera característica, son lesiones elevadas con base ancha y una superficie irregular similar a la de una coliflor. En contraste con los adenomas tubulares, los adenomas vellosos tienen mayor probabilidad de contener células malignas. Cuando se desarrolla un carcinoma invasor, carecen de un tallo para aislar el tumor y la invasión se produce directamente sobre la pared del colon. Los *adenomas tubulovellosos* manifiestan una arquitectura tanto tubular como vellosa. Se encuentran en un nivel intermedio de riesgo para el desarrollo de carcinoma invasor.

La mayoría de los cánceres colorrectales comienzan con un pólipo colónico adenomatoso benigno. La frecuencia de la poliposis se incrementa a la par de la edad, y la prevalencia de pólipos adenomatosos aumenta en grado significativo después de los 60 años de edad.[132] Tanto hombres como mujeres son afectados por igual. El pico de incidencia de los pólipos adenomatosos precede por algunos años al pico del cáncer colorrectal. Los programas que brindan un seguimiento cuidadoso para las personas con pólipos adenomatosos y que optan por extirpar las lesiones sospechosas han reducido de forma sustancial la incidencia del cáncer colorrectal.[13]

Cáncer colorrectal

La causa del cáncer colorrectal sigue siendo desconocida. El riesgo de desarrollar este tipo de cáncer aumenta con la edad; la edad promedio a la cual se diagnostica es a los 68 años en los hombres y 72 años en las mujeres. La mayoría de los casos (72%) tienen lugar en personas que se encuentran entre los 40 y 50 años de edad.[131] La incidencia se incrementa en personas con antecedentes familiares de cáncer, en aquellos con enfermedad de Crohn o colitis ulcerosa, y en quienes tienen poliposis adenomatosa familiar de colon. Las personas con riesgo familiar (aquellos que tienen dos o más parientes en primer o segundo grado, o ambos, con cáncer colorrectal) constituyen aproximadamente el 20% de la población con este tipo de cáncer.[133] La poliposis adenomatosa familiar es un rasgo autosómico dominante raro, ligado a la mutación del brazo largo del cromosoma 5. Las personas con esta alteración desarrollan múltiples pólipos adenomatosos del colon a una edad temprana.[133] El carcinoma de colon es inevitable al llegar a los 40 años de edad, a menos que se realice una colectomía total.

La dieta también desempeña un papel importante.[131] La atención se ha centrado en la ingesta de grasas, azúcares refinados y fibra, así como en la idoneidad de micronutrientes protectores, como las vitaminas A, C y E. Se ha establecido la hipótesis de que las cantidades elevadas de grasa en la dieta aumentan la síntesis de ácidos biliares en el hígado, los cuales pueden convertirse en carcinógenos potenciales por la acción de la flora bacteriana en el colon. La proliferación bacteriana se incrementa por una dieta alta en azúcares refinados. La fibra dietética, en cambio, aumenta el volumen de las heces, por lo que diluye y elimina los carcinógenos potenciales. Las dietas refinadas a menudo contienen cantidades reducidas de vitamina A, C y E, las cuales podrían actuar como neutralizantes de los radicales libres de oxígeno.

Los estudios indican que el ácido acetilsalicílico puede proteger frente al cáncer colorrectal.[134,135] El uso regular de ácido acetilsalicílico parece reducir el riesgo de cáncer colorrectal que sobreexpresa COX-2, pero no desaparece este riesgo cuando hay una expresión débil o ausente de COX-2.[136]

Por lo general, el cáncer colorrectal se encuentra presente durante un período prolongado antes de generar síntomas. El sangrado es un síntoma temprano muy significativo y casi siempre es una de las causas por las que las personas buscan atención médica. Otros síntomas incluyen cambios en los hábitos de evacuación, diarrea o estreñimiento y, algunas veces, una sensación de urgencia o de vaciado incompleto del intestino. El dolor generalmente es un síntoma tardío.

El cáncer colorrectal generalmente se clasifica en cuatro etapas TNM (tumor, ganglios [nódulos] y metástasis). Según este sistema, en la etapa I, el tumor se ha limitado a invadir las capas mucosa y submucosa del colon y tiene una tasa de supervivencia a 5 años del 90-100%.[15] En la etapa II (sin compromiso de ganglios linfáticos), el tumor se infiltra dentro, pero no a través, de la capa muscular y tiene una supervivencia a 5 años del 80%.[15] Con un tumor de etapa III (con daño de ganglios linfáticos), en el cual hay una invasión de la capa serosa y compromiso de los ganglios linfáticos locales, la supervivencia a 5 años es del 30-50%.[14] En la etapa IV, el tumor invadió la serosa y los órganos adyacentes y tiene un peor pronóstico.

Diagnóstico y tratamiento

El indicador pronóstico más importante del cáncer colorrectal es la extensión (etapa) del tumor al momento del diagnóstico.[131] Por ello, el reto consiste en descubrir los tumores en etapas tempranas. Entre los métodos empleados para la detección del cáncer colorrectal se encuentra el tacto rectal y la prueba de sangre oculta en heces, las cuales se practican de forma regular durante las exploraciones físicas de rutina, las radiografías baritadas (p. ej., enema de bario) y la sigmoidoscopia y colonoscopia flexibles.[131] La American Cancer Society recomienda pruebas de detección con base en la edad, con colonoscopia, cuando cualquier otra prueba de exploración resulte positiva.

Casi todos los cánceres colorrectales sangran de forma intermitente a pesar de que la cantidad de sangre es pequeña y no suele ser visible en las heces. Por lo tanto, es factible explorar en busca de cáncer colorrectal usando preparaciones comerciales que permiten detectar sangre oculta en heces.[15,131] Las personas con prueba de sangre oculta en heces positiva deben ser derivadas a su médico para mayores estudios. Por lo general, se realiza una exploración física y rectal, así como una sigmoidoscopia flexible o colonoscopia.

La sigmoidoscopia flexible consiste en la exploración del recto y el colon sigmoide con un tubo hueco iluminado, el cual se inserta a través del recto. Este procedimiento se realiza sin anestesia y suele ser bien tolerado. Aproximadamente el 40% de los cánceres y pólipos están fuera del alcance del sigmoidoscopio, lo que enfatiza la necesidad de la prueba de sangre oculta en heces. Durante el procedimiento se pueden resecar los pólipos y obtenerse una muestra de tejido para biopsia.

La colonoscopia brinda un medio de visualización directa del recto y el colon. El colonoscopio consiste en un haz de fibra de vidrio flexible, con diámetro de 4 cm, que tiene una lente en cada extremo para enfocar y magnificar la imagen. Se transmite luz proveniente de una fuente externa por el haz de visión de fibra óptica. Este método se usa para hacer pruebas en personas con alto riesgo de desarrollar cáncer de colon e individuos con síntomas. La colonoscopia resulta útil para obtener una biopsia y para resecar pólipos.

El único tratamiento reconocido para el cáncer colorrectal es la resección quirúrgica.[137] Se puede utilizar radioterapia de forma preoperatoria, que ha demostrado incrementar hasta en 5 años la tasa de supervivencia, o quimioterapia adyuvante postoperatoria. La radioterapia y la quimioterapia se emplean como métodos de tratamiento paliativos.

RESUMEN

Las alteraciones del intestino delgado y grueso incluyen el SII, la EII, la enfermedad diverticular, las alteraciones de la motilidad (p. ej., diarrea, estreñimiento, retención fecal y obstrucción intestinal), las afecciones en la absorción intestinal y el cáncer colorrectal.

El SII es una alteración funcional que se caracteriza por una combinación variable de síntomas intestinales crónicos y recurrentes, que no se explican por anomalías estructurales o bioquímicas. El término *síndrome de intestino irritable* se usa para designar a dos alteraciones inflamatorias: la enfermedad de Crohn, la cual afecta al intestino delgado y grueso, y la colitis ulcerosa, que daña al colon y al recto. Ambas enfermedades crónicas se caracterizan por la remisión y exacerbación de cuadros de diarrea, pérdida de peso, alteraciones hidroelectrolíticas y signos sistémicos de inflamación.

Las variantes infecciosas de la enterocolitis incluyen infecciones por virus (p. ej., rotavirus), bacterias (p. ej., *C. difficile* y *E. coli* O157:H7) y protozoarios (*E. histolytica*). La enfermedad diverticular incluye tanto a la diverticulosis, que es una alteración en la cual la capa mucosa del colon se hernia hacia la capa muscular, como a la diverticulitis, en donde existe inflamación y perforación microscópica o macroscópica del divertículo.

La diarrea y el estreñimiento representan alteraciones de la motilidad intestinal. La primera se caracteriza por una evacuación de heces demasiado frecuente. Puede ser aguda o crónica y deberse a organismos infecciosos, intolerancia alimentaria, ciertos medicamentos o enfermedad intestinal. Las diarreas agudas, que duran menos de 4 días, tienen etiología infecciosa y siguen un curso autolimitado. La diarrea crónica persiste durante más de 3 o 4 semanas y es ocasionada por la presencia de contenido luminal hiperosmótico, mayor secreción intestinal, alteraciones inflamatorias y procesos infecciosos. El estreñimiento puede definirse como la evacuación poco frecuente de heces; suele producirse por el retraso en atender la urgencia para defecar, una inadecuada ingesta de líquidos y fibra en la dieta, la debilidad de los músculos abdominales, la inactividad o descanso en cama, el embarazo, las hemorroides y la enfermedad digestiva. La retención fecal o fecaloma es la acumulación de heces endurecidas, que adoptan forma de masilla, en el colon o el recto, e interfieren con el paso normal de las heces. La obstrucción intestinal, por su parte, se refiere a la interrupción del movimiento de los contenidos intestinales en dirección cefalocaudal como resultado de mecanismos mecánicos o paralíticos. La peritonitis es la respuesta inflamatoria de la membrana serosa que delimita la cavidad abdominal y cubre los órganos viscerales. Puede ser causada por una invasión bacteriana o irritación química derivada de la perforación de una víscera u órgano abdominal.

La malabsorción se debe a una inadecuada absorción de los nutrientes y otros constituyentes de la dieta en el intestino. Puede incluir un solo constituyente de la dieta, como la vitamina B_{12}, o extenderse para abarcar todas las sustancias que se absorben en un área particular del intestino delgado. La malabsorción puede producirse por enfermedades del intestino delgado y otras afecciones que interfieren con la digestión; en algunos casos, obstruyen el flujo linfático por medio del cual los lípidos se transportan hacia la circulación general. La enfermedad celíaca es una alteración de mediación inmunitaria desencadenada por la ingesta de cereales que contienen gluten (incluyendo trigo, cebada y centeno).

El cáncer colorrectal, el segundo con mayor mortalidad, suele ser más frecuente en adultos mayores de 50 años de edad. La mayoría, si no es que todos los cánceres de colon y recto, surgen por pólipos adenomatosos preexistentes. Los programas que ofrecen cuidados de seguimiento para personas con pólipos adenomatosos y que optan por extirpar las lesiones sospechosas han reducido de forma sustancial la incidencia.

CAPÍTULO 38

Alteraciones de la función hepatobiliar y el páncreas exocrino

El hígado, la vesícula biliar y el páncreas exocrino se consideran órganos accesorios del aparato digestivo. Además de producir secreciones que contribuyen a la digestión, el hígado y el páncreas tienen otras funciones importantes. El páncreas endocrino, por ejemplo, produce la insulina y el glucagón necesarios para el metabolismo celular, mientras que el hígado sintetiza glucosa, proteínas plasmáticas y factores de coagulación, y también es responsable de la degradación y la eliminación de medicamentos. Este capítulo se centra en las funciones y las alteraciones del hígado, las vías biliares, la vesícula biliar y el páncreas exocrino.

Hígado y sistema hepatobiliar

El hígado es el órgano visceral más grande del cuerpo: pesa aproximadamente 1.3 kg en el adulto. Se localiza por debajo del diafragma y ocupa gran parte del hipocondrio derecho (fig. 38-1). Una cápsula fibroelástica resistente, llamada *cápsula de Glisson*, delimita al hígado. Este órgano se divide anatómicamente en dos lóbulos grandes (el izquierdo y el derecho) y en dos lóbulos pequeños (el caudado y el cuadrado). Excepto por la porción que se encuentra en el área epigástrica, el hígado está contenido dentro de la caja torácica y, por lo general, no puede ser palpado en las personas saludables.

El hígado recibe el 25% del gasto cardíaco en reposo.[1] Es el único de los órganos abdominales con un doble suministro sanguíneo: el flujo venoso portal (proveniente de la vena porta hepática) y el arterial (a través de la arteria hepática). Alrededor del 25% de la sangre que entra cada minuto en el hígado lo hace a través de la arteria hepática; el 75% restante lo hace por la vena porta, que carece de válvulas.[2] La sangre venosa suministrada por la vena porta hepática proviene del tubo digestivo y de los principales órganos abdominales, incluidos el páncreas y el bazo (fig. 38-2). La sangre proveniente de la vena porta contiene nutrientes y materiales tóxicos absorbidos en el intestino, células hemáticas y sus productos de desecho que vienen del bazo, e insulina y glucagón del páncreas. A pesar de que este aporte sanguíneo no tiene una saturación completa de oxígeno, abastece a cerca del 75% de las necesidades hepáticas de oxígeno.[1]

El flujo venoso de salida del hígado es transportado por las venas hepáticas (también sin válvulas), las cuales drenan su contenido en la vena cava inferior, justo por debajo del nivel del diafragma. El hígado tiene la capacidad de almacenar hasta 500-1000 mL de sangre.[3] Esta sangre puede movilizarse a la circulación general en períodos de hipovolemia o choque. En casos de insuficiencia cardíaca derecha, en los que aumenta la presión de la vena cava, la sangre retrocede y se acumula en el hígado.

Los *lobulillos* son las unidades funcionales del hígado. Existen cerca de 50 000-100 000 lobulillos cilíndricos en el hígado.[3] Cada uno está organizado alrededor de una vena central que drena en las venas hepáticas y, de ahí, a la vena cava. En la periferia de cada lobulillo, se encuentran vías biliares terminales y pequeñas ramas de la vena porta y de la arteria hepática. Las placas de células hepáticas irradian de forma centrífuga a partir de la vena central, como los radios de una rueda (fig. 38-3). Estas placas hepáticas están separadas por capilares sinusoidales anchos de pared delgada llamados *sinusoides*. Los sinusoides reciben irrigación sanguínea de la vena porta y la arteria hepática. Contribuyen al intercambio de sustancias entre la sangre y las células hepáticas. Los sinusoides están delimitados por dos tipos de células: las endoteliales tradicionales y las de Kupffer. Las *células de Kupffer* son células reticuloendoteliales capaces de eliminar y fagocitar células hemáticas viejas y defectuosas, bacterias y otros materiales extraños provenientes de la sangre portal, a medida que esta pasa a través de los sinusoides. Esta acción fagocítica elimina bacilos entéricos y otras sustancias dañinas que se filtran a la sangre provenientes del intestino.

La principal función exocrina del hígado es la secreción de bilis. Unos canales tubulares pequeños, denominados *canalículos biliares* también abastecen a los lobulillos. La bilis producida por los hepatocitos fluye a los canalículos hasta alcanzar los conductos hepáticos izquierdo y derecho. Estos conductos se unen para formar el colédoco (*véase* la fig. 38-1), que mide alrededor de 10-15 cm de largo. Este conducto avanza en dirección caudal, pasa junto al páncreas y se introduce en el duodeno descendente. El conducto pancreático se une al colédoco en un conducto corto dilatado llamado *ampolla hepatopancreática* (ampolla de Vater), que drena su contenido en el duodeno a través de la papila duodenal. El tejido muscular en la unión de la papila, denominado *esfínter de Oddi*, regula el flujo de bilis al duodeno. Cuando el esfínter está cerrado, la bilis avanza en dirección retrógrada al colédoco y la vesícula biliar.

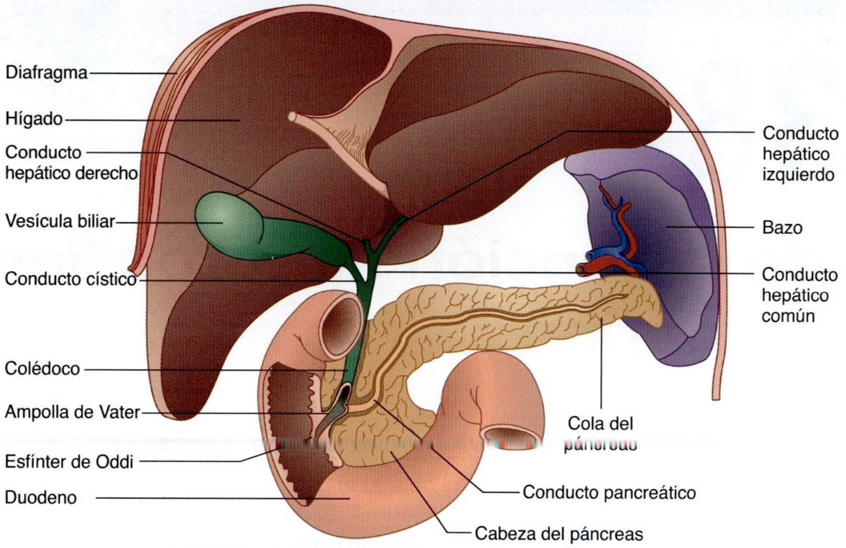

FIGURA 38-1. Hígado y sistema biliar, incluyendo la vesícula biliar y los conductos biliares.

Funciones metabólicas del hígado

El hígado es uno de los órganos más versátiles y activos del cuerpo. Este órgano produce bilis; metaboliza hormonas y medicamentos; sintetiza proteínas, glucosa y factores de coagulación; almacena vitaminas y minerales; transforma el amoníaco producido por la desaminación de aminoácidos en urea, y convierte los ácidos grasos en cetonas. También degrada los nutrientes excedentes y los convierte en sustancias esenciales para el organismo. En su capacidad para metabolizar los fármacos y las hormonas, el hígado sirve como un órgano excretor. La bilis transporta los productos finales de las sustancias metabolizadas por el hígado. Las funciones hepáticas se resumen en la tabla 38-1.

Metabolismo de los hidratos de carbono

El hígado desempeña un papel esencial en el metabolismo de los hidratos de carbono y la homeostasis de la glucosa (fig. 38-4). Las células hepáticas (hepatocitos) tienen la capacidad de almacenar grandes cantidades de glucosa en forma de glucógeno a través de un proceso llamado *glucogénesis*. Cuando las concentraciones de glucosa sanguínea disminuyen, el glucógeno se vuelve a convertir en glucosa por medio de la *glucogenólisis*, un proceso en el que participa una enzima fosfatasa específica de las células hepáticas. El hígado también sintetiza glucosa a partir de aminoácidos, glicerol y ácido láctico como un medio para mantener la glucemia en períodos de ayuno o de mayor demanda. Este órgano

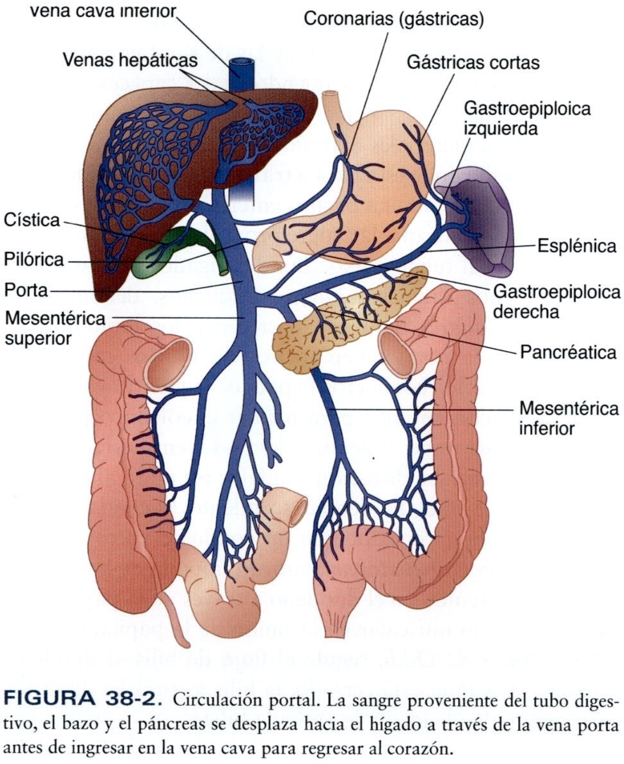

FIGURA 38-2. Circulación portal. La sangre proveniente del tubo digestivo, el bazo y el páncreas se desplaza hacia el hígado a través de la vena porta antes de ingresar en la vena cava para regresar al corazón.

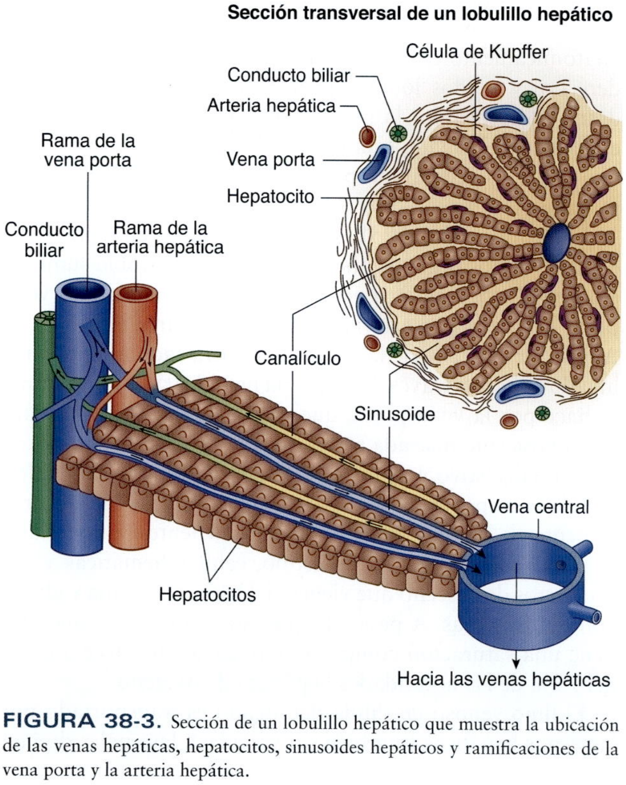

FIGURA 38-3. Sección de un lobulillo hepático que muestra la ubicación de las venas hepáticas, hepatocitos, sinusoides hepáticos y ramificaciones de la vena porta y la arteria hepática.

TABLA 38-1 Funciones del hígado y manifestaciones de su alteración

Función	Manifestaciones de su alteración
Producción de sales biliares	Malabsorción de grasas y vitaminas liposolubles
Eliminación de bilirrubina	Elevación de la bilirrubina sérica e ictericia
Metabolismo de las hormonas esteroideas	
Hormonas sexuales	Alteración en la función gonadal, incluyendo ginecomastia en los hombres
Glucocorticoides	
Aldosterona	Signos de aumento en las concentraciones de cortisol (p. ej., síndrome de Cushing)
Metabolismo de los fármacos	Signos de hiperaldosteronismo (p. ej., retención de sodio e hipocalemia) Disminución del metabolismo de fármacos Reducción de la unión de los fármacos en el plasma por una menor síntesis de bilirrubina
Metabolismo de los hidratos de carbono	Desarrollo de hipoglucemia si se alteran los procesos de glucogenólisis y gluconeogénesis
Almacena glucógeno y sintetiza glucosa a partir de aminoácidos, ácido láctico y glicerol	Posible alteración en la curva de tolerancia a la glucosa, debido a una captación y liberación irregular de glucosa por el hígado
Metabolismo de las grasas	
Formación de lipoproteínas	Deterioro en la síntesis de proteínas
Conversión de los hidratos de carbono y proteínas a grasa	
Síntesis, reciclaje y eliminación de colesterol	Concentraciones de colesterol irregulares
Formación de cetonas a partir de ácidos grasos	
Metabolismo de las proteínas	
Desaminación de proteínas	
Formación de urea a partir de amoníaco	Concentraciones elevadas de amoníaco en sangre
Síntesis de proteínas de plasma	Reducción de las concentraciones de proteínas plasmáticas, particularmente albúmina, lo que contribuye a la formación de edema
Síntesis de factores de coagulación (fibrinógeno, protrombina, factores V, VI, IX y X)	Tendencia al sangrado
Almacenamiento de vitaminas y minerales	Signos de déficit de vitaminas liposolubles y de otros tipos que se almacenan en el hígado
Filtración de la sangre y eliminación de bacterias y partículas por las células de Kupffer	Mayor exposición del organismo a las bacterias colónicas y a otros cuerpos extraños

convierte el exceso de hidratos de carbono en triglicéridos para ser almacenados en el tejido adiposo.

Síntesis de proteínas y conversión de amoníaco en urea

El hígado es un órgano importante para la síntesis y degradación de proteínas; produce las que requiere para sus propias necesidades celulares y secreta otras para ser liberadas en la circulación. La proteína más importante que secreta es la albúmina. Esta contribuye de forma significativa a mantener la presión osmótica coloidal del plasma y a la unión

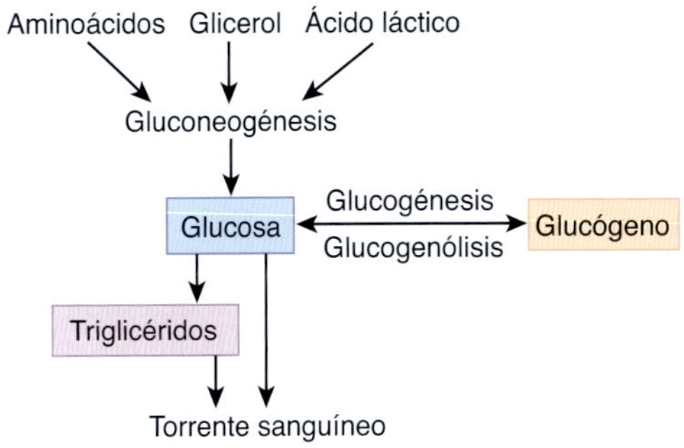

FIGURA 38-4. Vías hepáticas para el almacenamiento y síntesis de glucosa, y conversión de la glucosa en ácidos grasos.

y transporte de numerosas sustancias, incluyendo algunas hormonas, ácidos grasos, bilirrubina y otros aniones. El hígado también produce otras proteínas importantes, como el fibrinógeno y los factores de la coagulación sanguínea.

Mediante una variedad de procesos anabólicos y catabólicos, el hígado es el principal sitio para la interconversión de aminoácidos (fig. 38-5). El catabolismo y la degradación hepática consisten en dos reacciones principales: la *transaminación* y la *desaminación*.[3] En la primera, un grupo amino (NH_2) se transfiere a una sustancia aceptora. Como resultado de la transaminación, los aminoácidos pueden participar en el metabolismo intermedio de los hidratos de carbono y los lípidos. En períodos de ayuno o inanición, se recurre a los aminoácidos para producir glucosa (gluconeogénesis). La mayoría de los aminoácidos no esenciales se sintetizan en el hígado por transaminación. Este proceso es catalizado por *aminotransferasas*, enzimas que se encuentran en grandes cantidades en el hígado.

La *desaminación* oxidativa implica la eliminación de grupos amino a partir de los aminoácidos, así como su conversión en cetoácidos y amoníaco por transaminación, lo que permite la transferencia de un grupo amino de una molécula a otra. Debido a que el amoníaco es muy tóxico para los tejidos corporales, en especial para las neuronas, el volumen liberado durante la desaminación se elimina con rapidez del

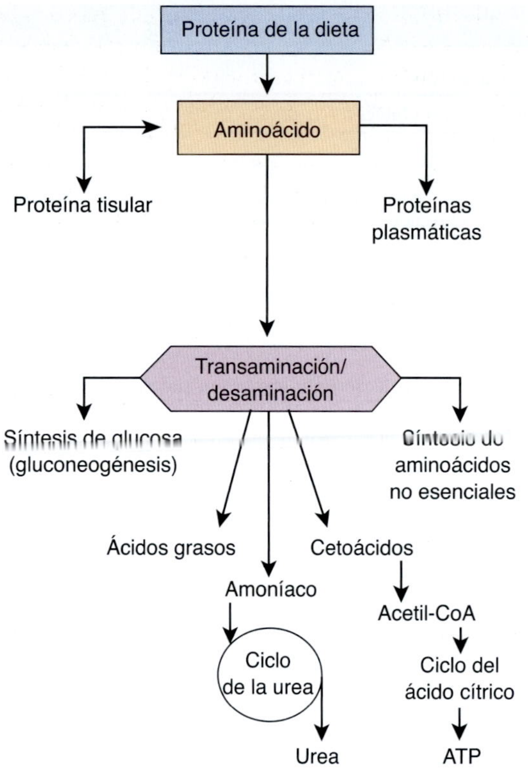

FIGURA 38-5. Vías hepáticas para la conversión de aminoácidos en proteínas, ácidos nucleicos, cetoácidos y glucosa. El ciclo de la urea convierte el amoníaco generado por desaminación de aminoácidos en urea. *Acetil-CoA, acetil coenzima A; ATP, trifosfato de adenosina.*

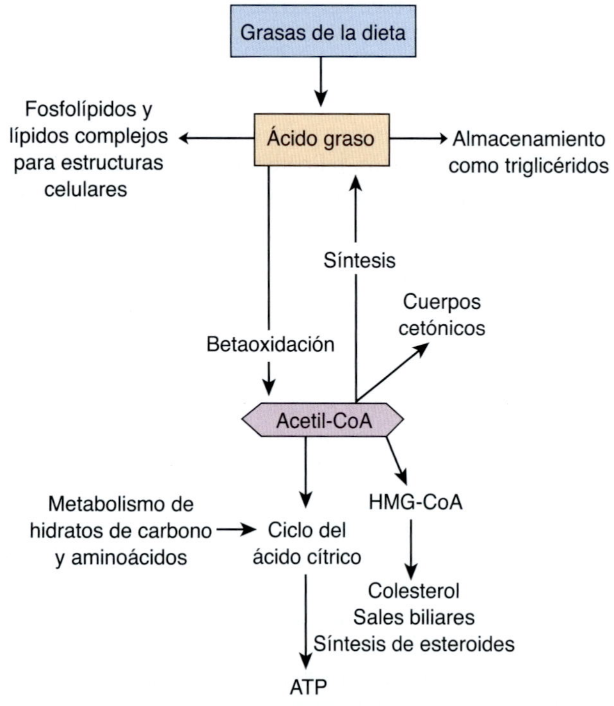

FIGURA 38-6. Vías hepáticas para el metabolismo de las grasas. La betaoxidación descompone los ácidos grasos en unidades de dos carbonos de acetil-CoA, los cuales se emplean en el ciclo del ácido cítrico para generar ATP o para usarse en la síntesis del colesterol a cetoácidos, que son posteriormente liberados a la circulación sanguínea para que otros tejidos los utilicen como fuente de energía.

cuerpo a través del hígado, que lo convierte en urea. Esencialmente, toda la urea que se forma en el cuerpo es sintetizada por el ciclo de la urea en el hígado y, después, es excretada por los riñones.[3] Aunque la excreción es prácticamente renal, cierta cantidad se difunde hacia el intestino, donde se convierte en amoníaco por acción de las bacterias entéricas. El amoníaco que se produce en el intestino se absorbe en la circulación portal y se traslada al hígado, donde se convierte en urea antes de ser liberado a la circulación sistémica. La producción intestinal de amoníaco se incrementa después de la ingesta de alimentos ricos en proteínas y en caso de hemorragia gastrointestinal. En los casos de hepatopatía avanzada, se altera la síntesis de urea, lo que ocasiona la acumulación sanguínea de amoníaco.

Vías para el metabolismo de lípidos

A pesar de que la mayoría de las células corporales metabolizan lípidos, ciertos aspectos del metabolismo de las grasas tienen lugar principalmente en el hígado, incluyendo la oxidación de los ácidos grasos libres para obtener cetoácidos, que aportan energía para otras funciones corporales; la síntesis de colesterol, fosfolípidos y lipoproteínas; y la formación de triglicéridos a partir de hidratos de carbono y proteínas (fig. 38-6). Debido a que el hígado no puede usar toda la acetil-CoA que se forma, convierte el exceso en ácido acetoacético, un cetoácido altamente soluble que se libera en el torrente sanguíneo y se transporta a otros tejidos, donde se emplea para obtener energía. En períodos de inanición, las cetonas se convierten en la principal fuente de energía en la medida en la que los ácidos grasos, liberados del tejido adiposo, son convertidos en cetonas por el hígado.

Las unidades de acetil-CoA del metabolismo de lípidos también se utilizan para sintetizar colesterol y ácidos biliares gracias a este órgano. El colesterol puede ser esterificado o almacenado; se puede exportar para unirse a lipoproteínas, o ser convertido en ácidos biliares. El paso en el que se puede establecer un límite para la síntesis del colesterol es el que cataliza la reductasa de la 3-hidroxi-3-metilglutaril-coenzima A (reductasa de la HMG-CoA). Los inhibidores de la reductasa de la HMG-CoA, o estatinas, se utilizan para controlar las concentraciones elevadas de colesterol al inhibir este paso en la síntesis de la sustancia.

Casi toda la síntesis corporal de lípidos a partir de hidratos de carbono y proteínas tiene lugar en el hígado. Cada vez que ingresa en el cuerpo una cantidad excesiva de hidratos de carbono, que no pueden usarse de forma inmediata, el hígado se encarga de transformarlos en triglicéridos. Estos triglicéridos se transportan principalmente como lipoproteínas de baja densidad (LDL, *low-density lipoproteins*) al tejido adiposo, donde se almacenan.

Producción de bilis y colestasis

La secreción de bilis es esencial para la digestión de las grasas de la dieta y para la absorción de lípidos y vitaminas liposolubles en el intestino. El hígado produce alrededor de 500-600 mL de bilis amarillo-verdosa al día.[4] La bilis contiene agua, sales biliares, bilirrubina, colesterol y algunos productos colaterales del metabolismo. De estos, solo las sales biliares, que se forman a partir del colesterol, son importantes para la digestión. El resto de los componentes de la bilis dependen de la secreción de sodio, cloruro, bicarbonato y potasio por los conductos biliares.

Las sales biliares tienen una importante función en la digestión: contribuyen a **emulsificar** las grasas de la dieta y son necesarias para la formación de micelas que transportan ácidos grasos o vitaminas liposolubles a la superficie de la mucosa intestinal para su absorción. Más del 90% de las sales biliares que ingresan en el intestino son reabsorbidas por la circulación portal mediante un proceso de transporte activo que tiene lugar en el íleon distal.[4] De ahí, las sales biliares se desplazan al interior de los hepatocitos para poder ser recicladas.

Colestasis

La colestasis consiste en la reducción del flujo biliar a través de los canalículos intrahepáticos, con la consecuente disminución en la secreción de agua, bilirrubina y ácidos biliares por los hepatocitos. Como resultado, los materiales que generalmente se transfieren a la bilis, como la bilirrubina, el colesterol y los ácidos biliares, se acumulan en la sangre.[5] Esta alteración puede ser causada por una enfermedad hepática intrínseca, en cuyo caso se denomina *colestasis intrahepática*, o por una obstrucción de los conductos biliares mayores, conocida como *colestasis extrahepática*.

La cirrosis biliar primaria (CBP; una enfermedad autoinmunitaria) y la colangitis esclerosante primaria (CEP) se deben a alteraciones de los pequeños canalículos intrahepáticos o de los conductos biliares. En los casos de obstrucción extrahepática, que puede derivar de afecciones tales como colelitiasis, estenosis del colédoco o neoplasias obstructivas, los efectos comienzan con un aumento de la presión en los conductos biliares mayores. Las alteraciones genéticas que pueden producir colestasis incluyen la colestasis benigna recurrente y los síndromes de Byler y de Alagille. La colestasis benigna recurrente afecta el transporte de bilis a los canalículos.[6] El síndrome de Byler suele denominarse *colestasis intrahepática familiar progresiva de tipo 1* (CIFP1); se produce bilis inadecuada, lo que resulta en alteraciones en la descomposición y la absorción inadecuada de grasa debido a mutaciones en la proteína ATP8B1.[7] El síndrome de Alagille es una enfermedad autosómica dominante que causa hipoplasia intrahepática, sobre todo de los conductos biliares interlobulillares.[8,9] Las personas con este síndrome presentan anomalías cardíacas, oculares y esqueléticas, específicamente de los huesos faciales.[8,9]

Las características morfológicas de la colestasis dependen de la causa subyacente. La acumulación de pigmento biliar en el hígado es común a todos los tipos de colestasis obstructiva y hepatocelular. En los canalículos biliares dilatados pueden observarse tapones elongados de bilis de color verde-pardo. Una colestasis obstructiva prolongada produce cambios grasos en los hepatocitos y posible rotura de los canalículos, fuga de bilis en los hepatocitos, destrucción del tejido conjuntivo de soporte, y acumulación de bilis que contiene detritos celulares y pigmentos.[10] La obstrucción no resuelta lleva a fibrosis de las vías biliares y, en último término, a cirrosis biliar en etapa terminal.

El prurito es el síntoma más frecuente en personas con colestasis, probablemente por el incremento de los ácidos biliares en el plasma. Pueden desarrollarse xantomas cutáneos (acumulaciones localizadas de colesterol) como resultado de la hiperlipidemia y las anomalías en la excreción de colesterol. La concentración elevada de fosfatasa alcalina sérica es común. Otras manifestaciones de la reducción del flujo biliar se relacionan con la absorción intestinal, incluidas las deficiencias nutricionales de las vitaminas liposolubles A, D y K.

Eliminación de bilirrubina e ictericia

La bilirrubina es el producto final de la degradación de la hemoglobina contenida en los eritrocitos viejos. Es la sustancia que aporta a la bilis su color característico. En el proceso de degradación, la hemoglobina de los eritrocitos se descompone para formar biliverdina, la cual se transforma rápidamente en bilirrubina libre (fig. 38-7). Esta bilirrubina libre, que por cierto no es soluble en plasma, se transporta en la sangre unida a la albúmina plasmática. Aun cuando se encuentra unida a estas moléculas, se le sigue llamando *bilirrubina libre* para distinguirla de la conjugada. A medida que pasa por el hígado, la bilirrubina libre se absorbe a través de la membrana celular de los hepatocitos y se libera de su molécula de albúmina portadora. Dentro de los hepatocitos, la bilirrubina libre se convierte en bilirrubina conjugada, lo que la hace soluble en bilis. La bilirrubina conjugada se excreta como un constituyente de la bilis, y en esta forma pasa por los conductos biliares hacia el intestino delgado donde, debido a la acción de la flora intestinal, cerca de la mitad se convierte en una sustancia muy soluble denominada *urobilinógeno*. Aproximadamente una quinta parte del urobilinógeno producido se absorbe en la circulación portal, mientras que el restante se excreta en las heces.[10] La mayor parte del urobilinógeno que se absorbe regresa al hígado para ser excretado de nuevo en la bilis.

La concentración sérica normal de bilirrubina es de menos de 1.5 mg/dL (17-20.5 μmol).[11] Las determinaciones realizadas en laboratorio casi siempre cuantifican la bilirrubina libre y la conjugada, así como la bilirrubina total. Se suelen informar como bilirrubina directa (conjugada) e indirecta (no conjugada o libre).

Ictericia

La *ictericia*, o pigmentación amarillenta de la piel y los tejidos profundos, se debe a las concentraciones inusualmente elevadas de bilirrubina en la sangre. Ocurre cuando se produce un desequilibrio entre la síntesis y la depuración de bilirrubina. La ictericia se vuelve evidente cuando las concentraciones de bilirrubina sérica superan los 2-2.5 mg/dL (34.2-42.8 μmol).[5,10] Debido a que la piel generalmente tiene cierto tono amarillo, resulta difícil detectar los signos tempranos de ictericia, sobre todo en personas con piel oscura. La bilirrubina tiene una afinidad especial por los tejidos elásticos. La esclerótica del ojo, que contiene una gran cantidad de fibras elásticas, es una de las primeras estructuras en donde se puede detectar la ictericia (fig. 38-8).

Las cinco causas principales de ictericia son destrucción excesiva de eritrocitos, captación irregular de bilirrubina por los hepatocitos, menor conjugación de bilirrubina, obstrucción

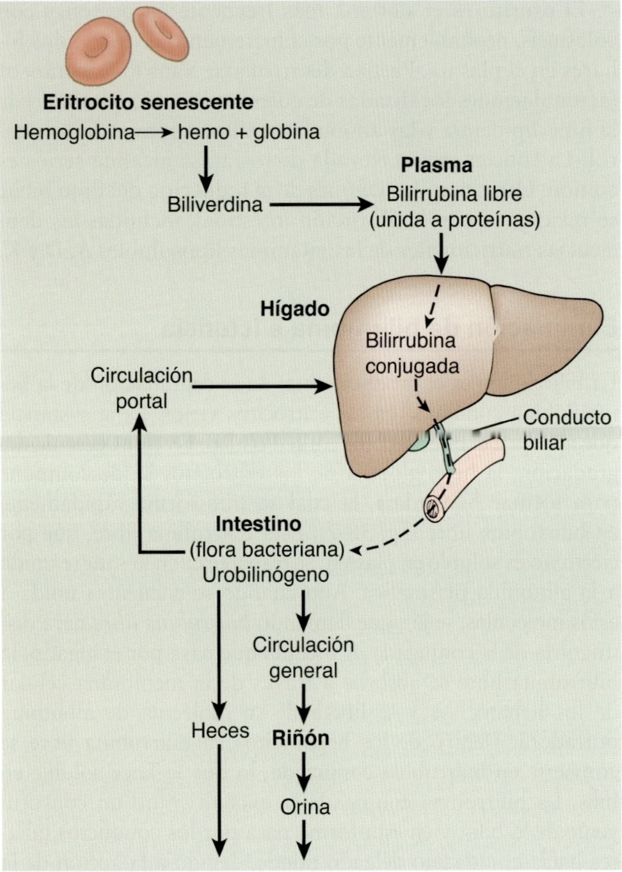

FIGURA 38-7. Proceso de formación, circulación y eliminación de bilirrubina.

del flujo biliar en los canalículos de los lobulillos hepáticos o en los conductos biliares intrahepáticos o extrahepáticos, y producción excesiva de bilirrubina.[12] Desde el punto de vista anatómico, la ictericia puede ser clasificada como prehepática, intrahepática o posthepática. El cuadro 38-1 enumera las causas más frecuentes de la ictericia prehepática, intrahepática y posthepática.

La principal causa de ictericia prehepática es la hemólisis excesiva de eritrocitos. Suele presentarse cuando los eritrocitos se destruyen a una velocidad tan rápida que excede la capacidad del hígado para eliminar la bilirrubina de la sangre. Puede ser secundaria a una reacción hemolítica por una

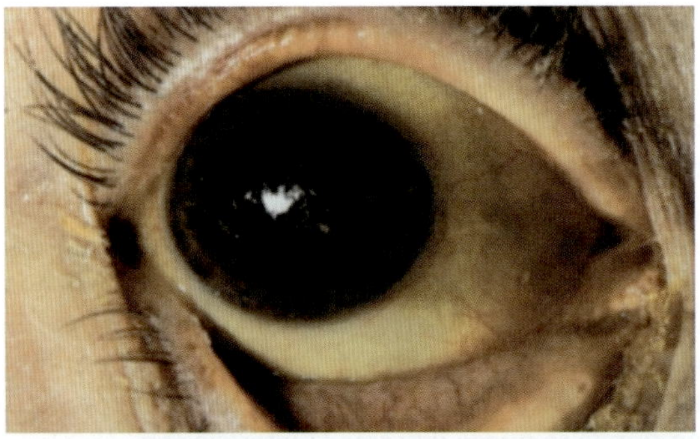

FIGURA 38-8. Ictericia. Una persona con insuficiencia hepática muestra una esclerótica amarilla. Tomado de: Strayer D. S., Rubin R. (2015). *Rubin's pathology: Clinicopathologic foundations of medicine* (7th ed., Fig. 20-4, p. 829). Philadelphia, PA: Lippincott Williams & Wilkins.

CUADRO 38-1

CAUSAS DE ICTERICIA

Prehepáticas (destrucción excesiva de eritrocitos)

- Reacción hemolítica a una transfusión sanguínea
- Alteraciones hereditarias de los eritrocitos
  - Anemia drepanocítica
  - Talasemia
  - Esferocitosis
- Alteraciones hemolíticas adquiridas
- Eritroblastosis fetal
- Anemia hemolítica autoinmunitaria

Intrahepáticas

- Reducción en la captación de bilirrubina por el hígado
- Disminución de la conjugación de bilirrubina
- Lesión hepatocelular
  - Hepatitis
  - Cirrosis
  - Cáncer hepático
- Colestasis inducida por fármacos

Posthepáticas (obstrucción del flujo biliar)

- Alteraciones estructurales del conducto biliar
- Colelitiasis
- Atresia congénita de los conductos biliares extrahepáticos
- Obstrucción de los conductos biliares ocasionada por tumores

transfusión sanguínea, menor tiempo de vida de los eritrocitos donados o por enfermedades como la esferocitosis hereditaria, en donde las membranas celulares eritrocitarias son defectuosas, o por enfermedad hemolítica del recién nacido. Cuando se presenta una hemorragia interna, también puede haber una producción excesiva de bilirrubina con la reabsorción de la sangre. Además, las alteraciones que producen una eritropoyesis ineficaz pueden incrementar la producción de bilirrubina.[10] La hiperbilirrubinemia neonatal deriva de una mayor síntesis de bilirrubina en los recién nacidos y de su limitada capacidad para excretarla de los 0 a los 14 días de nacidos.[10] Los bebés prematuros tienen mayor riesgo porque sus eritrocitos cuentan con un tiempo de vida media más corto y una velocidad de recambio mayor. En la ictericia prehepática, se observa una ictericia leve, concentraciones altas de bilirrubina no conjugada, heces de color normal y ausencia de bilirrubina en la orina.

La ictericia intrahepática o hepatocelular es ocasionada por alteraciones que afectan directamente la capacidad del hígado para retirar la bilirrubina de la sangre o de conjugarla, a fin de que pueda ser eliminada en la bilis. La enfermedad de Gilbert se hereda como rasgo dominante y provoca una reducción de la eliminación de bilirrubina en la sangre. La alteración es benigna y bastante frecuente, con una tasa de prevalencia aproximada del 8%.[12] Las personas afectadas no muestran síntomas, excepto por una ligera elevación de la bilirrubina no conjugada e ictericia leve. La conjugación de la bilirrubina se altera siempre que las células hepáticas se dañan, cuando el trasporte de bilirrubina hacia el interior de los hepatocitos se vuelve deficiente o se carece de las enzimas necesarias para conjugar la bilis. Las hepatopatías, como la hepatitis o la cirrosis, son causas frecuentes de ictericia intrahepática. Algunos fármacos, como el anestésico halotano, los anticonceptivos orales, los estrógenos, los esteroides anabólicos, la isoniazida, la rifampicina y la clorpromazina, también pueden estar implicados en este tipo de ictericia. Por lo general, la ictericia intrahepática o hepatocelular interfiere con todas las fases del metabolismo de la bilirrubina (captación, conjugación y excreción). Tanto la bilirrubina conjugada como la no conjugada aumentan, la orina adquiere un color oscuro por la presencia de bilirrubina en la orina y la fosfatasa alcalina sérica se encuentra por encima de su valor normal.

La ictericia posthepática u obstructiva, también llamada *ictericia colestásica*, se produce cuando se obstruye el flujo de bilis entre el hígado y el intestino; esta obstrucción puede estar localizada en cualquier punto entre la unión del conducto hepático izquierdo y derecho y el sitio donde el colédoco se abre hacia el intestino. Entre las causas importantes se encuentran la estenosis del conducto biliar, los cálculos en la vesícula y los tumores del colédoco o el páncreas. Las concentraciones de bilirrubina conjugada casi siempre están elevadas, las heces tienen un color pálido por la falta de bilirrubina en la bilis, la orina es oscura, las concentraciones de fosfatasa alcalina sérica se encuentran muy por arriba de lo normal y las de aminotransferasa un poco elevadas. Las concentraciones séricas de los ácidos biliares suelen aumentar en la ictericia obstructiva. A medida que se acumulan estos ácidos biliares, comienza a desarrollarse prurito, aunque también es frecuente que este síntoma preceda a la ictericia.

Pruebas de la función hepatobiliar

La revisión de los antecedentes y la exploración física proporcionan pistas que permiten determinar el funcionamiento hepático del paciente. Las pruebas diagnósticas y de laboratorio ayudan a evaluar la función hepática y la extensión del daño al hígado para confirmar el diagnóstico de hepatopatía.

Las pruebas de la función hepática, incluidas las concentraciones séricas de enzimas hepáticas, contribuyen al diagnóstico de la enfermedad al diferenciar entre las distintas alteraciones, determinar la gravedad de la afección y dar seguimiento al tratamiento establecido.[13] Una prueba de enzimas séricas elevadas puede detectar el daño hepático antes que otros indicadores de la función hepática. Las enzimas clave son la alanina aminotransferasa (ALT) y la aspartato aminotransferasa (AST), que están presentes en las células hepáticas. La ALT se encuentra de forma predominante en el hígado y, en menor cantidad, en riñones, corazón y tejido musculoesquelético. Por ello, es un indicador más específico de inflamación hepática que la AST, ya que esta última también puede incrementarse en enfermedades que afectan otros órganos, como el corazón o los músculos. La AST también aumenta después de un infarto de miocardio. En la mayoría de las enfermedades hepáticas, la actividad de la ALT es mayor que la de la AST; las excepciones incluyen la hepatitis alcohólica, la cirrosis hepática y el carcinoma hepatocelular.[14] Las razones de esta mayor actividad en la hepatitis alcohólica parecen ser múltiples. El alcohol aumenta el daño mitocondrial, llevando a una mayor liberación de AST mitocondrial en la sangre.[15] El incremento más grande se presenta en casos de lesión hepatocelular aguda, como sucede en la hepatitis vírica, la lesión hipóxica o isquémica, la lesión tóxica aguda o el síndrome de Reye.

La capacidad de síntesis del hígado se refleja en las mediciones de las concentraciones de proteína sérica y tiempo de protrombina (p. ej., síntesis de factores de coagulación). La hipoalbuminemia, secundaria a una disminución en la síntesis, puede complicar la hepatopatía grave. Pueden aparecer deficiencias del factor V de la coagulación y en los factores dependientes de la vitamina K (II, VII, IX, y X).

La bilirrubina sérica, la γ-glutamiltransferasa (GGT), la 5'-nucleotidasa y la fosfatasa alcalina miden la función excretora del hígado. La fosfatasa alcalina y la 5'-nucleotidasa están presentes en alteraciones que afectan el conducto biliar.[13] La GGT se localiza en el retículo endoplasmático de los hepatocitos y las células epiteliales del conducto biliar. La medición de GGT puede ser útil en el diagnóstico del abuso de alcohol y es un indicador de enfermedad hepatobiliar.[16]

La ecografía proporciona información acerca del tamaño, composición y suministro sanguíneo del hígado. Se ha constatado que la tomografía computarizada (TC) y la resonancia magnética (RM) son útiles para algunas alteraciones. Puede recurrirse a la angiografía selectiva de la arteria celíaca, mesentérica superior o hepática para visualizar la circulación hepática o portal. La biopsia permite analizar el tejido hepático sin necesidad de una cirugía para determinar el estadio del cáncer hepático.

RESUMEN

El sistema hepatobiliar está conformado por el hígado, la vesícula biliar y los conductos biliares. El hígado es el órgano más grande y uno de los más versátiles por su variedad de funciones en el cuerpo. Se localiza entre el tubo digestivo y la circulación sistémica; la sangre venosa del intestino fluye a través del hígado antes de regresar al corazón. De esta forma, los nutrientes pueden ser extraídos para su procesamiento y almacenamiento, y las bacterias y otros cuerpos extraños pueden ser eliminados por las células de Kupffer antes de que la sangre regrese a la circulación sistémica.

El hígado sintetiza grasas, glucosa y proteínas plasmáticas. Otras funciones importantes de este órgano incluyen la desaminación de los aminoácidos, la conversión de amoníaco en urea y la interconversión de aminoácidos a otros componentes que son importantes para los procesos metabólicos del cuerpo. El hígado produce aproximadamente 500-600 mL de bilis de color amarillo-verdoso al día. La bilis sirve como un vehículo para excretar sustancias como bilirrubina, colesterol y ciertos productos del metabolismo orgánico, y contiene sales biliares que son esenciales para la digestión de las grasas y la absorción de las vitaminas liposolubles. El hígado también elimina, conjuga y secreta bilirrubina hacia la bilis. La ictericia se presenta cuando la bilirrubina se acumula en la sangre. Esto puede suceder debido a una destrucción excesiva de eritrocitos, la incapacidad hepática para eliminar y conjugar la bilirrubina, o por la obstrucción del flujo biliar.

Se emplean pruebas de función hepática, como las concentraciones de aminotransferasas séricas, para valorar el daño causado a los hepatocitos. La bilirrubina sérica, la GGT, la 5'-nucleotidasa y la fosfatasa alcalina ayudan a valorar la función excretora del hígado. La ecografía, la TC y la RM se utilizan para evaluar las estructuras hepáticas. Se puede recurrir a la angiografía para visualizar la circulación portal y la biopsia hepática permite obtener muestras de tejido para la observación microscópica.

Alteraciones de las funciones hepática y biliar

Las estructuras del sistema hepatobiliar están sujetas a muchas condiciones patológicas que también afectan a otros sistemas corporales: ingesta de fármacos y toxinas, infección, inflamación y respuesta inmunitaria, alteraciones metabólicas y neoplasias. Esta sección aborda las alteraciones de la función hepática por el efecto inducido de los fármacos; hepatitis víricas y autoinmunitarias; alteraciones de las vías hepatobiliares; enfermedad hepática por alcoholismo; cirrosis, hipertensión portal e insuficiencia hepática; y cáncer de hígado.

Alteraciones hepatotóxicas

En virtud de los numerosos sistemas enzimáticos implicados en las transformaciones y las modificaciones bioquímicas, el hígado desempeña un papel importante en el metabolismo de muchos fármacos y sustancias químicas. Es particularmente relevante al momento de metabolizar sustancias liposolubles, que no se pueden excretar por los riñones. También es esencial para la eliminación metabólica de prácticamente todos los fármacos y las sustancias ajenas al cuerpo. Por lo tanto, la toxicidad hepática inducida por fármacos es una complicación potencial de muchos medicamentos.

Metabolismo de fármacos y hormonas

Los tres principales tipos de reacciones que existen para la desintoxicación hepática y el metabolismo de los fármacos y otros químicos son:

1. Reacciones de fase 1: consisten en modificaciones químicas o la inactivación de una sustancia.
2. Reacciones de fase 2: incluyen la conversión de sustancias liposolubles a derivados hidrosolubles.
3. Reacciones de fase 3: secreción de la sustancia, sus metabolitos o sus conjugados como parte de la bilis.[17]

Los tres tipos de reacciones pueden estar ligados, en función de la composición de la sustancia que será eliminada. Por ejemplo, muchos reactivos de la fase 1 no son hidrosolubles y deben, por lo tanto, pasar a la reacción de fase 2 para ser eliminados. Estas reacciones, que son llamadas *biotransformaciones*, son elementos importantes a considerar en el tratamiento farmacológico.

Reacciones de fase 1

Las *reacciones de fase 1* consisten en la modificación química de grupos de fármacos reactivos por oxidación, reducción, hidroxilación u otras reacciones químicas. La mayoría de las enzimas que se usan para metabolizar fármacos se localizan en las membranas lipofílicas del **retículo endoplasmático liso** de los hepatocitos. Cuando estas membranas se degradan y se separan en el laboratorio, se vuelven a constituir en vesículas llamadas *microsomas* o *enzimas microsómicas*. Las enzimas que participan en la mayoría de los procesos de oxidación-reducción de fase 1 son producto de una superfamilia de genes que cuenta con cerca de 300 miembros.[18] Estos genes codifican para un grupo de isoenzimas microsómicas que conforman el sistema del citocromo (CYP) P-450. Los productos genéticos de muchos de los genes *CYP* se han identificado y seguido hasta el metabolismo de fármacos específicos e interacciones potenciales entre algunos medicamentos. Cada familia de genes es responsable de ciertos procesos metabólicos de fármacos y cada miembro de la familia asume funciones específicas en este proceso metabólico.[18]

Gran cantidad de miembros genéticos del sistema CYP pueden sufrir inducción o supresión de su actividad al tiempo que realizan la tarea de metabolizar fármacos. Estimulantes como el alcohol y los barbitúricos pueden inducir un incremento en la producción de enzimas por ciertos miembros, acelerar el metabolismo farmacológico y disminuir la acción de la sustancia. En el caso de los fármacos transformados metabólicamente en reactivos intermedios, la inducción enzimática puede exacerbar la toxicidad mediada por fármacos en los tejidos. Las enzimas en el sistema del citocromo también pueden ser inhibidas por fármacos tales como los medicamentos que contienen imidazoles que se usan para reducir la secreción ácida al estómago y antimicóticos que inhiben el metabolismo de la testosterona.[18] Los contaminantes ambientales también pueden inducir la actividad de los genes *CYP*. La exposición a benzo[*a*]pireno, presente en el humo del tabaco, la carne asada al carbón y otros productos orgánicos de la pirólisis, induce a los miembros de la familia *CYP* y altera la tasa metabólica de algunos fármacos.

Reacciones de fase 2

Las *reacciones de fase 2*, que incluyen la conversión de derivados liposolubles en sustancias hidrosolubles, pueden ser continuación de la fase 1, o bien, desarrollarse de forma independiente. La *conjugación*, catalizada por enzimas del retículo endoplasmático, es una de las reacciones más frecuentes de la fase 2; consiste en la unión de los fármacos con un compuesto endógeno activado que los hace más hidrosolubles. Aunque muchos medicamentos hidrosolubles y sustancias endógenas son excretadas sin cambios en la orina o la bilis, las sustancias liposolubles tienden a acumularse en el cuerpo, a menos de que se les convierta en compuestos menos activos o metabolitos hidrosolubles. En general, los conjugados son más solubles que el compuesto original y son farmacológicamente inactivos. Ya que los sustratos endógenos que se usan en los procesos de conjugación se obtienen de la dieta, la nutrición tiene un papel definitivo en las reacciones de fase 2.

Existe una vía de conjugación alternativa, dependiente del citocromo P-450, que es importante para la desintoxicación de los productos reactivos del metabolismo intermedio. Esta vía usa un tiol (sustancia con sulfuro) llamado *glutatión* para la conjugación de fármacos que forman grupos electrofílicos con potencial dañino. La cantidad de glutatión se reduce durante el proceso de desintoxicación y debe restituirse de manera constante mediante compuestos obtenidos de la dieta o con fármacos que contienen cisteína.[18] La vía del glutatión es esencial para la desintoxicación de varios compuestos, incluidos algunos medicamentos de venta libre, como el paracetamol, que pueden causar necrosis del hígado si se excede la capacidad del sistema de fase 2.[19] La ingesta crónica de alcohol reduce las reservas de glutatión e incrementa la toxicidad de este medicamento.

Reacciones de fase 3

Las *reacciones de fase 3* incluyen la secreción de medicamentos, metabolitos de los fármacos y medicamentos conjugados por medio de la bilis. Las proteínas transportadoras dependientes de ATP (ABC, *ATP binding cassette*) tienen una participación intrincada en este proceso.[17]

Además de su función en el metabolismo de los fármacos y otros compuestos químicos, el hígado también es responsable de la inactivación y la modificación hormonal. La insulina y el glucagón son inactivados a través de la proteólisis o la desaminación. La tiroxina y la triyodotironina se metabolizan por medio de reacciones que consisten en un proceso de deyodonización. Las hormonas esteroideas, como los glucocorticoides, primero se inactivan por una reacción de fase 1 y, posteriormente, se conjugan mediante una reacción de fase 2.

Hepatopatía inducida por fármacos

Esta enfermedad es una causa frecuente de lesión hepática aguda. Puede ser muy grave y es responsable de más del 50% de los casos de insuficiencia hepática aguda en los Estados Unidos. Debido a que el hígado es el órgano principal para el metabolismo de fármacos y la desintoxicación corporal, está sujeto al daño potencial de una enorme cantidad de químicos ambientales y farmacéuticos. Muchos de los medicamentos de uso generalizado, incluidos aquellos de venta libre, pueden ocasionar una lesión hepática. En un estudio multicéntrico, el 10% de los 300 casos de daño hepático inducido por fármacos fueron atribuidos al uso de productos herbolarios.[20]

Existen numerosos factores dependientes del hospedero que contribuyen a una mayor susceptibilidad a las hepatopatías inducidas por fármacos, como la predisposición genética, la diferencia de edad, las hepatopatías crónicas subyacentes, el alcoholismo, el consumo de ciertos productos en la dieta y el uso de fármacos con interacciones múltiples.[21] La detección precoz de esta enfermedad es muy importante, ya que la suspensión del medicamento resulta curativa en la mayoría de los casos.

Daño hepatotóxico directo

Se sabe que algunos fármacos tienen efectos tóxicos en el hígado por su estructura química y la forma en la que son metabolizados en este órgano. El daño hepático directo generalmente es dependiente de la dosis y la edad. El daño hepático directo resulta del metabolismo de los fármacos y de la generación de metabolitos tóxicos. Debido a la gran actividad de las enzimas que metabolizan fármacos en las zonas centrales del hígado, estos agentes a menudo inducen necrosis centrolobulillar. Los fármacos como el paracetamol, antimicrobianos, psicotrópicos, hipolipemiantes y antiinflamatorios no esteroideos (AINE) se relacionan con mayor frecuencia con el daño hepático agudo.[22] Las concentraciones de bilirrubina varían de forma importante y el pronóstico se agrava cuando la necrosis hepatocelular viene acompañada de ictericia.

Reacciones idiosincráticas

En contraste con las reacciones hepatotóxicas directas, las reacciones idiosincráticas son impredecibles, no están relacionadas con la dosis y algunas veces se acompañan de características que sugieren reacción alérgica. En algunos casos, la reacción deriva de manera directa de un metabolito que se produce solo en determinadas personas, por una predisposición genética.

Reacciones colestásicas

Las reacciones farmacológicas colestásicas dan como resultado una menor secreción de bilis o una obstrucción del árbol biliar. La colestasis intrahepática aguda es uno de los tipos más frecuentes de reacción idiosincrática por fármacos. Entre los medicamentos que se conocen por producir reacciones colestásicas se encuentran el estradiol, la clorpromazina (un antipsicótico) y algunos antibióticos, como la amoxicilina/ácido clavulánico, la eritromicina y la nafcilina. De forma característica, las reacciones medicamentosas colestásicas se distinguen por un desarrollo temprano de ictericia y prurito, con pocas alteraciones en la sensación de bienestar general de la persona. Los síntomas de colestasis aguda inducida por fármacos ceden una vez que se suspende la sustancia, pero la función secretora biliar se recupera a una velocidad más lenta que la observada para el funcionamiento hepático.[23]

Hepatitis crónica

Algunos fármacos inducen una variante más indolente de daño hepático, que tiene una similitud estrecha con la hepatitis autoinmunitaria. En general, resulta difícil la identificación temprana de la hepatitis crónica relacionada con fármacos. Se puede desarrollar cirrosis antes de que sea diagnosticada la hepatitis. Identificar de forma retrospectiva el fármaco causante del daño hepático puede ser complicado si la persona ha consumido alcohol o si ha tomado múltiples medicamentos.

PUNTOS CLAVE

Hepatopatías

- Las enfermedades de los hepatocitos alteran las funciones metabólicas y de síntesis del hígado, causando alteraciones en el metabolismo de los hidratos de carbono, proteínas y grasas;

en el metabolismo y eliminación de fármacos, hormonas, toxinas, amoníaco y bilirrubina de la sangre; y en la interconversión de aminoácidos y síntesis de proteínas. El aumento en las concentraciones de aminotransferasas séricas es una indicación de daño a los hepatocitos.

- Las enfermedades del sistema de drenaje biliar obstruyen el flujo de la bilis e interfieren con la eliminación de sales biliares y bilirrubina, produciendo daño hepático colestásico debido al retorno de la bilis a los lobulillos hepáticos. El aumento en la concentración de bilirrubina y fosfatasa alcalina indica la presencia de daño hepático colestásico.

Hepatitis vírica

La hepatitis es la inflamación del hígado causada por virus hepatotrópicos que afectan principalmente a las células hepáticas o hepatocitos, por mecanismos autoinmunitarios o reacciones a fármacos y toxinas, o ser secundaria a otras alteraciones sistémicas. Algunos virus causantes de enfermedades sistémicas que pueden afectar el hígado incluyen el virus de Epstein-Barr, que causa hepatitis leve durante la fase aguda; el citomegalovirus (sobre todo en los recién nacidos y personas inmunodeprimidas); el virus del herpes y los enterovirus.

Los virus hepatotrópicos conocidos incluyen al virus de la hepatitis A (VHA), virus de la hepatitis B (VHB), virus delta asociado con la hepatitis B (VHD), virus de la hepatitis C (VHC) y virus de la hepatitis E (VHE). A pesar de que todos estos virus pueden causar hepatitis aguda, difieren en su forma de transmisión y período de incubación; mecanismo, grado y cronicidad del daño hepático; y capacidad para evolucionar al estado de portador. La presencia de antígenos víricos y de sus anticuerpos puede ser determinada mediante pruebas de laboratorio. Los estudios epidemiológicos indican que, en algunos casos, las hepatitis infecciosas se deben a otros agentes. Un agente vírico similar al VHC ha sido clonado e identificado como virus de hepatitis G (VHG) o virus GB-C.[24] Se ha encontrado evidencia del virus de hepatitis G en el 2% de los donantes de sangre en los Estados Unidos.[25] Sin embargo, el VHG no está relacionado con hepatopatías o exacerbaciones de estas enfermedades.[24]

Etiología y patogenia

Existen dos mecanismos de daño en la hepatitis vírica: daño celular directo o inducción de respuestas inmunitarias frente a los antígenos víricos. Estos mecanismos de lesión han sido estudiados de forma cuidadosa para el VHB. Se piensa que la extensión de la inflamación y la necrosis dependen de la propia respuesta inmunitaria de la persona. De acuerdo con esto, se espera que una respuesta inmunitaria rápida durante la fase aguda de la infección cause daño celular, pero, al mismo tiempo, elimine el virus. Por lo tanto, las personas que responden con pocos síntomas y con una respuesta inmunitaria marginal tienen menos probabilidad de eliminar el virus, y los hepatocitos que expresan los antígenos víricos persisten, llevando a la persona a un estado crónico o de portador. La hepatitis fulminante sería explicada en términos de una respuesta inmunitaria acelerada con necrosis hepática grave.

El curso clínico de la hepatitis vírica implica varios síndromes que incluyen la infección asintomática con evidencia serológica de la enfermedad, el estado portador sin enfermedad clínicamente evidente o con hepatitis crónica, la hepatitis crónica con o sin progresión a cirrosis, o la enfermedad fulminante con desarrollo temprano de insuficiencia hepática. No todos los virus hepatotóxicos provocan cada uno de los síndromes clínicos.

Manifestaciones clínicas

Las manifestaciones de la hepatitis vírica aguda se pueden dividir en tres fases: la prodrómica o preictérica, la propiamente ictérica y la fase de recuperación. Las características del período prodrómico van de lo abrupto a lo asintomático, con malestar general, mialgia, artralgia, tendencia a la fatiga y anorexia.[26] Pueden presentarse síntomas digestivos como náuseas, vómitos y diarrea o estreñimiento.[26] Las concentraciones séricas de ALT y AST muestran incrementos variables durante la fase preictérica de la hepatitis aguda y son previas a la elevación de bilirrubina que acompaña el inicio de la fase ictérica. Esta fase, si se presenta, por lo general aparece 7-14 días después de la fase prodrómica. Las personas informan dolor al tacto en el área hepática, ligera pérdida de peso y hemangiomas aracniformes.[26] Cerca del 80% de las personas con hepatitis C aguda no tienen ningún síntoma.[27] La fase de recuperación se caracteriza por una mayor sensación de bienestar, el retorno del apetito y la desaparición de la ictericia. La enfermedad aguda en general sede de forma gradual en un período de 2-12 semanas, con una recuperación clínica completa en 1-4 meses, en función del tipo de hepatitis.[26] La infección por VHB y VHC puede producir un *estado de portador*, en el cual la persona no tiene síntomas, pero alberga el virus y puede, por lo tanto, transmitir la enfermedad.[28] La evidencia también ha encontrado estado de portador para la infección por VHD, aunque no para la infección por VHA. Existen dos tipos de portadores: los sanos, que muestran muy pocos o ningún efecto, y aquellos con enfermedad crónica, que pueden no presentar síntomas. Los factores que incrementan el riesgo de convertirse en portador son la edad al momento del contagio y el estado inmunitario de la persona.[26] Las personas con alto riesgo de convertirse en portadoras son lactantes de madres infectadas por el VHB, aquellas con alteraciones de su sistema inmunitario, quienes han recibido transfusiones múltiples, aquellos en hemodiálisis y personas con adicciones a las drogas.

Hepatitis A

La hepatitis A es ocasionada por el VHA, un virus pequeño y sin cubierta que cuenta con una sola cadena de ácido ribonucleico (ARN). Por lo general, es una enfermedad benigna y autolimitada, aunque puede causar hepatitis fulminante y muerte o necesidad de trasplante en el 0.15-2% de los casos.[29]

Etiología y patogenia

La hepatitis A se contrae principalmente por la vía fecal-oral.[30] Tiene un breve período de incubación de 14-28 días.[31] El virus se replica en el hígado, se excreta en la bilis y se elimina por las heces. La eliminación fecal del VHA tiene lugar durante las dos primeras semanas de la enfermedad.[30] La infección casi siempre se presenta de forma esporádica o como parte de una epidemia. Las vías de transmisión más frecuentes son por beber agua o leche contaminadas y mediante la ingesta de mariscos provenientes de aguas infectadas. Las personas que viajan al extranjero y no han estado expuestas al virus previamente tienen mayor riesgo de contraer la enfermedad. Debido a que en los niños la enfermedad es asintomática, desempeñan un papel importante en su diseminación. Las instituciones que albergan grandes cantidades de personas (por lo general, niños) a veces se ven afectadas por epidemias de hepatitis A. La costumbre de llevarse las cosas a la boca y la falta de pericia para utilizar el baño promueven la infección vírica entre los niños que asisten a guarderías, quienes llevan a su casa el virus, contagiando a los hermanos mayores y a los padres. En general, la hepatitis A no se transmite por transfusiones de sangre o derivados de plasma, debido posiblemente a que su corto período de viremia coincide con la enfermedad clínica, de manera que los síntomas se hacen evidentes y las donaciones son rechazadas.

Manifestaciones clínicas

Por lo general, la aparición de los síntomas es abrupta y puede incluir fiebre, malestar general, náuseas, anorexia, dolor abdominal, coloración oscura de la orina e ictericia. Las manifestaciones clínicas dependen de la edad del paciente: a mayor edad, los síntomas se incrementan.[32] Los niños menores de 6 años de edad a menudo son asintomáticos, con poco desarrollo de ictericia. Por lo general, la enfermedad en niños mayores y adultos es sintomática y la ictericia aparece en cerca del 70% de los casos.[32] En general, los síntomas prevalecen durante dos meses, pero pueden durar más tiempo. El VHA no causa hepatitis crónica o induce un estado de portador.

Marcadores séricos

Los anticuerpos contra el VHA (anti-VHA) aparecen de forma temprana en la enfermedad y tienden a persistir en el suero (fig. 38-9). Los anticuerpos de tipo IgM casi siempre aparecen durante la primera semana de la enfermedad sintomática y disminuyen lentamente durante un período de 3-4 meses. Su presencia coincide con una disminución en la eliminación fecal del virus. Las mayores cantidades de anticuerpos IgG aparecen después del primer mes y pueden persistir durante toda la vida, lo que da inmunidad protectora a largo plazo frente a la reinfección.[30] La presencia de IgM anti-VHA indica hepatitis A aguda, mientras que la IgG anti-VHA solo permite determinar una infección previa.

Vacunación

Se dispone de una vacuna contra el virus de la hepatitis A.[32] La vacunación está destinada a quienes viajan a regiones con condiciones sanitarias deficientes, donde las infecciones por VHA endémico son altas; niños que viven en comunidades con tasas altas de infección por VHA; homosexuales activos; y usuarios de drogas ilegales. Las personas con hepatopatía crónica preexistente también se pueden beneficiar con la vacunación. La inmunización de personas con un mayor riesgo de transmitir la enfermedad (p. ej., aquellos que preparan

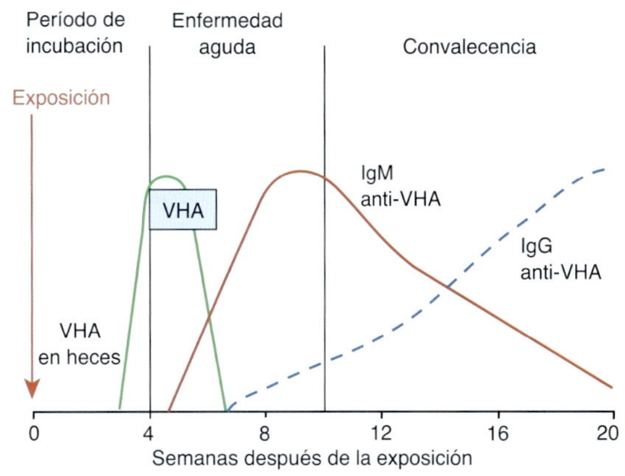

FIGURA 38-9. Secuencia de la eliminación fecal del VHA, la viremia por VHA y los cambios de los anticuerpos contra VHA (IgM y IgG antiVHA) en la hepatitis A.

alimentos) tiene un beneficio potencial para la salud pública. Los Centers for Disease Control and Prevention (CDC) recomendaron recientemente que se vacune a niños de regiones, comunidades y países con altas tasas de infección.[33] Debido a que la vacuna aporta pocos beneficios para la prevención de la enfermedad en personas con exposición conocida al VHA, para ellas se recomienda la IgG.

Hepatitis B

La hepatitis B es causada por el VHB, un virus de doble cadena de ácido desoxirribonucleico (ADN).[34] El virión completo, también llamado *partícula de Dane*, está conformado por una cubierta externa y una nucleocápside interna que contiene el ADN del virus y la ADN-polimerasa (fig. 38-10).[35] El VHB puede producir hepatitis aguda y crónica, progresión de hepatitis crónica a cirrosis, hepatitis fulminante con necrosis hepática masiva y estado de portador. También participa en el desarrollo de la hepatitis D (hepatitis δ).

A nivel mundial, 350 millones de personas padecen infecciones a largo plazo por el VHB.[36] En los Estados Unidos, la hepatitis B aguda ha disminuido su incidencia desde 1990, debido sobre todo a estrategias de vacunación eficaces.[37] El número de casos informados ha permanecido relativamente estable desde 2009. En el 2016, se comunicaron 3218 casos de VHB a los CDC. Se estima que de 850 000 a 2.2 millones de personas viven con infección por VHB en los Estados Unidos,[38,39] muchos de ellos sin darse cuenta de que tienen la infección.[40] Para mejorar los resultados de salud en estas personas, los CDC recomiendan pruebas de VHB para la población en riesgo y estrategias de salud pública destinadas a individuos que viven con la infección crónica por este virus.[41]

La hepatitis B tiene un tiempo de incubación más largo y representa un problema de salud más grave que la hepatitis A. El virus por lo general se transmite a través de la inoculación con sangre o suero contaminados. Sin embargo, el antígeno vírico se puede encontrar en la mayoría de las secreciones corporales y se disemina por vía oral o contacto sexual. En los Estados Unidos, la mayoría de las personas con hepatitis B adquirieron la infección en la adolescencia o la edad adulta. La enfermedad es muy prevalente entre usuarios de drogas intravenosas, homosexuales con múltiples parejas sexuales y hombres que tienen sexo con hombres.[42,43] Los trabajadores

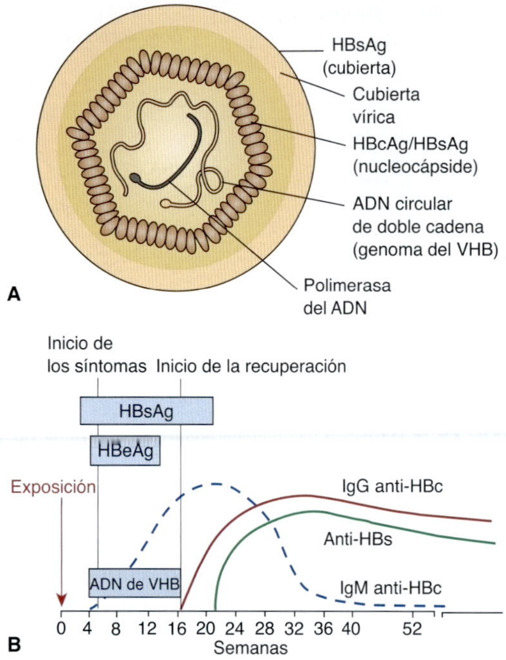

FIGURA 38-10. A. Virus de la hepatitis B. B. Secuencia de los cambios en los antígenos víricos del VHB (HBsAg, HBeAg), el ADN del VHB y los anticuerpos contra el VHB (IgM, IgG, anti-HBc y anti-HBs) en la hepatitis B aguda durante la fase de resolución.

de la salud se encuentran en riesgo de exposición a sangre contaminada o a lesiones accidentales con jeringas. Aunque el virus se puede diseminar por medio de transfusiones o por la administración de productos sanguíneos, las técnicas rutinarias de detección han reducido de manera considerable la transmisión por este medio. El riesgo de hepatitis B en lactantes que nacen de madres infectadas por el VHB fluctúa entre el 10 % y el 85%, de acuerdo con el estado de la infección por VHB en la madre. Los lactantes infectados tienen un 90% de riesgo de volverse portadores crónicos y hasta un 25% morirá de hepatopatía crónica en la edad adulta.[43,44]

Marcadores séricos

Se han identificado tres antígenos bien definidos asociados con el virus: un antígeno central dentro de la nucleocápside (HBcAg), un polipéptido más largo con regiones *core* y *precore* (HBeAg) y el antígeno superficial (HBsAg) que se ubica en la cubierta externa del virus. La región *precore* lleva al polipéptido HBeAg hacia la sangre, mientras que el HBcAg permanece en los hepatocitos para controlar el ensamble de nuevos viriones.

Los antígenos del VHB evocan a anticuerpos específicos: anti-HBs, anti-HBc y anti-HBe. Estos antígenos y sus anticuerpos sirven como marcadores séricos para seguir el curso de la enfermedad (*véase* la fig. 38-10).[45] *HBsAg* es el antígeno vírico que se cuantifica de forma rutinaria en la sangre. Surge antes de la aparición de los síntomas, se eleva durante la enfermedad y disminuye a concentraciones indetectables en 3-6 meses. La subsistencia más allá de este tiempo indica replicación vírica persistente, infectividad y riesgo de hepatitis crónica. El HBeAg aparece en el suero justo después del HBsAg y es un indicador de replicación vírica activa. La IgM anti-HBc se puede detectar de forma breve antes de que inicien los síntomas, al mismo tiempo que aumentan las transaminasas séricas. Al paso de los meses, los anticuerpos IgM son reemplazados por IgG anti-HBc. El anti-HBe es detectable durante un período breve después de que desaparece el HBeAg, y su aparición es señal de que comienza a resolverse la enfermedad aguda. La IgG anti-HBs, un anticuerpo específico contra HBsAg, se presenta en la mayoría de las personas después de la depuración de HBsAg. Al tiempo entre la eliminación de HBsAg y la aparición de anti-HBs se le llama *período de ventana*. El desarrollo de anti-HBs indica la recuperación de la infección, la no infectividad y la protección frente a futuras infecciones por este virus. El anti-HBs es el anticuerpo presente en personas que han sido inmunizadas exitosamente contra el VHB.

La presencia de ADN del virus en la sangre periférica es un marcador confiable de una replicación activa de VHB.

El ADN del VHB se detecta solo durante unos días después de la infección. Por lo general, aumenta hasta alcanzar un punto máximo durante la hepatitis aguda, antes de reducirse de manera progresiva y desaparecer, cuando la infección se resuelve de forma espontánea. En los casos de hepatitis vírica aguda, la prueba de ADN de VHB en sangre puede ser un complemento útil al diagnóstico de infección aguda por VHB, debido a que este se puede detectar alrededor de 21 días después de que el HBsAg aparece en suero.[46] Se han desarrollado pruebas de reacción en cadena de la polimerasa (PCR, *polymerase chain reaction*) para detectar y medir la cantidad de ADN del VHB, conocida como *carga vírica*, en muestras clínicas. Estas pruebas se emplean para valorar el estado de la infección en una persona y para dar seguimiento al tratamiento.[47]

Vacunación

La vacuna de la hepatitis B brinda protección a largo plazo (de hasta 20 años en algunos casos) contra la infección por VHB.[37] El HBsAg es el antígeno que se emplea para estas vacunas. También está disponible una inmunoglobulina para la hepatitis B (HBIG, *hepatitis B immunoglobulin*).[34] Se prepara a partir de donaciones de plasma con altas concentraciones de anticuerpos anti-HBs y se emplea junto con la vacuna de la hepatitis B para la inmunoprofilaxis después de la exposición al virus, a fin de evitar la infección por VHB en poblaciones de riesgo.

Los CDC recomiendan la vacunación de todos los niños de 0-18 años de edad como medio para prevenir la transmisión del VHB.[37] También se sugiere para los adultos que no han sido vacunados y se encuentran en una de las siguientes categorías:

1. Aquellos que tienen un alto riesgo de infección por exposición sexual, incluyendo a las parejas sexuales de personas HBsAg positivas, individuos sexualmente activos que no mantienen relaciones monógamas a largo plazo, quienes buscan evaluar su tratamiento por enfermedades de transmisión sexual y hombres que mantienen relaciones sexuales con otros hombres.
2. Aquellos que se encuentran en alto riesgo de infección por exposición mucosa o percutánea sanguíneas, como personas con abuso reciente o actual de drogas intravenosas; contactos cercanos de personas HBsAg positivas; residentes y personal de instituciones para personas con

discapacidad del desarrollo, centros de salud y trabajadores de seguridad pública con un riesgo razonablemente anticipado de exposición a sangre o líquidos contaminados; e individuos con enfermedad renal crónica (prediálisis, hemodiálisis, diálisis peritoneal y diálisis en el hogar).

3. *Otros*, incluidas las personas que viajan al extranjero a regiones con niveles altos o intermedios de infección endémica por VHB, individuos con hepatopatía crónica, pacientes con virus de la inmunodeficiencia humana (VIH) y otros que busquen protección contra la infección por VHB.[34] Los CDC también recomiendan que se realice una evaluación de rutina en todas las mujeres embarazadas en busca de HBsAg durante una visita prenatal temprana y que los lactantes que nazcan de madres HBsAg positivas reciban dosis apropiadas de HBIG y la vacuna de la hepatitis B.[37]

La HBIG puede ser eficaz en personas no vacunadas que se encuentran expuestas a la infección, si se administra dentro de los siete primeros días de exposición. La vacunación contra la hepatitis se recomienda como medida profiláctica antes y después de la exposición.

Hepatitis C

Se estima que 2.4 millones de personas en Estados Unidos viven con hepatitis C crónica. En el 2016, 18 153 personas del mismo país murieron de la enfermedad.[48] Alrededor de 3-4 millones se infectan en todo el mundo cada año y más de 350 000 personas mueren anualmente por enfermedades relacionadas con esta infección.[49] En 2016, se comunicaron 2 967 casos nuevos de hepatitis C aguda, con 41 200 casos nuevos estimados en Estados Unidos. Antes de 1990, la vía principal de transmisión era a través de transfusiones o productos sanguíneos contaminados. Con la implementación de la prueba para VHC en los bancos de sangre, el riesgo de infección por transfusión es prácticamente inexistente en los Estados Unidos y otros países desarrollados.[50,51] Sin embargo, los procedimientos médicos inseguros y las transfusiones hemáticas realizadas sin detección pueden ser las fuentes más importantes de infección por este virus en países en vías de desarrollo. Hoy en día, el consumo recreativo de drogas intravenosas es el medio más frecuente de transmisión del VHC en los Estados Unidos y Canadá.[50,51] Actualmente, el comportamiento sexual de alto riesgo, definido como tener relaciones sexuales con múltiples parejas o con personas infectadas por el VHC, es el segundo factor de mayor riesgo en los Estados Unidos. La tasa de transmisión a bebés que nacen de madres ARN-VHC positivas es del 4.6-10%.[50] Este virus también se puede contagiar mediante una indebida exposición en centros de atención a la salud, en especial por punciones accidentales con agujas de jeringas. También existe preocupación porque la transmisión de pequeñas cantidades de sangre durante la realización de tatuajes, la acupuntura y las perforaciones pueda facilitar la transmisión del VHC. La hepatitis C es la principal causa de trasplante hepático, a pesar de que el virus, por lo general, recurre después del procedimiento.[52]

El VHC es un virus de ARN monocatenario con propiedades similares a las de los flavivirus, un género que pertenece a la familia *Flaviviridae* e incluye a los virus de la fiebre amarilla y la encefalitis de San Luis.[53] El virus es genéticamente inestable, lo que deriva en múltiples genotipos y subtipos. Se han reconocido seis diferentes genotipos y más de 70 subtipos del virus.[54] Los genotipos 1a y b aparecen en la mayoría de las infecciones en los Estados Unidos.[55] Se sabe que contar con una amplia diversidad de genotipos contribuye a la patogenicidad del virus, permitiéndole evadir las acciones de los mecanismos inmunitarios del hospedero y los medicamentos antivíricos, lo que dificulta el desarrollo de una inmunización profiláctica.[53] El desarrollo de una vacuna y las medidas de tratamiento se han visto obstaculizados por la falta de un sistema de cultivo confiable, reproducible y eficaz para la propagación del virus.[53]

Manifestaciones clínicas

El período de incubación para la infección por VHC varía de 2 a 6 semanas (en promedio 6-12 semanas). La mayoría de los niños y los adultos que contraen la infección son en general asintomáticos. La ictericia es poco frecuente, y solo el 10% de los adultos sintomáticos la presentan.[54] Los síntomas duran 2-12 semanas. La insuficiencia hepática fulminante es rara y solo se han informado unos cuantos casos. Una pequeña parte de los pacientes que han sido contagiados con VHC superan la infección, pero la mayoría (80%) desarrollan un cuadro de hepatitis crónica.[56] Los factores que se asocian con la desaparición espontánea de la infección por VHC incluyen una menor edad, sexo femenino y cierta histocompatibilidad genética. Las consecuencias más graves de la infección por VHC crónica son la fibrosis hepática que conduce a cirrosis, la hepatopatía terminal y el cáncer hepatocelular. Los factores del hospedero que pueden exacerbar la progresión de la hepatopatía incluyen la edad avanzada durante la aparición de la infección, sexo masculino, estado de inmunosupresión, infección recurrente por VHB, alcoholismo y medicamentos hepatotóxicos.

Marcadores séricos

Se dispone de pruebas de anticuerpos y víricas para detectar la presencia de infección por VHC (fig. 38-11). Pueden aparecer resultados falsos negativos en personas inmunocomprometidas y al inicio del curso de la enfermedad, antes de que se desarrollen anticuerpos. La medición directa del VHC en suero permanece como la prueba más precisa para la infección. Las pruebas víricas son altamente sensibles y específicas, pero más costosas que las de anticuerpos. Con las técnicas más recientes para análisis de anticuerpos, la infección a menudo se puede detectar incluso entre 6 y 8 semanas después de la exposición, o bien, en 1 o 2 semanas con las pruebas víricas que recurren a las técnicas de reacción en cadena de la polimerasa. A diferencia de la hepatitis B, los anticuerpos contra el VHC no ofrecen protección, pero sirven como marcadores de la enfermedad.[54]

Hepatitis D y E

El virus de la hepatitis D (VHD), de la familia *Deltaviridae*, es el único virus de ARN en su género.[34] El VHD es un virus incompleto, que requiere la asistencia del VHB para replicarse.[57] Puede causar hepatitis aguda o crónica. Su aparición depende de una infección concurrente por el VHB,

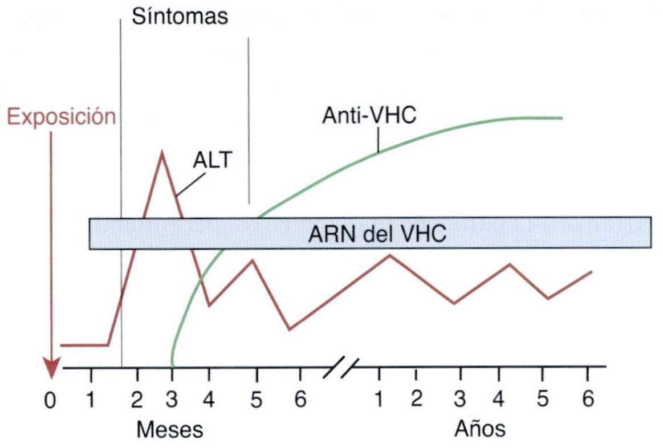

FIGURA 38-11. Secuencia de los cambios serológicos en la hepatitis C crónica, con persistencia de ARN del VHC, exacerbaciones y remisiones de síntomas clínicos, indicados por los cambios en las concentraciones de ALT sérica.

específicamente de la presencia de HBsAg.[33] La hepatitis D aguda se desarrolla de dos maneras: como una infección coprimaria que aparece de forma simultánea con la hepatitis B aguda y como una superinfección, en la cual la hepatitis D es impuesta sobre una infección de hepatitis B crónica.[34] Por lo general, el agente delta incrementa la gravedad de la infección por VHB. Una infección leve por VHB se puede convertir en una hepatitis fulminante grave, causar hepatitis aguda en portadores asintomáticos o incrementar la tendencia a la progresión hacia hepatitis crónica o cirrosis.

Las vías de transmisión de la hepatitis D son similares a las de la hepatitis B. En los Estados Unidos, la infección se restringe a personas con alto riesgo de infección por VHB, de forma particular los consumidores de drogas intravenosas. El mayor riesgo es en portadores de VHB. Estas personas deben ser informadas acerca de los peligros de una superinfección por VHD.

La hepatitis D se diagnostica mediante la detección de anticuerpos contra VHD (anti-VHD) o ARN de VHD en suero. No existe un tratamiento específico para la hepatitis D. Debido a que la infección se encuentra vinculada con la hepatitis B, la profilaxis de la primera debe iniciar con la prevención de la segunda, a través de la vacunación.

El VHE es un virus de ARN de una sola cadena que carece de cubierta. Se transmite por vía fecal-oral y causa manifestaciones de hepatitis aguda que son similares a las de la hepatitis A. Se ha relacionado al genotipo 3 del virus con la infección crónica por VHE. Los receptores de trasplante de órgano sólido, la infección por VIH, la quimioterapia y las alteraciones hemáticas se han identificado en variantes crónicas de la enfermedad.[58,59] Aunque la hepatitis E suele causar una infección aguda y autolimitada con tasas de mortalidad bajas en el mundo occidental, conlleva un alto riesgo de desarrollar hepatitis crónica en personas inmunocomprometidas, con tasas de mortalidad sustanciales.[60] De forma ocasional, la hepatitis E provoca una hepatopatía aguda grave, que causa la muerte en el 2% de los casos. Clínicamente, es comparable con la hepatitis A, pero en mujeres embarazadas la enfermedad es más grave y está asociada con un síndrome clínico llamado *insuficiencia hepática aguda grave*. Las mujeres embarazadas, en especial durante el tercer trimestre, tienen una tasa de mortalidad alta por la enfermedad, de alrededor del 20%.[61] Los casos informados en los Estados Unidos involucran a personas que han estado recientemente en un área endémica. La gente que no tiene antecedentes de viajes en raras ocasiones son afectadas.[62]

Hepatitis vírica crónica

La hepatitis crónica se define como una reacción inflamatoria del hígado que dura más de 3-6 meses. Se caracteriza por una elevación persistente de las concentraciones de aminotransferasa sérica y por hallazgos histopatológicos en la biopsia de hígado. Las características clínicas de la hepatitis vírica crónica son muy variables y de resultado poco predictivo. Los síntomas más frecuentes son fatiga, malestar general, anorexia y, de forma ocasional, brotes de ictericia. El incremento en las concentraciones de aminotransferasa sérica depende del grado de virulencia de la enfermedad.

La hepatitis vírica crónica es la principal causa de hepatopatía crónica, cirrosis y cáncer hepatocelular a nivel mundial y, hoy en día, constituye la razón más relevante para recurrir al trasplante hepático en adultos.[63] De los virus hepatotrópicos, solo tres causan hepatitis crónica (VHB, VHC y VHD). La hepatitis B tiene menos probabilidad que la C de progresar a una infección crónica, representando el 5-10% de las hepatopatías crónicas y cirrosis en los Estados Unidos.[63] Se caracteriza por la persistencia de ADN de VHB y HBeAg en suero, lo que indica una replicación vírica activa. Muchas personas son asintomáticas al momento del diagnóstico y el primer signo de infección es el hallazgo de un aumento de la aminotransferasa sérica.

La hepatitis C crónica representa la mayoría de los casos de hepatitis vírica crónica. La infección aguda por este virus se vuelve crónica en el 60-85% de los casos,[50] y suele recrudecerse a lo largo de los años, destruyendo de forma silenciosa las células hepáticas. La mayoría de las personas con hepatitis C crónica son asintomáticas y el diagnóstico se produce al encontrar altas concentraciones de aminotransferasa, o bien, por informes de fatiga y debilidad no específica. Debido a que el curso de la hepatitis C suele ser leve, muchas personas no recuerdan los sucesos de la infección aguda.

Tratamiento

No existen estrategias terapéuticas simples y eficaces para tratar la hepatitis vírica crónica. Los medicamentos que se utilizan en el tratamiento de la VHB crónica incluyen interferones y retrovirales análogos de nucleótidos y nucleósidos.[34,63] Las personas con replicación vírica activa pueden ser tratadas con peginterferón.[34] Hasta un 40% de las personas tratadas responden con una normalización sostenida de las concentraciones de enzimas hepáticas, con desaparición del HBeAg y el ADN de VHB en suero, aparición de anti-HBe y mayor probabilidad de supervivencia.[63]

El trasplante de hígado es la opción de tratamiento para la hepatopatía en etapa terminal debido a una hepatitis vírica. El trasplante hepático ha tenido más éxito en personas con hepatitis C que en aquellos con hepatitis B. A pesar de que el injerto suele reinfectarse, la enfermedad tiende a progresar con mayor lentitud.

Hepatitis autoinmunitaria

La hepatitis autoinmunitaria (HAI) es una variante grave de la forma crónica de origen desconocido; está asociada con hepatitis de interfase, autoanticuerpos en la circulación e hipergammaglobulinemia.[64] La prevalencia de la HAI a escala mundial se desconoce; la mayoría de los casos se encontraron en personas caucásicas de origen europeo y descendientes de japoneses. La prevalencia e incidencia promedio anual de la HAI en individuos del norte de Europa es de 18 y 1.1 por cada 100 000 personas, respectivamente, y se asume que este dato puede extrapolarse a la población de Norteamérica. Un hecho interesante es que la prevalencia de HAI en la población de Alaska es mucho mayor, con cifras de 42 por cada 100 000 personas al año.[64,65] Esta variante de la enfermedad se presenta en personas mayores que muestran una actividad necroinflamatoria leve y buena respuesta al tratamiento inmunosupresor. La HAI, como la mayoría de las alteraciones autoinmunitarias, es más frecuente en las mujeres, con una razón hombre:mujer de 1:4. Se puede presentar a cualquier edad, pero parece ser que las personas jóvenes experimentan una variante más grave de la enfermedad.[65]

Se cree que la HAI es una alteración multifactorial, con factores genéticos y ambientales relevantes. La mayor parte del conocimiento sobre la genética de la alteración deriva de los genes del antígeno leucocitario humano (HLA, *human leukocyte antigen*) que residen en el complejo mayor de histocompatibilidad (MHC, *major histocompatibility complex*), ubicado en el brazo corto del cromosoma 6. En personas con ascendencia europea, la HAI se asocia con el haplotipo HLA A1-B8-DR3, en particular con DR3. En Japón, parece estar asociada principalmente con el haplotipo DR4.[65] Los factores ambientales que pueden inducir HAI no han sido definidos, pero incluyen agentes víricos y químicos.

Se han identificado dos tipos distintos de HAI. El de tipo 1, la forma más frecuente de la enfermedad, se caracteriza por concentraciones elevadas de autoanticuerpos dirigidos contra el núcleo y el músculo liso. Alrededor del 78% de los casos se presentan en las mujeres y el 38% tienen otras enfermedades autoinmunitarias.[65] La susceptibilidad a la HAI de tipo 1 reside principalmente en el gen *HLA-DRB1*.[66] La HAI de tipo 2 se observa en niños de 2-14 años de edad y se caracteriza por la presencia de anticuerpos contra microsomas hepáticos y renales, y el citosol hepático. La alteración suele venir acompañada por otras alteraciones autoinmunitarias, en especial diabetes mellitus de tipo 1, vitiligo y tiroiditis.[66] El componente genético para este tipo de HAI se encuentra menos definido.

Manifestaciones clínicas

Las manifestaciones clínicas de esta alteración cubren un espectro que va desde síntomas no evidentes hasta signos de hepatopatía inflamatoria o cirrosis.[65] La exploración física puede no revelar anomalías, pero se puede detectar hepatomegalia, esplenomegalia, ictericia y signos y síntomas de hepatopatía crónica. En los casos asintomáticos, la alteración queda al descubierto cuando se identifican concentraciones anómalas de enzimas séricas en los estudios de rutina.

Diagnóstico y tratamiento

El diagnóstico diferencial incluye medidas para excluir otras causas de hepatopatía, como hepatitis B y C. Un hallazgo de laboratorio característico es el incremento significativo de gammaglobulinas en el suero. La biopsia se utiliza para confirmar el diagnóstico.

Los fármacos inmunosupresores y los corticoesteroides son el tratamiento de elección para este tipo de hepatitis. A pesar de que algunas personas se mantienen en remisión al suspender el tratamiento farmacológico, la mayoría requieren terapia a largo plazo. Puede ser necesario el trasplante hepático para los casos resistentes o intolerantes al tratamiento inmunosupresor y para quienes desarrollan hepatopatía en etapa terminal.

Alteraciones biliares intrahepáticas

Las enfermedades biliares intrahepáticas interrumpen el flujo de bilis a través del hígado, causando colestasis y cirrosis biliar. Entre las causas que originan estos padecimientos se encuentran la cirrosis biliar primaria y la secundaria.

Cirrosis biliar primaria

La *cirrosis biliar primaria* (CBP) es una enfermedad crónica del hígado que se caracteriza por la destrucción autoinmunitaria de los conductos biliares intralobulares, lo que lleva a colestasis.[67] Esta enfermedad se observa con mayor frecuencia en mujeres de entre 40 y 60 años de edad. Las presentaciones familiares de esta alteración se encuentran entre padres e hijos y entre hermanos. Sin embargo, a diferencia de otras afecciones autoinmunitarias, puede existir una pequeña asociación con alelos del complejo mayor de histocompatibilidad específicos. Además, con la posible excepción de un mayor riesgo informado de polimorfismo del gen del receptor de la vitamina D, no existe una influencia genética clara en la alteración. Así como en otras enfermedades autoinmunitarias, los posibles desencadenantes ambientales incluyen infecciones y agentes químicos.

Manifestaciones clínicas

La alteración se caracteriza por la cicatrización y destrucción de inicio gradual y progresivo del tejido hepático. El hígado crece y adquiere un tono verdoso debido a la bilis acumulada. Los síntomas tempranos incluyen prurito o comezón inexplicables, pérdida ponderal y fatiga, seguidos por coloración oscura de la orina y acolia. La osteoporosis se presenta en el 51% de las mujeres con la alteración.[68] La ictericia es una manifestación tardía, como lo son otros signos de insuficiencia hepática. Las concentraciones de fosfatasa alcalina sérica se encuentran elevadas en personas con CBP.

Diagnóstico y tratamiento

El diagnóstico se puede realizar cuando la persona tiene dos de los siguientes signos y síntomas: 1) destrucción de las vías biliares y presencia de colangitis no supurativa en biopsia de hígado, 2) colestasis con elevación de fosfatasa alcalina de al menos 6 meses de duración y 3) presencia de anticuerpos antimitocondriales en pruebas sanguíneas.[69]

El tratamiento se dirige principalmente a los síntomas. El ácido ursodesoxicólico (ursodiol), el único fármaco aprobado para el tratamiento de la CBP, aumenta el flujo de bilis, reduce la toxicidad del contenido biliar y se ha mostrado que disminuye la tasa de deterioro clínico.[70] El trasplante hepático sigue siendo el único tratamiento de la enfermedad avanzada.[70] La CBP no recurre después del trasplante de hígado, siempre y cuando se haya utilizado una inmunosupresión adecuada.

Cirrosis biliar secundaria

Este tipo de cirrosis resulta de una obstrucción prolongada del árbol biliar. La causa más frecuente es la colelitiasis. Otras causas de cirrosis biliar secundaria son las neoplasias malignas del árbol biliar o de la cabeza del páncreas y la estenosis del colédoco causada por procedimientos quirúrgicos previos. La cirrosis biliar extrahepática puede beneficiarse de procedimientos quirúrgicos diseñados para aliviar la obstrucción.

Hepatopatía inducida por alcohol

El espectro de las hepatopatías alcohólicas incluye el hígado graso, la hepatitis alcohólica y la cirrosis. La mayoría de las muertes por cirrosis alcohólica se pueden atribuir a insuficiencia hepática, várices esofágicas hemorrágicas o insuficiencia renal. Se estima que existen 14 millones de personas con alcoholismo en los Estados Unidos. Cerca del 10% de estos individuos desarrollarán cirrosis con el consumo continuo y excesivo de esta sustancia.[71]

Metabolismo del alcohol

El alcohol se absorbe con rapidez en el tubo digestivo; esta es una de las pocas sustancias que puede absorber el estómago. Al estar clasificado como sustancia, el alcohol se ubica en algún punto entre los alimentos y los fármacos. Proporciona calorías, pero no puede ser degradado o almacenado en forma de proteína, grasa o hidrato de carbono. Como alimento, el metabolismo del alcohol aporta 7.1 kcal/g.[72] Entre el 80 y 90% del alcohol que bebe una persona se metaboliza en el hígado. El resto se excreta a través de los pulmones, los riñones y la piel.

El metabolismo del alcohol (alcohol etílico o etanol) se realiza de forma simultánea por dos vías: el sistema de la alcohol deshidrogenasa (ADH), localizado en el citoplasma de los hepatocitos, y el sistema microsómico de oxidación del etanol (SMOE), localizado en el retículo endoplasmático.[72] Estas vías producen alteraciones metabólicas y tóxicas específicas. Una tercera vía, menos importante, la de la catalasa (en los peroxisomas), puede descomponer el etanol bajo circunstancias poco habituales.[72]

La principal vía para el metabolismo del etanol implica a la ADH, una enzima que cataliza la conversión de alcohol a acetaldehído. En la oxidación del alcohol mediada por la ADH, se produce tanto acetaldehído como hidrógeno. Este último (H^+) es transferido al cofactor dinucleótido de nicotinamida y adenina (NAD, *nicotinamide adenine dinucleotide*), que se convierte a su forma reducida (NADH). El acetaldehído que se forma pierde de nuevo el hidrógeno y se metaboliza en acetato, la mayor parte del cual es liberado en el flujo sanguíneo. Como resultado, el metabolismo del etanol genera un exceso de NADH, el cual posiblemente contribuye al daño hepático que acompaña al consumo excesivo de alcohol.

El NAD también es necesario para muchos otros procesos metabólicos, incluido el metabolismo de piruvatos, uratos y ácidos grasos. Debido a que el alcohol compite por el uso del NAD, este tiende a interferir con otras funciones metabólicas del hígado. El uso preferencial del NAD por el metabolismo del alcohol puede conducir a una mayor producción y acumulación de ácido láctico en la sangre. Al reducir la disponibilidad del NAD, el alcohol también altera la capacidad hepática para sintetizar glucosa a partir de aminoácidos y otros precursores. Se puede desarrollar hipoglucemia inducida por alcohol cuando tiene lugar una ingesta excesiva de esta sustancia, en períodos en los que existen pocas reservas de glucógeno en el hígado.

La vía del SMOE produce acetaldehído y radicales libres. El consumo prolongado y excesivo de alcohol causa inducción enzimática y en mayor actividad del SMOE. Una de las enzimas más importantes de esta vía, un miembro del sistema CYP P-450, también oxida otros componentes diversos, incluidos varios fármacos (p. ej., paracetamol, isoniazida), toxinas (p. ej., tetracloruro de carbono, halotano), vitaminas A y D y medicamentos carcinógenos (p. ej., aflatoxina y nitrosaminas). Una mayor actividad de este sistema aumenta la susceptibilidad de personas con alto consumo de alcohol a los efectos hepatotóxicos de otras sustancias.

Los productos finales del metabolismo del alcohol (p. ej., acetaldehído, radicales libres) son responsables de una variedad de alteraciones metabólicas que pueden causar daño hepático. El acetaldehído, por ejemplo, tiene múltiples efectos tóxicos en los hepatocitos y en la función hepática. La edad y el sexo desempeñan cierto papel en el metabolismo del alcohol y en la producción de metabolitos dañinos. El sistema ADH se deprime por acción de la testosterona. Por lo tanto, las mujeres tienden a producir mayores cantidades de acetaldehído y están más predispuestas al daño hepático inducido por alcohol que los hombres.[72] La edad también parece ser un factor en la capacidad del hígado de metabolizar el alcohol y en la resistencia a sus efectos hepatotóxicos. Además, los factores genéticos pueden influir en la gravedad de las hepatopatías inducidas por el alcohol.[72]

Hepatopatía alcohólica

El metabolismo del alcohol conduce al daño químico de ciertas membranas del hígado, pero aún no hay certeza de que este daño sea causado por el acetaldehído u otros metabolitos. Se sabe que el acetaldehído impide la actividad del sistema de transporte de electrones en las mitocondrias, responsable del metabolismo oxidativo y la generación de ATP; como consecuencia, los hidrogeniones que se generan en las mitocondrias se desvían para la síntesis de lípidos y la cetogénesis.[72] En los hepatocitos, así como en la sangre, se encuentran acumulaciones anómalas de estas sustancias (p. ej., hígado graso). Al unirse el acetaldehído con otras moléculas, se altera la detoxificación de los radicales libres y la síntesis de proteínas. El acetaldehído también promueve la síntesis de colágeno y la fibrogénesis. Las lesiones de daño hepatocelular tienden a ser más prevalentes en el área centrolobulillar que rodea a la vena central, donde se concentran las vías de metabolismo del alcohol. Se trata de la región del lobulillo con la tensión de oxígeno más baja; se piensa que la concentración baja de oxígeno en esta área del hígado puede contribuir al daño.

La cantidad de alcohol requerida para producir una hepatopatía crónica varía ampliamente en función de la complexión corporal, la edad, el sexo y el grupo étnico.[73] Aun cuando la ingesta de alcohol se detenga y todo haya sido metabolizado, el proceso de daño a los hepatocitos se mantiene durante muchas semanas y meses. Los efectos químicos y clínicos muchas veces se agravan antes de que se resuelva la enfermedad. Las acumulaciones de lípidos generalmente desaparecen después de unas semanas y la colestasis y la inflamación también ceden con el tiempo. Sin embargo, la fibrosis y la cicatrización permanecen. Los lobulillos hepáticos se distorsionan en la medida en la que se producen células hepáticas nuevas y se generan nódulos.

Aunque los mecanismos por los cuales el alcohol ejerce sus efectos tóxicos en las estructuras hepáticas aún son inciertos, los cambios que se desarrollan pueden dividirse en tres etapas: hígado graso, hepatitis alcohólica y cirrosis.[73]

El *hígado graso* se caracteriza por la acumulación de grasa en los hepatocitos, una alteración llamada *esteatosis* (fig. 38-12). El hígado adquiere una tonalidad amarilla y crece debido a una acumulación excesiva de grasa. La patogenia del hígado graso no se comprende del todo y puede depender de la cantidad de alcohol consumida, del contenido de grasas en la dieta, del estado hormonal y de otros factores. Existe evidencia de que la ingesta de grandes cantidades de alcohol puede causar hígado graso incluso con una dieta adecuada. Los cambios grasos que ocurren con la ingesta de alcohol generalmente no producen síntomas y son reversibles una vez que este consumo se suspende.

La *hepatitis alcohólica* es una etapa intermedia entre los cambios grasos y la cirrosis. Por lo general, se observa después de un incremento abrupto en la ingesta de alcohol y es frecuente en bebedores consuetudinarios. A pesar de que es una variante tratable de hepatopatía alcohólica, existe una alta tasa de mortalidad a corto y largo plazo. La mortalidad hospitalaria general en estudios poblacionales fue del 6.6-6.8% por hepatitis alcohólica aguda y 13.6% por hepatitis alcohólica crónica.[74] La hepatitis alcohólica se caracteriza por inflamación y necrosis de los hepatocitos. En esta etapa suele observarse sensibilidad al tacto y dolor en la zona hepática, anorexia, náuseas, fiebre, ictericia, ascitis e insuficiencia hepática, y solo algunas personas se mantienen asintomáticas. Esta alteración siempre es grave y, algunas veces, mortal. El pronóstico inmediato se correlaciona con la gravedad del daño a las células hepáticas. En algunos casos, la enfermedad progresa con rapidez a insuficiencia hepática y muerte. En personas que sobreviven y continúan bebiendo, la fase aguda generalmente viene seguida por hepatitis alcohólica persistente con progresión a cirrosis en el término de 1-2 años.

La *cirrosis alcohólica* es el resultado final de los episodios repetidos de daño hepático relacionados con la bebida y designa el inicio de la hepatopatía alcohólica de fase terminal. El aspecto macroscópico del hígado con cirrosis temprana se caracteriza por nódulos finos y uniformes en la superficie del órgano. Esta enfermedad ha sido llamada tradicionalmente *cirrosis micronodular* o *cirrosis de Laennec*. Con una cirrosis más avanzada, el proceso regenerativo hace que los nódulos se hagan más grandes y adquieran forma y tamaño irregular. A medida que esto ocurre, los nódulos ocasionan que se desarrollen más lobulillos por la formación de vías portales y conductos venosos de flujo de salida nuevos. Los nódulos pueden comprimir las venas hepáticas, lo que aleja al flujo sanguíneo del hígado y genera hipertensión portal, cortocircuitos portosistémicos extrahepáticos y colestasis.

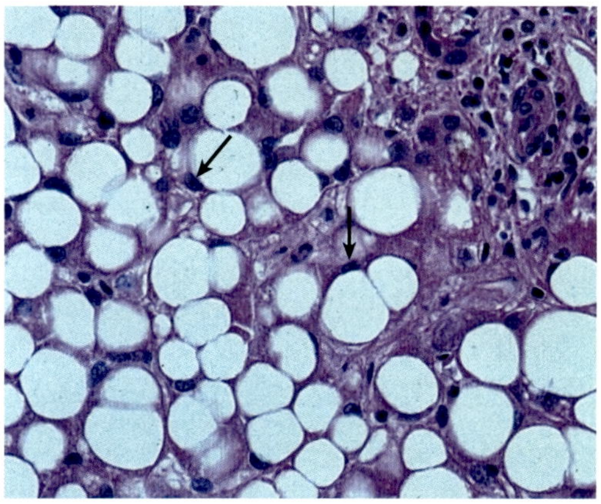

FIGURA 38-12. Hígado graso alcohólico. El citoplasma de casi todos los hepatocitos se encuentra distendido por la grasa, la cual desplaza el núcleo a la periferia. Tomado de: Rubin R., Strayer D. S. (2015). *Rubin's pathology: Clinicopathologic foundations of medicine* (7th ed., Fig. 20-34, p. 855). Philadelphia, PA: Lippincott Williams & Wilkins.

Hepatopatía grasa no alcohólica

El término *hepatopatía grasa no alcohólica* (HGNA) designa a una enfermedad causada por una disfunción metabólica que afecta al hígado. La HGNA es la causa más frecuente de alteración hepática en los países desarrollados.[75,76] En los Estados Unidos, es la forma más frecuente de hepatopatía crónica.[10] Esta alteración puede ir desde una simple esteatosis (infiltración grasa en el hígado) a esteatohepatitis no alcohólica (esteatosis con inflamación y necrosis de hepatocitos). Aunque la esteatosis por sí sola no parece ser progresiva, alrededor de un 10-25% de las personas con esteatohepatitis no alcohólica desarrollan cirrosis.[77] La obesidad, la diabetes mellitus de tipo 2, el síndrome metabólico y la hiperlipidemia son alteraciones coexistentes, con frecuencia relacionadas con la enfermedad por hígado graso. Esta afección también se asocia con otras anomalías nutricionales, condiciones quirúrgicas, fármacos y exposición ocupacional a toxinas. Tanto la pérdida ponderal rápida como la alimentación parenteral pueden provocar HGNA. La derivación yeyuno-ileal, un procedimiento que se llevaba a cabo para tratar la pérdida ponderal, ha dejado de realizarse por esta razón.

Patogenia

Se piensa que la patogenia del HGNA incluye tanto la acumulación de lípidos en los hepatocitos como la formación de radicales libres, de forma similar a lo que ocurre con el metabolismo del alcohol. Las anomalías metabólicas primarias que llevan a la acumulación de grasas no se comprenden del todo, pero se considera que incluyen alteraciones en las vías para la captación, síntesis, degradación o secreción de lípidos hepáticos, secundarias a la resistencia a la insulina. La obesidad aumenta la síntesis de ácidos grasos libres y limita su oxidación. La diabetes de tipo 2 o la resistencia a la insulina también incrementan la lipólisis del tejido adiposo y la subsecuente producción de ácidos grasos libres.[78] Cuando se supera la capacidad del hígado para transportar triglicéridos, el exceso de ácidos grasos contribuye a la formación de hígado graso.[78] Tanto las cetonas como los ácidos grasos son inductores de las enzimas CYP P-450 de la vía SMOE, descrita previamente, lo que causa la formación de radicales libres, como peróxido de hidrógeno y superóxido. A continuación, ocurre la peroxidación anómala de los lípidos; le siguen la lesión directa a los hepatocitos, liberación de productos colaterales tóxicos, inflamación y fibrosis.

Manifestaciones clínicas

La HGNA suele ser asintomática, aunque pueden presentarse fatiga y molestias en el cuadrante superior derecho del abdomen. Los únicos hallazgos anómalos de laboratorio son aumentos leves a moderados de las concentraciones de AST, ALT o ambas. Otras anomalías, como hipoalbuminemia, tiempo de protrombina prolongado e hiperbilirrubinemia, pueden presentarse en personas con hepatopatía en estado cirrótico. El diagnóstico de HGNA requiere una biopsia hepática y la exclusión del alcohol como causa de la alteración.

Tratamiento

El objetivo del tratamiento es disminuir la progresión del HGNA y prevenir la enfermedad asociada con el hígado. La pérdida de peso y el ejercicio mejoran la resistencia a la insulina y se recomiendan en combinación con la terapia para las afecciones metabólicas asociadas. Se debe evitar el consumo de alcohol. La progresión de esta enfermedad es lenta y la magnitud de su morbilidad y mortalidad no se conocen con exactitud. El trasplante de hígado es una alternativa para algunas personas con hepatopatía en etapa terminal, pero el HGNA puede recurrir hasta en el 39% de los casos después del trasplante hepático.[79]

Cirrosis, hipertensión portal e insuficiencia hepática

Cirrosis

La cirrosis representa la etapa final de la hepatopatía crónica y se caracteriza por que una buena parte del tejido hepático funcional ha sido reemplazado por tejido fibroso. A pesar de que se suele asociar con el alcoholismo, también se puede desarrollar en el curso de otras alteraciones, incluyendo hepatitis vírica, reacciones tóxicas a fármacos y químicos, obstrucción biliar e HGNA. La cirrosis también acompaña a alteraciones metabólicas que causan acumulación de minerales en el hígado. Dos de estas afecciones son la hemocromatosis (acumulación de hierro) y la enfermedad de Wilson (acumulación de cobre).

La cirrosis se caracteriza por fibrosis difusa y conversión de la arquitectura hepática normal en nódulos que contienen proliferación de hepatocitos rodeados por fibrosis. La formación de nódulos de tamaño variable (micronódulos < 3 mm y macronódulos de varios centímetros) representa un equilibrio entre la actividad regenerativa y la cicatrización constrictiva.[10] El tejido fibroso que reemplaza al hepático de funcionamiento normal forma bandas constrictivas que interrumpen el flujo de los conductos vasculares y los conductos biliares del hígado. La interrupción de los conductos vasculares predispone a hipertensión portal y sus complicaciones, obstrucción de los conductos biliares y exposición a los efectos destructivos de la estasis biliar, así como pérdida de hepatocitos, llevando a insuficiencia hepática.

Manifestaciones clínicas

Las manifestaciones de la cirrosis (fig. 38-13) son variables y van desde la hepatomegalia asintomática hasta la insuficiencia hepática. Muchas veces no se observan síntomas hasta que la enfermedad ya está muy avanzada.[10] Los signos y síntomas más frecuentes son pérdida ponderal (algunas veces enmascarada por la ascitis), debilidad y anorexia. La diarrea suele estar presente, aunque algunas personas se quejan de estreñimiento. La hepatomegalia y la ictericia también son signos frecuentes de cirrosis. Puede presentarse dolor abdominal debido al crecimiento del hígado o la distensión de la cápsula de Glisson. El dolor se localiza en el área epigástrica o en el cuadrante superior derecho y se describe como sordo, opresivo y causante de una sensación de plenitud.

Las manifestaciones tardías de la cirrosis se relacionan con la hipertensión portal y la insuficiencia de los hepatocitos. Como resultado de la hipertensión portal se observa esplenomegalia, ascitis y derivaciones portosistémicas (p. ej., venas varicosas esofágicas, hemorroides y cabeza de medusa).[10] Otras complicaciones incluyen hemorragias debido a la disminución de los factores de coagulación, trombocitopenia por esplenomegalia, ginecomastia y distribución ginecoide del vello público en el hombre por efecto de la atrofia testicular, angiomas aracniformes, eritema palmar y encefalopatía con asterixis y signos neurológicos.

Hipertensión portal

La hipertensión portal se caracteriza por el aumento de la resistencia al flujo en el sistema venoso portal y una presión sostenida en la vena porta. Por lo general, la sangre venosa que regresa al corazón desde los órganos abdominales se reúne en la vena porta y viaja por el hígado antes de ingresar en la vena cava. La hipertensión portal puede ser ocasionada por una variedad de afecciones que incrementan la resistencia al suministro sanguíneo hepático, incluidas las obstrucciones prehepáticas, intrahepáticas y posthepáticas (por *hepático* se refiere a los lobulillos hepáticos más que a la totalidad del órgano). Las causas prehepáticas de la hipertensión portal incluyen la trombosis de la vena porta y la compresión externa secundaria a cáncer o adenomegalias, que producen obstrucción de la vena porta antes de que ingrese en el hígado.

La obstrucción posthepática se refiere a cualquier obstrucción de flujo sanguíneo a través de las venas hepáticas más allá de los lobulillos hepáticos, dentro o fuera del hígado. Es causada por alteraciones como la trombosis de las venas hepáticas, la enfermedad venooclusiva y la insuficiencia cardíaca derecha grave, que impide la salida del flujo de sangre venosa del hígado. El *síndrome de Budd-Chiari* se refiere a

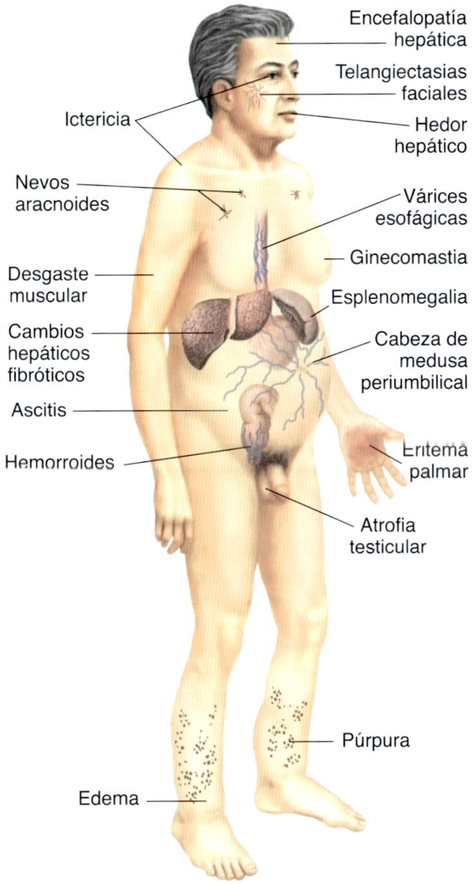

FIGURA 38-13. Manifestaciones clínicas de la cirrosis.

la enfermedad congestiva del hígado originada por oclusión de numerosas venas hepáticas o de la porción hepática de la vena cava inferior.[10] La causa principal de este síndrome es la trombosis de las venas hepáticas, en asociación con diversas afecciones como policitemia vera, estados de hipercoagulabilidad por tumores malignos, embarazo, infección bacteriana, metástasis y traumatismos. El *síndrome de obstrucción sinusoidal* o *enfermedad venooclusiva hepática* es una variante del síndrome de Budd-Chiari que se observa en personas tratadas con ciertos fármacos quimioterápicos, con radiación hepática o trasplante de médula ósea.[80,81]

Las causas intrahepáticas de la hipertensión portal incluyen alteraciones que ocasionan la obstrucción del flujo sanguíneo dentro del hígado. En la cirrosis alcohólica, que es la principal causa de hipertensión portal, las bandas de tejido fibroso y los nódulos fibrosos distorsionan la arquitectura del hígado e incrementan la resistencia al flujo sanguíneo portal, lo que conduce finalmente a la hipertensión portal.

Las complicaciones de la hipertensión portal sobrevienen por el incremento en la presión y la dilatación de los conductos venosos que se ubican detrás de la obstrucción (fig. 38-14). Además, se abren conductos colaterales que conectan la circulación portal con la circulación sistémica. Las principales complicaciones de un aumento de presión en la vena porta y de la apertura de conductos colaterales son ascitis, esplenomegalia, encefalopatía hepática y la formación de derivaciones portosistémicas con hemorragia de venas varicosas esofágicas.[10]

PUNTOS CLAVE

Hipertensión portal

- El flujo venoso del tubo digestivo drena en la vena porta y viaja a través del hígado antes de trasladarse a la circulación venosa general.
- La obstrucción en el flujo venoso en la vena porta produce un incremento en la presión hidrostática dentro de los capilares peritoneales, contribuyendo al desarrollo de ascitis, congestión esplénica con secuestro y destrucción de células hemáticas y plaquetas, y derivación de sangre a conductos venosos colaterales, lo que produce varicosidades de las venas hemorroidales y esofágicas.

Ascitis

La ascitis se presenta cuando aumenta la cantidad de líquido en la cavidad peritoneal y es una manifestación tardía de cirrosis e hipertensión portal.[82] Las personas con cirrosis avanzada pueden presentar una acumulación de hasta 15 L o más de líquido ascítico. Por lo general, estas personas experimentan molestias abdominales, disnea e insomnio. También pueden tener problemas para caminar o para vivir de forma independiente.

Aunque no se comprende por completo el mecanismo responsable del desarrollo de ascitis, la hipertensión portal es una de las principales causas. También pueden conducir a la ascitis la vasodilatación esplácnica inducida por óxido nítrico, concentraciones reducidas de albúmina (que resultan en una baja presión **oncótica**), la retención de sodio y la activación del sistema renina-angiotensina-aldosterona.

El tratamiento de la ascitis, por lo general, se centra en la restricción dietética de sodio y en la administración de diuréticos. La ingesta de agua también debe limitarse. Debido a las complicaciones que existen para adoptar una dieta restrictiva de sodio, el uso de diuréticos se ha vuelto fundamental en el tratamiento. Por lo general, se administran suplementos orales de potasio para prevenir la hipocalemia.[83]

En ocasiones se practica paracentesis de grandes volúmenes (eliminación de 5 L o más de líquido ascítico) en personas con ascitis masiva o compromiso pulmonar. Debido a que la eliminación del líquido produce una reducción del volumen vascular junto con un incremento en la actividad de la renina en plasma y de la reabsorción de agua y sodio mediado por aldosterona en los riñones, se suele administrar un expansor de volumen, como la albúmina, para mantener un volumen circulante efectivo.[84] Se puede insertar una derivación portosistémica intrahepática transyugular en las personas con ascitis resistente al tratamiento.[84]

La *peritonitis bacteriana espontánea* es una complicación que aparece en personas que cursan con cirrosis y ascitis a la vez. La infección es grave y tiene una alta tasa de mortalidad, incluso cuando es tratada con antibióticos. Presumiblemente, el líquido peritoneal se contamina con bacterias procedentes de la sangre o la linfa, o por el paso de bacterias a través de la pared intestinal. La sintomatología incluye fiebre, estado mental alterado y dolor abdominal. Otros

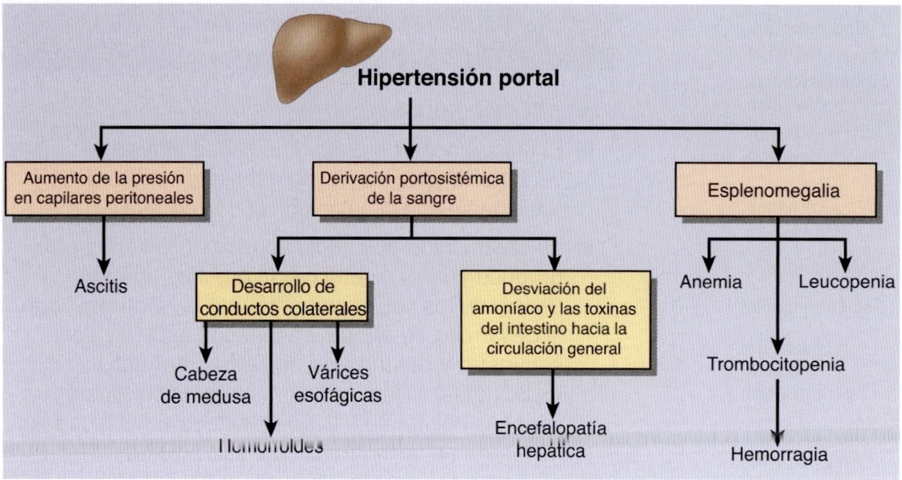

FIGURA 38-14. Mecanismos de las funciones hepáticas que se ven alteradas por la hipertensión portal.

síntomas comprenden el agravamiento de la encefalopatía hepática, diarrea, hipotermia y choque. Se diagnostica con un recuento de neutrófilos de 250/mm^3 o mayor.[85]

Esplenomegalia

En la hipertensión portal, el bazo presenta un crecimiento progresivo debido a la derivación de sangre a la vena esplénica. El bazo distendido a menudo da origen al secuestro de un número significativo de elementos sanguíneos, con el desarrollo de un síndrome conocido como *hiperesplenismo*, que se caracteriza por una disminución del período de vida de todos los elementos formes de la sangre y la reducción subsecuente de sus concentraciones, lo que ocasiona anemia, trombocitopenia y leucopenia.[85] Se piensa que la reducción del tiempo de vida de los elementos sanguíneos se debe a una mayor eliminación a causa del tiempo prolongado de tránsito a través del bazo crecido.

Derivaciones portosistémicas

Con la obstrucción gradual del flujo sanguíneo venoso en el hígado, aumenta la presión en la vena porta y se desarrollan largos conductos colaterales entre la vena porta y las venas sistémicas que abastecen a las porciones inferiores del recto y el esófago, así como a las venas umbilicales del ligamento falciforme, que se inserta en la pared anterior del abdomen. Los colaterales entre las venas ilíaca inferior e interna pueden hacer que se desarrollen hemorroides. En algunas personas, la vena umbilical fetal no está completamente obliterada y forma un conducto en la pared abdominal anterior. Las venas dilatadas alrededor del ombligo se conocen como *cabeza de medusa*.[86] También se desarrollan derivaciones portopulmonares, que provocan que la sangre evite los capilares pulmonares, interfiriendo con la oxigenación sanguínea y generando cianosis.

Clínicamente, los conductos colaterales más importantes son aquellos que conectan la vena porta y las coronarias, pues producen un retroceso del flujo y la formación de venas varicosas de pared delgada en la capa submucosa del esófago (fig. 38-15).[87] Estas *venas varicosas esofágicas* de pared delgada se encuentran en riesgo de rotura, un fenómeno que produce hemorragias masivas, en ocasiones con consecuencias letales. El compromiso de la síntesis hepática de factores de la coagulación y la disminución en las concentraciones plaquetarias (trombocitopenia) secundaria a esplenomegalia pueden complicar aún más el control de la hemorragia esofágica. Las venas varicosas esofágicas se presentan en cerca del 30-40% de las personas con cirrosis compensada y en el 60% de quienes tienen cirrosis descompensada. La hemorragia variceal es posiblemente la complicación de la hipertensión portal más devastadora en las personas con cirrosis, verificándose hasta en el 30% de estos individuos durante el curso de su enfermedad. Aunque las tasas de mortalidad por hemorragia variceal en personas con cirrosis han bajado en las últimas décadas debido a la implementación de tratamientos eficaces y mejores cuidados médicos, sigue causando la muerte de hasta el 20% de las personas dentro de las 6 semanas del episodio hemorrágico.[87]

El tratamiento de la hipertensión portal y de las venas varicosas esofágicas se centra en prevenir la hemorragia inicial, tratar la hemorragia aguda y evitar una hemorragia recurrente. Se emplea tratamiento farmacológico para disminuir la presión venosa portal y así evitar la hemorragia inicial. Los bloqueadores β-adrenérgicos suelen usarse con este propósito.

Se utilizan diferentes métodos para controlar la hemorragia aguda, incluyendo la administración de octreotida o vasopresina, el taponamiento con balón, la escleroterapia endoscópica, la ligadura vascular o la transección esofágica.[88] El taponamiento con balón genera compresión en las venas varicosas. Durante la escleroterapia, la venas varicosas se inyectan con una solución esclerosante que oblitera la luz vascular.

La prevención de las hemorragias recurrentes se centra en reducir la presión venosa portal y derivar el flujo sanguíneo de los conductos colaterales que pueden romperse con facilidad. Pueden usarse dos procedimientos con este propósito: la creación quirúrgica de una derivación portosistémica o una derivación portosistémica intrahepática transyugular (DPIT). La primera consiste en la creación de un acceso entre la vena porta y una vena sistémica.

Insuficiencia hepática

La consecuencia clínica más grave de la hepatopatía es la insuficiencia hepática. Puede producirse por una destrucción masiva y súbita del hígado, como sucede en la hepatitis fulminante, o ser el resultado de un daño progresivo al hígado, como el que se presenta en la cirrosis alcohólica. Cualquiera

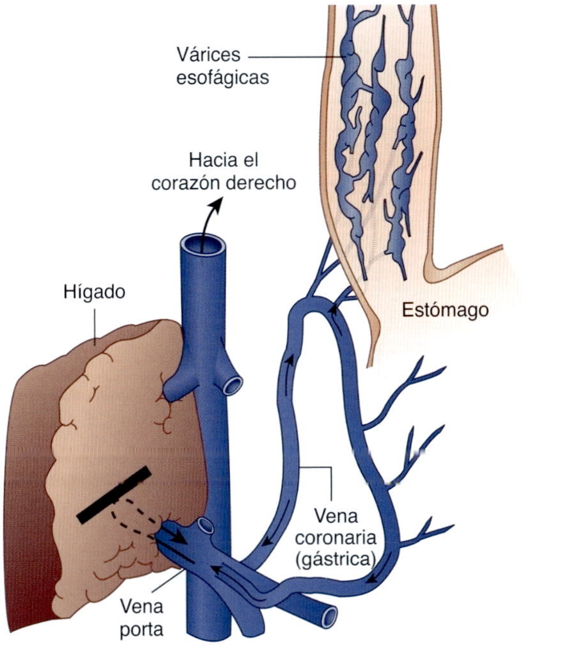

FIGURA 38-15. Obstrucción del flujo sanguíneo en la circulación portal, con hipertensión portal y desviación del flujo a otros conductos venosos, incluidas las venas gástrica y esofágica.

que sea la causa, se pierde hasta el 80-90% de la capacidad funcional del hígado antes de que sea evidente la insuficiencia hepática.[10] En numerosos casos, los efectos de la descompensación progresiva de la enfermedad se aceleran por alteraciones concurrentes como hemorragia gastrointestinal, infección sistémica, alteraciones electrolíticas o afecciones sobrepuestas, por ejemplo, la insuficiencia cardíaca.

Manifestaciones clínicas

Las manifestaciones de esta afección reflejan deficiencias en las diferentes funciones hepáticas: síntesis, almacenamiento, metabolismo y eliminación (fig. 38-16). El *hedor hepático* es un olor dulzón a humedad del aliento de la persona con insuficiencia hepática avanzada; es consecuencia de los productos colaterales del metabolismo de las bacterias intestinales.[10]

Alteraciones hemáticas. La insuficiencia hepática puede causar anemia, trombocitopenia, defectos en la coagulación y leucopenia. La anemia puede derivar de la pérdida de sangre, destrucción excesiva de eritrocitos o compromiso en la formación de estas células. La deficiencia de ácido fólico puede causar anemia megaloblástica. Los cambios en la composición lipídica de la membrana celular de los eritrocitos favorecen la hemólisis. Debido a que los factores II, VII y X, la proteína C y la proteína S se sintetizan en el hígado, su disminución en la hepatopatía incide en las alteraciones hemorrágicas.[89] Además, la malabsorción de la vitamina K liposoluble contribuye a una síntesis deficiente de estos factores de coagulación. La trombocitopenia suele producirse como resultado de la esplenomegalia. Una persona con insuficiencia hepática está en riesgo de desarrollar púrpura, hematuria, sangrado menstrual anómalo, tendencia a la formación de equimosis y es vulnerable a hemorragias del esófago y otros segmentos del tubo digestivo.

Alteraciones endocrinas. El hígado metaboliza las hormonas esteroideas. De ahí que las alteraciones endocrinas, en especial las de las funciones de las gónadas (hormonas sexuales), acompañan a enfermedades como la cirrosis y la insuficiencia hepática. Las mujeres experimentan irregularidades menstruales (en general, amenorrea), pérdida de libido y esterilidad. En los hombres, suelen disminuir las concentraciones de testosterona, los testículos se atrofian y hay pérdida de libido, impotencia y ginecomastia. La disminución en el metabolismo de la aldosterona puede contribuir a la retención de agua y sal por los riñones, junto con una reducción del potasio sérico secundaria a una mayor eliminación de este elemento.

Alteraciones cutáneas. La insuficiencia hepática trae consigo múltiples alteraciones cutáneas. Estas lesiones, llamadas *arañas vasculares, telangiectasias, angiomas aracniformes* y *nevos aracniformes*, aparecen con mayor frecuencia en la parte superior del cuerpo. Están formadas por una arteriola central pulsátil, de la cual irradian pequeños vasos. El eritema palmar es el enrojecimiento de las palmas, probablemente causado por el incremento en el flujo sanguíneo derivado de un mayor gasto cardíaco. Puede observarse el desarrollo de acropaquia en las personas con cirrosis. La ictericia suele ser una manifestación tardía de la insuficiencia hepática.

Síndrome hepatorrenal. Este síndrome alude a una insuficiencia renal funcional que en ocasiones se observa durante las fases terminales de la insuficiencia hepática, sin que existan causas funcionales de enfermedad renal.[10] Se caracteriza por azoemia progresiva, aumento de las concentraciones de creatinina sérica y oliguria. Aunque se desconoce la causa básica, se cree que la reducción del suministro sanguíneo renal puede desempeñar cierto papel. Por último, cuando la insuficiencia renal se sobrepone a la hepática, se presentan azoemia y elevación en las concentraciones de amoníaco sérico; se piensa que esta condición contribuye a la encefalopatía hepática y el coma.

Encefalopatía hepática. Se refiere a la totalidad de las manifestaciones del sistema nervioso central provocadas por la insuficiencia hepática. Se caracteriza por alteraciones nerviosas que van desde aletargamiento hasta confusión, coma y convulsiones. Un signo temprano de la encefalopatía hepática es un temblor de tipo aleteo llamado *asterixis*. Puede verificarse pérdida de memoria en diferentes grados, aunado a cambios de personalidad que se manifiestan con euforia, irritabilidad, ansiedad y falta de preocupación por la apariencia y el cuidado personal. El habla puede verse alterada y las personas pueden ser incapaces de realizar algunos movimientos voluntarios. La encefalopatía puede progresar a descerebración rígida y después a coma profundo terminal.

Aunque la causa de la encefalopatía hepática es desconocida, se piensa que la acumulación de neurotoxinas en la sangre, las cuales aparecen ante la incapacidad para desintoxicar el hígado, puede ser un factor.

Una de las neurotoxinas sospechosas es el amoníaco. Se puede administrar un antibiótico no absorbible, como la neomicina, para erradicar las bacterias del intestino y evitar la síntesis de amoníaco. Otro fármaco que puede suministrarse es la lactulosa, la cual se cataboliza por acción de las bacterias colónicas a pequeños ácidos orgánicos que inducen la formación de heces abundantes, acuosas y con un pH

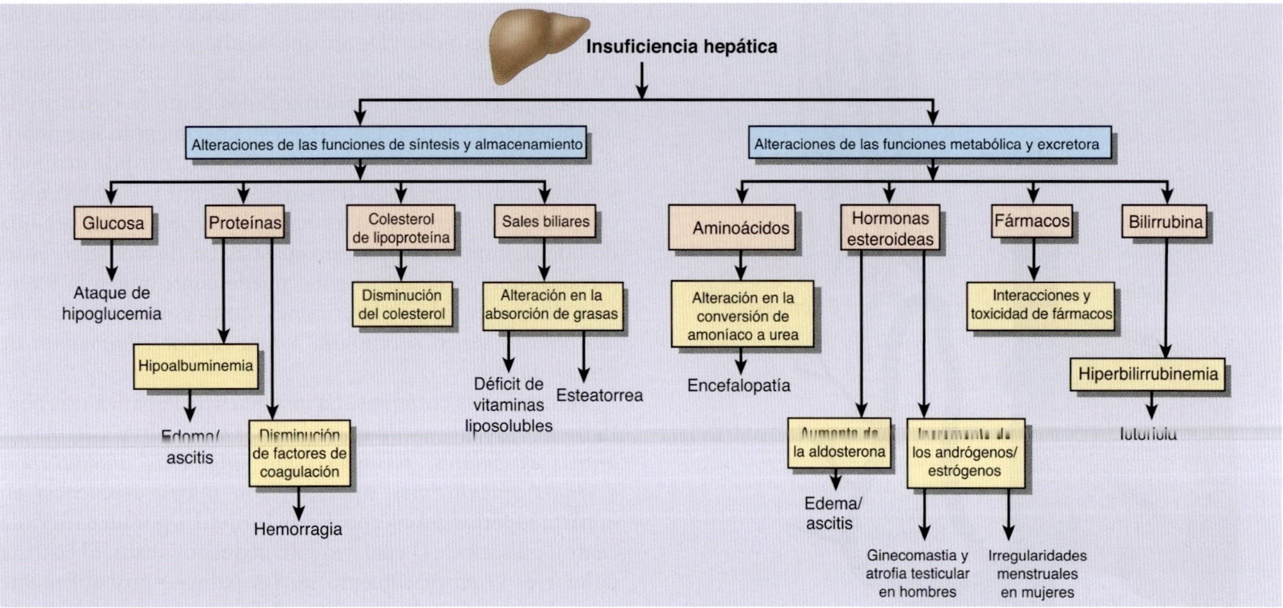

FIGURA 38-16. Alteraciones en la función del hígado y manifestaciones de insuficiencia hepática.

bajo. Este pH favorece la conversión de amoníaco en iones amonio, los cuales no son absorbidos por la sangre. El pH ácido también inhibe la degradación intestinal de aminoácidos, proteínas y sangre.

Tratamiento

El tratamiento de la insuficiencia hepática está dirigido a suspender el consumo de alcohol cuando la alteración es causada por cirrosis alcohólica; prevenir infecciones; suministrar suficientes hidratos de carbono y calorías para evitar la degradación proteínica; corregir el desequilibrio hidroelectrolítico, particularmente la hipocalemia; y reducir la producción de amoníaco en el tubo digestivo mediante el control de la ingesta de proteínas.

En numerosos casos, el trasplante hepático sigue siendo el único tratamiento eficaz.[90]

Cáncer hepático

Cánceres primarios de hígado

Un cáncer que inicia en el hígado se denomina *cáncer primario de hígado*. Aquel que se disemina de cualquier otro sitio al hígado se conoce como *cáncer secundario de hígado* o *metástasis hepática*, el cual es más frecuente que el que inicia en el hígado.[91] Existen dos tipos principales de cáncer primario de hígado: el carcinoma hepatocelular, que tiene su origen en los hepatocitos, y el colangiocarcinoma, un cáncer primario de las células de los conductos biliares.[10]

Carcinoma hepatocelular

El carcinoma hepatocelular (CHC) es el tumor primario de hígado más frecuente[92] y uno de los más habituales a nivel mundial, representando el 7.9% de todos los tumores malignos. Aunque aún no hay datos definitivos disponibles para el 2017, se estima que fueron diagnosticados 40 710 casos nuevos de cáncer hepático ese año en los Estados Unidos; aproximadamente tres cuartas partes corresponden a CHC.[92] El cáncer hepático es un problema importante en las regiones menos desarrolladas. Aunque los tumores hepáticos primarios son relativamente raros en los países desarrollados, el hígado y los pulmones son los sitios de mayor frecuencia de tumores metastásicos. El tumor secundario más frecuente es una metástasis de cáncer colorrectal.[93]

Entre los factores identificados como agentes etiológicos del cáncer hepático están la hepatitis vírica crónica (VHB, VHC y VHD), la cirrosis, la exposición prolongada a agentes ambientales, como la aflatoxina, y el consumo de agua contaminada con arsénico. Aún se desconoce cómo contribuyen estos agentes etiológicos al desarrollo de la enfermedad. En el caso del VHB y el VHC, los cuales están integrados en un ADN hospedero, los ciclos repetidos de muerte y regeneración celular elevan el potencial de desarrollar mutaciones productoras de cáncer. Las aflatoxinas, producidas por los mohos de los desperdicios de alimentos, como *Aspergillus flavus* y *A. parasiticus*, son carcinógenos particularmente potentes en ciertas áreas endémicas de CHC.[94] Estas toxinas son activadas por los hepatocitos y sus productos se incorporan al ADN del hospedero con el potencial de desarrollar mutaciones inductoras de cáncer. Un sitio particularmente susceptible para la mutación de aflatoxina es el gen supresor de tumor *p53*.[95]

Manifestaciones clínicas y diagnóstico. Por lo general, las manifestaciones del CHC no son evidentes en un principio y se enmascaran con aquellas relacionadas con la cirrosis o la hepatitis crónica. Los síntomas iniciales incluyen debilidad, anorexia, pérdida ponderal, fatiga, distensión abdominal, sensación de plenitud abdominal y dolor sordo y persistente en el abdomen.[95,96] Es habitual que se presente ascitis, la cual tiende a ocultar la pérdida de peso. Si se llega a presentar ictericia, esta es leve. Existe un rápido crecimiento del hígado y un agravamiento de la ascitis en las personas con cirrosis preexistente. A menudo, el hígado ya está crecido cuando aparecen estos síntomas. Varios síndromes paraneoplásicos (p. ej., alteraciones debido a la producción de hormona ectópica o factor de crecimiento por parte del tumor) se han asociado con el cáncer hepatocelular, incluyendo eritrocitosis (eritropoyetina), hipoglucemia (factor de crecimiento insulinoide) e hipercalcemia (proteína relacionada con la paratiroides). La α-fetoproteína sérica esta presente durante la vida fetal, pero difícilmente se detecta en el suero después de los 2 años de edad.[96] Esta α-fetoproteína se utiliza como un marcador tumoral para contribuir al diagnóstico de CHC y para vigilar la evolución de la enfermedad, aunque no todos los cánceres primarios del hígado la producen.[97] Debido a que los síntomas son, por lo general, leves o ausentes, la presentación suele ser tardía y, en muchas personas, ya no es posible resecar el tumor. Por ello, se recomiendan programas de vigilancia ultrasonográfica para personas que se encuentran en riesgo de desarrollar CHC, como personas con cirrosis o portadores de hepatitis crónica (B o C).[98] Algunos métodos adicionales, como la ecografía, la TC y la RM, también son útiles para el diagnóstico.[96] Se puede recurrir a la biopsia de hígado para la confirmación.

Tratamiento. Las opciones curativas de tratamiento para el CHC son la resección y el trasplante hepáticos. La ablación por radiofrecuencia (ARF) o mediante microondas implica la coagulación y necrosis del tumor a altas temperaturas y puede ser curativa para lesiones muy pequeñas. Los cánceres primarios de hígado generalmente están muy avanzados al momento del diagnóstico. El tratamiento de elección es la hepatectomía subtotal si las condiciones lo permiten. La quimioterapia y la radioterapia tienen fines principalmente paliativos. Aunque el trasplante de hígado puede ser una opción cuando la hepatopatía subyacente se encuentra avanzada y el número y tamaño de los tumores es alto, por lo general es poco práctico ante la escasez de donantes.

Colangiocarcinoma

El colangiocarcinoma, que es el cáncer de los conductos biliares, es un proceso maligno poco frecuente, sumando apenas el 2% de todos los tumores malignos a nivel mundial. No obstante, es importante para los cirujanos porque es el segundo tumor primario de hígado.[99] Este tipo de cáncer, con una incidencia de 0.5-1.2 por cada 100 000 habitantes en Norteamérica, se presenta con mucha menor frecuencia que el CHC.[10] Algunos de sus factores de riesgo incluyen la colangitis crónica, una edad más avanzada y la enfermedad intestinal inflamatoria. La etiología, características clínicas y pronóstico varían de forma considerable en función del sitio del árbol biliar donde se origina. El colangiocarcinoma no está asociado con los mismos factores de riesgo que el CHC. Para este resulta más importante la inflamación y daño a largo plazo que se puede producir en el epitelio de los conductos biliares. El factor de riesgo que predispone con mayor frecuencia a colangiocarcinoma es la colangitis esclerosante primaria. Entre el 5-10% de las personas con colangitis esclerosante primaria desarrollan colangiocarcinoma.[99] Este tipo de cáncer suele producir dolor, pérdida ponderal, anorexia y distensión abdominal o sensación de una masa en el hipocondrio derecho. Los tumores que afectan a los conductos biliares centrales o distales pueden presentarse con ictericia. La única opción de tratamiento para una posible cura es la resección quirúrgica, generalmente, mediante una técnica radical.

Tumores metastásicos

Los tumores metastásicos del hígado son mucho más frecuentes que los primarios. Sus fuentes en común incluyen el cáncer colorrectal y la diseminación de los cánceres de mama, colon, pulmones o urogenital. Algunos tumores de origen neuroendocrino también se diseminan al hígado. Por lo general, es difícil distinguir entre tumores primarios y metastásicos cuando se hace uso de tomografías, resonancias magnéticas y ecografías. El diagnóstico suele confirmarse mediante biopsia.

RESUMEN

El hígado se encuentra sujeto a la mayoría de los procesos patológicos que afectan a otras estructuras del cuerpo, tales como alteraciones vasculares, inflamación, enfermedades metabólicas, lesiones tóxicas y neoplasias. Al ser el hígado el principal órgano para el metabolismo de fármacos y la desintoxicación corporal, está sujeto al daño potencial de la enorme cantidad de químicos ambientales y farmacéuticos. Los medicamentos y químicos pueden ejercer sus efectos causando la lesión o muerte de los hepatocitos, y el daño hepático colestásico por alteración de las estructuras de drenaje biliar. Las reacciones a los fármacos pueden predecirse considerando la estructura química y los metabolitos del medicamento, o bien, pueden ser impredecibles si se parte de las características de la persona que recibe el fármaco. La identificación temprana de las hepatopatías inducidas por medicamentos son importantes porque la suspensión del compuesto es curativa en la mayoría de los casos.

La hepatitis se caracteriza por la inflamación del hígado. La hepatitis vírica aguda es provocada por los virus de la hepatitis A, B, C, D y E. Aunque todos estos virus causan hepatitis aguda, difieren en la forma de transmisión, período de incubación, mecanismo de acción, grado y cronicidad del daño hepático, así como en su capacidad para convertir a una persona en portadora. Las infecciones por VHB, VHC y VHD tienen el potencial de progresar a un estado de portador, hepatitis crónica y CHC.

Las enfermedades biliares intrahepáticas interrumpen el flujo de bilis a través del hígado, provocando colestasis y cirrosis hepática. Entre las causas que originan estos padecimientos se encuentran la cirrosis biliar primaria y secundaria. Debido a que el alcohol compite por el uso de cofactores intracelulares necesarios para que el hígado pueda realizar sus procesos metabólicos, su consumo tiende a alterar estas importantes funciones. El espectro de las hepatopatías alcohólicas incluye el hígado graso, la hepatitis alcohólica y la cirrosis.

La cirrosis representa la etapa final de la hepatopatía crónica y se caracteriza por que gran parte del tejido hepático funcional ha sido reemplazado por tejido fibroso. Este último reemplaza al tejido hepático de funcionamiento normal y forma bandas constrictivas que interrumpen el flujo en los conductos vasculares y en el sistema de conductos biliares del hígado. La obstrucción de los conductos vasculares predispone a la hipertensión portal y sus complicaciones, la pérdida de hepatocitos y una insuficiencia hepática eventual. La hipertensión portal se caracteriza por un aumento en la resistencia al flujo y mayor presión en el sistema venoso portal. Las consecuencias patológicas de esta alteración incluyen la ascitis, la formación de conductos colaterales para la derivación (p. ej., venas varicosas esofágicas) de la circulación portosistémica y la esplenomegalia. La insuficiencia hepática representa la etapa final de distintas hepatopatías y tiene lugar cuando menos del 10-20% del tejido hepático es funcional. Las manifestaciones de la insuficiencia hepática corresponden a las diferentes funciones del hígado e incluyen alteraciones hemáticas, afecciones de la función endocrina, manifestaciones cutáneas, síndrome hepatorrenal y encefalopatía hepática.

Existen dos tipos de cáncer primario de hígado: el carcinoma hepatocelular (la variante más frecuente, derivado de los hepatocitos y sus precursores) y el colangiocarcinoma (cáncer de conductos biliares, que se origina en el epitelio biliar). El CHC se ha asociado con hepatitis por VHB y VHC, cirrosis alcohólica y contaminantes de los alimentos (p. ej., aflatoxinas); es el quinto cáncer más frecuente y la tercera causa de mortalidad por cáncer a nivel mundial. Los colangiocarcinomas se desarrollan principalmente en adultos mayores con antecedentes de alteraciones crónicas de los conductos biliares. Aunque los tumores primarios de hígado son relativamente raros en los países desarrollados, este órgano y los pulmones tienen la característica de ser la ubicación más frecuente de los tumores metastásicos.

Alteraciones de la vesícula biliar y el páncreas exocrino

Alteraciones de la vesícula biliar y la vía biliar extrahepática

El sistema hepatobiliar se compone de la vesícula biliar; los conductos hepáticos izquierdo y derecho, que se unen en el conducto hepático común; el conducto cístico, que se extiende hacia la vesícula biliar; y el colédoco, que está formado por la unión del conducto hepático común y el cístico (fig. 38-17). El colédoco desciende posteriormente a la primera parte del duodeno, donde entra en contacto con el conducto pancreático principal. Estos conductos se unen para formar la ampolla hepatopancreática. El músculo circular que rodea el extremo distal del conducto biliar se engrosa para formar un esfínter para este conducto.

La *vesícula biliar* es un saco muscular distensible en forma de pera localizado en la superficie ventral del hígado. Tiene una capa serosa peritoneal externa, una capa intermedia de músculo liso y una capa mucosa interna que tiene continuidad con el recubrimiento del conducto biliar. La función de la vesícula es almacenar y concentrar la bilis. La bilis contiene sales biliares, colesterol, bilirrubina, lecitina, ácidos grasos, agua y los electrólitos que se encuentran de manera frecuente en el plasma. El colesterol que se encuentra en la bilis no tiene una función conocida. Se asume que es un producto colateral de la formación de sales biliares y su presencia está ligada con la función excretora de la bilis.[100] Por lo general, el colesterol es insoluble en agua; sin embargo, se torna soluble por la acción de las sales biliares y la lecitina, que se combinan con este para formar micelas. En la vesícula biliar, el agua y los electrólitos se absorben a partir de la bilis hepática, haciendo que esta se vuelva más concentrada. Debido a que ni la lecitina ni las sales biliares se absorben en la vesícula biliar, su concentración se incrementa a la par que la del colesterol; de esta forma, puede mantener su solubilidad.

La entrada de alimento en el intestino hace que la vesícula se contraiga y que el esfínter del conducto biliar se relaje; de esta manera, la bilis almacenada en la vesícula se traslada hacia el duodeno. La estimulación para la contracción de la vesícula biliar es principalmente hormonal. Algunos productos de la digestión de alimentos, particularmente los lípidos, estimulan la liberación de una hormona digestiva, denominada *colecistocinina*, de la mucosa del duodeno, que genera un fuerte estímulo para la contracción de la vesícula. La participación de otras hormonas digestivas en la liberación de la bilis no ha sido del todo dilucidada.

La presión en el conducto biliar es la principal responsable de regular el paso de la bilis en el intestino. En condiciones normales, la vesícula biliar regula esta presión. Se encarga de recolectar y almacenar la bilis mientras se relaja y la presión en el colédoco disminuye y, después, vacía la bilis al intestino al contraerse, lo que genera un aumento de la presión en el colédoco. Después de una resección de la vesícula biliar, la presión en el colédoco se modifica, haciendo que este se dilate. Entonces, los esfínteres del colédoco regulan el flujo biliar.

Dos alteraciones frecuentes del sistema biliar son la colelitiasis (p. ej., cálculos biliares) y la inflamación de la vesícula biliar (colecistitis) o del colédoco (colangitis). En la población occidental, el 15% de las personas adultas tienen cálculos biliares.[101] En ambos cuadros, la hipersecreción de colesterol biliar parece desempeñar un papel importante.

Colelitiasis

La colelitiasis, o cálculos biliares, es causada por la precipitación de sustancias contenidas en la bilis, en especial colesterol y bilirrubina. Cerca del 80% de los cálculos biliares

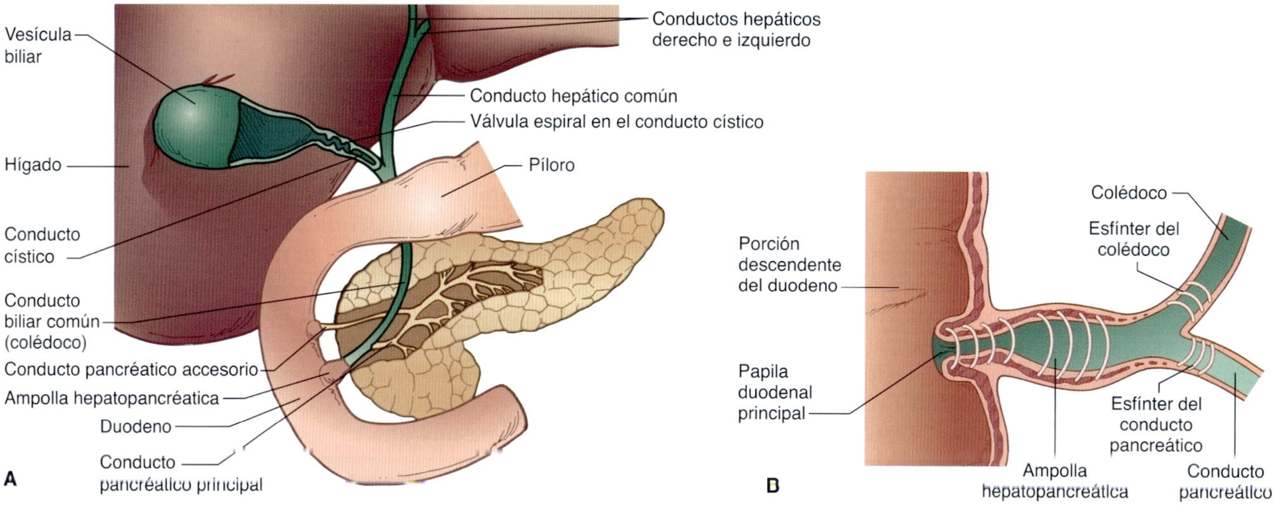

FIGURA 38-17. A. Vías biliares extrahepáticas, vesícula biliar y conductos pancreáticos. B. Entrada de los conductos biliar y pancreático a la ampolla hepatopancreática, la cual se abre hacia el duodeno.

se componen de colesterol; el otro 20% son acumulaciones de pigmento negro o pardo que contienen glicoproteínas de mucina y sales de calcio.[102] Muchos cálculos tienen una composición mixta. La figura 38-18 muestra una vesícula biliar con numerosos cálculos de colesterol.

Dos factores primarios contribuyen a la formación de cálculos: anomalías en la composición de la bilis (en particular un aumento en el colesterol) y estasis biliar.[102] Se ha encontrado una asociación entre la formación de cálculos de colesterol y la obesidad; ocurre con mayor frecuencia en mujeres, en especial en aquellas que tuvieron embarazos múltiples y quienes toman anticonceptivos orales. Todos estos factores hacen que el hígado excrete más colesterol a la bilis. Los estrógenos reducen la síntesis de ácidos biliares en las mujeres. Se piensa que el lodo biliar (mucoproteína espesa en la vesícula con pequeños cristales atrapados de colesterol) es el precursor de los cálculos biliares. El lodo aparece con frecuencia durante el embarazo, en períodos de inanición y pérdida súbita de peso. Los fármacos que disminuyen las concentraciones de colesterol sérico, como el clofibrato, también causan un aumento en la excreción de colesterol a la bilis. Las alteraciones de malabsorción que derivan de enfermedad ileal o cirugía de derivación intestinal tienden a interferir con la absorción de las sales biliares, que son indispensables para mantener la solubilidad del colesterol. La inflamación de la vesícula biliar altera la capacidad de absorción de la capa mucosa, permitiendo que capte demasiada agua y sales biliares. Los cálculos de colesterol son extremadamente frecuentes entre nativos americanos y en los chilenos de ascendencia indígena y europea, lo cual sugiere que puede existir un componente genético en la formación de los cálculos.[103] Los cálculos de pigmento que contienen bilirrubina se presentan en personas con enfermedades hemolíticas (como la anemia drepanocítica) y cirrosis hepática.

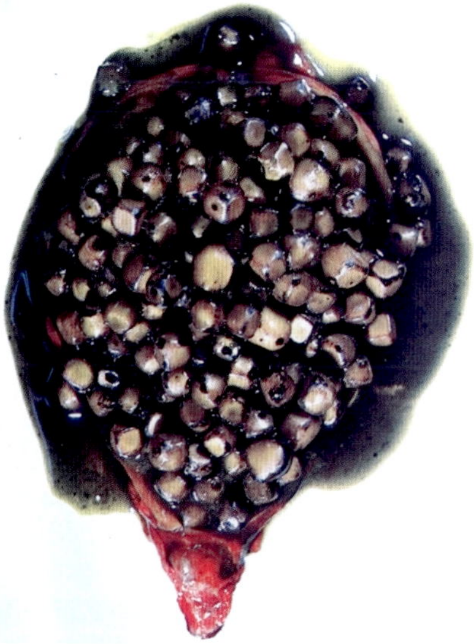

FIGURA 38-18. Cálculos de colesterol. Se ha realizado una incisión en la vesícula biliar para revelar los numerosos cálculos de colesterol de color amarillo. Tomado de: Rubin R., Strayer D. S. (2015). *Rubin's pathology: Clinicopathologic foundations of medicine* (7th ed., Fig. 20-71, p. 881). Philadelphia, PA: Lippincott Williams & Wilkins.

Manifestaciones clínicas

Muchas personas con cálculos biliares son asintomáticas. Los síntomas aparecen cuando se obstruye el flujo biliar o se desarrolla inflamación.[102] Los cálculos más pequeños (p. ej., < 8 mm de diámetro) pasan por el colédoco, produciendo síntomas como indigestión o cólico biliar. Los de mayor tamaño pueden obstruir el flujo y causar ictericia. El dolor debido a cólicos biliares generalmente se localiza en el cuadrante superior derecho o en el área epigástrica y puede referirse a la parte superior de la espalda, el hombro derecho o la región escapular media. En general, el dolor inicia de forma repentina e incrementa gradualmente su intensidad, persiste durante un tiempo de 30 min a 5 h y es seguido por una sensación de dolor en el cuadrante superior derecho.

Colecistitis aguda y crónica

La *colecistitis aguda* es una inflamación difusa de la vesícula biliar, con frecuencia secundaria a la obstrucción de la vía de salida de la vesícula. La mayoría de los casos de colecistitis aguda se encuentran asociados con la presencia de cálculos biliares (colecistitis calculosa).[103] Los casos restantes (colecistitis acalculosa) pueden deberse a sepsis, traumatismos graves o infección de la vesícula. Existe la teoría de que la obstrucción del conducto cístico por cálculos biliares conduce a la liberación de fosfolipasa en el epitelio de la vesícula. Esta enzima puede hidrolizar la lecitina y liberar lisolecitina, una toxina activa contra la membrana.[103] Al mismo tiempo, la disrupción del recubrimiento mucoso protector normal del epitelio deja a las células de la mucosa vulnerables al daño debido a la acción detergente de las sales biliares concentradas. La colecistitis acalculosa aguda se presenta sin causa aparente en el 50% de los casos; los traumatismos, las quemaduras, el lodo biliar o la vasculitis pueden ser algunos factores etiológicos.[102] Esta enfermedad puede progresar con rapidez a gangrena y perforación debido a que el proceso parece incluir infarto transmural, más que cambios inflamatorios asociados con la litiasis.

La colecistitis crónica se debe a episodios repetidos de colecistitis aguda o a irritación crónica de la vesícula debido a cálculos. Se caracteriza por diferentes grados de inflamación crónica. Los cálculos casi siempre están presentes. La colelitiasis con colecistitis crónica puede estar relacionada con exacerbaciones agudas de inflamación de la vesícula biliar, coledocolitiasis, pancreatitis y, de forma ocasional, carcinoma de vesícula biliar.

Manifestaciones clínicas

Por lo general, las personas con colecistitis aguda experimentan un dolor de inicio agudo en el cuadrante superior derecho o en el epigastrio, muchas veces acompañado de febrícula, anorexia, náuseas y vómitos. En el cólico biliar la obstrucción del conducto cístico es pasajera, en la colecistitis aguda es persistente. Las personas con colecistitis calculosa experimentan con frecuencia (aunque no siempre) algún episodio previo de dolor biliar. Este último puede aparecer de forma muy repentina y constituye una urgencia quirúrgica. En ausencia de atención médica, el ataque suele ceder en un período de 7-10 días. En las personas que se recuperan, la recurrencia es frecuente. El inicio de la colecistitis acalculosa suele ser menos evidente debido a que a sus manifestaciones quedan opacadas por las condiciones subyacentes precipitantes de la crisis. En los individuos gravemente enfermos, la atención temprana es crucial, ya que un retraso en el tratamiento puede poner en riesgo la vida. Las personas con colecistitis aguda, en general, tienen un recuento elevado de leucocitos y pueden mostrar concentraciones altas de AST, ALT, fosfatasa alcalina y bilirrubina.

Las manifestaciones de la colecistitis crónica son más vagas que las de la forma aguda. Puede haber intolerancia a los alimentos grasosos, eructos y otros rasgos indicativos de malestar. Con frecuencia, se presentan episodios de dolor tipo cólico con obstrucción biliar, causados por los mismos cálculos. La vesícula biliar, que suele contener cálculos por la colecistitis crónica, se observa crecida, encogida o de tamaño normal.

Diagnóstico y tratamiento

Los métodos utilizados para el diagnóstico de enfermedad en la vesícula biliar incluyen ecografía, colescintigrafía (imagen nuclear) y tomografías computarizadas.[103] La ecografía ha reemplazado de forma importante al colecistograma oral en la mayoría de los centros de atención médica. Puede mostrar cálculos de hasta 1-2 cm y su precisión general para la detección de enfermedad vesicular es alta. Además de los cálculos, la ecografía puede mostrar un engrosamiento de las paredes, lo que sería indicativo de inflamación. También permite descartar otras causas de dolor en el cuadrante superior derecho, como los tumores. La colescintigrafía, también llamada *gammagrafía de vesícula biliar*, depende de la capacidad del hígado para extraer un nucleótido inyectado con rapidez (tecnecio 99m) unido a uno o varios ácidos iminodiacéticos, los cuales son excretados por los conductos biliares. La gammagrafía de vesícula biliar tiene una alta precisión para detectar colecistitis aguda. Aunque la tomografía no es tan acertada como la ecografía para detectar cálculos biliares, puede mostrar engrosamiento de la pared vesicular o líquido pericolecístico relacionado con la colecistitis aguda.

Por lo general, la enfermedad vesicular se trata resecando la vesícula. Este órgano almacena y concentra bilis; no obstante, su extirpación no interfiere con el proceso digestivo. La colecistectomía laparoscópica se ha convertido en el tratamiento de elección para la enfermedad vesicular sintomática.[104]

Coledocolitiasis y colangitis

La *coledocolitiasis* se refiere a la presencia de cálculos en el colédoco; la *colangitis*, a la inflamación de este conducto. En general, los cálculos en el colédoco se originan en la vesícula biliar; sin embargo, pueden formarse de manera espontánea en el propio conducto.

Manifestaciones clínicas

Las manifestaciones de la coledocolitiasis son similares a las de los cálculos biliares y la colecistitis aguda. Las personas suelen tener antecedentes de cólico biliar agudo y dolor abdominal en el cuadrante superior derecho, con escalofríos, fiebre e ictericia asociados con episodios de dolor abdominal. En caso de obstrucción del colédoco se presenta bilirrubinuria e hiperbilirrubinemia. Las complicaciones incluyen colangitis supurativa aguda, la cual se acompaña de líquido purulento en el colédoco. Se caracteriza por la presencia de sensorio alterado, letargia y choque séptico.[10] La colangitis supurativa aguda representa una urgencia endoscópica o quirúrgica. La coledocolitiasis también puede obstruir la vía de salida del conducto pancreático, dando origen a una pancreatitis secundaria.

Diagnóstico y tratamiento

Puede recurrirse a la ecografía, la tomografía y los estudios por radionúclidos para demostrar la dilatación de los conductos biliares y el deterioro de la circulación. La ecografía endoscópica y la colangiografía por resonancia magnética se utilizan para detectar cálculos en el colédoco. Tanto la colangiografía transhepática percutánea (CTP) como la colangiopancreatografía retrógrada endoscópica (CPRE) constituyen un método directo para determinar la causa, ubicación y grado de la obstrucción. La CTP consiste en la inyección de un medio de contraste directamente en el árbol biliar. Para la CPRE debe pasarse un endoscopio dentro del duodeno y después introducir un catéter en la ampolla hepatopancreática. Este procedimiento puede utilizarse para agrandar la abertura del esfínter de la ampolla, que posiblemente aloje cálculos que quedaron atrapados, o bien, permite insertar un instrumento dentro del colédoco para retirar el cálculo.

Los cálculos en el colédoco en personas con colelitiasis generalmente se tratan mediante su extracción, seguida por colecistectomía laparoscópica. Se utiliza un tratamiento antibiótico, con un fármaco que penetra en la bilis, para tratar la infección. Puede ser necesaria la descompresión urgente del colédoco, generalmente mediante CPRE, en personas con un cuadro séptico o en quienes ha fallado el tratamiento antibiótico.

Cáncer de vesícula biliar

Este tipo de cáncer se origina en la mucosa de la vesícula biliar. Su incidencia en los Estados Unidos es de 1-2 casos por cada 100 000 habitantes. Esta incidencia aumenta de manera progresiva con la edad, alcanzando su límite máximo al llegar a los 65 años de edad o más. El cáncer de vesícula biliar (CVB) afecta de tres a cuatro veces más a las mujeres que a los hombres y es más frecuente en personas caucásicas que en afroamericanos. Los factores de riesgo para CVB incluyen características genéticas, colelitiasis, composición biliar, calcificación de la pared vesicular, quistes biliares congénitos o anatomía ductal, ciertas infecciones, carcinógenos ambientales y fármacos. Las personas con CVB generalmente se muestran asintomáticas, y el diagnóstico se produce al realizar un estudio de imagen o cuando se practica colecistectomía por otras indicaciones. Cuando hay síntomas, estos son inespecíficos.[105] El inicio no es muy evidente y suele atribuirse a una colecistitis. A veces, el diagnóstico se realiza de forma inesperada al momento de practicar una colecistectomía. Cerca del 70-80% de las personas con cáncer de vesícula biliar tienen colelitiasis.[106] Se piensa que, debido a su capacidad para producir irritación crónica de la mucosa vesicular, la colelitiasis desempeña un papel importante en el desarrollo del CVB. Por lo general, se atribuye a este tipo de cáncer un diagnóstico pobre, pues el tumor suele permanecer latente hasta que alcanza una etapa avanzada, imposible de curar. Las tasas de supervivencia específica a 5 años son: 80% en enfermedad de estadio 0, 50% en estadio I, 28% en estadio II, 7-8% en estadio III y 2-4% en estadio IV.[107]

Alteraciones del páncreas exocrino

El páncreas se encuentra dispuesto en sentido transversal en la parte posterior del hemiabdomen superior (*véase* la fig. 38-1). La cabeza del páncreas está en la parte derecha del abdomen; descansa contra la curva del duodeno, en el área de la ampolla hepatopancreática y su entrada hacia el duodeno. El cuerpo del páncreas yace por debajo del estómago. La cola está en contacto con el bazo. El páncreas se encuentra prácticamente escondido por su posición posterior; a diferencia de muchos otros órganos, este no puede ser palpado. Debido a su posición y a su gran reserva funcional, los síntomas de afecciones como el cáncer de páncreas no son evidentes hasta que la enfermedad ya se encuentra avanzada.

El páncreas es un órgano tanto endocrino como exocrino. El páncreas exocrino está conformado por lobulillos que contienen células acinares, que secretan enzimas digestivas a un sistema de conductos microscópicos. Estos conductos drenan en el conducto pancreático principal, que se extiende de izquierda a derecha a lo largo del tejido pancreático. El conducto pancreático principal y el colédoco se unen para formar la ampolla hepatopancreática, que finalmente drena en el duodeno. El esfínter del conducto pancreático controla el flujo de las secreciones pancreáticas al duodeno (*véase* la fig. 38-17).

Las secreciones pancreáticas contienen enzimas proteolíticas que degradan las proteínas de la dieta, entre otras, tripsina, quimiotripsina, carboxipolipeptidasa, ribonucleasa y desoxirribonucleasa. El páncreas también secreta amilasa pancreática, la cual degrada los almidones, y lipasas, que hidrolizan las grasas neutras en glicerol y ácidos grasos. Las enzimas pancreáticas se secretan de forma inactiva y, posteriormente, se activan en el intestino.[108] Esto es importante porque, de secretarse de forma activa, comenzarían a digerir el propio tejido pancreático. Las células acinares secretan un inhibidor de la tripsina, el cual evita la activación de esta enzima. Debido a que la tripsina activa a otras enzimas proteolíticas, su inhibidor evita una activación subsecuente de estas.

En este capítulo se analizan dos tipos de enfermedades pancreáticas: la pancreatitis (aguda y crónica) y el cáncer de páncreas.

Pancreatitis aguda

La *pancreatitis aguda* es un proceso inflamatorio reversible de los acinos del páncreas, provocado por la activación prematura de las enzimas de este órgano.[109,110] Aunque este proceso solo debe estar limitado al tejido pancreático, también puede extenderse a los tejidos peripancreáticos u órganos más distantes. En los Estados Unidos, los hospitales admiten cada año hasta 220 000 personas con pancreatitis aguda.[110] La mejor definición clínica de esta alteración es la que cumple con dos de los siguientes tres criterios:[111,112] 1) la presencia de síntomas (como dolor epigástrico) propios de la pancreatitis, 2) las concentraciones de amilasa o lipasa sérica tres veces por arriba de los límites superiores normales o de laboratorio y 3) los estudios de imagen, por lo general, TC o RM, congruentes con pancreatitis.

La patogenia de la pancreatitis aguda consiste en la autodigestión del tejido pancreático por la activación inadecuada de las enzimas de este órgano. Se piensa que este proceso inicia con la activación de la tripsina. Una vez que esto sucede, la tripsina puede activar a su vez a una variedad de enzimas digestivas que causan daño pancreático, lo que ocasiona una respuesta inflamatoria intensa. Esta respuesta inflamatoria aguda causa por sí misma daño tisular y puede extenderse más allá del páncreas para producir una respuesta inflamatoria sistémica e insuficiencia multiorgánica.[110] Aunque se han asociado varios factores con el desarrollo de la pancreatitis aguda, la mayoría de los casos son secundarios a los cálculos (en el colédoco) o al abuso del alcohol.[110] En caso de obstrucción de las vías biliares por cálculos, se considera que la obstrucción del conducto pancreático o el reflujo biliar activan las enzimas en el sistema de conductos pancreáticos. Se desconocen los mecanismos precisos por los cuales el alcohol ejerce este efecto. La capacidad que tiene el páncreas para participar en el metabolismo oxidativo y no oxidativo del etanol, así como los productos colaterales lesivos que producen, se han relacionado con este proceso patológico.[110] La pancreatitis aguda también se ha asociado con hiperlipidemia, hipercalcemia, infecciones (particularmente víricas), traumatismo abdominal y quirúrgico, y fármacos como los diuréticos tiazídicos.[110]

Manifestaciones clínicas

Las manifestaciones de la pancreatitis aguda van desde un cuadro leve con disfunciones orgánicas mínimas, a uno grave que pone en riesgo la vida. En promedio, el 20% de las personas con pancreatitis aguda siguen un curso grave.[113] El dolor abdominal es el síntoma característico de esta enfermedad. Por lo general, se localiza en la región epigástrica o periumbilical, y puede radiar hacia la espalda, el tórax o los costados. Los hallazgos en la exploración física son variables e incluyen fiebre, taquicardia, hipotensión, dolor extremo a la palpación, dificultad respiratoria y distensión abdominal. Entre los marcadores reconocidos de enfermedad grave se incluyen valores de laboratorio que miden la respuesta inflamatoria (p. ej., la proteína C reactiva), sistemas de calificación que valoran la inflamación y la insuficiencia orgánica, y los hallazgos de los estudios de imagen. Los hallazgos clínicos de sed, menor diuresis, taquicardia progresiva, taquipnea, hipoxemia, agitación, confusión, incremento del hematócrito y falta de mejoría de los síntomas dentro de las siguientes 48 h son signos de alarma de enfermedad grave inminente. Las complicaciones incluyen respuesta inflamatoria sistémica, síndrome de dificultad respiratoria aguda, necrosis tubular aguda e insuficiencia orgánica. Una alteración importante que se relaciona con la pancreatitis aguda es la pérdida de grandes volúmenes de líquidos hacia los espacios retroperitoneales y peripancreáticos, y la cavidad abdominal.

Diagnóstico y tratamiento

El diagnóstico de la pancreatitis aguda requiere que se cumplan dos de los siguientes tres criterios: 1) dolor abdominal característico de la pancreatitis aguda, 2) concentraciones de amilasa o lipasa sérica tres veces arriba del límite superior normal o de laboratorio, y 3) hallazgos característicos de pancreatitis aguda en las imágenes del ultrasonido abdominal, en la TC con contraste o en la RM. Esta definición es flexible en cuanto a que la amilasa o la lipasa pueden llegar a niveles menores del triple requerido en la pancreatitis aguda, en algunas situaciones. En una persona con dolor abdominal característico de la pancreatitis aguda y concentraciones de enzimas sérica altas, pero que no llegan al triple mencionado, se puede realizar una TC para confirmar el diagnóstico de pancreatitis aguda.

Una vez que se ha establecido el diagnóstico, las personas son clasificadas con base en la gravedad de la enfermedad. La revisión de los Atlanta Criteria, de 2012,[112] clasifica la enfermedad como leve, moderadamente grave y grave. La pancreatitis aguda leve, la variante más frecuente, no presenta insuficiencia orgánica ni complicaciones locales o sistémicas y, generalmente, se resuelve en la primera semana. La pancreatitis aguda moderadamente grave se define por la presencia de insuficiencia orgánica transitoria (dura menos de 48 h) o complicaciones locales. La pancreatitis aguda grave se caracteriza por la insuficiencia orgánica consistente (que dura más de 48 h). Las complicaciones locales incluyen acumulación de líquido peripancreático, necrosis pancreática y peripancreática (aséptica o infectada), seudoquistes y necrosis encapsulada (aséptica o infectada). Puede haber leucocitosis e hiperglucemia, así como concentraciones elevadas de bilirrubina sérica. La determinación de la etiología es una guía importante para el tratamiento inmediato y evitar la recurrencia. La ecografía abdominal se utiliza en general para evaluar los cálculos biliares. Las imágenes del páncreas por TC sola y con contraste se emplean para detectar la necrosis y la acumulación de líquidos. Investigaciones recientes se han centrado en descubrir biomarcadores potenciales que puedan predecir la gravedad y el pronóstico de la pancreatitis. Un estudio examinó el tripsinógeno 2 y las proteasas pancreáticas, enzimas que participan en el proceso de autodigestión.[114] Otros marcadores serológicos de investigación incluyen el factor de necrosis tumoral, la proteína C reactiva, la procalcitonina, la fosfolipasa A_2 y las citocinas interleucina (IL) 6, IL-8 e IL-10.[115]

Los procedimientos terapéuticos dependen de la gravedad de la enfermedad. Las personas que presentan dolor persistente o intenso, vómitos, deshidratación o signos de una eminente pancreatitis aguda grave requieren de hospitalización. Las medidas terapéuticas están centradas en aliviar el dolor, suspender la ingesta oral de líquidos y alimentos, y restaurar el volumen de plasma perdido. La succión gástrica se ha instituido para tratar la distensión intestinal y evitar una mayor estimulación de la secreción de enzimas pancreáticas. Se administran líquidos y electrólitos para reemplazar los perdidos en la circulación, y para combatir la hipotensión y el choque. Se infunden soluciones coloides intravenosas para restituir el líquido secuestrado en el abdomen y el espacio retroperitoneal.

Complicaciones

En personas que sobreviven a un cuadro de pancreatitis aguda grave, las complicaciones incluyen la acumulación de líquido y su infección.[113] En personas con pancreatitis necrosante aguda, el tejido necrótico es infectado, en general, por microorganismos gramnegativos del tubo digestivo, complicando aún más la situación.[116] Las acumulaciones de líquido con concentraciones altas de enzimas pancreáticas, por lo general, están asociadas con pérdida de continuidad del conducto pancreático y pueden, de manera eventual, formar seudoquistes (acumulación de líquido pancreático dentro de una capa de tejido inflamatorio). A menudo, el seudoquiste está conectado con el conducto pancreático, por lo que continúa incrementando su volumen. Los síntomas varían en función de su ubicación; por ejemplo, puede aparecer ictericia cuando un quiste se desarrolla en la cabeza del páncreas, cerca del colédoco. Los seudoquistes pueden resolverse de forma espontánea o, si persisten, requerir de intervención quirúrgica.

Pancreatitis crónica

La *pancreatitis crónica* se caracteriza por la destrucción progresiva del páncreas exocrino por fibrosis y, en etapas tardías, del páncreas endocrino. La mayoría de los factores que causan pancreatitis aguda también pueden causar la forma crónica. Sin embargo, la principal diferencia entre las dos es la irreversibilidad de la función pancreática característica de la pancreatitis crónica.[117] Por mucho, la causa más frecuente de pancreatitis crónica en países occidentales es el abuso prolongado del alcohol.[113] Las causas menos habituales incluyen la obstrucción del conducto pancreático por seudoquistes, cálculos o neoplasias; pancreatitis crónica autoinmunitaria, la cual se presenta junto a alteraciones autoinmunitarias, como el síndrome de Sjögren, la CEP y la enfermedad intestinal inflamatoria; pancreatitis crónica idiopática, asociada con fibrosis quística; y pancreatitis hereditaria, una alteración autosómica dominante rara que tiene relación con la pancreatitis aguda y crónica.

Manifestaciones clínicas

La pancreatitis crónica se manifiesta por episodios similares a los de la forma aguda, aunque de menor gravedad. Las personas con pancreatitis crónica informan episodios persistentes y recurrentes de dolor en el epigastrio y el cuadrante superior izquierdo; los ataques se precipitan con frecuencia por el abuso en la comida y la ingesta de alcohol. Son habituales la anorexia, náuseas, vómitos, estreñimiento y flatulencias. De forma eventual, la enfermedad progresa hasta el grado en el que la función pancreática endocrina y exocrina se vuelve deficiente. En este punto, los signos de diabetes mellitus y síndrome de malabsorción (p. ej., pérdida de peso, esteatorrea) se hacen evidentes.

Tratamiento

El tratamiento consiste en medidas para el control de la enfermedad del conducto biliar coexistente. Se prescribe una dieta baja en grasas. Los signos de malabsorción pueden ser tratados con enzimas pancreáticas. Cuando se presenta diabetes mellitus, esta se trata con insulina. Se prohíbe el consumo de alcohol porque a menudo precipita los ataques. El dolor frecuente se trata con opiáceos o puede requerir intervención quirúrgica, y se centra en despejar cualquier obstrucción que pudiera existir. En casos avanzados, la pancreatectomía total o parcial puede ser necesaria.[113]

Cáncer pancreático

Existen varios tipos de cáncer pancreático. El más frecuente, el adenocarcinoma pancreático, representa cerca del 85% de los casos, por lo cual el término "cáncer pancreático" a menudo se usa para referirse a este tipo en particular.[118] En el 2019, aproximadamente 56770 personas (29940 hombres y 26830 mujeres) fueron diagnosticadas con cáncer de páncreas, y otras 45750 personas (23800 hombres y 21950 mujeres) murieron como consecuencia de la enfermedad. Representa el 7% del total de muertes por cáncer. En los Estados Unidos, ocupa el cuarto lugar anual como causa de muerte por cáncer en hombres y mujeres. El cáncer pancreático en etapa temprana por lo general es asintomático y se disemina con rapidez a todo el cuerpo, haciendo más difícil su detección y tratamiento cuando ya se encuentra en etapa tardía.[119] Para todos los estadios, la tasa de supervivencia a 5 años es de entre el 7 y 8%. La tasa de supervivencia a 5 años para pacientes en estadio I, II, III y IV es del 13, 6, 3 y 1%, respectivamente.[120] Cerca del 1-2% de los casos de cáncer pancreático consisten en tumores neuroendocrinos (TNE), los cuales se originan en las células productoras de hormonas del páncreas. Los tumores neuroendocrinos pancreáticos (TNEP) son un grupo diverso de tumores benignos y malignos, generalmente menos agresivos que el adenocarcinoma pancreático.[118]

Etiología

La causa del cáncer pancreático se desconoce. Los factores de riesgo son edad, hábito tabáquico, consumo de alcohol, obesidad, diabetes mellitus, sexo masculino, pancreatitis crónica y factores hereditarios.[113] El cáncer pancreático rara vez aparece en menores de 50 años de edad, y el riesgo aumenta conforme avanza la edad. El factor de riesgo ambiental más importante y reproducible es el tabaquismo.[109,121] La incidencia de cáncer pancreático es del doble en los fumadores respecto a los no fumadores. El sobrepeso y la obesidad durante la edad adulta temprana se han vinculado con un mayor riesgo de desarrollar cáncer pancreático. También se ha notado que la aparición de la enfermedad a una menor edad se asocia con menor tasa de supervivencia. De acuerdo con la American Cancer Society, 56770 personas (29940 hombres y 26830 mujeres) fueron diagnosticadas con cáncer de páncreas en 2019.[122] La pancreatitis hereditaria y el síndrome de melanoma familiar con lunares atípicos múltiples son otras dos causas ligadas al cáncer pancreático.[113]

Manifestaciones clínicas

La mayoría de los cánceres pancreáticos son adenocarcinomas del conducto epitelial y sus síntomas son causados principalmente por el efecto de masa más que por disrupción de la función exocrina o endocrina. Las manifestaciones clínicas dependen del tamaño y la localización del tumor, así como de su metástasis. El dolor, la ictericia y la pérdida ponderal constituyen la presentación clásica de la enfermedad. El dolor más frecuente es uno de tipo sordo que se genera en el epigastrio, acompañado de dolor en la espalda; a menudo, empeora en posición supina y se alivia en posición sedente. Aunque el tumor puede crecer en cualquier parte del páncreas, el sitio más frecuente es en la cabeza (60%), seguido del cuerpo (10%) y la cola (5%). El páncreas muestra afectación difusa en el 25% de los casos restantes.[118] Debido a su cercanía con el colédoco y la ampolla hepatopancreática, el cáncer de la cabeza del páncreas tiende a obstruir el flujo biliar. La ictericia suele ser el síntoma de presentación en personas con cáncer en la cabeza del páncreas y generalmente se acompaña de dolor y prurito.[123] El cáncer del cuerpo del páncreas incide generalmente en el ganglio celíaco, provocando dolor, que a menudo se intensifica con la ingesta de alimentos o al asumir una posición supina. Por lo general, el cáncer de la cola del páncreas desarrolla metástasis antes de que aparezcan los síntomas.

Se desarrolla tromboflebitis migratoria (trombosis en una vena profunda) en el 10% de las personas con cáncer pancreático, sobre todo cuando el tumor afecta al cuerpo o cola del páncreas.[109] Los trombos aparecen en múltiples venas, incluyendo las venas profundas de las piernas, la vena subclavia, las venas mesentéricas (inferior y superior) e incluso en la vena cava. No es extraño que la tromboflebitis migratoria constituya la primera evidencia de un cáncer pancreático, aunque también puede presentarse en otros tipos de cáncer. No se ha logrado determinar el mecanismo responsable del estado de hipercoagulación, pero podría estar relacionado con la activación de los factores de coagulación por proteasas liberadas por las células cancerosas.[109]

Diagnóstico y tratamiento

Los antecedentes clínicos, la exploración física y las concentraciones altas de bilirrubina y fosfatasa alcalina en suero pueden sugerir la presencia de cáncer pancreático, pero no constituyen en sí un diagnóstico.[123] El marcador tumoral 19-9 (CA 19-9) en suero, un antígeno del grupo sanguíneo de Lewis, puede ser útil para confirmar el diagnóstico en pacientes sintomáticos y ayudar a establecer el pronóstico y la recurrencia después de la resección. Sin embargo, el CA 19-9 tiene una sensibilidad y especificidad del 80 y 90%, respectivamente; por lo tanto, no confirma el diagnóstico.[123]

La ecografía y la TC son los métodos diagnósticos empleados con mayor frecuencia para confirmar la enfermedad. La citología percutánea mediante aspiración con aguja fina es uno de los mayores avances en el diagnóstico del cáncer pancreático. Por desgracia, es posible que los tumores pequeños y con mejor perspectiva de curación pasen inadvertidos con este procedimiento. Es posible recurrir a la CPRE para evaluar a los pacientes con sospecha de cáncer pancreático e ictericia obstructiva.

La resección quirúrgica del tumor solo se practica cuando se tiene una idea clara de su ubicación. Sin embargo, esto solo sucede en el 15-20% de las personas, porque la mayoría de los cánceres de páncreas ya han desarrollado metástasis al momento del diagnóstico.[124] Por otro lado, la resección quirúrgica se reserva como medida paliativa. Es posible que la radioterapia sea útil cuando el tumor no puede ser resecado, pero está bien localizado. El empleo de radiación y quimioterapia para el cáncer pancreático continúa en investigación. El control del dolor es uno de los aspectos más importantes del tratamiento del cáncer en etapa terminal. Hoy en día, el pronóstico del cáncer pancreático continúa siendo pobre, incluso después de la cirugía curativa en personas correctamente seleccionadas. La tasa de supervivencia a los 5 años después de la resección es de aproximadamente el 25%.[125]

RESUMEN

Las vías biliares sirven como un conducto de paso para la llegada de la bilis desde el hígado hasta el intestino. Este conducto está conformado por la vesícula biliar y los conductos biliares. Las causas más frecuentes de enfermedad en las vías biliares son la colelitiasis y la colecistitis. Tres factores contribuyen al desarrollo de colelitiasis: anomalías en la composición de la bilis, estasis biliar e inflamación de la vesícula biliar. La colelitiasis predispone a la obstrucción del flujo biliar, causando cólico biliar y colecistitis aguda o crónica. El cáncer de vesícula biliar, con tasas bajas de supervivencia a los 5 años, se presenta en el 2% de las personas con enfermedad de las vías biliares.

El páncreas es un órgano endocrino y exocrino. La parte exocrina produce enzimas digestivas que son secretadas de forma inactiva, para luego ser transportadas al intestino delgado, a través del conducto pancreático principal, el cual por lo general drena en la ampolla hepatopancreática y, posteriormente, en el duodeno, a través del esfínter del conducto pancreático. Las enfermedades más frecuentes del páncreas exocrino son la pancreatitis (aguda y crónica) y el cáncer. La pancreatitis aguda y la crónica pueden ser secundarias al reflujo biliar y el alcoholismo crónico. La pancreatitis aguda es una alteración inflamatoria del páncreas ocasionada por una activación inadecuada de las enzimas pancreáticas que produce manifestaciones que van de leves a graves y que ponen en riesgo la vida. La pancreatitis crónica causa una destrucción progresiva del páncreas exocrino y endocrino. Se caracteriza por episodios de dolor y malestar epigástrico, que son similares, pero menos graves, que los producidos por la pancreatitis aguda. El cáncer de páncreas es la cuarta causa de muerte por cáncer en los Estados Unidos. Por lo general, se encuentra muy avanzado al momento del diagnóstico y su tasa de supervivencia a los 5 años es del 5%.

CAPÍTULO 39

Alteraciones del estado nutricional

El estado nutricional se refiere a la condición del cuerpo respecto a la disponibilidad y uso de los nutrientes. Los nutrientes que ingresan en nuestro cuerpo pueden emplearse para proporcionar la energía necesaria para las diversas funciones corporales o pueden ser almacenados para un uso futuro. La estabilidad y la composición del peso corporal a largo plazo hacen necesario que exista un equilibrio entre el consumo de energía de una persona y su gasto. Cuando una persona se sobrealimenta y el consumo de nutrientes excede de forma constante el gasto energético, estos se almacenan y el peso corporal aumenta. Por el contrario, cuando el gasto energético excede el consumo de nutrientes, se pierde parte de la energía almacenada y se produce una pérdida de peso.

De igual forma, debido a que los distintos alimentos contienen diferentes cantidades de proteínas, grasas, hidratos de carbono, vitaminas y minerales, es preciso aportar cantidades adecuadas de estos elementos de la dieta para asegurar que todos los sistemas metabólicos del cuerpo cuenten con los insumos que necesitan. En el presente capítulo se analiza la regulación del gasto y almacenamiento energético, las necesidades nutricionales, sobrealimentación y obesidad, así como la desnutrición y los trastornos alimentarios.

Estado nutricional

Los nutrientes que el cuerpo utiliza para mantener su estado nutricional provienen del tubo digestivo mediante la ingesta de alimentos o, en algunos casos, por medio de alimentos líquidos que pasan directamente al tubo digestivo a través de una sonda sintética. La excepción se produce en personas con ciertas enfermedades, en quienes se deja descansar el tubo digestivo y los nutrientes se infunden directamente al sistema circulatorio. Una vez dentro del cuerpo, los nutrientes se utilizan para generar energía o como bloques de construcción para el crecimiento y reparación tisular. Cuando hay un exceso de nutrientes disponibles, estos se almacenan para un uso posterior. Cuando, por el contrario, no hay nutrientes disponibles, el cuerpo adapta sus propias reservas mediante conservación y empleo.

Metabolismo energético

La energía se cuantifica en unidades de calor denominadas *calorías*. Una *caloría* (c), también conocida como *caloría gramo*, es la cantidad de calor o energía requerida para elevar la temperatura de 1 g de agua en 1 °C. Una *kilocaloría* (kcal) o *caloría grande* (Cal), que equivale a 1000 cal, es la cantidad de energía necesaria para elevar la temperatura de 1 kg de agua en 1 °C.[1] Debido a que la caloría es una unidad muy pequeña, en general se utiliza la caloría grande o kilocaloría para hablar del metabolismo energético. La oxidación de proteínas proporciona 4 kcal/g; grasas, 9 kcal/g; hidratos de carbono, 4 kcal/g, y alcohol, 7 kcal/g.

El *metabolismo* es un proceso organizado mediante el cual los nutrientes como hidratos de carbono, grasas y proteínas se descomponen, transforman o convierten por otros medios en energía celular. El proceso del metabolismo es único en el sentido de que permite una liberación continua de energía y acopla esa energía al funcionamiento fisiológico. Como la mayoría de las fuentes de energía provienen de los nutrientes de los alimentos, la capacidad para almacenar la energía y controlar su liberación es muy importante.

Anabolismo y catabolismo

Existen dos fases del metabolismo: el anabolismo y el catabolismo. El *anabolismo* es la fase del almacenamiento metabólico y síntesis de los constituyentes celulares. Esta fase no provee energía para el cuerpo, sino, por el contrario, requiere de ella. El *catabolismo* comprende la descomposición de moléculas complejas en sustancias que pueden emplearse para la producción de energía. Los productos químicos intermedios de ambos procesos se llaman *metabolitos*. Tanto el anabolismo como el catabolismo se catalizan por sistemas enzimáticos que se localizan en las células corporales. Un *sustrato* es una sustancia sobre la cual actúa una enzima. Los sistemas enzimáticos transforman selectivamente los sustratos de combustible en energía celular y facilitan el uso de esta energía.

Debido a que la energía corporal no puede ser almacenada como calor, los procesos de oxidación celular que liberan energía son reacciones de baja temperatura que convierten los componentes de los alimentos en energía química que puede almacenarse o disiparse. El cuerpo transforma los hidratos de carbono, grasas y proteínas en el componente intermediario trifosfato de adenosina (ATP, *adenosine triphosphate*).[1] El ATP es llamado la *moneda energética de la célula* debido a que casi todas las células corporales almacenan y emplean el ATP como fuente de energía. Los acontecimientos metabólicos involucrados en la formación de ATP permiten que la energía celular sea almacenada, utilizada y reabastecida. Sin embargo, bajo algunas circunstancias, la reducción en la eficiencia metabólica puede aumentar el gasto energético. Este proceso puede tener relevancia para la obesidad (a mayor energía "gastada" como pérdida de calor, menor ganancia de peso), pero también es importante para mantener caliente el cuerpo de los recién nacidos.

Almacenamiento de energía

Tejido adiposo

Más del 90% de la energía corporal se almacena en los tejidos adiposos del cuerpo. Los *adipocitos*, o células grasas, se hallan de forma individual o como pequeños grupos en el tejido conjuntivo laxo. En muchas partes del organismo, proveen amortiguamiento a órganos como los riñones. Además de grupos aislados de adipocitos, hay regiones enteras de tejido adiposo dedicadas al almacenamiento de grasas. Consideradas de forma colectiva, las células grasas constituyen un gran órgano corporal que participa activamente en la captación, síntesis, almacenamiento y movilización de lípidos, los cuales son la fuente principal de reservas combustibles del cuerpo. Algunos tejidos, como los hepatocitos, son capaces de almacenar pequeñas cantidades de lípidos, pero cuando estos se acumulan (deposición ectópica, como con el hígado graso), comienzan a interferir con la función normal de las células. El tejido adiposo no solo sirve como sitio de almacenamiento para el combustible corporal, sino que también brinda aislamiento para el cuerpo, rellena los huecos corporales y protege a los diferentes órganos.

Los adipocitos que son células bien diferenciadas no se dividen, pero tienen un tiempo de vida largo. Cualquiera que nace con un gran número de adipocitos corre el riesgo de volverse obeso. Algunos adipocitos inmaduros (o *preadipocitos*) con capacidad para dividirse se encuentran presentes en la vida posnatal.[2] La deposición de grasas puede ser resultado de la proliferación de estos adipocitos inmaduros. Algunos fármacos pueden tener efectos importantes en el número de adipocitos. La tiazolidinediona, un fármaco hipoglucemiante, puede estimular la formación de nuevas células grasas a partir de los preadipocitos, por lo que permite una mayor captación de glucosa en estas células (y las almacena como grasa); esto lleva a la reducción deseada de las concentraciones de glucosa sérica, pero con una ganancia de peso colateral. En contraste, algunos fármacos pueden hacer que las células pierdan grasa, lo que causa lipodistrofia. Ello se observa en personas con virus de inmunodeficiencia humana (VIH) y lipodistrofia, cuando son tratadas con una terapia antirretroviral de gran actividad (HAART, *highly active antiretroviral therapy*). El mecanismo de la pérdida de grasa se desconoce. Sin embargo, puede deberse a una mayor muerte celular programada de los adipocitos (p. ej., incremento de la apoptosis).

Hay dos tipos de tejido adiposo: la grasa blanca y la parda. La primera es la variante de tejido adiposo que prevalece en la vida posnatal. Constituye el 10-20% del peso corporal de un hombre adulto y el 15-25% en la mujer adulta. A temperatura corporal, el contenido lipídico de los hepatocitos (conformado por triglicéridos) se conserva como aceite. Los triglicéridos, formados por tres moléculas de ácidos grasos esterificados a una molécula de glicerol, no contienen agua, tienen el mayor contenido calórico de todos los nutrientes y constituyen una forma eficiente de almacenar energía. Los adipocitos sintetizan triglicéridos, el principal medio de almacenamiento de las grasas, a partir de las grasas e hidratos de carbono de los alimentos. Se requiere insulina para el transporte de la glucosa al interior de las células adiposas. Cuando la ingesta calórica se restringe por alguna razón, los triglicéridos de los hepatocitos se descomponen en ácidos grasos y glicerol, que se liberan como fuentes de energía.

La grasa parda difiere de la blanca en términos de su capacidad termogénica o habilidad para producir calor. La grasa parda se encuentra sobre todo durante la vida neonatal temprana en los humanos y en los animales que hibernan. La principal función de la grasa parda es generar calor para los animales o humanos que no tiritan, y contiene mayores concentraciones de mitocondrias especializadas, que permiten este proceso.[2] En los humanos, la grasa parda disminuye con la edad, pero aún se puede encontrar en la sexta década de la vida. Esta pequeña cantidad de grasa parda tiene un efecto mínimo sobre el gasto energético.

Tejido adiposo como órgano endocrino

El tejido adiposo ahora se reconoce como un órgano endocrino y paracrino que secreta un número importante de factores[2] denominados *adipocinas*, que incluyen a la leptina, algunas citocinas (p. ej., factor de necrosis tumoral α), factores de crecimiento y adiponectina (importante en la resistencia a la insulina). La figura 39-1 muestra varias sustancias producidas por el tejido adiposo.

La leptina es un péptido liberado por los adipocitos y ha generado un renovado interés en el tejido adiposo y su papel en la homeostasis de la energía. Se cree que la leptina actúa a nivel del hipotálamo para disminuir el consumo de alimentos e incrementar el gasto de energía mediante un aumento en la termogénesis y por actividad del sistema nervioso simpático. La leptina también está involucrada en el metabolismo de la glucosa y en el proceso normal de maduración y reproducción sexual, y tiene interacciones con el eje hipotalámico-hipofisario-suprarrenal, tiroideo y las principales hormonas de crecimiento.

La leptina actúa al unirse y activar receptores de leptina específicos que se encuentran en varios tejidos periféricos y en numerosas áreas del cerebro, incluidas regiones específicas del hipotálamo. Se sabe que los receptores en estas regiones hipotalámicas están involucrados en el apetito, consumo de alimentos, actividad del sistema nervioso simpático, regulación de temperatura y liberación de insulina por las células β del páncreas. Las concentraciones de leptina tienden a aumentar después del consumo de alimentos y a caer durante el ayuno. El tejido adiposo envía una señal al cerebro, por medio de la leptina, de que ya se ha conseguido un almacenamiento suficiente de calorías y que ya no es necesario consumir más alimentos. La *resistencia a la leptina* o una incapacidad para responder a concentraciones altas de leptina podrían llevar a la obesidad.[3]

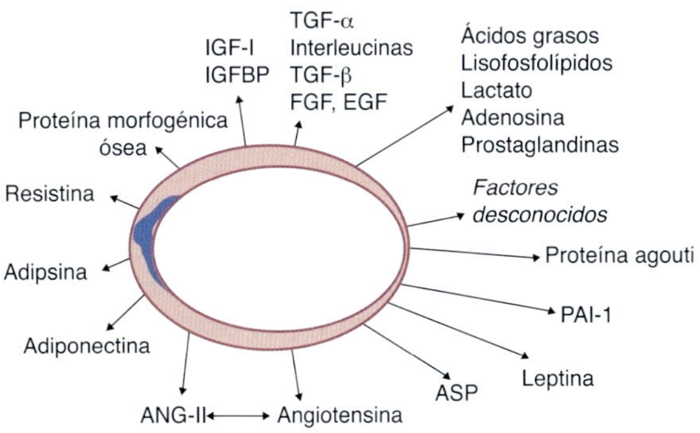

FIGURA 39-1. Efecto de las secreciones del tejido adiposo en otros órganos. El tejido adiposo secreta múltiples proteínas y metabolitos que actúan localmente o en órganos distantes, con un impacto relevante en el consumo de alimentos, la señalización de la insulina, la función vascular, el gasto energético y otros procesos homeostáticos del cuerpo. *ANG-II, angiotensina II; ASP, proteína estimuladora de la acetilación; EGF, factor de crecimiento epidérmico; FGF, factor de crecimiento de los fibroblastos; IGF, factor de crecimiento insulinoide; IGFBP, proteína de unión al factor de crecimiento insulinoide; PAI-1, inhibidor del activador del plasminógeno 1; TGF, factor de crecimiento transformante; TNF, factor de necrosis tumoral.* Tomado de: Rubin R., Strayer D. S. (Ed.) (2012). *Rubin's pathology: Clinicopathologic foundations of medicine* (p. 1085). Philadelphia, PA: Lippincott Williams & Wilkins.

Gasto energético

El gasto de la energía corporal resulta de cinco mecanismos de producción de calor (termogénesis): metabolismo basal (MB) o gasto energético en reposo (GER), termogénesis inducida por la dieta, termogénesis por ejercicio, termogénesis por una actividad distinta al ejercicio (TADE) y termogénesis en respuesta a cambios en las condiciones ambientales. La cantidad de energía que se utiliza varía en función de la edad, constitución corporal, tasa de crecimiento y estado de salud.

Metabolismo basal

El metabolismo basal se refiere a la cantidad mínima de gasto energético que es compatible con la vida.[1] Estas reacciones son necesarias para proveer energía para el mantenimiento de la temperatura corporal normal, la función cardiovascular y respiratoria, el tono muscular y otras actividades esenciales de células y tejidos del cuerpo en reposo. El MB constituye el 50-70% de las necesidades energéticas del cuerpo.[4] Se puede cuantificar utilizando un instrumento llamado *calorímetro indirecto*, que mide la tasa de consumo de oxígeno de la persona. Este consumo de oxígeno se mide en condiciones basales: después de dormir una noche completa, luego de por lo menos 12 h sin alimento, después de no hacer actividad estresante durante 1 h y mientras la persona está despierta, en reposo, en una habitación cálida y cómoda. Por lo general, las mujeres tienen un MB un 5-10% más bajo que los hombres debido a su mayor porcentaje de tejido adiposo. Aunque mucho del MB deriva de actividades esenciales del sistema nervioso central, los riñones y otros órganos corporales, las diferencias de MB entre las personas se relacionan principalmente con su masa musculoesquelética y su constitución corporal. Bajo condiciones de reposo normales, el músculo esquelético es responsable de alrededor del 20-30% del MB.[5] Por esta razón, la tasa de MB debe corregirse con base en el tamaño corporal, y se expresa en calorías por hora por metro cuadrado de superficie corporal. Algunos factores que afectan el MB son la edad, sexo, estado físico y embarazo. Con la edad existe una reducción progresiva normal del MB, que puede guardar relación con la pérdida de masa muscular y su reemplazo con tejido adiposo.[1] El MB se puede utilizar para calcular las calorías necesarias para una nutrición de mantenimiento.

El GER se utiliza para predecir el gasto energético. La manera más precisa para determinarlo es por calorimetría indirecta. Al multiplicar el GER por el factor 1.2, generalmente pueden predecirse de forma adecuada las necesidades calóricas para la nutrición de mantenimiento en personas con buen estado de salud. Un factor de 1.5 suele proporcionar los nutrientes necesarios durante el período de saciedad y durante enfermedades como neumonía, fracturas de huesos largos, cáncer, peritonitis y recuperación de casi todos los tipos de cirugías.

Termogénesis inducida por la alimentación y el ejercicio

La termogénesis inducida por los alimentos describe la energía que utiliza el cuerpo para la digestión, absorción y asimilación de los alimentos después de su ingesta. Es una energía que se gasta sobre y más allá de los valores calóricos de los alimentos y representa aproximadamente el 8% del total de las calorías gastadas. Cuando se ingieren los alimentos, la tasa metabólica aumenta hasta regresar a la normalidad en unas cuantas horas. El consumo de una comida alta en proteínas aumenta significativamente la tasa metabólica normal en un 30%, efecto que dura 3-12 h.

La cantidad de energía que se emplea en la actividad física está determinada por el tipo de actividad, su duración y el peso y condición física de la persona. Los incrementos más significativos del metabolismo basal son los que se producen con la actividad vigorosa.

Termogénesis de la actividad distinta al ejercicio

El gasto energético también se puede ver afectado por un aumento en la TADE, la cual incluye la energía que se gasta para mantener la postura y en actividades como los movimientos corporales por nerviosismo o inquietud.[6] Los porcentajes bajos de TADE pueden estar relacionados con una propensión a ganar peso. Las personas con TADE alta pueden tener menos ganancia de peso que aquellos con TADE reducida.

Termogénesis relacionada con el entorno

Tiritar como respuesta al frío también produce calor, ya que aumenta la actividad muscular. La termogénesis que no se relaciona con tiritar también ocurre en respuesta al estrés provocado por el frío y deriva de la activación del sistema nervioso simpático, con liberación de noradrenalina y adrenalina que originan una elevación de la actividad metabólica. La estimulación simpática también puede hacer que la grasa parda produzca calor.

Estudios recientes han mostrado que las personas que padecen obesidad con una ingesta calórica excesiva persistente presentan un aumento en su actividad simpática, desencadenada en parte por la leptina, la cual causa un incremento en la termogénesis. Esto podría contribuir a limitar la ganancia de peso o a estabilizar el sobrepeso en cierto punto.

RESUMEN

El estado nutricional describe la condición del organismo respecto a la disponibilidad y uso de los nutrientes. Estos proporcionan la energía y los materiales necesarios para realizar las actividades de la vida diaria y para el crecimiento y reparación de los tejidos del cuerpo. El metabolismo es un proceso organizado mediante el cual nutrientes como los hidratos de carbono, grasas y proteínas se descomponen, transforman o convierten por otros medios en energía celular. La glucosa, las grasas y los aminoácidos de las proteínas sirven como fuentes de combustible para el metabolismo celular. Estas fuentes energéticas son ingeridas durante las comidas y se almacenan para su uso posterior. La glucosa se guarda como glucógeno o se convierte en triglicéridos que serán almacenados en los adipocitos. Las grasas, por su parte, se almacenan en el tejido adiposo como triglicéridos. El tejido adiposo también funciona como un órgano endocrino al producir adipocinas como la leptina y las citocinas, que tienen efecto sobre la ganancia ponderal. Los *aminoácidos* son los bloques de construcción de las proteínas, y la mayoría de los que se almacenan están contenidos en las proteínas corporales y como fuentes de energía para el metabolismo celular. La energía se cuantifica en unidades de calor denominadas *calorías.*

El gasto de la energía corporal resulta de cinco mecanismos de producción de calor (termogénesis): el metabolismo basal o gasto energético en reposo, la termogénesis inducida por la dieta, la termogénesis por ejercicio, la termogénesis por una actividad distinta al ejercicio y la termogénesis en respuesta a cambios en las condiciones ambientales.

Requerimientos nutricionales

Ingestas dietéticas de referencia

Las *ingestas dietéticas de referencia* (DRI, *dietary reference intakes*) incluyen un conjunto de valores de referencia con relación a los nutrientes: ingesta diaria recomendada (IDR), ingesta adecuada (IA), requerimiento nutricional promedio (RNP), nivel máximo de ingesta tolerable y rango aceptable de distribución de macronutrientes (RADM).[7,8] Las DRI, actualizadas periódicamente por el National Academy of Sciences, aconsejan a las personas sobre las cantidades de nutrientes que deben consumir para reducir el riesgo de una enfermedad crónica. En los Estados Unidos se han publicado recomendaciones de DRI para nutrientes específicos y para vitaminas y minerales. El Food and Nutrition Information Center del Department of Agriculture de los Estados Unidos cuenta con el sitio web: http://fnic.nal.usda.gov/fnic/interactiveDRI/. Este sitio contiene una herramienta interactiva que ayuda a la persona a calcular sus necesidades nutricionales con base en su sexo, peso, altura, edad y nivel de actividad.[9]

La IDR se define como el nivel de consumo que cumple con las necesidades nutricionales de casi todas las personas saludables, en grupos específicos de edad y sexo.[8]

Se acude a la IA cuando no se dispone de suficiente evidencia científica para estimar el requerimiento promedio. La IA muestra un consumo medio que parece sustentar un indicador deseado de salud. El *requerimiento estimado promedio* es la ingesta que cumple con las necesidades nutricionales estimadas de la mitad de las personas en un grupo específico. Esta variable se utiliza como base para desarrollar la IDR. Quienes establecen las políticas nutricionales los utilizan al evaluar la idoneidad de un nutriente para un grupo específico y para planear qué cantidad del nutriente se debe consumir. No existen beneficios definidos para las personas que consumen nutrientes a niveles de IDR o IA.[8]

Las etiquetas de información nutrimental emplean los *valores diarios* (VD) que son fijados por la Food and Drug Administration (FDA) de los Estados Unidos. Los valores porcentuales diarios (%VD) indican al consumidor qué porcentajes de nutrientes obtendrá con una porción de alimento o suplemento.

Requerimientos nutricionales

Las proteínas, grasas, hidratos de carbono, vitaminas, minerales y fibra tienen cada uno su función específica para proveer al organismo lo que necesita para mantener la vida y la salud.

Calorías

Los requerimientos energéticos son mayores durante los períodos de crecimiento. Una persona requiere cerca de 115 kcal/kg de peso corporal al nacer, 105 kcal/kg al año de edad y 80 kcal/kg a los 1-10 años de edad. Durante la adolescencia, el niño requiere 45 kcal/kg y las niñas 38 kcal/kg. Durante el embarazo, la mujer necesita unas 300 cal adicionales a sus requerimientos normales, y durante los primeros 3 meses de lactancia materna, hasta 500 cal más.[7]

Proteínas

El ser humano necesita proteínas para el crecimiento y el mantenimiento de los tejidos corporales, la formación de enzimas y anticuerpos, el equilibrio de líquidos y electrólitos, y el transporte de nutrientes. Las proteínas se componen de aminoácidos, nueve de los cuales son esenciales para el cuerpo. Estos aminoácidos son la leucina, isoleucina, metionina, fenilalanina, treonina, triptófano, valina, lisina e histidina. Los alimentos de proteína completa son aquellos que contienen estos aminoácidos esenciales en las cantidades adecuadas. Por lo general, provienen de fuentes animales e incluyen leche, huevo, carne de res, pescado y pollo. Sin embargo, existen algunas fuentes de proteínas completas que proceden de los vegetales, entre las cuales se pueden mencionar a la soya (soja) y la quinoa. Otras proteínas vegetales, incluidas leguminosas y frijoles (judías/porotos), nueces, semillas y cereales, contienen todos los aminoácidos esenciales, pero en proporciones más bajas de las requeridas. El requerimiento promedio diario de proteína es de 30-50 g, siempre y cuando sea de buena calidad y la dieta contenga cantidades adecuadas de hidratos de carbono y grasa.[9] Las dietas con calorías suficientes pero con un contenido inadecuado de proteínas pueden generar **kwashiorkor**. Si tanto las proteínas como las calorías no son adecuadas, se produce desnutrición proteico-calórica (*véase* la sección *Desnutrición proteico-calórica*).

Grasas

Las grasas son la fuente de energía más concentrada. La Food and Nutrition Board ha establecido un RADM para las grasas del 20-30% de la ingesta calórica diaria en adultos, 25-35% en niños de entre 4 y 18 años de edad, y 30-40% en niños de entre 1 y 3 años de edad.[9] La recomendación diaria de colesterol en la dieta es de más de 300 mg. El colesterol es un lípido ceroso que contiene todas las células corporales y que se produce en el hígado. Es necesario para numerosas funciones corporales, incluida la producción de hormonas, metabolismo de varias vitaminas, funcionamiento nervioso y permeabilidad celular. El exceso de colesterol en el cuerpo puede ocasionar un daño significativo al sistema cardiovascular e incrementar el riesgo de una cardiopatía grave. La vigilancia cuidadosa de las concentraciones en sangre y la reducción del consumo de colesterol en la dieta ayudan a equilibrar estos niveles.

Las grasas de la dieta se componen principalmente de triglicéridos (una mezcla de ácidos grasos y glicerol). Los ácidos grasos pueden ser saturados, monoinsaturados y poliinsaturados. Los saturados elevan el colesterol en sangre, mientras que los monoinsaturados y los poliinsaturados lo disminuyen. Por lo general, las grasas saturadas provienen de fuentes animales y permanecen en estado sólido a temperatura ambiente. Con la excepción del aceite de coco y el de palma (que son saturados), las grasas insaturadas se pueden encontrar en los aceites vegetales y se conservan en estado líquido a temperatura ambiente. Los ácidos grasos *trans* (*TFA*, *trans fatty acids*) se producen cuando los aceites insaturados son parcialmente hidrogenados y se denominan entonces *grasas trans artificiales*. Se encuentran principalmente en la manteca vegetal, algunas margarinas y en alimentos que contienen estos dos productos. Las fuentes naturales de grasas *trans* incluyen productos lácteos, algunas carnes y otros alimentos de origen animal. Las grasas *trans* aumentan las lipoproteínas de baja densidad (LDL, *low-density lipoproteins*; "colesterol malo") y reducen las lipoproteínas de alta densidad (HDL, *high-density lipoprotein*; "colesterol bueno"). No obstante, las grasas *trans* que se producen naturalmente pueden tener un efecto beneficioso. Las grasas de la dieta proporcionan energía, funcionan como transporte para las vitaminas liposolubles y son una fuente de ácidos grasos.

Las grasas poliinsaturadas, entre ellas el ácido linoleico (ácido graso omega 6) y el α-linolénico (ácido graso omega 3), son ejemplos de ácidos grasos esenciales. Se ha establecido una IA para el ácido linoleico y para el α-linolénico.[9] Debido a que ciertos aceites vegetales constituyen una fuente rica de ácido linoleico y α-linolénico, la IA se puede satisfacer incluyendo dos cucharaditas de aceite vegetal por día en la dieta. La deficiencia de ácido linoleico produce dermatitis, y la de ácido α-linolénico, anomalías neurológicas y un crecimiento deficiente.

Se encontró que los ácidos grasos omega 3 y 6 contribuyen tanto a la producción como al tratamiento de muchos estados patológicos.[1] Todavía no se sabe mucho sobre este grupo de nutrientes. Los ácidos omega 3 se encuentran principalmente en los peces de agua fría, en la nuez de nogal y en las semillas de linaza; los ácidos omega 6, en las semillas y las nueces. En términos generales, los ácidos grasos omega 6 promueven la inflamación, los factores de coagulación y la proliferación celular; los ácidos grasos omega 3 los disminuyen. Por ello, se recomienda una dieta con una ingesta equilibrada de estos elementos.

Hidratos de carbono

Los hidratos de carbono de la dieta se componen de azúcares simples, hidratos de carbono complejos e hidratos de carbono no digeribles (p. ej., fibra). Debido a su mayor contenido de vitaminas, minerales y fibra, se recomienda que gran parte de los hidratos de carbono de la dieta se ingieran en su forma compleja y no en azúcares simples, ya que estos últimos contienen pocos nutrientes.

Aunque algunos tejidos, como el sistema nervioso, necesitan glucosa como fuente de energía, este requerimiento puede cubrirse por medio de la conversión de los aminoácidos y el glicerol, que forman parte de la molécula de triglicéridos, en glucosa. Los ácidos grasos de los triglicéridos se convierten en cetonas y se utilizan para generar energía para otros tejidos corporales. Una dieta deficiente en hidratos de carbono generalmente provoca pérdida de proteínas tisulares y el desarrollo de cetosis. Debido a que el metabolismo de proteínas y grasas aumenta la producción de desperdicios metabólicos osmóticamente activos, que deben ser eliminados a través de los riñones, existe peligro de deshidratación y desequilibrio electrolítico. La cantidad de hidratos de carbono necesarios para evitar el desperdicio tisular y la cetosis es de 50-100 g/día.

Los hidratos de carbono deben suministrar la mayor parte de la energía que se requiere diariamente, pues numerosas fuentes proteicas también son altas en grasas y más costosas. El RAMD señala que los hidratos de carbono deben constituir el 45-65% de las calorías diarias en la dieta.[9]

De preferencia, se deben ingerir en forma de cereales enteros, vegetales y frutas, los cuales tienen mayor contenido de fibra en comparación con las harinas refinadas y los azúcares.

Vitaminas y minerales

Vitaminas

Las *vitaminas* son un grupo de compuestos orgánicos que actúan como **catalizadores** de varias reacciones químicas. Un compuesto no puede ser clasificado como una vitamina a menos que la deficiencia de este compuesto cause alguna enfermedad. Contrario a la creencia popular, las vitaminas no aportan energía directamente. Como catalizadores, son parte de los sistemas enzimáticos requeridos para liberar energía de las proteínas, grasas e hidratos de carbono. Las vitaminas también son necesarias para la formación de eritrocitos, hormonas, material genético y del sistema nervioso. Son esenciales para el crecimiento y desarrollo normales.

Existen dos tipos de vitaminas: las liposolubles y las hidrosolubles. Las cuatro vitaminas liposolubles son las vitaminas A, D, E y K. Las nueve que son solubles en agua son la tiamina, riboflavina, niacina, piridoxina (vitamina B_6), ácido pantoténico, vitamina B_{12}, ácido fólico, biotina y vitamina C. Las vitaminas liposolubles se almacenan en el cuerpo y muchas alcanzan concentraciones tóxicas al ser ingeridas en cantidades mayores a las requeridas por el cuerpo. Debido a que las vitaminas hidrosolubles se excretan en la orina, tienen menor probabilidad de acumularse a niveles tóxicos. La tabla 39-1 presenta las principales fuentes de vitaminas.

TABLA 39-1 Principales fuentes de vitaminas

Vitamina	Principales fuentes alimenticias
Vitamina A (retinol, provitamina A y carotenoides)	Retinol: hígado, mantequilla, leche entera, queso, yema de huevo; provitamina A: zanahorias, vegetales de hoja verde, camote (batata), calabaza, calabacita, chabacanos, melón, margarina fortificada
Vitamina D (calciferol)	Productos lácteos fortificados, margarina fortificada, aceites de pescado, yema de huevo
Vitamina E (tocoferol)	Aceite vegetal, margarina, manteca, vegetales de hoja verde, germen de trigo, productos integrales, yema de huevo, mantequilla, hígado
Vitamina C (ácido ascórbico)	Brócoli, pimiento, chile, col (repollo), coles de Bruselas, col rizada, papas (patatas), espinaca, tomate, frutas cítricas, fresas
Vitamina B_1 (tiamina)	Carne de cerdo, hígado, carne de res, cereales enteros, cereales fortificados, legumbres, nueces
Vitamina B_2 (riboflavina)	Hígado, leche, yogur, queso cottage, carne de res, productos de cereales fortificados
Niacina (nicotinamida, ácido nicotínico)	Hígado, carne de res, pollo, pescado, manís, productos de cereales fortificados
Folacina (ácido fólico)	Hígado, leguminosas, vegetales hoja verde
Vitamina B_6 (piridoxina)	Carne de res, pollo, pescado, mariscos, vegetales de hoja verde, productos integrales, leguminosas
Vitamina B_{12} (cobalamina)	Carne de res, pollo, pescado, mariscos, huevo, productos lácteos
Biotina	Riñones, hígado, leche, yema de huevo, la mayoría de los vegetales frescos
Ácido pantoténico	Hígado, riñones, carnes, leche, yema de huevo, productos integrales, legumbres

Minerales

Los minerales tienen muchas funciones. Participan en el equilibrio acidobásico y en el mantenimiento de la presión osmótica en los compartimentos corporales. Los minerales son componentes que forman parte de las vitaminas, hormonas y enzimas. Ayudan a mantener las concentraciones normales de hemoglobina, desempeñan un papel en el funcionamiento del sistema nervioso y forman parte de la contracción muscular y el desarrollo y mantenimiento esquelético. Los minerales que se encuentran en grandes cantidades en el cuerpo se denominan *macrominerales*. Estos incluyen el calcio, fósforo, sodio, cloruro, potasio, magnesio y azufre. Otros minerales son clasificados como oligoelementos e incluyen el hierro, magnesio, cobre, yodo, zinc, cobalto, flúor y selenio. Una ingesta excesiva o deficiente de minerales puede producir enfermedad o toxicidad. La tabla 39-2 enumera las diferentes fuentes de los minerales y sus funciones.

Fibra

La fibra dietética, es decir, los hidratos de carbono no digeribles que se encuentran en las plantas, como frutas, vegetales, frijoles (judías), nueces y cereales enteros, así como la fibra funcional, los hidratos de carbono aislados no digeribles con efectos fisiológicos beneficiosos, constituyen en su conjunto la fibra total. Las fibras funcionales pueden ser sintéticas o extraídas de fuentes vegetales y se añaden a los alimentos. Algunos ejemplos incluyen el *Psyllium* y la metilcelulosa, que se encuentran con frecuencia en alimentos procesados. La fibra de la dieta genera un aumento de volumen, viscosidad y fermentación. El volumen disminuye la velocidad del vaciamiento gástrico, por lo que incrementa la saciedad, y aumenta la velocidad de desplazamiento por el tubo digestivo, con lo que crece el volumen de las heces y facilita la defecación normal. La viscosidad engruesa el recubrimiento del tubo digestivo, lo que ayuda a regular las concentraciones de glucosa sérica y a disminuir las de colesterol. La fermentación contribuye al crecimiento de una flora intestinal saludable y al funcionamiento del sistema inmunitario. Las recomendaciones de ingesta diaria de fibra para hombres y mujeres jóvenes es de 34 y 28 g, respectivamente, mientras que las personas mayores de 50 años de edad deben consumir 28 y 22 g, respectivamente.[8,9]

Regulación del consumo de alimentos y almacenamiento de energía

La estabilidad del peso corporal y su composición a lo largo del tiempo precisan que la ingesta energética sea equivalente al uso que se hace de ella. Existen factores ambientales, culturales, genéticos y psicológicos que influyen en la forma en la que consumimos alimentos y cómo gastamos esa energía. Además, el peso corporal es controlado de forma estrecha por varios sistemas de retroalimentación fisiológica que contribuyen a regular el hambre, el consumo de alimentos y el gasto energético.

Hambre, apetito y mecanismos de control del consumo de alimentos

Las sensación de *hambre* se asocia con varias percepciones sensoriales, como las contracciones rítmicas del estómago y la sensación de "vacío" que hace que una persona vaya a buscar alimento. El *apetito* es el deseo por un tipo particular de alimento. La *saciedad* es la sensación de plenitud o disminución del deseo de consumir alimentos.

Existen dos centros en el cerebro que interactúan con varias hormonas y neurotransmisores para ayudar a controlar el consumo de alimentos y el gasto energético. Se ha identificado al núcleo arcuato del hipotálamo como el centro del hambre y de la saciedad.[10] Otros centros del tronco encefálico reciben impulsos nerviosos del tubo digestivo que brindan información sobre el llenado estomacal, señales químicas de los nutrientes en la sangre (glucosa, aminoácidos y ácidos grasos) e impulsos de la corteza cerebral referentes al olor, vista y sabor de los alimentos. Los centros en el hipotálamo también controlan la secreción de varias hormonas (p. ej., tiroideas y adrenocorticales) que regulan el equilibrio de energía y el metabolismo.

TABLA 39-2 Fuentes y funciones de los minerales

Mineral	Principales fuentes	Funciones
Calcio	Leche y productos lácteos, pescados con espinas, verduras	Formación y mantenimiento óseo, formación de dientes, absorción de vitamina B, coagulación de la sangre, funcionamiento nervioso y muscular.
Cloruro	Sal de mesa, carnes, leche y huevo	Regula el pH estomacal, el equilibrio acidobásico y la presión osmótica de líquidos extracelulares.
Cobalto	Vísceras, carnes	Ayuda en la maduración de los eritrocitos (como parte de la molécula B_{12}).
Cobre	Cereales, nueces, legumbres, hígado, mariscos, uvas, carnes	Cataliza la formación de hemoglobina y la de elastina y colágeno, participa en la liberación de energía (citocromo oxidasa y catalasa), en la formación de la melanina y de fosfolípidos para la vaina de mielina de los nervios.
Fluoruro	Agua fluorada	Fortalece huesos y dientes.
Fósforo	Carnes, pollo, pescado, leche y queso, cereales, legumbres y nueces	Formación y mantenimiento óseo; componente esencial de ácidos nucleicos y de las moléculas de intercambio energético, como ATP.
Hierro	Carnes, corazón, hígado, almejas, habas, espinaca, dátiles, frutos secos, cereales integrales y enriquecidos	Síntesis de hemoglobina, liberación de energía celular (por la vía del citocromo), acción antibiótica (mieloperoxidasa).
Magnesio	Leche, vegetales verdes, nueces, pan y cereales	Cataliza numerosos impulsos nerviosos intracelulares, retrasa las reacciones, en particular aquellas relacionadas con las reacciones enzimáticas intracelulares; el magnesio bajo produce un aumento en la irritabilidad del sistema nervioso, vasodilatación y arritmias cardíacas.
Potasio	Naranjas, frutos secos, plátanos (bananas), carnes, papas (patatas), mantequilla de maní y café	Mantiene la osmolalidad intracelular, el equilibrio acidobásico, la transmisión de los impulsos nerviosos, cataliza el metabolismo energético, la formación de proteínas y de glucógeno.
Sodio	Sal de mesa, carnes saladas, carnes, leche y aceitunas	Mantenimiento de la presión osmótica de los líquidos extracelulares, equilibrio acidobásico, funcionamiento neuromuscular, absorción de glucosa.
Yodo	Sal yodada, pescado	Síntesis de hormona tiroidea en su función de mantenimiento del metabolismo basal.
Zinc	Cereales integrales, huevos y legumbres	Parte integral de muchas enzimas, incluida la anhidrasa carbónica, la cual facilita la combinación de dióxido de carbono con agua en los eritrocitos; componente de lactato deshidrogenasa, que es importante en el metabolismo celular; componente de muchas peptidasas; importante en la digestión de proteínas en el tubo digestivo.

Las neurohormonas son responsables de la regulación a corto plazo del consumo de alimentos, ya sea aumentando la alimentación (ante lo cual se consideran orexigénicas) o haciendo que disminuya (en cuyo caso son anorexigénicas).[11] La figura 39-2 enumera muchos de estos mensajeros neuronales y los efectos generales que producen. Se han identificado más de 30 genes de hormonas gastrointestinales que desempeñan un papel en la regulación del hambre y la saciedad.[12]

Los tres mensajeros principales que promueven los efectos orexigénicos a corto plazo son la grelina, que se sintetiza principalmente en el estómago, el neuropéptido Y (NPY) y la proteína r-agouti (AgRP), estos dos últimos producidos en el hipotálamo. Muchas de las otras hormonas intestinales tienen efectos anorexigénicos al enviar señales de saciedad a los centros neurológicos, que en última instancia ayudan a reducir el consumo de alimentos.[10]

La regulación a mediano y largo plazo del consumo de alimentos está determinada por la cantidad de nutrientes que se encuentran en la sangre y en los lugares de almacenamiento. Desde hace tiempo se sabe que la disminución en la glucosa sanguínea provoca hambre. En contraste, un aumento de los productos de la degradación de lípidos, como los cetoácidos, causa una disminución del apetito. La dieta cetogénica para bajar de peso (p. ej., la dieta Atkins) depende parcialmente de los efectos supresores del apetito, gracias a las cetonas en la sangre.

Los adipocitos liberan leptina en proporción a la cantidad de grasa almacenada. La estimulación de los receptores de leptina en el hipotálamo produce una reducción del apetito y del consumo de alimentos, así como un incremento en el metabolismo basal y el consumo de energía. También produce una menor liberación de insulina por las células β, lo cual reduce el almacenamiento de energía en los adipocitos.[13]

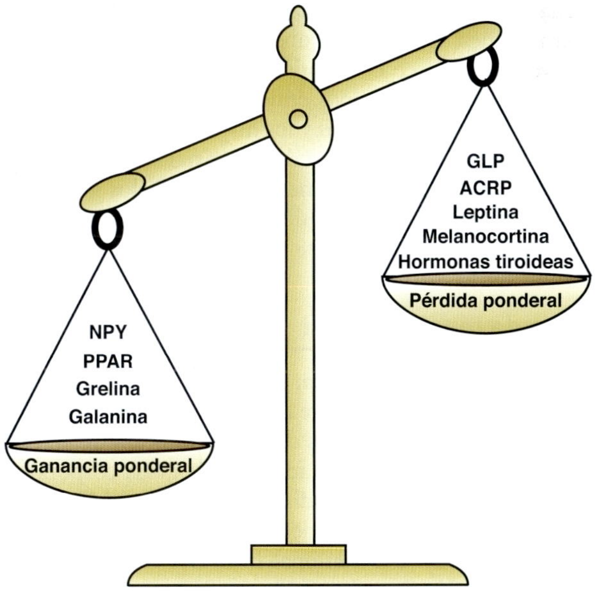

FIGURA 39-2. El equilibrio de los mediadores químicos tiene un impacto en la ganancia y pérdida ponderal. *ACRP, proteína del adipocito relacionada con el complemento; GLP, péptido similar al glucagón; NPY, neuropéptido Y; PPAR, receptor activado por proliferación de peroxisoma.* Tomado de: Strayer D., Rubin R. (Ed.) (2015). *Rubin's pathology: Clinicopathologic foundations of medicine* (7th ed., fig. 13-1, p. 517). Philadelphia, PA: Lippincott Williams & Wilkins.

RESUMEN

El organismo requiere cada día de más de 40 sustancias nutritivas diferentes. El estado nutricional refleja la ingesta diaria de nutrientes a lo largo del tiempo y el depósito y uso que el organismo hace de ellos. Las DRI aportan información sobre las cantidades de nutrientes esenciales que se consideran adecuadas para cumplir con los requerimientos nutricionales de las personas saludables. Cuentan con 22 clasificaciones por sexo y edad e incluyen recomendaciones de calorías, proteínas, grasas, hidratos de carbono, vitaminas y minerales. El hambre y la saciedad son sensaciones que están reguladas por un complejo grupo de neurohormonas producidas en el tubo digestivo. Estos mensajeros funcionan al estimular el hambre o indicar la saciedad, con el objetivo de controlar los efectos a corto y largo plazo. Aunque se ha generado mucha información proveniente de investigaciones recientes, todavía hay mucho que aprender a fin de comprender este proceso complejo de forma más eficaz.

Sobrepeso y obesidad

La obesidad se define como un exceso de acumulación de grasa corporal con múltiples consecuencias patológicas específicas por órgano. El sobrepeso y la obesidad se han convertido en un problema de salud global. En el 2016, 1.9 mil millones de personas fueron diagnosticadas con sobrepeso y 650 millones con obesidad.

Actualmente, en los Estados Unidos, más del 65% de los adultos tienen sobrepeso u obesidad y más del 36.5% de la población padece obesidad, con una mayor prevalencia de esta última entre grupos étnicos minoritarios, como los afroamericanos no hispanos y los hispanos.[14] La prevalencia de sobrepeso y obesidad es todavía más alarmante en niños y adolescentes. Aproximadamente el 17% de los niños entre los 2 y los 19 años de edad tienen obesidad, un porcentaje que se ha triplicado desde 1980.[15]

Índice de masa corporal

Desde una perspectiva clínica, el sobrepeso y la obesidad se definen en términos del índice de masa corporal (IMC). Este índice se basa en las medidas de peso y estatura de una persona (fig. 39-3) y tiene correlación con la grasa corporal. En 1997, la Organización Mundial de la Salud (OMS) definió las diferentes clasificaciones de sobrepeso (IMC ≥ 25) y obesidad (IMC ≥ 30). Los National Institutes of Health (NIH) de los Estados Unidos adoptaron posteriormente esta clasificación.[16] El hecho de que el IMC utilice 25 como medida de sobrepeso ha generado alguna preocupación respecto a que el índice de algunos hombres pudiera estar en función del peso muscular, más que el de su grasa. Sin embargo, se ha demostrado que este corte puede detectar de forma sensible a la mayoría de las personas con sobrepeso y no clasifica de forma errónea a quienes son delgadas y tienen un mayor volumen de músculo magro.

$$\textbf{Índice de masa corporal} = \frac{\text{Peso en kilogramos}}{\text{Estatura en metros}^2} \quad \text{o} \quad \frac{\text{Peso en libras}}{\text{Estatura en pulgadas}^2} \times 703$$

FIGURA 39-3. Fórmula del índice de masa corporal.

La definición de *obesidad* en los niños es un IMC que se ubica en el percentil 95 o por encima de este para el sexo y edad específicos; mientras tanto, un IMC entre los percentiles 85 y 95 se define como sobrepeso.[6] Estos criterios se han seleccionado debido a que son equivalentes a los valores de IMC de 30 y 25 del adulto, respectivamente.

Causas de la obesidad

Mientras que el sobrepeso y la obesidad resultan en definitiva de un desequilibrio entre ingerir demasiadas calorías y no tener una actividad física suficiente, existen muchos factores que contribuyen tanto al desarrollo de la obesidad como a la respuesta corporal que intenta controlarla. Las causas frecuentemente reconocidas incluyen factores genéticos, metabolismo, conducta, entorno, cultura y estado socioeconómico.[17] Algunas condiciones médicas, como una afección tiroidea, el síndrome de Cushing y el síndrome de ovario poliquístico, también pueden contribuir al aumento de peso y la obesidad; lo mismo sucede con muchos fármacos.

La relación entre genética y ganancia de peso es compleja. La última actualización del mapa genético de la obesidad humana, completado en 2005, sugiere que hay 100 localizaciones cromosómicas que son relevantes para la obesidad.[18] Gran cantidad de ellas se relacionan con los controles cerebro-intestino de hambre y saciedad, de metabolismo y los mecanismos de almacenamiento corporal. La identificación de estos factores genéticos permitirá realizar más intervenciones terapéuticas específicas en el futuro. Aún se desconoce cómo los genes y sus mutaciones pueden interactuar de manera directa o indirecta con los agentes ambientales causantes de la obesidad.[19]

Existe nueva evidencia de que las intervenciones conductuales pueden ayudar a mantener la influencia genética bajo control.[17]

La influencia ambiental sigue siendo uno de los factores contribuyentes más importantes de este problema mundial.[17,18] Las tasas de obesidad han alcanzado proporciones epidémicas en poblaciones con alta disponibilidad de alimentos calóricos y reducción de la actividad física.[18] Factores adicionales como los patrones alimenticios de la familia, el tiempo que se pasa frente al equipo de cómputo o viendo televisión, dependencia del automóvil, acceso fácil a los alimentos y mayor densidad energética de estos, mayor consumo de bebidas azucaradas e incremento en el tamaño de las porciones, son elementos que contribuyen al sobrepeso. Los estudios epidemiológicos más recientes indican que mientras la reducción de la actividad física desempeña cierto papel en el aumento del sobrepeso y la obesidad, los cambios dietéticos a causa de una mayor disponibilidad de alimentos económicos, de buen sabor, intensamente promocionados y obesogénicos son los culpables del aumento significativo en la obesidad.[20]

Los factores psicológicos son otra área de influencia de las conductas relacionadas con la ganancia ponderal. Comer puede ser una forma de lidiar con el estrés, las variaciones del estado de ánimo y la ansiedad.[21] Probar pequeñas porciones a lo largo del día, comer de forma emocional o tener un trastorno por atracón (TPA) se consideran factores pronósticos importantes para clasificar a los pacientes como obesos.[22]

Se piensa que el nivel cultural y socioeconómico también son factores que pueden contribuir a aumentar las tasas de sobrepeso y obesidad. Queda claro que se deben desarrollar intervenciones que se ajusten a las necesidades particulares de diferentes culturas, así como abordar las barreras socioeconómicas que impiden mejorar las elecciones dietéticas de la población.[17]

Tipos de obesidad

Existen dos tipos de obesidad de acuerdo con la distribución de la grasa corporal: obesidad con predominio en la parte superior del cuerpo y obesidad con predominio en la parte inferior (fig. 39-4). La *obesidad de la parte superior del cuerpo* también es conocida como obesidad *central*, *abdominal*, *visceral* o *masculina* ("*androide*"). La obesidad de la parte inferior del cuerpo se denomina obesidad *periférica, glúteo-femoral* o *femenina* ("*ginoide*"). De las personas con obesidad de la parte superior con frecuencia se dice que tienen cuerpo en "forma de manzana", comparadas con las de obesidad en la parte inferior, que parecen tener "forma de pera". En general, los hombres tienen más grasa intraabdominal que las mujeres, en quienes es subcutánea. A medida que la edad avanza, la proporción de grasa intraabdominal en los hombres, en relación con la grasa subcutánea, aumenta. Después de la menopausia, las mujeres tienden a adquirir una distribución más central de la grasa.

El tipo de obesidad se determina dividiendo el perímetro de la cintura entre el perímetro de la cadera. La comparación entre estas dos medidas ayuda a identificar el tipo de obesidad. Un cociente cintura-cadera mayor de 1.0 en los hombres y de 0.8 en las mujeres son indicadores de obesidad de la parte superior o central. La obesidad central puede dividirse entre quienes tienen tejido adiposo intraabdominal y los que tienen tejido adiposo subcutáneo con la ayuda de tomografía computarizada o resonancia magnética.[23] La medición del perímetro abdominal, una medida de distribución de la grasa central, cuantifica tanto el tejido adiposo abdominal subcutáneo como el intraabdominal. Una de las características de la grasa visceral es que libera adipocinas (como el factor de necrosis tumoral α y la adiponectina) y ácidos grasos directamente al hígado antes de pasar a la circulación sistémica, lo que tiene el potencial de generar un gran impacto en la función hepática (p. ej., el exceso de ácidos grasos se deposita en el hígado, que produce hígado graso y resistencia hepática a la insulina). Se piensa que las altas concentraciones de estas adipocinas y de ácidos grasos libres circulantes en personas con obesidad, sobre todo en aquellos con obesidad central, están asociadas con muchos de los efectos adversos de la obesidad.[24]

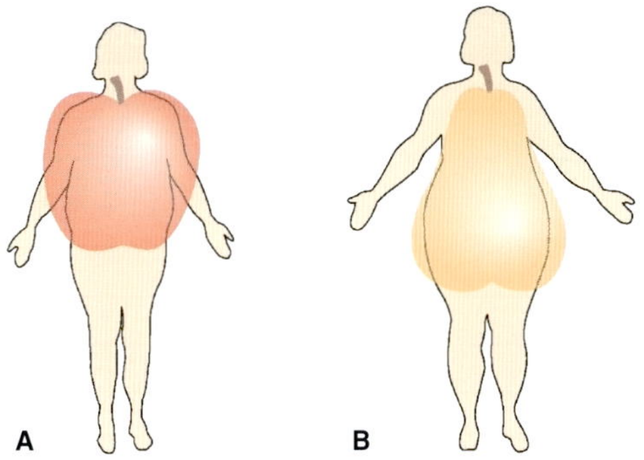

FIGURA 39-4. Distribución del tejido adiposo en (**A**) la parte superior del cuerpo, u obesidad central (visceral), y en (**B**) la parte inferior del cuerpo, u obesidad periférica (subcutánea). De las personas con obesidad central, se dice que tienen cuerpo en forma de "manzana", y aquellos con obesidad periférica, que lo tienen en forma de "pera".

El exceso de grasa en el abdomen fuera de proporción con la grasa corporal total es un factor pronóstico independiente de factores de riesgo y mortalidad. Tanto el IMC como el perímetro abdominal se correlacionan de forma positiva con el tejido adiposo corporal total, pero el perímetro abdominal es un factor de predicción más preciso del contenido de grasa abdominal o visceral.[25] Una perímetro abdominal de 88 cm o mayor en las mujeres y de 102 cm o más en los hombres se asocia con riesgos importantes a la salud (tabla 39-3).[26]

La reducción de peso causa una pérdida preferencial de la grasa visceral (por una mayor rotación de los adipocitos viscerales que de los subcutáneos) y puede llevar a una mejoría de las anomalías metabólicas y hormonales. Aunque la obesidad periférica se asocia con problemas de venas varicosas en las piernas y problemas mecánicos, no tiene una relación tan estrecha con el riesgo cardiometabólico.

Riesgos de salud asociados con la obesidad

El exceso de grasa corporal que acompaña a la obesidad deteriora sensiblemente la salud. Como resultado, las personas están en riesgo de desarrollar afecciones que son causas líderes de mortalidad en los Estados Unidos y otros países, incluyendo ictus, cáncer, diabetes, enfermedad renal, cardiopatías y enfermedades respiratorias.[27] Se predice que los efectos de la obesidad sobre la salud traerán consigo una menor esperanza de vida para los jóvenes de hoy.[28] Los adultos con un IMC > 40 tienen una expectativa de vida 6-13 años menor.[29]

La obesidad afecta a casi todos los aparatos del cuerpo (fig. 39-5). Se incrementan las cardiopatías, así como la hipertensión y la hipertrigliceridemia; existe una disminución del colesterol HDL. Una ganancia de peso significativa aumenta el riesgo de desarrollar diabetes de tipo 2, apnea obstructiva del sueño, reflujo gástrico, incontinencia urinaria por esfuerzo y enfermedades de la vesícula biliar. Se produce limitación de la movilidad y aumento de las alteraciones articulares, secundarias al incremento de peso en el aparato esquelético. En la mujer, la obesidad puede contribuir a la infertilidad, embarazos de alto riesgo, diabetes gestacional, hipertensión materna y complicaciones durante la labor y el parto. Los bebés que nacen de madres con obesidad tienen mayor probabilidad de contar con un peso elevado, lo que contribuye al aumento en la tasa de nacimientos por

TABLA 39-3 Clasificación del sobrepeso y la obesidad por imc, perímetro abdominal y riesgo de enfermedad*

			Riesgo de enfermedad* respecto al peso y perímetro abdominal normales	
	IMC (kg/m^2)	Clase de obesidad	*Hombres ≤ 102 cm* *Mujeres ≤ 88 cm*	*Hombres > 102 cm* *Mujeres > 88 cm*
Peso bajo	< 18.5		–	–
Normal†	18.5-24.9		–	–
Sobrepeso	25.0-29.9		Incrementado	Alto
Obesidad	30.0-34.9	I	Alto	Muy alto
	35.0-39.9	II	Muy alto	Muy alto
Obesidad mórbida	≥ 40	III	Extremadamente alto	Extremadamente alto

* Riesgo de enfermedad para diabetes de tipo 2, hipertensión y cardiopatías.

†Un perímetro abdominal grande también puede ser marcador de riesgo incrementado, incluso en personas con peso normal.

IMC, índice de masa corporal.

National Heart, Lung, and Blood Institute. (nd). Clinical guidelines on the identification, evaluation, and treatment of overweight and obesity in adults. [En línea] Disponible en: https://www.nhlbi.nih.gov/health/educational/lose_wt/BMI/bmi_dis.htm. Acceso el 16 de abril, 2018.

cesárea. Se han encontrado varios tipos de cáncer con mayor frecuencia en las personas con obesidad, incluyendo el de endometrio, colon, vesícula biliar, próstata, riñón y cáncer de mama posmenopáusico. La obesidad también provoca esteatohepatitis y enfermedad por hígado graso.[16,19]

Prevención y tratamiento de la obesidad

Prevención

La proporción epidémica de la obesidad ha generado un gran debate sobre los medios más adecuados de prevención. Gran parte de las intervenciones implican la modificación de conductas del estilo de vida para promover elecciones saludables de alimentos y una mayor actividad física. El debate público se ha centrado en métodos y políticas que permitan regular la disponibilidad de opciones de alimentos menos deseables, como refrigerios altos en calorías y bebidas azucaradas.[17,18]

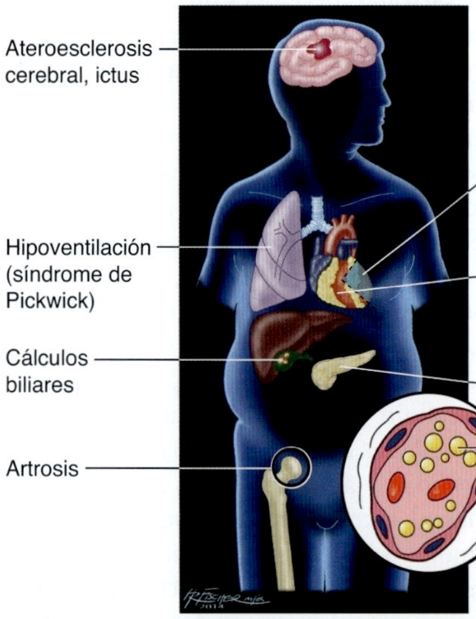

FIGURA 39-5. Complicaciones médicas de la obesidad. Tomado de: Strayer D., Rubin R. (Ed.) (2015). *Rubin's pathology: Clinicopathologic foundations of medicine* (7th ed., fig. 13-5, p. 521). Philadelphia, PA: Lippincott Williams & Wilkins.

En la actualidad, las instancias gubernamentales realizan esfuerzos importantes en el área de políticas y educación pública. *We Can!* es un programa de educación a nivel nacional desarrollado por los NIH de los Estados Unidos para ayudar a niños entre 8 y 13 años de edad a conseguir o mantener un peso saludable, de esta forma se les alienta a comer de forma saludable, aumentar su actividad física y reducir el tiempo que la familia pasa frente a las pantallas. Otro programa, titulado *ChooseMyPlate.gov* (fig. 39-6), desarrollado por la USDA, convierte las directrices de la dieta en comportamientos de consumo demostrables. Las medidas de prevención exitosas no solo utilizan estrategias gubernamentales y medidas regulatorias, sino también iniciativas y comunicaciones del sector privado.[20]

Tratamiento

La recomendación actual es que se indique tratamiento en todos los individuos con IMC ≥30 y en quienes presentan un IMC de 25-29.9 o un perímetro abdominal grande, además de dos o más factores de riesgo.[30] El tratamiento se debe enfocar en la modificación individualizada del estilo de vida a través de una combinación de dieta reducida en calorías, aumento de la actividad física y terapia conductual. Estas tres

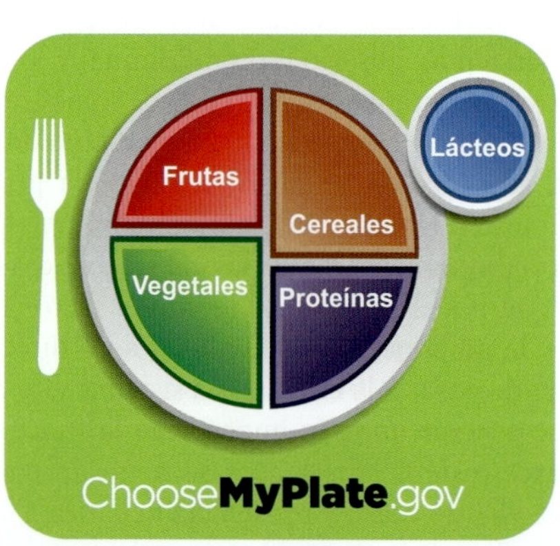

FIGURA 39-6. La página ChooseMyPlate.gov del Department of Agriculture de los Estados Unidos describe lo que constituye un patrón de alimentación saludable, mostrando los cinco grupos de alimentos, con claves que puede implementar la familia a la hora de la comida.

modalidades de tratamiento forman la base de todos los programas de control de peso. Los fármacos y la cirugía están disponibles como coadyuvantes a los cambios en el estilo de vida para personas que cumplen con los criterios específicos.

Antes de iniciar el tratamiento, se debe hacer una valoración respecto al grado de sobrepeso y el estado general de riesgo. Esto incluye valorar los siguientes factores de riesgo o complicaciones: cardiopatía coronaria y otras enfermedades ateroescleróticas, apnea del sueño, anomalías ginecológicas, artrosis, cálculos biliares, incontinencia de esfuerzo, tabaquismo, hipertensión, concentraciones altas de LDL y bajas de HDL, cifras altas de triglicéridos, prediabetes o diabetes de tipo 2, antecedentes familiares de enfermedad coronaria prematura e inactividad física.[30]

También se recomienda determinar las barreras y la preparación de la persona para comenzar a perder peso, como las motivaciones para la pérdida ponderal, antecedentes de intentos previos, apoyo social, actitud hacia la actividad física, capacidad para participar en ella, tiempo disponible para intentar una intervención, comprensión de las causas de la obesidad y su contribución a la enfermedad y, finalmente, las barreras personales para realizar los cambios necesarios.

Tratamiento por medio de un plan dietético

Los principales componentes de todos los tratamientos dietéticos son la restricción calórica y la composición de la dieta; sin embargo, ninguno de los dos métodos ha mostrado ser más eficaz que el otro.[17] Por lo tanto, el tratamiento debe prescribirse de forma individualizada de acuerdo con el sobrepeso de la persona y su perfil de riesgo. La dieta debe consistir en un plan personalizado con objetivos realistas.

Las restricción calórica puede variar desde dietas bajas en calorías (DBC) hasta dietas muy bajas en calorías (DMBC) de menos de 450 kcal/día. Las DMBC restringen las ingestas a cerca de 450 kcal/día, y se componen primordialmente de proteínas. Las dietas conllevan grandes riesgos, incluyendo arritmias y colelitiasis, por lo que se requiere la supervisión directa de un profesional médico.

Un abordaje más conservador reduce la ingesta calórica diaria a 500-1000 kcal/día. La ingesta calórica total se debe distribuir en tres comidas y dos colaciones a lo largo del día. El control de las porciones es una técnica eficaz para conseguir una reducción calórica. Llevar un diario o bitácora dietética de todos los alimentos consumidos ayuda a cobrar consciencia del contenido y la frecuencia de lo que se ingiere.

Se debe plantear la composición de la dieta, incluidos los planes bajos en grasas y los que son bajos en hidratos de carbono y altos en proteína. Las dietas bajas en grasa se esfuerzan por lograr que las calorías diarias provenientes de las grasas constituyan solo el 10-15% del total de la ingesta calórica. Los planes dietéticos altos en proteína pueden incrementar el riesgo de presentar cálculos renales, y los que implican una reducción en la ingesta de fibra aumentan la probabilidad de desarrollar cáncer y elevan las concentraciones de colesterol.

Actividad física

La evidencia sugiere que el aumento en la actividad física reduce el riesgo de sobrepeso y obesidad. Además, disminuye las probabilidades de desarrollar diabetes y enfermedades cardiovasculares en mayor grado del que se logra con la pérdida ponderal aislada. La actividad física por sí misma no lleva a una pérdida ponderal significativa.[17] Puede, sin embargo, ayudar a reducir la grasa abdominal, aumentar la capacidad cardiorrespiratoria y prevenir la reducción de la masa muscular que sobreviene con la pérdida ponderal. El objetivo para los adultos debe ser realizar un mínimo de 150-300 min semanales de actividad física moderada a vigorosa, para conseguir y mantener un peso saludable.[9,17]

Terapia conductual

Las modificaciones en el estilo de vida son un factor esencial en el tratamiento para la pérdida ponderal, e incorporan manejo del estrés, control de estímulos, resolución de problemas, reestructuración cognitiva, apoyo social y prevención de recaídas.[30] Otro aspecto importante de la modificación conductual consiste en ayudar a la persona a establecer metas realistas de pérdida de peso.

Tratamiento farmacológico

Los fármacos aprobados por la FDA pueden usarse como coadyuvantes al régimen antes mencionado en personas con IMC $\geq$ 30, sin factores de riesgo o enfermedades o en personas con IMC $\geq$ 27 con factores de riesgo o enfermedades concomitantes.[30] Entre las enfermedades y riesgos que justifican el tratamiento se incluyen cardiopatías coronarias, diabetes de tipo 2, síndrome metabólico, anomalías ginecológicas, artrosis, colelitiasis, incontinencia de esfuerzo y apnea del sueño.

Los medicamentos que actúan principalmente por medio del sistema nervioso central bloquean o activan porciones de los sistemas de neurotransmisión que participan en la señalización del hambre y la saciedad. Las vías que pueden ser afectadas incluyen la de la noradrenalina, serotonina, dopamina e histamina. Se sabe que el sistema endocannabinoide puede influir en el consumo de alimentos y, actualmente, es el centro de las investigaciones para desarrollar terapias de reducción de peso eficaces.

Los medicamentos que tienen acción periférica incluyen los que bloquean la absorción de lipasa en el tubo digestivo ("bloqueadores de grasa") y nuevos fármacos que tienen como objetivo regiones del páncreas o del intestino, así como del cerebro, para ayudar a reducir el consumo de alimentos, aumentar la secreción de insulina y retrasar la velocidad del vaciamiento gástrico.

Cirugía para reducción de peso (bariátrica)

En las personas con obesidad clínica grave (IMC > 40), IMC > 35 y afecciones comórbidas, y en quienes han fracasado los intentos médicos de control de peso, el tratamiento quirúrgico suele ser el más eficaz. La cirugía bariátrica logra una pérdida de peso médicamente significativa durante 10 años o más en la mayoría de las personas.[30]

Existen tres tipos de cirugía para la reducción de peso: 1) procedimientos restrictivos, los cuales limitan la cantidad de alimento que puede ingerirse; 2) procedimientos malabsortivos, que realizan derivaciones para saltarse algunas porciones del intestino y así absorber menos nutrientes, y 3) procedimientos que combinan técnicas restrictivas y malabsortivas. Los procedimientos restrictivos incluyen la colocación de una banda gástrica ajustable y la gastrectomía en manga, mientras que los malabsortivos incluyen la derivación biliopancreática con cruce duodenal. Cada tipo de cirugía cuenta con riesgos y complicaciones potenciales específicos y requiere de vigilancia nutricional de por vida, después de la intervención y la participación del paciente en programas que brinden asesoramiento en temas de nutrición, actividad física, terapia conductual y apoyo social. Uno de los mayores beneficios de la cirugía bariátrica es la resolución o remisión de las enfermedades concomitantes. La mejoría significativa de los síntomas de la diabetes de tipo 2 y la reducción de las complicaciones ha llevado a cinco organizaciones internacionales dedicadas al estudio de esta enfermedad a realizar una declaración conjunta para incluir a la cirugía bariátrica en el algoritmo de tratamiento, a fin de mejorar los resultados.[31]

RESUMEN

La *obesidad* se ha definido como un exceso de acumulación de grasa corporal con múltiples consecuencias patológicas específicas por órgano. Se ha implicado a factores genéticos, socioeconómicos, culturales y ambientales, así como a factores psicológicos y niveles de actividad, como factores etiológicos para el desarrollo de obesidad. Existen dos tipos de obesidad: la de la parte superior del cuerpo y la de la parte inferior. La obesidad de la parte superior del cuerpo está asociada con una incidencia más alta de riesgos para la salud. Los problemas de salud relacionados con la obesidad afectan prácticamente a todos los aparatos corporales. El abordaje terapéutico para la obesidad se enfoca en dietas de reducción ponderal nutricionalmente adecuadas, modificaciones conductuales, ejercicio, apoyo social y, en situaciones de obesidad muy marcada, tratamiento farmacológico y métodos quirúrgicos.

Desnutrición y trastornos alimentarios

La desnutrición continúa siendo un problema de salud grave en todo el mundo. A escala global, las tasas de desnutrición han caído en las últimas décadas.[32,33] Los países en desarrollo tienen una prevalencia del 12.9% de la población y son responsables del 98% de la desnutrición total.[33] En los países desarrollados, la desnutrición se observa con mayor frecuencia en la población pediátrica y en adultos mayores.[34]

Desnutrición e inanición

La desnutrición y la inanición son estados en los cuales las personas no reciben o son incapaces de emplear de forma adecuada la cantidad necesaria de nutrientes para el funcionamiento corporal. Una dieta adecuada debe proveer cantidades suficientes de energía en forma de hidratos de carbono, grasas y proteínas; aminoácidos y ácidos grasos, para emplearlos como bloques de construcción para la síntesis de proteínas y lípidos estructurales y funcionales; así como vitaminas y minerales, requeridos como coenzimas u hormonas en procesos metabólicos vitales, o en el caso del calcio y el fosfato, como componentes importantes de los huesos.

Entre las diversas causas de la desnutrición están la pobreza y la ignorancia, enfermedades agudas y crónicas y la restricción dietética autoimpuesta. Las personas sin hogar, adultos mayores y niños que viven en situación de pobreza alimentaria a menudo muestran los efectos de la desnutrición proteica y calórica, así como las deficiencias de vitaminas y minerales. El reconocimiento de que todos los bebés, adolescentes y mujeres embarazadas tienen mayores requerimientos nutricionales puede pasarse por alto con independencia del estado socioeconómico. Algunos tipos de desnutrición son causados por enfermedades agudas y crónicas, tal como ocurre en las personas con enfermedad de Crohn, quienes no son capaces de absorber los nutrientes de los alimentos. La anorexia nerviosa y otros trastornos alimentarios menos evidentes afectan a un grupo importante de la población que se preocupa por su apariencia física o desempeño atlético.

Desnutrición proteico-calórica

La desnutrición proteico-calórica refleja un desgaste de los tejidos magros del cuerpo causado por el hambre o por una combinación de ella con estrés catabólico. Los tejidos magros son los metabólicamente activos, libres de grasa corporal, es decir, los musculoesqueléticos, vísceras y células de la sangre y el sistema inmunitario. Debido a que los tejidos magros constituyen el compartimento más grande del cuerpo, su tasa de pérdida es el principal determinante del peso corporal total en la mayoría de los casos de desnutrición proteico-calórica.

La desnutrición proteico-calórica en bebés y niños en países en desarrollo puede dividirse en dos alteraciones distintas: marasmo (deficiencia de proteínas y calorías) y kwashiorkor (deficiencia proteica). Los cambios patológicos producidos por ambos tipos de desnutrición incluyen inmunodeficiencias celulares y humorales que derivan de la falta de proteínas y de mediadores inmunitarios. Se verifica una alteración en la síntesis de los pigmentos del cabello y la piel (p. ej., el cabello puede cambiar de color y la piel se torna hiperpigmentada) por la falta de sustrato (tirosina) y de coenzimas.

El *marasmo* representa una pérdida progresiva de masa muscular y de almacenamiento de lípidos debido a un consumo inadecuado de alimentos, que es igualmente deficiente en calorías que en proteínas.[35] Causa una reducción del peso corporal, ajustado para la edad y estatura. El niño con marasmo luce consumido, con pérdida de la masa muscular, retraso en el crecimiento y pérdida de grasa subcutánea; tiene un abdomen protuberante (por hipotonía muscular); piel arrugada, cabello ralo, seco y opaco; y disminución de la frecuencia cardíaca, presión arterial y temperatura corporal. La diarrea es frecuente. Dado que su función inmunitaria se ve alterada, se presentan infecciones que agregan mayor estrés a su ya debilitado cuerpo. Una característica importante del marasmo es la falta de crecimiento; si no se les brinda suficiente alimento, estos niños no alcanzarán su estatura potencial.[35]

El *kwashiorkor* se produce por deficiencia de proteínas.[35] El término proviene de una palabra africana que significa "la enfermedad sufrida por el niño desplazado", ya que esta condición se desarrolla tan pronto como el niño es relevado de la alimentación materna por la llegada de un nuevo hermano y comienza a recibir una alimentación rica en papillas de almidón. El kwashiorkor es una forma más grave de desnutrición que el marasmo. A diferencia del marasmo, la deficiencia proteica grave se asocia con una pérdida extensa del compartimento proteico visceral, que deriva en hipoalbuminemia y da lugar a un edema en declive o generalizado. El niño con kwashiorkor por lo general se presenta con edema, piel descamativa, despigmentación del cabello, anorexia y apatía extrema (fig. 39-7). Se observan lesiones que asemejan "pintura descarapelada" en la piel de la cara y las extremidades. Adicionalmente, el cabello se vuelve de color arenoso o rojizo, con despigmentación lineal (signo de bandera).[36,37] Existe un retraso generalizado del crecimiento y desgaste muscular, como en el marasmo, pero la grasa subcutánea se observa normal, porque la ingesta calórica es la adecuada. Otras manifestaciones incluyen lesiones cutáneas, hepatomegalia y distensión de abdomen, extremidades frías, reducción del gasto cardíaco y taquicardia.

El *kwashiorkor marasmático* es un déficit proteico-calórico avanzado que se presenta junto con un mayor requerimiento de proteínas o con la pérdida de ellas. Produce un rápido descenso en las medidas antropométricas, con edema evidente y desgaste y pérdida de la masa orgánica. Un aspecto esencial de la desnutrición proteico-calórica grave es la degeneración grasa de órganos tan diversos como el corazón y el hígado. Esta degeneración causa disfunción cardíaca subclínica notoria, especialmente cuando la desnutrición viene acompañada de edema. Un segundo aspecto dañino es la pérdida de grasa subcutánea, lo que reduce significativamente la capacidad corporal para regular la temperatura y almacenar agua. Como consecuencia, los niños desnutridos se deshidratan y pierden temperatura de manera más rápida y grave que los niños nutridos con normalidad. La mayoría de los niños con desnutrición proteico-calórica tienen infecciones asintomáticas, pues su sistema inmunitario no puede responder de manera adecuada. Este sistema se encuentra tan deprimido que muchos no son capaces de producir fiebre, la cual es típica de una enfermedad aguda.

Desnutrición secundaria a traumatismos y enfermedad

Por lo general, en las sociedades industrializadas, la desnutrición proteico-calórica ocurre de forma secundaria a un traumatismo o enfermedad. La desnutrición proteica de tipo kwashiorkor se confirma generalmente en asociación con alteraciones hipermetabólicas agudas, como traumatismos, quemaduras y septicemia.[38] La desnutrición proteico-calórica de tipo marasmo deriva tradicionalmente de afecciones crónicas como la enfermedad pulmonar obstructiva crónica, insuficiencia cardíaca congestiva, cáncer e infección por VIH.[35] Aproximadamente la mitad de las personas con cáncer experimentan un desgaste tisular, en el cual el tumor induce a cambios metabólicos que llevan a la pérdida del tejido adiposo y de la masa muscular.[39]

En personas con lesiones o enfermedades graves, se acelera la degradación neta de proteínas y la reconstrucción proteica se ve interrumpida. Se pierde masa proteica del hígado, tubo digestivo, riñones y corazón. A medida que se pierde proteína

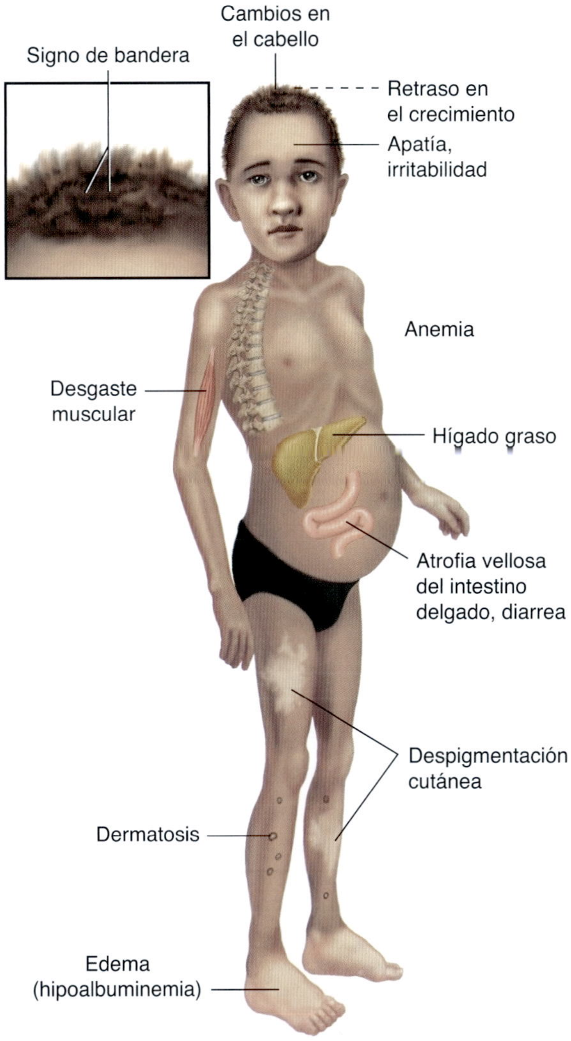

FIGURA 39-7. Manifestaciones clínicas de kwashiorkor.

del hígado, se reduce la síntesis hepática de proteínas séricas y se observa una reducción de sus concentraciones. También hay una disminución de las células inmunitarias, la cicatrización de las heridas es deficiente y el cuerpo es incapaz de combatir la infección debido a las múltiples disfunciones inmunitarias. El tubo digestivo sufre atrofia mucosa con pérdida de vellosidades en el intestino delgado, lo que produce un cuadro de malabsorción. La pérdida de proteína del músculo cardíaco lleva a una reducción de la contractilidad miocárdica y del gasto cardíaco. Los músculos que se usan para la respiración se debilitan y la función respiratoria se ve comprometida a medida que las proteínas musculares se emplean como fuente combustible. La reducción de la función respiratoria tiene muchas implicaciones, especialmente en las personas con quemaduras, traumatismos o enfermedades respiratorias crónicas, y en quienes requieren de ventilación mecánica por insuficiencia respiratoria.

Diagnóstico

Ninguna medida diagnóstica única es lo suficientemente precisa como para servir como prueba confiable de desnutrición.

Las técnicas de valoración nutricional incluyen evaluación de la ingesta dietética, medidas antropométricas, exploración física centrada en la nutrición y pruebas de laboratorio.[2] La evaluación de la composición corporal se puede realizar al valorar el peso, edema, desgaste muscular y pérdida de grasa subcutánea. La albúmina y prealbúmina sérica se usan para el diagnóstico de la desnutrición proteico-calórica. La albúmina, que se ha utilizado históricamente como un determinante del estado nutricional, cuenta con una reserva corporal importante y una vida media de 20 días, y es menos sensible a cambios en la nutrición que la prealbúmina, la cual tiene una vida media más corta y una reserva corporal relativamente baja.[2]

Tratamiento

El tratamiento de la desnutrición proteico-calórica grave comprende el uso de medidas para corregir las anomalías de líquidos y electrólitos, así como la reposición de proteínas, calorías y micronutrientes. Se requiere de una administración conjunta de vitaminas y minerales. El edema de realimentación, que es de tipo benigno y en las áreas declive, se produce por la reabsorción renal de sodio y una pobre integridad tisular y de los vasos sanguíneos. Se trata con la elevación de las extremidades y con una restricción modesta de sodio. Los diuréticos no resultan eficaces y pueden agravar las deficiencias electrolíticas.

Trastornos alimentarios

Los trastornos alimentarios afectan aproximadamente a 30 millones de estadounidenses de todas las edades y géneros.[40] Estas enfermedades, incluyendo la anorexia nerviosa (AN), bulimia nerviosa (BN), trastorno por atracón (TPA) y sus variantes, comprenden alteraciones graves en la alimentación, como restricciones en la ingesta y consumos desmedidos, con una preocupación excesiva respecto a su apariencia o peso corporal.[40] Los trastornos alimentarios se manifiestan tanto en hombres como en mujeres; sin embargo, ellas son las más afectadas. El TPA es el trastorno alimentario más frecuente en los Estados Unidos.[41]

En general, los trastornos en la alimentación son más prevalentes en las sociedades industrializadas y se verifican en todos los niveles socioeconómicos y grupo étnicos. Se piensa que una combinación de factores genéticos, biológicos, conductuales, psicológicos y sociales contribuye a su desarrollo.[41] La preocupación por el peso y una autoevaluación excesiva del peso e imagen corporal son comunes a todos los trastornos, y las personas que los padecen pueden mostrar una mezcla de síntomas de estas afecciones.[41] Quienes tienen trastornos alimentarios requieren de una evaluación psiquiátrica concurrente, ya que estos cuadros generalmente vienen acompañados por cambios de humor, ansiedad y trastornos de la personalidad.

Anorexia nerviosa

La AN es un trastorno alimentario que generalmente inicia en la adolescencia y se caracteriza por una alta determinación por la realización de dietas, en general acompañadas de ejercicio compulsivo y, en un subgrupo de personas, de prácticas purgantes con o sin atracones, lo que conduce a una pérdida ponderal sostenida. Otras características incluyen distorsión de la imagen corporal, un profundo miedo a volverse obeso y obsesión por mantener una ingesta calórica exageradamente restrictiva, con ejercicio físico muy demandante. La AN es más prevalente entre las mujeres jóvenes, en comparación con los hombres.[40,42]

La etiología de la anorexia parece ser multifactorial, con algunos determinantes como la influencia genética; rasgos de personalidad compulsivos y perfeccionistas; trastornos de ansiedad; antecedente familiar de depresión y obesidad; y presiones familiares, culturales y de los propios pares respecto a su apariencia. Los criterios diagnósticos para la AN son 1) renuencia a mantener un peso corporal cercano a lo normal para la edad y estatura (p. ej., al menos 85% del peso mínimo esperado o IMC ≥ 17.5); 2) intenso temor de ganar peso y volverse obeso; 3) alteración en la percepción de las propias medidas, peso y contorno corporal; y 4) amenorrea (en niñas y mujeres después de la menarquia).[43] Por lo general, otros trastornos psiquiátricos coexisten con la AN, incluyendo depresión mayor o distimia y trastorno obsesivo-compulsivo.

Muchos órganos y aparatos se ven afectados con la desnutrición que acompaña a la AN. La gravedad de las anomalías suele estar relacionada con el grado de desnutrición y puede ser revertida mediante el restablecimiento de la alimentación. La complicación más frecuente es la amenorrea y la pérdida de las características sexuales secundarias, con la disminución de las concentraciones de estrógenos, que de manera eventual pueden llevar a osteoporosis. Se presenta pérdida ósea y se han informado fracturas sintomáticas por compresión y cifosis.[40] También son frecuentes el estreñimiento, intolerancia al frío, incapacidad para tiritar, bradicardia, disminución del tamaño cardíaco, cambios electrocardiográficos, anomalías hemáticas y electrolíticas, y mayor crecimiento de lanugo (vello fino). Además, se pueden presentar anomalías de la función cognitiva. El cerebro pierde sustancia gris y blanca cuando se verifica una pérdida ponderal grave; existe una correlación entre la pérdida de sustancia gris y la duración de la enfermedad.[44] Se ha informado la incidencia de algunas muertes repentinas inesperadas; el riesgo parece aumentar cuando el peso cae a menos del 35-40% del peso ideal. Se cree que estas muertes son causadas por degeneración miocárdica e insuficiencia cardíaca más que por las arritmias.

Uno de los aspectos más desafiantes del tratamiento de la AN es la incapacidad o resistencia de la persona para reconocer que tiene un problema.[40] Debido a que la anorexia es una forma de inanición, puede causar la muerte si no se trata. El abordaje multidisciplinario parece ser el método más eficaz para tratar a las personas con este trastorno.[45]

Bulimia nerviosa

La *bulimia nerviosa* se define como el consumo excesivo de alimentos en forma de atracones recurrentes y la realización de actividades como el vómito, ayuno, ejercicio excesivo y uso de diuréticos, laxantes o enemas para compensar este comportamiento. Los criterios diagnóstico para la bulimia nerviosa son: 1) atracones recurrentes (al menos dos veces por semana durante 3 meses); 2) comportamientos compensatorios inapropiados, como el vómito autoinducido, el abuso de laxantes o diuréticos, el ayuno o el ejercicio extenuante que siguen al episodio del atracón; 3) autoevaluación con una influencia exagerada del peso y el contorno corporal; y 4) la determinación de que el trastorno alimentario no sucede exclusivamente durante episodios de anorexia nerviosa.[42,43] En contraste con la AN, que se caracteriza por un peso < 85% del normal, la mayoría de las personas con bulimia conservan un peso normal. Los criterios diagnóstico para BN incluyen actualmente a dos subtipos que distinguen entre las personas que compensan mediante purgas (p. ej., vómitos o abuso de laxantes o diuréticos) y aquellos con conductas no purgantes (p. ej., ayuno o ejercicio excesivo). El trastorno puede estar asociado con otras afecciones psiquiátricas como el trastorno de ansiedad o depresión. También existe un vínculo con el abuso de sustancias y los comportamientos autodestructivos.[40]

Las complicaciones de la BN incluyen aquellas que resultan de comer en exceso, del vómito autoinducido y del abuso de catárticos y diuréticos.[40] Entre las complicaciones del vómito autoinducido se encuentran alteraciones dentales, parotiditis y desequilibrio de líquidos y electrólitos. Con los vómitos frecuentes se verifican anomalías odontológicas, como sensibilidad dental, aumento de las caries y de enfermedades periodontales debido a que el contenido ácido de la emesis hace que se disuelva el esmalte de los dientes. Son habituales la esofagitis, disfagia y estenosis esofágica. Con el vómito recurrente, suele desarrollarse reflujo del contenido gástrico en el esófago inferior debido a la relajación del esfínter ubicado en este lugar. El vómito puede conducir a neumonía por broncoaspiración, especialmente en personas intoxicadas o débiles. El potasio, cloruro e hidrógeno se pierden con el vómito y la repetición de estos episodios predispone a una alcalosis metabólica con hipocalemia. Una respuesta física inexplicable del vómito es el crecimiento benigno e indoloro de la glándula parótida.

El peso de las personas con BN puede variar, aunque no llega a niveles tan peligrosos como los vistos en la AN. Los pensamientos y sentimientos de las personas con BN van desde el temor por no ser capaces de dejar de comer, hasta la inquietud en torno a subir demasiado de peso. También experimentan tristeza, enojo, culpa, vergüenza y baja autoestima.

Las estrategias terapéuticas incluyen tratamientos psicológicos y farmacológicos. Se emplea principalmente la terapia cognitivo-conductual y la interpersonal.[40] Los antidepresivos, como los inhibidores de la recaptación de serotonina, han demostrado ser útiles para tratar la bulimia y el trastorno por atracón y, uno en particular, la fluoxetina, ya fue aprobado por la FDA con estos fines.[46]

Trastorno alimentario no especificado

Los trastornos alimentarios no especificado son una categoría diagnóstica para las personas que tienen síntomas de los trastornos alimentarios, pero que no cumplen con todos los criterios para AN o BN. Dentro de este grupo se encuentra el TPA.

Trastorno por atracón

Se caracteriza por episodios recurrentes de una alimentación excesiva, al menos 2 días por semana, durante 6 meses, y por cumplir por lo menos tres de los siguientes síntomas: 1) comer rápidamente; 2) comer hasta alcanzar una sensación incómoda de plenitud; 3) comer en grandes cantidades a pesar de no tener hambre; 4) comer solos debido a la vergüenza que les causa; y 5) sentimientos de repulsión, depresión y culpa ante los atracones. La mayoría de las personas con TPA tienen sobrepeso.[40,42]

El principal objetivo del tratamiento para TPA es intentar establecer un patrón regular y saludable de alimentación, tales como hacer planes dietéticos, comer una dieta equilibrada de tres comidas regulares al día, evitar los alimentos azucarados y otros antojos, grabar los atracones, ejercitarse regularmente, encontrar actividades alternativas y evitar el alcohol y las drogas ha resultado útil para mantener sus conductas alimentarias saludables después del tratamiento.

RESUMEN

La desnutrición abarca un amplio rango que va desde una deficiencia selectiva de un grupo individual de nutrientes hasta un cuadro de inanición, en donde el organismo se ve privado de todos los nutrientes. La desnutrición y la inanición se encuentran entre las causas más extendidas de morbilidad y mortalidad en el mundo. La desnutrición proteico-calórica en esta población generalmente se puede dividir en dos afecciones distintas: marasmo (deficiencia de proteínas y calorías) y kwashiorkor (deficiencia proteica). La desnutrición es frecuente en períodos de enfermedad, de recuperación de traumatismos y de hospitalización. Los efectos de la desnutrición e inanición en el funcionamiento corporal son numerosos. Incluyen pérdida de la masa muscular, deficiente cicatrización de las heridas, función inmunitaria disminuida, reducción del apetito, pérdida de calcio y fosfato de los huesos, anovulación y amenorrea en las mujeres y reducción en la función testicular en los hombres.

La AN y la BN son trastornos alimentarios que producen desnutrición. En la AN, actitudes distorsionadas en relación con la comida llevan a la autoimposición de dietas, pérdida ponderal por debajo del 85% del peso corporal normal y desnutrición. La BN se caracteriza por episodios secretos de atracones, en los que se ingieren grandes cantidades de alimentos calóricos de fácil consumo, que son seguidos por conductas compensatorias como ayuno, vómito autoinducido o abuso de laxantes o diuréticos. Los trastornos alimentarios sin especificar son una nueva categoría diagnóstica para pacientes que tienen trastornos alimentarios, como TPA, pero que no cumplen con todos los criterios para AN o BN.

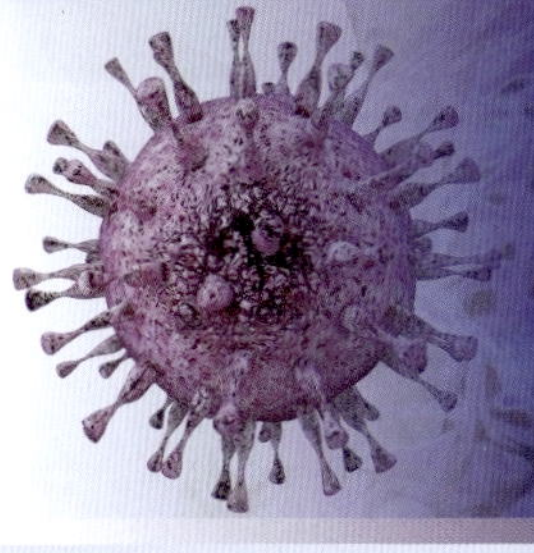

U N I D A D 12

Alteraciones de la función endocrina

C A P Í T U L O 40

Mecanismos de control endocrino

El sistema endocrino está implicado en todos los aspectos de integración de la vida, incluyendo el crecimiento, la diferenciación sexual, el metabolismo y los procesos de adaptación a un entorno cambiante. Este capítulo se enfoca en aspectos generales de la función endocrina, la organización del sistema endocrino, los receptores de hormonas y las acciones de cada una de estas, así como la regulación de las concentraciones hormonales.

Sistema endocrino

El sistema endocrino utiliza sustancias químicas llamadas *hormonas* como un medio para regular e integrar las funciones corporales. Participa en muchas funciones esenciales del cuerpo, incluyendo la regulación de la digestión, el uso y almacenamiento de nutrientes, el crecimiento y desarrollo, el metabolismo de electrólitos y agua, y funciones reproductivas. La red endocrina no trabaja de forma aislada, sino que está integrada de forma estrecha con el sistema nervioso central y periférico, así como con el sistema inmunitario. Por lo tanto, los términos "neuroendocrino" o "neuroendocrino-inmunitario" se utilizan a menudo para describir estas interacciones.[1,2]

Hormonas

Las hormonas son mensajeros químicos que viajan a través de los líquidos corporales. Son moléculas orgánicas altamente especializadas, producidas por las células endocrinas, que ejercen su acción sobre células diana específicas. El término *hormona* proviene de la palabra griega ορμωυ, cuyo significado es "despertar a la actividad".[2] Las hormonas no realizan acciones por ellas mismas, pero funcionan como moduladores de las respuestas celulares y sistémicas. La mayoría de estas se encuentran permanentemente en los líquidos corporales, pero su concentración fluctúa en función de las necesidades corporales.[3,4] Son liberadas por órganos a los que se conoce habitualmente como "glándulas endocrinas", como la glándula hipófisis, la glándula tiroides, las glándulas suprarrenales y el páncreas. Muchos otros órganos y tejidos del cuerpo también segregan sustancias hormonales de forma activa, las cuales regulan las actividades en otras áreas del cuerpo. Estos tejidos endocrinos "no tradicionales" incluyen órganos como el corazón, riñones, hígado y tubo digestivo, así como linfocitos y tejido adiposo.[2,3]

Una característica de las hormonas es que una sola de ellas puede ejercer un efecto específico en tejidos orgánicos distantes. Por ejemplo, el corazón es la principal fuente de péptido natriurético auricular, el cual actúa para inducir natriuresis en un órgano diana distante, el riñón. La eritropoyetina es producida por el riñón en respuesta a la hipoxia renal, y posteriormente viaja a través de la sangre para estimular la eritropoyesis en la médula ósea.[3] En algunos casos, varias hormonas diferentes trabajan juntas para regular una sola función. La lipólisis, que es la liberación de ácidos grasos libres por el tejido adiposo, es un ejemplo de una sola función regulada por varias hormonas. Este proceso es regulado por la acción de las catecolaminas, insulina y glucagón, así como por una citocina, el factor de necrosis tumoral-α.[5] La tabla 40-1 enumera las fuentes de las hormonas y las principales acciones que llevan a cabo.

Acción hormonal

La acción que ejerce cada una de las hormonas se clasifica de acuerdo con el sitio donde la hormona se sintetiza y donde produce sus efectos biológicos. Esta clasificación incluye las hormonas endocrinas, paracrinas, autocrinas, intracrinas y neuroendocrinas (cuadro 40-1). El efecto es *endocrino* cuando una hormona se libera en la circulación y viaja en la sangre para producir un efecto biológico sobre

TABLA 40-1 Acción principal y fuente de algunas hormonas

Fuente	Hormona	Acción principal
Hipotálamo	Hormonas liberadoras e inhibidoras	Controlan la liberación de hormonas hipofisarias.
	Corticoliberina (CRH)	
	Tiroliberina (TRH)	
	Somatoliberina (GHRH)	
	Gonadoliberina (GnRH)	
	Somatostatina	Inhibe a la GH y la TSH.
	Dopamina	Inhibe la liberación de prolactina por la hipófisis.
		Inhibe la FSH y la LH.
Lóbulo anterior de la hipófisis	Somatotropina (GH)	Estimula el crecimiento óseo y muscular, promueve la síntesis de proteínas y el metabolismo de las grasas, disminuye el metabolismo de los hidratos de carbono.
	Corticotropina (ACTH)	Estimula la síntesis y secreción de hormonas de la corteza suprarrenal.
	Tirotropina (TSH)	Estimula la síntesis y secreción de hormona tiroidea.
	Folitropina (FSH)	Mujeres: estimula el crecimiento del folículo ovárico, la ovulación.
		Hombres: estimula la producción de espermatozoides.
	Lutropina (LH)	Mujeres: estimula el desarrollo del cuerpo lúteo, liberación del ovocito, producción de estrógenos y progesterona.
		Hombres: estimula la secreción de testosterona, desarrollo del tejido intersticial de los testículos.
	Prolactina	Prepara la mama para la lactancia materna.
Lóbulo posterior de la hipófisis	ADH (arginina vasopresina, AVP)	Aumenta la reabsorción de agua por el riñón.
	Oxitocina	Estimula la contracción del útero gestante y la eyección de leche materna después del parto.
Corteza suprarrenal	Mineralocorticoides, principalmente la aldosterona	Incrementan la absorción de sodio y la pérdida de potasio por el riñón.
	Glucocorticoides, principalmente cortisol	Afectan el metabolismo de todos los nutrientes, regulan las concentraciones de glucosa sanguínea, afectan el crecimiento, tienen acción antiinflamatoria y disminuyen los efectos del estrés.
	Andrógenos suprarrenales, principalmente dehidroepiandrosterona (DHEA) y androstenediona	Tienen actividad androgénica intrínseca mínima; se convierten en testosterona y dihidrotestosterona (DHT) en la periferia.
Médula suprarrenal	Adrenalina	Sirven como neurotransmisores para el sistema nervioso simpático.
	Noradrenalina	
Tiroides (células foliculares)	Hormonas tiroideas: triyodotironina (T_3) y tiroxina (T_4)	Aceleran la tasa metabólica, aumentan el recambio pro teico y óseo, incrementan la capacidad de respuesta a las catecolaminas, son necesarias para el desarrollo y crecimiento fetal e infantil.
	Calcitonina	Reduce las concentraciones sanguíneas de calcio y fosfato.
Glándulas paratiroides	Hormona paratiroidea (PTH)	Regula el calcio sérico.
Células del islote pancreático	Insulina	Reduce la glucemia al facilitar el transporte de glucosa a través de membranas celulares del músculo, hígado y tejido adiposo.
	Glucagón	Aumenta la concentración de glucosa en sangre por estimulación de la glucogenólisis y la gluconeogénesis.
	Somatostatina	Retarda la absorción intestinal de glucosa.
Riñón	1,25 dihidroxivitamina D	Estimula la absorción del calcio por el intestino.
Ovarios	Estrógenos	Afectan el desarrollo de los órganos sexuales femeninos y los caracteres sexuales secundarios.
	Progesterona	Regula el ciclo menstrual, estimula el crecimiento de la pared uterina, mantiene el embarazo.
Testículos	Andrógenos, principalmente testosterona	Afectan el desarrollo de los órganos sexuales masculinos y de los caracteres sexuales secundarios; contribuyen en la producción de espermatozoides.

células diana distantes.[6] Existen por otra parte algunas hormonas y sustancias similares a hormonas que nunca entran en el torrente sanguíneo, sino que actúan localmente en la proximidad donde se liberan. La actividad de los esteroides sexuales en el ovario, por ejemplo, es una acción *paracrina*. La acción de las hormonas se considera *autocrina* cuando la hormona genera un efecto biológico sobre la misma célula que la produce.[6] Por ejemplo, la liberación de insulina desde las células β del páncreas puede inhibir la liberación de insulina adicional por estas mismas células. La clasificación *intracrina* describe a una hormona que se sintetiza y actúa intracelularmente, dentro de la misma célula.[7] Algunos efectos hormonales son de tipo *neuroendocrino*; esta acción se observa en hormonas que son producidas y liberadas por las neuronas (*neurohormona*) y que luego viajan a través de la sangre para ejercer sus efectos en células diana del cuerpo. La vasopresina (hormona antidiurética [ADH, *antidiuretic hormone*]) y la adrenalina son ejemplos

CUADRO 40-1

ACCIÓN HORMONAL

- **Endocrina.** Las hormonas son liberadas a la circulación para actuar en un órgano diana.
- **Paracrina.** Las hormonas actúan localmente en células próximas al sitio de su liberación.
- **Autocrina.** Las hormonas producen una acción biológica en la misma célula que las liberó.
- **Intracrina.** La acción hormonal se lleva a cabo dentro de la célula que la produjo.
- **Neuroendocrina.** Hormona producida dentro de una neurona, que viaja a través de la circulación para ejercer su efecto en las células diana.

de sustancias hormonales con efectos neuroendocrinos.[6] Las neurohormonas son un tipo de moléculas de señalización, conocidas como *neurotransmisores*, que son liberadas por las neuronas y atraviesan la hendidura sináptica, para producir diferentes respuestas postsinápticas.[3]

Clasificación estructural

La estructura hormonal es diversa, ya que puede estar compuesta por aminoácidos simples, o bien, conformarse por proteínas y lípidos complejos. Las hormonas se pueden clasificar en cuatro categorías a partir de su estructura química.[2]

1. Aminas y aminoácidos
2. Proteínas, péptidos y glucoproteínas
3. Esteroides
4. Ácidos grasos

En la tabla 40-2 se muestran ejemplos de hormonas pertenecientes a cada una de estas clasificaciones estructurales.

La primera categoría, la de las aminas, en donde se incluyen la adrenalina y la noradrenalina, se derivan de un solo aminoácido (la tirosina), mientras que las hormonas tiroideas provienen de dos residuos yodados de este mismo aminoácido.[2] La segunda categoría, las hormonas basadas en proteínas, constituyen la mayoría de las hormonas, y pueden ser tan pequeñas como la hormona liberadora de tirotropina (TRH, *thyrotropin-releasing hormone*) con solo tres aminoácidos, o tan grande y compleja como la hormona del crecimiento (GH, *growth hormone*), que contiene aproximadamente 200 aminoácidos. Las glucoproteínas son grandes hormonas peptídicas que se encuentran ligadas a un hidrato de carbono (p. ej., hormona foliculoestimulante [FSH, *follicle-stimulating hormone*]). La tercera categoría consiste en hormonas esteroides, que derivan del colesterol.[7,4] Aunque la estructura de la mayoría de las sustancias hormonales se ubica dentro de estas tres primeras divisiones, existe una cuarta categoría constituida por moléculas mensajeras derivadas de los ácidos grasos, que incluyen a un grupo de sustancias químicas llamadas *eicosanoides*. En esta clase destacan los derivados del ácido araquidónico, como las prostaglandinas.[2]

PUNTOS CLAVE

Hormonas

- Las hormonas funcionan como mensajeros químicos que se desplazan a través de la circulación sanguínea para llegar a sitios distantes donde ejercen su acción (endocrinas), o bien, tienen actividad como mensajeros paracrinos o autocrinos que producen efectos más locales. El término intracrino describe una hormona que se sintetiza y actúa dentro de la misma célula. Por neuroendocrinas se entienden aquellas sustancias hormonales producidas y segregadas por las

TABLA 40-2 Clases de hormonas a partir de su estructura

Aminas y aminoácidos	Péptidos, proteínas y glucoproteínas	Esteroides	Ácidos grasos
Dopamina	CRH	Aldosterona	Prostaglandinas
Adrenalina	GHRH	Glucocorticoides	Tromboxanos
Noradrenalina	TRH	Estrógenos	Leucotrienos
Hormona tiroidea	ACTH	Testosterona	Prostaciclina
	FSH	Progesterona	
	LH	Androstenediona	
	TSH	1,25 dihidroxivitamina D	
	GH	DHT	
	ADH	DHEA	
	Oxitocina		
	Insulina		
	Glucagón		
	Somatostatina		
	Calcitonina		
	PTH		
	Prolactina		

neuronas, que viajan en la sangre para ejercer su efecto en las células diana.

- Las hormonas ejercen su acción al interactuar con receptores celulares de alta afinidad asociados con uno o más sistemas efectores en la célula. Algunos receptores hormonales están en las superficies celulares y actúan a través de mecanismos de segundo mensajero. Otros son intracelulares y pueden alterar procesos dentro del núcleo celular y modular la síntesis proteica.

Síntesis y liberación

Hasta el momento, los mecanismos de síntesis y liberación hormonal no han logrado comprenderse por completo y varían de acuerdo con la estructura de la hormona. Algunas de estas se sintetizan y almacenan en vesículas del citoplasma de la célula endocrina hasta que se requiere de su secreción. Estas hormonas mediadas por vesículas se liberan de la célula endocrina en respuesta a algún tipo de estímulo, que a menudo es un mecanismo de retroalimentación negativa. La estimulación de la célula endocrina hace que las vesículas se muevan hacia la membrana celular y liberen sus hormonas.[3] Las hormonas proteicas suelen sintetizarse en forma de hormona precursora, la cual contiene péptidos adicionales para asegurar el correcto desdoblamiento de la molécula y la inserción de vínculos esenciales. Este tipo de precursor hormonal se denomina *prohormona*.[3]

Las hormonas basadas en colesterol no se almacenan en vesículas; estas moléculas liposolubles, que a menudo son producidas en el retículo endoplasmático liso, suelen dejar la célula tan pronto como son sintetizadas, cruzando la membrana celular por difusión.[3] Algunas de las hormonas que recurren a esta vía no mediada por vesículas incluyen a los glucocorticoides, andrógenos, estrógenos y mineralocorticoides, que son todas hormonas esteroideas derivadas del colesterol. Ciertos esteroides sirven como precursores para la producción de otras hormonas. En la corteza suprarrenal, por ejemplo, dentro de las mitocondrias, la pregnenolona y otros esteroides intermedios se convierten enzimáticamente en aldosterona, cortisol o andrógenos.[3]

Transporte

Cuando las hormonas se liberan en el torrente sanguíneo, pueden circular como moléculas libres o como hormonas que viajan unidas a células transportadoras (fig. 40-1). Las hormonas peptídicas y proteicas son moléculas hidrosolubles y, por lo general, no requieren de un medio de transporte. Las esteroideas y las tiroideas son moléculas lipofílicas y, por lo tanto, necesitan de una proteína transportadora para viajar a través de la sangre. El hígado sintetiza proteínas transportadoras específicas para hormonas esteroideas y tiroideas.[3] El grado de unión a proteínas transportadoras influye en la velocidad a la cual las hormonas salen de la sangre e ingresan en las células. La vida media de una hormona (el tiempo que tarda el cuerpo en reducir la concentración sérica de la hormona por la mitad) se correlacionó positivamente con el porcentaje

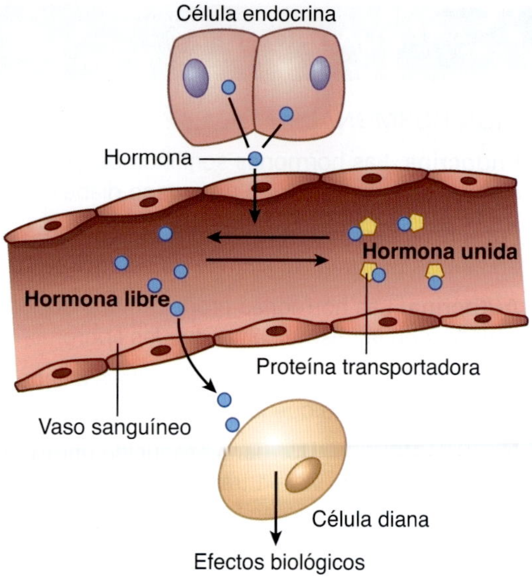

FIGURA 40-1. Relación entre las hormonas libres y las unidas a proteínas transportadoras.

de unión a proteínas.[3] La tiroxina, que tiene un 99% de unión a proteínas, cuenta con una vida media de hasta 6 días. En contraste, la angiotensina II, que es hidrosoluble, tiene una vida media de menos de 1 min.[3] Los fármacos que compiten con una hormona por el enlace con las moléculas transportadoras incrementan la acción de la hormona al aumentar la disponibilidad de su fracción activa libre.[8]

Metabolismo y eliminación

Las hormonas secretadas por las células endocrinas sufren de inactivación continua para evitar su acumulación. Existen mecanismos intracelulares y extracelulares que participan en esta inactivación de la función hormonal. La mayoría de las catecolaminas y las hormonas peptídicas son hidrosolubles y circulan libremente en la sangre. Estas suelen ser degradadas por enzimas en la sangre o los tejidos, y luego excretadas por los riñones y el hígado. En general, las hormonas peptídicas tienen una vida corta en la circulación. Su principal mecanismo de degradación depende de la unión a receptores de superficie celular, con la subsiguiente captación y degradación por enzimas que separan a los péptidos en la membrana celular o dentro de esta.[2,3] La mayoría de las hormonas esteroideas se unen a proteínas transportadoras para el desplazamiento de la célula y se inactivan en su fracción ligada. Su actividad depende de la disponibilidad de células transportadoras. Estas pueden ser moléculas de transporte específico para la hormona individual, o pueden ser proteínas plasmáticas como la albúmina. Aunque la mayoría de las hormonas esteroideas requieren de una proteína transportadora, los mineralocorticoides, como la aldosterona, no las necesitan.[2]

Mecanismos de acción

Las hormonas producen sus efectos mediante la interacción con receptores de alta afinidad, que a su vez están ligados a uno o más sistemas efectores dentro de la célula. Estos mecanismos involucran muchas actividades metabólicas de la célula, que van desde el transporte iónico en la superficie celular hasta la estimulación de la transcripción nuclear de moléculas complejas.[2,3] La velocidad a la que estas hormonas reaccionan está en función de su mecanismo de acción.

CUADRO 40-2

INTERACCIONES HORMONA-RECEPTOR

Interacciones de segundo mensajero

Glucagón
Insulina
Adrenalina
PTH
TSH
ACTH
FSH
LH
ADH
Secretina

Interacciones intracelulares

Estrógenos
Testosterona
Progesterona
Hormonas de la corteza suprarrenal
Hormonas tiroideas

Receptores

Los receptores hormonales son estructuras moleculares complejas (generalmente proteínas) que ya se encuentran en la superficie celular, o bien, dentro de las células diana.[3] La función de estos receptores es reconocer a una hormona específica y traducir la señal hormonal en una respuesta celular. La estructura de estos receptores es específica para cada hormona, lo que permite a las células diana responder a una hormona específica y no a otras. Por ejemplo, los receptores de la hormona tiroidea son específicos para la tirotropina (TSH, *thyroid-stimulating hormone*), y los receptores en las gónadas responden a las hormonas gonadotrópicas.[3]

El grado de sensibilidad de una célula diana a una hormona varía en relación con el *número* de receptores presentes y la *afinidad* de estos receptores para enlazarse con la hormona.[3] Los anticuerpos pueden destruir o bloquear las proteínas receptoras. Un aumento o disminución en las concentraciones de la hormona suele inducir cambios en la actividad de los genes que regulan la síntesis de los receptores hormonales. Por ejemplo, la reducción en las concentraciones de una hormona produce, por lo general, un incremento en el número de receptores por medio de un proceso llamado *regulación positiva*. Esto aumenta la sensibilidad del cuerpo a la hormona. La regulación positiva de los receptores hormonales podría ser una respuesta adaptativa cuando hay concentraciones bajas de hormona en el cuerpo. En cambio, las cifras persistentemente altas de una hormona llevan a la reducción en el número de receptores a través de una *regulación negativa*, produciendo una menor sensibilidad hormonal.[3] En algunas ocasiones, se produce el efecto inverso y un incremento en las concentraciones hormonales induce el reclutamiento de sus propios receptores, aumentando así la sensibilidad celular a la hormona. El proceso de regulación positiva y negativa de los receptores es controlado en gran parte por inducción o represión de la transcripción de los genes que codifican los receptores.[3]

Algunos receptores hormonales se encuentran en la superficie de la célula y actúan a través del mecanismo del segundo mensajero para influir en la actividad celular, mientras que otros se ubican dentro de la misma célula. Ya sea que se trate de receptores de superficie o receptores intracelulares, el efecto final de la hormona generalmente se ejerce en el núcleo celular, con modulación de la síntesis proteica.[2,3] El cuadro 40-2 proporciona ejemplos de hormonas que actúan a través de los dos tipos de los receptores.

Receptores de superficie celular. Las hormonas peptídicas y las catecolaminas generalmente son moléculas hidrosolubles con carga eléctrica (polares). Debido a su baja liposolubilidad y alta carga eléctrica, a estas hormonas se les dificulta cruzar la membrana celular lipídica.[2,3] Por ello, en lugar de hacerlo, estas hormonas interactúan con receptores de superficie para generar una señal intracelular a través de un sistema de señalización de *segundo mensajero*, siendo la hormona la que actúa como el primer mensajero. La primera hormona mensajera envía una señal para que inicie la acción; sin embargo, la hormona por sí misma nunca entra en la célula. Son las moléculas de segundo mensajero dentro de célula las que interactúan directamente con los mecanismos de control intracelular para producir el cambio.[2,3] Por ejemplo, la hormona glucagón (como primer mensajero) se une a receptores de la superficie celular del hígado para enviar un segundo mensaje intracelular, para la degradación del glucógeno.[2,3]

Receptores intracelulares. Las hormonas liposolubles (p. ej., esteroideas y tiroideas) generalmente no son polares y pueden pasar libremente a través de las membranas celulares para unirse a los receptores.[2,3] Los complejos intracelulares hormona-receptor pueden ejercer sus efectos hormonales directamente al entrar en el núcleo de la célula y enlazar con elementos de respuesta hormonal, que activan o inhiben los mecanismos intracelulares de síntesis proteica.[2,3]

Control de las concentraciones hormonales

La secreción hormonal varía ampliamente dentro de un período de 24 h. Algunas hormonas, como la GH y la corticotropina (ACTH), tienen fluctuaciones diurnas que varían de acuerdo con el ciclo del sueño.[2] Otras, como las hormonas sexuales femeninas, se secretan mediante un proceso cíclico complejo. Las concentraciones de hormonas como la insulina y la hormona antidiurética se regulan por mecanismos de retroalimentación que involucran las concentraciones corporales de sustancias como la glucosa (insulina) y el agua (ADH). Otras hormonas son reguladas, por otra parte, mediante mecanismos de retroalimentación que involucran al sistema de células diana hipotalámico-hipofisario.[3]

Regulación hipotalámico-hipofisaria

El hipotálamo y la hipófisis forman una unidad funcional que ejerce control sobre las actividades de varias glándulas endocrinas y, por lo tanto, de una amplia gama de funciones

COMPRENSIÓN → Receptores hormonales

Las hormonas generan sus efectos en la actividad de la célula mediante su unión a receptores celulares específicos. Existen dos tipos de receptores: **1)** receptores de superficie celular, que ejercen sus acciones a través de sistemas citoplasmáticos de segundo mensajero y **2)** receptores intracelulares nucleares, que modulan la expresión genética al unirse al ácido desoxirribonucleico (ADN) o a promotores de los genes diana.

1 **Receptores de superficie celular.** Las hormonas peptídicas hidrosolubles (como la hormona paratiroidea [PTH] y el glucagón) no pueden penetrar la capa de lípidos de la membrana plasmática de la célula; por lo tanto, ejercen sus efectos a través de segundos mensajeros intracelulares. Se unen a una porción del receptor de membrana que sobresale sobre la superficie celular. Esto produce un cambio estructural en la propia molécula receptora, provocando la activación de un sistema de señalización regulado por hormonas, localizado en la cara interna de la membrana celular. Este sistema permite a la célula detectar sucesos extracelulares y pasar esta información al medio intracelular. Existen varios tipos de receptores de superficie celular, incluidos los receptores acoplados a proteína G, los cuales median las acciones de las catecolaminas, prostaglandinas, TSH y otros. El enlace de la hormona con el receptor activa a la proteína G, la cual actúa a su vez sobre un efector como la adenil ciclasa para generar un segundo mensajero, como el monofosfato de adenosina cíclico (AMPc). El segundo mensajero activa a su vez otras enzimas que participan en la secreción celular, en la activación de genes o en otras respuestas de la célula diana.

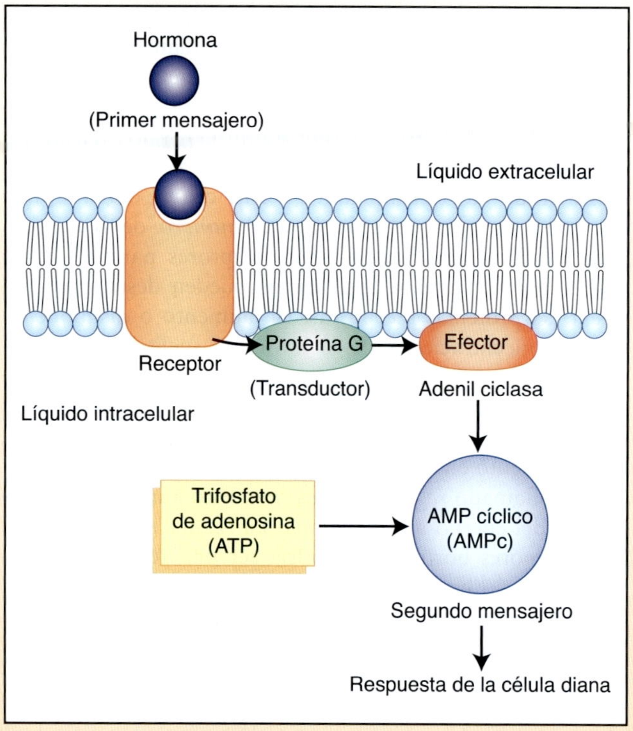

2 **Receptores nucleares.** Las hormonas esteroideas, la vitamina D, las hormonas tiroideas y otras hormonas liposolubles se difunden a través de la membrana celular para pasar al citoplasma de la célula diana. Una vez dentro, estas hormonas se unen a un receptor intracelular que se activa al momento del enlace. El complejo hormona-receptor activado se mueve entonces hacia el núcleo, en donde la hormona se une a un elemento de respuesta hormonal en los promotores de un gen diana o a otro factor de transcripción. Esta unión produce la transcripción de un ARN mensajero (ARNm) específico. El ARNm se desplaza entonces hacia el citoplasma, donde el "mensaje transcrito" es traducido por los ribosomas citoplasmáticos para producir nuevas proteínas celulares o para modificar la producción de las ya existentes. Estos cambios hormonales en la síntesis proteica llevan a respuestas celulares como la promoción de una respuesta intracelular específica o la síntesis de proteínas específicas que serán secretadas por la célula.

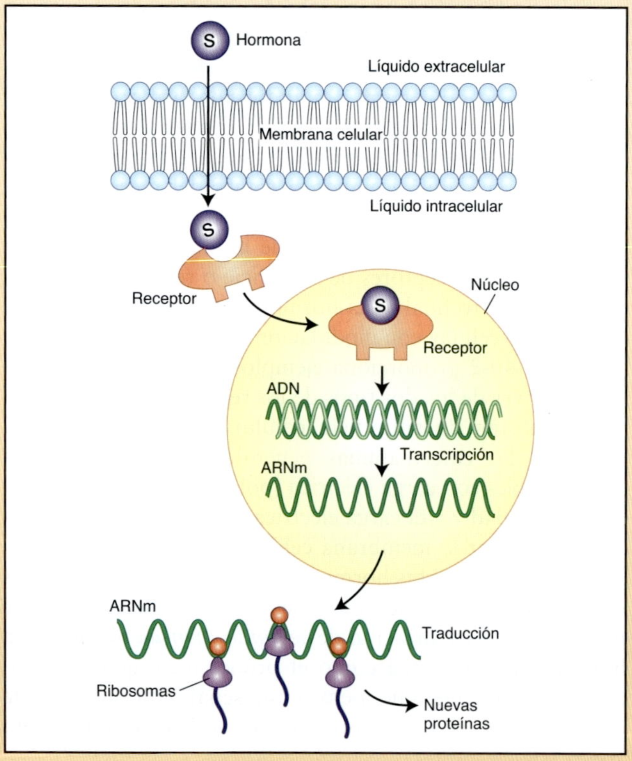

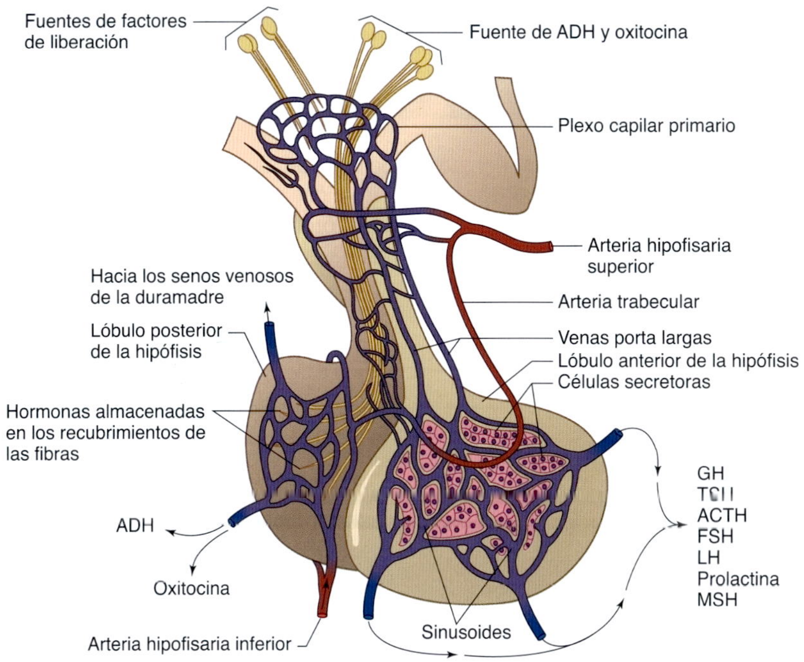

FIGURA 40-2. El hipotálamo y los lóbulos anterior y posterior de la hipófisis. Las hormonas liberadoras e inhibidoras del hipotálamo son llevadas al lóbulo anterior de la hipófisis a través de los vasos portales. La ADH y la oxitocina se sintetizan en las células nerviosas de los núcleos supraóptico y paraventricular del hipotálamo, y luego se transportan por el axón de la neurona hasta la hipófisis posterior, donde se liberan hacia la circulación.

fisiológicas. El hipotálamo está situado en la porción central del encéfalo y sirve como un centro coordinador para el funcionamiento de los sistemas nervioso autónomo, endocrino y conductual. Es a nivel del hipotálamo que la emoción, el dolor, la temperatura corporal y otros estímulos neuronales son comunicados al sistema endocrino.[3]

La hipófisis está conectada con la base del hipotálamo por el tallo hipofisario; la mayor parte de su cuerpo se aloja en una estructura ósea llamada *silla turca*. La apertura de la silla turca pasa por encima del diafragma selar, estructura que protege a la hipófisis de presiones provenientes del líquido cefalorraquídeo.[6] A la hipófisis también se le llama *glándula pituitaria*. La hipófisis consta de dos secciones estructuralmente diferentes (fig. 40-2):

1. La *hipófisis anterior*, también denominada adenohipófisis por su estructura glandular. El hipotálamo y la hipófisis anterior se conectan a través del flujo sanguíneo, por medio del sistema venoso porta hipofisario, que comienza en el hipotálamo y drena en la hipófisis anterior.
2. La *hipófisis posterior*, también llamada neurohipófisis. El hipotálamo y la hipófisis posterior se conectan a través de los axones de las neuronas que se originan en el hipotálamo y conectan los núcleos supraóptico y paraventricular de esta área del encéfalo con la hipófisis posterior.
3. Las hormonas estimuladoras de melanocitos (MSH) se producen en la parte intermedia de la hipófisis. Las MSH regulan la producción de melanina, que proporciona protección frente a los dañinos rayos ultravioleta del sol.

Hormonas hipotalámicas

El hipotálamo produce hormonas que actúan sobre la hipófisis anterior para regular la síntesis y liberación de hormonas hipofisarias anteriores. A estas hormonas hipotalámicas se les denomina liberadoras o inhibidoras, de acuerdo con la respuesta que envían a la hipófisis anterior. Las hormonas liberadoras (RH, *releasing hormones*) le indican a la hipófisis anterior que debe aumentar la síntesis y liberación de una hormona en particular, mientras que las inhibidoras tienen el efecto inverso, reducen la liberación hormonal por la hipófisis anterior. Las hormonas liberadoras e inhibidoras viajan a la hipófisis anterior a través del sistema venoso portal local (*véase* la fig. 40-2).[2,3] Las hormonas hipotalámicas que regulan la secreción de hormonas hipofisarias anteriores incluyen a la hormona liberadora de GH (GHRH), somatostatina, dopamina, TRH, hormona liberadora de corticotropina (CRH) y hormona liberadora de gonadotropina (GnRH).[2,3]

El hipotálamo también envía señales que regulan a la hipófisis posterior; sin embargo, el mensaje ya no se transmite por liberación de hormonas en la sangre, sino que viaja mediante impulsos nerviosos. La hipófisis posterior se denomina *neurohipófisis* porque contiene una serie de neuronas cuyos cuerpos celulares se encuentran en el hipotálamo con axones que se extienden hacia abajo, a la hipófisis posterior. En esencia, la hipófisis posterior puede ser vista como una extensión del hipotálamo. Las hormonas hipofisarias posteriores, la vasopresina y la oxitocina, se sintetizan en los cuerpos celulares de las neuronas, dentro del hipotálamo, las cuales tienen axones que se extienden a la hipófisis posterior.[2,3]

La actividad del hipotálamo está regulada tanto por señales mediadas por hormonas (p. ej., mecanismos de retroalimentación negativa), como por estímulos neuronales de diversas fuentes. Las señales neuronales están mediadas por neurotransmisores como la acetilcolina, dopamina, noradrenalina, serotonina, ácido γ-aminobutírico (GABA) y opiáceos. Las citocinas que influyen en las respuestas inflamatoria e inmunitaria, como las interleucinas, también participan en la regulación de la función hipotalámica. Esto es particularmente cierto para las hormonas que forman parte del eje hipotalámico-hipofisario-suprarrenal. Así, el hipotálamo puede verse como un puente a través del cual las señales de múltiples sistemas son retransmitidas a la glándula hipófisis (fig. 40-3).[2,3]

COMPRENSIÓN ➔ Regulación de las

Al igual que muchos sistemas fisiológicos, el sistema endocrino está regulado por mecanismos de retroalimentación que permiten a las células endocrinas modificar su tasa de secreción hormonal. La retroalimentación puede ser negativa o positiva y puede implicar complejos circuitos en los que tiene un papel preponderante la regulación hipotalámica-hipofisaria.

1

Retroalimentación negativa. En la retroalimentación negativa, que es el mecanismo más frecuente de control hormonal, alguna característica de la acción de la hormona inhibe de manera directa o indirecta la secreción adicional de la sustancia, de tal manera que la concentración de la hormona recupera un valor ideal o punto de referencia. En el circuito simple de retroalimentación negativa, la cantidad de la hormona, o su efecto sobre un mecanismo fisiológico, regula la respuesta de la glándula endocrina.

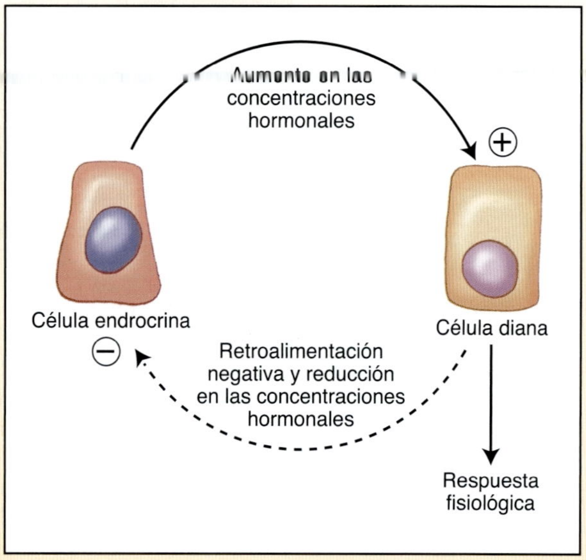

concentraciones hormonales mediante retroalimentación

2

Retroalimentación hipotalámico-hipofisaria de las célula diana. Las hormonas tiroideas, las de la corteza suprarrenal y las gónadas están reguladas por circuitos más complejos en los que participan el hipotálamo y el lóbulo anterior de la hipófisis. El hipotálamo produce una hormona liberadora que estimula la síntesis de una hormona trópica por la hipófisis anterior. La hormona trópica estimula entonces a la glándula diana periférica para que secrete su hormona, la cual actúa sobre las células diana a fin de producir una respuesta fisiológica. Un incremento de las concentraciones sanguíneas de la hormona producida por la glándula diana también genera retroalimentación al hipotálamo y al lóbulo anterior de la hipófisis, a fin de generar una disminución en la secreción de la hormona trópica y la reducción subsecuente en la secreción hormonal de la glándula diana. Como resultado, las concentraciones sanguíneas de la hormona varían solamente dentro de un rango estrecho.

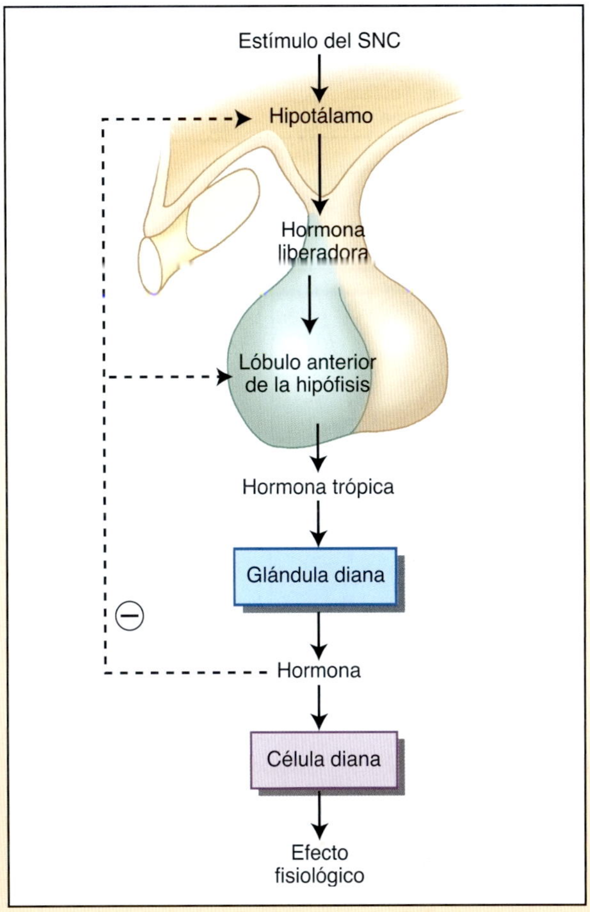

3

Retroalimentación positiva. Solo una pequeña cantidad de hormonas son reguladas por retroalimentación positiva. En este tipo de regulación, una hormona estimula la secreción continua hasta que se alcanzan las concentraciones adecuadas.

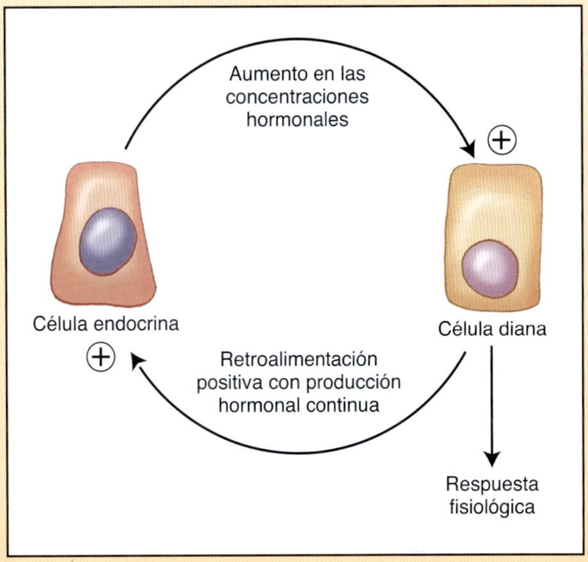

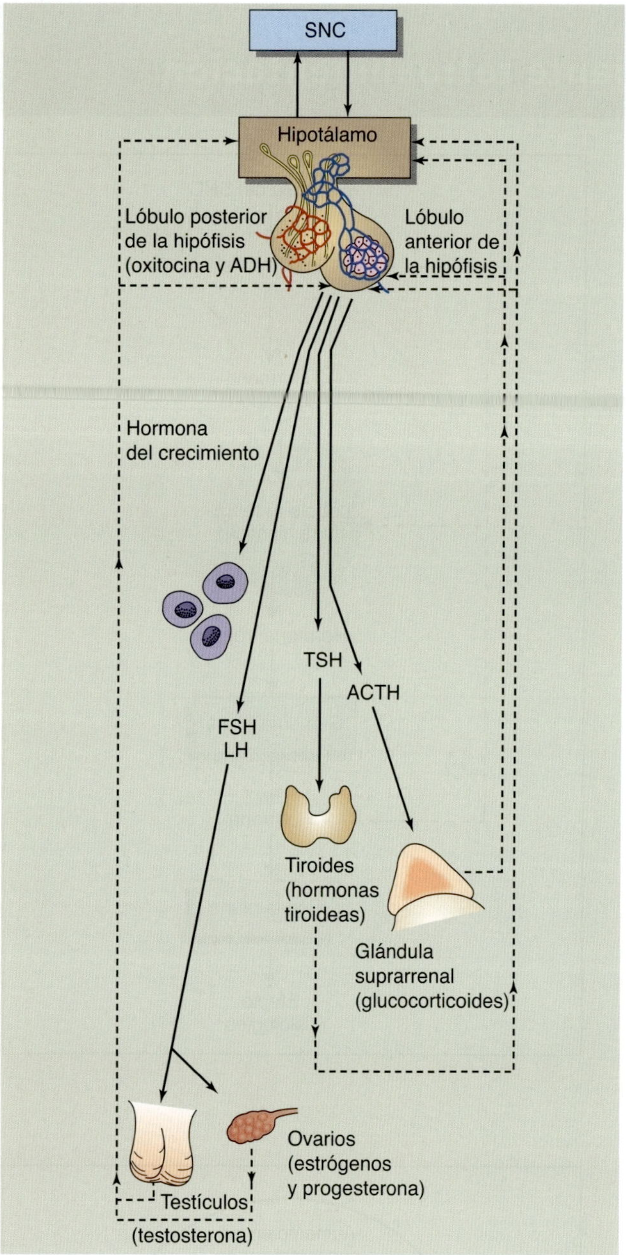

FIGURA 40-3. Control de la producción hormonal mediante retroalimentación hipotalámico-hipofisaria. Las concentraciones hormonales de las glándulas diana determinan la liberación de hormonas del lóbulo anterior de la hipófisis a través de un sistema de retroalimentación negativa. La línea punteada representa el control mediante retroalimentación.

Hormonas hipofisarias

La glándula hipófisis ha sido llamada la *glándula maestra* porque sus hormonas controlan las funciones de muchas glándulas y células diana.[2] Las hormonas producidas por la hipófisis anterior regulan el crecimiento corporal y el metabolismo (GH), el funcionamiento de la glándula tiroides (TSH), las concentraciones de hormonas glucocorticoides (ACTH), la actividad de las gónadas (FSH y hormona luteinizante [LH]), el crecimiento mamario y la producción de leche (prolactina). Las hormonas de liberación hipotalámica regulan a la mayoría de las hormonas hipofisarias. La secreción de GH es estimulada por la GHRH; la de TSH, por TRH; la de ACTH, por CRH; y la de LH y FSH, por GnRH.[2,3]

Regulación de la retroalimentación

La concentración de muchas de las hormonas en el cuerpo humano se encuentra regulada por mecanismos de retroalimentación negativa.[2,3] En el sistema endocrino existen sensores que detectan un cambio en la concentración de la hormona y ajustan la secreción de esta para que se mantengan los valores corporales dentro de un rango apropiado. Cuando los sensores detectan una disminución en los niveles hormonales, inician procesos que causan un incremento en la síntesis de hormonas.

Cuando las concentraciones se elevan por encima del punto de referencia del sistema, los sensores hacen que disminuya la producción y liberación de hormonas. Los circuitos de retroalimentación de los mecanismos hipotalámico-hipofisarios se ilustran en la figura 40-3.

En el control de retroalimentación positiva, las concentraciones crecientes de una hormona provocan que otra glándula libere una hormona que estimula a la primera.[3] Un ejemplo es el aumento en la síntesis de estradiol durante la etapa folicular del ciclo menstrual, que causa un incremento en la producción de gonadotropinas (FSH) en el lóbulo anterior de la hipófisis. Esto estimula aumentos adicionales en las concentraciones de estradiol hasta la desaparición total del folículo, que es la fuente de esta hormona, lo cual provoca la caída de las concentraciones de gonadotropina.[3]

Pruebas diagnósticas

Se dispone de muchas técnicas para evaluar la función endocrina y las concentraciones hormonales. Las evaluaciones diagnósticas incluyen pruebas de sangre y de orina, pruebas de estimulación y supresión, pruebas genéticas y estudios diagnósticos por imagen.

Pruebas de sangre

Las pruebas de sangre para las alteraciones endocrinas son numerosas e incluyen una gran diversidad de estrategias para valorar la función endocrina. Las hormonas pueden medirse directamente o, como sucede con frecuencia, a través de indicadores fisiológicos de la función hormonal, que reflejan de forma indirecta las concentraciones de la hormona. Las concentraciones hormonales en sangre proporcionan información sobre los valores de una hormona en un momento específico, bajo condiciones particulares.

Las concentraciones de la hormona en plasma se cuantifican mediante métodos de radioinmunoanálisis (RIA), que dependen de la competencia por los enlaces hormonales.[3] Este método utiliza una variante radiomarcada de la hormona y un anticuerpo hormonal preparado a partir de una forma purificada de la hormona. Las limitaciones del RIA incluyen la falta de especificidad debido a la reactividad cruzada con más de una hormona.[3] El análisis inmunorradiométrico (IRMA, *immunoradiometric assay*) emplea el mismo principio de reconocimiento de anticuerpos, pero con dos anticuerpos en lugar de uno. Estos dos anticuerpos están dirigidos contra dos partes diferentes de la molécula y, por lo tanto, producen resultados más específicos.[9]

El análisis de inmunoadsorción enzimática (ELISA, *enzyme-linked immunosorbent assays*) es otra prueba diagnóstica reciente para valorar la función endocrina que no requiere el uso de radioisótopos. La prueba ELISA combina el uso de pruebas de doble anticuerpo, que utilizan sitios de unión de antígenos diferentes (lo que permite mayor especificidad), con una prueba enzimática (que tiene alta sensibilidad). Este método es de uso generalizado y ha demostrado ser rentable y preciso.[3] Otras pruebas de sangre que se utilizan rutinariamente para alteraciones endocrinas incluyen las pruebas de detección de varios autoanticuerpos.[10,11]

Pruebas de orina

Con frecuencia, se realiza la cuantificación de hormona urinaria o excreción del metabolito hormonal en orina de 24 h para obtener una medición más precisa de las concentraciones hormonales durante ese período, en comparación con las mediciones hechas en muestras de sangre aislada. En particular, se obtiene la muestra de orina de 24 h para determinar los valores de cortisol urinario cuando se trata de diagnosticar enfermedades como el síndrome de Cushing.[12]

Pruebas de estimulación y supresión hormonal

Las pruebas de estimulación hormonal se usan cuando se sospecha hipofunción de un órgano endocrino. Se administra una hormona trópica o estimulante con el fin de poner a prueba la capacidad del órgano endocrino para aumentar la síntesis hormonal. La capacidad de respuesta de la glándula diana se mide por el incremento en la hormona correspondiente.[2]

Las pruebas de supresión se utilizan cuando se sospecha hiperfunción de un órgano endocrino. Cuando un órgano o tejido está funcionando de forma autónoma, se puede utilizar una prueba de supresión para confirmar esta situación.[2]

Pruebas genéticas

Las pruebas genéticas se están convirtiendo en un método diagnóstico importante para algunas alteraciones endocrinas. Algunas afecciones del sistema endocrino en las que se han identificado marcadores fisiopatológicos genéticos específicos incluyen raquitismo hipofosfatémico ligado al cromosoma X, carcinoma epitelial de la tiroides, hipopituitarismo, feocromocitoma familiar y paraganglioma, neoplasias endocrinas múltiples de tipo I y II y ciertas alteraciones caracterizadas por una baja estatura, como el síndrome de Turner.[2] Un inconveniente de las pruebas genéticas es la erogación que implican, ya que, en este punto del desarrollo tecnológico, todavía pueden ser muy costosas.[2]

Estudios por imagen

Los estudios por imagen son importantes para el diagnóstico y seguimiento de las alteraciones endocrinas. Las modalidades de imagen relacionadas con la endocrinología pueden dividirse en dos tipos: las isotópicas y las no isotópicas.

Los estudios no isotópicos incluyen la resonancia magnética (RM) y la tomografía computarizada (TC), las cuales proporcionan información relevante sobre cambios estructurales dentro del tejido sólido. Una ventaja de la RM es que no requiere del uso de radiación ionizante (necesaria para la exploración por TC). Una cuestión que debe ser considerada al usar la TC es el empleo de medios de contraste. Generalmente se utiliza yodo no radiactivo para mejorar la calidad de las imágenes por TC. Sin embargo, estas preparaciones de contraste deben usarse con precaución en personas con enfermedad renal y alergias.[2]

La ecografía proporciona buenas imágenes estructurales y tiene la ventaja de generar una imagen en "tiempo real" que no precisa de elementos radiactivos. Por lo tanto, se utiliza con frecuencia para visualizar lesiones para la toma de biopsia.[2] La absorciometría de rayos X de energía dual (DEXA, *dual-electron X-ray absorptiometry*) se emplea de forma rutinaria para el diagnóstico y seguimiento de la osteoporosis y de enfermedades metabólicas del hueso.[13]

Los estudios por imagen isotópicos incluyen pruebas de medicina nuclear que se realizan tras administrar un radioisótopo que se acumula selectivamente en el tejido investigado.[2] La tomografía por emisión de positrones (PET, *positron emission tomography*) es otro método isotópico que se utiliza cada vez más para evaluar alteraciones endocrinas específicas, por ejemplo, para detectar cáncer tiroideo metastásico. Los estudios de PET comprenden la administración de un radionúclido emisor de positrones, de vida corta, en una presentación que pueda ser absorbida por los tejidos corporales.[2] La exploración por PET se ha ampliado a imágenes de PET/TC en las que se obtiene una imagen dual de forma casi simultánea, para mejorar significativamente los detalles e identificar estructuras que previamente era difícil distinguir. La ventaja de la PET/TC es que la imagen de TC permite una buena exploración de la estructura del tejido, mientras que su componente PET proporciona información sobre la función tisular.[14] La PET/TC ha demostrado ser útil en el tratamiento de los cánceres tiroideos.[15]

RESUMEN

El sistema endocrino actúa como un sistema de comunicación que utiliza mensajeros químicos u hormonas para la transmisión de información de célula a célula y de órgano a órgano. Las hormonas actúan uniéndose a receptores que son específicos para los diferentes tipos de hormonas. Muchas de las glándulas endocrinas están bajo el control regulador de otras partes del sistema endocrino. El hipotálamo y la hipófisis forman una compleja red integradora que interconecta el sistema nervioso y el sistema endocrino; esta red central controla la producción de muchas de las otras glándulas del cuerpo.

La función endocrina puede valorarse de forma directa mediante la cuantificación de las concentraciones hormonales o indirectamente al valorar los efectos de una hormona en el cuerpo (p. ej., la valoración de la función de la insulina a través de los valores de glucemia). Los estudios por imagen se usan para visualizar las estructuras endocrinas, y se utilizan técnicas genéticas para determinar la presencia de marcadores genéticos específicos que contribuyen al desarrollo de las alteraciones endocrinas.

CAPÍTULO 41

Alteraciones del control endocrino del crecimiento y el metabolismo

El sistema endocrino interviene en todos los aspectos del funcionamiento corporal, incluyendo el crecimiento y el desarrollo, el metabolismo energético, la distribución de músculo y tejido adiposo, el desarrollo sexual, el equilibrio hidroelectrolítico, la inflamación y la respuesta inmunitaria. Este capítulo se centra en las alteraciones de la función hipofisaria, del crecimiento y la hormona del crecimiento o somatotropina (GH, *growth hormone*), y de la función de la glándula tiroides y la corteza suprarrenal. También aborda afecciones cada vez más prevalentes, como la diabetes mellitus y el síndrome metabólico.

Aspectos generales de las alteraciones de la función endocrina

Hipofunción, hiperfunción y resistencia hormonal

Las alteraciones de la función endocrina generalmente pueden atribuirse a una hipofunción o hiperfunción de una glándula endocrina o a la resistencia hormonal por parte de las células diana. Existen numerosas razones por las que se llega a producir la hipofunción de una glándula endocrina, por ejemplo, su ausencia, anomalías en su desarrollo o por insuficiencia de una enzima necesaria para la síntesis hormonal. La glándula puede ser destruida por una interrupción en el suministro sanguíneo, infección, inflamación, respuestas autoinmunitarias o crecimiento neoplásico. Con el envejecimiento, puede sobrevenir un declive en su función o puede presentarse la atrofia de la glándula endocrina debido a algún tratamiento farmacológico o por otras razones que se desconocen. La glándula puede producir hormonas biológicamente inactivas, o los anticuerpos circulantes pueden destruir una hormona activa antes de que pueda ejercer su acción.[1-3]

Por lo general, la hiperfunción endocrina tiene su origen en la producción excesiva de una hormona. Lo anterior puede ser ocasionado por la estimulación excesiva e hiperplasia de la glándula endocrina o un tumor productor de hormona. Algunos tumores tienen la capacidad de producir hormonas que generalmente no son secretadas por el tejido en donde se localiza el tumor (producción de hormonas ectópicas.[1-3]

Las disfunción endocrina por resistencia hormonal puede atribuirse a defectos en los receptores de las células diana. Es posible que estos receptores hormonales estén ausentes o que el enlace que se produce con las hormonas sea defectuoso. El síndrome de Laron es un tipo de enanismo ocasionado por anomalías en los receptores de la GH de los tejidos diana. Otro mecanismo que se asocia con la resistencia hormonal consiste en una respuesta intracelular deficiente ante la estimulación de la hormona. Esta alteración en la respuesta celular se observa en la hiperplasia suprarrenal congénita (HSC), alteración en la que la glándula suprarrenal recibe la estimulación de la ACTH, pero no puede responder de forma adecuada debido a un defecto en las vías intracelulares dentro de la corteza suprarrenal para la producción de cortisol.[1-3]

Alteraciones primarias, secundarias y terciarias

Las alteraciones endocrinas pueden clasificarse en afecciones primarias, secundarias y terciarias a partir de la sucesión de respuestas hormonales que son reguladas por el eje hipotalámico-hipofisario-glándula endocrina diana. Las *alteraciones primarias* de la función endocrina se originan en la glándula diana que es responsable de producir la hormona.[1,2]

En las *alteraciones secundarias* de la función endocrina, la glándula diana en esencia es normal. Sin embargo, no produce las concentraciones adecuadas de hormona porque no recibe una estimulación suficiente por parte de la glándula hipófisis. La fuente real de la disfunción se encuentra a nivel de esta glándula. Un ejemplo de alteración endocrina secundaria es el adenoma hipofisario, que secreta una mayor cantidad de hormonas hipofisarias y estimula en exceso a las glánd las endocrinas diana, como las suprarrenales y la tiroides.[1,2] Las *alteraciones terciarias* son secundarias a una disfunción hipotalámica (como ocurre con los craneofaringiomas o con la radioterapia craneal). De esta forma, tanto la hipófisis como el órgano diana obtienen una estimulación insuficiente.[3]

RESUMEN

Las alteraciones endocrinas suelen producirse debido a la hipofunción o hiperfunción de una glándula endocrina o por la resistencia de las células diana a alguna hormona. Pueden clasificarse como alteraciones primarias (debidas a la disfunción de una glándula endocrina diana del eje hipotalámico-hipofisario, como la glándula tiroides o las suprarrenales), secundarias (por la disfunción de la glándula hipófisis) o terciarias (provocadas por un defecto en el hipotálamo).

Hipófisis y alteraciones del crecimiento

La *hipófisis*, o pituitaria, es una glándula del tamaño de un chícharo o guisante que se localiza en la base del cerebro, una depresión con forma de silla de montar del hueso esfenoides llamada *silla turca*. Un tallo corto en forma de embudo, el *infundíbulo*, conecta la hipófisis con el hipotálamo. La glándula hipófisis se divide un dos secciones: un lóbulo posterior, que es el componente neural (neurohipófisis), y uno glandular anterior (adenohipófisis).[4,5]

El lóbulo anterior de la hipófisis produce ACTH, hormona estimulante de la tiroides o tirotropina (TSH, *thyroid-stimulating hormone*), GH, hormonas gonadotrópicas (foliculoestimulante [FSH, *follicle-stimulating hormone*] y luteinizante [LH, *luteinizing hormone*]) y prolactina. Cuatro de estas (ACTH, TSH, LH y FSH) controlan la secreción hormonal de otras glándulas endocrinas:

- La ACTH controla la liberación de cortisol por parte de la glándula suprarrenal.
- La TSH regula la secreción de hormona tiroidea por la glándula tiroides.
- La LH controla la producción de hormonas sexuales por los ovarios y los testículos.
- La FSH regula la fertilidad en los ovarios y los testículos.[4,5]

Valoración de la función hipotalámico-hipofisaria

En el capítulo 40 se incluye un repaso general de las diferentes estrategias disponibles para evaluar la función endocrina. La valoración del estado basal de las hormonas del eje hipotalámico-hipofisario y las células diana debe incluir la medición de los siguientes valores (idealmente, las muestras de laboratorio se deben obtener antes de las 8:00 de la mañana debido a las variaciones circadianas):

- Cortisol sérico
- Prolactina sérica
- Tiroxina y TSH séricas
- Testosterona (hombre), estrógenos (mujer) y LH/FSH séricos
- GH y factor de crecimiento insulinoide 1 (IGF-1, *insulin-like growth factor-1*; también conocido como *somatomedina* C) séricos
- Osmolalidad urinaria y en plasma

Algunos métodos diagnósticos adicionales incluyen la prueba dinámica de la función del eje hipotalámico-hipofisario-suprarrenal (HHS), así como la prueba de tolerancia a la insulina, estimulación con glucagón y estimulación rápida con corticotropina (o prueba de Synacthen).[6]

Tumores hipofisarios

Los tumores hipofisarios pueden clasificarse en primarios y secundarios. También se pueden diferenciar en tumores funcionales y no funcionales, es decir, que secretan hormonas hipofisarias o no, respectivamente. Su tamaño puede variar desde lesiones pequeñas que no producen un crecimiento de la glándula (microadenomas, < 10 mm) hasta tumores grandes expansivos (macroadenomas, > 10 mm) que erosionan la silla turca e inciden en las estructuras craneales circundantes. Suelen encontrarse tumores pequeños en el 27% de las autopsias de las personas adultas.[1] Los de tipo benigno son los tumores hipofisarios más representativos del lóbulo anterior. En cambio, los carcinomas de la hipófisis son tumores menos frecuentes. Los adenomas funcionales pueden subdividirse de acuerdo con el tipo celular y la hormona secretada (tabla 41-1).[1]

Hipopituitarismo

El hipopituitarismo se caracteriza por una disminución en la secreción de hormonas hipofisarias y se asocia con una mayor morbilidad y mortalidad. La causa puede ser congénita o resultado de alguna anomalía adquirida (cuadro 41-1).[2]

Por lo general, se requiere la destrucción del 75% del lóbulo anterior de la hipófisis antes de que el hipopituitarismo se vuelva clínicamente evidente.[2] Las manifestaciones clínicas de esta alteración en general aparecen de forma gradual; sin embargo, pueden desarrollarse como una condición aguda y potencialmente mortal. Por lo general, la gente se queja de un malestar crónico, con debilidad, fatiga, pérdida del apetito, deterioro de la función sexual e intolerancia al frío. La de corticotropina (insuficiencia suprarrenal secundaria) es la deficiencia endocrina más grave, y conduce a debilidad, náuseas, anorexia, fiebre e hipotensión ortostática.[3]

La pérdida de hormonas del lóbulo anterior de la hipófisis tiende a seguir una secuencia típica, en especial con pérdida progresiva de la reserva hipofisaria secundaria a tumores o radioterapia previa de la glándula. La secuencia para la pérdida de hormonas hipofisarias puede recordarse con una nemotecnia en inglés "*Go Look For The Adenoma*" (busque el adenoma):

TABLA 41-1 Frecuencia de los adenomas en el lóbulo anterior de la hipófisis

Tipo de célula	Hormona	Frecuencia (%)
Lactótropa	Prolactina (PRL)	26
Somatótropa	Hormona del crecimiento (GH)	14
Corticótropa	Corticotropina (ACTH)	15
Gonadótropa	Hormona foliculoestimulante (FSH), hormona luteinizante (LH)	8
Tirótropa	Hormona estimulante de la tiroides (TSH)	1

Adaptado de: D. Strayer, Rubin E., J.E. Saffitz, Schiller A.L. (Eds.) (2015). *Rubin's pathology: Clinicopathologic foundations of medicine* (7th ed., Table 27.1, p. 1177). Philadelphia, PA: Wolters Kluwer, con autorización.

CUADRO 41-1

CAUSAS DEL HIPOPITUITARISMO

- Tumores y lesiones con efecto de masa, como los adenomas hipofisarios, quistes, cáncer metastásico y otras lesiones.
- Cirugía o radiación hipofisaria.
- Lesiones infiltrativas e infecciones: hemocromatosis e hipofisitis linfocítica.
- Infarto hipofisario: infarto de la glándula hipófisis después de una pérdida de sangre sustancial durante el parto (síndrome de Sheehan).
- Ictus hipofisario: hemorragia repentina en la hipófisis.
- Enfermedades genéticas: defectos congénitos raros de una o más hormonas hipofisarias.
- Síndrome de la silla vacía: aumento del volumen de la silla turca, que no se encuentra ocupada del todo por tejido hipofisario.
- Alteraciones, tumores y lesiones hipotalámicos con efecto de masa (p. ej., craneofaringiomas y malignidades metastásicas), radiación hipotalámica, lesiones infiltrativas (p. ej., sarcoidosis), traumatismos e infecciones.

- GH: la secreción de GH suele ser la primera en perderse.
- LH: causa insuficiencia de las hormonas sexuales.
- FSH: causa infertilidad.
- TSH: conduce a un hipotiroidismo secundario.
- ACTH: suele ser la última afectada y provoca insuficiencia suprarrenal secundaria.[7]

El tratamiento del hipopituitarismo consiste en eliminar cualquier causa subyacente que se logre identificar. Las deficiencias hormonales deben tratarse de acuerdo con las concentraciones de referencia; se pueden realizar pruebas hipofisarias más sofisticadas cuando resulte necesario. El reemplazo de cortisol se inicia cuando hay insuficiencia de ACTH; el reemplazo tiroideo, cuando no hay suficiente síntesis de TSH; y el de hormonas sexuales, cuando la LH y la FSH son deficientes. El reemplazo de la GH está indicado para la insuficiencia pediátrica de esta hormona y también puede emplearse para tratar deficiencias en adultos.[1-3]

Alteraciones del crecimiento y de la hormona del crecimiento

Existen varias hormonas que son esenciales para el crecimiento y la maduración normal del cuerpo, por ejemplo, la GH, la insulina, la hormona tiroidea y los andrógenos. Además de sus acciones sobre el metabolismo de los hidratos de carbono y de las grasas, la insulina desempeña un papel indispensable en los procesos de crecimiento. Los niños con diabetes, particularmente aquellos que tienen problemas para regular su glucemia, no suelen crecer con normalidad a pesar de que sus concentraciones de GH sean adecuadas. Cuando la hormona tiroidea es más baja de lo normal, se retrasa el crecimiento óseo y el cierre epifisario. Los andrógenos como la testosterona y la dihidrotestosterona ejercen efectos anabólicos sobre el crecimiento por medio de sus acciones en la síntesis proteica. Las concentraciones excesivamente altas de glucocorticoides inhiben el crecimiento, posiblemente por el efecto antagonista que ejercen sobre la secreción de GH.[4,8,9]

Hormona del crecimiento

La GH, también llamada *somatotropina*, es una hormona polipeptídica de 191 aminoácidos sintetizada y secretada por células específicas del lóbulo anterior de la hipófisis llamadas *somatótropos*. Se sabe que la tasa de producción de GH en adultos es casi tan alta como en los niños. La GH es necesaria para el crecimiento y contribuye a la regulación de las funciones metabólicas (fig. 41-1). Estimula todos los aspectos del crecimiento del cartílago. Uno de sus efectos más evidentes es sobre el crecimiento lineal del hueso, secundario a su acción sobre las placas de crecimiento epifisario de los huesos largos. El grosor óseo aumenta debido a un mayor crecimiento perióstico. Los órganos viscerales y endocrinos, el esqueleto y el músculo cardíaco, la piel y el tejido conjuntivo experimentan un mayor crecimiento en respuesta a la GH.[1,4]

Además, esta hormona acelera la tasa de síntesis proteica en el cuerpo. Promueve la movilización de ácidos grasos, aumenta su uso como combustible y mantiene o incrementa la concentración de glucosa sérica al disminuir su empleo como combustible.[4] La GH produce un incremento inicial en las concentraciones de insulina. Sin embargo, el efecto predominante de un exceso persistente de GH es el aumento en las concentraciones de glucosa, a pesar de haber una mayor cantidad de insulina. Esto se debe a que la GH induce una resistencia a la insulina en los tejidos periféricos e inhibe la captación de glucosa por el músculo y el tejido adiposo.[4]

Muchos de los efectos de la GH dependen de los IGF, también llamados *somatomedinas*, que son producidos principalmente por el hígado. La GH no puede causar por sí misma el crecimiento de los huesos. Por el contrario, actúa de forma indirecta a través de la síntesis de IGF por el hígado. Estos IGF actúan en el cartílago y el hueso para promover su crecimiento. Se han identificado al menos cuatro IGF; de estos, el IGF-1 (somatomedina C) parece ser el más importante en términos de crecimiento; también es el que más se cuantifica en pruebas de laboratorio. Los IGF han sido secuenciados y se descubrió que tienen estructuras similares a las de la proinsulina. Esto explica por qué tienen una actividad similar a la de esta hormona y la débil acción de la insulina sobre el crecimiento. Las concentraciones de IGF se ven afectadas por una familia de seis factores de enlace llamados *proteínas de unión a IGF* (IGFBP, *IGF-binding proteins*).[4]

La GH se transporta libre en el plasma y tiene una vida media menor de 50 min.[4] Dos hormonas hipotalámicas regulan la secreción de GH:

- La hormona liberadora de GH o somatoliberina (GHRH, *GH-releasing hormone*), que aumenta la liberación de GH.
- La somatostatina, que inhibe la liberación de esta hormona.

La secreción de GH fluctúa en un período de 24 h, con concentraciones pico que se presentan 1-4 h después del inicio del sueño. La secreción de GH es estimulada por la hipoglucemia, el ayuno, la inanición y las concentraciones sanguíneas altas de aminoácidos (en especial de arginina)

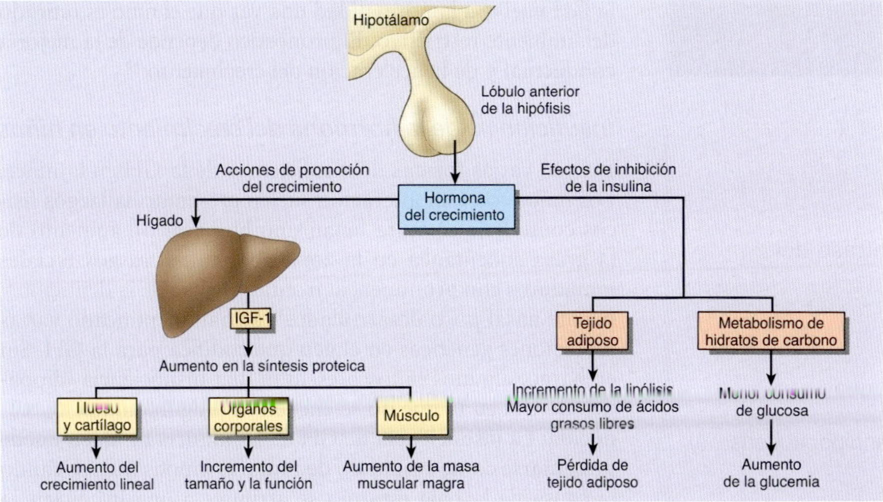

FIGURA 41-1. Promoción del crecimiento e inhibición de la insulina de la GH. *IGF-1, factor de crecimiento insulinoide 1.*

y bajas de ácidos grasos. Algunas condiciones estresantes, como los traumatismos, la excitación, el estrés emocional y el ejercicio intenso, también aumentan la GH; este efecto también lo consigue la secreción de hormona grelina por el estómago y de estrógenos y testosterona. La GH se inhibe por las concentraciones altas de glucosa, de ácidos grasos libres (AGL) en la sangre, el cortisol y la obesidad. La cantidad de GH también disminuye con el envejecimiento.[4]

PUNTOS CLAVE

Hormona del crecimiento

- La hormona del crecimiento (GH), que es producida por los somatótropos del lóbulo anterior de la hipófisis, es necesaria para el crecimiento óseo lineal en los niños. También aumenta la velocidad a la que las células transportan aminoácidos a través de sus membranas celulares y la tasa a la que utilizan los ácidos grasos, mientras que disminuye la velocidad a la que utilizan los hidratos de carbono.
- Los efectos de la GH sobre el crecimiento lineal dependen de IGF, que son producidos principalmente por el hígado.

Estatura baja en niños

Se considera que una estatura o talla es baja cuando se encuentra por debajo del tercer percentil en la curva de crecimiento esperado.[10,11] La estatura baja o el retraso en el crecimiento puede deberse a una variedad de causas endocrinas, incluidas la deficiencia de GH, el hipotiroidismo y el panhipopituitarismo (deficiencia de *todas* las hormonas sintetizadas en la hipófisis). Se sabe de numerosas causas genéticas y cromosómicas para una estatura baja, por ejemplo, los síndromes de Turner y de Noonan, la acondroplasia y varios tipos de displasias.[12] Otras alteraciones que pueden originar una menor estatura incluyen la desnutrición proteico-calórica, algunas afecciones (como la enfermedad renal crónica y la diabetes mellitus mal controlada), los síndromes de malabsorción (como la enfermedad celíaca) y ciertos tratamientos farmacológicos, como los esteroides, anticonvulsivos y medicamentos para el déficit de atención e hiperactividad. Los trastornos emocionales pueden conducir a alteraciones endocrinas funcionales que provocan enanismo psicosocial, también denominado *estatura baja psicosocial*. La etiología de la estatura baja se resume en el cuadro 41-2.[1,2,10,11]

Para poder establecer un diagnóstico de alteración del crecimiento, es importante realizar una exploración física y anamnesis detalladas, incluida una revisión de antecedentes sobre el desarrollo del niño. La medición precisa de la estatura y el peso es una parte importante de la exploración física del niño, que incluye una cuidadosa evaluación y seguimiento respecto a las curvas de crecimiento. El diagnóstico de una estatura baja no se hace con una sola medida, sino que se basa en cuantificaciones secuenciales de la talla, velocidad de crecimiento y estatura de los padres.[11,13]

Los procedimientos diagnósticos de la estatura baja en niños incluyen pruebas para descartar causas no endocrinas. Algunas de estas pruebas que detectan alteraciones que pueden causar estatura baja incluyen hemograma (anemia), pruebas metabólicas completas (enfermedad renal y hepática), proteína C reactiva y velocidad de sedimentación globular (enfermedad inflamatoria intestinal), FSH y cariotipo (síndrome de Turner y otras anomalías cromosómicas), IGF-1 (deficiencia de GH), TSH y tiroxina libre (hipotiroidismo), transglutaminasa tisular e inmunoglobulina (Ig) A (enfermedad celíaca) y análisis de orina (enfermedad renal).[11] La prueba para IGFBP-3 también puede ser útil para detectar la deficiencia de GH y algunas enfermedades crónicas.[11] Suelen emplearse radiografías para valorar la edad ósea, que por lo general muestra retraso.[14] Se recomienda realizar una RM del área hipotalámico-hipofisaria cuando existe sospecha clínica de lesión.[9] Una vez que se determina la causa de la estatura corta, se ha aprobado el uso de un tratamiento compuesto por GH de ADN recombinante para algunas alteraciones que incluyen la deficiencia de GH y ciertos problemas genéticos (como los síndromes de Prader-Willi y de Noonan), la enfermedad renal crónica y la estatura corta idiopática.[11]

Estatura baja familiar y retraso constitucional

Estas dos variantes, la estatura baja genética (familiar) y el retraso constitucional del crecimiento y la pubertad, no son

CUADRO 41-2

CAUSAS DE ESTATURA BAJA

Variantes normales

Estatura baja genética o "familiar"

Estatura baja constitucional

Bajo peso al nacimiento (p. ej., retraso del crecimiento intrauterino)

Insuficiencia de GH

- Insuficiencia de GH primaria
- Insuficiencia de GH idiopática
- Agenesia hipofisaria
- Insuficiencia de GH secundaria (panhipopituitarismo)

Alteraciones endocrinas

Producción de GH biológicamente inactiva

Producción deficiente de IGF-1 en respuesta a una GH normal o elevada (enanismo de tipo Laron)

Hipotiroidismo

Diabetes mellitus mal controlada

Exceso de glucocorticoides

- Endógenos (síndrome de Cushing)
- Exógenos (tratamiento glucocorticoide)

Anomalías del metabolismo mineral (p. ej., seudohipoparatiroidismo)

Desnutrición y enfermedades crónicas

Enfermedad orgánica o sistémica crónica (p. ej., asma, en especial cuando se trata con glucocorticoides, cardiopatía o enfermedad renal)

Deficiencia nutricional

Síndrome de malabsorción (p. ej., esprúe celíaco)

Alteraciones endocrinas funcionales (enanismo psicosocial)

Alteraciones cromosómicas (p. ej., síndrome de Turner)

Anomalías esqueléticas (p. ej., acondroplasia)

enfermedades en sí, sino variaciones de los criterios poblacionales. Estas alteraciones requieren vigilancia, pero no tratamiento. Genéticamente, estos niños de estatura baja tienden a estar bien proporcionados y tienen una talla cercana al promedio familiar de estatura. Su edad ósea y cronológica son equivalentes. Los niños con retraso constitucional del crecimiento tienen una edad ósea menor que la cronológica, sin evidencia de otras causas que expliquen la disminución del crecimiento.[11,13]

Enanismo psicosocial (estatura baja psicosocial)

Este tipo de enanismo implica un hipopituitarismo funcional y se observa en algunos niños con carencias emocionales. Se trata de niños que generalmente presentan un crecimiento deficiente, con vientre abultado, hábitos alimenticios deficientes. Por lo general, cuentan con antecedentes de relaciones familiares disfuncionales, en las que el niño ha sido gravemente descuidado o disciplinado. A menudo, la negligencia se limita a un solo niño en la familia. En general, la función de la GH vuelve a la normalidad una vez que el niño es retirado del ambiente restrictivo. El pronóstico depende de la mejoría conductual y de la aceleración del crecimiento.[15]

Insuficiencia de la hormona del crecimiento en niños

Existen varias formas de insuficiencia de la GH en la niñez. Los niños con esta alteración suelen presentar hallazgos físicos como baja estatura (enanismo hipofisario), aumento de la grasa subcutánea en la zona abdominal, rasgos faciales inmaduros con prominencia frontal, retraso de la dentición y puente nasal poco desarrollado.[14] Se han identificado varias mutaciones genéticas en el gen que codifica para la GH. Sin embargo, algunos niños presentan una insuficiencia idiopática de GH en la que no se encuentra ninguna mutación conocida. La insuficiencia de GH en la infancia también puede presentarse como resultado de tumores hipofisarios. Cuando la causa de la baja estatura se atribuye a una insuficiencia de GH, la terapia de reemplazo hormonal mediante tecnología de ADN recombinante es el tratamiento de elección. La GH se administra mediante inyección subcutánea diaria durante el período de crecimiento activo y puede prolongarse hasta la edad adulta.[4,11,16]

En una afección rara llamada *síndrome de Laron* (o *enanismo de Laron*), el problema fisiopatológico es la resistencia hormonal debido a alteraciones en los receptores de GH. Las concentraciones de la GH son normales o altas. Sin embargo, las cifras de IGF-1 se mantienen bajas. El síndrome de Laron se puede tratar mediante el reemplazo del IGF-1. La transmisión del síndrome de Laron se produce a través de una herencia autosómica recesiva, en la cual se han identificado más de 30 mutaciones diferentes de receptores de GH.[1]

Insuficiencia de la hormona del crecimiento en adultos

Existen dos categorías de insuficiencia de GH en adultos:

1. Insuficiencia de GH presente desde la infancia.
2. Insuficiencia de GH desarrollada durante la edad adulta, sobre todo por hipopituitarismo consecuencia de un tumor hipofisario o de su tratamiento.

En la tabla 41-2 se describen algunas diferencias entre la insuficiencia de GH que inicia en la infancia y la que aparece en la edad adulta.

El diagnóstico de la insuficiencia de GH en los adultos se realiza al encontrar una respuesta por abajo de lo normal al generar estímulos que incitan la producción de GH. Las concentraciones bajas de IGF-1 con cifras bajas de tres o más hormonas hipofisarias indican insuficiencia de GH. La prueba de tolerancia a la insulina o la prueba combinada de GHRH y arginina se utilizan como pruebas de estimulación para detectar la deficiencia de GH.[17]

El tratamiento de reemplazo con la GH recombinante está indicado para los adultos con insuficiencia de GH informada; las concentraciones séricas del IGF-1 se utilizan para guiar el tratamiento.[17] Se ha mostrado que los niños con insuficiencia de GH tienen mayor riesgo de ateroesclerosis. El tratamiento con GH mejora el perfil lipídico y reduce el espesor de la capa íntima de la arteria carótida en esta población.[18] Las concentraciones de GH también pueden bajar con la edad; de hecho, se ha despertado interés en los efectos que produce la

TABLA 41-2 Diferencias entre la insuficiencia de GH en la infancia y en el adulto

Característica	Inicio en la infancia	Inicio en el adulto
Estatura definitiva	↓	N
Grasa corporal	↑	↑
Masa corporal magra	↓↓	↓
Densidad mineral ósea	↓	N↓
Factor de crecimiento insulinoide 1 (IGF-1)	↓↓	N↓
Proteína de unión a IGF-3	↓	N
Lipoproteínas de baja densidad	↑	↑
Lipoproteínas de alta densidad	N↓	↓

N, normal.

disminución de la GH en los adultos mayores (proceso descrito como *somatopausa*). El reemplazo de GH es obviamente importante para el niño en crecimiento.[19,20]

Estatura alta en niños

La estatura que es mayor al percentil 97 para el rango de edad y sexo se considera una estatura alta en los niños.[11] Como sucede con la estatura baja, existen algunas variantes normales en este rango, como la estatura familiar elevada y un adelanto constitucional del crecimiento. Otras causas de estatura elevada son las alteraciones genéticas o cromosómicas, como los síndromes de Marfan, de Klinefelter (XXY), del cromosoma X frágil y de Beckwith-Wiedemann. No suele indicarse tratamiento para estas causas de estatura elevada no relacionadas con la GH o con las variantes normales.[11]

Exceso de hormona del crecimiento en niños

La producción excesiva de GH antes de la pubertad y de la fusión de las epífisis de los huesos largos produce *gigantismo hipofisario*. En esta enfermedad, todos los tejidos del cuerpo crecen con rapidez, incluido el tejido óseo.[4] La secreción excesiva de GH por adenomas somatótropos ocasiona gigantismo en niños prepúberes. El gigantismo ocurre cuando no se fusionan las epífisis y las concentraciones altas de IGF-1 estimulan un crecimiento óseo desmedido. También se presentan otras complicaciones debido a una mayor masa corporal y la posible secreción en exceso de otras hormonas hipofisarias. Por fortuna, se trata de una afección rara gracias a su reconocimiento temprano y el tratamiento del adenoma.[3] Por lo general, el exceso en la producción de GH se trata con la administración de fármacos como octreotida y pegvisomant, que ayudan a disminuir las concentraciones de esta hormona.[11]

Exceso de hormona del crecimiento en adultos

Cuando se produce un exceso de GH en la edad adulta o después de que las epífisis de los huesos largos se han fusionado, la alteración se conoce como *acromegalia*. La incidencia anual de acromegalia es de 3-4 casos por 1 millón de personas, con una prevalencia de 30-60 casos por millón.[21]

Etiología y patogenia

Las manifestaciones clínicas de la acromegalia resultan del efecto que producen las altas concentraciones de GH y IGF-1 circulantes sobre las células del cuerpo.[21] La causa más frecuente de acromegalia es un adenoma somatótropo secretor de GH en la hipófisis. Alrededor del 75% de las personas con acromegalia tienen un macroadenoma somatótropo al momento del diagnóstico y, del grupo restante, la mayoría tienen microadenomas.[1] Otras causas de acromegalia son tumores hipotalámicos que producen una síntesis excesiva de GHRH, secreción ectópica de GHRH por tumores no endocrinos (como los tumores carcinoides o el cáncer pulmonar microcítico) o, con menos frecuencia, la secreción de GH por tumores no endocrinos. La unión del exceso de GH circulante con los receptores de GH en los hepatocitos provoca una secreción excesiva de IGF-1. Entonces, son estas moléculas de IGF-1 circulantes, que se unen con las moléculas receptoras de IGF-1 en los tejidos periféricos, las que actúan de forma directa para estimular el crecimiento tisular que produce las manifestaciones clínicas de la acromegalia.[21]

Manifestaciones clínicas

Por lo general, la alteración pasa inadvertida al inicio, con síntomas que se hacen presentes durante un período considerable antes de que se realice el diagnóstico. Debido a que la acromegalia es una producción excesiva de GH en la edad adulta, una vez que se han cerrado las epífisis de los huesos largos, la persona no puede crecer más. Sin embargo, los tejidos blandos continúan haciéndolo. El crecimiento de los huesos pequeños de las manos y los pies, así como de los huesos membranosos de la cara y el cráneo, se traduce en un agrandamiento pronunciado de manos y pies, una nariz ancha y bulbosa, una mandíbula inferior protuberante y una frente oblicua (fig. 41-2). Los dientes se abren, por lo que producen una mordida deficiente y dificultad en la masticación. Las estructuras cartilaginosas en la laringe y las vías respiratorias también se agrandan, lo que causa una profundización de la voz y la tendencia a desarrollar bronquitis. Los cambios vertebrales a menudo llevan a cifosis o a jorobas. Con el tiempo, el crecimiento excesivo del hueso produce artralgias y artritis degenerativa de la columna, las caderas y las rodillas. Prácticamente cada órgano del cuerpo aumenta de tamaño. La cardiomegalia, el desarrollo de hipertensión y la ateroesclerosis acelerada pueden dar lugar a una mortalidad y morbilidad significativas.[1,2,21,22]

Los efectos metabólicos de las concentraciones excedentes de la GH y el IGF-1 incluyen alteraciones en el metabolismo de las grasas y de los hidratos de carbono. La GH produce lipólisis, con una mayor liberación de AGL por parte del tejido adiposo, lo que deriva en una mayor concentración de estos en los líquidos corporales. Además, la GH contribuye a la formación de cetonas y a que se utilicen AGL para obtener energía, en lugar de utilizar para ello a los hidratos de carbono y las proteínas. La GH ejerce múltiples efectos sobre el metabolismo de los hidratos de carbono, incluyendo una menor captación de glucosa por tejidos como el músculo esquelético y el adiposo, y un aumento en la producción de glucosa por el hígado y de la secreción de insulina.[4] Cada uno de estos cambios origina una resistencia a la insulina inducida por la GH. Esto lleva a la intolerancia a la glucosa, que estimula las células β del páncreas para producir insulina adicional. La elevación a largo plazo de la GH conduce a la sobreestimulación de las células β, que puede hacer que literalmente estas se agoten.

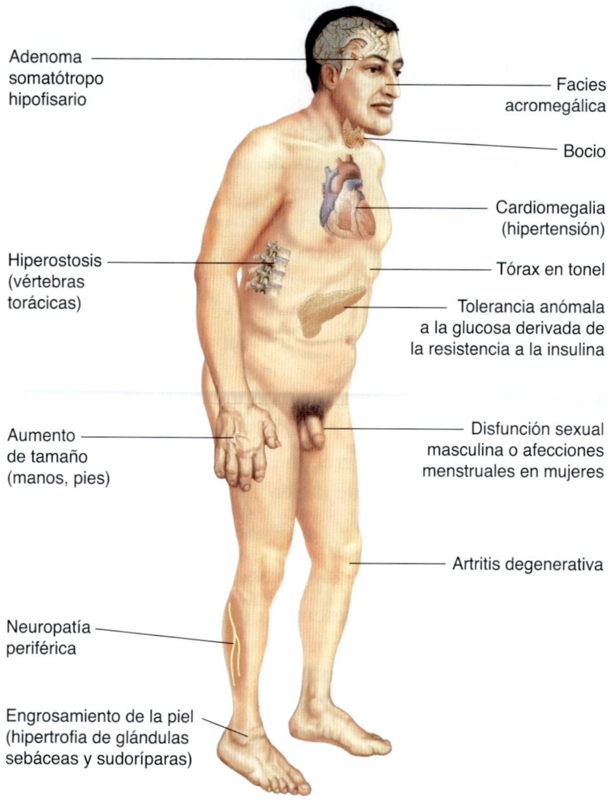

FIGURA 41-2. Manifestaciones clínicas de la acromegalia.

El resultado neto de estos cambios metabólicos son alteraciones en la regulación de la glucosa que a menudo llevan al desarrollo de diabetes mellitus.[22]

Las concentraciones plasmáticas del IGF-1 han demostrado ser más predictivas que los valores de GH en plasma en cuanto al riesgo de desarrollar diabetes mellitus. Las concentraciones plasmáticas más altas de IGF-1 se han asociado con un mayor riesgo de desarrollo de diabetes en las personas con acromegalia. Sin embargo, las concentraciones plasmáticas de GH no han mostrado la misma correlación. La prevalencia de diabetes mellitus informada en personas con rangos de acromegalia es del 12-37.6%. Cuando se consideran otras variantes de desequilibrio glucémico (como alteración de la glucosa en ayuno, así como de la tolerancia a la glucosa), las tasas de prevalencia en personas con acromegalia aumentan a 16-54%.[22]

Otras manifestaciones clínicas relacionadas con la acromegalia tienen su origen en adenomas hipofisarios, que son la causa etiológica de la mayoría de los casos. A medida que crece el adenoma hipofisario, causa mayor disfunción de la hipófisis y de las estructuras cerebrales circundantes. La glándula hipófisis se encuentra en la fosa hipofisaria del hueso esfenoides (p. ej., en la silla turca), que se localiza directamente por debajo del nervio óptico. El crecimiento de la glándula hipófisis finalmente causa la erosión del hueso circundante y, debido a su ubicación, esto puede conducir a dolores de cabeza, defectos del campo visual por compresión del nervio óptico (por lo general, hemianopsia bitemporal) y parálisis de los nervios craneales III, IV y VI. La compresión de otras estructuras hipofisarias puede causar hipotiroidismo secundario, hipogonadismo e insuficiencia suprarrenal. El hipogonadismo puede ser resultado de un daño directo al sistema hipotalámico o hipofisario, o ser consecuencia indirecta de hiperprolactinemia por la imposibilidad de que el factor inhibidor de prolactina (dopamina) alcance los lactótropos hipofisarios (células que secretan prolactina) a causa del daño provocado por el tumor hipofisario.[1-3]

Otras manifestaciones incluyen sudoración excesiva con olor desagradable, piel grasa, intolerancia al calor, aumento ponderal moderado, debilidad muscular y fatiga, irregularidades menstruales y disminución de la libido. La hipertensión es relativamente frecuente. El síndrome de apnea del sueño está presente hasta en el 90% de las personas. La patogenia de este síndrome suele ser obstructiva en la mayoría de las personas debido a una acumulación creciente de tejidos blandos faríngeos. Pueden desarrollarse parestesias a causa del atrapamiento nervioso y la compresión provocada por el exceso de tejido blando y la acumulación de líquido subcutáneo (especialmente en el síndrome del túnel carpiano). La acromegalia también se asocia con un mayor riesgo de desarrollar pólipos de colon y cáncer colorrectal.[1,21,22] La tasa de mortalidad de las personas con acromegalia es más alta que la informada en la población en general. Sin embargo, los avances en el tratamiento han reducido la tasa de mortalidad de las dos a tres veces que se observaba en la población general a una tasa que es inferior al doble de la esperada.[21] La mortalidad en pacientes con acromegalia se debe principalmente a enfermedad cardiovascular (60%) y respiratoria (25%) y cáncer (15%).[21] Las enfermedades cardiovasculares resultan de la combinación de miocardiopatía, hipertensión, resistencia a la insulina, hiperinsulinemia e hiperlipidemia.[21,22]

Diagnóstico

La acromegalia suele pasar inadvertida al inicio, y se estima que un 20% de las personas ya desarrollaron diabetes mellitus para cuando esta se detecta.[22] Para llegar al diagnóstico de acromegalia, se requiere de una exploración física que revele las características típicas de la enfermedad (p. ej., el crecimiento de las manos y los pies y el engrosamiento de los rasgos faciales) y estudios diagnósticos de laboratorio. El IGF-1 sérico es la prueba de laboratorio que se recomienda de inicio para evaluar la sospecha diagnóstica de acromegalia; el hallazgo de concentraciones plasmáticas normales de IGF-1 es determinante. Si las cifras de IGF-1 son elevadas o no concluyentes, entonces se realiza una prueba de tolerancia a la glucosa para confirmar el diagnóstico. Si una carga de glucosa no logra suprimir las concentraciones de GH sérica, entonces se confirma el diagnóstico de acromegalia. La RM es la técnica de imagen de primera línea que se recomienda para detectar y localizar lesiones hipofisarias; se puede recurrir a la TC cuando la RM está contraindicada. También se sugiere realizar una prueba de campo visual debido a la proximidad de la hipófisis con el quiasma óptico.[21]

Tratamiento

El tratamiento para la acromegalia se centra en la corrección de las anomalías metabólicas; la normalización de las concentraciones de IGF-1, de acuerdo con la edad y el sexo; la resección o reducción de las masas tumorales, para aliviar los efectos de la presión central; y mejorar las características clínicas adversas. Los tumores hipofisarios se resecan mediante cirugía utilizando una técnica transesfenoidal. El tratamiento médico es inoperable. La somatostatina es una hormona que puede ser efectiva en el tratamiento médico de la acromegalia, pues produce una inhibición en la secreción de GH por retroalimentación. El pegvisomant es un análogo pegilado de ADN recombinante, que incorpora nueve mutaciones diferentes, para diseñar una molécula farmacológica distinta a la de la GH endógena. Este medicamento puede unirse a los receptores de la GH, ya que bloquea los enlaces con la hormona; por lo tanto, aunque sus concentraciones se mantengan elevadas, disminuye su acción en las células diana. Una tercera clase de fármacos utilizados para el tratamiento de la acromegalia son los agonistas de la dopamina, que ejercen su acción al unirse a receptores de dopamina en la hipófisis; de esta manera disminuyen la secreción hipofisaria de GH y prolactina. La radioterapia es útil cuando no es factible el tratamiento quirúrgico y el farmacológico no es bien tolerado. La radioterapia ha demostrado disminuir con éxito las concentraciones de GH en suero. Sin embargo, no ha sido tan eficaz en reducir las de IGF-1.[21]

Pubertad precoz

La pubertad precoz se define como la activación temprana del eje hipotalámico-hipofisario-gonadal, que conduce al desarrollo temprano de las características sexuales y de la fertilidad. Tanto la American Academy of Pediatrics (2015) como la American Academy of Family Physicians (2017) recomiendan que se realice un diagnóstico de pubertad precoz si se observan signos de cambios puberales antes de los 8 años de edad para las niñas y 9 años de edad para los niños.[23,24] Ambas organizaciones reconocen investigaciones recientes que señalan la posibilidad de que la población se esté desarrollando a edades más tempranas, como se observa en chicas de raza negra que llegan a esta etapa antes que las niñas caucásicas y en niños con obesidad que alcanzan la pubertad a edades más tempranas.[23,24]

El desarrollo sexual precoz puede ser de tipo idiopático u ocasionado por una enfermedad gonadal, suprarrenal o hipotalámica. Los tumores benignos y malignos del sistema nervioso central (SNC) pueden ser la causa de la pubertad precoz. Estos tumores pueden eliminar las influencias inhibitorias que generalmente se ejercen sobre el hipotálamo durante la infancia. El diagnóstico de la pubertad precoz se basa en los hallazgos físicos de ***telarca** temprana*, ***adrenarca*** y *menarca* en las niñas. El signo más frecuente en los niños es el crecimiento temprano de los genitales. Los hallazgos radiológicos pueden indicar una edad ósea más avanzada que la correspondiente a la edad. Las personas con pubertad precoz suelen ser altas para su edad durante la infancia, pero de estatura corta de adultos, debido al cierre prematuro de las epífisis. Se puede utilizar RM o TC para descartar lesiones intracraneales. En función de la causa de la pubertad precoz, el tratamiento puede consistir en cirugía, medicación o puede optarse por no tratarlo. La administración de un agonista de la hormona liberadora de gonadotropina (GnRH, *gonadotropin-releasing hormone*) de larga acción produce una disminución en la sensibilidad hipofisaria a la GnRH, lo que lleva a una menor secreción de hormonas gonadotrópicas y esteroideas sexuales. La administración de GnRH también ayuda a reducir la incidencia de personas con estatura baja.[23,24]

RESUMEN

Los tumores hipofisarios pueden generar deficiencias o exceso en la producción de hormonas hipofisarias. El hipopituitarismo se caracteriza por una reducción en la secreción de hormonas hipofisarias; es una alteración que también afecta otros sistemas endocrinos. En función de la gravedad de la enfermedad, puede causar una disminución de las concentraciones de GH, hormonas tiroideas, corticoesteroides suprarrenales, testosterona, estrógenos y progesterona.

Algunas hormonas (p. ej., GH, insulina, hormona tiroidea y andrógenos) son esenciales para el crecimiento y la maduración normales del cuerpo. La GH ejerce sus efectos sobre el crecimiento a través del IGF-1. La GH también ejerce cierta acción sobre el metabolismo y se sintetiza tanto en el adulto como en el niño. Sus efectos metabólicos incluyen la disminución en la utilización periférica de los hidratos de carbono y una mayor movilización y uso de ácidos grasos.

En los niños, las alteraciones en el crecimiento incluyen estatura baja o alta y pubertad precoz. La estatura baja es una condición en la que la talla alcanzada se encuentra por debajo del tercer percentil en la curva de crecimiento correspondiente para la edad y el sexo del niño. Esta puede constituir una variante de crecimiento normal (p. ej., estatura baja familiar o retardo constitucional del crecimiento y pubertad) o deberse a alteraciones endocrinas, enfermedades crónicas, desnutrición y trastornos emocionales o alteraciones cromosómicas. La estatura baja que tiene como etiología una deficiencia de GH puede tratarse con preparaciones de GH humanas. En los adultos, la deficiencia de GH puede originarse desde la niñez, o bien, se desarrolla de forma tardía como resultado de un tumor hipofisario o de su tratamiento. Las concentraciones de GH también bajan con el envejecimiento, y existe interés en estudiar los efectos de esta disminución al paso de los años.

La estatura alta se refiere a aquella condición en la que los niños resultan más altos para su edad y sexo. Puede constituir una variante normal del crecimiento (p. ej., estatura familiar elevada o adelanto constitucional precoz del crecimiento), o ser una respuesta a una anomalía genética o cromosómica, o al exceso de GH. El exceso de GH en los adultos produce acromegalia, que conlleva la proliferación de hueso, cartílago y tejidos blandos, junto con efectos metabólicos producidos por las concentraciones hormonales excesivas. La *pubertad precoz* es un estado de activación temprana del eje hipotalámico-hipofisario-gonadal, que origina un desarrollo temprano de los caracteres sexuales y la fertilidad. Se asocia con estatura alta durante la infancia, pero puede llevar a estatura baja en la edad adulta por el cierre prematuro de las epífisis.

Alteraciones tiroideas

Control de la función tiroidea

La tiroides es una estructura en forma de escudo localizada justo por debajo de la laringe, en la porción media anterior del cuello (fig. 41-3A). Se compone de un gran número de estructuras pequeñas en forma de saco llamadas *folículos* (fig. 41-3B), que son las unidades funcionales de la tiroides. Cada uno está formado por una capa única de células epiteliales (foliculares) y está relleno de una sustancia secretora denominada *coloide*, que consiste principalmente en un complejo de glicoproteínas y yodo llamado *tiroglobulina*.[4,9]

La tiroglobulina que se deposita en los folículos tiroideos es una molécula de glicoproteína grande, que contiene unos 100 residuos aminoácidos de tirosina.[4] Las moléculas de tirosina se unen al yodo para producir hormona tiroidea. Este proceso de síntesis ocurre dentro de los folículos de la glándula tiroides.[4]

El proceso para extraer el yodo de la sangre y almacenarlo para un uso futuro consiste en bombear este elemento dentro de las células foliculares, en contra del gradiente de concentración. El yoduro (I^-) es transportado a través de la membrana basal de las células tiroideas por una proteína de membrana intrínseca, llamada *simporte* Na^+/I (NIS, *Na^+/I symporter*).[4] En el borde apical, una segunda proteína transportadora de I^-, denominada *pendrina,* mueve el yodo dentro del coloide, donde participa en la hormonogénesis.[4] La proteína NIS obtiene su energía de la Na^+/K^+-ATPasa, que impulsa el proceso. Como resultado, la concentración de yoduro en una glándula tiroides normal es aproximadamente 30 veces mayor que la cifra presente en sangre.[4]

Una vez dentro del folículo, la mayor parte del yoduro es oxidado por la enzima peroxidasa tiroidea (TPO, *thyroid peroxidase*) en una reacción que facilita la combinación con una molécula de tirosina para formar monoyodotirosina (MIT) y, posteriormente, diyodotirosina (DIT).[4] Se deben acoplar dos residuos de DIT para formar tiroxina (T_4), o uno de MIT y uno de DIT para formar triyodotironina (T_3).[4] Solo la T_4 (93%) y la T_3 (7%) se liberan en la circulación (fig. 41-3C).[4] Aunque la T_3 tiene una actividad significativamente más potente, la T_4 tiene una vida media mucho más larga en sangre (7 días frente a 1 día); por lo tanto, la T_4 constituye una molécula de almacenamiento eficaz. Cuando se requiere, la T_4 circulante se convierte en T_3.[9]

La estimulación de la glándula hipófisis por la TSH sirve a su vez como estímulo a la glándula tiroides para secretar hormonas T_3 y T_4 en la sangre.[9] Las hormonas tiroideas se unen a la globulina de unión a tiroxina (TBG, *thyroxine-binding globulin*) y a otras proteínas plasmáticas para poder transportarse en la sangre. Solo las hormonas T_3 o T_4 libres pueden entrar en las células diana para ejercer su efecto hormonal; las variantes que están unidas a proteínas no pueden pasar dentro de las células. La hormona tiroidea que está unida a proteínas constituye un gran reservorio del que se extrae lentamente la hormona tiroidea libre, según la necesidad. Existen tres proteínas principales de unión a la tiroides: TBG, albúmina y transtiretina (también conocida como *prealbúmina de unión a tiroxina* [TBPA, *thyroxine-binding prealbumin*]). Más del 99% de la T_4 y T_3 se transportan mediante estas variantes de enlace.[4,25]

Hay una serie de condiciones patológicas y fármacos que pueden reducir la cantidad de proteínas transportadoras disponibles en plasma o influir en la unión hormonal. Se han identificado diversas alteraciones genéticas en el funcionamiento de la TBG, incluida una deficiencia de TBG ligada al cromosoma X que se asocia con un gen en el brazo largo de este cromosoma.[25] Los glucocorticoides y las alteraciones patológicas sistémicas, como la desnutrición proteica, el síndrome nefrótico y la cirrosis, pueden disminuir las concentraciones de TBG. Algunos medicamentos, como la fenitoína, los salicilatos y el diazepam, pueden afectar la unión de la hormona tiroidea a concentraciones normales de proteínas de enlace o alterar el metabolismo tiroideo de alguna otra manera.[26]

La secreción de hormona tiroidea está regulada por el sistema hipotalámico-hipofisario-tiroideo (*véase* el cap. 40, fig. 40-3). En este sistema, la hormona liberadora de tirotropina (TRH, *thyrotropin-releasing hormone*), producida por el hipotálamo, controla la liberación de TSH por el lóbulo anterior de la hipófisis. La TSH incrementa la actividad general de la glándula tiroides al aumentar la degradación de tiroglobulina y la liberación de hormona tiroidea por parte de los folículos al torrente sanguíneo, activar la bomba de yoduro (por aumento de la actividad de NIS), acelerar la oxidación del yoduro y el acoplamiento de este a la tirosina, y aumentar el número y tamaño de las células foliculares.[4,9]

El incremento en las concentraciones plasmáticas de hormona tiroidea lleva a la inhibición por retroalimentación de la TRH o TSH. Las concentraciones altas de yodo también causan una disminución temporal en la actividad de la tiroides que se prolonga durante varias semanas, probablemente a través de la inhibición directa de la TSH sobre la tiroides. La exposición al frío es uno de los estímulos más fuertes para el aumento en la producción de hormona tiroidea y probablemente está mediada por la TRH del hipotálamo. Las reacciones emocionales también pueden afectar la producción de TRH y TSH.[4]

Acciones de la hormona tiroidea

La alteración de las concentraciones de hormona tiroidea afecta a todos los órganos principales del cuerpo. Esta hormona tiene dos funciones primordiales: aumenta el metabolismo y la síntesis proteica, y es necesaria para el crecimiento y el desarrollo de los niños, incluidos el desarrollo mental y el logro de la madurez sexual. Estas acciones son mediadas sobre todo por la T_3. En la célula, la T_3 se une a un receptor nuclear, lo que permite la transcripción de genes de respuesta específica a la hormona tiroidea.[4]

Tasa metabólica

La hormona tiroidea acelera el metabolismo de las células diana de todo el cuerpo. Cuando están presentes grandes cantidades de T_4, el metabolismo basal puede aumentar un 60-100% por encima de lo normal.[4] En respuesta a este metabolismo acelerado, la tasa de uso de glucosa, grasas y proteínas también se incrementa. Los lípidos se movilizan del tejido adiposo y aumenta el catabolismo hepático de colesterol. Las concentraciones sanguíneas de colesterol

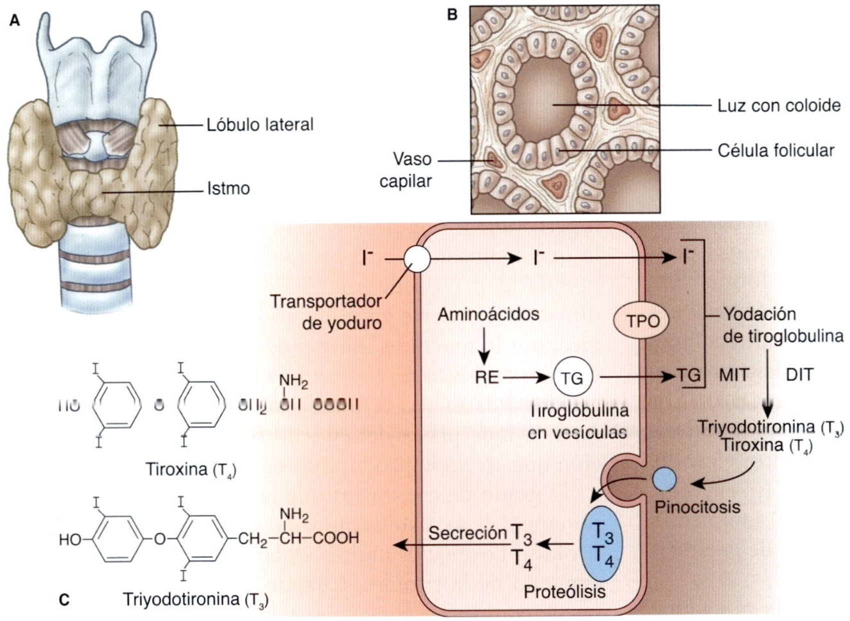

FIGURA 41-3. A. Glándula tiroides. B. Estructura microscópica de los folículos tiroideos. C. Mecanismos celulares para el transporte del yoduro (I–), oxidación del I– por tiroperoxidasa (TPO), unión del I– oxidado con la tiroglobulina para formar hormonas tiroideas, movimiento de T3 y T4 dentro de la célula folicular por pinocitosis y su liberación en sangre.

disminuyen en el hipertiroidismo y se incrementan en el hipotiroidismo. Se degradan las proteínas musculares y son utilizadas como combustible, lo que probablemente cause la fatiga muscular que ocurre en el hipertiroidismo. La absorción de la glucosa en el tubo digestivo se incrementa.[4]

Función cardiovascular

Las funciones cardiovascular y respiratoria son fuertemente afectadas por los cambios en la función tiroidea. Con el aumento del metabolismo, se produce un incremento en el consumo de oxígeno y la síntesis de productos metabólicos finales, con la vasodilatación consecuente. El flujo de sangre, en particular el de la piel, se incrementa como medio para disipar el calor corporal que resulta de una mayor tasa metabólica. Aumentan el volumen sanguíneo, el gasto cardíaco y la ventilación como un medio para mantener el flujo sanguíneo y la entrega de oxígeno a los tejidos del cuerpo. A fin de mantener el gasto cardíaco necesario, se aceleran la frecuencia y la contractilidad cardíacas. Es probable que la presión arterial se modifique un poco porque el aumento en la vasodilatación tiende a compensar el incremento del gasto cardíaco.[4]

Función digestiva

La hormona tiroidea acelera la función digestiva, por lo que causa un aumento en la motilidad y la producción de secreciones gastrointestinales, lo que a menudo causa diarrea. El aumento del apetito y la ingesta de alimentos acompaña a la mayor tasa metabólica que se produce con las concentraciones crecientes de hormona tiroidea. Al mismo tiempo, hay una pérdida de peso por un mayor consumo calórico.[4]

Efectos neuromusculares

La hormona tiroidea tiene efectos importantes sobre el control neurológico de la función y el tono muscular. Ligeras elevaciones en las concentraciones hormonales hacen que los músculos esqueléticos reaccionen vigorosamente, y una caída de estas produce una reacción muscular más lenta. En el estado hipertiroideo, aparece un temblor muscular fino. Se desconoce su causa, pero puede representar un aumento en la sensibilidad de las sinapsis neuronales de la médula espinal que controlan el tono muscular. En el niño, la hormona tiroidea es necesaria para el desarrollo normal del cerebro. Esta hormona mejora la actividad mental; en el estado de hipertiroidismo, causa nerviosismo extremo, ansiedad y dificultad para dormir.[4]

La evidencia sugiere que existe una fuerte interacción entre la hormona tiroidea y el sistema nervioso simpático.[4] Muchos de los signos y síntomas del hipertiroidismo (taquicardia, palpitaciones y sudoración) denotan una actividad excesiva del área simpática del sistema nervioso autónomo. El temblor, la inquietud, la ansiedad y la diarrea también pueden reflejar desequilibrios en el sistema nervioso autónomo. Los fármacos que bloquean la actividad simpática son valiosos adyuvantes en el tratamiento del hipertiroidismo debido a su capacidad para aliviar algunos de estos molestos síntomas.[2]

PUNTOS CLAVE

Hormona tiroidea

- Esta hormona acelera el metabolismo y la síntesis de proteínas en casi todos los tejidos del cuerpo.
- Cuando se presenta hipotiroidismo en niños mayores y adultos, se observa una disminución de la tasa metabólica, acumulación de una sustancia mucopolisacárida hidrófila (mixedema) en los tejidos conjuntivos de todo el organismo y aumento en la concentración del colesterol sérico.
- El hipertiroidismo tiene un efecto opuesto al del hipotiroidismo. Produce un aumento en la tasa metabólica y en el consumo de oxígeno, promueve una mayor utilización de combustibles metabólicos e incrementa la capacidad de respuesta del sistema nervioso simpático.

Pruebas de la función tiroidea

Se han desarrollado varias pruebas que contribuyen al diagnóstico de las alteraciones tiroideas. Se pueden obtener cuantificaciones de T_3 (total y libre), T_4 (total y libre) y TSH a través de métodos de inmunoanálisis. Las pruebas de T_3 y T_4 totales miden tanto la proteína libre como la porción ligada de cada hormona. Las pruebas de T_3 y T_4 libres cuantifican las fracciones que no están unidas a proteínas plasmáticas y que, por lo tanto, pueden entrar de forma libre en las células para producir sus efectos. Las concentraciones de TSH se cuantifican para diferenciar entre las alteraciones tiroideas primarias (que se originan en la glándula tiroides) y las secundarias (cuyo origen es la glándula hipófisis). Los valores de T_3 y T_4 (ligada y libre) son bajos en el hipotiroidismo primario. Sin embargo, el TSH se encuentra elevado. La valoración de autoanticuerpos antitiroideos (p. ej., anticuerpos anti-TPO en la tiroiditis de Hashimoto) también es importante para el diagnóstico y el seguimiento de personas con alteraciones tiroideas.[2,9]

La prueba de captación de yodo (^{123}I) mide la capacidad de la glándula tiroides para concentrar y retener el yodo de la sangre. Puede realizarse una gammagrafía de tiroides (^{123}I, pertecnetato-Tc^{99m}) para detectar nódulos tiroideos y determinar la actividad funcional de la glándula. La ecografía permite distinguir entre lesiones tiroideas sólidas y quísticas, y las imágenes de TC y de RM se emplean para demostrar la compresión traqueal o pinzamiento de otras estructuras vecinas. La biopsia por aspiración con aguja fina de un nódulo tiroideo ha demostrado ser el mejor método para diferenciar entre un proceso patológico benigno y uno maligno.[2,9]

Alteraciones en la función tiroidea

La alteración en el funcionamiento tiroideo puede consistir en un estado de hipofunción o hiperfunción de la glándula. Las manifestaciones de estas dos alteraciones se resumen en la tabla 41-3. Las afecciones tiroideas pueden deberse a un defecto congénito en el desarrollo de la tiroides o pueden aparecer más tarde en la vida, con un inicio gradual o repentino.

El bocio es un aumento en el tamaño de la glándula tiroides (fig. 41-4). Puede presentarse en estados hipotiroideos, hipertiroideos o eutiroideos. El bocio puede ser difuso, por lo que compromete a la glándula completa sin evidencia de nodularidad, o puede contener nódulos. En general, el bocio difuso se convierte en nodular. Esta afección puede ser tóxica, por lo que ocasiona signos de hipertiroidismo extremo o tirotoxicosis, o no tóxica. Los bocios difusos no tóxicos y multinodulares son resultado de la hipertrofia compensatoria y la hiperplasia del epitelio folicular por alguna alteración que afecta la producción de la hormona tiroidea.[1,2,4]

El grado de crecimiento de la tiroides en general es proporcional a la extensión y la duración de la deficiencia tiroidea. Los bocios multinodulares producen un mayor crecimiento de la tiroides. Cuando esta es demasiado grande, puede comprimir el esófago y la tráquea, por lo que causa dificultad para deglutir, sensación de asfixia y estridor inspiratorio. Estas lesiones también pueden comprimir la vena cava superior; de esta manera producen distensión de las venas del cuello y miembros superiores, edema de los párpados y la conjuntiva, y síncope tusígeno.[1,2,4]

Hipotiroidismo

El hipotiroidismo puede presentarse a consecuencia de un defecto congénito o adquirido. El hipotiroidismo congénito se desarrolla de forma prenatal y está presente al nacer. El adquirido se debe a una enfermedad primaria de la glándula tiroides o secundaria, por alteraciones de origen hipotalámico o hipofisario.

TABLA 41-3 Manifestaciones del estado hipotiroideo e hipertiroideo

Nivel de organización	Hipotiroidismo	Hipertiroidismo
Metabolismo basal	Disminución	Incremento
Sensibilidad a las catecolaminas	Disminución	Incremento
Características generales	Rasgos mixedematosos Voz grave Retraso del crecimiento (niños)	Exoftalmía (en enfermedad de Graves) Incapacidad para el cierre palpebral Crecimiento acelerado (niños)
Concentraciones de colesterol sanguíneo	Incremento	Disminución
Comportamiento general	Discapacidad intelectual (infantil) Retraso mental y físico Somnolencia	Inquietud, irritabilidad, ansiedad Hipercinesia Tendencia a la vigilia
Función cardiovascular	Disminución del gasto cardíaco Bradicardia	Aumento del gasto cardíaco Taquicardia y palpitaciones
Función digestiva	Estreñimiento Disminución del apetito	Diarrea Aumento del apetito
Función respiratoria	Hipoventilación	Disnea
Tono muscular y reflejos	Disminución	Aumento, con temblor y fasciculaciones
Tolerancia a la temperatura	Intolerancia al frío	Intolerancia al calor
Piel y cabello	Disminución de la sudoración Piel y cabello seco y engrosado	Aumento de la sudoración Piel y cabello finos y sedosos
Peso	Ganancia	Pérdida

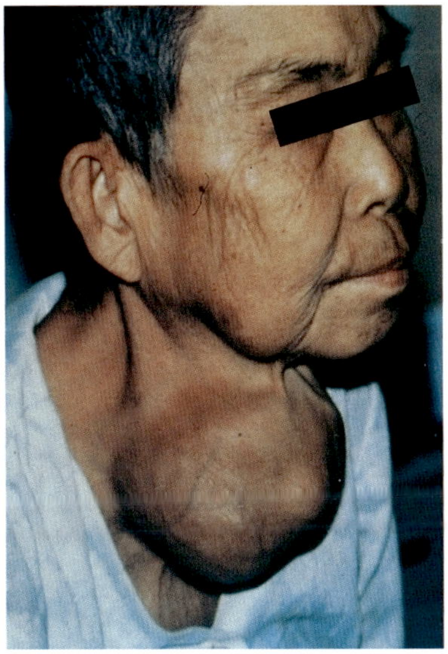

Bocio

FIGURA 41-4. Bocio no tóxico. En una mujer de mediana edad con bocio no tóxico, la tiroides ha crecido de tal forma que generó un masa visible en el cuello. Tomado de: Strayer D. S., Rubin R. (Eds.) (2015). *Rubin's pathology: Clinicopathologic foundations of medicine* (7th ed., Fig. 27-11A, p. 1183). Philadelphia, PA: Wolters Kluwer.

Hipotiroidismo congénito

El hipotiroidismo congénito es una causa frecuente de discapacidad intelectual que puede prevenirse. Las causas del hipotiroidismo en el niño pueden ser la ausencia congénita de la glándula tiroides, las anomalías en la biosíntesis de la hormona tiroidea o una secreción deficiente de la TSH. En los casos de ausencia congénita de la glándula tiroides, el niño suele lucir normal y es funcional al nacimiento porque le fueron suministradas hormonas *in utero* por la madre.[1,2,4]

La hormona tiroidea es esencial para el crecimiento y el desarrollo normal del cerebro; casi la mitad de este proceso ocurre durante los primeros 6 meses de vida. Si no se trata el hipotiroidismo congénito, causa discapacidad intelectual y afecta el desarrollo físico; a las manifestaciones de este tipo de hipotiroidismo que no reciben tratamiento se les conoce como *cretinismo*. Sin embargo, el término no se aplica al niño con desarrollo normal, en quien se instituyó terapia de reemplazo de hormona tiroidea poco después del nacimiento.[1,2,4]

Muchos países del mundo realizan de forma rutinaria la detección neonatal para diagnosticar hipotiroidismo congénito en la infancia temprana.[27] Los neonatos prematuros o recién nacidos con alguna enfermedad deben someterse a pruebas séricas integrales de tiroides para evitar que desarrollen hipotiroidismo primario.

El hipotiroidismo congénito transitorio (caracterizado por altas concentraciones de TSH, con valores bajos o normales de hormona tiroidea) se reconoce ahora con mayor frecuencia gracias a la introducción de la detección precoz neonatal. La tiroides del feto y el recién nacido es sensible al exceso de yodo. El yodo puede cruzar la placenta, se excreta en la leche materna y se absorbe con facilidad en la piel infantil. El hipotiroidismo transitorio puede ser causado por exposición materna o infantil a sustancias como yodopovidona, que se utiliza con fines de desinfección (p. ej., ducha vaginal o desinfectante tópico). Los fármacos antitiroideos como el propiltiouracilo y el metimazol también pueden atravesar la placenta y bloquear el funcionamiento de la tiroides fetal.[1,2,4,27]

El hipotiroidismo congénito se trata mediante el reemplazo de hormona tiroidea. La evidencia indica que es importante normalizar las concentraciones de T_4 lo antes posible, porque el retraso se acompaña de un desarrollo psicomotor y mental más limitado. Cuando se aplica un tratamiento de reemplazo hormonal para hipotiroidismo congénito de forma temprana y certera, el riesgo de discapacidad intelectual es muy bajo.[1,2,4,27]

Hipotiroidismo adquirido y mixedema

El hipotiroidismo en niños mayores y adultos provoca una desaceleración de los procesos metabólicos y mixedema. Por este último se entiende la presencia de un tipo de edema mucoso, sin fóvea, causado por la acumulación de una sustancia mucopolisacárida hidrófila en los tejidos conjuntivos de todo el cuerpo. El estado hipotiroideo puede ser leve, con pocos signos y síntomas, o puede progresar a una alteración potencialmente mortal con angioedema.[1,2,4]

Etiología y patogenia

El hipotiroidismo adquirido puede derivar de la destrucción o disfunción de la glándula tiroides (p. ej., hipotiroidismo primario) o puede tratarse de una enfermedad secundaria causada por el deterioro de la función hipofisaria, o ser una alteración terciaria originada por disfunción hipotalámica.

El hipotiroidismo primario es mucho más frecuente que el secundario (y el terciario). Puede ser producto de una tiroidectomía (resección quirúrgica) o de una ablación por radiación de la glándula para el tratamiento del hipertiroidismo. Ciertos agentes bociógeno, como el carbonato de litio, y fármacos antitiroideos, como el propiltiouracilo y el metimazol, a dosis continuas, pueden bloquear la síntesis hormonal y producir hipotiroidismo con bocio. Las grandes cantidades de yodo también pueden bloquear la síntesis de hormona tiroidea y causar hipotiroidismo, especialmente en personas con enfermedad tiroidea autoinmunitaria. La deficiencia de yodo que, como se explicó, es causa de bocio e hipotiroidismo, es poco frecuente en los Estados Unidos gracias al uso generalizado de sal yodada y de otras fuentes de yoduro. Sin embargo, la deficiencia de yodo persiste en zonas menos desarrolladas del mundo.[1,2,4] La tiroiditis subaguda, que puede presentarse en el período puerperal (tiroiditis posparto), es otra causa conocida de hipotiroidismo.[28]

La etiología más frecuente del hipotiroidismo adquirido es la *tiroiditis de Hashimoto*, una alteración autoinmunitaria en la que la glándula tiroides llega a ser totalmente destruida por el proceso inmunitario. Esta es la principal causa de hipotiroidismo adquirido en niños y adultos.[1,27] La tiroiditis de Hashimoto es predominantemente una enfermedad de las mujeres. El curso de la enfermedad varía. En un inicio, puede estar presente solo el bocio, pero con el tiempo, el hipotiroidismo suele hacerse evidente. Aunque, por lo general, la alteración causa hipotiroidismo, puede desarrollarse un estado hipertiroideo en la etapa intermedia. El estado transitorio de hipertiroidismo puede estar relacionado con la secreción de hormona tiroidea preformada, proveniente de las células dañadas de la glándula.[1,2,4]

Manifestaciones clínicas

El hipotiroidismo puede afectar casi todas las funciones corporales. Sus principales manifestaciones están relacionadas con alguno de estos dos factores: el estado hipometabólico resultante de la deficiencia de hormona tiroidea y el compromiso mixedematoso de los tejidos corporales. El estado hipometabólico asociado con el hipotiroidismo se caracteriza por debilidad y fatiga de inicio gradual, una tendencia a ganar peso, a pesar de la pérdida de apetito, e intolerancia al frío (fig. 41-5). Conforme avanza la enfermedad, la piel se vuelve seca y áspera, y el cabello se torna grueso y quebradizo. La cara se ve hinchada, con párpados edematosos y adelgazamiento del tercio externo de las cejas. Disminuye la motilidad del tubo digestivo, lo que produce estreñimiento, flatulencias y distensión abdominal. A veces, se observa una relajación retardada de los reflejos tendinosos profundos y bradicardia. El compromiso del SNC se manifiesta por embotamiento mental, letargia y deterioro de la memoria.[1,2,4]

Aunque el líquido mixedematoso suele ser más evidente en la cara, se puede acumular en los espacios intersticiales de casi cualquier estructura corporal y es responsable de muchas de las manifestaciones del estado hipotiroideo grave. A menudo, se ensancha la lengua y la voz se vuelve más ronca y adquiere un tono bajo. Son frecuentes los síndromes de atrapamiento, como el síndrome del túnel carpiano, así como el deterioro de la función muscular con rigidez, calambres y dolor. Los depósitos de mucopolisacáridos en el corazón causan dilatación cardíaca generalizada, bradicardia y otros signos de alteración de la función cardíaca. Los principales signos y síntomas del hipotiroidismo se resumen en la tabla 41-3.[1,2,4]

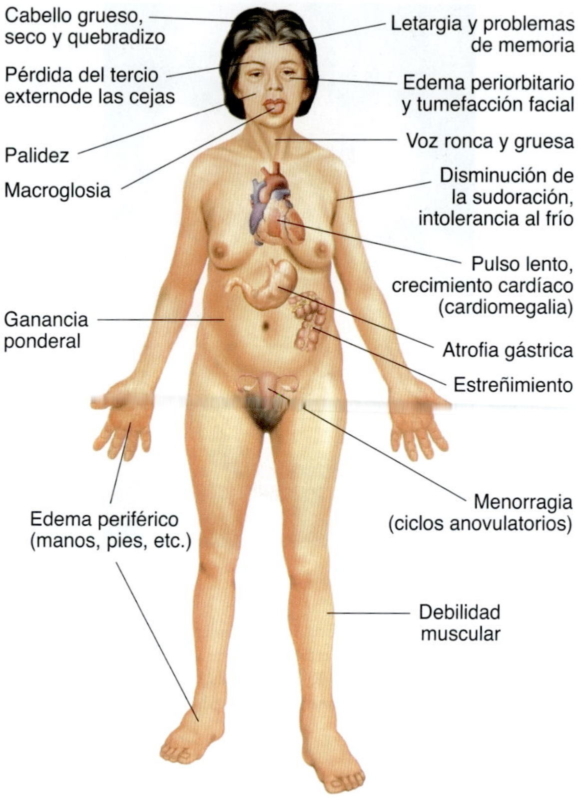

FIGURA 41-5. Manifestaciones clínicas del hipotiroidismo.

Diagnóstico y tratamiento

El diagnóstico de hipotiroidismo se basa en la revisión de antecedentes del paciente, la exploración física y las pruebas de laboratorio. Una T_4 baja en suero y concentraciones de TSH elevadas son características del hipotiroidismo primario. Se deben realizar pruebas de anticuerpos antitiroideos cuando se sospeche tiroiditis de Hashimoto.[1,2,4]

El hipotiroidismo se trata mediante terapia de reemplazo con preparaciones sintéticas de T_3 o T_4. La mayoría de las personas son tratadas con T_4. Las concentraciones séricas de TSH son útiles para valorar el grado de adaptación a la terapia de reemplazo con T_4. Cuando se normaliza la concentración de esta hormona, la dosis de T_4 se considera satisfactoria (solo para el hipotiroidismo primario). En el tratamiento de los adultos mayores con hipotiroidismo se debe preferir un abordaje de "dosis bajas y avance lento", debido al riesgo de inducir síndromes coronarios agudos en personas susceptibles. También es importante que se tome de modo sistemático la forma de T_4 que haya sido prescrita, a fin de que sus valores de laboratorio sean lo más representativo posible de su estado tiroideo. Por lo tanto, deben persistir en las formas genéricas o comerciales de T_4 que hayan tomado desde un inicio.[1,2,4,29]

Coma mixedematoso

El coma mixedematoso es una expresión de la fase terminal del hipotiroidismo que pone en peligro la vida. El hipotiroidismo de largo plazo lleva a un estado de crisis con reducción grave del metabolismo celular que afecta a todos los sistemas corporales. También se desarrolla hipotermia, que es un fuerte factor pronóstico de mortalidad. Esta afección está asociada con colapso cardiovascular, hipoventilación y alteraciones metabólicas graves, que incluyen hiponatremia, hipoglucemia y acidosis láctica.[8,30]

El tratamiento consiste en un control intensivo de los factores precipitantes; terapia de apoyo para el control del estado cardiorrespiratorio, la hiponatremia y la hipoglucemia; y terapia de reemplazo tiroideo. Si se presenta hipotermia, el recalentamiento activo del cuerpo está contraindicado porque puede inducir vasodilatación y colapso vascular. La prevención siempre será preferible al tratamiento, lo cual implica una atención especial a poblaciones de alto riesgo, como las mujeres con antecedentes de tiroiditis de Hashimoto. Se debe informar a estas personas sobre los signos y síntomas del hipotiroidismo grave y la necesidad de instituir un tratamiento médico temprano.[8,30]

Hipertiroidismo

La *tirotoxicosis* es el síndrome clínico ocasionado por la exposición de los tejidos corporales a concentraciones altas de hormona tiroidea circulante.[4]

Etiología y patogenia

En la mayoría de los casos, la tirotoxicosis se debe a la hiperactividad de la glándula tiroides o hipertiroidismo. La causa más frecuente de hipertiroidismo es la enfermedad de Graves, que se acompaña de oftalmopatía, dermopatía y bocio difuso. Otras causas importantes de hipertiroidismo son el bocio multinodular, el adenoma tiroideo y la tiroiditis. Los

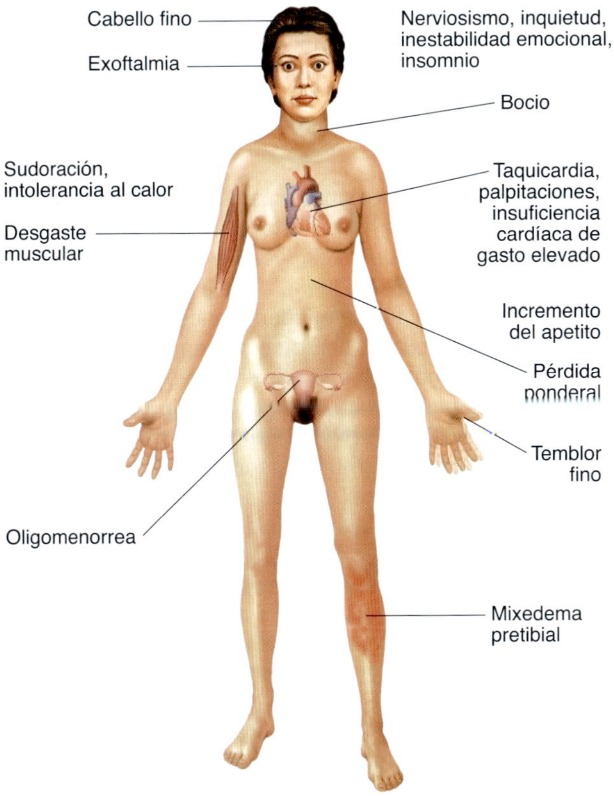

FIGURA 41-6. Manifestaciones clínicas de hipertiroidismo.

agentes que contienen yodo pueden inducir tanto hipertiroidismo como hipotiroidismo. La crisis o tormenta tiroidea es una manifestación aguda exagerada del estado tirotóxico.[1,8]

Manifestaciones clínicas

Muchas de las manifestaciones de hipertiroidismo están relacionadas con el aumento en el consumo de oxígeno y el empleo de combustibles metabólicos propios del estado hipermetabólico, y también con una mayor actividad del sistema nervioso simpático. El hecho de que muchos de los signos y síntomas del hipertiroidismo se asemejan a los de la hiperactividad del sistema nervioso simpático sugiere que la hormona tiroidea puede incrementar la sensibilidad del cuerpo a las catecolaminas o que esta puede actuar como una seudocatecolamina. Cuando se presenta un estado hipermetabólico, las personas se quejan con frecuencia de nerviosismo, irritabilidad y fatiga (fig. 41-6). La pérdida ponderal es un fenómeno habitual, a pesar de que la persona goza de buen apetito. Otras manifestaciones incluyen taquicardia, palpitaciones, dificultad para respirar, sudoración excesiva, calambres musculares e intolerancia al calor. La persona luce inquieta y tiene un temblor muscular fino. Incluso en los pacientes sin *exoftalmos*, hay una retracción anómala de los párpados y un parpadeo infrecuente que hace parecer que se mira fijamente. Por lo general, el pelo y la piel son delgados y tienen una apariencia sedosa.[1,8,31] En el 10-15% de los adultos con hipertiroidismo, se desarrolla fibrilación auricular.[32] Los signos y síntomas del hipertiroidismo se resumen en la tabla 41-3.

El tratamiento del hipertiroidismo se centra en reducir las concentraciones de hormona tiroidea. Esto puede lograrse mediante la ablación de la glándula tiroides con yodo radiactivo, a través de la resección quirúrgica de toda la glándula o parte de ella, o empleando fármacos que reducen la función tiroidea y, por lo tanto, el efecto que esta hormona tiene sobre los tejidos periféricos. Los fármacos antitiroideos evitan que la glándula tiroides transforme el yodo en su forma orgánica y bloquean la conversión de T_4 a T_3 en los tejidos.[1,8,31,33]

Enfermedad de Graves

La enfermedad de Graves es un estado de hipertiroidismo, bocio y oftalmopatía. Afecta aproximadamente al 0.5-1% de la población menor de 40 años de edad.[1] Consiste en una alteración autoinmunitaria caracterizada por la estimulación anómala de la glándula tiroides por anticuerpos que realizan esta función (anticuerpos contra los receptores de TSH), los cuales actúan a través de los receptores normales de esta hormona. Puede estar asociada con otras alteraciones autoinmunitarias, como la miastenia grave. Se han encontrado vínculos entre esta enfermedad y el gen *A* relacionado con la cadena de clase 1 del complejo mayor de histocompatibilidad (MICA, *major histocompatibility complex class I-related chain A*); los genotipos MICA A5 se correlacionan con la enfermedad de Graves y los de MICA A6/A9 tienen efectos protectores.[1]

Se piensa que la oftalmopatía, que ocurre en hasta un tercio de las personas con enfermedad de Graves, puede ser resultado de la acumulación de linfocitos T sensibilizados a los antígenos, distribuidos a lo largo de las células foliculares tiroideas, y de fibroblastos orbitarios que secretan citocinas.[1] La oftalmopatía propia de la enfermedad de Graves puede causar problemas graves en los ojos, por ejemplo, parálisis de los músculos extraoculares (lo que genera diplopía); compromiso del nervio óptico, con pérdida visual; y ulceración corneal, porque los párpados no alcanzan a cerrarse sobre el globo ocular (por **exoftalmos**). Por lo general, la oftalmopatía tiende a estabilizarse una vez que se trata el hipertiroidismo. Sin embargo, puede empeorar de forma grave después del tratamiento con yodo radiactivo. En consecuencia, algunos médicos prescriben glucocorticoides durante varias semanas antes y después de este tratamiento en personas con signos de oftalmopatía. Estas afecciones pueden agravarse por el tabaquismo, así que este hábito debe desalentarse.[34] La figura 41-7 muestra a una mujer con enfermedad de Graves.

Tormenta tiroidea

La tormenta tiroidea o crisis tirotóxica es una variante extrema de la tirotoxicosis, que pone en riesgo la vida y que, por fortuna, se presenta en pocas ocasiones, gracias a los métodos diagnósticos y de tratamiento actuales. Cuando se produce, se ve con mayor frecuencia en casos sin diagnosticar o en personas con hipertiroidismo que no reciben el tratamiento adecuado. A menudo, se precipita por el estrés provocado por una infección, un traumatismo físico o emocional, o la manipulación de la glándula tiroides durante la tiroidectomía. La tormenta tiroidea se manifiesta por fiebre muy alta, alteraciones cardiovasculares extremas (p. ej., taquicardia, insuficiencia congestiva y angina de pecho) y efectos graves en el SNC (p. ej., agitación, inquietud y delírium). La tasa de mortalidad es alta.[35-37]

Esta alteración requiere de un diagnóstico e implementación de tratamiento tempranos. Al inicio, debe lograrse la estabilización hemodinámica de la persona. Las hormonas

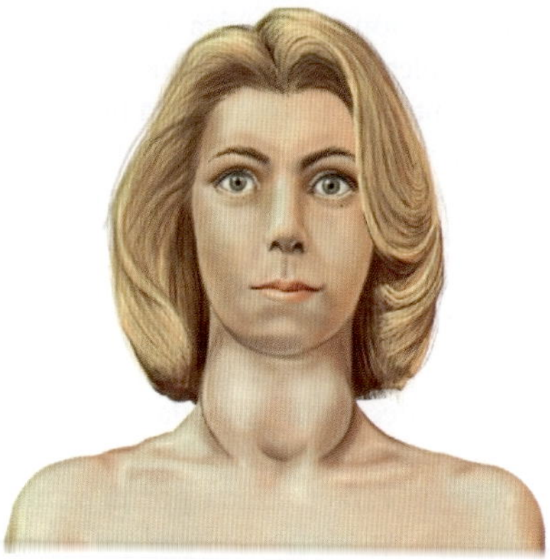

FIGURA 41-7. Enfermedad de Graves. Algunos de los síntomas que muestra un paciente con enfermedad de Graves son el crecimiento de la glándula tiroides (bocio) y la protrusión de uno o ambos globos oculares (exoftalmos). Recursos proporcionados por: Anatomical Chart Co.

tiroideas pueden eliminarse mediante plasmaféresis, diálisis o adsorción por hemoperfusión. El enfriamiento periférico se inicia utilizando compresas frías y un colchón para enfriamiento. Para que esta reducción de temperatura resulte eficaz, debe evitarse que la persona tirite de frío. Las medidas de apoyo generales para reemplazar los líquidos, la glucosa y los electrólitos son esenciales durante el estado hipermetabólico. Para inhibir los efectos indeseables de la T_4 sobre la función cardiovascular, se administran bloqueadores β-adrenérgicos, como el propranolol. Los glucocorticoides se emplean para corregir la insuficiencia suprarrenal relativa que es consecuencia del estrés impuesto por el estado hipertiroideo, así como para inhibir la conversión periférica de T_4 a T_3. Se puede administrar propiltiouracilo o metimazol para inhibir la síntesis tiroidea. El ácido acetilsalicílico aumenta las concentraciones de hormonas tiroideas libres al desplazar estas hormonas de sus proteínas portadoras, por lo que no debe utilizarse durante la tormenta tiroidea.[35-37]

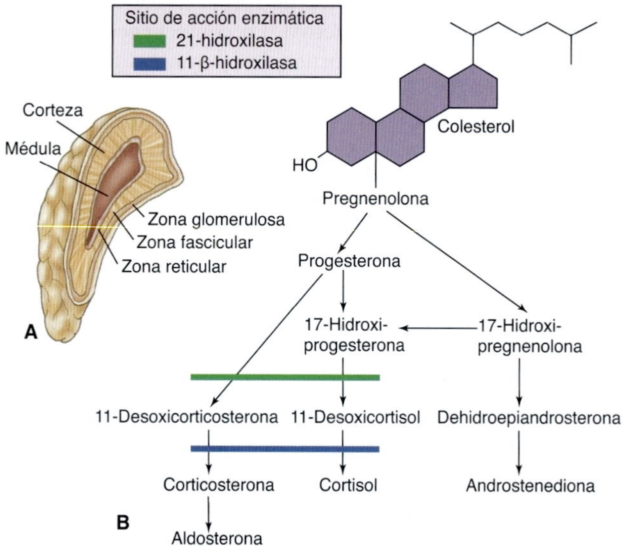

FIGURA 41-8. A. Glándula suprarrenal. Se observan la médula y las tres capas de la corteza. La capa externa (zona glomerulosa) es la responsable principal de la producción de mineralocorticoides, y la media (zona fasciculada) y la interna (zona reticular) generan los glucocorticoides y los andrógenos suprarrenales. B. Vías principales para la biosíntesis de la corteza suprarrenal. Las enzimas esenciales para este proceso incluyen la 11-β-hidroxilasa y la 21-hidroxilasa. Una deficiencia en cualquier enzima bloquea la síntesis de las hormonas dependientes y desvía a los precursores hacia vías alternativas.

RESUMEN

Las hormonas tiroideas participan en los procesos metabólicos de casi todas las células del cuerpo y son indispensables para el crecimiento físico y mental de lactantes y niños pequeños. Las alteraciones en la función tiroidea se pueden manifestar como hipotiroidismo, o bien, como un estado hipertiroideo. El hipotiroidismo se puede presentar a consecuencia de un defecto congénito o adquirido. Si no se instaura un tratamiento desde el primer mes de vida, el hipotiroidismo congénito produce discapacidad intelectual y retraso en el crecimiento físico. Por otra parte, el hipotiroidismo adquirido ocasiona una disminución en la tasa metabólica y la acumulación de una sustancia mucopolisacárida en los espacios intercelulares; esta sustancia atrae agua y provoca un tipo de edema mucoso llamado *mixedema*. El hipertiroidismo origina un aumento en la tasa metabólica y alteraciones en las funciones corporales similares a las producidas por el incremento en la actividad del sistema nervioso simpático. La enfermedad de Graves se caracteriza por la tríada de hipertiroidismo, bocio y oftalmopatía. Una complicación potencialmente mortal del hipertiroidismo es la *tormenta tiroidea*.

Alteraciones de la función de la corteza suprarrenal

Control de la función de la corteza suprarrenal

Las glándulas suprarrenales son estructuras bilaterales pequeñas, que pesan aproximadamente 5 g y se ubican en el retroperitoneo, sobre el ápice de cada riñón (fig. 41-8). La médula o porción interna de la glándula (que constituye alrededor del 20% de cada glándula suprarrenal) secreta adrenalina y noradrenalina, y forma parte del sistema nervioso simpático.[4] La corteza constituye la mayor parte de la glándula (cerca del 80%) y es responsable de secretar tres tipos de hormonas: glucocorticoides, mineralocorticoides y andrógenos.[4] Debido a que el sistema nervioso simpático también secreta adrenalina y noradrenalina, la función medular suprarrenal no es esencial para la vida, pero la suprarrenocortical sí lo es. La pérdida funcional total de la corteza suprarrenal resulta mortal en unos cuantos días o semanas si no recibe tratamiento.[4] Esta sección del capítulo describe el proceso de síntesis y función de las hormonas de la corteza suprarrenal y los efectos de su insuficiencia y exceso.

Biosíntesis, transporte y metabolismo

En la corteza suprarrenal se producen más de 30 hormonas. De estas, la aldosterona es el mineralocorticoide más relevante, el cortisol (hidrocortisona) es el principal glucocorticoide, y los andrógenos son las hormonas sexuales más significativas. Todas las hormonas de la corteza suprarrenal tienen una estructura similar de tipo esteroide y se sintetizan a partir de acetato y colesterol. Cada uno de los pasos involucrados para la síntesis de las diferentes hormonas requiere de una enzima específica (*véase* la fig. 41-8). La ACTH, secretada por el lóbulo anterior de la hipófisis, controla la secreción de los glucocorticoides y los andrógenos suprarrenales.[4,9]

El cortisol, la aldosterona y los andrógenos suprarrenales son secretados en estado libre y se unen a proteínas plasmáticas para ser transportadas en el sistema circulatorio.[4,9]

El sitio principal donde ocurre el metabolismo de las hormonas de la corteza suprarrenal es el hígado, donde sufren una serie de conversiones metabólicas antes de ser conjugadas y volverse hidrosolubles. Después son eliminadas en la orina o la bilis.[4,9]

PUNTOS CLAVE

Hormonas de la corteza suprarrenal

- Las manifestaciones de la insuficiencia suprarrenal primaria se relacionan sobre todo con la deficiencia de mineralocorticoides (compromiso de la capacidad para regular la eliminación de sal y agua) y glucocorticoides (incapacidad para regular la glucemia y controlar los efectos de las respuestas inmunitaria e inflamatoria).
- La producción excesiva de la corteza suprarrenal ocasiona alteraciones en el metabolismo de la glucosa y la regulación de sodio y potasio (mayor retención de sodio y pérdida de potasio), problemas para responder al estrés debido a la inhibición de la respuesta inflamatoria e inmunitaria, así como signos de las concentraciones altas de andrógenos (p. ej., hirsutismo).

Andrógenos suprarrenales

Los andrógenos suprarrenales se sintetizan sobre todo en las zonas reticular y fascicular de la corteza (*véase* la fig. 41-8A).[4] Es probable que estas hormonas tengan un efecto poco significativo en la función sexual normal. Sin embargo, hay evidencia de que los andrógenos suprarrenales (el más importante, la dehidroepiandrosterona [DHEA] y su sulfato [DHEAS]) contribuyen al crecimiento puberal del vello corporal, en especial en el pubis y axilas de las mujeres. También pueden ejercer un papel importante en la regulación de la hormona esteroide en la mujer embarazada y la unidad fetoplacentaria. Las concentraciones de DHEA y otras hormonas suprarrenales se reducen con la edad, proceso conocido como "adrenopausia". Las concentraciones de DHEAS pueden ser otro marcador de envejecimiento, ya que participan en los sistemas cardiovascular, inmunitario y endocrino y contribuyen a la prevención de problemas específicos que sobrevienen con la edad.[38-40]

Mineralocorticoides

Los mineralocorticoides tienen un papel esencial en la regulación de las concentraciones de potasio y sodio y del equilibrio hídrico. Se producen en la zona glomerulosa, la capa externa de células de la corteza suprarrenal. La secreción de aldosterona está regulada por el mecanismo de renina-angiotensina y por las concentraciones sanguíneas de potasio. Las concentraciones altas de aldosterona promueven la retención de sodio en los túbulos distales del riñón, a la vez que aumentan las pérdidas urinarias de potasio.[4]

La aldosterona es importante para el equilibrio de sodio, cloruro y potasio, así como para el mantenimiento del volumen corporal total. Para comprender la importancia de la aldosterona, debe considerarse que tanto esta hormona como la cortisona cuentan con una función mineralocorticoide. Sin embargo, aproximadamente el 90% de esta función se obtiene a través de la aldosterona. Aunque la aldosterona tiene una actividad mineralocorticoide 3 000 veces mayor que el cortisol, la cantidad de cortisol en el suero es casi 2 000 veces la de la aldosterona.[4] Debido a la potencia de la aldosterona, es crucial que el cuerpo no tenga un exceso o insuficiencia de este esteroide. Las consecuencias de una concentración alta de esta hormona son valores bajos de potasio y debilidad muscular, mientras que los déficits causan incremento del potasio y toxicidad cardíaca.[4]

Glucocorticoides

Las hormonas glucocorticoides, sobre todo el cortisol, se sintetizan en las zonas fascicular y reticular de la glándula suprarrenal.[4] Las concentraciones sanguíneas de estas hormonas se regulan a través de mecanismos de retroalimentación negativa del sistema hipotalámico-hipofisario-suprarrenal (fig. 41-9). De modo similar a otras hormonas hipofisarias, controladas por factores de liberación desde el hipotálamo, se requiere de la hormona liberadora de corticotropina (CRH, *corticotropin-releasing hormone*) para regular la liberación de ACTH. Las concentraciones de cortisol aumentan a medida que se incrementan las de ACTH, y disminuyen cuando caen los valores de esta hormona. Existe una considerable variación diurna en la cantidad de ACTH, que alcanza su pico máximo temprano por la mañana (alrededor de las 6:00-8:00 h) y disminuye a medida que avanza el día. Esto parece deberse a una actividad rítmica en el SNC que provoca brotes de secreción de CRH y, a su vez, de ACTH. Este patrón diurno se invierte en las personas que trabajan durante la noche y duermen en el día. El ritmo también puede modificarse por estresores físicos y psicológicos, depresión endógena, psicosis maníaco-depresiva y hepatopatía u otras afecciones del metabolismo del cortisol.[4]

Los glucocorticoides desempeñan una función necesaria en la respuesta al estrés y son esenciales para la supervivencia. Cuando se sintetizan para responder al estrés, estas hormonas ayudan en la regulación de las funciones metabólicas del cuerpo y en el control de la respuesta inflamatoria. Las acciones del cortisol se resumen en la tabla 41-4. Muchas de las acciones antiinflamatorias atribuidas al cortisol se consiguen con la administración de concentraciones farmacológicas de la hormona.[4]

Efectos metabólicos

El cortisol estimula la producción de glucosa por el hígado, promueve la degradación de proteínas y causa movilización de los ácidos grasos. A medida que se descomponen las proteínas del cuerpo, se movilizan los aminoácidos hacia el hígado,

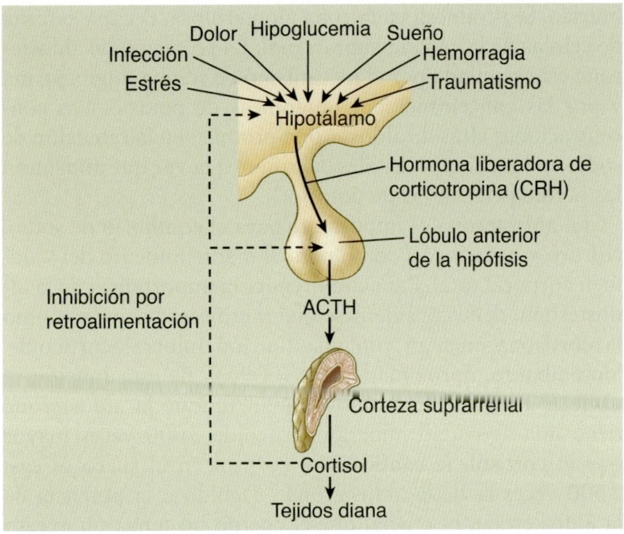

FIGURA 41-9. Sistema de retroalimentación hipotalámico-hipofisario-suprarrenal (HHS) que regula las concentraciones de glucocorticoides (cortisol). La liberación de cortisol está regulada por la corticotropina (ACTH). El estrés induce la liberación de cortisol a través del sistema HHS y de la CRH, los cuales controlan la liberación de ACTH por el lóbulo anterior de la hipófisis. Las concentraciones altas de cortisol incitan la inhibición por retroalimentación negativa de la liberación de ACTH.

donde son utilizados para la producción de glucosa. La movilización de los ácidos grasos cambia el metabolismo celular del empleo de glucosa a ácidos grasos para la producción de energía. Al tiempo que se eleva la producción hepática de glucosa y disminuye el uso de glucosa periférica, se desarrolla una moderada resistencia a la insulina. En personas con diabetes y aquellos que son propensos a padecerla, esto hace que aumenten las concentraciones de glucosa en sangre.[4,9]

TABLA 41-4 Acciones del cortisol

Influencia principal	Efectos en el cuerpo
Metabolismo de la glucosa	Estimula la gluconeogénesis. Disminuye el consumo de glucosa por los tejidos.
Metabolismo proteico	Aumenta la descomposición de las proteínas. Incrementa las concentraciones de proteína plasmática.
Metabolismo de las grasas	Aumenta la movilización de ácidos grasos. Incrementa el consumo de ácidos grasos.
Acción antiinflamatoria (concentraciones farmacológicas)	Estabiliza las membranas lisosómicas de las células inflamatorias, previniendo la liberación de mediadores inflamatorios. Disminuye la permeabilidad capilar para evitar el edema inflamatorio. Limita la fagocitosis por leucocitos para reducir la liberación de mediadores inflamatorios. Inhibe la respuesta inmunitaria. Causa atrofia del tejido linfático. Disminuye los eosinófilos. Reduce la formación de anticuerpos. Disminuye el desarrollo de inmunidad mediada por células. Reduce la fiebre. Inhibe la actividad de fibroblastos.
Efecto psicológico	Puede contribuir a la inestabilidad emocional.
Efecto permisivo	Facilita la respuesta de los tejidos a las influencias humorales y neuronales, como las que generan las catecolaminas en episodios de traumatismo y estrés extremo.

Efectos psicológicos

Los glucocorticoides parecen estar implicados, de forma directa o indirecta, en el comportamiento emocional. Se han identificado receptores para estas hormonas en el tejido cerebral, lo que sugiere que tienen un papel importante en la regulación del comportamiento. Algunas personas tratadas con hormonas suprarrenocorticales han mostrado conductas que van desde ligeramente aberrantes a psicóticas.[41]

Efectos inmunitarios e inflamatorios

El cortisol influye en múltiples aspectos de la función inmunitaria y la respuesta inflamatoria. Se requieren grandes cantidades de cortisol para conseguir una acción antiinflamatoria eficaz. Esto se logra mediante la administración de dosis farmacológicas (más allá de las fisiológicas) de cortisol sintético. El aumento del cortisol bloquea la inflamación en una fase temprana disminuyendo la permeabilidad capilar y estabilizando las membranas lisosómicas; de esta manera no se liberan los mediadores inflamatorios. También elimina la respuesta inmunitaria al inhibir la inmunidad mediada por células y la humoral. Con una menor respuesta inflamatoria se reduce la fiebre. Durante la fase de cicatrización, el cortisol suprime la actividad de los fibroblastos y, por lo tanto, la formación de cicatrices. El cortisol también inhibe la síntesis de prostaglandinas, lo que puede explicar en gran parte su acción antiinflamatoria.[4]

Supresión farmacológica de la función suprarrenal

Un aspecto realmente significativo del tratamiento farmacológico a largo plazo con glucocorticoides es la insuficiencia suprarrenal que se produce cuando estos se suspenden. La insuficiencia resulta de la supresión del sistema HHS. La supresión crónica provoca atrofia de la glándula suprarrenal, y la suspensión abrupta de los fármacos puede derivar en insuficiencia suprarrenal aguda. El proceso para recuperar la función suprarrenal normal puede ser prolongado y requerir 6-12 meses o más.[42]

Pruebas de la función suprarrenal

Se pueden emplear varias pruebas diagnósticas para evaluar la función de la corteza suprarrenal y el sistema HHS. Pueden medirse, por ejemplo, las concentraciones sanguíneas de cortisol, aldosterona y ACTH por métodos de inmunoanálisis. La cuantificación de los productos metabólicos finales de las hormonas suprarrenales en orina de 24 h brinda información sobre posibles alteraciones en la biosíntesis hormonal de la corteza suprarrenal. Las pruebas de cortisol libre en orina de 24 h, las concentraciones de cortisol en saliva y suero tomadas por la noche (entre las 22:00 y 24:00 h) y la prueba de supresión de 1 mg de dexametasona durante la noche son excelentes métodos de detección de síndrome de Cushing.[39,43,44]

Las pruebas de supresión y estimulación proporcionan un medio para valorar el funcionamiento del sistema de retroalimentación HHS. Pueden emplearse pruebas de hormona liberadora de corticotropina para diagnosticar un tumor hipofisario secretor de ACTH (p. ej., enfermedad de Cushing). La prueba de estimulación con corticotropina (cosintropina) es la prueba diagnóstica más utilizada para valorar la capacidad de respuesta del eje HHS.[39,43,44]

Hiperplasia suprarrenal congénita

La hiperplasia suprarrenal congénita (HSC), o *síndrome adrenogenital*, es un alteración que se origina por un rasgo autosómico recesivo en el que existe una deficiencia de cualquiera de las enzimas necesarias para la síntesis de cortisol (*véase* la fig. 41-8). Una característica común a todos los tipos de HSC es un defecto en la síntesis de cortisol que se traduce en la elevación de las concentraciones de ACTH y produce hiperplasia suprarrenal.[1] Una mayor concentración de ACTH sobreestimula las vías de producción de andrógenos suprarrenales. Los mineralocorticoides pueden sintetizarse en cantidad excesiva o insuficiente en función del tipo de deficiencia enzimática. Esta enfermedad afecta a neonatos de ambos sexos. Los niños rara vez se diagnostican al nacer, a menos que presenten un crecimiento de los órganos genitales o que pierdan sal y manifiesten síntomas de crisis suprarrenal.[1] En las niñas, las cifras altas de andrógenos son responsables de que se desarrolle un síndrome de virilización, que se evidencia con genitales ambiguos, clitoromegalia, fusión de labios mayores y presencia de seno urogenital (fig. 41-10). En niños de ambos sexos, el resto de los caracteres sexuales secundarios son normales y la fertilidad no resulta afectada si se instituye el tratamiento adecuado.[1]

Existe un espectro patológico por deficiencia de 21-hidroxilasa que va desde la presencia de HSC virilizante simple hasta una deficiencia enzimática completa con pérdida de sal. La HSC virilizante simple altera la síntesis de cortisol y desvía la de esteroides para la producción de andrógenos. Por lo general, las personas con esta deficiencia producen suficiente aldosterona, o productos intermedios de aldosterona, y así evitan los signos y síntomas por deficiencia del mineralocorticoide. La variante que pierde sal se acompaña de una producción deficiente de aldosterona y sus productos intermedios, lo que da lugar a desequilibrios hidroelectrolíticos (p. ej., hiponatremia, vómitos, deshidratación y choque). No siempre se presenta hipercalemia, por lo que esta no debe ser considerada como el parámetro diagnóstico principal.[1,45]

La presencia de 11-β-hidroxilasa es rara y pone de manifiesto un cuadro de mayor gravedad. En las personas afectadas se observa una producción excesiva de andrógenos y deficiencia al convertir 11-desoxicorticosterona en corticosterona. La sobreproducción de 11-desoxicorticosterona, la cual tiene actividad mineralocorticoide, es la responsable de la hipertensión que acompaña a esta deficiencia. Para realizar el diagnóstico de HSC se requiere una evaluación bioquímica precisa de los metabolitos en la vía del cortisol y valorar los síntomas y signos clínicos. Las pruebas genéticas también son invaluables. Sin embargo, la correlación entre el fenotipo y el genotipo no siempre es evidente.[45]

El tratamiento médico de la HSC incluye el reemplazo del glucocorticoide por vía oral o parenteral. También puede administrarse el mineralocorticoide acetato de fludrocortisona a niños que pierden sal. En función del grado de virilización, puede indicarse una cirugía reconstructiva durante el primer año de vida para reducir el tamaño del clítoris, separar los labios mayores y exteriorizar la vagina. Se pueden prescribir fármacos antiandrogénicos a mujeres con HSC que experimentan crecimiento indeseado de vello o pérdida de cabello androgénica.[45]

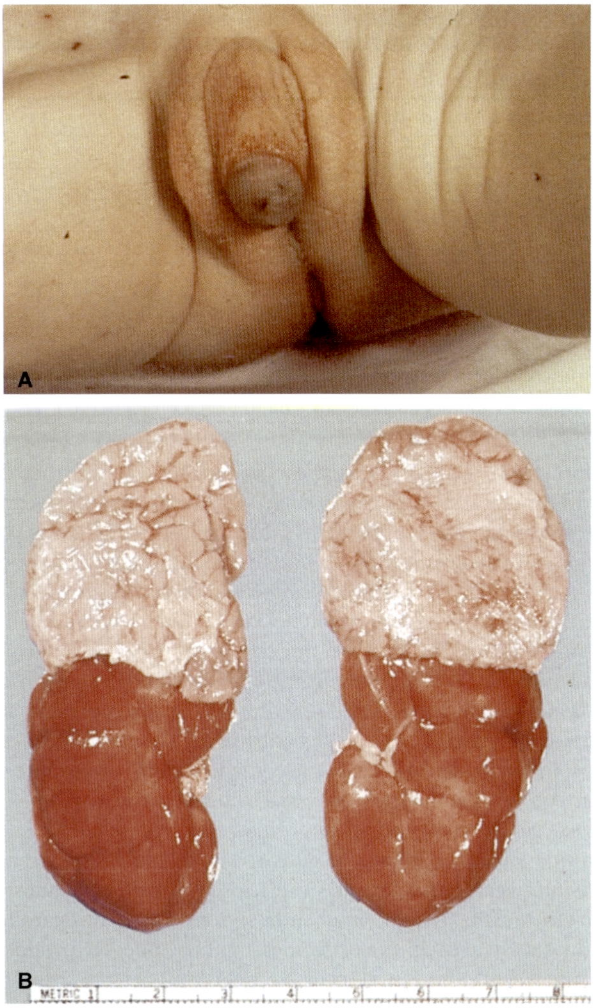

FIGURA 41-10. **A.** Lactante del sexo femenino con hiperplasia suprarrenal congénita (HSC) en quien se observa virilización de los genitales, con hipertrofia del clítoris y fusión parcial de los pliegues labioescrotales. **B.** Un lactante de 7 semanas de edad murió por un cuadro grave de HSC perdedora de sal. En la autopsia, ambas glándulas suprarrenales se encontraron visiblemente crecidas. Tomado de: Strayer D., Rubin E. (Eds.) (2015). *Rubin's pathology: Clinicopathologic foundations of medicine* (7th ed., Fig. 27.31, p. 1203). Philadelphia, PA: Wolters Kluwer.

Insuficiencia suprarrenal

Existen dos formas de insuficiencia suprarrenal: primaria y secundaria (*véanse* las características específicas en la tabla 41-5).[1] La insuficiencia suprarrenal primaria o enfermedad de Addison es causada por la destrucción de la glándula suprarrenal. La insuficiencia suprarrenal secundaria resulta, en cambio, de alteraciones en el sistema HHS.

Insuficiencia suprarrenal primaria

La enfermedad de Addison es un tipo de insuficiencia suprarrenal primaria (se origina en las glándulas suprarrenales) y se caracteriza por una producción insuficiente de hormonas de la corteza suprarrenal y altas concentraciones de ACTH debido a la falta de inhibición normal por retroalimentación.

Etiología y patogenia

Esta enfermedad es una alteración relativamente rara, en la cual se presenta la destrucción de todas las capas de la corteza

TABLA 41-5 Hallazgos clínicos de la insuficiencia suprarrenal

Hallazgos	Primaria	Secundaria/terciaria
Anorexia y pérdida de peso	Sí (100%)	Sí (100%)
Fatiga y debilidad	Sí (100%)	Sí (100%)
Síntomas digestivos, náuseas, diarrea	Sí (50%)	Sí (50%)
Mialgia, artralgia, dolor abdominal	Sí (10%)	Sí (10%)
Hipotensión ortostática	Sí	Sí
Hiponatremia	Sí (85-90%)	Sí (60%)
Hipercalemia	Sí (60-65%)	No
Hiperpigmentación	Sí (> 90%)	No
Deficiencias secundarias de testosterona, hormona del crecimiento, tiroxina y hormona antidiurética	No	Sí
Alteraciones autoinmunitarias asociadas	Sí	No

suprarrenal. En las sociedades occidentales, la destrucción autoinmunitaria es la causa más frecuente de la enfermedad de Addison, que representa el 75% de todos los casos. La tuberculosis sigue siendo su principal causa en países donde es prevalente.[1] Otras etiologías menos frecuentes incluyen el carcinoma metastásico, una infección micótica (especialmente histoplasmosis), la infección por citomegalovirus, la enfermedad amiloide, la HSC, el síndrome de Waterhouse-Friderichsen y la hemocromatosis. Puede presentarse una hemorragia suprarrenal bilateral en personas que toman anticoagulantes, en el transcurso de una cirugía a corazón abierto y durante el parto o un traumatismo mayor. La insuficiencia suprarrenal puede ser originada por el síndrome de inmunodeficiencia adquirida (sida), en el cual se destruye la glándula suprarrenal por una variedad de agentes infecciosos de tipo oportunista. Los medicamentos que inhiben la síntesis o causan degradación excesiva de glucocorticoides también pueden producir insuficiencia suprarrenal (p. ej., ketoconazol).[1,2,46,47]

Manifestaciones clínicas

La corteza suprarrenal tiene una gran capacidad de reserva, por lo que las manifestaciones de la insuficiencia suprarrenal no llegan a ser evidentes hasta que ha sido destruida aproximadamente el 90% de la glándula.[4] Estas manifestaciones se relacionan principalmente con la insuficiencia de mineralocorticoides y glucocorticoides, así como con hiperpigmentación por las concentraciones altas de ACTH. Aunque la falta de andrógenos suprarrenales (p. ej., DHEAS) ejerce pocos efectos en los hombres, ya que los testículos también producen estas hormonas, en las mujeres se observa escaso vello axilar y púbico.[4,48]

La insuficiencia de mineralocorticoides provoca una mayor pérdida urinaria de sodio, cloruro y agua, junto con una menor excreción de potasio (fig. 41-11). El resultado es hiponatremia, pérdida de líquido extracelular, disminución del gasto cardíaco e hipercalemia. Puede haber un deseo anómalo de consumir sal. A menudo se presenta hipotensión ortostática. Otros síntomas tempranos de la enfermedad son deshidratación, debilidad y fatiga. Si la pérdida de sodio y agua es extrema, puede sobrevenir un colapso cardiovascular y choque. Debido a la falta de glucocorticoides, la persona con enfermedad de Addison tiene una tolerancia baja al estrés. Esta deficiencia provoca hipoglucemia, letargia, debilidad, fiebre y síntomas digestivos como anorexia, náuseas, vómitos y pérdida ponderal.[1,48]

Por el contrario, la hiperpigmentación se debe a las concentraciones elevadas de ACTH. La piel luce dorada o bronceada incluso en áreas no expuestas y en los pliegues normales, mientras que los puntos de presión se tornan especialmente oscuros. Las encías y las membranas mucosas bucales pueden adquirir un tono negro azulado. La secuencia de aminoácidos de la ACTH es muy parecida a la de la hormona estimulante de los melanocitos; se produce hiperpigmentación en más del 90% de las personas con enfermedad de Addison, lo que resulta útil para distinguir entre insuficiencia suprarrenal primaria y secundaria.[1,48]

Tratamiento

La enfermedad de Addison, al igual que la diabetes mellitus de tipo 1, es una alteración metabólica crónica que requiere

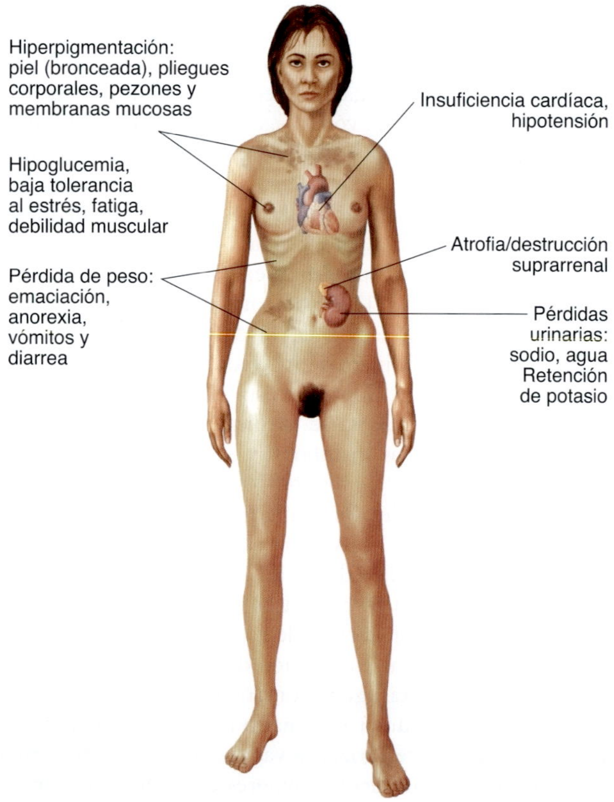

FIGURA 41-11. Manifestaciones clínicas de la insuficiencia suprarrenal primaria (enfermedad de Addison) y secundaria.

tratamiento de reemplazo hormonal de por vida. La regulación diaria de la fase crónica de la enfermedad se logra mediante una terapia de reemplazo oral que incremente su intensidad durante los períodos de estrés. El fármaco elegido debe tener actividad tanto glucocorticoide como mineralocorticoide. Los mineralocorticoides solamente son necesarios en casos de insuficiencia suprarrenal primaria. En general, la hidrocortisona es el medicamento de elección. En los casos leves, puede ser suficiente con este fármaco. La fludrocortisona (un mineralocorticoide) se utiliza en individuos que no obtienen un efecto suficiente de retención de sal con la hidrocortisona. El reemplazo del DHEAS también puede ser útil para las mujeres.[1,48]

Debido a que las personas con la alteración son propensas a episodios de hiponatremia e hipoglucemia, necesitan establecer un horario regular para sus comidas y el ejercicio. Las personas con la enfermedad de Addison tienen una capacidad limitada para responder a las infecciones, los traumatismos y otros factores estresantes. Estas situaciones requieren de una atención médica y tratamiento inmediatos. Se debe aconsejar a las personas con esta enfermedad que lleven siempre consigo una placa, dije o brazalete de alerta médica.[1,48]

Insuficiencia suprarrenal secundaria

La insuficiencia suprarrenal secundaria se debe al hipopituitarismo o la falta de la glándula hipófisis por su resección quirúrgica. La insuficiencia suprarrenal terciaria es producto de un defecto hipotalámico. Sin embargo, una causa mucho más frecuente es la suspensión abrupta de glucocorticoides que fueron administrados para el tratamiento del asma o de una exacerbación de la esclerosis múltiple. Estos fármacos inhiben el sistema HHS, con la consiguiente atrofia de la corteza suprarrenal y pérdida de la producción de cortisol. Esta supresión continúa mucho después de que el tratamiento ha sido descontinuado y puede resultar crítica durante períodos de estrés o cuando se somete al paciente a una cirugía.[1,48]

Crisis suprarrenal aguda

La crisis suprarrenal aguda es una alteración que pone en riesgo la vida. Cuando el problema subyacente se encuentra en la enfermedad de Addison, la sola exposición a una enfermedad menor o pequeñas dosis de estrés pueden precipitar náuseas, vómitos, debilidad muscular, hipotensión, deshidratación y colapso vascular. El inicio de la crisis suprarrenal puede ser repentino o progresar durante un período de varios días. Los síntomas pueden presentarse de manera súbita en niños con la variante de HSC con pérdida de sal. La hemorragia suprarrenal bilateral masiva origina una forma aguda de insuficiencia suprarrenal fulminante. Esta hemorragia puede ser causada por septicemia meningocócica, traumatismo suprarrenal, terapia anticoagulante, trombosis de la vena suprarrenal o metástasis suprarrenal.[1,49]

La insuficiencia suprarrenal se trata con terapia de reemplazo hormonal, que incluye una combinación de glucocorticoides y mineralocorticoides. Para el control de la insuficiencia suprarrenal aguda, se deben seguir las cinco "s": 1) *s*al para su restitución, 2) *s*uplementación de azúcar (dextrosa), 3) *s*uplementación de esteroides, 4) *s*oporte para el funcionamiento fisiológico y 5) *s*upervisión para identificar la causa subyacente (p. ej., infección). El volumen de líquido extracelular debe restablecerse. El reemplazo de glucocorticoides se logra mediante la administración intravenosa de dexametasona o hidrocortisona.[1,49]

Exceso de glucocorticoides (síndrome de Cushing)

El *síndrome de Cushing* es cualquier manifestación de hipercortisolismo independientemente de su causa.[1] Existen tres formas importantes de síndrome de Cushing que se originan por la producción excesiva de glucocorticoides por el cuerpo. La primera es una forma hipofisaria que se debe a una producción excesiva de ACTH por un tumor de la glándula hipófisis. La segunda es una forma causada por un tumor suprarrenal benigno o maligno. La tercera es el síndrome de Cushing ectópico, provocado por un tumor no hipofisario secretor de ACTH. Ciertos tumores malignos extrahipofisarios, como el carcinoma microcítico de pulmón, pueden secretar ACTH o, en raras ocasiones, CRH y causar síndrome de Cushing. Este síndrome también puede resultar de la terapia a largo plazo con algunos fármacos potentes de glucocorticoides; esta forma se llama *síndrome de Cushing iatrógeno*.[1]

Manifestaciones clínicas

Las principales manifestaciones del síndrome de Cushing consisten en la exageración de las acciones propias del cortisol (*véase* la tabla 41-4). La alteración en el metabolismo de las grasas provoca un depósito peculiar de lípidos que se manifiesta por protrusión abdominal, cojinetes adiposos en la región subclavicular posterior (o "giba de bisonte") y facies de luna llena, redonda y pletórica (figs. 41-12 y 41-13). Se observa debilidad muscular y las extremidades se adelgazan debido a la descomposición de las proteínas y el desgaste muscular. En casos avanzados, la piel sobre los antebrazos y las piernas también se vuelve delgada y tiene la apariencia de un pergamino. Estrías purpúricas, o cicatrices por distensión, que derivan del estiramiento por debilitamiento catabólico de la piel y los tejidos subcutáneos, se distribuyen sobre las mamas, la región proximal de los muslos y el abdomen. Se puede presentar osteoporosis debido a la destrucción de proteínas óseas y alteraciones en el metabolismo del calcio, lo que genera dorsalgia y fracturas vertebrales por compresión y de las costillas. A medida que se moviliza el calcio del hueso, pueden formarse cálculos renales.[1,2,8]

Los glucocorticoides poseen propiedades mineralocorticoides. Esto provoca hipocalemia, como resultado de una excreción excesiva de potasio, e hipertensión, que deriva de la retención de sodio. Las respuestas inflamatorias e inmunitarias se inhiben, lo que da lugar a una mayor susceptibilidad a las infecciones. El cortisol aumenta la secreción de ácidos gástricos; esto puede desembocar en ulceración y sangrado. El aumento concurrente en las concentraciones de andrógenos causa hirsutismo, acné leve e irregularidades menstruales en las mujeres. Las concentraciones excesivas de glucocorticoides pueden dar lugar a labilidad emocional extrema, que va desde una euforia leve y ausencia de fatiga normal hasta comportamientos abiertamente psicóticos.[1,2,8]

Diagnóstico y tratamiento

El diagnóstico del síndrome de Cushing es un proceso de dos pasos: el primero consiste en detectar el hipercortisolismo; el segundo, en realizar pruebas para determinar la causa de la

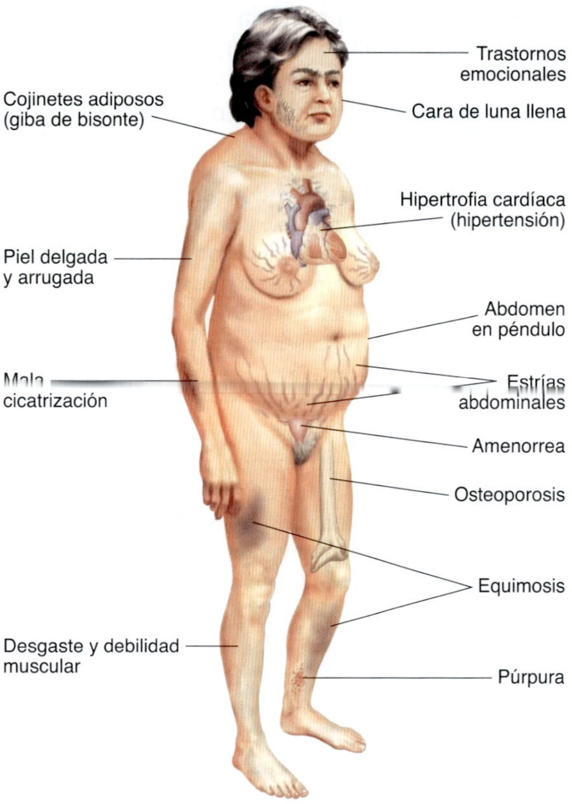

FIGURA 41-12. Características clínicas del síndrome de Cushing.

hipersecreción. Las pruebas diagnósticas más utilizadas son la concentración de cortisol libre en orina de 24 h, cuantificación de cortisol en plasma de media noche y en saliva nocturna, y la prueba de supresión de dexametasona a dosis baja. Una vez diagnosticado el síndrome de Cushing, se pueden utilizar las siguientes pruebas para ayudar a determinar la causa: estimulación de CRH, supresión de dexametasona a dosis alta, radiografías de la hipófisis y las glándulas suprarrenales y obtención de muestra sanguínea del seno petroso.[50]

Sin tratamiento, el síndrome de Cushing induce morbilidad grave e incluso la muerte. La elección entre cirugía, radioterapia o tratamiento farmacológico está determinada en gran parte por la causa del hipercortisolismo. El objetivo del tratamiento consiste en eliminar o corregir el origen de la sobreproducción de cortisol sin ocasionar daños suprarrenales o hipofisarios permanentes. La resección transesfenoidal de un adenoma hipofisario o una hemihipofisectomía son los métodos de tratamiento preferidos para la enfermedad de Cushing. Esto permite eliminar solamente el tumor, en lugar de extirpar toda la hipófisis.[50,51]

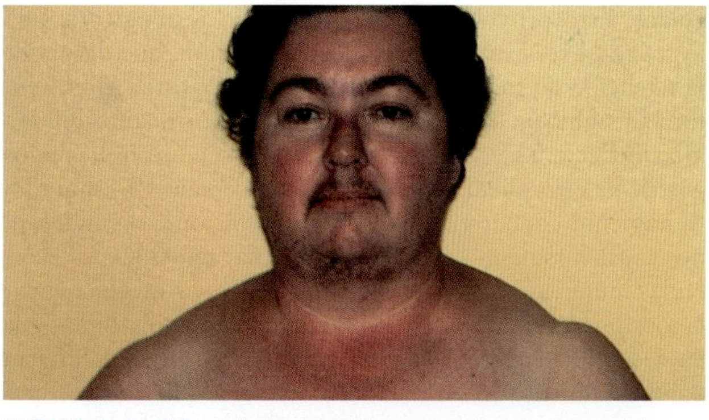

FIGURA 41-13. Síndrome de Cushing. Imagen de una mujer con adenoma hipofisario productor de corticotropina (ACTH), en quien se observa cara de luna llena, giba de bisonte, aumento de vello facial y adelgazamiento del cabello. Tomado de: Strayer D. S., Rubin R. (Eds.) (2015). *Rubin's pathology: Clinicopathologic foundations of medicine* (7th ed., Fig. 27-37, p. 1209). Philadelphia, PA: Wolters Kluwer.

Incidentaloma suprarrenal

Un *incidentaloma* es una masa que se encuentra de forma inesperada en una glándula suprarrenal gracias a un estudio de imagen que se realiza por otras razones, principalmente TC. Los incidentalomas también pueden aparecer en otros órganos (p. ej., hipófisis, tiroides). Los dos puntos más importantes a establecer con respecto a los incidentalomas es si son malignos y si son hormonalmente activos. El carcinoma suprarrenal primario es muy raro, pero otros tipos de cáncer, en especial el de pulmón, generalmente se extienden por metástasis a la glándula suprarrenal (otros cánceres que también lo hacen incluyen el de mama, estómago, páncreas, colon y riñón, así como los melanomas y los linfomas). El tamaño y las características que se observan en la masa ayudan a determinar si el tumor es benigno o maligno. Un procedimiento de detección apropiado para excluir lesiones con actividad hormonal son las pruebas para descartar feocromocitoma, síndrome de Cushing y síndrome de Conn (exceso de mineralocorticoides).[1]

RESUMEN

La corteza suprarrenal produce tres tipos de hormonas: mineralocorticoides, glucocorticoides y andrógenos suprarrenales. Los mineralocorticoides, junto con los mecanismos propios del sistema renina-angiotensina, contribuyen al control de las concentraciones corporales de sodio y potasio. Los glucocorticoides tienen acciones antiinflamatorias y contribuyen a la regulación del metabolismo de la glucosa, las proteínas y las grasas durante períodos de estrés. Estas hormonas están bajo el control del sistema HHS. Los andrógenos suprarrenales tienen poco efecto en el control de las funciones corporales diarias, pero contribuyen al desarrollo de vello corporal en las mujeres. La HSC es causada por un defecto genético en la vía del cortisol, que provoca la deficiencia de una de las enzimas necesarias para su síntesis. En función de la enzima implicada, la alteración causa virilización en lactantes femeninas y, en algunos casos, alteraciones hidroelectrolíticas por el deterioro en la síntesis de mineralocorticoides.

La insuficiencia suprarrenal crónica puede ser causada por la destrucción de la glándula suprarrenal (enfermedad de Addison) o por disfunción del sistema HHS. Este tipo de insuficiencia requiere terapia de reemplazo con hormonas de la corteza suprarrenal. La insuficiencia suprarrenal aguda es una alteración potencialmente mortal. El síndrome de Cushing se refiere a las manifestaciones que se desarrollan por concentraciones excesivas de glucocorticoides. Este síndrome puede deberse a dosis farmacológicas de glucocorticoides, un tumor hipofisario o suprarrenal o la síntesis tumoral ectópica de ACTH. Las manifestaciones clínicas del síndrome de Cushing son reflejo de concentraciones muy altas de glucocorticoides.

Un incidentaloma es una masa suprarrenal que se detecta inesperadamente durante un estudio de imagen que se realiza por otras razones. Cada vez se le reconoce con mayor frecuencia, por lo que se hace hincapié en la necesidad de realizar un diagnóstico correcto y ofrecer el tratamiento correspondiente.

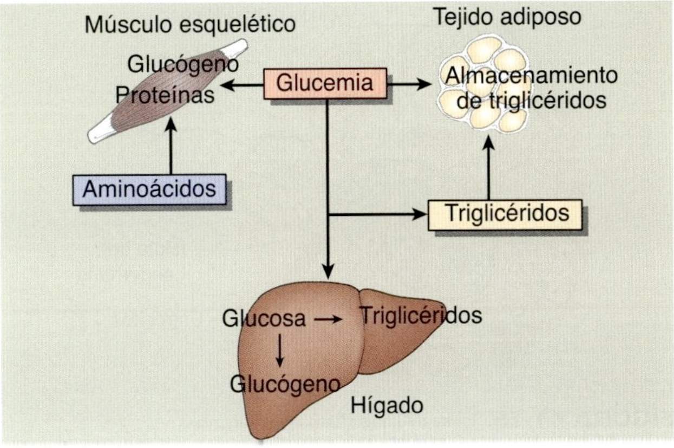

FIGURA 41-14. Regulación hormonal y hepática de la glucemia.

Aspectos generales de las alteraciones en la regulación de la glucosa

Control hormonal del metabolismo de la glucosa, las grasas y las proteínas

El cuerpo utiliza glucosa, ácidos grasos y otros sustratos como combustible para satisfacer sus necesidades energéticas. Aunque los sistemas respiratorio y circulatorio combinan esfuerzos para dotar al cuerpo del oxígeno necesario para fines metabólicos, es el hígado, en respuesta a las hormonas del páncreas endocrino, el que controla el suministro corporal de combustible (fig. 41-14).

Metabolismo de la glucosa

La glucosa es una molécula de seis carbonos. Es un combustible eficiente que, cuando se metaboliza en presencia de oxígeno, se descompone hasta formar agua y dióxido de carbono. Aunque muchos tejidos y órganos son capaces de utilizar otras formas de combustible (como los ácidos grasos y las cetonas), el cerebro depende casi exclusivamente de la glucosa como fuente de combustible. Debido a que el cerebro no puede sintetizar ni almacenar más de unos pocos minutos el suministro de glucosa, la función cerebral normal requiere de un flujo continuo proveniente de la circulación. La hipoglucemia grave y prolongada puede causar muerte cerebral, e incluso una hipoglucemia moderada puede originar una disfunción cerebral significativa.[4]

Los tejidos corporales obtienen glucosa de la sangre. En personas sin diabetes, la glucemia en ayuno suele estar bien regulada y se mantiene entre 80 y 90 mg/dL. Después de una comida, aumentan las concentraciones de glucosa a 100-120 mg/dL, y los mecanismos normales de regulación hormonal se encargan de restablecer las concentraciones sanguíneas dentro de las siguientes 2 h.[4] Como respuesta a este aumento de glucosa, se secreta insulina. Esta hormona facilita la entrada de la glucosa en las células del cuerpo (*véase* el detalle más adelante). La mayor parte de la glucosa que se ingiere en una comida se extrae de la sangre y se almacena en el hígado como glucógeno; la glucosa restante se utiliza para satisfacer necesidades metabólicas celulares. En los períodos entre comidas, el hígado libera glucosa a partir del glucógeno almacenado como un medio para mantener la glucemia dentro de intervalos normales. Parte del glucógeno también puede almacenarse dentro del músculo para dotar de energía a las células musculares. El proceso de degradación del glucógeno para liberar glucosa se llama *glucogenólisis*[4]. Además de movilizar sus reservas de glucógeno, el hígado puede sintetizar más glucosa a partir de aminoácidos, glicerol y ácido láctico en un proceso denominado *gluconeogénesis*. Esta glucosa recién formada puede liberarse directamente en la circulación o almacenarse como glucógeno.[4]

Metabolismo de las grasas

La grasa es la variante más eficaz para el almacenamiento de combustible: proporciona 9 kcal/g de energía de reserva en comparación con las 4 kcal/g de los hidratos de carbono y de las proteínas. El metabolismo de los triglicéridos a partir de las grasas produce una molécula de glicerol y tres ácidos grasos. La molécula de glicerol puede entrar en la vía glucolítica y utilizarse junto con la glucosa para producir energía, o puede emplearse para sintetizar glucosa. Los ácidos grasos se transportan a los tejidos, donde también pueden ser utilizados como fuente de energía por la mayoría de las células corporales, con excepción del cerebro.[4]

Cuando se utilizan ácidos grasos para generar energía, se liberan unas moléculas orgánicas ácidas llamadas *cetonas* en el torrente sanguíneo, lo que da origen a una situación de *cetosis*. Durante los períodos de uso excesivo de ácidos grasos como combustible, la mayor acumulación de estos ácidos cetoorgánicos puede conducir a un estado de acidosis metabólica llamado *cetoacidosis*. Las condiciones de menor disponibilidad de glucosa o de insulina crean un mayor riesgo de cetoacidosis.[4]

Metabolismo proteico

Las proteínas son esenciales para la formación de todas las estructuras corporales, incluyendo genes, enzimas, estructuras contráctiles en el músculo, matriz ósea y hemoglobina de los eritrocitos.[4] Los aminoácidos son los bloques de construcción de las proteínas. A diferencia de la glucosa y los ácidos grasos, el exceso de aminoácidos solo puede almacenarse de forma limitada en el cuerpo. Cuando los aminoácidos exceden la cantidad necesaria para la síntesis proteica, se convierten en ácidos grasos, cetonas o glucosa.[4] Debido a que los ácidos grasos no pueden convertirse en glucosa, el

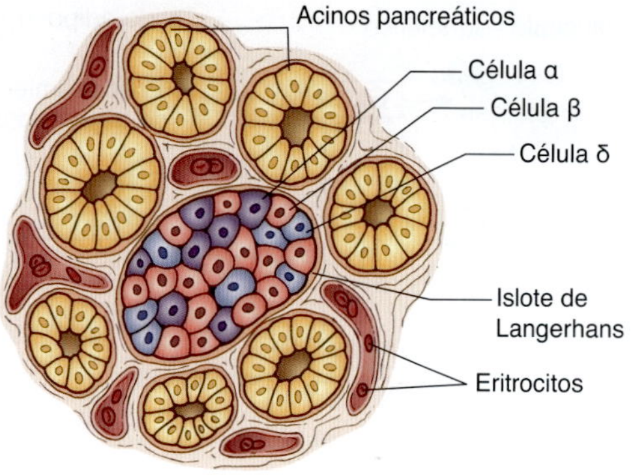

FIGURA 41-15 Islote de Langerhans en el páncreas.

cuerpo debe descomponer las proteínas y utilizar los aminoácidos como sustrato importante para la gluconeogénesis en períodos en los que las necesidades metabólicas de glucosa exceden su ingesta.[4]

Hormonas que regulan la glucosa

El control hormonal de la glucemia reside principalmente en el páncreas endocrino. Este órgano está formado por dos tipos principales de tejido: los acinos y los islotes de Langerhans (fig. 41-15). Los acinos secretan jugos digestivos en el duodeno, mientras que los islotes de Langerhans secretan hormonas en la sangre.[4] Cada islote está compuesto por células beta (β; que secretan insulina y amilina), células alfa (α; que producen glucagón) y un pequeño número de células delta (δ; que sintetizan somatostatina).[4]

Insulina

Aunque varias hormonas aumentan las concentraciones de glucosa en sangre, la insulina es la única hormona que las disminuye. La forma activa de la insulina se produce en las células β del páncreas a partir de una molécula más grande llamada *proinsulina* (fig. 41-16). La insulina se forma al escindirse el péptido C de la molécula de proinsulina y abandona a las cadenas polipeptídicas A y B, que forman la molécula de insulina activa.[4] La molécula de insulina sola tiene una vida media corta en plasma de aproximadamente 6 min, con un proceso de eliminación que se realiza a través de mecanismos hepáticos y por acción de la enzima *insulinasa*.[4] Sin embargo, pueden medirse las concentraciones sanguíneas de péptido C circulante y utilizarlas como una medida indirecta que refleja la producción de insulina pancreática.[4,52]

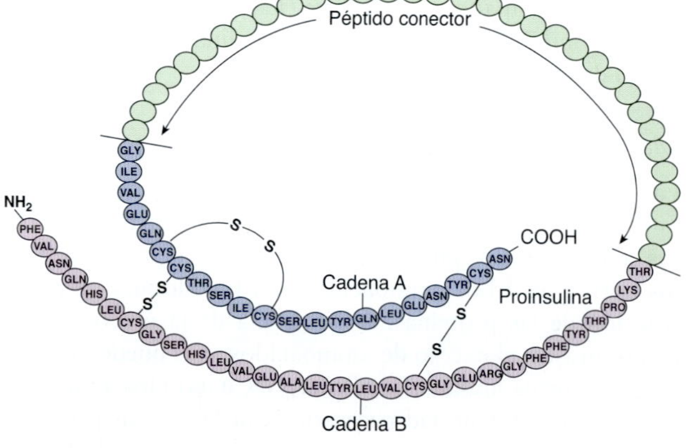

FIGURA 41-16. Estructura de la proinsulina. Al eliminarse el péptido conector (péptido C), la proinsulina se convierte en insulina.

Las acciones de la insulina incluyen:

1. Promover la captación de glucosa por parte de las células diana y favorecer el almacenamiento de glucosa como glucógeno (en hígado y músculos) o grasa (tejido adiposo).
2. Inhibir la descomposición de grasa y glucógeno.
3. Inhibir la gluconeogénesis e incrementar la síntesis proteica (tabla 41-6).[1,2,4]

La insulina actúa sobre los adipocitos para promover la acumulación de lípidos al aumentar el transporte de glucosa dentro de estas células. Ya en el interior de las células de grasa, la insulina facilita la síntesis de triglicéridos a partir de la glucosa e inhibe la degradación intracelular de los triglicéridos almacenados. La insulina aumenta la síntesis proteica e inhibe la descomposición de proteínas; ello incrementa el transporte activo de aminoácidos dentro de las células del cuerpo. Cuando existen cantidades suficientes de glucosa e insulina, la descomposición de proteínas es mínima, puesto que el cuerpo utiliza la glucosa y los ácidos grasos para obtener energía.[4]

Las concentraciones de glucosa en la sangre regulan la liberación de insulina por parte de las células β del páncreas. Las concentraciones de insulina aumentan a medida que se incrementan las de glucosa y, por el contrario, disminuyen a medida que estas se reducen. La insulina se une a moléculas receptoras específicas que están insertadas dentro de la membrana plasmática de las células diana para esta hormona. Aunque la molécula de insulina no entra en las células diana, su unión al receptor provoca diversas acciones que se desarrollan dentro de la célula, incluida la activación de las proteínas transportadoras de glucosa (que se describe en el párrafo siguiente). Otras acciones celulares que se activan por la unión de la insulina con su receptor incluyen un aumento en la permeabilidad celular a los aminoácidos y los iones de fosfato y potasio, lo cual acelera la velocidad de transferencia de estas moléculas dentro de la célula.[4]

La unión de la insulina con sus receptores de superficie celular activa la inserción de proteínas transportadoras específicas para glucosa dentro de la membrana celular. El hígado realiza la mayor parte del proceso de transformación de la glucosa. Cuando una molécula de glucosa entra en los hepatocitos gracias a la proteína transportadora de glucosa, es fosforilada por la enzima *glucocinasa*, que crea una molécula que no puede difundirse a través de la membrana celular, así que efectivamente "atrapa" a la glucosa dentro del hígado.[4] La insulina también activa a la enzima *glucógeno sintasa*, que cataliza el proceso intrahepático de transformación de glucosa en glucógeno.[4]

Debido a que las membranas celulares son impermeables a la glucosa, una familia de transportadores de glucosa contribuye al movimiento de esta molécula al interior de las células. Estos transportadores (de nombre *GLUT-1*, *GLUT-2*, etc.) tienen cada uno su propia distribución de tejido único. Este proceso se muestra en la figura 41-17.

TABLA 41-6 Acciones de la insulina y el glucagón en el metabolismo de la glucosa, las grasas y las proteínas

	Insulina	Glucagón
Glucosa		
Transporte de glucosa	Aumenta el transporte de glucosa al músculo esquelético y el tejido adiposo.	
Síntesis de glucógeno	Incrementa la síntesis de glucógeno.	Promueve la degradación de glucógeno.
Gluconeogénesis	Disminuye la gluconeogénesis.	Aumenta la gluconeogénesis.
Grasas		
Síntesis de triglicéridos y ácidos grasos	Promueve la síntesis hepática de triglicéridos y ácidos grasos.	
Acumulación de grasa en el tejido adiposo	Incrementa el transporte de ácidos grasos al interior de los adipocitos.	
	Aumenta la conversión de ácidos grasos a triglicéridos, por incremento en la disponibilidad de α-glicerol fosfato, debido a un mayor transporte de glucosa en los adipocitos.	
	Mantiene las reservas lipídicas al inhibir la degradación de los triglicéridos almacenados por la lipasa de los adipocitos.	Activa la lipasa de los adipocitos, lo que incrementa la cantidad de ácidos grasos disponibles, que se utilizan como fuente de energía por el organismo.
Proteínas		
Transporte de aminoácidos	Aumenta el transporte activo de aminoácidos en las células.	Aumenta la captación de aminoácidos por los hepatocitos y su conversión a glucosa por gluconeogénesis.
Síntesis proteica	Incrementa la síntesis de proteínas al aumentar la transcripción del ARN mensajero y acelerar la síntesis proteica a partir del ARN ribosómico.	
Descomposición de las proteínas	Disminuye la degradación de proteínas al mejorar el uso de glucosa y ácidos grasos como combustible.	

Glucagón

El glucagón es una molécula polipeptídica producida en el páncreas por las células α de los islotes de Langerhans en respuesta a una disminución de la glucosa en la sangre. El glucagón contribuye a mantener las concentraciones de glucosa en sangre entre las comidas y durante los períodos de ayuno. Las concentraciones de glucagón también aumentan durante el ejercicio para evitar una disminución de la glucosa sanguínea. Después de su liberación en el páncreas, el glucagón viaja a través de la vena porta al hígado para iniciar la degradación hepática del glucógeno (glucogenólisis), el cual eleva rápidamente la glucosa en sangre (*véase* la tabla 41-6). El glucagón también aumenta el transporte de aminoácidos en el hígado y estimula la conversión de proteínas en más glucosa mediante el proceso antes descrito de gluconeogénesis. Dado que el almacenamiento de glucógeno en el hígado es limitado, la gluconeogénesis es importante para mantener la glucemia en el transcurso del tiempo.[4]

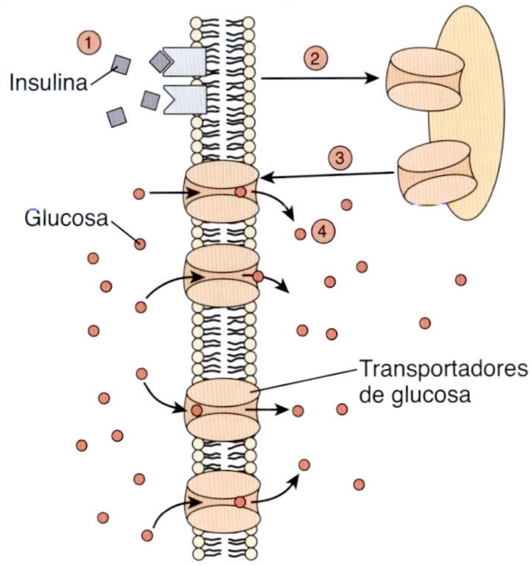

FIGURA 41-17. Transportador de glucosa dependiente de insulina (GLUT-4). Unión de la insulina a su receptor en la superficie de la membrana celular (*1*), generación de la señal intracelular (*2*), inserción del receptor GLUT-4 dentro de la membrana celular, a partir del sitio donde se mantiene inactivo (*3*) y transporte de glucosa a través de la membrana celular (*4*).

Somatostatina, amilina y hormonas derivadas del intestino

La *somatostatina* es una hormona pancreática polipeptídica que contiene solo 14 aminoácidos; tiene una vida media en plasma extremadamente corta de 3 min. Sin embargo, actúa de forma local en los islotes de Langerhans para disminuir la secreción de insulina y de glucagón. La secreción de somatostatina es incentivada por múltiples características relacionadas con la ingesta de alimentos que incluyen la liberación de ciertas hormonas digestivas y el aumento de glucosa, ácidos grasos y aminoácidos sanguíneos. Además de los efectos pancreáticos locales para reducir la secreción de insulina y glucagón, la somatostatina también disminuye la motilidad gastrointestinal y reduce la absorción de los alimentos. El papel principal de la somatostatina es aumentar el tiempo que los nutrientes están disponibles en el torrente sanguíneo para que las células del cuerpo puedan utilizarlos.[4]

El polipéptido amiloideo del islote, o *amilina*, es otra hormona secretada por las células β del páncreas. Las concentraciones plasmáticas de amilina se elevan después de una comida o infusión de glucosa.[3] Esta hormona parece trabajar junto con la insulina para regular las concentraciones de glucosa en plasma inhibiendo la secreción posprandial de glucagón y desacelerando el vaciado gástrico.[4,53] Se ha identificado que algunas *hormonas derivadas del intestino* tienen lo que se conoce como *efecto incretina*; esto significa que aumentan la liberación de insulina y disminuyen la de glucagón cuando perciben un incremento de la glucosa en plasma.[4]

Hormonas contrarregulatorias

Otras hormonas que pueden afectar la glucemia incluyen los glucocorticoides, las catecolaminas y la GH. Estas, junto con el glucagón, a veces se denominan *hormonas contrarregulatorias* porque ayudan a contrarrestar las funciones de almacenamiento de insulina para regular la glucemia en sangre durante períodos de ayuno, ejercicio y otras situaciones que limitan la captación de glucosa, o bien, agotan sus reservas.[1,2,4]

Adrenalina

Esta catecolamina de la médula suprarrenal ayuda a mantener las concentraciones de glucosa en sangre durante períodos de estrés mediante la estimulación de glucogenólisis en el hígado; ello permite que se liberen grandes cantidades de glucosa en la sangre. La adrenalina también inhibe la liberación de insulina de las células β pancreáticas, lo que disminuye el movimiento de glucosa dentro de las células musculares y aumenta la degradación de las reservas de glucógeno muscular. Aunque la glucosa liberada del glucógeno muscular no entra en la sangre, el uso que hacen los músculos de estas reservas energéticas internas ayuda a conservar la glucosa sanguínea para que pueda ser empleada por otros tejidos, como el nervioso. La adrenalina también tiene un efecto lipolítico directo sobre las células adiposas, por lo que aumenta la disponibilidad de ácidos grasos para que sean utilizados como fuente de energía. La capacidad de la adrenalina para elevar la glucosa sanguínea también es un mecanismo homeostático importante en períodos de hipoglucemia.[1,2,4]

Hormona del crecimiento

Además de su efecto en el crecimiento ya descrito, la GH ejerce algunos efectos sobre el metabolismo, como aumentar la síntesis de proteína celular, estimular la liberación de ácidos grasos del tejido adiposo y antagonizar los efectos de la insulina. Por lo general, la secreción de GH es inhibida por la insulina y el aumento en la glucemia. Durante los períodos de ayuno, cuando caen las concentraciones de glucosa en sangre y disminuye la secreción de insulina, aumenta la cantidad de GH. Algunos tipos de ejercicio, como correr y practicar ciclismo, así como diversos estresores, por ejemplo, la anestesia, la fiebre y los traumatismos, incrementan las cifras de GH. La hipersecreción crónica de GH, como la que ocurre en la acromegalia, puede llevar a intolerancia a la glucosa y al desarrollo de diabetes mellitus. La producción de GH aumenta durante la infancia, tiene algunos picos en la pubertad y disminuye con la edad.[1,2,4]

Hormonas glucocorticoides

Las hormonas glucocorticoides, sintetizadas en la corteza suprarrenal, son críticas para la supervivencia en períodos de ayuno e inanición; bajo estas circunstancias, la hipoglucemia se convierte en un poderoso estímulo para la liberación de glucocorticoides. Estas hormonas fomentan la gluconeogénesis por el hígado, y de esta manera aumenta la producción de glucosa hepática. Los glucocorticoides también inhiben la fase inflamatoria de la respuesta inmunitaria. El uso farmacoterapéutico de glucocorticoides es un tratamiento frecuente para las enfermedades inflamatorias, a pesar de que puede presentarse hiperglucemia como efecto secundario de su utilización.[1,2,4]

RESUMEN

El cuerpo puede usar glucosa, ácidos grasos y proteínas como combustible para satisfacer sus necesidades energéticas. Sin embargo, las neuronas del cerebro dependen exclusivamente de la glucosa para obtener energía. El hígado almacena el exceso de glucosa como glucógeno y recurre a la gluconeogénesis para convertir los aminoácidos, el lactato y el glicerol en glucosa durante períodos de ayuno o cuando la ingesta de glucosa no alcanza a satisfacer el ritmo de la demanda. La cantidad de glucosa en sangre refleja la diferencia entre la glucosa liberada en la circulación por el hígado y la que es extraída de la sangre por los tejidos corporales. Las grasas, que sirven como fuente eficiente de combustible para el cuerpo, se almacenan en el tejido adiposo en forma de triglicéridos (tres ácidos grasos ligados a una molécula de glicerol). En condiciones que favorecen la degradación de grasas, como el ayuno o la diabetes mellitus, los triglicéridos se descomponen en el tejido adiposo por un proceso de lipólisis. Estos ácidos grasos producto de la lipólisis son usados como energía por los tejidos corporales o convertidos en cetonas por el hígado. Las proteínas, compuestas de aminoácidos, son esenciales para formar todas las estructuras orgánicas. A diferencia de la glucosa y los ácidos grasos, el exceso de aminoácidos solo puede almacenarse de forma limitada en el cuerpo. Debido a que los ácidos grasos no pueden convertirse en glucosa, el cuerpo debe descomponer las proteínas y utilizar los aminoácidos para la gluconeogénesis en condiciones en las que no hay suficiente glucosa para satisfacer las necesidades metabólicas.

El metabolismo energético está controlado por distintas hormonas, entre otras, insulina, glucagón, adrenalina, GH y glucocorticoides. De estas hormonas, solo la insulina tiene la capacidad de disminuir la glucemia. Esto lo logra al favorecer el transporte de glucosa a las células del cuerpo y reducir su producción hepática y liberación hacia el torrente sanguíneo. La insulina también disminuye la lipólisis y, por lo tanto, la utilización de grasas como fuente de energía. Otras hormonas, como el glucagón, la adrenalina, la GH y los glucocorticoides, actúan para mantener o incrementar las concentraciones sanguíneas de glucosa; estas hormonas se denominan *contrarregulatorias*. El glucagón y la adrenalina, por ejemplo, promueven la glucogenólisis (degradación de las reservas de glucógeno). El glucagón y los glucocorticoides aumentan la gluconeogénesis (producción de glucosa nueva a partir de sustratos no glucémicos, especialmente aminoácidos). La GH disminuye el consumo periférico de glucosa. La adrenalina y el glucagón también aumentan el uso de grasa como fuente energética al favorecer la liberación de ácidos grasos de los adipocitos.

Diabetes mellitus y síndrome metabólico

Aspectos generales, incidencia y prevalencia

La diabetes mellitus (DM) se refiere a un conjunto de alteraciones metabólicas frecuentes que se caracterizan por el desarrollo de hiperglucemia, la cual es secundaria a un desequilibrio entre la secreción de insulina y la respuesta celular a esta. Una persona con diabetes no controlada es incapaz de transportar glucosa al interior de las células. Como resultado, las células corporales se ven privadas del combustible necesario y recurren a la descomposición de grasas y proteínas para generar energía celular.[1,2] La DM se clasifica en cuatro tipos que se muestran en el cuadro 41-3.

CUADRO 41-3

CLASIFICACIONES DE LA DIABETES MELLITUS

Prediabetes

- Esta clasificación se utiliza cuando las concentraciones de glucosa en sangre están elevadas, pero no cumplen con los criterios diagnósticos para diabetes.

DM de tipo 1

- Se caracteriza por la producción insuficiente de insulina debido a la destrucción autoinmunitaria de las células β pancreáticas; con frecuencia, conduce a una deficiencia absoluta de insulina. También hay un subtipo idiopático en el cual no se logran detectar anticuerpos autoinmunes.

DM de tipo 2

- Caracterizada por un estado de resistencia a la insulina y declive progresivo en la secreción de esta hormona por las células β pancreáticas. A menudo, se acompaña de manifestaciones clínicas concomitantes; esto se denomina "síndrome metabólico".

DM gestacional

- Anomalías en la regulación de la glucosa que aparecen durante el embarazo, principalmente durante el segundo o tercer trimestre.

Diabetes debido a otras causas

- Incluye síndromes diabéticos monogénicos (como la diabetes neonatal y diabetes de tipo MODY), así como cuadros relacionados con alteraciones como la fibrosis quística y el trasplante de órganos.

Adaptado de: American Diabetes Association. (2018). Classification and diagnosis of diabetes: Standards of medical care in diabetes – 2018. *Diabetes Care* 41(Suppl 1), S13–S27.

La DM es un problema de salud crónico. Según los Centers for Disease Control and Prevention de Estados Unidos, hay 30.3 millones de personas en el país con diabetes diagnosticada (9.4 % de la población de Estados Unidos).[54] Del número total de adultos con diabetes diagnosticada, solo el 5% tenía diabetes de tipo 1, con una mayoría predominante de personas con diabetes de tipo 2. Además, otros 84.1 millones de adultos mayores de 18 años de edad (33.9%) han sido clasificados como "prediabéticos", a partir de hallazgos de laboratorio que muestran elevaciones de la glucosa en ayuno o de las concentraciones de hemoglobina glucosilada A_1C (ambos se revisarán más adelante en este capítulo). La prediabetes y la diabetes afectan a personas de cualquier sexo, edad, raza y origen étnico. Entre los adultos estadounidenses, la DM es más frecuente entre nativoamericanos/nativos de Alaska (14.9% de los hombres, 15.3% de las mujeres), afroamericanos no hispanos (12.2% de los hombres, 13.2% de las mujeres) y latinoamericanos (12.6% de los hombres; 11.7% de las mujeres).[54] La diabetes de tipo 1 es la forma más frecuente en niños, con una mayor incidencia de nuevos casos en personas caucásicas no hispanas. También ha aumentado la incidencia de diabetes de tipo 2 en niños, con una incidencia más significativa de nuevos casos en poblaciones minoritarias.[54]

La DM y el impacto resultante de las fluctuaciones de glucosa sanguínea a corto y largo plazo conducen a una variedad de complicaciones, que van desde urgencias médicas agudas a discapacidad y muerte. La DM es un factor de riesgo significativo para coronariopatía e ictus; es la principal causa de ceguera y enfermedad renal crónica, así como un motivo frecuente de amputaciones de los miembros inferiores. Optimizar el control de la glucemia a través de una variedad de intervenciones reduce las complicaciones relacionadas con esta enfermedad.[1,2]

Pruebas de diagnóstico y tratamiento

El diagnóstico de DM se confirma mediante pruebas de laboratorio que cuantifican las concentraciones de glucosa en sangre. Los criterios diagnósticos para cada tipo de DM se describen en el cuadro 41-4. Las mediciones de la glucosa sanguínea y las pruebas de glucosa y cetonas urinarias son útiles en el tratamiento de la diabetes.

Pruebas de sangre

Las pruebas de sangre son de gran ayuda en el diagnóstico y tratamiento de la DM e incluyen glucosa sérica en ayuno, glucemia al azar, prueba de tolerancia oral a la glucosa (PTOG), glucemia capilar y valores de hemoglobina glucosilada.

Prueba de glucosa plasmática en ayuno

La prueba de glucosa plasmática en ayuno (GPA) consiste en la cuantificación de glucosa en plasma después de un período de al menos 8 h sin tener ningún tipo de

CUADRO 41-4

CRITERIOS PARA EL DIAGNÓSTICO DE LA DIABETES

Glucosa plasmática en ayuno ≥ 126 mg/dL (7.0 mmol/L). Por *ayuno* se entiende evitar la ingesta calórica durante al menos 8 h.

O

Glucemia plasmática a las 2 h ≥ 200 mg/dL (11.1 mmol/L) durante la PTOG.

O

Hemoglobina A1C ≥ 6.5% (48 mmol/L) probada usando un método de laboratorio certificado por el *Programa Nacional de Estandarización de Glucohemoglobina* (NGSP) y de acuerdo con los estándares del *Diabetes Control and Complications Trial* (DCCT). Debe repetirse la prueba para confirmar los resultados en ausencia de hiperglucemia inequívoca.

O

Glucosa plasmática al azar ≥ 200 mg/dL (11.1 mmol/L) en una persona con síntomas clásicos de hiperglucemia o con crisis hiperglucémica.

Adaptado de: American Diabetes Association (2018). Classification and diagnosis of diabetes: Standards of medical care in diabetes –2018. *Diabetes Care*, 41(Suppl 1), S15.

ingesta calórica.[55] Un valor de GPA por abajo de 100 mg/dL (5.6 mmol/L) se considera normal (*véase* la tabla 50-2). Las cifras entre 100 y 125 mg/dL (5.6 y 6.9 mmol/L) son significativas y se definen como la alteración de la glucemia en ayuno (AGA). El nivel diagnóstico de GPA para diabetes es de 126 mg/dL (7.0 mmol/L) o mayor.[55]

Prueba de glucemia al azar

Prueba que se lleva a cabo sin considerar cuánto tiempo ha pasado desde la última comida. Una concentración de glucosa plasmática al azar inequívocamente elevada (≥ 200 mg/dL [11.1 mmol/L]), en una persona con síntomas clásicos de diabetes (como polidipsia, polifagia, poliuria y visión borrosa) o en un individuo con crisis hiperglucémica es diagnóstica de DM.[55]

Prueba de tolerancia oral a la glucosa

La PTOG es una prueba importante de exploración para detectar diabetes y mide la capacidad del cuerpo para eliminar la glucosa de la sangre. Tanto en hombres como en mujeres, la prueba mide la respuesta de la glucosa plasmática a la administración de 75 g de una solución de glucosa concentrada, a intervalos regulares de entre 1 y 2 h. En personas con tolerancia normal a la glucosa, estas cifras vuelven a la normalidad dentro de las siguientes 2-3 h después de la ingesta de la carga de glucosa, en cuyo caso puede suponerse que existe suficiente insulina para permitir que la glucosa salga de la sangre y entre en las células del cuerpo. Debido a que una persona con diabetes no tiene la capacidad para responder a un aumento de glucosa mediante la liberación de suficiente insulina para facilitar su almacenamiento, experimenta un aumento de la glucemia por arriba de lo observado en personas con tolerancia normal, y permanece así durante períodos más largos. A lo largo de una prueba de tolerancia a la glucosa, las concentraciones de glucosa plasmática de 2 h mayores o iguales a 200 mg/dL (11.1 mmol/L) se consideran un criterio diagnóstico de DM (tabla 41-7).[55,56]

Control de la glucemia en los capilares en la diabetes mellitus

Los avances tecnológicos han permitido vigilar las concentraciones de glucosa en sangre mediante el uso de una gota de sangre capilar.[57,58]

En la actualidad se encuentran disponibles sistemas de monitorización continua de la glucosa, que permiten hacer un ajuste preciso para la administración de esta hormona. Los distintos sistemas disponen de pequeños catéteres implantados en el tejido subcutáneo para obtener muestras frecuentes. Los centros especializados en endocrinología utilizan cada vez más esta tecnología para lograr un control óptimo de la glucemia en sus pacientes. Sin embargo, la vigilancia de la glucosa capilar sigue siendo el estándar de cuidado.[59]

Prueba de la hemoglobina glucosilada (hemoglobina A1C)

Esta prueba mide la cantidad de un subtipo particular de hemoglobina que ha sido glucosilada, es decir, a la que se adhirieron moléculas de glucosa.[60] Cuando se liberan eritrocitos de la médula ósea, la hemoglobina no suele contener glucosa. Sin embargo, durante el transcurso de la vida de los eritrocitos, de aproximadamente 120 días, la hemoglobina se va haciendo glucosilada. Debido a que la entrada de glucosa en los eritrocitos no es dependiente de la insulina, la velocidad a la cual la glucosa se une a la molécula de hemoglobina refleja las concentraciones de glucosa sanguínea. La glucosilación es esencialmente irreversible; por lo tanto, *el nivel de A_1C presente en la sangre proporciona un indicador de los valores de glucemia para los próximos 120 días de vida de los eritrocitos*. En condiciones de hiperglucemia, se incrementa la cifra de A_1C. La tabla 41-7 muestra valores de A_1C en correlación con las concentraciones promedio de glucosa en plasma.

Pruebas de orina

Las pruebas de glucosa en orina indican que se ha superado el umbral renal de reabsorción de glucosa, lo cual suele venir acompañado de hiperglucemia. Las pruebas renales para la detección de cetonas son indicativas de que el cuerpo está produciendo cuerpos cetónicos en exceso debido, por lo general, a la utilización de sustratos de energía de tipo no glucémico.[61,62]

Clasificación y fisiopatología

En el cuadro 41-3 se incluye un resumen del esquema de clasificación de la DM. En las secciones siguientes se describen las características fisiopatológicas y manifestaciones clínicas de cada uno de estos tipos.

Prediabetes

Prediabetes es un término diagnóstico que se utiliza cuando la glucosa en sangre está elevada, pero aún no se cumplen los

TABLA 41-7 Correlación entre concentraciones de hemoglobina A1C y glucosa plasmática promedio

Hemoglobina A1C (%)	Glucosa en plasma promedio	
	mg/dL	mmol/L
6	126 (100-152)	7.0 (5.5-8.5)
7	154 (123-185)	8.6 (6.8-10.3)
8	183 (147-217)	10.2 (8.1-12.1)
9	212 (170-249)	11.8 (9.4-13.9)
10	240 (193-282)	13.4 (10.7-15.7)
11	269 (217-314)	14.9 (12.0-17.5)
12	298 (240-347)	16.5 (13.3-19.3)

Adaptado de: American Diabetes Association. (2018). Glycemic targets: Standards of medical care in diabetes – 2018. *Diabetes Care* 48 (Suppl 1), S55–S64.

criterios necesarios para diagnosticar DM. La detección del estado prediabético es más frecuente en personas con riesgo de desarrollar DM de tipo 2 (DM2). Si se detecta prediabetes, las modificaciones en el estilo de vida, la dieta, los hábitos de ejercicio y perder peso pueden ayudar a prevenir la progresión a DM de tipo 2.[1,2,52]

Diabetes mellitus de tipo 1

La DM de tipo 1 (DM1) se caracteriza por la destrucción de las células β pancreáticas. Alrededor del 5% de los casos de DM pertenecen al tipo 1.[55] La mayoría tienen mediación inmunitaria, como se desprende de la detección de autoanticuerpos específicos. Un pequeño porcentaje de las personas con DM1 tienen una forma idiopática, en la que no se detecta ningún autoanticuerpo. Esta forma es más frecuente en personas de origen asiático o africano.[55]

La DM1 de mediación inmunitaria también se conoce como *diabetes juvenil* o *insulino-dependiente*.[55] Esta se presenta con más frecuencia en jóvenes, pero puede aparecer a cualquier edad. La tasa de destrucción de las células β es muy variable. La forma rápidamente progresiva no solo se observa con mayor frecuencia en niños, sino también en algunos adultos. Los adultos con DM2 algunas veces también presentan una forma lentamente progresiva de DM insulino-dependiente, con resultados autoinmunitarios similares a la DM1. Esta forma lentamente progresiva del adulto se conoce como *diabetes autoinmunitaria latente en adultos* (DALA).[52] Se ha visto una relación entre la DM1 de mediación inmunitaria con cierta predisposición genética (p. ej., genes diabetogénicos). La susceptibilidad a la DM1 involucra a múltiples genes. Sin embargo, el principal gen de susceptibilidad a la DM de tipo 1A se encuentra en el gen del antígeno leucocitario humano relacionado con la presentación del antígeno a linfocitos T.[63]

La diabetes de tipo 1 es una alteración catabólica caracterizada por una falta absoluta de insulina, elevación de la glucosa sanguínea y descomposición de proteínas y grasas corporales. La carencia absoluta de insulina en personas con DM1 significa que son particularmente propensas a desarrollar cetoacidosis. Una de las acciones de la insulina es la inhibición de la *lipólisis* (p. ej., degradación de grasa) y la liberación de AGL de las células grasas. En ausencia de insulina, se desarrolla cetosis cuando estos ácidos grasos son liberados de las células grasas y se convierten en cetonas en el hígado. Debido a su escasa respuesta a la insulina, *todas las personas con diabetes de tipo 1 de mediación inmunitaria requieren de reemplazo exógeno de insulina* para revertir el estado catabólico, controlar las concentraciones de glucosa en sangre y prevenir la cetosis.[1,2,52,55,63]

Diabetes mellitus de tipo 2 y síndrome metabólico

La DM2 representa la mayoría de los casos de diabetes, cerca del 90-95%.[55] Es una alteración heterogénea que describe la presencia de hiperglucemia en asociación con una deficiencia *relativa* de insulina. Muchas personas con diabetes de tipo 2 son adultos con sobrepeso. Sin embargo, las tendencias recientes indican que este tipo de diabetes se observa con mayor frecuencia en adolescentes y niños, una afección denominada *diabetes de tipo MODY* (*maturity onset diabetes of the young*).[52] Aunque no se produce la destrucción autoinmunitaria de las células β, las personas con DM2 eventualmente pueden requerir de insulina. Por lo tanto, los términos anteriores relacionados con la DM2, como *diabetes de inicio en el adulto* y *diabetes no insulino-dependiente*, generan confusión y se han vuelto obsoletos.[55] La DM2 tiene un fuerte componente genético. Ciertos factores genéticos y patógenicos adquiridos se han implicado en la disfunción progresiva de las células β en las personas con prediabetes y DM2.[52,63]

Las anomalías metabólicas asociadas con la DM2 se ilustran en la figura 41-18. Estas anomalías incluyen:

1. Resistencia a la insulina.
2. Alteración en la secreción de insulina por las células β pancreáticas.
3. Producción creciente de la glucosa por el hígado.[52,55,63]

En contraste con la DM1, en la que está presente una deficiencia *absoluta* de insulina, las personas con DM2 pueden tener concentraciones altas, normales o bajas de insulina. Por resistencia a la insulina se entiende la disminución en la capacidad de esta hormona para actuar de forma eficaz en los tejidos diana, en especial en el muscular, el hepático y el adiposo. Esta es la característica predominante de la diabetes de tipo 2 y resulta de una combinación de factores como la susceptibilidad genética y la obesidad.[52,55,63] La tabla 41-8 compara las características de la diabetes de tipo 1 y tipo 2.

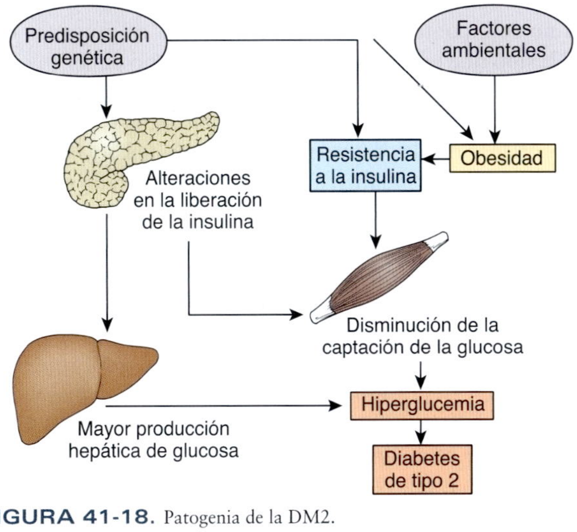

FIGURA 41-18. Patogenia de la DM2.

TABLA 41-8 Características de la diabetes mellitus de tipo 1 y 2

	Diabetes de tipo 1	Diabetes de tipo 2
Edad de inicio	Generalmente infantil	Generalmente en la edad adulta
Tipo de inicio	Abrupto; síntomas (poliuria, polidipsia, deshidratación), a menudo con cetoacidosis grave	Gradual; generalmente sutil o asintomática
Peso habitual	Normal; es frecuente la pérdida ponderal reciente	Sobrepeso
Antecedentes familiares	Se presentan, pero son poco frecuentes	Muy frecuente
Asociación con el HLA	+	No
Lesiones del islote	Tempranas: inflamación	Tardías - fibrosis, amiloide
	Tardías - atrofia y fibrosis	
Conjunto de células β	Notablemente reducido	Normal o ligeramente reducido
Nivel de insulina circulante	Notablemente reducido	Elevado o normal
Manejo clínico	Absoluta necesidad de insulina	En general, no se requiere insulina de inicio; la restitución de insulina puede ser necesaria en etapas posteriores; la pérdida de peso suele mejorar la condición

HLA, antígeno leucocitario humano.

Al inicio, la resistencia a la insulina estimula un aumento en la secreción de esta, a menudo hasta alcanzar una hiperinsulinemia moderada, al tiempo que las células β intentan mantener la glucemia en concentraciones normales. Después, la demanda creciente de secreción de insulina conduce a la insuficiencia y el agotamiento de la célula β. Esto causa cifras altas de glucemia posprandial y el aumento eventual en la producción de glucosa por el hígado. Debido a que las personas con DM2 no tienen una deficiencia absoluta de insulina, son menos propensas a la cetoacidosis en comparación con las personas con el tipo 1.[52,55,63]

En la DM2, la resistencia a la insulina hepática basal se manifiesta por una superproducción hepática de glucosa, a pesar de existir hiperinsulinemia en ayuno. Así, la tasa de producción de la glucosa se convierte en el principal determinante de una GPA elevada en estas personas. Aunque la resistencia a la insulina en personas con DM2 puede ser causada por muy diversos factores, todos están fuertemente asociados con la obesidad y la inactividad.[1,2,52,55,63] Aunque aún no se han determinado las causas específicas de la disfunción de las células β en la DM2, parece ser que en ambos tipos de diabetes puede haber una mayor apoptosis de las células β pancreáticas en respuesta al estrés causado por la hiperglucemia.[63]

Resistencia a la insulina y síndrome metabólico

Cada vez más evidencia indica que la resistencia a la insulina no solo contribuye a la hiperglucemia en personas con DM2, sino que también puede desempeñar un papel en otras anomalías metabólicas, incluyendo la obesidad, las concentraciones elevadas de triglicéridos plasmáticos y las bajas de lipoproteínas de alta densidad (HDL, *high-density lipoproteins*), hipertensión, inflamación sistémica (detectada mediante la proteína C reactiva [PCR] y otros mediadores), alteración en la fibrinólisis, función anómala del endotelio vascular y enfermedad macrovascular (enfermedad coronaria, cerebrovascular y arterial periférica). Esta constelación de anomalías se conoce a menudo como *síndrome de resistencia a la insulina*, *síndrome X* o, el término preferido, *síndrome metabólico*.[1,2,52,55,63] Los signos clínicos, las anomalías en los resultados de laboratorio y las enfermedades asociadas con este síndrome se describen en el cuadro 41-5.

El factor más relevante que conduce a la DM2 en las personas con síndrome metabólico es la obesidad. Estos pacientes tienen mayor resistencia a la acción de la insulina y presentan un deterioro en la supresión de la producción de glucosa por el hígado, lo cual conduce a hiperglucemia e hiperinsulinemia. El tipo de obesidad es un factor importante en el desarrollo de la DM2. Las personas con obesidad en la parte superior del cuerpo (u obesidad central) están en mayor riesgo de desarrollar DM2 y alteraciones metabólicas que las personas con obesidad en la parte inferior del cuerpo (o periférica). La medida de la circunferencia abdominal y el índice cintura-cadera (ICC) son parámetros que se usan para diagnosticar obesidad

CUADRO 41-5

HALLAZGOS FRECUENTES EN EL SÍNDROME METABÓLICO

Signos clínicos

- Obesidad central (parte superior del cuerpo) con una mayor circunferencia abdominal
- Acantosis *nigricans* (cambios cutáneos con hiperpigmentación e hipertrofia)

Hallazgos de laboratorio

- Glucosa en ayuno o posprandial elevada
- Resistencia a la insulina con hiperinsulinemia
- Dislipidemia caracterizada por un aumento de los triglicéridos y concentraciones bajas del colesterol HDL
- Anomalías trombóticas
- Hiperuricemia
- Disfunción endotelial y vascular del músculo liso
- Albuminuria

Enfermedades concomitantes

- Hipertensión
- Ateroesclerosis
- Hiperandrogenismo con síndrome de ovario poliquístico

Adaptado de: Rubin R., Strayer D. S. (2015). *Rubin's pathology: Clinicopathologic foundations of medicine* (7th ed., Tabla 13-1, p. 521). Philadelphia, PA: Lippincott Williams & Wilkins.

central, y ambos han demostrado correlacionarse bien con la resistencia a la insulina. Una pérdida del 5-10% del peso corporal puede mejorar la resistencia a la insulina y reducir las concentraciones de glucosa en sangre.[1,2,55]

El aumento del tejido adiposo y una distribución densa de la adiposidad central dificultan la perfusión vascular de ese tejido, por lo que llevan a perfusión insuficiente de tipo crónico, con áreas de hipoxia tisular y necrosis en el tejido adiposo. Los macrófagos tisulares responden al daño celular hipóxico-isquémico al generar un estado de inflamación crónica. Este estado inflamatorio comienza en el tejido adiposo y avanza a otras áreas del cuerpo para promover una respuesta inflamatoria sistémica crónica con estrés oxidativo, que contribuye al desarrollo de placas arterioescleróticas y arteriotrombóticas.[64]

En la DM2, los tejidos adiposos se cuentan entre aquellos que muestran una respuesta inadecuada a la insulina; esto contribuye a la respuesta pancreática de hiperinsulinemia, que intentar reducir la hiperglucemia. También puede producirse una sobreexpresión de receptores a la insulina. Por lo general, la respuesta celular a la unión de la insulina estimula dos vías intracelulares: la vía de la fosfoinositida 3-cinasa (P13K, *phosphoinositide 3-kinase*) y la vía de la proteína activada por mitógenos (MAP, *mitogen activated protein*). En la DM2, la vía P13K no mantiene su función. El deterioro en la función de P13K contribuye a reducir la producción de óxido nítrico de las células endoteliales y a disminuir la traslocación de las proteínas GLUT 4 que facilitan la entrada de glucosa en las células.[64] El óxido nítrico es un poderoso factor relajante derivado del endotelio que promueve la vasodilatación.[4] Por lo tanto, la disminución en su producción contribuye a la vasoconstricción y el aumento de la resistencia vascular. En la DM2, la vía MAP, que también es estimulada por la unión de la insulina a sus receptores celulares, sigue funcionando. Las acciones producidas por la estimulación de la vía MAP incluyen incentivación de la molécula de vasoconstricción endotelina-1, junto con un aumento en la expresión de moléculas de adhesión y la estimulación del músculo liso; todo ello contribuye a un mayor riesgo de desarrollar ateroesclerosis en la DM2.[64]

En general, la insulina envía señales para inhibir la lipólisis. Sin embargo, la resistencia a la insulina en la DM2 causa una mayor degradación de lípidos y aumento en la liberación de AGL. El hígado transforma estos AGL en triglicéridos y lipoproteínas de muy baja densidad (VLDL, *very-low-density lipoproteins*). Los resultados netos de la inflamación sistémica combinada con el aumento del estrés oxidativo, la disfunción endotelial y el aumento de lípidos en la sangre contribuyen a la constelación de alteraciones metabólicas que se presentan en el síndrome metabólico, e incluyen dislipidemia, hipertensión, patología vascular y anomalías en la coagulación.[64]

PUNTOS CLAVE

Diabetes mellitus

- La DM es una alteración del metabolismo de los hidratos de carbono, las grasas y las proteínas que deriva de anomalías en la síntesis o liberación de insulina por parte de las células β o de la incapacidad de los tejidos para utilizar esta hormona.
- La DM1 resulta de la pérdida de la función de las células β y, por lo tanto, de una deficiencia absoluta de insulina.
- La DM2 se produce por alteraciones en la capacidad de los tejidos para hacer uso de la insulina (resistencia a la insulina); esto se acompaña de una falta relativa de insulina o de problemas para liberarla en relación con la glucemia (disfunción de células β).

Diabetes gestacional

La diabetes mellitus gestacional (DMG) es cualquier grado de intolerancia a la glucosa cuyo inicio se produce durante el embarazo, particularmente durante el segundo y tercer trimestre. Resulta esencial llevar a cabo un diagnóstico y un tratamiento médico cuidadosos porque las mujeres con DMG están en mayor riesgo de presentar complicaciones durante el embarazo y mortalidad y anomalías fetales. Estas anomalías incluyen macrosomía (p. ej., mayor estatura corporal), hipoglucemia, hipocalcemia, policitemia e hiperbilirrubinemia. Las mujeres con DMG tienen mayor riesgo de desarrollar DM2; por lo tanto, se debe dar seguimiento después del parto a quienes tienen diagnóstico de DMG, para hacer una detección temprana.[55,65]

Diabetes debida a otras causas

Un pequeño porcentaje del número total de casos de diabetes consisten en tipos específicos que se asocian con otras condiciones y síndromes. Esta diabetes puede ser resultado de una enfermedad pancreática, resección del tejido pancreático o enfermedades endocrinas, como la acromegalia, el síndrome de Cushing o el feocromocitoma. Las alteraciones endocrinas que producen hiperglucemia lo hacen al aumentar la producción hepática de glucosa o reducir la utilización celular de esta. Varios tipos específicos de diabetes se asocian con defectos monogénicos en el funcionamiento de las células β. Otra etiología para este tipo de diabetes puede encontrarse en defectos genéticos de la función de las células β, de la secreción de insulina o en tratamientos farmacológicos o químicos.[1,2,52,55]

Manifestaciones clínicas de la diabetes mellitus

En la DM1, los signos y síntomas suelen presentarse de manera repentina. La DM2, por lo general, se desarrolla de forma asintomática; a menudo, persiste durante años sin ser detectada hasta que se diagnostica durante una exploración médica de rutina o al atender alguna otra alteración.

Los signos y síntomas de la diabetes identificados con mayor frecuencia se conocen como las *tres polis*:

1. Poliuria (micción excesiva)
2. Polidipsia (exceso de sed)
3. Polifagia (hambre excesiva)

Estos tres síntomas se relacionan de forma estrecha con la hiperglucemia y la glucosuria presentes en la diabetes.

La glucosa es una molécula pequeña osmóticamente activa. Cuando la glucemia se eleva lo suficiente, la cantidad de glucosa filtrada por los glomérulos del riñón excede la cantidad que puede ser reabsorbida por los túbulos renales. Esto produce glucosuria acompañada de la pérdida de grandes volúmenes osmóticos de agua en la orina. La sed resulta de la deshidratación intracelular que se produce cuando, al aumentar las concentraciones de glucosa sanguínea, se origina un movimiento osmótico del agua hacia afuera de las células del cuerpo, incluso en aquellas ubicadas en el centro hipotalámico de la sed. Este síntoma temprano puede ser fácilmente pasado por alto en personas con DM2, sobre todo en quienes han tenido un aumento gradual de la glucemia. La polifagia no suele estar presente en personas con DM2. En la DM1, la polifagia probablemente es secundaria a la inanición celular y el agotamiento de las reservas celulares de hidratos de carbono, grasas y proteínas.[1,2,4,52,63]

La pérdida ponderal, a pesar de contar con un apetito normal o incluso mayor, es un fenómeno frecuente en las personas con DM1 no controlada. La pérdida de peso tiene un doble origen. En primer lugar, está la pérdida de líquidos corporales por la diuresis osmótica. El vómito puede exagerar esta pérdida de líquidos en la cetoacidosis. En segundo lugar, la pérdida de tejidos corporales por la falta de insulina obliga al cuerpo a utilizar las reservas de grasa y proteínas celulares para obtener energía. Aunque la pérdida de peso es un fenómeno frecuente en las personas con DM1 descontrolada, las personas con DM2 suelen ser obesas. No obstante, algunas de estas personas no diagnosticadas pueden presentar pérdida de peso inexplicable a medida que la resistencia celular a la insulina circulante reduce la disponibilidad de energía.[1,2,4,52,63]

Otros signos y síntomas de hiperglucemia incluyen visión borrosa, fatiga e infecciones cutáneas persistentes. En la DM2, estos suelen ser los síntomas que llevan a la persona a buscar tratamiento médico. La visión borrosa se desarrolla en la medida en que el cristalino y la retina se ven expuestos a los líquidos hiperosmolares. La reducción del volumen plasmático produce debilidad y fatiga. A menudo, se observan infecciones crónicas cutáneas en las personas con DM2. La hiperglucemia y la glucosuria también favorecen el crecimiento de levaduras. Las infecciones por *Candida* son una queja frecuente en las mujeres con diabetes.[1,2,4,52,63]

Tratamiento

El resultado que se espera conseguir con el tratamiento para la diabetes tanto de tipo 1 como de tipo 2 es la normalización de la glucemia, a fin de prevenir complicaciones a corto y largo plazo. El plan terapéutico incluye tratamiento médico nutricional, ejercicio y fármacos antidiabéticos. Las personas con DM1 requieren tratamiento con insulina desde el momento del diagnóstico. En cambio, el control nutricional y la pérdida de peso pueden ser suficientes para regular la glucemia en las personas con DM2 que adoptan cambios de estilo de vida a largo plazo. Sin embargo, es importante mantener el seguimiento, porque en cualquier momento puede disminuir la secreción de insulina por las células β o su resistencia a la insulina puede persistir o empeorar. Si este es el caso, se deben prescribir medicamentos para tratar la resistencia a la insulina. Cada vez se recurre más al trasplante de páncreas como un método para el control de la diabetes.[1,2,55,65]

RESUMEN

La DM es una alteración del metabolismo de los hidratos de carbono, las proteínas y las grasas que deriva de un desequilibrio entre la disponibilidad y los requerimientos de insulina. La enfermedad puede clasificarse como DM1, en la que existe destrucción de células β y una deficiencia absoluta de insulina, o DM2, en la que hay una falta de eficacia o de disponibilidad de la insulina. La diabetes gestacional se desarrolla durante el embarazo, y aunque la tolerancia a la glucosa a menudo suele regresar a la normalidad después del parto, constituye un riesgo importante para el desarrollo de diabetes. El síndrome metabólico representa una constelación de anomalías metabólicas caracterizado por obesidad, resistencia a la insulina, concentraciones altas de triglicéridos y bajas de HDL, hipertensión, enfermedades cardiovasculares y mayor riesgo de desarrollar DM2.

Los síntomas que por lo general se identifican en la DM1 son poliuria, polidipsia, polifagia y pérdida ponderal, a pesar de tener un apetito normal o incluso mayor. Aunque las personas con DM2 pueden presentar uno o más de estos síntomas, al inicio suelen ser asintomáticos. El diagnóstico de la DM se basa en los signos clínicos de la enfermedad, en los valores de glucemia en ayuno, las mediciones de glucosa plasmática al azar y los resultados de la prueba de tolerancia a la glucosa. La *glucosilación* implica la fijación irreversible de la glucosa a la molécula de hemoglobina; la medición de hemoglobina glucosilada (A1C) aporta un índice indirecto de los valores de glucemia durante varios meses. La automonitorización es una técnica que permite mantener la glucemia en niveles cercanos a lo normal por medio de la cuantificación frecuente de la glucosa en sangre y el ajuste correspondiente de la dosis de insulina.

Complicaciones de la diabetes mellitus

Complicaciones agudas de la diabetes

Las tres principales complicaciones agudas de la diabetes son la CAD, el EHH y la hipoglucemia. Todas son situaciones peligrosas para la vida que requieren de reconocimiento y tratamiento inmediatos. Estas complicaciones son responsables de un número importante de hospitalizaciones y del consumo significativo de recursos de salud.[1,2,4]

Cetoacidosis diabética

La CAD se presenta con mayor frecuencia en las personas con DM1, en quienes la falta de insulina conduce a una mayor liberación de ácidos grasos del tejido adiposo debido a

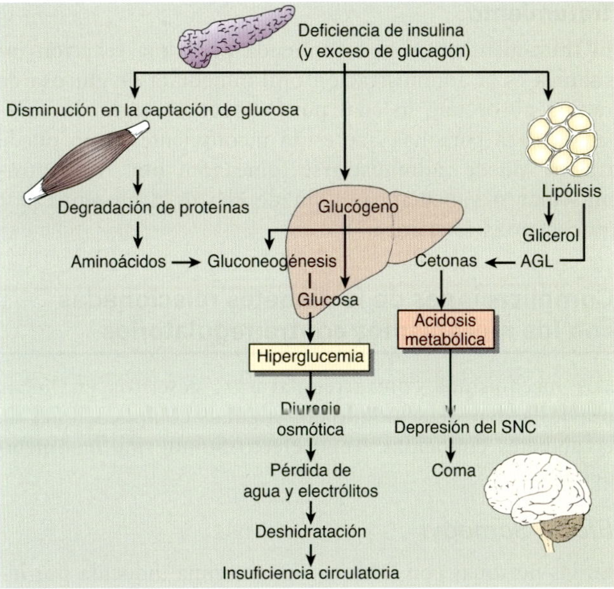

FIGURA 41-19. Mecanismos de la cetoacidosis diabética. La CAD se caracteriza por concentraciones muy bajas de insulina y en extremo elevadas de glucagón, catecolaminas y otras hormonas contrarreguladorias. El aumento en las concentraciones de glucagón y catecolaminas lleva a la movilización de sustratos para la gluconeogénesis y la cetogénesis en el hígado. La gluconeogénesis excesiva, que rebasa los requerimientos para aportar glucosa al cerebro y a otros tejidos dependientes de este azúcar, induce un aumento de la glucemia. La movilización de ácidos grasos libres a partir de las reservas de triglicéridos en el tejido adiposo lleva a una producción acelerada de cetonas y cetosis. *AGL, ácidos grasos libres; SNC, sistema nervioso central.*

la actividad de la lipasa no suprimida de la célula adiposa, que descompone los triglicéridos en ácidos grasos y glicerol. El aumento en las concentraciones de ácidos grasos lleva a la producción de cetonas por el hígado (fig. 41-19). La CAD puede sobrevenir al inicio de la enfermedad, a menudo antes del diagnóstico, o puede presentarse como una complicación durante el curso de esta.

El estrés aumenta la liberación de hormonas gluconeogénicas y predispone a la persona al desarrollo de cetoacidosis. La CAD suele ser precedida por situaciones de estrés físico o emocional, como infección, inflamación, embarazo o ansiedad extrema. La cetoacidosis se produce también por omisión o uso inadecuado de la insulina.[1,2,4]

Etiología y patogenia

Las tres principales alteraciones metabólicas en la CAD son la hiperglucemia, la cetosis y la acidosis metabólica. La hiperglucemia conduce a diuresis osmótica, deshidratación y pérdida importante de electrólitos. La hiperosmolalidad del líquido extracelular, originada por la hiperglucemia, hace que el agua se desplace del interior de la célula al compartimento extracelular. La concentración de sodio extracelular suele ser baja o normal, a pesar de la creciente pérdida de agua en la orina debido al movimiento de líquido intracelular-extracelular. Este efecto por dilución se denomina *seudohiponatremia*. Las concentraciones de potasio en suero pueden ser normales o elevadas, a pesar de la disminución total de este elemento, secundaria a la poliuria prolongada y los vómitos. La acidosis metabólica es causada por un exceso de cetoácidos que requieren ser contrarrestados por los iones de bicarbonato. Esto lleva a una disminución marcada de las concentraciones de bicarbonato sérico. La gravedad de la CAD se clasifica en función de la intensidad de la acidosis metabólica.[1,2,4]

Manifestaciones clínicas

Por lo general, la cetoacidosis diabética está precedida por un día o más de poliuria, polidipsia, náuseas, vómitos y fatiga marcada, con un estupor eventual que puede progresar a coma. Se puede experimentar dolor abdominal y a la palpación, sin presencia de enfermedad abdominal. El aliento tiene un olor afrutado característico debido a la presencia de cetoácidos volátiles. Pueden estar presentes hipotensión y taquicardia, debido a la disminución en el volumen sanguíneo. Muchos de los signos y síntomas que se producen en la CAD están relacionados con mecanismos de compensación. La frecuencia cardíaca aumenta, por ejemplo, a medida que el cuerpo compensa la disminución en el volumen sanguíneo, y la frecuencia y la profundidad de la respiración se elevan (p. ej., respiración de Kussmaul) como un mecanismo compensatorio para evitar una disminución en el pH.[1,2,4]

Tratamiento

Los objetivos del tratamiento de la CAD son mejorar el volumen circulatorio y la perfusión tisular, disminuir la glucemia y corregir la acidosis metabólica y los desequilibrios electrolíticos. Estos objetivos se logran mediante la administración de insulina, así como de líquidos intravenosos y soluciones de reemplazo electrolítico. Debido a la resistencia a la insulina que acompaña a la acidosis grave, puede usarse un tratamiento de insulina a dosis bajas.[1,2,65]

Estado hiperglucémico hiperosmolar

El EHH se caracteriza por hiperglucemia, hiperosmolaridad con deshidratación, ausencia de cetoacidosis y deficiencias sensoriales. Esta complicación ocurre con frecuencia en personas con diabetes de tipo 2.[1,2,4]

Etiología y patogenia

Una deficiencia relativa o parcial de insulina puede desencadenar EHH al reducir el uso de glucosa, mientras se aumenta la liberación de glucagón y se producen mayores cantidades de glucosa hepática. La hiperglucemia conduce a la pérdida de grandes volúmenes de agua debido a la diuresis osmótica. La deshidratación es generalmente más grave en el EHH que en la CAD. A medida que se contrae el volumen plasmático, se desarrolla insuficiencia renal. La disminución en la eliminación renal de glucosa aumenta más la glucemia, lo que incrementa la gravedad del cuadro. En los estados hiperosmolares, el aumento en la osmolaridad sérica produce la extracción de agua de las células corporales, incluidas las células del cerebro. El EHH también se puede complicar por episodios tromboembólicos relacionados con la contracción del volumen plasmático, con aumento de la coagulabilidad por estasis.[1,2,4]

Manifestaciones clínicas y tratamiento

Las manifestaciones más relevantes del EHH son debilidad, deshidratación, poliuria, alteraciones neurológicas y sed excesiva. Las alteraciones neurológicas incluyen hemiparesia, convulsiones y coma; estos síntomas pueden confundirse con un derrame cerebral. El tratamiento exitoso del EHH consiste en una vigilancia cuidadosa del paciente y en la corrección de la deshidratación, la hiperglucemia y el desequilibrio electrolítico. El cuidado y la vigilancia cercanos son particularmente importantes para evitar que al momento que el agua se desplace de nuevo al interior de las células nerviosas se desarrolle un edema cerebral.[1,2,65]

Hipoglucemia

La *hipoglucemia* se define como cualquier concentración de glucosa de la sangre menor de 70 mg/dL, con o sin síntomas.[65] Suele aparecer en personas tratadas con inyecciones de insulina, aunque el uso de algunos fármacos antidiabéticos también puede originar hipoglucemia prolongada.[1,2,65]

Etiología y patogenia

Muchos factores pueden precipitar hipoglucemia en una persona con DM1, entre otros, errores en la dosis de insulina, falta de alimento, mayor ejercicio, menor necesidad de insulina al modificarse una situación que provocaba estrés, cambios en la medicación o del sitio donde se inyecta la insulina. El alcohol disminuye la gluconeogénesis hepática; por ello, las personas con diabetes deben ser advertidas sobre el potencial que tiene su consumo en la aparición de hipoglucemia, especialmente si se consume en grandes cantidades o con el estómago vacío.[1,2,65]

Manifestaciones clínicas

La hipoglucemia generalmente tiene un inicio rápido y sus síntomas progresan con rapidez. Los signos y síntomas de hipoglucemia pueden dividirse en dos categorías: 1) aquellos causados por la alteración en la función cerebral y 2) los relacionados con la activación del sistema nervioso autónomo. Debido a que el cerebro depende de la glucosa sanguínea para abastecerse de energía, la hipoglucemia produce comportamientos que se relacionan con la alteración de su función. Puede presentarse dolor de cabeza, dificultad en la resolución de problemas, comportamiento perturbado o alterado, coma y convulsiones. Al inicio del episodio hipoglucémico, la activación del sistema nervioso parasimpático suele causar hambre. La respuesta parasimpática inicial viene seguida por la activación del sistema nervioso simpático; esto provoca ansiedad, taquicardia, sudoración y constricción de los vasos cutáneos (p. ej., la piel se encuentra fría y húmeda).[1,2,4]

Los signos y síntomas de la hipoglucemia son muy variables, y no todo el mundo manifiesta la totalidad o incluso la mayoría de estos. Esta diversidad se observa particularmente en niños y en adultos mayores. Las personas de edad avanzada tal vez no muestren las respuestas autonómicas típicas asociadas con la hipoglucemia, pero desarrollan signos de deterioro de la función del SNC, como confusión mental. En algunas personas puede suscitarse una falta de reconocimiento de la hipoglucemia. Esto se debe sospechar en aquellos que no informan síntomas, pero tienen concentraciones de glucosa en sangre menores de 50-60 mg/dL (2.8-3.3 mmol/L). Suele ser más frecuente en personas que tienen una mayor duración de la diabetes y valores de A1C dentro del rango normal. Algunos medicamentos, como los bloqueadores β-adrenérgicos, interfieren con la respuesta simpática normal que se observa en la hipoglucemia.[1-3,65]

Tratamiento

El tratamiento que se recomienda para una reacción insulínica es la administración oral inmediata de glucosa de rápida absorción, lo cual puede repetirse según la necesidad. Para personas que están inconscientes o no puede tragar, puede administrarse glucagón por vía intramuscular o subcutánea, a fin de elevar la glucemia por glucogenólisis hepática.[65]

Complicaciones de la diabetes relacionadas con los mecanismos contrarregulatorios

Los mecanismos contrarregulatorios descritos en líneas previas se han relacionado con algunas complicaciones de la diabetes conocidas como efecto Somogyi y fenómeno del alba.

Efecto Somogyi

En las personas con DM, la hipoglucemia inducida por insulina produce un aumento compensatorio en las hormonas contrarregulatorias séricas, como catecolaminas, glucagón, cortisol y GH. Estas hormonas contrarregulatorias hacen que se eleve la glucosa sanguínea y producen cierto grado de resistencia a la insulina. El ciclo comienza cuando este aumento de glucosa en sangre y la resistencia a la insulina se tratan con dosis mayores de insulina. El fenómeno de Somogyi es menos frecuente que el fenómeno del alba, descrito enseguida.[66]

Clínicamente, las concentraciones altas de glucosa matutina pueden complicar el tratamiento médico de la diabetes si no se entiende por completo que se trata de un resultado contrarregulatorio de la hipoglucemia. El episodio hipoglucémico se presenta con frecuencia durante la noche o en un momento en que resulta difícil de detectar; esto complica aún más el diagnóstico del fenómeno. Sin la valoración adecuada, un aumento en la medicación exacerba la situación. Cuando se sospecha el efecto Somogyi, se pide a las personas una prueba de glucemia tomada a la mitad de la noche para identificar una posible hipoglucemia.[66]

Fenómeno del alba

Este fenómeno se caracteriza por un incremento de la glucosa sanguínea en ayuno o de los requerimiento de insulina durante las primeras horas de la mañana, pero sin que tenga relación directa con un episodio hipoglucémico anterior (en contraste con el efecto de Somogyi, descrito previamente). El fenómeno del alba es el resultado de variaciones circadianas en la secreción hormonal, caracterizado por la secreción de glucagón para liberar la energía almacenada en las células, en preparación para las actividades del día. Las concentraciones elevadas de glucosa en sangre en ayuno son un fenómeno habitual en las personas con DM2 debido al fenómeno del alba.[67]

Complicaciones crónicas de la diabetes mellitus

Las complicaciones crónicas de la diabetes incluyen alteraciones de la microcirculación (p. ej., neuropatías, nefropatías y retinopatías), alteraciones de la motilidad

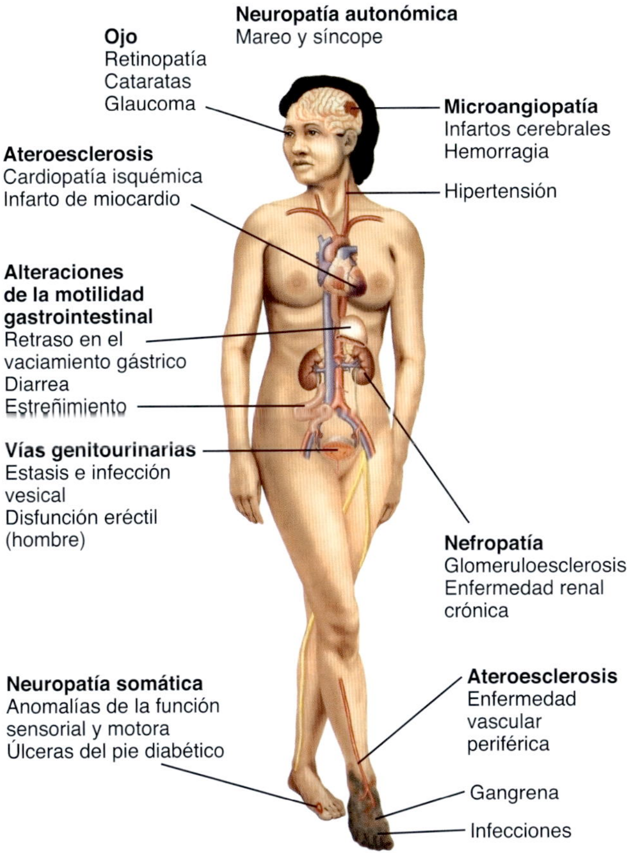

FIGURA 41-20. Complicaciones a largo plazo de la diabetes mellitus.

gastrointestinal, complicaciones macrovasculares (p. ej., de la arteria coronaria, vasculares cerebrales y enfermedad vascular periférica) y úlceras del pie (fig. 41-20). Las personas con diabetes también son más susceptibles a las infecciones. El grado de hiperglucemia crónica es el mejor factor predictivo de complicaciones de la diabetes; por lo tanto, el control de la glucemia es el objetivo principal del tratamiento diabético.[55,65,68]

Complicaciones microvasculares

Las complicaciones microvasculares de la DM se deben a la síntesis de productos finales de la glucación avanzada (PGA), tal y como se refleja en las concentraciones de hemoglobina A_1C. Los PGA inducen daño vascular al estimular una mayor producción de especies reactivas de oxígeno (ROS, *reactive oxygen species*). Se piensa que estas ROS dañan las células endoteliales al reducir la producción del factor de relajación endotelial vascular NO, lo que conduce a disfunción del endotelio.[69]

En la DM2, este daño causado por los PGA puede agravarse por el aumento del estrés oxidativo, inflamación sistémica crónica y dislipidemia asociados con el síndrome metabólico (como se describió anteriormente). Las complicaciones microvasculares que se producen en la DM pueden incluir alteraciones en la motilidad gastrointestinal, neuropatías, retinopatías y nefropatías. En los Estados Unidos, la diabetes es la principal causa de pérdida de la visión y ceguera, así como de enfermedad renal crónica.[1,2]

Complicaciones macrovasculares

Debido al daño vascular previamente mencionado, ocasionado por la hiperglucemia y el síndrome metabólico, las personas con DM corren mayor riesgo de presentar complicaciones macrovasculares, tales como enfermedad coronaria, enfermedad cerebrovascular, ictus y enfermedad vascular periférica.

PUNTOS CLAVE

Complicaciones crónicas de la diabetes

- Las complicaciones crónicas de la diabetes son el resultado de las altas concentraciones de glucosa en sangre y del deterioro en el metabolismo de los lípidos y de otras vías metabólicas.
- Los padecimientos macrovasculares, como la enfermedad coronaria, el ictus y la enfermedad vascular periférica, son reflejo de lo que sucede cuando se combinan una glucemia descontrolada, presión arterial elevada e hiperlipidemia.
- Las complicaciones crónicas de la diabetes pueden prevenirse a través de medidas encaminadas al control estricto de la glucemia y de la hipertensión, y a mantener concentraciones normales de lípidos.

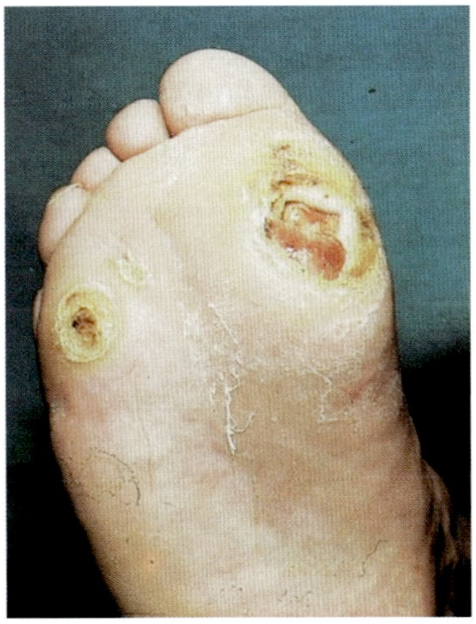

FIGURA 41-21. Las neuropatías periféricas más frecuentes en las personas con DM e hiperglucemia crónica pueden clasificarse en somáticas o autonómicas. Las somáticas afectan normalmente a las extremidades inferiores. Pueden presentarse parestesias, sensaciones de ardor y entumecimiento, así como una percepción disminuida de la vibración, temperatura, dolor y propiocepción. Estos síntomas aumentan el riesgo de lesión tisular y de caídas. La valoración diaria de los pies es fundamental, porque estas personas pueden no sentir una herida en la piel o una quemadura y desarrollar así lesiones del pie que son difíciles de curar. En algunas personas, las neuropatías periféricas producen dolor crónico de la extremidad inferior. La valoración de este dolor y su tratamiento son indispensables para mejorar su calidad de vida. A menudo, se emplea un abordaje farmacológico para su tratamiento. Tomado de: Marks R. (1987). *Skin disease in old age*. Philadelphia, PA: JB Lippincott.

Úlceras en el pie diabético

Los problemas en los pies son frecuentes entre las personas con diabetes y pueden llegar a ser lo suficientemente graves como para causar ulceración, infección y, eventualmente, la necesidad de amputar el miembro. En personas con diabetes, estas lesiones resultan de los efectos de la neuropatía y la insuficiencia vascular en los pies. Quienes tienen neuropatías sensoriales presentan alteraciones en la percepción del dolor y suelen ser poco conscientes de los traumatismos constantes en los pies causados por un mal ajuste de los zapatos, cargas de peso inadecuadas, objetos duros o piedras en los zapatos, o infecciones como el pie de atleta; de modo que las lesiones e infecciones suelen pasar inadvertidas. La neuropatía motora, por su parte, puede causar debilidad de los músculos intrínsecos del pie y producir deformidades, con áreas focales de alta presión. Cuando este foco con mayor presión se acompaña de pérdida de la sensibilidad, puede aparecer una úlcera de pie. Algunos sitios frecuentes de roce o lesión son la parte posterior del talón, la zona del metatarso plantar y el dedo gordo del pie, donde se carga el peso al caminar (fig. 41-21).[1,2,55,65]

Infecciones

Las infecciones son motivo de preocupación en las personas con diabetes, ya que algunas suelen ser más prevalentes en este grupo (infecciones de tejidos blandos de las extremidades, osteomielitis, infecciones de las vías urinarias y pielonefritis, infecciones cutáneas y de las mucosas por *Candida*, caries y enfermedad periodontal). La presencia de complicaciones vasculares crónicas ocasiona una respuesta deficiente a la infección en las personas con diabetes; a ello también contribuyen la hiperglucemia y la alteración de la función neutrófila. Los déficits sensoriales pueden hacer que una persona con diabetes ignore un traumatismo o infección de menor importancia. La enfermedad vascular puede alterar la circulación y disminuir el suministro de células sanguíneas y otras sustancias necesarias para una respuesta inflamatoria adecuada y una cicatrización eficaz. La hiperglucemia y la glucosuria pueden influir en el crecimiento de microorganismos y aumentar la gravedad de la infección.[1,2,4]

RESUMEN

Las alteraciones metabólicas asociadas con la diabetes afectan casi a cada aparato corporal. Las complicaciones agudas de la diabetes incluyen cetoacidosis diabética, estado hiperglucémico hiperosmolar e hipoglucemia (en personas diabéticas tratadas con insulina). Las complicaciones también ocurren debido a cambios compensatorios de las hormonas contrarregulatorias. Las complicaciones crónicas de la diabetes afectan el sistema microvascular (incluyendo la retina, los riñones y el sistema nervioso periférico) y el macrovascular (arterias coronarias, cerebrovasculares y periféricas). La disfunciones microvasculares y macrovasculares contribuyen a la formación de úlceras en el pie diabético. La infección es un motivo de preocupación importante debido a las alteraciones que se observan en la cicatrización, secundarias a los cambios fisiológicos de la diabetes. La hiperglucemia crónica tiene un papel relevante dentro de las complicaciones, por lo que se debe brindar una amplia capacitación y apoyo a las personas para que aprendan a controlar el azúcar en la sangre y limiten su posible aparición.

UNIDAD 13 Alteraciones de la función genitourinaria y reproductiva

CAPÍTULO 42

Estructura y función del aparato genitourinario masculino

El aparato genitourinario masculino consta de un par de gónadas (testículos), los conductos genitales, los órganos accesorios y el pene (fig. 42-1). Los testículos producen las hormonas sexuales y las células germinativas. Los órganos accesorios internos producen los componentes líquidos del semen, y el sistema de conductos facilita el almacenamiento y transporte de los espermatozoides. El pene es importante para la eliminación urinaria y la función sexual.

Estructura del aparato reproductor masculino

Desarrollo embrionario

Una región en el brazo corto del cromosoma Y determina el sexo del embrión.[1] Hasta la séptima semana de gestación, los aparatos genitales masculino y femenino constan de dos conductos de Wolff, de los cuales se desarrollan los órganos genitales masculinos, y dos conductos de Müller, de los que se derivan las estructuras genitales femeninas. En estas primeras semanas de gestación, las gónadas (p. ej., ovarios y testículos) también se encuentran indiferenciadas.[1]

Entre las sexta y octava semanas de gestación, los testículos comienzan su desarrollo bajo la influencia del cromosoma Y. Si el gen *SRY* está presente, las gónadas indiferenciadas se diferencian en testículos. Si no está presente el gen *SRY*, las gónadas se desarrollan como ovarios. Como resultado, los órganos y las estructuras reproductivas masculinas y femeninas comparten muchas homologías.

Durante la gestación, las células testiculares producen hormona antimülleriana (AMH, *anti-Müllerian hormone*) y testosterona.[1] La AMH suprime los conductos de Müller y previene el desarrollo del útero y las trompas uterinas. La testosterona estimula a los conductos de Wolff para convertirse en epidídimos, conductos deferentes y vesículas seminales.[1] La testosterona también es precursora de la dihidrotestosterona (DHT), que permite la formación de la uretra, la próstata y los genitales externos masculinos. La enzima 5α-reductasa convierte la testosterona en DHT, sobre todo en los tejidos periféricos.[1] Aunque la testosterona y la DHT comparten el mismo receptor nuclear de andrógenos, tienen diferencias en su actividad tisular. La DHT ejerce la mayoría de sus efectos sobre los órganos genitales externos, incluyendo la próstata, y es importante para el desarrollo de vello corporal y facial. Si la testosterona y la DHT se encuentran ausentes durante la gestación, no se inhibe el desarrollo de los conductos de Müller y un embrión con cromosomas XY desarrolla genitales externos femeninos.[1,2]

Testículos y escroto

Los testículos se encuentran fuera de la cavidad abdominal, dentro del escroto.[3] Los testículos del adulto tienen un volumen de 15-25 mL. Aproximadamente el 80% de este volumen se asigna a células implicadas en la espermatogénesis, y el 20%, a la producción de testosterona. Los testículos se desarrollan dentro de la cavidad abdominal y descienden a través del conducto inguinal al interior de una bolsa del peritoneo dentro del escroto.[4] El descenso se produce en dos etapas. La primera ocurre entre las 7 y 12 semanas de gestación, con la AMH encargada del paso hacia la región inguinal. La segunda etapa ocurre en la semana 26 de la gestación, con la testosterona encargada del descenso al interior del escroto.[1] A medida que descienden los testículos, traen consigo sus arterias, venas, linfáticos, nervios y conductos excretores, que están recubiertas por el músculo cremáster y la fascia que constituyen el cordón espermático.[4] Después del descenso, el conducto inguinal se cierra. La falta de cierre aumenta el riesgo de desarrollo de una hernia inguinal, una protrusión del peritoneo parietal y parte del intestino a través de una abertura anómala de la

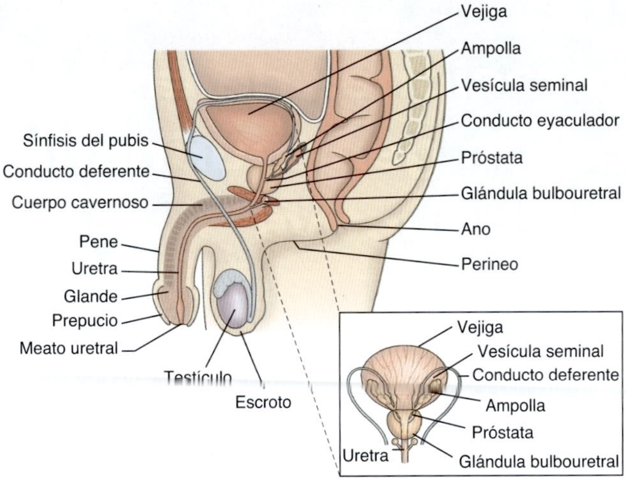

FIGURA 42-1. Estructuras del aparato reproductor masculino. Tomado de: Jensen S. (2015). *Nursing health assessment: A best practice approach* (2nd ed., p. 703). Philadelphia, PA: Lippincott Williams & Wilkins.

cavidad abdominal. Un asa del intestino delgado puede encarcelarse (hernia estrangulada), en cuyo caso su luz puede obstruirse y comprometer la irrigación vascular.

Los testículos tienen una doble membrana, la túnica vaginal.[4] Una cubierta externa, la túnica albugínea, es una vaina resistente, blanca y fibrosa, que protege a los testículos y les da su forma. Los músculos cremáster, músculo esquelético que se origina a partir de los músculos oblicuos menores del tórax, elevan los testículos. Los testículos reciben su suministro de sangre de las arterias espermáticas, que se ramifican de la aorta abdominal. Las venas espermáticas drenan los testículos y surgen de una red venosa llamada *plexo pampiniforme*, que rodea a la arteria espermática. Fibras del sistema nervioso autónomo inervan a los testículos.[4] Los nervios sensitivos transmiten impulsos que causan dolor, en especial cuando se golpean con fuerza.

El escroto (homólogo masculino de los labios mayores femeninos), que aloja a los testículos y se compone de una fina capa externa de piel que forma arrugas, se continúa con la piel del perineo y la ingle. Debajo de la piel yace una delgada capa de aponeurosis y músculo liso, el *dartos*. Esta capa contiene un tabique que separa los dos testículos. El dartos responde a la temperatura.[3] Cuando hace frío, el músculo se contrae, acerca los testículos al cuerpo. Cuando hace calor, el músculo se relaja y permite que el escroto se aleje del cuerpo.

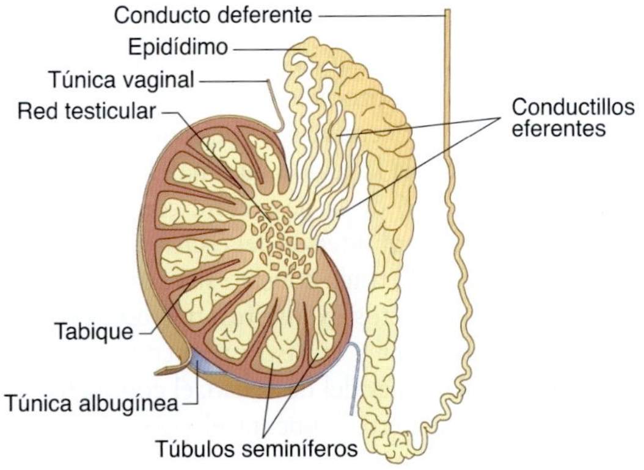

FIGURA 42-2. Partes de los testículos y epidídimos.

La ubicación de los testículos en el escroto es importante para la producción de espermatozoides, que es óptima a 2-3 °C por debajo de la temperatura corporal. Dos sistemas mantienen la temperatura de los testículos: el plexo pampiniforme de venas espermáticas absorbe el calor de la sangre arterial y la enfría a su ingreso en los testículos; y el músculo cremáster responde a la disminución en la temperatura testicular acercando los testículos al cuerpo.[4] La exposición prolongada a temperaturas elevadas, como resultado de fiebre prolongada o la disfunción de los mecanismos de termorregulación, puede perjudicar la espermatogénesis. La criptorquidia, o fracaso del descenso de los testículos al interior del escroto, también los expone a la temperatura más alta del cuerpo.

PUNTOS CLAVE

Aparato reproductor masculino

- El sistema de conductos (epidídimos, conductos deferentes y eyaculadores) transporta y almacena los espermatozoides y ayuda a su maduración, mientras que las glándulas accesorias (vesículas seminales, próstata y glándulas bulbouretrales) preparan a los espermatozoides para la eyaculación.
- La producción de espermatozoides requiere una temperatura de 2-3 °C por debajo de la corporal. La posición de los testículos en el escroto y sus mecanismos únicos de irrigación sanguínea y enfriamiento proveen este entorno.

Sistema de conductos genitales

Los testículos consisten en varios cientos de lóbulos (fig. 42-2). Cada lobulillo contiene uno o más túbulos seminíferos espirales, los cuales son el sitio de producción de los espermatozoides. Conforme los túbulos seminíferos desembocan en los conductos eferentes, forman la red testicular, con múltiples canales de interconexión.[1] Desde dicha red, de 10 000-20 000 conductos eferentes emergen para unirse al epidídimo, el sitio final para la maduración espermática. Ya que los espermatozoides no son móviles en esta etapa, los movimientos peristálticos del epidídimo ayudan a su desplazamiento. Los espermatozoides continúan su migración a través de los *conductos deferentes*.[1]

La ampolla del conducto deferente mantiene los espermatozoides hasta que se expulsan a través del pene durante la eyaculación (fig. 42-3). La interrupción quirúrgica de la continuidad de los conductos deferentes (p. ej., vasectomía) es un método eficaz de anticoncepción masculina. Puesto que los espermatozoides se almacenan en la ampolla, los hombres pueden permanecer fecundos durante 4-5 semanas después de una vasectomía.

Los testículos humanos pueden producir hasta 300 millones de espermatozoides al día.[1] Cuando son maduros, miden aproximadamente 60 µm de longitud.[1] Se expulsan 3 mL de semen en cada eyaculado (cerca de 45 millones de espermatozoides).[5] Sin embargo, un gran porcentaje de los espermatozoides en el eyaculado pueden ser inmóviles o estar muertos.[1]

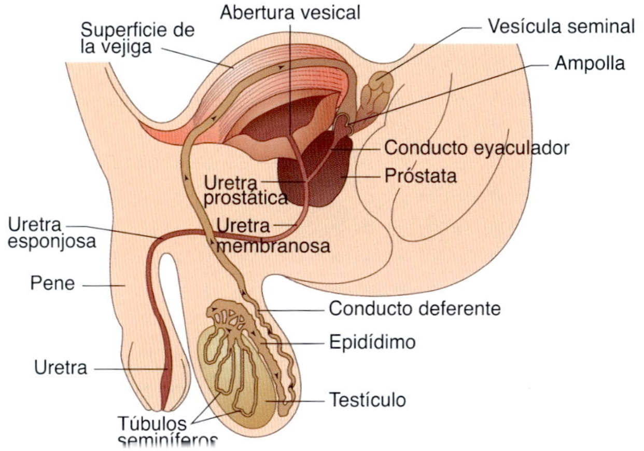

FIGURA 42-3. Conductos excretores del aparato reproductor masculino y vía que siguen los espermatozoides al abandonar los testículos y dirigirse a la uretra.

Órganos accesorios

Los órganos accesorios masculinos constan de vesículas seminales, próstata y glándulas bulbouretrales. El líquido seminal se combina con secreciones de los conductos genitales y órganos accesorios. Los espermatozoides y estas secreciones constituyen el semen.[1]

Las vesículas seminales se componen de dos tubos muy tortuosos que secretan líquido para formar el semen. Están recubiertas por epitelio secretor, que contiene abundante fructosa, prostaglandinas y varias otras proteínas. La fructosa secretada por las vesículas seminales proporciona la energía para la movilidad de los espermatozoides. Se cree que las prostaglandinas ayudan a la fecundación al hacer al moco cervical más receptivo a los espermatozoides y causar contracciones peristálticas, con el fin de dirigir los espermatozoides hacia los ovarios.[1]

Cada vesícula seminal se une a un conducto deferente para formar el conducto eyaculador, el cual ingresa por la parte posterior a la próstata y continúa hasta terminar en la porción correspondiente de la uretra.[1] Durante la emisión, las vesículas vacían líquido en el conducto eyaculador, lo cual agrega volumen al semen.

La próstata es un órgano glandular y fibromuscular que yace debajo de la vejiga. Esta secreta un líquido poco espeso y alcalino que contiene ácido cítrico, calcio, fosfato ácido, una enzima coagulatoria y una profibrinolisina. Durante la eyaculación, la cápsula de la próstata se contrae, lo que añade volumen al semen.[1] Ambas secreciones, la vaginal y la de los conductos deferentes, son fuertemente ácidas. La movilización de los espermatozoides se produce a un pH de 6.0-6.5, de modo que las secreciones prostáticas alcalinas son esenciales para la fecundación exitosa del óvulo.[4] Las glándulas bulbouretrales o de Cowper se encuentran a ambos lados de la uretra membranosa y secretan moco alcalino que neutraliza los ácidos de la orina que permanece en la uretra.[4]

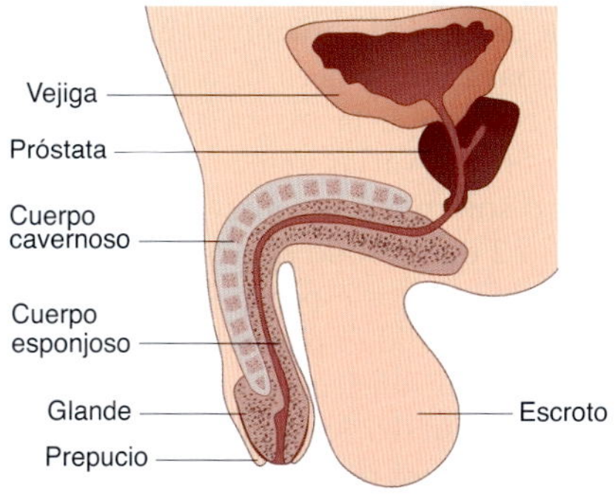

FIGURA 42-4. Corte sagital del pene, que muestra el prepucio, el glande y el cuerpo cavernoso y esponjoso.

La próstata elimina orina por la *uretra prostática*. Esta región de la glándula de la próstata consiste en una cápsula delgada y fibrosa que rodea a las fibras de músculo liso circulares y al tejido colagenoso que rodea a la uretra en donde se une con la vejiga. La uretra prostática atraviesa la próstata, donde es revestida por una delgada capa longitudinal de músculo liso que se continúa con la pared de la vejiga. El músculo liso que rodea a la próstata se deriva principalmente de la musculatura longitudinal de la vejiga y representa el verdadero esfínter involuntario de la uretra posterior masculina. Puesto que la próstata rodea a la uretra, el aumento de volumen de la glándula puede producir obstrucción urinaria.[1]

La próstata se compone de glándulas secretoras dispuestas en tres zonas concéntricas que rodean a la uretra prostática, donde desembocan. Entre estas se incluyen las pequeñas glándulas mucosas, asociadas con la mucosa uretral; las submucosas intermedias, que yacen alrededor de las primeras; y las glándulas prostáticas principales, grandes, que están situadas hacia el exterior.[1] El crecimiento excesivo de las glándulas mucosas provoca la hiperplasia prostática benigna (HPB) en los hombres mayores.

Pene

El *pene* es el órgano genital externo a través del cual transcurre la uretra. El pene consiste en un cuerpo que termina en punta, (*glande*, el homólogo masculino del clítoris femenino; fig. 42-4). La piel laxa del cuerpo del pene cubre el glande, formando el prepucio. El glande del pene contiene nervios sensitivos y es la parte más sensible de su cuerpo. El prepucio se extirpa en la circuncisión.

El cuerpo del pene (cilíndrico) consiste en tres masas de tejido eréctil, unidas por bandas fibrosas y están cubiertas por una capa de piel. Las dos masas laterales de tejido se denominan *cuerpos cavernosos*, y la masa ventral se conoce como *cuerpo esponjoso*, en el cual se encuentra la porción esponjosa de la uretra.[1] Estas tres masas son senos cavernosos, los cuales se ingurgitan con sangre durante la erección del pene.

RESUMEN

El aparato reproductor masculino consta de un par de gónadas (testículos), un sistema de conductos excretores (túbulos seminíferos y conductos eferentes), órganos accesorios (epidídimos, vesículas seminales, próstata y glándulas de Cowper) y el pene. Durante la séptima semana de gestación, el patrón cromosómico XY y el gen *SRY* en el embrión masculino se encargan del desarrollo de los testículos; la posterior producción de AMH y testosterona da lugar al desarrollo de las estructuras genitales masculinas internas y externas. Antes de este período del desarrollo embrionario, los tejidos a partir de los que se generan las estructuras masculinas y femeninas de la reproducción están indiferenciadas. En ausencia de la producción de testosterona y DHT, un embrión masculino con un patrón cromosómico XY desarrolla órganos genitales externos femeninos.

Espermatogénesis y regulación hormonal de la función reproductiva masculina

Durante la infancia, las gónadas se mantienen en reposo. En la pubertad, las gónadas masculinas comienzan a madurar e inician la espermatogénesis y la producción de hormonas. Cerca de los 10 u 11 años de edad, la hipófisis anterior, bajo el control del hipotálamo, secreta gonadotropinas, las cuales estimulan la función testicular y causan que las células intersticiales o de Leydig comiencen la producción de testosterona. Al mismo tiempo, el estímulo hormonal induce la actividad mitótica de las células germinativas, que las convierte en espermatozoides. Los testículos aumentan de volumen a medida que crecen los túbulos individuales. Los varones alcanzan la madurez y espermatogénesis plenas a los 16 años de edad.

Espermatogénesis

La *espermatogénesis* se refiere a la generación de espermatozoides. Comienza a la edad de 13 años y continúa durante los años reproductivos de la vida. Se lleva a cabo en los túbulos seminíferos (*véase* la fig. 42-2). Estos túbulos, si se colocan de extremo a extremo, medirían alrededor de 225 m. La capa externa de los túbulos seminíferos se compone de tejido conjuntivo y músculo liso. El revestimiento interior está constituido por células de Sertoli, que contienen a los espermatozoides en distintas etapas de desarrollo (fig. 42-5A). Las células de Sertoli secretan un líquido que contiene nutrientes que bañan y alimentan a las células germinativas inmaduras y proveen las enzimas digestivas que participan en la espermiación (conversión de espermatocitos en espermatozoides).[1] Las células de Sertoli secretan varias hormonas, que incluyen a la AMH, producida por los testículos *in utero* para inhibir el desarrollo de las trompas uterinas; el estradiol, la principal hormona sexual feminizante, que parece ser necesaria en el hombre para la espermatogénesis; y la inhibina, que regula la función de las células de Sertoli a través de la contención por retroalimentación de la hormona foliculoestimulante (FSH, *follicle-stimulating hormone*) en la hipófisis anterior.[1,4] Para que ocurra la espermatogénesis, la FSH se une a receptores específicos en las células de Sertoli. Este proceso también requiere una alta concentración de testosterona intratesticular.[1]

En la primera fase de la espermatogénesis, se encuentran células germinativas **diploides** (*espermatogonias*) en localización adyacente a la pared tubular. Las espermatogonias experimentan una división mitótica rápida y proporcionan una fuente continua de nuevas células germinativas. Las espermatogonias más maduras se dividen en dos células hijas, que se convierten en espermatocitos primarios, los precursores de los espermatozoides.[1] Durante varias semanas, los espermatocitos primarios se dividen por *meiosis* para formar dos espermatocitos secundarios cada uno, más pequeños. La meiosis consiste en dos divisiones nucleares consecutivas con la formación de cuatro células hijas, cada una con un solo juego de 23 cromosomas (en lugar del par de 46 cromosomas, como ocurre durante la división celular mitótica en las células somáticas). Los espermatocitos secundarios se dividen para formar dos espermátides, cada una con 23 cromosomas.

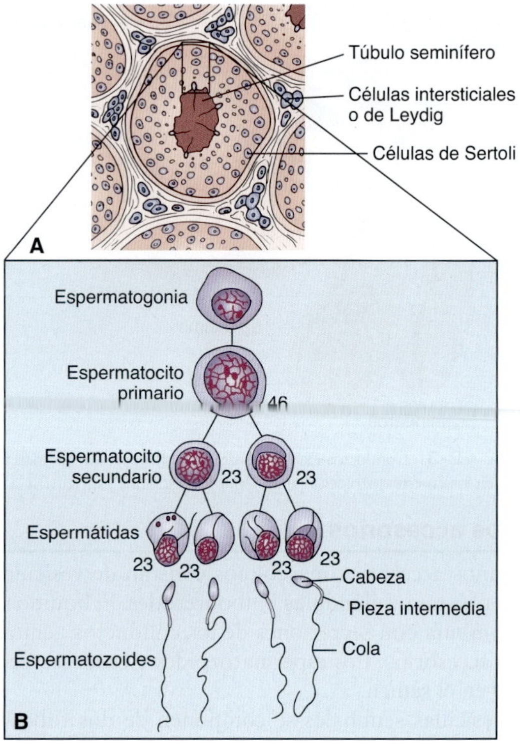

FIGURA 42-5. Etapas de la espermatogénesis. **A.** Corte transversal de un túbulo seminífero. **B.** Etapas del desarrollo de los espermatozoides.

La espermátida se alarga hasta formar un espermatozoide (la célula madura) con cabeza y cola (fig. 42-5B). La estructura de los dos tercios anteriores de la cabeza, llamada *acrosoma*, contiene las enzimas necesarias para la penetración y fecundación del óvulo.[1] El movimiento flagelar de la cola da su capacidad de desplazamiento a los espermatozoides. Las mitocondrias en la parte intermedia son la fuente de energía para su movimiento. Un espermatozoide normal se mueve en línea recta a una velocidad de 1-4 mm por minuto. Conforme el espermatozoide alcanza su tamaño completo, se desplaza hacia el epidídimo para madurar más y ganar movilidad. El epidídimo tiene capacidad para almacenar una pequeña cantidad de espermatozoides, pero la ampolla de los conductos deferentes contiene a la mayoría. Los espermatozoides pueden vivir durante varias semanas en la región genital masculina, pero solo pueden sobrevivir en el aparato genital femenino 1 o 2 días.[1] Todo el proceso de la espermatogénesis y maduración de los espermatozoides tarda alrededor de 90 días. La infecundidad puede ocurrir cuando solo está presente un número insuficiente de espermatozoides móviles y saludables. Una "muestra fecunda" en el análisis del líquido seminal se asocia con un recuento superior a 15 millones de espermatozoides/mL, con más del 40% de movilidad, morfología normal y un volumen de 1.5 mL o más.[5]

Regulación hormonal de la función reproductiva masculina

Testosterona y otras hormonas sexuales masculinas

Los testículos secretan varias hormonas sexuales masculinas (andrógenos), como *testosterona*, *dihidrotestosterona* y *androstenediona*. La corteza suprarrenal produce menos del 5% de los andrógenos masculinos totales. La testosterona, la más abundante de estas hormonas, se considera la hormona testicular principal.[4] Los testículos también secretan pequeñas cantidades de estradiol y estrona.[1,4]

Las células intersticiales de Leydig en los testículos sintetizan y secretan la testosterona bajo la influencia de la hormona luteinizante (LH, *luteinizing hormone*), y producen cerca de 6 mg/día de testosterona.[1] La testosterona se fragmenta en el hígado y se excreta por los riñones. En el torrente sanguíneo, la testosterona se encuentra en forma no unida y unida. La forma unida se acopla con las proteínas plasmáticas, incluyendo la albúmina y la globulina transportadora de hormonas sexuales (SHBG, *sex hormone-binding globulin*) producida por el hígado. Solo alrededor del 2% de la testosterona circulante está libre y es capaz de entrar en las células. Gran parte de la testosterona que se fija a los tejidos se convierte en DHT por acción de la 5α-reductasa, sobre todo en determinados tejidos diana, como la próstata. La testosterona también puede aromatizarse o convertirse en estradiol en los tejidos periféricos.

La testosterona y la DHT ejercen una variedad de efectos biológicos en el hombre (cuadro 42-1). En el embrión masculino, la testosterona es esencial para la adecuada diferenciación de los genitales internos y externos, y necesaria para el descenso de los testículos. La testosterona es esencial para el desarrollo y mantenimiento de las características sexuales masculinas primarias y secundarias.[1] Provoca el crecimiento del vello en el pubis, el tórax y la cara; produce cambios en la laringe que causan la voz grave masculina; y aumenta el grosor de la piel y la actividad de las glándulas sebáceas, que favorecen la aparición de acné.

Casi todas las acciones de la testosterona y otros andrógenos se deben a la mayor síntesis de proteínas en los tejidos diana. Los andrógenos funcionan como anabólicos en hombres y mujeres al promover el metabolismo y el crecimiento musculoesquelético. Los andrógenos incrementan la musculatura durante la pubertad, con un promedio de cerca del 50% de incremento en la masa muscular de los niños, en comparación con las niñas. En el cuadro 42-2 se describe el abuso de los andrógenos por los atletas para mejorar su rendimiento.

Acciones de las hormonas hipotalámicas y de la hipófisis anterior

El hipotálamo y la hipófisis anterior promocionan la actividad espermatogénica y la función endocrina de los testículos. La hormona liberadora de gonadotropinas (GnRH, *gonadotropin-releasing hormone*), sintetizada por el hipotálamo y secretada hacia el torrente sanguíneo portal de la hipófisis, regula la síntesis y liberación de las hormonas gonadotrópicas por la hipófisis anterior (fig. 42-6).[1]

La hipófisis anterior secreta dos hormonas gonadotrópicas: LH y FSH. La LH regula la producción de testosterona por las células intersticiales o de Leydig (*véase* la fig. 42-6). La FSH se une selectivamente a las células de Sertoli y actúa para el inicio de la espermatogénesis. Bajo la influencia de la FSH, las células de Sertoli producen la proteína de unión a andrógenos, el activador del plasminógeno e inhibina. La proteína

CUADRO 42-1

PRINCIPALES ACCIONES DE LA TESTOSTERONA

Induce la diferenciación del aparato genital masculino durante el desarrollo fetal.

Induce el desarrollo de los caracteres sexuales primarios y secundarios:

- Función gonadal
- Genitales externos y órganos accesorios
- Timbre de voz masculino
- Características masculinas de la piel
- Distribución masculina del pelo

Efectos anabólicos:

- Promueve el metabolismo de las proteínas.
- Promueve el crecimiento musculoesquelético.
- Influye en la distribución de la grasa subcutánea.

Promueve la espermatogénesis (en los túbulos cebados por la FSH) y la maduración de los espermatozoides.

Estimula la eritropoyesis.

CUADRO 42-2

ABUSO DE LOS ANDRÓGENOS PARA MEJORAR EL DESEMPEÑO ATLÉTICO

- Los atletas utilizan andrógenos sintéticos para mejorar su habilidad y resistencia por hipertrofia de los músculos.
- Los atletas han tomado casi todos los andrógenos producidos para fines humanos y veterinarios.
- En ocasiones, toman varios medicamentos de manera simultánea en un intento por aumentar su efecto total sobre el desempeño, lo que puede causar efectos secundarios potencialmente más perjudiciales.
- Con frecuencia toman hormonas a dosis que exceden por mucho la concentración fisiológica.
- Hay efectos dañinos potenciales por tomar estos suplementos, que incluyen acné, disminución del tamaño testicular y azoospermia.
- Los efectos perjudiciales pueden persistir durante meses después de que ha cesado el uso de los fármacos, según su tipo y la dosis administrada.
- Ya que la testosterona se puede aromatizar a estradiol en los tejidos periféricos, los andrógenos también producen ginecomastia (crecimiento de las mamas).

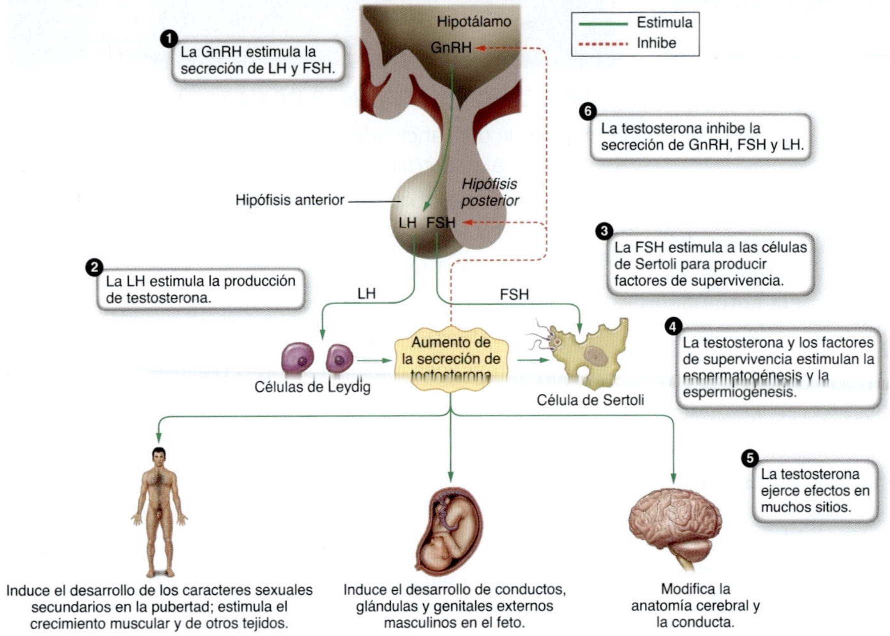

FIGURA 42-6. Regulación por retroalimentación hipotalámico-hipofisaria de la espermatogénesis y la concentración de testosterona en el hombre. *FSH, hormona foliculoestimulante; GnRH, hormona liberadora de gonadotropina; LH, hormona luteinizante.* Tomado de: McConnell T., Hull K. (2011). *Human form human function: Essentials of anatomy & physiology* (p. 675). Philadelphia, PA: Lippincott Williams & Wilkins.

de unión a andrógenos capta la testosterona y le sirve como transporte y sitio de almacenamiento en las células de Sertoli.[1] Aunque la FSH es necesaria para la espermatogénesis, se requiere testosterona para la maduración de los espermatozoides (su concentración intratesticular es 100 veces mayor que en el suero). La proteína de unión a andrógenos también sirve como vehículo para la testosterona de los testículos al epidídimo. El activador del plasminógeno, que convierte el plasminógeno en plasmina, interviene en la separación final de los espermatozoides maduros con respecto a las células de Sertoli.

Los valores de testosterona elevados suprimen la secreción de LH a través de una acción directa sobre la hipófisis y un efecto inhibidor sobre el hipotálamo. La producción de *inhibina* la llevan a cabo las células de Sertoli, e impide la secreción de FSH por la hipófisis. Las hormonas gonadotrópicas hipofisarias y las células de Sertoli en los testículos forman un asa de retroalimentación negativa clásica en la que la FSH estimula a la inhibina y esta suprime a la primera.[1,4] En los hombres, la secreción de FSH, LH y testosterona, y la espermatogénesis se producen con cifras relativamente invariables durante la edad adulta.[1]

Hipogonadismo

El hipogonadismo se origina ante la función deficiente de las gónadas. El hipogonadismo primario se debe a un problema testicular, el hipogonadismo secundario a una falta de secreción de LH y FSH por la hipófisis anterior, y el hipogonadismo terciario se debe a la ausencia de la secreción de FSH y LH por la hipófisis anterior debida a una deficiencia o ausencia de secreción de GnRH por el hipotálamo.[1] El hipogonadismo primario en los hombres representa una cifra baja de andrógenos y espermatozoides por ausencia de retroalimentación negativa a nivel hipotalámico-hipofisario, y cantidades elevadas de gonadotropinas (p. ej., testosterona baja; LH y FSH altas).[6] Se describe a los hipogonadismos secundario y terciario por cifras bajas de andrógenos y espermatozoides, resultantes de la ausencia de secreción de gonadotropinas a nivel hipotámico-hipofisario, y cifras bajas de gonadotropinas (testosterona, LH y FSH bajas).

Manifestaciones clínicas

Ocurre hipogonadismo primario cuando los testículos no funcionan normalmente. La parotiditis epidémica y el síndrome de Klinefelter son causas frecuentes. A menudo las cifras espermáticas son menores de lo normal. El hipogonadismo secundario es causado por la insuficiencia del hipotálamo o la hipófisis, que da como resultado la disminución de la concentración de testosterona.[6] En el adulto, su inicio se asocia con fatiga, depresión, disminución de la libido, disfunción eréctil, pérdida de los caracteres sexuales secundarios, cambios en la composición corporal (incluyendo la pérdida de masa muscular y aumento de la masa grasa) y una menor densidad ósea u osteoporosis.[6] Cuando diagnostican hipogonadismo, los médicos deben proceder a un estudio cardiovascular completo, debido a que el hipogonadismo, junto con la disfunción eréctil y la diabetes mellitus de tipo 2, son factores pronósticos de afecciones cardíacas.[7]

Es más difícil identificar la correcta etiología y la fisiopatología completa del hipogonadismo en los adolescentes. Sin embargo, hay múltiples opciones de tratamiento para inducir la pubertad y aliviar los síntomas del hipogonadismo en esta etapa de la vida.[8]

Diagnóstico

El diagnóstico incluye la cuantificación de la testosterona total (idealmente entre las 7 y 11 de la mañana, cuando suele alcanzar su máximo) en el paciente ambulatorio. Si la concentración de testosterona total inicial es baja, el médico debe confirmar el diagnóstico de hipogonadismo con una repetición de su cuantificación o la de la testosterona libre (biodisponible). Una vez que el médico establece un diagnóstico de hipogonadismo, se debe cuantificar la concentración de LH y FSH. Un valor alto de LH y FSH indica un hipogonadismo primario (hipergonadotrópico), y cuando es bajo o normal, hipogonadismo secundario o terciario (hipogonadotrópico). Se deben considerar análisis del semen cuando una persona tiene preocupación acerca de su fecundidad. Los médicos deben valorar las hormonas hipofisarias y ordenar una exploración de la hipófisis por resonancia magnética (RM) en el hipogonadismo hipogonadotrópico. En los casos de hipogonadismo hipergonadotrópico, los médicos deben ordenar un análisis del cariotipo, porque el síndrome de Klinefelter es la anomalía cromosómica más frecuentemente asociada con el hipogonadismo masculino. El cariotipo frecuente en el síndrome de Klinefelter es 47, XXY, aunque pueden presentar mosaicismo o variantes con un fenotipo similar.[6] Los hombres con el síndrome de Klinefelter presentan de manera característica testículos pequeños y firmes, a diferencia de muchos otros pacientes con hipogonadismo (en quienes la consistencia testicular es blanda).[9] Otras causas habituales de hipogonadismo primario se enumeran en el cuadro 42-3.

Tratamiento

La testosterona se encuentra disponible para el tratamiento de la deficiencia de andrógenos en hombres con hipogonadismo confirmado. El objetivo principal del tratamiento con testosterona es restaurar su concentración sérica al rango normal, teniendo en mente los riesgos y beneficios, sobre todo en los hombres con diagnóstico o susceptibilidad a la HPB o el cáncer de próstata.

RESUMEN

La función del aparato reproductor masculino es regulada mediante retroalimentación negativa por el hipotálamo y las hormonas gonadotrópicas de la hipófisis anterior: la FSH inicia la espermatogénesis y la LH regula la producción de testosterona. Las células intersticiales o de Leydig producen la testosterona en los testículos. Además de su participación en la diferenciación de los genitales internos y externos del embrión masculino, la testosterona es esencial para el desarrollo de los caracteres sexuales secundarios durante la pubertad, su mantenimiento durante la vida adulta y la maduración de los espermatozoides.

El hipogonadismo se define como la disminución de la función testicular. El hipogonadismo primario se origina en los testículos; el hipogonadismo secundario se presenta por la falta de estimulación de las gonadotropinas hipofisarias; y el hipogonadismo terciario se debe a la disminución o ausencia de secreción de GnRH por el hipotálamo.

CUADRO 42-3

CAUSAS HABITUALES DE INSUFICIENCIA GONADAL PRIMARIA

- Anomalías cromosómicas (p. ej., síndrome de Klinefelter)
- Alteraciones de la biosíntesis de andrógenos
- Criptorquidia
- Fármacos alquilantes y antineoplásicos
- Otros medicamentos (p. ej., ketoconazol y glucocorticoides)
- Infecciones (orquitis por parotiditis epidémica [la insuficiencia gonadal es una manifestación mucho más frecuente cuando se presenta la enfermedad después de la pubertad])
- Radiación (testicular directa e indirecta)
- Sustancias tóxicas ambientales
- Traumatismos
- Torsión testicular
- Daño autoinmunitario
- Enfermedades sistémicas crónicas (muchas de ellas pueden provocar hipogonadismo primario y secundario; p. ej., cirrosis, hemocromatosis, insuficiencia renal crónica y sida)
- Idiopática

Regulación neurológica de la función sexual y sus cambios con el envejecimiento

En el hombre, las etapas del acto sexual incluyen erección, emisión, eyaculación y detumescencia. La fisiología del acto sexual es una interacción compleja entre los reflejos de la médula espinal, los centros neuronales superiores y los sistemas vascular y endocrino.

Control neurológico

El estímulo de impulso para iniciar el acto sexual masculino corresponde al glande del pene. Los impulsos aferentes de los receptores sensoriales en el glande del pene pasan por el nervio pudendo hacia fibras ascendentes de la médula espinal a través del plexo sacro. La estimulación de otras áreas perineales, como el epitelio anal, escroto y testículos, puede transmitir señales a los centros cerebrales superiores, como el sistema límbico y la corteza cerebral, a través de la médula espinal, lo que contribuye a la excitación sexual.[1]

El elemento psicológico para la estimulación sexual, como los pensamientos eróticos, puede provocar una erección y eyaculación.[1] Aunque la participación psicológica y la función de los centros cerebrales superiores contribuyen, no son necesarios para el desempeño sexual. La estimulación genital puede producir erección y eyaculación en algunos hombres con transección completa de la médula espinal.

La erección implica el desvío de sangre al interior de los cuerpos cavernosos. Está regulada por los sistemas simpático, parasimpático y no adrenérgico-no colinérgico (NANC). El óxido nítrico es el mediador NANC de liberación local que produce relajación del músculo liso vascular. En el estado flácido o detumescente, la descarga simpática a

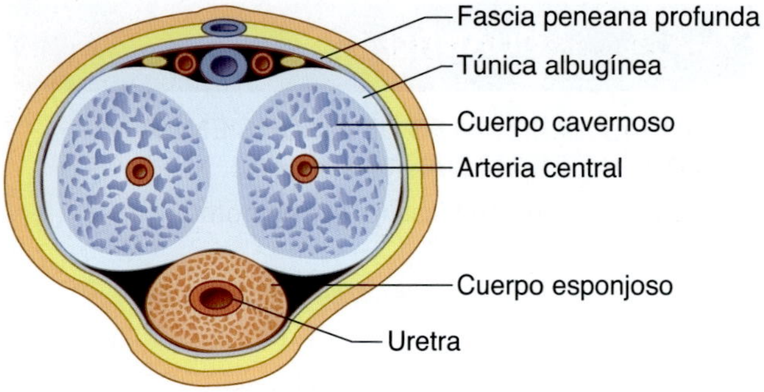

FIGURA 42-7. Tejido eréctil del pene.

través de receptores α-adrenérgicos mantiene la contracción de las arterias que irrigan el pene y los senos vasculares de los cuerpos cavernosos y el esponjoso (fig. 42-7). La estimulación parasimpática produce la erección por inhibición de las neuronas simpáticas que causan la detumescencia y activación de liberación de óxido nítrico, para efectuar una rápida relajación del músculo liso en los espacios sinusoidales de los cuerpos cavernosos. Durante la estimulación sexual, los impulsos parasimpáticos también causan que las glándulas uretrales y bulbouretrales secreten moco para ayudar a la lubricación. La inervación parasimpática se efectúa a través de los nervios pélvicos y los segmentos sacros de la médula espinal. La inervación simpática emerge de la médula espinal en los niveles L1 y L2.

La emisión y eyaculación son funciones del sistema nervioso simpático. Los reflejos de la médula espinal regulan la emisión y eyaculación. Con el aumento de la intensidad del estímulo sexual, los centros reflejos de la médula espinal emiten impulsos simpáticos que emergen en sus niveles L1 y L2, y pasan por el plexo hipogástrico hasta los órganos genitales para iniciar la emisión. La emisión hace que los espermatozoides se desplacen del epidídimo a la uretra. Impulsos eferentes de la médula espinal producen la contracción del músculo liso en el conducto deferente y su ampolla, que impulsa los espermatozoides hacia adelante y cierra el esfínter uretral interno para evitar la eyaculación retrógrada hacia la vejiga.[1]

La eyaculación es la expulsión del semen a través de la uretra. Implica la contracción de las vesículas seminales y la próstata, que añade líquido al eyaculado y lo impele hacia adelante. La eyaculación se acompaña de la contracción de los músculos isquiocavernosos y bulbocavernosos, ubicados en la base del pene. El llenado del interior de la uretra produce señales que se transmiten a través de los nervios pudendos desde la médula espinal, lo que origina la sensación repentina de plenitud en los órganos genitales. Los aumentos rítmicos en la presión de la uretra causan la propulsión del semen hacia el exterior, lo que da como resultado la eyaculación. Al mismo tiempo, las contracciones rítmicas de los músculos de la pelvis y el tronco producen movimientos de impulso de la pelvis y el pene, que ayudan a propulsar el eyaculado al interior de la vagina.

Los períodos de emisión y eyaculación se definen como orgasmo masculino. Después de la eyaculación, la erección cesa en 1-2 min. Un hombre eyacula normalmente casi 3 mL de semen (aunque puede variar de 2 a 5 mL). El volumen puede ser menor con las eyaculaciones frecuentes y aumentar a cuatro veces su cantidad normal durante los períodos de abstinencia. El eyaculado tiene aproximadamente un 98% de contenido líquido y un 2% de espermatozoides.[1]

Cambios con el envejecimiento

La eficacia fisiológica declinante de la función reproductiva masculina se presenta de forma gradual y afecta a los sistemas neuromuscular, endocrino y circulatorio. El aumento de la edad no conduce directamente a la insuficiencia gonadal y reproductiva, por lo que los hombres pueden seguir siendo fecundos a una edad avanzada; se sabe de algunos individuos con 80 y 90 años de edad que han procreado.[1]

Conforme el hombre envejece, su aparato reproductor se torna mensurablemente diferente en su estructura y función. La concentración de las hormonas sexuales, en particular la testosterona, disminuye con la edad, pero su tasa varía entre individuos diversos y es afectada por múltiples variables.[10] Con inicio aproximado a los 25-30 años de edad en los hombres sanos, sin obesidad, la concentración de testosterona disminuye progresivamente casi un 10% por década. La *andropausia* define un conjunto mal definido de síntomas en los hombres conforme envejecen, por lo general, en personas mayores de 50 años de edad, que presentan cierto grado de hipogonadismo asociado.[10] La existencia y el significado de la andropausia tienen implicaciones importantes para la salud pública, dada la cifra actual de hombres mayores de 65 años de edad.

Las hormonas sexuales modifican la síntesis de proteínas, el equilibrio hidroelectrolítico, el crecimiento óseo y la función cardiovascular. La concentración baja de testosterona tiene un efecto aterogénico que puede ser la causa parcial de una mayor incidencia de enfermedades cardiovasculares en los hombres con deficiencia de andrógenos.[7,10] La concentración decreciente de testosterona afecta a la energía sexual, la fuerza muscular y los tejidos genitales. Los testículos se hacen más pequeños y pierden su firmeza. Los túbulos seminíferos se engruesan y comienzan un proceso degenerativo que finalmente inhibe su producción. La próstata se agranda y sus contracciones se vuelven más débiles. La fuerza de la eyaculación disminuye por un decremento en el volumen y la viscosidad del líquido seminal. Las vesículas seminales cambian poco desde la infancia hasta la pubertad. El incremento puberal en su capacidad de producción de líquido persiste a lo largo de la edad adulta y declina pasados los 60 años de edad. Después de esta edad, las paredes de las vesículas seminales se adelgazan, el epitelio se contrae y la capa muscular es reemplazada por tejido conjuntivo. Los cambios relacionados con la edad en el pene consisten en fibrosis de las trabéculas en el cuerpo esponjoso, con cambios escleróticos progresivos en las arterias y venas. Los cambios escleróticos también afectan a los cuerpos cavernosos, con generalización del proceso en los hombres de 55-60 años de edad.

La disfunción eréctil es frecuente en los hombres mayores con diabetes mellitus de tipo 2, enfermedad cardiovascular e hiperlipidemia.[7] La *disfunción eréctil* es la incapacidad persistente para lograr y mantener una erección suficiente para permitir un coito satisfactorio. El envejecimiento es un factor etiológico importante para esta afección. La disfunción eréctil secundaria puede estar relacionada con diversos padecimientos cardiovasculares, respiratorios, hormonales, neurológicos y hemáticos (p. ej., la enfermedad vascular puede afectar la irrigación sanguínea, con pérdida resultante del volumen sanguíneo y posterior distensión insuficiente de los espacios vasculares del tejido eréctil). Ciertos medicamentos pueden tener un efecto sobre la función sexual.

Un inhibidor mayor del funcionamiento sexual en los hombres mayores es la pérdida de la autoestima y el desarrollo de una autoimagen negativa. Muchos adultos mayores viven en ambientes insensibles a la importancia de ayudarles a mantener una autoimagen positiva. El cese prematuro de actividades de fomento de la autoestima puede contribuir a la pérdida de la libido.

Los médicos pueden emplear testosterona y otros andrógenos sintéticos en los hombres mayores con concentraciones bajas de estas hormonas para mejorar su vigor y fuerza muscular. El tratamiento de restitución de testosterona debería acompañarse de una prueba de detección para cáncer de próstata.[7,11] Los efectos secundarios pueden incluir acné, ginecomastia y disminución de la concentración del colesterol de lipoproteínas de alta densidad.[6,7,11] En la actualidad, no se recomienda el tratamiento sistemático de los hombres mayores con testosterona.

RESUMEN

El coito incluye la erección, emisión, eyaculación y detumescencia. La fisiología del coito implica una interacción compleja entre los reflejos autónomos mediados por la médula espinal, los centros neuronales superiores y el sistema vascular. La erección es mediada por el sistema nervioso parasimpático, y la emisión y eyaculación por el sistema nervioso simpático. Como otros aparatos corporales, el reproductor masculino sufre cambios degenerativos resultantes del proceso de envejecimiento. Los cambios ocurren gradualmente y comprenden cambios paralelos en las funciones endocrina, circulatoria y neuromuscular. La concentración de testosterona disminuye (andropausia), al igual que el tamaño y la firmeza de los testículos, la producción de espermatozoides declina y la próstata aumenta de volumen. Por lo general, hay una reducción en la frecuencia del coito, la intensidad de la sensación, la velocidad para lograr una erección y la fuerza de la eyaculación. Sin embargo, el interés, los pensamientos y la actividad sexuales suelen continuar hasta la vejez.

CAPÍTULO 43

Alteraciones del aparato reproductor masculino

El aparato genitourinario masculino puede presentar defectos estructurales, inflamación y neoplasias, que pueden afectar la eliminación de orina, la función sexual y la fecundidad. En este capítulo se abordan las afecciones del pene, el escroto, los testículos y la próstata.

Alteraciones del pene

El pene es el órgano genital externo masculino a través del cual pasa la uretra hacia el exterior del cuerpo. Participa en las funciones urinaria y sexual.

Alteraciones congénitas y adquiridas

Hipospadias y epispadias

El hipospadias y el epispadias son alteraciones congénitas del pene ocasionadas por defectos embriológicos en el desarrollo del surco uretral y la uretra peneana (fig. 43-1). En el hipospadias, que afecta aproximadamente a 1 de cada 350 niños, el orificio o meato uretral puede estar en cualquier lugar a lo largo de la parte inferior del cuerpo del pene, el escroto o el perineo.[1] Por lo general, el hipospadias se clasifica como proximal o distal. Los casos proximales son considerados más graves y se relacionan con mayores efectos psicológicos negativos.[2] El hipospadias se debe a la fusión anómala del tejido de la uretra al momento de su desarrollo. Durante las semanas 8-14 de la gestación, los testículos fetales liberan hormonas llamadas andrógenos, que estimulan la diferenciación sexual. Se piensa que la inactividad o la deficiencia de estas hormonas es la razón del desarrollo de hipospadias. La mayoría de los casos involucran causas multifactoriales, que incluyen componentes tanto genéticos como ambientales. Los factores de riesgo para esta afección incluyen antecedentes familiares de la alteración y factores maternos (p. ej., edad materna avanzada, embarazos múltiples, índice de masa corporal alto y alteraciones de salud, como hipertensión o preeclampsia). Los testículos no descienden en el 10% de los hombres nacidos con hipospadias y encordamiento (curvatura ventral del pene), y la hernia inguinal puede acompañar a la afección.

En el neonato con hipospadias grave y criptorquidia (testículos no descendidos), deben considerarse para el diagnóstico diferencial los órganos genitales ambiguos y la masculinización, que se observan en las mujeres con hiperplasia suprarrenal congénita. La intervención más frecuente para el tratamiento del hipospadias es la reparación quirúrgica.[3] En los casos más graves, es esencial para el funcionamiento sexual y urinario normal, así como para evitar las secuelas psicológicas por tener malformaciones genitales. El objetivo de la operación es la construcción de un meato uretral en la punta del glande que permita sin dificultades el paso de la orina y el semen. Si se presenta en la curvatura del pene, su corrección también es una indicación quirúrgica. El período recomendado para realizar las intervenciones quirúrgicas de los genitales masculinos es entre los 6 y 18 meses de edad.[4] Los riesgos quirúrgicos y anestésicos, así como el impacto psicológico de la operación en el niño, son factores que influyen en la elección del momento adecuado para la cirugía. En casos de hipospadias leve sin alteración funcional, se considera que la operación debe retrasarse hasta que el paciente pueda dar su consentimiento informado para el procedimiento.[2] El *epispadias*, en el cual la abertura de la uretra se encuentra en la superficie dorsal o superior del pene, es menos frecuente que el hipospadias. Aunque el epispadias puede presentarse como una entidad separada, con frecuencia se asocia con la extrofia de la vejiga, una alteración en la que la vejiga sobresale a través de una zona débil de la pared abdominal.[1] El tratamiento depende del grado del defecto de desarrollo.

Fimosis y parafimosis

La fimosis se refiere a un estrechamiento del prepucio o piel que cubre al glande e impide su retracción.[4] El prepucio comienza a desarrollarse durante la octava semana de gestación como un pliegue de piel sobre el borde distal del pene, que de forma eventual crece hacia adelante sobre la base del glande.[1] Para la semana 16 de gestación, el prepucio y el glande se adhieren. Solo un pequeño porcentaje de los recién nacidos tiene un prepucio completamente retráctil. Con el crecimiento, se desarrolla un espacio entre el glande y el prepucio que, en la mayoría de los hombres, es retráctil.[4]

Debido a que el prepucio no puede retraerse totalmente en la primera infancia, es importante limpiar bien la región. Las personas con fimosis pueden buscar atención médica cuando desarrollan signos y síntomas de infección, por ejemplo, dolor e inflamación del prepucio o secreción purulenta del meato urinario.[5] No es necesario retraer el prepucio a la fuerza, porque esto puede conducir a infección, cicatrización

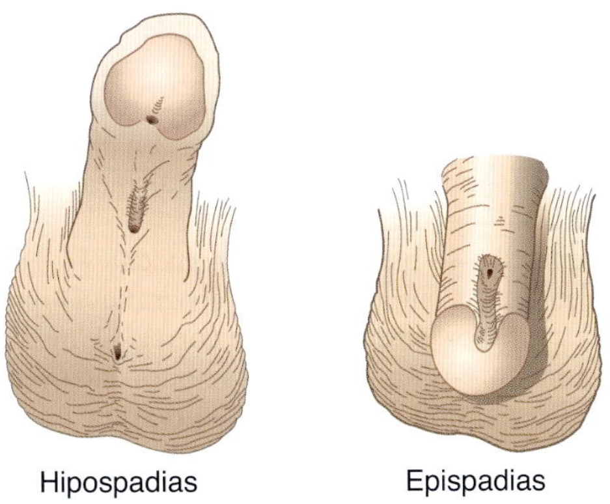

FIGURA 43-1 Hipospadias y epispadias

o parafimosis.[2] Conforme el niño crece, el prepucio se torna retráctil y se debe limpiar junto con el glande de forma sistemática. Si se presenta fimosis sintomática después de la infancia, como en los hombres no circuncidados con infecciones múltiples, puede causar dificultad para la actividad sexual o la micción. La circuncisión es el tratamiento ideal. La fimosis también es uno de los factores predisponentes más importantes para el cáncer de pene.[5]

En la *parafimosis*, el prepucio está tan tenso y estrecho que no puede cubrir el glande. Un prepucio apretado puede restringir el suministro de sangre al glande y causar isquemia y necrosis. Muchos casos de parafimosis se derivan de la retracción del prepucio durante un período prolongado, como en el caso de hombres no circuncisos a quienes se les coloca una sonda.[2] La parafimosis puede presentarse con un pene hinchado, hipersensible y con múltiples pliegues de piel justo debajo del glande.[5]

Balanitis y balanopostitis

La *balanitis* se refiere a la inflamación (crónica o aguda) del glande del pene, y la *postitis*, a la del prepucio. A menudo, se afectan ambos, pene y prepucio, lo que conduce a la afección denominada *balanopostitis*.[6] La alteración se caracteriza por eritema del glande y el prepucio, prurito, dolorimiento, ampollas, úlceras y micción dolorosa.[7] También puede haber secreción maloliente. Los hombres con falta de higiene, inmunosupresión o diabetes mellitus son más propensos a la balanopostitis,[2] que se presenta, por lo general, en aquellos con fimosis o un prepucio grande y redundante que interfiere con la limpieza y predispone a la proliferación bacteriana en las secreciones acumuladas y el esmegma (p. ej., detritos epiteliales descamados). La afección es poco frecuente en los hombres circuncisos.[7] Las complicaciones potenciales son cicatrización permanente del glande o el prepucio, fimosis, estenosis o estrechamiento uretral, disfunción sexual y transformación maligna.[7] Las causas incluyen infección, traumatismos o irritación. La balanopostitis infecciosa es causada por una amplia variedad de microorganismos, entre los que se incluyen *Candida albicans*, *Chlamydia trachomatis*, estreptococos, estafilococos, virus del herpes simple (VHS) y del papiloma humano (VPH), y *Mycoplasma genitalium*.[7] Aunque la inflamación es frecuente en todas las formas de balanopostitis, el tratamiento varía en función de la causa.[7] Si la afección se debe a un microorganismo específico, el tratamiento apropiado requiere de su correcta identificación mediante frotis y cultivo. El tratamiento entonces se adapta a los resultados de estas pruebas. Por ejemplo, los pacientes con balanopostitis por especies de *Candida* se tratan en general con antimicóticos tópicos y orales. Los pacientes con balanopostitis ocasionada por liquen escleroso, una afección inflamatoria de la piel que puede ser de origen autoinmunitario, se tratan con corticoesteroides tópicos para inhibir el sistema inmunitario hiperactivo que contribuye al proceso.[7] En personas con balanopostitis sin una causa identificada, pero con síntomas crónicos (lo que se conoce como *balanopostitis inespecífica*), la circuncisión puede ser curativa.

Debido a que ciertas causas de balanopostitis son potencialmente cancerosas o precancerosas, a menudo se incluye una biopsia en su atención sanitaria.[7] Los objetivos del tratamiento de la balanopostitis son disminuir la disfunción sexual, reducir al mínimo la disfunción urinaria, descartar el cáncer de pene, resolver la enfermedad premaligna y diagnosticar y eliminar las infecciones de transmisión sexual.[7]

Enfermedad de La Peyronie

La *enfermedad de La Peyronie* consiste en una fibrosis localizada y progresiva de origen desconocido que afecta a la túnica albugínea (la vaina fibrosa resistente que rodea a los cuerpos cavernosos) del pene. Alrededor del 1% de los hombres se ven afectados por este proceso patológico, por lo general después de pasados los 40 años.[2] La enfermedad se caracteriza inicialmente por un proceso inflamatorio que da como resultado la formación de placa fibrosa densa. Usualmente, la placa se ubica en la línea media dorsal del cuerpo del pene y causa su desvío ascendente durante la erección (fig. 43-2). Algunos hombres pueden desarrollar cicatrices sobre las caras dorsal y ventral del cuerpo del pene, que dan una forma recta pero acortada o con una curvatura lateral.[2] El tejido fibroso evita la elongación de la zona afectada durante la erección, lo que dificulta y hace doloroso el coito.

Las manifestaciones de la enfermedad de La Peyronie incluyen la presencia de una masa dura en el sitio de la fibrosis y una erección dolorosa con desvío del pene. Alrededor del 60% de los pacientes se quejan de dolor, que por lo general desaparece a medida que se resuelve la inflamación. Durante

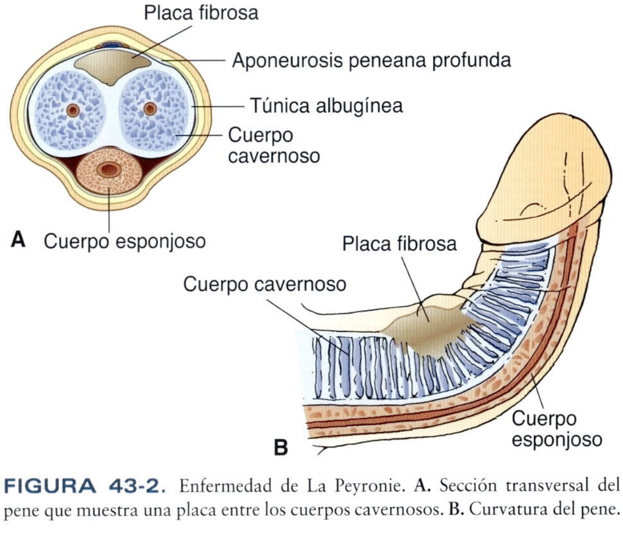

FIGURA 43-2. Enfermedad de La Peyronie. **A.** Sección transversal del pene que muestra una placa entre los cuerpos cavernosos. **B.** Curvatura del pene.

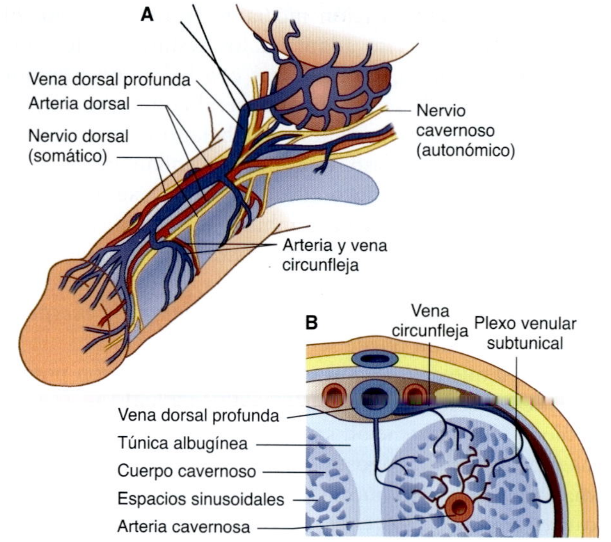

FIGURA 43-3. Anatomía y mecanismo de la erección del pene. **A.** Inervación y vascularización arterial y venosa del pene. **B.** Sección transversal del sistema sinusoidal de los cuerpos cavernosos.

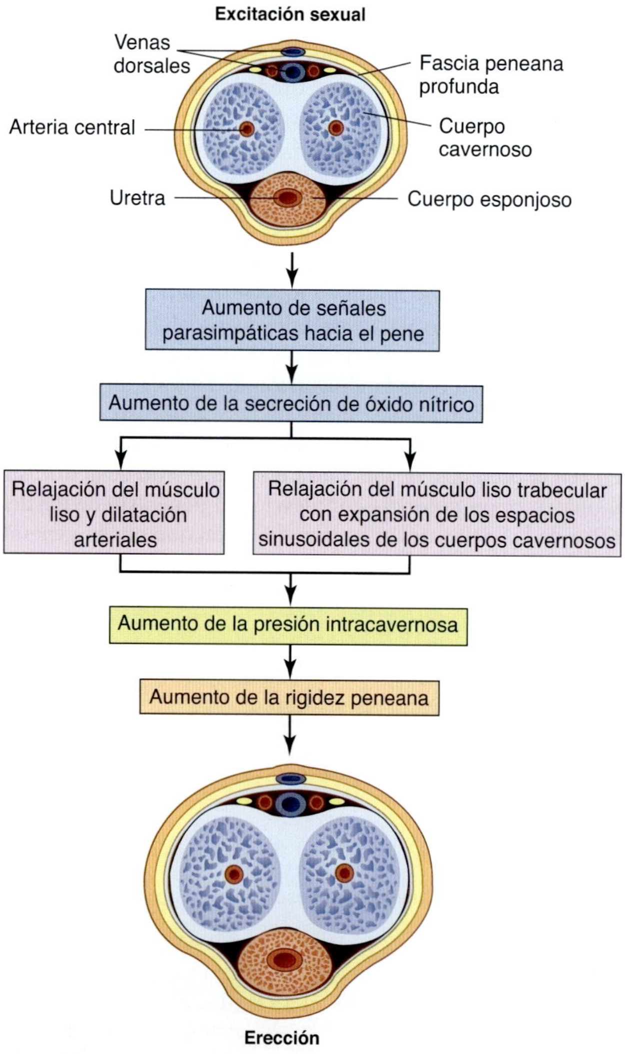

FIGURA 43-4. Mecanismos de la erección del pene y sitios de acción de fármacos, prótesis peneanas y aspiración por vacío utilizados en el tratamiento de la disfunción eréctil.

el primer año después de la formación de la placa, mientras que el tejido de la cicatriz está en proceso de remodelación, la distorsión del pene puede aumentar, permanecer estática o resolverse y desaparecer por completo.[8] En algunos casos, el tejido cicatricial puede progresar a la calcificación y formación de un tejido similar al óseo.

El diagnóstico se basa en los antecedentes y la exploración física. Puede emplearse una ecografía Doppler para valorar la causa. La afección puede corregirse mediante una intervención quirúrgica. Sus indicaciones incluyen acortamiento del pene, dolor persistente, curvatura importante y estrechamiento o hendidura del pene.

Alteraciones de la función eréctil

La erección es un proceso neurovascular en el que participan el sistema nervioso autónomo (SNA), los neurotransmisores y los factores relajantes endoteliales, el músculo liso vascular de las arterias y las venas que irrigan los tejidos peneanos y el músculo liso trabecular de los sinusoides de los cuerpos cavernosos (fig. 43-3). El pene es inervado por ambos sistemas nerviosos, autónomo y somático.[8] En la pelvis, los componentes simpático y parasimpático de la combinación del SNA se conjuntan para formar los denominados *nervios cavernosos*.[8] La erección es regulada por el sistema nervioso parasimpático; la eyaculación y la detumescencia (relajación del pene), por el sistema nervioso simpático.[8] La inervación somática, que corre a cuenta del nervio pudendo, se encarga de la sensibilidad del pene y la contracción y relajación de los músculos estriados extracorpóreos.

La *erección del pene* es el primer efecto de la estimulación sexual masculina psicológica o física (fig. 43-4). Requiere dilatación de la vasculatura del pene, relajación del músculo liso, aumento del flujo sanguíneo intracavernoso y la función venooclusiva normal. Se trata de una mayor afluencia de sangre a los cuerpos cavernosos por la relajación del músculo liso trabecular que rodea a los espacios sinusoidales y la compresión de las venas que regulan la salida de sangre del plexo venoso. La erección es mediada por impulsos parasimpáticos que pasan desde los segmentos sacros de la médula espinal hasta el pene. La estimulación parasimpática da como resultado la liberación del neurotransmisor no adrenérgico-no colinérgico (NANC) óxido nítrico, que causa relajación del músculo liso trabecular de los cuerpos cavernosos[2] y permite la entrada de sangre a los senos cavernosos. Debido a que los tejidos eréctiles de los cuerpos cavernosos están rodeados por una cubierta fibrosa no elástica, la presión elevada en los sinusoides causa dilatación del tejido eréctil a tal punto que el pene se vuelve duro y se alarga. Al mismo tiempo, la contracción de los músculos isquiocavernosos, de inervación somática, comprime los cuerpos cavernosos llenos de sangre y produce un mayor aumento de la presión en su interior. Durante esta fase de la erección, cesan la entrada y la salida de sangre.

La inervación parasimpática debe estar intacta y la síntesis de óxido nítrico debe estar activa para que ocurra la erección. El óxido nítrico estimula a la ciclasa de guanilo, una enzima que aumenta la concentración de monofosfato de guanosina cíclico (GMPc), que a su vez provoca la relajación del músculo liso. Otros relajantes de músculo liso (p. ej., análogos de la prostaglandina E_1 y antagonistas α-adrenérgicos) pueden causar una relajación suficiente de los cuerpos cavernosos para culminar en una erección. Muchos de los medicamentos que se han desarrollado para tratar la disfunción eréctil (DE) actúan en el ámbito de estos mediadores.[9]

La detumescencia o relajación del pene es, en gran parte, una respuesta del sistema nervioso simpático. Puede ocasionarse por el cese de liberación del neurotransmisor, la fragmentación de segundos mensajeros, como el GMPc, o por la activación simpática durante la eyaculación. La contracción del músculo liso trabecular abre los conductos venosos de manera que se expulse la sangre atrapada y retorne la flacidez del pene.

PUNTOS CLAVE

Alteraciones de la erección del pene

- La erección es un proceso neurovascular que involucra los sistemas nerviosos autónomo y somático (a través del nervio pudendo), el sistema vascular y los espacios sinusoidales de los cuerpos cavernosos.
- La disfunción eréctil puede ser el resultado de alteraciones en la vía neural, vascular o química, o una combinación de estas.

Disfunción eréctil

La disfunción eréctil se define como la incapacidad persistente para lograr y mantener una erección suficiente para permitir un coito satisfactorio.[10]

Según datos de los Estados Unidos, la DE afecta a casi 30 millones de hombres de 40-70 años de edad.[11] La DE tiene una etiología física en la mayoría de los hombres, por lo general relacionada con la irrigación sanguínea hacia y desde el pene.

Causas psicógenas

Las causas psicógenas incluyen ansiedad por el desempeño, relación tensa con la pareja sexual, depresión y trastornos psicóticos manifiestos. Los factores psicógenos son exacerbados por los efectos secundarios de muchos de los tratamientos que se utilizan para estas alteraciones, que pueden causar por sí mismos la DE.

Causas orgánicas

Las causas orgánicas de la DE incluyen etiologías neurógenas, hormonales, vasculares, inducidas por drogas y relacionadas con el pene. La razón más frecuente de la DE implica a las arterias y las venas.[11] Los problemas arteriales son ocasionados por la arterioesclerosis, si bien a veces son debidos a traumatismos.[11] Los factores de riesgo prevenibles que predisponen a las personas a la arterioesclerosis incluyen obesidad, inactividad física, concentraciones altas de colesterol, hipertensión arterial y tabaquismo. Estos factores de riesgo pueden causar DE antes de que el corazón sea afectado.[11] Otra causa vascular probable es la pérdida o atrofia del músculo liso en el pene (también llamado *músculo cavernoso*), parcial o completa, o su proliferación excesiva (fibrosis). Tanto la atrofia como la fibrosis pueden contribuir a la incapacidad para mantener una erección.

Hay numerosas causas neurológicas para la disfunción eréctil, entre las que se incluyen enfermedad de Parkinson, esclerosis múltiple, intoxicación por metales pesados, ictus, traumatismo cerebral y lesiones de médula espinal y nerviosas. En las lesiones de la médula espinal, el grado de deterioro neuronal depende de su nivel, ubicación y extensión.

La DE también es frecuente en las personas con diabetes. Se calcula que 10.9 millones de hombres adultos en los Estados Unidos sufren diabetes, y el 35-50% de ellos presentan DE. El proceso implica el endurecimiento prematuro e inusualmente intenso de las arterias, así como neuropatía periférica que afecta los nervios que regulan la erección. El antecedente de intervención quirúrgica pélvica extensa es una causa habitual de disfunción eréctil debido al daño nervioso directo e indirecto.

Las afecciones endocrinas, como hipogonadismo, hiperprolactinemia y tiroidopatía, tienen un papel importante en la fisiopatología de la DE. La testosterona regula la estructura y la función de los nervios cavernosos, la síntesis de óxido nítrico y la proliferación y diferenciación de las células de músculo liso corporales. La prolactina inhibe la secreción de hormona liberadora de gonadotropinas (GnRH, *gonadotropin-releasing hormone*) por el hipotálamo en el cerebro.

En los pacientes con hipertensión, el deterioro de la función eréctil se debe a las lesiones arteriales asociadas, que reducen la luz del vaso (*estenosis*). La estenosis focal de la arteria peneana común ocurre más a menudo en hombres que sufrieron traumatismos contusos pélvicos o perineales (p. ej., por accidentes de ciclismo). La incapacidad de las venas para cerrarse durante una erección (disfunción venooclusiva) puede presentarse en hombres con grandes conductos venosos que drenan los cuerpos cavernosos.

Se informa que muchos fármacos causan DE, incluidos los antidepresivos, antipsicóticos, antiandrógenos, gotas oculares para tratar el glaucoma, preparados quimioterápicos y antihipertensivos.[11] El hábito tabáquico puede inducir vasoconstricción y escape venoso peneano debido a sus efectos sobre el músculo liso cavernoso y puede duplicar el riesgo de DE.[12] El alcohol en pequeñas cantidades puede aumentar la libido y mejorar la erección. Sin embargo, en grandes cantidades, causa sedación central, disminución de la libido y DE transitoria.

Se sabe que el envejecimiento aumenta el riesgo de DE.[10] Muchos de los procesos patológicos que contribuyen a la DE, incluyendo la diabetes, la hiperlipidemia, la enfermedad vascular y los efectos a largo plazo del tabaquismo, son más frecuentes en los hombres mayores. La disminución de la testosterona relacionada con la edad también puede participar (andropausia).

Diagnóstico y tratamiento

El diagnóstico de la disfunción eréctil requiere de una anamnesis cuidadosa (médica, sexual y psicosocial), exploración física y pruebas de laboratorio para descartar causas orgánicas. Puesto que muchos fármacos pueden causar DE, también es necesario indagar los antecedentes de su uso.

Cuando una persona presenta afecciones metabólicas múltiples, la probabilidad de desarrollar enfermedades cardiovasculares es mayor que si tuviera solo una.[13] La asociación entre DE y el síndrome metabólico puede estar relacionada con la disfunción endotelial subyacente presente en ambas afecciones.[12] Un paciente con DE debe valorarse con respecto a la enfermedad vascular y la diabetes mellitus de tipo 2 concomitantes. Los factores de riesgo cardiovasculares deben modificarse o tratarse (p. ej., tabaquismo, diabetes, hipertensión, inactividad física e hiperlipidemia).

Un gran porcentaje de pacientes experimenta una combinación de DE psicógena y orgánica. La DE orgánica puede asociarse con deterioro progresivo de la ansiedad por desempeño, que intensifica la disfunción eréctil. Para tratar de manera integral a estos pacientes, el médico y el psicoterapeuta pueden necesitar colaborar entre sí y combinar el asesoramiento con una o más opciones terapéuticas.

La modalidad del tratamiento seleccionada depende de múltiples factores, como la gravedad de la DE, la causa subyacente y la elección del paciente y su pareja. Las pruebas hasta la fecha sugieren que la única modificación de estilo de vida que puede hacer una diferencia en la incidencia de la DE es mantener o iniciar ejercicio físico.[12]

Cualquier régimen terapéutico debe tomar siempre en cuenta la actitud de la pareja ante el problema, así como la posible respuesta a un tratamiento eficaz. Los métodos de tratamiento incluyen la orientación psicosexual, la restitución de andrógenos intracavernosos y de administración oral, dispositivos de constricción por vacío y quirúrgicos.[9]

Los métodos de tratamiento psicosexual para la disfunción eréctil varían de un paciente a otro debido a que las fuentes de ansiedad también lo hacen. El estrés en una relación sentimental, la depresión, la culpa, los problemas con la intimidad y la falta de experiencia sexual pueden aumentar la ansiedad, que entonces puede manifestarse como DE. Los tratamientos psicosexuales pueden incluir educación sexual, estrategias para mejorar la comunicación de pareja y terapia cognitivo-conductual. Estos tratamientos a menudo se combinan con fármacos para la DE.[12] Los resultados de la terapia psicosexual son relativamente buenos en el corto plazo; sin embargo, es más difícil mantenerlos a largo plazo.[14]

La mayoría de los pacientes con DE responden a los medicamentos administrados por vía oral. Los inhibidores de la fosfodiesterasa-5 (PDE5, *phosphodiesterase-5*) se usan con frecuencia para tratar la disfunción eréctil. Estos fármacos inhiben de manera selectiva la PDE5 y aumentan la cantidad de GMPc disponible para la relajación del músculo liso; de esta manera inducen la vasodilatación, un aumento de la irrigación sanguínea corporal y la erección. El uso simultáneo de inhibidores de la PDE5 y nitratos (utilizados para la enfermedad isquémica del corazón) está contraindicado debido al riesgo de hipotensión grave.[12]

Otro tratamiento eficaz para la disfunción eréctil es el uso de inyecciones intracavernosas. Este análogo de la prostaglandina E_1 relaja el músculo liso arterial y trabecular y es eficaz para tratar la disfunción eréctil. Se inyecta directamente en uno de los dos cuerpos cavernosos (con difusión hacia el contralateral) o se coloca a manera de supositorio en la uretra. La fentolamina (antagonista del receptor α_2-adrenérgico) y la papaverina (relajante del músculo liso) también se administran por inyección intracavernosa. Este tratamiento se puede utilizar en la mayoría de los hombres con disfunción eréctil, pero es especialmente útil en quienes no responden a los fármacos orales. Otras terapias físicas, como los dispositivos por vacío y los fármacos intracavernosos, se emplean según la necesidad. Sin embargo, las tasas de abandono de estas alternativas terapéuticas son altas debido a los efectos secundarios, aversión a las agujas y falta de voluntad de la pareja para participar.[12]

Los dispositivos de constricción por vacío implican la aplicación de vacío al pene dentro de un cilindro que provoca su tumescencia y rigidez, el cual se sostiene mediante un anillo de constricción en la base del pene. Los cambios fisiológicos del pene se diferencian de una erección normal porque no se produce relajación del músculo liso trabecular y simplemente se atrapa sangre en los compartimientos intracorpóreo y extracorpóreo del pene distales al anillo de constricción. Los dispositivos de constricción por vacío requieren de un paciente motivado y una pareja cooperadora. Son más populares entre las parejas de los grupos de edad madura y avanzada.

El tratamiento quirúrgico de la disfunción eréctil se reserva, por lo general, para los pacientes en quienes han fracasado o están contraindicados los tratamientos más conservadores. La mayoría de los pacientes quirúrgicos tienen enfermedad arterial o venosa significativa, fibrosis de cuerpos cavernosos del pene o enfermedad de La Peyronie. Aunque el resultado de la intervención quirúrgica puede ser más confiable en ciertos pacientes seleccionados, la incidencia de morbilidad y de complicaciones es significativamente mayor que con otras opciones terapéuticas.

Los implantes inflables de pene con componentes múltiples o maleables se reservan generalmente para los pacientes en quienes fracasó el tratamiento más conservador y están asociados con altos índices de satisfacción. El fallo del dispositivo y la infección protésica son infrecuentes.

Enfermedad de La Peyronie y disfunción eréctil

La enfermedad de La Peyronie es una curvatura del pene debida a fibrosis en la túnica albugínea. Los cuerpos cavernosos afectados no pueden alargarse en la erección. La DE se presenta en el 30-40% de los hombres con enfermedad de La Peyronie. Aunque su mecanismo no se entiende claramente, la mayoría parece presentar un problema vascular

Si el paciente presenta enfermedad de La Peyronie y DE, la recomendación es someterse a la inserción de un implante de pene, ya que no es probable que el enderezamiento quirúrgico resuelva por sí solo la DE.

Priapismo

El priapismo se refiere a una erección involuntaria persistente (de más de 4 h) que continúa durante horas después de la estimulación sexual o que no tiene relación con ella. Por lo general, solo los cuerpos cavernosos están afectados. El priapismo es una verdadera urgencia urológica porque la erección prolongada puede causar isquemia y fibrosis del tejido eréctil con riesgo significativo de impotencia. El priapismo puede ocurrir a cualquier edad. La enfermedad de células falciformes o las neoplasias son la causa más frecuente de priapismo entre los 5 y 10 años de edad. Los subtipos de priapismo incluyen el isquémico (venooclusivo, de flujo bajo), una erección persistente, no sexual, caracterizada por poco o ningún flujo sanguíneo cavernoso y gases sanguíneos arteriales cavernosos anómalos (hipoxia, hipercapnia y acidosis). Los cuerpos cavernosos son rígidos y dolorosos a la palpación. Los pacientes suelen manifestar dolor. Una variedad de factores etiológicos puede contribuir al fracaso del mecanismo de detumescencia en esta afección. El priapismo isquémico constituye una urgencia; el no isquémico (de flujo arterial alta) se refiere a una erección persistente, no sexual, causada por el flujo arterial cavernoso no regulado. Los gases sanguíneos cavernosos no corresponden a hipoxia o acidosis. Por lo general, el pene no está completamente rígido ni es doloroso. El antecedente de un traumatismo es la causa descrita con mayor frecuencia. El priapismo discontinuo (intermitente) es una forma recurrente de priapismo isquémico, con erecciones dolorosas no deseadas y periodos intermedios de detumescencia.

Aunque no todas las formas de priapismo requieren intervención inmediata, el de tipo isquémico se asocia con fibrosis progresiva de los tejidos de los cuerpos cavernosos y DE.[15] Por esta razón, todos los pacientes con priapismo deben evaluarse de forma urgente para intervenir tan pronto como sea posible en aquellos con el tipo isquémico. El objetivo del tratamiento de todos los pacientes con priapismo es lograr la detumescencia y conservar la función eréctil.

Puede ocurrir priapismo secundario a una enfermedad o un efecto farmacológico. Las causas secundarias incluyen afecciones hemáticas, como leucemia, anemia drepanocítica y trombocitopenia; alteraciones neurológicas, como ictus, lesión de la médula espinal y otras del sistema nervioso central; e insuficiencia renal. Los hombres con anemia drepanocítica a menudo resultan afectados por priapismo. Se piensa que la desoxigenación y la estasis relativas de la sangre cavernosa durante la erección aumentan la drepanocitosis. Diversos fármacos, como antihipertensivos, fármacos anticoagulantes, antidepresivos, alcohol y marihuana, pueden contribuir al desarrollo del priapismo. Actualmente, el tratamiento mediante la inyección intracavernosa para la disfunción eréctil es una de las causas más frecuentes de priapismo.

El diagnóstico de priapismo se basa en los datos clínicos. Se pueden utilizar los estudios Doppler del flujo sanguíneo del pene, ecografía y tomografía computarizada (TC) para determinar alteraciones patológicas intrapélvicas. Las medidas de tratamiento iniciales incluyen analgésicos, sedación e hidratación. La retención urinaria puede requerir sondaje. Las medidas locales se componen de paquetes de hielo y enemas de solución salina fría, la aspiración e irrigación de los cuerpos cavernosos con solución salina simple o heparinizada, o la aplicación de fármacos α-adrenérgicos. Si un tratamiento menos intensivo no produce detumescencia, puede establecerse una derivación quirúrgica temporal entre los cuerpos cavernosos y el esponjoso.

Cáncer de pene

La edad promedio de los hombres con diagnóstico de carcinoma espinocelular del pene es de 60 años. Entre los factores de riesgo conocidos se encuentran edad avanzada, higiene deficiente, tabaquismo, infecciones por VPH de tipos 16 y 18, exposición a la radiación ultravioleta e inmunosupresión.[2] Existe una asociación entre el cáncer de pene, la higiene genital deficiente y la fimosis. Los hombres con psoriasis tratados con radiación ultravioleta A tienen una mayor incidencia de carcinoma espinocelular genital. Se piensa que el carcinoma espinocelular del pene progresa a partir de una lesión *in situ* hasta su forma invasora. Las lesiones peneanas con las características histológicas del carcinoma *in situ* requieren de un seguimiento cuidadoso debido a su potencial para progresar a la forma invasora.

El carcinoma invasor del pene comienza como una protuberancia o úlcera pequeña. Si hay fimosis, pueden presentarse edema doloroso, secreción purulenta o dificultad para orinar. Los ganglios linfáticos pueden ser palpables en la región inguinal. Por lo general, el diagnóstico se basa en la exploración física y los resultados de la biopsia. Se pueden emplear la cavernosonografía, uretroscopia, TC y resonancia magnética (RM) para el estudio diagnóstico.

Las opciones de tratamiento varían según la etapa, el tamaño, la ubicación y la invasividad del tumor. La intervención quirúrgica sigue siendo el pilar del tratamiento del carcinoma invasor. Las lesiones superficiales primarias, libremente móviles, que no invaden los cuerpos cavernosos y no presentan signos de la enfermedad metastásica pueden resecarse. La penectomía parcial o total con disección apropiada de ganglios linfáticos está indicada para las lesiones invasoras.

RESUMEN

Las afecciones del pene pueden ser congénitas o adquiridas. El *hipospadias* y el *epispadias* son defectos congénitos en los que hay una posición incorrecta de la abertura uretral: se encuentra en la superficie ventral del pene en el hipospadias y en la dorsal en el epispadias. La *fimosis* es una afección donde la abertura del prepucio es demasiado estrecha para permitir su retracción sobre el glande. La *balanitis* es una inflamación aguda o crónica del glande, y la *balanopostitis*, del glande y el prepucio. La enfermedad de La Peyronie se caracteriza por el crecimiento de una banda de tejido fibroso en la parte superior del cuerpo del pene. La *DE* se define como la incapacidad persistente para lograr y mantener una erección suficiente para permitir un coito satisfactorio. Puede ser ocasionada por factores psicógenos, alteraciones orgánicas o afecciones mixtas, psicógenas y orgánicas. El priapismo es una erección prolongada y dolorosa que puede conducir a trombosis, con isquemia y necrosis de los tejidos del pene. El cáncer de pene representa menos del 1% de los cánceres genitales masculinos en los países desarrollados. Aunque el tumor es de crecimiento lento y altamente curable cuando se diagnostica a tiempo, el mayor obstáculo para un tratamiento exitoso es un retraso en la búsqueda de atención médica.

Alteraciones del escroto y los testículos

El *escroto* es una bolsa cubierta de piel que contiene los testículos y sus órganos accesorios (*véase* la fig. 43-6A).

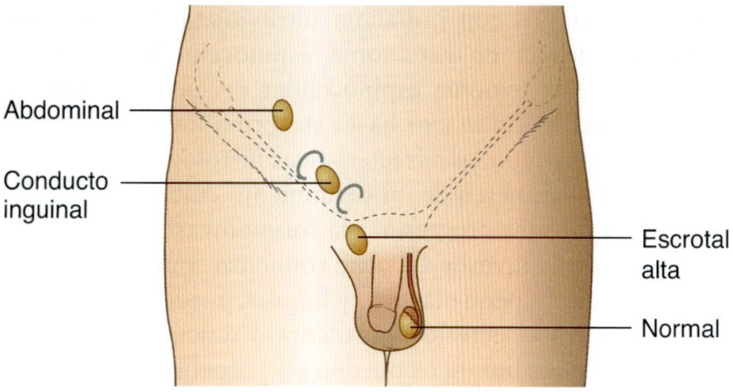

FIGURA 43-5. Posibles ubicaciones de los testículos no descendidos.

Alteraciones congénitas y adquiridas

Criptorquidia

La criptorquidia, o testículos no descendidos, se produce cuando uno o ambos testículos no pueden descender en el saco escrotal. Los testículos no descendidos pueden permanecer en la parte inferior del abdomen, en un punto de su trayecto dentro del conducto inguinal o en la parte superior del escroto (fig. 43-5).[2] En el capítulo 42 se describe el proceso de descenso testicular.

La criptorquidia es la alteración congénita más frecuente del aparato genitourinario en los lactantes.[16] Su incidencia es del 2-4%; sin embargo, hasta el 33% de los neonatos prematuros la presentan.[14] La fisiopatología de la criptorquidia no se conoce del todo. La criptorquidia no corregida puede tener implicaciones extremas, especialmente en el potencial de fecundidad y la transformación maligna de algunas líneas celulares testiculares.[14] Clínicamente, la presencia de criptorquidia unilateral es más frecuente que la bilateral. Alrededor del 80% de los casos son unilaterales, mientras que el 20% restante representan la forma bilateral.[17]

La criptorquidia puede clasificarse como primaria o secundaria. En la criptorquidia primaria, los testículos no completan su migración desde su origen embriológico pararrenal hacia el escroto. En cambio, pueden localizarse en una posición intraabdominal no palpable o palparse de forma intracanalicular, supraescrotal o ectópica (fuera de la vía normal de descenso). En la criptorquidia secundaria, un testículo que previamente había estado en una posición escrotal puede ser impulsado a una posición supraescrotal como resultado de la cicatrización, a menudo después de la reparación quirúrgica de una hernia inguinal.[18] Los factores de riesgo identificados para la criptorquidia son indefinibles. Se piensa que el factor más importante es la prematuridad; la incidencia de criptorquidia en los neonatos prematuros se ha informado como superior al 30%.[19] Numerosos casos de criptorquidia culminan con el descenso espontáneo posnatal. Debido a que el descenso espontáneo después de los 6 meses es menos probable, en las guías clínicas se recomienda el envío a un especialista si los testículos no han descendido completamente a los 6 meses.[17]

Manifestaciones clínicas y complicaciones

La principal manifestación clínica de la criptorquidia es la ausencia de uno o ambos testículos en el escroto. El testículo no es palpable o se percibe por fuera del anillo inguinal.

Las anomalías histológicas de los testículos reflejan defectos intrínsecos o efectos adversos del ambiente extraescrotal. Hay un retraso en el desarrollo de las células germinativas, cambios en los túbulos espermáticos y un número reducido de células de Leydig. Estos cambios son progresivos con el tiempo si los testículos permanecen sin descender.

Diagnóstico y tratamiento

El diagnóstico se basa en una exploración cuidadosa. Los testículos no descendidos deben diferenciarse de los retráctiles, los cuales retroceden dentro del conducto inguinal en respuesta a un reflejo exagerado del músculo cremáster. En general, los testículos retráctiles son palpables al nacer, pero más adelante no. Pueden hacerse descender por palpación cuidadosa en una habitación tibia. Los testículos retráctiles asumen frecuentemente una posición escrotal durante la pubertad. Las técnicas para la localización testicular incluyen ecografía, venografía y arteriografía gonadales, y laparoscopia.

El único tratamiento definitivo para un testículo no descendido es la intervención quirúrgica. Se han utilizado tratamientos hormonales para estimular el descenso testicular. Estos tratamientos médicos parecen más apropiados para los pacientes con criptorquidia de nivel bajo y testículos retráctiles, pero las tasas de éxito son todavía pequeñas.[20] Las consecuencias de la criptorquidia incluyen infecundidad, cáncer (riesgo 20-40 veces mayor), torsión testicular (riesgo 10 veces mayor) y posibles efectos psicológicos por tener un escroto vacío.[1] Por lo tanto, la base del tratamiento es el tratamiento quirúrgico definitivo y correctivo, y ya no se recomiendan las terapias hormonales.[17]

El tratamiento de los hombres con testículos no descendidos debe incluir el seguimiento durante toda la vida. Los padres deben estar al tanto del mayor riesgo de esterilidad y de cáncer testicular. Al llegar a la pubertad, debe capacitarse a los hombres con criptorquidia en cuanto a la necesidad de la autoexploración testicular.

Hidrocele

El hidrocele es la acumulación de líquido en el escroto sin una hernia inguinal evidente. Los testículos y el epidídimo se encuentran rodeados completamente por la túnica vaginal, una bolsa serosa derivada del peritoneo durante el descenso fetal de los testículos en el escroto. La túnica vaginal tiene una capa parietal externa y una visceral, más profunda, que se adhiere a la cubierta fibrosa densa de los testículos, la túnica albugínea. Por lo general, existe un espacio entre estas dos capas que contiene unos pocos mililitros de líquido transparente. El hidrocele se forma cuando se acumula un exceso de líquido entre las capas de la túnica vaginal (fig. 43-6C).[9] El hidrocele típico se visualiza poco después del nacimiento como un edema unilateral o bilateral del escroto y puede variar en sus dimensiones. El escroto se observa hinchado por el líquido y puede tener un tinte azulado. También puede estar muy tenso, aunque no suele presentar hipersensibilidad. La transiluminación del escroto (aplicación de una luz brillante a través del escroto para visualizar sus estructuras internas) o la ecografía pueden ayudar a determinar si la masa es sólida o quística y si el testículo es normal. Un hidrocele denso que no permite el paso de la luz debe diferenciarse de un tumor testicular. El tratamiento del hidrocele es la observación

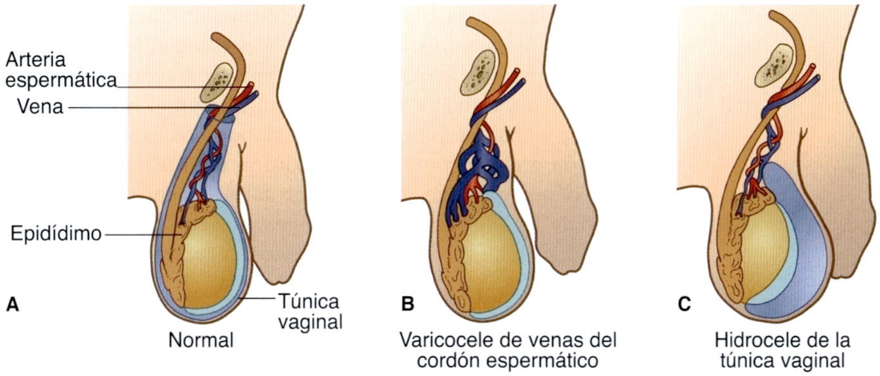

FIGURA 43-6. A. Testículo y sus apéndices normales. B. Varicocele. C. Hidrocele.

durante los primeros 1-2 años de vida de un niño, a menos que no se pueda descartar el diagnóstico de una hernia. Los hidroceles que persisten o aparecen después de esa edad tienen poca probabilidad de resolverse de manera espontánea y, por lo tanto, deben someterse a la reparación quirúrgica. La prevalencia de los hidroceles congénitos es de aproximadamente un 6% al nacer y un 1% en la edad adulta.[21] El hidrocele agudo puede desarrollarse después de una lesión local, torsión testicular, epididimitis u orquitis, gonorrea, obstrucción linfática o tumor testicular de células germinativas o como un efecto secundario de la radioterapia. El hidrocele crónico es más frecuente, con una acumulación de líquido alrededor del testículo y una masa de crecimiento gradual.

La mayoría de los casos de hidrocele en los lactantes y los niños son ocasionados por un proceso vaginal permeable, que consiste en una protrusión del peritoneo a través del anillo inguinal interno, que generalmente se cierra de manera espontánea tras el descenso testicular. El cierre incompleto del proceso vaginal puede dar lugar a una comunicación anómala entre la cavidad abdominal y la región inguinal.[21] Un hidrocele que se desarrolla sin causa aparente en un hombre joven requiere una valoración cuidadosa para descartar cáncer o infección. En un adulto, el hidrocele a menudo es asintomático y no requiere tratamiento alguno. Cuando se presentan síntomas, pueden ser de pesadez en el escroto o dolor en la parte baja de la espalda. Si el hidrocele es doloroso o estéticamente desagradable, está indicada su corrección quirúrgica. La reparación quirúrgica puede realizarse por vía inguinal o transescrotal.

Hematocele

Un hematocele es la acumulación de sangre en el espacio entre las hojas parietal y visceral de la túnica vaginal, que hace que la piel del escroto se torne rojo oscuro o púrpura. El hematocele a menudo se asocia con un hidrocele. Puede aparecer como resultado de un procedimiento quirúrgico abdominal, un traumatismo escrotal, una alteración hemorrágica o un tumor testicular.

Espermatocele

El espermatocele es un quiste indoloro que contiene espermatozoides y se forma en el extremo del epidídimo. Se encuentra por arriba y detrás de los testículos, separado de ellos y adherido al epidídimo.[2] Los espermatoceles pueden ser solitarios o múltiples y generalmente de menos de 1 cm de diámetro. Se mueven con libertad y se transiluminan. Los espermatoceles pocas veces causan problemas, pero si tienen un tamaño grande, pueden ser dolorosos y requerirse su resección.

Varicocele

Un varicocele se caracteriza por la presencia de venas varicosas en el plexo pampiniforme, la red de venas que drena los testículos (fig. 43-6B). El lado izquierdo resulta afectado con mayor frecuencia, porque la vena espermática interna izquierda desemboca en la vena renal izquierda en ángulo recto, mientras que la vena espermática derecha lo hace en la vena cava inferior.[9] Las válvulas incompetentes son más frecuentes en las venas espermáticas internas izquierdas, lo que causa un reflujo de sangre hacia las venas del plexo pampiniforme. La fuerza de gravedad debida a la posición erecta también contribuye a la dilatación venosa. Si el problema persiste, pueden dañarse las fibras elásticas y desarrollarse hipertrofia de las paredes de la vena. En los hombres con varicocele, disminuye la movilidad y la concentración de los espermatozoides. Puede deberse a una serie de alteraciones, pero en la mayoría de los casos es idiopático. El varicocele unilateral en hombres de edad avanzada puede indicar la presencia de un tumor renal que ha invadido la vena renal y ocluye el drenaje por la vena espermática.[21]

Los varicoceles pocas veces ocurren antes de la pubertad. Los síntomas incluyen una sensación anómala de pesadez en el escroto izquierdo, aunque muchos varicoceles son asintomáticos. Por lo general, la afección se diagnostica con facilidad en la exploración física con la persona en las posiciones de pie y decúbito. Suele desaparecer en la posición de decúbito por la descompresión de la vena.[9] La palpación escrotal de un varicocele se ha comparado con la sensación de una "bolsa de lombrices".[9] Los varicoceles pequeños a veces son difíciles de identificar. Puede utilizarse la maniobra de Valsalva para acentuar las varices pequeñas. En caso de varicocele, puede detectarse el flujo de sangre retrógrado hacia el escroto mediante ecografía Doppler.

Las opciones de tratamiento incluyen la ligadura quirúrgica o esclerosis con un catéter transvenoso percutáneo bajo guía fluoroscópica. Además de mejorar la fecundidad, otros motivos para la intervención quirúrgica incluyen el alivio de la sensación de "pesadez" y la mejoría estética.

Torsión testicular

La torsión testicular se refiere al giro sobre su eje del cordón espermático que suspende al testículo y la pérdida homolateral subsecuente de la irrigación sanguínea (fig. 43-7).

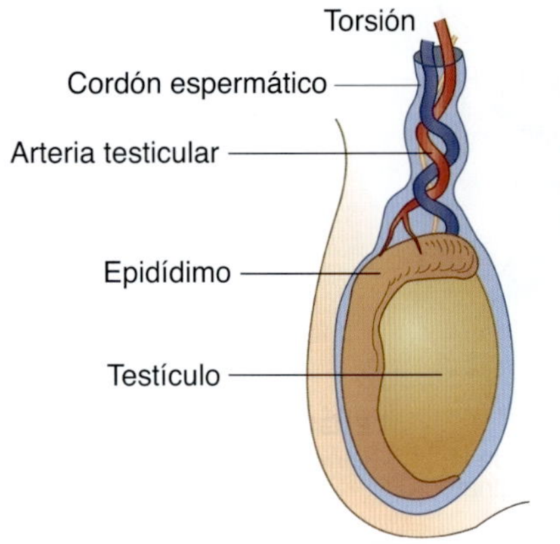

FIGURA 43-7. Torsión testicular con giro del cordón espermático que sostiene la gónada y los vasos espermáticos que le suministran sangre.

Considerada una urgencia urológica, su diagnóstico y tratamiento tempranos son fundamentales para conservar el testículo y la fecundidad futura.[22] La tasa de viabilidad testicular disminuye rápidamente después de 6 h del inicio de los síntomas.[23] Es la afección escrotal aguda más frecuente en la población pediátrica y de adultos jóvenes, y ocurre en 1 de cada 4 000 hombres menores de 25 años de edad.[9] La torsión testicular puede dividirse en dos entidades clínicas distintas según el grado de implicación del cordón espermático: las torsiones intravaginal y extravaginal.[24]

Torsión intravaginal

Por lo general, la túnica vaginal se une con firmeza a la cara externa posterior del testículo y el cordón espermático es poco móvil. Si la inserción de la túnica vaginal al testículo es demasiado alta, el cordón espermático puede girar en su interior, lo que puede causar una torsión intravaginal. Este defecto se conoce como *deformidad en badajo de campana* y ocurre aproximadamente en el 17% de los hombres, y la forma bilateral, en el 40%.[25] La torsión intravaginal se presenta con mayor frecuencia en los adolescentes. Se cree que el aumento de peso del testículo después de la pubertad, así como la contracción repentina del músculo cremáster, son los promotores de la torsión aguda en esta población.[25] La torsión intravaginal es mucho más frecuente que la extravaginal. Los pacientes con torsión intravaginal suelen acudir con malestar importante unas horas después de su inicio y, a menudo, presentan náuseas, vómitos y taquicardia. El testículo afectado es grande e hipersensible, con dolor que se irradia a la región inguinal. La torsión testicular intravaginal es una verdadera urgencia quirúrgica y requiere detección y tratamiento tempranos.

Torsión extravaginal

La torsión extravaginal ocurre casi exclusivamente en los neonatos. En los recién nacidos, el testículo con frecuencia no ha descendido aún al escroto, al que se une dentro de la túnica vaginal, cuya movilidad lo predispone a la torsión. La fusión inadecuada del testículo a la pared escrotal, por lo general, se diagnostica dentro de los primeros 7-10 días de la vida. Al nacer, o poco después, se detecta una masa escrotal indolora, lisa y firme. La piel del escroto se observa roja y presenta algún edema. El diagnóstico diferencial es relativamente fácil, porque los tumores testiculares, la orquitis y la epididimitis son excesivamente raras en los neonatos, un hidrocele es más blando y puede transiluminarse, y la exploración física puede descartar la presencia de una hernia. La realización del tratamiento quirúrgico es controvertido.[24] El testículo a menudo se encuentra alto en el escroto y con una orientación anómala, que son cambios causados por la torsión y el acortamiento del cordón espermático. El grado de edema y enrojecimiento escrotales depende de la duración de los síntomas. Los testículos se encuentran firmes e hipersensibles. El reflejo cremastérico a menudo está ausente.[26]

Infección e inflamación

Epididimitis

La epididimitis es una inflamación aguda o crónica del epidídimo.[1] Ocurren alrededor de 600 000 casos de epididimitis al año en los Estados Unidos.[27]

Los pacientes con epididimitis se presentan con inicio gradual de dolor testicular posterior, por lo general, unilateral que, en ocasiones, se irradia a la parte inferior del abdomen.[28] La epididimitis aguda generalmente implica dolor, edema e inflamación del epidídimo que dura menos de 6 semanas. La epididimitis crónica se caracteriza por un período mayor de 6 semanas con los síntomas ya descritos. También pueden estar presentes otros signos y síntomas, como secreción, disuria, polaquiuria, urgencia miccional, eritema de la piel del escroto y fiebre. La elevación física del testículo o el escroto cuando un paciente está de pie disminuye el dolor de la epididimitis, pero no el asociado con la torsión testicular.

Por lo general, la torsión se observa con inicio agudo del dolor testicular. Si la torsión testicular es la causa del dolor, una intervención quirúrgica dentro de las 6 h siguientes a su inicio es indispensable para prevenir el infarto, la necrosis, la atrofia y la pérdida de la gónada.[28] La gangrena de Fournier es otra posible causa de dolor testicular. Esta enfermedad puede aparecer discretamente con malestar general y molestias escrotales, que dan paso al dolor con coloración progresiva de la piel escrotal o perineal (eritema y equimosis). Al final, estas regiones corporales se tornan negras conforme el tejido presenta necrosis. La gangrena de Fournier puede corresponder a una infección mixta por bacterias aerobias/anaerobias debida a una variedad de fuentes potenciales, que incluyen absceso perirrectal, traumatismos, circuncisión y picadura de un insecto, hemorroides u otros daños de tejidos de las regiones perirrectal o genital. La gangrena de Fournier requiere desbridamiento inmediato de la herida junto con administración de antibióticos.

La epididimitis es causada por múltiples fuentes microbianas infecciosas, no infecciosas e, incluso, postinfecciosas. En la mayoría de los casos de epididimitis bacteriana, el ascenso retrógrado de los microorganismos es el mecanismo de la infección. En otros casos, como con *Mycobacterium tuberculosis*, la diseminación hematógena del epidídimo es el mecanismo de la infección.[28]

Las bacterias que causan epididimitis son altamente dependientes de la edad y las prácticas sexuales. Los microorganismos patógenos del aparato urinario, como *Escherichia coli*, son causa de epididimitis en hombres menores de 14 años y mayores de 35 años de edad.[28] En los hombres mayores, el epidídimo se infecta en el contexto de la bacteriuria secundaria a la obstrucción de la salida de la vejiga por hipertrofia prostática, instrumentación urinaria, biopsia de la próstata o intervenciones quirúrgicas urológicas. Las anomalías anatómicas también contribuyen a la etiología de epididimitis bacteriana inespecífica, causada por una variedad de bacterias aerobias. En los hombres sexualmente activos de 14-35 años de edad y mayores que tienen actividad sexual con hombres, *Neisseria gonorrhoeae* y *C. trachomatis* son los microorganismos causales más frecuentes.

Otras bacterias, como *Pseudomonas aeruginosa*, *Klebsiella pneumoniae*, *Haemophilus influenzae*, *Proteus mirabilis*, *Ureaplasma urealyticum* y *M. genitalium*, también se han asociado con la epididimitis.[28] En los niños, la etiología más prevalente es vírica, con enterovirus y adenovirus como los más frecuentes.[28]

Las causas de epididimitis no infecciosa informadas incluyen traumatismos, posbiopsia prostática e inflamación del epidídimo posvasectomía, sarcoidosis, enfermedad de Behçet, vasculitis asociada con púrpura de Schönlein-Henoch y medicamentos, como la amiodarona, un antidisrrítmico.[28]

Manifestaciones clínicas

La epididimitis se caracteriza por dolor unilateral e inflamación, acompañados de eritema y edema de la piel escrotal que se desarrolla durante un período de 24-48 h. Al inicio, la inflamación e induración se limitan al epidídimo.[9] Sin embargo, la distinción entre el testículo y el epidídimo es menos evidente conforme progresa la inflamación, y el testículo y el epidídimo se transforman en una masa. Los hombres que padecen epididimitis suelen presentar un reflejo cremastérico normal.[26] Puede haber hipersensibilidad en la ingle (cordón espermático) o en la parte inferior del abdomen. Las manifestaciones de disuria y fiebre se observan en aproximadamente la mitad de los casos. La presencia de secreción uretral depende del microorganismo que causa la infección; por lo general, acompaña a infecciones gonorreicas, es frecuente en las infecciones por clamidias y menos frecuente en las causadas por microorganismos gramnegativos.

Diagnóstico y tratamiento

Por lo general, los resultados de laboratorio muestran un recuento elevado de leucocitos. El análisis de orina y el urocultivo son importantes para el diagnóstico de la epididimitis, con bacteriuria y piuria sugerentes de la enfermedad. Sin embargo, el análisis de orina puede resultar normal. Si el diagnóstico permanece incierto, la ecografía Doppler a color puede ser útil para determinar el aumento del flujo sanguíneo a los testículos afectados.

El tratamiento de la epididimitis se centra en resolver la causa de la infección y reducir los síntomas.[27] Está indicado el tratamiento antibiótico empírico antes de contar con los resultados de laboratorio. Los objetivos del tratamiento de la epididimitis aguda por *C. trachomatis* o *N. gonorrhoeae* son curar la infección, limitar los signos y síntomas, prevenir la transmisión y disminuir la posibilidad de complicaciones, como la infecundidad o el dolor crónico.[28] Se recomienda el reposo en cama, la elevación escrotal y los antiinflamatorios no esteroideos (AINE) hasta que hayan disminuido la fiebre y la inflamación local. La resolución completa del malestar varía y puede requerir semanas después de concluir el régimen antibiótico.[27]

Debe instruirse a los pacientes para volver con sus proveedores de atención de la salud si sus síntomas no mejoran dentro de las 48 h siguientes al inicio del tratamiento.[28] Los signos y síntomas de la epididimitis que no ceden en 3 días requieren una revaloración.

Los hombres con sospecha o confirmación de epididimitis aguda por *N. gonorrhoeae* o *C. trachomatis* deben instruirse para referir a sus parejas para valoración y tratamiento si hubo contacto en los 60 días previos a sus propios síntomas.[28] Debe evitarse el coito hasta que se complete el tratamiento antibiótico y el paciente no presente signos o síntomas.

Orquitis

La orquitis es la inflamación aguda del testículo secundaria a infección. La mayoría de los casos se asocian con una infección de parotiditis vírica. Sin embargo, puede ser causada por otros virus y bacterias. La infección primaria puede ocurrir en el aparato genitourinario (cistitis, uretritis, prostatitis) y después pasar al epidídimo y el testículo a través de los conductos deferentes o los vasos linfáticos del cordón espermático.[1] La orquitis puede desarrollarse como complicación de una infección sistémica, como la parotiditis epidémica, la escarlatina o la neumonía. La exploración clínica de los pacientes con orquitis incluye aumento de volumen testicular, hipersensibilidad, eritema de la piel del escroto, edema del escroto e induración de los testículos. Si estos signos y síntomas vienen acompañados por un epidídimo crecido, hay posibilidad de una epididimoorquitis. En los hombres sexualmente activos, deben obtenerse cultivos uretrales y recurrir a la tinción de Gram para la detección de *C. trachomatis* y *N. gonorrhoeae*. También deben ordenarse análisis de orina y urocultivo. El tratamiento de soporte incluye reposo en cama, compresas calientes o frías para analgesia y la elevación escrotal. Los síntomas de la orquitis aislada suelen resolverse de manera espontánea en alrededor de 3-10 días, en tanto la epididimitis se resuelve generalmente en un período similar después del inicio del tratamiento antibiótico. La espermatogénesis se deteriora de manera irreversible en aproximadamente el 30% de los casos de orquitis por parotiditis epidémica.

Neoplasias

Pueden desarrollarse tumores en el escroto o los testículos. Los tumores escrotales benignos son frecuentes y no suelen necesitar tratamiento. El carcinoma del escroto es raro y generalmente se asocia con la exposición a agentes cancerígenos. Casi todos los tumores sólidos de los testículos son malignos.

Cáncer de escroto

El cáncer de escroto está vinculado con la exposición a alquitrán, hollín y derivados del petróleo.[2] La mayoría de los carcinomas espinocelulares del escroto están vinculados con una higiene deficiente, la inflamación crónica y la exposición a fotoquimioterapia o los VPH. La media de edad de presentación con la enfermedad es de 60 años, a menudo precedidos por 20-30 años de irritación crónica.

En las primeras etapas, el cáncer del escroto puede aparecer como un pequeño tumor o crecimiento verrugoso que eventualmente se ulcera. La delgada pared escrotal carece de la reactividad del tejido necesaria para bloquear el proceso maligno; más de la mitad de los casos incluyen metástasis a los ganglios linfáticos. Dado que este tumor no responde bien a la quimioterapia o la irradiación, el tratamiento suele ser quirúrgico. El pronóstico se relaciona con la afectación ganglionar.

Cáncer de testículo

El cáncer de testículo representa el 1% de todos los cánceres masculinos.[2] Es relativamente raro, pero es el más frecuente en los hombres jóvenes entre los 15 y 35 años de edad. La incidencia de los tumores testiculares se ha duplicado en los últimos 40 años. La tasa de supervivencia a los 5 años supera el 95%, y después del tratamiento la mayoría de los supervivientes tienen una expectativa de vida casi normal.[29]

Etiología y patogenia

La causa del cáncer de testículo se desconoce. Los factores de riesgo incluyen antecedentes de criptorquidia, factores genéticos y alteraciones del desarrollo testicular.[2] Se ha descrito un agrupamiento familiar de la enfermedad. Existe una mayor incidencia de tumores de células germinativas testiculares, en especial seminomas, en los hombres infectados por el virus de la inmunodeficiencia humana (VIH). Los hombres con alteraciones del desarrollo testicular, incluidos aquellos con los síndromes de Klinefelter y de feminización testicular, tienen un mayor riesgo de tumores de células germinativas.

Cerca del 90% de los tumores malignos que se presentan en el testículo corresponden a los de células germinativas,[2] que pueden clasificarse en seminomas y no seminomas con base en su origen en las células germinativas primordiales y su capacidad de diferenciación. Dado que estos tumores se derivan de células germinativas en el testículo, son multipotenciales y a menudo segregan hormonas polipeptídicas o enzimas que representan etapas previas del desarrollo.

Los seminomas constituyen aproximadamente el 40% de los tumores de células germinativas y son más frecuentes en la cuarta década de la vida.[2] Se piensa que estos tumores provienen del epitelio seminífero de los testículos y son el tipo de tumor de células germinativas con mayor probabilidad de producir una población uniforme de células.

Los tumores no seminomas incluyen el carcinoma embrionario, el teratoma, el coriocarcinoma y derivados del carcinoma de células del saco vitelino. Los tumores no seminomas generalmente contienen más de un tipo celular y se diferencian menos que los seminomas. Los carcinomas embrionarios son los menos diferenciados, con capacidad totipotencial para convertirse en otros tipos celulares no seminomatosos. El coriocarcinoma es una forma rara y altamente maligna de cáncer de testículo, idéntico a los tumores que surgen en el tejido placentario. Los tumores de células del saco vitelino imitan histológicamente al saco vitelino embrionario. Los teratomas están compuestos por tipos de células somáticas de dos o más láminas de líneas germinativas. Son tumores generalmente benignos en los niños. En los adultos, pueden contener focos diminutos de células cancerosas.

Manifestaciones clínicas y diagnóstico

A menudo, el primer signo de cáncer testicular es un aumento leve de volumen del testículo, que puede acompañarse de cierto grado de malestar. Este puede ser un dolor en el abdomen o la ingle o una sensación de arrastre o pesadez en el escroto.[26] El cáncer de testículo puede diseminarse cuando el tumor apenas es palpable. Los signos de diseminación metastásica incluyen edema de miembros inferiores, dolor de espalda, masa en el cuello, tos, hemoptisis o mareo.

El diagnóstico de cáncer testicular requiere un interrogatorio urológico y exploración física minuciosos. Una masa testicular indolora puede corresponder al cáncer. Las afecciones que producen una masa intraescrotal similar al cáncer testicular incluyen epididimitis, orquitis, hidrocele o hematocele. La exploración en busca de masas debe incluir la palpación de los testículos y las estructuras circundantes, la transiluminación del escroto y la palpación abdominal. Puede usarse la ecografía testicular para diferenciar las masas. Las exploraciones por TC y RM se utilizan para valorar la diseminación metastásica.

Los marcadores tumorales que permiten medir los antígenos proteínicos producidos por las células malignas proporcionan información sobre la existencia de un tumor y su tipo. Estos marcadores permiten identificar las células tumorales, que son demasiado pequeñas para detectarse en la exploración física o en radiografías. Dos marcadores tumorales son útiles para valorar la respuesta del tumor al tratamiento: la α-fetoproteína, una glicoproteína que generalmente está presente en el suero fetal en grandes cantidades, y la sección β de la gonadotropina coriónica humana, una hormona generalmente producida por la placenta.[30] Durante el desarrollo embrionario, las células germinativas totipotenciales de los testículos pasan por vías de diferenciación normales y producen proteínas diferentes. La reaparición sugiere actividad de células indiferenciadas en un tumor testicular de células germinativas.

La estadificación clínica (clasificación TNM [*tumor, nodes, metastasis*]) del cáncer testicular es la siguiente: estadio I, tumor confinado a los testículos, el epidídimo o el cordón espermático; estadio II, tumor extendido a ganglios retroperitoneales por debajo del diafragma; y etapa III, metástasis fuera de los ganglios retroperitoneales o sobre el diafragma.[9] Los procedimientos incluyen TC de tórax, abdomen y pelvis, ecografía para la detección de metástasis ganglionares inferiores voluminosas y, de vez en cuando, linfangiografía.

Tratamiento

El tratamiento básico de todos los cánceres testiculares incluye orquiectomía, que se realiza en el momento de la exploración diagnóstica. La intervención quirúrgica permite una estadificación precisa de la enfermedad. Las recomendaciones de tratamiento adicional se basan en los resultados histopatológicos de la cirugía.

El tratamiento después de la orquiectomía depende de las características del tumor y la etapa clínica de la enfermedad. El cáncer de testículo es muy sensible al tratamiento. Las guías prácticas de consenso de la National Comprehensive Cancer Network (NCCN) guían el tratamiento y el seguimiento.[31] El tratamiento del cáncer de testículo puede tener efectos potencialmente adversos en el funcionamiento sexual. Los hombres sometidos a la disección retroperitoneal de ganglios linfáticos pueden experimentar eyaculación retrógrada o fracaso eyaculatorio debido a la lesión del plexo simpático. La infecundidad puede ser resultado de la eyaculación retrógrada o los efectos tóxicos de la quimioterapia o la radioterapia. Debe considerarse el uso de bancos de semen.

RESUMEN

Las alteraciones del escroto y los testículos incluyen criptorquidia, hidrocele, hematocele, espermatocele, varicocele y torsión testicular. Las afecciones inflamatorias pueden involucrar al saco escrotal, epidídimo o testículos. Los tumores pueden surgir en el escroto o los testículos. Por lo general, el cáncer de escroto está asociado con la exposición a productos derivados del petróleo. Los cánceres de testículo representan el 1% de todos los cánceres masculinos. Con los métodos actuales de tratamiento, un gran porcentaje de los hombres con estos tumores pueden ser curados.

Alteraciones de la próstata

La *prostatitis* se refiere a una variedad de alteraciones inflamatorias de la próstata. Puede ocurrir de forma espontánea, como resultado del sondaje o la instrumentación, o secundaria a otras enfermedades del aparato genitourinario masculino. Hay cuatro categorías de síndromes de prostatitis: 1) bacteriana aguda y 2) crónica, 3) prostatitis crónica/síndrome de dolor pélvico y 4) prostatitis inflamatoria asintomática.[15,18-21,32-34] Los hombres con prostatitis inflamatoria asintomática no presentan síntomas subjetivos y la afección se detecta de manera incidental en la biopsia o el análisis del líquido prostático.

Prostatitis bacteriana aguda

La prostatitis bacteriana aguda es una infección aguda de la próstata que causa dolor pélvico y síntomas del aparato urinario, como disuria, polaquiuria y retención urinarias, y puede conducir a síntomas sistémicos, como fiebre, escalofríos, náuseas, vómitos y malestar general.[35] Se calcula que la prostatitis bacteriana aguda constituye aproximadamente el 10% de todos los casos de prostatitis y su mayor incidencia ocurre en los pacientes de 20-40 años de edad y en los mayores de 70 años de edad.[35] En la mayoría de los casos, la prostatitis bacteriana aguda se debe a una infección uretral ascendente o reflujo intraprostático, que son facilitados por numerosos factores de riesgo, incluyendo hiperplasia prostática benigna, infecciones genitourinarias, antecedentes de enfermedades de transmisión sexual e inmunosupresión. Estas infecciones pueden ocurrir por inoculación directa después de la biopsia prostática transrectal y por manipulaciones transuretrales.[35] La diseminación directa o linfática desde el recto o la hematógena por septicemia bacteriana pueden causar prostatitis bacteriana aguda.[36] Las infecciones adquiridas en la comunidad son tres veces más frecuentes que las hospitalarias. La prostatitis bacteriana aguda es causada con mayor frecuencia por *E. coli*, seguida por *P. aeruginosa* y especies de *Klebsiella*, *Enterococcus*, *Enterobacter*, *Proteus* y *Serratia*.[35] En hombres sexualmente activos, deben considerarse *N. gonorrhoeae* y *C. trachomatis*.[37] Los pacientes con inmunosupresión son más propensos a presentar causas infrecuentes de prostatitis, como por especies de *Salmonella*, *Candida* y *Cryptococcus*.[35]

Los pacientes con prostatitis bacteriana aguda a menudo se presentan con inicio rápido de síntomas miccionales irritativos u obstructivos. Mientras que los síntomas irritativos incluyen disuria, polaquiuria y urgencia miccional, algunos ejemplos de síntomas miccionales obstructivos son disuria, micción incompleta, esfuerzo para orinar y chorro urinario débil. Los pacientes pueden manifestar dolor suprapúbico, rectal o perineal, así como eyaculación dolorosa, hematoespermia y defecación dolorosa.[35] Con frecuencia ocurren síntomas sistémicos, como fiebre, escalofríos, náuseas, vómitos y malestar general, y su presencia debe incitar a los médicos a determinar si el paciente cumple con los criterios clínicos de una septicemia.

La exploración física debe incluir la abdominal, para detectar distensión vesical e hipersensibilidad en el ángulo costovertebral, una inspección genital y un tacto rectal. Este último debe realizarse con cuidado, porque el masaje prostático vigoroso puede inducir bacteriemia.[36] La orina puede ser turbia y maloliente debido a una infección del aparato urinario. El tacto rectal revela una próstata inflamada, blanda, caliente, con áreas blandas dispersas. El masaje prostático produce una secreción espesa con leucocitos, que en el cultivo muestra proliferación numerosa de microorganismos patógenos. Debido a que la prostatitis aguda con frecuencia se asocia con anomalías anatómicas, por lo general se realiza una exploración urológica completa después de concluir el tratamiento. Si hay preocupación por la obstrucción miccional, debe medirse el volumen de orina residual posmiccional por ecografía.

El tratamiento de la prostatitis bacteriana aguda depende de la gravedad de los síntomas. Por lo general, incluye reposo en cama, hidratación adecuada, antibióticos, antipiréticos, analgésicos (de preferencia AINE) para aliviar el dolor y ablandadores de heces. En general, la prostatitis aguda responde al tratamiento antimicrobiano apropiado. En función de los resultados del urocultivo, el tratamiento con antibióticos se continúa durante al menos 4 semanas. Los pacientes muy enfermos, como aquellos con septicemia, pueden requerir hospitalización. Puede indicarse la colocación de una sonda suprapúbica si la micción es difícil o dolorosa.

Prostatitis bacteriana crónica

La prostatitis bacteriana crónica es una alteración sutil difícil de tratar. Casi siempre es causada por *E. coli* u otra especie de *Enterobacteriaceae* gramnegativa y, por lo general, afecta a los hombres de 36-50 años de edad. Después de un episodio de prostatitis bacteriana aguda, aproximadamente el 5% de los pacientes pueden progresar a la forma crónica.[38] Los pacientes pueden acudir con el antecedente de infecciones recurrentes, episódicas o persistentes del aparato urinario. También pueden presentarse otros síntomas urológicos irritativos u obstructivos. Se utilizan análisis de muestras de orina y líquido prostático para confirmar el diagnóstico. Las manifestaciones de presentación varían de un paciente a otro y pueden incluir cualquiera de las siguientes: disuria, urgencia miccional y polaquiuria, disuria inicial o retención urinaria, hematuria, orina maloliente y secreción uretral. Entre los episodios de infecciones agudas, algunos pacientes cursan asintomáticos, mientras que otros pueden describir una larga historia de síntomas persistentes. La fiebre y los escalofríos son infrecuentes; por lo general, solo se presentan en la prostatitis bacteriana aguda. El criterio de diagnóstico principal de la alteración crónica son los cultivos bacterianos positivos del líquido prostático. A menudo, también hay leucocitos en el líquido prostático que representan una inflamación prostática.

Los antibacterianos penetran mal en la próstata inflamada crónica. A menudo, se emplea el tratamiento a largo plazo (3-4 meses) con un antimicrobiano por vía oral apropiado a dosis bajas para tratar la infección.[38] La prostatectomía transuretral se ha utilizado para los pacientes con enfermedad resistente al tratamiento.

Prostatitis y síndrome de dolor pélvico crónicos

El de prostatitis/dolor pélvico crónicos es el más frecuente y el menos entendido de los síndromes de la prostatitis.[38]

Prostatitis inflamatoria

Una gran cantidad de hombres con prostatitis no presentan bacterias en el aparato urinario, pero aun así manifiestan dolor en pene, testículos y escroto, eyaculación dolorosa, dolor de espalda, dolor rectal y en la cara interna de los muslos, síntomas urinarios, disminución de la libido y DE. Los hombres con prostatitis no bacteriana suelen mostrar inflamación de la próstata con concentraciones altas de leucocitos y células inflamatorias anómalas en sus secreciones prostáticas. La causa de la enfermedad se desconoce.

Prostatitis no inflamatoria

Los hombres con prostatitis no inflamatoria, o *prostatodinia*, presentan síntomas similares a los de la prostatitis no bacteriana, pero con resultados de urocultivo negativos y sin datos de inflamación prostática. Se desconoce la causa. En algunos casos, hay una obstrucción funcional evidente del cuello de la vejiga, cerca del esfínter uretral externo. Durante la micción, esto origina presiones más altas de lo normal en la uretra prostática, que causan reflujo de orina al interior de la próstata y su irritación química por la orina. En otros casos, hay una aparente mialgia asociada con la tensión prolongada de los músculos del suelo pélvico.

Tratamiento

Los métodos de tratamiento para el síndrome de prostatitis/dolor pélvico crónicos son muy variables. Si el análisis de orina del paciente es normal, el médico realiza un tacto rectal con masaje prostático y valoración del líquido obtenido.[39] Si hay inflamación (≥ 10 leucocitos por campo de alto aumento), se prescriben antibióticos como un intento terapéutico junto con instrucciones de eyacular cada 3 días.[40] Si los resultados del cultivo de líquido prostático son negativos para leucocitos, se aplica entonces el mismo plan terapéutico, con la excepción de los antibióticos.[40] El tratamiento a menudo se dirige al control de los síntomas. Los baños de asiento y los AINE pueden dar algún alivio de los síntomas. En pacientes con síntomas irritativos al orinar, los anticolinérgicos o los bloqueadores α-adrenérgicos pueden ser beneficiosos.

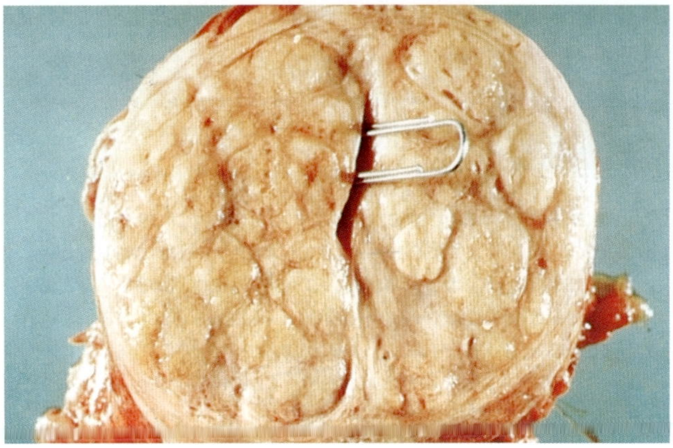

FIGURA 43-8. Hiperplasia nodular de la próstata. La superficie de corte de una próstata crecida por hiperplasia nodular muestra numerosos nódulos bien circunscritos de tejido prostático. La uretra prostática (sujetapapeles) comprimida hasta una rendija estrecha. Tomado de: Rubin R., Strayer D.S. (Eds.) (2015). *Rubin's pathology: Clinicopathologic foundations of medicine* (7th ed.). Philadelphia, PA: Lippincott Williams & Wilkins.

Hiperplasia y neoplasias

Hiperplasia prostática benigna

La hiperplasia prostática benigna (HPB) es una afección de los hombres en la que la próstata aumenta de volumen, pero sin cáncer (fig. 43-8).[41] La próstata pasa por dos períodos de crecimiento durante la vida del hombre. La primera es temprana en la pubertad, cuando duplica sus dimensiones.[41] La segunda fase de crecimiento comienza a los 25 años de edad y continúa durante el resto de su vida. En la segunda fase de crecimiento, conforme la próstata aumenta de volumen, se proyecta sobre la uretra y obstruye el flujo de orina. La pared vesical aumenta de grosor y, de manera eventual, la vejiga puede debilitarse y perder su capacidad de vaciamiento completo, por lo que deja algo de orina en su interior.[41] El estrechamiento de la uretra y la posterior retención urinaria se asocian con muchos de los signos y los síntomas de la HPB (p. ej., dificultad para iniciar la micción, nicturia e interrupción del chorro de orina). La HPB se caracteriza por la formación de lesiones grandes y definidas en la región periuretral de la próstata, más que en las periféricas, que con frecuencia son afectadas por el cáncer (fig. 43-9). La HPB es una de las enfermedades más habituales de los hombres durante el envejecimiento. Se ha informado que más del 75% de los hombres mayores de 80 años de edad presentan HPB.[2] Es rara en los menores de 40 años de edad.

Etiología

Se desconoce la causa de la HPB. Los siguientes factores ponen a los hombres en riesgo de desarrollar HPB: 40 años de edad y mayores, antecedentes familiares de HPB, afecciones médicas (como obesidad, enfermedad cardiovascular y diabetes de tipo 2), falta de ejercicio físico y DE.[41] La HPB no se desarrolla en los hombres cuyos testículos fueron extirpados antes de la pubertad. Los hombres producen testosterona y pequeñas cantidades de estrógenos. Conforme envejecen, la cantidad de testosterona activa en la sangre disminuye, con una mayor proporción de estrógenos como consecuencia.[41] Los estudios sugieren que la HPB es una consecuencia de

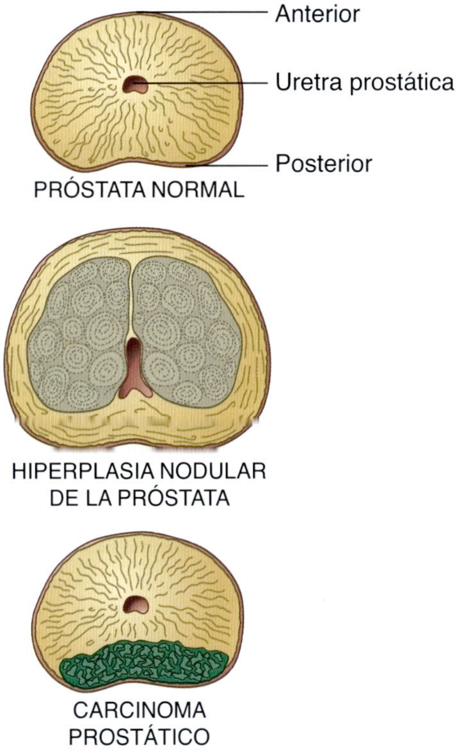

FIGURA 43-9. Próstata normal, hipertrofia nodular prostática benigna y cáncer de la próstata. Tomado de: Rubin R., Strayer D.S. (Eds.) (2015). *Rubin's pathology: Clinicopathologic foundations of medicine* (7th ed.). Philadelphia, PA: Lippincott Williams & Wilkins.

esta mayor proporción de estrógenos, que promueve el crecimiento de la próstata.

La dihidrotestosterona (DHT) es también una hormona masculina que participa en el desarrollo y crecimiento de la próstata.[41] Incluso con la disminución en la concentración de la testosterona sanguínea asociada con el envejecimiento, los hombres continúan produciendo DHT, la cual se acumula en concentraciones altas en la próstata. En alineación con esta teoría de la HPB, los investigadores han observado que los hombres que no producen DHT no desarrollan HPB. Los inhibidores de la 5α-reductasa se han utilizado para tratar la HPB. Los inhibidores de la 5α-reductasa previenen la conversión de la testosterona en la DHT, más potente.

Fisiopatología y manifestaciones clínicas

La localización anatómica de la próstata en el cuello de la vejiga contribuye a la fisiopatología y sintomatología de la HPB. El componente estático de la HPB se relaciona con un aumento del tamaño prostático y da lugar a síntomas como un chorro urinario débil, goteo posmiccional, polaquiuria y nicturia. El componente dinámico de la HPB se relaciona con el tono del músculo liso prostático, cuyo principal receptor es el α_1-adrenérgico. Por ello, en el tratamiento de la HPB se utilizan bloqueadores α_1. Un tercer componente, la inestabilidad del detrusor, y la alteración de la contractilidad de la vejiga, pueden contribuir a los síntomas con independencia de la obstrucción de la salida.[42]

Los síntomas de la porción inferior del aparato urinario que sugieren HPB pueden incluir polaquiuria (micción ocho o más veces al día), urgencia miccional (incapacidad para retrasar la micción, disuria inicial, chorro débil o interrumpido), goteo al final de la micción, nicturia (micción frecuente durante los períodos de sueño), retención urinaria, incontinencia urinaria (pérdida accidental de orina), dolor después de la eyaculación o durante la micción, y orina con un color u olor raro.[41] Los síntomas de HPB suelen provenir de una uretra bloqueada o una vejiga sobrecargada por tratar de hacer pasar la orina a través de la obstrucción. El tamaño de la próstata no siempre determina el grado de la obstrucción o los síntomas.[41] Menos de la mitad de los pacientes con HPB presentan síntomas de vías urinarias inferiores.[41] En ocasiones, no saben que tienen un bloqueo hasta que no pueden orinar en absoluto (*retención urinaria aguda*). Esta situación puede derivarse de tomar medicamentos para el resfriado o antialérgicos de venta libre que contienen descongestionantes.[41] Los antihistamínicos pueden debilitar la fuerza de contracción de los músculos de la vejiga y provocar retención urinaria, dificultad urinaria y dolor al orinar. Cuando los hombres tienen algún grado de obstrucción uretral, también pueden presentar retención urinaria como resultado del consumo de alcohol, el frío o un largo período de inactividad.

Diagnóstico

El factor más importante en la valoración y el tratamiento de la HPB es la propia experiencia del paciente en cuanto a la alteración. El American Urological Association Symptom Index (AUASI) consta de siete preguntas sobre las manifestaciones de vaciamiento incompleto, polaquiuria, intermitencia, urgencia miccional, chorro débil, pujo y nicturia.[10] Cada pregunta recibe una puntuación de 0 (leve) a 7 (grave). Una puntuación máxima de 35 indica síntomas intensos. Los puntajes totales por debajo de 7 se consideran leves; entre 8 y 20, moderados; y de más de 20, graves. Una última pregunta se refiere a la calidad de vida por los problemas urinarios.

Los urólogos diagnostican problemas de las vías urinarias inferiores relacionadas con la HPB. Los estudios pueden incluir análisis de orina, prueba del antígeno prostático específico (APE) en sangre, pruebas urodinámicas (del flujo de la orina), cistoscopia, ecografía transrectal y biopsia. El APE es una glucoproteína específica de las células prostáticas benignas y malignas.

Se utilizan análisis de sangre y orina como complementos para determinar las complicaciones de la HPB (p. ej., daño renal, cálculos vesicales, infecciones urinarias). Se realiza un análisis de orina para detectar bacterias, leucocitos o hematuria microscópica en presencia de infección e inflamación. Se utiliza la prueba de APE para detectar cáncer. Estas medidas de valoración, junto con el AUASI, se utilizan para describir el grado de obstrucción y determinar si se necesitan otras pruebas de diagnóstico o tratamiento.

El tacto rectal se realiza para explorar la superficie externa de la próstata. El crecimiento de la próstata por HPB generalmente produce una próstata grande, palpable, con una superficie suave y gomosa. Las zonas endurecidas de la próstata sugieren cáncer y son una indicación para llevar a cabo una biopsia.

La medición de la orina residual puede llevarse a cabo por ecografía o sondaje posmiccional. La flujometría proporciona una medida objetiva del chorro de orina.

Se pide al paciente orinar con una vejiga relativamente llena (por lo menos 150 mL) en un dispositivo que mide electrónicamente la fuerza del chorro y la velocidad del flujo urinario. Una velocidad de flujo urinario mayor de 15 mL/s se considera normal, y cuando es menor de 10 mL/s es un índice de obstrucción.[41]

Puede usarse una ecografía diagnóstica transabdominal o transrectal para valorar los riñones, los uréteres y la vejiga. La uretrocistoscopia está indicada en hombres con antecedentes de hematuria, estenosis, lesión uretral o intervención quirúrgica de las vías urinarias inferiores. Se utiliza para evaluar la longitud y el diámetro de la uretra, el tamaño y la configuración de la próstata, así como la capacidad de la vejiga. La TC, los estudios de RM y las gammagrafías con radionúclidos se reservan para casos excepcionales de detección tumoral.

Tratamiento

Las opciones de tratamiento para la HPB pueden incluir cambios en el estilo de vida, medicamentos, procedimientos mínimamente invasivos e intervención quirúrgica.[41] Los pacientes pueden no requerir tratamiento para un crecimiento leve de la próstata, a menos que sus síntomas sean molestos y afecten su calidad de vida. A menudo, se proponen cambios del estilo de vida a los hombres cuyos síntomas son leves, y pueden incluir disminución de la ingesta de líquidos, especialmente antes de dormir; evitar o disminuir las bebidas con cafeína y el alcohol; evitar o vigilar el uso de medicamentos como descongestivos, antihistamínicos, antidepresivos y diuréticos; entrenamiento de la vejiga para retener la orina durante períodos más largos; ejercitar los músculos del suelo pélvico, y prevención o tratamiento del estreñimiento.[41]

El tratamiento farmacológico incluye el uso de inhibidores de la 5α-reductasa y los bloqueadores α_1-adrenergicos.[42] Los inhibidores de la 5α-reductasa disminuyen el tamaño de la próstata por bloqueo del efecto de los andrógenos en dicho órgano. Los bloqueadores α_1-adrenérgicos se dirigen a los receptores α-adrenérgicos en el músculo prostático liso para así mitigar la obstrucción prostática y aumentar el flujo de orina. Los inhibidores de la PDE5 pueden reducir los síntomas de vías urinarias inferiores al relajar el músculo liso. Varios estudios han indicado que la combinación de dos clases de medicamentos puede mejorar más eficazmente los síntomas, el flujo urinario y la calidad de vida.

La resección quirúrgica de la próstata crecida puede lograrse por vía transuretral, suprapúbica o perineal. Actualmente, es la técnica más utilizada.[42] Con esta técnica, se introduce un instrumento a través de la uretra y se extirpa el tejido prostático utilizando un resectoscopio y el electrocauterio. Las complicaciones inmediatas de la prostatectomía transuretral incluyen incapacidad para orinar, hemorragia postoperatoria o retención de coágulos e infección de las vías urinarias. Las complicaciones tardías de la prostatectomía transuretral son DE, incontinencia urinaria y contracturas de cuello vesical. La eyaculación retrógrada es otro problema que puede ocurrir, debido a la resección de tejido del cuello de la vejiga.

Para los hombres con enfermedad cardíaca o pulmonar, o una afección que descarta la intervención de cirugía mayor, puede utilizarse una endoprótesis para ampliar y mantener la permeabilidad de la uretra. Una endoprótesis es un dispositivo elaborado con malla tubular que se inserta bajo anestesia local o regional. Durante varios meses, el revestimiento de la uretra crece para cubrir su interior.

PUNTOS CLAVE

Hiperplasia y cáncer de la próstata

- La próstata rodea la uretra y su aumento de volumen periuretral provoca manifestaciones de obstrucción urinaria.
- La HPB es un crecimiento de la próstata relacionado con la edad y la formación de lesiones grandes, bien definidas, en la región periuretral de la glándula. Estas lesiones comprimen la uretra y producen síntomas de disuria o dificultad para orinar.

Cáncer de próstata

El de próstata es el cáncer no cutáneo más frecuente en los Estados Unidos y es el tercero después de los de pulmón y colorrectal como causa de muerte masculina relacionada con el cáncer.[42] Se piensa que el aumento de casos diagnosticados refleja el diagnóstico temprano debido al uso generalizado de las pruebas de APE. La incidencia de cáncer de próstata varía considerablemente de un país a otro y entre grupos étnicos.[34] Los hombres afroamericanos y caribeños tienen la incidencia más alta, y los asiáticos y americanos nativos tienen la tasa más baja.[42] El cáncer de próstata también es una enfermedad del envejecimiento. Su incidencia aumenta con rapidez después de los 50 años de edad. De hecho, más del 85% de todos los cánceres de próstata se diagnostican en hombres mayores de 65 años de edad.[34]

Etiología y fisiopatología

Se desconoce la causa exacta del cáncer de próstata. Parece que el desarrollo del cáncer de próstata es un proceso de varios pasos que implica a los genes que controlan la diferenciación y proliferación celulares.[34] Se sospecha que participan varios factores de riesgo, como edad, raza, herencia e influencias ambientales (p. ej., una dieta alta en grasas).[34] Hay pruebas, aunque insuficientes, que asocian el nivel socioeconómico, los agentes infecciosos, el hábito tabáquico, la vasectomía, el comportamiento sexual o la HPB con la patogenia del cáncer de próstata.[34]

Se estima que los hombres con un pariente de primer grado y uno de segundo grado afectados tienen un riesgo ocho veces mayor.[34] Las pruebas a favor de la influencia hormonal incluyen la presencia de receptores de esteroides en la próstata, el requerimiento de las hormonas sexuales para el crecimiento y el desarrollo normal de la próstata y el hecho de que este cáncer casi nunca se desarrolla en los hombres castrados.[35] La respuesta del cáncer de próstata a la privación de estrógenos o andrógenos apoya aún más esta correlación.

Los adenocarcinomas, que representan el 98% de los cánceres de próstata primarios, suelen ser multicéntricos y situados en las zonas periféricas de la glándula (*véase* la fig. 43-8).[9]

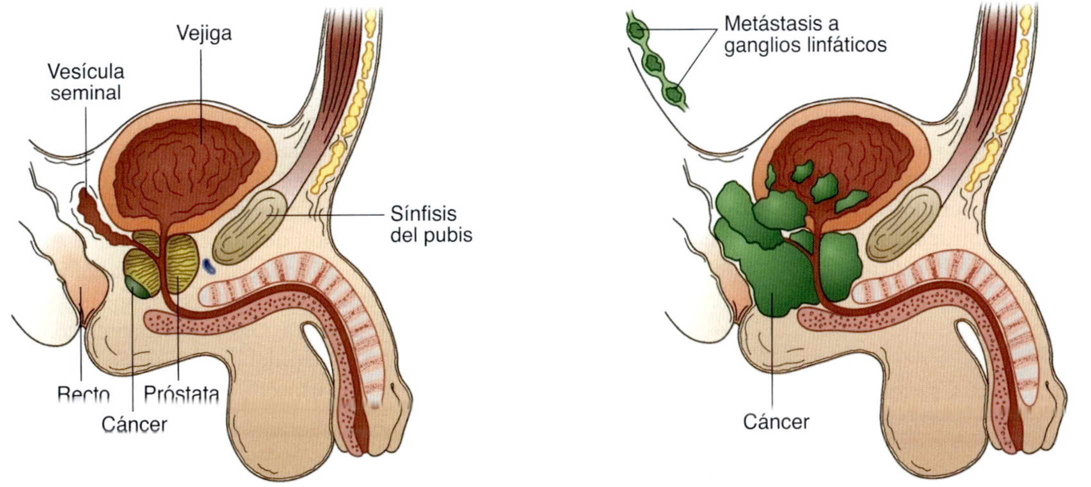

FIGURA 43-10. Estadificación del carcinoma prostático. El sistema de tumor-ganglios-metástasis (TNM) es el más utilizado para la estadificación del carcinoma de próstata. Cuando se encuentra en las etapas T1 y T2, se localiza en la próstata, mientras que los tumores en etapas T3 y T4 se propagaron fuera de esta. Tomado de: Rubin R., Strayer D.S. (Eds.) (2015). *Rubin's pathology: Clinicopathologic foundations of medicine* (7th ed., Fig. 23-47, p. 993). Philadelphia, PA: Wolters Kluwer.

La elevada frecuencia de invasión de la cápsula prostática por el adenocarcinoma se relaciona con su localización. La invasión de la vejiga es menos frecuente y ocurre más tarde en la evolución clínica. Las metástasis al pulmón reflejan la extensión linfática a través del conducto torácico y la diseminación desde el plexo venoso prostático. Las metástasis óseas, en particular a la columna vertebral, las costillas y la pelvis, producen dolor, que a menudo se presenta como un primer signo de la enfermedad.

La mayoría de los hombres con cáncer de próstata temprano cursan asintomáticos. La presencia de síntomas sugiere con frecuencia una enfermedad localmente avanzada o metastásica. En función del tamaño y la localización, puede haber cambios asociados con el vaciado (urgencia miccional, polaquiuria, nicturia, disuria inicial y de otro tipo, hematuria o la presencia de sangre en la eyaculación). En el tacto rectal, la próstata puede percibirse nodular y fija. Las metástasis óseas se caracterizan por lumbalgia. Pueden producirse fracturas patológicas en el sitio de las metástasis. Los hombres con afección metastásica pueden experimentar disminución de peso, anemia o disnea.

Detección precoz

Debido a que el cáncer de próstata al inicio generalmente es asintomático, las pruebas de detección precoz son importantes.[35] Las pruebas disponibles hoy en día son el tacto rectal, del APE y la ecografía transrectal. Un resultado positivo de la prueba de APE indica la posible presencia de cáncer de próstata, HPB y prostatitis. Todo hombre con un APE elevado no necesariamente tendrá cáncer de próstata y tampoco uno con diagnóstico de cáncer de próstata por biopsia presentará aumentos del APE. Dado que la concentración de APE aumenta con la edad, se han establecido rangos específicos para ella.[35] Se están estudiando otras pruebas y biomarcadores moleculares para determinar si serán factores pronósticos más eficaces del cáncer de próstata indolente frente al agresivo.[35]

La American Cancer Society y la American Urological Association recomiendan que los hombres mayores de 50 años de edad se sometan a la medición anual del APE y tacto rectal para la detección precoz del cáncer de próstata.[42] Los hombres con un riesgo alto para el cáncer de próstata deben someterse a la detección anual, inclusive a menor edad.[42] Sin embargo, sigue habiendo cierta controversia sobre el uso generalizado del APE para la detección. Está justificada la toma de decisiones informada con respecto al cribado por APE.

La ecografía transrectal permite detectar cánceres que son demasiado pequeños para identificarse por exploración física. Este método no se utiliza para la detección ideal debido a su costo, pero puede beneficiar a los varones con alto riesgo.

Diagnóstico

El diagnóstico de cáncer de próstata se basa en el interrogatorio y la exploración física, y se confirma por métodos de biopsia. La ecografía transrectal se utiliza para guiar una aguja de biopsia y documenta la ubicación exacta del tejido del que se toma una muestra, y proporciona información para la estadificación. El estudio radiológico de los huesos del cráneo, las costillas, la columna vertebral y la pelvis puede revelar metástasis, aunque la gammagrafía ósea con radionúclidos es más sensible.

Estadificación

El adenocarcinoma prostático a menudo se clasifica con el sistema de Gleason.[34] Los tumores en etapa primaria (T1) son asintomáticos y se descubren en el estudio histopatológico de las muestras de tejido prostático; los tumores T2 son palpables por tacto rectal, pero están confinados a la próstata; los tumores T3 se han extendido más allá de la próstata; y los T4 han avanzado más allá de la próstata y afectan estructuras adyacentes (fig. 43-10). Los ganglios linfáticos regionales (N) y las metástasis distantes (M) se describen como Nx o Mx (no valorables), N0, M0 (ausentes) y N1 o M1 (presentes).[36]

La concentración del APE es importante para la estadificación y el tratamiento del cáncer de próstata.[43] En los pacientes no tratados, tiende a correlacionarse con el volumen y la etapa de la enfermedad. Un aumento del APE después del tratamiento es compatible con la enfermedad progresiva, ya sea de forma local recurrente o metastásica. Se utiliza la cuantificación del APE para detectar recurrencias después de la prostatectomía total. Puesto que la próstata es la fuente del APE, su concentración debe descender hasta cero después de la intervención quirúrgica; un incremento del APE indica recurrencia.[43]

Tratamiento

El cáncer de próstata se trata por intervención quirúrgica, radioterapia y hormonoterapia.[34] La quimioterapia ha mostrado eficacia limitada. En algunos pacientes, se utiliza con éxito el ultrasonido focalizado de alta intensidad.

Puede utilizarse el tratamiento expectante (espera vigilante) si el tumor no produce síntomas, se espera que crezca lentamente, es pequeño y está confinado a un zona de la próstata. Este abordaje es particularmente adecuado para los pacientes mayores o que tienen otros problemas de salud.

La prostatectomía radical implica la extirpación completa de la ampolla del conducto deferente, las vesículas seminales y la próstata. El perfeccionamiento de las técnicas quirúrgicas ha permitido mantener la continencia en la mayoría de los pacientes. La radioterapia puede administrarse por medio de una variedad de técnicas, como la de haz externo y el implante transperineal de radioisótopos (braquiterapia).

Con frecuencia, las metástasis se tratan por privación de andrógenos, que puede ser inducida a varios niveles en el eje hipofisario-gonadal. La orquiectomía a menudo es eficaz para disminuir los síntomas y prolongar la supervivencia. Los análogos de la GnRH bloquean la secreción de hormona luteinizante (LH, *luteinizing hormone*) y hormona foliculoestimulante (FSH, *follicle-stimulating hormone*) por la hipófisis y disminuyen la concentración de testosterona. Cuando se administran continuamente y en dosis terapéuticas, estos fármacos desensibilizan los receptores de GnRH en la hipófisis; de esta manera evitan la secreción de LH. Debido a que estos fármacos son agonistas de GnRH, aumentan la LH y FSH y la concentración de testosterona. Esto puede disminuir mediante el tratamiento previo con antiandrógenos. Los antiandrógenos no esteroideos bloquean la absorción y las acciones de los andrógenos. La glándula suprarrenal también secreta andrógenos. Puede lograrse el bloqueo total de los andrógenos mediante el bloqueo de los de origen suprarrenal, a través de la combinación de un antiandrógeno con GnRH o la orquiectomía. Pueden usarse inhibidores de la síntesis de andrógenos suprarrenales para el tratamiento de pacientes con cáncer de próstata avanzado que acuden con compresión de la médula espinal, obstrucción ureteral bilateral o coagulación intravascular diseminada, porque necesitan una rápida disminución de su concentración de testosterona. Los cuidados paliativos incluyen alivio adecuado del dolor e irradiación focal de la afección ósea sintomática o inestable. En los pacientes con cáncer de próstata avanzado, los bisfosfonatos, que actúan principalmente inhibiendo la actividad osteoclástica, tienen varios usos potenciales, incluyendo 1) prevención de la osteopenia que acompaña al uso de la privación de andrógenos, 2) prevención y retardo de las complicaciones esqueléticas (p. ej., necesidad de radioterapia local, fracturas) en los pacientes con afección ósea metastásica, 3) alivio del dolor óseo y 4) tratamiento de la hipercalcemia del cáncer.

RESUMEN

La *próstata* es una estructura glandular firme que rodea a la uretra. La inflamación de la próstata se presenta como un proceso agudo o crónico. La prostatitis crónica probablemente sea la causa más frecuente de infecciones recurrentes del aparato urinario en los hombres. La HPB es una afección habitual en los hombres mayores de 50 años de edad. Puesto que la próstata rodea a la uretra, la HPB ejerce su efecto a través de la obstrucción de la salida urinaria de la vejiga. El tratamiento de la HPB incluye intervenciones quirúrgicas con láser y robótica, endoprótesis prostáticas y terapia farmacológica con inhibidores de la 5α-reductasa y bloqueadores del receptor α1-adrenérgico.

El cáncer de próstata es el cáncer no cutáneo más frecuente en los Estados Unidos. Se piensa que el aumento reciente en los diagnósticos es un reflejo de la detección precoz debida a la utilización amplia de la prueba de APE. La incidencia de cáncer de próstata aumenta con la edad y es mayor en los pacientes afroamericanos de todas las edades. La mayoría de los cánceres de próstata son asintomáticos y se descubren incidentalmente en el tacto rectal. La detección del cáncer de próstata es importante para la identificación precoz. El cáncer de próstata se clasifica según las características histopatológicas del tumor y se estadifica clínicamente mediante el sistema TNM. El tratamiento, que se basa en la extensión de la enfermedad, incluye intervención, radioterapia y hormonoterapia.

CAPÍTULO 44

Estructura y función del aparato reproductor femenino

Este capítulo se centra en los genitales femeninos internos y externos (fig. 44-1). Incluye un abordaje de los cambios físicos y hormonales que ocurren durante todo el ciclo de vida en respuesta a las hormonas gonadotrópicas.

Estructuras reproductivas

Órganos genitales externos

Los genitales externos, que se encuentran en la región perineal dentro de la base de la pelvis, consisten en el monte del pubis, los labios mayores y menores, el clítoris y el cuerpo perineal. Aunque la uretra y el ano no son estructuras genitales, se consideran, por lo general, en una descripción de los genitales externos porque su proximidad proporciona un medio para la contaminación cruzada y una sintomatología compartida. Los genitales externos, conocidos colectivamente como *vulva*, se muestran en un esquema en la figura 44-2.

El *monte del pubis* es un cojinete graso redondeado, cubierto de piel y situado delante de la sínfisis del pubis.[1] Durante la pubertad, la cantidad de grasa del monte aumenta, y el pelo que lo recubre se vuelve más oscuro y grueso. Hay una abundancia de glándulas sebáceas en la piel que cubre el monte, que pueden infectarse por variaciones normales de las secreciones glandulares o una mala higiene.

Los *labios mayores* son los labios externos de la vulva. Comienzan anteriormente en la base del monte del pubis y finalizan posteriormente en el ano. Los labios mayores son pliegues de piel y grasa, y se cubren de vello al inicio de la pubertad. Antes de la pubertad, los labios mayores tienen una cubierta de piel similar a la que cubre el abdomen. Con suficiente estimulación hormonal, los labios se cierran sobre las aberturas uretral y vaginal; esto puede cambiar después de un parto o un procedimiento quirúrgico.

Los *labios menores* están situados entre los labios mayores, comienzan por delante del prepucio del clítoris y su extremo posterior se localiza en la base de la vagina. Estas delicadas estructuras cutáneas son más pequeñas que los labios mayores y están compuestas por piel, grasa y algo de tejido eréctil, y comparten homología con la piel del pene.[1] Los labios menores no contienen pelo. Durante la excitación sexual, estos se distienden con sangre; con su resolución, los labios palpitan y, entonces, regresan a su tamaño normal.

El *clítoris* se localiza debajo del prepucio, o capuchón, que está formado por la unión de los dos labios menores. Este órgano se compone de dos cuerpos cavernosos eréctiles y es rico en suministro vascular y nervioso.[1] Es un órgano muy sensible que se distiende durante la estimulación sexual y comparte homología con el pene masculino.[1]

El *vestíbulo* se localiza entre los labios menores y está cubierto por epitelio plano.[1] En este sitio, se localizan las aberturas uretral y vaginal, así como las glándulas de Bartolino, lubricantes, que a menudo se denominan glándulas vestibulares mayores.[1] El *meato* o *abertura uretral* es el orificio externo de la vejiga interna. Se encuentra detrás del clítoris y, por lo general, más cerca de la abertura vaginal que del primero. La abertura uretral es el sitio donde se ubican las *glándulas de Skene*, las cuales tienen una función lubricante y, a menudo, se conocen *como vestibulares menores*.[1] El orificio vaginal, frecuentemente llamado *introito*, es la abertura entre los genitales internos y externos. Su tamaño y forma son determinados por una membrana de tejido conjuntivo llamada *himen* que lo rodea. La abertura puede ser ovalada, circular o cribada, y estar parcial o totalmente obstruida por la presencia de un himen total o parcialmente intacto.

El *cuerpo perineal* se ubica posterior a la abertura vaginal y anterior al ano. Se compone de tejido conjuntivo fibroso y es el lugar de inserción de varios músculos perineales.

PUNTOS CLAVE

Estructuras reproductivas femeninas

- Los genitales externos (labios mayores y menores, clítoris y glándulas vestibulares) rodean las aberturas de la uretra y la vagina. Aunque las estructuras urinarias femeninas están anatómicamente separadas de las genitales, su proximidad anatómica proporciona un medio para la contaminación cruzada y sintomatología compartida entre los dos sistemas.
- Los órganos genitales internos del aparato reproductor femenino son los ovarios, las trompas uterinas, el cuerpo y cuello uterinos y la vagina.

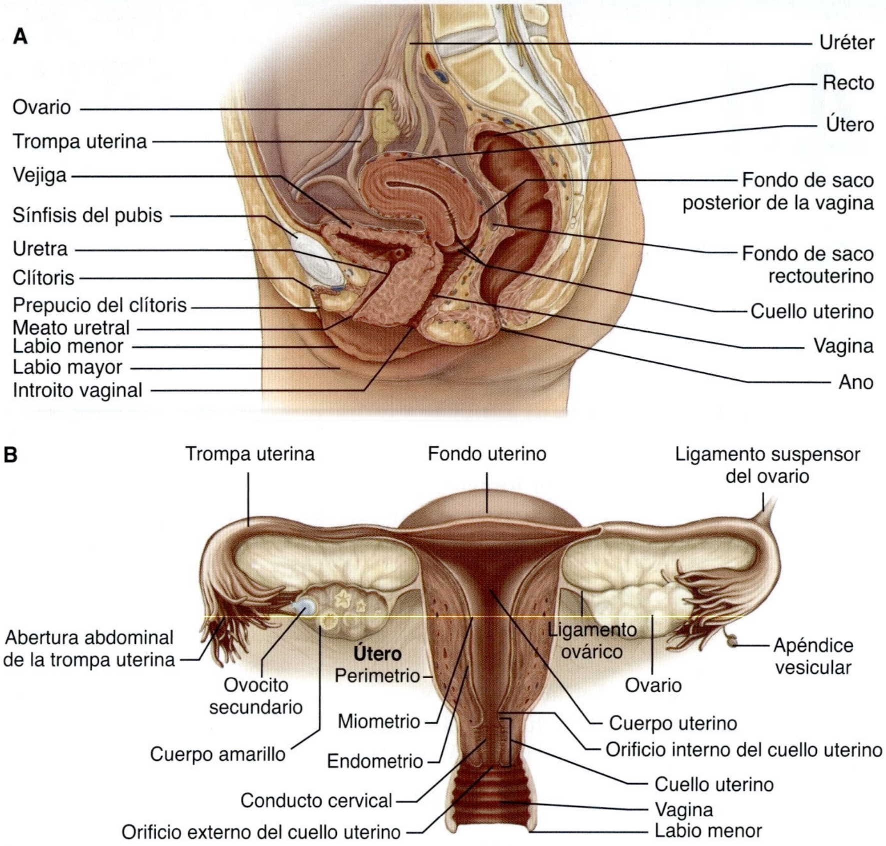

FIGURA 44-1. Genitales internos femeninos. **A.** Vista lateral. **B.** Vista frontal. Tomado de: Jensen S. (2015). *Nursing health assessment: A best practice approach* (2nd ed., Fig. 24.2, p. 739). Philadelphia, PA: Lippincott Williams & Wilkins.

Órganos genitales internos

Vagina

La *vagina*, que tiene escasas fibras nerviosas sensitivas, es un tubo fibromuscular ubicado por detrás de la vejiga urinaria y la uretra, y por delante del recto. Conecta el vestíbulo con el cuello uterino (*véase* la fig. 44-1).[1] La vagina es una vía de descarga de la menstruación y otras secreciones, y sirve como un medio de satisfacción sexual y reproducción.

La pared vaginal membranosa forma dos pliegues longitudinales y varios transversales o arrugas, que proporcionan una mayor superficie para el estiramiento durante el sexo y el parto. La vagina está revestida por células epiteliales planas estratificadas secretoras de moco.

Las células epiteliales de la vagina, como otros tejidos del aparato reproductor, responden a las concentraciones cambiantes de las hormonas sexuales ováricas. Los estrógenos estimulan la proliferación y la maduración de la mucosa vaginal. Esto origina un engrosamiento de la mucosa vaginal y un mayor contenido de glucógeno en las células epiteliales. Los lactobacilos que forman parte de la flora vaginal normal, fermentan el glucógeno hasta ácido láctico y contribuyen al pH ligeramente ácido del moco vaginal. La ecología de la vagina puede verse alterada, haciéndola susceptible a la infección. El embarazo y el uso de anticonceptivos orales aumentan la cantidad de estrógenos en el órgano. La diabetes o un estado prediabético incrementan el contenido de glucógeno de las células.[2] El empleo de antibióticos sistémicos puede disminuir el número de lactobacilos en la vagina.

La menor estimulación por estrógenos después de la menopausia hace que la mucosa vaginal se adelgace y deshidrate, lo que a menudo causa dispareunia (coito doloroso), vaginitis atrófica y, de forma ocasional, hemorragia vaginal.

Cuerpo y cuello uterinos

El *útero* es un órgano muscular hueco de paredes gruesas, en forma de pera, ubicado entre la vejiga y el recto. Se puede dividir en el *fondo* (área por encima del origen de las trompas uterinas); el *cuello uterino* (el área más inferior, que se comunica con la vagina); y el *cuerpo uterino* (el área entre el fondo y el cuello). El útero es sostenido a ambos lados por cuatro grupos de ligamentos: los *anchos*, que corren de forma lateral desde el cuerpo hasta las paredes pélvicas laterales; los *redondos*, que discurren desde el fondo a ambos lados hasta el monte del pubis; los *uterosacros*, que van de la unión cervicouterina hasta el sacro; y los *cardinales* (o *cervicales transversos*), que unen el cuello uterino a la pared lateral de la pelvis.

La pared uterina se compone de tres capas. El *perimetrio*, la capa serosa externa, se extiende anteriormente hacia la pared de la vejiga y posteriormente para ayudar a formar *bolsa de Douglas* (el espacio peritoneal entre el recto y el útero). Debido a su proximidad con la vejiga, la infección de esta última puede causar síntomas uterinos, sobre todo durante el embarazo.[1] La capa muscular media, el *miometrio*, forma la mayor parte de la pared uterina. El *endometrio*, el más interno, contiene dos capas: un estrato basal y uno superficial, que se desprende durante la menstruación y se regenera a partir de las células basales.[1]

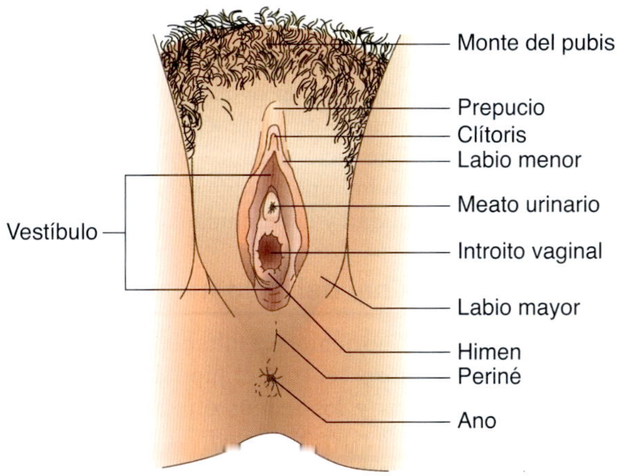

FIGURA 44-2. Órganos genitales externos de la mujer.

El *cuello uterino* redondo es la porción del cuello uterino que se proyecta hacia la vagina. Es una estructura firme, compuesta por una matriz de glándulas y de tejido muscular. Las glándulas proporcionan una fuente rica de moco protector; el tejido muscular se torna suave y flexible bajo la influencia de las hormonas producidas durante el embarazo. El cuello uterino está altamente provisto de sangre por la arteria uterina y puede ser el sitio de una pérdida de sangre importante durante el parto.

El *orificio externo* es la apertura al conducto endocervical, que yace entre la cavidad uterina y la vagina. La apertura hacia el útero es el *orificio interno*; la abertura hacia la vagina se llama *orificio externo* (*véase* la fig. 44-1). El conducto endocervical proporciona una vía para la salida del flujo menstrual y la entrada de los espermatozoides. Las secreciones del epitelio cilíndrico del conducto endocervical protegen al útero de infecciones y alteran la receptividad a los espermatozoides.

Trompas uterinas

Las *trompas uterinas* (*de Falopio*), u oviductos, son estructuras cilíndricas estrechas bilaterales unidas al útero y sostenidas por los pliegues superiores del ligamento ancho.[1,3] El extremo de la trompa uterina más cercano al ovario forma una abertura en forma de embudo con proyecciones digitiformes (*fimbrias*) que captan el óvulo después de su liberación en la cavidad peritoneal después de la ovulación (fig. 44-3). Las trompas uterinas están formadas por músculo liso y revestidas con una capa de epitelio ciliado, productor de moco. El movimiento ondulado de los cilios y los movimientos contráctiles del músculo liso, impulsan al óvulo inmóvil hacia el útero. Generalmente la fecundación ocurre en la unión de las porciones media y externa de la trompa uterina. Además de proporcionar una vía de paso para óvulos y espermatozoides, las trompas uterinas proveen el drenaje de las secreciones tubáricas hacia el útero.[1]

Ovarios

Los *ovarios* se localizan a ambos lados del útero, por debajo de los extremos con fimbrias de las trompas uterinas.[1] Están adheridos a la superficie posterior del ligamento ancho y el útero mediante el ligamento ovárico, y cubiertos por una fina capa de epitelio superficial que continúa con el revestimiento peritoneal. La integridad de esta cubierta se pierde de forma periódica en el momento de la ovulación.

Los ovarios comparten homología con los testículos masculinos y tienen una doble función: almacenan las células germinativas femeninas (óvulos) y producen las hormonas sexuales femeninas (estrógenos y progesterona [EPT]). Las gónadas femeninas contienen un número fijo de óvulos al nacer, que disminuye a lo largo de la vida reproductiva de una mujer.

En cuanto a su estructura, el ovario maduro se divide en una médula interna altamente vascularizada, que contiene tejido conjuntivo de sostén, y una corteza externa de estroma y folículos epiteliales (vesículas), que contienen a su vez a las células germinativas u ovocitos primarios.[1] Después de la pubertad, las hormonas gonadotrópicas hipofisarias (foliculoestimulante [FSH, *follicle-stimulating hormone*] y luteinizante [LH, *luteinizing hormone*]) estimulan a los folículos primordiales para desarrollarse hasta *folículos de Graaf maduros*, que produce estrógenos que estimulan el engrosamiento del endometrio uterino.

Aunque varios folículos comienzan a desarrollarse durante cada ciclo ovulatorio, solamente uno o dos completan el proceso y se rompen para liberar un óvulo maduro. Después de la ovulación, el folículo se luteiniza. De forma similar al cuerpo lúteo, produce EPT con el fin de apoyar al endometrio hasta que ocurre la concepción o se inicia un nuevo ciclo.[1]

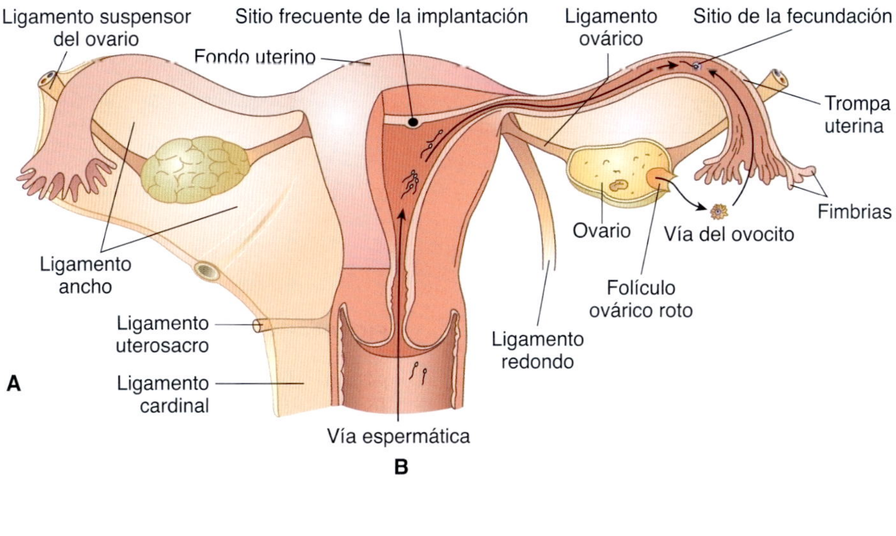

FIGURA 44-3. Esquema de los órganos reproductores femeninos. **A.** Ligamento suspensorio del ovario y ligamento ancho, ligamentos uterosacros y ligamentos cardinales a la izquierda. **B.** Vía que recorren los ovocitos desde el ovario hasta la trompa uterina (de Falopio). También se muestra la vía de acceso de los espermatozoides, puesto que es el sitio habitual de la fecundación.

> **RESUMEN**
>
> El aparato reproductor femenino consta de órganos internos: pares de ovarios y trompas uterinas, útero y vagina; y externos: monte del pubis, pares de labios mayores y menores, y el clítoris. El útero es un órgano muscular con una pared gruesa compuesta de tres capas: la externa, el perimetrio, se fusiona con el peritoneo abdominal; el miometrio muscular, que comprende la mayor parte de la pared uterina; y la capa interna, el endometrio, que tiene una capa superficial que se desprende durante la menstruación y una capa basal que proporciona células de reemplazo a la capa superficial. Las gónadas (ovarios) son internas en la mujer y tienen la doble función de almacenar las células germinativas femeninas (óvulos), y la producción de las hormonas sexuales. A través de la regulación y la liberación de las hormonas sexuales, los ovarios influyen en el desarrollo de los caracteres sexuales secundarios, la regulación de los ciclos menstruales, el mantenimiento del embarazo y la llegada de la menopausia.

Ciclo menstrual

Entre la menarca (primera hemorragia menstrual) y la menopausia (última hemorragia menstrual), el aparato reproductor femenino sufre cambios periódicos llamados *ciclo menstrual*. En cada ciclo se produce la maduración y la liberación de óvulos desde el ovario durante la ovulación y la hemorragia vaginal periódica resultante de la descamación del revestimiento endometrial. Este ciclo produce cambios en las mamas, el útero, la piel y los que modifican la fecundidad, la reproducción, la sexualidad y la feminidad.

Regulación hormonal del ciclo menstrual

La función menstrual normal es resultado de interacciones entre el sistema nervioso central, el hipotálamo, la hipófisis anterior, los ovarios y los tejidos objetivo relacionados (fig. 44-4). Aunque cada parte del sistema es esencial para la función normal, los ovarios se encargan de regular los cambios periódicos y la longitud del ciclo menstrual. En la mayoría de las mujeres en edad reproductiva media, la hemorragia menstrual ocurre cada 28-30 días.[1] La duración media de una menstruación es de 2-7 días.[5] A medida que las mujeres alcanzan la perimenopausia, su ciclo se acorta.

La regulación hormonal del ciclo menstrual implica la biosíntesis de estrógenos que se produce en el tejido adiposo. Hay pruebas de que una mujer debe tener un peso y un contenido de grasa corporal mínimos para que ocurra la menarca y para que los ciclos menstruales continúen. Esto es respaldado por la presencia de amenorrea en las mujeres con anorexia nerviosa y desnutrición, y en corredoras de largas distancias.[6] En las primeras, la secreción de LH, así como la capacidad de respuesta a la hormona liberadora de gonadotropinas (GnRH, *gonadotropin-releasing hormone*)

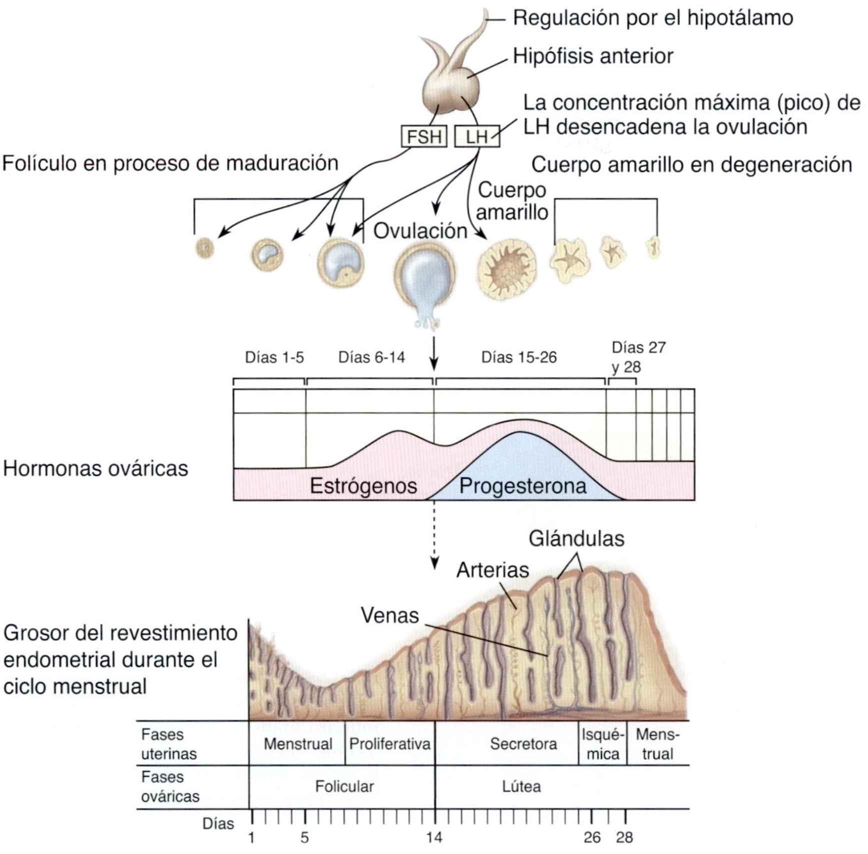

FIGURA 44-4. Relación entre las concentraciones hormonales (*centro*), el desarrollo folicular (*arriba*) y el ciclo menstrual (*abajo*). Tomado de Jensen S. (2015). *Nursing health assessment: A best practice approach* (2nd ed., Fig. 24.3, p. 740). Philadelphia, PA: Lippincott Williams & Wilkins.

hipotalámica, pueden volver a concentraciones prepuberales. Con la reanudación del aumento de peso y el alcance de una masa corporal suficiente, el patrón hormonal normal generalmente se reanuda. La obesidad o el aumento de peso significativo también se asocian con oligomenorrea o amenorrea e infecundidad, aunque el mecanismo no se ha precisado.

Hormonas hipotalámicas e hipofisarias

La FSH y la LH, liberadas desde la hipófisis anterior, regulan el crecimiento, la maduración prepuberal, el ciclo reproductivo y la secreción de hormonas sexuales en hombres y mujeres (fig. 44-5). Puesto que estas hormonas promueven el crecimiento de las células en los ovarios y los testículos, también se llaman *hormonas gonadotrópicas*. La GnRH del hipotálamo estimula la secreción de LH y FSH, además de *prolactina*, que estimula la lactancia en el período posparto y, junto con otras hormonas, contribuye al desarrollo mamario durante el embarazo en preparación para la lactancia. Aunque la prolactina no parece tener una participación fisiológica en la función ovárica, la hiperprolactinemia conduce al hipogonadismo, y puede incluir una disminución inicial de la fase lútea y anovulación posterior, oligomenorrea o amenorrea, e infecundidad.[1]

Hormonas ováricas

Los ovarios producen estrógenos, progesterona y andrógenos. Las hormonas ováricas son secretadas con un patrón cíclico, como resultado de la interacción entre la GnRH del hipotálamo y las hormonas gonadotrópicas, FSH y LH. Estas hormonas esteroideas sexuales ingresan en las células por difusión pasiva, se unen a receptores específicos en el citoplasma y, después, pasan al núcleo, donde se unen a sitios específicos en los cromosomas. Estas hormonas ejercen sus efectos a través de interacciones gen-hormona que estimulan la síntesis de un ácido ribonucleico mensajero (ARNm) específico.[3] El número de sitios receptores hormonales en una célula no es fijo. Las pruebas sugieren que constantemente se retiran y sustituyen. Un aumento o disminución en el número de receptores puede servir como mecanismo para regular la actividad hormonal. Por ejemplo, los estrógenos pueden inducir el desarrollo de un mayor número de sus receptores en algunos tejidos y estimular la síntesis de los receptores de progesterona en otros. Por el contrario, la progesterona puede causar una disminución en el número de receptores de EPT.

Estrógenos

Los estrógenos constituyen una familia de hormonas sexuales femeninas estructuralmente relacionadas secretadas por los ovarios y, en pequeñas cantidades, por la corteza suprarrenal. Se producen de forma natural tres estrógenos en los seres humanos: estrona (E_1), estradiol (E_2) y estriol (E_3). De estos, el estradiol es el más potente y el secretado en mayor abundancia por el ovario. Los estrógenos son secretados a lo largo del ciclo menstrual. Se producen dos puntos máximos: uno antes de la ovulación y otro a la mitad de la fase lútea. Los estrógenos se transportan en la sangre unidos a globulinas plasmáticas específicas, se inactivan y conjugan en el hígado y, después, se excretan en la bilis.

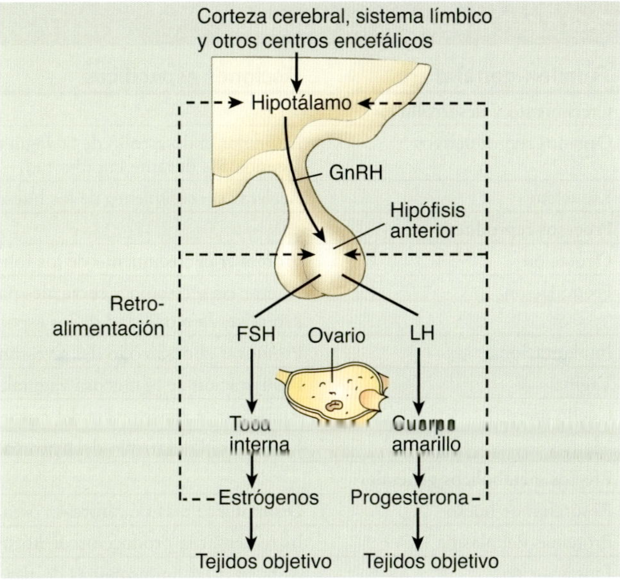

FIGURA 44-5. Regulación por retroalimentación hipotalámico hipofisaria de las concentraciones de estrógenos y progesterona en la mujer. La línea punteada representa la retroalimentación negativa.

Los estrógenos son necesarios para la maduración física femenina normal. Junto con otras hormonas, los estrógenos participan en los procesos reproductivos de la ovulación, la implantación de los productos de la concepción, el embarazo, el parto y la lactancia por estimulación del desarrollo y mantenimiento del crecimiento de los órganos accesorios. En ausencia de andrógenos, los estrógenos estimulan el desarrollo intrauterino de la vagina, el útero y las trompas uterinas del sistema mülleriano del embrión. También estimulan el desarrollo del estroma y el crecimiento de conductos mamarios, aceleran el crecimiento esquelético y el cierre de las epífisis de los huesos largos, contribuyen al crecimiento del vello axilar y púbico, y alteran la distribución de la grasa corporal en la pubertad. Cantidades mayores de estrógenos estimulan la pigmentación de la piel en las aréolas y la región genital.

Los estrógenos tienen una participación importante en el crecimiento del músculo uterino y el desarrollo del revestimiento endometrial. Durante los ciclos anovulatorios, la exposición continua a los estrógenos lleva a una hiperplasia anómala del endometrio y patrones de hemorragia anómalos. Cuando la producción de estrógenos está mal coordinada durante el período menstrual normal, también puede haber hemorragia y descamación inadecuadas del endometrio.

Los estrógenos causan retención moderada de sodio y agua, que a menudo se acompaña de un aumento de peso justo antes de la menstruación. Esto ocurre porque los estrógenos facilitan el desplazamiento de líquidos intravasculares a los espacios extracelulares. Ello produce edema y mayor retención de sodio y agua por los riñones debido al volumen plasmático disminuido (tabla 44-1).

Progesterona

Aunque la palabra *progesterona* se asocia con el embarazo, se secreta también como parte del ciclo menstrual normal. El cuerpo lúteo del ovario secreta grandes cantidades de progesterona después de la ovulación, y la corteza suprarrenal secreta pequeñas cantidades. La hormona circula en la sangre

TABLA 44-1 Acciones de los estrógenos

Función general	Acciones específicas
Crecimiento y desarrollo	
Órganos reproductivos	Estimular el desarrollo de la vagina, el útero y las trompas uterinas dentro del útero y de los caracteres sexuales secundarios durante la pubertad.
Esqueleto	Acelerar el crecimiento de los huesos largos y el cierre de las epífisis en la pubertad.
Procesos reproductivos	
Ovulación	Promover el crecimiento de los folículos ováricos.
Fecundación	Alterar las secreciones cervicales para favorecer la supervivencia y el transporte de los espermatozoides. Promover la movilidad de los espermatozoides en las trompas uterinas al disminuir la viscosidad del moco.
Implantación	Promover el desarrollo del revestimiento endometrial en caso de un embarazo.
Vagina	Proliferación de la mucosa vaginal, evitar la atrofia.
Cuello uterino	Aumentar la consistencia del moco.
Mamas	Estimular el desarrollo del estroma y el crecimiento ductal.
Efectos metabólicos generales	
Resorción de hueso	Disminuir la tasa de resorción ósea.
Proteínas del plasma	Incrementar la producción de hormonas tiroideas y de globulinas de unión.
Lipoproteínas	Aumentar las lipoproteínas de alta densidad y disminuir las de baja densidad.

unida a una proteína plasmática específica. Su metabolismo ocurre en el hígado y se conjuga para su excreción en la bilis.

Los efectos locales de la progesterona en los órganos reproductivos incluyen el desarrollo glandular del tejido alveolar y lobular de las mamas y el desarrollo glandular cíclico del endometrio. La progesterona también puede competir con la aldosterona en el túbulo renal para reducir la reabsorción de sodio. Aunque el mecanismo es incierto, la progesterona se encarga del aumento en la temperatura corporal basal que ocurre con la ovulación. El aumento de la progesterona durante la fase lútea del ciclo menstrual incrementa la respuesta ventilatoria al dióxido de carbono, que conduce a un cambio cuantificable en su concentración arterial y alveolar (PCO_2).[4]

Andrógenos

La mujer también produce andrógenos: los ovarios secretan aproximadamente el 25% de los andrógenos; la corteza suprarrenal, el 25%, y el 50% proviene de precursores ováricos o suprarrenales. Los andrógenos contribuyen al crecimiento normal del vello en la pubertad y pueden tener otros efectos metabólicos importantes.

Desarrollo del folículo ovárico y ovulación

Los tejidos del ovario adulto pueden dividirse en: el *estroma* (tejido conjuntivo del ovario donde se distribuyen los folículos), las *células intersticiales* (secretoras de estrógenos), los *folículos* (sacos llenos de líquido que contienen un ovocitos inmaduros) y el *cuerpo lúteo* (estructura secretora de progesterona en folículos maduros).[1]

Pueden encontrarse folículos en todas las etapas del desarrollo de los ovarios, excepto en la posmenopausia (fig. 44-6). La mayoría corresponden a folículos primarios, un ovocito redondo rodeado por una sola capa de células de la granulosa (células derivadas del epitelio aplanadas con receptores de LH), y una membrana basal. Los folículos primarios son folículos inactivos de los cuales se derivan todos los que se desarrollan hasta la ovulación. Bajo la influencia de la estimulación endocrina, 6-12 folículos primarios se desarrollan hasta hacerse secundarios (madurativos), una vez en cada ciclo ovulatorio, momento en el cual el ovocito primario aumenta de tamaño, las células de la granulosa proliferan para formar una pared de múltiples capas alrededor, se desarrolla una membrana llamada *zona pelúcida* que rodea al ovocito y empiezan a aparecer pequeñas bolsas de líquido entre las células de la granulosa.

Con inicio en la pubertad, el aumento cíclico de FSH y LH estimula el desarrollo de varios folículos maduros, o de Graaf. Conforme maduran los folículos, la FSH estimula el desarrollo de las capas celulares. Las células del tejido del estroma se alinean para formar la *teca* (pared celular). Las células de la teca se diferencian en dos capas: una interior, o teca interna, que se encuentra adyacente a las células foliculares, y una exterior, o teca externa. El folículo aumenta de volumen y se forma una gran cavidad única o *antro*. Una porción de las células de la granulosa y el ovocito se desplazan hacia un lado del folículo debido a la acumulación de líquido. El ovocito secundario permanece rodeado por una hilera de células de la granulosa, que se conoce como *corona radiada*. Cuando el folículo madura, las células de la granulosa producen estrógenos. Se selecciona un folículo dominante para mantener microambiente de estrógenos, mientras que los folículos más pequeños acaban atrofiándose o presentando atresia. El folículo dominante acumula una mayor masa de células de la granulosa y la teca se torna cada vez más vascular, y desarrolla un aspecto hiperémico. Las concentraciones altas de estrógenos ejercen un efecto de retroalimentación negativa sobre la FSH, que inhibe el desarrollo folicular múltiple y causa un aumento en la concentración de LH. Lo anterior representa la fase folicular del ciclo menstrual, durante la cual predomina la actividad de la LH. El folículo maduro (aproximadamente 20 mm de diámetro) estalla, y el ovocito, junto con la corona radiada, es expulsado del folículo. Por lo general, el óvulo es recogido y transportado por la trompa uterina hacia el útero.

Después de la ovulación, el folículo colapsa y se inicia la fase lútea. Los vasos sanguíneos y las células con pigmento amarillo lipocrómico de la teca invaden a las células de la

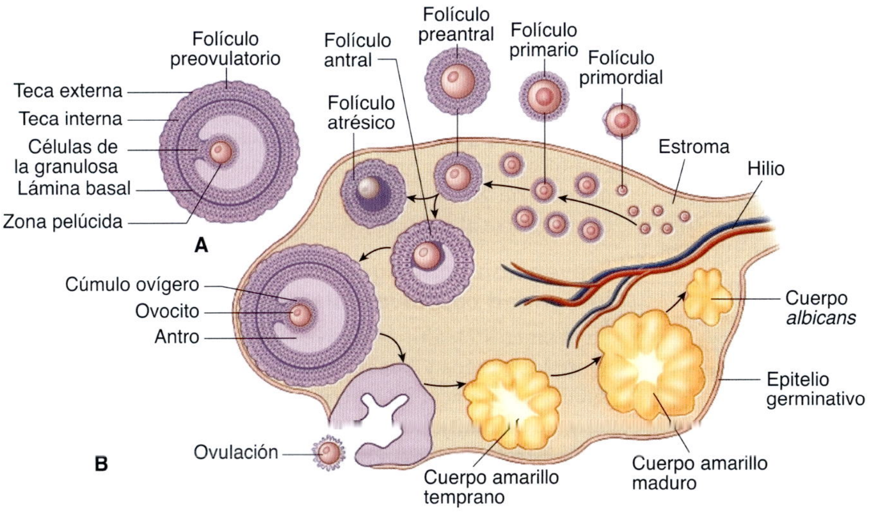

FIGURA 44-6. **A.** Corte transversal de un folículo preovulatorio. **B.** Esquema de un ovario, que muestra la secuencia de sucesos en el origen, la proliferación y rotura de un folículo ovárico, y la formación y regresión del cuerpo lúteo. Los folículos atrésicos son aquellos que muestran signos de degeneración y muerte.

granulosa. Una acumulación rápida de sangre y líquido forma una masa llamada *cuerpo lúteo*. Durante la fase lútea, el cuerpo amarillo secreta progesterona. Si no hay fecundación, el cuerpo lúteo se atrofia y es reemplazado por tejido cicatricial blanco, denominado *cuerpo albicans* (*cuerpo blanco*), se retira el sostén hormonal del endometrio y se produce la menstruación. En caso de una fecundación, las células trofoblásticas del blastocisto producen *gonadotropina coriónica humana*, que evita la regresión del cuerpo lúteo y permite que el cuerpo lúteo siga funcionando el tiempo suficiente para proporcionar apoyo hormonal al embarazo hasta que la placenta es completamente funcional (*véase* la fig. 44-6B).[7]

Cambios endometriales

El endometrio consta de dos capas distintas, que responden a la estimulación hormonal: una *capa basal*, que se encuentra adyacente al miometrio; y la *capa funcional*, que surge de la capa basal y presenta cambios proliferativos y descamación menstrual. Esta última puede subdividirse en: una delgada capa superficial compacta y una más profunda esponjosa, que forma la mayor parte de un endometrio secretor completamente desarrollado.[1] El ciclo endometrial puede dividirse en tres fases: proliferativa (preovulatoria), durante la cual las glándulas y el estroma de la capa superficial crecen con rapidez en respuesta a los estrógenos; secretora (postovulatoria), durante la cual la progesterona produce dilatación glandular y secreción de moco, y el endometrio se torna altamente vascular y edematoso; y la menstrual, en la que la capa superficial se degenera y se desprende (*véase* la fig. 44-4).[1]

Cambios del moco cervical

El moco cervical es una secreción compleja, heterogénea, producida por las glándulas del endocérvix. Tiene una fuerte influencia de la concentración sérica de EPT. Los estrógenos estimulan la producción de grandes cantidades de moco transparente, acuoso, a través del cual los espermatozoides pueden penetrar con facilidad. Durante la ovulación, el moco cervical es poco espeso y muy distensible. La *distensibilidad* o *filancia* (la propiedad que permite que el moco cervical se estire o distienda hasta formar un hilo) se estima al estirar una muestra de moco cervical entre dos portaobjetos y medir la longitud máxima que alcanza antes de romperse. A la mitad del ciclo, generalmente supera los 10 cm. Inclusive en presencia de estrógenos, la progesterona disminuye la secreción de moco. Durante la fase lútea del ciclo menstrual, el moco es escaso, viscoso y contiene muchas células.[7]

PUNTOS CLAVE

Ciclo menstrual

- El ciclo menstrual incluye la maduración y la liberación de los ovocitos por el ovario durante la ovulación y la descamación del revestimiento endometrial.
- El ciclo menstrual es regulado por la síntesis y secreción rítmicas de las hormonas ováricas y por la retroalimentación negativa de la GnRH hipotalámica, y FSH y LH de la hipófisis anterior.

Menopausia

La menopausia es el cese de los ciclos menstruales. Como la menarca, es más un proceso que un solo suceso. La mayoría de las mujeres dejan de menstruar entre los 48 y 55 años de edad. La *perimenopausia* (los años inmediatamente previos a la menopausia) comienza casi 4 años antes del cese de la menstruación y se caracteriza por la irregularidad menstrual y otras manifestaciones. Una mujer que no ha presentado menstruación durante un año completo o que tiene una concentración de FSH persistentemente elevada (> 20 mUI/mL) se considera en la menopausia.[2]

Cambios funcionales

La menopausia representa la interrupción gradual de la función ovárica y la disminución de la concentración de estrógenos resultante. Aunque los estrógenos derivados de la corteza suprarrenal continúan circulando, son insuficientes para mantener los caracteres sexuales secundarios, y disminuyen el vello corporal, la elasticidad de la piel y la grasa subcutánea. Las masa hística de las mamas se reduce, los ovarios y el cuerpo uterino disminuyen de tamaño; el cuello uterino y la vagina se tornan pálidos y friables,[8] y aumenta el pH vaginal (pH > 4.5 indica la deficiencia de estrógenos).[7]

Pueden surgir problemas como resultado de la atrofia urogenital, incluyendo sequedad vaginal, incontinencia urinaria de esfuerzo, urgencia, nicturia, vaginitis e infección urinaria (IU). Una mujer puede experimentar inestabilidad vasomotora significativa secundaria a la disminución de estrógenos, así como aumento relativo de otras hormonas.[9] Esta inestabilidad puede dar lugar a "sofocos" (bochornos), palpitaciones, mareos y dolores de cabeza conforme los vasos sanguíneos se dilatan. Los sofocos, una queja frecuente, varían enormemente en cuanto al inicio, la frecuencia, la gravedad y la duración. Cuando se producen en la noche y se acompañan de sudoración importante, pueden provocar despertares frecuentes, y pueden conducir a la privación de sueño. Estos acontecimientos incontrolables e impredecibles pueden causar irritabilidad, ansiedad y depresión. A pesar de la asociación con estos cambios bioquímicos, se desconoce la causa subyacente de los sofocos.[9]

El cese de la función ovárica también ocasiona cambios que influyen en la salud y el bienestar de las mujeres en la posmenopausia. Las consecuencias de la privación de estrógenos a largo plazo incluyen osteoporosis y un mayor riesgo de enfermedades cardiovasculares, que es la causa principal de muerte para las mujeres después de la menopausia.[8] Otras amenazas potenciales para la salud son la pérdida de la visión por degeneración macular y el deterioro cognitivo.

Hormonoterapia

Durante las últimas cuatro o cinco décadas, la hormonoterapia (HT) se prescribió cada vez más para las mujeres en la posmenopausia. Inicialmente, la HT se utilizó solo para el tratamiento de los síntomas y, más tarde, para la prevención de la osteoporosis. Durante la década de 1990, se usó como *reemplazo* de una hormona vital perdida por insuficiencia de un órgano endocrino (menopausia). Se ofrecía de manera sistemática a todas las mujeres en la posmenopausia con base en las pruebas crecientes de beneficios preventivos. Los datos de estudios observacionales mostraron una reducción del 50% en la tasa de mortalidad de la cardiopatía coronaria (CC) en las mujeres con HT.[7,10]

Tipos de hormonoterapia

El tipo de HT prescrito se determinaba con respecto a la condición del útero. Las mujeres con un útero intacto recibían una combinación de EPT, porque la monoterapia con estrógenos se había asociado con un riesgo de cáncer de endometrio; y las que habían tenido histerectomía recibían un estrógeno (ET) solo. Cuando se utilizan de manera cíclica (tratamiento secuencial continuo con estrógenos y progesterona [TSCEP]), se agrega progesterona durante 12-14 días para inducir la maduración de cualquier tejido endometrial que se haya desarrollado en respuesta a los estrógenos. La privación de progesterona produce descamación endometrial. Cuando se utiliza de forma continua, se añade una pequeña cantidad de progesterona al régimen de estrógenos a diario. Esta exposición continua a la progesterona inhibe el desarrollo del endometrio, y finalmente, da como resultado la ausencia de hemorragia. Sin embargo, puede resultar en hemorragia irregular y manchado hasta que se atrofia el revestimiento endometrial. La prevención de la hiperplasia endometrial, tanto mediante la descamación del exceso de tejido endometrial como mediante la prevención de su desarrollo inicial, disminuye el riesgo de cáncer endometrial. Esta protección debe considerarse al valorar los riesgos y beneficios de la HT.

Prevención de riesgos con terapia hormonal: integridad cardiovascular, carcinógena y ósea

La Women's Health Initiative (WHI) realizó varios estudios sobre los riesgos y beneficios de diversas estrategias para reducir la incidencia de enfermedad cardíaca, cáncer colorrectal y de mama, y fracturas en mujeres en la posmenopausia. Estas estrategias incluyeron dos estudios con estrógenos más progestágeno (TCEPC, en las mujeres con un útero intacto) o estrógenos solos (ET, para aquellas con histerectomía previa). Ambos estudios terminaron de forma precoz porque se determinó que el riesgo de cáncer de mama y de efectos secundarios cardiovasculares superaba los beneficios.[11] Los resultados del estudio fueron reevaluados más tarde y comparados con los de otros estudios para ajustar el riesgo real.

Los pacientes de la WHI pueden haber estado en riesgo de *enfermedad cardiovascular* durante su participación en el estudio dada su media de edad (63.7 años) y el tiempo transcurrido desde la menopausia (18 años) antes de iniciar HT. Esto sugiere que hay un "lapso crítico" después de la menopausia, durante el cual HT puede continuar confiriendo cardioprotección asociada con la concentración premenopáusica de estrógenos.[12,13] El tiempo también puede ser un factor importante en el tratamiento de las mujeres con riesgo de *tromboembolia venosa*. Esta afección también se ha asociado con el empleo de HT, pero el riesgo absoluto es bajo, alcanzando su punto máximo durante los primeros 2 años de uso de HT y, momento a partir del cual se va reduciendo. Sin embargo, por lo general, a las mujeres con antecedentes de tromboembolia venosa o predisposición a la formación de coágulos como resultado de defectos de la coagulación, se les recomienda evitar el uso de HT.

Las células del *cáncer de mama* pueden estar presentes en el cuerpo 8-10 años antes de poder detectarse, posiblemente cuando todavía es curable. Aún no está claro si las mujeres con antecedente de cáncer de mama y síntomas de la menopausia pueden tomar HT con seguridad.[14] La mejora de los métodos para identificar factores predisponentes para el cáncer de mama podrían acelerar el camino hacia la detección temprana.

El estrógeno inhibe la resorción ósea, lo que pone a las pacientes que toman estrógeno en riesgo de fractura de cadera. Por lo general, se recomienda a las pacientes que tomen calcio (1000 mg/día) más vitamina D (200 UI/día). Con estas dosis se ha constatado una pequeña pero significativa mejoría en la densidad ósea de la cadera. Sin embargo, no redujo el riesgo de su fractura.[15] En el Institute of Medicine (2010) se recomienda que todos los adultos incrementen su ingesta de vitamina D a 600 UI/día para mantener los huesos sanos.[16,17]

Análisis final: recomendaciones actuales para la HT

Aunque el promedio de edad de la menopausia no ha cambiado sustancialmente desde 1900, el aumento de la esperanza de vida significa que la mujer promedio vivirá casi una tercera parte de su vida después de la menopausia. La necesidad de reemplazar el estrógeno perdido es un tema polémico. Las recomendaciones de U.S. Preventive Services Task Force están en contra del uso sistemático de la HT para la prevención de enfermedades crónicas;[10] mientras que la North American Menopause Society (NAMS),[18] la American Society for Reproductive Medicine (ASRM),[19] el American College of Obstetricians and Gynecologists (ACOG)[20] y los National Institutes of Health (NIH) *State-of-the-Science Conference Statement on Management of Menopause-Related Symptoms*[21,22] indican que los estrógenos constituyen el tratamiento más eficaz para los síntomas de la menopausia. Parece menos probable que el uso de la TH en mujeres más jóvenes con menopausia reciente aumente los riesgos de afecciones comunicadas en mujeres mayores, asintomáticas, en promedio con 10 años o más transcurridos después de la menopausia.

Las recomendaciones actuales para la HT son las siguientes:

- Evitar la HT para la prevención primaria o secundaria de la cardiopatía coronaria.
- Desarrollar un perfil de riesgo individual para cada mujer y proporcionarle información sobre los riesgos conocidos.
- Usar HT solo en las mujeres que requieran alivio de los síntomas de la menopausia que afecten la calidad de vida.
- Considerar dosis de HT más bajas que la estándar y vías de administración alternativas.
- Limitar el uso de HT a la duración más breve compatible con los objetivos, beneficios y riesgos del tratamiento para cada mujer.
- Considerar los tratamientos alternativos si la mujer no presenta síntomas para evitar los riesgos potenciales asociados con los productos de HT aprobados por la FDA para la prevención de la osteoporosis en la posmenopausia.[21]

Otros métodos para el tratamiento de los síntomas de la posmenopausia incluyen el uso de sustancias "naturales" derivadas de aceites vegetales con estructura similar a la de las hormonas esteroideas humanas,[18] así como "fitoestrógenos" (sustancias que se producen en la naturaleza con propiedades similares a las de los estrógenos, como las isoflavonas [soya, trébol rojo]). Los inhibidores selectivos de la recaptación de serotonina (ISRS), la gabapentina y la clonidina muestran alguna mejoría para la prevención de los sofocos con respecto al placebo.[7] El uso de productos herbolarios y farmacéuticos puede ser otra opción para tratar los síntomas de la menopausia.[23] Sin embargo, se necesitan estudios continuos para valorar su eficacia.

RESUMEN

Entre la menarca y la menopausia, el aparato reproductor femenino sufre los cambios periódicos denominados *ciclo menstrual*. El ciclo menstrual normal es resultado de complejas interacciones entre el hipotálamo (que produce la GnRH), la glándula hipófisis anterior (que sintetiza y libera FSH, LH y prolactina), los ovarios (que sintetizan y liberan estrógenos, progesterona y andrógenos), y los tejidos objetivo asociados (el endometrio y la mucosa vaginal). Los ovarios se encargan de regular los cambios periódicos y la duración del ciclo menstrual. Los estrógenos son necesarios para la maduración física femenina normal, el crecimiento de los folículos ováricos, la generación de un ámbito que favorezca la fecundación y la implantación del óvulo, y la promoción del desarrollo del endometrio en caso de un embarazo. Los estrógenos también previenen la resorción ósea y regulan la composición de las lipoproteínas (HDL y LDL) en la sangre. La progesterona apoya el desarrollo glandular del tejido alveolar y lobular de las mamas, y del endometrio.

La *menopausia* es el cese de los ciclos menstruales. Puede caracterizarse en el ámbito sistémico por inestabilidad vasomotora importante y "sofocos" (bochornos) secundarios a la disminución de los estrógenos y el aumento relativo de otras hormonas. Los efectos a largo plazo de la privación de estrógenos incluyen osteoporosis debido a un desequilibrio en el remodelado óseo y un mayor riesgo de enfermedades cardiovasculares, que constituyen la principal causa de muerte en las mujeres después de la menopausia. La HT, que se consideró como tratamiento de reemplazo hormonal para las mujeres en la posmenopausia durante finales del siglo XX, ha sido objeto de escrutinio, dados los recientes hallazgos que indican que el TCEPC puede incrementar el riesgo de enfermedad cardiovascular y cáncer de mama. En la actualidad, se recomienda que los clínicos hagan una valoración cuidadosa de los antecedentes de la paciente antes de completar un análisis de riesgo-beneficio individual. Si la paciente selecciona el tratamiento de reemplazo hormonal, el enfoque preferido es prescribir una dosis baja durante un intervalo corto tan pronto como sea posible en la menopausia.

Mamas

Estructura y función

Las mamas son estructuras glandulares especializadas que tienen una abundante red de tejido nervioso, vascular y linfático (fig. 44-7). Tanto hombres como mujeres nacen con un tejido mamario rudimentario, que incluye conductos revestidos por epitelio. En las mujeres, los estrógenos impulsan el crecimiento y la proliferación del sistema de conductos; y la progesterona, que se libera con el inicio de los ciclos ovulatorios, estimula el crecimiento y el desarrollo del epitelio secretor alveolar y ductal. Para la adolescencia, las mamas han desarrollado patrones característicos asociados con depósito de grasa.

Las mamas se encuentran sobre la pared torácica anterior, entre las costillas tercera y séptima.[4] La masa mamaria consta de tejido conjuntivo fibroso, grasa y tejido glandular.[4] La capa de tejido conjuntivo fibroso superficial se une a la piel, lo que permite que la piel se mueva suavemente sobre

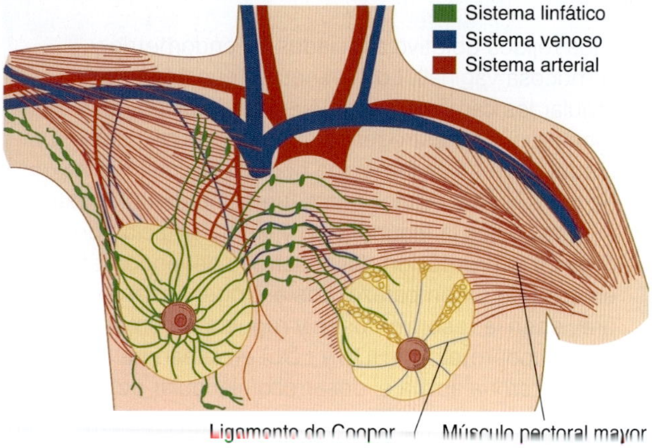

FIGURA 44-7. Mamas. Suministro vascular y linfático compartido, así como los músculos pectorales.

la mama, lo que facilita la observación visual de estructuras superficiales, por ejemplo, en la autoexploración. La masa mamaria es sostenida por la fascia de los músculos pectorales mayor y menor, así como por el tejido conjuntivo fibroso propio. Los ligamentos de tejido fibroso, llamados *de Cooper*, se extienden desde los límites externos de la mama hasta la zona del pezón (fig. 44-8) para proporcionar mayor soporte al tejido mamario. Además, forman tabiques que las dividen en casi 20 lóbulos,[4] cada uno de los cuales está constituido por conjuntos de alvéolos o glándulas, similares a racimos de uvas, interconectados por conductos. Los alvéolos están revestidos por células secretoras capaces de producir leche o líquido bajo las condiciones hormonales apropiadas (*véase* la fig. 44-8). Estas secreciones de la mama descienden de los alvéolos al conducto intralobular, al conducto galactóforo y al pezón.[4] La leche materna se produce en respuesta a los cambios hormonales complejos asociados con el embarazo. Durante el ciclo menstrual, se produce y resorbe líquido. Las mamas responden a los cambios cíclicos del ciclo menstrual con distensión y malestar.

El pezón está formado por tejidos epitelial, glandular, eréctil y nervioso. La aréola es la piel más oscura y suave que rodea el pezón, y la superficie se caracteriza por protuberancias o proyecciones conocidas como *tubérculos de Montgomery*. Estos tubérculos son glándulas sebáceas cuyas

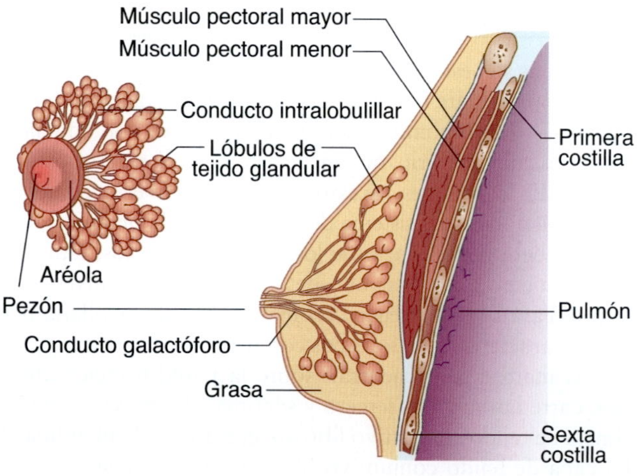

FIGURA 44-8. Mama que muestra el tejido glandular y sus conductos.

secreciones mantienen la zona del pezón suave y elástica. En la pubertad y durante el embarazo, el aumento de la concentración de EPT causa que la aréola y el pezón se tornen más oscuros y prominentes, y que las glándulas de Montgomery aumenten su actividad.[7] El tejido eréctil del pezón es sensible a los estímulos psicológicos y táctiles, que contribuyen a la función sexual de las mamas.

Las mamas varían de forma considerable en forma y tamaño. Su forma y textura varían con relación a factores hormonales, genéticos, nutricionales y endocrinos, así como con el embarazo, la edad y el tono muscular. Los músculos pectorales sostienen a la masa mamaria sobre la pared torácica. Una mala postura, la disminución significativa de peso y la falta de sostén pueden causar descenso de las mamas.

Cambios durante el embarazo y la lactancia

Durante el embarazo, el aumento de la concentración de EPT modifica de manera significativa las mamas. Los estrógenos estimulan la mayor vascularización de las mamas y el crecimiento y la extensión de las estructuras ductales, causando "pesadez". La progesterona produce gemación y crecimiento marcados de las estructuras alveolares. El epitelio alveolar asume un estado secretor como preparación para la lactancia. Se piensa que los cambios celulares que ocurren en el revestimiento alveolar modifican la susceptibilidad de estas células a los cambios mediados por los estrógenos más adelante en la vida.

Durante la lactancia, las células alveolares, bajo los efectos de la prolactina, una hormona hipofisaria anterior, secretan leche. La expulsión de leche ocurre en el sistema de conductos en respuesta a la liberación de oxitocina por la hipófisis posterior. La succión del lactante brinda el estímulo para la expulsión de leche y produce retroalimentación al hipotálamo, estimulando así la liberación de oxitocina por la hipófisis posterior. La oxitocina causa la contracción de las células mioepiteliales que recubren los alvéolos y la expulsión de leche hacia el sistema de conductos.[4]

PUNTOS CLAVE

Mamas

- La estructura y función de la mama se modifican por los cambios hormonales a través de la vida de una mujer, como durante el embarazo y la lactancia.

RESUMEN

La mama es una estructura compleja de tamaño, consistencia y composición variables. Aunque anatómicamente separadas, las mamas están relacionadas con el aparato genitourinario femenino y cambian de forma, textura y función en respuesta a los cambios cíclicos de las hormonas sexuales.

CAPÍTULO 45

Alteraciones del aparato reproductor femenino

Las alteraciones del aparato genitourinario femenino tienen efectos generalizados sobre la función física y psicológica, incluyendo el estado de salud general, la sexualidad y el potencial reproductivo. Las estructuras reproductivas se encuentran cerca de las pélvicas, por lo que las alteraciones del aparato reproductor pueden afectar la función urinaria. Este capítulo se centra en la infección e inflamación, afecciones benignas y neoplasias de las estructuras reproductivas femeninas; las alteraciones del sostén pélvico y la posición uterina; y las anomalías de la menstruación. También se incluye un resumen sobre la infecundidad.

Alteraciones de los genitales externos y la vagina

Alteraciones de los genitales externos

La mayoría de los quistes, los nevos y las neoplasias malignas de la piel pueden presentarse en todas las partes de piel con pelo. La vulva (el monte del pubis, los labios mayores y menores, el clítoris y el vestíbulo) es propensa a infecciones de la piel, porque está expuesta de forma constante a las secreciones y la humedad. La vulvitis inespecífica es frecuente en las mujeres con diabetes, enfermedad renal crónica, discrasias sanguíneas y desnutrición.

Absceso y quiste de la glándula de Bartolino

El *quiste de la glándula de Bartolino* (o Bartholin) es un saco lleno de líquido que resulta de la obstrucción del sistema de conductos de esta glándula (fig. 45-1).[1] Si se infecta, puede desarrollarse un absceso en la glándula, a menudo causado por estafilococos, clamidias y microorganismos anaerobios.[1-3]

Por lo general, los síntomas agudos son resultado de la infección e incluyen dolor, hipersensibilidad y dispareunia (dolor durante el coito). El tratamiento de los quistes sintomáticos consiste en la administración de antibióticos apropiados, aplicación local de calor húmedo, incisión y drenaje. Puede usarse una sonda de Wood para el drenaje del quiste durante unas semanas. Los quistes recurrentes pueden requerir una intervención quirúrgica. Las glándulas de Bartolino se atrofian durante la menopausia, de modo que un aumento de volumen en la posmenopausia debe ser valorado respecto a cáncer.[4]

Afecciones epiteliales no neoplásicas

La denominación *alteraciones epiteliales no neoplásicas* se refiere a los cambios de atrofia e hiperplasia no malignos de la piel y mucosa vulvares, que pueden desarrollarse a cualquier edad y progresar a cáncer. Las lesiones se pueden clasificar como liquen simple crónico, escleroso o plano.[5,6] Estas pueden progresar a la neoplasia intraepitelial vulvar (NIV) o NIV simple. El carcinoma vulvar es raro.[1]

El *liquen simple crónico* se presenta con placas engrosadas blanco grisáceas con una superficie irregular. Este diagnóstico se hace cuando se han descartado las infecciones por virus del papiloma humano (VPH), micóticas o por otra causa conocida. El prurito vulvar es la manifestación más frecuente de presentación. El tratamiento está orientado a disminuir el prurito y prevenir la irritación adicional de la piel.

El *liquen escleroso* es una enfermedad inflamatoria de la vulva que se caracteriza por placas que pueden progresar a un epitelio delgado en forma de parche con porciones localizadas de equimosis y ulceración superficial secundario al rascado.[4] La atrofia y la contractura de los tejidos vulvares, con la eventual estenosis del introito, son frecuentes cuando esta afección se vuelve crónica. El prurito y la dispareunia son habituales. La afección se desarrolla de forma gradual y se asocia de forma significativa con el desarrollo de cáncer vulvar.[1] También se presenta con enfermedades autoinmunitarias, como la tiroiditis y el vitiligo.[1] Las medidas terapéuticas actuales favorecen el uso de corticoesteroides tópicos potentes.[6,7] El liquen escleroso a menudo es recurrente y puede requerir tratamiento de mantenimiento durante toda la vida. Las zonas de hiperplasia que se presentan en el campo del liquen escleroso pueden ser sitios de transformación a cáncer y exigen seguimiento y una posible biopsia.

El liquen plano tiene, probablemente, un componente autoinmunitario y es raro. Los tres tipos de liquen plano son el erosivo (el más frecuente), el papuloescamoso y el hipertrófico.[4] Por lo general, el tratamiento consiste en el empleo de un esteroide tópico leve.

Vulvodinia

La *vulvodinia* es una afección multifactorial de dolor vulvar crónico de al menos 3 meses de duración.[8,9] En la International Society for the Study of Vulvovaginal Disorders (ISSVD) se define como un padecimiento caracterizado por dolor vulvar en ausencia de manifestaciones visibles relevantes o una

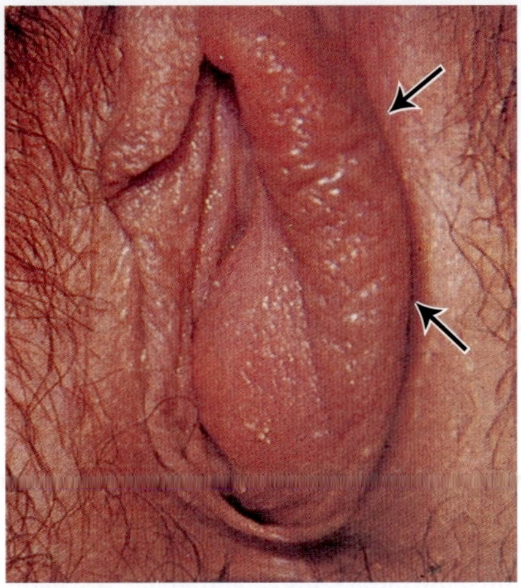

FIGURA 45-1. Quiste de la glándula de Bartolino. La lesión de 4 cm (*flechas*) se localiza detrás del introito vaginal. Tomado de: Strayer D., Rubin R. (Eds.) (2015). *Rubin's pathology: Clinicopathologic foundations of medicine* (7th ed., Fig. 24-3, p. 1001). Philadelphia, PA: Lippincott Williams & Wilkins.

alteración clínicamente identificable.[9] Puede ser primaria o secundaria. Además, la vulvodinia se clasifica como localizada o generalizada, provocada o no, o de origen mixto.[9]

Vulvodinia localizada

La *vulvodinia localizada* o *vestibulodinia* se caracteriza por dolor, a menudo punzante, ardoroso o cortante, al inicio del coito (p. ej., dispareunia de inserción), un punto de hipersensibilidad localizado cerca de la abertura vaginal y dolor correspondiente a la inserción de tampones.[10,11] El dolor puede ser primario (presente desde el primer contacto) o secundario (aparece después de un período de coitos sin molestias). La etiología se desconoce, pero puede involucrar circuitos de dolor en el cerebro y la médula espinal que se sensibilizan.[10] Las mujeres que sufren afecciones por ansiedad y cambio en el estado de ánimo pueden estar predispuestas a desarrollar vestibulodinia.[10] La vestibulectomía quirúrgica puede proporcionar alivio de los síntomas cuando fracasa el tratamiento médico. Puesto que no hay etiología específica alguna, es importante individualizar el tratamiento. La biorretroalimentación, el asesoramiento sexual y el apoyo psicológico y emocional también pueden ser beneficiosos.[11]

Vulvodinia generalizada

La *vulvodinia generalizada* implica dolor intenso, constante, generalizado o ardoroso que interfiere con las actividades diarias.[8,12] No se encuentran anomalías en la exploración física, pero hay hipersensibilidad difusa y variable, así como alteración sensorial al tacto leve. Este dolor no provocado comparte muchas de las características de otras afecciones de dolor neuropático. Se desconoce la causa del dolor, pero puede ser una consecuencia de las restricciones mioaponeuróticas que afectan a los nervios sacros y del suelo pélvico. La rehabilitación de los músculos del suelo pélvico asistida por electromiografía superficial constituye un tratamiento eficaz primario o adyuvante a la terapia médica o quirúrgica para la vulvodinia generalizada.[8,9]

Los desencadenantes propuestos para la vulvodinia incluyen infecciones vaginales recurrentes crónicas; efectos de la irritación química o fármacos, especialmente el uso prolongado de cremas con esteroides tópicos; efectos irritantes de las concentraciones urinarias altas de oxalato de calcio; y la deficiencia de inmunoglobulina (Ig) A u otras alteraciones de la regulación inmunitaria.[8,9]

Son indispensables un interrogatorio y una exploración física cuidadosos. La *vulvodinia* es un diagnóstico de exclusión después de descartar infecciones como candidosis y herpes genital; alteraciones inflamatorias, por ejemplo, los líquenes simple crónico y escleroso; el cáncer de la vulva; o alteraciones neurológicas, como la neuralgia herpética o la compresión de nervios raquídeos, como causas del dolor.

El tratamiento está dirigido al alivio de los síntomas, con frecuencia es prolongado y requiere una perspectiva terapéutica multidimensional para el dolor crónico.[8,9] Los regímenes incluyen antimicóticos vaginales o bucales a largo plazo, evitar los irritantes, realizar baños de asiento con bicarbonato de sodio, uso de emolientes (vitamina E o aceite vegetal para lubricación), anestésicos o esteroides en ungüento, crema de capsaicina, fisioterapia e intervención quirúrgica. Los medicamentos orales, incluyendo los antidepresivos tricíclicos, otros antidepresivos o gabapentina, suelen utilizarse para tratar el dolor neuropático asociado con la vulvodinia.[11] Debido a que esta afección puede causar tensión en las relaciones sexuales, familiares y laborales, a menudo se requiere respaldo psicosocial.

Cáncer vulvar

Los cálculos respecto al carcinoma de la vulva para el 2019 en Estados Unidos eran de aproximadamente 6070 nuevos casos al año con una predicción de 1280 muertes.[13] Hay un riesgo de toda la vida del 0.3%,[13] y constituye alrededor del 3% de los cánceres genitales en mujeres de 60 años de edad o mayores.[1]

El carcinoma vulvar se puede dividir en dos grupos: neoplasia intraepitelial vulvar usual (NIVu) asociada con el virus del papiloma humano (VPH) y la NIV independiente de este virus (NIVd). Generalmente, la NIVu ocurre en las mujeres más jóvenes. Por el contrario, la NIVd se presenta con mayor frecuencia en la posmenopausia de mujeres con antecedente de liquen escleroso o simple crónico.[14]

Alrededor del 33-50% de los casos de NIVu parecen ser causados por ciertas cepas de VPH con potencial de promover el cáncer (subtipo 16), que son de transmisión sexual.[1] Las lesiones de la NIV pueden ser únicas o multicéntricas, maculares o papulares, rojas o blancas y placas. En el microscopio, la NIVu se presenta como un proceso proliferativo y se caracteriza por células epiteliales con núcleos hipercromáticos, aumento de mitosis, y un cociente núcleo/citoplasma mayor. El riesgo de progresión a cáncer invasor aumenta en las mujeres mayores y aquellas con inmunosupresión.[14]

La forma NIVd de cáncer de vulva por lo general viene precedida por alteraciones no neoplásicas vulvares, como la irritación vulvar o el liquen escleroso crónicos. Se desconoce la etiología. Los cambios neoplásicos pueden surgir de lesiones de liquen escleroso o hiperplasia, que llevan directamente al cáncer.[14]

La lesión inicial del carcinoma epidermoide vulvar puede aparecer como un engrosamiento discreto de la piel, una pequeña protuberancia, una zona elevada o una ulceración que no se cura. Pueden ser únicas o múltiples y varían en color, de blanco a rojo o negro aterciopelado.[15] Las lesiones pueden asemejarse al eccema o la dermatitis y producir pocos síntomas, además de prurito, malestar local y exudados. De forma secundaria, la lesión puede infectarse, lo que causa dolor y malestar. La lesión maligna poco a poco se propaga de forma superficial o como un surco profundo que implica a toda una cara labial. Puesto que hay muchos conductos linfáticos alrededor de la vulva, el cáncer envía metástasis libremente a los ganglios linfáticos regionales. La extensión más frecuente es a los ganglios inguinales superficiales y, después, a los femorales, inguinales y pélvicos profundos.[16] El sistema desarrollado en el año 2009 por la Federación Internacional de Ginecología y Obstetricia (FIGO) gradua el cáncer vulvar en cuatro etapas con base en su diseminación.[17]

Es importante el diagnóstico precoz. Debido a que las lesiones malignas por lo general se confunden con otras afecciones, la biopsia y el tratamiento suelen retrasarse. El tratamiento consiste en la resección quirúrgica amplia de la lesión no invasora y la resección radical o vulvectomía con disección de ganglios linfáticos para el cáncer invasor. Se recomienda la radioterapia inguinal y pélvica postoperatoria cuando se afectan los ganglios linfáticos inguinales.[18]

Alteraciones de la vagina

La ecología vaginal depende del equilibrio entre las hormonas y la flora bacteriana. La concentración normal de estrógenos mantiene un epitelio plano grueso y protector que contiene glucógeno. La flora vaginal se compone de diversas bacterias, sobre todo del género *Lactobacillus*, que realiza el metabolismo del glucógeno y produce ácido láctico, lo que suele mantener el pH vaginal en 4.0-4.5.[19] Las alteraciones de estas condiciones ambientales, como los cambios en la flora normal por el uso de antibióticos, predisponen a la infección.

Vaginitis

La *vaginitis* es una inflamación de la vagina que se caracteriza por secreción y ardor, prurito, enrojecimiento y edema de sus tejidos. Con frecuencia el dolor ocurre durante la micción y el coito. Los irritantes químicos, los cuerpos extraños o los agentes infecciosos pueden ser la causa. En la premenarquia, la mayoría de las infecciones vaginales tienen causas inespecíficas, como mala higiene, parásitos intestinales o presencia de cuerpos extraños. Las causas más frecuentes de vaginitis en la posmenarquia y la premenopausia son *Candida albicans*, *Trichomonas vaginalis* y vaginosis bacteriana.[1]

En las mujeres en la posmenopausia, la vaginitis atrófica es la forma más frecuente. Se trata de una inflamación de la vagina que se produce después de la menopausia o la resección de los ovarios, que causa deficiencia de estrógenos. Esta última evita la proliferación regeneradora del epitelio vaginal, lo que hace a estos tejidos más susceptibles a la infección y la irritación. Estos cambios conducen a una disminución en la flora vaginal, que origina menor acidez de las secreciones vaginales. Los síntomas incluyen prurito, ardor y dolor durante el coito. Los síntomas extremos se pueden revertir mediante la aplicación local de una crema de estrógenos.

Una secreción vaginal que causa ardor, prurito u olor desagradable indica inflamación o infección. Ya que estos síntomas son frecuentes en los diferentes tipos de vaginitis, la identificación precisa del microorganismo causal es esencial para un tratamiento adecuado. Un interrogatorio cuidadoso debe incluir información sobre enfermedades sistémicas, uso de medicamentos (como antibióticos), hábitos alimenticios, estrés y otros factores que alteran la resistencia de los tejidos vaginales a las infecciones. Por lo general, se realiza una exploración física para valorar la naturaleza de la secreción y sus efectos sobre las estructuras genitales. Un frotis en fresco con solución salina (preparado colocando una muestra de moco vaginal y una o dos gotas de solución salina normal) es el principal medio de identificación del microorganismo causal. Para identificar una candidosis, se usa hidróxido de potasio (KOH) en lugar de solución salina para el frotis.[19]

La prevención y el tratamiento dependen de buenos hábitos de salud y un diagnóstico preciso y tratamiento de las infecciones activas. Un diagnóstico precoz lleva a un tratamiento más eficaz.

Cáncer vaginal

Los cánceres primarios de la vagina son raros. Alrededor del 1% de las mujeres desarrollarán cáncer de vagina en su vida.[20] La mayoría de las pacientes tienen 60 años de edad o más al momento del diagnóstico, con la excepción del adenocarcinoma de células claras asociado con la exposición de dietilestilbestrol (DES) en el útero.[1] Pueden ocurrir cánceres vaginales por extensión local del cáncer de cuello uterino, la exposición al VPH de transmisión sexual o, rara vez, por irritación local (p. ej., con el uso prolongado de un pesario).

El carcinoma epidermoide comienza en el epitelio y progresa durante muchos años a partir de lesiones precancerosas llamadas *neoplasia intraepitelial vaginal* (VAIN, *vaginal intraepithelial neoplasia*), el 65-80% de las cuales contienen al VPH.[21] El síntoma más frecuente es una hemorragia anómala. Otros síntomas incluyen flujo vaginal anormal, masa palpable o dispareunia. La mayoría de las mujeres con carcinoma vaginal preinvasor cursan asintomáticas, con detección del cáncer durante una exploración ginecológica sistemática. La proximidad de la vagina con otras estructuras pélvicas (uretra, vejiga y recto) permite la diseminación temprana a estas zonas. Por lo tanto, alrededor del 80% de los cánceres de la vagina se deben a metástasis.[1]

En el tratamiento debe considerarse el tipo, el tamaño, la ubicación y la extensión de la lesión, así como la edad de la mujer. Puede usarse la resección local, la evaporación con láser o un procedimiento de resección electroquirúrgica (LEEP, *loop electrosurgical excision procedure*) con los cánceres de células planas en etapa 0. La radioterapia y la cirugía radical son curativas en los cánceres más avanzados. Cuando hay afección vaginal alta, puede requerirse una intervención quirúrgica radical, que incluye histerectomía total, disección de ganglios linfáticos pélvicos y vaginectomía parcial. Por lo general, los ovarios se conservan, a menos que presenten alteración patológica. Las lesiones extensas y aquellas ubicadas en la región vaginal media o inferior generalmente se tratan con radioterapia. El pronóstico depende de la etapa de la enfermedad, la afección de los ganglios linfáticos y el grado de actividad mitótica del tumor.[22]

RESUMEN

La superficie de la vulva resulta afectada por alteraciones que dañan la piel de otras partes del cuerpo. Los quistes de Bartolino derivan de la oclusión de los conductos de las glándulas de Bartolino. A menudo, son dolorosos y pueden infectarse. Las afecciones epiteliales no neoplásicas se caracterizan por adelgazamiento o engrosamiento hiperplásico del tejido vulvar. La *vulvodinia* es un síndrome de dolor vulvar crónico con varias clasificaciones y resultados variables del tratamiento. El cáncer de la vulva se asocia con infecciones por VPH en las mujeres jóvenes y el liquen escleroso en las mayores.

La ecología vaginal normal depende del equilibrio de las hormonas y la flora bacteriana. Las alteraciones en estas condiciones predisponen a las infecciones vaginales. La *vaginitis* se caracteriza por la presencia de flujo vaginal y ardor, prurito, enrojecimiento y edema de los tejidos vaginales. Puede ser causada por irritantes químicos, cuerpos extraños o agentes infecciosos. Los cánceres primarios de la vagina representan cerca del 1% de todos los del aparato reproductor femenino. Las hijas de mujeres tratadas con DES están en mayor riesgo de desarrollar un adenocarcinoma vaginal.

Alteraciones del cuello y el cuerpo uterinos

Alteraciones del cuello uterino

El cuello uterino se compone de dos tipos de tejidos: el exocérvix, la parte visible, tiene epitelio plano estratificado, que también reviste a la vagina,[1] y el endocérvix, un conducto que lleva a la cavidad endometrial, revestido por epitelio cilíndrico que contiene glándulas grandes y ramificadas secretoras de moco.[1] Durante cada ciclo menstrual, las glándulas cervicales sufren importantes cambios funcionales. El moco secretado por las células glandulares varía bajo la influencia de las hormonas ováricas, y la obstrucción de las glándulas mucosas da como resultado el atrapamiento del moco en las glándulas más profundas, lo que lleva a la formación de quistes dilatados en el cuello uterino (*quistes de Naboth*) benignos, que pueden alcanzar hasta 1 cm o más.[6]

La unión del epitelio plano y el epitelio cilíndrico secretor de moco (p. ej., la unión planocilíndrica) aparece en varios lugares en diferentes momentos de la vida (fig. 45-2).[6] Durante la etapa reproductiva, el cuello uterino se evierte o proyecta hacia afuera, exponiendo el epitelio cilíndrico al medio ambiente vaginal. La combinación de cambios hormonales y el pH, la inflamación a largo plazo y la irritación mecánica conducen a una transformación gradual del epitelio cilíndrico al plano, un proceso llamado *metaplasia*. Esta zona de cambio continuo, o proceso de reparación, se denomina *zona de transformación*.[6]

La zona de transformación es un área crítica para el desarrollo de cáncer de cuello uterino. Durante la metaplasia,

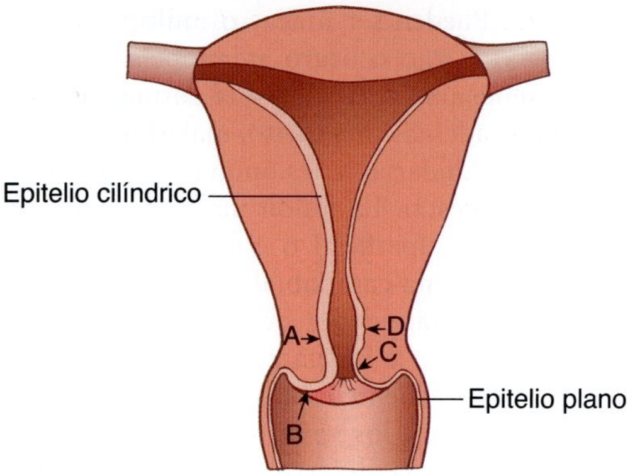

FIGURA 45-2. Unión planocilíndrica (zona de transformación) en mujeres en la premenarquia (*A*), mestruantes (*B*), en la menopausia (*C*) y en la posmenopausia (*D*).

las células epiteliales planas desarrolladas recientemente son vulnerables a la aparición de displasia (proliferación o desarrollo desordenados de las células) y el cambio genético si se exponen a factores cancerígenos. Aunque al inicio es reversible, la displasia no tratada puede convertirse en carcinoma. Se realiza una muestra de la zona de transformación en un frotis de Papanicoláu. Si se obtiene un resultado anómalo, se realiza un estudio más detallado de la zona de transformación durante la colposcopia, un estudio vaginal con un instrumento llamado *colposcopio*.[6]

Cervicitis y pólipos cervicales

La cervicitis aguda puede originarse de la infección directa del cuello uterino o ser secundaria a una infección vaginal o uterina. Puede ser ocasionada por microorganismos infecciosos, incluyendo *Streptococcus, Staphylococcus, Enterococcus, C. albicans, T. vaginalis, Neisseria gonorrhoeae, Gardnerella vaginalis, Chlamydia trachomatis, Ureaplasma urealyticum* y virus del herpes simple de tipo 2 (VHS-2).[1] El microorganismo asociado con mayor frecuencia con cervicitis mucopurulenta es *C. trachomatis*. En la cervicitis aguda, el cuello uterino se torna edematoso y eritematoso. La irritación por la infección causa secreción mucopurulenta y leucorrea.[1] La cervicitis aguda se trata con los antibióticos apropiados según el microorganismo causal. Cuando no se trata, puede extenderse hasta provocar celulitis pélvica, dispareunia, estenosis cervical e infección ascendente del útero o las trompas uterinas.

Los pólipos son las lesiones más frecuentes del cuello uterino. Su incidencia es mayor durante la etapa de reproducción.[1] Los *pólipos* son lesiones rojas, aterciopeladas y blandas; a menudo, son pediculadas y sobresalen por el orificio cervical. Por lo general, se desarrollan debido a la hiperplasia inflamatoria de la mucosa endocervical. Generalmente, son asintomáticos, pero pueden asociarse con hemorragia poscoital. La mayoría de los pólipos corresponden a lesiones benignas, pero deben ser extirpados y estudiados para excluir la posibilidad de transformación a cáncer.[23]

Cáncer de cuello uterino

El cáncer de cuello uterino se identifica fácilmente y, si se detecta a tiempo, se cura con mayor facilidad que el resto de los cánceres del aparato reproductor femenino. Se estimaron

13 170 nuevos casos de diagnóstico de cáncer de cuello uterino invasor en los Estados Unidos en el 2019, con aproximadamente 4 250 muertes previstas.[24] En los últimos 40 años, las muertes por cáncer de cuello uterino han disminuido en un 50%, lo que indica la importancia de la detección y el tratamiento tempranos.[24]

Factores de riesgo

Los factores de riesgo incluyen edad temprana en el primer coito, múltiples parejas sexuales, tabaquismo y antecedentes de infecciones de transmisión sexual (ITS; también conocidas como *enfermedades de transmisión sexual* [ETS]). Tanto las mujeres heterosexuales como las homosexuales deben seguir las mismas directrices de seguimiento por frotis de Papanicoláu.[23] La infección por VPH es una ITS que se transmite a través del contacto genital o piel con piel. Por lo menos el 50% de las personas la contraerá en su vida.[24] Los tipos 16 y 18 se han asociado con el cáncer de cuello uterino.[1] Otros tipos incluyen el 31, 33, 35, 39, 45, 51, 52, 56, 58, 59 y 68.[1] Factores como el hábito tabáquico, nutrición e infecciones sexuales concomitantes, como las causadas por *C. trachomatis*, VHS-2 y VIH, contribuyen a determinar si una mujer con infección por VPH desarrollará cáncer cervicouterino.[24]

Prevención del cáncer de cuello uterino

La vacuna contra el VPH ha disminuido el riesgo de cáncer de cuello uterino en un 97%.[1] Con el nombre comercial de Gardasil®, esta vacuna previene la infección por los subtipos 16, 18, 6 y 11 de VPH. Ha sido aprobada para usarse en niñas y niños entre los 9 y 26 años de edad (antes de iniciar la actividad sexual) para prevenir las verrugas genitales por VPH 6 y 11. Las cepas de VPH 16 y 18 causan el 70% de los cánceres del cuello uterino y las dos benignas más frecuentes (VPH 6 y 11) causan hasta el 90% de las verrugas genitales. Esta vacuna es segura y eficaz para la inducción de una respuesta inmunitaria sostenida contra VPH.[24,25]

La vacuna Gardasil 9 ofrece la misma protección frente a las cepas de VPH que la original y frente a los tipos 31, 33, 45, 52 y 58 de VPH. Estas nueve cepas contribuyen con el 90% de los cánceres de cuello uterino.[24] Otra vacuna aprobada por la FDA contra el VPH es Cervarix®, que se recomienda para las mujeres entre 9 y 25 años de edad, antes de iniciar la actividad sexual. La vacuna Cervarix protege frente a VPH 16 y 18.[26]

Patogenia

El frotis de Papanicoláu permite identificar las lesiones citológicas precancerosas y tratarse antes de que se desarrolle el cáncer. Las células atípicas pueden desarrollar cambios en las porciones nuclear y citoplasmática de las células, así como variación en su tamaño y forma (p. ej., displasia). Estos cambios precancerosos representan un continuo de cambios con límites indefinidos que pueden evolucionar de manera progresiva al cáncer *in situ* y, después, al invasor, o remitir de manera espontánea.[1]

Un sistema de clasificación ideado para describir los resultados histopatológicos de los cambios displásicos precursores del cáncer utiliza la denominación de *neoplasia intraepitelial cervical* (NIC).[18] Este término describe los cambios premalignos en el tejido epitelial. La NIC I se define como displasia leve o cambios atípicos en el epitelio cervicouterino; NIC II es una displasia moderada; y NIC III es una displasia grave.[25]

Diagnóstico

Los resultados anormales del Papanicoláu se señalan como: células planas atípicas de significado indeterminado (ASC-US, *atypical squamous cells of undetermined significance*); células planas atípicas de significado indeterminado que no pueden descartar una lesión intraepitelial plana de alto grado (ASC-H); lesión intraepitelial plana de bajo grado (LIEBG); lesión intraepitelial plana de alto grado (LIEAG); o cáncer epidermoide. Si se detectan resultados anómalos, se puede realizar una colposcopia. Se toman biopsias de estas lesiones potencialmente anómalas o de las de mayor vascularización, y se realiza un legrado del conducto endocervical, que tal vez no se pueda visualizar completo en la colposcopia. Un resultado LIEBG del Papanicoláu suele corresponder con la NIC I en la biopsia, mientras que el de LIEAG en frotis corresponde más probablemente a NIC II o NIC III (fig. 45-3).[27]

Las recomendaciones actuales de detección incluyen las pruebas de VPH y la citología en las mujeres mayores de 30

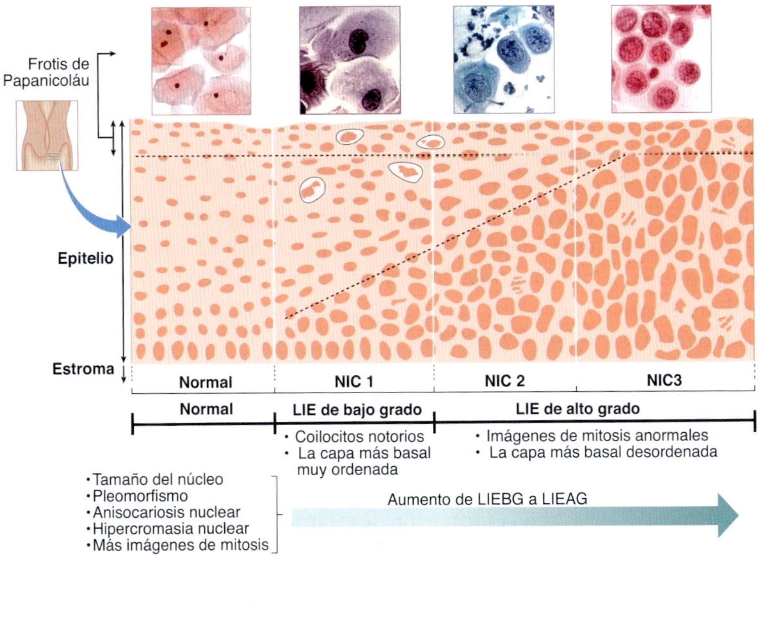

FIGURA 44-3. Sistema Bethesda para clasificar la enfermedad cervical premaligna como lesiones intraepiteliales epidermoides (SIL, *squamous intraepithelial lesions*). Esta tabla integra múltiples aspectos de las interfases LIEBG normal (lesión intraepitelial epidermoide de bajo grado) y LIEAG (lesión intraepitelial epidermoide de alto grado), que corresponden a los umbrales terapéuticos. Incluye las características cualitativas y cuantitativas que distinguen a las lesiones de bajo riesgo (*LIEBG*) de las de alto riesgo (*LIEAG*) de cáncer, que generalmente son causadas por diferentes subtipos de VPH. También ilustra las contrapartes aproximadas del sistema de neoplasia intraepitelial cervical (*NIC*), que se basó en un modelo de progresión continua más que en los subtipos víricos dicotómicos. Finalmente, el esquema ilustra el frotis citológico correspondiente debido a la exfoliación de las células más superficiales, que indica que, incluso en el estado más leve de la enfermedad, las células anómalas llegan a la superficie y se descaman. Tomado de: Strayer D. S.,RubinR., (Eds.) (2015). *Rubin's pathology: Clinicopathologic foundations of medicine* (7th ed., Fig. 24-18, p. 1012). Philadelphia, PA: Lippincott Williams & Wilkins.

años de edad. Los resultados dictan los próximos pasos del tratamiento. Solamente se recomienda la citología (Papanicoláu) con inicio a los 21 años y, después, cada 3 años hasta los 29 años de edad. En las mujeres de 30 años de edad o más, debe realizarse una prueba de Papanicoláu sola cada 3 años o junto con la prueba concomitante cada 5 años.[25]

Los frotis de Papanicoláu falsos negativos ocurren,[28] y debe tenerse cuidado a fin de obtener un frotis de la zona de transformación que incluya células endocervicales. La presencia de células endometriales normales en una muestra citológica cervical durante la fase lútea o el período de la posmenopausia se asocia con una afección endometrial y requiere valoración por biopsia del endometrio. Esto demuestra que la descamación de células normales en un momento inadecuado puede indicar enfermedad. Puesto que hoy en día se detecta con mayor frecuencia el adenocarcinoma de cuello uterino, un resultado de citología de células glandulares atípicas requiere mayor valoración endocervical o legrado endometrial, histeroscopia o, en última instancia, una biopsia en cono si la anomalía no puede localizarse o identificarse por otros medios.[21]

La biopsia en cono implica una conización quirúrgica del cuello uterino que incluya la zona de transformación completa y al menos el 50% del conducto endocervical. Pueden ocurrir secuelas como hemorragia postoperatoria, infección, estenosis cervical, incompetencia cervical e infecundidad, y este procedimiento debería evitarse a menos que sea indispensable. El procedimiento de resección electroquirúrgica (LEEP) es el tratamiento ideal de la NIC II/III.[21] Se trata de un procedimiento ambulatorio que permite el diagnóstico y el tratamiento simultáneos de las displasias detectadas por colposcopia. El método emplea un electrodo de tipo asa de alambre delgado, rígido, conectado a un generador, que combina corriente de alta frecuencia y bajo voltaje para corte, y uno modulado más intenso, para coagulación. Puede eliminar la zona de transformación completa, proveer el tratamiento adecuado de la lesión y obtener una muestra para realizar una valoración histopatológica adicional.

Manifestaciones clínicas y tratamiento

En sus primeras etapas, el cáncer de cuello uterino suele manifestarse como una lesión mal definida del endocérvix. Con frecuencia, las mujeres presentan hemorragia vaginal anómala, goteo de sangre y secreción. La hemorragia se manifiesta con mayor frecuencia después del coito. Puede presentarse una afección más avanzada con dolor pélvico o dorsal (que puede irradiarse hacia el miembro inferior), hematuria, fístulas (rectovaginales o vesicovaginales) o datos de metástasis a ganglios supraclaviculares o inguinales.

El tratamiento temprano consiste en eliminar la lesión. La biopsia o cauterización local puede ser terapéutica por sí sola. La electrocauterización, criocirugía o terapia láser con dióxido de carbono pueden tratar las displasias moderada o grave que se limitan al exocérvix (p. ej., unión planocilíndrica claramente visible). La conización terapéutica será necesaria si la lesión se extiende en el conducto endocervical y puede realizarse quirúrgicamente o por medio de LEEP en el consultorio médico.

El cáncer invasor se trata mediante radioterapia, intervención quirúrgica o ambas. Pueden emplearse la irradiación de haz externo y la irradiación intracavitaria o *braquiterapia* (p. ej., inserción de materiales radiactivos en el cuerpo).[29,30] La irradiación intracavitaria proporciona un acceso directo a la lesión central e incrementa la tolerancia del cuello uterino y los tejidos circundantes, lo que permite utilizarla en dosis curativas. La radiación de haz externo elimina la enfermedad metastásica en los ganglios linfáticos pélvicos y otras estructuras; además, disminuye el volumen de la lesión cervical para hacer óptimos los efectos de la radiación intracavitaria. La intervención quirúrgica puede incluir traquelectomía (resección del cuello uterino) en las mujeres con cáncer en etapa temprana que desean fecundidad, histerectomía radical (resección del cuerpo y cuello del útero, los parametrios y parte superior de la vagina), histerectomía radical con disección de ganglios linfáticos pélvicos[29] o exenteración pélvica (p. ej., extirpación de todos los órganos pélvicos, incluyendo la vejiga, el recto, la vulva y la vagina).

Alteraciones del útero

Las alteraciones más frecuentes del útero son la endometritis, la endometriosis y el cáncer de endometrio. Además, se presentan muy a menudo leiomiomas o fibromas uterinos, neoplasias benignas, y adenomiosis, que es el aumento de volumen del útero debido a que el tejido endometrial se desplaza al interior de su pared muscular externa.

Endometritis

El endometrio y el miometrio son relativamente resistentes a las infecciones, sobre todo porque el endocérvix generalmente forma una barrera contra las infecciones ascendentes. La *endometritis* es la inflamación del endometrio. La endometritis aguda puede ocurrir como resultado de un aborto o después de un parto, cuando la barrera cervical se ve afectada.[1] Así, se administran antibióticos profilácticos antes y después de un aborto. Existe un aumento del riesgo de endometritis después de un parto si la mujer presentaba corioamnionitis, se le realizó una cesárea o requirió de una extracción manual o instrumentada de la placenta. El tratamiento incluye antibióticos y un legrado si hay productos de la concepción o fragmentos de placenta retenidos.[1]

Puede haber inflamación crónica en la enfermedad pélvica inflamatoria (EPI) después de la instrumentación del útero (p. ej., tras una biopsia endometrial o la inserción de un dispositivo intrauterino [DIU]) y ante la retención de productos de la concepción no detectados después de un parto o aborto. Se requiere la presencia de células plasmáticas para el diagnóstico.[1] El cuadro clínico es variable, pero a menudo incluye dolor uterino de leve a grave, fiebre, malestar general y secreción maloliente. El tratamiento incluye antibióticos por vía oral o intravenosa según la gravedad de la afección.

Endometriosis

En la *endometriosis*, el tejido endometrial funcional se encuentra en sitios fuera del útero (ectópico). Es una alteración estrogenodependiente. No está claro si la endometriosis es una enfermedad inflamatoria o una alteración inmunitaria. Los implantes de endometriosis son funcionales y pueden llevar a la formación de cicatrices, adherencias y quistes ováricos (endometriomas).[31] Los sitios donde se presenta incluyen

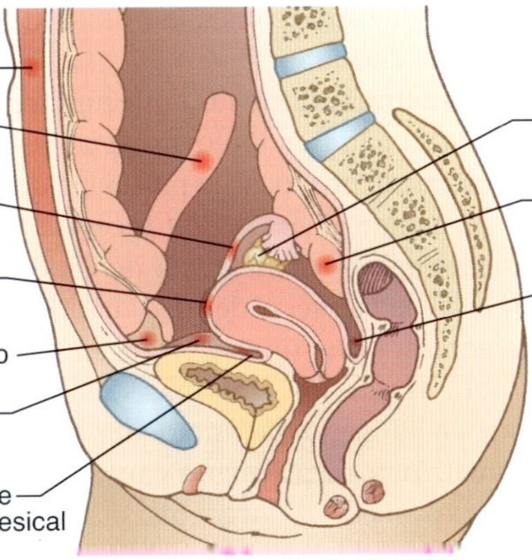

FIGURA 45-4. Lugares de aparición frecuente de la endometriosis en la pelvis y el abdomen.

los ovarios, la cara posterior de los ligamentos anchos, los ligamentos uterosacros, el fondo de saco de Douglas, la pelvis, la vagina, la vulva, el perineo o el intestino (fig. 45-4).[32]

Etiología y patogenia

Se desconoce la causa de la endometriosis. Su incidencia ha aumentado en los países occidentales durante las últimas cinco décadas. Alrededor del 10% de las mujeres en la premenopausia presentan algún grado de endometriosis, que causa infecundidad y dolor crónico, y cerca del 24-50% de las mujeres infecundas sufren algún grado de endometriosis.[33]

Manifestaciones clínicas

La endometriosis suele hacerse evidente en los años reproductivos, cuando las hormonas ováricas estimulan tanto las lesiones como el endometrio normal. Las lesiones se tornan proliferativas, secretoras y presentan fragmentación menstrual. La hemorragia hacia las estructuras circundantes puede causar dolor y desarrollo de adherencias pélvicas significativas. Los síntomas alcanzan su punto más alto en la etapa premenstrual, con disminución posterior a la menstruación. El dolor pélvico es el síntoma de presentación más frecuente. Otros síntomas incluyen dolor dorsal, dispareunia y dolor durante la defecación y la micción. La endometriosis se asocia con infecundidad debido a las adherencias que distorsionan la anatomía pélvica y causan una alteración de la liberación y el transporte del óvulo.[33]

Los cambios patológicos difieren en su localización y duración. En el ovario, el tejido endometrial puede formar *endometriomas*. La rotura de estos quistes, que están llenos de sangre vieja, puede causar peritonitis y adherencias. En otras partes de la pelvis, el tejido puede estar constituido por pequeñas lesiones hemorrágicas, normalmente con la apariencia de nódulos rojo azulados (fig. 45-5). Algunas lesiones pueden estar rodeadas por tejido cicatricial.[31,33]

Diagnóstico y tratamiento

La endometriosis puede ser difícil de diagnosticar, sus síntomas son similares a otros procesos patológicos pélvicos y los síntomas no siempre reflejan la extensión de la enfermedad. Es posible iniciar el tratamiento con base en el cuadro clínico, porque el diagnóstico definitivo se logra únicamente a través de laparoscopia y se confirma con pruebas histopatológicas.[34,35] Esta operación mínimamente invasiva permite la visualización directa de los órganos pélvicos para determinar la presencia y la extensión de las lesiones endometriales. Las técnicas de imagen, incluyendo la ecografía y la resonancia magnética (RM), son útiles en la valoración de endometriomas y endometriosis profunda.[33]

Las modalidades de tratamiento son analgésicas, de supresión endometrial y quirúrgicas. En las mujeres jóvenes, la simple observación y los analgésicos (antiinflamatorios no esteroideos [AINE]) pueden ser suficientes. El uso de hormonas para inducir la amenorrea fisiológica se basa en el hallazgo de que el embarazo y la menopausia alivian el dolor al inducir atrofia del tejido endometrial, lo que puede lograrse con píldoras anticonceptivas orales (ACO) o progestágenos de administración continua. En la endometriosis grave, pueden emplearse los análogos de la hormona liberadora de gonadotropinas (GnRH, *gonadotropin-releasing hormone*) de acción prolongada, que inhiben a las gonadotropinas hipofisarias y suprimen la ovulación, para el tratamiento a corto plazo; sin embargo, su uso está limitado en cuanto al tiempo por los efectos secundarios de la menopausia artificial prolongada (como la disminución de la densidad ósea).[36]

El tratamiento quirúrgico puede ser el más definitivo para las mujeres con endometriomas grandes o sintomáticos, o en quienes ha fracasado la terapéutica médica de la endometriosis. El objetivo es restaurar la anatomía normal, eliminar las lesiones visibles y disminuir la velocidad de progresión de la enfermedad, de manera que el desarrollo de adherencias pélvicas sea mínimo y se eviten daños a las estructuras circundantes normales. La laparoscopia es el método de acceso preferido para la lisis de adherencias y la ablación de lesiones. Incluso con una intervención quirúrgica extensa, el riesgo de que los síntomas continúen y de recurrencia de la enfermedad es grande. La supresión hormonal con ACO u otro método terapéutico antes y después de la intervención quirúrgica puede ayudar a inhibir la enfermedad.[36] El tratamiento definitivo consiste en la histerectomía total y salpingooforectomía bilateral cuando los síntomas son insoportables o la mujer concluyó su etapa de procreación.

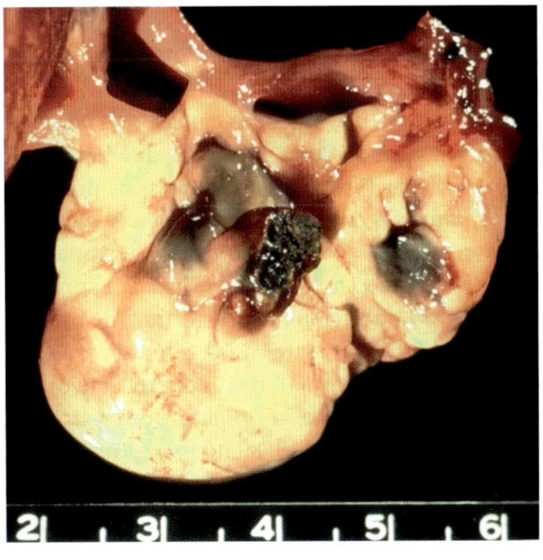

FIGURA 45-5. Endometriosis. Implantes de endometrio que se observan como nódulos rojo azulados. Tomado de: Strayer D. S., Rubin R. (Eds.) (2015). *Rubin's pathology: Clinicopathologic foundations of medicine* (7th ed., Fig. 24-73A, p. 1049). Philadelphia, PA: Lippincott Williams & Wilkins.

Adenomiosis

En la *adenomiosis*, las glándulas y el estroma endometriales se encuentran dentro del miometrio, entremezclados con las fibras de músculo liso.[1] Suele presentarse en multíparas, quizás debido a los embarazos y partos repetidos, así como la involución uterina, lo que causa el desplazamiento del endometrio a través del miometrio.[1] La adenomiosis coexiste frecuentemente con miomas uterinos o hiperplasia endometrial. El diagnóstico a menudo ocurre como un hallazgo incidental en un útero extirpado por síntomas que sugieren miomatosis o hiperplasia. Las menstruaciones cuantiosas, dolorosas y con coágulos y el coito con dolor son manifestaciones habituales. La RM es la herramienta de confirmación. El tratamiento médico conservador con anticonceptivos orales y AINE constituye la primera opción terapéutica. La adenomiosis grave requiere en última instancia de una histerectomía (con preservación de los ovarios en las mujeres en la premenopausia) para la resolución completa.

Cáncer de endometrio

El cáncer de endometrio es el más frecuente en la pelvis femenina; ocurre con más del doble de frecuencia que el de cuello uterino. La mayoría de los casos corresponden al adenocarcinoma, y menos del 1% son sarcomas.[37] La American Cancer Society calculaba que en el 2019 aproximadamente 61 880 mujeres tenían diagnóstico de cáncer endometrial y 12 170 murieron por la enfermedad. El cáncer de endometrio es más frecuente en mujeres mayores de 60 años de edad y menos frecuente en menores de 45 años de edad.[38]

En torno al 5% de este tipo de cáncer pueden desarrollarse como parte de un síndrome de cáncer hereditario.[39] Las mujeres con antecedentes familiares de cáncer colorrectal hereditario sin poliposis pueden presentar una alteración heredada de discordancia en los genes de reparación del ADN que predispone a cánceres, incluyendo el colorrectal y el endometrial.

Patogenia

Pueden identificarse dos grupos generales de cáncer endometrial. El primero se desarrolla con el antecedente de un estímulo por estrógenos prolongado e hiperplasia endometrial, mientras que el segundo está menos frecuentemente asociado con ellos.

Cerca del 85% de los tipos de cáncer de endometrio son adenocarcinomas moderadamente bien diferenciados que se desarrollan sobre la hiperplasia endometrial precedente. Estos tumores, también conocidos como *cáncer endometrial de tipo 1*, por lo general son sensibles a las hormonas, de bajo grado y con pronóstico favorable.[1] Se asocian con el estímulo por estrógenos sin oposición de larga duración y tienden a estar bien diferenciados, similares a las glándulas endometriales de aspecto histológico normal, o con diferenciación alterada.

El endometrio presenta modificaciones estructurales y cambios celulares durante el ciclo menstrual. El estímulo prolongado de los estrógenos sin oposición conduce a la hiperplasia endometrial, que aumenta las probabilidades de desarrollar su forma atípica y, con el tiempo, el tipo 1 de cáncer de endometrio. Aunque las bases moleculares de este proceso son todavía desconocidas, los ciclos anovulatorios, las alteraciones del metabolismo de los estrógenos, la estrogenoterapia sin oposición, los tumores de células de la granulosa secretores de estrógenos y la obesidad incrementa el riesgo de cáncer de endometrio.

La disfunción ovulatoria que causa infecundidad o se produce con el deterioro de la función ovárica en las mujeres en la perimenopausia puede provocar la presencia de estrógenos sin oposición y aumentar el riesgo de cáncer de endometrio. Se notó un aumento agudo en el cáncer de endometrio en la década de 1970 entre las mujeres de edad madura que habían recibido estrogenoterapia sin oposición (p. ej., estrógenos sin progesterona) para tratar los síntomas de la menopausia. La progesterona en la segunda mitad del ciclo menstrual madura el endometrio, y su privación causa la descamación endometrial. La exposición a largo plazo a estrógenos sin oposición, sin la adición de progesterona de forma periódica, permite la proliferación continua e hiperplasia del endometrio, lo que aumenta las probabilidades de desarrollar células atípicas. Los anticonceptivos orales combinados (estrógenos y progestágeno en cada pastilla) previenen la hiperplasia y disminuyen el riesgo de cáncer en un 50%.[21] El tamoxifeno, un fármaco que bloquea los sitios receptores de estrógenos y se utiliza en el tratamiento del cáncer de mama, ejerce un efecto estrogénico débil sobre el endometrio y representa otro factor de riesgo exógeno de cáncer endometrial.

La diabetes mellitus, la hipertensión y el síndrome de ovarios poliquísticos son afecciones que alteran el metabolismo de los estrógenos y aumentan su concentración. El consumo excesivo de grasa y el sobrepeso son factores de riesgo importantes. En las mujeres en la premenopausia, el sobrepeso causa resistencia a la insulina, exceso de andrógenos ováricos, anovulación y deficiencia crónica de progesterona. En las mujeres en la posmenopausia se sintetizan estrógenos en la grasa corporal a partir de precursores de andrógenos suprarrenales y ováricos. Debido a su efecto sobre el factor de crecimiento insulinoide 1 (IGF-1, *insulin-like growth factor-1*) y su proteína de unión, la obesidad puede ser un factor de riesgo, inclusive cuando la concentración de estrógenos circulantes es normal. La actividad transcripcional del receptor de estrógenos puede ser inducida por señales del IGF-1, incluso en ausencia de estrógenos.

Un segundo subconjunto del cáncer de endometrio (casi el 10%) es el de tumores de alto grado con alta recurrencia, inclusive en etapas tempranas. Estos *cánceres de endometrio de tipo 2* no son inducidos por estrógenos, suelen ocurrir en las mujeres que adquieren la enfermedad a una edad mayor y se asocian en gran parte con la atrofia endometrial más que con la hiperplasia.[40] Los cánceres de endometrio de tipo 2 tienen generalmente un peor pronóstico que el asociado con el estímulo prolongado de estrógenos y la hiperplasia endometrial.

Manifestaciones clínicas

El síntoma principal de la hiperplasia endometrial o cáncer de endometrio manifiesto es la hemorragia uterina anormal, sin dolor. En mujeres que están menstruando, esto se materializa con hemorragia intermenstrual o un flujo menstrual excesivo y prolongado. En las mujeres en la posmenopausia, cualquier hemorragia uterina es una señal temprana de advertencia de la enfermedad. Puesto que tiende a ser de proliferación lenta en sus primeras etapas, las probabilidades de curación son buenas si se busca una atención médica oportuna. Los signos de cáncer de endometrio más tardíos pueden incluir cólicos, malestar pélvico, hemorragia poscoital, presión abdominal baja y ganglios linfáticos crecidos.

Diagnóstico y tratamiento

La biopsia endometrial (muestra de tejido obtenido mediante aspiración directa de la cavidad endometrial) es mucho más precisa que el frotis de Papanicoláu. La dilatación con legrado (D&C, *dilation and curettage*), que consiste en expandir el cuello y raspar la cavidad uterina, es el procedimiento definitivo para el diagnóstico, ya que ofrece una valoración más exhaustiva.

El pronóstico depende de la etapa clínica al ser descubierto y su grado y tipo histológicos. Los métodos más exitosos de tratamiento son el quirúrgico y la radioterapia. Cuando se utiliza sola, la radioterapia conlleva una tasa de curación de un 20% más baja que la intervención quirúrgica para la etapa I del padecimiento. Puede ser la mejor opción en mujeres que no son buenas candidatas quirúrgicas. La histerectomía total abdominal con salpingooforectomía bilateral y biopsia de los ganglios linfáticos regionales y lavados peritoneales para valoración citológica de la enfermedad oculta constituyen el tratamiento ideal, siempre que sea posible. Las tasas de supervivencia relativa a los 5 años de los cánceres endometriales con diagnóstico temprano son del 96%. La tasa de supervivencia de todos los tipos de cáncer endometrial (los diagnosticados en etapa precoz y tardía) es del 83%.[37]

Leiomiomas

Los *leiomiomas uterinos* (*fibromas*) son neoplasias benignas de origen en el músculo liso. Estos son la forma más frecuente de tumor pélvico y se presentan en una de cada cuatro o cinco mujeres mayores de 35 años de edad. Los leiomiomas, por lo general, se desarrollan como tumores submucosos, subserosos o intramurales en el cuerpo del útero (fig. 45-6). Los miomas intramurales se encuentran dentro del miometrio. Son el tipo más habitual de miomas y se presentan como un aumento de volumen simétrico del útero no gestante. Los subserosos se localizan bajo el perimetrio del útero y se reconocen como protuberancias irregulares sobre la superficie uterina. Pueden volverse pediculados, con incrustación en otras estructuras genitourinarias o con desplazamiento, y causar problemas de hidrouréter o vesicales. Los fibromas submucosos desplazan al tejido endometrial y son más propensos a causar hemorragia, necrosis e infección.

Los leiomiomas son asintomáticos en aproximadamente la mitad de las ocasiones y pueden descubrirse durante una exploración ginecológica sistemática o causar menorragia, polaquiuria, anemia, compresión rectal, estreñimiento, distensión abdominal y, con frecuencia, dolor. Su velocidad de crecimiento es variable, pero pueden aumentar de volumen durante el embarazo o con el estímulo de estrógenos exógenos (anticonceptivos orales o tratamiento de restitución de estrógenos en la menopausia). Es rara su interferencia con el embarazo, a menos que sean submucosos y obstaculicen la implantación u obstruyan la salida del cuello uterino. Estos tumores pueden superar su suministro de sangre, infartarse y presentar cambios degenerativos.

La mayoría de los leiomiomas involucionan con la menopausia, pero si persisten la hemorragia, la compresión vesical, el dolor u otros problemas, puede requerirse una histerectomía. Se puede realizar una miomectomía (resección solo de los tumores) con el fin de conservar el útero para una futura procreación. Se recomienda la incisión de tipo cesárea si se ingresa en la cavidad uterina durante la miomectomía. Pueden usarse agonistas de la GnRH hipotalámica para suprimir el crecimiento del leiomioma antes de la intervención quirúrgica.[41]

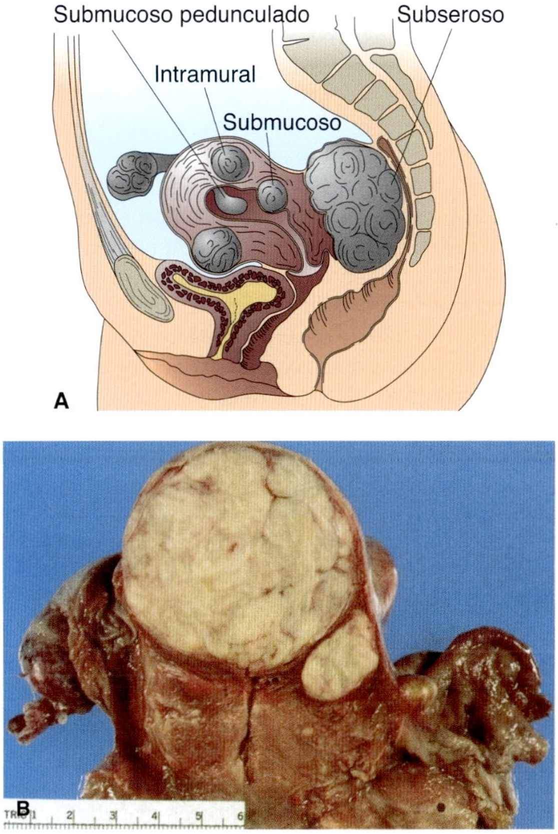

FIGURA 45-6. Leiomiomas uterinos. **A.** Los leiomiomas son intramurales, submucosos (uno pediculado tiene la forma de un pólipo endometrial) y subserosos (uno comprime la vejiga y el otro al recto). **B.** El útero seccionado muestra un tumor carnoso, prominente, circunscrito. Tomado de: Strayer D. S., Rubin R. (Eds.) (2015). *Rubin's pathology: Clinicopathologic foundations of medicine* (7th ed., Figs. 24-41, 24-42A, p. 1029). Philadelphia, PA: Lippincott Williams & Wilkins.

RESUMEN

Las afecciones del cuello y el cuerpo uterinos incluyen las inflamatorias, el cáncer, la endometriosis y los leiomiomas. La cervicitis es una inflamación aguda o crónica del cuello uterino. La cervicitis aguda puede originarse de la infección directa del cuello uterino o ser secundaria a una infección vaginal o del cuerpo uterino. Puede ser causada por una variedad de microorganismos infecciosos. La cervicitis crónica es un proceso inflamatorio de bajo grado resultado de un traumatismo o de microorganismos infecciosos inespecíficos. El cáncer de cuello uterino se presenta a partir de lesiones precursoras que pueden detectarse en un frotis de Papanicoláu y, si se hace a tiempo, es el más fácil de curar de todos los tipos de cáncer del aparato reproductor femenino. Las pruebas sugieren una relación causal entre la infección por VPH y el cáncer de cuello uterino. Se dispone de vacunas contra varias cepas del VPH que son promisorias para la prevención del cáncer de cuello uterino.

La *endometritis* es una inflamación o infección del endometrio mal definida. La *endometriosis* es la afección en la que se encuentra tejido endometrial funcional en sitios ectópicos fuera del útero, especialmente en las zonas declives de la pelvis y en los ovarios. Causa dismenorrea, dispareunia e infecundidad. La adenomiosis es la afección en la que se encuentran glándulas endometriales y estroma en el miometrio intercalados entre las fibras de músculo liso. El cáncer de endometrio es el más frecuente en la pelvis femenina; ocurre con más del doble de frecuencia que el de cuello uterino. El estímulo prolongado de los estrógenos, con hiperplasia del endometrio, se ha identificado como un factor de riesgo principal para el cáncer de endometrio.

Los leiomiomas son neoplasias benignas de la pared uterina, de origen en el músculo liso. Pueden desarrollarse en el cuerpo uterino y ser submucosos, subserosos o intramurales. Los fibromas submucosos desplazan el tejido endometrial y son más propensos a causar hemorragia, necrosis e infección que cualquiera de los otros tipos.

Alteraciones de las trompas uterinas y los ovarios

Enfermedad pélvica inflamatoria

La EPI es una infección polimicrobiana de la porción superior del aparato reproductor (útero, trompas uterinas u ovarios) asociada con microorganismos de transmisión sexual, como *N. gonorrhoeae* o *C. trachomatis*, y algunos endógenos, incluyendo a los anaerobios, como *Haemophilus influenzae*, bacilos gramnegativos intestinales y estreptococos,[1,42] que ascienden a través del conducto endocervical a la cavidad endometrial y luego a las trompas uterinas y los ovarios. El conducto endocervical se dilata levemente durante la menstruación, lo que permite a las bacterias entrar en el útero y otras estructuras pélvicas. Después de ingresar en la porción superior del aparato reproductor, los microorganismos se multiplican con rapidez en el ambiente favorable del endometrio en descamación y ascienden a las trompas uterinas (fig. 45-7).

Los factores que predisponen a las mujeres al desarrollo de la EPI incluyen una edad de 16-24 años, nuliparidad, antecedente de múltiples parejas sexuales y de la misma EPI.[42] El uso de DIU se ha asociado con un riesgo de tres a cinco veces mayor de desarrollar EPI, pero las mujeres con una sola pareja sexual, que tienen un bajo riesgo de adquirir una ITS, no presentan riesgo significativo alguno para el desarrollo de EPI por utilizar un DIU.

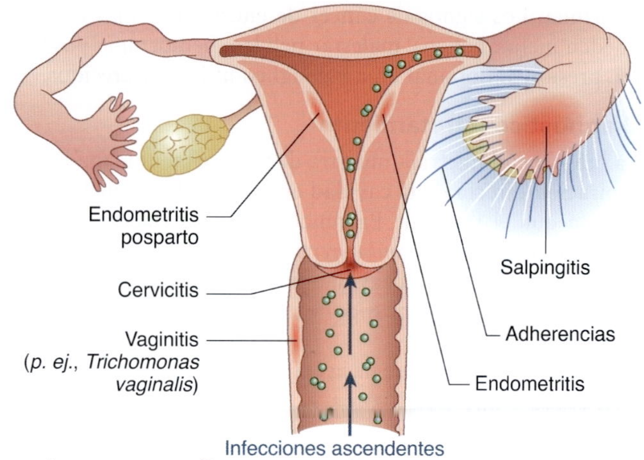

FIGURA 45-7. Enfermedad pélvica inflamatoria. Los microbios entran a través de la vagina y ascienden para afectar el útero, las trompas uterinas y otras estructuras de la pelvis.

Manifestaciones clínicas

Los síntomas incluyen dolor abdominal bajo, dispareunia, dolor dorsal, secreción cervical purulenta y presencia de hipersensibilidad anexial y cuello uterino doloroso a la exploración ginecológica bimanual. La fiebre (más de 38.3 °C), una mayor velocidad de sedimentación globular, la presencia de múltiples leucocitos en el frotis de secreción vaginal en fresco por microscopia y la coinfección por especies de *Chlamydia* o gonorrea respaldan el diagnóstico de EPI. La concentración elevada de la proteína C reactiva equivale a inflamación y puede utilizarse como otro recurso para el diagnóstico.[42]

Diagnóstico y tratamiento

La laparoscopia puede permitir el diagnóstico de EPI, pero es costosa y conlleva los riesgos de la intervención quirúrgica y la anestesia.[12] Los criterios mínimos para un diagnóstico presuncional incluyen dolor abdominal bajo e hipersensibilidad anexial y del movimiento cervical durante la exploración ginecológica bimanual con causa inaparente adicional.[43]

El tratamiento antibiótico ambulatorio suele ser suficiente. Puede implicar la hospitalización con administración intravenosa de antibióticos. Los regímenes de antibióticos deben seleccionarse según las pautas de tratamiento de las ITS, que son publicadas por los Centers for Disease Control and Prevention (CDC). El tratamiento está encaminado a prevenir las complicaciones, que incluyen adherencias pélvicas, infecundidad, embarazo ectópico, dolor abdominal crónico y abscesos tuboováricos. El diagnóstico y el tratamiento con antibióticos apropiados pueden disminuir la gravedad y la frecuencia de las secuelas de la EPI. Los CDC recomiendan el tratamiento empírico con un diagnóstico presuncional de EPI, mientras se espera confirmación por cultivo u otros resultados de estudio definitivos.[42]

Embarazo ectópico

El embarazo ectópico representa una verdadera urgencia ginecológica y debe considerarse cuando una mujer en edad reproductiva presenta dolor pélvico. Se produce cuando un óvulo fecundado se implanta fuera de la cavidad uterina, por lo general en la trompa uterina (fig. 45-8). El embarazo ectópico es la principal causa de mortalidad materna en el primer trimestre, pero la tasa de mortalidad ha bajado constantemente con mejores métodos de diagnóstico.

La causa del embarazo ectópico es el transporte retrasado del óvulo, que puede ser secundario a la disminución de la movilidad tubárica o la distorsión de su anatomía (p. ej., estrechamiento de la luz, **convoluciones** o divertículos). Los factores de riesgo incluyen la operación tubárica, la ligadura de las trompas o su reversión, un embarazo ectópico y una lesión o anomalía tubárica.[44] El hábito tabáquico, el uso actual de DIU, el antecedente de EPI o aborto terapéutico y el empleo de fármacos para la fecundidad para inducir la ovulación también se han vinculado con un mayor riesgo.

Manifestaciones clínicas

El sitio de implantación puede determinar la aparición de los síntomas y el momento del diagnóstico. A medida que avanza el embarazo tubárico, el tejido circundante se distiende. En un momento dado, el embarazo rebasa a su suministro de sangre, momento en el que termina o se rompe la trompa uterina.

Los síntomas pueden incluir malestar abdominal bajo (difuso o localizado en un lado) que progresa a dolor intenso por la rotura, goteo sanguíneo, síncope, dolor referido en el hombro por la presencia de sangre en la cavidad abdominal y amenorrea. Por lo general, la exploración física revela hipersensibilidad anexial; se encuentra una masa anexial solo en la mitad de los casos.

Diagnóstico y tratamiento

El diagnóstico se realiza mediante una prueba de embarazo en orina, ecografía y determinación de la concentración de gonadotropina coriónica humana β (hCG, *β-human chorionic gonadotropin*), una hormona producida por las células de la placenta. Las pruebas seriadas de hCG pueden detectar un aumento menor que el esperado de la hormona. Los estudios de ecografía transvaginal después de 5 semanas de gestación pueden mostrar una cavidad uterina vacía o la presencia de un saco gestacional fuera del útero.[44] El diagnóstico definitivo puede requerir laparoscopia. El diagnóstico diferencial para este tipo de dolor pélvico incluye quiste ovárico roto, aborto incompleto o amenaza de aborto, EPI, apendicitis aguda y degeneración de un fibroma.

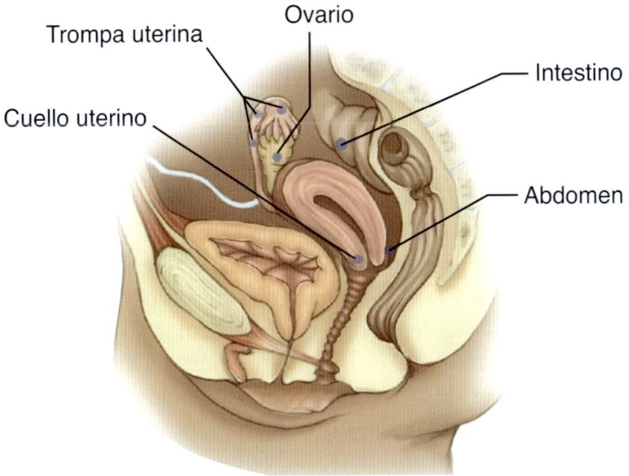

FIGURA 45-8. Embarazo ectópico. Tomado de: Jensen S. (2015). *Nursing health assessment: A best practice approach* (2nd ed., p. 778). Philadelphia, PA: Lippincott Williams & Wilkins.

El tratamiento está orientado a resolver el problema con morbilidad mínima y proteger la fecundidad futura. Los embarazos ectópicos tempranos pueden tratarse farmacológicamente con metotrexato para detener la gestación y, acto seguido, determinaciones seriadas de hCG para verificar que el tratamiento haya sido eficaz. Se requiere la extirpación quirúrgica del embarazo cuando es poco probable que el tratamiento médico resulte eficaz (p. ej., embarazo ectópico grande, presencia de latido cardíaco fetal, incumplimiento de la paciente), si la rotura es inminente o ya ha ocurrido, o cuando hay inestabilidad hemodinámica de la paciente.[12,44,45] El tratamiento laparoscópico del embarazo ectópico es bien tolerado y más eficaz en cuanto a costo que la laparotomía debido a la convalecencia más breve y la menor necesidad de analgesia postoperatoria. La laparotomía, que consiste en una incisión abierta en la cavidad abdominopélvica, se hace necesaria cuando hay una hemorragia interna incontrolada, no se puede visualizar el sitio del embarazo ectópico mediante laparoscopia.

El metotrexato (un antimetabolito utilizado en el tratamiento de enfermedades inflamatorias crónicas y el cáncer) elimina el tejido residual del embarazo ectópico después de la laparoscopia. Es un tratamiento principal en los casos donde el embarazo se diagnostica de manera temprana y no se ha producido la rotura tubárica, o cuando no se encuentra en un sitio habitual, como en los cuernos o el cuello uterinos. Este antagonista del ácido fólico interfiere con el ácido desoxirribonucleico (ADN) y la síntesis del ácido ribonucleico (ARN), lo que inhibe la proliferación de las células trofoblásticas en el sitio de implantación placentaria. Sus efectos adversos pueden incluir depresión de la médula ósea, elevación transitoria de las enzimas hepáticas, anemia y estomatitis.[44]

Cáncer de trompas uterinas

Las trompas uterinas son el sitio primario en una gran mayoría de los tipos de cáncer de ovario.[1,46] También se presenta metástasis de los cánceres de útero u ovarios. Cuando se diagnostica un cáncer primario de trompa uterina, por lo general es un adenocarcinoma.[1] Los síntomas son poco frecuentes, pero se informa secreción vaginal intermitente serosanguinolenta, hemorragia vaginal anómala y dolor abdominal bajo de tipo cólico. El tratamiento por lo general incluye histerectomía total, salpingooforectomía bilateral, disección de ganglios linfáticos pélvicos y quimioterapia, según el tipo de células del cáncer. Se integró la clasificación por etapas de tipos de cáncer de ovario, trompa uterina y peritoneal, lo que potencialmente permite mejores opciones de tratamiento.[1,46]

Tumores y quistes ováricos

Los ovarios producen células germinativas u óvulos y sintetizan las hormonas sexuales femeninas. Las afecciones de los ovarios causan problemas menstruales y de fecundidad. Las afecciones benignas pueden presentarse como lesiones primarias de las estructuras ováricas, o secundarias, relacionadas con una disfunción hipotalámica, hipofisaria o suprarrenal.

Quistes ováricos

Los quistes son la forma más frecuente de tumor ovárico. Muchos son benignos. Un quiste folicular resulta de la ausencia de rotura del folículo. Cada mes, varios folículos se desarrollan. Por lo general, el folículo dominante se rompe para liberar el ovocito (p. ej., la ovulación), pero en ocasiones persiste y sigue creciendo. De igual forma, un *quiste lúteo* es una alteración quística del cuerpo lúteo que se forma después de la ovulación y no involuciona en ausencia de embarazo. Los quistes funcionales son asintomáticos, a menos que haya hemorragia en su interior o un aumento sustancial de volumen, lo que puede causar molestia considerable o una sensación de dolor sordo en el lado afectado. Estos quistes suelen involucionar de manera espontánea. En ocasiones, un quiste puede torcerse o romperse y verterse dentro de la cavidad abdominal (fig. 45-9).

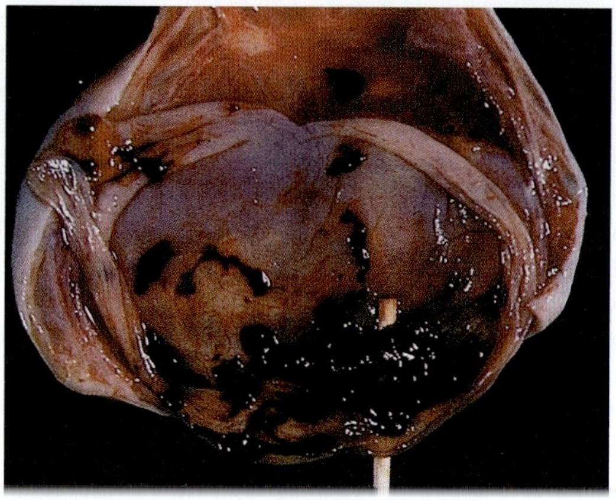

FIGURA 45-9. Quiste folicular ovárico. La rotura de este quiste folicular de pared delgada (*tarugo*) causó hemorragia intraabdominal. Tomado de: Strayer D. S., Rubin R. (Eds.) (2015). *Rubin's pathology: Clinicopathologic foundations of medicine* (7th ed., Fig. 24-44, p. 1033). Philadelphia, PA: Lippincott Williams & Wilkins.

Síndrome de ovarios poliquísticos

El *síndrome de ovarios poliquísticos* (SOP) es un padecimiento endocrino frecuente que afecta al 6-15% de las mujeres en edad reproductiva y es causa habitual de anovulación crónica. El diagnóstico de SOP se realiza después de descartar otras enfermedades endocrinas y con la presencia de oligomenorrea (períodos irregulares y poco frecuentes), signos de hiperandrogenismo (acné y vello corporal excesivo [hirsutismo]), concentración alta de testosterona en sangre, u ovarios de aspecto poliquístico con numerosas estructuras esféricas pequeñas en la periferia.[47]

Etiología y patogenia

Casi el 50% de las mujeres con diagnóstico del SOP presentan obesidad. Las pacientes con SOP tienen una menstruación irregular debida a anovulación, que puede conducir a la infecundidad. Debido al hiperandrogenismo asociado con el SOP, muchas pacientes que lo padecen muestran hirsutismo y acné.[47]

La etiología del SOP probablemente sea multifactorial. Se ha sugerido una base genética, con un modo de herencia autosómico dominante. La afección puede comenzar antes de la adolescencia.[48] Puesto que muchos de los síntomas, por ejemplo, exceso de vello, acné y obesidad, pueden ser perjudiciales para la salud y la autoestima de las adolescentes, son esenciales en ellas su detección y tratamiento tempranos.

Todavía no se definen los mecanismos subyacentes de este síndrome. La anovulación crónica puede ser la causa de la amenorrea o la menstruación irregular y los ovarios "poliquísticos" asociados. La mayoría de las mujeres con SOP presentan una concentración alta de la hormona luteinizante o lutropina (LH, *luteinizing hormone*) con concentraciones normales de estrógenos y de la hormona foliculoestimulante o folitropina (FSH, *follicle-stimulating hormone*). La concentración elevada de testosterona total, testosterona libre y sulfato de deshidroepiandrosterona (DHEAS) circulantes no es poco frecuente, junto con hiperprolactinemia o hipotiroidismo ocasionales. La anovulación persistente ocasiona un ambiente estrogénico que altera la liberación hipotalámica de GnRH, lo que conduce a un aumento de la secreción de LH y supresión de la de FSH. Este cociente LH/FSH alterado a menudo se utiliza como un criterio de diagnóstico, pero no está universalmente presente. Aunque la presencia de algo de FSH permite un nuevo desarrollo folicular, no se alcanza la maduración y no ocurre la ovulación. La concentración elevada de LH aumenta la producción de andrógenos, que a su vez impide el desarrollo folicular normal y contribuye a la anovulación.[49]

Existe una una asociación entre la hiperinsulinemia y el hiperandrogenismo. La frecuencia y el grado de esta última en las pacientes con SOP a menudo aumentan por la presencia de obesidad. La insulina puede causar hiperandrogenismo de varias formas. El ovario posee receptores de insulina y existen pruebas de que la hormona puede actuar directamente en él.[50]

Se han vinculado problemas de salud a largo plazo con el SOP, como diabetes y enfermedad cardiovascular. Hay preocupación de que las mujeres con SOP anovulatorias no produzcan progesterona. Aunque existe una asociación informada del SOP con los cánceres de mama, endometrio y ovario, no se ha demostrado de manera concluyente que sea un factor de riesgo independiente para cualquiera de ellos.[47]

Diagnóstico y tratamiento

Suele hacerse una valoración de laboratorio para descartar hiperprolactinemia, hiperplasia suprarrenal de inicio tardío y tumores secretores de andrógenos del ovario y la glándula suprarrenal. Aunque a menudo se ordenan pruebas de glucemia en ayuno, una curva de tolerancia oral a la glucosa de 2 h y la concentración de insulina para valorar la hiperinsulinemia, no se requiere esta última antes del tratamiento, ya que la resistencia a la insulina es casi universal en las mujeres con SOP, el cual a menudo se confirma mediante ecografía de los ovarios, pero no es necesaria.[51]

El objetivo general del tratamiento se dirige al alivio de los síntomas, la prevención de potenciales secuelas endometriales malignas y la disminución del riesgo para el desarrollo de diabetes y enfermedad cardiovascular. El tratamiento más eficaz para el SOP es la modificación del estilo de vida. La disminución de peso puede ser beneficiosa para la restauración de la ovulación normal cuando hay obesidad. La elección del tratamiento depende de las manifestaciones que son más molestas para la paciente y sus objetivos. Los anticonceptivos orales combinados alivian las irregularidades menstruales y mejoran el hirsutismo y el acné.

La metformina, un fármaco sensibilizante a la insulina, es un componente importante del tratamiento del SOP.[51] Además de las esperadas mejorías en la sensibilidad a la insulina y el metabolismo de la glucosa, está asociado con la disminución de la concentración de andrógenos y LH, y con la restauración de la regularidad menstrual normal y los ciclos ovulatorios.

Cuando se desea lograr la fecundidad, el SOP por lo general se trata con la administración del fármaco estimulante hipotalamohipofisario citrato de clomifeno o con gonadotropinas inyectables, para inducir la ovulación. Estos deben utilizarse con cuidado, ya que pueden inducir un crecimiento extremo de los ovarios.

Tumores ováricos benignos y funcionales/con actividad endocrina

Los tumores ováricos son frecuentes y la mayoría son benignos. Estos pueden surgir de cualquiera de los tipos de tejido ovárico: epitelio seroso o capas de células germinativas o del estroma gonadal (fig. 45-10).[21]

Los cistoadenomas serosos y mucinosos son neoplasias ováricas benignas habituales. Los endometriomas se desarrollan de forma secundaria a la endometriosis ovárica. Los fibromas ováricos son tumores de tejido conjuntivo compuestos por colágeno. Varían en sus dimensiones de 15 a 30 cm. Los teratomas quísticos o quistes dermoides se derivan de las células germinativas primordiales y se componen de elementos bien diferenciados ectodérmicos, mesodérmicos y endodérmicos. Pueden contener material sebáceo, pelo o dientes.[1]

Los tumores hormonalmente activos pueden afectar todo el cuerpo con un exceso o disminución en la secreción de hormonas de reproducción. El tumor de células de la granulosa, se asocia con la producción excesiva de estrógenos. La mayoría de los tumores de células de la granulosa ocurren después de la menopausia. Cuando aparecen durante el período reproductivo, la producción incontrolada de estrógenos interfiere con el ciclo menstrual normal. Además, cuando se presentan en mujeres jóvenes, puede haber pubertad precoz y pérdida asociada de ovocitos.[1] Los tumores secretores de andrógenos (p. ej., de células de Sertoli-Leydig o androblastoma) inhiben la producción de estrógenos y la ovulación. Pueden causar hirsutismo y el desarrollo de caracteres sexuales masculinos, como calvicie, acné, piel grasa, atrofia de mamas y voz grave.[1]

El tratamiento de los tumores ováricos incluye resección quirúrgica, quimioterapia o radioterapia. Se analizan los tejidos, los ganglios linfáticos y el líquido presente. Si hay metástasis, el objetivo es extraer tanto como sea posible del cáncer y, en combinación con la quimioterapia, obtener los mejores resultados.[46]

Cáncer de ovario

El cáncer de ovario a menudo es mortal. Es la quinta causa de muerte por cáncer en mujeres. La tasa de cáncer de ovario ha disminuido lentamente durante los últimos 20 años. En el año 2019 todavía se calculaban 22 530 nuevos casos de cáncer de ovario en los Estados Unidos, con 13 980 muertes.[52] Es difícil de diagnosticar porque sus síntomas simulan muchas otras alteraciones de la salud. Debido a ello, la enfermedad a menudo se disemina antes de ser detectada.[53]

Factores de riesgo

El factor de riesgo más importante parece ser la edad ovulatoria, el período durante la vida de una mujer en la que su ciclo ovárico no se suprime por el uso de anticonceptivos orales, embarazo o lactancia. La incidencia es mucho menor en las mujeres que han tenido partos que en las nulíparas.[54] Los antecedentes familiares también constituyen un factor de riesgo importante. Las mujeres con dos o más familiares de primero o segundo grado que han tenido *cáncer de ovario específico del sitio* presentan hasta un 50% de riesgo para el desarrollo de la enfermedad. Hay otros dos tipos de riesgo de cáncer ovárico heredado: el *síndrome de cáncer de mama-ovario*, donde ocurren ambos en parientes de primero y segundo grado, y el *síndrome de cáncer familiar* o *de*

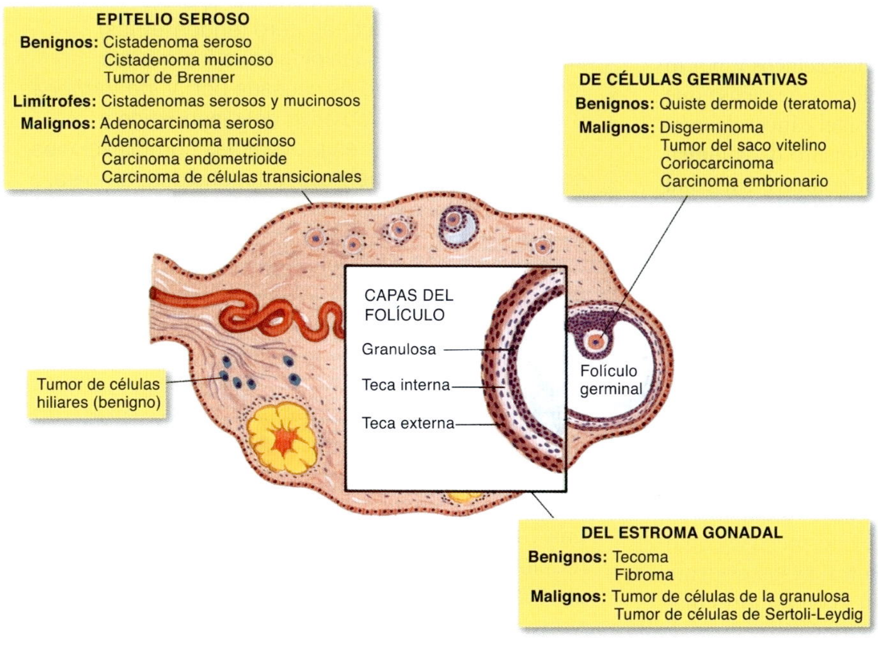

FIGURA 44-10. Clasificación de las neoplasias ováricas con base en la célula de origen. Tomado de: Strayer D. S., Rubin R. (Eds.) (2015). *Rubin's pathology: Clinicopathologic foundations of medicine* (7th ed., Fig. 24-48, p. 1035). Philadelphia, PA: Lippincott Williams & Wilkins.

Lynch II, en el que los parientes hombres o mujeres tienen antecedentes de cáncer colorrectal, endometrial, ovárico, pancreático o de otros tipos.[21] Los genes de susceptibilidad para el cáncer de mama, *BRCA1* y *BRCA2*, que son supresores de tumores, están asociados con cerca del 10% de los cánceres ováricos hereditarios.[29] La susceptibilidad a este tipo de cáncer se transmite como una característica autosómica dominante. La alimentación occidental rica en grasas y el uso de talco en la región genital son otros factores relacionados con el desarrollo de cáncer de ovario.

Prevención

Las estrategias de quimioprevención incluyen el ácido acetilsalicílico, el paracetamol y el empleo de anticonceptivos orales a largo plazo. Se necesitan estudios clínicos adicionales para apoyar la eficacia de estos fármacos. Las estrategias quirúrgicas que reducen el riesgo de desarrollar cáncer de ovario incluyen la resección profiláctica de las trompas uterinas y los ovarios.[55]

Tipos de cáncer de ovario

El cáncer de ovario es una neoplasia compleja por la diversidad de tipos de tejidos que se originan en la gónada. Como resultado, hay varios tipos de cáncer de ovario. Las neoplasias malignas del ovario pueden dividirse en: tumores epiteliales, de células germinales y del estroma gonadal (*véase* la fig. 45-10). Los tumores epiteliales representan aproximadamente el 90% de los casos.[21]

Manifestaciones clínicas

Los diferentes tipos de cáncer de ovario muestran diversos grados de agresividad, según el tipo de tumor y el grado de diferenciación involucrado. Un cáncer de ovario bien diferenciado puede producir síntomas durante muchos meses y aun así ser operable al momento de la intervención quirúrgica. Un tumor mal diferenciado puede haber sido clínicamente evidente solo durante unos días, pero estar diseminado y ser inoperable. A menudo no existe correlación alguna entre la duración de los síntomas y la extensión de la enfermedad.

El cáncer de ovario suele diagnosticarse en una etapa avanzada debido a que muchos síntomas son inespecíficos y, por lo tanto, difíciles de distinguir de otros problemas. Se piensa que los síntomas con una fuerte correlación con el cáncer de ovario incluyen dolor abdominal o pélvico, aumento de volumen o distensión abdominal y dificultad para comer o saciedad rápida después de la ingesta de alimentos. Muchas mujeres usan antiácidos y otros remedios por decisión propia durante un tiempo antes de buscar tratamiento médico, y los proveedores de salud pueden soslayar sus manifestaciones como causadas por otras afecciones. El inicio reciente (< 12 meses) y la presencia frecuente (> 12 veces por mes) de estos síntomas sugieren la necesidad de una valoración más profunda.[21] No se entiende completamente por qué los síntomas iniciales del cáncer de ovario se manifiestan como alteraciones digestivas. Se considera que los cambios bioquímicos en el líquido peritoneal pueden irritar el intestino o que el dolor originado en el ovario puede ser referido al abdomen e interpretarse como una alteración gastrointestinal. Se encuentra ascitis evidente por clínica en cerca del 25% de las mujeres con tumores malignos del ovario y se asocia con un peor pronóstico.

Diagnóstico y tratamiento

No existen pruebas de detección masiva u otros métodos de detección precoz del cáncer de ovario eficaces. La ecografía transvaginal (ETV) puede valorar masas ováricas respecto a su potencial maligno, pero su costo impide usarla como método de detección universal. El marcador tumoral sérico CA-125 es un antígeno de superficie celular y se detecta en el suero en cerca de la mitad de las pacientes con tumores epiteliales confinados al ovario y el 90% de los que ya se han diseminado. La especificidad de esta prueba es máxima cuando se combina con la ETV.[1] La detección por CA-125 no se recomienda para las mujeres asintomáticas. Puede utilizarse en el seguimiento del tratamiento y las recurrencias cuando su concentración preoperatoria fue alta. A pesar de su utilidad en la valoración diagnóstica y el seguimiento, el CA-125 no es específico de tejido del cáncer ovárico. Su concentración también es alta en otros tipos de cáncer y algunas afecciones benignas.[56]

Cuando hay sospecha de un cáncer de ovario, se requiere la valoración quirúrgica para el diagnóstico, la estadificación completa y exacta, y los procedimientos de citorreducción y disminución de volumen del tumor. La operación más frecuente implica la resección del útero, las trompas uterinas, los ovarios y el epiplón. Se exploran el hígado, el diafragma, los ganglios linfáticos retroperitoneales y aórticos y la superficie peritoneal y se toman biopsias, según la necesidad. Se realizan lavados citológicos para la búsqueda de células cancerosas en el líquido peritoneal. En las mujeres con cáncer temprano que deseen un embarazo, en ocasiones solo se realizará resección del ovario afectado. Las recomendaciones para el tratamiento postoperatorio y el pronóstico dependen de la etapa de la enfermedad.[21] La falta de herramientas de detección exacta y la naturaleza resistente de los tipos de cáncer ovárico afectan de manera significativa el éxito del tratamiento y la supervivencia.

RESUMEN

La EPI es una inflamación alta del aparato reproductor que afecta al útero (endometritis), las trompas uterinas (salpingitis) o los ovarios (ooforitis). A menudo es causada por *N. gonorrhoeae* o *C. trachomatis*. El objetivo del diagnóstico y tratamiento precisos es prevenir las complicaciones, como adherencias pélvicas, infecundidad, embarazo ectópico, dolor abdominal crónico y abscesos tuboováricos.

El embarazo ectópico ocurre cuando un óvulo fecundado se implanta fuera de la cavidad uterina; su localización más frecuente es la trompa uterina. Sus causas son transporte retrasado del óvulo por complicaciones de la EPI, aborto terapéutico, ligadura de las trompas uterinas o su reversión, antecedente de embarazo ectópico u otras afecciones, como el uso de fármacos para promover la fecundidad por inducción de la ovulación. Representa una verdadera urgencia ginecológica que a menudo requiere intervención quirúrgica. El cáncer de trompa uterina es raro; su diagnóstico es difícil y la afección generalmente ya está muy avanzada cuando se diagnostica.

Las afecciones de los ovarios incluyen quistes benignos, tumores funcionales ováricos y cáncer. Por lo general, cursan asintomáticas, a menos que haya crecimiento sustancial o hemorragia al interior del quiste, o si este se tuerce o rompe. El SOP se caracteriza por la anovulación, con diversos grados de irregularidad menstrual e infecundidad; hiperandrogenismo con hirsutismo, acné, patrón masculino de pérdida del cabello y obesidad; ovarios poliquísticos, e hiperinsulinemia con resistencia a la insulina. Los tumores ováricos benignos incluyen endometriomas (quistes de chocolate que se desarrollan de manera secundaria a la endometriosis ovárica), fibromas (tumores de tejido conjuntivo compuestos por colágeno y fibrocitos) y teratomas quísticos o quistes dermoides (tumores de células germinativas compuestos por varias combinaciones de elementos ectodérmicos, mesodérmicos y endodérmicos). Los tumores ováricos funcionales pueden ser benignos o malignos y de tres tipos: secretores de estrógenos, andrógenos y mixtos. Debido a que el cáncer de ovario conlleva síntomas difusos hasta que ha progresado, es de los más letales en las mujeres. Se puede dividir en: tumores epiteliales, de células germinativas y de estroma gonadal. No hay métodos de detección eficaces para el cáncer de ovario y, a menudo, está muy avanzado al momento del diagnóstico.

PUNTOS CLAVE

Cánceres ginecológicos

- Los cánceres de vulva, cuello uterino, endometrio y ovario son una variedad de neoplasias malignas.
- El cáncer de ovario con frecuencia no se diagnostica hasta que alcanza etapas avanzadas; por lo tanto, a menudo es mortal. Los factores de riesgo más importantes para este cáncer son el tiempo durante el cual los ciclos ováricos no se suprimen por el uso de anticonceptivos orales, el embarazo o la lactancia, y los antecedentes familiares.

Alteraciones del sostén pélvico y la posición uterina

Alteraciones del sostén pélvico

El útero y las estructuras pélvicas se mantienen en su posición por medio de los ligamentos uterosacros, redondos, anchos y cardinales. Los dos ligamentos cardinales mantienen el cuello uterino en su posición. Los uterosacros sostienen al útero en una posición inclinada hacia adelante y los anchos suspenden al útero, las trompas uterinas y los ovarios. La vagina está dentro de la estructura semirrígida de su fascia de sostén (fig. 45-11A). El piso muscular de la pelvis es una estructura fuerte, a manera de cabestrillo, que sostiene al útero, la vagina, la vejiga urinaria y el recto (fig. 45-12). Las vísceras pélvicas deben sostenerse contra la fuerza de gravedad y los aumentos de la presión intraabdominal asociados con tos, estornudos, defecación y risa, y permitir la micción, la defecación y la función del aparato reproductor. La pelvis ósea da sostén y protección para partes del aparato digestivo y las estructuras genitourinarias, y el peritoneo mantiene las vísceras pélvicas en su lugar. El principal sostén de las vísceras es el diafragma pélvico, formado por los músculos y el tejido conjuntivo que se extienden a través de los huesos del plano de salida pélvico. Las aberturas para la uretra, el recto y la vagina causan una debilidad inherente en el diafragma pélvico. La debilidad congénita o adquirida del diafragma pélvico da como resultado la ampliación de estas aberturas, en especial de la vagina, con la posible hernia de las vísceras pélvicas a través de la pelvis (p. ej., prolapso).[57]

Por lo general, la relajación de la salida pélvica se produce debido a la sobredistensión de los tejidos perineales durante el embarazo y el parto. Aunque los tejidos se distienden solamente durante estos sucesos, es posible que no haya dificultad alguna hasta la quinta o sexta décadas de la vida, cuando se produce la mayor pérdida de elasticidad y tono muscular. La combinación del envejecimiento y la posmenopausia puede dar lugar a problemas relacionados con la relajación de las estructuras de sostén pélvico. Las afecciones más frecuentemente asociadas con esta relajación son el cistocele, el rectocele y el prolapso uterino, que pueden ocurrir por separado o juntas.[58,59]

Cistocele

El cistocele es una hernia de la vejiga hacia la vagina. Se produce cuando se debilita el sostén normal del músculo vesical y la vejiga se desliza debajo del útero. Esto hace que la pared vaginal anterior se distienda y descienda, lo que permite que la vejiga se hernie dentro de la vagina por la fuerza de gravedad y las presiones ocasionadas por la tos, la elevación de objetos o el pujo defecatorio (fig. 45-11B). Los síntomas del cistocele incluyen una molesta sensación de pujo, dificultad para vaciar la vejiga, polaquiuria, urgencia miccional y cistitis. Puede haber incontinencia urinaria de esfuerzo en caso de aumentar la presión abdominal, como al adoptar la posición en cuclillas, pujar, toser, estornudar, reír o levantar objetos.[57-59]

Rectocele y enterocele

El rectocele es la hernia del recto hacia la vagina. Se produce cuando la pared vaginal posterior y el recto subyacente protruyen hacia adelante, hasta finalmente sobresalir por el introito conforme se debilitan el suelo pélvico y los músculos perineales. Los síntomas incluyen malestar por la protrusión del recto y dificultad para la defecación (fig. 45-11C). La presión digital (por desplazamiento) de la pared posterior abultada de la vagina se hace necesaria para la defecación. La región entre los ligamentos uterosacros apenas posteriores al cuello uterino puede debilitarse y formar un saco herniario por el que protruye el intestino delgado cuando la mujer se encuentra de pie. Este defecto, llamado *enterocele*, puede extenderse hacia el tabique rectovaginal. Puede ser congénito o adquirido a través del traumatismo del parto. El enterocele puede ser asintomático o causar una sensación de arrastre y, de manera ocasional, lumbalgia.[57-59]

Prolapso uterino

El prolapso uterino es la protrusión del útero hacia la vagina que se produce cuando se distienden los principales ligamentos de sostén (cardinales; fig. 45-11D). El prolapso se clasifica como de primer, segundo o tercer grado, dependiendo de la protrusión del útero a través del introito. El prolapso de primer grado muestra algún descenso, pero el cuello uterino no ha alcanzado el introito. En el prolapso de segundo grado, el cuello uterino o parte del útero rebasa el introito. El útero entero sobresale a través de la abertura vaginal en el prolapso de tercer grado (procidencia).[57,59]

Los síntomas vinculados con el prolapso uterino se deben a la irritación de las membranas mucosas expuestas del cuello uterino y la vagina, así como a la incomodidad de la masa que sobresale.[56] Puede haber incontinencia urinaria junto con las molestias por el prolapso del suelo pélvico. El prolapso a menudo se acompaña de relajación perineal, cistocele o rectocele. Al igual que el cistocele, el rectocele y el enterocele, este ocurre con mayor frecuencia en mujeres multíparas, porque el parto se acompaña de lesiones en las estructuras pélvicas y los ligamentos uterinos. También puede ser una consecuencia de tumores pélvicos y afecciones neurológicas que interrumpen la inervación de los músculos pélvicos. En general, es una afección benigna, pero pueden surgir problemas como infección, obstrucción e irritación de la piel, que causa pérdida de continuidad de la piel.[59]

Se puede insertar un pesario para sostener el útero en su lugar y evitar la intervención quirúrgica en las mujeres que quieren tener hijos o en aquellas de edad mayor para quienes la intervención quirúrgica puede plantear un riesgo significativo para la salud. La fisioterapia del suelo pélvico es adecuada para las mujeres que desean conservar su útero.[60]

Tratamiento de las alteraciones del sostén pélvico

Los ejercicios de Kegel, que fortalecen el músculo pubococcígeo, pueden ser útiles en casos de cistocele o rectocele leve (o después de su reparación quirúrgica para ayudar a mantener la mejor función).[58] La mayoría de las afecciones de la relajación pélvica requerirán, en un momento dado, la corrección quirúrgica. Por lo general, la operación es programada y se difiere hasta después de los años de procreación, de manera que solo se requiera una reparación. Los síntomas a menudo no son lo suficientemente graves como para justificar la corrección quirúrgica. El estrés de la operación puede estar contraindicado debido a otras afecciones físicas, algo particularmente válido en las mujeres mayores, en quienes se presentan muchas de estas alteraciones y pueden tener éxito otras intervenciones no quirúrgicas.[58]

Hay diversos procedimientos quirúrgicos para las afecciones resultantes de la relajación de las estructuras de sostén pélvico. A menudo, se efectúa la resección del útero por vía vaginal (histerectomía vaginal) con la adecuada reparación de la pared vaginal (colporrafia) cuando el prolapso uterino viene acompañado de cistocele o rectocele. Se puede realizar una suspensión vesicouretral para aliviar los síntomas de la incontinencia urinaria de esfuerzo. La reparación puede incluir una histerectomía abdominal, junto con el arreglo anteroposterior.[58,59]

Variaciones en la posición uterina

Las variaciones en la posición del útero son frecuentes. Algunas son inocuas y otras, que se deben a la debilidad y la relajación del perineo, dan lugar a diversos problemas que comprometen la integridad estructural del suelo pélvico, en particular después del parto.

El útero presenta una flexión anterior de aproximadamente 45°, con el cuello uterino en posición invertida. Cuando la mujer está de pie, el ángulo del útero es tal que yace prácticamente horizontal, apoyado de forma leve sobre la vejiga.

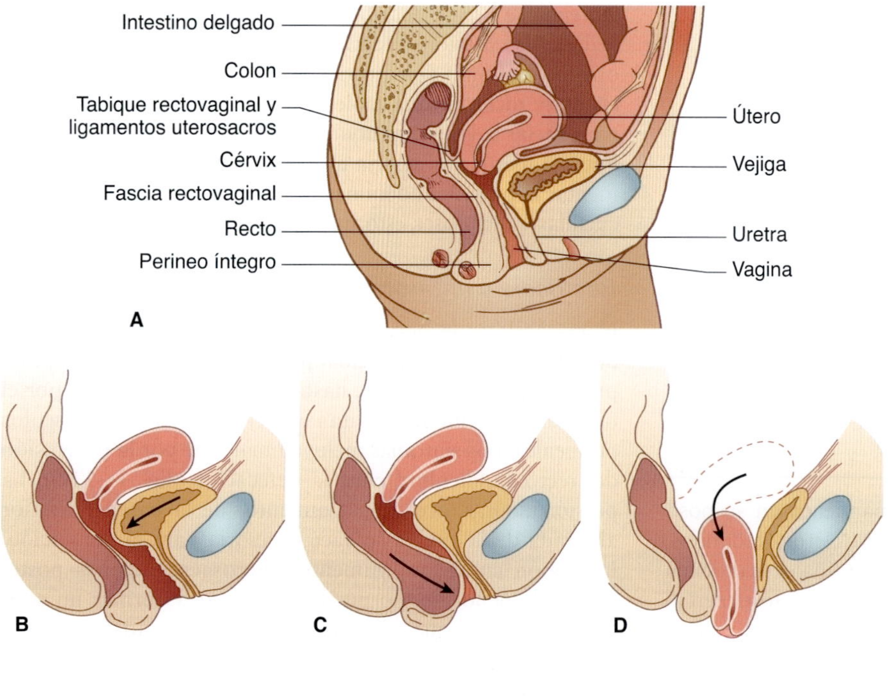

FIGURA 44-11. A. Sostén normal del útero y la vagina. B. Cistocele. C. Rectocele. D. Prolapso uterino.

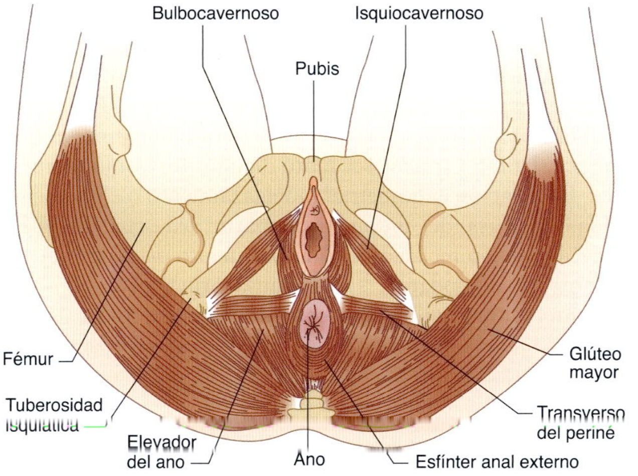

FIGURA 45-12. Músculos del suelo pélvico (perineo femenino).

Las variaciones normales asintomáticas en el útero en relación con el cuello uterino y los desplazamientos fisiológicos que surgen después del embarazo o con las alteraciones patológicas del fondo de saco posterior incluyen anteflexión, retroflexión y **retroversión** (fig. 45-13). Un útero en anteflexión se dobla hacia adelante sobre sí mismo. La retroflexión es su doblez hacia atrás en el istmo. La retroversión describe una situación en la que el útero se inclina hacia atrás, en tanto el cuello uterino permanece inclinado hacia adelante. La retroversión simple del útero es el desplazamiento más frecuente, que se encuentra en el 30% de las mujeres. Por lo general, es una afección congénita causada por una pared vaginal anterior corta y la relajación de los ligamentos uterosacros que fuerzan al útero a retroceder hacia el fondo de saco posterior.[61] La retroversión también puede seguir a ciertas enfermedades, como la endometriosis y la EPI, que producen la adhesión por tejido fibroso con retracción posterior del fondo uterino. Los leiomiomas grandes también pueden causar que el útero se desplace a una posición posterior. La dispareunia con la penetración profunda o el dolor dorsal con la menstruación también pueden vincularse con la retroversión.

RESUMEN

Las alteraciones del sostén pélvico ocurren con frecuencia a causa de la debilidad y la relajación del suelo pélvico y el perineo. El cistocele y el rectocele son hernias de la vejiga o el recto hacia la vagina. En un prolapso uterino, el útero sobresale por la vagina. Por lo general, las alteraciones de la relajación pélvica son resultado de la distensión excesiva de los músculos de sostén perineal durante el embarazo y el parto, o la pérdida de elasticidad en estas estructuras con el envejecimiento. Las variaciones de la posición uterina incluyen la anteflexión, la retroflexión y la retroversión, y pueden ser ocasionadas por un encogimiento congénito de la pared vaginal, adherencias fibrosas secundarias a endometriosis o EPI, o los desplazamientos causados por leiomiomas uterinos de gran tamaño.

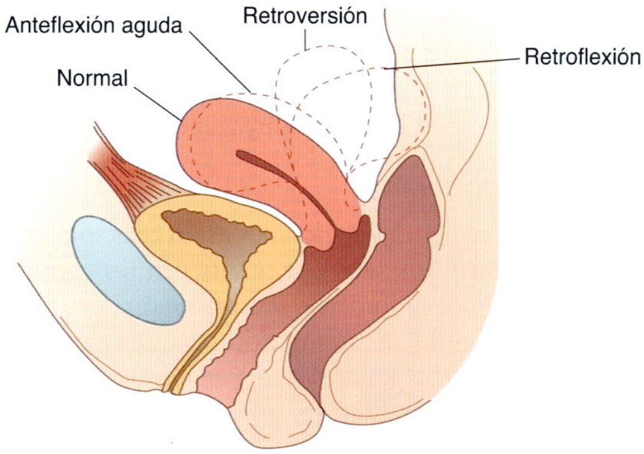

FIGURA 45-13. Variaciones de la posición del útero.

Alteraciones del ciclo menstrual

Ciclos menstruales disfuncionales

La hemorragia uterina inexplicada puede ocurrir por muchas causas, como embarazo, aborto, coagulopatías, desequilibrios hormonales y neoplasias. La denominada *metrorragia funcional* se refiere a cualquier pérdida sanguínea fuera de la menstruación normal y sustituye a la nomenclatura más antigua de *hemorragia uterina anormal* (HUA). La clasificación para la metrorragia funcional se basa en el patrón de pérdida sanguínea y su etiología:

- *Hemorragia menstrual abundante (HMA)*. Menstruación regular, que dura 1 semana o más, o mayor de 80 mL por ciclo.
- *Hemorragia menstrual leve*. Un período regular, pero con pérdida sanguínea escasa.
- *Hemorragia intermenstrual*. Cualquier pérdida sanguínea entre períodos. La cantidad del flujo es escasa.
- *Hemorragia irregular cuantiosa*. Pérdida prolongada o abundante que se produce de forma irregular.
- *Ciclos infrecuentes*. Períodos irregulares con más de 35 días de intervalo.
- *Polimenorrea*. Ciclos que ocurren de forma regular con menos de 21 días de intervalo.
- *Amenorrea primaria*. Ausencia de menstruación y características sexuales secundarias a los 14 años de edad. O ausencia de menstruación a los 16 años de edad con caracteres sexuales secundarios evidentes.
- *Amenorrea secundaria*. Presencia de ciclos menstruales y después ninguno durante un período de al menos 6 meses.
- Para clasificar la afección de acuerdo con su etiología, la FIGO acuñó la frase "PALM-COEIN", donde las siglas PALM se refieren a causas mecánicas de la hemorragia, y COEIN, a otras causas:
  - P = pólipos
  - A = adenomiosis
  - L = leiomiomas
  - M = malignidad (cáncer) e hiperplasia
  - C = coagulopatía
  - O = ovulación disfuncional
  - E = endometrial
  - I = causas iatrógenas
  - N = todavía sin clasificar

Una vez que se ha determinado la etiología, se realiza el registro de la HUA en consecuencia (por ejemplo, la HUA-P sería la hemorragia relacionada con pólipos). Entonces, el tratamiento se basa en la causa subyacente.[62]

Etiología y patogenia

Los ciclos menstruales disfuncionales están relacionados con alteraciones en las hormonas que mantienen los cambios cíclicos normales en el endometrio. La privación de estrógenos causa la involución de un endometrio previamente estructurado y hemorragia. Esta hemorragia a menudo es irregular en cantidad y duración, con flujo variable con respecto al tiempo y el grado de estimulación por los estrógenos, así como a su privación. La ausencia de progesterona puede provocar metrorragia funcional. En su ausencia, los estrógenos inducen el desarrollo de una capa mucho más gruesa de endometrio con un rico suministro de sangre. La ausencia de la progesterona se debe al fallo de alguno de los folículos ováricos en desarrollo para madurar hasta la ovulación, que normalmente forma el cuerpo lúteo y produce y secreta progesterona.

Los episodios periódicos de hemorragia que alternan con amenorrea son causados por variaciones en el número de folículos ováricos funcionales presentes. Si hay suficientes folículos activos y nuevos folículos adquieren capacidad funcional, se desarrollan altas concentraciones de estrógenos que causan la proliferación del endometrio durante semanas o incluso meses. Se desarrollan privación de estrógenos y hemorragia por dos razones: una deficiencia absoluta de estrógenos cuando varios folículos degeneran de forma simultánea o una deficiencia relativa cuando las necesidades de la masa de tejido endometrial crecido rebasan la capacidad de los folículos presentes. Las deficiencias de estrógenos y progesterona se asocian con la ausencia de la ovulación (*hemorragia anovulatoria*). Debido a que la vasoconstricción y las contracciones miometriales que acompañan de manera regular a la menstruación son ocasionadas por la progesterona, la hemorragia anovulatoria rara vez se acompaña de cólicos, y su medición suele ser importante. Los ciclos anovulatorios son habituales en las adolescentes durante los primeros años que siguen a la menarquia, cuando se está estableciendo la función ovárica; en las mujeres en la perimenopausia cuya función ovárica empieza a declinar; y, por lo general, en aquellas con obesidad y SOP.

Los ciclos menstruales disfuncionales pueden originarse como una alteración primaria de los ovarios o un defecto secundario de la función ovárica relacionado con la estimulación hipotalamohipofisaria, que puede iniciar por el estrés emocional, una marcada variación en el peso (p. ej., aumento o disminución repentinos) o alteraciones endocrinas o metabólicas inespecíficas. Las causas no hormonales de hemorragia menstrual irregular incluyen pólipos endometriales, miomas submucosos (p. ej., fibromas), alteración hemorrágica (p. ej., enfermedad de Von Willebrand, disfunción plaquetaria), infección, cáncer de endometrio y embarazo.[62]

Tratamiento

El tratamiento se basa en la causa probable. La valoración debe incluir un interrogatorio detallado con énfasis en el patrón de hemorragia y una exploración física. Para realizar el diagnóstico pueden requerirse estudios endocrinos (p. ej., cociente FSH/ LH, concentraciones de prolactina, testosterona, DHEAS), prueba de embarazo por β-hCG, ecografía del endometrio, biopsia endometrial, D&C con o sin histeroscopia, y pruebas de privación de progesterona. Las causas no hormonales requieren, por lo general, intervención quirúrgica. La D&C puede ser tanto diagnóstica como terapéutica. La ablación endometrial (adelgazamiento o eliminación de la capa basal del endometrio a partir de la cual se genera la proliferación mensual) es un tratamiento primario para la hemorragia abundante.[55] Si la causa principal la constituyen alteraciones en las concentraciones hormonales, el tratamiento puede incluir anticonceptivos orales, progesterona administrada de forma cíclica o su forma de acción prolongada inyectable, o colocación de un DIU.

Amenorrea

La amenorrea primaria es la ausencia de menstruación a los 15 años de edad, o a los 13 años de edad si se acompaña de los caracteres sexuales secundarios correspondientes. La amenorrea secundaria es el cese de la menstruación durante al menos 6 meses en una mujer con ciclos menstruales normales establecidos.[62]

Etiología

La amenorrea primaria es provocada por la disgenesia gonadal, la agenesia congénita de los conductos de Müller, la feminización testicular o una alteración del eje hipotalámico-hipofisario-ovárico. Las causas de la amenorrea secundaria incluyen embarazo; disfunción ovárica, hipofisaria o hipotalámica; adherencias intrauterinas; afecciones o infecciones crónicas; tumor hipofisario; anorexia nerviosa; o ejercicio físico extenuante, que puede alterar el cociente de grasa-músculo corporal crítico necesario para que se presente la menstruación.[63]

Diagnóstico y tratamiento

La valoración diagnóstica se asemeja a la de la metrorragia funcional, con la posible adición de una exploración por tomografía computarizada o resonancia magnética para descartar un tumor hipofisario. El tratamiento se basa en corregir la causa subyacente e inducir la menstruación con progesterona administrada de manera cíclica o con esquemas combinados de estrógenos-progesterona.[62]

PUNTOS CLAVE

Ciclos menstruales disfuncionales

- El patrón de hemorragia menstrual suele ser bastante constante en las mujeres más sanas con respecto a su frecuencia, duración y cantidad de flujo.
- La metrorragia funcional en mujeres pospúberes puede tomar la forma de períodos ausentes o escasos, infrecuentes, excesivos e irregulares; o una hemorragia excesiva durante los períodos y la pérdida sanguínea entre estos.

Dismenorrea

La *dismenorrea* es el dolor o las molestias que se presentan durante la menstruación, y causa algún grado de discapacidad mensual a un número significativo de mujeres. La dismenorrea *primaria* es el dolor menstrual que no se asocia con una anomalía física o un proceso patológico.[64] Suele ocurrir con la menstruación ovulatoria de 6 meses a 2 años después de la menarquia. Los síntomas pueden comenzar 1-2 días antes de la menstruación, alcanzar un máximo en el primer día de flujo menstrual y desaparecer en algunas horas a varios días. La dismenorrea intensa puede estar relacionada con síntomas sistémicos como cefalea, náuseas, vómitos, diarrea, fatiga, irritabilidad, mareos y síncope.[65] Por lo general, el dolor se describe como sordo, abdominal bajo o cólico, espasmódico, a menudo irradiado a la región dorsal baja, los labios mayores o la parte alta de los muslos.

La dismenorrea secundaria corresponde al dolor menstrual causado por afecciones orgánicas específicas, como endometriosis, fibromas uterinos, adenomiosis, adherencias pélvicas, DIU o EPI. A menudo, se requiere laparoscopia para el diagnóstico si la medicación para tratar la dismenorrea primaria resulta ineficaz.

El tratamiento de la dismenorrea primaria se dirige al alivio de los síntomas. Aunque los analgésicos (ácido acetilsalicílico y paracetamol) pueden aliviar los cólicos uterinos leves o el dolor dorsal, los inhibidores de la sintetasa de prostaglandinas (p. ej., ibuprofeno, naproxeno, ácido mefenámico, indometacina) son más específicos para la dismenorrea y constituyen el tratamiento ideal si no se desea anticoncepción. La supresión de la ovulación y el alivio sintomático de la dismenorrea pueden instituirse de manera simultánea con el uso de anticonceptivos orales. El alivio de la dismenorrea secundaria depende de su causa y puede requerirse la intervención médica o quirúrgica.[57]

Alteraciones sintomáticas premenstruales

Según las encuestas, el 80% de las mujeres experimentan algún tipo de cambio físico o emocional premenstrual, y el 20% indica que estos síntomas mensuales leves a moderados ocasionan algunas dificultades, a veces suficientes para buscar atención médica.[66] Se desconoce cuántas de estas mujeres presentan síntomas que son lo suficientemente intensos para justificar el tratamiento, debido a que los síntomas asociados con el síndrome premenstrual (SPM) son numerosos.[61]

Los procesos patológicos vinculados con los síntomas premenstruales varían de leves a intensos, e incluyen los siguientes:

- *Síndrome premenstrual* (SPM). Síntomas físicos y psicológicos leves a moderados en un período limitado a los 14 días previos a la menstruación y que se alivian con su inicio.
- *Trastorno disfórico premenstrual* (TDPM). La forma más grave de malestar premenstrual y, por lo general, se asocia con cambios en el estado de ánimo.

La incidencia del síndrome premenstrual parece aumentar con la edad. Es menos frecuente en las mujeres en su segunda y tercera década de la vida, y la mayoría busca ayuda para el problema cuando se encuentra a mediados de la cuarta década. El trastorno no es culturalmente distintivo.[62]

Etiología

Las causas de los síndromes premenstrual y disfórico premenstrual se desconocen; sin embargo, probablemente sean multifactoriales. Anteriormente, estaban relacionadas con desequilibrios endocrinos, por ejemplo, hiperprolactinemia, exceso de estrógenos y alteración en el cociente estrógenos-progesterona. Los estudios recientes indican que las mujeres pueden presentar concentraciones hormonales normales, pero reaccionar de forma anómala ante sus cambios. Otras hipótesis sugieren que las alteraciones en el sistema renina-angiotensina-aldosterona o el exceso de prostaglandinas también pueden contribuir a los síntomas.[62]

Una teoría sugiere una relación entre las fluctuaciones gonadales normales y la actividad de los neurotransmisores centrales, en especial los de la serotonina. No está claro si la disminución de la concentración de serotonina está presente durante la fase lútea y solo las mujeres susceptibles responden con grados diversos de síntomas premenstruales, o si aquellas con el síndrome disfórico premenstrual (SDPM) presentan una anomalía del neurotransmisor.[67-69]

Manifestaciones clínicas

Los síntomas físicos del síndrome premenstrual incluyen dolor e inflamación mamarios, distensión y dolor abdominales, cefalea y dorsalgia. Psicológicamente, puede haber depresión, ansiedad, irritabilidad y cambios de comportamiento. Las mujeres con SPM pueden informar uno o varios síntomas, que varían entre individuos (tabla 45-1).[67,68] El SPM pueden afectar el rendimiento diario normal.

Diagnóstico

Se requieren un interrogatorio y una exploración física completos para descartar otras causas. Se pueden hacer estudios sanguíneos que incluyan hormonas tiroideas, glucosa y prolactina. La valoración psicosocial es útil para descartar una enfermedad emocional que solo se exacerba en la etapa premenstrual. En las pautas de tratamiento clínico del SPM

TABLA 45-1 Síntomas del síndrome premenstrual por aparato o sistema

Aparato/ sistema corporal	Síntomas
Cerebral	Irritabilidad, ansiedad, nerviosismo, fatiga, agotamiento, aumento de la actividad física y mental, labilidad, crisis de llanto, depresión, incapacidad para concentrarse.
Digestivo	Deseo compulsivo e inmediato de dulces o de sal, dolor bajo o distensión abdominales, náuseas, vómitos, diarrea, estreñimiento.
Vascular	Dolor de cabeza, edema, debilidad, desmayos.
Reproductivo	Edema e hipersensibilidad de las mamas, congestión pélvica, dolor ovárico, alteración de la libido.
Neuromuscular	Temblor de las extremidades, cambios en la coordinación, torpeza, dolor de espalda, dolores de miembros inferiores.
General	Aumento de peso, insomnio, mareos, acné.

publicadas por el American College of Obstetricians and Gynecologists (ACOG) se incluyeron criterios de diagnóstico similares a los emitidos por la American Psychiatric Association para el TDPM en el *Manual diagnóstico y estadístico de los trastornos mentales* (DSM-5®, *Diagnostic and statistical manual of mental disorders 5*).[61] El diagnóstico se centra en la identificación de los síntomas mediante un calendario, en el cual se registran los síntomas durante 2-3 meses consecutivos. El SDPM es un diagnóstico psiquiátrico que distingue a aquellas mujeres cuyos síntomas son lo suficientemente intensos para interferir de manera significativa en las actividades de la vida diaria. Requiere registrar síntomas de manera prospectiva y un mínimo de 5 de los 11 grupos sintomáticos descritos en el DSM. La presencia de un solo síntoma es suficiente para el diagnóstico de SPM.[66]

Tratamiento

El tratamiento del SPM/síndrome disfórico premenstrual ha sido en gran parte sintomático e incluye capacitación y respaldo dirigido hacia cambios en el estilo de vida para las mujeres con síntomas leves, con diuréticos para disminuir la retención de líquidos, analgésicos para el dolor y ansiolíticos para tratar los cambios de estado de ánimo. Un programa integral de valoración personal mediante un diario, el ejercicio regular, evitar la cafeína y alimentación rica en proteínas magras y baja en azúcares simples a menudo es beneficioso. Los regímenes terapéuticos adicionales incluyen suplementos de vitaminas o minerales (en especial piridoxina, vitamina E y magnesio), aceite de onagra (que contiene ácido linoleico, un precursor de la prostaglandina E_1), progesterona natural, anticonceptivos orales monofásicos en dosis bajas, agonistas de la GnRH, bromocriptina para la supresión de la prolactina, danazol (un andrógeno sintético) y espironolactona (un antagonista de la aldosterona e inhibidor de la síntesis de andrógenos suprarrenales).[66] Aunque se dispone de una variedad de opciones terapéuticas, pocos tratamientos se han valorado de manera adecuada en los estudios clínicos aleatorizados comparativos. Los inhibidores selectivos de la recaptación de serotonina han mostrado una mejoría significativa en los síntomas generales, en comparación con el placebo, ya sea de uso continuo o solo en la fase lútea, y son recomendados por el ACOG como tratamiento ideal del SPM grave o el TDPM.[61,68]

RESUMEN

Las alteraciones de la menstruación incluyen los ciclos menstruales disfuncionales, la dismenorrea y el SPM. Los primeros, que comprenden la amenorrea, oligomenorrea, metrorragia y menorragia, ocurren cuando se altera el soporte hormonal del endometrio. La privación de estrógenos provoca la involución de un endometrio previamente estructurado y la hemorragia. La falta de progesterona puede ocasionar metrorragia funcional; en su ausencia, los estrógenos inducen el desarrollo de una capa endometrial mucho más gruesa con abundante suministro de sangre. La ausencia de progesterona resulta del fracaso de alguno de los folículos ováricos en desarrollo en cuanto a su maduración hasta el punto de la ovulación, con la posterior formación del cuerpo lúteo y la producción de progesterona.

La dismenorrea se caracteriza por dolor o malestar durante la menstruación. La dismenorrea primaria no está asociada con otras alteraciones; inicia poco después de la menarquia. La dismenorrea secundaria se debe a una afección orgánica específica. Se presenta en mujeres con menstruación previamente indolora.

Las afecciones con síntomas premenstruales representan un espectro que va de la molimina, presente hasta cierto grado en la mayoría de las mujeres ovulatorias, hasta el síndrome premenstrual y el SDPM. El SPM representa un conjunto de síntomas físicos y psicológicos que preceden a la menstruación por 1-2 semanas. El SDPM describe la forma más grave e incapacitante del síndrome premenstrual. La causa y los métodos de tratamiento del SPM todavía se estudian.

Alteraciones de las mamas

El tejido mamario no es estático; la mama responde de manera constante a cambios en los estímulos hormonales, nutricionales, psicológicos y ambientales que causan modificaciones celulares continuas. Las afecciones benignas de la mama no son progresivas. Sin embargo, algunas formas de enfermedad benigna aumentan el riesgo de cáncer. En vista de lo anterior, el estricto apego a una dicotomía entre benigno frente a cáncer tal vez no sea siempre apropiada. Sin embargo, es útil para fines de sencillez y claridad.

Galactorrea

La *galactorrea* es la secreción de leche por una mama fuera de la lactancia. Puede producirse debido a la estimulación vigorosa de los pezones, la administración de hormonas exógenas, el desequilibrio hormonal interno, una infección o traumatismos torácicos locales. Un tumor hipofisario, como un prolactinoma, puede producir grandes cantidades de prolactina y causar galactorrea. La galactorrea se presenta en hombres y mujeres y, por lo general, es benigna. La vigilancia exclusiva del paciente puede continuar durante varios meses antes de la detección hormonal diagnóstica. La secreción espontánea de la mama (que ocurre sin ningún tipo de estimulación) es patológica y justifica un estudio completo.[70,71]

Mastitis

La mastitis es la inflamación de la mama. Ocurre con frecuencia durante la lactancia.[72] La inflamación se deriva de una infección ascendente (con frecuencia *Staphylococcus*) que avanza desde el pezón hasta las estructuras ductales.[70] Los patógenos causales provienen de la nasofaringe del niño amamantado o las manos de la madre. Durante las primeras semanas del amamantamiento, la mama es particularmente vulnerable a la infección debido a grietas y fisuras menores. La infección y la inflamación obstruyen el sistema ductal. La región mamaria se endurece, inflama y torna hipersensible si no se inicia el tratamiento de manera temprana, y la región se aísla y puede formarse un absceso, que requiere incisión y drenaje. La madre debería continuar la lactancia durante el tratamiento con antibióticos con el objetivo de prevenirlo.[72]

La mastitis no se limita al período puerperal; puede presentarse como resultado de fluctuaciones hormonales, tumores, traumatismos o infecciones de la piel. La inflamación cíclica de la mama ocurre con mayor frecuencia en las adolescentes, que por lo general presentan concentraciones fluctuantes de hormonas. Los tumores pueden ocasionar mastitis secundaria a la obstrucción linfática o a la afección cutánea. La infección o el traumatismo locales pueden originar mastitis por obstrucción ductal debido a la sangre atrapada, los detritos celulares o la extensión de la inflamación superficial.[1] El tratamiento para los síntomas de la mastitis incluye la aplicación de calor o frío, la resección, la aspiración, el empleo de analgésicos leves y antibióticos, así como un sostén de soporte o vendaje mamario.

Alteraciones ductales

La ectasia ductal se manifiesta en las mujeres mayores con una secreción espontánea, intermitente, generalmente unilateral, verde grisácea por el pezón. La palpación de la mama aumenta la secreción. Ocurre durante o después de la menopausia y tiene relación sintomática con ardor, prurito, dolor y sensación de tracción del pezón y la aréola. La enfermedad produce inflamación de los conductos y su posterior engrosamiento. El tratamiento requiere resección de la masa del conducto afectado.[73]

Los papilomas intraductales son tumores benignos de tejido epitelial que varían entre 2 mm y 5 cm de diámetro. Un pequeño porcentaje de estas lesiones contiene células anómalas que pueden progresar a cáncer y se recomienda su resección. Los papilomas suelen manifestarse con una secreción sanguinolenta por el pezón.[71] El tumor puede palparse en la región areolar. La *galactografía* (una radiografía tomada después de que se inyecta un contraste en el conducto afectado) se utiliza para el diagnóstico. El papiloma se sondea a través del pezón y se extirpa el conducto involucrado. La RM puede ser eficaz para identificar la afección.[71,74]

Fibroadenomas y cambios fibroquísticos

Los fibroadenomas se presentan con mayor frecuencia en mujeres de 30 a 40 años. Los resultados clínicos incluyen una masa redonda firme, gomosa, bien delimitada. A la palpación, la masa se "desliza" entre los dedos y se mueve con facilidad. Por lo general, estas masas son únicas; el 15% resultan múltiples o bilaterales. Son asintomáticos, no se consideran precancerosos y suelen identificarse por accidente. El tratamiento implica su resección simple.[75]

Los *cambios fibroquísticos* son la lesión más frecuente de la mama y ocurren sobre todo en las mujeres entre los 20 y 50 años de edad. Son raros en las mujeres en la posmenopausia que no reciben hormonas de restitución.[1] Suelen presentarse como masas nodulares (como "perdigones") granulosas que son más prominentes y dolorosas durante la fase lútea del ciclo menstrual. Las molestias oscilan entre pesadez y un dolor intenso, dependiendo del grado de ingurgitación vascular y distensión quística.

Los cambios fibroquísticos incluyen una variedad de lesiones y modificaciones de la mama. Al microscopio, corresponden a alteraciones morfológicas que se manifiestan por: 1) quistes microscópicos, 2) metaplasia apocrina, 3) hiperplasia epitelial leve y 4) aumento del estroma fibroso.[1] Solo ciertas variantes en las que se muestra proliferación de los componentes epiteliales incrementan el riesgo demostrado. La presencia de quistes de gran tamaño y lesiones epiteliales proliferativas con atipias son más frecuentes en las mujeres con mayor riesgo de cáncer de mama invasor. La forma no proliferativa de los cambios fibroquísticos es más habitual.

El diagnóstico de cambios fibroquísticos se hace por exploración física, mamografía, ecografía y biopsia. El empleo sistemático de la mamografía para el diagnóstico en grupos de alto riesgo de mujeres menores de 35 años de edad sigue siendo controvertido. La mamografía puede ser útil para establecer el diagnóstico, pero la mayor densidad del tejido mamario en las mujeres con cambios fibroquísticos puede dificultar el discernimiento de una masa anómala o cancerosa, y requiere una RM. La ecografía puede diferenciar un quiste de una masa sólida. Debido a que una masa ocasionada por cambios fibroquísticos puede ser indistinguible del carcinoma con base en los datos clínicos, las lesiones sospechosas deben ser objeto de biopsia. Se puede utilizar la aspiración con aguja fina. Si una masa sospechosa con resultado negativo para cáncer en el estudio citológico no se resuelve durante varios meses, debe extirparse quirúrgicamente. Cualquier masa o protuberancia bien definida en la mama debe considerarse un posible carcinoma y debe descartarse antes de iniciar las medidas conservadoras que se emplean para tratar los cambios fibroquísticos.

Por lo general, el tratamiento para los cambios fibroquísticos es sintomático. Pueden utilizarse analgésicos leves (p. ej., ácido acetilsalicílico, paracetamol o AINE) y aplicación local de calor o frío para aliviar el dolor. Los quistes prominentes o persistentes pueden aspirarse y cualquier líquido obtenido enviarse al laboratorio para análisis citológico.[76]

Cáncer de mama

El de mama es el cáncer más frecuente en las mujeres. Una de cada ocho mujeres en los Estados Unidos tendrá cáncer de mama durante su vida. Se calcula que en 2019 el cáncer de mama invasor afectó a 268 600 mujeres estadounidenses y causó la muerte de 41760. Aunque la tasa de mortalidad por cáncer de mama ha mostrado un ligero descenso, ocupa el segundo lugar, solo detrás del cáncer de pulmón, como causa de muerte oncológica en las mujeres. Se diagnosticaron aproximadamente 62 930 estadounidenses con cáncer *in situ* o lesiones precancerosas en el 2019.[77] Las tasas de incidencia del carcinoma *in situ* han aumentado notoriamente desde mediados de la década de 1970 por recomendaciones respecto a la detección por mamografía. Las tasas de mortalidad han disminuido, en particular en mujeres menores de 50 años de edad, lo que puede atribuirse al diagnóstico temprano y una mayor consciencia, así como mejorías en el tratamiento.[78]

Factores de riesgo

Los factores de riesgo para el cáncer de mama incluyen sexo, edad avanzada, antecedente personal o familiar de cáncer de mama, antecedente de enfermedad mamaria benigna e influencias hormonales que promueven la maduración de la mama y tal vez aumenten la probabilidad de mutación (p. ej., menarquia temprana, menopausia tardía, ningún embarazo de término o primer hijo después de los 30 años de edad y nulo amamantamiento). Los factores de riesgo modificables incluyen obesidad (en particular después de la menopausia), inactividad física y consumo de alcohol mayor de un vaso diario.[78] Sin embargo, la mayoría de las mujeres con cáncer de mama no presentan factores de riesgo identificables.

Cerca del 5-10% de los tipos de cáncer de mama son hereditarios, con mutaciones genéticas que provocan hasta un 80% de ellos en las mujeres menores de 50 años de edad.[79] Dos genes de susceptibilidad al cáncer de mama pueden dar cuenta de la mayoría de las formas hereditarias de cáncer de mama. El gen *BRCA1* participa en la supresión tumoral. Una mujer con mutaciones conocidas en el *BRCA1* tiene un riesgo del 60-85% de cáncer de mama durante su vida, y un mayor riesgo de cáncer de ovario. El gen *BRCA2* conlleva un riesgo elevado de cáncer, similar al del *BRCA1*.[22,79] Se han establecido pautas sobre cuándo ofrecer asesoramiento y pruebas genéticas.[80] Las opciones de disminución del riesgo incluyen vigilancia, quimioprevención e intervención quirúrgica. Se prefiere la valoración de la mama por RM a la mamografía estándar, debido a su mayor sensibilidad y falta de exposición a la radiación. La intervención quirúrgica profiláctica (mastectomía bilateral, ooforectomía bilateral o ambas) reduce el riesgo de desarrollar cáncer. Estas operaciones pueden tener efectos físicos y psicológicos secundarios que merecen una consideración cuidadosa. El uso de inhibidores de la aromatasa para la prevención del cáncer de mama en mujeres con *BRCA1* (+) o dos mutaciones genéticas dependen del tipo de la neoplasia mamaria.

Detección

El cáncer de mama puede manifestarse clínicamente como una masa, un hundimiento, la retracción del pezón o una secreción inusual. La variedad de síntomas y el potencial de autodetección subrayan la necesidad de que todas las mujeres conozcan el aspecto y la textura de su mama normal. La mayoría de las mujeres que descubren su propio cáncer lo hacen fuera de una autoexploración mamaria programada (AEM). Las directrices de detección de la American Cancer Society hacen énfasis primordial en el diagnóstico de cáncer de mama por mamografía y alientan a las mujeres en el tema de la autoconciencia.[81] Las mujeres en la premenopausia deben llevar a cabo la AEM inmediatamente después de la menstruación. Las mujeres en la posmenopausia y aquellas que fueron objeto de una histerectomía pueden realizarse la exploración en cualquier momento. El aspecto más importante es idear un método sistemático, práctico y consistente de exploración. Las mujeres deben ser objeto de exploración clínica por un profesional de salud capacitado por lo menos cada 3 años entre los 20 y 40 años de edad, y anualmente después.

La mamografía es la única técnica de detección eficaz para la detección precoz de lesiones clínicamente inaparentes. El cáncer de mama es de crecimiento generalmente lento y puede haber estado presente 2-9 años antes de alcanzar 1 cm de diámetro, la masa de menor dimensión detectada de forma habitual por palpación. La mamografía puede revelar lesiones de 1 mm y el agrupamiento de calcificaciones que pueden justificar la biopsia. La mamografía tiene una sensibilidad del 80-90% para la detección del cáncer de mama, por lo que incluso si la mamografía es negativa, una masa palpable requiere mayor valoración. Aproximadamente el 40% de los cánceres de mama pueden detectarse por palpación y otro 40% solo en la mamografía.[22] El abordaje integral de detección requiere autoconciencia individual, valoración clínica de la mama por un profesional de la salud y mamografía.

Diagnóstico y clasificación

Los procedimientos utilizados en el diagnóstico incluyen exploración física, mamografía, ecografía, aspiración percutánea con aguja, biopsia estereotáctica con aguja (p. ej., con aguja gruesa) y biopsia excisional (fig. 45-14). Este tipo de cáncer es, con frecuencia, una lesión solitaria, indolora, firme, fija y con bordes mal definidos. Puede encontrarse en cualquier lugar de la mama, pero es más habitual en el cuadrante superior externo. Debido a la variabilidad del cuadro clínico, cualquier cambio sospechoso en el tejido mamario requiere mayor investigación. El uso diagnóstico de la mamografía permite la definición de la zona clínicamente sospechosa y puede conducir a la detección precoz. Una guía metálica marcadora bajo visión radiográfica puede asegurar una biopsia quirúrgica precisa de las zonas sospechosas no palpables. La ecografía es útil como complemento diagnóstico para diferenciar entre tejidos quísticos y sólidos en las mujeres con engrosamiento inespecífico.[82]

La aspiración con aguja fina es un procedimiento simple de consultorio que puede realizarse en múltiples ocasiones, en varios sitios y con molestias mínimas. La masa palpable se estabiliza entre dos dedos o en conjunto con ecografía manual para definir masas quísticas o cambios fibroquísticos. La aspiración con aguja fina permite identificar células cancerosas, pero no diferenciar cánceres *in situ* de los que presentan infiltración. La biopsia con aguja estereotáctica es un procedimiento ambulatorio realizado con la guía de un aparato de mamografía. Después de localizar la lesión, se introduce con rapidez una aguja de gran calibre en la zona, y se extrae un centro de tejido. La molestia es moderada, y la cicatrización se produce rápidamente. La valoración histopatológica con un 96% de precisión en la detección de cáncer. Este procedimiento es menos costoso que la biopsia excisional. Sin embargo, la biopsia excisional para extraer el tumor completo brinda el único diagnóstico definitivo de cáncer de mama, y a menudo es terapéutica sin necesidad de una intervención quirúrgica adicional. La RM, la tomografía por emisión de positrones (PET, *positron emission tomography*) y la mamografía computarizada o digital son modalidades de diagnóstico adicionales para el cáncer de mama y complementan la mamografía convencional en mujeres con mamas radiológicamente densas o antecedentes familiares sólidos de cáncer, o en quienes se saben portadoras de *BRCA1* o *BRCA2*.[83]

Los tumores se clasifican según las características del tejido y clínicamente por etapas según el tamaño, la afección

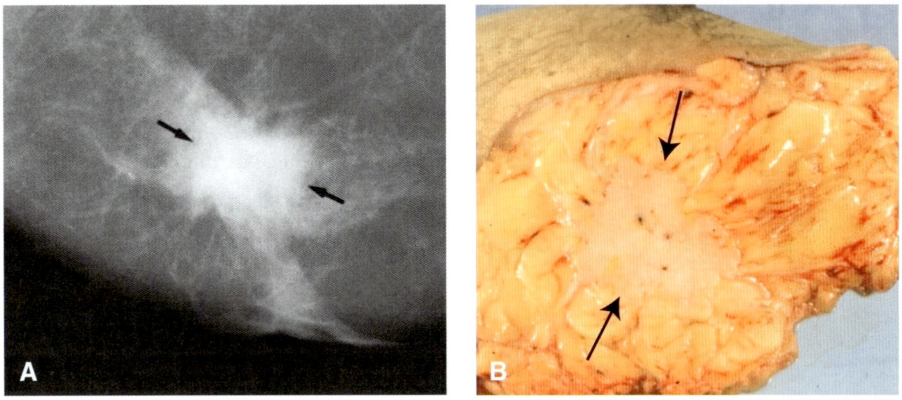

FIGURA 45-14. Carcinoma mamario. **A.** Mamografía. Se visualiza una masa de forma irregular y densa (*flechas*) en esta mama, desde otros puntos de vista grasosa. **B.** Pieza de la mastectomía. La masa blanca, firme, irregular, en el centro, está rodeada por tejido graso. Tomado de: Strayer D. S., Rubin R. (Eds.) (2015). *Rubin's pathology: Clinicopathologic foundations of medicine* (7th ed., Figs. 25-35A and B, p. 1071). Philadelphia, PA: Lippincott Williams & Wilkins.

ganglionar y la metástasis. Deberían realizarse análisis de los receptores de estrógenos y progesterona en las piezas quirúrgicas dado que la presencia o ausencia de estos receptores puede predecir la capacidad de respuesta del tumor a la manipulación hormonal. Las concentraciones altas de ambos receptores mejoran el pronóstico y aumentan la probabilidad de remisión.

Tratamiento

Los métodos de tratamiento incluyen intervención quirúrgica, quimioterapia, radioterapia y control hormonal. Hoy en día, la mastectomía radical (resección de toda la mama, los músculos subyacentes y los ganglios axilares) rara vez es el método quirúrgico primario, a menos que el cáncer esté avanzado al momento del diagnóstico. Las técnicas quirúrgicas modificadas (p. ej., mastectomía con disección axilar o tumorectomía para la conservación de la mama), acompañadas de quimioterapia o radioterapia, tienen resultados comparables y constituyen los tratamientos preferidos.

El pronóstico se relaciona más con el grado de afección ganglionar que con lo extenso del tumor en la mama. Una mayor afección ganglionar requiere un tratamiento posquirúrgico más intensivo, y un diagnóstico no está completo hasta concluir la disección y el análisis de los ganglios linfáticos axilares. La evaluación de la afectación ganglionar puede llevarse a cabo mediante biopsia del ganglio linfático centinela (GLC). Si la biopsia del ganglio centinela resulta positiva, se resecan más ganglios. Si es negativa, tal vez no se requiera mayor valoración de ganglios linfáticos.

El tratamiento sistémico es la administración de quimioterapia, un método biológico u hormonoterapia. El tratamiento neoadyuvante se proporciona antes de la operación para disminuir el volumen del tumor y hacer más eficaz su resección quirúrgica. El tratamiento adyuvante se administra después de la intervención quirúrgica a las pacientes con y sin afección metastásica detectable. El objetivo de este tratamiento depende de la afección ganglionar y el estado respecto a la menopausia y de los receptores hormonales. El tratamiento sistémico adyuvante tiene beneficios de disminución de las tasas de recurrencia y muerte por cáncer mamario.[83] El tratamiento biológico con trastuzumab se utiliza para detener el crecimiento de tumores de mama que expresan al receptor del HER2/neu en su superficie celular. Este receptor se une a un factor de crecimiento epidérmico que contribuye a la proliferación de las células del cáncer.

La hormonoterapia puede bloquear los efectos de los estrógenos sobre la proliferación de las células del cáncer de mama. El tamoxifeno es un antiestrogénico no esteroide que se une a los receptores de estrógenos y bloquea sus efectos sobre la proliferación de células del cáncer de mama. Se ha visto una disminución de las tasas de recurrencia y mortalidad del cáncer de mama y una mayor supervivencia a 5 años en las mujeres con muestras positivas para receptores de estrógenos tratadas con tamoxifeno. Los inhibidores de la aromatasa bloquean la enzima que convierte la androstenediona y la testosterona en estrógenos en los tejidos periféricos, lo que disminuye la concentración circulante de esta hormona en las mujeres en la posmenopausia y es el tratamiento adyuvante más eficaz para el cáncer de mama de etapa temprana.[84]

Enfermedad de Paget

La enfermedad de Paget representa el 1% de todos los tipos de cáncer de mama. Se presenta como una lesión eccematoide del pezón y la aréola (fig. 45-15). Por lo general, se asocia con un carcinoma intraductal infiltrante. Se requiere su estudio completo, el cual incluye mamografía y biopsia. El tratamiento depende del grado de diseminación.[85]

RESUMEN

Las mamas están sujetas a enfermedades benignas y malignas. La *mastitis* es una inflamación de la mama que ocurre con mayor frecuencia durante la lactancia. La galactorrea es una secreción anómala de leche que puede ocurrir como síntoma secundario al aumento en la prolactina. La ectasia ductal y el papiloma intraductal causan secreción anómala por el pezón. El fibroadenoma y los cambios fibroquísticos son masas anómalas en la mama que son benignas. El cáncer de mama es una causa significativa de muerte en las mujeres. La mamografía y la exploración clínica de la mama brindan a la mujer la mejor protección contra el cáncer de mama; proporcionan los medios para la detección oportuna de este tipo de cáncer y permiten el tratamiento temprano y la curación.

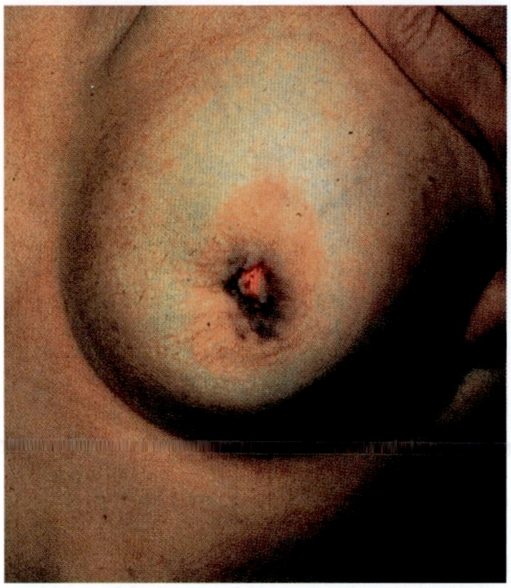

FIGURA 44-15. Enfermedad de Paget en el pezón. Tomado de: Strayer D. S., Rubin R. (Eds.) (2015). *Rubin's pathology: Clinicopathologic foundations of medicine* (7th ed., Fig. 25-30A, p. 1069). Philadelphia, PA: Lippincott Williams & Wilkins.

Infecundidad

La infecundidad es la incapacidad para concebir un hijo después de un año de tener relaciones sexuales sin protección. La infecundidad primaria se refiere a situaciones en las que no se ha producido ningún embarazo antes. La *infecundidad secundaria* es la que ocurre después de uno o más embarazos. La *esterilidad* es la incapacidad para engendrar un hijo o para embarazarse por anomalías congénitas, enfermedad o intervención quirúrgica. En los Estados Unidos, cerca del 6-12% de las mujeres de 15-44 años tienen infecundidad.[86]

Para que ocurra un embarazo, tres cosas deben estar disponibles: 1) ovocitos u óvulos, 2) espermatozoides y 3) un lugar para que ovocitos y espermatozoides logren la fecundación y, después, la implantación.

Varios factores contribuyen a la infecundidad. Los masculinos y femeninos constituyen el 33%. Cerca del 20% de las parejas presentarán infecundidad de causa desconocida. Alrededor del 10% de la infecundidad se debe a una combinación de ambos factores, masculinos y femeninos.[87] Aunque la descripción completa del diagnóstico y el tratamiento de la infecundidad está fuera del alcance de esta obra, se presenta un resumen.

Factores masculinos

Para que ocurra un embarazo, el hombre debe aportar espermatozoides en cantidad suficiente en el extremo superior de la vagina, con movilidad suficiente. Esto se valora mediante un análisis del semen, que incluye volumen (por lo general, 1.5 mL), contenido de espermatozoides (15-39 millones/mL), movilidad (> 32%, buena y de avance), viabilidad (58%), morfología (4% normal) y viscosidad (licuefacción completa en 20 min).[88] Es mejor obtener la muestra por masturbación en un recipiente estéril después de 3 días de abstinencia. Debido a la variabilidad, los resultados anómalos deben llevar a repetir la prueba antes de que se presuma la necesidad de tratamiento. La *azoospermia* es la ausencia de espermatozoides, la *oligospermia* se refiere a su presencia en menor número y la *astenospermia* es una movilidad deficiente de los espermatozoides.[89]

Las causas incluyen varicocele, disfunción eyaculatoria, hiperprolactinemia, hipogonadismo hipogonadotrópico, infecciones, problemas inmunitarios, obstrucción y anomalías congénitas. Los factores de riesgo incluyen antecedentes de orquitis por parotiditis epidémica, criptorquidia, torsión testicular, hipospadias, operaciones urológicas e ITS. El tratamiento puede incluir intervención quirúrgica, medicamentos o inseminación artificial para proveer una muestra concentrada en el conducto cervical o el fondo uterino.[87]

Factores femeninos

La contribución femenina al embarazo requiere la producción y la liberación de un óvulo maduro capaz de ser fecundado, moco cervical que ayude en el transporte y viabilidad de los espermatozoides dentro del aparato reproductor femenino, trompas uterinas con el potencial de movilidad para captar y trasladar el óvulo a la cavidad uterina, un endometrio adecuado para la implantación y la nutrición de un óvulo fecundado, y una cavidad uterina que permita el crecimiento y desarrollo de un feto.

Reserva ovárica disminuida

La calidad de los ovocitos, su capacidad para ser fecundados y la ovulación son importantes para la reproducción. La cantidad y calidad de los ovocitos disminuye (reserva ovárica disminuida [ROD]) con la edad. Las mujeres con ROD tienen una mayor tasa de pérdidas gestacionales si conciben, lo que puede estar relacionado con los ovocitos de mala calidad.

La valoración de la ROD se realiza, por lo general, en la etapa temprana del ciclo menstrual. Las concentraciones de estradiol, LH y FSH deben ser las más bajas en los días 1-3, cuando se determinan. La concentración de FSH > 10, de estradiol > 80, y/o concentración de la hormona antimülleriana (AMH, *anti-Mullerian hormone*) por debajo de 1 y 3.5 son indicativas de ROD. La cuantificación por ecografía del número de folículos antrales (primordiales) ováricos en el día 3 del ciclo menstrual también puede utilizarse para detectar la ROD. Un recuento de folículos antrales de 3-10 en ambos ovarios y un bajo volumen ovárico pueden indicar ROD.[90] La valoración solo predice las probabilidades de tratamiento exitoso con el empleo de los ovocitos propios de la mujer.

Disfunción ovulatoria

La disfunción ovulatoria es una causa frecuente de infecundidad. Puede deberse a problemas primarios del ovario o secundarios relacionados con una disfunción endocrina. Cuando se confirman alteraciones en la ovulación, deben descartarse otros problemas del sistema endocrino antes de iniciar el tratamiento. Si los resultados de las pruebas de hormonas hipofisarias, estudios de tiroides y pruebas de la función suprarrenal son normales, la disfunción ovulatoria es primaria y debe responder al tratamiento. Los otros ámbitos endocrinos deben valorarse apropiadamente. La hiperprolactinemia requiere el estudio de lesiones hipofisarias o endocrinopatías asociadas. La hiperprolactinemia continua puede tratarse con bromocriptina o cabergolina. El hipotiroidismo requiere restitución de hormonas tiroideas, y el hipertiroidismo, un tratamiento de supresión y, a veces, intervención quirúrgica, con restitución de hormonas tiroideas más adelante. Puede iniciarse la supresión suprarrenal con dexametasona, un glucocorticoide análogo. Si no se recompone la función ovulatoria, el tratamiento puede ser concomitante al de otros problemas endocrinos.[90]

Es importante determinar si la ovulación está ocurriendo. La progesterona después de la ovulación provoca un aumento en la temperatura basal del cuerpo (TBC) de la mujer. Las mujeres deben ser capaces de detectar al menos un aumento de 0.4 °C en su TBC en reposo después de la ovulación, la cual se mantiene a lo largo de la fase lútea. Esta muestra que la ovulación ha tenido lugar, cuando ocurre y la duración de la fase lútea. La TBC puede ser afectada por muchos otros factores, incluyendo sueño intranquilo, ingesta de alcohol, consumo de drogas ilícitas, fiebre por enfermedad y cambios en la hora habitual de levantarse.

Los equipos de predicción de LH en la orina después de su secreción súbita indican la ovulación. También puede cuantificarse la progesterona sérica después de la ovulación esperada para confirmar si ocurrió.

Problemas del moco cervical

Las concentraciones preovulatorias altas de estradiol estimulan la producción de moco cervical transparente, distensible, que facilita el transporte de los espermatozoides hacia la cavidad uterina y ayuda a conservar un entorno que los mantiene viables hasta 72 h. La producción insuficiente de estrógenos (p. ej., inherente o secundaria al tratamiento con citrato de clomifeno), las anomalías cervicales por enfermedades o procedimientos invasivos (p. ej., exposición al DES, estenosis, conización) y las infecciones (p. ej., clamidiosis, infección por micoplasmas, gonorrea) pueden afectar de manera negativa la producción de moco cervical saludable.

Una prueba poscoital valora el moco cervical 1-8 h después del coito en las 48 h que preceden a la ovulación. Se valora una muestra de moco cervical en cuanto a su cantidad, claridad, distensibilidad (p. ej., filancia), celularidad, el número y la calidad de espermatozoides móviles, así como cristalización en helecho después de secarse la muestra al aire en un portaobjetos. La inseminación intrauterina (IIU) puede evadir el moco cervical. Deben obtenerse cultivos cervicales para detección de la infección por micoplasma, gonorrea y clamidia e iniciar el tratamiento según la necesidad.

Anomalías de la cavidad uterina

Puede haber alteraciones en la cavidad uterina debido a exposición al DES, fibromas submucosos, pólipos cervicales, bandas de tejido cicatricial o anomalías congénitas (p. ej., útero bicorne, tabicado o unicorne). Estos defectos se pueden sospechar por los antecedentes o la exploración ginecológica, pero requieren histerosalpingografía o histeroscopia para la confirmación. El tratamiento es quirúrgico, siempre que sea posible.

Factores tubáricos

La permeabilidad tubárica es indispensable para la fecundación natural y puede ser alterada por EPI, embarazo ectópico, miomas, endometriosis, adherencias pélvicas y ligadura previa de las trompas uterinas. La histerosalpingografía puede revelar la ubicación y el tipo de obstrucción (p. ej., cornual, fímbrica o hidrosalpinge). A veces es posible la reparación microquirúrgica.[90]

La enfermedad de la trompa uterina puede impedir la captura del óvulo. La trompa uterina debe tener movilidad suficiente para atrapar el óvulo después de su liberación. Las adherencias pélvicas por infección previa, intervenciones quirúrgicas o endometriosis pueden interferir con la movilidad de la trompa uterina. Se requiere una valoración laparoscópica para el diagnóstico. Se puede utilizar ablación con láser o cauterización para lisar las adherencias y eliminar la endometriosis mediante laparoscopia o, si es grave, por laparotomía.

Tecnología de reproducción asistida

Las técnicas de reproducción asistida (TRA) incluyen la fecundación ***in vitro*** (FIV) con o sin ovocitos de donante, crioconservación de ovocitos y embriones, y transferencia de embriones congelados con o sin donante.

Desarrollada en 1978, la fecundación *in vitro* consiste en la estimulación de los ovarios para producir múltiples folículos. Para ello, la mujer se inyecta diariamente FSH y LH, y se vigila mediante ecografía y estudios de sangre para evitar la sobreestimulación de los ovarios. Cuando los folículos están maduros, se realiza una captura transvaginal de los ovocitos. La mujer es sedada y se inserta una aguja (guiada por ecografía) a través de la pared vaginal en el interior de cada ovario para extraer los ovocitos. El compañero o donante provee los espermatozoides. Los ovocitos y los espermatozoides se mezclan conjuntamente en una caja de Petri. En algunos casos, se puede inyectar un solo espermatozoide a cada ovocito (inyección intracitoplasmática de espermatozoides). Una vez que ocurre la fecundación, se permite la proliferación de los embriones en la placa durante 3-5 días. Los embriones se transfieren a la mujer por inyección con un catéter a través del cuello uterino al interior del útero.

El éxito depende de muchos factores. Cerca del 23% de los ciclos de FIV con ovocitos frescos sin donante resultará en un nacido vivo. El éxito con ovocitos de donante es mayor: el 55.6% de los ciclos en los que se utilizaron óvulos de donante frescos resultará en un nacido vivo.[86]

Las indicaciones para la FIV se han ampliado para incluir factores masculinos, disfunción ovulatoria, factores uterinos, endometriosis e infecundidad idiopática. Cuanto más se aprende acerca de la implantación, más disminuye el riesgo de embarazos múltiples por este procedimiento. La crioconservación de embriones sobrantes permite múltiples intentos, lo que le brinda la confianza de transferir menos.

El uso de gametos de donante (óvulos, espermatozoides, embriones) provee una alternativa para lograr el embarazo a aquellas parejas que no pueden utilizar sus propios gametos y se sienten capaces de criar a un niño que no está genéticamente relacionado. Los ovocitos de donantes proporcionan una mayor probabilidad de éxito a las mujeres mayores de 40 años de edad cuando tanto el número como la calidad de los ovocitos se reducen.

RESUMEN

La infecundidad es la incapacidad para concebir un hijo después de 1 año de tener relaciones sexuales sin protección. Los factores masculinos están relacionados con el número y la movilidad de los espermatozoides y su capacidad para penetrar el moco cervical y el óvulo. Las causas incluyen varicocele, disfunción eyaculatoria, hiperprolactinemia, hipogonadismo hipogonadotrópico, infecciones, problemas inmunitarios, obstrucción y anomalías congénitas. Los factores de riesgo para alteraciones de los espermatozoides incluyen antecedentes de orquitis por parotiditis epidémica, criptorquidia, torsión testicular, hipospadias, procedimientos quirúrgicos urológicos previos, infección y exposición a sustancias tóxicas gonadales conocidas.

La contribución femenina al embarazo es compleja, pues requiere la producción y liberación de un óvulo capaz de ser fecundado, moco cervical que ayude al transporte de los espermatozoides y su viabilidad, trompas uterinas con movilidad para captar y trasladar el óvulo hacia la cavidad uterina, el desarrollo de un endometrio adecuado para la implantación y nutrición de un óvulo fecundado, y una cavidad uterina que permita el crecimiento y desarrollo de un feto.

La valoración y el tratamiento de la infecundidad pueden ser muy prolongados y estresantes. Las opciones terapéuticas continúan expandiéndose, pero las modalidades más recientes son costosas y pueden afectar los recursos financieros mientras las personas interesadas buscan cumplir su sueño, a veces esquivo, de tener un hijo.

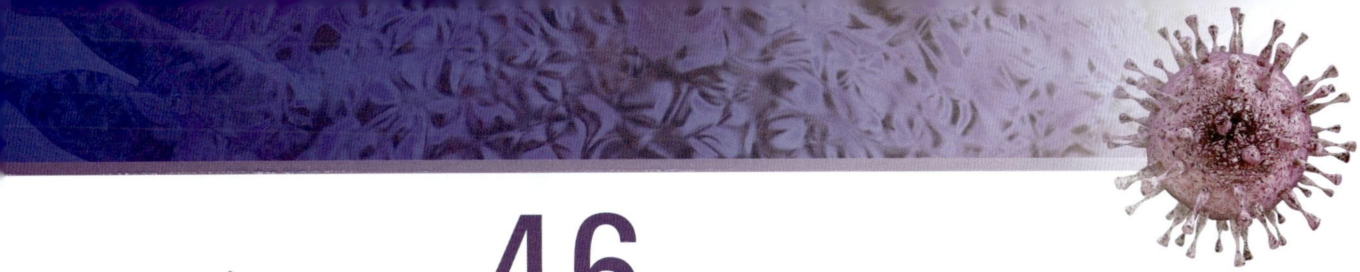

CAPÍTULO 46

Infecciones de transmisión sexual

Las infecciones de transmisión sexual (ITS, también conocidas como *enfermedades de transmisión sexual* [ETS]) abarcan una amplia variedad de enfermedades infecciosas que se transmiten por contacto sexual. La incidencia de las ITS está aumentando, al igual que la capacidad de la tecnología de detección para estas enfermedades.[1] Los Centers for Disease Control and Prevention (CDC; 2014) exigen informes de clamidiosis, sífilis y gonorrea y, por lo tanto, dan seguimiento a estas tres ITS de forma más específica.[1] Sin embargo, las cifras reales de las ITS totales son probablemente mucho más altas, porque muchas no son de informe obligado o no se notifican.

Existen numerosos factores que contribuyen a la prevalencia en aumento y la continua diseminación de las ITS. Un factor clave es que las ITS con frecuencia son asintomáticas, lo que promueve la diseminación de la infección por personas que desconocen que la portan.[2] Además, los compañeros de las personas infectadas son a menudo difíciles de notificar y tratar. Además, actualmente no hay ninguna cura para las ITS víricas (p. ej., virus de la inmunodeficiencia humana [VIH], virus del herpes simple [VHS]). Aunque existen medicamentos disponibles que pueden ayudar a aliviar las infecciones, no detienen por completo su diseminación.[3] Además, surgen con rapidez microorganismos resistentes a los fármacos, lo que dificulta el tratamiento de muchas ITS.

Se ha identificado la transmisión por contacto sexual de más de 30 bacterias.[2] En la actualidad, cuatro infecciones son curables: tricomonosis, sífilis, gonorrea y clamidiosis. Cuatro infecciones son víricas y se consideran incurables: hepatitis B y aquellas por VHS, VIH y virus del papiloma humano (VPH).[2] Las vías de entrada incluyen la boca, los genitales, el meato urinario, el recto y la piel. La frecuencia de muchas ITS es máxima en los adolescentes. Todas las ITS son más frecuentes en quienes tienen más de una pareja sexual. Además, no es raro que una persona sea afectada de manera simultánea con más de un tipo de ITS.[2] Las ITS pueden culminar en un óbito fetal, muerte neonatal, prematurez y bajo peso al nacer, septicemia, neumonía y malformaciones congénitas.[2]

En este capítulo se revisan las manifestaciones de las infecciones de transmisión sexual en hombres y mujeres en cuanto a las infecciones de los genitales externos, vaginales y las que tienen manifestaciones genitourinarias y sistémicas.

Infecciones de los genitales externos

Las ITS pueden afectar de manera selectiva los tejidos mucocutáneos de los genitales externos, causar vaginitis en las mujeres o producir efectos tanto genitourinarios como sistémicos. Algunas ITS pueden transmitirse de una madre infectada al feto o recién nacido y causarle defectos congénitos o la muerte.[2] La descripción en esta sección del capítulo se centra en las ITS que afectan los tejidos mucocutáneos de la bucofaringe y los órganos genitales externos y tejidos anorrectales. Estas infecciones incluyen condilomas acuminados, herpes genital, molusco contagioso, chancroide, granuloma inguinal y linfogranuloma venéreo.

Condilomas acuminados (verrugas genitales)

Los condilomas acuminados, o verrugas genitales, son causados por el VPH (fig. 46-1). Aunque reconocidas durante siglos, las verrugas genitales por VPH son las ITS más frecuentes y hay más de 40 tipos del VPH. En los CDC se calcula que 20 millones de estadounidenses portan el virus y se diagnostican hasta 6 millones de casos nuevos cada año.[4] Los factores de riesgo para adquirir el VPH incluyen edad joven (< 25 años) y muy joven al primer coito (< 16 años) y tener numerosos compañeros sexuales o uno masculino con múltiples parejas. Puede haber infección por VPH con cualquier tipo de penetración, vaginal o anal, o, con menos frecuencia, con sexo oral.

La mayoría de las infecciones por VPH son asintomáticas y transitorias, con resolución espontánea en 2 años sin tratamiento cuando el sistema inmunitario está intacto.[4] Sin embargo, la infección por algunos tipos de VPH causa verrugas genitales, displasia y cáncer de cuello uterino.[4]

Tipos de virus del papiloma humano

Los VPH carecen de **cápside**, contienen ácido desoxirribonucleico (ADN) bicatenario y causan lesiones proliferativas en el epitelio plano.[5] Se han identificado más de 100 diferentes subtipos de VPH, algunos que afectan la boca y la faringe.[5] Estos subtipos se dividen en tres categorías con base en su probabilidad de inducir displasias y carcinomas. Por ejemplo, los tipos 16 y 18 del VPH están fuertemente asociados con displasias de cuello uterino y cánceres anogenitales y se consideran de

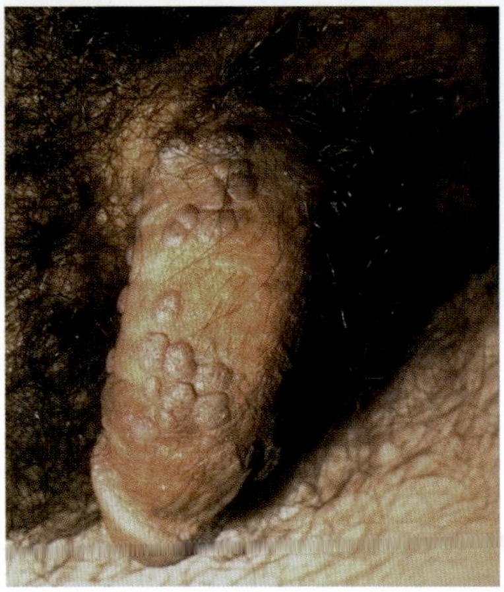

FIGURA 46-1. Condilomas del pene. Se visualizan lesiones circunscritas elevadas en el cuerpo del pene. Tomado de: Rubin R., Strayer D. (Eds.) (2015). *Rubin's pathology: Clinicopathologic foundations of medicine* (7th ed., p. 975). Philadelphia, PA: Lippincott Williams & Wilkins.

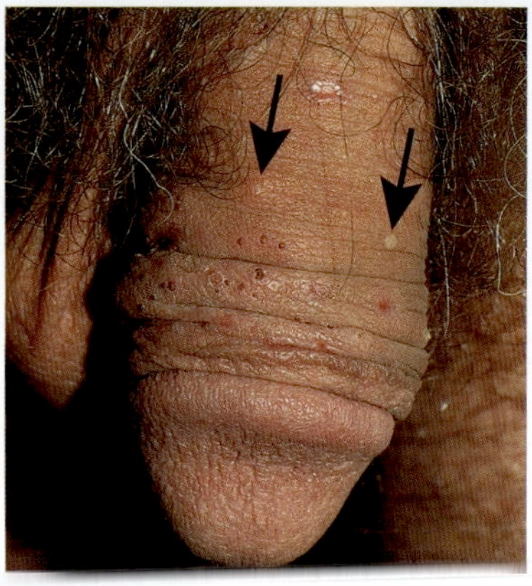

FIGURA 46-2. Virus del herpes simple de los tipos 1 y 2. El VHS 1 (infección de los labios, cara, mucosa bucal y garganta) y el VHS 2 (genitales) son virus epidermotrópicos. La transmisión es solo por contacto directo con las lesiones activas o líquidos que contienen el virus, como la saliva. Tomado de: Jensen S. (2015). *Nursing health assessment: A best practice approach* (2nd ed., p. 730). Philadelphia, PA: Lippincott Williams & Wilkins.

alto riesgo.[5] Sin embargo, solo un pequeño porcentaje de las mujeres infectadas por VPH desarrollan cáncer de cuello uterino. Más del 90% de las infecciones desaparecen en 2 años,[5] lo que sugiere que incluso las cepas más virulentas pueden variar en términos de su potencial oncogénico. El tabaquismo, la inmunosupresión y las alteraciones hormonales (p. ej., embarazo, anticonceptivos orales) son cofactores que pueden aumentar el riesgo de cáncer de cuello uterino.[5]

Patogenia y manifestaciones clínicas

La infección por VPH comienza con la inoculación en un epitelio plano estratificado, donde estimula su proliferación y produce diversas lesiones proliferativas de VPH.[5] El período de incubación de las verrugas genitales inducidas por VPH oscila entre 3 semanas y varios meses; para las anomalías cervicales, es de varios meses; y para el cáncer de cuello uterino, es de décadas.[5] Las verrugas genitales se presentan típicamente como lesiones blandas, elevadas y carnosas en los genitales externos, incluyendo pene (fig. 46-2), vulva, escroto, perineo y piel perianal. Las verrugas externas pueden aparecer como pequeñas protuberancias o quizá lesiones planas de superficie áspera o pedunculadas. Con menos frecuencia, pueden verse como pápulas lisas de color rojizo o marrón elevadas o como lesiones cupuliformes en la piel queratinizada. Las verrugas internas son lesiones que tienen forma de coliflor y afectan las membranas mucosas de la vagina, la uretra, el ano o la boca.

La infección subclínica es más frecuente que las verrugas genitales visibles. La resolución espontánea y la infección por nuevos tipos de VPH son frecuentes. Aproximadamente el 70% de las mujeres con VPH se tornan negativas para el ADN del virus en 1 año, y hasta el 90% en 2 años.[5] Gran cantidad de mujeres con infecciones por VPH transitorias desarrollan células planas atípicas de significado indeterminado (ASC-US, *atypical squamous cells of undetermined significance*) o lesiones escamosas intraepiteliales de bajo grado del cuello uterino detectadas en una prueba de Papanicoláu, colposcopia o biopsia. En los hombres, la infección transitoria por VPH puede asociarse con una neoplasia intraepitelial de pene y ano. El desarrollo de una respuesta inmunitaria eficaz ayuda a eliminar la infección, pero el virus puede permanecer latente durante años y reactivarse más adelante.

Diagnóstico

La relación de esta infección vírica con cambios premalignos y malignos ha aumentado la preocupación por su diagnóstico y tratamiento. La falta de detección regular del cáncer de cuello uterino (Papanicoláu) es el principal factor de riesgo para el desarrollo de su forma invasora.[5] No hay pruebas serológicas para VPH o métodos sistemáticos para su cultivo con aprobación. La única prueba aprobada actualmente por la U.S. Food and Drug Administration (FDA) es un método de hibridación en solución para evaluar el ADN del VPH de alto riesgo.[5] Esta prueba detecta si están presentes uno o más de los tipos de VPH de alto riesgo. No permite identificar el tipo particular de VPH. Está justificado realizar las pruebas de ADN del VPH ante resultados dudosos de la prueba de Papanicoláu (ASC-US), y actualmente se recomiendan para determinar si una mujer mayor de 30 años de edad necesita hacerse la detección por Papanicoláu de forma anual.

Deberá considerarse un condiloma genital en cualquier mujer que acuda con la manifestación primaria de prurito vulvar o que presente un resultado anómalo del frotis de Papanicoláu. Se utiliza el estudio al microscopio de una preparación en fresco y cultivos para descartar vaginitis asociadas. La inspección cuidadosa de la vulva bajo aumento, según la necesidad, por lo general revela las lesiones características y se pueden tomar muestras para biopsia de las zonas cuestionables. Se recomienda el estudio colposcópico del cuello uterino y la vagina para seguimiento cuando hay un resultado de Papanicoláu anómalo o se identifican lesiones por VPH en la vulva.

Prevención y tratamiento

Actualmente, hay tres vacunas disponibles para proteger contra cepas específicas del VPH: Gardasil®, Gardasil 9® y Cervarix®.[6] En 2016, los CDC cambiaron la recomendación de la vacuna a dos dosis si se administra a un adolescente antes de cumplir 15 años de edad y con intervalo de 6-12 meses.[6] La recomendación para personas de 15-26 años de edad aún es de tres dosis. Ambas protegen contra los tipos 16 y 18, que causan el 70% de los cánceres de cuello uterino,[6] y Gardasil® también protege contra los tipos 6 y 11, que se sabe causan verrugas genitales. Hoy en día, sin embargo, no existe tratamiento alguno para erradicar el virus una vez que ha infectado a una persona. La prevención de la transmisión del VPH mediante uso de preservativo no se ha demostrado de forma adecuada, pero sí que la circuncisión disminuye algunas ITS, incluida la causada por VPH.[7] Los objetivos terapéuticos son la eliminación de las verrugas sintomáticas, detección de cambios premalignos y cáncer, e instrucción y asesoramiento para disminuir el estigma psicosocial.

Herpes genital

El herpes genital es una de las causas más frecuentes de úlceras venéreas en los Estados Unidos. Debido a que la infección por virus del herpes no es de notificación obligatoria en aquel país, se carece de datos fiables sobre su incidencia (número calculado de nuevos casos cada año) y prevalencia (número calculado de personas infectadas actualmente) reales. Los cálculos recientes en los Estados Unidos indican una prevalencia del 16.2% de herpes genital.[8] Las mujeres tienen una mayor superficie mucosa expuesta en la región genital y, por lo tanto, presentan mayor riesgo de adquirir la infección.[8]

Los virus del herpes son grandes, encapsulados, con un genoma bicatenario.[8] Hay nueve tipos, pertenecientes a tres grupos, que causan infecciones en los humanos:

1. Virus neurotrópicos del grupo α, incluyendo los del herpes simple de tipo 1 (VHS-1; este suele vincularse con el herpes labial, aunque se está documentando un número creciente de infecciones herpéticas anogenitales causadas por el VHS-1)[3] y VHS-2 (por lo general, asociado con el herpes genital).
2. Virus varicela zóster (que causa varicela y herpes zóster).
3. Virus linfotrópicos del grupo β, incluyendo los citomegalovirus (causa la enfermedad de inclusión citomegálica), virus de Epstein-Barr (causa de la mononucleosis infecciosa y el linfoma de Burkitt) y el virus del herpes humano de tipo 8 (la causa aparente del sarcoma de Kaposi).[8]

Patogenia

El VHS-1 y el VHS-2 son genéticamente similares. Ambos causan un conjunto semejante de infecciones primarias y recurrentes y pueden producir lesiones genitales.[3] Estos virus se replican en la piel y las membranas mucosas en el sitio de infección (bucofaringe o genitales), donde provocan lesiones vesiculares en la epidermis e infectan las neuronas que inervan la región.[2] Ambos son *neurotrópicos*, es decir, proliferan en las neuronas y comparten la propiedad biológica de latencia. Por *latencia* se hace referencia a la capacidad de mantener la enfermedad potencial en ausencia de signos y síntomas clínicos. En el herpes genital, el virus asciende por los nervios periféricos hasta los ganglios de la raíz dorsal sacra (fig. 46-3). El virus puede permanecer latente en los ganglios de la raíz dorsal o reactivarse, en cuyo caso las partículas víricas se transportan de regreso por la raíz nerviosa hasta la piel, donde se multiplican y causan el desarrollo de una lesión. Durante el período inactivo o latente, el virus se replica de manera diferente, por lo que el sistema inmunitario o los tratamientos disponibles no tienen ningún efecto. No se sabe qué reactiva al virus. Puede ser que se alteren los mecanismos de defensa del organismo. Numerosos estudios han mostrado que las respuestas del hospedero a la infección influyen en el desarrollo inicial de la enfermedad, su gravedad, el desarrollo y mantenimiento de la latencia, y la frecuencia de las recidivas.

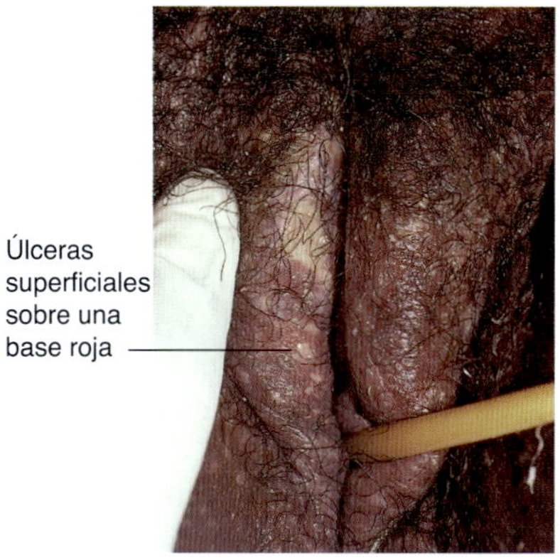

FIGURA 46-3. Virus del herpes simple de tipo 2: hay vesículas en la vulva. Tomado de: Jensen S. (2013). *Nursing health assessment: A best practice approach* (2nd ed., p. 772). Philadelphia, PA: Lippincott Williams & Wilkins.

El VHS se transmite por contacto con lesiones o secreciones infecciosas. El VHS-1 se transmite por secreciones bucales, y la infección ocurre con frecuencia en la niñez. El VHS-1 se puede diseminar a la región genital por autoinoculación después de un mal lavado de manos o por contacto bucogenital. Se calcula que, en los adultos sexualmente activos, las nuevas infecciones genitales por VHS-1 son casi tan frecuentes como las correspondientes por VHS-2.[3] Por lo general, esta se transmite mediante contacto sexual, pero puede pasar al feto durante el parto si se está descamando activamente de la región genital. La mayoría de los casos de infección por VHS-2 son subclínicos, y se manifiestan como verdaderamente asintomáticas o sintomáticas, pero no detectadas. Estas infecciones subclínicas pueden ocurrir en personas que nunca han tenido un brote sintomático o entre las recidivas clínicas reconocidas. El herpes genital se transmite por descamación asintomática de pacientes que no se percatan de que presentan la infección. Esta transmisión "desconocida" del virus a las parejas sexuales explica por qué la infección ha alcanzado proporciones epidémicas en todo el mundo. El período de incubación de la infección por VHS es de 2-10 días.

Manifestaciones clínicas

La infección genital por VHS puede manifestarse por un primer episodio o como recurrencia.[8] En general, el primer episodio es el más doloroso con una lesión evidente. Sin embargo, algunas personas pueden resultar positivas en pruebas para VHS y no presentar síntoma alguno. Las infecciones recurrentes se refieren al segundo brote o uno subsiguiente por el mismo tipo de virus. En el primer episodio, las infecciones presentan vesículas más numerosas y dispersas, y más manifestaciones sistémicas. La descamación de virus dura más tiempo en el primer episodio de infección (10-15 días) y continúan formándose nuevas lesiones durante casi 10 días después. Muchos casos primarios supuestamente "graves" son en realidad recidivas detectadas por primera vez en pacientes con infección prolongada.

Los síntomas iniciales de las infecciones de herpes genital primario incluyen hormigueo, prurito y dolor en la región genital, seguidos de un exantema con pequeñas pústulas y vesículas. Estas lesiones se rompen aproximadamente en el día 5 para formar las úlceras húmedas, terriblemente dolorosas al tacto y que pueden asociarse con retención de orina, disuria y dispareunia. Este período viene seguido por un intervalo de 10-12 días durante el cual las lesiones forman costra y gradualmente sanan.[8] Son frecuentes las afecciones de cuello uterino, vagina, uretra y ganglios linfáticos inguinales en las mujeres con infección primaria. En los hombres, la infección puede causar uretritis y lesiones del pene y el escroto. Son posibles las infecciones rectal y perianal con el contacto anal. Los síntomas sistémicos asociados con infecciones primarias incluyen fiebre, dolor de cabeza, malestar general, dolor muscular y linfadenopatía.

Los episodios recurrentes de infección por VHS generalmente son más leves que el inicial. Por lo regular, hay menos lesiones y ocurre descamación vírica a un nivel más bajo y con una duración más breve (alrededor de 3 días).[8] Sin embargo, los síntomas prodrómicos de prurito, ardor y hormigueo en el sitio de la lesión son similares. A excepción de la mayor tendencia de la infección por VHS-2 a recurrir, las manifestaciones clínicas son similares a las de la afección genital por VHS-1. La frecuencia y la gravedad de las recidivas varían de una persona a otra. Numerosos factores, como estrés emocional, falta de sueño, esfuerzo excesivo, otras infecciones, coito vigoroso o prolongado y malestar premenstrual o menstrual, se han identificado como mecanismos desencadenantes.

Diagnóstico

El diagnóstico de herpes genital se basa en los síntomas, la aparición de lesiones y la identificación del virus en muestras tomadas de las lesiones con un hisopillo para cultivo celular. La probabilidad de obtener un cultivo positivo disminuye con cada día que transcurra después de desarrollarse una lesión. La probabilidad de obtener un cultivo positivo de una lesión encostrada es baja y debe instruirse a las personas con sospecha de herpes genital para someterse a un cultivo tan pronto como sea posible después de la aparición de nuevas lesiones. La reacción en cadena de polimerasa (PCR, *polymerase chain reaction*) para detectar el ADN del VHS es más sensible que el cultivo. Aunque la PCR es más costosa que el cultivo, incluso pequeñas cantidades del virus originarán un resultado positivo, los resultados se obtienen más rápido y el método permite diferenciar entre VHS-1 y VHS-2. En muchas clínicas, la prueba de PCR se ha convertido en el método preferido cuando se encuentran presentes lesiones activas.

Se dispone de pruebas serológicas específicas por tipo de virus (VHS-1 y VHS-2) para determinar si hubo una infección previa. Puesto que casi todas las infecciones por VHS-2 son de transmisión sexual, la presencia de anticuerpos de tipo específico contra VHS-2, por lo general, indica infección anogenital, mientras que la presencia de anticuerpos contra VHS-1 no permite distinguir entre las infecciones anogenitales y las bucolabiales. La infección por VHS-1, por lo general, es bucal y aquella por VHS-2 suele ser anogenital; sin embargo, se puede presentar VHS-1 en la región anogenital y VHS-2 en la bucal.

Tratamiento

No hay cura conocida para el herpes genital, y los métodos de tratamiento son, en gran parte, sintomáticos. El fármaco antiviral valaciclovir se ha convertido en la piedra angular para el tratamiento del herpes genital. Mediante la interferencia con la replicación del ADN vírico, este fármaco disminuye la frecuencia de las recidivas, acorta la duración de las lesiones activas y reduce el número de las nuevas y la descamación de virus en las infecciones primarias. Se puede recomendar el tratamiento de supresión antiviral continua cuando se presentan más de seis brotes en un año.[3]

Molusco contagioso

El molusco contagioso es causado por un poxvirus común que da lugar a múltiples pápulas umbilicadas. La infección es ligeramente contagiosa. Se transmite por fómites, autoinoculación y contacto cutáneo. Las lesiones son cupuliformes y tienen aspecto multiperforado. Puede extraerse un material gelatinoso del centro de la lesión. Son posibles la necrosis y la infección secundaria. El diagnóstico se basa en el aspecto de la lesión y la identificación al microscopio de los cuerpos intracitoplasmáticos. El molusco es una enfermedad benigna y autolimitada.

Es frecuente la regresión espontánea de las lesiones maduras, seguida de la aparición continua de nuevas. En ausencia de tratamiento, este ciclo puede persistir durante 6 meses a unos años.[9] Cuando esté indicado, el tratamiento consiste en retirar la parte superior de la pápula con una aguja o bisturí, extraer el contenido de cada lesión y aplicar alcohol o nitrato de plata a la base. La electrodesecación, criocirugía, ablación con láser y biopsia quirúrgica son tratamientos alternativos, pero rara vez necesarios, a menos que las lesiones sean grandes o se extiendan sobre un zona amplia. Otro abordaje terapéutico es la aplicación de crema de imiquimod al 1% en las lesiones.[9] Este tratamiento por autoaplicación es el primero en mostrar eficacia en los pacientes con inmunosupresión, como el síndrome de inmunodeficiencia adquirida (sida).

Chancroide

El chancroide (también llamado *chancro blando*) es una enfermedad de los genitales externos y los ganglios linfáticos. El microorganismo causal es la bacteria gramnegativa *Haemophilus ducreyi*, que causa lesiones ulcerosas agudas con secreción profusa.[10] Esta enfermedad se ha vuelto infrecuente en los Estados Unidos, con la mayoría de los brotes en África y el Caribe.[10] Suele presentarse en brotes bien definidos más que como una enfermedad endémica en los Estado Unidos. Como enfermedad altamente infecciosa, el chancroide se transmite generalmente por el coito o a través de abrasiones de piel y mucosas. La autoinoculación puede conducir a múltiples chancros blandos.

Las lesiones inician como máculas, progresan a pústulas y entonces se rompen. Esta úlcera dolorosa presenta bordes dentados y base necrótica. En contraste, el chancro sifilítico es duro y no hipersensible. La secreción posterior puede llevar a una mayor autoinfección o a la de otros. En la exploración física pueden encontrarse lesiones y linfadenopatía regional. La infección secundaria puede causar destrucción tisular importante. El diagnóstico, por lo general, es clínico, pero puede confirmarse mediante cultivo. Hoy en día, rara vez se usa la tinción de Gram, porque es insensible e inespecífica.

Granuloma inguinal

El granuloma inguinal (también llamado *donovanosis* o *granuloma venéreo*) es causado por un bacilo gramnegativo, *Klebsiella granulomatis* (antes conocido como *Calymmatobacterium* [*Donovania*]) *granulomatis*), un parásito intracelular pequeño, encapsulado. Esta enfermedad es casi inexistente en los Estados Unidos. Se encuentra con mayor frecuencia en zonas tropicales, como India, Brasil, las Antillas y partes de China, Australia y África.[10]

El granuloma inguinal causa ulceración de los genitales, al inicio con una pápula inocua. La pápula progresa por las etapas nodular o vesicular hasta que empieza a fragmentarse como tejido granulomatoso rosa. En esta etapa final, el tejido se adelgaza, es friable y sangra fácilmente. Hay síntomas de edema, dolor y prurito. La cicatrización inflamatoria extensa puede producir secuelas tardías, como una obstrucción linfática que causa el desarrollo de genitales externos con volumen elefantoide. Puede afectar tejidos del hígado, vejiga, huesos, articulaciones, pulmones e intestino. Las complicaciones genitales incluyen absceso tuboovárico, fístulas, estenosis vaginal y obstrucción de los orificios vaginal o anal. Las lesiones pueden tornarse neoplásicas.

El diagnóstico se realiza por identificación de cuerpos de Donovan (leucocitos mononucleares grandes llenos de bacilos gramnegativos intracitoplasmáticos) en frotis de tejidos, muestras de biopsia o cultivo.[10] El tratamiento consiste en un período de al menos 3 semanas con doxiciclina, azitromicina, ciprofloxacino o eritromicina.[10]

Linfogranuloma venéreo

El linfogranuloma venéreo (LGV) es una ETS con presentación aguda y crónica causada por los tipos L1, L2 y L3 de *Chlamydia trachomatis*.[10, 11] La enfermedad, si bien se encuentra en todo el mundo, tiene una baja incidencia fuera de los trópicos. La mayoría de los casos informados en los Estados Unidos se presentan en los hombres.

Las lesiones del LGV pueden incubarse durante unos cuantos días hasta varias semanas y después causan pápulas o vesículas pequeñas e indoloras que pueden pasar inadvertidas. Una característica importante de la infección es el desarrollo temprano (1-4 semanas después) de grandes ganglios inguinales hipersensibles y a veces fluctuantes llamados *bubones*.[10,11] Pueden presentarse síntomas gripales con dolor articular, exantema, disminución de peso, neumonitis, taquicardia, esplenomegalia y proctitis.[10,11] En etapas posteriores de la enfermedad, un pequeño porcentaje de los afectados desarrolla elefantiasis de genitales externos por obstrucción linfática o estenosis fibrosa del recto o la uretra por inflamación y cicatrización patológica. La afección uretral puede causar piuria y disuria. La cervicitis es una manifestación frecuente del LGV primario y puede extenderse hasta una perimetritis o salpingitis, que se sabe ocurren en otras infecciones por clamidias.[12] Las estructuras anorrectales pueden verse afectadas hasta el punto de la incontinencia. Las complicaciones del LGV pueden ser menores o extensas, con afección de aparatos y sistemas completos o la progresión a un estado canceroso.

El diagnóstico se realiza mediante una prueba de fijación del complemento por anticuerpos contra especies de *Chlamydia* específicos del LGV. Los altos índices de este anticuerpo permiten diferenciar este subgrupo de otras especies de *Chlamydia*.[10,11] El tratamiento incluye 3 semanas de doxiciclina o eritromicina.[10,11] Puede requerirse una intervención quirúrgica para corregir secuelas como las estenosis o fístulas, o para drenar ganglios linfáticos fluctuantes.

RESUMEN

Las ITS que afectan principalmente a los órganos genitales externos incluyen verrugas genitales inducidas por VPH, herpes genital, molusco contagioso, chancroide, granuloma inguinal y linfogranuloma venéreo. Las lesiones de estas infecciones se presentan en los genitales externos de las parejas sexuales masculinas y femeninas. Es preocupante la relación entre VPH y las neoplasias de los genitales. El herpes genital se debe a un VHS neurotrópico (VHS-2 y, a veces, VHS-1) que asciende a través de los nervios periféricos que residen en los ganglios de la raíz dorsal sacros. Los virus del herpes pueden ser reactivados y producir lesiones recurrentes en las estructuras genitales que son inervadas por los nervios periféricos de los ganglios afectados. No existe cura permanente para las infecciones herpéticas. El molusco contagioso es una infección benigna, autolimitada y contagiosa. El chancroide, el granuloma inguinal y el linfogranuloma venéreo producen lesiones genitales externas con diversos grados de afectación ganglionar inguinal. Estas tres últimas enfermedades son infrecuentes en los Estados Unidos.

PUNTOS CLAVE

Infecciones de transmisión sexual

- Las ITS por bacterias pueden tratarse con éxito y eliminarse con antimicrobianos. Sin embargo, muchos de estos microorganismos patógenos están desarrollando resistencia a los antibióticos.
- Las ITS por virus patógenos, como el herpes genital (VHS-1 y VHS-2), no son eliminadas por las modalidades terapéuticas actuales y persisten con riesgo de recidiva (infecciones por VHS).

Infecciones vaginales

Candidosis, tricomonosis y vaginosis bacteriana son infecciones vaginales que pueden relacionarse con la actividad sexual. La tricomonosis es la única forma de vaginitis que se conoce de transmisión sexual y requiere tratamiento del compañero. La pareja masculina, por lo general, cursa asintomática.

Candidosis

También llamada *infección por levaduras*, *estomatitis candidósica* y *moniliosis*, la candidosis es la segunda causa de vulvovaginitis en los Estados Unidos, donde cerca del 75% de las mujeres en edad reproductiva experimentan un episodio en su vida; el 40-45% sufre dos o más infecciones.[13]

Candida albicans es el microorganismo identificado con mayor frecuencia en las infecciones vaginales por levaduras. Sin embargo, otras especies de *Candida*, como *C. glabrata* y *C. tropicalis*, también pueden estar presentes y ser causa de candidosis complicada.[13] Aunque la candidosis vulvovaginal, por lo general, no se transmite sexualmente, está incluida en las guías de tratamiento de las ITS de los CDC, porque a menudo se diagnostica en las mujeres valoradas por ITS.[3] Durante muchos años se ha reconocido la probabilidad de su transmisión sexual. No obstante, la candidosis requiere un entorno favorable para la proliferación del microorganismo. El aparato digestivo también sirve como reservorio de este microorganismo y puede desarrollarse candidosis por autoinoculación en las mujeres sin actividad sexual. Aunque los estudios han documentado la presencia de especies de *Candida* en el pene de parejas masculinas de mujeres con candidosis vulvovaginal (fig. 46-4), pocos hombres desarrollan balanopostitis que requiera tratamiento.[13]

Etiología y manifestaciones clínicas

Los factores de riesgo comunicados para la proliferación excesiva de *C. albicans* incluyen la antibioticoterapia reciente, que suprime la flora bacteriana protectora normal; las altas concentraciones hormonales por embarazo o el uso de anticonceptivos orales, que causan un aumento en las reservas de glucógeno vaginal; y la diabetes mellitus no regulada o la infección por VIH, ya que comprometen el sistema inmunitario.[2] Por lo general, las mujeres con candidosis vulvovaginal se quejan de prurito vulvovaginal acompañado de irritación, eritema, inflamación, disuria y dispareunia. La secreción característica, cuando está presente, suele ser espesa, blanca e inodora. En las personas con obesidad, las especies de *Candida* pueden proliferar en los pliegues cutáneos inframamarios, el colgajo abdominal y los pliegues inguinales.

Alerta sobre el dominio de conceptos

La paciente con candidosis vulvovaginal presenta eritema, edema y dolor al orinar. La secreción es espesa y blanca, por la proliferación excesiva de levaduras, e inodora.

Diagnóstico y tratamiento

Se hace el diagnóstico preciso mediante la identificación de la gemación de los filamentos de la levadura (hifas) o esporas, en una preparación en fresco con hidróxido de potasio al 20%. El pH de la secreción, que se valora con papel tornasol, por lo general es menor de 4.5. Cuando la técnica de preparación en fresco resulta negativa, pero las manifestaciones clínicas sugieren candidosis, puede requerirse un cultivo.

Los antimicóticos como clotrimazol, miconazol, butoconazol y terconazol, en diversas formas, son eficaces para el tratamiento de la candidosis. Estos fármacos, con excepción del terconazol, están disponibles sin prescripción para su uso por las mujeres con diagnóstico previo confirmado de candidosis. Se ha demostrado que el fluconazol bucal es tan seguro y eficaz como el estándar intravaginal.[3]

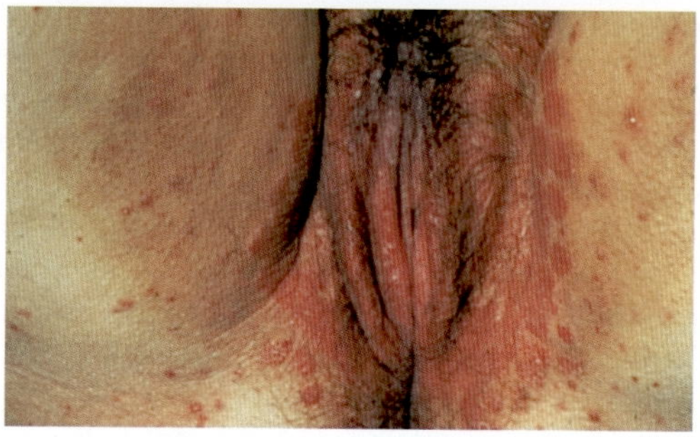

FIGURA 46-4. Candidosis: las mujeres presentarán prurito vaginal y, por lo general, secreciones espesas, blancas, gelatinosas, pero pueden ser diluidas. Tomado de: Jensen S. (2015). *Nursing health assessment: A best practice approach* (2nd ed., p. 770). Philadelphia, PA: Lippincott Williams & Wilkins.

Tricomonosis

La tricomonosis es una ITS más prevalente que la gonorrea y casi tan frecuente como la clamidiosis.[13-15] En los Estados Unidos, se calcula que ocurren 7.4 millones de nuevos casos de tricomonosis por año.[14] Epidemiológicamente, las infecciones por *Trichomonas vaginalis* suelen asociarse con otras enfermedades de transmisión sexual y, por lo tanto, son índice de una conducta sexual de alto riesgo. *T. vaginalis*, un protozoario que puede transmitirse sexualmente, tiene forma de nabo con tres o cuatro flagelos anteriores (fig. 46-5). Las tricomonas pueden residir en las glándulas parauretrales de individuos de ambos sexos.

Manifestaciones clínicas y complicaciones

Los hombres alojan al microorganismo en la uretra y la próstata, y cursan asintomáticos. Aunque el 10-25% de las mujeres no presentan síntomas, la tricomonosis es una causa frecuente de vaginitis cuando algún desequilibrio permite al protozoario proliferar.[15] Este parásito extracelular se alimenta en la mucosa vaginal e ingiere bacterias y leucocitos. La infección causa una secreción abundante, espumosa, maloliente, verde o amarilla. Por lo general, hay eritema y edema de la mucosa afectada, con irritación y prurito

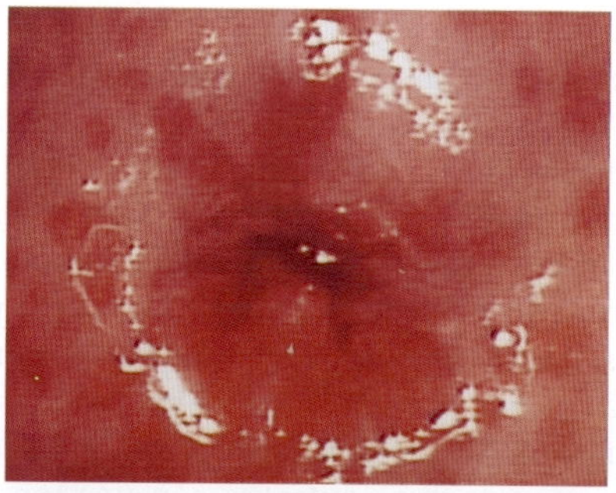

FIGURA 46-5. Tricomonosis (las mujeres presentan prurito vaginal, secreciones diluidas o espesas, mal olor vaginal y posiblemente disuria). Tomado de: Jensen S. (2015). *Nursing health assessment: A best practice approach* (2nd ed., p. 771, Table 24.3). Philadelphia, PA: Lippincott Williams & Wilkins.

ocasionales. A veces aparecen pequeñas zonas hemorrágicas, llamadas *manchas de fresa*, en el cuello uterino.

La tricomonosis puede causar varias complicaciones.[13] Es un factor de riesgo para la transmisión e infectividad del VIH en hombres y mujeres. En las mujeres, aumenta el riesgo de infecundidad tubárica y enfermedad pélvica inflamatoria (EPI) atípica, y se asocia con resultados adversos, como el parto prematuro.[13] Las tricomonas se adhieren fácilmente a las membranas mucosas. Pueden servir como vectores para el traslado de otros microorganismos patógenos adheridos a su superficie hacia las trompas uterinas. En los hombres, es una causa frecuente de uretritis no gonocócica y un factor de riesgo de esterilidad.[14]

Diagnóstico y tratamiento

El diagnóstico se hace al microscopio por identificación del protozoario móvil en una preparación en fresco. Por lo general, el pH de la secreción es mayor de 6.0. Puesto que el microorganismo se encuentra en otras estructuras urogenitales además de la vagina, se recomienda el tratamiento sistémico. El tratamiento ideal es con metronidazol o tinidazol por vía oral, medicamentos eficaces contra protozoarios anaerobios.[13] Las parejas sexuales deben tratarse para evitar la reinfección y se recomienda la abstinencia sexual hasta que se complete el ciclo terapéutico.

Vaginosis bacteriana

La vaginosis bacteriana es la forma más frecuente de infección vaginal que atienden los profesionales sanitarios.[16] Su prevalencia anual es de aproximadamente 21.2 millones de personas en el grupo de edad de 14-49 años.[16] La afección se asocia con tener múltiples parejas sexuales o una nueva, las duchas vaginales y ausencia de lactobacilos vaginales. Su relación con la actividad sexual no está definida. Se cree que la actividad sexual es favorecedora, más bien que una forma primaria de transmisión, y los factores endógenos pueden participar en el desarrollo de los síntomas.

Patogenia

La patogenia de la vaginosis bacteriana se conoce poco. Es una afección polimicrobiana compleja caracterizada por un cambio en la flora vaginal, de uno con predominio de lactobacilos productores de peróxido de hidrógeno a uno con disminución notoria de especies de *Lactobacillus* y una sobreproliferación de otros microorganismos, como *Gardnerella vaginalis*, especies de *Mobiluncus*, *Mycoplasma hominis* y numerosos anaerobios.[16,17] La proliferación masiva de microorganismos anaerobios vaginales se asocia con una mayor conversión de los péptidos vaginales a una variedad de aminas que, ante un pH alto, se tornan volátiles y malolientes. Las aminas se asocian con una mayor trasudación vaginal y **exfoliación** de células epiteliales planas, que crean la secreción típica. Bajo condiciones de pH elevado, *G. vaginalis* se adhiere con mayor eficacia a las células epiteliales en exfoliación y da origen a las células clave (epiteliales planas cubiertas por masas de cocobacilos, a menudo con grumos grandes de microorganismos que flotan libremente alrededor). Las aminas proporcionan un sustrato adicional adecuado para la proliferación de *M. hominis*.

Manifestaciones clínicas

El síntoma predominante de la vaginosis bacteriana es una secreción diluida y de color blanco grisáceo que tiene un olor fétido, a pescado. El ardor, prurito y eritema frecuentemente se encuentran ausentes, pues las bacterias solo tienen un potencial inflamatorio mínimo. Debido a la falta de inflamación, se utiliza el término *vaginosis*, en lugar de *vaginitis*, para describir la afección. Los microorganismos asociados con la vaginosis bacteriana pueden ser portados de forma asintomática por hombres y mujeres.

Además de causar síntomas molestos, la vaginosis bacteriana se asocia con un mayor riesgo de EPI, parto prematuro, rotura prematura de membranas, corioamnionitis y endometritis posparto vinculados con sus microorganismos causales. Se ha demostrado que las infecciones postoperatorias, incluyendo EPI postaborto, celulitis de la cúpula vaginal posthisterectomía y endometritis postcesárea, se asocian con la vaginosis bacteriana asintomática.

Diagnóstico y tratamiento

El diagnóstico de vaginosis bacteriana se realiza cuando están presentes al menos tres de las siguientes características:

- Secreción homogénea, diluida, blanca.
- Producción de un olor a pescado, de aminas, cuando se gotea una solución de hidróxido de potasio sobre las secreciones.
- pH vaginal superior a 4.5 (generalmente de 5.0 a 6.0).
- Aparición de las características "células clave" en estudios en fresco al microscopio.

Cuando esté indicado, el tratamiento se dirige a aliviar los síntomas vaginales y signos de infección, así como a reducir el riesgo de complicaciones infecciosas después de un aborto o la histerectomía. En los CDC se recomienda el tratamiento con metronidazol por vía oral o en gel vaginal, o con crema vaginal de clindamicina.[16]

RESUMEN

La candidosis, tricomonosis y vaginosis bacteriana son infecciones vaginales frecuentes que se tornan sintomáticas por cambios en el ecosistema vaginal. Solo la tricomonosis se transmite por contacto sexual. La candidosis, también llamada *infección por levaduras*, es una causa frecuente de vulvovaginitis. Pueden estar presentes especies de *Candida* sin producir síntomas; por lo general, algún factor del hospedero, como el estado inmunitario alterado, contribuye al desarrollo de vulvovaginitis. Puede tratarse con medicamentos de venta libre. La infección, que es causada por el protozoario anaerobio *T. vaginalis*, provoca la producción de una secreción copiosa, espumosa, amarilla o verde, maloliente. Es un factor de riesgo para la transmisión e infectividad del VIH en hombres y mujeres. En las mujeres, aumenta el riesgo de infecundidad tubárica y EPI atípica y se asocia con resultados adversos, como el parto prematuro en las embarazadas. La vaginosis bacteriana es la causa más frecuente de flujo vaginal. Es una alteración compleja polimicrobiana caracterizada por un cambio en la flora vaginal de una flora con predominio de lactobacilos que producen peróxido de hidrógeno a otra con muy escaso número de lactobacilos y la proliferación de otros microorganismos, como *G. vaginalis*, especies de *Mobiluncus*, *M. hominis* y numerosos anaerobios. El síntoma predominante de la vaginosis bacteriana es una secreción diluida de color blanco grisáceo con un olor fétido, a pescado. Puesto que no produce inflamación, se denomina *vaginosis* y no *vaginitis*.

Infecciones vaginales-urogenitales sistémicas

Algunas ITS infectan estructuras extragenitales y genitales masculinas y femeninas. Entre las infecciones de este tipo están la sífilis, la gonorrea y la clamidiosis. Muchas de estas infecciones también suponen un riesgo para los hijos de madres infectadas. Algunas infecciones, como la sífilis, pueden transmitirse al feto, mientras que otras, como aquellas por especies de *Chlamydia* y la gonorrea, pueden transmitirse durante el proceso del nacimiento.

Clamidiosis

La ITS por especies de *Chlamydia* es la más prevalente en los Estados Unidos, con una incidencia calculada de más del doble que la de la gonorrea. A partir del 2015, las infecciones por clamidias son de notificación obligatoria en los 50 estados y el distrito de Columbia en los Estados Unidos. Según cálculos de los CDC, en el año 2017 se notificaron 1 708 569 casos de infecciones por *Chlamydia* en 50 estados y el Distrito de Columbia. Los índices fueron mayores entre mujeres de 19 y 20 años. En los CDC se calcula que casi el doble de las personas que informan su caso están en realidad infectadas por clamidias.[18] La tasa de las infecciones por clamidia ha aumentado significativamente en los últimos 15 años debido a un incremento en los programas de detección, mejor sensibilidad de las pruebas de diagnóstico y mejores sistemas de seguimiento e información.

Chlamydia trachomatis es un microorganismo patógeno bacteriano intracelular obligado que tiende a ser mucho más pequeño que la mayoría de las bacterias.[18] Se asemeja a un virus porque requiere del cultivo de tejidos para su aislamiento, pero como las bacterias, contiene ácido ribonucleico (ARN) y ADN, y es sensible a algunos antibióticos. *C. trachomatis* causa una amplia variedad de infecciones genitourinarias, incluyendo uretritis no gonocócica en los hombres y EPI en las mujeres. Los microorganismos estrechamente relacionados *C. pneumoniae* y *C. psittaci* causan neumonía leve y grave, respectivamente. *C. trachomatis* causa la enfermedad de transmisión sexual más frecuente en los Estados Unidos.[18] Puede subdividirse serológicamente en los tipos A, B y C, que se asocian con el tracoma y la queratoconjuntivitis crónica; los tipos D a K, que se vinculan con infecciones genitales y sus complicaciones; y los tipos L1, L2 y L3, que se relacionan con el LGV. *C. trachomatis* puede causar enfermedad ocular significativa en los recién nacidos. Es la principal causa de ceguera en los países subdesarrollados. En estos países, el microorganismo es transmitido principalmente por moscas, fómites y contacto personal no sexual. En los países industrializados, el organismo se propaga casi exclusivamente por contacto sexual y, por lo tanto, afecta principalmente a las estructuras genitourinarias.

Las clamidias existen en dos formas: cuerpo elemental o primario y reticular.[18] El ciclo de proliferación de 48 h comienza con la adhesión del cuerpo elemental a la célula hospedera susceptible, después de lo cual es ingerido por un proceso que se asemeja a la fagocitosis. Una vez dentro de la célula, el cuerpo elemental se organiza, dando lugar al cuerpo reticular, la forma metabólicamente activa del microorganismo con capacidad de reproducción. El cuerpo reticular no es infeccioso y no puede sobrevivir fuera del cuerpo. Los cuerpos reticulares se dividen en la célula hasta 36 h y después se condensan para formar nuevos cuerpos elementales, que se liberan cuando estalla la célula infectada.

Manifestaciones clínicas

Los signos y síntomas de la infección por especies de *Chlamydia* se asemejan a los producidos por la gonorrea. La diferencia más significativa entre la salpingitis gonocócica y aquella por clamidias es que esta última puede ser asintomática o clínicamente inespecífica. Si hay síntomas en las mujeres, el más frecuente es una secreción cervical mucopurulenta (fig. 46-6). El cuello del útero con frecuencia se hipertrofia y se hace extremadamente friable, eritematoso y edematoso, lo que puede conducir a un mayor daño de las trompas uterinas y aumenta el reservorio para más infecciones por clamidia.

En los hombres, las infecciones por clamidia, cuando existen síntomas, causan uretritis, que incluye eritema e hipersensibilidad del meato urinario, secreción peneana purulenta y prurito uretral (fig. 46-7).[18] Pueden desarrollarse prostatitis y epididimitis, con infecundidad posterior.

La complicación más grave de las infecciones clamidiásicas no tratadas es el desarrollo de síndrome de Reiter. Esta tríada de síntomas incluye uretritis, conjuntivitis y artritis de articulaciones de carga, como las rodillas, las sacroilíacas y las vertebrales.[18] Las mujeres también pueden desarrollar

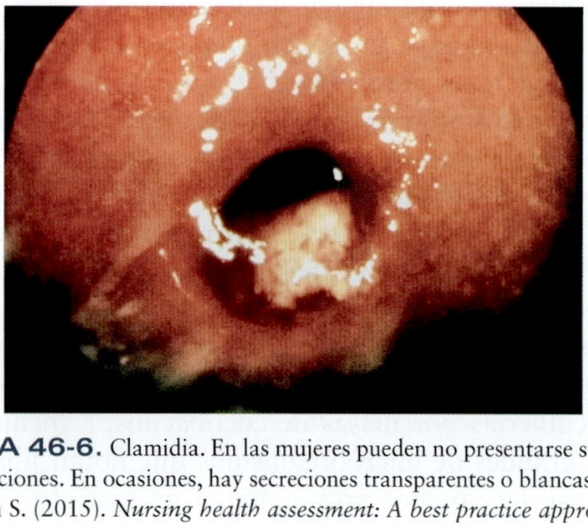

FIGURA 46-6. Clamidia. En las mujeres pueden no presentarse síntomas o manifestaciones. En ocasiones, hay secreciones transparentes o blancas. Tomado de: Jensen S. (2015). *Nursing health assessment: A best practice approach* (2nd ed., p. 770). Philadelphia, PA: Lippincott Williams & Wilkins.

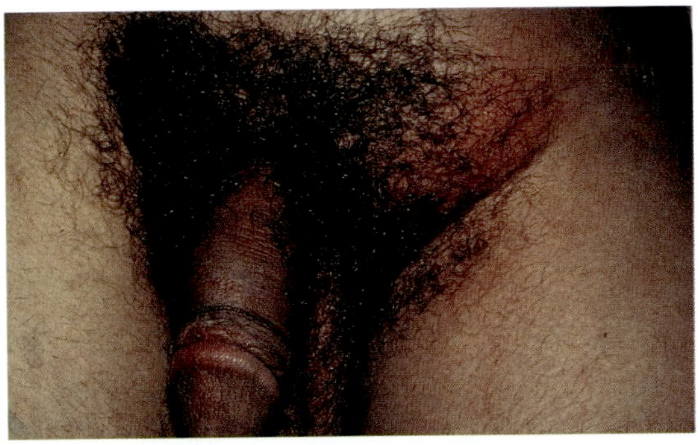

FIGURA 46-7. Clamidia. *C. trachomatis* es una bacteria con un período de incubación variable, en general de 1 semana después de la exposición. Hay una secreción mucopurulenta en el hombre. Tomado de: Jensen S. (2015). *Nursing health assessment: A best practice approach* (2nd ed., p. 728). Philadelphia, PA: Lippincott Williams & Wilkins.

una artritis reactiva, pero el cociente hombres:mujeres de esta complicación es de 5:1. La artritis comienza 1-3 semanas después del inicio de la infección por clamidias. La afección articular es asimétrica, en múltiples articulaciones y con predilección por las de miembros inferiores. También se presentan lesiones mucocutáneas y son erupciones papuloescamosas que tienden a localizarse en las palmas de las manos y plantas de los pies de individuos de ambos sexos. En la U.S. Preventive Services Task Force (USPSTF) se ha sugerido la detección anual en adolescentes y mujeres jóvenes con actividad sexual en un esfuerzo por disminuir al mínimo la infección.[19]

Diagnóstico y tratamiento

El diagnóstico de las infecciones por clamidia se realiza de varias formas. La identificación de leucocitos polimorfonucleares con la tinción de Gram de la secreción del pene en el hombre o la cervical en la mujer proporciona una prueba presuncional. La prueba directa de anticuerpos fluorescentes y la de inmunoadsorción enzimática, en las que se utilizan anticuerpos específicos contra un antígeno de la pared celular de *Chlamydia*, son rápidas, altamente sensibles y específicas. El valor predictivo positivo de estas pruebas es excelente en grupos de alto riesgo, pero existen resultados falsos positivos con mayor frecuencia en los de bajo riesgo. Los desafíos metodológicos del cultivo de este microorganismo han llevado al desarrollo de pruebas sin cultivo por amplificación y detección de secuencias de ADN y ARN específicas de *C. trachomatis*.[18] Uno de los equipos más recientes de técnicas sin cultivo, las pruebas de amplificación de ácidos nucleicos (NAAT, *nucleic acid amplification tests*), no requiere microorganismos viables para la detección y puede producir una señal positiva con tan poco como una sola copia del ADN o ARN diana.[18] Estos métodos de amplificación son muy sensibles y, debidamente supervisados, muy específicos. Las NAAT pueden realizarse en orina o muestras obtenidas por la paciente misma de la porción distal de la vagina, así como las comunes, endocervicales y uretrales. La mayoría de las NAAT actualmente en uso detectan tanto *C. trachomatis* como *Neisseria gonorrhoeae* en un solo análisis.

En los CDC se recomienda el empleo de azitromicina o doxiciclina para el tratamiento de la infección por clamidias. La penicilina es ineficaz. La azitromicina es la opción preferida durante el embarazo.[3] Se recomienda el tratamiento antibiótico simultáneo de ambos compañeros sexuales, así como la abstinencia de la actividad sexual para facilitar la curación.

Gonorrea

La gonorrea es una ITS de notificación obligatoria causada por la bacteria *N. gonorrhoeae*. En el 2017, se notificaron 555 608 casos, lo que representa un incremento del 67% con respecto al año 2013. Las tasas fueron más elevadas entre los hombres, sobre todo en los de 20 a 24 años (705.2 casos por 100 000 hombres) y de 25 a 29 años (645.9 casos por 100 000 hombres).[18] Al igual que la infección por *Chlamydia*, la gonorrea suele subdiagnosticarse.

El gonococo es un diplococo piógeno (formador de pus) gramnegativo.[18] Los humanos son los únicos hospederos naturales de *N. gonorrhoeae*. El microorganismo prolifera mejor en epitelios secretores de moco a la temperatura corporal normal. El portal de entrada puede ser el aparato genitourinario, los ojos, la bucofaringe, el anorrecto o la piel.

La transmisión es generalmente por coito, excepto la perinatal.[2] Es posible la autoinoculación del microorganismo a la conjuntiva. Los neonatos nacidos de madres infectadas pueden adquirir la infección durante el paso por el canal del parto y corren el riesgo de desarrollar conjuntivitis gonorreica, con ceguera resultante si no se trata rápidamente. Se ha identificado un síndrome de infección amniótica caracterizado por rotura prematura de las membranas, parto prematuro y mayor riesgo de mortalidad y morbilidad neonatales como una complicación adicional de las infecciones gonocócicas durante el embarazo. La gonorrea genital en los niños debe plantear la posibilidad de abuso sexual.

La infección se manifiesta con frecuencia 2-7 días después de la exposición. Por lo general, comienza en la uretra anterior, las glándulas uretrales accesorias, las glándulas de Bartolino o de Skene y el cuello uterino. Si no se trata, la gonorrea se extiende desde sus sitios iniciales de forma ascendente dentro del aparato genital. En los hombres, se extiende a la próstata y el epidídimo. En las mujeres, suele producir endometritis, salpingitis y EPI.[2] La faringitis puede ser consecutiva al contacto bucogenital. El microorganismo también puede invadir el torrente sanguíneo (infección gonocócica diseminada), provocando graves secuelas, como la afección de espacios articulares, válvulas cardíacas, meninges y otros órganos y tejidos del cuerpo por bacteriemia.[2]

Manifestaciones clínicas

Las personas con gonorrea pueden cursar asintomáticas y, sin saberlo, transmitir la enfermedad a sus parejas sexuales. En los hombres, los síntomas iniciales incluyen dolor uretral y una secreción cremosa, amarilla, a veces sanguinolenta (fig. 46-8). El padecimiento puede hacerse crónico y afectar a la próstata, el epidídimo y las glándulas periuretrales.[2] Son frecuentes las infecciones rectales en homosexuales. En las mujeres, los síntomas reconocibles son una secreción infrecuente genital o urinaria, disuria, dispareunia, dolor o hipersensibilidad pélvicos, hemorragia vaginal poco frecuente (incluyendo la poscoital), fiebre y proctitis (fig. 46-9).[2] Los síntomas pueden ocurrir o aumentar durante o inmediatamente después de la menstruación, porque la bacteria es un diplococo intracelular

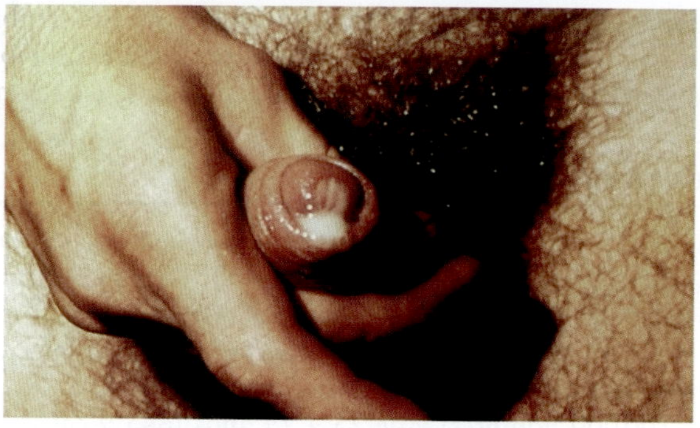

FIGURA 46-8. Secreción purulenta del pene por gonorrea. Tomado de: Jensen S. (2015). *Nursing health assessment: A best practice approach* (2nd ed., p. 728). Philadelphia, PA: Lippincott Williams & Wilkins.

que prolifera en la sangre menstrual, pero no puede sobrevivir mucho tiempo fuera del cuerpo humano. Pueden presentarse infecciones en el útero o desarrollarse una aguda o crónica de las trompas uterinas (salpingitis), con cicatrización patológica final y esterilidad (fig. 46-10).

Diagnóstico

El diagnóstico se basa en el antecedente de exposición sexual y los síntomas. Se confirma mediante la identificación del microorganismo por tinción de Gram o cultivo. Una tinción de Gram suele ser un medio eficaz de diagnóstico en hombres sintomáticos (aquellos con secreción). En las mujeres y los hombres asintomáticos, generalmente se prefiere un cultivo, porque la tinción de Gram suele ser poco fiable. El cultivo ha sido el estándar ideal, particularmente cuando la tinción de Gram resulta negativa.

Las recomendaciones actualizadas de la USPSTF sugieren que los médicos realicen cribado de todas las mujeres sexualmente activas para la gonorrea, que están en mayor riesgo de infección (menores de 25 años de edad, con nuevas o múltiples parejas sexuales, uso inconstante del preservativo, trabajadoras sexuales o que usan drogas).[20] Se sugiere hacer pruebas para otras ITS, especialmente sífilis y clamidiosis, al momento de la exploración. Las embarazadas son valoradas sistemáticamente en el momento de su primera consulta

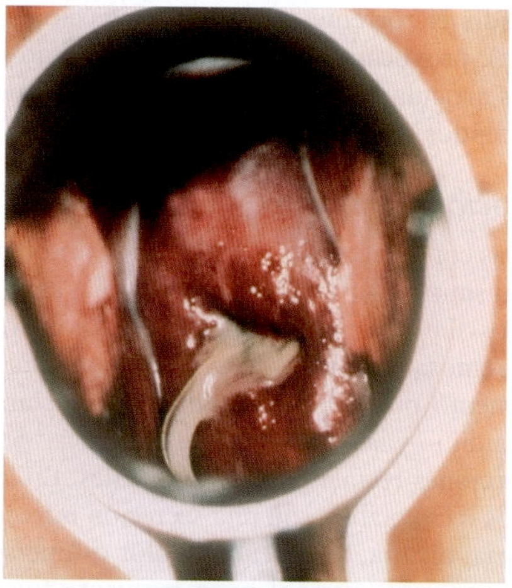

FIGURA 46-9. Gonorrea. Las secreciones son amarillas y las mujeres manifiestan dispareunia y disuria. Tomado de: Jensen S. (2015). *Nursing health assessment: A best practice approach* (2nd ed., p. 771). Philadelphia, PA: Lippincott Williams & Wilkins.

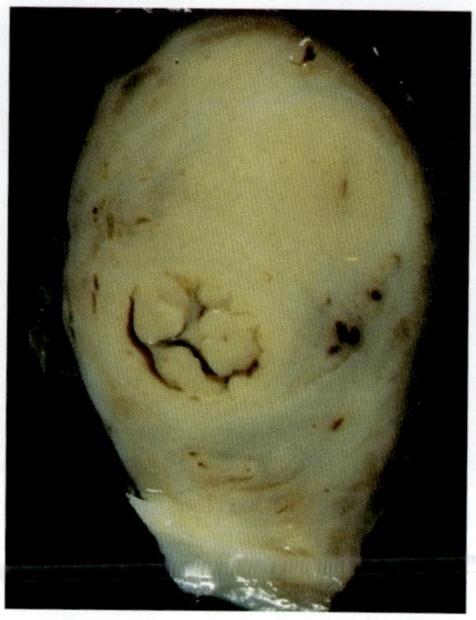

FIGURA 46-10. Gonorrea de la trompa uterina. Sección transversal de un "tubo de pus" que muestra engrosamiento de la pared y la luz aumentada de volumen con pus. Tomado de: RubinR., StrayerD. (Eds.) (2015). *Rubin's pathology: Clinicopathologic foundations of medicine* (7th ed., p. 394). Philadelphia, PA: Lippincott Williams & Wilkins.

prenatal. En las poblaciones de alto riesgo deben repetirse los cultivos durante el tercer trimestre. Por lo general, los recién nacidos reciben tratamiento con varios antibacterianos aplicados a la conjuntiva dentro de la hora que sigue al nacimiento para protegerlos contra la gonorrea y otras enfermedades no diagnosticadas.

Tratamiento

Son frecuentes las cepas de *N. gonorrhoeae* resistentes a la penicilina en todo el mundo, y siguen evolucionando y diseminándose cepas con otras clases con resistencia a los antibióticos. La recomendación de tratamiento actual es para combatir las cepas resistentes a la penicilina y tetraciclina de *N. gonorrhoeae* que han desarrollado resistencia a cada uno de los antimicrobianos utilizados para tratar la gonorrea.[18] Recientemente, la disminución de la susceptibilidad a la cefixima (un antibiótico cefalosporínico oral) dio como resultado un cambio en las pautas de tratamiento de los CDC (2015), de manera que ahora el combinado con ceftriaxona (una cefalosporina inyectable) y azitromicina es el único régimen terapéutico recomendado para la gonorrea.[21]

Sífilis

La sífilis es una ITS sistémica causada por una espiroqueta, *Treponema pallidum*. En 2017, se notificaron 30 644 casos de sífilis primaria y secundaria en los Estados Unidos, un aumento del 72.7% con respecto al 2013. Las tasas fueron más elevadas en hombres de 25 a 29 años. Sin embargo, la tasa en las mujeres mostró un aumento del 21.1%

T. pallidum se contagia por contacto directo con una lesión húmeda infecciosa, generalmente a través del coito. Las secreciones cargadas de bacterias pueden transferir el microorganismo durante cualquier tipo de contacto íntimo. Las abrasiones de la piel son otro posible portal de entrada. Hay transmisión transplacentaria rápida del microorganismo de la madre al feto después de las 16 semanas de gestación, de modo que una infección activa durante el embarazo puede producir sífilis congénita en el feto. La sífilis no tratada puede causar nacimientos prematuros, óbitos fetales y defectos congénitos e infección activa en el neonato. Puesto que las manifestaciones de la sífilis materna pueden ser sutiles, son obligatorias las pruebas de la enfermedad en todos los embarazos. Una vez tratada por sífilis, la embarazada, por lo general, es objeto de seguimiento durante toda la gestación mediante pruebas repetidas de títulos séricos.

Manifestaciones clínicas

La enfermedad clínica se divide en tres etapas: primaria, secundaria y terciaria. La sífilis primaria se caracteriza por la aparición de un chancro en el sitio de la exposición, como el pene, la vulva, el ano o la boca.[2] Por lo general, los chancros aparecen dentro de un promedio de 3 semanas después de la exposición, pero se pueden incubar hasta durante 3 meses.[2] El chancro primario comienza como una pápula indurada, solitaria, de hasta varios centímetros de diámetro, que erosiona para crear una lesión ulcerada con base limpia alta, con bordes elevados bien definidos.[2] Estas lesiones generalmente son indoloras y se localizan en el sitio de contacto sexual. La sífilis primaria es evidente en el hombre, en quien la lesión se presenta en el escroto o el pene (fig. 46-11). Aunque pueden desarrollarse chancros en los genitales externos de las mujeres, son más frecuentes en la vagina o el cuello uterino, y la sífilis primaria, por lo tanto, puede no tratarse, ya que no es visible sin una exploración con espejo vaginal. Suele presentarse una linfadenopatía inguinal acompañante.[2] La infección es muy contagiosa en esta etapa, pero ya que los síntomas son leves, con frecuencia pasa inadvertida. El chancro se cura generalmente dentro de 3-12 semanas, con o sin tratamiento.

La aparición de la segunda etapa de la sífilis varía más que con la primera, con duración de 1 semana a 6 meses. Los síntomas de un exantema (especialmente en palmas de las manos, membranas mucosas, meninges, ganglios linfáticos, estómago, plantas de los pies e hígado; fig. 46-12),[2] fiebre, faringitis, estomatitis, náuseas, pérdida de apetito y ojos inflamados pueden presentarse y desaparecer durante 1 año, pero generalmente duran 3-6 meses. Las manifestaciones secundarias pueden incluir algo de pérdida de cabello y condilomas planos. Se trata de lesiones elevadas, rojo marrón, que pueden ulcerarse y producir una secreción fétida. Miden 2-3 cm de diámetro, son muy infecciosas y contienen muchas espiroquetas.

Después de la segunda etapa, la sífilis frecuentemente entra en una fase latente, que puede durar toda la vida o progresar a sífilis terciaria en algún momento. Las personas pueden ser contagiosas durante los primeros 1-2 años de latencia.

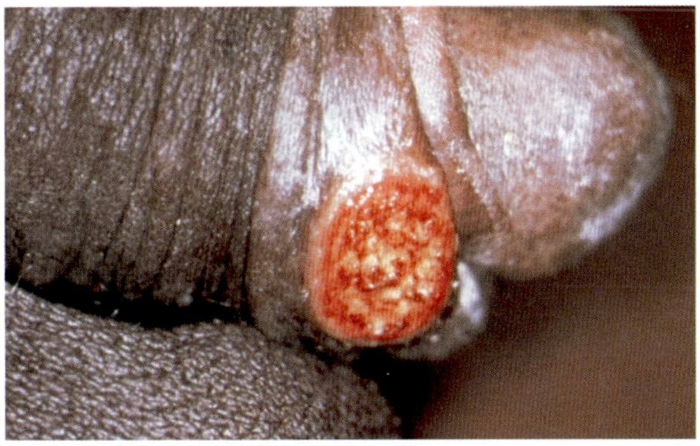

FIGURA 46-11. Chancro sifilítico del cuerpo del pene. Tomado de: Jensen S. (2015). *Nursing health assessment: A best practice approach* (2nd ed., p. 729). Philadelphia, PA: Lippincott Williams & Wilkins.

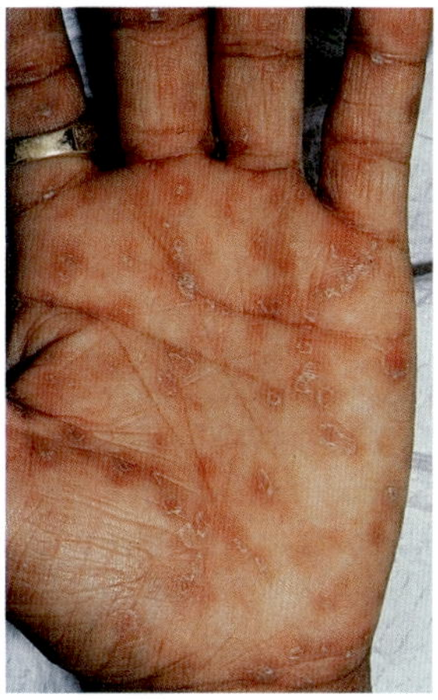

FIGURA 46-12. Sífilis secundaria. Hay una erupción maculopapular en la palma de la mano. Tomado de: Rubin E., Gorstein F., Rubin R., et al. (Eds.) (2015). *Rubin's pathology: Clinicopathologic foundations of medicine* (7th ed., p. 414). Philadelphia, PA: Lippincott Williams & Wilkins.

La sífilis terciaria es una respuesta diferida a la enfermedad no tratada. Puede ocurrir décadas después de la infección inicial.[2] Cuando la sífilis progresa hasta la etapa terciaria sintomática, con frecuencia toma una de tres formas: desarrollo de lesiones destructivas localizadas de tipo granuloma, denominadas *gomas*, lesiones cardiovasculares o lesiones en el sistema nervioso central. La goma sifilítica es una lesión peculiar, parecida a la goma, necrótica, causada por necrosis no inflamatoria de los tejidos. Las gomas pueden presentarse por separado o multiplicarse y variar en tamaño desde lesiones microscópicas hasta grandes masas tumorales. Por lo general, se encuentran en el hueso, los testículos y el hígado. Las lesiones del sistema nervioso central pueden producir demencia, ceguera o afección de la médula espinal, con ataxia y pérdida sensorial. Por lo general, las manifestaciones cardiovasculares ocurren por cicatrización patológica de la capa media de la aorta torácica con formación de un aneurisma. Estos aneurismas producen distensión del anillo valvular aórtico con insuficiencia.[2]

Diagnóstico

La especie *T. pallidum* es difícil de cultivar y requiere microscopia de campo oscuro especial para detectar de manera adecuada el microorganismo. Como evoca una respuesta inmunitaria humoral que lleva a la producción de anticuerpos, se pueden realizar pruebas serológicas. Aunque hoy en día se han desarrollado pruebas de PCR para la sífilis, la serología sigue siendo el pilar para el diagnóstico.[22] Puesto que el período de incubación de la enfermedad puede demorar la sensibilidad de la prueba, las pruebas serológicas generalmente se repiten pasadas 6 semanas si los resultados iniciales fueron negativos.

Las pruebas no treponémicas identifican la presencia de reagina, que es un autoanticuerpo dirigido contra los antígenos de cardiolipina. Estos anticuerpos se detectan mediante pruebas de floculación, como la prueba Venereal Disease Research Laboratory (VDRL) o la de reagina rápida en plasma (RPR).[22] Ya que estas pruebas no son específicas, puede haber resultados positivos ante enfermedades diferentes a la sífilis. Las pruebas son fáciles de realizar, rápidas y económicas, y con frecuencia se utilizan como de cribado para sífilis. Los resultados se tornan positivos 4-6 semanas después de la infección o 1-3 semanas a partir de la aparición de la lesión primaria. Debido a que estas pruebas son cuantitativas, se pueden utilizar para precisar el grado de actividad de la enfermedad o la eficacia del tratamiento. La prueba de absorción de anticuerpos treponémicos fluorescentes se utiliza para detectar anticuerpos específicos contra *T. pallidum*. Estas pruebas cualitativas son útiles para determinar si un resultado positivo en una prueba no específica, como el VDRL o la de RPR, es atribuible a la sífilis.

Tratamiento

El tratamiento ideal de la sífilis es con penicilina.[3] Debido al tiempo de generación prolongado de las espiroquetas, deben mantenerse cifras eficaces de penicilina durante varias semanas. La tetraciclina o la doxiciclina se utilizan para el tratamiento de personas que son sensibles a la penicilina. Deben valorarse y tratarse profilácticamente las parejas sexuales, aunque no muestren signo alguno de infección.

RESUMEN

Las ITS vaginales-urogenitales-sistémicas por clamidia (la gonorrea y la sífilis) pueden afectar gravemente las estructuras genitales y manifestarse como infecciones sistémicas. La gonorrea y la clamidiosis pueden causar una amplia variedad de complicaciones genitourinarias en hombres y mujeres, y ambas pueden producir enfermedades oculares y ceguera en los neonatos de madres infectadas. La sífilis es causada por una espiroqueta, *T. pallidum*; puede producir efectos sistémicos generalizados y se transfiere al feto de las madres infectadas a través de la placenta.

Otras infecciones

Virus de Zika

El virus de Zika fue descubierto en 1947 en el bosque de Zika en Uganda e inicialmente se transmitió por la picadura de una especie de mosquito *Aedes* infectada (*A. aegypti* y *A. albopictus*).[23,24] Se detectaron los primeros casos humanos de infección por virus de Zika en 1952. La infección por virus de Zika puede ocurrir en cualquiera de las siguientes formas:

- Debido a la picadura de esta especie de mosquito.[23,24]
- Por la exposición a una pareja sexual infectada, incluido el coito (bucal, vaginal o anal, o el intercambio de juguetes sexuales) sin preservativo.[23,24] Es importante mencionar que tener relaciones sexuales con una pareja que viajó o vive en una zona con presencia de virus de Zika pone a la persona en riesgo de infección.[23,24]
- Este virus puede ser transmitido por una mujer embarazada a su feto, y la infección durante la gestación puede causar ciertos defectos al nacimiento.[23,24]

Manifestaciones clínicas

Las personas infectadas con el virus de Zika muestran pocos síntomas,[23] y los registrados incluyen fiebre, exantema, dolor articular, conjuntivitis, dolor muscular y cefalea.[23] Los síntomas de la infección por virus de Zika pueden durar desde varios días hasta una semana.

Riesgo

Si una mujer es infectada por virus de Zika durante el embarazo, pueden presentarse defectos congénitos graves, como microcefalia, defectos cerebrales, auditivos y visuales, así como alteración del crecimiento.[23] También se ha informado síndrome de Guillain-Barré.[23]

Diagnóstico

Una prueba de sangre, líquido cefalorraquídeo (LCR) u orina puede confirmar la infección por virus de Zika. Se envía a los CDC, donde se hacen NAAT de ARN (pruebas de ácidos nucleicos) y análisis de anticuerpos.

Tratamiento

Actualmente no se dispone de ninguna vacuna o tratamiento para esta infección.[23]

Prevención

Puede utilizarse un repelente de insectos que contenga uno o más de los siguientes ingredientes: DEET, picaridín, IR3535, aceite de eucalipto-limón, para-mentano-diol o 2-undecanona.[25] Siempre deben seguirse las instrucciones del fabricante. Estos productos son seguros para embarazadas y mujeres que amamantan, pero no deben utilizarse en lactantes menores de 2 meses.[25] También se debe evitar la exposición a los mosquitos mediante la utilización de pantallas y mosquiteros textiles de cama.[25] La transmisión sexual se previene mediante la utilización de preservativos o la abstinencia.[25]

RESUMEN

El virus de Zika está documentado desde hace más de 70 años, pero recientemente ha llamado la atención después de un brote de la infección y su vínculo con malformaciones del feto. La transmisión es posible a través de la picadura de un mosquito de la especie *Aedes* infectado, por relaciones sexuales sin protección con una pareja infectada y de una embarazada a su feto. Aunque, por lo general, el virus causa síntomas leves, las mujeres embarazadas o quienes planean gestar deben analizar sus anticuerpos contra el virus de Zika. La prevención es clave, ya que actualmente no hay tratamiento disponible.

Las ITS pueden transmitirse de una mujer embarazada al bebé antes y durante el proceso del parto. La sífilis y el VIH pueden atravesar la placenta durante el embarazo.

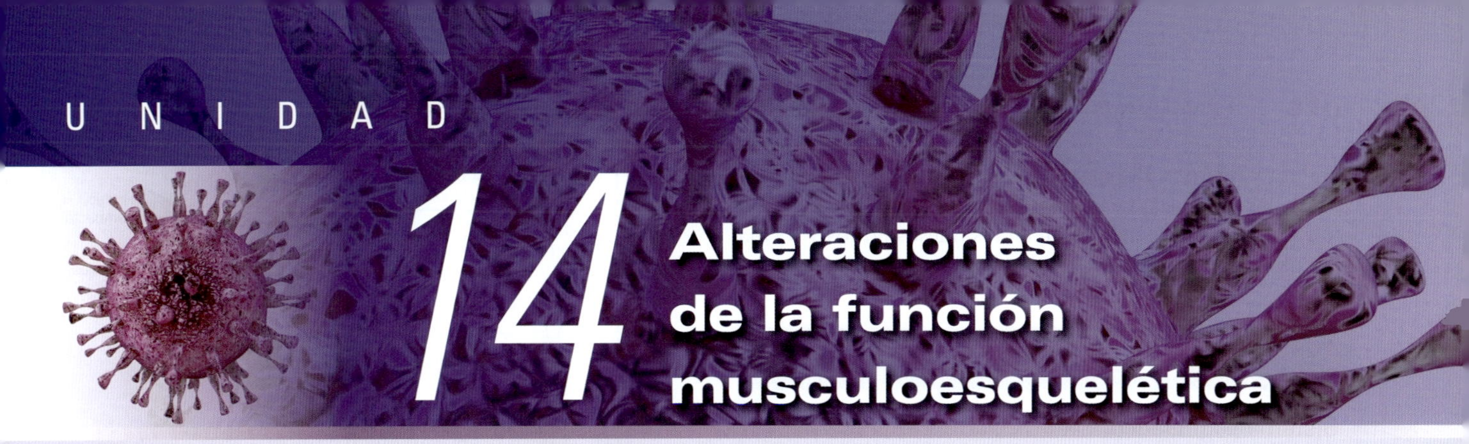

UNIDAD 14 Alteraciones de la función musculoesquelética

CAPÍTULO 47

Estructura y función del sistema musculoesquelético

Los huesos del sistema esquelético forman una armazón que sostiene los músculos, tendones y ligamentos. El sistema esquelético protege a los tejidos blandos y los mantiene en su posición correcta, proporciona estabilidad al cuerpo y mantiene su forma. Los huesos actúan como un reservorio de calcio y la cavidad central de algunos contiene tejido conjuntivo hematopoyético, donde se forman las células sanguíneas. El movimiento coordinado del esqueleto es posible gracias a los tendones y los ligamentos que se unen a los huesos en las articulaciones.

El sistema esquelético incluye a los huesos y cartílagos, así como a las estructuras del tejido conjuntivo (p. ej., ligamentos y tendones) que conectan los huesos y los unen a los músculos.

Estructuras óseas del sistema esquelético

El sistema esquelético consta de las porciones axial y apendicular. El *esqueleto axial*, que se compone de los huesos del cráneo, el tórax y la columna vertebral, forma el eje del cuerpo. El *esqueleto apendicular* consta de los huesos de los miembros superiores e inferiores, que incluyen el hombro y la cadera. El sistema esquelético contiene ambos tejidos, óseo y cartílago. Los huesos proporcionan protección a los órganos internos y soporte rígido para las extremidades. El cartílago provee flexibilidad y amortiguación para las estructuras óseas, así como para el desarrollo esquelético prenatal y posnatal.

Estructuras óseas

Hay dos tipos de huesos maduros: cortical y esponjoso (fig. 47-1). El hueso cortical (compacto) constituye el 80% del esqueleto y forma la capa externa de cada unidad ósea; posee una matriz intercelular calcificada y densamente empaquetada que lo hace más rígido que el esponjoso (trabecular).[1] Este último se encuentra en el interior de cada unidad ósea y está formado por *trabéculas* y *espículas* que adoptan un patrón entramado[1] de estructuras revestidas por células osteogénicas, las cuales están llenas de médula ósea roja o amarilla. El hueso esponjoso es relativamente ligero, pero su estructura es tal que tiene propiedades de fuerza tensil y soporte de peso considerables. Aunque los huesos contienen ambos elementos, esponjosos y corticales, sus proporciones varían entre unidades óseas diferentes en todo el cuerpo y en sus diferentes partes con base en las necesidades relativas de

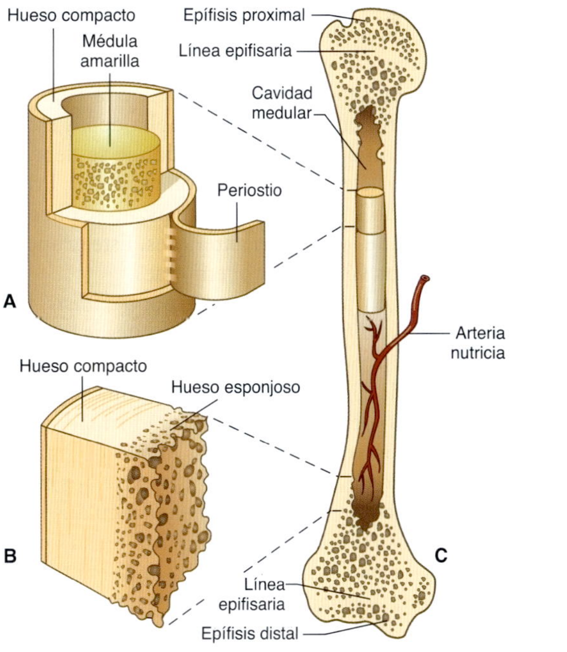

FIGURA 47-1. Un hueso largo en corte longitudinal. **A.** Periostio y médula ósea. **B.** Hueso compacto y poroso. **C.** Epífisis y fuente de la irrigación sanguínea de las arterias epifisarias y nutricias.

fortaleza y ligereza. El hueso cortical es el componente principal de las unidades óseas tubulares. También se encuentra a lo largo de las líneas de tensión en los huesos largos y forma una cubierta protectora exterior sobre otros huesos.

> **PUNTOS CLAVE**
>
> **Sistema esquelético**
>
> - En el sistema esquelético se encuentran dos tipos de tejido conjuntivo: 1) cartílago, una estructura poco flexible y semirrígida que desempeña un papel esencial en el desarrollo prenatal y esquelético infantil, y como superficie para los extremos óseos en las articulaciones esqueléticas, y 2) hueso, que da firmeza a la estructura del esqueleto y sirve como un reservorio para el almacenamiento de calcio y fosfato.
> - La matriz ósea es mantenida por cuatro tipos de células: osteoblastos, que sintetizan y secretan los componentes del hueso; osteoclastos, que resorben hueso sobrante y se requieren para la remodelación ósea; osteocitos, que conforman el tejido osteoide del hueso; y células osteoprogenitoras, que son la fuente de todas las células del hueso, excepto los osteoclastos.

Tipos de huesos

Los huesos se clasifican por su forma como largos, cortos, planos o irregulares. Los *huesos largos* se encuentran en los miembros superiores e inferiores. Los *huesos cortos* son aquellos con forma irregular en el tobillo y la muñeca. A excepción de su superficie, que es de hueso compacto, estos son por completo esponjosos. Los *huesos planos* se componen de una capa esponjosa entre dos capas compactas,[2] y se encuentran en zonas como el cráneo y la caja torácica, donde es necesaria una protección amplia de las estructuras subyacentes o, como en la escápula, donde se debe proveer una amplia superficie para la inserción muscular. Los *huesos irregulares*, debido a sus variadas formas, no se pueden clasificar en ninguno de los grupos anteriores. Este grupo incluye a huesos como las vértebras y el etmoides.[2]

Un hueso largo típico tiene un cuerpo, o *diáfisis*, y dos extremos llamados *epífisis* (fig. 47-2). Los huesos largos suelen ser estrechos en su porción media y anchos en los extremos, para que se pueda distribuir el peso sobre una superficie más amplia. El cuerpo de un hueso largo está formado principalmente por un tipo compacto apenas ahuecado para formar un conducto lleno de médula ósea.[2] Los extremos de los huesos largos están cubiertos por cartílago articular.[2]

En los huesos en crecimiento, la parte de su cuerpo que se hace cónica a medida que se acerca a la epífisis se llama *metáfisis*,[2] y está formada por trabéculas óseas con centros de cartílago[2]. En el niño, la epífisis está separada de la metáfisis por el disco de crecimiento cartilaginoso. Después de la pubertad, la metáfisis y la epífisis se fusionan y cesa el crecimiento del disco.[2]

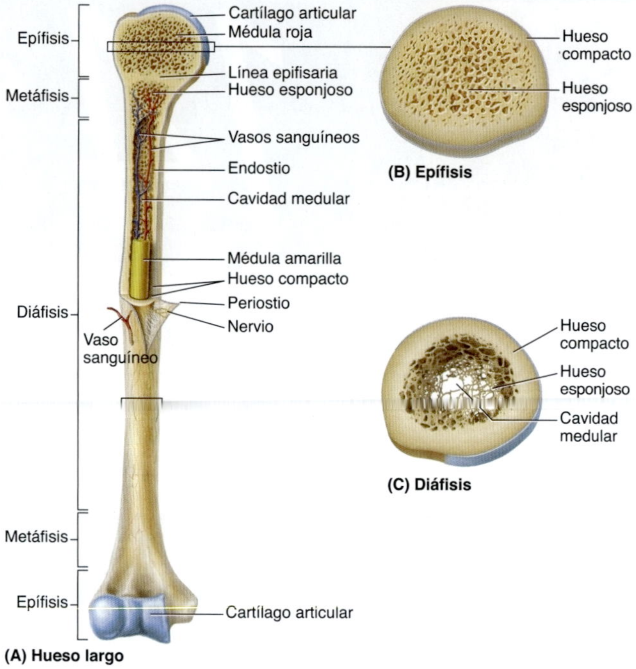

FIGURA 47-2. Estructura de un hueso largo. **A.** Descripción de un hueso largo. **B.** Epífisis. **C.** Diáfisis. Tomado de: McConnell T. H., Hull K. L. (2011). *Human form human function: Essentials of anatomy & physiology* (p. 169, Fig. 6–3). Philadelphia, PA: Lippincott Williams & Wilkins.

Periostio y endostio

El *periostio* cubre los huesos, excepto en sus extremos articulares (*véase* la fig. 47-1). Tiene una capa externa fibrosa y una interna que contiene las células osteoprogenitoras necesarias para el crecimiento y desarrollo de los huesos;[3] cuenta con vasos sanguíneos y actúa como un anclaje para los vasos que entran y salen del hueso. El *endostio* es la membrana que reviste los espacios del hueso esponjoso, las cavidades de medulares y los conductos de Havers del hueso cortical. Se compone principalmente de células osteoprogenitoras que contribuyen al crecimiento y la remodelación del hueso y son necesarias para su reparación.[2]

Médula ósea

La médula ósea ocupa las cavidades medulares de los huesos largos de todo el esqueleto y del hueso esponjoso de vértebras, costillas, esternón y huesos planos de la pelvis. La composición celular de la médula ósea varía con la edad y su localización en el esqueleto. La médula ósea roja contiene eritrocitos en desarrollo y es el sitio de formación de las células sanguíneas. La médula ósea amarilla se compone en gran parte del células adiposas.[3] Al nacer, casi toda la médula ósea es roja y hematopoyéticamente activa. Como la necesidad de producción de eritrocitos disminuye durante la vida posnatal, la médula ósea roja es sustituida de forma gradual por médula ósea amarilla en la mayoría de los huesos.

> ***Alerta sobre el dominio de conceptos***
>
> En el adulto, la médula ósea roja persiste en las vértebras, las costillas, el esternón y los huesos ilíacos.

Irrigación sanguínea

El hueso cortical de los huesos tubulares largos recibe su irrigación sanguínea de dos fuentes: arterias nutricias y perforantes. Las arterias nutricias ingresan al hueso a través de un agujero nutricio y riegan el espacio medular y la mitad interna de la corteza.[4] Las arterias perforantes son pequeñas y se extienden hacia el interior desde las arterias periósticas en la cara externa del periostio y se anastomosan en la corteza con ramas de las arterias nutricias procedentes de la médula ósea.[4] La distribución de sangre en la corteza se produce a través de los conductos de Havers y Volkmann (fig. 47-3). Los conductos de Havers son espacios en el hueso de la corteza que discurren en paralelo con el eje longitudinal del hueso por una corta distancia y después se ramifican y comunican con otros conductos similares. Cada conducto porta uno o dos vasos sanguíneos, vasos linfáticos y algunas fibras nerviosas.[4] Los conductos de Volkmann, que también contienen vasos sanguíneos, son espacios en la corteza que corren perpendiculares a su eje longitudinal para conectar conductos de Havers adyacentes.[4]

El hueso esponjoso, por lo general, no es penetrado por vasos sanguíneos. En su lugar, las células del hueso esponjoso se nutren por difusión desde la superficie del endostio, a través de canalículos que interconectan sus lagunas llenas de líquido circundantes y se extienden hasta la superficie ósea.

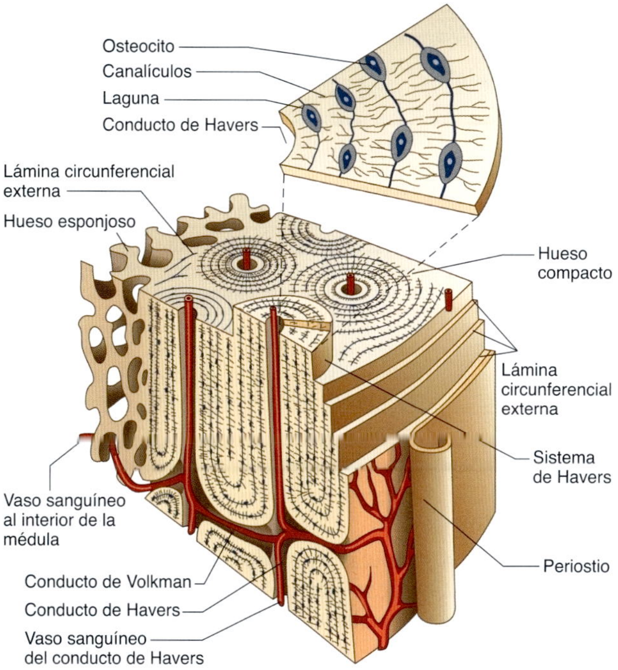

FIGURA 47-3. Sistemas de Havers como se visualizan en una cuña de tejido óseo compacto. El periostio se retrajo para mostrar un vaso sanguíneo a su ingreso a un conducto de Volkmann. ***Arriba:*** osteocitos que yacen dentro de lagunas; los canalículos permiten que el líquido intersticial alcance a cada laguna.

Tejido óseo

El hueso es un tejido conjuntivo en el que la matriz intercelular se impregnó con sales inorgánicas de calcio, por lo que tiene gran fuerza tensil y de compresión, pero es lo suficientemente ligero como para ser movido por las contracciones musculares coordinadas. La matriz intercelular se compone de dos tipos de sustancias: materia orgánica, que incluye a las células, los vasos sanguíneos y los nervios óseos, y sales inorgánicas.

La materia orgánica consta de un 88% de colágeno de tipo I, un 10% de otras proteínas y un 1-2% de lípidos y glucosaminoglucanos.[4] La materia inorgánica se compone de hidroxiapatita, una estructura macrocristalina insoluble de sales de fosfato de calcio, y pequeñas cantidades de carbonato y fluoruro de calcio.[5] El hueso también puede captar plomo y otros metales pesados, de tal forma que eliminan estas sustancias tóxicas de la circulación, esto puede ser visto como un mecanismo de protección. Un ejemplo de ello sería el antibiótico tetraciclina, que se une con facilidad al calcio depositado en los dientes y huesos recién formados. Ello provoca su decoloración y deformidad.

Huesos laminar o compacto y poroso o trabecular

Hay dos tipos de tejido óseo: laminar y esponjoso. Ambas formas pueden estar mineralizadas o desmineralizadas, y esta última se conoce como *osteoide*.[4] El hueso laminar es una forma ósea fuerte y madura que se origina de manera lenta y está muy organizada. Corresponde al hueso maduro que se encuentra en el esqueleto del adulto. En este último sería infrecuente observar un tipo diferente al hueso laminar.[4] El hueso laminar se compone en gran parte por unidades cilíndricas llamadas *osteonas* o *sistemas de Havers*.[4] Las osteonas constan de laminillas concéntricas de matriz ósea alrededor de un *conducto de Havers central*, que contiene los vasos sanguíneos y la inervación de la osteona (*véase* la fig. 47-3).[4] En el hueso compacto, el conducto central de Havers transcurre esencialmente paralelo a su eje longitudinal. Entre las osteonas hay vestigios de laminillas concéntricas anteriores, llamadas *laminillas intersticiales*. Laminillas circunferenciales siguen el cuerpo interior y exterior completo de un hueso largo, de forma similar a los anillos de crecimiento de un árbol. El hueso esponjoso también se compone de laminillas, pero, como se mencionó anteriormente, sus trabéculas por lo general no son penetradas por vasos sanguíneos.

El hueso trabecular, llamado a menudo hueso esponjoso, se deposita con mayor rapidez que el hueso laminar. Es de baja resistencia tensil y sirve como armazón temporal para sostén. Se encuentra en el feto en desarrollo, alrededor de los tumores e infecciones y como parte de las fracturas en consolidación.[4]

Células óseas

Cuatro tipos de células óseas participan en la formación y el mantenimiento del tejido óseo: osteoprogenitoras, osteoblastos, osteocitos y osteoclastos (tabla 47-1).

Células osteoprogenitoras

Son células indiferenciadas que se encuentran en el periostio, endostio y disco epifisario del hueso en crecimiento.[4] Estas células se diferencian en osteoblastos y son activas durante el crecimiento normal. También pueden ser activadas en la vida adulta durante la consolidación de fracturas y la resolución de otras lesiones. Las células osteoprogenitoras también participan en la sustitución continua del hueso desgastado.[4]

TABLA 47-1 Funciones de las células óseas

Tipo de célula ósea	Función
Células osteoprogenitoras	Células que, al diferenciarse, darán lugar a los osteoblastos. Se encuentran en el periostio, endostio y disco de crecimiento epifisario de los huesos en desarrollo.
Osteoblastos	Células que forman hueso y sintetizan y secretan la matriz orgánica ósea. También participan en la calcificación de esta última.
Osteocitos	Células de hueso maduro cuya función es el mantenimiento de la matriz ósea. Los osteocitos también desempeñan un papel activo en la liberación de calcio hacia la sangre.
Osteoclastos	Células encargadas de la resorción de la matriz ósea y la liberación de calcio y fosfato del hueso.

Osteoblastos

Los osteoblastos, o células formadoras de huesos, se encargan de la generación de la matriz ósea. La creación del hueso ocurre en dos etapas: osificación y calcificación. La primera consiste en la formación de osteoide o prehueso. La calcificación del hueso consiste en el depósito de sales de calcio en el tejido osteoide. Los osteoblastos sintetizan colágeno y otras proteínas que constituyen el tejido osteoide. Además, participan en el proceso de calcificación de este tejido, probablemente mediante la regulación de la disponibilidad de calcio y fosfato. Además de lo anterior, los osteoblastos secretan muchos factores de crecimiento y el factor de necrosis tumoral, que son necesarios para la regulación del crecimiento óseo.[4]

Los osteoblastos secretan la enzima *fosfatasa alcalina*, que se piensa actúa de forma local en el tejido óseo para elevar las concentraciones de calcio y fosfato hasta el punto en el que ocurre su precipitación. La actividad de los osteoblastos, sin duda, contribuye al aumento de la concentración sérica de fosfatasa alcalina después de una lesión ósea y de las fracturas.

Osteocitos

Los *osteocitos* son células maduras que participan de forma activa en el mantenimiento de la matriz ósea. La muerte de los osteocitos causa la resorción de esta matriz. Estas células se encuentran en un pequeño lago lleno de líquido extracelular, denominado *laguna*, y rodeadas por una matriz intercelular calcificada (*véase* la fig. 47-3).[2] Pasadizos llenos de líquido extracelular, denominados *canalículos*, permean a la matriz calcificada y se conectan con las lagunas de osteocitos adyacentes. Puesto que no se produce difusión a través de la matriz ósea calcificada, los canalículos sirven para la comunicación durante el intercambio de nutrientes y metabolitos entre los osteocitos y los vasos sanguíneos en la superficie de la capa ósea.

Osteoclastos

Los osteoclastos son células que llevan a cabo la resorción ósea al retirar el contenido mineral y la matriz orgánica. Son grandes células fagocíticas del linaje monocito/macrófago. Aunque el mecanismo de formación y la activación de los osteoclastos sigue sin conocerse del todo, se sabe que la hormona paratiroidea (PTH, *parathyroid hormone*) aumenta su número y la función de resorción. Se piensa que la calcitonina disminuye el número y la función de resorción de los osteoclastos, al igual que los estrógenos. Así, la disminución en la concentración de estrógenos que ocurre en la menopausia incrementa la resorción ósea. Se desconoce el mecanismo por el que los osteoclastos ejercen su efecto de resorción ósea.

Estas células pueden secretar un ácido que retira el calcio de la matriz ósea y libera las fibras de colágeno para su digestión por osteoclastos o leucocitos mononucleares. Los osteoclastos, en virtud de su linaje fagocítico, también ingieren partículas diminutas y cristales de la matriz ósea para finalmente disolverlos y verterlos en la sangre.

Cartílago

El cartílago es una parte esencial del sistema esquelético. Es el principal constituyente de las articulaciones. Se encuentra en las inserciones tendinosas y ligamentosas, los meniscos, la sínfisis del pubis y las inserciones de las cápsulas articulares. También es esencial para el crecimiento, antes y después del nacimiento. En el embrión, la mayor parte del esqueleto axial y apendicular se forma primero como un molde de cartílago que después es reemplazado por hueso. En la vida posnatal, el cartílago continúa su participación esencial en el crecimiento de los huesos largos y persiste como cartílago articular en el adulto.

Como tejido, el cartílago tiene similitudes y diferencias con respecto al hueso. Ambos tipos de tejido conjuntivo constan de células vivas, fibras intercelulares inertes y una sustancia fundamental amorfa. Las células de ambos tejidos se encargan de la secreción y el mantenimiento de las sustancias intercelulares en las que se alojan. Sin embargo, el cartílago contiene más sustancia extracelular que el hueso y sus fibras están embebidas en un gel firme más que en una sustancia calcificada como el cemento.[2] Por lo tanto, tiene la flexibilidad de un material plástico firme, en lugar de las características rígidas del hueso. De hecho, el cartílago articular tiene muchas características ventajosas y se considera elástico. Aunque es elástico, tiene escasas propiedades de curación y es difícil de reparar cuando se lesiona.[6]

Existen tres tipos de cartílago: elástico, hialino y fibroso.[4] El *cartílago elástico* contiene algo de elastina en su sustancia intercelular. Se encuentra en regiones como el oído, donde es importante tener cierta flexibilidad. El cartílago puro o *hialino* (nombre derivado de la palabra griega que significa "cristal") es blanco nacarado. El *cartílago fibroso* tiene características que se encuentran entre las del tejido conjuntivo denso y el cartílago hialino. Se localiza en los discos intervertebrales, en las zonas donde los tendones se conectan con el hueso y en la sínfisis del pubis.[4] Durante el embarazo, la flexibilidad del cartílago fibroso permite que la sínfisis del pubis se ensanche.[7]

El hialino es el tipo más abundante de cartílago. Forma gran parte del cartílago del esqueleto fetal. En el adulto, se encuentra en los cartílagos costales que unen las costillas al esternón y las vértebras, muchos de los cartílagos de las vías respiratorias, en los cartílagos articulares y de las placas epifisarias.

Las células del cartílago, que se denominan **condrocitos**, se encuentran en lagunas rodeadas por una matriz intercelular de tipo gelatinosa no calcificada, fibras de colágeno y sustancia fundamental. El cartílago carece de vasos sanguíneos

TABLA 47-2 Acciones de la hormona paratiroidea, calcitonina y vitamina D

Acciones	Hormona paratiroidea	Calcitonina	Vitamina D
Absorción intestinal de calcio	Aumenta indirectamente por la mayor activación de la vitamina D	Probablemente no se ve afectada	Aumenta
Absorción intestinal de fosfato	Aumenta	Probablemente no se ve afectada	Aumenta
Excreción renal de calcio	Disminuye	Aumenta	Probablemente aumenta, pero es menos eficaz que la PTH
Excreción renal de fosfato	Aumenta	Aumenta	Aumenta
Resorción de hueso	Aumenta	Disminuye	La $1,25(OH)_2D_3$ aumenta
Formación de hueso	Disminuye	Incierta	La 24,25(OH)2D3 aumenta (vitamina D)
Concentración de calcio sérico	Produce un aumento rápido	Disminuye con dosis farmacológicas	Ningún efecto
Concentración de fosfato	Previene un aumento	Disminuye con dosis farmacológicas	Ningún efecto

PTH, hormona paratiroidea.

y nervios.[3] Las superficies libres de la mayoría del cartílago hialino, con excepción del articular, están cubiertas por una capa de tejido conjuntivo fibroso llamado *pericondrio*.

Se calcula que aproximadamente el 80% del peso húmedo del cartílago es agua retenida en su estructura de gel. Debido a que no tiene vasos sanguíneos, este tejido acuoso permite la difusión de gases, nutrientes y desechos entre los condrocitos y los vasos sanguíneos externos.[4] Esta difusión no puede llevarse a cabo si la matriz del cartílago se impregna de sales de calcio. Si se calcifica, el cartílago muere. El otro 20% del cartílago se compone de dos tipos de macromoléculas: el colágeno de tipo II y los proteoglucanos.[4]

Regulación hormonal de la formación y el metabolismo óseos

El proceso de formación y metabolismo mineral del hueso es complejo. Se trata de la combinación de las acciones de la PTH, calcitonina y vitamina D. Otras hormonas, como el cortisol y las hormonas del crecimiento, tiroidea y sexuales, también influyen en la formación de hueso de manera directa o indirecta (tabla 47-2).

Hormona paratiroidea

La hormona paratiroidea es una reguladora importante de la concentración de calcio y fosfato en la sangre.[5] Además, se ha observado que esta hormona tiene beneficios en la consolidación de fracturas y la prevención de un mayor deterioro debido a la osteoporosis si se administra como suplemento.[8,9] La PTH previene que la concentración sérica de calcio descienda y la de fosfato aumente respecto a los valores fisiológicos normales.[5] La secreción de PTH es regulada por retroalimentación negativa; una concentración sérica alta de calcio ionizado inhibe la secreción de PTH. Esta hormona mantiene la concentración sérica de calcio al iniciar su liberación desde el hueso, fomentar su conservación en el riñón, aumentar su absorción intestinal a través de la activación de la vitamina D y disminuir la concentración de fosfato sérico (fig. 47-4).[2,4] La PTH también incrementa el desplazamiento de calcio y fosfato del hueso hacia el líquido extracelular. El calcio se libera de forma inmediata desde los canalículos y las células óseas. La mayor actividad de los osteoclastos ocasiona una liberación más prolongada de calcio y fosfato. En el riñón, la PTH estimula la resorción tubular de calcio al tiempo que reduce la de fosfato. Este último efecto garantiza que la mayor liberación de fosfato del hueso durante la movilización del calcio no produzca una elevación importante en la concentración sérica de fosfato, porque un incremento de calcio y fosfato podría dar lugar a su cristalización en los tejidos blandos. La PTH aumenta la absorción intestinal de calcio debido a su capacidad para estimular la activación de la vitamina D por el riñón.

Calcitonina

Mientras que la PTH aumenta la concentración sanguínea de calcio, la calcitonina la disminuye.[5] Esta hormona, que a menudo se denomina *tirocalcitonina*, es secretada por las células C parafoliculares de la glándula tiroides. La calcitonina inhibe la liberación de calcio desde el hueso hacia el líquido extracelular.[5] Se piensa que actúa provocando el secuestro de calcio en las células óseas e inhibiendo la actividad de los osteoclastos. También disminuye la reabsorción tubular renal de calcio y fosfato.[2]

El principal estímulo para la síntesis y la liberación de calcitonina es el incremento en las concentraciones de calcio sérico.[5] Se desconoce cuál es la participación de la

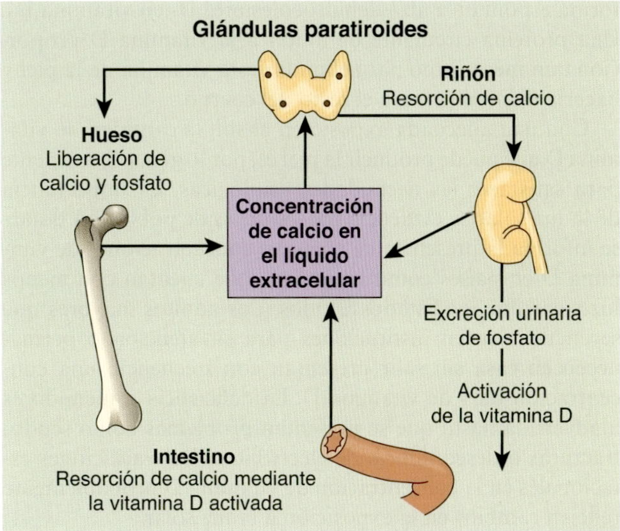

FIGURA 47-4. Regulación y funciones de la PTH. Controla la concentración de calcio sérico al desencadenar su liberación desde el hueso, conservación en el riñón y reabsorción en el intestino mediante la activación de la vitamina D.

calcitonina en la homeostasis mineral general. No hay síndromes claramente definibles de deficiencia o exceso de calcitonina, lo cual sugiere que no modifica de forma directa el metabolismo del calcio. Se ha sugerido que las acciones fisiológicas de la calcitonina se relacionan con el procesamiento posprandial del calcio de los alimentos. En esta teoría, se propone que después de las comidas la calcitonina mantiene la secreción de PTH en un momento en el que en condiciones normales se reduciría por el ingreso de calcio en la sangre desde el tubo digestivo. Aunque no se han visualizado estados de exceso o deficiencia de calcitonina asociados con alteraciones en su concentración fisiológica, se ha mostrado que dosis farmacológicas de esta hormona disminuyen la actividad de los osteoclastos. Debido a esta acción, se ha comprobado que esta hormona es eficaz en el tratamiento de la enfermedad de Paget. La calcitonina también se utiliza para disminuir la concentración de calcio sérico durante las crisis de hipercalcemia.

Vitamina D

La vitamina D y sus metabolitos no son verdaderas vitaminas, sino hormonas esteroideas. Existen dos formas de vitamina D: el ergocalciferol (D_2) y el colecalciferol (D_3).[5] Estas dos formas difieren por la presencia de un enlace doble, pero tienen una actividad biológica idéntica. La denominación de *vitamina D* se utiliza para referirse a ambas.[10]

Esta vitamina tiene poca o ninguna actividad hasta que se ha transformado para adquirir su función fisiológica y se ha metabolizado hasta dar origen a los compuestos que median su actividad. En la figura 47-5 se muestran las fuentes de la vitamina D y las vías para su activación.

Las dos fuentes de vitamina D son la absorción intestinal y la producción por la piel. La absorción intestinal ocurre principalmente en el yeyuno e incluye a las vitaminas D_2 y D_3. Las fuentes alimentarias más importantes de la vitamina D son el pescado, el hígado y la leche irradiada. Debido a que la vitamina D es liposoluble, su absorción es mediada por las sales biliares y se produce a través de los vasos linfáticos.[5] En la piel, la radiación ultravioleta de la luz solar convierte de forma espontánea al 7-dehidrocolesterol D_3 en vitamina D_3. Una proteína circulante de unión a la vitamina D proporciona un mecanismo para eliminar esta vitamina de la piel y hacerla disponible para el resto del cuerpo.

Con una adecuada exposición al sol, la cantidad de vitamina D que puede producir la piel es, por lo general, suficiente para satisfacer las necesidades fisiológicas. La importancia de la luz solar se evidencia por estudios de población donde se informa la presencia de menores concentraciones de vitamina D en países como Inglaterra, que cuentan con menos luz solar que los Estados Unidos. Los adultos mayores que se encuentran en instituciones para su atención o permanecen en casa sin salir presentan con frecuencia una concentración baja de vitamina D. La deficiencia a menudo es inadvertida hasta que se presentan problemas como seudofracturas o desequilibrio de electrólitos. Las variaciones estacionales en la concentración de vitamina D probablemente reflejen cambios en la exposición a la luz solar.

El más potente de los metabolitos de la vitamina D es el 1,25-$(OH)_2$ D_3,[5] que incrementa la absorción intestinal del calcio y promueve las acciones de la PTH sobre la resorción del calcio y fosfato óseos.[5] Este metabolito aumenta la resorción ósea por los osteoclastos y disminuye la formación de hueso por los osteoblastos. También se presenta un incremento en la fosfatasa ácida y ocurre una disminución de la fosfatasa alcalina. La absorción intestinal y la resorción ósea incrementan la cantidad de calcio y fósforo disponibles para la mineralización de la superficie de los huesos. La participación de la 24,25-$(OH)_2$ D_3 es menos clara. Existen pruebas de que la 24,25-$(OH)_2$ D_3, en conjunto con la 1,25-$(OH)_2$ D_3, pueden estar involucradas en la mineralización ósea normal.

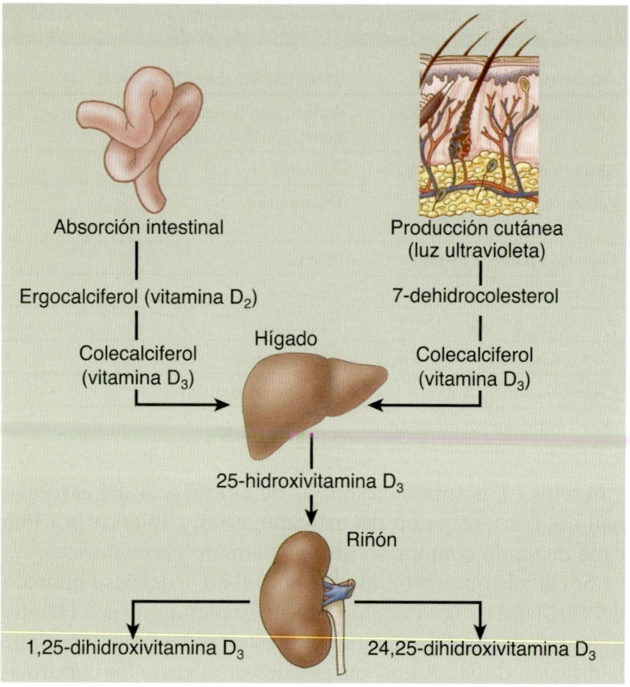

FIGURA 47-5. Fuentes y vías para la activación de la vitamina D. Las fuentes de vitamina D son la piel y el intestino. Se hidroxila a 25-hidroxivitamina D_3 en el hígado y después pasa a los riñones, donde se convierte en 24,25-dihidroxivitamina D_3.

Varias hormonas influyen en la regulación de la actividad de la vitamina D. La PTH y la prolactina estimulan la producción de la 1,25-$(OH)_2$ D_3 por el riñón. Los estados de hiperparatiroidismo se asocian con un aumento de la concentración de 1,25-$(OH)_2$ D_3, y el hipoparatiroidismo causa disminución de este metabolito.[5] La prolactina puede tener una función auxiliar en la regulación del metabolismo de la vitamina D durante el embarazo y la lactancia. La calcitonina inhibe la producción de 1,25-$(OH)_2$ D_3 por los riñones. Además de los efectos de las hormonas, los cambios en la concentración de iones como calcio, fosfato, hidrógeno y potasio ejercen un efecto en la producción de 1,25-$(OH)_2$ D_3 y 24,25-$(OH)_2$ D_3. Bajo condiciones de privación de fosfato y calcio, la concentración de 1,25-$(OH)_2$ D_3 aumenta, mientras que la hiperfosfatemia y la hipercalcemia la disminuyen.

RESUMEN

El tejido esquelético se compone de los huesos y cartílagos que forman los esqueletos apendicular y axial. Hay dos tipos de hueso: el compacto o cortical, que forma la capa externa del hueso, y el esponjoso o trabecular, que forma el interior óseo. El endostio es la membrana que reviste los espacios del hueso esponjoso, las cavidades medulares y los conductos de Havers del hueso cortical. El periostio, la membrana que cubre los huesos, contiene vasos sanguíneos y actúa como un anclaje para los vasos que entran al hueso o lo abandonan. El hueso maduro está constituido en gran parte por unidades cilíndricas llamadas *osteonas*, formadas por capas concéntricas o laminillas de matriz ósea que rodean a un *conducto de Havers* central. Los conductos de Havers contienen los vasos sanguíneos y nervios de la osteona. Existen cuatro tipos de células óseas: osteocitos, o células maduras; osteoblastos, o células formadoras de hueso; osteoclastos, que realizan la resorción ósea; y osteoprogenitoras, que se diferencian en osteoblastos.

El cartílago es un tipo firme y flexible de tejido *esquelético*, esencial para el crecimiento antes y después del nacimiento. Hay tres tipos de cartílago: hialino, elástico y fibroso. El hialino, que es el tipo más abundante, forma los cartílagos costales que unen las costillas al esternón y las vértebras, muchos de los cartílagos de las vías respiratorias y los cartílagos de las articulaciones.

El proceso de formación y el metabolismo mineral óseos implican la interacción de la PTH, la calcitonina y la vitamina D. La PTH actúa para mantener la concentración sérica de calcio ionizado, aumenta la liberación de calcio y fosfato del hueso, fomenta la conservación de calcio y la eliminación de fosfato por el riñón, y la reabsorción intestinal de calcio mediante la activación de la vitamina D. La calcitonina inhibe la liberación de calcio del hueso y aumenta la eliminación renal de calcio y fosfato, de tal modo que sirve para reducir la concentración de calcio sérico. La vitamina D funciona como una hormona en la regulación del calcio del cuerpo. Aumenta la absorción de calcio en el intestino y promueve las acciones de la PTH sobre el hueso.

Articulaciones

Las articulaciones son regiones donde dos o más huesos se unen. El término *artro* es el prefijo utilizado para designar una articulación; por ejemplo, *artrología* es el estudio de las articulaciones y una *artroplastia* es la reparación de una articulación.

Tendones y ligamentos

En el sistema esquelético, los tendones y los ligamentos son estructuras de tejido conjuntivo denso que conectan músculos y huesos. Este tejido tiene una irrigación sanguínea limitada y se compone en gran parte de haces intercelulares de fibras de colágeno dispuestas en un plano y dirección iguales (fig. 47-6). El colágeno es una proteína fuerte y flexible[2] gracias a su configuración molecular que tiene gran resistencia a la tracción. El punto de rotura de las fibras de colágeno de los tendones humanos se alcanza con una fuerza de varios cientos de kilogramos por centímetro cuadrado. El colágeno fresco es incoloro y los tejidos que contienen gran cantidad de fibras de colágeno, por lo general, son blancos.

Los *tendones*, que unen los músculos esqueléticos a los huesos, son relativamente inextensibles debido a su riqueza en fibras de colágeno. Los haces de colágeno de los tendones se agregan en paquetes envueltos por tejido conjuntivo laxo, vasos sanguíneos y nervios. Los tendones que pueden rozar el hueso u otras superficies y generar fricción se encuentran encerrados en vainas de dos capas. Un tubo externo de tejido conjuntivo se une a las estructuras que rodean al tendón, y una envoltura interna lo incluye y se une a él.[3] El espacio entre las vainas interna y externa está lleno de un líquido similar al sinovial.[3] El uso excesivo de los tendones puede causar *tendinitis* o inflamación del tendón.

Los *ligamentos* son engrosamientos fibrosos de la cápsula articular que unen un hueso a su articulación correspondiente.[3] Varían en tamaño y forma dependiendo de su función específica. Aunque la mayoría de los ligamentos se consideran inelásticos, son lo suficientemente plegables para permitir el movimiento en las articulaciones. Sin embargo, los ligamentos se desgarran en lugar de estirarse cuando se exponen a una tensión excesiva. Los ligamentos desgarrados son en extremo dolorosos y se acompañan de edema local.

Tipos de articulaciones

Las articulaciones muestran una gran variedad de movimientos. Algunas articulaciones no tienen movimiento, otras permiten solo uno leve y algunas son libremente móviles, como la del hombro. Hay dos clases de articulación de acuerdo con su movimiento y la presencia o la ausencia de una cavidad: sólidas o sinartrosis y sinoviales.[4]

PUNTOS CLAVE

Articulaciones esqueléticas

- Las articulaciones son sitios donde se unen dos o más huesos para sostener el esqueleto y darle movilidad.
- Hay dos tipos de articulaciones: las sólidas, que son inamovibles, no tienen cavidad alguna y están rodeadas por tejido conjuntivo o cartílago, y las sinoviales, que son libremente móviles y contienen una cavidad.[11]

Articulaciones sólidas (sinartrosis)

Las articulaciones sólidas, también llamadas *sinartrosis*, son fibrosas o cartilaginosas.[12] Las fibrosas se dividen en suturas, gonfosis y sindesmosis. Las suturas solo se encuentran en el cráneo. Las gonfosis conectan los dientes a la mandíbula. En

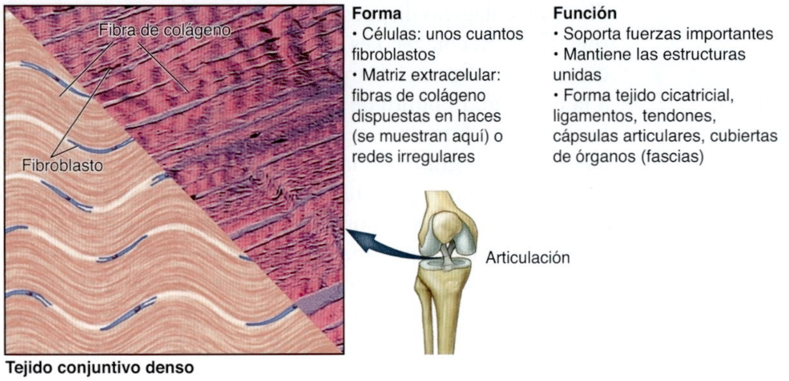

FIGURA 47-6. Tejido conjuntivo denso en tendones y ligamentos. Este tejido presenta fibras de colágeno y fibroblastos. Ambos tipos de células soportan grandes fuerzas y se encuentran en tendones y ligamentos. Tomado de: McConnell T. H., Hull K. (2011). *Human form human function: Essentials of anatomy & physiology* (p. 104). Philadelphia, PA: Lippincott Williams & Wilkins.

las sindesmosis, un ligamento une dos huesos adyacentes; incluyen al ligamento amarillo, que junta láminas vertebrales, y la membrana interósea, que hace lo propio con el radio y el cúbito en el antebrazo. Las articulaciones cartilaginosas pueden dividirse en sincondrosis y sínfisis. En las sincondrosis, una capa de cartílago separa dos centros de osificación, como el disco de crecimiento que se visualiza en un hueso largo en desarrollo, diseñado para su aumento de longitud y osificación final. Las sínfisis son las articulaciones en las que se unen dos huesos separados mediante cartílago, e incluyen la del pubis y los discos intervertebrales.[13]

Articulaciones sinoviales (diartrodias)

Las articulaciones sinoviales o diartrodias son libremente móviles.[3] La mayoría de las articulaciones en el cuerpo son de este tipo. Aunque se clasifican como con movimiento libre, su desplazamiento oscila entre casi nulo (p. ej., la articulación sacroilíaca), el de bisagra simple (p. ej., articulación interfalángica) y en varios planos (p. ej., articulaciones del hombro o la cadera). Las superficies óseas de estas articulaciones se encuentran cubiertas por capas delgadas de cartílago articular y sus superficies cartilaginosas se deslizan entre sí durante el movimiento. Las diartrodias son las articulaciones afectadas con más frecuencia por las enfermedades reumáticas.

En una diartrodia, los extremos óseos de la articulación no están conectados directamente, sino de manera indirecta por una cápsula fibrosa fuerte (p. ej., la cápsula articular) que rodea la articulación y se continúa con el periostio (fig. 47-7). Esta cápsula sostiene a la articulación y ayuda a mantener los huesos en su lugar. Los ligamentos que se extienden entre los huesos de la articulación pueden proporcionar soporte adicional.

La cápsula articular se compone de dos capas: una fibrosa externa y una membrana interna, la sinovial,[3] que rodea a los tendones que pasan a través de las articulaciones y los bordes libres de otras estructuras intraarticulares, como ligamentos y meniscos. La membrana sinovial forma pliegues que envuelven los bordes de las articulaciones, pero no cubre el cartílago articular de soporte de peso. Estos pliegues permiten que se estire la membrana sinovial para que pueda efectuarse el movimiento sin dañar los tejidos.

La membrana sinovial secreta un líquido resbaladizo llamado *líquido sinovial*.[3] Este actúa como lubricante y facilita el movimiento de las superficies articulares. El líquido sinovial normal es transparente o de color amarillo claro, no se coagula y contiene menos de 100 células/mm^3. Estas células son en su mayoría leucocitos mononucleares de la membrana sinovial. La composición del líquido sinovial se altera en muchas afecciones patológicas e inflamatorias de la articulación. La aspiración y estudio de este líquido son importantes en el diagnóstico de las enfermedades articulares.

El articular es un ejemplo de cartílago hialino y es único porque su superficie libre no está cubierta por pericondrio.[3] Solo tiene un borde periférico de pericondrio y la calcificación de la porción de cartílago contigua al hueso puede limitar o impedir la difusión desde los vasos sanguíneos que irrigan el hueso **subcondral**. El cartílago articular al parecer se nutre por difusión de las sustancias contenidas en el líquido sinovial que lo baña. La regeneración de la mayoría del cartílago es lenta. Se logra principalmente por proliferación, que requiere la actividad de las células del pericondrio. En el cartílago articular, que no tiene pericondrio alguno, las lesiones superficiales se curan lentamente.

Inervación e irrigación sanguínea

Todos los tejidos de las articulaciones sinoviales, excepto las superficies del cartílago, reciben nutrientes, ya sea de forma directa o indirecta a través de los vasos sanguíneos.[14] Las zonas articulares se nutren indirectamente por el líquido sinovial que se distribuye sobre la superficie del cartílago.

La irrigación sanguínea de una articulación surge de los vasos sanguíneos que entran en el hueso subcondral o cerca de la fijación de la cápsula articular y forman un círculo

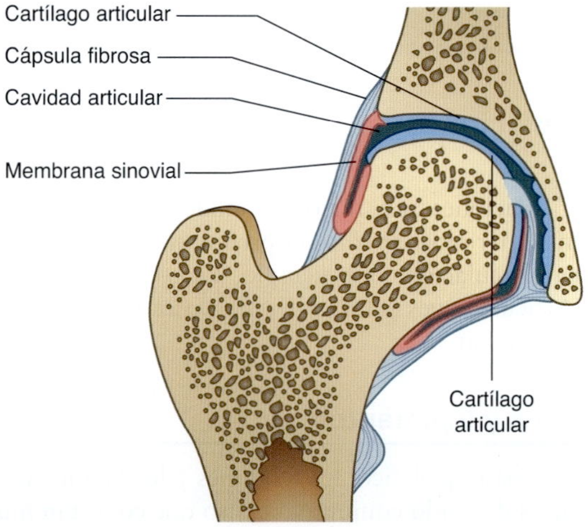

FIGURA 47-7. Articulación sinovial (diartrodia) que muestra el cartílago articular, la cápsula articular fibrosa, la cavidad articular y la membrana sinovial.

arterial alrededor de la articulación. La membrana sinovial tiene una irrigación sanguínea abundante y los componentes del plasma se difunden con rapidez entre estos vasos y la cavidad articular. Ya que muchos de los capilares se encuentran cerca de la superficie de la membrana sinovial, puede escapar sangre hacia el líquido sinovial después de presentarse lesiones relativamente menores. La cicatrización y reparación de la membrana sinovial suelen ser rápidas y completas. Esto es importante porque el tejido sinovial suele lesionarse durante los procedimientos quirúrgicos que involucran a la articulación.

Las articulaciones reciben su inervación de los mismos ramos nerviosos que ejercen su acción en los músculos que las mueven. Estos ramos también inervan la piel sobre las articulaciones. Como regla general, todos los nervios periféricos que cruzan una articulación inervan al resto de ellas en esa extremidad. Esto explica el dolor referido de una articulación a otra. Por ejemplo, el dolor por una lesión de rodilla a menudo se experimenta en la cadera. La membrana sinovial es inervada solo por fibras autonómicas que regulan su irrigación sanguínea. Está relativamente libre de fibras de dolor, como lo demuestra el hecho de que los procedimientos quirúrgicos en una articulación se suelen realizar bajo anestesia local. La cápsula articular y los ligamentos cuentan con receptores del dolor, los cuales se estimulan más fácilmente por estiramiento y torsión que otras estructuras de la articulación. El dolor que se origina en la cápsula tiende a ser difuso y mal localizado.

Los tendones y los ligamentos de la cápsula articular son sensibles a la posición y el movimiento, sobre todo de estiramiento y rotación.[14] Estas estructuras son inervadas por las grandes fibras nerviosas sensitivas que forman terminaciones propioceptivas. Los propioceptores funcionan de manera refleja para ajustar la tensión de los músculos que actúan en la articulación y son particularmente importantes para el mantenimiento del soporte muscular de la articulación. Por ejemplo, al levantar un peso, hay una contracción refleja mediada por propioceptores y relajación de grupos musculares apropiados para el soporte de la articulación y la protección de la cápsula articular y otras de sus estructuras. La pérdida de la propiocepción y el control reflejo del soporte muscular conduce a cambios destructivos en la articulación.

Bolsas articulares

En algunas diartrosis, la membrana sinovial forma sacos cerrados que no son parte de la articulación. Estos sacos, llamados *bolsas*, contienen líquido sinovial,[3] cuyo propósito es evitar la fricción sobre un tendón. Las bolsas se encuentran en áreas donde se ejerce presión debido a la estrecha aproximación de las estructuras articulares (fig. 47-8). Estas condiciones se presentan cuando los tendones se deslizan sobre huesos o donde la piel debe desplazarse libremente sobre el tejido óseo. Las bolsas pueden lesionarse o inflamarse, lo que causa molestia, edema y limitación de movimiento en la región afectada.[3] Un *juanete* es una bolsa inflamada de la articulación metatarsofalángica del dedo gordo.

Meniscos intraarticulares

Los meniscos intraarticulares son estructuras de fibrocartílago que se encuentran en algunas articulaciones sinoviales. En la cápsula articular, el fibrocartílago crece hacia el

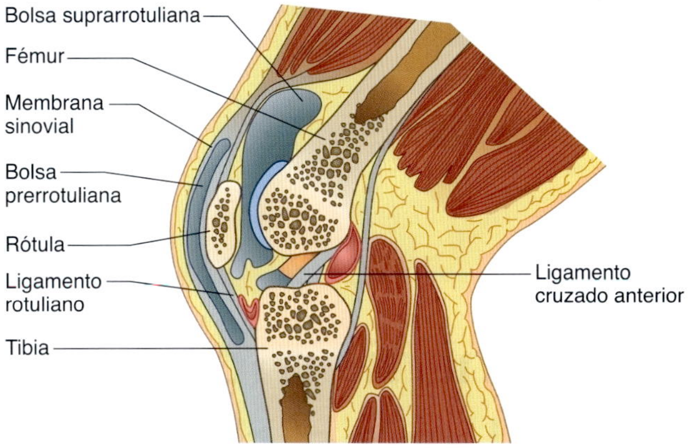

FIGURA 47-8. Corte sagital de la articulación de la rodilla, que muestra las bolsas prerrotuliana y suprarrotuliana.

interior para crear un cojín entre los huesos.[3] Los meniscos pueden extenderse parcialmente a través de la articulación y tienen un borde interno libre, como en las caras articulares externa e interna de la rodilla, o lo hacen dividiéndola en dos cavidades separadas, como en la articulación esternoclavicular. Los meniscos de la articulación de la rodilla pueden desgarrarse como resultado de una lesión.

RESUMEN

Las *articulaciones* son zonas donde se unen dos o más huesos. Los tendones y ligamentos son estructuras de tejido conjuntivo denso que conectan músculos y huesos. Los tendones conectan músculos con huesos y los ligamentos hacen lo mismo con los huesos móviles de las articulaciones.

Las sinartrosis son articulaciones donde los huesos se unen entre sí mediante tejido fibroso, cartílago o hueso; carecen de una cavidad articular y tienen poco o ningún movimiento. Las articulaciones sinoviales o *diartrodias* son libremente móviles. Las superficies de los extremos de los huesos en las articulaciones sinoviales están cubiertas por una fina capa de cartílago articular y están encerradas en una cápsula articular fibrosa. La cápsula articular se compone de dos capas: una fibrosa externa y una interna, la membrana sinovial. El líquido sinovial, que es secretado por la membrana sinovial en la cápsula articular, actúa como lubricante y facilita el movimiento de las superficies de la articulación. Las *bolsas*, que son sacos que contienen líquido sinovial, previenen la fricción en áreas donde los tendones se deslizan sobre el hueso o donde la piel debe moverse libremente sobre el tejido óseo.

Los meniscos son estructuras fibrocartilaginosas que se desarrollan a partir de porciones del disco articular que ocupaba el espacio entre las superficies de cartílago articular durante el desarrollo fetal. Los meniscos pueden tener un borde interno libre, o extenderse a través de la articulación, separándola en dos cavidades.

CAPÍTULO 48

Traumatismos, infecciones y neoplasias de las estructuras musculoesqueléticas

El sistema musculoesquelético incluye los huesos, las articulaciones y los músculos, así como las estructuras asociadas, como los ligamentos y los tendones. Un neonato nace con más de 300 huesos. Conforme los seres humanos envejecen, algunos huesos se fusionan, por lo que un adulto cuenta con aproximadamente 206 huesos.[1] El sistema musculoesquelético está sujeto a un gran número de alteraciones que afectan a las personas de todos los grupos de edad y ámbitos de vida, y causan dolor y discapacidad. Este capítulo se centra en los efectos de traumatismos, infecciones, isquemia y neoplasias sobre las estructuras musculoesqueléticas del cuerpo.

Lesiones y traumatismos de las estructuras musculoesqueléticas

Una amplia variedad de lesiones musculoesqueléticas son resultado de fuerzas físicas, incluyendo traumatismos contusos, rotura de tendones y ligamentos, y fracturas de las estructuras óseas. Muchas de las fuerzas que causan lesiones al sistema musculoesquelético son típicas para un ambiente, actividad o grupo de edad particular.

Las caídas no intencionales son la causa número uno de lesiones no letales en niños y adolescentes entre 0 y 14 años de edad en los Estados Unidos.[2] Las caídas en la infancia causan cerca de 2.8 millones de consultas a los servicios de urgencia cada año.[2] Las lesiones relacionadas con deportes y recreación envían a 2.6 millones de niños entre 0 y 19 años de edad a los servicios de urgencia cada año.[3]

Las caídas son la causa más frecuente de lesiones en las personas de 65 años de edad y mayores. Cada año, tres millones de adultos mayores son tratados en el departamento de urgencias debido a lesiones por caídas, y el 95% de todas las fracturas de cadera son causadas por caídas.[4] A menudo, las caídas en personas mayores se deben a cambios fisiológicos, como la alteración en el equilibrio, la disminución de la visión y la audición, y una marcha inestable. Los riesgos ambientales, como la iluminación inadecuada, los derrames o, inclusive, el uso de taburetes o escaleras para alcanzar objetos en lugares altos, pueden aumentar el número de caídas. La osteoporosis también es un riesgo conocido de lesión por las caídas.[5,6] La prevención de las caídas en los adultos mayores debe centrarse en los ejercicios de fuerza y equilibrio, y suplementos de vitamina D para mejorar la movilidad y la fuerza óseas. La polifarmacia, otro factor de riesgo de caídas, puede ser mitigada a través de la revisión de los medicamentos. Aunque la mayoría de las lesiones asociadas con una caída no son graves, la mortalidad después de una fractura de cadera oscila entre el 18 y 33%.[6]

Lesiones atléticas

Las lesiones atléticas son agudas o por abuso. Las lesiones agudas son ocasionadas por un traumatismo repentino e incluyen a las de tejidos blandos (contusiones y esguinces) y huesos (fracturas). Las lesiones por abuso ocurren cuando la actividad física ejerce una tensión excesiva sobre el tejido musculoesquelético normal, que es incapaz de adaptarse.[7] Las lesiones por abuso representan la mayoría de las relacionadas con deportes en niños y adolescentes.[7] Por lo general, ocurren en el codo y los tejidos donde los tendones se unen al hueso; son especialmente vulnerables las apófisis y los discos de crecimiento cartilaginosos en sitios como el talón, el codo y la rodilla.[8] Debido a la vulnerabilidad de los huesos en crecimiento, las consecuencias de las lesiones por abuso son mucho mayores en los niños y adolescentes que en los adultos.[8] Numerosos factores contribuyen al potencial de lesión en atletas adolescentes, incluyendo estatura y peso, crecimiento y fuerza musculares, habilidades y desempeño motores, composición corporal, flexibilidad, estructura de los discos de crecimiento óseo y madurez psicológica.[7] El tratamiento de las lesiones por abuso se centra en el reposo y es esencial la prevención mediante la modificación de las actividades, la instrucción y el diagnóstico temprano.[8]

Lesiones de tejidos blandos

La mayoría de las lesiones esqueléticas se acompañan de daño en los tejidos blandos (músculo, tendón o ligamento), a saber, contusiones, hematomas y laceraciones. Se describen aquí por su asociación con las lesiones musculoesqueléticas.

Una *contusión* es una lesión de tejidos blandos resultante de un traumatismo directo y, en general, es causada por el golpe de una parte del cuerpo contra un objeto duro. Ante una contusión, la piel que cubre la lesión permanece intacta. Inicialmente, el sitio se torna equimótico por hemorragia local; más tarde, la coloración cambia de manera gradual a parda y, después, a amarilla, conforme la sangre se reabsorbe. Un *hematoma* es un área amplia de hemorragia local. Los hematomas causan dolor conforme la sangre se acumula y ejerce presión sobre las terminaciones nerviosas. El dolor aumenta con el movimiento o cuando se aplica presión en el área. El dolor y la inflamación de un hematoma tardan más en sanar que los que acompañan a una contusión. Un hematoma puede infectarse por proliferación bacteriana. A diferencia de una contusión, que no drena, un hematoma eventualmente puede partir la piel, a causa del aumento de las presiones y la producción de drenaje. El tratamiento de una contusión o hematoma consiste en elevar la parte afectada y aplicar frío cada 4 h durante unos 20 min a la vez para disminuir la hemorragia en el área. Un hematoma puede necesitar su aspiración.

Una *laceración* es la lesión en la que la piel se rasga o se interrumpe su continuidad. La gravedad de una laceración depende del tamaño y la profundidad de la herida y si existe contaminación del objeto que causó la lesión. Las heridas punzantes por clavos o material oxidado proporcionan el marco para la proliferación de bacterias anaerobias, como las causantes del tétanos y la gangrena gaseosa.

Por lo general, las laceraciones se tratan por medio de su cierre, que se realiza después de limpiar lo suficiente la región. La herida cerrada se cubre posteriormente con un apósito estéril. Es importante disminuir la contaminación de la herida y controlar la hemorragia. Las heridas contaminadas y las fracturas abiertas se irrigan de forma copiosa y se desbridan, dejando la piel, en general, abierta para cicatrizar y prevenir el desarrollo de una infección anaerobia o un trayecto fistuloso. Se utilizan antimicrobianos de manera selectiva con base en la sospecha de la naturaleza de los contaminantes.

Lesiones de articulaciones (musculotendinosas)

Las articulaciones son sitios donde se unen dos o más huesos. Las articulaciones (p. ej., diartrodias) se sostienen por haces de fibras colágenas resistentes llamadas *ligamentos*, que conectan su cápsula y unen los extremos de los huesos articulares, y los *tendones*, que unen los músculos a su periostio.[9] Las lesiones articulares implican sobrecarga mecánica, giro o distensión forzados.

Esguinces y distensión muscular

Distensión muscular

Una *distensión muscular* es una lesión por el giro de un músculo o una unidad musculotendinosa debido a una sobrecarga mecánica. Este tipo de lesión puede resultar de una contracción muscular anómala o un estiramiento forzado excesivo. Aunque, por lo general, no hay signo externo de una lesión específica, sí se presenta dolor, rigidez e inflamación. Los sitios más habituales para las distensiones musculares son la espalda baja y la región cervical de la columna vertebral. El codo y el hombro se sostienen por unidades musculotendinosas sometidas a distensiones. La distensión del pie se asocia con su estrés por soporte de peso. Puede ser causado por un sostén muscular y ligamentoso insuficiente, sobrepeso o exceso de bipedestación, marcha o carrera.

En las regiones lumbar y cervical de la columna vertebral, las distensiones musculares son más frecuentes que los esguinces. La lumbalgia mecánica se vuelve cada vez más habitual en los atletas adolescentes.[10] El abuso, sobre todo de hiperextensión de la columna lumbar en deportes como los de pista, lucha, gimnasia y clavados, puede desgarrar los músculos, las aponeurosis y los ligamentos. Es necesario un diagnóstico cuidadoso porque la lumbalgia crónica puede indicar una espondilólisis (fractura por estrés de la parte intraarticular) o espondilolistesis (desplazamiento vertebral), que son las causas más frecuentes.[11] Determinar la ubicación del dolor durante el movimiento ayuda al diagnóstico y el tratamiento.[12] Las fracturas cerca de las caras superior e inferior de las vértebras pueden ocurrir cuando la columna lumbar en crecimiento se somete a un estrés excesivo, que provoca que los discos se proyecten hacia las raíces de los nervios raquídeos. La detección y el tratamiento tempranos son importantes para evitar complicaciones y discapacidad. El tratamiento de las distensiones dorsales consiste en un corto período de reposo y analgésicos leves, seguidos por un retorno gradual a las actividades. Pueden usarse compresas frías o hielo para aliviar el dolor y aminorar el edema de la región afectada. Los ejercicios, la postura correcta y una buena mecánica corporal ayudan a disminuir el riesgo de una nueva lesión.

Esguinces

Un *esguince*, que afecta a las estructuras ligamentosas (fuertes bandas de tejido conjuntivo) que rodean a la articulación, se asemeja a una distensión, pero el dolor y el edema desaparecen más lentamente. Por lo general, es causado por el movimiento anómalo o excesivo de la articulación. En un esguince, los ligamentos pueden desgarrarse de manera incompleta o, en casos graves, completa o romperse (fig. 48-1).[13] De vez en cuando, se visualiza un fragmento óseo cuando todo el ligamento completo, incluyendo parte de su inserción, se rompe o separa del hueso. Los signos de un esguince son dolor, edema rápido, calor, discapacidad, cambio de coloración y limitación de la función.

Cualquier articulación puede presentar un esguince, pero la del tobillo es la afectada con mayor frecuencia, sobre todo en lesiones de rápido movimiento en las que esta articulación o la rodilla se pueden torcer de forma repentina.[13] La

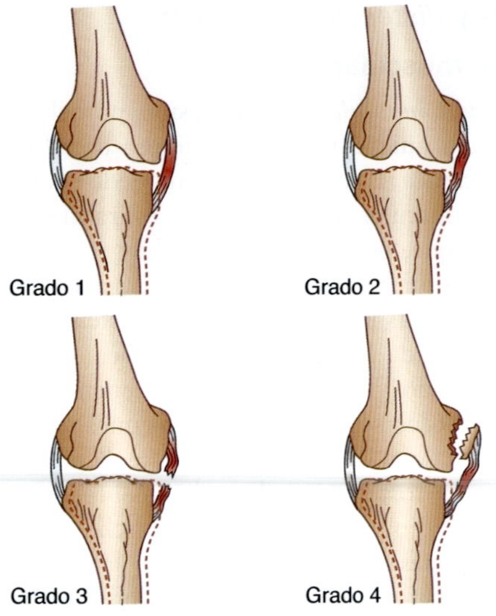

FIGURA 48-1. Clasificación del esguince en el lado interno de la rodilla derecha: grado 1, esguince leve del ligamento colateral medial; grado 2, esguince moderado con formación de hematoma; grado 3, esguince grave con rotura total de ligamento; y grado 4, esguince grave con avulsión del cóndilo femoral interno en la inserción del ligamento colateral medial.

mayoría de los esguinces de tobillo se producen en la cara externa cuando el pie se gira hacia adentro, obligando al tobillo a una inversión más allá de sus límites estructurales.[13] Otros sitios frecuentes de esguince son la rodilla (ligamentos colateral y cruzado anterior [LCA]) y el codo (del lado cubital). Como sucede con una distensión, la lesión de tejidos blandos que ocurre en un esguince no es evidente en la radiografía. Los esguinces de muñeca se presentan más a menudo con una caída sobre la mano extendida.

Curación

Si se tratan correctamente, las lesiones musculotendinosas suelen sanar con el restablecimiento de la fuerza tensil original. Los fibroblastos reparan la vaina interna del tendón o, si el tendón no la tiene, del tejido conjuntivo laxo que rodea al tendón. Los vasos capilares infiltran la zona lesionada durante el proceso de cicatrización inicial y proveen los fibroblastos con los materiales que necesitan para producir grandes cantidades de colágeno. La formación de los largos haces de colágeno ocurre dentro de las primeras 2 semanas, y aunque la resistencia a la tracción aumenta de forma constante después, no es suficiente para permitir la tracción fuerte por el tendón durante aproximadamente 2 meses. Durante el proceso de curación, existe el peligro de que la contracción muscular separe los extremos lesionados, lo que hace que el tendón cicatrice en una posición elongada. También hay peligro de que se desarrollen adherencias en áreas donde los tendones atraviesan canales fibrosos, como en la porción distal de las palmas de las manos, lo que inutiliza al tendón.

Tratamiento

El tratamiento de las distensiones musculares y los esguinces ligamentosos es similar en varias formas. Para una extremidad lesionada, puede ser suficiente la elevación del segmento seguida de la aplicación local de frío. La compresión, llevada a cabo por medio de vendas adhesivas o una férula removible, ayuda a disminuir la inflamación y proporciona sostén. Se aplica una férula de yeso o escayola para los esguinces graves, en especial aquellos lo suficientemente graves como para justificar la reparación quirúrgica. La inmovilización de un músculo distendido se continúa hasta que el dolor y el edema hayan disminuido. Ante un esguince, se inmoviliza la articulación afectada durante varias semanas. La inmovilización puede venir seguida por ejercicios activos graduales. El diagnóstico temprano, el tratamiento y la rehabilitación son esenciales para prevenir la inestabilidad ligamentosa crónica.

PUNTOS CLAVE

Lesiones en las articulaciones

- Las articulaciones son la parte más débil del sistema esquelético y los sitios más frecuentes de lesión por sobrecarga mecánica, giro o distensión forzados.
- Las lesiones pueden incluir daño a los tendones, que conectan el músculo al hueso; ligamentos, que mantienen juntos los huesos; o cartílagos, que cubren la superficie articular.
- La cicatrización del tejido conjuntivo denso involucrado en las lesiones articulares requiere tiempo para restaurar las estructuras de manera que sean suficientemente fuertes para soportar las fuerzas impuestas sobre la articulación. Las lesiones ligamentosas pueden requerir intervención quirúrgica con aproximación de muchos filamentos fibrosos para facilitar la curación.
- Las lesiones que involucran el cartílago articular pueden predisponer a una enfermedad articular.

Luxaciones

Una *luxación* consiste en el desplazamiento o separación de los extremos óseos de una articulación con su pérdida. Por lo general, es consecuencia de un traumatismo grave que afecta a los ligamentos de sujeción. Las luxaciones se observan más a menudo en las articulaciones acromioclavicular y del hombro. Esta última es una articulación compleja e inestable.[14,15] La mayoría de las luxaciones traumáticas del hombro son anteriores o corresponden a recurrencias de una lesión anterior, ya sea luxación o subluxación.[16] Una *subluxación* es un desplazamiento parcial, en el que los extremos óseos que alcanzan la articulación todavía están en contacto parcial entre sí. La primera aparición de una luxación anterior sucede con mayor frecuencia en hombres jóvenes y como consecuencia de un contacto, con recurrencias habituales.[14,15]

Las luxaciones pueden ser congénitas, traumáticas o patológicas. Las luxaciones congénitas ocurren en la cadera y la rodilla; las traumáticas, después de caídas, golpes o lesiones rotativas. En el hombro y la rótula, las luxaciones pueden llegar a ser recurrentes, sobre todo en los atletas. Recidivan con el mismo movimiento, pero requieren cada vez menos fuerza para causar el daño.

La luxación patológica de la cadera es una complicación tardía de una infección, artritis reumatoide, parálisis y enfermedades neuromusculares. Las luxaciones de las articulaciones falángicas no son graves y, por lo general, se reducen por manipulación. Son sitios menos frecuentes de luxación, principalmente en los adultos jóvenes, los de las regiones de la muñeca y tarsal media. Por lo general, son resultado de una fuerza directa, como una caída sobre una mano extendida. El diagnóstico de una luxación se basa en el interrogatorio, la exploración física y los resultados radiológicos. Los síntomas son dolor, deformidad y movimiento limitado.

El tratamiento depende del sitio, el mecanismo de lesión y las lesiones asociadas, como las fracturas. Las luxaciones que no se reducen de forma espontánea, por lo general, requieren manipulación o reparación quirúrgica. También pueden realizarse varios procedimientos quirúrgicos para evitar una nueva luxación de la rótula, el hombro o las articulaciones acromioclaviculares. Es necesaria la inmovilización después de la reducción de una luxación para permitir la cicatrización de las estructuras articulares. En luxaciones que afectan la rodilla, puede prescribirse la reducción cerrada con inmovilización, aunque quizás se necesite una reducción abierta en caso de daño vascular o de tejidos blandos.[17]

Cuerpos sueltos

Los *cuerpos sueltos* son pequeños fragmentos de hueso o cartílago dentro de un espacio articular. Pueden resultar de traumatismos en la articulación o presentarse si se desprende el cartílago de la superficie articular, lo que causa que un fragmento necrótico del hueso se separe y flote libremente. Las manifestaciones son de dolor y, a menudo, causan la adhesión y la fijación de la articulación. Los cuerpos sueltos se presentan con frecuencia en la rodilla, el codo, la cadera y el tobillo. El cuerpo suelto queda atrapado de manera repetida en el espacio articular, con pellizcamiento del cartílago sano subyacente. A menos que se retire, puede causar artrosis y restricción del movimiento. El tratamiento consiste en su eliminación por artroscopia quirúrgica.

Lesiones del hombro y el manguito de los rotadores

El hombro incluye una serie compleja de articulaciones que producen una extraordinaria amplitud de movimiento. Esta movilidad se logra a expensas de una relativa inestabilidad, que combinada con su posición relativamente expuesta, hace al hombro extremadamente vulnerable a lesiones como esguinces y luxaciones, así como a procesos degenerativos, como las alteraciones del manguito de los rotadores.

El hombro se compone de tres huesos: la escápula, la clavícula y el húmero. La escápula se articula con el húmero por medio de la cavidad glenoidea y con la clavícula en la apófisis **acromial**, así como de forma estrecha con la pared torácica. Las fracturas de la clavícula son de las más frecuentes durante la infancia. El típico mecanismo de fractura es una caída sobre la punta del hombro.

Cuatro articulaciones forman la articulación del hombro: la acromioclavicular, que une a la clavícula con el acromion de la escápula; la esternoclavicular, que une al esternón con la clavícula; la glenohumeral, que conecta la cabeza del húmero con la relativamente poco profunda cavidad glenoidea de la escápula; y la toracoescapular, que se une a la parte posterior de la caja torácica y a la anterior de la escápula.[16] Una serie de músculos y tendones proveen estabilidad a estas uniones; pueden ocurrir esguinces de la articulación acromioclavicular como resultado de fuerzas directas o indirectas, como en deportes de contacto o una caída.[18] El sitio más habitual de luxación del hombro es la articulación glenohumeral.[19] Las luxaciones más agudas implican el desplazamiento anterior de la cabeza humeral con respecto a la cavidad glenoidea, con el resultado de abducción, extensión y rotación forzada del hombro. Otros mecanismos incluyen una caída sobre un brazo extendido o un golpe en la parte posterior del hombro.

El movimiento del brazo implica la contracción coordinada de los músculos del manguito de los rotadores (supraespinoso, redondo menor, infraespinoso, subescapular) y sus inserciones musculotendinosas.[17,20] Estos músculos están separados del arco coracoacromial suprayacente por dos bolsas: la subdeltoidea y la subcoracoidea. Estas dos bolsas, a veces denominadas *subacromiales*, se comunican frecuentemente con el manguito de los rotadores y se ven afectadas por sus lesiones.

El manguito de los rotadores (fig. 48-2) es similar a otros grupos musculares del cuerpo porque su riesgo de lesión también aumenta cuando se requiere que realice una función de gran tensión en un estado no acondicionado. Las lesiones del manguito de los rotadores y su pellizcamiento pueden tener muchas causas: el uso excesivo, un golpe directo o una lesión por estiramiento, que implica generalmente el lanzamiento u oscilación, como ocurre con los lanzadores del béisbol o jugadores de tenis.

El uso excesivo y las enfermedades degenerativas tienen un inicio más lento y se presentan en los adultos mayores con un traumatismo menor o ninguno.[21] Los tendones del manguito de los rotadores se funden cerca de sus inserciones en las tuberosidades del húmero para formar el manguito musculotendinoso. La degeneración de estos tendones puede ser el resultado de una serie de factores, incluyendo microtraumatismos repetitivos, alteración de la vascularidad como resultado del envejecimiento o inestabilidad del hombro con sobrecarga secundaria del manguito. Sin embargo, su incidencia aumenta de manera significativa con la edad.[22] La degeneración es más grave cerca de la inserción tendinosa, y el supraespinoso es el que resulta afectado con mayor frecuencia. El engrosamiento de la unidad musculotendinosa disminuye la distancia entre el manguito y el arco coracoacromial suprayacente. Pueden percibirse dolor y pinzamiento cuando los movimientos del brazo oprimen y pellizcan estos tejidos entre el húmero y el arco suprayacente. En general, la lesión del manguito de los rotadores es causada por una multitud de factores (extrínsecos e intrínsecos).[17,22]

Se utilizan varias maniobras de exploración física para definir los procesos patológicos.[19,22,23] Son importantes los antecedentes y el mecanismo de la lesión. Además de las radiografías estándar, pueden usarse artrografías, tomografía computarizada (TC) o resonancia magnética (RM). Debido al número de lesiones del manguito de los rotadores, la ecografía del hombro es la más frecuente de las aplicaciones musculoesqueléticas del ultrasonido.[20] El estudio artroscópico bajo anestesia puede usarse para fines de diagnóstico y se puede una hacer artroscopia quirúrgica para reparar desgarros importantes. Es habitual el tratamiento conservador con antiinflamatorios, inyecciones de corticoesteroides y fisioterapia. El período de reposo viene seguido por un programa personalizado de ejercicio y rehabilitación para mejorar la fuerza, la flexibilidad y la resistencia.[17]

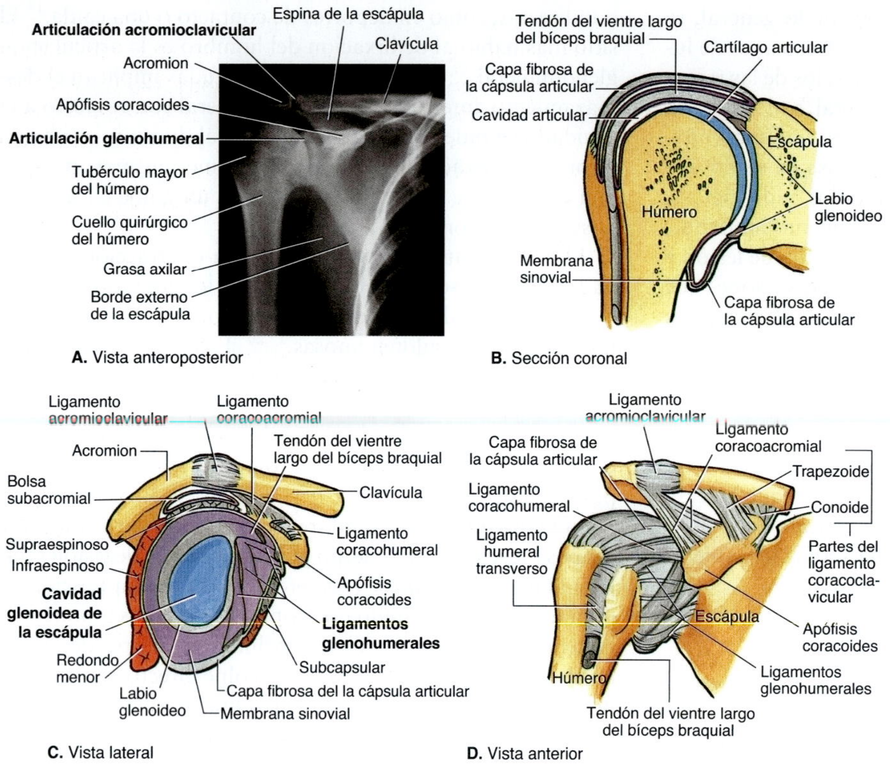

FIGURA 48-2. Lesión del manguito de los rotadores. **A.** Radiografía. **B.** Sección coronal de las articulaciones acromioclavicular y glenohumeral del hombro. **C.** Vista externa de la cavidad glenoidea. **D.** Vista anterior de los ligamentos. Tomado de: Moore K. L., Agur A.M., Dalley A. F. (2011). *Essential clinical anatomy* (4th ed., p. 478). Philadelphia, PA: Wolters Kluwer/Lippincott Williams & Wilkins.

Lesiones de la rodilla

La rodilla es un sitio frecuente de lesiones, sobre todo aquellas relacionadas con los deportes en los que la rodilla se somete a fuerzas de compresión y torsión anómalas, que pueden causar lesiones de meniscos, subluxación y luxación rotulianas y condromalacia. Las lesiones de la rodilla en la edad adulta joven y las de rodilla y cadera en la edad madura son factores importantes para el desarrollo de artrosis.[24]

Lesiones de los meniscos

Los meniscos son placas de fibrocartílago en forma de "C" superpuestos entre los cóndilos del fémur y la tibia. Hay dos meniscos en cada rodilla: externo e interno (fig. 48-3). Los meniscos son más gruesos en sus márgenes externos y se adelgazan hasta constituir bordes finos, no insertos en su borde interno. Se unen con firmeza en sus extremos a la región intercondílea de la tibia y son sostenidos por los ligamentos coronarios y transversales de la rodilla. Los meniscos tienen una participación importante en el soporte de peso y la absorción de impactos. También ayudan a estabilizar la rodilla al profundizar el receptáculo tibial y mantener el fémur y la tibia en la posición correcta. Además, el menisco ayuda a la lubricación articular y sirve como fuente de nutrición para el cartílago en la rodilla.

La lesión del menisco suele ocurrir como resultado de una lesión de rotación aguda o repentina, o por un golpe directo a la rodilla, como en el hockey, el baloncesto o el fútbol. A menudo, se asocia con otras lesiones, como un desgarro del LCA. El tipo y la ubicación de los desgarros de meniscos se determinan por la magnitud y la dirección de la fuerza que actúa sobre la rodilla, así como su posición al momento de la lesión. Los desgarros de los meniscos pueden describirse por su presentación o ubicación.[17] La rodilla lesionada se edematiza y es dolorosa, especialmente con la hiperflexión y la hiperextensión.

El diagnóstico se realiza por medio de exploración y se confirma por RM. Puede requerirse una radiografía simple para descartar la artrosis.[16] El tratamiento inicial de las lesiones de meniscos puede ser conservador. Se puede colocar la rodilla en un inmovilizador removible y prescribir ejercicios isométricos del cuádriceps. La actividad, por lo general, se restringe hasta que se recupere el movimiento completo. Puede realizarse una meniscectomía artroscópica cuando haya síntomas mecánicos, pero no se ha definido si hay una artropatía degenerativa o un desgarro traumático. Para los adultos mayores puede ser difícil determinar si la rotura fue el resultado de la artrosis o si la causará.[16]

Existen pruebas de que la pérdida de función de los meniscos se relaciona con el deterioro progresivo de la correspondiente a la rodilla.[16] El cartílago articular dañado tiene una capacidad limitada para sanar debido a su naturaleza avascular y de movilización inadecuada de las células regenerativas. Los procedimientos de reconstrucción de meniscos se han perfeccionado para preservar estas funciones antes de que ocurran cambios degenerativos importantes, y evitar así un reemplazo total de la articulación más adelante.

Subluxación y luxaciones rotulianas

La luxación de la rótula (o patela) representa aproximadamente el 3% de las lesiones de la rodilla; el primer episodio a menudo ocurre en personas menores de 20 años de edad.[25] En un estudio reciente con base en la población, se encontró una incidencia de 23.2 por cada 100 000, con mayor frecuencia en personas de entre 14 y 18 años de edad y sin gran diferencia entre mujeres y hombres.[26] A menudo, la luxación de la rótula es resultado del traumatismo experimentado

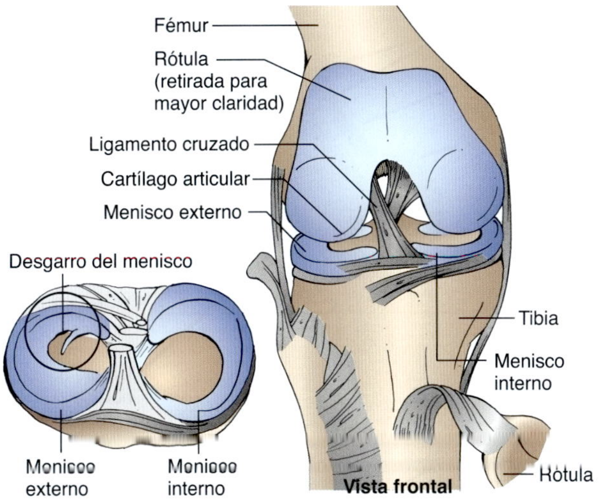

FIGURA 48-3. Rodilla. Se muestran los meniscos externo e interno (con retiro de la rótula con fines de claridad). Desgarro del menisco (*recuadro inferior izquierdo*).

durante los deportes o la actividad física.[27] Las variaciones congénitas de la rodilla también son factores predisponentes.

A menudo, hay una sensación de que la rótula "estalló hacia afuera" cuando ocurrió la luxación.[17] Otras manifestaciones incluyen rodilla vencida, inflamación, crepitación, rigidez y pérdida de la amplitud de movimiento. El tratamiento puede ser difícil, pero primero se utilizan los métodos no quirúrgicos, incluyendo la inmovilización con la rodilla extendida, abrazaderas, administración de antiinflamatorios y ejercicios isométricos de fortalecimiento del cuádriceps. Con frecuencia, se requiere una intervención quirúrgica, con numerosas opciones disponibles.[28]

Condromalacia

La condromalacia, o degeneración del cartílago articular, se observa frecuentemente en la cara interna de la rótula.[13] Puede ser resultado de la subluxación recurrente de la rótula o del abuso en actividades atléticas extenuantes. Las personas con esta afección, por lo general, se quejan de dolor, en especial cuando suben escaleras o se sientan con las rodillas dobladas. En ocasiones, la persona experimenta debilidad de la rodilla.

El tratamiento consiste en reposo, ejercicios isométricos y, después, aplicación de hielo. Parte de la rótula puede extirparse quirúrgicamente en casos graves. En casos menos graves, la porción blanda se elimina con una sierra que se inserta a través de un artroscopio. El mantenimiento y la reparación del cartílago articular es un proceso complejo. Los factores de crecimiento polipeptídicos que instan a las células a dividirse, diferenciarse, emigrar y producir matriz parecen participar en la conservación y la degradación de la matriz del cartílago articular.

Lesiones de la cadera

La *cadera* es una enartrosis en la que la cabeza femoral se articula profundamente en el acetábulo (fig. 48-4).[9] La parte proximal del fémur se compone de cabeza, cuello y trocánter mayor. La anatomía vascular de la cabeza femoral es de vital importancia en cualquier alteración de la cadera. Las principales fuentes de irrigación sanguínea son los vasos intramedulares y las arterias retinaculares derivadas de las arterias femorales circunflejas, y ambos transcurren desde la región intertrocantérea proximal para irrigar la cabeza femoral. La enfermedad o las lesiones que comprometen la circulación pueden afectar la viabilidad de la cabeza femoral y provocar necrosis avascular u osteonecrosis. Las afecciones de la cadera incluyen luxaciones y fracturas.

Luxaciones de la cadera

Las luxaciones de la cadera son resultado de un traumatismo grave y pueden ser anteriores o posteriores; estas últimas son las más frecuentes.[29] Las lesiones asociadas también tienen un impacto en el resultado de la luxación.[29]

La luxación de la cadera es una urgencia.[29] En la posición luxada, se ejerce gran tensión a la irrigación sanguínea de la cabeza femoral y puede ocurrir necrosis avascular.[17,20] La artrosis de la cadera también es una complicación potencial a largo plazo. Para evitar estas complicaciones, está indicada la reducción temprana.[29] El soporte de peso suele limitarse después de la reducción para evitar una nueva luxación y permitir que sane la articulación.

Fracturas de la cadera

La fractura de cadera es un problema de salud pública importante en el hemisferio occidental, particularmente en los adultos mayores. Se acompaña de riesgos de muerte y de impacto sobre la función y la calidad de vida.[30] La incidencia de fracturas de cadera aumenta con la edad, y también es mayor en las mujeres caucásicas que en las de otras razas. Los factores de riesgo de fractura de cadera varían con la edad y el sexo. Para los menores de 80 años de edad, un mayor riesgo se asocia con problemas esqueléticos, mientras que para los mayores de 80 años, las caídas son el máximo factor de riesgo.[31] La osteoporosis y la osteopenia también son factores contribuyentes importantes.

La mayoría de las fracturas de cadera son resultado de caídas. En ocasiones, la persona puede fracturarse la cadera antes de caer a causa de la torsión o fuerza excesiva sobre un fémur que se ha debilitado por osteoporosis o neoplasias. Las características de la caída (la dirección, el sitio de impacto y la respuesta de protección) y los factores ambientales influyen de manera importante sobre el riesgo de fractura de cadera en una caída.

Una fractura de cadera se clasifica en función de la parte anatómica donde se produce. Por lo general, se trata de una fractura proximal del fémur. Las fracturas del cuello femoral se encuentran en el área distal a la cabeza femoral, pero proximal a los trocánteres mayor y menor, y se consideran intracapsulares porque se localizan dentro de la cápsula de la articulación de la cadera. Las fracturas intertrocantéreas se producen en la región metafisaria, entre los trocánteres mayor y menor. Las fracturas subtrocantéreas son aquellas que se producen justo por debajo del trocánter mayor. Las fracturas del cuello femoral y las intertrocantéreas causan la mayoría de las fracturas de cadera, que ocurren en porcentajes casi iguales.[16,32]

La ubicación de una fractura de cadera es importante en términos de la irrigación sanguínea de la cabeza del fémur, la cual recibe sangre por los vasos que transcurren en dirección proximal ascendente hasta el cuello femoral (*véase* la fig. 48-4). Las fracturas subtrocantéreas e intertrocantéreas distales a estos vasos no suelen alterar la irrigación sanguínea a la cabeza femoral, mientras que las del cuello femoral, particularmente las que implican un marcado desplazamiento, a menudo sí lo hacen y, por lo tanto, se asocian con una mayor incidencia de complicaciones (falta de consolidación y necrosis avascular).[33,34]

La mayoría de las fracturas de cadera se diagnostican con base en los datos clínicos y las radiografías estándar. Se puede realizar una gammagrafía ósea o una RM cuando la radiografía es negativa, pero los datos clínicos respaldan el diagnóstico de fractura de cadera. A menudo habrá necrosis avascular con el traumatismo de la cadera, pero también puede ocurrir sin él, por lo que es necesario diagnosticarla por RM.[16]

Las fracturas impactadas tienen un mejor pronóstico en términos de consolidación y, a menudo, se tratan con métodos no quirúrgicos o por simple fijación interna para proveer estabilidad. Las fracturas intracapsulares desplazadas en los adultos mayores suelen tratarse mejor por medio de reemplazo quirúrgico de la articulación de la cadera y movilización temprana. La gente joven y sana se trata mediante reducción y fijación interna de la fractura. Este método permite la preservación de la cabeza femoral si es posible, por lo que no se requiere una prótesis. Las fracturas intertrocantéreas se tratan, por lo general, con reducción abierta y fijación interna. La no consolidación en este tipo de fracturas es mucho menos frecuente que en las fracturas intracapsulares. Sin embargo, la carga generalmente estará limitada durante 3 meses hasta que se produzca la consolidación de la fractura.

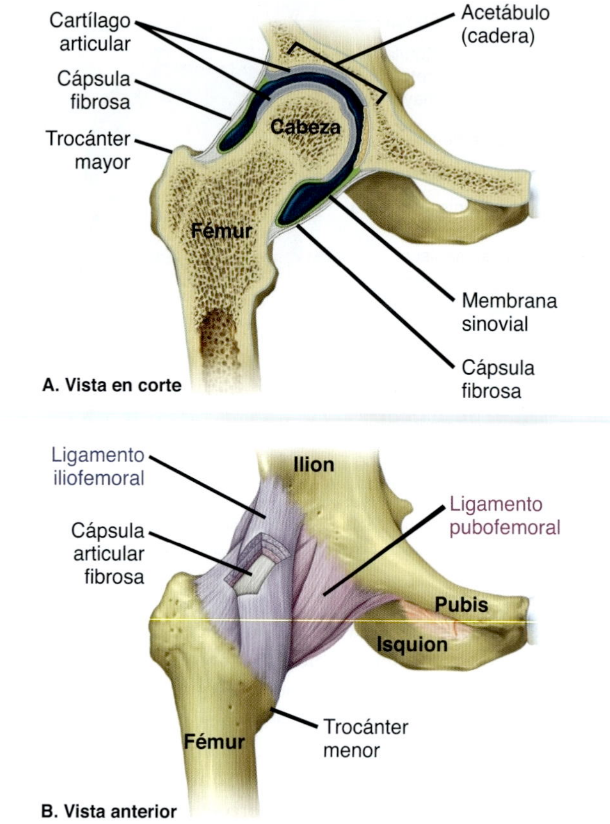

FIGURA 48-4. Articulación de la cadera derecha. **A.** Vista en corte. **B.** Vista anterior. Tomado de: McConnell T. H., Hull K. L. (2011). *Human form human function: Essentials of anatomy & physiology* (p. 218). Philadelphia, PA: Lippincott Williams & Wilkins.

Fracturas

La fractura, o discontinuidad del hueso, es el tipo más frecuente de lesión ósea.[33] El hueso normal puede soportar fuerzas de compresión y cizallamiento considerables y, en menor grado, las fuerzas de tensión. Una fractura se produce cuando se ejerce más tensión sobre el hueso de la que puede absorber. Clasificadas según la causa, las fracturas pueden dividirse en tres grandes categorías: ocasionadas por una lesión repentina, por fatiga o estrés, y patológicas.[33] Las fracturas más habituales son las derivadas de lesiones repentinas. La fuerza que provoca la fractura puede ser directa, como una caída o un golpe, o indirecta, como una contracción muscular masiva o el traumatismo transmitido a lo largo del hueso. Por ejemplo, la cabeza del radio o la clavícula pueden fracturarse por las fuerzas indirectas resultantes de la caída sobre una mano extendida. Una fractura por fatiga resulta del desgaste repetido en un hueso. El dolor asociado con lesiones por abuso de los miembros inferiores, en especial el medial tibial posterior, es uno de los síntomas más frecuentes que experimentan las personas físicamente activas, como los corredores. Las fracturas por estrés en la tibia pueden confundirse con "férulas de espinillas", una denominación inespecífica para el dolor en la pierna por el abuso de caminar y correr, pues con frecuencia no aparecen en la radiografía hasta 2 semanas después del inicio de los síntomas.

Una fractura patológica se produce en los huesos ya debilitados por una enfermedad o tumores. Las fracturas de este tipo pueden ocurrir de manera espontánea con poco o ningún estrés. El estado de la enfermedad subyacente puede ser local (como infecciones, quistes o tumores) o generalizado (como en la osteoporosis, la enfermedad de Paget o las metástasis del cáncer).[33]

Clasificación

Las fracturas se clasifican, por lo general, según su ubicación, tipo y dirección o el patrón de la línea de fractura (fig. 48-5). Un hueso largo se divide en tres partes: proximal, de cuerpo medio y distal. Una fractura de los huesos largos se describe en relación con su posición. Se utilizan otras descripciones cuando la fractura afecta a la cabeza o el cuello de un hueso, a una articulación o se encuentra cerca de una prominencia, como un cóndilo o maléolo.

El tipo de fractura viene determinado por su comunicación con el ambiente externo, el grado de pérdida de continuidad del hueso y el carácter de sus fragmentos. Puede clasificarse como abierta o cerrada. Cuando los fragmentos de hueso han roto la piel, la fractura se llama *abierta* o *compuesta*.[35] Las fracturas abiertas a menudo se complican por infección, osteomielitis o consolidación retrasada o nula. En una fractura cerrada, no hay comunicación con la piel externa.

Alerta sobre el dominio de conceptos

Los pacientes con fracturas compuestas son más propensos a experimentar complicaciones en la consolidación ósea que aquellos con otros tipos de fracturas.

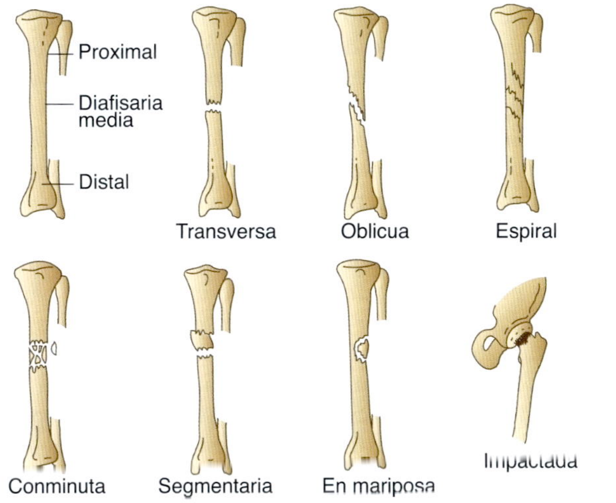

FIGURA 48-5. Clasificación de las fracturas. Las fracturas se clasifican de acuerdo con su localización (proximal, media corporal o distal), la dirección de la línea de la fractura (espiral, oblicua, transversal) y su tipo (conminuta, segmentaria, en mariposa o impactada).

El grado de una fractura se describe en términos de una pérdida parcial o completa de la continuidad del hueso. Una *fractura en tallo verde*, que se ve en los niños, es un ejemplo de una pérdida parcial de la continuidad del hueso y se asemeja a la que se observa cuando se rompe un árbol joven. Este tipo de rotura se produce porque los huesos de los niños, en especial hasta cerca de los 10 años de edad, son más elásticos que los de los adultos.

Las características de una fractura dependen de sus fragmentos. Una *fractura conminuta* tiene más de dos fragmentos. Una *fractura por compresión*, como ocurre en el cuerpo vertebral, involucra a dos huesos triturados o comprimidos juntos. Una fractura se denomina *impactada* cuando sus fragmentos están incrustados y juntos. Este tipo de fractura ocurre generalmente en el húmero, es menos grave y se trata sin intervención quirúrgica.

La dirección del traumatismo o mecanismo de lesión produce cierta configuración o patrón de la fractura. El patrón de una fractura indica la naturaleza del traumatismo y da información sobre el método más fácil para su reducción. La *reducción* es la restauración de un hueso fracturado a su posición anatómica normal. Las *fracturas transversas* son ocasionadas por fuerzas angulares simples. Una *fractura espiral* resulta de un movimiento de torsión o giro. Es poco probable que una fractura transversa se desplace o pierda su posición después de que se reduce. Por otro lado, las fracturas conminutas, oblicuas y espirales a menudo son inestables y pueden cambiar de posición después de la reducción.

Manifestaciones clínicas

Los signos y los síntomas de una fractura son dolor, hipersensibilidad en el sitio de la rotura ósea, edema, pérdida de la función, deformidad y movilidad anómala de la parte afectada. La deformidad varía según el tipo de fuerza aplicada, la parte del hueso afectada, el tipo de fractura producido, la fuerza y el equilibrio de los músculos circundantes.

En los huesos largos, se presentan tres tipos de deformidades: angulación, acortamiento y rotación. Los fragmentos muy angulados de la fractura pueden percibirse en el sitio

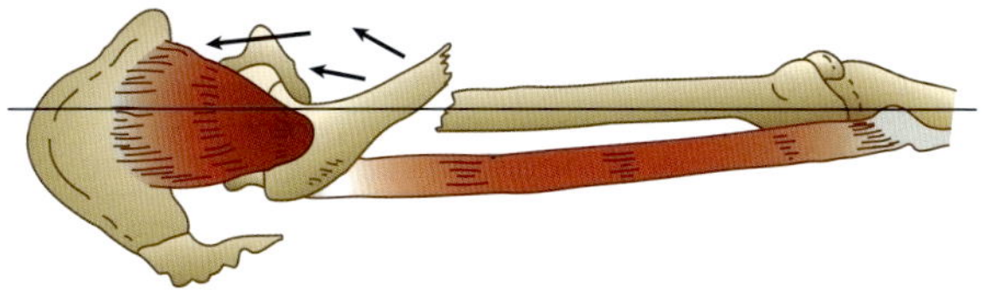

FIGURA 48-6. Desplazamiento y cabalgamiento de fragmentos de fractura de un hueso largo (fémur) causados por espasmo muscular intenso.

afectado y, a menudo, se impulsan contra los tejidos blandos y causan un efecto de elevación a manera de tienda de campaña en la piel. Las fuerzas de flexión y tracción muscular desiguales causan la angulación ósea. Se produce el acortamiento de una extremidad cuando los fragmentos óseos se deslizan y superponen entre sí debido a la tracción ejercida por los músculos en el eje longitudinal de la extremidad (fig. 48-6).

La deformidad por rotación ocurre cuando los fragmentos óseos de la fractura salen de su eje longitudinal normal, tal vez como resultado de la tensión giratoria producida por la fractura o la tracción desigual de los músculos unidos a sus fragmentos. Puede percibirse crepitación conforme los fragmentos óseos rozan uno contra otro. En caso de una fractura abierta, hay hemorragia de la herida donde sobresale el hueso. La pérdida de sangre de una fractura pélvica o de las múltiples de huesos largos puede causar un choque hipovolémico en una persona que sufrió un traumatismo.

Poco después de que se produce la fractura, puede perderse temporalmente la función nerviosa local. La región tal vez se torne insensible y los músculos circundantes presenten flacidez, una afección llamada *choque local*. Durante este período, que puede durar de unos pocos minutos hasta media hora, los huesos fracturados pueden reducirse con poco o ningún dolor. Después de este breve lapso, retorna el dolor y se presentan contracciones y espasmos en los músculos circundantes.

Las complicaciones tempranas de las fracturas se asocian con pérdida de continuidad del esqueleto, lesiones causadas por los fragmentos óseos, presión por edema y hemorragia, implicación de las fibras nerviosas o desarrollo de émbolos de grasa. El grado de las complicaciones tempranas depende de la gravedad de la fractura y la región corporal involucrada.

Diagnóstico

El diagnóstico es el primer paso en el cuidado de las fracturas y se basa en los antecedentes y las manifestaciones físicas. Se emplean radiografías para confirmar el diagnóstico y dirigir el tratamiento. La facilidad del diagnóstico varía con la localización y la gravedad de la fractura. En una persona que ha sufrido un traumatismo, la presencia de otras lesiones más graves puede dificultar aún más el diagnóstico. Un interrogatorio exhaustivo incluye el mecanismo, la hora y el lugar de la lesión, la primera percepción de los síntomas y cualquier tratamiento iniciado. Es importante un interrogatorio completo porque un retraso en la búsqueda de tratamiento o un período de carga sobre una fractura pueden causar mayor lesión o el desplazamiento de sus fragmentos.

La determinación de la gravedad de la lesión de los tejidos blandos es un componente importante de la valoración y el tratamiento de las fracturas cerradas. La respuesta de

TABLA 48-1 Clasificación de las fracturas cerradas de Oestern y Tscherne

Grado	Lesión de tejidos blandos	Lesión ósea
Grado 0	Daño mínimo de tejidos blandos Lesión indirecta a la extremidad	Patrón de fractura simple
Grado 1	Abrasión/contusión superficial	Patrón de fractura leve
Grado 2	Abrasión profunda con contusión de la piel o el músculo Traumatismo directo a la extremidad	Patrón de fractura grave
Grado 3	Contusión extensa o trituración de la piel Daño grave al músculo subyacente Avulsión subcutánea Puede haber síndrome compartimental	Patrón de fractura grave

Tomado de: Bucholz R. W., Heckman J. D. (2010). *Rockwood & Green's fractures in adults* (7th ed., Table 2-2, p. 45). Philadelphia, PA: Lippincott Williams & Wilkins.

los tejidos blandos a la contusión implica respuestas microvasculares e inflamatorias, que producen acidosis e hipoxia tisulares localizadas. Las incisiones a través de estos tejidos comprometidos pueden llevar a dehiscencia e infecciones de la herida. Por lo tanto, el fundamento del tratamiento exitoso de las fracturas cerradas consiste en reconocer los signos de lesión de los tejidos blandos. La clasificación de Tscherne y Oestern puede ser útil para caracterizar la gravedad de las fracturas cerradas (tabla 48-1).[36,37] Este sistema de clasificación sigue siendo el único publicado de las lesiones de tejidos blandos asociadas con las fracturas cerradas. Se asigna a las fracturas uno de cuatro grados, de 0 a 3. La presencia de abrasiones profundas de la piel, contusión muscular, ampollas de fractura y edema masivo de los tejidos blandos sugiere la necesidad de utilizar métodos de fijación externa para limitar su mayor lesión y facilitar la recuperación rápida antes de la intervención quirúrgica.

Tratamiento

Hay tres objetivos en el tratamiento de las fracturas: su reducción, la inmovilización y la preservación y restauración de la función de la parte lesionada. Además, es importante evitar complicaciones durante el tratamiento de la fractura. Los cuidados preventivos son vitales.

Reducción y fijación interna

El realineamiento de los huesos para restaurar su estructura original se conoce como *reducción*. Ello se puede lograr por medio de la manipulación cerrada o la corrección quirúrgica (abierta).

Inmovilización y fijación externas

La inmovilización externa evita el movimiento de las partes lesionadas y es el factor aislado más importante para lograr la consolidación de los fragmentos de una fractura. La inmovilización puede realizarse con dispositivos externos, como férulas, yeso o escayola, dispositivos de tracción o fijación externa, o mediante dispositivos de fijación interna insertados durante la reducción quirúrgica de la fractura.

Las férulas se fabrican con muchos materiales diferentes, incluyendo metal, aire o yeso. Se debe hacer el entablillado si existe cualquier sospecha de una fractura, porque el movimiento del sitio afectado puede provocar dolor, hemorragia, más daño de tejidos blandos y compresión de nervios o vasos sanguíneos. Se utilizan *aparatos de yeso* o *escayolas*, que hoy en día también se elaboran con materiales sintéticos, como la fibra de vidrio, para inmovilizar las fracturas de las extremidades. A menudo, se aplican con una articulación en flexión parcial para evitar la rotación de sus fragmentos. Sin esta flexión, la extremidad, que es esencialmente un cilindro, tiende a girar dentro de la estructura cilíndrica del yeso. La *tracción* es otro método para lograr la inmovilidad y mantener la alineación de los extremos óseos y la reducción, en especial si la fractura es inestable o conminuta. La tracción es una fuerza de arrastre aplicada a una extremidad o parte del cuerpo mientras que un contrapeso, o contratracción, tira en dirección opuesta. Los cinco objetivos del tratamiento de tracción son corregir y mantener la alineación esquelética de todos huesos o las articulaciones; reducir la presión sobre una superficie articular; corregir, aminorar o prevenir deformidades, tales como contracturas y luxaciones; disminuir el espasmo muscular, e inmovilizar el sitio de la fractura para promover la consolidación (fig. 48-7).

Con los *dispositivos de fijación externa*, se insertan clavos o tornillos directamente en el hueso por encima y debajo del sitio de la fractura. Se fijan a una estructura de metal y se ajustan para alinear la fractura. Este método de tratamiento se utiliza principalmente para las fracturas abiertas, las infecciones (como las de articulaciones y la osteomielitis), las fracturas inestables cerradas y el alargamiento de las extremidades.

Sistemas de alargamiento de extremidades

Estos sistemas, como el fijador externo de Ilizarov (fig. 48-8), se utilizan para alargar o ensanchar los huesos, corregir defectos angulares o de rotación, o inmovilizar fracturas.[35] La tracción continua activa la regeneración ósea y de tejidos blandos, nervios y vasos sanguíneos. El hueso recién formado llena el defecto postraumático y elimina la necesidad de injerto óseo. El aparato se deja colocado hasta que se alcanza la longitud deseada y la consolidación se completa.

Preservación y restauración de la función

Durante el período de inmovilización requerido para la consolidación de la fractura, los músculos tienden a atrofiarse

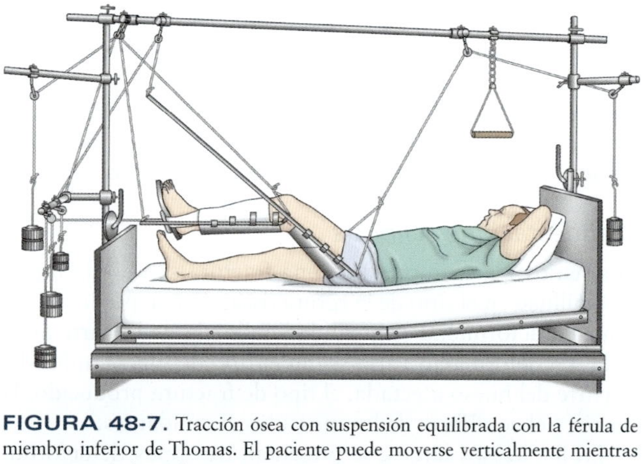

FIGURA 48-7. Tracción ósea con suspensión equilibrada con la férula de miembro inferior de Thomas. El paciente puede moverse verticalmente mientras se mantenga la línea de tracción resultante. Nótese el uso del trapecio sobre la cabeza. Tomado de: Hinkle J. L., Cheever, K. H. (2018). *Brunner & Suddarth's textbook of medical-surgical nursing* (14th ed., Fig. 406, p. 1140). Philadelphia, PA: Lippincott Williams & Wilkins.

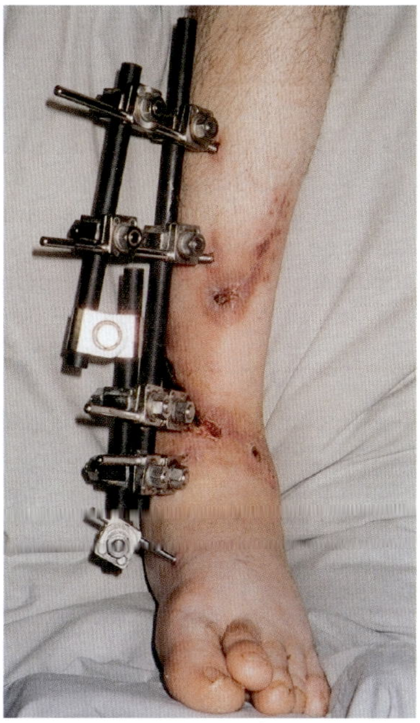

FIGURA 48-8. Dispositivo de fijación externa. Los clavos se insertan en el hueso. Se reduce, alinea y estabiliza al conectar los clavos a una estructura rígida portátil. Facilita el tratamiento de los tejidos blandos dañados en las fracturas complejas. Tomado de: Hinkle J. L., Cheever, K. H. (2018). *Brunner & Suddarth's textbook of medical-surgical nursing* (14th ed., Fig. 403, p. 1138). Philadelphia, PA: Lippincott Williams & Wilkins.

por falta de uso. Las articulaciones se tornan rígidas conforme los músculos y tendones se contraen y acortan. El grado de atrofia y rigidez musculares depende de varios factores. En los adultos, se relaciona directamente con la duración de la inmovilización, donde los períodos más prolongados ocasionan una mayor rigidez. Los niños tienen una tendencia natural a moverse por sí mismos, y este movimiento mantiene la función muscular y la de las articulaciones. Por lo general, presentan menos atrofia y se recuperan más pronto después de eliminar la fuente de la inmovilización. Las lesiones de tejidos blandos, las infecciones y una enfermedad articular previa aumentan el riesgo de rigidez. Aunque los miembros se inmovilizan en una posición funcional, los aparatos de yesos se retiran tan pronto como ocurra la consolidación de la fractura para que no se presente rigidez articular.

Deben iniciarse tempranamente los ejercicios diseñados para preservar la función, mantener la fuerza muscular y disminuir la rigidez articular en las extremidades afectadas. Los ejercicios de amplitud de movimiento activo, en los que el paciente mueve la extremidad, se llevan a cabo en las extremidades no afectadas, y se hacen ejercicios isométricos o de tensión muscular en las afectadas. En algunos casos, se aplica directamente un activador muscular eléctrico sobre la piel para estimular la contracción muscular isométrica como medio para prevenir la atrofia por desuso.

Consolidación ósea

La consolidación del hueso se produce de una manera similar a la curación de los tejidos blandos. Sin embargo, es un proceso más complejo y consume más tiempo. Aunque los mecanismos exactos de la consolidación del hueso están abiertos a controversia, se han identificado cuatro etapas:

1. Formación de un hematoma
2. Fase inflamatoria
3. Fase de reparación
4. Fase de remodelación[33]

El grado de respuesta en cada una de estas etapas está en proporción directa con el del traumatismo.

La primera etapa, de formación de un hematoma, se produce durante los primeros 1-2 días que siguen a la fractura. Se desarrolla a partir de los vasos rotos en el periostio, los músculos y tejidos blandos adyacentes. La rotura de los vasos sanguíneos también conduce a la muerte de las células óseas en el sitio de la fractura. En 2-5 días, la hemorragia forma un coágulo sanguíneo grande. La segunda fase se llama *de inflamación* y se caracteriza por la neovascularización, que empieza a ocurrir alrededor del coágulo sanguíneo.[33] Al final de la primera semana, la mayor parte del coágulo se organiza por la invasión de vasos sanguíneos y la fibrosis temprana. Como resultado de la formación del hematoma, los factores de coagulación permanecen en la zona lesionada para iniciar la formación de una red de fibrina, que sirve como marco para la proliferación de nuevas yemas capilares y fibroblastos. Las espículas de hueso trabecular comienzan a aparecer alrededor del coágulo y los osteoblastos inician la síntesis de hueso.[33] Hay tejido de granulación en formación, lo que se conoce como el *principio del callo*.[33] La fase de reparación sigue a la inflamatoria y permite la formación continua del callo de cartílago y hueso trabecular cerca del sitio de fractura.[33] La fase final es de remodelado, que da tiempo a la corteza para restablecerse. Las funciones osteoclástica y osteoblástica continúan a un ritmo rápido hasta que el sitio de la fractura se consolida y el hueso se reconstruye.[33]

Tiempo de consolidación

El tiempo de consolidación depende del sitio de la fractura, el estado de sus fragmentos, la formación de un hematoma y otros factores locales y del hospedero. En general, las fracturas de huesos largos, las desplazadas y las que tienen menos superficie requieren más tiempo para repararse. La función retorna, por lo general, 6 meses después de concluir la consolidación. Sin embargo, el retorno a la función completa puede tardar más. Las fracturas por estrés generalmente requieren menos tiempo para sanar, en general 2-4 semanas, período durante el cual se necesita una disminución de la actividad y la protección de la zona.

La consolidación de una fractura ocurre cuando es suficientemente sólida para soportar el estrés normal y es clínica y radiológicamente seguro retirar la fijación externa. En los niños, las fracturas suelen repararse más rápido que en los adultos. La mayor velocidad de reparación en los niños, en comparación con los adultos, puede estar relacionada con la celularidad y vascularización del periostio infantil.

Los aspectos que influyen en la consolidación ósea son específicos de la persona, el tipo de lesión y los factores locales que la alteran. Los factores individuales que pueden retardar la reparación ósea son la edad de la persona, los medicamentos actuales, las enfermedades debilitantes (como la diabetes y la artritis reumatoide), el grado de inmunocompetencia, el estrés local alrededor del sitio de fractura, los problemas circulatorios y las alteraciones de la coagulación, así como una mala nutrición.

Alteraciones de la consolidación

Numerosos factores pueden contribuir a la alteración de la reparación ósea, incluyendo la naturaleza y extensión de la lesión, la salud de la persona con la fractura y su respuesta a la lesión, la adecuación del tratamiento inicial y los factores farmacológicos. Para los grandes defectos óseos causados por traumatismos o un tumor, la regeneración ósea puede requerir reforzamiento.

La *consolidación defectuosa* es aquella con deformidad, angulación o rotación, visible en las radiografías. El tratamiento temprano e intensivo, sobre todo de la mano, puede evitar la consolidación defectuosa y permitir la alineación y el retorno de la función más tempranos. La consolidación defectuosa es causada por una reducción o alineación inadecuada de la fractura. La *consolidación retrasada* es el fracaso de la reparación de una fractura dentro del período normal.[35] Las fracturas intraarticulares (p. ej., aquellas dentro de una articulación) pueden consolidarse más lentamente y, en un momento dado, producir artritis. La *ausencia de consolidación* es el fracaso de esta y el cese de los procesos de reparación ósea.[35] Se presenta con mucha frecuencia en la tibia, sobre todo con las fracturas abiertas o lesiones por aplastamiento. Se caracteriza por la movilidad del sitio de fractura y el dolor con la carga. Puede producirse atrofia muscular y pérdida de la amplitud de movimiento. La ausencia de consolidación se establece, por lo general, 6-12 meses después del momento de la fractura. En la tabla 48-2 se resumen las complicaciones de la consolidación de las fracturas.

Los métodos de tratamiento para la consolidación ósea defectuosa incluyen intervenciones quirúrgicas, como injertos óseos, abrazaderas, fijación externa o estimulación eléctrica de los extremos óseos. El tratamiento para la consolidación retrasada consiste en determinar y corregir la causa de la demora. Se piensa que la estimulación eléctrica activa los osteoblastos para estructurar una red ósea.

Complicaciones de las fracturas y otras lesiones musculoesqueléticas

Las complicaciones de las fracturas y otras lesiones ortopédicas están asociadas con pérdida de continuidad del esqueleto, lesiones causadas por fragmentos óseos, presión del edema y hemorragia (p. ej., ampollas de fractura, síndrome compartimental), afección de las fibras nerviosas (p. ej. síndrome de dolor regional complejo) o desarrollo de enfermedad tromboembólica venosa y síndrome de embolia grasa (SEG).

Ampollas de fractura

Las ampollas de fractura se presentan en la piel y representan zonas de necrosis de la epidermis que se separa de la dermis subyacente por líquido de edema. Ocurren cuando la presión intracompartimental es demasiado alta para resolverse por los medios normales. Se presentan con los tipos de lesiones por torsión más graves (p. ej., accidentes vehiculares y caídas desde la altura), pero también pueden ocurrir después de una manipulación articular excesiva, una posición declive y la aplicación de calor o por la vasculopatía periférica. Pueden ser solitarias, múltiples o masivas según su extensión. La mayoría de las ampollas de fractura se producen en el tobillo, codo, pie, rodilla o en zonas donde existe poco tejido blando entre el hueso y la piel. Es importante la prevención de las ampollas de fractura porque conllevan un riesgo adicional de infección. También constituyen una señal de advertencia del síndrome compartimental.

Síndrome compartimental

El síndrome compartimental se ha descrito como una afección de aumento de la presión dentro de un espacio limitado (p. ej., compartimentos abdominal y de extremidades) que compromete la circulación y la función de los tejidos en su interior. El síndrome compartimental abdominal altera la mecánica respiratoria, la hemodinámica cardiovascular

TABLA 48-2 Complicaciones de la consolidación de las fracturas

Complicación	Manifestaciones	Factores que contribuyen
Consolidación retrasada	Fracaso de consolidación de la fractura dentro del tiempo predicho determinado por radiografía	Fractura grande desplazada Inmovilización inadecuada Hematoma grande Infección en el sitio de la fractura Pérdida excesiva de hueso Circulación inadecuada
Consolidación defectuosa	Deformidad en el sitio de la fractura Deformidad o angulación en la radiografía	Reducción inadecuada Mala alineación de la fractura en el momento de la inmovilización
Sin consolidación	Fracaso en la consolidación del hueso antes de que concluya el proceso de reparación ósea Pruebas en la radiografía Movimiento en el sitio de la fractura Dolor con la carga	Reducción inadecuada Movilidad en el sitio de la fractura Traumatismo grave Separación de un fragmento óseo Tejido blando entre los fragmentos de hueso Infección Pérdida extensa de hueso Circulación inadecuada Cáncer Necrosis ósea Incumplimiento de las restricciones

y la función renal. La descripción en este capítulo se limita a los síndromes compartimentales de las extremidades.

Etiología y patogenia

Los músculos y nervios de una extremidad, que se encuentran rodeados por una fascia resistente, no elástica, a menudo forman un conjunto llamado *compartimento muscular* (fig. 48-9). Si la presión en el compartimento es lo suficientemente alta, compromete la circulación de sus tejidos, lo que causa la muerte de las células nerviosas y musculares. Puede haber pérdida permanente de la función. El grado de presión requerido para producir el síndrome compartimental depende de numerosos factores, incluyendo la duración de su aumento, la tasa metabólica de los tejidos, el tono vascular y la presión arterial local. Se requiere menos presión del tejido para detener la circulación cuando hay hipotensión o vasoconstricción.

El síndrome compartimental puede resultar de una disminución en el tamaño del compartimento, un aumento en el volumen de su contenido o una combinación de ambos factores. Entre las causas de disminución del tamaño del compartimento están los apósitos y los aparatos de yeso constrictivos, el cierre de defectos fasciales y las quemaduras. En las personas con quemaduras de tercer grado circunferenciales, la escara inelástica y constrictiva reduce el tamaño de los compartimentos subyacentes.

Un aumento en el volumen del compartimento puede ser secundario a traumatismos, inflamación, lesión vascular y hemorragia y obstrucción venosa. Entre las causas más importantes del síndrome compartimental están la hemorragia y el edema causados por las fracturas y las cirugías óseas. Las contusiones y las lesiones de tejidos blandos también son causas frecuentes del síndrome compartimental. El aumento de volumen del compartimento también puede ser consecutivo a sucesos isquémicos, como una oclusión arterial de duración suficiente para producir daño a los capilares, con aumento de su permeabilidad y edema. La infiltración de soluciones por vía intravenosa o la sangría por punción arterial también pueden causar isquemia del compartimento y edema posterior. Durante un coma no atendido por sobredosis de droga o intoxicación por monóxido de carbono, se producen altas presiones del compartimento cuando se comprime una extremidad por el peso de la cabeza o el tronco suprayacentes.

El síndrome compartimental puede ser agudo o crónico. Puede haber un síndrome compartimental agudo después de una lesión por fractura o aplastamiento, cuando el edema excesivo alrededor del sitio afectado provoca el aumento de la presión en un espacio cerrado, y se produce debido a que la fascia, que cubre y separa los músculos, no es elástica y no se puede estirar para compensar el edema extremo. Puede desarrollarse un síndrome compartimental crónico de esfuerzo en corredores de fondo y otras personas que participan en un cambio importante del grado de actividad. El síndrome compartimental por esfuerzo es un aumento en el tamaño del compartimento y la presión intramuscular durante el ejercicio que provoca isquemia, dolor y, rara vez, signos y síntomas neurológicos.

Manifestaciones clínicas y diagnóstico

El síntoma distintivo de un síndrome compartimental agudo es el dolor intenso, fuera de proporción con la lesión original

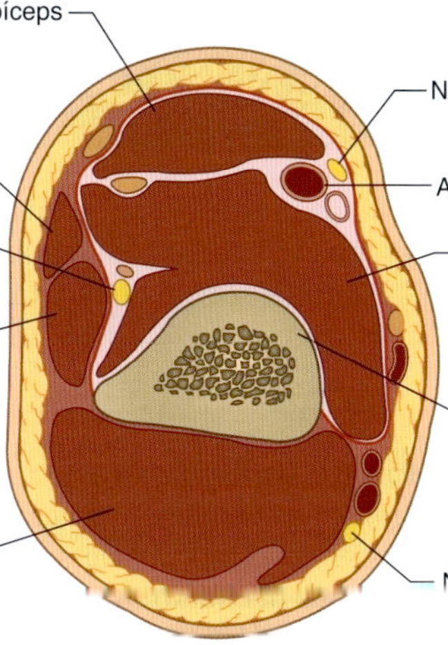

FIGURA 48-9. Compartimento proximal muscular del brazo; se muestra la localización de fascias, músculos, nervios y vasos sanguíneos.

o los datos físicos. La compresión nerviosa puede provocar cambios en la sensibilidad (p. ej., parestesias, como ardor u hormigueo, o su pérdida), disminución de los reflejos y, eventualmente, pérdida de la función motora. Estos síntomas, por lo general, comienzan de manera rápida después de la lesión, pero también pueden ocurrir en unos cuantos días.

Debido a que puede haber necrosis del músculo con rapidez, cualquier persona en riesgo de síndrome compartimental necesita vigilancia estrecha. La valoración debe incluir el dolor y una exploración sensorial (p. ej., tacto fino y discriminación entre dos puntos) y de la función motora (fuerza muscular y movimiento), así como las pruebas de estiramiento pasivo y la palpación de los compartimentos musculares. Los pulsos periféricos con frecuencia son normales en presencia del síndrome compartimental porque las arterias principales se encuentran fuera de los compartimentos musculares. Aunque el edema puede dificultar la palpación del pulso, el aumento de la presión en el compartimento rara vez es suficiente como para ocluir el flujo en una arteria principal. Los métodos de ecografía Doppler, por lo general, confirman la presencia de un pulso. Aunque no hay acuerdo con respecto a la presión a la que se produce daño isquémico, este no debe ser el único factor para el diagnóstico.[38,39] Una medida recomendada es la presión del pulso (presión arterial diastólica – presión tisular), donde se produce una perfusión inadecuada con menos de 30 mm Hg.[39]

Tratamiento

Consiste en disminuir las presiones compartimentales. Esto implica abrir la férula de yeso o retirar los apósitos restrictivos. Elevar la extremidad sobre almohadas puede ayudar a reducir el edema. Sin embargo, debe evitarse la elevación excesiva porque los efectos de la gravedad pueden aminorar la presión arterial en la extremidad, lo que disminuye la perfusión del compartimento. Puede requerirse una fasciotomía para aliviar la presión en una situación aguda. Durante este procedimiento, se incide longitudinalmente la fascia y se separan sus bordes, de modo que pueda ampliarse el volumen del compartimento y restablecer la irrigación sanguínea. Debido a posibles problemas por la infección y el cierre de la herida, este procedimiento se utiliza como un último recurso.

COMPRENSIÓN → **Consolidación de una fractura**

Una fractura, que es cualquier rotura en un hueso, se somete a un proceso de reparación para restablecer la continuidad y la fortaleza del hueso. Con frecuencia, la reparación de las fracturas simples se divide en cuatro fases: **1)** formación de un hematoma, **2)** inflamación, **3)** reparación y **4)** remodelación.

1

Formación de un hematoma. Cuando un hueso se rompe, los vasos sanguíneos en el hueso y los tejidos circundantes se desgarran y sangran en y alrededor de los fragmentos del hueso fracturado, formando un coágulo de sangre, o hematoma. El hematoma facilita la formación de la red de fibrina que cierra el sitio de la fractura y sirve como un lugar para la afluencia de células inflamatorias, el crecimiento de los fibroblastos y el desarrollo de nuevas yemas capilares (vasos sanguíneos). También es la fuente de señalización de las moléculas que inician los acontecimientos celulares que son críticos para el proceso de curación.

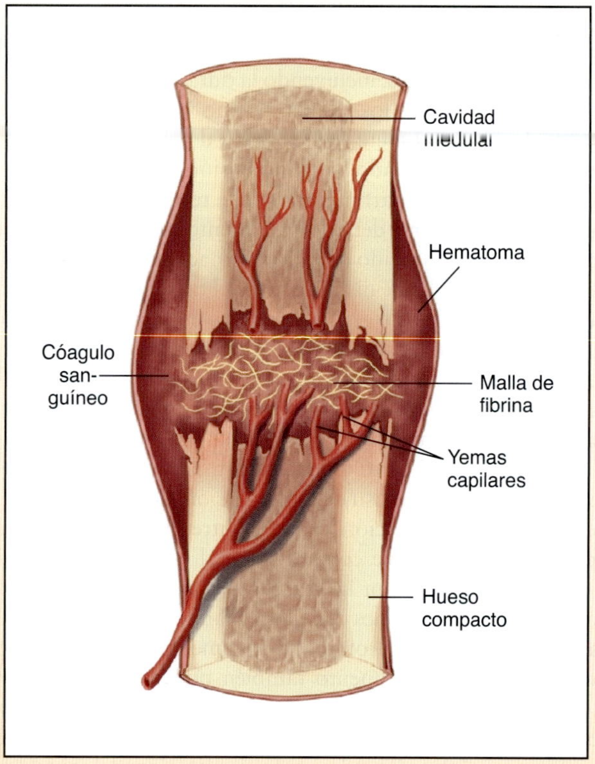

2

Formación de callo fibrocartilaginoso. Conforme nuevos capilares infiltran el hematoma en el sitio de la fractura, se organiza en una forma de tejido de granulación llamado *procallo*. Los fibroblastos de la médula ósea roja, el periostio y el endostio proliferan e invaden el procallo. Los fibroblastos producen un callo fibrocartilaginoso blando que conecta los fragmentos de hueso. Aunque este tejido de reparación, por lo general, alcanza su mayor grosor al final de la segunda o tercera semana, no es lo suficientemente fuerte como para soportar una carga.

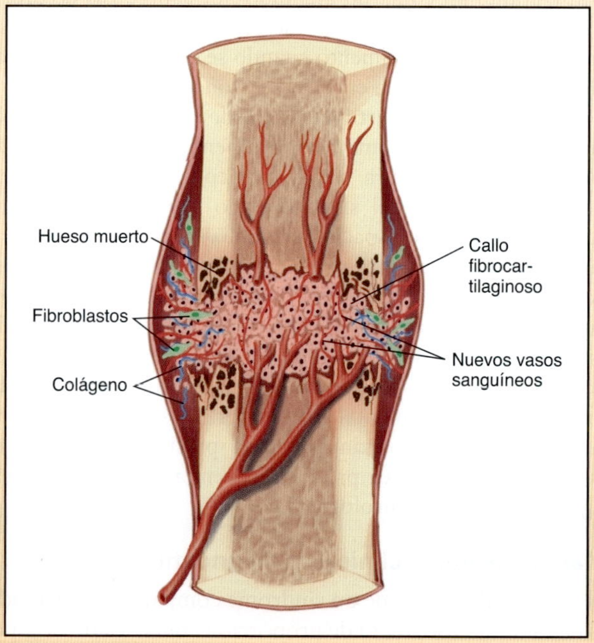

3

Formación del callo óseo. La *osificación* es la conversión del fibrocartílago en callo óseo. En las zonas próximas al tejido óseo bien vascularizado, las células osteogénicas se convierten en osteoblastos o formadoras de hueso, que producen trabéculas de hueso esponjoso. Los osteoblastos recién formados depositan primero material óseo en la superficie externa del hueso a cierta distancia del sitio de la fractura. La formación de hueso avanza hacia el sitio de la fractura hasta que una nueva vaina ósea cubre el callo fibrocartilaginoso. Con el tiempo, el fibrocartílago se convierte en hueso esponjoso y el callo se denomina entonces *callo óseo*. Poco a poco, el callo óseo se calcifica y es sustituido por hueso maduro. La formación de callo óseo comienza 3-4 semanas después de la lesión y continúa hasta lograr una unión ósea firme meses más tarde.

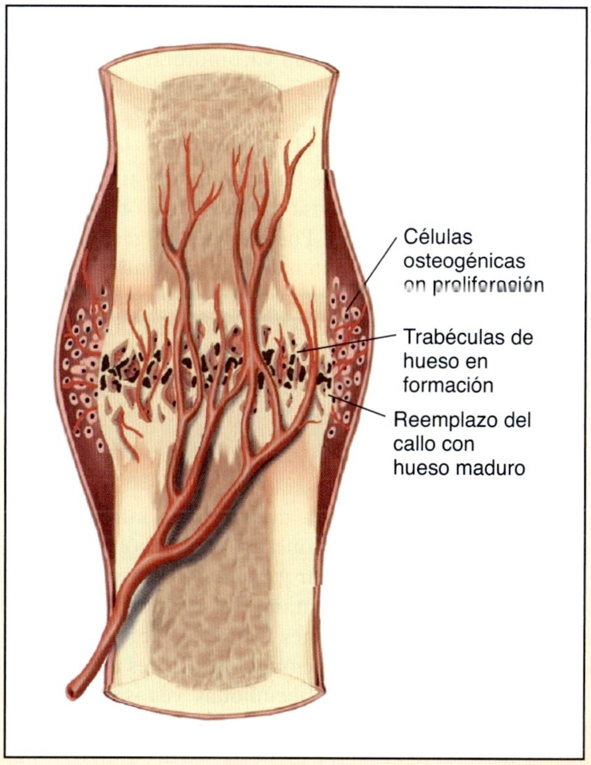

4

Remodelación. Durante la remodelación del callo óseo, los osteoclastos eliminan de forma gradual las porciones muertas del hueso. El hueso esponjoso es sustituido por hueso compacto en la periferia de la fractura, y el hueso mineralizado se reorganiza a lo largo de las líneas de tensión mecánica. Durante este período, se retira el exceso de material del exterior del hueso y dentro de la cavidad medular, y se deposita hueso compacto para reconstruir su cuerpo. La estructura final de la zona remodelada se asemeja a la del hueso intacto original; sin embargo, una área engrosada en la superficie del hueso puede permanecer como prueba de la consolidación de una fractura.

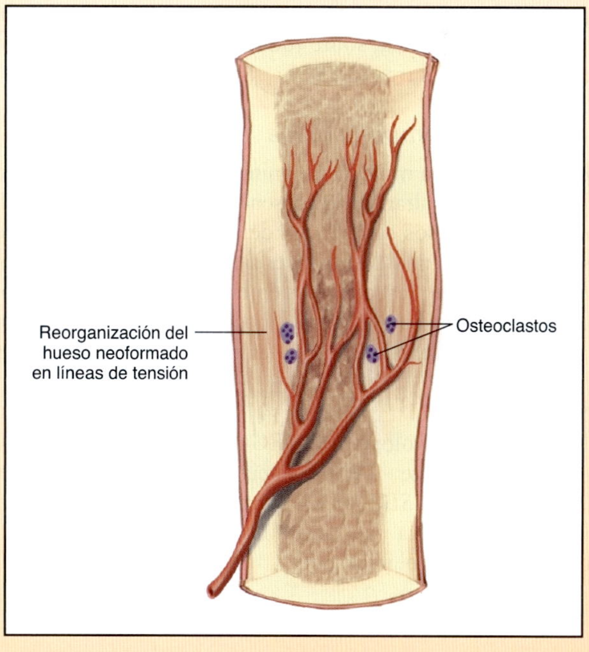

Síndrome de dolor regional complejo

El síndrome de dolor regional complejo, también conocido como *distrofia simpática refleja* y *causalgia*, es una afección neurológica de las extremidades debida a un procedimiento quirúrgico o una lesión.[40-42] La manifestación clásica es de dolor que parece fuera de proporción con la lesión, aumento de la sudoración e inestabilidad vasomotora.

El dolor, que es el síntoma prominente de la afección, se describe como intenso, sordo o ardoroso. Por lo general, aumenta en intensidad con el movimiento y los estímulos, nocivos y no nocivos. No se ha definido la causa fisiopatológica del dolor, pero se piensa que tiene un componente del sistema nervioso simpático. Puede haber desgaste muscular, piel delgada y brillante y anomalías de las uñas y los huesos. La fuerza muscular disminuida y el desuso pueden conducir a contracturas y osteoporosis. El tratamiento se centra en el dolor, la prevención de la discapacidad y la mejoría de la calidad de vida, para lo cual se consideran ideales la fisioterapia y la terapia ocupacional.[40]

Tromboembolias

El paciente con una fractura del miembro inferior está en riesgo de desarrollar alteraciones tromboembólicas venosas, incluyendo embolia pulmonar y trombosis venosa profunda. La edad y las cirugías aumentan estos riesgos.[43,44] La tromboprofilaxis con intervenciones farmacológicas y mecánicas depende del tipo de intervención y los factores de riesgo.[44]

La mayoría de las tromboembolias venosas sintomáticas relacionadas con las hospitalizaciones ocurren al menos 2 meses después del alta hospitalaria. La ecografía Doppler venosa es la prueba aceptada para el diagnóstico de trombosis de venas profundas de los miembros inferiores. Puede hacerse una gammagrafía pulmonar para el diagnóstico de una embolia, pero no permite distinguir entre un trombo y un émbolo de grasa, sobre todo en una persona con fractura de un hueso largo.

Síndrome de embolia grasa

El SEG se refiere a múltiples manifestaciones potencialmente mortales que resultan de la presencia de gotitas de grasa en los pequeños vasos sanguíneos de pulmones, riñones, cerebro y otros órganos después de la fractura pélvica o de un hueso largo.[35] Se piensa que los émbolos de grasa se originan en la médula ósea o el tejido adiposo del sitio de la fractura y se dirigen al sistema venoso a través de las venas dañadas.

Patogenia

El proceso fisiopatológico del SEG no se ha definido. La *embolia grasa* consiste en la presencia de émbolos de grasa en la circulación, y el *SEG*, en un patrón clínico identificable de disfunción orgánica asociado con la presencia de émbolos de grasa en la circulación.

Manifestaciones clínicas

Las principales características clínicas del síndrome de embolia grasa son insuficiencia respiratoria, disfunción cerebral y petequias en piel y mucosas. Las manifestaciones cerebrales incluyen encefalopatía, convulsiones y déficits neurológicos focales no asociados con lesión cefálica alguna. Por lo general, los síntomas iniciales del SEG empiezan a desarrollarse dentro de las 12-72 h que siguen a la lesión.[45] Los primeros síntomas incluyen un cambio sutil en el comportamiento y signos de desorientación por la presencia de émbolos en la circulación cerebral combinada con la depresión respiratoria. Puede haber manifestaciones de dolor torácico subesternal y disnea, acompañados de taquicardia y una fiebre baja. La diaforesis, la palidez y la cianosis se hacen evidentes conforme se deteriora la función respiratoria. Suele presentarse un exantema petequial que no se blanquea con la presión, 2-3 días después de la lesión, por lo general en la cara anterior del tórax, las axilas, el cuello y los hombros. También puede aparecer en el paladar blando y la conjuntiva. Se piensa que el exantema se relaciona con la embolización en los capilares de la piel o una trombocitopenia.

Diagnóstico y tratamiento

Una parte importante del tratamiento del SEG es el diagnóstico temprano. Deben analizarse de inmediato los gases sanguíneos arteriales después de detectar las manifestaciones clínicas. El tratamiento se dirige a corregir la hipoxemia y mantener un adecuado equilibrio de líquidos. El único abordaje preventivo es la estabilización temprana de la fractura.

RESUMEN

Numerosos agentes físicos externos pueden causar traumatismos en el sistema musculoesquelético. Los factores como el entorno físico, la actividad o la edad pueden poner a una persona en mayor riesgo de lesión. Algunas lesiones de tejidos blandos, como contusiones, hematomas y laceraciones, son relativamente menores y tratadas con facilidad. Las distensiones musculares y esguinces de ligamentos son causados por sobrecarga mecánica sobre el tejido conjuntivo. Se curan más lentamente que las lesiones de tejidos blandos menores y requieren cierto grado de inmovilización. La reparación de los tejidos blandos se inicia dentro de los 4-5 días posteriores a la lesión y es principalmente función de los fibroblastos, que producen colágeno. La luxación articular es causada por un traumatismo en las estructuras de sostén. El traumatismo repetido a la articulación puede producir su reblandecimiento (p. ej., condromalacia) o la separación de pequeños fragmentos de hueso o cartílago, llamados *cuerpos sueltos*, dentro de la articulación.

Las fracturas ocurren cuando se ejerce más tensión sobre un hueso que la que puede absorber. La naturaleza de la tensión determina el tipo de fractura y el carácter de los fragmentos óseos resultantes. La curación de las fracturas es un proceso complejo que se desarrolla en cuatro etapas: formación de un hematoma, fase inflamatoria, proceso reparativo y fase de remodelado.[33] Para que ocurra una consolidación satisfactoria, el hueso afectado tiene que ser reducido e inmovilizado. La inmovilización se logra con el uso de dispositivos externos, como férulas, yesos, aparatos de tracción o de fijación externa, o con un dispositivo de fijación interna implantado quirúrgicamente. Las complicaciones asociadas con las fracturas pueden presentarse de manera temprana por daño de tejidos blandos o nerviosos, o más tarde, cuando se interrumpe el proceso de consolidación de la fractura. Las primeras complicaciones de las fracturas y otras lesiones ortopédicas se asocian con edema y hemorragia (ampollas de fractura y síndrome compartimental), afección de fibras nerviosas (distrofia simpática refleja y causalgia) y el desarrollo de émbolos de grasa. La alteración de la consolidación de una fractura puede causar que esta sea defectuosa, con deformidad, angulación o rotación; su retraso, en el cual se prolonga el proceso de reparación; o su ausencia, en la que la fractura no se repara.

Infecciones óseas

Se sabe de la capacidad de las infecciones óseas, incluyendo la osteomielitis aguda y crónica, de causar dolor, discapacidad y deformidad. A pesar del uso frecuente de antibióticos, siguen siendo difíciles de tratar y erradicar. Existe un resurgimiento de las infecciones óseas tuberculosas en regiones industrializadas del mundo, atribuido en parte a la migración desde países en desarrollo y un mayor número de pacientes con inmunosupresión.

PUNTOS CLAVE

Infecciones óseas

- Las infecciones óseas pueden ser causadas por una amplia variedad de microorganismos, introducidos durante lesiones o procedimientos quirúrgicos o por el torrente sanguíneo.
- Una vez localizados en el hueso, los microorganismos proliferan, producen muerte celular y se diseminan dentro del cuerpo del hueso. Esto causa una respuesta inflamatoria crónica con destrucción adicional del hueso.
- Las infecciones óseas son difíciles de tratar y erradicar. Las medidas para prevenir la infección incluyen la limpieza y el desbridamiento de lesiones esqueléticas, y protocolos estrictos de quirófano.

Osteomielitis

La *osteomielitis* es una infección aguda o crónica del hueso. El prefijo *osteo* se refiere al hueso y la palabra *mielo* a la cavidad medular ósea, implicados en esta enfermedad. La infección puede ser causada por:

- Penetración directa o contaminación de una fractura abierta o herida (de origen exógeno)
- Siembra a través de la circulación sanguínea (hematógena)
- Extensión desde un sitio contiguo
- Infecciones de la piel en personas con insuficiencia vascular

La osteomielitis puede presentarse como una afección aguda, subaguda o crónica. Todos los tipos de microorganismos, incluyendo bacterias, virus, parásitos y hongos, pueden producir osteomielitis, y las infecciones causadas por ciertas bacterias piógenas y micobacterias son las más frecuentes.

Los microorganismos patógenos específicos aislados en la osteomielitis bacteriana piógena a menudo tienen relación con la edad del paciente o el factor desencadenante (p. ej., traumatismo o intervención quirúrgica). *Staphylococcus aureus* es la causa más habitual, sin embargo, también se aíslan microorganismos como *Escherichia coli*, *Neisseria gonorrhoeae*, *Haemophilus influenzae* y especies de *Salmonella*.[33,46]

Osteomielitis hematógena

La osteomielitis hematógena es producida por microorganismos infecciosos que llegan al hueso a través de la circulación sanguínea. La osteomielitis hematógena aguda se presenta de forma predominante en los niños.[47] En los adultos, se observa con mayor frecuencia en personas debilitadas y en aquellas con antecedentes de infecciones crónicas de la piel y el aparato urinario, consumo de drogas intravenosas y en quienes presentan inmunosupresión. Los usuarios de drogas intravenosas están en riesgo de tener infecciones por especies de *Streptococcus* y *Pseudomonas*.[33]

Patogenia

La patogenia de la osteomielitis hematógena es diferente en niños y adultos. En los niños, la infección afecta, por lo general, los huesos largos del esqueleto apendicular. Se inicia en la región metafisaria, cerca del disco de crecimiento, donde la terminación de los vasos sanguíneos nutricios y el flujo sanguíneo lento favorecen la fijación de las bacterias transmitidas por la sangre (fig. 48-10). Con el avance de la infección, se acumula un exudado purulento en el tejido óseo rígido adjunto. Debido a la estructura rígida del hueso, hay poco espacio para la inflamación, y el exudado purulento encuentra su camino bajo el periostio, con cizallamiento de las arterias perforantes que irrigan la corteza con sangre, lo que lleva a la necrosis del hueso cortical. Finalmente, el drenaje purulento puede penetrar el periostio y la piel para formar un seno que drena. En niños de 1 año de edad y menores, con frecuencia está implicada la articulación adyacente, pues el periostio no está firmemente sujeto a la corteza.[33] Desde 1 año de edad hasta la pubertad, son más habituales los abscesos subperiósticos.[33] Conforme el proceso continúa, la nueva formación ósea en el periostio y la reactiva correspondiente en la médula ósea, tienden a aislar la infección. El *involucro* se refiere a una lesión en la que la formación de hueso constituye una vaina alrededor del secuestro necrótico. Se presenta con mayor frecuencia en casos de osteomielitis crónica.

En los adultos, la microvasculatura de los huesos largos no favorece más la siembra, y la infección hematógena rara vez afecta al esqueleto apendicular. En cambio, se afectan las vértebras, las articulaciones esternoclaviculares y sacroilíaca y la sínfisis púbica. La infección típicamente involucra

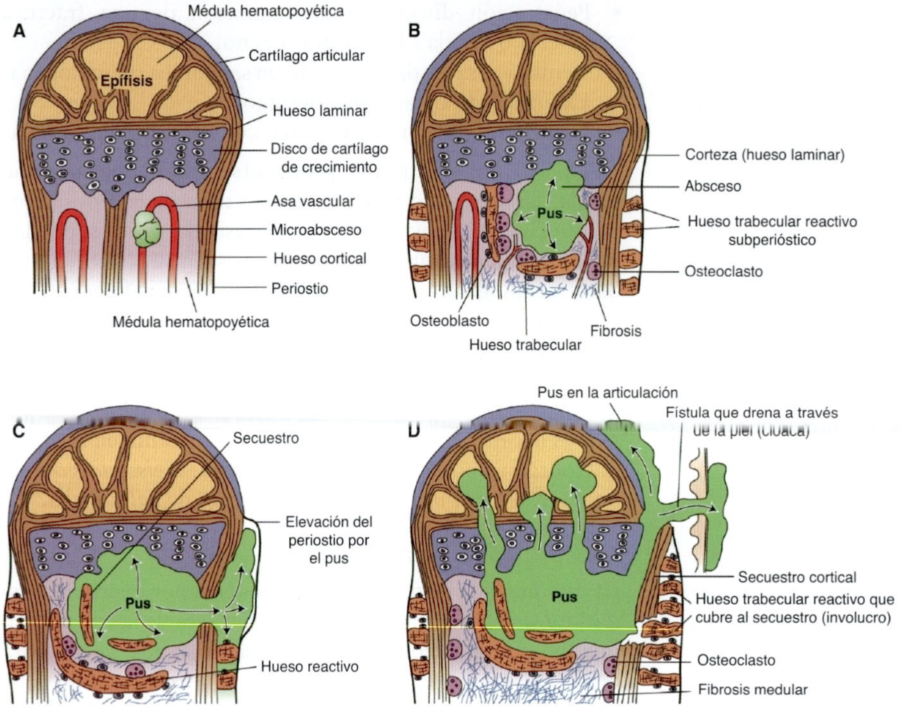

FIGURA 48-10. Patogenia de la osteomielitis hematógena. **A.** Estas epífisis, metáfisis y disco de crecimiento son normales. Un microabsceso infeccioso pequeño se está desarrollando en el asa capilar. **B.** La expansión del foco infeccioso estimula la resorción de las trabéculas óseas adyacentes. El tejido óseo comienza a rodear este sitio. El absceso se expande en el cartílago y estimula la formación reactiva de hueso por el periostio. **C.** El absceso, que continúa su expansión a través de la corteza en el tejido subperióstico, cizalla las arterias perforantes que irrigan la corteza con sangre y, de esta manera, lleva a la necrosis de la corteza. **D.** La extensión de este proceso en el espacio articular, la epífisis y la piel produce un seno con drenaje. El hueso necrótico se llama secuestro. El hueso viable que circunda a un secuestro se denomina *involucro*. Tomado de: Strayer D. S., Rubin R. (Eds.) (2015). *Rubin's pathology: Clinicopathologic foundations of medicine* (7th ed., Fig. 3017, p. 1325). Philadelphia, PA: Lippincott Williams & Wilkins.

primero al hueso subcondral y, después, se extiende al espacio articular.[33] Con la osteomielitis vertebral, esto provoca la destrucción secuencial de la placa terminal, el disco adyacente y el cuerpo vertebral contiguo. La infección comienza con menor frecuencia en la articulación y se extiende hacia el hueso adyacente.

Manifestaciones clínicas

Los signos y los síntomas clínicos de la osteomielitis hematógena aguda son los de bacteriemia acompañada de síntomas referibles al sitio de la lesión ósea. La bacteriemia se caracteriza por la presentación de escalofríos, fiebre y malestar general. A menudo, hay dolor durante el movimiento de la extremidad afectada, pérdida de movimiento e hipersensibilidad local, seguidas por eritema y edema. Las radiografías pueden parecer inicialmente normales, pero muestran datos de elevación del periostio y mayor actividad de los osteoclastos después de que se forma un absceso.

Tratamiento

El tratamiento de la osteomielitis hematógena comienza con la identificación del microorganismo causal a través de cultivos de muestras de sangre y hueso obtenidos por aspiración.[33,47] Se administran antimicrobianos, primero por vía parenteral y, después, por vía oral. El tiempo requerido de reposo de la extremidad afectada y de uso de analgésicos se basa en los síntomas. También pueden requerirse desbridamiento y drenaje quirúrgicos.

Osteomielitis por penetración directa y diseminación contigua

La penetración directa o diseminación de las bacterias de una fuente externa (exógena) es la causa más frecuente de osteomielitis en los Estados Unidos.[33] Se pueden introducir bacterias directamente en el hueso por una herida penetrante, una fractura abierta o una intervención quirúrgica. La irrigación o el desbridamiento inadecuados, la introducción de material extraño en la herida y la lesión extensa de los tejidos aumentan la susceptibilidad del hueso a la infección.

Las infecciones óseas iatrógenas son provocadas de forma inadvertida por una intervención quirúrgica u otros tratamientos. Estas complicaciones incluyen infección del trayecto de clavos o tornillos en la tracción esquelética, articulaciones infectadas en las operaciones de reemplazo articular e infecciones de heridas quirúrgicas. Los estafilococos y los estreptococos todavía son los más frecuentes, pero en el 25% de las infecciones postoperatorias se detectan microorganismos gramnegativos.[33] Las medidas para prevenir estas infecciones incluyen la preparación de la piel para disminuir la proliferación bacteriana antes de la operación o inserción de dispositivos o alambres para tracción, protocolos estrictos en los quirófanos, uso profiláctico de antibióticos inmediatamente antes y durante las 24 h después de la intervención, irrigación tópica de la herida y mantenimiento de una técnica estéril después de la operación cuando se trabaja con tubos de drenaje y se cambian los apósitos.

Patogenia

La patogenia de la osteomielitis por penetración directa o diseminación contigua difiere de la infección hematógena porque prácticamente cualquier hueso traumatizado puede estar involucrado. Aunque el hueso sano es altamente resistente a la infección, la lesión por inflamación local y el traumatismo pueden desvitalizar el hueso y los tejidos circundantes, proporcionando así una matriz inerte en la que proliferan los microorganismos introducidos durante un traumatismo.

Manifestaciones clínicas

La osteomielitis después de traumatismos o intervenciones quirúrgicas óseas suele vincularse con fiebre persistente o recurrente, aumento del dolor en la región quirúrgica o el sitio de traumatismo, y mala cicatrización de la incisión, que a menudo se acompaña de secreción continua y dehiscencia de la herida. Las infecciones de articulaciones protésicas se presentan a menudo con dolor articular, fiebre y secreción cutánea.

Diagnóstico y tratamiento

El diagnóstico requiere confirmar la infección e identificar el microorganismo mediante cultivo y estudios de sensibilidad microbiana. El diagnóstico de infección ósea implica el uso de diversas técnicas de imagen, como radiografías convencionales, estudios nucleares, TC y RM.[47] Puede utilizarse la biopsia ósea para identificar los microorganismos causales.

El tratamiento incluye antibióticos y el uso selectivo de las intervenciones quirúrgicas. Los antibióticos suelen utilizarse de manera profiláctica en los pacientes sometidos a cirugías óseas. Para las personas con osteomielitis, el tratamiento antimicrobiano temprano, antes de la destrucción extensa del hueso, produce los mejores resultados. La elección de fármacos y su vía de administración dependen de los microorganismos causales de la infección. En la osteomielitis aguda que no responde al tratamiento con antibióticos, se utiliza la descompresión quirúrgica para liberar la presión intramedular y eliminar la secreción de la zona perióstica. En casos de articulación protésica infectada, puede ser necesario el retiro de la prótesis.

Osteomielitis crónica

La osteomielitis crónica generalmente ocurre en adultos. A menudo, estas infecciones se presentan de forma secundaria a una herida abierta, con mayor frecuencia en el hueso o tejido circundante. La osteomielitis crónica se reconoce desde hace mucho tiempo como una enfermedad. Sin embargo, su incidencia ha disminuido en el último siglo debido a mejorías en las técnicas quirúrgicas y el advenimiento de los antibióticos de amplio espectro. La osteomielitis crónica incluye todos los procesos inflamatorios del hueso, excepto aquellos en las enfermedades reumáticas que son causados por microorganismos. Puede ser resultado del tratamiento tardío o insuficiente de la osteomielitis hematógena aguda o aquella por contaminación directa del hueso por microorganismos exógenos. La osteomielitis crónica puede persistir durante años, aparecer de forma espontánea después de un traumatismo menor o cuando la resistencia del paciente es baja.

La característica distintiva de la osteomielitis crónica es la presencia de hueso muerto infectado, un *secuestro*, que se ha separado del hueso vivo.[33] Se forma una vaina de hueso nuevo, llamada *involucro*, alrededor del hueso muerto. Se utilizan técnicas radiológicas como radiografías, gammagrafías óseas y fistulografías para identificar el sitio infectado. La osteomielitis crónica o infección alrededor de una prótesis articular total puede ser difícil de diagnosticar, porque los signos clásicos de infección no son evidentes y el recuento de leucocitos en la sangre puede no estar elevado. Puede haber una infección subclínica durante años. Se utilizan gammagrafías óseas con biopsia de hueso para lograr un diagnóstico definitivo.

El tratamiento de las infecciones óseas crónicas comienza con cultivos de la herida para identificar el microorganismo y su sensibilidad a los antibióticos. El objetivo de seleccionar el tratamiento antimicrobiano para la osteomielitis es utilizar el fármaco con la mejor actividad bactericida y menor toxicidad, al menor costo. El tratamiento antibiótico inicial viene seguido por una intervención quirúrgica para extraer cuerpos extraños (p. ej., placas metálicas, tornillos) o secuestros y por el uso de antibióticos a largo plazo. Por lo general, se requiere inmovilización de la parte afectada, con la restricción de carga en un miembro inferior. A veces, se utilizan dispositivos de fijación externa. Puede diagnosticarse osteomielitis crónica refractaria en quienes no responden después de 4-6 semanas del tratamiento apropiado.[48]

Osteomielitis con insuficiencia vascular

En personas con insuficiencia vascular, puede desarrollarse osteomielitis a partir de la lesión cutánea. Esta se asocia con mayor frecuencia con las úlceras del pie isquémico o crónicas en las personas con diabetes de larga duración. La neuropatía provoca una pérdida de los reflejos protectores, y la circulación arterial deteriorada y el traumatismo repetitivo son los principales contribuyentes a la formación de fisuras y úlceras de la piel.

Las personas con osteomielitis por insuficiencia vascular a menudo se presentan con problemas aparentemente sin relación, como uñas encarnadas, celulitis o úlcera perforante del pie, lo que dificulta el diagnóstico. Además, con frecuencia el dolor se mitiga por la neuropatía periférica. La osteomielitis se confirma cuando se expone el hueso en el lecho de la úlcera o después del desbridamiento. La prueba de imagen radiológica es un signo tardío.

El tratamiento depende de la tensión de oxígeno de los tejidos involucrados. El desbridamiento y los antibióticos pueden beneficiar a las personas con buena tensión de oxígeno en el sitio infectado. También puede usarse tratamiento con oxígeno hiperbárico como adyuvante.

Tuberculosis de los huesos o articulaciones

En las personas en riesgo, la propagación de la tuberculosis al hueso se produce a través de una variedad de medios, pero generalmente por el torrente sanguíneo. Aunque puede ocurrir durante la infección primaria, es más probable que se presente a través de bacilos latentes que se reactivan.[49]

La tuberculosis puede propagarse de una parte del cuerpo, como los pulmones o los ganglios linfáticos, al sistema musculoesquelético. La osteomielitis tuberculosa tiende a ser más destructiva y difícil de mitigar que la piógena. La infección se propaga a través de grandes zonas de la cavidad medular y provoca necrosis extensa. En la tuberculosis de la columna vertebral, también conocida como *enfermedad de Pott* o *espondilitis tuberculosa*, la infección se propaga a través de los discos intervertebrales e involucra a varias vértebras y se extiende hasta los tejidos blandos, con formación de abscesos.

Los síntomas locales incluyen dolor, inmovilidad y atrofia muscular; también puede haber edema articular, fiebre leve y leucocitosis. La complicación más temida de la tuberculosis raquídea es el compromiso neurológico debido a la deformidad de la columna vertebral y la formación de un absceso epidural. Puesto que no hay datos radiográficos específicos en la osteomielitis tuberculosa, el diagnóstico generalmente se establece con los resultados de la biopsia o el cultivo de tejidos. En la tuberculosis raquídea, a menudo se utiliza una biopsia dirigida por TC. El pilar del tratamiento de la osteomielitis tuberculosa es similar al de las directrices para la tuberculosis respiratoria.

RESUMEN

Las infecciones óseas ocurren por la invasión directa o indirecta del aparato musculoesquelético por microorganismos, con mayor frecuencia, *S. aureus*. La osteomielitis, o infección del hueso y la médula ósea, puede ser una enfermedad aguda o crónica. La osteomielitis aguda a menudo es resultado de la contaminación directa del hueso por un objeto extraño. La osteomielitis crónica es una infección que continúa durante más de 6-8 semanas, y puede persistir por años. La incidencia de todos los tipos de infección del hueso ha disminuido de manera notoria desde el advenimiento de los antibióticos. Las infecciones iatrógenas son provocadas de forma inadvertida por cirugías u otros tratamientos. La tuberculosis ósea, que se caracteriza por la destrucción del hueso y formación de un absceso, es causada por la diseminación de la infección de los pulmones o los ganglios linfáticos.

Osteonecrosis

La osteonecrosis, o muerte de un segmento de hueso, es una afección causada por la interrupción de la irrigación sanguínea a la médula ósea, el hueso medular o la corteza en ausencia de infección (fig. 48-11).[33] Es una alteración relativamente frecuente y puede ocurrir en la cavidad medular de la metáfisis y la región subcondral de la epífisis, sobre todo en las porciones proximal y distal del fémur y proximal del húmero. Es una complicación habitual de la enfermedad de Legg-Calvé-Perthes, deslizamiento de la epífisis de la cabeza femoral, drepanocitemia, tratamiento con esteroides, abuso de alcohol y traumatismo de cadera o una intervención quirúrgica. Las personas tratadas con corticoesteroides o bisfosfonatos son más proclives a desarrollar osteonecrosis.[50,51]

Etiología y patogenia

Aunque la necrosis ósea es resultado de la isquemia, los mecanismos de producción de esta última son variados e incluyen interrupción vascular mecánica, como ocurre con el traumatismo o una fractura, trombosis y embolia (p. ej., drepanocitemia, burbujas de nitrógeno por la inadecuada descompresión en el buceo de alta mar) y lesiones de los vasos (p. ej., vasculitis, radioterapia). En muchos casos, la causa de la necrosis es incierta. Además de una fractura, las causas más frecuentes de la necrosis ósea son idiopáticas (de causa desconocida) y por tratamiento previo con

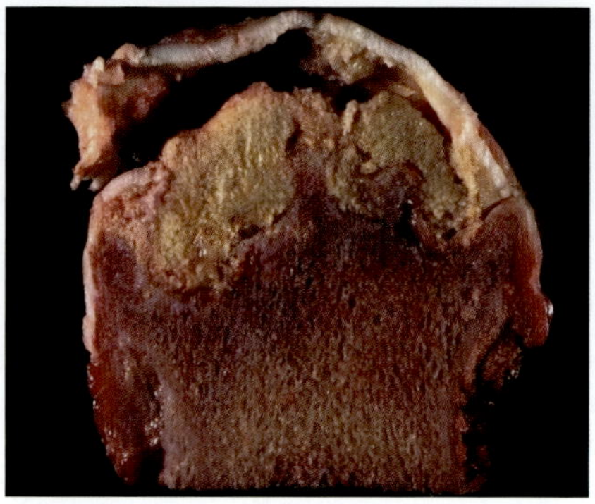

FIGURA 48-11. Osteonecrosis de la cabeza del fémur. Una sección coronal muestra una zona circunscrita de infarto subcondral con desprendimiento parcial del cartílago articular y el hueso subarticular. Tomado de: Strayer D. S., Rubin R. (Eds.) (2015). *Rubin's pathology: Clinicopathologic foundations of medicine* (7th ed., Fig. 3014A, p. 1321). Philadelphia, PA: Lippincott Williams & Wilkins.

esteroides. En el cuadro 48-1 se enumeran las alteraciones asociadas con la osteonecrosis.

El hueso tiene una abundante irrigación sanguínea, que varía de un sitio a otro.[33] El flujo en la porción medular del hueso se origina en los vasos nutricios desde un plexo de interconexión que irriga la médula, el hueso trabecular y la mitad endóstica de la corteza. La corteza externa recibe su irrigación sanguínea desde los vasos periósticos, musculares, metafisarios y epifisarios que rodean el hueso. Algunos sitios óseos, como la cabeza del fémur, solo tienen circulación colateral limitada, así que la interrupción del flujo, como en una fractura de cadera, puede ocasionar la necrosis de una porción importante del hueso medular y cortical, así como daño irreversible.

Una de las causas más frecuentes de osteonecrosis es la relacionada con la administración de corticoesteroides.[33] El mecanismo de la osteonecrosis inducida por esteroides sigue siendo indefinido. La afección puede desarrollarse después de la administración de dosis muy altas a corto

CUADRO 48-1

CAUSAS DE OSTEONECROSIS

Interrupción mecánica de los vasos sanguíneos
- Fracturas
- Enfermedad de Legg-Calvé-Perthes
- Enfermedad de Blount

Trombosis y embolia
- Drepanocitemia
- Burbujas de nitrógeno en la enfermedad por descompresión

Lesión de vasos sanguíneos
- Vasculitis
- Enfermedad del tejido conjuntivo
- Lupus eritematoso sistémico
- Artritis reumatoide
- Radioterapia
- Enfermedad de Gaucher

Tratamiento con corticoesteroides

plazo, durante el tratamiento a largo plazo o, inclusive, después de la inyección intraarticular. Aunque el riesgo se incrementa con la dosis y la duración del tratamiento, es difícil predecir quién se verá afectado. El intervalo entre la administración del corticoesteroide y la aparición de los síntomas rara vez es menor de 6 meses y puede ser mayor de 3 años. No existe método satisfactorio alguno para prevenir la progresión de la enfermedad. Hay informes de la osteonecrosis de la mandíbula después del empleo prolongado de bisfosfonatos.[50]

Las características histopatológicas de la necrosis ósea son las mismas, independientemente de la causa. El sitio de la lesión se relaciona con los vasos involucrados. Hay necrosis de hueso esponjoso y médula ósea. Por lo general, la corteza no participa, debido a la irrigación sanguínea colateral. En los infartos subcondrales (de isquemia debajo del cartílago), un segmento triangular o cuneiforme de tejido, que incluye la placa de hueso subcondral como su base y el centro de la epífisis como su ápice, presenta necrosis. Cuando ocurren infartos medulares en la médula ósea grasa, la muerte de las células óseas provoca liberación de calcio y necrosis de las células adiposas, con formación de ácidos grasos libres. El calcio liberado forma un "jabón" insoluble con los ácidos grasos libres. Puesto que el hueso carece de mecanismos para resolver el infarto, las lesiones persisten durante toda la vida.

Tratamiento, diagnóstico y manifestaciones clínicas

Los síntomas asociados con la osteonecrosis son variados y dependen de la extensión del infarto. Por lo general, los infartos subcondrales ocasionan dolor crónico, que se relaciona inicialmente con la actividad, pero que de forma gradual se torna más progresivo hasta que se experimenta en reposo. A menudo, los infartos subcondrales se colapsan y predisponen a la persona a una artrosis secundaria grave.

El diagnóstico de la osteonecrosis se basa en los antecedentes, los datos físicos y radiográficos, así como en los resultados de estudios especiales de imagen, incluyendo TC y gammagrafías óseas con tecnecio-99m. El tratamiento de la osteonecrosis depende del proceso patológico subyacente. En algunos casos, solo se utiliza inmovilización a corto plazo, antiinflamatorios no esteroideos, ejercicios y limitación de la carga. La osteonecrosis de la cadera es particularmente difícil de tratar. En personas con enfermedad temprana, la limitación de la carga con el empleo de muletas puede permitir que la afección se estabilice. Aunque se han utilizado varios abordajes quirúrgicos, la artroplastia total es el tratamiento más definitivo de la osteonecrosis avanzada de rodilla o cadera.

RESUMEN

La osteonecrosis es una afección frecuente que ha sido conocida desde hace mucho tiempo, pero no se comprende por completo. La interrupción de la irrigación sanguínea por procesos intravasculares o extravasculares ocasiona la muerte del hueso. Los sitios con pobre circulación colateral, como la cabeza femoral, son los afectados con mayor frecuencia. Los factores causales incluyen el tratamiento con corticoesteroides. Los síntomas incluyen dolor, que varía en intensidad de acuerdo con la extensión del infarto. La artroplastia total es el tratamiento utilizado con mayor frecuencia para la osteonecrosis avanzada.

Neoplasias

Las neoplasias en el sistema esquelético se conocen como *tumores óseos*. Los tumores malignos primarios del hueso son infrecuentes: constituyen menos del 0.2 % de todos los cánceres.[52] La American Cancer Society ha calculado 3 500 nuevos casos de cáncer de hueso y aproximadamente 1600 muertes para 2019.[53] La enfermedad metastásica ósea, no obstante, es relativamente frecuente. Los tumores primarios óseos pueden surgir de cualquiera de los componentes esqueléticos, incluyendo tejido, cartílago y médula óseos. Esta sección se centra en los tumores primarios benignos y malignos de origen cartilaginoso u óseo y la enfermedad metastásica ósea.

Como otros tipos de neoplasias, los tumores óseos pueden ser benignos o malignos. Los tumores benignos superan a los malignos. Los tipos benignos, como los osteocondromas, tienden a proliferar con lentitud y, por lo general, no destruyen el tejido de sostén o circundante ni se diseminan a otras partes del cuerpo. Los tumores malignos, como el osteosarcoma, proliferan con rapidez y pueden diseminarse a otras partes del cuerpo a través del torrente sanguíneo o el sistema linfático. Las dos formas principales de cáncer óseo en niños y adultos jóvenes son el osteosarcoma y el sarcoma de Ewing.[52] Los condrosarcomas tienden a ocurrir durante la vida adulta, con un promedio de edad para el diagnóstico de 51 años.[52] En la tabla 48-3 se incluye la clasificación de los tumores óseos benignos y malignos.

Características de los tumores óseos

Hay tres manifestaciones principales de los tumores óseos: dolor, presencia de una masa y deterioro de la función. El dolor es una característica común a casi todos los tumores malignos, pero también puede presentarse con los benignos. Por ejemplo, un quiste óseo benigno suele ser asintomático hasta que se produce una fractura. El dolor que persiste durante la noche y no se alivia con el reposo sugiere malignidad. Una masa o protuberancia dura puede ser el primer signo de un tumor óseo. Se sospecha un tumor maligno cuando hay una masa dolorosa que está creciendo o erosiona la corteza del hueso. La facilidad del descubrimiento de una masa depende de la localización del tumor; una pequeña protuberancia que se presenta en la superficie de la tibia es fácil de detectar, mientras que un tumor profundo en la porción medial del muslo puede crecer hasta un tamaño considerable antes de que se note. Los tumores benignos y malignos pueden causar erosión del hueso hasta el punto en que no puede soportar la tensión del uso habitual. En estos casos, incluso un pequeño estrés o traumatismo óseo causa una fractura patológica. Un tumor puede producir presión sobre un nervio periférico y causar disminución de la sensibilidad, entumecimiento, cojera o limitación del movimiento.

PUNTOS CLAVE

Neoplasias óseas

- Las neoplasias del sistema esquelético pueden afectar a la médula ósea, el tejido óseo y el cartílago.
- Los tumores benignos tienden a proliferar lentamente, no se extienden a otras partes del cuerpo y ejercen efectos por su naturaleza ocupativa de espacio y su capacidad para debilitar las estructuras óseas.
- Los tumores óseos malignos son raros antes de los 10 años de edad, tienen incidencia máxima en la adolescencia, tienden a aumentar de volumen rápidamente y tienen una alta tasa de mortalidad.

Neoplasias benignas

Los tumores óseos benignos generalmente se limitan a los confines del hueso, tienen bordes bien delimitados y están rodeados por un borde fino de hueso esclerótico. Un *osteoma* es un pequeño tumor óseo en la superficie de un hueso largo, uno plano o del cráneo. En general, está compuesto por hueso duro, compacto (osteoma de marfil) o esponjoso (trabecular). Puede extirparse o mantenerse en observación.

Un *condroma* es un tumor compuesto por cartílago hialino; puede surgir en la superficie del hueso (perióstico) o en la cavidad medular (encondroma). Estos tumores pueden llegar a ser grandes y son especialmente frecuentes en las manos y los pies. Un tumor de cartílago puede persistir durante muchos años y, luego, tomar los atributos de un condrosarcoma maligno. Un tumor de cartílago en general no se trata, a menos que se haga antiestético o incómodo.

Un *osteocondroma* es la forma más frecuente de tumor benigno en el sistema esquelético, que representa el 50% de los tumores óseos benignos y casi el 15% de las lesiones esqueléticas primarias. Aumenta de volumen solo durante los períodos de crecimiento esquelético, originado en el disco de cartílago epifisario y con crecimiento hacia afuera de los huesos como una seta. Un osteocondroma está compuesto por cartílago y hueso y, generalmente, ocurre de forma aislada, pero puede afectar a varios huesos en un padecimiento llamado *exostosis múltiple*. Los cambios malignos son raros, y se extirpa el tumor solo cuando es necesario.

Un *tumor de células gigantes*, u *osteoclastoma*, es una neoplasia agresiva de células multinucleadas que a menudo se comporta como maligna, con metástasis a través del torrente sanguíneo y recurrencia local después de su resección. Se presenta con mayor frecuencia en las personas entre la segunda y la cuarta década de la vida y se localiza habitualmente en la rodilla, la muñeca o el hombro. El tumor comienza en la región metafisaria, crece hacia la epífisis y puede extenderse a la superficie articular. Son frecuentes las fracturas patológicas porque el tumor destruye la sustancia ósea. Clínicamente, puede haber dolor en el sitio del tumor, con incremento gradual de edema. Las radiografías muestran destrucción del hueso con expansión de la corteza.

TABLA 48-3 Clasificación de las neoplasias óseas primarias

Tipo de tejido	Neoplasia benigna	Neoplasia maligna
Hueso	Osteoma osteoide	Osteosarcoma
	Osteoblastoma benigno	Sarcoma osteogénico del periostio
Cartílago	Osteocondroma	Condrosarcoma
	Tumor de cartílago	
	Condroblastoma	
	Fibroma condromixoide	
Lípidos	Lipoma	Liposarcoma
Tejido fibroso y fibroóseo	Displasia fibrosa	Fibrosarcoma
		Histiocitoma fibroso maligno
Diversos	Tumor de células gigantes	De células gigantes malignas
		Sarcoma de Ewing
De médula ósea		Mieloma múltiple
		Sarcoma de células reticulares

El tratamiento de los tumores de células gigantes depende de su ubicación. Si el hueso afectado puede ser eliminado sin pérdida de función, como la clavícula o el peroné, puede extirparse total o parcialmente. Cuando el tumor está cerca de una articulación importante, como la rodilla o el hombro, se realiza una resección local. Puede usarse radiación para prevenir la recurrencia del tumor.

Tumores óseos malignos

En contraste con los tumores benignos, los malignos primarios suelen ser mal definidos, carecen de márgenes precisos y se extienden más allá de los confines del hueso. Los tumores óseos primarios ocurren en todos los grupos de edad y pueden estar en cualquier parte del cuerpo. Sin embargo, algunos tipos tienden a aparecer en ciertos grupos de edad y sitios anatómicos (fig. 48-12). Por ejemplo, la mayoría de los sarcomas osteogénicos ocurren en los adolescentes y son muy frecuentes alrededor de la articulación de la rodilla. Asimismo, los pacientes con ciertas afecciones, como la enfermedad de Paget, tienen mayor riesgo de desarrollar un cáncer óseo.

El diagnóstico de los tumores óseos incluye estadificación radiológica y biopsia.[54] Las radiografías aportan la información diagnóstica más general, como maligno o benigno y primario o metastásico. La radiografía muestra la región de la afección ósea, el grado de destrucción y la cantidad de hueso reactivo formado. Se utilizan análisis de radioisótopos para calcular la extensión intramedular local del tumor y para la detección de la afección en otras regiones óseas. De forma adicional, la TC ayuda a su diagnóstico y localización anatómica y permite identificar pequeñas metástasis

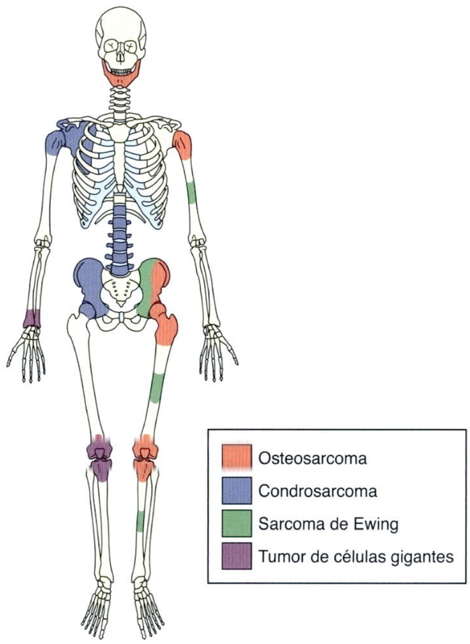

FIGURA 48-12. Sitios frecuentes de tumores óseos malignos primarios (condrosarcoma, osteosarcoma y sarcoma de Ewing) y del tumor de células gigantes, un tumor localmente agresivo y benigno.

pulmonares no visualizables en las radiografías convencionales. La RM es el método más preciso de valoración de la extensión intramedular del tumor óseo y puede permitir la delimitación de las estructuras blandas en relación con las neurovasculares sin utilizar medios de contraste. Es mejor usarla junto con una TC. Se emplea la gammagrafía ósea con radionúclidos para valorar metástasis. También se realiza una biopsia, porque el tratamiento definitivo de la mayoría de los tumores óseos se basa en la interpretación histopatológica de la muestra.

Osteosarcoma

El *osteosarcoma* es un tumor óseo altamente maligno y agresivo. Es el tumor óseo maligno primario más frecuente y ocurre con mayor frecuencia en los niños.[55] El osteosarcoma afecta más a los niños que a las niñas y representa aproximadamente el 56% de los casos.[33,55] Aunque los osteosarcomas pueden desarrollarse en cualquier hueso, surgen con mayor frecuencia en la proximidad de estructuras en crecimiento óseo, como la rodilla, la porción distal del fémur o la proximal del húmero.[33,55]

Etiología

Se desconocen las causas del osteosarcoma. Es más probable que ocurra en personas menores de 20 años de edad y en adultos mayores. La correlación de la edad y la ubicación de la mayoría de los tumores con el período de máximo crecimiento sugiere cierto vínculo con el aumento de la actividad osteoblástica. En personas más jóvenes, el tumor primario a menudo se encuentra en los sitios anatómicos asociados con una velocidad máxima de crecimiento: la parte distal del fémur y la proximal de la tibia y el húmero.[33,55] Los tumores óseos en los adultos mayores son más frecuentes en el húmero, la pelvis y la porción proximal del fémur.[33] La enfermedad de Paget, que está relacionada con el osteosarcoma en los adultos, también se asocia con un aumento de la actividad osteoblástica. La radiación desde una fuente interna, como el tecnecio farmacéutico radiactivo utilizado en la gammagrafía ósea, o de una fuente externa, como las radiografías, también se ha relacionado con el osteosarcoma. Se conocen factores genéticos asociados con el osteosarcoma. Se informa que las mutaciones en dos genes aumentan la susceptibilidad al desarrollo del osteosarcoma: el gen del retinoblastoma (*RB*) y el gen *TP53* supresor de tumor.[33]

Patogenia

Los osteosarcomas son tumores agresivos que crecen con rapidez hasta convertirse en una masa circular, casi esférica, en el tejido óseo. Con frecuencia, se ubican de forma extrínseca en el hueso y se desplazan desde la metáfisis hacia la superficie perióstica, con posterior diseminación a los tejidos blandos adyacentes (fig. 48-13). El tumor rara vez envía metástasis a los ganglios linfáticos porque sus células son incapaces de proliferar ahí. Las metástasis ganglionares ocurren, por lo general, solo en la etapa tardía de la afección diseminada. Más a menudo, las células abandonan el tumor primario a través del extremo venoso del capilar, y las metástasis tempranas en el pulmón son habituales. Las metástasis pulmonares, incluso si son masivas, suelen ser relativamente asintomáticas. El pronóstico para una persona con osteosarcoma depende de la agresividad de la afección, la presencia o ausencia de fracturas patológicas, el tamaño del tumor y su rapidez de crecimiento.

Manifestaciones clínicas y diagnóstico

La principal característica clínica del osteosarcoma es el dolor intenso y localizado con despertares nocturnos y edema en el hueso afectado, que suele ser repentino. La piel que cubre el tumor puede estar caliente, brillante y estirada, con venas superficiales prominentes. Se puede restringir la amplitud de movimiento de la articulación adyacente.

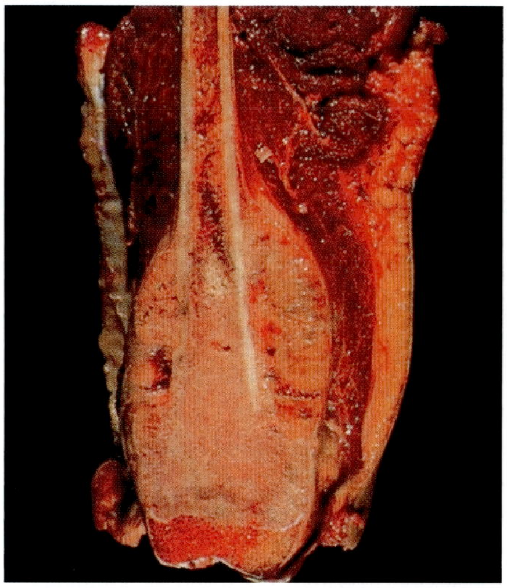

FIGURA 48-13. Osteosarcoma. La porción distal del fémur contiene un tumor maligno osteoblástico denso que se extiende a través del centro en el tejido blando y la epífisis. Tomado de: Strayer D. S., Rubin R. (Eds.) (2015). *Rubin's pathology: Clinicopathologic foundations of medicine* (7th ed., Fig. 3046A, p. 1352. Philadelphia, PA: Lippincott Williams & Wilkins.

El interrogatorio, la exploración física y los estudios radiográficos son parte de la valoración de una persona con osteosarcoma. Primero, se obtienen radiografías simples del sitio primario y del tórax. Se requieren RM, TC y gammagrafía de todo el cuerpo para valorar la extensión de la afección local y determinar la presencia de las metástasis y su alcance. Se lleva a cabo una gammagrafía ósea con radionúclidos para valorar metástasis pulmonares y óseas. Es necesario realizar una biopsia abierta para confirmar el diagnóstico y determinar las características histopatológicas y el tipo celular del tumor.

Tratamiento

El osteosarcoma se trata con cirugía y quimioterapia.[56] Aunque las operaciones de rescate de extremidad con el uso de una prótesis metálica o los aloinjertos de cadáver son ahora más frecuentes, el éxito depende de muchos factores, como lograr bordes amplios. Sin embargo, no hay una medida exacta de lo que esto implica. La edad parece ser un factor pronóstico al comparar adultos jóvenes con pacientes pediátricos, donde los primeros tienen resultados menos favorables.[57]

La amputación también es una opción. Se trata de la eliminación de huesos prescindibles, como el peroné, las costillas, los dedos de los pies o el cúbito, o la exéresis completa del tumor y de la extremidad afectada. El objetivo principal del tratamiento total de las personas con osteosarcoma es de supervivencia libre de enfermedad a largo plazo o de curación. Preservar la función del miembro es un objetivo secundario. En aquellos casos en los que no se puede lograr la intervención quirúrgica apropiada de rescate de la extremidad, puede ser necesaria su amputación.

Sarcoma de Ewing

El sarcoma de Ewing es parte de un grupo de tumores de células redondas pequeñas, indiferenciados, que se considera de origen en la cresta neural.[33] Esta familia de tumores incluye a los sarcomas de Ewing óseos y de tejidos blandos, el extraóseo, el tumor de Askin y el neuroectodérmico periférico primitivo. De los tumores en esta familia, el sarcoma de Ewing aporta la mayoría de los casos. El osteosarcoma y el sarcoma de Ewing se presentan en los mismos grupos de sexo y edad, pero, por lo general, pueden distinguirse de manera radiográfica e histopatológica. Casi el 2% de los cánceres infantiles pueden atribuirse al sarcoma de Ewing, que ocurre a cualquier edad, pero más a menudo en los menores de 20 años y rara vez después de los 30 años.[58,59] Los hombres se ven afectados ligeramente menos que las mujeres.

Patogenia

El sitio más frecuente de presentación del sarcoma de Ewing es el fémur, generalmente en la diáfisis. La pelvis representa el segundo sitio más habitual; otros incluyen el pubis, el sacro, el húmero, las vértebras y las costillas, el cráneo y algunos huesos planos más.[33] Los datos histopatológicos característicos del sarcoma de Ewing incluyen células pequeñas densamente empacadas, de forma regular, con núcleos redondos u ovalados. Una translocación recíproca específica de los cromosomas 11 y 22, o una de sus variantes, se encuentra en la mayor parte de la familia de tumores del sarcoma de Ewing.[33] La detección de la translocación por análisis citogenético sistemático o por la reacción en cadena de la polimerasa puede ser útil para confirmar el diagnóstico en los tumores muy indiferenciados.[33]

Manifestaciones clínicas

Las manifestaciones frecuentes del sarcoma de Ewing incluyen dolor articular inespecífico y dolor sordo, no necesariamente relacionados con el movimiento, que más tarde en la evolución de la enfermedad conducen a restricciones motoras y edema.[59] En algunos niños, se acompaña de manifestaciones sistémicas, como fiebre o pérdida de peso, que pueden confundir el diagnóstico. Puede haber un retraso en el diagnóstico cuando el dolor y el edema asociados con el tumor se atribuyen a una lesión deportiva o cuando está localizado en la pelvis, no se localiza el dolor y la masa no es aparente. Las fracturas patológicas son frecuentes debido a la destrucción del hueso. Los sitios más habituales de metástasis son los pulmones, la médula ósea y otros huesos.

Diagnóstico y tratamiento

Debido a que el diagnóstico del sarcoma de Ewing es difícil de establecer, la biopsia es muy importante. Las valoraciones clínicas incluyen RM y TC del tumor primario, radiografías y TC del tórax, gammagrafía ósea, biopsia por aspiración de médula ósea bilateral y del sitio primario.[33] La extensión de la enfermedad al momento del diagnóstico es el factor pronóstico más importante. La presencia de enfermedad metastásica al momento del diagnóstico es un factor de mal pronóstico, independientemente del sitio de la lesión primaria.

Los métodos de tratamiento incorporan una combinación de quimioterapia de fármacos múltiples, intervención quirúrgica y radioterapia. Por lo general, la quimioterapia se administra antes de que se inicien las medidas de control local. El sarcoma de Ewing se considera un tumor radiosensible y puede lograrse su detención local con radiación o intervención quirúrgica. Las personas con tumores pequeños, no metastásicos, situados distalmente, por lo general, tienen mejor pronóstico.

Condrosarcoma

El condrosarcoma, un tumor maligno del cartílago, es el sarcoma óseo más habitual entre los adultos y ocupa el segundo lugar más frecuente de cáncer óseo maligno primario.[35,60] Aparece sobre todo en la edad madura o posterior y es un poco más frecuente en los hombres. El tumor surge de los puntos de inserción del músculo al hueso, en particular en la rodilla, el hombro, la cadera y la pelvis. Los condrosarcomas pueden emerger de lesiones benignas subyacentes. Hay tres tipos de condrosarcoma: periférico, central y yuxtacortical. Los tres afectan el cartílago.[33]

Los condrosarcomas son de crecimiento lento y con metástasis tardías, y a menudo son indoloros. Pueden permanecer ocultos en un región como la pelvis durante mucho tiempo. Este tipo de tumor, como muchos cánceres primarios, tiende a destruir el hueso y extenderse a los tejidos blandos más allá de los confines óseos de origen. Los condrosarcomas afectan principalmente a los huesos del tórax, la pelvis o la porción proximal del fémur y, rara vez, se desarrollan en la porción distal de un hueso. Son datos radiográficos prominentes las manchas y los rizos de calcificación irregulares.

El diagnóstico temprano resulta importante, porque el condrosarcoma responde bien a la resección quirúrgica radical temprana. Por lo general, es resistente a la radioterapia y los fármacos quimioterápicos disponibles. A menudo, estos tumores se transforman en uno muy maligno, el condrosarcoma mesenquimatoso, que requiere un tratamiento más intensivo, que incluye quimioterapia combinada.

Enfermedad ósea metastásica

Las metástasis esqueléticas o tumores secundarios son más frecuentes que los primarios.[61,62] Aproximadamente la mitad de las personas con cáncer presentan metástasis óseas en algún momento de la evolución de su enfermedad. Las lesiones metastásicas se presentan con mayor frecuencia en la columna vertebral, el fémur, la pelvis, las costillas, el esternón, el húmero en su parte proximal y el cráneo, y son menos habituales en los sitios anatómicos más distantes del tronco. Los sitios de tumor primario predominante con metástasis óseas incluyen los de próstata, colon/recto, pulmón y mama.[63,64] La incidencia de la enfermedad metastásica ósea es más alta en las personas mayores de 40 años de edad.

Manifestaciones clínicas y diagnóstico

El síntoma principal de las metástasis óseas es el dolor en una zona específica del hueso, y esto se valida mediante la evidencia de una fractura patológica inminente. Se desarrolla poco a poco, durante semanas y, por lo general, es más intenso en la noche. El dolor es causado por el estiramiento del periostio del hueso involucrado o por atrapamiento de un nervio, como cuando se comprimen las raíces nerviosas de la médula espinal por un cuerpo vertebral. El hueso afectado por la fractura patológica parece carcomido en las radiografías; en casos graves, se desmorona con el impacto, como el pan tostado seco. Se presentan numerosas fracturas patológicas en las vértebras, el fémur y el húmero.

Se utilizan radiografías junto con TC, tomografía por emisión de positrones y gammagrafía ósea para detectar, diagnosticar y localizar lesiones metastásicas óseas.[65] Cerca de una tercera parte de las personas con metástasis óseas presentan gammagrafías óseas positivas sin hallazgos radiológicos.

La arteriografía con medio de contraste radiopaco puede ser útil para delinear los bordes del tumor. Por lo general, se realiza una biopsia ósea cuando hay duda con respecto al diagnóstico o tratamiento. Una biopsia cerrada con aguja y localización por TC es particularmente útil para las lesiones de la columna vertebral. Las concentraciones séricas de fosfatasa alcalina y calcio a menudo están elevadas en los pacientes con afección metastásica ósea.

Tratamiento

Los principales objetivos terapéuticos en el tratamiento de la afección metastásica ósea son prevenir fracturas patológicas y promover la supervivencia con funcionamiento óptimo y alivio del dolor tan altos como sea posible. Los métodos estándar de tratamiento incluyen quimioterapia, radiación y estabilización quirúrgica.

RESUMEN

Los tumores óseos, como cualquier otro tipo de neoplasia, pueden ser benignos o malignos. Los benignos crecen con lentitud y, por lo general, no destruyen los tejidos circundantes. Los malignos pueden ser primarios o metastásicos. Los tumores óseos primarios son raros, crecen con rapidez, se extienden mediante metástasis a los pulmones y otras partes del cuerpo por el torrente sanguíneo y conllevan una alta tasa de mortalidad. Los tumores óseos metastásicos generalmente son múltiples, procedentes sobre todo del cáncer de mama, pulmón y próstata. La incidencia de la enfermedad metastásica ósea probablemente está aumentando porque los mejores métodos de tratamiento permiten a las personas con cáncer vivir más tiempo. Los avances en quimioterapia, radioterapia e intervenciones quirúrgicas han incrementado de manera sustancial las tasas de supervivencia y la curación de muchos tipos de cánceres óseos. Un propósito primario en la enfermedad metastásica ósea es la prevención de las fracturas patológicas.

CAPÍTULO 49

Alteraciones metabólicas y del desarrollo musculoesquelético, intolerancia a la actividad y fatiga

El desarrollo de las estructuras esqueléticas comienza en el útero y continúa cambiando durante toda la vida. Durante la niñez, estas estructuras aumentan en longitud y diámetro y sostienen un gran incremento en la masa ósea. El término *modelado* se refiere a la formación macroscópica del esqueleto, que cesa en la madurez, por lo general, entre los 18 y 20 años de edad. Una vez que el crecimiento del esqueleto ha alcanzado su dimensión adulta, el proceso de remodelado óseo se encarga de su mantenimiento. Este implica la formación y la resorción óseas y es responsable del mantenimiento esquelético en sitios que requieren reparación o reemplazo. Con el envejecimiento, la resorción y la formación óseas ya no se acoplan a la perfección, por lo que hay pérdida de hueso.

Pueden presentarse afecciones óseas a causa de procesos de crecimiento y desarrollo anómalos por factores hereditarios o congénitos. Otras alteraciones esqueléticas pueden ocurrir posteriormente en la vida debido a deficiencias nutricionales, afecciones metabólicas, factores hormonales o el proceso de envejecimiento. Este capítulo se divide en dos partes, que incluyen alteraciones del crecimiento y el desarrollo esqueléticos y afecciones metabólicas óseas.

Alteraciones del crecimiento y el desarrollo óseos

Crecimiento y remodelado óseos

Desarrollo embrionario y fetal

El sistema esquelético se origina de células del mesodermo y la cresta neural del embrión.[1] El desarrollo de las vértebras del esqueleto axial comienza aproximadamente en la cuarta semana de vida intrauterina. Durante la novena semana, se inicia la formación de hueso con la aparición de centros de osificación de las vértebras lumbares superiores y torácicas inferiores. Los botones en forma de remo de los miembros inferiores aparecen en la cuarta semana del desarrollo, las almohadillas de las manos se desarrollan para los días 33-36 y las radiaciones digitales son evidentes en los días 41-43.[1]

Las anomalías derivadas de la fase embrionaria del desarrollo son relativamente infrecuentes. Cuando ocurren, suelen limitarse a estructuras embrionarias definidas (p. ej., ausencia congénita de una falange, formación de huesos excedentes [supernumerarios] o fusión de dedos adyacentes [sindactilia]). La posición intrauterina durante el desarrollo fetal causa los problemas más frecuentes. En el recién nacido, la impresión de la posición dentro del útero puede ser evidente y confundirse con una anomalía. Los efectos de la posición intrauterina suelen ser de origen fisiológico, más que anatómico.

Crecimiento de los huesos en la infancia

Durante las dos primeras décadas de la vida, el esqueleto experimenta un crecimiento general. Los huesos largos del esqueleto, que crecen a un ritmo relativamente rápido, cuentan con una estructura especializada llamada *disco de crecimiento epifisario* (fig. 49-1).[2] Los condrocitos participan en la síntesis de cartílago del disco epifisario.[2] Conforme los huesos largos crecen en longitud, las capas más profundas de las células de cartílago en el disco de crecimiento se multiplican y aumentan de volumen, para finalmente calcificarse. Las células de cartílago embebidas mueren y atraen a los osteoblastos para emigrar a la zona. Los osteoblastos secretan osteoide, que ayuda a la formación de hueso maduro. Por lo tanto, en los discos epifisarios ocurren de forma continua la síntesis, la calcificación, la erosión y la invasión del cartílago por osteoblastos, de manera que siempre hay formación activa de hueso (fig. 49-2).[2] Este proceso permite que el crecimiento de los huesos proceda sin cambiar su forma o causar alteración del cartílago articular. Las células del disco de crecimiento dejan de dividirse en la pubertad, momento en el que se fusionan la epífisis y la metáfisis.

Varios factores pueden influir en la proliferación de células en el disco de crecimiento epifisario. Puede haber una separación epifisaria en los niños por un traumatismo. Dicha separación generalmente ocurre en la zona de células maduras de cartílago con aumento de volumen, que es la parte más débil del disco de crecimiento. Los vasos sanguíneos que nutren la epífisis pasan a través del disco de crecimiento. Estos vasos se rompen cuando se separa el disco de crecimiento. Esto puede causar el cese del crecimiento y una extremidad acortada. El disco de crecimiento también es sensible a cambios nutricionales y metabólicos. El escorbuto (falta de vitamina C) evita la formación de la matriz orgánica del hueso; ello causa la desaceleración del crecimiento en el disco epifisario y menor crecimiento de la diáfisis. En el raquitismo (falta de vitamina D) se altera la calcificación del hueso nuevo

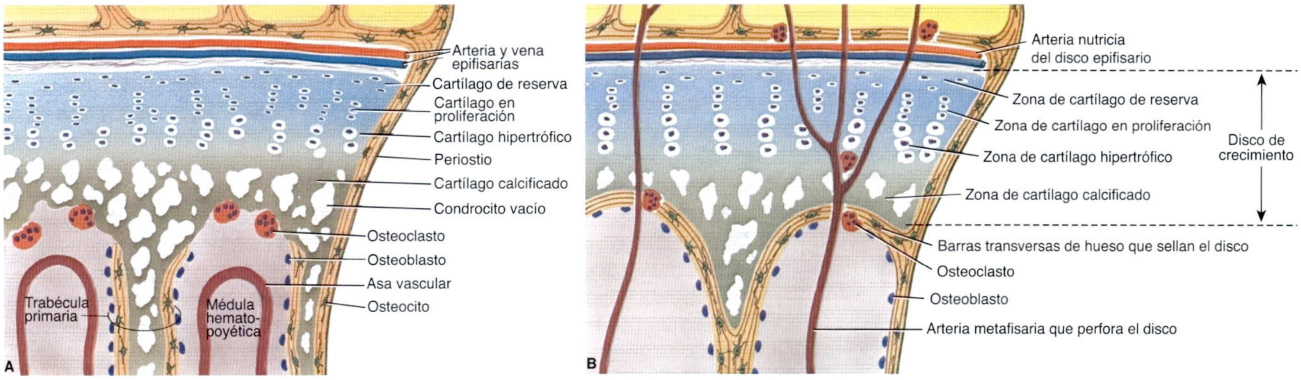

FIGURA 49-1. Anatomía del disco de crecimiento epifisario. **A.** Disco epifisario en crecimiento normal. La epífisis está separada del disco por placas transversales de hueso que la sellan, de modo que crece solo hacia la metáfisis. Hay múltiples zonas de cartílago. **B.** Cierre normal. El cartílago epifisario ha dejado de crecer. Hay vasos metafisarios que penetran el disco de cartílago. Barras transversales de hueso separan el disco de la metáfisis. Tomado de: Rubin R., Strayer D. S. (Eds.) (2015). *Rubin's pathology: Clinicopathologic foundations of medicine* (7th ed., p. 1314). Philadelphia, PA: Lippincott Williams & Wilkins.

desarrollado en la parte metafisaria del disco de crecimiento. Se requieren las hormonas tiroideas, el factor de crecimiento insulínico y la insulina para el crecimiento normal, y las alteraciones en estas y otras hormonas pueden afectarlo. Unos años después de alcanzar la pubertad, los discos epifisarios de los huesos largos se tornan menos sensibles a las hormonas; posteriormente, carecen por completo de respuesta.[2] En general, las personas llegan al final del crecimiento de los huesos cerca de los 20 años de edad, al cerrarse el disco epifisario. Sin embargo, algunos huesos siguen siendo sensibles a las hormonas y continuarán creciendo. Algunos ejemplos incluyen los huesos del cráneo, los dedos, los pies y la mandíbula.[2]

El crecimiento en el diámetro de los huesos se produce con material óseo nuevo que se añade a la superficie externa del hueso existente junto con la resorción del hueso en la cara interna o endostio. Este crecimiento por oposición permite el ensanchamiento de la cavidad de la médula ósea, en tanto evita que la corteza se torne demasiado gruesa y pesada; de esta manera se conserva la forma del hueso. Conforme un hueso aumenta de diámetro, se agregan anillos concéntricos a su superficie, igual que los que se añaden al tronco de un árbol. Estos anillos forman la estructura laminar del hueso maduro. Los osteocitos, que se desarrollan a partir de los osteoblastos, están incrustados en los anillos. Los conductos de Havers se forman conforme los vasos periósticos en el eje longitudinal son rodeados por hueso.[3]

Alteraciones durante los períodos normales de crecimiento

Los lactantes y los niños se someten a cambios en el tono muscular y el movimiento articular durante su crecimiento y desarrollo. Con frecuencia se observan dedos de los pies y rodillas en varo y valgo durante la lactancia y la niñez.[4] Estos suelen causar pocos problemas y se corrigen durante el proceso de crecimiento normal. Puede haber contracturas de flexión fisiológica de las caderas, que tienden a la rotación externa con rótulas dirigidas hacia el exterior, mientras que los pies parecen apuntar hacia adelante, debido a la fuerza de tracción interna de las tibias. Durante el primer año de vida, los miembros inferiores comienzan a enderezarse, en preparación para caminar. Las rotaciones interna y externa se equilibran, y las caderas se extienden.

La valoración musculoesquelética del recién nacido es importante para identificar las anomalías que requieren intervención temprana, facilitar el tratamiento, establecer las bases para referencia futura y educar y asesorar a los padres.[5,6] Hay muchas desviaciones clínicas que son fácilmente corregibles en un recién nacido y otras que se corrigen de forma espontánea a medida que el niño crece.

PUNTOS CLAVE

Alteraciones del desarrollo óseo

- Numerosas alteraciones de la infancia temprana son causadas por la posición intrauterina y se resuelven a medida que el niño crece.
- Las afecciones nutricionales y metabólicas pueden afectar la formación de la matriz orgánica ósea, lo que produce desaceleración del crecimiento en el disco epifisario.

Deformidades torsionales

Todos los lactantes y los niños en edad de caminar tienen ligamentos laxos, que se tornan más rígidos con la edad y al asumir la postura de carga. La hipermovilidad que acompaña a la laxitud articular, junto con las fuerzas de torsión (rotación) que se ejercen en las extremidades durante el crecimiento, son causa de muchas variantes en los niños pequeños. Las fuerzas de torsión producidas por la posición intrauterina o los patrones de sueño y sentado hacen girar los huesos en crecimiento y pueden dar lugar a deformidades conforme un niño crece y se desarrolla.

En los lactantes, el fémur se rota de forma normal a una posición de anteversión, con su cabeza y cuello girados hacia adelante respecto a los cóndilos. La anteversión femoral (rotación interna) disminuye desde aproximadamente 40° al nacer hasta 15° en la edad madura (fig. 49-3). La tibia normal presenta rotación externa de casi 5° al nacer y 15° en la edad madura. Las alteraciones torsionales con frecuencia muestran una tendencia familiar.[5]

El ángulo de avance del pie describe la diferencia entre su eje y la línea de avance.[4,5] Se determina visualizando al

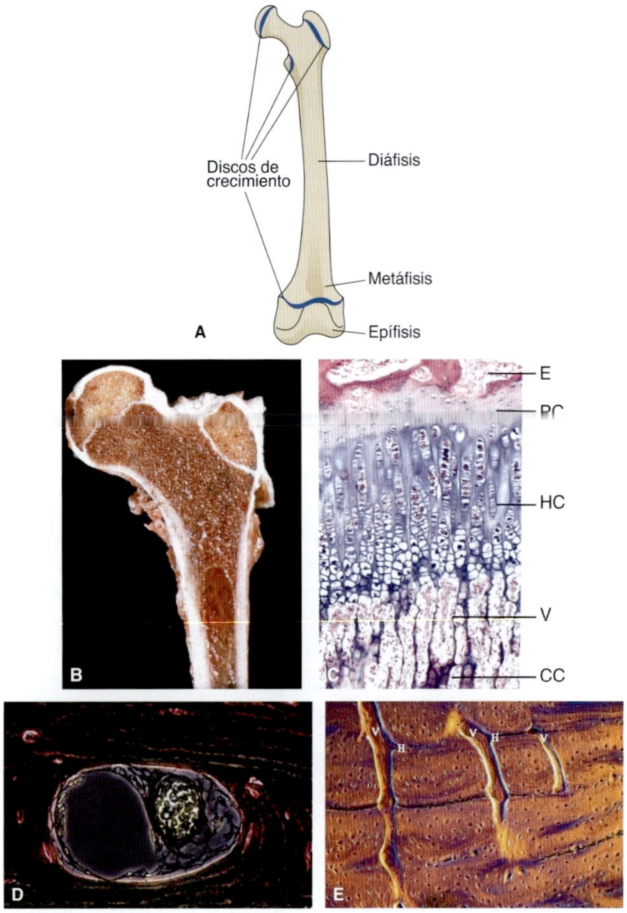

FIGURA 49-2. Anatomía de los huesos largos. **A.** Diagrama del fémur que ilustra sus diversos compartimentos. **B.** Sección coronal de la parte proximal del fémur que muestra las distintas partes anatómicas de un hueso largo. La epífisis de la cabeza femoral y la apófisis del trocánter mayor se separan de la metáfisis por sus respectivos discos de crecimiento. La corteza y la cavidad medular se visualizan bien. La cavidad medular contiene hueso esponjoso hasta que la metáfisis se estrecha en la diáfisis (cuerpo) del hueso, momento en el cual la cavidad medular está totalmente desprovista de hueso y llena de médula ósea. **C.** Corte de la epífisis con una zona de proliferación de células de cartílago. Debajo de esta zona, las células de cartílago hipertróficas se disponen en columnas. En la parte inferior, la matriz en calcificación es invadida por vasos sanguíneos. **D.** Conducto de Havers con una vénula (vaso de pared delgada más ancho, a la izquierda) y una arteriola (vaso estrecho de pared más gruesa, a la derecha). **E.** Conductos de Volkmann. Hay tres conductos de Volkmann visibles que discurren paralelos entre sí y perpendiculares a la corteza. También son visibles las aberturas de dos de los conductos de Havers. *CC, cartílago calcificado; E, epífisis; H, conducto de Havers; HC, cartílago hipertrófico; PC, cartílago proliferativo; V, invasión vascular.* Tomado de: Rubin R., Strayer D. S. (Eds.) (2015). *Rubin's pathology: Clinicopathologic foundations of medicine* (7th ed., p. 1308). Philadelphia, PA: Lippincott Williams & Wilkins.

niño al caminar y correr, aunque suele ser menos evidente cuando el niño está corriendo o descalzo. En la figura 49-4 se ilustra la posición del pie con dedos en varo y valgo y la línea de avance cuando un niño camina.

Dedos del pie en varo

Los dedos del pie en varo (p. ej., metatarso en aducción) constituyen la deformidad congénita del pie más frecuente, con una incidencia de aproximadamente 1 por cada 1000-2000 nacidos vivos.[5] En ocasiones se les llama *dedos de paloma*. A menudo, el antepié se encuentra en aducción y da al pie un aspecto de riñón, mientras que el retropié es normal (fig. 49-5).[6] Puede ser causado por la torsión del pie, la pierna

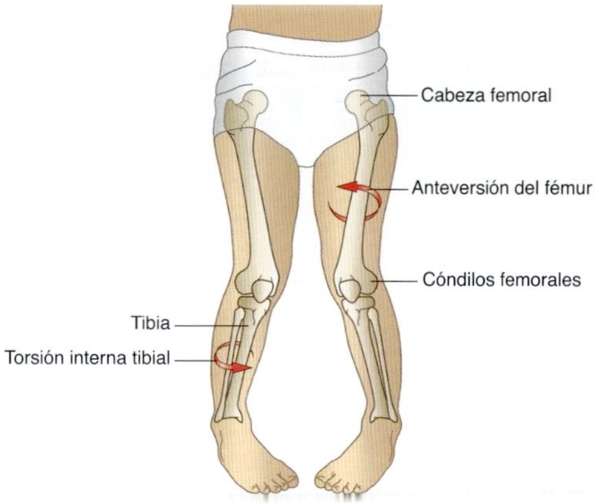

FIGURA 49-3. Anteversión femoral y rotación tibial interna. La anteversión femoral normalmente disminuye de alrededor de 40° al nacer a 15° en la edad madura, y la rotación interna tibial de 5° al nacer a 15° en la edad madura.

o el miembro inferior entero. Los dedos del pie en varo por aducción del antepié (metatarso en aducción congénito), por lo general, son resultado de la posición fetal mantenida dentro del útero. Pueden presentarse en un pie o ambos. Los métodos de diagnóstico incluyen la exploración de la cara plantar del pie, con visualización de su forma total y de la presencia o ausencia de un arco.[6] La presencia de un pliegue cutáneo indica una deformidad congénita (*véase* la fig. 49-5). El metatarso en aducción se clasifica con base en la flexibilidad del pie mientras se aplica presión a la cara interna del antepié. El defecto se define como de grados I, II o III. La de grado I es una deformidad flexible que puede ser manipulada de forma pasiva a una posición recta y no requiere tratamiento alguno. La deformidad de grado II se corrige solo hasta un borde externo recto. La de grado III es más rígida y puede requerir mayor tratamiento,[6] que consiste en aparatos de yeso (escayolas) largos, seriados, o abrazaderas que empujen los metatarsianos (no el retropié) hacia la abducción, ante una deformidad fija (*rígida*: aquella en la que el antepié no puede manipularse de forma pasiva hasta una posición recta).[6]

Dedos del pie en valgo

Los dedos del pie en valgo o pie torcido constituyen un problema frecuente en los niños y son ocasionados por una

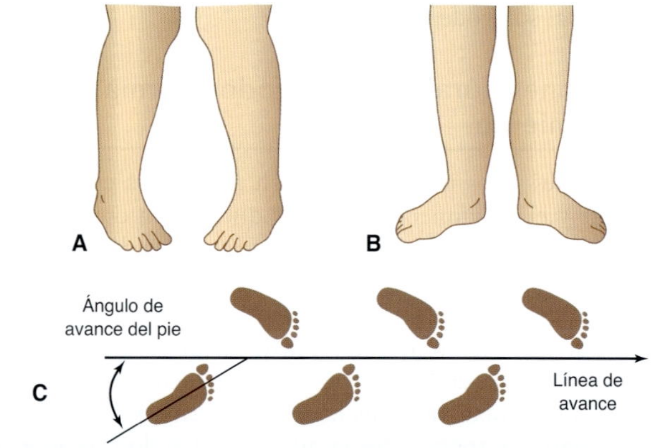

FIGURA 49-4. **A.** Dedos del pie hacia adentro (en varo). **B.** Dedos del pie hacia afuera (en valgo). **C.** Puede determinarse observando al niño caminar y comparando el eje longitudinal del pie con la dirección en la que avanza. Si el pie se dirige hacia adentro, el ángulo es negativo e indica afección en varo; si es positivo, indica afección en valgo.

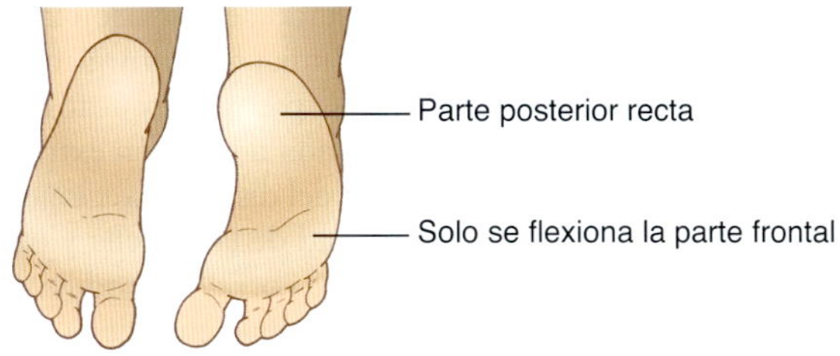

FIGURA 49-5. Forma del pie. El pie izquierdo es normal, mientras que el derecho presenta metatarso en aducción.

torsión femoral externa. Son menos usuales que los dedos del pie en varo y, en ocasiones, se presentan con calcáneo valgo y pies planovalgos.[5] Esto ocurre cuando el fémur puede ser objeto de rotación externa a aproximadamente 90°, pero en sentido opuesto solo hasta una posición neutra o un poco más allá. Debido a que la torsión femoral persiste cuando un niño suele dormir en la posición prona, además puede desarrollar una torsión tibial externa. Si hay torsión tibial externa, los pies señalan hacia afuera de la línea media del plano medial. La torsión tibial externa rara vez provoca dedos del pie en valgo, solo intensifica la afección. Los dedos del pie en valgo, por lo general, se corrigen solos, conforme el niño domina el caminar. En ocasiones, se utiliza una férula nocturna.

Torsión tibial

La torsión tibial se determina midiendo el ángulo muslo-pie, que se hace con el tobillo y la rodilla ubicados a 90°. En esta posición, el pie generalmente rota hacia afuera. La *torsión tibial interna* (encorvamiento de la tibia) es una rotación de la tibia que hace parecer que los pies giran hacia adentro (*véase* la fig. 49-3). Es la causa más frecuente de los dedos en varo en los niños menores de 2 años de edad. Está presente al nacer y puede no corregirse sola si los niños duermen sobre sus rodillas con los pies girados hacia adentro o se sientan sobre ellos.[5] Se piensa que es causada por factores genéticos y compresión intrauterina, como un útero sin estirar durante un primer embarazo o el hacinamiento intrauterino con gemelos o fetos múltiples. La torsión tibial, por lo general, mejora de manera natural con el crecimiento, pero esto puede tardar años.

La *torsión tibial externa*, una alteración mucho menos frecuente, se asocia con pie calcaneovalgo y es causada por una variación normal en la posición intrauterina o una afección neuromuscular. Se caracteriza por un ángulo muslo-pie inusualmente positivo (30-50°).[5] La afección se corrige de manera natural y el tratamiento es la observación estrecha. Se inicia una mejoría significativa durante el primer año, al iniciar la deambulación, y, por lo general, concluye para los 2-3 años de edad.[5] El adulto normal muestra casi 20° de torsión tibial.

Torsión femoral

La *torsión femoral* se refiere a variaciones anómalas en la rotación de la cadera. La rotación de la cadera se mide a nivel pélvico con el niño en posición prona y las rodillas flexionadas en un ángulo de 90°. De esta manera, la cadera se encuentra en una posición neutral. El giro de la pierna hacia afuera produce rotación femoral interna o medial; el giro hacia adentro, rotación lateral o externa. Durante la medición de la rotación de la cadera, las piernas se dejan caer hasta la rotación interna completa solo por gravedad; la rotación externa se mide al permitir que las piernas caigan hacia adentro y se crucen. La rotación de la cadera en flexión y extensión también puede medirse por tomografía computarizada (TC). Para la edad de 1 año, suele haber cerca de 45° de rotación interna y 45° de rotación externa.

La *torsión femoral interna*, también llamada *anteversión femoral* (*véase* la fig. 49-3), es una variante normal frecuente durante los primeros 6 años de vida, en especial en niñas de 3-4 años de edad.[6] De forma característica, hay 80-90° de rotación interna de la cadera en la posición prona. Se considera que la afección tiene relación con una mayor laxitud de la cápsula anterior de la cadera, de manera que no provee la presión estable necesaria para corregir la anteversión presente al nacer. Los niños se encuentran más cómodos al sentarse en la posición de "W", con sus caderas entre sus rodillas. Se piensa que esta posición permite que el miembro inferior actúe como una palanca y produzca cambios torsionales en el fémur. Cuando el niño se pone de pie, las rodillas giran hacia adentro y los pies parecen señalar hacia adelante. Cuando el niño camina, sus rodillas y dedos de los pies señalan hacia adentro. Se alienta a los niños con este problema a que se sienten con las piernas cruzadas o en la llamada posición "de sastre". Si no se trata, las tibias compensan con rotación externa, de modo que, para los 8-12 años de edad, las rodillas pueden girar hacia adentro, pero los pies ya no. Esto puede producir una mala alineación patelofemoral con subluxación rotuliana o luxación y dolor.[6] Puede realizarse una osteotomía desrotatoria en los casos graves o si hay discapacidad funcional.

La *torsión femoral externa* es una afección infrecuente caracterizada por la excesiva rotación externa de la cadera. La torsión externa bilateral suele ser una afección benigna y el tratamiento es de vigilancia. Cuando la afección es unilateral, debe descartarse el deslizamiento de la epífisis de la cabeza femoral.

Rodilla vara y valga

La *rodilla vara*, o *piernas arqueadas*, corresponden a una inclinación hacia afuera de las rodillas mayor de 2.5 cm, cuando se tocan los maléolos internos en los tobillos (fig. 49-6). Conforme los niños crecen, la alineación del miembro inferior

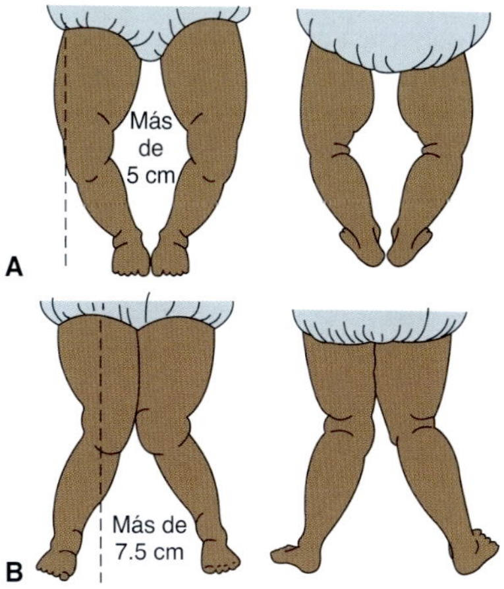

FIGURA 49-6. **A.** Rodilla vara. **B.** Rodilla valga. Tomado de: Silbert-Flagg J., Pillitteri A. (2018). *Maternal and child health nursing: Care of the childbearing and child rearing family* (8th ed., Fig. 51.9, p. 1444). Philadelphia, PA: Lippincott Williams & Wilkins.

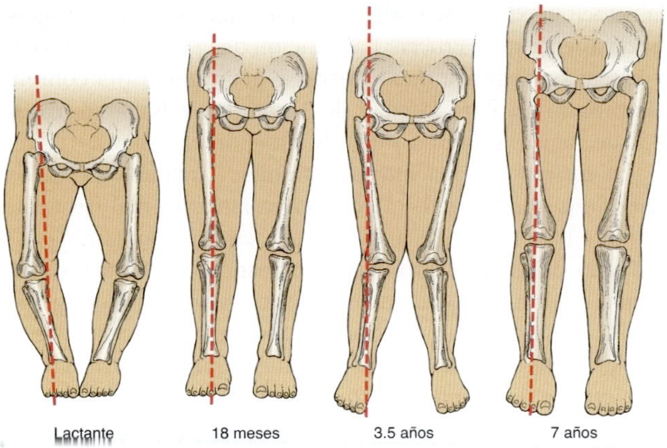

FIGURA 49-7. La alineación del miembro inferior sigue un patrón predecible. Los lactantes suelen tener una curvatura leve en varo a lo largo del fémur y la tibia. Para los 18-24 meses, la pierna es casi recta, con un eje mecánico neutral. Poco a poco, se desarrolla una desviación en valgo y mucho más notoria entre los 3 y 4 años de edad. Para los 7 años de edad, el miembro inferior se encuentra en valgo leve y cambia muy poco después. La desviación en varo no debe recurrir, ni el valgo aumentar. Tomado de: Morissy R. T., Weinstein S. L. (Eds.) (2006). *Lovell & Winter's pediatric orthopaedics* (6th ed.). Philadelphia, PA: Lippincott Williams & Wilkins.

suele seguir un patrón predecible (fig. 49-7). La mayoría de los lactantes y niños en edad de caminar tienen un arqueamiento de las piernas hasta los 18 meses. Si hay una gran separación entre las rodillas (> 15°) después de los 2 años de edad, el niño puede requerir un aparato ortopédico. También debe valorarse al niño en busca de enfermedades como el raquitismo o la tibia vara (fig. 49-8).[6]

La *rodilla valga*, o *piernas en X*, es una deformidad en la que hay una disminución de espacio entre las rodillas (*véase* la fig. 49-6). Los maléolos internos en los tobillos no pueden ponerse en contacto entre sí cuando las rodillas se tocan. La rodilla valga se desarrolla de forma gradual después de los 24 meses de edad y es más evidente entre los 3 y 4 años de edad. La afección suele deberse a ligamentos colaterales mediales de la rodilla laxos. La obesidad también está asociada con el desarrollo de la rodilla valga y casi se está convirtiendo en una epidemia en los Estados Unidos.[7] Para los 7 años de edad, el miembro inferior está en valgo leve y cambiará muy poco después. La rodilla en valgo se puede ignorar hasta los 7 años de edad, a menos que tenga un ángulo mayor, sea unilateral o esté asociada con una estatura baja. Por lo general, se resuelve de manera espontánea y rara vez requiere tratamiento. Si la rodilla vara o valga persiste y no se corrige, puede desarrollarse artrosis en la edad adulta como resultado de la tensión intraarticular anómala. Hay un nuevo tratamiento quirúrgico tanto para las rodillas en X como para las piernas arqueadas, que incluye la utilización de placas de banda de tensión extraepifisarias, las cuales modifican el ángulo del disco de crecimiento.[8] La rodilla vara puede causar dificultad de la marcha y mayor riesgo de fracturas y esguinces. Si no se corrige, la rodilla valga puede causar subluxación y luxación recurrente de la rótula, con predisposición a condromalacia, dolor en las articulaciones y fatiga. Por lo tanto, es necesario convertir los nuevos retos, como la obesidad, en un objetivo terapéutico prioritario en la ortopedia pediátrica.[7,9]

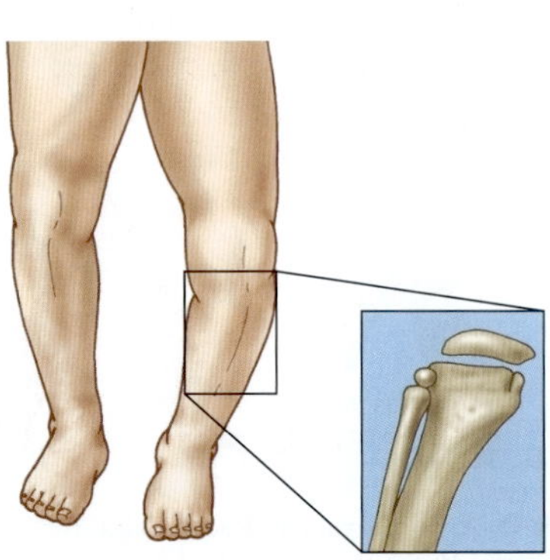

FIGURA 49-8. Deformidad rotatoria de la parte proximal de la tibia que, especialmente cuando es unilateral, sugiere una tibia vara (enfermedad de Blount).

Pie plano

El *pie plano* es una deformidad caracterizada por la ausencia del arco longitudinal del pie. Por lo general, los lactantes tienen un pie más ancho y más gordo que los adultos. Los cojinetes grasos, a menudo acentuados por los músculos plegables en los niños pequeños, crean la apariencia de plenitud, a menudo confundida con el pie plano.[10,11] Hasta que se desarrolla el arco longitudinal alrededor de los 2 años de edad, la mayoría de los niños parecen tener pies planos. El verdadero criterio para el pie plano es que, con carga, el astrágalo apunta hacia adentro y abajo, por lo que el talón se evierte y el antepié se invierte.

La obesidad, la laxitud de los ligamentos (que tiene un vínculo genético) y el empleo de zapatos que no sostienen con el tiempo constituyen otras probables etiologías del pie plano.[10,11] Los niños con sobrepeso tienen un arco plantar menor porque el peso corporal excesivo ejerce mayor presión sobre sus pies.[10,11]

Hay dos tipos de pie plano: flexible y rígido. La mayoría de los niños con pie plano flexible presentan ligamentos laxos, lo que permite que descienda cuando aumentan de peso. Con este tipo de pie plano, el arco desaparece solo con carga. No se necesita tratamiento especial alguno para el pie plano flexible. Las personas con este tipo de pie son menos propensas al dolor y las molestias que aquellas con arcos normales o altos. El pie plano rígido está fijo sin ningún arco aparente en cualquier posición. Se presenta en conjunto con enfermedades neuromusculares, como la parálisis cerebral.

En el adulto, el tratamiento del pie plano es conservador y dirigido a aliviar la fatiga y el malestar. Los zapatos de sostén, bien ajustados, con soportes del arco pueden ser de utilidad y evitar que se sobredistiendan los ligamentos. Puede recurrirse a cirugía en casos de síntomas graves y persistentes.

Deformidades congénitas y hereditarias

Las malformaciones congénitas son anomalías presentes al nacer. Varían en gravedad desde las deformidades leves de la extremidad, que son relativamente frecuentes, hasta malformaciones mayores, relativamente raras. La anomalía más habitual de los dedos de los pies o las manos es la *polidactilia* o presencia de un dedo supernumerario en la mano o el pie. Se produce macrodactilia cuando uno o más dedos de los pies o las manos presenta(n) hipertrofia, y se torna(n) significativamente más grande(s) que los demás.

Puede haber una simple membrana entre los dedos (sindactilia) o la ausencia de un hueso (p. ej., falange, costilla

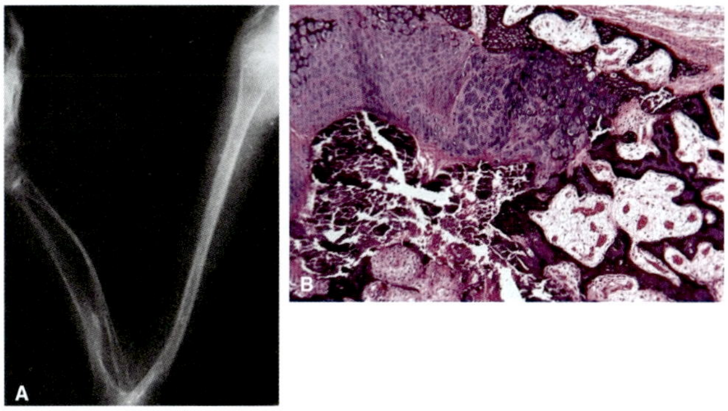

FIGURA 49-9. Osteogénesis imperfecta. **A.** Una radiografía ilustra el húmero y los huesos del antebrazo, delgados. Hay un callo de fractura en la parte proximal del cúbito. **B.** Microfotografía del callo de fractura con cartílago prominente en la parte superior izquierda. La corteza es delgada y está compuesta por hueso trabeculado hipercelular. Tomado de: Rubin R., Strayer D. S. (Eds.) (2015). *Rubin's pathology: Clinicopathologic foundations of medicine* (7th ed., p. 1318). Philadelphia, PA: Lippincott Williams & Wilkins.

o clavícula). Las luxaciones y contracturas de las articulaciones causan una deformidad más notoria, como la ausencia de huesos, articulaciones o miembros completos. La cirugía puede aliviar los síntomas funcionales, como dolor o dificultad para el ajuste de los zapatos. El objetivo estético es alterar la apariencia grotesca de la mano o el pie y alcanzar un tamaño similar al del miembro opuesto.

Las malformaciones congénitas se deben a numerosos factores, algunos desconocidos. Entre estos se incluyen factores hereditarios, agentes externos que dañan el feto, como radiación, alcohol, fármacos (p. ej., la talidomida administrada por hiperemesis gravídica en la década de 1960) y virus, así como factores ambientales intrauterinos. Muchos de los componentes de la matriz orgánica ósea se identificaron en fechas recientes, y se encontró que sus interacciones son más complejas de lo que se creía. Las afecciones de la mano y el pie asociadas con anomalías en la matriz ósea incluyen la síntesis deficiente de colágeno y reducción de la masa ósea.[12]

Osteogénesis imperfecta

La osteogénesis imperfecta (OI) es una enfermedad hereditaria caracterizada por la síntesis defectuosa de colágeno de tipo I (fig. 49-9).[13,14] Esta es una de las enfermedades óseas hereditarias más frecuentes, con aproximadamente 20 000-50 000 personas con OI en los Estados Unidos.[13] Por lo general, se transmite como un rasgo autosómico dominante. Sin embargo, la OI de tipo III, el más progresivamente deformante, con múltiples defectos que amenazan la vida, en raras ocasiones se hereda como un rasgo autosómico recesivo.[14]

Las mutaciones en los genes asociados con el colágeno de tipo I, que incide en el desarrollo de huesos, provocan problemas en articulaciones, orejas, ligamentos, dientes, esclerótica y piel.[14] Los genes *COL1A1* y *COL1A2*, que codifican las cadenas α_1 y α_2 del procolágeno de tipo I,[14] se localizan en los cromosomas 17 y 7 y causan diversos cambios estructurales y clínicos en los distintos tipos de OI.

Manifestaciones clínicas

Las manifestaciones clínicas de la OI incluyen diversas alteraciones caracterizadas por la extrema fragilidad del esqueleto. Se han identificado cuatro subtipos principales, cada uno con manifestaciones específicas (tabla 49-1).[14]

La afección se caracteriza por huesos delgados y poco desarrollados, propensos a fracturas múltiples. Los niños afectados tienen extremidades cortas y un cráneo blando y delgado con prominencias bifrontales que dan un aspecto triangular a la cara. Otros problemas asociados con la síntesis defectuosa del tejido conjuntivo incluyen huesos wormianos en el cráneo, piel fina, esclerótica azul o gris, desarrollo anómalo de los dientes, músculos hipotónicos, articulaciones laxas y escoliosis.[15] La pérdida de la audición por esclerosis de los huesecillos en el oído medio es frecuente en los adultos afectados. Los defectos más graves se producen en el tipo II. Los fetos gravemente afectados presentan múltiples fracturas intrauterinas y extremidades curvas y cortas. Muchos de ellos terminan mortinatos o mueren durante la lactancia.

Tratamiento

No hay tratamiento definitivo para la corrección de la síntesis defectuosa del colágeno característica de la OI. Sin embargo, se ha mostrado que los bisfosfonatos producen un aumento en la anchura del hueso cortical y el volumen del hueso esponjoso, así como aumento de la fuerza y el contenido mineral óseo.[15] La prevención y el tratamiento de las fracturas son importantes. Es necesaria su alineación precisa para prevenir deformidades. La falta de consolidación es habitual, en especial de las fracturas repetidas. Con frecuencia, se requiere intervención quirúrgica para estabilizar las fracturas y corregir las deformidades.

TABLA 49-1 Tipos de osteogénesis imperfecta

Tipo	Subtipo	Herencia	Manifestaciones
I	Después del nacimiento, las manifestaciones son las más leves de los diversos tipos de OI.	Autosómica dominante	Múltiples fracturas, escleróticas azules, problemas auditivos y posiblemente dentales.
II	Alteración perinatal mortal que culmina con la muerte temprana.	Autosómica dominante	El neonato muere en pocos días o es mortinato.
III	Perinatal y neonatal, con escleróticas azules al nacer que pronto se tornan blancas; el tipo más progresivo y gravemente deformante.	Generalmente autosómica dominante, pero puede ser recesiva	Múltiples fracturas óseas, retraso en el crecimiento, deformidades esqueléticas graves.
IV	Después del nacimiento, las manifestaciones son similares a las del tipo I, salvo las escleróticas blancas.	Autosómica dominante	Múltiples fracturas, posibles afecciones dentales y de la audición; las escleróticas son normales.
Otros diferentes al tipo IV (V, VI, VII y VIII)	Características clínicas, genéticas e histopatológicas del hueso que son distintivas.	Autosómica, tanto dominante como recesiva	Tipo IV heterogéneo.

Tomado de: Rubin R., Strayer D. S. (Eds.) (2015). *Rubin's pathology: Clinicopathologic foundations of medicine* (7th ed., pp. 1318–1319). Philadelphia, PA: Lippincott Williams & Wilkins.

COMPRENSIÓN → Remodelado óseo

El remodelado óseo es el proceso de mantenimiento del esqueleto una vez que concluye su crecimiento. Ha habido progreso significativo en la comprensión del fenómeno del remodelado óseo en relación con el acoplamiento de la resorción con la formación del hueso.

1

Ciclo de remodelado óseo. El hueso maduro se compone de unidades llamadas *osteonas*, en las que láminas concéntricas (capas óseas) rodean a un *conducto de Havers* central. El remodelado óseo consiste en una secuencia de resorción ósea por los osteoclastos en una osteona, seguida por la formación de hueso nuevo por los osteoblastos. En el adulto, la duración de una secuencia (de resorción y formación de hueso) es de aproximadamente 4 meses. Idealmente, el hueso de reemplazo debe ser igual al que se resorbió. Si no ocurre así, hay una pérdida neta de hueso. En los adultos mayores, por ejemplo, la resorción y formación óseas no están perfectamente acopladas y se pierde masa ósea.

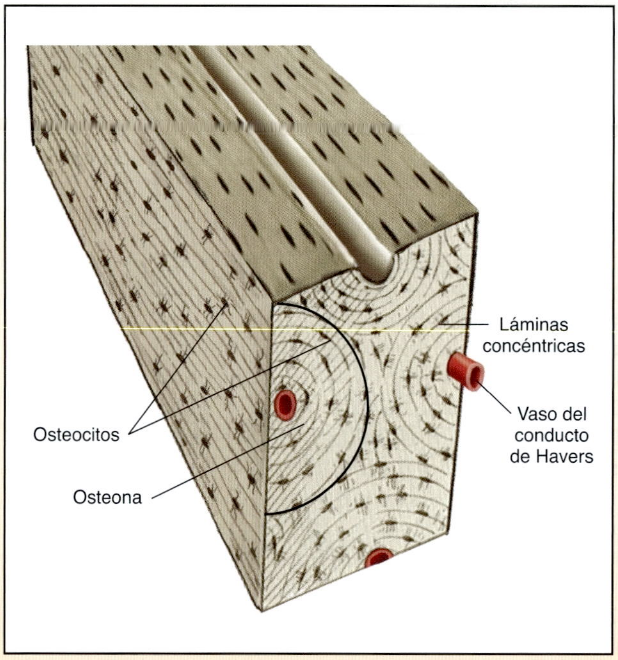

2

Resorción de hueso. Los osteoclastos, que son células de resorción de hueso, se derivan de los precursores de monocitos/macrófagos, encargados del inicio del remodelado óseo. La secuencia de la resorción y la formación óseas es activada por numerosos estímulos, incluidas las acciones de la hormona paratiroidea y la calcitonina. Esta secuencia comienza con la resorción osteoclástica del hueso existente, durante la cual los componentes orgánico (matriz de proteína) e inorgánico (mineral) se eliminan para crear un espacio a manera de túnel en la osteona. Los factores solubles liberados durante la resorción ayudan al reclutamiento de osteoblastos hacia el sitio; de esta manera se enlaza la resorción con la formación de hueso.

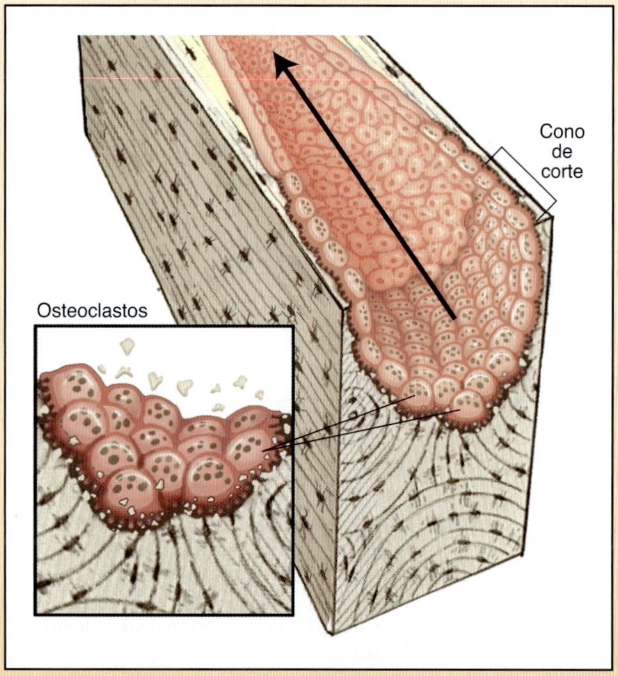

3

Formación de hueso. Después de que cesa la actividad osteoclástica, los osteoblastos comienzan a depositar matriz orgánica (osteoide) en la pared del conducto de la osteona. Conforme se depositan laminillas óseas sucesivas, el conducto alcanza finalmente las proporciones relativas de la osteona original. En la formación y el mantenimiento óseos, los osteoblastos proveen gran parte de la regulación local porque no solo producen nueva matriz ósea, sino también tienen participación esencial en la regulación de la actividad de los osteoclastos. Muchos de los principales estimuladores de la resorción ósea, como la hormona paratiroidea, tienen efectos mínimos o indirectos sobre los osteoclastos. Una vez que el osteoblasto, que posee receptores para estas sustancias, recibe la señal adecuada, libera un mediador soluble llamado *RANKL*, que induce la actividad de los osteoclastos.

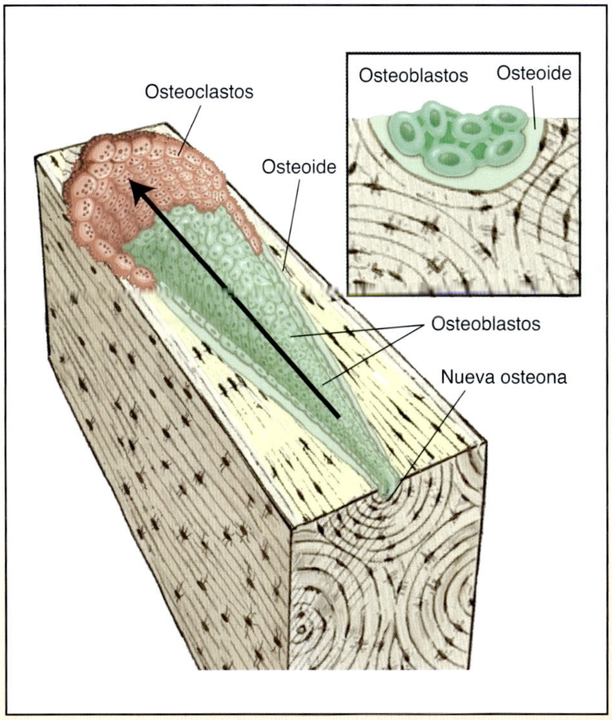

4

Regulación del metabolismo y el remodelado óseos. La vía fundamental para vincular la resorción (mediada por los osteoclastos) con la formación (mediada por osteoblastos) de los huesos consiste en un sistema paracrino que incluye al activador del receptor del ligando del factor nuclear kappa B, RANKL, el receptor de RANK y una proteína soluble llamada *osteoprotegerina* (OPG). El RANKL, que es producido por los osteoblastos y sus precursores, se une a la RANK, que promueve la proliferación y la diferenciación de los osteoclastos. La molécula soluble de OPG, que se produce en numerosos tejidos, actúa como un receptor señuelo para bloquear la acción de RANKL. Este sistema garantiza el acoplamiento íntimo de la formación y la resorción óseas, y proporciona un medio por el que una amplia variedad de mediadores biológicos (p. ej., hormonas, citocinas y factores de crecimiento) influyen en la homeostasis del hueso.

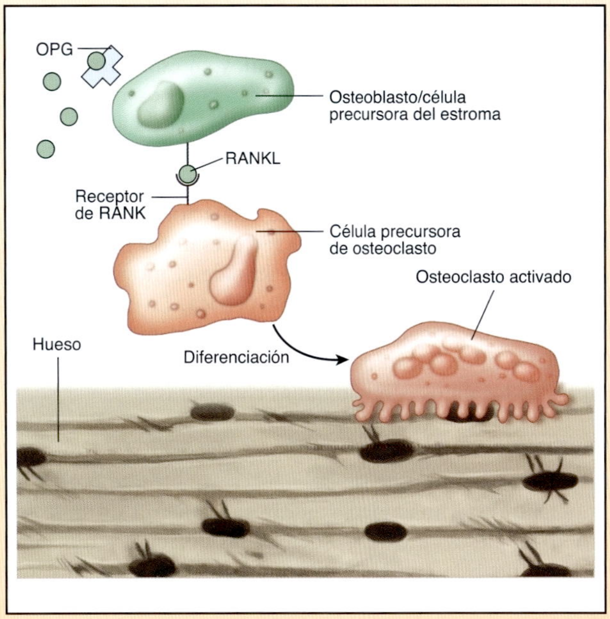

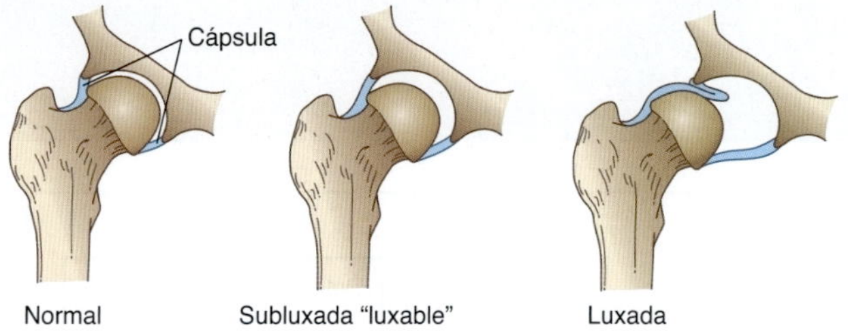

FIGURA 49-10. Relaciones normal (*izquierda*) y anómala de la estructura de la articulación de la cadera en la subluxación (*en medio*) y luxación (*derecha*).

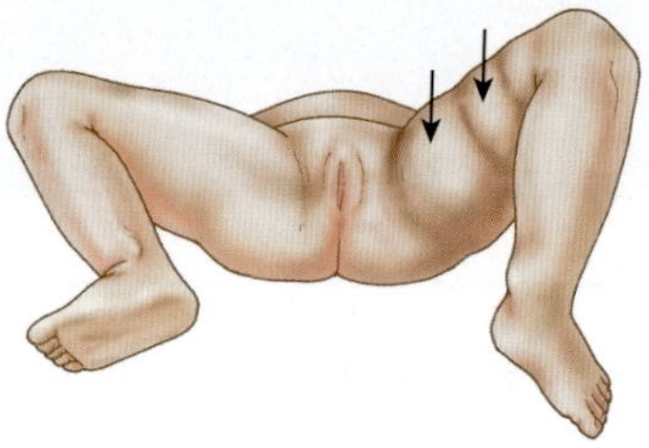

FIGURA 49-11. Displasia congénita de la cadera izquierda con acortamiento del fémur, según indican las piernas en abducción y los pliegues glúteos y de muslos asimétricos (*flechas*).

Displasia del desarrollo de la cadera

La displasia del desarrollo de la cadera (DDC), también conocida como *luxación congénita de cadera*, es una anomalía del desarrollo que conduce a una amplia variedad de problemas de la cadera en lactantes y niños, incluyendo inestabilidad, malformación, subluxación o luxación total.[16] En los casos menos graves, la articulación de la cadera puede ser inestable, con excesiva laxitud de la cápsula articular o subluxación, de manera que las superficies articulares están separadas y hay una luxación parcial (fig. 49-10). En las caderas luxadas, la cabeza del fémur se encuentra fuera del acetábulo. Los resultados de los programas de detección precoz en los recién nacidos han mostrado que 1 de cada 100 presenta algún dato de inestabilidad de la cadera, mientras que hay luxación en 1 de cada 1000 nacidos vivos.[10] La cadera izquierda resulta afectada con mayor frecuencia que la derecha por la posición intrauterina occipitoizquierda de la mayoría de los fetos.[10] La afección ocurre más a menudo en los primogénitos y seis veces más en las mujeres que en los hombres.[16]

Etiología

La causa de la DDC es multifactorial, y en esta participan la herencia y factores ambientales y mecánicos. Los antecedentes familiares positivos y la laxitud generalizada de los ligamentos están relacionados. Se piensa que la mayor incidencia en niñas se debe a la susceptibilidad a los estrógenos maternos y otras hormonas asociadas con la relajación pélvica. La luxación también puede resultar de factores ambientales, como posición fetal, útero estrecho que impide el movimiento del feto y nacimiento en presentación pélvica. La presencia de otras anomalías congénitas se asocia con una mayor incidencia de DDC. Por lo tanto, deben explorarse con cuidado las caderas de los niños con anomalías congénitas.

Diagnóstico

El diagnóstico temprano de la DDC es importante porque el tratamiento es el más fácil y eficaz si comienza durante los primeros 6 meses de vida.[16] Además, las luxaciones repetidas causan daño a la cabeza y el acetábulo femorales. No hay método uniformemente aceptado para el diagnóstico de la DDC durante el período neonatal. Sin embargo, hay pruebas de que la ecografía es más eficaz durante el primer mes de vida para la detección de problemas de la articulación de la cadera.[17] Sin embargo, la U.S. Preventive Services Task Force (USPSTF) afirma que el 90% de las anomalías de la cadera identificadas por ecografía se resuelven solas.[17] Se recomienda la exploración clínica de las caderas al nacer y cada varios meses durante el primer año de vida.[17] La investigación señala que el 60-80% de las deformidades de cadera identificadas en los niños mediante exploración clínica se resuelven solas.[16] Deben realizarse exploraciones clínicas de seguimiento ante una anomalía. En los lactantes, los signos de DDC incluyen asimetría de pliegues glúteos o caderas, acortamiento del muslo, de manera que una rodilla (en el lado afectado) es más alta que la otra, y abducción limitada de la cadera afectada (fig. 49-11). La asimetría de los pliegues glúteos no es definitiva, pero indica que se requiere valoración adicional. La USPSTF declara que las pruebas son insuficientes para recomendar la detección sistemática en los recién nacidos asintomáticos como medio de prevención de resultados adversos.[16]

Pueden emplearse varias técnicas de exploración para detectar una cadera luxable.[5,16,18] Dos maniobras específicas para valorar la estabilidad de la cadera en el recién nacido son la de Ortolani (para la luxación reductible) (fig. 49-12) y la de Barlow (para la cadera luxable) (fig. 49-13).[5,16,18] Esta última consiste en un intento manual de luxar y reducir la cadera anómala del niño pequeño en posición supina con ambas rodillas flexionadas. Con una ligera presión descendente aplicada a las rodillas, estas y los muslos se abducen de forma manual conforme se aplica una presión ascendente e interna a las porciones proximales de los muslos. En los lactantes con esta alteración, la presión descendente inicial sobre la rodilla produce una dislocación de la cadera, el signo de Barlow positivo. Esto viene seguido por un chasquido audible o palpable (signo de Ortolani) al reducirse la cadera y entrar la cabeza femoral nuevamente en el acetábulo. La sensibilidad de estas pruebas mejora de forma significativa con la participación de médicos entrenados y diestros para esta exploración. La prueba de Galeazzi es una de medición de la longitud de los

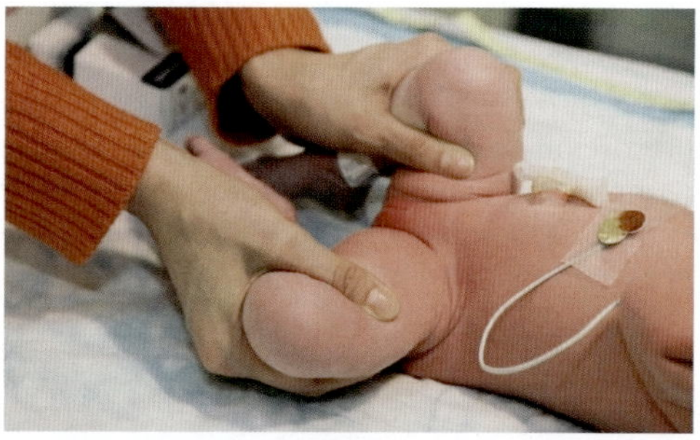

FIGURA 49-12. Exploración para la DDC. En el recién nacido, ambas caderas pueden flexionarse, abducirse y rotarse externamente sin producir un "chasquido". Mediante la prueba de chasquido de Ortolani puede confirmarse el diagnóstico de luxación congénita de cadera. La cadera afectada no puede abducirse tanto como la opuesta, y ocurre un chasquido cuando se reduce la cadera. Tomado de: Jensen S. (2015). *Nursing health assessment: A best practice approach* (2nd ed., Fig. 26.9A, p. 836). Philadelphia, PA: Lippincott Williams & Wilkins.

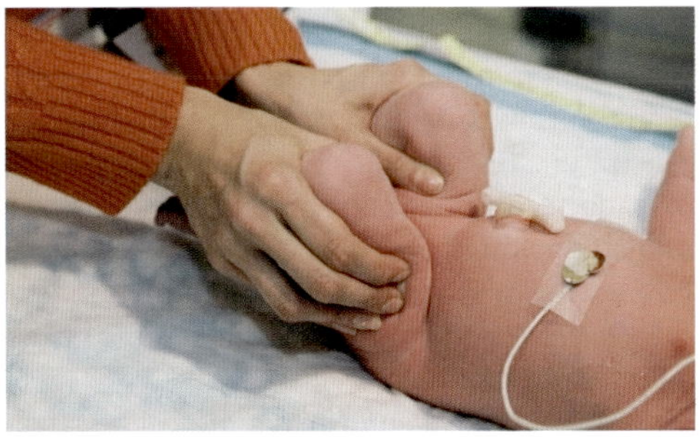

FIGURA 49-13. Maniobra de Barlow. Tomado de: Jensen S. (2015). *Nursing health assessment: A best practice approach* (2nd ed., Fig. 26.9, p. 836). Philadelphia, PA: Lippincott Williams & Wilkins.

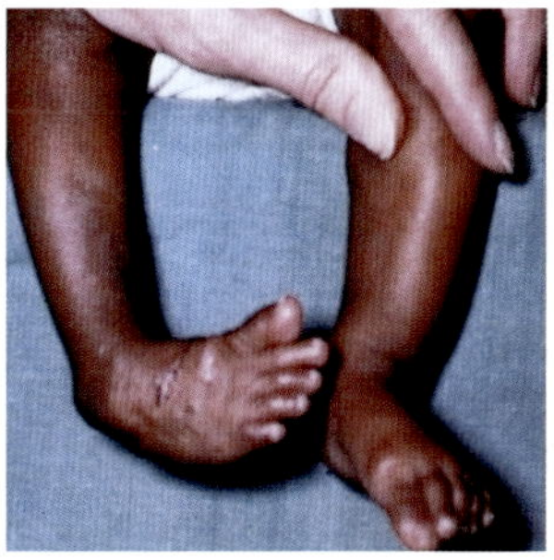

FIGURA 49-14. Pie zambo derecho. El pie se gira hacia un lado y el pie, la pantorrilla y la pierna afectados son más pequeños y más cortos que en el lado normal. Uno o ambos pies pueden verse afectados. Esta afección no es dolorosa; sin embargo, si no se trata, habrá malestar y discapacidad significativos. El tratamiento varía de abrazaderas y aparatos de yeso hasta la intervención quirúrgica. Tomado de: Jensen S. (2015). *Nursing health assessment: A best practice approach* (2nd ed., Fig. 21.3, p. 648). Philadelphia, PA: Lippincott Williams & Wilkins.

fémures que se realiza al comparar la altura de las rodillas mientras están flexionadas a 90°. Una desigualdad a la altura de las rodillas es un signo de Galeazzi positivo y, en general, se debe a la luxación de la cadera o un acortamiento femoral congénito. Esta prueba no es útil para la detección de DDC bilateral, ya que ambas longitudes de las extremidades serán iguales. En un niño mayor, la inestabilidad de la cadera puede producir un retraso en la capacidad para permanecer de pie o caminar y, en un momento dado, causa una marcha característica de pato. Cuando se colocan los pulgares sobre la cresta ilíaca anterior y las manos sobre la pelvis por fuera, sus niveles no son iguales; el niño es incapaz de elevar el lado opuesto de la pelvis (prueba de Trendelenburg positiva).

El diagnóstico de DDC se confirma por ecografía o radiografía. Se utiliza ecografía en los niños con factores de alto riesgo (p. ej., recién nacidas en presentación pélvica) o con un resultado anómalo de la exploración.[18,19] Las radiografías de recién nacidos con sospecha de DDC son de valor limitado, porque las cabezas femorales no se osifican hasta los 4-6 meses de edad. Después de los 6 meses de edad, la osificación creciente del fémur hace menos confiable a la ecografía, y se prefieren las radiografías.

Tratamiento

El tratamiento de la DDC debe ser individualizado y depende de que la cadera esté subluxada o luxada. La subluxación de la cadera al nacer a menudo se resuelve sin tratamiento y debe ser objeto de vigilancia durante 2 semanas. Cuando la subluxación persiste después de que ha pasado este período, puede estar indicado el tratamiento y se recomienda el envío del paciente al especialista. Los mejores resultados se obtienen cuando el tratamiento se inicia antes de que cambie la estructura de la cadera (p. ej., de 2-3 meses), porque evita su reducción por manipulación suave o dispositivos de abducción. El tratamiento a cualquier edad incluye la reducción de la luxación e inmovilización de los miembros inferiores en una posición de abducción.

Pie zambo congénito

El pie zambo es una de las afecciones ortopédicas pediátricas más habituales. Tiene una incidencia de aproximadamente 1-2 casos por cada 1000 nacidos vivos, es bilateral en aproximadamente el 50% de los casos y afecta a los hombres con mayor frecuencia que a las mujeres.[20] De forma similar a la luxación congénita de cadera, su aparición sigue un patrón de herencia multifactorial. El pie zambo puede asociarse con anomalías cromosómicas o síndromes congénitos transmitidos por patrones de herencia mendeliana (fig. 49-14). Sin embargo, con gran frecuencia es idiopático y se encuentra en lactantes normales sin anomalía genética o cromosómica alguna u otra causa extrínseca.

En la aducción del antepié, que contribuye con casi el 95% de los casos idiopáticos, el pie presenta flexión e inversión plantares. Este es el llamado *tipo equinovaro*, puesto que el pie se asemeja a la pezuña de un caballo. El 5% de los casos restantes son del tipo calcaneovalgo o pie zambo inverso, con dorsiflexión y eversión. El pie zambo inverso puede ocurrir como una afección aislada o en asociación con múltiples defectos congénitos. Al nacer, los pies de muchos neonatos asumen una de estas dos posiciones, pero pueden sobrecorregirse pasivamente o llevarse de vuelta a la posición opuesta. Si no es posible sobrecorregir el pie, puede requerirse algún otro tipo de corrección.

El tratamiento del pie zambo se inicia tan pronto como se realiza el diagnóstico. Una herramienta de detección para el pie zambo de tipo equinovaro es el protocolo de valoración del pie zambo, que también es útil para desarrollar un plan terapéutico.[20] Cuando se inicia el tratamiento durante las primeras semanas de vida, puede ser eficaz un procedimiento no quirúrgico. Se usan manipulaciones suaves y aparatos de yeso seriados para corregir cada componente de la deformidad. Puede requerirse intervención quirúrgica para deformidades graves o cuando los métodos conservadores fracasan.

Osteocondrosis juvenil

El término *osteocondrosis juvenil* se utiliza para describir un grupo de enfermedades infantiles en las que uno o más centros de osificación presentan un período de degeneración, necrosis o inactividad, seguido por regeneración y, frecuentemente, deformidad. Las osteocondrosis se dividen en dos grupos según sus causas. El primer grupo consiste en la *osteocondrosis osteonecrótica*, llamada así porque las enfermedades son causadas por osteonecrosis localizada de un centro apofisario o epifisario (p. ej., enfermedades de Legg-Calvé-Perthes, Freberg, Panner o Kienböck). El segundo grupo es causado por anomalías en la osificación del tejido cartilaginoso resultantes de una variación normal genéticamente determinada o de traumatismos (p. ej., enfermedades de Osgood-Schlatter, Blount, Sever o Scheuermann). Esta sección se centra en la enfermedad de Legg-Calvé-Perthes del primer grupo y en la de Osgood-Schlatter del segundo. El deslizamiento de la epífisis de la cabeza femoral es una alteración del disco de crecimiento.

Enfermedad de Legg-Calvé-Perthes

La enfermedad de Legg-Calvé-Perthes es una alteración osteonecrótica idiopática de la epífisis proximal (cabeza) del fémur.[21] Ocurre en 1 de cada 1200 niños y afecta principalmente a los varones de entre 3 y 12 años de edad, con una media de 7 años de edad.[22] Se presenta sobre todo en los niños y es mucho más frecuente en los caucásicos que en los afroamericanos. Aunque no se ha establecido patrón genético definido alguno, en ocasiones afecta a más de un miembro de la familia.

Etiología y patogenia

Se desconoce la causa de la enfermedad de Legg-Calvé-Perthes. La afección generalmente es gradual al inicio y se presenta en niños por lo demás sanos. Sin embargo, puede asociarse con un traumatismo agudo. Las pruebas sugieren una correlación entre la presentación de la enfermedad de Legg-Calvé-Perthes y algunos parámetros procoagulantes en los niños.[22] Se ha sugerido a la desnutrición como un factor causal. Cuando las niñas resultan afectadas, por lo general tienen un peor pronóstico porque tienen mayor madurez ósea y presentan un período más breve para el crecimiento y el remodelado óseos que los hombres de la misma edad.[22]

La principal característica histopatológica de la enfermedad de Legg-Calvé-Perthes es una necrosis avascular del hueso y la médula ósea que afecta el centro de crecimiento epifisario de la cabeza femoral.[21] La alteración puede limitarse a parte de la epífisis o afectarla por completo. En casos graves, hay una alteración en el patrón de crecimiento que lleva a un cuello femoral ancho y corto. La necrosis viene seguida por la absorción lenta del hueso muerto durante 2-3 años. Aunque en determinado momento las trabéculas necróticas son sustituidas por hueso sano nuevo, la epífisis rara vez recupera su forma normal. El proceso ocurre en cuatro etapas predecibles.[21,22] La *primera etapa*, que dura 6-12 meses, es la fase avascular, cuando el centro de osificación se está necrosando. El daño a la cabeza femoral viene determinado por el grado de necrosis que se produce durante esta etapa. La *segunda etapa*, que dura alrededor de 1-3 años, es la fase de revascularización, en la que ocurre la resorción del hueso necrótico. La *tercera etapa* es la de reosificación, durante la cual las zonas radiolúcidas se tornan densas, mientras mejora la forma de la cabeza femoral. La *cuarta etapa*, que es la reparada, implica la formación de las células de hueso inmaduro por las células óseas normales y la cabeza femoral resultante.[21,22]

Manifestaciones clínicas

Los principales síntomas de la enfermedad de Legg-Calvé-Perthes son dolor en el muslo o la rodilla y dificultad para caminar. El niño puede presentar una cojera indolora con abducción limitada y rotación interna, así como una contractura en flexión de la cadera afectada. La edad de inicio es importante porque los niños pequeños tienen una mayor capacidad de remodelación de la cabeza y el acetábulo femorales, y, por lo tanto, ocurre menos aplanamiento de la cabeza femoral.

Diagnóstico y tratamiento

El diagnóstico temprano es importante y se basa en la correlación de los síntomas físicos con los resultados de estudios de imagen (p. ej., resonancia magnética [RM], tomografía computarizada, ecografía, artrografía, gammagrafía ósea y radiografías) relacionados con la etapa de la enfermedad.[21]

El objetivo del tratamiento es disminuir la deformidad y preservar la integridad de la cabeza femoral mientras se resorbe el hueso necrótico.[21]

En el tratamiento de la enfermedad de Legg-Calvé-Perthes se usan medidas conservadoras e intervenciones quirúrgicas. Los niños menores de 4 años con poca o ninguna participación de la cabeza femoral pueden requerir solo seguimiento periódico. En todos, es necesaria alguna intervención para aliviar la fuerza de carga, la tensión muscular y la subluxación de la cabeza femoral. Es importante mantener el fémur en una posición bien asentada en el acetábulo cóncavo para evitar la deformidad, lo que se logra manteniendo la cadera en abducción y rotación interna leve. El tratamiento implica períodos de descanso, dispositivos de asistencia para caminar, evitar la carga y abrazaderas en abducción para mantener las extremidades separadas con rotación interna leve.

Puede intervenirse quirúrgicamente para contener la cabeza femoral dentro del acetábulo, tratamiento que se reserva, por lo general, para los niños mayores de 6 años de edad que en el momento del diagnóstico presenten una afección más grave de la cabeza femoral. Algunos niños con la enfermedad de Legg-Calvé-Perthes pueden requerir reemplazo quirúrgico total de la articulación de la cadera en algún momento, en función del grado de necrosis avascular.[22]

Enfermedad de Osgood-Schlatter

La enfermedad de Osgood-Schlatter consiste en la aparición de microfracturas en la zona donde se inserta el tendón rotuliano en la espina tibial, que es una extensión de su epífisis proximal.[23] Esta área es particularmente vulnerable a los daños causados por la tensión repentina o constante del tendón rotuliano durante los períodos de crecimiento, sobre todo en adolescentes que practican atletismo.

El tendón rotuliano está engrosado y con edema por la inflamación continua y causa dolor en la parte frontal de la rodilla. Hay edema, hipersensibilidad y mayor prominencia de la espina tibial. Los síntomas, por lo general, son autolimitados. Puede recurrir durante los períodos de crecimiento, aunque generalmente se resuelve después del cierre del disco de crecimiento tibial. En algunos casos se necesita limitación de la actividad, bandas tibiales o brazaletes para inmovilizar la rodilla, antiinflamatorios y aplicación de frío para aliviar el dolor.[23] El objetivo del tratamiento es liberar la tensión en el cuádriceps para permitir la revascularización y reosificación de la espina tibial. La resolución completa de los síntomas al cicatrizar (cierre físico) la espina tibial se puede extender hasta un año o inclusive dos.[23]

Alerta sobre el dominio de conceptos

La enfermedad de Osgood-Schlatter se caracteriza por el engrosamiento del tendón rotuliano. El dolor ocurre durante la actividad y se centra en la parte frontal de la rodilla.

Deslizamiento de la epífisis de la cabeza femoral

El deslizamiento de la epífisis de la cabeza femoral, o *coxa vara*, es una alteración del disco de crecimiento que se produce cerca de la edad de la madurez ósea. Se trata de un desplazamiento tridimensional de la epífisis (posterior, medial, inferior), lo que significa que el fémur se rota externamente desde abajo de la epífisis. La afección es rara, con una frecuencia estimada de 10 por cada 10 000 personas.[24]

La causa del desplazamiento de la epífisis de la cabeza femoral no se ha definido, pero puede estar relacionada con la susceptibilidad del niño a la tensión en el cuello del fémur como resultado de anomalías genéticas o estructurales.[24] Los niños son afectados el doble que las niñas, y en cerca de la mitad de los casos la afección es bilateral. Los niños afectados presentan con frecuencia sobrepeso con caracteres sexuales secundarios poco desarrollados o, en algunos casos, son muy altos y delgados. En muchos casos hay antecedentes de crecimiento óseo rápido que precede al desplazamiento de la epífisis. La afección también puede verse modificada por deficiencias nutricionales o alteraciones endocrinas, como hipotiroidismo, hipopituitarismo e hipogonadismo.[24]

Los niños con la afección a menudo se quejan de dolor de rodilla referido acompañado de dificultad para caminar, fatiga y rigidez.[24] El diagnóstico se confirma por estudios radiográficos en los que el grado de deslizamiento es determinado y clasificado según su gravedad (< 33%, leve; 33-50%, moderada; > 50%, grave).[9] El tratamiento temprano es imprescindible para evitar la discapacidad de por vida. Se recomienda la fijación *in situ*.[24] Evitar la carga sobre el fémur y el reposo en cama son parte esencial del tratamiento. Se usa la tracción o la manipulación suave bajo anestesia para disminuir el deslizamiento. La inserción quirúrgica de clavos para mantener el cuello y la cabeza del fémur alineados es un método habitual de tratamiento para niños con deslizamiento moderado o grave. Se emplean muletas durante varios meses después de la corrección quirúrgica para evitar la carga completa hasta que se cierra el disco de crecimiento.

Los niños con esta afección deben recibir seguimiento estrecho hasta que se cierra el disco epifisario. El pronóstico a largo plazo depende del grado de desplazamiento que se produce. Las complicaciones incluyen necrosis avascular, acortamiento de la extremidad y falta de consolidación y pueden presentarse problemas con la fijación interna.[24] Puede desarrollarse artritis degenerativa, por lo que puede ser necesario el reemplazo de la articulación más adelante en la vida.

Escoliosis

La *escoliosis* es una desviación externa de la columna vertebral a menudo en el plano coronal o frontal, que puede incluir rotación o deformidad de las vértebras.[25] La escoliosis es una deformidad tridimensional de la columna vertebral, que a menudo afecta todo el tórax.[25] Se pueden clasificar considerando la edad de aparición y la etiología. En general, las niñas son más afectadas.[14] La mayoría de las deformidades escolióticas son idiopáticas.[25] Otras pueden ser congénitas, asociadas con afecciones neuromusculares (parálisis cerebral o distrofia muscular), resultado de deformidades intrarraquídeas o causadas por una longitud desigual de las extremidades.[25]

Escoliosis idiopática

La escoliosis idiopática se clasifica en tres tipos:

1. Infantil: cuando la curva de la deformidad se manifiesta antes de los 3 años. Este tipo es raro.
2. Juvenil: cuando la curva o curvas se presentan entre los 4 y 9 años de edad. Este tipo es poco habitual.
3. De la adolescencia: cuando la deformidad se manifiesta después de los 10 años de edad y hasta el final del crecimiento. Este tipo representa aproximadamente el 80% de los casos de escoliosis.[26]

La escoliosis idiopática es una curvatura raquídea estructural para la que no se ha establecido causa alguna. Ocurre en niños sanos, neurológicamente normales. Muy probablemente la causa sea multifactorial y compleja. Es probable que la herencia participe porque son frecuentes las afecciones de madre-hija. Sin embargo, los gemelos idénticos no son afectados de manera uniforme. La magnitud de la curvatura en un niño afectado no está relacionada con la correspondiente a los parientes. Un estudio reciente del gen del receptor 1B de la melatonina (*MTNR1B*) en las personas con escoliosis idiopática del adolescente sugiere que el *MTNR1B* puede servir como gen de susceptibilidad para la enfermedad.[27] Además, las pruebas sugieren que hay mucha gente con neurofibromatosis de tipo 1 (NF-1) que presenta algún tipo de escoliosis.[28] Un nuevo recurso disponible para el diagnóstico y la determinación del tratamiento, especialmente en la escoliosis idiopática del adolescente, es la valoración por la *ScoliScore* (un conjunto de marcadores genéticos correlacionados con la escoliosis), que es una prueba genética que estudia una muestra de ADN de la persona para predecir el riesgo de progresión de la curva para los individuos con escoliosis.[25]

Aunque la curva escoliótica puede estar presente en cualquier área de la columna vertebral, la más frecuente es una curva torácica derecha que produce una prominencia costal en el lado convexo e hipocifosis de rotación de la columna vertebral en su eje longitudinal conforme empieza a encorvarse.

Escoliosis congénita

La escoliosis congénita es causada por alteraciones vertebrales durante las semanas 6-8 del desarrollo embrionario.[28] La escoliosis congénita puede dividirse en errores de formación y de segmentación. Los errores de formación indican la ausencia de una parte de la vértebra, como la hemivértebra (ausencia de todo un lado) y la vértebra en cuña (falta de solo una porción). El error de segmentación es la ausencia de la separación normal entre las vertebras.[25] El nino puede presentar otras anomalías y complicaciones neurológicas si está afectada la médula espinal. Son indispensables el diagnóstico y el tratamiento tempranos de las curvas progresivas en los niños con escoliosis congénita. La intervención quirúrgica es el tratamiento ideal de la escoliosis congénita progresiva.[6,25]

Escoliosis neuromuscular

La escoliosis neuromuscular se desarrolla a partir de enfermedades neuropáticas o miopáticas. Se presenta con parálisis cerebral, mielodisplasia, distrofia muscular y poliomielitis. Con frecuencia, hay una curva larga en forma de "C" desde la región cervical hasta la sacra. En los niños con parálisis cerebral, la deformidad grave puede dificultar el tratamiento.

La escoliosis neuromuscular miopática se desarrolla con la distrofia muscular de Duchenne y, por lo general, no es grave.

Manifestaciones clínicas

La escoliosis suele ser la primera señal que se descubre por la deformidad que causa. Los padres o un programa de detección escolar pueden notar el hombro alto, la cadera prominente o el omóplato que sobresale. En las niñas, la dificultad para el dobladillado o ajuste de un vestido puede llamar la atención sobre la deformidad. La escoliosis idiopática es, por lo general, un proceso indoloro, aunque el dolor puede aparecer en casos graves, con frecuencia en la región lumbar. El dolor puede ser causado por la presión en las costillas o en la cresta del ilion. Puede haber dificultad para respirar debido a la menor expansión del tórax y alteraciones gastrointestinales por hacinamiento de los órganos abdominales. Los adultos con deformidad menos grave pueden experimentar un leve dolor de espalda. Si la escoliosis se deja sin tratamiento, la curva puede progresar hasta el grado de comprometer la función cardiopulmonar, y crea un riesgo de complicaciones neurológicas.

Diagnóstico

El diagnóstico precoz de la escoliosis puede ser importante para prevenir la deformidad raquídea grave. Los signos cardinales de la escoliosis son hombros o crestas ilíacas a diferente altura, escápula prominente en el lado convexo de la curva, mala alineación de las apófisis espinosas, asimetría de los flancos y de la caja torácica, y prominencia costal o de músculos pararraquídeos con la inclinación al frente. Se requiere una exploración física completa para los niños con escoliosis porque el defecto puede ser un indicador de otros procesos patológicos subyacentes.

El diagnóstico de la escoliosis se realiza por medio de exploración física y se confirma a través de radiografías. Debe utilizarse un escoliómetro en el ápice de la curvatura para cuantificar una prominencia; una lectura mayor de 5° necesita la derivación con un médico.[25] La curva se mide determinando el grado de desviación externa presente en las radiografías y se etiqueta como "derecha" o "izquierda" en función de su porción convexa. Pueden hacerse otros estudios radiológicos, por ejemplo, TC, RM y mielografía.

Aunque la detección escolar sigue siendo obligatoria en varios lugares de los Estados Unidos, en la USPSTF no se recomienda realizarla de manera sistemática para la escoliosis idiopática en adolescentes asintomáticos, lo que indica que el potencial de daños por la detección incluye valoraciones y consultas de seguimiento innecesarias a causa de resultados falsos positivos, y los efectos psicológicos adversos especialmente relacionados con el uso de abrazaderas.[25,26] Aunque no se recomienda la detección sistemática, los profesionales de atención sanitaria deben estar preparados para valorar la escoliosis idiopática cuando se descubre de forma casual, o el adolescente o uno de sus progenitores expresa preocupación al respecto.[25]

Tratamiento

El tratamiento de la escoliosis depende de la gravedad de la deformidad y su probabilidad de progresión. Las curvas más grandes son más propensas a progresar. La edad de presentación también es importante. Las curvas que se detectan antes de la menarquia tienen más probabilidad de progresar que las detectadas después. Para las personas con menor grado de curvatura (10-20°), la tendencia ha sido evitar un tratamiento intensivo hacia uno expectante ("esperar y observar"); de esta manera se saca ventaja de los métodos de diagnóstico más complejos disponibles hoy en día.[25] Se considera el tratamiento para los niños físicamente inmaduros con curvas de entre 20 y 30°. Los pacientes con curvas entre 30 y 40° suelen considerarse para emplear abrazaderas, y aquellos con más de 40-45°, para intervención quirúrgica.[25]

RESUMEN

Pueden ocurrir afecciones óseas por factores congénitos o hereditarios, o aquellos que intervienen durante los períodos normales de crecimiento y desarrollo del hueso. Los recién nacidos presentan cambios normales en el tono muscular y el movimiento articular que causan alteraciones por torsión del fémur o la tibia. Muchas de estas modificaciones se corrigen conforme ocurren el crecimiento y el desarrollo normales del esqueleto. La OI es una enfermedad hereditaria autosómica rara caracterizada por la síntesis defectuosa del tejido conjuntivo, incluida la matriz ósea; da origen a huesos poco desarrollados que se fracturan con facilidad. La DDC incluye una variedad de anomalías estructurales. Las caderas luxadas siempre se tratan para prevenir cambios en la estructura anatómica. Otras alteraciones óseas de la infancia, como las osteocondrosis, el deslizamiento de la epífisis de la cabeza femoral y las escoliosis, no se corrigen con el proceso de crecimiento. Estas afecciones son progresivas, pueden causar discapacidad permanente y requieren tratamiento. Las afecciones como la DDC y el pie zambo congénito están presentes al nacer. Ambas alteraciones se tratan mejor durante la lactancia. Se recomienda realizar exploraciones regulares durante el primer año de vida como un medio para lograr el diagnóstico temprano de estas enfermedades.

Osteopatía metabólica

La *osteopatía metabólica* se refiere a un grupo de enfermedades que causan la desmineralización ósea, por lo general, debido a un defecto en la resorción ósea que interfiere con los efectos de la hormona paratiroidea, el calcio y la vitamina D, y lleva a la fragilidad ósea, el raquitismo o la artrosis. Como se mencionó anteriormente en este capítulo, las enfermedades óseas metabólicas tienen su origen en el proceso de remodelado óseo, que implica una secuencia ordenada de resorción osteoclástica, formación de nuevo hueso por los osteoblastos y mineralización del osteoide recién formado.

Osteopenia

La osteopenia es una afección común a todas las enfermedades óseas metabólicas. Se caracteriza por una disminución en la masa ósea mayor de la esperada para la edad, la raza o el sexo, que ocurre debido a una disminución en su formación, una mineralización inadecuada o la desmineralización ósea excesiva.

La *osteopenia* no es un diagnóstico, sino un término que se utiliza para describir una aparente carencia de hueso en las radiografías. Las principales causas de la osteopenia son osteoporosis, osteomalacia, tumores malignos (como el mieloma múltiple) y alteraciones endocrinas (como hipertiroidismo e hiperparatiroidismo). Alrededor de 44 millones de personas en los Estados Unidos presentan osteopenia u osteoporosis.[29]

Osteoporosis

La *osteoporosis* es una alteración metabólica del hueso que se caracteriza por una pérdida de masa ósea mineralizada que causa mayor porosidad del esqueleto y susceptibilidad a las fracturas.[30] De acuerdo con la Organización Mundial de la Salud (OMS), la densidad ósea se informa mediante el uso de una calificación de T, en cuya puntuación se compara la densidad ósea de un adulto sano de 30 años de edad con la del paciente.[30] En las pautas para la osteoporosis de la OMS, se recomienda que las mujeres en la posmenopausia y los hombres mayores de 50 años de edad se traten de acuerdo con las siguientes directrices:

- Quienes tienen una fractura de cadera o vertebral.
- Quienes presentan puntuaciones de T menores de −2.5 en el cuello del fémur o de la columna vertebral después de la valoración apropiada para descartar causas secundarias.
- Aquellos que tienen una probabilidad mayor del 3% a 10 años de una fractura de cadera y una calificación de T de entre −1.0 y −2.5 en la columna vertebral o el cuello del fémur.
- Aquellos que tienen una probabilidad a 10 años mayor del 20% de una fractura relacionada con la osteoporosis.[30]

Aunque la osteoporosis puede ocurrir como resultado de varias alteraciones, se asocia con mayor frecuencia con el proceso de envejecimiento. Debido a que la pérdida de hueso tiene relación positiva con la edad, se espera que aumente la prevalencia de osteoporosis y baja masa ósea.

Patogenia

La patogenia de la osteoporosis no se ha definido, pero la mayoría de los datos sugieren un desequilibrio entre la resorción y la formación óseas, de manera que la primera excede a la última. Aunque estos dos factores participan en la mayoría de los casos de osteoporosis, su contribución relativa a la pérdida ósea puede variar según la edad, el sexo, la predisposición genética, el grado de actividad y el estado nutricional. El ejercicio puede prevenir o retrasar la aparición de la osteoporosis por aumento en la densidad de masa ósea (DMO) máxima durante los períodos de crecimiento. La nutrición deficiente o una disminución relacionada con la edad en la absorción intestinal del calcio por activación insuficiente de la vitamina D pueden contribuir al desarrollo de osteoporosis, especialmente en los adultos mayores.

Bajo condiciones normales, la masa ósea aumenta de manera constante durante la niñez y alcanza un máximo en la edad adulta joven. La masa ósea o DMO máxima es un determinante importante del riesgo posterior de osteoporosis. Está determinada en parte por factores genéticos, la concentración de estrógenos, el ejercicio, la ingesta y absorción de calcio y factores ambientales. Los factores genéticos están vinculados, en gran parte, con la máxima cantidad de hueso en cada persona, denominada *masa ósea máxima*. La procedencia étnica es un determinante clave de la DMO y el riesgo de fracturas. Las tasas de incidencia obtenidas de los estudios de grupos raciales y étnicos muestran que, aunque las mujeres tienen mayores tasas de fracturas en comparación con los hombres, en general, las diferencias varían por procedencia étnica y edad. Las mujeres caucásicas y asiáticas tuvieron tasas más altas para todos los grupos mayores de 50 años de edad.[30] Los valores más altos de DMO y las tasas más bajas de fracturas se han informado en mujeres afroamericanas.[30] El tamaño corporal es otro factor que modifica el riesgo de osteoporosis y fracturas. Las mujeres con complexión corporal más pequeña están en mayor riesgo de fractura de cadera por su más baja DMO de cadera.

Los factores hormonales desempeñan un papel importante en el desarrollo de la osteoporosis, que conduce a un desequilibrio en la actividad de los osteoclastos y los osteoblastos, en particular en la osteoporosis de las mujeres en la posmenopausia.[31,32] La osteoporosis posmenopáusica es causada por una deficiencia de estrógenos, que se manifiesta con una pérdida de hueso esponjoso y la predisposición a las fracturas vertebrales y de la porción distal del radio. La pérdida de masa ósea es mayor durante la menopausia temprana, cuando la concentración de estrógenos desciende. Varios factores parecen influir en el aumento de la pérdida de la masa ósea asociada con una deficiencia de estrógenos. La menor concentración de estrógenos se asocia con un aumento de las citocinas (p. ej., interleucina 1, interleucina 6 y factor de necrosis tumoral) que estimula la producción de precursores de osteoclastos. La deficiencia de estrógenos también influye en la diferenciación de los osteoclastos a través de las vías del receptor de *RANK*.[32] Los estrógenos estimulan la producción de OPG, y de esta manera inhiben la formación de osteoclastos; también obstaculizan la capacidad de respuesta de los precursores de osteoclastos ante *RANKL*.[32] Con la menopausia y su deficiencia de estrógenos acompañante, esta inhibición de la producción de osteoclastos se pierde.[32] Hay una actividad osteoblástica compensatoria y formación de hueso nuevo, pero no se corresponde con el que se pierde.

La deficiencia de hormonas sexuales puede contribuir a la pérdida ósea en los hombres con osteoporosis senil, aunque el efecto no es de la misma magnitud que el causado por la deficiencia de estrógenos. A diferencia de las mujeres, los hombres no presentan una pérdida en la producción de hormonas sexuales a la mitad de la vida.[33] Otro factor que proporciona una protección relativa para los hombres es el hecho de que alcanzan una masa ósea máxima un 8-10% mayor que las mujeres. Aunque se ha supuesto durante mucho tiempo que los andrógenos son críticos para el crecimiento y el mantenimiento del esqueleto masculino, los estrógenos obtenidos de la conversión periférica de precursores de hormonas testiculares y suprarrenales pueden ser incluso más importantes que los andrógenos para el mantenimiento de la masa ósea en los hombres.

Se presentan cambios en la densidad ósea relacionados con la edad en todas las personas y contribuyen al desarrollo de osteoporosis en individuos de ambos sexos.[33] Los cambios relacionados con la edad en las células y la matriz óseas tienen un fuerte impacto sobre el metabolismo del hueso. Los osteoblastos de los adultos mayores tienen potenciales replicativos y de biosíntesis disminuidos, en comparación con los de personas más jóvenes. Los factores de crecimiento que estimulan la actividad osteoblástica también pierden su potencial con el tiempo. El resultado es un esqueleto con menor capacidad para formar hueso. La disminución de la actividad física aumenta la tasa de pérdida ósea porque las fuerzas mecánicas son estímulos importantes para el remodelado óseo normal. Así, la disminución de la actividad física que a menudo acompaña al envejecimiento también puede contribuir a la pérdida de masa ósea en los adultos mayores.

La osteoporosis secundaria está asociada con muchas afecciones, entre otras, alteraciones endocrinas y de absorción deficiente, neoplasias, alcoholismo y algunos medicamentos.[34] Las personas con enfermedades endocrinas como hipertiroidismo, hiperparatiroidismo, osteoporosis secundaria, síndrome de Cushing o diabetes mellitus están en alto riesgo de desarrollar osteoporosis. El hipertiroidismo provoca una aceleración del recambio óseo. Algunos tumores malignos (p. ej., mieloma múltiple) secretan el factor activador de osteoclastos y provocan una pérdida ósea significativa. El alcohol es un inhibidor directo de los osteoblastos y también puede disminuir la absorción del calcio. El uso de corticoesteroides es la causa más frecuente de osteoporosis relacionada con un fármaco, y cuando es a largo plazo para el tratamiento de afecciones como la artritis reumatoide y la enfermedad pulmonar obstructiva crónica, se asocia con una alta tasa de fracturas. Con el incremento del uso de prednisona y otros medicamentos que actúan como el cortisol para el tratamiento de muchas enfermedades inflamatorias y autoinmunitarias, esta forma de pérdida de masa ósea se ha convertido en un problema clínico importante. El uso prolongado de medicamentos que aumentan la excreción de calcio, como los antiácidos que contienen aluminio, corticoesteroides y anticonvulsivos, también se asocia con la pérdida de masa ósea.

Varios grupos de niños y adolescentes se encuentran en mayor riesgo de disminución de la masa ósea, incluidos los recién nacidos prematuros y con bajo peso al nacer, que presentan una masa ósea más baja que la esperada en las primeras semanas de la vida, aquellos que requieren tratamiento con corticoesteroides (p. ej., quienes padecen asma, enfermedades inflamatorias y los que reciben un trasplante), los que padecen fibrosis quística y aquellos con estados de hipogonadismo (p. ej., anorexia nerviosa y tríada de la atleta).[35] Los niños con fibrosis quística a menudo presentan alteraciones de la función digestiva que reducen la absorción de calcio y otros nutrientes, y muchos también requieren el empleo frecuente de corticoesteroides.

La osteoporosis prematura se ve cada vez más en las atletas debido a una mayor prevalencia de trastornos de la alimentación y amenorrea.[35] Afecta con mayor frecuencia a las mujeres que participan en deportes de resistencia, como correr y nadar; en actividades donde la apariencia es importante, como el patinaje artístico sobre hielo, los clavados y la gimnasia; o en deportes con categorías de pesaje, como el hipismo, las artes marciales y el remo. La *tríada de la atleta* se refiere a un patrón trastornado en la alimentación que lleva a la amenorrea y, en un momento dado, a la osteoporosis. La mala nutrición, combinada con el entrenamiento intenso, puede disminuir la proporción de grasa:músculo crítica del cuerpo necesaria para la menstruación y la producción de estrógenos normales por el ovario. La disminución de la concentración de estrógenos combinada con la carencia de calcio y vitamina D por deficiencias dietéticas conduce a una pérdida de la densidad ósea y un mayor riesgo de fracturas. Hay preocupación de que las atletas con DMO baja tengan mayor riesgo de fracturas durante sus años de competencia. No está claro si la osteoporosis inducida por la amenorrea es reversible. Hay cada vez más datos que confirman que presentar solamente uno o dos elementos de la tríada aumenta mucho el riesgo de morbilidad a largo plazo en estas mujeres.[35]

Manifestaciones clínicas

Se presentan cambios osteoporóticos en la diáfisis y la metáfisis óseas. En la osteoporosis grave, los huesos comienzan a asemejarse a la estructura frágil de un jarrón de porcelana fina. Hay pérdida de trabéculas de hueso esponjoso y adelgazamiento de la corteza hasta tal punto que el mínimo esfuerzo causa fracturas. Los cambios que ocurren con la osteoporosis se han explicado mediante dos procesos patológicos distintos: las osteoporosis de la posmenopausia y la senil. En mujeres posmenopáusicas, el aumento de la actividad osteoclástica afecta principalmente a los huesos o sus partes con mayor superficie, como el compartimento esponjoso de los cuerpos vertebrales. Las trabéculas osteoporóticas se adelgazan y pierden sus interconexiones, lo que lleva a microfracturas y un eventual colapso vertebral. En la osteoporosis senil, la corteza osteoporótica se adelgaza por resorción subperióstica y endóstica y los sistemas de Havers se ensanchan. En casos graves, los sistemas de Havers están tan crecidos que la corteza se asemeja al hueso esponjoso (fig. 49-15). Las fracturas de cadera, que se presentan más adelante en la vida, con mayor frecuencia se asocian con la osteoporosis senil.

La osteoporosis generalmente es una afección silenciosa. A menudo, las primeras manifestaciones de la enfermedad son las que acompañan a una fractura esquelética: por compresión vertebral o de la cadera, la pelvis, el húmero o cualquier otro hueso (fig. 49-16). Por lo general, las fracturas se producen con menos fuerza que la habitual, como cuando una mujer en la posmenopausia se encuentra en una zona muy concurrida, como el metro, y es empujada levemente por la multitud. Si el empujón se produce varias veces, por ejemplo, si alguien se acerca a la mujer cuando la multitud se mueve desde la puerta, una presión suficiente podría causar una fractura. Las mujeres que presentan fracturas son mucho más propensas a sufrir otra que las de la misma edad sin osteoporosis. El acuñamiento y el colapso vertebrales provocan una pérdida de estatura en la columna vertebral y cifosis, una afección conocida frecuentemente como *joroba de viuda*. Por lo general, no hay hipersensibilidad ósea generalizada. Cuando se produce dolor, se asocia con fracturas. Los síntomas sistémicos, como

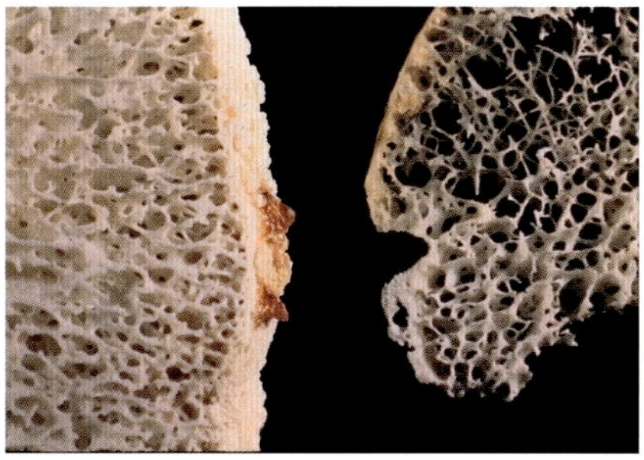

FIGURA 49-15. Osteoporosis. Cabeza femoral de una mujer de 82 años de edad con osteoporosis y fractura del cuello femoral (*derecha*), en comparación con un hueso normal cortado con el mismo grosor (*izquierda*). Tomado de: Rubin R., Strayer D. S. (Eds.) (2015). *Rubin's pathology: Clinicopathologic foundations of medicine* (7th ed., Fig. 30.24A, p. 1331). Philadelphia, PA: Lippincott Williams & Wilkins.

debilidad y disminución de peso, sugieren que la osteoporosis puede ser causada por una enfermedad subyacente.

Diagnóstico

La National Osteoprosis Foundation (NOF) y la OMS adaptaron el *WHO Working Group on Osteoporosis Screening Tool, Fracture Risk Assessment Algorithm* (FRAX) con el propósito de identificar la probabilidad de una fractura de cadera futura, con base en el riesgo de una persona.[30] Se realiza la determinación de la DMO, por lo general, mediante radioabsorciometría de energía doble (DXA, *dual-energy X-ray absorptiometry*) de la columna vertebral y la cadera. En la actualidad, la práctica consiste en hacer la DXA en la cadera completa, el cuello femoral y la parte anterior de la columna lumbar (L1-L4). Debe utilizarse el sitio con la puntuación más baja para efectuar un diagnóstico. La medición de la DMO se ha vuelto cada vez más frecuente para la detección temprana y la prevención de fracturas. La medición seriada de la estatura en los adultos mayores es otra manera simple de detección para la osteoporosis. Otro avance en el diagnóstico de la osteoporosis es el

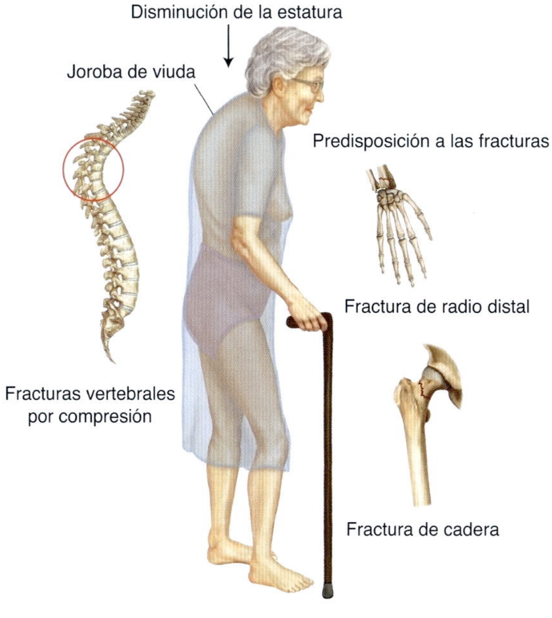

FIGURA 49-16. Manifestaciones clínicas de la osteoporosis.

refinamiento de los factores de riesgo. Las pruebas de DMO deben hacerse con base en el riesgo individual de la persona. La NOF recomendó medir la DMO en todas las mujeres a los 65 años de edad, a menos que tengan factores de riesgo, en cuyo caso la detección debe hacerse antes.[30] Los factores de riesgo que indican la necesidad de pruebas de las mujeres a una edad menor son las siguientes:

- Menarquia retrasada (a la edad de 15 años o después)
- Bajo peso corporal (< 21 kg/m^2 o 57.65 kg en la menopausia)
- Fumadora actual
- Antecedente de fracturas después de la menopausia (excepto del cráneo, los huesos faciales, el tobillo o los dedos de manos o pies)
- Antecedente de una fractura de cadera en un progenitor[30]

Tratamiento

Son esenciales la prevención y la detección temprana de la osteoporosis para evitar las deformidades y las fracturas asociadas. Es importante identificar a las personas en grupos de alto riesgo para que pueda iniciarse el tratamiento de forma oportuna (cuadro 49-1). El ejercicio regular y la ingesta de calcio apropiada son factores importantes para la prevención de la osteoporosis. Los ejercicios de carga, como caminatas, carreras, remos y halterofilia son importantes para el mantenimiento de la masa ósea.

CUADRO 49-1

FACTORES DE RIESGO ASOCIADOS CON LA OSTEOPOROSIS

Características individuales
Edad avanzada
Mujer
Caucásica (piel fina, rubia)
Estructura ósea pequeña
Posmenopáusica
Antecedentes familiares

Estilo de vida
Sedentario
Insuficiencia de calcio (a largo plazo)
Dieta rica en proteínas
Consumo excesivo de alcohol
Consumo excesivo de cafeína
Hábito tabáquico

Relacionados con fármacos y enfermedades
Antiácidos que contienen aluminio
Anticonvulsivos
Heparina
Corticoesteroides o enfermedad de Cushing
Gastrectomía
Diabetes mellitus
Enfermedad pulmonar obstructiva crónica
Cáncer
Hipertiroidismo
Hiperparatiroidismo
Artritis reumatoide

Los estudios indican que las mujeres en la premenopausia necesitan más de 1000 mg/día de calcio, y aquellas en la posmenopausia deben tomar 1500 mg de calcio a diario. Puesto que la mayoría de las estadounidenses mayores no consumen una cantidad suficiente de productos lácteos para satisfacer sus necesidades de calcio, se recomiendan los suplementos del ion. Los comprimidos de calcio varían en cuanto a su contenido de calcio elemental. La deficiencia de vitamina D puede ser un factor importante para la alteración de la absorción intestinal del calcio en el adulto mayor. Con base en esta prueba, se está estudiando la 1,25-dihidroxivitamina D_3 para el tratamiento de la osteoporosis.[36] Se recomienda una ingesta diaria de 400-800 UI de vitamina D, pues optimiza la absorción del calcio e inhibe la secreción paratiroidea.[36]

El tratamiento farmacológico de la osteoporosis incluye fármacos antirresorción ósea y anabólicos. Hay tres tipos principales de fármacos antirresorción: estrógenos y moduladores selectivos del receptor de estrógenos (SERM, *selective estrogen receptor modulator*), bisfosfonatos y calcitonina. Aunque los estrógenos son una de las formas más eficaces para reducir la incidencia y progresión de la osteoporosis en mujeres posmenopáusicas, la hormonoterapia (estrógenos más progestágenos) ha estado bajo escrutinio desde la Women's Health Initiative.[37] El raloxifeno, un SERM que solo actúa sobre los receptores específicos de estrógenos, es eficaz para prevenir y tratar la osteoporosis en estas mujeres.

En los hombres, la testosterona parece desempeñar un papel importante en la homeostasis del hueso por estimulación de los osteoblastos e inhibición de los osteoclastos. Está contraindicado el uso de testosterona en los hombres con cáncer de próstata. Aquellos con osteoporosis también pueden beneficiarse del tratamiento con bisfosfonatos, calcitonina y hormona paratiroidea. Como las mujeres, tienen la misma necesidad de suplementos de calcio y vitamina D.

Las personas con osteoporosis tienen muchas necesidades especiales. Se les recomienda caminar y nadar. La intervención quirúrgica para la fijación estable de la fractura permite la restauración temprana de la movilidad y la función; para las fracturas de los miembros inferiores, esto significa soporte de peso temprano. Las fracturas vertebrales se tratan sintomáticamente. La vertebroplastia y la cifoplastia son procedimientos mínimamente invasivos de la columna vertebral con uso de cemento óseo para restablecer la altura vertebral y aliviar el dolor.

Osteomalacia y raquitismo

En contraste con la osteoporosis, que causa una pérdida total de la masa ósea y, como resultado, huesos frágiles, la osteomalacia y el raquitismo producen un reblandecimiento de los huesos. Sin embargo, no implican una pérdida de matriz ósea.[38,39] Alrededor del 60% del hueso es de contenido mineral, casi el 30% es matriz orgánica y el resto corresponde a las células óseas vivas. La matriz orgánica y las sales minerales inorgánicas son necesarias para la consistencia normal del hueso. El término *raquitismo* se refiere a la afección infantil en la que los cambios del crecimiento óseo producen anomalías esqueléticas características, y el de *osteomalacia* corresponde a los adultos, porque el hueso que se forma durante el proceso de remodelado no está mineralizado por completo.[14]

Osteomalacia

La *osteomalacia* es una enfermedad generalizada del hueso en la que ocurre una mineralización ósea inadecuada. Hay dos causas principales de osteomalacia:

1. Absorción insuficiente de calcio en el intestino debido a la falta de calcio en la dieta, la insuficiencia de vitamina D o la resistencia a la actividad de esta vitamina.
2. Insuficiencia de fosfato causada por aumento de las pérdidas renales o disminución de su absorción intestinal.

La deficiencia de vitamina D es causada con mayor frecuencia por su menor absorción como resultado de enfermedades de vías biliares o intestinales que afectan la absorción de grasa y vitaminas liposolubles. La carencia de vitamina D es rara en la alimentación en los Estados Unidos, porque muchos alimentos están fortificados con ella. Los medicamentos anticonvulsivos, como el fenobarbital y la fenitoína, inducen a las hidroxilasas hepáticas, que aceleran la fragmentación de las formas activas de vitamina D.

La incidencia de osteomalacia es alta en los adultos mayores debido a las dietas deficientes en calcio y vitamina D, un problema agravado a menudo por la absorción intestinal deficiente que acompaña al envejecimiento. La osteomalacia se presenta con frecuencia en aquellas culturas con alimentación deficiente en vitamina D, como en el norte de China e India, y en Japón. Las mujeres en esas regiones presentan mayor incidencia de la enfermedad que los hombres a causa de los efectos combinados del embarazo, la lactancia y su mayor confinamiento a interiores. La osteomalacia aparece de vez en cuando en vegetarianos estrictos, personas que han sufrido una gastrectomía y en quienes usan anticonvulsivos, tranquilizantes, sedantes, relajantes musculares o diuréticos a largo plazo. También hay una mayor incidencia de osteomalacia en las regiones más frías del mundo, particularmente durante los meses de invierno, tal vez debido a la menor exposición al sol.

Una forma de osteomalacia llamada *raquitismo renal* ocurre en personas con insuficiencia renal crónica.[38] Es causada por la incapacidad del riñón para activar la vitamina D y excretar fosfato, y se acompaña de hiperparatiroidismo, aumento del recambio óseo y mayor resorción de hueso. El hiperparatiroidismo primario de larga duración causa una mayor resorción de calcio del hueso e hipofosfatemia, que pueden conducir a raquitismo en los niños y osteomalacia en los adultos.

Manifestaciones clínicas

Las manifestaciones clínicas de la osteomalacia son dolor óseo, hipersensibilidad y fracturas conforme progresa la enfermedad. En casos graves, la debilidad muscular suele ser un signo temprano. Se desconoce la causa de la debilidad muscular. La osteomalacia predispone a una persona a fracturas patológicas en las regiones debilitadas, en especial en la porción distal del radio y la proximal del fémur. En contraste con la osteoporosis, no es una causa significativa de fracturas de cadera. Puede haber retraso de la cicatrización y mala retención de los dispositivos de fijación interna. La osteomalacia se acompaña, por lo general, de hiperparatiroidismo compensatorio o secundario, estimulado por el calcio sérico bajo. La hormona paratiroidea aminora la absorción renal de fosfato y retira calcio del hueso. El calcio sérico solo disminuye ligeramente en la osteomalacia.

Diagnóstico y tratamiento

Las medidas de diagnóstico se dirigen a identificar la osteomalacia y establecer su causa. Los métodos de diagnóstico incluyen pruebas de laboratorio, estudios radiográficos, gammagrafía y biopsia óseas. Los resultados habituales de las radiografías en la osteomalacia son el desarrollo de líneas transversales o seudofracturas, aparentemente causadas por fracturas por estrés que se consolidaron de forma inadecuada. Puede realizarse una biopsia ósea para confirmar el diagnóstico de osteomalacia en una persona con osteopenia que no presenta mejoría alguna después del tratamiento con calcio, vitamina D y ejercicio.

El tratamiento de la osteomalacia se dirige a la causa subyacente.[38,39] Si el problema es nutricional, puede ser suficiente el restablecimiento de cantidades adecuadas de calcio y vitamina D en la alimentación. Los ancianos con absorción intestinal deficiente también pueden beneficiarse de la vitamina D. El tratamiento a largo plazo menos costoso y más eficaz es una alimentación rica en vitamina D (pescado, productos lácteos y margarina) junto con la exposición cuidadosa al sol del mediodía.

Raquitismo

El *raquitismo* es una enfermedad metabólica del hueso que se caracteriza por una falta o un retraso en la calcificación del disco de crecimiento cartilaginoso en niños cuyas epífisis aún no se fusionan.[39] También se manifiesta mediante la ampliación y la deformación de las regiones metafisarias de los huesos largos y un retraso en la mineralización de las superficies óseas trabecular, endóstica y perióstica. Hay varias formas de raquitismo, incluidas la nutricional, la dependiente de la vitamina D y la resistente a la vitamina D.

Etiología

Como sucede con la osteomalacia en el adulto, el raquitismo puede resultar de la insuficiencia renal; síndromes de absorción deficiente, como la enfermedad celíaca y la fibrosis quística; y medicamentos, como los anticonvulsivos, que causan resistencia del órgano objetivo a la vitamina D, y antiácidos que contienen aluminio, que se une al fósforo y evita su absorción.

El raquitismo nutricional resulta de la exposición solar inadecuada o la ingesta insuficiente de vitamina D, calcio o fosfato. El raquitismo nutricional ocurre principalmente en regiones subdesarrolladas del mundo y entre los inmigrantes a los países desarrollados. Las causas son la exposición inadecuada a la luz solar (p. ej., los niños a menudo se mantienen vestidos y en interiores) y la lactancia materna prolongada sin suplementos de vitamina D. Aunque el contenido de vitamina D de la leche humana es bajo, la combinación de exposición a la luz del sol y la leche materna, por lo general, proporciona suficiente vitamina. Otra causa de raquitismo es la utilización de leches alternativas comerciales (p. ej., bebidas de soya o de arroz) que no son fortificadas con vitamina D. El raquitismo dependiente de la vitamina D puede resultar de anomalías en el gen que codifica a la enzima que convierte la vitamina D inactiva en su forma activada e implica hipofosfatemia o una disminución en la concentración de fosfato sérico; la forma más frecuente es causada por mutaciones del gen regulador del fosfato en el cromosoma X,[39] que producen pérdida renal de fosfato en el ámbito tubular proximal del riñón.

Manifestaciones clínicas

El raquitismo se caracteriza por cambios en los huesos en crecimiento de los niños que tienen un desarrollo excesivo del cartílago epifisario por una calcificación provisional inadecuada y el fracaso de las células del cartílago para desintegrarse. Los huesos se deforman, la osificación en los discos epifisarios se retrasa y desordena, y ello conduce al ensanchamiento del disco de cartílago epifisario. Cualquier nuevo hueso que crece no está mineralizado. Durante la etapa inmóvil de la lactancia, la cabeza y el tórax se someten a las mayores tensiones. El cráneo es más grande y blando, y se retrasa el cierre de las fontanelas. Los dientes se desarrollan con lentitud y el niño puede presentar dificultad para ponerse de pie. Cuando un niño ambulante presenta raquitismo, las deformidades posiblemente afectan la columna vertebral, la pelvis y los huesos largos (p. ej., la tibia), por lo que causan, sobre todo, **lordosis** lumbar y arqueamiento de las piernas. Los extremos de los huesos largos y las costillas están crecidos. El tórax puede tener forma anómala, con cartílagos costales prominentes (el rosario raquítico). El niño generalmente presenta retraso del crecimiento, con una estatura a veces muy por debajo del rango normal. El peso a menudo no se ve afectado; por lo tanto, los niños, muchos de ellos con un abdomen protuberante (vientre hinchado), se describen como con apariencia de "Buda sentado".

Tratamiento

El raquitismo nutricional se trata con una alimentación suficiente en calcio, fósforo y vitamina D. La exposición a la luz solar también es importante, en especial para los niños pequeños prematuros y aquellos alimentados con leche de vaca. Se administra vitamina D suplementaria en cantidad mayor a los requerimientos diarios durante varios meses. Se utilizan el mantenimiento de una buena postura, el posicionamiento y las abrazaderas en los niños mayores para prevenir deformidades. Después de detener la enfermedad, las deformidades quizás requieran reparación quirúrgica mientras el niño crece.

Los niños con raquitismo dependiente e independiente de la vitamina D requieren medidas de tratamiento especiales. Los niños con raquitismo dependiente de vitamina D, causado por la carencia de la enzima necesaria para convertir la vitamina D en su forma activa, se tratan con calcitriol, que es dicha forma.[39] Los niños con formas de raquitismo resistente a la vitamina D se tratan con fósforo oral solo o en conjunto con calcitriol.

Enfermedad de Paget

La enfermedad de Paget (osteítis deformante) es la segunda enfermedad ósea más frecuente después de la osteoporosis.[14,39,40] La enfermedad tiende a ocurrir en las personas en su cuarta década de vida y se caracteriza por zonas locales de recambio óseo excesivo y formación desorganizada de osteoide. La enfermedad es más habitual en personas de ascendencia del norte de Europa.

La enfermedad de Paget es un proceso localizado con una variación considerable en su etapa de desarrollo en sitios separados. Al inicio, la enfermedad se caracteriza por regiones donde ocurre rápidamente la resorción ósea osteoclástica, seguida por un período agitado de formación ósea, con aumento en el número de osteoblastos que depositan con rapidez hueso de manera caótica, de modo que el neoformado es de mala calidad y desorganizado, no laminar. La mala calidad del hueso contribuye al arqueamiento y las fracturas que se producen en los huesos afectados por la enfermedad. La médula ósea adyacente a la superficie formadora de hueso es reemplazada por tejido conjuntivo laxo, que contiene células osteoprogenitoras y numerosos vasos sanguíneos, que transportan sangre hacia y desde estos sitios metabólicamente activos.[39] Las lesiones de la enfermedad de Paget pueden ser solitarias u ocurrir en varios sitios. Tienden a localizarse en los huesos del esqueleto axial, como la columna vertebral, el cráneo, las caderas y la pelvis. La porción proximal del fémur y la tibia puede participar en las formas más diseminadas de la enfermedad. Histopatológicamente, las lesiones de Paget muestran aumento de la vascularidad y fibrosis de médula ósea, con intensa actividad celular. El hueso tiene un patrón algo parecido a un mosaico, causado por las zonas de densidad indicados por líneas intensamente azules, denominadas *líneas de cemento* (fig. 49-17).

Etiología

Aunque sigue sin definirse la causa de la enfermedad de Paget, hay pruebas del efecto de factores genéticos y ambientales. Se ha comunicado que el 15-40% de las personas con la enfermedad tienen un pariente con la misma alteración, y en numerosos estudios se han descrito a miembros de la familia con la enfermedad.[39,40] Además, las pruebas respaldan que las personas con enfermedad de Paget tienen una mutación del gen *SQSM1/p62* en su hueso enfermo y en muestras del tumor.[39,40] Es posible que factores distintos a los genéticos también estén implicados en la patogenia de la enfermedad, como un paramixovirus.[39] Esto ha sido apoyado por la observación de partículas víricas que se asemejan a la nucleocápside en el citoplasma de los osteoclastos de las personas con enfermedad de Paget.

En los niños, la hiperostosis cortical deformante juvenil (una rara alteración autosómica recesiva), la hiperfosfatemia y las afecciones que causan estenosis diafisaria pueden simular la enfermedad de Paget y a veces se denomina *enfermedad de Paget juvenil*.[40] El padecimiento se presenta en la lactancia o la niñez temprana, con dolor por fracturas debilitantes y deformidades a causa de una velocidad de remodelado óseo muy acelerada en el esqueleto.

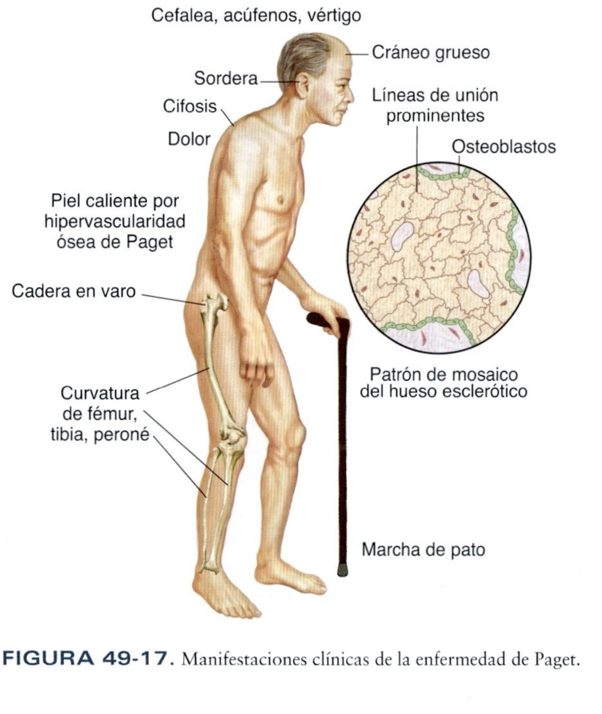

FIGURA 49-17. Manifestaciones clínicas de la enfermedad de Paget.

Manifestaciones clínicas

La enfermedad varía en gravedad desde una simple lesión hasta la afección de numerosos huesos. Puede estar presente mucho antes de que se detecte clínicamente. De hecho, gran cantidad de personas son asintomáticas y la enfermedad se encuentra al tratar otro problema de salud. Las manifestaciones clínicas de la enfermedad de Paget dependen de la región específica afectada (*véase* la fig. 49-17). La alteración del cráneo puede causar dolores de cabeza, zumbido intermitente, vértigo y, en un momento dado, pérdida de la audición. En la columna vertebral, el colapso anterior de las vértebras provoca cifosis en su sección torácica. El fémur y la tibia se encorvan. El reblandecimiento del cuello femoral puede causar *coxa vara* (un menor ángulo del cuello femoral). La cadera vara, en combinación con el reblandecimiento de los huesos ilíacos y el sacro, produce una marcha de pato. Cuando la lesión afecta solo a un hueso, puede causar apenas dolor leve y rigidez. La desmineralización progresiva debilita y deforma la estructura del hueso. El proceso de desmineralización comienza a lo largo de las caras corticales internas y continúa hasta que desaparece la sustancia ósea. Pueden producirse fracturas patológicas, especialmente en los huesos sometidos a una mayor tensión (p. ej., parte superior del fémur, columna lumbar, huesos de la pelvis). Estas fracturas a menudo se consolidan mal, con callo excesivo y mal distribuido.

Otras manifestaciones de la enfermedad de Paget incluyen síndromes de parálisis nerviosas por lesiones en los miembros superiores, deterioro mental y enfermedad cardiovascular por insuficiencia cardíaca de gasto alto. La enfermedad cardiovascular es la complicación más grave y la causa más frecuente de muerte en las personas con enfermedad de Paget avanzada generalizada. Puede ocurrir estenosis aórtica calcificada en los casos graves. La capacidad respiratoria puede verse limitada por el daño costal y de la columna vertebral.

También se ha detectado sarcoma osteogénico en las personas con enfermedad de Paget. Los huesos más afectados en orden de frecuencia son el fémur, los de la pelvis, el húmero y la tibia.

Diagnóstico y tratamiento

El diagnóstico de la enfermedad de Paget se basa en las deformidades óseas características y los cambios radiográficos. La concentración elevada de la fosfatasa alcalina sérica y la hidroxiprolina urinaria respaldan el diagnóstico, y puede realizarse vigilancia continua de las cifras respecto a la eficacia del tratamiento. Se utiliza gammagrafía ósea para detectar el recambio óseo rápido y el índice de enfermedad activa, así como para vigilar la respuesta al tratamiento. La exploración no permite identificar la actividad ósea resultante de lesiones malignas. Puede realizarse una biopsia de hueso para distinguir la lesión de una osteomielitis o un tumor óseo primario o metastásico.

El tratamiento de la enfermedad de Paget se basa en el grado de dolor y la extensión de la afección. El dolor puede aliviarse con antiinflamatorios no esteroideos y otros. Se utilizan supresores como los bisfosfonatos y la calcitonina para aliviar el dolor y evitar una mayor diseminación de la enfermedad y los defectos neurológicos. El diagnóstico temprano y el tratamiento con bisfosfonatos representan las formas más eficaces para aliviar la enfermedad de Paget por su capacidad para disminuir la resorción ósea.[39,40]

RESUMEN

Además de su función estructural, el hueso es un órgano homeostático. Las enfermedades metabólicas del hueso, como osteoporosis, osteomalacia, raquitismo y la de Paget, son resultado de una alteración en el equilibrio de la formación y resorción óseas. La osteoporosis, que es la más frecuente de las enfermedades metabólicas del hueso, se produce cuando la tasa de resorción es mayor que la de formación de hueso. Se observa con frecuencia en mujeres en la posmenopausia y es la principal causa de fracturas en personas mayores de 45 años de edad. La osteomalacia y el raquitismo son causados por una inadecuada mineralización de la matriz ósea, principalmente debido a una deficiencia de vitamina D. La enfermedad de Paget resulta de la actividad osteoclástica excesiva y se caracteriza por la formación de hueso de mala calidad. La tasa de éxito de los distintos fármacos y hormonas que se utilizan para tratar enfermedades metabólicas del hueso varía.

Intolerancia a la actividad y fatiga

La *tolerancia a la actividad* es el grado de ejercicio físico que puede realizar una persona sin lesionarse o esforzarse de manera excesiva. Esta puede medirse al hacer que la persona describa sus actividades normales y su percepción de tolerancia a la actividad o el grado de fatiga. Un método de valoración de tolerancia a la actividad consiste en la aplicación de una herramienta de detección en la que los participantes describen sus actividades normales y su grado percibido de tolerancia a la actividad o el de fatiga. Un ejemplo de esta herramienta es el *Human Activity Profile* (HAP).[41] El HAP se desarrolló originalmente para valorar la calidad de vida de las personas que participan en un programa de rehabilitación de la enfermedad pulmonar obstructiva crónica (EPOC). Después de investigar numerosos parámetros fisiológicos y psicológicos, se observó que el aspecto más importante de la calidad de vida era el grado de actividad diaria que el individuo era capaz de lograr. La *intolerancia a la actividad* se puede considerar como no tener suficiente reserva de energía física o psicológica para soportar o llevar a cabo las actividades diarias necesarias o deseadas. La *fatiga* es la sensación de haber agotado esa reserva de energía. Es un estado experimentado por todo el mundo en algún momento en la vida. La fatiga puede ser una respuesta física normal, como la que sigue al ejercicio extremo en las personas sanas, o un síntoma experimentado por aquellas personas con reserva de energía limitada, como quienes sufren enfermedades cardíacas o respiratorias, anemia o desnutrición, o reciben ciertos tipos de quimioterapia. La fatiga también puede estar relacionada con la falta de sueño o el estrés mental.

Como la disnea y el dolor, la fatiga es un síntoma subjetivo. A menudo se describe tan solo como una sensación de no sentirse bien y presentar falta de energía y motivación para hacer algo. La fatiga es diferente del cansancio normal que experimentan las personas al final del día. El cansancio se alivia con una buena noche de sueño, mientras que la fatiga persiste a pesar de dormir lo suficiente o de manera adecuada. Aunque la fatiga es uno de los síntomas más frecuentes que se informa a los profesionales de la salud, es uno de los problemas de salud menos comprendidos. La fatiga no puede explicarse utilizando una medida como la cantidad de actividad o el ejercicio.[42]

La base fisiológica de la fatiga incluye factores como los mecanismos diafragmáticos, motores y neurológicos. Se presenta fatiga diafragmática en las enfermedades respiratorias agudas y crónicas, donde la fuerza y la duración del trabajo muscular superan a las reservas de energía muscular. La fatiga neuromuscular consiste en la pérdida de la capacidad para generar fuerza durante el ejercicio.

PUNTOS CLAVE

- La fatiga aguda es aquella con un inicio rápido, resultado de la pérdida de sueño a corto plazo o el ejercicio pesado. La nutrición y el sueño adecuados permiten recuperarse de la fatiga aguda.
- La encefalomielitis miálgica/síndrome de fatiga crónica (EM/SFC) se caracteriza por fatiga discapacitante y numerosos síntomas no específicos, como deterioro cognitivo, trastornos del sueño y dolor musculoesquelético. Se desconoce la etiología del SFC; sin embargo, se relaciona con varias enfermedades crónicas, como la fibromialgia, la depresión y el síndrome de intestino irritable.

Mecanismos de la fatiga

El origen o la causa de la fatiga puede ser fisiológico, psicológico, patológico o desconocido (p. ej., síndrome de fatiga crónica [SFC] o encefalomielitis miálgica [EM]). Puede ser causada por factores ambientales (p. ej., ruido excesivo, temperaturas extremas, cambios del clima), incidentes relacionados con fármacos (p. ej., uso de tranquilizantes, alcohol o la exposición a sustancias químicas tóxicas), causas asociadas con un tratamiento (p. ej., quimioterapia, radioterapia, intervención quirúrgica, anestesia, pruebas de diagnóstico), esfuerzo físico (p. ej., ejercicio) y factores psicológicos (p. ej., estrés, monotonía).

Clínicamente, la fatiga puede describirse por cómo comienza, qué parece que la desencadena y cómo se controla. Esta información a veces puede ayudar a determinar la etiología del dolor. Se piensa que tanto la fatiga aguda como la crónica pueden existir en la misma persona, a semejanza del dolor agudo y el crónico.

Fatiga física aguda

La fatiga *aguda* tiene un inicio rápido y a menudo se define como agotamiento muscular asociado con un aumento de la actividad o el ejercicio, que se lleva hasta el punto de la extenuación. También está frecuentemente asociada con una infección vírica o bacteriana y puede presentar otros síntomas sistémicos, como fiebre o malestar general.[42] Si se relaciona con fatiga muscular, se alivia poco después de que cesa la actividad y sirve como un mecanismo de protección. El acondicionamiento físico puede influir en la aparición de la fatiga aguda. Las personas que participan del ejercicio de forma regular, en comparación con las sedentarias, pueden realizar una actividad durante períodos más largos antes de presentar fatiga aguda. Pueden hacerlo en parte porque sus músculos utilizan el oxígeno y los nutrientes con mayor eficacia, y sus sistemas circulatorio y respiratorio son capaces de aportarlos a los músculos en ejercicio.

La fatiga física aguda ocurre de manera más rápida en el músculo no entrenado. Por ejemplo, a menudo se detecta fatiga aguda en las personas que han estado con reposo en cama debido a una intervención quirúrgica o en quienes han tenido que aminorar su actividad por enfermedades crónicas, como las del corazón o respiratorias (fig. 49-18). En estos casos, la fatiga aguda del paciente está frecuentemente fuera de proporción con la actividad que se está realizando (p. ej., apoyado al lado de la cama, sentado en una silla por primera vez). Cuando reanuda la actividad después de un período prolongado de reposo en cama o inactividad, puede experimentar taquicardia e hipotensión. A menos que estos parámetros sean modificados por medicamentos como los bloqueadores β-adrenérgicos, la frecuencia cardíaca y la presión arterial se convierten en índices particularmente sensibles de la tolerancia o intolerancia a la actividad.

Otro ejemplo de fatiga aguda es el que ocurre en personas que requieren el uso de aparatos de asistencia, como sillas de ruedas, andaderas (andadores) o muletas. Los músculos del brazo están menos adaptados al ejercicio prolongado que los de las piernas, porque los primeros están compuestos principalmente por fibras musculares de tipo II, que se utilizan cuando el cuerpo requiere cortas ráfagas de energía, y se fatigan con rapidez. Como resultado, las personas que utilizan sillas de ruedas o muletas pueden experimentar fatiga rápidamente, hasta que sus brazos se acondicionan al aumento de la actividad.

Fatiga crónica

La fatiga crónica difiere de la aguda en términos de aparición, intensidad, percepción, duración y alivio. La fatiga crónica es mucho más compleja y difícil de diagnosticar.

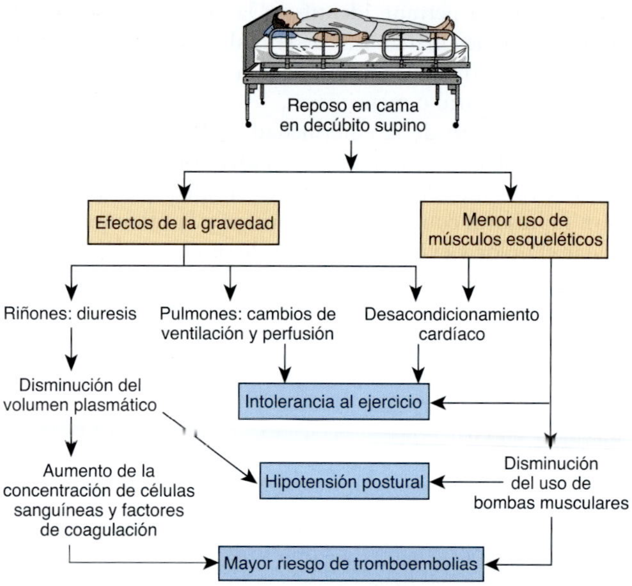

FIGURA 49-18. Efectos de la gravedad y del menor uso de los músculos esqueléticos durante el reposo en cama y al asumir la posición supina sobre la función cardiovascular, respiratoria y renal, y sus repercusiones en la tolerancia al ejercicio y el riesgo de complicaciones, como la tromboembolia y la hipotensión postural.

Hay varias causas posibles, como hipotiroidismo, anemia, cardiopatías, enfermedad de Lyme, fibromialgia, enfermedad pulmonar, desequilibrio de los electrólitos, tuberculosis, hepatitis y cáncer.[42] Es un problema frecuente que experimentan las personas con afecciones crónicas (tabla 49-2). En el marco de la atención primaria, muchas personas se quejan de fatiga crónica. La fatiga crónica con enfisema pulmonar o insuficiencia cardíaca es aceptada, dada la fisiopatología de estas afecciones. Otros pacientes pueden presentar una fatiga transitoria que se trata con suplementos de medicamentos o vitaminas.

Aunque la fatiga aguda a menudo tiene una función protectora, la crónica, no. Limita el grado de actividad que una persona puede realizar e interfiere con el trabajo, las actividades diarias y la calidad de vida. Aunque la fatiga a menudo es vista como un síntoma de ansiedad y depresión, es importante reconocer que estas últimas, en cambio, pueden ser síntomas de la primera. Por ejemplo, las personas con fatiga persistente debido a una enfermedad crónica pueden tener que disminuir sus horarios laborales y sus actividades sociales y limitar sus responsabilidades familiares habituales. Estos cambios del estilo de vida pueden ser motivos de depresión, en lugar de que esta última sea la causa de la fatiga.

La fatiga crónica se produce en una amplia variedad de estados de enfermedad. Es un motivo de consulta frecuente de los individuos que padecen cáncer, cardiopatías, nefropatías, enfermedad pulmonar crónica, hepatitis C, artritis, infección por virus de la inmunodeficiencia humana (VIH) y el síndrome de inmunodeficiencia adquirida (sida), así como afecciones neurológicas como la esclerosis múltiple, el síndrome pospoliomielitis y la enfermedad de Parkinson.

La fatiga crónica es un fenómeno casi universal en las personas con cáncer. Entre quienes reciben tratamiento para el cáncer, el 14-96% experimentan fatiga.[43] Además, después del tratamiento, la presentan el 19-82% de las personas.[43]

TABLA 49-2 Enfermedades crónicas y causas de la fatiga crónica

Enfermedad crónica	Causa de la fatiga
Síndrome de inmunodeficiencia adquirida	Deterioro de la función inmunitaria, anorexia, debilidad muscular y factores psicosociales asociados con la enfermedad.
Anemia	Capacidad disminuida de transporte de oxígeno de la sangre.
Artritis	El dolor y la disfunción articulares conducen a la alteración de la movilidad, pérdida de sueño y factores emocionales.
Cáncer	Presencia de productos químicos y procesos catabólicos relacionados con el crecimiento tumoral; anorexia y dificultades para comer; efectos de la quimioterapia y radioterapia; y factores psicosociales, como depresión, duelo, desesperanza y temor.
Enfermedad cardíaca	
Infarto de miocardio	La muerte del tejido miocárdico produce disminución del gasto cardíaco y perfusión deficiente de tejidos, alteración del aporte de oxígeno y nutrientes a los órganos vitales.
Insuficiencia cardíaca congestiva	La menor capacidad de bombeo del corazón causa mala perfusión del tejido muscular y los órganos vitales.
Afecciones neurológicas	
Esclerosis múltiple	Enfermedad desmielinizante del sistema nervioso central caracterizada por enlentecimiento de la conducción nerviosa y, como resultado, debilidad de miembros inferiores y fatiga.
Miastenia grave	Afección de los receptores postsinápticos de acetilcolina de la unión mioneural, con fatiga y debilidad muscular resultantes.
Enfermedad pulmonar crónica	Mayor trabajo respiratorio y alteración del intercambio gaseoso.
Insuficiencia renal crónica	Acumulación de desechos metabólicos; alteraciones de líquidos, electrólitos y acidobásicas; disminución del recuento de eritrocitos y la capacidad de transporte de oxígeno por deterioro de la producción de eritropoyetina.
Afecciones metabólicas	
Hipotiroidismo	Disminución del metabolismo basal que se manifiesta por fatiga.
Diabetes mellitus	Alteración del uso de la glucosa por las células musculares.
Obesidad	Desequilibrio entre la ingesta nutricional y el gasto de energía; mayor carga de trabajo por el exceso de peso.
Miopatía esteroidea	Los glucocorticoides interfieren con la síntesis de proteínas y glucógeno, lo que conduce al desgaste muscular.

La fatiga relacionada con el cáncer puede ser ocasionada por la propia enfermedad o por su tratamiento. La fatiga asociada con el cáncer consiste en una serie de afecciones fisiológicas, sensoriales, afectivas y cognitivas. A menudo, hay una sensación de cansancio frecuente, con debilidad generalizada y una mayor necesidad de descanso. También pueden presentarse una preocupante falta de motivación, ansiedad y tristeza, así como incapacidad para concentrarse o dificultad para pensar.

Existen varios tipos de factores relacionados con el cáncer que pueden causar fatiga; los más destacados son los asociados con el desequilibrio energético de las siguientes alteraciones: anemia, caquexia, estrés, dolor, infección, uso de medicamentos y alteraciones metabólicas. La teoría de las citocinas de la fatiga relacionada con el cáncer se basa en parte en la observación de que las personas que reciben preparados tales como interferón α como parte de su plan terapéutico experimentan una fatiga devastadora que parece limitada por la dosis. El interferón α y otros preparados utilizados para tratar el cáncer también influyen en la liberación de otras citocinas que están relacionadas con la fatiga. Parece que las células cancerosas y el sistema inmunitario producen o expresan varias citocinas, con el potencial de sintetizar muchos de los factores que contribuyen a la fatiga, en particular la interleucina 1β y el factor de necrosis tumoral α (TNF-α, *tumor necrosis factor alpha*).[44] Se piensa que una de estas citocinas, el TNF-α, tiene relación con la fatiga matutina y los trastornos del sueño.[44,45] En otro estudio se mostró que la realización de ejercicios óseos específicos por personas con cáncer produce secreción de interleucina 6, que puede disminuir la concentración de TNF-α e interleucina 1β.[44,45]

Tratamiento de la fatiga crónica

Muchos de los factores patológicos asociados con la fatiga, como insomnio, anemia, estrés psicológico y debilidad, responden a las medidas terapéuticas adecuadas. La anemia, que es frecuente en las personas con VIH/sida, enfermedad renal en etapa terminal y en aquellas con cáncer que reciben quimioterapia, causa fatiga al interferir con la capacidad de transporte de oxígeno de la sangre. En ocasiones, se trata con formas recombinantes de eritropoyetina (epoetina α), una hormona endógena producida generalmente por el riñón. El insomnio (que se produce por varias razones, incluyendo ansiedad y depresión, bochornos, nicturia y dolor) es tratable por medio de métodos farmacológicos y no farmacológicos. Los trastornos psicológicos, como la ansiedad y la depresión, que a menudo se asocian con la fatiga, pueden tratarse con fármacos seleccionados. Otra causa de fatiga es la pérdida de masa, fuerza y resistencia de los músculos. Puede ser que la persona requiera una exploración física completa con estudios de laboratorio para determinar si hay problemas osteomusculares o neurológicos que puedan afectar su resistencia, como miositis, síndrome de Guillain-Barré o polimialgia, o si necesita mejorar su resistencia con un programa de ejercicio sistemático.

Encefalomielitis miálgica/síndrome de fatiga crónica

La EM/SFC es una afección de fatiga discapacitante de por lo menos 6 meses de duración que, en general, se acompaña de un conjunto de síntomas inespecíficos por autoinforme, como deterioro cognitivo, trastornos del sueño y dolor musculoesquelético. Este padecimiento sigue siendo un problema relativamente frecuente.

Definición

Debido a que se desconoce la etiología del SFC, no hay marcadores biológicos definitivos para su diagnóstico o tratamiento. Además, la superposición de los síntomas del SFC con los de otras afecciones funcionales (tales como fibromialgia, múltiples sensibilidades químicas, depresión y síndrome de intestino irritable, que también se caracterizan por fatiga) complica la posibilidad de definir el síndrome con mayor grado de certeza. De hecho, el SFC puede describir a un grupo de síntomas similares que se desarrollan con diversas alteraciones fisiopatológicas.

Debido a la necesidad de tener criterios de diagnóstico, la definición de caso del SFC fue establecida en 1988 por los Centers for Disease Control and Prevention (CDC) y se revisó a través del International Chronic Fatigue Syndrome Study Group en 1994.[46] Para clasificarse como SFC, la fatiga debe valorarse clínicamente, causar agotamiento físico y mental grave y producir una disminución significativa en el grado de actividad premórbida de la persona. En la tabla 49-3 se incluyen algunos ejemplos de afecciones que pueden simular un SFC. En el cuadro 49-2 se describen los síntomas de los CDC del SFC y los criterios para su diagnóstico.[46,47]

TABLA 49-3 Ejemplos de afecciones que pueden presentarse como fatiga crónica

Psicológicas	Depresión
	Ansiedad
	Trastorno de somatización
Farmacológicas	Hipnóticos
	Antihipertensivos
	Tranquilizantes
	Abuso y abstinencia de drogas
Endocrinas, metabólicas	Hipotiroidismo
	Diabetes mellitus
	Hipertiroidismo apático de la tercera edad
	Insuficiencia hipofisaria
	Hiperparatiroidismo de la hipercalcemia de cualquier origen
	Enfermedad de Addison
	Insuficiencia renal crónica
	Insuficiencia hepatocelular
Neoplásicas, hemáticas	Cáncer oculto (p. ej., pancreático)
	Anemia intensa
Infecciosas	Endocarditis
	Tuberculosis
	Mononucleosis
	Hepatitis
	Enfermedad parasitaria
	Infección por VIH
	Infección por citomegalovirus
Cardiopulmonares	Insuficiencia cardíaca congestiva crónica
	Enfermedad pulmonar obstructiva crónica
Enfermedad del tejido conjuntivo, inmunitaria	Enfermedad reumatoide
Hiperreactividad	Síndrome de encefalomielitis miálgica/fatiga crónica
Trastornos del sueño	Apnea del sueño
	Reflujo esofágico
	Rinitis alérgica
	Etiologías psicológicas (*véanse* las entradas anteriores)

Fisiopatología

Las teorías de la patogenia del SFC incluyen expresión genética, infecciones, estrés y trastornos psicológicos previos, disfunción en el eje hipotalámico-hipofisario-suprarrenal, deficiencias nutricionales o aumento del estrés oxidativo y por especies reactivas de nitrógeno.[47] A pesar de que se realiza mucha investigación y del desarrollo de varias teorías, la fisiopatología subyacente del SFC sigue siendo un misterio. Gran cantidad de personas con SFC atribuyen el inicio de su enfermedad a una infección de tipo gripal. Así, el vínculo entre la fatiga y entes infecciosos como los virus de Epstein-Barr y del herpes 6 humano, la levadura del género *Candida*, las bacterias del género *Borrelia* y otros, se ha estudiado ampliamente. No obstante, hasta la fecha ninguno de ellos ha mostrado de manera concluyente una relación de causa y efecto con el desarrollo del SFC.[47] Se presume que el sistema inmunitario puede reaccionar de manera exagerada a un ente ambiental (probablemente infeccioso) o a estímulos internos, y ser incapaz de autorregularse después de que concluye la infección.

A menudo se asocian trastornos psicológicos con el SFC, especialmente ansiedad y depresión. Sin embargo, esto es difícil de valorar. Las personas con SFC tienen más probabilidades que la población general de haber experimentado un trastorno psicológico, como depresión mayor o pánico, antes de desarrollar este síndrome. Sin embargo, también es cierto que una proporción significativa de las personas con SFC no han tenido estos episodios, ya sea antes o después de desarrollarlo.[47]

Se han documentado algunas anomalías del eje hipotalámico-hipofisario-suprarrenal, como actividad atenuada de la hormona liberadora de corticotropina y cambios en el ritmo circadiano de secreción de cortisol. Aunque se ha visto una disminución de las concentraciones de hormonas tiroideas, DHEA y cortisol en las personas con SFC, no ocurre en todas.[47]

Los vínculos genéticos con el SFC incluyen un gen asociado con la proteína neurodegenerativa de la enfermedad de Huntington, anomalías en la manera en la que los genes afectan la producción de energía celular mitocondrial y sus conexiones con la depresión y la ansiedad.[46] Además, se determinaron las conexiones de las personas afectadas por el SFC y un estado inflamatorio persistente.[48]

Manifestaciones clínicas

Uno de los datos más importantes en las personas con SFC es la manifestación de fatiga. A menudo, el síntoma de fatiga es precedido por una enfermedad como el resfriado o parecida a la gripe. Con frecuencia, la persona describe la enfermedad como recurrente, con períodos de exacerbación y remisión. La fatiga aumenta con cada episodio subsecuente de la enfermedad.

Los datos físicos incluyen febrícula. La fiebre es intermitente y se presenta solo cuando recurre la enfermedad. Otros datos incluyen faringitis no exudativa, ganglios linfáticos cervicales palpables e hipersensibles, leve aumento de volumen de la glándula tiroides, sibilancias, esplenomegalia, mialgias, artralgias y heces positivas para el grupo hemo, con sigmoidoscopia negativa posterior.

Los problemas psicológicos incluyen cognición deteriorada, que la persona describe como incapacidad para

CUADRO 49-2

CDC: SÍNTOMAS DE ENCEFALOMIELITIS MIÁLGICA/SÍNDROME DE FATIGA CRÓNICA

La EM/SFC incluye tres síntomas primarios necesarios para el diagnóstico, con algunos adicionales habituales que pueden experimentar todas las personas afectadas. Los síntomas principales incluyen los siguientes:

1. Disminución de la capacidad para participar en actividades que eran habituales antes de la enfermedad, acompañada de fatiga que dura 6 meses o más. La fatiga asociada con EM/SFC es intensa, no mejora con el sueño/descanso, no estaba presente antes de la enfermedad y no se relaciona con actividades difíciles de realizar.
2. Aumento de las molestias después de la actividad física o mental que no estaban presentes antes de la enfermedad; dicho "malestar postejercicio" puede durar días, semanas o más.
3. Alteraciones en el sueño, como estar cansado después de una noche completa dormido.

Además de los síntomas primarios anteriores, debe estar presente uno de los siguientes para el diagnóstico de EM/SFC:

- Dificultad para pensar/recordar.
- Intolerancia ortostática; empeoramiento de los síntomas al estar de pie o sentado derecho.

Otros síntomas usuales:

- Dolor y molestias en los músculos.
- Dolor en las articulaciones sin edema o eritema.
- Dolores de cabeza nuevos o más intensos.
- Faringitis recurrente.
- Sudores/escalofríos nocturnos.
- Nuevas sensibilidades/alergias a sustancias, como alimentos, o al ruido.
- Hipersensibilidad en los ganglios linfáticos de cuello/axila.

Tomado de: CDC. (2017). Myalgic encephalomyelitis/chronic fatigue syndrome. [Online]. Disponible en: https://www.cdc.gov/ me-cfs/symptoms-diagnosis/symptoms.html. Acceso: 20 de febrero de 2018.

concentrarse y realizar tareas previamente mundanas. Hay informes de trastornos del estado de ánimo y del sueño, problemas de equilibrio, alteraciones visuales y varios grados de ansiedad y depresión.

Diagnóstico y tratamiento

El diagnóstico del SFC se basa en la integración del cuadro clínico completo de los síntomas de la persona y los resultados de la exploración física y de las pruebas de diagnóstico. Los estudios de laboratorio se utilizan para detectar otros trastornos. Por lo general, el diagnóstico final se basa en la definición del SFC suministrada por los CDC (*véase* el cuadro 49-2).[47] Hay cierto debate acerca de que las personas con menos síntomas asociados del SFC puedan diagnosticarse con precisión en un estadio más temprano.[47]

Debido a que no hay ninguna causa conocida del SFC, el tratamiento actual tiende a ser sintomático, con un abordaje en la terapéutica más que en la curación. Se centra en la instrucción, el apoyo emocional, el alivio de los síntomas y el tratamiento de la salud general. El tratamiento de los síntomas incluye el desarrollo de un programa de ejercicios que ayude a la persona a recuperar la fuerza. Junto con un programa estructurado de actividad, debe recomendarse a los pacientes tanta actividad como sea posible al reanudar sus actividades cotidianas.

RESUMEN

La *fatiga* es un estado inespecífico, autorreconocido, de agotamiento físico y psicológico. Causa que la persona sea incapaz de realizar actividades sistemáticas y no se alivia con el sueño o el descanso. La fatiga aguda es consecuencia del uso excesivo del cuerpo o de grupos musculares específicos y, a menudo, se relaciona con el consumo de las fuentes de energía. La fatiga crónica suele asociarse con una enfermedad específica o crónica y puede aliviarse cuando se corrigen sus efectos. El SFC es una afección compleja que tiene manifestaciones fisiológicas y psicológicas. Se caracteriza por fatiga debilitante. El diagnóstico se realiza con frecuencia por medio de un proceso de eliminación y el tratamiento requiere un abordaje holístico.

CAPÍTULO 50

Enfermedades reumáticas

Artritis es un término descriptivo aplicado a más de 100 enfermedades reumáticas, desde localizadas y autolimitadas, hasta las que son procesos autoinmunitarios sistémicos. Más de 30 millones de estadounidenses padecen artrosis.[1] Este tipo de artritis afecta a personas en todos los grupos de edad y constituye la principal causa de discapacidad en los Estados Unidos. Aproximadamente 1.5 millones de estadounidenses presentan artritis reumatoide y unos 300 000 niños y niñas menores de 18 años de edad sufren artritis o algún tipo de afección reumática.[1]

El uso habitual del término *artritis* puede simplificar en exceso la naturaleza de los variados procesos patológicos, la dificultad para diferenciar una forma de artritis, o enfermedad reumática, de otra, así como la complejidad del tratamiento de estas afecciones, por lo general, crónicas. Estas alteraciones comparten la inflamación de la articulación como síntoma prominente o acompañante. En las enfermedades reumáticas sistémicas (que afectan otros sistemas corporales, además del musculoesquelético), la inflamación es primaria, ocasionada por una respuesta inmunitaria. En las enfermedades reumáticas que se limitan a una sola o pocas articulaciones diartrodiales, la inflamación es secundaria, debida a un proceso degenerativo y de irregularidades articulares que se producen cuando el hueso intenta remodelarse solo. Aunque la artritis no tiene cura, se puede hacer mucho para regular su avance.

Este capítulo se centra en las enfermedades reumáticas autoinmunitarias sistémicas, las artritis asociadas con espondilitis, síndrome de artrosis, enfermedades metabólicas asociadas con artritis y enfermedades reumáticas en los niños y los adultos mayores.

Enfermedades reumáticas autoinmunitarias sistémicas

Las enfermedades reumáticas autoinmunitarias sistémicas forman un grupo de afecciones crónicas caracterizadas por lesiones inflamatorias difusas y cambios degenerativos en el tejido conjuntivo.[2] Estos procesos comparten características clínicas similares y pueden afectar a muchos de los mismos órganos. En esta sección se describen la artritis reumatoide (AR), el lupus eritematoso sistémico (LES), la polimialgia reumática, la arteritis temporal, la artritis juvenil y la dermatomiositis, que comparten una patogenia autoinmunitaria sistémica.

Artritis reumatoide

La artritis reumatoide es una enfermedad inflamatoria sistémica que padece el 1-2% de la población.[2] Las mujeres resultan afectadas aproximadamente el triple que los hombres.[1,2] Aunque la enfermedad ocurre en todos los grupos de edad, su prevalencia aumenta conforme avanza la edad[1]. La AR que se presenta después de los 65 años de edad se conoce como "de inicio a edad avanzada".[3]

Etiología y patogenia

Aunque la causa de la AR aún es incierta, las pruebas apuntan a una predisposición genética y el desarrollo de inflamación articular de mediación inmunitaria. Se ha sugerido que la enfermedad inicia en una persona genéticamente predispuesta por la activación de una respuesta mediada por linfocitos T a un desencadenante inmunitario, como un microbio (fig. 50-1). La importancia de los factores genéticos en la patogenia de la AR es respaldada por la mayor frecuencia de la enfermedad entre parientes de primer grado.[2] Además, hay un acuerdo general de que ciertos genes del complejo mayor de histocompatibilidad (MHC, *major histocompatibility complex*) se expresan de una forma no aleatoria en las personas con AR. Se observa un importante locus genético que predispone a la AR entre los locus del antígeno leucocitario humano (HLA, *human leukocyte antigen*) sobre las moléculas del MHC de clase II, con un foco específico en el locus DRB1.[4] Este gen *HLA-DRB1* es un casete génico con susceptibilidad a artritis reumatoide sobre la molécula del HLA, y puede influir en los tipos de péptidos con la capacidad para unirse a las moléculas de HLA-DR asociadas con la AR, modificando la respuesta inmunitaria.[2]

La patogenia de la AR puede considerarse como una respuesta inmunitaria aberrante que conduce a la inflamación sinovial y la destrucción de la arquitectura articular. Se ha sugerido que la enfermedad inicia por la activación de linfocitos T, la liberación de citocinas (p. ej., factor de necrosis tumoral [TNF, *tumor necrosis factor*], interleucina [IL] 1) y la formación de anticuerpos. Alrededor del 70-80% de las personas con la enfermedad presentan una sustancia llamada *factor reumatoide* (FR), que es un anticuerpo autólogo (de fabricación propia) (IgFR) que reacciona con un fragmento de la inmunoglobulina (Ig) G para formar complejos inmunitarios.[2] Estos complejos (IgFR + IgG) y los componentes del complemento se localizan en la membrana y el líquido sinoviales, así como en las lesiones extraarticulares de las personas

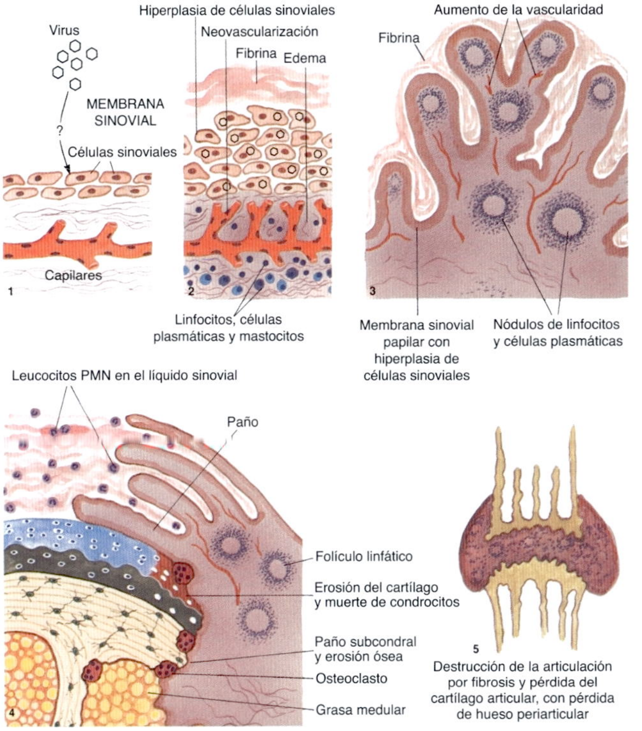

FIGURA 50-1. Histogénesis de la artritis reumatoide. **1.** Un virus o un factor de estrés desconocido pueden estimular la proliferación de las células sinoviales. **2.** La afluencia de linfocitos, células plasmáticas y mastocitos, junto con la neovascularización y el edema, conducen a la hipertrofia e hiperplasia de la membrana sinovial. **3.** Ganglios linfáticos prominentes. **4.** La proliferación sinovial se extiende al espacio intraarticular, se entierra en el hueso debajo del cartílago y lo cubre como un paño. El cartílago articular eventualmente es destruido por resorción directa o privación de su líquido sinovial. El tejido sinovial continúa proliferando en la región subcondral, así como en la articulación. **5.** En un momento dado, la articulación se destruye y se fusiona, una afección denominada *anquilosis*. *PMN, polimorfonuclear.* Tomado de: Strayer D., Rubin R. (Eds.) (2015). *Rubin's pathology: Clinicopathologic foundations of medicine* (7th ed., Fig. 30-55, p. 1363). Philadelphia, PA: Lippincott Williams & Wilkins.

con AR. Aunque los pacientes con AR pueden ser seronegativos (no presentan IgFR en su suero), un título alto de FR suele asociarse con la enfermedad grave y sin remisión, sobre todo con las complicaciones sistémicas. Entre las personas con AR, la presencia de autoanticuerpos es irregular; así, un conjunto de marcadores múltiples puede ser más útil para el diagnóstico y la predicción de la respuesta al tratamiento.[5]

La participación del proceso autoinmunitario en la destrucción articular de la AR sigue sin definirse. En el ámbito celular, se atraen neutrófilos, macrófagos y linfocitos al sitio. Los neutrófilos y los macrófagos fagocitan los complejos inmunitarios y, en el proceso, liberan enzimas lisosómicas capaces de causar cambios destructivos en el cartílago articular (*véase* la fig. 50-1). La respuesta inflamatoria que sigue atrae células inflamatorias adicionales y desencadena una secuencia de acontecimientos que perpetúan la afección. Conforme avanza el proceso inflamatorio, las células sinoviales y los tejidos subyacentes experimentan hiperplasia reactiva. La vasodilatación y el aumento del flujo sanguíneo provocan calor y eritema. La inflamación articular que se produce es resultado del aumento de la permeabilidad capilar que acompaña el proceso inflamatorio.

Una característica de la AR es el desarrollo de una extensa red de vasos sanguíneos en la membrana sinovial que contribuye al avance de la sinovitis reumatoide. Este tejido de granulación vascular destructivo, llamado *paño* (*pannus* o melasma), se extiende desde la membrana sinovial hasta rodear una región ósea sin protección en la unión entre el cartílago y el hueso subcondral. El paño es una característica de la AR que la distingue de otras formas de artritis inflamatoria (fig. 50-2B).[2] Las células inflamatorias encontradas en el paño tienen un efecto destructivo sobre el cartílago y el hueso adyacentes. Por último, el paño se desarrolla entre los bordes articulares, lo que lleva a un menor movimiento y la posibilidad de una eventual **anquilosis**. Las pruebas indican que una de las metaloproteinasas de la matriz (MMP, *matrix metalloproteinases*) de degradación del colágeno, la MMP de tipo 1, es esencial para que el paño invada y destruya las articulaciones en la AR.[6] Con la progresión de la enfermedad, la inflamación articular y las modificaciones estructurales resultantes provocan inestabilidad articular, atrofia muscular por desuso, estiramiento de los ligamentos y afección de los músculos y los tendones. El efecto de los cambios patológicos sobre la función y la estructura articulares se relaciona con el grado de actividad de la enfermedad, que puede cambiar en cualquier momento. Por desgracia, los cambios destructivos son irreversibles.

Manifestaciones clínicas

La AR suele asociarse con manifestaciones tanto extraarticulares como articulares (*véase* la fig. 50-2). Por lo general, tiene un inicio gradual, caracterizado por manifestaciones sistémicas como fatiga, anorexia, disminución de peso, dolor y rigidez generalizados. La enfermedad, que se caracteriza por exacerbaciones y remisiones, puede afectar solo unas cuantas articulaciones durante un lapso breve o tornarse implacablemente progresiva y debilitante.

Manifestaciones articulares

Esta afección suele ser simétrica y poliarticular. Puede participar cualquier articulación diartrodial. La persona puede quejarse de dolor en las articulaciones y rigidez que dura 30 min y, con frecuencia, varias horas. La limitación del movimiento articular, que ocurre de forma temprana en la enfermedad, suele ocurrir a causa del dolor; más tarde, se debe a la fibrosis. Al inicio, las articulaciones afectadas con mayor frecuencia son las de los dedos, las manos, las muñecas, las rodillas y los pies. Más tarde, otras articulaciones diartrodiales pueden verse involucradas. Sin embargo, las investigaciones recientes han mostrado una disminución en el reemplazo de las articulaciones relacionadas con la AR debido a un tratamiento farmacológico más eficaz.[4,7] La afección raquídea suele limitarse a la región cervical. En las manos, por lo general hay afección bilateral y simétrica de las articulaciones interfalángicas proximales (IFP) y metacarpofalángicas (MCF) en las primeras etapas de la AR, que más adelante incluye a las articulaciones interfalángicas distales (IFD).[4] La destrucción articular progresiva puede conducir a la subluxación (el desplazamiento con una mala alineación de los extremos óseos) y a la inestabilidad y limitación del movimiento. El edema y el engrosamiento de la membrana sinovial pueden causar estiramiento de la cápsula articular y los ligamentos. Cuando esto ocurre, se desarrollan desequilibrios musculares y tendinosos y las fuerzas mecánicas aplicadas a las articulaciones por las actividades diarias producen deformidades (fig. 50-3).

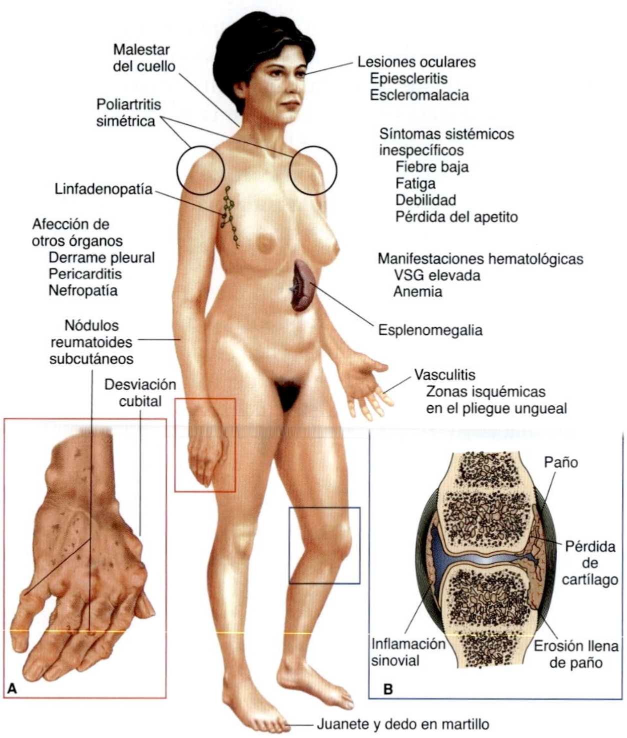

FIGURA 50-2. Manifestaciones de presentación de la artritis reumatoide. **A.** En dedos y mano. **B.** Cambios articulares destructivos. *VSG, velocidad de sedimentación globular.*

En las articulaciones MCF, los tendones extensores pueden deslizarse hacia el lado cubital de la cabeza metacarpiana y causar desviación cubital de los dedos (*véase* la fig. 50-2A). La subluxación de las articulaciones MCF puede desarrollarse cuando se presenta esta deformidad. La hiperextensión de la articulación IFP y la flexión parcial de la articulación IFD origina la llamada *deformidad en cuello de cisne*.[8,9] Después de que esta alteración se vuelve fija, hay una pérdida grave de la función porque la persona ya no puede formar un puño. La flexión de la articulación IFP con hiperextensión de la IFD se llama *deformidad en ojal*.[8,9]

La rodilla es una de las articulaciones frecuentemente afectadas por la enfermedad.[4] La sinovitis activa puede ser evidente como edema visible que oblitera el contorno normal sobre los bordes interno y externo de la rótula. El *signo de abombamiento*, que consiste en una filtración de líquido desde el borde externo al interno de la rótula, puede utilizarse para determinar la presencia de un exceso de líquido cuando este no es visible. Otras posibles manifestaciones son las contracturas articulares, la inestabilidad y la deformidad de geno valgo (piernas en "X"). La atrofia intensa del cuádriceps puede contribuir a la discapacidad. Puede desarrollarse un *quiste de Baker* en la región poplítea, detrás de la rodilla. Esto es causado por el aumento de volumen de la bolsa, pero no suele provocar síntomas a menos que el quiste se rompa, en cuyo caso los síntomas son similares a los de la tromboflebitis.

La afección del tobillo puede limitar su flexión y extensión y crear dificultad para caminar. La alteración de las articulaciones metatarsofalángicas puede causar subluxación, juanetes y dedo en martillo. Es frecuente el malestar del cuello. En casos raros, la enfermedad de larga duración puede conducir a complicaciones neurológicas, como dolores de cabeza occipitales, debilidad muscular y entumecimiento y hormigueo en los miembros superiores.

Manifestaciones extraarticulares

Aunque por lo general es una afección articular, la AR puede afectar a muchos otros tejidos. Las manifestaciones extraarticulares pueden presentarse de manera frecuente, aunque en general causan pocos problemas. Es más probable que aparezcan en personas con FR.

Puesto que la AR es una enfermedad sistémica, puede acompañarse de manifestaciones de fatiga, debilidad, anorexia, disminución de peso y febrícula cuando está activa. Se ha visto que la velocidad de sedimentación globular (VSG), que por lo general se eleva en los procesos inflamatorios, se correlaciona con el grado de actividad de la enfermedad.[4] Los efectos hemáticos incluyen trombocitosis o anemia por enfermedad crónica,[4] esta última por lo general resistente al tratamiento con hierro. El síndrome de Felty, aunque raro, se caracteriza por conjuntar AR, esplenomegalia y neutropenia.[4,10] Los nódulos reumatoides son lesiones granulomatosas que se desarrollan alrededor de los vasos sanguíneos pequeños. Los nódulos pueden ser dolorosos, móviles y pequeños o grandes. En general, se encuentran en los puntos de presión, como las superficies extensoras del cúbito. Los nódulos pueden permanecer, a menos que se extirpen quirúrgicamente, o resolverse de manera espontánea.

La vasculitis, o inflamación de arterias pequeñas y medianas, es una manifestación infrecuente de la AR en las personas con una historia prolongada de artritis activa y concentraciones altas de FR. Las manifestaciones incluyen áreas isquémicas en los pliegues ungueales y la pulpa digital que aparecen como manchas marrones. Pueden aparecer ulceraciones en los miembros inferiores, especialmente alrededor de las regiones maleolares. En algunos casos, la neuropatía puede ser el único síntoma de la vasculitis. Los órganos viscerales, como el corazón, los pulmones y el aparato digestivo, también pueden afectarse.

Las manifestaciones oculares incluyen queratoconjuntivitis seca, epiescleritis, uveítis y escleritis nodular, que pueden provocar alteración visual.[4,11] Algunas personas sufren esplenomegalia y aumento de volumen de ganglios linfáticos.

PUNTOS CLAVE

Artritis reumatoide

- La AR es una enfermedad inflamatoria sistémica crónica, con afección bilateral de las articulaciones sinoviales o diartrodiales.
- Los cambios iniciales involucran a las células sinoviales que revisten la articulación. Las células inflamatorias se acumulan y hay angiogénesis y formación de paño, que procede a cubrir el cartílago articular y aislarlo de su líquido sinovial nutritivo.

Diagnóstico

El diagnóstico de la AR se basa en los datos del interrogatorio, la exploración física y las pruebas de laboratorio. Debe obtenerse información con respecto a la duración de los

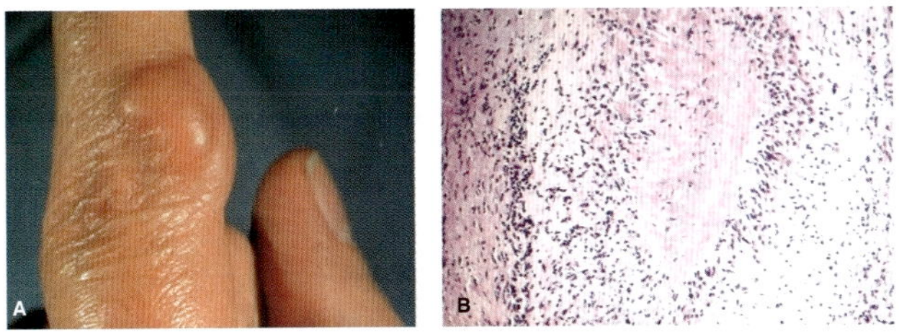

FIGURA 50-3. Nódulo reumatoide. **A.** Una persona con AR presenta una masa subcutánea en un dedo. **B.** La vista al microscopio de un nódulo reumatoide muestra una zona central de necrosis rodeada de macrófagos dispuestos en palizada e infiltrado inflamatorio crónico. Tomado de: Strayer D., Rubin R. (Eds.) (2015). *Rubin's pathology: Clinicopathologic foundations of medicine* (7th ed., Fig. 3058, p. 1365). Philadelphia, PA: Lippincott Williams & Wilkins.

síntomas, las manifestaciones sistémicas, la rigidez y los antecedentes familiares. Los criterios para la AR, actualizados en 2010 por el American College of Rheumatology (ACR) y la European League Against Rheumatism (EULAR), son más útiles en el diagnóstico de la AR de lo que se hacía en el pasado.[12,13] Deben estar presentes por lo menos 6 de los 10 posibles puntos para hacer el diagnóstico de AR. Estos criterios constan de cuatro categorías (afección articular, serología, reactivos de fase aguda y duración de los síntomas) y se desarrollaron para facilitar la detección más temprana de la AR con el propósito de iniciar el tratamiento y prevenir las recurrencias o disminuir la gravedad de la enfermedad.[12,13]

En las primeras etapas, la enfermedad es difícil de diagnosticar. En la exploración física, las articulaciones afectadas muestran signos de inflamación, edema, dolor y, posiblemente, calor y disminución del movimiento. Las articulaciones se perciben suaves y esponjosas al tacto debido a la inflamación y el engrosamiento sinoviales. Tal vez se eviten algunos movimientos corporales para prevenir el dolor. Los cambios en la estructura articular, por lo general, no son visibles en etapas tempranas de la enfermedad.

Los resultados de la prueba de FR no son diagnósticos para la AR, pero pueden ser de utilidad para diferenciarla de otras formas de artritis. Un pequeño porcentaje de las personas sanas presentan un FR positivo. Asimismo, un paciente también puede tener AR sin la presencia de FR. Las pruebas sugieren un vínculo más fuerte entre la AR y la antiproteína/péptido citrulinados (ACPA), que se miden como autoanticuerpos contra el péptido citrulinado (anti-CCP).[4] Esta prueba tiene una especificidad mayor que el FR y es posible su identificación muy temprana en la AR, pero puede no ser tan predictiva de la gravedad de la enfermedad o su pronóstico.[4] El término *citrulinado* define el cambio postraduccional de la arginina en citrulina.[14]

La AR está relacionada con el locus *HLA-DRB1*,[15] que se piensa que se debe a antígenos locales que desencadenan una respuesta inflamatoria en el espacio articular provocando la destrucción de la articulación.[4] La respuesta de los linfocitos T se activa y estas células componen casi la mitad de las células inmunitarias presentes en una articulación inflamada.[4] El desafío ha sido entender la especificidad del antígeno del primer conjunto de células que inicia la respuesta inmunitaria.[4]

Los resultados radiológicos tampoco son diagnósticos en la AR debido a que no suelen notarse erosiones en las imágenes radiográficas durante las primeras etapas del proceso. El análisis del líquido sinovial puede ser útil en el proceso de diagnóstico. El líquido sinovial tiene un aspecto turbio, el recuento de leucocitos es elevado por la inflamación y los componentes del complemento están disminuidos por el proceso inflamatorio.

Tratamiento

Los objetivos del tratamiento para una persona con AR son prevenir o disminuir el dolor, la rigidez y el edema; llevar al máximo la movilidad; y, posiblemente, detener el proceso patológico.[4] El plan de tratamiento incluye instrucción sobre la enfermedad y su terapéutica, reposo, ejercicios terapéuticos y medicamentos. Debido a la cronicidad de la enfermedad y la necesidad de cumplimiento continuo a largo plazo de las modalidades terapéuticas prescritas, es importante que estas se integren con el estilo de vida del paciente.

Los objetivos del tratamiento farmacológico de la AR son disminuir el dolor y la inflamación, mantener o restaurar la función articular y prevenir la destrucción del hueso y el cartílago. De forma ideal, deben emplearse fármacos antirreumáticos modificadores de la enfermedad (FARME) cuando se establece el diagnóstico de AR y antes de que aparezcan cambios erosivos en las radiografías, pero deben sopesarse con los riesgos potenciales de las intervenciones antiinflamatorias e inmunosupresoras.[4,16] El tratamiento se basa en la teoría de que las vías dependientes de los linfocitos T, que se manifiestan desde el inicio del proceso inflamatorio, presentan mayor respuesta al tratamiento que las que se manifiestan más adelante en el proceso, cuando la progresión de la enfermedad es regulada por los fibroblastos y los macrófagos activados, y esta puede ser más resistente al tratamiento.

Por lo general, se utilizan antiinflamatorios no esteroideos (AINE) en el tratamiento de la AR, y proporcionan efectos analgésicos y antiinflamatorios.

Los corticoesteroides pueden emplearse para reducir las molestias. Estos fármacos interrumpen la serie de reacciones inflamatorias e inmunitarias en varios ámbitos, por ejemplo, al interferir con la adhesión y la migración de células inflamatorias, alterar la síntesis de prostaglandinas e inhibir la producción de superóxido por los neutrófilos.

Otros medicamentos antirreumáticos ideales incluyen productos biológicos como los anticuerpos anti-TNF. El TNF-α es una citocina presente en caso de inflamación, pero más notoriamente en la corriente sanguínea y las articulaciones de los pacientes con AR.[17]

Las intervenciones quirúrgicas también pueden ser parte del tratamiento de la AR. Puede indicarse una sinovectomía para disminuir el dolor y el daño articular cuando la sinovitis no responde al tratamiento médico.

Lupus eritematoso sistémico

El *LES* es una enfermedad inflamatoria crónica que puede afectar prácticamente cualquier órgano, aparato o sistema, incluido el musculoesquelético. Es una enfermedad reumática importante, con casi 1.5 millones de estadounidenses y más 5 millones de personas en todo el mundo afectados.[18] Su prevalencia está relacionada con el sexo, la raza, la edad y la genética.[4] El LES es más frecuente en las mujeres (85% de los casos) que en los hombres, así como en afroamericanos, latinoamericanos y asiáticos que en caucásicos; la mayoría de los casos ocurren entre los 15 y 44 años de edad,[4,18,19] y parece tener un componente genético.[4] Existen cuatro tipos de lupus eritematoso: sistémico, cutáneo, inducido por fármacos y neonatal. El más habitual es el LES.[16] El lupus eritematoso cutáneo afecta solo la piel, pero el 5-10% de quienes lo presentan desarrollan LES.[19,20] El lupus inducido por fármacos es causado por medicamentos de prescripción particulares, como hidralazina, procainamida e isoniazida, y 6 meses después de que se interrumpen la enfermedad se resuelve por completo.[19,20] El lupus neonatal se debe a madres (no todas ellas padecen lupus) con anticuerpos particulares y, por lo general, afecta la piel del neonato, que se cura durante los primeros meses de la vida y, en raras ocasiones, dura hasta la infancia. En unos cuantos casos (1-2%), el niño nace con bloqueo cardíaco y requiere un marcapasos. Por lo general, el bloqueo cardíaco congénito es permanente debido a la alteración de la conducción de los impulsos nerviosos al miocardio.[19,20]

Etiología y patogenia

Se desconoce la causa del LES. Se caracteriza por la formación de autoanticuerpos y complejos inmunitarios. Las personas con LES parecen tener hiperreactividad de linfocitos B y aumento de la producción de anticuerpos contra antígenos propios (autoanticuerpos) y extraños. Estos linfocitos B son policlonales y cada uno produce un tipo diferente de anticuerpo. Los autoanticuerpos pueden dañar directamente los tejidos o se combinan con los antígenos correspondientes para formar complejos inmunitarios que provocan daño tisular. Se han identificado autoanticuerpos contra una gran variedad de componentes nucleares y citoplasmáticos de la célula. Algunos autoanticuerpos que se han identificado en el LES son los anticuerpos antinucleares (AAN), incluidos los anti-ácido desoxirribonucleico (anti-ADN), los antifosfolípidos y los anti-Smith (Sm). Además de AAN, los pacientes con lupus presentan una gran cantidad de otros autoanticuerpos, incluidos los que se dirigen contra elementos sanguíneos (eritrocitos, plaquetas, linfocitos) y proteínas plasmáticas (factores de coagulación y complemento).

El desarrollo de autoanticuerpos puede ser resultado de una combinación de factores, incluidos los genéticos, hormonales, inmunitarios y ambientales.[4] La predisposición genética se evidencia por la aparición de casos familiares de LES, sobre todo en los gemelos idénticos. El aumento de la incidencia en los afroamericanos en comparación con los caucásicos también sugiere factores genéticos. Se puede implicar a cuatro genes en la expresión del LES en los seres humanos. Los genes ligados a los locus HLA-DR y HLA-DQ en moléculas del MHC de clase II muestran un fuerte respaldo del vínculo genético en el desarrollo del LES.[4] La enfermedad tienen una alta prevalencia en las mujeres.[4] Se ha sugerido que un desequilibrio en las concentraciones de hormonas sexuales puede conducir a respuestas inmunitarias exageradas de los linfocitos T cooperadores y debilitadas de los linfocitos T supresores, que, a su vez, llevan al desarrollo de autoanticuerpos.[4]

Los posibles desencadenantes ambientales incluyen la luz ultravioleta (UV), productos químicos (p. ej., fármacos, tintes para el cabello), algunos alimentos y factores infecciosos (fig. 50-4).[19] La luz UV, específicamente la UVB asociada con la exposición al sol o a lámparas fluorescentes sin protección, puede desencadenar exacerbaciones. Se presenta fotosensibilidad en aproximadamente el 33% de las personas con LES. Ciertos medicamentos también pueden provocar una afección similar al lupus en personas susceptibles, en particular en los adultos mayores. Los más frecuentes son hidralazina, minociclina y procainamida.[4] La enfermedad suele remitir cuando se suspende el fármaco.[19,20]

Manifestaciones clínicas

El LES puede manifestarse en una variedad de formas. La enfermedad se ha llamado la *gran imitadora* porque tiene la capacidad de afectar a muchos aparatos y sistemas corporales, incluyendo el musculoesquelético, la piel, el cardiovascular, los pulmones, los riñones, el sistema nervioso central (SNC), los eritrocitos y las plaquetas (fig. 50-5). El inicio puede ser agudo o gradual y la evolución se caracteriza por exacerbaciones y remisiones.

Las artralgias y las artritis se encuentran entre los primeros síntomas que ocurren con frecuencia en el LES. Aproximadamente el 90% de las personas afectadas se quejan de dolor en las articulaciones, y este es a menudo el síntoma de presentación.[4] La poliartritis del LES puede confundirse al inicio con otras formas de artritis, especialmente AR, por la artropatía simétrica. Sin embargo, en el estudio radiológico, rara vez se encuentra destrucción articular. Pueden afectarse la cápsula articular, los ligamentos y los tendones, por lo que se observan varias deformidades en las personas con la enfermedad. Las contracciones en flexión, la hiperextensión de las articulaciones interfalángicas y la subluxación de las carpometacarpianas contribuyen a la deformidad y la posterior pérdida de función de las manos. Otras manifestaciones musculoesqueléticas del LES son la tenosinovitis, la rotura de los tendones intrarrotuliano y aquiliano y, con frecuencia, la necrosis avascular de la cabeza femoral.

Las manifestaciones cutáneas pueden variar considerablemente y se clasifican como agudas, subagudas o crónicas. Las lesiones agudas de la piel incluyen el clásico exantema malar o en "mariposa" de la nariz y las mejillas (*véase* la fig. 50-5). Esta erupción se observa en el LES, aunque puede estar asociada con otras lesiones de la piel, como urticaria o lividez reticular

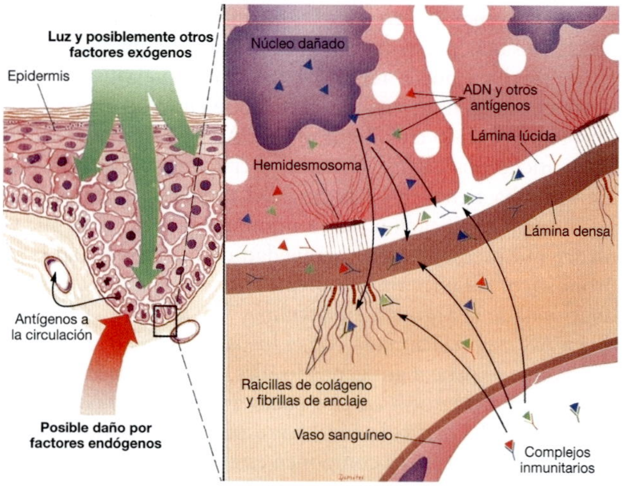

FIGURA 50-4. Lupus eritematoso. La luz u otros factores exógenos o endógenos inician una reacción inmunitaria mediada por células que conduce a daño celular epidérmico. Estas lesiones liberan una gran cantidad de antígenos, algunos de los cuales pueden retornar a la piel en forma de complejos inmunitarios. Los complejos inmunitarios también se forman en la piel debido a una reacción del ADN local con anticuerpos, que también pueden depositarse bajo la zona de la membrana basal epidérmica. Tomado de: Strayer D., Rubin R. (Eds.) (2015). *Rubin's pathology: Clinicopathologic foundations of medicine* (7th ed., Fig. 2827, p. 1241). Philadelphia, PA: Lippincott Williams & Wilkins.

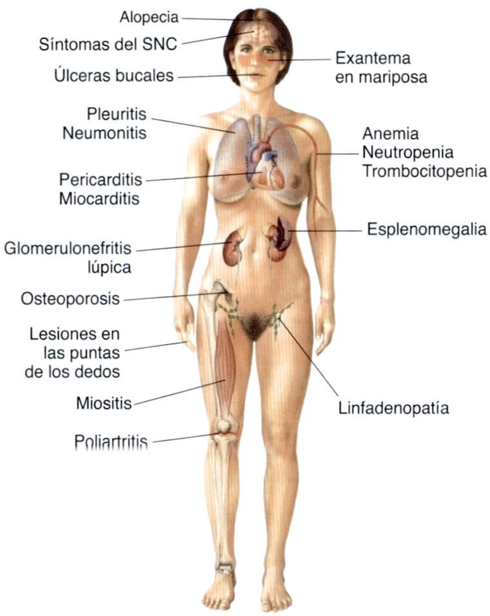

FIGURA 50-5. Manifestaciones clínicas del LES. *SNC, sistema nervioso central.*

(decoloración reticular cianótica de la piel, a menudo precipitada por el frío) y lesiones de las puntas de los dedos, tales como eritema periungueal, infartos de los pliegues ungueales y hemorragias en astilla. La pérdida de cabello es frecuente. Tienden a ocurrir lesiones de las membranas mucosas durante los períodos de exacerbación. Puede haber sensibilidad al sol en el LES, incluso después de la exposición leve.

Se presenta afección renal en cerca del 50% de los pacientes con LES.[4] Pueden ocurrir varias formas de glomerulonefritis, incluidas la mesangial, la focal proliferativa, la difusa proliferativa y la membranosa.[4] De estas, la difusa proliferativa tiene el peor pronóstico y se presenta con hipertensión y, en hasta un 50% de los casos, puede conducir a una enfermedad renal en etapa terminal (ERET) o la muerte.[4] También puede ocurrir nefritis intersticial. El síndrome nefrótico causa proteinuria, con edema en las piernas, el abdomen y alrededor de los ojos. La biopsia renal es el mejor determinante del daño renal y el grado de tratamiento necesario.

La afección pulmonar en el LES se manifiesta principalmente por derrames pleurales o pleuritis. La neumonitis aguda, la hemorragia y la enfermedad intersticial crónica son problemas pulmonares menos frecuentes.

La pericarditis es la más frecuente de las manifestaciones cardíacas y, a menudo, se acompaña de derrame pleural. La miocarditis afecta hasta el 25% de los pacientes con LES. La enfermedad cardíaca secundaria también es un problema en las personas con LES. La hipertensión puede asociarse con nefritis lúpica y el uso de corticoesteroides a largo plazo. En adultos mayores con LES de mayor duración, puede haber cardiopatía isquémica.

La base patológica de los síntomas del SNC no está completamente definida. Se ha relacionado con una vasculitis aguda que impide el flujo sanguíneo, lo que provoca ictus o hemorragia; una respuesta inmunitaria con anticuerpos antineuronas; o producción de anticuerpos antifosfolípidos que dañan los vasos sanguíneos y causan coágulos de sangre en el cerebro. Es posible que se presenten convulsiones. Estas son más habituales cuando existe insuficiencia renal. Pueden desarrollarse síntomas psicóticos, por ejemplo, depresión y euforia no natural, así como disminución de la función cognitiva, confusión y modificación del estado de alerta.

Pueden ocurrir alteraciones hemáticas, como anemia hemolítica, leucopenia, linfopenia o trombocitopenia. También puede haber linfadenopatías en muchas personas con LES y son prueba de enfermedad sistémica.[4] El LES discoide implica lesiones en forma de placas en la cabeza, el cuero cabelludo y el cuello, que aparecen como parches rojos, inflamación de la piel y, más adelante, cicatrices, despigmentación y taponamiento de los folículos pilosos. La mayoría de las personas con lupus discoide presentan una enfermedad que afecta solo a la piel.

PUNTOS CLAVE

Manifestaciones clínicas del lupus eritematoso sistémico

- El LES es una enfermedad autoinmunitaria crónica caracterizada por la producción de una amplia variedad de autoanticuerpos contra componentes nucleares y citoplasmáticos de las células.
- Esta alteración se describe a menudo como la gran imitadora, porque puede afectar casi cualquier órgano, aparato o sistema, incluyendo las articulaciones del sistema musculoesquelético, la piel, los riñones, los pulmones, el sistema nervioso y el corazón.

Diagnóstico y tratamiento

El diagnóstico de LES puede ser complicado y difícil. En 1982, el ACR definió 11 criterios (actualizados en 1997 y actualmente en revisión) a considerar en el diagnóstico de la enfermedad.[21] Si una persona presenta por lo menos 4 de estos 11 criterios, sufre LES.[21] Sin embargo, estos criterios se crearon para su empleo en estudios clínicos más que para el diagnóstico individual.[22] El diagnóstico se basa en un interrogatorio completo, la exploración física y el análisis de la sangre. Ninguna prueba aislada permite diagnosticar LES en todas las personas.

La prueba de laboratorio más frecuentemente realizada es la de inmunofluorescencia para AAN. El 95% de las personas con LES no tratado tienen altas concentraciones de AAN. La prueba de AAN no es específica de LES y puede resultar positiva en individuos sanos o asociarse con otras afecciones. La prueba de anticuerpos anti-ADN es más específica para el diagnóstico de LES.[4] Otros estudios séricos pueden revelar anemia moderada a grave, trombocitopenia y leucocitosis o leucopenia. Se pueden realizar pruebas inmunitarias adicionales para respaldar el diagnóstico o diferenciar el LES de otras enfermedades del tejido conjuntivo.[4]

El tratamiento del LES se centra en los síntomas agudos y crónicos de la enfermedad. Los objetivos del tratamiento son prevenir la pérdida progresiva de la función de un órgano, lo que disminuye la probabilidad de exacerbaciones, reduce al mínimo la discapacidad por el proceso patológico y evita las complicaciones del tratamiento médico. El tratamiento con medicamentos puede ser tan simple como disminuir la inflamación mediante un AINE. Los AINE pueden controlar la fiebre, la artritis y la pleuritis leve. Por lo general, un antipalúdico es el siguiente medicamento considerado para tratar las manifestaciones cutáneas y musculoesqueléticas del LES. Los corticoesteroides se usan para tratar los síntomas más significativos del LES, como las afecciones renales y del SNC.[4] Los fármacos inmunosupresores se utilizan en casos de enfermedad grave.

Esclerosis/esclerodermia sistémicas

La esclerosis sistémica, a veces llamada *esclerodermia*, es una enfermedad autoinmunitaria del tejido conjuntivo caracterizada por el depósito excesivo de colágeno en la piel y los órganos internos, como los pulmones, el tubo digestivo, el corazón y los riñones. En esta afección, la piel está engrosada debido a la fibrosis, con una fijación de estructuras subdérmicas acompañante, como las vainas o la fascia que cubre los tendones y los músculos.[2] La esclerosis sistémica afecta a las mujeres con una frecuencia cuatro veces mayor que a los hombres, con una incidencia máxima en el grupo de 25-50 años de edad.[2] Se desconoce la causa de esta rara enfermedad. Hay correlación entre el desarrollo de autoanticuerpos de la esclerodermia y HLA-DQBI.[2] Existe evidencia de anomalías tanto humorales como celulares del sistema inmunitario.

Manifestaciones clínicas

La esclerodermia se presenta como dos entidades clínicas diferentes: la forma difusa o generalizada de la enfermedad y la limitada o CREST, variante. El síndrome de CREST corresponde a las siglas de varios síntomas diferentes que tienden a ocurrir en la esclerodermia:

- C representa la calcinosis.
- R es igual a fenómeno de Raynaud.
- E es la dismotilidad del esófago.
- S es igual a esclerodactilia.
- T se refiere a telangiectasias.

En el 2004 se agregaron cuatro integrantes más a las siglas CREST, para lo que se conoce ahora como ABCDCREST:

- A señala los anticuerpos contra proteína centromérica A (CENP), anti-topo1 o fibrilarina.
- B indica fibrosis pulmonar bibasilar.
- C corresponde a contracturas de las articulaciones digitales.
- D representa engrosamiento dérmico proximal a las muñecas.[23]

Por lo general, una persona tendría que presentar cuatro de estos síntomas para ser objeto del diagnóstico de esclerodermia de tipo CREST.

La esclerodermia difusa se caracteriza por la afección grave y progresiva de la piel y el inicio temprano del daño de un órgano. La persona típica tiene "facies pétrea" por tirantez de la piel del rostro y movimiento restringido de la boca. La afectación del esófago lleva a su hipomotilidad y dificultad para deglutir. Puede haber absorción deficiente si la atrofia muscular y submucosa afecta el intestino. La implicación pulmonar conduce a disnea y eventual insuficiencia respiratoria. La afección vascular de los riñones causa hipertensión maligna e insuficiencia renal progresiva. Los problemas cardíacos incluyen pericarditis, bloqueo de la conducción y fibrosis miocárdica.

Diagnóstico y tratamiento

El diagnóstico de la esclerodermia sistémica es más difícil que el de su variante CREST. La cuantificación del autoanticuerpo Scl-70 es de gran valor diagnóstico, aunque solo cerca del 60% de las personas con esclerodermia sistémica lo presentan.

El tratamiento de la esclerosis sistémica es en gran parte sintomático y de sostén. Los avances en el tratamiento, sobre todo el uso de inhibidores de la enzima convertidora de angiotensina en la afección renal, han conducido a una disminución sustancial en la mortalidad por nefropatía hipertensiva.

Polimiositis y dermatomiositis

La polimiositis y la dermatomiositis son miopatías inflamatorias crónicas. La patogenia es multifactorial e incluye mecanismos inmunitarios celulares y humorales. Pueden presentarse manifestaciones sistémicas con impacto en la morbilidad y la mortalidad.[23] Estas afecciones se caracterizan por debilidad muscular proximal simétrica, dolores ocasionales e hipersensibilidad musculares. Se utilizan los criterios de Bohan y Peter para la clasificación de la polimiositis y la dermatomiositis.[24,25] Es importante el diagnóstico cuidadoso, pues hay numerosas alternativas posibles en el diferencial.[23] El tratamiento de las miopatías inflamatorias debe intentar el alivio de la inflamación y evitar el daño a largo plazo a los músculos, articulaciones y órganos internos. Los corticoesteroides son el patrón de referencia para el tratamiento de estas afecciones.

RESUMEN

La AR es una enfermedad inflamatoria sistémica que afecta al 1-2% de la población. Las mujeres la padecen con mayor frecuencia que los hombres. Esta forma de artritis, de la que se desconoce la causa, tiene un curso crónico y, en general, se caracteriza por remisiones y exacerbaciones. La afección articular es simétrica y se inicia con cambios inflamatorios en la membrana sinovial. A medida que progresa la inflamación, pueden ocurrir cambios estructurales de la articulación, que con el tiempo la llevan a inestabilidad y deformidad. Las manifestaciones sistémicas incluyen debilidad, anorexia, disminución de peso y febrícula. Algunas manifestaciones extraarticulares incluyen vasculitis y nódulos reumatoides. Los objetivos del tratamiento son prevenir o disminuir el dolor, la rigidez y el edema, llevar al máximo la movilidad y, posiblemente, detener el proceso patológico.

El LES es una enfermedad autoinmunitaria crónica que afecta a múltiples órganos, aparatos y sistemas del cuerpo. No hay causa conocida del LES, pero puede ser resultado de una alteración de la inmunorregulación provocada por una combinación de factores genéticos, hormonales y ambientales. Se ha demostrado que algunos fármacos inducen el LES, sobre todo en los adultos mayores. Hay una producción exagerada de autoanticuerpos, que interactúan con los antígenos para producir complejos inmunitarios. Estos complejos generan una respuesta inflamatoria en los tejidos afectados. El tratamiento se centra en evitar la pérdida de la función de los órganos, aliviar la inflamación y disminuir al mínimo las complicaciones del tratamiento medicamentoso.

La esclerosis sistémica, a menudo seguida por el término *progresiva*, se denomina *esclerodermia*. En esta afección, la piel está engrosada por la fibrosis, con una fijación acompañante a las estructuras subdérmicas, incluyendo las vainas o fascias que cubren los tendones y los músculos. La polimiositis y la dermatomiositis son miopatías inflamatorias crónicas. Su patogenia es multifactorial e incluye mecanismos inmunitarios celulares y humorales.

Espondiloartropatías seronegativas

Las *espondiloartropatías* (EpA) son un grupo interrelacionado de afecciones inflamatorias de órganos, aparatos y sistemas múltiples, principalmente del esqueleto axial, en particular, la columna vertebral. Por lo general, la inflamación comienza en los sitios donde los tendones y los ligamentos se insertan en el hueso, más que en la membrana sinovial. La sacroileítis es una característica patológica de la afección.[2] Las personas con EpA también pueden presentar inflamación y afección de las articulaciones periféricas, en cuyo caso sus signos y síntomas se superponen con los de otros tipos de artritis inflamatoria. Puesto que hay ausencia de FR, estas afecciones a menudo se denominan *EpA seronegativas* y se reconocen como entidades patológicas específicas.[2]

Las EpA seronegativas incluyen la espondilitis anquilosante (EA), la artritis reactiva y la relacionada con la enfermedad inflamatoria intestinal, y la artritis psoriásica.[2] Aunque difieren en factores como la edad y el tipo de inicio y grado de afección articular, hay pruebas clínicas del traslape entre las diversas EpA seronegativas. En ninguna de estas afecciones se conoce la patogenia. Hay una notoria asociación con el antígeno HLA-B27, pero su presencia, por sí sola, no es necesaria ni suficiente para desarrollar cualquiera de las enfermedades.[2]

Espondilitis anquilosante

La EA es una enfermedad sistémica inflamatoria crónica de las articulaciones de la columna vertebral y sacroilíacas, que se manifiesta por dolor y rigidez progresiva de la columna vertebral.[26] Las manifestaciones clínicas suelen presentarse ya avanzada la adolescencia o en la edad adulta temprana y son ligeramente más frecuentes en hombres que en mujeres. Por lo general, la enfermedad evoluciona más lento y es menos grave en estas últimas. La EA puede ocurrir en una etapa posterior de la vida, y cuando lo hace, los síntomas iniciales incluyen con frecuencia una afección mayor de la columna cervical y artritis de los miembros superiores e inferiores. El grupo de inicio tardío también muestra una mayor cantidad de presentaciones extrañas (articulaciones axiales y periféricas) conforme progresa la enfermedad.[27]

La EA produce una erosión inflamatoria de los sitios donde los tendones y los ligamentos se fijan al hueso.[26] Por lo general, el proceso patológico comienza con la afección bilateral de las articulaciones sacroilíacas y, después, pasa a las articulaciones más pequeñas de los elementos posteriores de la columna vertebral. El resultado es su destrucción final con anquilosis o fusión posterior de la columna vertebral. Las vértebras adquieren una apariencia cuadrada y sus cuerpos se fusionan mediante puentes óseos a través de los discos interpuestos. Los cambios raquídeos suelen seguir un patrón ascendente comenzando en la zona sacroilíaca y, luego, por la columna vertebral hasta involucrar las articulaciones costovertebrales y la columna cervical. En ocasiones, pueden afectarse articulaciones sinoviales grandes (caderas, rodillas y hombros). Por lo general, no se afectan las articulaciones periféricas pequeñas. La enfermedad varía de una forma de **sacroileítis** asintomática a una progresiva que puede afectar a muchos órganos, aparatos y sistemas corporales.

Etiología y patogenia

Aunque no se ha establecido la patogenia de la EA, la presencia de células mononucleares en el tejido agudo involucrado sugiere una respuesta inmunitaria. Datos epidemiológicos indican la participación de factores genéticos y ambientales en la patogenia del padecimiento. Aproximadamente el 90% de las personas con EA tienen el antígeno HLA-B27 y casi el 100% de los que también padecen uveítis o aortitis poseen este antígeno; el antígeno HLA-B27 también está presente en casi el 8% de la población normal.[2] Puede ocurrir una reacción autoinmunitaria a un sitio determinante antigénico en los tejidos del hospedero como consecuencia de otra reacción a un antígeno idéntico o muy relacionado de un factor externo, generalmente infeccioso.[28]

Manifestaciones clínicas

Por lo general, el paciente con EA se queja de dorsalgia, que puede ser persistente o intermitente. El dolor, que llega a ser peor en reposo, especialmente cuando se está acostado en la cama, al principio puede atribuirse a una distensión muscular o espasmo por la actividad física. También puede ocurrir dolor lumbosacro, con molestias en las nalgas y las regiones de la cadera. A veces, se irradia al muslo de una forma típica de la ciática. Hay rigidez prolongada por la mañana y después de períodos de descanso. Puede requerirse caminar o hacer ejercicio para obtener el confort necesario para volver a dormir. La pérdida de movimiento en la columna vertebral es característica de la enfermedad (fig. 50-6). La gravedad y la duración de la actividad del padecimiento influyen en el grado de movilidad. Se produce pérdida de la lordosis lumbar conforme progresa la enfermedad, y viene seguida por cifosis de la columna dorsal y extensión del cuello. Una columna vertebral fusionada en flexión es el resultado final de la EA grave. La cifosis dificulta al paciente mirar hacia el frente y mantener el equilibrio mientras camina. El hábito exterior es de una persona incapaz de erguirse y flexionada mirando al piso. Las radiografías muestran una columna vertebral rígida, como de bambú. El corazón y los pulmones se constriñen dentro de la cavidad torácica. La carga de peso anómala puede conducir a la degeneración y la destrucción de las caderas, que requiere procedimientos de reemplazo articular. La artritis periférica es más frecuente en las caderas y los hombros.

La afección extraesquelética más frecuente es la uveítis anterior aguda y puede ser el primer indicio de la enfermedad.[27] Las manifestaciones sistémicas de disminución de

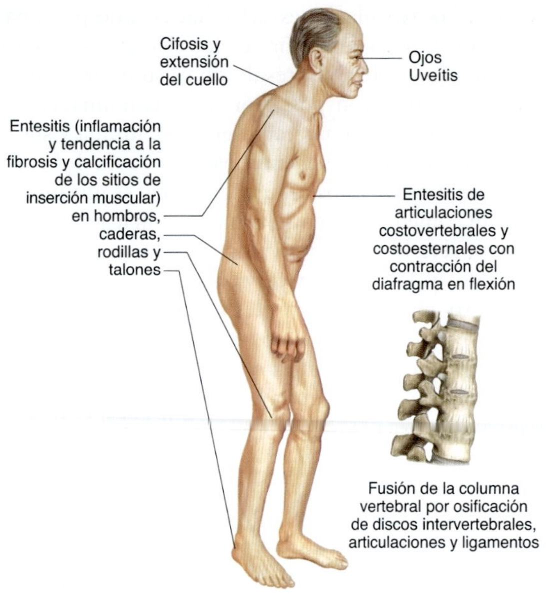

FIGURA 50-6. Manifestaciones clínicas de la EA.

peso, fiebre y cansancio pueden hacerse notorias. A veces, la fatiga es un problema mayor que el dolor o la rigidez. Puede presentarse osteoporosis, especialmente en la columna vertebral, que contribuye al riesgo de fracturas. La fusión de las articulaciones costovertebrales puede conducir a un menor volumen pulmonar.

El proceso patológico varía considerablemente entre los pacientes. Son frecuentes las exacerbaciones y las remisiones. La imprevisibilidad de la enfermedad puede crear incertidumbre en la planificación de las actividades diarias y el establecimiento de objetivos. Por fortuna, la mayoría de las personas afectadas pueden llevar una vida productiva. El pronóstico de la EA es, en general, bueno. La primera década de la enfermedad predice el resto. Su forma grave, por lo general, ocurre de manera temprana y se caracteriza por artritis periférica, sobre todo de la cadera.

Diagnóstico

El diagnóstico de EA se basa en el interrogatorio, la exploración física y las radiografías. El diagnóstico precoz y preciso de la EA se relaciona estrechamente con un pronóstico favorable. La detección temprana permite la implementación de un programa de tratamiento conservador y generalmente eficaz para toda la vida.

Existen varios métodos para valorar la movilidad espinal, detectar sacroileítis y diagnosticar la EA, por ejemplo, estudios de imagen de la columna vertebral en flexión, incluidas la expansión del tórax, la prueba de Schöber modificada, la flexión lateral y la rotación cervical de la columna vertebral y la escala de metrología de la espondilitis anquilosante de Bath (BASMI, *Bath Ankylosing Spondylitis Metrology Scale*), así como pruebas de laboratorio como la de proteína C reactiva y VSG.[26,28,29] Aunque estas medidas solas no proporcionan un diagnóstico de EA u otras EpA, sí pueden proveer medidas útiles para vigilar el estado de la enfermedad. La medición de la expansión del tórax puede utilizarse como un indicador indirecto de la afección torácica, que ocurre, por lo general, de manera tardía en el curso de la enfermedad.

Los resultados del laboratorio incluyen con frecuencia una VSG elevada. Los estudios radiológicos ayudan a diferenciar la EA de las sacroileítis causadas por otras enfermedades. Sin embargo, las radiografías pueden ser negativas en etapas tempranas de la enfermedad. Las vértebras generalmente son cóncavas en su borde anterior. En la EA, las vértebras adquieren un aspecto cuadrado (*véase* la fig. 50-6).

Tratamiento

El tratamiento se dirige a controlar el dolor y mantener la movilidad mediante la supresión de la inflamación. La postura correcta es importante. Los ejercicios terapéuticos son fundamentales para ayudar a mantener el movimiento en las articulaciones periféricas y la columna vertebral. También se prescriben ejercicios de fortalecimiento muscular para algunos grupos de músculos extensores. Mantener el peso ideal reduce la tensión sobre las articulaciones de carga. Debe desalentarse el tabaquismo, ya que puede exacerbar los problemas respiratorios. Está justificada una valoración y asesoramiento ocupacional para evitar anomalías posturales.

El tratamiento farmacológico incluye el empleo de los AINE para disminuir la inflamación, aliviar el dolor y reducir el espasmo muscular. Ante una actividad alta de la enfermedad que no responde al tratamiento convencional, puede considerarse el empleo de FARME.

La práctica actual es utilizar tratamientos anti-TNF-α, por ejemplo, etanercept, infliximab y adalimumab, que han mostrado efectos positivos sobre la actividad de la enfermedad.[26,30]

Artropatías reactivas

Las artropatías reactivas pueden definirse como enfermedades inflamatorias articulares estériles, distantes en tiempo y lugar del proceso infeccioso precipitante inicial. Los microorganismos no pueden cultivarse y no son viables una vez que llegan a las articulaciones. La lista de sustancias desencadenantes está aumentando continuamente y puede dividirse en urogénicas, enterogénicas y asociadas con las vías respiratorias, y las artritis idiopáticas.

La artritis reactiva también se ha visto en personas con el síndrome de inmunodeficiencia adquirida (sida). Las EpA, como el síndrome de Reiter y la artritis psoriásica, son más graves y frecuentes en las personas infectadas por el virus de la inmunodeficiencia humana (VIH) que en la población general. La artritis reactiva también puede resultar de la presencia de una sustancia extraña en el tejido articular, como los implantes de silicona en las pequeñas articulaciones de las manos o los pies, o después de la exposición a gases y aceites industriales. Sin embargo, no hay prueba alguna de la antigenicidad de la sustancia causal.

Hay similitudes entre la artritis reactiva y la bacteriana. Varias bacterias causan ambas enfermedades. Cuando se aíslan bacterias en cultivos del líquido sinovial, el diagnóstico es de artritis bacteriana. Cuando no se pueden aislar, aunque haya habido una infección anterior, se hace el diagnóstico de artritis reactiva.

La artritis reactiva puede seguir un curso autolimitado. Puede haber crisis recurrentes de artritis o, en un pequeño número de casos, puede seguir un curso continuo y constante. El tratamiento es principalmente sintomático. Los AINE se utilizan en el tratamiento de los síntomas artríticos. Se considera que el tratamiento vigoroso de posibles infecciones desencadenantes previene las recaídas de la artritis reactiva. Sin embargo, en muchos casos, la infección desencadenante pasa inadvertida o es leve, y la persona entra en contacto con un médico solamente con la aparición de una artritis definida. En este momento no son eficaces los ciclos breves de antibióticos.

Síndrome de Reiter

El síndrome de Reiter se considera una manifestación clínica de la artritis reactiva que puede acompañarse de síntomas extraarticulares como uveítis, inflamación intestinal y uretritis inespecífica.[2] La enfermedad se desarrolla con frecuencia en un hospedero genéticamente susceptible después de una infección bacteriana (p. ej., una infección de transmisión sexual).[2]

> **PUNTOS CLAVE**
>
> **Espondiloartropatías seronegativas**
>
> - Las EpA seronegativas representan un grupo de alteraciones de aparatos y sistemas relacionadas que carecen del FR.
> - El proceso inflamatorio asociado con las alteraciones afecta frecuentemente el esqueleto axial, que incluye las zonas donde los ligamentos y los tendones se unen al hueso.
> - Aunque se desconoce la causa de estas afecciones, hay una asociación llamativa entre el antígeno HLA-B27 y el desarrollo de EpA.

Artritis psoriásica

La artritis psoriásica es una artropatía inflamatoria seronegativa que ocurre en el 7% de las personas con psoriasis.[2] Es una enfermedad heterogénea con características de las EpA en algunas personas, la AR en otras y ambas en otras más.

Etiología y patogenia

Se desconoce la etiología de la psoriasis y la artritis psoriásica. Factores genéticos, ambientales e inmunitarios parecen modificar la susceptibilidad y participar en la expresión psoriásica cutánea y de artritis. Los factores ambientales que pueden participar en la patogenia de la enfermedad incluyen microorganismos infecciosos y traumatismos físicos. Las respuestas inmunitarias mediadas por linfocitos T parecen tener una importante participación en las manifestaciones cutáneas y articulares de la enfermedad, como se indica en la observación de que hay mejoría en el estado de la enfermedad después del tratamiento con inmunosupresores, como la ciclosporina.

Manifestaciones clínicas y tratamiento

Aunque la artritis puede preceder a un exantema detectable, no puede hacerse el diagnóstico definitivo de artritis psoriásica sin pruebas de cambios de la piel o las uñas, típicos de la psoriasis. La artritis psoriásica tiene cinco subgrupos:

1. Asimétrica, cerca del 35% de los casos, a menudo leves.
2. Espondilitis, con dolor y rigidez en la columna vertebral y el cuello.
3. Simétrica, alrededor del 50% de los casos.
4. De las articulaciones IFD, con inflamación y rigidez cerca de los extremos de los dedos.
5. Mutilante, la más grave, solo un 5% de los casos.[31]

Esta presentación clínica heterogénea sugiere que más de una enfermedad se asocia con la psoriasis o se trata de varias respuestas clínicas a una causa común. Algunos pacientes con artritis psoriásica tienen una concentración sérica elevada de ácido úrico. La concentración sérica de ácido úrico inusualmente elevada es causada por el recambio rápido de la piel en la psoriasis y la posterior fragmentación de ácidos nucleicos seguida de su metabolismo hasta ácido úrico. Este dato puede conducir a un diagnóstico erróneo de gota. La artritis psoriásica tiende a ser lentamente progresiva; no obstante, tiene un pronóstico más favorable que la AR.

El tratamiento básico es similar al de la AR. La supresión de la enfermedad cutánea puede ser importante para aliviar la artritis. A menudo, las articulaciones afectadas son sorprendentemente funcionales y mínimamente sintomáticas. Si hay síntomas musculoesqueléticos, pueden usarse AINE.[32] Los FARME, como metotrexato, sulfasalazina y leflunomida, deben considerarse de manera temprana en los pacientes con enfermedad activa.[32] El metotrexato está indicado en la artritis psoriásica y la psoriasis significativa.[32] Los inhibidores del TNF están indicados cuando hay una respuesta inadecuada a los AINE, FARME o esteroides inyectables.[32]

Artritis enteropática

La artritis que se asocia con una enfermedad inflamatoria intestinal, por lo general, se considera una artritis enteropática debido a que la afección intestinal está directamente involucrada en la patogenia. La mayoría de los casos de artritis enteropática se clasifican entre las EpA, e incluyen aquellos en los que la artritis se asocia con una enfermedad inflamatoria intestinal (colitis ulcerosa y enfermedad de Crohn, en general, un 20%), espondilitis (10%) y unos pocos con las artritis reactivas desencadenadas por infecciones bacterianas del intestino y la enfermedad de Whipple.[2]

> **RESUMEN**
>
> Las artropatías seronegativas forman un grupo de enfermedades reumáticas que carecen de FR. Las *EpA seronegativas* afectan el esqueleto axial, particularmente la columna vertebral. La inflamación se desarrolla en sitios donde los tendones y los ligamentos se insertan en el hueso. Incluyen EA y artritis reactiva, psoriásica y enteropática. La EA se considera un prototipo de esta categoría de clasificación. La sacroileítis bilateral es la característica principal de la EA. La enfermedad varía de sacroileítis asintomática a una afección progresiva que afecta a gran cantidad de órganos, aparatos y sistemas del cuerpo. La causa sigue

siendo desconocida. Sin embargo, se ha identificado una fuerte asociación entre el antígeno HLA-B27 y la EA. La pérdida de movimiento en la columna vertebral es característica de la enfermedad. Puede presentarse artritis periférica en algunas personas. Otra forma de espondiloartritis es la artritis reactiva. Aunque existen características sobrepuestas para cada una de las EpA, es importante identificar diferencias etiológicas y manifestaciones clínicas para determinar el tratamiento.

Síndrome de artrosis

La artrosis, también llamada *osteoartritis* o *enfermedad articular degenerativa*, es la forma más prevalente de artritis y una causa importante de dolor y discapacidad en los adultos mayores. La artrosis es más un proceso que una entidad específica y se considera que tiene un componente inflamatorio junto con el aspecto degenerativo; consiste en la destrucción progresiva del cartílago de las articulaciones de carga y los dedos de los adultos mayores, y las articulaciones de los jóvenes que han experimentado traumatismos.[2] Puede ocurrir como una alteración primaria o secundaria, aunque esta distinción no siempre es clara. Las principales variantes de la artrosis ocurren por defectos intrínsecos en el cartílago articular que causan el estrechamiento articular, el engrosamiento del hueso subcondral y, en última instancia, una articulación dolorosa.[2] La artrosis secundaria tiene una causa subyacente conocida, como defectos congénitos o adquiridos de las estructuras articulares, traumatismos, infecciones, endocrinopatías, depósitos de cristales, osteonecrosis, procesos patológicos metabólicos o enfermedades inflamatorias (cuadro 50-1).

Los cambios articulares asociados con la artrosis, entre ellos una pérdida progresiva del cartílago articular y sinovitis, resultan de la inflamación causada cuando el cartílago intenta repararse a sí mismo, con la creación de **osteofitos** o espolones. Estos cambios se acompañan de dolor articular, rigidez, limitación del movimiento y, en algunos casos, deformidad e inestabilidad de la articulación.

CUADRO 50-1

CAUSAS DE LA ARTROSIS

- Alteraciones postinflamatorias
  - Artritis reumatoide
  - Articulación infectada
- Alteraciones postraumáticas
  - Fractura aguda
  - Lesiones de meniscos o ligamentos
  - Traumatismos acumulativos ocupacionales o recreativos
- Alteraciones anatómicas u óseas
  - Displasia de cadera
  - Necrosis avascular
  - Enfermedad de Paget
  - Deslizamiento de la epífisis de la cabeza femoral
  - Enfermedad de Legg-Calvé-Perthes
- Alteraciones metabólicas
  - Depósito de cristales de calcio
  - Hemocromatosis
  - Acromegalia
  - Endocrinopatías
  - Enfermedad de Wilson
  - Ocronosis
- Artritis neuropática (articulación de Charcot)
- Afecciones hereditarias del colágeno
- Idiopáticas o variantes primarias

Epidemiología y factores de riesgo

La edad, el sexo y la raza interactúan para influir en el tiempo de inicio y el patrón de afección articular en la artrosis. La artrosis primaria afecta al 4% de las personas entre 18 y 24 años de edad; el 85% de los pacientes están en su octava década de la vida.[2] Los hombres son afectados con mayor frecuencia a una edad más joven, por ejemplo, de 45 años. Sin embargo, para los 55 años de edad, las mujeres resultan afectadas con mayor fecuencia.[2] La herencia influye en la aparición de la artrosis de la mano, en las articulaciones IFD. Es más probable que la artrosis de la mano afecte a las mujeres caucásicas, mientras que la de la rodilla es más usual en las afroamericanas. La incidencia de la artrosis de la cadera es más baja en los individuos asiáticos que en los europeos, lo que quizás implique la influencia de otros factores, como la ocupación, la obesidad o la herencia. La masa ósea también puede modificar el riesgo de desarrollar artrosis. En teoría, mientras más delgada sea la masa del hueso subcondral, tendrá una mayor función de amortiguación que el hueso más denso, lo que permite menos traumatismos directos al cartílago.

La obesidad es un factor de riesgo para artrosis de la rodilla en las mujeres y un factor biomecánico que contribuye a la patogenia de la enfermedad. El exceso de grasa puede tener un efecto metabólico directo sobre el cartílago, más allá del efecto del estrés articular excesivo.

Patogenia

La patogenia de la artrosis reside en los mecanismos homeostáticos que mantienen el cartílago articular. El cartílago articular desempeña dos papeles mecánicos esenciales en la fisiología articular. En primer lugar, el cartílago articular es una superficie de carga extraordinariamente lisa. En combinación con el líquido sinovial, el cartílago articular presenta una muy baja fricción durante el movimiento de la articulación. En segundo lugar, el cartílago transmite la carga hasta el hueso, lo que disipa el estrés mecánico.[2] Por lo tanto, el hueso subcondral protege al cartílago articular sobrepuesto, lo que lo dota de un lecho plegable y absorbe la energía de la fuerza (fig. 50-7).

El cartílago es un tipo especializado de tejido conjuntivo. Como con otros tipos de tejido, se compone de células (condrocitos) en una matriz extracelular. En el cartílago articular, la matriz extracelular está conformada por agua, proteoglicanos, colágeno y sustancia fundamental. Los proteoglicanos, que son grandes macromoléculas compuestas por disacáridos y aminoácidos, proveen elasticidad y rigidez, lo que permite al cartílago articular resistir la compresión. La sustancia fundamental constituye un gel semisólido altamente hidratado. Las moléculas de colágeno constan de cadenas polipeptídicas que forman filamentos largos y fibrosos, que proporcionan forma y resistencia a la tracción. La función primaria de las fibras de colágeno es brindar un andamio rígido para soportar a los condrocitos y la sustancia fundamental del cartílago. Las moléculas hidratadas de proteoglucanos, debido a su tamaño y carga, son atrapadas en la red de colágeno de la matriz extracelular y se impide así la expansión hasta su tamaño máximo. Debido a este proceso, hay elevada presión osmótica intersticial y el suficiente líquido disponible para la lubricación articular. Como en el caso del hueso de los adultos, el cartílago articular no es estático. El cartílago articular se somete a recambio y los componentes de su matriz "desgastada" se fragmentan y reemplazan continuamente. Este volumen es mantenido por los condrocitos, que no solo sintetizan la matriz, sino también secretan las enzimas que la fragmentan. Así, la salud de los condrocitos determina la integridad articular. En la artrosis, esta integridad puede verse alterada por muchos factores.

Conocida de forma típica como *artritis de desgaste*, la artrosis se caracteriza por cambios significativos tanto en la composición como en las propiedades mecánicas del cartílago. Desde el inicio de la enfermedad, el cartílago contiene concentraciones aumentadas de agua y disminuidas de proteoglicanos, en comparación con el cartílago sano. Además, parece haber un debilitamiento de la red de colágeno, causada probablemente por una disminución de su nueva síntesis local y un aumento en la fragmentación del existente. Se piensa que el cartílago articular lesionado se debe a la liberación de citocinas, lo que desencadena la destrucción de la articulación (fig. 50-8).[2] El daño resultante predispone a los condrocitos a más lesiones y deteriora su capacidad para repararlo mediante la producción de proteoglicanos y colágeno. Los efectos combinados de los desequilibrios entre las proteasas y sus inhibidores, así como los mecanismos de reparación inadecuada, contribuyen más a la progresión de la enfermedad.

Los primeros cambios estructurales en la artrosis incluyen la proliferación y la reorganización de los condrocitos en la parte superficial del cartílago articular, que se acompaña de cambios edematosos en la matriz cartilaginosa, principalmente su capa intermedia. El cartílago pierde el aspecto liso y su superficie se agrieta, o se producen microfracturas, lo que permite que el líquido sinovial ingrese y ensanche la grieta (fig. 50-9). Conforme se profundiza la grieta y se forman las hendiduras, eventualmente se extienden a través de la superficie articular y hacia la cara subcondral del hueso.[2] Porciones del cartílago articular se erosionan de forma gradual por completo y la superficie expuesta del hueso subcondral se engruesa y se pule hasta adquirir una consistencia similar a la del marfil. Con frecuencia, se desalojan fragmentos de cartílago y hueso y se crean cuerpos flotantes osteocartilaginosos ("ratones articulares") que ingresan en la cavidad articular. Conforme progresa la enfermedad, el hueso trabecular subyacente se torna esclerótico en respuesta al aumento de la presión sobre la superficie articular, lo que lo hace menos eficaz como amortiguador. La esclerosis, o formación de hueso nuevo y quistes, por lo general ocurre en los márgenes de la articulación, por lo que forma crecimientos óseos anómalos llamados *osteofitos* o *espolones* (*véase* la fig. 50-7). A medida que la articulación comienza a perder su integridad, hay traumatismo en la

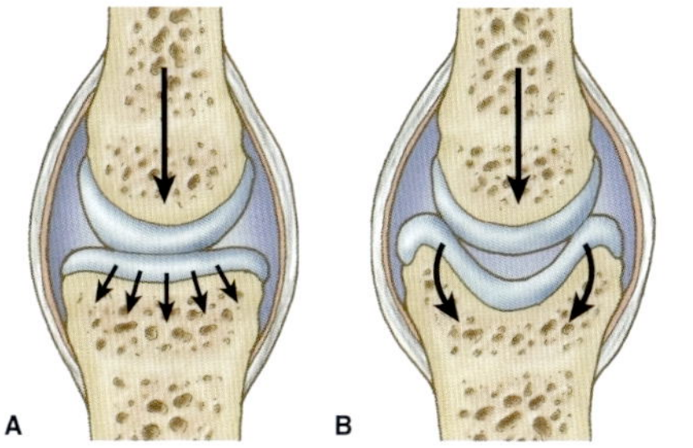

FIGURA 50-7. **A.** Por lo general, una articulación presenta deformación del cartílago articular y del hueso subcondral al soportar una carga. Esto lleva al máximo la superficie de contacto y dispersa la fuerza de la carga. **B.** Si la articulación no se deforma con la carga, las tensiones se concentran y la articulación se fragmenta.

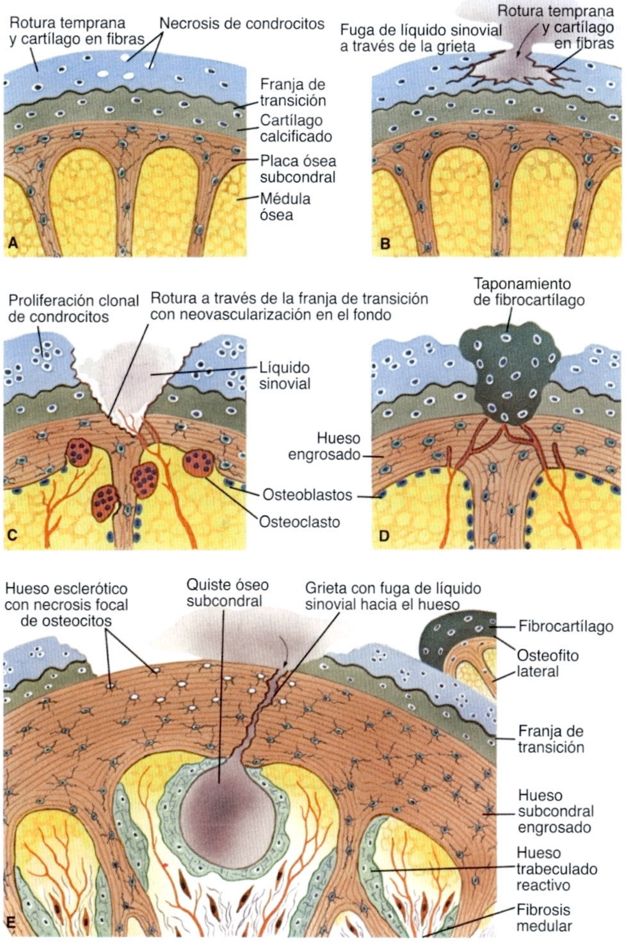

FIGURA 50-8. Histogénesis de la artrosis. **A** y **B.** La muerte de los condrocitos produce una grieta en el cartílago articular, seguida por el ingreso de líquido sinovial y mayor pérdida de cartílago. **C.** Como resultado de este proceso, el cartílago se desgasta gradualmente. **D.** Por debajo de la línea proliferan vasos nuevos desde la epífisis y se deposita fibrocartílago. **E.** El fibrocartílago no es mecánicamente suficiente y puede desgastarse, exponiendo así la placa de hueso subcondral, que se engruesa y se proyecta. Si hay una pérdida de continuidad en esta región, el líquido sinovial se escapa hacia el espacio de la médula ósea y produce un quiste de hueso subcondral. El nuevo crecimiento focal de la superficie articular conduce a la formación de osteofitos. Tomado de: Strayer D., Rubin R. (Eds.) (2015). *Rubin's pathology: Clinicopathologic foundations of medicine* (7th ed., Fig. 3053, p. 1361). Philadelphia, PA: Lippincott Williams & Wilkins.

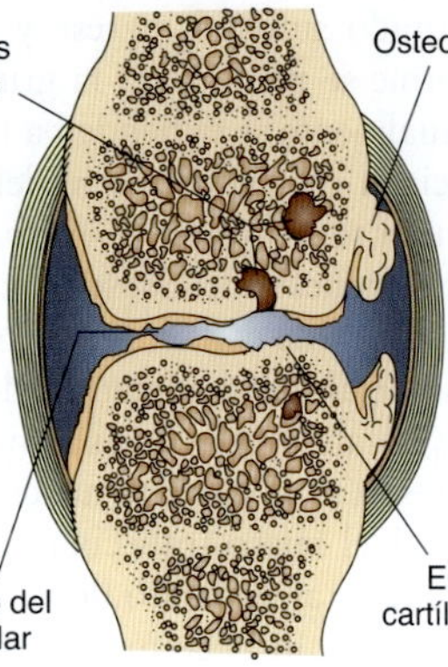

FIGURA 50-9. Cambios articulares en la artrosis. El lado izquierdo denota cambios tempranos y disminución del espacio articular con resquebrajamiento del cartílago. El lado derecho muestra una progresión más grave de la enfermedad, con pérdida de cartílago y formación de osteofitos.

membrana sinovial, que da lugar a una inflamación no específica. Sin embargo, en comparación con la AR, los cambios en la membrana sinovial que se presentan en la artrosis no son tan pronunciados y tampoco lo hacen tan temprano.

En las formas secundarias de artrosis, la carga de impacto repetitivo contribuye al fallo articular, lo que abona a la alta prevalencia de artrosis específica de sitios de actividad profesional, como hombros y codos de los lanzadores de béisbol, los tobillos de los bailarines de ballet y las rodillas de los jugadores de baloncesto. La inmovilización también puede producir cambios degenerativos en el cartílago articular. La degeneración del cartílago por inmovilidad puede causar pérdida de la acción de lubricación por bombeo que se produce con el movimiento articular. Estos cambios son más marcados y aparecen antes en las zonas de contacto, pero también ocurren en aquellas no sometidas a la compresión mecánica. Aunque la atrofia del cartílago puede revertirse con rapidez mediante la actividad después de un período de inmovilización, el ejercicio de impacto durante el período de removilización puede evitar la reversión de la atrofia. Por lo tanto, la removilización lenta y gradual puede ser importante para la prevención de lesiones cartilaginosas. Clínicamente, esto tiene implicaciones para las instrucciones sobre el grado recomendado de actividad física después del retiro de un aparato de yeso.

PUNTOS CLAVE

Artrosis

- Puede presentarse como una enfermedad primaria de etiología desconocida o como una secundaria relacionada con defectos congénitos o adquiridos que afectan la distribución de la tensión articular.
- La patogenia de la artrosis incluye pérdida de continuidad progresiva de la superficie lisa del cartílago articular, con desarrollo de grietas superficiales que se profundizan hasta afectar al hueso subcondral, seguidas por la erosión completa del cartílago con exposición del hueso subcondral pulido como marfil, desplazamiento de fragmentos de cuerpos osteocartilaginosos que flotan libres, desarrollo de quistes óseos y formación de espolones óseos anómalos en los bordes de la articulación.

Manifestaciones clínicas

Las manifestaciones de la artrosis pueden aparecer de manera repentina o gradual. Al inicio, el dolor puede ser descrito como molestia y ser difícil de localizar. Por lo general, empeora con el uso o la actividad y se alivia con el descanso. En etapas más avanzadas de la enfermedad, se puede experimentar dolor nocturno durante el reposo. Puede haber dolor en reposo varias horas después del uso de las articulaciones involucradas. Pueden percibirse crepitación y rechinamiento cuando se mueve la articulación. A medida que avanza la enfermedad, incluso una actividad mínima puede producir dolor a causa del rango limitado de movimiento debido a los daños estructurales intraarticulares y periarticulares.

Las articulaciones afectadas con mayor frecuencia son caderas, rodillas, vértebras lumbares y cervicales, las proximales y distales de las manos, primera carpometacarpiana y primeras metatarsofalángicas de los pies.[2] En la tabla 50-1 se identifican las articulaciones que frecuentemente afecta la artrosis y las características clínicas habituales correlacionadas con la

TABLA 50-1 Manifestaciones clínicas de la artrosis

Articulación	Manifestaciones clínicas
Columna cervical	Rigidez localizada; puede presentarse dolor radicular; la formación de osteofitos posteriores puede provocar compresión vascular.
Columna lumbar	Lumbalgia y rigidez; espasmo muscular; disminución del movimiento dorsal; compresión de las raíces nerviosas que causa dolor radicular; estenosis raquídea.
Cadera	Más frecuente en hombres de mayor edad; caracterizada por inicio gradual del dolor, localizado en la región de la ingle o cara interna del muslo; se puede irradiar a las nalgas, región ciática o rodilla; disminución del movimiento de la cadera; se puede mantener la pierna en rotación externa con la cadera en flexión y aducción; marcha con arrastre de los pies o cojera; dificultad para entrar y salir de las sillas.
Rodilla	Malestar localizado con dolor durante el movimiento; limitación del movimiento; crepitación; atrofia del cuádriceps por falta de uso; inestabilidad de la articulación; rodilla vara o valga; derrame articular.
Primera articulación carpometacarpiana	Hipersensibilidad en la base del pulgar; aspecto cuadrado de la articulación.
Articulación IFP: nódulos de Bouchard	Igual que en la afección de la articulación IFD.
Articulación IFD: nódulos de Heberden	Ocurre con mayor frecuencia en las mujeres; por lo general, afecta a múltiples articulaciones IFD, desviación en flexión externa de la articulación, formación de espolones en sus bordes, dolor y malestar después de su empleo.
Primera articulación metatarsofalángica	Inicio gradual; contorno irregular de la articulación; dolor y edema agravados por zapatos apretados.

actividad de la enfermedad en cada articulación particular. Puede afectarse una sola articulación o varias. Aunque inicialmente puede comprometerse una sola articulación de carga, otras a menudo se ven afectadas por la tensión adicional que se les aplica al tratar de proteger la inicial. No es raro que una persona con un reemplazo de rodilla descubra poco después de la operación que también debe reemplazarse la otra. Otras características clínicas son las limitaciones de movimiento de las articulaciones y su inestabilidad. El aumento de volumen articular es resultado, por lo general, de la nueva formación de hueso; la articulación se siente dura, en contraste con la característica percepción de la articulación suave y esponjosa en la AR. A veces, la sinovitis leve o un aumento del líquido sinovial pueden incrementar el volumen de la articulación.

Diagnóstico y tratamiento

El diagnóstico de artrosis se determina por interrogatorio y exploración física, radiografías y resultados de laboratorio que descarten otras enfermedades. Aunque la artrosis a menudo se contrasta con la AR con fines diagnósticos, las diferencias no son siempre evidentes. Se pueden agregar otras enfermedades reumáticas a la artrosis.

Los cambios radiológicos característicos inicialmente incluyen estrechamiento interno del espacio articular, seguido de esclerosis ósea subcondral, formación de espigas en la eminencia tibial y osteofitos.[2,32] Los resultados de los estudios de laboratorio, por lo general, son normales, porque la alteración no es una enfermedad sistémica, pero pueden ser útiles para el diagnóstico diferencial.[4] La VSG puede estar ligeramente elevada en los adultos mayores.[4] Si hay inflamación, puede haber un ligero aumento en el recuento de leucocitos. El líquido sinovial suele ser normal. El sitio de Internet del ACR (2018) muestra pautas para la clasificación de los criterios para la artrosis de la cadera, la rodilla y la mano.[33]

Debido a que no hay cura, el abordaje del tratamiento de la artrosis es sintomático e incluye medidas físicas de rehabilitación, farmacológicas y quirúrgicas. Las medidas físicas tienen como objetivo mejorar las estructuras de soporte de la articulación y el fortalecimiento de los grupos musculares opuestos involucrados en amortiguar las fuerzas de carga. Esto incluye equilibrio entre reposo y ejercicio, uso de férulas para proteger las articulaciones, utilización de calor y frío para aliviar el espasmo muscular y el dolor, y ajustar las actividades de la vida diaria. Bajar de peso es útil cuando la rodilla está afectada. No se debe abusar de más de la articulación involucrada y deben adoptarse medidas para protegerla y apoyarla. Estas medidas incluyen la disminución de peso (cuando se trate de superficies de carga) y el uso de un bastón o andador si las caderas y las rodillas están afectadas.

Los fármacos orales tienen como objetivo disminuir la inflamación o suministrar analgesia. Los AINE son medicamentos populares utilizados para tratar la artrosis. El dolor de la artrosis puede surgir de factores diferentes a una membrana sinovial inflamada. Estos factores incluyen el estiramiento de la cápsula articular, ligamentos y terminaciones nerviosas del periostio sobre osteofitos; microfracturas no trabeculares; hipertensión intraósea; bursitis o tendinitis, y espasmo muscular.

Las inyecciones intraarticulares de corticoesteroides pueden utilizarse cuando otras medidas de tratamiento no han tenido éxito en el alivio adecuado de los síntomas. Son muy útiles en personas que presentan un derrame de la articulación.

Los suplementos de material viscoso constituyen otro tratamiento con base en la hipótesis de que en la artrosis la lubricación es anómala.[4]

Se considera una intervención quirúrgica cuando el paciente presenta dolor y la función articular disminuye notoriamente. Los procedimientos incluyen el lavado artroscópico y desbridamiento, la resección de la deformidad en valgo del dedo gordo, las osteotomías para cambiar la alineación de las articulaciones de rodilla y cadera, y la descompresión de las raíces espinales en la estenosis vertebral por artrosis. Se utiliza la artrodesis (inmovilización quirúrgica de una articulación) en la enfermedad avanzada para disminuir el dolor. Sin embargo, esto causa pérdida de movimiento.

RESUMEN

La *artrosis*, la forma más frecuente de artritis, es una alteración localizada que afecta principalmente las articulaciones de carga. Son factores de riesgo para la progresión de la artrosis la edad avanzada, la presencia en articulaciones múltiples, la neuropatía y, para las rodillas, la obesidad. La afección se caracteriza por la degeneración del cartílago articular y el hueso subcondral. Se ha sugerido que los sucesos celulares que causan el desarrollo de la artrosis comienzan con algún tipo de agresión mecánica o estímulo anómalo, entre ellos, hormonas y factores de crecimiento, fármacos, estrés mecánico y ambiente extracelular. Los estudios también indican la participación de factores inmunitarios en la perpetuación y la aceleración del cambio artrósico. Con el envejecimiento del cartílago, se producen sucesos bioquímicos como fatiga del colágeno y fracturas con menos tensión. Los intentos de reparación por aumento de la síntesis de matriz y proliferación celular mantienen la integridad del cartílago hasta que el fracaso de ambos procesos permite el progreso de los cambios degenerativos. El aumento de volumen articular es el resultado de la nueva formación de hueso que, por lo general, hace que la articulación se sienta dura. El dolor y la rigidez son características primarias de la enfermedad. Los mediadores de la inflamación (p. ej., prostaglandinas) pueden aumentar la respuesta inflamatoria y degenerativa.

El tratamiento se dirige hacia el alivio del dolor y el mantenimiento de la movilidad, mientras se conserva el cartílago articular. Aunque no existe una cura conocida para la artrosis, el tratamiento apropiado puede reducir el dolor, mantener o mejorar la movilidad de las articulaciones y limitar la discapacidad funcional.

Artropatías inducidas por cristales

Las enfermedades metabólicas óseas y articulares resultan de alteraciones bioquímicas y del metabolismo que afectan a las articulaciones. Las enfermedades metabólicas y endocrinas asociadas con síntomas articulares incluyen amiloidosis, osteogénesis imperfecta, diabetes mellitus, hiperparatiroidismo, tiroidopatías, sida y síndromes de hipermovilidad. La descripción en este capítulo se limita a la artropatía inducida por cristales causada por el depósito de urato monosódico, o gota.

El depósito de cristales en las articulaciones produce artritis. En la gota, se encuentran cristales de ácido úrico o urato monosódico en la cavidad articular. Otra afección en la que se observan cristales de dihidrato de pirofosfato de calcio en las articulaciones se denomina a veces *seudogota* o *condrocalcinosis*. En la sección de enfermedades reumáticas en adultos mayores se incluye una breve descripción de la seudogota.

Gota

La *gota* corresponde a un grupo de enfermedades caracterizadas por el aumento del ácido úrico sérico y el depósito de cristales de urato y ácido úrico en los riñones y las articulaciones.[2] Es más frecuente en los hombres (70% de los casos), particularmente en los de ascendencia afroamericana, y la edad máxima de aparición es entre los 40 y 50 años.[4] Se registra una concentración alta de ácido úrico o hiperuricemia (> 7 mg/dL en hombres y 6 mg/dL en mujeres) en el 5-10% de la población de los Estados Unidos.[4] La hiperuricemia asintomática es un dato de laboratorio, no una enfermedad. Aproximadamente una de cada cinco personas con hiperuricemia desarrolla gota.[4] La mayoría de las personas con hiperuricemia no presentan gota. Solo el 33% de estas padece gota primaria y el 66%, la forma secundaria.[2]

Las afecciones gotosas incluyen artritis gotosa aguda con crisis recurrentes de inflamación articular y periarticular intensa; tofos o acumulación de depósitos cristalinos en las superficies articulares, los huesos, los tejidos blandos y los cartílagos; nefropatía o insuficiencia renal por gota, y cálculos renales de ácido úrico.

La denominación *gota primaria* se utiliza para designar los casos en los que se desconoce la causa de la afección o es producto de un error innato del metabolismo que se caracteriza principalmente por hiperuricemia y síndrome gotoso. La gota primaria es sobre todo una enfermedad de los hombres, con una incidencia máxima en la cuarta a sexta décadas de la vida.[2] En la gota secundaria, se conoce la causa de la hiperuricemia. Sin embargo, el síndrome no es la alteración principal.

Patogenia

La patogenia de la gota radica en una elevación de la concentración de ácido úrico sérico. El ácido úrico es el producto final del metabolismo de las purinas.[34] En la síntesis de purinas participan dos vías:

1. Una vía nueva en la que las purinas se sintetizan a partir de precursores no purínicos.
2. La vía de rescate, en la que las bases purínicas se recapturan de la fragmentación de los ácidos nucleicos derivados de fuentes exógenas (alimentarias) o endógenas.

La elevación del ácido úrico y el posterior desarrollo de gota pueden resultar de la sobreproducción de purinas, la disminución del rescate de bases purínicas libres, la mayor fragmentación de ácidos nucleicos a causa de un mayor recambio celular o la disminución de la excreción urinaria de úrico ácido (fig. 50-10). La gota primaria, que constituye el 90% de los casos, puede ser una consecuencia de los defectos enzimáticos que dan como resultado una superproducción de ácido úrico o su eliminación insuficiente por el riñón.[34] En la mayoría de los casos, se desconoce el motivo. En la gota secundaria, la hiperuricemia puede deberse a la mayor fragmentación de los ácidos nucleicos, como ocurre con la lisis rápida de células tumorales durante el tratamiento del linfoma o la leucemia. Otros casos de gota secundaria son resultado de la nefropatía crónica. Algunos diuréticos, como las tiazidas, pueden interferir con la excreción del ácido úrico.

Se presenta una crisis de gota cuando los cristales de urato monosódico se precipitan en la articulación e inician una respuesta inflamatoria. El líquido sinovial es un peor disolvente del ácido úrico que el plasma, y sus cristales son menos solubles a temperaturas inferiores a 37 °C. El depósito de cristales ocurre, por lo general, en zonas periféricas del cuerpo, como el dedo gordo del pie, donde la temperatura es más baja que en otras partes del cuerpo. Con la hiperuricemia prolongada, se acumulan cristales y microtofos (pequeños nódulos duros con superficies irregulares que contienen depósitos cristalinos de ácido úrico monosódico) en las células de revestimiento sinovial y en el cartílago articular.[4] Los cristales liberados son quimiotácticos para los leucocitos y también activan el complemento. Hay fagocitosis de cristales de urato por los leucocitos polimorfonucleares y causan su muerte, con liberación de enzimas lisosómicas. Mientras este proceso continúa, la inflamación produce destrucción del cartílago y el hueso subyacente.

Las crisis de artritis aguda repetidas o sin tratamiento conducen eventualmente a artritis crónica y formación de nódulos grandes, duros, llamados *tofos* (fig. 50-11).[4,34] Se

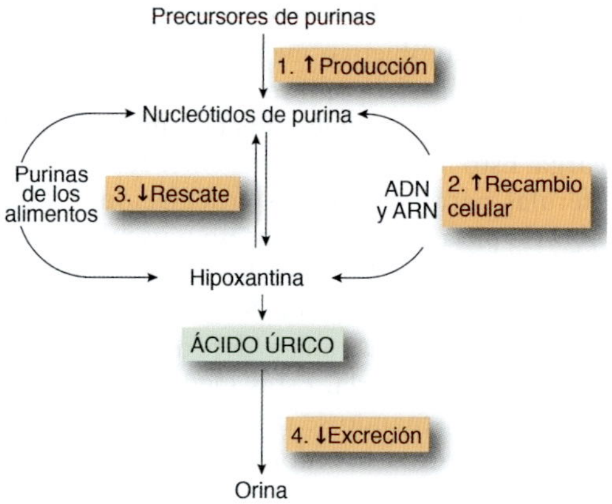

FIGURA 50-10. Patogenia de la hiperuricemia y la gota. Se sintetizan nucleótidos de purina nuevos a partir de precursores no purínicos, o se derivan de purinas preformadas presentes en los alimentos. Los nucleótidos purínicos se catabolizan hasta hipoxantina o se incorporan en los ácidos nucleicos. La degradación de los ácidos nucleicos y las purinas de los alimentos también produce hipoxantina. Esta se convierte en ácido úrico, que a su vez es excretado en la orina. Hiperuricemia y gota por 1) aumento de la síntesis nueva de purinas, 2) aumento del recambio celular, 3) disminución del rescate de purinas e hipoxantina alimentarias y 4) disminución de la excreción de ácido úrico por los riñones. Tomado de: Strayer D., Rubin R. (Eds.) (2015). *Rubin's pathology: Clinicopathologic foundations of medicine* (7th ed., Fig. 3060, p. 1367). Philadelphia, PA: Lippincott Williams & Wilkins.

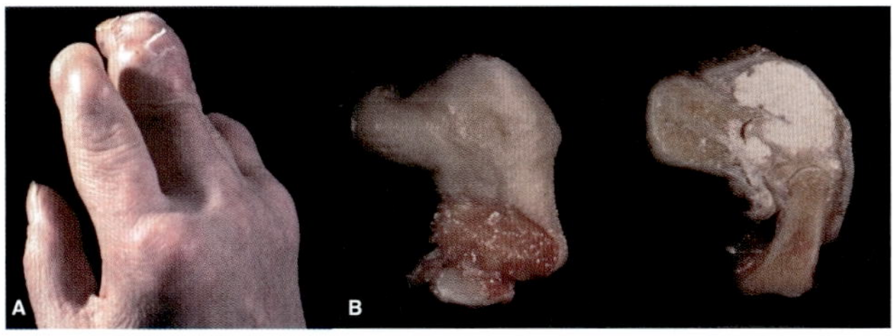

FIGURA 50-11. Gota. **A.** Tofos gotosos de las manos que aparecen como múltiples nódulos goma, uno de los cuales está ulcerado. **B.** Una sección transversal de un dedo muestra la acumulación tofácea de cristales de urato con apariencia de pasta de dientes. Tomado de: Strayer D., Rubin R. (Eds.) (2015). *Rubin's pathology: Clinicopathologic foundations of medicine* (7th ed., Fig. 30-61A and B, p. 1368). Philadelphia, PA: Lippincott Williams & Wilkins.

encuentran con mayor frecuencia en la membrana sinovial, la bolsa del olécranon, el tendón aquíleo, el hueso subcondral y la superficie extensora del antebrazo, y pueden confundirse con los nódulos reumatoides. Los tofos, por lo general, no aparecen hasta 10 años o más después de la primera crisis de gota. Esta etapa de la enfermedad, llamada *gota tofácea crónica*, se caracteriza por crisis más frecuentes y prolongadas, que a menudo son poliarticulares.

Manifestaciones clínicas

La gota se clasifica en cuatro fases:

1. Hiperuricemia asintomática
2. Artritis de la gota aguda
3. Gota entre crisis
4. Gota tofácea crónica[2]

La primera fase puede incluso no ser identificada, o detectarse durante una exploración física anual, porque la persona no presenta síntomas. La crisis aguda típica de gota es monoarticular y generalmente afecta a la primera articulación metatarsofalángica. Las articulaciones tarsianas, los empeines, los tobillos, los talones, las rodillas, las muñecas, los dedos y los codos también pueden ser sitios iniciales de la afección. La gota aguda a menudo comienza en la noche y puede precipitarse por el ejercicio excesivo, algunos medicamentos o alimentos, el alcohol o las dietas. La aparición del dolor suele ser súbita y se notan inflamación y enrojecimiento. La crisis puede durar días o semanas. El dolor puede ser suficientemente grave como para empeorar por el peso de una sábana que cubre la región afectada.

En las primeras etapas de la gota, después de que cede la crisis inicial, el paciente cursa asintomático y no se observan anomalías articulares. Se trata de la tercera fase o de *gota entre crisis*. Después de la primera crisis, pueden pasar meses o años antes de otra. Conforme las crisis se repiten con mayor frecuencia, se producen cambios articulares y se hacen permanentes. Esta cuarta fase se llama *gota tofácea crónica*.

La gota se ha relacionado con enfermedades cardiovasculares, obesidad, síndrome metabólico, hiperlipidemia, consumo excesivo de alcohol e insuficiencia renal. Por lo tanto, es necesario descartar estas potenciales comorbilidades y, a continuación, prevenirlas.[35]

Diagnóstico y tratamiento

Aunque la hiperuricemia es la característica bioquímica de la gota, su presencia no puede equipararse con la enfermedad, porque muchas personas con esta alteración nunca desarrollan gota. Solo se puede establecer un diagnóstico definitivo de gota cuando se encuentran cristales de urato monosódico en el líquido sinovial o depósitos tofáceos en cortes de tejidos. El análisis del líquido sinovial es útil para descartar otras afecciones, como artritis infecciosa, seudogota y AR. La medición de la concentración de ácido úrico sérico y la determinación de su excreción en una muestra de orina de 24 h es diagnóstica.[34,36] Los objetivos terapéuticos de la gota incluyen la terminación y prevención de las crisis agudas de artritis gotosa y la corrección de la hiperuricemia, con la consiguiente inhibición de más precipitación de urato de sodio y la absorción de los depósitos de sus cristales presentes en los tejidos.

El tratamiento farmacológico de la gota aguda se dirige a disminuir la inflamación articular. La hiperuricemia y los problemas relacionados de tofos y destrucción articular y renal se tratan una vez que ha pasado el proceso inflamatorio agudo. Se utilizan los AINE, especialmente la indometacina y el ibuprofeno, para el tratamiento de la artritis gotosa aguda. Son tratamientos alternativos la colchicina y el depósito intraarticular de corticoesteroides.

El propósito del tratamiento de la hiperuricemia es mantener las concentraciones normales de ácido úrico durante toda la vida.

La educación sobre la gota y su control son fundamentales para el tratamiento de esta enfermedad. Pueden requerirse algunos cambios en el estilo de vida, como mantener el peso ideal, moderar el consumo de alcohol, abandonar el hábito tabáquico y evitar los alimentos ricos en purinas, en particular en las personas con depósitos tofáceos grandes.[34,36]

RESUMEN

La artropatía inducida por cristales se caracteriza por su depósito en la articulación. La gota es el prototipo de este grupo. Con la gota se producen crisis agudas de artritis y se caracteriza por la presencia de cristales de urato monosódico en la articulación. La alteración se acompaña de hiperuricemia, que resulta de la sobreproducción de ácido úrico o de la capacidad reducida del riñón para eliminar su exceso del cuerpo. El tratamiento de la gota aguda se dirige primero hacia la disminución de la inflamación articular, después de lo cual se trata la hiperuricemia. Esta última se trata con uricosúricos, que impiden la reabsorción tubular de ácido úrico, o con medicamentos que inhiben su producción. Aunque la gota es crónica, la mayoría puede aliviarla con cambios apropiados en su estilo de vida.

Enfermedades reumáticas en niños y adultos mayores

Enfermedades reumáticas en los niños

Los niños pueden resultar afectados por casi todas las enfermedades reumáticas. Además de las diferencias específicas de la enfermedad, estas alteraciones afectan no solo al niño sino también a su familia. Requieren especial atención el crecimiento y el desarrollo. El cumplimiento del programa de tratamiento necesita la intervención del niño y sus padres.

Artritis idiopática juvenil

La artritis idiopática juvenil (AIJ), también conocida como *artritis reumatoide juvenil*, se caracteriza por inflamación articular y posibles daños en otras áreas del cuerpo, y ocurre con mayor frecuencia en las artritis de la infancia.[35,37] En los Estados Unidos, cerca de 300 000 niños sufren algún tipo de artritis.[37] La AIJ se caracteriza por sinovitis y puede influir en el crecimiento epifisario por su estimulación en el lado afectado. También puede ocurrir un crecimiento raquítico generalizado. La AIJ puede considerarse no como una enfermedad aislada, sino como una categoría de enfermedades con subtipos:

- AIJ sistémica
- AIJ oligoarticular
- AIJ poliarticular
- AIJ relacionada con entesitis
- Artritis psoriásica juvenil
- Artritis indiferenciada[4]

Los síntomas de la AIJ sistémica incluyen fiebre alta intermitente diaria, que suele acompañarse de linfadenopatía generalizada, exantema, hepatoesplenomegalia, leucocitosis y anemia. La mayoría de estos niños también presentan afección articular, que se desarrolla simultáneamente con la fiebre y la erupción. Los síntomas sistémicos suelen desaparecer en 6-12 meses. Esta forma de AIJ también puede aparecer en la edad adulta. Las infecciones, las enfermedades del corazón y la insuficiencia suprarrenal pueden causar la muerte. La AIJ sistémica representa aproximadamente el 10% de los casos.[37]

La artritis oligoarticular afecta a no más de cuatro articulaciones. La uveítis es más frecuente en este subgrupo y se ve más a menudo en aquellos que son AAN positivos.[37] El tercer subgrupo, causa de aproximadamente el 25% de los casos totales de AIJ, es el de afección poliarticular. Esta tercera clasificación incluye cinco o más articulaciones. En esta forma de artritis, el FR puede no estar presente, pero cuando lo hace, el proceso de enfermedad es más grave y posiblemente se asemeje al de los adultos con AR.[37]

La AIJ relacionada con entesitis se caracteriza por el dolor entre huesos y tendones, ligamentos u otros tejidos conjuntivos, así como inflamación en otras partes del cuerpo. También se conoce como *espondiloartritis* y se observa más en los niños, con inicio entre los 8 y 15 años de edad. A menudo, los niños se presentan con resultado positivo de una prueba del gen *HLA-B27*.[37] La artritis psoriásica a menudo es parte de la psoriasis, que puede comenzar mucho antes de presentarse los síntomas articulares. La *artritis* indiferenciada es una artritis juvenil que abarca dos o más subtipos o que no encaja en ninguno de la lista de subtipos.[37]

El pronóstico para la mayoría de los niños con AIJ es variable y depende de factores clínicos. Estos factores varían en función del subtipo y si la enfermedad es sistémica.[35] El tratamiento también varía con base en el subtipo y factores clínicos.[35] Los AINE generalmente son los fármacos ideales utilizados en el tratamiento de la AIJ.[35] Los fármacos de segunda opción son el metotrexato, los glucocorticoides inyectados en la articulación y los inhibidores de TNF-α.[35] Otros aspectos del tratamiento de los niños con AIJ requieren especial atención al crecimiento y desarrollo, así como a problemas nutricionales.

Lupus eritematoso sistémico

Las manifestaciones del LES en los niños son similares a las que se presentan en los adultos. La incidencia en niños es de 0.5-0.6 casos por cada 100 000 en los menores de 15 años de edad.[38] Los afroamericanos, en especial las niñas, resultan afectados con mayor frecuencia. La mayoría de los niños con diagnóstico de LES tienen 8 años o más, aunque se ha visto desde la lactancia y durante toda la infancia.[38] Las manifestaciones clínicas del LES en los niños reflejan la extensión y la gravedad de la afección sistémica. El mejor índice de pronóstico en los niños es el grado de afectación renal, que es más habitual y grave en ellos que en los adultos con LES.

Los niños con LES pueden presentar síntomas como fiebre, malestar general, anorexia y disminución de peso. Los síntomas de los sistemas tegumentario, musculoesquelético, nervioso central, hematopoyético, cardíaco y pulmonar son como en los de adultos. Las anomalías endocrinas incluyen el síndrome de Cushing por uso a largo plazo de corticoesteroides y la tiroiditis autoinmunitaria.

El tratamiento del LES en los niños es como en los adultos. El uso de AINE, antipalúdicos, inmunosupresores y corticoesteroides depende de los síntomas. Estos últimos pueden provocar retraso del crecimiento y necrosis de las cabezas femorales y otras articulaciones. Debe cumplirse con los calendarios de vacunación utilizando las vacunas atenuadas en lugar de las de microorganismos vivos. La diversidad de manifestaciones clínicas del LES en los jóvenes requiere establecer un programa integral de tratamiento o atención.

Dermatomiositis juvenil

La dermatomiositis juvenil (DMJ) es una miopatía inflamatoria rara que afecta principalmente a la piel y el músculo, asociada con una erupción característica. La DMJ es la afección que ocurre con mayor frecuencia entre el grupo de enfermedades heterogéneas de mediación inmunitaria llamadas *miopatías inflamatorias idiopáticas juveniles*.[39] La DMJ puede afectar a niños de todas las edades, con una media de inicio a los 7.5 años.[39] Hay una mayor incidencia entre las niñas. No se conoce la causa. La debilidad muscular proximal simétrica, las enzimas musculares elevadas, los datos de vasculitis y los cambios electromiográficos que confirman una miopatía inflamatoria son diagnósticos de la DMJ. La vasculitis generalizada no se presenta en la forma adulta de la enfermedad. En los niños, los músculos proximales débiles, un exantema en heliotropo alrededor de los ojos, las pápulas de Gottron y la vasculopatía son manifestaciones características.[39] El exantema puede preceder o seguir a la aparición de debilidad muscular proximal. Son frecuentes el edema periorbitario, el eritema y las telangiectasias de los párpados. Se utilizan los criterios de Bohan y Pila para diagnosticar esta enfermedad. Un niño debe presentar tres de los cinco criterios (debilidad simétrica proximal progresiva, aumento de la concentración de enzimas musculares, resultados anómalos de la biopsia de músculo, electromiografía [EMG] con resultados anómalos y afección cutánea compatible) para ser diagnosticado con DMJ.[25]

Pueden ocurrir calcificaciones en el 30-50% de los niños con DMJ y son, con mucho, la manifestación más debilitante. Las calcificaciones aparecen en sitios de traumatismos previos o puntos de presión. La DMJ se trata principalmente con corticoesteroides para disminuir la inflamación.

Espondiloartropatías juveniles

La EA, las artritis reactiva y psoriásica y las EpA asociadas con la colitis ulcerosa y la enteritis regional pueden afectar a los niños, así como a los adultos. En los niños, la EpA se manifiesta primero en articulaciones periféricas, a semejanza de la AIJ oligoarticular. No hay pruebas de la afección sacroilíaca o de la columna vertebral hasta más tarde en la evolución, por ejemplo, de meses a años después del inicio. Las EpA son más frecuentes en los niños y suelen presentarse en los que tienen antecedentes familiares positivos. La tipificación de HLA-B27 es útil para el diagnóstico de los niños debido a la presentación infrecuente de la enfermedad.

El tratamiento de la enfermedad incluye fisioterapia, educación y atención a los aspectos escolares y del crecimiento y desarrollo. Los medicamentos incluyen salicilatos, AINE y modificadores biológicos.

Enfermedades reumáticas en los adultos mayores

La artritis es el motivo de consulta más frecuente de los adultos mayores. El dolor, rigidez y debilidad muscular afectan la vida cotidiana, y a menudo ponen en riesgo la independencia y la calidad de vida. Los síntomas de las enfermedades reumáticas también pueden tener un efecto indirecto en la duración de la vida de los adultos mayores e incluso la amenazan. La debilidad y la alteración de la marcha, que a menudo acompañan a las enfermedades reumáticas, pueden contribuir a la probabilidad de caídas y fracturas que provocan sufrimiento, aumento de los costos de atención médica, pérdida adicional de la independencia y posibilidad de una vida más breve.

Los adultos mayores afrontan con menor eficacia las enfermedades leve a moderadamente graves, que, en personas más jóvenes, es menos probable que lleven a una discapacidad grave para el mismo grado de deterioro. Por desgracia, los adultos mayores, y a menudo sus proveedores de atención médica, consideran que los problemas asociados con la artritis son una consecuencia inevitable del envejecimiento y no sacan ventaja de las medidas que pueden mejorar su calidad de vida.

Los adultos mayores a menudo tienen múltiples problemas que complican su diagnóstico y tratamiento. En el diagnóstico de un adulto mayor con problemas musculoesqueléticos se debe considerar una amplia variedad de afecciones que, por lo general, están fuera del rango de la enfermedad reumática típica. Entre ellas se encuentran cáncer metastásico, mieloma múltiple, alteraciones musculares y óseas que acompañan a afecciones endocrinas, metabólicas y ortopédicas y enfermedad neurológica. El diagnóstico puede pasarse por alto si se supone que los problemas musculoesqueléticos en el adulto mayor son causados por la artrosis.

Hay una mayor incidencia de resultados falsos positivos del FR y los AAN en los adultos mayores, con o sin enfermedad reumática, porque son mejores productores de autoanticuerpos que las personas más jóvenes. Hay diferencias en las manifestaciones, el diagnóstico y el tratamiento de algunas de las enfermedades reumáticas en la vejez. La presentación habitual de estas afecciones se trató anteriormente en este capítulo. Una forma de enfermedad reumática que tiene una predilección por los adultos mayores es la polimialgia reumática, que afecta a los mayores de 60 años de edad.

Artritis reumatoide

La prevalencia de la AR aumenta con la edad.[4] Las personas seropositivas tienen mayores probabilidades de haber presentado un inicio agudo con manifestaciones sistémicas y mayor actividad de la enfermedad. Las personas con AR seronegativa y edad de inicio avanzada tienen una enfermedad que generalmente sigue un curso leve. Puede ser que la AR en los adultos mayores corresponda a un padecimiento más amplio que incluya a muchos subconjuntos distintos con manifestaciones, evolución y resultados característicos.

Lupus eritematoso sistémico

El LES es otra afección con diversas manifestaciones en los adultos mayores, en quienes es menos frecuente la afección renal. Sin embargo, son más habituales la pleuresía, pericarditis, artritis y síntomas muy semejantes a los de la polimialgia reumática respecto a los más jóvenes. Las manifestaciones del LES en los adultos mayores son bastante semejantes a las del LES inducido por fármacos.

Artrosis

La artrosis es la forma más frecuente de artritis en los adultos mayores. Es la principal causa de discapacidad y limitación de la actividad en las poblaciones mayores de todo el mundo. El objetivo actual son su prevención y la intervención temprana. Sin embargo, ha resultado difícil por la epidemiología multifactorial de la enfermedad, incluyendo aspectos biológicos, biomecánicos y genéticos.[32]

Artropatías inducidas por cristales

Gota

La incidencia de la gota clínica aumenta conforme lo hace la edad, en parte debido a la mayor participación de las articulaciones después de años de hiperuricemia continua. Las concentraciones altas de ácido úrico en el suero rara vez se ven en las mujeres, en especial antes de la menopausia, a causa de los efectos uricosúricos de los estrógenos.[34] Las crisis gotosas en los adultos mayores a veces se precipitan por el uso de diuréticos. El tratamiento de la gota es más difícil en este grupo poblacional.

Seudogota

Como parte del proceso de envejecimiento de los tejidos, se desarrolla artrosis con la degeneración de cartílago y la descamación de cristales de pirofosfato de calcio en la cavidad articular. Estos cristales pueden producir una inflamación crónica de bajo grado, el síndrome de seudogota crónico. La acumulación de pirofosfato de calcio y los depósitos cristalinos relacionados en el cartílago articular son frecuentes en los adultos mayores. No hay fármacos que puedan eliminar los cristales de las articulaciones. Aunque puede ser asintomática, es posible que la presencia de los cristales contribuya a un deterioro más rápido del cartílago. Esta afección puede coexistir con la artrosis grave.

Polimialgia reumática

La *polimialgia reumática* es una enfermedad inflamatoria de origen desconocido caracterizada por dolor y rigidez matutina en las regiones pélvica y del hombro.[40,41] De las formas de artritis que afectan a los adultos mayores, es una de las más difíciles de diagnosticar y de las más importantes para identificar. Las mujeres mayores están especialmente en riesgo. La polimialgia reumática es un síndrome frecuente de los adultos mayores que ocurre rara vez antes de los 50 años de edad, con un máximo entre los 70 y 79 años.[40] El inicio puede ser abrupto, con la persona que va a la cama sintiéndose bien para luego despertar con dolor y rigidez en el cuello, los hombros y las caderas.

El diagnóstico se basa en el dolor y la rigidez que persisten durante al menos un mes y una velocidad de sedimentación eosinófila (VSE) elevada. El diagnóstico se confirma cuando los síntomas responden de manera notoria a una pequeña dosis de prednisona, un corticoesteroide. Las biopsias han mostrado que los músculos son normales, a pesar del nombre, pero que hay una inflamación inespecífica que afecta al tejido sinovial. Es posible que cierto número de personas se diagnostique de manera errónea como con AR o artrosis. En las personas sintomáticas con un VSE elevado, generalmente se realiza el diagnóstico y suelen administrarse esteroides por vía oral. Las personas con polimialgia reumática típicamente muestran una mejoría clínica sorprendente alrededor del segundo día después del inicio de los esteroides por vía oral, y esta respuesta se suma a la confirmación del diagnóstico.[41] Las personas con AR también muestran mejoría, aunque, por lo general, no con tanta rapidez.

El tratamiento con AINE proporciona alivio a algunas personas, pero la mayoría requieren continuar con prednisona y disminución gradual de la dosis en el transcurso de 2-6 años, con los síntomas de la persona como la guía principal. Se requiere de una vigilancia estrecha durante la fase de mantenimiento con prednisona.

Cierto porcentaje de las personas con polimialgia reumática también desarrollan arteritis de células gigantes (arteritis temporal) con afección de las arterias oftálmicas. Las dos afecciones se consideran representantes de diferentes manifestaciones de la misma enfermedad. La arteritis de células gigantes, una forma de vasculitis sistémica, es una enfermedad inflamatoria sistémica de arterias grandes y medianas.[41] La respuesta inflamatoria parece ser una de linfocitos T contra un antígeno.

Las manifestaciones clínicas de la arteritis de células gigantes comienzan, por lo general, de manera gradual y pueden estar presentes durante algún tiempo antes de detectarse.[40,41] Es potencialmente peligroso si se pasa por alto o se trata mal, especialmente si resultan afectados la arteria temporal u otros vasos que irrigan el ojo, en cuyo caso, sin tratamiento, puede sobrevenir rápidamente la ceguera. El tratamiento inicial consiste en dosis grandes de prednisona. Esta dosificación se continúa durante 4-6 semanas y luego se disminuye de forma gradual.

Tratamiento de las enfermedades reumáticas en los adultos mayores

Además del tratamiento específico del diagnóstico, los adultos mayores requieren consideraciones especiales. Las técnicas de tratamiento que dependen de modalidades no farmacológicas son especialmente importantes, e incluyen dispositivos de asistencia, ejercicios de fortalecimiento muscular y calor local. Los ejercicios de fortalecimiento muscular y estiramiento son, en particular, eficaces en el adulto mayor con pérdidas de la función muscular relacionadas con la edad y se deben instituir de forma temprana.

También puede usarse la artroplastia para aliviar el dolor y mejorar la función. La edad cronológica no es una contraindicación para el tratamiento quirúrgico de la artritis. En candidatos mayores apropiadamente seleccionados, la supervivencia y el resultado funcional después de la cirugía son equivalentes a las de los grupos más jóvenes. El grado de actividad más sedentario de los adultos mayores los hace aún mejores candidatos para el reemplazo de la articulación, porque ejercen menos estrés y demandas a la nueva articulación.

RESUMEN

Las enfermedades reumáticas que afectan a los niños pueden ser similares a las de los adultos, pero también hay manifestaciones únicas de la población más joven. Los niños con enfermedades crónicas también deben ser atendidos con diferentes prioridades que los adultos. El tratamiento de las enfermedades reumáticas en los niños requiere de un abordaje de equipo para atender las cuestiones familiares, escolares, del crecimiento y el desarrollo, así como las estrategias de afrontamiento, y requiere un programa de atención integral de la enfermedad.

La artritis es la manifestación más frecuente de la población adulta mayor. El dolor, la rigidez y la debilidad muscular afectan la vida cotidiana y a menudo ponen en riesgo la independencia y la calidad de vida. Hay una diferencia en las manifestaciones, el diagnóstico y el tratamiento de algunas de las enfermedades reumáticas en adultos mayores, en comparación con las de la población más joven. La artrosis es la forma más habitual de artritis en los adultos mayores. La prevalencia de la AR y la gota aumenta con la edad. Una forma de enfermedad reumática que tiene una predilección por los adultos mayores es la polimialgia reumática. Cierto porcentaje de las personas con polimialgia reumática también presentan arteritis de células gigantes, con afección frecuente de las arterias oftálmicas. Si esta afección no se trata, conlleva una seria amenaza de ceguera.

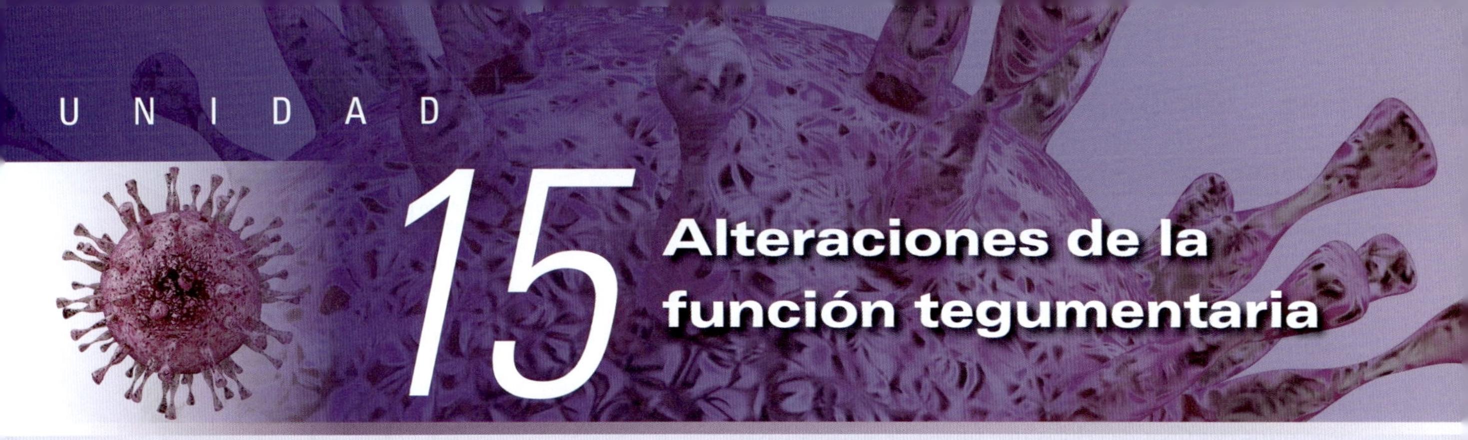

UNIDAD 15

Alteraciones de la función tegumentaria

CAPÍTULO 51

Estructura y función de la piel

La *piel*, también llamada *tegumento*, es uno de los órganos más versátiles del cuerpo y representa aproximadamente el 16% de su peso. Es la interfaz principal entre los órganos internos y el ambiente externo. El grosor de la piel puede variar desde menos de 1 mm hasta más de 5 mm.[1] Como primera línea de defensa corporal, la piel está expuesta de manera continua a agentes ambientales potencialmente dañinos, como materiales sólidos, líquidos, gases, luz solar y microorganismos. Aunque puede ser magullada, lacerada, quemada o infectada, tiene propiedades notables que permiten un ciclo continuo de descamación, curación y regeneración celulares.

Como cubierta externa del cuerpo, la piel puede mostrar exteriormente lo que ocurre al interior del organismo. Varias enfermedades sistémicas se manifiestan con alteraciones de la piel (p. ej., el exantema malar asociado con el lupus eritematoso sistémico, el bronceado de la piel por la enfermedad de Addison y la ictericia por enfermedad del hígado). Por lo tanto, es importante reconocer que, aunque los exantemas a menudo son provocados por alteraciones primarias de la piel, también pueden ser la manifestación de una enfermedad sistémica.

Estructura y función de la piel

Estructuras cutáneas

Existen grandes variaciones en la estructura de la piel en diferentes partes del cuerpo. Por lo tanto, la "piel normal" en cualquier superficie del cuerpo es difícil de describir. Estas variaciones se encuentran en las propiedades de la piel, tales como el espesor de sus capas, la distribución de las glándulas sudoríparas y la cantidad y el tamaño de los folículos pilosos. Por ejemplo, la epidermis es más gruesa en las palmas de las manos y las plantas de los pies que en otras partes del cuerpo. La dermis, por el contrario, es más gruesa en la espalda, mientras que la capa de grasa subcutánea es más abundante en el abdomen y las nalgas. Los folículos pilosos están distribuidos densamente en el cuero cabelludo, las axilas y los órganos genitales externos, pero son escasos en las caras internas de los brazos y el abdomen. Las glándulas sudoríparas apocrinas se limitan a las axilas y la región anogenital. Sin embargo, ciertas propiedades estructurales son comunes a la piel en todas las partes del cuerpo.

La piel se compone de las siguientes tres capas:

1. Epidermis (capa externa)
2. Dermis (capa interna)
3. Capa de grasa subcutánea

La membrana basal divide las dos primeras capas. El tejido subcutáneo, una capa de tejido conjuntivo laxo y adiposo, une a la dermis con los tejidos subyacentes del cuerpo (fig. 51-1).

PUNTOS CLAVE

Organización de las estructuras de la piel

- La epidermis, que es avascular, se compone de cuatro a cinco capas de células epiteliales planas queratinizadas y estratificadas que se forman en la parte más profunda de la epidermis y migran hacia la superficie para reemplazar las células que se pierden durante la descamación normal de la piel.
- La membrana basal es una capa adhesiva fina que une la epidermis con la dermis.
- La dermis es la capa de tejido conjuntivo que separa la epidermis de la capa de grasa subcutánea. Contiene los vasos sanguíneos y las fibras nerviosas que abastecen a la epidermis.

Epidermis

Las funciones de la piel dependen de las propiedades de su capa más externa, la epidermis, la cual cubre el cuerpo. En ciertas áreas, se encuentra especializada para formar los diversos apéndices cutáneos, incluyendo el pelo, las uñas y las estructuras glandulares.[2] Los queratinocitos de la epidermis producen una proteína fibrosa llamada *queratina*, que es esencial para la función protectora de la piel. La epidermis también tiene otros tres tipos de células que surgen de su capa basal, los melanocitos y las células de Langerhans y de Merkel. Los melanocitos producen un pigmento denominado *melanina*, que proporciona a la piel el color, el bronceado y la protección contra la radiación ultravioleta. Las células de Merkel proveen información sensorial, mientras que las de Langerhans vinculan a la epidermis con el sistema inmunitario. La epidermis contiene aberturas para dos tipos de glándulas: las sudoríparas, que producen secreciones acuosas, y las sebáceas, que generan una secreción aceitosa conocida como *sebo*.

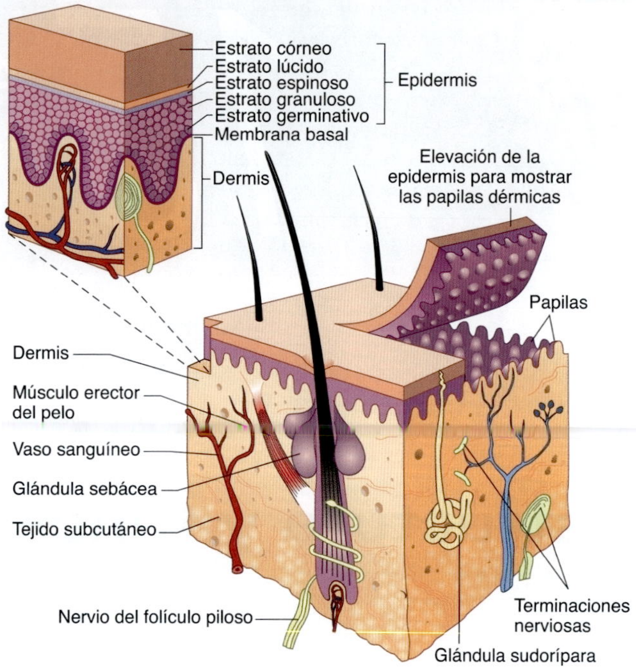

FIGURA 51-1. Vista tridimensional de la piel.

Queratinocitos

El *queratinocito* es la célula principal de la epidermis, que comprende aproximadamente el 85% de las células de esta capa. La epidermis se compone de epitelio plano estratificado queratinizado. Cuando se observa al microscopio, permite distinguir cinco capas o estratos distintos, que representan una diferenciación progresiva o maduración de los queratinocitos:

1. Estrato germinativo o capa basal
2. Estrato espinoso
3. Estrato granuloso
4. Estrato lúcido
5. Estrato córneo

La capa más profunda, el *estrato germinativo* o *basal*, consiste en una sola capa de células basales que se unen a la lámina basal. Estas células, que son cilíndricas, presentan mitosis para producir nuevos queratinocitos que se desplazan hacia la superficie de la piel para reemplazar a las células perdidas durante la descamación normal.

La siguiente capa, el *estrato espinoso*, se forma conforme el linaje de la capa de células basales se desplaza hacia la superficie de la piel. El estrato espinoso tiene un espesor de dos a cuatro capas y sus células se diferencian conforme migran hacia la superficie de la epidermis. Debido a que desarrollan un aspecto espinoso donde se interconectan sus bordes, las células de esta capa, por lo general, se conocen como *espinosas*.[1]

El *estrato granuloso* es de solo unas pocas células de grosor (varía entre una y tres).[1] Se compone de células granulosas, que son las más diferenciadas de la piel viva. Las células en esta capa son únicas porque cumplen simultáneamente dos funciones opuestas. Mientras que algunas pierden citoplasma y estructuras nucleares, otras continúan sintetizando queratina. Los queratinocitos en esta capa secretan cuerpos laminares hacia el siguiente estrato de la epidermis, el lúcido, proporcionando a la piel su importante propiedad de ser impermeable al agua.

El *estrato lúcido*, que yace apenas superficial al granuloso, es una delgada capa transparente que se localiza principalmente en la piel gruesa, como la que cubre las palmas de las manos y las plantas de los pies.[1] Se compone de células de transición que conservan algunas de las funciones de las células vivas de la piel desde las capas inferiores y proporciona una barrera frente al agua.

La capa más superficial, el *estrato córneo*, se compone de células muertas queratinizadas. Este estrato contiene el mayor número de capas celulares y las más grandes de la epidermis. Esta capa bloquea la entrada de microbios en la piel y evita la deshidratación de los tejidos.

Los queratinocitos que se originan en la capa basal cambian morfológicamente conforme son impulsados hacia la capa externa de la epidermis. Por ejemplo, en la capa basal, los queratinocitos son de cúbicos a cilíndricos. Cuando es impulsado al interior del estrato espinoso, el queratinocito adquiere múltiples caras. Se vuelve más plano en la capa granulosa y es aplanado y alargado en el estrato córneo (fig. 51-2). Los queratinocitos también cambian de estructura y composición citoplasmáticas conforme son impulsados hacia la superficie

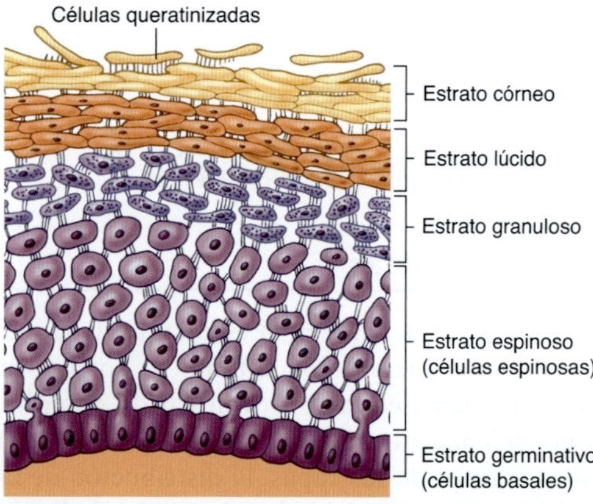

FIGURA 51-2. Células epidérmicas. Las células basales presentan mitosis y producen queratinocitos que cambian su tamaño y forma conforme ascienden y reemplazan las células que se pierden durante la descamación normal.

de la epidermis. Esta transformación de células viables a células muertas del estrato córneo se denomina *queratinización*. El tiempo de migración de un queratinocito desde la capa basal hasta el estrato córneo es de 20-30 días. La velocidad de producción de los queratinocitos nuevos debe ser compatible con la de descamación de los viejos. Cuando estas velocidades no están en equilibrio, se producen anomalías de la piel.

Los queratinocitos están conectados por diminutos puntos de conexión llamados **desmosomas**. Los desmosomas son puntos terminales extremos en las paredes celulares de los queratinocitos, compuestos por material fibroso que forma haces denominados *tonofilamentos*. Los desmosomas evitan que las células se desprendan y proporcionan algo de estructura a la piel mientras se encuentra en movimiento perpetuo. La capa basal brinda la estructura subyacente y la estabilidad a la epidermis.

Además de desmosomas, hay otros tres tipos de uniones celulares que conjuntan queratinocitos: las uniones adherentes, las comunicantes y las herméticas. Las *uniones adherentes* son estructuras especializadas que proporcionan fuertes conexiones mecánicas entre las células. Se encargan de la adhesión celular, de comunicar la presencia de células vecinas y de anclar las de la piel. Las *uniones comunicantes* son conductos cilíndricos que permiten a los iones y las moléculas pequeñas pasar entre las células. Están compuestas por proteínas llamadas *conexinas*. Las *uniones estrechas* están formadas por proteínas transmembrana que funcionan para evitar que las sustancias pasen entre las células.

Los queratinocitos son células secretoras activas que tienen participación importante en la inmunobiología de la piel por medio de la comunicación y la regulación de las células de la respuesta inmunitaria y la secreción de citocinas y mediadores inflamatorios.

Melanocitos

Los *melanocitos* son células que sintetizan pigmento, están dispersos en la capa basal y se encargan del color de la piel.[1,3] Su función es producir gránulos de pigmento llamados *melanina*, la sustancia que aporta a la piel su color. Hay dos formas principales de melanina: *eumelanina* y *feomelanina*. Los dos tipos de eumelanina son de color marrón y negro; la feomelanina es de color amarillo a rojo. El tipo de melanina producida depende de la estimulación por hormonas o proteínas específicas y su unión a los receptores presentes en los melanocitos. La eumelanina es la más abundante en los seres humanos. La exposición a los rayos ultravioleta del sol aumenta la producción de eumelanina, que causa el bronceado cutáneo. La función principal de esta melanina es proteger la piel por absorción y dispersión de los dañinos rayos ultravioleta, que se asocian con los cánceres de piel. Las concentraciones locales de eumelanina también se encargan de la formación de efélides y nevos (pecas y lunares).

La feomelanina, un pigmento de amarillo a rojo, se encuentra en todos los seres humanos. En particular, se concentra en los labios, los pezones, el glande y la vagina. Además de la piel, se encuentra en el cabello, concretamente en el rojo. La capacidad de sintetizar melanina depende a su vez de la capacidad de los melanocitos para producir una enzima llamada *tirosinasa*, que convierte el aminoácido tirosina en un precursor de la melanina. La carencia genética de esta enzima origina una afección clínica llamada *albinismo*. Las personas con esta afección carecen de pigmentación en la piel, el pelo y el iris del ojo. La tirosinasa es sintetizada en el retículo endoplasmático rugoso de los melanocitos, y luego se envía a las vesículas membranosas en el complejo de Golgi, llamadas *melanosomas*. Posteriormente, se sintetiza melanina en los melanosomas. Los melanocitos presentan procesos dendríticos llenos de citoplasma que contienen melanosomas acumulados y se extienden entre los queratinocitos. Aunque los melanocitos permanecen en la capa basal, los melanosomas se transfieren a los queratinocitos a través de sus procesos dendríticos. La punta de la dendrita que contiene el melanosoma es engullida por un queratinocito cercano y se transfiere la melanina (fig. 51-3).

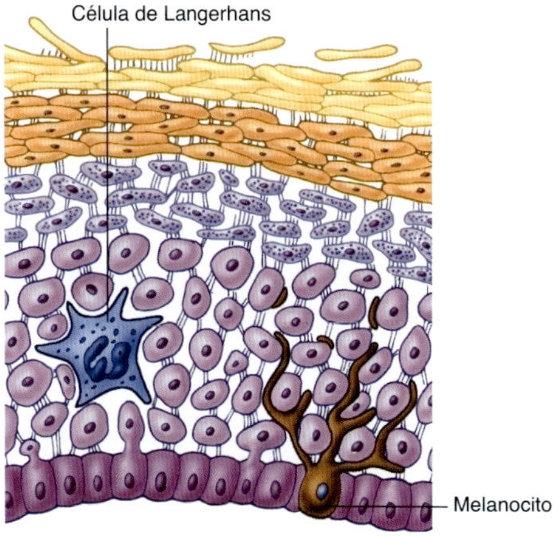

FIGURA 51-3. Los melanocitos, que se encuentran en la capa basal de la piel, producen gránulos del pigmento melanina, que dan a la piel su color. Los melanocitos tienen extensiones filiformes, llenas de citoplasma, que se utilizan para pasar los gránulos de pigmento a los queratinocitos.

La cantidad de melanina en los queratinocitos determina el color de piel de una persona.[3] Las personas de piel morena y clara tienen aproximadamente el mismo número de melanocitos, pero la producción y el empaquetado del pigmento son diferentes. En personas de piel oscura, se producen melanosomas *más grandes* que contienen melanina y se transfieren de manera individual a los queratinocitos. En las personas de piel clara se producen melanosomas *más pequeños* y después se empacan en una membrana antes de ser transferidos a los queratinocitos. Todas las personas, sin importar su color de piel, tienen relativamente pocos melanocitos o ninguno en la epidermis de las palmas de las manos o las plantas de los pies. En las personas de piel clara, la cantidad de melanocitos disminuye con la edad, y la piel se aclara y es más susceptible al cáncer cuando se expone a la luz ultravioleta. Sin embargo, las personas con vitiligo, un problema de la piel en la que se destruyen los melanocitos, tienen un riesgo significativamente menor de desarrollar cáncer de piel diferente al melanoma, mientras que aquellas con albinismo presentan uno significativamente mayor.[4]

Células de Merkel

Las células de Merkel son células claras localizadas en el estrato basal de la epidermis. Se conectan con otras células de la piel mediante desmosomas. Cada célula de Merkel está conectada a una terminal nerviosa aferente, formando una estructura conocida como *disco de Merkel*. Son las células

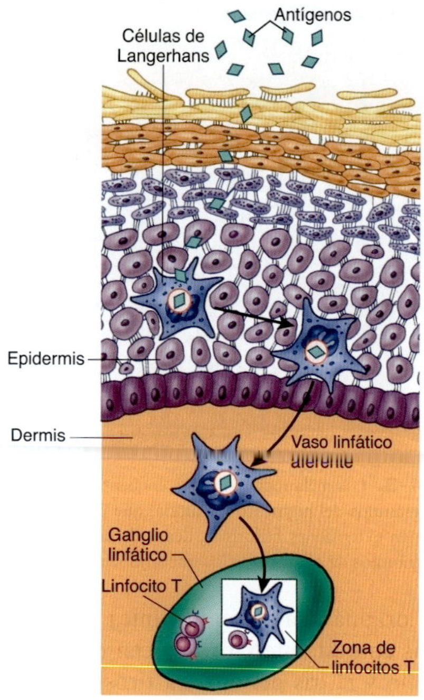

FIGURA 51-4. Células de Langerhans.

de la epidermis más dispersas y se encuentran por todo el cuerpo. Sin embargo, son más abundantes en la capa basal de los dedos de manos y pies, labios y cavidad bucal, y en la vaina más externa de los folículos pilosos (las zonas de tacto). Todas las funciones de las células de Merkel son poco claras, pero se piensa que son neuroendocrinas (que liberan hormonas en la sangre en respuesta a estímulos neuronales).[1]

Células de Langerhans

Las células de Langerhans están dispersas en las capas suprabasales de la epidermis entre los queratinocitos; son menos numerosas (3-5% de las células epidérmicas) que los queratinocitos. Se derivan de células precursoras procedentes de la médula ósea y continuamente renuevan su población en la epidermis. Al igual que los melanocitos, tienen una forma dendrítica y un citoplasma claro. Los gránulos de Birbeck, que con frecuencia parecen raquetas de tenis, constituyen su característica microscópica más distintiva.[1]

Las células de Langerhans son las células inmunitarias encargadas de reconocer los antígenos extraños dañinos para el cuerpo (fig. 51-4). Como tal, estas células tienen una importante participación en la defensa del cuerpo frente a los antígenos extraños. Las células de Langerhans unen antígenos a su superficie, los procesan y, portando el antígeno procesado, migran de la epidermis a los vasos linfáticos y, después, a los ganglios linfáticos regionales, donde se les conoce como *células dendríticas*. Durante su migración dentro del sistema linfático, las células de Langerhans se convierten en potentes presentadoras de antígenos.[1] Las células de Langerhans son inervadas por fibras de nervios simpáticos; esto puede explicar por qué el sistema inmunitario de la piel se altera bajo el estrés. Un ejemplo de ello es proporcionado por las exacerbaciones del acné que se observan en las personas bajo estrés. Las células de Langerhans y los queratinocitos producen una serie de citocinas que estimulan la maduración de los linfocitos T localizados en la piel.

Membrana basal

Las denominaciones *membrana basal* y *lámina basal* a menudo se utilizan de manera indistinta. Técnicamente, sin embargo, la lámina basal es un componente de la membrana basal. La membrana basal es una capa de matrices extracelulares e intercelulares que sirve como interfaz entre la dermis y la epidermis (fig. 51-5). Separa el epitelio del tejido conjuntivo subyacente, ancla el epitelio al tejido conjuntivo laxo debajo de él y sirve como un filtro selectivo para las moléculas en movimiento entre las dos capas. También es un importante sitio de depósito de inmunoglobulinas y complemento en las enfermedades de la piel. La membrana basal está implicada en afecciones de la piel que causan la formación de ampollas y bulas.[1]

La membrana basal se compone de tres zonas o capas: las láminas lúcida, densa y fibrorreticular, que contribuyen a la adhesión de las dos capas de la piel. La *lámina lúcida* es una capa electrolúcida donde se localizan las proteínas de adhesión. Consiste en finos filamentos de anclaje y una glicoproteína de adhesión celular, denominada *laminina*, que participa en la organización de las macromoléculas en la zona de la membrana basal y promueve la fijación de células a la matriz extracelular. La *lámina densa* contiene un adhesivo llamado *colágeno de tipo IV*, así como laminina. Es importante para la adhesión dermoepidérmica. Combinadas, las láminas lúcida y densa conforman lo que se conoce como *lámina basal*. La *lámina reticular* completa entonces la membrana basal. Esta capa contiene muchas microfibrillas de anclaje. Estas son estructuras cortas y curvas que se insertan en la lámina densa y la dermis superficial, donde se les conoce como *fibrillas de anclaje*. El colágeno de tipo VII, otra sustancia adherente, se ha encontrado en las fibrillas y las placas de anclaje. Otro componente de la lámina reticular son los haces de fibras elásticas que se extienden hasta la dermis.[2]

Los *hemidesmosomas* son como mitades de desmosomas tanto en estructura como en función. Yacen inmediatamente en la membrana plasmática basal y forman el sitio o la fuente de los tonofilamentos, que unen la dermis y la epidermis (*véase* la fig. 51-5).[2] Puesto que forman un enlace continuo entre la red de filamentos de queratina intracelular y la membrana basal extracelular, también se encuentran involucrados en el relevo de señales entre las capas de la piel.

Dermis

La *dermis* es la capa de tejido conjuntivo que separa la epidermis de la capa de grasa subcutánea (*véase* la fig. 51-1). Sostiene a la epidermis y sirve como fuente primaria de nutrición. Las dos capas de la dermis, la papilar y la reticular, se componen de células, fibras, sustancias fundamentales, nervios y vasos sanguíneos. El principal componente de la dermis es el colágeno, un grupo de proteínas fibrosas. El colágeno está inmerso en una sustancia fundamental llamada *ácido hialurónico*.[2] Las fibras de colágeno están dispuestas laxamente en la dermis papilar, pero se unen firmemente en la dermis reticular.

Las estructuras pilosas (pelo) y glandulares están inmersas en esta capa y continúan a través de la epidermis. Por lo general, una dermis oscura es más compacta que una dermis blanca; en consecuencia, las personas de piel oscura muestran menos arrugas.

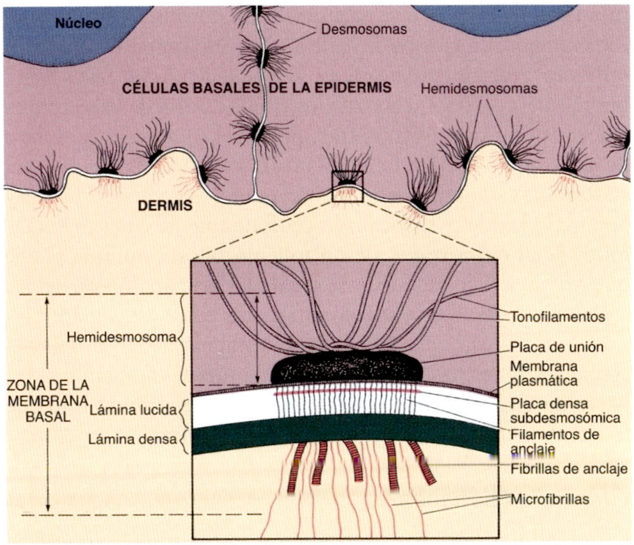

FIGURA 51-5. Interfaz dermoepidérmica y zona de membrana basal. La interfaz epitelio-mesénquima incluye la membrana basal. Esta estructura es sintetizada principalmente por las células basales de la epidermis. Este es el sitio de cambio en la mayoría de las enfermedades, de tonofilamentos y placas de adhesión de las células basales a las microfibrillas y fibrillas. Tomado de: Strayer D. E., Rubin R. (Eds.) (2015). *Rubin's pathology: Clinicopathologic foundations of medicine* (7th ed., Fig. 28-7, p. 1224). Philadelphia, PA: Wolters Kluwer.

Dermis papilar

La *dermis papilar* (*pars papillaris*) es una delgada capa superficial que se encuentra adyacente a la epidermis. Consiste en fibras de colágeno y sustancia fundamental. Esta capa está densamente cubierta por proyecciones cónicas llamadas *papilas dérmicas* (*véase* la fig. 51-1). Las células basales de la epidermis se proyectan a la dermis papilar y forman *crestas papilares*. Al microscopio, la unión entre la epidermis y la dermis tiene aspecto de crestas y valles ondulados. Se considera que la estructura densa de las papilas dérmicas sirve para hacer mínima la separación entre la dermis y la epidermis. Las papilas dérmicas contienen capilares, arteriolas y vénulas terminales que nutren las capas epidérmicas de la piel. Esta capa de la dermis está ricamente vascularizada. Los vasos linfáticos y el tejido nervioso también se localizan en esta capa.

Dermis reticular

La *reticular* es la zona más gruesa de la dermis y forma su mayor volumen. La dermis reticular se caracteriza por una compleja red de paquetes de colágeno tridimensionales interconectados por grandes fibras elásticas y sustancia fundamental, un gel viscoso rico en mucopolisacáridos. Las fibras de colágeno se orientan paralelas a la superficie del cuerpo en cualquier zona determinada. Los haces de colágeno se organizan longitudinalmente, como en el abdomen, o en racimos redondos, como en el talón. La dirección de las incisiones quirúrgicas suele estar determinada por este patrón organizacional.

Células inmunitarias. Los dendrocitos cutáneos son células fusiformes con propiedades tanto fagocíticas como dendríticas. Se considera que tienen funciones de presentación de antígenos y desempeñan un papel importante en la inmunobiología de la dermis. Además, es posible que los dendrocitos cutáneos sean capaces de iniciar sucesos inmunitarios o responder a ellos en la epidermis. También se cree que los dendrocitos cutáneos participan en procesos como la cicatrización de heridas, la coagulación de la sangre y la inflamación.

Las células inmunitarias que se encuentran en la dermis son los macrófagos, los linfocitos T, los mastocitos y los fibroblastos. Los macrófagos dérmicos pueden presentar antígenos a los linfocitos T en la dermis. La mayoría de estos linfocitos T son activados antes por los linfocitos T de memoria. La respuesta de los linfocitos T a los antígenos asociados con macrófagos o el endotelio en la dermis probablemente sea más importante en la generación de una respuesta inmunitaria ante el desafío por antígenos en personas anteriormente expuestas que en el inicio de respuesta a un antígeno nuevo. El principal tipo de respuesta inmunitaria mediada por linfocitos T en la piel es de hipersensibilidad tardía.

Los mastocitos, que tienen una intervención destacada en la hipersensibilidad inmediata mediada por la inmunoglobulina E, también están presentes en la dermis. Estas células están ubicadas de forma estratégica en las interfases del cuerpo, como la piel y las membranas mucosas, y se piensa que interactúan con los antígenos que entran en contacto con la piel.

Vasculatura. Los vasos arteriales que nutren la piel forman dos plexos (conjuntos de vasos sanguíneos), uno localizado entre la dermis y el tejido subcutáneo, y el otro entre las capas papilar y reticular de la dermis. El tono rosado de la piel clara resulta principalmente de la sangre dentro de los vasos de este último plexo. El flujo capilar que proviene de los vasos en este plexo también se extiende hacia arriba y nutre la epidermis suprayacente por difusión. La sangre sale de la piel a través de pequeñas venas que acompañan a las arterias subcutáneas. El sistema linfático de la piel, que ayuda en la lucha contra ciertas infecciones, también se limita a la dermis.

La piel posee abundantes anastomosis arteriovenosas en las que la sangre fluye directamente entre una arteria y una vena, evadiendo la circulación capilar. Estas anastomosis son importantes para regular la temperatura. Pueden abrirse, permitiendo el flujo sanguíneo a través de los vasos de la piel cuando hay necesidad de disipar el calor del cuerpo, y cerrarse, conservándolo cuando la temperatura ambiente es fría.

Inervación. La inervación de la piel es compleja. La piel, con sus estructuras accesorias, sirve como órgano para la recepción de información sensitiva del entorno. La dermis también está provista de neuronas sensitivas, así como raíces que inervan los vasos sanguíneos, las glándulas sudoríparas y los músculos erectores del pelo. Los músculos erectores del pelo conectan la dermis de los folículos pilosos.[1]

Los receptores del tacto, la presión, el calor, el frío y el dolor están ampliamente distribuidos en la dermis. La capa papilar de la dermis está provista de terminaciones nerviosas libres que sirven como nociceptores (receptores del dolor) y termorreceptores. La dermis también contiene receptores encapsulados sensibles a la presión (que la detectan) y al tacto. Los mayores receptores son los *corpúsculos de Pacini*, que están ampliamente distribuidos en la dermis y el tejido subcutáneo. Las terminaciones nerviosas aferentes del corpúsculo de Pacini están rodeadas por capas concéntricas de células de Schwann modificadas. Los corpúsculos de Pacini se encargan de detectar las vibraciones y los cambios notorios de presión. La presión hace que el corpúsculo de Pacini cambie su forma, desencadenando así impulsos nerviosos.

Los corpúsculos de Pacini son adaptables y responden más a los cambios que a la presión o vibración constante.

Las terminaciones nerviosas planas y encapsuladas que se encuentran en las caras palmares de dedos y manos, y las plantares de los pies y sus dedos, se llaman *corpúsculos de Meissner* y sirven como receptores del tacto.[1] Se concentran en las yemas de los dedos, las palmas de las manos, las plantas de los pies, los labios, la lengua, la cara y los órganos genitales. Son cápsulas gruesas, laminadas y ovoides que contienen hasta seis terminaciones nerviosas. Cuando el corpúsculo es deformado por la presión, se estimulan estas terminaciones nerviosas, envían señales a la porción somatosensorial de la corteza cerebral e informan a la persona acerca de la ubicación y la fuerza del estímulo. Se adaptan con rapidez y no reaccionan a la estimulación continua y constante.

Los *corpúsculos de Ruffini* son pequeños mecanorreceptores ovales situados en el tejido dérmico profundo. Varias raíces nerviosas expandidas se ramifican desde una fibra aislada aferente mielinizada.[1] Son receptores de adaptación lenta que responden a la presión fuerte y el movimiento articular. También se piensa que detectan el frío.

La mayoría de los vasos sanguíneos de la piel están bajo regulación por el sistema nervioso simpático. Las glándulas sudoríparas son inervadas por fibras colinérgicas, pero están reguladas por el sistema nervioso simpático. Asimismo, el sistema nervioso simpático regula los músculos erectores del pelo (pilomotores), que causan la elevación de los pelos en la piel. La contracción de estos músculos tiende a causar que la piel se hunda, produciendo la llamada "piel o carne de gallina".[1]

Tejido subcutáneo

La capa de tejido subcutáneo es la tercera de la piel y consiste principalmente en adipocitos y tejido conjuntivo que brindan soporte a las estructuras vasculares y neurales correspondientes a las capas superficiales de la piel. Existe controversia acerca de si el tejido subcutáneo debe considerarse una capa real de la piel. Puesto que las glándulas ecrinas y los folículos pilosos profundos se extienden a esta capa y varias enfermedades cutáneas incluyen al tejido subcutáneo, este puede considerarse parte de la piel.

La capa subcutánea puede tener diferentes grados de grosor, en función de su ubicación. La fascia puede ser más fina sobre una prominencia ósea y más gruesa cuando cubre otros órganos. Por lo tanto, si hay una rotura en la piel, que es más probable que ocurra sobre una prominencia ósea, y se presenta infección en el tejido subcutáneo, los macrófagos proliferarán para combatir la infección.[1,2] En consecuencia, la capa subcutánea de la piel contribuye a la función inmunitaria de la piel.

Apéndices cutáneos

La piel alberga una gran variedad de apéndices, incluyendo las glándulas sudoríparas y sebáceas, el pelo y las uñas. La distribución y las funciones de los apéndices varían.

Glándulas sudoríparas

Hay dos tipos de glándulas sudoríparas: ecrinas y apocrinas. Las *glándulas sudoríparas ecrinas* son estructuras tubulares simples que se originan en la dermis y desembocan directamente en la superficie de la piel. Son numerosas (varios millones), varían en densidad y se encuentran por toda la superficie del cuerpo, excepto en los labios y parte de los genitales externos.[1] Su propósito es transportar el sudor a la superficie de la piel para regular la temperatura corporal. Las *glándulas sudoríparas apocrinas* son menos numerosas que las ecrinas. Son más grandes y se localizan profundamente en la capa dérmica. Se abren a través de un folículo piloso, aunque puede que no haya pelo alguno, y se localizan principalmente en las axilas y la ingle. La principal diferencia entre estas glándulas y las ecrinas es que secretan una sustancia aceitosa. Las secreciones apocrinas son estériles hasta que se mezclan con las bacterias en la superficie de la piel. Entonces producen lo que frecuentemente se conoce como "olor corporal".

Glándulas sebáceas

Las glándulas sebáceas se encuentran sobre toda la superficie de la piel, con excepción de las palmas de las manos y las plantas y partes laterales de los pies. Son parte de la *unidad pilosebácea*. Secretan una mezcla de lípidos, incluyendo triglicéridos, colesterol y cera. Esta mezcla se denomina *sebo*, y lubrica el cabello y la piel.[1] El sebo es diferente a la película lipídica superficial. Además, evita la excesiva evaporación de la humedad del estrato córneo durante el clima frío y ayuda a conservar el calor corporal. La producción de sebo está bajo la regulación de factores genéticos y hormonales. Las glándulas sebáceas son relativamente pequeñas e inactivas hasta que las personas se acercan a la adolescencia. Las glándulas entonces aumentan de volumen, estimuladas por el aumento de las hormonas sexuales. El tamaño de la glándula influye directamente en la cantidad de sebo producido, y la concentración de andrógenos influye en él. Las glándulas sebáceas son las estructuras que se inflaman en el acné.

Cabello

El cabello es una estructura que se origina en los folículos pilosos de la dermis. La mayoría de los folículos pilosos se asocian con glándulas sebáceas, y estas estructuras se combinan para formar la unidad pilosebácea. La estructura completa del cabello consta de folículo piloso, glándula sebácea, músculo erector del pelo y, en algunos casos, la glándula apocrina (fig. 51-6). El pelo es una estructura queratinizada que es impulsada hacia arriba desde el folículo piloso. El crecimiento del cabello se centra en el bulbo (la base) del folículo piloso y el pelo sufre cambios cuando se impulsa hacia afuera. El pelo pasa por tres fases cíclicas, identificadas como anágena (de crecimiento), catágena (fase de atrofia) y telógena (fase de reposo, o sin crecimiento). Los seres humanos descaman pelo de manera cíclica e independiente, lo que hace que este se desprenda de forma asincrónica.

Una red vascular en el sitio del bulbo folicular nutre y mantiene los folículos pilosos. Los melanocitos en el bulbo transfieren melanosomas a las células de su matriz, casi de la misma manera que en la piel y, por lo tanto, se encargan del color del pelo. Al igual que en la piel, se observan grandes melanosomas en el cabello de las personas de piel oscura. Los melanosomas agregados y encapsulados se encuentran en las personas con piel clara. El pelo rojo contiene

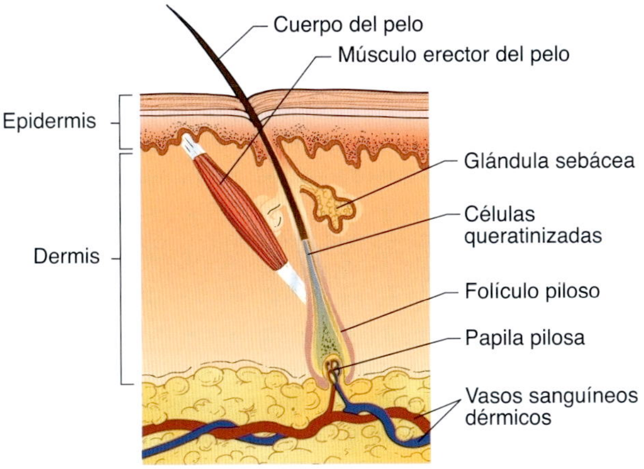

FIGURA 51-6. Partes de un folículo piloso.

melanosomas esféricos, mientras que el pelo gris es el resultado de un menor número de melanocitos productores de melanosomas. El músculo erector del pelo, situado por debajo de la glándula sebácea, proporciona una función termorreguladora por contracción de la piel para causar la piel de gallina, disminuyendo así la superficie de la piel disponible para la disipación de calor del cuerpo.

Uñas

Las *uñas* son placas queratinizadas duras en las puntas de las manos y los pies que protegen los dedos y mejoran su habilidad. Las uñas crecen hacia afuera desde un surco transversal curvado denominado *surco ungueal*. El piso de este surco, conocido como *matriz ungueal*, es la región germinativa de la placa ungueal (fig. 51-7). La epidermis subyacente, adherida a la placa de la uña, se llama *lecho ungueal*. Como el pelo, las uñas son el producto final de células muertas de la matriz, que son impulsadas hacia arriba desde la matriz ungueal. A diferencia del cabello, las uñas crecen de forma continua (y no cíclica), a menos que se dañen o enfermen de forma permanente. El epitelio del pliegue de piel que rodea a la uña consta de las capas habituales. La capa córnea forma el *eponiquio* o *cutícula*. La placa ungueal, casi transparente, proporciona un espacio útil para ver la cantidad de oxígeno en la sangre, brindando una vista del color de la sangre en los vasos dérmicos. Los cambios o las anomalías de la uña también pueden servir para diagnosticar enfermedades de la piel o sistémicas.

Funciones de la piel

La piel y sus derivados constituyen un órgano complejo con muchos tipos de células. La diversidad de tipos de células y su capacidad para trabajar juntas ofrecen un conjunto de maneras de proteger a una persona de los elementos en el ambiente externo. A los microorganismos les resulta casi imposible penetrar en la piel desde el exterior, y la pérdida de agua es limitada desde el interior. La superficie de la piel se cubre con una película delgada de lípidos que contienen ácidos grasos bactericidas que la protegen contra la entrada de microorganismos dañinos, y alberga una flora constante de cepas relativamente inofensivas de microorganismos que protegen contra otras cepas más virulentas. La piel también participa de manera importante en la regulación inmunitaria a través de los tejidos linfoides asociados, incluyendo las células de Langerhans, los mastocitos y los linfocitos. Las células de Langerhans, presentadoras de antígenos de la epidermis, no solo protegen contra agentes patógenos nocivos, sino que también intervienen en el desarrollo de afecciones alérgicas de la piel. Conforme el antígeno es fagocitado, se hace evidente en la superficie de la célula de Langerhans que se desplaza hacia un ganglio linfático regional donde interactúa con linfocitos T.[1]

PUNTOS CLAVE

Funciones de la piel

- La piel evita que los líquidos abandonen el cuerpo y lo protege de factores ambientales que pueden ser nocivos; además, sirve como sitio para el intercambio de calor. De forma adicional, las células del sistema inmunitario de la piel protegen frente a la invasión por microorganismos.
- Los receptores en la piel retransmiten señales de tacto, presión, temperatura y dolor al sistema nervioso central para su localización y discriminación.

La piel tiene varias funciones vitales, incluyendo la somatosensitiva, la regulación de la temperatura y la síntesis de vitamina D. La piel está ricamente inervada con receptores de dolor, temperatura y tacto. Los receptores de la piel informan las numerosas cualidades del tacto (p. ej., presión, romo, afilado y placer) al sistema nervioso central para su localización y discriminación fina. La mayor parte del calor producido en el cuerpo se genera en órganos profundos (p. ej., hígado, corazón y músculos esqueléticos) y, luego, se transfiere a la piel, donde se transmite hacia el entorno. La velocidad a la que se disipa el calor del cuerpo es determinada por la constricción o dilatación de las arteriolas que suministran sangre a la piel, y por la evaporación de la humedad y el sudor de su superficie. La piel también funciona como un órgano endocrino en el que el 7-dehidrocolesterol, una sustancia que se encuentra generalmente en las células epidérmicas, se convierte en colecalciferol (una forma inactiva de la vitamina D) por los rayos ultravioleta del sol. La piel se conoce cada vez más como un sistema complejo y dinámico de interacciones neuroendocrinas, inmunitarias y cutáneas.

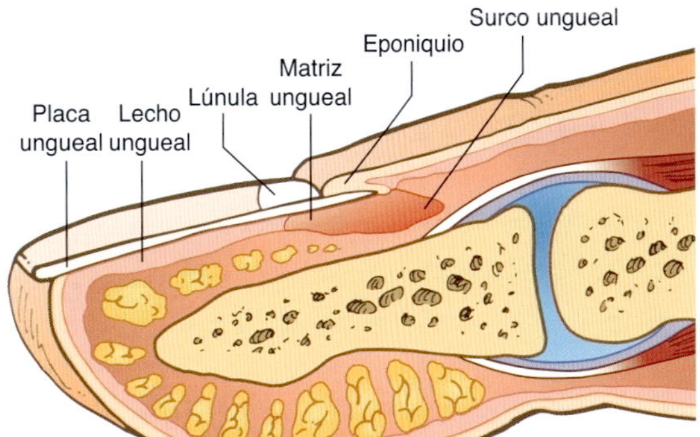

FIGURA 51-7. Partes de la uña.

RESUMEN

La piel es principalmente un órgano de protección. Es el órgano más grande del cuerpo y forma la gran barrera entre los órganos internos y el ambiente externo. El pigmento melanina absorbe la luz ultravioleta dañina. La piel está ricamente inervada con receptores de dolor, temperatura y tacto. Sintetiza la vitamina D y tiene una función esencial en el equilibrio hidroelectrolítico. Contribuye al metabolismo de la glucosa a través de sus reservas de glucógeno. El sudor es un medio de excreción de sal, dióxido de carbono, amoníaco y urea. La piel absorbe materiales liposolubles, sustancias tóxicas (como mercurio y plomo, y las de hiedra venenosa y zumaque), vitaminas liposolubles y algunos fármacos administrados a través de parches transdérmicos.

La piel se compone de dos capas, la epidermis y la dermis, separadas por una membrana basal. Una capa de tejido subcutáneo une la dermis a los órganos y tejidos del cuerpo subyacentes. La epidermis, la capa más externa de la piel, contiene de cuatro a cinco capas o estratos. Las principales células de la epidermis son los queratinocitos, los melanocitos y las células de Langerhans y de Merkel. El estrato germinativo, o capa basal, es la fuente de las células de las cinco capas de la epidermis. Los queratinocitos, las principales células de la epidermis, se transforman de queratinocitos viables a la queratina muerta al pasar desde la capa más interna de la epidermis (estrato germinativo) hasta la más externa (estrato córneo). Los *melanocitos* son las células encargadas de la síntesis de pigmento que brindan a la piel su color. La dermis proporciona soporte y nutrición a la epidermis y es la fuente de los vasos sanguíneos, nervios y apéndices de la piel (folículos pilosos, uñas, glándulas sebáceas y sudoríparas). Los receptores sensitivos de tacto, presión, calor, frío y dolor están ampliamente distribuidos en la dermis. La piel sirve como una primera línea de defensa frente a microorganismos y otros factores nocivos. La epidermis contiene células de Langerhans, que procesan antígenos extraños para su presentación a los linfocitos T, y la dermis contiene macrófagos, linfocitos T, mastocitos y fibroblastos, que contribuyen a las defensas inmunitarias del cuerpo.

CAPÍTULO 52

Alteraciones de la integridad y la función de la piel

La piel es un órgano único en el que los numerosos signos de enfermedad o lesión que experimenta pueden observarse a simple vista. El tejido cutáneo sirve como una interfase entre los órganos internos del cuerpo y el ambiente externo. Por lo tanto, las alteraciones cutáneas constituyen un reflejo del impacto de las fuerzas ambientales y el funcionamiento interno del cuerpo. Factores como la luz del sol, los insectos y otros artrópodos, los organismos infecciosos, los productos químicos y los agentes físicos desempeñan un papel relevante en la patogenia de las enfermedades de la piel. Aunque la mayoría de las afecciones son intrínsecas a la piel, muchas otras son manifestaciones externas de alguna enfermedad sistémica. A través de la piel se provee y se recibe calor y otras sensaciones, así como otro tipo de respuestas. La piel transmite un sentido de belleza, salud, integridad y emoción.

Manifestaciones de las alteraciones de la piel

No hay dos trastornos de la piel exactamente iguales, ni necesariamente comparten agentes causales. La picazón excesiva, la infección o los efectos de tratarse a uno mismo pueden influir aún más en la aparición de muchas alteraciones cutáneas. El color de la piel también puede influir en la apariencia. Sin embargo, la mayoría las alteraciones de la piel comparten características que se pueden utilizar con fines descriptivos. Esta sección del capítulo cubre lesiones y erupciones cutáneas, piel seca, prurito, alteraciones de la piel debido a fuerzas mecánicas y variaciones en la piel oscura.

Lesiones y erupciones cutáneas

Las *erupciones cutáneas* son erupciones temporales de la piel, como las asociadas con enfermedades infantiles, el calor, la irritación del pañal o reacciones inducidas por medicamentos. El término *lesión* se refiere a una pérdida traumática o patológica de la continuidad, la estructura o la función normal del tejido. Los componentes de una erupción cutánea a menudo se conocen como *lesiones*. El tamaño de las erupciones y lesiones de la piel puede variar de una fracción de milímetro (p. ej., manchas en las petequias) a muchos centímetros (p. ej., úlcera por decúbito). Pueden ser blanquecinas, eritematosas (enrojecidas), hemorrágicas (que contienen sangre) o pigmentadas (coloreadas). El roce y los rasguños repetidos pueden provocar liquenificación (piel espesa, coriácea y rugosa caracterizada por marcas prominentes) o excoriación (área cruda y desnudez causada por la rotura de la epidermis). Las lesiones cutáneas pueden producirse como lesiones primarias que surgen en la piel previamente normal, o pueden como lesiones secundarias resultantes de otras afecciones. En la tabla 52-1 se muestran varios tipos de lesiones cutáneas.

Una *ampolla* es una vesícula o pápula llena de líquido. Las ampollas de origen mecánico se deben a la fricción por roces repetidos en una sola zona de la piel. Las ampollas por fricción se producen la mayoría de las veces en las superficies palmar y plantar de las manos y los pies, donde la piel está constantemente expuesta a traumatismos mecánicos, tales como zapatos y herramientas caseras. Las ampollas también se desarrollan en trastornos bullosos de la piel y por quemaduras. En términos histológicos, se produce una degeneración de las células epidérmicas y una interrupción de las uniones intercelulares, lo que produce la separación de las capas de la piel. Como resultado, se acumula líquido y se forma una ampolla notable en la superficie de la piel. Pueden utilizarse vendajes adhesivos y gasas para proteger las ampollas por fricción y evitar más irritaciones y roces. La *dureza* (*callosidad*) es una placa hiperqueratósica de la piel debido a la presión o fricción crónicas. Representa la hiperplasia de las células queratinizadas muertas que componen la capa córnea de la piel. El aumento de la cohesión entre las células produce hiperqueratosis y disminución del desprendimiento de la piel. Los *helomas* (*callos*) son pequeños espesamientos, bien circunscritos, cónicos y queratinosos de la piel. Por lo general, aparecen en los dedos. El heloma puede ser duro, con un núcleo duro y calloso central, o suave, habitualmente entre los dedos. Pueden aparecer en las manos como riesgo ocupacional. El tejido duro en el centro del heloma parece un embudo, con una parte superior ancha y un fondo puntiagudo. Los helomas en los pies a menudo son dolorosos, mientras que los de las manos pueden ser asintomáticos. Los callos pueden ser quemados o extirpados quirúrgicamente, pero recidivan si no se elimina el agente causal.

Prurito

El prurito, o la sensación de picazón, es un síntoma común, que oscila de leve a grave, de las alteraciones de la piel. En algunas personas, la afección puede ser tan grave que interrumpe el sueño y la calidad general de vida. Aunque la picazón suele desencadenarse en alteraciones de la piel, también puede proporcionar una pista valiosa para detectar trastornos internos, como la enfermedad renal crónica, la diabetes o la enfermedad biliar.

TABLA 52-1 Lesiones primarias y secundarias de la piel

Lesión	Descripción	Ejemplos
Lesiones primarias		
Mácula 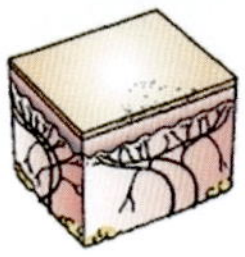 Parche 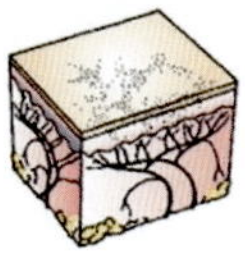	Cambio plano del color de la piel, no palpable (el color puede ser marrón, blanco, tostado, morado, rojo) ■ Mácula: < 1 cm; borde circunscrito ■ Parche: > 1 cm; puede tener el borde irregular	Pecas (efélides), lunares (nevos) planos, petequias, rubéola, vitiligo, manchas de vino de Oporto, equimosis
Pápula 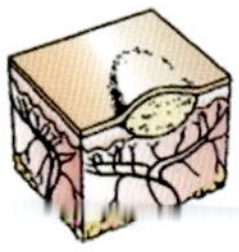 Placa 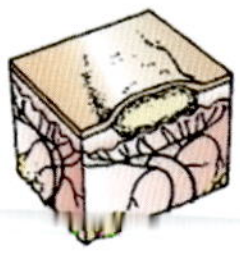	Masa sólida, palpable y elevada con un borde circunscrito La placa puede consistir en pápulas fusionadas con la parte superior plana ■ Pápula: < 0.5 cm ■ Placa: > 0.5 cm	Pápulas: nevos elevados, verrugas, liquen plano Placas: psoriasis, queratosis actínica
Nódulo, tumor 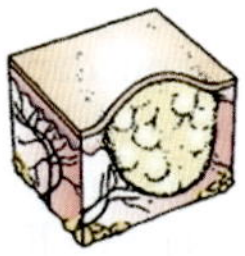	Masa sólida, palpable y elevada que se extiende más profundamente en la dermis que una pápula ■ Nódulo: 0.5-2 cm; circunscrito ■ Tumor: > 1-2 cm; los tumores no siempre tienen bordes agudos	Nódulos: lipoma, carcinoma epidermoide, inyección mal absorbida, dermatofibroma Tumores: lipoma más grande, carcinoma
Ampolla 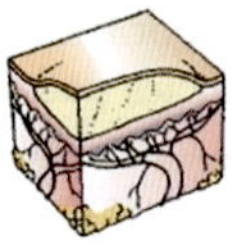 Vesícula 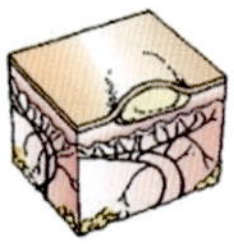	Masa circunscrita, elevada y palpable que contiene líquido seroso ■ Vesícula: < 0.5 cm ■ Ampolla: > 0.5 cm	Vesículas: herpes simple/zóster, varicela, hiedra venenosa, quemadura de segundo grado (ampolla) Ampolla: pénfigo, dermatitis de contacto, ampollas de quemaduras grandes, hiedra venenosa, impétigo ampolloso
Habón, roncha 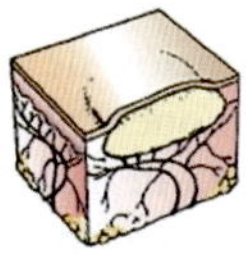	Masa elevada con bordes transitorios; a menudo irregular; el tamaño y el color varían Causada por el movimiento de líquido seroso hacia la dermis; no contiene líquido libre en una cavidad (p. ej., como lo hace una vesícula)	Urticaria, picaduras de insectos
Pústula 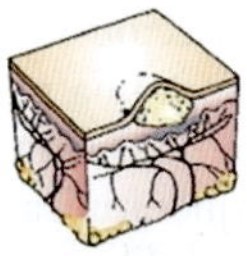	Vesícula o ampolla llena de pus	Acné, impétigo, furúnculos, carbuncos
Quiste 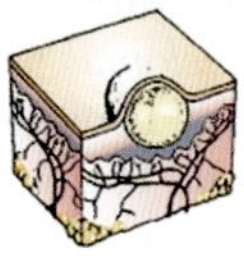	Masa encapsulada llena de líquido o semisólida en el tejido subcutáneo o la dermis	Quiste sebáceo, quistes epidermoides
Lesiones secundarias		
Erosión 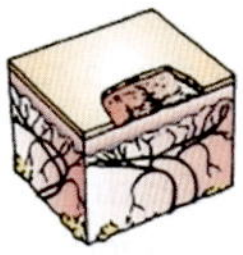	Pérdida de epidermis superficial que no se extiende a la dermis; área deprimida y húmeda	Vesículas rotas, marcas de arañazos
Úlcera 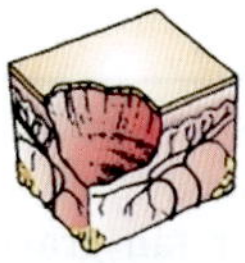	Pérdida de piel que se extiende más allá de la epidermis; pérdida de tejido necrótico; posible sangrado y cicatrices	Úlcera de estasis por insuficiencia venosa, úlcera por decúbito
Fisura 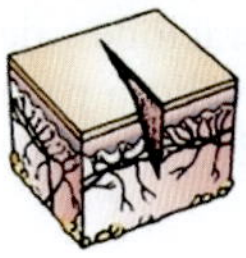	Grieta lineal en la piel que puede extenderse hasta la dermis	Labios o manos agrietados, tiña del pie

TABLA 52-1 Lesiones primarias y secundarias de la piel *(continuación)*

Lesión	Descripción	Ejemplos
Escamas 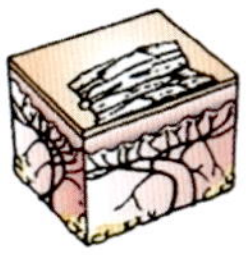	Fragmentos secundarios a epitelio descamado y muerto que pueden adherirse a la superficie de la piel; el color varía (plateados, blancos); la textura varía (gruesos, finos)	Caspa, psoriasis, piel seca, pitiriasis rosada
Costra 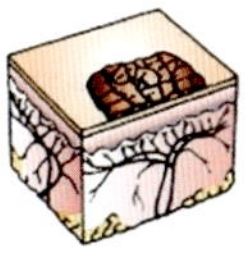	Residuos secos de suero, sangre o pus en la piel, superficie La corteza grande y adherente es una costra	Residuo que permanece después de la rotura de una vesícula: impétigo, herpes, eccema
Cicatriz 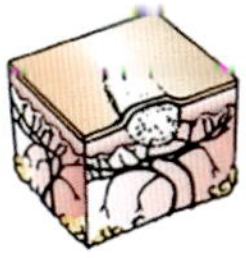	Marca de la piel que queda después de la curación de una herida o lesión; representa el reemplazo del tejido lesionado por tejido conjuntivo ▪ Cicatrices jóvenes: rojas o moradas ▪ Cicatrices maduras: blancas o brillantes	Herida o incisión quirúrgica cicatrizada
Queloide 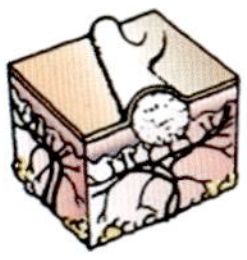	Tejido cicatricial hipertrofiado secundario a un exceso de formación de colágeno durante la curación; elevado, irregular, rojo Mayor incidencia entre los afroamericanos	Queloide posterior a una perforación del oído o incisión quirúrgica
Atrofia 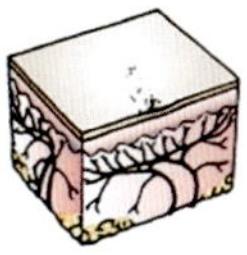	Aspecto delgado, seco y transparente de la epidermis; pérdida de marcas en la superficie; secundaria a la pérdida de colágeno y elastina; los vasos subyacentes pueden ser visibles	Piel envejecida, insuficiencia arterial
Liquenificación 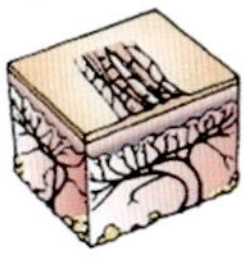	Engrosamiento y rugosidad de la piel o marcas acentuadas de la piel que pueden ser secundarias a frotamientos repetidos, irritación o rascado	Dermatitis de contacto

Reimpreso de Hinkle J. L., Cheever K. H. (2018). *Brunner and Suddarth's textbook of medical-surgical nursing* (14th ed., pp. 1798–1799). Philadelphia, PA: Wolters Kluwer, con autorización; adaptado de Bickley L. S. (2013). *Bates' guide to physical examination and history taking* (11th ed.). Philadelphia, PA: Lippincott Williams & Wilkins; Weber J. W., Kelley J. (2014). *Health assessment in nursing* (5th ed.). Philadelphia, PA: Lippincott Williams & Wilkins.

Se ha aceptado ampliamente que la picazón es una sensación que se origina en las terminaciones nerviosas libres de la piel, es transportada por pequeñas fibras nerviosas mielinizadas de tipo C hasta el cuerno posterior de la médula espinal, y luego es transmitida a la corteza somatosensorial a través del tracto espinotalámico. Hay vías neuronales específicas de la picazón en el tracto espinotalámico y en el sistema nervioso central que procesan estímulos de picazón periférica.[1,2]

También se han hecho avances en la comprensión de otros mediadores periféricos (es decir, sustancias que causan picazón) más allá de la histamina. La triptasa, una enzima liberada por los mastocitos, puede ser un importante mediador de la picazón porque activa un receptor específico en los nervios sensitivos. Los opioides funcionan central y periféricamente en la producción de picazón, mientras que los neuropéptidos, como la sustancia P, inducen picazón por su efecto sobre los mastocitos. Sustancias como la bradicinina y las sales biliares actúan localmente para estimular la sensación de picazón. Las prostaglandinas son moduladores de la respuesta a la picazón, lo que reduce el umbral para otros mediadores.

Rascarse, la conocida respuesta a la picazón, es una respuesta espinal refleja que puede ser controlada en diferentes grados por la persona. No todos los tipos de picazón son fáciles de ubicar o aliviar mediante el rascado. Las excoriaciones y las áreas papulares engrosadas se desarrollan en ubicaciones de rasguños o roces repetidos, y en algunas alteraciones cutáneas, como la piel seca, rascarse activa aún más la sensación de picazón. Las formas crónicas de prurito pueden afectar gravemente la calidad de vida de una persona.

La mayoría de las medidas de tratamiento para el prurito son inespecíficas. Estrategias como usar toda la mano para frotar sobre áreas grandes y mantener las uñas recortadas a menudo pueden aliviar la picazón y prevenir el daño en la piel. Los casos autolimitados o estacionales de prurito pueden responder a medidas de tratamiento tales como lociones hidratantes, aceites de baño y el uso de humidificadores. Debido a que la vasodilatación tiende a aumentar la picazón, las aplicaciones en frío pueden proporcionar alivio. Los corticoesteroides tópicos pueden ser útiles en algunos casos, como por ejemplo en la picazón desencadenada por la urticaria mediada por alergias.

Dados los recientes avances en la investigación sobre el prurito, los profesionales de la salud tienen a su disposición nuevos medicamentos eficaces y específicos para enfermedades determinadas. El Foro Internacional para el Estudio del Prurito ha desarrollado un sistema de clasificación que divide el prurito crónico en seis grupos principales dependiendo de su causa subyacente: dérmico, sistémico, neurológico, psiquiátrico, multifactorial o de origen desconocido.[3] De manera similar a las escalas de dolor, se están desarrollando y utilizando escalas analógicas visuales en el diagnóstico y tratamiento del prurito.[4]

Piel seca

La piel seca, también llamada *xerosis*, puede aparecer de forma natural, como la piel seca asociada con el envejecimiento, o puede ser sintomática de una enfermedad sistémica o alteración de la piel subyacente, como la dermatitis de contacto o la diabetes mellitus. Las personas con diabetes mellitus a menudo experimentan xerosis, especialmente en los miembros.[5] La mayoría de los casos de piel seca se deben a la deshidratación del estrato córneo. Los efectos del envejecimiento en la sequedad de la piel incluyen un cambio en la composición de las secreciones de las glándulas sebáceas y una disminución en la secreción de humedad por parte de las glándulas sudoríparas. El envejecimiento también se acompaña de una disminución de los capilares de la piel, así como de un aplanamiento de las crestas interpapilares dérmicas, lo que genera una menor superficie para el intercambio de líquidos entre la dermis, la epidermis y la superficie de la piel.[6]

Las personas con piel seca a menudo experimentan prurito grave y malestar, con más frecuencia en las extremidades. Otras áreas habitualmente afectadas incluyen la espalda, el abdomen y la cintura. La piel seca parece áspera y escamosa, y puede haber un aumento de las arrugas o las líneas. El secado de la piel también predispone al rascado de la piel, lo que produce agrietamiento, fisuras y otras alteraciones cutáneas.

Los hidratantes representan la piedra angular del tratamiento para la piel seca. Estos productos ejercen sus efectos mediante la reparación de la barrera cutánea, el aumento del contenido de agua de la piel, la reducción de la pérdida de agua transepidérmica y la restauración de la capacidad de la barrera lipídica para atraer, retener y redistribuir el agua.

Entre los aditivos en loción o crema se incluyen corticoesteroides o anestésicos leves, como alcanfor, mentol, lidocaína o benzocaína. Estos medicamentos suprimen la picazón a la vez que hidratan la piel. También puede ser útil, y ayuda a evitar la pérdida de agua, el uso de humidificadores en la habitación, así como tratar de mantener una temperatura ambiente lo más baja posible.

Variaciones cutáneas

Una afección común en personas con piel oscura es el aumento o la reducción del color. Ciertas áreas de la piel pueden oscurecerse después de una lesión, como un corte o rasguño, o después de afecciones como el acné. Estas áreas oscurecidas pueden tardar muchos meses o años en desaparecer. Por otro lado, algunas áreas de la piel pueden aclararse debido a la disminución del pigmento o la melanina, lo que produce vitiligo.

Las variaciones normales en la estructura y los tonos de la piel a menudo dificultan la evaluación de la piel oscura. El hecho de que la pigmentación sea más oscura puede hacer que la palidez, la cianosis y el eritema de la piel sean más difíciles de observar. Por lo tanto, debe confiarse en lo que las personas bajo examen cuentan a la hora de evaluar los cambios en la piel. El interrogatorio debe incluir la descripción por parte de la persona de sus tonos de piel normales. Los cambios en el color de la piel, en particular la hipopigmentación y la hiperpigmentación, a menudo acompañan trastornos de la piel oscura y son signos muy importantes a tener en cuenta al diagnosticar alteraciones de la piel.

RESUMEN

Las lesiones y erupciones cutáneas son las manifestaciones más frecuentes de las alteraciones de la piel. Las erupciones cutáneas son erupciones temporales. Las lesiones son el resultado de una pérdida traumática o patológica de la continuidad, estructura o función normal de la piel. Las lesiones pueden ser de origen vascular. Pueden ocurrir como lesiones primarias en la piel previamente normal o pueden desarrollarse como lesiones secundarias resultantes de lesiones primarias. Las ampollas, las durezas (callosidades) y los helomas (callos) son el resultado del roce, la presión y las fuerzas de fricción aplicadas a la piel. El prurito y la piel seca son síntomas comunes de muchas alteraciones de la piel. Rascarse debido al prurito puede provocar excoriación, infección y otras complicaciones. Las variaciones normales en la piel oscura a menudo dificultan la evaluación y hacen que se pasen por alto algunos trastornos. Los cambios de color, especialmente la hipopigmentación o la hiperpigmentación, suelen acompañar a las alteraciones de la piel de personas con piel oscura.

Alteraciones primarias de la piel

Las alteraciones cutáneas primarias se originan en la piel y describen la aparición de marcas cutáneas, queratosis, lentigos y lesiones vasculares que se observan con frecuencia en adultos mayores. Incluyen afecciones pigmentarias, procesos infecciosos, acné, rosácea, dermatosis papuloescamosas, enfermedades alérgicas, reacciones a fármacos e infestaciones por artrópodos. Aunque la mayoría de estas alteraciones no son peligrosas para la vida, pueden afectar su calidad.

PUNTOS CLAVE

Alteraciones cutáneas primarias

- Las alteraciones cutáneas de tipo infeccioso son causadas por virus, bacterias y hongos que invaden la piel, incitan respuestas inflamatorias y producen erupciones y lesiones que alteran la superficie cutánea.

- Las respuestas alérgicas y de hipersensibilidad son causadas por respuestas de tipo antígeno-anticuerpo, como resultado de la sensibilización a antígenos tópicos o sistémicos.

Alteraciones pigmentarias

Las alteraciones pigmentarias de la piel afectan a los melanocitos. En algunos casos, hay una falta de producción de melanina, como en el vitiligo o el albinismo. En otros, hay un aumento de la melanina o de otros pigmentos, como el melasma o las manchas mongólicas. En cualquier caso, el impacto emocional puede causar mucha preocupación y ansiedad.

Vitiligo

El vitiligo es un problema de pigmentación que genera gran inquietud en las personas de piel oscura de todas las etnias. También afecta a personas caucásicas, pero no tan a menudo, y sus efectos no suelen generar una problemática social. El vitiligo aparece a cualquier edad. Sin embargo, aproximadamente la mitad de los casos comienzan antes de los 20 años de edad.[7] Afecta a personas de todas las etnias, sin importar el sexo.

Etiología

Se desconoce la causa del vitiligo; sin embargo, hay numerosas explicaciones posibles para su etiología, como la genética y la autoinmunidad.[7] Se ha informado que en algunos casos el vitiligo ha sido precipitado por situaciones de estrés emocional o traumatismo físico, como el producido por las quemaduras solares. El estrés oxidativo es responsable de iniciar la destrucción de los melanocitos y el desarrollo del vitiligo.[8] Se ha observado que esta alteración puede presentarse de forma concurrente con otras afecciones, como hipotiroidismo, enfermedad de Graves y de Addison, anemia perniciosa, diabetes mellitus de tipo 2 y melanoma.[1,9,10]

Manifestaciones clínicas

La manifestación clásica del vitiligo es la aparición repentina de manchas blancas en la piel.[7] La lesión es una mácula despigmentada con bordes regulares y bien definidos que se observa en la cara, las axilas, el cuello o las extremidades. Las manchas varían en tamaño, desde máculas pequeñas hasta aquellas que cubren grandes extensiones de piel. La variedad con máculas grandes es la más frecuente. Las áreas despigmentadas lucen blancas, de colores pálidos o, a veces, con un tono azul grisáceo. Los sitios despigmentados pueden contener melanocitos que ya no sintetizan melanina, carecer de melanocitos funcionales o tener muy pocos de ellos.[7] Estas áreas pueden quemarse con facilidad con el sol y aumentar de tamaño con el tiempo. El vitiligo suele ser asintomático, aunque puede presentarse prurito.

Existen dos tipos de vitiligo: A y B. El primero es más frecuente y consiste en manchas blancas simétricas de bordes suaves.[10] El vitiligo A progresa con lentitud en el transcurso de los años para cubrir, primero, el dorso de las manos, la cara y los pliegues corporales.[10] El vitiligo B es de tipo segmentario, lo que significa que las manchas blancas no son simétricas, sino que se diseminan de manera aleatoria en cualquier parte del cuerpo. El vitiligo B aparece en edades más tempranas que el vitiligo A.[10]

Tratamiento

Aunque hay numerosos regímenes terapéuticos, ninguno es curativo. Se usan lociones de autobronceado, pigmentos cutáneos y cosméticos para disimular las lesiones. Por otro lado, también se han administrado con éxito corticoesteroides tópicos en las lesiones y vía oral. También ha tenido éxito la fototerapia con radiación ultravioleta B (UVB) de banda ancha (para áreas grandes) y de banda estrecha (localizada).

Se han utilizado varias técnicas de injertos cutáneos en personas que no responden a otras terapias. Si se trata de superficies extensas de la piel, el tratamiento puede invertirse y las áreas pigmentadas pueden blanquearse para que coincidan con el resto de la piel. En ocasiones, se recurre a un agente melanocitotóxico para quitar los melanocitos restantes de estas zonas de la piel. Este proceso, denominado *despigmentación*, es permanente e irreversible.

Albinismo

Esta alteración genética caracterizada por la ausencia congénita total o parcial de pigmentos en piel, cabello y ojos se encuentra en personas de todas las procedencias étnicas. Aunque hay más de 10 tipos diferentes de albinismo, el más frecuente es el oculocutáneo de herencia recesiva, en el que se observa un número normal de melanocitos, pero estos tienen poca o ninguna tirosinasa, una enzima necesaria para la síntesis de melanina.[1] Afecta la piel, el pelo y los ojos. Estas personas tienen la piel pálida o de color rosa, el cabello blanco o amarillo y los ojos de color claro y, en ocasiones, rosado. Quienes padecen albinismo tienen problemas oculares, como extrema sensibilidad a la luz, errores refractivos, hipoplasia foveal y nistagmo.[1] La forma más grave es la OCA1A, que es tirosinasa negativa, puesto que estas personas tienen una falta total de la enzima.[1] No existe una cura para el albinismo. Los esfuerzos terapéuticos para las personas con esta afección están encaminados a reducir el riesgo de cáncer de piel por medio de la protección contra la radiación solar y la detección de cambios malignos de la piel.

Melasma

El melasma se caracteriza por la presencia de máculas faciales oscuras.[2,3] Es frecuente en todos los grupos étnicos, pero más habitual en personas de piel oscura de Asia, India y América del Sur. Se produce en hombres, pero es más frecuente en mujeres, sobre todo durante el embarazo o mientras se usan anticonceptivos orales.[2,4] Puede resolverse después del parto o de suspender los anticonceptivos. El melasma se exacerba por la exposición a la luz solar.[2-4] Las medidas terapéuticas son de tipo paliativo y consisten, en su mayoría, en limitar la exposición al sol y utilizar agentes blanqueadores, que contienen hidroquinona al 2-4% (uno de los tratamientos estándar). La crema de tretinoína y el ácido azelaico han sido útiles para el tratamiento de los casos graves.

Procesos infecciosos

La piel está sujeta a la invasión de un número importante de microorganismos, incluidos hongos, bacterias y virus. Por lo general, la flora cutánea, el cebo, la respuesta inmunitaria y otros mecanismos protegen a la piel frente a las infecciones. Estas pueden producirse en función de la virulencia del patógeno causal y la capacidad de resistencia del hospedero.

Infecciones micóticas superficiales

Los hongos son organismos saprófitos de vida libre similares a las plantas. De ellos, ciertas cepas se consideran parte de la flora cutánea normal. Algunos hongos causan infecciones profundas y otros, superficiales. Hay dos tipos de hongos, las levaduras y los filamentosos. Las levaduras, como *Candida albicans*, crecen como células independientes y se reproducen asexualmente (fig. 52-1).[5] Los hongos filamentosos (mohos) crecen en filamentos largos, llamados *hifas*.[5] Existen miles de especies conocidas de levaduras y mohos, pero solo 100 de ellas causan enfermedades en los seres humanos y los animales.[5] Las infecciones fúngicas o micóticas de la piel se clasifican tradicionalmente en superficiales o profundas. Las micosis superficiales, más conocidas como *tiñas*, invaden solo el tejido queratinizado superficial (piel, pelo y uñas). Las micosis profundas afectan la epidermis, la dermis y el tejido subcutáneo. Las infecciones que generalmente son superficiales pueden provocar una afectación profunda en personas inmunodeprimidas.[1]

La mayoría de las micosis superficiales, también llamadas *dermatofitosis*, son causadas por dermatofitos, un grupo de hongos que guardan una estrecha relación. Estos hongos se clasifican en tres géneros:

1. *Microsporum* (*M. audouinii, M. canis, M. gypseum*)
2. Epidermophyton (*E. floccosum*)
3. *Trichophyton (T. schoenleinii, T. violaceum, T. tonsurans)*[1]
   Microsporum y *Trichophyton* afectan el cabello.[1]

Otra forma de clasificación de los dermatofitos es de acuerdo con su origen ecológico: si habitan en humanos, animales o suelo. Las especies antropofílicas (*M. audouinii, M. tonsurans, T. violaceum*) son parasitarias en los seres humanos y se transmiten de persona a persona. Las especies zoofílicas (*M. canis* y *T. mentagrophytes*) causan infecciones parasitarias en los animales, algunas de las cuales pueden transmitirse a los humanos. Las especies geofílicas se originan en el suelo, pero pueden infectar a los animales, que a su vez contribuyen a infectar a los seres humanos.

Patogenia y manifestaciones clínicas

Los hongos que causan micosis superficiales viven en las células queratinizadas muertas de la epidermis. Producen una enzima que permite digerir la queratina, lo que conduce a la descamación superficial de la piel, desintegración de las uñas o quiebre del cabello con base en el sitio donde se ubique la infección.[1] Una excepción es el hongo invasor de la pitiriasis versicolor, que no produce enzimas queratolíticas. Las reacciones más profundas, caracterizadas por vesículas, eritema e infiltración, son causadas por la inflamación que resulta de las exotoxinas liberadas por el hongo. Estos también son capaces de producir una respuesta alérgica o inmunitaria.[1] Las infecciones micóticas superficiales afectan varias partes del cuerpo, por lo que se desarrollan lesiones que varían según el sitio y las especies de hongo. La tiña puede afectar el cuerpo (*tinea corporis*), cara y cuello (*tinea faciei*), cuero cabelludo (*tinea capitis*), manos (*tinea manus*), pies (*tinea pedis*), uñas (*tinea unguium*) u órganos genitales (*tinea cruris*).[1]

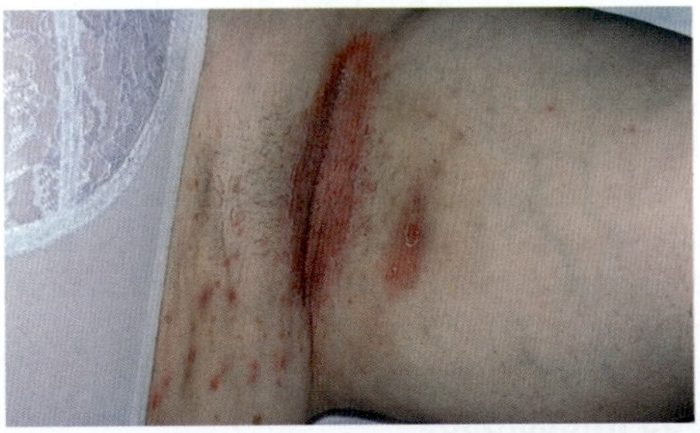

FIGURA 52-1. Infección micótica superficial. Candidosis en pliegue cutáneo. Tomado de: Jensen S. (2015). *Nursing health assessment: A best practice approach* (2nd ed., p. 275). Philadelphia, PA: Wolters Kluwer.

Diagnóstico y tratamiento

El diagnóstico de las infecciones micóticas superficiales se realiza sobre todo mediante análisis microscópico de raspados cutáneos en busca de esporas micóticas, los órganos de reproducción de los hongos. Las preparaciones de hidróxido de potasio (KOH) permiten aislar las muestras de los raspados cutáneos. El KOH desintegra el tejido humano y revela la existencia de filamentos filiformes o hifas que crecen a partir de las esporas de los hongos. También pueden realizarse cultivos mediante la utilización de un medio de prueba para dermatofitos o un portaobjetos para microcultivo, que produce cambios de color y permite la identificación mediante microscopía directa. El empleo de la lámpara de Wood (luz UV) es otro método que puede ayudar con el diagnóstico de la tiña. Algunos tipos de hongos (p. ej., *M. canis* y *M. audouinii*) emiten una fluorescencia amarillo verdosa cuando se dirige la luz hacia el área afectada.[1]

Las micosis superficiales pueden tratarse con fármacos antimicóticos tópicos o sistémicos. Por lo general, el tratamiento se administra después de un diagnóstico confirmado por cultivo o preparación de KOH, en especial si debe emplearse un fármaco sistémico. Con frecuencia se utilizan medicamentos tópicos de prescripción o venta libre para el tratamiento de las infecciones por tiña. Sin embargo, el éxito suele ser limitado debido a la larga duración del tratamiento, el cumplimiento deficiente y las altas tasas de recurrencia en sitios específicos del cuerpo.

Los antimicóticos sistémicos por vía oral incluyen griseofulvina, azoles y alilaminas. La griseofulvina es un antimicótico derivado de una especie de *Penicillium* que solo se utiliza en el tratamiento de las dermatofitosis. Actúa al unirse a la queratina de la piel recién formada, y de esta manera la protege contra una nueva infección. Los azoles son un grupo de antimicóticos sintéticos que actúan al inhibir las enzimas micóticas necesarias para la síntesis de ergosterol, el cual es una parte esencial de las membranas celulares de los hongos. Los triazoles se emplean para el tratamiento sistémico de las infecciones micóticas. Los corticoesteroides tópicos pueden utilizarse en combinación con fármacos antimicóticos para aliviar el prurito y el eritema secundario a la inflamación.

Tiña del cuerpo o facial

La *tinea corporis* puede ser causada por cualquier hongo, pero la más frecuente es producida por *M. canis* en los Estados Unidos y por *T. rubrum* en el resto del mundo (fig. 52-2). También

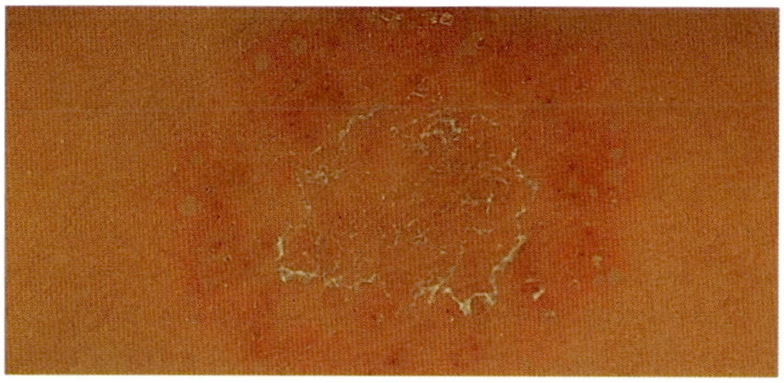

FIGURA 52-2. Dermatofitosis. Esta infección es superficial. Tiña del cuerpo. Tomado de: Jensen S. (2015). *Nursing health assessment: A best practice approach* (2nd ed., p. 846). Philadelphia, PA: Wolters Kluwer.

ha habido un aumento de *T. tonsurans* como agente causal de *tinea corporis*. Aunque la tiña del cuerpo afecta a personas de todas las edades, los niños parecen más propensos a la infección. La transmisión ocurre con mayor frecuencia a partir de cachorros de perros y gatos y de otros niños con infecciones.

Las lesiones varían según el agente micótico. Los tipos más frecuentes de lesiones son los parches ovalados o circulares que aparecen en las superficies cutáneas expuestas y en el tórax, la espalda o los glúteos. Menos habituales son las infecciones del pie y de la ingle. La lesión comienza como una pápula roja que se expande y que tiene, a menudo, una superficie clara en el centro. Los parches cuentan con bordes eritematosos elevados que consisten en vesículas, pápulas o pústulas. Los bordes se encuentran bien definidos, pero las lesiones pueden confluir (fig. 52-3). La lesión cutánea a menudo se acompaña de prurito, sensación de ardor leve y eritema.

La *tinea faciei*, o tiña de la cara, es una infección causada por *T. mentagrophytes* o *T. rubrum*. La tiña de la cara puede imitar las lesiones anulares, eritematosas, descamativas y pruriginosas que son características de la tiña del cuerpo, aunque también pueden presentarse parches eritematosos planos. Los fármacos antimicóticos de aplicación tópica suelen ser eficaces en el tratamiento de ambos tipos de tiña. Pueden emplearse agentes antimicóticos por vía oral para los casos resistentes.

Tiña del cuero cabelludo

Hay dos tipos comunes de *tinea capitis* (tiña del cuero cabelludo): primaria (no inflamatoria) y secundaria (inflamatoria). En los Estados Unidos, la mayoría de los casos de tiña del cuero cabelludo no inflamatoria son causados por *T. tonsurans*, la cual no emite fluorescencia verde con la lámpara de Wood. La infección se transmite con frecuencia entre los miembros del hogar que comparten peines y cepillos, en los que se vierten esporas que permanecen viables durante largos períodos. En función del hongo invasor, las lesiones de tipo no inflamatorio pueden variar desde parches grisáceos, redondos, sin pelo, hasta zonas de alopecia, con o sin puntos negros en la cabeza. Las lesiones varían en tamaño y se observan con mayor frecuencia en la parte posterior de la cabeza. Puede estar presente eritema leve, formación de costras y descamación. El individuo generalmente se mantiene asintomático, aunque puede haber prurito.

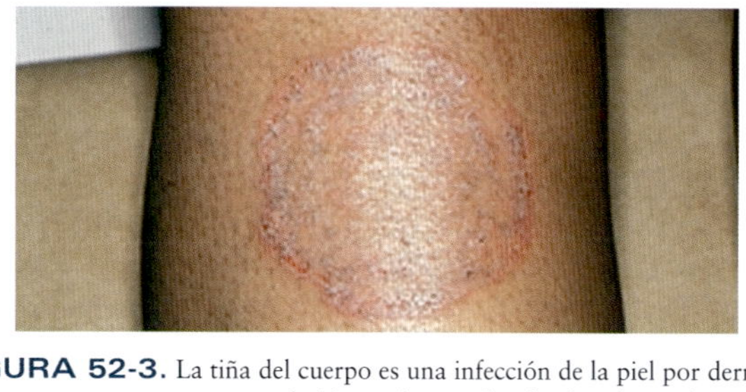

FIGURA 52-3. La tiña del cuerpo es una infección de la piel por dermatofitos que se presenta como una lesión anular con borde elevado y aclaramiento central. Tomado de: Jensen S. (2015). *Nursing health assessment: A best practice approach* (2nd ed., p. 276). Philadelphia, PA: Wolters Kluwer.

La tiña del cuero cabelludo de tipo inflamatorio es causada por cepas virulentas de *T. mentagrophytes*, *T. verrucosum* y *M. gypseum*. El inicio es rápido y las lesiones inflamadas se localizan generalmente a un área de la cabeza. Se piensa que la inflamación es una reacción de hipersensibilidad tardía contra el hongo invasor. La lesión inicial consiste en un parche redondo, pustuloso y descamativo, con cabellos rotos. La presencia de infección bacteriana secundaria es frecuente y puede llevar a una lesión dolorosa, circunscrita, vegetante y endurecida llamada *querión*.

El tratamiento para las variantes de la tiña del cuero cabelludo inflamatoria y no inflamatoria es la griseofulvina por vía oral o los antimicóticos sintéticos.

Tiña del pie y la mano

La *tinea pedis* (pie de atleta) es la dermatosis micótica más frecuente y afecta principalmente a los espacios entre los dedos del pie, las plantas o los laterales de los pies. Es causada por *T. mentagrophytes* y *T. rubrum*. Las lesiones varían desde ligeramente descamativas hasta una lesión dolorosa, exudativa, erosiva y eritematosa, con presencia de fisuras. Las lesiones están acompañadas de prurito, dolor y mal olor. Algunas personas son propensas a la tiña crónica de los pies. Las formas leves son más frecuentes en condiciones ambientales secas.

La *tinea manus* generalmente es una infección secundaria a la tiña del pie. En contraste con otras alteraciones de la piel, como la dermatitis de contacto y la psoriasis, que afectan a ambas manos, la tiña de las manos se presenta, por lo general, solo en una de ellas. La lesión característica es una ampolla en la palma o en un dedo, rodeada por eritema. Las lesiones crónicas son escamosas y secas. Pueden producirse grietas y fisuras, y las lesiones pueden diseminarse a las superficies palmares de las manos. Si es de tipo crónico, puede dar origen a tiña de las uñas. Las formas simples de tiña de las manos y los pies se tratan mediante aplicaciones tópicas de antimicóticos.

Tiña de las uñas

La *tinea unguium* es una infección por dermatofitos que tiene lugar en las uñas. Es una subdivisión de la *onicomicosis*, que incluye tanto a dermatofitos como a no dermatofitos e infecciones por *Candida*. Se ha informado una mayor incidencia de infecciones micóticas en las uñas, que puede ser el reflejo de mejores diagnósticos, un mayor número de personas inmunocomprometidas (susceptibilidad incrementada), el empleo más frecuente de fármacos inmunosupresores, la cifra creciente de adultos mayores, los viajes internacionales y un aumento en el uso de instalaciones sanitarias comunes.

La onicomicosis subungueal distal y lateral, la variante más habitual de la tiña de las uñas, generalmente es causada por *T. rubrum* o *T. mentagrophytes*. Las uñas de los pies resultan afectadas con mayor frecuencia que las de las manos, porque estas últimas están más expuestas al aire. La infección a menudo comienza en la punta de la uña, donde el hongo digiere

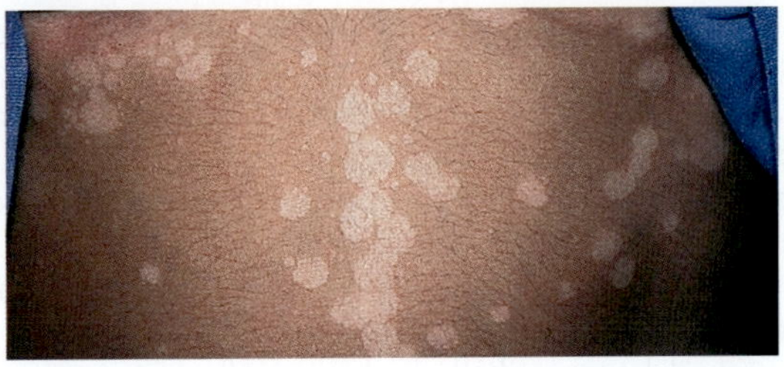

FIGURA 52-4. Tiña versicolor. Tomado de: Jensen S. (2015). *Nursing health assessment: A best practice approach* (2nd ed., p. 276). Philadelphia, PA: Wolters Kluwer.

la queratina ungueal. En algunos casos, la infección puede comenzar a partir de una lesión por aplastamiento de la uña del pie o por diseminación de la tiña de los pies. Al inicio, la uña aparece opaca, blanca o de tono plateado; después, se torna amarilla o marrón. La condición suele permanecer sin cambios durante años. A lo largo de este tiempo, se ven afectadas solo una o dos uñas y puede producirse poca o ninguna molestia. Poco a poco, la uña se engrosa y se fractura a medida que la infección se extiende y afecta la placa ungueal. Se presentan cambios de coloración y deformación permanentes al tiempo que la placa ungueal se separa del lecho ungueal. Otras formas menos frecuentes de la tiña de las uñas son la onicomicosis blanca superficial, en la que algunas zonas de las uñas se vuelven blanquecinas y se erosionan, y la onicomicosis subungueal proximal, donde hay una rápida invasión de la uña que la deja blanca, pero sin engrosamiento adicional. Aunque es una de las formas menos habituales de *tinea unguium*, la onicomicosis subungueal proximal ha aumentado entre personas con infección por el virus de la inmunodeficiencia humana (VIH).

Por lo general, el tratamiento de este tipo de tiña requiere de antimicóticos orales. Las infecciones de las uñas de las manos se tratan de forma más fácil, en parte porque tienen una mayor exposición al aire. A una uña nueva le puede tomar 3-12 meses para crecer.

Pitiriasis versicolor

La pitiriasis versicolor es una infección micótica que afecta a la parte superior del pecho, la espalda y, en ocasiones, los brazos. Tiene su origen en las levaduras lipofílicas dimórficas *Pityrosporum orbiculare* (forma redonda) y *Pityrosporum ovale* (forma ovalada).[10] La levadura vive dentro del estrato córneo y los folículos del pelo, en áreas con glándulas sebáceas donde es fácil obtener triglicéridos y ácidos grasos libres.[10] La lesión característica es una lámina amarilla, rosada o marrón de piel descamada (fig. 52-4). El nombre *versicolor* deriva de las variaciones multicolores de la lesión. Los parches muestran despigmentación y no se broncean cuando están expuestos a la luz UV.

El sulfuro de selenio, que se comercializa en numerosas preparaciones de champú, ha sido una medida eficaz de tratamiento fungistático. Las cremas o champús con miconazol o ketoconazol se han convertido en los fármacos de elección debido a sus propiedades fungicidas. Los antimicóticos orales se utilizan para tratar casos con lesiones múltiples. La infección puede reaparecer después del tratamiento farmacológico.

Tiña incógnita

La *tinea incognito* es una forma de infección por dermatofitos que se desarrolla por el uso extendido de corticoesteroides tópicos. A menudo, se observa en casos donde las infecciones por tiña se diagnostican como eccema y reciben tratamiento con corticoesteroides. Debido a que estos medicamentos suprimen la inflamación, es posible que el eritema y la descamación no estén presentes o que las lesiones ya no se parezcan a una infección micótica después de varias rondas de tratamiento con cortisona. Se ha presentado una mayor incidencia de tiña incógnita en personas con infección por VIH. Las personas con esta alteración a menudo se observan con placas engrosadas con liquenificación, pápulas, pústulas y nódulos; puede haber telangiectasias, atrofia y estrías. La tiña incógnita aparece con mayor frecuencia en la ingle, las palmas o en la cara dorsal de la mano.

Las medidas terapéuticas incluyen la suspensión de los corticoesteroides tópicos mientras se utiliza la forma por vía oral a dosis bajas para evitar el brote asociado con la interrupción de los esteroides tópicos más potentes. Se emplean antimicóticos orales o tópicos con base en la gravedad de la infección.

Reacción dermatofítide

Puede presentarse una erupción cutánea secundaria en personas alérgicas a los hongos responsables de la dermatofitosis. Esta reacción dermatofítide o alérgica puede ocurrir durante un episodio agudo de infección micótica. La reacción más frecuente se produce en las manos en respuesta a la tiña de los pies. Las lesiones consisten en vesículas con eritema que se extienden sobre las palmas y los dedos, y a veces sobre otras áreas. Con menor frecuencia se desarrolla una reacción más generalizada en la que se identifican pápulas o vesículas en el tórax o las extremidades. Estas erupciones pueden parecerse a la tiña del cuerpo. Las lesiones pueden escoriarse o infectarse con bacterias. El tratamiento consiste en combatir el sitio primario de la infección. La reacción intradérmica se resuelve en la mayoría de los casos sin intervención en cuanto se elimina la infección primaria.

Infecciones por *Candida*

La candidosis (moniliasis) es una infección micótica causada por *C. albicans* y, en algunas ocasiones, por otras especies de *Candida*. Este hongo, que parece una levadura, es un habitante regular del tubo digestivo, la boca y la vagina. Los problemas cutáneos se producen cuando se liberan toxinas irritantes en la superficie de la piel. *C. albicans* se encuentra casi siempre en la superficie cutánea; rara vez penetra en las capas más profundas. Algunas personas están predispuestas a infecciones por cándida por situaciones como diabetes mellitus, administración de antibióticos, embarazo, uso de anticonceptivos orales, nutrición deficiente y enfermedades inmunosupresoras. La candidosis oral puede ser el primer signo de infección por VIH.

C. albicans prospera en las áreas cálidas, húmedas e intertriginosas del cuerpo. La erupción es de color roja con bordes bien definidos. Los parches erosionan la epidermis y existe descamación. Con frecuencia, la infección se ve acompañada de prurito y ardor, que pueden ser leves o intensos. Las formas graves de la infección pueden desarrollar pústulas o vesiculopústulas. Además del uso de la microscopía, la infección por cándida puede diferenciarse de la infección por tiña debido a la presencia de lesiones satélite. Estas lesiones son maculopapulares y se localizan fuera de las fronteras claramente delimitadas de la infección por *Candida*. Las lesiones satélite a menudo consisten en dermatitis del pañal que se complica por *Candida*. El aspecto de estas infecciones varía de acuerdo con el lugar donde aparecen.

El diagnóstico se basa en la observación microscópica de los raspados cutáneos o de la membrana mucosa, tratados con una solución de KOH. Las medidas terapéuticas varían según la ubicación. Se recomienda el uso de guantes de goma como medida preventiva para las personas con infecciones en las manos. A menudo, las áreas intertriginosas se separan con una tela de algodón limpia y se permite su exposición al aire seco como medio para disminuir los efectos macerantes del calor y la humedad. Como parte esencial del tratamiento, se utilizan antimicóticos tópicos y orales, que se seleccionan en función del sitio y el grado de compromiso.

Infecciones bacterianas

Las bacterias se consideran parte de la flora normal de la piel. La mayoría no son patógenas. Sin embargo, cuando llegan a serlo, invaden la piel y dan lugar a infecciones superficiales o sistémicas. Por lo general, las infecciones bacterianas de la piel se clasifican en primarias o secundarias. Las primarias son infecciones cutáneas superficiales, como el impétigo o el ectima. Las secundarias consisten en infecciones más profundas, como las úlceras infectadas. Por lo general, el diagnóstico se basa en el análisis de muestras tomadas del sitio infectado. El tratamiento consiste en la administración de antibióticos y en la adopción de medidas para promover la comodidad del paciente y evitar la diseminación de la infección.

Impétigo

El *impétigo* es una infección bacteriana superficial frecuente causada por estafilococos o estreptococos β-hemolíticos del grupo A, o por ambos.[10] El impétigo es frecuente entre bebés y niños pequeños, aunque los niños mayores y los adultos de vez en cuando contraen la enfermedad. Su incidencia es más alta durante los meses de verano o en climas cálidos y húmedos.

El impétigo aparece inicialmente como una pequeña vesícula o pústula, o bien, como una ampolla grande en la cara o en otras partes del cuerpo. A medida que se rompe la lesión primaria, deja un área denudada que trasuda un líquido seroso de color miel, el cual se endurece en la superficie cutánea y forma una costra de este mismo color (fig. 52-5). En las siguientes horas, aparecen más vesículas. El prurito suele acompañar a las lesiones, y las excoriaciones cutáneas que resultan del rascado multiplican los sitios de infección. Aunque existe un riesgo muy bajo, una posible complicación del impétigo por estreptococos no tratada es la glomerulonefritis postestreptocócica. La mupirocina tópica es eficaz para tratar el impétigo. Si se ve comprometida un área más extensa, puede requerirse un antibiótico sistémico.[6]

Existe otra forma de impétigo, el *impétigo ampolloso* o *bulloso*, causado generalmente por *Staphylococcus aureus*.[10] Esta variante es más frecuente entre los niños. Se debe a una toxina epidermolítica y no suele estar contaminado por estreptococos.[10,11] Se desarrollan ampollas finas, con aspecto claro o turbio, que coalescen. Las ampollas se abren y dejan el borde bulloso original con costras centrales delgadas y planas del color de la miel o, en algunos casos, áreas denudadas. La cara suele verse afectada. Sin embargo, el impétigo ampolloso puede aparecer en cualquier parte del cuerpo. Las medidas de tratamiento son las mismas que para la forma no ampollosa.

El *ectima* es una variante ulcerativa del impétigo, generalmente secundaria a un traumatismo menor. Es causada por un estreptococo β-hemolítico del grupo A, *S. aureus* o especies de *Pseudomonas*. Aparece con frecuencia en los glúteos y los muslos de los niños. Las lesiones son similares a las del impétigo. Una vesícula o pústula se rompe y deja una erosión o úlcera cutánea que trasuda un líquido que se seca para formar un parche con costra, el cual muchas veces origina una cicatriz. En casos de ectima extenso, se produce febrícula y diseminación de la infección a otros órganos. Por lo general, el tratamiento implica el uso de antibióticos sistémicos.

Una forma menos frecuente de infección por *S. aureus*, llamada *enfermedad de Ritter*, se manifiesta por erupción difusa, parecida a la de la escarlatina, seguida de desprendimiento y exfoliación cutáneos. También se le llama *síndrome estafilocócico de la piel escaldada* porque este es el aspecto que adquiere la piel (fig. 52-6). Por lo general, la enfermedad de Ritter afecta a niños menores de 5 años de edad. Sin embargo, los adultos inmunodeprimidos también corren cierto riesgo. Esta alteración, considerada una infección cutánea más profunda porque los estratos superficiales de la epidermis se separan y se desprenden en capas, es causada por la diseminación hemática de toxinas a partir de una infección localizada, proveniente de la nasofaringe o de una abrasión superficial en la piel. El inicio de la erupción puede ser precedido por malestar general, fiebre, irritabilidad y sensibilidad cutánea extrema. A menudo hay inflamación de las conjuntivas con secreción purulenta. Aunque el líquido de las ampollas intactas es estéril, los cultivos suelen obtenerse de los sitios en donde se sospecha infección local y de la sangre. Se usan antibióticos sistémicos, orales o parenterales para tratar la alteración. La resolución suele producirse a los 10-14 días, sin dejar cicatrices.

La *celulitis* es una infección más profunda que afecta la dermis y los tejidos subcutáneos. Por lo general, es causada

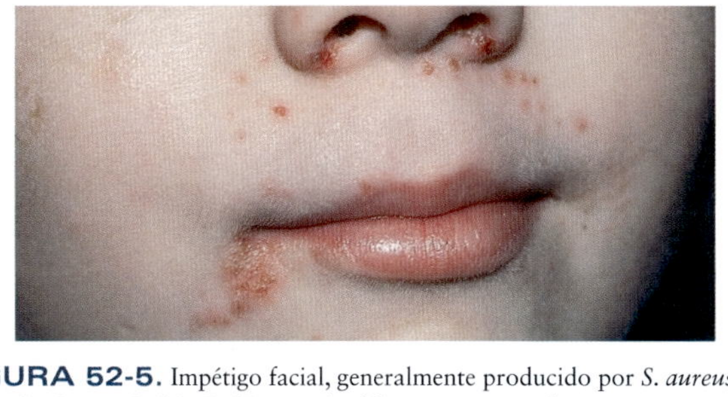

FIGURA 52-5. Impétigo facial, generalmente producido por *S. aureus*. Tomado de: Jensen S. (2015). *Nursing health assessment: A best practice approach* (2nd ed., p. 274). Philadelphia, PA: Wolters Kluwer.

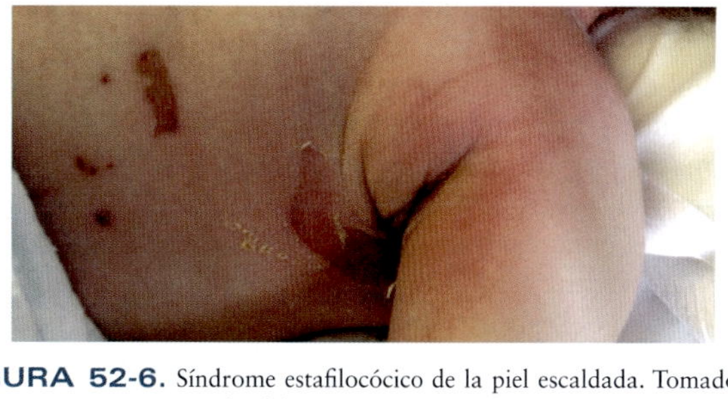

FIGURA 52-6. Síndrome estafilocócico de la piel escaldada. Tomado de: Jensen S. (2015). *Nursing health assessment: A best practice approach* (2nd ed., p. 846). Philadelphia, PA: Wolters Kluwer.

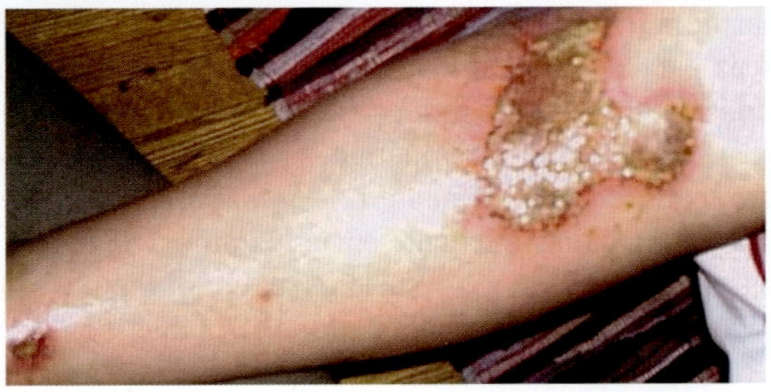

FIGURA 52-7. Celulitis en pierna con infección por *S. aureus* y *Pseudomonas*.

por estreptococos β-hemolíticos del grupo A o *S. aureus*. Sin embargo, puede originarse por bacterias relacionadas con ciertas actividades específicas, como manipular peces, nadar en agua dulce o salada, o mordeduras o arañazos de animales. Las heridas preexistentes (p. ej., úlceras, erosiones) y la tiña de los pies pueden servir como portales de entrada. Las piernas son el sitio más frecuente, seguidas de las manos y los pabellones auriculares. No obstante, puede identificarse celulitis en muchas partes del cuerpo. La lesión consiste en una placa eritematosa irregular, de tipo expansivo, con edema y dolor a la palpación, que cubre un área que puede ser pequeña o grande (fig. 52-7). La celulitis suele ir acompañada de fiebre, eritema, calor, edema y dolor. A menudo, esta alteración cutánea compromete el sistema linfático, y una vez que esto sucede, la presencia de infecciones recurrentes afecta el drenaje linfático, lo que produce inflamación crónica de las piernas, fibrosis cutánea eventual y linfedema. Si se trata de manera incorrecta, la celulitis puede producir septicemia, nefritis o inclusive la muerte. Se utilizan antibióticos para eliminar los organismos invasores y limitar la extensión de la infección.

Infecciones víricas

Los *virus* son patógenos intracelulares que requieren de las células vivas del hospedero para poderse reproducir. No tienen ninguna estructura celular organizada, pero están conformados por una cápside de ácido desoxirribonucleico (ADN) o ribonucleico (ARN) circundada por una cubierta proteica. Los virus que se encuentran en las lesiones cutáneas tienden a ser de ADN. Los virus invaden el queratinocito y comienzan a reproducirse y causar proliferación o muerte celular. El rápido aumento de las enfermedades cutáneas víricas se ha atribuido al uso de corticoesteroides, con cualidades inmunosupresoras, y al empleo de antibióticos, que alteran la flora bacteriana de la piel. Al tiempo que disminuyó el número de infecciones bacterianas, se presentó un aumento proporcional de las afecciones cutáneas víricas.

Verrugas

Las verrugas son papilomas benignos de aparición frecuente causados por el virus del papiloma humano (VPH). Estos virus contienen ADN. La transmisión de la infección por VPH se produce principalmente por contacto directo entre las personas o por autoinoculación. Al igual que los papilomas benignos, las verrugas representan una exageración de las estructuras cutáneas normales. Hay un engrosamiento irregular del estrato espinoso y un engrosamiento mucho más significativo del estrato córneo. La clasificación de las verrugas se basa principalmente en su morfología y ubicación.

Aunque la apariencia de las verrugas varía de acuerdo con su localización, ahora se reconoce que desde el punto de vista clínico pueden apreciarse distintos tipos, no solo por los sitios anatómicos donde se producen, sino también por los diferentes VPH. Existen casi 90 tipos de VPH en el humano y producen distintos tipos de verrugas, entre otras las verrugas cutáneas y las genitales.[10] Muchos de los tipos de VPH que causan verrugas genitales se transmiten sexualmente; algunos de estos (tipos 6, 11, 16 y 18) pueden aumentar el riesgo de cáncer cervicouterino.[10,12,13]

Las verrugas no genitales se observan a menudo en las manos y los pies. Por lo general, son causadas por VPH de los tipos 1, 2, 3, 4, 27 y 57, y no se consideran lesiones precancerosas. Las verrugas se clasifican en comunes, planas y plantares o palmares. Las verrugas comunes o vulgares constituyen el tipo más frecuente. Las lesiones pueden aparecer en cualquier parte, pero se desarrollan con mayor frecuencia en las superficies del dorso de las manos, en especial en el área periungueal, donde aparecen como pequeñas pápulas, de planas a convexas, color grisáceo a marrón, con una superficie áspera, como pétrea. Las verrugas planas son habituales en la cara o las superficies dorsales de las manos. Estas verrugas son pápulas ligeramente elevadas, planas, suaves, de color marrón y tamaño apenas mayor que la verruga vulgar (fig. 52-8). Por su parte, las verrugas plantares y palmares se producen en las plantas de los pies y las palmas de las manos, respectivamente. Aparecen como lesiones ásperas y descamativas que alcanzan hasta 1-2 cm de diámetro; tienden a fusionarse y a ser confundidas con callos. La transmisión del VPH suele ocurrir a través de zonas con pérdida de la integridad cutánea.

Por lo general, el tratamiento se dirige a la inducción de un período "libre de verrugas", sin que se produzcan cicatrices. Las verrugas se resuelven de forma espontánea cuando se desarrolla inmunidad al virus. Sin embargo, esta respuesta inmunitaria puede retrasarse por años. Debido a su aspecto o la molestia que causan, algunas personas suelen preferir su eliminación en lugar de esperar a que se desarrolle inmunidad. La resección generalmente se realiza mediante la aplicación de un queratolítico, como el gel o la pasta de ácido salicílico, que degradan el tejido de la verruga, o bien, recurriendo al congelamiento con nitrógeno líquido. Varios tipos de tratamiento, como la cirugía con láser, la electrocirugía, la crioterapia, la inmunoterapia y la terapia antiviral, también han tenido éxito en la erradicación de la verruga.

Herpes simple

Las infecciones cutáneas y mucosas (p. ej., fuegos y aftas) por el virus del herpes simple (VHS) son bastante frecuentes. Dos tipos de VHS infectan a los seres humanos: el de tipo 1 y

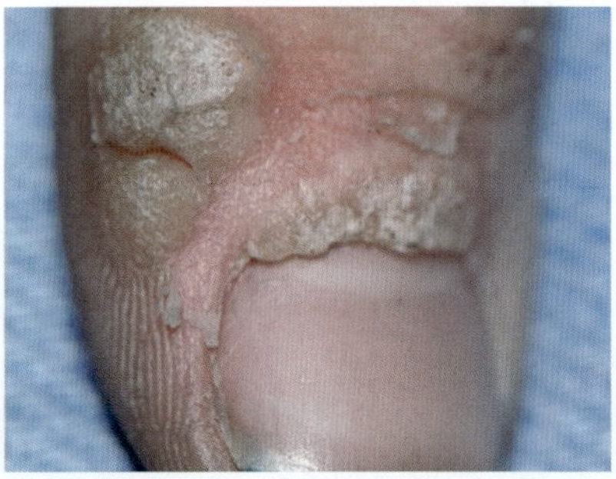

FIGURA 52-8. Verrugas comunes. Tomado de: Jensen S. (2015). *Nursing health assessment: A best practice approach* (2nd ed., p. 273). Philadelphia, PA: Wolters Kluwer.

el de tipo 2. El VHS-1 generalmente se asocia con infecciones bucofaríngeas y el microorganismo se transmite por gotitas respiratorias o por contacto directo con la saliva infectada. Este virus también puede transmitirse a otras partes del cuerpo por efecto de riesgos ocupacionales, como la práctica de deportes de contacto, la odontología y la medicina. El herpes genital generalmente es causado por el VHS-2. Las infecciones genitales por VHS-1 y las bucales por VHS-2 se vuelven cada vez más frecuentes.

La infección por VHS-1 puede presentarse como una infección primaria o recurrente. En la infección primaria, los síntomas incluyen fiebre, dolor de garganta, vesículas dolorosas y úlceras en lengua, paladar, encía, mucosa bucal y labios. La infección primaria da origen a la producción de anticuerpos contra el virus, de modo que las infecciones recurrentes serán más localizadas y menos graves. Después de la infección inicial, el virus permanece en los ganglios del trigémino y en otros de la raíz dorsal, en estado latente, y se reactivan de forma periódica dando lugar a infecciones recurrentes. Es posible que la reactivación de la infección por herpes se produzca tanto en los ganglios de la raíz dorsal como de manera local, donde se ha detectado su presencia en la epidermis y otros órganos. Los síntomas de una infección primaria por VHS-1 suelen observarse en niños pequeños (1-5 años de edad). Es probable que muchos adultos hayan estado expuestos al VHS-1 durante su infancia y, por lo tanto, cuenten con anticuerpos frente al virus.

Por lo general, las lesiones recurrentes de este virus comienzan con una sensación de ardor u hormigueo. Posteriormente, aparecen vesículas umbilicadas y eritema, que progresan a pústulas, úlceras y costras antes de resolverse (fig. 52-9). Las lesiones son más frecuentes en labios, cara, boca, tabique nasal y nariz. Cuando una lesión está activa, excreta VHS-1 y existe el riesgo de transmitir el virus a otras personas. El dolor es habitual y la resolución se verifica en 10-14 días. Algunos factores precipitantes pueden encontrarse en el estrés, la menstruación o las lesiones. En particular, la exposición a los rayos UVB parece ser un desencadenante frecuente de la recurrencia. No existe cura para el herpes bucofaríngeo. La mayoría de las medidas terapéuticas son de tipo paliativo.

Herpes zóster

El herpes zóster (culebrilla) es una erupción vesicular aguda y localizada, distribuida sobre un segmento dermatómico de la piel. Es causado por el mismo virus del herpes que origina la varicela, el virus de la varicela zóster. Se piensa que deriva de la reactivación de una infección por el virus de la varicela zóster que se encontraba en estado latente en los ganglios sensitivos de la raíz dorsal, a partir de una infección primaria que se desarrolló durante la niñez. Durante un episodio de herpes zóster, el virus reactivado viaja desde los ganglios hasta la piel del dermatoma correspondiente. Aunque no es tan contagioso como la varicela, puede transmitirse a contactos que carecen de inmunidad.

El herpes zóster ocurre en el 10-20% de las personas.[10] Puede presentarse en cualquier momento de la vida. Sin embargo, es más frecuente en los adultos mayores. La incidencia es mucho menor entre afroamericanos. Otras personas en riesgo por el deterioro de la inmunidad mediada por linfocitos T son los individuos con infección por VIH y ciertas malignidades, usuarios crónicos de corticoesteroides y aquellos sometidos a quimioterapia y radioterapia.

Las lesiones por herpes zóster generalmente vienen precedidas por un pródromo que consiste en dolor urente, hormigueo, sensibilidad extrema al tacto y prurito a lo largo del dermatoma afectado. Los dermatomas implicados con mayor frecuencia son el torácico, el cervical, el trigeminal y el lumbosacro. Los síntomas prodrómicos pueden estar presentes 1-3 días, o incluso más, antes de la aparición de la erupción. Durante este lapso, el dolor puede confundirse con otras afecciones, como cardiopatías, pleuritis o alteraciones musculoesqueléticas o gastrointestinales.

Las lesiones se observan como un exantema vesicular con base eritematosa que se limita a las regiones cutáneas inervadas por las neuronas sensitivas de un solo ganglio de la raíz dorsal o de un grupo de ganglios asociados. En las personas inmunodeprimidas, las lesiones pueden extenderse más allá del dermatoma. Por lo general, las erupciones son unilaterales en la región torácica, el tórax o la cara. Aparecen nuevos grupos de vesículas 3-5 días después a lo largo de la vía nerviosa. Las vesículas se secan, forman costras y, finalmente, se caen. Las lesiones en general desaparecen en 2-3 semanas, aunque pueden persistir hasta durante 6 semanas en algunos adultos mayores.

Pueden surgir algunas complicaciones graves a partir de estas erupciones. El daño ocular puede causar ceguera permanente y ocurre en un gran porcentaje de casos que afectan la división oftálmica del nervio trigémino (fig. 52-10). La *neuralgia postherpética*, que es el dolor que persiste durante más de 1-3 meses después de que se ha resuelto la erupción, es una complicación importante del herpes zóster. Se observa sobre todo en personas mayores de 60 años de edad, y precisamente la edad es el factor de riesgo más relevante. Dado

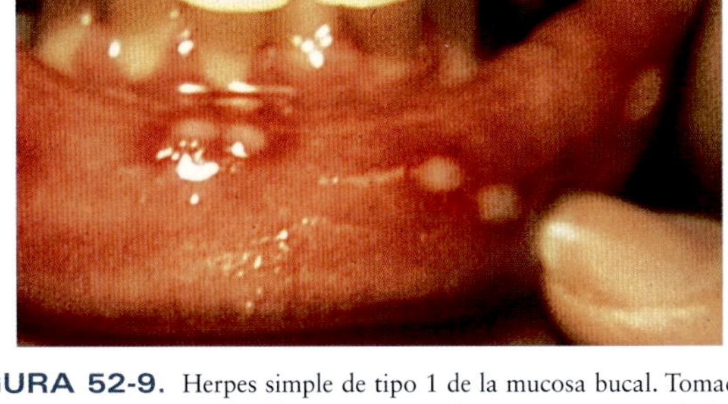

FIGURA 52-9. Herpes simple de tipo 1 de la mucosa bucal. Tomado de: Jensen S. (2015). *Nursing health assessment: A best practice approach* (2nd ed., p. 407). Philadelphia, PA: Wolters Kluwer.

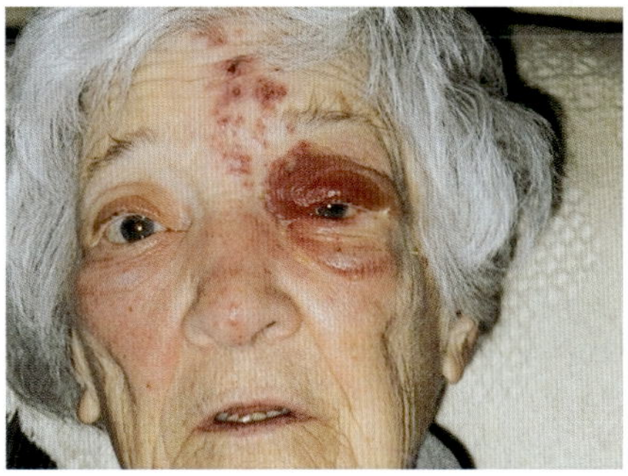

FIGURA 52-10. Distribución dermatómica de la erupción del herpes zóster originada por el virus de la varicela zóster. Tomado de: Hinkle J. L., Cheever K. H. (2018). *Brunner & Suddarth's Textbook of medicalsurgical nursing* (14th ed., p. 1819). Philadelphia, PA: Wolters Kluwer.

el envejecimiento de la población en los Estados Unidos, se espera que aumente de forma drástica la incidencia de herpes zóster en las próximas dos décadas. Las personas afectadas se quejan de dolor agudo y urente, que a menudo se produce en respuesta a estímulos que no suelen ser nocivos. Inclusive la más leve presión de la ropa y las sábanas puede provocar dolor. Por lo general, es una afección autolimitada que persiste durante meses, con síntomas que disminuyen con el tiempo.

El tratamiento de elección del herpes zóster es un antiviral. El tratamiento es más eficaz cuando se empieza dentro de las primeras 72 h de la erupción. Para el tratamiento de la neuralgia postherpética se han utilizado analgésicos opiáceos, antidepresivos tricíclicos, gabapentina, anticonvulsivos y bloqueos nerviosos. Se recurre a la aplicación local de crema de capsaicina o parches de lidocaína solo en casos seleccionados. La vacuna contra el herpes zóster es eficaz para evitar o disminuir la gravedad de la infección.[14] Esta vacuna es muy recomendable en personas mayores de 50 años de edad y en cualquiera con alto riesgo de desarrollarla.[15]

Acné y rosácea

El acné es una alteración de la unidad pilosebácea, la cual está conformada por un pelo velloso delgado, el folículo piloso y la glándula sebácea.[16,17] El folículo piloso es una invaginación tubular de la epidermis, y es ahí donde se produce el pelo. Las glándulas sebáceas drenan en el folículo piloso, y la unidad pilosebácea se abre a la superficie cutánea a través de una abertura ampliamente dilatada llamada *poro*. Las glándulas sebáceas producen una mezcla de lípidos complejos llamada *sebo*. El sebo cutáneo consiste en una mezcla de ácidos grasos libres, triglicéridos, diglicéridos, monoglicéridos, ésteres de esteroles, ésteres de cera y escualeno. La producción de sebo tiene lugar a través de lo que se conoce como un *proceso holocrino*, en el cual las células de las glándulas sebáceas que producen sebo se descomponen por completo y sus contenidos lipídicos drenan a través del conducto sebáceo, hacia el interior del folículo piloso. La cantidad de sebo producido depende de dos factores: el tamaño de la glándula sebácea y la velocidad de proliferación de las células sebáceas. Las glándulas sebáceas son más grandes en la cara, el cuero cabelludo y el escroto, pero están presentes en toda la piel, a excepción de las plantas de los pies y las palmas de las manos. La proliferación de las células sebáceas y la producción de sebo solo responden a la estimulación hormonal directa de los andrógenos. En los hombres, los andrógenos testiculares son el principal estímulo para la actividad sebácea, mientras que en las mujeres los andrógenos suprarrenales y ováricos regulan esta actividad.

Las lesiones por acné se dividen en lesiones inflamatorias y no inflamatorias.[18] Las lesiones no inflamatorias consisten en *comedones*, que pueden ser cerrados (puntos blancos) o abiertos (puntos negros). Los *puntos negros* son tapones de material que se acumula en las glándulas sebáceas que drenan en la superficie cutánea. El color de los puntos negros resulta de la melanina que se desplaza hacia el interior de las glándulas sebáceas, desde las células epidérmicas adyacentes. Los *puntos blancos* consisten en pápulas pálidas, de elevación discreta, sin orificio visible. Las lesiones inflamatorias comprenden pápulas, pústulas, nódulos y, en casos graves, quistes.[18] Las *pápulas* son zonas elevadas que miden menos de 5 mm de diámetro. Las *pústulas* tienen un núcleo central de material purulento. Los *nódulos* son mayores de 5 mm de diámetro y pueden ser supurativos o hemorrágicos. Los nódulos supurativos a menudo se denominan *quistes*, por su parecido con los quistes epidérmicos inflamados. Se piensa que las lesiones inflamatorias se desarrollan por la salida del sebo hacia la dermis y por los efectos irritantes de los ácidos grasos que están contenidos en el sebo.

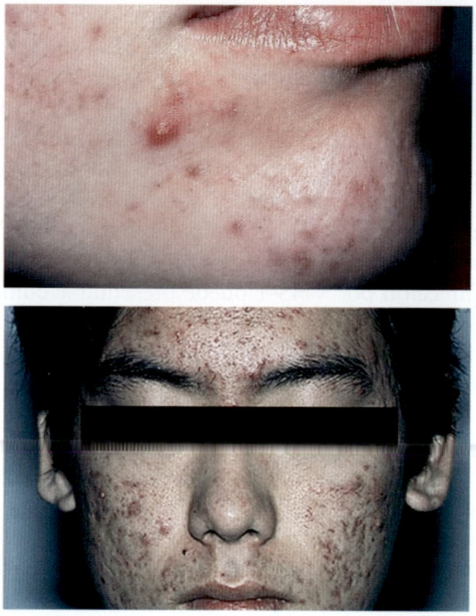

A

B

FIGURA 52-11. Acné pustuloso (**A**) y acné quístico (**B**). Tomado de Jensen S. (2015). *Nursing health assessment: A best practice approach* (2nd ed., p. 273). Philadelphia, PA: Wolters Kluwer.)

Durante las diferentes etapas de la vida, se producen dos tipos de acné: el acné vulgar, que es la forma más frecuente entre los adolescentes y los adultos jóvenes, y el acné conglobata, que se desarrolla más adelante en la vida. Otros tipos de acné se originan por diversos agentes etiológicos, como fármacos, compuestos ocupacionales, cosméticos y otros irritantes. Las medidas terapéuticas para estos tipos de acné dependen del agente precipitante y la extensión de las lesiones.

Acné vulgar

El acné vulgar es considerado una enfermedad inflamatoria crónica de la unidad pilosebácea. Es una afección propia de los adolescentes y los adultos jóvenes, y afecta a más del 80% de las personas entre los 11 y 30 años de edad en países occidentales.[19] En la mujer, el acné puede iniciar a una edad más temprana y persistir durante más tiempo. Sin embargo, en términos generales, la incidencia y la gravedad del acné vulgar son mayores en los hombres. El acné vulgar forma lesiones sobre todo en la cara y el cuello y, en menor medida, en la espalda, el tórax y los hombros (fig. 52-11). Las lesiones pueden consistir en comedones (puntos blancos y negros) o lesiones inflamatorias (pústulas, nódulos y quistes).

Etiología

Se desconoce la causa del acné vulgar; sin embargo, existe cierta influencia genética. Es frecuente que los miembros de varias generaciones familiares experimenten esta afección. Se cree que varios factores contribuyen al acné, por ejemplo:

- Mayor producción de sebo

- Aumento de la proliferación de las células epidérmicas queratinizadas que constituyen las células sebáceas
- Colonización y proliferación de *Propionibacterium acnés*
- Inflamación

Estos factores probablemente se relacionen entre sí. Como resultado de una mayor producción de andrógenos, se incrementa la actividad de las células sebáceas, lo que causa el taponamiento de los conductos pilosebáceos. El exceso de sebo cutáneo proporciona un medio favorable para el crecimiento de *P. acnes*. Este microorganismo contiene lipasas que degradan los ácidos grasos libres que producen la inflamación del acné. Recientemente, ha habido nuevos hallazgos sobre la fisiopatología del acné (fig. 52-12). Un ejemplo es que *P. acnes* forma una biopelícula (una cubierta polisacárida extracelular donde se resguardan las bacterias) que vuelve ineficaz el tratamiento antibiótico.

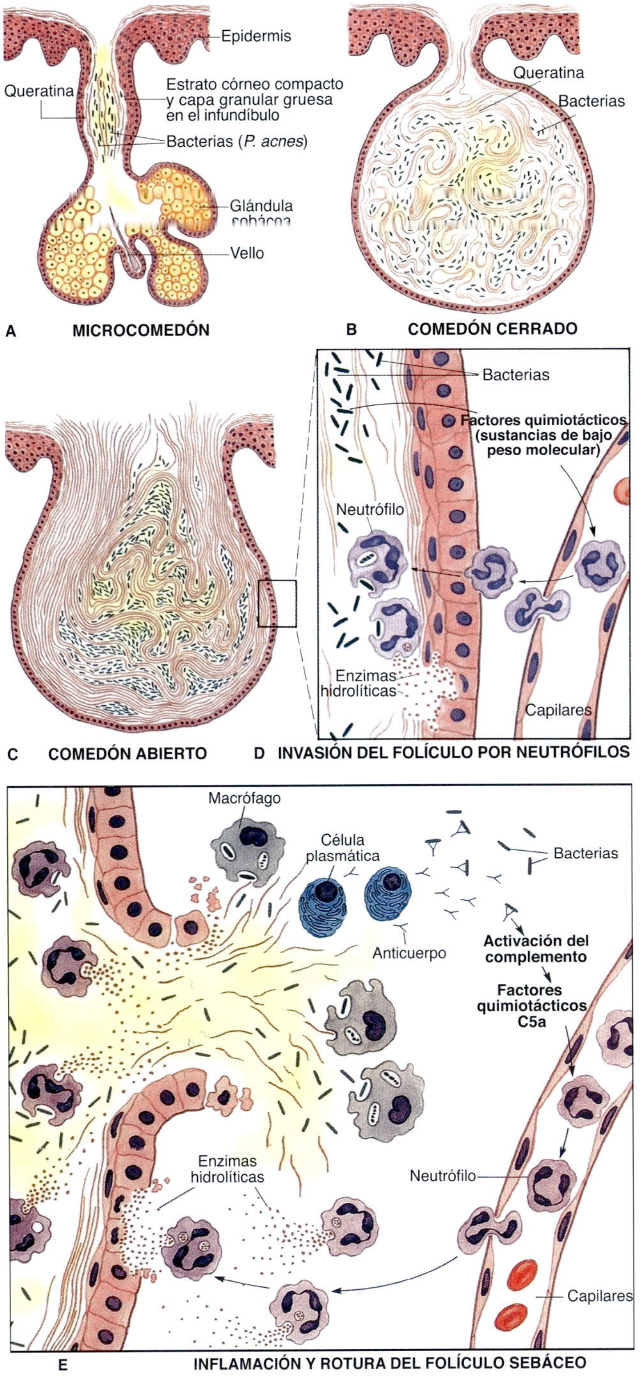

FIGURA 52-12. Acné vulgar. Se ilustra la patogenia de la distensión, la rotura y la inflamación del folículo. Se forman microcomedones (**A**) y comedones cerrados (**B**) y abiertos (**C**). Puede secretarse el exceso de sebo y *P. acnes* prolifera. Se liberan enzimas neutrofílicas y el comedón se rompe, causando un ciclo de intensa inflamación (**D, E**). Tomado de: Strayer D., Rubin R. (2015). *Rubin's pathology: Clinicopathologic foundations of medicine* (7th ed., p. 1250). Philadelphia, PA: Wolters Kluwer.

Aunque son importantes las medidas higiénicas generales, el tallado obsesivo puede traumatizar la piel y empeorar la condición. Se recomienda, en cambio, que las áreas afectadas se laven con suavidad y se sequen con ligeros toques de la toalla.

Diagnóstico

El diagnóstico del acné se basa en la revisión de los antecedentes y la exploración física. Por lo general, el tipo y la cantidad de lesiones ayudan a determinar la gravedad del acné (leve, moderado y moderadamente grave).[16,19-21] El *acné leve* se caracteriza por la presencia de un número pequeño de comedones (generalmente, < 10) abiertos y cerrados, con unas cuantas pápulas inflamatorias. En el *acné moderado*, se observa la presencia de una cantidad discreta (10-40) de pápulas eritematosas y pústulas, en general, limitadas a la superficie facial. El acné moderadamente grave se caracteriza por la presencia de numerosas pápulas y pústulas (40-100) y, de forma ocasional, por lesiones nodulares inflamadas más grandes y profundas, que involucran la cara, el tórax y la espalda (fig. 52-13).

Tratamiento

El tratamiento del acné tiene por objetivo desaparecer las lesiones existentes, evitar nuevas lesiones y limitar la formación de cicatrices. En función de la gravedad del acné, el plan terapéutico puede incluir medicamentos tópicos o sistémicos. Por lo general, se requiere de un tratamiento a largo plazo. El acné es la enfermedad cutánea más frecuente en el mundo.[21] Los retinoides tópicos, el peróxido de benzoílo y el ácido azelaico son tratamientos eficaces para el acné leve. El acné

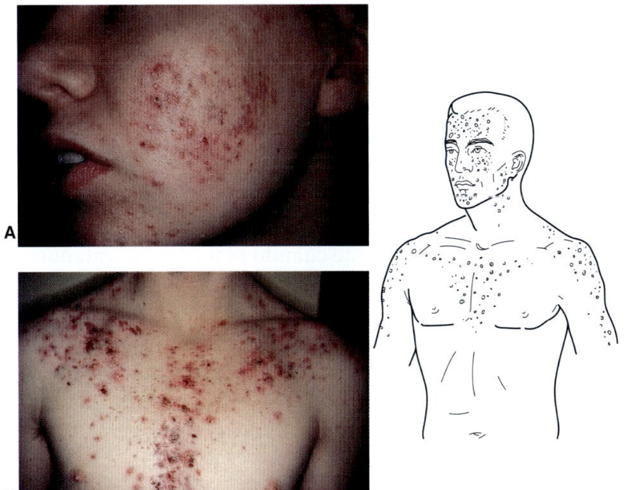

FIGURA 52-13. Acné facial (**A**) y acné del tórax (**B**). Tomado de: Hall J. B., Hall J. C. (2017). *Sauer's manual of skin diseases* (11th ed., p. 180). Philadelphia, PA: Wolters Kluwer.

moderado a grave generalmente requiere de una terapia combinada de agentes tópicos y antibióticos sistémicos.[16,18]

El *peróxido de benzoílo* es un agente tópico que tiene propiedades antibacterianas y comedolíticas. Se trata del fármaco tópico más eficaz para reducir la población de *P. acnes*. Las proteínas bacterianas se oxidan por la acción de los radicales libres de oxígeno, liberados por el metabolismo del peróxido de benzoílo en la piel. El efecto irritante del fármaco también causa vasodilatación y aumento del flujo sanguíneo, lo que puede acelerar la resolución de las lesiones inflamatorias. El *ácido azelaico*, obtenido a partir del trigo, el centeno y la cebada, tiene acciones similares al peróxido de benzoílo. Disminuye la proliferación de los queratinocitos y tiene acciones antibacterianas contra *P. acnes*. La crema de ácido azelaico es hidratante y causa una irritación mínima en la piel.

La *tretinoína tópica* (Retin-A®), un derivado ácido de la vitamina A, actúa de forma local para disminuir la cohesión de las células epidérmicas y aumentar su regeneración. Se piensa que esto puede conducir a una mayor extrusión de los comedones abiertos y la transformación de los cerrados en abiertos. Retin-A Micro® ejerce su acción al atrapar el medicamento en microesferas que se mueven en el folículo y sirven como depósitos para la liberación del fármaco. Otros medicamentos retinoides, como adapaleno y tazaroteno, tienen acciones similares a la tretinoína. Los *antibióticos tópicos* también son eficaces para el tratamiento del acné leve a moderado. Los de mayor uso son clindamicina, eritromicina y tetraciclina tópica. No actúan sobre las lesiones existentes. Sin embargo, evitan lesiones futuras al disminuir la cantidad de *P. acnes* en la piel, con lo que limitan la inflamación que se produce al generar metabolitos de los ácidos grasos sebáceos. Los *antibióticos por vía oral* están indicados para la enfermedad moderada a grave, así como para el tratamiento del acné en tórax, espalda u hombros. La tetraciclina a dosis baja se ha utilizado de manera eficaz durante muchos años. Este antibiótico no tiene efecto en la producción de sebo. Sin embargo, disminuye el crecimiento bacteriano y la cantidad de ácidos grasos libres que se producen. La *isotretinoína*, un retinoide sintético de administración oral o la forma ácida de la vitamina A, revolucionó el tratamiento de los casos resistentes al tratamiento y de los acnés de tipo quístico. En dosis cuidadosamente planeadas, la isotretinoína oral ha dado solución a casos importantes de acné e inducido remisiones a largo plazo de la enfermedad. Aunque el mecanismo exacto de acción todavía se desconoce, disminuye la actividad de la glándula sebácea, evita que se formen nuevos comedones, reduce la población de *P. acnes* mediante la inhibición en la producción de sebo y tiene un efecto antiinflamatorio. Sin embargo, debido a sus numerosos efectos adversos, se utiliza solo en personas con acné grave y únicamente cuando ningún otro tratamiento resulta eficaz.[22,23] Los estrógenos reducen el tamaño y la secreción de las glándulas sebáceas. Sin embargo, debido a las altas dosis en las que se requieren, se encuentran contraindicados en los hombres. Otras medidas terapéuticas para el acné incluyen cirugía, radiación ultravioleta, crioterapia, terapia láser e inyección en las lesiones de corticoesteroides.

Acné conglobata

El acné conglobata hace su presentación en una fase posterior de la vida y es una forma crónica de acné quístico grave.[1] En esta alteración, se producen comedones, pápulas, pústulas, nódulos, abscesos, quistes y cicatrices en la espalda, los glúteos y el tórax. Las lesiones se presentan en menor medida en abdomen, hombros, cuello, cara, brazos y muslos. Los comedones o quistes tienen aberturas múltiples, grandes abscesos y conductos sinusales de interconexión. Los nódulos inflamatorios son relativamente frecuentes. Su drenaje tiene un olor intenso, de consistencia serosa o mucoide y purulento. A menudo la cicatrización deja lesiones queloides profundas. Las personas afectadas desarrollan anemia con leucocitosis y aumento de la velocidad de sedimentación globular y del recuento de neutrófilos. Cuando las personas con acné conglobata también presentan leucocitosis, fiebre y artralgia, este tipo de acné se diagnostica como acné fulminante.[1] El tratamiento generalmente incluye desbridamiento, corticoesteroides sistémicos, retinoides orales y antibióticos sistémicos.

Rosácea

La rosácea es un proceso inflamatorio crónico que se presenta en adultos entre los 30 y 50 años de edad.[1] Es fácilmente confundida con el acné y puede coexistir con él. La rosácea es más frecuente en las personas de piel clara. Afecta a casi 14 millones de personas en los Estados Unidos.[24] La mayoría de quienes la padecen son mujeres caucásicas que superan los 30 años de edad.

Etiología

Se desconoce la causa de la rosácea. Sin embargo, se piensa que es un proceso inflamatorio que viene acompañado de inestabilidad vascular con filtración de líquidos y mediadores inflamatorios en la dermis.[25,26] A menudo se acompaña de síntomas digestivos. Se ha mencionado a la infección por *Helicobacter pylori* como una posible etiología, con estudios que muestran una mejoría en la rosácea después de la erradicación de este microorganismo.[26] Además de los patógenos, se han postulado otras causas genéticas, ambientales y vasculares.

Tipos y manifestaciones clínicas

La rosácea se clasifica en cuatro tipos:

1. Eritematotelangiectásica (congestión y eritema facial central persistente)
2. Papulopustulosa (inflamatoria)
3. Fimatosa (engrosamiento de la piel con nodularidad superficial irregular y aumento de volumen)
4. Ocular (compromete a los ojos)[26]

En la primera etapa del desarrollo de la rosácea, existen episodios recurrentes de enrojecimiento facial. El rubor se convierte eventualmente en un eritema rojo oscuro permanente sobre la nariz y las mejillas, que a veces se extiende hasta la frente y el mentón. Esta etapa suele ocurrir antes de los 20 años de edad. En por lo menos el 50% de los individuos con rosácea, se detectan problemas oculares, lo que puede conducir a pérdidas visuales.[26-29] Los síntomas más importantes incluyen comezón, ardor y sequedad en los ojos; sensación arenosa o como de cuerpo extraño; eritema e hinchazón de los párpados.[26] Con el paso de la edad, el eritema persiste y se desarrollan telangiectasias con o sin componentes de acné. Después de años de padecerla, el acné rosácea puede convertirse en una hiperplasia ampollosa irregular (engrosamiento de la piel) de la nariz, conocida como *rinofima*.[17] Los folículos sebáceos y las aberturas de drenaje de la nariz se expanden y el color de la piel cambia a un rojo púrpura; ello da como resultado hipertrofia nasal y alteraciones respiratorias. Aunque la rosácea es más frecuente en las mujeres, el rinofima es más habitual en los hombres. Las personas con rosácea son sensibles al calor. Se les debe instruir para que eviten los factores que estimulan la vascularidad, como calor, luz solar, líquidos calientes, alimentos y alcohol.

Tratamiento

Las medidas terapéuticas son similares a las utilizadas para el acné vulgar. La administración de metronidazol tópico y ácido azelaico ha dado buenos resultados. Los antibióticos tópicos, así como los sistémicos, han sido útiles en el tratamiento. El rinofima puede tratarse por medio de diversos métodos quirúrgicos, como electrocirugía, ablación láser, dermoabrasión, criocirugía y resección.

Dermatosis alérgica y por hipersensibilidad

Las dermatosis alérgicas y por hipersensibilidad consisten en la respuesta inflamatoria a múltiples factores exógenos y endógenos. Las alteraciones, que generalmente se caracterizan por edema epidérmico con separación de las células de la epidermis, incluyen dermatitis de contacto irritativa, dermatitis de contacto alérgica, eccema numular y atópico, urticaria y erupciones cutáneas inducidas por fármacos.

Dermatitis de contacto y alérgica

La dermatitis de contacto es una inflamación cutánea bastante frecuente. Existen dos tipos de dermatitis de contacto: la irritativa y la alérgica.

Dermatitis de contacto alérgica

Este tipo de alteración cutánea es producto de una respuesta de hipersensibilidad de tipo IV, mediada por células, provocada por sensibilización a un alérgeno, como la toxina de la hiedra venenosa. Se han identificado a más de 2000 alérgenos capaces de producir una respuesta inflamatoria de la piel. Las variantes crudas de muchas sustancias de origen natural son en general menos alergénicas que sus combinaciones y los productos sintéticos. Algunos aditivos, como colorantes y perfumes, constituyen las principales fuentes de alérgenos conocidos. Algunos ejemplos de productos tópicos que causan erupciones alérgicas son los fármacos antimicrobianos (especialmente la neomicina), antihistamínicos, anestésicos locales (benzocaína), conservadores (p. ej., parabenos) y cinta adhesiva. Otros alérgenos son la hiedra y el roble venenosos, así como aleaciones de metales que se emplean en joyería. También genera inquietud el aumento en la incidencia de dermatitis de contacto por el uso cotidiano de productos de látex sintético, especialmente guantes y preservativos de látex, que se emplean para prevenir enfermedades transmisibles.

Algunas causas frecuentes de dermatitis de contacto alérgica incluyen parafenilendiamina (en tintes para el cabello), níquel, bálsamo de Perú (fragancias de perfumes), timerosal (conservador de los cosméticos), sulfato de neomicina, mezcla de fragancias, formaldehído (conservador de papel, pintura, medicamentos, telas), cloruro de cobalto (metal que se emplea en productos médicos y tintes para el cabello), aditivos de goma y colofonia (adhesivos en apósitos de tela).[30,31]

Las lesiones por dermatitis de contacto alérgica varían desde un leve eritema con algo de edema, hasta vesículas o ampollas de gran tamaño (fig. 52-14). En ocasiones se presentan lesiones secundarias debido a infecciones bacterianas. Las lesiones pueden aparecer en cualquier lugar del cuerpo y las diversas variantes del eccema suelen clasificarse de acuerdo con su localización. La ubicación y el patrón de las lesiones a menudo contribuyen a identificar los agentes causales. Por ejemplo, la lesión típica por hiedra venenosa consiste en vesículas o ampollas que siguen un patrón lineal (de contacto con la planta) en las áreas expuestas. Las vesículas y las ampollas se rompen y exudan, lo que produce una zona de excoriación.

Dermatitis de contacto irritativa

Los productos químicos (jabones, detergentes, solventes orgánicos) que irritan la piel son causa de la dermatitis irritativa de contacto. Puede producirse por medios mecánicos, como la originada por fricción (p. ej., lana, fibra de vidrio) e irritantes químicos (p. ej., productos de limpieza domésticos) o ambientales (p. ej., plantas, orina). En contraste con la dermatitis alérgica de contacto, en esta no pueden identificarse los alérgenos.

El antecedente, pasado o concurrente, de dermatitis atópica es un riesgo importante para el desarrollo de esta afección. Existen cuatro tipos de dermatitis de contacto irritativa: subjetiva, aguda, crónica y quemaduras químicas. Los casos subjetivos no tienen ninguna manifestación clínica, pero la persona informa sensación de ardor o comezón cuando está expuesta al irritante, y es posible reproducir posteriormente este efecto. Los episodios agudos suelen presentarse debido a una exposición única al irritante. Puede haber resequedad y eritema o edema, inflamación y vesículas.

La dermatitis irritativa crónica se produce por una exposición continua al irritante. Incluso cuando este se retira, la reacción puede seguir durante varios años. Además de resequedad y eritema, puede haber descamación, fisuras y vesículas (fig. 52-15).

Diagnóstico y tratamiento

En la dermatitis de contacto, tanto irritativa como alérgica, la localización de las lesiones es de gran utilidad para el diagnóstico del agente causal. La prueba del parche, en la que se aplica una pequeña cantidad del antígeno sospechoso en la piel, se utiliza para identificar el alérgeno.[30,32,33]

Las medidas terapéuticas para ambos tipos de dermatitis de contacto están destinadas a eliminar la fuente de irritación o el alérgeno. Los casos de menor importancia se tratan por medio del lavado de las áreas afectadas para eliminar la contaminación adicional por el irritante o el alérgeno, aplicando

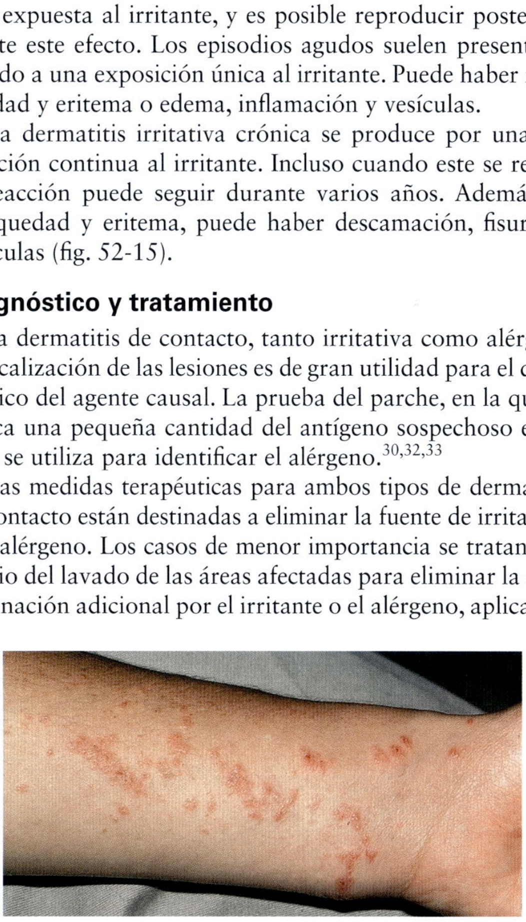

FIGURA 52-14. Dermatitis de contacto. Una erupción eritematosa y pruriginosa clásica provocada por una respuesta inflamatoria a un antígeno que tuvo contacto con la piel del brazo. Tomado de: Jensen S. (2015). *Nursing health assessment: A best practice approach* (2nd ed., p. 270). Philadelphia, PA: Wolters Kluwer.

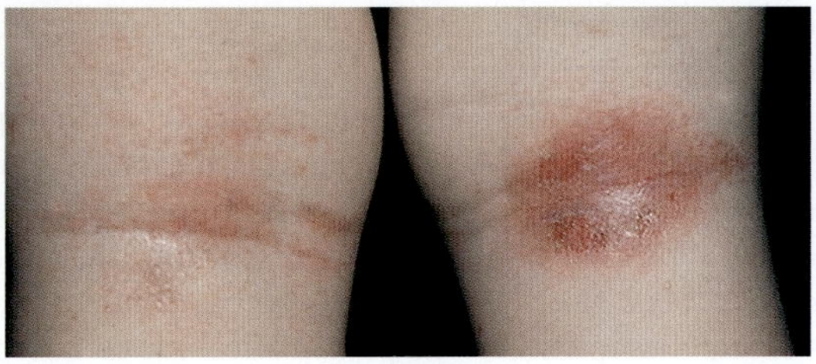

FIGURA 52-15. Eccema, también llamado *dermatitis atópica*. El eccema puede aparecer en cualquier parte del cuerpo. Tomado de: Jensen S. (2015). *Nursing health assessment: A best practice approach* (2nd ed., p. 276). Philadelphia, PA: Wolters Kluwer.

lociones o cremas antipruriginosos y cubriendo las zonas expuestas. Los corticoesteroides tópicos pueden ser útiles en estos casos. Los regímenes de tratamiento sistémico difieren de acuerdo con el tipo de irritantes o alérgenos y la gravedad de la reacción. Los casos moderados a graves se tratan con corticoesteroides sistémicos, compresas húmedas y antihistamínicos por vía oral.

Dermatitis atópica y eccema numular

Dermatitis atópica

La dermatitis atópica (eccema atópico) es una alteración cutánea, inflamatoria y pruriginosa que se caracteriza por eritema mal definido con edema, vesículas y trasudado en la etapa aguda de la enfermedad, y engrosamiento de la piel (liquenificación) en la etapa crónica.[34] Aunque se describe generalmente como una reacción de hipersensibilidad (atópica) mediada por inmunoglobulina E (IgE), el origen alérgico es difícil de informar y cada vez suele verse más como una dermatopatía que predispone a alergias.[34] Aproximadamente el 30% de los niños con dermatitis atópica desarrollan asma y el 35% presentarán alergias en la adolescencia y la edad adulta.[34]

La dermatitis atópica muestra manifestaciones diferentes en distintas edades (niños y adultos) y en personas de diversas etnias. Aproximadamente el 70% de los casos de alergia atópica aparecen en niños menores de 5 años de edad.[34] La variante infantil de la dermatitis atópica se caracteriza por formación de vesículas, trasudado y desarrollo de costras con excoriaciones. Por lo general, comienza en las mejillas y puede progresar hasta afectar la piel cabelluda, brazos, tórax y piernas (fig. 52-16). La piel de las mejillas puede presentar palidez, con formación de pliegues adicionales bajo los ojos, denominados *pliegues de Dennie-Morgan*. Esta forma infantil se resuelve conforme avanza la edad del niño y, a menudo, desaparece a los 15 años de edad. Sin embargo, muchas personas tienen afecciones eccematosas y síntomas de rinitis durante toda la vida.

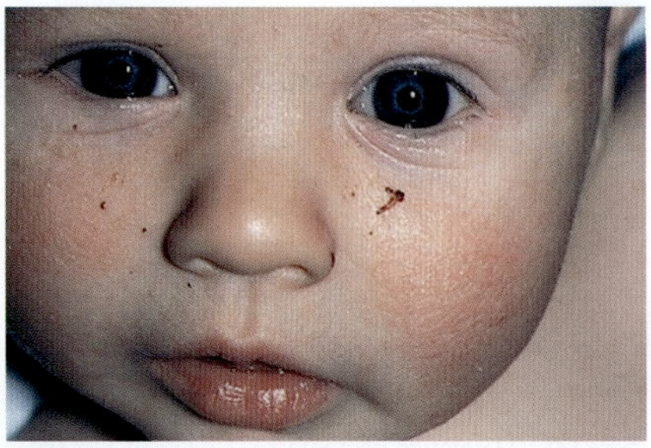

FIGURA 52-16. Eccema atópico en la cara de un lactante. Tomado de: Jensen S. (2015). *Nursing health assessment: A best practice approach* (2nd ed., p. 848). Philadelphia, PA: Wolters Kluwer.

En adolescentes y adultos, generalmente se observan parches eritematosos secos que afectan la cara, el cuello y la parte superior del tórax, pero sin el engrosamiento y la delimitación discreta que se relacionan con la psoriasis. Por lo general, se afectan los pliegues de los codos y las rodillas. En casos crónicos, la piel se encuentra reseca, correosa y liquenificada. Las personas de piel oscura pueden desarrollar erupción papular y parches hipopigmentados mal delimitados en las mejillas y los miembros. En ellos puede perderse la pigmentación en las zonas cutáneas liquenificadas. En los episodios agudos pueden presentarse parches eritematosos trasudantes, brillantes o liquenificados (engrosados y con marcas más prominentes), con placas y pápulas. El prurito puede ser intenso y prolongado, tanto en la variante infantil como en la del adulto. Las infecciones secundarias son frecuentes.

El tratamiento del eccema atópico se centra en las anomalías subyacentes: resequedad, prurito, infección e inflamación. Las guías derivadas de una revisión combinada entre la American Academy of Allergy, Asthma, and Immunology, el American College of Allergy, Asthma, and Immunology, el Joint Task Force 2012, el Atopic Dermatitis Practice Parameter y la American Academy of Dermatology destacan las terapias y los principios básicos del esquema de tratamiento para la dermatitis atópica.[35] A cada una de las medidas terapéuticas las respalda un programa de instrucción integral en relación con la causa de la alteración, las medidas de tratamiento y la importancia de evitar los cambios térmicos y el estrés para reducir al mínimo las respuestas vasculares y la sudoración.[36] Los corticoesteroides tópicos aún son una parte importante del tratamiento de los brotes agudos. Sin embargo, pueden causar efectos adversos locales y sistémicos. El tratamiento con compresas húmedas, en el que se aplica un apósito húmedo sobre emolientes combinados con antisépticos o corticoesteroides tópicos, ha demostrado ser de beneficio en algunos casos de dermatitis atópica grave.[36,37] La infección secundaria por *S. aureus* es frecuente y suele tratarse con ciclos cortos de antibióticos.[34] También se utilizan corticoesteroides de corto plazo durante brotes agudos en personas adultas. La ciclosporina y la azatioprina, ambos inmunosupresores, también pueden servir, aunque se deben considerar sus efectos potencialmente nocivos. Los antihistamínicos son útiles por sus efectos sedantes y pueden ser de ayuda en episodios de prurito intenso. La fototerapia, sola o en combinación con corticoesteroides, se emplea a menudo durante los brotes agudos con buenos resultados.

Eccema numular

Las lesiones del eccema numular son parches papulovesiculares en forma de moneda (de ahí su otro nombre, *eccema discoide*) que afectan principalmente las superficies cutáneas de brazos y piernas. La liquenificación y las infecciones bacterianas secundarias son fenómenos frecuentes. Sucede también que las lesiones iniciales parecen resolverse, para ser seguidas por un brote secundario de lesiones en espejo en el lado opuesto del cuerpo. El eccema numular suele ser crónico, con el paso de semanas o, incluso, años entre las exacerbaciones. Estas son más frecuentes en los meses de invierno. La causa exacta del eccema numular se desconoce, aunque muchas

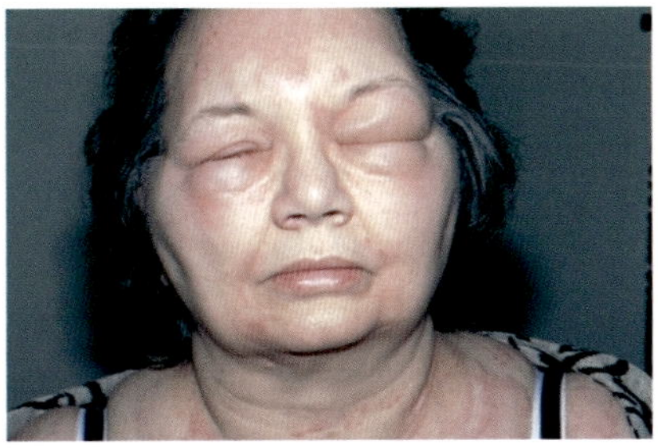

FIGURA 52-17. Urticaria. Se observa la acumulación de líquido, que es el resultado de la liberación de histamina. Tomado de: Jensen S. (2015). *Nursing health assessment: A best practice approach* (2nd ed., p. 277). Philadelphia, PA: Wolters Kluwer.

personas tienen antecedentes de atopia (alteraciones relacionados con la alergia) y fuerte colonización de las lesiones con estafilococos. Por lo general, la ingesta de yoduros y bromuros agrava el estado del paciente y debe evitarse. El tratamiento es similar al de otros tipos de dermatitis. Se debe reducir el estrés y el baño frecuente, mientras que se procura aumentar la humedad ambiental. Pueden prescribirse emolientes tópicos, preparaciones de alquitrán de hulla, corticoesteroides y tratamientos de luz UV, según la necesidad.

Urticaria

La *urticaria* consiste en pápulas o placas pálidas, elevadas y pruriginosas que se producen en la región más superficial de la dermis, en cualquier parte de la piel.[17] Estas pequeñas ronchas o habones palidecen al presionarlas y varían en tamaño desde unos pocos milímetros hasta centímetros (fig. 52-17). Pueden presentarse ya sea como una reacción inmunitaria contra un antígeno que forma parte de una respuesta de hipersensibilidad mediada por IgE o como una reacción de origen no inmunitario frente a algún agente desconocido. El angioedema se diagnostica cuando la inflamación se produce en la parte más profunda de la dermis y causa habones de gran tamaño.[17] En algunas ocasiones puede venir acompañado de edema de la lengua y de las vías respiratorias superiores. La urticaria y el angioedema pueden ir desde una leve irritación hasta una reacción anafiláctica que pone en riesgo la vida.

Etiología y patogenia

La urticaria puede ser aguda o crónica. Numerosos factores, inmunitarios y no inmunitarios, pueden estar implicados en su patogenia. En la urticaria, los habones se derivan de la liberación de histamina a partir de los mastocitos y los basófilos. La histamina genera hiperpermeabilidad excesiva de los vasos más pequeños de la piel y el tejido circundante, lo que permite que el líquido escape hacia el interior de los tejidos, causando edema y habones.

Las causas más frecuentes de la urticaria aguda son alimentos o bebidas, medicamentos (sobre todo la penicilina y la cefalosporina), picaduras de insectos, infecciones víricas, ácaros del polvo y exposición a pólenes o productos químicos. Los alimentos son la etiología más frecuente de la urticaria aguda en los niños.

La urticaria crónica afecta principalmente a los adultos y es dos veces más frecuente en mujeres que en hombres. Por lo general, la etiología no logra determinarse a pesar de que se realicen extensas pruebas de laboratorio. Al parecer se trata de una alteración autoinmunitaria en un número considerable de personas. Alrededor de la mitad de quienes tienen urticaria crónica presentan anticuerpos IgG en la circulación, los cuales activan la liberación de histamina por los mastocitos. En casos especiales, la urticaria es manifestación de una enfermedad subyacente, como ciertos tipos de cáncer, enfermedades del colágeno y hepatitis. Se piensa que puede haber una conexión entre la urticaria y el tener una enfermedad autoinmunitaria de la glándula tiroides.[38] Además, la insuficiencia de origen genético del inhibidor de C1 (proteína 1 del complemento) también puede inducir urticaria y angioedema.

Las urticarias físicas constituyen otra variante de la urticaria crónica.[39,40] Este tipo de urticarias son intermitentes; por lo general, duran menos de 2 h y se producen por ejercicio, frío, luz solar, vibración, calor o presión continua; tienen aspecto y distribución distintivos, y se ven con mayor frecuencia en adultos jóvenes.

Diagnóstico y tratamiento

Se recurre a las pruebas de desafío (p. ej., la aplicación de un cubo de hielo sobre la piel para desencadenar una urticaria al frío) con el fin de diferenciar la urticaria física de la crónica secundaria a otras causas.

La mayoría de los tipos de urticaria se tratan con antihistamínicos de segunda generación que bloquean los receptores de histamina de tipo 1 (H_1). Controlan la urticaria al inhibir la vasodilatación y la filtración de líquido en los tejidos circundantes; también alivian el prurito. Si los antihistamínicos no son eficaces, se usan bloqueadores de los receptores de leucotrienos.[40] Se pueden emplear baños de tipo coloide como medida de alivio. Las personas que experimentan angioedema laríngeo y faríngeo deben llevar siempre con ellas epinefrina precargada. Los corticoesteroides orales pueden utilizarse para el tratamiento de la urticaria refractaria.

Erupciones cutáneas inducidas por fármacos

La mayoría de los fármacos pueden causar una erupción cutánea localizada o generalizada. Los tópicos suelen ser responsables de erupciones que guardan parecido con la dermatitis de contacto, mientras que los sistémicos causan lesiones cutáneas generalizadas. Aunque muchas de las erupciones cutáneas inducidas por fármacos son morbiliformes (p. ej., parecidas a las que produce el sarampión) o exantemáticas, la realidad es que pueden imitar a la mayoría de las alteraciones cutáneas descritas en este capítulo. Debido a que las lesiones varían de forma sustancial, el diagnóstico depende casi en su totalidad de una revisión minuciosa de los antecedentes personales. El tratamiento de los casos leves se dirige a la suspensión del fármaco mientras se tratan los síntomas. Los casos graves requieren atención médica inmediata y tratamiento con corticoesteroides y antihistamínicos sistémicos.

Algunas reacciones farmacológicas producen desprendimiento epidérmico de la piel y la formación de lesiones ampollosas. Los tres tipos de reacciones medicamentosas que causan lesiones de este tipo son el *eritema multiforme menor* (fig. 52-18), el *síndrome de Stevens-Johnson* y la *necrólisis epidérmica tóxica* (NET).

Etiología y patogenia

El eritema multiforme menor suele ser autolimitado y sus manifestaciones van desde algunas máculas eritematosas de forma concéntrica hasta la formación de ampollas.

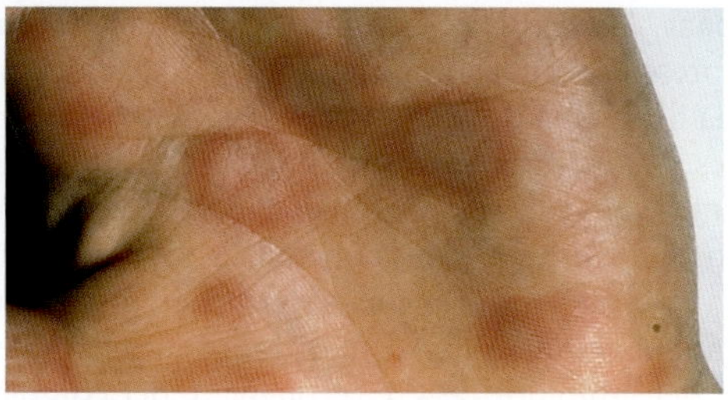

FIGURA 52-18. Eritema multiforme de la mano. Esta erupción en "diana" muestra una ampolla central con eritema circundante, que apareció después del tratamiento antibiótico. Tomado de: Strayer D., Rubin R. (Eds.) (2015). *Rubin's pathology: Clinicopathologic foundations of medicine* (7th ed., p. 1240). Philadelphia, PA: Wolters Kluwer.

Si la reacción consiste en la ulceración sistémica de todas las membranas mucosas y de la piel, se denomina *eritema multiforme mayor* o *síndrome de Stevens-Johnson*, y puede constituir la respuesta a un fármaco o a un virus como el VHS.[17,41] La tercera enfermedad que causa lesiones cutáneas ampollosas desencadenadas por una reacción adversa al medicamento es la NET o síndrome de Lyell, que pone en riesgo la vida.[17]

El eritema multiforme menor es autolimitado, con desprendimiento discreto de la piel en los sitios de lesión. El síndrome de Stevens-Johnson y la NET se producen por una reacción de hipersensibilidad a fármacos; los que suelen inducir más respuestas de este tipo son sulfonamidas, anticonvulsivantes, antiinflamatorios no esteroideos, antipalúdicos y alopurinol. La recuperación depende de la gravedad y de la aplicación de un tratamiento temprano y agresivo.

El desprendimiento de la piel que se observa en las lesiones cutáneas ampollosas es diferente a la descamación (exfoliación) que se presenta con otras alteraciones. Por ejemplo, en la escarlatina hay una descamación de la capa queratinizada muerta del estrato córneo. En las alteraciones ampollosas se desprende por completo la epidermis de la dermis. Esto deja a la persona vulnerable a múltiples problemas, como pérdida de líquidos corporales y electrólitos, control deficiente de la temperatura corporal y mayor riesgo de infección.

Manifestaciones clínicas

Las lesiones del eritema multiforme menor y del síndrome de Stevens-Johnson son similares. La lesión primaria en ambos casos es una pápula redonda, eritematosa, que se asemeja a la picadura de un insecto. De horas a días, estas lesiones cambian su apariencia en diversos patrones. Las lesiones individuales pueden crecer y fusionarse, por lo que producen placas pequeñas, o pueden desarrollar zonas concéntricas de color y adquirir la apariencia de "diana" o "iris". Los anillos exteriores de estas lesiones suelen ser eritematosos, mientras que la porción central suele observarse opaca, en tono blanco, amarillo o gris (cenizo). En el centro pueden formarse pequeñas ampollas sobre las máculas purpúricas cenicientas; ello le confiere su característico aspecto de diana. Aunque existe una amplia distribución de las lesiones sobre la superficie corporal, hay una propensión mayor a que se presenten en la cara y el tórax.

La NET es la reacción farmacológica más grave. La persona experimenta un período prodrómico de malestar general, febrícula y dolor de garganta. En pocos días aparece un eritema diseminado y ampollas grandes y flácidas, seguido por la pérdida de la epidermis que deja a la dermis denudada y dolorosa. La piel que rodea las grandes áreas denudadas puede tener las lesiones típicas en forma de diana, como las que se observan en el síndrome de Stevens-Johnson. La presión lateral hace que la piel circundante se separe con facilidad de la dermis (*signo de Nikolsky*).[41] Por lo general, el epitelio de las superficies mucosas, en especial en boca y ojos, también se ve afectado y puede conducir de manera gradual a la ceguera.

Tratamiento

El tratamiento del eritema multiforme menor y de los casos menos graves del síndrome de Stevens-Johnson incluye el alivio sintomático con anestésicos tópicos, compresas, medicamentos antipruriginosos y anestésicos tópicos. Se debe evitar la recurrencia del eritema multiforme empleando terapia continua con aciclovir. Para casos graves de síndrome de Stevens-Johnson y NET, se requiere hospitalización para la reposición de líquidos, asistencia respiratoria, administración de antibióticos y analgésicos y aplicación de apósitos húmedos.[41] Resulta esencial evitar en el futuro el fármaco responsable o cualquier compuesto químico relacionado.

Dermatosis papuloescamosas

Las *dermatosis papuloescamosas* son un grupo de alteraciones en la piel caracterizadas por pápulas y placas descamativas. Entre las afecciones papuloescamosas principales pueden mencionarse la psoriasis, la pitiriasis rosada y el liquen plano.

Psoriasis

La *psoriasis* es una alteración cutánea inflamatoria crónica que a menudo se caracteriza por la presencia de placas eritematosas, gruesas y circunscritas cubiertas por escamas de tono blanco o plateado. La psoriasis tiene presencia en todo el mundo, aunque su incidencia es menor en climas más cálidos y soleados. En los Estados Unidos e Inglaterra afecta al 2-3% de la población.[42] La edad promedio de inicio es la tercera década de la vida y su prevalencia aumenta con la edad.

Etiología

Aproximadamente un tercio de las personas muestran antecedentes genéticos, lo que indica un factor hereditario. El inicio de la enfermedad durante la infancia se asocia con mayor intensidad con el antecedente familiar, en comparación con el que inicia en adultos mayores de 30 años. La alteración, que puede persistir durante toda la vida y exacerbarse en momentos impredecibles, se clasifica como un problema crónico. No obstante, se sabe de algunos casos en los que se ha resuelto y no reincidió. Parece haber una asociación entre la psoriasis y la artritis.

Se desconoce cuál es la principal causa de la psoriasis. Se piensa que los linfocitos T activados (principalmente linfocitos cooperadores $CD4^+$) producen mensajeros químicos que estimulan el crecimiento anómalo de los queratinocitos y la vasculatura dérmica.[42] Los cambios inflamatorios que se observan se originan por la infiltración de neutrófilos y monocitos. El traumatismo cutáneo es un factor precipitante frecuente en personas predispuestas a la enfermedad. La reacción de la piel al traumatismo original de cualquier tipo se llama *reacción de Köbner*. El estrés, las infecciones, los traumatismos, la xerosis y el uso de medicamentos como inhibidores de la enzima convertidora de angiotensina, bloqueadores β-adrenérgicos, litio y el antipalúdico hidroxicloroquina, pueden precipitar o exacerbar el padecimiento.[42]

Patogenia

Histológicamente, la psoriasis se caracteriza por un incremento en la renovación de células epidérmicas, con marcado engrosamiento de la epidermis, proceso al que se le denomina *hiperqueratosis*. La capa granular (estrato granuloso) de la epidermis se adelgaza o desaparece, y pueden encontrarse neutrófilos en el estrato córneo. También se observa un adelgazamiento de la capa de células epidérmicas que cubre las puntas de las papilas dérmicas (placa suprapapilar), y los vasos sanguíneos en estas papilas se ven tortuosos y dilatados. Estos lechos capilares muestran daño permanente, incluso cuando la enfermedad remite o se resuelve. La gran proximidad entre los vasos de las papilas dérmicas y la escama hiperqueratósica ocasiona múltiples puntos de hemorragia diminutos que se hacen evidentes al levantar dicha escama.

Tipos de psoriasis

Existen muchas variantes o tipos de psoriasis, incluidos en placas, en gota, pustulosa (localizada y generalizada) y eritrodérmica.[42] La *psoriasis en placas* (*psoriasis común*) es el tipo más frecuente y constituye una forma estable y crónica de esta alteración. Las lesiones pueden aparecer en cualquier parte de la piel, pero más a menudo en los codos, las rodillas y el cuero cabelludo (fig. 52-19). Las lesiones primarias son placas eritematosas gruesas y bien delimitadas, con una escama plateada que varía en forma y tamaño. En personas de piel oscura, las placas pueden adquirir un tono púrpura. Puede haber excoriación, engrosamiento o exudado de las lesiones. Un hallazgo que contribuye al diagnóstico diferencial es el discreto sangrado que se produce en múltiples puntos al ser retirada la placa, lo que se conoce como *signo de Auspitz*.

La *psoriasis en gota* aparece en niños y adultos jóvenes y se caracteriza por lesiones descamativas en forma de lágrima de color rosa salmón. Estas lesiones suelen limitarse a la parte superior del tórax y las extremidades. Esta forma de psoriasis generalmente es provocada por una infección por estreptococos.[42] Por lo general, responde a tratamientos como la fototerapia con luz UVB, solo para reincidir con infecciones estreptocócicas recurrentes. La *psoriasis* se caracteriza por pápulas o placas con pústulas incrustadas (fig. 52-20). La psoriasis pustulosa localizada se limita generalmente a las palmas de las manos y las plantas de los pies. No obstante, la de tipo generalizada se caracteriza por una afectación más general y puede estar asociada con síntomas sistémicos como fiebre, malestar general y diarrea. La persona puede haber tenido o no psoriasis preexistente.

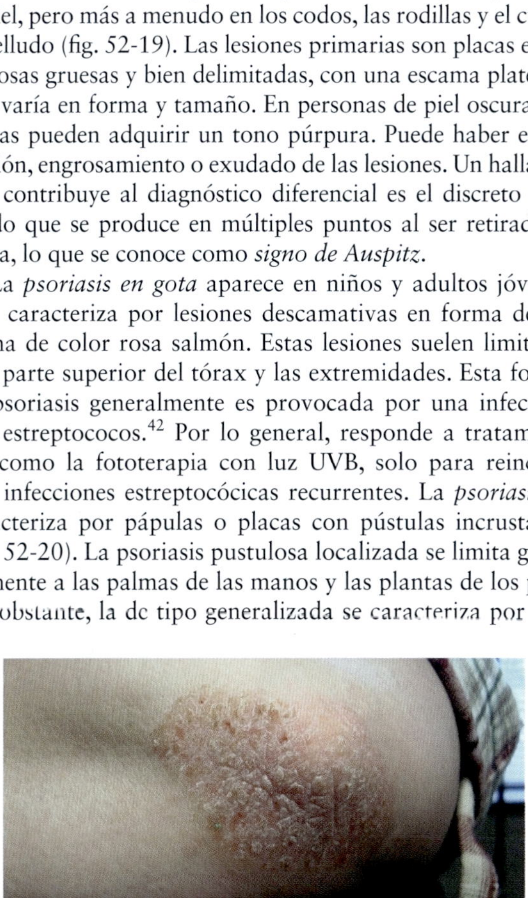

FIGURA 52-19. Forma de psoriasis de color plata-blancuzco, con placas bien delimitadas y escamas que se sobreponen a la altura del codo. Tomado de: J. B. de Hall, pasillo J. C. (2017). *Sauer's manual of skin diseases* (11th ed., Fig. 16-1, p. 189). Philadelphia, PA: Wolters Kluwer.

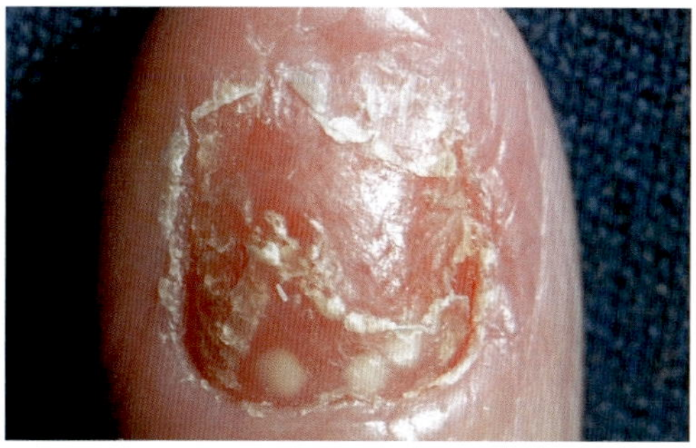

FIGURA 52-20. Psoriasis pustulosa ungueal. Tomado de: Hall J. B., Hall J. C. (2017). *Sauer's manual of skin diseases* (11th ed., p. 404). Philadelphia, PA: Wolters Kluwer.

La *psoriasis eritrodérmica* es una forma rara de psoriasis que afecta a todas las superficies corporales, entre otras, manos, pies, uñas, tórax y extremidades. Se caracteriza por un proceso en el que las lesiones se descaman y confluyen entre sí; esto deja gran parte de la superficie corporal con un color rojo brillante, que se sigue descamando. Un prurito grave y dolor acompañan a esta alteración. Se pueden desarrollar complicaciones graves relacionadas con la pérdida de líquidos corporales, proteínas y electrólitos, así como alteraciones en la regulación de la temperatura.

Tratamiento

No existe cura para la psoriasis. El objetivo del tratamiento es suprimir los signos y los síntomas de la enfermedad: hiperqueratosis, inflamación epidérmica y diferenciación anómala de los queratinocitos.[42] Las medidas terapéuticas se dividen en métodos tópicos y sistémicos.

Los fármacos tópicos incluyen emolientes, queratolíticos, productos de alquitrán, antralina, corticoesteroides y calcipotrieno. Los queratolíticos son exfoliantes. El ácido salicílico es el más utilizado: ablanda y elimina las placas. El alquitrán de hulla, un producto derivado del procesamiento de coque y gas mineral, es una de las alternativas más antiguas pero más eficaces de tratamiento.

La antralina, un producto sintetizado del polvo de Goa que se obtiene de la corteza del árbol brasileño araroba, sigue siendo el tratamiento tópico de elección. Ha sido eficaz en la resolución de lesiones en aproximadamente 2 semanas.

Los corticoesteroides tópicos, como queratolíticos, se usan ampliamente y son relativamente eficaces. Suelen ser mejor aceptados porque no manchan y son fáciles de usar. El *calcipotrieno*, un derivado de la vitamina D de uso tópico, ha sido eficaz para el tratamiento de la psoriasis. Inhibe la proliferación celular epidérmica y mejora la diferenciación celular. El *tazaroteno*, un retinoide sintético, también ha sido eficaz, pero es teratógeno y debe evitarse en las mujeres en edad fértil.

Los tratamientos sistémicos incluyen fototerapia, fotoquimioterapia, metotrexato, retinoides, corticoesteroides y ciclosporina. Desde hace mucho tiempo se reconocen los efectos beneficiosos de la luz solar. La fototerapia con UVB es un tratamiento de amplio uso. Por su parte, la fotoquimioterapia consiste en utilizar una forma del medicamento metoxaleno que se activa con la luz.

Los corticoesteroides sistémicos han sido eficaces en el tratamiento de la psoriasis grave o pustulosa. La inyección intralesional de triamcinolona ha demostrado ser eficaz para las lesiones resistentes. Los retinoides son otra vertiente del tratamiento de la psoriasis sistémica.

El metotrexato, que se utiliza para el tratamiento del cáncer, es un antimetabolito que inhibe la síntesis de ADN e impide la mitosis celular. La ciclosporina es un fármaco inmunosupresor potente que se utiliza para evitar el rechazo cuando se realizan trasplantes de órganos. Suprime la inflamación y la proliferación de linfocitos T en las personas con psoriasis. La ciclosporina intralesional también ha sido eficaz. Algunos fármacos biológicos que tienen como objetivo la actividad de los linfocitos T y de las citocinas responsables de la naturaleza inflamatoria de la psoriasis han probado ser eficaces no solo con las lesiones cutáneas, sino en detener los efectos de la artritis que se presentan con la psoriasis.[43]

Alerta sobre el dominio de conceptos

La fototerapia, el metotrexato, los corticoesteroides y la ciclosporina son todos tratamientos sistémicos para la psoriasis. Los queratolíticos son, por su parte, el tratamiento tópico para esta alteración.

Pitiriasis rosada

La pitiriasis rosada es un exantema que afecta sobre todo a niños y adultos jóvenes. Se desconoce el origen de la erupción, pero podría desencadenarse por una infección vírica.[43] Aunque se han investigado numerosos virus, no existe evidencia concluyente de ninguno, salvo ciertos datos que respaldan la participación del virus del herpes humano 6 (VHH-6) o 7 (VHH-7).[1,43] La incidencia alcanza su punto más alto en primavera y otoño.[10] Los casos se presentan en brotes y entre personas que viven o trabajan en estrecha colaboración, lo que indica una propagación de tipo infeccioso. Sin embargo, no hay ningún dato para apoyar la transmisión entre personas. Se puede tratar de una reacción inmunitaria a distintos agentes.

La lesión característica es una mácula o pápula ovalada con eritema circundante (fig. 52-21). La lesión se extiende y experimenta aclaramiento central, similar a lo que pasa en la tiña corporal. Esta lesión inicial es solitaria y se denomina *parche heráldico*, y se presenta generalmente en el tórax o el cuello. Sin embargo, no siempre hay parche heráldico.[1] A medida que la lesión se extiende y comienza a desaparecer (2-10 días), aparecen brotes sucesivos de lesiones en el tórax y el cuello en un transcurso de 2-3 semanas.[1] Las lesiones en la parte posterior tienen un patrón característico de "rama de árbol de Navidad" sobre la espalda.[1] Las extremidades, la cara y el cuero cabelludo pueden resultar más afectados en niños y personas de color.[1] Puede haber prurito de leve a intenso. La enfermedad es autolimitada y, generalmente, desaparece dentro de 6-8 semanas.[1] Las medidas terapéuticas son paliativas e incluyen esteroides tópicos, antihistamínicos y baños coloidales. Los corticoesteroides sistémicos pueden reservarse para casos graves.

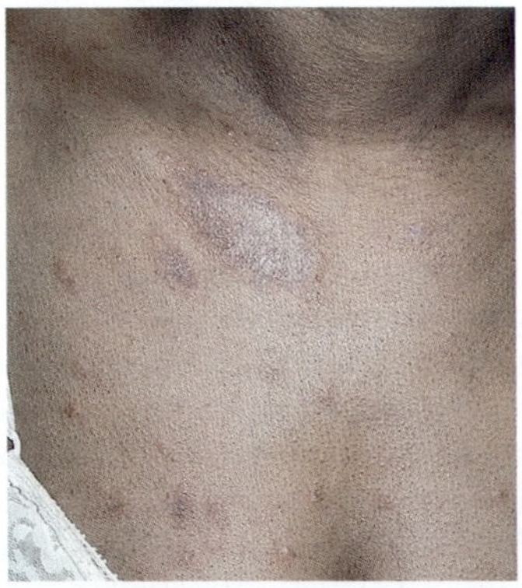

FIGURA 52-21. Pitiriasis rosada. Se trata de una infección vírica en la que puede distinguirse un parche heráldico en la región superior derecha del pecho, abajo de la clavícula. Tomado de: Jensen S. (2015). *Nursing health assessment: A best practice approach* (2nd ed., p. 275). Philadelphia, PA: Wolters Kluwer.

Liquen plano

El liquen plano es una alteración cutánea que se caracteriza por la aparición de pequeñas pápulas violáceas (2-10 mm) con superficie plana y bordes angulados e irregulares (fig. 52-22).[1] El liquen plano es una enfermedad pruriginosa crónica poco frecuente. Comprende la inflamación y la erupción papular de la piel y las membranas mucosas. Existen variaciones en el patrón de las lesiones (p. ej., anular, lineal) y diferencias en la distribución (p. ej., las membranas mucosas, genitales, uñas, cuero cabelludo). La lesión característica es una pápula poligonal de tono violeta, cubierta por un patrón brillante, blanco, similar a un encaje. Las lesiones aparecen con mayor frecuencia en muñecas, tobillos y tórax. La mayoría de las personas que tienen lesiones cutáneas también presentan lesiones bucales, que se observan como un tipo de encaje de color blanco lechoso, en la mucosa bucal o en la lengua.[10] Otras superficies mucosas, por ejemplo, la zona genital, nasal, laríngea, ótica, gástrica y anal, también pueden verse afectadas. Como sucede en la psoriasis, las

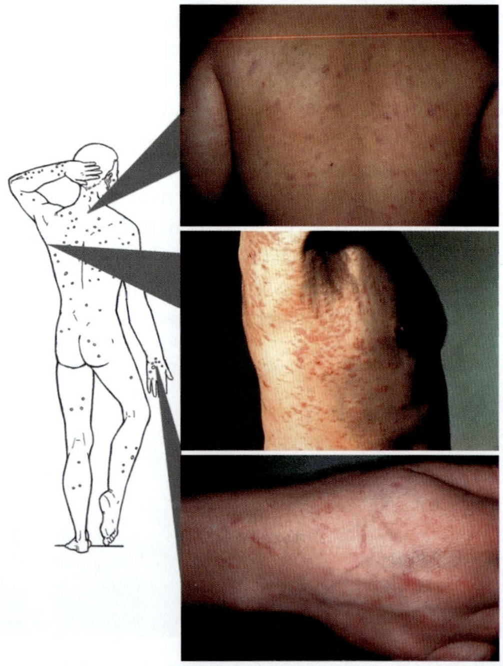

FIGURA 52-22. Liquen plano de la espalda, el tórax y la mano. Tomado de: Hall J. B., Hall J. C. (2017). *Sauer's manual of skin diseases* (10th ed., p. 171). Philadelphia, PA: Wolters Kluwer.

lesiones del liquen plano pueden desarrollarse sobre rasguños o lesiones cutáneas, de tal manera que se pueden identificar como lesiones primarias o secundarias.

La etiología del liquen plano es desconocida, pero se piensa que se trata de una respuesta autoinmunitaria en la que las células epiteliales son reconocidas como ajenas al cuerpo. La alteración afecta la unión epidérmica-dérmica, con daño a la capa de células basales. Algunos casos de liquen plano se han asociado con infecciones por virus de hepatitis B o C.[1]

El diagnóstico se sustenta en el aspecto clínico de las lesiones y en los hallazgos histopatológicos que arroja una biopsia con sacabocados. En la mayoría de las personas, el liquen plano es una enfermedad autolimitada. Las medidas terapéuticas incluyen la suspensión de todos los medicamentos, seguido por el tratamiento con corticoesteroides tópicos y vendajes oclusivos.

Liquen simple crónico

El liquen simple crónico o *neurodermatitis circunscrita* es una dermatitis pruriginosa localizada, de aspecto liquenoide, que se produce como resultado del frotamiento y rascado repetitivos.[10] El término *liquen simple* denota la ausencia de una alteración cutánea de predisposición conocida en la persona afectada. Se caracteriza por el desarrollo de parches descamativos, pruriginosos, eritematosos y engrosados de piel seca. Las personas con esta afección pueden tener una sola lesión o, con menor frecuencia, lesiones múltiples. Estas se identifican principalmente en nuca, muñecas, tobillos o región anal. Las mujeres pueden experimentar esta dermatosis en la vulva y referir un prurito vulvar molesto que se intensifica con el rascado constante.[44] La alteración generalmente comienza como un pequeño parche prurítico, que, después de un ciclo repetitivo de prurito y rascado, se convierte en dermatosis crónica. Debido al prurito crónico y al rascado consecuente, se desarrollan excoriaciones y liquenificación, con engrosamiento de la piel, que terminan por dar a las lesiones el aspecto de una corteza de árbol. El tratamiento consiste en medidas que ayudan a reducir el rascado de la zona. A menudo se prescribe un corticoesteroide de potencia moderada para disminuir el prurito y el proceso inflamatorio subsecuente.

Infestaciones por artrópodos

La piel es susceptible a diversas alteraciones que se producen como consecuencia de la invasión o infestación por artrópodos, por ejemplo, los ácaros y los piojos. El tipo de exantema o, en ocasiones, de lesión única, varía según el agente causal.

Escabiosis/sarna

Un ácaro, *Sarcoptes scabiei*, que se entierra en la epidermis, es el causante de la sarna. Después de que la hembra queda grávida, penetra en la piel y pone de dos a tres huevos cada día durante 4 o 5 semanas. Los huevos eclosionan después de 3-4 días, y las larvas migran a la superficie cutánea. A partir de este momento, solo penetran en la piel para buscar alimento o protección. Las larvas mudan y se convierten en ninfas, y mudan una vez más para convertirse en adultos. Después de que las nuevas hembras adultas quedan grávidas, se repite el ciclo. La sarna se transmite por contacto directo entre personas, incluido el contacto sexual. También se transmite por el contacto con sábanas infestadas por ácaros en hospitales o asilos, debido a que el artrópodo puede vivir hasta 2 días en la ropa de cama o la vestimenta.

Tipos de sarna

Existen dos tipos de sarna: la clásica y la noruega (costrosa). La sarna clásica se caracteriza por lesiones pequeñas en forma de surco (2 mm) que pueden ser de color rojo a parduzco.[1,45] Pequeñas vesículas pueden cubrir los surcos. Las áreas afectadas con mayor frecuencia son los pliegues interdigitales de los dedos, la superficie de flexión de la muñeca, la cara interna del codo, las axilas, los pezones, el pene, la línea del cinturón y el pliegue glúteo (fig. 52-23). El prurito es habitual y puede derivar de la formación de los surcos, de la materia fecal de los ácaros o de ambos.

Pueden desarrollarse excoriaciones por rascado y dejar al hospedero vulnerable a infecciones bacterianas secundarias y lesiones graves de la piel si no recibe tratamiento. Un segundo tipo es la sarna noruega o costrosa, que es una forma grave que involucra a millones de ácaros. Se diferencia de la común por el gran número de ácaros que viven en el hospedero y en las costras que se extienden sobre la región infestada.[45]

Diagnóstico y tratamiento

El diagnóstico se realiza mediante raspados cutáneos. El diagnóstico positivo se basa en la presencia de ácaros, huevos o heces. El tratamiento es simple y curativo. Después del baño, se aplican sobre toda la superficie cutánea permetrina, malatión y otros fármacos eficaces durante un plazo de 12 h. En algunos casos se recomienda que se repita la aplicación, aunque un solo tratamiento suele ser suficiente.

Pediculosis

Pediculosis es el término para referirse a la infestación con piojos (género *Pediculus*). Los piojos son insectos ovalados

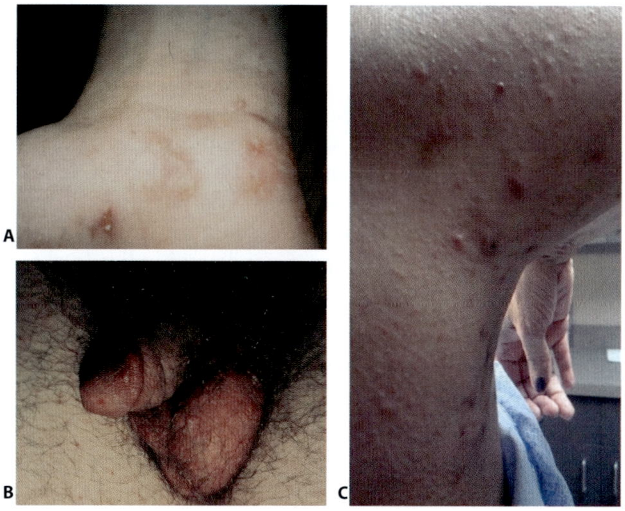

FIGURA 52-23. Escabiosis. **A.** Base de la palma y área de flexión de la muñeca con surcos blancos en forma de hilos, con algo de eritema circundante. Se trata de una ubicación frecuente para encontrar surcos de sarna. **B.** Pápulas inflamadas en el pene y el escroto características de la sarna. **C.** Pápulas y nódulos inflamados en el pliegue axilar posterior, típico de la sarna nodular. No se encuentra ningún organismo como responsable de esta probable reacción inmunitaria. Tomado de: Hall J. B., J. C. Hall (2017). *Sauer's manual of skin diseases* (11 th ed., p. 210). Philadelphia, PA: Wolters Kluwer.

de color gris, gris-pardo o rojo-pardo, sin alas, que viven de la sangre de los seres humanos y los animales. Los piojos son específicos del hospedero; los que viven en los animales no se transfieren a los seres humanos y viceversa. Estos animales también son dependientes del hospedero; no pueden vivir sin su hospedero más de unas pocas horas.

Existen tres tipos de piojos que afectan a los seres humanos: *P. humanus corporis* (piojo del cuerpo), *Pthirus pubis* (piojo del pubis o ladilla) y *Pediculus humanus capitis* (piojos de la cabeza).[1] Aunque estos tres tipos difieren biológicamente, tienen ciclos de vida similares. El ciclo de vida de un piojo transcurre por una etapa de "liendre" o huevo, tres mudas en su fase de ninfa, una etapa reproductiva adulta y la muerte. Antes de alcanzar la edad adulta, los piojos viven del hospedero y son incapaces de reproducirse. Después de la fertilización, el piojo hembra pone sus huevos a lo largo de los tallos capilares. Las liendres tienen un tono gris perla a pardo. De acuerdo con el sitio, un piojo hembra puede poner entre 150 y 300 huevos a lo largo de su vida. El período de vida de un piojo que se alimenta es de 30-50 días.[1] Los piojos están equipados con estiletes que perforan la piel. Su saliva contiene un anticoagulante que impide la coagulación, mientras el parásito se alimenta de la sangre del hospedero. Un piojo ingiere aproximadamente 1 mL de sangre durante cada alimentación.

Pediculosis corporal

La pediculosis corporal es la infestación con *P. humanus corporis* o piojo del cuerpo. Los piojos se transfieren principalmente a través del contacto con una persona infestada, su vestimenta o ropa de cama. Los piojos viven en las fibras de la ropa; en consecuencia, solo salen para alimentarse, generalmente en la noche, por lo que causan prurito nocturno. A diferencia de los piojos del pubis y la cabeza, el piojo del cuerpo puede sobrevivir 10-14 días sin el hospedero.

La lesión típica es una mácula en el sitio de la mordedura. Se pueden desarrollar pápulas y ronchas. La infestación es pruriginosa e induce el rascado, lo que origina una excoriación lineal característica. Con frecuencia se encuentran parches eccematosos. Las lesiones secundarias pueden ser descamativas e hiperpigmentadas y dejar cicatrices. Las zonas típicamente afectadas son los hombros, el tórax y los glúteos. La presencia de liendres en las costuras de la ropa confirma el diagnóstico de pediculosis corporal.

Las medidas terapéuticas consisten en erradicar los piojos y liendres del cuerpo y la ropa. Cuando está indicado el tratamiento, se recomiendan champús o preparaciones tópicas que contienen malatión u otros pediculicidas.

Pediculosis del pubis

La pediculosis del pubis es una enfermedad que se disemina por el contacto íntimo con alguien que tiene infestación por *P. pubis* o ladillas. Los piojos y las liendres suelen identificarse en la región del pubis de hombres y mujeres, donde sus mordeduras generan prurito y lesiones eritematosas. En ocasiones pueden encontrarse en los sitios de los caracteres sexuales secundarios, como la barba en los hombres o las axilas de ambos sexos. Los síntomas incluyen prurito intenso e irritación cutánea. El diagnóstico se hace a partir de los síntomas y la observación microscópica. El tratamiento es igual que para los piojos de la cabeza.

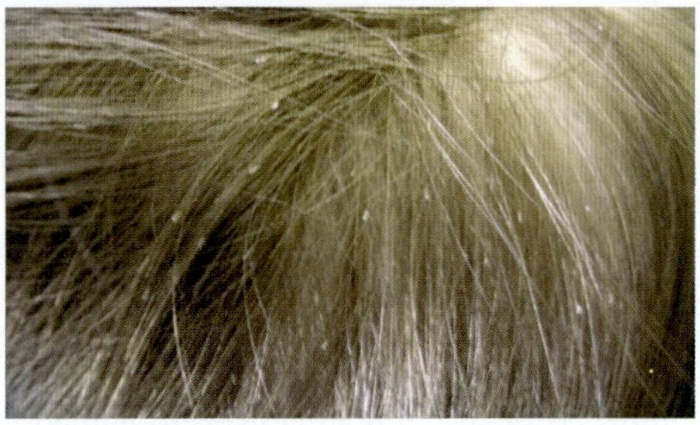

FIGURA 52-24. Pediculosis capitis (piojos de la cabeza). Los piojos se pueden encontrar en los tallos pilosos, a los cuales se adhieren. Tomado de: Jensen S. (2015). *Nursing health assessment: A best practice approach* (2nd ed., p. 278). Philadelphia, PA: Wolters Kluwer.

Pediculosis de la cabeza

La incidencia de pediculosis de la cabeza, o infestación con piojos de la cabeza, es mayor entre las niñas, aunque aún no se ha establecido que la longitud del cabello sea un factor contribuyente. Las infestaciones de piojos de la cabeza generalmente se limitan al área occipital y retroauricular. Con menos frecuencia, se encuentran piojos en barba, pubis, cejas y vello corporal. Aunque los piojos pueden diseminarse al compartir peines y gorras, por lo general se transmiten de cabello a cabello a través del contacto personal cercano. El diagnóstico positivo depende de la presencia de liendres que se adhieren con firmeza al cabello o de piojos adultos vivos en el pelo. El prurito y el rascado de la cabeza son los indicadores primarios de una posible pediculosis. La piel cabelluda puede encontrarse eritematosa y excoriada por el rascado (fig. 52-24). En los casos graves, los cabellos se adhieren entre sí para conformar una "cubierta" costrosa que despide mal olor. A veces puede presentarse una erupción morbiliforme con linfadenopatía, que podría diagnosticarse como rubéola.

Los piojos de la cabeza se tratan con champús de permetrina o malatión.

RESUMEN

Las alteraciones primarias de la piel incluyen las afecciones pigmentarias, procesos infecciosos, enfermedades inflamatorias, alteraciones del sistema inmunitario, alergias e infestaciones por artrópodos. Las alteraciones pigmentarias de la piel incluyen vitiligo, albinismo y melasma. Aunque las causas de estas alteraciones varían, en todas ellas están implicados cambios en la cantidad de melanina que producen los melanocitos. Este tipo de alteraciones aparecen en personas de cualquier tipo de piel. Sin embargo, sus manifestaciones varían entre las personas con piel clara u oscura.

Las infecciones micóticas superficiales se denominan *dermatofitosis* y se conocen comúnmente como *tiña*. La tiña puede afectar todo el cuerpo (*tinea corporis*), cara y cuello (*tinea faciei*), cuero cabelludo (*tinea capitis*), manos (*tinea manus*), pies (*tinea pedis*) o uñas (*tinea unguium*). Las infecciones micóticas profundas invaden la piel a mayor profundidad, alcanzan el tejido vivo y también son capaces de involucrar a otros órganos. El impétigo, causado por estafilococos o estreptococos β-hemolíticos, es la infección bacteriana superficial más frecuente. Los virus son responsables de originar verrugas y lesiones del herpes simple de tipo 1 (fuegos y aftas) y del herpes zóster (culebrilla).

Algunas alteraciones inflamatorias no infecciosas de la piel, como el acné, el liquen plano, la psoriasis y la pitiriasis rosada, tienen una etiología que aún se desconoce. Por lo general, se limitan a la piel y pocas veces están asociadas con alguna enfermedad interna específica. Las respuestas alérgicas cutáneas implican al sistema inmunitario del organismo y se deben a reacciones de hipersensibilidad a alérgenos, como factores ambientales, fármacos y otras sustancias. Incluyen a la dermatitis de contacto, la dermatitis atópica y las erupciones inducidas por fármacos (eritema multiforme, síndrome de Stevens-Johnson y NET).

La piel también está sujeta a la invasión o infestación por ciertas especies de artrópodos, como la sarna, causada por ácaros (*S. scabiei*), y la pediculosis, originada por piojos. Hay tres tipos de piojos que afectan a los seres humanos: *Pediculus humanus corporis* (piojo del cuerpo), *Pthirus pubis* (piojos púbicos) y *Pediculus humanus capitis* (piojos de la cabeza).

Lesiones por radiación ultravioleta, calor y presión

Daño cutáneo producido por radiación ultravioleta

La piel es la capa protectora contra los rayos UV dañinos que provienen del sol. Los cánceres de piel y otras alteraciones, como la formación temprana de arrugas y el envejecimiento cutáneo, se han atribuido a los efectos nocivos de la luz solar.

La luz del sol se mide en longitudes de onda y se expresa en nanómetros (nm, una milmillonésima parte de un metro), que van desde aproximadamente 290 nm en la región UV hasta casi 2 500 nm en la región infrarroja. La radiación ultravioleta (RUV) se divide en tres tipos: rayos UVA, UVB y UVC.[10] Los UVC son cortos (100-290 nm) y no pasan a través de la atmósfera terrestre. Sin embargo, se pueden producir artificialmente y son perjudiciales para los ojos. Los UVB tienen una longitud de onda de 290-320 nm. A menudo se conocen como los "rayos que producen quemaduras solares" y son responsables de casi todos los efectos solares en la piel, incluyendo el *fotoenvejecimiento*, las arrugas, los cambios pigmentarios, la resequedad y la pérdida del tono, que se producen y son recrudecidos por la exposición a la luz solar. Los UVA van de los 320-400 nm y pueden pasar a través de los cristales de las ventanas. Se dividen a su vez en UVA-2 de onda corta (320-339 nm) y UVA-1 de onda larga (340-400 nm).[10] Algunos estudios muestran que los UVA, particularmente UVA-2, contribuyen en gran medida a las alteraciones cutáneas. Fuentes artificiales de UVA, como las camas de bronceado e intervenciones terapéuticas solares (p. ej., PUVA) para ciertas afecciones cutáneas, producen los mismos efectos que la radiación UVB.

Los efectos agudos de la radiación por UVA y UVB son reversibles y de vida corta; incluyen eritema, pigmentación y lesiones a las células de Langerhans y a los queratinocitos de la epidermis. Estas reacciones difieren en función de si el agente incitante son los UVA o UVB. Por ejemplo, el eritema inducido por UVA se produce inmediatamente, se desvanece en un par de horas y se considera que se debe a la "carga térmica". El eritema inducido por UVB tiene una respuesta tardía, alcanza niveles máximos 6-24 h después de la exposición al sol y desaparece de forma paulatina a lo largo de 1 o 2 días. La pigmentación o bronceado que se produce por UVA y UVB se debe a un incremento tardío en el número de melanocitos, la elongación y extensión de los procesos dendríticos y la transferencia de melanina a los queratinocitos. Para que se produzca el bronceado, debe existir eritema inducido por UVB. Este bronceado que inducen los UVB confiere protección contra exposiciones subsecuentes, mientras que el bronceado generado por UVA solo brinda protección limitada.

Se piensa que el daño cutáneo inducido por UVB es consecuencia de la generación de especies reactivas de oxígeno y por el daño a la melanina. Este tipo de daño se llama *fotoenvejecimiento*.[9] La elastosis solar se produce por una gran cantidad de material elástico anómalo que se ubica en la parte superficial de la dermis y genera un engrosamiento epidérmico y pérdida de la elasticidad.[10] Esto provoca arrugas profundas y gruesas que nunca desaparecen.[10] Las proteínas celulares y el ADN sufren daño primario debido principalmente a su abundancia y a su capacidad para absorber la radiación ultravioleta. Tanto los rayos UVA como los UVB disminuyen también las células de Langerhans y las células inmunitarias. Actualmente, ambos tipos de radiación se consideran como causa de cáncer.[10] De hecho, los UVA pueden ser más cancerígenos que los UVB. Aunque producen menos quemaduras de sol, los UVA están presentes en todas las horas de luz diurna, durante todo el año. Los UVB, por otra parte, varían según la temporada, ubicación y hora del día. Los UVA penetran profundamente y causan mayor daño en los queratinocitos, donde se generan la mayoría de los cánceres cutáneos.[10]

PUNTOS CLAVE

Lesiones por radiación ultravioleta, calor y presión

- Los rayos ultravioleta del sol tienen el potencial de dañar directamente a las células cutáneas, de tal manera que aceleran el efecto de envejecimiento sobre la piel y predisponen al desarrollo de cáncer.
- Las lesiones térmicas pueden dañar la piel y el tejido subcutáneo y destruir la función de barrera de la piel que impide la pérdida de líquidos corporales y brinda protección contra la entrada de organismos infecciosos.

Fotosensibilidad inducida por fármacos

Algunos fármacos se clasifican como fotosensibles, ya que producen una respuesta exagerada a la radiación ultravioleta cuando el medicamento se toma en combinación con la exposición solar. Algunos ejemplos incluyen ciertos antibióticos (sulfamidas, tetraciclinas, ácido nalidíxico), antihistamínicos (ciproheptadina, difenhidramina), antipsicóticos (fenotiazinas, haloperidol), diuréticos (tiazidas, acetazolamida, amilorida), hipoglucemiantes (sulfonilureas) y antiinflamatorios no esteroideos (fenilbutazona, ketoprofeno y naproxeno).

La suspensión del medicamento y el cambio a otro que no induzca fotosensibilidad generalmente permiten controlar el daño solar inducido por fármacos.[10] Sin embargo, en algunos casos, la fotosensibilidad puede continuar durante meses o incluso años después de que el medicamento ha sido suspendido.[10]

Quemadura solar

La quemadura solar es causada por la exposición excesiva de las capas epidérmicas y dérmicas de la piel a la RUV, lo que da lugar a una reacción inflamatoria eritematosa. Esta quemadura varía de leve a grave. La de tipo leve consiste en diferentes grados de eritema cutáneo. La quemadura puede seguir avanzando durante 1 o 2 días, a lo que suele seguir la exfoliación de la piel.[10] La comezón y la descamación pueden prolongarse durante varias semanas. Las formas graves de la quemadura suelen acompañarse de inflamación, ampollas, debilidad, escalofríos, fiebre, malestar general y dolor. La descamación y la exfoliación siguen a cualquier exposición excesiva a la luz solar. La piel oscura también se quema y puede adquirir un tono grisáceo o gris negruzco. Las quemaduras graves son aquellas que cubren grandes porciones del cuerpo con ampollas o se acompañan de fiebre alta o dolor intenso.

Las quemaduras solares leves a moderadas reciben tratamiento con medicamentos antiinflamatorios, como ácido acetilsalicílico o ibuprofeno, hasta que el eritema y el dolor desaparecen. La aplicación de compresas de agua fría, los baños con agua fresca y aplicar una crema hidratante (como la que contiene aloe) en la piel afectada ayudan a aliviar los síntomas. No se deben reventar las ampollas para preservar la capa protectora de la piel, acelerar la cicatrización y disminuir el riesgo de infección. Las quemaduras extensas, de segundo y tercer grado, pueden requerir hospitalización y técnicas de atención especializadas para quemaduras.

Prevención de daños cutáneos debidos a la radiación ultravioleta

Los protectores solares permiten bloquear de manera total o parcial la RUV proveniente del sol o de otras fuentes sobre la piel. Hay tres tipos de protectores solares disponibles en el mercado: los que reducen o evitan químicamente el eritema por RUV al hacer que los productos químicos en el protector solar absorban los rayos ultravioleta, aquellos que trabajan físicamente reflejando la RUV y los que bloquean biológicamente la reacción inflamatoria.[10]

Los productos para protección solar ya no contienen ácido *p*-aminobenzoico (APAB), un bloqueador químico que protege contra la RUV, debido a sus propiedades alergénicas y pigmentarias. Sin embargo, los derivados de APAB son ampliamente utilizados, aunque solo protegen frente a los UVB. Los protectores solares de amplio espectro ayudan contra los rayos UVA y UVB. El protector solar debe usarse con diligencia y considerando la tendencia personal a quemarse o broncearse al exponerse al sol. Las cremas como la dihidroxiacetona permiten que la piel adquiera un tono bronceado sin necesidad de exponerse a la radiación solar. Vienen en varios tonos, a las que se agregan emolientes o humectantes para la humectación, o productos en gel con base de alcohol para desecar.

Lesiones térmicas

Cada año, unas 490 000 personas en los Estados Unidos requieren de atención médica por quemaduras; de estas, 40 000 precisan hospitalización.[46] Los efectos y las complicaciones de las quemaduras ilustran ampliamente la función esencial que desempeña la piel para proteger al organismo de los elementos ambientales nocivos mientras ayuda a conservar el equilibrio del ambiente corporal interno. La pérdida masiva de tejido cutáneo no solo predispone a una persona a la invasión de microbios que están presentes en el medio ambiente, sino también permite una pérdida sustancial de líquidos corporales que interfiere con la regulación de la temperatura, plantea retos para el sistema inmunitario y demandas excesivas en los procesos metabólicos y reparadores que se necesitan para restaurar la interfase entre el cuerpo y el medio ambiente.

Las quemaduras son causadas por diversas fuentes. Se presentan quemaduras por llama por la exposición directa al fuego. Las escaldaduras son resultado del derrame o vertido de líquidos calientes sobre la piel. En un niño, una escaldadura puede ser indicativa de abuso. Las quemaduras químicas se producen por agentes industriales que se usan en los sitios de trabajo. Por su parte, las quemaduras eléctricas ocurren por contacto con cables eléctricos sin aislamiento, ya sea en el campo o en el hogar. Las quemaduras eléctricas suelen ser más extensas debido a la lesión que producen en el tejido interno y a la presencia de heridas de entrada y salida. También los rayos, la radiación electromagnética y las radiaciones ionizantes pueden causar quemaduras en la piel.

Clasificación de las quemaduras

Las quemaduras se clasifican de acuerdo con la profundidad del tejido afectado en quemaduras de primer, segundo y tercer grado. La profundidad de una quemadura está determinada en gran parte por la duración de la exposición a la fuente de calor y la temperatura del agente que produce el calentamiento.

Quemaduras de primer grado

Las *quemaduras de primer grado* (quemaduras parcialmente superficiales) involucran solo a las capas externas de la epidermis. Adquieren un tono rojo o rosado y son secas y dolorosas. No suelen producir ampollas. Un ejemplo sería una quemadura solar leve. En estos casos, la piel mantiene su capacidad para funcionar como una barrera al vapor de agua y las bacterias, y cicatriza en 3-10 días. Las quemaduras de primer grado solo requieren tratamiento paliativo, como algunas medidas para alivio del dolor y una ingesta adecuada de líquidos. Las quemaduras extensas de primer grado en niños, adultos mayores y personas que reciben radioterapia para el cáncer pueden requerir de mayor atención.

Quemaduras de segundo grado

Las *quemaduras de segundo grado* afectan la epidermis y la dermis. Estas quemaduras *de grosor parcial* afectan la

TABLA 52-2 Clasificación de las quemaduras

Pofundidad de la quemadura	Sangrado	Sensación	Aspecto	Tonalidad
Superficial	Profuso	Dolor	Llenado capilar rápido	Húmedo, rojo
Superficial-dérmica	Profuso	Dolor	Llenado capilar lento	Seco, rosa pálido
Dérmica	Retrasado	No hay dolor	No hay llenado capilar	Moteado de color rojo cereza
De espesor total	Ninguno	No hay dolor	Sin palidez a la presión	Superficie de la herida dura seca, correosa o cerosa

Tomado de: Jensen S. (2015). *Nursing health assessment: A best practice approach* (2nd ed., Tabla 11.6, p. 253). Philadelphia, PA: Wolters Kluwer, con autorización.

epidermis y la dermis en grados variables. Son dolorosas, húmedas y eritematosas y forman ampollas. Debajo de las ampollas se identifica una piel con tono rosado brillante o rojo, que presenta trasudado y es sensible a los cambios de temperatura, la exposición al aire y la palpación. Las ampollas evitan la pérdida del agua corporal y de las células dérmicas superficiales. Excepto en quemaduras de gran extensión, es importante mantener la integridad de las ampollas después de la lesión, puesto que estas actúan como un excelente vendaje, que puede facilitar la cicatrización de la herida. Estas quemaduras sanan en cerca de 1-2 semanas.

Las quemaduras de segundo grado de espesor total involucran a toda la epidermis y la dermis. Las estructuras que se originan en la capa subcutánea, como los folículos pilosos y las glándulas sudoríparas, permanecen intactas. Estas quemaduras pueden ser muy dolorosas porque los receptores del dolor se conservan. La sensación táctil puede estar ausente o muy disminuida en las áreas donde la destrucción es más profunda. Estas quemaduras aparecen como zonas moteadas de color rosa, rojo o blanco ceroso, y tienen ampollas y edema. Las ampollas se asemejan más al papel higiénico aplanado y seco, en lugar de a las ampollas vistas en las lesiones superficiales de espesor parcial. Después de cicatrizar, en aproximadamente 1 mes, el tejido donde se ubican las quemaduras recupera su suavidad y elasticidad. No obstante, puede perderse algo de sensibilidad. Por lo general, se forman cicatrices. Estas quemaduras se resuelven con atención médica de apoyo dirigida a prevenir el daño tisular adicional, que brinda una hidratación adecuada y garantiza que el lecho de granulación sea el apropiado para dar soporte a la reepitelización.

Quemaduras de tercer grado

Las *quemaduras de tercer grado de espesor total* se extienden hacia el tejido subcutáneo y pueden involucrar también al músculo y el hueso. Se pueden encontrar vasos coagulados debajo de la piel quemada, lo que indica que la vasculatura subyacente fue afectada. Las quemaduras de tercer grado tienen colores que varían del blanco ceroso o amarillo a tonos bronceados, pardos, de rojo profundo o negro. Estas quemaduras son duras, secas y correosas. El edema es extenso en el área de la quemadura y los tejidos circundantes. No hay ningún dolor porque los receptores nerviosos han sido destruidos. Sin embargo, no existen las quemaduras de tercer grado "puras", ya que estas casi siempre están rodeadas por otras de segundo grado, que a su vez tienen quemaduras de primer grado en su proximidad. En ocasiones, la lesión tiene un aspecto de diana (círculos concéntricos) debido a la presencia de quemaduras de distinto grado. Las quemaduras que tienen un grosor total de más de 7.5 cm suelen requerir de injertos cutáneos, pues todos los elementos regenerativos (p. ej., dérmicos) están destruidos. Las lesiones más pequeñas suelen sanar desde los bordes hacia el centro, con la regeneración de los elementos dérmicos a partir de los márgenes saludables. Sin embargo, la regeneración puede tomar muchas semanas y dejar una cicatriz permanente, inclusive en quemaduras pequeñas (tabla 52-2; fig. 52-25).

Extensión de la quemadura

Además de la profundidad de la herida, la extensión de la quemadura también es importante. Esta se mide al calcular el área total de la superficie corporal involucrada. Existen muchas herramientas para la estimación de esta medida. Por ejemplo, la *regla de los nueves* asigna a las regiones anatómicas valores que son múltiplos de 9% (p. ej., a la cabeza corresponde un 9%; cada brazo, el 9%; cada pierna, el 18%; la cara anterior del tórax, el 18% y la posterior, el 18%), en tanto que al perineo le corresponde el 1% (*véase* la fig. 52-24).[47] Deben valorarse otros factores, como edad, ubicación, lesiones adicionales y condiciones preexistentes, para gestionar las mejores prácticas en el tratamiento de las lesiones por quemaduras. Estos factores pueden aumentar la gravedad de una quemadura originalmente valorada y la duración del tratamiento. Por ejemplo, una quemadura de primer grado se reclasifica como más grave si existen otros factores, como quemaduras en manos, cara y pies, lesiones por inhalación, quemaduras eléctricas, otros traumatismos o presencia de problemas

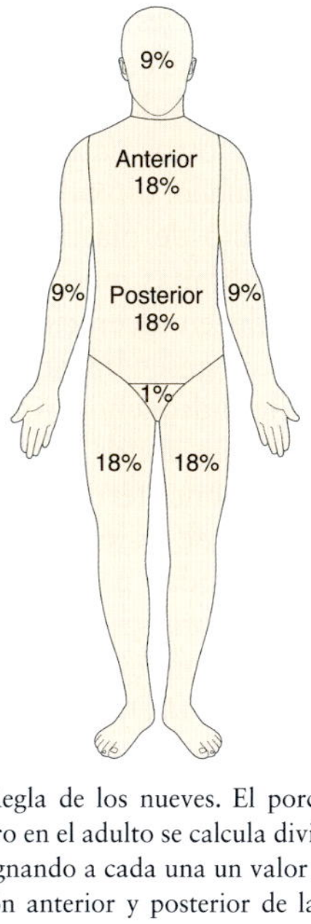

FIGURA 52-25. Regla de los nueves. El porcentaje estimado del área superficial de cuerpo entero en el adulto se calcula dividiendo las superficies corporales en secciones y asignando a cada una un valor numérico que es múltiplo de nueve (nota: la porción anterior y posterior de la cabeza suman 9%). Tomado de: Hinkle J. L., Cheever K. H. (2018). *Brunner & Suddarth's textbook of medical-surgical nursing* (14th ed., p. 1849). Philadelphia, PA: Wolters Kluwer.

psicosociales. Las quemaduras genitales casi siempre requieren hospitalización debido a que el edema puede causar dificultad para orinar y la localización de las lesiones complica el mantenimiento de un ambiente libre de bacterias.

Complicaciones sistémicas

Las personas con quemaduras a menudo experimentan múltiples complicaciones potencialmente mortales, como inestabilidad hemodinámica, insuficiencia respiratoria, infección e, inclusive, disfunción multiorgánica. La magnitud de la respuesta es proporcional a la extensión de la lesión y suele alcanzar niveles peligrosos cuando se quema alrededor del 60% del cuerpo. Además de la pérdida cutánea, las personas con quemaduras a menudo presentan lesiones o enfermedades asociadas. El desafío del tratamiento es brindar maniobras inmediatas de reanimación y mantener las funciones fisiológicas a largo plazo. El dolor y los problemas emocionales son desafíos adicionales que afrontan las personas con quemaduras.

Inestabilidad hemodinámica

La inestabilidad hemodinámica comienza casi de inmediato por las lesiones en los capilares del área quemada y el tejido circundante. Se pierde líquido de los compartimentos vasculares, intersticiales y celulares. A causa de la pérdida de volumen vascular, las personas con quemaduras graves suelen presentarse en urgencias con una variante de choque hipovolémico que se conoce como *choque por quemadura*. La evidencia sugiere que la concentración sérica de lactato al momento del ingreso permite predecir qué pacientes de los que se encuentran en choque por quemadura se beneficiarán con la realización de un recambio plasmático terapéutico.[48] La persona muestra disminución del gasto cardíaco, aumento de la resistencia vascular periférica y anomalías en la perfusión de los órganos vitales. Las lesiones eléctricas pueden generar quemaduras que inducen arritmias y requieren atención inmediata.

Disfunción del aparato respiratorio

Otra lesión que a menudo se asocia con las quemaduras es la inhalación de humo y la lesión pulmonar posterior a la quemadura. Las personas que están atrapadas en una estructura en llamas inhalan cantidades significativas de humo, monóxido de carbono y otros gases tóxicos. Los gases hidrosolubles, como amoníaco, dióxido de azufre y cloro, que se encuentran en el humo de plásticos y goma quemados, reaccionan con las membranas mucosas para formar ácidos fuertes y álcalis que inducen ulceración de la mucosa, broncoespasmo y edema. Los gases liposolubles, como el óxido nitroso y el cloruro de hidrógeno, son transportados a las vías respiratorias inferiores, donde dañan el tejido pulmonar. También puede haber lesiones térmicas en las vías respiratorias. Las manifestaciones de lesión por inhalación incluyen disfonía, sialorrea, incapacidad para manejar las secreciones, tos seca y respiración laboriosa y superficial. La oximetría seriada de gases en sangre muestra una caída en la presión parcial de oxígeno arterial (PO_2). Los signos de lesión mucosa y obstrucción de las vías respiratorias suelen retrasarse unas 24-48 h después de una quemadura. Por ello es necesario vigilar continuamente a la persona para detectar los primeros signos de dificultad respiratoria. Otras afecciones pulmonares, como neumonía, embolia pulmonar o neumotórax, pueden ocurrir de forma secundaria a la quemadura.

Respuesta hipermetabólica

El estrés que genera la lesión por quemaduras aumenta los requerimientos metabólicos y nutricionales. La secreción de hormonas relacionadas con el estrés, como las catecolaminas y el cortisol, aumenta en un esfuerzo para mantener la homeostasis. La producción de calor se eleva con el fin de equilibrar las pérdidas de calor en el área quemada. El hipermetabolismo, que se caracteriza por un mayor consumo de oxígeno, empleo creciente de glucosa y utilización de grasa y proteínas, es una respuesta característica al traumatismo por quemadura e infección. El estado hipermetabólico alcanza su pico casi 7-17 días después de la quemadura, y la degradación tisular disminuye a medida que sanan las heridas. El apoyo nutricional es esencial para la recuperación de una lesión por quemadura. Se puede emplear hiperalimentación enteral y parenteral durante este tiempo con el objetivo de aportar nutrientes suficientes para prevenir la descomposición del tejido y la pérdida ponderal posterior a la quemadura.

Disfunción de otros sistemas orgánicos

El choque por quemadura altera la perfusión a órganos vitales. La persona puede sufrir deterioro de su función renal, digestiva, nerviosa y musculoesquelética. Aunque el signo inicial suele ser un choque hipovolémico y compromiso de la perfusión orgánica, la septicemia puede contribuir a las anomalías en la función de los órganos después del período de reanimación inicial.

Puede haber insuficiencia renal en las personas con quemaduras a consecuencia del estado hipovolémico, por daño renal en el momento de la quemadura o medicamentos que se hayan administrado. Inmediatamente después de la quemadura, la persona entra en un breve período de anuria relativa, seguida por una fase de hipermetabolismo que se caracteriza por el aumento del gasto urinario y la pérdida de nitrógeno.

Los efectos de las quemaduras en el tubo digestivo incluyen dilatación gástrica y disminución del peristaltismo. Estos efectos se ven agravados por la inmovilidad y el uso de analgésicos opiáceos. Debe vigilarse con cuidado a las personas con quemaduras a fin de detectar retención fecal (fecaloma) y vómitos. La ulceración aguda del estómago y el duodeno (lesiones que se denominan *úlcera de Curling*) es una posible complicación en las personas con quemaduras y se piensa que es resultado del estrés y la isquemia gástrica. En gran parte se controla mediante la administración profiláctica de inhibidores de la bomba de protones. Casi inmediatamente se insertan tubos de alimentación enterales. Con la alimentación por sonda se pretende mitigar la formación de la úlcera, mantener la integridad de la mucosa intestinal y proporcionar suficientes calorías y proteínas para responder al estado hipermetabólico.

Pueden presentarse cambios neurológicos a partir de los períodos de hipoxia. El daño neurológico puede deberse a lesiones craneoencefálicas, abuso de alcohol o drogas, intoxicación por monóxido de carbono, déficit en el volumen hídrico e hipovolemia. En la quemadura eléctrica puede existir daño directo al cerebro o la médula espinal. Las respuestas ante el daño neurológico pueden incluir confusión, pérdida de la memoria, insomnio, letargia y combatividad.

Los efectos musculoesqueléticos incluyen las fracturas que se producen al momento del accidente, profundas quemaduras que se extienden hasta los músculos y los huesos, cicatrices hipertróficas y contracturas. El estado hipermetabólico aumenta el catabolismo tisular y produce un incremento significativo en el consumo de proteínas y grasas.

Septicemia

Una complicación importante de la fase aguda de las quemaduras es la septicemia. Puede derivar de una herida abierta por quemadura, neumonía, infección de vías urinarias, infección en otros lugares en el cuerpo o uso de procedimientos invasivos o dispositivos de monitorización. Desde el punto de vista inmunitario, la piel es la primera línea de defensa del cuerpo. Cuando esta pierde integridad, el organismo queda expuesto a una infección bacteriana. La destrucción cutánea también impide la llegada de componentes celulares del sistema inmunitario al sitio de lesión. Además, hay una pérdida de la flora cutánea protectora normal y un cambio a la colonización por flora con mayor capacidad patogénica.

Tratamiento de urgencia y a largo plazo

Independientemente del tipo de quemadura, la prioridad consiste en detener el fuego y dar alivio a las personas afectadas. Debe eliminarse la fuente de calor y las llamas deben apagarse con agua o sofocarse con una frazada. El enfriamiento activo suprime el calor y evita la progresión de la quemadura. La inmersión inmediata en agua es más importante que el retiro de la ropa.

En función de la profundidad y la extensión de la quemadura, puede ser necesario el tratamiento médico. La atención de urgencia consiste en la reanimación y la estabilización con líquidos intravenosos; de esta manera se conserva la función cardíaca y respiratoria. Una vez hospitalizado el paciente, el régimen de tratamiento inmediato se centra en el mantenimiento de la función cardiorrespiratoria, alivio del dolor, cuidado de la herida y apoyo emocional. Los tratamientos intermedios y a largo plazo dependen de la extensión de la lesión.

Las quemaduras que circundan toda la superficie corporal o buena parte de ella (brazos, piernas, tórax) actúan como torniquetes y pueden causar daño tisular importante a músculos, tendones y vasculatura ubicados bajo la escara coriácea indurada. Estas quemaduras se denominan *quemaduras circunferenciales*. La escara se escinde en sentido longitudinal (escarotomía) y, en ocasiones, requiere de una fasciotomía (incisión quirúrgica a través de la fascia del músculo). El momento en el que se realizan estas incisiones es importante. Deben practicarse una vez que el estado circulatorio de la persona se logra estabilizar a fin de limitar la pérdida masiva de líquidos. Sin embargo, las incisiones deben realizarse antes de que la formación de la escara cause hipoxia y necrosis en los tejidos y órganos subyacentes. Esto es fundamental cuando se trata de quemaduras ubicadas en el tórax, ya que la presión que se ejerce sobre el pecho puede llevar a la incapacidad para respirar y a la disminución del retorno sanguíneo al corazón.

La infección sistémica sigue siendo la principal causa de morbilidad entre personas con quemaduras extensas. Se requiere vigilancia microbiológica continua, y a menudo se instituyen medidas protectoras de aislamiento. Existe una tendencia creciente hacia el uso de antibióticos profilácticos en personas con quemaduras graves.

Los injertos cutáneos se implantan quirúrgicamente tan pronto como sea posible, por lo general, al mismo tiempo que se desbrida el tejido quemado, para promover el crecimiento de la nueva piel, limitar la pérdida de líquidos y actuar como cubierta. Los injertos de piel pueden ser permanentes, de espesor total o parcial. Se utilizan injertos permanentes sobre tejido recién desbridado. Los temporales se emplean para cubrir un área quemada hasta que haya cicatrizado el tejido por debajo de ella.

Existen varias fuentes de injertos de piel: *autoinjertos* (piel obtenida del mismo cuerpo de la persona), *homoinjertos* (piel de otro ser humano, vivo o recientemente muerto) y *heteroinjertos* (piel obtenida de otras especies, como los cerdos).

Otras medidas terapéuticas incluyen cambios de posición, uso de férulas y fisioterapia para evitar las contracturas y mantener el tono muscular. Debido a que la respuesta normal del cuerpo ante el desuso es la flexión, las contracturas que aparecen después de una quemadura son desfigurantes y causan la pérdida del miembro o apéndice. Una vez que las heridas han cicatrizado lo suficiente, a menudo se usan vendajes elásticos a compresión, en ocasiones en la totalidad del cuerpo, para prevenir cicatrices hipertróficas.

Úlceras por decúbito

Las *úlceras por decúbito* son lesiones isquémicas de la piel y sus estructuras subyacentes causadas por una presión persistente que compromete el flujo linfático y sanguíneo. También se les conoce como *úlceras por presión* o *escaras por decúbito*. Las úlceras por decúbito son más propensas a desarrollarse sobre una prominencia ósea, pero pueden aparecer en cualquier parte del cuerpo que se somete a presión externa, fricción o fuerzas de cizallamiento. Varias subpoblaciones presentan un mayor riesgo, como personas con cuadriplejía, adultos mayores con actividades restringidas y fracturas de cadera, y pacientes en cuidados críticos. La Agency for Healthcare Research and Quality desarrolló un conjunto de instrumentos para ayudar al personal de salud a disminuir las úlceras por decúbito.[49] Más de 2.5 millones de personas en los Estados Unidos desarrollan úlceras por decúbito cada año.[49] El trabajo multidisciplinario ha probado ser eficaz para reducir su frecuencia de aparición. El desarrollo de manuales que cubren la prevención de úlceras por decúbito ha llevado a la implementación de protocolos eficaces que han logrado reducir los casos.[50] La prevención y tratamiento de estas úlceras es un problema de salud pública y como tal se mencionan en el *Healthy People 2020*, una declaración de políticas de salud pública de los Estados Unidos.[51]

Mecanismos de desarrollo

Numerosos factores contribuyen al desarrollo de úlceras por decúbito, incluidas comorbilidades como la diabetes de tipo 2, la presión ortostática y el peso corporal, la sudoración o incontinencia, solo por nombrar algunas. Las presiones externas que exceden la capilar interrumpen el flujo sanguíneo en los lechos capilares. Cuando la presión entre una prominencia ósea y una superficie de apoyo supera la presión de llenado capilar normal, se obstruye el flujo capilar. Si esta presión se aplica de manera constante durante 2 h, la privación de oxígeno junto

TABLA 52-3 Nutrientes necesarios para la cicatrización de las heridas

Nutrientes	Función	Resultado de su insuficiencia
Proteínas	Reparación de la herida Producción de factores de coagulación Migración y producción de leucocitos Fagocitosis mediada por células Proliferación de fibroblastos Neovascularización Síntesis de colágeno Proliferación de células epiteliales Remodelado de la herida	Mala cicatrización de las heridas Hipoalbuminemia y edema generalizado, que frenan la difusión de oxígeno y los mecanismos de transporte metabólico desde los capilares y las membranas celulares Linfopenia Alteraciones en la inmunidad celular
Hidratos de carbono	Fuente de energía celular Proteína de reserva	Empleo de las proteínas viscerales y musculares para generar energía
Grasas	Fuente de energía celular Fuente de ácidos grasos esenciales Estructura de la membrana celular Producción de prostaglandinas	Inhibe la reparación tisular Uso de proteínas viscerales y musculares para obtener energía
Vitamina A	Síntesis de colágeno Epitelización	Mala cicatrización de las heridas Deterioro de la función inmunitaria
Vitamina C	Integridad de la membrana Antioxidantes	Deterioro de la función inmunitaria Mala cicatrización de las heridas Fragilidad capilar
Vitamina K	Coagulación normal de la sangre	Mayor riesgo de hemorragia y de formación de hematomas
Hierro	Síntesis de colágeno Aumento de la actividad leucocitaria contra bacterias Síntesis de hemoglobina	Anemia, conduce a mayor riesgo de isquemia del tejido local Altera la resistencia a la tracción
Cinc	Proliferación celular Cofactor para enzimas Empleo de la vitamina A	Deterioro de los enlaces cruzados de colágeno Cicatrización lenta Alteración en el sentido del gusto Anorexia Deterioro de la función inmunitaria
Cobre	Enlaces cruzados de colágeno Síntesis de eritrocitos	Síntesis reducida de colágeno Anemia
Piridoxina, riboflavina y tiamina	Producción de energía Inmunidad celular Síntesis de eritrocitos	Menor resistencia a la infección Cicatrización deficiente de heridas
Arginina	Aumenta el sistema inmunitario local de la herida Rico en nitrógeno (32% de nitrógeno, mientras que el aminoácido promedio tiene un 16% de nitrógeno) Precursor de la prolina, que se transforma en hidroxiprolina y posteriormente en colágeno	Menor actividad del sistema inmunitario local de la herida
Glutamina	Combustible primario para los fibroblastos Preservación de la masa corporal magra	Menos combustible para fibroblastos

Tomado de: Hess T. C. (2012). *Clinical guide: Wound care* (7th ed.). Ambler, PA: Wolters Kluwer, con autorización.

con la acumulación de productos metabólicos finales resultado de esta privación lleva a daño tisular irreversible. Las personas con problemas de circulación requieren menor presión para interrumpir el flujo sanguíneo, por lo que tienen mayor riesgo de desarrollar úlceras por decúbito. La misma cantidad de presión causa más daño cuando se distribuye sobre un área pequeña que cuando lo hace en una superficie mayor.

Si una persona está sentada o acostada, el peso del cuerpo recae sobre los tejidos que cubren las prominencias óseas. La mayoría de las úlceras por decúbito se localizan en la parte inferior del cuerpo, con mayor frecuencia sobre el sacro y las prominencias óseas. La presión sobre estas estructuras óseas se transmite desde la superficie hasta el hueso denso subyacente, comprimiendo todo el tejido intermedio. Como consecuencia, la presión más intensa ocurre en la superficie del hueso y se disipa hacia el exterior, con un patrón similar al de un cono al dirigirse hacia la superficie cutánea. Por lo tanto, cuando se nota la primera lesión cutánea superficial, puede ya estar presente un daño extenso en el tejido subyacente.

Alternar la distribución de la presión de un área de la piel a otra evita el daño tisular. Las úlceras por decúbito ocurren con mayor frecuencia en personas con afecciones como la lesión medular, en quienes la sensibilidad normal y la capacidad de movimiento para redistribuir el peso corporal están comprometidas. La gente suele alternar su peso de forma inconsciente para redistribuir la presión sobre la piel y los tejidos subyacentes. Por ejemplo, se giran durante el sueño para prevenir una lesión isquémica de los tejidos que cubren las prominencias óseas y que soportan el peso del cuerpo; la misma situación aplica cuando nos sentamos durante largos períodos. Los movimientos necesarios para transferir el peso del cuerpo se hacen inconscientemente, y solo cuando el movimiento está restringido, las personas se percatan de su incomodidad.

Las *fuerzas de cizallamiento* son causadas por el deslizamiento de una capa tisular sobre otra, con estiramiento y angulación de los vasos sanguíneos, por lo que se producen lesiones y trombosis. El cizallamiento se genera cuando se mueve el esqueleto, pero la piel permanece fija a una superficie externa, como ocurre con la transferencia de una camilla a una cama o al deslizar a una persona en la cama. Lo mismo sucede cuando se eleva la cabecera de la cama; esto hace que el tórax avance hacia el pie de la cama, mientras que la fricción y la humedad hacen que la piel permanezca fija a las sábanas. La *fricción* contribuye a la ulceración por decúbito, y provoca daño tisular en la interfase epidérmica-dérmica. Ocurre en personas que, mientras están postradas en la cama, usan los codos y los talones para facilitar su movimiento. La *humedad* contribuye a la formación de úlceras por decúbito debilitando la pared celular de cada una de las células cutáneas y modificando el pH protector de la piel. Esto la vuelve más susceptible a lesiones por presión, fuerzas de cizallamiento y fricción.

Prevención

La prevención de las úlceras por decúbito siempre es preferible a su tratamiento. La Agency for Healthcare Research and Quality mantiene firme su convicción de que el uso de una serie de instrumentos de prevención permitirá reducir el número de úlceras por decúbito.[49]

Algunos factores de riesgo que contribuyen al desarrollo de úlceras por decúbito fueron los asociados con la percepción sensorial (p. ej., capacidad para responder de forma pertinente a las molestias ocasionadas por la presión); el nivel de humedad de la piel; la continencia urinaria y fecal; la nutrición y el estado de hidratación; la movilidad y el estado circulatorio, y la presencia de fuerzas de cizallamiento y fricción.

Los métodos para prevenir las úlceras por decúbito incluyen cambios de posición frecuentes, cuidado meticuloso de la piel y observación frecuente y cuidadosa para detectar signos tempranos de disrupción en la integridad cutánea. La humedad macera y lesiona la piel. Las fuentes de humedad incluyen sudor, drenaje de heridas, orina y heces. La incontinencia urinaria y fecal aumenta el riesgo de úlceras por decúbito. Las migajas de los alimentos, las sondas intravenosas y otros residuos en la cama pueden aumentar los puntos de presión cutánea local. La prevención de la deshidratación mejora la circulación; también reduce la concentración de la orina, con lo que se limita la irritación cutánea en personas con incontinencia, y disminuye los problemas urinarios que contribuyen a su emisión involuntaria. Una nutrición adecuada es importante (tabla 52-3). La anemia y la desnutrición contribuyen a la descomposición de los tejidos y retrasan la cicatrización cuando hay una lesión tisular.

Estadificación y tratamiento

Las úlceras por decúbito se pueden clasificar en cuatro categorías.[52] Las *úlceras en estadio I* se caracterizan por un área definida de eritema persistente en pieles con poca pigmentación o un sitio de eritema persistente con matices azules/púrpuras en pieles más oscuras. En las *úlceras en estadio II* se observa una pérdida de espesor parcial de la piel que afecta la epidermis, la dermis o ambas. La úlcera es superficial y clínicamente se presenta como una abrasión, ampolla o cráter poco profundo. Las *úlceras en estadio III* muestran una pérdida cutánea de espesor total, con daño y necrosis del tejido subcutáneo, que puede extenderse hacia abajo pero no a través de la fascia subyacente. La úlcera se manifiesta como un cráter profundo, con o sin debilitamiento de tejidos adyacentes. Las *úlceras en estadio IV* implican pérdida cutánea de grosor total y necrosis con daño o destrucción extensa de los tejidos subcutáneos subyacentes que puede extenderse para afectar músculo, hueso y estructuras de soporte (p. ej., tendones o cápsula articular; cuadro 52-1).

Después de que se pierde la integridad de la piel, se necesitan medidas especiales de tratamiento para prevenir más daño isquémico, reducir la contaminación bacteriana y la infección y promover la cicatrización.

CUADRO 52-1

ESTADIOS DE LAS ÚLCERAS POR DECÚBITO

Lesión del tejido profundo

Un área púrpura o marrón de piel intacta o una ampolla llena de sangre debido al daño ocasionado en el tejido subyacente. El área puede encontrarse dolorosa, firme o blanda, caliente o fresca. Puede progresar rápidamente y exponer capas adicionales de tejido.

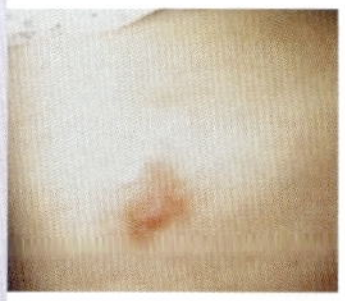

Estadio 1

Zona persistente de eritema (en piel íntegra) que no palidece al aliviar la presión sobre el área. Por lo general se ubica sobre una prominencia ósea.

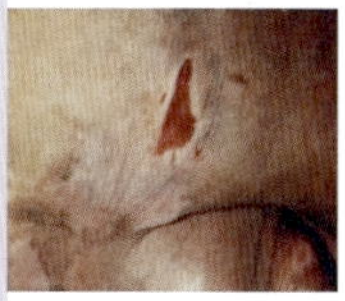

Estadio 2

Pérdida parcial de espesor de las capas cutáneas que afecta a la epidermis y se presenta clínicamente como una úlcera intacta o abierta, o bien, como un cráter abierto y poco profundo.

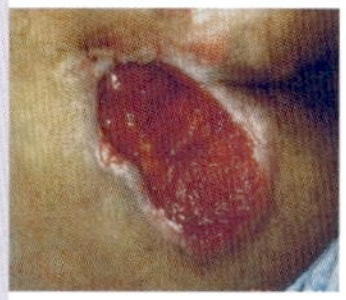

Estadio 3

Pérdida total del espesor de la piel que se extiende a través de la epidermis y expone los tejidos subcutáneos. Se presenta como un cráter profundo que puede extenderse hacia el interior y socavar el tejido adyacente.

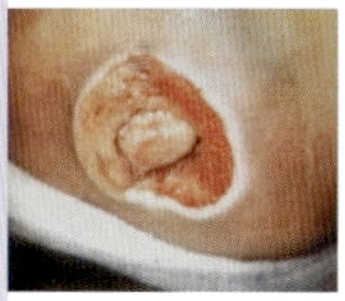

Estadio 4

Se pierde el espesor total de piel y tejido subcutáneo, exponiendo el músculo, el hueso o ambos; se presenta como un cráter profundo que puede contener tejido necrótico, esfacelos o escaras. Suele haber perforación hacia el interior y la socavación de los tejidos adyacentes.

Sin estadio

Pérdida del espesor total del tejido con la base cubierta por esfacelos o escaras. El estadio no se puede determinar hasta retirar el tejido necrótico y las escaras para exponer la profundidad real de la herida.

Úlcera por decúbito de tejido profundo

Área localizada de eritema rojo profundo o púrpura que no palidece a la presión, con un lecho de la herida oscuro o una ampolla llena de sangre debido a la presión intensa o prolongada o a las fuerzas de cizallamiento. La piel puede encontrarse o no intacta.

Tomado de: Eliopoulos C. (2018). Skin care. En *Gerontological nursing* (9th ed., Cuadro 27-1, p. 397). Philadelphia, PA: Wolters Kluwer, con autorización.

El detrito necrótico aumenta la posibilidad de infección bacteriana y retrasa la cicatrización de las heridas. Las úlceras en estadio III con trasudado y detrito necrótico y las úlceras en estadio IV requieren desbridamiento (eliminación del tejido necrótico y las escaras). Las heridas en estadio IV pueden requerir intervenciones quirúrgicas para colocar injertos de piel o colgajos miocutáneos.

RESUMEN

La exposición reiterada a los rayos UV del sol predispone a eritemas o quemaduras solares, envejecimiento prematuro de la piel (arrugas, elastosis solar e irregularidades en la pigmentación) y cáncer de piel. Las fuentes naturales de radiación ultravioleta, como el sol, o artificiales, como una cama de bronceado, contribuyen a la cantidad de radiación a la que están expuestos los seres humanos. Las quemaduras solares, que son causadas por una exposición excesiva a los rayos UV, consisten en una reacción eritematosa de tipo inflamatorio, que varía desde leve hasta grave. Los medicamentos fotosensibles también pueden producir una respuesta exagerada a la radiación ultravioleta cuando se toman en combinación con la exposición solar. Los bloqueadores solares son agentes protectores que funcionan al reflejar la luz del sol o al impedir su absorción.

Las quemaduras causan daño a las estructuras cutáneas y varían desde quemaduras de primer grado, que lesionan la epidermis, hasta quemaduras de tercer grado de espesor total, que se extienden dentro del tejido subcutáneo y pueden afectar el tejido muscular y óseo. La extensión de la lesión se determina por el espesor de la quemadura y el cálculo de la superficie corporal afectada. Además del daño en la piel, las quemaduras pueden causar inestabilidad hemodinámica con choque hipovolémico, lesión por inhalación con compromiso respiratorio, estado hipermetabólico, disfunción orgánica, supresión inmunitaria, septicemia, dolor y traumas emocionales. Los métodos terapéuticos varían según la gravedad de la lesión e incluyen la reanimación inmediata y el mantenimiento de la función fisiológica, la limpieza y el desbridamiento de las heridas y el uso de apósitos, antibióticos e injertos de piel. Los esfuerzos están dirigidos a prevenir o limitar la desfiguración y la incapacidad.

Las úlceras por decúbito son causadas por la isquemia de la piel y los tejidos subyacentes. Son resultado de una presión externa, la cual interrumpe el flujo sanguíneo, o de fuerzas de cizallamiento que causan el estiramiento y la lesión de los vasos sanguíneos. Las úlceras por decúbito se dividen en cuatro etapas de acuerdo con la profundidad del tejido implicado. La prevención de las úlceras por decúbito siempre es preferible a su tratamiento. Las metas de la prevención deben incluir la identificación de las personas en riesgo, en quienes se deben aplicar medidas preventivas, junto con los factores específicos que las hacen más susceptibles; el mantenimiento y el mejoramiento de la tolerancia tisular a la presión para prevenir la lesión; y la protección contra los efectos adversos de las fuerzas mecánicas externas (p. ej., presión, fricción y cizallamiento).

Nevos y cáncer de piel

Nevos

Los *nevos*, o lunares, son tumores cutáneos congénitos o adquiridos de tipo benigno. Casi todos los adultos tienen nevos, algunos en mayor cantidad que otros. Los nevos pueden ser pigmentados o no pigmentados, planos o elevados y pilosos o no pilosos.

Los *nevos nevocelulares* son lesiones pigmentadas de la piel debidas a la proliferación de melanocitos en la epidermis o la dermis.[53] Consisten en pequeñas pápulas en distintos tonos de color café, uniformemente pigmentadas, con bordes redondeados y bien definidos (fig. 52-26). Al inicio son formados por los melanocitos, con sus extensiones dendríticas largas generalmente dispersas entre los queratinocitos basales. Los melanocitos se transforman en células redondas u ovales que contienen melanina y que crecen en nidos o cúmulos a lo largo de la unión dermoepidérmica. Por su ubicación, estas lesiones se llaman *nevos de la unión* o *nevos activos*.[1] Con el tiempo, la mayoría de los nevos de la unión se extienden en la dermis circundante como nidos o cordones de células. Los *nevos compuestos* tienen componentes dérmicos y epidérmicos.[1] En las lesiones más antiguas, los nevos epidérmicos pueden desaparecer completamente, por lo que pueden dejar solo los *nevos dérmicos*. Los nevos compuestos y dérmicos suelen presentar mayor elevación que el nevo de la unión.

Otra variante es el *nevo con alteraciones estructurales, con o sin atipias citológicas*. El término anteriormente empleado era *nevo displásico*. Sin embargo, se están realizando esfuerzos para cambiar este vocablo porque la investigación revela que el riesgo de desarrollar melanoma es el mismo para los nevos comunes que para los displásicos. Existen dos criterios que relacionan a los nevos con el riesgo de melanoma: 1) un recuento alto de nevos se correlaciona con un mayor riesgo de melanoma y 2) la presencia de nevos grandes aumenta el riesgo relativo de desarrollarlos.[54]

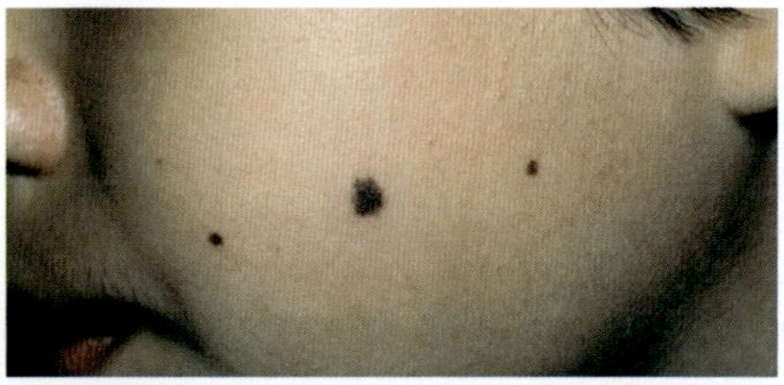

FIGURA 52-26. Nevos normales. Tomado de: Jensen S. (2015). *Nursing health assessment: A best practice approach* (2nd ed., p. 279). Philadelphia, PA: Wolters Kluwer.

Debido a la posibilidad de transformación maligna, cualquier lunar que sufre un cambio requiere de atención médica inmediata.[55] Las modificaciones que se deben observar e informar son las que involucran cambios en el tamaño, el espesor y el color, así como la presencia de prurito y sangrado.

Cáncer de piel

Ha habido un aumento alarmante del cáncer de piel en las últimas décadas. En los Estados Unidos, en 2017 había casi 87 110 nuevos casos de melanoma, 52 170 en hombres y 34 940 en mujeres.[56] También se informaba en ese año que había aproximadamente 5.4 millones de casos de cánceres distintos al melanoma (basocelulares [CBC] o epidermoides [CE]) con buen pronóstico de curación.[56]

El aumento en la incidencia de cáncer de piel se atribuye a una mayor exposición solar asociada con los cambios sociales y el estilo de vida. El adelgazamiento de la capa de ozono en la estratósfera de la Tierra puede ser otro factor que explique este aumento en la incidencia. También influye el énfasis que pone la sociedad en la necesidad de tener un buen bronceado. Las personas tienden a tener cada vez mayor tiempo libre y a pasar más tiempo bajo el sol con la piel al descubierto.

Aunque los factores que asocian la exposición solar con el cáncer de piel no se entienden completamente, tanto la exposición acumulativa total como la modificación en los patrones de exposición están fuertemente implicados. El CBC y el CE suelen estar relacionados con la exposición acumulativa total a los rayos UV. Por lo tanto, ambos tipos de cáncer aparecen con mayor frecuencia en las partes del cuerpo con mayor exposición solar, como la cara y el dorso de las manos y los antebrazos.[1] Mientras tanto, los melanomas ocurren con mayor frecuencia en áreas del cuerpo expuestas de forma intermitente al sol, como la espalda en los hombres y la parte inferior de las piernas en las mujeres.

PUNTOS CLAVE

Cánceres cutáneos

- Los melanocitos, que protegen contra las quemaduras solares por medio del aumento de la producción de melanina y el bronceado, son particularmente vulnerables a los efectos adversos de la exposición a la luz ultravioleta sin protección. El melanoma maligno, que es un tumor maligno de los melanocitos, es una variante rápidamente progresiva y metastásica de cáncer de piel.
- Los cánceres basocelulares y epidermoides también reflejan los efectos de una mayor exposición al sol, aunque son formas menos agresivas de cáncer de piel y se curan con mayor facilidad.

Melanoma maligno

El melanoma maligno es un tumor maligno de los melanocitos.[1] Es una forma de cáncer que progresa con rapidez a metástasis. El drástico aumento en la incidencia de este cáncer en las últimas décadas se ha atribuido a una mayor exposición a los rayos UV, incluida la que ocurre en los salones de bronceado. Las medidas de detección de salud pública, el diagnóstico temprano, una mayor información sobre las lesiones precursoras y un mejor conocimiento público de la afección pueden contribuir a una intervención temprana.

El riesgo es mayor en las personas de piel clara, en especial aquellas con cabello rubio o pelirrojo que se queman y producen efélides con facilidad. Otros factores de riesgo incluyen antecedentes familiares de melanoma maligno, una significativa aparición de efélides en la parte superior de la espalda, antecedentes de tres o más quemaduras solares con formación de ampollas antes de los 20 años de edad y presencia de queratosis actínicas. Otros factores de riesgo importantes son el síndrome del nevo atípico, la inmunosupresión y la quimioterapia previa (psoraleno y terapia con radiación ultravioleta [PUVA]).

Las quemaduras solares graves y con formación de ampollas durante una fase temprana de la niñez y la exposición intermitente a la luz solar intensa contribuyen al incremento de la susceptibilidad al melanoma en adultos jóvenes y de mediana edad. Alrededor del 90% de los melanomas malignos en las personas de piel blanca se producen en la piel expuesta al sol. Sin embargo, en las personas de piel oscura, los melanomas suelen desarrollarse en áreas no expuestas al sol, como las membranas mucosas y las superficies subungueales, palmares y plantares.[1]

Manifestaciones clínicas

Los melanomas malignos varían en tamaño y forma. Por lo general, presentan una ligera elevación y son de color negro o pardo. Sus bordes y superficie son irregulares. La mayoría de las lesiones parecen derivar de nevos preexistentes o de crecimientos nuevos similares a estos.[55] Pueden presentar eritema circundante, inflamación y sensibilidad. Periódicamente, los melanomas se ulceran y sangran. Los melanomas oscuros suelen ser moteados con tonos de rojo, azul y blanco. Estos tres colores representan procesos simultáneos: crecimiento del melanoma (azul), inflamación e intento por parte del organismo para localizar y destruir el tumor (rojo), y formación de tejido cicatricial (blanco).

Existen cuatro tipos de melanomas: el de diseminación superficial, el nodular, el lentigo maligno y el lentiginoso acral.[1] El *melanoma de diseminación superficial* se caracteriza por la presencia de nevos con bordes elevados y crecimiento lateral. Tiene un aspecto desordenado en cuanto al color y el contorno. Esta lesión tiende a tener crecimiento bifásico en sentido horizontal y vertical. Por lo general, produce úlceras y sangra con el crecimiento. Estas lesiones representan dos tercios de todos los melanomas y son más frecuentes en personas que se queman con facilidad y tienen exposición intermitente al sol.[1] Los *melanomas nodulares*, el 15% del total, son lesiones elevadas en forma de cúpula o domo que pueden aparecer en cualquier parte del cuerpo, pero con mayor frecuencia en el tórax, la cabeza y el cuello.[1] A menudo, son de color azul negruzco uniforme y tienden a parecer ampollas llenas de sangre. Los melanomas nodulares invaden con rapidez la dermis desde su inicio, sin ninguna fase aparente de crecimiento horizontal. El *melanoma lentigo maligno*, que representa el 4-15% de todos los melanomas invasores, es de crecimiento lento y consiste en nevos planos que aparecen principalmente en áreas expuestas al sol de los adultos mayores.[57] El lentigo maligno sin tratamiento tiende a exhibir un crecimiento horizontal y radial durante muchos años antes de que invada la dermis para convertirse en un melanoma lentigo maligno. El *melanoma lentiginoso acral*, que representa el 2% de los melanomas, se produce principalmente en las palmas de las manos, las plantas de los pies, el lecho ungueal y las membranas mucosas. Este melanoma tiene el peor pronóstico de todos, pero es el que se encuentra con menor frecuencia.[58] Su aspecto es similar al del lentigo maligno.

Detección y diagnóstico

La detección temprana es crítica cuando se trata del melanoma maligno. La autoexploración regular de la superficie cutánea delante de un espejo bien iluminado es un buen método de detección precoz. Requiere que la persona se desnude completamente y observe todas las áreas de su cuerpo usando un espejo completo, uno de mano y un secador de cabello portátil (para el cuero cabelludo). Se desarrolló la regla *ABCD* para ayudar al diagnóstico temprano y el tratamiento oportuno del melanoma maligno (fig. 52-27). Este acrónimo significa *a*simetría, *b*ordes irregulares, *c*olor diverso y *d*iámetro mayor de 6 mm (el tamaño de un borrador de lápiz).[55] Se debe enseñar a las personas a detectar estos cambios en los nevos existentes o si se desarrollan nevos nuevos, así como a informar otras alteraciones, como sangrado o prurito.

El diagnóstico del melanoma se basa en los resultados de la biopsia tomada de la lesión. Al igual que otros tumores

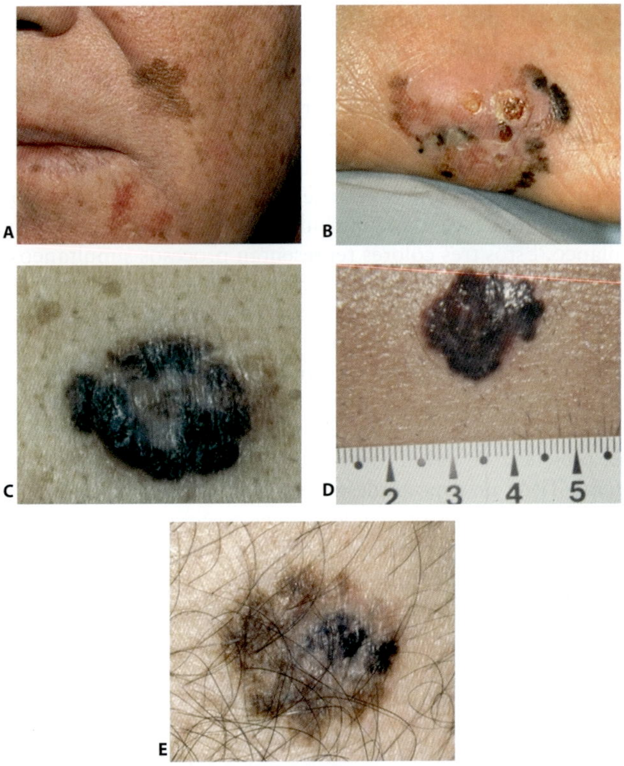

FIGURA 52-27. El ABCDE para la evaluación del melanoma. **A.** *Asimetría:* ¿una mitad se parece a la otra? **B.** *Bordes irregulares:* ¿muestra el borde discontinuidad o muescas? **C.** *Color:* ¿tiene una variedad de tonos y colores? **D.** *Diámetro:* ¿su diámetro es mayor de 6 mm (el borrador de un lápiz)? **E.** *Evolución:* ¿la lesión ha evolucionado o cambiado con el tiempo? Tomado de: Jensen S. (2015). *Nursing health assessment: A best practice approach* (2nd ed., p. 239). Philadelphia, PA: Wolters Kluwer.

cancerosos, es frecuente que el melanoma se clasifique por estadios con el sistema TNM (tumor, nódulo linfático y metástasis) o el *2001 American Joint Committee on Cancer Staging System for Cutaneous Melanoma*, en el que a un tumor se le asignan calificaciones entre 0 y 4, con subclasificaciones adicionales que dependen de numerosos factores, como espesor del tumor, ulceración, estado de los ganglios linfáticos centinelas y tasa mitótica, para estadificar a las personas como de bajo o alto riesgo.[59] El *ganglio linfático centinela* es un ganglio regional que recibe el drenaje linfático de los sitios tumorales. La ulceración y la presencia de cáncer en el ganglio linfático centinela generan un peor pronóstico.[59]

Tratamiento

Por lo general, el tratamiento consiste en la resección quirúrgica. La extensión a extirpar está determinada por el espesor de la lesión, la invasión a capas más profundas de la piel y la propagación a ganglios linfáticos regionales. En la actualidad, las técnicas disponibles permiten dar seguimiento del flujo linfático hasta el *ganglio linfático centinela*. Después, se toman muestras de este ganglio para la biopsia. Si las células del tumor se han propagado del tumor primario a los ganglios linfáticos regionales, el ganglio centinela será el primero a donde llegarán estas células. Por lo tanto, la biopsia de este ganglio se puede utilizar para probar la presencia de células de melanoma y determinar si se requiere una linfadenectomía radical.

Un tratamiento de rutina del cáncer, como la quimioterapia, estará indicado cuando la enfermedad se vuelva sistémica. A pesar de las numerosas intervenciones que se han empleado a lo largo de los años, los esfuerzos para curar el melanoma en sus etapas más avanzadas han sido decepcionantes. Sin embargo, el desarrollo de una vacuna o inmunoterapia parecen promisorios. Las vacunas están dirigidas a evitar la recurrencia del melanoma, especialmente en las etapas II y III.

Carcinoma basocelular

El carcinoma basocelular, una neoplasia de las células no queratinizadas del estrato basal de la epidermis, es el cáncer de piel más frecuente entre las personas de piel clara (fig. 52-28). Como sucede con los otros cánceres cutáneos, ha aumentado la incidencia del CBC en las últimas décadas. Las personas de piel clara con antecedentes significativos de exposición solar a largo plazo son más susceptibles. En ocasiones, afecta a personas de piel negra o morena. Por lo general, el CBC se presenta en personas que se exponen a grandes cantidades de luz solar. De los 5.4 millones de cánceres de piel diagnosticados cada año, la mayoría son CBC.[55]

El CBC es un tumor que no tiende a hacer metástasis y se extiende a lo ancho y a profundidad si no recibe

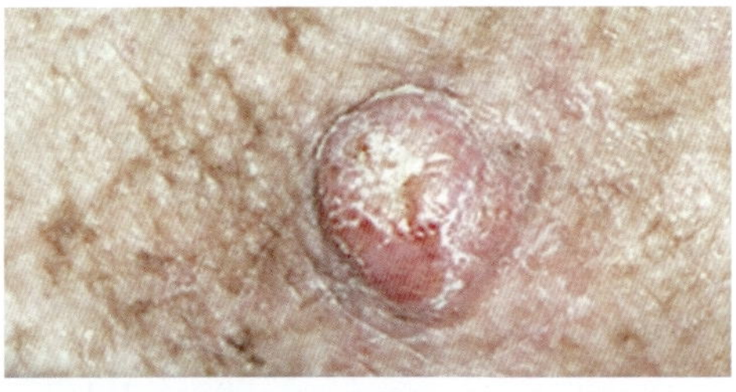

FIGURA 52-28. Carcinoma basocelular. Es el cáncer de piel más frecuente. Tomado de: Jensen S. (2015). *Nursing health assessment: A best practice approach* (2nd ed., p. 279). Philadelphia, PA: Wolters Kluwer.

el tratamiento adecuado.[1] Estos tumores se ven con mayor frecuencia en la cabeza y el cuello, por lo que son más habituales en la piel que tiene pelo. También se desarrollan en superficies cutáneas no expuestas al sol, aunque con menor frecuencia. Existen muchos tipos histológicos de CBC, varios de ellos de crecimiento lento y otros de crecimiento rápido.[1] Algunos de los tipos de CBC más agresivos se denominan *esclerosantes*, *morfeaformes*, *micronodulares* e *infiltrativos*.[10] Los dos tipos de CBC más frecuentes son los nodulares ulcerativos y los superficiales. El *CBC nodular ulcerativo* es el cáncer de células basales más habitual y tiene una estructura noduloquística que se manifiesta como una pápula translúcida de color rosado, que se vuelve más grande al pasar el tiempo. Los vasos telangiectásicos a menudo se asocian con el CBC nodular. Al paso de los años, se forma una depresión central que progresa a una úlcera circundada por el borde original brillante y con aspecto céreo. Por lo general, el CBC en personas de piel oscura adquiere una pigmentación aún más profunda y suele diagnosticarse de forma errónea como otra enfermedad cutánea, por ejemplo, el melanoma.

La segunda forma frecuente de CBC menos agresivo es el *carcinoma basocelular superficial*, que se identifica la mayoría de las veces en el tórax o la espalda.[10] Aparece como una placa plana, eritematosa y no palpable. Las regiones eritematosas y descamativas crecen con lentitud, con bordes nodulares y bases telangiectásicas. Por lo general, se observa un borde blanco fino, elevado, que rodea el CBC.[10] Este tipo de cáncer de piel es difícil de diagnosticar porque se parece a otros problemas cutáneos.

Los CBC se desarrollan a partir de los queratinocitos basales de la epidermis.[10] Con el daño al ADN por la exposición a los rayos UV, puede desencadenarse una respuesta inmunitaria y surgir cambios cancerosos en las células.[10] Aunque el CBC no suele desarrollar metástasis a través de los vasos sanguíneos o del sistema linfático, este tumor puede crecer poco a poco o de manera rápida, solamente por extensión.[10]

Se obtienen biopsias de todas las lesiones sospechosas a fin de realizar el diagnóstico. Es altamente curable si se detecta y se trata de manera temprana. El tratamiento depende del sitio y la extensión de la lesión. El objetivo más importante es la eliminación completa de la lesión. También es relevante conservar la función y un resultado estético óptimo. El curetaje con electrodesecación, resección quirúrgica, radioterapia, láser, criocirugía y quimiocirugía son técnicas eficaces en la eliminación de todas las células cancerosas. Las terapias inmunitarias, génicas y fotodinámicas constituyen tratamientos emergentes. Las personas deben presentarse a revisión regular para evitar las recurrencias.

Carcinoma epidermoide

Los CE son los segundos tumores malignos más frecuentes de la epidermis externa y representan el 10-20% de todos los cánceres de la piel.[10,56] El aumento en la incidencia del CE es congruente con una mayor exposición a la RUV. También hay un fuerte vínculo entre los riesgos ocupaciones y el desarrollo de CE. Las personas expuestas a arsénico (p. ej., enfermedad de Bowen, o *CE in situ*), alquitranes industriales, carbón y parafina tienen mayores probabilidades de presentar CE. Los hombres tienen el doble de probabilidad que las mujeres. Rara vez afecta a personas de piel oscura.

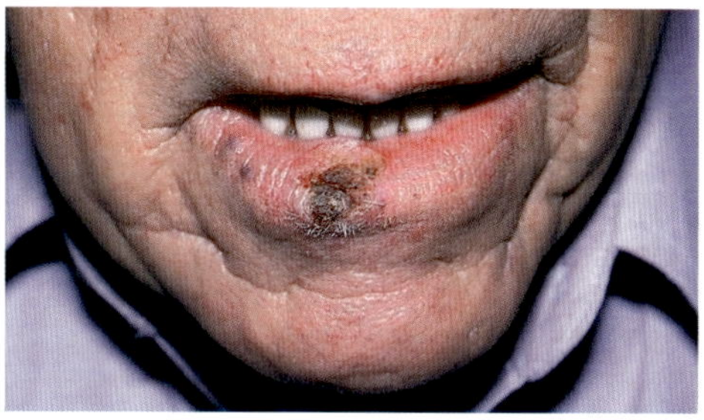

FIGURA 52-29. Carcinoma epidermoide. Este es el segundo cáncer de piel más frecuente y generalmente se encuentra en las superficies expuestas al sol. Tomado de: Jensen S. (2015). *Nursing health assessment: A best practice approach* (2nd ed., p. 280). Philadelphia, PA: Wolters Kluwer.

Hay dos tipos de CE: intraepidérmico e invasor. El intraepidérmico permanece confinado a la epidermis durante mucho tiempo. Sin embargo, en un momento impredecible penetra la membrana basal hacia la dermis y se extiende por metástasis a los ganglios linfáticos regionales (fig. 52-29). El CE tiene un riesgo significativo de desarrollar metástasis en contraste con el CBC; entonces, se convierte en CE *invasor*. El tipo invasor puede desarrollarse a partir de un carcinoma intraepidérmico o de una lesión premaligna (p. ej., queratosis actínica). Puede ser de crecimiento lento o rápido con metástasis.

El CE es una lesión queratósica, ligeramente elevada, con descamación rojiza y bordes irregulares que generalmente tiene una úlcera crónica poco profunda. Las lesiones suelen carecer de los bordes aperlados y las telangiectasias superficiales que se observan en el CBC. En una fase posterior, las lesiones crecen hacia la periferia, muestran ulceraciones grandes y tienen costras persistentes, así como bordes eritematosos elevados. Las lesiones de CE se presentan en áreas cutáneas expuestas al sol, particularmente la nariz, la frente, la hélice de la oreja, el labio inferior y la parte posterior de la mano.

En las personas con piel oscura, las lesiones pueden observarse como nódulos hiperpigmentados y ocurren con mayor frecuencia en áreas no expuestas al sol. La metástasis es más habitual con el CE que con el CBC.[56]

Las medidas terapéuticas tienen como objetivo eliminar la totalidad del tejido canceroso utilizando métodos como electrocirugía, cirugía excisional, quimiocirugía o radioterapia. Después del tratamiento, se debe dar seguimiento de por vida a la persona en busca de signos de recurrencia.

RESUMEN

Los nevos o lunares generalmente son de naturaleza benigna. Debido a que pueden sufrir una transformación cancerosa, cualquier lunar que experimente cambios debe someterse a una atención médica inmediata. Ha habido un alarmante aumento de los cánceres de piel en las últimas décadas. La exposición reiterada a los rayos UV del sol se ha establecido como la principal causa de cáncer cutáneo. Las neoplasias de la piel incluyen melanoma maligno, CBC y CE.

El melanoma maligno es un tumor maligno de los melanocitos. Es una forma de cáncer que evoluciona de manera rápida a metástasis. Clínicamente, el melanoma maligno de piel no suele producir síntomas. El signo clínico más importante es el cambio en tamaño, forma y color de las lesiones pigmentadas de la piel, como los lunares. Debido a una mayor consciencia pública, los melanomas se están diagnosticando en etapas más tempranas, cuando aún pueden curarse quirúrgicamente. Tanto el CE como el CBC son de origen epidérmico.

El CBC es la forma más frecuente de cáncer de piel entre las personas de piel blanca. Son tumores de crecimiento lento que rara vez producen metástasis. Los dos tipos de CE son el intraepidérmico y el invasor. El CE intraepidérmico permanece confinado a la epidermis durante mucho tiempo. El CE invasor puede desarrollar carcinoma intraepidérmico o lesiones premalignas, como las queratosis actínicas.

Manifestaciones cutáneas relacionadas con la edad

Numerosos problemas de la piel suelen presentarse con mayor frecuencia en ciertos grupos etarios. Debido a los cambios que se producen con la edad, los lactantes, los niños y los adultos mayores suelen tener diversos problemas en la piel.

Manifestaciones cutáneas en la infancia

Cuando se piensa en la piel en la infancia, se tiene la imagen de una piel perfecta, sin imperfecciones. En gran parte, esto es cierto. Sin embargo, diversas lesiones congénitas de la piel, como manchas mongólicas, hemangiomas y nevos, se asocian con el período neonatal temprano. También existen varias alteraciones cutáneas adquiridas, como la dermatitis del pañal, el sarpullido y la costra láctea, que son relativamente frecuentes en los neonatos.

Manchas de nacimiento pigmentadas y vasculares

Las lesiones pigmentadas y vasculares constituyen la mayoría de las manchas congénitas. Las manchas de nacimiento pigmentadas derivan de una migración anómala o proliferación de los melanocitos. Por ejemplo, las *manchas mongólicas* son causadas por pigmentación selectiva. Por lo general, se presentan en las nalgas o el área sacra y se observan con mayor frecuencia en asiáticos y personas con piel oscura. Los *nevos* o *lunares* son máculas sólidas pequeñas con pigmentación uniforme, de color café claro a oscuro. Los *nevos nevocelulares* se forman inicialmente por agregados de melanocitos y queratinocitos distribuidos a lo largo de la unión dermoepidérmica. Los *nevos melanocíticos congénitos* son acumulaciones de melanocitos que están presentes al nacer o se desarrollan durante el primer año de vida. Se manifiestan como lesiones pigmentadas maculares, papulares o similares a placas, con distintos tonos pardos y tintes negros o azules. La textura de las lesiones varía y pueden ser pilosas o no pilosas. Suelen localizarse en manos, hombros, glúteos, brazos o tronco del cuerpo. Algunos afectan grandes áreas corporales, como si se tratara de una prenda. Por lo general, crecen de forma proporcional con el niño. Los nevos melanocíticos congénitos son clínicamente importantes debido a su asociación con el melanoma maligno.

Las *manchas de nacimiento vasculares* son anomalías cutáneas en la formación y el desarrollo de los vasos sanguíneos. Dos tipos de manchas de nacimiento vasculares se encuentran con frecuencia en neonatos, lactantes y niños pequeños: los hemangiomas de la infancia, elevados y de color rojo brillante, y las manchas en vino de Oporto, que son angiomas planos de color rojizo purpúreo.

Los *hemangiomas de la infancia* son lesiones pequeñas y rojas que se notan poco después del nacimiento. Por lo general, son tumores vasculares benignos originados por la proliferación de células endoteliales vasculares (fig. 52-30).[1] Una pequeña proporción de estas lesiones están presentes al nacer, y el resto se desarrollan en las semanas siguientes.[10] Las niñas tienen tres veces más probabilidades que los niños de presentar hemangiomas.[10]

Por lo general, los hemangiomas de la infancia pasan por un período temprano de proliferación durante el cual se agrandan, seguido por un período de involución lenta donde el crecimiento se revierte hasta su resolución completa, casi siempre a los 5 a 8 años de edad.[10] Pueden aparecer en cualquier parte del cuerpo. Sin embargo, cuando ocurren en las vías respiratorias, pueden representar una amenaza para la vida. La ulceración es la complicación más frecuente, puede ser dolorosa y conlleva el riesgo de infección, hemorragia y cicatrización. Solo un pequeño porcentaje de los hemangiomas de la infancia presentan complicaciones, como infección o ulceración.[1] Algunos se encuentran en regiones anatómicas que se asocian con otras anomalías y requieren supervisión cuidadosa e intervención temprana.

Las *manchas en vino de Oporto* son parches de color rosado o rojo que pueden aparecer en cualquier parte del cuerpo y son muy visibles (fig. 52-31). Consisten en malformaciones capilares de crecimiento lento, que evolucionan a la par que el niño y persisten durante toda la vida. Se observa una dilatación progresiva de los capilares dérmicos, que inicialmente se limita a la epidermis inmediata, con afectación gradual de los vasos sanguíneos más profundos, aunque el mayor número se conserva siempre en la dermis superficial.[1] La distribución de las lesiones en la cara se corresponde, en general, con los ramos sensitivos del nervio trigémino. El desarrollo de una mancha en vino de Oporto puede ser consecuencia de un traumatismo. Estas manchas suelen estar limitadas a la piel, pero también pueden asociarse con malformaciones vasculares del ojo, lo que ocasiona glaucoma y otros déficits neurológicos (síndrome

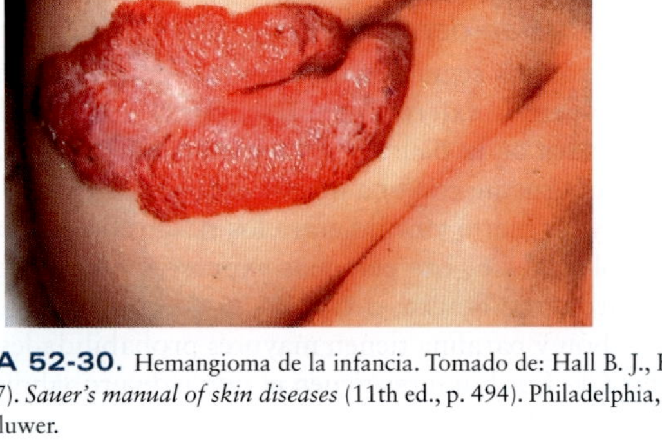

FIGURA 52-30. Hemangioma de la infancia. Tomado de: Hall B. J., Hall J. C. (2017). *Sauer's manual of skin diseases* (11th ed., p. 494). Philadelphia, PA: Wolters Kluwer.

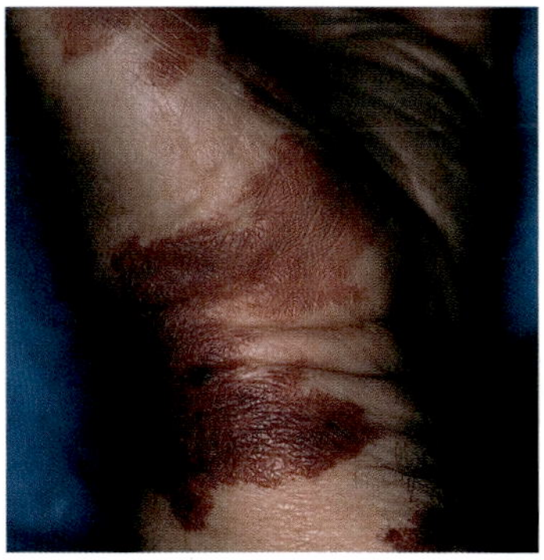

FIGURA 52-31. Mancha en vino de Oporto (*nevus flammeus*) en el brazo y la mano. Tomado de: Hall B. J., Hall J. C. (2017). *Sauer's manual of skin diseases* (11th ed., p. 494, Fig. 45-11). Philadelphia, PA: Wolters Kluwer.

de Sturge-Weber).[1] La cirugía láser ha revolucionado el tratamiento de las manchas en vino de Oporto.

Dermatitis del pañal

La dermatitis irritativa del pañal o *exantema del pañal* es una forma de dermatitis por contacto que se debe al contacto prolongado de la piel con un pañal mojado o sucio. El uso de pañales provoca un aumento en la humedad de la piel y el pH por el amoníaco de la orina. La humedad prolongada ablanda y macera la piel; esto la hace más susceptible al daño por fricción de la superficie del pañal y por irritantes locales. Si no se cambia con frecuencia el pañal, su contenido puede producir dermatitis de contacto, infecciones bacterianas u otras afecciones cutáneas. Las proteasas y las lipasas contenidas en las heces son en particular irritantes.

El aspecto de la dermatitis del pañal varía desde una erupción simple (máculas ampliamente distribuidas en glúteos y áreas anogenitales), hasta una grave (superficies cutáneas escoriadas de color rojo encarnado en el área del pañal). Las infecciones secundarias con bacterias y levaduras son frecuentes; puede existir malestar significativo debido a la inflamación intensa. Algunas alteraciones como la dermatitis de contacto y seborreica, la candidosis y la dermatitis atópica deben considerarse cuando la erupción persiste y se muestra resistente a las medidas terapéuticas simples.

La dermatitis del pañal suele responder bien a las medidas simples, incluyendo los cambios frecuentes de pañal junto con una limpieza cuidadosa de la zona irritada para eliminar todas las excretas. Exponer la zona irritada al aire es útil. Se ha demostrado que la aplicación de un ungüento de barrera después de cada cambio de pañal es un componente valioso del tratamiento.

Los casos graves y resistentes al tratamiento de dermatitis del pañal deben ser observados por un médico para tratar cualquier infección secundaria. En el área del pañal, también pueden presentarse manifestaciones cutáneas producidas por *Candida* (levadura; fig. 52-32) u otros tipo de afecciones que se han revisado en este capítulo. Es importante distinguir entre la dermatitis del pañal normal y problemas cutáneos más graves.

Sarpullido

El sarpullido o miliaria se debe a la **maceración** constante de la piel por exposición prolongada a un ambiente cálido y húmedo. La maceración genera obstrucción epidérmica intermedia al bloquear las glándulas ecrinas y generar una posible rotura de estas glándulas sudoríparas. Es posible que un neonato o lactante desarrolle hiperpirexia mortal si sufre una carencia congénita de glándulas ecrinas.[1] Aunque se identifica con frecuencia durante el período neonatal, la miliaria puede desarrollarse a cualquier edad. El tratamiento incluye la eliminación de la ropa excesiva, enfriar la piel con baños de agua tibia, desecarla con polvos y evitar ambientes cálidos y húmedos.

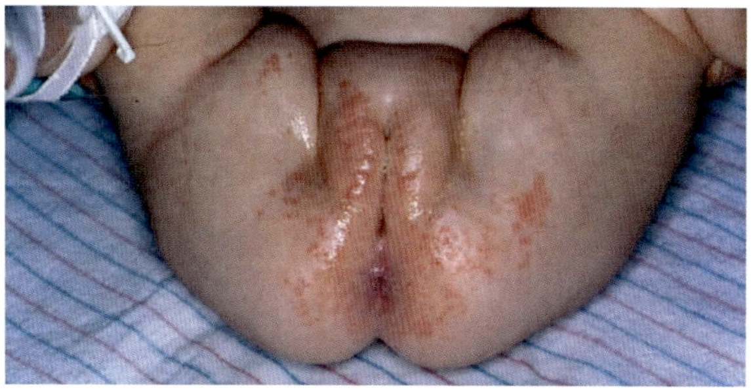

FIGURA 52-32. Infección micótica superficial. Erupción en el área del pañal por *Candida*. Tomado de: Jensen S. (2015). *Nursing health assessment: A best practice approach* (2nd ed., p. 847). Philadelphia, PA: Wolters Kluwer.

Costra láctea

La *costra láctea* se refiere al desarrollo de una costra grasosa o la formación de escamas en el cuero cabelludo. Por lo general, se atribuye al lavado infrecuente e inadecuado de la cabeza. La costra láctea suele tratarse mediante el empleo de un champú neutro y el cepillado suave para retirar las escamas. A veces se puede dejar aceite en la cabeza durante minutos a varias horas, lo que reblandece las escamas antes del proceso de limpieza. Otros ungüentos o cremas emulsificantes pueden ser útiles para casos difíciles. El cuero cabelludo puede necesitar frotarse firmemente para eliminar la acumulación de células queratinizadas. El médico debe valorar los casos refractarios. Pueden existir formas graves o crónicas de la dermatitis seborreica.

Manifestaciones cutáneas de las enfermedades infecciosas más frecuentes

Las enfermedades infecciosas de la infancia que producen erupciones incluyen el exantema súbito, la rubéola, el sarampión, la varicela y la escarlatina. Aunque estas enfermedades se ven con menor frecuencia gracias a los programas exitosos de vacunación y al uso de antibióticos, todavía llegan a presentarse.

Roséola infantil

La *roséola infantil* (exantema súbito o sexta enfermedad) es una enfermedad contagiosa causada por el VHH-6. Debido a que el agente etiológico es el VHH-6, la afección suele conocerse como *sexta enfermedad*. La infección primaria por VHH-6 ocurre en una etapa temprana de la vida. La mayoría de los casos de roséola se verifican en niños entre los 6 meses y 4 años de edad.[10] Los anticuerpos transplacentarios probablemente protegen a la mayoría de los neonatos y lactantes hasta los 6 meses de edad.[10] La roséola produce una erupción maculopapular característica que cubre el tórax y se extiende hacia las extremidades. La erupción es precedida por fiebre alta (≤ 40 °C) de inicio muy

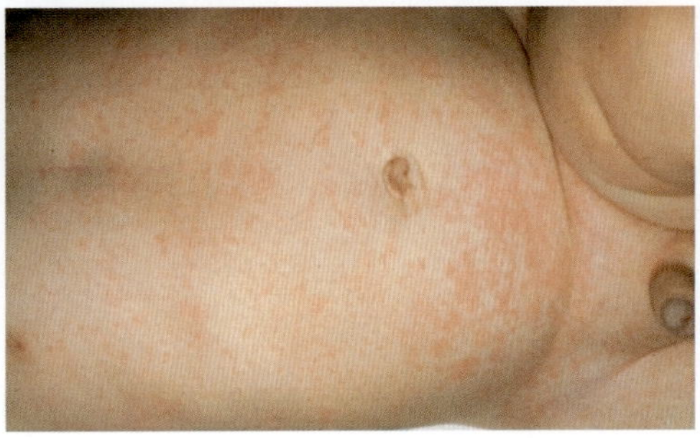

FIGURA 52-33. Roséola. Esta enfermedad vírica presenta una combinación de máculas y pápulas de 1-5 mm de diámetro, con una región circundante pálida. Tomado de: Jensen S. (2015). *Nursing health assessment: A best practice approach* (2nd ed., p. 275). Philadelphia, PA: Wolters Kluwer.

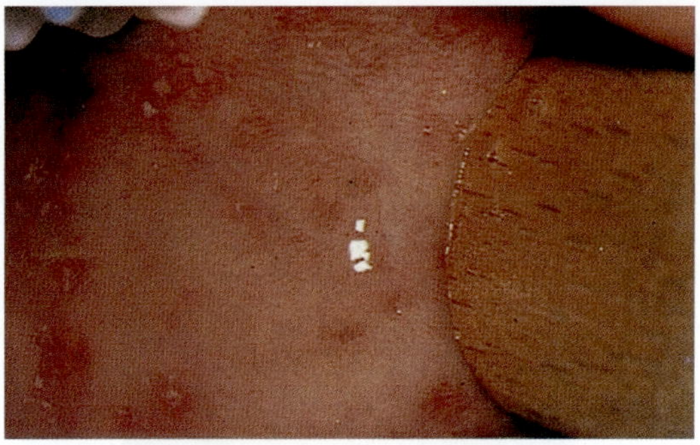

FIGURA 52-34. Manchas de Koplik. Erupción del sarampión. Las manchas de Koplik aparecen como puntos rojos que se distribuyen en el interior de la mejilla. Tomado de: SPL/Custom Medical Stock Photo. Reimpreso con autorización. Bowden V. R., Greenberg C. S. (2014). *Children and their families: The continuum of nursing care* (3rd ed., p. 1263, Fig. 24-8). Philadelphia, PA: Wolters Kluwer.

repentino, con inflamación de las membranas timpánicas y síntomas de resfriado, que generalmente duran 3-4 días.[10] Estos síntomas mejoran casi al mismo tiempo que aparece la erupción (fig. 52-33). Debido a que los niños con roséola exhiben una constelación única de síntomas durante un período muy corto, la infección se puede confundir con otros exantemas de la infancia. Se pueden cuantificar los títulos de anticuerpos en sangre para determinar el diagnóstico. En la mayoría de los casos, no existen efectos a largo plazo de esta enfermedad. Los lactantes que presentan picos térmicos muy altos deben ser revisados por sus proveedores de atención médica.

Rubéola

La *rubéola* (sarampión de 3 días o sarampión alemán) es una enfermedad de la infancia causada por el virus de la rubéola (un togavirus). Se caracteriza por una erupción macular, puntiforme y difusa que comienza en el tórax y se extiende a los brazos y las piernas. Se presentan estados febriles leves (generalmente, menor de 38 °C). Es frecuente la adenopatía de los ganglios linfáticos cervicales, postauriculares y suboccipitales. Por lo general, se acompaña de síntomas de resfriado como tos, congestión y rinorrea (secreción nasal).

La rubéola no suele producir secuelas a largo plazo. Sin embargo, la transmisión de la enfermedad a mujeres embarazadas en períodos tempranos de su gestación puede causar síndrome de rubéola congénita. Entre los signos clínicos del síndrome de rubéola congénita se encuentran cataratas, microcefalia, retraso mental, sordera, conducto arterioso permeable, glaucoma, púrpura y defectos óseos. Muchos países cuentan con leyes que exigen la vacunación para prevenir la transmisión de la rubéola. La inmunización se consigue por medio de la inyección del virus vivo y generalmente tiene un 100% de éxito cuando se aplica en niños.

Sarampión

El *sarampión* (sarampión duro, sarampión de 7 días) es una enfermedad vírica aguda, muy contagiosa, causada por un morbilivirus. La erupción característica es macular y moteada; en ocasiones, las máculas confluyen entre sí. Este exantema generalmente comienza en la cara y se extiende a las extremidades. Se presentan varios síntomas acompañantes: fiebre de 37.7 °C o mayor, *manchas de Koplik* (pequeñas manchas eritematosas irregulares, con un punto azul-blanquecino en el centro) en la mucosa bucal y fotosensibilidad leve a intensa (fig. 52-34). Con frecuencia, la persona tiene síntomas de resfriado, malestar general y mialgias. En casos graves, las máculas pueden generar hemorragia dentro del tejido cutáneo o sobre la superficie externa del cuerpo. Esta variante se llama *sarampión hemorrágico*. El curso del sarampión es más grave en lactantes, adultos y niños desnutridos. Puede haber complicaciones graves, por ejemplo, otitis media, neumonía y encefalitis. Para integrar un diagnóstico definitivo de sarampión, se cuantifican los títulos de anticuerpos.

El sarampión es una enfermedad prevenible y la ley en los Estados Unidos obliga a la vacunación. La inmunización se logra al inyectar una vacuna de virus vivos. La vacunación contra el sarampión suele ser 100% exitosa.

Varicela

La varicela es una enfermedad frecuente de la infancia, de fácil contagio. Es causada por el virus de la varicela zóster, que también es agente causal del herpes zóster (culebrilla). La lesión cutánea característica se produce en tres etapas: mácula, vesícula y costra granular. La fase macular se caracteriza por el desarrollo, en el transcurso de unas horas, de máculas que aparecen en el tórax y se extienden a las extremidades, mucosa bucal, cuero cabelludo, axilas, vías respiratorias superiores y conjuntiva. Durante la segunda etapa, las máculas forman vesículas con centros deprimidos. Las vesículas se abren y se forman costras durante la tercera etapa. En la varicela se producen brotes sucesivos de lesiones, de tal manera que las tres formas de la enfermedad pueden observarse al tercer día del inicio de la alteración.

Un prurito de leve a extremo acompaña a las lesiones, lo que induce rascado y desarrollo posterior de infecciones bacterianas secundarias. La varicela también se acompaña de síntomas parecidos al resfriado, como tos, rinorrea y, en ocasiones, fotosensibilidad. Pueden desarrollarse estados febriles leves, que comienzan 24 h antes del brote de la lesión. Los efectos adversos, como encefalitis, neumonía y complicaciones sépticas, son poco frecuentes.

La varicela en los adultos puede ser más grave, con una tasa de recuperación prolongada y mayor posibilidad de desarrollar neumonitis o encefalitis. Las personas inmunocomprometidas pueden experimentar una forma dolorosa y crónica de la infección.

Manifestaciones y alteraciones cutáneas en los adultos mayores

Los adultos mayores experimentan una variedad de alteraciones en la piel relacionadas con la edad y exacerbaciones de problemas cutáneos previos. Se piensa que la piel de las personas mayores resiente los efectos de un complejo proceso de daño actínico (solar), envejecimiento normal e influencias hormonales. Los cambios actínicos involucran sobre todo una mayor aparición de lesiones en superficies corporales expuestas al sol.

Cambios normales relacionados con la edad

Los cambios normales en la piel asociados con el envejecimiento se observan en áreas del cuerpo que no se han expuesto al sol. Incluyen adelgazamiento de la dermis y la epidermis, disminución del tejido subcutáneo, menor perfusión sanguínea y reducción del número de melanocitos y células de Langerhans y de Merkel.[60] Los queratinocitos se encogen. Sin embargo, el número de células queratinizadas muertas en la superficie aumenta. Esto trae consigo menor acolchonamiento y adelgazamiento de la piel, con cambios en la elasticidad y el color.[60] La piel también pierde su resistencia a los traumatismos mecánicos y ambientales. La reparación tisular lleva más tiempo.

Con el envejecimiento, también hay menor crecimiento de las uñas y el cabello, así como pérdida permanente del pigmento capilar. En cuanto a las hormonas, hay menor actividad de las glándulas sebáceas, aunque las ubicadas en la piel del rostro pueden aumentar de tamaño. Es posible que la reducción en el crecimiento del cabello también esté bajo influjo hormonal. Aunque su causa no se comprende de forma adecuada, la piel en la mayoría de los adultos mayores se vuelve seca, rugosa, escamosa y pruriginosa. Cuando no hay ningún proceso patológico subyacente, a esto se le llama *prurito senil*.[61] El prurito y la resequedad empeoran durante el invierno, cuando el uso de calefactores disminuye la humedad.

El envejecimiento de la piel, sin embargo, no es solo una manifestación de la edad. La mayoría de los cambios en la piel que se observan en los adultos mayores son producto de daño actínico o ambiental acumulado. Por ejemplo, el aspecto arrugado y coriáceo que adquiere la piel envejecida, así como las cicatrices y manchas equimóticas características, se deben a cambios degenerativos por elastosis solar.

Lesiones cutáneas frecuentes entre los adultos mayores

Las lesiones de la piel más frecuentes son los papilomas cutáneos, las queratosis, los lentigos y las lesiones vasculares. La mayoría son manifestaciones actínicas, es decir, resultado de la exposición al sol y a las condiciones climáticas a lo largo de los años.

Papiloma cutáneo

El papiloma cutáneo son pápulas suaves, de color carne o marrón, que se desarrollan en el 25% de los adultos.[10] Ocurren en cualquier superficie de la piel, pero con mayor frecuencia en cuello, axilas y áreas intertriginosas. Su tamaño varía desde el de una cabeza de alfiler hasta el de un chícharo (guisante/arveja). Los papilomas cutáneos tienen la textura normal de la piel. Son benignos y pueden retirarse con tijeras o electrodesecación con fines estéticos.

Queratosis

Una **queratosis** es un crecimiento córneo o anómalo de los queratinocitos. La *queratosis seborreica* (verruga seborreica) es una lesión benigna, parecida a una verruga, claramente circunscrita, que parece estar adherida a la piel (fig. 52-35). Tienen tamaño variable y pueden alcanzar hasta varios centímetros. Por lo general, son lesiones redondas u ovales, en tonos cafés, pardos o negros. Las menos pigmentadas pueden parecer amarillas o rosas. Las queratosis pueden identificarse en la cara o el tórax, como una lesión solitaria o por cientos. Las queratosis seborreicas son benignas. Sin embargo, si se llegan a observar cambios en el color, la textura o el tamaño, pueden indicar una transformación maligna.

Las *queratosis actínicas* son las lesiones cutáneas premalignas que se desarrollan con mayor frecuencia en áreas expuestas al sol.[10] Las lesiones suelen tener menos de 1 cm de diámetro y muestran una apariencia reseca y escamosa y tono parduzco, en ocasiones, con un matiz rojizo. Las queratosis actínicas suelen ser múltiples y más fáciles de palpar que de observar. A menudo son indistinguibles del CE sin

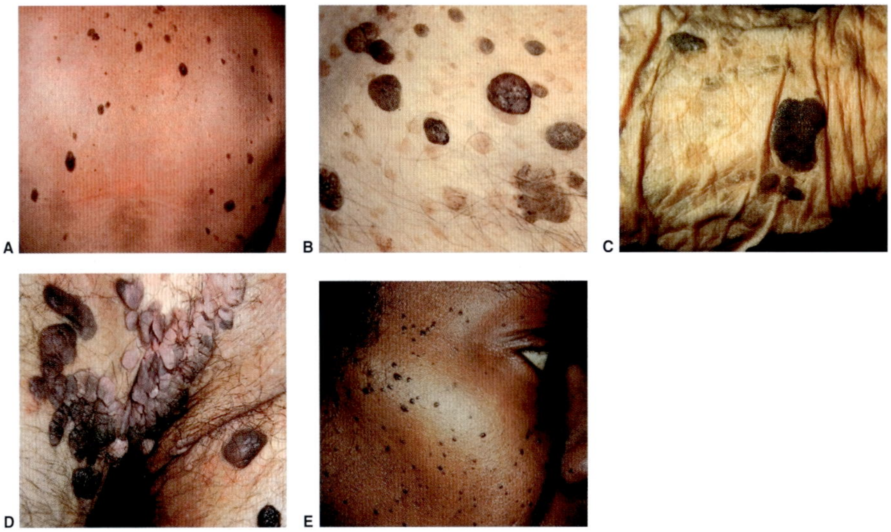

FIGURA 52-35. Queratosis seborreica. **A.** Queratosis seborreica en la espalda de un hombre de 71 años de edad. **B.** Acercamiento de la queratosis seborreica. **C.** Queratosis seborreica extensa en la mano en una mujer de 84 años de edad. **D.** Queratosis seborreicas múltiples en la zona crural. **E.** Queratosis seborreica o dermatosis papulosa negra en la cara. Tomado de: Hall B. J., Hall J. C. (2018). *Sauer's manual of skin diseases* (11th ed., Fig. 46-5). Philadelphia, PA: Wolters Kluwer.

una biopsia. Este tipo de queratosis puede acumular escamas densas sobre la superficie cutánea y volverse hiperqueratósicas (desarrollar crecimientos cutáneos parecidos al tejido ungueal que aumentan de tamaño hasta convertirse en apéndices de tipo córneo). Esta forma es más prominente y palpable. Con frecuencia, tiene un aspecto más desgastado que la piel circundante. Cualquier cambio pequeño, como el crecimiento de las lesiones o la ulceración, puede indicar una transformación maligna. Las queratosis actínicas son CE confinados a la epidermis.[10] Se pueden eliminar con criocirugía, electrodesecación o láser. Cuando la cirugía no está indicada, se tratan con fármacos de quimioterapia tópica, como cremas de 5-fluorouracilo o imiquimod, que erosionan las lesiones.

Lentigo

Un *lentigo* es una mácula de color pardo a negro con bordes bien definidos, por lo general de menos de 1 cm de diámetro. Los *lentigos solares* son manchas pardas, benignas, que aparecen en áreas expuestas al sol. Denominadas con frecuencia como *manchas hepáticas,* estas lesiones se consideran de riesgo para el desarrollo de cáncer de piel. Los lentigos se puede extirpar quirúrgicamente (crioterapia, láser y nitrógeno líquido). Se utilizan cremas y lociones tópicas que contienen adapaleno o tretinoína. El tratamiento exitoso depende de evitar la exposición solar y del uso sistemático de los bloqueadores solares.

El *lentigo maligno* (peca de Hutchinson) es una alteración neoplásica lentamente progresiva (≤ 20 años) de los melanocitos. Ocurre en áreas expuestas al sol, en especial de la cara. La lesión es una mácula pigmentada con un borde bien definido, que crece hasta alcanzar 5 cm o más. A medida que crece con los años, puede desarrollar una ligera elevación y aspecto similar a una verruga. Si no se brinda tratamiento, puede convertirse en un melanoma maligno. La cirugía, el curetaje y la crioterapia han sido eficaces en la eliminación de los lentigos. Es importante supervisar cuidadosamente la posible transformación en melanoma.

Lesiones vasculares

Entre las lesiones vasculares se encuentran los angiomas, las telangiectasias y los lagos venosos. Los *hemangiomas capilares* son pápulas en forma de domo, con superficie lisa y color rojo cereza o púrpura, que se desarrollan en casi todas las personas mayores de 30 años de edad. Por lo general, se encuentran en el tórax y suelen ser benignas, a menos que aparezcan muchos de estos repentinamente. Las *telangiectasias* son dilataciones de los vasos sanguíneos, capilares o arterias terminales que aparecen en áreas expuestas al sol o a las inclemencias del tiempo, como las mejillas y la nariz. Se presentan individualmente o en grupos, miden 1 cm o menos, no son palpables y palidecen fácilmente a la presión. Pueden crecer y ser desfigurantes. El láser de colorante pulsado ha sido eficaz para eliminarlas. Los *lagos venosos* son pequeñas pápulas azul oscuro, ligeramente elevadas, que tienen un aspecto similar a un lago. Se desarrollan en superficies corporales expuestas, especialmente las partes posteriores de las manos, orejas y labios. Son suaves y compresibles. Si la persona lo desea, los lagos venosos pueden eliminarse mediante electrocirugía, terapia láser o resección quirúrgica.

RESUMEN

Algunos problemas cutáneos son más frecuentes en grupos de edad específicos. Los más habituales en neonatos y lactantes son la dermatitis del pañal, el sarpullido y la costra láctea. Algunas enfermedades infecciosas de la infancia que se caracterizan por erupciones incluyen la roséola infantil, la rubéola, el sarampión, la varicela y la escarlatina. Existen vacunas disponibles para proteger contra la rubéola, el sarampión y la varicela. Con el envejecimiento se produce adelgazamiento de la dermis y la epidermis, disminución del tejido subcutáneo, pérdida y engrosamiento de los vasos sanguíneos y desaceleración del crecimiento del pelo y las uñas. La piel seca es un fenómeno habitual entre las personas mayores, el cual se recrudece durante los meses de invierno. Entre las lesiones de la piel propias de los adultos mayores, se encuentran los papilomas cutáneos, las queratosis, los lentigos y las lesiones vasculares.

Apéndice
Valores de laboratorio

TABLA A-1 Prefijos que denotan factores decimales

Prefijo	Símbolo	Factor	Prefijo	Símbolo	Factor
deca	da	10^{1}	deci	d	10^{-1}
hecto	h	10^{2}	centi	c	10^{-2}
kilo	k	10^{3}	mili	m	10^{-3}
mega	M	10^{6}	micro	µ	10^{-6}
giga	G	10^{9}	nano	n	10^{-9}
tera	T	10^{12}	pico	p	10^{-12}
peta	O	10^{15}	femto	f	10^{-15}
exa	E	10^{18}	atto	a	10^{-18}
zetta	Z	10^{21}	zepto	z	10^{-21}
yotta	Y	10^{24}	yocto	y	10^{-24}

TABLA A-2 Hematología

Prueba	Unidades convencionales	Unidades del sistema internacional
Recuento de eritrocitos	Hombres: 4.2-5.4 × 10^{6}/mm^{3} Mujeres: 3.6-5.0 × 10^{6}/mm^{3}	Hombres: 4.2-5.4 × 10^{12}/L Mujeres: 3.6-5.0 × 10^{12}/L
Hematócrito (HTc)	Hombres: 42-52% Mujeres: 36-48%	Hombres: 0.42-0.52 Mujeres: 0.36-0.48
Hemoglobina (Hb)	Hombres: 14.0-17.4 g/dL Mujeres: 12.0-16.0 g/dL	Hombres: 140-174 g/L Mujeres: 120-160 g/L
Hemoglobina corpuscular media (HCM)	26-34 pg/célula	0.40-0.53 fmol/célula
Concentración de hemoglobina corpuscular media (CHCM)	32-36 g/dL o 4.9-5.5 mmol/L	
Volumen corpuscular medio (VCM)	82-98 mm^{3} o 82-98 fL/célula	
Recuento de reticulocitos	0.5-1.5% del total de erictrocitos (en mujeres puede ser un poco más alto)	
Recuento de plaquetas	140-400 × 10^{3}/µL	140-400 × 10^{9}/L
Recuento de leucocitos	4.5-10.5 × 10^{3} células/mm^{3} o 4.5-10.5 × 10^{9}/L Adultos afroamericanos: 3.2-10.0 × 10^{3} o × 10^{9}	4 500-10 500 células/mm^{3} 3 200-10 000 células/mm^{3}
Basófilos	15-50/mm^{3} Diferencial: 0-1.0% del total de leucocitos	0.02-0.05 × 10^{9}/L
Eosinófilos	Diferencial: 0-3.0% del total de leucocitos	0.07 × 10^{9}/L
Linfocitos	24-40% del recuento total de leucocitos o 1500-4 000 células/mm^{3}	1.5-4.0 × 10^{9}/L
Monocitos	100-500 mm^{3} Diferencial: 3-7% del total de leucocitos	0.03-0.07 del recuento total de eritrocitos
Neutrófilos (segmentados [segs])	3 000-7 000/mm^{3}	3-7 × 10^{9}/L
Neutrófilos polimorfonucleares (PMN)	Diferencial: 50% del total de leucocit	Adultos afroamericanos: 1.2-6.6 × 10^{9}/L*
Neutrófilos (bandas)	0-3% de PMN totales	

* La diferencia por raza solo se observa en los neutrófilos.

TABLA A-3 Química sanguínea*

Prueba	Unidades convencionales	Unidades del sistema internacional
Alanina aminotransferasa (ALT)	Hombres: 10-40 U/L	Hombres: 0.17-0.68 µkat/L
	Mujeres: 7-35 U/L	Mujeres: 0.12-0.60 µkat/L
Albúmina	3.9-5.0 g/dL	39-50 g/L
Fosfatasa alcalina	52-142 U/L†,‡	
Amoníaco	15-60 µg/dL	11-35 µmol/L
Amilasa	25-125 unidades/L†	0.4-2.1 µkat/L†
Gasometría arterial	pH 7.35-7.45	
	$PaCO_2$ 35-45 mm Hg	
	PaO_2 > 80 mm Hg	
	Exceso de base > 2 mEq/L	
	Déficit de base < –2 mEq/L	
	HCO_3 22-26 mEq/L	
Aspartato aminotransferasa (AST)	Hombres: 14-20 U/L	Hombres: 0.23-0.33 µkat/L†
	Mujeres: 10-36 U/L†	Mujeres: 0.17-0.60 µkat/L†
Bilirrubina (total)	0.3-1.0 mg/dL	5-17 µmol/L
Bilirrubina (directa o conjugada)	0.0-0.2 mg/dL	0.0-3.4 µmol/L
Nitrógeno ureico en sangre (BUN)	6-20 mg/dL	2.1-7.1 mmol/L
Calcio (Ca^{2+}) (total)	8.8-10.4 mg/dL	2.20-2.60 mmol/L
Cloruro	96-106 mEq/L	96-106 mmol/L
Creatina cinasa (CK, CPK)	Hombres: 38-174 U/L†	Hombres: 0.63-2.90 µkat/L†
	Mujeres: 26-140 U/L	Mujeres: 0.46-2.38
Isoenzimas de creatina-cinasa:		
MB (CK_2)	0-6%	0.00-0.06
MM (CK_3)	96 o 100%	0.96-1.0
BB (CK_1)	0%	0.00
Creatinina (sérica)	Hombres: 0.6-1.2 mg/dL	Hombres: 71-106 µmol/L
	Mujeres: 0.4-1.0 mg/dL‡	Mujeres: 39-90 µmol/L‡
Gamma-glutamil transpeptidasa (GGT)	Hombres: 7-47 U/L	Hombres: 0.12-1.80 µkat/L†
	Mujeres: 5-25 U/L	Mujeres: 0.08-0.42 µkat/L
Glucosa (plasma, en ayuno)	< 100 mg/dL	< 5.6 mmol/L
Hemoglobina glucosilada (HbA_{1c})	5.0-7.0%	5.5-9.3 mmol/L
Lactato deshidrogenasa (LDH)	140-280 U/L	2.34-4.68 µkat/L†
Lípidos		
Colesterol (en ayuno)	140-199 mg/dL (deseable)	3.63-5.15 mmol/L (óptimo)
	200-239 mg/dL (límite superior)	5.18-6.19 mmol/L (en el límite)
	≥ 240 mg/dL (alto)	> 6.20 mmol/L (alto)
LDL	< 100 mg/dL (óptimo)	< 2.6 mmol/L
	100-129 mg/dL (cerca de lo óptimo)	2.6-3.3 mmol/L
	130-159 mg/dL (límite superior)	3.4-4.1 mmol/L
	160-189 mg/dL (alto)	4.2-4.9 mmol/L
	> 190 mg/dL	> 5.0 mmol/L
HDL	Hombres: 35-65 mg/dL	Hombres: 0.91-1.68 mmol/L
	Mujeres: 35-80 mg/dL	Mujeres: 0.91-2.07 mmol/L
Triglicéridos	< 150 mg/dL (deseable)	< 1.70 mmol/L (deseable)
	150-199 mg/dL (límite superior)	1.70-2.25 mmol/L
	200-499 mg/dL	2.26-5.64 mmol/L
	≥ 500 mg/dL	≥ 5.65 mmol/L

TABLA A-3 Química sanguínea*

Prueba	Unidades convencionales	Unidades del sistema internacional
Lipasa	10-140 U/L†	0.17-2.3 µkat/L†
Magnesio	1.8-2.6 mg/dL	
Osmolalidad (muestra de orina de 24 h)	300-900 mOsm/kg H_2O	
Osmolalidad (sérica)	280-303 mOsm/kg H_2O	
Fósforo (inorgánico)	2.7-4.5 mg/dL	0.87-1.45 mmol/L
Potasio	3.5-5.2 mEq/L	3.5-5.2 mmol/L
Antígeno prostático específico (APE)	< 2.5 ng/mL	< 2.5 µg/L
Proteína total	6.0-8.0 g/dL	60-80 g/L
Inmunoglobulina		
IgG	700-1500 mg/dL	7.0-15.0 g/L
IgA	60-400 mg/dL	600-4 000 mg/dL
IgM	60-300 mg/dL	600-3 000 mg/dL
IgE	3-423 UI/mL	3-423 kIU/L
Perfil tiroideo		
Tiroxina (T_4) total	5.4-11.5 µg/dL	57-148 nmol/L
Tiroxina libre (FT_4)	0.7-2.0 ng/dL	10-26 pmol/L†
Triyodotironina (T_3) total	80-200 ng/dL	1.2-3.1 nmol/L
Hormona estimulante de tiroides (TSH)	0.45-4.5 µU/mL	0.45-4.5 mU/L
Tiroglobulina	2-55 ng/mL	2-55 µg/L
Sodio	136-145 mEq/L	136-145 mmol/L
Ácido úrico	Hombres: 3.4-7.0 mg/dL	Hombres: 202-416 µmol/L
	Mujeres: 2.4-6.0 mg/dL	Mujeres: 143-357 µmol/L

*Los valores que se muestran corresponden a los de hombres y mujeres adultos, a menos que se especifique lo contrario. Los valores pueden variar en función del laboratorio. Deben emplearse los valores proporcionados por el laboratorio que realiza la prueba, ya que los rangos se especifican según el método.

†Laboratorio o método específicos.

‡Varían con el embarazo, la pubertad, la edad y la masa muscular.

Valores obtenidos de: Fischbach F. T., Fischbach, M. A. (2018). *Fischbach's manual of laboratory and diagnostic tests* (10th ed.). Philadelphia, PA: Lippincott Williams & Wilkins.

Índice alfabético de materias

Nota: los números de página seguidos de "*f*" se refieren a figuras; aquellos seguidos de "*t*", a tablas; y aquellos seguidos por "*c*", a cuadros.

A

Ablación
  por microondas, 931
  por radiofrecuencia (ARF)
    CHC, 931
    miocardiopatía/displasia arritmogénica ventricular derecha, 631, 632, 698
  procedimiento para las arritmias, 631, 632, 693, 697, 698
ABO, grupos sanguíneos, 521
  en el reconocimiento de antígenos, 523
  en las alteraciones por hipersensibilidad, 521, 523
  plaquetas, 523
Abordajes dietéticos para detener la hipertensión (dieta DASH), 593
"Abotagados azules" o "congestivos cianóticos", en EPOC, 770
Abscesos, 180
  en las glándulas de Bartolino, 1037
  formación, 180, 181
Absorciometría de rayos X de energía dual, 144, 965
Abuso de sustancias. *Véase* Alcoholismo; Adicciones
  drogadicción, 432, 433, 438
Abuso de tabaco, 760, 767. *Véase también* Tabaquismo
Acalasia, 881
Acantosis *nigricans*, 994
Ácaros, 199
Accidente cerebrovascular. *Véase* Ictus
Accidentes de tránsito, lesiones musculoesqueléticas en, 369
Accidentes isquémicos transitorios, 392, 395, 397-399
Acción autocrina, 15, 955, 957
Acción paracrina, 15, 859, 869, 955, 957
Aceleración del crecimiento, 970, 977, 1108
Acetaldehído, 93, 924
  hepatotoxicidad, 924
Acetil-coenzima A
  en el metabolismo aeróbico, 17
  síntesis de, 17
Acetilcolina
  acciones y alteraciones, 308-310
  en la secreción del ácido clorhídrico, 871, 872
  en las alteraciones por hipersensibilidad, 319
  para la incontinencia urinaria, 847
  receptores para, 355
    alteraciones, 308-310, 355
    en los vómitos, 879
  regulación de la temperatura, 961
  síntesis, 308
Acetilcolinesterasa, 355-357
Acholeplasma, 197
Aciclovir
  para la neuralgia postherpética, 329
  para las infecciones por herpes simple, 1066
  tratamiento del herpes zóster, 1066
Ácido(s), 118, 154. *Véanse también* ácidos específicos
  producción de, 154
Ácido acetilsalicílico (aspirina, AAS)
  acidosis metabólica debido a, 164
  cardiopatía isquémica crónica, 630, 799
  deterioro de la función plaquetaria debido a, 511
  eliminación, 799
  en la inhibición de la agregación plaquetaria,
  gastritis, 885, 890
  infarto de miocardio con elevación del segmento ST (IMEST), 624, 625
  para el dolor, 326
  para el prolapso de la válvula mitral, 642
  para la enfermedad de Kawasaki, 667
  para la fiebre, 340
  para la isquemia miocárdica, 625
  para la prevención del cáncer colorrectal, 907
  para síndromes coronarios agudos, 625
  penetración de la mucosa gástrica, 888
  revascularización de la arteria coronaria, 625
  sensibilidad a la, asma en, 764-766
  úlcera péptica debido a, 885, 887-890
Ácido algínico, para el reflujo gastroesofágico, 882
Ácido azelaico, para el acné, 1171-1173
Ácido carbónico (H_2CO_3), 153, 154
  en el equilibrio acidobásico, 157, 158, 798
Ácido clorhídrico, 154-156, 870
Ácido desoxirribonucleico (ADN)
  aplicaciones farmacológicas, 63
  código genético en, 50, 51
  daño de la radiación sobre, 41
  doble hélice, 50, 51
  efectos de los radicales libres sobre, 41, 44
  efectos de los quimioterápicos sobre, 101
  empaquetamiento, 51
  en el núcleo, 9, 10
  en la síntesis proteica, 52
  en las bacterias, 195, 197
  estabilidad del, 52
  estudios de hibridación *in situ* de, 62
  mitocondrial, 12
  organización de la hebra, 50, 51
  pareamiento de las bases en, 51
  recombinación mitótica, 62, 55, 59
  recombinante, 62
  reparación del, 52
  replicación, 51
  variabilidad de la estructura, 51
  virus que contienen, 194
Ácido desoxirribonucleico (ADN), daño en el, en la colitis ulcerosa, 895
Ácido fólico, 78, 532, 534, 535, 659
  deficiencia de, 78
Ácido fosfórico, producción de, 155, 156
Ácido hialurónico, en la reparación tisular, 186, 1154
Ácido láctico, producción de, 16, 17, 163-164
Ácido linoleico, 943, 1056
Ácido pantoténico, 944
Ácido ribonucleico (ARN)
  de transferencia, 50
  en la síntesis proteica, 56-57
  en la traducción, 51
  en la transcripción, 51
  en las bacterias, 195-197
  estructura, 50
  función de, 50, 52
  mensajero, 50
  ribosómico, 50
  virus que contienen, 194
Ácido salicílico, 164
Ácido sulfúrico, producción de, 155
Ácido úrico y uratos
  eliminación, 798, 799
  en los cálculos renales, 810
  exceso de
    necrosis tubular aguda debida a, 830, 832
    transporte de, en los túbulos renales, 798-799, 825
Ácido ursodesoxicólico, para la cirrosis biliar, 924
Ácidos biliares, penetración de la mucosa gástrica, 865, 871, 872
Ácidos débiles, 154
Ácidos fijos, 154
  pérdida de, 162, 163
Ácidos fuertes 154
Ácidos grasos
  monoinsaturados (AGMI), 943
  omega-3, 178, 943
  omega-6, 178, 926, 943
Ácidos no volátiles, 155, 160, 169, 997
Ácidos tricarboxílicos, ciclo de los, 17
Ácidos volátiles, 155, 160, 169
Acidosis
  cetoácidos en, 163
  en la hipercapnia, 164
  hiperclorémica, 164
  metabólica, 163
    acidosis hiperclorémica, 164
    brecha aniónica (*anion gap*), 160, 163
    cetoacidosis, 163
    compensación en, 161
    diabetes mellitus en, 163-164
    en alteraciones acidobásicas mixtas, 162
    en la toxicidad de los salicilatos, 164
    en la toxicidad del etilenglicol, 164
    en la toxicidad del metanol, 164
    enfermedad renal crónica, 164
    etiología, 165
    láctica, 163
    manifestaciones clínicas, 164
    pérdida de bicarbonato, 156
    tratamiento, 165
  respiratoria, 167
    alcalosis metabólica después de, 168
    alteraciones acidobásicas mixtas, 162
    compensación en, 161
    en la hipercapnia, 162
  tubular renal, 164
Acidosis láctica, 163
  asociada con metformina (ALAM), 163
Acidosis metabólica, 163
Acidosis respiratoria, 167
Acidosis tubular renal, 164
Acné, 1170-1172
  conglobata, 1172
  vulgar, 1170
Acomodación, alteraciones de la, 452
Acoplamiento excitación-contracción cardíaco, 645
Acromegalia, 972, 973
  cáncer en, 971-972
  diabetes en, 995
ACTH. *Véase* Corticotropina (ACTH)
Actigrafía
  de muñeca, en la evaluación del sueño, 412
  en la evaluación del sueño, 413
Activador del plasminógeno
  de tipo urocinasa, 504
  tisular, 504
Actividad de ondas lentas, del tubo digestivo, 863
Acuaporina(s), 14, 21
  en la movilización de los líquidos, 21, 578
  vasoactividad de las, 578, 794
Acúfenos, 473, 481
  objetivos, 481
  subjetivos, 481
Acumulaciones intracelulares, 38, 39*f*
Acupunctura, 326
Adalimumab
  para la artritis reumatoide, 1140
  para la espondilitis anquilosante, 1140
Adaptación
  al estrés, 35, 105, 107, 111-113
  celular, 35-39
Addison, enfermedad de, 983-985
Adenina en el ADN, 50-56
Adenocarcinoma, 746, 882, 884
  de esófago, 882, 884
  de páncreas, 937
  de próstata, 1024-1025
  de pulmón, 746
  de vagina, 1040
  de vulva, 1040, 1042
Adenoma(s), 81, 82, 1057
  de la hipófisis, 967
  tubulares, 906
  tubulovellosos, 906
  vellosos, 906
Adenomiosis, 1044
Adenosina
  en la regulación de la irrigación coronaria, 618, 621
  en las pruebas de esfuerzo, 620
  para las arritmias, 697, 699
Adenovirus, 194, 195
  como vectores para la terapia de genes, 63
  en conjuntivitis, 446
  en resfriado, 731, 736, 739
Adherencias (bridas, tejido ciatricial) y obstrucción intestinal, 862
Adipocinas, 940, 942, 947
Adipocitos, 86
Adiponectina, 940, 941, 947
ADN. *Véase* Ácido desoxirribunucleico (ADN)
ADN ligasa, 63
ADN mitocondrial (mtDNA), 12, 14
  alteraciones del, 12, 65, 74, 75

ADN polimerasas, 52-56,
Adolescentes
escoliosis en, 119, 1120
hipertensión en, 608, 612, 614
insuficiencia cardíaca en, 669
obesidad en, 946,
osteoporosis en, 1122
requerimientos calóricos, 946
síndrome del retraso de la fase del sueño en, 414
Adrenalina, 108, 109, 283, 308, 424
acciones, 108, 138*f*, 283, 310,
almacenamiento de, 305, 309, 424
en la insuficiencia cardíaca, 146, 165, 650, 691
en la regulación circulatoria, 581
en la regulación de la temperatura, 336, 344, 941
en la respuesta al estrés, 108*t*, 109, 111, 146, 309, 424
hormonas contrarregulatorias, 990, 331
síntesis de, 283
Adultos mayores, 190, 237, 332, 334, 341, 422, 434, 613, 644, 668, 670, 747, 843, 844, 1147, 1149, 1150, 1195. *Véase también* Personas mayores
cicatrización de las heridas, 190
lentigos, 1196
lesiones cutáneas, 1195
papiloma cutáneo, 1195, 1196
queratosis, 1162, 1192, 1195, 1196
Aerobios, 196
Afasia, 389, 395, 397, 398, 402, 435, 482
Afección epitelial no neoplásica, 1037, 1038, 1040
Afinidad de la hemoglobina, 722, 723, 725
Agammaglobulinemia ligada al cromosoma X, 240-241
Agentes alquilantes, para el cáncer, 93*c*, 101, 103, 104
Agentes físicos, daño celular debido a, 40, 49, 91, 172, 263
Agentes teratógenos, 70, 75-78
defectos cardíacos debidos a,
fármacos, 76*c*, 76, 77
infecciosos, 76*c*, 77
químicos, 76*c*
radiación, 76*c*
Agentes TORCH, efectos teratógenos de los, 77
Agnosia, 299, 397, 398, 467, 482
Agonistas α-adrenérgicos
para glaucoma, 451
para incontinencia urinaria, 365
Agotamiento por calor, 342
AGT. *Véase* Ácidos grasos *trans*
Agua
corporal total, 122*c*, 125
equilibrio, regulación, 118, 119, 127-129, 127*t*
ganancias y pérdidas de, 125
ingesta inapropiada, 128, 130, 135
intoxicación por, 134
requerimientos de, 125*t*
transporte de, en los túbulos renales, 158, 791
Agua corporal total (ACT), 122*c*, 125
Agujero oval, 657, 662, 665
Agujero primario, 657, 662
Alagille, síndrome de, 913
Alanina aminotransferasa (ALT), 915
Alba, fenómeno de, 998
Albinismo, 1153, 1163, 1180
oculocutáneo, 66, 1163
Albúmina, 145, 522*t*
brecha aniónica (*anion gap*) y, 160
deficiencia de, edema y, 823
en la orina, 801
hormona tiroidea unida a, 958, 974
presión osmótica y, 579
Albuminuria, en la enfermedad renal crónica, 801, 803
Alcaloides de la vinca, para el cáncer, 101, 102
Alcalosis
hipoclorémica, 159
metabólica, 161, 162, 165, 166*t*
compensación en, 166*t*
en las alteraciones acidobásicas mixtas, 161
respiratoria, 168
compensación en, 168, 169
en las alteraciones acidobásicas mixtas, 161
Alcalosis metabólica, 161, 162, 165, 166*t*
Alcalosis respiratoria, 168
Alcohol deshidrogenasa (ADH), 924
Alcoholismo
adaptación y, 38
cetoacidosis en, 149, 151
daño celular debido a, 917, 924
efectos teratógenos del, 76*t*
gastritis, 884
hepatopatías en, 917, 924
hipertensión en, 115, 926
hipofosfatemia en, 149
hipomagnesemia en, 149, 151, 152
miocardiopatías en, 632
penetración de la mucosa gástrica, 884
riesgo de ictus en, 345
Aldosterona
acción de, 128, 137-140
deficiencia de, hipercalemia en, 139, 141, 142
en el intercambio potasio-hidrógeno, 159
en la regulación del agua, 127, 128
en la regulación del potasio, 137, 138
exceso de, hipertensión en, 587
insuficiencia cardíaca y, 133, 134, 139, 142
pérdida de potasio en, 128, 137
Alelos, 60, 61, 89
múltiples, 61
Alérgenos, 248-252
atopia y, 250, 251
en el asma, 764, 766, 767, 774
Alergia al látex, 256, 257, 677
Aleteo auricular, 690, 694
Aleteo nasal, en las alteraciones respiratorias, 749
Alimentación parenteral, para la enfermedad de Crohn, 894
Alimentos
alergias a, 251, 252, 1131
efecto térmico de los, 336
enfermedades transmitidas por
colitis por *Escherichia coli*, 896
hepatitis A, 200, 919
ingesta
alteraciones de la, 114, 939, 946, 952
regulación, 940-944
requerimientos, 942
Alivio del dolor, 321, 324
Almidón, 873-875, 904
Almohadillas endocárdicas, 656, 661*f*, 662, 663
Aloanticuerpos, hemólisis por, 524-526, 531
Aloantígenos, 258
Alodinia, 318, 328, 329
Alopecia, en la quimioterapia, 102
Alopurinol, para la gota, 811
Alostasis y carga alostática, 108
ALT. *Véase* Alanina aminotransferasa
Alteplasa, para los síndromes coronarios agudos, 504
Alteración aguda, 6
Alteraciones autoinmunitarias
cirrosis biliar, 916
dermatomiositis, 1138, 1139, 1148
disfunción del sistema de complemento, 245
en las alteraciones de los complejos inmunitarios, 254
enfermedad de Addison, 132, 983
esclerosis sistémica, 367, 584, 1138
factores ambientales en, 262, 263, 429, 886, 923
hemólisis, 532, 914
hepatitis, 923
herencia en, 241, 262
mecanismos, 261
miastenia grave, 253, 260, 979
miocardiopatías, 633-635
neutropenia, 545, 546
pancreatitis, 937
polimiositis, 260
probables, 260*c*
tiroiditis de Hashimoto, 260*c*, 886
tolerancia y, 260 261, 979, 904
tratamiento, 247
urticaria, 1175
vitiligo, 1163
Alteraciones autosómicas
dominantes, 65
recesivas, 68
Alteraciones congénitas, 65
Alteraciones cutáneas, 1162, 1178
acné, 1173
alérgicas y por hipersensibilidad, 1173, 1174, 1176
bacterianas, 1167
en adultos mayores, 1192, 1195
en el lupus eritematoso sistémico, 1136
en la enfermedad renal crónica, 836*f*, 840,
en la ictericia, 929, 1151
en la lactancia, 265, 843
en la lesión de la médula espinal, 376, 1161
en la neurofibromatosis, 66*t*, 67
infecciosas
bacterianas, 1167
micóticas, 742
víricas, 1168
papuloescamosas, 1176
pigmentarias, 1162
rosácea, 1172
Alteraciones de almacenamiento en los lisosomas, 12, 68
Alteraciones de los conductos de la mama, 1036, 1057
Alteraciones del movimiento
asociadas con el cerebelo, 346-349, 351, 362
en el ictus, 398
evaluación, 351
motoneuronas inferiores, 346-348, 350, 357
motoneuronas superiores, 298, 346, 347, 350, 366
musculoesqueléticas, 149, 1087, 1094, 1138
nervios periféricos, 346, 348-350, 357
núcleos basales, 362-363
relacionadas con el sueño, 421
unión neuromuscular, 354
Alteraciones del oído
acúfenos, 481
de las vías centrales, 481
infecciones, 489
oído del nadador, 474
otitis externa, 474, 483*c*, 485
otitis media, 475, 476-478
otoesclerosis, 478, 479
presbiacusia, 599
tapón de cerumen, 587
Alteraciones de la úvea, 554-555
Alteraciones digestivas
anorexia, 1076
náuseas, 1076
náuseas y vómitos, 1076-1077, 1077*f*
Alteraciones en gen único
autosómico dominante, 65, 66, 66*f*
Alteraciones endocrinas, 1140, 1221
Alteraciones genéticas
causas, 94-97
diagnóstico prenatal, 97
gen único, 60, 61, 65
autosómico dominante, 83-85, 83*t*
autosómico recesivo, 68
herencia multifactorial, 60, 70, 75
impronta genética en, 60
mitocondriales, 75
Alteraciones hemáticas, 552
Alteraciones hemorrágicas, 501
en el ciclo menstrual, 1053
en la coagulación intravascular diseminada, 513
en la enfermedad renal crónica, 539
en las alteraciones vasculares, 501, 511, 513
en las deficiencias de los factores de la coagulación, 512, 515
en los defectos plaquetarios, 502, 503, 511
Alteraciones hepatotóxicas, 916, 917
metabolización de fármacos y hormonas, 916
daño hepatotóxico directo, 917
hepatitis crónica 917
hepatopatías inducidas por fármacos, 917
reacciones colestásicas, 917
reacciones de fase 1, 916
reacciones de fase 2, 916
reacciones de fase 3, 917
reacciones idiosincráticas, 917
Alteraciones hereditarias ligadas al cromosoma X, 68, 69
agammaglobulinemia, 240, 241
daltonismo, 457
distrofia muscular, 59, 66, 346, 355*f*
enfermedad granulomatosa crónica, 59
inmunodeficiencia combinada grave, 239, 240, 242, 244
inmunodeficiencia con hiper-IgM, 252
raquitismo resistente a la vitamina D, 1125
síndrome de Wiskott-Aldrich, 59*f*,
Alteraciones hipercinéticas, 363
Alteraciones hipocinéticas, 363, 364*t*
Alteraciones infecciosas e inmunitarias
cardiopatía reumática, 637
diagnóstico, 638
manifestaciones clínicas, 637
patogenia, 637
tratamiento y prevención, 638
endocarditis infecciosa, 635
diagnóstico, 636
etiología y patogenia, 635
manifestaciones clínicas, 636
tratamiento, 636
fiebre reumática, 637
diagnóstico, 638
manifestaciones clínicas, 637
patogenia, 637
tratamiento y prevención, 638
Alteraciones mieloproliferativas, 498
trombosis en, 505
Alteraciones mitocondriales, acidosis láctica en, 74
Alteraciones neuromusculares, 839
Alteraciones obstructivas
apnea del sueño, 418
asma, 763
bronquiectasias, 771, 772*f*
de la trompa auditiva, 475
de las vías respiratorias, 763
de las vías urinarias, 808
características clínicas de, 808

Alteraciones obstructivas (*cont.*)
causas, 808*t*
clasificación, 808
hidronefrosis en, 809
insuficiencia posrenal en, 808
mecanismos de daño renal en, 808
por cálculos, 810
ubicaciones, 808
enfermedad pulmonar obstructiva crónica, 767
fibrosis quística, 772
Alteraciones oculares, 441
aparato lagrimal, 444
con presiones intraoculares anómalas, 449
conjuntivales, 445
corneales, 445, 446-448
de la úvea, 445, 448-449
en la esclerosis múltiple, [illegible]
en la miastenia grave, 469
herpes zóster en, 448, 449
neurales, 442
palpebrales, 442
pupilares, 467-471
retinianas, 455-463
Alteraciones ocupacionales
enfermedad de Raynaud, 600
enfermedad pulmonar intersticial, 776
infección por VIH, 264, 265
pérdida de la audición, 482
Alteraciones óseas
congénitas, 1113
en las alteraciones del crecimiento y el desarrollo, 1108
en la enfermedad renal crónica 144-147, 837
metabólicas, 1108, 1120, 1121, 1125
osteocondrosis, 1120
traumáticas, 370, 388, 391
Alteraciones por hipersensibilidad de tipo tardía, 255
Alteraciones por vejiga neurogénica
tipos y características, 814, 851
tratamiento, 853
vejiga espástica, 851
vejiga flácida, 852
Alteraciones premenstruales, 1055, 1056
Alteraciones renales
agenesia, 804, 807
alteraciones de la función glomerular
displasia, 804
en el lupus eritematoso sistémico, 822
en herradura805, 807
en la diabetes mellitus, 823, 852
en la hipertensión 823
hidronefrosis, 809-810
infecciones, 812,-817
alteraciones obstructivas
cálculos renales (*véase* Cálculos renales)
alteraciones tubulointersticiales
acidosis tubular renal, 824-826
relacionadas con fármacos, 826
cáncer, 827
en el lupus eritematoso sistémico, 822-823
enfermedades congénitas, 804
enfermedades quísticas, 815
Alteraciones respiratorias. *Véanse también* alteraciones específicas
de la difusión, 755
de la insuflación pulmonar, 759
de la ventilación, 755
en la estenosis mitral, 639, 664
enfermedad pulmonar intersticial, 775, 776
pulmonar vascular, 781
Alteraciones retinianas
daltonismo, 457
defectos del campo visual en, 466, 467
degeneración macular, 462
desprendimiento, 461
en la diabetes mellitus, 450, 459, 460
en la hipertensión, 450
hemorragias, 459
hereditarias, 457
neoplásicas, 463
neovascularización, 459, 460, 462
Alteraciones terciarias, del aparato endocrino, 966, 967
Alucinaciones
auditivas, 427
esquizofrenia, 426
hipnagógicas, 416
hipnopómpicas, 416
visuales, 397*t*, 427
Alvéolo(s)
de la mama, 1036
disfunción en, 783, 784, 785, 786
fibrosis, 768
células alveolares de tipo I, 706, 707
células alveolares de tipo II, 706, 707, 713, 750
macrófagos del, 706, 707
tensión superficial, 713, 714*f*
pulmonares, 706
Alzheimer, enfermedad de
diagnóstico y tratamiento, 436
manifestaciones clínicas, 434
neurofisiología de los síntomas, 434
Amamantamiento
fisiología de la lactancia, 1036
ictericia neonatal en, 537, 538, 539
mastitis durante el, 1056
Amaurosis fugaz, 395, 458
Ambliopía, 471, 472
Amenorrea, 1053, 1054, 1056
primaria, 1053
secundaria, 1053
American College of Cardiology/ American Heart Association (ACC/AHA), recomendaciones, 611
American Heart Association
clasificación de la insuficiencia cardíaca, 643
recomendaciones sobre monitorización electrocardiográfica, 688
American Society for Microbiology
AMH. *Véase* Hormona antimülleriana
Amígdala, 300*f*
Amilasa, 870, 874, 875*t*
Amilina, 988, 989
Amilorida, acción de la, 1182
Aminas, como hormonas, 957
Aminoácidos
absorción de, 873-875
código de tripletes para, 52, 53*t*
como neurotransmisores, 282
de la dieta, para la enfermedad renal crónica, 842
esenciales, 942
excitatorios, daño cerebral por, 381
requerimientos, 942
síntesis de proteínas a partir de, 52-54
transporte en los túbulos renales, 791, 798
Aminoglucósidos, 208, 356, 357, 483
efectos sobre la unión neuromuscular, 356, 357
nefrotoxicidad de, 208, 831
Aminotransferasas, 911, 916, 918
Amiodarona
para las arritmias, 776
toxicidad pulmonar, 776
Amniocentesis, 78-80
Amoníaco
síntesis de urea a partir de, 911, 912
transporte de, en los túbulos renales, 158, 798, 799
Ampicilina, 208, 401
Ampolla de Vater, 909, 910
Ampolla del sistema vestibular, 486, 487, 488
Ampolla hepatopancreática, 909, 932, 933, 935, 937, 938
Ampollas
en la piel, 1159, 1160*t*,
fiebre, 1182
Anabolismo, 19, 939
Anaerobios, 48, 196
Anafilaxia, 250, 251, 252
Analgesia y analgésicos, 321, 325-328
endógenos, 321
inducida por estímulos, 326
para el dolor, 326
Análisis de orina
en el daño renal agudo posrenal, 832
en los cálculos renales, 812
Análisis del ADN
en la distrofia muscular, 355
prenatal, 80
Análisis inmunorradiométrico (IRMA), para hormonas, 964
Anaplasia, 83, 84*f*
Anaplasma, 197, 198
Anaplasmataceae, 197
Anatomía de ventrículo único, 659, 662, 665, 666
Anatomía funcional del ventrículo único, 662, 665, 666
Andrógenos
acciones, 956*t*,
deficiencias de, 968
disfunción eréctil en, 1008
efectos indeseables, 980
en el cáncer de próstata, 1007
en mujeres, 1031
inhibidores de, para el cáncer de próstata, 1024, 1026, 135
suprarrenales, 980, 981
Andropausia, 1008, 1009, 1013
Androstenediona
acciones de la, 956*t*,
para mejorar el rendimiento atlético, 1005
Anemia(s)
anemia de Cooley/anemia mediterránea, 530
aplásica 527, 528, 534
cansancio, 97,
de la prematuridad, 538
de las enfermedades graves, 531
deficiencia de hierro, 532
definición, 533
disociación oxígeno-hemoglobina en, 723, 724
efectos, 97
en el cáncer, 534, 539
en la artritis reumatoide, 535, 546
en la drepanocitosis, 529, 530, 669
en la enfermedad renal crónica, 383
en la insuficiencia de ácido fólico, 532-535
en la esferocitosis, 528, 531
en la insuficiencia hepática, 534
en la leucemia, 551-554, 557*f*
en las enfermedades crónicas, 535
en las nefropatías, 835
en las talasemias, 528, 530, 531
fisiológica del recién nacido, 530-532
hemolítica (*véase* Anemias hemolíticas)
hipocrómica, 521, 528, 530
manifestaciones, 527
mediterránea (talasemias), 530
megaloblástica, 527, 533
normocrómica, 521, 534
pérdida de sangre, 649
perniciosa, 533
por deficiencia de hierro, 532
por deficiencia de vitamina B_{12}, 533
pruebas de laboratorio, 527
transfusión de sangre, 528
transfusiones para, 521
Anemias hemolíticas, 528
adquiridas, 531
anticuerpos de tipo caliente, 531
autoanticuerpos, 531-532
crioanticuerpos, 532
factores mecánicos, 532
prueba de la antiglobulina directa, 532
características, 528
causas extrínsecas, 528
causas intrínsecas, 528
en las hemoglobinopatías, 528
hemólisis extravascular, 528, 531
hemólisis intravascular, 528, 531
hereditarias, 528
drepanocitosis (*véase* Drepanocitosis)
esferocitosis hereditaria, 528
por defecto enzimático, 531
talasemias, 530
tipos de, 528
Anergia
destrucción, 260, 262, 264
en la prueba cutánea de la tuberculina, 550
linfocitos B autorreactivos, 260-264
Anestesia
hipertermia maligna en, 343
hipotermia en, 343
sensibilidad al dolor, 315
Aneuploidía, 75, 84
Aneurisma
aorta, 601, 602
cerebral, 393, 395
disecante, 601
en frambuesa, 601
fusiforme, 601, 604
nefropatía poliquística y, 395
polígono de Willis, 601, 604
sacular, 395, 601, 604
ventricular izquierdo, 395
Anfotericina B, 129, 139, 209
para blastomicosis, 209
Angina
en la arterioesclerosis, 621
en la estenosis aórtica, 610, 642, 643
estable, 621-625, 628
inestable, 621-623, 630
microvascular, 624, 629
variable (vasoespástica, de Prinzmetal), 629
Angina de pecho, 624, 629
Angiocardiografía por radionúclidos
cardíaca, 620
en las coronariopatías, 620
Angioedema, 246
Angiogénesis, 90
en el cáncer, 89, 90
en la reparación tisular, 185, 186-189
Angiografía, 396-399
cardíaca, 621
embolia, 599, 630, 779
en el ictus, 397-399
pulmonar, 619, 779
renal, 803
Angiografía coronaria, enfermedad de Kawasaki, 667
Angiografía pulmonar, en la embolia pulmonar, 619, 779
Angiomas
aracniforme, 926, 929
hemangioma capilar (*cherry*), 1192, 1196
Angioplastia
con balón, 396
para las coronariopatías, 626
Angiorresonancia magnética (ARM)
en el aneurisma cerebral, 396
en el ictus, 396, 398

Angiotensina
  en la regulación de la sed, 128, 137
  insuficiencia cardíaca y, 651-656
Angiotensina II, 109-110
  en la regulación del flujo renal, 794
  en la respuesta al estrés, 109-110, 941*f*
Angiotensinógeno, 127, 587*f*, 794, 795*f*, 799
Angitis, 595
Anhidrasa carbónica, 153, 155, 158, 163, 871
Anidulafungina, 209
Anillos fibrosos, 638
Anión(ones), en los líquidos corporales, 119, 120, 133, 161
Anisocitosis, 532
Anisometropía, 471
Anoikis, 90
Anomalías cromosómicas, 71
Anopsia, 466
Anorexia
  en alteraciones digestivas, 839
  en el cáncer, 884
  en el cáncer de pulmón, 746
  en la quimioterapia, 101,
  en la enfermedad renal crónica, 389
Anorexia nerviosa, 950, 952
Anosognosia, 398
Anovulación
  síndrome del ovario poliquístico en, 1048
Anquirina, 516, 517
Ansiedad
  en el síndrome de fatiga crónica, 1127
  trastornos
    ansiedad por separación, 431
    fobia social, 431
    fobias, 431
    mutismo selectivo, 431
    neurofisiología de los síntomas, 432
    sustancias/medicación o alteraciones médicas, 432
    trastorno obsesivo-compulsivo, 432
    trastornos de ansiedad generalizada, 431
    trastornos de pánico, 431
  tratamiento, 432
Antagonistas de los canales de calcio, para la isquemia miocárdica, 573
Antagonistas de los receptores de aldosterona
  acción de, 654
  insuficiencia cardíaca en adultos, 654
Antagonistas de los receptores de angiotensina II
  insuficiencia cardíaca en adultos, 654
  para la hipertensión, 654
Antagonistas de los receptores de histamina 2, 178, 882, 888
Antagonistas del calcio, 630
Anteflexión uterina, 1053
Anteversión femoral, 1109-1111
Antiácidos
  hiperfosfatemia debido a, 150, 152
  ingesta prolongada de, 149
  reflujo gastroesofágico, 166, 882
  úlceras pépticas, 888
Antibióticos
  antitumorales, 101
  bactericidas, 207
  influenza-gripe, 733-735
  neumonía(s), 735-739
  neutropenia debida a, 546
  para choque séptico, 197, 679
  para colitis por *Clostridium difficile*, 896
  para endocarditis, 636-637
  para enfermedad de Crohn, 893
  para enfermedad del legionario, 737, 738
  para enfermedad pélvica inflamatoria, 1046
  para neumonía, 735-739
  para rinosinusitis, 732, 733
  para meningitis, 401
  para resfriado, 732-739
  profilaxis en la estenosis mitral, 636, 638
  resistencia a los, 198, 201-209
  rinosinusitis, 732-733
Anticoagulantes
  componentes de la sangre y, 508
  para el ictus, 399
  para la oclusión arterial, 504, 508, 625, 626
  para la prevención de la embolia pulmonar 778, 779
  para la trombosis venosa, 607
  para los síndromes coronarios agudos, 625
Anticonceptivos orales
  cáncer de endometrio y, 1045
  embolia pulmonar debida a, 505, 508
  hipercoagulabilidad debido a, 505-509
  hipertensión debida a, 609
  para endometriosis, 1045-1049
  trombosis venosa debida a, 607
Anticuerpo(s). *Véase también* Inmunoglobulina(s); anticuerpos específicos
Anticuerpos anticitoplasma de neutrófilos, en la vasculitis, 817*f*
Anticuerpos antinucleares, en el lupus eritematoso sistémico, 1136
Anticuerpos heterófilos, en la mononucleosis infecciosa, 547
Anticuerpos monoclonales, 102
Antidepresivos
  para el dolor, 322, 327, 328
  para el insomnio, 415, 416, 422
  para la narcolepsia, 416, 417
Antidepresivos tricíclicos (ATC), 309, 322-328, 342, 417, 430, 1170
Antígeno(s)
  leucocitos humanos, 496, 1071
  reacciones con los anticuerpos, en las alteraciones por hipersensibilidad, 230, 248, 251, 252
  secuestrados, liberación de, 263, 264
  tisulares, en el cáncer, 85, 87
  tolerancia a los, 236, 261
  tumorales, 85, 92
  virus de la hepatitis B, 2061, 918, 920
Antígeno carcinoembrionario (CEA), como marcador tumoral, 98
Antígeno D, de los eritrocitos, 523, 527
Antígeno leucocitario humano (HLA), 228, 367, 417, 905, 923, 993, 994
  en alteraciones autoinmunitarias, 923
  en la narcolepsia, 417
  trasplante y, 228, 367, 923
Antígeno p24, en el VIH, 273
Antígeno prostático específico (APE), como marcador tumoral, 97, 98
Antígenos Rh en los eritrocitos, 531
Antihistamínicos
  mecanismo de acción de, 178
  para el choque anafiláctico, 257, 678
  para el resfriado, 732, 752
  para el vértigo, 492
  para la urticaria, 1175
  rinosinusitis, 732
Antiinflamatorios no esteroideos (AINE)
  artritis reumatoide, 1135, 1138, 1149
  conducto arterioso permeable, 662
  derrames pericárdicos, 617
  deterioro de la función plaquetaria debido a, 511
  gastritis aguda, 885
  insuficiencia renal debida a, 794, 807, 826
  mecanismo de acción de, 178, 179
  para el dolor, 319-326
  para la artrosis, 1145-1150
  para la migraña, 325, 331, 332
  para la pericarditis aguda, 616
  sensibilidad a las, asma en, 764-765
Antimetabolitos, para el cáncer, 101-103
Antimicrobianos, 207, 209
Antioxidantes, 44
Antipsicóticos
  alteraciones del estado de ánimo, 428
  esquizofrenia, 428, 437
Antitrombina III, 503, 504, 522, 778
Antraciclinas, para el cáncer, 104
Antro
  gástrico, 860-871, 885-889
  ovárico, 1032, 1033
Aorta
  aneurismas de, 590-604
  coartación de, 665, 669
  dextroposición, en la tetralogía de Fallot, 661, 664
  disección, 601-604
  distribución presión-volumen en, 616
  en el ciclo cardíaco, 563-567
  en la regulación del flujo sanguíneo miocárdico, 630
  presión en, 567-569
  transposición, 657, 659
Aparato reproductor
  embriología, 1001-1003
  femenino (*véase* Aparato reproductor femenino)
  masculino (*véase* Aparato reproductor masculino)
Aparato reproductor femenino
  alteraciones
    cuello uterino, 1040
    genitales externos, 1037-1039
    mama, 1056-1059
    menstruales, 1053
    ovario, 1046*f*
    soporte pélvico, 1051
    útero, 1042
    vagina, 1039
  estructura y función de
    genitales externos, 1027
    genitales internos, 1028
Aparato reproductor masculino
  alteraciones
    en adultos mayores, 1013
    en niños, 1010, 1017, 1019
    escrotales, 1016-1019
    peneanas, 1010-1012
    prostáticas, 1021-1026
    testiculares, 1016-1019
  control hormonal del, 1005
  control neurológico del, 1007-1008
  espermatogénesis en, 1004
  organización estructural del, 1001-1003
Aparato respiratorio
  control de la respiración en, 701, 727-730
  desnutrición en, 773
  en la regulación acidobásica, 157
  infecciones
    bronquiectasias en, 771-774
    bronquiolitis, 752, 754, 773
    micóticas, 742
    pleuritis, 763
    resfriado, 731-733, 752
    rinosinusitis, 731-733
  ingreso de patógenos en el, 736
  mecanismos de defensa, 737
Aparato urinario
  alteraciones obstructivas
    cálculos que causan, 808, 810-815
    causas, 808
    clasificación, 808
    hidronefrosis en, 809
    mecanismos de daño renal en, 808
    ubicación, 808
  insuficiencia posrenal, 829-832
Aparato vestibular, 473, 486
  alteraciones
    central, 481
    cinetosis, 879
    diagnóstico, 490, 491
    nistagmo, 488
    periféricas, 486
    rehabilitación, 492
    tratamiento, 490-492
    vértigo, 488
Aparatos bucales, para la apnea del sueño, 419
Apéndice, 860-862
Apendicitis, 898-899
Apetito, 869-873
Aplasia pura de eritrocitos, 534
Apnea del sueño, 414-420
  aparatos, bucales/dentales, 419
  hipertensión en, 419
Apnea obstructiva del sueño, 418-420
  diagnóstico, 419
  etiología, 418
  manifestaciones clínicas, 418
  patogenia, 418
  tratamiento, 419
Apomorfina, para la enfermedad de Parkinson, 366
Apoproteínas, 591-592
Apoptosis
  de los linfocitos T, 47, 213*t*
  evasión de la, en el cáncer, 95
Aporte de oxígeno al miocardio, 1119
Apotransferrina, 517
Apraxia, 298, 395-398
Aracnodactilia, 66
  en el síndrome de Marfan, 66
Aracnoides, 300, 303
Arañas vasculares, 929
Árbol genealógico, 60, 78, 80
Árbol traqueobronquial, 701-710
Arco senil, 447, 448, 593
Área corporal total, en las quemaduras, 1183, 1185
Área motora (corteza motora primaria), 404
Aréola, 1036, 1057-1059
ARF. *Véase* Ablación por radiofrecuencia
ARM. *Véase* Angiorresonancia magnética
ARN. *Véase* Ácido ribonucleico (ARN)
ARN de transferencia (ARNt), 10, 52-57
ARN mensajero (ARNm), 10, 52-57
ARN polimerasas, en la transcripción, 52, 53
ARN ribosómico (ARNr), 10, 52-57
Arreflexia, 351, 852
Arritmia(s)
  de la unión auriculoventricular, 693
  sinusal respiratoria, 690
Arritmias cardíacas, 689-698
  de la unión auriculoventricular, 693
  de origen auricular, 691-692
  de reentrada, 690
  diagnóstico, 696
  en la hipercalemia, 141
  en la hipocalemia, 139

Arritmias cardíacas (*cont.*)
en la hipomagnesemia, 151
en la miocardiopatía hipertrófica, 631, 632
en los bloqueos de conducción, 693, 698
heredadas, 695-696
mecanismos, 689
nodo sinusal, 690-691
síndrome del QT largo, 693
taquicardia ventricular polimorfa en entorchado (*torsades de pointes*), 693
tipos de, 690-695
tratamiento, 697-698
ventriculares, 694
Arteria(s)
aneurismas de, 590, 601-602
dislipidemia, 590, 609
distribución presión-volumen en, 569
enfermedades periféricas, 598
estructura, 573*f*
vasculitis, 590, 598
Arteria basilar, 393
Arteria central de la retina, 457-458
Arteria coronaria derecha, 618
Arteria coronaria principal izquierda, 618
Arteria descendente posterior, 618
Arteria hepática, anatomía, 909, 910
Arteria renal, 788
Arteria(s) coronaria(s). *Véase también* Coronariopatías
angioplastia de, 626
anomalías, en la enfermedad de Kawasaki, 667
circulación en, 618
compresión, durante el ciclo cardíaco, 618
endoprótesis (*stents*), 626
oclusión, 618-621
perfusión, en el choque cardiogénico, 675
válvula aórtica, en relación con, 563
Arterias cerebrales, 392-396
anatomía, 392
ictus que compromete a, 395-396
Arteritis, 595-598
de células gigantes, 598
de la temporal (de células gigantes), 598
Arthus, reacción de, 255-257
Articulación acromioclavicular, lesiones de la, 1086-1088
Articulación carpometacarpiana, artrosis de la, 1144
Articulación esternoclavicular, lesiones de la, 1087
Articulación metacarpofalángica, artritis reumatoide de la, 1133
Articulación temporomandibular, dolor en la, 332
Articulaciones, sistema óseo
tendones y ligamentos, 1081
tipos, 1081
bolsa, 1083
diartrosis, 1082
irrigación e inervación, 1082
meniscos intraarticulares, 1083
sinartrosis, 1081
Artritis
cansancio, 1133
del desierto (coccidioidomicosis), 743
descripción, 1032
en el lupus eritematoso sistémico, 1135
en el síndrome de fatiga crónica, 1128-1129
en el síndrome de Reiter, 1140-1141
en la espondilitis anquilosante, 1139-1140
degenerativa (*véase* Artrosis)
enteropática, 1141
gotosa, 1146
inducida por cristales, 1146
psoriásica, 1141
reactiva, 1140
Artritis del desierto y tuberosidades del desierto (coccidioidomicosis), 743
Artritis idiopática juvenil (AIJ), en adultos mayores, 1148
Artritis psoriásica
etiología, 1141
manifestaciones clínicas, 1141
patogenia, 1141
tratamiento, 1141
Artritis reactiva, 1140
asociada con el sexo (síndrome de Reiter), 1141
Artritis reumatoide (AR)
características, 1132
deformidad en cuello de cisne, 1134
deformidad en ojal (*boutonnière*), 1134
diagnóstico, 1134
en adultos mayores, 1149
epiescleritis, 1134
etiología, 1132
manifestaciones clínicas, 1133*f*
neutropenia autoinmunitaria con, 545-546
nódulos, 1133, 1134
patogenia, 1132
procesos patológicos, 1132
quiste de Baker, 1134
tratamiento, 1135
farmacológico, 1135
vasculitis, 1134
Artropatías degenerativas. *Véase* Síndrome artrósico
Artropatías inducidas por cristales, 1146-1149
diagnóstico, 1147
en adultos mayores, 1146
gota primaria, 1146
hiperuricemia, 1146
manifestaciones clínicas, 1147
patogenia, 1146
tratamiento, 1147
Artropatías reactivas, 1140, 1141
Artrópodos, 198
Artrosis
artritis por uso y desgarro, 1143
cartílago, 1142
causas, 1142*c*
diagnóstico, 1145
en adultos mayores, 1142
epidemiología, 1142
factores de riesgo, 1142
inyecciones intraarticulares de corticoesteroides, 1145
manifestaciones clínicas, 1144
medicamentos orales, 1145
osteofitos/espolones, 1142-1145
patogenia, 1142, 1143*f*
tratamiento, 1145
viscosuplementación, 1145
Aschoff, cuerpos de, en la cardiopatía reumática, 637
Ascitis
pericarditis constrictiva, 617
Asesoramiento genético, 78
Asistolia, 345, 374
Asma nocturna, 765
Aspartato aminotransferasa (AST), 915
Aspergillus
A. flavus, 930
A. parasiticus, 930
en la neumonía, 736
Aspiración
médula ósea, 500
SDRA en, 782-783
Astenospermia, 1060
Astereognosia, 313
Asterixis, 839, 926, 929
Astigmatismo, 441, 453, 471
Astrocitoma, 82
Astrocitos, 33, 276-277, 302-303, 383, 402
Ataxia, 193, 244
troncal, 362
Ataxia-telangiectasia, 244
ATC. *Véase* Antidepresivos tricíclicos (ATC)
Atelectasias, 668, 762, 763
Aterectomía, arteria coronaria, 626
Atermia, sensibilidad al dolor en la, 328
Ateroesclerosis
adherencia plaquetaria en la, 505, 621
aneurisma de aorta en, 601
clasificación en, 594
complicaciones, 595
desarrollo de la, 594
distribución, 594
en la hipertensión, 609-610
factores de riesgo para, 593
ictus ictus en, 394-395
lesiones de la, 594
manifestaciones, 595
Atetosis, 364, 366
Atletas (deportistas)
lesiones musculoesqueléticas en, 1084-1086
osteoporosis en, 1084, 1122
uso de andrógenos, 1122
Atopia, 250, 251, 1175
ATP. *Véase* Trifosfato de adenosina (adenosina trifosfato, ATP)
Atresia esofágica (AE), 880, 884
Atrofia, 35-37
muscular, 35
en la esclerosis lateral amiotrófica, 367
muscular espinal, 357, 367
por desinervación, 354, 367
por falta de uso, 354
Atropina, glaucoma, 451
Auerbach, plexo mientérico de, 863-866
Aura, en la migraña, 330-331
Aurícula(s)
circulación en, 563-567
llenado y contracción de las, 563-567
presión en, 563-567
Auspitz, signo de, en la psoriasis, 1177
Austin Flint, soplo de, 643
Autofagia, 11*f*, 12
Automaticidad, en la conducción cardíaca, 145
Autorregulación
de la presión arterial, 590
del flujo sanguíneo, 393, 590, 611
cerebral, 393
miocárdica, 590
renal, 794
Autorrenovación de las células, 497, 540
Autosomas, 51-59, 71-73
Autotolerancia, 260-264
Axón(ones), 33, 276-283
en la transmisión sináptica, 278-291
Azitromicina
para la gonorrea, 1071
para las infecciones por clamidia, 1071
Azoospermia, 1005, 1060
Aztreonam, 208*t*
Azúcares, 873-874, 943

B

Babinski, signo de, en el ictus, 397
Bacillus anthracis, en bioterrorismo, 210
Bacterias
acidorresistentes, 739
difíciles de cultivar, 196
Bacteriemia, 202
en la osteomielitis, 1100
endocarditis en, 635-636
Baker, quiste de, 1134
Balanitis, 1011, 1015
Balanopostitis, 1011, 1015
Balismo, 363-364
Barlow, maniobra de, 116-117
Barorreceptores, 127
alteraciones de los, en la lesión de la médula espinal, 375
de la presión arterial, 580-586
en la regulación del equilibrio hídrico, 127-134
Barorreflejo del seno carotídeo, 307
Barotrauma, 473, 483*c*, 733, 751, 786
Barrera de la mucosa gástrica, 876
Barrera hematoencefálica, 276, 302-303, 365, 400
Barrera inmunitaria, 876
Barrett, esófago de, 882-884
Bart, hemoglobina de, 531
Bartolino, glándulas de, alteraciones de las, 1037, 1040, 1071
Bartter, síndrome de, pérdida de potasio en, 140
Base, 154, 161-165, 689, 1008
Base(s), 161-165. *Véase también* Alcalosis; Bicarbonato
déficit de, 161-170
exceso de, 161-170
producción, 161-170
BASE, síndrome (síndrome de Reiter), 1070, 1140, 1141
Bases amortiguadoras en la sangre, 155, 161
Bases pirimídicas, 50-52
Bases purínicas, en el ADN, 1146
Basófilos, 173-178
en la inflamación, 173-178
en las alteraciones por hipersensibilidad, 173, 248-254
Bastón(ones), de la retina, 455-458
Bazo
congestión de, en la insuficiencia cardíaca, 647, 737
daño drepanocítico al, 529
eritrocito, destrucción en, 518-531
función de, 233-237
linfoma de Hodgkin de, 550
secuestro de plaquetas en, 509
Becker, distrofia muscular de, 59*f*, 354
Bell, parálisis de, 295
Bence Jones, proteínas de, en el mieloma múltiple, 556-557
Beriliosis, 776
Bernard, Claude, concepto de medio interno, 106
Betanecol, para el reflujo gastroesofágico, 853
Bethesda, sistema de, para la citología cervical, 1041
Bicarbonato
actividad osmótica del, 119
concentraciones anómalas de (*véase* Acidosis; Alcalosis)
déficit de, 260-169
en el sistema amortiguador, 156-161
en la ecuación de Henderson-Hasselbalch, 154-156
intercambio de cloruro con, 124, 142, 159
medición del, 156, 160
pérdida de, 164
regulación renal del, 157
transporte de, en los túbulos renales, 158
transporte de dióxido de carbono como, 153-155
Bigeminismo ventricular, 694-696
Bilirrubina
conjugada, 913-915
en neonatos, 538

excreción, 912-915
formación de, 10, 912-916
ictericia, 913-918
libre, 913-918
no conjugada (libre), 913-918
Bilis
circulación de la, 909-916
en la digestión de las grasas, 873-876
obstrucción del flujo, 888, 902, 913-916
producción, 912-916
Biología molecular, 2-3, 64, 90, 206
Biomarcadores, para el síndrome coronario agudo, 622
Biopelículas, 196
Biopsia
de cuello uterino, 1039-1042
de hígado, 923, 915
de mama, 1057-1059
de médula ósea, 555-556
de próstata, 1019-1025
de pulmón, 744, 747, 775, 777
del ganglio centinela, 85, 1059, 1190
en el cáncer, 99, 1107
en el carcinoma basocelular, 1190
en los linfomas, 99, 402, 549
endometrial, 1042-1045, 1054
muscular, 355
Biopsia por aspiración con aguja fina, 976
Bioterapia, para el cáncer, 100-102
Bioterrorismo, 210, 211
Biotina, 944
Birbeck, gránulos de, 1154
Bisfosfonatos
para la enfermedad de Paget, 1127
para la hipercalcemia, 1026
para la osteogénesis, 1113
para la osteoporosis, 1124-1127
Bisinosis, 776
Blastomicosis, 198, 731, 742, 744, 745
Blastomyces dermatitidis, 198
Blefaritis, 443-444
anterior, 443
posterior, 444
Bleomicina, para el cáncer, 775
β-bloqueadores, cardiopatía isquémica crónica, 630-633
Bloqueadores β-adrenérgicos, 310, 331, 451, 625, 630-631, 654, 656, 694
Bloqueadores de los receptores β-adrenérgicos, 654-656
Bloqueo auriculoventricular, 147
completo, 147
Bloqueo de conducción
ramos del haz de His, 690
reentrada y, 690
Bloqueos cardíacos
auriculoventricular, 690
ramos del haz de His, 690
Boca
anatomía, 859
función de vía aérea de, 701-702
sequedad de, 295, 419, 870
Bocavirus, 731
Bocio, 972-980
Bolsa, 850, 1028, 1083
Bomba de intercambio de sodio-calcio, en la contractilidad miocárdica, 645-646
Bomba de protones, 533, 681, 871-872, 882, 883, 888, 1184
Bomba de sodio/potasio (Na^+/K^+ ATPasa), 22-27, 118, 121, 138, 154, 282, 387, 479, 791-793
bombas de membrana, 479
en el daño celular, 45
en la absorción de hidratos de carbono, 138
en la contractilidad miocárdica, 673
en la función tubular renal, 138, 791-793
en la movilización de los líquidos, 118-121
en la regulación del potasio, 138
Bomba muscular, 559, 566, 604, 606
Bomba venosa, 575
Borrelia, 196-197, 202-204, 1130
B. burgdorferi, 197
Botulismo por herida, 355
Bouchard, nódulos de, 1144
Bowman, cápsula de, 788-795
Bowman, espacio de, 788-795
Bowman, membranas de, 791
Braden Q, escala, 190
Bradicardia sinusal, 140, 690, 698
Bradicardia-taquicardia, síndrome de la, 691
Bradicinesia, 363-365
Bradicinina
en la inflamación, 176-179
en la regulación del flujo sanguíneo, 575, 576
Braquiterapia, 101, 1026, 1042
para el cáncer de cuello uterino, 1042
Brecha aniónica (*anion gap*), 160-169
Brecha osmolar, 119
Bromocriptina, para la enfermedad de Parkinson, 366
Bronceado, 1151-1153, 1181-1182, 1188-1189
Broncodilatadores
para el asma, 774
para la EPOC, 771, 774
Bronconeumonía, 735-738, 744
Bronquiectasias, 243
Bronquio(s), 702-708, 720, 746, 769
Bronquiolitis, 752-754
aguda, 752-754
Bronquiolos, 763, 768, 771-776
afectados por la EPOC, 768-776
Bronquitis
crónica, 769-774
en la fibrosis quística, 772-773
obstructiva crónica, 768-770
Brown-Séquard, síndrome de, 371-372
Bruch, membrana de, 455, 462
Brudzinski, signo de, en la meningitis, 400
Brugada, síndrome de, 632, 695-698
Bruton, agammaglobulinemia de, 240
Bubones, en el linfogranuloma venéreo, 1067
Bucofaringe, función de vía aérea de, 731
Budd-Chiari, síndrome de, 926-927
Buen estado físico, ejercicio para lograr (*véase* Ejercicio)
Buerger, enfermedad de (tromboangeítis obliterante), 600, 604
Bulbo cardíaco, 656-657
Bulbo raquídeo
anatomía, 290-297
nervios segmentarios de, 290-295
Bulimia nerviosa, 952-953
Burkitt, linfoma de, 548-549

C

CA 19-9, en el cáncer de páncreas, 938
CA 125, como marcador tumoral, 98
Cabeza de medusa, 927*f*, 928*f*
CAD. *Véase* Cetoacedosis diabética
Cadena de transporte de electrones, 16-20
Cadenas pesadas, inmunoglobulina, 230
Cadera
artrosis de, 1089
displasia de, 1116
espondilitis anquilosante de, 1139, 1140
fracturas de, 1089
lesiones
cabeza femoral, 1089, 1090
fracturas, 1084-1090, 1102, 1121, 1123
luxación, 1086-1089
subluxación de, 1086-1089
Caídas
en la enfermedad de Parkinson, 364, 422
fractura de cadera por, 1084, 1089
lesiones por, 369, 399, 406, 489, 1084, 1086, 1089, 1094
Caja TATA, 53
Caja torácica, ventilación, 711-718
Calambre(s)
en la esclerosis lateral amiotrófica, 367
muscular, 134-144
por calor, 341-343
Calcificación(ones)
de la placa ateromatosa, 39
de la válvula aórtica, 602, 639, 642
distrófica, 40
patológicas, 145, 843, 1107
Calcio
desequilibrio de
daño celular debido a, 40-49
en la enfermedad renal crónica, 837
distribución, 118
en la contractilidad miocárdica,
en los cálculos renales, 144-148, 810-812, 825
en los potenciales de acción cardíacos, 685
exceso de, calcificaciones metastásicas, 37
ganancias y pérdidas
por hipercalemia, 131
por hipermagnesemia, 151-154
ingesta dietética y fuentes de, 944
para la osteoporosis, 1121-1125
tratamiento restitutivo
para la hipocalcemia, 143-154
transporte de, en los túbulos renales, 791-800
Calcitonina,
funciones, 1079
para la enfermedad de Paget, 1127
para la hipercalcemia, 1080
para la osteoporosis, 1079, 1124, 1127
Calcitriol, 146-149, 800, 837, 838, 1125
Cálculos
colédoco, 915, 932-937
vesícula biliar (*véase* Colelitiasis)
Cálculos biliares, 932-936
Cálculos de colesterol, 933*f*
Cálculos renales
diagnóstico y tratamiento, 812
etiología y patogenia, 812
manifestaciones clínicas, 811
tipos, 812
Calicreínas, 179
Callo
en la piel, 1093, 1113, 1126
fibrocartilaginoso, en la consolidación ósea, 1096, 1097
óseo, 1097
en la consolidación ósea, 1097
Calmette-Guérin, bacilo de, vacuna, 742
Calmodulina, 32, 45
Calor
daño celular debido a, 40-44, 342, 343
en la inflamación, 171-174, 181, 183
para el control del dolor, 325
pérdida de
control de, 312, 325, 333, 335
mecanismos, 343-344
perioperatoria, 344
transferencia de, en los pulmones, 340
urticaria debida a, 1175
Calorías
deficiencia de, 943-953
para la enfermedad renal crónica, 842
requerimientos, 942, 946
Calorimetría, 941
indirecta, 941
Cámara anterior del ojo, 132, 452
Cámara posterior, 449, 450
Cambios citoesqueléticos, células cancerosas, 84*t*-85
Cambios en las zonas horarias, 414
Cambios nocturnos, alteraciones del sueño, 415-422
Campo visual, 450-468
defectos retinianos, 466
Campylobacter, en la enterocolitis, 896, 899
Canal(es) de calcio, en la contractilidad miocárdica, 619, 620
Canal(es) iónico(s),
alteraciones de los, miocardiopatías en, 632
de compuerta, 23
de ligandos, 23
de voltaje, 23
mecánica, 23
química, 23
ligados a los receptores, 18, 19
Canales de acuaporina 794, 797
Canales semicirculares del oído interno, 479
Canales venosos, profundos, 397
Canalículos,
biliares, 909, 913-914
Canalopatías, 14, 631, 635, 695
iónicas, 631-635
Cáncer
bases genéticas y moleculares, 88
cansancio y, 97
carcinogénesis y, 91
causado por virus, 94
coagulación intravascular diseminada en, 513
crecimiento, 83-100
de estómago, 886, 890
de hígado
cánceres primarios del hígado, 930, 931
tumores metastásicos, 930, 931
de la vesícula biliar, 935
defectos de la reparación del ADN en, 89, 95, 103
del esófago, 880
diagnóstico, 97
diseminación, 83-87
dolor, 322-330
embrionario, 76
en niños, 103
estadificación y gradación, 100
etiología, 88
factores del hospedero y ambientales, 91
hipercoagulabilidad en, 505-509
incidencia y tipos, 81
independencia de los factores de crecimiento en, 84, 87
inducido por radiación, 93
inmunodeficiencia en, 92, 94, 244
invasión y metástasis, 85
manifestaciones clínicas, 95
mecanismos epigenéticos, 89
obstrucción del flujo linfático en, 95, 123, 908
secuelas, 104
síndrome de la secreción inadecuada de la hormona antidiurética en, 746
síndromes paraneoplásicos en, 95, 746-748
tratamiento, 100
vías celulares para, 89
vías moleculares, 89
Cáncer colorrectal, 895
Cáncer de ovario, 1047-1050
Cáncer de pulmón
desarrollo pulmonar, 747

Cáncer de pulmón (*cont.*)
diagnóstico, 747
manifestaciones clínicas, 746
subtipos histológicos y patogenia, 745
tabaquismo, 747
tratamiento, 747
en adultos mayores, 747
Cáncer endometrial, 1045
Candida
C. albicans, 198
en la dermatitis del pañal, 1193
en la neumonía, 736, 813
en las infecciones cutáneas, 198, 1000, 1165-1167
endocarditis infecciosa, 636
infecciones, 1165-1167
Canto, 116, 442, 491
Capa antigua, de la sustancia blanca, 289, 367
Capa mucosa, 204, 681
de la pared intestinal, 861, 872
Capa nueva, de la sustancia blanca, 290
Capa submucosa, de la pared gastrointestinal, 845, 861, 893
Capacidad de difusión, 27, 758, 777
Capacidad inspiratoria (CI), 716*t*, 717
Capacidad pulmonar total (CPT), 716-117, 768
Capacidad residual funcional (CRF), 716-717, 754, 765
Capacidad vital (CV), 716-718, 765, 775
Capacidad vital forzada (CVF), 716, 717, 765
Capilar(es)
absorción en, 577
estructura, 577
filtración en, 122
fuerzas osmóticas en, 579
intercambio del líquido intersticial y, 578
linfáticos, 126, 579
permeabilidad
edema en, 123
en la pericarditis, 123
poros, 122-123, 126
presión coloidosmótica en, 123, 126
presión hidrostática en, 126, 578
velocidad de la circulación en, 572
Capilares peritubulares, 788-794
Capnocytophaga canimorsus, 190
Capsaicina, para el prurito, 1038
Cápsula fibrosa, de las neoplasias benignas, 83
Cápsula interna, del prosencéfalo, 297
Cápsula renal, 809, 827-828
Caquexia, 95-97, 652-653, 1129
crónica, 652-653
en el cáncer, 95-97
en la insuficiencia cardíaca, 652, 653
Cara de luna llena, en el síndrome de Cushing, 985, 986
Carbamazepina, para la neuralgia del trigémino, 329
Carbaminohemoglobina, 153-155, 160, 726
Carbunco (ántrax maligno), en bioterrorismo, 210
Carcinógenos completos, 91
Carcinógenos/carcinogénesis, 93
en la dieta, 93*c*
químicos, 93*c*
Carcinoma(s). *Véanse también* tipos específicos
cervical, 94
de pulmón, 747, 748
embrionario, de los testículos, 1020
hepatocelular, 94, 915, 930-932
suprarrenal, 984-986
Carcinoma basocelular (CBC) o de células basales, 1190, 1191
Carcinoma embrionario, de los testículos, 1020
Carcinoma epidermoide (CE), 884, 1038-1039, 1160, 1191
de la vulva, 1038-1039
del pene, 1191
Carcinoma hepatocelular (CHC), 94, 915, 930-932
Carcinoma *in situ*, 83, 94, 100, 1054
Carcinoma macrocítico de pulmón, 746
Cardiopatía isquémica crónica, 621, 630
angina estable, 621, 630
angina variante (vasoespástica), 629
diagnóstico, 629
dolor de pecho con coronariografía normal, 629
isquemia miocárdica asintomática, 629
miocardiopatía isquémica, 629
tratamiento, 630
Cardiopatía reumática (CR), 598, 637
diagnóstico, 638
manifestaciones clínicas, 637
patogenia, 637
tratamiento y prevención, 638
Cardiopatías
circulación fetal y perinatal, 660
congénitas, 659-660
defectos cardíacos congénitos, 644, 659-660
adultos con, 668
fisiopatología, 659
manifestaciones y tratamiento, 660
tipos de defectos, 660
desarrollo embrionario del corazón, 659
disnea en, 659-660
en la deficiencia de la hormona de crecimiento, 970
en lactantes y niños, 659-668
endocárdicas, 659, 662-663
enfermedad de Kawasaki, 667, 668
manifestaciones clínicas, 666
patogenia, 666
hipertensión pulmonar en, 779
infecciosas, 615
inmunitarias, 615
miocardiopatías, 615, 630-636
pericárdicas, 615
reumáticas, 598, 637, 692
valvulares, 638-639, 644, 670
Cardioversión
para la fibrilación auricular, 631, 692-693, 697
Carditis, en la cardiopatía reumática, 637, 692
Carina, 704-705
Carioplasma, 10
Cariotipo, 58-59, 71, 80, 88
Cartílago
destrucción, en la artrosis, 1142-1143
elástico, 473
hialino, 703, 1079, 1082
Cartografía (mapeo) genética, 62-64, 66
Cascada del calcio, 384
Casos, en los estudios de casos y controles, 6-8
Caspasas
en la apoptosis, 47
proteólisis, 47
Caspofungina, 209
Catabolismo, 19, 939-940
Cataplexia, 416-420
Cataratas, 441, 453-454, 461-464
causas y tipos, 453
congénitas, 454
diagnóstico y tratamiento, 454
manifestaciones clínicas, 454
seniles, 454
traumáticas, 454
Catecolamina(s), 108-111
Catecol-O-metil transferasa (COMT), 309
Catéter de la arteria pulmonar con balón, 335, 663-665
Cateterismo
cardíaco, 621
para diálisis peritoneal, 841-844
vascular para la hemodiálisis, 841-842
Cationes, en los líquidos corporales, 119-129, 154, 161
Cavidad pericárdica, 559-566
Cavidad peritoneal, 862
Cavidad pleural, presión en, 711
Cavitación, en la tuberculosis, 740-741
CBP. *Véase* Cirrosis biliar primaria
CD. *Véase* Conglomerados de diferenciación
Cebadores, en la reacción en cadena de la polimerasa, 206
Cefaleas, 330-332
articulación temporomandibular, 332
clasificación, 330
crónica diaria, 332
en el aneurisma cerebral, 330, 332, 396
en el tumor cerebral, 330-332, 401-403
en la arteritis de células gigantes, 598
en la gripe, 733-734
en la meningitis, 400-401
en la rinosinusitis, 733
en racimos, 331
tipo tensional, 332
Cefalexina, 208*t*
Cefalosporinas, 197, 208, 511
Ceftriaxona, para la gonorrea, 1072
Ceguera
cortical, 467
daltonismo, 457
nocturna, 457
Celdillas, 850*f*
Célula(s)
acumulaciones anómalas dentro de las, 38
adaptación, 35
atrofia, 35
calcificaciones, 39
cambios grasos, 38
comunicaciones entre, 15
definición, 9
diferenciación, 27
en la inflamación, 11
envejecimiento, 48
funciones
componentes, 9-14
control genético, 49
hinchazón de las, 22
hiperplasia, 37
hipertrofia, 36
inhibición por contacto, 84
metabolismo, 16-17, 19
metaplasia, 38
muerte
por necrosis, 48
programada (apoptosis), 46
organelos, 10-13
permanentes, 183, 190
progenitoras, 218
proliferación, 28, 37, 46-47, 81
receptores de superficie, 15
uniones celulares, 29
uniones entre, 29
Célula(s) basal(es), 28, 1152
Célula(s) sanguínea(s)
estudios, 499
formación de (hematopoyesis), 496
maduración, 496-497
precursores, 496
Célula(s) somática(s), 52-55
Células alveolares
de tipo I, 707
de tipo II, 707
Células bipolares de la retina, 455-458
Células blásticas, 543
Células caliciformes, 29, 217, 708
Células cancerosas
cambios citoesqueléticos, 85
características, 83-84*t*
diseminación, 85-86
ecosistema, 86
expectativa de vida, 85
Células ciliadas de la cóclea, 479-480
Células clave, en la vaginosis bacteriana, 1069
Células de la glía, 33-34
Células de las crestas neurales, 285-287
Células de micropliegues, 877
Células de Reed-Sternberg, en el linfoma de Hodgkin, 549-555
Células dendríticas, 212, 218, 234*f*,
Células diploides, 1004
Células efectoras, 220, 223-227
Células en banda, 945
Células endoteliales
de los capilares, 577
en la inflamación, 176, 187,
Células ependimarias, 34, 302, 303
Células epitelioides, 181
Células espinosas (estrato espinoso), 1152
Células estables, 183, 190
Células G, secreción de gastrina de las, 869-871
Células ganglionares
de la retina, 455-458
Células gigantes, cuerpos extraños, 181
Células granulosas, 1033*f*
Células hepáticas, placas de, 909-915
Células hijas, 19, 51, 55-59, 74
Células intercaladas, en los túbulos renales, 792-793
Células intersticiales
de ovario, 1032
Células lábiles 183, 190
Células madre, 27
diferenciación de, 27
embrionarias, 27
en la hematopoyesis, 496-498
en la leucemia, 551-558
trasplante de, 247
para la drepanocitosis, 530
para la inmunodeficiencia, 240-247
para la inmunodeficiencia combinada grave, 240-247
Células osteoprogenitoras, 1076-1078
Células parietales (oxínticas), 870-872
Células pépticas (principales), 792-793, 870, 875
Células permanentes, 183, 190
Células plasmáticas (plasmocitos), discrasias de las, 556
Células presentadoras de antígenos (CPA), 223, 248, 877
Células principales (pépticas), 792-793
Células principales, en los túbulos renales, 792-793
Células progenitoras, 218, 249, 496-497, 539-554
Células reguladoras, 226
Células satélite, 34
Celulitis, 1167-1168
Centers for Disease Control and Prevention (CDC), 43, 194, 340, 523, 526, 735, 767, 919, 991, 1046, 1130
Centríolos, 18
Centro apnéusico, 727
Centro cardioinhibitorio, centro de control neural, 313, 370, 373
Centro cardiovascular, en el cerebro, 580, 585
Centro de la deglución, 865
Centro de la micción del puente, 846-852

Centro del vómito, 488, 879
Centro respiratorio, 727-729
  depresión del, 785
Centro vasomotor, centro de control neural, 580-582
Centrómeros de los cromosomas, 58, 71
Centros corticales encefálicos, 320, 846
Centros de control subcortical, 846
Centros de la médula espinal, 846, 852
Centros para ictus, 392, 399
CEP. *Véase* Colangitis esclerosante primaria
Cepas resistentes a la penicilina, 738, 1072
Cerebelo
  alteraciones, 347, 361-362
  anatomía, 296, 347
  control del movimiento, 362
  en el equilibrio, 362-367
  en la consciencia, 379
  función de, 296
  núcleo cerebeloso profundo, 296
Cerumen, tapón de, 481-484
Cervicitis, 1040-1046
Cestodos, 199
Cetoacidosis, 162-165
Cetoacedosis diabética (CAD), 996-997
Cetoacidosis alcohólica, 162-164
Cetosis, 943, 987, 993, 997
Chalación (quiste tarsal), 444
Chancro, en la sífilis, 1063-1067
Chancroide, 1063, 1066-1067
Chaperonas moleculares, 55
CHC. *Véase* Carcinoma hepatocelular
CHCM. *Véase* Concentración hemoglobínica corpuscular media
Chédiak-Higashi, síndrome de, 239, 246-247
Cheyne-Stokes, respiración de, 379-380
Chip de ADN (*microarray*), tecnología de, en el diagnóstico del cáncer, 99
Chlamydia
  en la neumonía, 197, 736
  en la queratitis, 197, 446
Chlamydia trachomatis
  de transmisión sexual, 1070
  en el linfogranuloma venéreo, 1067
  en la epididimitis, 1070
Chlamydiaceae, 197
Choque
  anafiláctico, 257, 673, 677-678
  coagulación intravascular diseminada en, 513, 680-681, 782
  colapso de los vasos sanguíneos en, 257, 572, 677, 778
  endotóxico, 203
  insuficiencia renal en, 680-682
  séptico, 197, 202, 515, 673, 678-681, 830, 934
Choque anafiláctico
  etiología, 677
  manifestaciones clínicas, 678
  prevención, 678
  tratamiento, 678
Choque cardiogénico, 673
  manifestaciones clínicas, 674
  tratamiento, 674
Choque distributivo, 677
  choque anafiláctico, 677
  choque neurogénico, 677
Choque endotóxico, 203
Choque hemorrágico, 676-677
Choque hipovolémico, 675
  fisiopatología, 675
  manifestaciones clínicas, 675
  mecanismos compensatorios, 675
  tratamiento, 676
Choque medular, 370-377
Choque normovolémico, 677
Choque obstructivo, 679
Choque séptico, 678
  manifestaciones clínicas, 679
  patogenia del, 678
  tratamiento, 679
Chvostek, signo de, en la hipocalcemia, 151, 152
CI. *Véase* Capacidad inspiratoria
Cianosis, 653, 756
  central, 653, 751, 757
    síndrome de dificultad respiratoria, 756-757
  en EPOC, 767
  en la anatomía del ventrículo único, 659, 665-666
  en la dificultad respiratoria, 653, 659-660, 753
  en la enfermedad pulmonar intersticial, 775
  en la insuficiencia cardíaca, 652-653
  en la transposición de los grandes vasos, 665
  en las atelectasias, 668
  en las bronquiectasias, 763, 772, 782
  en las cardiopatías congénitas, 659-660
  periférica, 642, 653, 757
Cicatrización de las heridas, 184, 186
  factores que afectan la, 188
  fase de remodelado, 188
  fase proliferativa, 187
  inflamación, 187
  por primera intención, 187
  por segunda intención, 187
  regeneración, 186-190
  reparación con tejido conjuntivo en, 186-187
  separación de los labios de la (dehiscencia), 188-190
Ciclo cardíaco 563-567
  diástole, 563-565
  sístole, 563-565
Ciclo celular
  en el crecimiento canceroso, 86-87, 90
  fármacos quimioterápicos específicos para, 103
  y división celular, 18
Ciclo del ácido cítrico, 16-17
Ciclo endometrial, 1033
Ciclo menstrual
  alteraciones del, 1053
  asma y, 252
  cambios en el moco cervical, 1033
  cambios endometriales en el, 1033
  cesación del (menopausia), 1033
  control hormonal de, 1030-1032
  desarrollo folicular en, 1032-1033
Ciclo sueño-vigilia, 113, 412
  ritmo de sueño-vigilia irregular, 413-414
  síndrome de avance de la fase del sueño, 414
  síndrome de retraso de la fase del sueño, 414
  trastorno del ritmo de sueño-vigilia que no es de 24 h, 413
  tratornos del, 412-421
Ciclofosfamida
  miocardiopatía debida a, 634*c*, 635
Ciclooxigenasa-1 (COX), 502
Cicloplejía, 453
Ciclos infrecuentes, 1053
Ciclosporina, 247, 259, 826, 830, 1141, 1174, 1177-1178
Ciclotropía, 469, 472
Ciego, 859-864
Cierre del tubo neural, 284-285
Cifoplastia, 1124
Cigoto, 50, 74
Cilindros, hialinos, en la orina, 800-801*t*
Cilindros, urinarios, 800
Cilios, 12-14
  en las vías respiratorias, 29, 217, 702
  funciones de barrera de, 217
Cinc, en la dieta, 1186*t*
Cinesinas, 276
Cinestesia, 316
Cininas
  en la inflamación, 246, 250
  en la regulación del flujo sanguíneo, 576
Cintura, medición de la, 947
Ciprofloxacino, 208*t*, 1067
Circuito talamocortical, en el ciclo sueño-vigilia, 363
Circulación
  arterial, 574
  autorregulación, 393, 590
  bronquial, 708
  cardíaca, dirección, 567*f*
  central, 568, 679, 759
  cerebral, 392-393
  colateral, 574-577
  control neurológico de, 295
  coronaria, 565, 618, 625
  distribución presión-volumen en, 568-569
  distribución volumen-flujo y, 570-572
  fetal, 657-658
  hemodinámica, 176, 568, 638, 648
  laminar, 571-572
  microcirculación, 577
  nutrientes, 874
  periférica, 544, 569, 652, 655
  perinatal, 657*f*
  portal, 912-916, 927, 929
  principios, 568
  pulmonar 567
  renal, 788, 794
  resistencia, 569
  sistémica, 567, 573
  turbulenta, 571-572
  velocidad, 569
  venosa 574
Circulación coronaria
  arterias coronarias, 618
  ateroesclerosis coronaria, 621
  circulación coronaria, evaluación, 619-621
  oferta y demanda de oxígeno del miocardio, 619
  perfusión miocárdica, 618, 625
Circulación pulmonar, 567-568
  alteraciones de la, 777
    corazón pulmonar (cardiopatía pulmonar), 781
    cortocircuito, 659
    efectos de la hipoxia en, 659
    embolia pulmonar, 778
    hipertensión pulmonar, 779
    síndrome de dificultad respiratoria aguda, 782-783
  en las cardiopatías congénitas, 659-660
Circunvolución cerebral, 298-299
Circunvolución parahipocámpica, 300*f*, 427*f*
Circunvolución precentral, 298
Cirrosis, 923-927
  alcohólica, 925
  de Laennec, 925
  manifestaciones clínicas, 925
  micronodular, 925
Cirrosis biliar
  primaria (CBP), 923
  secundaria, 924
Cirugía
  embolia pulmonar en, 638
  en infecciones, 189, 209
  hipotermia en, 343
  para el aneurisma cerebral, 396, 399
  para el cáncer, 100
  para el cáncer de pulmón, 747
  para la enfermedad de Legg-Calvé-Perthes, 1118
  para la enfermedad de Ménière, 490
  para la escoliosis, 1120
  para la neuralgia del trigémino, 329
  para la obesidad, 949-950
  para la otitis media, 475, 476-478
  para las arritmias, 698
  para las cataratas, 454, 461, 462
  para las convulsiones, 407
  para las fracturas, 1092-1094
  tratamiento del dolor después de, 327
Cirugía bariátrica, para la obesidad, 949-950
Cirugía de derivación portosistémica, 927
Cirugía láser
  fotocoagulación, 459-464
  para el desprendimiento de retina, 462
  para el glaucoma, 451
  para la degeneración macular, 464
  para la endometriosis, 1043
  para la resección del cáncer, 100
  para la retinopatía diabética, 460-462
Cirugía para salvar un miembro, para osteosarcoma, 1106
Cirugía por radiofrecuencia, para las arritmias, 692
Cisplatino, nefrotoxicidad del, 831
Cistatina-C, 802, 835
Cistina, en los cálculos renales, 810-812
Cistinosis, 448
Cistoadenoma, de ovario, 1049
Cistocele, 1051-1053
Cistometría, vesical, 849
Cisuras o surcos cerebrales, 298
Citocina(s)
  cansancio debido a, 97
  en el asma, 216
  en el choque séptico, 678, 681
  en el golpe de calor e insolación, 342
  en el mieloma múltiple, 540, 555, 1121
  en el sistema inmunitario, 212-213*t*, 216
  en la artritis reumatoide, 1132
  en la coagulación intravascular diseminada, 342, 513
  en la hematopoyesis, 497-498
  en la inflamación, 179-178
  en la insuficiencia cardíaca, 633-635
  en la miocarditis, 633-635
  en la respuesta al estrés, 110, 111
  en las alteraciones por hipersensibilidad, 248-251
  en las infecciones, 179
  fiebre debida a, 179-180
  producción, 179
  propiedades de, 179, 216
  quimiotácticos (*véase* Quimiocinas [CXC])
  receptores para, 220, 226
  Citocromo(s), 47-48, 916-917
Citocromo oxidasa, 945
Citoesqueleto, 12
Citogenética, 59, 70
Citología, para el diagnóstico de cáncer, 1041-1042
Citomegalovirus, 546
  transmisión vertical de, 200
Citoplasma celular, 177
Citoplasma y membrana citoplasmática, de las bacterias, 195-197
Citosol, 10, 16
Citotoxicidad
  directa mediada por células, 252
  mediada por células dependiente de anticuerpos, 252

Citotoxinas, 203
Citrato
  en las transfusiones de sangre, 145
  para la prevención de los cálculos renales, 145
Claritromicina, 208
Clasificación de las metástasis, 100
Claudicación intermitente, en la arterioesclerosis, 599-600
Clavícula, fracturas de, 1087-1090
Clima frío
  daño celular debido a, 40, 45
  enfermedad o fenómeno de Raynaud debido a, 600
  hipotermia debida a, 344-345
  para el control del dolor, 325
  urticaria en, 1175
Clítoris, 1027
Clomifeno
  para el síndrome del ovario poliquístico, 1049
  para la hiperestimulación ovárica, 1061
Clonado de genes, 63
Clono, 351
Clopidogrel
  cardiopatía isquémica crónica, 630
  en la inhibición de la agregación plaquetaria, 630
  infarto de miocardio con elevación del segmento ST (IMEST), 625
Cloranfenicol, 208, 302, 534
Clorpropamida, para la diabetes insípida, 129
Cloruro
  actividad osmótica del, 127
  exceso de, acidosis en, 164
  fuentes de, 945
  funciones, 127
  intercambio de bicarbonato con, 159-160
  transporte de
    efectos diuréticos sobre, 140, 142
    en los túbulos renales, 791
Clostridium botulinum, 203, 210, 355
  toxina, acciones, 203
Clostridium difficile, 873, 896
  colitis, enterocolitis infecciosa, 896
Clotrimazol, para las infecciones micóticas, 1068
Clozapina, 545
Coagulación
  alteraciones de la
    en el aumento de la actividad de la coagulación, 504-505
    en el choque séptico, 678-680
    en la enfermedad renal crónica, 389, 835-838
    en la hipercoagulabilidad, 504-505, 508
    por incremento de la función plaquetaria, 504-505
    trombosis venosa profunda en, 607
  embolia pulmonar en, 778-779
Coagulación intravascular diseminada (CID), 513
Coagulasa, 204, 635
Coágulo sanguíneo
  formación de, 501
Coagulopatías, en la enfermedad renal crónica, 389, 835-838
Coartación aórtica, 665
Cobalto, 944-945, 1173
Cobre, en la dieta, 944-945
Cocaína
  efectos teratógenos de la, 77
  ictus debido a, 394
Coccidioides immitis, 198, 240, 743
Coccidioidomicosis
  diagnóstico y tratamiento, 744
  etiología y patogenia, 743
  manifestaciones clínicas, 743
Cockcroft y Gault, ecuación de, 835*c*
Cóclea
  función de, 479-481
  prótesis para, 479
Código genético, 52-61
Códigos de tripletes, 53*t*
Codominancia, 65
Codones, 52-53
  de terminación, 52-53
Colágeno
  depósito de, en la esclerosis sistémica, 1138
  en el intersticio, 578, 775
  en la dermis, 34, 1154, 1155
  en la reparación tisular, 188-190
  en las articulaciones, 1081, 1082
  membrana basal, 186
  síntesis de, 186-188
  síntesis defectuosa de, en la osteogénesis imperfecta, 1113
Colangiocarcinoma, 930-932
Colangiografía, 934
  transhepática percutánea (CTP), 934
Colangitis, 895, 913, 931
  esclerosante primaria (CEP), 895, 913, 931
Colchicina
  derrames pericárdicos, 616-617
  para la gota, 1147
  para la pericarditis aguda, 616-617
Colecistitis
  acalculosa, 934
  aguda y crónica, 933-934
  calculosa, 934
Colecistocinina, 110, 859, 865, 871
  en la respuesta al estrés, 110
Colédoco, anatomía, 860
Coledocolitiasis, 934
Colelitiasis, 913-914
Colestasis, 913
  extrahepática, 913
  familiar progresiva intrahepática de tipo I (PFIC-1), 913
  intrahepática, 913
Colesteatoma, 478, 483
Colesterol. *Véase también* Lipoproteína(s)
  concentraciones de, recomendaciones, 943
  elevado, 592-594
  requerimientos, 630
Cólicos
  biliares, 933
  renales, 134, 897
Colículos, 294, 297
  facial, nervios segmentarios, 294
  inferior, 294
  superior, 294
Colistina, 208*t*
Colitis seudomembranosa, 896
Colitis ulcerosa, 894-895
Colon
  anatomía, 859-864
  enfermedad diverticular, 897-898, 907-908
  enfermedad intestinal inflamatoria del, 890-895
  microflora del, 891
  motilidad, 863-866
  obstrucción, 901-902
  pólipos adenomatosos del, 906-908
  secreciones, 859-870
Colonización, 191
Colonoscopia, 895, 897, 907
  cáncer colorrectal, 907
Columela (modíolo), 479, 481
Columna, distensión muscular en, 1085
Columna cervical
  artrosis de la, 360, 1144
  lesión de la, 369-379
Columna lumbar
  artrosis de, 1144
  lesión de la, 1085, 1144
Columna vertebral
  sección transversal, 371*f*
  deformaciones, 369
  lesión de la, 369, 371-372
Columnas celulares, del sistema nervioso, 286-294
Columnas intermediolaterales, de los cuernos, 292
Coma
  en la hiponatremia, 134-137
  mixedematoso, 978
Comedones, 1170-1172
Comisurotomía, válvula mitral, 638
Compartimentos musculares, 1095
Complejo amigdalino, 298
Complejo mayor de histocompatibilidad (MHC)
  en la respuesta inmunitaria, 227-229
  trasplante y, 228
Complejo nefronoptisis-enfermedad quística medular, 807
Complejo osteomeatal, 732
Complejo QRS, 687-688
Complejo yuxtaglomerular, 795-800
Complejos de la unión prematuros (extrasístoles), 693
Complejos inmunitarios
  en el lupus eritematoso sistémico, 1136
  reacciones a, 254-257
Complicaciones, de las enfermedades, 3
Complicaciones digestivas, 860
Complicaciones macrovasculares, diabetes mellitus, 999
Composición corporal, medición de la, 947-952
Compresión de los vasos, 324
Compresión del nervio mediano, síndrome del túnel carpiano en, 358
Comunicación (cortocircuito)
  de derecha a izquierda, 659-663
  de izquierda a derecha, 659-663
  en la circulación pulmonar, 659
Concentración hemoglobínica corpuscular media (CHCM), 499, 520-521
Condiloma acuminado, 1063
  diagnóstico, 1064
  patogenia y manifestaciones clínicas, 1064
  prevención y tratamiento, 1064
  tipos de VPH, 1063
Condrocitos, 1078, 1108, 1133, 1143
Condromalacia, 1088-1089, 1098, 1112
Condromas, 1104
Condrosarcoma, 1104-1107
Conducción, transferencia de calor en, 337
Conducción saltatoria, 277
Conducto arterioso 661-669
  permeable, 661-669
Conducto auriculoventricular, 657
Conducto cístico, 868, 910, 932-934
Conducto coclear (*scala media*), 479-481, 487-488
Conducto deferente (*vas deferens*), 1002-1008
Conducto endocervical, 1029, 1041-1046
Conducto hepático, 860, 868
Conducto nasolagrimal, 441-444
Conducto timpánico (*scala tympani*), 474
Conductos biliares, 910-915,
Conductos eyaculatorios, 1003-1004
Conductos pancreáticos, 933
Conductos venosos, 604
Conexinas, 1153
Confiabilidad, de los resultados de las pruebas, 4
Confusión
  en la insuficiencia cardíaca, 652
Congelamiento, daño celular debido a, 40
Conglomerados de diferenciación (CD), moléculas, como marcadores tumorales, 223
Conidias, 198
Conización, del cuello uterino, 1042
Conjugación, 913-917
Conjuntiva,
  bulbar, ojo, 443-446
  ocular, 445
  palpebral, 443, 445
Conjuntivitis, 445-449
  alérgica, 445
  bacteriana, 445-446
    aguda, 445
  en la enfermedad de Kawasaki, 667
  en la gonorrea, 1071
  hiperaguda, 445
  por clamidias, 1070-1071
  vírica, 446
Cono(s), de la retina, 456-458
Cono axónico, 276
Consciencia
  alteraciones
    en la isquemia total, 382
    grados de, 379-380
  fisiología de la, 470-471, 470*f*
Consolidación defectuosa, 1094
Consumo de oxígeno
  cerebral, 625-675
  en la hipotermia, 343-344
Continencia
  desarrollo de la, 846-848
  problemas con la (*véase* Incontinencia urinaria)
Contracción
  auricular, 564-567
  cardíaca, 559
  de las cicatrices, 451
  músculo
    esquelético, 31
    liso, 32
Contracciones ventriculares prematuras (extrasístoles), 694
Contractilidad cardíaca, 566
  demanda de oxígeno del miocardio y, 619
  en la insuficiencia cardíaca, 668
Contractilidad miocárdica, 619-620
Contrapulsación, 674
Contratransporte de membrana, 22
Control de la glucemia en los capilares en la diabetes mellitus, 992
Controles, en los estudios de casos y controles, 6
Contusión de tejidos blandos, 1085
Convección, transferencia de calor en, 337
Convulsiones
  clasificación, 404-406
  crisis no convulsivas, 407
  diagnóstico y tratamiento, 406
  en el tumor cerebral, 401
  en la hiponatremia, 134
  estado epiléptico, 404-405, 407
  etiología, 404
Convulsiones atónicas, 406
Convulsiones clónicas, 405
Convulsiones focales, 404
Convulsiones mioclónicas, 405
Convulsiones tónico-clónicas, 405
Cooley, anemia de (talasemia), 530
Coombs, prueba de, 532
Cooper, ligamentos de, de la mama, 1036
Coordinación del movimiento, 346-348
  cerebelo en, 346-348
  evaluación, 350-351
Copa óptica, 285, 450
Corazón
  anatomía funcional, 559
  características estructurales del, 559
  ciclo cardíaco y, 563-567

contractilidad del, 566
desarrollo embrionario del corazón, 656
llenado y contracción auricular, 565
mecanismo de Frank-Starling, 565-567
regulación autonómica de, 580
rendimiento, regulación, 565
sístole y diástole ventriculares, 563
válvulas y esqueleto fibroso, 561
Corazón pulmonar (cardiopatía pulmonar), 781
Corea
en la cardiopatía reumática, 637
Coriocarcinoma, de los testículos, 1020
Córnea
alteraciones de la, 446-448
cirugía, para la corrección del error de refracción, 454
película lagrimal sobre la, 444
trasplante de, 448
Coroides, 442-459
Coronariopatías
cardiopatía isquémica crónica, 621-630
angina estable, 628
angina variable (vasoespástica), 629
diagnóstico, 629
dolor de pecho con coronariografía normal, 629
isquemia miocárdica asintomática, 629
miocardiopatía isquémica, 629
tratamiento, 630
choque cardiogénico en, 673
circulación coronaria
arterias coronarias, 618*f*
ateroesclerosis coronaria, 621
circulación coronaria, evaluación, 619
oferta y demanda de oxígeno del miocardio, 619
perfusión miocárdica, 619-625
consideraciones anatómicas en, 618-619
en la enfermedad de Kawasaki, 666
en la hipertensión, 610
factores de riesgo para, 610
irrigación miocárdica y, 619
isquemia miocárdica crónica en, 628
síndrome coronario agudo en, 622
angina inestable/infarto de miocardio sin elevación del segmento ST, 623
biomarcadores séricos, 622
cambios electrocardiográficos, 622
infarto de miocardio con elevación del segmento ST, 623
período de recuperación postinfarto, 627
rehabilitación cardíaca, 628
tratamiento, 624
Coronavirus, en el resfriado, 731
Corrigan, pulso de, en la insuficiencia aórtica, 643
Corte y empalme, en la transcripción, 56
Corteza
renal, 788, 789
suprarrenal, 980-984
Corteza auditiva, 481-485
de asociación, 481-482
primaria, 481-482
Corteza cerebral
anatomía, 296-297
destrucción neuronal en, en la esclerosis lateral amiotrófica, 366-367
en el ciclo sueño-vigilia, 408
en el control de la defecación, 376
en el control vesical, 846-847
Corteza motora, 346-348
movimiento, 347
primaria, 347
suplementaria, 347
Corteza parietal, 314-317
Corteza premotora, 347*f*
Corteza somatosensitiva, 314-317
Corteza visual, 465
Corti, órgano espiral de, 479-481
Corticoesteroides
cataratas debido a, 454
cirrosis biliar primaria, 923
colitis ulcerosa, 1149
derrames pericárdicos, 617
exceso de volumen de líquidos debido a, 133
hepatitis autoinmunitaria, 923
osteoporosis debido a, 1123
para el asma, 766
para el choque anafiláctico, 257, 678
para el choque séptico, 678
para el lupus eritematoso sistémico, 1135, 1137
para el prurito, 251
para el trasplante, 257
para la artritis reumatoide, 1149
para la enfermedad pulmonar intersticial, 776
para la EPOC, 776-777
para la hipercalcemia, 448
para la rinitis alérgica, 251
para la sarcoidosis, 777
retraso en la cicatrización de las heridas debido a, 189
Corticotropina (ACTH, adrenocorticotropina), 109, 956
en el síndrome de Cushing, 96, 982, 986
exceso de, hiperplasia suprarrenal congénita en, 966, 983
secreción de, 109, 110
Costra, en la cicatrización, 187-188
Costra láctea, 1193
Cotransporte, 22
Coxa plana (enfermedad de Legg-Calvé-Perthes), 118
Coxa vara (enfermedad de Legg-Calvé-Perthes, deslizamiento de la epífisis femoral), 118
Coxiella, 197-198
CPRE. *Véase* Colangiopancreatografía retrógrada endoscópica
CPT. *Véase* Capacidad pulmonar total
CR. *Véase* Cardiopatía reumática
Cráneo
deformaciones, en el raquitismo, 1125
enfermedad de Paget, 1125-1126
Creatinina
acumulación de, en la enfermedad renal crónica, 801-803
depuración de, 801
en suero, 801
CREST, síndrome de, 1138
Crestas interpapilares, de la dermis, 1162
Cretinismo, 977
Creutzfeldt-Jakob, enfermedad de (ECJ), 439
CRF. *Véase* Capacidad residual funcional
CRF. *Véase* Factor liberador de la corticotropina
CRH. *Véase* Hormona liberadora de corticotropina
Crioablación, para las arritmias, 698, 699
Criocirugía, para el cáncer, 1191
Criptorquidia, 1016
Crisis blástica, en la leucemia, 554-555
Crisis de ausencia, 406-407
Crisis hipercalcémica, 148
Crisis suprarrenal, 985
Crisis tiroidea, 979
Cristales de uratos monosódicos, en la gota, 1146-1147
Cristalino
alteraciones del, 452-454
implantes intraoculares para, 454
Crohn, enfermedad de, 893
características, 893
diagnóstico, 893
manifestaciones clínicas, 893
tratamiento, 894
Cromatina, 45-46, 51-52, 59
Cromosoma(s), 55
acrocéntricos, 55
ADN en, 55
alteraciones de los
anomalías cromosómicas estructurales, 71
compromiso autosómico en, 68, 92
defectos cardíacos en, 72
numéricas, 71-73
bivalentes, 55
cariotipo, 58-59
deleciones en, 84
división celular, 55
duplicación de, 55-58
estructura, 59
Filadelfia, 551-555
formación del anillo en, 71
homólogos, 55-58
inversión de, 71
metacéntricos, 59, 71
número de, 55, 59
patrones de bandeo de, 59
reordenamiento, 71, 74
rotura de, 71, 88
sexo, 55
submetacéntricos, 59
translocación de, 71-75
Cromosoma X, alteraciones de, 66*t*, 68-70
Cromosoma Y
en la diferenciación sexual, 1001
Cromosomas sexuales, 51-59
alteraciones de los, 68-73
en la determinación del sexo, 1001
Cryptosporidium parvum, 210, 899
CTP. *Véase* Colangiografía transhepática percutánea
Cuadrantanopsia, 466
Cuadriparesia, 379
Cuadriplejía, 371
Cuello uterino
anatomía, 1028-1029
biopsia de, 1042
cáncer de, 1040-1042
en las verrugas genitales, 1063-1064
displasia de, 1040-1041
función de, 1028-1029
inflamación del (cervicitis), 1040
moco, 1028-1029
pólipos de, 1040
Cuerdas tendinosas, 562*f*,
Cuerdas vocales, 702-704*f*
Cuerno
posterior, 311, 314-326
anterior, 317, 348-353
Cuero cabelludo, tiña del pie, 1165
Cuerpo *albicans*, 1033
Cuerpo calloso, 296-300
Cuerpo elemental de *Chlamydia trachomatis*, 197
Cuerpo lúteo, 1031-1033
Cuerpo perineal, 1027
Cuerpo reticulado de *Chlamydia trachomatis*, 197
Cuerpo vítreo, 447-455
Cuerpos cavernosos, 1003
Cuerpos densos, en el músculo liso, 32-33
Cuerpos esponjosos, 1003, 1008, 1011-1012
Cuerpos extraños
curación de las heridas y, 181
respuesta inflamatoria, 181-182
Cuerpos polares, 58
Cuerpos residuales, 11
Cuestionarios, para la evaluación del dolor, 324
Culpa, en el trastorno por estrés postraumático, 115
Cultivo
bacteriano, 205
células, 205
de microorganismos, 205
faríngeo, en la cardiopatía reumática, 638
Histoplasma capsulatum, 743
orina, 815-816
Cultivo faríngeo, en la cardiopatía reumática, 638
Cultivos celulares, 205
Curare, acción del, 355
Curling, úlcera de, 889-890
Curso clínico, de una enfermedad, 4-5
Cushing, reflejo de, 384-385
Cushing, síndrome de, 985
Cushing, úlceras de, 889-890
CVF. *Véase* Capacidad vital forzada
CVIF. *Véase* Capacidad vital inspiratoria forzada

D

Dacriocistitis, 444-445
DALA. *Véase* Diabetes autoinmunitaria latente en adultos
Daltonismo, 59, 69, 397, 457
Dane, partículas de, 919
Daño celular
biológico, 40, 44, 49
causas, 40-44, 49
en el choque, 673, 885
en el equilibrio del calcio, 40, 44, 49
en la insolación y el golpe de calor, 40
físico, 40-49
hipóxico, 45
mecánico, 40, 49
mecanismos, 35-49
nutricional, 40, 44, 49
por radiación, 40-45, 49
químicos, 35, 40-49
radicales libres, 40, 44-49
reversible, 40-49
Daño cerebral
alteración de los niveles de consciencia, 378, 381, 386, 391
aumento de la presión intracraneal en, 381-383
estado vegetativo persistente en, 381
isquemia global, 345, 381-393
mecanismos, 330, 378-393
posiciones de decorticación-descerebración, 381, 386
traumático, 330, 391
Daño cerebral traumático (DCT), 330
Daño eléctrico, 41, 326, 684, 1182
Daño en los órganos diana, en la hipertensión, 610-611
Daño hepatotóxico directo, 917
Daño térmico
clasificación de las quemaduras
extensión de las quemaduras, 1181-1188
primer grado, 1182-1188
segundo grado, 1182-1183
tercer grado, 1182-1188
complicaciones sistémicas
disfunción de órganos, 681
disfunción del aparato respiratorio, 782, 1184
inestabilidad hemodinámica, 1184, 1188
respuesta hipermetabólica, 1184
injertos de piel, 1183-1188

Daño térmico (*cont.*)
tratamiento a largo plazo, 1184-1185
tratamiento de urgencia, 1184-1185
Daptomicina, 208
DASH (*Dietary Approaches to Stop Hypertension*), dieta para la hipertensión, 593
Daunorrubicina, para el cáncer, 634
DCT. *Véase* Daño cerebral traumático
Debilidad
de los párpados, 442-443, 978, 1148
en el cáncer, 96-97
en el síndrome de Guillain-Barré, 359-361, 785, 1129
en la distrofia muscular, 66, 350, 354-355, 361, 729, 785, 838, 843
en la esclerosis lateral amiotrófica, 367
en la insuficiencia cardíaca, 631
en la irritación de las raíces nerviosas, 359-361
en la miastenia grave, 356-357
en las alteraciones de las vías motoras, 350, 386, 852
Dedo(s)
artritis reumatoide de los, 1123, 1133-1134, 1147
deformaciones, 66, 1166
enfermedad o fenómeno de Raynaud, 600
hacia adentro, 72, 1110-1112
hacia afuera, 1110-1111, 1156-1157
Dedos de los pies, deformaciones, 1111
Defecación, 289, 376, 659, 664, 711, 868-869, 891, 898-901, 1021, 1043, 1051
Defectos adquiridos, 2, 511
Defectos cardíacos congénitos
adultos con, 666-671
anomalías cromosómicas, 659
fisiopatología, 659, 671
alteraciones cianóticas *vs.* acianóticas, 659,
circulación pulmonar, alteración, 657, 658-662, 668
cortocircuito anómalo de sangre, 659, 662
manifestaciones, 647, 656, 660-661, 666, 668, 671
manifestaciones y tratamiento, 656, 660, 666-668, 671
tipos de, 660, 668, 671
anatomía funcional del ventrículo único, 662, 666
coartación de aorta, 659, 661, 669
conducto arterioso permeable, 661-662, 666, 669
defectos de las almohadillas endocárdicas, 656, 659, 661-662
defectos del tabique auricular, 647, 656-662
defectos del tabique ventricular, 647, 656-662, 669
estenosis pulmonar, 647, 659-661, 669
tetralogía de Fallot, 647, 659-661
transposición de los grandes vasos, 659-661, 669
tratamiento, 656-671
Defectos congénitos, 65, 70
Defectos de las almohadillas endocárdicas, 663
Defectos del tabique auricular *ostium secundum*, 662
Defectos del tabique ventricular, 662-665, 669
Defensa abdominal, en el dolor, 324
Defensinas, 177, 217
Defervescencia, 339-340, 343, 666
Deformidad en cuello de cisne, en la artritis reumatoide, 1134
Deformidad en ojal (*boutonnière*), en la artritis reumatoide, 1134
Deformidades, en las fracturas, 146-147, 1092, 1112-1113, 1123-1124
Degeneración axónica, 357-361
Degeneración frontotemporal (DFT), 437
Degeneración macular, 245-246, 441, 455, 463-464, 1024
Deglución
laringe en, 287-288, 295-296, 703, 746, 865
7-Dehidrocolesterol, 1080, 1157
Dehidroepiandrosterona (DHEA), 425, 956, 980-981
Dehiscencia de las heridas, 188-190
Demanda miocárdica de oxígeno, 619, 625, 633, 674, 697
Demencia. *Véase también* Alteraciones neurocognitivas
en el dolor, 74, 422, 429, 434, 857
en la hipertensión, 395, 611
Demencia frontotemporal 437
Demencia vascular, 436, 439
Dendritas, 26, 33, 275-282
Dennie-Morgan, pliegues de, 1174
Densidad, de la orina, 120, 131-144, 801-803, 820, 836
Densidad, de la masa ósea, medición de la, 969, 1123
Depresión
en el dolor crónico, 115, 332, 422, 429, 616, 890, 1128
en el síndrome de fatiga crónica, 140, 429, 786, 1127-1131
en la enfermedad crónica, 428-429, 1128-1129
Depresión mayor, 115, 423-429, 952, 1130
Depuración mucociliar, en los senos, 200, 732
Depuración renal, 795
Derivación
anatómica, 444, 719, 1120
fisiológica, 719, 775, 833
portosistémica intrahepática transyugular (DPIT), 927
Derivaciones arteriovenosas, 669
Dermatitis
atópica, 251-252, 1173-1174, 1181, 1193
de contacto, 255-257, 677, 1160-1165, 1173, 1181, 1193
alérgica, 233, 256
irritativa, 1173, 1193
del pañal, 1167, 1192-1193, 1196
Dermatitis por estasis, en la insuficiencia venosa, 605-608
Dermatofitos, 198, 1164-1165
Dermatomas, 312-313, 317, 322-323, 361, 376, 1169
herpes zóster en, 1169
lesión en la médula espinal y, 317, 322-323, 361, 376
Dermatomiositis, 260, 1132, 1138-1139, 1148
juvenil (DMJ), 1132, 1148
Dermatosis papuloescamosas, 1162, 1176
liquen plano, 1176
pitiriasis rosada, 1176
psoriasis, 1176
Dermis
células inmunitarias, 1154-1158, 1181, 1191
inervación, 1155
papilar, 1154-1155, 1162
reticular, 1154-1155
vasos sanguíneos, 28, 284, 1151-1158, 1188, 1191-1192, 1196
Derrame(s)
en el cáncer, 85, 95, 97, 123, 747, 763, 820, 1182
otitis media con, 475, 476-478
pericárdico, 616-618, 646
pleural, 85, 123, 133, 653, 680, 710, 741, 747, 759-760, 763, 1134, 1137
Derrame pericárdico
definición de, 616
diagnóstico, 616, 617*f*
patogenia, 616
tratamiento, 617
Derrame pleural
en el cáncer, 85, 123, 747, 763
en el lupus eritematoso sistémico, 1137
Desaminación, 798, 910, 912, 915, 917
Desarrollo cardíaco, 663, 668
Desarrollo embrionario
de las vísceras, 284, 312
de los huesos, 284, 1108
de los pulmones, 284
de los riñones, 807
de los tejidos, 1001
del aparato reproductor, 1001
del aparato reproductor masculino, 1001
del corazón, 76, 243, 656, 660
del ovario, 1001
del sistema nervioso, 76, 103, 284, 312, 354, 656
mediadores genéticos en, 90
Desbridamiento
en infecciones, 209, 1099, 1100, 1101
Descemet, membranas de, 446
Descompensación
en la obstrucción urinaria, 850
Descongestivos, 1024
Desechos nitrogenados, acumulación de, 829, 832-833, 835, 842
Desempeño cardíaco, control del, 644
Desencadenante(s)
de las alteraciones autoinmunitarias, 292, 923
del asma, 262, 328-330, 764, 1038, 1066, 1136
Desensibilización, para el asma alérgica, 251
Desfibrilación
para la fibrilación ventricular, 694, 697-698
Desfibriladores cardioversores implantables (DCI), 631-633
Desgarros, síndrome de Mallory-Weiss, 884
Deshidratación, 128, 130, 135-138, 339, 343, 520, 529-530, 664, 675, 703, 773, 782, 799, 896-900, 936, 943, 983-984, 994-998, 1152, 1187
en la diarrea, 128, 135-136, 773, 896-900, 984
en la enfermedad renal crónica, 128, 130, 530, 984, 996
hipernatremia en, 128, 135-136
sed en la, 128, 130, 135-136, 675, 900, 936, 996
tratamiento, 128, 130, 135-136, 343, 530, 664, 675, 773, 896-900, 936m 043, 983-984, 996-998, 1187
Deslizamiento
de disco, 1118-1119
de la epífisis femoral, 843, 1102, 1111, 1118-1120, 1142
Desmielinización, 43, 263, 357, 359, 361, 368, 370, 533, 611, 839
en la hipertensión, 43, 611, 839
segmentaria, 357, 361
Desmosomas, queratinocitos, 1153-1154
Desnutrición, 950-953
adaptación y, 36, 113
atrofia en, 36, 193, 905, 951, 1037
diagnóstico, 939-952
disfunción fagocítica en, 149
en la cicatrización de las heridas, 113, 188, 190, 953
en la insuficiencia cardíaca, 123, 146, 151, 637, 653, 656, 951-952
en lactantes, 151, 190, 656
en los trastornos alimentarios, 939, 950-953
hipofosfatemia en, 149
tratamiento, 952-953
Desoxirribosa, en el ADN, 52
Despolarización
de las neuronas, 26, 279-283, 330
del músculo cardíaco, 563, 573, 683, 686-689
reentrada y, 693, 697
Desprendimiento de retina, 66, 461-462
exudativo, 461
por tracción, 461-462
regmatógeno, 461
Desprendimiento vítreo posterior, 461
Detección de antígenos, 205-206, 638, 743
Deterioro de la visión
ambliopía, 454, 467, 469, 471-472
desprendimiento de retina exudativo (seroso), 461
en el glaucoma, 441, 445, 449-452, 462, 999, 1013, 1192, 1194
en el ictus, 74, 295, 396-397, 461, 469, 999, 1137
en la conjuntivitis, 197, 251, 445-449, 667, 1070-1074
en la diabetes mellitus, 460, 817
en las alteraciones de la córnea, 446
en las cataratas, 453.454, 461-464, 471-472, 822, 844, 999, 1094
prevención, 396, 460, 462, 1034, 1058, 1084
Determinantes antigénicos, 223
Detumescencia peneana, 1008, 1012, 1013, 1015
Dexametasona
en el trastorno por estrés postraumático, 115, 986
para la insuficiencia suprarrenal, 982, 985-986
DFT. *Véase* Degeneración frontotemporal
DHEA. *Véase* Dehidroepiandrosterona
DHT. *Véase* Dihidrotestosterona (DHT)
Diabetes autoinmunitaria latente en adultos (DALA), 993
Diabetes de tipo 1 (juvenil), 144, 991-994
Diabetes de tipo 2, 593, 926, 947-950, 991-997, 1185
Diabetes insípida (DI), 14, 59, 120, 128-130, 136, 396
central, 130, 136
nefrogénica, 130
neurogénica, 130
Diabetes mellitus
ateroesclerosis en, 114, 394, 505, 592-593, 599, 604, 609, 628, 630, 970, 994-995, 999
cetoacidosis en, 165, 993-996
clasificación, 992-995
complicaciones, 996-1000
a largo plazo, 991, 996, 999, 1014
estado hiperglucémico hiperosmolar, 997, 1000

hipoglucemia, 984, 990, 995-998
infecciones, 189, 995-1000
macrovascular, 994, 999
mecanismos contrarregulatorios, 998
microvascular, 999
úlceras en el pie diabético, 999
criterios diagnósticos, 991
diagnóstico y tratamiento, pruebas para, 991-992
disfunción vesical en, 999
en el crecimiento en los niños, 991-993
fisiopatología, 992
hipercolesterolemia en, 593
hipertensión en, 608-609, 994-999, 1014, 1044
incidencia y prevalencia, 991
manifestaciones clínicas, 991-998
microalbuminuria en, 835
nefropatía en, 609, 817, 998-999, 1116
retinopatía en, 459-460, 998-999
Diabetes mellitus gestacional (DMG), 991*c*, 995, 996
Diáfisis, 1106-1108, 1122
Diafragma
de la pelvis, 1020, 1051
hiato, 860, 880-881, 884
respiratorio, 418, 702, 708, 711, 713, 718, 727, 729, 748-749, 751, 759, 762, 770-771, 880, 884
Diagnóstico prenatal
amniocentesis en, 80
ecografía en, 80
métodos de detección precoz, 80
muestra de vellosidades coriónicas en, 80
muestreo percutáneo de sangre del cordón umbilical, 80
Diálisis
en niños, 148, 805, 807, 843-844
hemodiálisis, 841-844, 921
para la enfermedad renal crónica, 806,-807, 829, 834, 836-844, 921
peritoneal, 142, 152, 841-844, 903, 921
Diálisis peritoneal
dieta durante, 142, 842, 903
nocturna intermitente, 903
para la enfermedad renal crónica
en adultos mayores, 843-844
en niños, 843-844
Diapasones, para la evaluación auditiva, 484
DIAPPERS, acrónimo para incontinencia urinaria, 856-857
Diario de sueño, 414-415
Diarrea
aguda, 897-900
colitis ulcerosa, 891-900, 907-908
crónica, 899-900, 908
definición, 201, 526, 901
diagnóstico y tratamiento, 131, 134, 136, 201, 636, 743, 773, 816, 888-907, 926, 1055, 1177
en la cirrosis, 918, 926, 928
enfermedad diarreica aguda en niños, 900
hipernatremia en, 127-128, 131, 135-137
inflamatoria *vs.* no inflamatoria, 894
osmótica, 128, 131, 134, 136, 164, 874, 895, 899, 900
pérdida de bicarbonato por, 127, 156, 162-164, 169, 888
terapia de reemplazo oral, 136, 141, 900
Diartrosis, 1083
Diástole, 562-567, 574, 584, 589-590, 619-620, 625, 639, 643-649, 655, 661, 673-674, 686
ventricular, 562-565
Diencéfalo, 294, 297-298, 303, 362, 378, 380, 386-388, 393
Dieta(s). *Véase también* Alimentos; Nutrición
cáncer de próstata y, 948, 1024, 1124
cetogénicas, 945
deficiencia de hierro de, 531-532, 535, 901, 904-905
desarrollo de cáncer colorrectal y, 901, 1024
enfermedad diverticular, 898, 907-908
ingesta de agua, 127, 133, 137, 151, 155, 252, 609, 842, 904, 912, 927, 939, 943
para diarrea, 891, 894, 899-900
para enfermedad de Crohn, 891, 894, 904, 907-908, 950
para enfermedad renal crónica, 145-149, 531, 535, 608-609, 807, 833, 837-839, 1124
para fenilcetonuria, 68
para osteomalacia, 146, 149, 837-838, 1124
para pancreatitis, 146, 148, 935, 937
recomendaciones sobre la sal, 609
reducción del peso, 133, 147, 870, 883, 941, 945, 949-950, 953
Dietilestilbestrol, efectos carcinógenos del, 93
Difosfato de adenosina (ADP)
en la agregación plaquetaria, 497, 621
formación de, 19, 497, 501, 621
Difosfato de guanina, 18
2,3-Difosfoglicerato, 148, 520, 722
Difusión
de electrólitos, 22, 121, 124, 301-302, 578, 841
en diálisis peritoneal, 841
en hemodiálisis, 841
en los alvéolos, 724, 726, 755, 757-758, 775, 777, 783-784
facilitada, 21, 23, 303, 874-875
DiGeorge, síndrome de, 239, 243
Digestión
de las grasas, 875-876
de las proteínas, 874-876
de los hidratos de carbono, 874-876*f*
Digital
para las arritmias, 140, 692-697
toxicidad, 140, 692-694
Dihidrotestosterona (DHT)
acciones, 956, 968, 1005, 1023
en la hiperplasia prostática benigna, 1023
Dilatación pupilar, 323, 345, 386, 390, 451, 453
Diltiazem, 645
Dímero D, prueba del, en la embolia pulmonar, 607, 778-779
Dinorfinas, 321, 433
Dióxido de carbono
disuelto, 153, 155, 160, 721-722, 726-727
en la regulación de la circulación cerebral, 302, 393, 987
exceso de, 573
narcosis, 728, 786
presión parcial de, 721-722, 726
producción, 153-155, 168, 343-345, 516, 672, 751, 757-758, 783, 786, 1032
quimiorreceptores para, 586, 728, 730, 749, 771
transporte de, 153-155, 725-726
Dipiridamol, 511, 620
Diplejía, 350
Diplococo, 737, 1071
Directrices (guías), para la práctica clínica, 7
Directrices (guías), para la práctica basada en la evidencia, 7
Disacáridos, digestión y absorción de, 874
Disartria
cerebelosa, 362
en el ictus, 362, 395, 398
Discinesia, 13, 364-365
Discos intervertebrales, hernia, 359-360
Disestesia, 328, 398
Disfagia
cerebelosa, 362
en la esclerosis lateral amiotrófica, 367
esofágica, 880-884, 889, 953
Disfonía, en la esclerosis lateral amiotrófica, 367
Disfunción diastólica, 646, 781
Disfunción eréctil
en la enfermedad de Peyronie, 1014-1015
en la enfermedad renal crónica, 1015
Disfunción sexual, 1011
Disfunción sistólica, 630-632, 642, 646, 651, 655, 839
Disfunción ventricular
derecha, 646-647, 553, 555, 655, 664, 666
izquierda, 634, 646-647, 653, 655, 664, 666, 839
Dismenorrea, 1046, 1055, 1056
Dismetría, 362
Disnea
del ejercicio, 729
en la insuficiencia cardíaca, 641-643, 646-647, 652-653, 660, 670-671
en el asma, 763-767
en el cáncer de pulmón, 747
en el derrame pleural, 760, 763
en el neumotórax, 680, 760-763
en la acidosis metabólica, 165, 169, 758
en la enfermedad pulmonar intersticial, 133, 653, 775, 820
en la EPOC, 763, 767, 770-771, 775, 1127
estenosis de la válvula aórtica, 639-643, 647, 659-660, 670
insuficiencia cardíaca en, 641-643, 646-647, 652-653, 660, 670-671
mecanismos, 729
medición, 5729
paroxística nocturna, 633, 639, 641, 643, 647
tratamiento, 729
Disociación oxígeno-hemoglobina, 723
Disomía uniparental, 60
Dispareunia
en la endometriosis, 1043, 1046, 1053
en la vulvodinia, 1037-1038
Disparidad binocular, 466
Displasia
del cuello uterino, 38, 94, 1040-1041, 1063
quística, 395, 805, 807, 843
renal, 40, 208, 243, 610, 669, 804-807, 843-844
Displasia broncopulmonar (DBP), 669, 731, 750-751, 762
etiología, 731, 750-751, 762
manifestaciones clínicas, 751
Displasia del desarrollo de la cadera, 1116
Displasia fibromuscular, de las arterias renales, 610
Disreflexia autónoma, en la lesión de la médula espinal, 374-375
Distensibilidad
de los vasos sanguíneos, 384, 572, 577, 585, 777, 786
del pulmón, 574, 646, 650, 666, 668, 670, 707, 711-719, 728-729, 749-751, 777, 784, 786
Distensión
articular, 490, 606, 640, 680, 853, 855, 882, 889, 896, 900, 903, 930, 936, 1057, 1085-1086, 1139
Distimia, 429, 952
Distonía, 351
Distrés, 107
Distrofia simpática refleja (síndrome del dolor regional complejo), 1098-1099
Distrofina, 354-355
Diuresis, presión, 130-132, 148, 421, 587, 590, 613, 650, 831-833, 997, 1128
Diuréticos
acción de, 654
alcalosis metabólica debida a, 139-140, 151, 166, 953
edema, 124, 131, 133-135, 527, 640, 654, 656, 927, 952
en la enfermedad de Ménière, 483, 490
incontinencia urinaria debida a, 856, 901, 1024
para ascitis, 124, 131, 133, 656, 927
para el exceso de volumen líquido, 124, 131-135, 148, 166, 490, 613
para la diabetes insípida, 130
para la hipercalcemia, 130, 145, 148-149, 166, 936
para la hipertensión, 151-152, 613, 650, 660, 669, 826, 833, 927
para la insuficiencia cardíaca, 132-135, 139, 142, 148, 151-152, 632, 649-650, 654, 656, 660
pérdidas de potasio debidas a, 132, 139-142, 151
Diuréticos ahorradores de potasio, acción de, 139
Diuréticos de asa, estenosis mitral, 640
Diuréticos tiazídicos, acción de, 130, 140, 145
Divertículos, de vejiga, 850, 856
Diyodotirosina, en la síntesis de la hormona tiroidea, 974
DMG. *Véase* Diabetes mellitus gestacional
Dobutamina
en las pruebas de esfuerzo, 620
para el choque cardiogénico, 674
Dolor
agudo, 322-327
articulación temporomandibular, 332
crónico, 318-330, 360, 407, 999, 1019, 1038, 1043, 1103
cutáneo, 316, 322-323
debido a angina, 623-624, 882
en adultos mayores, 333-334
en la irritación de las raíces nerviosas, 361
en la vulva, 1037-1043, 1065
en neonatos, 529, 754, 816, 1018, 1071, 1074
evaluación, 100, 104, 325, 398, 429, 447, 653, 734, 1162
mecanismos, 311, 317-322, 326, 330-332,
miembro fantasma, 318, 327-330
neuralgia, 327-330, 1038, 1169-1170
neuropático, 318, 327-329, 398, 1038
nociceptivo, 294, 318-327, 333

Dolor (*cont.*)
onda lenta, 136, 319, 616, 639, 1015, 1057
pélvico intermenstrual (Mittelschmerz), 1053
percepción de, 312-314, 317-318, 320-312, 328-329
pericarditis aguda, 171, 615-618, 627, 636, 839
pleurítico, 738, 760, 778
rápido, 312, 315, 319-320, 327, 331-332
receptores para, 311-322, 327
referido, 323-327, 332, 625, 1043, 1047, 1050, 1083, 1119
somático profundo, 322-323, 327
teorías, 318, 329
térmico, 316-317, 319, 327
tipos de, 311-312, 315-316, 319, 321, 328, 330
tolerancia, 251-252, 322, 327, 361
tratamiento, 312, 321-334
úlcera péptica, 884-885, 888, 890, 903
umbral, 139, 146, 316-317, 322, 327-328, 629
vías, 311-327, 331, 333
visceral, 311, 320-324, 327
Dolor de garganta
en la gripe, 734
Dolor de pecho, 743
Donovan, cuerpos de, en el granuloma inguinal, 1067
Dopamina
acciones, 283, 343, 424, 430, 433-434, 581, 879
deficiencia de, en la enfermedad de Parkinson, 363
en la regulación circulatoria, 581
en la regulación del flujo renal, 581, 794, 961
Dosis infecciosa, de los patógenos, 200, 210
Douglas, fondo de saco de, 1028, 1043
Down, síndrome de (trisomía 21)
defectos cardíacos en, 72
defectos de las almohadillas endocárdicas en, 663
diagnóstico prenatal, 72, 79
leucemia en, 72, 103, 551
Doxiciclina
para el granuloma inguinal, 1067
para la gonorrea, 1074
para las infecciones por clamidia, 1074
Doxorrubicina
miocardiopatía debida a, 634-635
para el cáncer, 634-635
DPIT. *Véase* Derivación portosistémica intrahepática transyugular
Drepanocitosis
diagnóstico de, 529, 669, 1015
etiología y patogenia, 529
manifestaciones clínicas, 529-530
programa de detección temprana, 529
tratamiento, 530
Dressler, síndrome de, 627
Drusas, 462
Dubos, René, sobre adaptación, 111
Duchenne, distrofia muscular de, 59, 350, 354-355, 1120
Duke, criterios de, para la endocarditis, 636
Duodeno, anatomía del, 935
Duramadre, 293, 296, 300, 302-303, 329, 390-391, 393, 442, 465, 733, 961

E

Eaton-Lambert, síndrome, 96, 746
Eccema
alergias de contacto, 1174
atópico, 255, 1173
numular, 1174
ECG. *Véase* Electrocardiograma (ECG)
ECJ. *Véase* Enfermedad de Creutzfeldt-Jakob
Eclampsia, 151, 152, 612-614
Ecocardiografía
alteraciones hemodinámicas, 639
en el derrame pericárdico, 617
en la cardiopatía reumática, 638
en la estenosis aórtica, 642, 643
en la evaluación de la perfusión miocárdica, 620
en la insuficiencia mitral, 640, 641
en la miocardiopatía hipertrófica, 631
en la valvulopatía cardíaca, 642, 643
endocarditis infecciosa, 636
fetal, en los defectos cardíacos, 660, 661
insuficiencia cardíaca en adultos mayores, 669
miocarditis (miocardiopatía inflamatoria), 631, 633, 636, 667-669
Ecocardiografía 2D, 631, 663, 667
en la evaluación de la perfusión miocárdica, 631
Ecocardiografía transesofágica, 639
Ecografía
colecistitis aguda y crónica, 934, 938
en el cáncer de páncreas, 938
en el cáncer de próstata, 1024, 1025
en el diagnóstico prenatal, 78-80
en el embarazo ectópico, 1046-1047
en el ictus, 398
en la adenomiosis, 1057
en la displasia de cadera, 1116
en la hiperplasia prostática, 1023
en la nefropatía poliquística, 806, 807
en la trombosis venosa profunda, 607
en las alteraciones de las vías urinarias, 810, 812
en los cálculos renales, 812
tiroidea, 965, 976
vesical, 849, 858
Ecografía de compresión de los miembros inferiores, en la embolia pulmonar, 779
Ecografía Doppler
alteraciones hemodinámicas, 639
cardiopatía reumática, 638
Ectima, 270, 1167
Ectodermo, 28, 29*f*, 237, 284, 285, 291
Ectoparásitos, 199
Ectropión, 443, 444
Edema, 122, 124*f*, 133
cerebral, 387
citotóxico, 387
con fóvea, 123, 124*f*, 134, 135
de realimentación, 952
en el *cor pulmonale* (cardiopatía pulmonar), 647, 781
en el hipotiroidismo, 976-978
en la anafilaxia, 250, 677
en la hiponatremia, 131*t*, 133-137
en la insuficiencia cardíaca, 651, 652
en la lesión de la médula espinal, 371, 372
en la preeclampsia, 612, 634
en las áreas declive, 123, 786
papiledema, 168, 401-403, 458, 552
por exceso de volumen líquido, 122, 133
sin fóvea, 123
tratamiento con diuréticos, 124
vasógeno, 387, 402
Edema pulmonar, 643, 647, 651, 652
agudo, 651
en la insuficiencia cardíaca, 651-654
Efector(es), en la transducción de la señal, 15
Efectos citopáticos (ECP), de los patógenos, 256
Efectos del receptor de tipo 2 de la proteína morfogenética ósea, 780
Ehrlichia, 197, 198
E. sennetsu, 198
Eicosanoides, 178, 180, 957
Eje hipotalámico-hipofisario, en la regulación hormonal, 966, 967, 1054
Eje hipotalámico-hipofisario, células diana, retroalimentación, 966, 967
Eje hipotalámico-hipofisario-gonadal
activación prematura del, pubertad precoz en, 973
en el ciclo menstrual, 973, 1054
en hombres, 973
Eje hipotalámico-hipofisario-suprarrenal, 107, 425, 961, 967, 1130
en el síndrome de fatiga crónica, 1130
en la adaptación al estrés, 107, 1130
Ejercicio
acidosis láctica en, 141, 163
asma inducido por, 764
de Kegel, para la incontinencia de esfuerzo, 855
efecto térmico del, 127
en ambientes cálidos, 134
excesivo, en la bulimia nerviosa, 952, 953
golpe de calor e insolación en, 341-343
intolerancia al, en la insuficiencia cardíaca, 631, 654, 695
para la artritis reumatoide, 1135
para la artrosis, 1145
para la EPOC, 770, 771
para la espondilitis anquilosante, 1140
para la hipertensión, 611-612
para la obesidad, 948-950
para la osteoporosis, 1123
producción de calor en, 127
urticaria en, 1175
Ejercicio de resistencia (aeróbico), 135
Ejercicios pélvicos, para la incontinencia urinaria, 855
ELA. *Véase* Esclerosis lateral amiotrófica (ELA)
Elastasa, en el enfisema, 768, 769
Elastina, 172*f*, 712, 713
Electrocardiografía de señal promediada, 620, 632
Electrocardiograma (ECG)
de alta resolución, 620
de señal promediada, 620
en el ciclo cardíaco, 563, 564
en la evaluación de la perfusión miocárdica, 619
en la evaluación del sueño, 413
en la miocardiopatía ventricular derecha arritmogénica, 632
en los síndromes coronarios agudos, 622
pericarditis aguda, 616
prolongado (monitorización Holter), 696
Electroencefalografía
en la determinación de la muerte, 381
en la evaluación de la audición, 484
en la evaluación del sueño, 410*t*
Electrólito(s)
desequilibrio de, en la enfermedad renal crónica, 836, 837
disociación de, 119
en la difusión, 119
en la ósmosis, 119
en los líquidos corporales, 121
unidades para, 119*t*
Electromiografía
en la biorretroalimentación, para el estrés, 116
esfínter, 849
Electronistagmografía, 491
Elevador del párpado superior, 442, 443, 467, 468
Embarazo
agentes teratógenos y, 75-78
anemia en, 534,
cambios mamarios en, 1036
ectópico, 1046, 1047
en el síndrome antifosfolipídico, 508, 509
hipercoagulabilidad en, 504, 505, 508
hipertensión en, 611, 612
infección por VIH en, 237
melasma en, 1163
miocardiopatías en, 631, 634
requerimientos de ácido fólico en, 78, 534
transferencia de la inmunidad durante, 237
Embarazo ectópico, 1046, 1047
Embolia
cardiógena, ictus en, 394
oclusión arterial aguda por, 599
pericarditis aguda, 616
pulmonar, 778, 779, 779*f*
Embolia pulmonar (EP), 778, 779, 779*f*
pericarditis aguda, 616
Embolización de la arteria uterina, por leiomioma, 1045
Embrión(ones), transferencia, en TRA, 1061
Emoción, influencia en la respiración, 304
Emolientes, tratamiento de la xerosis, 1162
Emulsificación, 873, 875
Enanismo, 66, 966, 969, 970
Encefalinas, 282, 321, 425, 433
Encefalitis, 198, 210, 400, 401
vírica, 210, 400, 401, 1194
Encéfalo
anatomía
barrera hematoencefálica y líquido cefalorraquídeo, 301-303
cerebelo, 296, 297, 296*f*
embriología, 284-286
hemisferios cerebrales, 297, 298, 298*f*
meninges, 300, 301, 300*f*
mesencéfalo, 296*f*, 297
metabolismo del, 278, 393
prosencéfalo, 297-300
rombencéfalo, 295-297
sistema ventricular, 301, 302
cáncer de, 401-403
circulación del, 393
herniación, 385-387
infecciones, 400-401
lóbulo frontal, 296*f*, 298
Encefalopatía, 193, 436, 439, 929
en la toxicidad por plomo, 42, 43
espongiforme bovina, 193, 194
hepática, 929
hipertensiva, 611
urémica, 836, 839
Encefalopatía espongiforme bovina (EEB), 193, 194
Encefalopatía espongiforme ovina (tembladera), 194
Endocardio, 560*f*, 561, 562*f*
Endocarditis infecciosa (EI), 635-637
bacteriana, 635
diagnóstico, 636
etiología y patogenia, 635, 636
manifestaciones clínicas, 636
tratamiento, 636, 637
Endocitosis, 20-22, 204
mediada por receptores, 22, 177
Endodermo, 28, 29*f*, 237, 284
Endolinfa, 479, 486-492
Endometrio
ablación, para el sangrado disfuncional, 1043

biopsia de, 1043, 1045
cambios en el, en el ciclo menstrual, 1033
efectos de la hormonoterapia sobre, 1034
estructura, 1028, 1028*f*
Endometrioma ovárico, 1042, 1043, 1049
Endometriosis, 1042, 1043
Endometritis, 1042, 1069
Endoneuro, 278, 357, 358
Endonucleasas, 46, 47, 64, 383
Endoprótesis (*stents*)
coronarias, 621, 626*f*, 665
liberadoras de fármacos, 626
uretrales, 852
Endorfinas, 282, 321, 433
Endostatina, 576, 577
Endostio, 1076-1078, 1096, 1109
Endotelinas, 650
disfunción, 583
en la hipertensión pulmonar, 780
en la regulación de la irrigación coronaria, 618
en la regulación del flujo renal, 650, 794
funciones, 650
lesión de, ateroesclerosis en, 618
Endotelio, 583, 584
de los capilares, 583, 584, 584*f*
Endotoxinas
bacterianas, 203
coagulación intravascular diseminada debida a, 681
Energía, 19
almacenamiento de, 940, 941
calorías y, 19, 939-943
gasto, 941
requerimientos, 942
Enfermedad
curso clínico, 4, 5
diagnóstico, 3, 4
epidemiología, 5, 6
etiología, 2
manifestaciones clínicas, 3
morfología, 2, 3
patogenia, 2
patrones, 5, 6
Enfermedad, desnutrición en, 950
Enfermedad asintomática, 7
Enfermedad cardiovascular
en la obesidad, 590, 594, 947
síndrome del ovario poliquístico, 1048
terapia posmenstrual y, 1034, 1035
Enfermedad celíaca, 905
Enfermedad cerebrovascular, 392-399
circulación y, 393-396, 396*f*
Enfermedad clínica, 5
Enfermedad crónica, 5
cansancio, 1129
Enfermedad de injerto contra hospedero, 257, 259
Enfermedad de la membrana hialina, 750, 751
Enfermedad de la vaca loca, 193
Enfermedad de los cuerpos de Lewy, 363, 364, 436, 437, 439
Enfermedad de Paget juvenil, 1125-1127
Enfermedad del legionario, 204, 738
Enfermedad diverticular
colon, 897, 897*f*
intestinos delgado y grueso, 897
Enfermedad granulomatosa crónica, 59, 189, 239, 246
Enfermedad meningocócica, 531, 537-539
Enfermedad mental, 423, 424
Enfermedad intestinal inflamatoria
colitis ulcerosa, 891, 894
enfermedad de Crohn, 891, 893
etiología y patogenia, 891, 892
factores ambientales, 892
susceptibilidad genética, 892
manifestaciones clínicas, 892
Enfermedad pélvica inflamatoria (EPI), 1042, 1046, 1069
Enfermedad pulmonar intersticial, 712, 775, 776, 785
Enfermedad pulmonar obstructiva crónica (EPOC), 767-771
acidosis respiratoria en, 137
bronquitis crónica, 769, 770
diagnóstico, 771
enfisema, 768, 769
epidemiología, 767
formas combinadas de, 767
manifestaciones clínicas, 770
patogenia, 767, 768
tratamiento, 771
Enfermedad renal crónica, 833-844
acidosis metabólica en, 837
acumulación de productos de desecho nitrogenados en, 833-836
alteraciones cardiovasculares, 838-839
alteraciones cutáneas, 840
alteraciones digestivas, 839
alteraciones hemáticas, 838
alteraciones hidroelectrolíticas, 836, 837
alteraciones neuromusculares, 839
alteraciones óseas, 837, 838
clasificación, 833, 834
definición, 833
desarrollo de quistes, 837
disfunción inmunitaria, 839, 840
disfunción sexual, 840
en niños, 843, 844
equilibrio acidobásico, 145, 836, 837
manifestaciones, 835-840
metabolismo del calcio, 145
metabolismo del fósforo, 148
tasa de filtración glomerular, 833-835
tratamiento, 840-842
Enfermedad reumática
en adultos mayores
artritis reumatoide, 1149
artropatías inducidas por cristales, 1149
artrosis, 1149
lupus eritematoso sistémico, 1149
polimialgia reumática, 1150
tratamiento, 1150
en niños
artritis idiopática juvenil, 1148
dermatomiositis juvenil, 1148
espondiloartropatías juveniles, 1149
lupus eritematoso sistémico, 1148
Enfermedad subaguda, 5
Enfermedad subclínica, 5, 202
Enfermedad venooclusiva, en la enfermedad de injerto contra hospedero, 259
Enfermedad venooclusiva hepática, 259, 926, 927
Enfermedades biliares intrahepáticas
cirrosis biliar primaria, 923
cirrosis biliar secundaria, 924
Enfermedades congénitas
diagnóstico prenatal, 78-80
influencias ambientales en, 75-78
Enfermedades endémicas, 199, 204
Enfermedades neurodegenerativas transmisibles, 192-194
Enfermedades por priones, 193, 194
Enfermedades pulmonares
abscesos, en la fibrosis quística, 772, 773
alteraciones obstructivas de las vías respiratorias, 763, 767
cáncer, 745, 747
inflación, alteraciones de la, 712, 713
intersticiales, 774-777
ocupacionales, 775-777, 775*t*
primarias, 782
restrictivas, 750, 774, 775
sarcoidosis, 761, 775, 777
síndrome DPA/SDRA, 782, 785, 786
Enfermedades reumáticas autoinmunitarias sistémicas
artritis reumatoide, 1132-1135
dermatomiositis, 1138, 1139
esclerosis sistémica/esclerodermia, 1138
lupus eritematoso sistémico, 1135-1138
polimiositis, 1138
Enfisema
centroacinar, 768, 769
deficiencia de α_1-antitripsina, 768, 769
elastasa en, 768, 769
neumotórax en, 761-763
panacinar, 768, 769
Enfriamiento
para la fiebre, 337, 342
para la insolación y el golpe de calor, 341, 342
Ensoñaciones (sueños), 408-411
durante el sueño REM, 409
Entamoeba histolytica, 897
Enterobacter, en la neumonía, 736
Enterocele, 1051, 1052
Enterocitos, 874, 875, 895
Enterocolitis, 895, 896, 899
infecciones bacterianas, 896, 897
colitis por *Clostridium difficile*, 896
infección por *Escherichia coli*, 896, 897
infecciones por protozoarios, 897
infecciones víricas, 895, 896
Enterocolitis infecciosa, 895-897
Enteropatía sensible al gluten, 905 (*véase también* Enfermedad celíaca)
Enterotoxinas, 203, 885, 896
Entropión, 443, 444
Entumecimiento, en la irritación de la raíz nerviosa, 329, 361
Envejecimiento. *Véase* Adultos mayores
adaptación en el, 48, 49, 481
cambios en el aparato reproductor masculino con, 1012, 1019, 1021
cambios en el sueño en, 422
celular, 48, 49
cognitivo normal, 434
hipertensión en, 612
metabolismo basal y, 941, 945
micción y, 854, 856, 1022
presión arterial y, 612, 613
Envoltura (membrana) nuclear, 9, 56
Enzima convertidora de angiotensina (ECA), 76, 127, 141, 587, 799, 1177
Enzimas del borde en cepillo, en intestino delgado, 874
Enzimas microsómicas, 916
Enzimoinmunoanálisis de adsorción (ELISA), 263, 264, 272, 965
Eosinofilias, 817, 826
Ependimoma, 402
EPI. *Véase* Enfermedad pélvica inflamatoria
Epicardio, 560-562, 562*f*
Epidemias, 5, 199, 210, 264, 400
Epidemiología, 5, 8, 191, 199
Epidermis, piel, 1151, 1152, 1152*f*
células de, 1152-1154
Langerhans, 1154
Merkel, 1154
conexinas, 1153
función, 1152
melanina, 1153
melanocitos, 1153
queratina, 1152
queratinización, 1152, 1153
estrato córneo, 1152
estrato espinoso, 1152
estrato germinativo/capa basal, 1152
estrato granuloso, 1152
estrato lúcido, 1152
tonofilamentos, 1153
queratinocitos, 1152
sebo cutáneo, 1152
uniones adherentes, 1153
uniones comunicantes, 1153
Epidermophyton, 1164
Epididimitis, 1017-1020, 1070
Epidídimos, 1001-1003, 1002*f*, 1003*f*
Epífisis, 1075*f*, 1076, 1076*f*, 1100
Epigenética
mecanismos, en el cáncer, 262, 827
trastornos psiquiátricos, 423
Epiglotis, 419*f*, 702-704, 702*f*, 752
Epiglotitis, 752, 753
Epineuro, 278, 357
Epiplón, 862, 862*f*, 863, 902
mayor, 862
Episodios cianóticos, en la tetralogía de Fallot, 664
Epispadias, 854, 1010, 1011, 1011*f*
Epistaxis, 510, 524, 552, 838
Epitelio cilíndrico, 29, 30, 30*f*
simple, 29, 30, 30*f*
Epitelio cúbico, 29, 30, 30*f*
simple, 29, 30, 30*f*
Epitelio estratificado, 29, 30, 30*f*
Epitelio glandular, 30
Epitelio plano (escamoso), 29, 30, 30*f*
Epitelio seudoestratificado, 29, 30, 30*f*
Epitelio transicional, 30, 183
Epitelios simples, 29, 30, 30*f*
Epitelización, 185-190, 1183
Epítopos, 678
Eponiquio, 1157
Epstein-Barr, virus de (VEB), 94, 195, 357, 401, 546, 1130
efectos oncogénicos, 94
en la mononucleosis infecciosa, 546, 547
Equilibrio acidobásico
ácido carbónico en, 154, 157*f*
alteraciones (*véase también* Acidosis; Alcalosis)
acidosis metabólica, 138, 156, 164
enfermedad renal crónica, 156, 164, 836
mecanismos compensatorios, 157-159
metabólicas *vs.* respiratorias, 161
amortiguadores en, 156-157
en la función gastrointestinal, 127, 945
en la regulación del flujo sanguíneo cerebral, 169
mecanismos compensatorios en, 157-159
mecanismos respiratorios en, 156, 157, 161, 162
mixto *vs.* simple, 162
pH
cálculo del, 154, 160
regulación del, 161
producción de ácido en, 155
producción de ácidos y bases no volátiles, 155
producción de bicarbonato en, 155
química de, 154
riñones en, 127, 138, 154-164
Equilibrio hídrico corporal, 125, 130
Equinocandinas, 209
Erección, fisiología de la, 1007-1009
Ergocalciferol, 800, 1080
Ergot, preparaciones con, para la migraña, 331

Eritema marginado, 246, 637
Eritema multiforme menor, 1175, 1176
Eritema o quemadura solar, 1182
Eritroblasto(s), 518, 519, 532, 538, 914
Eritroblastosis fetal, 252, 532, 538, 914
Eritrocito(s), 494
  anisocíticos, 532
  antígenos de
    en los tipos Rh, 523
    grupos sanguíneos ABO, 521-523
  cambios relacionados con la edad y, 536-539
  características físicas de los, 516-518
  de los neonatos, 525, 529, 537, 538
  destrucción de, 518, 519
  en personas mayores, 533-539, 552
  estructura, 516-517
  exceso de, en la policitemia, 535, 536
  función de, 516-517
  maduración, 498, 498f, 518, 519
  pruebas de laboratorio, 520
  membrana de los, 153, 517, 535, 726
  metabolismo, 520
  poiquilocíticos, 532
  producción, 518
  recuento de, 520, 521, 527, 528, 536
  valores normales para, 520
Eritromicina, 638, 693, 917, 1067
Eritropoyesis, 517, 518, 527, 528
Eritropoyetina, 518-521, 535-540
  deficiencia de, anemia en, 535
  función de, 518
  para la enfermedad renal crónica, 836, 838
Eritrosedimentación, 499, 616
  colitis ulcerosa, 894
Erupción
  en el herpes zóster, 329, 1169, 1197
  en el lupus eritematoso sistémico, 1136, 1137, 1148
  en el síndrome de la piel escaldada, 1167
  en la enfermedad de Kawasaki, 666, 667
  en la enfermedad meningocócica, 400
  inducida por fármacos, 1175
Erupción en alas de mariposa (malar), en el lupus eritematoso sistémico, 1136
Erupción malar, en el lupus eritematoso sistémico, 1136
Escabiosis-sarna, 199, 1179
Escala análoga visual, para la evaluación del dolor, 324
Escala numérica de intensidad de dolor, 334
Escalas de descriptores verbales, para la evaluación del dolor, 324
Escalofríos
  en la gripe, 734
  en la hipotermia, 343-345
  fisiología de, 334
Escápula (omóplato), 1076, 1087, 1088
Escaras, 1185-1188
Escherichia coli, 736, 810, 896, 1018
  en la prostatitis, 813
Esclerodermia, 260, 1138, 1139. *Véase también* Esclerosis sistémica
Esclerosis lateral amiotrófica (ELA), 366, 367, 383, 437
Esclerosis múltiple, 277, 367-369
  disfunción vestibular en, 362, 491
  fatiga, 1128, 1129
Esclerosis sistémica
  diagnóstico, 1138
  manifestaciones clínicas, 1138
  tratamiento, 1138
Escleroterapia, para venas varicosas, 606
Esclerótica, 441-449, 442f
Escoliosis, 167, 785, 113, 1119, 1120
  neuromuscular, 1119
Escotoma, 462, 466, 467
Escroto
  acumulación de líquidos en, 1016, 1017
  anatomía, 1001, 1002, 1002f
  cáncer de, 1019, 1020
  hernia en, 1016-1018
  inflamación del, 1018
Esferocitosis, 66, 528, 531, 914
Esfínter(es)
  anales, 868, 869
  colon, 868
  electromiografía, 849
  esofágicos, 860, 865
  vejiga, 845-847
  vesícula biliar, 912, 933
Esfínter externo, falta de relajación, 852
Esfínter faringoesofágico, 860, 880
Esfínter gastroesofágico, 860, 879
Esfínter pilórico, 865
Esfínter uretral externo, 1022
Esfínter uretral interno, 845, 1008
Esfínteres precapilares, 122, 577
Esfinterotomía, para la vejiga neurógena, 852
Esguince de muñeca, 1086, 1087
Esguinces articulares, 1085-1087
Esófago
  anatomía, 860, 860f
  anomalías congénitas, 880
  cáncer de, 884
  desgarres, 881
  divertículo esofágico, 881
  esfínteres, 860
  funciones, 860
  hernia hiatal, 881
  motilidad, 863
  reflujo gastroesofágico, 881 (*véase también* Reflujo gastroesofágico)
Espacio intermembrana, de la mitocondria, 17
Espacio muerto
  alveolar, 756
  fisiológico, 719
Espacio subaracnoideo, 293, 300-302
Espasmo de vejiga, 850-852
Espasticidad
  en el ictus, 395-397
  en la esclerosis lateral amiotrófica, 367
  en la lesión de la médula espinal, 369, 373
Especies reactivas de oxígeno, 42, 44, 47, 179
Especificidad, de los resultados de los estudios diagnósticos, 4
Espectrina, 516, 517, 528
Espermátidas, 1004
Espermatocele, 1017, 1021
Espermatocitos, 1004
Espermatogénesis, 1001-1007, 1004f
Espermatogonia, 1004
Espermatozoides
  defectos de los, 1060
  evaluación, 1060-1062
  formación de, 1004
Espículas óseas, 1075, 1093
Espina bífida, insuficiencia de ácido fólico, 78
Espiración, 374, 711-718
  centro de control de la, 374
  forzada, compresión de las vías respiratorias en, 711, 712, 716, 717
Espirómetro, 716, 717
Espironolactona, 633, 1056
  miocarditis (miocardiopatía inflamatoria), 633
Espiroquetas, 192, 195, 196, 1073, 1074
Esplenomegalia, 928
  en la leucemia, 552-555
  en la mononucleosis infecciosa, 546
Espolones, en la artrosis, 1142-1144
Espondilitis anquilosante
  diagnóstico, 1140
  etiología, 1139
  manifestaciones clínicas, 1139
  patogenia, 1139
  tratamiento, 1140
Espondiloartropatías (EpA). *Véase* Espondiloartropatías seronegativas
Espondiloartropatías juveniles, 1149
Espondiloartropatías seronegativas
  artritis enteropática, 1141
  artritis psoriásica
    etiología, 1141
    manifestaciones clínicas, 1141
    patogenia, 1141
    tratamiento, 1141
  artropatías reactivas, 1140
  espondilitis anquilosante
    diagnóstico, 1140
    etiología, 1139
    manifestaciones clínicas, 1139
    patogenia, 1139
    tratamiento, 1140
Esporangiosporas, 198
Esprúe celíaco. *Véase* Enfermedad celíaca
Esputo
  en la EPOC, 767, 770
  en la neumonía, 736-739
Esquizofrenia, 426-428
  manifestaciones clínicas, 426, 427
    alucinaciones, 426, 427
    comportamiento desorganizado, 426, 427
    ideas delirantes, 426, 427
    síntomas negativos, 426, 427
    síntomas positivos/psicóticos, 426, 427
  neurofisiología de los síntomas, 428
  tratamiento, 428
Estadificación
  de los tumores, 100
  del cáncer de próstata, 1025
  del linfoma de Hodgkin, 549, 550
Estado de reposo, del potencial de acción, 23-26
Estado de salud, adaptación y, 105, 111
Estado epiléptico, 407
Estado hiperglucémico hiperosmolar (EHH), 997, 998
Estado preclínico, de enfermedad, 5
Estado prodrómico, 201, 202
Estado vegetativo persistente, 381
Estafilococos, 196, 638, 819
  en el impétigo, 1167
  en la blefaritis, 444
  en la celulitis, 1167
  en la endocarditis infecciosa, 635
  en la mastitis, 1056
Estandarización, de las pruebas de laboratorio, 4
Estapedectomía, 479
Estasis
  de orina, 849
  venosa, 508, 536, 606, 608, 778
Estasis venosa, 508, 536, 606, 608, 778
  embolia pulmonar en, 508, 536, 606, 778
  trombosis en la, 508, 536, 606, 778
Estatinas, para las dislipidemias, 592
Estatura
  alta, 74, 971, 973
  corta, 969, 973
    familiar, 969
    psicosocial, 970
Esteatorrea, 773, 875, 904, 930, 937
Esteatosis, 925
Estenosis, de las válvulas cardíacas, 639, 642, 664
  aórtica, 642
  mitral, 639
  pulmonar, 664
Estenosis aórtica adquirida, 642
Estenosis pilórica
  hipertrófica, 868
  hipertónica, 868
Estenosis pulmonar, 664
Estereocilios, 480, 487
Estereognosia, 313
Esteroides sexuales, 956
Estertores, 652, 660, 668, 670, 741
Estimulación cerebral profunda, para la enfermedad de Parkinson, 366
Estimulación nerviosa eléctrica transcutánea (TENS), para el dolor, 325
Estimulantes, para la narcolepsia, 417
Estímulo(s)
  discriminación de los, 311, 314-317
  nociceptivos, 318-325, 333
Estómago
  anatomía, 960
  atonía, 868
  barrera de la mucosa gástrica, 871, 872
  cáncer de, 889
  gastritis, 885-887 (*véase también* Gastritis)
  secreciones, 870, 871
  síndrome de vaciamiento rápido o acelerado, 868
  úlcera péptica (*véase* Úlcera péptica)
Estrabismo, 296, 463-472
  acomodativo, 469
  intermitente, 469, 470
  medial, 296, 468
  no acomodativo, 469
  no concurrente, 469
  no paralítico, 469
  paralítico, 469
  periódico, 469
  tratamiento, 469
Estrangulación, en la obstrucción intestinal, 901-903
Estrategias de reperfusión, 625
Estrato córneo, 1152, 1152f
Estrato espinoso, 1152, 1152f
Estrato germinativo/capa basal, 1152, 1152f
Estrato granuloso, 1152, 1152f
Estreñimiento, 139, 356, 890, 901-905
Estreptogramina, 208
Estreptomicina, para la tuberculosis, 742
Estrés, 107-117
  adaptación, 111-113
  agudo, 111-114
  concepto de, 107
  crónico, 115
  en las alteraciones del sueño, 420
  fuentes de, 105, 111
  mecanismos de adaptación y afrontamiento, 111
  postraumático, 114, 115, 420
  problemas de salud, 105-107
  respuesta al, 107-111
    investigación sobre, 116
    trastornos de la, 114
    tratamiento, 116
  secreción de hormona antidiurética en, 110
  sistema nervioso autónomo en, 108-110
  tratamiento, 116
  visión histórica del, 110
Estrés oxidativo, 44, 434, 520, 995
Estriado, 298, 362
Estrías grasas, 594
Estrías vasculares, 479
Estribo, oído, 474-480, 474f
Estridor, 601, 750-754, 976
Estriol, no conjugado, como marcador de anomalías fetales, 72, 79
Estrógeno(s)
  acciones, 1039

cáncer de endometrio y, 1034
características del moco cervical y, 1033
deficiencia de
ciclo menstrual disfuncional en, 1034
en la menopausia, 1034
efectos vaginales, 1039
en el ciclo menstrual, 1039
hipercoagulabilidad debida a, 509
migraña en, 330
para el cáncer de próstata, 1024
para la osteoporosis, 1121
receptores de, 99, 1044, 1059
terapia posmenopáusica con, 1034
Estroma, estructuras, 183
Estructura de la doble hélice, del ADN, 51
Estructuras parenquimatosas, 183
Estructuras tubulares renales
asas de Henle en, 788-796
colectores, 792-796
corticales, 138, 792-796, 806
distales, 138, 792-796, 806
contorneados distales, 145, 159, 788, 825
contorneados proximales, 145, 159, 788, 825
distales, 145, 159, 788, 825
efectos diuréticos sobre, 140, 147, 151
necrosis, 825, 831
proximales, 145, 159, 788, 825
secreción de anión orgánico por los, 148, 798, 799
transporte de ácido úrico en, 798, 799, 825
Estruvita (fosfato de amonio y magnesio), cálculos de, 810-812
Estudios de casos y controles, 6, 8
Estudios de cohortes, 6, 8
Estudios de dosis genéticas, 1172
Estudios de función pulmonar, 716
en el asma, 765
en la EPOC, 771
Estudios de hibridación, 62
in situ (FISH), 62
Estudios de ligamiento, 62, 64
Estudios de perfusión miocárdica, 619, 620
Estudios longitudinales, 6
Estudios por radionúclidos, 803
en la colecistitis, 934
en las alteraciones de las vías urinarias, 803
en los cálculos renales, 803
en los tumores óseos, 1105
Estudios transversales, 6, 8
Estudios urodinámicos, 849
Estudios vesicales, 849
Estupor, 379
Etambutol, para la tuberculosis, 742
Etanercept, para la espondilitis anquilosante, 1140
Etapa de resolución
de la infección, 201
Etilenglicol, toxicidad del, 162*t*
Etiquetado de polimorfismos de nucleótido único, 62
Eumelanina, 1153
Eustrés, 107
Evaporación, transferencia de calor en, 337
Evento vascular cerebral. *Véase* Ictus
Evitación, en el trastorno por estrés postraumático, 115
Ewing, sarcoma de, 103, 1103-1106
Exantema súbito, 1193
Excitación, 139, 146, 1007, 1012, 1027
Excitotoxicidad, en el daño cerebral, 383
Exocérvix, 1042
Exocitosis, 11*f*, 20, 22, 26, 27
Exoftalmos, en el hipertiroidismo, 979
Exones, 53
Exostosis múltiple, 1104
Exotoxinas bacterianas, 203
Exotropía, 469-472
Exploración pélvica, para la evaluación vesical, 846
Exposición al asbesto
cáncer de pulmón en, 745, 747
neumoconiosis en, 775, 776
Expresividad, 66
variable, 66
Éxtasis, 135
Extrasístole, 690
Exudado supurativo o purulento, en la inflamación, 180, 181
Exudados
en el derrame pleural, 760
en la inflamación, 180
en la pericarditis, 171, 615
Exudados de membrana, en la inflamación, 180
Exudados fibrinosos
en la inflamación, 180
Exudados hemorrágicos, en la inflamación, 183
Exudados serosos, en la inflamación, 183
Eyaculación, fisiología de, 1008

F

Facoemulsificación, de las cataratas, 454
Factor activador de las plaquetas (PAF), 173, 179
Factor de crecimiento de fibroblastos, 576, 577
Factor de crecimiento derivado de las plaquetas, en la reparación tisular, 584, 780
Factor de crecimiento endotelial vascular, 576, 577, 780
Factor de crecimiento insulinoide, 931, 941*f*
factor de crecimiento insulinoide 1 (IGF-1), 35, 110, 967, 969*f*, 971*t*, 1044
Factor de crecimiento transformante
en el cáncer, 90
en la reparación tisular, 501
Factor de necrosis tumoral-α (TNF-α)
acción de, 111, 255
cansancio debido a, 1129
en el asma, 764
en el cáncer, 96
en la inflamación, 180*f*, 213*t*, 216
estado nutricional, 940
para el choque séptico, 678
Factor estimulante de colonias de granulocitos, 540, 764
Factor intrínseco, 533, 873, 904*t*
en la absorción de la vitamina B_{12}, 533
Factor tisular, 508, 510, 513, 635, 678
alteraciones, 508, 510, 513
Factores ambientales
en la EPOC, 774
en la obesidad, 941, 950
en la sarcoidosis, 775, 777
en las alteraciones autoinmunitarias, 262, 263, 923,
en las enfermedades congénitas, 454, 659, 668, 1113
Factores condicionantes, en la respuesta al estrés, 108
Factores de adhesión en los patógenos, 203
Factores de crecimiento
en la cicatrización, 37, 184-187
independencia del cáncer de los, 38, 86-88, 90, 91, 96*t*, 102, 103
receptores para, 84
vías de señalización, 84
Factores de crecimiento hematopoyético, para el cáncer, 102
Factores de crecimiento nervioso, para la lesión de la médula espinal, 376
Factores de la coagulación, 50
alteraciones de los, 176
en la formación del tapón plaquetario, 503
factor IV, 503
factor V, 501, 504, 508, 513
factor VIII, 501, 502, 504, 512, 513
factor X, 503, 513
factor XII, 503, 504, 513
síntesis de, 177
Factores de riesgo, 2, 6-8
Factores de virulencia, 201, 203
Factores emocionales, en el asma, 765
Factores de transcripción específicos, 54
Factores estimulantes de colonias, 172
Factores etiológicos, 2
Factores generales de transcripción, 54
Factores genéticos
en la adaptación, 2
en la artritis reumatoide, 1132
en la EPOC, 774
en la estatura corta, 946
en la hipertensión, 608
en la obesidad, 946, 950
en la pérdida de la audición, 485
en las alteraciones autoinmunitarias, 1136, 1138, 1139
Factores inducibles por hipoxia, 45
Factores neurotróficos, 282, 283
Fagocitosis, 22, 27
alteraciones de la
curación de las heridas y, 175-179
inmunodeficiencia en, 239, 240
células en, 11, 12, 22, 27
en la apoptosis, 47
en la cicatrización de las heridas, 175
en la destrucción de los eritrocitos, 252
en la inflamación, 176, 177, 180, 187
en la respuesta inflamatoria, 176, 177, 180
mediada por complemento, 182
opsonización y, 177, 248, 253*f*
pasos de la, 175, 177
Fagolisosoma, 175
Fagosoma, 11*f*, 22, 175, 177
Fallot, tetralogía de, 647, 659, 661*f*, 664
Falta de aire (disnea), 169, 770
Fanconi, anemia de, 551
Faringitis
en la mononucleosis infecciosa, 546, 546*f*
estreptocócica, cardiopatía reumática después de, 637
Fármacos. *Véanse también* agentes y grupos específicos
barrera hematoencefálica y, 164, 302
eliminación, en la enfermedad renal crónica, 840
erupciones cutáneas debidas a, 1173, 1175, 1181
hepatotoxicidad, 208
neutropenia debida a, 545, 546
ototóxicos, 483, 485, 486
síndrome neuroléptico maligno debido a, 343
teratógenos, 76, 76*f*, 77
trombocitopenia debida a, 208*t*, 510
Fármacos acuaréticos, para la hiponatremia, 135
Fármacos antiarrítmicos, 632, 633, 697
Fármacos antibacterianos, 207, 208*t*
Fármacos anticolinérgicos
para el asma, 766
para el vértigo, 492
para la enfermedad de Parkinson, 365, 366
para la incontinencia urinaria, 848
para la vejiga neurogénica, 852
Fármacos antiinflamatorios, para el asma, 766
Fármacos antimicóticos, 209
Fármacos antiparasitarios, 209
Fármacos antipiréticos, 340, 523, 667, 732, 1021
Fármacos antiplaquetarios, para síndromes coronarios agudos, 625
Fármacos antirretrovirales, 208, 273
Fármacos antirreumáticos que modifican la enfermedad (FAME), 1135
Fármacos antitrombóticos
infarto de miocardio con elevación del segmento ST (IMEST), 630
Fármacos antivirales, 208, 209
Fármacos dopaminérgicos, para el síndrome de las piernas inquietas, 418
Fármacos inmunosupresores, 92, 259, 923, 1138
Fármacos inotrópicos, para el choque cardiogénico, 674
Fármacos psicotrópicos, síndrome neuroléptico maligno debido a, 343
Fármacos que contienen imidazol, 916
Fármacos vasoactivos, 504
Fasciculaciones, 350, 354, 367, 976*t*
Fascículo longitudinal medial (FLM), 468
Fascículos
del sistema de conducción, 684
nerviosos, 368
Fasciotomía, para el síndrome compartimental, 1185
Fase bucal, de la deglución, 864
Fase de mitosis (M), del ciclo celular, 18, 19*f*,
Fase de recuperación del daño renal agudo, 832, 833
Fase de síntesis (S), del ciclo celular, 18
Fase diurética del daño renal agudo, 139*t*, 832, 833
Fase faríngea, de la deglución, 864
Fase G, del ciclo celular, 18
Fase ictérica, de la hepatitis, 918
Fase inicial, del daño renal agudo, 832, 833
Fase lútea, del ciclo menstrual, 1030*f*, 1031-1033, 1055-1057, 1061
Fase oligúrica (anúrica), del daño renal agudo, 832, 833
Fase proliferativa, de la cicatrización de las heridas, 184, 185, 187, 188, 190
Fecaloma (bolo fecal), 901, 908, 1184
Fecundación *in vitro*, 1061
Felty, síndrome de, 545, 546, 1134
Fémur
anatomía, 1083*f*, 1088, 1089*f*
deformidad por torsión, 1109, 1110*f*, 1111, 1112*f*,
deslizamiento de la epífisis de la cabeza del, 1116*f*, 1117-1119
fracturas de, 1090*f*, 1091*f*
necrosis, 1102
Fenestraciones
en la membrana capilar glomerular, 789
en los capilares, 789
Fenilcetonuria, 66*t*, 68
Fenómeno de oscilación al azar (*on-off*), en la enfermedad de Parkinson, 365
Fenotipo, 60, 61, 65

Fentolamina, para la disfunción eréctil, 1014
Feocromocitoma, hipertensión en, 609, 610
Feomelanina, 1153
Ferritina, 418, 517, 518, 532
Feto
  alteraciones renales, 804, 815
  desarrollo pulmonar en, 748
  efectos de los agentes teratógenos en, 42, 43, 75, 76
  patrones de sueño en, 421
  respiración, 749
α-Fetoproteína (AFP), 72, 79, 245
  para el cáncer testicular, *98t*, 99
Fibras C, en la transmisión del dolor, 312
Fibras intrafusales, 349, 352-354
Fibras musculares extrafusales, 349, 351-353
Fibrilación(ones)
  auricular, 692
  muscular, 354
  ventricular, 694
    idiopática, 695
Fibrilina, defectos en, en el síndrome de Marfan, 66
Fibrillas de anclaje, 1154, *1155f*
Fibrina
  en la hemostasia, 501-504, 507
  formación de, en la coagulación intravascular diseminada, 513, 681
Fibrinógeno 911
  actividad osmótica del, 123, 579
  en la hemostasia, 501, 502, *503f*, 504, 507, 513, *514f*
Fibrinólisis, 504, *514f*, 678, 681, 994
Fibroadenomas, de la mama, 1057
Fibroblasto(s)
  en la cicatrización de las heridas, 177, 181, 185, 187
  en la consolidación ósea, 1093, 1096, 1098
  en la formación de cicatrices, 181, 185, 186, 188, 189, 190
  en la inflamación, 172
  en la reparación tisular, 185-188
Fibrocartílago, 359, 1083, 1088, 1097, *1143f*
Fibrogénesis, en la reparación tisular, 186
Fibromas ováricos, 1049
Fibronectina, en la reparación tisular, 186
Fibrosis, en la EPOC, 767, 768
Fibrosis quística, 14, 63, *66t*, 68
Fibrotórax, 760
Fiebre
  causas, 338
  cefalea, 339
  de origen desconocido, 339
  desarrollo de la, 339
  diagnóstico, 339
  diagnóstico diferencial, 340
  en adultos mayores, 341
  en lactantes y niños, 340
  fármacos, 342
  intermitente, 339
  manifestaciones, 339
  manifestaciones clínicas, 339
  mecanismos, 339
  patrones de, 338
  pérdida de agua en, 342
  pródromos, 339
  propósito, 338
  recurrente o recidivante, 339
  remitente, 339
  sostenida (continua), 339
  tratamiento, 340
Fiebre del valle (coccidioidomicosis), 743
Fiebre mediterránea familiar, 340
Fiebre Q, 198
Fiebre recurrente, 338, 339
Fiebre reumática (FR), 637
  diagnóstico, 638
  manifestaciones clínicas, 637
  patogenia de la, 637
  tratamiento y prevención, 638
Fiebre tifoidea, 200, 202
Fijación externa de Ilizarov, 1092
Filadelfia (Ph), cromosoma, 551, 552, 554, 555
Filamentos de actina en la contracción, 31, 32
Filancia, 1033, 1061
Filtración capilar, 122, 126
Filtración glomerular, 790
  en adultos mayores, 829
  en la insuficiencia renal, 829
  en la enfermedad renal crónica, 834, 835
  medición del, [illegible]
Filtrado glomerular, 820
Filum terminal, 292, 293
Fimbrias
  bacterianas, 196
  de las trompas uterinas, 1029
Fimosis, 1010
Fisiología, 1
Fisiopatología, 1
Fisioterapia
  para la espondiloatropatías juveniles, 1149
  torácica, para la fibrosis quística, 774
Fístula traqueoesofágica (FTE), 880, 884
Flacidez, 68, *139t*, 148, 351, *379t*, 387, 395, 397, 1091
Flagelos, 12, 13, 196, 199, 886, 1068
Flaviviridae, 921
Flebografía, en la trombosis venosa profunda, 607
Flora comensal, 191, 198
Fluconazol, 209, 1068
Fludrocortisona
  para la hiperplasia suprarrenal congénita, 983
  para la insuficiencia suprarrenal, 985
Flujo de aire laminar, 714
Flujo de contracorriente, en la concentración de la orina, 794
Flujo laminar
  de la sangre, 571, 572
  del aire, 713, 714
Flujo turbulento, 571, 572, 594, 664
  de la sangre, 571, 572
  del aire, 713, 714
5-Fluorocitosina (5-FC), 209
Fluoruro, en la dieta, *945t*
Fobia(s), 431
  social, 432
Folículos, 228, 234, *235f*, 306, 315, 548, 876, 877, 974, *975f*, 1029, *1033f*, 1048, 1060, 1137, 1151, 1154
  ganglios linfáticos, 542, 543
  ováricos, *1032t*, 1035, 1054, 1056
Folículos de De Graaf maduros, 1029
Folículos pilosos, 1137, 1151, 1154-1156, 1158
Folículos primarios
  de los ganglios linfáticos, 542, 543
  de ovario, 1029
Folículos secundarios, de los ganglios linfáticos, 542, 543
Fómites (vectores pasivos), 201
Fondo
  del estómago, 860, *860f*, 870, *871t*, 886
  uterino, 1028, *1028f*, *1029f*, 1060
Fondo de saco, *1028f*, 1043, 1053
Food and Drug Administration (FDA), 4, 77, 273, 340, 399, 416, 417, 433, 621, 942, 949, 953, 1035, 1041, 1064
Food and Nutrition Board, rangos de distribución aceptable de macronutrientes del, 943
Formación del anillo, en los cromosomas, 71
Formación del isocromosoma, 71
Formación reticular
  en el ciclo sueño-vigilia, 408, *409f*
  en la consciencia, 378, *379f*
Fosfatasa alcalina, *526t*, 913, 915, 918, 923, 934, 938, 1078, 1107, 1126
Fosfato
  deficiencia de, osteomalacia en, 1124
  desequilibrio de, en la enfermedad renal crónica, 837
  en la dieta, en la enfermedad renal crónica, 838
  en los cálculos renales, 810, *811t*
  transporte de, en los túbulos renales, 158, 791
Fosfatos de amonio y magnesio, en los cálculos renales, 810, *811t*
Fosfatonina, 149
Fosfoinositida (fosfoinositol) 3-cinasa (P13K), vía de la, 995
Fosfolípidos, 9, 13, 14, 178, 221, 503, 590, 707, 912
Fosforilación oxidativa, 17, 74, 75, 96
Fósforo
  alteraciones del, 149, 150
  desequilibrio, 149, 150
  distribución, 143
  formas de, 143
  fuentes de, 148
  ganancias y pérdidas, 148
Fotocoagulación, para la retinopatía diabética, 460
Fotoenvejecimiento, 1181
Fotofobia
  en el albinismo, 449
  en la meningitis, 400
Fotorreceptores, 442, 449, 455, *456f*, 457, 464
Fotosensibilidad, de la piel, 1182
Fototerapia
  para hiperbilirrubinemia, 538, 539
  trastornos del estado de ánimo, 430
Fóvea central de la retina, *447f*, 457, *458f*
Fovéola (fosita), 457, 458
Fracción de crecimiento, de los tumores, 87, 88
Fracción de eyección, 565, 627, 642, 646, 655, 839
Fracción inspirada de oxígeno, en la hipoxemia, 757
Fractura(s), 1090
  abierta/compuesta, 1090
  ampollas por, 1094
  cerradas, 1090, 1091, 1092
  choque local, 1091
  clasificación, 1090
  clasificación de Oestern y Tscherne, 1092, *1092t*
  conminutas, 388, 1091
  consolidación defectuosa, 1094
  consolidación ósea
    complicaciones, *1094t*
    formación de un hematoma, 1093
    formación del callo fibrocartilaginoso, 1096
    formación del callo óseo, 1097
    remodelado, 1093, 1098
  diagnóstico, 1091
  en tallo verde, 1091
  espiral, *1091f*
  fatiga, 1090
  impactada, 1091, *1091f*
  manifestaciones clínicas, 1091
  patológica, 1090
  reducción, 1092
  consolidación retrasada, *1093t*
  signos y síntomas, 1091
  transversal, *1091f*
  tratamiento, 1092
  férulas, 1090, 1092
  inmovilización y fijación externa, 1092
  reducción y fijación interna, 1092
  sistemas de alargamiento de los miembros, 1092
  tracción, 1092
  yeso o escayola, 1092
Fragmentos Fab, de las inmunoglobulinas, 229
Fragmentos Fc, de las inmunoglobulinas, 229
Framingham, estudio de, 6
Francisella tularensis, 210
Frank-Starling, mecanismos de, 648
  en la insuficiencia cardíaca, 644
Frecuencia cardíaca
  en el choque hipovolémico, 675
  en la fiebre, 339
  gasto cardíaco, [illegible]
FSH. *Véase* Hormona foliculoestimulante (FSH)
FTE, 880. *Véase* Fístula traqueoesofágica (FTE)
Fuerza muscular, 351
Fuerzas osmóticas capilares, 579
Función cognitiva
  disfunción
    en la enfermedad de Parkinson, 365
    en la insuficiencia cardíaca, 652
Función motora
  evaluación, 351
  organización y control de la, 275
  unidad motora, 346
Función somatosensitiva, 311
  circuito raquídeo en, 373
  dermatomas en, 317
  evaluación, 325
  lesión de la médula espinal, 321
  neuronas en, 311
  procesamiento central en, 311
  sistema sensitivo en, 311
  unidad sensitiva en, 311
  vía anterolateral de la, 312, *314f*
  vía discriminativa de, 312, *314f*
Fundoscopia, *611f*
Fungemia, 202
Furosemida
  para el síndrome de la secreción inadecuada de la hormona antidiurética, 131, 135
  para insuficiencia cardíaca, 654

G

G6PD. *Véase* Glucosa-6-fosfato deshidrogenasa (G6PD)
Gafas o anteojos, para el estrabismo, 470
Galactorrea, 1056
Galactosa, digestión y absorción de, 874, 875
Galeazzi, prueba de, 1116, 1117
Gameto(s), 50, 55, 58, 59, 71, 1061
Gammaglobulina, 229, 522, 667, 923
  intravenosa, 667
Gammagrafía de perfusión miocárdica, en las coronariopatías, 620
Gammagrafía de vesícula biliar, 934
Gammagrafía ósea, en los tumores óseos, 1105-1107
Gammagrafía ventilación-perfusión, en la embolia pulmonar, 779
Gammapatías monoclonales de importancia indeterminada, 555
Ganglio espiral de la cóclea, 480, 481
Ganglio ótico, 295
Ganglios
  del sistema nervioso parasimpático, 306
  del sistema nervioso simpático, 306

Ganglios celíacos, 306, 865
Ganglios cervicales, 543*f*
Ganglios ciliares, 306
Ganglios de las raíces dorsales
  embriología, 287
  neuronas de, 312, 313
Ganglios linfáticos, 234
  centinela, 1159, 1190
  estructura, 234
Ganglios paraventriculares, 287, 306, 307
Ganglios prevertebrales, 306, 307, 867
Gangliosidosis, 68
Gangrena, 48
  gaseosa, 48, 210, 1085
  húmeda, 48
  seca, 48
Gardnerella vaginalis, 1040
Gas(es)
  propiedades de, 710
  transporte de, 718
Gases en sangre. *Véase también* Intercambio gaseoso; gases específicos
  arteriales
    en el equilibrio acidobásico, 160, 758
    medición de los, 160
Gasto cardíaco, 565, 648
  como determinante de la presión arterial, 569
  disminuido, insuficiencia renal en, 794
  en el choque
    cardiogénico, 673
    hipovolémico, 675
  en la anemia, 527
  medición del, 644
Gastrina, 869-873, 888-890
Gastritis
  aguda, 885
  crónica, 885
    atrófica, 886
    gastropatía química, 886, 887
    Helicobacter pylori, 885, 886
Gastritis atrófica
  autoinmunitaria, 886
  crónica, 886
  multifocal, 886
Gastropatía química, 886, 887
Gel tisular, 121, 578
Gen(es), 35, 50-80
  aislamiento, 63
  cartografía (mapeo), 61, 62
  clonación de, 63
  código genético, 52, 55, 61, 275
  complementarios, 60
    expresión, 60
    regulación, 60
  de colaboración, 60
  envejecimiento, 48, 49
  estructura, 50-52
  locus, 60-65, 1132
  número de, 99, 227
  penetrancia, 66, 451, 696
  polimorfismo, 52, 62, 65
  represión, 54
  síntesis proteica, 52-56
  supresores de tumores, 88-90
  terapia con, 63
  traducción, 53-57
  transcripción, 52-56
Gen A relacionado con la cadena de clase 1 del complejo mayor de histocompatibilidad (MICA), 979
Gen de la supervivencia de la motoneurona 357
Gen del retinoblastoma, 92, 103, 1105
Gen *RB* supresor de tumores, 103
Gen *SRY*, en la diferenciación sexual, 1001, 1003
Gen *TP53*, 88-90, 1105
Genética
  de los trastornos psiquiátricos, 423
  del sistema endocrino, 964, 965
Genitales externos
  afecciones epiteliales no neoplásicas, 1037, 1038
  cáncer de vulva, 1038, 1039
  glándulas de Bartolino, 1037, 1040, 1071
  vulvodinia, 1037, 1038, 1040
Genitales femeninos
  externos
    alteraciones de los, 1037-1039
    estructura y organización de, 1027
  internos, estructura y organización de, 1028, 1029
Genotipos, 60-65
GH. *Véase* Hormona de crecimiento (GH)
Ghon, foco/complejo de, en la tuberculosis, 740, 741
GHRH. *Véase* Somatotropina
Giba de bisonte, en la enfermedad de Cushing, 985, 986
Gigantismo, 971
Gilbert, enfermedad de, 914
Giro (circunvolución) cingulado, 300*f*
Gitelman, síndrome de, 140
Glande peneano
  alteraciones del, 1010, 1011
  anatomía, 1003
  control neurológico de, 1007
  inflamación del, 1010, 1011
Glándula hipófisis
  adenoma de, 966, 967, 972, 986
  hormonas de la, 956*t*
  tumores de, 970, 982, 1054, 1056
Glándula maestra, 964
Glándula pineal, síntesis de melatonina en, 411
Glándulas bulbouretrales, 1002, 1003
Glándulas endocrinas, 31, 33, 955, 967
Glándulas exocrinas, 30, 304
Glándulas lagrimales, 295, 306, 441, 444
Glándulas paratiroideas, 143, 837, 1078, 1079, 1114
  hormonas de la (*véase* Hormona paratiroidea [PTH])
Glándulas pilosebáceas. *Véase* Glándulas sebáceas
Glándulas salivales, 295, 859, 863, 870, 877
Glándulas sebáceas, 743, 1005, 1156, 1162, 1170
Glándulas sudoríparas, 305, 337, 1156, 1162
  apocrinas, 1151, 1156
  ecrinas, 1156
Glándulas suprarrenales, 98*t*, 587, 980
  anatomía, 980
  carcinoma de, 986
  hiperplasia, 983
  hormonas (*véase* Hormona[s] suprarrenal[es])
  incidentaloma, 986
  insuficiencia, 983-985
  tumores, síndrome de Cushing en, 985
Glasgow, escala del coma, 379, 380
Glatirámero, acetato de, para la esclerosis múltiple, 369
Glaucoma, 449-452
  congénito e infantil, 451, 452
  de ángulo abierto, 450, 451
  de ángulo cerrado, 451
Gleason, sistema de gradación de, para el cáncer de próstata, 1025
Glicina
  como neurotransmisor, 282, 425
Glioblastoma multiforme, 402
Gliosis, 277, 367, 368
Glisson, cápsula de, 909, 926
Globo ocular, 441-468
Globo pálido, 298, 362, 363, 366, 392
Globulina de unión a tiroxina (TBG), 974
Globulina
  α, 494
  β, 494
Glomérulo(s), anatomía, 788-790
Glotis, 702-704, 704*f*, 729, 752
Glucagón, 989
  hormonas reguladoras de la glucosa, 869, 988
  receptores para, 959
Glucilcilina, 208
Glucocinasa, 988
Glucocorticoide(s), 309, 981, 982
  hormonas contrarregulatorias, 990
  suspensión de los, 982, 985
Glucógeno
  acumulación intracelular de, 988, 989
  sintasa, 988
Glucogenólisis, 987-991
Glucólisis, 16, 17, 36, 73*f*
Gluconeogénesis, 911, 987, 990
Glucopéptidos, 208
Glucoproteínas, 268, 501, 510, 957
Glucosa
  actividad osmótica de la, 874
  almacenamiento de, 988
  digestión y absorción de, 870, 873, 874
  en las soluciones para diálisis, 841
  metabolismo, 987
    en el cerebro, 987
Glucosa en ayunas, pruebas, 972, 991, 994
Glucosa-6-fosfato deshidrogenasa (G6PD), 59, 520, 531, 535
Glucosaminoglucanos (GAG), 501, 595, 1077
Glucósidos cardíacos, 697, 699
  para la insuficiencia cardíaca, 697
  para las arritmias, 697
Glutamato
  daño cerebral por, 330, 383, 384
γ-Glutamiltransferasa (GGT), 915
Glutamina, como neurotransmisor, 282
Glutatión, 42, 44, 917
Goldman, tonómetro de aplanamiento de, 449
Golgi, aparato/complejo de, 10, 11
Golgi, órgano tendinoso de, 316, 349
Golpe de calor e insolación, 40, 341-343
Gónada(s), embriología, 284
Gonadotropina(s), en hombres, 1004-1007, 1013
Gonadotropina coriónica humana
  acciones, 98*t*
  como marcador de anomalías fetales, 72, 79, 98, 1047
  como marcador tumoral, 98*t*
Gonioscopia, 451
Gonorrea, 200, 445, 1071, 1072
  diagnóstico, 1072
  manifestaciones clínicas, 1071
  Neisseria gonorrhoeae, 445, 815, 1019, 1040, 1071
  piógena, 1071
  transmisión, 1071
  tratamiento, 1072
Goodpasture, síndrome de, 260, 820
Gota, 1046, 1047. *Véase también* Artropatías inducidas por cristales
Gradientes electroquímicos, 21, 27
Gram, tinción de, 195, 446, 815, 1019, 1066, 1071
Grandes arterias (grandes vasos), transposición, 657, 665
Granulocito(s), 173, 496-499
  maduración, 498
Granuloma(s), 181, 182
  en la enfermedad de Crohn, 891, 893
  en la sarcoidosis, 777
  en la tuberculosis, 740-742
  formación de, 740
  inguinal, 1063, 1067
  no caseificantes, en la sarcoidosis, 777
Gránulos, 173, 496
Gránulos secretores, 11, 14, 30, 129
Grasa(s)
  acumulación celular de, 912, 987
  calorías en, 942, 943
  en la dieta
    absorción de, 943
    composición, 943
    digestión de, 943
    metabolismo de las, 943
    requerimientos de, 943
    saturadas *vs.* insaturadas, 943
  metabolismo de las, 912, 987
    cociente respiratorio en, 758
    hormona de crecimiento en, 987
Grasas *trans* artificiales, 943
Gravedad
  distribución presión-volumen y, 568
  en el desarrollo de las venas varicosas, 605
Graves, enfermedad de, 979, 980
Grelina, 869-873
  en la regulación de la ingesta alimentaria, 869
Gripe aviar, 194, 735
Gripe porcina, 194, 735
Griseofulvina, para las infecciones micóticas, 1164, 1165
Gruñidos, en las alteraciones respiratorias en los lactantes, 751-753
Grupos sanguíneos ABO, 521, 522
GTPasa, ciclo de la, 18
Guanina, en el ADN, 50, 51
Guillain-Barré, síndrome de, 359, 785
Gusanos (helmintos), 192, 199, 205, 232

H

H1N1, 194, 735
HAART. *Véase* Terapia antirretroviral de gran actividad
Habla, laringe en el, 288, 296, 703
Haemophilus ducreyi, chancroide, 1066
Haemophilus influenzae
  con la gripe, 733
  de tipo b, 240, 341, 529, 752
  en la conjuntivitis, 446
  en la epiglotitis, 752
  en la inmunodeficiencia, 240
  en la meningitis, 200, 342
  en la neumonía, 200, 240, 1019
  en la osteomielitis, 529, 1099
  en la otitis media, 477, 733
  en la rinosinusitis, 733
Hambre, 870, 878, 945-946, 949-950, 953, 995, 998
Hantavirus, 210
Haplotipo(s), 61-62, 64, 228, 367, 923
HapMap, proyecto, 62
Haptenos, 223, 256, 545
Haptoglobina, 519, 523-524
Hashimoto, tiroiditis de, 260, 886, 976-978
Haustras, en el colon, 868, 898
Havers, sistema de, 1076-1077
Hayflick, límite de, 1081
Haz de His, 683-684, 689, 693-695, 698
HbcAg (antígeno central del virus de la hepatitis B), 920
HbeAg (antígeno e del virus de la hepatitis B), 920, 922
HBIG (inmunoglobulina anti-hepatitis B), 920-921
HbsAg (antígeno de superficie del virus de la hepatitis B), 920-922
HCM. *Véase* Hemoglobina corpuscular media
Healthy People, herramienta interactiva, 1, 1185

Heberden, nódulos de, 1144
Hedor hepático, 927, 929
Heinz, cuerpos de, 530-531
Helicobacter pylori
  gastritis, 204, 885-886, 889-890
  diagnóstico y tratamiento, 510, 888-889
  patogenia, 510
HELLP, síndrome de, 446, 612
Helmintos, 173, 176, 192, 198-199, 205, 232, 764, 774
Hemaglutinina (HA), 194, 203, 734
Hemangiomas, 918, 1192, 1196
  aracniformes (arañas), 918
  capilares, 1192, 1196
Hematocele, 1017, 1020-1021
Hematócrito
  cambios relacionados con la edad y, 521, 532, 536, 539
  en la policitemia, 535-536
  medición del, 569, 677
Hematoma(s)
  cerebrales, 389-391, 459, 1098
  de los tejidos blandos, 512, 552, 1085-1086, 1093, 1098
  en la consolidación ósea, 1093-1094
Hematoma epidural, 390-391
Hematoma intracerebral, 390-391
Hematoma subdural, 390-39
Hematopoyesis
  alteraciones de la, 496, 498, 531, 534, 540-541
  factores estimulantes de colonias en, 216, 497
Hematuria
  en el cáncer de riñón, 828
  en el cáncer de vejiga, 858
  en el síndrome nefrítico agudo, 819
  en las alteraciones glomerulares, 819, 821
Hemianopsia
  bitemporal heterónima, 465-466, 972
  heterónima, 466
  homónima, 397, 465-466
Hemidesmosomas
  piel, 30, 1154-1155
Hemiparesia, 350, 379, 383, 386-390, 402
Hemiplejía, 295, 297, 350, 390, 395, 397, 603
Hemisferios
  cerebelosos, 296
  cerebrales, 285, 296-297, 303, 379, 389, 401-402, 404, 407, 427
Hemo, 43, 516-521, 722, 725, 914, 1130
Hemocromatosis, cirrosis en, 926, 1007
Hemocultivos
  en la endocarditis, 636
  septicemia y choque séptico, 679,
Hemodiálisis
  dieta durante, 142, 535, 833, 842
  para el daño renal agudo posrenal, 833, 841-842
  para la enfermedad renal crónica, 150, 833, 841, 844, 921
  en adultos mayores, 844
  en niños, 150, 844, 921
Hemodilución
  isquemia cerebral, 383
Hemodinámica
  alteraciones, 568, 648, 653, 696, 832-833, 979, 1184, 1188
  del sistema circulatorio, 568
Hemofilia, transfusiones para, transmisión del VIH en, 265
Hemofilia
  A, 59, 66, 69, 512-513, 515, 522
  B, 59, 512, 522
Hemoglobina
  afinidad de la, 516, 529, 722-723
  cambios relacionados con la edad y, 516-539, 838, 944, 991, 993
  curva de disociación del oxígeno de, 723, 756
  de Bart, 531
  desoxigenada, 529, 722, 756-757
  en adultos mayores, 4, 536-539
  en el adulto, 43, 771, 993
  en neonatos, 525, 529, 538
  estructura, 517, 529, 535
  fetal, 516, 531-532, 538, 657, 914
  oxidación, 520, 531
  pruebas de laboratorio para, 4, 160, 520, 527
  reducida, 756-757
  síntesis, 43, 518, 530, 532
  transporte de dióxido de carbono como, 153, 726
  transporte de, 722
  unión y transporte, 516, 723, 725
Hemoglobina
  corpuscular media (HCM), 499, 520-521
  desoxigenada, 529, 722, 757
  fetal, 516, 657
  H, 531
Hemoglobinemia, 524, 528
Hemoglobinopatías, 80, 528, 530, 535
Hemoglobinuria, 519, 524, 528, 531, 830, 832
Hemograma
  completo, 499, 554, 679
Hemólisis, en transfusiones, 528, 530-531, 535, 538-539, 838
Hemoptisis, 746, 772, 1020
  en el cáncer de pulmón, 746
Hemorragia
  anemia en, 552
  en el cáncer de endometrio, 1034, 1042, 1045-1046, 1054
  en el cerebro, ictus en, 396, 399, 1137
  en la endocarditis, 395, 635
  en venas varicosas esofágicas, 928
  intrarretiniana, 459
  prerretiniana, 459
  retiniana, 459-460, 611
  subaracnoidea, 330, 387, 391, 395-396, 399-400, 459
  aneurismática, 395-396
  subretiniana, 459
  úlcera péptica, 532, 885, 888
Hemorragia difuncional, en el ciclo menstrual, 1053
Hemorragia disfuncional, en el ciclo menstrual, 1053
Hemorragia intermenstrual, 1053
Hemorragia irregular cuantiosa, 1053
Hemorragia menstrual abundante (HMA), 1053
  leve, 1053
Hemostasia
  alteraciones de la, 501-515, 679
  coagulación intravascular diseminada como, 513
  en la disfunción plaquetaria, 172, 505, 509, 511, 679
  en las deficiencias de los factores de la coagulación, 515
  hipercoagulabilidad, 504-505, 509
  sangrado, 509, 888
  vascular, 501-515
  mecanismos, 172, 501, 511, 515, 679
  coagulación en, 501-515, 679
  disolución del coágulo, 506-507
  formación del tapón plaquetario en, 501, 511
  retracción del coágulo, 504
  vasoconstricción, 510, 504
  vasoespasmo, 501-502
Hemotórax, 709, 761-763
Henderson-Hasselbalch, ecuación de, 154, 156
Hendidura sináptica, 280-283, 309, 424, 433, 957
Henle, asas de, riñón, 137, 140, 151, 159, 788-789, 793-796
  acción de los diuréticos en, 140, 151
  función de, 788-796
Heparina
  para la embolia pulmonar, 504, 508, 607, 625, 779
  para la trombosis venosa, 504, 508, 607, 779
Hepatitis
  autoinmunitaria, 923
  crónica, 917-922, 930-931
  en la mononucleosis infecciosa, 94, 195, 546
  estado de portador en, 5, 918-919, 931
  etiología y patogenia, 508, 510-511, 681
  fulminante, 918-919, 922
  hepatitis A, 194, 200, 918-922, 931
  hepatitis B, 5, 94, 201, 206, 209, 265, 530, 821, 918-923, 1063, 1179
  hepatitis C, 7, 206, 510, 918, 921-922, 1128
  hepatitis D y E, 921
  hepatitis vírica crónica, 922, 930
  manifestaciones clínicas, 5, 201, 510, 530, 534, 918-923, 926, 930, 1130
  vírica, 534, 915, 918, 920, 922, 926, 930-931
Hepatitis A, 194, 200, 918-922, 930
Hepatitis alcohólica, 924-925, 932
Hepatitis autoinmunitaria (HAI), 923
  diagnóstico y tratamiento, 923
  manifestaciones clínicas, 923
Hepatitis B
  crónica, 5, 821, 919-923, 1179
Hepatitis C, 7, 206, 510, 918, 921-922, 1128
  crónica, 7, 510, 918-922, 1128
Hepatitis D, 919, 921-922
Hepatitis E, 667, 918, 922
Hepatización
  gris, 737
  roja, en la neumonía, 737
Hepatocitos, acumulación de grasa en, 913, 924-925, 940, 971, 988-989
Hepatomegalia, 526, 531, 552-554, 558, 647, 668, 751, 926
Hepatopatía(s)
  cirrosis, 915, 919, 921-923, 926, 928-929, 931-932
  hipertensión portal, 926, 928-929, 932
  inducidas por alcohol, 924
Hepatopatía grasa no alcohólica (HGNA), 925-926
Herencia, en el cáncer, 123, 513, 915, 921-922, 926, 931-932
Herencia, patrones de, 59-61, 65, 91, 1117
  árbol genealógico en, 60
  impronta genética en, 60
  mendeliana, 61, 91, 1117
    alteraciones relacionadas con, 61, 65, 91, 1117
  multifactorial, 60, 1117
  poligénica, 60
Herida(s)
  mordidas, 189
  separación de los labios de la (dehiscencia), 188-190, 1092
Hernia
  central (transtentorial), 383
  cerebral, 300, 383, 383, 387
  de disco intervertebral, 359-361
  del cíngulo, 300
  del uncus, 300
  escrotal, 1016-1018
  hiatal, 881, 884
  infratentorial, 300, 387
  inguinal, 901-902, 1001, 1010, 1016-1018
  obstrucción intestinal, 898, 901-902, 908
  supratentorial, 300, 383
Herpes genital, 200, 448, 1038, 1063, 1065-1067, 1069
  diagnóstico, 448, 1038, 1067
  manifestaciones clínicas, 448, 1065-1066
  patogenia, 1065
  prevalencia, 1065
  síntomas, 200, 448, 1038, 1065-1067, 1069
  tipos de virus del herpes, 339, 401, 448, 1040, 1065, 1067-1069
  tratamiento, 448, 1038, 1063-1067
Herpes labial, 1065
Herpes zóster (culebrilla), 194, 237, 274, 329, 448, 490, 1065, 1169, 1170, 1181, 1194
  dolor postherpético en, 1169-1170
  neuralgia después de, 1169
  queratitis en, 448
Heterocigotas, 68-69
Heterofagia, 11
HGNA, 925-926. *Véase* Hepatopatía grasa no alcohólica (HGNA)
Hiato, 860, 880-881, 884
Hibridación de las células somáticas, 62
Hibridomas, 206
Hidratos de carbono
  absorción de, 874
  calorías en, 19, 44, 842, 930, 939-940, 942-943, 946, 950
  cociente respiratorio en, 758
  digestión de, 870, 874-876, 904
  magnesio en, 10, 152, 873, 944
  metabolismo, 912, 969
    hormona de crecimiento en, 870
  requerimientos, 16, 942, 946
Hidrocefalia, 128, 130, 387-388, 396, 399, 400, 402-403, 438-439, 459
Hidrocele, 1016-1021
Hidrocortisona, 980, 985
  para la insuficiencia suprarrenal, 985
Hidrogeniones, 924
Hidronefrosis, 536, 803, 809, 811-812
Hidroquinona, crema de, para el melasma, 1163
Hidrotórax, 124, 652-653, 759, 763
Hidrouréter, 809, 1045
21-Hidroxilasa
  deficiencia de, 980, 983
  en la síntesis de las hormonas suprarrenales, 980, 983
5-Hidroxitriptamina (5-HT), 110
Hidroxiurea, para la drepanocitosis, 530
Hiedra venenosa, 256, 1158, 1160, 1173
Hierro
  acumulación de, en la talasemia, 530
  deficiencia de, 904-905
  en la hemoglobina, 517
  funciones, 944-945
  reciclado, 517-518
Hifas, de los hongos, 192, 198, 742, 1164
Hígado
  acumulación intracelular en, 38
  biopsia, 922-923, 931
  cáncer de, 94, 916
    cánceres primarios del hígado, 931
    tumores metastásicos, 930-932
  congestión del, 653
  funciones metabólicas del, 917
  graso, 734, 924-926, 932, 940, 947-948, 951

metabolización de las hormonas en, 916-918, 932, 940, 943-945, 955-956, 958-959, 968, 981, 988-990, 997, 1005, 1031-1032
metabolización y reacciones de los fármacos, 42, 918, 916-918, 925-926, 931
producción de bilis en, 873, 912
quiste(s), 806
síntesis de lipoproteínas en, 912, 995
síntesis de los factores de la coagulación en, 177, 911
Higiene del sueño, 412, 414, 416-417
Hilio, 234-235, 704, 708, 720, 787-788, 1033
renal, 788
Himen, 1027, 1029
Hinchazón
en la inflamación, 81, 171
Hiperalgesia, 318-320, 328-329
Hiperalimentación, hipofosfatemia debida a, 149
Hiperbilirrubinemia
en la drepanocitosis, 529
neonatal, 914
Hipercalcemia
calcificaciones metastásicas en, 39
en el cáncer, 746, 931, 1026
en el cáncer de pulmón, 746
en el hiperparatiroidismo, 39, 144-149, 1130
en las neoplasias, 147
Hipercalemia
en el daño renal posrenal agudo, 836, 824
en la enfermedad renal crónica, 836
Hipercapnia/hipercarbia
causas, 168, 755, 759
en la insuficiencia respiratoria, 167, 770, 785-786
manifestaciones, 167-168, 770, 775
tratamiento, 168
Hipercoagulabilidad, 505, 508-509
Hipercolesterolemia
familiar, 592
Hipercortisolismo, 985-986
Hiperemia
reactiva, 575
Hiperesplenismo, 928
Hiperestesia, 328-329
Hiperfosfatemia, 150, 152
Hipergastrinemia, 888
Hiperglucemia, 991
hiponatremia en, 135
para el choque séptico, 678
Hiperlipidemia
ateroesclerosis en, 594
concentraciones de colesterol y, 591, 593-594
fisiología de las lipoproteínas y, 820
Hipermagnesemia, 152, 154
Hipermetabolismo
en la hipertermia maligna, 343
Hipermetropía, 452, 455, 469-470
Hipernatremia, 128-129, 135-137
Hiperostosis cortical deformante juvenil, 1126
Hiperparatiroidismo, 144-145
en la enfermedad renal crónica, 145
hipercalcemia en, 144-149, 1130
osteomalacia en, 1124
Hiperpatía, 328-329
Hiperplasia, 983, 1022
Hiperplasia prostática benigna (HPB), 850, 1021-1022
Hiperpolarización, 26-27,
Hiperprolactinemia, 1060-1062
Hiperqueratosis, en la psoriasis, 1177
Hiperreflexia autónoma, 377, 852
Hipersensibilidad, alteraciones por. *Véase también* Reacciones alérgicas
alergia al látex, 256-257
anafilaxia, 248-252, 257
asma, 248, 252, 257, 763-767, 1174
atopia, 250-251
de tipo I (inmediata mediada por IgE), 248, 250, 252, 254
de tipo II (mediada por anticuerpos), 248, 252, 254, 257
de tipo III (mediada por complejos inmunitarios), 248, 254, 257-258
de tipo IV (mediada por células), 233, 248, 254-257, 741, 1173
dermatitis alérgica, 233, 256
dermatitis de contacto, 255-257, 1173
eccema numular, 1173-1174
esencial (primaria), 611, 613
mediada por complemento, 252, 257
neumonitis, 256, 775-776
urticaria, 250-251, 257, 342
Hipertensión
arterial pulmonar, 780
arterial sistémica
daño en los órganos diana, 610
en adultos mayores, 612
en el embarazo, 611-612
en niños y adolescentes, 612
manifestaciones, 610
secundaria, 609
tratamiento, 928
urgencia hipertensiva, 611
en la apnea del sueño, 781
en la policitemia, 536
renal, 609
renovascular, 609
tratamiento, 611
Hipertensión portal, 925-932
intrahepática, 928
posthepática, 926
Hipertensión pulmonar
en los defectos del tabique ventricular, 662-663
insuficiencia cardíaca en, 781-782
Hipertermia, 341-343
agotamiento por calor, 341-343
calambres por calor, 341-343
golpe de calor e insolación, 341-343
índice de calor e, 341
maligna, 341, 343
prevención, 341
Hipertiroidismo, 978
Hipertrofia, 36
concéntrica, 651
excéntrica, 651
miocárdica, 649-651
simétrica, 651
papilar, en la conjuntivitis, 445
ventricular, 631, 948
Hipertropía, 469, 472
Hiperuricemia
en la leucemia, 552
Hiperuricosuria, cálculos renales en, 811
Hiperventilación
alcalosis respiratoria en, 168-170
asma en, 765-766
hipofosfatemia debida a, 149
Hipoalgesia, 328-329
Hipocalcemia, 145
en la enfermedad renal crónica, 145-147, 836
hipomagnesemia con, 151-152, 154
hipoparatiroidismo con, 143-144, 146-147
Hipocalemia, 139-142
en la alcalosis metabólica, 139-140, 165-167, 953
hipomagnesemia con, 151-152
Hipocampo, trastorno de estrés postraumático, efectos sobre, 115
Hipocapnia, 168
Hipocretinas, en la narcolepsia, 417
Hipodipsia, 128
Hipofosfatemia, 149-150
Hipogammaglobulinemia, 239, 242, 554
en lactantes, 239,
Hipoglucemia, 998
inducida por el alcohol, 998
Hipogonadismo, 1006-1007
en el hombre, 1006-1008
características clínicas de, 1006
diagnóstico, 1006-1007
tratamiento, 1007
Hipomagnesemia, 151-154
Hiponatremia, 135-137
hiperglucemia en, 134-135
hipertónica (translocacional), 134-135, 137
hipotónica (dilucional), 134-135, 137
hipotónica hipervolémica, 134
hipotónica hipovolémica, 134
metilendioximetanfetamina, debida a, 135
Hipoparatiroidismo, 143-144
Hipoperfusión, en el choque cardiogénico, 673-674
Hipopituitarismo, 967-968
Hipoplasia, renal, 804
Hipopnea, 418
Hipopolarización, en el potencial de acción, de las neuronas, 279
Hiporreflexia, 152, 154, 351,
Hipospadias, 1010-1011f, 1015
Hipotálamo, 335
alteraciones del, equilibrio hídrico en, 297
cefaleas en racimo y, 331
centro de la sed en, 128
en la consciencia, 376-379
en la regulación de la temperatura, 307, 335-338, 341, 376
en la transmisión del dolor, 331, 586, 961
hormonas del, 1031
Hipotensión
en el choque, 575
en el choque cardiogénico, 671, 673-675
en la septicemia y el choque séptico, 202, 678-679, 681
en la hipocalemia, 140
ortostática/postural, 140, 613-614, 671, 1128f
en el déficit de volumen de líquidos, 132, 614
Hipotermia
accidental, 343-345
causas, 343-345
diagnóstico, 343-345
manifestaciones, 343-344
neonatal, 343
perioperatoria, 343
sistémica, 344
tratamiento, 345
Hipótesis de la vigilancia inmunitaria, 92
Hipótesis de los "dos golpes", de la carcinogénesis, 89
Hipotiroidismo, 976-980
congénito, 976-977, 980
Hipotonía, 354
Hipoventilación
en la insuficiencia respiratoria, 167, 785
hipercapnia en, 419, 755, 758, 785
Hipovolemia
hiponatremia en, 131
hipotensión ortostática en, 613
necrosis tubular aguda en, 831
Hipoxemia
acidosis respiratoria en, 167-169
alcalosis respiratoria en, 168-169
causas, 755-756
crónica, 756, 758, 781
diagnóstico, 757
displasia broncopulmonar en, 751
efectos de la circulación pulmonar en, 778
en el asma, 774
en el derrame pleural, 760
en el SDRA, 757, 782-783, 785-786
en la bronquiolitis, 753
en la EPOC, 770-771, 774, 781
en la insuficiencia respiratoria, 784-786
en la policitemia, 756-757, 770
en las atelectasias, 763
hipertensión pulmonar en, 781-782
manifestaciones, 755-756, 758
tisular, síntesis de eritropoyetina en, 756
tratamiento, 758
Hipoxia
acidosis respiratoria en, 168-169
alcalosis respiratoria en, 168-169
crónica, 520, 720
daño celular debido a, 44-45f, 49
del cerebro, 382, 389, 391
en el SDRA, 782f, 786
en la EPOC, 536, 757
en la insuficiencia respiratoria, 782, 786
en la policitemia, 535-536
en las atelectasias, 720, 750
hipertensión pulmonar en, 536, 720, 782f
tisular, síntesis de eritropoyetina en, 799
Hirschsprung, enfermedad de, 901
Histamina
en la inflamación, 181
en la regulación del flujo sanguíneo, 183, 576
en la secreción de ácido clorhídrico, 88
úlcera péptica, 888
Histerectomía
para alteraciones del suelo pélvico, 1052
para el cáncer de cuello uterino, 1039, 1042
para la endometriosis, 1042, 1043
Histiocitos, 496
Histología, 2
Histonas, 51
Histoplasma capsulatum, 240*t*
Histoplasmosis
crónica, 743
diagnóstico y tratamiento, 743
diseminada, 743-744
etiología y patogenia, 743
manifestaciones clínicas, 743-744
Holter, monitorización, 620, 632, 696, 699
Hombro
articulaciones, 294, 1081-1082, 1087-1088*f*
bolsa subacromial, 1088*f*
clavícula, 1087
escápula (omóplato), 1087-1088*f*
estabilidad, 1087
exploración física, 1087-1088*f*
húmero, 1087-1088*f*
lesiones del, 1087
movimiento del brazo, 1087
por uso excesivo y enfermedades degenerativas, 1087
Homeostasis, 105-107
Homocigoto, 65
Homocisteína, en la ateroesclerosis, 594
Homúnculo
motor, 347
sensitivo, 314, 317
Hongos dimórficos, 198
Hongos filamentosos (mohos), 192*t*, 198, 1164
Hormona(s)
acciones, 108, 869, 955-956*t*, 957-963, 968-969, 974, 986, 988-989*t*, 1005, 1032, 1079-1080

Hormona(s) (*cont.*)
- clasificación estructural, 92, 957
- digestivas, 869, 871
- eliminación, 958
- en la respuesta al estrés, 107, 108*t*-111
- hipotalámicas, 961, 1005, 1031
- hombre, 967, 1004-1008, 1008*f*
- hormonas contrarreguladoras de la glucosa (*véase* Hormonas contrarreguladoras de la glucosa)
- hormonas reguladoras de la glucosa (*véase* Hormonas reguladoras de la glucosa)
- metabolismo, 956
- metabolismo de la glucosa, 956*t*, 980, 987-989
- metabolismo de las grasas, 987
- metabolismo proteico, 987
- ováricas, 1030-1031, 1031*f*,
- receptores, 959
- síntesis y liberación, 958
- transporte de, 958

Hormona antidiurética (ADH, vasopresina)
- concentraciones anómalas de, 130
- en la concentración de la orina, 792, 796
- en la regulación de la presión arterial, 587
- en la regulación del agua, 128
- en la respuesta al estrés, 108-110, 108*t*,

Hormona antimülleriana (AMH), 1001, 1003-1004

Hormona del crecimiento (GH, somatotropina), 956, 968-970, 969*f*, 990
- acciones, 956
- en la respuesta al estrés, 110
- exceso de, 968, 971
  - en adultos, 968, 970-971
  - estatura alta en, 971
  - secreción de, 968, 990
  - tratamiento restitutivo, 969, 971-990
- hormonas contrarregulatorias, 990
- insuficiencia de, 970-971*t*
  - en adultos, 970
  - en niños, 970
  - estatura baja en, 969-970*c*
- secreción de, 968, 971, 990

Hormona foliculoestimulante (FSH, folitropina)
- en el ciclo menstrual, 964, 1031-1035, 1060

Hormona liberadora de corticotropina (CRH, corticoliberina), 956*t*

Hormona liberadora de gonadotropinas (GnRH, gonadoliberina), 1005, 1030

Hormona liberadora de la hormona de crecimiento (GHRH, somatoliberina), 956*t*, 1005, 1031

Hormona liberadora de tirotropina (TRH, tiroliberina), 956*t*,

Hormona luteinizante (LH, lutropina), 956*t*, 1048
- en el ciclo menstrual, 1030, 1032-1033, 1035, 1060
- en hombres, 550, 956*t*, 1006-1007, 1006*f*, 1031
- síndrome de ovarios poliquísticos, 1048

Hormona paratiroidea (PTH, paratohormona), 956*t*, 1079*t*
- funciones, 1079*f*
- hipocalcemia, 145-147, 146*t*
- hormona intacta, 144
- magnesio y, 143, 151-152, 154

Hormonas, cáncer, 92, 98, 102

Hormonas basadas en colesterol, 958

Hormonas derivadas del intestino, 989-990

Hormonas hipotalámicas, 961

Hormonas liposolubles, 959

Hormonas peptídicas, 958

Hormonas reguladoras de la glucosa
- glucagón, 991
- insulina, 987
- somatostatina, amilina y hormonas derivadas del intestino, 989

Hormonas sexuales
- anomalías, en la insuficiencia hepática, 929
- asma y, 765
- suprarrenales, 981

Hormonas suprarrenales
- pruebas, 982

Hormonas tiroideas
- acciones, 974
- control de, 974
- deficiencia de (hipotiroidismo), 976-980
- en la regulación de la temperatura, 342
- exceso de (hipertiroidismo), 978
- fiebre debido a, 342
- química de las, 957
- síntesis de, 336, 977

Hospedero
- de enfermedades infecciosas, 191-210
- en el trasplante, 243, 257-260, 736
- factores de riesgo para cáncer en, 91

Hospedero inmunocomprometido, 736

Hoz del cerebro, 300*f*, 385-386*f*

HPB. *Véase* Hiperplasia prostática benigna (HPB)

Huella del ADN, 63-64*f*

Hueso(s)
- alteraciones de los, 1084, 1108
- células, 1076
- compacto, 1075*f*, 1076*f*, 1077*f*, 1096-1097
- conductos de Havers, 1076-1077, 1081, 1109
- corto, 1076
- crecimiento y desarrollo 1075-1078, 1081-1084, 1104, 1108-1110, 1113-1115, 1120
  - normal, 1077, 1109*f*
- curación, 1086, 1093, 1098
- desarrollo embrionario de, 284, 1108
- deterioro en la consolidación, 1077, 1090, 1093, 1099, 1113
- diáfisis, 1106, 1108
- dolor, 1083-1087, 1090-1092, 1099, 1101, 1106, 1124, 1126
- endostio, 1076-1078, 1081
- epífisis, 1108-1109*f*, 1125
- esponjoso, 1075-1077, 1076*f*, 1077*f*, 1081, 1104, 1110*f*
- formación y metabolismo
  - calcitonina, 1079-1081, 114
  - vitamina D, 1079-1081
- función, 1075
- infecciones
  - osteomielitis, 530*f*, 1092, 1099-1101
- intolerancia a la actividad y fatiga, 1127
- irrigación, 1077, 1081-1083
- laminar, 1077, 1110*f*
- largos, 1075*f*, 1076*f*, 1090-1091*f*, 1110*f*
- maduro, 1078*t*, 1081, 1114
- metabolismo, alteraciones del, 1108
- metáfisis, 1108-1109*f*
- metástasis, 1104-1106
- neoplasias, 1103-1106
- periostio, 1075-1082, 1076*f*, 1077*f*, 1078*t*, 1109*f*
- planos, 28, 1076
- remodelado, 1093, 1098, 1108, 1114-1115
- tejidos, 1077
- tipos, 1075-1076
- trabecular/espículas, 1077, 1093, 1110*f*
- tumores
  - características, 1104-1107
  - condrosarcoma, 1106
  - osteosarcoma, 1105
  - sarcoma de Ewing, 1106

Human Genome Project, 61-62

Huntington, enfermedad de (EH), 437-438*f*

Husos musculares, 347, 349, 351

I

IBD1. *Véase* Proteína 1 de la enfermedad inflamatoria intestinal

ICC. *Véase* Índice cintura-cadera

Ibuprofeno, 478, 1055, 1147, 1182

Ictericia, 913
- causas, 914
- destrucción de eritrocitos, 914
- en el cáncer de páncreas, 937
- en neonatos, 537
- hemolítica, 538
- intrahepática/hepatocelular, 914, 915
- posthepática/obstructiva, 914, 915
- prehepática, 914

Ictus
- agudo, 398
- diagnóstico, 398
- embólico, 693
- en la drepanocitosis, 394
- en la hemorragia subaracnoidea aneurismática, 395
- en la hipertensión, 610
- en las malformaciones arteriovenosas, 396
- en los síndromes coronarios agudos, 621
- etiología, 394
- hemorrágico, 395
- isquémico 394
- lacunar, 395
- manifestaciones, 397
- tipos de, 394
- tratamiento, 398, 399
- trombótico, 395
- *vs.* migraña, 398

Ideas delirantes, esquizofrenia, 427

IDR. *Véase* Ingestas dietéticas de referencia

IGFBP. Proteínas de unión al factor de crecimiento similar a la insulina

Íleon
- mesenterio, 861*f*, 862
- motilidad, 863

Ileostomía, pérdida de bicarbonato en, 164

Ilizarov, fijación externa de, 1092

Imagen terapéutica guiada
- para el dolor, 325

Imaginación guiada
- para el dolor, 325
- para el estrés, 116

IMC. *Véase* Índice de masa corporal

Imidazol, fármacos antimicóticos, 916

Imipenem, 208*t*

Imiquimod, para el molusco contagioso, 1066

Impétigo, 196*f*, 200, 270, 1160*t*, 1167
- ampolloso o bulloso, 1060*t*, 1167

Impronta genética, 60

Impronta genómica, cáncer en, 103

Inanición o hambre, 950, 953
- en los trastornos alimentarios, 953

Incidencia, 5
- de infecciones, 743, 753, 919, 1063, 1065

Incidentaloma suprarrenal, 986

Incisura tentorial, 385-387

Incontinencia urinaria 853
- de esfuerzo, 853-855
- de urgencia (necesidad imperiosa de orinar), 853-857
- diagnóstico, 855
- en adultos mayores, 853
- en la hiperplasia prostática, 1022-1024
- epidemiología, 853
- funcional, 854-857
- impacto económico, 853-857
- otras causas, 855
- por rebosamiento, 853-857
- tipos de, 853*t*
- tratamiento, 855

Incretina, efectos de la, 869-873

Índice cintura-cadera, 609
- en la obesidad (ICC), 947, 994

Índice de masa corporal (IMC)
- en la obesidad, 946-949
- en los trastornos alimentarios, 952

Indometacina, 662, 1055, 1147

Inervación
- parasimpática, 304-308
- simpática, 304-308

Inestabilidad genética, 84

Infarto
- de la zona marginal, 382, 383*f*

Infarto de miocardio. *Véase también* Síndrome coronario agudo (SICA)
- biomarcadores, 622
- choque cardiogénico, 627
- complicaciones, 627
- con elevación del segmento ST (IMEST, onda Q), 623
- en la enfermedad de Kawasaki, 666
- estudios por radionúclidos, 620
- evaluación, 622
- patología, 624
- período de recuperación postinfarto, 627
- presentación clínica, 624
- rehabilitación, 628
- sin elevación del segmento ST (IMSEST, sin onda Q), 622-628
- tratamiento, 624

Infarto de miocardio con elevación del segmento ST (IMEST), 622-628
- complicaciones, 627
- estrategias de reperfusión, 625
- fisiopatología, 624
- injertos de la arteria coronaria (*bypass*), 626
- intervención coronaria percutánea, 626
- manifestaciones clínicas, 624
- terapia fibrinolítica, 625
- tratamiento, 624

Infarto de miocardio sin elevación del segmento ST (IMSEST), 622-628

Infartos transmurales, 622-628

Infección(ones), 192-211, 731-744. *Véase también* infecciones específicas
- bioterrorismo y, 210
- curso, 192-211
- de la piel, 1159-1196
- diabetes mellitus, 999, 1000
- efectos teratógenos, 75-77
- emergente, 210
- en adultos mayores, 237
- en las mordeduras, 1168, 1180
- epidemiología, 199
- etapas, 192-211
- factores de virulencia en, 203
- fuente de, 201
- globales, emergentes, 210
- gravedad, 192-211

hongos filamentosos, 192*t*, 198, 209, 1164
manifestaciones clínicas, 192-211, 731-744
mecanismos, 192-211, 731-744
métodos diagnósticos, 192-211, 731-744
micóticas, 1164, 1165
tratamiento, 1164, 1165
neutropenia, 554, 555
parasitarias, 173, 218, 230, 340, 495, 515, 900
patógenos más frecuentes, 192-211, 731-744
por priones, 193
puerta de entrada, 192-211, 731-744
resultados a largo plazo, 192-211, 731-744
sintomatología, 192-211, 731-744
sitio, 192-211
terminología, 192-211
transmisión, 192-211, 731-744
tratamiento, 731-744
víricas, 731-744, 895, 896 (*véase también* Infecciones víricas; infecciones específicas)
Infección bacteriana, 192-211
de la piel, 1159-1196
enterocolitis infecciosa, 895, 896
colitis por *Clostridium difficile*, 896
infección por *Escherichia coli*, 896
factores de virulencia en, 192-211
Infección congénita, 200, 206
Infección de garganta por estreptococo del grupo A (β-hemolítico) (EGA), 263, 637, 1167, 1168, 1181
Infección de los genitales externos
chancroide, 1066, 1067
condiloma acuminado, 1063
diagnóstico, 1064
patogenia y manifestaciones clínicas, 1063-1074
prevención y tratamiento, 1063-1074
tipos de VPH, 1041
granuloma inguinal, 1067
herpes genital
diagnóstico, 1066
manifestaciones clínicas, 1065
patogenia, 1065
prevalencia, 1065
síntomas, 1065
tipos de virus del herpes, 1065
tratamiento, 1066
linfogranuloma venéreo, 1067
molusco contagioso, 1066
Infección intrahospitalaria, 636, 736, 783, 813
Infección por *Escherichia coli*, enterocolitis infecciosa, 895, 896
Infección por levaduras. *Véase* Candidosis vaginal
Infecciones bacterianas. *Véanse* infecciones específicas
Infecciones de las vías respiratorias
inferiores, 731-744
superiores, 731-744
Infecciones de transmisión sexual (ITS), 1063-1074
diseminación, 1063-1074
epididimitis en, 1063-1074
genitales externos infección
chancroide, 1066, 1067
condiloma acuminado, 1063
granuloma inguinal, 1067
herpes genital, 1065, 1066
linfogranuloma venéreo, 1067
molusco contagioso, 1066
incidencia, 1066, 1067
infecciones vaginales, 1066, 1067
candidosis, 1068
tricomonosis, 1068
vaginosis bacteriana, 1069
infecciones vaginales-urogenitales-sistémicas
gonorrea, 1063-1074
infecciones por clamidia, 1070
sífilis, 1072
prevalencia, 1063-1074
riesgo de transmisión de VIH en, 1063-1074
sistémicas, 1063-1074
transmisión, 1063-1074
Infecciones estafilocócicas, 635
Infecciones estreptocócicas, 638
alteraciones autoinmunitarias relacionadas con, mimetismo molecular y, 638
cardiopatía reumática después de, 638
en la mastitis, 1056
impétigo, 1167
Infecciones intrahospitalarias, 636, 736, 783, 813
Infecciones latentes
histoplasmosis, 198, 270, 449, 742-745, 777, 984
tuberculosis, 739
virus del herpes simple, 1168
Infecciones meningocócicas, 202, 240, 400, 401, 515
Infecciones micóticas, 1164, 1165
blastomicosis, 744
coccidioidomicosis, 743
de la piel, 1164, 1165
histoplasmosis, 198, 270, 449, 742-745, 777, 984
sistémicas, 1164, 1165
superficiales, 1164, 1165
tratamiento, 1164, 1165
Infecciones oportunistas, 270, 271*f*
Infecciones por clamidia
complicaciones, 1070, 1071
diagnóstico y tratamiento, 1070, 1071
patógenos, 1070, 1071
signos y síntomas, 1070, 1071
Infecciones por clostridios, gangrena gaseosa en, 48
Infecciones por el virus del herpes simple, 1168
conjuntivitis, 446
encefalitis, 401
genital, 1065, 1066
neuralgia posterior, 329
queratitis, 448
tipo 1, 448
tipo 2, 448
Infecciones por virus JC, en la infección por VIH, 269, 270
Infecciones urinarias
asintomáticas, 812
características clínicas de, 814
crónicas, 812
diagnóstico, 815
en adultos mayores, 816
en el embarazo, 815
en el reflujo, 814
en las alteraciones obstructivas, 814
en niños, 816
etiología de las, 813
fiebre en, 814
inducidas por catéteres, 814
interacciones hospedero-agente en, 813
patógenos causales, 813
prostatitis, 1021
recurrente, 812-816
tratamiento, 815
Infecciones vaginales
candidosis, 1068
tricomonosis, 1068
vaginosis bacteriana, 1069
Infecciones vaginales-urogenitales-sistémicas
gonorrea
diagnóstico, 1063-1074
manifestaciones clínicas, 1063-1074
Neisseria gonorrhoeae, 1063-1074
piógena, 1063-1074
transmisión, 1063-1074
tratamiento, 1063-1074
infecciones por clamidia
complicaciones, 1071, 1072
diagnóstico y tratamiento, 1071, 1072
patógenos, 1071, 1072
signos y síntomas, 1071, 1072
sífilis
diagnóstico, 1072-1074
manifestaciones clínicas, 1072-1074
segundo estadio, 1072-1074
tratamiento, 1072-1074
Treponema pallidum, 1072
Infecciones víricas, 731-744, 895, 896. *Véanse también* infecciones específicas
asma en, 764
citotoxicidad directa mediada por células en, 213, 214*t*
de la piel, 1168
disfunción fagocítica en, 247
en la inflamación, 731-744
enterocolitis infecciosa, 895, 896
hepatitis, 918-923
inductoras de cáncer, 1041
inmunodeficiencia después de, 264-274
meningitis, 401
miocardiopatías en, 615
neumonía, 737-737
pericarditis en, 615, 616
respiratorias, 731-744
Infecciones zoonóticas, 210, 735
Infecundidad
femenina, 1060
anomalías en la cavidad uterina, 1061
disfunción ovulatoria, 1044, 1060
en el síndrome del ovario poliquístico, 1048
en la endometriosis, 1042, 1043
factores tubarios, 1061
problemas con el moco cervical, 1061
reserva ovárica disminuida, 1060
masculina, 1060
tecnología de reproducción asistida por, 1061
Infestación por piojos, 1179-1181
Infestaciones por artrópodos
escabiosis-sarna, 1179
diagnóstico, 1179
tipos, 1179
tratamiento, 1179
pediculosis, 1180
P. capitis, 1180
P. humanus corporis, 1180
P. pubis, 1180
tipos, 1180
Inflamación, 172-183. *Véanse también* tejidos y órganos específicos
aguda, 172
amplificación de, en la activación del complemento, 172-183
citocinas en, 172-183
compromiso celular en, 172-183
crónica, 181
inespecífica, 181
deterioro de la respuesta en, curación de las heridas y
efectos del cortisol sobre, 172-183
en la cicatrización de las heridas, 172-183
en las alteraciones de los complejos inmunitarios, 172-183
estadio celular de, 172-183
estado vascular de, 172-183
granulomatosa, 181
manifestaciones locales, 172-183
manifestaciones sistémicas, 172-183
mediada por complemento, 172-183
neurogénica, 172-183
quimiocinas en, 172-183
signos cardinales, 172-183
terminología, 172-183
Infliximab
para la espondilitis anquilosante, 1140
Influenza zoonótica, 735
Ingesta, transmisión de patógenos por, 815
Ingesta adecuada, 668, 812, 1182
Ingestas dietéticas de referencia (DRI), 942
Inhalación, transmisión de patógenos por, 200
Inhaladores de dosis medida, para el asma, 767
Inhibición dependiente de la densidad celular, 84
Inhibidor del activador del plasminógeno 1, 678, 941*f*
Inhibidores de la aromatasa, para el cáncer, 1058, 1059
Inhibidores de la bomba de protones
para reflujo gastroesofágico, 882
para úlcera péptica, 888
Inhibidores de la enzima convertidora de angiotensina (IECA)
insuficiencia aórtica, 654
insuficiencia cardíaca en adultos, 654
insuficiencia mitral, 654
insuficiencia renal debido a, 830
miocarditis (miocardiopatía inflamatoria), 654
para la hipertensión, 654
para síndromes coronarios agudos, 654
Inhibidores de la integrasa, para la infección por VIH, 273
Inhibidores de la recaptación de serotonina (IRS), 129, 417, 432, 1035
Inhibidores de la topoisomerasa II, para el cáncer, 101, 103
Inhibidores de la transcriptasa inversa análogos de nucleótidos, para la infección por VIH, 273
Inhibidores del huso mitótico, para el cáncer, 103
Inhibidores no nucleósidos de la transcriptasa inversa, para la infección por VIH, 273
Inhibidores nucleósidos de la transcriptasa inversa, para la infección por VIH, 273
Iniciación
en la activación del complemento, 221
Iniciadores, 92, 207*f*
Injerto de piel de espesor total, 1185
Injertos
alogénicos, 258
autólogos, 258
cutáneos de espesor parcial, 1185
de la arteria coronaria (*bypass*), 621, 625-627
de piel, para las quemaduras, 1183
en el trasplante, 257-260
Inmunidad
activa, 212-233
humoral, 230
innata (natural, nativa), 217
mediada por células (celular), 232
pasiva, 212-233

Inmunidad (*cont.*)
  primaria, 212-233
  regulación de citocinas, 212-233
  secundaria, 212-233
  transferencia de, de la madre al lactante, 237
Inmunidad activa, 212-233
Inmunidad adaptativa (específica, adquirida), 215, 222
  activa *vs.* pasiva, 212-237
  antígenos en, 223
  características, 212-237
  células de la, 223
  citocinas en la, 220
  en adultos mayores, 237
  en órganos linfáticos, 233-235
  humoral, 230
  mediada por células, 232
  moléculas del complejo mayor de histocompatibilidad en, 227
  pasiva *vs.* activa, 235
  reconocimiento de patógenos, 212-237
  regulación, 212-237
  tipos de, 212-237
Inmunidad adquirida, 212-237
Inmunidad digestiva
  barrera inmunitaria, 876
  células de micropliegues, 877
  células presentadoras de antígenos, 877
  lámina propia, 877
  linfocitos intraepiteliales, 877
  linfocitos T, 877
  placas de Peyer, 876
Inmunidad innata (natural, nativa), 217-222
  barreras epiteliales en, 217
  células de, 217
  citocinas de, 220
  componentes de la, 217-222
  en adultos mayores, 217-222
  mediadores solubles de, 217-222
  reconocimiento de patógenos en, 219
  sistema del complemento en, 217-222
Inmunidad natural (innata), 217-222
Inmunidad pasiva, 212-233
Inmunoanálisis, para hormonas tiroideas, 976
Inmunodeficiencia
  cáncer en, 1020
  categorías, 240*t*
  cicatrización de las heridas en, 113, 177
  combinada, 239, 240*t*, 244, 248
  en las alteraciones de la fagocitosis, 239, 247
  en las alteraciones del complemento, 239, 240*t*, 248
  humoral (linfocitos B), 239, 240*t*
  mediada por células (linfocitos T), 239, 240*t*, 242
  neumonía en, 744
  primaria, 238-240
    en las alteraciones de la fagocitosis, 247
    en las alteraciones del complemento, 239, 240*t*
    factores genéticos en, 238-240
    humoral (linfocitos B), 238-240
    incidencia de, 305
    mediada por células, 238-240
  secundaria, 239-243
    en las alteraciones de la fagocitosis, 239-243
    en las alteraciones del complemento, 239, 240*t*, 248
    humoral, 238-248
    mediada por células, 238-248
  trasplante de células madre para, 238-248
Inmunodeficiencias combinadas
  ataxia-telangiectasia, 244
  graves, 244
  síndrome de Wiskott-Aldrich, 244
Inmunoglobulina(s)
  características, 230*t*
  clases de, 230*t*
  defectos de las, 229
  en el reconocimiento de antígenos, 229
  en infecciones, 229
  estructuras, 230*t*
  intravenosas
    para el síndrome de Guillain-Barré, 359
    para la agammaglobulinemia ligada al X, 239
  para la miastenia grave, 357
  proliferación de, en el mieloma múltiple, 555
Inmunoglobulina A, 230*t*, *241*
  insuficiencia selectiva de, 241
Inmunoglobulina D, 230*t*,
Inmunoglobulina E, 176, 230*t*, 257
  dermatitis atópica, 1174
  en el asma, 764
  en las alteraciones por hipersensibilidad, 248, 254
Inmunoglobulina G, 204, 229, 230*t*, 231*f*, 368
  medición de la, en las infecciones, 204
  subclases de, 241
Inmunoglobulina intravenosa (IgIV), 209, 240, 241
Inmunoglobulina M, 80, 230*t*,
Inmunoglobulina para hepatitis B (HBIG), 920, 921
Inmunohistoquímica, en el diagnóstico del cáncer, 99
Inmunoterapia
  en infecciones, 209
  para el cáncer, 92, 102
  para la rinitis alérgica, 251
Inotropía, 645*f*, 648, 649
Insomnio, 415
  agudo, 415
  antidepresivos sedantes, 416
  cansancio, 415
  crónico, 415
  de corto plazo, 415
  diagnóstico, 415
  en el cáncer, 1129
  terapia cognitiva, 416
  tratamiento, 416
Inspiración
  en lactantes, 748-754
  músculos escalenos, 712
  músculos esternocleidomastoideos, 712, 718
  músculos intercostales externos, 712, 713*f*, 718
  retracciones en, 749, 750
Insuficiencia
  de las válvulas cardíacas
    aórtica, 642-644
    mitral, 639-642
  teoría de la implantación, de la endometriosis, 1043
Insuficiencia aórtica
  aguda, 642-644
  crónica, 639-642
Insuficiencia cardíaca
  definición, 644
  del lado derecho *vs.* del lado izquiedo, 646
  derecha, 646
  diagnóstico, 647
  diastólica, 646
  en adultos mayores, 670
    diagnóstico y tratamiento, 671
    manifestaciones clínicas, 670
  en la displasia broncopulmonar, 731, 750, 751, 762
  en la estenosis aórtica, 642
  en la insuficiencia aórtica, 642
  en la miocardiopatía dilatada, 632
  en la miocardiopatía hipertrófica, 631
  en la miocardiopatía por estrés 634
  en lactantes y niños, 656-669
    diagnóstico y tratamiento, 656-669
    manifestaciones clínicas, 656-699
  en las cardiopatías congénitas, 656-699
  en los defectos del tabique ventricular, 659
  fisiopatología, 642-670
    disfunción sistólica *vs.* diastólica, 644-651
    disfunción ventricular derecha *vs.* izquierda, 644-651
    gasto cardíaco, control de, 644-651
    insuficiencia de gasto alto, 644-651
    insuficiencia de gasto bajo, 648
    mecanismos compensatorios, 644-651
    rendimiento cardíaco, control de, 644-651
  hidrotórax en, 659
  manifestaciones clínicas, 644-651
    cansancio, debilidad y confusión mental, 644-651
    caquexia y malnutrición, 644-651
    cianosis, 644-651
    respiratorias, 644-651
    retención de líquidos y edema, 644-651
  retrógrada, 644-651
  síndrome de, 644-651
  síndromes de insuficiencia cardíaca aguda, 644-651
  sistema de estadificación, 644-651
  tratamiento, 644-651
    apoyo mecánico y trasplante cardíaco, 644-682
    desfibriladores-cardioversores implantables, 644-682
    métodos no farmacológicos, 644-682
    oxigenoterapia, 644-682
    resincronización cardíaca, 644-682
    tratamiento farmacológico, 644-682
Insuficiencia circulatoria (choque), 644
  choque cardiogénico, 673
    fisiopatología, 673
    manifestaciones clínicas, 674
    tratamiento, 674
  choque distributivo, 677
    choque anafiláctico, 677
    choque neurogénico, 677
  choque hipovolémico, 675
    fisiopatología, 675
    manifestaciones clínicas, 675
    mecanismos compensatorios, 676*f*
    tratamiento, 677
  choque obstructivo, 679
  complicaciones
    coagulación intravascular diseminada, 681
    complicaciones digestivas, 680
    daño pulmonar agudo/síndrome de dificultad respiratoria aguda, 680
    insuficiencia renal aguda, 680
    síndrome de la disfunción de órganos múltiples, 681
  fisiopatología, 673, 675
  septicemia y choque séptico, 678
    manifestaciones clínicas, 679
    patogenia del, 678
    tratamiento, 679
  tipos de, 644-682
Insuficiencia de gasto alto, 644-651
Insuficiencia de gasto bajo, 648
Insuficiencia hepática, 926-930
Insuficiencia posrenal, 832, 833
Insuficiencia prerrenal, 828-831
Insuficiencia renal
  aguda, 828-832
    causas, 828-832
    diagnóstico, 828-832
    en el choque, 828-832
    intrínseca, 831, 832
    posrenal, 832, 833
    prerrenal, 828-831
    tipos de, 828-833
    tratamiento, 832
  crónica (*véase* Enfermedad renal crónica)
  en el choque, 828-838
  en las transfusiones, 838
Insuficiencia respiratoria
  aguda, 783
  en niños, 783
Insulina, 988
  en la regulación de la ingesta alimentaria, 987-991
  en la regulación del potasio, 987-991
  hipertensión en, 994
  hormonas reguladoras de la glucosa, 987-991
  regulación de la retroalimentación, 987-991
  resistencia a la hormona de crecimiento en, 987-991
Insulinasa, 955-957
Integración, en la replicación del VIH, 268-272
Integridad tisular, 95
Integrinas, 36, 175, 177, 246
Intensidad de la onda, 482
Interacciones endocrinas-inmunitarias, 110
Intercambio cloruro-bicarbonato, 159
Intercambio gaseoso y transporte, respiratorio
  alveolocapilar, 718-728
  atmósfera pulmonar, 718-728
  en la insuficiencia respiratoria, 718-728
  fisiología de, 718-728
  perfusión en, 720
  propiedades de los gases y, 718-728
  trabajo respiratorio y, 718-728
  ventilación en, 719
  volumen pulmonar y, 718-728
Interfase, en la mitosis, 55
Interferón(ones)
  en el sistema inmunitario, 102
  en la inflamación, 92
  para el cáncer, 102
  para la esclerosis múltiple, 367
  para la hepatitis vírica, 918
Interleucina(s)
  en el asma, 764
  en el sistema inmunitario, 233, 244
  en la hematopoyesis, 540
  en la inflamación, 172-183
  para el cáncer, 1129
  para el choque séptico, 678
  producción, 216
International Classification of Diseases (ICD), 6
International Classification of Sleep Disorders (ICSD), 412, 416
International HapMap Project, 52, 61, 62, 64
International Headache Society, clasificación de las cefaleas de la, 330
International Society for Infectious Diseases, 211
Interneuronas (neuronas intercaladas), 275, 294, 346, 347, 363, 455, 863
Interrogatorio, en el trastorno por estrés postraumático, 115

Intersticio, intercambio de sustancias a través del, 122, 578
Intervalo QT prolongado, 632
Intervención coronaria percutánea (ICP), 621, 625, 626, 630
  con balón, 626
Intestino delgado, 859-877. *Véase también* Duodeno
  absorción en, 859-877
  absorción intestinal, alteraciones, 859-877
    enfermedad celíaca, 905
    síndrome de malabsorción, 904
  anatomía, 859-877
  apendicitis, 898
  capas, 859-877
  enfermedad diverticular, 897
  enfermedad pélvica inflamatoria, 1046 (*véase también* Enfermedad pélvica inflamatoria)
  enterocolitis infecciosa, 895
  estructura, 859-877
  función de, 859-877
  inervación del, 859-877
  motilidad, 859-877
  motilidad intestinal, alteraciones, 859-877
    diarrea, 859-877
    estreñimiento, 900
    fecaloma (bolo fecal), 901
    obstrucción intestinal, 901
    peritonitis, 903
  neoplasias
    cáncer colorrectal, 907
    pólipos adenomatosos, 906
  secreciones, 870-871
  síndrome del intestino irritable, 890
Intestino grueso, 860-877. *Véase también* Colon
  absorción intestinal, alteraciones, 860-877
    enfermedad celíaca, 905
    síndrome de malabsorción, 904
  apendicitis, 898
  capas, 861-863
  enfermedad diverticular, 897
  enfermedad pélvica inflamatoria, 1046 (*véase también* Enfermedad pélvica inflamatoria)
  enterocolitis infecciosa, 895
  estructura, 860-877
  motilidad intestinal, alteraciones, 860-877
    diarrea, 899
    estreñimiento, 900
    fecaloma (bolo fecal), 901
    obstrucción intestinal, 901
    peritonitis, 903
  neoplasias
    cáncer colorrectal, 907
    pólipos adenomatosos, 906
  síndrome del intestino irritable, 890
Intracrina, 956, 957
Introito, 1028*f*, 1029*f*, 1037, 1038*f*, 1051, 1052
Intrones, 53, 56
Intrusión, en el trastorno por estrés postraumático, 115
Intususcepción (telescopaje o invaginación), 898, 901, 902*f*
Involucro, 1099, 1100*f*, 1101
Inyección intracitoplasmática de espermatozoides, 1061
Ion(es), en los líquidos corporales, 118-131
Iridotomía, para el glaucoma, 451
Iris del ojo, 442-455
IRMA (análisis inmunorradiométrico), para hormonas, 964
Irritante(s), como disparadores del asma, 766
Isoniazida, para la tuberculosis, 742
Isquemia
  atrofia debida a, 36
  cerebral, 378-399
  en el choque, 680-682
  en la enfermedad oclusiva ateroesclerótica, 621, 622*f*
  en la tromboangeítis obliterante, 598*t*, 600
  enfermedad o fenómeno de Raynaud, 532, 595*f*, 600, 604, 629, 1138
  necrosis tubular aguda en, 680, 830, 831, 936
  respuesta del sistema nervioso central a, 323, 383
  retiniana, 458, 461
Isquemia miocárdica
  asintomática, 628-635
  causas, 628-635
  crónica, 628-635
    angina estable, 628
    angina variante (vasoespástica), 629
    dolor de pecho con coronariografía normal, 629
    isquemia miocárdica asintomática, 629
    miocardiopatía isquémica, 629
  electrocardiografía en, 628-635
  en la enfermedad renal crónica, 610
  excitabilidad, 628-635
  reentrada, 628-635
Itraconazol, 209
  para la blastomicosis, 744
  para la coccidioidomicosis, 744
  para la histoplasmosis, 743
  para las infecciones micóticas, 742
  para las tiñas, 1164

J

Jones, criterios de, para fiebre reumática, 638

K

Kaposi, sarcoma de, 92, 102, 270, 1065
Kawasaki, enfermedad de, 666
  diagnóstico y tratamiento, 667
  manifestaciones clínicas, 666
  patogenia, 666
Kayser-Fleischer, anillos de, 448
Kearns-Sayre, síndrome de, 74
Kegel, ejercicios de, 855, 1052
Kernícterus (encefalopatía bilirrubínica), 537-539
Kernig, signo de, en la meningitis, 400
Kidney Disease Outcome Quality Initiative, recomendaciones (guías) de, 833
Kilocalorías (kcal), 939
Klebsiella
  en la neumonía, 736
  en la prostatitis, 1021
  K. granulomatis, 1067
Klinefelter, síndrome de, 73, 1007
Koplik, manchas de, 1194
Kostmann, síndrome de, 545
Krebs, ciclo de, 17
Kupffer, células de, 496, 909, 910*f*, 911*t*
Kussmaul, respiración de, 163*t*, 165
Kussmaul, signo de, en la pericarditis, 617
Kwashiorkor, 634, 951

L

Laberinto del oído interno, 287, 479-487, 487*f*
Laberinto membranoso, 479, 486
Laberinto óseo, del oído interno, 479, 486, 487
Labio y paladar hendido, 70
Labios mayores, 1027, 1037
Labios menores, 1027
Laboratory Response Network (LRN), para bioterrorismo, 210
Laceración, 1085
Lactancia, 1036
Lactante(s). *Véase también* Neonato(s)
  agua corporal total en, 125
  alteraciones cutáneas, 1174, 1193
    costra láctea, 1192, 1193
    dermatitis del pañal, 1167, 1193
    hemangiomas, 1192
    manchas de nacimiento, 1192
    manchas en vino de Oporto (angiomas planos), 1192, 1193*f*
    sarpullido, 1193
  asma, 767
  botulismo en, 356
  bronquiolitis en, 752*t*, 753
  cambios eritrocíticos en, 516
  enfermedades infecciosas
    roséola del bebé (exantema súbito), 1193, 1194*f*
    rubéola, 1194
    varicela, 1194
  fiebre en, 340-341, 1193
  golpe de calor e insolación en, 341
  hipogammaglobulinemia pasajera de, 239
  patrones de sueño en, 421, 1109
  síndrome de dificultad respiratoria en, 731, 750-751
Lactantes de bajo peso al nacer, 537
Lactantes prematuros
  anemia en, 537
  cicatrización de las heridas en, 190
  displasia broncopulmonar en, 731, 751
  inmadurez pulmonar en, 659, 748
  osteoporosis en, 1122
  respiración, 662
  síndrome de dificultad respiratoria en, 731, 750
Lactato deshidrogenasa
  en el derrame pleural, 759
Lactobacillus
  vaginales, 1039
Lactosa, digestión y absorción de, 874, 875*t*
Lactótropos, 972
Ladilla (*Pthirus pubis*), 1180
Laennec, cirrosis de, 925
Lágrimas artificiales, 444-446
Lagunas, en ictus, 395
Lambert-Eaton, síndrome miasténico de, 96*t*, 356
Lámina basal
  vs. membrana basal, 1154
Lámina densa, 1154
Lámina fibrorreticular, piel, 1154
Lámina lucida, piel, 1154
Lámina propia, 861, 861*f*, 877
Laminillas intersticiales, 1077
Laminina, piel, 1154
Langerhans, células de, 1152, 1153*f*, 1154, 1154*f*, 1157
Langerhans, islotes de, 988, 988*f*, 989
Laplace, ley de, 572, 713, 714*f*, 719
Laringe, 288*f*, 289*f*, 305*f*, 701, 702*f*, 703, 865*f*,
  edema de, 123
Laringitis
  espasmódica, 146
Laringotraqueobronquitis (laringitis estridulosa), 752
  aguda, 752
Laron, enanismo tipo, 966, 970
Latencia del sueño, 413, 417
Lazarus, Richard, teoría del estrés de, 112
LDL (lipoproteínas de baja densidad, colesterol malo), 591, 591*f*, 594, 596*f*, 912
Leber, neuropatía óptica hereditaria de, 74*t*
Lectina(s), 221, 224*f*, 245
LEEP. *Véase* Resección electroquirúrgica con asa (LEEP)
Legg-Calvé-Perthes, enfermedad de, 1102, 1102*c*, 1118, 1142*c*
Legionella, 269, 736
  L. pneumophila, 200, 738
Leigh, enfermedad de, 74*t*
Leiomioma(s)
  intramural, 1045*f*
  submucoso, 1045*f*
  subseroso, 1045*f*
  uterinos, 1045, 1045*f*
Lemnisco medial, 312, 314*f*, 316
Lengua de fresa, en la enfermedad de Kawasaki, 666, 667
Lentes de contacto, queratitis causada por *Acanthamoeba*, 448
Lentigo, 1196
  maligno, 1189, 1190, 1196
Lentivirus, 266
Leptina, 940, 941*f*
Leptospira, 196
Lesión(ones)
  en adultos mayores, vascular, 1195
  en la piel, 1195
  parche heráldico, 1178, 1178*f*
  pitiriasis rosada, 1178, 1178*f*
Lesión por compresión, de la columna vertebral, 369
Lesión por extensión, de la columna vertebral, 369
Lesión por pinchazo con aguja, transmisión del VIH en, 265
Lesión por reperfusión, del cerebro, 382
Lesión por rotación, de la columna vertebral, 370
Lesiones articulares (musculotendinosas)
  distensión muscular, 1085
  en el hombro, 1087
  en el manguito de los rotadores, 1087, 1088*f*
  esguinces, 1085
  lesiones de cadera, 1089
  lesiones de rodilla, 1088, 1089*f*
  luxaciones, 1086
Lesiones de menisco, 1088, 1089*f*
Lesiones en iris, de la piel, en las erupciones por fármacos, 1175, 1176
Lesiones en diana, en las erupciones por fármacos, 1175, 1176
Lesiones en tejidos blandos, 1085
Leucemia(s)
  aguda, 552
  biología molecular de las, 551
  características, 550
  causas, 551
  crónica, 553, 554
  disfunción fagocítica en, 247
  en infecciones del virus de la leucemia de linfocitos T humanos 1, 94
  etiología, 551
  manifestaciones clínicas, 552, 552*t*
  translocación cromosómica en, 88*f*
Leucemia linfoblástica aguda (LLA), 72*f*, 103, 553*f*
  anomalías cromosómicas, 552
  diagnóstico, 553
  en la médula ósea, 553
  linfoblastos, 553*f*
  manifestaciones clínicas, 552
  signos y síntomas, 552-553
  tratamiento, 553
Leucemia linfocítica crónica (LLC), 522*t*, 554
  caracteríticas diagnósticas de, 554
  hipogammaglobulinemia, 554
  linfocitos B, 554
  signos y síntomas clínicos, 554
  tratamiento, 554
Leucemia mieloide crónica (LMC), 551, 554
Leucemias linfocíticas, 551, 554

Leucemias mielógenas, 88*f*, 103, 104, 545, 552, 554
Leucocidinas, 203*t*, 204
Leucocitos (glóbulos blancos), 495, 540. *Véanse también* tipos específicos
  alteraciones de los
    leucemias (*véase* Leucemia[s])
    linfoma (*véase* Linfoma[s])
    mononucleosis infecciosa, 546
  desarrollo, 540, 541*f*
  en la inflamación, 172, 184*f*, 187
  exceso de (leucocitosis), en la inflamación, 182
  maduración, 540, 541*f*
  número de, 182
  tipos de, 173, 218, 495
Leucocitosis, en la inflamación, 173
Leucocoria
  en el retinoblastoma, 463, 463*f*
Leucoencefalopatía progresiva multifocal, en la infección por VIH, 270
Leucopenia, en la inflamación, 183
Leucostasis, en la leucemia, 555
Leucotrienos
  en la inflamación, 177, 178*f*
  modificadores de los, para el asma, 764
Levaduras, 192*t*, 198, 742, 1068
Levodopa, para la enfermedad de Parkinson, 365
Lewy, cuerpos de, 437
Leydig, células de
  fisiología de, 1005, 1006*f*
  intersticiales, 1004. 1004*f*
LH. *Véase* Hormona luteinizante (LH)
Liddle, síndrome de, 140
Lidocaína, para las arritmias, 691
Lieberkühn, criptas de, 872, 874*f*
Liendres, 1180
Ligamento palpebral, 442
Ligamentos, laxitud, deformaciones por torsión, 1109
Ligamentos anchos, 1043
Ligamentos cardinales, 1051, 1029*f*
Ligamentos cervicales
  cardinales, 1028
  transversales, 1028
Ligamentos redondos, 1028
Ligamentos uterosacros, 1028, 1028*f*, 1043*f*, 1051
Ligando(s)
  de unión a manosa, 224*f*, 245
  para microorganismos, 204
Líneas de cemento, en la enfermedad de Paget, 1126
Linezolid, 208*t*
Linfa
  drenaje de la, 543*f*, 580
  en la cavidad pleural, 759
Linfadenitis, 183, 893*f*
Linfadenopatía
  circulación linfática, 708
  en la enfermedad de Kawasaki, 667
  en la infección por VIH, 269
  en la mononucleosis infecciosa, 546
Linfedema, 123, 579
Linfoblastos, 541*f*, 553*f*
Linfocito(s), 223
  función de, 223
  intraepiteliales, 217, 219, 877
  sistema de nomenclatura CD (conglomerados de diferenciación) para, 223
  tipos de, 226, 226*f*
Linfocitos B (células B), 215
  activación, 111, 226
  defectos de los, inmunodeficiencia en, 238, 239, 240*t*
  diferenciación, 215*f*, 229*f*
  en el bazo, 229, 235
  en la enfermedad de injerto contra hospedero, 259
  en la leucemia, 554
  en la producción de inmunoglobulinas, 229
  en los ganglios linfáticos, 229, 234, 541
  en los linfomas, 271*f*, 548
  especificidad, 226, 229
  fusión de genes *BCR-ABL*, en la leucemia, 555
  infección por virus de Epstein-Barr, 195*f*, 402
  inmunidad humoral y, 222, 230
  maduración, 226
  producción, 226
  tolerancia, 260
Linfocitos citolíticos naturales (NK, *natural killer*), 219
  en la vigilancia contra el cáncer, 92
  función de, 214*f*, 219
  maduración, 219
  receptores de, 219*f*
Linfocitos intraepiteliales, 219, 877
Linfocitos T, 223, 231
  activación, 231
  apoptosis de, 262
  $CD4^+$
    en la infección por VIH, 238, 239
    función de, 231
    subpoblaciones de, 232
  $CD8^+$ (citotóxicos), 232
  cooperadores
    en el asma, 764
    en las alteraciones por hipersensibilidad, 248-249
  diferenciación de, 226
  en el rechazo de injertos, 258, 259
  en la enfermedad de injerto contra hospedero, 258, 259
  en la inmunidad mediada por células, 231
  en la psoriasis, 1176
  en la respuesta al estrés, 110
  en la vigilancia contra el cáncer, 92
  en las alteraciones por hipersensibilidad, 248
  en los ganglios linfáticos, 234
  infección por VIH, 238, 239*c*
  maduración, 231
  presentación del antígeno a los, 228
  producción, 226, 231
  timo y, 231, 234
Linfocitos T cooperadores (*helper*), 231
Linfocitos T y B de memoria, 231
Linfocitosis
  en la leucemia, 554
Linfogranuloma venéreo (LGV), 1067
Linfoma(s)
  de Burkitt, 548, 549*f*
  de Hodgkin, 549-550
  no hodgkiniano, 103
    de Burkitt, 547
    infecciones por el virus de Epstein-Barr, 94, 195*f*
Linfoma de Hodgkin
  a predominio linfocítico nodular, 550
  células de Reed-Sternberg, 549
  clasificación de la OMS, 549
  diagnóstico y tratamiento, 550
  etiología y patogenia, 549
  manifestaciones clínicas, 550
Linfomas de células del manto, 548
Linfomas de la zona marginal (LZM), 548
Linfoma de linfocitos B grandes difuso, 548
Linfomas foliculares, 548
Linfomas no hodgkinianos (LNH)
  caracterización de los, 547
  diagnóstico, 549
  incidencia de, 547
  linfomas por linfocitos B, 548
  manifestaciones clínicas, 548
  tratamiento, 549
Lipasa pancreática, 875, 876*f*
Lipodistrofia, 940
Lipofuscina, acumulación intracelular de, 39, 39*f*
Lipólisis, 955, 993, 997*f*
Lipopéptidos, 208*t*
Lipopolisacáridos, 180, 196, 678
Lipoproteína(s)
  en la arterioesclerosis, 593
  HDL (alta densidad, colesterol bueno), 591, 591*f*
  IDL (densidad intermedia), 591
  LDL (baja densidad, colesterol malo), 591, 591*f*
  VLDL (muy baja densidad), 591, 591*f*
Liquen escleroso, de la vulva, 1037
Liquen plano, 1037, 1178-1179
Liquen simple crónico, 1179
Líquido cefalorraquídeo
  análisis del, meningitis, 400
  en la esclerosis múltiple, 36[illegible]
Líquido extracelular
  distribución, 118*f*, 121
  en el espacio líquido transcelular, 121
  movilización del potasio desde/hacia, 121
  volumen del, 121
  vs. presión arterial, 587
Líquido intracelular
  distribución, 118*f*, 121
  movimiento del potasio del/hacia, 121
  volumen del, 121
Líquido transcelular
  líquido extracelular en, 121
  volumen del, 121
Líquidos corporales
  compartimentos de, 121, 122*f*
  componentes de los, 121
  difusión de los, 121, 122
  distribución, 121, 122
  en la enfermedad renal crónica, 836
  intercambio de, capilar/intersticial, 122
  isotónicos, volumen de, alteraciones en los, 133
  ósmosis de, 119
  tonicidad, 121
Líquidos en el tercer espacio, 121, 124
Líquidos intersticiales
  distribución, 121
  exceso de, edema en, 122
  intercambio capilar con, 122
  volumen del, 122*f*
Líquidos serosos, en intestino delgado, 862, 872, 1160*t*
Lisch, nódulos de, en la neurofibromatosis, 67
Lisosomas, 11
  primarios, 11, 11*f*
  secundarios, 11, 11*f*
Lisozima, 217, 870
Listeria monocytogenes, en la meningitis, 400
Litiasis
  vesícula biliar (*véase* Colelitiasis)
Litio
  alteraciones del humor, 431
  hipotiroidismo debido a, 977
  para el síndrome de secreción inapropiada de hormona antidiurética, 129*t*
Litotricia por onda de choque extracorpórea, para la litiasis renal, 812
LLA. *Véase* Leucemia linfoblástica aguda
LLC. *Véase* Leucemia linfocíticacrónica
LMA. *Véase* Leucemia mieloide aguda
LMC. *Véase* Leucemia mieloide crónica
LNH. *Véase* Linfomas no hodgkinianos
Lobulillos
  hígado, 909
  respiratorios, 706
  testículos, 1002
Lóbulos cerebrales
  frontal, 298
  occipital, 299
  parietal, 299
  temporal, 299
Locus,
  de los genes, 60-61
Locus cerúleo (LC), en la respuesta al estrés, 108*t*, 109
Lou Gehrig, enfermedad de, 366-367
Lumbalgia
  causas, 359-360
  en las hernias de disco, 359
  signos de alerta, 360-361
Lunares, 1153, 1188-1192
Lupus eritematoso sistémico (LES)
  diagnóstico, 1137
  en adultos mayores, 1149
  en niños, 1148
  etiología, 1136, 1136*f*
  manifestaciones clínicas, 1136, 1137*f*
  neutropenia autoinmunitaria con, 546
  patogenia, 1135
  tratamiento, 1137
Luschka, agujero de, 301, 301*f*
Luxaciones, 1086
  de la cadera, 1089
  de la columna, 370, 371
  de la rótula, 1088-1089
Luz infrarroja, daño celular debido a, 42
Lyme, enfermedad de, 197, 202, 204
Lynch, síndrome de, tipo II, 1050
Lyon, principio de, 55
LZM. *Véase* Linfomas de la zona marginal

M

Macrodactilia, 1112
Macrófago(s), 171-189
  activados, en la oxidación de la LDL, 594-596
  alveolar, 706-708
  dérmicos, 1155
  en la cicatrización de las heridas, 184, 185
  en la depuración del polvo, 708
  en la fagocitosis, 204
  en la inflamación, 174, 175
  en la presentación de antígenos, 213, 219, 224, 233, 1155
Macrólidos, 208
Macrominerales, 189, 944
Mácula del oído interno, 480, 486
Mácula densa, 794, 795
Magendie, agujero de, 301
Magnesio
  alteraciones del, 150-152
  distribución, 150
  fuentes de, 150
  funciones, 150
  ganancias y pérdidas, 151
  regulación, 150
  transporte de, en los túbulos renales, 143, 149
  tratamiento restitutivo, 152
Malabsorción, síndrome de, 899, 937, 970
Malatión, para la escabiosis-sarna, 1179
Malestar general
  después de un esfuerzo, en el síndrome de fatiga crónica, 1128
  en la gripe, 734
Malformaciones arteriovenosas, del cerebro, 394-399
Malformaciones congénitas, 70, 387, 642, 843, 1063, 1112
Malla trabecular, 449
Mallory-Weiss, síndrome de, 881

MALT, 542, 545, 548. *Véase* Tejido linfoide asociado con la mucosa
Maltosa, digestión y absorción de, 874, 875
Mama
- alteraciones ductales, 1057
- biopsia de, 1057-1059
- cáncer de, 1057-1059
  - diagnóstico y clasificación, 1058
  - enfermedad de Paget, 1059
  - factores de riesgo, 1058
  - herencia, 1058
  - hormonoterapia para, 1059
  - hormonoterapia posmenstrual y, 1059
  - tratamiento, 1059
- enfermedad fibroquística, 1057-1059
- estructura, 1035, 1036
- inflamación (mastitis), 1056, 1057

Manchas color café con leche, en la neurofibromatosis, 67
Manchas color fresa, en la tricomonosis, 1069
Manchas de nacimiento, 1192
Manchas en vino de Oporto (angiomas planos), 1160, 1192, 1193
Manchas mongólicas, 1163, 1192
Manifestaciones clínicas, 3
Manitol
- acción de, 119
- para el síndrome de la secreción inadecuada de la hormona antidiurética, 119

Mano
- artritis reumatoide de, 1134
- artrosis de, 1142
- tiña, 1165
- verrugas en, 1168

Marasmo, 950-953
Marcadores séricos maternos, 79
Marcadores tumorales, 98, 99 1020
Marcapasos
- cardíaco, 697, 698
- centro respiratorio, 727
- digestivo, 863-865
- electrónico, 697
- ectópico, 689

Marcha
- en la enfermedad de Parkinson, 366

Mareos, 342, 486-489, 878, 879
- leves o aturdimiento, 342
- por cinetosis, 878, 879

Marfan, síndrome de, 65-67, 641, 971
Marginación, en la inflamación, 175-177
Martillo, 474, 474*f*, 475
Mastectomía, 116
Masticación, 287, 357, 859, 864, 971
Mastitis, 1056-1059
Mastocitos, 172, 232, 248-251
- dérmicos, 1155-1158
- en el asma, 248-251, 764, 766
- en el prurito, 251, 255, 1161, 1175
- en la inflamación, 172
- en las alteraciones por hipersensibilidad, 248-251

Mastoiditis, 400-478
Mastopatía fibroquística, 1057-1059
Matrimonio (apareamiento) consanguíneo, 68
Matriz extracelular, 2, 34, 36
- en la inflamación, 186
- en la reparación tisular, 186

Matriz intersticial, 186
Mecanismo de intercambio de potasio/hidrógeno, en la regulación del potasio, 156
Mecanismos centrales-periféricos, del dolor, 318-322
Mecanismos compensatorios cardiogénicos, 640, 655, 671
- en el equilibrio acidobásico, 157, 161-168
- en la insuficiencia cardíaca, 646-652
- en la insuficiencia respiratoria, 167

Mecanismos contrarreguladores, 106, 998
Mecanismos de adaptación y afrontamiento, 111-114
Mecanismos de estiramiento, en la hipertrofia, 36, 648
Mecanismos de retroalimentación, para la regulación Mecanismos de retroalimentación negativa, 106, 107, 798, 964
Mecanismos de retroalimentación positiva, 106, 964
Mecanismos inmunitarios del cáncer, 91, 102
Mecanismos neurales
- de la función sexual masculina, 1012
- de la función vesical, [illegible]
- de la regulación de la presión arterial, 585, 586
- del tubo digestivo, 864

Mecanorreceptores, en la función digestiva, 864
Meckel, divertículo de, 898
Mediadores inflamatorios, 171, 179, 319, 773, 806, 982
- en el dolor, 319-321
- en la cicatrización, 186
- en la inflamación, 179-181
- en la insuficiencia cardíaca, 650
- en la médula espinal, 319

Mediadores químicos, en la cicatrización, 186
Medias de compresión antiembólicas, para la trombosis venosa, 508
Mediastino, 701
- cambio espacial, en el neumotórax, 761
- cáncer de pulmón invasor en el, 746, 747

Médula espinal
- anatomía, 291-293
- circuito del dolor en la, 312
- desmielinización en, 368
- disfunción termorreguladora en, 335
- embriología, 284-286
- en el control de los movimientos, 287
- en la lesión de la columna vertebral, 369-371
- lesión de la, 369-371
  - actividad refleja en, 351
  - aguda, 370-371
  - cervical, 373*t*
  - clasificación, 371
  - completa, 374
  - disfunción autonómica, 374
  - disfunción de los músculos respiratorios en la, 374
  - disfunción intestinal, 375
  - disfunción motora, 372
  - disfunción sexual, 375
  - disfunción somatosensitiva, 372
  - disfunción vesical, 375
  - edema, 376
  - en la lesión de la columna vertebral, 369-371
  - fisiopatología, 369-371
  - incompleta, 374
  - integridad de la piel, 376
  - lesiones secundarias después de una, 370
  - primaria, 370
  - regulación de la temperatura, 376
  - reparación, 376
  - tratamiento, 376
  - trombosis venosa profunda, 376
- mediadores del dolor en la, 319
- nervios segmentarios de la, 317
- sección transversal, 371
- sistema nervioso autónomo en, 323, 374-378
- vías de la sensación táctil en, 315
- vías somatosensitivas en, 312-314

Médula ósea, 496, 518, 540-541
- amarilla, 496, 1076
- aspiración de, 499, 500
- biopsia, 499, 500, 549-556, 1102
- células leucémicas en, 550, 551
- en la leucemia, 550-555
- eritropoyesis, 517, 527-532, 799
- hematopoyesis, 496, 498, 531, 534
- mieloma múltiple en, 540, 555-558
- neutropenia en, 545-547, 552, 557
- pérdida, en la anemia aplásica, 534
- roja, 1075, 1096
- trasplante de
  - para la anemia aplásica, 535
  - para la drepanocitosis, 530
  - para la inmunodeficiencia combinada grave, 244

Médula renal, 139, 788, 793, 828
Médula suprarrenal, 306, 576, 990
Megacariocitos, 496-501, 510, 540
Megacolon tóxico, en la colitis ulcerosa, 894, 895
Meibomio, glándulas de, 442-444
Meiosis, 55-62, 70-72, 1004
- en la espermatogénesis, 1004
- errores en la, 55

Meissner, corpúsculos de, 315, 1156
Meissner, plexo submucoso de, 863, 866
Melanina, 362, 1152, 1153
- en los núcleos basales, 362

Melanocito(s), 1153
- en la úvea, 449

Melanoma maligno
- detección, 1190
- diagnóstico, 1190
- diseminación superficial, 1189, 1190
- eritema o quemadura solares con ampollas, 1189
- evaluación ABCDE, 1190
- lentiginoso acral, 1189
- lentigo maligno, 1189, 1190
- manifestaciones clínicas, 1189, 1190
- nodular, 1189, 1191
- regla ABCD, 1190
- riesgo en, 1189-1192
- tratamiento, 1190

Melanosomas, 67, 1153, 1156, 1157
MELAS, síndrome, 74
Melasma, 1133, 1163, 1180
Melatonina, 409, 416, 430, 765, 1119
Membrana basal, 3, 28-36, 789, 1152
- glomerular, 789, 790, 818-820
- piel, 1152, 1154

Membrana basal capilar, en la barrera hematoencefálica, 302
Membrana basilar, del oído interno, 479, 480
Membrana basolateral, de los túbulos renales, 791, 793, 797
Membrana capilar, de los glomérulos, 789, 819, 824
Membrana celular, 13-26
- basal, 3, 28-36, 789, 1152
- estructura, 13
- movimiento a través de la, 20-26
- receptores, 15-18
- transporte, 22

Membrana otolítica, 487
Membrana plasmática, 9, 31, 47
Membrana timpánica, 473-478
- medición de la temperatura, 335
- perforación, 476-478

Memoria y cognición
- envejecimiento cognitivo normal, 434
- trastornos neurocognitivos, 433-438
  - daño cerebral traumático, 436
  - degeneración frontotemporal, 437
  - demencia vascular, 436
  - diagnóstico, 436
  - enfermedad de Alzheimer, 434-436
  - enfermedad de Creutzfeldt-Jakob, 439
  - enfermedad de Huntington, 437, 438
  - enfermedad de Parkinson, 436, 437
  - enfermedad por cuerpos de Lewy, 437
  - infección por VIH, 438
  - síndrome confusional, 434
  - síndrome de Wernicke-Korsakoff, 438, 439
  - sustancias/medicamentos, 438

Menarca, 973, 1030, 1033, 1035
Mendel, leyes de, 60, 61
Ménière, enfermedad de, 483, 486, 489-492
Meningiomas, 67, 102, 483
Meningitis, 198, 269, 400, 401
- en la coccidioidomicosis, 743
- pérdida de la audición en, 478, 483, 485

Meniscos, 1078-1083, 1088, 1142
- intraarticulares, 1082, 1083

Menopausia, 1033-1035
Mensajero(s), en la comunicación celular, 15
Mensajeros químicos, en la comunicación celular, 15
Menstruación, 1053-1056
Meperidina, 129
Mercurio, daño celular debido a, 43, 44
Merkel, células de, 316, 1152, 1153
Merkel, discos de, 315
Mesangio de los glomérulos, 821-823
Mesencéfalo
- anatomía, 285, 296*f*, 297
- en el ciclo sueño-vigilia, 408
- lesión del, 297
- percepción del dolor en, 321

Mesenterio, 861, 862, 862*f*
Mesodermo, 28, 29, 284, 1108
Mesotelio, 29, 861
Metaarteriolas, 577
Metabolismo, 16, 19, 520, 910, 916
- aeróbico, 16, 17, 152
- alcohol, 916, 917, 924
- anaeróbico, 16, 17, 163, 520
- basal, 941-945, 974-976
- de alteraciones óseas, 837
- de las hormonas, 911
- de las purinas, defectos del, en la gota, 1146
- de los fármacos, 911, 916, 917
- de los hidratos de carbono (*véase* Hidratos de carbono)
- del tejido nervioso, 278
- efectos del cortisol sobre, 981
- en el cáncer, 96
- en el exceso de la hormona de crecimiento, 336, 968
- en la hipertermia maligna, 343
- en la hipotermia, 343, 344
- en los eritrocitos, 520
- energía, 14-20, 939-945
- estrógenos en, 1044, 1122
- formación de ácido láctico, 155
- glucosa, 795, 909-912, 943
- grasas, 912, 943
- hidratos de carbono, 943
- hormona tiroidea, 336, 974-976
- lípidos, 912, 943
- producción de calor en, 336, 941
- producción de dióxido de carbono en, 155, 343-345
- proteínas, 19, 942
- *vs.* temperatura corporal, 334-337

Metabolitos del ácido araquidónico, 178
- en las alteraciones por hipersensibilidad, 178

Metabolización del alcohol, 916, 917, 924
Metáfisis, 1076, 1100-1110
Metahemoglobina, 520, 531, 757
Metaloproteinasas de la matriz (MMP), en la artritis reumatoide, 1133
Metamielocito, 495, 541
Metapneumovirus humano (hMPV), 731
Metanol, 162-164
  toxicidad, 162-164
Metaplasia, 35, 36, 38, 882, 886-889
Metástasis
  de la próstata, 1025, 1026
  de la vulva, 1038, 1039
  del cerebro, 401, 746, 747
  del colon, 907, 1107
  del páncreas, [illegible], 927, 938
  del pulmón, 748-748
  en el sistema de clasificación TNM, 100
  hepáticas, 884, 907, 930
  óseas, 1107
Metformina
  para el síndrome de ovario poliquístico, 1049
Metilendioximetanfetamina, hiponatremia debida a, 135
Metimazol, para el hipertiroidismo, 977
Método de termodilución, para el gasto cardíaco, 653
Métodos fluorescentes, en el diagnóstico de infección, 206
Métodos histológicos, para el diagnóstico de cáncer, 99
Metotrexato
  para el embarazo ectópico, 1047
  para la artritis reumatoide, 1141, 1148
Metronidazol
  para la colitis por *Clostridium difficile*, 896
  para la tricomonosis, 1069
  para la vaginosis bacteriana, 1069
Metrorragia, 1053, 1054
MHC. *Véase* Complejo mayor de histocompatibilidad
Miastenia grave, 356, 357
Micafungina, 209
Micción, 845-857
  centro protuberancial para la, 846
  farmacología de la, 847, 848
Micelas, en la digestión de las grasas, 875, 876, 913
Micelio, 198, 876
Miconazol, para las infecciones micóticas, 1068, 1166
Micoplasmas, 182, 197, 205, 735, 753
Micosis, 198, 270, 731, 742-745, 1164-1166. *Véase* Infecciones micóticas
  superficiales, 1164-1166
Microalbuminuria, 801, 823, 835, 841
  en la enfermedad renal crónica, 823, 835, 841
Microaneurismas retinianos, 459
Microcefalia, 68, 77, 211, 1074, 1194
Microcirculación, 176, 531, 577, 841, 998
Microfilamentos, 12, 14, 30
Microflora, 191, 198, 201, 891
Microglía, células de la, 34, 277, 496
Microondas, daño celular debido a, 41, 42
Microorganismos
  anaerobios facultativos, 196
  comensales, 191, 197, 198, 876
  gramnegativos, 195-198
  grampositivos, 195-198
  intracelulares, 198, 238
Microsomas, 916, 923
Microsporum, 1164
Microtúbulos, 12, 13, 501, 502
Midriasis, 109
Mielina, 277-279, 367-369
Mielinólisis pontina central, 438
Mieloblastos, 541
Mielocitos, 497, 540, 541
Mieloma múltiple, 555-558
Mielosupresión, en la quimioterapia, 101, 102
Migraña, 330, 331
  hemipléjica, 331
  retiniana, 331
Miliequivalentes (mEq), como unidad para los electrólitos, 120
Milieu intèrieur (medio interno), 106
Milimoles (mmol), como unidad para los electrólitos, 120
Milivoltios (mV), como unidad para el potencial, 23
Milrinona, para el choque cardiogénico, 674
Mimetismo molecular, 263, 264
Mineral(es)
  requerimientos, 944
Mineralocorticoides, 981
  deficiencia de, 981
Miniictus (accidente isquémico transitorio), 395
Miocardio
  anatomía, 560, 560*f*, 561
  aturdido, 620
  circulación del, 618, 619
  contractilidad cardíaca del, 566, 618
  estrés de la pared del, demanda de oxígeno del miocardio y, 620, 628
  hipertrofia, 37*f*, 610, 619, 624
  perfusión, evaluación, 618-621
  potenciales de acción, 683, 689, 690
  sistema de conducción del (*véase* Sistema de conducción cardíaco)
Miocardiopatía(s), 630-635
  adquiridas, 633, 634
    miocardiopatía periparto, 634
    miocardiopatía por estrés, 634
    miocarditis (miocardiopatía inflamatoria), 633
  definición y clasificación, 631
  en la distrofia muscular, 634, 635
  genéticas, 631-633
    canalopatías iónicas, 632
    miocardiopatía hipertrófica, 631, 632
    miocardiopatía/displasia ventricular derecha arritmogénica, 632
  mixtas (genéticas y no genéticas), 632, 633
    miocardiopatía dilatada, 632
    miocardiopatía restrictiva primaria, 633
  primarias, 631-634
  secundarias, 634-635
Miocardiopatía alcohólica, 635
Miocardiopatía dilatada (MCD), 632
Miocardiopatía hipertrófica (HCM), 631, 632
Miocardiopatía idiopática, 635
Miocardiopatía isquémica, 630
Miocardiopatía periparto, 635
Miocarditis, 633
Mioclono, 351
Miofibrillas, 12, 32, 631, 645, 651
Miofilamentos, 31, 35
Mioglobinuria, necrosis tubular aguda debida a, 830, 832
Miomas uterinos, 1042, 1044, 1053, 1061
Miometrio, 1045
Miopía, 66, 441, 450-455, 462
Miosina, 13, 31-36, 501-507, 561
Miosis, 327, 453, 1042-1046, 1053
Mirada, 379, 453, 467-471
Miringotomía, 478
Mitocondria, 9-20, 45-49
Mitoxantrona, para la esclerosis múltiple, 369
Mixedema, en el hipotiroidismo, 975-980
MNI. *Véase* Motoneuronas inferiores
Mobitz, bloqueos de tipo, 695
Moco
  cervical, 1003, 1033, 1060-1062
  colon, 861, 870, 890
  en el intestino delgado, 870-874
  en la EPOC, 768-771
  en la fibrosis quística, 200, 772, 773
  funciones de barrera de, 217, 861
Modafinilo, para la narcolepsia, 417
Modalidades de transmisión, 199, 200
Modalidades sensitivas, 290, 314-316
Modelado óseo, 1108, 1114, 1115
Modelo del estrés-distrés de los trastornos psiquiátricos, 107
Modification of Diet in Renal Diseases, estudio, nefropatías crónicas y, 835
Modification of Diet in Renal Diseases, método, para la estimación de la filtración glomerular, 835
Moduladores selectivos del receptor de estrógenos, para la osteoporosis, 1124
Moléculas de adhesión
  célula a célula, 28, 34, 177
  en la inflamación, 177
  intercelular (ICAM), 177
Molusco contagioso, 271, 1066
Monoaminas, como neurotransmisores, 282, 283
Monoaminooxidasa, 342, 362, 366, 430
Monobactámicos, 208
Monocito(s), 496, 498, 541*f*
  en la inflamación, 172-177
  maduración, 498, 541
Monofosfato de adenosina cíclico (cAMP), 18, 645, 960
  como segundo mensajero, 18, 645, 960
Mononeuropatías, 358, 361
Mononucleosis infecciosa, 94, 195, 546
Monoparesia, 350
Monoplejía, 350
Monosacáridos, digestión y absorción de los, 874-876
Monosomía, 71, 72, 75
  X (síndrome de Turner), 73, 75
Monóxido de carbono
  en el humo, 42, 1184
  medición de la capacidad de difusión, 721
Monoyodotirosina, en la síntesis de la hormona tiroidea, 974
Monro-Kellie, hipótesis de, 384
Monte del pubis (de Venus), 1027-1030
Montgomery, tubérculos de, 1036
Moraxella catarrhalis, 446, 447, 734
Morbilidad, 5
Mordeduras y picaduras de animales, 189, 190, 1168
Morfina, 129, 322, 327, 366, 625
  para el dolor, 322, 327
Morfología, 2, 3
Mortalidad, 5, 6
  en el cáncer colorrectal, 878
  en el ictus, 394
  en el síndrome de dificultad respiratoria aguda, 782, 783
  en la EPOC, 767
  para la hipercalcemia, 148
Mórula, 197
Mosaicismo, 73, 1007
Motilidad gastrointestinal
  colónica, 868, 869
  esofágica, 864, 865
  gástrica, 865
  inervación, 866, 867
  intestino delgado, 868
Motilidad intestinal, alteraciones en intestinos delgado y grueso, 890-903
Motoneuronas (eferentes), 350-353
  motoneuronas inferiores, 286, 346-353
  motoneuronas superiores, 286, 346-353
    alteraciones, 351, 366-369
Motoneuronas α, 350, 353, 851
Movimiento(s)
  asociados, 298
  cerebelo en, 296, 347
  organización, 346-348
Movimiento anterior sistólico (MAS), 631
Movimiento paradójico, del tórax, 712, 749
Movimientos de seguimiento, 298, 468
  lentos, 298
Movimientos en rueda dentada, en la enfermedad de Parkinson, 364
Movimientos oculares, 380, 468-472
  conjugados, 468, 472
  de convergencia, 468, 472
  sacádicos, 468
Movimientos oculares rápidos, ausencia de (NREM), durante el sueño, 409
Movimientos oculares rápidos (REM), sueño de, 409, 410
Movimientos rítmicos, del tubo digestivo, 863, 879
Movimientos sacádicos del ojo, 468
Movimientos tónicos, del tubo digestivo, 863
Mucosas, funciones de barrera de las, 861, 877
Muerte celular programada (apoptosis), 46, 47
Muerte cerebral, 380, 381, 388
Muerte súbita cardíaca (MSC), 621, 631, 693, 398
Muerte. *Véase también* Mortalidad
  en la insuficiencia cardíaca, 618, 627
  en la miocardiopatía hipertrófica, 631
Muestra de vellosidades coriónicas, 79, 80
Muestreo de sangre del cordón umbilical, percutáneo, 79, 80
Muletas, fatiga relacionada con el uso de, 1128
Müller, conductos de, 1001, 1054, 1060
Mupirocina, para el impétigo, 1167
Muscular de la mucosa (capa muscular), de la pared gastrointestinal, 861
Músculos(s)
  atrofia de los, 35, 354
  atrofia progresiva, 450, 812
  biopsia de, 1148
  cardíaco, 560-563
    condiciones de carga del, 686-690
    contractilidad, 566
  debilidad, 354, 633
  distensión muscular, 361, 619, 1085
  en la esclerosis lateral amiotrófica, 366, 367
  espasmos del, 138, 324, 1091
  esqueléticos, 31, 350, 354
    bombas musculares y circulación venosa, 575
    contracciones de los, 31, 32, 354
    fibras, 31, 32
    organización y estructura, 31, 32
  fatiga, 1128

fibrilaciones, 354
fuerza, 350-354, 1093
liso, 32
contracciones de los, 32, 33
monounidad, 33
músculo liso multiunidad, 32
organización y estructura, 32
oculares, 467-469
respiratorios, 711-712
tono, 349-354
Músculo cardíaco, 560-566
Músculo detrusor, vejiga
acción de los fármacos sobre, 853-856
arreflexia de, 852
en adultos mayores, 853-856
función de, 853-856
hiperactividad de, 853-856
Músculo involuntario, 34
Músculo liso, 32
contracción, 32, 33
organización y estructura, 32
tipos de, 32, 33
Músculos ciliares, 306, 453
Músculos del suelo de la pelvis, alteraciones de los, 1051
Músculos escalenos, 712
Músculos esqueléticos, 31, 350, 354
Músculos esternocleidomastoideos, 712, 765
en la respiración, 712
Músculos extraoculares
alteraciones de los, 467-469
función de, 467-469
oblicuos, 467, 468, 468*f*
rectos, 467, 468, 468*f*
Músculos intercostales
en la respiración, 711, 712, 718, 727, 748
externos, 712, 718
Músculos papilares, 561, 640, 684
Músculos piloerectores, 336, 337
Músculos pilomotores, 1156
Músculos respiratorios
en la distrofia muscular, 355, 729, 785
en la lesión de la médula espinal, 785
ventilación y, 711, 718, 727
Músculos tensores del velo del paladar, 288, 296, 475
Musicoterapia para el estrés, 116, 117
Mutación de los genes *Btk*, agammaglobulinemia, 240
Mutación del gen *SOD1*, en la esclerosis lateral amiotrófica, 367
Mutaciones
ADN mitocondrial, 65, 74, 75
alteraciones autosómicas dominantes en, 65-69
alteraciones autosómicas recesivas en, 68, 70
alteraciones genéticas en (*véase* Alteraciones genéticas)
en alteraciones hereditarias ligadas al X, 68, 69, 75
en las alteraciones hereditarias multifactoriales, 70
reparación, 52, 89
transmisión mendeliana, 60, 61
Mutaciones de los genes *BMPR2*, hipertensión pulmonar en, 780
Mutaciones de los genes *BRCA*, cáncer en, 91, 1050, 1058
Mutaciones del gen *MTNR1B*, escoliosis en, 1119
Mutismo selectivo, 431
Mycobacterium
M. avium-intracellulare, complejo, 270, 271, 739, 746
M. bovis, 742
M. leprae, 205
M. tuberculosis, 196, 208, 270, 739, 746, 1018. *Véase también* Tuberculosis
M. tuberculosis hominis, 739
Mycoplasma
M. hominis, 197, 240, 739, 1069
M. pneumoniae, 197, 240, 736, 739

N

Naboth, quistes de, 1040
NAD. *Véase* Nicotinamida adenina dinucleótido (NAD)
Narcolepsia, 413, 416-420
diagnóstico, 417
estudios de laboratorio del sueño, 417
etiología, 417
tratamiento, 417
farmacológico, 417
Nariz
estructura, 701-703
función de la, 701-703
Natalizumab, para la esclerosis múltiple, 369
National Asthma Education and Prevention Program
recomendaciones (guías) para el asma del, 766
sistema de clasificación del asma del, 766*t*
National Institutes of Health, clasificación de obesidad de los, 946
National Kidney Foundation, recomendaciones (guías) de la, 833
Natriuresis por presión, 587
Náuseas, 878
Náuseas y vómitos
acidosis metabólica, 163-165
en el tumor de cerebro, 402, 403
en la enfermedad renal crónica, 402, 403
en la quimioterapia, 101, 402, 403
Necrólisis epidérmica tóxica, 1175, 1176
Necrosis, 48
caseificación, en la tuberculosis, 777
en el síndrome compartimental, 1094, 1095
miocárdica, 624-627
ósea, 1094, 1102, 1103
reacción de Arthus, 255
tubular aguda, 680, 830, 831, 936
Necrosis avascular, de la cabeza femoral, 1119
Necrosis caseosa, 48, 740
Necrosis por coagulación, 48
Necrosis por licuefacción, 48
Necrosis tubular aguda, 680, 830, 831, 936
Nedocromilo, para el asma, 766
Nefroesclerosis, 611, 816, 823, 824
Nefrona(s)
corticales, 788
destrucción de las, 823, 834, 840, 842
enfermedad poliquística de, 805, 806
glomérulos, 787, 788
sistema capilar de, 159, 788
yuxtamedulares, 788, 789, 793
Nefropatía diabética, 611, 823, 834, 841, 843
Nefropatía poliquística, 395, 805-807
autosómica dominante (adultos), 806, 807
autosómica recesiva (lactantes y niños), 807
Neisseria gonorrhoeae, 196, 202, 445, 815, 1019, 1040, 1071. *Véase también* Gonorrea
en la epididimitis, 1019
en la osteomielitis, 1099
Neisseria meningitidis, 200, 240 400
en la meningitis, 200, 400
Nematodos, 199
Neonato(s)
alteraciones respiratorias en, 749
atelectasias en, 749-751
cambios eritrocíticos en, 536-538
cicatrización de las heridas en, 190
circulación en, 538, 750
conjuntivitis en, 197, 1071
defectos cardíacos en, 669
dolor, 333
enfermedad hemolítica de, 529, 537-539
estudios para la fibrosis quística en, 773
exploración ocular en, 471
gonorrea en, 1071
hiperbilirrubinemia, 537
infecciones por clamidia en, 1071
insuficiencia cardíaca en, 669
miastenia grave en, 356
neuroblastomas en, 103
resistencia en las vías respiratorias, 748-751
respiración, 748-751
síndrome de dificultad respiratoria en, 750
torsión testicular en, 1016
Neoplasia(s). *Véase también* Cáncer; Tumor(es); neoplasias y localizaciones específicas; tipos específicos
benignas, 81-83
características, 81-83
clasificación, 81-83
intestino delgado y grueso
cáncer colorrectal, 905, 906
pólipos adenomatosos, 906
malignas, 83-87
osteocondroma, 1104
terminología, 81
tumor de células gigantes, 1104, 1105
tumor óseo primario, 1104-1106
Neoplasia endocrina múltiple
de tipo 1 (NEM 1), 144, 888
de tipo 2 (NEM 2), 144
Neoplasia intraepitelial
cervical (NIC), 1041
vaginal, 1039
vulvar, 1037
Neoplasias benignas, 81-83. *Véanse también* tipos específicos
Neoplasias malignas, 83-87
Neovascularización de la retina, 459-462
Nernst, ecuación de, 24
Nervio *abducens* (motor ocular externo, VI), 296, 467-469, 492
Nervio coclear (VIII), 479-483
Nervio craneal accesorio (XI), 289, 295
Nervio facial (VII), 147, 295, 305, 442
Nervio glosofaríngeo (IX), 305, 586
Nervio hipogástrico, en el control vesical, 846
Nervio hipogloso (XIII), 295
Nervio oculomotor (III), 297, 305, 385-387, 442, 453
Nervio olfatorio (I), 297
Nervio óptico (II), 297, 442-450
daño al, en el glaucoma, 449, 450
desmielinización en, 368
embriología, 285, 458
Nervio pudendo, en el control vesical, 849-854
Nervio trigémino (V), 296, 312, 331, 447, 473, 1169, 1192
en la migraña, 331
neuralgia del, 1169
Nervio troclear (IV), 297, 467
Nervio vago (X), 295, 305
en la función digestiva, 295, 864, 869
en la regulación circulatoria, 295
Nervio vestibulococlear (VIII), 288, 479- 482, 486, 488
Nervios cavernosos, 1013
Nervios cervicales, 292, 727
Nervios coccígeos, 292
Nervios craneales, 275, 287, 303-305, 317,
dermatomas de, 317
embriología, 29, 285
en la deglución, 288, 864, 880
lesión de los, en la meningitis, 400
Nervios esplácnicos, 306, 307
Nervios pélvicos, 306, 846, 864, 1008
Nervios raquídeos, 275, 285-289, 292-294, 312-317
Nervios sacros, 292, 850, 1038
Nervios torácicos, 292, 727
Nervios y plexos lumbares, 292
Neumocitos, 707
de tipo I, 707
de tipo II, 707
Neumoconiosis, 775, 776
Neumonía(s), 735-739
atípica (bacteriana aguda), 735, 739, 744
bacteriana secundaria, 734, 771
bronconeumonía, 735-738, 744
clasificación, 736, 737
disnea en, 729
en la gripe, 731, 734, 735
en la infección por VIH, 247, 269, 270, 738
en la inmunodeficiencia, 247, 269, 731, 737
enfermedad del legionario, 738, 739
epidemiología, 735
intrahospitalarias, 680, 736
lobular, 735-738
neumocócica, 737, 738
patógenos causales, 736
por broncoaspiración, 703
víricas, 734, 744
Neumonitis, hipersensibilidad, 775, 776
Neumotórax, 679, 759-763
a tensión, 680, 760-763
abierto, 761
catamenial, 761
espontáneo, 760-762
Neuralgia, 327-330, 1038, 1169, 1170
postherpética, 327-330, 1169, 1170
pudenda, 1038
Neuraminidasa, del virus de la influenza, 194, 734
Neurinoma del acústico, 483, 486
Neuritis, 171, 260, 368, 377, 483
Neuroblastomas, 82, 103
Neuroestimulación, para el dolor, 326
Neurofibromatosis, 66, 67, 551, 634
Neuroglía, 33, 82, 275-278, 301, 401
Neurohipófisis, 285, 297, 961, 967
Neurohormona, 108, 424, 945, 956
Neuromediadores, 111, 310, 864, 879
endógenos, 310
Neuromoduladores, 282, 283
Neurona(s)
aferente (sensitiva), 294, 303, 315, 352
colinérgicas, 308, 356
columna dorsal, 285, 291-295
de la retina, 447,
de segundo orden, 311, 316, 319
eferentes (motoras), 33, 275-278, 287
en el centro respiratorio, 727-729
en la percepción del dolor, 318, 321
factores neurotróficos y, 282, 283
grandes (macroneuronas), 286, 291
internunciales, 306, 318
neuroglía, células de, 33, 275-278
nociceptivas específicas, 321
potenciales de acción de, 278-283
sensibilidad de las, a la hipoxia, 382
sensitivas, 286, 311, 327, 335

Neurona(s) (*cont.*)
transmisión autonómica en, 307, 320, 322
transmisión sináptica entre, 280-283
Neuronas aferentes sensitivas, 369
Neuronas aferentes somáticas, 311
especiales, 311
generales, 311
Neuronas aferentes viscerales, 311
especiales, 311
generales, 311
Neuronas de asociación de información, 312, 317
Neuronas de primer orden, 311, 319
Neuronas de tercer orden, 311, 319
Neuronas eferentes
faríngeas, 287
motoras, 33, 387
somáticas generales, 286, 287, 291
viscerales generales, 286, 287, 291
Neuronas posganglionares, 287, 305-308
del sistema nervioso parasimpático, 287, 305-308
del sistema nervioso simpático, 287, 305-308
síntesis de neurotransmisores en, 308
Neuronas preganglionares, 306-310
del sistema nervioso parasimpático, 306-310
del sistema nervioso simpático, 306-310
síntesis de neurotransmisores en, 308
Neuronas sensitivas, aferentes, 286, 311, 312
Neuronitis vestibular aguda, 490
Neuropatía
en el síndrome compartimental, 1094, 1095
en la enfermedad renal crónica, 836, 839, 840
motora, 1000
óptica hereditaria de Leber, 74
úlceras en el pie diabético, 999, 1000
Neuropatía periférica
disfunción vesical en, 851, 852
en la enfermedad renal crónica, 613, 836, 839
lumbalgia en, 359-361
mononeuropatías, 358-361
polineuropatías, 358-361
síndrome de Chédiak-Higashi, 246, 247
Neuropéptido Y, en la respuesta al estrés, 110
Neuropéptidos, fármacos contra el dolor, 282, 283
Neuroplasticidad, sistema nervioso, 424, 430, 432
Neuroprotectores, 383
Neuroquímicos, trastornos psiquiátricos, 437
Neurosis de comate (trastorno por estrés postraumático), 115
Neurotoxinas, 203, 355, 929
acciones, 929
Neurotransmisores, 277-283
acciones, 282, 283
como mensajeros, 282, 283
en el sistema nervioso autónomo, 308, 365, 404, 424
en la regulación circulatoria, 581, 613
en la sinapsis química, 33, 282
liberadores de, 280, 281
recaptación de, 280, 281
receptores para, 280, 281
síntesis de, 280-283
Neutrofilia, en la inflamación, 182
Neutrófilo(s), 173, 218
en el síndrome de la dificultad respiratoria aguda, 783
en la fagocitosis, 174-179, 246
en la inflamación, 174-179
maduros, 541
polimorfonucleares (PMN), 173, 218
segmentados, en la inflamación, 173
Neutropenia
adquirida, 545, 546
autoinmunitaria, 545, 546
primaria, 545
causas, 544-546
cíclica, 544-547
congénita, 544, 545
definición, 544
en la inflamación, 182
en la quimioterapia, 546
febril (NF), 546
mecanismos de defensa contra la infección, 546, 547
neonatal aloinmunitaria, 545
recuento absoluto de neutrófilos, 544, 547
relacionada con la infección, 545-547
relacionada con los fármacos, 545*t*
Nevo(s), 1188, 1189
compuesto, 1188
de la unión, 1188
dérmico, 1188
displásico, 1188
melanocíticos congénitos, 1192
nevocelular, 1188, 1192
New York Heart Association (NYHA), 653
clasificación funcional, 653
Niacina (nicotinamida, ácido nicotínico), 944
Nicotinamida adenina dinucleótido (NAD), 16, 247, 924
Nicturia, 652
en adultos mayores, 422, 670, 856, 857
en la insuficiencia cardíaca, 652-656
Nikolsky, signo de, 1176
Niño(s). *Véase también* Adolescentes; Lactante(s); Neonato(s)
alteraciones del aparato reproductor, 1016-1018
alteraciones respiratorias en
desarrollo pulmonar y, 748-753
en neonatos, 750, 751
infecciones, 751-753
infecciones de las vías respiratorias, 731-744
resfriado, 731, 732
ambliopía, 467-471
asma en, 767
cáncer en, 103-104
cicatrización de las heridas en, 190
control vesical en, 848
dacriocistitis en, 444, 445
deficiencia de hormona de crecimiento en, 968-970
dermatitis atópica en, 1174, 1193
desarrollo pulmonar en, 748
dolor, 332, 333
enfermedad de Kawasaki, 666-669
diagnóstico y tratamiento, 667
manifestaciones clínicas, 666, 667
patogenia, 666
enfermedad de Paget en, 1125-1127
enfermedad renal crónica en, 843, 844
epispadias en, 1010
estatura alta en, 971
estatura baja en, 969
estrabismo en, 469-471
exposición al plomo en, 42, 43
fiebre en, 340, 341
fimosis en, 1010, 1011
glaucoma en, 451
gripe en, 732-734
hipertensión en, 612
hipospadias en, 1010, 1060
ictericia en, 537, 538
infección por rotavirus en, 895, 896
insuficiencia respiratoria en, 751-754
migraña en, 331
obesidad en, 946
osteoporosis en, 1121-1123
otitis media en, 476-478
parafimosis en, 1010
patrones y alteraciones del sueño en, 421, 422
pérdida de la audición en, 485
púrpura trombocitopénica autoinmunitaria en, 510
raquitismo en, 1108, 1124, 1125
reflujo gastroesofágico en, 883
requerimientos de hierro, 532
Nipah, virus, 210
Nistagmo, 486-488
Nistatina, 209
Nitratos
cardiopatía isquémica crónica, 630
para la isquemia miocárdica, 630
Nitritos
cianosis debida a, 520
reacción de la hemoglobina con, 520
Nitrógeno ureico en sangre (BUN), 802, 830
actividad osmótica de la, 131, 135
en la insuficiencia renal, 802
Nitroglicerina, 575, 623, 655
para la angina, 575
para síndromes coronarios agudos, 624
Nitroprusiato, 655, 674
NIV. *Véase* Neoplasia intraepitelial vulvar
N-metil-D-aspartato (NMDA), receptor de, 151, 383, 428, 433
No disyunción, en los cromosomas, 71-73
Nociceptores, 319, 322-328
Nodo sinoauricular, función de, 563, 683
Nódulos
en la cardiopatía reumática, 637, 638
en la gota, 1146, 1147
reumatoides, 1138, 1147
Nódulos subcutáneos, en la cardiopatía reumática, 638
Noradrenalina, 576
acciones, 576
almacenamiento de, 309
en el feocromocitoma, hipertensión debida a, 98
en la insuficiencia cardíaca, 650
en la regulación circulatoria, 581
en la regulación de la temperatura, 941
en la respuesta al estrés, 108, 109
síntesis de, 308, 309
Norovirus, 895, 900
Núcleo, 10
Núcleo caudado, 362, 437
Núcleo del rafe medular, en la percepción del dolor, 320
Núcleo geniculado medial, 481
Núcleo lenticular, 298
Núcleo paraventricular (NPV), hipotálamo, 129
Núcleo supraquiasmático, 359, 361
Núcleos basales, 294-299, 346-354, 361-366
alteraciones de los, 361-366
en el control de los movimientos, 346-348
Nucléolos, 9, 52, 275, 355, 550, 553
Nucleoplasma, 10, 51
Núcleos subtalámicos, 362
Núcleos vestibulares, 488, 491, 492
Nucleótidos, 50-56, 62-65
Nurses' Health Study, 6
Nutrición
adaptación y, 111-114
en los trastornos alimentarios, 950-953
estado de la, evaluación, 939, 942-944, 946, 952, 953
para enfermedad de Crohn, 893, 894
para EPOC, 771
para fibrosis quística, 773
requerimientos, 942-944

O

Obesidad
adaptación y, 113-114
agua corporal total en, 125
apnea del sueño en, 418-419
artrosis en, 1142-1145
cáncer endometrial, en, 1044
causas, 946
dislipidemia, 592-593
hipertensión en, 113, 609
ictus en, 394
parte inferior del cuerpo (periférica, glúteo-femoral, femenina), 947
parte superior del cuerpo (central, abdominal, visceral, masculina), 947
prevalencia, 946
prevención, 948
riesgos de salud de, 947
síndrome del ovario poliquístico en, 946
sobrepeso *vs.*, 946
tipos de, 947
tratamiento, 948
Obnubilación o embotamiento, 379, 384
Obstrucción de las vías urinarias inferiores
cambios compensatorios y descompensatorios, 850
signos de, 851*c*
tratamiento, 851
Obstrucción del tracto de salida, úlcera péptica, 888
Obstrucción intestinal, 901-903
Obstrucción posthepática, 926
Oclusión de los vasos, 504
Octreotida, 928, 971
para venas varicosas esofágicas, 928
Oddi, esfínter de, 909, 910
Odinofagia, 880
Oestern y Tscherne, clasificación de, de las fracturas, 1092*t*
Oftalmopatía
en el hipertiroidismo, 449
en la enfermedad de Graves, 979
Oído
anatomía
externo, 480*f*
interno, 480*f*
medio, 480*f*
interno
aparato vestibular, 479
daño del, 481
medio, 474-475
Oído del nadador, 474
Oído externo, 473
Oído interno, 479-481
aparato vestibular, 479
daño del, 481
Ojo
anatomía, 441*f*, 441-447
estructuras accesorias del, 441-445
exploración, en lactantes y niños, 471
músculos del, 4431-442
perezoso (ambliopía), 471
presión dentro del, 449-452
seco, 444
vías neurales del, 297
Oligodendrocitos, 276-277
Oligodendroglioma, 82
Oligoelementos, 944
Oligohidramnios, 804-807

Oligomenorrea, 979, 1031, 1048, 1056
Oligospermia, 1060
Oliguria
en el choque hipovolémico, 676
en el daño renal agudo, 831-832
Oncogenes, 3, 88-94
Oncología, 81, 94, 116, 745
Onda P, 563, 687-695
Onda Q
en el infarto de miocardio, 622
normal, 687-688
Onda R, electrocardiografía, 687
Onda S, 687
Onda T, 687
Ondas de segmentación, en intestino delgado, 868
Ondas ultrasónicas, 482, 849
Onicomicosis, 1165-1166
Opacidades
retinianas, 455-459
Opiáceos
endógenos, 322, 323-327
para el dolor, 322-327
para el prurito, 937
receptores para, 322, 327
Opsoninas y opsonización, 220
Opsonización, 220
Ora serrata, 442-447, 455-457
Órbita, 441-444
Organelos, 10-13
Organización Mundial de la Salud
clasificación de la obesidad, 946
clasificación de los linfomas, 549
clasificación del linfoma de Hodgkin, 549
definición de salud, 1
escala analgésica de, 325
Organofosfatos, acciones, 356
Organogénesis, período de, 75-77
Órganos linfáticos, 541
Órganos masculinos, 1001-1004
Órganos terminales, en la sensación táctil, 489
Orificio cervical, del cuello uterino, 1028-1029
Orificio del cardias, estómago, 860
Orificios (*ostia*), 732
Orina
brecha aniónica (*anion gap*) de la (brecha delta), 159-165
características normales de la, 790
concentración, regulación, 793
densidad de la, 801
diluida, en la diabetes insípida, 130
dispositivos de recolección de la, 857
eliminación
alteraciones de la, 849-856
control de, 845
estasis, 850
fallo en el almacenamiento, 851
fetal, 894
formación de, 790-794
incontinencia (*véase* Incontinencia urinaria)
muestras de, 800-802
obstrucción de, 845, 850
osmolalidad de la, 800-801
pH de la, 800-801
retención de la, 850*c*
sobresaturada, formación de cálculos en, 810-812
Orquiectomía, para el cáncer testicular, 1020
Orthomyxoviridae, 194, 733
Ortolani, maniobra de, 1116
Orzuelo, 444
Osgood-Schlatter, enfermedad de, 1118
Osificación, en el raquitismo, 1125
Osler, William, 105
Osmol efectivo, 121
Osmolalidad, 119-120
de la orina, 119-120, 130, 136
Osmolaridad, 833, 119, 122
de la orina, 833
Osmorreceptores, 128, 130, 794, 796
Ósmosis, 27, 118-119
Osteítis deformante (enfermedad de Paget), 1125
Osteítis fibrosa, 837-838
Osteoblastos, 1076-1081
en la enfermedad renal crónica, 837-838
Osteocitos, 1076-1081, 1109
Osteoclasto(s), 1100, 1109, 1115, 1133, 1143
Osteoclastomas, 1104
Osteocondromas, 1104
Osteocondrosis juvenil, 1117
Osteodistrofia
adinámica, 837-838
en la enfermedad renal crónica, 837-838
renal, 145, 842-843
Osteofitos, 1142-1145
Osteogénesis imperfecta, 611
Osteoide, 1076-1078
Osteoma, 81-82, 1104
Osteomalacia, 1124-1125
Osteomielitis, 1099-1101, 1100*f*
causas, 1099
con insuficiencia vascular, 1101
crónica, 1101
diseminación contigua, 1100
hematógena, 1099
penetración directa, 1100
Osteonas, 1077, 1081, 1114
Osteonecrosis, 1102-1103
cabeza del fémur, 1102*f*
causas, 1102
diagnóstico, 1103
etiología, 1102
manifestaciones clínicas, 1103
patogenia, 1102
tratamiento, 1103
Osteoporosis, 1121
diagnóstico, 1123
en el síndrome de Cushing, 985-986, 1122
en la anorexia nerviosa, 952, 1122
factores de riesgo para, 1123*c*
manifestaciones, 1122
patogenia de la, 1121
prevención, 1123
tratamiento, 1123
Osteosarcoma, 1105-1106
diagnóstico, 1105
etiología, 1105
manifestaciones clínicas, 1105
patogenia, 1105
tratamiento, 1106
Ostium primum auricular, defecto del tabique, 661*f*
Otalgia, 476-4778
Otitis externa, 474, 483*c*, 485
Otitis media, 475, 476-478
aguda, 475
complicaciones, 478
diagnóstico, 477
etiología de, 477
factores de riesgo de, 476
manifestaciones clínicas, 477
tratamiento, 478
Otoesclerosis, 478-479
Otolito(s), 486-490
Otoscopia, 477-478
neumática, en la otitis media, 478
Ototoxicidad, de los fármacos, 483-484
Ovario
anatomía, 1029
endometriosis de, 1043
enfermedad poliquística de, 1048-1049
folículos, 1029
función de, 1029
hormonas del, en el ciclo menstrual, 1029
insuficiencia, menopausia en, 1033
quistes de, 1047
tumores de, 1047
Ovillos neurofibrilares, 435, 437
en la enfermedad de Alzheimer, 435
Ovogénesis, 58, 60, 71
Ovulación
disfunción, 1060-1061
fisiología de, 1032-1033
Óvulo, diferenciación celular y, 1050
Oxalato
en los cálculos renales, 810-812
Oxidación de las grasas, 912
Óxido nítrico
en la hipertensión pulmonar, 780
en la regulación del flujo renal, 794
Óxido nítrico sintasa, 575
Oxígeno
aporte al miocardio, 619
aporte de, para la cicatrización de las heridas, 189
disociación en los tejidos, 723-725
disuelto, 723-724, 726
en la hipoxemia, 755-757
en la insuficiencia respiratoria, 783-785
en la regulación de la circulación cerebral, 382, 393
necesidad de, eritropoyesis y, 518
radicales libres del
en el daño por radiación, 41-42
en la inflamación, 49, 180
toxicidad del, 168
Oxigenoterapia
insuficiencia cardíaca en adultos, 655
para la dificultad respiratoria, 782
para la EPOC, 771
Oxihemoglobina, 722, 725
Oximetría de pulso, en la hipoxemia, 757*f*
Oxitocina, en la lactancia, 1036

P
P13K (fosfoinositida [fosfoinositol] 3-cinasa), vía de la, 995
Pabellón auditivo (oreja), 473
Pacini, corpúsculos de, 315-316
Paget, enfermedad de, 1059
Paladar hendido, 70
Palidotomía, para la enfermedad de Parkinson, 366
Paludismo (malaria), 94, 112, 192, 199, 515, 531
Páncreas, 859
anatomía, 859
cáncer de, 937
endocrino, 909, 936
exocrino, deficiencia de, 915, 921, 929
inflamación del, 146
pancreatitis aguda, 935
pancreatitis crónica, 936
secreciones, 870
seudoquistes, 936-937
Páncreas exocrino, 935
cáncer de, 937
pancreatitis aguda, 935
pancreatitis crónica, 936
Pancreatitis
aguda, 935
complicaciones, 936
diagnóstico y tratamiento, 936
manifestaciones clínicas, 936
patogenia de la, 936
crónica, 936
en la fibrosis quísticas, 772
hipercalcemia en, 931, 936
Pandemias, 199, 204, 735
Panhipopituitarismo, 969-970
Paño, en la artritis reumatoide, 1134
Papanicoláu, prueba de, 99
extendido, para el cáncer de cuello uterino, 99, 1040-1042
Papel del proceso autoinmunitario, 255-259
Paperas y síndrome de Klinefelter, 73
Papilas 287-288, 295, 445, 666, 787-789, 814, 825-826, 1152, 1155, 1177
dérmicas, 1152, 1155, 1177
renales, 788, 825
Papiledema, 458-459
en el tumor cerebral, 401-403
Papilomas, 94, 1057, 1168, 1195-1196
Papilomavirus humano (VPH), 94, 102, 195, 270-271, 1011-1019, 1037-1046, 1063-1067, 1168
cáncer de cuello uterino y, 1040-1041
Cervarix®, 1041, 1064
efectos oncogénicos, 94
en las verrugas, 1063-1067
período de incubación, 1064-1065
prueba de ADN, 1064
pruebas para, 1041
tipos, 1041, 1063
vacuna contra, 1041, 1064
verrugas genitales, 1063-1064
Pápulas, 1060*t*
Paracentesis, para ascitis, 927
Paracetamol
daño celular debido a, 42
metabolización, 42
para el dolor, 326
toxicidad, 917, 924
Paracorteza, de los ganglios linfáticos, 234
Parafimosis, 1010-1011
Parainfluenza, virus
en resfriado, 731
Parálisis
en el síndrome de Guillain-Barré, 359
hipercalemia familiar periódica, 142
hipercalemia periódica, 142
Parálisis periódica
familiar hipocalémica, 142
hipercalémica, 142
Paraparesia, 350
Paraplejía, 350, 371, 374, 376
Paraproteínas, en el mieloma múltiple, 162*c*, 556-558
Parásitos, 198-199
Parasomnias, 412*c*, 416, 420-421
Paresia, 350, 397, 997
Parestesia, 142, 329, 358-359
en la hipercalemia, 142
Parkina, proteína, 364
Parkinson, enfermedad de (EP), 363-366
Parkinsonismo, 363-366
Paro sinusal, 691
Párpados, 441-444
Parvovirus, 77, 200, 528, 633
Pasteurella multocida, 190
Patogenia, 2
Patógeno(s)
bacterianos, 195-198
factores de virulencia en, 203
micóticos, 198
parasitarios, 198-199
reconocimiento de, 205-207
tipos de, 192*t*
víricos, 194*f*
Patología, 1-8
Patrones moleculares asociados con patógenos, 217-218
Pausa compensatoria, en las extrasístoles ventriculares, 694
PCR. *Véase* Reacción en cadena de la polimerasa (PCR)
PCR-espectrometría de masas mediante ionización por electroespray (PCR/ESI-MS), 206
Pediculosis, 1179-1181
Pedúnculos cerebrales, 386
Pelo, 1152-1157
vello púbico, 74, 984, 1031

Pelvis renal, 788-790
Pendrina, 974
Pene
 alteraciones congénitas de, 1010, 1015
 anatomía, 1003
 cáncer de, 1015
 disfunción eréctil de, 1013-1014
 función de, control neurológico de, 1007-1008
 inflamación del, 1011
Penetración de los patógenos, 200
Penetrancia de los genes
 reducida, 66, 451, 780
Penicilina, 198, 207, 223, 248, 511, 532, 545, 638, 677, 738, 798
Penumbra, en el ictus isquémico, 391-390
Pepsina, 870-871
Pepsinógeno, 870-875
Péptido intestinal vasoactivo (VIP), en la respuesta al estrés, 110
Péptido natriurético auricular (ANP), 127, 650, 798, 955
 en la regulación del equilibrio hídrico, 127
 en la regulación del sodio, 127
 insuficiencia cardíaca y, 650
Péptido natriurético cerebral (BNP), 525*t*, 650
Péptido similar al glucagón, 869, 871, 945
 en la regulación de la ingesta alimentaria, 945
Peptidoglucanos, pared celular bacteriana, 197
Péptidos, como neurotransmisores, 857
Péptidos natriuréticos (NP), 650, 798
Percepción, procesamiento de la información, 314-316
Percepción de quorum o autoinducción (*Quorum sensing*), 196
Pérdida auditiva, 482-485
 aparatos de asistencia, 484
 causas, 483*c*
 clasificación, 482
 de conducción, 482
 diagnóstico, 484
 en el barotrauma, 483
 en el tapón de cerumen, 473-474
 en la enfermedad de Ménière, 483, 490
 en lactantes y niños, 485
 estudios de detección, 485
 factores genéticos en, 485
 fisiología de
  en el oído interno, 479-481
  en el oído medio, 474-477
 mixta de conducción y neurosensorial, 482
 neurosensorial, 482
 otitis media, 476
 otoesclerosis, 478-479
 poslingual, 483
 prelingual, 483
 relacionada con la edad (presbiacusia), 485
tratamiento, 484
Pérdida de agua insensible, 125
Pérdida de sangre, en el choque hipovolémico, 675-677
Pérdida neurosensorial de la audición, 482
Perfusión
 coronaria, 618, 674, 689
 miocárdica, evaluación, 619-621
 parietal, 397-398
 pulmón, 750
 ventilación emparejada con la, 720
 ventilación no emparejada con la, 720
Pericardio
 alteraciones del, 615-617
 anatomía, 559
 clasificación, 559
Pericardiocentesis
 abierta, derrames pericárdicos, 617
 cerrada, derrames pericárdicos, 617
 derrames pericárdicos, 617
Pericarditis, 615
 aguda, 615
 constrictiva, 617
 derrame pericárdico, 616
 en el lupus eritematoso sistémico, 1137
 en la enfermedad renal crónica, 839
 fibrinosa, 616
 idiopática aguda, 616
 LES, 1137
 recurrente, 616
 taponamiento cardíaco, 616-618
Pericarditis aguda, 615
 diagnóstico, 616
 manifestaciones clínicas, 613
 tratamiento, 616
Pericarditis constrictiva, 617
 diagnóstico, 617
 etiología y manifestaciones clínicas, 617
Pericondrio, 1079, 1082
Perilinfa, 479, 481, 486-487, 490
Perimenopausia, 1033, 1044, 1054
Perimetría, para estudio del campo visual, 466-467
Perimetrio, 1028, 1030, 1045
Perineuro, 278
Período alveolar del desarrollo pulmonar, 748
Período canalicular, del desarrollo pulmonar, 748
Período de contracción isovolumétrica, en el ciclo cardíaco, 563
Período de convalecencia, en las infecciones, 201-202
Período de eyección, en el ciclo cardíaco, 563
Período de incubación, 201
Período de llenado rápido, en el ciclo cardíaco, 565
Período de relajación isovolumétrica, en el ciclo cardíaco, 564*f*
Período de ventana
 en la hepatitis B, 920
 en la infección por VIH, 265
Período embrionario, 748
Período refractario, en el potencial de acción
 de las neuronas, 279*f*
 del músculo cardíaco, 687-689
Período refractario absoluto, en el potencial de acción
 de las neuronas, 279*f*
 del músculo cardíaco, 687-689
Período refractario relativo, en el potencial de acción
 de las neuronas, 279, 282
 del músculo cardíaco, 687-689
Período seudoglandular, del desarrollo pulmonar, 748
Peristaltismo
 en el esófago, 865
 en el estómago, 865
 en el intestino delgado, 868
 primario, 865
 secundario, 865
Peritoneo
 anatomía, 861-863
 parietal, 861-863
 visceral, 861-863
Peritonitis, 903
 bacteriana espontánea, 927-928
Peróxido de benzoílo, 1171-1172
Peróxido de hidrógeno, 44, 173, 180, 926, 1069, 1070
Peroxisomas, 10-12
Personas mayores. *Véase también* Envejecimiento; Adultos mayores
 aparato reproductor en, 1009
 arco senil en, 448
 cambios en el sueño en, 421-422
 cambios eritrocíticos en, 538-539
 cáncer de próstata en, 1024-1026
 cataratas en, 454
 cicatrización de las heridas en, 190
 dolor, 332-334
 enfermedad renal crónica, 843-844
 fiebre en, 341
 golpe de calor e insolación en, 342
 herpes zóster en, 329, 1169
 hipertensión en, 612
 hipotensión ortostática en, 613
 incontinencia urinaria en, 856
 insuficiencia cardíaca en, 668-671
 Kegel, para la incontinencia de esfuerzo, 855
 osteoporosis en, 1121-1123
 pérdida de la audición en, 485
 tasa de filtración glomerular en, 829, 835
Peso
 aumento de, en el exceso de volumen de líquidos, 132-133
 en los trastornos alimentarios, 950-953
 para la hipertensión, control, 949
 pérdida de
  dietas para, 949
  en el cáncer de pulmón, 747
  en el déficit de volumen hídrico, 870
  en la obesidad, 949
  mediciones, 946
  visceral, 609, 947
Peste, 199, 210
PET. *Véase* Tomografía por emisión de positrones (PET)
Peyer, placas de, 876-877
Peyronie, enfermedad de, 1011
Pezones, 1056
PGA. *Véase* Productos finales de glicación avanzada
pH
 orina
  alteraciones, 813-817
  regulación, 800-801
 regulación, 800-801
 sangre
  en las alteraciones acidobásicas, 161-169
  regulación, 160, 837
Phalen, maniobra de, 359
Phox, disfunción fagocítica en, 247
Piamadre
 de la médula espinal, 292-303
 del cerebro, 292-303, 390, 400, 465
Picaduras de insectos, choque anafiláctico debido a, 677
Pickwick, síndrome de, 948
Pie
 deformidades, 1109,-112
 tiña del pie, 1165
Pie de atleta, 1165
Pie equino, 1117
Pie equinovaro, 1117
Pie plano, 1112
 rígido, 1112
Pie zambo, 1117
Piel
 alteraciones de la (*véase* Alteraciones cutáneas)
 apéndices cutáneos
  cabello, 1156
  glándulas sebáceas, 1156
  glándulas sudoríparas, 1156
  uñas, 1157
 cáncer
  carcinoma basocelular, 1190
  carcinoma epidermoide, 1191
  incidencia, 1189
  melanoma maligno, 1189
 características, 1151-1158
 daño por rayos UV, 1181
 dermatomas de, 312-313
 erupciones, 1159-1162
 estructuras
  dermis, 1151, 1154-1156
  epidermis, 1151-1152
  membrana basal, 1151, 1154*f*
  tejido subcutáneo, 1151, 1156
 funciones, 1157-1158
 funciones de barrera de, 1181
 inervación de la, 315-316
 injertos, quemaduras, 1182-1184
 lesiones, 1159, 1160-1161*t*
 músculos pilomotores, pérdida de calor y, 1156
 papiloma cutáneo, 1195
 penetración, ingreso de patógenos en, 200
 pérdida de agua, 125
 pérdida de líquidos isotónicos a través de la, 133-137
 receptores táctiles en, 316
 sarcoidosis, 777
 seca, 1162
 sensación de dolor, 322-324
 temperatura de, 316
 variaciones, en personas de piel oscura, 1162
Pielografía intravenosa, 803, 812
Pielonefritis, 825-826
Pigmento(s)
 acumulación intracelular de, 38, 39
 alteraciones cutáneas que involucran, 116, 1163, 1188
 cálculos, 933
 en las manchas de nacimiento, 1192
 en los nevos, 1188
 en niños, 1192
Pigmentos retinianos, 464
Píloro, 865-868
Pinocitosis, 21-22
Piojos. *Véase* Pediculosis
 de la cabeza, 1180
 del cuerpo, 1180
Pirámides
 en el cerebro, 296
 en los riñones, 787-788
Pirazinamida, para la tuberculosis, 742
Piridostigmina, para la miastenia grave, 357
Piridoxina (vitamina B_6), 944, 1056, 1086
Pirógenos, 338, 341-343
 endógenos, 338
 exógenos, 338
Pirosis, en el reflujo gastroesofágico, 881-885
Piruvato, formación de, 16-17
Pitiriasis rosada, 1178
Placa ateromatosa fibrosa, 594
Placa estable *vs.* inestable, 621
Placa neural, 284
Placas
 ateromatosas, 594, 506
 en la esclerosis múltiple, 367
Plantas alcaloides, para el cáncer, 101-102
Plaqueta(s), 493-499, 497*f*, 501, 510
 activación, en la inflamación, 172, 496, 501
 adhesión de, 172, 502-506, 573
 agregación de, 502-506, 622
 aumento de la función de, en la hipercoagulabilidad, 504-509
 coagulación intravascular diseminada, 510-513
 defectos y disfunción de, 502
 en las coronariopatías, 504
 estructura, 502*f*
 formación de, 501-502
 formación de tapones por, en la hemostasia, 501-502

hipofosfatemia efectos en, 149
infarto de miocardio con elevación del segmento ST (IMEST), 625
maduración, 501-502
precursores, 496-497
recuento normal de, 499
Plasma
distribución, 118
transporte de dióxido de carbono como, 20
Plasmaféresis
para la miastenia grave, 357
para la púrpura trombocitopénica trombótica, 522
Plásmidos, 63
Plasmina, en la fibrinólisis, 504, 514
Plasminógeno, en la fibrinólisis, 504, 678
Pleomorfismo, 87, 1041
Pletismografía de impedancia, en la trombosis venosa profunda, 779
Pletismografía intravenosa, 779
Plétora, en el corazón pulmonar (cardiopatía pulmonar), 781
Pleura, 708-710
alteraciones de la, 708-710, 762
anatomía, 708
dolor, 324, 762
Pleura visceral, 708-710
Pleuritis (pleuresía) y dolor pleurítico, 762
Plexo(s)
cervicales, 292, 306
coroideos, 301
Plexo braquial, 292
Plexo mientérico (de Auerbach), 863, 866-867
Plexo pampiniforme, 1002, 1017
Plexo sacro, 929, 307, 1007
Plexo submucoso (de Meissner), 863, 866
Pliegues vestibulares, 703-704
PLMS. *Véase* Prueba de latencias múltiples del sueño
Plomo, daño celular debido a, 39, 42-43
PMN. *Véase* Neutrófilos polimorfonucleares
Pneumocystis jiroveci, neumonía por, en el VIH
infección, 243
Poiquilocitosis, 532
Poiquilotermia, en la lesión de la médula espinal, 376
Poiseuille, ley de, 569
Poliarteritis nodosa, 634*c*
Policitemia, 535-536
absoluta, 535-536
primaria (policitemia vera), 535
relativa, 535
secundaria, 536
Polidactilia, 66
Polidipsia, 128-129
Polifagia, 992-996
Polígono de Willis
anatomía, 392-395,
aneurisma en, 601-604
Poliinsaturado, 178, 943
Polimenorrea, 1053
Polimialgia reumática, 598, 1132, 1149, 1150
Polimiositis, 260, 1138-1139
Polimixinas, 208
Polimorfismos de nucleótido único (PNU), 62
Polimorfismos, 52, 62
Polineuropatías, 358-359, 361
Poliovirus, en la encefalitis, 401
Polipéptido inhibitorio gástrico (polipéptido insulinotrópico dependiente de glucosa), 871
Polipéptido insulinotrópico dependiente de glucosa, 871
Pólipo(s)
adenomatosos, 906, 908
cervicales, 1040
colónicos, 906
Poliposis adenomatosa familiar, 907
Poliproteínas, en la replicación del VIH, 268
Polisacáridos
de *Streptococcus pneumoniae*, 737
en gel de tejido, 204
Polisomía, 72-75
Polisomía X (síndrome de Klinefelter), 73-74
Polisomnografía, 413
Poliuria
en la enfermedad renal crónica, 147, 824, 836
Polvo, neumoconiosis debida a, 775-776
Polvo de carbón
acumulación intracelular de, 39
neumoconiosis en, 39
Poros capilares, 122-126, 578-579
Portadores, 61
Posaconazol, 209
blastomicosis, 209
Poscarga
demanda de oxígeno del miocardio y, 619
en la insuficiencia cardíaca, 644-645
Posición de decorticación, 380-381*f*
Posición de descerebración, 380-381*f*
Posición del sastre, torsión femoral en, 1111
Posición genupectoral (rodilla-tórax), para los episodios cianóticos, 664
Posiciones, distribución presión-volumen en las, 568-569
Postura, en la distrofia muscular, 346, 355
en el paciente inconsciente, 380
Potasio
acumulación de, en la enfermedad renal crónica, 141
cambios extra-intracelulares del, 138
concentración, 137
en la ingesta dietética de, 944
en los potenciales de acción cardíacos, 138-139
equilibrio
alteraciones del, 138-142
regulación, 137
equilibrio acidobásico y, 154, 159
fuentes de, 945*t*
funciones, 945*t*
ganancias y pérdidas del, 137
restricción del, en la enfermedad renal crónica, 836-837
suplementación con, 985
transporte de, en los túbulos renales, 159
Potencial de equilibrio, 24-25
Potencial de membrana en reposo, 24-26
de las neuronas, 279, 283
del músculo cardíaco, 685
potasio y, 138
Potencial eléctrico, 24, 620
Potencial generador, 278
Potencial umbral, en el potencial de acción, 139, 279, 282
Potenciales de membrana, 23-27
potasio y, 138
reposo, 23
Potenciales de acción
de las neuronas, 279, 283
nociceptivos, 319
respuesta lenta, 686-687
respuesta rápida, 686-687
sistema de conducción, 683-684
Potenciales graduados, 26
Potenciales postsinápticos, 282, 408
inhibitorios, 282
Pott, enfermedad de, 1101
Potter, síndrome de, 804
Práctica y recomendaciones basadas en la evidencia, 7
Prader-Willi, síndrome de, 969
Pramipexol, para la enfermedad de Parkinson, 366
Preadipocitos, 940
Prealbúmina de unión a tiroxina (TBPA), 974
Precarga, 565-567
demanda de oxígeno del miocardio y, 619-620
en la insuficiencia cardíaca, 644-645
Prediabetes, 991*c*, 992-993
Prednisona
para el mieloma múltiple, 556
para la polimialgia reumática, 1150
Preeclampsia-eclampsia, 612-614
Prepucio, alteraciones del, 101-1011
Presbiacusia, 485
Presbicia, 453-455
Presentación de la enfermedad (sintomatología), 201
Presíncope, 489
Presión
aórtica, 563, 619
en el aparato respiratorio, 710-711
en el oído interno, 475-479
en la vejiga, 849
intraocular, 449
Presión alveolar, 760
Presión aórtica, 563, 619
Presión arterial
cambios del ritmo circadiano en la, 412
cambios relacionados con la edad y, 612
circulación y, 574
determinantes de la, 585-590
diastólica, 584
normal, 584
presión diferencial, 384, 590
regulación, 585
sistólica, 584
vs. presión de perfusión cerebral, 384
Presión atmosférica, 476, 759
Presión auricular, en el ciclo cardíaco, 563-565
Presión barométrica, 733
Presión coloidosmótica, 578, 580
en los capilares, 578
Presión crítica de cierre, de los vasos sanguíneos, 572, 664
Presión de filtración capilar, en los glomérulos, 122-126, 791
Presión de perfusión cerebral, 384
Presión diferencial, 384, 590
Presión en cuña capilar pulmonar, 625
Presión en el hemicardio derecho, en el choque obstructivo, 679
Presión hidrostática capilar, 122, 578-580, 788-790
Presión intracraneal, aumento de la, 383-385
Presión intraocular, 449
Presión intrapleural, 711, 718
Presión intrapulmonar, 718
Presión intratorácica, 761
Presión osmótica, 21-22, 119-126
capilar, 122-126
Presión positiva continua en la vía aérea (CPAP), 751
para la apnea del sueño, 419
Presión venosa central, 525, 574, 617, 653
Presiones parciales, de los gases, 302, 710, 722
Presiones respiratorias, 710-711*f*
Prevalencia, 4-6
Prevención, niveles de, 7
primaria, 7
secundaria, 7
terciaria, 7
Priapismo, 1014-1015
Primeros mensajeros, en la comunicación celular, 15-19
Prinzmetal, angina (variante) de, 629
Procainamida, para las arritmias, 1136
Procallo, 1096
Procarcinógenos, 92-93
Procariotas, 195-199
Proceso de cicatrización, regulación, 186-189
Proceso vaginal permeable, 1017
Procesos ciliares, 442*f*
Pródromo, 404
Producción de bilis, 873, 912
Producción de hormonas, 943, 967, 973, 1001, 1032
Producción de humor acuoso, 451
Productos de los genes CYP, 916
Profesionales sanitarios, transmisión del VIH a, 1069
Progesterona
acciones, 1031-1032
en el ciclo menstrual, 1030-1036
en el embarazo, 1036
receptores para, 959
terapia posmenopáusica con, 1034-1035
Programa de ejercicios, 1131
Progresión en el desarrollo del cáncer, 95-97
Proinsulina, 968, 988
Prolactina, 111, 840, 956-967, 1035-1036
Proliferación celular, 37, 81-89
Promedio parental de la estatura, 968-971
ProMED-mail, 211
Promielocitos, 541
Pronóstico, 6-7
Propiocepción, 294-296, 314-317, 349
Propionibacterium acnes, 1171
Propranolol
para el hipertiroidismo, 980
para las arritmias, 664
Prosencéfalo
anatomía, 284-288
nervios segmentarios del, 285, 294-295
Prostaglandina(s)
análogos de las
para el glaucoma, 451
en la barrera de la mucosa gástrica, 871-872, 885-888
en la fiebre, 178-183, 338-340
en la inflamación, 173, 176-179
en la regulación del flujo sanguíneo, 577
en la transmisión del dolor, 319-321
inhibidores de, 501-502
permeabilidad del conducto arterioso y, 661-665
Prostaglandina E_1, 662-665, 1012, 1056
Próstata
agrandamiento, 1022
incontinencia en el, 1022
anatomía, 1003
biopsia de, 1025
cáncer de, 1024
función de, 1003
hiperplasia, 1003
inflamación de la, 1021-1022
Prostatectomía
para el cáncer, 1026
para la hiperplasia prostática benigna, 1026
Prostatitis
bacteriana, aguda, 1021
no bacteriana, 1022
no inflamatoria, 1022

Proteasa(s)
  en el enfisema, 768, 769
Proteasomas, 10-12
Proteína(s)
  adhesivas fibrosas, 172, 186
  canales proteicos, 14
  de fase aguda, 183
  en el sistema amortiguador, 157
  en la dieta
    absorción de, 875
    calorías en, 875
    deficiencia, 875
    digestión de, 875
    en la enfermedad renal crónica, 839
    metabolismo de las, 943
  genes para, 52-54
  hormonas, 956-960
  integrales, 14f, 21, 27
  metabolismo, 943
  pérdida de, en la desnutrición, 943-953
  periféricas, 14
  requerimientos, 942
  síntesis de, 52-54
  transmembrana, 14
Proteína 1 de la enfermedad inflamatoria intestinal (IBD1), 969
Proteína activada por mitógenos (MAP), vía de la, 90, 995
Proteína ATP8B1, 913
Proteína C reactiva (CRP),
  en la arterioesclerosis, 594
  en la inflamación, 182, 221
  inflamación, 182, 221
Proteína M, en el mieloma múltiple, 556
Proteína S, 504, 508, 678, 929
Proteínas de canal (canales iónicos), 20
Proteínas de fase aguda, 183
Proteínas de unión al factor de crecimiento similar a la insulina (IGFBP), 941, 968-969
Proteínas integrales, 14, 21
Proteínas periféricas, 14, 21
Proteínas plasmáticas
  edema y, 122-124, 578-580, 783, 819, 911
  en la inflamación, 179, 187
  en la orina, 792, 799-800
  presión osmótica y, 122-124, 494, 578, 911
Proteínas PrPSC, en las enfermedades neurodegenerativas, 192-194
Proteínas RAG, inmunodeficiencia combinada grave en, 737
Proteínas transmembrana, 14-18
Proteinuria, 800-806, 816-826
Proteoglucanos
  en la reparación tisular, 172, 185-186
  en las articulaciones, 121
Proteólisis, 12, 108, 435, 512, 769, 871, 917, 975
Proteomas, 50
Proteómica, 50, 364
Protooncogén MET, 90
Protooncogenes, 88-89, 95
Protoplasma, 9-10
Protozoarios, 191-199
Protrombina
  en la coagulación, 502-504
  en la formación del tapón plaquetario, 497, 504
Protuberancia
  anatomía, 295-296
  centro de la micción en, 846
  en el ciclo sueño-vigilia, 297
  lesión de la, 378
  nervios segmentarios de la, 290-295
Proyección inhibitoria neoestriada, 363
Prueba de antiglobulina, 524-525, 532
Prueba de esfuerzo
  con dipiridamol, 620
  ejercicio, 620, 629-630, 855
  en la incontinencia urinaria, 855
  en la isquemia miocárdica, 620, 629-630, 696
  sobre caminadora, 620
Prueba de estimulación, para la alergia a los alimentos, 965
Prueba de estimulación calórica, 941
Prueba de glucemia al azar, 991-992, 996
Prueba de la anticolinesterasa, en la miastenia grave, 357
Prueba de la antiglobulina directa, 524-525, 532
Prueba de la hemoglobina glucosilada (hemoglobina A_1C), 991-992, 996
Prueba de la protoporfirina eritrocitaria, por plomo, 43
Prueba de latencia múltiple del sueño (PLMS), 413
Prueba de los anticuerpos fluorescentes directa, en las infecciones por clamidia, 1071
Prueba de secuenciación del ADN, 206
Prueba de tolerancia oral a la glucosa (PTOG), 991-996
Prueba del "golpe" de Ortolani, 1116
Prueba del antígeno prostático específico, 97-98
Prueba del antígeno urinario, para *Legionella*, 739
Prueba del edrofonio, en la miastenia grave, 357
Prueba del sudor, en la fibrosis quística, 773
Prueba poscoital, del moco cervical, 1061, 1071
Prueba QuantiFERON-TB Gold (QFT-TB Gold), 741
Pruebas de esfuerzo
  en la isquemia miocárdica, 620, 629-630, 696
  en la perfusión miocárdica, 619-620
Pruebas de esfuerzo farmacológico, 620
Pruebas de estimulación hormonal, 964-965, 970, 982, 1031
Pruebas de función hepática, 679, 916
Pruebas de hidróxido de potasio
  para candidosis, 1039, 1068
  para las infecciones micóticas, 1068
Pruebas de laboratorio, 4-7
Pruebas de orina, 803, 965, 992
  diabetes mellitus, 992
  para concentraciones hormonales, 965
Pruebas de sangre
  diabetes mellitus, 9911-992
  para concentraciones hormonales, 964-968
  para la función renal, 800-801
Pruebas de supresión hormonal, 965
Pruebas electrofisiológicas, en las arritmias, 697-699
Pruebas no invasivas, para la angina estable crónica, 629
Pruebas rotacionales, para la función vestibular, 492
Prurito
  en el liquen plano, 1037, 1040, 1178-1179
  en la dermatitis, 1159, 1174-1175
  en la enfermedad renal crónica, 840, 923, 1037, 1159
  en la escabiosis-sarna, 1179
  en la pediculosis, 1179-1180
  en la piel, 1159
  en la pitiriasis rosada, 1161, 1178
  en la psoriasis, 1177-1178
  en la urticaria, 1175
  en la varicela, 1194
  en las infecciones micóticas, 1164
  histamina, 1161, 1175
  senil, 1195
  tratamiento, 1161
Prurito senil, 1195
Pseudomonas
  en la neumonía, 735
  en la prostatitis, 1019
Pseudomonas aeruginosa
  rinosinusitis, 733
Psicoterapia, trastornos del estado de ánimo, 426-433
Psoriasis
  agentes tópicos, 1165-1178
  antralina, 1177
  calcipotrieno, 1177
  ciclosporina, 1174-1178
  corticoesteroides tópicos, 1161, 1174-1178
  eritrodérmica, 1177
  metotrexato, 1177-1178
  pustulosa, 1177-1178
  tazaroteno, 1177
  tratamiento, 1177
  tratamientos sistémicos, 1177
Pthirus pubis (ladilla), 1180-1181
Ptialina, 870
Pubertad
  en la enfermedad renal crónica, 843
  masculina, maduración testicular en, 1004-1007
  precoz, 973
Puentes cruzados, en la contracción muscular, 645
Puerta de entrada, de los patógenos, 217
Pulgas, 197, 199
Pulmón
  circulación del, 708
  del granjero, 776
  desarrollo, 748
  distensibilidad, 712
  edema de (*véase* Edema pulmonar)
  inervación del, 708
  intercambio gaseoso, 710-711
  perfusión, 720
  ventilación, 711, 718
  y vías respiratorias
    alvéolos, 706
    lobulillos, 706
Punnett, cuadro de, 61
Puntos de control, en el ciclo celular, 106
Purkinje, sistema de, 683-684
Púrpura
  no trombocitopénica, 513
  trombocitopénica autoinmunitaria (PTI), 241
PNU. *Véase* Polimorfismos de nucleótido único (PNU)
Putamen, 298, 362-363, 437

Q

Queloides, 188f, 1172
Quemadura(s). *Véase también* Daño térmico
  causas, 40-49
  clasificación, 1182-1184
  complicaciones, 1184
  eléctricas, 1182
  eritema o quemadura solar, 1181-1182
  extensión de las quemaduras, 1183
  primer grado, 1182-1183*t*, 1188
  radiación, 41-42, 1182, 1188
  segundo grado, 1160, 1182-1183*t*
  temperatura, daño celular debido a, 42, 338
  tercer grado, 1183*t*
  tratamiento, 1185
Queratina, 30, 217, 1152-1154
Queratinización, 1153
Queratinocitos, 28, 1152-1158
  conexinas, 1153
  desmosomas, 1153-1154
  estrato córneo, 1152-1158
  estrato espinoso 1152
  estrato germinativo/capa basal, 1152-1158
  estrato granuloso, 1152
  estrato lúcido 1152
  queratinización, 1153
  tonofilamentos, 1153.1154
  uniones adherentes, 1153
  uniones comunicantes, 1153
Queratitis por Acanthamoeba, 448
Queratitis, 447-449
Queratoconjuntivitis
  crónica, 446
  de inclusión 446
Queratopatía en banda, 448
Queratosis
  actínica, 1160, 1195
  seborreica, 1195
Querión, 1165
Quiasma óptico, 465-467
Quilomicrones, 591, 875
Quilotórax, 759, 763
Quimiocinas (CXC), 179, 183, 212-213*t*, 216-217
  de localización, 180
  en la inflamación, 216
Quimiocirugía, para el cáncer, 1191
Quimiorreceptores
  arteriales, en la regulación de la presión arterial, 585
  centrales, 728, 730
  en el control de la respiración, 728, 730
  en la función digestiva, 864
  en la regulación de la presión arterial, 585
  periféricos, 169, 728, 230
Quimioterapia
  administración, 102, 104
  anemia aplásica debida a, 534
  cáncer colorrectal, 878
  CHC, 930-931
  combinación, 102, 104
  efectos adversos, 104
  leucemia debido a, 104, 551
  nefrotoxicidad de, 104
  neutropenia debida a, 534, 546
  para cáncer de ovario, 1047
  para cáncer de mama, 1059
  para cáncer de próstata, 1026
  para cáncer de pulmón, 747
  para linfoma, 402, 548, 550
  para osteosarcoma, 1106
  para los niños, 104
Quimo, 865, 868-871*t*
Quinidina
  para las arritmias, 691
  trombocitopenia debida a, 511
Quinolonas, 76*c*, 208*t*
Quinupristina/dalfopristina, 208
Quiste(s)
  de Baker, 1134
  de las glándulas de Bartolino, 1040
  de Naboth, 1040
  dermoide, 1049
  en el acné, 1048-1049, 1051, 1172
  ovárico, 1047-1048
Quimiotaxis, en la respuesta inflamatoria, 176

R

Radiación
  daño celular debido a, 41
  efectos cancerígenos de la, 93, 94
  efectos teratógenos de la, 76, 76*c*
  leucemia debida a, 42, 93, 94, 551
  no ionizante, 42
  transferencia de calor en, 337
Radiación ionizante
  daño celular debido a, 41, 41*f*, 42
  efectos oncogénicos, 93
  efectos teratógenos, 76, 94

Radiación no ionizante, daño celular debido a, 42
Radiación ultravioleta, 94, 1181
daño celular debido a, 42
efectos, 1181
efectos cancerígenos del, 94
eritema o quemadura solar, 1182
fotoenvejecimiento, 1181
inducida por fármacos fotosensibilidad, 1181, 1182
lupus eritematoso sistémico y, 1136
melanina y, 42, 94, 1152, 1181
prevención del daño cutáneo, 1182
Radical superóxido, 44, 180, 189, 247, 926, 1135
Radicales hidroxilos, 44
en la inflamación, 180
Radicales libres
derivados del óxido nítrico, 180
en el daño por radiación, 41, 44
en la inflamación, 178*f*
Radio, de los vasos sanguíneos, 569, 570, 572
Radiocirugía estereotáctica, para el cáncer, 403, 1058
Radiografía
en las alteraciones renales, 806, 811, 812, 815
en las infecciones de vías urinarias, 815
en los cálculos renales, 811, 812
en los tumores óseos, 1104
Radiografía torácica
en LPA/SDRA, 680, 783
en el cáncer pulmonar, 747
en el conducto arterioso permeable, 661
en la embolia pulmonar, 778, 779
en la EPOC, 771
en la insuficiencia cardíaca, 653
en la tuberculosis, 741
en las atelectasias, 763
en las enfermedades pulmonares intersticiales, 775
para derrame pleural, 760
para neumotórax, 761
Radioinmunoanálisis, para hormonas, 964
Radiosensibilidad, del cáncer, 548, 1106
Radioterapia
administración, 101
cáncer colorrectal, 907
cáncer pancreático, 938
carcinoma hepatocelular, 931
craneal, 966
efectos adversos de la, 101
neutropenia, 545
para el cáncer de cuello uterino, 1042
para el cáncer de endometrio, 1045
para el cáncer de próstata, 1026
para el cáncer pulmonar, 747
para el linfoma de Hodgkin, 550
para el linfoma primario, 403
para la médula ósea, 554
para los cánceres pediátricos, 104
Radioterapia craneal (RTC), 966
Radioterapia por haz externo, 101
Raíz(ces) ventral(es), 286*f*, 287*f*, 293, 293*f*, 306, 307*f*
Raíz(ces) dorsal(es), 286, 292
Raloxifeno, para la osteoporosis, 1124
Ramelteón, para el insomnio, 416
Ramos de los nervios raquídeos, 293, 293*f*
Ramos del haz de His, derecho e izquierdo, 684
Ramos grises, 306
Rampa vestibular (*scala vestibuli*), 479, 480*f*, 481
Rango aceptable de distribución de macronutrientes, 942-944
Rangos de la gasometría arterial, 722, 722*t*
Ranvier, nódulos de, 276*f*, 277, 278*f*, 279*f*
Raquitismo, 1124, 1125
dependiente de la vitamina D, 1125
nutricional, 1125
renal, 825, 843, 1125
resistente a la vitamina D, 1125
Rasagilina, para la enfermedad de Parkinson, 366
Rascado, 432, 474, 840, 1037, 1161, 1161*t*, 1162, 1167, 1179, 1180, 1194
Rasgo de gen único, 60
Rasgo dominante, 61
Rasgo recesivo, 61
Ratón articular (artrofito), 1143
Raynaud, enfermedad/fenómeno de, 532, 595*f*, 600
RADM. *Véase* Rango aceptable de distribución de macronutrientes
R.E. *Véase* Retículo endoplasmático
Reabsorpción tubular, 791
Reacción dermatofítide, 1166
Reacción en cadena de la polimerasa (PCR), 63, 206, 207*f*
en el herpes genital, 1066
en la distrofia muscular, 355
en las infecciones por *Chlamydia*, 1070
en tiempo real, 194, 206
para la detección del VIH, 272
Reacciones alérgicas, 248. *Véase también* Alteraciones por hipersensibilidad
al látex, 256
anafilácticas, 250
dermatitis de contacto, 256, 1173
dermatosis, 1173
rinitis, 251, 1130*t*
urticaria, 250, 251, 252, 257, 523, 524*t*
Reacciones colestásicas, 917
Reacciones fase 1, en la metabolización de los fármacos, 916
Reacciones fase 2, en la metabolización de los fármacos, 916
Reacciones fase 3, en la metabolización de los fármacos, 917
Reacciones idiosincráticas, a los fármacos, 917
Reacciones transfusionales hemolíticas agudas, 523
Reacciones transfusionales hemolíticas retardadas, 523
Recalentamiento, para la hipotermia, 344, 345, 978
Recaptación, de neurotransmisores, 281, 281*f*, 283
Receptor(es)
catecolamina(s), 308
colinérgicos, 308
de acetilcolina, 308, 871, 879
de calcio, 143, 837
de citocinas, 216
de estrógenos, 99, 959*c*, 1031, 1044, 1059
de dolor, 318
de hormonas, 18, 959
de interleucinas, 216
de lipoproteínas, 591
de membrana celular, 15, 18
de muerte, en la apoptosis, 89
de neurotransmisores, 283
de progesterona, 959*c*, 1031
de superficie celular, 15, 960
intracelulares, 18
linfocitos NK, 219*f*
nucleares, 960
para patógenos, 219
para opiáceos, 327
para vasopresina, 129
polimodales, 319
receptores de reconocimiento de patrones, 218
tipo *Toll*, 220
Receptor del factor de crecimiento epidérmico humano 2, amplificación de, 89
Receptor extracelular para el control del calcio, 383, 573
Receptores, en el trasplante, 259
Receptores enlazados a proteína G, 18
Receptores activados por proteasas (PAR), 179
Receptores adrenérgicos, 308-310
Receptores β-adrenérgicos, 310, 671, 672
Receptores celulares, 15
Receptores colinérgicos, 308
Receptores de estiramiento, 728
Receptores de irritación, 728
Receptores de muerte, en la apoptosis 89
Receptores de reconocimiento de patrones, 218
Receptores de superficie, 15, 960
Receptores delta, de opiáceos, 327
Receptores intracelulares, 18
Receptores J, 729
Receptores kappa, de opiáceos, 327
Receptores ligados a enzimas, 18
Receptores ligados a los canales de iones, 18
Receptores mu, de opiáceos, 327
Receptores muscarínicos (M), 308, 847, 848*t*, 853
Receptores nicotínicos (N), 308, 355, 847
Receptores nucleares, 960
Receptores polimodales, para el dolor, 319
Receptores V1 y V2, 129, 130
Receptores yuxtacapilares, 729
Rechazo
en el trasplante, 258
en la enfermedad de injerto contra hospedero, 259
hiperagudo, 258
humoral, 258
Recomendaciones dietéticas, 942
Recto
anatomía, 859, 860, 860*f*, 861, 862*f*, 869*f*
función de, 859, 869
herniación hacia la vagina (prolapso), 1051
Rectocele, 1051, 1052*f*
Red testicular, 1001
Reducción, displasia de cadera, 1116, 1116*f*
Redundancia, de citocinas, 216
Reed-Sternberg, células de, en el linfoma de Hodgkin, 549, 550, 550*f*
Reentrada, 690, 690*f*
Reflejo(s)
blanco, 463
circulatorios, en la regulación de la presión arterial, 585
de Cushing, 384, 581, 582
de defecación, 376, 901
de deglución, 864, 865, 865*f*
de estiramiento, 294, 349, 350, 352, 353
de tusígeno, 729
de ojo de gato, 463
de presión (barorreflejos), 111, 307, 374
de retirada, 294, 294*f*, 316, 317, 319
en el estado vegetativo persistente, 381
medulares, 294, 348, 349
extensor cruzado, 294
flexor, 290*t*
intrínsecos, en la regulación de la presión arterial, 585, 586
de la micción, 848, 851
miotático, 294, 353
oculocefálico, 380
pupilar, 380, 464, 467
blanco (leucocoria), 463, 463*f*, 464
directo a la luz, 380
función cerebral y, 378, 380
rodilla, 353
tendinosos profundos, 289*t*, 351, 353, 370, 978
vestibulooculares, 488
Reflujo gastroesofágico, 881
diagnóstico, 882
infantil, 883
manifestaciones clínicas, 882
mecanismos intrínsecos y extrínsecos, 881, 882
tratamiento, 882
Refracción, alteraciones de, 452
Regaliz, hipertensión debida a, 609
Regeneración, en la reparación tisular, 183
Región específica masculina (RMS), 55
Región gris periacueductal, percepción del dolor en, 320*f*, 321
Región infratentorial, 300
Región parietooccipital, 299
Región promotora, 53
Región supratentorial, 300
Regiones variables, de las inmunoglobulinas, 231*f*
Regulación por aumento, de los receptores, 18
Regulación por disminución, de los receptores, 728
Rehabilitación
cardíaca, 628
para la EPOC, 771
vestibular, 492
Reissner, membrana de, 479
Reiter, síndrome de, 1140, 1141
Relación BUN-creatinina, 802
Relación PaO_2/FiO_2, en la hipoxemia, 757
Reloj biológico (núcleo supraquiasmático), 409*f*
REM (movimientos oculares rápidos), sueño, 408-410, 410*t*, 410*f*, 411*f*
Remisión febril, 338, 339*f*
Remodelación
de la cromatina, 52
en la cicatrización de las heridas, 184, 185, 187, 188
ósea, 1076, 1093, 1097
ventricular, 624, 631, 654
Renina, en la regulación de la presión arterial, 587
Reordenamiento, en el ciclo sueño-vigilia, 408
Reparación con tejido fibroso, 183, 184
Replicación semiconservadora del ADN, 51, 51*f*
Replicación, vírica, 194, 194*f*
Repolarización, 26
del músculo cardíaco, 622, 685, 685*f*, 686, 686*f*, 687, 688*f*, 690
en la neuronas, 279, 279*f*, 282
potasio y, 138, 139, 139*f*, 140
Reposicionamiento canalicular, 490
Reposo en cama e inmovilidad
embolia pulmonar en, 778
fatiga aguda después de, 1128
hipercalcemia en, 147
hipotensión ortostática y, 613
respuestas cardiovasculares a, 508, 606, 607, 671
Reposo, para la artritis reumatoide, 1135
Represión genética, 54
Requerimiento promedio estimado, para la dieta, 942

Resección electroquirúrgica con asa (LEEP), 1039, 1042
Reserva anatómica, para la adaptación, 112
Reserva cardíaca, 565
Reserva fisiológica y anatómica, para la adaptación, 112
Resfriado, 731
  etiología y patogenia, 731
  manifestaciones clínicas, 732
  tratamiento, 732
Resincronización cardíaca, 655
Resistencia
  antibióticos, 208
  en el sistema circulatorio, 569, 570
  vías respiratorias, 714, 715
Resistencia, en la adaptación, 113
Resistencia vascular
  periférica, 569, 576, 580, 585, 612, 643, 839, 1184
  pulmonar, perinatal, 658
  sistémica, 569, 625, 645, 658, 661, 662, 664, 673-675, 679
Resonancia magnética (RM)
  cardíaca, 620
  en el ictus, 398
  en la adenomiosis, 1044
  en la esclerosis múltiple, 367, 368
  en la función hepatobiliar, 915
  en la pericarditis constrictiva, 617
  en las alteraciones endocrinas, 965
  en las alteraciones urinarias, 803
  en tumores óseos, 1105
Resonancia magnética cardíaca (RMC), 620
Respiración
  celular, 12
  Cheyne-Stokes, en la insuficiencia cardíaca, 652
  con los labios fruncidos, en EPOC, 770,
  control de la, 727
  de Kussmaul, 163*t*, 165, 997
  derrame pericárdico y, 617, 617*f*
  en el choque hipovolémico, 676
  en la insuficiencia cardíaca, 652
  en la lesión de la médula espinal, 374, 712
  en las alteraciones de la consciencia, 378
  en neonatos, 748, 749
  fetal, 748, 749
  periódica, 418, 729
  trabajo de la, 716, 717
Respiración periódica
  en el sueño, 418
  en la insuficiencia cardíaca, 652
Respuesta a la radiación, del cáncer, 100, 101
Respuesta de ataque a la membrana, en la activación del complemento, 221
Respuesta de fase aguda, inflamación, 171, 180*f*, 182
Respuesta de lucha o huída, 109, 109*f*, 114, 304
Respuesta de memoria, en la inmunidad, 223, 226, 227, 229, 231, 235
Respuesta ocular de cabeza de muñeca, 380*f*
Respuesta hemodinámica tardía, en la inflamación, 176
Respuesta inflamatoria, 171
  sistémica, 182
Respuesta inmediata
  sostenida, en la inflamación, 176
  transitoria, en la inflamación, 176
Respuesta inmunitaria
  en adultos mayores, 237
  humoral, 215, 229, 231, 231*f*, 238, 244, 1073
  inmunidad innata y adaptativa, 212, 213*t*, 214, 215, 217-219
  mediada por células (celular), 215, 222, 223, 226, 231-233, 242, 266, 496
  moléculas del complejo mayor de histocompatibilidad, 226
  para *Mycobacterium tuberculosis*, 255
  regulación, 235
  sistema del complemento en, 221
Respuesta vascular, en la inflamación, 176
Respuesta vasovagal, en la lesión de la médula espinal, 374
Respuestas auditivas evocadas del tronco encefálico para la evaluación auditiva, 484
Respuestas inmunitarias, en el estrés, 110
Respuestas neuroendocrinas, al estrés, 108
Respuestas respiratorias, 380
Restricciones enzimáticas
  en la clonación genética, 63
  en la huella genética del ADN, 63
Resultados de las pruebas, 4, 4*f*
  falsos negativos, 4, 4*f*
  falsos positivos, 4, 4*f*
  negativos, 4, 4*f*
  postivos, 4, 4*f*
  verdaderos negativos, 4, 4*f*
  verdaderos positivos, 4, 4*f*
Retención de líquidos, 123, 429, 652, 770, 832, 1056
Retículo endoplasmático (RE), 10, 11*f*
  liso, 10
  rugoso, 11
Retículo sarcoplasmático, 31, 32, 151, 343, 561, 573, 632, 645, 645*f*, 646
Reticulocitos, 518, 519*f*, 520, 528, 539
Retina, 455
  en la visión binocular, 466
  función de, 455
  irrigación de la, 457
  neural, 455
Retinitis pigmentaria, 457
  de conos y bastones, 457
Retinoblastoma, 463
Retinoides, efectos teratógenos del, 77
Retinopatía diabética
  no proliferativa, 460
  proliferativa, 460
Retinopatías, 459
  diabética, 460
  hipertensiva, 460
Retracciones de la pared torácica, 749
Retraso mental
  en el hipotiroidismo, 976*t*,
  en el síndrome del X frágil, 69
Retroceso elástico, 709*f*, 711, 719
Retroflexión, del útero, 1053, 1053*f*
Retroversión, del útero, 1053, 1053*f*
Retrovirus, 94, 195, 264, 266, 426
Revascularización de la arteria coronaria, 626, 626*f*
Reye, síndrome de, en la gripe, 734
RHAT. *Véase* Reacciones de hemólisis aguda por transfusión
Riboflavina (vitamina B_2), 594, 944, 944*t*, 1186*t*,
Ribosomas, 10
Rickettsiaceae, 192*t*, 197, 205
Rifampicina, 208, 208*t*, 742, 915
Riluzol, para la esclerosis lateral amiotrófica, 367
Rinitis alérgica, 251
Rinoconjuntivitis alérgica, 445
Rinofima, 1172, 1173
Rinosinusitis, 732
  aguda, 733
  complicaciones, 733
  crónica, 733
  diagnóstico y tratamiento, 733
  etiología y patogenia, 732
  manifestaciones clínicas, 733
  senos paranasales, 732, 732*f*
Rinotraqueítis, en la gripe, 734
Rinovirus, en el resfriado, 731
Riñones
  acción diurética en, 792, 796
  circulación, 788
    reducida en la insuficiencia prerrenal, 802, 826, 829-831
  desarrollo embriológico, 804
  ectópico, 805
  en el choque hipovolémico, 675
  en el equilibrio acidobásico, 798
  en herradura, 805
  en la concentración de la orina, 793, 794, 796, 797
  en la eliminación de fármacos, 799
  en la formación y eliminación de la orina, 790
  en la insuficiencia cardíaca, 839
  en la regulación de la presión arterial, 799
  eritropoyetina, 799
  estructura, 787
  funciones de eliminación del
    eliminación de la urea, 799
    eliminación del ácido úrico, 799
    en la regulación del fosfato, 791-793
    en la regulación del magnesio, 791-793
    en la regulación del potasio, 798
    en la regulación del sodio, 798
    regulación de la eliminación de los electrólitos, 798
  funciones endocrinas del
    activación de la vitamina D, 799
    carga de glucosa y, 795
    control neural y humoral de, 794
    eritropoyetina, 799
    mecanismos de la renina-angiotensina-aldosterona, 799
  nefronas, 788
  pruebas de, 800-803
  regulación
    funciones endocrinas de, 799
    mecanismos de la renina-angiotensina-aldosterona, 799
Ritmo de sueño-vigilia irregular (RSVI), 414
Ritmo sinusal, 642, 690, 692*f*, 693
Ritmos circadianos
  en el sueño, 411
  en la adaptación, 113
  en la presión arterial, 590
  en la temperatura corporal, 411
Ritter, enfermedad de, 1167
RM. *Véase* Resonancia magnética
Roce (frote) pericárdico, 615, 616, 839
Rodilla
  artritis reumatoide de la, 1133, 1134
  artrosis de, 1142, 1145
  en X (*genu valgo*) 1112
  enfermedad de Blount, 1102*t*, 1112*f*, 1118
  enfermedad de Osgood-Schlatter, 1118
  lesiones, 1088
    condromalacia, 1089
    luxación, 1086
    menisco, 1088
    subluxación de rótula, 1088
  rodilla vara y valga, 1111, 1111*f*
Rodopsina, 457
Rombencéfalo, anatomía, 295
Romberg, prueba de, 491
Ronquidos, apnea del sueño y, 418
Ropinirol, para la enfermedad de Parkinson, 366
Rosácea, 1172
  eritematotelangiectásica, 1172
  fimatosa (circunscrita), 1172
  ocular, 1172
Rosario raquítico, en el raquitismo, 1125
Roséola infantil o exantema súbito, 1193
Rotavirus, 896
Rotigotina, para la enfermedad de Parkinson, 366
RSVI. *Véase* Ritmo de sueño-vigilia irregular
RTHT. *Véase* Reacciones transfusionales hemolíticas tardías
Rubéola, 1194
Rubicundez, en la fiebre, 339, 340*f*
Rubor
  en la inflamación, 171
  en la rosácea, 1172
Ruffini, corpúsculos (terminaciones) de, 315, 316, 316*f*, 1156

S

Sacarosa, digestión y absorción de, 874, 875*f*
Saciedad, 97, 888, 941, 944, 945, 946, 949, 1050
Saco pericárdico, 615
Sacroileítis, en las espondiloartropatías, 1139, 1140
Sáculo, 295, 468, 479, 486, 480*f*, 487, 487*f*, 488*f*
SAG. *Véase* Síndrome de adaptación general
Sal
  eliminación
    en la hiperplasia suprarrenal congénita, 983
  ingesta, 127
Saliva, 870
Salmonella
  en la enterocolitis, 896
  en la osteomielitis, 1099
  S. typhi, 202, 210, 240*t*,
Salpingitis, 1046*f*, 1067, 1070-1072
Salud, 1
San Joaquín, fiebre del valle de (coccidioidomicosis), 743
Sangre
  características del flujo, 568
  células en, 494
  coagulación, 502
  composición, 493
  estasis, trombosis venosa en, 606
  formación de, 493
  pérdida de
    anemia, 528
    choque hipovolémico, 675
    hemodinámica, 1184
  viscosidad, policitemia, 535
Saprófitos, 193, 198, 199, 1164
Sarampión, 1194
  hemorrágico, 1194
Sarcoidosis pulmonar, 777
Sarcolema, 31, 354
Sarcoma(s), 82*t*, 92, 94, 102, 103, 270, 271*f*, 1065, 1103, 1104*t*, 1105*f*, 1106, 1126
Sarcómeros, 31, 32, 32*f*, 37, 560, 631
Sarcoplasma, 31, 32, 355*f*, 645
Sarcoptes scabiei, 1179. *Véase también* Escabiosis-sarna
Sarna noruega, 1179
Sarpullido, 1193
Satélites, de cromatina, 59
Saturación de oxígeno venosa, en la hipoxemia, 756, 757
Schlemm, conducto de, 447*f*, 449, 450, 450*f*
Schöber, prueba de, 1140
Schwann, células de, 28*t*, 29*f*, 34, 67, 247, 276, 276*f*, 277, 278, 278*f*, 279*f*, 357, 358, 483, 1155

SDRA (síndrome de dificultad respiratoria aguda), 680
Sebo, 1152, 1156, 1170, 1171, 1171*f*, 1172
Secreción de aniones orgánicos, por los túbulos renales, 792, 798
Secreciones tubulares, 791
Secretina, 869, 870, 871*t*, 959*t*
Secuelas, de las enfermedades, 3
Secuenciación del ADN, en el diagnóstico de infección, 206
Secuestros, trozos de huesos, 1099, 1100*f*, 1101
Sed
  alteraciones de la, 128
  en el choque hipovolémico, 675, 676, 676*f*,
  en el déficit de volumen de líquido isotónico, 131, 132
  en la hipernatremia, 135, 136, 136*t*
  en la regulación del agua, 128, 129
Sed inapropiada, 128
Sed sintomática, 128
Segmento grueso, de los túbulos renales, 792, 793, 793*f*
Segundos mensajeros
  en la comunicación celular, 15, 18
  sistema de señalización, 15, 18
Selección tímica, 234
Selectina E, en la inflamación, 173*f*
Selectina P
  en la inflamación, 173*f*
  plaquetas, 501, 502
Selectinas
  en la inflamación, 173*f*, 175, 175*f*, 177
Selegilina, para la enfermedad de Parkinson, 366
Selye, Hans, sobre la respuesta al estrés, 107
Semen, 265, 272, 1001, 1002, 1003, 1007, 1008, 1010, 1021, 1060
Seminoma, 1020
Senescencia celular, 47*f*, 49, 85, 88, 89
  evasión, 90
Seno de Valsalva, 562
Senos esfenoidales, 702*f*, 732, 732*f*
  estructura, 732
Senos etmoidales, estructura, 732
Senos frontales, estructura, 732
Senos maxilares, 732, 732*f*, 733
Senos paranasales, 296, 732, 732*f*,
Senos venosos
  cerebrales, 300f,
  defectos de los, 662
  durales, 393
Sensación
  de calor, 316
  de frío, 316
  de la posición de las extremidades, 316
  táctil, 315
  térmica, 316
Sensibilidad, de los resultados de las pruebas, 4
Sensibilización, en la transmisión del dolor, 321
Señales neuronales, 480*f*, 961
Señalización
  autocrina, 15
  endocrina, 15
  paracrina, 15
  sináptica, 15
Septicemia, 202
  desnutrición en, 951
  grave, 163, 202, 678, 679*f*,
  hipercoagulabilidad en, 508
  y choque séptico, 678
    manifestaciones clínicas, 679
    patogenia de la, 678
    tratamiento, 679
  y sepsis, 202
  choque en, 678
  en la inflamación, 202
  epidemiología, 202
  necrosis tubular aguda por, 831
Septoplastia, para la apnea del sueño, 419
Septotomía auricular con balón, para la transposición de los grandes vasos, 665
Seroconversión, en la infección por VIH, 265
Serología, en las infecciones, 205
Serotonina
  en la percepción del dolor, 319, 321
  en la regulación del flujo sanguíneo, 576
  en la respuesta al estrés, 110
  para el dolor, 327
Serratia, en la neumonía, 736
Sertoli, células de, fisiología de las, 1004
Seudoexudados de membrana, en la inflamación, 180
Seudogota, 1149
Seudohipercalemia, 141
Seudohipertrofia muscular, 350, 354
Seudohipocalcemia, 145
Seudohiponatremia, 997
Seudohipoparatiroidismo, 144
Seudopólipos, 894, 895*f*
Seudoquistes, 936, 937
Sexo
  determinación del, 55
  esteroides, 956, 958, 973, 1031
  hormonas, 956*t*, 959, 967, 968, 981, 1005, 1031, 1032
Sexta enfermedad, 1193
Shigella, en la enterocolitis, 896
Sibilancias
  en el asma, 764, 765
  en el cáncer pulmonar, 746
  en la bronquiolitis, 752*t*, 753
  en la laringotraqueobronquitis vírica (crup), 752
Sífilis, 1072
  diagnóstico, 1073
  manifestaciones clínicas, 1073
  segunda etapa, 1073
  tratamiento, 1074
  Treponema pallidum, 1072
Sigmoidoscopia
  en el cáncer colorrectal, 907
  enfermedad de Crohn, 893
  flexible, 907
Signos cardinales, en la inflamación, 171, 174
Signos de enfermedad, 3
Sildenafilo, para la disfunción sexual, 840
Silicosis, neumoconiosis en, 775*t*
Silla de ruedas, fatiga relacionada con la, 1128
Simpaticomiméticos, 342, 609
Sinapsis, 33, 282
  eléctricas, 33, 282
  inhibitorias, 282
  químicas, 33, 282
  somáticas, 282
Sinartrosis, 1081
Sincitio, miocardio como, 560, 561
Síncope
  en la hipertensión pulmonar, 781
  en la hipotensión ortostática, 612, 613
Sindactilia, 1108, 1112
Síndrome, 3
Síndrome adrenogenital, 983
Síndrome alcohólico fetal, 77
Síndrome antifosfolipídico, 508
  catastrófico, 509
Síndrome calcio-álcali (SCA), 147, 147*t*, 166, 166*t*, 811*t*
Síndrome cardíaco X, 629
Síndrome centromedular, 371*f*
Síndrome compartimental, 1094
Síndrome coronario agudo (SCA), 622, 622*f*
  angina inestable/infarto de miocardio sin elevación del segmento ST, 623
  biomarcadores séricos, 622
  complicaciones, 627
  electrocardiografía, 622
  infarto de miocardio con elevación del segmento ST, 623
  período de recuperación posterior al infarto, 627
  programas de rehabilitación cardíaca, 628
  tratamiento, 624
Síndrome de adaptación general (SAG), 107
Síndrome de dificultad respiratoria, 782
  aguda/adulto, 782
  en el choque, 680
  en la displasia broncopulmonar, 751
  en la epiglotitis, 752, 753
  etiología y patogenia, 782
  lactantes, 750
  manifestaciones clínicas, 783
  tratamiento, 783
Síndrome de disfunción multiorgánica (SDMO), 681
Síndrome de fatiga crónica, 1129, 1131*t*
Síndrome de hemólisis, elevación de las pruebas de función hepática y recuento bajo de plaquetas (HELLP), 246, 612
Síndrome de hipoventilación de la obesidad (SHO), 419
Síndrome de inmunodeficiencia adquirida (sida), 264
Síndrome de inmunodeficiencia combinada grave, 59, 239, 242, 244
Síndrome de la cola de caballo (cauda equina), 372
Síndrome de la disfunción sinusal, 691
Síndrome de la embolia grasa, 1098
Síndrome de la hidropesía fetal, 531
Síndrome de la obstrucción sinusoidal, 927
Síndrome de la vena cava superior, en el cáncer pulmonar, 747
Síndrome de las piernas inquietas (SPI), 417
Síndrome de lisis tumoral, 150, 150*t*, 553
Síndrome de los cilios inmóviles, 13
Síndrome de los ganglios linfáticos mucocutáneos (enfermedad de Kawasaki), 598*t*, 666
  diagnóstico y tratamiento, 667
  manifestaciones clínicas, 666
  patogenia, 666
Síndrome de resistencia a la insulina, 994
Síndrome de secreción inapropiada de la hormona antidiurética (SIADH), 130
Síndrome del "corazón roto", 634
Síndrome del cáncer de mama-ovario, 1049
Síndrome del cáncer familiar, 1049
Síndrome del cono medular, 372
Síndrome del cromosoma X frágil, 69
Síndrome del dolor pélvico, en la prostatitis, 1022
Síndrome del dolor regional complejo, 1098
Síndrome del intestino irritable (SII), 890
Síndrome del ovario poliquístico, 946, 994*t*
Síndrome del pinzamiento del hombro, 1087
Síndrome del prolapso de la válvula mitral, 641
Síndrome del QT corto (SQTC), 696
Síndrome del QT largo (SQTL), 695
Síndrome del túnel carpiano, 358
Síndrome estafilocócico de la piel escaldada, 1167, 1167*f*
Síndrome hepatorrenal, 929
Síndrome hipoplásico del hemicardio izquierdo, 659, 660, 665
Síndrome medular anterior, 371
Síndrome metabólico, 593, 994
  diabetes mellitus de tipo 2 y, 993
  hipertensión en, 593, 609
  resistencia a la insulina y, 994
Síndrome nefrítico, 819
Síndrome neuroléptico maligno, 343
Síndrome posconmoción, 389
Síndrome premenstrual (SMP), 1055, 1055*t*
Síndrome torácico agudo, 529, 530*f*
Síndrome urémico hemolítico (SUH), 215, 216, 511, 897
Síndrome X, 994
Síndromes de insuficiencia cardíaca aguda, 651
Síndromes paraneoplásicos, 95, 96*t*
  en el cáncer de pulmón, 745, 746
Sinónimos, codones como, 52
Sinovectomía, para la artritis reumatoide, 1135
Síntesis de surfactante (tensoactivo), 707
Síntomas, de enfermedad, 3
Sinucleína, en la enfermedad de Parkinson, 364, 436
Sinusitis, 242, 400, 733, 734, 738, 767
Sinusoides, 235, 400, 528, 676*f*, 909, 910*f*, 961*f*, 1012
Sistema activador reticular, 290, 313, 319*f*, 378, 379*f*, 386*t*,
  ascendente, 290, 297, 378, 379
  en la regulación de la presión arterial, 290, 297, 313
  respuesta al estrés en, 108, 109*f*
Sistema amortiguador de amoníaco, 158, 159
Sistema amortiguador de fosfato, 158, 158*f*
Sistema cardíaco de conducción
  alteraciones del, 689
  componentes del, 683
  períodos refractarios en, 687
  potenciales de acción en, 684
Sistema cardiovascular
  efectos de la hipermagnesemia sobre, 152
  efectos de la hormona tiroidea sobre, 975
  organización, 568
Sistema de intercambio calcio/magnesio-ATPasa, 45
Sistema de la ADH (alcohol deshidrogenasa), 924
Sistema del citocromo (CYP) P-450, 916
Sistema del complemento, 221
  defectos del, inmunodeficiencias en, 245
  en la inflamación, 177, 178*f*, 179,
  en la inmunidad innata y adaptativa, 214, 215, 221
  en las alteraciones por hipersensibilidad, 252, 254
Sistema endocrino
  clasificación, 955
  estudios de imagen, 965
  hiperfunción del, 966
  hipofunción del, 966
  hormonas del. *Véase* Hormona(s); Hormonas específicas
  pruebas diagnósticas, 964
  pruebas genéticas, 965
Sistema esquelético
  apendicular, 1075

Sistema esquelético (*cont.*)
articulaciones
tendones y ligamentos, 1081
tipos, 1081
axial, 1074, 1078, 1108
cartílago, 1078
estructuras óseas
irrigación, 1077
médula ósea, 1076
periostio y endostio, 1076
tipos, 1076
regulación hormonal de la formación y el metabolismo óseos
calcitonina, 1079
hormona paratiroidea, 1079
vitamina D, 1080
tejido óseo
células óseas, 1077
hueso laminar y reticular, 1077
Sistema extrapiramidal, 350
Sistema hepatobiliar, 909
alteraciones del, 916
eliminación de bilirrubina e ictericia, 913
funciones metabólicas del, 910
organización, 909
producción de bilis y colestasis, 912
pruebas de, 915
Sistema inmunitario
antígenos en, 223
autorregulación, 236
barreras epiteliales en, 217
células de, 217, 223
efectos del cortisol sobre, 982
embriología, 236, 237
en el síndrome de fatiga crónica, 1130
en la piel, 1152, 1154, 1155
en la vigilancia contra el cáncer, 92
interacciones del sistema endocrino con, 955
interacciones neuroendocrinas con, 111
mediadores solubles de, 220
órganos linfoides en, 233
reconocimientos de patógenos en, 219
regulación, 235
regulación de las citocinas, 212, 216
terminología, 235
Sistema Internacional de Unidades, para los electrólitos, 120*t*
Sistema límbico, 299
Sistema linfático, 579
obstrucción de, edema en, 123
Sistema microsómico de oxidación del etanol (SMOE), 924
Sistema nervioso
células de, 275
efectos de las hormonas tiroideas sobre el, 975
embriología, 284
entérico, 863
organización segmentaria, 286
columnas celulares, 286
periférico. *Véase* Sistema nervioso periférico; Neuropatía periférica
potenciales de acción en, 278
requisitos metabólicos del, 278
tejidos, 33, 275
transmisión sináptica en, 282
tumores del, 103, 402
Sistema nervioso autónomo (SNA), 304
activación, en los síndromes coronarios agudos, 625
características, 304
disfunción
en la enfermedad de Ménière, 490
en la enfermedad de Parkinson, 365
en la lesión de la médula espinal, 307
hipotensión ortostática, 613
vías eferentes en, 304
división craneosacra del, 306
división toracolumbar del, 306
en el control vesical, 304, 846
en la función digestiva, 304, 864
en la función peneana, 1012, 1013
en la regulación de la presión arterial, 304, 585
en la regulación del flujo sanguíneo, 304, 618
neurotransmisión autónoma, 307
sistema nervioso parasimpático, 306
sistema nervioso simpático, 306
vías integradoras centrales en, 307
Sistema nervioso central (SNC)
células de la neuroglía, 277
células del, 275
embriología, 284
encéfalo, 294
médula espinal, 291
organización segmentaria, 286
columnas celulares, 286
tractos longitudinales, 288
requisitos metabólicos, 278
sistema nervioso autónomo representado en, 304
Sistema nervioso entérico, 863
Sistema nervioso parasimpático
características, 306
en el control vesical, 846, 847
en la función digestiva, 863-865
en la función peneana, 1007, 1008, 1012
Sistema nervioso periférico
células de la neuroglía, 277
células de sostén, 302
columnas celulares de, 286
estructura, 277
organización segmentaria, 286
requerimientos metabólicos de, 278
sistema nervioso autónomo representado en el, 304
Sistema nervioso simpático
actividad, 306
características, 306
en el choque hipovolémico, 675, 677
en el control vesical, 846, 847
en la circulación renal, 788
en la función digestiva, 863, 864, 865, 867, 867*f*
en la función peneana, 1007, 1008, 1012, 1013
en la regulación de la presión arterial, 585, 586
en la regulación del equilibrio hídrico, 127
en la regulación del flujo sanguíneo, 575, 576, 580, 581
en la respuesta al estrés, 107, 109 111
hipotensión ortostática en, 613
hormona tiroidea, efectos en, 975
neurotransmisión en, 308, 309
vías eferentes en, 304, 305
vías integradoras centrales en, 308
Sistema neuromuscular. *Véase* Hueso(s); Músculos(s)
Sistema piramidal, 350
Sistema renina-angiotensina-aldosterona (SRAA), 799
en el choque, 673, 675
en la regulación de la presión arterial, 585, 586*f*, 587, 587*f*
en la regulación del agua, 127, 798
en la respuesta al estrés, 109
insuficiencia cardíaca y, 649*f*, 650
Sistema sanguíneo
neoplasias del, 83
tumores del, 83
Sistema talamocortical, 408
Sistemas amortiguadores
en el equilibrio acidobásico
orina, 155*f*, 157, 158, 798
químicos, 156
medición de los, 154, 156
tubulares, 158
Sistemas de alargamiento de extremidades, 1092
Sistemas de apoyo, adaptación, 424
Sistemas de control, en la homeostasis, 106
Sistemas no adrenérgicos-no colinérgicos (NANC), 1007
Sistemas somatosensitivos, 311
Sístole, 563, 564*f*, 640*f*
ventricular, 563, 564*f*,
Situaciones de estrés, 110, 116, 139, 146, 304, 309, 539, 890, 997, 1163
Skene, glándulas de, 1027, 1071
Snellen, prueba de visión de, 454
Sobrecarga circulatoria, 133, 842
asociada con las transfusiones (TACO), 525*t*, 526, 526*t*,
Sobrecarga de líquidos, en la enfermedad renal crónica, 836
Sobrecarga de presión, hipertrofia miocárdica en, 651
Sobrecarga de volumen, hipertrofia miocárdica en, 651
Sobrecarga de volumen ventricular, 651
Sobrepeso y obesidad, 946
Sodio
actividad osmótica del, 21
concentraciones normales de, 177
en los potenciales de acción cardíacos, 686
Sofocos (bochornos), 1034, 1035
Solución
hipertónica, 121, 121*f*
hipotónica, 121, 121*f*, 127
isotónica, 121, 121*f*
Soluciones salinas
para la hiponatremia, 135
Soma
de las neuronas, 275, 276, 276*f*
del embrión, 284
Somatomedinas, 967, 968
Somatopausa, 971
Somatostatina, 110, 956*t*, 957*t*, 961, 968, 973
hormonas reguladoras de la glucosa, 988, 989
Somatotropina, 956*t*, 968
Somatótropos, 971
Somnolencia diurna, 412, 414, 416, 417, 419, 419*c*, 421
Somogyi, efecto (hiperglucemia de rebote), 998
Sonambulismo, 420, 421
Soplos cardíacos
en el conducto arterioso permeable, 661, 662
en el prolapso de la válvula mitral, 641, 642
en la cardiopatía reumática, 637
en la estenosis mitral, 640
Sordera. *Véase también* Pérdida auditiva
en las mutaciones del ADN mitocondrial, 74, 75
grave, 482
Sostén con medias de compresión, para el edema, 608
SPECT, 620. *Véase* Tomografía computarizada por emisión de fotón único
Staphylococcus aureus
en el impétigo, 1167
en la blefaritis, 443, 444
en la enfermedad de Ritter, 1167
en la enterocolitis, 896
en la gripe, 734
en la neumonía, 736
en la osteomielitis, 1099
en la rinosinusitis, 733
endocarditis infecciosa, 635
factores de evasión, 204
Staphylococcus epidermidis, endocarditis infecciosa, 635
Starling, mecanismo/ley de, del corazón, 565, 566, 566*f*, 643, 644, 648, 649*f*, 650, 654
Stevens-Johnson, síndrome de, 1175, 1176
Stokes-Adams, síndrome de, 695
Streptococcus agalactiae, 200
Streptococcus pneumoniae
en la conjuntivitis, 446
en la epiglotitis, 752, 753
en la meningitis, 400
en la neumonía, 735-738
en la otitis media, 477
en la rinosinusitis, 733
Streptococcus pyogenes, 733
Subluxación, 1086
de la cadera, 1116, 1116*f*
de la columna, 369, 370
de la rótula, 1088
Subtálamo, 297, 298*f*, 378
Sucralfato, para la úlcera péptica, 888
Sudores nocturnos
en la menopausia, 1034
en la tuberculosis, 740, 741
Sueño, 408
alteraciones del movimiento, 417
historia clínica, 412
ciclo sueño-vigilia, 408
clasificación, 408-410
ensoñaciones, 410
estructuras y vías neurales durante el, 408
etapas, 408
gráfica/diario del, 412
melatonina en el, 411
movimientos oculares no rápidos, 409
movimientos oculares rápidos, 409
ondas cerebrales en, 408
respiración durante el, 410
ritmos circadianos, 411
Suero, 622
biomarcadores, 622
SUH. *Véase* Síndrome urémico hemolítico
Sulfadiazina, 208*t*
Sulfato ferroso, para la sustitución del hierro, 518
Sulfonamidas, 207, 208, 208*t*, 255, 511*c*, 531, 826, 1176
Sulfuro de selenio, para la tiña versicolor, 1166
Suma espacial, en la transmisión sináptica, 282
Suma temporal, en la transmisión sináptica, 282
Superantígenos, alteraciones autoinmunitarias y, 263
Surco calcarino, 465
Surfactantes
pulmonar, 707, 707*f*, 713, 762, 782, 783, 783*f*, 784*f*
tipos de, 707
Sustancia anafiláctica de reacción lenta (SRS-A), 178
Sustancia blanca, 276
capas, 288, 289, 289*f*, 290, 290*t*, 291
de la médula espinal, 292, 292*f*,
del cerebelo, 296
Sustancia gris
astrocitos en, 277
de la médula espinal, 292, 292*f*
del cerebelo, 296
del mesencéfalo, 297
intermedia, 292
sistema de tractos, 286-291
Sustancia negra, 362, 363, 363*f*, 364, 365*f*, 425*t*, 436

Sustancia P
  en la medicación para el dolor, 319, 319*f*, 320, 321*f*,
  en la respuesta al estrés, 110
Sustancia propia, 446
Sustancias hidrófilas, 21, 23
Sustancias lipófilas, 21
Sustancias que contienen citrulina, anticuerpos contra, en la artritis reumatoide, 1135
Sustancias químicas
  cancerígenas, 92, 93
  daño celular debido a, 42
  teratógenas, 76, 77
Suturas, tejido, cicatrización de las heridas y, 181, 189
Sydenham, corea de, en la cardiopatía reumática, 637

T

T_3. *Véase* Triyodotironina (T_3)
T_4. *Véase* Tiroxina (T_4)
Tabaquismo
  asma relacionada con, 764, 767
  aterosclerosis en, 593
  cáncer pulmonar en, 745, 746
  cáncer de vejiga en, 857
  cáncer pancreático en, 937
  daño renal debido a, 841
  EPOC y, 767
  neumotórax en, 760
Tabique auricular, defectos del, 662
Tabique primitivo
  primario (*septum primum*), 656, 657
  secundario (*septum secundum*), 656, 657
Tabique ventricular, 618, 656, 657*f*
  defectos del, 662
    en la tetralogía de Fallot, 664
    en la transposición de los grandes vasos, 665
  miectomía del, en la miocardiopatía hipertrófica, 631
  rotura del, en los síndromes coronarios agudos, 627
Tacrólimus, 259, 826
Tacto rectal
  en el cáncer colorrectal, 907
Tacto, sensación de, 315
TAG. *Véase* Trastorno de ansiedad generalizada
Takotsubo, miocardiopatía de (trampa para pulpos), 634
Tálamo, 108, 294, 297, 315, 316
  en el ciclo sueño-vigilia, 297
  núcleo del, 297, 298, 299
  percepción del dolor en, 321
  vías de la sensación táctil en el, 312, 313
Talamotomía, para la enfermedad de Parkinson, 366
Talasemias
  hemoglobina intracelular baja, 530
  talasemias α, 530
  talasemias β, 530
Talidomida, 76*t*, 77, 113
Tamm-Horsfall, mucoproteína de, en la orina, 800
Tamoxifeno, para el cáncer de mama, 1044, 1059
Tanicitos, 303
Taponamiento
  cardíaco, 616
  con balón, 928
  por venas varicosas esofágicas, 928
Taquicardia
  de la unión auriculoventricular, 693
    no paroxística, 693
  en la insuficiencia cardíaca, 691
  sinusal, 691
  supraventricular paroxística, 693
  ventricular, 694
    polimórfica catecolaminérgica, 696
Taquipnea
  en la enfermedad pulmonar intersticial, 775
  en la insuficiencia cardíaca, 668, 669
  en las atelectasias, 763
TAS. *Véase* Trastornos por consumo de sustancias (TCS)
Tasa de flujo espiratorio máximo, en el asma, 765
TANE. *Véase* Trastorno alimentario no especificado 953
Tatuajes, 39, 921
Taxanos, para el cáncer, 101, 102
Tay-Sachs, enfermedad de, 68
TBG. *Véase* Globulina de unión a tiroxina
TDC. *Véase* Trastorno dismórfico corporal
TDDEA. *Véase* Trastorno disruptivo de desregulación del estado de ánimo
TDPM. *Véase* Trastorno disfórico premenstrual
TEC. *Véase* Terapia electroconvulsiva
Teca ovárica, 1031*f*, 1032, 1033*f*, 1049*f*
Técnica con bandas elásticas
  para la hipertensión pulmonar, 660
  para los defectos del tabique ventricular, 663
Técnicas de biorretroalimentación
  para el dolor, 325, 334
  para el estrés, 116
  para la retención vesical, 855
Técnicas de relajación
  para el asma, 766
  para el dolor, 325, 334
  para el estrés, 116
Técnicas nucleares por imagen para el corazón, 620
Tecnología de ADN recombinante, 62
Tecnología de interferencia del ARN, 63
Tecnologías de reproducción asistida (TRA), 1061
Tegumento. *Véase* Piel
Tejido(s)
  antígenos, en el cáncer, 85
  biopsia de, en el cáncer, 99
  clasificación, 27
  conjuntivo, 31
  definición, 27
  diferenciación celular y, 27
  epitelial, 28
  hipoxia, 44, 90, 163, 514, 520, 527, 755, 799, 995, 1092
  muscular, 31
  nervioso, 33
  origen embrionario, 28
  regeneración, 183
  regulación del proceso de cicatrización, 186
Tejido adiposo
  blanco, 940
  depósito en el síndrome de Cushing, 985
  pardo, 940
  perirrenal, 788, 940
Tejido avascular, 28, 186
Tejido cicatricial
  anómalo, 188
  formación de, 183-188
  miocárdico, 627
Tejido conjuntivo, 31
  denso, 31
  laxo (areolar), 28*t*, 31
  reparación, 183, 185-187
Tejido de granulación, 185, 185*f*, 186-188
Tejido epitelial/epitelio/células epiteliales
  de las vías respiratorias, 28, 28*t*, 29, 29*f*, 30
  capas, en los glomérulos, 818
  células de unión y adhesión en, 29
  cilíndrico, 28*t*, 29, 30, 183
  cúbico, 28*t*, 30, 30*f*, 702, 702*f*
  displasia de, 38
  estratificado, 28*t*, 30
  glandular, 30
  metaplasia de, 38
  seudoestratificado, 28*t*, 29, 30, 30*f*
  simple, 29
  tipos, 29
  de transición, 28*t*, 30, 30*f*
Tejido linfoide difuso, 235
Tejido linfoide asociado con la mucosa (MALT), 235, 542, 545*f*, 876
Tejido parenquimatoso, 81, 95, 181, 183
Tejido subcutáneo, 1156
Tejido tegumentario, 1151. *Véase también* Pelo; Piel
Tejidos de sostén, 31
Tejidos linfáticos, 541
Tejidos respiratorios, 701, 706, 710, 728
Telangiectasias, 929, 1138, 1148, 1166, 1172, 1191, 1196
  hemorrágica, 513
Telencéfalo, 297
Telómeros, 59
  en el cáncer, 85, 90
  en el envejecimiento, 49
Tembladera (encefalopatía espongiforme ovina), 193, 193*f*
Temblor(es), 149*t*, 152, 167*t*, 336, 341, 339, 351, 436, 468, 538, 786, 839, 929, 975, 976*t*, 979*f*, 1055*t*
  cerebelosos, 362
  en la enfermedad de Parkinson, 363, 365*f*, 366
  en las alteraciones de los núcleos basales, 362, 363, 364*t*
  de intención, 149*t*, 362, 397*t*
  oculares, 468
Temperatura
  disminuida (hipotermia), 343, 344
  elevada
    en la hipertermia, 341
  enfermedad de Raynaud en, 600, 601
  extremos, daño celular debido a, 40
  rango normal, 334
  regulación, 334, 335, 336, 336*f*
    en la lesión de la médula espinal, 376
Temperatura bucal, 335, 345, 546
Temperatura corporal basal, en la ovulación, 1032
Temperatura corporal central
  en la hipertermia, 342
  en la hipotermia, 343, 344
Temperatura rectal, 334*f*, 335, 342
Tendón rotuliano, microfracturas de, 1118
Tendinitis, 1081, 1145
Tenecteplasa, para síndromes coronarios agudos, 504
Taeniae coli, 898
Tenias (solitarias), 898
TENS. *Véase* Estimulación nerviosa eléctrica transcutánea (TENS)
Teorías celulares sobre la senescencia, 49
Teorías del dolor
  teoría de la compuerta de control, 318
  teoría de la especificidad, 318
  teoría de la neuromatriz, 318
  teoría del patrón 318
Teorías del envejecimiento a nivel de los sistemas, 49
Teorías evolutivas, sobre el envejecimiento celular, 48
Teorías moleculares, sobre el envejecimiento, 49
TEPT, 115. *Véase* Trastorno por estrés postraumático
Terapia cognitiva, para el insomnio, 416
Terapia cognitivo-conductual, 325
  para el dolor, 325
  para la bulimia, 953
Terapia con surfactante exógeno, 751
Terapia conductual (del comportamiento)
  para la obesidad, 949
  para la prevención de la infección por VIH, 272
Terapia de control de estímulos, para el insomnio, 416
Terapia de despigmentación, para el vitiligo, 1163
Terapia de electroestimulación
  para el dolor, 326
Terapia de frío, 333
Terapia génica, 63
Terapia de inducción, en la leucemia, 553
Terapia de intensificación, en la leucemia, 553
Terapia de mantenimiento, en la leucemia, 553
Terapia de reemplazo oral (TRO), 985
Terapia de reemplazo renal
  por daño renal agudo, 840, 844
Terapia de relajación, para el insomnio, 416
Terapia de reperfusión
  para el ictus, 399
  para síndromes coronarios agudos, 624, 625
Terapia de restricción del sueño, para el insomnio, 416
Terapia electroconvulsiva (TEC), 430
Terapia inmunosupresora
  para el trasplante, 258
  para la miastenia grave, 357
Terapia láser fotodinámica, 1042, 1172, 1196
Terapia molecular dirigida, 889
Teratomas
  ováricos, 1049
  quísticos, del ovario, 1049
  testiculares, 1020
Terminaciones nerviosas libres, 315, 318, 319, 1155, 1161
Terminación anuloespirales, 352
Termogénesis, 336, 940, 941
Termometría basada en el oído, 335
Termorreceptores, 335, 1155
Termorregulación
  fisiología de, 334, 335, 336
  fracaso en la
    hipertermia, 341
    hipotermia, 344
Terrores nocturnos, 420
Testículo(s)
  anatomía, 1001
  cáncer de, 1020
  desarrollo, 1001
  descenso de los, 1001, 1002, 1005, 1017
  embriología, 1001
  espermatogénesis en, 1001, 1002, 1004
  inflamación de los (orquitis), 1019
  no descendidos, 1010, 1016
  retráctiles, 1016
  torsión, 1017
Testosterona
  acciones, 1005
  déficit de, 74
  en adultos mayores, 1009
  en el feto, 1005
  en la hiperplasia prostática benigna, 1022, 1023
  para la osteoporosis, 1124

Testosterona (*cont.*)
para mejorar el rendimiento atlético, 1005
síntesis de, 1005
tratamiento restitutivo, 1009
Tetania, 144, 146, 147, 150, 151, 166, 168, 169, 243, 342, 351, 904
Tetraciclinas, 76, 208, 1072, 1074, 1077, 1172, 1182
Tetracloruro de carbono, daño celular debido a, 42
Tetraparesia, 350
Tetraplejía, 350, 371, 374, 376
Thomas, férula para piernas, 1092*f*
Thorel, vía internodal de, 683
Tiamina (vitamina B_1), 438, 944, 1186
Tibia, deformidades torsionales, 1109, 1111
Tic(s), en las alteraciones de los núcleos basales, 363
Tic doloroso, 329
Ticlopidina, en la inhibición de la agregación plaquetaria, 502
Tiempo, en las situaciones de estrés, 112
Tiempo de duplicación, de los tumores, 87
Tiempo de llenado capilar, en el déficit de volumen hídrico, 132
Tiempo de llenado venoso, en el déficit de volumen de líquido isotónico, 132
Tienda del cerebelo, 300, 385, 386
Tigeciclina, 208
Timectomía, para la miastenia grave, 357
Timo, 233
trasplante de, 243
Timpanocentesis, 478
Timpanometría, 478
Tinel, signo de, 358
Tinidazol, 1069
Tiña (dermatomicosis)
corporal (*tinea corporis*), 1164
de la cara, 1164
de la mano (*tinea manus*), 1165
de las uñas (onicomicosis), 1165
de los pies (*tinea pedis*), 1165
del cuero cabelludo (*tinea capitis*), 1165
Tiomersal (timerosal), 1173
Tirocalcitonina, 1079
Tiroglobulina, 974
Tiroides, 974
anatomía, 974
función de
alteraciones, 976
pruebas de, 976
Tiroiditis de Hashimoto, 260, 977, 978
Tirosina, en la síntesis de la hormona tiroidea, 974
Tirosinasa
deficiencia de, albinismo en, 1163
en la formación de la melanina, 1153
Tirotropina, hormona estimulante de la tiroides (TSH), 106, 108, 110, 253, 344, 956, 957, 959, 967, 974
Titulación de anticuerpos, en serología, 206
TNE. *Véase* Tumores neuroendocrinos
TNEP. *Véase* Tumores neuroendocrinos pancreáticos
TNF. *Véase* Factor de necrosis tumoral
Tobillo
artritis reumatoide del, 1143
esguince, 1085, 1086
Tobramicina, 208
Tocoferol (vitamina E), 44, 463, 944
TOCR. *Véase* Trastornos obsesivo-compulsivos y relacionados (TOCR)
Tofos, en la gota, 1146-1147
Tolerancia
del dolor, 322
inmunitaria, 260
Tolerancia periférica, en autotolerancia, 260-262
Toll, receptores de tipo, 220
Tomografía computarizada (TC)
cardíaca, 619
en el aneurisma cerebral, 396
en el cáncer pancreático, 938
en el ictus, 395, 396, 398, 399
en el linfoma de Hodgkin, 550
en la nefropatía poliquística, 806
en las alteraciones urinarias, 810
en las bronquiectasias, 772
en los cálculos renales, 803
en los tumores óseos, 1104, 1005, 1006
función hepatobiliar, 915
pericarditis constrictiva, 617
Tomografía computarizada cardíaca (TCC), 617, 620
Tomografía computarizada por emisión de fotón único (SPECT), 98, 620, 965
Tomografía por emisión de positrones (PET)
en el cáncer pulmonar, 747
en las coronariopatías, 620
en las enfermedades endocrinas, 965
Tonicidad, de los líquidos, 121
Tono muscular, 350
Tonofilamentos, 1153, 1154
Tonometría, 449
de aplanamiento, 750
Toracocentesis, para el derrame pleural, 760
Tórax, presión en el, 704, 748, 761
Tormenta tiroidea, 979
Torsade de pointes (taquicardia ventricular en entorchado), 695
Torsión
de los miembros, 1109
del ojo, 468
testicular, 1016-1018
Torsión testicular
extravaginal, 1018
intravaginal, 1018
Tos, 729
en el asma, 764
en el cáncer de pulmón, 746
en el corazón pulmonar (cardiopatía pulmonar), 781
en la blastomicosis, 744
en la coccidioidomicosis, 743
en la EPOC, 767, 768
en la gripe, 734
en la insuficiencia cardíaca, 616, 647, 653
en la tuberculosis, 739, 741
endocarditis infecciosa, 636
Toxicidad
de la quimioterapia, 101, 102, 104
de los anticongelantes (etilenglicol), 164
de los salicilatos, 164
del metanol/etilenglicol, 164
del plomo, 42, 43
Toxina(s)
bacterianas, 203
colérica, 203
dianas citoplasmáticas de las, 11
diarrea debida a, 896-897
diftérica, 203
función de la unión neuromuscular y, 355
semejantes a *Shiga*, 11, 897
Toxina botulínica
acciones, 203*t*, 355, 356
para el estrabismo, 471
Toxoplasmosis, 77, 80, 200, 269, 270, 449
TPA. *Véase* Trastorno por atracón
TRA. *Véase* Tecnologías de reproducción asistida
Trabajo respiratorio, 717, 719, 728, 749, 750, 758
Trabéculas, 850, 1008, 1075-1077, 1122
Trabeculoplastia, 451
Tracción, tratamiento de las fracturas, 1092
Tracto corticobulbar, 349*f*
Tracto corticoespinal, 290, 349, 350, 368, 371, 397
Tracto neoespinotalámico, 313, 320
Tracto óptico, 465, 466
Tracto (vía) reticuloespinal, 290, 290*f*, 350
Tracto rubroespinal, 290*f*
Tracto (vía) vestibuloespinal, 290, 488, 492
Tractos longitudinales, del sistema nervioso, 288
Traducción, 53
Transaminación, 911
Transcripción, 53
factores, 53, 54
Transcriptasa inversa, en la replicación del VIH, 266-268
Transducción de la señal, 15
Transferencia alveolocapilar, 721
Transferrina, 86, 517
Transformación o cronificación de la migraña, 332
Transfusión(ones)
autólogas, 521
componentes utilizados en, 521
exanguinotransfusión
para la enfermedad hemolítica del recién nacido, 538
para la hiperbilirrubinemia, 538
grupos sanguíneos ABO, 521
indicaciones para, 521, 522
intrauterina, 538
para las talasemias, 531
reacciones, 523
alérgicas, 523
anafilácticas, 523
criterios de clasificación, 523, 524
febriles, 523
hemolíticas agudas, 523
hemolíticas retardadas, 523
insuficiencia pulmonar aguda relacionada con la transfusión, 523
sobrecarga circulatoria asociada con la transfusión, 526
tipos de Rh, 523
transmisión de la hepatitis C en, 921
transmisión del VIH en, 265
Transfusiones autólogas, 521
Translocación, de los cromosomas, 71
equilibrada, 71
recíproca, 71
robertsoniana, 71
Transmigración, en la inflamación, 175
Transmisión sináptica, 282
Transmisión vertical, de los patógenos, 200
Transpiración
hiponatremia en, 127, 131, 132
insensible, 337
pérdida de calor en, 337
pérdida de sodio por la, 127, 131, 132
sudores nocturnos, 360, 548, 550, 554
Transportador de sodio/potasio/cloruro, en los túbulos renales, 793
Transporte activo, 22
primario, 22
secundario, 22
en la función tubular renal, 791
Transporte antiporte de membrana (cotratransporte), 22, 791
Transporte axónico, 276, 367
Transporte de membrana
simporte (cotransporte unidireccional), 22
Transporte máximo, en los túbulos renales, 792
Transporte pasivo, 20
Transposición
de las grandes arterias, 662, 665
de los grandes vasos, 665
Transtiretina, 974
Tráquea, anatomía, 703
Traqueítis bacteriana, 752
Traqueostomía, para la apnea del sueño, 419
Trasplante cardíaco, 655
para insuficiencia cardíaca, 654, 655
para la anatomía de ventrículo único, 665
Trasplante hepático, 918, 921, 923, 924, 926, 930, 931
Trasplante renal, 841
Traspl[illegible]
cardíaco, 654, 655
de córnea, 448
de timo, 243
en la enfermedad de injerto contra hospedero, 259
hepático, 918, 921, 923, 924, 926, 930, 931
inmunopatología, 257
Trastorno bipolar, 430
Trastorno de acumulación, 432
Trastorno de ansiedad generalizada (TAG), 431
Trastorno de ansiedad por separación, 431
Trastorno de hipoventilación en la obesidad (THO), 419
Trastorno de movimiento periódico de extremidades (TMPE), 417
Trastorno de pesadillas, 420
Trastorno de sueño por turnos de trabajo, 415
Trastorno disfórico premenstrual (TDPM), 429, 1055
Trastorno dismórfico corporal (TDC), 432
Trastorno disruptivo de desregulación del estado de ánimo (TDDEA), 429
Trastorno obsesivo-compulsivo (TOC), 432
Trastorno por atracón (TPA), 953
Trastorno por desfase horario, 414
Trastorno por estrés postraumático (TEPT), 115
Trastorno por retraso de la fase del sueño, 414
Trastorno por síndrome del adelanto de la fase del sueño, 414
autosómico recesivo, 68
Trastornos alimentarios, 952
anorexia nerviosa, 952
bulimia nerviosa, 952
no especificado, 953
Trastornos de excoriación, 432
Trastornos de la respiración relacionados con el sueño (RDS), 418
Trastornos de las fases del sueño, 413
Trastornos de pánico, 431
Trastornos del estado de ánimo
depresión mayor, 429
manifestaciones clínicas, 430
neurofisiología de los síntomas, 429, 430
trastorno bipolar, 430
trastorno disfórico premenstrual, 429
trastorno disruptivo de desregulación del estado de ánimo, 429
trastornos depresivos, 428
tratamiento, 430, 431

Trastornos del lenguaje, en el ictus, 397, 398
Trastornos del sueño, 412
  adaptación y, 113
  diagnóstico, 412
  en el cáncer, 97
  en el síndrome de fatiga crónica, 1129, 1130
  en la enfermedad de Parkinson, 422, 437
  en niños, 421
  en adultos mayores, 422
  movimiento, 417
  narcolepsia, 416
  parasomnias, 420
  ritmo circadiano, 411
Trastornos del sueño por alteraciones del ritmo circadiano (*free-running*), 413
Trastornos depresivos, 428
Trastornos neurocognitivos
  lesión cerebral traumática, 436
  degeneración frontotemporal, 437
  demencia vascular, 436
  diagnóstico, 423, 434
  diagnóstico y tratamiento, 423, 434
  enfermedad de Alzheimer, 434
  enfermedad de Huntington, 437
  enfermedad de Parkinson, 436
  enfermedad con cuerpos de Lewy, 437
  enfermedad vascular, 436
  infección por VIH, 438
  manifestaciones clínicas, 434
  neurofisiología de los síntomas, 434
    enfermedad de Creutzfeldt-Jakob, 439
    manifestaciones clínicas, 434
    síndrome confusional, 434
  síndrome de Wernicke-Korsakoff, 438, 439
  consumo de sustancias/ medicamentos, 438
Trastornos neurológicos
  alcalosis metabólica, 167
  en el cáncer pulmonar, 746
  en la anemia perniciosa, 533
  en la deficiencia de la vitamina B_{12}, 533
  en la enfermedad de Tay-Sachs, 68
  en la hipernatremia, 136
  en la hiponatremia, 134, 135
  en la neurofibromatosis, 67
  hipomagnesemia, 151
Trastornos obsesivo-compulsivos y relacionados (TOCR), 432
  clasificación DSM-5, 432
  neurofisiología de los síntomas, 432
  trastorno de acumulación, 432
  trastorno dismórfico corporal, 432
  tratamiento, 432
  tricotilomanía y trastornos de excoriación, 432
Trastornos por consumo de sustancias (TCS), 432
  etiología y fisiopatología, 432, 433
  neurofisiología de los síntomas, 433
  tratamiento, 433
Trastornos psicógenos
  disfunción eréctil, 1013
  polidipsia, 129
Trastornos psiquiátricos
  diagnóstico, 423
  genética, 423
  incidencia y prevalencia, 423
  memoria, 425
  neuroimágenes 423, 428-430, 432, 433
  neuroquímica, 424
  procesamiento de la información, 424
  teoría del estrés-diátesis, 423
  tipos de
    esquizofrenia, 426
    trastornos de ansiedad, 431
    trastornos del estado de ánimo, 428
    trastornos obsesivos-compulsivos y relacionados, 432
    trastornos por consumo de sustancias, 432
Trastuzumab, para el cáncer de mama, 1059
Trasudados, en el derrame pleural, 759
Tratamiento anticoagulante, 599, 607, 640, 667, 779
Tratamiento complementario (terapia adyuvante)
  para el cáncer de mama, 1059
Tratamiento fibrinolítico, 625
Tratamiento de la xerosis, 1162
Tratamiento trombolítico
  para el ictus, 399
  para la embolia pulmonar, 779
  para la oclusión arterial, 599
  para la trombosis venosa, 607
  para síndromes coronarios agudos, 625
Traumatismos
  coagulación intravascular diseminada en, 513, 514
  daño celular debido a, 40
  de córnea, 447
  lesión cerebral traumática, 388
  inflamación aguda, 172, 178, 180
  desnutrición en, 951
  neumotórax en, 761
  oclusión arterial aguda por, 598
  ocular, 447, 449, 450, 454, 466
  pérdida auditiva en, 476, 483, 485
  prevención, en los hemofílicos, 512
  SDRA debida a, 782
  síndrome del dolor regional complejo en, 1098
  trastorno por estrés postraumático, 115
Trematodos (duelas), 199
Treponema, 196, 197
  T. pallidum. *Véase* Sífilis
Tretinoína, crema de, 1163, 1172, 1196
TRH. *Véase* Hormona liberadora de tirotropina
Trichomonas vaginalis, 815, 1039, 1068
Trichophyton, 1164
Tricotilomanía, 432
Trifosfato de adenosina (ATP)
  en el metabolismo cerebral, 381, 382
  en el metabolismo energético, 19
  en la contractilidad miocárdica, 645, 646
  estructura, 19, 19*f*
  generación, magnesio en la, 150
  pérdida, daño celular debido a, 36, 44, 45, 45*f*, 47
Trifosfato de guanina, 18
Triglicéridos, 590
  digestión y absorción de, 590, 592, 592*f*
  metabolismo de los, 912, 987
Trígono de la vejiga, 845, 846, 848, 850, 851
Trimetoprima, 208
Tripsina, 250, 875, 935
Tripsinógeno, 774, 875, 936
Trisomía, 71-73, 79
Trisomía 21 (síndrome de Down), 72
Triyodotironina (T_3), 110, 344, 917, 974
TRO. *Véase* Terapia de reemplazo oral
Trofozoítos, 199, 897
Trombectomía, arteria coronaria, 626
Trombina
  en la coagulación, 179, 497*f*, 503, 503*f*, 504, 507*f*
  formación de, en la coagulación intravascular diseminada, 513, 514*f*
Tromboangitis obliterante, 600
Trombocito(s). *Véase* Plaqueta(s)
Trombocitopatías, 511
Trombocitopenia, 509
  en la colitis por *Escherichia coli*, 897
  en la leucemia, 509, 554
  en la preeclampsia, 612
  inducida por heparina (TIH), 510
Trombocitosis, 498, 505, 1134
Tromboembolia, 504, 536, 627, 662, 671, 778, 779, 781, 783, 1034
Trombofilia, 508, 778
Tromboflebitis, 122, 400, 478, 606
  migratoria, 937, 938
Trombopoyetina, 501, 505, 510
Trombos
  blancos que contienen plaquetas, 621
  rojos que contienen fibrina, 621
Trombosis
  arteria coronaria, 621
  en el síndrome antifosfolipídico, 508, 607
  en la hipercoagulabilidad, 504, 505, 508, 607
  en la policitemia, 505, 927
  en la púrpura trombocitopénica trombótica, 510
  en la trombocitosis, 505
  en las alteraciones adquiridas, 508
  en las alteraciones hereditarias, 508
  hormonoterapia posmenstrual y, 607
  ictus en, 394, 395, 399
  oclusión arterial aguda por, 599
Trombosis venosa, 606
  embolia pulmonar por, 606, 607, 778
  en el cáncer, 96*t*
  insuficiencia venosa en la, 606
  profunda, 376
    en la lesión de la médula espinal, 376, 607
  venas varicosas en, 605
Tromboxanos
  en la agregación plaquetaria, 178, 501
  en la formación del tapón plaquetario, 501, 502
  en la hemostasia, 501, 502
  en las coronariopatías, 621
  síntesis de, 178, 501
Trompa auditiva o de Eustaquio, 474-477
Trompas uterinas o de Falopio
  anatomía y función de, 1029
  cáncer de, 1047
  embarazo ectópico en, 1046
  gonorrea de las, 1072
  permeabilidad de las, 1061
Tronco arterioso, 656, 657
Tronco del encéfalo
  alteraciones del, disfunción vestibular en, 491
  componentes del, 346
  destrucción neuronal en, en la esclerosis lateral amiotrófica, 366, 367
  en el ciclo sueño-vigilia, 408, 409
  en la regulación autonómica, 480, 481
Tropomiosina, 31, 53, 561
Troponina, 31, 32, 45, 561, 622, 778, 779
  pruebas de, 622
Trousseau, signo de, 146, 147, 151, 152, 168, 169
TSH, 106, 959, 964, 967-969, 974, 976-979 *Véase* Hormona estimulante de la tiroides (tirotropina)
Tuberculina, prueba de la, 550, 741, 742
Tubérculo, 708
Tuberculosis, 739
  diagnóstico, 741
  diseminada, 739-741
  en estado de latencia, 740, 741
  en la inmunodeficiencia, 731, 739
  epidemiología, 739
  foco y complejo de Ghon en, 740
  inflamación crónica debida a, 181
  manifestaciones clínicas, 740
  microorganismos causales, 739
      naturaleza ácido alcohol resistente, 196, 739
  miliar, 740
  multirresistente, 740
    características, 740
    patogenia de la, 740, 741
    primaria, 740
    primaria progresiva, 740
    prueba cutánea, 741, 742
    reactivación, 740
    reinfección con, 740
    secundaria, 740
    tratamiento, 741
    vacuna contra, 742
  neumoconiosis con, 776
  ósea/articular, 1101
  patogenia, 739
  prueba cutánea, 741, 742
  resistencia a los antibióticos en, 208, 739, 741
Tubo digestivo
  colonización bacteriana del, 873
  digestión y absorción en, 873
  estructura, 859
  flora del, 872
  hormonas del, 869
  inervación del, 865
  inferior, organización, 864
  medio, organización, 860
  motilidad, 863
  órganos accesorios del. *Véanse* Vesícula biliar; Hígado; Páncreas
  pared, estructura, 861
  pérdida de agua, 870
  secreciones, 870
  superior, organización, 859
Tubo neural, 284, 285
  defectos del, 78, 534
Tubo torácico
  en el derrame pleural, 760
  en el neumotórax, 680, 762
Tubulina, 12
Túbulos colectores, riñón, 790
Túbulos renales proximales, 792
Túbulos seminíferos, 1002, 1004, 1008
Túbulos transversos (T), 31
Tularemia, 210
Tumor(es). *Véase también* Cáncer; Sitios específicos
  antígenos, 85
  benignos, 81
  como signo cardinal de inflamación, 171
  estadificación, 100
  gradación, 100
  malignos, 83
  sólidos, 83
  terminología, 81
Tumores de células gigantes, 1104
Tumores de la glía, 402
Tumores de la neuroglía, 401
Tumores de las células germinales
  de los testículos, 1017, 1020
  del ovario, 1047, 1049, 1050
Tumores del saco vitelino, en los testículos, 1020
Tumores no seminoma, de los testículos, 1020
Tumores embrionarios, 103
Tumores metastásicos, 931
Tumores neuroendocrinos (TNE), 745, 937
Tumores neuroendocrinos pancreáticos (TNEP), 937
Túnica adventicia (externa), de los vasos sanguíneos, 573, 583

Túnica albugínea, 1002, 1011, 1014, 1016
Túnica íntima, de los vasos sanguíneos, 573, 583
Túnica media, de los vasos sanguíneos, 573, 583
Túnica vaginal
  alteraciones de la, 1016, 1017, 1018
  anatomía, 1016, 1018
Turgencia tisular, en el déficit de volumen de líquido isotónico, 132
Turner, síndrome de (monosomía X), 73
  defectos cardíacos en, 659
  deficiencia de hormona de crecimiento en, 969, 970

U

Úlcera(s)
  corneales, 448
  de Curling, 889
  de Cushing, 889
  en el carcinoma epidermoide, 1191
  en el granuloma inguinal, 1067
  en la inflamación, 180
  en la insuficiencia venosa, 606, 1160
Úlcera péptica, 887
  diagnóstico y tratamiento, 888
  manifestaciones clínicas, 888
  síndrome de Zollinger-Ellison, 888
  úlceras pépticas, 887
  úlceras por estrés, 889
Úlceras en el pie diabético, 1000
Úlceras por decúbito, 1185
  estadificación, 1187
  humedad, 1187
  mecanismos de desarrollo, 1185
  prevención, 1187
  tratamiento, 1187
Úlceras por estrés, 889
Umbral de despolarización, 686
Umbral del dolor, 322
Unidad motora
  alteraciones de la, 354
  función de, 348
Unidad pilosebácea, 1156, 1170
Unidad sensitiva-sensorial, 311
Unidades de resistencia periférica (URP), 570
Unidades formadoras de colonias, 497
Unión neuromuscular, alteraciones de la, 355
Unión planocilíndrica, en el cuello uterino, 1040
Uniones adherentes (desmosomas), 29, 1153
  queratinocitos, 1153
Uniones comunicantes, 26, 29, 32, 33, 308, 560, 583, 1153
  en la transmisión sináptica, 282
  queratinocitos, 1153
Uniones estrechas, 302, 707, 877, 885, 1153
Uniones intercelulares herméticas, 29
Uña(s)
  apéndices cutáneos, 1157
  tiña del pie, 1165
Uñas de los dedos, 536. *Véase también* Uña(s)
Uñas de los dedos de los pies, 6, 599, 1165. *Véase también* Uña(s)
Uracilo, en el ARN, 52
Urea
  actividad osmótica de la, 119
  en las preparaciones para la piel, 803
  síntesis de, 912
  transporte de, en los túbulos renales, 799
Ureaplasma, 197, 1019, 1040
Ureasa, en la formación de los cálculos renales, 810
Uremia
  en la lesión renal aguda, 829
  en la enfermedad renal crónica, 835
  pericarditis en, 615, 836, 839
Uremia o azoemia, 809, 829, 835
Uréter
  alteraciones obstructivas de los, 808
  dilatación del, 809, 815
  endoprótesis (*stents*), para la hiperplasia prostática benigna, 1024
Ureteroscopia, en los cálculos renales, 802
Uretra
  alteraciones congénitas de la, 1010
  alteraciones obstructivas, 808
  femenina, 815
  hiperplasia prostática, 809, 814, 816, 832, 1003, 1021
  masculina, 1022
Uretritis, 667, 815, 816, 1019, 1066, 1069, 1070, 1141
Uretroscopia, 1015
Urobilinógeno, 523, 913
Uroflujometría, 849
Uropatía, obstructiva. *Véase* Aparato urinario; Alteraciones obstructivas
Urticaria, 1175
  crónica, 1175
  física, 1175
Usher, síndrome de, 457
Útero
  adenomiosis del, 1044
  anatomía, 1028
  cáncer de endometrio, 1044
  alteraciones del, 1042
  endometriosis, 1042
  endometritis, 1042
  estructura y función de, 1028
  hemorragia uterina anormal, 1044, 1053
  infecciones, 1040, 1046, 1072
  leiomiomas del, 1045
  posición del
    mantenimiento, 1051
    variaciones, 1052
  prolapso, 1052
Utrículo, 295, 479, 486, 487, 490
Uveítis, 449
Uvulopalatofaringoplastia, 419

V

Vacunas y vacunación
  bacilo de Calmette-Guérin, 742
  gripe, 734
  hepatitis A, 919
  hepatitis B, 920
  neumonía neumocócica, 738
  virus del papiloma humano, 94, 1064
  tuberculosis, 742
Vagina
  anatomía, 1028
  cáncer de, 1039
  candidosis, 1068
  función de, 1028
  hernia de la vejiga hacia la, 1051
  hernia del recto hacia la, 1051
  infecciones, 1067
  inflamación de la (vaginitis), 1039
  neoplasia intraepitelial de la, 1039
  prolapso uterino, 1052
Vaginitis, 1039
  atrófica, 856, 1028, 1039
Vaginosis bacteriana, 1039, 1067, 1069
Vaina epineural, 278
Vaina linfática periarterial, 235
Valaciclovir
  para la neuralgia postherpética, 329
  para las infecciones por el virus del herpes simple, 1066
Validez, de los resultados de las pruebas, 4
Valor de referencia termostático, para la temperatura corporal, 338, 340
Valor predictivo, de los estudios, 4
  negativo, 4
  positivo, 4
Valoración cognitiva, para el dolor, 325
Valores diarios (VD), 942
Valores normales, para las pruebas, 4, 499, 520, 801, 802
Válvula aórtica, 642
  anatomía, 642, 642*f*
  estenosis
    diagnóstico, 642
    patogenia, 642
    tratamiento, 643
  función de, 562, 642
  insuficiencia
    etiología y patogenia, 643
    manifestaciones clínicas y diagnóstico, 643
    tratamiento, 643
  unicúspide, 602
Válvula mitral
  anatomía, 561, 561*f*, 562*f*
  endocarditis de la, 635
  estenosis, 639
    diagnóstico, 640
    manifestaciones clínicas, 639
    patogenia, 639
    tratamiento, 640
  insuficiencia, 640*f*
    diagnóstico y tratamiento, 641
    etiología y patogenia, 640
    manifestaciones clínicas, 641
  prolapso, 641*f*
    manifestaciones clínicas y diagnóstico, 641
    patogenia, 641*f*
    tratamiento, 642
Válvula pulmonar
  anatomía, 561*f*, 562, 562*f*
  defectos de la, 664
Válvula semilunar aórtica, 642
Válvula tricúspide
  anatomía, 561, 561*f*, 562, 562*f*
  atresia de, 665
Válvulas
  cardíacas. *Véase* Corazón
  venosas, 604, 605, 607
Válvulas auriculoventriculares, 561
Válvulas cardíacas protésicas, para la estenosis mitral, 640
Válvulas semilunares, 561-564, 639
Valvulopatías, 615, 781
  alteraciones de la válvula aórtica, 642
    estenosis, 642
    insuficiencia, 643
  alteraciones de la válvula mitral, 639
    estenosis, 639
    insuficiencia, 640
    prolapso, 641
  alteraciones hemodinámicas, 638
Valvuloplastia y reemplazo de las válvulas
  para estenosis mitral, 664
  para estenosis pulmonar, 664
  para insuficiencia aórtica, 643
  para insuficiencia mitral, 641
  para los defectos valvulares, 664
Valvulotomía con balón, estenosis mitral, 640
Vancomicina, 208, 401, 831, 896
Varicela zóster, virus, 1194
  en herpes zóster, 1169
  oftálmico, 448
Várices
  esofágicas, 924, 927-929
  plexo pampiniforme, 1017
Varicocele, 1017
Varón XXY (síndrome de Klinefelter), 73
Vasculitis, 595
  en el lupus eritematoso sistémico, 595
  en la artritis reumatoide, 1134
  en la enfermedad de Kawasaki, 666
Vasculopatía periférica
  ateroesclerótica, 599, 610, 610*c*
  enfermedad o fenómeno de Raynaud, 600
  oclusión arterial aguda, 598
Vasectomía, 1002, 1024
Vasoconstricción, 501, 506
  control endotelial de la, 575
  en el choque, 672
  en la circulación pulmonar, 573, 575, 576, 577, 660
  en la inflamación, 172, 174, 174*f*, 177, 178, 179*f*, 187
  en la regulación de la irrigación coronaria, 576
Vasoconstrictores
  para el choque hipovolémico, 677
  en el choque, 672
Vasodilatación
  control endotelial de la, 501, 573
  en la inflamación, 176
Vasodilatadores
  en la regulación de la irrigación coronaria, 618
  para la hipertensión, 781, 839
  para la insuficiencia cardíaca, 655
  para la isquemia miocárdica, 618
  para síndromes coronarios agudos, 625
Vasoespasmo
  en el aneurisma cerebral, 393, 396
  en la enfermedad/fenómeno de Raynaud, 600
Vasopresina, 110, 127, 129, 587, 650, 675, 792, 794, 797, 928, 956, 961. *Véase también* Hormona antidiurética (ADH, vasopresina)
Vasos rectos, 794
Vasos sanguíneos
  colapso, en el choque, 671-673
  distensibilidad, 572
  distensión, 572
  estructura, 583
  mantenimiento, en el choque, 673
  músculo liso de los, 573, 583
  radio, 569, 570, 572
  regulación autonómica de, 581
  resistencia en, 569
  tensión en la pared, 572
VC. *Véase* Capacidad vital
VC. *Véase* Volumen corriente
VCM. *Véase* Volumen corpuscular medio
VD. *Véase* Valores diarios
VEF. *Véase* Volumen espiratorio forzado
Vegetaciones, en la endocarditis, 635
Vejiga flácida, 852
Vejiga hiperactiva, 854
Vejiga neurogénica sin inhibición, 852
Vejiga urinaria
  alteraciones obstructivas, 814, 845, 849
  cáncer de, 857
  cistoscopia, 802
  defensas, 814
  disfunción, en la lesión de la médula espinal, 851
  esfínteres, 845, 849, 852
    artificiales, 856
  espástica, 375, 851
  estructura, 845
  flácida, 852
  función
    alteraciones, 849

    control de, 845
    evaluación, 849
  herniación hacia la vagina (prolapso), 1051
  hiperactiva, 854
  hipertrofia, 851
  incontinencia. *Véase* Incontinencia urinaria
  infecciones. *Véase* Infecciones urinarias
  neurogénica, 851
  presiones en, 849, 1051
  reentrenamiento, 853
  sin inhibición, 852
Vello púbico, 74
Vellosidades aracnoideas, 302, 387, 396
Vellosidades intestinales, 875
Velocidad del flujo sanguíneo, 175, 570
Vena cava, filtros de la, para la prevención de la embolia pulmonar, 607
Vena(s)
  anatomía, 583
  distribución presión-volumen en, 568
  estructura, 573-577, 583
  válvulas en, 575
Vena safena, 626, 627
Venas del seno coronario, 619
Venas hepáticas (suprahepáticas), 647, 653, 909, 925-927
Venas porta, 505
Venas renales, 1017
Venas retinianas, 459, 460
Venas varicosas, 605
Venas yugulares, distensión, en la insuficiencia cardíaca, 617, 647
Ventana oval, 475, 478, 479, 482
Ventana redonda, 475*f*
Ventilación
  alveolar, 718, 719, 758, 765, 785
  caja torácica en, 711
  control de
    en el feto, 749
    en los niños, 749
  distensibilidad pulmonar y, 712, 713
  distribución, 713
  e intercambio gaseoso, 718, 719, 720
  excesiva, alcalosis respiratoria en, 168, 169
  insuficiencia respiratoria en la, 783-786
  músculos respiratorios en la, 711
  presiones respiratorias y, 711
  pulmonar, 718
  resistencia de las vías respiratorias y, 711, 714, 715, 728, 749-751
  voluntaria máxima, 716
Ventilación mecánica
  alcalosis respiratoria en, 168
  para el síndrome de la dificultad respiratoria aguda, 680, 783
  para la dificultad respiratoria, 680, 751, 783
  para la insuficiencia respiratoria, 786, 951
  síndrome de secreción inapropiada de la hormona antidiurética, 130, 746
Ventilación por minuto, 719, 751, 755
Ventilación pulmonar, 718, 762
Ventilación voluntaria máxima (VVM), 716
Ventrículo(s) (cardíaco)
  aneurismas de, 628
  balonamiento apical transitorio del, 654
  derecho
    hipertrofia, 661, 664, 665, 872
  insuficiencia, 646
  izquierdo
    hipertrofia, 647
    insuficiencia, 647
  remodelado, 654
  único, 665
Ventrículo(s) (cerebrales), anatomía, 301-303
Ventriculotomía, para las arritmias, 632
Vénulas, estructura, 577
Verapamilo, 331, 631, 645, 693
  para las arritmias, 631, 693
Vermis, cerebeloso, 296, 438
Verruga(s), 38, 94, 195, 1062, 1160, 1180
  genitales (*véase* Condiloma acuminado)
  plantar, 1168
Vertebroplastia, 1124
Vértigo, 490-492
  diagnóstico, 491
  en la disfunción ventricular central, 368
  en la enfermedad de Ménière, 489-492
  posicional paroxístico benigno, 491
  tratamiento, 492
Vesícula biliar, 591, 860*f*, 870, 903, 932-935
  anatomía, 932
  cáncer de, 935
  colecistitis aguda y crónica, 933
  coledocolitiasis y colangitis, 934
  colelitiasis, 932, 933
Vesículas seminales, 846, 858, 1001-1008
Vestíbulo
  de la vagina, 1027-1029
  del oído, 479-492
Vestibulodinia, 1038
Vía alternativa de la activación del complemento, 221-224, 245
Vía anterolateral, del sistema somatosensitivo, 312, 317
Vía de la caspasa, 12
Vía de la ciclooxigenasa
  en el asma, 178, 179, 502, 511
  para la síntesis de prostaglandinas, 178, 179, 502,
Vía de la lipooxigenasa, para la síntesis de leucotrieno, 178, 179
Vía espinocerebelosa, 290, 362, 368
Vía espinorreticular, 290, 320
Vía espinotalámica, 313, 314, 320, 321
Vía intrínseca
  de la apoptosis, 47
  de la coagulación, 503, 513, 514
Vía nigroestriada, 363-366
Vía paleoespinotalámica, 313, 314, 320, 321
Vía vestibulocerebelosa, 362, 366
Vías auditivas, 481, 482, 484
Vías de conducción
  árbol traqueobronquial, 701, 702
  laringe, 702
  nasofaríngeas, 702
Vías del metabolismo de los lípidos, 591, 999
Vías discriminativas, del sistema somatosensitivo, 291
Vías extrínsecas
  de apoptosis, 47, 48
  de la coagulación, 503, 514
Vías motoras, 275, 297, 353, 437
Vías ópticas, 441, 464-467
  alteraciones de las, 465
Vías respiratorias
  compresión, 759-763, 785
  de conducción, 701-703
    atelectasias en, 705
    fisiología de, 701-703
  en la epiglotitis, 751-754
  en las infecciones, 731-744
  extratorácicas, 749, 750, 754
  intratorácicas, 729, 749, 750, 754
  nasofaríngeas, 703, 737
  obstrucción de, 751-753
  resistencia en, 750
Vibración, urticaria debido a, 1175
Vibrio cholerae, 200, 203, 210, 899
Vigilia, 109-115, 408-422
Vinblastina, para el cáncer, 12
Vincristina, para el cáncer, 12, 129
Viremia, 202, 919
Virilización, en la hiperplasia suprarrenal congénita, 983
Viruela, 210
Virus, infecciones de las vías respiratorias, 731-738
Virus de ADN, oncogénicos, 94
Virus de ARN, 94, 209, 921, 922
Virus de Epstein-Barr (VEB), 94, 195, 247, 357, 401, 402, 546, 918
  efectos oncogénicos, 94
  en la mononucleosis infecciosa, 94, 195, 546, 547
Virus de fiebre hemorrágica, 210
Virus de la encefalitis por garrapatas, 198, 210
Virus de la fiebre amarilla, 210, 921
Virus de la gripe, 733-735
Virus de la influenza, 733-735
  antígenos de, 734
  diagnóstico y tratamiento, 734
  gripe aviar, 735
  gripe porcina (H1N1), 735
  manifestaciones clínicas, 734
  patogenia, 734
  tipos de, 734
  vacunación, 734
Virus de la inmunodeficiencia humana (VIH)
  fatiga, 269
  hipertensión pulmonar en, 780
  lipodistrofia en, 940
  miocarditis en, 633, 693
  síndrome de secreción inadecuada de la hormona antidiurética en, 130
  transmisión vertical de, 200
  tuberculosis en, 270
Virus de la inmunodeficiencia humana (VIH), infección por
  características moleculares y biológicas de, 266
  curso clínico, 266
  disfunción fagocítica en, 247
  en el embarazo, 273
  en lactantes y niños, 273
  estudios de detección, 272
  fases, 269
  fisiopatología y curso clínico de, 266
  infecciones oportunistas en, 264, 269-275
  métodos diagnósticos, 272
  prevención, 272
  progresión, 269
  replicación vírica en, 267, 268, 273
  seroconversión, 265
  tipo 1 *vs.* tipo 2, 263, 264
  transmisión, 264
  tratamiento, 272
Virus de la rabia, 201, 209, 401
Virus del herpes humano 6, 1178
Virus del oeste del Nilo, 201, 210, 401
Virus oncogénicos, 195, 1064
Virus sincitial respiratorio
  en el resfriado, 731
  en la bronquiolitis, 753
Víscera(s)
  embriología, 323
  inervación autónoma de, 324
Viscosidad de la sangre
  características del flujo y, 508, 527
  en la policitemia, 508, 536
Visión
  basada en los bastones, 455-458
  binocular, 442, 466-471
  blanco y negro (bastones), 456, 457
  color (conos), 456-458
  en la esclerosis múltiple, 491
  escotópica, 457
  evaluación, en niños, 471
  fotópica, 457
  nocturna, 457, 536
Vitamina(s)
  antioxidante, acción de, 44, 1186
  para la cicatrización de las heridas, 1172, 1186
  requerimientos, 943
Vitamina A (retinol), 944
  efectos teratógenos del, 77
  en los fotorreceptores, 442
  para la cicatrización de las heridas, 1172
Vitamina B, grupo de la, para la cicatrización de las heridas, 189, 1186
Vitamina B_1 (tiamina), 438, 944
Vitamina B_6 (piridoxina), 944
Vitamina B_{12} (cobalamina), 533, 944
Vitamina C (ácido ascórbico), 944
  para la cicatrización de las heridas, 1186
  para la prevención del resfriado, 732
Vitamina D (calciferol), 944, 1080
  activación, en los riñones, 838
  deficiencia de, 146, 149, 904
  en la absorción del calcio, 1079
  formación de, 1080
  formas de, 1080
  funciones, 1080
  para el hiperparatiroidismo, 144
  para la osteoporosis, 1124
  para la enfermedad renal crónica, 842
  regulación, en la enfermedad renal crónica, 838
Vitamina E (tocoferol), 944
Vitamina K
  en la síntesis de los factores de la coagulación, 503, 504, 513
  para la cicatrización de las heridas, 189
Vitiligo, 1160, 1162, 1163, 1180
VLDL (muy baja densidad), lipoproteína, 591, 592, 995
Voltaje, en los potenciales eléctricos, 23
Volumen circulante efectivo, 127
Volumen corpuscular medio (VCM), 499, 520
Volumen corriente (VC), 715, 716
Volumen de fin de diástole, 565
Volumen de orina posmiccional, 848, 1021
Volumen de reserva espiratorio (VRE), 715-718, 765
Volumen de reserva inspiratorio (VRI), 715-718
Volumen de sangre
  hipertensión y, 588, 589
Volumen espiratorio forzado (VEF), 716, 717, 765, 766
  en el asma, 765
  en la EPOC, 766
Volumen residual (VR), 716-718

Volumen sistólico, 585
como determinante de la presión arterial, 586
en el choque cardiogénico, 673
gasto cardíaco calculado mediante, 585
Volúmenes pulmonares, 715
Vólvulo, 902
Vómitos. *Véase* Náuseas y vómitos
Vómitos autoinducidos, en la bulimia nerviosa, 953
Von Gierke, enfermedad de, 38, 66
Von Recklinghausen, enfermedad de, 67
Von Willebrand, enfermedad de, 512
Von Willebrand, factor de, 506, 511, 512, 515, 522
Voriconazol, 209
blastomicosis, 209
VR. *Véase* Volumen residual
VRE. *Véase* Volumen de reserva espiratoria
VRI. *Véase* Volumen de reserva inspiratoria
Vulva
cáncer de, 1039
candidosis, 1038, 1039
estructura y organización, 1027
neoplasia intraepitelial de la, 1038, 1039
verrugas, 1064, 1065
Vulvodinia, 1037, 1038
generalizada, 1038
localizada, 1038
VVM, 716. *Véase* Ventilación voluntaria máxima

W

Warfarina
efectos teratógenos de la, 76, 77
para embolia pulmonar, 504, 607, 779
Weber, prueba de, 484
Weil, síndrome de, 198
Wenckebach, fenómeno de, 695
Wernicke, afasia de, 398
Wernicke, área de, 348*f*
Wernicke-Korsakoff, síndrome de, 438, 439
Williams, síndrome de, defectos cardíacos en, 659
Willis, polígono de, 392, 393, 601
Wilson, enfermedad de, 448
Wiskott-Aldrich, síndrome de, 245
Wolff, conductos de, 1001
Wolff-Parkinson-White, síndrome de, 690
Women's Health Initiative, 1124
hormonoterapia y, 1034
Wood, lámpara de, para la detección de los hongos, 1164

X

Xantomas
cutáneos, 913
en la hipercolesterolemia, 593
Xerosis, 1162, 1176
Xerostomía, 128

Y

Yersinia pestis, 210
Yesos y escayolas
para las alteraciones óseas del pie, 1093, 1099
Yeyuno
mesenterio, 862, 863
motilidad, 868
Yodo
de la dieta, 944, 945*t*
hipotiroidismo debido a, 975-977
radiactivo
para el cáncer de tiroides, 965
para el hipertiroidismo, 978
Yunque, 474*f*, 475, 479

Z

Zika, virus, 1074
Zollinger-Ellison, síndrome de, úlcera péptica, 888
Zona de transformación, del cuello uterino, 1040, 1042
Zona fascicular, 980, 981
Zona glomerulosa, 980, 981
Zona pelúcida, 1032, 1033
Zona reticular, 1155
Zonulas, 152
Zoonosis, 201
Zóster, 1169
dolor postherpético en, 329
queratitis en, 44